Firestein & Kelley's
Textbook of
Rheumatology

凯利风湿病学

凯利风湿病学

Firestein & Kelley's Textbook of Rheumatology

第 11 版·上卷

原　著　Gary S. Firestein
　　　　Ralph C. Budd
　　　　Sherine E. Gabriel
　　　　Gary A. Koretzky
　　　　Iain B. McInnes
　　　　James R. O'Dell

主　译　栗占国

副主译　左晓霞　朱　平
　　　　孙凌云　苏　茵

北京大学医学出版社
Peking University Medical Press

KAILI FENGSHIBINGXUE（DI 11 BAN）

图书在版编目（CIP）数据

凯利风湿病学：第 11 版：上下卷 /（美）加里·法尔斯坦等原著；栗占国主译. —北京：北京大学医学出版社，2023.3
书名原文：Firestein & Kelley's Textbook of Rheumatology, eleventh edition
ISBN 978-7-5659-2768-3

Ⅰ. ①凯⋯ Ⅱ. ①加⋯ ②栗⋯ Ⅲ. ①风湿性疾病 - 诊疗 Ⅳ. ① R593.2

中国版本图书馆 CIP 数据核字（2022）第 200938 号
北京市版权局著作权合同登记号：图字：01-2022-5315

Elsevier（Singapore）Pte Ltd.
3 Killiney Road，#08-01 Winsland House I，Singapore 239519
Tel：（65）6349-0200；Fax：（65）6733-1817

ELSEVIER

This translation of Firestein & Kelley's Textbook of Rheumatology，eleventh edition by Gary S. Firestein，Ralph C. Budd，Sherine E. Gabriel，Gary A. Koretzky，Iain B. McInnes，James R. O'Dell was undertaken by Peking University Medical Press and is published by arrangement with Elsevier（Singapore）Pte Ltd.

Firestein & Kelley's Textbook of Rheumatology，eleventh edition by Gary S. Firestein，Ralph C. Budd，Sherine E. Gabriel，Gary A. Koretzky，Iain B. McInnes，James R. O'Dell 由北京大学医学出版社进行翻译，并根据北京大学医学出版社与爱思唯尔（新加坡）私人有限公司的协议约定出版。

《凯利风湿病学》（第 11 版）（栗占国主译）
ISBN：978-7-5659-2768-3

凯利风湿病学（第 11 版）——上卷

主　　译：栗占国
出版发行：北京大学医学出版社
地　　址：（100191）北京市海淀区学院路 38 号　北京大学医学部院内
电　　话：发行部 010-82802230；图书邮购 010-82802495
网　　址：http：//www.pumpress.com.cn
E - m a i l：booksale@bjmu.edu.cn
印　　刷：北京信彩瑞禾印刷厂
经　　销：新华书店
责任编辑：陈　奋　何渼波　　责任校对：靳新强　　责任印制：李　啸
开　　本：889 mm×1194 mm　1/16　印张：160.75　字数：4915 千字
版　　次：2023 年 3 月第 1 版　2023 年 3 月第 1 次印刷
书　　号：ISBN 978-7-5659-2768-3
定　　价：1280.00 元（上下卷）

版权所有，违者必究
（凡属质量问题请与本社发行部联系退换）

《凯利风湿病学》（第11版）
译校委员会

主任委员　栗占国

副主任委员　左晓霞　朱　平　孙凌云　苏　茵

委　　员（按姓名汉语拼音排序）

毕黎琦	陈进伟	陈　盛	陈同辛	程永静	崔刘福	崔　阳	达展云
戴　冽	戴生明	丁　进	董凌莉	段　婷	方勇飞	冯学兵	冯　艺
高　扬	关振鹏	郭建萍	郭晓欢	何　菁	洪　楠	胡凡磊	黄慈波
纪立农	贾俊峰	贾　园	姜林娣	金　欧	靳洪涛	冷晓梅	李彩凤
李　芬	李鸿斌	李　静	李　娟	李　龙	李美玲	李　萍	李　芹
李　霞	李向培	李小峰	李兴福	李　洋	李懿莎	李永哲	李振彬
李志军	厉小梅	林剑浩	林金盈	林　进	林　玲	林书典	刘升云
刘　爽	刘万里	刘　霞	刘　栩	刘燕鹰	刘　毅	刘昱东	龙　丽
卢　昕	吕良敬	马　丽	梅轶芳	穆　荣	齐文成	邱晓彦	沈海丽
施春花	石连杰	苏厚恒	孙尔维	孙铁铮	孙晓麟	陶　怡	王彩虹
王国春	王吉波	王　军	王美美	王平章	王晓非	王　轶	王永福
王友莲	吴东海	吴凤岐	吴振彪	伍沪生	武丽君	向　阳	肖卫国
徐胜前	许大康	许韩师	杨程德	杨　光	姚海红	姚中强	叶　霜
叶志中	游富平	袁　云	詹　锋	张凤肖	张建中	张　葵	张莉芸
张缪佳	张　文	张　晓	张晓辉	张须龙	张志毅	赵　铖	赵东宝
赵金霞	赵文明	赵　义	郑文洁	郑祥雄	郑朝晖	钟　超	周云杉
朱　剑	朱　静	邹和建					

主　译　栗占国

副主译　左晓霞　朱　平　孙凌云　苏　茵

译校者　（按姓名汉语拼音排序）

毕黎琦	吉林大学中日联谊医院	冯学兵	南京大学医学院附属鼓楼医院
曹　珊	上海交通大学医学院附属仁济医院	冯　艺	北京大学人民医院
常志芳	内蒙古科技大学包头医学院第一附属医院	付榴辉	清华大学医学院
陈蓓迪	北京大学第三医院	高乐女	陆军军医大学第一附属医院
陈　辰	北京大学人民医院	高　扬	北京协和医学院基础学院
陈　婕	广西医科大学第二附属医院	关尚琪	深圳市第三人民医院
陈家丽	中南大学湘雅二医院	关振鹏	北京大学首钢医院
陈进伟	中南大学湘雅二医院	管章春	徐州医科大学第一临床医学院
陈莘莹	北京大学基础医学院	郭建萍	北京大学人民医院
陈　盛	上海交通大学医学院附属仁济医院	郭茹茹	上海交通大学医学院附属仁济医院
陈世贤	南方医科大学南方医院	郭晓欢	清华大学医学院
陈同辛	上海交通大学医学院附属上海儿童医学中心	郝传玺	北京大学人民医院
陈小青	福建医科大学附属第二医院	何　菁	北京大学人民医院
陈晓翔	上海交通大学医学院附属仁济医院	和子烨	广东省人民医院
程永静	北京医院	洪　楠	北京大学人民医院
崔刘福	开滦总医院	侯云飞	北京大学人民医院
崔少欣	河北医科大学第二医院	胡凡磊	北京大学人民医院
崔　阳	广东省人民医院	胡文露	郑州大学第一附属医院
达展云	南通大学附属医院	胡玉喆	北京大学基础医学院
代思明	哈尔滨医科大学附属第一医院	黄慈波	深圳大学附属华南医院
戴　冽	中山大学孙逸仙纪念医院	黄　妃	华中科技大学协和深圳医院
戴生明	上海交通大学医学院附属第六人民医院	黄　婧	中南大学湘雅医院
戴逸君	福建省立医院	黄志坚	广西医科大学第二附属医院
丁　进	空军军医大学西京医院	霍晓聪	广西壮族自治区人民医院
丁镇涛	北京大学人民医院	霍永宝	广州医科大学附属第二医院
董凌莉	华中科技大学同济医学院附属同济医院	纪立农	北京大学人民医院
段　婷	首都医科大学附属北京友谊医院	纪宗斐	复旦大学附属中山医院
方勇飞	陆军军医大学第一附属医院	贾俊峰	空军军医大学西京医院
冯天啸	广东省人民医院	贾　园	北京大学人民医院

姜林娣	复旦大学附属中山医院	梁宝珠	南方医科大学第三附属医院
蒋 莹	中南大学湘雅医院	梁如玉	北京大学人民医院
金 欧	中山大学附属第三医院	林剑浩	北京大学人民医院
靳洪涛	河北医科大学第二医院	林金盈	广西壮族自治区人民医院
康 娜	清华大学生命科学学院	林 进	浙江大学医学院附属第一医院
孔纯玉	天津市第一中心医院	林 玲	福建医科大学附属第二医院
劳敏曦	中山大学附属第一医院	林书典	海南省人民医院
冷晓梅	北京协和医院	林 玮	河北省人民医院
李彩凤	首都医科大学附属北京儿童医院	刘庆红	北京大学人民医院
李常虹	北京大学第三医院	刘 蕊	南京医科大学第一附属医院
李 芬	中南大学湘雅二医院	刘升云	郑州大学第一附属医院
李鸿斌	内蒙古医科大学附属医院	刘 爽	昆明医科大学第一附属医院
李 洁	山东大学齐鲁医院	刘思佳	中南大学湘雅医院
李 静	北京大学人民医院	刘婷婷	上海交通大学医学院附属瑞金医院
李 娟	南方医科大学南方医院	刘万里	清华大学生命科学学院
李 龙	贵州医科大学附属医院	刘维超	北京医院
李美玲	广西医科大学第二附属医院	刘 霞	中日友好医院
李 娜	山西医科大学第二医院	刘 栩	北京大学人民医院
李 萍	吉林大学中日联谊医院	刘燕鹰	首都医科大学附属北京友谊医院
李谦华	中山大学孙逸仙纪念医院	刘洋腾宇	中南大学湘雅医院
李 芹	云南省第一人民医院	刘益鸣	北京大学人民医院
李胜男	首都儿科研究所附属儿童医院	刘 毅	四川大学华西医院
李 通	中南大学湘雅医院	刘昱东	北京医院
李 霞	大连医科大学基础医学院	刘媛媛	兰州大学第二医院
李小峰	山西医科大学第二医院	刘 铮	北京协和医院
李向培	中国科学技术大学附属第一医院安徽省立医院	龙 丽	四川省人民医院
李兴福	山东大学齐鲁医院	卢 昕	中日友好医院
李 艳	福建医科大学附属协和医院	陆超凡	北京协和医院
李艳梅	天津医科大学总医院	陆智敏	南通大学附属医院
李 洋	广东省人民医院	吕良敬	上海交通大学医学院附属仁济医院
李依敏	北京大学人民医院	吕 星	天津医科大学总医院
李懿莎	中南大学湘雅医院	罗采南	新疆维吾尔自治区人民医院
李永哲	北京协和医院	马 丹	山西医学科学院山西白求恩医院
李振彬	中国人民解放军白求恩国际和平医院	马 丽	中日友好医院
李志军	蚌埠医学院第一附属医院	梅轶芳	深圳市第三人民医院
厉小梅	中国科学技术大学附属第一医院安徽省立医院	苗 苗	北京大学人民医院

穆 荣	北京大学第三医院	王平章	北京大学基础医学院
宁旺斌	中南大学湘雅医院	王 钱	北京医院
庞应昌	北京大学人民医院	王润词	哈佛医学院布列根和妇女医院
齐海宇	首都医科大学附属北京友谊医院	王晓非	中国医科大学附属盛京医院
齐文成	天津市第一中心医院	王衍堂	成都医学院
邱晓彦	北京大学基础医学院	王一帆	北京大学人民医院
任 倩	北京大学人民医院	王一雯	中国人民解放军总医院第一医学中心
尚 可	江西省人民医院	王 轶	中和医疗兰州风湿痛风专科医院
沈海丽	兰州大学第二医院	王永福	内蒙古科技大学包头医学院第一附属医院
施春花	江西省人民医院	王友莲	江西省人民医院
施 青	东南大学附属中大医院	王云杰	吉林大学中日联谊医院
石连杰	北京大学国际医院	王志强	中国人民解放军白求恩国际和平医院
史昕炜	首都医科大学附属北京儿童医院	温广东	北京大学人民医院
苏厚恒	青岛市市立医院	文 静	广西医科大学第一附属医院
苏建玲	广东省人民医院	吴东海	中日友好医院
苏 茵	北京大学人民医院	吴凤岐	首都儿科研究所附属儿童医院
苏 哲	青岛市市立医院	吴俊娇	中南大学湘雅医院
孙尔维	南方医科大学第三附属医院	吴 思	南京大学医学院附属鼓楼医院
孙芳芳	上海交通大学医学院附属仁济医院	吴振彪	空军军医大学唐都医院
孙琳茜	青岛大学附属医院	伍沪生	北京积水潭医院
孙凌云	南京大学医学院附属鼓楼医院	武丽君	新疆维吾尔自治区人民医院
孙铁铮	北京大学人民医院	向 阳	湖北恩施学院附属慧宜风湿医院
孙晓麟	北京大学人民医院	项 楠	中国科学技术大学附属第一医院安徽省立医院
陶 怡	广州医科大学附属第二医院	肖卫国	中国医科大学附属第一医院
田 娜	上海交通大学医学院附属第六人民医院	肖亦之	中南大学湘雅医院
田雨子	中南大学湘雅医院	谢晓韵	中南大学湘雅医院
王 贝	华中科技大学同济医学院附属同济医院	谢 阳	北京大学人民医院
王彩虹	山西医科大学第二医院	徐京京	中国医科大学附属盛京医院
王丹丹	南京大学医学院附属鼓楼医院	徐立勤	浙江大学医学院附属第一医院
王芳晴	北京大学人民医院	徐胜前	安徽医科大学第一附属医院
王国春	中日友好医院	徐玥彤	中日友好医院
王吉波	青岛大学附属医院	许大康	上海交通大学医学院附属瑞金医院
王 佳	中南大学湘雅二医院	许韩师	中山大学附属第一医院
王健雄	安徽医科大学第一附属医院	严青然	上海交通大学医学院附属仁济医院
王 军	中国科学院微生物研究所	颜淑敏	北京积水潭医院
王美美	东南大学附属中大医院	杨程德	上海交通大学医学院附属瑞金医院

杨　光	首都医科大学附属北京友谊医院	张　晓	广东省人民医院
杨小宝	上海交通大学医学院附属瑞金医院	张晓辉	北京大学人民医院
姚海红	北京大学人民医院	张晓莉	中南大学湘雅医院
姚中强	北京大学第三医院	张须龙	首都医科大学基础医学院
叶丽芳	中日友好医院	张志毅	哈尔滨医科大学附属第一医院
叶　霜	上海交通大学医学院附属仁济医院	章　璐	中日友好医院
叶玉津	中山大学附属第一医院	赵　铖	广西医科大学第一附属医院
叶志中	深圳市福田区风湿病专科医院	赵东宝	海军军医大学第一附属医院
游富平	北京大学基础医学院	赵　华	四川大学华西医院
于奕奕	海军军医大学第一附属医院	赵金霞	北京大学第三医院
俞　萌	北京大学第一医院	赵萌萌	中国医科大学附属第一医院
俞　宁	美国西达赛奈医疗中心	赵天仪	复旦大学附属华山医院
俞圣楠	北京协和医院	赵文明	首都医科大学基础医学院
郁　欣	北京协和医院	赵　义	首都医科大学宣武医院
袁　伟	开滦总医院	赵　莹	大连医科大学基础医学院
袁　云	北京大学第一医院	郑文洁	北京协和医院
詹　锋	海南省人民医院	郑祥雄	福建医科大学附属协和医院
张晨星	上海交通大学医学院附属上海儿童医学中心	郑朝晖	空军军医大学西京医院
张方泽	吉林大学中日联谊医院	钟　超	北京大学基础医学院
张风肖	河北省人民医院	周雅馨	空军特色医疗中心
张建中	北京大学人民医院	周亚欧	中南大学湘雅医院
张俊梅	首都医科大学附属北京儿童医院	周　瀛	蚌埠医学院第一附属医院
张　葵	空军军医大学西京医院	周云杉	北京大学人民医院
张立藩	北京大学人民医院	朱　剑	中国人民解放军总医院第一医学中心
张莉芸	山西医学科学院山西白求恩医院	朱　静	四川省人民医院
张缪佳	南京医科大学第一附属医院	朱　平	空军军医大学西京医院
张蜀澜	北京协和医院	邹和建	复旦大学附属华山医院
张　文	北京协和医院	邹玲华	深圳市福田区风湿病专科医院
张　曦	中山大学附属第三医院	左晓霞	中南大学湘雅医院

Steven B. Abramson, MD
Frederick H. King Professor of Internal Medicine
Chair
Department of Medicine
Professor of Medicine and Pathology
New York University Langone Medical Center
New York, New York
Pathogenesis of Osteoarthritis

Rohit Aggarwal, MD, MS
Associate Professor of Medicine
Division of Rheumatology and Clinical Immunology
University of Pittsburgh School of Medicine
Pittsburgh, Pennsylvania
Inflammatory Diseases of Muscle and Other Myopathies

Christine S. Ahn, MD, FAAD
Assistant Professor
Departments of Pathology and Dermatology
Wake Forest School of Medicine
Winston-Salem, North Carolina
Behçet's Disease

KaiNan An, PhD
Professor Emeritus
Department of Orthopedic Surgery
Mayo Clinic
Rochester, Minnesota
Biomechanics

Felipe Andrade, MD, PhD
Associate Professor of Medicine
Division of Rheumatology
The Johns Hopkins University School of Medicine
Baltimore, Maryland
Autoantibodies in Rheumatoid Arthritis

Stacy P. Ardoin, MD, MS
Associate Professor of Adult and Pediatric Rheumatology
Ohio State University
Nationwide Children's Hospital
Columbus, Ohio
*Childhood-Onset Systemic Lupus Erythematosus, Drug-Induced
Lupus in Children, and Neonatal Lupus*

Abid Awisat, MD
Senior Physician
Rheumatology Unit
Bnai-Zion Medical Center
Haifa, Israel
Polyarteritis Nodosa and Related Disorders

Pedro Ming Azevedo, MD, PhD
Assistant Professor of Rheumatology
Evangelical University Hospital of Curitiba
Curitiba, Parana, Brazil
Rheumatic Fever and Post-streptococcal Arthritis

Fatima Barbar-Smiley, MD, MPH
Assistant Professor of Pediatrics
Pediatric Rheumatology
Nationwide Children's Hospital
Columbus, Ohio
*Childhood-Onset Systemic Lupus Erythematosus, Drug-Induced
Lupus in Children, and Neonatal Lupus*

Medha Barbhaiya, MD, MPH
Assistant Attending Physician
Barbara Volcker Center for Women and Rheumatic
    Diseases
Hospital for Special Surgery
Assistant Professor of Medicine
Weill Cornell Medicine
New York, New York
Antiphospholipid Syndrome

Anne Barton, MBChB, MSc, PhD
Professor of Rheumatology
Centre for Musculoskeletal Research
The University of Manchester
Manchester, United Kingdom
Genetics of Rheumatic Diseases

Robert P. Baughman, MD
Professor of Medicine
Department of Internal Medicine
University of Cincinnati Medical Center
Cincinnati, Ohio
Sarcoidosis

Dorcas E. Beaton, BScOT, MSc, PhD
Senior Scientist
Institute for Work and Health
Affiliate Scientist
Li Ka Shing Knowledge Institute
St. Michael's Hospital
Associate Professor
Institute of Health Policy Management and
    Evaluation
University of Toronto
Toronto, Ontario, Canada
Assessment of Health Outcomes

Helen M. Beere, PhD
Department of Immunology
St. Jude Children's Research Hospital
Memphis, Tennessee
　The Immunologic Repercussions of Cell Death

Edward M. Behrens, MD
Associate Professor
Pediatrics
Perelman School of Medicine at the University of
　Pennsylvania
Joseph Lee Hollander Chair of Pediatric Rheumatology
The Children's Hospital of Philadelphia
Philadelphia, Pennsylvania
　Etiology and Pathogenesis of Juvenile Idiopathic Arthritis

Bonnie L. Bermas, MD
Professor of Medicine
Division of Rheumatology
University of Texas Southwestern Medical Center
Dallas, Texas
　Pregnancy and Rheumatic Diseases

George Bertsias, MD, PhD
Assistant Professor in Rheumatology, Clinical Immunology, and
　Allergy
University of Crete Medical School
Iraklio, Greece
　Treatment of Systemic Lupus Erythematosus

Meenakshi Bewtra, MD, MPH, PhD
Assistant Professor of Medicine and Epidemiology
Gastroenterology
Hospital of the University of Pennsylvania
Philadelphia, Pennsylvania
　*Inflammatory Bowel Disease–Associated Arthritis and Other
　Enteropathic Arthropathies*

Nina Bhardwaj, MD, PhD
Director of Cancer Immunotherapy
Professor of Medicine
Ward-Coleman Chair in Cancer Research
The Tisch Cancer Institute
Icahn School of Medicine at Mount Sinai
New York, New York
　Dendritic Cells

Clifton O. Bingham III, MD
Professor of Medicine
Division of Rheumatology
Johns Hopkins University School of Medicine
Baltimore, Maryland
　*Autoimmune Complications of Immune Checkpoint Inhibitors for
　Cancer*

Linda K. Bockenstedt, MD
Harold W. Jockers Professor of Medicine
Internal Medicine/Rheumatology
Yale University School of Medicine
New Haven, Connecticut
　Lyme Disease

Maarten Boers, MD, PhD, MSc
Professor of Clinical Epidemiology
Department of Epidemiology and Biostatistics
Amsterdam University Medical Centers, Vrije Universiteit
Staff Rheumatologist
Amsterdam Rheumatology and Immunology Center
Amsterdam University Medical Centers, Vrije Universiteit
Staff Rheumatologist
Reade Institute for Rehabilitation and Rheumatology
Amsterdam, Netherlands
　Assessment of Health Outcomes

Eric Boilard, PhD
Full Professor
Immunity and Infectious Diseases
Universite Laval and CHU de Quebec
Quebec, Canada
　Platelets and Megakaryocytes

Francesco Boin, MD
Professor of Medicine
Director
UCSF Scleroderma Center
University of California, San Francisco
San Francisco, California
　Clinical Features and Treatment of Scleroderma

Dimitrios T. Boumpas, MD, FACP
Professor of Internal Medicine and Rheumatology
National and Kapodistrian University of Athens Medical School
"Attikon" University Hospital
Affiliated Investigator
Immunobiology
Biomedical Research Foundation of the Academy of Athens
Athens, Greece
Affiliated Investigator
Developmental and Functional Biology
Institute of Molecular Biology and Biotechnology—FORTH
Iraklio, Greece
　Treatment of Systemic Lupus Erythematosus

Aline Bozec, PhD
Professor of Rheumatology and Immunology
Department of Internal Medicine 3
Friedrich Alexander Universität Erlangen-Nuremberg
Universitätsklinikum Erlangen
Erlangen, Germany
　Biology, Physiology, and Morphology of Bone

Lori Broderick, MD, PhD
Assistant Professor
Pediatrics
University of California, San Diego
La Jolla, California
　Pathogenesis of Inflammasome-Mediated Diseases

Matthew Brown, MBBS, MD, FRACP, FAHSM, FAA
Professor of Medicine
Director
Guy's and St Thomas' NHS Foundation Trust and King's College
　London NIHR Biomedical Research Centre
King's College London
London, United Kingdom
　Ankylosing Spondylitis and Other Forms of Axial Spondyloarthritis

Christopher D. Buckley, MBBS, DPhil
Kennedy Professor of Translational Rheumatology
Rheumatology Research Group
Institute of Inflammation and Ageing
University of Birmingham
Birmingham, United Kingdom
Fibroblasts and Fibroblast-like Synoviocytes

Ralph C. Budd, MD
University Distinguished Professor of Medicine and Microbiology
　and Molecular Genetics
Director
Vermont Center for Immunology and Infectious Diseases
The University of Vermont Larner College of Medicine
Burlington, Vermont
T Lymphocytes

Nathalie Burg, MD
Assistant Professor
Division of Rheumatology
Weill Cornell Medicine
New York, New York
Neutrophils

Amy C. Cannella, MD, MS, RhMSUS
Associate Professor
Internal Medicine and Rheumatology
University of Nebraska Medical Center
Veterans Affairs Medical Center
Omaha, Nebraska
Ultrasound in Rheumatology
Traditional DMARDs: Methotrexate, Leflunomide, Sulfasalazine,
Hydroxychloroquine, and Combination Therapies

Laura C. Cappelli, MD, MHS
Assistant Professor Medicine
Division of Rheumatology
Johns Hopkins School of Medicine
Baltimore, Maryland
Autoimmune Complications of Immune Checkpoint Inhibitors
for Cancer

John D. Carter, MD
Professor of Medicine
Division of Rheumatology
University of South Florida Morsani School of
　Medicine
Tampa, Florida
Reactive Arthritis

Andrew C. Chan, MD, PhD
Genentech Research and Early Development
South San Francisco, California
Biomarkers in Rheumatology

Christopher Chang, MD, PhD, MBA
Clinical Professor of Medicine
Division of Rheumatology, Allergy and Clinical Immunology
University of California at Davis
Davis, California
Medical Director
Division of Pediatric Immunology and Allergy
Joe DiMaggio Children's Hospital
Hollywood, Florida
Osteonecrosis

Joseph S. Cheng, MD, MS
Frank H. Mayfield Professor and Chair
Department of Neurosurgery
University of Cincinnati College of Medicine
Cincinnati, Ohio
Neck Pain

Christopher P. Chiodo, MD
Chief
Foot and Ankle Division
Department of Orthopedic Surgery
Brigham and Women's Hospital
Boston, Massachusetts
Foot and Ankle Pain

Sharon A. Chung, MD, MAS
Associate Professor of Clinical Medicine
Division of Rheumatology
University of California, San Francisco
San Francisco, California
Anti-neutrophil Cytoplasmic Antibody–Associated Vasculitis

Leslie G. Cleland, MB BS, MD
Consultant Rheumatologist
Royal Adelaide Hospital
Clinical Professor
Department of Medicine
Adelaide University
Adelaide, South Australia, Australia
Nutrition and Rheumatic Diseases

Stanley Cohen, MD
Program Director
Rheumatology
Presbyterian Hospital
Clinical Professor
Internal Medicine
University of Texas Southwestern Medical School
Medical Director
Metroplex Clinical Research Center
Dallas, Texas
Intra-cellular Targeting Agents in Rheumatic Disease

Robert A. Colbert, MD, PhD
Senior Investigator
Clinical Director
National Institute of Arthritis, Musculoskeletal and Skin
　Diseases
National Institutes of Health
Bethesda, Maryland
Etiology and Pathogenesis of Spondyloarthritis

Paul P. Cook, MD, FACP, FIDSA
Professor of Medicine
Department of Medicine
Brody School of Medicine at East Carolina University
Greenville, North Carolina
Bacterial Arthritis

Joseph E. Craft, MD
Paul B. Beeson Professor of Medicine and Professor of
    Immunobiology, Internal Medicine and Immunobiology
Director
Investigative Medicine Program
Yale University School of Medicine
Attending in Rheumatology
Yale-New Haven Hospital
New Haven, Connecticut
Anti-nuclear Antibodies

Leslie J. Crofford, MD
Professor of Medicine
Director
Division of Rheumatology & Immunology
Vanderbilt University Medical Center
Nashville, Tennessee
Fibromyalgia
Therapeutic Targeting of Prostanoids

Bruce N. Cronstein, MD
Paul R. Esserman Professor of Medicine
Division of Rheumatology
New York University School of Medicine
New York, New York
Acute Phase Reactants

Mary K. Crow, MD
Physician-in-Chief
Chair
Department of Medicine
Benjamin M. Rosen Chair in Immunology and Inflammation
    Research
Hospital for Special Surgery
Chief
Division of Rheumatology
Joseph P. Routh Professor of Rheumatic Diseases in Medicine
Weill Cornell Medical College
New York, New York
Etiology and Pathogenesis of Systemic Lupus Erythematosus

Cynthia S. Crowson, PhD
Professor of Medicine and Biostatistics
Department of Health Sciences Research and Division of
    Rheumatology
Mayo Clinic
Rochester, Minnesota
Cardiovascular Risk in Inflammatory Rheumatic Disease

Sara J. Cuccurullo, MD
Clinical Professor and Chairman
Residency Program Director
Department of Physical Medicine and Rehabilitation
Hackensack Meridian School of Medicine at Seton Hall
    University
Rutgers Robert Wood Johnson Medical School
Vice President and Medical Director
JFK Johnson Rehabilitation Institute
Edison, New Jersey
Introduction to Physical Medicine and Rehabilitation

Gaye Cunnane, PhD, MB, FRCPI
Professor
Department of Medicine
Trinity College Dublin
Department of Rheumatology
St. James's Hospital
Dublin, Ireland
Relapsing Polychondritis
Hemochromatosis

Jeffrey R. Curtis, MD, MS, MPH
Harbert-Ball Professor of Medicine
Division of Clinical Immunology and Rheumatology
University of Alabama at Birmingham
Birmingham, Alabama
Clinical Research Methods in Rheumatic Disease

Nicola Dalbeth, MBChB, MD, FRACP
Professor and Rheumatologist
Department of Medicine
Faculty of Medical and Health Sciences
University of Auckland
Department of Rheumatology
Auckland District Health Board
Auckland, New Zealand
Clinical Features and Treatment of Gout

Maria Dall'Era, MD
Professor of Medicine
Medicine/Rheumatology
University of California San Francisco
San Francisco, California
Clinical Features of Systemic Lupus Erythematosus

Erika Darrah, PhD
Assistant Professor of Medicine
Division of Rheumatology
The Johns Hopkins University School of Medicine
Baltimore, Maryland
Autoantibodies in Rheumatoid Arthritis

Jonathan Dau, MD
Division of Rheumatology, Allergy, and Immunology
Massachusetts General Hospital
Boston, Massachusetts
Rheumatic Manifestations of HIV Infection

John M. Davis III, MD, MS
Associate Professor of Medicine
Division of Rheumatology
Mayo Clinic College of Medicine and Science
Rochester, Minnesota
History and Physical Examination of the Musculoskeletal System

Cosimo De Bari, MD, PhD, FRCP
Professor
Institute of Medical Sciences
University of Aberdeen
Aberdeen, United Kingdom
Regenerative Medicine and Tissue Engineering

Edward P. Debold, PhD
Associate Professor
Department of Kinesiology
University of Massachusetts
Amherst, Massachusetts
Muscle: Anatomy, Physiology, and Biochemistry

Francesco Dell'Accio, MD, PhD, FRCP
Professor
William Harvey Research Institute
Queen Mary, University of London
London, United Kingdom
Regenerative Medicine and Tissue Engineering

Paul J. DeMarco, MD, FACP, FACR, RhMSUS
Medical Director
The Center for Rheumatology and Bone Research
Arthritis and Rheumatism Associates PC
Wheaton, Maryland
Clinical Associate Professor of Medicine
Division of Rheumatology
Georgetown University School of Medicine
Washington, D.C.
Ultrasound in Rheumatology

Betty Diamond, MD
Professor
Center for Autoimmune, Musculoskeletal and Hematopoietic Diseases
Feinstein Institutes for Medical Research
Manhasset, New York
B Cells

Paul E. Di Cesare, MD
President
Di Cesare MD Consulting
Carlsbad, California
Pathogenesis of Osteoarthritis

Andrea di Matteo, MD
Rheumatology Unit
Department of Clinical and Molecular Sciences
Polytechnic University of Marche
Rheumatology Unit
Department of Clinical and Molecular Sciences
Ancona, Italy
Arthrocentesis and Injection of Joints and Soft Tissues

Rajiv Dixit, MD
Clinical Professor of Medicine
University of California, San Francisco
San Francisco, California
Director
Northern California Arthritis Center
Walnut Creek, California
Low Back Pain

Kenneth W. Donohue, MD
Assistant Professor
Department of Orthopaedic Surgery
Yale University
New Haven, Connecticut
Hand and Wrist Pain

Jeffrey Dvergsten, MD
Associate Professor of Pediatrics
Duke University School of Medicine
Durham, North Carolina
Juvenile Dermatomyositis, Scleroderma, Vasculitis, and Autoimmune Brain Disease

Hani S. El-Gabalawy, MD
Professor of Internal Medicine and Immunology
University of Manitoba
Winnipeg, Manitoba, Canada
Synovial Fluid Analyses, Synovial Biopsy, and Synovial Pathology

Bryant R. England, MD, PhD
Assistant Professor
Division of Rheumatology and Immunology
University of Nebraska Medical Center
Omaha, Nebraska
Clinical Features of Rheumatoid Arthritis

Doruk Erkan, MD
Associate Physician-Scientist
Barbara Volcker Center for Women and Rheumatic Diseases
Hospital for Special Surgery
Associate Professor of Medicine
Weill Cornell Medicine
New York, New York
Antiphospholipid Syndrome

Stephen Eyre, PhD
Professor
Centre for Musculoskeletal Research
The University of Manchester
Manchester, United Kingdom
Genetics of Rheumatic Diseases

Antonis Fanouriakis, MD
Rheumatology and Clinical Immunology
"Attikon" University Hospital
University of Athens
Athens, Greece
Treatment of Systemic Lupus Erythematosus

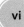

Ursula Fearon
Professor of Molecular Rheumatology
Trinity Biomedical Sciences Institute
Trinity College Dublin
The University of Dublin
Dublin, Ireland
Angiogenesis

Andrew Filer, MBChB, PhD
Reader in Translational Rheumatology
Institute of Inflammation and Ageing
The University of Birmingham
Honorary Consultant Rheumatologist
University Hospitals Birmingham NHS Foundation Trust
Birmingham, United Kingdom
Fibroblasts and Fibroblast-like Synoviocytes

David F. Fiorentino, MD, PhD
Professor
Department of Dermatology
Stanford University School of Medicine
Redwood City, California
Skin and Rheumatic Diseases

Gary S. Firestein, MD
Distinguished Professor of Medicine
Dean and Associate Vice Chancellor
Clinical and Translational Research
University of California, San Diego School of Medicine
La Jolla, California
Synovium
Etiology of Rheumatoid Arthritis
Pathogenesis of Rheumatoid Arthritis

Saloumeh K. Fischer, PhD
Department of BioAnalytical Sciences
Genentech Research and Early Development
South San Francisco, California
Biomarkers in Rheumatology

Felicity G. Fishman, MD
Assistant Professor
Department of Orthopaedic Surgery
Loyola University Medical Center
Maywood, Illinois
Hand and Wrist Pain

Oliver FitzGerald, MD, FRCPI, FRCP(UK)
Newman Clinical Research Professor
Rheumatology
St. Vincent's University Hospital and Conway Institute
University College Dublin
Dublin, Ireland
Psoriatic Arthritis

John P. Flaherty, MD
Professor of Medicine
Northwestern University Feinberg School of Medicine
Chicago, Illinois
Mycobacterial Infections of Bones and Joints
Fungal Infections of Bones and Joints

Cesar E. Fors Nieves, MD
Clinical Assistant Professor of Medicine
Division of Rheumatology
New York University School of Medicine
New York, New York
Acute Phase Reactants

Sherine E. Gabriel, MD, MSc
President & The Robert C. and Naomi T. Borwell
    Presidential Professor
Rush University
Chief Academic Officer
Rush University System for Health
Chicago, Illinois
Cardiovascular Risk in Inflammatory Rheumatic Disease

William Gallentine, MD
Professor
Pediatric Neurology and Epilepsy
Stanford University School of Medicine
Stanford, California
Juvenile Dermatomyositis, Scleroderma, Vasculitis, and
    Autoimmune Brain Disease

Philippe Gasque, PhD
Professor of Immunology
Immunology Laboratory Faculty of Medicine
University and CHU of La Réunion
St. Denis, Reunion Island, France
Viral Arthritis

Lianne S. Gensler, MD
Associate Professor of Medicine
Division of Rheumatology
University of California San Francisco
San Francisco, California
Ankylosing Spondylitis and Other Forms of Axial Spondyloarthritis

M. Eric Gershwin, MD
The Jack and Donald Chia Distinguished Professor of Medicine
Division of Rheumatology, Allergy and Clinical Immunology
University of California at Davis
Davis, California
Osteonecrosis

Mary B. Goldring, PhD
Senior Scientist
HSS Research Institute
Hospital for Special Surgery
Professor of Cell & Developmental Biology
Weill Cornell Graduate School of Medical Sciences
Weill Cornell Medical College
New York, New York
Cartilage and Chondrocytes

Steven R. Goldring, MD
Chief Scientific Officer Emeritus
Hospital for Special Surgery
Weill Cornell Medical College
New York, New York
Biology of the Normal Joint

Yvonne M. Golightly, PT, PhD
Assistant Professor of Epidemiology
University of North Carolina
Chapel Hill, North Carolina
Clinical Research Methods in Rheumatic Disease

Stuart Goodman, MD, PhD, FRCSC, FACS, FBSE, FICOR
Robert L. and Mary Ellenburg Professor of Surgery
Orthopaedic Surgery and (by courtesy) Bioengineering
Stanford University
Stanford, California
Hip and Knee Pain

Jonathan Graf, MD
Professor of Medicine
University of California San Francisco
Division of Rheumatology
Zuckerberg San Francisco General
San Francisco, California
Overlap Syndromes

Gerard Graham, PhD
Professor of Molecular and Structural Immunology
Institute of Infection, Immunity and Inflammation
University of Glasgow
Glasgow, Scotland, United Kingdom
Chemokines and Cellular Recruitment

Douglas R. Green, PhD
Peter C. Doherty Endowed Chair of Immunology
Department of Immunology
St. Jude Children's Research Hospital
Memphis, Tennessee
The Immunologic Repercussions of Cell Death

Adam Greenspan, MD, FACR
Professor of Radiology and Orthopedic Surgery
Section of Musculoskeletal Imaging
Department of Radiology
University of California Davis Health
Sacramento, California
Osteonecrosis

Christine Grimaldi, PhD
Director Biotherapeutic Bioanalysis
Drug Metabolism & Pharmacokinetics
Boehringer Ingelheim Pharmaceuticals, Inc.
Ridgefield, Connecticut
B Cells

Anika Grüneboom, PhD
Department of Internal Medicine 3—Rheumatology and
    Immunology
Friedrich Alexander Universität Erlangen-Nuremberg
Universitätsklinikum Erlangen
Erlangen, Germany
Biology, Physiology, and Morphology of Bone

Luiza Guilherme, PhD
Professor of Immunology
Heart Institute—InCor
University of São Paulo School of Medicine
Institute for Immunology Investigation
National Institute for Science and Technology
São Paulo, Brazil
Rheumatic Fever and Post-streptococcal Arthritis

Xavier Guillot, MD, PhD
Rheumatology Clinical Board
CHU of La Réunion
St. Denis, Reunion Island, France
Viral Arthritis

Rebecca Haberman, MD
Clinical Instructor of Medicine
Division of Rheumatology
New York University School of Medicine
New York, New York
Acute Phase Reactants

Rula A. Hajj-Ali, MD
Professor
Cleveland Clinic Lerner College of Medicine of Case Western
    Reserve University
Cleveland Clinic
Cleveland, Ohio
Primary Angiitis of the Central Nervous System

Dominik R. Haudenschild, PhD
Associate Professor
Department of Orthopaedic Surgery
University of California at Davis
Sacramento, California
Pathogenesis of Osteoarthritis

David B. Hellmann, MD
Vice Dean and Chairman
Department of Medicine
Johns Hopkins Bayview Medical Center
Baltimore, Maryland
*Giant Cell Arteritis, Polymyalgia Rheumatica, and Takayasu's
    Arteritis*

Hal M. Hoffman, MD
Professor
Pediatrics and Medicine
University of California, San Diego
La Jolla, California
Division Chief
Pediatric Allergy, Immunology, Rheumatology
Rady Children's Hospital San Diego
San Diego, California
Pathogenesis of Inflammasome-Mediated Diseases

V. Michael Holers, MD
Professor of Medicine and Immunology
Division of Rheumatology
University of Colorado School of Medicine
Aurora, Colorado
Complement System

Rikard Holmdahl, MD, PhD
Professor of Medical
Biochemistry and Biophysics
Karolinska Institute
Stockholm, Sweden
Experimental Models for Rheumatoid Arthritis

Joyce J. Hsu, MD, MS
Clinical Associate Professor
Pediatric Rheumatology
Stanford University School of Medicine
Stanford, California
Clinical Features and Treatment of Juvenile Idiopathic Arthritis

James I. Huddleston, III, MD
Associate Professor of Orthopaedic Surgery
Department of Orthopaedic Surgery
Stanford University Medical Center
Stanford, California
Hip and Knee Pain

Alan P. Hudson, PhD
Professor Emeritus
Immunology and Microbiology
Wayne State University School of Medicine
Detroit, Michigan
Reactive Arthritis

Gene G. Hunder, MS, MD
Professor of Medicine
Emeritus Staff Center
Mayo Clinic College of Medicine and Science
Rochester, Minnesota
History and Physical Examination of the Musculoskeletal System

Yoshifumi Itoh, PhD
Associate Professor
Kennedy Institute of Rheumatology
University of Oxford
Oxford, United Kingdom
Proteinases and Matrix Degradation

Johannes W.G. Jacobs, MD, PhD
Associate Professor of Rheumatology
Department of Rheumatology & Clinical Immunology
University Medical Center Utrecht
Utrecht, Netherlands
Glucocorticoid Therapy

Jacob L. Jaremko, MD, PhD, FRCPC
Associate Professor of Radiology
Department of Radiology and Diagnostic Imaging
University of Alberta
Alberta, Edmonton, Canada
Imaging in Rheumatic Diseases

Matlock A. Jeffries, MD
Assistant Professor
Department of Internal Medicine
Division of Rheumatology, Immunology, and Allergy
University of Oklahoma Health Sciences Center
Adjunct Assistant Member
Arthritis & Clinical Immunology Program
Oklahoma Medical Research Foundation
Oklahoma City, Oklahoma
Epigenetics of Rheumatic Diseases

Ho Jen, MD, FRCPC
Associate Clinical Professor of Radiology
Department of Radiology and Diagnostic Imaging
Division of Nuclear Medicine
University of Alberta
Alberta, Edmonton, Canada
Imaging in Rheumatic Diseases

Jaclyn Joki, MD
Attending Physician
Department of Physical Medicine and Rehabilitation
JFK Johnson Rehabilitation Institute
Clinical Assistant Professor
Rutgers Robert Wood Johnson Medical School
Assistant Professor
Hackensack Meridian School of Medicine at Seton Hall University
Edison, New Jersey
Introduction to Physical Medicine and Rehabilitation

Martha S. Jordan, PhD
Research Associate Professor
Pathology and Laboratory Medicine
Perelman School of Medicine
University of Pennsylvania
Philadelphia, Pennsylvania
Adaptive Immunity

Joseph L. Jorizzo, MD
Professor, Former and Founding Chair
Department of Dermatology
Wake Forest University School of Medicine
Winston-Salem, North Carolina
Professor of Clinical Dermatology
Weill Cornell Medical College
New York, New York
Behçet's Disease

Jorge Kalil, MD
Professor
Clinical Immunology and Allergy
Faculdade de Medicina Universidade de São Paulo
São Paulo, Brazil
Rheumatic Fever and Post-streptococcal Arthritis

Kenton R. Kaufman, PhD, PE
W. Hall Wendel, Jr., Musculoskeletal Research Professor
Director
Motion Analysis Laboratory
Professor of Biomedical Engineering
Mayo Clinic
Rochester, Minnesota
Biomechanics

Arthur Kavanaugh, MD
Professor of Medicine
Center for Innovative Therapy
Division of Rheumatology, Allergy, and Immunology
University of California, San Diego School of Medicine
La Jolla, California
Anti-cytokine Therapies

Robert T. Keenan
Associate Professor of Medicine
Vice Chief for Clinical Affairs
Division of Rheumatology
Duke University School of Medicine
Durham, North Carolina
Etiology and Pathogenesis of Hyperuricemia and Gout

Tony Kenna, PhD
Associate Professor
Queensland University of Technology
Institute of Health and Biomedical Innovation
Brisbane, Queensland, Australia
*Ankylosing Spondylitis and Other Forms of Axial
    Spondyloarthritis*

Darcy A. Kerr, MD
Assistant Professor of Pathology and Laboratory Medicine
Geisel School of Medicine at Dartmouth
Hanover, New Hampshire
Dartmouth-Hitchcock Medical Center
Lebanon, New Hampshire
Tumors and Tumor-like Lesions of Joints and Related Structures

Eugene Y. Kissin, MD, RhMSUS
Associate Professor of Medicine
Rheumatology
Boston University Medical Center
Boston, Massachusetts
Ultrasound in Rheumatology

Rob Knight, PhD
Professor
Departments of Pediatrics, Bioengineering, and Computer
    Science and Engineering
University of California, San Diego
La Jolla, California
The Microbiome in Health and Disease

Dwight H. Kono, MD
Professor of Immunology
Department of Immunology and Microbiology
The Scripps Research Institute
La Jolla, California
Autoimmunity and Tolerance

Gary A. Koretzky, MD, PhD
Professor of Medicine
Weill Cornell Medicine
Vice Provost for Academic Integration
Director, Cornell Center for Immunology
Cornell University
Ithaca, New York
Adaptive Immunity

Peter Korsten, MD
Rheumatologist
Department of Nephrology and Rheumatology
University Medical Center Göttingen
Göttingen, Germany
Sarcoidosis

Jennifer Kosty, MD
Assistant Professor
Department of Neurosurgery
Ochsner LSU Health Sciences Center
Shreveport, Louisiana
Neck Pain

Deborah Krakow, MD
Professor of Orthopaedic Surgery, Human Genetics, Pediatrics,
    and Obstetrics and Gynecology
David Geffen School of Medicine
University of California, Los Angeles
Los Angeles, California
Heritable Diseases of Connective Tissue

Deepak Kumar, PT, PHD
Assistant Professor
Physical Therapy and Athletic Training
Boston University
Assistant Professor
Boston University School of Medicine
Boston, Massachusetts
Treatment of Osteoarthritis

Helen J. Lachmann, MA, MBBChir, MD, FRCP, FRCPath
National Amyloidosis Centre
Royal Free Hospital London NHS Foundation Trust and
    University College Medical School
London, United Kingdom
Amyloidosis

Floris P.J.G. Lafeber, PhD
Professor
Department of Rheumatology & Clinical Immunology
University Medical Center Utrecht
Utrecht University
Utrecht, Netherlands
Hemophilic Arthropathy

Robert G.W. Lambert, MB, FRCR, FRCPC
Professor of Radiology
Department of Radiology and Diagnostic Imaging
University of Alberta
Alberta, Edmonton, Canada
Imaging in Rheumatic Diseases

Nancy E. Lane, MD
Distinguished Professor of Medicine, Rheumatology, Aging
Director of Center for Musculoskeletal Health
Department of Internal Medicine
UC Davis Health
UC Davis School of Medicine
Sacramento, California
Metabolic Bone Disease

Carol A. Langford, MD, MHS, FACP
Director
Center for Vasculitis Care and Research
Harold C. Schott Chair in Rheumatic and Immunologic
    Diseases
Cleveland Clinic
Associate Professor of Medicine
Cleveland Clinic Lerner College of Medicine of Case Western
    Reserve University
Cleveland, Ohio
    Primary Angiitis of the Central Nervous System

Daniel M. Laskin, DDS, MS
Professor and Chairman Emeritus
Oral and Maxillofacial Surgery
Virginia Commonwealth University Schools of Dentistry and
    Medicine
Richmond, Virginia
    Temporomandibular Joint Pain

Gregoire Lauvau, PhD
Professor
Department of Microbiology and Immunology
Albert Einstein College of Medicine
Bronx, New York
    Innate Immunity

Tzielan C. Lee, MD
Clinical Associate Professor
Pediatric Rheumatology
Stanford University School of Medicine
Stanford, California
    *Clinical Features and Treatment of Juvenile Idiopathic
    Arthritis*

David L. Leverenz, MD
Assistant Professor of Medicine
Division of Rheumatology and Immunology
Duke University Medical Center
Durham, North Carolina
    Sjögren's Syndrome

Richard F. Loeser, MD
Herman and Louise Smith Distinguished Professor
Medicine
Division of Rheumatology, Allergy, and Immunology
Director
Thurston Arthritis Research Center
University of North Carolina
Chapel Hill, North Carolina
    Cartilage and Chondrocytes

Carlos J. Lozada, MD
Professor of Clinical Medicine
Division of Rheumatology
University of Miami Miller School of Medicine
Miami, Florida
    Rheumatic Manifestations of Hemoglobinopathies

Ofure Luke, MD
Attending Physician
Department of Physical Medicine and Rehabilitation
JFK Johnson Rehabilitation Institute
Assistant Professor
Hackensack Meridian School of Medicine at Seton Hall
    University
Edison, New Jersey
    Introduction to Physical Medicine and Rehabilitation

Ingrid E. Lundberg, MD, PhD
Professor of Rheumatology
Division of Rheumatology
Department of Medicine, Solna, Karolinska Institutet
Stockholm, Sweden
    Inflammatory Diseases of Muscle and Other Myopathies

Raashid Luqmani, BMedSci, BM, BS, DM, FRCP, FRCPE
Professor of Rheumatology
Nuffield Department of Orthopaedics, Rheumatology and
    Musculoskeletal Science
University of Oxford
Consultant Rheumatologist
Rheumatology Department
Nuffield Orthopaedic Centre
Oxford, United Kingdom
    Polyarteritis Nodosa and Related Disorders

Frank P. Luyten, MD
Professor of Rheumatology
University Hospitals Leuven
Leuven, Belgium
    Regenerative Medicine and Tissue Engineering

Reuven Mader, MD
Head
Rheumatic Diseases Unit
Ha'Emek Medical Center
Afula, Israel
Associate Clinical Professor, Emeritus
The B. Rappaport Faculty of Medicine
The Technion Institute of Technology
Haifa, Israel
    Proliferative Bone Diseases

Conor Magee, MB BAO BCh
Rheumatology
St. Vincent's University Hospital and Conway Institute
University College Dublin
Dublin, Ireland
    Psoriatic Arthritis

Walter P. Maksymowych, FRCP(C)
Professor of Medicine
Division of Rheumatology
University of Alberta
Edmonton, Alberta, Canada
    Ankylosing Spondylitis and Other Forms of Axial Spondyloarthritis

Bernhard Manger, MD
Professor of Rheumatology and Immunology
Department of Internal Medicine 3
Friedrich-Alexander-Universität Erlangen-Nürnberg
Erlangen, Germany
*Rheumatic Paraneoplastic Syndromes—Links Between
Malignancy and Autoimmunity*

Joseph A. Markenson, MD, MS
Professor of Clinical Medicine
Medicine/Rheumatology
Joan and Sanford Weill Medical College of Cornell University
Attending Physician
Rheumatology/Medicine
Hospital for Special Surgery
New York, New York
Arthritis Accompanying Endocrine and Metabolic Disorders

Scott David Martin, MD
Associate Professor of Orthopedics
Harvard Medical School
Director of Joint Preservation Service
Massachusetts General Hospital
Boston, Massachusetts
Shoulder Pain

Eric L. Matteson, MD, MPH
Professor of Medicine
Divisions of Rheumatology and Epidemiology
Mayo Clinic College of Medicine
Rochester, Minnesota
Cancer Risk in Rheumatic Diseases

Lara Maxwell, PhD, MSc
Managing Editor
Cochrane Musculoskeletal Group
University of Ottawa
Senior Methodologist
OMERACT, Ottawa
Ottawa, Ontario, Canada
Assessment of Health Outcomes

Katharine McCarthy, PharmD, BCACP
Clinical Pharmacist
University of Rochester Medical Center
Rochester, New York
Anti-cytokine Therapies

Iain B. McInnes, CBE, PhD, FRCP, FRSE, FMedSci
Muirhead Professor of Medicine
Versus Arthritis Professor of Rheumatology
Director of Institute of Infection, Immunity, and Inflammation
College of Medical, Veterinary, and Life Sciences
University of Glasgow
Glasgow, United Kingdom
Cytokines

Peter A. Merkel, MD, MPH
Chief of Rheumatology
Department of Medicine
Professor
Department of Medicine
Department of Biostatistics, Epidemiology, and Informatics
University of Pennsylvania
Philadelphia, Pennsylvania
Classification and Epidemiology of Systemic Vasculitis

Ted R. Mikuls, MD, MSPH
Umbach Professor of Rheumatology
Department of Internal Medicine
Division of Rheumatology and Immunology
University of Nebraska Medical Center
Omaha, Nebraska
*Urate-Lowering Therapy
Clinical Features of Rheumatoid Arthritis*

Mark S. Miller, PhD
Assistant Professor
Department of Kinesiology
University of Massachusetts
Amherst, Massachusetts
Muscle: Anatomy, Physiology, and Biochemistry

Devyani Misra, MD, MS
Divisions of Gerontology and Rheumatology
Beth Israel Deaconess Medical Center
Harvard Medical School
Boston, Massachusetts
Treatment of Osteoarthritis

Ali Mobasheri, BSc ARCS (Hons), MSc, DPhil (Oxon)
Professor of Musculoskeletal Biology
Research Unit of Medical Imaging, Physics and Technology
Faculty of Medicine
University of Oulu
Oulu, Finland
Senior Research Scientist
Department of Regenerative Medicine
State Research Institute Centre for Innovative Medicine
Vilnius, Lithuania
Centre for Sport, Exercise and Osteoarthritis Research Versus
Arthritis
Queen's Medical Centre
Nottingham, United Kingdom
Cartilage and Chondrocytes

Kevin G. Moder, MD
Associate Professor of Medicine
Division of Rheumatology
Mayo Clinic College of Medicine and Science
Rochester, Minnesota
History and Physical Examination of the Musculoskeletal System

Paul A. Monach, MD, PhD
Lecturer
Division of Rheumatology, Inflammation, and Immunity
Brigham and Women's Hospital
Chief
Rheumatology Section
VA Boston Healthcare System
Boston, Massachusetts
Anti-neutrophil Cytoplasmic Antibody–Associated Vasculitis

Anna Montgomery, DPhil
Division of Rheumatology
Northwestern University Feinberg School of Medicine
Chicago, Illinois
Mononuclear Phagocytes

Vaishali R. Moulton, MD, PhD
Assistant Professor
Department of Medicine
Division of Rheumatology and Clinical Immunology
Beth Israel Deaconess Medical Center
Harvard Medical School
Boston, Massachusetts
Principles of Signaling

Catharina M. Mulders-Manders, MD
Department of Internal Medicine
Section Infectious Diseases
Radboud Expertise Centre for Immunodeficiency and
　Autoinflammation
Radboud University Medical Center
Nijmegen, Netherlands
Familial Autoinflammatory Syndromes

Luciana Ribeiro Muniz, PhD
Hematology and Oncology
Icahn School of Medicine at Mount Sinai
New York, New York
Dendritic Cells

Louise B. Murphy, PhD
Division of Population Health
Centers for Disease Control and Prevention
Atlanta, Georgia
Economic Impact of Arthritis and Rheumatic Conditions

Kanneboyina Nagaraju, DVM, PhD
Professor and Founding Chair
Pharmaceutical Sciences
School of Pharmacy and Pharmaceutical Sciences
Binghamton, New York
Inflammatory Diseases of Muscle and Other Myopathies

Rani Nasser, MD
Assistant Professor
Department of Neurosurgery
University of Cincinnati College of Medicine
Cincinnati, Ohio
Neck Pain

Amanda E. Nelson, MD, MSCR
Associate Professor of Medicine
Division of Rheumatology, Allergy, and Immunology
Thurston Arthritis Research Center
University of North Carolina at Chapel Hill
Chapel Hill, North Carolina
Clinical Features of Osteoarthritis

Tuhina Neogi, MD, PhD, FRCPC
Professor of Medicine
Rheumatology
Boston University School of Medicine
Professor of Epidemiology
Boston University School of Public Health
Boston, Massachusetts
Treatment of Osteoarthritis

Peter A. Nigrovic, MD
Associate Professor of Medicine
Harvard Medical School
Staff Pediatric Rheumatologist
Division of Immunology
Boston Children's Hospital
Director
Center for Adults with Pediatric Rheumatic Illness
Division of Rheumatology, Inflammation and Immunity,
　Brigham and Women's Hospital
Boston, Massachusetts
Mast Cells
Platelets and Megakaryocytes

James R. O'Dell, MD, MACR, MACP
Stokes-Shackleford Professor and Vice Chair of Internal Medicine
University of Nebraska Medical Center
Chief of Rheumatology
Department of Medicine and Omaha Veterans Affairs
Omaha, Nebraska
Traditional DMARDs: Methotrexate, Leflunomide,
*　Sulfasalazine, Hydroxychloroquine, and Combination*
*　Therapies*
Treatment of Rheumatoid Arthritis

Alexis Ogdie, MD, MSCE
Associate Professor of Medicine and Epidemiology
Rheumatology
Hospital of the University of Pennsylvania
Philadelphia, Pennsylvania
Inflammatory Bowel Disease–Associated Arthritis and Other
*　Enteropathic Arthropathies*

Mikkel Østergaard, MD, PhD
DMSc Professor of Rheumatology
Copenhagen Center for Arthritis Research
Center for Rheumatology and Spine Diseases
Rigshospitalet, Glostrup
Department of Clinical Medicine
University of Copenhagen
Copenhagen, Denmark
Imaging in Rheumatic Diseases

Michael A. Paley
Rheumatology Division
Department of Medicine
Washington University School of Medicine
St. Louis, Missouri
Innate Lymphoid Cells and Natural Killer Cells

Richard S. Panush, MD
Professor of Medicine
Division of Rheumatology
Keck School of Medicine
University of Southern California
Los Angeles, California
Occupational and Recreational Musculoskeletal Disorders

Stanford L. Peng, MD, PhD
Rheumatology
Swedish Community Specialty Clinic
Swedish Medical Center
Seattle, Washington
Anti-nuclear Antibodies

Harris Perlman, PhD
Chief of Rheumatology
Professor of Medicine
Mabel Greene Myers Professor of Medicine
Division of Rheumatology
Northwestern University Feinberg School of Medicine
Chicago, Illinois
Mononuclear Phagocytes

Shiv Pillai, MD, PhD
Professor of Medicine
Ragon Institute of MGH, MIT and Harvard
Harvard Medical School
Cambridge, Massachusetts
IgG₄-Related Disease

Michael H. Pillinger, MD
Professor of Medicine and Biochemistry and Molecular
    Pharmacology
Director
Rheumatology Training
Director
Masters of Science in Clinical Investigation Program
New York University School of Medicine
Section Chief
Rheumatology
New York Harbor Health Care System–NY Campus
Department of Veterans Affairs
New York, New York
Neutrophils
Etiology and Pathogenesis of Hyperuricemia and Gout

Gregory R. Polston, MD
Clinical Professor
Anesthesiology
University of California, San Diego
La Jolla, California
Analgesic Agents in Rheumatic Disease

Steven A. Porcelli, MD
Murray and Evelyne Weinstock Chair in Microbiology and
    Immunology
Department of Microbiology and Immunology
Albert Einstein College of Medicine
Bronx, New York
Innate Immunity

Mark D. Price, MD, PhD
Department of Orthopedic Surgery
Massachusetts General Hospital
Boston, Massachusetts
Foot and Ankle Pain

Astrid E. Pulles, MD
Department of Rheumatology & Clinical Immunology
Van Creveldkliniek
University Medical Center Utrecht
Utrecht University
Utrecht, Netherlands
Hemophilic Arthropathy

Karim Raza, FRCP, PhD
Professor of Rheumatology supported by Versus Arthritis
College of Medical and Dental Sciences
University of Birmingham
Honorary Consultant Rheumatologist
Sandwell and West Birmingham Hospitals NHS Trust
Birmingham, United Kingdom
Evaluation and Management of Early Undifferentiated Arthritis

Virginia Reddy, MD
Staff Physician
Division of Rheumatology
Texas Health Dallas
Dallas, Texas
Intra-cellular Targeting Agents in Rheumatic Disease

Ann M. Reed, MD
Professor and Chair
Department of Pediatrics
Duke University
Durham, North Carolina
*Juvenile Dermatomyositis, Scleroderma, Vasculitis, and
    Autoimmune Brain Disease*

John D. Reveille, MD
Professor
Division of Rheumatology
University of Texas Health Science Center at Houston
Houston, Texas
Rheumatic Manifestations of HIV Infection

Rennie L. Rhee, MD, MSCE
Assistant Professor of Medicine
Medicine/Rheumatology
University of Pennsylvania
Philadelphia, Pennsylvania
Classification and Epidemiology of Systemic Vasculitis

Christopher T. Ritchlin, MD, MPH
Professor of Medicine
Center for Musculoskeletal Research
University of Rochester Medical Center
Rochester, New York
Anti-cytokine Therapies

Angela B. Robinson, MD, MPH
Associate Professor
Pediatrics Institute
Cleveland Clinic Foundation
Cleveland, Ohio
*Juvenile Dermatomyositis, Scleroderma, Vasculitis, and
    Autoimmune Brain Disease*

Antony Rosen, MB, ChB, BSc (Hons)
Mary Betty Stevens Professor of Medicine
Professor of Pathology
Director
Division of Rheumatology
The Johns Hopkins University School of Medicine
Baltimore, Maryland
Autoantibodies in Rheumatoid Arthritis

James T. Rosenbaum, AB, MD
Professor of Ophthalmology, Medicine, and Cell Biology
Oregon Health and Science University
Chair of Ophthalmology Emeritus
Legacy Devers Eye Institute
Portland, Oregon
The Eye and Rheumatic Diseases

Andrew E. Rosenberg, MD
Vice Chair
Director of Bone and Soft Tissue Pathology
Department of Pathology
University of Miami Miller School of Medicine
Miami, Florida
Tumors and Tumor-like Lesions of Joints and Related Structures

Eric M. Ruderman, MD
Professor of Medicine/Rheumatology
Northwestern University Feinberg School of Medicine
Chicago, Illinois
Mycobacterial Infections of Bones and Joints
Fungal Infections of Bones and Joints

Kenneth G. Saag, MD, MSc
Jane Knight Lowe Professor of Medicine
Division of Clinical Immunology and Rheumatology
University of Alabama at Birmingham
Birmingham, Alabama
Clinical Research Methods in Rheumatic Disease
Bisphosphonates

Jane E. Salmon, MD
Collette Kean Research Chair
Medicine-Rheumatology
Hospital for Special Surgery
Professor of Medicine
Weill Cornell Medicine
New York, New York
Antiphospholipid Syndrome

Lisa R. Sammaritano, MD
Associate Professor of Clinical Medicine
Rheumatology
Hospital for Special Surgery
Weill Cornell Medicine
New York, New York
Pregnancy and Rheumatic Diseases

Jonathan Samuels, MD
Associate Professor of Medicine
Division of Rheumatology
NYU Langone Health
New York, New York
Pathogenesis of Osteoarthritis

Christy I. Sandborg, MD
Professor
Pediatric Rheumatology
Stanford University School of Medicine
Stanford, California
Clinical Features and Treatment of Juvenile Idiopathic Arthritis

Adam P. Sangeorzan, MD
Department of Orthopedic Surgery
Brigham and Women's Hospital
Boston, Massachusetts
Foot and Ankle Pain

Arthur C. Santora II, MD, PhD
Clinical Associate Professor
Division of Endocrinology, Metabolism and Nutrition
Rutgers Robert Wood Johnson School of Medicine
New Brunswick, New Jersey
Chief Medical Officer
Entera Bio Ltd.
Jerusalem, Israel
Bisphosphonates

Sebastian E. Sattui, MD
Hospital for Special Surgery
Weill-Cornell Medical School
New York, New York
Arthritis Accompanying Endocrine and Metabolic Disorders

Amr H. Sawalha, MD
Chief
Division of Pediatric Rheumatology
Director
Comprehensive Lupus Center of Excellence
University of Pittsburgh Children's Hospital of Pittsburgh
Pittsburgh, Pennsylvania
Epigenetics of Rheumatic Diseases

Amit Saxena, MD
Assistant Professor of Medicine
Division of Rheumatology
New York University School of Medicine
New York, New York
Acute Phase Reactants

Mansi Saxena, PhD
Associate Director
Vaccine and Cellular Therapy Laboratory
Hematology and Oncology
Icahn School of Medicine at Mount Sinai
New York, New York
Dendritic Cells

Carla R. Scanzello, MD, PhD
Section Chief
Rheumatology
Corporal Michael J. Crescenz VA Medical Center
Assistant Professor of Medicine
Medicine/Rheumatology
University of Pennsylvania
Philadelphia, Pennsylvania
Biology of the Normal Joint

Georg Schett, MD
Professor of Rheumatology and Immunology
Department of Internal Medicine 3
Friedrich Alexander Universität Erlangen-Nuremberg
Universitätsklinikum Erlangen
Erlangen, Germany
Biology, Physiology, and Morphology of Bone
Rheumatic Paraneoplastic Syndromes—Links Between Malignancy and Autoimmunity

Anne Grete Semb, MD, PhD
Consultant Cardiologist
Senior Researcher
Preventive Cardio-Rheuma Clinic
Department of Rheumatology
Diakonhjemmet Hospital
Oslo, Norway
  Cardiovascular Risk in Inflammatory Rheumatic Disease

Ami A. Shah, MD, MHS
Associate Professor of Medicine
Division of Rheumatology
Johns Hopkins University School of Medicine
Baltimore, Maryland
  Autoimmune Complications of Immune Checkpoint Inhibitors
    for Cancer

Binita Shah, MD, MS
Assistant Professor of Medicine
Division of Cardiology
New York University School of Medicine
New York, New York
  Neutrophils

Faye A. Sharpley, MA, MSc, MBBChir, MRCP, FRCPATH
National Amyloidosis Centre
Royal Free Hospital London NHS Foundation Trust and
    University College Medical
School London, United Kingdom
  Amyloidosis

Keith A. Sikora, MD
Assistant Clinical Investigator
National Institute of Arthritis, Musculoskeletal and Skin Diseases
National Institutes of Health
Bethesda, Maryland
  Etiology and Pathogenesis of Spondyloarthritis

Anna Simon, MD, PhD
Associate Professor
Department of Internal Medicine
Section Infectious Diseases
Radboudumc Expertise Centre for Immunodeficiency and
    Autoinflammation
Radboud University Medical Center
Nijmegen, Netherlands
  Familial Autoinflammatory Syndromes

Dawd S. Siraj, MD, MPH&TM, FIDSA, CTropMed
Professor of Medicine
Associate Program Director
Infectious Diseases Fellowship
Director
Global Health Pathway, Department of IM
Director
International Travel Clinic
Division of Infectious Diseases
University of Wisconsin-Madison
Madison, Wisconsin
  Bacterial Arthritis

Linda S. Sorkin, PhD
Professor Emerita
Anesthesiology
University of California, San Diego
La Jolla, California
  Neuronal Regulation of Pain and Inflammation

E. William St. Clair, MD
W. Lester Brooks, Jr. Professor of Medicine
Professor of Immunology
Chief
Division of Rheumatology and Immunology
Duke University Medical Center
Durham, North Carolina
  Sjögren's Syndrome

Lisa K. Stamp, MBChB, FRACP, PhD
Professor
Department of Medicine
University of Otago, Christchurch
Christchurch, New Zealand
  Nutrition and Rheumatic Diseases

John H. Stone, MD, MPH
Professor of Medicine
Harvard Medical School
Director
Clinical Rheumatology
Massachusetts General Hospital
Boston, Massachusetts
  Immune Complex–Mediated Small Vessel Vasculitis
  IgG$_4$-Related Disease

Lindsay C. Strowd, MD
Assistant Professor
Department of Dermatology
Wake Forest University School of Medicine
Winston-Salem, North Carolina
  Behçet's Disease

Abel Suarez-Fueyo, PhD
Division of Rheumatology and Clinical Immunology
Department of Medicine
Beth Israel Deaconess Medical Center
Harvard Medical School
Boston, Massachusetts
  Principles of Signaling

Camilla I. Svensson, MS, PhD
Professor
Physiology and Pharmacology
Karolinska Institutet
Stockholm, Sweden
Adjunct Associate Professor
Anesthesiology
University of California, San Diego
La Jolla, California
  Neuronal Regulation of Pain and Inflammation

Nadera J. Sweiss, MD
Professor of Medicine
Division of Rheumatology
University of Illinois at Chicago
Chicago, Illinois
  Sarcoidosis

Carrie R. Swigart, MD
Associated Professor of Orthopaedics and Rehabilitation
Yale University School of Medicine
New Haven, Connecticut
Hand and Wrist Pain

Zoltán Szekanecz, MD, PhD, DSc
Professor of Rheumatology, Immunology, and Medicine
University of Debrecen Faculty of Medicine,
Division of Rheumatology
Debrecen, Hungary
Angiogenesis

Stephen Tait, PhD
Cancer Research UK Beatson Institute
Institute of Cancer Sciences
University of Glasgow
Glasgow, United Kingdom
Metabolic Regulation of Immunity

Stacy Tanner, MD
Staff Clinician
Rheumatology
University of Manitoba
Winnipeg, Manitoba, Canada
Synovial Fluid Analyses, Synovial Biopsy, and Synovial Pathology

Peter C. Taylor, MA, PhD, FRCP
Professor of Musculoskeletal Sciences
Botnar Research Centre
Nuffield Department of Orthopaedics, Rheumatology and
  Musculoskeletal Sciences
University of Oxford
Oxford, United Kingdom
*Cell-Targeted Biologics and Emerging Targets: Rituximab,
  Abatacept, and Other Biologics*

William J. Taylor, MBChB, PhD, FRACP, FAFRM (RACP)
Associate Professor
Department of Medicine
University of Otago, Wellington
Wellington, New Zealand
*Ankylosing Spondylitis and Other Forms of Axial
  Spondyloarthritis*

Robert Terkeltaub, MD
Chief
Rheumatology Section
Veterans Affairs Healthcare System
Professor of Medicine
Division of Rheumatology, Allergy, and Immunology
University of California, San Diego
La Jolla, California
*Calcium Crystal Disease: Calcium Pyrophosphate Dihydrate and
  Basic Calcium Phosphate*

Argyrios N. Theofilopoulos, MD
Professor
Department of Immunology and Microbiology
The Scripps Research Institute
La Jolla, California
Autoimmunity and Tolerance

Thomas S. Thornhill, MD
Chairman Emeritus
Department of Orthopedic Surgery
Brigham and Women's Hospital
John B. and Buckminster Brown Professor of Orthopedic Surgery
Harvard Medical School
Boston, Massachusetts
Shoulder Pain

Michael Toprover, MD
Instructor
Division of Rheumatology
NYU Langone Health
New York, New York
Etiology and Pathogenesis of Hyperuricemia and Gout

Kathryn S. Torok, MD
Associate Professor
Pediatric Rheumatology
University of Pittsburgh School of Medicine
Pittsburgh, Pennsylvania
*Juvenile Dermatomyositis, Scleroderma, Vasculitis, and
  Autoimmune Brain Disease*

Michael J. Toth, PhD
Professor of Medicine
The University of Vermont College of Medicine
Burlington, Vermont
Muscle: Anatomy, Physiology, and Biochemistry

Michael J. Townsend, PhD
Department of Biomarker Discovery
Genentech Research and Early Development
South San Francisco, California
Biomarkers in Rheumatology

Elaine C. Tozman, MD
Associate Professor of Clinical Medicine
Rheumatology and Immunology
University of Miami Miller School of Medicine
Miami, Florida
Rheumatic Manifestations of Hemoglobinopathies

Leendert A. Trouw, PhD
Associate Professor
Department of Immunohematology and Bloodtransfusion
Leiden University Medical Center
Leiden, Netherlands
Complement System

George C. Tsokos, MD
Professor and Chief
Department of Medicine
Division of Rheumatology and Clinical Immunology
Beth Israel Deaconess Medical Center
Harvard Medical School
Boston, Massachusetts
Principles of Signaling

Peter Tugwell, MD
Professor of Medicine and Epidemiology and Community
　　Medicine
University of Ottawa
Ottawa, Ontario, Canada
　　Assessment of Health Outcomes

Nicolas Vabret, PhD
Assistant Professor
Hematology and Oncology
Icahn School of Medicine at Mount Sinai
New York, New York
　　Dendritic Cells

Marlies C. van der Goes, MD, PhD
Department of Rheumatology
Meander Medical Center
Amersfoort, Netherlands
　　Glucocorticoid Therapy

Sjef van der Linden, MD, PhD
Professor of Rheumatology
Department of Internal Medicine
Division of Rheumatology
Maastricht University Medical Center
Maastricht, Netherlands, Department of Rheumatology,
　　Immunology and Allergology
University of Bern, Inselspital
Bern, Switzerland
　　Ankylosing Spondylitis and Other Forms of Axial
　　Spondyloarthritis

Jos W.M. van der Meer, MD, PhD
Professor of Medicine
Department of Internal Medicine
Radboud University Medical Center
Nijmegen, Netherlands
　　Familial Autoinflammatory Syndromes

Jacob M. van Laar, MD, PhD
Professor of Rheumatology
Rheumatology and Clinical Immunology
University Medical Center Utrecht
Utrecht, Netherlands
　　Immunosuppressive Drugs

Heather Van Mater, MD, MS
Associate Professor of Pediatrics
Duke University School of Medicine
Durham, North Carolina
　　Juvenile Dermatomyositis, Scleroderma, Vasculitis, and
　　Autoimmune Brain Disease

Ronald F. van Vollenhoven, MD, PhD
Professor and Chair
Rheumatology and Clinical Immunology
Amsterdam University Medical Centers
Director
Amsterdam Rheumatology Center
Amsterdam, Netherlands
　　Evaluation of Monoarticular and Polyarticular Arthritis

Lize F. D. van Vulpen, MD, PhD
Internist-haematologist
Van Creveldkliniek
University Medical Center Utrecht
Utrecht University
Utrecht, Netherlands
　　Hemophilic Arthropathy

John Varga, MD
John and Nancy Hughes Professor
Department of Medicine
Northwestern University Feinberg School of Medicine
Chicago, Illinois
　　Etiology and Pathogenesis of Systemic Sclerosis

Raul A. Vasquez, MD
Director of Complex Spine Surgery
Baptist Health Neuroscience Center
Miami, Florida
　　Neck Pain

Douglas J. Veale, MD, FRCPI, FRCP (Lon)
Director of Translational Research Medicine
The Centre for Arthritis and Rheumatic Disease
St. Vincent's University Hospital
Professor of Medicine
University College Dublin
Fellow
Conway Institute of Biomolecular and Biomedical Medicine
Dublin, Ireland
　　Synovium
　　Angiogenesis

Richard J. Wakefield, BM, MD, FRCP
Leeds Institute of Rheumatic and Musculoskeletal Medicine
University of Leeds
Rheumatology
Leeds Teaching Hospitals Trust
Leeds, West Yorkshire, United Kingdom
　　Arthrocentesis and Injection of Joints and Soft Tissues

Mark S. Wallace, MD
Professor of Anesthesiology
University of California, San Diego
La Jolla, California
　　Analgesic Agents in Rheumatic Disease

Ruoning Wang, PhD
Principal Investigator
Center for Childhood Cancer and Blood Disease
The Research Institute at Nationwide Children's Hospital
Assistant Professor
Department of Pediatrics
The Ohio State University School of Medicine
Columbus, Ohio
　　Metabolic Regulation of Immunity

Tingting Wang, PhD
Center for Childhood Cancer and Blood Disease
The Research Institute at Nationwide Children's Hospital
Columbus, Ohio
　　Metabolic Regulation of Immunity

Victoria P. Werth, MD
Professor of Dermatology and Medicine
University of Pennsylvania
Chief
Dermatology
Corporal Michael J. Crescenz (Philadelphia) Veterans
    Administration Medical Center
Philadelphia, Pennsylvania
    Skin and Rheumatic Diseases

Fredrick M. Wigley, MD
Martha McCrory Professor of Medicine
Division of Rheumatology
Johns Hopkins University School of Medicine
Baltimore, Maryland
    Clinical Features and Treatment of Scleroderma

Deborah R. Winter, PhD
Assistant Professor of Medicine
Division of Rheumatology
Northwestern University Feinberg School of
    Medicine
Chicago, Illinois
    Mononuclear Phagocytes

David Wofsy, MD
Professor
Medicine and Microbiology/Immunology
University of California San Francisco
San Francisco, California
    Clinical Features of Systemic Lupus Erythematosus

Cyrus C. Wong, MD
Neurological Surgery
North Texas Neurosurgical and Spine Center
Fort Worth, Texas
    Neck Pain

Wayne M. Yokoyama, MD
Sam J. and Audrey Loew Levin Professor of Arthritis Research
Rheumatology Division
Washington University School of Medicine
St. Louis, Missouri
    Innate Lymphoid Cells and Natural Killer Cells

Richard Zamore, MD
Medicine/Rheumatology
University of Pennsylvania
Philadelphia, Pennsylvania
    *Inflammatory Bowel Disease–Associated Arthritis and Other
        Enteropathic Arthropathies*

Ahmed S. Zayat, MRCP, MSc, MD
Leeds Institute of Rheumatic and Musculoskeletal Medicine
University of Leeds
Leeds, United Kingdom
Department of Rheumatology
Bradford Teaching Hospitals NHS Foundation Trust
Bradford, West Yorkshire, United Kingdom
    Arthrocentesis and Injection of Joints and Soft Tissues

Yong-Rui Zou, PhD
Associate Professor
Center for Autoimmune, Musculoskeletal and Hematopoietic
    Diseases
Feinstein Institutes for Medical Research
Manhasset, New York
    B Cells

Robert B. Zurier, MD
Professor of Medicine Chief of Rheumatology Emeritus
University of Massachusetts Medical School
Worcester, Massachusetts
Investigator
Autoimmunity and Musculoskeletal Disease Center
Feinstein Institute for Medical Research
Manhasset, New York
    Prostaglandins, Leukotrienes, and Related Compounds

经过一年多的努力，第 11 版《凯利风湿病学》中译本即将与读者见面，我很是欣慰。从 2008 年北京大学医学出版社组织翻译第 8 版以来，连续 4 版定期出版，多次重印，目前，该书已成为风湿免疫及相关学科的重要参考书之一。作为经典的专业著作，《凯利风湿病学》以内容全面、新颖、图文精美、临床实用且作者阵容强大为其一贯风格。本书涵盖了风湿病及自身免疫疾病相关的基础、免疫、遗传、微生物、临床诊治及研究等诸多方面，将基础和临床完美结合，为风湿病的诊疗提供了最新的权威视角。本书第 9 版中译本还获得了"十二五"国家重点图书的殊荣，这是基于所有译校者的辛苦付出。

第 11 版在第 10 版的基础上，对章节进行调整，新增 6 个章节，其中包括第 16 章"固有淋巴细胞和自然杀伤细胞"、第 23 章"微生物组学与健康和疾病"、第 44 章"风湿性疾病的超声检查"、第 70 章"双膦酸盐"、第 99 章"炎性小体介导疾病的发病机制"和第 132 章"免疫检查点抑制剂相关的并发症"。有些章节进行了整合和拆分，如将"单关节炎和多关节炎的评估"由原来的独立两章整合为新版的第 45 章；将"类风湿关节炎的病因和发病机制"拆分为独立两章，对该病进行了更详尽的描述。除了章节的调整以外，该版对基础和临床章节所做的整合有助于读者系统了解基础研究进展及其临床意义，更适合临床医生阅读。与第 10 版相比，第 11 版提供了更多高质量的插图和附表。

第 11 版的译校团队由国内 260 余名风湿病临床及免疫、遗传等基础研究的专家学者组成，翻译以准确为原则，力求"信、达、雅"。我们相信第 11 版《凯利风湿病学》一定能使更多同行受益。

衷心感谢副主译左晓霞、朱平、孙凌云和苏茵教授的大力支持。同时，要感谢主译助理姚海红副教授、苗苗博士和徐丽玲博士，以及北京大学医学出版社陈奋副编审和何渼波编辑，她们为此书的出版付出了大量时间和精力。

由于时间紧迫、翻译任务繁重，虽然已尽心竭力，但本书不完善之处仍在所难免，请各位读者不吝指正。

2022 年 11 月于北京

我们很荣幸将第11版《凯利风湿病学》呈献给各位读者。本书旨在以严谨的基础理论为科学依据，对传统及新型抗风湿药的药理学，各种风湿病的发病机制、临床表现和综合治疗进行详细阐述。在撰写新版书籍之前，编者们深谙教科书在当前快捷通信和电子医疗时代的价值。我们相信，精心编撰的教科书仍是医学生学习的基石。很多单位和个人通过互联网查阅教科书，人们不断通过在线访问进行交流。很显然，像教科书这样的经典著作将继续填补教育和培训的重要缺口。

《凯利风湿病学》第11版的封面图片体现了这样一个主题：过去、现在和未来。古老疾病痛风的经典形象——尿酸晶体代表过去；目前临床常见的活动性滑膜炎图像展示现在；最后，基因组数据的聚类分析图代表风湿病学或者科学的未来。同时，这也说明了计算生物学的重要地位。我们期待新的组学和信息学技术将改变医学现状，并最终更新疾病分类方法，减少对疾病表型的关注，而致力于探究疾病的潜在机制。

第11版新增了免疫学家Gary Koretzky博士为编者，从而在编撰中突出了免疫学在风湿病中的重要作用。本书的编者组成体现了我们的专业综合性，从基础科学到转化医学、临床护理及人口医学。当然，本书的真正价值源自作者的努力及专业知识，他们花费了大量时间和精力编写相关章节。在此，对他们致以诚挚的感谢，相信读者们将受益匪浅。

编著者

致　谢

衷心感谢我的妻子 Linda 及我们的孩子 David 和 Cathy，感谢他们的耐心和支持。同样，Wrigley 和 Punkin 两位编辑的帮助功不可没。

Gary S. Firestein

真诚感谢 Edward D.Harris. Jr. 的友情指导。同时，感谢我的妻子 Lenore、孩子 Graham 和 Laura 的支持。

Ralph C. Budd

感谢我生命中的三个男子：我亲爱的丈夫 Frank Cockerill 及我们两个优秀的儿子 Richard 和 Matthew，他们一直是我写作灵感、爱以及骄傲的源泉。感谢我父母 Huda 和 Ezzppat 的爱和支持。

Sherine E. Gabriel

真诚感谢我的导师、同事和实习生们，他们教会了我很多关于医学、风湿病学和免疫学的知识。但是，如果没有妻子 Kim 和女儿 Maya 在我身边的不断支持，我的工作不可能完成。

Gary A. Koretzky

感激我的妻子 Karin 的包容、理解和爱。感谢我们优秀的女儿 Megan 和 Rebecca 以及她们对我不断的启迪。

Iain B. McInnes

诚挚感谢我的妻子 Deb 的容忍和爱，感谢激励我的优秀儿孙 Kim、Andy、Aiden、Jennie、Dan、Georgie、Niah、Scott、Melissa 和 Cecily。还要感谢我的同事们不遗余力的支持。

James R. O'Dell

本书的各位共同主编向 Linda Lyons Firestein 博士表达最真诚的谢意，感谢她兢兢业业的工作，协助我们组织会议，并一如既往地盛情款待。

目 录

骨、关节及结缔组织的结构和功能

正常关节的生物学

原著 CARLA R. SCANZELLO, STEVEN R. GOLDRING

郑朝晖 译 朱 平 校

关键点

- 间充质细胞聚集、分化为软骨细胞,最终形成软骨原基,为骨的形成提供基板。
- 在滑膜关节的发育过程中,生长分化因子 -5 通过调节区间形成,干涉胚胎的运动,在关节空泡形成和损伤过程中发挥重要作用。
- 骨形态发生蛋白成员 / 转化生长因子 -β、成纤维细胞生长因子和 Wnt 家族以及甲状旁腺激素相关肽 / 印第安刺猬蛋白(Indian hedgehog, Ihh)在关节发育和生长板形成的过程中发挥重要作用。
- 活动关节的滑膜衬里是一层缺乏基膜的薄层细胞,由巨噬样细胞和成纤维样细胞组成。
- 关节软骨的营养来自于滑液,软骨和滑液成分的相互作用形成了关节软骨面的特殊低摩擦力表面结构。

关节的分类

人类的关节是指骨与骨之间相互连接的一种结构,可以根据连接的组织特征及关节活动范围进行分类。关节可分为三类:①滑膜或活动关节(图 1-1),这类关节能够自由活动,在关节腔内衬有一层滑膜,并含有滑液;②微动关节,这类关节中,相邻骨被关节软骨、纤维软骨或纤维软骨盘隔开,同时被坚实的韧带束缚着,活动度有限(如耻骨联合,脊柱的椎间盘、远端胫腓骨关节及骨盆的骶髂关节);③不动关节,这类关节仅见于颅骨(缝线),相邻的颅骨板被纤细的纤维组织分割,相互连锁,从而允许幼年及青春期的颅骨成长发育,并防止正常生长发育停止前颅骨的明显移位。

关节还可以根据连接组织的类型划分。联合连接:骨两端之间有纤维软骨盘分隔,同时有坚实的韧带连接(如耻骨联合及椎间关节)。软骨连接:骨端有软骨覆盖,但没有滑膜或明显的关节腔(如胸骨柄关节)。纤维连接:骨与骨之间直接由纤维韧带连接在一起,而没有软骨面(在颅腔外,只有远端胫腓关节属于这一类型)。

根据其形状,滑膜关节可进一步分为杵臼关节(髋)、铰链关节(指间关节)、鞍状关节(第一掌指关节)和平面关节(如髌骨关节)。这些结构反映了功能的多样性,因为其相对平面的形状和大小决定了它们运动的方向和范围。构型的多样性使关节能够屈曲、伸展、外展、内收或旋转。一般的关节都能沿一个(肱 - 尺)、两个(腕)或三个(肩)轴运动。

由于人类活动关节较易罹患关节炎,因此本篇主要讲述活动关节的发育生理及其结构与功能之间的关系。膝关节由于独特的结构使其研究相对便利,因此大多数研究是基于膝关节,而其他关节则只有在必要的时候才会被提到。

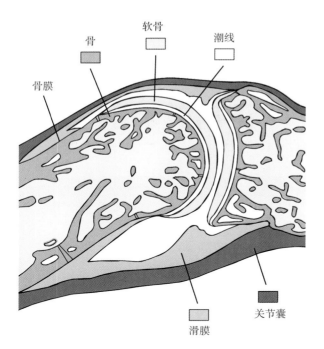

图 1-1　正常人指间关节的矢状面，作为滑膜关节或活动关节的模型。潮线代表骨关节软骨向软骨下骨板的骨化（From Sokoloff L，Bland JH：*The musculoskeletal system. Baltimore*，Williams & Wilkins，1975. Copyright 1975，the Williams & Wilkins Co，Baltimore.）

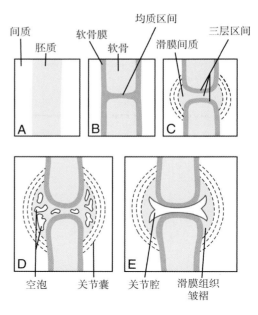

图 1-2　滑膜关节的发育。A．浓集。关节从胚胎基而不是周围的间质开始发育；B．软骨化及区间形成。区间内仍无血管，富含细胞；C．关节间质的形成。关节间质的形成源于区间周围，且有血管长入；D．空泡形成。在中心及周围区间内形成空泡，并逐步形成关节腔；E．成熟关节（From O'Rahilly R，Gardner E：The embryology of movable joints. In Sokoloff L，editor：*The joints and synovial fluid*，vol 1，New York，Academic Press，1978.）

活动关节的发育生理学

骨骼的发育由间充质细胞分化而来，其来源有三种：①来源于神经外胚层的神经嵴细胞发育为颅面骨；②中胚层的生骨节或体节发育成中轴骨架；③胚体壁的侧板中胚层发育成四肢骨[1]。在胚胎期，人体的四肢骨骼从肢芽开始发育，肢芽在妊娠 4 周左右可以看到。与成人类似的关节结构在妊娠第 4 ～ 7 周内逐步长成[2]。接着就是其他几个肌肉骨骼发育的关键阶段，包括骨骺软骨的血管化（8 ～ 12 周）、滑膜中绒毛皱褶的出现（10 ～ 12 周）、关节囊的演化（3 ～ 4 个月）以及关节周围脂肪垫的出现（4 ～ 5 个月）。

上肢比下肢相似部分的发育要早 24 小时左右。近端结构如肱盂关节的发育，早于远端关节如腕关节和手关节。因此，在四肢形成期间对胚胎发育的损伤会更多地影响到上肢关节的发育。长骨的形成是软骨板被软骨内骨化所代替的结果。O'Rahilly 和 Gardner 对肢体发育的各个时期进行了详细的描述[2,3]（见图 1-2）。滑膜关节发育形成的各个时期与过程，包括一些调节因子及关节外基质组成物在内，均概括于图

1-3 中。关节发育的三个主要阶段包括区间形成、关节空泡形成与形态成型，在几篇综述中有详细描述[4-9]。

区间形成及关节空泡形成

在许多关于哺乳动物及鸟类胚胎学的肢体研究的经典书籍中，已经详细描述了发育中的滑膜关节形态学和关节腔的形成过程[10]。在人类胚胎中，早在第 17 期当胚胎还很小、长度大概只有 11.7 mm 时，就可以探测到软骨浓集或软骨化[2,3]。在将要成为关节的区域，在第 6 周（第 18 和 19 期）形成均质的软骨生成区间之后，大概在第 7 周（第 21 期），形成了一种 3 层区间结构，这种结构由 2 个软骨生成的软骨膜样的层状结构组成，覆盖了软骨基的两个相反的面，并被一窄条紧密堆积的细胞胚基所分隔，这个细胞胚基被保留下来并形成区间。中心区域的空泡形成大约在第 8 周（23 期）开始。

虽然这些关节形成过程中的细胞变化早已被认识多年，但直到近几年，才有关于调节这些过程的基

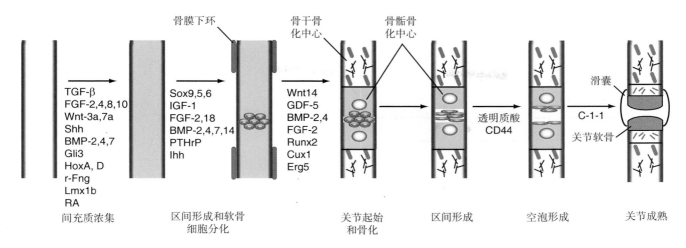

图 1-3　长骨从软骨基的发育。BMP，骨形态生成蛋白；C-C-1，Erg3 突变；CD44，细胞决定抗原 44；Cux，重复切割同型蛋白；Erg5，ETS 相关基因 5；FGF，纤维母细胞生长因子；GDF，生长和分化因子；Gli，胶质瘤相关同源癌基因；Hox，同源异型盒；IGF，胰岛素样生长因子；Ihh，印第安刺猬蛋白；Lmx1b，LIM 同源域转录因子；PTHrP，甲状腺素相关蛋白；RA，视黄酸；r-Fng，radical fringe；Runx，runt 结构域生长因子；Shh，Sonic 刺猬蛋白；Sox，SRY 相关高机动组框蛋白；TGF-β，转化生长因子 -β；Wnt，无翼型

因的描述[6,7,9]。这些基因包括生长分化因子（growth differentiation factor，GDF）-5（又名软骨源性形态发生蛋白 1）和 Wnt-14（又名 Wnt9a），它们参与了早期关节的发育。Wnt-14 主要有两个作用，第一，它在关节形成的起始阶段对软骨生长进行负向调节。第二，它通过诱导 GDF-5、autotaxin、溶血磷脂酸、骨形态发生蛋白（BMP）拮抗剂 chordin 和透明质酸受体 CD44 的表达，促进区间及关节空泡的形成[4,11]。令人费解的是，在器官培养中将 GDF-5 应用于小鼠胚胎肢体的关节发育时，却导致关节的溶解[12]，说明不同的细胞种类间的相互作用对于产生正确的反应是相当重要的。目前的观点认为：由于 GDF-5 可以促进软骨形成的集聚和分化，因此，在软骨浓集的早期需要 GDF-5，而在晚期，GDF-5 表达只限制在区间内[13]。

应用免疫组化与原位杂交技术已经证实了禽类及啮齿类动物关节发育中软骨类型及硫酸角质素的分布[9,14,15]。间充质细胞产生的基质以 I 和 III 型胶原为特征，这些间充质细胞在浓集期转而产生 II、IX 和 XI 型胶原，而这三种胶原则是软骨基质的典型代表。编码小蛋白多糖、二聚糖和核心蛋白多糖的 mRNA 可能在此期表达。但在即将成为关节软骨的部位没有形成空泡前，这些蛋白质则不会出现。软骨膜层中的软骨原基表达 IIA 型胶原，软骨基中成形软骨细胞表达 IIB 型和 XI 型胶原，而区间内发育中的关节囊和软骨膜表达 I 型胶原（图 1-4）[16]。

区间内包含两层外层细胞，外层细胞可分化为软骨细胞，形成软骨骺，并在较薄的中间层内经过空泡形成最终成为关节软骨细胞[8]。这些早期软骨细胞来自同一群体，但与其他软骨细胞不同，它们不会激活 matrilin-1 表达，最终会形成关节表面[17]。液体和大分子物质在这个空间内累积并形成一个新的滑膜腔，在邻近的关节面还没有被分隔之前，血管即出现在关节囊 - 滑膜胚基间充质的周围。虽然这些区间细胞通常被认为应该会坏死或程序性死亡（凋亡），但目前研究者还没有找到在空泡形成之前 DNA 断裂的证据。同时，也缺乏证据表明基质金属蛋白酶（matrix metalloproteinase，MMP）家族参与了空泡形成部位的组织张力丧失。其实，真正的关节腔似乎是由尿核苷二磷酸葡萄糖（uridine diphospoglucose dehydrogenase，UDPGD）和透明质酸合酶合成的透明质酸诱导的机械空间的改变所形成的。透明质酸及其表面受体 CD44 之间的相互作用可调控细胞的迁移，但透明质酸的积聚和相关的机械性因素参与迫使细胞分离及诱导应力撕裂细胞外基质的过程。这种机制可以部分解释缺乏运动时关节腔结构并不完整的现象[18-20]。人类胚胎发育过程中的关节衍变情况难以获得准确的结果[21]，但人体所有大关节的关节腔在早期胚胎发育的初期均已形成。

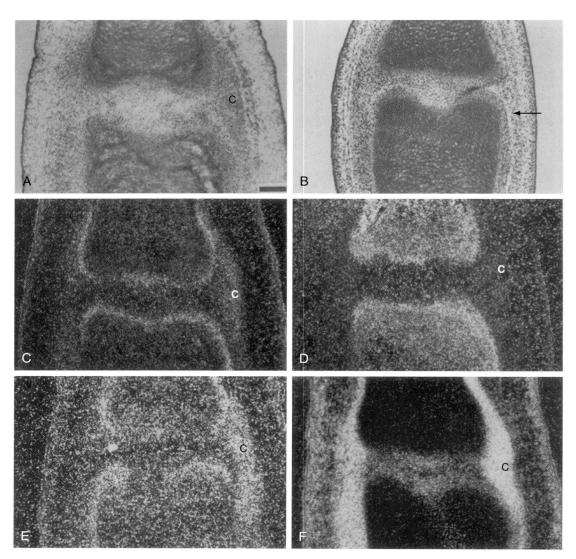

图1-4　13天龄鸡胚胎中趾的原位杂交结果，近端趾间关节，正中额状位切片。A．亮野显示发育中的关节和关节囊；B．同一动物对侧肢体的石蜡切片，清晰显示出侧面的空泡形成（箭头所示）；C．ⅡA型胶原mRNA在关节表面细胞、软骨膜及关节囊上的表达；D．ⅡB型胶原mRNA仅表达于胚基的软骨细胞上；E．Ⅺ型胶原mRNA表达于关节表面细胞、软骨膜及关节囊上，在软骨细胞上低度表达；F．Ⅰ型胶原mRNA出现在区间和关节囊内。C到F都是暗区，校正条=1 μm（From Nalin AM，Greenlee TK Jr，Sandell LJ：Collagen gene expression during development of avian synovial joints：transient expression of types Ⅱ and Ⅺ collagen genes in the joint capsule. *Develop Dyn* 203：352-362，1995.）

软骨形成和软骨内骨化

　　骨骼发育来自于紧密堆积在一起的原始的、无血管的细胞间质，又称为骨骼胚基。普通的前间质细胞分为软骨形成系、生肌系和成骨系，决定着向中心软骨、周围肌肉和骨的分化。环绕于周围的组织，特别是内皮，会影响软骨胚基生发细胞向软骨细胞的分化。软骨突出在胚胎的中央，同时周边部分逐渐变平伸展，最后形成软骨膜。在脊柱发育中，从脊索周围的体节中伸出脊柱的软骨盘，而鼻及耳的软骨及胚胎骨骺来源于软骨膜。在肢体发育中，软骨停留在静止区，之后发育为关节软骨，或经过软骨细胞的肥大、软骨基质的钙化（生长板形成），软骨会被骨代替（软骨内骨化），这个过程需要细胞外基质重塑和血管化（血管发生）。这种发育过程由细胞与细胞、细胞与周围基质之间的相互作用、生长及分化因子、环境因素、启动或抑制性细胞信号以及特异性基因转录等因素精细调控，软骨分化的过程才能完成。

浓集及肢芽的形成

软骨始基的形成要经历 4 个阶段：①细胞趋化；②受细胞间质 - 内皮细胞调节的聚集作用；③浓集；④软骨分化。与上皮组织的相互作用决定了间充质细胞募集、迁移、增殖和浓集 [2,3,22]。Fell 最早描述了原始软骨间充质细胞聚集为前软骨凝集的过程 [23]，这个过程依赖于由细胞 - 细胞、细胞 - 基质相互作用所启动的信号，并且与细胞黏附分子、缝隙连接的形成及细胞骨架结构的变化有关。在浓集之前，前软骨间充质细胞产生富含透明质酸、Ⅰ 型和 ⅡA 型胶原的细胞外基质。其中 ⅡA 型胶原含有发现于非软骨胶原中的 N 端前肽，这种 N 端前肽由外显子 2 编码。浓集的启动与透明质酸酶的活性升高及细胞黏附分子、神经钙黏合素（N- 钙黏合素）和神经细胞黏附分子（neural cell adhesion molecule，NCAM）等的出现并促进细胞 - 细胞之间相互作用有关 [22,24]。

在软骨细胞分化之前，纤连蛋白结合多配体（蛋白）聚糖促进了细胞 - 基质的相互作用，下调神经细胞黏附分子（NCAM），设定浓集的界限。细胞增殖和细胞外基质重塑，伴随着 Ⅰ 型胶原蛋白、纤连蛋白、N- 钙黏合素的消失和黏蛋白、matrilins、凝血酶敏感素，包括软骨寡聚蛋白（cartilage oligomeric matrix protein，COMP）的出现，启动了软骨生成细胞向成熟软骨细胞的转化过程 [11,24-26]。神经钙黏合素和 NCAM 不存在于分化中的软骨细胞，而仅在后期出现于软骨旁细胞中。正如之前讨论的，最近的证据表明，在共同发育过程中，新的 GDF-5 表达细胞会不断招募到区域间。这些细胞优先聚集于发育中的骨骺中，随后，被招募的细胞进行成软骨分化并参与形成关节表面 [13]。

目前关于肢体发育的了解主要来自于早期对鸡及近期对小鼠的研究。发育的调控由交互式模式系统控制，这个系统包括 Hox（homeobox）转录因子、成纤维细胞生长因子（FGF）、刺猬蛋白、转化生长因子 -β（transforming growth factor-β，TGF-β）/BMP 及 Wnt 途径，各种因子相继作用于关节发育的不同阶段（图 1-3）[11,27-30]。HoxA 和 HoxD 基因族在肢体未分化的间充质早期发育过程中发挥重要作用，是表达 FGF-8 和 Sonic 刺猬蛋白（Sonic hedgehog，Shh）所必需的 [31]，能在细胞浓集过程中调节细胞的增殖 [22]。在细胞浓集过程中，BMP-2、BMP-4、

BMP-7 通过适时和间歇表达 BMP 受体及 BMP 拮抗剂（如 noggin 和 chordin），并通过 BMP 与 TGF-β 诱导的 SMADs（signaling mammalian homologues of *Drosophila* mothers against decapentaplegic），协同调节肢体模式发育 [32]。BMP 信号在前软骨基质浓集和前体细胞分化为软骨细胞过程中是必需的 [33,34]，部分是通过反作用于 FGF 来发挥作用 [35]。当 noggin 抑制 BMP 信号并诱导软骨细胞分化时，浓集过程即停止。这样形成的软骨被用作模板，用于在脊柱、胸骨和肋骨中形成软骨元件，并用于肢体伸长或软骨内骨形成。

软骨形态形成及生长板发育的分子信号

软骨基是通过细胞分化、细胞外基质的沉积及软骨形成细胞的增生而形成的，后者位于软骨膜内软骨形成层。核转录因子 Sox9 是参与浓集的细胞最早表达的标志物之一，在软骨形成中发挥重要作用，表现为含有 Ⅱ 型、Ⅸ 型和 Ⅺ 型胶原和聚集蛋白聚糖基质在软骨基的沉积 [36]。BMP 信号通过 BMPR1A 和 BMPR1B 调控 SOX 蛋白的表达，其在软骨细胞浓集中表现活跃，在软骨膜中则无明显表达 [33]。在软骨细胞分化过程中 Sox5 和 Sox6 调控 Col9al、聚集蛋白聚糖、连接蛋白及 Col2a1 表达 [37]。runt 相关转录因子 Runx2（又称为核结合因子，Cbfal）在所有有可能成骨的浓集过程中表达。

在软骨形成的整个过程中，BMP 和 FGF 信号通路之间的平衡决定其增殖的效率和分化的速度 [29,35,38]。在长骨发育中，细胞浓集之后，BMP-2、BMP-3、BMP-4、BMP-5 和 BMP-7 首先在软骨膜表达，而只有 BMP-7 在增殖的软骨细胞中表达 [38]，继而是 BMP-6 和 BMP-2 在肥大软骨细胞中表达。到目前为止，至少发现有 23 个 FGF 家族成员 [39]。由于 FGF 受体 - 配体之间信号不仅依赖配体，也依赖适时性和间隙空间结构，导致这种特殊的配体激活相应 FGF 受体过程很难在体内被检测 [40]。FGFR2 在密集间充质中早期升高，继之出现在浓集细胞的周围，同时伴有 FGFR1 在松散间充质中的表达。FGFR3 和间充质浓集中央轴的软骨细胞增殖有关，可能和 FGFR2 有些重叠。多种促有丝分裂的刺激信号参与胚胎内软骨细胞的增殖和出生后生长板形成，包括集中表达在细胞周期蛋白 D1 上的 FGF 基因 [41]。

早期研究表明 FGFR3 通过 Stat1 与细胞分裂周期抑制剂 P21 来抑制软骨细胞的增殖。最近的研究证实 FGFR3 活化后通过下调 AKT 活性来抑制细胞增殖[42]，同时 MEK 活化能导致软骨细胞的分化减少[43]。FGFR3 生理性的配体目前未知，但 FGF-9 和 FGF-18 是较好的候选物，因为它们能在体外结合 FGFR3 并表达在相邻的软骨膜和骨膜中，形成一个功能梯度区[29,44]。FGF-18 缺陷鼠和 FGFR3 缺陷鼠类似，均表现为软骨细胞增殖区明显增加。同时，FGF-18 可以抑制 Ihh 蛋白的表达。随着骨骺生长板的发育，在肥大前期及肥大软骨区内，FGFR3 消失，FGFR1 表达升高，同时 FGF-18 和 FGF9 可以诱导血管内皮生长因子（VEGF）和血管内皮生长因子受体 1（VEGFR）的表达[39,45,46]。

低增殖区及肥大前期软骨区细胞增殖受局部负反馈调节，相关信号包括甲状旁腺激素相关蛋白（parathyroid hormone-related protein，PTHrP）和 Ihh[47]。Ihh 在肥大前期软骨区表达受到限制，而 PTHrP 受体在关节周围远侧区软骨细胞表达。关节周围毗邻的软骨膜细胞表达刺猬蛋白受体（Ptch），其和 Ihh 一样位于间充质浓集区，激活 Smo 和诱导 Gli 转录因子，通过正反馈（Gli1 和 Gli2）或负反馈（Gli3）方式调节 Ihh 靶基因转录[48,49]。Ihh 诱导软骨膜表达 PTHrP，而 PTHrP 则通过表达在关节周围软骨细胞上受体刺激细胞增殖[29,50]。更多的证据表明，Ihh 不依赖 PTHrP 信号通路作用于关节周围的软骨细胞，促进增殖区柱状软骨细胞分化，但 PTHrP 可作用于前体细胞，阻滞其分化为肥大前期细胞和肥大细胞，抑制前体细胞产生 Ihh[51,52]。因此，Ihh 和 PTHrP 通过适时的诱导增生标志物和抑制分化标志物，以一种三维立体的方式控制软骨谱系中剩余细胞的数量，与那些进入软骨内骨化旁路的细胞相平衡[47]。通过与信号分子和软骨细胞表面受体的相互作用，细胞外基质的组分也参与了骨骺生长板发育的不同阶段的调节，包括对软骨形成和终末分化的调节[53]。

软骨内骨化

源于软骨基的长骨的发育起始于一个称为软骨内骨化的过程，这个过程包括软骨细胞终末分化为肥大型、软骨基质的钙化、血管侵入和骨化几个阶段（图 1-3）[29,50,54]。这个过程开始于软骨基中心区域的细胞肥大，细胞的液体容量扩大约 20 倍。Ihh 在软骨内骨化形成过程中起到中枢调节作用，其同步了软骨膜的成熟和软骨细胞肥大过程，这对血管侵入的启动异常重要。当软骨细胞退出增殖期并进入肥大期时，就开始表达 Ihh，同时也开始表达肥大期软骨细胞的标记 X 型胶原和碱性磷酸酶。这些细胞促进软骨基质的沉积和继之的矿化。Wnt/β-catenin 信号通过 BMP-2 介导促进软骨细胞成熟，并通过增强基质金属蛋白酶（MMP）表达和 Ihh 信号传导及血管形成来诱导软骨细胞肥大[55]。

Runx2 作为软骨细胞向肥大期成熟的正向调节因子，表达于关节周围软骨膜和肥大前期软骨细胞，但在肥大期软骨细胞中则很少表达，其与 Ihh、Col10A1 及 BMP-6 相互重叠及交叉作用。IHH 诱导 Gli 转录因子，其与 Runx2 和 BMP 诱导的 Smads 相互作用，从而调节 COL10A1 的转录和表达[56]。Runx2 缺陷小鼠中软骨细胞肥大化的最终阶段被阻断，表明 Runx2 在软骨细胞肥大过程中起重要作用。肌细胞增强因子（myocyte enhancer factor，MEF）2 家族的成员 MEF2C 部分通过增加 Runx2 表达来刺激软骨细胞肥大[57]。II 类组蛋白去乙酰化酶 HDAC4 通过直接抑制 Runx2 和 MEF2C 的活性来预防软骨细胞过早肥大[58]。HDAC4 反过来被 PTHrP 和盐诱导激酶 3（salt-inducible kinase 3，SIK3）所调节[59,60]。另外，Sox9[61]、FOXA2 和 FoxA3[62]、Runx3[63]、Zfp521[64] 及过氧化物酶体增殖物活化受体 γ（peroxisome proliferator-activated receptor γ，PPARγ）[65] 也是软骨细胞肥大的重要转录调节因子。基质金属蛋白酶（MMP）-13 作为 Runx2 下游的一个靶点，表达于终末期肥大软骨细胞，MMP-13 缺乏会导致间隙胶原蓄积，进而导致生长板软骨内骨化延迟，软骨肥大期延长[66,67]。

Runx2 也是 COL10A1 转录激活所必需的。COL10A1 是编码 X 型胶原的基因，它是胚胎和出生后生长板中肥大区的主要基质成分。COL10A1 基因的突变与人类软骨发育不良相关的侏儒症有关。基因突变影响了生长板区域而导致其暴露于机械应激之下。而且认为，软骨肥大区的细胞外基质的机械完整性和骨骼生长缺陷有关或部分相关，当然和其相关的还有血管化缺陷。细胞外基质重塑伴随软骨细胞终末分化，导致环境应激的变化，并最终导致肥大化的软骨细胞凋亡[68]。软骨细胞肥大化并死亡是否是其最终命运，或者肥大化是否是细胞成骨之前的一个短暂过程一直饱受争议。然而，最近的遗传谱系追踪研究表明，肥大的软骨细胞可以在软骨 - 骨质连接处存活并成为成骨细胞和骨细胞 [69,70]。

软骨是一种无血管组织，并且由于发育中的生长板环境相对缺氧，缺氧诱导因子（hypoxia inducible factor，HIF）-1α 对于软骨细胞肥大化过程中的存活非常重要。常氧条件下，HIF-1α、-2α 和 -3α 的细胞内含量较低，是由于脯氨酸羟化酶的氧依赖性羟基化，导致其泛素化和被蛋白酶体的降解。相反，在缺氧条件下，脯氨酸羟化酶活性降低，α 亚基与芳烃受体核转位蛋白（hydrocarbon receptor nuclear translocators，ARNT）的组成型 β- 亚基成员异二聚体化。HIFs 作为转录因子，与反应性基因中的缺氧反应元件（hypoxia-responsive elements，HREs）相结合。HIF-2α 通过直接作用于 COL10A1、MMP13 和 VEGFA 的基因启动子内的 HREs 来调节软骨内骨化过程 [71]。

骨对钙化软骨的代替，需要肥大区域的血管形成。血管生成因子（VEGF）作为血管生成因子特异性地激活局部受体，如表达于软骨膜或周围软组织内皮细胞中的 Flk，表达于晚期肥大软骨细胞的 Neuropilin（Npn）1 或唯一表达于软骨膜上的 Npn2，从而促进血管的侵入。VEGF 有 3 种不同的亚型：VEGF188，基质结合型，在干骺端的血管生产中发挥重要作用；VEGF120（VEGFA），可溶型，调节软骨细胞存活和骨骺软骨的血管生成；VEGF164，既可溶又可与基质结合，通过 Npn2 直接作用于软骨细胞。VEGF 是由细胞外基质中的基质金属蛋白酶家族（MMPs）成员如 MMP-9、膜型（MT）1-MMP（MMP-14）和 MMP-13 所释放产生。MMP-9 是移行至软骨肥大区中央的内皮细胞所表达的 [72]。MMP-14 较 MMP-9 表达更为广泛，在软骨细胞增殖和继之的软骨内骨化中起重要作用。而 MMP-13 仅表达于终末期肥大软骨细胞。Perlecan（Hspg2）是软骨基质中的硫酸肝素蛋白聚糖，其与内皮细胞上 VEGFR 的结合对于生长板中的血管形成是必需的，并进一步让成骨细胞迁移到生长板中 [73]。

许多 ADAM（解整合素和金属蛋白酶）蛋白酶也是生长板发育中的重要调节剂。如 ADAM10 是 Notch 信号传导的主要调节因子，其通过软骨细胞中的 RBPjk 来调节软骨内骨化 [74]，并通过调节骨血管发育系统中的内皮细胞来促进软骨 - 骨连接处的破骨细胞生成 [75]。ADAM17 是介导 TNF 从细胞脱落的关键蛋白酶，也是表皮生长因子受体（EGFR）的配体（包括 TGF-α）。EGF 和 TGF-α 诱导的 EGFR 信号通路在生长板的重塑中起着至关重要的作用，其中 EGFR 失活导致肥大的软骨细胞不能降解周围的胶原基质，同时不能吸引破骨细胞侵入和重塑生长板，而这一过程受破骨细胞分化激活因子核因子 κB（NF-κB）配体（RANKL）的控制 [76,77]。软骨细胞缺乏 ADAM17 的小鼠（Adam17ΔCh）的生长板中肥大层明显增大 [78]，与软骨细胞 EGFR 信号传导缺陷的小鼠表型一致 [76]。EGFR 信号的严格调控对于保持软骨和关节的稳态非常重要，这一点在软骨特异的有丝分裂诱导基因 6（mitogen-inducible gene 6，MIG-6）缺失的小鼠身上得以显现，因为 MIG-6 是一种能靶向结合 EGFR 并将其内化和降解的支架蛋白 [79]。软骨基质重塑、血管侵入等是破骨细胞和成骨细胞的迁移和分化的必要条件，从而进一步移除矿化的软骨基质并代之以骨组织。

关节软骨的发育

在脊柱骨架中，软骨是来源于三个不同胚层细胞的产物。颅面部的软骨来源于颅的神经嵴细胞，轴向骨架的软骨（椎间盘、肋骨和胸骨）由轴旁中胚层（体节）形成，而肢体的关节软骨则衍生于侧板中胚层 [1]。发育中的肢芽间充质浓集，随后的软骨分化和成熟都发生在指状区，而指间网区中未分化的间充质细胞则发生死亡。胚胎软骨会有以下结局之一：它可以成为永久软骨，如骨关节面上的软骨；或为软骨内骨化中骨的形成提供一个模板。在发育过程中，软骨细胞的成熟从原始浓集区的中心部位向着成骨的骨端扩展，形成与未来骨形状类似的软骨胚基。在关节空泡形成过程中，周围区间被吸收到邻近的软骨区中，进化为关节面。关节面将最终演变为特殊的软骨结构，这种结构不发生血管化及骨化 [4,8,9]。

最近的研究证据表明，出生后关节软骨的成熟涉及一个源于关节面上原基细胞的外积生长机制，而不是一种间隔机制。成熟关节软骨的软骨细胞是一种持续表达软骨特异性基质分子的终期分化细胞，如 Ⅱ 型胶原和聚集蛋白聚糖（详见第 3 章）。通过上述过程，活动关节的空间得以形成，并以关节软骨或滑膜衬里细胞的形式排列于所有关节内表面上。这两种不同的组织在附着点上融合，即关节边缘软骨融于骨的区域和韧带与关节囊的结合区。在出生后的生长板中，软骨膜的分化也与骨骺中软骨细胞向生长板不同区域的分化有关，这促进了骨的纵向生长。一旦生长板在人关节中闭合，成人的关节软骨就必须由驻留的软骨细胞来维持，其生成具有低周转率的基质蛋白[80,81]。

关节囊、滑膜衬里、半月板和囊内韧带的发育

中间区和随后的软骨膜（中间区是软骨膜的一部分）包含间充质细胞的前体，这些前体细胞能引起其他关节组分产生，包括关节囊、滑膜衬里层、半月板、囊内韧带和肌腱等[7-9]。外面的间充质组织聚集成一个纤维囊。周围间质逐步形成血管，并且联合起来成为滑膜间质，几乎在中心区域开始有空泡形成的同时，这些间质分化成一个伪膜（23 期，大概在妊娠第 8 周）。半月板从关节中间区的侧面伸出来。通常，滑膜是指真正的滑膜衬里和下面的血管和网状组织，直到关节囊，而不包括后者。一旦中间区内的多个腔隙开始融合，滑膜衬里细胞就可以被区分出来，并首先分化为独一无二的成纤维样滑膜（B 型）细胞。

滑膜衬里层细胞表达透明质酸受体 CD44 和 UDPGD，且表达水平到空泡形成之后持续升高。其活性增加有助于关节液中的透明质酸浓度升高。随着关节腔的逐步扩大，成纤维样滑膜细胞的增生和来自于循环中的巨噬细胞样（A）滑膜细胞的进入，滑膜衬里层逐渐扩增。在人类颞下颌关节发育过程中，在妊娠 12 周时就能检测到这些 A 型细胞[82]。滑膜的进一步扩增导致在第二个月末胎儿早期滑膜绒毛的出现，这大大增加了其表面积，更利于关节腔和血管之间的交换。钙黏合素 -11 是滑液衬里细胞表达的另外一种分子[83,84]。发育过程中该分子对构建滑膜衬里层结构非常重要，其表达水平与而细胞迁移和滑膜衬里层组织外延生长密切相关。

滑膜的发育与细胞组成将在后面讨论。

神经支配在关节发育中的作用尚不是很清楚。在滑膜下组织有一密集的毛细血管网络的发育，同时有大量毛细血管环插入到真正的滑膜衬里层中。人滑膜的微脉管系统早在妊娠第 8 周（23 期）、关节空泡形成前后就已经有神经支配了。但这一点并无明显证据，直到发现更晚一些也就是第 11 周时感觉神经肽及 P 物质的存在，才证实了神经递质的功能。推测对称性神经递质 Y 神经肽与儿茶酚胺合成酶酪氨酸羟化酶一起，出现在妊娠第 13 周。研究发现，具有指导轴突和神经元功能的 slit-2 基因表达在间充质和肢芽的外周间充质中（23 ～ 28 期），说明神经支配是滑膜关节发育的一个组成部分[85]。

不动关节的发育

与活动关节相反，颞下颌关节的发育非常缓慢，直到进入胎儿期后（顶臀长度为 57 ～ 75 mm）才开始有空泡形成。这可能是由于这个关节是在连续的胚基消失后才发育的，并与来源于肌肉和第一咽弓的间充质衍生物的纤维软骨板插入到骨端之间相关。然而，许多与关节发育相关的基因也参与了颞下颌关节的形态发生和生长[86]。

其他类型不动关节的发育与活动关节的发育相似，区别在于前者没有空泡形成，而且不形成滑膜间充质。在这方面，不动关节和微动关节的发育过程可能类似于诱导瘫痪鸡胚胎模型中的周围关节融合，在它们形成的过程中，几乎不发生运动[87]。

椎间盘由位于中央的半流质髓核（nucleus pulposus，NP）构成，周围有多层纤维软骨纤维环（annulus fibrosus，AF），夹在软骨端终板（end plates，EP）之间[88]。在 EP 之间是生长板组成的椎体，该生长板随后消失，并且骨化的主要和次要中心会融合在一起。NP 中的细胞起源于胚胎的脊索，而脊索协调着体节的生长过程，在此过程中产生腹侧间充质生骨节组织，其形成椎间盘的 AF，以及椎体和肋骨[88]。NP 通过 Shh 信号来控制 AF 和 EP 细胞分化，而 Shh 受 WNT 信号调节，会通过下游转录因子 Brachyury 和 Sox9 促进生长和分化，并促进细胞外基质的基因表达[89,90]。人们已经勾画出了椎间盘发育过程中蛋白多糖和胶原的表达图，并描述了关节结构与功能之间的复杂关系，这种关系使得脊柱具有灵活性及抗压缩性[91]。

成熟关节的结构和生理

活动关节独特的结构特征及生化组成使它们具有极其优良的承载负荷的耐受性。成熟的活动关节是一个复杂的结构，受其周围环境及机械需求的影响（详见第 6 章）。关节之间结构的不同是由其不同的功能所决定的。如肩关节，其牢固性主要来源于肌肉，因为它的活动范围很广泛；而髋关节，由于同时担负运动和抵抗重力的任务，本质上是一种"杵臼"结构。经典的滑膜关节的组成包括滑膜、肌肉、肌腱、韧带、滑囊、半月板、关节软骨和软骨下骨。肌肉的解剖和生理将在第 5 章详细描述。

滑膜

滑膜位于关节腔，其产生的滑液对关节软骨具有营养和润滑作用。滑膜是一层薄膜，处于纤维性关节囊和充满液体的滑膜腔之间，贴附在骨软骨结合的骨架组织上，而不在关节软骨的表面。它被分隔为功能性的小室：衬里层（滑膜内膜）、膜下层基质和神经血管系统（图 1-5）。滑膜内膜也称为滑膜衬里层是正常滑膜的浅表层，与关节内腔相对。滑膜衬里层松散地与衬里下层相结合，后者含有血管、淋巴管和神经。毛细血管和小动脉一般位于滑膜内膜的正下面，而静脉则位于关节囊的附近。

从关节腔到关节囊，结缔组织由松到紧。衬里下

层基质中的许多细胞为成纤维细胞和巨噬细胞，虽然也发现有脂肪细胞和偶见的肥大细胞[92]。这些小腔室不是由基膜分开的，它们是由化学屏障如膜肽酶隔离开的，膜肽酶能限制小室间调节因子之间的弥散。此外，滑膜小室在同一关节内的分布是不均匀的。比如血管，在滑膜、韧带和软骨结合部位密度较高。滑膜具有高度异质性，这一点与关节腔的同质性具有很大差别，因此滑液也就很难代表任意滑膜小室中的组织液成分。在类风湿关节炎中，活动关节的滑膜衬里层是炎症起始的部位。病变表现为滑膜衬里细胞的增生、血管翳形成及淋巴细胞、浆细胞、活化肥大细胞等炎症细胞浸润（详见第 75 章）[93-96]。

滑膜衬里层

滑膜衬里层是由间充质细胞和细胞外基质浓集而成的一种特殊结构，位于滑膜腔与基质之间。正常滑膜中，衬里层厚度为 2 ～ 3 层细胞，而关节内脂肪垫一般仅被一层滑膜细胞所覆盖，韧带和肌腱也被散在分布的滑膜细胞覆盖。有些地方没有衬里层细胞，则由细胞外结缔组织补充，以保持衬里层的连续性。随着年龄的增长，这些"裸露区"也逐渐增多。虽然滑膜衬里层往往被认为就是滑膜，但"膜"的概念用于具有基底膜、细胞内连接和桥粒结构的内皮时，才更为准确。相反，滑膜衬里层细胞松散地分布在由胶原纤维与透明质酸交错排列的基质上，这是赋予滑膜天

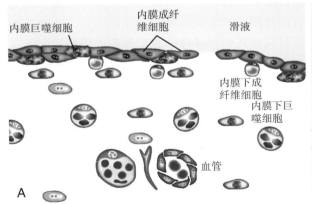
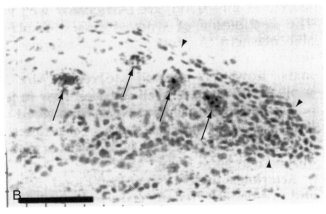

图 1-5 A．正常人滑膜示意图。内膜含有表达 VCAM-1、UDPG 的特异性成纤维细胞和表达 FcγRⅢa 的特异性巨噬细胞，较深部位的内膜下层含有相关的非特异性小腔。B．人滑膜内微血管内皮含有血管舒张素／生长因子 P 物质的受体。银色微粒代表 Bolton 探针（¹²⁵I）与滑膜微血管的特异性结合（箭头所示）。箭头表示在体外滑膜表面 Emulsion-dipped 乳化的受体放射自显影 HE 染色图。校正条 =11 μm（A，from Edwards JCW：Fibroblast biology：development and differentiation of synovial fibroblasts in arthritis. *Arthritis Res* 2：344-347，2000.）

然半透膜特性的分子筛。缺少真正的基底膜对关节的生理起着决定性作用。

电子显微镜下，将衬里细胞描述为来源于巨噬细胞的 A 型滑膜细胞及来源于成纤维细胞的 B 型滑膜细胞。高 UDPGD 活性和 CD55 是区别 B 型滑膜细胞的细胞标志物，而非特异性酯酶（nonspecific esterase，NSE）及 CD68 是 A 型细胞标记。正常滑膜主要排列着成纤维细胞样细胞，而巨噬细胞样细胞仅由 10%～20% 的衬里细胞组成（图 1-5）[94]。

A 型细胞即巨噬细胞样滑膜细胞，含有空泡、突出的高尔基体及丝状伪足，但它们只含有少量的粗面内质网。这些细胞表达大量的单核 - 巨噬细胞系表面标志：CD16、CD45、CD11b/CD18、CD68、CD14、CD163 和 IgG Fc 受体——FcγR Ⅲ a[92,94]。衬里层巨噬细胞样滑膜细胞具有吞噬细胞的作用，并能将颗粒物质从正常关节腔中清除出去。与其他组织巨噬细胞相似，这些细胞几乎没有再生能力，并似乎在发育过程中即定位于关节中。由于没有巨噬细胞集落刺激因子而缺乏巨噬细胞的 op/op 骨硬化症小鼠，同样缺乏滑膜巨噬细胞。这进一步证明，A 型滑膜细胞与其他组织巨噬细胞具有同源性。虽然它们在正常滑膜中只占一小部分，但在滑膜炎症过程中，巨噬细胞从血液循环中募集，部分是通过附着点附近的血管从软骨下骨髓进入。

与 A 型滑膜细胞相比，B 型即成纤维样滑膜细胞含有很少的空泡及丝状伪足，但却有大量的蛋白合成细胞器[94]。与其他成纤维样组织相似，其衬里细胞表达多种细胞外基质成分，包括胶原、硫酸蛋白多糖、纤连素、原纤维蛋白 -1 及黏蛋白，同时表达一些细胞内与细胞表面分子如波形蛋白和 CD90（Thy-1）。虽然在正常关节中，B 型滑膜细胞增殖的标志物表达量较低，但 B 型滑膜细胞具有潜在的增殖能力。与基质成纤维细胞不同，滑膜衬里层成纤维样滑膜细胞表达 UDPGD，并合成滑液中的一种重要成分——透明质酸[92]。它们也合成润滑素，润滑素和透明质酸在降低活动关节的软骨面之间的摩擦中发挥重要作用。滑膜衬里细胞能在其表面生成大量的膜蛋白酶，能分解很多调节肽，如 P 物质和血管紧张素 Ⅱ。

正常的滑膜衬里层细胞还表达丰富的黏附分子，包括透明质酸的受体 CD44、血管细胞黏附分子 -1（vascular cell adhesion molecule 1，VCAM-1）、细胞间黏附分子 -1（intercellular adhesion molecule 1，ICAM-1）和 CD55（衰变加速因子）[94]。这些是细胞结合到滑膜衬里层区域特异性基质成分的核心，能防止具有破坏作用的细胞进入到关节腔内，并减轻关节运动时的张力。黏附分子（如 VCAM-1、ICAM-1）也可能参与了关节炎发生过程中炎症细胞的浸润。钙黏合素（cadherin）介导了关节内相邻细胞的相互黏附作用，其中钙黏合素 -11 作为一种主要的黏附分子，在发育过程中参与了滑膜衬里层的形成，并在出生后调节滑膜细胞功能。据此可以进一步研究其在关节炎症过程中的作用[83]。类风湿关节炎的滑膜软骨 - 血管翳中成纤维样细胞高表达钙黏合素 -11，使其具有侵蚀特性[97]。在关节炎动物模型中也已经证实：应用钙黏合素 -11 单抗或融合蛋白可减轻滑膜炎症并减少软骨侵蚀[84]。

有趣的是，最近研究强调了炎性关节炎中独特的滑膜成纤维细胞群的演变和扩增，相关数据支持这些细胞在 RA 关节炎症的病理和炎症的持续存在中发挥关键作用[98]。滑膜炎和滑膜血管生成的作用也与骨关节炎（OA）中疼痛和关节损伤的严重程度和进展有关[99-101]。

滑膜的血管系统

正常的滑膜含有丰富的血管，为滑膜本身提供溶质与气体的交换，并为滑液的产生提供血供[102]。无血管的关节软骨同样依靠于滑膜血管系统的营养。因此，滑膜血管系统在一定程度上发挥着类似内分泌器官的作用，产生调节滑膜功能的因子，并在压力和炎症时从循环中选择性的募集细胞。滑膜血流在关节内温度的调节方面起着非常重要的作用。

滑膜血管可根据形态和功能的不同而划分为动脉、毛细血管和静脉。此外还有与动脉和大静脉伴行的淋巴管[92]。关节的动静脉网络非常复杂，以动静脉吻合为特征，与骨膜和关节周围骨内的血管之间自由交换。当大的滑膜动脉进入关节囊的滑膜深层时，它们发出分支，在滑膜下层重新分叉形成微血管单位。在滑膜衬里层区域，关节内韧带表面和起止点（韧带连接骨的三角区）等部位，血管分布尤其丰富[103]。

在关节发育过程中，血管生成导致滑膜血管的大量分布，且具有相当的可塑性。血管生成是一个动态的过程，这个过程依赖于细胞与调节因子和同样在血管生成中起重要作用的细胞外基质间的相互作用。在炎性关节内，血管密度随着滑膜面积的增加而减少，因此形成一个低氧高酸的环境[104,105]。血管生成因子如 VEGF，通过与其受体 -1、-2（Flt-1 和 Flt-2）及 bFGF 相互作用，刺激内膜细胞的增生和迁移，而基质降解酶、黏附分子如整合素（integrin）αvβ3 和由活性内皮细胞表达的 E- 选择素能促进这个过程。血管生成素（Ang）-1 和一些分子能通过 Tie-2 受体促进血管的成熟，这些分子仅在正常滑膜毛细血管内皮上表达，但在炎性滑膜的血管旁和远离血管的区域，其表达明显增加[106,107]。

滑膜血流的调控

滑膜血流由内在（自分泌和旁分泌）和外在（神经和体液）系统共同调节。局部产生的因子如血管紧张素 II 和内皮素 I 作用于邻近动脉平滑肌以调节该区域的血管张力[103]。正常滑膜有丰富的神经支配，并受交感和感觉神经双重支配，前者包含收缩血管的物质如去甲肾上腺素和神经肽 Y 保持血管收缩，后者则通过释放神经肽 P 物质和降钙素基因相关肽（calcitonin gene-related peptide，CGRP）而起舒张血管的作用，进而调节动脉区域血流。毛细血管和毛细血管后小静脉是血流交换的部位。相对而言，调节系统沿着血管轴分布，如生成血管紧张素 II 的血管紧张素转化酶主要分布在动脉和毛细血管的内皮，并在炎症过程中减少。血管紧张素 II 和 P 物质的特异性受体则大量分布在滑膜毛细血管，而在邻近动脉中密度却很低。丙氨酸肽酶 IV 是一种肽降解酶，特异性地分布于静脉内皮细胞的细胞膜上。因此，滑膜血管系统不仅在功能上区别于其周围基质，而且高度特异性地沿着动静脉轴分布。正常滑膜的独特性还表现在表达两种化学因子：一种是过氧化亚硝酸盐的反应产物，即不依赖诱导型一氧化氮合酶（iNOS）的 3- 硝基酪氨酸；另一种则是滑膜细胞衍生的内皮细胞上表达的硫酸乙酰肝素受体 CXCL12。提示这些分子在滑膜正常血管功能中具有生理作用。

关节的神经支配

解剖学已经证明，每个关节均由双重神经支配，包括特异性关节神经和肌肉神经的关节分支神经。前者作为邻近周围神经的独立分支插入到关节囊中，后者为从相关肌肉神经中延伸出来的关节分支。来源于不同系统、不同受体的多个传入神经共同调控关节位置和运动。肌肉、皮肤和关节囊内的神经末梢介导关节的位置觉和运动觉。正常关节均有传入（感觉）和传出（运动）神经，包括韧带、纤维囊、半月板和邻近骨膜中都有无髓鞘和厚髓鞘的 A 型纤维，主要是本体感觉和关节运动的探测器。感觉 A 和 C 纤维作为游离神经末段终止于纤维囊、脂肪组织、韧带、半月板和邻近的骨膜，通常认为它们作为伤害感受器参与滑膜微血管功能的调节。

正常滑膜被丰富的完全无髓鞘的神经纤维所支配，这些神经纤维沿血管分布，伸入滑膜衬里层。它们没有特异性神经末梢，属于慢传导纤维。它们传导弥漫痛、烧灼痛或酸痛。交感神经环绕在血管周围，尤其在正常滑膜的深部区域。它们含有并释放经典神经传导递质，如去甲肾上腺素，以及作为感觉神经标志物的神经肽，包括 P 物质、CGRP、神经肽 Y 和血管活性肠肽[102,108,109]。特别是 P 物质和 CGRP 在 OA 中的炎症调节和疼痛通路中发挥了重要作用[110]。P 物质从周围神经末梢释放到关节，P 物质特异性的 G 蛋白偶联受体定位于正常滑膜微血管内皮。在关节炎中神经肽释放异常可能导致血管通透性的改变和滑膜炎症的难以缓解[111]。神经生长因子（NGF）上调了 P 物质和 CGRP 的表达，NGF 属于神经营养因子家族，在胚胎发育过程中调控神经元生长。NGF 除了促进神经生长和介导痛觉外，还可以与 VEGF 共同作用促进血管形成。因此，血管生成和神经生长通过包括 NGF、VEGF 和神经肽（如 CGRP、神经肽 Y 和信号量）在内的共同途径联系在一起[102,112,113]。

来自关节的传入神经纤维在肌肉收缩的反射抑制中起重要作用。由运动神经元产生的营养因子，如神经肽 CGRP，在维持肌肉体积和功能神经肌肉连接方面是重要的。关节炎症时运动神经元营养支持的减少可能导致关节炎时肌肉萎缩。炎症和过度的局部神经肽释放可能导致神经纤维的丧失，滑膜组织增生而不伴随新神经纤维的生长可能导致明显的关节滑膜局部去神经支配[109]。然而，也有来自人类和临床前关节炎模型的证据表明感觉神经在滑膜发芽，神经血管通道在骨软骨连接处长入[102,114-116]。总的来说，在关节炎发展过程中滑膜和其他关节结构的神经支配异常可能改变滑膜关节稳态、运动神经元营养支持和疼痛。

已有文献详细描述过关节疼痛的机制[117-119]。在正常关节中，多数感觉神经纤维对正常范围内的运动不产生反应。这些神经被称为静息疼痛感受器。但是，在炎症的关节中，在神经介质如缓激肽、神经激肽 1 和前列腺素（周围感觉）的作用下，这些神经纤维变得敏感，即使正常运动也产生疼痛，这就是关节炎的特征[110,120]。痛觉在中枢神经的脊髓和大脑的水平上，通过中枢敏感作用和痛觉输入的"门控"而进一步上调或下调。在慢性关节炎患者中，明显的关节疾病的严重程度和可感知的疼痛之间往往存在较差的相关性，这可能是外周或中央水平的敏感化的迹象。

滑液与关节结构的营养

滑液的体积和成分是由滑膜及其血管系统所决定的。正常关节含有少量液体（膝关节 2.5 ml），足以覆盖滑膜和软骨表面。腱鞘液和滑液在生物化学上相似，两者都是周围无血管组织的营养和润滑必需物质，这些组织包括肌腱、关节和软骨，同时它们还可以防止粘连形成，保持运动。已经证明，滑液成分的鉴定和测量有利于识别局部生成的调节因子、软骨循环标志物及关节的代谢状态，以及评价治疗对于软骨自身稳态的影响。但是，对这些知识的理解，需要先了解滑液的生成和清除及其不同成分。

滑液的产生和清除

滑液内的蛋白浓度代表了滑膜血流的网络影响、血浆浓度、微血管渗透性、淋巴的移动及其在关节腔内的生成和消耗。滑液是由滑膜细胞合成的、富含蛋白的血浆超滤液和透明质酸的混合物[93]。这种超滤液的生成取决于毛细血管与关节内静水压及毛细血管、血浆与滑膜组织胶体渗透压之间的差别。滑膜内皮上的小窗和透明质酸的大分子筛，允许水分子和低分子量的溶质进入到滑膜中，这个过程由葡萄糖参与的主动转运系统协助完成。滑液中蛋白的浓度与蛋白分子的大小成反比，滑液中白蛋白浓度大约为血浆中的 45%，电解质及小分子的浓度与血浆中浓度大致相当[121]。

在关节运动的协助下，滑液通过滑膜中的淋巴管清除。与超滤液不同，淋巴管对溶质的清除是不依赖分子大小的。此外，滑液的成分如调节肽，可以在局部酶解，而低分子量代谢产物可以随浓度梯度逐步弥散入血浆中。因此，评价关节中某种蛋白浓度的重要性，就必须以白蛋白为参考溶质，明确这种蛋白传递及转移的动力学机制[122]。

透明质酸是由成纤维细胞样滑膜衬里层细胞合成的，它在滑液中的浓度高达 3 g/L，而在血浆中却只有 30 μg/L[93]。润滑素是一种协助润滑关节的糖蛋白，它是由衬里细胞层细胞生成的另一种滑液成分[123]。目前认为，透明质酸起液膜润滑作用，而润滑素却是滑液中真正的边界润滑剂。由于滑液的体积取决于透明质酸的数量，所以储存水分似乎是这种大分子的主要功能。

尽管没有基底膜，滑液也不能与滑膜组织细胞体液自由交换。透明质酸在滑膜衬里层表面像一个滤过屏障，将分子陷于滑膜小窝中，从而阻止滑液向关节腔外移动。滑液及其组成蛋白的转换很快（正常关节中大概为 1 小时），导致关节各个部分之间难以达到平衡。但透明质酸在正常关节中的周转时间（13 小时）比小溶质和蛋白质慢一个数量级，因此与透明质酸的结合可能导致溶质截留在滑液中。内皮小窗周围的组织液最能反映血浆超滤液，与滑液相比，其透明质酸的含量较低。局部产生或释放的肽段如内皮素和 P 物质的浓度却比滑液中的高出很多。

正常关节在静息状态下，关节内压力稍低于大气压（0 ~ 5 mmHg）。在活动过程中，正常关节内的流体静力压会进一步降低。反复的异常机械应力会干扰关节运动期间的滑膜灌注，尤其是在存在滑膜积液的情况下。静息状态下，类风湿关节炎关节内的压力约为 20 mmHg，而在等张运动过程中，可能超过 100 mmHg，明显高于毛细血管灌注压，有时甚至比动脉压还高。

滑液作为关节功能的一项指标

由于缺少能将滑膜或软骨与滑液分隔开的基底膜，测量滑液可直接反映这些组织结构的活性。大量的调节因子和滑膜细胞代谢产物及软骨降解产物在关节局部发生，导致滑液与血浆超滤液之间有明显不同。由于滑液中溶质浓度的选择性很小，那些高于血浆浓度的溶质都是局部产生的。但必须知道局部的清除率，才能明确较血浆浓度低的滑液中的溶质是否产生于局部[121,122]。由于滑液的清除率可能比血浆的清除率慢，因此一些药物或尿酸盐的浓度尽管在血浆已经下降，但其在滑液的水平可能仍保持升高。

在炎性滑膜中，血浆蛋白不能被有效地滤过，可能是由于内皮细胞窗的宽度增大，或者是间质透明质酸盐 - 蛋白复合物被与炎症相关的酶所分解的缘故。炎性滑液中，α2 巨球蛋白（为血浆中主要的蛋白酶抑制剂）、人纤维蛋白原、免疫球蛋白 M 等蛋白及相关蛋白结合阳离子的浓度均有所升高（图 1-6）。膜肽蛋白可能会限制调节肽从其释放部位向滑液内的弥散。在炎性滑膜中，纤维蛋白的沉积可能使组织在液体相的流动缓慢。

研究者 [124] 使用质谱和多重免疫技术分析了一部分 OA 和类风湿关节炎患者的滑液和血清。他们发现，与健康受试者相比，OA 患者的滑液中有 100 多种蛋白表达增加。有趣的是，OA 滑液中的这些蛋白超过三分之一都是血浆蛋白。他们推测这些血浆蛋白在滑液中的存在可能与滑膜组织中与局部炎症相关的内皮屏障的改变有关。

关节疾病中滑液的改变也反映了关节局部细胞产生的异常物质。研究者 [125] 利用高通量质谱的蛋白质组学分析明确了健康受试者和早、晚期骨关节炎患者均可表达丰富的滑液蛋白。他们确认了 18 种蛋白在骨关节炎组和正常对照组明显不同。尽管所有的目标蛋白均可出现在外周血中，并可在血管通透性改变的情况下进入关节，但这些分子也是局部软骨与滑膜细胞的代谢产物。有研究进一步通过比较关节滑液的 mRNA 表达谱，发现骨关节炎很多蛋白产生于关节局部。这表明，滑液中升高的许多蛋白来自于滑膜或软骨，提供了关节内细胞是滑液产物来源的直接证据。氧化损伤相关的蛋白和激活丝裂原活化蛋白激酶是骨关节炎升高的滑液蛋白分子，在滑液中也可发现大量促炎症成分大量生成。有意义的是，这些分子不仅在骨关节炎中发挥作用，在类风湿关节炎发病中也发挥作用 [127]。

关节软骨的润滑及营养

润滑

滑液是关节软骨润滑剂，也是软骨细胞的营养来源。润滑作用对保护软骨及其他关节结构免受摩擦并分担负重下运动所产生的压力至关重要。关节润滑有两种基本类型。在液膜润滑作用中，软骨表面被一层不能压缩的流体薄膜所分隔，透明质酸主要提供这种功能。在边界润滑中，附着在软骨表面的特异性分子使表面连接起来而降低摩擦系数。在负重过程中，在相互对立的软骨之间形成一层不可压缩的流体薄膜，保护关节表面免受碰撞。软骨表面的不规则性及在压缩过程中的畸形可能会加快这种液体薄膜的塌陷。在正常人的髋关节内，这个稳定的凝胶层厚约 0.1 μm，但在炎性滑液中或软骨多孔性增加时，它就会变薄 [93]。

润滑素（也称为浅表区蛋白或蛋白聚糖 4）是人体关节中主要的边界润滑剂 [123]，它是一种由滑膜细胞、软骨细胞、半月板和肌腱合成的糖蛋白 [128,129]。润滑素分子量为 225 kDa，长 200 nm，直径为 1 ～ 2 nm。磷酸卵磷脂占正常滑液脂质成分的 45%，它可能与润滑素一起，发挥边界润滑剂的功能。边界润滑中，润滑素起一种磷脂载体功能，这种机制普

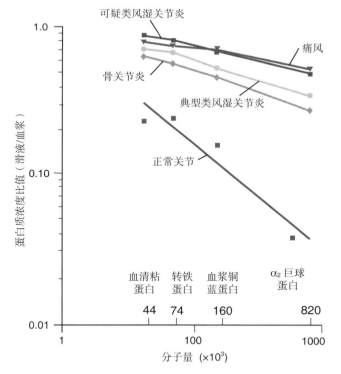

图 1-6　滑液与血浆中蛋白质浓度的比值，以分子量的函数标绘。较大的蛋白质被选择性地从正常滑液中排出，但这种分子筛作用在病变滑膜中较差。RA，类风湿关节炎；SF，滑液（From Kushner I, Somerville JA: Permeability of human synovial membrane to plasma proteins. *Arthritis Rheum* 14：560, 1971. Reprinted with permission of the American College of Rheumatology.）

遍存在于所有组织中，能减少软骨表面蛋白的病理性沉积来保护软骨[130]。它富集在关节软骨的表面，尽管其维持在表面进行边界润滑的具体机制尚不清楚。但近期研究表明，其与 COMP 的非共价和共价键结合可能是非常重要[131]。对润滑素基因功能缺失突变的人群进行研究发现，这些人患有先天性指屈曲、关节病、髋内翻及心包炎综合征（camptodactyl-arthopathy-coxa vara-pericarditis syndrom），会出现严重的过早期 OA[132]。有趣的是，在 OA 动物模型中长期过量表达润滑素能预防年龄相关和创伤后的 OA，这一作用是通过抑制促进软骨分解代谢和软骨细胞肥大的转录过程来实现的[133]。

营养

1743 年 Hunter[134] 发现正常成人的关节软骨中没有血管，这对维持其机械性能至关重要。如果发生软骨内血管化，软骨内血流在负重及运动过程中会被反复阻断，再灌注过程中产生活性氧簇，从而造成软骨基质和软骨细胞的反复破坏。软骨细胞能合成针对血管生成的特异性抑制剂[135-138]，从而维持关节软骨为一种无血管组织。因此，软骨细胞一般都生存于一种低氧的酸性环境中，其细胞外液的 pH 在 7.1 ~ 7.2 之间[139]，并利用无氧酵解提供能量[140,141]。与对应的血浆相比，正常滑膜中的高乳酸水平反映了这种无氧代谢[141]。关节软骨的营养来源于两方面，即滑液和软骨下血管。

滑液及间接生成滑液的滑膜衬里层是关节软骨的主要营养源。营养成分可以通过弥散方式或随收缩 - 舒张循环过程中大规模的液体流动从滑液进入到软骨中[142]。与血红蛋白一样大小（65kD）的分子可以通过正常的关节软骨弥散[143]，而细胞代谢所需的溶质是小分子物质。含有大量葡萄糖胺聚糖的基质中，不带电荷的小分子溶质（如葡萄糖）的弥散不受影响，导致通过透明质酸盐的小分子物质的弥散度实际上是增强的[144,145]。

间断的收缩可能在软骨的溶质交换中起到泵的作用。这个观点起源于观察到的一些现象，如关节的制动或脱位会导致退行性改变。相反，实验中却发现运动能促进溶质弥散到软骨之中[143]。在负重时，液体从负重区逃离，并流到软骨的其他区域。当负重移除后，软骨重新伸展并会吸收液体，从而吸收营养，排出废物[146]。

处于生长期的儿童，其深层软骨是有血管供应的，如插入到生长板肥大区软骨细胞柱之间的血管。营养似乎可以通过基质从这些末端毛细血管中弥散入软骨细胞中。但目前认为软骨下血管的弥散不是正常成人关节软骨营养的主要途径，因为其钙化密集的底层（即骨骺线）形成了一道屏障[147]，虽然这道屏障存在正常"缺陷"，但不能使其成为营养的主要途径。关节炎时，关节软骨深层的新生血管可能有利于软骨的营养及炎症细胞和细胞因子的进入[148-150]。

成熟的关节软骨

关节软骨是一种覆盖于负重的活动关节表面的特异性结缔组织，其覆盖于骨端，主要功能为满足骨与骨之间的低摩擦、高速度运动，缓冲局部运动产生的张力，稳定关节。滑液的润滑作用降低了关节软骨表面运动所产生的摩擦力。软骨细胞（详见第 3 章）是成人透明关节软骨的唯一细胞成分，负责合成及供养高度特异性的软骨基质大分子。软骨细胞外基质由一张庞大的胶原纤维网组成，该网赋予蛋白多糖以强大的张力和相互连锁的网孔，而这些蛋白多糖则通过吸收和挤出水分提供压缩硬度。另外，还有多种非胶原蛋白参与了软骨的特异构型（表 1-1），使其在组织学上既表现同源性，又显著区别于软骨钙化及其覆盖的软骨下骨（图 1-7）。然而，这种外观具有误导性，因为关节软骨的分子组织和组成存在显著的地形和区域差异（详见第 3 章）。

软骨下骨

软骨下骨并非均质组织，它由致密的骨皮质和其下的骨松质所组成的小梁系统组成[151,152]。软骨下骨通过一薄层钙化软骨和关节表面的软骨隔开，在关节和钙化软骨的过渡带形成所谓的潮线。这个骨和钙化软骨组成的生物复合体提供了最优化的缓冲系统，承担来自透明软骨的重力负荷。尽管潮线最早被认为是液体流动的障碍，但有证据表明生物活性分子可自由通过该区域，因此软骨或骨细胞产物可影响其他类型细胞活性[153,154]。此外，从相邻的骨髓穿透到钙化软骨中有一通道，而通道中的血管释放的产物也为两边提供了进一步的交流[148]。在生理状态下，软骨下骨

表 1-1　关节软骨细胞外基质成分

胶原
Ⅱ 型
Ⅸ 型
Ⅺ 型
Ⅵ 型
Ⅻ、ⅩⅣ 型
Ⅹ 型（肥大软骨细胞）

蛋白多糖
聚集蛋白聚糖（aggrecan）
多（功）能（蛋白）聚糖（versican）
连接蛋白（link protein）
二聚糖（DS-PG Ⅰ）
核心蛋白多糖（decorin，DS-PG Ⅱ）
骺蛋白多糖（epiphycan，DS-PG Ⅲ）
纤维调节素（fibromodulin）
润滑素（lumican）
富含脯氨酸 / 精氨酸和亮氨酸的重复蛋白（PRELP）
基底膜蛋白多糖（chondroadherin）
软骨黏多糖（perlecan）
滑多糖 [lubricin（SZP）]

其他非胶原蛋白（结构上）
软骨寡聚基质蛋白（cartilage oligomeric matrix protein，COMP）
或血小板反应素（thrombospondin）-5
血小板反应素（thrombospondin）-1 和 -3
软骨基质蛋白（matrilin）-1 和 -3
纤维连接蛋白（fibronectin）
黏蛋白 C（tenascin-C）
软骨中间层蛋白（cartilage intermediate layer protein，CILP）
原纤维蛋白（fibrillin）
弹力蛋白（elastin）

其他非胶原蛋白（调节蛋白）
糖蛋白（gp）-39，YKL-40
基质 Gla 蛋白（MGP）
软骨调控蛋白（chondromodulin）- Ⅰ（SCGP）和 Ⅱ
软骨衍生视黄酸敏感蛋白（CD-RAP）
生长因子

细胞膜相关蛋白
整合素（integrins）（$\alpha1\beta1$，$\alpha2\beta1$，$\alpha3\beta1$，$\alpha5\beta1$，$\alpha6\beta1$，$\alpha10\beta1$，$\alpha v\beta3$，$\alpha v\beta5$）
锚连蛋白（anchorin）CII（annexin V）
CD44
多配体（蛋白）聚糖（syndecan）-1，3，4
盘状优势蛋白 2（discoidin domain receptor 2）

* 软骨基质中的胶原蛋白、蛋白多糖和其他非胶原蛋白在软骨发育和生长过程中的不同阶段由软骨细胞合成。在成熟的关节软骨中，蛋白多糖和其他非胶原蛋白被缓慢翻转，而胶原网络是稳定的，除非暴露于一些蛋白水解切割。表中还列出了与软骨细胞膜相关的蛋白质，因为它们与细胞外基质蛋白特异性相互作用。这些特定的结构 - 功能关系在将第 3 章中讨论并在表 3-1 中描述。

和钙化软骨是承载重力负荷的最佳结构，但很多情况下这些组织的成分和功能会发生变化。

软骨下骨在出生后会经历连续的结构重组。这些改变是由负责骨吸收的破骨细胞和负责骨形成的成骨细胞之间相关协调作用所形成，可以根据局部生物力学和生物信号重塑和适应骨骼[155]。很多证据表明，骨细胞在调节骨重塑过程中起着关键作用[156,157]。骨细胞分布在整个矿化骨基质中，形成一个互联网络，能理想地定位并感知和响应局部和全身刺激。这些效应可通过细胞 - 细胞与破骨细胞和成骨细胞的相互作用介导，也可通过可溶性介质的释放的信号来介导。这些介质包括 RANKL，它是破骨细胞分化和活性的必要调节剂，及其抑制剂骨保护素（OPG）[158,159]，同时还有其他介质，包括前列腺素、一氧化氮、核苷酸、很多生长因子和细胞因子等[160]。除了这些因子，骨细胞还产生硬化蛋白和 Dickkopf 相关蛋白 1（DKK-1），它们是 Wnt/β-catenin 途径的有效抑制剂，有助于调节成骨细胞介导的骨形成[161]。在软骨下骨对生理和病理条件下机械负荷改变的适应方面，RANKL、OPG 以及 Wnt 途径调节因子 DKK-1 和硬化蛋白的释放中起主要控制作用。

生理负荷下关节软骨和软骨下骨结构和功能完整性的保持为这些组织之间存在特殊相互作用提供了证据，但它们之间的相互关系在骨关节炎发病机制中作用尚存在争议[162]。Radin 和 Rose 提出[163]，关节软骨早期改变是从软骨下骨硬度的增加开始，进而影响关节软骨的功能，导致关节软骨特性改变和机械破坏。而另一种观点认为这些软骨下骨硬度的变化多继发于软骨的退化[164-166]。骨关节炎发病过程中不只伴随软骨及软骨下骨的改变，也影响到钙化软骨带出现血管浸润、钙化软骨扩展、潮线的重叠，进一步导致关节软骨厚度进一步降低[149,167]。从软骨下骨和钙化软骨穿透到关节软骨深部区域的血管通道能在这些组织之间交换液体和可溶性介质，这是软骨下骨和关节软骨可以影响这些组织内的细胞活动的另外一个机制。关节内软骨及其毗邻骨质结构上的改变可导致相邻关节面轮廓改变，进一步引起不利的生物力学环境[163,168-170]。

肌腱

肌腱是肌肉与骨之间功能性和解剖结构上的桥

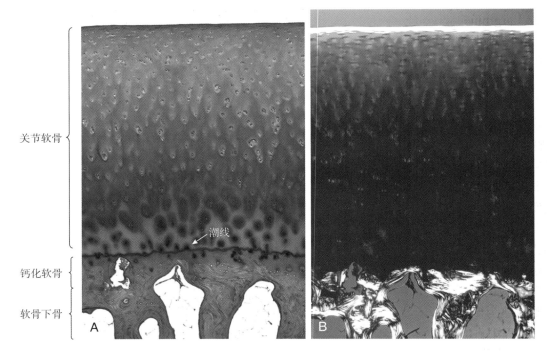

图 1-7   正常成人关节软骨典型切片，近似同一位置的普通（A）和偏振光（B）显微镜下图像。注意关节软骨与潮线下钙化软骨和软骨下骨的清晰界限（HE 染色，×60 倍）（Courtesy Edward F. DiCarlo，MD，Pathology Department，Hospital for Special Surgery，New York，N.Y.）

梁 [171,172]。它们集中力量，使大面积的肌肉固定在骨的一个局部区域，并能形成大量分支，将单一肌肉的力量分配到不同的骨上去。肌腱由纵行排列的胶原纤维组成，这些纤维有序地包埋在具有血管、淋巴管和成纤维细胞的水合蛋白聚糖基质中 [173]。邻近的胶原链和分子之间的铰链增加了肌腱张力和强度。肌腱胶原纤维的生成及发育早期高度有序排列的过程受细胞骨架的肌动蛋白和钙黏合素 -11 的影响 [174,175]。很多肌腱，尤其是那些活动范围较大的肌腱，穿过有血管支配的带有不连续外鞘的胶原，这些胶原与类似滑膜的间质细胞并列分布。衬里层细胞产生的透明质酸促进了肌腱穿过腱鞘的滑动。肌腱运动对胚胎形成及维持肌腱及髓鞘完整非常重要 [176,177]。当出现炎症或手术创伤后的长期制动时，肌腱内出现退变及形成纤维粘连。

在肌肉与肌腱的连接处，肌细胞间的隐窝处充满了胶原纤维，并与肌腱混合在一起。在其另一端，肌腱的胶原纤维突出地与纤维软骨及矿物质混合，通过起止点连接附着在骨上 [178]。在健康状况下，这种分级的过渡结构允许应力转移，并在运动过程中使这些应力最小化。然而，这些附着部位易受损伤、变性以

及炎症的影响。肌肉 - 肌腱处损伤非常罕见，主要是由于跨关节的、巨大的、快速产生的外力的结果，并且通常发生在肌腱与骨的连接处 [179]。可能导致肌腱功能降低的因素有肌腱老化，包括细胞外水分的损失和胶原蛋白分子间交联的增加、肌腱缺血、医源性因素如注射糖皮质激素、还有胶原束内钙羟基磷灰石晶体的沉积等。胶原纤维组成和结构的改变与老化过程中肌腱的退化有关，并可能导致肌腱端病和骨关节炎。新近也有研究表明肌腱附着点处固有淋巴细胞、T 淋巴细胞和炎症细胞因子 IL-23、IL-17、TNF 和 IL-22 都有重要作用，可能会驱动脊柱关节炎的附着点炎症 [180]。

肌腱成纤维细胞合成并分泌胶原、蛋白多糖和其他基质成分如纤维素、黏蛋白 C、MMP 及它们的抑制物，这些抑制物与肌腱成分的降解和修复有关 [173]。肌腱胶原纤维主要由 I 型胶原和部分 III 型胶原组成，但其他基质成分的分布却存在差异。压缩区含有小蛋白多糖、双糖、核心蛋白多糖、纤调蛋白、基膜聚糖和大蛋白多糖多能蛋白聚糖。肌腱张力区则主要为核心蛋白多糖、VI 型微纤维胶原、纤维调节蛋白、富含脯氨酸和精氨酸末端多核苷酸重复序列蛋

白（proline and arginine-rich end leucine-rich repeat protein，PRLEP）。胶原低聚体基质蛋白、聚集蛋白聚糖、双糖和Ⅱ型、Ⅸ型、Ⅺ型胶原的出现标志着纤维软骨形成。起始于肌腱 - 骨起止点的胶原纤维对于维持微结构的稳定非常重要，它主要通过减少应力集中并向外分散最大压力而发挥作用[181]。

了解肌腱的正常结构有助于加深对肌腱修复过程的理解，因为肌腱和骨的附着处的移动（如前交叉韧带修复）会影响早期的移植成功，并导致骨附着处增宽及引起继发性骨吸收[182,183]。附着点在胎儿晚期开始发育，出生后早期继续发育成熟。GDF5 祖细胞的克隆扩增促进了附着点的线性生长[184]。最近 Ihh 信号传导的研究表明其在纤维软骨区形成中发挥重要作用，因为该区域内的刺猬反应细胞可以从未矿化的纤维软骨细胞成熟为矿化的纤维软骨细胞[184,185]。在肌腱 - 骨愈合过程中，Ihh 信号通路被重新激活[186]，但临床前研究模型证实这似乎不足以重塑肌腱附着处的结构和强度[187]，可能原因是成人 Ihh 反应性Gli1+ 祖细胞的缺失[188]。然而，Ihh 信号如何与其他介质和发育途径（如涉及 Sox9、scleraxis、Mohawk、TGF-β/BMP 超家族成员和 Wnt/β-catenin 的途径）在肌腱发育中交互作用仍需进一步研究，从而为将来提供更多的肌腱修复策略[189-191]。

韧带

韧带在骨与骨之间起稳固的桥梁作用，使其在有限的范围内运动[192]。韧带往往仅由纤维关节囊的增生部分组成，结构上与肌腱相似[193]。虽然纤维的方向与所有组织的纵轴相平行，但韧带内的胶原纤维是不平行的，且呈波浪或爬行状杂乱无章地随长轴排列，它们在负重时能够伸直。一些胶原内韧带中弹性蛋白与蛋白的比例（1∶4）比肌腱内（1∶50）高，这有利于更大程度的伸展。韧带中也含有大量可还原的交联、更多的Ⅲ型胶原、总量稍少的胶原和更多的葡糖胺聚糖。与肌腱相比，韧带中的细胞比肌腱细胞代谢更活跃，细胞核更饱满，DNA 含量更高。

在出生后的生长过程中，韧带附着区的发育涉及Ⅰ、Ⅲ、Ⅴ型胶原比例和分布的改变，以及由附着区韧带细胞发育而来的纤维软骨细胞合成蛋白多糖及Ⅱ型胶原的变化。现已证明，邻近区域能够逐步传递韧带和骨之间的张力。

韧带在关节囊和半月板的辅助下对关节起被动固定作用，在膝关节中，当没有或仅有轻微负重时，侧副韧带和交叉韧带对膝关节起稳定作用。当负荷增加时，关节面本身及周围肌肉组织对膝关节的稳定作用也随之增加。损伤的韧带可逐步恢复，且在恢复过程中，韧带的挛缩作用使其结构恢复完整，并能够重新发挥其稳定关节的作用。

滑囊

人体内很多滑囊促进一种组织在另一种组织上滑动，如腱鞘促进肌腱的滑动。滑囊是一个封闭的囊，有稀疏的类似滑膜细胞的间质细胞与之伴行，但它们的血管系统却不如滑膜丰富。大部分滑囊在胚胎发育期就与滑膜关节区分开了。但在人的一生中，创伤或炎症可能会导致新的滑囊生成、原有的滑囊肥大或者深部滑囊与关节贯通。例如，在类风湿关节炎患者中，肩峰下滑囊与盂肱关节、腓肠肌或半膜肌滑囊与膝关节、髂腰肌滑囊与髋关节之间可能存在贯通。但是，皮下的滑囊（如髌前滑囊或鹰嘴滑囊）与其下关节之间发生贯通就比较少见[194]。

半月板

半月板是一个纤维软骨性的楔状结构，在膝关节中发育最好，也可见于肩锁、胸锁、尺腕和颞下颌关节。尽管早期就发现将半月板从膝关节中去除后会出现关节炎的早期改变[195]，但直到现在，半月板仍被认为没有太多功能，仅是一种处于休眠期且不能修复的代谢产物。对前交叉韧带损伤的患者进行关节镜检查发现，内侧半月板病理学改变与内侧股骨及软骨的病理损伤相关。目前半月板被认为是膝关节的一个组成部分，对关节稳定性、负荷分布、减震和润滑方面具有重要作用[195,196]。

半月板的微解剖结构很复杂，且具有年龄依赖性[197]。早在出生前期，侧面和中间的半月板的典型形状就已经形成，此时的半月板是细胞性的，具有丰富的血管。随着一步步的成熟，血管从中心向周边空白区逐渐减少。骨架成熟后，周围有 10% ~ 30% 的半月板仍然具有丰富的血管，这些血管来自于周围的毛细血管丛，并有充分的神经支配。该周围区域血管系统的撕裂可以进行修复和重组。但中心部分的成熟半月板却是无血管的纤维软骨，其组成细胞被大量细胞外胶原基质、硫酸软骨素、硫酸角质素和透明质酸酶环绕，没有神经和淋巴。这个区域撕裂后，很难甚至根本无法修复。

　　胶原占半月板净重的 60% ~ 70%，且主要为 I 型胶原，伴有少量的Ⅲ、Ⅴ、Ⅵ型胶原。在半月板的内部无血管区域有少量的软骨特异性Ⅱ型胶原存在。周围的胶原纤维大部分指向周围，同时有放射性纤维向中心部分伸展。弹力蛋白和黏蛋白分别占半月板净重的 0.6% 和 2% ~ 3%。聚集蛋白聚糖和核心蛋白多糖是成人半月板的主要蛋白多糖。核心蛋白多糖是从年轻人的半月板中合成的主要蛋白多糖，而聚集蛋白聚糖合成的相对比例却随年龄的增长而增加。虽然在幼年以后，半月板合成硫酸蛋白多糖的能力下降，但与年龄相关的核心蛋白多糖和聚集蛋白聚糖 mRNA 表达的增加却提示残留细胞具有对生理及力学环境的改变做出快速反应的能力。

　　半月板最初被定义为纤维软骨，这是由于大部分细胞均呈圆形或椭圆形，且细胞外基质在显微镜下表现为纤维状的缘故。基于分子和空间结构的差异，在膝关节的半月板中有三种不同的细胞组合[198]。

1. 纤维软骨细胞。它是内侧半月板和半月板中间含量最丰富的细胞，主要合成 I 型胶原及相对较少量的Ⅱ型和Ⅲ型胶原。它呈圆形或椭圆形，且有一种含有Ⅵ型胶原的胞膜丝状基质。

2. 成纤维样细胞。这种细胞没有胞膜基质，位于半月板的外侧区域，含有细长分支状的胞浆突出物，能被波形蛋白着色。它们在不同区域通过含有缝隙连接的连接蛋白 43 与其他细胞保持联系。两个中心体（其中一个与原始菌丝有关）的出现，提示其具有感觉功能而不是运动功能，这种功能能够增强细胞对周围张力负荷的反应，而不是压力负荷。

3. 面区域细胞。该型细胞具有典型的纺锤体状外形，没有胞浆突出物。未受损的半月板中常规染色 α- 肌动蛋白可识别这些细胞，但在受伤区域可见此类细胞的迁移，提示它们是一种原始细胞，并可能参与半月板和周围组织的重建。

　　对小鼠胚胎进行细胞谱系追踪和基因谱分析使人们深入了解到半月板的复杂性及其形成方式[199,200]。如何利用这些信息来发现半月板再生的新策略引起了研究人员的极大兴趣。

结论

　　正常人体滑膜关节是由相互作用的结缔组织构成的复杂结构。它能使相邻骨之间产生稳定而低摩擦的运动。滑膜关节在胚胎中的发育是一个高度顺序化的过程，涉及细胞与细胞、细胞与基质之间复杂的相互作用，导致软骨基质、区间及关节腔的形成。对参与软骨形态形成及肢体发育过程的细胞之间相互作用和相关细胞因子的理解，为了解成熟关节中滑膜、关节软骨及相关结构功能提供了线索。

　　滑膜关节能够独特地适应环境及机械运动的需要。滑膜衬里层由 2 ~ 3 层细胞组成，而且缺乏将衬里层细胞与其下的结缔组织分开的基底膜。滑膜产生滑液，后者为无血管的关节软骨提供营养及润滑作用。正常关节软骨仅含有一种细胞，即关节软骨细胞，其有利于保持细胞外软骨基质的整体性。基质是由胶原、蛋白多糖和其他非胶原蛋白等形成的一个复杂的网络所构成的，该网络可提供张力和压缩抵抗力，保护软骨下骨免受不利环境因素影响，这些蛋白的适当分布和相对组成对于关节负荷和运动期间关节软骨的维持和功能是必需的。软骨下骨和覆盖的关节以及钙化软骨形成了独特的生物复合材料，为关节运动期间载荷的分配提供了最佳系统。关节的其他组织（肌腱、韧带、滑囊）能保持关节稳定性，并帮助关节运动。

　　保持每个关节的独特组成和结构对正常的关节功能非常重要，而这会随着炎症、生化损伤及衰老而发生相应的变化。了解正常关节组织内结构与功能相互关系，有助于我们理解关节疾病发病及转归。

Full references for this chapter can be found on ExpertConsult.com.

部分参考文献

1. Olsen BR, Reginato AM, Wang W: Bone development, *Annu Rev Cell Dev Biol* 16:191–220, 2000.
2. O'Rahilly R, Gardner E: The timing and sequence of events in the development of the limbs in the human embryo, *Anat Embryol (Berl)* 148:1–23, 1975.
3. O'Rahilly R, Gardner E: The embryology of movable joints. In Sokoloff L, editor: *The joints and synovial fluid* (vol 1). New York, 1978, Academic Press, p 49.

4. Archer CW, Dowthwaite GP, Francis-West P: Development of synovial joints, *Birth Defects Res C Embryo Today* 69:144–155, 2003.

5. Zelzer E, Olsen BR: The genetic basis for skeletal diseases, *Nature* 423:343–348, 2003.

6. Goldring MB, Tsuchimochi K, Ijiri K: The control of chondrogenesis, *J Cell Biochem* 97:33–44, 2006.

7. Khan IM, Redman SN, Williams R, et al.: The development of synovial joints, *Curr Top Dev Biol* 79:1–36, 2007.

8. Pitsillides AA, Ashhurst DE: A critical evaluation of specific aspects of joint development, *Dev Dyn* 237:2284–2294, 2008.

9. Decker RS, Koyama E, Pacifici M: Genesis and morphogenesis of limb synovial joints and articular cartilage, *Matrix Biol* 39:5–10, 2014.

10. Pacifici M, Koyama E, Iwamoto M: Mechanisms of synovial joint and articular cartilage formation: recent advances, but many lingering mysteries, *Birth Defects Res C Embryo Today* 75:237–248, 2005.

11. Spater D, Hill TP, Gruber M, et al.: Role of canonical Wnt-signalling in joint formation, *Eur Cell Mater* 12:71–80, 2006.

12. Storm EE, Kingsley DM: GDF5 coordinates bone and joint formation during digit development, *Dev Biol* 209:11–27, 1999.

13. Shwartz Y, Viukov S, Krief S, et al.: Joint development involves a continuous influx of Gdf5-positive cells, *Cell Reports* 15:2577–2587, 2016.

14. Colnot CI, Helms JA: A molecular analysis of matrix remodeling and angiogenesis during long bone development, *Mech Dev* 100:245–250, 2001.

15. Colnot C, Lu C, Hu D, et al.: Distinguishing the contributions of the perichondrium, cartilage, and vascular endothelium to skeletal development, *Dev Biol* 269:55–69, 2004.

16. Nalin AM, Greenlee Jr TK, Sandell LJ: Collagen gene expression during development of avian synovial joints: transient expression of types II and XI collagen genes in the joint capsule, *Dev Dyn* 203:352–362, 1995.

17. Hyde G, Dover S, Aszodi A, et al.: Lineage tracing using matrilin-1 gene expression reveals that articular chondrocytes exist as the joint interzone forms, *Dev Biol* 304:825–833, 2007.

18. Pollard AS, McGonnell IM, Pitsillides AA: Mechanoadaptation of developing limbs: shaking a leg, *J Anat* 224:615–623, 2014.

19. Kahn J, Shwartz Y, Blitz E, et al.: Muscle contraction is necessary to maintain joint progenitor cell fate, *Dev Cell* 16:734–743, 2009.

20. Nowlan NC, Sharpe J, Roddy KA, et al.: Mechanobiology of embryonic skeletal development: insights from animal models, *Birth Defects Res C Embryo Today* 90:203–213, 2010.

21. Nowlan NC: Biomechanics of foetal movement, *Eur Cell Mater* 29:1–21, 2015, discussion 21.

22. Hall BK, Miyake T: All for one and one for all: condensations and the initiation of skeletal development, *Bioessays* 22:138–147, 2000.

23. Fell HB: The histogenesis of cartilage and bone in the long bones of the embryonic fowl, *J Morphol Physiol* 40:417–459, 1925.

24. DeLise AM, Fischer L, Tuan RS: Cellular interactions and signaling in cartilage development, *Osteoarthritis Cartilage* 8:309–334, 2000.

25. Eames BF, de la Fuente L, Helms JA: Molecular ontogeny of the skeleton, *Birth Defects Res C Embryo Today* 69:93–101, 2003.

26. Tuan RS: Biology of developmental and regenerative skeletogenesis, *Clin Orthop Relat Res* 427(Suppl):S105–S117, 2004.

27. Seo HS, Serra R: Deletion of Tgfbr2 in Prx1-cre expressing mesenchyme results in defects in development of the long bones and joints, *Dev Biol* 310:304–316, 2007.

28. Spagnoli A, O'Rear L, Chandler RL, et al.: TGF-beta signaling is essential for joint morphogenesis, *J Cell Biol* 177:1105–1117, 2007.

29. Long F, Ornitz DM: Development of the endochondral skeleton, *Cold Spring Harb Perspect Biol* 5:a008334, 2013.

30. Barna M, Niswander L: Visualization of cartilage formation: insight into cellular properties of skeletal progenitors and chondrodysplasia syndromes, *Dev Cell* 12:931–941, 2007.

31. Kmita M, Tarchini B, Zakany J, et al.: Early developmental arrest of mammalian limbs lacking HoxA/HoxD gene function, *Nature* 435:1113–1116, 2005.

32. Yoon BS, Lyons KM: Multiple functions of BMPs in chondrogenesis, *J Cell Biochem* 93:93–103, 2004.

33. Yoon BS, Ovchinnikov DA, Yoshii I, et al.: Bmpr1a and Bmpr1b have overlapping functions and are essential for chondrogenesis in vivo, *Proc Natl Acad Sci U S A* 102:5062–5067, 2005.

34. Retting KN, Song B, Yoon BS, et al.: BMP canonical Smad signaling through Smad1 and Smad5 is required for endochondral bone formation, *Development* 136:1093–1104, 2009.

35. Yoon BS, Pogue R, Ovchinnikov DA, et al.: BMPs regulate multiple aspects of growth-plate chondrogenesis through opposing actions on FGF pathways, *Development* 133:4667–4678, 2006.

36. Akiyama H, Chaboissier MC, Martin JF, et al.: The transcription factor Sox9 has essential roles in successive steps of the chondrocyte differentiation pathway and is required for expression of Sox5 and Sox6, *Genes Dev* 16:2813–2828, 2002.

37. Dy P, Smits P, Silvester A, et al.: Synovial joint morphogenesis requires the chondrogenic action of Sox5 and Sox6 in growth plate and articular cartilage, *Dev Biol* 341:346–359, 2010.

38. Minina E, Kreschel C, Naski MC, et al.: Interaction of FGF, Ihh/Pthlh, and BMP signaling integrates chondrocyte proliferation and hypertrophic differentiation, *Dev Cell* 3:439–449, 2002.

39. Itoh N, Ornitz DM: Functional evolutionary history of the mouse Fgf gene family, *Dev Dyn* 237:18–27, 2008.

40. Ornitz DM: FGF signaling in the developing endochondral skeleton, *Cytokine Growth Factor Rev* 16:205–213, 2005.

41. Beier F: Cell-cycle control and the cartilage growth plate, *J Cell Physiol* 202:1–8, 2005.

42. Priore R, Dailey L, Basilico C: Downregulation of Akt activity contributes to the growth arrest induced by FGF in chondrocytes, *J Cell Physiol* 207:800–808, 2006.

43. Murakami S, Balmes G, McKinney S, et al.: Constitutive activation of MEK1 in chondrocytes causes Stat1-independent achondroplasia-like dwarfism and rescues the Fgfr3-deficient mouse phenotype, *Genes Dev* 18:290–305, 2004.

44. Correa D, Somoza RA, Lin P, et al.: Sequential exposure to fibroblast growth factors (FGF) 2, 9 and 18 enhances hMSC chondrogenic differentiation, *Osteoarthritis Cartilage* 23:443–453, 2015.

45. Hung IH, Yu K, Lavine KJ, et al.: FGF9 regulates early hypertrophic chondrocyte differentiation and skeletal vascularization in the developing stylopod, *Dev Biol* 307:300–313, 2007.

46. Liu Z, Lavine KJ, Hung IH, et al.: FGF18 is required for early chondrocyte proliferation, hypertrophy and vascular invasion of the growth plate, *Dev Biol* 302:80–91, 2007.

47. Kronenberg HM: PTHrP and skeletal development, *Ann N Y Acad Sci* 1068:1–13, 2006.

48. Koziel L, Wuelling M, Schneider S, et al.: Gli3 acts as a repressor downstream of Ihh in regulating two distinct steps of chondrocyte differentiation, *Development* 132:5249–5260, 2005.

49. Hilton MJ, Tu X, Cook J, et al.: Ihh controls cartilage development by antagonizing Gli3, but requires additional effectors to regulate osteoblast and vascular development, *Development* 132:4339–4351, 2005.

50. Wuelling M, Vortkamp A: Transcriptional networks controlling chondrocyte proliferation and differentiation during endochondral ossification, *Pediatr Nephrol* 25:625–631, 2010.

51. Kobayashi T, Soegiarto DW, Yang Y, et al.: Indian hedgehog stimulates periarticular chondrocyte differentiation to regulate growth plate length independently of PTHrP, *J Clin Invest* 115:1734–1742, 2005.

52. Hilton MJ, Tu X, Long F: Tamoxifen-inducible gene deletion reveals a distinct cell type associated with trabecular bone, and direct regulation of PTHrP expression and chondrocyte morphology by Ihh in growth region cartilage, *Dev Biol* 308:93–105, 2007.

53. Tsang KY, Cheung MC, Chan D, et al.: The developmental roles of the extracellular matrix: beyond structure to regulation, *Cell Tissue Res* 339:93–110, 2010.

54. Sun MM, Beier F: Chondrocyte hypertrophy in skeletal development, growth, and disease, *Birth Defects Res C Embryo Today*

102:74–82, 2014.

55. Dao DY, Jonason JH, Zhang Y, et al.: Cartilage-specific beta-catenin signaling regulates chondrocyte maturation, generation of ossification centers, and perichondrial bone formation during skeletal development, *J Bone Miner Res* 27:1680–1694, 2012.

56. Amano K, Densmore M, Nishimura R, et al.: Indian hedgehog signaling regulates transcription and expression of collagen type X via Runx2/Smads interactions, *J Biol Chem* 289:24898–24910, 2014.

57. Arnold MA, Kim Y, Czubryt MP, et al.: MEF2C transcription factor controls chondrocyte hypertrophy and bone development, *Dev Cell* 12:377–389, 2007.

58. Bradley EW, McGee-Lawrence ME, Westendorf JJ: Hdac-mediated control of endochondral and intramembranous ossification, *Crit Rev Eukaryot Gene Expr* 21:101–113, 2011.

59. Sasagawa S, Takemori H, Uebi T, et al.: SIK3 is essential for chondrocyte hypertrophy during skeletal development in mice, *Development* 139:1153–1163, 2012.

60. Kozhemyakina E, Lassar AB, Zelzer E: A pathway to bone: signaling molecules and transcription factors involved in chondrocyte development and maturation, *Development* 142:817–831, 2015.

61. Dy P, Wang W, Bhattaram P, et al.: Sox9 directs hypertrophic maturation and blocks osteoblast differentiation of growth plate chondrocytes, *Dev Cell* 22:597–609, 2012.

62. Ionescu A, Kozhemyakina E, Nicolae C, et al.: FoxA family members are crucial regulators of the hypertrophic chondrocyte differentiation program, *Dev Cell* 22:927–939, 2012.

63. Kim EJ, Cho SW, Shin JO, et al.: Ihh and Runx2/Runx3 signaling interact to coordinate early chondrogenesis: a mouse model, *PLoS ONE* 8:e55296, 2013.

64. Correa D, Hesse E, Seriwatanachai D, et al.: Zfp521 is a target gene and key effector of parathyroid hormone-related peptide signaling in growth plate chondrocytes, *Dev Cell* 19:533–546, 2010.

65. Monemdjou R, Vasheghani F, Fahmi H, et al.: Association of cartilage-specific deletion of peroxisome proliferator-activated receptor gamma with abnormal endochondral ossification and impaired cartilage growth and development in a murine model, *Arthritis Rheum* 64:1551–1561, 2012.

66. Inada M, Wang Y, Byrne MH, et al.: Critical roles for collagenase-3 (Mmp13) in development of growth plate cartilage and in endochondral ossification, *Proc Natl Acad Sci U S A* 101:17192–17197, 2004.

67. Stickens D, Behonick DJ, Ortega N, et al.: Altered endochondral bone development in matrix metalloproteinase 13-deficient mice, *Development* 131:5883–5895, 2004.

68. Tsang KY, Chan D, Bateman JF, et al.: In vivo cellular adaptation to ER stress: survival strategies with double-edged consequences, *J Cell Sci* 123:2145–2154, 2010.

69. Tsang KY, Chan D, Cheah KS: Fate of growth plate hypertrophic chondrocytes: death or lineage extension? *Dev Growth Differ* 57:179–192, 2015.

70. Yang L, Tsang KY, Tang HC, et al.: Hypertrophic chondrocytes can become osteoblasts and osteocytes in endochondral bone formation, *Proc Natl Acad Sci U S A* 111:12097–12102, 2014.

71. Saito T, Fukai A, Mabuchi A, et al.: Transcriptional regulation of endochondral ossification by HIF-2alpha during skeletal growth and osteoarthritis development, *Nat Med* 16:678–686, 2010.

72. Ortega N, Wang K, Ferrara N, et al.: Complementary interplay between matrix metalloproteinase-9, vascular endothelial growth factor and osteoclast function drives endochondral bone formation, *Dis Models Mech* 3:224–235, 2010.

73. Ishijima M, Suzuki N, Hozumi K, et al.: Perlecan modulates VEGF signaling and is essential for vascularization in endochondral bone formation, *Matrix Biol* 31:234–245, 2012.

74. Hosaka Y, Saito T, Sugita S, et al.: Notch signaling in chondrocytes modulates endochondral ossification and osteoarthritis development, *Proc Natl Acad Sci U S A* 110:1875–1880, 2013.

75. Zhao R, Wang A, Hall KC, et al.: Lack of ADAM10 in endothelial cells affects osteoclasts at the chondro-osseous junction, *J Orthop Res* 32:224–230, 2014.

76. Zhang X, Siclari VA, Lan S, et al.: The critical role of the epidermal growth factor receptor in endochondral ossification, *J Bone Miner Res* 26:2622–2633, 2011.

77. Usmani SE, Pest MA, Kim G, et al.: Transforming growth factor alpha controls the transition from hypertrophic cartilage to bone during endochondral bone growth, *Bone* 51:131–141, 2012.

78. Hall KC, Hill D, Otero M, et al.: ADAM17 controls endochondral ossification by regulating terminal differentiation of chondrocytes, *Mol Cell Biol* 33:3077–3090, 2013.

79. Pest MA, Russell BA, Zhang YW, et al.: Disturbed cartilage and joint homeostasis resulting from a loss of mitogen-inducible gene 6 in a mouse model of joint dysfunction, *Arthritis Rheumatol* 66:2816–2827, 2014.

80. Bhattacharjee M, Coburn J, Centola M, et al.: Tissue engineering strategies to study cartilage development, degeneration and regeneration, *Adv Drug Deliv Rev* 84:107–122, 2015.

81. Hunziker EB, Lippuner K, Shintani N: How best to preserve and reveal the structural intricacies of cartilaginous tissue, *Matrix Biol* 39:33–43, 2014.

82. Carvalho de Moraes LO, Tedesco RC, Arraéz-Aybaret LA, et al.: Development of synovial membrane in the temporomandibular joint of the human fetus, *Eur J Histochem* 59:263–267, 2015.

83. Valencia X, Higgins JM, Kiener HP, et al.: Cadherin-11 provides specific cellular adhesion between fibroblast-like synoviocytes, *J Exp Med* 200:1673–1679, 2004.

84. Lee DM, Kiener HP, Agarwal SK, et al.: Cadherin-11 in synovial lining formation and pathology in arthritis, *Science* 315:1006–1010, 2007.

85. Holmes G, Niswander L: Expression of slit-2 and slit-3 during chick development, *Dev Dyn* 222:301–307, 2001.

86. Hinton RJ: Genes that regulate morphogenesis and growth of the temporomandibular joint: a review, *Dev Dyn* 243:864–874, 2014.

87. Nowlan NC, Prendergast PJ, Murphy P: Identification of mechanosensitive genes during embryonic bone formation, *PLoS Comput Biol* 4:e1000250, 2008.

88. Chan WC, Au TY, Tam V, et al.: Coming together is a beginning: the making of an intervertebral disc, *Birth Defects Res C Embryo Today* 102:83–100, 2014.

89. Winkler T, Mahoney EJ, Sinner D, et al.: Wnt signaling activates Shh signaling in early postnatal intervertebral discs, and re-activates Shh signaling in old discs in the mouse, *PLoS ONE* 9:e98444, 2014.

90. Dahia CL, Mahoney E, Wylie C: Shh signaling from the nucleus pulposus is required for the postnatal growth and differentiation of the mouse intervertebral disc, *PLoS ONE* 7:e35944, 2012.

91. Sivan SS, Hayes AJ, Wachtel E, et al.: Biochemical composition and turnover of the extracellular matrix of the normal and degenerate intervertebral disc, *Eur SpineJ* 23(Suppl 3):S344–S353, 2014.

92. Edwards JCW: Fibroblast biology. Development and differentiation of synovial fibroblasts in arthritis, *Arthritis Res* 2:344–347, 2000.

93. Hui AY, McCarty WJ, Masuda K, et al.: A systems biology approach to synovial joint lubrication in health, injury, and disease, *Wiley Interdiscip Rev Syst Biol Med* 4:15–37, 2012.

94. Bartok B, Firestein GS: Fibroblast-like synoviocytes: key effector cells in rheumatoid arthritis, *Immunol Rev* 233:233–255, 2010.

95. Bugatti S, Vitolo B, Caporali R, et al.: B cells in rheumatoid arthritis: from pathogenic players to disease biomarkers, *BioMed Res Int* 2014, 2014. 681-678.

96. Wechalekar MD, Smith MD: Utility of arthroscopic guided synovial biopsy in understanding synovial tissue pathology in health and disease states, *World J Orthop* 5:566–573, 2014.

97. Kiener HP, Niederreiter B, Lee DM, et al.: Cadherin 11 promotes invasive behavior of fibroblast-like synoviocytes, *Arthritis Rheum* 60:1305, 2009. -1310.

98. Mizoguchi F, Slowikowski K, Wei K, et al.: Functionally distinct disease-associated fibroblast subsets in rheumatoid arthritis, *Nat*

Commun 9:789, 2018.

99. Scanzello CR, Albert AS, DiCarlo E, et al.: The influence of synovial inflammation and hyperplasia on symptomatic outcomes up to 2 years post-operatively in patients undergoing partial meniscectomy, *Osteoarthritis Cartilage* 21:1392–1399, 2013.

100. Henrotin Y, Pesesse L, Lambert C: Targeting the synovial angiogenesis as a novel treatment approach to osteoarthritis, *Ther Adv Musculoskelet Dis* 6:20–34, 2014.

101. Neogi T: Structural correlates of pain in osteoarthritis, *Clin Exp Rheumatol* 35(Suppl 107):S75–S78, 2017.

102. Mapp PI, Walsh DA: Mechanisms and targets of angiogenesis and nerve growth in osteoarthritis, *Nat Rev Rheumatol* 8:390–398, 2012.

103. Haywood L, Walsh DA: Vasculature of the normal and arthritic synovial joint, *Histol Histopathol* 16:277–284, 2001.

104. Szekanecz Z, Besenyei T, Szentpetery A, et al.: Angiogenesis and vasculogenesis in rheumatoid arthritis, *Curr Opin Rheumatol* 22:299–306, 2010.

105. Szekanecz Z, Besenyei T, Paragh G, et al.: New insights in synovial angiogenesis, *Joint Bone Spine* 77:13–19, 2010.

106. Uchida T, Nakashima M, Hirota Y, et al.: Immunohistochemical localisation of protein tyrosine kinase receptors Tie-1 and Tie-2 in synovial tissue of rheumatoid arthritis: correlation with angiogenesis and synovial proliferation, *Ann Rheum Dis* 59:607–614, 2000.

107. Gravallese EM, Pettit AR, Lee R, et al.: Angiopoietin-1 is expressed in the synovium of patients with rheumatoid arthritis and is induced by tumour necrosis factor alpha, *Ann Rheum Dis* 62:100–107, 2003.

108. McDougall JJ, Watkins L, Li Z: Vasoactive intestinal peptide (VIP) is a modulator of joint pain in a rat model of osteoarthritis, *Pain* 123:98–105, 2006.

109. Eitner A, Pester J, Nietzsche S, et al.: The innervation of synovium of human osteoarthritic joints in comparison with normal rat and sheep synovium, *Osteoarthr Cartil* 21:1383–1391, 2013.

110. Syx D, Tran PB, Miller RE, et al.: Peripheral mechanisms contributing to osteoarthritis pain, *Curr Rheum Reports* 20:9, 2018.

171. Benjamin M, Ralphs JR: The cell and developmental biology of tendons and ligaments, *Int Rev Cytol* 196:85–130, 2000.

172. Wang JH: Mechanobiology of tendon, *J Biomech* 39:1563–1582, 2006.

173. Vogel KG, Peters JA: Histochemistry defines a proteoglycan-rich layer in bovine flexor tendon subjected to bending, *J Musculoskelet Neuronal Interact* 5:64–69, 2005.

174. Canty EG, Starborg T, Lu Y, et al.: Actin filaments are required for fibripositor-mediated collagen fibril alignment in tendon, *J Biol Chem* 281:38592–38598, 2006.

175. Richardson SH, Starborg T, Lu Y, et al.: Tendon development requires regulation of cell condensation and cell shape via cadherin-11-mediated cell-cell junctions, *Mol Cell Biol* 27:6218–6228, 2007.

176. Nourissat G, Berenbaum F, Duprez D: Tendon injury: from biology to tendon repair, *Nat Rev Rheumatol* 11:223–233, 2015.

177. Sun HB, Schaniel C, Leong DJ, et al.: Biology and mechanoresponse of tendon cells: progress overview and perspectives, *J Orthop Res* 33:785–792, 2015.

178. Tan AL, Toumi H, Benjamin M, et al.: Combined high-resolution magnetic resonance imaging and histological examination to explore the role of ligaments and tendons in the phenotypic expression of early hand osteoarthritis, *Ann Rheum Dis* 65:1267–1272, 2006.

181. Thomopoulos S, Marquez JP, Weinberger B, et al.: Collagen fiber orientation at the tendon to bone insertion and its influence on stress concentrations, *J Biomech* 39:1842–1851, 2006.

182. Rodeo SA, Kawamura S, Kim HJ, et al.: Tendon healing in a bone tunnel differs at the tunnel entrance versus the tunnel exit: an effect of graft-tunnel motion? *Am J Sports Med* 34:1790–1800, 2006.

第 2 章

滑 膜

原著 DOUGLAS J. VEALE, GARY S. FIRESTEIN
向 阳译 左晓霞 校

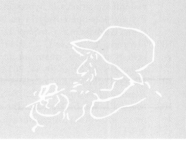

关键点

● 滑膜为软骨供给营养，为关节生成润滑剂。

● 滑膜衬里层由巨噬细胞样和成纤维细胞样滑膜细胞构成。

● 滑膜衬里下层散在分布着免疫细胞、成纤维细胞、血管和脂肪细胞。

● 滑膜衬里层的成纤维细胞样滑膜细胞产生一些特殊酶类，参与合成润滑剂（如透明质酸）。

结构

滑膜是一类膜性结构，自关节软骨边缘伸延而来，覆盖关节囊的内表面。这些动关节包括颞颌关节[1]和椎间小关节等[2]（图 2-1）。正常滑膜覆盖关节内的肌腱、韧带和脂肪垫，但不覆盖关节软骨和半月板组织。滑膜包裹从韧带下方穿过的肌腱，覆盖受力区域如髌骨和尺骨鹰嘴的滑囊。滑膜由两层构成，即滑膜内膜层（衬里层）和滑膜内膜下层（衬里下层）。滑膜衬里层是滑膜衬里下层与含有滑液的关节腔之间的界面。但是，在衬里层和衬里下层之间并不存在分开二者的成形基膜。相比胸膜和心包膜，由于衬里层缺乏紧密连接、上皮细胞和完好的基底膜，其并非真正意义上的膜。衬里下层由纤维血管结缔组织构成，并与致密胶原纤维性关节囊合并。

滑膜衬里细胞

滑膜衬里层是由滑膜衬里细胞（synovial lining cell，SLC）构成，这些细胞在关节腔内表面呈上皮样排列。滑膜衬里细胞，又称为滑膜细胞，根据解剖部位的不同，排列成 1 ～ 3 层细胞层，在衬里层表面形成 20 ～ 40 μm 的厚度。单个衬里细胞长轴长 8 ～ 12 μm，短轴长 6 ～ 8 μm。衬里细胞并非同一性，而是通常分为两类，即 A 型（巨噬细胞样）滑膜细胞和 B 型（成纤维细胞样）滑膜细胞[3]。

滑膜衬里细胞的超微结构

透射电镜观察发现衬里层细胞层呈非连续性，因此滑膜衬里下层基质可以直接与滑液相接触（图 2-2）。Barland 等最早报道了两种不同的滑膜衬里细胞的存在，即 A 型和 B 型[4]。包括动物模型、精细超微结构研究和免疫组化分析在内的一系列证据均表明滑膜衬里细胞为巨噬细胞（A 型滑膜细胞）和成纤维细胞（B 型滑膜细胞）。对包括人类在内的多物种的滑膜衬里细胞亚群研究发现，巨噬细胞（A 型）大概占滑膜衬里细胞的 20%，成纤维细胞（B 型）占 80%[5,6]。这两种滑膜衬里细胞已在仓鼠、猫、狗、豚鼠、兔、小鼠、大鼠和马等物种中得到了证实[6-14]。

区别滑膜衬里细胞种类需要采用免疫组化或透射光镜。在超微结构水平，A 型细胞以具有明显的高尔基体、大液泡和小泡以及几乎不含粗面内质网为特征，呈现巨噬细胞样表型（图 2-3A 和 B）。A 型细胞质膜有大量细小凸起，称之为丝状伪足，是巨噬细胞的特征。A 型细胞分布于大部分多层有细胞的滑膜衬

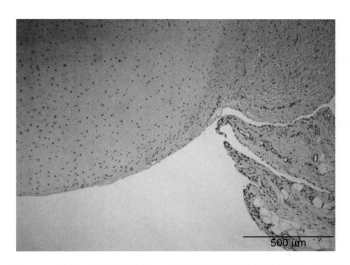

图 2-1 软骨 - 滑膜连接点。左侧部分为透明关节软骨，右侧部分为纤维囊和滑膜。自图中可以观察到稀疏的滑膜衬里层和纤维状衬里下层自关节软骨边缘伸延出来，跨过关节囊表面，形成具有网眼状衬里下层的衬里层结构

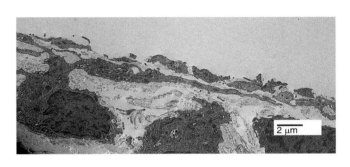

图 2-2 透射电镜观察滑膜衬里细胞。左侧细胞为表现出树突状外形的滑膜 B 型衬里细胞。也可见其他成纤维树突状细胞。细胞间隙的存在使滑液和滑膜基质之间能够直接接触

里层表面，并集聚于滑膜茸毛的顶端，A 型细胞的这种均匀分布至少部分解释了一些早期报道中将 A 型细胞作为主要的衬里细胞的原因[4,8]。不过，A 型细胞在不同关节甚至同一关节滑膜中的分布都存在极大差异。

B 型滑膜衬里细胞有显著的胞质延展部分，可以伸延至滑膜衬里层的表面（图 2-3C 和 D）[15]，沿着质膜常常可见质膜内陷。在细胞质的包裹下，相对较大的犬齿状细胞核也是 B 型细胞的特点。B 型细胞质内广泛分布着丰富的粗面内质网，但高尔基体、液泡和小泡通常不明显。但也有一些 B 型细胞的顶端含有少量明显的液泡。B 型细胞内还含有纵向排列的长短不一的纤丝，这一特征支持将这类细胞归类为成纤维细胞。桥粒和缝隙连接等结构见于大鼠、小鼠和

兔的滑膜，但在人滑膜衬里细胞中尚无描述。还有一些研究描述一类中间型滑膜衬里细胞，其超微结构兼具 A、B 型细胞特点，其可能兼有 A 型和 B 型细胞功能[16,17]。

滑膜细胞的免疫组化特征

滑膜巨噬细胞。 滑膜巨噬细胞和成纤维细胞表达的细胞谱系特异性分子能够通过免疫组化方法来检测。滑膜巨噬细胞表达共同造血抗原 CD45（图 2-4A），单核 - 巨噬细胞受体 CD163 和 CD97 及溶酶体酶 CD68（图 2-4B），神经元特异性脂酶，组织蛋白酶 B、L 和 D。CD14 是细菌脂多糖（lipopolysaccharide，LPS）的共受体，由处于循环中和新募集到组织中的单核细胞表达。表达 CD14 的滑膜巨噬细胞极少见于健康的衬里层。但是，在衬里下层接近静脉的区域可见少量表达 CD14 的细胞[18-24]。

Fcγ 受体 FcγRⅢ（CD16）主要在肝库普弗细胞和Ⅱ型肺泡巨噬细胞中表达，在滑膜巨噬细胞亚群中也有表达[25-27]。滑膜巨噬细胞还表达Ⅱ类组织相容性复合物（MHC）分子，该分子在免疫反应中发挥重要作用。新近发现，巨噬细胞不仅在滑液中负责清除碎屑、血液和颗粒性物质，具有抗原递呈特性，还表达一种新的补体相关蛋白 Z39Ig。该蛋白为一种细胞表面受体，属于免疫球蛋白超家族成员，参与诱导 HLA-DR，并可能参与调节胞吞和抗原介导的免疫反应[28-30]。

在衬里层细胞中，β2 整合素链 CD18、CD11a、CD11b、CD11c 的表达有差异；在一些衬里层细胞内，CD11a 和 CD11c 可能不表达或仅有少量表达[31,32]。在正常滑膜中不出现具有酒石酸盐抗性、酸性磷酸酶阳性、表达 αvβ3 玻连蛋白和降钙素受体的破骨细胞。

滑膜衬里成纤维细胞。 滑膜衬里与衬里下层成纤维细胞在光镜下无法区别。一般认为，在细胞谱系方面，这些细胞关系很近。但是由于所处微环境的不同，细胞形态有所变化，这些细胞并非总是具有相同的表型。滑膜成纤维细胞共同具有的最显著的特征是合成关节最重要的润滑剂透明质酸（hyaluronic acid，HA）和润滑素[33]。衬里层成纤维细胞表达尿核苷二磷酸葡萄糖脱氢酶（uridine diphosphoglucose dehydrogenase，UDPGD），该酶参与合成 HA，是识别这类细胞的特异性标记。UDPGD 将 UDP- 葡萄

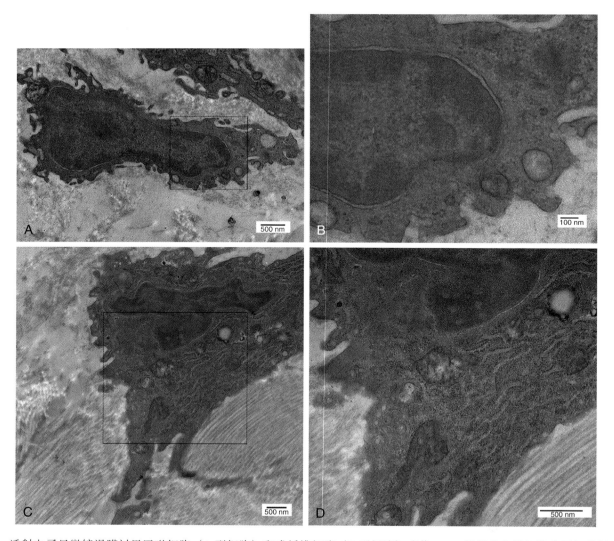

图 2-3　透射电子显微镜滑膜衬里巨噬细胞（A 型细胞）和成纤维细胞（B 型细胞）成像。A．低倍放大示细胞表面细伪足——巨噬细胞的特征和平滑的细胞核。B．放大 A 图中标记的方框区域，显示大量的小囊泡，其为巨噬细胞的特征性结构。同时，也注意到在该细胞内粗面内质网缺乏。C．明显的粗面内质网伴卷曲的细胞核（方框标记区域）是滑膜衬里成纤维细胞（B 型细胞）的特征。D．放大显示粗面内质网

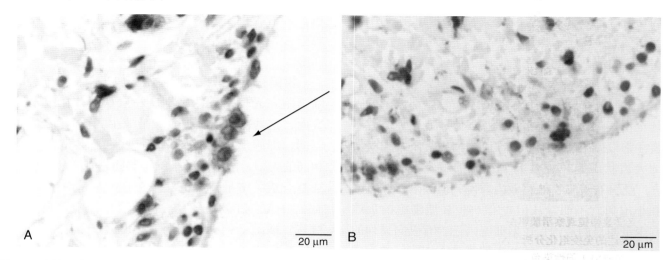

图 2-4　光镜滑膜衬里巨噬细胞免疫组化观察。A 和 B，巨噬细胞 CD45（A）和 CD68（B）染色阳性。CD45 和 CD68 是鉴定造血细胞和巨噬细胞的标记

糖转化为 UDP- 葡萄糖醛酸，后者是 HA 合成酶组装 HA 多聚体所必需的两个重要底物之一[34]。所有滑膜衬里层细胞都表达 CD44，该分子是 HA 非整合素受体[32,35,36]。新近研究发现类风湿关节炎（RA）成纤维样滑膜细胞 DNA 甲基化和转录组学信号具有关节特异性，可能体现 RA 不同的发病过程[37]。在成纤维样滑膜细胞中进一步发现的表观遗传变化，可以解释与 RA 相关联的某些非遗传性危险因素[38]。

滑膜成纤维细胞也合成正常基质成分，包括纤连蛋白（fibronectin）、层粘连蛋白（laminin）、胶原、蛋白聚糖、润滑素和其他已经鉴定及尚未鉴定的蛋白。这些细胞还具有产生大量金属蛋白酶及金属蛋白酶抑制物、前列腺素和细胞因子的能力。这种能力极可能为机体提供重要的生物学作用，但是还无法完全描述与其正常功能有关的复杂生理学机制。在滑膜成纤维细胞上表达的选择性黏附分子可能有助于某

些细胞的迁移，如中性粒细胞进入滑液；帮助某些细胞，如单核白细胞滞留在滑膜中。金属蛋白酶、细胞因子、黏附分子和其他细胞表面分子的表达在炎症状态下会显著上调。在一项研究中，对正常滑膜组织与血清阳性关节痛、骨关节炎、早期和长病程 RA（established RA）滑膜组织进行转录组分析，发现免疫检查点分子程序性细胞死亡蛋白 -1（programmed death-1，PD-1）在早期和长病程 RA 中表达增高[39]。转录组学研究还发现 PD-1 配体 PD-L1、PD-L2 在滑膜组织中表达增高。但是，即使在疾病有明显的临床表现之前，配体相对应蛋白表达却非常少，提示在正常滑膜组织中 PD-1 和其配体之间的稳态在炎症时将会失去（图 2-5）。这些数据解释了为什么接受免疫检查点抑制剂（nivolumab 和 pembrolizumab）治疗癌症会发展为自身免疫性炎性关节炎。

特化的衬里成纤维细胞也表达许多衬里巨噬细

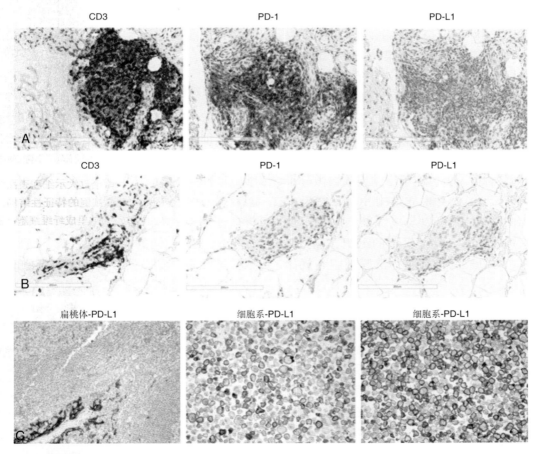

图 2-5　光学显微镜观察滑膜组织、对照组织和细胞系表达 CD3、PD-1 和 PD-L1。CD3、PD-1 和 PD-L1 在未治疗早期 RA 滑膜活检标本中表达的免疫组化分析。A. 滑膜中丰富的 CD3 和 PD-1 以及 5%PD-L1 阳性染色。B. 滑膜中 CD3 和 PD-1 阳性染色，但仅有不到 1%PD-L1 阳性染色。C. 人类扁桃体组织 PD-L1 阳性染色对照（左）、过表达 PD-L1 细胞系 PD-L1 染色阳性对照低密度（中）和高密度（右）

胞群或多数衬里下层成纤维细胞可能表达的其他分子，包括衰变加速因子（CD55）、血管内皮黏附分子 1（vascular cell adhesion molecule 1，VCAM-1）[33,40-43] 和钙黏合素 11 等 [44,45]。PGP.95，一种神经元标记蛋白，可能在 B 型滑膜细胞中特异性表达 [46]。衰变加速因子也表达于许多其他细胞（特别是红细胞）以及骨髓细胞，其与存在于绝大多数活化的白细胞（包括衬里巨噬细胞）表面的糖蛋白 CD97 相互作用，可能参与了白细胞活化的早期信号传递过程 [47,48]。相比之下，巨噬细胞表达 FcγRⅢ 需要该细胞与表达衰变加速因子的成纤维细胞接触，或与细胞外基质中衰变加速因子包被的原纤蛋白微纤维密切接触 [26]。

Toll 样受体（Toll-like receptor，TLR）也表达于衬里成纤维细胞。其中的 TLR2 可以被血清淀粉样蛋白 A 活化，通过 Tie2 信号通路介导（至少是部分），导致血管形成和细胞入侵 [49,50]。钙黏合素是一类组织限制性跨膜蛋白，其在亲同种抗原细胞间的黏附中发挥着重要作用，并参与维持正常组织结构。钙黏合素 -11 是最早从类风湿关节炎（RA）滑膜组织中克隆的，其后也被证实能够由正常滑膜衬里成纤维细胞表达，但不在衬里巨噬细胞中表达。研究发现转染钙黏合素 -11 的成纤维细胞可以在体外被诱导形成衬里样结构，提示该蛋白在建构滑膜衬里层中发挥作用 [44,45,51]。钙黏合素缺失小鼠的滑膜衬里层发育不良并对炎性关节病具有抗性支持了这种假设 [52]。当成纤维细胞表达钙黏合素 -11 包埋于层粘连蛋白微分子之中后，移行到表面形成衬里样结构 [53]。如果巨噬细胞含在培养细胞中，其可以与成纤维细胞共定位于表面。这些资料表面，滑膜衬里的组织，包括 A 型和 B 型细胞，均由成纤维细胞样滑膜细胞有规律排列。

整合素 β1 和 β3 表达于所有滑膜衬里细胞，形成以下分子的受体：层粘连蛋白（CD49f 和 CD49b）、Ⅰ 型和 Ⅳ 型胶原（CD49b）、玻连蛋白（CD51）、CD54（免疫球蛋白超家族成员）以及纤连蛋白（CD49d 和 CD49e）。CD31（血小板内皮细胞黏附分子）属于免疫球蛋白超家族成员，表达于内皮细胞、血小板和单核细胞，在滑膜衬里细胞中表达水平很低 [32]。

滑膜衬里细胞的更新

人体内滑膜细胞增殖能力较低，当培养正常滑膜组织时，加入 ^3H 胸腺嘧啶脱氧核苷，标记指数仅为 0.05% ～ 0.3% [54]。

这一标记指数与肠隐窝上皮标记指数的近 50% 成鲜明对照。同样的低增殖现象亦可见于大鼠和兔滑膜细胞。其后，免疫组化观察更进一步证实了这一现象。Revell 等报告在滑膜衬里细胞中，表达增殖标记蛋白 Ki67 的细胞仅占 1/30 000 ～ 1/2800，证实了原位滑膜细胞的低增殖率 [55]。后续的研究发现增殖细胞主要为滑膜成纤维细胞 [22,56]，这与滑膜 A 型细胞为终末分化的巨噬细胞的概念相一致。以 RA 这一种表现为滑膜衬里细胞增生的疾病为例，滑膜衬里细胞的有丝分裂活性在炎症状态下同样较低。部分研究报道在 RA 滑膜标本中，有丝分裂的细胞极为少见 [57]。

目前，除了认识到滑膜成纤维细胞增殖较慢以外，对这类细胞的自然生存期、募集及死亡方式知之甚少。凋亡可能参与了滑膜细胞稳态的维持，但是培养的成纤维样滑膜细胞有凋亡抵抗倾向，通过超微结构分析和 DNA 片段标记，发现仅极少量衬里层滑膜细胞显示出完全凋亡。由于正常滑膜组织标本较少和凋亡细胞清除迅速，可能混淆对滑膜细胞更新的分析 [58]。

滑膜衬里细胞的来源

目前已确定 A 型滑膜衬里细胞为骨髓来源的单核巨噬细胞 [4]。通过对 Beige（bg）小鼠的研究进一步证实了这一点。携带纯合子突变基因小鼠的巨噬细胞具有巨型溶酶体 [59,60]。通过放射线使正常小鼠骨髓衰竭，然后用 bg 小鼠骨髓细胞拯救后，用电镜分析被拯救小鼠的滑膜，发现滑膜 A 型衬里层细胞含有与 bg 小鼠相同的巨型溶酶体。而且，此现象在 B 型衬里细胞中看不到。这些发现充分证明，① A 型衬里细胞就是巨噬细胞，② A 型细胞来源于骨髓，③ A 型细胞和 B 型细胞没有组织发生学上的联系。

除了免疫组化证据，其他层面的证据为 A 型细胞来源于骨髓的学说增添了更多的支持：

- 骨硬化（op/op）小鼠是一种自发性突变鼠，由于 CSF1 基因的错义突变使其不能产生巨噬细胞集落刺激因子（macrophage colony-stimulating factor，MCSF），导致循环和驻留 MCSF 依赖性巨噬细胞的数量减少，这其中就包括滑膜 A 型细胞 [61-63]。
- 在大鼠滑膜中，滑膜血管发生之前 A 型细胞不会产生 [22]。

- 在新生小鼠滑膜中，A 型滑膜细胞始终围绕在小血管周围[6]。
- 在进行滑膜组织培养时，滑膜组织中的 A 型细胞会减少，观察显示滑膜组织中的 A 型细胞会向培养液中迁移，这部分解释了滑膜组织中 A 型细胞的减少，也反映了体内巨噬细胞由滑膜向滑液移动的过程[1,64]。
- 在炎症状态（如 RA），小血管周围细胞中 80% 为巨噬细胞，并在治疗成功后迅速清除（< 48 小时），但在炎症复发时又从血液循环中重新聚集[65]。

B 型衬里细胞代表着滑模衬里中的固有成纤维细胞，但其来源和招募尚未明确。存在于滑膜的间充质干细胞被认为是滑膜成纤维细胞的来源。间充质干细胞在不同的转录因子影响下，向不同细胞群分化，例如形成骨骼（CBFA-1）、软骨（Sox 9）和脂肪细胞（peroxisome proliferator-activated receptor γ，PPARγ）。但是，目前对于促进间充质干细胞向成纤维细胞分化的转录因子还没有被鉴别出来。

在炎性滑膜中，部分重要的信号通路被活化，包括核因子 -κB（NF-κB）、Janus 激酶 / 信号转导和转录激活因子（JAK/STAT）、Notch、缺氧诱导因子 -1（HIF-1）及其 α 亚单位 HIF-1α 等。NF-κB 是炎性滑膜中关键的转录调节蛋白[66]。NF-κB 信号通路活化复杂，其可以被细胞因子、细胞表面黏附分子和低氧活化[66,67]。NF-κB 活化后可以促进成纤维样滑膜细胞增生及抑制其凋亡，使 RA 滑膜增殖。在 RA 滑膜中，NF-κB 的关键作用之一是保护滑膜细胞抵抗凋亡，其机制可能是对抗肿瘤坏死因子（TNF）和 Fas 配体的细胞毒性[68]。

JAK/STAT、Notch 和 HIF-1α 信号通路也在滑膜炎症中得到证实。STAT3 在滑膜中的表达与滑膜炎相关，其由白细胞介素（IL）-6 所活化[69]，但也可被 TNF 间接活化。Notch 信号通路成分主要分布于血管及血管周围区域[67]，受血管内皮生长因子（VEGF）和促血管生成素 -2（ang2）调节，后者与 Notch 介导的炎症或癌症部位血管形成相一致[70,71]。有趣的是，缺氧可诱导滑膜细胞 p-STAT3/pSTAT1 和 Notch 活化[72]。而且，在 RA 滑膜细胞中 Notch/HIF-1α 的相互作用部分通过活化 STAT3 介导[73]，其机制可能是 STAT3 与冯希佩尔 - 林道肿瘤抑制因子（von Hippel-Lindau tumor suppressor）竞争性结合

HIF-1α。虽然在炎性关节中，NF-κB 和 HIF-1α 之间缺乏直接联系的证据，但在取自 RA 患者更为缺氧的关节滑膜组织中可以发现 NF-κB 通路的活化[72]。

滑膜衬里下层

滑膜衬里细胞与衬里下层之间不存在类似上皮黏膜的典型基底膜，故两层之间无法截然分开。但是，构成基底膜的绝大多数成分存在于细胞外基质并包绕衬里细胞。这些成分包括生腱蛋白 X、基底膜蛋白多糖（一种硫酸肝素糖蛋白）、IV 型胶原、层粘连蛋白和原纤维蛋白 -1[74,75]。值得注意的是，上皮半桥粒成分层粘连蛋白 -5 和整合素 α3β3γ2 不存在于衬里细胞外基质[76]。

衬里下层主要由疏松结缔组织构成，其厚度、纤维 / 胶原成分比例和脂肪组织的比例随滑膜部位的不同而不同。在正常健康状况下，衬里下层除散在分布的巨噬细胞和少量肥大细胞外，无其他炎症细胞[77]。人滑膜组织是间充质干细胞的丰富来源，但还不清楚这类细胞的具体分布位置。在体外，一些间充质细胞能够自我更新和分化成骨、软骨与脂肪细胞。这一现象提示这类细胞在体内具有再生能力[78-80]。

衬里下层可以分为三种类型：蜂窝型、纤维型和脂肪型。光镜下，蜂窝型衬里下层是最常研究的对象，其主要见于能够自由运动的大关节。该类型由细胞性衬里层和衬里下层的疏松结缔组织、少量致密胶原纤维和丰富的血管构成。纤维型衬里下层由少量致密纤维、含很少血管的结缔组织和较薄的衬里细胞层构成。脂肪型衬里层含有丰富的成熟脂肪细胞和单层衬里细胞，在老年关节滑膜和关节间脂肪垫中更为常见。

滑膜衬里下层含有 I、III、V 和 VI 型胶原，糖胺聚糖，蛋白聚糖，以及包括生腱蛋白和层粘连蛋白在内的细胞外基质。衬里下层细胞缺乏或极少表达胶原、层粘连蛋白和玻连蛋白的整合素受体。而纤连蛋白受体（CD49d 和 CD49e）可被检测到，透明质酸受体（CD44）则在大多数衬里下层细胞中高度表达。β2 整合素主要表达于血管周围区域，特别是衬里下层区域，如 CD54[81]。

衬里下层血供

滑膜血液供应由许多小血管提供，其部分血管是与关节囊、骨骺和其他滑膜周围组织共享的。滑膜

及骨膜与关节周围骨骼之间的血供借动静脉吻合相互沟通。大型动脉血管进入关节囊附近的滑膜深层时分支，而且分支在滑膜下浅层又会反复分支形成微血管单位。毛细血管前微动脉可能在控制衬里层血液供应方面起主要作用。滑膜毛细血管床的表面积较大，而其仅深入到滑膜表面以下的少数几层细胞中，因此在分子的跨滑膜交换中发挥着作用。但是，衬里表层极少有血管。个别研究发现，在正常滑膜中的血管有一个完整的周细胞层，提示血管稳定性；而在炎性关节中，可见混合的成熟与不成熟血管。神经细胞黏附分子缺乏和 DNA 氧化损伤提示血管可以保持塑性状态，即使在周围细胞募集之后 [82,83]。在应用 TNF 阻滞剂之后，滑膜血管变得更加稳定，如正常滑膜。

影响滑膜血液供应的物理因素很多。热能增加通过滑膜毛细血管的血流量。运动同样增加正常关节滑膜血液供应，但自关节腔清除小分子物质的能力可能下降。实验证实，关节血管储备能力对关节运动具有重要意义。关节制动减少关节滑膜血流量，关节腔内渗出使滑膜所承受的压力增加，导致血管受压迫，血液供应减少。

血管内皮细胞表达 CD34 和 CD31（图 2-6A），同时表达基底膜主要成分的受体，包括层粘连蛋白、Ⅳ型胶原等的受体以及整合素性受体 CD49a（层粘连蛋白和胶原受体）、CD49d（纤维连接蛋白受体）、CD41 与 CD51（玻连蛋白受体）、CD61（β3 整合素亚单位）。内皮细胞也表达 CD44（透明质酸受体）、CD62（P- 选择素，其作为受体支持白细胞与活化的血小板及内皮相结合）。在非炎性滑膜中，这些分子仅呈弱阳性，但表达 CD54（细胞间黏附分子，ICAM-1），后者为许多白细胞表达的 β2 整合素的受体。免疫组化可见衬里下层表浅区毛细血管内皮细胞高表达 HLA-DR，但滑膜深层大血管内皮细胞不表达该类分子 [32,34]。

在炎性关节中，缺氧可能是内皮细胞活化和血管形成的驱动因素。这一理论首先于 1970 年提出 [84]。采用滑液电极，证实 RA 累及的膝关节滑液氧分压仅有 26.5 mmHg，远远低于骨关节炎滑液（42.9 mmHg）和创伤性渗出（63 mmHg）。炎性关节糖酵解代谢水平提高提示关节内代谢活性增强，进一步支持这一观察。采用 pO_2 探针，发现在炎性关节中平均 pO_2 为 3%，而在正常关节为 7%，证实了炎性滑膜中的 pO_2 降低 [85]。滑膜缺氧程度受 RA 和正常滑膜的影响，

与血管数和血管成熟水平呈负相关。对 TNF 阻滞剂反应良好的患者，关节 pO_2 提高，其氧合水平改善到与正常关节相同水平。

衬里下层淋巴系统

抗淋巴管内皮细胞透明质酸受体（lymphatic vessel endothelial HA receptor，LYVE-1）抗体的应用（图 2-6B），使详细研究淋巴管在滑膜中的分布和数量成为可能（图 2-6B）[86]。这种抗体对淋巴管和淋巴窦内皮细胞具有高度特异性，它不与毛细血管内皮细胞和其他表达 CD34 和Ⅷ因子相关性抗原的血管细胞发生反应。以 LYVE-1 在淋巴内皮细胞中的表达为标记，可以发现淋巴管在蜂窝型和脂肪型滑膜中远较纤维型滑膜为多。通过检测正常、骨关节炎和 RA 关节滑膜组织中的 LYVE-1 分子，发现淋巴管在滑膜的表层、中间层和深层均有分布，只是在正常滑膜衬里下层表层的数量较少。在正常滑膜与骨关节炎滑膜之间，滑膜淋巴系统的数量和分布无明显区别，两者均无肥大的滑膜绒毛。然而，淋巴系统在绒毛水肿性肥大和慢性炎症的衬里下层非常丰富。

衬里下层神经分布

滑膜分布有丰富的交感和感觉神经。交感神经为有髓鞘神经，能够被抗蛋白 S100 抗体检出，其终止于血管附近，以调节血管张力（图 2-6C、D 和 E）。感觉神经通过无髓鞘末梢感受器感受本体感觉和痛觉，经由大的有髓鞘神经纤维和小的（< 5 μm）有或无髓鞘神经纤维传导。在滑膜中，该感受器具有多个神经多肽免疫反应性，包括 P 物质、降钙素基因相关肽和血管活性肠肽 [87,88]。

功能

各个不同滑膜细胞群的合成与保护功能是复杂多样的。由多种细胞群及其产物、血管、神经和细胞基质构成的复杂的滑膜结构，在正常关节运动、滑液形成、软骨细胞营养和不同解剖部位的软骨保护等方面，具有多种重要的功能。这些功能可以长期存在，以维持关节的最大活动性和独立性。关节液基本成分缺乏或对软骨保护不适当，会导致早期关节功能障碍，并且进一步发展为局部或全身关节功能障碍。

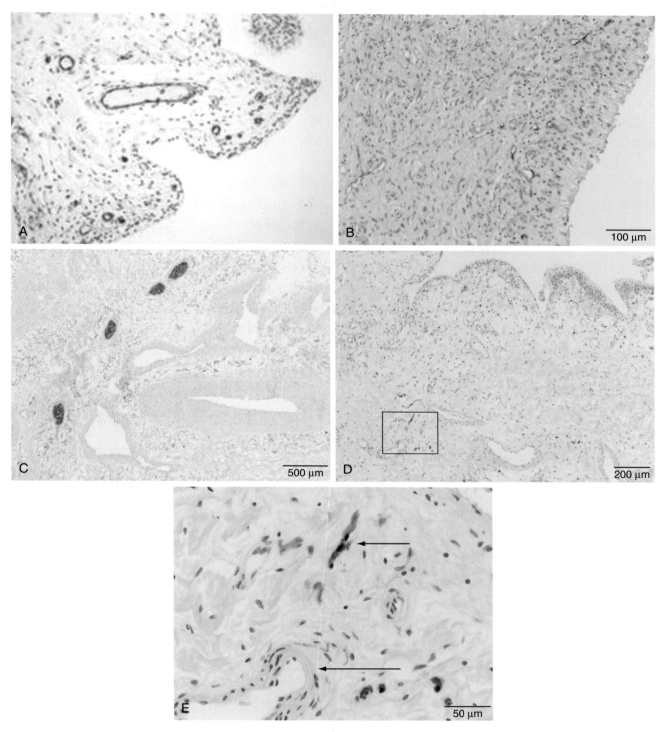

图 2-6　滑膜淋巴管和神经结构免疫组化透射光镜照片。A、B．疏松型滑膜中由抗 CD31 标记的薄壁血管（A）和由抗 LYVE-1 标记的炎性滑膜淋巴管（B）。C．在滑膜衬里下层邻近关节囊的区域有中等尺寸的神经血管束，其神经纤维由抗蛋白 S100 抗体标记。D．应用抗蛋白 S100 抗体可鉴定出滑膜表层中的小神经。E．将 D 图中的方框区域放大，上方箭头指示小神经，下方箭头指示小血管

关节运动

滑膜的四个特征即滑膜的可塑性、多孔性、非附着性和润滑作用，对维护关节运动至关重要。健康状态下，滑膜是高度可塑性结构，这一结构使关节腔内两相邻的非可塑性结构的运动更为便利。滑膜帮助两组织间而非组织中的运动的独特功能已受到重视[89]，这一独特功能归因于滑膜游离面的存在，允许滑膜组织维持与其他邻近组织的分离状态。由此产生的腔隙由滑液充填并维护。

可塑性

正常滑膜的可塑性是非常大的，这样才能适应关节和其相邻的肌腱、韧带和关节囊因为运动所需达到的极限活动范围。当手指屈曲时，指间关节掌侧滑膜收缩而背侧滑膜舒展；当手指伸直时则相反。这种正常的滑膜收缩和舒展，可能涉及滑膜组织的折叠与展开、弹性拉伸和组织松弛。值得强调的是，在关节反复运动中，滑膜衬里不会挤压于两个软骨关节面之间，滑膜及其血管和淋巴系统的完整性都能得到保持。这种可塑性同样通过维持相对较低的关节内压力，从而减小关节运动中的滑膜缺血再灌注损伤。

多孔性

滑膜微血管和衬里层必须有孔隙，以允许营养软骨的大分子物质透过。滑膜衬里层结构的基底膜相对杂乱和缺乏紧密连接，正好能够满足这一要求。虽然新近研究数据提示衬里层巨噬细胞形成紧密连接，但其在炎症时可能消失[89a]。血浆成分能够自由扩散进入关节间隙。其中，绝大多数血浆成分，包括蛋白质，在关节滑液中的浓度为血浆的 1/3 ～ 1/2。

非附着性

滑膜利于关节运动的第三个重要特征是其与相对面的非附着性。滑膜表面的衬里细胞附着在其下层的细胞与基质上，但与其相对面的滑膜和软骨面不相附着。使滑膜保持非附着性的机制还不十分明了，可能与细胞表面以及组织基质分子（如胶原、纤维连接蛋白和透明质酸）的排列方式有关。也有研究认为滑膜的非附着性与正常关节滑膜衬里的规律性运动有关。

润滑作用

滑膜对关节运动极其重要的第四个特征是其对软骨 - 软骨运动的高效润滑作用。关节润滑的机制十分复杂，是关节生理功能不可或缺的部分。在活动关节中，软骨每天都要反复承受巨大的压力和摩擦力。活动关节发挥其功能不可能避免摩擦与磨损。正常情况下，成人软骨细胞在体内不能分裂、增殖，损伤的软骨仅存在有限的自我修复能力。为了维持关节功能确保终生应用，就必须有相应的保护措施，比如润滑，它能够减少日常活动所致的磨损和损伤。滑膜是一个半透膜，也能够帮助维持滑液中的润滑剂浓度。近期研究中，这些功能已通过聚四氟乙烯膜得到了复制，该膜能够作为生物反应系统，调节生物工程滑液中的润滑剂保持力。滑膜细胞黏附在该膜上可以发挥润滑剂生成作用和润滑剂转运的屏障作用[90]。而且，在此生物反应系统中，细胞因子能够刺激生成正常润滑剂的 40 ～ 80 倍（图 2-7）[91]。

边界润滑由特殊的具有保护功能的润滑分子完成。这些润滑分子吸附于两相对应的关节表面[92]。在边界润滑方式中，吸附润滑分子的关节面因润滑分子相互间产生的排斥力而达到润滑效果。边界润滑剂通过为关节面提供平滑光溜的被覆，改变其在关节表面的理化特性而发挥润滑效果，减小关节摩擦和磨损。在关节面上插入的保护性液体膜，使一侧关节面能够自由骑跨于另一关节面上，从而减少关节摩擦。软骨基质富含液体，能够被压缩，所以其在减少关节摩擦中也起重要作用。负重软骨自表面挤出的润滑性液体所形成的液膜，对保持两个软骨关节面的分离状态起着重要作用。采用电镜扫描观察这层液膜为连续性，仅 100 nm 厚，使两个关节面相互分离，避免了两个关节面直接的摩擦接触[93]。这一超薄润滑剂被覆还能够对抗两个关节面的分离，提高关节的稳定性。在健康关节中，关节内润滑系统的另一重要益处是能够有效防止相邻富有血管的滑膜过于紧贴，而这一特征在炎性关节中出现异常，使得滑膜紧贴在软骨表面。

透明质酸（hyaluronic acid，HA）为一种高分子量多聚糖，是滑液和软骨的主要成分[94]。对机械刺激敏感的滑膜成纤维细胞生成大量 HA[95,96]。在哺乳动物，HA 有三种形式，即 HAS1、HAS2 和 HAS3[97]，由 HA 合成酶在质膜上合成后直接分泌进

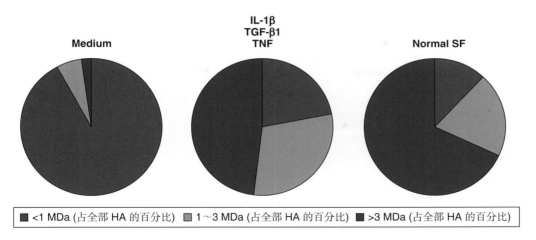

Medium　　　　　　IL-1β
TGF-β1
TNF　　　　　　**Normal SF**

■ <1 MDa（占全部 HA 的百分比）　　■ 1～3 MDa（占全部 HA 的百分比）　　■ >3 MDa（占全部 HA 的百分比）

图 2-7　滑液透明质酸分子大小。正常滑液（normal SF）、培养的滑膜细胞上清液（medium）和 IL-1β、TGF-β1、TNF 刺激的滑膜细胞。与对照细胞比较，注意由细胞因子混合刺激的滑膜细胞所产生的透明质酸更为近似正常滑液中的透明质酸，高分子量 HA 能够获得低摩擦环境（Data from Blewis ME，Lao BJ，Schumacher BL，et al.：Interactive cytokine regulation of synoviocyte lubricant secretion. *Tissue Eng Part A* 16：1329-1337，2010.）

入细胞外基质。HA 合成酶活性和 HA 分泌受细胞因子刺激，包括白细胞介素 -1β（interleukin-1β，IL-1β）、转化生长因子 -β（transforming growth factor-β，TGF-β）等 [95,98,99]。有趣的是，虽然在炎性关节中细胞因子水平增高，但滑液透明质酸浓度却下降 [100]。HA 也可由许多其他种类的骨骼细胞生成，是细胞外基质的一种重要成分。HA 既可以是关节软骨中的固态基质成分，也可以是正常或异常状态的滑液中的液态成分。

HA 有很多生物学功能，包括影响细胞生长、迁移和附着。HA 的调节性作用通过 HA 结合蛋白和受体介导。CD44 是 HA 受体之一，存在于软骨细胞、淋巴细胞和其他单核细胞表面。HA 在形态发生和创伤愈合过程中发挥关键作用。此外，HA 是滑膜衬里极其重要的结构性成分，在胚胎发育过程中对诱导形成关节腔发挥着重要作用。由滑膜生成的 HA 被认为是关节的主要润滑剂，HA 也被公认在维持滑液黏性中发挥着重要的生理学作用。HA 在维持正常关节功能中所起的重要作用不局限于其所提供的减震效能。HA 在低负重界面是一种特别重要的亲水性润滑剂，如滑膜与滑膜之间及滑膜与软骨之间 [101]。滑液 HA 与白蛋白共同作用，能够减少液体自关节腔的流失，特别是在关节内压力增加，如关节持续屈曲时的液体流失 [102-104]。

润滑素。有证据表明，在 20 世纪 70 年代首次报道的润滑素 [105]，是负责活动关节边界润滑的主要因子 [106]。润滑素是一种大分子分泌性黏蛋白样蛋白聚糖，分子量约为 280 kDa，是蛋白聚糖 4 基因（PRG4）的产物。润滑素是滑液的主要成分之一，存在于软骨表面。PRG4 高表达于人类滑膜成纤维细胞和软骨表层软骨细胞 [107]。润滑素与表层蛋白、巨噬细胞刺激因子和细胞生成素（hemangiopoietin，HAPO）相近，这些分子由相同的基因编码，但有不同的翻译后修饰。表层蛋白由滑膜衬里细胞和软骨表层软骨细胞表达，但软骨中层和深层不表达该蛋白 [108]。润滑素可能连接更长的 HA 多聚体，以分散剪切力和稳定润滑性分子 [109]。

在实验模型中发现，润滑素在关节和肌腱韧带中具有多重功能，如保护软骨表面免受蛋白沉积、细胞黏附、抑制滑膜细胞过度增生等 [110]。Prg4-/- 小鼠出生时正常，但出生后逐渐出现进行性表层软骨细胞丢失和滑膜细胞增生（图 2-8）。润滑素在维持关节完整性的重要作用，在一种致病性基因突变的鉴定过程中得到进一步证实。这种疾病称之为先天性屈曲指 - 关节炎 - 髋内翻 - 心包炎综合征（camptodactyly-arthropathy-coax vara-pericarditis syndrome，CACP）[111]。CACP 是一种大关节病，与滑液中润滑素缺乏导致的边界性润滑缺陷相关（图 2-9）[109,112]。对润滑素生物学和关节完整性进行的其他研究发现，实验性创伤导致滑液润滑素浓度减低，边界润滑作用减弱和关节软骨基质降解，这些改变可能是创伤诱导的炎性过程所致 [107]。

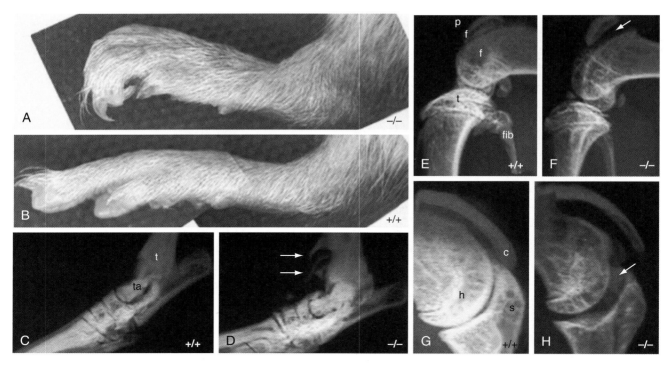

图 2-8 Prg4^{-/-} 小鼠的临床表现和放射学改变。A、B. 6 月龄 Prg4^{-/-} 小鼠（A）和野生型小鼠（B）后肢照片。注意突变鼠趾弯曲和踝关节肿胀。C、D. 9 月龄野生型小鼠（C）和 Prg4^{-/-} 小鼠（D）踝关节放射学改变。箭头所指为与胫骨（t）和距骨（ta）相符合的结构。注意踝关节邻近部位结构的钙化（D 中箭头所指）。E. 4 月龄野生型小鼠膝关节 X 线侧位片。箭头所指为与髌骨（p）、股骨髁（f）和胫骨平台（t）相符的结构。F. 4 月龄 Prg4^{-/-} 小鼠膝关节 X 线侧位片。注意髌骨和股骨之间增宽的关节间隙（箭头所指），髌骨、股骨髁和胫骨平台骨量减少。G. 4 月龄野生型小鼠肩关节 X 线片。箭头所指为与肱骨头（h）、肩胛骨关节盂（s）和锁骨（c）相符的结构。H. 4 月龄 Prg4^{-/-} 小鼠肩关节 X 线片。注意肱骨与肩胛骨关节盂之间增宽的关节间隙（箭头所指）以及肱骨头骨量减少（From Rhee DK，Marcelino J，Baker M，et al.：The secreted glycoprotein lubricin protects cartilage surfaces and inhibits synovial cell overgrowth. *J Clin Invest* 115：622-631，2005.）

但是，也有人对润滑素在关节润滑中的首要地位持不同意见。他们认为同是由衬里成纤维细胞分泌的表面活性磷脂，才是将关节软骨摩擦降低到极低水平的关键边界润滑剂[113]。因此，有人假设润滑素本身不起润滑作用，它只是作为载体，承载起真正润滑作用的表面活性磷脂至关节软骨。这种作用与肺表面活性物质结合蛋白相似。

滑液形成

在健康人群中，适量的滑液为关节运动中的滑膜组织和软骨提供了非常重要的垫样作用和润滑剂贮存场所。滑液中的许多可溶性成分和蛋白通过血管内皮上的微孔离开滑膜微循环，先扩散进入细胞间小间隙，再进入关节腔。滑液在部分程度上是血浆滤过液，其中的其他成分（如 HA 和润滑素）则由滑膜衬里细胞产生和清除（图 2-10）。如早前所见，滑液中

的电解质和小分子物质浓度与血浆一致。滑膜对多数小分子物质的通透性取决于自由扩散通过血管内膜和细胞间小间隙双屏障的过程，主要受衬里细胞间隙的限制。对多数小分子物质而言，滑膜通透性与分子大小呈负相关。

实验研究证实，小分子溶质的交换主要由滑膜小间隙决定，而蛋白质的通透性则取决于微血管内皮。滑膜不应被认为是一种简单的惰性的膜，而是一个复杂的调节性组织系统。通过滑膜血管扩散进入滑膜衬里层细胞间隙的生理性小分子，包括水、糖和许多必需的营养物质以及组织代谢废物。有证据表明，特殊转运系统提供的"泵"机制可能辅助某些可溶性分子的跨膜运输，同时还能使水分从关节腔中排出。

所有血浆蛋白能够通过血管内皮，经滑膜小间隙进入滑液。其效率取决于蛋白的分子大小和内皮微孔直径的大小。小分子蛋白（如白蛋白）较易进入滑液，而大分子蛋白（如纤维蛋白原）进入滑液则

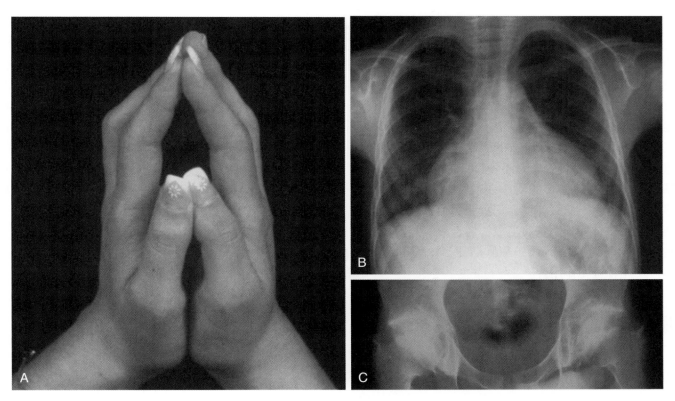

图 2-9 先天性屈曲指 - 关节炎 - 髋内翻 - 心包炎（CACP）综合征的临床特征。A．手的特征性畸形。B．胸部 X 线片示因心包炎而增大的心脏轮廓。C．骨盆 X 线片示一位 CACP 男孩的髋内翻（B and C，Courtesy Ronald Laxer，MD，Hospital for Sick Children，Toronto，Ontario，Canada.）

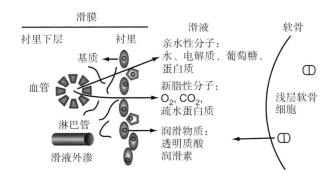

图 2-10 滑液形成示意图。滑液中许多可溶性成分和蛋白质经血管内皮微孔或开窗离开滑膜衬里下层微循环，在进入关节腔前先在滑膜细胞间隙扩散。对绝大多数小分子物质而言，滑膜通透性由自由扩散通过内皮和细胞间隙双屏障的过程所决定，扩散速度主要受滑膜衬里细胞间隙限制。脂溶性分子能够自细胞膜或细胞间通过，因此在通过滑膜表面时很少受限制。其他成分，如透明质酸和润滑素，由滑膜衬里细胞生成

较为困难。但是，滑液中的蛋白质和其他组分通过淋巴系统的清除过程不受限制，而且效率更高。滑液中的任何蛋白浓度反映了某一特定时间的滑液进出动力学平衡。由于滑液移出比进入更有效，因此在正常情况下，关节腔内压低于大气压力。一般认为关节腔内负压在维持关节稳定性中发挥重要作用。血浆蛋白在"滑液 - 血清"中的比例与蛋白质分子大小呈负相关。在关节炎症状态，滑膜的血管内皮通透性变大，允许更多蛋白质进入滑液。其显著变化是滑液中大分子物质浓度增加。滑液量增加的同时降低关节的稳定性。

相对于亲水性分子而言，脂溶性分子能够扩散通过细胞膜或经过细胞间隙进入滑液，且不受限制。所有滑膜表层都允许脂溶性物质扩散进出关节腔。生理学上，最重要的脂溶性分子是呼吸性气体分子——氧气和二氧化碳。当关节处于炎症状态时，滑液中氧分压下降而二氧化碳分压增高，pH 降低，乳酸产量增加 [85]。随之产生的缺氧和酸中毒将严重影响滑膜微循环和软骨细胞代谢。

软骨细胞营养

滑膜的另一重要功能是为关节软骨中的软骨细胞

提供营养（详见第 3 章）。由于关节软骨无血管，因此认为软骨的营养物质的供应和代谢分解产物的清除，是靠滑液、滑膜组织动静脉血管和软骨下骨来完成的。形态学、生理学和病理学研究证实，滑液的溶质很容易进入软骨。在体内，软骨不与滑液接触便不能成活。在软骨基质中营养物质转运可能依靠以下三个机制，即扩散、软骨细胞主动转运和软骨基质间隙性压缩形成的"泵"。大部分透明软骨覆盖着 50 μm 厚的有丰富血管分布的滑膜表层。软骨细胞对氧敏感，适宜生存于低氧环境。低氧张力促进软骨细胞表型表达和软骨特异性基质形成。活性氧家族对调节某些正常软骨细胞活性，如细胞活化、增殖和基质重建，发挥着重要作用。

结论

　　正常人体滑膜是一种高度特异性的多功能器官，其对维持人的活动和生存起重要作用。滑膜衬里层由巨噬细胞和成纤维细胞两种特征各异的细胞构成。滑膜巨噬细胞表达 CD45、CD163、CD97、CD68、神经元特异性脂酶、组织蛋白酶 B、L 和 D。表达 CD14 的细胞很少见于正常滑膜衬里层。表达于肝库普弗细胞和 II 型肺泡巨噬细胞的 FcγRIII（CD16）也可表达于滑膜巨噬细胞亚群。滑膜巨噬细胞也表达 MHC II 型分子，在吞噬以及抗原介导的免疫反应中起着中心作用。

　　滑膜衬里成纤维细胞具有突出的合成能力，能够生成重要的关节润滑物质——透明质酸和润滑素。滑膜成纤维细胞还合成正常细胞外基质成分，包括纤连蛋白、层粘连蛋白、胶原、蛋白聚糖、润滑素和其他已鉴定或未鉴定的蛋白等。在正常滑膜中，通过表观遗传调节途径维持检查点分子的脆弱平衡与稳态。当炎症发生时这一稳态就会失衡，滑膜组织合成分泌大量金属蛋白酶、金属蛋白酶抑制物、前列腺素和细胞因子。滑膜成纤维细胞表达的选择性黏附分子有利于某些细胞群的流动如淋巴细胞进入滑液，或有助于其他细胞（如单核细胞）在滑膜内驻留。

　　滑膜衬里下层由疏松结缔组织基质构成，其中含有血管和淋巴管分支、神经和多种常住细胞，包括渗入的巨噬细胞和成纤维细胞等。神经具有调节滑膜血流量的重要作用。淋巴管则排出来自滑膜或滑液的代谢分解产物。不同解剖部位和不同局部功能需要的衬里下层的形态不同。

　　滑膜功能的协调一致对正常关节运动、滑液形成和营养软骨细胞、保护软骨等非常重要。这些功能会在多个解剖部位终身存在。滑液中的重要成分（如润滑素）的缺乏或不适当的软骨保护会导致早期关节功能异常，并可能发展为不同程度的关节功能障碍。在动物模型和人体中，润滑素缺乏所导致的疾病特征已经得到了很明确的报道，更深入的研究可能会发现新的与滑膜特定功能紊乱相关联的退行性多关节炎临床类型。

Full references for this chapter can be found on ExpertConsult.com.

参考文献

1. Nozawa-Inoue K, Takagi R, Kobayashi T, et al.: Immunocyto-chemical demonstration of the synovial membrane in experimentally induced arthritis of the rat temporomandibular joint, *Arch Histol Cytol* 61:451–466, 1998.
2. Vandenabeele F, Lambrichts I, Lippens P, et al.: In vitro loading of human synovial membrane with 5-hydroxydopamine: evidence for dense core secretory granules in type B cells, *Arch Histol Cytol* 64:1–16, 2001.
3. Castor CW: The microscopic structure of normal human synovial tissue, *Arthritis Rheum* 3:140–151, 1960.
4. Barland P, Novikoff A, Novikoff AB, et al.: Electron microscopy of the human synovial membrane, *J Cell Biol* 14:207–220, 1962.
5. Krey PR, Cohen AS: Fine structural analysis of rabbit synovial cells in organ culture, *Arthritis Rheum* 16:324–340, 1973.
6. Okada Y, Nakanishi I, Kajikawa K: Ultrastructure of the mouse synovial membrane: development and organization of the extracellular matrix, *Arthritis Rheum* 24:835–843, 1981.
7. Groth HP: Cellular contacts in the synovial membrane of the cat and the rabbit: an ultrastructural study, *Cell Tissue Res* 164:525–541, 1975.
8. Roy S, Ghadially FN: Ultrastructure of normal rat synovial membrane, *Ann Rheum Dis* 26:26–38, 1967.
9. Wyllie JC, More RH, Haust MD: The fine structure of normal guinea pig synovium, *Lab Invest* 13:1254–1263, 1964.
10. Fell HB, Glauet AM, Barratt ME, et al.: The pig synovium. I. The intact synovium in vivo and in organ culture, *J Anat* 122:663–680, 1976.
11. Watanabe H, Spycher MA, Ruttner JR, et al.: Ultrastructural studies of rabbit synovitis induced by autologous IgG fragments. II. Infiltrating cells in the sublining layer, *Scand J Rheumatol Suppl* 15:15–22, 1976.
12. Linck G, Stoerkel ME, Petrovic A, et al.: Morphological evidence of a polypeptide-like secretory function of the B cells in the mouse synovial membrane, *Experientia* 33:1098–1099, 1977.
13. Johansson HE, Rejno S: Light and electron microscopic investigation of equine synovial membrane: a comparison between healthy joints and joints with intraarticular fractures and osteochondrosis dissecans, *Acta Vet Scand* 17:153–168, 1976.
14. Ghadially FN: *Fine structure of joints*, London, 1983, Butterworths.
15. Iwanaga T, Shikichi M, Kitamura H, et al.: Morphology and functional roles of synoviocytes in the joint, *Arch Histol Cytol* 63:17–31, 2000.
16. Graabaek PM: Ultrastructural evidence for two distinct types of synoviocytes in rat synovial membrane, *J Ultrastruct Res* 78:321–339, 1982.

17. Graabaek PM: Characteristics of the two types of synoviocytes in rat synovial membrane: an ultrastructural study, *Lab Invest* 50:690–702, 1984.

18. Edwards JCW: Fibroblast biology: development and differentiation of synovial fibroblasts in arthritis, *Arthritis Res* 2:344–347, 2000.

19. Athanasou NA: Synovial macrophages, *Ann Rheum Dis* 54:392–394, 1995.

20. Athanasou NA, Quinn J: Immunocytochemical analysis of human synovial lining cells: phenotypic relation to other marrow derived cells, *Ann Rheum Dis* 50:311–315, 1991.

21. Athanasou NA, Quinn J, Heryet A, et al.: The immunohistology of synovial lining cells in normal and inflamed synovium, *J Pathol* 155:133–142, 1988.

22. Izumi S, Takeya M, Takagi K, et al.: Ontogenetic development of synovial A cells in fetal and neonatal rat knee joints, *Cell Tissue Res* 262:1–8, 1990.

23. Edwards JC: The nature and origins of synovium: experimental approaches to the study of synoviocyte differentiation, *J Anat* 184:493–501, 1994.

24. Lau SK, Chu PG, Weiss LM: CD163: a specific marker of macrophages in paraffin-embedded tissue samples, *Am J Clin Pathol* 122:794–801, 2004.

25. Tuijnman WB, van Wichen DF, Schuurman HJ: Tissue distribution of human IgG Fc receptors CD16, CD32 and CD64: an immunohistochemical study, *APMIS* 101:319–329, 1993.

26. Edwards JCW, Blades S, Cambridge G: Restricted expression of Fc gammaRIII (CD16) in synovium and dermis: implications for tissue targeting in rheumatoid arthritis (RA), *Clin Exp Immunol* 108:401–406, 1997.

27. Bhatia A, Blades S, Cambridge G, et al.: Differential distribution of Fc gamma RIIIa in normal human tissues and co-localization with DAF and fibrillin-1: implications for immunological microenvironments, *Immunology* 94:56–63, 1998.

28. Walker MG: Z39Ig is co-expressed with activated macrophage genes, *Biochim Biophys Acta* 1574:387–390, 2002.

29. Kim JK, Choi EM, Shin HI, et al.: Characterization of monoclonal antibody specific to the Z39Ig protein, a member of immunoglobulin superfamily, *Immunol Lett* 99:153–161, 2005.

30. Lee MY, Kim WJ, Kang YJ, et al.: Z39Ig is expressed on macrophages and may mediate inflammatory reactions in arthritis and atherosclerosis, *J Leukoc Biol* 80:922–928, 2006.

31. el-Gabalawy H, Canvin J, Ma GM, et al.: Synovial distribution of alpha d/CD18, a novel leukointegrin: comparison with other integrins and their ligands, *Arthritis Rheum* 39:1913–1921, 1996.

32. Demaziere A, Athanasou NA: Adhesion receptors of intimal and subintimal cells of the normal synovial membrane, *J Pathol* 168:209–215, 1992.

33. Hui AY, McCarty WJ, Masuda K, et al.: A systems biology approach to synovial joint lubrication in health, injury, and disease, *Wiley Interdiscip Rev Syst Biol Med* 4:15–37, 2012.

34. Wilkinson LS, Pitsillides AA, Worrall JG, et al.: Light microscopic characterization of the fibroblast-like synovial intimal cell (synoviocyte), *Arthritis Rheum* 35:1179–1184, 1992.

35. Johnson BA, Haines GK, Haclous LA, et al.: Adhesion molecule expression in human synovial tissue, *Arthritis Rheum* 36:137–146, 1993.

36. Henderson KJ, Edwards JCW, Worrall JG: Expression of CD44 in normal and rheumatoid synovium and cultured fibroblasts, *Ann Rheum Dis* 53:729–734, 1994.

37. Ai R, Hammaker D, Boyle DL, et al.: Joint-specific DNA methylation and transcriptome signatures in rheumatoid arthritis identify distinct pathogenic processes, *Nat Commun* 7:118492016, 2016.

38. Whitaker JW, Shoemaker R, Boyle DL, et al.: An imprinted rheumatoid arthritis methylome signature reflects pathogenic phenotype, *Genome Med* 5:40, 2013.

39. Guo Y, Walsh AM, Canavan M, et al.: Immune checkpoint inhibitor PD-1 pathway is down-regulated in synovium at various stages of rheumatoid arthritis disease progression, *PLoS One* 13:e0192704, 2018.

40. Stevens CR, Mapp PI, Revell PA: A monoclonal antibody (Mab 67) marks type B synoviocytes, *Rheumatol Int* 10:103–106, 1990.

41. Pitsillides AA, Wilkinson LS, Mehdizadeh S, et al.: Uridine diphosphoglucose dehydrogenase activity in normal and rheumatoid synovium: the description of a specialized synovial lining cell, *Int J Exp Pathol* 74:27–34, 1993.

42. Wilkinson LS, Edwards JD, Paston RN, et al.: Expression of vascular cell adhesion molecule-1 in normal and inflamed synovium, *Lab Invest* 68:82–88, 1993.

43. Edwards JC, Wilkinson LS, Speight P, et al.: Vascular cell adhesion molecule 1 and alpha 4 and beta 1 integrins in lymphocyte aggregates in Sjögren's syndrome and rheumatoid arthritis, *Ann Rheum Dis* 52:806–811, 1993.

44. Valencia X, Higgins JM, Kiener HP, et al.: Cadherin-11 provides specific cellular adhesion between fibroblast-like synoviocytes, *J Exp Med* 200:1673–1679, 2004.

45. Kiener HP, Brenner MB: Building the synovium: cadherin-11 mediates fibroblast-like synoviocyte cell-to-cell adhesion, *Arthritis Res Ther* 7:49–54, 2005.

46. Kitamura HP, Yanase H, Kitamura H, et al.: Unique localization of protein gene product 9.5 in type B synoviocytes in the joints of the horse, *J Histochem Cytochem* 47:343–352, 1999.

47. Hamann J, Wishaupt JO, van Lier RA, et al.: Expression of the activation antigen CD97 and its ligand CD55 in rheumatoid synovial tissue, *Arthritis Rheum* 42:650–658, 1999.

48. Hamann J, Vogel B, van Schijadel GM, et al.: The seven-span transmembrane receptor CD97 has a cellular ligand (CD55, DAF), *J Exp Med* 184:1185–1189, 1996.

49. Ultaigh SN, Saber TP, McCormick J, et al.: Blockade of Toll-like receptor 2 prevents spontaneous cytokine release from rheumatoid arthritis ex vivo synovial explant cultures, *Arthritis Res Ther* 23(13), 2011.

50. Saber T, Veale DJ, Balogh E, et al.: Toll-like receptor 2 induced angiogenesis and invasion is mediated through the Tie2 signalling pathway in rheumatoid arthritis, *PLoS ONE* 6:e23540, 2011.

51. Kiener HP, Lee DM, Agarwal SK, et al.: Cadherin-11 induces rheumatoid arthritis fibroblast-like synoviocytes to form lining layers in vitro, *Am J Pathol* 168:1486–1499, 2006.

52. Lee DM, Kiener HP, Agarwal SK, et al.: Cadherin-11 in synovial lining formation and pathology in arthritis, *Science* 315:1006–1010, 2007.

53. Kiener HP, Watts GF, Cui Y, et al.: Synovial fibroblasts self-direct multicellular lining architecture and synthetic function in three-dimensional organ culture, *Arthritis Rheum* 62:742–752, 2010.

54. Mohr W, Beneke G, Mohing W: Proliferation of synovial lining cells and fibroblasts, *Ann Rheum Dis* 34:219–224, 1975.

55. Lalor PA, Garcia CH, O'Rourke LM, et al.: Proliferative activity of cells in the synovium as demonstrated by a monoclonal antibody, Ki67, *Rheumatol Int* 7:183–186, 1987.

56. Qu Z, Henderson B, Bitensky L, et al.: Local proliferation of fibroblast-like synoviocytes contributes to synovial hyperplasia: results of proliferating cell nuclear antigen/cyclin, c-myc, and nucleolar organizer region staining, *Arthritis Rheum* 37:212–220, 1994.

57. Coulton LA, Coates PJ, Ansari B, et al.: DNA synthesis in human rheumatoid and nonrheumatoid synovial lining, *Ann Rheum Dis* 39:241–247, 1980.

58. Hall PA, Edwards JC, Willoughby DA, et al.: Regulation of cell number in the mammalian gastrointestinal tract: the importance of apoptosis, *J Cell Sci* 107:3569–3577, 1994.

59. Edwards JC, Willoughby DA: Demonstration of bone marrow derived cells in synovial lining by means of giant intracellular granules as genetic markers, *Ann Rheum Dis* 41:177–182, 1982.

60. Edwards JC: The nature and origin of synovium: experimental approach to the study of synoviocyte differentiation, *J Anat* 184:493–501, 1994.

61. Yoshida H, Cecchini MG, Fleisch H, et al.: The murine mutation osteopetrosis is in the coding region of the macrophage colony stimulating factor gene, *Nature* 345:442–444, 1990.

62. Felix R, Cecchini MG, Fleisch H: Macrophage colony stimulating

factor restores in vivo bone resorption in the op/op osteopetrotic mouse, *Endocrinology* 127:2592–2594, 1990.

63. Naito M, Palmer DG, Revell PA, et al.: Abnormal differentiation of tissue macrophage populations in "osteopetrosis" (op) mice defective in the production of macrophage colony-stimulating factor, *Am J Pathol* 139:657–667, 1991.

64. Hogg N, Palmer DG, Revell PA: Mononuclear phagocytes of normal and rheumatoid synovial membrane identified by monoclonal antibodies, *Immunology* 56:673–681, 1985.

65. Wijbrandts CA, Remans PH, Klarenbeek PL, et al.: Analysis of apoptosis in peripheral blood and synovial tissue very early after initiation of infliximab treatment in rheumatoid arthritis patients, *Arthritis Rheum* 58:3330–3339, 2008.

66. Müller-Ladner U, Gay RE, Gay S: Role of nuclear factor kappaB in synovial inflammation, *Curr Rheumatol Rep* 4:201–207, 2002.

67. Moynagh PN: The NF-κB pathway, *J Cell Sci* 118:4589–4592, 2005.

68. Miagkov AV, Kovalenko DV, Brown CE, et al.: NF-kappaB activation provides the potential link between inflammation and hyperplasia in the arthritic joint, *Proc Natl Acad Sci USA* 95:13859–13864, 1998.

69. Rosengren S, Corr M, Firestein GS, et al.: The JAK inhibitor CP-690,550 (tofacitinib) inhibits TNF-induced chemokine expression in fibroblast-like synoviocytes: autocrine role of type I interferon, *Ann Rheum Dis* 71:440–447, 2012.

70. Gao W, Sweeney C, Connolly M, et al.: Notch-1 mediates hypoxia-induced angiogenesis in rheumatoid arthritis, *Arthritis Rheum* 64:2104–2113, 2012.

71. De Bock K, Georgiadou M, Carmeliet P: Role of endothelial cell metabolism in vessel sprouting, *Cell Metab* 18:634–647, 2013.

72. Oliver KM, Garvey JF, Ng CT, et al.: Hypoxia activates NF-kappaB-dependent gene expression through the canonical signaling pathway, *Antioxid Redox Signal* 11:2057–2064, 2009.

73. Lee JH, Suk J, Park J, et al.: Notch signal activates hypoxia pathway through HES1-dependent SRC/signal transducers and activators of transcription 3 pathway, *Mol Cancer Res* 7:1663–1671, 2009.

74. Li TF, Boesler EW, Jimenez SA, et al.: Distribution of tenascin-X in different synovial samples and synovial membrane-like interface tissue from aseptic loosening of total hip replacement, *Rheumatol Int* 19:177–183, 2000.

75. Dodge GR, Boesler EW, Jimenez SA: Expression of the basement membrane heparan sulfate proteoglycan (perlecan) in human synovium and in cultured human synovial cells, *Lab Invest* 73:649–657, 1995.

76. Konttinen YT, Hoyland JA, Denton J, et al.: Expression of laminins and their integrin receptors in different conditions of synovial membrane and synovial membrane-like interface tissue, *Ann Rheum Dis* 58:683–690, 1999.

77. Dean G, Kruetner A, Ferguson AB, et al.: Mast cells in the synovium and synovial fluid in osteoarthritis, *Br J Rheumatol* 32:671–675, 1993.

78. Bentley G, Kreutner A, Ferguson AB: Synovial regeneration and articular cartilage changes after synovectomy in normal and steroid-treated rabbits, *J Bone Joint Surg Br* 57:454–462, 1975.

79. De Bari C, Sekiya I, Yagishita K, et al.: Multipotent mesenchymal stem cell from adult human synovial membrane, *Arthritis Rheum* 44:1928–1942, 2001.

80. Sakaguchi Y, Athanasou NA: Comparison of human stem cells derived from various mesenchymal tissues: superiority of synovium as a cell source, *Arthritis Rheum* 52:2521–2529, 2005.

81. Demaziere A, Athanasou NA: Adhesion receptors of intimal and subintimal cells of the normal synovial membrane, *J Pathol* 168:209–215, 1992.

82. Izquierdo E, Canete JD, Celis R, et al.: Immature blood vessels in rheumatoid synovium are selectively depleted in response to anti-TNF therapy, *PLoS ONE* 4:e8131, 2009.

83. Kennedy A, Ng CT, Biniecka M, et al.: Angiogenesis and blood vessel stability in inflammatory arthritis, *Arthritis Rheum* 62:711–721, 2010.

84. Lund-Olesen K: Oxygen tension in synovial fluids, *Arthritis Rheum* 13:769–776, 1970.

85. Ng CT, Biniecka M, Kennedy A, et al.: Synovial tissue hypoxia and inflammation in vivo, *Ann Rheum Dis* 69:1389–1395, 2010.

86. Xu H, Edwards J, Banerji S, et al.: Distribution of lymphatic vessels in normal and arthritic human synovial tissues, *Ann Rheum Dis* 62:1227–1229, 2003.

87. Bohnsack M: Distribution of substance-P nerves inside the infrapatellar fat pad and the adjacent synovial tissue: a neurohistological approach to anterior knee pain syndrome, *Arch Orthop Trauma Surg* 125:592–597, 2005.

88. McDougall JJ: Arthritis and pain: neurogenic origin of joint pain: a review, *Arthritis Res Ther* 10:220–230, 2006.

89. Henderson B, Edwards JCW: Functions of synovial lining. In Henderson B, Edwards JCW, editors: *The synovial lining in health and disease*, London, 1987, Chapman & Hall, pp 41–74.

89a. Culemann S, Gruneboom A, Nicolas-Avila JA, et al.: Locally renewing resident synovial macrophages provide a protective barrier for the joint, *Nature* 572:670–675, 2019.

90. Blewis ME, Lao BJ, Jadin KD, et al.: Semi-permeable membrane retention of synovial fluid lubricants hyaluronan and proteoglycan 4 for a biomimetic bioreactor, *Biotechnol Bioeng* 106:149–160, 2010.

91. Blewis ME, Lao BJ, Schumacher BL, et al.: Interactive cytokine regulation of synoviocyte lubricant secretion, *Tissue Eng Part A* 16:1329–1337, 2010.

92. Mazzucco D, Spector M: The role of joint fluid in the tribology of total joint arthroplasty, *Clin Orthop Relat Res* 429:17–32, 2004.

93. Clark JM, Norman AG, Kaab MJ, et al.: The surface contour of articular cartilage in an intact, loaded joint, *J Anat* 195:45–56, 1999.

94. Prehm P: Hyaluronan. In Steinbuchel A, editor: *Biopolymers*, Weinheim, Germany, 2002, Wiley-VCH-Verlag, pp 379–400.

95. Momberger TS, Levick JR, Mason RM: Hyaluronan synthesis by rabbit synoviocytes is mechanosensitive, *Matrix Biol* 24:510–519, 2005.

96. Momberger TS, Levick JR, Mason RM: Mechanosensitive synoviocytes: a Ca2+-PKCα-MAP kinase pathway contributes to stretch-induced hyaluronan synthesis in vitro, *Matrix Biol* 25:306–316, 2006.

97. Weigel PH, Hascall VC, Tammi M: Hyaluronan synthases, *J Biol Chem* 272:13997–14000, 1997.

98. Recklies AD, White C, Melching L, et al.: Differential regulation and expression of hyaluronan in human articular cartilage, synovial cells and osteosarcoma cells, *Biochem J* 354:17–24, 2001.

99. Tanimoto K, Itoh H, Sagawa N, et al.: Cyclic mechanical stretch regulates the gene expression of hyaluronic acid synthetase in cultured rabbit synovial cells, *Connect Tissue Res* 42:187–195, 2001.

100. Hui AY, McCarty WJ, Masuda K, et al.: A systems biology approach to synovial joint lubrication in health, injury, and disease, *Wiley Interdiscip Rev Syst Biol Med* 4:15–37, 2012.

101. Murakami T, Higaki H, Sawae Y, et al.: Adaptive multimode lubrication in natural synovial joints and artificial joints, *Proc Inst Mech Eng H* 212:23–35, 1998.

102. Levick JR: Fluid movement across synovium in healthy joints: role of synovial fluid macromolecules, *Ann Rheum Dis* 54:417–423, 1995.

103. Scott D, Coleman PJ, Mason RM, et al.: Molecular reflection by synovial lining is concentration dependent and reduced in dilute effusions in a rabbit model, *Arthritis Rheum* 43:1175–1182, 2000.

104. Sabaratnam S, Mason RM, Levick JR: Hyaluranon molecular reflection by synovial lining is concentration dependent and reduced in dilute effusions in a rabbit model, *Arthritis Rheum* 54:1673–1681, 2006.

105. Swann DA, Sotman S, Dixon M, et al.: The isolation and partial characterization of the major glycoprotein from the articular lubricating fraction from bovine synovial fluid, *Biochem J* 161:473–485, 1977.

106. Jay GD, Britt DE, Cha C-J: Lubricin is a product of megacaryocyte stimulating factor gene expression by human synovial fibroblasts, *J Rheumatol* 27:594–600, 2000.

107. Elsaid KA, Jay GD, Warman ML, et al.: Association of articular cartilage degradation and loss of boundary-lubricating ability of synovial fluid following injury and inflammatory arthritis, *Arthritis*

Rheum 52:1746–1755, 2005.

108. Schumacher BL, Hughes CE, Kuettner KE, et al.: Immunodetection and partial cDNA sequence of the proteoglycan, superficial zone protein, synthesized by cells lining synovial joints, *J Orthop Res* 17:110–120, 1999.

109. Jay GD, Tantravahi U, Britt DE, et al.: Homology of lubricin and superficial zone protein (SZP): products of megakaryocyte stimulating factor (MSF) gene expression by human synovial fibroblasts and articular chondrocytes localized to chromosome 1q25, *J Orthop Res* 19:677–687, 2001.

110. Rhee DK, Marcelino J, Baker M, et al.: The secreted glycoprotein lubricin protects cartilage surfaces and inhibits synovial cell overgrowth, *J Clin Invest* 115:622–631, 2005.

111. Marcelino J, Carpten JD, Suwairi WM, et al.: CACP, encoding a secreted proteoglycan, is mutated in camptodactyly-arthropathy-coxa vara-pericarditis syndrome, *Nat Genet* 23:319–322, 1999.

112. Rhee DK, Marcelino J, Sulaiman A-M, et al.: Consequences of disease-causing mutations on lubricin protein synthesis, secretion, and post-translational processing, *J Biol Chem* 280:31325–31332, 2005.

113. Hills BA, Crawford RW: Normal and prosthetic synovial joints are lubricated by surface-active phospholipids: a hypothesis, *J Arthroplasty* 18:499–505, 2003.

第 3 章

软骨与软骨细胞

原著 ALI MOBASHERI, MARY B.GOLDRING, RICHARD F.LOESER

庞应昌 译 孙铁铮 校

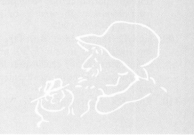

关键点

- 关节软骨基质具有异质性，含有很多重要的细胞外基质（extra-cellular matrix，ECM）蛋白的核心基质体，其中大的聚集蛋白聚糖（聚合素）和Ⅱ型、Ⅸ型和Ⅺ型胶原是主要结构和功能成分。

- 胶原网状结构使软骨具有一定的抗拉强度，而大的聚集蛋白聚糖，例如聚合素，则使软骨具有抗压性能。

- 成人关节软骨细胞是非有丝分裂细胞，可以在没有血供的低氧、酸性和缺乏营养的微环境中存活。

- 在发生创伤或炎症时，软骨细胞会对调节细胞外基质重塑的分解代谢因子和合成代谢因子做出反应，并相应地提高自身代谢活性。

- 在生理条件下，软骨细胞可维持对蛋白聚糖低转换的修复能力，但是这种修复能力、对合成代谢因子的反应能力、细胞存活能力和基质质量都会随着年龄的增长而逐渐下降。

- 软骨祖细胞可以起源于多种组织，包括骨髓、滑膜和脂肪组织。有新的证据表明，成人关节软骨中存在软骨祖细胞，但它们替代软骨细胞或修复受损基质的能力尚不明确。

引言

透明软骨包括可动关节的关节软骨，是由包埋在一种独特而复杂基质中的单一类型细胞，即软骨细胞组成[1]。成人关节软骨细胞是完全分化的细胞，可维持基质成分处于一种更替性很低的平衡状态[2]。软骨细胞在人体生长发育过程中发挥着多种多样的作用。根据软骨最终位置的不同，胚胎中的软骨细胞来源于不同的间充质祖细胞，包括神经外胚层的颅神经嵴、头中胚层、轴旁中胚层的生骨节以及侧板中胚层的胚体壁。软骨细胞会进一步形成髁板（或软骨原基），这一过程称为软骨形成[3]。

在间充质干细胞聚集和软骨祖细胞(chondroprogenitor cell，CPC) 分化后，软骨细胞通过软骨内骨化过程进行增殖、终末分化成为肥大型软骨细胞，并最终凋亡，肥大软骨逐步被替换为骨。在出生后婴儿的生长板中也发生类似的过程，这使得婴儿骨骼迅速生长。不同阶段的骨骼发育机制详见第 1 章。

关节面、气管、耳朵、鼻子中的软骨终生存在[4]。在成人体内，软骨主要局限于关节、气管和鼻中隔，主要功能是提供结构性支撑。在关节中，软骨还有减少摩擦的作用。成人关节软骨包含一种特殊基质，主要成分是胶原、蛋白聚糖和其他软骨特异性或非特异性蛋白质。成人关节软骨细胞，可以看作是在软骨发生过程中贮藏在原始软骨基质中的"静息"或"储备"细胞，部分由于血供和神经分布不足，代谢并不活跃。然而，越来越多的证据表明，在退化和炎性关节疾病中，软骨细胞经历了行为改变和代谢重整。成人软骨细胞的临床重要性在于它们具有对正常稳态产生正面或负面影响的机械刺激、生长因子、细胞因子等作出应答的反应能力[5-7]。

软骨细胞在关节炎疾病的细胞分类中发挥着重要作用。在类风湿关节炎（rheumatoid arthritis，

RA）中，软骨破坏主要发生在临近滑膜血管翳的区域。也有证据表明，在炎症环境中，软骨细胞可以参与自身细胞外基质（ECM）的降解。在骨关节炎（osteoarthritis，OA）中，软骨细胞通过自分泌 - 旁分泌作用模式产生分解代谢因子和合成代谢因子，对周围软骨基质的结构改变做出反应，进而发挥重要作用 [8]。软骨细胞对最初形成的基质网络内正常软骨结构的再生能力是有限的，而且这种能力随着年龄的增长逐步退化 [9]。本章主要讨论正常关节软骨的结构和功能，以及软骨细胞在维持软骨稳态及应对影响软骨完整性不良环境因素中的作用。

软骨结构

正常关节软骨是一种特殊组织，外观呈乳白色、透明状。关节软骨中没有血管，只能依靠软骨下骨的脉管系统和关节滑液的扩散作用获得营养。关节软骨中超过 70% 的成分是水，与其他组织相比，细胞含量较低；软骨细胞只占总量的 1% ～ 2%。软骨的干重主要包括两种成分：Ⅱ型胶原和大的聚集蛋白聚糖，即聚合素。一些小的胶原和蛋白聚糖分子也参与构成软骨基质的独特结构 [10,11]。

在有机成分中，除软骨表面区外，胶原（主要是Ⅱ型胶原纤维）占软骨湿重的 15% ～ 25%，软骨干重的 50%；而在软骨表面区，Ⅱ型胶原则占软骨干重的绝大部分。蛋白聚糖，主要是聚合素，占软骨湿重的 10%，软骨干重的 25%。高度交联的Ⅱ型胶原，形成一个系统定向网络，将带有高度负电荷的蛋白聚糖聚合物网罗其中。软骨的组织化学分析表明，在底物浓度较低的情况下，蛋白聚糖仍然可以使用番红 O、甲苯胺蓝或阿尔新蓝进行染色，这些是非化学计量的方法 [12]。尽管软骨中的胶原可以被有效染色，但要区分胶原的分型则需要使用特异性抗体进行免疫组织化学染色。含量较少的胶原，包括Ⅳ型、Ⅵ型、Ⅸ型、Ⅹ型、Ⅺ型、Ⅻ型、ⅩⅢ型和ⅩⅣ型胶原，则较少被关注。

虽然软骨厚度很薄（≤ 7 mm），且明显呈均质性，但成熟的关节软骨却是一种异质组织，具有四个不同的分区：①表面切线区（或滑动区）；②中间区（或移行区）；③深区（或辐射区）；④位于潮线以下和软骨下骨以上的矿化软骨区（图 3-1）[11]。在表面切线区，薄层的胶原纤维与表面平行排列，还包括高

浓度的小型核心蛋白聚糖和低浓度的聚合素。中间区占软骨重量的 40% ～ 60%，由比其他各区胶原纤维粗大的放射状胶原纤维束组成。在软骨深区，胶原纤维变得更垂直于软骨表面。

从软骨组织表面区到深区，细胞密度逐渐下降，深区的细胞密度只有表面区的 1/3 ～ 1/2。深区和中间区的软骨细胞体积是表面细胞的 2 倍。在不同的软骨区域，细胞形态也是不同的。表面区的细胞相对较小，形状细长，与表面平行排列，并且缺乏大量的胞周基质（pericellular matrix，PCM）。中间区的软骨细胞呈球形，相对于表面区没有表现出有组织的排列方向。深区的细胞有出大量的胞周基质沉积，三个或更多细胞组成的软骨团块呈柱状垂直于关节表面排列 [13]。

表面区湿重的 75% ～ 80% 是水，随着深入软骨深区，水的含量逐渐下降至 65% ～ 70%。与中间区和深区相比，表面区胶原的含量更高，而蛋白聚糖的含量更低，除了Ⅱ型胶原之外，还可能含有Ⅰ型胶原。到深区后，蛋白聚糖的含量增加至干重的 50%。矿化区是随着软骨内成骨而形成的区域，在骺板闭合后持续存在，组织学上定义的潮线确定了关节软骨的边界 [14,15]。矿化区位于未矿化的关节软骨和软骨下骨之间，起到了重要的机械缓冲作用（图 3-2）。

关节软骨的物理特性是由其独特的纤维胶原网络决定，这使得它具有一定的抗拉强度，而其中散在的蛋白聚糖聚合物又赋予了关节软骨抗压回弹的性能 [16,17]。蛋白聚糖与大量的水结合在亲水性糖胺聚糖（hydrophilic glycosaminoglycan，GAG）上。这种富含蛋白聚糖的细胞外基质（ECM）与水紧密结合，为软骨提供了高强度的抗压、抗变形能力。软骨的抗压能力和软骨受压时的排水能力有关：受到挤压时，蛋白聚糖排出水分，同时也失去了起平衡作用的负离子；在压力释放时，蛋白聚糖就又具有了充足的固定电荷，将水分和小分子溶质通过渗透重吸收到基质中，使软骨回弹到原始形态。

软骨基质成分的结构 - 功能关系

软骨细胞合成的细胞外基质（ECM）成分包括高度交联的三维螺旋形Ⅱ型胶原分子原纤维，并与其他胶原、聚合素、小的蛋白聚糖和其他软骨特异性和非特异性基质蛋白相互作用（表 3-1）[10,11]。在一些

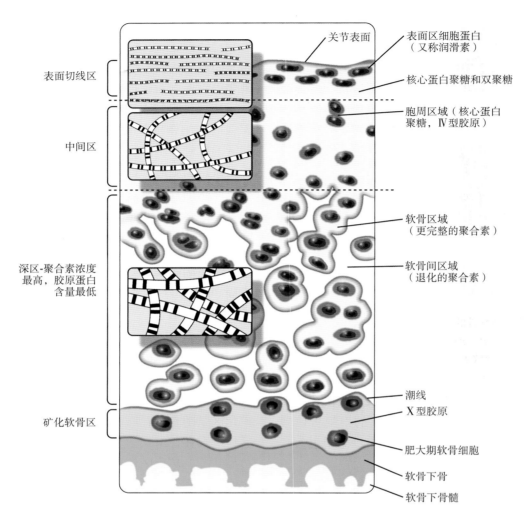

图 3-1 成人关节软骨的结构，显示细胞分区和细胞周围、区内和区域间的基质组织的组成。在不同的分区内显示胶原纤维的相对直径和方向。同时还标出了潮线和软骨下骨的位置及细胞外基质组成的其他特征（From Poole AR，Kojima T，Yasuda T，et al.：Composition and structure of articular cartilage：a template for tissue repair. *Clin Orthop Relat Res*［391S］：S26-S33，2001. Copyright Lippincott Williams & Wilkins.）

遗传性疾病中，如软骨发育异常，或软骨基因突变或缺失导致软骨异常的转基因动物中，体现出了这些结构蛋白的重要性。在某些情况下，编码软骨特异性胶原蛋白的基因缺失或断裂会导致早发性 OA[18]。随着对软骨基质组成成分的深入研究，人们可以通过血清和滑液中的分子标志物来监测软骨代谢的改变，并评估 OA 或 RA 中软骨的损坏情况[19]。软骨结构性成分的改变会显著影响其生物力学特性[7]。

软骨胶原蛋白

成人关节软骨胶原网络的主要成分是三螺旋结构的 Ⅱ 型胶原分子，由三条完全相同的 α 链（α1

［Ⅱ］）₃组成。电子显微镜下可以看到，这些分子在原纤维中以 1/4 交错的方式排列[11,20]。这些原纤维比皮肤中含有 Ⅰ 型胶原的原纤维更加纤细，因为其中形成交联的羟基赖氨酸残基含量更高，且含有其他胶原和非胶原的组成成分。关节软骨中的 ⅡB 型胶原是可变剪接的产物，并且缺乏含有 69 个氨基酸的肽段，即由人 Ⅱ 型胶原基因（*COL2A1*）外显子 2 编码的氨基端富含半胱氨酸的结构域[21]。发育过程中的软骨祖细胞（CPC）表达的 ⅡA 型前胶原及其他间质胶原类型的氨基前肽中具有该结构域，因此它可能在胶原生物合成中发挥反馈 - 抑制作用[22]。在 OA 患者软骨中，中区胞周基质（PCM）的 ⅡA 型胶原和深区中作为软骨细胞肥大标志物的 X 型胶原的再次出现表

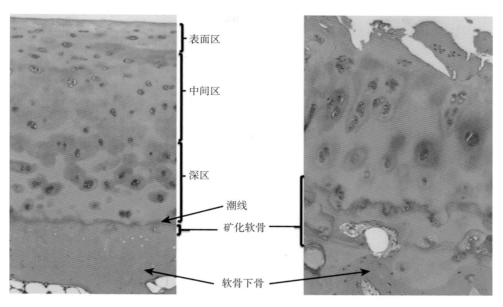

图 3-2 健康成人关节软骨的基质组成和细胞分布比此组织切片（左图）更复杂，左图显示软骨细胞分布在外观均匀的基质中，在关节软骨和软骨下骨间的薄层矿化软骨可见清晰的分界（潮线）。在关节炎的发展过程中，正常静息状态的软骨细胞通常会被激活并发生表型改变，导致表面原纤维形成以及软骨基质退化，出现软骨细胞簇，伴随潮线上移或复制，血管从软骨下骨穿过，导致软骨钙化增加（右图）。组织学图（番红 O 染色）由 Cecilia Dragomir 提供，特种外科医院，纽约；10× 放大（Adapted from Goldring MB，Marcu KB：Epigenomic and microRNA-mediated regulation in cartilage development，homeostasis，and osteoarthritis. *Trends Mol Med* 18：109-118，2012.）

明，在修复受损基质的过程中发生了软骨细胞分化表型的逆转。

虽然 Ⅵ、Ⅸ、Ⅺ、Ⅻ 和 ⅩⅣ 型胶原在软骨中含量较低，但它们可能具有重要的结构和功能特性，并可能为研究细胞外基质的修复和重塑机制——尤其在软骨组织再生领域——提供了一个发现未来生物学标志物的独特机会。Ⅸ型和Ⅺ型胶原是软骨中相对特异的胶原蛋白，而Ⅵ、Ⅻ、ⅩⅣ 型胶原广泛分布于其他结缔组织中。Ⅵ型胶原在胞周基质（PCM）中以微纤维的形式存在，可能在细胞黏附及与其他基质蛋白（如透明质酸、基底膜聚糖、二聚糖、聚合素单体或小聚合体）以及Ⅸ型胶原相互作用中有一定作用，Ⅵ型胶原或是仅存在于胞周基质（PCM）中，其中含量高于胞间基质[23]。软骨中含有少量的Ⅲ型胶原，Ⅵ型和Ⅲ型胶原的含量在 OA 患者软骨中可能会有所增加[10]。

Ⅸ型胶原既是一种胶原蛋白也是一种蛋白聚糖，因为它在一个非胶原结构域中含有一个硫酸软骨素链附着位点。电子显微镜下可以看到，Ⅸ型胶原分子的螺旋结构域与Ⅱ型胶原端肽形成共价交联，并附着在纤维表面。Ⅸ型胶原可能作为Ⅱ型胶原原纤维和聚合

蛋白聚糖的结构中间体，有助于增强原纤维网状结构的机械稳定性，并对抗内嵌蛋白聚糖的膨胀压力。Ⅸ型胶原的破坏会加速软骨退化和功能丧失。

Ⅺ型胶原蛋白的 α3 链具有和 α1（Ⅱ）链相同的一级序列，并且异三聚体的Ⅺ型胶原分子也和Ⅱ型胶原一样包埋在相同的原纤维中。Ⅺ型胶原可能具有调节原纤维直径的作用。最新研究发现，非纤维样的含有间断三螺旋结构的原纤维相关胶原（fibril-associated collagens with interrupted triple helices，FACIT）、Ⅻ型和 ⅩⅣ型胶原在结构上与Ⅸ型胶原有关，它们本身并不参与构成原纤维，而是与形成胶原的原纤维聚合，并通过表面突起的结构域调节胶原纤维的聚集方式。

软骨蛋白聚糖

关节软骨中主要的蛋白聚糖是大的蛋白聚糖聚合体，或称为聚合素，由一个 225 ~ 250 kDa 核心蛋白组成，核心蛋白与 GAG 侧链共价连接，GAG 侧链包括大约 100 个硫酸软骨素链、30 个硫酸角质素链和更短的 N- 连接和 O- 连接的寡糖[10]。连接蛋白是

表 3-1　软骨的细胞外基质成分

分子	结构	功能和位置
胶原蛋白		
Ⅱ型	$[\alpha 1(Ⅱ)]_3$；纤维形成	抗拉性；胶原纤维的主要成分
Ⅸ型	$[\alpha 1(Ⅸ)\alpha 2(Ⅸ)\alpha 3(Ⅸ)]$；CS 或 DS 单链；$\alpha 1(Ⅱ)$ 基因编码 $\alpha 3(Ⅸ)$；FACIT	拉伸性能，原纤维间连接，与胶原原纤维表面交联，NC4 结构域突入到基质中
Ⅺ型	$[\alpha 1(Ⅺ)\alpha 2(Ⅺ)\alpha 3(Ⅺ)]$；纤维形成	成核、控制原纤维形成；存在于胶原原纤维内
Ⅵ型	$[\alpha 1(Ⅵ)\alpha 2(Ⅵ)\alpha 3(Ⅵ)]$；微纤维	形成微原纤维网络，结合透明质酸、二聚糖和核心蛋白聚糖，分布在细胞周围
Ⅹ型	$[\alpha 1(Ⅹ)]_3$；六角网络	支持软骨内骨化；分布在软骨肥大层和矿化区
Ⅻ型	$[\alpha 1(Ⅻ)]_3$；FACIT 大十字形 NC3 结构域	与软骨膜和关节表面的 Ⅰ 型胶原原纤维有关
ⅩⅣ型	$[\alpha 1(ⅩⅣ)]_3$；FACIT	与 Ⅰ 型胶原蛋白有关；分布在表面区
ⅩⅥ型	$[\alpha 1(ⅩⅥ)]_3$；FACIT	与 Ⅱ、Ⅺ型胶原原纤维融合
ⅩⅩⅦ型	*Col27a1* 基因；156 kb、61 外显子	形成原纤维；发育中的软骨
蛋白聚糖		
聚合素	255 kDa 核心蛋白；CS、KS 侧链；EGF 羧基末端和凝集素样结构域	通过固定电荷密度的水合作用获得抗压性能；通过 G1 结构域与由连接蛋白稳定的 HA 结合
多功能蛋白聚糖	265～370 kDa 核心蛋白；CS、DS 侧链；EGF 羧基末端，C 型凝集素和 CRP 样结构域	关节软骨发育中的低级阶段；具有钙结合和选择素特性
基底膜聚糖	400～467 kDa 核心蛋白；HS、CS 侧链；无 HA 结合	提供细胞基质间的黏附；细胞周围
二聚糖	38 kDa；带有两个 DS 链（76 kDa）的 LRR 核心蛋白	与 Ⅵ 型胶原蛋白和 TGF-β 结合；细胞周围
核心蛋白聚糖	36.5 kDa；带有一条 CS 或 DS（100 kDa）侧链的 LRR 核心蛋白	控制胶原原纤维的大小和形状，与 Ⅱ 型胶原蛋白和 TGF-β 结合；区域间
无孢蛋白	40 kDa；LRR 核心蛋白；氨基末端延伸了 15 个天冬氨酸残基	结合胶原蛋白，调节 TGF-β 功能
纤调蛋白聚糖	42 kDa；在中间 LRR 区域含有 KS 链和氨基末端的硫酸酪氨酸结构域	与核心蛋白聚糖相同
基膜聚糖	38 kDa；结构类似于纤调蛋白聚糖	与核心蛋白聚糖相同
富含脯氨酸和精氨酸的末端富亮氨酸重复蛋白	44 kDa；LRR 核心蛋白；富含脯氨酸和精氨酸的肝素及 HS 氨基末端结合域	在多配体蛋白聚糖中通过 HS 介导细胞连接
人软骨蛋白	45 kDa；无氨基末端扩展的 LRR 核心蛋白	通过 α2β1 整合素与细胞结合
其他分子		
透明质酸（hyaluronic acid，HA）	1000～3000 kDa	在基质内保留聚集蛋白聚糖

续表

表 3-1 软骨的细胞外基质成分

分子	结构	功能和位置
连接蛋白	38.6 kDa	稳定聚集蛋白聚糖 G1 结构域与 HA 的连接
软骨寡聚基质蛋白 (cartilage oligomeric matrix protein, COMP)	550 kDa；5 个 110 kDa 亚基；血小板样反应蛋白	关节软骨间区域；稳定胶原网络或促进胶原原纤维组装；与钙结合
软骨基质蛋白 (cartilage matrix protein, CMP, 或 matrilin-1)；matrilin-3	带有 vWF 和 EGF 结构域的三个 50 kDa 的亚基	在未成熟软骨中与聚集蛋白聚糖紧密结合
软骨间层蛋白 (cartilage intermediate-layer protein, CILP)	92 kDa；与没有活性位点的核苷酸焦磷酸水解酶同源	局限在软骨的中、深区；在骨关节炎早期和晚期含量增加
糖蛋白 (glycoprotein, gp) -39, YKL-40, 或几丁酶 3 样蛋白 1 (chitinase 3-like protein 1, CH3L1)	39 kDa；与几丁质酶同源	软骨转换标志物；软骨细胞增殖；软骨表面区
纤连蛋白	220 kDa 亚基的二聚体	细胞与胶原和蛋白聚糖的黏附和结合；在骨关节炎软骨中含量增加
肌腱蛋白 -C	6 个 200 kDa 亚基形成六边形结构	软骨形成过程中与多配体蛋白聚糖 -3 结合；生成血管
表面区蛋白聚糖 (superficial zone protein, SZP), 润滑素, 或蛋白聚糖 (proteoglycan, PRG) 4	225 kDa, 200 nm 长	润滑关节；仅在表面区
膜蛋白		
CD44	具有细胞外 HS、CS 侧链的整体膜蛋白	细胞 - 基质相互作用；与 HA 结合
多配体蛋白聚糖 -1, -3, -4	氨基端 HS 附着点，细胞内酪氨酸残基	在软骨发育过程中，多配体蛋白聚糖 3 是肌腱蛋白 -C 的受体；细胞 - 基质相互作用
膜联蛋白 V (锚定蛋白 CII)	34 kDa；与钙结合蛋白 (依钙蛋白、脂皮质蛋白同源)	细胞表面附着到 II 型胶原上；与钙结合
整合素 (α1, α2, α3, α5, α6, α10, β1, β3, β5)	两个非共价键连接的跨膜糖蛋白 (α 和 β 亚基)	细胞 - 基质结合：α1β1/I 或 VI 型胶原, α2β1、α3β1/II 型胶原, α5β1/ 纤连蛋白；细胞内信号传导
盘状结构域受体 2	受体酪氨酸激酶	与 II 型胶原原纤维结合；Ras/ERK 信号通路
瞬时受体电位辣椒素型 4 (transient receptor potential vanilloid 4, TRPV4)	Ca²⁺ 通道	机械感受器
连接蛋白 43	ATP 释放通道	机械感受器；初级纤毛

CRP，补体调节蛋白；CS，硫酸软骨素；DS，硫酸皮肤素；EGF，表皮生长因子；FACIT，带有间断三螺旋结构的原纤维相关胶原；HA，透明质酸；HS，硫酸乙酰肝素；KS，硫酸角质素；LRR，富亮氨酸重复序列；NC，非胶原；PRELP，富含脯氨酸和精氨酸的末端富亮氨酸重复蛋白；TGF，转化生长因子；vWF，血管假性血友病因子

一种小的糖蛋白，可以稳定聚合素和透明质酸之间的非共价连接，形成可能包含 100 个聚合素单体的蛋白聚糖聚合体。聚合素氨基端的 G1 和 G2 球状结构域和羧基端的 G3 结构域具有独特的结构特性，并作为聚合素核心蛋白的组成成分发挥功能，随着年龄增长或在 OA 患者中，其裂解产物会逐渐累积。G2 结构域由一个线状球间结构域与 G1 结构域隔离，并具有两个蛋白聚糖串联重复序列。G3 结构域含有和表皮生长因子、凝集素和补体调节蛋白同源的序列，并参与生长调节、细胞识别、胞内转运、细胞外基质（ECM）装配和稳态维持。成人软骨中，由于基质转换过程中蛋白发生裂解，约有一半的聚合素分子缺乏 G3 结构域。软骨中还含有少量的其他大型蛋白聚糖，包括和透明质酸形成聚合物的多功能蛋白聚糖（versican）以及非聚合的基底膜聚糖（perlecan）。然而，这些蛋白聚糖主要在骨发育过程中发挥作用，其中多功能蛋白聚糖在软骨形成前的凝集物中表达，而基底膜聚糖在 Ⅱ 型胶原和聚合素表达后的软骨间叶原基中表达[24,25]。

非聚合的小型蛋白聚糖虽然不是软骨特有的，但在软骨中它们主要通过调节胶原原纤维的形成对基质的结构和功能起到特殊的作用[10,26]。迄今为止发现的十余种富含亮氨酸重复序列（leucine-rich repeat，LRR）的蛋白聚糖中，只有骨黏附蛋白聚糖（osteoadherin）不存在于软骨中。24 个氨基酸的中心 LRR 结构域是保守的，但是氨基端和羧基端结构域有由链内二硫键形成的半胱氨酸残基，从而分为 4 个亚族：①二聚糖、核心蛋白聚糖、纤调蛋白聚糖和基膜聚糖；②角膜蛋白和富含脯氨酸和精氨酸的末端富亮氨酸重复蛋白（proline and arginine-rich end leucine-rich repeat protein，PRELP）；③人软骨蛋白；④骺蛋白聚糖 /PG-Lb 和 mimecan 蛋白 / 骨甘氨酸。二聚糖可能有两条 GAG 链——硫酸软骨素或硫酸皮肤素，或者两者都有——通过两个紧密丝氨酸 - 甘氨酸双肽连接在氨基端。核心蛋白聚糖只有一条硫酸软骨素或硫酸皮肤素链。纤调蛋白聚糖和基膜聚糖含有连接核心蛋白中央结构域的硫酸角质素链，在氨基端还有若干个硫酸酪氨酸残基。带负电荷的 GAG 侧链有助于维持基质的固定电荷密度，并与带有大量负电荷的酪氨酸硫化位点一起为临近的胶原原纤维提供多位点连接，稳定纤维网络结构。核心蛋白聚糖是目前研究最为深入的 LRR 蛋白聚糖，与 Ⅱ 型、Ⅵ 型、Ⅻ

型和 Ⅻ 型胶原以及纤连蛋白、血小板反应蛋白相结合。二聚糖、核心蛋白聚糖和纤调蛋白聚糖与转化生长因子（transforming growth factor，TGF）-β 和表皮生长因子受体相结合，可能参与调节软骨的生长、重塑和修复过程。PRELP 和人软骨蛋白可能通过与多配体蛋白聚糖和 α2β1 整合素结合调控细胞 - 基质相互作用。

蛋白聚糖 4（proteoglycan 4，PRG4）也称作润滑素（lubricin）或表面区蛋白聚糖（superficial zone proteoglycan，SZP），是关节软骨表面的软骨细胞和一些滑膜衬里细胞合成和分泌的一种大型表面活性黏液蛋白聚糖[27]。PRG4 通过为软骨表面提供边界润滑和促进滑液的弹性吸收和能量耗散，在维持滑膜关节的软骨完整性中发挥着重要作用。在 PRG 基因缺陷的人类和小鼠中，关节间的摩擦会加重并伴有软骨损伤的加速[28,29]。在健康的滑膜关节中，PRG4 分子覆盖在软骨表面，提供边界润滑并阻止细胞和蛋白质的黏附，抑制半胱氨酸天冬氨酸蛋白酶 -3（caspase-3）的激活，从而防止软骨细胞凋亡[30]。在退化性和炎症性关节疾病中，可以进一步探索 PRG4 的软骨保护特性，为减少关节间摩擦提供新的治疗选择。

其他细胞外基质和细胞表面蛋白

其他一些非胶原基质蛋白可能在决定软骨基质完整性方面有重要作用[31]。软骨寡聚蛋白（cartilage oligomeric protein，COMP）是血小板反应蛋白家族的一员，分子量为 550 kDa，是一种有二硫键的五聚体钙结合蛋白，在正常的成人软骨中约占非胶原、非蛋白聚糖蛋白的 10%。COMP 存在于成人关节软骨的区域间基质中，与从原纤维中伸出的 Ⅸ 型胶原 COL3 和 NC4 结构域相互作用，稳定胶原蛋白网络。COMP 位于骺板增殖区域的细胞周围，可能对细胞 - 基质相互作用产生影响[32]。在一定的发育阶段，软骨基质蛋白（matrilin-1）和 matrilin-3 会在软骨中表达。matrilin-1 存在于成人关节软骨的胞周基质（PCM）中，发生 OA 时 matrilin-1、2、3 的表达可能会上调[33]。

肌腱蛋白 -C 是一种非骨化软骨的特征性糖蛋白，主要在发育过程中受到调节。与纤连蛋白类似，在软骨细胞分化的不同阶段，肌腱蛋白 -C 的 mRNA 通过可变剪接产生不同的蛋白产物。在 OA 软骨中，这两种蛋白的含量都会增加，并可能在软骨的重塑和修复中发挥特殊作用[34]。软骨间层蛋白（cartilage intermediate-layer protein，CILP）是由关节软骨中区和深区的软骨细胞表达的一种前体蛋白。CILP具有与核苷酸焦磷酸水解酶相似的结构，在分泌时被裂解，虽然缺乏催化位点，但它可能对焦磷酸盐的代谢和矿化有一定的作用[35]。无孢蛋白（asporin）是与核心蛋白聚糖和二聚糖相关的蛋白质，并且和其他LRR蛋白类似，可能与TGF-β等生长因子相互作用并将其隔离[36]。YKL-40/HC-gp39又称为几丁质酶-3样蛋白1（chitinase 3-like protein 1，CH3L1），只存在于正常软骨的表面区，并刺激软骨细胞和滑膜细胞的增殖[37]。CH3L1是在炎症细胞因子的诱导下产生，可以抑制细胞因子诱发的细胞应答，因此它可能作为一种反馈调节因子发挥功能。在软骨修复或重塑过程中，这些蛋白或碎片的合成或释放通常会增加，因此它们已被研究作为关节炎软骨损伤的标志物。

软骨细胞的形态、分类和正常功能

形态

包埋在软骨基质中的软骨细胞呈圆形或多边形，但在组织边界，比如关节表面，软骨细胞可能呈扁平状或盘状。合成活跃的软骨细胞内部含有粗面内质网（endoplasmic reticulum，ER）、近核高尔基体和糖原沉积物这些胞内特征。对于20～30岁的成年人，股骨髁全层软骨的细胞密度维持在14.5（±3.0）×10^3/mm^2。虽然随着年龄的增长，软骨细胞会逐渐衰老，但并未在正常成人关节软骨中观察到核分裂象。

软骨细胞具有不同程度结构和功能异质性的线粒体。线粒体在软骨发育过程中发挥着重要作用，主要与细胞能量和代谢有关，也是细胞外基质（ECM）钙化所需的钙累积的重要介质，特别是在骨骺软骨细胞中[38]。软骨细胞中线粒体的损伤和功能障碍与软骨退化[39]和OA[40]的发生有关。线粒体变性可能会发生在氧化损伤的反应中，导致与年龄相关的软骨细胞功能丧失[41]。

不同软骨层的软骨细胞可能呈现出不同的行为，这些生物合成特性的区间差异可能在原代软骨细胞培养中持续存在。初级纤毛对于骺板发育过程中细胞的空间定向有重要作用，也是软骨细胞的感觉细胞器。初级纤毛是Wnt和刺猬（hedgehog）信号通路的中心，并且含有机械敏感性受体，包括允许Ca^{2+}通过的非选择性阳离子通道——瞬时受体电位辣椒素型4（transient receptor potential vanilloid 4，TRPV4），和在ATP释放中允许三磷酸腺苷（adenosine triphosphate，ATP）通过的缝隙连接通道——间隙连接蛋白43（connexin 43）[42,43]。

分类：细胞起源和分化

在软骨形成期，软骨细胞起源于胚胎间充质干细胞，这是骨骼发育的第一步，这个过程包括间充质干细胞的募集、迁移和聚集，以及间充质软骨祖细胞（CPC）的分化[44,45]。如第1章所述，在骨形成的部位，软骨形成是产生软骨原基，或称为软骨雏形。参与控制这一过程的因素包括细胞-细胞和细胞-基质相互作用，以及在时间和空间上启动或抑制细胞信号通路和特定基因转录的生长和分化因子（图3-3）[46]。

脊椎动物的四肢发育由成纤维细胞生长因子（fibroblast growth factor，FGF）、刺猬因子（hedgehog）、骨形成蛋白（bone morphogenetic protein，BMP）、TGF-β、Wnt和Notch信号通路的相互作用共同控制[47-51]。Wnt信号通路通过经典的β-连环蛋白（β-catenin）通路和TCF/Lef转录因子的激活，在早期软骨祖细胞中，以细胞自主的方式诱导成骨细胞分化并抑制软骨细胞分化。在软骨形成的过程中，Wnt/β-catenin信号通路在两个阶段发挥作用：低水平时促进软骨祖细胞分化，高水平时促进软骨细胞的肥大分化和随后的软骨内成骨。转录因子Sox9（Sry-type high-mobility group box 9）是分化型软骨细胞的早期标志物，它参与启动Ⅱ型胶原、聚合素和其他软骨特异性基质蛋白（如Ⅸ型胶原）的表达[48]。SOX家族的另外两名成员，L-Sox5和Sox6，不参与早期的间充质凝集，但在软骨细胞分化中必不可少，通过形成异二聚体，比Sox9更有效地诱导转录过程。在软骨发育的不同时期，SOX蛋白可以与果蝇抗翅发育相关的哺乳动物同源染色体信号通路（即SMAD）相互作用，后者在分化型软骨细胞中功能丰富且活跃。其他转录因子，如Gata4、5、6和Nkx3.2，可能在

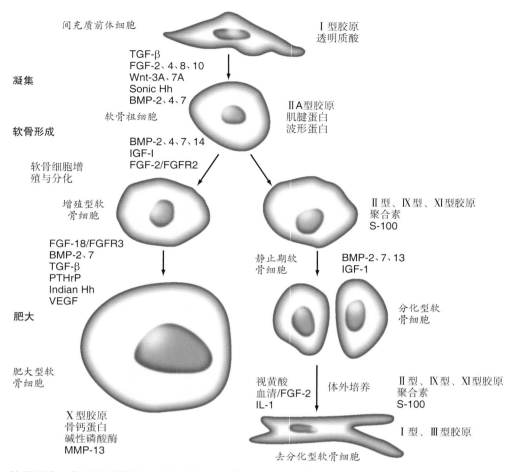

图 3-3　在聚集、软骨形成、软骨细胞增殖、分化和肥大过程中与发育相关的细胞表型变化示意图。箭头左边列出了在不同阶段活跃的调节因子。主要的细胞外基质基因被列在每个细胞类型的右边，这些基因在这些不同细胞类型中差异性表达。BMP，骨形成蛋白；FGF，成纤维细胞生长因子；Hh，刺猬因子；IGF，胰岛素样生长因子；IL-1，白介素 -1；MMP，基质金属蛋白酶；PTHrP，甲状旁腺激素相关蛋白；TGF-β，转化生长因子 -β；VEGF，血管内皮生长因子；Wnt，无翼型

软骨形成早期和 Sox9 直接或间接地相互作用，上调 *COL2A1* 聚合素（*COL2A1* aggrecan，*ACAN*）和其他软骨特异性基因的表达[52]。

在胚胎或出生后的骨骺生长板中，促进基质重塑和血管生成的分子可以促进软骨内成骨，因此肥大区的矿化软骨基质逐渐被骨替代（详见第 1 章）。残留在储备区或静息区的分化型软骨细胞最终成为关节内的软骨成分，或通过增殖和复杂的终末分化过程变成以 X 型胶原为标记的肥大型软骨细胞。印度刺猬因子和甲状旁腺激素相关蛋白（parathyroid hormone-related protein，PTHrP）一过性地诱导增殖和抑制分化，这决定了进入肥大型成熟通路的细胞数目。Runt 结构域转录因子 Runx2 也被称为核心结合因子（core binding factor）或 Cbfa1，是软骨细胞成熟为肥大型

表型和随后成骨过程的正向调节因子[53]。Runx2 在邻近的软骨膜和肥大前软骨细胞中表达，而较少在晚期肥大型软骨细胞中表达，并参与了 X 型胶原蛋白和其他终末分化标记物的表达过程[44,52]。

还有很多其他的转录因子通过部分控制 Runx2 的表达或活性来正向或负向调节软骨细胞的终末分化[52,53]。BMP 诱导的 Smad1 以及 Smad1 和 Runx2 之间的相互作用是诱导软骨细胞肥大化所必需的。组蛋白去乙酰化酶 4（histone deacetylase 4，HDAC4）在晚期肥大前软骨细胞中表达，它可以通过与 Runx2 相互作用并抑制其活性来阻止未成熟的软骨细胞肥大化[54]。缺氧诱导因子（hypoxia-inducible factor，HIF）-1α 有助于软骨细胞在肥大化过程中存活，部分原因是因为它可以调节血管内皮生长因子（vascular endothelial cell growth factor，VEGF）的表达，并通过直接抑制 Runx2 的活性阻止过早地肥大化。在肥大化晚期，参与调控基因表达的转录因子除了 Runx2 还包括 Runx3，肌细胞增强因子（myocyte enhancer factor，MEF）2C 和 2D，Foxa2 和 Foxa3，以及 Zfp521[44,52]。

　　软骨细胞的主要功能之一是通过促进细胞增殖和细胞外基质（ECM）产生，并通过肥大化增加细胞体积促进骨骼生长。谱系追踪研究显示，SOX9 表达细胞是关节和骺板软骨细胞的前体细胞。此外，中间区编码 TGF-β 受体 II 的基因——Tgfbr2 表达细胞可以追溯到滑膜衬里层、半月板表面和韧带，并可能作为储备的祖细胞留存下来，将来参与软骨的再生。Gdf5、matrilin-1 和 PTHrP 可能有确定关节软骨表面和关节间隙之间最终界限的作用[45]。停止生长后，静止的软骨细胞作为支撑性结构存在于关节、气管和鼻软骨中，这表明软骨细胞的起源和位置将决定它们的分化走向[47]。

　　成人关节软骨中含有软骨祖细胞（CPC），这些细胞保留了它们扩增的能力，因此有潜力重现健康关节软骨的结构和生物力学特性。软骨祖细胞（CPC）是具有软骨分化能力的干细胞（祖细胞），可来源于关节软骨、滑膜和脂肪等多种组织，不仅存在于关节软骨的表面区，而且还存在于关节软骨的其他区域及邻近组织[55]。它们被归类为间充质干细胞（mesenchymal stem cell，MSC），并推测可能在对软骨损伤的反应中起作用[56]。通过克隆形成能力，增殖潜能、端粒动态变化、多潜能性、干细胞标志物的表达可识别软骨祖细胞（CPC）[55]。因此，它们在软骨组织工程中具有潜在的应用价值，并在软骨修复中可能具有临床应用价值[57]。

成人关节软骨细胞的正常功能

　　成熟关节软骨细胞包埋在细胞外基质（ECM）中，处于静息状态，观察不到分裂活动，合成活性也很低，主要细胞外基质（ECM）成分的长半衰期也证明了这点。例如，聚集蛋白聚糖核心蛋白的半衰期接近 25 年[58]，而 II 型胶原的半衰期经计算为 100 年[59]。由于关节软骨中没有血管供应，因此软骨细胞只能依靠关节表面或软骨下骨的扩散作用来交换营养物质和代谢产物[60]。软骨细胞仍具有活跃的膜运输系统，

可以进行包括 Na^+、K^+、Ca^{2+} 和 H^+ 在内的阳离子交换，这些离子在细胞内的浓度会随着负荷和软骨基质成分的改变而有所波动[61]。软骨细胞的细胞骨架是由肌动蛋白、微管蛋白和波形蛋白细丝构成的，不同软骨分区中的细丝成分也有所不同。

　　软骨细胞的代谢过程是在软骨基质的低氧环境中进行，氧含量在软骨表面约为 10%，而在软骨深层只有不到 1%。单个软骨细胞的耗氧量仅为肝细胞或肾细胞的 2% ~ 5%，但它们产生乳酸的量却相差无几。关于软骨中氧气消耗和葡萄糖、乳酸代谢的经典研究表明，随着氧环境的改变，能量产生的主要通路也会发生变化[62,63]。

　　与神经元细胞和心肌细胞等高代谢细胞相比，软骨细胞通常不含有丰富的线粒体，因此它们的能量代谢主要依靠葡萄糖的供应，且其能量需求可能受到机械压力的调节。葡萄糖是软骨细胞的主要供能物质，也是合成 GAG 必需的前体。软骨细胞中，葡萄糖的转运由几种不同的葡萄糖转运蛋白（glucose transporter protein，GLUT）介导，这些蛋白可能是组成性表达或者由细胞因子诱导表达[64]，可以表达 GLUT1、GLUT3 和其他几种的葡萄糖转运体[64]。GLUT1 是一种含量丰富、组成性表达的 GLUT，可在缺氧和促炎细胞因子的诱导下产生。GLUT3 也可以对缺氧、生长因子和细胞因子产生应答。ATP- 敏感的钾离子通道 [K（ATP）] 可以感知胞内 ATP/ADP（adenosine diphosphate，二磷腺苷）的水平，是葡萄糖感知装置的重要组成部分，能够将软骨细胞中的葡萄糖代谢和 ATP 的可用率结合起来。K（ATP）通道也可以感知胞内 ATP 的含量，并根据功能需求调节 GLUT1 和 GLUT3 的丰度[65]。软骨细胞的蛋白质组学已经发现了与细胞组织、能量蛋白演化、新陈代谢和细胞应激相关的胞内蛋白[66]。这些蛋白的相对表达量可能决定了软骨细胞在软骨基质中的存活能力以及在环境变化中调节代谢活动的能力。

　　将软骨细胞置于严重缺氧（0.1% 氧含量）和正常氧含量（21% 氧含量）的情况下培养，发现软骨细胞通过上调 HIF-1α 来适应低氧环境。低氧时通过 HIF-1α 刺激软骨细胞表达 GLUTs、血管生成因子（如 VEGF）以及许多与软骨合成代谢和软骨细胞分化相关的蛋白[67]。在骺板中，缺氧和 HIF-1α 与 II 型胶原的产生相关。HIF-1α 在正常人和 OA 患者的关节软骨中均表达，在生理性缺氧的软骨深层，仍参

与蛋白聚糖合成增加的相关活动。但是与其他组织不同，软骨中的 HIF-1α 在氧含量正常环境下也不会完全降解。长期的系统性缺氧（13% 氧含量）可能会下调关节软骨中胶原蛋白和聚合素基因的表达，但在类风湿滑膜炎的血管翳中，高氧（55% 氧含量）环境可能会增加关节软骨胶原的分解。通过调节存活因子（如 HIF-1α）在细胞内的表达，软骨细胞在没有血管的软骨基质中具有很强的生存能力，对环境变化的反应能力也很强[67]。

合成代谢和分解代谢之间的平衡使软骨细胞处于代谢稳态，使得基质分子能够进行正常更新。如前所述，成人正常关节软骨中的 II 型胶原和聚合素核心蛋白的更新率较低，然而聚合素上的 GAG 更新速度却较快。在发育过程中，已经存在于基质中的其他软骨细胞外基质（ECM）成分，包括二聚糖、核心蛋白聚糖、COMP、肌腱蛋白和母系蛋白等，也可能由软骨细胞在低更新的环境下合成。已观察到软骨细胞重塑活动的区间差异，基质周转率可能在最接近细胞周围的区域更快。通过观察软骨细胞体外培养时的增殖能力以及软骨中的酶释放后基质蛋白的合成能力（在老年人中），可以推测这些细胞的代谢潜能。如果胶原网络受到严重损害，关节软骨基质的复杂构成会增加软骨细胞复制的难度。

软骨细胞和细胞外基质的相互作用

体内的软骨细胞会对软骨细胞外基质（ECM）的结构改变做出反应。细胞外基质（ECM）不仅为悬浮在内的软骨细胞提供了框架，而且它的成分也会和细胞表面的受体相互作用，并且提供调节多种软骨细胞功能的信号（图 3-4）[8]。

整合素

细胞外基质（ECM）受体中最重要的是整合素，它是由 α 和 β 亚基组成的异二聚体跨膜受体，能够连接或整合 ECM 与细胞骨架。整合素和不同的软骨基质成分特异性结合，并诱导细胞内信号复合物的形成，调控细胞的增殖、分化、存活和基质重塑。整合素也可能作为一种机械性感受器，介导对正常和异常软骨负荷的反应[68]。软骨细胞表达多种和软骨 ECM 配体相互作用的整合素，虽然其中大多数整合

素并非软骨细胞所特有的。这些整合素包括胶原蛋白（α1β1、α2β1、α3β1、α10β1）、纤连蛋白（α5β1、αvβ3、αvβ5）和层粘连蛋白（α6β1）的受体。整合素 α1β1 比其他胶原结合整合素具有更广泛的配体特异性，并介导软骨细胞与细胞周围 VI 型胶原和软骨基质蛋白——matrilin-1 的黏附。整合素 α2β1 也与人软骨蛋白相结合。含有 αv 的整合素除了作为选择性纤连蛋白受体之外，还可以与玻连蛋白和骨桥蛋白相结合。整合素 α5β1 和 αvβ3 是不同的 COMP 构型受体。

由于整合素 α1β1、α2β1 和 α10β1 是软骨特异性 II 型胶原的受体，因此探索它们是否参与介导软骨细胞对正常负荷或病理改变引起的 ECM 变化的不同反应是一个非常有趣的问题。整合素 α5β1 是成人关节软骨中最重要的整合素。根据分析方法的不同，成人软骨细胞还会表达整合素 α1β1 和 αvβ5，同时伴有 α3β1 和 αvβ3 的弱表达。正常的成人关节软骨细胞极少或不表达整合素 α2β1，但在胎儿软骨细胞、软骨肉瘤和软骨细胞系中，整合素 α2β1 和 α3β1 的表达与增殖表型相关。在骺板的软骨细胞中，α5β1、αvβ5 和 α10β1 对关节形成、软骨细胞的增殖、肥大和存活有重要作用。敲除整合素 β1 亚基会导致严重的骺板异常和软骨发育不良，但敲除 α1 亚基的小鼠没有发生骺板异常，但发生了自发性 OA。相比之下，在关节发育过程中敲除 α5 亚基不会使滑膜关节发生变化，但可以保护小鼠免于手术诱导 OA 的发生[69]。需要重点指出的是，α10β1 是骨骼发育中至关重要的胶原受体[70]。

细胞与固定 ECM 蛋白的结合或整合素受体与活化抗体的聚集可以激活许多细胞内信号传导通路[68]。与其他细胞类型一样，整合素信号传导通过与细胞内蛋白酪氨酸激酶 [如 pp125 黏着斑激酶（focal adhesion kinase，FAK）和富脯氨酸的酪氨酸激酶 2（proline-rich tyrosine kinase 2，Pyk2）] 的相互作用来介导，其与整合素细胞质尾区相互作用并诱导受体亚基的构象变化。细胞骨架组织的变化与整合素信号复合物的形成有关，后者除了 FAK、Pyk2 和整合素连接激酶（integrin-linked kinase，ILK）之外，还包括支架蛋白，如踝蛋白、桩蛋白和 α- 辅肌动蛋白。软骨中缺乏 ILK 的小鼠软骨发育异常，表型与敲除了软骨特异性整合素 β1 小鼠的表型相似。发育中的软骨细胞表达和分泌整合素 -β- 样 1 蛋白（integrin-β-

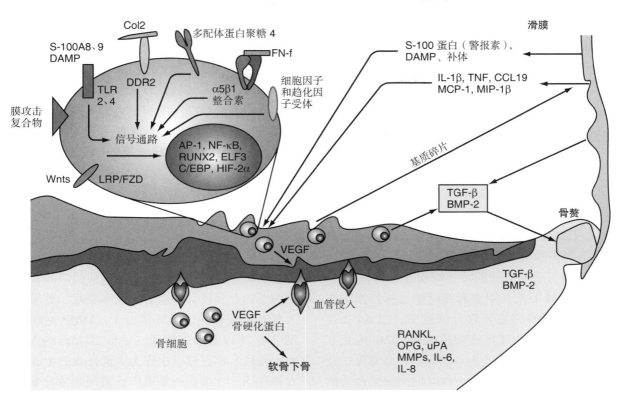

图 3-4 在滑膜、软骨和骨组织中，参与骨关节炎过程的一些因子。蛋白质包括 S-100 蛋白（警报素）和损伤相关分子模式分子（DAMP），细胞因子 [白介素（interleukin，IL）-1β，肿瘤坏死因子（tumor necrosis factor，TNF），IL-15]，趋化因子 [C-C 模体配体 19（CCL19）]，单核细胞趋化蛋白 -1（monocyte chemotactic protein-1，MCP-1），单核细胞炎症蛋白（monocyte inflammatory protein，MIP-1β）和从滑膜释放的补体成分可以通过激活各种细胞表面受体 [包括 Toll- 样受体（TLR）、细胞因子和趋化因子受体] 或通过形成膜攻击复合物来刺激关节软骨细胞。激活软骨破坏的其他因素包括 II 型胶原蛋白与盘状结构域受体 2（discoidin domain receptor 2，DDR2）的结合，纤连蛋白片段（fibronectin fragments，FN-f）与 α5β1 整合素的结合，Wnt 蛋白与 LRP/frizzled（FZD）复合物的结合，以及细胞外配体与硫酸肝素蛋白聚糖——多配体蛋白聚糖 4 的结合。多配体蛋白聚糖 4 也可以通过带有血小板反应蛋白模体 -5 的解聚素和金属蛋白酶（a disintegrin and metalloproteinase with thrombospondin motifs-5，ADAMTS-5）为靶点作用于细胞表面。各种信号通路激活一系列转录因子，这些转录因子转移到细胞核，并调节基质降解酶和炎症介质的表达。软骨释放的基质片段会进一步引起滑膜炎。软骨和骨中产生的血管内皮生长因子（vascular endothelial growth factor，VEGF）会刺激血管软骨下骨向矿化软骨区侵入。VEGF、硬骨素、NF-κB 配体的受体激活因子（receptor activator of nuclear factor κ-B ligand，RANKL）、骨保护素（osteoprotegerin，OPG）、尿激酶型纤溶酶原激活剂（urokinase-type plasminogen activator，uPA）、基质金属蛋白酶（MMP）、IL-6、IL-8 可以介导骨骼重塑，并可能扩散到软骨，促进软骨基质的破坏。滑膜、软骨和骨骼中产生的转化生长因子 -β（transforming growth factor-β，TGF-β）和骨形成蛋白 -2（bone morphogenetic protein-2，BMP-2）可以刺激骨赘形成（Adapted from Loeser RF，Goldring SR，Scanzello CR，Goldring MB：Osteoarthritis：a disease of the joint as an organ. *Arthritis Rheum* 64：1697-1707，2012.）

like 1，ITGBL1），它可以通过调节整合素的信号通路来促进软骨形成[71]。在患有关节炎的软骨中能观察到 ITGBL1 表达减少，并且其异位表达可降低小鼠手术所致 OA 的严重程度。

整合素和生长因子之间的协同信号传导是调控细胞功能的一种基本机制[68]。整合素的聚集并与受体结合会增强生长因子受体的磷酸化和丝裂原活化蛋白激酶（mitogen-activated protein kinase，MAPK），

特别是细胞外信号调节激酶（extra-cellular signal-regulated kinase，ERK）-1 或 ERK-2 的激活[72]。整合素通过激活细胞信号传导来介导机械力的作用，这一过程称为机械力传导（mechanotransduction）[73]。

α5β1 是正常软骨细胞的机械性刺激感受器。作为主要的纤连蛋白受体，α5β1 通过与可上调基质金属蛋白酶（matrix metalloproteinases，MMP；如 MMP-3 和 MMP-13）的纤连蛋白片段结合，在软骨

降解中发挥作用。软骨细胞与纤连蛋白片段结合后，通过活性氧（reactive oxygen species，ROS）机制增加细胞因子、趋化因子和其他分解代谢产物或炎症介质的产生[68]。

其他软骨细胞表面受体

在软骨细胞中发现的其他整合膜蛋白包括细胞决定因子 44（cell determinant 44，CD44）、膜联蛋白、多配体聚糖和盘状结构域受体 2（discoidin domain receptor 2，DDR2）。CD44 是透明质酸的受体，它反过来可以结合多种聚合素蛋白聚糖单体形成凝胶状的 PCM。通过与透明质酸的特异性相互作用，CD44 在软骨细胞 PCM 装配、组织和维持中发挥作用。在 RA 患者和 OA 模型的关节软骨细胞中，CD44 表达上调。CD44 的裂解会破坏透明质酸和 CD44 的相互作用，并对细胞周围基质产生不利影响；软骨保护药物和合成代谢因子可通过减少 CD44 的裂解来改善软骨基质的破坏[74,75]。

膜联蛋白 V（Annexin V）也称为膜联蛋白 C II（annexin C II），是一种 34 kDa 的整合膜蛋白，与 II 型胶原结合并与钙结合蛋白——依钙蛋白和脂皮质蛋白具有广泛的同源性。在软骨细胞中已经检测到膜联蛋白 II、V 和 VI，它们可能在骨组织的生理性矿化和关节软骨的病理性矿化中发挥作用。膜联蛋白 V 最先在鸡软骨中被检测到，并被描述为 II 型胶原结合蛋白，将软骨细胞锚定在 ECM 上。在髌板软骨细胞中，膜联蛋白参与钙离子的摄取和其后的矿化[76]。膜联蛋白 A6 在 OA 患者软骨中高表达，并在分解代谢信号传导中发挥作用[77]。

多配体蛋白聚糖（syndecans）对软骨的发育和稳态具有重要作用。它通过糖基磷脂酰肌醇与细胞表面连接，并通过细胞外结构域上的硫酸乙酰肝素侧链结合生长因子、蛋白酶及其抑制因子和基质分子[78]。多配体蛋白聚糖 -1、3 和 4 在 OA 患者软骨中表达上调。多配体蛋白聚糖 -4 可以控制基质溶解素（MMP-3）的合成，是聚合素酶的正向效应因子。

与结合胶原片段的整合素不同，DDR2 与 II 型和 X 型胶原纤维特异性结合，引起其整合素受体酪氨酸激酶的活化。DDR2 在 OA 患者软骨中表达上调，特异性地诱导与 II 型胶原裂解相关的 MMP-13 的表达。高温需求因子 A1（high temperature requirement A1，HTRA1）是 TGF-β 诱导的丝氨酸蛋白酶，在 OA 关节软骨中表达上调，可以破坏细胞周围基质，从而使 DDR2 暴露，然后被纤维状 II 型胶原激活[79-84]。促成这一过程的是结缔组织生长因子（connective tissue growth factor，CTGF），这是一种潜在的 TGF-β 结合蛋白，可以控制机械性损伤的软骨中基质封存和 TGF-β 的激活[80]。

血管生成和抗血管生成因子

成人关节软骨是哺乳动物生物体中为数不多的没有血管供应的组织之一，它的基质组成和血管生成抑制因子的存在使其对血管生成和炎症、肿瘤细胞的侵入具有抵抗作用。肌钙蛋白 I、MMP 抑制剂、软骨调节素 -1 以及内皮抑素（一种 20 kDa 的 XVIII 型胶原水解片段）都在软骨中作为内源性血管生成抑制因子发挥作用。在细胞外基质广泛重塑的情况下，如在关节炎中，软骨容易受到来自滑膜和软骨下骨的血管内皮细胞和间充质细胞的侵蚀[81]。VEGF 是软骨内成骨过程中血管生成的重要介质（详见第 1 章），由炎症细胞因子、缺氧和机械性超负荷诱导产生[67,72]。在 OA 患者中，异常的生物力学和关节积液导致严重缺氧，软骨细胞产生 VEGF，在软骨 - 骨连接处诱导血管生成，并导致矿化软骨的扩张、潮线复制和软骨变薄[82]。软骨下骨中，TGF-β 介导的血管生成可能是 OA 最早发生的事件之一[83]，机械应力产生的微小裂缝和天然存在的软骨孔的增加为血管侵入矿化软骨和小分子扩散提供了通道[15]。在 RA 患者中，血管和滑膜血管翳向软骨内生长，促进软骨基质的降解。

使用基因表达谱系分析比较来自同一 OA 患者炎症区域和非炎症区域的滑膜组织，发现 STC1 基因是炎症滑膜中上调最显著的基因，STC1 基因编码斯坦尼钙调节蛋白 -1（stanniocalcin-1），其通过 VEGF/VEGF 受体 2 通路在牙生式血管生成中发挥作用[84]。关节软骨中没有神经，在与软骨血管生成相关的血管通道中观察到的感觉神经纤维可能是症状性疼痛的潜在来源[85]。在创伤后 OA 的兔模型中，用贝伐珠单抗阻断 VEGF 可以抑制滑膜炎和血管生成，进而缓解疼痛[86]，该结论支持了上述发现的临床重要性。

正常软骨代谢中生长和分化（合成代谢）因子的作用

生长和分化因子通常被认为是成熟关节软骨内稳态的正向调节因子，因为它们能够刺激软骨细胞合成代谢活性，在某些情况下，还能抑制分解代谢的活性[9,87]。就其在关节软骨中产生和作用而言，最具特征的合成代谢因子包括胰岛素样生长因子 Ⅰ（insulin-like growth factor Ⅰ，IGF-Ⅰ）、FGF 和 TGF-β/BMP 家族成员。PTHrP、Ihh 和 Wnt/β-catenin 通路与维持关节软骨稳态或 OA 疾病的发展过程有关。这些因子中有许多也调节骨发育过程中的软骨形成和软骨内成骨（详见第 1 章）[44,49,52]。在成人软骨中，生长因子的表达和（或）活性会随着年龄的增长而下降，对 OA 患者来说，这是一个危险因素[9]。

胰岛素样生长因子

IGF-Ⅰ 最初被描述为生长调节素 C（somatomedin C），这是一种在体外控制关节软骨与硫酸盐结合的血清因子，后来发现它具有通过促进 Ⅱ 型胶原和聚合素的合成来刺激或维持离体软骨细胞表型的特异能力。IGF-Ⅰ 是一种促进细胞增殖的因子，其有限的有丝分裂活性似乎更依赖于其他生长因子的存在，如 FGF-2（一种进展因子），因此将 IGF-Ⅰ 归类为分化因子更为恰当。IGF-Ⅰ 被认为是维持软骨内稳态的重要调节因子，因为它能够刺激蛋白聚糖合成，促进软骨细胞的存活，并与其他合成代谢因子（如 BMP-7）协同作用，抑制分解代谢因子的活性。IGF-Ⅰ 和胰岛素可以通过 IGF-Ⅰ 酪氨酸激酶受体或 Ⅰ 型胰岛素受体激活信号传导通路，其浓度和它们的结合亲和力成正比[9]。一项大鼠研究表明，使用独特的纳米载体将 IGF-Ⅰ 输送到软骨细胞可以减轻手术诱导 OA 的严重程度[88]。

IGF 特异性结合蛋白（IGF-binding protein，IGFBP）不能够识别胰岛素，但是参与调节 IGF-Ⅰ 的活性。软骨细胞在不同分化阶段表达 IGF-Ⅰ、IGF 受体以及不同类型的 IGFBP，为 IGF 对这些细胞发挥不同的调控作用提供了独特系统。IGFBP-2 和 IGFBP-5 是促进软骨细胞蛋白聚糖合成的正向调节因子，而 IGFBP-3 与 IGF-Ⅰ 的结合则负向调控 IGF-Ⅰ 的合成代谢功能。IGFBP-3 也可能以不依赖 IGF 的方式直接抑制软骨细胞的增殖。

在 OA 患者的软骨中，IGF-Ⅰ 的正常合成代谢功能可能会被破坏，因为在骨关节炎实验动物模型和 OA 患者的软骨细胞中，虽然 IGF-Ⅰ 受体水平正常甚至增加，但软骨细胞对 IGF-Ⅰ 的反应性降低。这种低反应性归因于在衰老和 OA 软骨中活性氧水平较高，进而改变了软骨细胞对 IGF-Ⅰ 信号的应答模式[89]。

成纤维细胞生长因子

FGF 家族成员，包括 FGF-2、FGF-4、FGF-8、FGF-9、FGF-10 和 FGF-18，以及 FGF 受体，FGFR1、FGFR2、FGFR3 和 FGFR4，它们在胚胎和出生后骺板的软骨形成和软骨内成骨过程中协调软骨结构和细胞增殖[49]。FGF-2，也称为基本 FGF，是其中研究最为透彻的一员，它是成人关节软骨细胞内一种强有力的有丝分裂原，但关于其对软骨基质合成影响的研究结果并不一致，有的认为其对蛋白聚糖的合成有刺激作用，有的显示抑制作用，有的显示没有作用。

FGF 通常被认为是关节组织内的稳态因子[90,91]。储存在成人软骨基质中的 FGF-2 在机械损伤或承受负重时释放出来，提示其具有调节软骨细胞增殖和合成代谢活性的作用。软骨中不同的 FGF 受体可能介导相反的作用。FGF-2 通过 FGFR3 增加软骨保护作用，通过 FGFR1 促进软骨破坏[92]。在 4 种受体中，FGFR1 和 FGFR3 含量最丰富，在 OA 患者软骨中，FGFR3 与 FGFR1 的比值降低。此外，*FGFR1* 基因的软骨特异性缺失可减弱小鼠的关节软骨退化[93]。

在软骨发育过程中，FGF-18 通过 FGFR3 负向调控骺板中软骨细胞的增殖和终末分化。在关节软骨中，FGF-18 通过 FGFR3 维持软骨稳态，在体外软骨移植组织中保护软骨免受力学负荷引起的损伤[94]。在创伤性关节炎大鼠模型的关节内给与 FGF-18 可以保护关节软骨不受损害[95]。因此，科学家对合成代谢因子（如 FGF-18）在组织工程方法中促进软骨再生的潜力非常感兴趣[96]。在一项关于人重组 FGF-18（sprifermin）的概念验证试验中，在预先设定的次要结构终点上，通过 MRI、X 线检测关节间隙狭窄程度和西安大略和麦克马斯特大学骨关节炎指数（Western Ontario and McMaster Universities Arthritis Index，WOMAC）疼痛评分，发现剂量依赖性的改善[97]。使用 sprifermin 临床前模型的最新研究证明了这种临床有效性[98]。

转化生长因子 –β/ 骨形成蛋白超家族

Marshall Urist 最早发现 TGF-β/BMP 超家族在骨中的活动，它们作为脱矿骨的成分，在植入啮齿类动物的骨外部位时会诱导新骨形成。随后这些活化形态发生因子被提取、纯化和克隆，并发现它们在软骨发育和软骨内成骨过程中调节间充质干细胞向成软骨或成骨谱系分化（表 3-2）。TGF-β/BMP 超家族包括活化素、抑制素、米勒管抑制物、nodal、胶质细胞源性神经营养因子、OP-1（或 BMP-7）和生长分化因子（growth differentiation factor，GDF），后者又称为软骨源性形态发生蛋白（cartilage-derived morphogenetic protein，CDMP）。除了调节软骨细胞聚集和软骨细胞分化外，这个超家族成员在滑膜关节位置规范性和关节腔形成（详见第 1 章）以及其他器官系统的发育中也发挥着关键作用。其中许多因子，包括 BMP-2、BMP-6、BMP-7、BMP-9、TGF-β 和 CDMP-1，能够在体外诱导间充质祖细胞的成软骨分化。它们还可能对体内和体外成熟的关节软骨细胞有直接影响，并且对软骨的维持也有重要作用[50]。

转化生长因子 –β

TGF-β 之所以被命名为转化生长因子，是因为人们发现它是一种可以在软琼脂中转化细胞生长的因子。TGF-β 并不是软骨细胞增殖的有效诱导因子；相反，它控制早期间充质干细胞的聚集，以及软骨形成和软骨内成骨过程中早期和晚期的软骨细胞分化（详见第 1 章）。在体外已经观察到 TGF-β 既抑制又刺激聚合素和 Ⅱ 型胶原的合成。在 OA 和 RA 患者的滑液中 TGF-β 水平可以反映软骨和其他关节组织的合成代谢过程。TGF-β 可能通过诱导 MMP 组织抑制剂（tissue inhibitors of MMP，TIMP）的表达来促进合成代谢过程。

TGF-β1、TGF-β2 和 TGF-β3 通常被认为是体外原代软骨细胞和软骨移植组织中蛋白聚糖和 Ⅱ 型胶原合成的有效刺激因子。然而，TGF-β 信号通路既有保护作用，也发挥有害作用[99]。尽管在炎症关节炎模型中，关节内注射 TGF-β 可刺激蛋白聚糖合成并限制软骨损伤，但是注射或腺病毒介导的 TGF-β1 可能导致关节组织的不良反应，如骨赘形成、肿胀和滑膜增生。在 OA 实验模型中，除了专门针对骨组织以外，使用阻断 TGF-β 活性的药物，如可溶形式的 TGF-βRⅡ、SMADs 抑制剂或者生理性拮抗剂、潜在相关肽 -1（latency-associated peptide-1）可增加蛋白聚糖的损失和软骨损伤。

骨中异常的 TGF-β 信号传导可能是 OA 的关键通路[100]。在前交叉韧带（anterior cruciate ligament，ACL）切断诱导 OA 的模型中，全身应用高剂量的 TGF-β 抑制剂可以促进软骨蛋白聚糖的丢失，而较低剂量则可预防手术侧肢体软骨下骨中的间充质干细胞（MSC）、骨祖细胞和成骨细胞的迁徙和（或）定植，并减少新生血管形成和软骨损失[83]。成骨细胞中活性 TGF-β 的转基因表达诱导巢蛋白阳性 MSC 成簇形成，而敲除巢蛋白阳性 MSC 中的 *Tgfbr2* 基因可以阻止 MSC 迁移到软骨下骨，并使骨参数、软骨稳态和肢体功能正常化。此外，在软骨下骨植入 TGF-β 特异性抗体可以减弱软骨和骨的 OA 进展，这表明在 OA 某些亚型中，采用骨靶向治疗可能有效[83]。

骨形成蛋白

BMP 是 TGF-β 超家族的一个大亚类，对四肢骨和关节的正常发育至关重要[101]。从骨中分离和克隆了第一批 BMP 家族成员后，人们开始寻找 CDMP，包括 CDMP-1、CDMP-2、CDMP-3，它们被归类为 GDF-5、GDF-6、GDF-7。根据一级结构的相似性，

表 3-2　骨形成蛋白超家族

骨形成蛋白	其他命名	潜在作用
BMP-2	BMP-2A	软骨和骨形态发生
BMP-3	骨生成素，CDF-10	骨形成
BMP-4	BMP-2B	软骨和骨形态发生
BMP-5		骨形态发生
BMP-6	Vegetal-related-1（Vgr-1）	软骨肥大化
BMP-7	成骨蛋白 -1（OP-1）	软骨和骨形态形成
BMP-8	成骨蛋白 -2（OP-2）	骨形态发生
BMP-9	GDF-2	软骨形态发生
BMP-10		未知
BMP-11	GDF-11	未知
BMP-12	GDF-7，CDMP-3	软骨形态发生
BMP-13	GDF-6，CDMP-2	软骨形态发生
BMP-14	GDF-5，CDMP-1	软骨形态发生

CDMP，软骨源性形态发生蛋白；GDF，生长和分化因子

BMP 可分为 4 个不同的亚族：① BMP-2 和 BMP-2B（BMP-4），在 7- 半胱氨酸区 92% 相同；② BMP-3（骨生成素）和 BMP-3B（GDF-10）；③ BMP-5、BMP-6、BMP-7（OP-1）、BMP-8（OP-2）、BMP-9（GDF-2）、BMP-10 和 BMP-11（GDF-11）；④ BMP-12（GDF-7 或 CDMP-3）、BMP-13（GDF-6 或 CDMP-2）、BMP-14（GDF-5 或 CDMP-1）和 BMP-15。BMP-1 不是该家族的成员，而是一种与虾红素相关的 MMP，可以切割 BMP 抑制因子腱蛋白并充当前胶原 C 蛋白酶。

几种 BMP［包括 BMP-2、BMP-7（OP-1）和 GDF-5/CDMP-1］可刺激间充质前体细胞，分化为软骨细胞并促进肥大软骨细胞分化。BMP-2、BMP-4、BMP-6、BMP-7、BMP-9 和 BMP-13 促进体外培养的软骨细胞合成 Ⅱ 型胶原和聚合素[102]。BMP-2 也在正常和 OA 的关节软骨中表达，它和 Ⅱ 型胶原以及 FGFR3 均为提示成人关节软骨细胞培养在体内形成稳定软骨能力的分子标志物。BMP-2 是正常关节发育所必需的物质，而在小鼠中缺乏 BMP-2 可导致自发性 OA 的发生[103]。BMP-7 在成熟关节软骨中表达，可能是成人软骨细胞在体外最强的合成的代谢刺激因子，因为它增加聚合素和 Ⅱ 型胶原合成能力比 IGF-Ⅰ 更强。此外，BMP-7 可以逆转 IL-β 诱导的多个分解代谢反应，包括 MMP-1 和 MMP-13 的诱导、TIMP 的下调，以及原代人工关节软骨细胞中蛋白聚糖合成的下调。CDMP-2 存在于关节软骨、骨骼肌、胎盘和骺板的肥大软骨细胞中。尽管在体外培养的早期祖细胞群中，CDMP-1 和 CDMP-2 启动软骨形成的作用不如其他的 BMP，但是它们在成熟关节软骨细胞中对 Ⅱ 型胶原和聚合素的合成有维持作用。

BMP 在体内具有多效性，以浓度依赖的方式发挥作用。在肢芽软骨形成的同时，它们通常也为骨形态生成奠定了基础（详见第 1 章）。几种 BMP 也是其他组织（如肾、眼、心脏和皮肤）的形态发生因子。

介导软骨细胞对生长和分化因子反应的受体、信号分子和拮抗剂

先前讨论的生长和分化因子激活的主要信号通路包括 ERK1/2、p38MAPK 和磷脂酰肌醇 -3'- 激酶（phosphatidylinositol-3'-kinase，PI-3K）/v-akt 小鼠胸腺瘤病毒原癌基因同源物（v-akt murine thymoma viral oncogene homolog，AKT）通路[104]。和其他细胞类型一样，FGF 家族成员在软骨细胞中激活 ERK1/2 和 p38 MAPK 级联反应激酶。这些通路的特定抑制剂阻断了 FGF-2 和 FGF-18 诱导的软骨细胞有丝分裂，并阻断了原代软骨细胞中 FGF-2 对 Sox9 表达的诱导。PI-3K 通路是人原代关节软骨中 IGF-Ⅰ 诱导蛋白聚糖合成所必需的物质，而 ERK1/2 途径起负调节作用[9]。

TGF-β 和 BMP 家族成员通过形成配体特异性受体的异聚复合体进行信号传导，这些受体具有丝氨酸 - 苏氨酸激酶活性。后续信号的特异性主要由 Ⅰ 型受体决定。Ⅰ 型和 Ⅱ 型受体是信号传导所必需的。在哺乳动物中已经确认存在 7 种 Ⅰ 型受体，这些 Ⅰ 型受体具有类似的结构，被称为活化素受体样激酶（activin receptor-like kinase，ALK）。TGF-β 与 TGFβRⅡ 相互作用，后者招募 TGF-βⅠ 型受体（主要是 TGFβRⅠ）形成异源三聚体受体复合物。具有活性的 TGFβRⅡ 激酶磷酸化 TGFβRⅠ 的丝氨酸苏氨酸残基。介导 BMP 信号的 3 种 Ⅰ 型受体为 BMP-ⅠA（BMPR-ⅠA 或 ALK-3）、BMPR-ⅠB（ALK-6）和 ALK-2。虽然 BMPR-1 受体能够在没有 Ⅱ 型 BMP 受体的情况下结合配体，但在结合实验中已经显示出协同性。在配体结合方面，与 TGFβRⅠ 和 TGFβRⅡ 类似，Ⅰ 型 BMP 受体被 Ⅱ 型 BMP 受体磷酸化，Ⅱ 型 BMP 受体包括激活素（activin，Act）RⅡ、ActRⅡB 和 T-ALK。这些受体在不同组织中分布的时空差异性决定了对 TGF-β/BMP 家族不同成员的反应模式。

经典的 SMAD 通路通过受体激活 SMAD（receptor-activated SMAD，R-SMAD）的磷酸化来介导 TGF-β 和 BMP 的信号传导，R-SMAD 是与果蝇 MAD（mothers against decapentaplegic，MAD）和线虫 SMAD 相关的信号分子。TGFβRⅠ 受体（ALK4、5 和 7）磷酸化 Smad2 和 Smad3 转录因子。BMP 主要通过 ALK1、2、3、6 激活 Smad1、5、8 来发挥作用，通常会促进软骨细胞肥大分化。R-SMAD 与普通的 Smad4 形成复合物并转移到细胞核中，在目标基因的启动子处与 SMAD 特异性 DNA 结合位点结合。

健康关节软骨中 TGF-β 信号传导的主要途径是通过经典的 ALK5 通路激活 Smad2/3，进而抑制软骨细胞肥大，但当 TGF-β 与 ALK1 相互作用时，它通过 Smad1、5、8 传导信号，诱导产生 MMP-13 和其

他降解酶[99]以及神经生长因子（nerve growth factor, NGF）[105]。机体衰老过程中ALK1/ALK5的比值增高[99]，这可能解释了与OA发展相关的异常软骨细胞反应和关节内注射TGF-β导致骨赘形成和滑膜纤维化的脱靶效应。

抑制性Smad（包括Smad6、Smurf1和Smurf2）提供进一步调控，其主要通过加速磷酸化Smads蛋白体的分解来抑制Smad1、5、8信号的传递。Smad3缺陷小鼠软骨细胞的异常肥大分化可以通过恢复TGF-β活化激酶1（TGFβ-activated kinase 1，TAK1）和转录激活因子2（activating transcription factor-2，ATF2）的信号通路得以逆转[106]，但抑制TAK1或Janus激酶（Janus kinase，JAK）可以逆转OA中MSC的异常分化[107]。

在骨发育过程中，BMP拮抗剂在BMP活性的时间和空间调控中发挥着重要作用。BMP拮抗剂最初在非洲爪蟾中被发现，它们通过决定与BMP受体的相结合的BMP生物利用度起到拮抗剂的作用[108]。在关节形态发生的过程中，头蛋白和腱蛋白的作用对于确定关节边界似乎至关重要。它们表现出不同的时空表达模式、结合亲和力以及对释放BMP的蛋白酶敏感性。BMP通过富含半胱氨酸的结构域与腱蛋白和头蛋白结合，该结构域类似于Ⅰ、Ⅱ、Ⅲ和Ⅴ型纤维原胶原的氨基端前肽，这些纤维原胶原也结合BMP，并易被MMP裂解。BMP可以被MMP或BMP-1/tolloid裂解而从腱蛋白中释放出来，而头蛋白与BMP有高度亲和性，不能被裂解释放BMP。

在OA患者的软骨中，卵泡抑素、gremlin、腱蛋白和腱蛋白样蛋白2的表达上调。卵泡抑素与炎症过程有关；gremlin与软骨细胞肥大表型有关；腱蛋白可出现在OA的不同阶段，并在不同部位分布。由于每种拮抗剂优先结合在不同的BMP上，因此差异性表达可能作为一种反馈机制来平衡不同阶段的合成代谢活性。

Wnt/β-catenin通路在软骨和骨的发育和病理中都发挥作用[109]。细胞反应是由Wnt配体在不同组织的可获得率以及在分化和病理过程中使用不同的，经典或非经典信号传导通路来控制的[109]。Wnt拮抗剂包括最初被描述为骨细胞特异性的骨硬化蛋白（sclerostin，SOST）、dickkopf相关蛋白1（dickkopf-related protein-1，DKK-1）和分泌型卷曲相关蛋白1（secreted frizzled-related protein，sFRP1），这些Wnt拮抗剂可作为关节软骨稳态中的调节因子和生物学标志物，因为在体外以及在某些体内环境中，它们可能会减少软骨细胞肥大化和蛋白酶的表达[110-113]。抑制Wnt信号通路的小分子抑制剂已经成为一种很有前景的缓解OA病情的方法[114,115]。

软骨内稳态的表观遗传调控

许多表观遗传因子调控软骨细胞基因表达和软骨内稳态，包括组蛋白修饰（如乙酰化和甲基化）、DNA甲基化和非编码RNA（包括microRNA）。组蛋白修饰通过改变染色质结构来调节转录因子及其相关蛋白对DNA特定位置的可接近性，从而调节基因的转录。组蛋白修饰包括乙酰化、甲基化、磷酸化、泛素化和类泛素化等。在软骨细胞生物学中，研究最为透彻的是组蛋白乙酰转移酶介导的乙酰化过程和由组蛋白去乙酰化酶介导的去乙酰化过程。组蛋白乙酰化和去乙酰化可以调节基质基因的表达以及根据特定的组蛋白位点和细胞环境调节基质降解酶的表达[116]。

Sirtuins（Sirt）代表NAD+依赖的组蛋白去乙酰化酶家族。软骨细胞可表达Sirt1、Sirt2、Sirt3、Sirt6和Sirt7[117]。小鼠中Sirt1或Sirt6的缺失导致一种与软骨发育和稳态作用一致的骨骼表型。Sirt1是软骨基质基因表达和软骨细胞存活的正向调控因子，软骨细胞中Sirt1的缺失会造成MMP-13表达增加。Sirt6主要存在于细胞核中，用于保护DNA免受损伤并提高染色质的稳定性。Sirt6单倍体缺陷小鼠容易出现早发性OA。

启动子位点的DNA甲基化通常会抑制基因的转录（基因沉默），然而其他位点的甲基化仅会增加或减少基因的转录。全基因组DNA甲基化研究发现，软骨细胞中成千上万个基因可以发生甲基化，而正常细胞与从骨关节炎关节中分离出来的细胞之间特定基因的甲基化是不同的[118]。IL-1、MMP-13和NF-κB等分解代谢基因启动子的去甲基化可能在OA软骨破坏中发挥作用。同样，胞嘧啶的DNA羟甲基化也可能导致OA中基因表达的改变[119]。

MicroRNA和长链非编码RNA是另外两种逐渐受到关注的表观遗传调控因子。MicroRNA可以负向调控特定靶基因的转录。在正常和骨关节炎关节软骨细胞中已经发现了数百种microRNA，但它们在软骨中的功能却知之甚少[120,121]。MicroRNA 参与包括软骨形成在内的骨骼发育以及在成人软骨中根据特定 microRNA 的不同，可以促进合成代谢或分解代谢活动。例如，microRNA-675 上调 Ⅱ 型胶原的合成，microRNA-27b 抑制 MMP-13 的表达，microRNA-101 诱导 Adamts5 等软骨降解酶基因的表达。长度超过200 个核苷酸的长链非编码 RNA 也存在于软骨中，可以调节基因的转录和翻译，但是目前对它们功能的了解还不如 microRNA。

软骨细胞在软骨病理中的作用

软骨细胞是成熟软骨中唯一的细胞类型，维持着细胞外基质成分的合成和降解。在衰老过程中或发生 RA 和 OA 等关节疾病（详见第 75 章和第 104 章）时，这种平衡被破坏，胶原和蛋白聚糖在基质中的流失率超过了新合成分子的沉积率。目前认为，OA 的软骨破坏是由软骨细胞介导的对生物力学异常做出的反应，可能直接或间接通过软骨和其他关节组织中产生的细胞因子和软骨基质降解酶的产生而发生（图3-5）[122]。

在 OA 初始阶段，体内的软骨细胞通过增加细胞增殖和基质蛋白、蛋白酶以及合成代谢和分解代谢因子的合成，对周围软骨基质的异常生物力学负荷作出反应。带负电荷的 GAG 丢失是最早发生的变化，导致与软骨基质肿胀相关的含水量增加。软骨基质成分的宏观变化伴随有表面原纤维形成或表面区微裂缝的出现。随着疾病进展，软骨表面的碎裂和延伸到更深软骨层的裂缝造成下层矿化软骨和软骨下骨的暴露。OA 软骨细胞的异常行为体现在细胞簇的形成和基质蛋白的数量、分布或组成变化上。软骨全部基因表达的基因组学和蛋白质组学分析显示，在 OA 晚期，合成代谢水平的增加反映在 COL2A1 和其他软骨特异性 mRNA 含量的增加上，但也反映在非软骨胶原和其他基质蛋白基因表达的增加上。表型调控的证据是Ⅰ 型和Ⅲ 型胶原的基因表达增加，以及肥大型软骨细胞标志物、X 型胶原和其他终末分化标志物出现，这些证据提示软骨成骨发育过程的重现[6,87]。在衰老和慢性炎症过程中发生的长时间氧化应激，以及糖尿病和代谢综合征引起的代谢应激可诱导软骨结构蛋白发生生化改变，包括糖基化、羰基化、脂肪氧化和亚硝基化。这些翻译后修饰诱导软骨基质蛋白聚集和（或）展开，增加它们对酶裂解和降解的敏感性[123]。

与 OA 相比，RA 软骨破坏主要发生在临近增生滑膜血管翳的区域，这是滑膜细胞中蛋白酶释放与活化的结果。软骨破坏在某种程度上也发生在软骨表

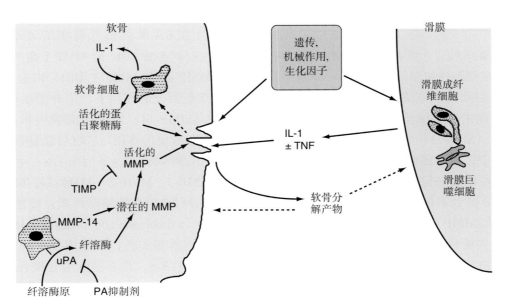

图 3-5　软骨细胞来源的蛋白酶在骨关节炎软骨破坏中的作用。虽然离体和在体的研究表明，软骨细胞可以直接对力学负荷、分解代谢因子（如 IL-1）、肿瘤坏死因子（TNF）和软骨分解产物做出反应，但启动信号及其相对重要性尚未明确。MMP，基质金属蛋白酶；TIMP，金属蛋白酶组织抑制剂；uPA，尿纤溶酶原激活剂（Adapted from Goldring MB：Osteoarthritis and cartilage：the role of cytokines. *Curr Rheumatol Rep* 2：459-465，2000.）

面，后者暴露于滑液中多形核白细胞或中性粒细胞产生的基质降解酶中。除了蛋白酶的直接作用外，RA滑膜组织通过释放细胞因子和其他介质间接导致软骨丧失，这些介质作用于软骨细胞，可导致软骨细胞功能失调。从大量使用软骨碎片或分离的软骨细胞培养的体外研究可推断调节软骨细胞对炎症细胞因子反应的基本细胞机制，这些认识在小鼠胶原诱导关节炎和抗原诱导关节炎等关节炎动物模型中得到了支持 [124-126]。

直接分析接受人工关节置换术的 OA 患者的软骨或软骨细胞，比从软骨广泛破坏的 RA 患者处获得的信息更多。这些研究表明，软骨细胞不仅产生促炎细胞因子，而且还产生抑制炎症反应的因子和调节反应的合成代谢细胞因子。细胞因子对软骨细胞功能的影响，特别是对其在软骨破坏中的各种作用，已经有系统性综述对此进行了总结 [5,8,122]。由于生物力学异常，在软骨细胞中可以观察到与整合素、DDR-2、多配体聚糖和离子通道激活相关的力传导情况的发生，然而它们在 OA 启动中的作用尚未得到证实。对抵抗或加速随着衰老自然发生的 OA 或遭受过度生物力学损伤而致的 OA 发展进程的转基因小鼠品系的软骨降解研究，已经发现了疾病的分子效应和潜在治疗靶点 [124,127-129]。

软骨基质降解蛋白酶

软骨细胞以潜在形式合成并分泌 MMP，后者通过级联激活反应在细胞外被激活。软骨中一个重要的级联是由纤溶酶启动的，该酶是纤溶酶原激活物激活后的产物，可能由软骨细胞产生。纤溶酶激活潜在的基质溶解素（MMP-3）是一种潜在胶原酶激活剂。在早期研究中，软骨细胞是最早确定的 TIMP-1来源之一，它们可以合成包括 TIMP-3 在内的额外的TIMP，TIMP-3 是聚合素酶的主要抑制剂。滑液中检测到的 TIMP 和 MMP 反映了一种对局部失衡的适应性反应，这种失衡由软骨细胞和其他关节组织中活性基质金属蛋白酶产生增多引起。胶原酶 1、2 和3（MMP-1、MMP-8 和 MMP-13），明胶酶（MMP-2和 MMP-9），基质溶解素 -1（MMP-3），膜 1 型 MMP[membrane type 1 MMP，（MT1）-MMP] 即 MMP-14，以及聚合素酶（ADAMTS-4 和 ADAMTS-5）可特异性降解软骨基质中天然胶原和蛋白聚糖（表 3-3）[130,131]。

MMP、聚合素酶以及由它们产生的切割碎片主要定位于软骨退化区域，并可以在 OA 和 RA 患者的滑液和软骨中检测到 [5,6]。在 OA 和 RA 患者的软骨中，MMP-13 的表达及其更有效地降解 Ⅱ 型胶原的能力表明该酶在软骨降解中发挥重要作用。小鼠出生后软骨组织活性 MMP-13 的过表达可使膝关节发生类似 OA 的变化，敲除 MMP-13 编码基因可以保护软骨免于手术诱导的 OA 发生 [132]。DDR2 是一种胶原蛋白受体，该分子的活化与 MMP-13 的上调有关，缺乏 DDR2 可以减弱 DMM 手术造成的 OA 进展 [133]。作为 MMP-13 的关键调控因子，Runx2 和HIF-2α 转录因子的缺失也可以防止 OA 的发展或恶化 [134]。核因子 κB（nuclear factor κB，NF-κB）信号通路对上游激活酶的反应可以调节炎症、机械性和氧化应激状态下 MMP13 基因的表达 [135]。

关节软骨中 HIF-2α 的激活也需要 NF-κB 的参与 [134,136]。HIF-2α 直接作用于 MMP13、COL10A1、VEGFA 和其他参与 OA 软骨细胞功能障碍的基因启动子区域的 DNA 缺氧响应元件 [137-139]。相反，在小鼠模型中，PRG4 上调 HIF-3α 的作用与下调 HIF-1α和 HIF-2α 靶基因有关，这是保护衰老或创伤后 OA发展的部分机制 [140]。

虽然 RA 滑液中含量升高的 MMP 可能来源于滑膜，但在一些 RA 标本中，血管翳 - 软骨连接处和软骨基质深层存在固有的软骨细胞源性软骨溶解活性。MMP-1 在 RA 滑膜血管翳中的表达水平虽然低于MMP-3 和 MMP-13，但 MMP-1 也可由软骨细胞产生。MMP-10 与 MMP-3 类似，由滑膜和软骨细胞在炎症细胞因子的作用下产生并激活前胶原酶。MT1-MMP（MMP-14）主要由滑膜组织产生，对滑膜侵袭性有很重要的作用，它也可能是软骨细胞产生其他MMP 的激活物 [141]。

MMP-3、MMP-8、MMP-14、MMP-19 和 MMP-20 等几种 MMP 都能够降解蛋白聚糖。解聚素和金属蛋白酶（a disintegrin and metalloproteinase，ADAM）家族的再溶解相关蛋白酶的成员，特别是 ADAMTS-4和 ADAMTS-5，现在被认为是聚合素降解的主要介质 [142,143]。MMP 和聚合素酶的活性是互补的，正如Adamts5 缺陷小鼠所表现的那样，ADAMTS-5 与 OA敏感性增加相关。TIMP-3 在体外是 ADAMTS-4 和ADAMTS-5 强有力的抑制剂，而 TIMP-1、TIMP-2或 TIMP-4 却没有这样的效果，TIMP-3 缺乏会导致

表 3-3　介导软骨细胞降解的软骨基质蛋白酶

蛋白酶种类	软骨基质底物	活性
基质金属蛋白酶		
胶原酶类（MMP-1，MMP-8，MMP-13）	Ⅰ型、Ⅱ型胶原 聚集蛋白聚糖核心蛋白	纤维结构域，氨基端氨基端肽的 3/4（MMP-13） Asn341-Phe342 IGD
基质溶解素类（MMP-3，MMP-10）	聚集蛋白聚糖核心蛋白 Ⅸ型、Ⅺ型胶原 连接蛋白，纤连蛋白 proMMP、proTNF	Asn341-Phe342 IGD 端肽区
明胶酶类（MMP-2，MMP-9）	Ⅱ型、Ⅺ型胶原 蛋白聚糖，连接蛋白	端肽或变形胶原链
膜型 MMP MT-MMP-1（MMP-14），MT-MMP-2，MT-MMP-3，MT-MMP-4（MMP-15，MMP-16，MMP-17）	Ⅱ型胶原 纤连蛋白，聚集蛋白聚糖 ProMMP-2 ProMMP-13 ProTNF	端肽
基质溶解因子（MMP-7）	连接蛋白	
釉质溶解素（MMP-20）	COMP，连接蛋白	
蛋白聚糖酶		
ADAMTS-1，ADAMTS-4，ADAMTS-5	聚集蛋白聚糖核心蛋白 IGD	Glu373-Ala374，Glu1545-Gly1546，Glu1714-Gly1715，Glu1819-Ala1820，Glu1919-Leu1920
丝氨酸蛋白酶		
纤溶酶原激活物（tPA，uPA）	聚集蛋白聚糖，纤连蛋白，proMMP	激活纤溶酶原产生纤溶酶
组织蛋白酶 G	聚集蛋白聚糖，Ⅱ型胶原，proMMP	
高温需求 A 蛋白（high temperature requirement A1，HTRA1）	Matrilin 3，纤连蛋白，二聚糖，纤调蛋白，COMP，Ⅵ型胶原	降解胞周基质
半胱氨酸蛋白酶		
组织蛋白酶 B、K、L、S	Ⅸ型、Ⅺ型胶原 连接蛋白，聚集蛋白聚糖	端肽（最适 pH 4.0 ~ 6.5）
天冬氨酸蛋白酶		
组织蛋白酶 D	吞噬的 ECM 成分	溶酶体中（最适 pH 3.0 ~ 6.0）

ADAMTS，具有血小板反应蛋白 -1 结构域的解聚素和金属蛋白酶；COMP，软骨寡聚基质蛋白；IGD，球间区域；MMP，基质金属蛋白酶；MT-MMP，膜型 MMP；proMMP，MMP 的酶原形式；TNF，肿瘤坏死因子；tPA，组织性纤溶酶原激活物；uPA，尿激酶型纤溶酶原激活物

轻微的软骨退化，与在 OA 患者中观察到的现象类似 [144]。

半胱氨酸蛋白酶（组织蛋白酶 B、K、S 和 L）以及天冬氨酸蛋白酶（组织蛋白酶 D）都是溶酶体酶，可能通过细胞内消化其他蛋白酶释放的产物在软骨降解中发挥次要作用 [145]。组织蛋白酶 B 也可能在胶原端肽、Ⅸ型和Ⅺ型胶原以及聚合素的胞外降解中发挥作用。组织蛋白酶 K 在血管翳 - 软骨结合区软骨表面的滑膜成纤维细胞中表达，并由炎症细胞因子诱导表达上调。在已知的组织蛋白酶中，组织蛋白酶 K 是唯一能够在三螺旋区域内多个位点水解Ⅰ型和Ⅱ型胶原的蛋白酶，其对酸性 pH 的需求可能由滑膜血

管翳和软骨之间的微环境提供[130]。

其他 MMP（MMP-16 和 MMP-28）、ADAM 家族成员 [ADAM-17/TACE（TNF - 转换酶）、ADAM-9、ADAM-10 和 ADAM-12] 以及 ADAMTS 家族成员（ADAMTS-2、ADAMTS-3、ADAMTS-7、ADAMTS-12 和 ADAMTS-14）都是由软骨细胞表达，但它们在成人软骨中的作用仍需进一步明确[131,146,147]。明确这些蛋白酶及其内源性抑制剂在软骨细胞介导的软骨降解中的确切作用，为开发干扰聚合素酶或 MMPs 活性而不破坏正常生理的靶向治疗提供了机会[148,149]。

软骨破坏中细胞因子的平衡

细胞因子在软骨代谢中的作用必须在整个关节的背景下加以考虑[8]。关节中细胞因子的来源包括滑膜巨噬细胞、滑膜组织中浸润的单核细胞以及软骨细胞本身[122]。在影响软骨代谢的细胞因子中，大多数是多功能调控因子，它们最初被认为是免疫调节剂，但发现这些细胞因子在间充质来源的细胞中可以调节细胞功能。IL-1 和 TNF 不仅可以刺激软骨细胞合成软骨基质降解蛋白酶，而且还能调节基质蛋白合成和细胞增殖。每种细胞因子都具有多种生物活性并且有重叠作用，它们并不是单独发挥作用，而是通过细胞因子网络与其他细胞因子发挥协同或拮抗作用。除了 IL-1 和 TNF，还发现了其他分解代谢细胞因子，以及软骨细胞本身或关节组织中其他细胞产生的抑制性或合成代谢细胞因子（表 3-4）。体外和体内研究已

表 3-4 调控软骨破坏的细胞因子	
分解代谢因子	IL-1
	TNF
	IL-17
	IL-18
调节因子	IL-6
	白血病抑制因子
	抑癌蛋白 M
	IL-11
抑制因子	IL-4
	IL-10
	IL-13
	IL-1 受体拮抗剂

IL，白介素

经开始梳理复杂的细胞因子网络，并确定当正常稳态被破坏时如何恢复其平衡（图 3-6）。在过表达或敲除编码细胞因子、细胞因子受体或激活剂基因的转基因小鼠中，Ⅱ型胶原或其他类型诱导的关节炎模型研究已经进一步明确了这些因子在软骨破坏中的作用。

白介素 –1 和肿瘤坏死因子

早期的研究首先发现 IL-1 是一种可溶性因子，起初被称为分解蛋白，存在于正常的、非炎症性的猪滑膜碎片培养基的上清液中，该培养基可刺激软骨细

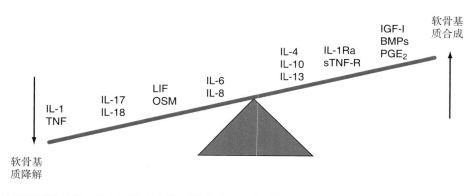

图 3-6　软骨代谢中的细胞因子平衡，位于天平左侧的可溶性介质会促进软骨基质的降解，天平右侧的介质抑制分解代谢因子的合成和功能，同时防止软骨基质的降解。合成代谢因子包括胰岛素样生长因子Ⅰ（insulin-like growth factor I，IGF-I）、骨形成蛋白（bone morphogenetic protein，BMP）和前列腺素 E2（prostaglandin E2，PGE2），维持或促进软骨基质合成。IL-1，白介素 -1；IL-1Ra，IL-1 受体拮抗剂；LIF，淋巴细胞活化因子；OSM，抑癌蛋白 M；sTNF-R，可溶性 TNF 受体；TNF，肿瘤坏死因子（Adapted from Goldring MB：Osteoarthritis and cartilage：the role of cytokines. *Curr Rheumatol Rep* 2：459-465，2000.）

胞降解周围的软骨基质。在单核细胞和类风湿滑膜培养的上清液中，IL-1 具有类似的活性，分解代谢亚型被鉴定为 IL-1α 和 IL-1β。TNF 最初被称为恶病质素（cachectin），离体情况下对软骨细胞产生许多类似于 IL-1β 的作用，包括刺激基质降解蛋白酶的产生和抑制软骨基质合成。虽然 IL-1β 在摩尔数量级上的效力是 TNF 的 100～1000 倍，但在低浓度情况下，两因子会产生强烈的协同效应，可引起比单独注射任何一种细胞因子更严重的软骨损伤。

TNF 介导急性炎症的概念来源于对细胞因子特异性中和抗体、可溶性受体或受体拮抗剂诱导 RA 动物模型的研究，并且在转基因和敲除小鼠中也已研究透彻，然而 IL-1β 在维持炎症和软骨侵蚀中却发挥关键作用。早期研究以及大量在体和离体研究表明，IL-1 和 TNF 主要来源于炎症滑膜，是参与 RA 关节软骨破坏的分解代谢因子[150]。如果在体外有足够高的浓度，IL-1 受体拮抗剂（IL-1 receptor antagonist，IL-1Ra）能够阻断 IL-1 的作用，它是最早开发的抗细胞因子治疗药物之一。然而，在 RA 中，抗 TNF 治疗比全身 IL-1Ra 治疗更有效，而在 OA 关节中，关节中的 IL-1Ra 需要持续给药系统来维持足够高的浓度或刺激局部持续产生[151]。

OA 发病机制中的关键变化发生在软骨本身，有证据表明软骨细胞参与关节破坏，不仅包括对其他组织释放的细胞因子做出反应，还通过合成细胞因子[5,6]。它们可能会持续暴露在局部高浓度的 IL-1 和其他炎症介质的自分泌和旁分泌作用下。然而，与其他细胞因子相比，IL-1 和 TNF 在滑液中的含量相对较低，并且抑制 IL-1 或 TNF 不能改变 OA 的症状或进展，因此 IL-1 和 TNF 作为骨关节炎软骨破坏的关键介质的作用正在受到质疑[152-154]。OA 患者的软骨细胞中 IL1B mRNA 表达可能诱导 IL-1β 前体的翻译和 IL-1β 的分泌。然而，炎症复合体，包括核苷酸结合域、富亮氨酸重复序列、含 pyrin 结构域（NLRP）3、衔接蛋白 ASC 和 IL-1β 激活剂胱天蛋白酶 -1 在软骨中似乎并不活跃，从而抑制 IL-1β 的分泌和自分泌活性。此外，在 NLRP3 或 IL-1β 基因敲除的小鼠模型中，并不能阻止 TNF、脂多糖或机械负荷诱导的软骨移植物的分解代谢反应[155]。这些结果表明，局部产生的 IL-1β 不能在软骨中以自分泌或旁分泌的方式起作用，但这种细胞因子可以从滑膜和其他组织释放出来，以引起软骨细胞反应[155]。然而，与 OA

相关的低水平炎症反应是亚慢性的，而全身炎症反应被定义为循环炎症介质升高 2～3 倍，这表明与更多炎症形式的关节疾病相比，这两种细胞因子在 OA 中的含量更少[122]。

细胞因子网络

必须在整个关节范围内考虑影响软骨细胞的细胞因子网络（详见第 31 章）[5,6,8]。IL-1β、TNF 以及被 MMP 和其他基质降解酶裂解产生的基质片段，可诱导软骨细胞产生其他促炎细胞因子，包括 IL-6、IL-7、白血病抑制因子（leukemia inhibitory factor，LIF）、IL-17、IL-18、IL-33 和趋化因子。IL-6 似乎通过增加 IL-1Ra，可溶性 TNF 受体和 TIMP 的表达发挥双重作用，同时也增强免疫细胞功能和炎症反应。为保证 IL-6 的活性，需要可溶性 IL-6 受体与 IL-1 发挥协同作用，刺激软骨细胞中 MMP 和 ADAMTS 基因表达，并下调 COL2A1 和 ACAN 基因的表达。然而，IL-6 基因敲除小鼠在衰老过程中更易发生软骨变性，这表明该细胞因子可能在正常生理过程中发挥保护作用。软骨细胞还可以产生巨噬细胞迁移抑制因子（macrophage migration inhibitory factor，MIF）。在 OA 软骨细胞中，MIF 的含量是增加的，与 IL-6 不同，小鼠敲除 MIF 基因对年龄相关性 OA 有保护作用，但对手术诱导的 OA 没有保护作用[156]。

IL-6 家族的其他成员也可能通过受体与 gp130 形成异二聚体起到调节作用。IL-11 具有一些与 IL-6 相同的作用，包括刺激 TIMP 的产生，但不影响软骨细胞产生 MMP，并可能抑制软骨破坏。LIF 通过增加软骨细胞产生 IL-6 参与正反馈回路。抑癌蛋白 M（oncostatin M，OSM）是巨噬细胞和活化 T 细胞的产物，它与 IL-1β 或 TNF 协同作用于软骨细胞，可促进 MMP 和聚合素酶产生的强有力刺激因子。

IL-17 和 IL-18 是有效的促分解代谢因子，它们可以刺激人软骨细胞中 IL-1β、MMP 和其他促炎、促分解代谢因子的产生。IL-17 由活化的辅助 T 细胞 1 型（T helper type 1，Th1）或 CD4+ 淋巴细胞产生，与一种和任何已知细胞因子受体家族都无关的受体结合，并可与其他细胞因子发挥协同作用。IL-17 对 TNF 缺陷和 IL-1Ra 基因敲除小鼠的 T 细胞依赖性侵蚀性关节炎具有驱动作用，而在胶原诱导性关节炎或抗原诱导性关节炎的小鼠 RA 模型中，使用 IL-17 中和抗体治疗可有效抑制软骨破坏。IL-18 由巨噬细胞产生，其受体与 IL-1R1 具有同源性。IL-4、IL-10、IL-13、IL-37 和自然产生的 IL-1Ra 被归为抑制性细胞因子，因为它们降低离体软骨细胞中分解代谢因子和促炎细胞因子的产生和活性，并抑制体内软骨破坏（表 3-4）。离体情况下，IL-4、IL-10 和 IL-37 可以抑制软骨降解蛋白酶并逆转分解代谢细胞因子的某些作用，而 IL-4 和 IL-10 在体内可协同抑制软骨破坏。IL-4、IL-10 和 IL-13 在延缓软骨损伤中的作用可能与它们对 IL-1Ra 产生的刺激作用有部分关联，并且应用这些细胞因子进行治疗被认为是恢复 RA 患者体内细胞因子平衡的一种手段。

其他介质

OA 软骨中的软骨细胞，尤其是克隆簇中的软骨细胞，也表达模式识别受体（pattern recognition receptor，PRR），包括 Toll 样受体（Toll-like receptor，TLR）和晚期糖基化终产物受体（receptor for advanced glycation endproduct，RAGE）。它们被配体激活，例如损伤相关分子模式（damage associated molecular pattern，DAMP）分子，也称为警报素，包括高迁移率族蛋白 box-1（high mobility group box-1，HMGB1）、S100A8（MRP8，钙粒蛋白 A）和 S100A9（MRP14，钙粒蛋白 B）、血清淀粉样蛋白 A（serum amyloid A，SAA）、胶原和蛋白聚糖成分、焦磷酸钙或羟基磷灰石晶体。从受损软骨释放出的 DAMP 或其他产物可以证明 T 细胞相互作用产生的适应性免疫反应[125]，但在慢性 OA 的发病过程中，它们在固有免疫反应中对 OA 关节内低度炎症发生发展的影响是当前研究的热点[157-159]。

S100A8、S100A9 和 S100A11 在炎症关节炎和 OA 中具有重要作用[160,161]。TLR 或 RAGE 信号的激活通过增加炎症和分解代谢基因 [包括 MMP-3、MMP-13 和一氧化氮合酶（nitric oxide synthase，NOS）2] 的表达，以及增加 ROS 基质片段来驱动炎症相关的基质分解代谢活动。例如在 OA 和 RA 患者软骨和滑液中发现的纤连蛋白片段[158,162]。可以作为生物学标志物，也可以发挥炎症和分解代谢功能，刺激大量促炎因子和 MMP 的产生[68]。

骨关节中的其他潜在固有效应分子包括补体蛋白，通过蛋白质组学分析可以在 OA 患者的滑液中检测到这些蛋白，并可被 DAMP 激活[163]。补体激活的经典途径、甘露糖结合凝集素途径和旁路途径都汇聚在 C3 上，激活补体效应器 C5b-C9 形成的膜攻击复合物（membrane attack complex，MAC）。在内侧半月板切除的小鼠模型中，敲除 MAC 中的 C5 和 C6 或用 CR2-fH 进行药物治疗可减轻软骨损伤[164]。

过氧化物酶增殖激活受体（peroxisome proliferation-activated receptor，PPAR）是一个转录因子家族，在生理和病理过程中发挥广泛的作用，包括维持骨骼稳态。PPARγ 被内源性配体 15- 脱氧 -Δ[12,14] 前列腺素 J2（prostaglandin J2，PGJ2）激活。PPARγ 活化可以拮抗 COX-2、iNOS 和 MMPs 的诱导以及 IL-1 对聚合素合成的抑制。PPARα 激动剂也可能通过增加 IL-1Ra 的表达来保护软骨细胞免受 IL-1 诱导的反应。在 OA 中，研究者关注的是 PPARγ 在肥胖和炎症中的作用及其在 OA 动物模型中降低软骨降解的能力[165-168]。

软骨细胞由于异常刺激产生的蛋白中，细胞因子诱导的细胞因子信号抑制因子 3（suppressor of cytokine signaling 3，SOCS3）作为反馈调节因子可以改善对软骨细胞功能的不良影响[169]。在多种细胞类型（包括 T 细胞、巨噬细胞、软骨细胞、滑膜细胞、破骨细胞和成骨细胞）中，细胞因子信号抑制因子（SOCS）蛋白是通过 JAK/STAT（信号转导分子和转录激活因子）通路进行信号转导的细胞因子抑制剂。有研究[170]检测了一系列 OA 患者软骨样本中 SOCS 蛋白的水平，发现与正常软骨细胞相比，OA 患者软骨细胞中 SOCS2 mRNA 表达水平明显降低。

最初脂肪因子被认为是脂肪细胞的产物，并在各种实验模型中发现其在软骨代谢中发挥作用，这些脂肪因子包括瘦素、脂联素、抵抗素和内脂素[171,172]。白色脂肪组织分泌的细胞因子在肥胖引起的 OA 中可引起低度炎症[173]，包括膝关节脂肪垫在内的关节组织分泌的促分解代谢和抗分解代谢脂肪因子之间存在一种平衡，表明全身和局部因素之间存在复杂的相互作用[174]。

趋化因子是一种小的肝素结合细胞因子，分为 C、CX3C 或 CC 分子，表明存在不同的氨基端半胱氨酸（C）残基。除了将白细胞聚集到炎症关节疾病的炎症部位和介导滑膜成纤维细胞的反应和作用外，趋化因子还能够调节与软骨退化相关的软骨细胞功能。软骨细胞在被 IL-1 和 TNF 激活时，软骨细胞表达多种趋化因子，包括 IL-8、单核细胞趋化蛋白 -1（monocyte chemoattractant protein-1，

MCP-1)、MCP-4、巨噬细胞抑制蛋白 -1α（macrophage inhibitory protein-1α，MIP-1α）、MIP-1β、RANTES 因子（调节活化正常 T 细胞的表达和分泌）和生长相关癌基因（growth-related oncogene，GRO）α，它们也表达一些受体，能够对这些趋化因子作出反应并且反馈调节滑膜细胞的反应（表 3-5）[175,176]。

正常细胞和 OA 软骨细胞均表达 CC 趋化因子 MCP-1、MIP-1α、MIP-1β 和 RANTES。RANTES 增加其自身受体 CCR5 的表达。MCP-1 和 RANTES 可增加 MMP-3、iNOS、IL-6 和 MMP-1 的表达，抑制蛋白聚糖合成，并增加软骨细胞释放蛋白聚糖。生长因子 TGFα 也由软骨细胞产生，可以通过上调 MCP-1 来抑制蛋白聚糖的产生并刺激其降解。在手术诱导的小鼠骨关节炎模型中，抑制 MCP-1 受体 CCR2 可以减轻软骨退化和疼痛的严重程度[177]。RANTES 受体 CCR3 和 CCR5（而不是 CCR1）在正常软骨中表达，然而在 OA 软骨中或在 IL-1β 刺激后的正常软骨细胞中这三种受体都表达。在 OA 和 RA 滑液中可以检测到基质细胞衍生因子 1（stromal cell derived factor 1，SDF-1），其受体 CXCR4 在软骨细胞中表达，但不在滑膜成纤维细胞中表达，这表明该趋化因子对软骨损伤有直接影响[175]。

参与软骨代谢的细胞因子信号通路

各种细胞因子和相关适配分子的受体不尽相同，但它们都具有激活某些相同信号通路的能力（图

3-7）。分解代谢细胞因子诱导的主要通路包括应激激活蛋白激酶、JNK 和 p38 激酶以及 NF-κB 和 PI-3K 通路[5,6,104,178,179]。JAK/STAT 信号通路对 gp130 细胞因子（包括 IL-6 和 OSM）的信号传导很重要[180]。参与 TNF 受体（TNF 受体超家族成员）诱导通路的特异性适配分子与 IL-1 信号通路所使用的适配分子不同。TNF 受体通路使用 TNF 受体相关因子 2（TNF receptor associated factor 2，TRAF2）、TRAF6 和受体相互作用蛋白激酶，然而 IL-1 受体通路使用 TRAF6、IL-1 受体相关激酶（IL-1 receptor associated kinase，IRAK）和 Toll 通路中进化保守的信号中间体（evolutionarily conserved signaling intermediate in Toll pathways，ECSIT）作为适配分子。通过与 TNF 受体相关死亡结构域（TNF receptor associated death domain，TRADD）相关的 TNF-RⅠ 激活细胞凋亡，而通过 TRAF2 的 TNFRⅡ 信号激活 JNK 和 NF-κB。

与 ERK1 和 ERK2 相反，p38 和 JNK 信号通路被生长因子轻度激活。对离体软骨细胞的研究表明，p38 和 JNK 级联反应介导 IL-1 和 TNF 对蛋白酶和促炎基因表达的诱导反应。在软骨细胞中，这些通路也可能被机械应力和软骨基质降解产物通过整合素和其他受体介导的反应激活。通过机械传导途径上调 IL-1 和 TNF 的表达，表明它们作为反馈机制中的第二介质参与到该途径当中。p38 MAPK 至少有四种亚型，不同亚型具有不同的底物特异性，并且对软骨细胞的基本功能也有不同的影响。

JNK 是丝氨酸 - 苏氨酸蛋白激酶，磷酸化 Jun 家

表 3-5　软骨细胞中的趋化因子和受体[a]

功能性名称	系统性名称	趋化因子受体
GROα	CXCL1	CXCR1，CXCR2
IL-8	CXCL8	CXCR1，CXCR2
MCP-1	CCL2	CCR2
MIP-1α	CCL3	CCR1，CCR5
MIP-1β	CCL4	CCR5
RANTES	CCL5	CCR1，CCR3，CCR5
SDF-1	CXCL12	CXCR4

[a] 趋化因子是根据四个保守的氨基端半胱氨酸的前两个半胱氨酸（C）的位置进行分类：CC 趋化因子配体（CC chemokine ligand，CCL），前两个半胱氨酸相邻；CXC 趋化因子配体（CXC chemokine ligand，CXCL），前两个半胱氨酸被半胱氨酸以外的氨基酸 X 分开；CCR，CC 趋化因子受体；CXCR，CXC 趋化因子受体；GROα，生长相关癌基因 α；IL-8，白介素 -8；MCP-1，单核细胞趋化蛋白 -1；MIP-1，巨噬细胞抑制蛋白 -1；RANTES，调节活化正常 T 细胞的表达和分泌；SDF-1，基质衍生生长因子 -1

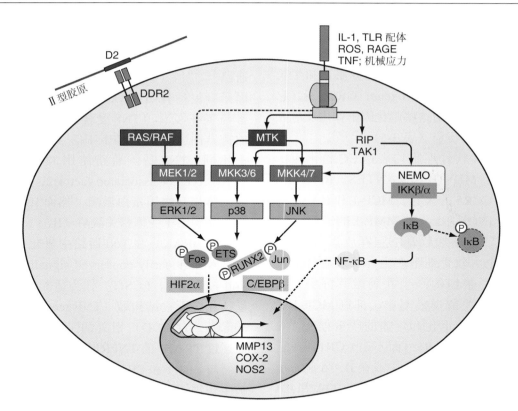

图 3-7　软骨细胞内调控基因转录的信号通路。酪氨酸激酶受体的盘状结构域受体（discoidin domain receptor，DDR）2 与 II 型胶原结合，以不依赖于整合素或细胞因子诱导的信号通路的方式来激活 RAS/RAF/MEK/ERK 信号通路。IL-1、toll 样受体（TLR）配体、活性氧自由基（ROS）和晚期糖基化终产物（AGE）通过不同的受体与细胞发生相互作用，这些受体诱导磷酸化并引发各种蛋白激酶级联反应。IL-1 与 I 型 IL-1 受体（IL-1R1）结合导致 IL-1R 辅助蛋白（IL-1R accessory protein，IL-1RAcP）的募集。细胞质 Toll/IL-1 受体（Toll/IL-1 receptor，TIR）结构域通过 TIR 招募 MyD88，MyD88 死亡结构域（death domain，DD）在快速磷酸化和降解之前将 IL-1 受体相关激酶（IL-1 receptor-associated kinase，IRAK）IRAK 和 IRAK2 招募到受体复合物中。IRAK 介导肿瘤坏死因子受体相关因子 6（tumor necrosis factor receptor-associated factor 6，TRAF6）寡聚化，引发各种蛋白激酶级联反应。主要途径包括：①应激激活的蛋白激酶、p38 丝裂原活化蛋白激酶（p38 mitogen-activated protein kinase，MAPK）和 c-Jun 氨基端激酶（c-Jun N-terminal kinase，JNK），这导致激活蛋白 -1（activator protein-1，AP-1）（cFos/cJun）、转录激活因子 -2（activating transcription factor-2，ATF-2）、E26 特异性转化（E26 transformation-specific，ETS）因子、HIF2α、Runx2 和 C/EBPβ 等其他转录因子的激活。② κB 抑制剂（inhibitor of κB，IκB）激酶 α 和 β（IκB kinases α and β，IKK-α 和 IKK-β）的抑制因子，可导致 NF-κB 的活化。TNF 也会激活这些途径，但主要是通过 TRAF2。其他信号通路可能会影响靶基因信号反应，例如生长因子或化学因子通过丝氨酸 / 苏氨酸激酶诱导的磷脂酰肌醇 3- 激酶（phosphatidylinositol 3-kinase，PI-3K）通路、AKT/ 蛋白激酶 B 通路和 gp130 诱导的 Janus 激酶（Janus kinase，JAK）/ 信号传导分子和转录激活因子（signal transducer and activator of transcription，STAT）通路。靶基因的反应取决于与各种转录因子结合的不同启动子内 DNA 序列的存在（Adapted from Goldring MB：Chondrogenesis, chondrocyte differentiation, and articular cartilage metabolism in health and osteoarthritis. *Ther Adv Musculoskelet Dis* 4：269-285，2012.）

族成员，是 AP-1 转录因子的组成部分，在人体内有三种 JNK 亚型存在：JNK1、JNK2 和 JNK3。在 OA 中可检测到活化的 JNK，但在正常软骨中检测不到，并且抑制 JNK 可以减弱细胞因子诱导的软骨细胞反应。

NF-κB 家族成员协调软骨细胞中的机械、炎症和氧化应激激活过程。大量研究表明异常 NF-κB 信号参与 OA 中的软骨降解[181,182]、表型转化和肥大分化过程[178,183]。通过 IKK 信号复合体中 IKKα 和 IKKβ 亚基的催化活性，NF-κB 从抑制性 IκB 中释放，使活化 NF-κB 得以转移到细胞核内[178]。在对一系列促炎刺激的反应中，IKKβ 是体内主要的 IκBα 激酶，IKKβ 的激活对经典 NF-κB 异源二聚体进入细胞核至关重要。NF-κB 介导纤连蛋白片段诱导细胞因子和趋化因子的表达，抑制 p65/p50 的 NF-κB 异源二聚体的核易位或 DNA 结合活性，并阻断 IL-1 和 TNF 对软骨细胞的促炎和分解代谢作用。软骨细胞表型似乎容易受到 IKKβ 驱动的经典 NF-κB 通路（促进软骨分解代谢）和不依赖于激酶的 IKKα（促进肥大转化）的差异调控[184]。

IKKβ 驱动的经典 NF-κB 信号通路也对下游的转录调节因子有影响，包括 HIF-2α、β- 连环蛋白、Runx2 和 ETS 因子（Elf3），从而将炎症和氧化应激反应与软骨细胞的表型和功能变化联系起来[134,136,185]。此外，NF-κB 信号通路在疾病进展和持续中发挥核心作用，介导由晚期糖基化终产物、TLR 配体或释放的 ECM 产物（包括纤连蛋白片段）触发的级联炎症反应，从而导致 MMP、聚合素酶、炎症细胞因子和趋化因子的持续表达以及异常的细胞分化状态。

关节软骨的老化

区分衰老本身所造成的软骨变化和随着年龄增长而变得更常见的疾病（如 OA）对软骨的影响是很重要的，但往往非常困难[186,187]。在这两种情况下，基质成分的生化改变反映在软骨结构的变化上[188]。软骨基质和软骨细胞功能的年龄相关性变化可促进 OA 进展，但与 OA 的发病机制不同（详见第 104 章关于骨关节炎发病机制的详细讨论）。组织学和 MRI 结果表明，关节软骨的厚度随着年龄的增长而变薄，但在正常老化的关节中仍保持完整。聚合素大小和 GAG 链成分的年龄相关性变化导致软骨含水量减少，这可能造成软骨变薄和力学性能的改变，包括在关节负重时弹性下降。聚合素和二聚糖内未被取代的蛋白聚糖核心蛋白的积累也起到了一定作用。在老化软骨中，透明质酸的含量增加，但平均链长减少，连接蛋白可能是碎片化的形态。胶原纤维随着年龄增长而变薄，密度降低，这将改变软骨的拉伸性能。

也许软骨中最显著的年龄相关变化是晚期糖基化终产物的积累，如戊糖素，这是由包括软骨胶原和聚合素在内的长寿蛋白的非酶糖基化形成的。晚期糖基化终产物会造成组织褐色变，老年人的软骨会呈现出黄褐色，与年轻人亮白色的软骨形成对比[188]。戊糖素可促进胶原纤维交联，使软骨随着年龄的增长变得更加脆弱，更容易受到过度机械负荷的损害。

软骨细胞的老化

软骨细胞的功能随着年龄的增长而退化，以至于研究分解代谢活动和细胞死亡比研究合成代谢活动更受青睐[186]。这至少部分是由于促合成代谢生长因子（如 TGFβ）的产生减少，以及对生长因子（如 IGF-1 和 BMP-7）的反应减少造成。因为在成人关节软骨中很少或没有细胞增殖，所以老年人的软骨细胞可能与年轻人的软骨细胞相同。与上皮组织等细胞可持续更新的其他组织不同，软骨细胞的长寿意味着细胞损伤，包括 DNA 损伤，可以积累多年最后导致细胞衰老。由于年龄相关的抗氧化能力丧失和线粒体功能障碍，以及过度关节负荷的累积效应，使得 ROS 水平升高，促进了软骨细胞衰老。衰老细胞缺乏复制能力，同时产生更多的促炎细胞因子（如 IL-6）和基质降解酶（如 MMP）。这种由衰老细胞所产生的炎症介质的增加被称为衰老相关分泌表型（senescence-associated secretory phenotype，SASP）[187]。事实上，在衰老的成纤维细胞培养中首次发现的 SASP 因子与在 OA 软骨中发现的细胞因子和 MMP 非常相似，这为软骨细胞衰老和 OA 之间的关系提供了直接联系。

尽管衰老细胞比具有持续增殖能力的细胞更能抵抗细胞死亡，但随着年龄增长，关节软骨中软骨细胞数量的下降是由于细胞死亡和缺乏祖细胞来替代死亡细胞所造成的。虽然在成年大鼠或小鼠中，程序性细胞死亡（即细胞凋亡）随着年龄的增长而增加，但这可能是由于这些动物在整个生命过程中都存在骨生长。然而，在成人软骨中，凋亡细胞的清除似乎并不常见，老化软骨中软骨细胞的死亡可能是由于自噬减少造成。

自噬是一种有效的管家程序，通过去除受损或功能失常的细胞结构，消除外源性细胞侵略者，并在内质网应激、缺氧、饥饿和其他不良情况下提供替代能源，以维持细胞的功能和稳态[187,189]。5'-AMP 激活激酶活性的降低与能量代谢的变化和自噬的减少有关。关节软骨在老化过程中丧失自噬功能与细胞死亡和 OA 严重程度的增加有关，因为软骨细胞对机械或炎症应激的抵抗力较差[190]。

年龄相关的软骨细胞自噬功能衰退可能与 FOXO（forkhead-box class O）转录因子水平下降有关。关节软骨细胞中可发现 FOXO1、FOXO3 和 FOXO4，但随着年龄的增长，FOXO1 和 FOXO3 水平随着自噬的减少而逐渐下降[191]。FOXO 可调节自噬基因和抗氧化剂的表达，包括超氧化物歧化酶（superoxide dismutase，SOD）-2 和过氧化氢酶。FOXO 活性下降将导致自噬减少和氧化应激易感性增加，这两者都可加速年龄相关 OA 的发生。

在衰老过程中还会受到损害的是非折叠蛋白反应（unfolded protein response，UPR），这是一种非溶酶体途径，用于泛素 / 蛋白酶体降解内质网中消除的未折叠蛋白[162]。URP 通过 C/EBP 同源蛋白（C/EBP homologous protein，CHOP）和 X- 盒结合蛋白1（X-box protein 1，XBP1）[162] 使软骨细胞在骺板发育过程中[192] 以及在关节软骨炎症、机械和氧化应激过程中，能够在内质网应激的反应下存活。与自噬有关的还有经典的细胞生存信号通路、PI-3K 及其下游丝氨酸 - 苏氨酸激酶（即 AKT）[104]。此外，在衰老和 OA 的发展过程中，软骨细胞线粒体功能的损伤是自噬功能受损和生物能量学失调的潜在机制[193]。

软骨基质退化和转化的标志物

随着对软骨基质组成成分的了解不断加深，在滑液和体液（如尿液、血浆和血清）中已经发现了用于检测软骨代谢变化和评估关节炎患者关节损伤的分子标志物[194,195]。来源于关节软骨 ECM 的分子，包括含有硫酸软骨素和硫酸角质素的聚合素片段、Ⅱ 型胶原片段、吡啶啉胶原交联以及 COMP，通常都是在分解代谢过程而被释放出来的降解产物。现已开发出特异性单克隆抗体，用于分析 OA 和 RA 患者体液中的蛋白聚糖或胶原降解产物（分解代谢新表位）或新合成的基质成分（合成代谢新表位），这体现了修复受损基质的尝试。不同的单克隆抗体可以区分降解后的硫酸软骨素或硫酸角质素链与新合成的蛋白聚糖在生化上的细微差异。在 OA 和 RA 患者的滑液和血清中，可以检测到这些表位，而其在滑液与血清中的比值被认为是一个潜在的诊断指标。软骨中聚合素的降解可以用抗体 846、3B3（-）和 7D4 检测硫酸软骨素新表位，5D4 检测硫酸角质素新表位，以及 VIDIPEN 和 NITEGE 抗体能识别出聚合素球状 G1 结构域内的聚合素酶和 MMP 切割位点（详见第 8 章）[143,148]。

由于胶原蛋白是关节软骨中最丰富的蛋白质，而 Ⅱ 型胶原约占软骨 ECM 的 50%，所以目前设计出许多生物学标志物试剂盒均用以检测 Ⅱ 型胶原的分解产物。可以通过测量血清和滑液中羧基末端前肽（CPⅡ）的水平来检测 Ⅱ 型胶原的合成，而尿液中羟赖氨酸吡啶啉交联或 Ⅱ 型胶原交联片段（CTXⅡ）的排泄可用来表示 Ⅱ 型胶原的降解。在胶原酶切割位点识别变性 Ⅱ 型胶原表位的特异性抗体是很有前景的诊断试剂。其中包括 C12C 抗体（先前被称为 Col2-3/4C Long mono），该抗体已经在实验模型及 OA 和 RA 软骨中用于检测 Ⅱ 型胶原的三螺旋切割片段。这些标志物与合成标志物 CPⅡ 的比值与 OA 患者影像学进展的相关性较大。这些生物学标志物已被用作研究工具，目前正在开发和验证，以作为监测 OA 和 RA 患者群体软骨退化或修复水平以及评估治疗效果的诊断工具[194,195]。虽然仅有一个标志物可能是不够的，但最终还是有可能确定一种生物学标志物组合以区分不同患者人群中不同阶段的 OA。在未来的临床试验中，生物学标志物有进一步发展的潜力。

关节软骨的修复

关节软骨的再生能力较差，通过药物促进软骨修复对关节炎和关节内骨折的治疗具有很大潜力。软骨缺损的内在修复程度取决于软骨损伤的深度以及缺损是否穿透软骨下骨板[11]。由于软骨没有血管，所以它对损伤的反应不同于其他组织。软骨中不存在经典愈合反应中血管依赖性的炎症反应期及修复期。一般不会发生软骨局限性损伤，因为固有的软骨细胞不能迁移到缺损部位，而且对于祖细胞则没有血管通路。然而，深层软骨缺损伴软骨下骨板破坏会引发血管反应，包括出血、纤维蛋白凝块形成和炎症反应，从而导致血液或下层骨髓中的细胞侵入。这些缺损可以由骨髓中发现的祖细胞（包括间充质干细胞）产生的纤维软骨填充。目前的软骨修复手术包括关节灌洗、关节清理、软骨下骨微骨折、自体或异体骨软骨移植，以及最终的人工关节置换治疗[11]。这些手术可能导致纤维组织的形成、软骨细胞死亡和软骨的进一步退化，因此具有不同的成功率。

自体软骨细胞移植已成功用于修复年轻患者膝关节软骨小的全厚层运动性损伤。软骨组织修复成功的标志是移植软骨细胞所形成的纤维软骨基质由于酶的降解和Ⅱ型胶原的新合成表现出来的转换和重塑。供体部位虽然较少承受力学负荷，但可能会发生严重的并发症和骨关节炎改变。目前，与软骨下骨微骨折相比，这些手术的疗效并无明显差异[11]。

软骨修复面临的主要挑战包括三维胶原结构的恢复和新合成的基质与原组织的整合[11]。新的手段是采用自体软骨细胞基因工程技术体外表达合成代谢因子，在植入缺损前促进软骨细胞分化[196]。由于IGF-1、TGF-β/BMP以及FGF家族成员在关节软骨的形成和维护中发挥重要作用，所以它们已被用于软骨组织工程。在动物模型中，直接或通过体内或体外基因传递或通过注射或植入载体将这些因子引入关节，来修复小的软骨缺损。通过基因工程技术将合成代谢因子和抑制性细胞因子联合转染可能是修复 RA 或者晚期 OA 患者软骨大面积缺损和防止进一步损伤的长期目标。

最近的研究集中在具有骨软骨单元力学和材料特性的支架上，这种支架将与宿主组织结合，吸引软骨细胞或骨软骨祖细胞从软骨下骨迁移出来[197]。尽管基于体内和体外的研究均表明这些方法在未来是可行的，但仍然存在许多挑战，尤其是在细胞介导的软骨修复方面。细胞来源包括 MSC，它可以从自体脂肪组织、骨髓、滑膜或肌肉中获得，并可以在促进软骨形成的条件下进行体外扩增，并植入支架，和（或）作为基因传递载体运送到软骨损伤的部位[196]。尽管成人关节软骨细胞几乎没有内在修复能力，但是少量软骨干细胞或祖细胞通过原位刺激来促进软骨损伤修复仍是目前研究的主题[198]。

结论

软骨细胞作为成人关节软骨中唯一的细胞成分，负责维持 ECM 处于低周转率状态。ECM 大分子的组成成分和结构是软骨组织所特有的，由软骨细胞在胚胎和出生后发育过程中的分化所决定。成人软骨细胞存在于关节软骨内的缺氧环境中。由于关节软骨没有血运和神经支配，所以软骨细胞表现出低代谢活性，尤其在软骨的中层和深层区域，软骨细胞呈圆形，这反映了它们处于静止状态。细胞通过细胞表面受体与特定的 ECM 组分相互作用，包括整合蛋白、膜联蛋白、多配体聚糖、DDR2 和 CD44。

体内和体外研究表明，成人关节软骨细胞能够对生物和机械刺激作出反应，这些刺激促进合成代谢或分解代谢。合成代谢因子包括 TGF-β/BMP 和 FGF 家族成员和 IGF-Ⅰ。分解代谢因子包括促炎细胞因子、趋化因子、DAMP/警报素和脂肪因子，这些因子刺激软骨细胞中基质降解蛋白酶的合成，如 MMP 和聚合素酶，并增加与炎症、机械和氧化应激过程相关的细胞内活动。许多介导软骨细胞对这些因子反应的信号通路和转录因子已经被阐明，但是它们调节软骨细胞功能的机制十分复杂，目前尚未完全明确。在生理条件下，成人关节软骨细胞维持着基质成分低周转率的稳定平衡。成人软骨细胞对于大面积软骨损伤的有效修复能力较差，并且随着年龄的增长，这种修复能力还会下降。与年龄相关的软骨细胞功能变化降低了细胞维持组织结构的能力。由于细胞衰老，对合成代谢生长因子的反应性逐渐降低而促炎因子的产生逐渐增多。进一步了解成人关节软骨细胞如何在其独特的环境中发挥作用，以及如何在促炎微环境中经历代谢重整，将有助于制定合理的策略以维持稳态和保护软骨免于损伤。

Full references for this chapter can be found on ExpertConsult.com.

参考文献

1. Archer CW, Francis-West P: The chondrocyte, *Int J Biochem Cell Biol* 35:401–404, 2003.
2. Archer CW, Morrison H, Pitsillides AA: Cellular aspects of the development of diarthrodial joints and articular cartilage, *J Anat* 184(Pt 3):447–456, 1994.
3. Hall BK: Chondrogenesis of the somitic mesoderm, *Adv Anat Embryol Cell Biol* 53:3–47, 1977.
4. Heinemeier KM, Schjerling P, Heinemeier J, et al.: Radiocarbon dating reveals minimal collagen turnover in both healthy and osteoarthritic human cartilage, *Sci Transl Med* 8:346ra390, 2016.
5. Goldring MB, Otero M: Inflammation in osteoarthritis, *Curr Opin Rheumatol* 23:471–478, 2011.
6. Goldring MB, Otero M, Plumb DA, et al.: Roles of inflammatory and anabolic cytokines in cartilage metabolism: signals and multiple effectors converge upon MMP-13 regulation in osteoarthritis, *Eur Cell Mater* 21:202–220, 2011.
7. Vincent TL, Wann AKT: Mechanoadaptation: articular cartilage through thick and thin, *J Physiol* 597:1271–1281, 2019.
8. Loeser RF, Goldring SR, Scanzello CR, et al.: Osteoarthritis: a disease of the joint as an organ, *Arthritis Rheum* 64:1697–1707, 2012.
9. Loeser RF, Gandhi U, Long DL, et al.: Aging and oxidative stress reduce the response of human articular chondrocytes to insulin-like growth factor 1 and osteogenic protein 1, *Arthritis Rheumatol* 66:2201–2209, 2014.
10. Heinegard D, Saxne T: The role of the cartilage matrix in osteoar-

thritis, *Nat Rev Rheumatol* 7:50–56, 2011.

11. Hunziker EB, Lippuner K, Shintani N: How best to preserve and reveal the structural intricacies of cartilaginous tissue, *Matrix Biol* 39:33–43, 2014.

12. Schmitz N, Laverty S, Kraus VB, et al.: Basic methods in histopathology of joint tissues, *Osteoarthritis Cartilage* 18(Suppl 3):S113–116, 2010.

13. Lotz MK, Otsuki S, Grogan SP, et al.: Cartilage cell clusters, *Arthritis Rheum* 62:2206–2218, 2010.

14. Lyons TJ, McClure SF, Stoddart RW, et al.: The normal human chondro-osseous junctional region: evidence for contact of uncalcified cartilage with subchondral bone and marrow spaces, *BMC Musculoskelet Disord* 7:52, 2006.

15. Burr DB, Gallant MA: Bone remodelling in osteoarthritis, *Nat Rev Rheumatol* 8:665–673, 2012.

16. Andriacchi TP, Favre J: The nature of in vivo mechanical signals that influence cartilage health and progression to knee osteoarthritis, *Curr Rheumatol Rep* 16:463, 2014.

17. Guo H, Maher SA, Torzilli PA: A biphasic finite element study on the role of the articular cartilage superficial zone in confined compression, *J Biomech* 48:166–170, 2015.

18. Sandell LJ: Etiology of osteoarthritis: genetics and synovial joint development, *Nat Rev Rheumatol* 8:77–89, 2012.

19. Hsueh MF, Onnerfjord P, Kraus VB: Biomarkers and proteomic analysis of osteoarthritis, *Matrix Biol* 39:56–66, 2014.

20. van Turnhout MC, Schipper H, Engel B, et al.: Postnatal development of collagen structure in ovine articular cartilage, *BMC Dev Biol* 10:62, 2010.

21. Patra D, DeLassus E, McAlinden A, et al.: Characterization of a murine type IIB procollagen-specific antibody, *Matrix Biol* 34:154–160, 2014.

22. McAlinden A, Traeger G, Hansen U, et al.: Molecular properties and fibril ultrastructure of types II and XI collagens in cartilage of mice expressing exclusively the alpha1(IIA) collagen isoform, *Matrix Biol* 34:105–113, 2014.

23. Wilusz RE, Sanchez-Adams J, Guilak F: The structure and function of the pericellular matrix of articular cartilage, *Matrix Biol* 39:25–32, 2014.

24. Wilusz RE, Defrate LE, Guilak F: A biomechanical role for perlecan in the pericellular matrix of articular cartilage, *Matrix Biol* 31:320–327, 2012.

25. Sgariglia F, Candela ME, Huegel J, et al.: Epiphyseal abnormalities, trabecular bone loss and articular chondrocyte hypertrophy develop in the long bones of postnatal Ext1-deficient mice, *Bone* 57:220–231, 2013.

26. Halper J: Proteoglycans and diseases of soft tissues, *Adv Exp Med Biol* 802:49–58, 2014.

27. Jay GD, Waller KA: The biology of lubricin: near frictionless joint motion, *Matrix Biol* 39:17–24, 2014.

28. Karamchedu NP, Tofte JN, Waller KA, et al.: Superficial zone cellularity is deficient in mice lacking lubricin: a stereoscopic analysis, *Arthritis Res Ther* 18:64, 2016.

29. Waller KA, Zhang LX, Elsaid KA, et al.: Role of lubricin and boundary lubrication in the prevention of chondrocyte apoptosis, *Proc Natl Acad Sci U S A* 110:5852–5857, 2013.

30. Larson KM, Zhang L, Badger GJ, et al.: Early genetic restoration of lubricin expression in transgenic mice mitigates chondrocyte peroxynitrite release and caspase-3 activation, *Osteoarthritis Cartilage* 25:1488–1495, 2017.

31. Onnerfjord P, Khabut A, Reinholt FP, et al.: Quantitative proteomic analysis of eight cartilaginous tissues reveals characteristic differences as well as similarities between subgroups, *J Biol Chem* 287:18913–18924, 2012.

32. Posey KL, Alcorn JL, Hecht JT: Pseudoachondroplasia/COMP—translating from the bench to the bedside, *Matrix Biol* 37:167–173, 2014.

33. Klatt AR, Becker AK, Neacsu CD, et al.: The matrilins: modulators of extracellular matrix assembly, *Int J Biochem Cell Biol* 43:320–330, 2011.

34. Halper J, Kjaer M: Basic components of connective tissues and extracellular matrix: elastin, fibrillin, fibulins, fibrinogen, fibronectin, laminin, tenascins and thrombospondins, *Adv Exp Med Biol* 802:31–47, 2014.

35. Bernardo BC, Belluoccio D, Rowley L, et al.: Cartilage intermediate layer protein 2 (CILP-2) is expressed in articular and meniscal cartilage and down-regulated in experimental osteoarthritis, *J Biol Chem* 286:37758–37767, 2011.

36. Xu L, Li Z, Liu SY, et al.: Asporin and osteoarthritis, *Osteoarthritis Cartilage*, 2015.

37. Ranok A, Wongsantichon J, Robinson RC, et al.: Structural and thermodynamic insights into chitooligosaccharide binding to human cartilage chitinase 3-like protein 2 (CHI3L2 or YKL-39), *J Biol Chem* 290:2617–2629, 2015.

38. Lee NH, Shapiro IM: Ca2+ transport by chondrocyte mitochondria of the epiphyseal growth plate, *J Membr Biol* 41:349–360, 1978.

39. Terkeltaub R, Johnson K, Murphy A, et al.: Invited review: the mitochondrion in osteoarthritis, *Mitochondrion* 1:301–319, 2002.

40. Loeser RF: Aging and osteoarthritis, *Curr Opin Rheumatol* 23:492–496, 2011.

41. Martin JA, Buckwalter JA: Aging, articular cartilage chondrocyte senescence and osteoarthritis, *Biogerontology* 3:257–264, 2002.

42. Wann AK, Zuo N, Haycraft CJ, et al.: Primary cilia mediate mechanotransduction through control of ATP-induced Ca2+ signaling in compressed chondrocytes, *FASEB J* 26:1663–1671, 2012.

43. Ruhlen R, Marberry K: The chondrocyte primary cilium, *Osteoarthritis Cartilage* 22:1071–1076, 2014.

44. Sun MM, Beier F: Chondrocyte hypertrophy in skeletal development, growth, and disease, *Birth Defects Res C Embryo Today* 102:74–82, 2014.

45. wwwwv

46. Tsang KY, Cheung MC, Chan D, et al.: The developmental roles of the extracellular matrix: beyond structure to regulation, *Cell Tissue Res* 339:93–110, 2010.

47. Wuelling M, Vortkamp A: Chondrocyte proliferation and differentiation, *Endocr Dev* 21:1–11, 2011.

48. Akiyama H, Lefebvre V: Unraveling the transcriptional regulatory machinery in chondrogenesis, *J Bone Miner Metab* 29:390–395, 2011.

49. Long F, Ornitz DM: Development of the endochondral skeleton, *Cold Spring Harb Perspect Biol* 5:a008334, 2013.

50. Wang W, Rigueur D, Lyons KM: TGFbeta signaling in cartilage development and maintenance, *Birth Defects Res C Embryo Today* 102:37–51, 2014.

51. Hosaka Y, Saito T, Sugita S, et al.: Notch signaling in chondrocytes modulates endochondral ossification and osteoarthritis development, *Proc Natl Acad Sci U S A* 110:1875–1880, 2013.

52. Kozhemyakina E, Lassar AB, Zelzer E: A pathway to bone: signaling molecules and transcription factors involved in chondrocyte development and maturation, *Development* 142:817–831, 2015.

53. Komori T: Signaling networks in RUNX2-dependent bone development, *J Cell Biochem* 112:750–755, 2011.

54. Bradley EW, McGee-Lawrence ME, Westendorf JJ: Hdac-mediated control of endochondral and intramembranous ossification, *Crit Rev Eukaryot Gene Expr* 21:101–113, 2011.

55. Candela ME, Yasuhara R, Iwamoto M, et al.: Resident mesenchymal progenitors of articular cartilage, *Matrix Biol* 39:44–49, 2014.

56. Vinod E, Boopalan P, Sathishkumar S: Reserve or resident progenitors in cartilage? Comparative analysis of chondrocytes versus chondroprogenitors and their role in cartilage repair, *Cartilage* 9:171–182, 2018.

57. Richardson SM, Kalamegam G, Pushparaj PN, et al.: Mesenchymal stem cells in regenerative medicine: focus on articular cartilage and intervertebral disc regeneration, *Methods* 99:69–80, 2016.

58. Maroudas A, Bayliss MT, Uchitel-Kaushansky N, et al.: Aggrecan turnover in human articular cartilage: use of aspartic acid racemization as a marker of molecular age, *Arch Biochem Biophys* 350:61–71, 1998.

59. Verzijl N, DeGroot J, Thorpe SR, et al.: Effect of collagen turnover

on the accumulation of advanced glycation end products, *J Biol Chem* 275:39027–39031, 2000.

60. Goldring SR, Goldring MB: Changes in the osteochondral unit during osteoarthritis: structure, function and cartilage-bone crosstalk, *Nat Rev Rheumatol* 12:632–644, 2016.

61. Mobasheri A, Mobasheri R, Francis MJ, et al.: Ion transport in chondrocytes: membrane transporters involved in intracellular ion homeostasis and the regulation of cell volume, free [Ca2+] and pH, *Histol Histopathol* 13:893–910, 1998.

62. Lane JM, Brighton CT, Menkowitz BJ: Anaerobic and aerobic metabolism in articular cartilage, *J Rheumatol* 4:334–342, 1977.

63. Rajpurohit R, Koch CJ, Tao Z, et al.: Adaptation of chondrocytes to low oxygen tension: relationship between hypoxia and cellular metabolism, *J Cell Physiol* 168:424–432, 1996.

64. Mobasheri A, Bondy CA, Moley K, et al.: Facilitative glucose transporters in articular chondrocytes. Expression, distribution and functional regulation of GLUT isoforms by hypoxia, hypoxia mimetics, growth factors and pro-inflammatory cytokines, *Adv Anat Embryol Cell Biol* 200:1, p following vi, 1–84.

65. Rufino AT, Rosa SC, Judas F, et al.: Expression and function of K(ATP) channels in normal and osteoarthritic human chondrocytes: possible role in glucose sensing, *J Cell Biochem* 114:1879–1889, 2013.

66. Ruiz-Romero C, Carreira V, Rego I, et al.: Proteomic analysis of human osteoarthritic chondrocytes reveals protein changes in stress and glycolysis, *Proteomics* 8:495–507, 2008.

67. Maes C, Carmeliet G, Schipani E: Hypoxia-driven pathways in bone development, regeneration and disease, *Nat Rev Rheumatol* 8:358–366, 2012.

68. Loeser RF: Integrins and chondrocyte-matrix interactions in articular cartilage, *Matrix Biol* 39:11–16, 2014.

69. Candela ME, Wang C, Gunawardena AT, et al.: Alpha 5 integrin mediates osteoarthritic changes in mouse knee joints, *PLoS One* 11:e0156783, 2016.

70. Lundgren-Akerlund E, Aszodi A: Integrin alpha10beta1: a collagen receptor critical in skeletal development, *Adv Exp Med Biol* 819:61–71, 2014.

71. Song EK, Jeon J, Jang DG, et al.: ITGBL1 modulates integrin activity to promote cartilage formation and protect against arthritis, *Sci Transl Med* 10, 2018.

72. Perera PM, Wypasek E, Madhavan S, et al.: Mechanical signals control SOX-9, VEGF, and c-Myc expression and cell proliferation during inflammation via integrin-linked kinase, B-Raf, and ERK1/2-dependent signaling in articular chondrocytes, *Arthritis Res Ther* 12:R106, 2010.

73. Roca-Cusachs P, Iskratsch T, Sheetz MP: Finding the weakest link: exploring integrin-mediated mechanical molecular pathways, *J Cell Sci* 125:3025–3038, 2012.

74. Ono Y, Ishizuka S, Knudson CB, et al.: Chondroprotective effect of kartogenin on CD44-mediated functions in articular cartilage and chondrocytes, *Cartilage* 5:172–180, 2014.

75. Luo N, Knudson W, Askew EB, et al.: CD44 and hyaluronan promote the bone morphogenetic protein 7 signaling response in murine chondrocytes, *Arthritis Rheumatol* 66:1547–1558, 2014.

76. Minashima T, Small W, Moss SE, et al.: Intracellular modulation of signaling pathways by annexin A6 regulates terminal differentiation of chondrocytes, *J Biol Chem* 287:14803–14815, 2012.

77. Minashima T, Kirsch T: Annexin A6 regulates catabolic events in articular chondrocytes via the modulation of NF-kappaB and Wnt/ss-catenin signaling, *PLoS One* 13:e0197690, 2018.

78. Pap T, Bertrand J: Syndecans in cartilage breakdown and synovial inflammation, *Nat Rev Rheumatol* 9:43–55, 2013.

79. Xu L, Golshirazian I, Asbury BJ, et al.: Induction of high temperature requirement A1, a serine protease, by TGF-beta1 in articular chondrocytes of mouse models of OA, *Histol Histopathol* 29:609–618, 2014.

80. Tang X, Muhammad H, McLean C, et al.: Connective tissue growth factor contributes to joint homeostasis and osteoarthritis severity by controlling the matrix sequestration and activation of latent TGFbeta, *Ann Rheum Dis* 77:1372–1380, 2018.

81. Suri S, Walsh DA: Osteochondral alterations in osteoarthritis, *Bone* 51:204–211, 2012.

82. Franses RE, McWilliams DF, Mapp PI, et al.: Osteochondral angiogenesis and increased protease inhibitor expression in OA, *Osteoarthritis Cartilage* 18:563–571, 2010.

83. Zhen G, Wen C, Jia X, et al.: Inhibition of TGF-[beta] signaling in mesenchymal stem cells of subchondral bone attenuates osteoarthritis, *Nat Med* 19:704–712, 2013.

84. Lambert C, Dubuc JE, Montell E, et al.: Gene expression pattern of cells from inflamed and normal areas of osteoarthritis synovial membrane, *Arthritis Rheumatol* 66:960–968, 2014.

85. Ashraf S, Mapp PI, Burston J, et al.: Augmented pain behavioural responses to intra-articular injection of nerve growth factor in two animal models of osteoarthritis, *Ann Rheum Dis* 73:1710–1718, 2014.

86. Nagai T, Sato M, Kobayashi M, et al.: Bevacizumab, an anti-vascular endothelial growth factor antibody, inhibits osteoarthritis, *Arthritis Res Ther* 16:427, 2014.

87. Mariani E, Pulsatelli L, Facchini A: Signaling pathways in cartilage repair, *Int J Mol Sci* 15:8667–8698, 2014.

88. Geiger BC, Wang S, Padera Jr RF, et al.: Cartilage-penetrating nanocarriers improve delivery and efficacy of growth factor treatment of osteoarthritis, *Sci Transl Med* 10, 2018.

89. Bolduc JA, Collins JA, Loeser RF: Reactive oxygen species, aging and articular cartilage homeostasis, *Free Radic Biol Med* 132:73–82, 2019.

90. Vincent TL: Fibroblast growth factor 2: good or bad guy in the joint? *Arthritis Res Ther* 13:127, 2011.

91. Vincent TL: Explaining the fibroblast growth factor paradox in osteoarthritis: lessons from conditional knockout mice, *Arthritis Rheum* 64:3835–3838, 2012.

92. Yan D, Chen D, Cool SM, et al.: Fibroblast growth factor receptor 1 is principally responsible for fibroblast growth factor 2-induced catabolic activities in human articular chondrocytes, *Arthritis Res Ther* 13:R130, 2011.

93. Weng T, Yi L, Huang J, et al.: Genetic inhibition of fibroblast growth factor receptor 1 in knee cartilage attenuates the degeneration of articular cartilage in adult mice, *Arthritis Rheum* 64:3982–3992, 2012.

94. Barr L, Getgood A, Guehring H, et al.: The effect of recombinant human fibroblast growth factor-18 on articular cartilage following single impact load, *J Orthop Res* 32:923–927, 2014.

95. Mori Y, Saito T, Chang SH, et al.: Identification of fibroblast growth factor-18 as a molecule to protect adult articular cartilage by gene expression profiling, *J Biol Chem* 289:10192–10200, 2014.

96. Ellman MB, Yan D, Ahmadinia K, et al.: Fibroblast growth factor control of cartilage homeostasis, *J Cell Biochem* 114:735–742, 2013.

97. Lohmander LS, Hellot S, Dreher D, et al.: Intraarticular sprifermin (recombinant human fibroblast growth factor 18) in knee osteoarthritis: a randomized, double-blind, placebo-controlled trial, *Arthritis Rheumatol* 66:1820–1831, 2014.

98. Sennett ML, Meloni GR, Farran AJE, et al.: Sprifermin treatment enhances cartilage integration in an in vitro repair model, *J Orthop Res* 36:2648–2656, 2018.

99. van der Kraan PM: The changing role of TGFβ in healthy, ageing and osteoarthritic joints, *Nat Rev Rheumatol* 13:155, 2017.

100. Bush JR, Beier F: TGF-[beta] and osteoarthritis–the good and the bad, *Nat Med* 19:667–669, 2013.

101. Nishimura R, Hata K, Matsubara T, et al.: Regulation of bone and cartilage development by network between BMP signalling and transcription factors, *J Biochem* 151:247–254, 2012.

102. Deng ZH, Li YS, Gao X, et al.: Bone morphogenetic proteins for articular cartilage regeneration, *Osteoarthritis Cartilage* 26:1153–1161, 2018.

103. Gamer LW, Pregizer S, Gamer J, et al.: The role of bmp2 in the maturation and maintenance of the murine knee joint, *J Bone Miner Res* 33:1708–1717, 2018.

104. Beier F, Loeser RF: Biology and pathology of Rho GTPase, PI-3

kinase-Akt, and MAP kinase signaling pathways in chondrocytes, *J Cell Biochem* 110:573–580, 2010.

105. Blaney Davidson EN, van Caam AP, Vitters EL, et al.: TGF-beta is a potent inducer of nerve growth factor in articular cartilage via the ALK5-Smad2/3 pathway. Potential role in OA related pain? *Osteoarthritis Cartilage*, 23:478–486, 2015.

106. Li TF, Gao L, Sheu TJ, et al.: Aberrant hypertrophy in Smad3-deficient murine chondrocytes is rescued by restoring transforming growth factor beta-activated kinase 1/activating transcription factor 2 signaling: a potential clinical implication for osteoarthritis, *Arthritis Rheum* 62:2359–2369, 2010.

107. van Beuningen HM, de Vries-van Melle ML, Vitters EL, et al.: Inhibition of TAK1 and/or JAK can rescue impaired chondrogenic differentiation of human mesenchymal stem cells in osteoarthritis-like conditions, *Tissue Eng Part A*, 20:2243–2252, 2014.

108. Brazil DP, Church RH, Surae S, et al.: BMP signalling: agony and antagony in the family, *Trends Cell Biol*, 2015.

109. Lories RJ, Corr M, Lane NE: To Wnt or not to Wnt: the bone and joint health dilemma, *Nat Rev Rheumatol* 9:328–339, 2013.

110. van den Bosch MH, Blom AB, van Lent PL, et al.: Canonical Wnt signaling skews TGF-beta signaling in chondrocytes towards signaling via ALK1 and Smad 1/5/8, *Cell Signal* 26:951–958, 2014.

111. Lewiecki EM: Role of sclerostin in bone and cartilage and its potential as a therapeutic target in bone diseases, *Ther Adv Musculoskelet Dis* 6:48–57, 2014.

112. Bougault C, Priam S, Houard X, et al.: Protective role of frizzled-related protein B on matrix metalloproteinase induction in mouse chondrocytes, *Arthritis Res Ther* 16:R137, 2014.

113. Funck-Brentano T, Bouaziz W, Marty C, et al.: Dkk-1-mediated inhibition of Wnt signaling in bone ameliorates osteoarthritis in mice, *Arthritis Rheumatol* 66:3028–3039, 2014.

114. Lietman C, Wu B, Lechner S, et al.: Inhibition of Wnt/beta-catenin signaling ameliorates osteoarthritis in a murine model of experimental osteoarthritis, *JCI Insight* 3, 2018.

115. Deshmukh V, Hu H, Barroga C, et al.: A small-molecule inhibitor of the Wnt pathway (SM04690) as a potential disease modifying agent for the treatment of osteoarthritis of the knee, *Osteoarthritis Cartilage* 26:18–27, 2018.

116. Carpio LR, Westendorf JJ: Histone deacetylases in cartilage homeostasis and osteoarthritis, *Curr Rheumatol Rep* 18:52, 2016.

117. Dvir-Ginzberg M, Mobasheri A, Kumar A: The role of sirtuins in cartilage homeostasis and osteoarthritis, *Curr Rheumatol Rep* 18:43, 2016.

118. Rushton MD, Reynard LN, Barter MJ, et al.: Characterization of the cartilage DNA methylome in knee and hip osteoarthritis, *Arthritis Rheumatol* 66:2450–2460, 2014.

119. Taylor SE, Smeriglio P, Dhulipala L, et al.: A global increase in 5-hydroxymethylcytosine levels marks osteoarthritic chondrocytes, *Arthritis Rheumatol* 66:90–100, 2014.

120. Le LT, Swingler TE, Clark IM: Review: the role of microRNAs in osteoarthritis and chondrogenesis, *Arthritis Rheum* 65:1963–1974, 2013.

第 4 章

骨的生物学、生理学和形态学

原著 ALINE BOZEC, ANIKA GRÜNEBOOM, GEORG SCHETT

丁镇涛 译 关振鹏 校

关键点

- 膜内成骨或软骨内成骨形成骨组织。
- 骨由致密的皮质壳和海绵状的骨小梁网格组成。
- 骨的形成基于代谢活跃的成骨细胞合成基质蛋白。
- 骨髓脂肪随着年龄的增长而增加，但会消耗成骨细胞。
- 骨的吸收由多核破骨细胞介导。
- 骨组织中最丰富的细胞是骨细胞。
- 骨被不断重建，这一过程称为骨重塑。
- 免疫系统，尤其是 T 淋巴细胞，影响骨重塑。
- 神经内分泌系统对骨重塑过程具有系统性调控作用。

骨的结构和组成

　　骨是一种特化的结缔组织，它的功能主要包括：①提供肌肉的附着点，支持运动；②保护内脏器官和骨髓；③代谢功能，如储存和供应体内的钙。骨由细胞和细胞外基质组成，而后者又由 I 型胶原纤维和大量的非胶原蛋白组成。骨基质的特定成分能够使其矿化，而这是骨的专有特征。

　　骨有两种主要类型：通过膜内成骨形成的扁骨；通过软骨内成骨形成的长骨。膜内成骨的过程基于间充质干细胞的聚集，并直接分化为能够形成骨的成骨细胞。相反，在长骨的软骨内成骨过程中，间充质干细胞首先分化为软骨细胞，继而被成骨细胞取代。长

骨的构成包括：①骨骺，即长骨末端的突出物；②骨干，构成长骨主体；③干骺端，位于骨骺与骨干之间的部分（图 4-1）。干骺端与骨骺之间被生长板间隔开，这一层结构是不断增殖的软骨层，对骨的纵向生长非常重要。生长结束后，此软骨层将完全重塑为骨。

　　骨的外形由致密的皮质壳（皮质骨或密质骨）形成，其在骨干部尤其坚硬，骨髓便位于该部之中。在靠近干骺端和骨骺的部位，皮质壳逐渐变薄，大部分小梁骨位于此处。小梁骨（也被称为松质骨）是由大量骨小梁高度互连而成的海绵状网格结构。皮质骨的外层和内层表面均由成骨细胞层覆盖，即骨外膜和骨内膜，骨外膜部位骨的沉积以及骨内膜部位骨的吸收导致了骨增粗。

　　尽管皮质骨和松质骨具有相同的细胞和基质成分，但这两种骨组织却存在着本质上的差别。皮质骨几乎完全由矿化组织构成（高达 90%），使其满足了坚韧的机械性能需求。相反，松质骨中仅有 20% 是矿化组织，其余则由骨髓、血管和间充质干细胞网络所填充。因此，松质骨与非矿化组织共享了广阔的接触面，这是骨代谢功能的基础，促进了骨表面与非矿化组织间的高度交流。

骨血管系统

　　骨的代谢功能依赖于营养物质、氧气、激素、生长因子和神经递质的供应。骨髓常驻细胞和间充质干细胞可对骨介质发生响应，也可产生与机体稳态相关的代谢因子[1,2]。这些介质进出骨的交换过程由复杂的血管系统介导。

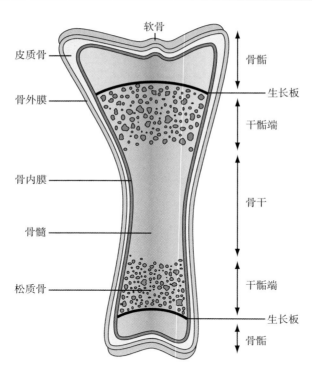

图 4-1　长骨的干骺端与骨骺之间被生长板间隔开，干骺端主要由松质骨构成。骨的外衬为致密的皮质骨，表面包覆着骨外膜（外表面）和骨内膜（内表面）。后者为骨与骨髓的连接处。骨终板表面覆盖着关节软骨，由深部的矿化区和浅部的非矿化区组成

氧气由营养动脉供应。营养动脉主要从干骺端进入骨内，沿骨干纵向延伸，并朝向皮质骨的内表面（即骨内膜）分枝。在这个界面，动脉形成环路并与窦状毛细血管相连。这种有孔的静脉允许血液循环和骨髓组织之间快速交换代谢产物。窦状毛细血管形成密集的、不规则的网络，在骨髓组织中间汇聚成一个大的中央窦，中央窦的血管穿出骨干并将骨髓与全身血液循环连接起来[3-5]。

除了骨髓血管化系统外，矿化骨还呈现出致密的血管系统，称为哈弗斯 - 沃克曼系统。该血管网络包含动脉和静脉，可确保钙化骨组织的营养供应和代谢交换。其结构组织非常复杂，因为它包含跨皮质血管（transcortical vessel，TCV），可以直接将骨髓血管与骨膜和全身循环相连接。除此之外，TCV 呈现出分枝状或复杂的绳梯状形态（图 4-2）。尽管 TCV 的直径远小于营养动脉和中央窦出口的直径，但数量却要高得多。基于其数量众多，TCV 可促进通过骨的主要血液运输[6,7]。

在骨内膜处，血管汇入窦状毛细血管 - 动脉过渡区。这些所谓的 H 型血管也形成于干骺端的血管过渡区，并表现出特定的代谢特征。基于组织氧合和代谢活动的差异，这些血管影响着造血干细胞和骨重塑细胞的生长潜力和代谢过程[2,8,9]。因此，营养和氧气的血管供应不仅与骨髓代谢相关，也与矿化骨基质的形成和破坏相关。

骨基质

构成骨的关键蛋白成分是 I 型胶原。胶原纤维按特定的方向排列，构成了骨层状结构的基础。用偏振光检视骨时可以观察到这种层状结构，它能够紧密排列，从而可提供对机械负荷的理想抵抗能力。这些层状的胶原结构可平行排列，例如沿皮质骨表面和骨小梁内部，也能围绕嵌入在皮质骨哈弗斯管中的血管呈同心圆排列。当出现如骨折愈合等新骨迅速沉积的情况时，这种层状结构会消失，此时该骨被称为编织骨。编织骨被连续地重塑为板层骨，而后者也被认为是成熟骨。这种胶原主干结构的组成还有利于细针状或片状羟基磷灰石晶体的沉积，后者含有磷酸钙，从而能进行骨基质的钙化。

除 I 型胶原外，骨中还存在着其他非胶原蛋白。其中骨钙蛋白、骨桥蛋白和胎球蛋白是骨矿化的抑制因子，可平衡骨组织矿化的水平。除在骨中发挥其固有功能之外，非胶原蛋白还能发挥很重要的代谢功

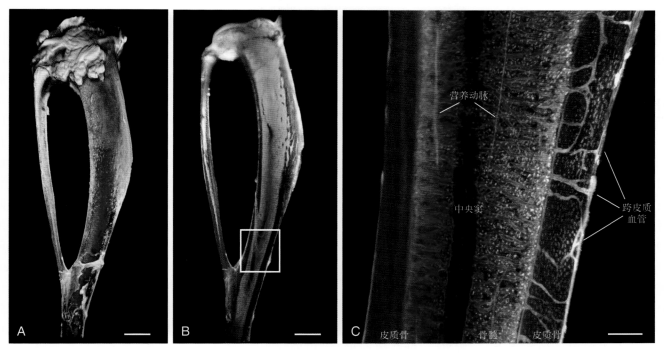

图 4-2 长骨的血管化。A、B. 光学显微镜扫描鼠胫骨（自发荧光，灰色）的（A）三维渲染和（B）光学剪裁显示骨髓的密集血管化（CD31，红色）。比例尺 =1000 μm。C. 为 B 中所示白框的更高放大倍数扫描图，突显了骨组织的复杂血管结构。水平方向的窦状毛细血管汇聚到中央窦（CS），中央窦在骨髓（BM）的中间纵向延伸，并伴有营养动脉（NA）。除了 CS 和 NA，骨髓血管化还通过穿透整个皮质骨（CB）的跨皮质血管（TCV）直接连接到骨膜和全身血液循环。比例尺 =100 μm

能，如骨钙蛋白可调控能量代谢。

骨的细胞：成骨细胞

成骨细胞是一种骨形成细胞，它来源于骨髓的间充质干细胞，后者还可分化为软骨细胞、肌细胞和脂肪细胞。成骨细胞呈立方形，聚集覆盖在骨的表面。它们代谢活跃，合成骨基质中的胶原和非胶原蛋白，然后分泌并沉积在成骨细胞和骨表面之间。这些新形成的基质尚未钙化，被称为类骨质。类骨质沉积至最终矿化之间的间隔期大约为 10 天。成骨细胞的分化依赖两个关键转录因子的表达，即 Runx2 及其靶点 Osterix-1。当间充质细胞受到外界刺激后，上述两个转录因子可诱导其向成骨细胞的分化[10]。前列腺素 E$_2$（prostaglandin E$_2$，PGE$_2$）、胰岛素样生长因子（insulin-like growth factor，IGF）-1、甲状旁腺激素（parathyroid hormone，PTH）、骨形成（bone morphogenic protein，BMP）和 Wingless/Int-1（Wnt）蛋白都是成骨细胞分化中的关键性促进因子[11,12]。例如，前列腺素 E$_2$ 是一种重要的骨合成代谢因子，可诱导间充质细胞中骨涎蛋白和碱性磷酸酶的表达。BMP 和转化生长因子（transforming growth factor，TGF）-β 具有结构相似性，可通过激活胞内的 Smad 蛋白促进成骨细胞分化。Wnt 蛋白作为一种高度保守的信号分子家族，是成骨细胞分化的潜在刺激因子。Wnt 蛋白可与间充质细胞的表面受体（如 Frizzled 和 LRP5）结合，使转录因子 β- 链蛋白发生活化和核转位，从而诱导成骨细胞分化过程中相关基因的转录。因此，Wnt 蛋白不仅能与 BMP 发挥密切的协同作用，还能与核因子 κB 受体激活因子配体（receptor activator of nuclear factor-κB ligand，RANKL）- 骨保护素（osteoprotegerin，OPG）系统相互作用，从而参与破骨细胞的分化及骨的再吸收过程。

在衰老过程中，源自骨髓间充质干细胞（bone marrow mesenchymal stem cell，BMSC）的骨髓脂肪细胞（bone marrow adipocyte，BMA）会积聚，这一过程与骨质疏松症相关。核受体过氧化物酶体增殖物激活受体 -γ（peroxisome proliferator-activated receptor gamma，PPAR-γ）的激活会促进脂肪细胞的分化[13]。然而，Wnt/β-catenin 信号通路的激活能刺激 BMSC 分化为成骨细胞，并抑制脂肪生成[14]。BMA 具有代谢活性，在能量储存、内分泌功能和骨代谢中可发挥积极作用。

骨的细胞：骨细胞

目前认为，骨细胞是骨中比例最高的细胞类型。1 mm³ 的骨组织中含有多达 25 000 个骨细胞，这些细胞通过微管（骨小管）彼此之间相互连接并与骨表面相通，在骨中形成一个像神经系统一样庞大而密集的通讯网络。该网络的总表面积可达 1000 ～ 4000 m²，其表面由骨细胞和骨小管组成，而后者是由相互连接骨细胞的纤维细丝构成。骨细胞由成骨细胞分化形成，随后被包埋在骨基质中[15]。然而，骨细胞也开始表达一些特异性的基因产物，而这些物质未在诸如成骨细胞的其他细胞中发现。硬化蛋白是骨细胞最令人感兴趣的产物之一，它是一种分泌型蛋白，可与脂蛋白受体相关蛋白（lipoprotein receptor-related protein，LRP）结合并阻断 Wnt 相关的骨形成过程[16]。硬化蛋白具有抑制骨形成的作用，其高表达可引起骨量减少，而抑制硬化蛋白的表达则可增加骨的密度和强度。近年来，通过特定抗体抑制骨硬化蛋白，该效应已被用作一种增加骨量的治疗策略[17]。人类编码硬化蛋白的基因 SOST 出现失去功能的突变可引起患者骨量增加，导致硬化性骨化病（sclerosteosis）的发生[18]。目前发现，人体内存在着多种局部或系统性因子，对骨细胞中硬化蛋白的表达可能具有调控作用。如间断服用甲状旁腺激素可显著增强骨的合成代谢，并可有效抑制硬化蛋白的表达。

近期对小鼠的基因研究表明，骨细胞提供了大部分的 RANKL，可调控松质骨中破骨细胞的形成[19]。值得注意的是，骨细胞的死亡与骨坏死的发病机制密切相关，当骨组织过量死亡而骨再生缺乏导致坏死骨塌陷时，就会引发这种疾病[20]。

骨的细胞：破骨细胞

破骨细胞是一种多核细胞，其细胞核最多可达 20 个，是唯一能够重吸收骨的细胞[21,22]。破骨细胞直接附着在骨质表面，形成吸收陷窝（Howship lacuna）。除了有多个细胞核外，破骨细胞的另一个特征是皱褶缘（ruffled border），即面向骨基质高度折叠的胞质膜，其功能为向破骨细胞与骨表面之间的腔隙中分泌和重吸收蛋白质和离子（图 4-3）。皱褶缘和骨表面之间的腔隙就是发生骨吸收的部位。该腔隙由可收缩的蛋白质和紧密连接所封闭，因为其内部是人体少有的强酸性微环境之一。破骨细胞所引发的骨降解包含两个主要步骤：第一，骨无机组分脱矿化（demineralization）；第二，骨基质有机组分去除。破骨细胞通过质子泵向骨的吸收陷窝内分泌盐酸以进行脱矿化。该质子泵由 ATP 酶提供能量，在骨吸收陷窝内富集氢离子，所以该腔隙其实是一种胞外的溶酶体。除质子和氯离子外，破骨细胞还释放骨基质降解酶，包括抗酒石酸酸性磷酸酶（tartrate-resistant acid phosphatase，TRAP）、溶酶体组织蛋白酶 K 及其他组织蛋白酶。组织蛋白酶 K 可以有效地降解胶原蛋白及其他骨基质蛋白。因此组织蛋白酶 K 抑制剂可以抑制破骨细胞的功能，减缓骨的重吸收作用。

破骨细胞来源于造血单核细胞的前体细胞，在特定信号的作用下，经历一系列分化过程最终形成成熟的破骨细胞，其中重要的信号分子是巨噬细胞集落刺激因子（macrophage colony-stimulating factor，M-CSF）和 RANKL。在分化和成熟过程中，破骨细胞可产生特异性标志物，如 TRAP，逐步融合为多核巨细胞，极化连接在骨表面。破骨细胞的形成依赖于适宜的微环境，既能提供必需的信号分子，如 M-CSF 和 RANKL，又能提供某些细胞因子，如肿瘤坏死因子（tumor necrosis factor，TNF），以进一步促进破骨细胞的分化。间充质细胞如前成骨细胞，可表达 M-CSF 和 RANKL，从而诱导破骨细胞的形成，使成骨与破骨过程紧密联系在一起。

RANKL 是 TNF 超家族成员之一，可表达于包括骨细胞、前成骨细胞及活化的 T 细胞在内的多种细胞膜表面[23-25]。在稳态条件下，其表达在成骨细胞的谱系细胞内，诸如维生素 D、甲状旁腺激素和前列腺素等促成骨因子能以此作用于这类细胞，而核因子过氧化物酶体增殖物激活受体 -β 即代表了 RANKL 表达调控的关键检查点[26]。此外，TNF、IL-1 及 IL-17 等炎症因子均可诱导 RANKL 的表达[27-30]。RANKL 可与单核 - 破骨前体细胞表面的 RANK 结合，该过程对于破骨细胞分化的最终阶段及其骨重吸收能力具有重要意义。RANKL 与其受体 RANK 的相互作用是通过骨保护素（osteoprotegerin，

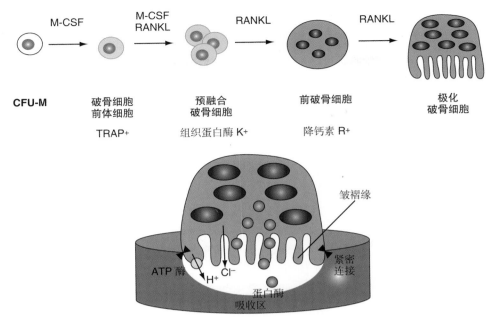

图 4-3　破骨细胞来源于单核细胞前体细胞［巨噬细胞集落形成单位（colony-forming unit macrophages，CFU-M）］，后者分化为单核破骨细胞前体细胞。这些细胞融合成多核体，最终形成前破骨细胞。当后者出现细胞的极化并形成皱褶缘时，则表明最终的分化过程已完成。M-CSF，巨噬细胞集落刺激因子；RANKL，核因子 κB 受体激活因子配体；TRAP，抗酒石酸酸性磷酸酶

OPG）调控的。OPG 是一种分泌型糖蛋白，也是一种可溶性因子，其在体内外均可强烈抑制破骨细胞的分化。有趣的是，雌激素可诱导 OPG 的表达，这就解释了绝经期女性出现破骨细胞数量增多以及骨重吸收作用增强的原因。同样，RANKL 基因缺失的小鼠由于缺乏破骨细胞会表现出严重的骨硬化病。鉴于 RANKL/RANK/OPG 信号通路在骨重吸收方面的核心作用，研究者对该通路在人类疾病治疗靶点中的作用表现出了愈加浓厚的兴趣。而且近期一项有关绝经后骨质疏松症的临床试验表明，一种 RANKL 的中和抗体，即狄诺塞麦（denosumab），具备有效抑制骨重吸收的作用[31]。除 RANK-RANKL 的相互作用外，其他重要的促破骨细胞生成的信号通路主要基于髓样细胞触发性受体（triggering receptor expressed on myeloid，TREM）2，后者可与酪氨酸激酶 DAP12 以及破骨细胞相关免疫球蛋白样受体（osteoclast-associated immunoglobulin-like receptor，OSCAR）发生相互作用。这两种分子都具有很强的促破骨细胞生成作用[32]。

骨重塑过程

骨的生长发育、成熟后骨的维持与修复，以及骨组织中钙离子的供应均依赖于一个动态过程，即骨重塑（图 4-4）。其机制目前尚不明确，可能是某些力学性能被骨细胞所感知后，在某特定部位启动骨的重塑过程。骨细胞的死亡以及由此引发的代谢变化，会导致骨转换沉默子（如硬化蛋白）的缺失，可能控制着骨重塑激活过程。随后出现的重吸收阶段由破骨细胞介导的骨基质降解主导，并形成吸收陷窝。从邻近骨表面迁移过来的间充质细胞随后会填充至吸收陷窝内的裸露骨表面，并开始向成骨细胞分化，生成新的骨基质（也称为类骨质）。该基质随后开始矿化，而骨组织则再次恢复静息状态。这一完整的骨重塑过程需要 3 ~ 6 个月。成年人持续进行着骨骼系统的重塑，而该过程在儿童期和青春期更为迅速。成年人体内，整个骨骼系统的重塑一般需 7 ~ 10 年，这就意味着人的一生之中骨组织会更新数次。骨重塑过程大多发生在小梁骨中，可使骨组织形成最佳的内部微观结构，以适应个体运动的力学需求。而小梁骨是椎体（多达骨质的 2/3）以及长骨（如股骨，约占骨质的 50%）的主要骨质结构。

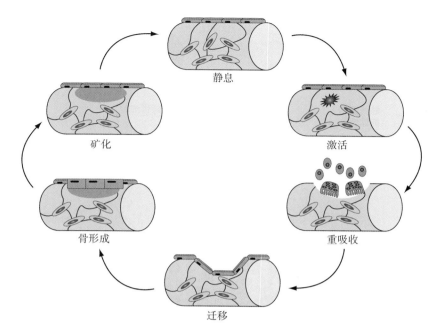

图 4-4 骨重塑流程：骨细胞损伤后激活骨重塑过程；破骨细胞的分化和骨基质的降解引发骨重吸收；骨系间充质干细胞迁移到吸收陷窝；成骨细胞形成新的骨基质；新合成基质矿化

正常生理环境下，骨形成与骨吸收维持在一个平衡状态，以维持骨骼系统的稳态。骨重塑过程需要破骨细胞的骨吸收与成骨细胞的骨形成之间相互紧密调控，此现象被称为偶联。这种偶联作用在至少三个不同层面受到调控：①成骨细胞和破骨细胞之间的直接相互作用；②免疫系统和骨细胞之间的局部相互作用；③骨代谢的神经内分泌系统调控。

成骨细胞与破骨细胞间的直接相互作用

骨形成和骨吸收之间的适当偶联对于维持骨完整性至关重要（图 4-5）。该偶联过程涉及两个主要机制：其一是成骨细胞系表达必需的促破骨细胞生成因子，其二是肝配蛋白配体 / 肝配蛋白受体的双向信号 [33,34]。前成骨细胞在正常生理条件下是促进破骨细胞生成的主要细胞，提供了骨形成和骨吸收间的第一级偶联。受 Wnt 信号通路刺激后，成骨细胞在成熟为更加矿化的细胞类型并最终被包埋在骨基质中分化为骨细胞的过程中，逐渐失去其对破骨细胞的支持性活动。骨细胞随之开始分泌抗破骨细胞生成因子，如 OPG 和 Wnt 信号通路阻滞剂硬化蛋白、dickkopf-1（DKK1）以及分泌型 frizzled 相关蛋白 1（secreted frizzled-related protein 1，SFRP1），既能阻止破骨细胞的分化（OPG），也能阻止成骨细胞的进一步分化。第二级偶联则包括破骨细胞祖细胞表面肝配蛋白配体的表达，及其与肝配蛋白受体结合并激活其酪氨酸激酶活性。骨重塑过程受两种肝配蛋白配体的调控：一种是肝配蛋白 -B2，通过与成骨细胞祖细胞表面的受体 EphB4 结合，从而促进成骨细胞的分化并刺激骨的形成；另一种是肝配蛋白 -A2，通过与破骨细胞表面的受体 EphA2 结合，以自分泌的形式促进破骨细胞的分化，并以旁分泌的形式作用于成骨细胞，抑制其分化。

免疫系统介导的骨重塑

除了成骨细胞和破骨细胞的相互调控外，骨重塑还受免疫系统的调控。对这种调控作用的深入认识是新的研究领域，即骨免疫学，现已发现涉及绝经后骨质疏松症的免疫调节和炎症性疾病中骨质丢失的新通路 [35-37]。重要的是，T 细胞影响破骨细胞的分化，活化的 T 细胞可表达 RANKL，不仅能刺激破骨细胞的生成，还能促进树突状细胞的存活 [38]。RANKL 在多种具有增殖能力的 T 细胞中均有表达，如 CD8 和 CD4 细胞、Th1 和 Th2 细胞，以及表达 FoxP3 的调节性 T 细胞（regulatory T cell，Treg）。尽管 RANKL

在多种 T 细胞谱系中均有表达，但每种 T 细胞对破骨细胞都发挥着不同的功能，从而可以通过免疫系统对骨重塑进行精细调节。例如，Th17 细胞通过产生 IL-17 刺激破骨细胞的分化[30]。表达 IL-23 细胞因子受体的 T 细胞亚群参与骨重塑，特别是在肌腱的附着部位[39]。与此相对，其他谱系的 T 细胞则表达破骨细胞生成的强抑制因子，如 Th1 细胞表达的干扰素（interferon，IFN）-γ、Th2 细胞表达的 IL-4 以及调节性 T 细胞表达的细胞毒性 T 淋巴细胞相关抗原 -4（cytotoxic T lymphocyte associated antigen-4，CTLA-4），从而防止骨质丢失[40-43]。

神经内分泌机制介导骨重塑的系统调控

　　骨重塑不仅受局部因素的调控，而且还受到多种激素通路的系统调控，包括性激素和生长激素 / 胰岛素样生长因子轴。此外，骨稳态的两种主要系统性神经内分泌调节因子参与了骨、脂肪和能量代谢的共同调节[44,45]。系统环路中的两个核心参与分子可能是骨钙蛋白和瘦素。骨钙蛋白是由成熟成骨细胞产生的激素，作用于胰腺的 β 细胞，促进其增殖，并在瘦素的作用下促进胰岛素的生成[45]。此外，骨钙蛋白可

以直接刺激脂肪细胞调节胰岛素的敏感性。瘦素是一种由白色脂肪组织中的脂肪细胞产生的肽类激素，其缺乏可导致肥胖和骨量的增加。尽管脂肪量的增加确实与瘦素对食欲的调节相关，但瘦素对骨与脂肪的作用却是相互独立的。事实上，瘦素通过下丘脑途径对骨的形成进行负性调控：β- 肾上腺素能交感神经系统通过诱导成骨细胞中生物钟基因的表达而介导成骨细胞的增殖下调[46,47]。瘦素如何具体调控骨的形成仍存争议。然而，目前已发现两种潜在的下丘脑递质。一种是 NPY 肽，这是一种骨形成的抑制剂，其功能可被瘦素抑制[48]；另一种瘦素的下游调节因子是神经调节肽 U，可抑制生物钟基因的表达并促进成骨细胞的增殖[49]。上述发现表明与脂肪生成、骨生成和胰岛素生成等机制相关的代谢循环的紊乱会对骨稳态造成严重影响。

结论

　　骨通过破骨细胞的骨吸收和成骨细胞的骨形成作用进行着持续不断的重塑过程。该重塑过程使骨骼结构能很好地满足个体需要，并严格控制钙的稳态。局部因素对骨重塑过程的调控基于破骨细胞 - 成骨细胞

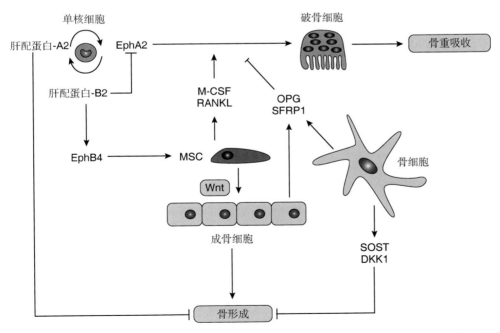

图 4-5　间充质干细胞和前成骨细胞可产生 M-CSF 和 RANKL，从而促进破骨细胞的分化。相反，成熟的成骨细胞可通过表达 OPG 和 SFRP1 而抑制破骨细胞的分化。肝配蛋白 -A2 系统是一种破骨细胞的自分泌刺激因子，对骨形成具有阻滞作用；相反，肝配蛋白 -B2 与其受体 EphB4 结合后可刺激成骨细胞的分化。骨细胞来源的介质，如硬化蛋白（SOST）和 dickkopf-1（DKK-1），可通过阻滞 Wnt 通路抑制骨形成

的相互作用，而且系统性免疫和神经内分泌因素也可调控骨吸收和骨形成的细胞。

 Full references for this chapter can be found on ExpertConsult.com.

参考文献

1. Filipowska J, Tomaszewski KA, Niedzwiedzki L, et al.: The role of vasculature in bone development, regeneration and proper systemic functioning, *Angiogenesis* 20:291–302, 2017.
2. Ramasamy SK, et al.: Blood flow controls bone vascular function and osteogenesis, *Nat Commun* 7:13601, 2016.
3. Ramasamy SK: Structure and functions of blood vessels and vascular niches in bone, *Stem Cells International* 2017:5046953, 2017.
4. Augustin HG, Koh GY: Organotypic vasculature: from descriptive heterogeneity to functional pathophysiology, *Science* 357, 2017.
5. Sivaraj KK, Adams RH: Blood vessel formation and function in bone, *Development* 143:2706–2715, 2016.
6. Grüneboom A, et al.: A network of trans-cortical capillaries as mainstay for blood circulation in long bones, *Nature Metabolism* 1:236–250, 2019.
7. Herisson F, et al.: Direct vascular channels connect skull bone marrow and the brain surface enabling myeloid cell migration, *Nat Neurosci* 21:1209–1217, 2018.
8. Kusumbe AP, Ramasamy SK, Adams RH: Coupling of angiogenesis and osteogenesis by a specific vessel subtype in bone, *Nature* 507:323–328, 2014.
9. Itkin T, et al.: Distinct bone marrow blood vessels differentially regulate haematopoiesis, *Nature* 532:323–328, 2016.
10. Hartmann C: Transcriptional networks controlling skeletal development, *Curr Opin Genet Dev* 19:437–443, 2009.
11. Karsenty G, Kronenberg HM, Settembre C: Genetic control of bone formation, *Ann Rev Cell Dev Biol* 25:629–648, 2009.
12. Takada I, Kouzmenko AP, Kato S: Wnt and PPARgamma signaling in osteoblastogenesis and adipogenesis, *Nat Rev Rheumatol* 5:442–447, 2009.
13. Battula VL, Chen Y, Cabreira Mda G, et al.: Connective tissue growth factor regulates adipocyte differentiation of mesenchymal stromal cells and facilitates leukemia bone marrow engraftment, *Blood* 122:357–366, 2013.
14. Day TF, Guo X, Garrett-Beal L, et al.: Wnt/beta-catenin signaling in mesenchymal progenitors controls osteoblast and chondrocyte differentiation during vertebrate skeletogenesis, *Dev Cell* 8:739–750, 2005.
15. Bonewald LF: The amazing osteocyte, *J Bone Miner Res* 26:229–238, 2011.
16. Van Bezooijen RL, Roelen BA, Visser A, et al.: Sclerostin is an osteocyte-expressed negative regulator of bone formation, but not a classical BMP antagonist, *J Exp Med* 199:805–814, 2004.
17. McClung MR, Grauer A, Boonen S, et al.: Romosozumab in postmenopausal women with low bone mineral density, *N Engl J Med* 370:412–420, 2014.
18. Balemans W, Ebeling M, Patel N, et al.: Increased bone density in sclerosteosis is due to the deficiency of a novel secreted protein (SOST), *Hum Mol Genet* 10:537–543, 2001.
19. Nakashima T, Hayashi M, Fukunaga T, et al.: Evidence for osteocyte regulation of bone homeostasis through RANKL expression, *Nat Med* 17:1231–1234, 2011.
20. Weinstein RS, Nicholas RW, Manolagas SC: Apoptosis of osteocytes in glucocorticoid-induced osteonecrosis of the hip, *J Clin Endocrinol Metab* 85(8):2907–2912, 2000.
21. Teitelbaum SL, Ross FP: Genetic regulation of osteoclast development and function, *Nat Rev Genet* 4:638–649, 2003.
22. Boyle WJ, Simonet WS, Lacey DL: Osteoclast differentiation and activation, *Nature* 423:337–342, 2003.
23. Wada T, Nakashima T, Hiroshi N, et al.: RANKL-RANK signaling in osteoclastogenesis and bone disease, *Trends Molec Med* 12:17–25, 2006.
24. Nakashima T, Hayashi M, Fukunaga T, et al.: Evidence for osteocyte regulation of bone homeostasis through RANKL expression, *Nat Med* 17:1231–1234, 2011.
25. Xiong J, Onal M, Jilka RL, et al.: Matrix-embedded cells control osteoclast formation, *Nat Med* 17:1235–1241, 2011.
26. Scholtysek C, Katzenbeisser J, Fu H, et al.: PPARβ/δ governs Wnt signaling and bone turnover, *Nat Med* 19:608–613, 2013.
27. McInnes IB, Schett G: Cytokines in the pathogenesis of rheumatoid arthritis, *Nat Rev Immunol* 7:429–442, 2007.
28. Lam J, Takeshita S, Barker JE, et al.: TNF-alpha induces osteoclastogenesis by direct stimulation of macrophages exposed to permissive levels of RANK ligand, *J Clin Invest* 106:1481–1488, 2000.
29. Zwerina J, Redlich K, Polzer K, et al.: TNF-induced structural joint damage is mediated by IL-1, *Proc Natl Acad Sci U S A* 104:11742–11747, 2007.
30. Sato K, Suematsu A, Okamoto K, et al.: Th17 functions as an osteoclastogenic helper T cell subset that links T cell activation and bone destruction, *J Exp Med* 203:2673–2682, 2006.
31. McClung MR, Lewiecki EM, Cohen SB, et al.: Denosumab in postmenopausal women with low bone mineral density, *N Engl J Med* 354:821–831, 2006.
32. Barrow AD, Raynal N, Andersen TL, et al.: OSCAR is a collagen receptor that costimulates osteoclastogenesis in DAP12-deficient humans and mice, *J Clin Invest* 121:3505–3516, 2011.
33. Matsuo K, Irie N: Osteoclast-osteoblast communication, *Arch Biochem Biophys* 473:201–209, 2008.
34. Zhao C, Irie N, Takada Y, et al.: Bidirectional ephrinB2-EphB4 signaling controls bone homeostasis, *Cell Metab* 4:111–121, 2006.
35. Lorenzo J, Horowitz M, Choi Y: Osteoimmunology: interactions of the bone and immune system, *Endocr Rev* 29:403–440, 2008.
36. David JP: Osteoimmunology: a view from the bone, *Adv Immunol* 95:149–165, 2007.
37. Takayanagi H: Osteoimmunology: shared mechanisms and crosstalk between the immune and bone systems, *Nat Rev Immunol* 7:292–304, 2007.
38. Wong BR, Josien R, Lee SY, et al.: TRANCE (tumor necrosis factor [TNF]-related activation-induced cytokine), a new TNF family member predominantly expressed in T cells, is a dendritic cell-specific survival factor, *J Exp Med* 186:2075–2080, 1997.
39. Sherlock JP, Joyce-Shaikh B, Turner SP, et al.: IL-23 induces spondyloarthropathy by acting on ROR-γt+ CD3+CD4-CD8- entheseal resident T cells, *Nat Med* 18:1069–1076, 2012.
40. Takayanagi H, Ogasawara K, Hida S, et al.: T-cell-mediated regulation of osteoclastogenesis by signalling cross-talk between RANKL and IFN-gamma, *Nature* 408:600–605, 2000.
41. Abu-Amer Y: IL-4 abrogates osteoclastogenesis through STAT6-dependent inhibition of NF-kappaB, *J Clin Invest* 107:1375–1385, 2001.
42. Zaiss MM, Axmann R, Zwerina J, et al.: Treg cells suppress osteoclast formation: a new link between the immune system and bone, *Arthritis Rheum* 56:4104–4112, 2007.
43. Bozec A, Zaiss MM, Kagwiria R, et al.: T cell costimulation molecules CD80/86 inhibit osteoclast differentiation by inducing the IDO/tryptophan pathway, *Sci Transl Med* 6:235ra60, 2014.
44. Rosen CJ: Bone remodeling, energy metabolism, and the molecular clock, *Cell Metab* 7:7–10, 2008.
45. Lee NK, Sowa H, Hinoi E, et al.: Endocrine regulation of energy metabolism by the skeleton, *Cell* 130:456–469, 2007.
46. Ducy P, Amling M, Takeda S, et al.: Leptin inhibits bone formation through a hypothalamic relay: a central control of bone mass, *Cell* 100:197–207, 2000.
47. Fu L, Patel MS, Bradley A, et al.: The molecular clock mediates leptin-regulated bone formation, *Cell* 122:803–815, 2005.
48. Baldock PA, Sainsbury A, Couzens M, et al.: Hypothalamic Y2 receptors regulate bone formation, *J Clin Invest* 109:915–921, 2002.
49. Sato S, Hanada R, Kimura A, et al.: Central control of bone remodeling by neuromedin U, *Nat Med* 13:1234–1240, 2007.

第 5 章

肌肉：解剖学、生理学和生物化学

原著　MARK S. MILLER, EDWARD P.DEBOLD, MICHAEL J. TOTH

俞　萌译　袁　云校

关键点

- 骨骼肌的结构和功能及其神经支配模式可根据肌肉活动水平快速改变（即可塑性）。
- 肌节作为肌纤维最小的功能单位，由近乎晶格排列的丝状蛋白组成，这些丝状蛋白可将代谢能量转化为力与运动。
- 肌纤维通过胶原组织构成的肌腱与骨骼相连接。
- 中枢神经系统通过特异性传出神经元（称为运动神经元）的去极化调控骨骼肌的收缩。
- 运动神经元通过胆碱能突触（称为神经肌肉接头）支配肌纤维并使其去极化。
- 传入神经元向中枢神经系统传达有效控制运动及姿势所需的感觉信息。
- 动力通过两类蛋白细胞黏附复合体传递至肌纤维外：整合素与肌营养不良聚糖。

引言

　　人体有大约 660 块骨骼肌（skeletal muscle），占成年人体重的 40%，在中枢神经系统（CNS）的控制下支撑与支配躯体运动。大多数的骨骼肌通过胶原韧带跨过关节固定于骨骼上。肌细胞将化学能转换为机械功，引起肌肉长度缩短，继而导致运动。肌肉组织高度特异化，主要体现在细胞内生物膜系统、收缩蛋白以及能够将力量通过细胞膜传递至细胞外基质与肌腱的分子复合体的内部构筑与力学特性。肌细胞的活动水平通常具有很大的变异，并可适应性调整细胞的大小、同工酶构成、膜组成以及能量改变。肌肉的可塑性调整可以迅速而广泛的发生。在病理状态下，肌细胞通常不再具有适应力。本章内容概括了肌肉的结构和功能及其与相关结缔组织的关系，同时也介绍肌肉在不同功能需求及疾病状态下适应性改变的基础。

结构

肌组织

　　约 85% 的肌组织由成束平行排列的骨骼肌纤维构成，后者含有多种信号及收缩蛋白（表 5-1）。神经、血液供应及结缔组织则组成了肌组织的剩余部分，上述成分为肌组织提供支撑、弹性，并将力传递至骨骼（下文讨论）。肌纤维的长度在数毫米至 30 cm 不等，直径在 10 ~ 500 μm 不等。肌纤维通常的长度为 3 cm，直径为 100 μm，这种细长形状取决于占肌浆大部分的收缩蛋白的构成方式。每块肌肉的缩短程度有一定范围，在机械劣势的情况下，通过骨骼的杠杆作用将运动放大。肌纤维的各种几何排列方式决定其部分力学特性，包括平行、会聚（扇形）、羽状（羽毛样）、括约肌状（环状）或纺锤形（中间粗两头尖）。例如，与力轴平行排列的肌纤维比类似大小的羽状肌肉有更多串联排列的基础收缩单位（即下文讨论的肌节），收缩更快，但力量不如羽状肌肉大。力量型的肌肉（如腓肠肌）通常都是羽状肌肉，而速度型肌肉（如肱二头肌）倾向于由平行排列的肌纤维构成。肌肉通常在关节周围排列成对相互拮抗，以利于双向运动。当一块肌肉（主动肌）收缩时，另

表 5-1　骨骼肌信号及收缩蛋白

蛋白	分子量（kDa）	亚基（kDa）	定位	功能
乙酰胆碱受体	250	5×50	神经肌肉接头的突触后膜	神经肌肉信号传递
膜联蛋白	38	—	纤维状肌动蛋白结合蛋白	膜修复
二氢吡啶受体	380	1×160	T 管膜	电压感受器
		1×130		
		1×60		
		1×30		
Dysferlin 蛋白	230	—	肌纤维外围	膜修复
雷诺丁受体	1800	4×450	SR 终池	SR 中 Ca^{2+} 释放通道
Ca^{2+} ATP 酶	110	—	纵行 SR	将 Ca^{2+} 摄入 SR
肌集钙蛋白	63	—	SR 终池腔	结合、储存 Ca^{2+}
肌钙蛋白	70	1×18	细肌丝	收缩调控
		1×21		
		1×31		
原肌球蛋白	70	2×35	细肌丝	收缩调控
肌球蛋白	510	2×220	粗肌丝	化学 - 机械能转换
		2×15		
		2×20		
肌动蛋白	42	—	细肌丝	化学 - 机械能转换
MM 型肌酸磷酸激酶	40	—	M 线	ATP 缓冲，结构蛋白
α- 辅肌动蛋白	190	2×95	Z 线	结构蛋白
肌联蛋白	3000	—	自 Z 线至 M 线	结构蛋白
伴肌动蛋白	600	—	I 带中的细肌丝	结构蛋白
抗肌萎缩蛋白	400	—	肌膜下	肌纤维膜结构完整性

ATP，三磷酸腺苷；SR，肌质网

一块肌肉（拮抗肌）松弛并被动拉伸。在反向运动时，主动肌和拮抗肌的角色发生互换，但重力作用所致的被动运动无此转换。

疏松结缔组织形成的细致网络包绕每个肌纤维形成肌内膜。细小神经分支及交换营养物质与代谢产物所需的毛细血管贯穿该层。肌内膜与肌束膜相连续，后者是一种结缔组织网，包绕小束平行排列肌纤维（即肌束），同时也包绕梭内纤维、较大的神经以及血管。肌外膜则包绕整块肌肉。这三层结缔组织都含有胶原蛋白，主要是 I 、Ⅲ、Ⅳ 和 V 型胶原，其中 Ⅳ 和 V 型胶原主要位于包绕每个肌纤维的基底膜。Ⅳ 型胶原主要由 $\alpha1_2\alpha2$ 链组成，为基底层提供机械稳定性和可塑性[1,2]。肌束膜和肌内膜在肌纤维与肌腱、腱膜和筋膜的联合处融合，这几层结缔组织为附着点

提供了强有力的拉伸强度，并将轴向力在一个更大的表面上分散为剪切力。

肌纤维类型

肌肉适应其特定功能。在任何肌肉中，其适应性的一部分来自于不同类型肌纤维的组成和排列。人类骨骼肌纤维根据肌球蛋白重链（myosin heavy chain，MHC）同型异构体（ I 、ⅡA 或 ⅡX）进行分类。MHC 分子通过分解三磷酸腺苷（ATP）产生肌肉收缩所需的能量。MHC 同型异构体分解 ATP 的速率或三磷酸腺苷酶（ATP 酶）反应速率的排列顺序为 I ＜ⅡA ＜ⅡX，因而 MHC I 型纤维收缩相对较慢，MHC ⅡA 型纤维收缩较快，而 MHC ⅡX 型纤维收

缩最快。MHC Ⅰ型纤维（慢氧化型纤维）主要通过有氧呼吸（需要氧气）的方式合成 ATP。MHC Ⅰ型纤维与 MHC ⅡX 型纤维（快酵解型纤维）相比具有更多的线粒体、毛细血管血供以及肌红蛋白。这些自然特性有助于 ATP 产生。MHC ⅡX 型纤维利用无氧呼吸（不需要氧气）的方式维持 ATP 水平。MHC Ⅰ型纤维较 MHC ⅡX 型纤维产力少，但更耐受疲劳。MHC ⅡA 型纤维（快氧化 - 酵解型纤维）既能利用有氧呼吸，也能利用无氧呼吸，在线粒体数量、血供、肌红蛋白、力量产出以及易疲劳性方面介于 Ⅰ型与 ⅡX 型肌纤维之间。尽管多数人类骨骼肌含有的纤维为上述三种类型的混合，但 MHC Ⅰ型和 ⅡA 型纤维最常见，而纯 MHC ⅡX 型纤维相对罕见。值得注意的是，单个肌纤维中可以含有混合性的 MHC 同型异构体，因此人类有六种不同的纤维类型（"单纯型"：MHC Ⅰ、ⅡA 和 ⅡX；"混合型"：MHC Ⅰ/ⅡA、

ⅡA/ⅡX 和 Ⅰ/ⅡA/ⅡX），这也使肌纤维的收缩特性更宽泛。不同 MHC 同型异构体肌纤维的属性见表 5-2。

在发育过程中，肌纤维类型的特性可能在神经支配之前已被部分确定[3]。虽然目前对决定肌纤维功能分化的生物学过程和相关的信号传导通路尚不完全清楚，但经典的交叉神经支配实验证实神经支配可以动态地决定和改变肌纤维类型[4]。在交叉神经支配后，表 5-2 中列出的肌纤维功能和组织学特性可以在数周内向目标肌纤维类型转换，表明肌肉具有依据神经活动类型进行适应和重塑的能力。

肌肉收缩过程

神经调控

肌肉活动的自主控制是一个复杂过程。传入神经

表 5-2 肌纤维类型分类（根据肌球蛋白重链同型异构体分类）			
一般特征	**MHC Ⅰ**	**MHC ⅡA**	**MHC ⅡX**
线粒体	多	中等	少
毛细血管血液供应	大量	中等	中等
SR 膜	稀疏	大量	大量
Z 线	宽	中等	窄
蛋白同型异构体			
肌球蛋白基础轻链	慢与快	快	快
肌球蛋白调节轻链	慢与快	快	快
肌球蛋白结合蛋白 -C	慢	快	快
细丝调节蛋白	慢	快	快
机械特性			
SR 钙离子 ATP 酶反应速率	慢	快	快
肌动球蛋白 ATP 酶反应速率	慢	快	极快
收缩时间	慢	快	极快
缩短速度	慢	快	极快
产力	低	中	高
耐疲劳	高	中	低
代谢谱			
氧化能力	高	中	低
糖酵解能力	中	高	高
糖原	低	高	高
肌红蛋白	高	中	低

ATP，三磷酸腺苷；MHC，肌球蛋白重链；SR，肌质网

元接受皮肤机械感受器和温度感受器、痛觉感受器、关节感受器、腱器官以及肌梭等感觉器官传入，以动作电位的形式对中枢神经系统（CNS）传递刺激，伴随或不伴随大脑的额外刺激，并通过传出神经元对效应器的反馈控制提供必要的信息[5]。通过突触支配肌肉的传出神经元被称为运动神经元（motor neuron）。多数情况下，传入神经元比传出神经元更能对运动和姿势提供有效的反馈控制。施万细胞是位于周围神经系统的胶质细胞，伴随传入及传出神经元[6]。轴索以规律空间间隔被施万细胞包绕的神经元被称为有髓（myelinated）神经元。施万细胞之间裸露的轴索部位被称为郎飞结（node of Ranvier）。动作电位可在相邻郎飞结间形成跳跃式传递，由此大大提高了动作电位在神经的传导速度。施万细胞也可能完全或近乎完全覆盖轴索，导致神经元未髓鞘化且动作电位传导相对较慢。三类有髓运动神经元（α、β 和 γ）通过其发出的神经纤维直径、传导速度以及支配肌纤维的类型得以区分。通常 α 运动神经元（最大且最快）或 β 运动神经元的分支通过沿骨骼肌纤维纵轴排列的数个神经肌肉接头与之形成神经支配（图 5-1）。除传入系统外，肌梭还被 β 或 γ 运动神经元支配，感受肌肉的拉伸长度与力量。单个运动神经元及其支配的肌纤维组成一个运动单位。当一个运动神经元兴奋后，该运动单位中所有肌纤维被激活从而同步收缩。负责精细运动的运动单位包含很少的肌纤维，而负责粗大运动的运动单位通常包含许多肌纤维。中枢神经系统通过募集的运动单位数量以及刺激速率来调控肌肉的激活水平[7]。刺激速率可以少到仅诱发单个肌束收缩，例如在单突触牵张反射中髌韧带的牵张与股四头肌的收缩。相反，刺激速率也可非常频繁，进而使单个的肌束收缩有效融合，导致肌肉产力的过程近乎持续性激活[8]。

神经肌肉传递

在神经肌肉接头（neuromuscular junction）处，轴突逐渐变小并失去其髓鞘，最终形成突触前末梢，其内充满含神经递质乙酰胆碱的囊泡。肌纤维的突触后膜内陷形成褶皱，从而使表面积以及结合到该部位的烟碱型乙酰胆碱受体数量得以增加（图 5-1）。突触间隙是突触前膜与突触后膜间宽 20 ～ 40 nm 的空隙[9]。当运动神经元动作电位到达突触前末梢，局部

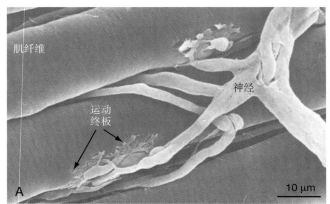

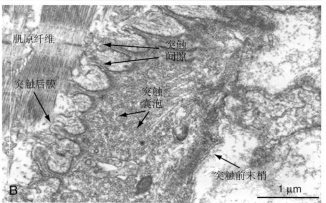

图 5-1   神经肌肉接头。A．扫描电子显微镜图示一个 α 运动神经元在运动单位中支配数个肌纤维。比例尺 =10 μm。B．透射电子显微镜图。比例尺 =1 μm（A，From Bloom W, Fawcett DW：*A textbook of histology*，ed 10. Philadelphia，WB Saunders，1975. B，Courtesy Dr. Clara Franzini-Armstrong, University of Pennsylvania，Philadelphia.）

的电压门控 Ca^{2+} 通道开放，细胞外 Ca^{2+} 流入末梢。在 Ca^{2+} 内流的几毫秒内，含乙酰胆碱的囊泡与突触前膜融合[10]。乙酰胆碱通过胞吐迅速弥散于突触间隙，与烟碱型乙酰胆碱受体结合，从而使突触后膜的 Na^+ 与 K^+ 通道开放。细胞膜发生局部去极化，动作电位随之产生，以高达 5 m/s 的速度沿肌细胞膜（肌纤维膜）传播。

兴奋 - 收缩偶联

管网穿过肌膜而深入肌纤维内部。横管网（T 管）沿肌纤维纵轴以与肌节边界相一致的间隔规律布满整个肌纤维，与纵行和侧向的 T 管节段相连包绕收缩装置（图 5-2）。T 管网的管腔与细胞外间隙相通，其内含高 Na^+、低 K^+ 浓度的组织间液[11]。膜

表面的动作电位可以传入整个 T 管系统。肌质网（sarcoplasmic reticulum，SR）是内质网特化形成的整个细胞内膜系统。T 管与侧面的两个肌质网终池连接形成广泛分布的连接复合体，该结构被称为三联体（triad）（图 5-2）。终池含有 Ca^{2+} 结合蛋白即肌集钙蛋白的寡聚体，是肌纤维的内部钙储存池。Ca^{2+} 通道，即二氢吡啶受体（dihydropyridine receptor，DHPR），位于朝向 SR 上 Ca^{2+} 释放通道胞质结构域的 T 管膜上，上述 Ca^{2+} 释放通道又被称为雷诺丁受体（ryanodine receptor，RyR），位于终池膜上[12]。这些膜蛋白的其他特征见表 5-1。

当动作电位使 T 管膜去极化时，骨骼肌的主要电压感受器二氢吡啶受体通过直接的蛋白间偶联把信号从 T 管传递至兰尼碱受体。随后 Ca^{2+} 通过雷诺丁受体的配合从肌质网释放至肌质中，激活收缩机制[13]。上述整个连续过程被称为兴奋 - 收缩偶联（excitation-contraction coupling）。

二氢吡啶受体 α 亚单位突变的基因缺陷导致小鼠瘫痪，是由于突变致使肌膜的去极化不能触发 Ca^{2+} 从肌质网中释放。对突变小鼠的体外培养细胞转染编码 DHPR 的补充 DNA，兴奋 - 收缩偶联机制可以修复[14]。利用嵌合结构技术[15]进行的转染可以精确定位到二氢吡啶受体内针对骨骼肌或心肌兴奋收缩偶联的特异结构域[16]。雷诺丁受体的同型异构体还可以帮助确定 T 管和肌质网之间的偶联特征[17]。人类骨骼肌和心肌的离子通道病与二氢吡啶受体突变相关[18,19]。突变的雷诺丁受体暴露于氟烷麻醉剂后会处于持续开放状态，携带雷诺丁受体突变基因的患者可以发生恶性高热[20]。

收缩装置

收缩蛋白的特殊定位和功能见表 5-1。肌原纤维（myofibril）（图 5-3D）是长的直径为 1 μm 的圆柱状细胞器，含有收缩蛋白的阵列，负责做功、产力以及缩短。每个肌原纤维由一列基本收缩单位——肌节（sarcomere）构成。每个肌节长约 2.5 μm，通过包含有致密结构蛋白 α- 肌动蛋白的 Z 线（图 5-3D 和 E）进行分界。每个肌节的收缩蛋白和结构蛋白组成粗、细肌丝相互交错的高度有序且近乎晶格样的结构（图 5-3E、I 和 J）[21]。肌丝的长度和横向排列高度一致，即使在收缩状态也是如此[22]，形成了骨骼肌和心肌的横纹状组织学表现。这种高度周期性的组织结构非常便于采取精密结构分析技术[21]和分光技术[23,24]对肌肉进行生物物理学研究。

粗肌丝（1.6 μm 长）含有运动蛋白——肌球蛋白（myosin），位于肌节中央具有光学各向异性的 A 带（图 5-3D）。粗肌丝通过 M 蛋白[25]以及位于 M 线的肌肉特异性肌酸磷酸激酶[26]的稳定作用，形成六角晶格状结构（图 5-3D 和 E）。肌球蛋白（图 5-3K）是一个分子量为 470 kDa 的高度不对称蛋白质，该蛋白含有两个分子量为 120 kDa 的球状氨基末端头部，称为横桥或者亚片段 -1（S1）（图 5-3L），以及一个 α- 螺旋的卷曲螺旋杆状部，可酶解

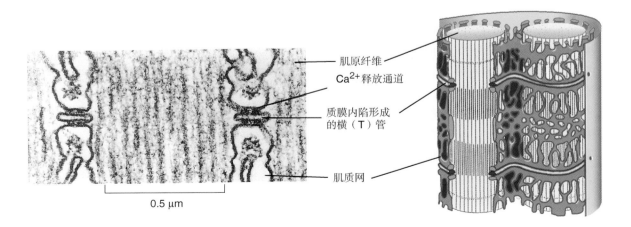

肌原纤维

Ca^{2+} 释放通道

质膜内陷形成的横（T）管

肌质网

0.5 μm

图 5-2 膜系统将兴奋信号自肌质膜传递至细胞内部。电子显微镜下见两个 T 管的横切面。T 管和肌质网膜间隙内的电子致密物为释放 Ca^{2+} 至肌质的通道——雷诺丁受体（From Alberts B，Bray D，Lewish J，et al.：*Molecular biology of the cell*，ed 2. New York，Garland Publishers，1989. Micrograph courtesy Dr. Clara Franzini-Armstrong，University of Pennsylvania，Philadelphia.）

为 2 个部分，亚片段 -2（S2）与轻酶解肌球蛋白（图 5-3K）。两条轻链分别为基础轻链与调节轻链，分子量在 15 ~ 22 kDa，在每个 S1 处与重链相连（图 5-3L）。约 300 个肌球蛋白分子的杆状部聚合成三股螺旋，形成每一个粗肌丝的骨架（图 5-3J）。从这些骨架中伸出的横桥，含有 ATP 酶和肌动蛋白结合位点，负责将化学能转化为机械功。除在肌纤维收缩中发挥作用外，至少还有 20 种非肌肉型肌球蛋白完成细胞运动所需要的多种任务，如趋化性、胞质分裂、胞饮作用、定向囊泡转运和信号转导[27]。因此，肌球蛋白是导致众多遗传性肌肉和神经系统疾病的突变靶点[28,29]。

细肌丝（图 5-3I）是肌动蛋白（actin）组成的双股螺旋聚合体，从 Z 线的两侧各延伸 1.1 μm，占据光学各向同性的 I 带（图 5-3D 和 E）。一个调节复合体含有一个原肌球蛋白分子和三个肌钙蛋白亚单位（TnC、TnT 和 TnI），与沿细肌丝连续排列的七个肌动蛋白单体组相联系（图 5-3I）[21]。在粗肌丝和细肌丝重叠的区域，细肌丝位于六角形晶格之中，与周围的三个粗肌丝等距分布（图 5-3F）。两组肌丝均有极性。在激活的肌肉中，两种肌丝之间的相互作用引起细肌丝向 M 线的同步平移，使肌节缩短，引起肌纤维乃至整块肌肉也缩短（图 5-3A ~ D）。肌动蛋白广泛分布于真核细胞的细胞骨架中，同肌球蛋白一样，在决定细胞形态和运动中发挥多种作用[30,31]。目前已有深入研究关注肌动蛋白细胞骨架的调控以及由肌动蛋白结合蛋白突变所致的疾病[32]。

肌联蛋白（titin）和伴肌动蛋白（nebulin）是两个最大的肌肉蛋白，在组装和维持肌节的结构方面发挥作用。单个肌联蛋白分子（约 3000 kDa）与粗肌丝相连，从 M 线延伸到 Z 线[33]。肌联蛋白含有重复的纤连蛋白样免疫球蛋白序列和少见的富含脯氨酸结构域，为静息状态的肌节提供分子弹性[34]。伴肌动蛋白（约 800 kDa）与 Z 线和细肌丝相连[33]。穿过肌纤维膜连接收缩装置与细胞外基质的蛋白，该内容将在本章后续部分描述。肌纤维的细胞骨架也含有胞质肌动蛋白、微管和中间丝[35]。

产力和缩短

细肌丝调节蛋白包括肌钙蛋白（troponin）和原肌球蛋白（tropomyosin），在静息状态下通过阻止肌球蛋白 - 肌动蛋白强力结合而抑制收缩（图 5-3I）。在一次肌肉收缩时，从肌质网释放的 Ca^{2+} 与肌钙蛋白的 TnC 亚单位结合，解除细肌丝调节蛋白的抑制，从而使横桥与肌动蛋白结合。肌动蛋白和肌球蛋白之间的周期性相互作用（横桥周期）导致粗、细肌丝之间产生一个相对滑动力，从而产生收缩[36]。三磷酸腺苷（ATP）水解为二磷酸腺苷（ADP）和无机磷酸根（P_i）的过程为能量来源。

横桥周期的化学 - 机械转化的简化模型如图 5-4 所示。目前可通过单分子生物物理技术来研究包括肌球蛋白在内的运动蛋白，从而提供其动力学方面诸多先前未知的细节[37]。当 Ca^{2+} 存在时，肌球蛋白、ADP 和 P_i 的复合体与细肌丝结合（步骤 a），而肌球蛋白 S1 的结构改变启动产力和 P_i 释放（步骤 b 和 c）[38,39]。导致产力的横桥构象变化是横桥轻链区域的倾斜运动[40,41]。在两种 ADP 状态间张力依赖性转化过程中，肌丝滑动导致了肌节的缩短（步骤 d）。在 ADP 解离后（步骤 e），ATP 与活性位点结合，肌球蛋白与肌动蛋白分离（步骤 f）。之后肌球蛋白水解 ATP（步骤 g）形成肌球蛋白 -ADP-P_i 三联复合体，后者重新与肌动蛋白结合，为下一个周期准备。

如果肌纤维的机械负荷很高，收缩装置产力时并不引起肌肉长度改变（等长收缩）。如果负荷中等，细肌丝主动滑向肌节中央，引起整个肌纤维缩短。肌纤维在缩短过程中增粗，因此整个肌纤维体积维持恒定。产生的功（伴随力与滑动过程）与 ATP 酶反应速率增加相关。热动力学效率（机械功率除 ATP 酶活动释放的能量）接近 50%[42]。这是一个相当高的参数，因为内燃机的热效率很少超过 20%。

肌肉松弛

肌纤维活动中各个步骤的逆转就是肌肉收缩的终止。从肌质网中释放的 Ca^{2+} 被位于纵向肌质网膜上的 Ca^{2+}-ATP 酶泵摄取，肌质中的 Ca^{2+} 浓度随之下降；Ca^{2+} 从肌钙蛋白的 TnC 亚单位上解离，细肌丝失活。当结合的横桥数量下降到低于一定阈值时，原肌球蛋白抑制进一步的横桥结合，张力下降到静息水平。Ca^{2+} 在纵向肌质网内扩散到达终池中肌集钙蛋白位点，准备在下一次肌肉收缩中释放。在松弛的肌纤维中肌球蛋白维持很低的 ATP 水解速率，以满足适当比例的基础代谢。

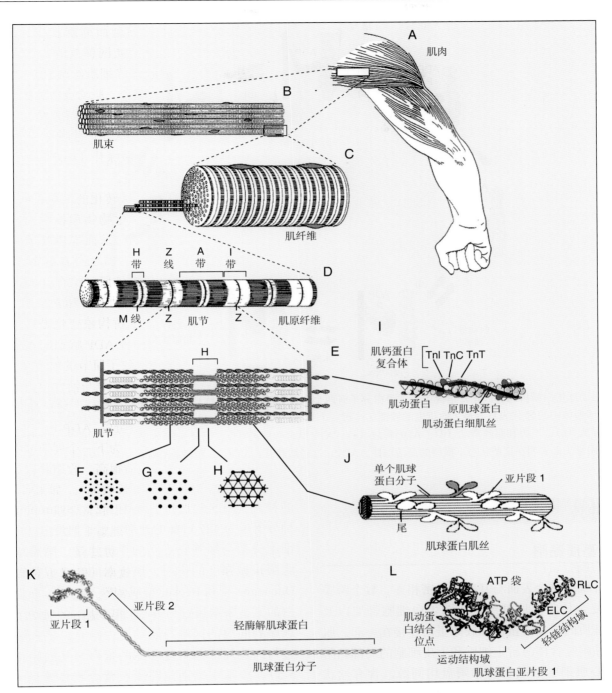

图 5-3　收缩装置的组成，从整块肌肉（A 至 C）连续放大到分子水平（I 至 L）。肌原纤维（D）为肌节（D 和 E）中肌丝（I 和 J）侧向排列产生的带状图案。F 到 H 展示肌节内不同点的肌丝晶格横切面结构。肌球蛋白在分子水平展示为单个双头分子（K），而球形运动区域的晶体结构（L 与亚片段 1）显示与基础轻链和调节轻链结合。ATP，三磷酸腺苷；ELC，基础轻链；RLC，调节轻链（A through K, Modified from Bloom W，Fawcett DW：A textbook of histology, ed 11. Philadelphia，WB Saunders，1986；and L from Rayment I，Rypniewski WR，Schmidt-Base K，et al.：Three-dimensional structure of myosin subfragment-1：a molecular motor. *Science* 261：50-58，1993.)

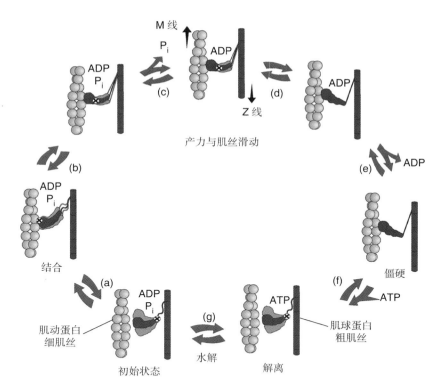

图 5-4　肌动球蛋白横桥循环。正常情况下肌球蛋白分子有两个球形头部区域（横桥），为了清晰易懂本图中只显示其中一个。肌球蛋白的球形域中的 ⊗ 代表具有最大曲折度的铰链区。每一个头部与两个肌动蛋白单体结合。反应顺序包括结合（a）、产力转换（b）、P_i 释放（c）、产力和肌丝滑动（d）、ADP 释放（e）、ATP 结合和解离（f），以及 ATP 水解（g）。靠近解离和产力的肌球蛋白头部的阴影头部表明在这些状态下横桥的高活动性。ADP，二磷酸腺苷；ATP，三磷酸腺苷；P_i，无机磷酸根

力的外传

细胞－基质黏附

　　肌纤维的整个表面与基底膜紧密相连。数个跨膜大分子复合体将肌原纤维、肌动蛋白细胞骨架以及细胞外基质的层粘连蛋白和胶原蛋白连接在一起。肌纤维的黏附复合体与游走细胞和上皮细胞的局部黏附以及与心肌细胞的黏着斑和闰盘均同源，含有丝状肌动蛋白、黏着斑蛋白、踝蛋白以及整合素（主要为 α7β1 同型异构体），跨膜与层粘连蛋白（laminin）相连接（图 5-5）。肌肉中，层粘连蛋白的主要同型异构体为层粘连蛋白 -2（α2β1γ1）和层粘连蛋白 -4（α2β2γ1）。除了提供细胞骨架和细胞外基质的机械偶联外，层粘连蛋白 - 整合素系统还提供调节局部蛋白表达的信号通路 [43]。许多细胞骨架蛋白表达缺陷可导致多种肌营养不良，总结见表 5-3 [44]。

　　抗肌萎缩蛋白 - 糖蛋白复合体是肌纤维的细胞骨架与基底膜之间的特殊连接，是整合素局部黏附系统的补充（图 5-5）。抗肌萎缩蛋白（dystrophin）是一种分子量为 427 kDa 的外周细胞骨架蛋白，可能起到细胞骨架与细胞膜之间的机械连接、减震或增强细胞膜机械强度的作用。该蛋白的缺失或截短可导致 Duchenne 型和 Becker 型肌营养不良 [45]。抗肌萎缩蛋白的氨基末端通过与 α- 辅肌动蛋白的肌动蛋白结合域序列同源的区域与肌动蛋白结合。该末端也可通过与前述局部黏附复合体的蛋白与基底膜相连（图 5-5）。羧基末端则与跨膜肌营养不良聚糖 - 肌聚糖蛋白复合体相连，后者转而又与层粘连蛋白相连。多种不同严重程度肌营养不良的发病都与这些成分的缺失有关（表 5-3）[46]。肌肉的早期胚胎发育也需要肌营养不良聚糖，后者可能指导层粘连蛋白的定位与组装 [47,48]。U 调理素是一个分子量更小的抗肌萎缩蛋白相关蛋白（395 kDa），也可将肌动蛋白细胞骨架连接到肌营养不良聚糖上，尤其是在邻近神经肌肉接头的部位以及非肌细胞中。过表达 U 调理素或构建截短的抗肌萎缩蛋白是 Duchenne 型肌营养不良较有前景的基因治疗途径 [49]。肌纤维中细胞 - 基质连

接的异常复杂性与收缩过程中高产力有关。

肉功能相关的酶。

肌－腱连接

肌肉收缩力通过肌腱传递到骨骼。肌腱由 I 型和 III 型胶原、血管、淋巴管以及成纤维细胞组成。在肌纤维末端，来自肌腱的长胶原纤维束顶入肌质膜，将肌原纤维分隔。这些膜皱褶增加了肌纤维表面积，使能够承担的机械负荷最大可达 30 倍。此处的肌动蛋白丝并不终止于 Z 盘，而是插入到含有 α- 辅肌动蛋白、黏着斑蛋白、踝蛋白和整合素的肌膜下基质。力通过层粘连蛋白传递至肌腱的胶原纤维。

能量学

肌纤维的代谢通路能够适用收缩装置以及膜离子泵的各种 ATP 分解速率，在极端情况下也是如此。在数十种代谢酶中，这里仅介绍几种重要的与正常肌

三磷酸腺苷浓度的缓冲

ATP 的含量（约 8 mol/L）仅能满足几秒钟的收缩需要，因而在收缩过程中快速、有效的 ATP 缓冲对于维持活动十分必要。ATP 水解形成 ADP，后者在肌酸磷酸激酶的作用下从磷酸肌酸（每个静息细胞中 20 mol/L）转移一个磷酸基再磷酸化。肌酸磷酸激酶位于肌节 M 线（肌质中）以及线粒体内膜和外膜之间。腺苷酸激酶在肌纤维中被称为肌激酶（myokinase），催化两个 ADP 分子间磷酸基团的转移，形成 ATP 和一磷酸腺苷（AMP）。因此，维持 ATP 浓度的快速酶反应产生的副产物为肌酸、磷酸基和 AMP。部分 AMP 经腺苷脱氨酶转换成单磷酸肌苷。研究者近期发现电传导[50]驱使 ATP 在高度相连的线粒体中分布，这一发现推翻了易化扩散是 ATP 分布驱动力的概念。

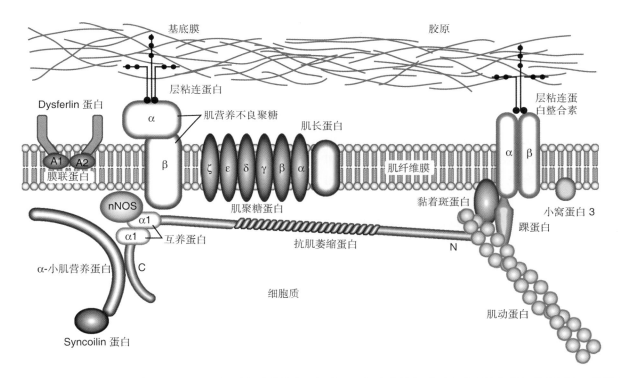

图 5-5　肌细胞骨架和细胞外基质之间的联系。如同多种其他类型细胞，肌细胞内的肌动蛋白通过整合素与基质相连。抗肌萎缩蛋白通过糖基化蛋白的肌营养不良聚糖 - 肌聚糖蛋白复合体形成胞外连接。抗肌萎缩蛋白的螺旋部分与膜收缩蛋白同源，并可形成二聚体或寡聚体。抗肌萎缩蛋白与两个连接肌膜和基底膜的复杂系统相连，其羧基（—COOH）端连接肌聚糖蛋白、肌营养不良聚糖、小肌营养蛋白、syncoilin 蛋白、神经元一氧化氮合酶（nNOS）和互养蛋白，其氨基（—NH₃）端将肌动蛋白、黏着斑蛋白和整合素连接至层粘连蛋白及基底膜。这两个黏附系统对肌纤维提供支持亚结构以维持肌质膜的完整。膜联蛋白和 dysferlin 蛋白在肌肉再生修复中发挥作用

糖酵解

肌纤维根据其代谢状态（禁食 vs. 进食）和活动状态（静息 vs. 运动）的需求，选择搭配利用葡萄糖与脂肪酸（某些情况下也包括酮体）作为能量源。体内储存的大部分糖原都在肌肉中，这些糖原转化为 6- 磷酸葡萄糖以供肌纤维利用。肌纤维缺乏葡萄糖 -6- 磷酸酶，因此并不输出葡萄糖。在剧烈运动中，特别是在无氧条件下，糖酵解的速率和丙酮酸的生成超过柠檬酸循环中的丙酮酸的消耗。多余的丙酮酸经乳酸脱氢酶作用后降解为乳酸，乳酸脱氢酶具有组织特异性的同型异构体。乳酸 - 乳酸脱氢酶反应同时产生糖酵解所必需的烟酰胺腺嘌呤二核苷酸（NAD^+）。而乳酸在肌纤维中不再被使用，可以自由通过肌质膜，细胞外乳酸浓度或酸化产物的局部增加可导致劳累性疼痛（烧灼感）。乳酸经血液循环运输到肝，转换回丙酮酸，再形成葡萄糖并被释放入血液，为肌肉和脑等组织利用。这一系列过程被称为 Cori 循环，将高代谢负荷转移至肝，并为氧化代谢供能赢得时间。

氧化磷酸化

在有氧条件下，丙酮酸进入线粒体并转化成乙酰辅酶 A（CoA）。乙酰辅酶 A 进入三羧酸循环，氧化为二氧化碳和水，产生还原型烟酰胺腺嘌呤二核苷酸（NADH）。脂肪酸通过 β- 氧化过程也可以增加线粒体中的乙酰辅酶 A 含量。而后还原态 NADH 和还原型黄素腺嘌呤二核苷酸（$FADH_2$）进一步被电子传递链氧化，并且形成跨线粒体膜的 H^+ 梯度。这一梯度被线粒体 ATP 合酶用来催化 ADP 磷酸化形成 ATP。例如，当糖酵解和氧化磷酸化联合后，1 个分子的葡萄糖氧化可产生 38 个 ATP 分子。这一过程较产生乳酸更有利于产能，但前提条件是存在可供利用的氧分子。肌红蛋白是一种铁 - 血红素复合蛋白，可加速肌纤维内氧的运输。收缩状态的肌肉组织静水压通常超过动脉灌注压，所以最强收缩是无氧运动。氧化酶、肌红蛋白以及线粒体的含量决定了能量代谢的主要形式，如前所述，不同肌纤维类型间差异很大（表 5-2）。

疲劳与恢复

在高强度或长时间的运动中，代谢产物的蓄积在兴奋收缩偶联中抑制了收缩装置的产力，从而导致肌肉疲劳[51]。磁共振波谱分析可以检测到肌质内 P_i 和 H^+ 浓度显著上升以及磷酸肌酸水平的下降[52]。磷酸肌酸水平下降时，运动的维持依赖于糖原分解，直至糖原贮存耗竭。长时间的高强度活动中，能量产生的速率导致代谢产物（如 H^+ 和 P_i）的数量远较细胞可维持的数量多，在 ATP 浓度耗竭之前，力的产生已经明显下降。因此，这种疲劳的机制更多来源于代谢产物蓄积而不是 ATP 耗竭[53]。

P_i 释放与产力（图 5-4）之间的化学机械联系表明，在疲劳肌肉中肌质 P_i 的增加仅通过质量作用降低力的大小[38]。部分由乳酸堆积导致的肌纤维 pH 降低与神经肌肉接头处乙酰胆碱不足，导致突触传递衰竭，同样可引起肌肉做功减少。在高强度活动中由于呼吸与循环系统不能提供充足的氧以支持代谢，从而引起肌肉氧缺乏。运动一段时间后持续高水平的血流与氧摄取可以改善能量产生。肌酸再磷酸化可以在几分钟内发生，但糖原再合成则需要若干小时。恢复过程同时还包括了膜性细胞器跨膜离子梯度的重建，需要继续消耗能量。

可塑性

肌肉的体积、力量和耐力可随着它的使用需求、活动度、激素或代谢环境改变而在数周内发生巨大变化。这种适应性反应的效果在任何临床情境下都应当加以考虑，不同临床情境可引起上述因素的明显改变，也涉及患者长期的生活质量。

肌肉使用 / 废用的适应性

肌肉是一种使用依赖性组织，意味着其功能特性与所进行的活动类型以及数量密切相关。肢体锻炼增加肌肉的使用可引起肌纤维出现适应性改变，包括特异性收缩、调控、结构和代谢蛋白改变以及神经支配方式的变化。训练的类型（有氧还是抗阻）、频率、强度和持续时间以及外部负荷均可影响肌肉的适应性反应[54]。抗阻训练主要增加已有肌纤维的大小而不是数量，使 II 型快肌纤维横切面加大（表 5-2）。

表 5-3　肌营养不良的分类

疾病	遗传位点	遗传方式	蛋白质	结局
Duchenne/Becker		XR	抗肌萎缩蛋白	致死
Emery-Dreifuss		XR	Emerin 蛋白，核纤层蛋白 A 和 C	40% 致死
肢带型肌营养不良				
LGMD 1A	5q31	AD	肌收缩蛋白	对于 LGMD 的患者，轻症型可能在
LGMD 1B	1q11-q21	AD	层粘连蛋白 A、C	30 岁前出现症状，30 岁后不能行
LGMD 1C	3p35	AD	小窝蛋白	走。最重的类型则 3 ～ 5 岁起病，
LGMD 1D	6q23	AD	—	快速进展
LGMD 1E	7q	AD	—	
LGMD 1F	7q32	AD	—	
LGMD 1G	4p21	AD	—	
LGMD 2A	15q15.1 ～ q21.1	AR	钙蛋白酶 3	
LGMD 2B	2p13	AR	Dysferlin 蛋白	
LGMD 2C	13q12	AR	γ- 肌聚糖蛋白	
LGMD 2D	17q12 ～ q21.33	AR	α- 肌聚糖蛋白	
LGMD 2E	4q12	AR	β- 肌聚糖蛋白	
LGMD 2F	5q33 ～ q34	AR	δ- 肌聚糖蛋白	
LGMD 2G	17q11 ～ q12	AR	视松蛋白	
LGMD 2H	9q31 ～ q34.1	AR	E3- 泛素连接酶（TRIM32）	
LGMD 2I	19q13.3	AR	Fukutin 相关蛋白	
LGMD 2J	2q24.3	AR	肌联蛋白	
LGMD 2K	9q34	AR	蛋白 O- 甘露糖转移酶	
伴 CNS 受累的 CMD				
Fukuyama CMD	9q31	AR	Fukutin 蛋白	LE，11 ～ 16 岁
Walker-Warburg CMD	1p32	AR	O- 甘露糖转移酶	LE，< 3 岁
肌 - 眼 - 脑型 CMD	1p32 ～ 34	AR	O-MNAGAT	LE，10 ～ 30 岁
不伴 CNS 受累的 CMD				
分层蛋白缺乏性经典型	6q2	AR	分层蛋白（层粘连蛋白 A₂）	多不能行走；其他为 LGMD 模式
分层蛋白阳性经典型	4p16.3	AR	硒蛋白 N1，Ⅳ型胶原 α₂	儿童后期病程稳定；多可行走至成年
整合素缺陷型 CMD	12q13	AR	整合素 α7	婴儿早期表现出张力低与发育迟缓
其他肌营养不良				
面肩肱型	4q35	AD	—	20% 患者需使用轮椅
眼咽型	14q11.2 ～ q13	AD/AR	多聚腺苷酸结合蛋白核 1	48 岁左右起病，100% 患者在 70 岁前出现症状
强直性肌营养不良	19q13.3	AD	DMPK，CCHC 型锌指，CNBP	50% 患者在 20 岁前出现症状；严重程度不等

AD，常染色体显性；AR，常染色体隐性；CCHC，此类锌指结构中的半胱氨酸及组氨酸氨基酸序列；CMD，先天性肌营养不良；CNBP，细胞内核酸结合蛋白；CNS，中枢神经系统；DMPK，萎缩性肌强直蛋白激酶；LE，预期寿命；LGMD，肢带型肌营养不良；O-MNAGAT，O- 甘露糖 β-1，2-N- 乙酰葡糖胺转移酶；XR，X 染色体连锁

这种肥大主要是通过增加占肌纤维体积绝大部分（约80%）的肌丝蛋白实现，而其他肌细胞成分（如线粒体）也有所增加，以维持每一个细胞成分体积的相对比例，与肥大的肌纤维相适应。另一方面，有氧训练提高氧化型 I 型和 II A 型纤维内线粒体的氧化能力和容积密度，一般并不会使肌纤维肥大。所以抗阻训练通过增加肌肉的整体体积而改变肌肉功能，而有氧训练则改变肌肉的功能质量，提高重复收缩的耐力。

当体力活动减少时，例如住院期间的卧床休息，肌纤维的横切面减小，导致肌无力以及耐力下降。值得注意的是，当伴随有急性或慢性疾病时这些变化会进一步恶化[55]，甚至每周可以丢失多达 10% 的肌肉蛋白含量[56]。肌肉严重废用一段时间后，患者的肌肉力量与耐力损失发展到一定程度，可能难以完成日常生活所需的简单活动。年轻、健康人通过锻炼康复可能基本恢复肌肉的大小与功能，但老年人以及有慢性疾病患者的肌肉废用后恢复是有限的[56a,56b]。

激素调控

通过内分泌或旁分泌 - 自分泌方式发挥作用的激素也具有改变肌肉的体积、结构与功能的能力。胰岛素是调控肌肉最主要的激素，其通过抑制蛋白质分解以及通过刺激肌肉的氨基酸摄入促进蛋白质合成，从而调节肌肉的合成代谢。除胰岛素外，胰岛素样生长因子 - I（IGF-I）显著调节生长激素对肌肉的作用，可通过促进肌肉的蛋白质合成及抑制蛋白质分解导致现存肌纤维肥大，也可通过影响肌卫星细胞而促进肌肉生长、再生[57,58]。男性的睾酮对肌纤维具有明确的促合成代谢作用，循环中睾酮水平降低会导致肌肉萎缩与无力[58a]。睾酮在女性中的作用尚不确定。女性体内的雌激素可能调控肌肉的体积与力量，但支持该观点的人体实验证据十分有限[58b]。正常月经周期及绝经期的雌激素水平对肌肉其他代谢过程的影响相对较小。

在众多急性与慢性疾病中，内环境的改变也可影响肌肉，引起这些变化最主要的因素是细胞因子和其他炎症调节因子[59]，尽管经典应激激素例如皮质醇与胰高血糖素的改变[60]也对肌肉的分解代谢起到一定作用。在多数情况下这些分解代谢激素的作用是将氨基酸底物导向肝，对急性期蛋白反应给与必要的支持。此外，衰老以及许多慢性疾病存在的持续低度炎症反应，对肌肉作用一段较长时间后也可以出现类似的有害效应。

衰老

肌肉减少症（sarcopenia）是指随着年龄增加，骨骼肌的质量和功能逐渐丧失，表现为无法完成日常生活的简单任务，导致残疾，并增加摔倒与骨折风险，也增加了全因死亡率，并在总体上降低生活质量。健康人的肌肉总量在 30 ~ 80 岁下降约 30%。尽管普遍认为随着年龄的增加，全身肌肉出现产力减少[61-64]，但也有不同观点认为肌肉产力下降是由肌肉总量的减少导致的，或者每单位体积肌纤维产力减少也可能是一个因素。许多单纤维研究测量每单位横截面积肌纤维的等距产力（即代表年龄相关的肌纤维体积减小），发现衰老降低了产力能力[65-72]。此外，全肌肉[61,62,73-75]和单肌纤维[65,67-69,71,72,76]研究均发现收缩速度随年龄的增加而下降，导致老年人肌肉性能的进一步降低，尤其是需要高速收缩的运动。总而言之，这些结果表明衰老改变了肌纤维的基本收缩特性，至少部分降低了整个肌肉的性能[77]。运动单位募集、主动肌与拮抗肌激活以及纤维化的年龄相关性改变，可以加重单肌纤维的改变，进一步降低肌肉整体的性能。

小结

肌肉产生精细协调运动的综合能力是肌动球蛋白将化学能转化为机械能的最终体现。肌肉收缩始于中枢神经系统发出的动作电位，该动作电位沿 α- 运动神经元、神经肌肉接头的化学传递、T 管 - 肌质网结合处转化为蛋白 - 蛋白的直接信号传递，导致肌浆内 Ca^{2+} 的扩散以及 Ca^{2+} 与细肌丝调节蛋白的结合。由于中枢神经系统通过募集运动单位控制活动，运动的强度和协调主要取决于 α- 运动神经元和肌纤维之间的连接方式以及运动单位的特性差异。肌肉系统的发育、维持以及衰老涉及一系列复杂的基因改变和细胞间的相互作用，这些已经在分子水平上开始被认识。运动单位的适应性特点不仅体现在训练中，在疼痛或关节制动引起的运动减少以及在不良代谢、激素和营养状态下也有所体现。肌肉的可塑性影响许多疾病的临床过程。除在病理生理学方面的重要意义外，肌肉是用来研究细胞发育、蛋白质结构 - 功能关系、细胞信号以及能量转导过程分子基础的极好对象。

Full references for this chapter can be found on ExpertConsult.com.

参考文献

1. Kuhn K: Basement membrane (type IV) collagen, *Matrix Biol* 14:439–445, 1995.

2. Hudson BG, Reeders ST, Tryggvason K: Type IV collagen: structure, gene organization, and role in human diseases. Molecular basis of Goodpasture and Alport syndromes and diffuse leiomyomatosis, *J Biol Chem* 268:26033–26036, 1993.

3. Miller JB, Stockdale FE: What muscle cells know that nerves don't tell them, *Trends Neurosci* 10:325–329, 1987.

4. Buller AJ, Eccles JC, Eccles RM: Differentiation of fast and slow muscles in the cat hind limb, *J Physiol* 150:399–416, 1960.

5. Hasan Z, Stuart DG: Animal solutions to problems of movement control: the role of proprioceptors, *Annu Rev Neurosci* 11:199–223, 1988.

6. Somjen G: Glial cells: functions. In Adelman G, editor: *Encyclopedia of neuroscience*, Boston, 1987, Birkhauser, pp 465–466.

7. Adrian ED, Bronk DW: The discharge of impulses in motor nerve fibres. Part II. The frequency of discharge in reflex and voluntary contractions, *J Physiol* 67:i3–i151, 1929.

8. Krarup C: Enhancement and diminution of mechanical tension evoked by staircase and by tetanus in rat muscle, *J Physiol* 311:355–372, 1981.

9. Kandel E, Schwartz J, Jessell T: *Principles of neural science*, ed 4, New York, 2000, McGraw-Hill.

10. Sudhof TC: The synaptic vesicle cycle: a cascade of protein-protein interactions, *Nature* 375:645–653, 1995.

11. Somlyo AV, Gonzalez-Serratos HG, Shuman H, et al.: Calcium release and ionic changes in the sarcoplasmic reticulum of tetanized muscle: an electron-probe study, *J Cell Biol* 90:577–594, 1981.

12. Franzini-Armstrong C, Protasi F: Ryanodine receptors of striated muscles: a complex channel capable of multiple interactions, *Physiol Rev* 77:699–729, 1997.

13. Rios E, Brum G: Involvement of dihydropyridine receptors in excitation-contraction coupling in skeletal muscle, *Nature* 325:717–720, 1987.

14. Tanabe T, Beam KG, Powell JA, et al.: Restoration of excitation-contraction coupling and slow calcium current in dysgenic muscle by dihydropyridine receptor complementary DNA, *Nature* 336:134–139, 1988.

15. Tanabe T, Beam KG, Adams BA, et al.: Regions of the skeletal muscle dihydropyridine receptor critical for excitation-contraction coupling, *Nature* 346:567–569, 1990.

16. Nakai J, Ogura T, Protasi F, et al.: Functional nonequality of the cardiac and skeletal ryanodine receptors, *Proc Natl Acad Sci U S A* 94:1019–1022, 1997.

17. Murayama T, Ogawa Y: Roles of two ryanodine receptor isoforms coexisting in skeletal muscle, *Trends Cardiovasc Med* 12:305–311, 2002.

18. Ptacek LJ: Channelopathies: ion channel disorders of muscle as a paradigm for paroxysmal disorders of the nervous system, *Neuromuscul Disord* 7:250–255, 1997.

19. Barchi RL: Ion channel mutations and diseases of skeletal muscle, *Neurobiol Dis* 4:254–264, 1997.

20. Gillard EF, Otsu K, Fujii J, et al.: A substitution of cysteine for arginine 614 in the ryanodine receptor is potentially causative of human malignant hyperthermia, *Genomics* 11:751–755, 1991.

21. Squire J: *The structural basis of muscular contraction*, New York, 1981, Plenum Press.

22. Sosa H, Popp D, Ouyang G, et al.: Ultrastructure of skeletal muscle fibers studied by a plunge quick freezing method: myofilament lengths, *Biophys J* 67:283–292, 1994.

23. Thomas DD: Spectroscopic probes of muscle cross-bridge rotation, *Annu Rev Physiol* 49:691–709, 1987.

24. Irving M, St Claire Allen T, Sabido-David C, et al.: Tilting of the light-chain region of myosin during step length changes and active force generation in skeletal muscle, *Nature* 375:688–691, 1995.

25. Chowrashi P, Pepe F: M-band proteins: evidence for more than one component. In Pepe F, Sanger J, Nachmias V, editors: *Motility in cell function*, New York, 1979, Academic Press.

26. Walliman T, Pelloni G, Turner D, et al.: Removal of the M-line by treatment with Fab' fragments of antibodies against MM-creatine kinase. In Pepe F, Sanger J, Nachmias V, editors: *Motility in cell function*, New York, 1979, Academic Press.

27. Mermall V, Post PL, Mooseker MS: Unconventional myosins in cell movement, membrane traffic, and signal transduction, *Science* 279:527–533, 1998.

28. Hasson T: Unconventional myosins, the basis for deafness in mouse and man, *Am J Hum Genet* 61:801–805, 1997.

29. Redowicz MJ: Myosins and deafness, *J Muscle Res Cell Motil* 20:241–248, 1999.

30. Sheterline P, Clayton J, Sparrow J, editors: *Actin*, ed 4, New York, 1998, Oxford University Press.

31. Small JV, Rottner K, Kaverina I, et al.: Assembling an actin cytoskeleton for cell attachment and movement, *Biochim Biophys Acta* 1404:271–281, 1998.

32. Ramaekers FC, Bosman FT: The cytoskeleton and disease, *J Pathol* 204:351–354, 2004.

33. Wang K: Sarcomere-associated cytoskeletal lattices in striated muscle: review and hypothesis, *Cell Muscle Motil* 6:315–369, 1985.

34. Labeit S, Kolmerer B: Titins: giant proteins in charge of muscle ultrastructure and elasticity, *Science* 270:293–296, 1995.

35. Toyama Y, Forry-Schaudies S, Hoffman B, et al.: Effects of taxol and colcemid on myofibrillogenesis, *Proc Natl Acad Sci U S A* 79:6556–6560, 1982.

36. Goldman YE: Wag the tail: structural dynamics of actomyosin, *Cell* 93:1–4, 1998.

37. Leuba S, Zlatanova J, editors: *Biology at the single molecule level*, Oxford, United Kingdom, 2001, Pergamon Press.

38. Dantzig JA, Goldman YE, Millar NC, et al.: Reversal of the cross-bridge force-generating transition by photogeneration of phosphate in rabbit psoas muscle fibres, *J Physiol* 451:247–278, 1992.

39. Goldman YE: Kinetics of the actomyosin ATPase in muscle fibers, *Annu Rev Physiol* 49:637–654, 1987.

40. Forkey JN, Quinlan ME, Shaw MA, et al.: Three-dimensional structural dynamics of myosin V by single-molecule fluorescence polarization, *Nature* 422:399–404, 2003.

41. Dobbie I, Linari M, Piazzesi G, et al.: Elastic bending and active tilting of myosin heads during muscle contraction, *Nature* 396:383–387, 1998.

42. Huxley AF, Simmons RM: Proposed mechanism of force generation in striated muscle, *Nature* 233(5321):533–538, 1971.

43. Chicurel ME, Singer RH, Meyer CJ, et al.: Integrin binding and mechanical tension induce movement of mRNA and ribosomes to focal adhesions, *Nature* 392:730–733, 1998.

44. Kanagawa M, Toda T: The genetic and molecular basis of muscular dystrophy: roles of cell-matrix linkage in the pathogenesis, *J Hum Genet* 51:915–926, 2006.

45. Durbeej M, Campbell KP: Muscular dystrophies involving the dystrophin-glycoprotein complex: an overview of current mouse models, *Curr Opin Genet Dev* 12:349–361, 2002.

46. Matsumura K, Ohlendieck K, Ionasescu VV, et al.: The role of the dystrophin-glycoprotein complex in the molecular pathogenesis of muscular dystrophies, *Neuromuscul Disord* 3:533–535, 1993.

47. Campbell KP, Stull JT: Skeletal muscle basement membrane-sarcolemma-cytoskeleton interaction minireview series, *J Biol Chem* 278:12599–12600, 2003.

48. Henry MD, Campbell KP: A role for dystroglycan in basement membrane assembly, *Cell* 95:859–870, 1998.

49. Wells DJ, Wells KE: Gene transfer studies in animals: what do they really tell us about the prospects for gene therapy in DMD? *Neuromuscul Disord* 12(Suppl 1):S11–S22, 2002.

50. Glancy B, Hartnell LM, Malide D, et al.: Mitochondrial reticulum for cellular energy distribution in muscle, *Nature* 523(7562):617–620, 2015.

51. Fitts RH: Cellular mechanisms of muscle fatigue, *Physiol Rev* 74:49–94, 1994.

52. Meyer RA, Brown TR, Kushmerick MJ: Phosphorus nuclear magnetic resonance of fast- and slow-twitch muscle, *Am J Physiol* 248(3 Pt 1):C279–C287, 1985.

53. Debold EP: Recent insights into the molecular basis of muscular fatigue, *Med Sci Sports Exerc* 44(8):1440–1452, 2012.

54. Faulkner J, White T: Adaptations of skeletal muscle to physical activity. In Bouchard C, Shephard R, Stephens T, et al.: *Exercise, fitness, and health*, Champaign, Ill, 1990, Human Kinetics, pp 265–279.

55. Ferrando AA, Wolfe RR: Effects of bed rest with or without stress. In Kinney JM, Tucker HN, editors: *Physiology, stress and malnutrition: functional correlates, nutritional interventions*, New York, 1997, Lippincott-Raven, pp 413–429.

56. Gamrin L, Andersson K, Hultman E, et al.: Longitudinal changes of biochemical parameters in muscle during critical illness, *Metabolism* 46:756–762, 1997.

56a. Hvid L, Aagaard P, Justesen L, et al.: Effects of aging on muscle mechanical function and muscle fiber morphology during short-term immobilization and subsequent retraining, *J Appl Physiol* 109:1628–1634, 2010.

56b. Hvid LG, Suetta C, Nielsen JH, et al.: Aging impairs the recovery in mechanical muscle function following 4 days of disuse, *Exp Gerontol* 52:1–8, 2014.

57. Lamberts SW, van den Beld AW, van der Lely AJ: The endocrinology of aging, *Science* 278:419–424, 1997.

58. Florini JR, Ewton DZ, Coolican SA: Growth hormone and the insulin-like growth factor system in myogenesis, *Endocr Rev* 17:481–517, 1996.

58a. Mauras N, Hayes V, Welch S, et al.: Testosterone deficiency in young men: marked alterations in whole body protein kinetics, strength, and adiposity, *J Clin Endocr Metab* 83:1886–1892, 1998.

58b. Greising SM, Baltgalvis KA, Lowe DA, et al.: Hormone therapy and skeletal muscle strength: a meta-analysis, *J Gerontol A Biol Sci Med Sci* 64:1071–1081, 2009.

59. Lang CH, Frost RA, Vary TC: Regulation of muscle protein synthesis during sepsis and inflammation, *Am J Physiol Endocrinol Metab* 293:E453–E459, 2007.

60. Rooyackers OE, Nair KS: Hormonal regulation of human muscle protein metabolism, *Annu Rev Nutr* 17:457–485, 1997.

61. Thom JM, Morse CI, Birch KM, et al.: Triceps surae muscle power, volume, and quality in older versus younger healthy men, *J Gerontol A Biol Sci Med Sci* 60:1111–1117, 2005.

62. Petrella JK, Kim JS, Tuggle SC, et al.: Age differences in knee extension power, contractile velocity, and fatigability, *J Appl Physiol* 98:211–220, 2005.

63. Lanza IR, Towse TF, Caldwell GE, et al.: Effects of age on human muscle torque, velocity, and power in two muscle groups, *J Appl Physiol* 95:2361–2369, 2003.

64. Candow DG, Chilibeck PD: Differences in size, strength, and power of upper and lower body muscle groups in young and older men, *J Gerontol A Biol Sci Med Sci* 60:148–156, 2005.

65. Yu F, Hedstrom M, Cristea A, et al.: Effects of ageing and gender on contractile properties in human skeletal muscle and single fibres, *Acta Physiol (Oxford)* 190:229–241, 2007.

66. Trappe S, Gallagher P, Harber M, et al.: Single muscle fibre contractile properties in young and old men and women, *J Physiol* 552(Pt 1):47–58, 2003.

67. Ochala J, Dorer DJ, Frontera WR, et al.: Single skeletal muscle fiber behavior after a quick stretch in young and older men: a possible explanation of the relative preservation of eccentric force in old age, *Pflugers Arch* 452:464–470, 2006.

68. Ochala J, Frontera WR, Dorer DJ, et al.: Single skeletal muscle fiber elastic and contractile characteristics in young and older men, *J Gerontol A Biol Sci Med Sci* 62:375–381, 2007.

69. Larsson L, Li X, Frontera WR: Effects of aging on shortening velocity and myosin isoform composition in single human skeletal muscle cells, *Am J Physiol* 272(2 Pt 1):C638–C649, 1997.

70. Frontera WR, Suh D, Krivickas LS, et al.: Skeletal muscle fiber quality in older men and women, *Am J Physiol Cell Physiol* 279:C611–C618, 2000.

71. D'Antona G, Pellegrino MA, Adami R, et al.: The effect of ageing and immobilization on structure and function of human skeletal muscle fibres, *J Physiol* 552(Pt 2):499–511, 2003.

72. D'Antona G, Pellegrino MA, Carlizzi CN, et al.: Deterioration of contractile properties of muscle fibres in elderly subjects is modulated by the level of physical activity, *Eur J Appl Physiol* 100:603–611, 2007.

73. McNeil CJ, Vandervoort AA, Rice CL: Peripheral impairments cause a progressive age-related loss of strength and velocity-dependent power in the dorsiflexors, *J Appl Physiol* 102:1962–1968, 2007.

74. Valour D, Ochala J, Ballay Y, et al.: The influence of ageing on the force-velocity-power characteristics of human elbow flexor muscles, *Exp Gerontol* 38:387–395, 2003.

75. Kostka T: Quadriceps maximal power and optimal shortening velocity in 335 men aged 23-88 years, *Eur J Appl Physiol* 95:140–145, 2005.

76. Krivickas LS, Suh D, Wilkins J, et al.: Age- and gender-related differences in maximum shortening velocity of skeletal muscle fibers, *Am J Phys Med Rehabil* 80:447–455, 2001, quiz 456–457.

77. Miller MS, Bedrin NG, Callahan DM, et al.: Age-related slowing of myosin actin cross-bridge kinetics is sex specific and predicts decrements in whole skeletal muscle performance in humans, *J Appl Physiol* 115(7):1004–1014, 2013.

第 6 章

生物力学

原著 KENTON R. KAUFMAN, KAINAN AN

田　娜译　戴生明校

关键点

- 运动学研究运动的几何学特性和时间依赖性，而不涉及引起运动的作用力。
- 动力学研究引起刚性固体运动的力，这些力被分为外力或内力。
- 一般无约束的三维空间运动需要对 3 种平移方式和 3 种旋转方式进行准确描述，才能够完整地描述关节运动。
- 外力代表与人体接触的对象所产生的作用力，如重力或人体的惯性力。
- 内力代表人体对外力的反应，包括与肌肉、韧带和关节接触所产生的力。
- 因为机械效益相对较小，机体进行一切活动都有赖于较大的肌肉和肌腱的力量及其形成的关节内力。
- 约束关节活动的解剖结构可分为主动和被动两部分。被动部分包括关节囊 / 韧带组织和骨性关节面，可静态约束关节。主动部分包括肌肉 - 肌腱单元，可动态控制关节。

引言

生物力学（biomechanics）是工程力学领域与生物学和生理学领域的结合，它将力学原理应用于人体，从而帮助我们理解力学因素对骨骼和关节的影响。荷载于关节的力量，是由肌肉产生、肌腱传递的，骨骼必须承载这些力量。生物力学领域的进展，提高了我们对正常与疾病步态、神经肌肉控制力学、生长与成型力学等方面的认识。这些认识促进了医学诊断和治疗的发展，为设计制造医学植入物、矫形器具提供基础，同时促进了康复治疗手段的进步。生物力学也用于改善工作场所和竞技体育的人体动作。

生物力学是物理学的分支之一，它关注机械力学对身体所产生的动作与形变。生物力学是最古老的物理科学，可追溯到亚里士多德（公元前 384—322 年）对动物移动行为的整体分析。列奥纳多·达·芬奇（1452—1519 年）也曾致力于人体力学，他对解剖学的详细素描代表着解剖学已成为一门独立的学科，也代表着研究人体动作的生物力学的诞生。尽管达·芬奇写了很多人体力学方面的书，但被大家敬为现代生物力学之父的是乔瓦尼·阿方索·博雷利（1608—1679 年），他所著的 *De motu Animalian* 一书，为肌肉骨骼的生物力学问题提供了一个定量图解（图 6-1）[1]。

工程力学是一门致力于综合运用数学原理、科学原理和工程原理解决力学问题的学科，它扎根于数学和物理学，是所有工程机械科学的基础。工程力学是物理科学的应用力学分支之一，应用力学可分为三大领域：刚性固体力学、可变固体力学、流体力学。一般而言，一个物体不是固体就是流体，而固体又可分为刚性固体和可变固体，一个刚性固体是不可形变的。事实上每个物体在外力作用下都会发生一定程度的形变，这种分类只是为了方便定义，把复杂问题简单化。例如，在分析步态运动的研究过程中，与附着于骨骼的软组织相比，骨骼则被视为刚性固体。外在负荷作用于一个刚性固体，就会产生内在负荷、应力、形变。可变固体力学涉及外在负荷与内在效应的

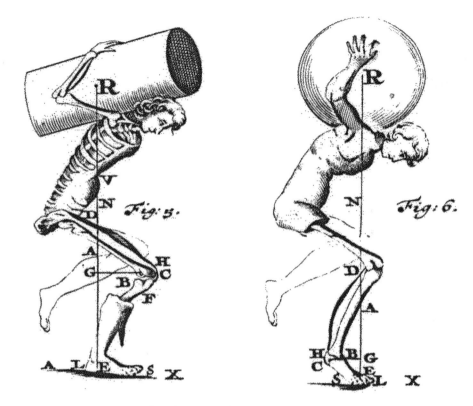

图 6-1　Borelli 对肌肉骨骼生物力学问题所作的定量图解（From Borelli GA：*De motu Anumalium*. Batavis，Lugduni，1685）

关系。可变固体力学与材料科学紧密联系，比刚性固体力学的分析过程更为复杂。本章的主要目的是介绍有关生物力学的简单概念，重点介绍刚性固体力学。

基础生物力学非常倚重于牛顿力学，牛顿发现的这些定律是分析静态力学和动态力学的基础。静态力学分析刚性固体在静态平衡时的作用力，动态力学研究运动中的物体。动态力学包括运动学和动力学两大领域。最终，维持适当的关节约束和稳定性可确保肢体的特定功能。

运动学

运动学（kinematics）研究运动的几何学特性和时间依赖性，而不涉及引起运动的作用力。运动学用于分析位移、速度、加速度和时间之间的关系。以整体方式研究运动学，通常将运动分为平移运动、旋转运动、综合运动。平移运动是指在运动过程中，通过物体内两点间的直线始终保持相同方向。平移运动可以是直线运动（运动轨迹是直线）或者曲线运动（运动轨迹是曲线）。旋转运动是指在运动过程中，物体

内的各个点围绕同一个转动轴做圆周运动。角运动就是物体的中心轴即旋转轴（axis of rotation）与运动平面垂直。第三类运动被称作综合运动（general motion）或位移（displacement），即物体同时发生平移和旋转。

运动学可在二维空间和三维空间上分析。一个刚性固体上的所有点平行于同一个平面移动，称为平面运动（planar motion）即二维运动。三维运动是刚性固体更加复杂的运动类型。这种运动需要 6 个独立参数才能综合描述，这些参数被称作自由度（degrees of freedom）或坐标参数，它们可用于在坐标系中准确描述一个物体在空间的特定位置。一个刚性固体在空间中最多可有 6 个自由度：3 个平移参数（线性坐标表示）和 3 个旋转参数（角度坐标表示）。一个物体的综合移动用向量表示，向量是由线性位移和角度位移形成的综合指标。速度是指与时间相关的位移变化。线性速度用单位时间内移动的距离表示（m/s），角速度用单位时间内移动的角度表示 [rad/s，1 rad = 57.3°（译者注）]。因为速度反映向量，所以必须注明速度的大小和方向。加速度是单位时间内速度的变化速率，线性加速度用距离除以时间的平

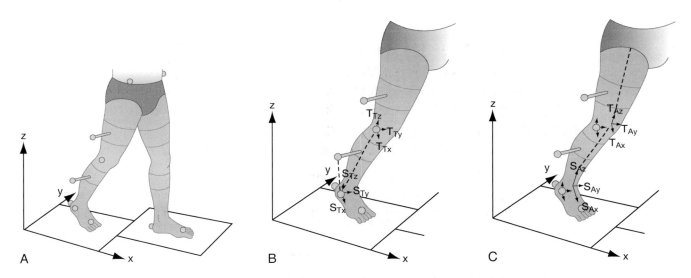

图 6-2　用于研究人体在三维空间内移动的运动学技术。利用连体坐标反射标记来建立解剖学坐标系。A. 摄像机测量系统计算外部标记的位置，这些外部标记被安放在不同的身体节段，并与特定的骨性标志一起排列。B. 通过每个身体节段上 ≥ 3 个标记可计算出一个外在的连体坐标系。图中显示了大腿（T_T）和小腿（S_T）的连体坐标系。每个坐标系有三个相互垂直的坐标轴（如 x、y、z）。因此，大腿的连体坐标轴就分别命名为 T_{Tx}、T_{Ty} 和 T_{Tz}。C. 通过识别解剖学标志（如股骨内外侧髁和内外踝），采用与对象相对应的刻度将外在坐标系转换为解剖学坐标系。大腿的解剖学坐标轴就分别命名为 T_{Ax}、T_{Ay} 和 T_{Az}（From Kaufman KR：Objective assessment of posture and gait. In Bronstein AM，Brandt T，Marjorie H，editors：*Clinical disorders of balance，posture，and gait*. Oxford，England，A Hodder Arnold Publication，2004.）

方（m/s^2）表示，角加速度是单位时间内的角度变化速率（rad/s^2）。加速度也是向量，也需注明其大小和方向。

运动学技术被用于研究物体在二维空间和三维空间的移动。人体由许多相互连接的刚性固体节段组成（图 6-2）。为了建立一个解剖学坐标系统，身体每个节段都有一个相应的坐标系统，外部标记可用于定义正交坐标系统，其坐标轴可说明这些身体节段的位置。关节运动可以描述为身体远端相对身体近端的运动，当人体移动时，可以认为肢体节段在进行角运动。当然，如果进行更加深入的分析，还应定量分析肢体节段正同时进行的线性运动量。身体不同节段的相对角度测量，已被用于描述人类的行走和其他日常活动[2-7]。

例如，膝关节在矢状面的运动贯穿于整个步态周期（图 6-3）。足跟着地时，膝关节几乎为完全伸直的状态（膝关节屈曲度为 5°）。而在站立相中期，膝屈曲约 15°，即处于步态周期的 15% 时，随后膝关节又继续进入伸展状态。在步态周期的 50% 时，双侧足相遇。身体重量被转移至对侧肢体，并且膝关节开始屈曲。在步态周期的 60% 时，足尖开始离地。在迈步相，膝关节屈曲的峰值可达到 60°。膝关节运动

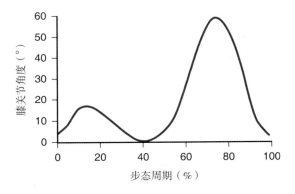

图 6-3　一个完整步态周期中膝关节矢状面的运动。正值表示膝关节处于屈曲状态。在步态周期的前 60% 时腿处于站立相，在步态周期的后 40% 时腿处于迈步相

在每个步态周期中有两个屈曲波，每一个屈曲波都是从相对伸展状态开始活动至屈曲状态，然后又恢复至伸展状态。第一个屈曲波即站立相的膝关节屈曲，表现为辅助承受体重时的减震器。在站立相的早期对侧足离地时该屈曲波达到峰值。该减震器的机械力来源于股四头肌的发散收缩。第二个屈曲波为迈步相的早期，是足完全离开地面所必需的。在迈步相，当迈步的下肢刚好越过对侧肢体时，足跟离地的距离达最高值，随后膝关节快速屈曲。

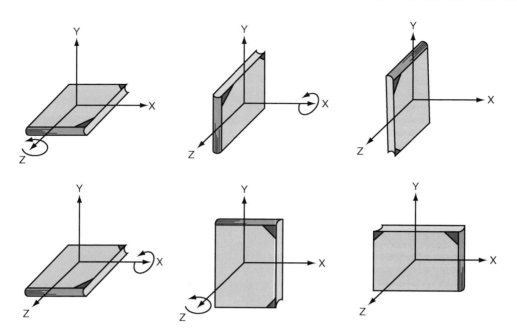

图 6-4 刚性固体运动的顺序依赖性。如图，该对象分别沿着 X 轴和 Z 轴进行了两种旋转运动，该对象在上下两排图中的旋转方式相同但旋转顺序不同，结果造成该对象在最后所处的方位不同

当运动学分析从平面分析改为三维分析时，其复杂程度显著增加。导致分析复杂性的技术难度在于：大型刚性身体的旋转不能当做矢量来看待，因此不服从矢量的运算法则，即变换性、独立性和可交换性。对于有限的空间旋转，旋转的顺序非常重要，因此对于关节运动的专门描述必须要交代其旋转的顺序[8,9]。即使对于相同的旋转量，旋转顺序的不同也会导致最终方位的不同（图 6-4）。然而，通过在两个骨性节段之间适当选择并确定旋转轴，就有可能独立或联合地界定旋转顺序[8,9]。骨科生物力学已采纳欧拉角的概念以统一定义有限的空间旋转。在选择坐标轴的过程中，一个轴被固定在不动的肢体节段，另一个轴被固定在活动的肢体节段（图 6-5）。例如膝关节，屈曲/伸展角 Φ 的轴线是股骨内外侧髁的连线，而轴向旋转角 ψ 的轴线则是胫骨干的长轴线。第三条轴，也被称为浮动轴（floating axis），正交于前两条轴，可界定外展/内收，用 θ 表示。这些旋转符合欧拉角的描述，并让肢体的运动节段得以从基准定位变化至当前的方向。运用该系统描述关节空间旋转的优势在于：由于旋转顺序是独立的，因此不需要回到关节的中立位去描述旋转角；测量更为简单，而且能和解剖结构相互联系。

要对整个关节运动完整分析（如 6 个自由度），

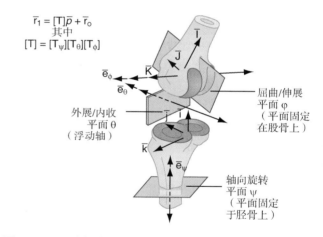

图 6-5 运用欧拉角系统对膝关节运动进行描述。平面 Φ 固定在股骨远端，用于说明屈曲/伸展运动。轴 e_ψ 沿着胫骨纵轴固定在胫骨近端，用于说明内旋和外旋运动，ψ。浮动轴 e_θ，与上述两轴垂直相交，用于测量外展和内收运动，θ。远端关节和近端关节之间的肢体节段的旋转矩阵 [T]，就可以通过围绕这三条轴旋转的三个旋转矩阵相乘得到（如，$[T] = [T_\psi][T_\theta][T_\phi]$）（From Chao EYS：Justification of triaxial goniometer for the measurement of joint rotation. *J Biomech* 13：989-1006，1980.）

可以通过在骨骼中嵌入标记物[10,11]或借助双重荧光成像技术[12,13]。这种在三维空间里不受约束的运动，需要对三种平移方式和三种旋转方式进行描述才能够完整地描述关节运动。最常用于描述刚性固体运动的 6 个自由度的分析方法是螺旋位移轴即螺旋轴[14-16]。

动力学

　　动力学（kinetics）研究引起刚性固体运动的力。当作用于刚性固体的力或力矩不平衡时，这个物体就处于一个不平衡的状态或动态，产生运动。理解人体运动的动力学是理解肌肉骨骼系统的基础。在分析人体运动时的作用力之前，必须对一些基本概念和假设有所了解。

　　动力学中的关键变量是力（force）、力矩（moment）和扭矩（torque）。力代表了两个物体之间的相互作用。根据牛顿第二定律，力被定义为任何趋向改变物体的静止状态或运动状态的行为。力可以是接触力（物体相互接触）或场力（物体间有距离，如重力、电力或磁力）。力用矢量表示，矢量由以下四部分组成：大小、方向、正反和位置（即作用点）。矢量通常可沿着特定相互垂直的坐标轴分解为数个分力。反之亦然，力也可以通过矢量相加求和。

　　力矩表示力的转向、弯曲或旋转作用。一个力矩就是一个矢量。力矩被定义为力乘以力臂，力臂就是从力的作用线到旋转轴的垂直距离（图 6-6）。力矩的大小为力与力臂的乘积，力矩的方向即为沿着轴旋转（或潜在旋转）的方向，因此垂直于扭曲力作用的平面。力臂，即用于计算力矩的距离，是力的作用线到达系统支点的最短距离，并与物体处于何种运动状态无关。骨骼运动是横跨关节的肌肉作用于关节的力矩所产生的结果。针对某个轴的力矩用于测量力让身体绕固定轴发生旋转的趋势大小。

　　当一对大小相等、作用线相互平行、方向相反的力作用于一个物体时，就产生一种特殊类型的力矩，即扭矩（图 6-7）。扭矩的大小用 Fd 表示，d 表示两个力之间的垂直距离。其合力为零，因为两力相等且方向相反。

　　动力学可用于分析影响肌肉骨骼系统的力，这些力分为外力和内力。外力包括接触人体的对象所产生的作用力、重力或身体的惯性力。内力是人体对外力的反应。内力包括肌肉、韧带和关节接触所产生的力。一般情况下，肢体节段被假定为刚性固体，即假定肢体结构在负荷下不会形变，这可使分析简化。此外，关节也被假定为无摩擦的铰链结构。

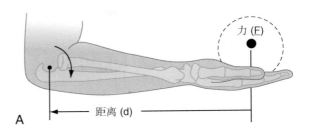

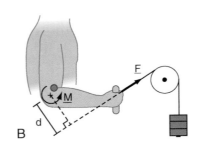

图 6-6 作用于一个点的力矩（M）等于力（F）乘以力臂（d），力臂是这个点与力的作用线之间的垂直距离。力臂可以是沿着肢体节段到达旋转轴的距离（A），也可以不是沿着肢体节段到达旋转轴的距离（B）。力臂始终是力的作用线与旋转轴之间的最短距离

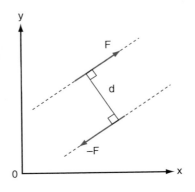

图 6-7 扭矩或称力偶，是由一对大小相等、非共线平行且方向相反的力 F 和 −F 形成。扭矩的大小用 Fd 表示，d 表示两个力之间的垂直距离

　　静力学（statics）是研究力对静止物体的作用。在进行力的分析时，处于平衡状态下的物体或物体的一部分可从环境里分离出来，而且把环境替换为作用于该系统上的力。这就是所谓的自由体受力图（freebody diagram）。因为力和力矩都是矢量，它们在三个相互垂直的方向（参考系统）上的和必须均为零。想象一个安静站立的人（图 6-8），他的体重（重力）趋向于将人拉向地面（图 6-8A）。但他并不会向下移

动，因为地面有一个向上的反作用力，大小和他的体重相等（牛顿第三定律）。如果此人的体重是对称分布的，则体重由两侧下肢平均支撑（图6-8A）。每侧足底下的负荷可以用地面反作用力（ground reaction force，GRF）的矢量来表示，每只足承载的力相当于体重的一半。当每侧下肢承受1/2体重时，地面反作用力的作用点大概从两足之间的中点穿过（图6-8B）。因为外力（如体重和地面反作用力）达到平衡，即大小相等且方向相反，此时人体并无运动。当人体向一侧倾斜时（图6-8C），地面反作用力向倾斜一侧移动，因此整个人的姿势会影响反作用力的位置。当人体倾斜度更大时，他就会变得不稳定（如向下的体重矢量会落在支撑面之外）。此时为了保持静止的平衡状态，需要另外的支持力量（图6-8D）。墙壁施加到身体上部的水平方向力和一个大小相等、方向相反的水平方向反作用力相互平衡。此外，两个大小相等、方向相反的垂直方向的力也不再对齐（共线），它们形成了一对趋向于使机体逆时针旋转的力偶。而两个大小相等、方向相反的水平方向的一对力

形成了第二对顺时针旋转的力偶，并和第一个逆时针旋转的力相互平衡，因此机体得以维持平移和旋转的静力平衡。

当刚性固体受到的作用力不平衡时或没有任何作用力时，物体就处于非平衡状态或称为动态，这将引起物体的运动。牛顿第二定律将物体的运动学和其动力学联系起来。第二定律指出，"当作用于物体上的合力不为零时，物体加速度的大小跟物体受到的作用力成正比，加速度的方向和合力的方向相同"[16a]。对肢体节段运动的分析需要一组控制方程和假设。该方程假设每个肢体节段是在三维空间运动的刚性固体。因此6个运动标量方程就可以定义一般三维空间的力和每个肢体节段的运动。

$$\Sigma F = ma$$
$$\Sigma M = I\alpha$$

ΣF 是三个正交方向上力的总和，ΣM 则是力矩的总和，I 是物体的惯量，a 为物体的线性加速度，m 是物体的质量，α 是物体的角加速度。以牛顿第二定律为依据，就可通过测量肢体节段的运动和质

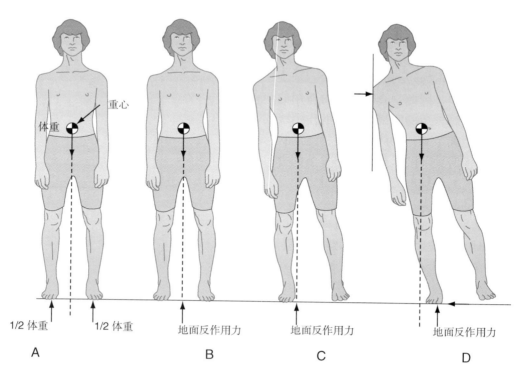

图6-8 静力平衡状态。A. 当一个人安静站立，其体重平均分布于两足时，可认为这个人处于静力平衡状态；B. 每侧足底受到的负荷可以合并成一个地面反作用力（GRF），其大小等于两侧足底力量之和，即与体重相等，其作用线在人体重心（center of mass，COM）的正下方，即位于两足间的中线；C. 当体重向一侧偏移时，地面反作用力也随之移动以保持在人体重心的下方；D. 当体重矢量移至支撑面（如足的外侧缘）之外时，需要有额外的矢量才能维持静力平衡状态（From Davis RB，Kaufman KR：Kinetics of normal walking. In Rose J, Gamble JG，editors：*Human walking*，ed 3. Philadelphia，Lippincott Williams & Wilkins，2006.）

量，计算作用在肌肉骨骼系统上的力。在正常步行期间，存在着来自内侧方向和垂直方向的反作用力，平衡了重力和外侧方向的惯性作用力。在迈步时，垂直方向的地面反作用力一般经过身体重心的外侧（图6-9A）。地面反作用力的合力穿过膝关节中心的内侧，导致膝关节内外侧部分的负荷不平衡。膝关节的内侧要比外侧承载更多的负荷（图6-9B），因此膝关节的内侧较外侧更易发生骨关节炎（osteoarthritis，OA）。膝关节受到的合力产生一个自外侧内收的力矩。膝关节内侧的胫股关节骨关节炎是最常见的，并且也已公认膝关节内侧骨关节炎的发生至少部分是由机械因素引起的。已证明，膝关节外侧的内收力矩峰值与骨关节炎的放射学进展有关[17]，并已作为判断疾病严重程度的标志之一[18,19]。

关节生物力学

可动关节通过连接长骨实现力的传导和关节旋转。关节运动类型取决于关节表面的形状。比如，髋关节是叠合的球窝关节，肘关节是叠合的铰链关节，膝关节和近端指间关节是双髁状关节，而拇指的腕掌关节是鞍状关节。一般而言，关节运动类型分为滑动、旋转和滚动（图6-10）。滑动和旋转这两种运动均涉及两个关节表面之间的相对平移。滚动是两个关节表面相对运动最少的类型。正常行走时股骨头表面和髋臼表面之间的关节平移速度为0.06 m/s，而投棒球时肱骨小头表面和桡骨小头凹面之间的关节平移速度为0.6 m/s，因此不同情况下不同关节的平移速度变化较大[20]。

尽管可动关节承载了巨大的负荷和运动，但因为关节滑液的特殊润滑作用和软骨的双相结构，正常情况下不会引起关节软骨表面的磨损或撕裂。滑液由滑膜分泌入关节腔，主要成分是透明质酸。生物力学上，透明质酸是一种具有高度黏性的液体，其剪应力大小取决于剪切应变率。当剪切应变率升高时，滑液的黏度也下降。然而，在类风湿关节炎患者中，由于透明质酸被酶分解，因此其关节滑液的黏度不具有正常的剪切应变率，其润滑作用减弱[20]。

滑膜关节中存在两种润滑机制（流体润滑和边界润滑），使得摩擦和软骨磨损降至最小。在关节旋转过程中，关节接触面的快速滑动以及滑液的黏性使得滑液形成一层薄膜，可以承载外部负荷，此即流体润滑。当关节受力时，相邻两关节面互相接近，形成挤压膜以承载负荷。作用于关节上的负荷变换

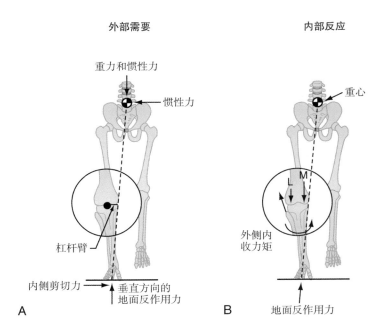

图 6-9　步态周期中单腿支撑示意图。A．外部需要。体重和垂直的地面反作用力（GRF）形成的一对力偶倾向于使人体顺时针转动。地面反作用力在内侧形成的剪切力和外侧相应的惯性力形成的一对力偶，倾向于使机体逆时针转动。在这两个力的作用下，人体保持动态平衡。B．内部反应。地面反作用力的合力从膝关节内侧穿过，在膝关节的外侧形成一个内收力矩。人体通过内部调整，在膝关节的内侧胫骨平台（M）上产生一个大于在外侧胫骨平台（L）上的力，以平衡外部力矩，膝关节再次处于动态平衡

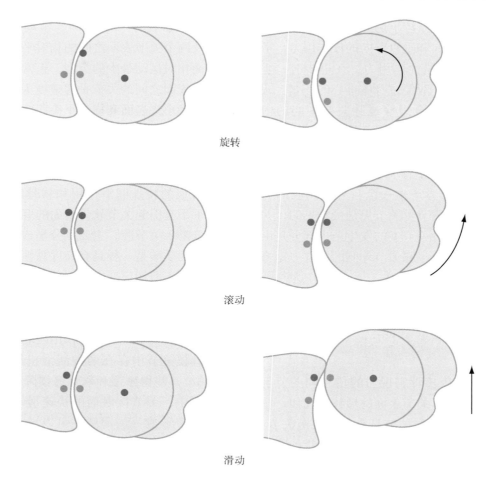

旋转

滚动

滑动

图 6-10　关节对合面的运动：旋转、滚动、滑动（From Morrey BF，Itoi E，An KN：Biomechanics of the shoulder. In Rockwood CA，Matsen，F，editors：*The shoulder*，ed 2，vol 1. Philadelphia，WB Saunders，pp 233-276，1998.）

成润滑液的压力，同时润滑薄膜的存在增大了支撑面。此外，软骨为双相多孔介质，水分积存于蛋白聚糖在胶原基质中形成的纤维网隔空间内。机械应力、电荷以及流体动力间错综复杂的相互作用形成了一种特殊的液体外流模式，即弹性流体动力润滑（elastohydrodynamic lubrication）（图 6-11）。当关节运动时，关节接触点前方软骨内的液体渗出，而接触点后方软骨重吸收液体，进一步促进关节润滑膜的形成[20]。

　　有时，关节受到的负荷会超过润滑薄膜的承载力。这种情况下，软骨表面就会直接接触，此时边界润滑机制便发挥作用[20]。边界润滑由单层糖蛋白润滑素（一种浅表层蛋白）实现。在骨关节炎的病理状态下，软骨的结构特性如孔隙度和渗透率均发生改变，液体流出减少，滑液形成的润滑薄膜受损，此时关节润滑主要依赖边界润滑机制。

关节约束与稳定性

　　关节骨的活动可有多种自由度，因此人体可以进行复杂的运动。由于关节解剖结构的多样性，不同肢体有不同的运动特性和传递负荷的方式。关节需有足够的稳定性以平衡运动和负荷，这是关节功能正常所必需的。慢性疾病或外伤都有可能造成关节组织的损害，从而削弱关节的约束和稳定性。为了提高此类关节疾病的诊断和治疗水平，我们有必要了解提供稳定性的关节约束机制。关节约束（joint constraint）的解剖结构可分为主动和被动两部分。被动部分包括关节囊 / 韧带组织和骨性关节面，提供关节的静态约束；主动部分包括肌肉 - 肌腱单元，提供关节的动态约束。

　　关节囊 / 韧带组织对关节稳定性（joint stability）和约束的作用取决于关节囊 / 韧带组织长度的变化、

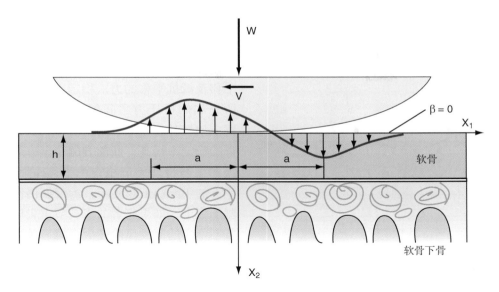

图 6-11　流体动力润滑。关节面之间的间隙含有黏性润滑液，当关节面相对滑动时，润滑液的压力上升以支撑体重，并保持两个关节面的非接触状态。假定液体透过软骨表面渗入软骨或从软骨排出（软骨厚度 =h）是无摩擦的、自由流动（β=0）的情况下，关节液的移动轨迹如图所示。V 代表水平方向上的平移速度，W 代表在位移速度 |×1| < a 的情况下，软骨受力区域受到的负荷 PA（×1）(From Mow VC, Soslowsky LJ：Friction, lubrication, and wear of diarthrodial joints. In Mow VC, Hayes WC, editors：*Basic orthopaedic biomechanics*, New York, Raven Press, pp 245-292, 1991.)

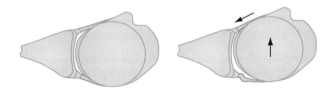

图 6-12　当关节承重或位移时，其关节囊／韧带组织被拉伸而产生被动张力。张力的大小取决于形变量和软组织的材质。关节囊／韧带组织在维持关节稳定过程中，其在骨骼上的附着点及骨骼运动的方向不仅影响形变量，而且影响被动张力的方向

作用的方向和材质（图 6-12）。当给定关节负荷和位移时，软组织伸展率越高，则该组织所产生的被动张力越高。然而，这种被动张力对关节约束的具体作用更多取决于该关节囊／韧带结构的相对作用线。因此，韧带起点和止点的相对位置决定了在三个不同正交方向上对抗关节位移的韧带张力。外科手术通过改变软组织对骨的附着从而改变关节的约束力。

在关节负荷和运动过程中，关节囊／韧带的伸长和缩短特性决定了该组织的形变能力。组织的材质和形变能力决定了该组织结构的被动张力。对于相同的形变量，组织越坚硬，形成的张力越高；组织越柔软，形成的张力越低。在生理或者病理状态下，组织的材质改变同样会改变关节的约束和连接。例如，棒

球手致密的后部关节囊将限制生理性运动范围。另一方面，怀孕或患有风湿病时，关节囊／韧带松弛可导致关节面的活动异常和接触应力异常。软组织材质特性的变化应被视为引发关节软骨早期退变的潜在重要因素，这些变化可形成恶性循环，从而使关节炎持续存在。

在实验方面，研究者利用刚度试验和松弛度试验这两种方法，评估各种被动约束关节的解剖结构对关节稳定性的影响。刚度试验通常用来评估单个解剖结构对关节约束的相对贡献。松弛度试验可评价一个或多个解剖结构受到损害后对关节稳定性的影响。在进行刚度试验时，在控制条件下使关节发生位移，并监测所施加的负荷大小。根据关节负荷 - 位移曲线，可以很清楚地看到，全部韧带都完好无损时使关节产生位移所需要的负荷较某个韧带切断时所需要的负荷更高。对于同一关节位移，这两条曲线间的约束负荷差值即为那条被切断韧带对关节约束性的贡献。因为关节囊／韧带结构是影响关节约束性的被动成分，所以只要控制关节位移，并且实验具有可重复性，每个软组织结构被切断的先后次序并不会影响最后得出其约束关节的相对贡献。刚度试验测量了不同位移程度下的负荷大小；与此不同，松弛度试验是向关节施加特定负荷后测量关节位移的程度。去除约束关节的解剖

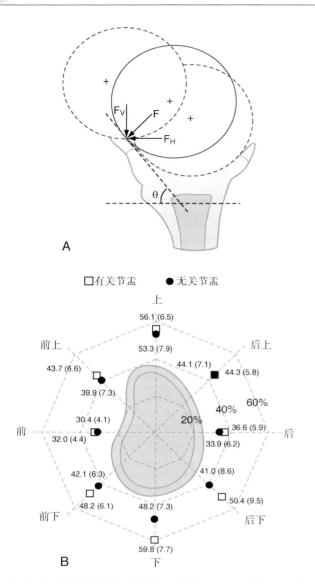

图 6-13　关节对合面对关节稳定性的影响。A. 关节面为曲面时，关节骨的横向位移需要相对于关节对合面向上运动。当遭遇挤压力 F_V 时，横向位移将遇到阻力 F_H。假设与之相应的关节面为平面（例如 $\theta = 0$），或者挤压力 F_V 不存在，则没有横向阻力，即 $F_H = 0$。B. 在盂唇完整或缺失的情况下测量的盂肱关节稳定率（即横向阻力 F_H 除以外加的挤压力 F_V）。这一比值代表关节表面相互作用时的稳定性，与外在挤压力的大小无关

结构后，通过关节位移的变化反映关节的松弛度。关节松弛度的观察和测量更好地再现了患者因相似软组织损伤而导致关节不稳定的临床场景。

　　除了软组织的约束，关节对合面是维持关节约束性和稳定性的另一因素。理论上而言，其对关节稳定性的影响取决于两侧关节面的几何形状和关节表面所受到的挤压力（图 6-13A）。当两个曲面对合时，垂直方向的作用力会产生横向位移或横向约束力。两个

曲面对合越好，关节横向约束力越强，这种机制有时被称为凹面压缩（concavity-compression），例如肩关节，记录肩关节的肩胛骨关节盂和肱骨头之间的相对平移及抵抗平移的力。稳定率被定义为平移力峰值与所施加的挤压力之间的比值。如图 6-13B 所示，手臂上抬较外展时关节的稳定率高。该关节的下方和上方的稳定率最高，而前方的稳定率最低。切除肩关节盂的盂唇将使关节稳定率平均下降 10%。采用关节镜下的 Bankart 修复术，治疗创伤性复发性肩关节前侧不稳定，如果患者的肩关节盂骨质缺陷较大，则关节不稳定的复发风险较大。对肩关节盂骨质缺陷较大的患者进行骨移植治疗，修复关节对合面，将获得很好的临床预后。

　　为了通过凹面压缩机制约束关节，需要对关节面施加挤压力或反向作用力。关节挤压力通常是由肌肉收缩产生的。作用于关节面的合力的相对位置和方向决定关节的潜在稳定性。例如盂肱关节，当合力刚好作用于关节盂对合面的中心时，关节是稳定的；当合力作用于关节对合面的外侧，很可能引起肩关节脱位；若合力作用于关节对合面，但更靠近关节盂的边缘，可能会导致半脱位。肌肉的相互作用形成了约束肩关节的合力，下文将阐述这部分内容。

　　关节内或关节囊内压力是关节被动约束/静态约束的另外组成部分（图 6-14）。关节通常被关节囊包绕，且被滑膜组织密封。当关节囊完整时，任何使关节囊/韧带拉伸变形的牵拉力都会产生关节内负压，这种负压将抵消更进一步的位移。当关节囊不完整时，关节腔不能产生负压而约束关节。因此，关节内负压对所有关节都起到约束作用，对肩关节等受重力牵拉的关节显得尤为重要。

　　肌肉主动收缩在维持关节稳定性方面起到重要作用。适当和协调的肌肉收缩起到关节动态约束的作用。此外，失去神经支配的肌肉或肌腱缺陷则不利于关节约束，导致关节不稳定。因此，肌力不仅是关节稳定器，可能也是关节脱位器。与关节囊/韧带的被动张力类似，肌肉对关节产生的约束作用取决于肌肉的主动张力和被动张力的作用线。根据骨性结构的相对位置和关节位移的方向，同一个肌肉-肌腱结构可对关节约束起到不同作用。当一个关节有多个肌肉附着于不同位置时，这些肌肉收缩的协调性将最终决定关节的动态稳定性。例如，肌肉收缩对肩关节的作用取决于肌肉收缩力作用在关节对合面的方向；正常方

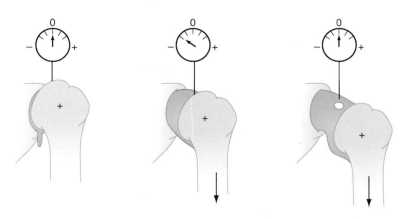

图 6-14　关节内负压对肩关节稳定性的影响。正常情况下，向下牵拉手臂时关节内负压增加，防止关节移位。相反，如果关节囊破损，空气或液体进入关节囊，向下牵拉手臂时关节内负压不能形成，关节就会向下半脱位

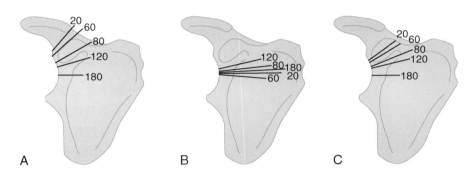

图 6-15　三角肌和肩袖肌肉群共同上举肩关节的例子很好地说明了各肌肉的协调收缩以完成给定动作。A. 对于肩袖损伤患者，此时单靠三角肌完成肩关节上抬。因为三角肌的收缩力作用线会让合力方向朝向关节上方，此时关节是不稳定的，将会发生向上的半脱位和移动。B. 如果单用肩袖肌上抬肩部，其合力的作用线指向肩胛骨关节盂面的中心，此时关节虽然非常稳定，但合力相对较大，可能对软骨造成损伤。C. 理想状态下，上抬肩关节时会出现三角肌和肩袖肌的相互协作，即三角肌像发动机一样，可以提供上抬的力量，肩袖肌像方向盘一样，可以控制合力的方向，以保持关节更加稳定

向或是剪切方向（图 6-15）。剪切力对关节的骨性结构发生横向平移有直接影响。与此相反，正常方向的肌肉力量提供促进关节面对合的压缩力。当关节盂的凹面存在，内旋肌肉和外旋肌肉（该位置的稳定器）的功能得到加强时，即使关节囊和关节韧带松弛，盂肱关节仍可以保持动态稳定。如果患者肩袖撕裂，当三角肌等带动前臂上抬或外旋时，会产生向上或向前的合力，使关节受到向上的冲击或出现关节前侧不稳定。

　　一般情况下，肌肉收缩会产生作用于特定关节三个旋转轴的力矩。然而，当不存在关节周围其他软组织对关节的约束作用时，肌肉是维持关节旋转时平衡的主要因素。如果一条肌肉横跨多个关节，则该肌肉产生的行为取决于所有这些关节分别产生的力矩。横

跨多关节肌肉这一概念具有极其重要的临床意义。例如，前交叉韧带重建术后的康复治疗目标是，既要增强肌肉的力量，又要避免过度牵拉该韧带。股四头肌收缩时，尤其是当膝关节近乎完全伸展时，将产生关节前方的剪切力和胫骨向前的位移（相对于股骨）。这种剪切力会导致前交叉韧带的牵拉。动力链型运动的概念已被广泛用于说明该问题。在进行闭合的动力链型运动时，如下蹲、压腿，此时脚被固定，膝关节运动同时还伴随着髋关节及踝关节的运动。地面反作用力作用于膝关节和髋关节均产生外部屈曲力矩，此时膝关节处大腿后肌中起拮抗作用的肌肉收缩起到平衡髋关节屈曲力矩的作用。膝关节的股四头肌和大腿后肌共同收缩，降低了膝关节的前剪切力和前交叉韧带的张力[21]。

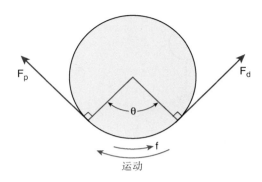

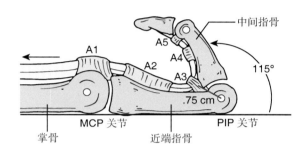

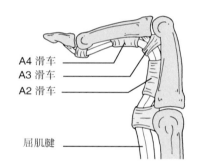

图 6-16　肌腱绕过滑车滑动从而驱动手指运动，这种情况与绕过机械滑轮的皮带类似。肌腱的力量必须克服滑动阻力才能产生有效驱动外部负荷的力。周围组织对肌腱产生的摩擦力 f，与肌腱的运动方向相反。滑动阻力（即摩擦力）等于绕过滑车近端和远端肌腱张力（分别为 F_p 和 F_d）的差值。MCP，掌指；PIP，近端指间

肌腱的机械负荷

肌腱可把肌肉收缩力传递给骨骼从而引起肢体运动。肌腱传递的这种力主要为张力。此外，肌腱的特定部分还会承载挤压力和剪切力。当肌腱绕过骨性结构或滑车时其走向会发生变化，此时肌腱受挤压力作用。局部的挤压力作用使得肌腱内的机械负荷分布并不均匀，肌腱深层受到的压力降低，而外部受到的压力增加。在压力和张力叠加的过渡区，肌腱内部就产生了剪切力。另外，当肌腱相对周围组织产生滑动时，在接触面也会形成剪切力。

绕过滑车滑行的肌腱与绕过固定机械滑轮的皮带类似（图 6-16）。当肌腱向身体近侧滑行时，滑车近侧和远侧肌腱的张力（F_p 和 F_d）与肌腱绕过滑车形成的夹角（θ）（即接触弧）以及摩擦系数（μ）相关[22]。

$$摩擦力 = F_p - F_d = F_d\,(e^{\mu\theta}-1)$$

因此，这一简单关系阐明了接触角和摩擦系数的重要性，从人体工学角度解释了避免错误的关节姿势对于减少软组织重复损伤至关重要的原因。

机械负荷（mechanical loading）的三种类型，即牵张力、挤压力和滑动摩擦力，可通过肩关节的三种情形来阐述（图 6-17）。第一种情形如肱二头肌短头腱，主要受到牵张力的单独作用。第二种情形，如冈上肌腱的骨附着点内部，除受到牵张力作用外，还受到因肌腱与所附着骨的横向接触而产生的挤压力作用。当肌腱同时受到牵张力、挤压力和滑动摩擦力时，即为第三种情形，如肱二头肌长头腱穿过肱二头肌沟时。冈上肌腱除符合第二种情形外，也符合第三种情形。冈上肌腱在肩峰下肱骨大结节与喙肩弓撞击时产生高强度的挤压力，这一挤压力随肱骨头的抬高程度不同而变化。机械负荷的不同类型与肌腱退行性变具有潜在的关联。处于第一种情形的肌腱很少会发生退行性肌腱病。受到肌腱病影响的通常为处于另外两种情形的肌腱，受影响的肌腱区域除受张力作用外，还往往受到持续的挤压力和剪切力作用，伴或不伴有滑动摩擦力。

总之，掌握生物力学原理知识，可以帮助我们更好地理解许多可以引起肌肉骨骼系统疾病的情形。

🌐 Full references for this chapter can be found on ExpertConsult.com.

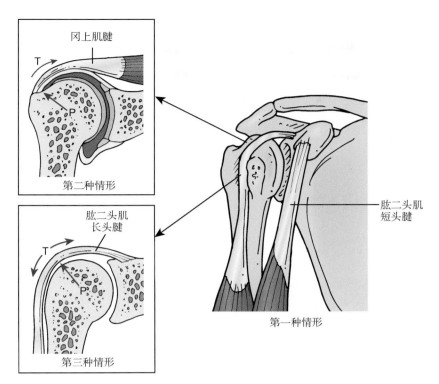

图 6-17　冈上肌腱以及肱二头肌长头腱和短头腱。第一种情形：只有牵张力。第二种情形：同时有牵张力和挤压力。第三种情形：牵张力和挤压力共同作用并伴随有滑动

参考文献

1. Borelli GA: *De motu animalium*, Batavis, 1685, Lugduni.
2. Cappozzo A, Catani F, Croce UD, et al.: Position and orientation in space of bones during movement: anatomical frame definition and determination, *Clin Biomech* 10(4):171–178, 1995.
3. Inman V, Ralston H, Todd F: *Human walking*, Baltimore, 1981, Williams & Wilkins.
4. Kadaba M, Ramakrishnan H, Wootten M: Measurement of lower extremity kinematics during level walking, *J Orthop Res* 8(3):383–392, 1990.
5. Kaufman K, Hughes C, Morrey B, et al.: Gait characteristics of patients with knee osteoarthritis, *J Biomech* 34:907–915, 2001.
6. Perry J: *Gait analysis: normal and pathological function*, Thorofare, NJ, 1992, Slack.
7. Sutherland DH, Olshen R, Cooper L, et al.: The development of mature gait, *J Bone Joint Surg Am* 62(3):336–353, 1980.
8. Chao EYS: Justification of triaxial goniometer for the measurement of joint rotation, *J Biomech* 13:989–1006, 1980.
9. Grood E, Suntay W: A joint coordinate system for the clinical description of three-dimensional motions: applications to the knee, *J Biomech Eng* 105:136–143, 1983.
10. Selvik G: *A roentgen-stereophotogrammetric method for the study of the kinematics of the skeletal system*, Lund, Sweden, 1974, University of Lund.
11. Selvik G: A roentgen-stereophotogrammetric system. Construction, calibration and technical accuracy, *Acta Radiol Diagn (Stockh)* 24(4):343–352, 1983.
12. Li G, Wuerz TH, DeFrate LE: Feasibility of using orthogonal fluoroscopic images to measure in vivo joint kinematics, *J Biomech Eng* 126(2):314–318, 2004.
13. Tashman S, Anderst W: In-vivo measurement of dynamic joint motion using high speed biplane radiography and CT: application to canine ACL deficiency, *J Biomech Eng* 125(2):238–245, 2003.
14. Kinzel GL, Hall Jr AS, Hillberry BM: Measurement of the total motion between two body segments. I. Analytical development, *J Biomech* 5(1):93–105, 1972.
15. Spoor C, Veldpaus F: Rigid body motion calculated from spatial coordinates of markers, *J Biomech* 13:391–393, 1980.
16. Woltring HJ: On optimal smoothing and derivative estimation from noisy data in biomechanics, *Hum Mov Sci* 4(3):229–245, 1985.
16a. Newton I: *Philosophiæ Naturalis Principia Mathematica*, 5 July 1687.
17. Myazaki T, Wada M, Kawahara H, et al.: Dynamic load at baseline can predict radiographic disease progression in medial compartment knee osteoarthritis, *Ann Rheum Dis* 61:617–622, 2002.
18. Sharma L, Hurwitz DE, Thonar EJ, et al.: Knee adduction moment, serum hyaluronan level, and disease severity in medial tibiofemoral osteoarthritis, *Arthritis Rheum* 41(7):1233–1240, 1998.
19. Mundermann A, Dyrby CO, Andriacchi TP: Secondary gait changes in patients with medial compartment knee osteoarthritis: increased load at the ankle, knee, and hip during walking, *Arthritis Rheum* 52(9):2835–2844, 2005.
20. Mow VC, Flatow EL, Foster RJ: Biomechanics. In Simon SR, editor: *Orthopaedic basic science*, Rosemont, Ill, 1994, American Academy of Orthopaedic Surgeons, pp 397–446.
20a. Halder AM, Kuhl SG, Zobitz ME, et al.: Effects of the glenoid labrum and glenohumeral abduction on stability of the shoulder joint through concavity-compression: an in vitro study. *J Bone Joint Surg Am* 83:1062–1069, 2001.
21. Lutz GE, Palmitier RA, An KN, et al.: Comparison of tibiofemoral joint forces during open-kinetic-chain and closed-kinetic-chain exercises, *J Bone Joint Surg Am* 75A(5):732–739, 1993.
22. Uchiyama S, Coert JH, Berglund L, et al.: Method for the measurement of friction between tendon and pulley, *J Orthop Res* 13(1):83–89, 1995.

第 7 章

再生医学和组织工程

原著 FRANK P. LUYTEN, COSIMO DE BARI, FRANCESCO DELL'ACCIO

孙芳芳 译 叶 霜 校

关键点

- 组织修复和再生部分由遗传因素决定。
- 成功再生需要平衡的免疫细胞应答。
- 随着对管理关节原生干细胞功能的分子信号通路的深入理解，通过诱导内源修复机制以治疗或预防损伤进展的药理干预手段应运而生。
- 细胞疗法及其联合疗法的作用机制和制备过程十分复杂，现已逐步成为具有专门监管路径的先进医疗产品。
- 组织工程采纳了体内组织发育过程中的仿生学概念。发育工程则是用来描述使"生物零部件"的生产过程健全、且具有高度调控性的全新的、合理的、准确的设计方法。
- 近期，与风湿病学相关的再生医学和组织工程的进展已进入临床实践阶段，包括关节表面缺损的生物修复和骨折愈合。

引言

大多数炎症性或退行性关节炎的最终致残结局是组织损伤和关节破坏。随着靶向治疗的迅速进展和疾病管理的改进，炎症和关节破坏得到更有效的控制，因此关节及关节相关组织的修复及再生正变得越来越重要。

鉴于这种情况，关节生物学的其他方面也获得更多关注，尤其是驱动组织反应和修复的机制[1]。确实，为了重塑组织破坏和组织修复之间的平衡（图

7-1），我们有必要辩证地看待全貌，将关节的"系统生物学"看作一个器官。靶向修复已经引入我们的学科，探索激活及增强关节组织修复的潜在机制已经成为了我们的基本目标。引入再生医学为重建关节稳态提供了新机会，甚至可能达到治愈。

无论损伤的原因是什么，再生医学（regenerative medicine）及组织工程（tissue engineering，TE）致力于修复或再生受损组织和器官，且理想状态下不遗留瘢痕，进而重建受损组织（器官）的结构和功能。大自然的本质说明这一目标是可以实现的，因为个体出生后即使至年长阶段，成功的伤口愈合和骨折修复都是常见的经典过程。同时我们也知道，正如胎儿手术中所见，无痕修复部分依赖于年龄和部位。因此可

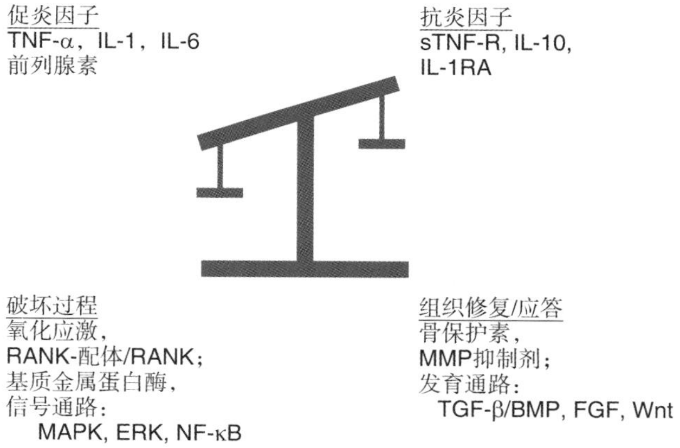

促炎因子
TNF-α，IL-1，IL-6
前列腺素

抗炎因子
sTNF-R, IL-10,
IL-1RA

破坏过程
氧化应激，
RANK-配体/RANK；
基质金属蛋白酶，
信号通路：
　MAPK, ERK, NF-κB

组织修复/应答
骨保护素，
MMP抑制剂；
发育通路：
　TGF-β/BMP, FGF, Wnt

图 7-1 慢性关节炎的"系统生物学"。疾病的严重程度和结果取决于炎症（破坏）过程的平衡以及修复过程中的抗炎信号。BMP，骨骼形成蛋白；ERK，细胞外受体激酶；FGF，成纤维生长因子；IL，白介素；IL-1RA，白介素 -1 受体拮抗剂；MAPK，分裂素活蛋白激酶；NF-κB，核因子 κB；RANK，核因子 κB 的受体激活剂；sTNFrec，可溶性肿瘤坏死因子受体；TGF-β，转化生长因子 -β；TNF，肿瘤坏死因子

以预见，提高修复过程中对细胞和分子水平的认识，我们能够在损伤时进行及时干预，以合理地指导修复过程，从而预防瘢痕形成，这一设想非常具有吸引力。鉴于此，关于出生后组织再生过程中免疫系统在其中发挥重要作用的证据逐渐增多，进一步理解免疫细胞和干细胞之间的相互作用对临床应用也至关重要[2]。

出生后的组织修复过程类似于发育中组织的形成过程。例如，成人肢体的重塑过程，就像美西螈断臂重生，也像高等动物的骨折愈合，似乎与胚胎时期四肢的形成有很多相似之处。因此，肢体形成和肢体重构可能会用到相似的分子通路[3]。在过去的数十年里，发育生物学的发展为出生后的重构医学手段提供了知识平台。这些发展不仅仅包括对机体的轴发育和器官形成机制的加深了解，也包括在干细胞生物学中的显著进展，包括干细胞调节、干细胞龛、种系分化、细胞分化和分子通路。我们现在已经进入了再生医学和 TE 的新时代[4,5]。在本章中，我们将回顾修复损伤和病变组织的方法，尤其是滑膜关节和骨骼结构。

我们通过两种机制来寻求修复组织的方法：第一种机制，通过刺激细胞增殖、分化和组织代谢活性来募集内源性前体细胞群进入损伤组织，从而加速内源性修复；第二种机制，当内源性修复疗效不足时，外源性修复就变得非常必要，组织工程通过制造细胞和（或）其联合产物来促进局部组织修复（图 7-2）。

内源性修复机制

此处将讨论在有利条件下关节组织损伤后的修复机制，以及在自然修复失败时如何在药理学上利用这些机制来启动和支持修复过程。

组织修复的遗传基础

多年以来，被广泛接受的一个观点是"软骨一旦损伤将永久无法恢复"[6]。目前这个观点对于明确的缺陷仍可能是正确的（如缺陷无法愈合并导致慢性症状，因此引起了临床医生的关注）；然而前瞻性影像学和关节镜研究显示，即使是成人，急性软骨缺陷也比预想中更常见，甚至在无症状个体中也是如此，他们有部分自发愈合能力[7]。

这些研究显示大约有一半的无症状成人有软骨缺陷，而这些损伤大概 1/3 能自发修复愈合，1/3 保持稳定，剩下的 1/3 则恶化[8,9]。

除了影响软骨缺陷自然史的共病和环境因素（年龄、合并骨关节炎（osteoarthritis，OA）、高骨量、女性、异常骨几何力学损伤及存在骨髓损伤）[10,11]。

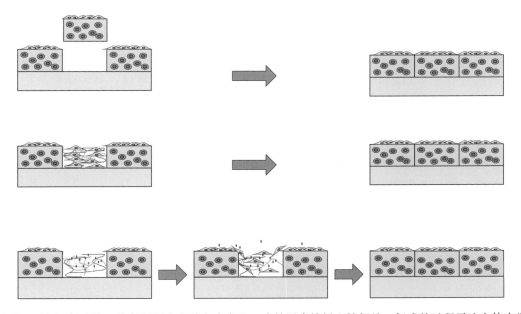

图 7-2　在传统组织工程中（上图），修复组织在实验室中产生，成熟后直接插入缺损处，但成熟过程无法在体内发生。在细胞疗法中（中图），移植物是体外未分化或部分分化的扩增细胞，分化和重塑可能在体内发生。在无细胞疗法中（下图），移植物只是生物材料和生物活性分子，它们在体内可以募集宿主前体细胞并诱导材料成型和分化

一项针对同胞配对队列的磁共振（magnetic resonance imaging，MRI）前瞻性研究[12]发现，软骨缺陷过程具有极高的遗传率（> 80%）。

尽管如此，与 OA 遗传倾向标志物识别的显著进展相比[13,14]，在人类修复软骨缺损能力方面，目前尚无定量的特征联系和关联的分析研究。

虽然证明人类软骨修复能力遗传性的证据是间接的，但动物研究的发现更有说服力。一项研究通过比较不同品系小鼠全层软骨缺陷的愈合能力，说明不同品系小鼠愈合软骨缺陷的能力差异很大，甚至可以避免创伤后 OA 的发生[15]。该发现支持修复能力有遗传成分的观点。发展这样的动物模型有助于进行遗传分析。例如，另一项研究[16]利用两种不同愈合能力小鼠，LG/J 小鼠能高效地愈合关节表面缺陷及耳郭软骨的实验性伤口，而 SM/J 小鼠则愈合能力较差。通过两种小鼠的杂交，得到一组重组近交系。因此发现关节表面缺陷的愈合能力和耳朵伤口的愈合能力均具有高度遗传性，且两者相互关联。该研究提示，软骨愈合能力本身就是可遗传的，无论软骨是位于动关节表面或耳郭，且不仅是取决于进展为 OA 的抵抗力或软骨以外的因素，如骨的形状、质量或滑膜炎。例如，体内平衡机制影响 OA 进展速度的事实表明，与 OA 易感性相关的基因也可能同时影响修复能力；然而，这一假设从未经过严格的实验验证。务必记住，决定 OA 进展的其他独立因素也受到基因调控，包括关节形状[17,18]，体重指数，炎症和其他方面[19]。因此影响这些因素的等位基因变异也同样影响 OA 的易感性，不同于软骨的内源性修复机制。然而，有人认为属于相同通路的信号分子与 OA 和再生均相关。例如，Wnt 抑制剂 FRZB 的等位基因功能丧失与 OA 易感性相关[20,22]，Wnt 配体的某个单核苷酸多态性分子 WNT-3A 与小鼠软骨修复能力的遗传性有关[23]。这些筛选中鉴定的大多数基因会直接影响关节驻留干细胞的行为或其与关节组织的相互作用。

信号通路协调关节稳态和表面修复

关节表面修复涉及一系列在空间和时间上高度协调的事件：干细胞何时增殖以及增殖多久；他们的迁徙路线；细胞外基质产生的时间和程度；以及在修复组织内，干细胞何时何地成为成骨细胞或软骨细胞，这些过程均由可溶性分泌分子信号调节。鉴于修复和胚胎关节形态发生之间的相似性，控制这两个过程的主要信号分子非常相似也就不足为奇了：转化生长因子（transforming growth factor，TGF）-β 超家族，包括骨形成蛋白（bone morphogenetic protein，BMP）、生长分化因子（growth differentiation factor，GDF）、Wnt 蛋白家族，成纤维细胞生长因子（fibroblast growth factor，FGF）、刺猬（hedgehog，Hh）蛋白、甲状旁腺素（parathyroid hormone，PTH）/PTH 相关蛋白（PHT-related protein，PTHrP）和 Notch 信号[24]。在本章中，我们将选择一些例子来说明这些信号通路是如何参与关节形成，以及出生后在关节修复中的作用，重点关注那些导致关节炎疾病早期临床进展的信号通路。

PTHrP 信号

胚胎骨骼发育过程中的 PTHrP 信号提供位置信息并通过骨骺来调节软骨细胞的分化速度，防止软骨细胞早熟或异位肥厚分化和软骨内骨形成[25-28]。在成人期，PTH/PTHrP 的受体 PPR 在正常软骨中几乎不表达，但在修复软骨的中间层明显上调，即底层肥厚软骨细胞和骨关节软骨两者中上调[29]。因为关节软骨细胞的肥厚分化不仅是 OA 的一个特征，同时也导致软骨分解[30,31]，目前已知 PTH/PTHrP 信号可以延缓肥厚，研究者[32]目前正在探索临床上治疗骨质疏松的人重组 PTH 短肽改善 OA 小鼠的结局。人重组 PTH 不仅能阻止软骨分解，还能诱导再生效应。遗憾的是，在小鼠体内实现显著疗效所需剂量非常高，会诱发骨坏死的发生。该方法用于临床前需要限制相关组织的信号域。另一个警示是，这项研究不能区分对软骨或骨的影响。在这方面，另一个值得注意的事件是用于骨质疏松的合成类制剂雷尼酸锶也能减少关节间隙狭窄率，并能改善 OA 患者的症状[33]。同样的结果也在不稳定诱导 OA 的大鼠和狗模型中得到了复制及验证[34,35]。

生长因子 -β/ 骨形成蛋白信号

近期的研究数据强调了 TGF-β 超家族成员（TGF-β、BMP 及 GDF）在发育和出生后组织稳态、组织修复及对损伤和老化的组织应答中，对于关节软骨、骨骼、关节和关节相关组织有着极大的相关性及临床作用。TGF-β 已被证实参与关节软骨和 OA 的维持和老化[36]。尽管 TGF-β 的合成代谢作用证据充分，但该信号通路的过度或持续激活对软骨有害。事实上，小鼠模型中 TGF-β[37] 过量表达会导致自发性骨关节炎，而阻断 TGF-β 及其受体在骨关节炎模型中能够起到保护软骨完整性的作用 [38-40]。

BMP 已经被报道在关节软骨代谢中起着重要作用，其中 BMP7/ 骨原蛋白 -1（osteogenic protein-1，OP）备受关注 [41,42]。另外，有数据显示调节 TGF-β/BMP 下游受体 -Smad 信号在调节软骨分化发育及 OA 的进展中均发挥了重要作用 [43]。因为有大量的证据证明这类生长和分化因子在临床前模型中具有再生潜力，它们的治疗应用正在多领域中被探索，其中涉及各种临床研究和临床适应证研究，如长骨愈合和 OA。另外，有一项利用肽技术（肽类似物）或小分子筛选技术的研究正在进行 [44]，目的是寻找 TGF-β/BMP 受体 /Smad 信号通路的调节者。因为滑膜关节的性质允许局部治疗，因此一些新发现的化合物在早期可能通过局部应用（如关节表面修复和单关节 OA）来证实。目前 BMP 相关研究已经在骨科（如脊柱融合和骨不连愈合方面）进入临床应用阶段 [45,46]。

成纤维细胞生长因子信号

深入研究显示成纤维细胞生长因子受体（fibroblast growth factor receptor，FGFR）3 信号是发育和出生后软骨细胞和成骨细胞功能的重要调节因子。Fgfr3 基因敲除小鼠中，由于关节中缺少 FGFR3 介导的信号导致软骨提前发生退变，从而出现早期 OA[47]。FGFR3 信号的主要配体之一似乎是 FGF18[48]。出生后 FGF18 对于关节代谢有着重要的合成作用。在 OA 小鼠模型的关节腔内注射 FGF18 可以诱导剂量依赖的关节形成增加和胫骨内侧髁软骨退行变指数的下降 [49]。这种效果只在 OA 关节中观察到，在正常鼠关节中则未观察到，提示这种效应可能是组织损伤的一种特定反应。在分子水平，这种关节保护效应可能部分由于与其他信号通路相互作用导致，如 BMP 信号通过抑制 Noggin（一种 BMP 拮抗剂）起作用 [50]。

Wnt 信号

大量证据显示，Wnt 信号在软骨和骨生物学中发挥了重要作用，尤其是和骨质疏松和骨关节炎有着特殊联系（详见参考文献 51）。尽管 Wnt 信号对于滑膜关节的发育及稳态至关重要 [52-56]，但人类基因研究 [20] 及实验室数据 [22,57,58] 显示，过多或不受控

的 Wnt/β-catenin 信号激活导致关节软骨重新向分解代谢或失衡方向发展，继而丧失关节软骨的组织结构和功能。值得一提的是，导致 Wnt 抑制剂 FRZB 功能缺失的等位基因变异与 OA 易感性增加有关 [20]。同样地，FRZB 基因敲除小鼠 Wnt 信号通路的活性增加，导致骨骼坚硬度增加，软骨损伤增多 [22]。重要的是，通过诱导实验性 OA，FRZB 敲除小鼠的软骨缺失明显多于野生型 [59]，而软骨破坏增多与高水平 β-catenin 依赖的 Wnt 信号增多和基质金属蛋白酶（matrix metalloproteinase，MMP）-3 增多相关。另有研究显示，FRZB 能通过神经生长因子区域直接抑制 MMP-3，提示潜在机制的复杂性 [60]。

严格调控 Wnt 信号对于滑膜关节的稳态至关重要 [54,56,61,62]。一项研究 [63] 显示，在人类和实验小鼠关节炎中，炎症因子肿瘤坏死因子促进 Wnt 拮抗剂 DKK1 过度产生。进而 Wnt 通路的过度抑制导致了骨吸收（侵蚀）。该动物模型是与类风湿关节炎（rheumatoid arthritis，RA）相同的典型关节炎模型。因此，通过阻断 DKK1 来抑制 Wnt 信号释放，可逆转骨破坏 [63]。在同样的模型中，用 Wnt 激动剂 R-Spondin 1 直接激活 Wnt 信号，不仅能逆转骨破坏（通过抑制 DKK1 也能实现），还能逆转软骨损伤 [64]。因此，无法控制的抑制或激活 Wnt 信号都可能导致分解代谢和软骨丢失，在时间和程度上都严格控制似乎既能维持稳态又能诱导组织再生。举例来说，短暂且受控制地激活 β-catenin 信号会下调细胞外基质（ECM），继而出现软骨增生和关节软骨增厚 [62]。引人关注的是，尽管不属于关节病的范畴，一项研究显示 [65]，Wnt 信号对于一些物种（如蝾螈或非洲爪蟾蝌蚪）整个肢体的再生能力非常重要，仅在时间空间上轻微调节 Wnt-β catenin 的活化，鸡胚胎就能获得整条肢体的再生能力。

在关节疾病和再生医学的临床范畴中，Wnt 信号的复杂性及潜在的下游效应也许能在保留稳态的同时分解效应。一项研究 [66] 显示，WNT-3A 通过激活 β-catenin 通路促进软骨增殖，并通过激活 CaMKII 来下调分化。因此，特异性地靶控 CaMKII 能在不影响增殖的情况下促进分化。

另外还有一些涉及在稳态水平"缓冲"Wnt 信号的分子。例如，WNT16 是 Wnt 的弱激动剂，然而，当存在更有效的经典 Wnt 分子时，它可以防止过度激活 [67]。从基因层面抑制 Wnt16 基因会导致小鼠对

实验性骨关节炎的高易感性及关节软骨祖细胞的消耗[67]。

更全面地认识下游信号机制及其调控将有助于在软骨、骨和骨软骨连接处的多元信号通路中发现致病作用[68]。

生长激素/胰岛素样生长因子轴

出生后，在关节骨骼生长中起重要作用的信号分子还会激活其他靶点。这些蛋白（通路）被认为是出生后重塑关节稳态的潜在合成代谢靶点。在这方面上，生长激素（growth hormone，GH）/胰岛素样生长因子（insulin-like factor，IGF）轴值得被关注。IGF-1 已经被报道在外体实验中对于维持关节软骨稳态发挥关键作用[69]。在体内模型中的合成代谢作用证实了 IGF-1 在膝关节病中的作用，并促进其用于关节内治疗的早期临床发展，近期暂无进行中的临床试验。此外，据报道描述，对马系统注射 GH 可能对关节（软骨）生物学有益处，因为它会增加滑液中 IGF-1 的水平[70]。该研究认为提高 GH 剂量可以改善滑膜关节的持续时间和受累面积[71]。有一些证据显示 IGF-1 水平和 OA 之间存在一定联系，并进一步提出针对 GH/IGF-1 轴的靶向治疗具有潜在疗效，尤其是对于 OA 患者。然而，目前数据的说服力不足，仍需要对下丘脑-垂体轴进行深入的系统分析，包括生长激素、IGF-1 和生长抑素[72]。

对于所有的生长因子技术，尤其是之前提到的主要信号通路，仍需要进一步研究以阐明关键问题，如患者的相关遗传背景和疾病进展的阶段和组织特异性，目的是使作用局限于靶组织而避免系统性副作用。

关节内干细胞

干细胞在成人生活中持续保护组织稳定和再生。他们有自我更新能力（也就是产生更多干细胞），从而维持一个恒定的干细胞池，同时他们有分化能力来替换因生理循环、损伤、疾病或衰老而丧失的成熟细胞。干细胞的自我更新及分化由其所在周围微环境的内在因素和信号来调节，这种干细胞存在的微环境称为干细胞龛。干细胞龛有多种组织类型，如毛囊、肠道和骨髓[73,74]。骨髓造血干细胞（hematopoietic stem cell，HSC）龛目前得到广泛关注，对 HSC 的认识改进了血液学的骨髓移植。HSC 龛包括骨内膜龛和血管周围龛，前者 HSC 与位于骨小梁骨表面的成骨细胞紧密相关，而后者 HSC 多见于骨髓的窦状隙[60]。

间充质基质/干细胞（mesenchymal stromal/stem cell，MSC）来源于骨髓和结缔组织，包括滑膜，它具有分化为成软骨细胞和成骨系统细胞的能力。因此，MSC 由于其关节组织修复的临床应用潜力而备受关注。

有证据显示，周细胞可能是体外 MSC 的原始细胞。周细胞位于小血管的近腔侧，与血管内皮细胞紧密联系[75]。MSC 靠近血管使得其能进入血流循环并迁移至损伤处[76]，但发生程度以及此现象是否有临床意义尚不清楚。然而，在以无血管组织著称的关节软骨中发现了 MSC 样细胞，使得 MSC 来源于周细胞的概念受到了挑战[77-79]。因此周细胞并不是 MSC 的唯一来源，两者的关系可能与组织特异性和环境依赖相关。

关节中缺乏特异性的 MSC 标记阻碍了对关节 MSC 的研究[80]。一团队[81]在关节表面损伤的小鼠模型中采用双核苷类似物标记的方法来识别功能性干细胞（如损伤后进行增殖和分化的长时标记保留细胞）[81]。这方法基于双核苷类似物；在损伤前给予碘脱氧尿苷（IdU），经洗脱期后识别标记保留（慢循环）细胞，并在损伤后使用氯脱氧尿苷（CIdU）以标记损伤后增殖的细胞。在未受伤的膝盖中，在滑膜中检测到 IdU 阳性的标记保留细胞，且绝大多数呈现 CldU 阴性。表型分析显示，这些细胞是表达已知 MSC 标志物的非造血、非内皮细胞。关节软骨损伤后，IdU 和 CIdU 双阳性细胞显著增加，表明标记保留细胞增殖产生转运扩增细胞库。此外，它们形成异位软骨，表明这些细胞可以在其天然环境中作为软骨祖细胞发挥作用[81]。

一项研究[81]发现小鼠滑膜中的标记保留 MSC 细胞主要分布在两个龛中，即滑膜衬里龛和血管周壁龛；后者不同于周细胞。在这两个龛内，MSC 可能具有不同的功能，但其层次结构仍有待研究（图 7-3）。

近年来，小鼠谱系追踪研究为深入了解对驻留在骨髓中的 MSC 群体提供了线索，包括所谓的骨骼干细胞（skeletal stem cell，SSC）。在小鼠骨髓中，血管周围 MSC 由 Pdgfrα 和 Sca1[82,83]、Nestin（Nes)-GFP[84,85]和瘦素受体（LepR）[86,87]标记，这些细胞群体之间有部分重叠。它们支持造血并促进成骨和成脂谱系[84,87]。此外，一项研究[88]确定了一组表达 Gremlin（Grem）1 的骨软骨网状干细胞，与 Nes-GFP+ 细胞不同，这组细胞有助于成年小鼠出生后的早期骨骼生长和骨折修复。另一项研究[89]提出了一种小鼠模型，在这种模型中骨骼形成将通过一系列谱系限制性祖细胞进行，一个原始骨骼干细胞可产生所有软骨、骨骼和基质谱系。同一团队在人类生长板中鉴定出一群富含 SSC 的非造血、非内皮细胞，这些细胞能够自我更新并产生骨、软骨和基质的祖细胞，但不能产生脂肪组织的祖细胞[90]。

最近，通过结合谱系追踪研究与单细胞 RNA 测序分析，研究人员[91]在长骨和颅骨中发现了小鼠骨膜中的 SSC 群，与其他已知的 SSC 不同，这群细胞具有自我更新能力，能直接通过膜内骨化形成骨组织。这些细胞在受伤后骨折愈合的过程中获得软骨内骨形成的能力。人类骨膜中似乎存在类似于小鼠骨膜 SSC 的细胞[91]。

这些研究提供的证据表明，生长骨、骨骼、骨髓以及骨膜包含多个 SSC（MSC）池，每个池都具有不同的功能。

同样，谱系追踪研究提供了关节联合驻留干（祖）细胞及其参与关节发育、维护和修复的重要证据。滑膜关节组织，包括关节软骨和滑膜，由胚胎关节间带细胞的后代发育而来；胚胎关节间带是发育过程中出现在肢芽中的一条间充质组织，以生长和分化因子 5（Gdf5）的表达为标志[56,92]。由一个团队开发的 Gdf5-Cre 小鼠[92]包含一种改良的 BAC，它包含通过第一个外显子中的 Cre 敲入而失活的 *GDF5* 基因，以及驱动 Cre 表达的上游调控元件，后者在发育过程中活跃于膝关节间带而不在成人膝盖中[93]。这些小鼠被用来证明 Gdf5 谱系细胞作为表达 Pdgfrα 的 MSC 亚群持续存在于成人滑膜中，并且主要在滑膜内层中，而在下层组织中很少[94]。它们与最初在骨髓中鉴定的 SSC（MSC）群体几乎没有重叠，也可在小鼠滑膜中检测到，以 Nestin[84]（图 7-3）、Leptin 受体[87]或 Gremlin-1[88]的表达为标志，表明它们构成了从胚胎发育到成年期的一个独特谱系[94]。

软骨损伤后，Gdf5 谱系细胞增殖以支持滑膜衬里增生，定植于软骨缺损处，并在修复组织中进行软骨分化[94]。Gdf5 谱系中转录辅因子 Yes 相关蛋白（Yes-associated protein，YAP）的条件性消除阻止了滑膜衬里增生并显著降低了 Gdf5 谱系细胞对软骨修复的贡献[94]。分离和培养扩增后，Gdf5 谱系细胞保留形成软骨和滑膜衬里样层的能力。相比之下，从小鼠膝关节中分离的其他 MSC（即非 Gdf5 谱系）在软骨形成和滑膜生成实验中表现不佳，但显示出成骨能力，而 Gdf5 谱系 MSC 则不具有成骨能力[94]。这些发现证明了关节驻留 MSC 的功能异质性，其中 Gdf5 谱系 MSC 显示出关节相关祖细胞的活性。

成年体内的 Gdf5 谱系还包括关节软骨细胞，并且有证据表明软骨中存在祖细胞。Archer 报道了从关节软骨的表层区域分离出 MSC 样细胞群[79]，并描述了其特性[95]。最近，又在体内研究中描述了关节软骨中的祖细胞。有团队[96]制作了携带他莫昔芬诱导的 CreERT2 敲入内源性 Prg4 基因座 [编码蛋白多糖 4（Prg4），也称为润滑素] 的小鼠模型，Pgr4 由关节软骨的表层细胞和滑膜层的内衬细胞所表达。遗传谱系追踪显示 Prg4+ 细胞的后代分化为关节软骨细胞[96]。软骨表层的 Prg4+ 细胞分裂缓慢并表达祖细胞（干细胞）标志物[97]。使用不同的、基于 BAC 的 Prg4-CreERT2 模型也观察到了类似现象[98]。这些研究表明，出生后关节软骨表面含有干细胞（祖细胞）。

与一团队的研究相似[94]，另一个团队[98]发现，在软骨损伤后，Prg4 谱系细胞在滑膜内层中扩增并助力软骨修复组织。因为 Gdf5 和 Prg4 谱系细胞都存在于滑膜和关节软骨的表层，修复关节软骨的软骨祖细胞起源组织仍有待阐明。软骨中未检测到 Gdf5 和 Prg4 谱系细胞，而他们在滑膜中增殖，导致损伤后滑膜衬里增生[94,98]，表明修复软骨的软骨祖细胞起源于滑膜。但其机制尚不清楚，可能包括直接滑膜附着[98]和滑膜细胞沿软骨表面迁移[99]或源自滑液[100-102]。事实上，有研究显示 OA 患者滑液[102]和骨髓损伤处 MSC 数量增加和骨髓病变患者的骨髓损伤[103]。一个明显的问题就是为什么 MSC 无法修复人类受损的软骨。可能由于衰老[103,104]或不利的环境条件，导致 MSC 修复功能失效。

了解天然 MSC 和龛信号如何精密维持关节稳态、重塑和修复对于指导细胞技术的临床应用非常重要。重建一个具有功能的龛将通过确保成熟细胞终生替换来达到持续修复的目的。一个令人兴奋的消息是，MSC 的药物靶点和龛修复信号可以促进关节表面修复并影响 OA 等关节疾病的预后，最终达到重塑关节稳态的目的。

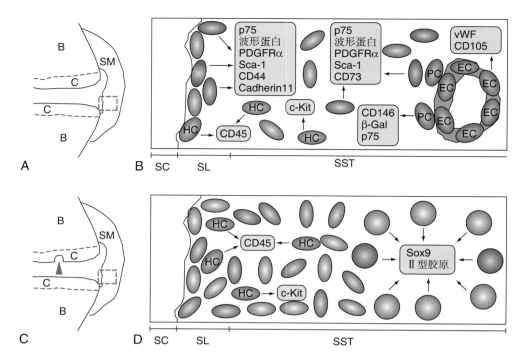

图 7-3   小鼠模型上通过双核苷类似物标记识别滑膜间充质干细胞（MSC）和龛的示意图[76]。A．对照的无损伤滑膜关节示意图；B．图 A 中虚线框的详细信息，显示无损伤关节滑膜中的细胞群体。碘苷（IdU）染色细胞（绿）同时位于滑膜内层（SL）和滑膜下组织（SST）。IdU 阳性细胞亚群表现为 MSC 表型。IdU 阴性细胞（蓝）包括造血系细胞（HC）、内皮细胞（EC）、周细胞（PC）和其他未知亚型的细胞；C．小鼠关节软骨损伤后 12 天的滑膜关节示意图（箭头）；D．图 C 中虚线框的详细信息，显示滑膜中的细胞群体。增殖细胞在滑膜内层和滑膜下组织均能检测到，表现为 IdU 和氯去氧脲苷（CIdU，橙）双阳性或 CIdU 单阳性（红）。IdU 和 CIdU 阳性的细胞亚群和 IdU 单阳性（绿）的细胞表达软骨系标志物。图 B 和图 D 的虚线框显示了细胞表型。B，骨；C，软骨；p75，低亲和力神经生长因子受体；PDGFR，血小板源性生长因子受体；SC，滑膜腔；SM，滑膜；vWF，血管性血友病因子（From Kurth TB, Dell'Accio F, Crouch V, et al.: Functional mesenchymal stem cell niches in adult mouse knee joint synovium in vivo. *Arthritis Rheum* 63（5）：1289-1300，2011.）

炎症和免疫系统的作用

免疫系统似乎在出生后组织损伤后的再生过程中起着关键作用。免疫系统以多种方式介入，包括清除碎片；调节局部祖细胞增殖、细胞特化和分化；以及促进血管生成和组织整合。几乎所有免疫系统的细胞类型都参与其中，包括固有免疫系统和适应性免疫系统，具体取决于再生过程的阶段。最初的创伤后事件会激活中性粒细胞防御系统，触发和调节创伤后炎症反应（综述见参考文献 105）。尽管中性粒细胞一直被认为是组织损伤的介质，但新的数据揭示了它们在激活创伤后稳态方面的作用。例如，炎性关节炎模型中，中性粒细胞释放的含有膜联蛋白 1 的细胞外囊泡似乎可以保护软骨免受关节炎的破坏[106]。

持续和过度的炎症被认为是阻碍修复的病理性事件；然而，在适当的时间、适当的炎症对于启动组织修复必不可少。例如[107]，TNF 会在骨折部位短暂表达，通过 CC 基序配体 2（CC motif ligand 2，CCL2）募集中性粒细胞和单核细胞。在骨折局部给予低剂量人重组 TNF 可以增强骨修复，而抑制 TNF 或消除中性粒细胞会损害骨折的修复过程。重要的是，全身给予 TNF 同样会阻碍骨折愈合[107]。

巨噬细胞是伤口愈合过程早期阶段的关键参与者，尤其是发挥碎片清除作用的 M1 巨噬细胞[2,108]。M1 巨噬细胞也称为促炎巨噬细胞，可分泌炎症细胞因子，如 IL-6、TNF、IL-1β 和 G-CSF，影响炎症反应和初始细胞增殖，而 M2 巨噬细胞产生抗炎分子，如 IGF-1 和 TGF-β，更多地参与细胞特化和分化过程。尽管有大量证据表明，固有免疫系统参与组织再生，但最近的证据显示适应性免疫系统已成为关键参与者。T 细胞，特别是调节性 T 细胞（Treg），已被证明参与各种器官系统的修复和再生，包括骨骼肌和心肌、皮肤和长骨（综述见参考文献 109）。Treg 细胞通过促进 M1 到 M2 的极化来控制炎症水平。它们共同激活组织祖细胞和组织生长。

相反，成体干细胞与免疫系统相互作用，可以抑制和调节免疫反应以促进修复反应（综述见参考文献 110）。

探索免疫系统在再生中的功能已经引起了人们的极大关注，但关于免疫如何控制这一过程还有很多需要研究。然而，免疫细胞也会对再生过程产生负面影响，因此平衡免疫反应是成功修复的关键。

了解固有和适应性免疫系统如何与组织驻留祖细胞和干细胞相互作用仍然是一个关键的研究领域（综述见参考文献 111）。这可能导致免疫系统的微调，以支持再生，从而促使相应靶向治疗在临床上获得成功。

促进关节表面修复的事件

在静息状态下，关节软骨的流动率极低。举例来说，Ⅱ 型胶原的半衰期大约为 117 年[112]，而关节骨基本都在细胞周期的 G0 期。在急性外伤后，软骨细胞展开强烈的适应性应答最终导致软骨和其他关节组织内前体细胞的同步激活和趋化，同时伴有细胞增殖和基质代谢。在很多情况下，这样的适应性应答足以修复损伤并重建稳态[32,113]。然后，如果损伤超过适应性应答能力或适应性应答在某些方面受限，软骨的缺失就会导致 OA，最终出现关节破坏。OA 中的损伤（如过度的机械负荷）是持续存在的，不会即刻出现组织丢失。在这种情况下，稳态应答会更精细，且受到转录因子 SOX9 的上调及其直接靶点 Ⅱ 型胶原和聚糖[114-116]的影响，软骨增生在一定程度上也受到限制。有趣的是，在 OA 晚期阶段这种稳态应答也持续存在[117-121]。

OA 是一种进展缓慢的疾病，所以 OA 软骨发生适应性应答的事件顺序很难研究，但这类研究已经通过体外和体内急性损伤模型的发展取得了进步。由软骨细胞增殖和新 ECM 的沉积组成的适应性应答的最早证据可以追溯到近一个世纪以前（参见 Dell'accio 和 Vincent 的综述）[7]。更精准的分子分析已经确定了几个其他易于靶向的成分。这些成分包括瞬时分子应答、前体细胞的活化和趋化、残余成熟 ECM 的分解、缺陷的填充、组织模式形成以及最终的组织成熟，这些过程在人体中可能需要几年的时间。在整个关节，炎症是损伤自然应答的一个组成部分，提供分子信号和级联反应，并可能产生具有不同环境和组织特异性的有利或有害影响。旨在把"好"通路和"坏"通路区分开来的研究将有助于调节修复过程和恢复（维持）关节内稳态。

因此，从治疗的角度来看，有可能针对这些阶段中的任何一个，但需要分层策略来确保疗效和一致性。这种方法首先要认识到个体患者的群体中，稳态应答的哪个阶段失败了，以便针对适当的患者使用合适的靶向策略（图 7-4）。

瞬时分子应答

关节软骨在体外或体内的损伤均诱导了强烈的早期分子应答，主要由在胚胎骨形成中起重要作用的信号通路的激活所主导[15,122-127]。这种应答非常迅速且

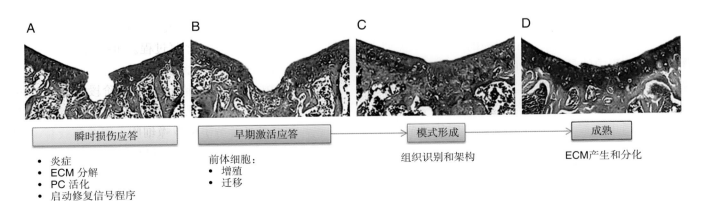

图 7-4 组织包括关节软骨损伤后数分钟展开分子应答（A）、激活前体细胞的迁移（B）、模式化修复组织的形成（C）及成熟（D）。ECM，细胞外基质；PC，前体细胞

瞬时，并启动了一系列的下游步骤。该阶段最著名的通路是 Wnt、FGF 和 TGF-β/BMP 通路，该章节将反复讨论。重要的是，尽管在不同的模型中以某种方式证明了这些通路的有效性，但这些多效性信号分子在每种不同细胞类型中通常具有不同的功能，这仍然是一项挑战。组织靶向治疗将会非常重要，包括使用新的智能投递系统来限制这种强大效应的信号作用区域，并防止脱靶效应。

间充质前体细胞的活化和趋化

越来越多的证据显示，间充质前体细胞参与关节表面缺失的修复。对驱使干细胞成熟和分化的病理生理机制的理解，正如前文所讨论的，为利用稳态机制的前景干预措施铺平道路。2012 年，一项研究[113]发现了一种名为 kartogenin 的小化合物，它通过与细丝蛋白 A 相互作用来调节骨髓源性间充质干细胞中 CBFβ-RUNX1 的转录活性，从而诱导成软骨分化。给处于不稳定状态的 OA 小鼠模型注射 kartogenin 可以改善疼痛，这不仅可以阻止疾病进展，还可以在一定程度上促进软骨组织再生。虽然 kartogenin 可以在体外诱导骨髓基质细胞分化为软骨细胞，但这种体内效应是否有助于 kartogenin 的软骨保护作用尚不清楚。事实上，kartogenin 可以支持正常的骨骼生长、关节成形和指状间充质的吸收，否则胚胎小鼠肢体发育在体外培养中将受阻[128]。这些效应与一些信号通路的激活相关，尤其是 TGF-β 通路。Kartgenin 的效应可能比单纯诱导 MSC 分化为软骨细胞更复杂。

模型形成、分化、整合和重塑

当关节表面缺陷由间充质细胞填充后，修复组织需要组织成熟、整合和重塑的模式来获得最终构架，即软骨和骨软骨之间有适当的层状连接。有趣的是，在形态学和分子学上，骨软骨缺损的修复组织类似于骨骼发育过程中的骨骺，表面是扁平细胞，然后是处在不同成熟阶段的软骨细胞以及在与骨前缘交界处的肥大软骨细胞[29]。随着骨骼前端前移，要想成功修复，必须停止前移，留下一层永久稳定的关节软骨。这个模型形成过程失败将导致动物模型甚至人的修复过程失败[129,130]，而骨骼前端过度前移会导致手术后关节内骨赘形成，例如微骨折刺激骨髓[131]。

针对内源性修复的新兴临床应用

在动物模型中，针对稳态途径实现软骨成功修复的实验结果吸引了制药产业，并进一步促进了目前处于临床试验阶段的化合物的开发。下文总结了基于这种策略的两个最先进的例子。

靶向 FGF 信号

FGF 受体 3 依赖性信号传导对于软骨稳态和促进软骨合成代谢至关重要。FGF-18 是 FGF 生长因子家族的一名成员，对 FGF 受体 3 具有高度特异性。关节内 FGF-18 在一项验证概念的、安慰剂对照、随机双盲临床研究中进行试验，评估其 6 个月和 12 个月的安全性和有效性，未发现安全问题。所有患者均患有中度骨关节炎（Kellgren-Lawrence 得分为 2 ～ 3 分）。虽然在主要疗效终点（中央内侧股胫间室软骨厚度的变化）中没有统计学差异，但受影响较轻的外侧间室的软骨厚度损失呈剂量依赖性减少[132]。接受 FGF-18 治疗的患者痛苦减少。除了该研究可能统计学效能不足之外（例如，安慰剂组内侧间室软骨厚度的实际减少远小于用于提供统计效果的预期，以及与安慰剂相比，关节间隙狭窄预期减少 75% 的大胆假设），这项研究表明，至少对于 FGF-18 来说，最成功的例子是针对存在软骨一定程度损失的患者，例如该研究中外侧髁上软骨损失的患者。这就需要制订标准来识别具有高进展风险的早期症状性膝关节 OA 患者，以便纳入临床试验并最终进行治疗。

靶向 Wnt 信号

Wnt 信号的过度激活是软骨破坏的主要驱动因素，但维持关节干细胞群和激活修复生理水平的 Wnt 激活是必需的[67]。因此，抑制 Wnt 信号已被视为一种策略。SB04690 是一种在体外具有抑制 Wnt 信号传导能力的小化合物[134]。该化合物在体外诱导软骨形成并在严重骨关节炎大鼠模型中具有减少软骨损失的作用[134]。在患者中，关节内单次注射 SB04690 导致持续性症状缓解，甚至在 24 周时具有使关节软骨增厚的放射学证据。该化合物在组织内的长期持久性存在可能是具有长期疗效的原因。这些数据需要在充分的 III 期试验中证实，其精确的作用机制有待于进一步阐明。尽管如此，鉴于这些数据及临床前模型的成功，代表了在药理学上已经迈出了促软骨再生的重要一步。

外源性修复：目前的治疗和干预

关节修复的细胞治疗和 TE 已经进入了临床实践阶段，有长期随访数据。在发育的早期阶段使用胚胎干细胞诱导多能干细胞或成人干细胞（如 MSC）已经显示出良好的临床前、早期临床安全性及有效性。

细胞治疗和联合产物对于组织修复的机制具有多重性，且涉及直接移植、增殖及分化至组织特异性的细胞类型，但同时也包含旁分泌作用（如分泌生长及分化因子）以增强局部组织应答[135]。另外成人干细胞可能有免疫调节作用，已在移植物抗宿主病和自身免疫疾病中进行临床探索[136]。

关节表面缺损

一系列关节软骨修复技术已被开发，尤其是（亚）急性关节表面缺损的治疗，通常与关节的过量负荷有关，包括高强度创伤或低强度累积的超负荷。关节表面缺损可分为软骨性或骨软骨性。关节表面损伤可延伸至软骨下骨（骨软骨缺损）或局限于软骨（软骨缺损）。大多数软骨缺损不会到达骨（部分增厚），只有 5% 左右为全层受累[137]。然而，大多数的部分层面损伤是大面积手术导致的，包括清除钙化层

（图 7-5），因此修复策略侧重于全层缺损的治疗。目前治疗这些缺损的明确最佳细胞技术是自体软骨细胞移植及其变异类型。

自体软骨细胞移植

自从 1994 年一个团队[138] 报道了一例取得良好临床和结构疗效的成功自体软骨细胞移植术（autologous chondrocyte implantation，ACI）后，重构或修复症状性关节软骨缺损修复被提到重构医学的前沿。简而言之，先从一名患者的有症状关节的非负荷区域进行活检取关节软骨，继而用酶裂解法取得软骨细胞群，将这些细胞悬浮于体外，增殖 6 ~ 8 倍后，移植于同一患者胫骨骨膜瓣下的关节表面缺损处。接下来经过 18 ~ 24 个月的修复期以达到最佳疗效。这篇备受关注的报道引起了很多人的兴趣，并引发了该领域基本研究、转化研究和临床研究的高潮，并且在 1997 年 Carticel 问世后得到了迅速发展，Carticel 是一种修复症状性膝关节软骨缺损的自体细胞产物，由 Genzyme 公司生产（剑桥，马萨诸塞州）。

此后，以改善和标准化自体软骨备材（细胞产品）、开发其他软骨传递系统和用不同成分的膜来替换骨膜瓣为目标的研究及一系列临床研究都取得了一些进展。大多数开放研究的结果具有多样化（综述见参考文献 139），第一个多中心前瞻性的随机研究[140]证实，ACI 并不优于微骨折，而后者被认为是小的症状性关节表面缺损（小于 2 ~ 3 cm²）的标准治疗手

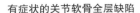

有症状的关节软骨全层缺陷

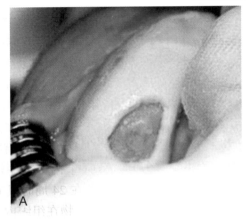
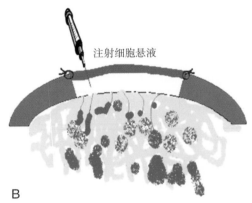

注射细胞悬液

图 7-5　A . 关节软骨全层缺陷的开放膝关节手术图，注意手术清创后伤口的光滑边缘；B . 注射细胞悬液，如自体软骨细胞注射于骨瓣下或关节表面膜缝合处以下，并用纤维蛋白胶密封以防渗漏

段。微骨折是一种骨髓刺激手段，它是经软骨下骨板穿刺至骨髓，产生含有软骨下骨髓来源的前体细胞群的血凝块，并自发将血凝块转化为纤维软骨修复组织[141]。微骨折与临床收益和用修复组织填充关节表面缺损明显相关，但通常认为这种修复并不持久，随着时间延长其临床疗效持续下降[142,143]。这就是 ACI 的目标，用与周围组织相匹配的高质量组织来修复软骨缺损，以延长疗效持续时间（图 7-6）。虽然一项研究[140] 未能验证 ACI 的临床疗效明显优于微骨折，但部分数据提示好的修复结果与临床疗效的持续时间有关[144]。

此后通过改善软骨细胞的准备过程又取得了一定进展。在欧洲，一种称为 ChondroCelect（TiGenix，勒芬，比利时）的自体软骨细胞产品被开发上市，并由欧洲药物机构注册为第一种细胞成分，接受新型先进治疗药物产品规范管理。在前瞻性的随机多中心研究中，ChondroCelect 被认为是一种能够在模型体内产生异位稳定软骨的细胞群体，并通过生物学标志物得到质量认定，它被证实在移植 12 个月后在组织修复上优于微骨折，3 年的临床结局也更优，但 5 年的临床结局在总体人群中呈现非劣性[145]。5 年的数据显示，在新近 3 年内有损伤的患者群体中表现出明显的临床优势。这项设计严谨的标志性前瞻性临床研究支持了这样的观点。对基础生物学理解的深入和随之而来的生产工艺的优化可以改善临床结局。另外患者

分层对再生医学技术成为潜在的临床日常合理应用方法具有重大影响。

这些治疗的手术部分是另一个需要标准化的重要因素。在这方面，ACI 正在成为一种更容易操控的关节镜手术。一项使用关节镜方法的研究显示，使用基质自体软骨细胞 2 年后的临床结果显著优于微骨折[146]。但有趣的是，同样的情况下，2 年后 MRI 检查和活检评估得到的结构修复情况与微骨折无明显差异。

虽然关于临床疗效的长期持续性仍存在争议，但是 ACI 及其变体被公认是具有良好结构和临床疗效的一种重构治疗手段。在相当一部分治疗超过 10 年的患者身上提示其长期持续的临床疗效[147]。

重要的是，数据显示，治疗"合适"的患者临床结局优于标准治疗。良好结局的阳性预测因素包括患者的年龄、缺损的位置、早期干预（症状小于 3 年）、优质的软骨细胞、训练有素的外科医生、对康复措施的依从性以及没有骨关节炎的征象（由标准 X 线片上的 Kellgren Ⅱ 分级表定义）[148]。如果这种治疗可以显著预防疾病向（早期）OA 进展，那么成本效益比将显著提高，但目前欠缺数据。

其他细胞来源，例如鼻软骨细胞，也已经在探索中。据报道，来自鼻中隔的软骨细胞具有产生透明样软骨的能力，据报道已成功修复 10 名患者的膝关节软骨缺损[149]，但仍需大型对照试验来评估疗效，同时需要长期随访。

基于干细胞的策略

下一轮发展是应用前体细胞群，或称为 MSC，尤其是利用异体基因方式。

MSC 易于分离、培养扩增和生成软骨，因此它们是 ACI 过程中软骨细胞的潜在替代品。MSC 的这些特性使得提高和干细胞的量化生产具有可能性，从而绕过自体细胞方案的局限性和病人间的差异性。基于这些原因，将 MSC 用于关节表面修复也被寄予厚望[150-152]，并已经在人体中进行研究[153]。这些研究已经初步得到有前景的结果，包括软骨形成和软骨内骨形成重塑骨前端。然而，以关节软骨为代价的骨前隆起在临床中很常见[129]，与患者微骨折术后骨赘形成的临床现象一致[154]。但接受 ACI 治疗的患者则较少出现这种"副作用"[155]，提示关节软骨细胞的印迹记忆可以保持修复软骨的正常厚度，限制骨前端进

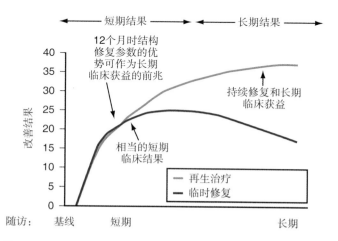

图 7-6　图片显示通过瘢痕机制和组织再生机制修复关节表面缺损的疗效差异。两种治疗手段［微骨折和自体软骨移植（ACI）］短期修复临床疗效相当，但使用再生技术的修复组织更接近于原始组织（如在 ACI 中所示）。再生技术使得长期结局更持久，甚至一些患者达到治愈

展。这一发现提示，在使用 MSC 策略时需要增强软骨稳定性，减少纤维组织和肥大软骨的形成。

另一个重要的研究领域是组织来源的 MSC。成人骨髓 MSC 是用于修复软骨缺损和其他骨骼组织（如骨缺损）的主要候选者[156]。骨髓来源的 MSC 似乎对软骨肥大和骨形成有高倾向性[157,158]，可能不是理想的关节软骨修复的软骨前体细胞。在这方面，与其他组织来源的 MSC（如骨髓和骨膜）相比，滑膜来源的 MSC 在体外形成软骨的优势已有报导[159-161]。使用滑膜来源前体细胞的体内实验数据已经报道其前景，但这些方法的长期疗效仍不清楚[162,163]。

MSC 群体成软骨能力的不同是因为他们胚胎原始组织形成过程中的独特分子程序，小鼠模型的谱系追踪研究证实，关节软骨和滑膜有共有的发育起源，主要来源于在胚胎关节联合处的 Gdf5 阳性细胞[56,92]。

稳定软骨形成展现出非常独特的关节软骨特征，解决方案可能也是使用从关节软骨分离得到的软骨前体细胞，它们在大量培养扩增后仍维持着成软骨能力[164]。一项验证原理的初步研究显示，在山羊模型体内发生软骨缺陷时，软骨前体细胞形成类软骨的组织修复能力不劣于全层软骨细胞[165]。未来需要进行人体研究来证明，与 ACI 样操作中获得的金标准关节软骨来源的软骨细胞相比，MSC 或其他干细胞（前体细胞）群体在临床和结构方面不存在劣势。

在动物模型和人体中使用 MSC 进行关节表面重塑时，从透明样软骨到纤维组织均显示出不同的结构。这一发现推动了使用软骨促进生长因子和智能生物材料等干预措施来支持组织成熟[166]。然而，细胞、生物材料和形态因子的结合方法使得疗效和毒性评估更加复杂，从动物实验到临床应用的道路更加曲折。

应用异体 MSC 的安全性在可接受范围内[167]。关节 MSC 免疫原性的临床前期数据却存在争议，移植干细胞的获得性分化表型可能导致免疫耐受丧失，从而导致细胞排斥[168,169]。

尽管如此，使用异体干细胞可以获得大量干细胞生物产品，现货供应于特定的临床适应证。这种方法能提高细胞治疗的一致性和降低治疗成本，潜在地加速向常规临床应用的转化过程。

骨软骨修复

软骨损伤的再生技术已经在多个高质量的临床研究中进行测试，治疗和修复骨软骨缺损（即关节软骨的损伤深达软骨下骨）仍是一个严峻的问题（详见综述[170]）。确实，关节软骨和软骨下骨均需重建一个新钙化层和潮标，充分与邻近组织整合和对齐。主要挑战在于生物学指导的骨软骨缺陷再生治疗的发展，而非假体。关节假体置换的寿命有限，关节更换有一定的手术挑战性，对于有较高功能需求的年轻患者来说，并非理想治疗手段。

临床上治疗骨软骨缺陷最常用的治疗方法包括清创、骨髓刺激技术如微骨折及骨软骨异体移植。尽管他们在短期内有一些阳性结果，但这些方法是次选的、无法治愈的、有严重缺陷的。这些治疗方法大多只针对症状，较大骨软骨缺损的异体骨移植治疗还会有免疫排异、疾病传播和其他风险问题如供体部位患病率和组织的可获取性等。目前，对于大于 2.5 cm² 的骨软骨缺损临床最常用的修复方法是 ACI，使用一种叫做"三明治"的手术方式。然而，手术结果各异，既不稳定也不可预测。

一些脚手架策略已经用于骨软骨修复的开发和评估，它需要骨、软骨和骨软骨连接处的再生。在骨软骨修复方法的开发中，一个主要目的是高度模仿天然骨软骨组织的梯度结构。最主要的挑战在于创造独特的但能无缝整合的各层，来达到修复关节软骨、钙化软骨和骨的目的[171]。因此，骨软骨 TE 的研究已经从细胞治疗发展为单层脚手架修复，继而构建双相结构，最终到多相结构。经典的是，包含软骨层和骨层的双相材料已在多项研究中被提及并取得一些成功[164,172]。在双相脚手架中，通过将柔性水凝胶填充入硬海绵中制备混合材料。举个例子，有团队[173]成功地开发了一种由纤维蛋白胶填充的聚乳酸-糖醇酯（PLGA）海绵、骨髓 MSC 和 TGF-β1 组成的复合结构，用于体内全层软骨缺损的重塑。兔子模型的体外和体内研究显示，PLGA/纤维蛋白胶/MSC/TGF-β 复合构建是用于骨软骨重塑的一种很好的候选材料[173]。这种双相复合结构为多层脚手架在骨软骨缺损中的应用提供了有利条件。

随着技术进展，更多兴趣转向为具有连续连接口的梯度脚手架，以更真实地模拟自然层次结构。在一项临床试验研究中，一个具有三层纳米结构的胶原-羟基磷灰石构架被应用于膝关节软骨和骨软骨缺损的治疗。这个系统能够通过诱导周围的骨髓干细胞原位再生，这种创新的无细胞方法可转化为临床应

用 [174]。在绵羊模型中，氧化镁 - 羟基磷灰石 - 胶原 Ⅰ 型的类三层复合材料能通过诱导前体细胞如骨髓源性和（或）滑膜源性细胞的选择性分化为成骨和成软骨系，从而促进骨和软骨组织的重塑。这种方法表明，合适的混合脚手架基质具有指导和协调骨和透明样软骨的再生潜力 [174]。其他研究也使用了仿生多层脚手架，更注重潮线的发展（中间层）。例如，羟基磷灰石和胶原蛋白生物混合复合材料，它通过生物激发矿化过程来制备，支持细胞向成骨和软骨系的选择性分化。最后，材料和生物活性信号的连续梯度使得脚手架的复杂性进一步优化，实现更高程度的仿真。连续梯度可以加入药物传输系统（如载药微球）整合的水凝胶中。有团队成功应用这种方法 [173] 整合了重组人（rh）BMP-2 和 rhIGF-1，微囊化于 PLGA 和丝微球结构中，形成海藻酸凝胶和丝海绵的连续浓度梯度。不同载体中各种生长因子的整合使得生长因子的分布具有空间调控性，并对其释放具有时间调控性。

尽管使用与合适的因素和干细胞技术匹配的脚手架似乎是一种更先进的 TE 策略，但这种脚手架的内在复杂性使得其在日常临床应用中展现出了不同程度的技术、调节和经济挑战。此外，治疗方法必须根据许多变量进行调整，包括缺损的大小和位置、患者的年龄，以及从有限负荷的症状缓解到包括体育活动在内的全面功能恢复的明确终点。

骨骼再生

肌骨药物中使得再生疗法最完善的最佳方法是骨骼再生。骨骼在出生后有强大的愈合潜力，这提示我们从原则上讲，所有手段在出生后获得完全组织修复都是可行的，而且不留瘢痕，同时能达到组织的完整性和重塑性。我们需要了解出生后骨折的自然愈合过程以及骨骼愈合出错时如何最佳模拟该愈合过程，正如在延迟的联合和不连骨折，或在大的骨骼缺损修复过程中如血管坏死或骨肿瘤切除后。

骨修复的标准护理是应用自体骨骼移植，通常来源于髂骨。然而，重要的发展是改变了骨骼重构领域的界限，包括生物材料和新技术在设计上的发展和改进，以及这些新生物材料在生产、制作上的发展。虽然这不在本章节介绍的范围内，但足以说骨骼工程的新型生物材料谱很宽，近期的进展也促使了可吸收骨诱导产品的产生，有一些甚至具有骨骼诱导特性

[175]。而后者的特征可以通过由生物活性因子包被的生物材料获得，包括生长因子，如 BMP[46]。BMP 设备不仅使得脊椎整合更稳定且结果更具预测性，最重要的是，它证明了胚胎组织形成过程的再现能使出生后的骨和长骨成功愈合。

虽然有这些进展，我们尚无法治愈患者较大的长骨缺损。鉴于此，我们相信需要一种包含智能和可吸收生物材料的联合植入物，将需要干细胞、前体细胞群和生长因子 [176]。长骨愈合失败通常与缺乏血供及合适的前体细胞群有关。因此组织工程化的活体移植的产生需要提供工具增强移植物的血供并促进细胞存活至成熟。至此，所谓的联合产物（脚手架和细胞，富含生长因子）的结果在一定程度上来说有点令人失望。缺乏这种移植物生产和设计的潜在科学依据可能是其中主要的原因。因此一种称为"发育工程"的拟生态模型被提出并被进一步描述 [177,178]。近期的一些报道已经证实这种方法确实比传统的细胞 - 脚手架方法成功 [158]。

最重要的是，良好的前瞻性多中心临床试验正在进行中（参与构建国际临床试验注册平台和欧盟药物管理当局临床试验 [EUDRACT] 数据库），以便更好地建立不同骨 TE 策略的临床相关性。他们包括直接在长骨不愈合处经皮注射自体或异体骨髓 MSC，以及在长骨不愈合处植入骨髓来源的 MSC 和一种骨代替物（羟基磷灰石 / 磷酸三钙载体）。开发一些更复杂的 TE 技术对这些产品的制造提出了更大的挑战（见参考文献 179）。

其他关节相关结构的再生

关节软骨的损伤通常伴随着其他关节结构的损伤，如半月板、韧带和肌腱等重塑关节稳态的必需结构。有效的关节再生整体策略可以在关节内注射 MSC。在通过切除内侧半月板和前交叉韧带建立的山羊 OA 模型中，注射含有骨髓 MSC 的透明质酸悬浮液，导致半月板样新生组形成，阻止了 OA 的进展 [180]。在大鼠模型的关节腔内注射滑膜来源的 MSC 同样促进了半月板再生 [181,182]。最近，一项概念验证的 Ⅰ 、Ⅱ 期临床研究评估了关节内注射自体脂肪源性 MSC 治疗膝关节 OA 的安全性和有效性。Ⅰ 期研究包括 3 个递增剂量队列，每个剂量组有 3 名患者，Ⅱ 期研究包含 9 名患者接受高剂量治疗（1.0×10^8 MSC）。主要

结果是 6 个月时的安全性和西安大略和麦克马斯特大学关节炎指数（WOMAC），次要结果包括临床、影像学、关节镜和组织学评估。在骨关节炎的膝关节内注射 MSC 能改善膝关节的功能及疼痛，无不良反应，并减少了因透明质骨样关节软骨的再生导致的软骨缺损[183]。

对 I、II 期临床试验的系统评价得出结论，从骨髓或脂肪组织中获得并通过关节内注射到膝部的 MSC 总体较安全且耐受性良好。MSC 可以改善膝关节的疼痛和功能，而且一些组织学数据表明有透明状软骨修复组织的形成[184,185]。纳入 11 项 MSC 治疗膝关节 OA 的小型研究的荟萃分析中，总共包括 582 例膝关节 OA 患者，报告了一系列临床结局指标的改善[186]。

大多数研究使用了自体细胞，但同种异体 MSC 似乎也是安全的[187,188]。它们的使用将允许 MSC 制剂的大规模生产，从而提高细胞治疗的一致性。为了降低因扩大培养而导致的成本和变异性，正在探索用新鲜骨髓抽吸浓缩物作为用于关节内传输的自体细胞的现成来源，目前已在 25 名膝关节 OA 患者中被证明是安全的[189]。从新鲜骨髓抽吸物中富集临床级 CD271+ MSC 的方案正在开发中[190]，但仍需评估临床可行性。

MSC 的作用机制尚不清楚。因为注射的 MSC 似乎并不直接促进关节组织修复，而是主要通过旁分泌信号介导组织修复。在这方面，最近的研究报告称，MSC 衍生的细胞外囊泡（从细胞中释放出来的小颗粒，含有生物活性信号分子）可以促进软骨修复并预防 OA 诱导的软骨退化[108,191,192]。

总之，细胞疗法似乎是安全的。然而，需要大型、随机、对照研究来证明其疗效。各临床研究间的比较将需要细胞产品制造和传输，以及通过分层目标患者群体定义的标准化[193]。

半月板

半月板的愈合潜力非常差，主要是因为其血管分布仅限于组织的外 1/3[194]。现在很少开展半月板次全切除术或全切除术，因为该手术是发展为 OA 的高风险因素，但对于有症状的患者，部分半月板切除术是必要的。用无细胞生物材料代替部分半月板依赖于关节内环境中宿主细胞对于脚手架的再填充。胶原半月板植入物（ReGen Biologics，Franklin Lakes，N.J.）

是临床用于半月板组织的第一个再生手段[195-197]。一系列非对照病例报道了 10 年随访中疼痛和功能的改善[148]。尽管在临床上广泛应用，但没有随机对照研究支持将植入半月板作为临床的常规实践。Actifit（Orteq Ltd，London）半月板植入物是一种以聚氨酯-聚己酸酯合成的半月板替代物，用于部分半月板缺陷[199]，但其安全性和疗效有待进一步的观察。

半月板移植对于有症状的、全半月板切除及累及双膝关节的患者是一种有效的短期选择[200]。该手术的局限性包括组织可用性、移植物尺寸，以及免疫排斥和疾病传播的风险。同种异体骨的固定也是一个很大的挑战。

再生医学具有重塑半月板纤维软骨解剖和功能的潜力。已经有一些细胞种类在半月板 TE 中进行评估，包括半月板切除后的半月板细胞，关节、肋骨和鼻软骨细胞，MSC 和胚胎干细胞（详见参考文献 201）。把他们植入天然的或者合成的生物材料中，预期具有生物相容性、生物降解性、生物指导性（若无细胞成分，可促进细胞分化和细胞迁移）、仿生学性（模拟天然半月板的结构和生物力学）、抗机械力、多孔性（有利于营养物质扩散）及方便外科医生使用等诸多优点。天然材料（如小肠黏膜下层[202]和无细胞的猪半月板组织[203]）具有很高的生物相容性，但不具有形状多样化和足够的起始机械性能。分离的组织成分，如胶原蛋白和蛋白聚糖，使客户定制的具有高生物相容性脚手架产品成为可能[204]。然而，这些脚手架具有低生物力学性能和生物降解快的特性，长度通常也不足以完全代替新形成的组织[201]。合成聚合物（如聚乙醇酸 [PGA] 和聚乳酸 [PLA]）可根据客户要求的形状、孔隙度和生物力学性能来制作，并使用丝纤维蛋白等生物聚合物来改善生物相容性和生物降解性[205]。一个可能的解决方案是将具有高生物相容性的天然聚合物和具有优良机械强度和易于剪裁的合成聚合物整合在一起[206]。

一个吸引人的策略是使用水凝胶材料[157]，因为它们的半流体性质允许他们从医学影像（如 CT）上获得工程解剖几何形状[208]。

近期，在一个正常的兔子模型中，将 MSC 植入透明质酸-胶原制成的脚手架中用来修复临界大小的半月板缺损[209]。尽管工程组织比无细胞脚手架在修复半月板方面具有更好的再生能力，但装载细胞的移植无法重塑一个正常的半月板[209]。未培养的骨髓细

胞在透明质酸 - 胶原复合基质中能刺激完整半月板样修复组织的形成[210]，表明一步法在部分半月板 TE 的可行性。

总体半月板 TE 为同种异体移植提供了另一种选择，以解决获取性、移植物尺寸和免疫反应的问题。在兔半月板切除模型中，植入含有同种异体半月板细胞的 PGA-PLGA 脚手架最终形成在组织学上类似正常半月板的组织[211]。在正常绵羊模型中，将自体扩增的关节滑膜细胞移植到透明质酸 - 胶原复合物中，也得到了类似的有希望的结果[206]。一项研究[205]报道了一种基于三层丝纤维蛋白脚手脚的 TE 半月板，该支架的外层含有培养扩增的人成纤维细胞，内层含有软骨细胞。该作者还报道了使用这种三层脚手架植入培养扩增的人类 MSC，在体外显示了天然组织结构和压缩特性[212]。

尽管进行了广泛的临床前和临床观察，目前没有一项策略证实能再生一个有功能的、持久性的半月板组织并重塑膝关节稳态的能力。在细胞生物学、生物材料科学和生物工程（如生物反应器）方面的进展推动着临床相关性及可行性的半月板再生技术的发展。

肌腱

常见的肌腱损伤包括肩袖、跟腱和手外展肌腱的撕裂。目前，他们可以通过外科修复和（或）保守方式治疗。不幸的是，目前的治疗策略无法使修复的肌腱恢复天然肌腱的功能、结构和生化特性。目前已经尝试了使用血小板富集的血浆来修复肌腱，这是一种与伤口修复有关自体来源的浓缩生长因子[213]。目前已经发现很多生长因子在肌腱修复中发挥作用，将这些生长因子 [如 IGF-1、TGF-β 或 GDF-5（BMP-14）] 应用于临床肌腱修复仍然是一个挑战[214]。

在一些严重肌腱损伤的病例中，外科手术治疗可能需要用到自体、异体、异种移植物或假体材料来修复或替换损伤的肌腱。不满意的临床结局和高失败率[215]促进了 TE 技术的发展。关于使用细胞类型的选择，自体肌腱细胞的获取可能导致肌腱二次损伤，故考虑使用皮肤成纤维细胞，因为他们容易获得且不导致主要供区受累[216]。在最近的一项临床研究中，注射用自体血浆溶解的皮肤成纤维细胞可以改善难治性髌骨肌腱病变的愈合情况[217]。MSC 是另一种有希望的肌腱 TE 细胞来源。在兔模型中，骨髓 MSC 植入的 PGA 板片与无细胞的 PGA 脚手架相比，前者机械

强度更大[218]。在肌腱中也发现了干细胞[219]。与单独的纤维蛋白胶相比，含有肌腱来源干细胞的纤维蛋白胶更能促进肌腱在组织学和生物力学上的修复[220]。自体细胞的分离显示与供体部位发病率和肌腱细胞一致的潜在优势。

用于肌腱 TE 的三种主要脚手架分别为天然肌腱基质、合成聚合物、天然蛋白质衍生物。尖端处理方案使得无细胞肌腱脚手架能够保持与天然肌腱组织相似的生物力学性能[221]。此外，许多 ECM 蛋白和生长因子保存于无细胞肌腱中[222]，提示这些脚手架具有潜在的生物功能。合成聚合物（如 PGA 和聚 -L-乳酸）已被投入使用，但具有局限性，包括缺乏细胞黏附的生化基序以及无调节细胞活性的能力[223]。由天然蛋白质及其衍生物制成的脚手架可能可以解决这些问题。因为肌腱 ECM 主要由 I 型胶原构成，而基于胶原衍生物的脚手架具有良好的生物相容性，在支撑细胞黏附和细胞增殖方面的生物功能性也强于聚酯材料。

在对肌腱发育和天然愈合的分子机制更深认识的基础上，再加上生物材料和纳米技术的进展，使得复制更接近天然组织，对生长因子的传递具有更高的时空分辨率和特异性[224]，使得组织工程复制肌腱形态以进行修复。肌腱植入骨仍然是一项挑战。

通过诱导、增强天然愈合应答来实现再生的可能性也引起了研究者的兴趣。这一目标可以通过使用能在特异时间传递细胞因子的现有生物材料来募集内源性细胞，以达到通过直接修复来恢复天然组织的解剖和功能的目的[225]。应用生物物理仪器（如低频脉冲超声）[226]也有望促进内源性修复，并改善愈合中的肌腱 - 骨附着处的机械特性。

关节炎中的再生医学和组织工程

当我们开始理解内在组织应答机制时，并尝试通过增强组织修复以对抗破坏过程，一种新的治疗手段产生了，靶向"经典"药物措施，如蛋白治疗和小分子干扰修复机制的发展。然而，这些措施仍远远不够，也不够靶向，因此可能需要更全面的手段。鉴于此，目前已经在探索细胞疗法和联合产物。确实细胞疗法将从很多方面影响局部过程，因为细胞群能被加工，从而传递一系列分泌信号，也称为分泌腺，它可能会影响疾病的局部进展。相反，微环境会影响细胞

产物并进一步影响分泌产物，它们是如何与环境互相作用的包括移植、增殖、分化、组织整合及重塑等也逐渐明朗[227]。因此，如果再生医学和细胞疗法要取得成功，尤其是在疾病中，我们必须能够评估并量化微环境以及无细胞产品和微环境，尤其是免疫系统之间的相互作用。这一点也说明了个性化医疗的重要性，为了使再生医学手段成功且具有高性价比，识别高危患者并预测治疗应答将会很重要。

在慢性关节病中，已经在开始探索不同的细胞治疗手段，大多数数据与成人 MSC 的应用相关。原理循证研究已经明确了适应证的原则。对于炎症性疾病（如 RA）和其他自身免疫性疾病，细胞疗法的免疫抑制和免疫调节效应对于疾病活动度的控制有效[228]，但此应用超出了本章讨论范围。

增强组织修复的细胞疗法已经在外伤后动物 OA 模型中得以广泛探索[180]。MSC 也已经在 OA 患者中进行探索[153,229-233]。在 OA 中影响疾病进程的机制似乎各异，正如之前所讨论的，包括所谓的风暴效应、免疫抑制和抗炎症效应，其中细胞移植对于局部组织形成有效可使得半月板及软骨得以修复[181,344]。因为细胞疗法有以上所有这些潜在作用，合理处理的细胞产物可能可以重塑关节稳态，从而预防 OA 的进展。

结论

再生医学方法给全科医学领域特别是肌肉关节疾病领域带来了振奋人心的新机会。在骨科，细胞组织修复已进入研究领域和日常医疗实践。可注射或关节镜下植入的再生生物制剂的发展即将把再生医学引入风湿病学专家的治疗选择中。这些选择不限于关节表面损伤的修复，还包括软骨和骨软骨缺陷、难以再生愈合的骨折、受损韧带结构的修复，并制造各种现成的骨骼组织结构，如骨、韧带、半月板和其他关节组织的可用零件。这些再生疗法将不仅用于关节和骨骼组织的创伤后损伤，也用于炎症（后）和骨关节炎。

最终，植入具有完全组织整合和重塑潜能的生物假体是一个理想的目标，目前已经有原理循证研究显示这样的假体是可以实现的[235,236]。为了使其达到更稳健及可预测的模式，我们需要改变策略，使用仿生工程的方法[177,178]。我们提出发育工程这一术语来为这种具有健全、高度调控的生产过程的理性精准设计。生物学家和工程师之间的紧密配合将加速 TE 发展。事实上，实现这些目标需要生物反应器、生物传感器和三维（3D）生物打印等新颖的技术。

舞台已经搭好，现在就看生物医学 TE 团体如何打破人体生物零件制造的界限了。预期肌肉骨骼系统以及骨骼疾病的患者将会从这种策略中获益。

尽管组织修复、再生在肌肉骨骼系统中取得了很大进展，但这些技术还未能投入日常使用，因为一些国家的卫生保健系统不提供补偿。这与这类操作的高花费有关，性价比目前还是个关键问题。瑞典的一项研究显示，当将减少残疾、旷工和其他间接费用考虑进在内时[237]，再生治疗具有卫生经济效益。

另外，一些新兴的方法包括：①利用异体细胞来源如干细胞；②通过使用生物活性分子和（或）无细胞装置来利用内源性修复机制和稳态途径；③物理干预，如关节牵引[238]，通过临时减少机械损伤来建立修复机制。

在目前阶段，我们已经获得了令人信服的证据，提示肌肉骨骼再生医学具有长期甚至终生治疗的潜力。但本章也提出并描述了我们面临的挑战。随着有关促进组织破坏和修复、疾病进展和稳态的分子和细胞基础认识的日益增长，药物干预、潜在生物学标志物和新一代先进临床治疗药物具有越来越多的靶点。最后，升级策略和新的使能技术（例如用于组织组装的 3D 生物打印）为大型活体植入物的生产提供了有希望的基础。虽然已经实现了重要的里程碑，但这只是激动人心的旅程的开始，最好的还在未来！

Full references for this chapter can be found on ExpertConsult.com.

参考文献

1. Luyten FR, Lories RJU, Verschueren P, et al.: Contemporary concepts of inflammation, damage and repair in rheumatic diseases, *Best Pract Res Cl Rh* 20(5):829–848, 2006.
2. Abnave P, Ghigo E: Role of the immune system in regeneration and its dynamic interplay with adult stem cells, *Semin Cell Dev Biol* 87:160–168, 2018.
3. Mariani FV: Proximal to distal patterning during limb development and regeneration: a review of converging disciplines, *Regen Med* 5(3):451–462, 2010.
4. Leucht P, Minear S, Ten Berge D, et al.: Translating insights from development into regenerative medicine: the function of Wnts in bone biology, *Seminars in Cell & Developmental Biology* 19(5):434–443, 2008.
5. Stoick-Cooper CL, Moon RT, Weidinger G: Advances in signaling

in vertebrate regeneration as a prelude to regenerative medicine, *Gene Dev* 21(11):1292–1315, 2007.

6. Hunter W: Of the structure and disease of articulating cartilages (Reprinted from Philos-Trans-R-Soc-Lond, Vol 42, Pg 514-521, 1743), *Clin Orthop Relat R*(317)3–6, 1995.

7. Dell'accio F, Vincent TL: Joint surface defects: clinical course and cellular response in spontaneous and experimental lesions, *Eur Cells Mater* 20:210–217, 2010.

8. Ding CH, Cicuttini FM, Scott F, et al.: Natural history of knee cartilage defects and factors affecting change, *Arch Intern Med* 166(6):651–658, 2006.

9. Ding CH, Cicuttini FM, Scott F, et al.: The genetic contribution and relevance of knee cartilage defects: case-control and sib-pair studies, *Journal of Rheumatology* 32(10):1937–1942, 2005.

10. Davies-Tuck ML, Wluka A, Wang Y, et al.: The natural history of bone marrow lesions in community-based adults with no clinical knee osteoarthritis, *Annals of the Rheumatic Diseases* 68(6):904–908, 2009.

11. Wluka A, Wang Y, Davies-Tuck M, et al.: Bone marrow lesions predict progression of cartilage defects and loss of cartilage volume in healthy middle-aged adults without knee pain over 2 yrs, *Rheumatology* 47(9):1392–1396, 2008.

12. Zhai GJ, Ding CH, Stankovich J, et al.: The genetic contribution to longitudinal changes in knee structure and muscle strength—a sibpair study, *Arthritis Rheum-Us.* 52(9):2830–2834, 2005.

13. Reynard LN, Loughlin J: The genetics and functional analysis of primary osteoarthritis susceptibility, *Expert Rev Mol Med* 15, 2013.

14. Chapman K, Valdes AM: Genetic factors in OA pathogenesis, *Bone* 51(2):258–264, 2012.

15. Eltawil NM, De Bari C, Achan P, et al.: A novel in vivo murine model of cartilage regeneration. Age and strain-dependent outcome after joint surface injury, *Osteoarthr Cartilage* 17(6):695–704, 2009.

16. Rai MF, Hashimoto S, Johnson EE, et al.: Heritability of articular cartilage regeneration and its association with ear wound healing in mice, *Arthritis Rheum-Us.* 64(7):2300–2310, 2012.

17. Ding C, Cicuttini FM, Jones G: Tibial subchondral bone size and knee cartilage defects: relevance to knee osteoarthritis, *Osteoarthr Cartilage* 15(5):479–486, 2007.

18. Baker-LePain JC, Lane NE: Relationship between joint shape and the development of osteoarthritis, *Curr Opin Rheumatol* 22(5):538–543, 2010.

19. Buckwalter JA, Saltzman C, Brown T: The impact of osteoarthritis—implications for research, *Clin Orthop Relat R* 427:S6–S15, 2004.

20. Loughlin J, Dowling B, Chapman K, et al.: Functional variants within the secreted frizzled-related protein 3 gene are associated with hip osteoarthritis in females, *P Natl Acad Sci USA* 101(26):9757–9762, 2004.

21. Lories RJ, Boonen S, Peeters J, et al.: Evidence for a differential association of the Arg200Trp single-nucleotide polymorphism in FRZB with hip osteoarthritis and osteoporosis, *Rheumatology* 45(1):113–114, 2006.

22. Lories RJU, Peeters J, Bakker A, et al.: Articular cartilage and biomechanical properties of the long bones in Frzb-knockout mice, *Arthritis Rheum-Us.* 56(12):4095–4103, 2007.

23. Cheverud JM, Lawson HA, Bouckaert K, et al.: Fine-mapping quantitative trait loci affecting murine external ear tissue regeneration in the LG/J by SM/J advanced intercross line, *Heredity* 112(5):508–518, 2014.

24. Monteagudo S, Lories RJ: A notch in the joint that exacerbates osteoarthritis, *Nat Rev Rheumatol* 14(10):563–564, 2018.

25. Chung UI, Schipani E, McMahon AP, et al.: Indian hedgehog couples chondrogenesis to osteogenesis in endochondral bone development, *J Clin Invest* 107(3):295–304, 2001.

26. Guo J, Chung U, Kondo H, et al.: The PTH/PTHrP receptor can delay chondrocyte hypertrophy in vivo without activating phospholipase C, *Dev Cell* 3(2):183–194, 2002.

27. Kobayashi T, Chung UI, Schipani E, et al.: PTHrP and Indian hedgehog control differentiation of growth plate chondrocytes at multiple steps, *Development* 129(12):2977–2986, 2002.

28. Vortkamp A, Lee K, Lanske B, et al.: Regulation of rate of cartilage differentiation by Indian hedgehog and PTH-related protein, *Science* 273(5275):613–622, 1996.

29. Anraku Y, Mizuta H, Sei A, et al.: Analyses of early events during chondrogenic repair in rat full-thickness articular cartilage defects, *J Bone Miner Metab* 27(3):272–286, 2009.

30. Saito T, Fukai A, Mabuchi A, et al.: Transcriptional regulation of endochondral ossification by HIF-2 alpha during skeletal growth and osteoarthritis development, *Nat Med* 16(6):678–686, 2010.

31. Yang S, Kim J, Ryu JH, et al.: Hypoxia-inducible factor-2 alpha is a catabolic regulator of osteoarthritic cartilage destruction, *Nat Med* 16(6):687–693, 2010.

32. Sampson ER, Hilton MJ, Tian Y, et al.: Teriparatide as a chondroregenerative therapy for injury-induced osteoarthritis, *Sci Transl Med* 3(101), 2011.

33. Reginster JY, Badurski J, Bellamy N, et al.: Efficacy and safety of strontium ranelate in the treatment of knee osteoarthritis: results of a double-blind, randomised placebo-controlled trial, *Annals of the Rheumatic Diseases* 72(2):179–186, 2013.

34. Pelletier JP, Kapoor M, Fahmi H, et al.: Strontium ranelate reduces the progression of experimental dog osteoarthritis by inhibiting the expression of key proteases in cartilage and of IL-1 beta in the synovium, *Annals of the Rheumatic Diseases* 72(2):250–257, 2013.

35. Yu DG, Ding HF, Mao YQ, et al.: Strontium ranelate reduces cartilage degeneration and subchondral bone remodeling in rat osteoarthritis model, *Acta Pharmacol Sin* 34(3):393–402, 2013.

36. Davidson ENB, van der Kraan PM, van den Berg WB: TGF-beta and osteoarthritis, *Osteoarthr Cartilage* 15(6):597–604, 2007.

37. van Beuningen HM, Glansbeek HL, van der Kraan PM, et al.: Osteoarthritis-like changes in the murine knee joint resulting from intra-articular transforming growth factor-beta injections, *Osteoarthritis Cartilage* 8(1):25–33, 2000.

38. Chen R, Mian M, Fu M, et al.: Attenuation of the progression of articular cartilage degeneration by inhibition of TGF-beta1 signaling in a mouse model of osteoarthritis, *Am J Pathol* 185(11):2875–2885, 2015.

39. Zhen G, Wen C, Jia X, et al.: Inhibition of TGF-beta signaling in mesenchymal stem cells of subchondral bone attenuates osteoarthritis, *Nat Med* 19(6):704–712, 2013.

40. Xie L, Tintani F, Wang X, et al.: Systemic neutralization of TGF-beta attenuates osteoarthritis, *Ann N Y Acad Sci* 1376(1):53–64, 2016.

41. Lories RJU, Derese I, Ceuppens JL, et al.: Bone morphogenetic proteins 2 and 6, expressed in arthritic synovium, are regulated by proinflammatory cytokines and differentially modulate fibroblast-like synoviocyte apoptosis, *Arthritis Rheum-Us.* 48(10):2807–2818, 2003.

42. Chubinskaya S, Hurtig M, Rueger DC: OP-1/BMP-7 in cartilage repair, *Int Orthop* 31(6):773–781, 2007.

43. van der Kraan PM, Davidson ENB, Blom A, et al.: TGF-beta signaling in chondrocyte terminal differentiation and osteoarthritis modulation and integration of signaling pathways through receptor-Smads, *Osteoarthr Cartilage* 17(12):1539–1545, 2009.

44. Hong CC, Yu PB: Applications of small molecule BMP inhibitors in physiology and disease, *Cytokine Growth F R* 20(5-6):409–418, 2009.

45. Garrison KR, Shemilt I, Donell S, et al.: Bone morphogenetic protein (BMP) for fracture healing in adults, *Cochrane Db Syst Rev* 6, 2010.

46. Giannoudis PV, Einhorn TA: Bone morphogenetic proteins in musculoskeletal medicine, *Injury* 40:1–3, 2009.

47. Valverde-Franco G, Binette JS, Li W, et al.: Defects in articular cartilage metabolism and early arthritis in fibroblast growth factor receptor 3 deficient mice, *Hum Mol Genet* 15(11):1783–1792, 2006.

48. Haque T, Amako M, Nakada S, et al.: An immunohistochemical analysis of the temporal and spatial expression of growth factors FGF 1, 2 and 18, IGF 1 and 2, and TGF beta 1 during distraction osteogenesis, *Histol Histopathol* 22(2):119–128, 2007.

49. Moore EE, Bendele AM, Thompson DL, et al.: Fibroblast growth

factor-18 stimulates chondrogenesis and cartilage repair in a rat model of injury-induced osteoarthritis, *Osteoarthritis Cartilage* 13(7):623–631, 2005.

50. Reinhold MI, Abe M, Kapadia RM, et al.: FGF18 represses noggin expression and is induced by calcineurin, *J Biol Chem* 279(37):38209–38219, 2004.

51. Luyten FP, Tylzanowski P, Lories RJ: Wnt signaling and osteoarthritis, *Bone* 44(4):522–527, 2009.

52. Hartmann C, Tabin CJ: Wnt-14 plays a pivotal role in inducing synovial joint formation in the developing appendicular skeleton, *Cell* 104(3):341–351, 2001.

53. Guo X, Day TF, Jiang X, et al.: Wnt/beta-catenin signaling is sufficient and necessary for synovial joint formation, *Genes Dev* 18(19):2404–2417, 2004.

54. Yasuhara R, Ohta Y, Yuasa T, et al.: Roles of beta-catenin signaling in phenotypic expression and proliferation of articular cartilage superficial zone cells, *Lab Invest* 91(12):1739–1752, 2011.

55. Tamamura Y, Otani T, Kanatani N, et al.: Developmental regulation of Wnt/beta-catenin signals is required for growth plate assembly, cartilage integrity, and endochondral ossification, *J Biol Chem* 280(19):19185–19195, 2005.

56. Koyama E, Shibukawa Y, Nagayama M, et al.: A distinct cohort of progenitor cells participates in synovial joint and articular cartilage formation during mouse limb skeletogenesis, *Dev Biol* 316(1):62–73, 2008.

57. Zhu M, Tang DZ, Wu QQ, et al.: Activation of beta-catenin signaling in articular chondrocytes leads to osteoarthritis-like phenotype in adult beta-catenin conditional activation mice, *J Bone Miner Res* 24(1):12–21, 2009.

58. Enomoto-Iwamoto M, Kitagaki J, Koyama E, et al.: The Wnt antagonist Frzb-1 regulates chondrocyte maturation and long bone development during limb skeletogenesis, *Dev Biol* 251(1):142–156, 2002.

59. Lories RJ, Derese I, Luyten FP: Deletion of frizzled related protein (Frzb) reduces severity of ankylosis in a mouse model of spondyloarthritis, *Arthritis Rheum-Us.* 58(9):S347–S348, 2008.

60. Kiel MJ, Acar M, Radice GL, et al.: Hematopoietic stem cells do not depend on n-cadherin to regulate their maintenance, *Cell Stem Cell* 4(2):170–179, 2009.

61. Zhu M, Chen M, Zuscik M, et al.: Inhibition of beta-catenin signaling in articular chondrocytes results in articular cartilage destruction, *Arthritis Rheum-Us.* 58(7):2053–2064, 2008.

62. Yuasa T, Kondo N, Yasuhara R, et al.: Transient activation of Wnt/beta-catenin signaling induces abnormal growth plate closure and articular cartilage thickening in postnatal mice, *Am J Pathol* 175(5):1993–2003, 2009.

63. Diarra D, Stolina M, Polzer K, et al.: Dickkopf-1 is a master regulator of joint remodeling, *Nat Med* 13(2):156–163, 2007.

64. Kronke G, Uderhardt S, Kim KA, et al.: R-spondin 1 protects against inflammatory bone damage during murine arthritis by modulating the Wnt pathway, *Arthritis Rheum-Us.* 62(8):2303–2312, 2010.

65. Kawakami Y, Esteban CR, Raya M, et al.: Wnt/beta-catenin signaling regulates vertebrate limb regeneration, *Gene Dev* 20(23):3232–3237, 2006.

66. Nalesso G, Sherwood J, Bertrand J, et al.: WNT-3A modulates articular chondrocyte phenotype by activating both canonical and noncanonical pathways, *J Cell Biol* 193(3):551–564, 2011.

67. Nalesso G, Thomas BL, Sherwood JC, et al.: WNT16 antagonises excessive canonical WNT activation and protects cartilage in osteoarthritis, *Ann Rheum Dis* 76(1):218–226, 2017.

68. Monteagudo S, Lories RJ: Cushioning the cartilage: a canonical Wnt restricting matter, *Nat Rev Rheumatol* 13(11):670–681, 2017.

69. Luyten FP, Hascall VC, Nissley SP, et al.: Insulin-like growth-factors maintain steady-state metabolism of proteoglycans in bovine articular-cartilage explants, *Arch Biochem Biophys* 267(2):416–425, 1988.

70. Dart AJ, Little CB, Hughes CE, et al.: Recombinant equine growth hormone administration: effects on synovial fluid biomarkers and cartilage metabolism in horses, *Equine Vet J* 35(3):302–307, 2003.

71. Nemirovskiy O, Zheng YJ, Tung D, et al.: Pharmacokinetic/pharmacodynamic (PK/PD) differentiation of native and PEGylated recombinant human growth hormone (rhGH and PEG-rhGH) in the rat model of osteoarthritis, *Xenobiotica* 40(8):586–592, 2010.

72. Denko CW, Malemud CJ: Role of the growth hormone/insulin-like growth factor-1 paracrine axis in rheumatic diseases, *Semin Arthritis Rheu* 35(1):24–34, 2005.

73. Fuchs E, Tumbar T, Guasch G: Socializing with the neighbors: stem cells and their niche, *Cell* 116(6):769–778, 2004.

74. Augello A, Kurth TB, De Bari C: Mesenchymal stem cells: a perspective from in vitro cultures to in vivo migration and niches, *Eur Cells Mater* 20:121–133, 2010.

75. Crisan M, Yap S, Casteilla L, et al.: A perivascular origin for mesenchymal stem cells in multiple human organs, *Cell Stem Cell* 3(3):301–313, 2008.

76. Meirelles LD, Caplan AI, Nardi NB: In search of the in vivo identity of mesenchymal stem cells, *Stem Cells* 26(9):2287–2299, 2008.

77. Barbero A, Ploegert S, Heberer M, et al.: Plasticity of clonal populations of dedifferentiated adult human articular chondrocytes, *Arthritis Rheum-Us.* 48(5):1315–1325, 2003.

78. Dell'Accio F, De Bari C, Luyten FP: Microenvironment and phenotypic stability specify tissue formation by human articular cartilage-derived cells in vivo, *Exp Cell Res* 287(1):16–27, 2003.

79. Dowthwaite GP, Bishop JC, Redman SN, et al.: The surface of articular cartilage contains a progenitor cell population, *J Cell Sci* 117(6):889–897, 2004.

80. McGonagle D, Baboolal TG, Jones E: Native joint-resident mesenchymal stem cells for cartilage repair in osteoarthritis, *Nat Rev Rheumatol* 13(12):719–730, 2017.

81. Kurth TB, Dell'accio F, Crouch V, et al.: Functional mesenchymal stem cell niches in adult mouse knee joint synovium in vivo, *Arthritis Rheum* 63(5):1289–1300, 2011.

82. Morikawa S, Mabuchi Y, Kubota Y, et al.: Prospective identification, isolation, and systemic transplantation of multipotent mesenchymal stem cells in murine bone marrow, *J Exp Med* 206(11):2483–2496, 2009.

83. Park BW, Kang EJ, Byun JH, et al.: In vitro and in vivo osteogenesis of human mesenchymal stem cells derived from skin, bone marrow and dental follicle tissues, *Differentiation* 83(5):249–259, 2012.

84. Mendez-Ferrer S, Michurina TV, Ferraro F, et al.: Mesenchymal and haematopoietic stem cells form a unique bone marrow niche, *Nature* 466(7308):829–U59, 2010.

85. Isern J, Garcia-Garcia A, Martin AM, et al.: The neural crest is a source of mesenchymal stem cells with specialized hematopoietic stem-cell-niche function, *Elife* 3, 2014.

86. Ding L, Saunders TL, Enikolopov G, et al.: Endothelial and perivascular cells maintain haematopoietic stem cells, *Nature* 481(7382):457–462, 2012.

87. Zhou BO, Yue R, Murphy MM, et al.: Leptin-receptor-expressing mesenchymal stromal cells represent the main source of bone formed by adult bone marrow, *Cell Stem Cell* 15(2):154–168, 2014.

88. Worthley DL, Churchill M, Compton JT, et al.: Gremlin 1 identifies a skeletal stem cell with bone, cartilage, and reticular stromal potential, *Cell* 160(1-2):269–284, 2015.

89. Chan CK, Seo EY, Chen JY, et al.: Identification and specification of the mouse skeletal stem cell, *Cell* 160(1-2):285–298, 2015.

90. Chan CKF, Gulati GS, Sinha R, et al.: Identification of the human skeletal stem cell, *Cell* 175(1):43–56 e21, 2018.

91. Debnath S, Yallowitz AR, McCormick J, et al.: Discovery of a periosteal stem cell mediating intramembranous bone formation, *Nature* 562(7725):133–139, 2018.

92. Rountree RB, Schoor M, Chen H, et al.: BMP receptor signaling is required for postnatal maintenance of articular cartilage, *PLoS Biol* 2(11):e355, 2004.

93. Chen H, Capellini TD, Schoor M, et al.: Heads, shoulders, elbows, knees, and toes: modular Gdf5 enhancers control different joints in the vertebrate skeleton, *PLoS Genet* 12(11):e1006454, 2016.

94. Roelofs AJ, Zupan J, Riemen AHK, et al.: Joint morphogenetic cells in the adult mammalian synovium, *Nat Commun* 8, 2017.

95. Dell'Accio F, Vanlauwe J, Bellemans J, et al.: Expanded phenotypically stable chondrocytes persist in the repair tissue and contribute to cartilage matrix formation and structural integration in a goat

model of autologous chondrocyte implantation (vol 21, pg 123, 2003), *J Orthop Res* 21(3):572, 2003.

96. Kozhemyakina E, Zhang M, Ionescu A, et al.: Identification of a Prg4-expressing articular cartilage progenitor cell population in mice, *Arthritis Rheumatol* 67(5):1261–1273, 2015.

97. Li L, Newton PT, Bouderlique T, et al.: Superficial cells are self-renewing chondrocyte progenitors, which form the articular cartilage in juvenile mice, *Faseb J* 31(3):1067–1084, 2017.

98. Decker RS, Um HB, Dyment NA, et al.: Cell origin, volume and arrangement are drivers of articular cartilage formation, morphogenesis and response to injury in mouse limbs, *Dev Biol* 426(1):56–68, 2017.

99. Hunziker EB, Rosenberg LC: Repair of partial-thickness defects in articular cartilage: cell recruitment from the synovial membrane, *J Bone Joint Surg Am* 78a(5):721–733, 1996.

100. Jones EA, English A, Henshaw K, et al.: Enumeration and phenotypic characterization of synovial fluid multipotential mesenchymal progenitor cells in inflammatory and degenerative arthritis, *Arthritis Rheum-Us.* 50(3):817–827, 2004.

101. Jones EA, Crawford A, English A, et al.: Synovial fluid mesenchymal stem cells in health and early osteoarthritis—detection and functional evaluation at the single-cell level, *Arthritis Rheum-Us.* 58(6):1731–1740, 2008.

102. Sekiya I, Ojima M, Suzuki S, et al.: Human mesenchymal stem cells in synovial fluid increase in the knee with degenerated cartilage and osteoarthritis, *J Orthop Res* 30(6):943–949, 2012.

103. Campbell TM, Churchman SM, Gomez A, et al.: Mesenchymal stem cell alterations in bone marrow lesions in patients with hip osteoarthritis, *Arthritis Rheumatol* 68(7):1648–1659, 2016.

104. Fellows CR, Williams R, Davies IR, et al.: Characterisation of a divergent progenitor cell sub-populations in human osteoarthritic cartilage: the role of telomere erosion and replicative senescence, *Sci Rep-Uk* 7, 2017.

105. Kovtun A, Messerer DAC, Scharffetter-Kochanek K, et al.: Neutrophils in tissue trauma of the skin, bone, and lung: two sides of the same coin, *J Immunol Res*, 2018.

106. Headland SE, Jones HR, Norling LV, et al.: Neutrophil-derived microvesicles enter cartilage and protect the joint in inflammatory arthritis, *Sci Transl Med* 7(315):315ra190, 2015.

107. Chan JK, Glass GE, Ersek A, et al.: Low-dose TNF augments fracture healing in normal and osteoporotic bone by up-regulating the innate immune response, *EMBO Mol Med* 7(5):547–561, 2015.

108. Zhang S, Chuah SJ, Lai RC, et al.: MSC exosomes mediate cartilage repair by enhancing proliferation, attenuating apoptosis and modulating immune reactivity, *Biomaterials* 156:16–27, 2018.

109. Li JT, Tan J, Martino MM, et al.: Regulatory t-cells: potential regulator of tissue repair and regeneration, *Front Immunol* 9:585, 2018.

110. Zachar L, Bacenkova D, Rosocha J: Activation, homing, and role of the mesenchymal stem cells in the inflammatory environment, *J Inflamm Res* 9:231–240, 2016.

111. Qi K, Li N, Zhang ZY, et al.: Tissue regeneration: the crosstalk between mesenchymal stem cells and immune response, *Cell Immunol* 326:86–93, 2018.

112. Verzijl N, DeGroot J, Thorpe SR, et al.: Effect of collagen turnover on the accumulation of advanced glycation end products, *J Biol Chem* 275(50):39027–39031, 2000.

113. Johnson K, Zhu ST, Tremblay MS, et al.: A stem cell-based approach to cartilage repair, *Science* 336(6082):717–721, 2012.

114. Bi WM, Deng JM, Zhang ZP, et al.: Sox9 is required for cartilage formation, *Nat Genet* 22(1):85–89, 1999.

115. Han Y, Lefebvre V: L-Sox5 and Sox6 drive expression of the aggrecan gene in cartilage by securing binding of Sox9 to a far-upstream enhancer, *Mol Cell Biol* 28(16):4999–5013, 2008.

116. Lefebvre V, Huang WD, Harley VR, et al.: SOX9 is a potent activator of the chondrocyte-specific enhancer of the pro alpha 1(II) collagen gene, *Mol Cell Biol* 17(4):2336–2346, 1997.

117. Aigner T, Zien A, Hanisch D, et al.: Gene expression in chondrocytes assessed with use of microarrays, *J Bone Joint Surg Am* 85a:117–123, 2003.

118. Appleton CTG, Pitelka V, Henry J, et al.: Global analyses of gene expression in early experimental osteoarthritis, *Arthritis Rheum-Us.* 56(6):1854–1868, 2007.

119. Karlsson C, Dehne T, Lindahl A, et al.: Genome-wide expression profiling reveals new candidate genes associated with osteoarthritis, *Osteoarthr Cartilage* 18(4):581–592, 2010.

120. Snelling S, Rout R, Davidson R, et al.: A gene expression study of normal and damaged cartilage in anteromedial gonarthrosis, a phenotype of osteoarthritis, *Osteoarthr Cartilage* 22(2):334–343, 2014.

第 8 章

蛋白酶和基质降解

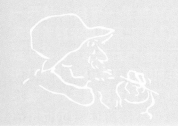

原著 YOSHIFUMI ITOH

赵 莹 译 李 霞 校

- 根据其不同的催化机制，蛋白酶（proteinase）通常被分为四大类：天冬氨酸蛋白酶（aspartic proteinase）、半胱氨酸蛋白酶（cysteine proteinase）、丝氨酸蛋白酶（serine proteinase）和金属蛋白酶（metalloproteinase）。

- 由于大多数的天冬氨酸蛋白酶和半胱氨酸蛋白酶具有最适的酸性 pH 值且定位于细胞内溶酶体，因此它们参与细胞外基质（extracellular matrix，ECM）成分在细胞内的降解过程。

- 丝氨酸蛋白酶和金属蛋白酶是在中性 pH 环境中起作用的蛋白酶，所以在 ECM 大分子的细胞外降解过程中发挥主要作用。

- 降解 ECM 的金属蛋白酶主要由基质金属蛋白酶（matrix metallo-proteinase，MMP）和一类携带血小板反应蛋白基序的解聚素和金属蛋白酶（a disintegrin and metalloproteinase with thrombospondin motifs，ADAMTS）基因家族组成。

- 大多数的内源性蛋白酶抑制剂具有蛋白酶类别特异性，而 α2 巨球蛋白（α2 macroglobulin）能抑制所有类别蛋白酶的活性。

- 在局部组织中，降解 ECM 蛋白酶的活性可由蛋白酶与其抑制剂之间的平衡来调节；而这一平衡可能被蛋白酶及其抑制剂的产生比率、分泌水平、酶原（proenzyme）活化程度以及活化蛋白酶的细胞表面锚定位和再循环系统（cell surface anchoring and recycling systems of the activated proteinases）所决定。

- 根据 MMP 的种类不同，MMP 前体（percursor of MMP，proMMP）可通过细胞外、细胞内和细胞表面三条途径被激活。

- 发生关节炎时，蛋白聚糖（aggrecan）和 II 型胶原（type II collagen）作为两种主要的 ECM 成分，可以通过 MMP 和 ADAMTS 的差异或互补作用（differential and complementary action）在关节软骨中被降解。

- 对于类风湿关节炎（rheumatoid arthritis，RA），滑液中聚集的蛋白酶、与具有蛋白水解活性的血管翳直接接触以及来自软骨细胞自身分泌的蛋白酶等多种因素都会引起关节软骨的破坏。破骨细胞引起的骨重吸收过程主要通过在酸性和高钙条件下存在的组织蛋白酶 K（cathepsin K）和 MMP-9 的作用完成。

- 在骨关节炎（osteoarthritis，OA），软骨细胞衍生的金属蛋白酶（包括 MMP 和 ADAMTS）在关节软骨的破坏中起主要作用。

引言

细胞外基质是包括人类在内的多细胞生物的重要组成部分。它具有提供组织结构、填补细胞之间的空隙、分隔组织成分、充当迁移细胞的支架、充当生长因子库、将信号直接发送给细胞等作用。尽管细胞与 ECM 相互作用可调节细胞的多种基本功能，包括生长、分化、凋亡和迁移，然而一旦组织重塑或组织中的细胞迁移时，ECM 却成为需要降解的物理屏障。降解 ECM 是通过被称为内肽酶或蛋白酶的蛋白水解酶实现的。在正常健康条件下，降解 ECM 蛋白酶的活性受到严格控制，从而保持组织稳态。在病理条件下，这些蛋白酶的活性或者过度增强引起组织破坏性疾病，或者降低引起纤维化疾病。因此，了解 ECM 降解的调节机制对于揭示这些疾病的发病机制非常重要。在类风湿关节炎和骨关节炎中，降解 ECM 蛋白酶的活性升高，导致关节组织（包括软骨和骨）破坏。越来越清楚的是，这些 ECM 代谢的不平衡不仅与蛋白酶基因的上调相关，还与其他因素有关。本章介绍了有关降解 ECM 蛋白酶及其在类风湿关节炎和骨关节炎中起调节作用的最新进展。

降解细胞外基质的蛋白酶

ECM 是一个由大分子组成的网状结构，因此它们的降解是由切割多肽链内部肽键的内肽酶或蛋白酶引起的。外肽酶，尽管能从 ECM 的 N 端或 C 端切割一些氨基酸，但对 ECM 完整性几乎没有影响。根据不同的催化机制，降解 ECM 的蛋白酶通常被分为四大类：天冬氨酸蛋白酶、半胱氨酸蛋白酶、丝氨酸蛋白酶和金属蛋白酶。

天冬氨酸蛋白酶

大多数天冬氨酸蛋白酶的催化位点有两个天冬氨酸残基，在此位点上，攻击易断裂肽键的亲核物质是一个活化的水分子。哺乳动物的天冬氨酸酶包括胃蛋白酶（pepsin）和凝乳酶（chymosin）两种消化酶、细胞内的组织蛋白酶 D 和组织蛋白酶 E 以及肾素（rennin）。在这些蛋白酶中，组织蛋白酶 D 是参与降解 ECM 的主要天冬氨酸蛋白酶。当 pH 在 3.5 ~ 5.0 范围内时，组织蛋白酶 D 可以对大多数底物发挥蛋白水解作用，例如蛋白聚糖和胶原端肽（collagen telopeptides）。由于组织蛋白酶 D 是酸性蛋白酶且定位于细胞溶酶体内，故在细胞外已被降解的 ECM 片段被细胞吞噬后，组织蛋白酶 D 极有可能负责这些 ECM 片段在细胞内的降解过程。然而，一项关于使用天冬氨酸蛋白酶抑制剂进行软骨移植培养的研究表明，组织蛋白酶 D 也可能被分泌到细胞外，然后促使关节软骨中的蛋白聚糖降解 [1]。

半胱氨酸蛋白酶

半胱氨酸蛋白酶是肽链内切酶，位于其催化位点上的亲核物质是半胱氨酸残基中的巯氢基。降解 ECM 的半胱氨酸蛋白酶包括溶酶体组织蛋白酶（lysosomal cathepsins）B、L、S 和 K 以及钙蛋白酶（calpains）（表 8-1）。在酸性条件下，组织蛋白酶 B 和 L 能消化纤维状的 I 型和 II 型胶原的末端肽区、IX 型和 XI 型胶原的非螺旋区以及蛋白聚糖。组织蛋白酶 S 的作用底物与上述两种酶类似，但 pH 范围更宽。组织蛋白酶 K 也称作组织蛋白酶 O、O$_2$ 或 X，是一种胶原水解性的组织蛋白酶。当 pH 在 4.5 ~ 6.6 范围内时，它能切开 I 型胶原的三螺旋区域 [2]，也能降解明胶（gelatin）和骨连接蛋白（osteonectin）。组织蛋白酶 K 高在人类破骨细胞中表达 [3]，该基因的失活突变或缺失可导致人类和动物呈现骨硬化的表型。因此，组织蛋白酶 K 被认为在破骨细胞依赖性骨吸收中起关键作用（见下文的讨论）。组织蛋白酶 B、L、S 和 K 均能在类风湿关节炎和骨关节炎的滑膜或关节软骨中表达。因此，当局部环境变为酸性条件时，这些酶可能通过降解 ECM 大分子而参与软骨破坏 [4]。

钙蛋白酶是 Ca^{2+} 依赖性、木瓜蛋白酶样的半胱氨酸蛋白酶，广泛分布于哺乳动物细胞中。最具有钙蛋白酶超家族特征性的成员是 μ- 钙蛋白酶和 m- 钙蛋白酶，也分别被称为传统（μ- 钙蛋白酶）和经典（m- 钙蛋白酶）钙蛋白酶 [5]。钙蛋白酶参与多种病理过程，如通过细胞内作用导致的肌肉萎缩症，它们也存在于细胞外和骨关节炎的关节液中，能降解蛋白聚糖。

丝氨酸蛋白酶

丝氨酸蛋白酶需要丝氨酸残基中的羟基作为亲核物质攻击肽键。丝氨酸蛋白酶的种类和数量最多，约有 40 个家族成员，它们中的大多数酶能降解 ECM 大分子。关节组织中降解 ECM 的主要丝氨酸蛋白酶描述见表 8-1。

表 8-1　可能参与降解 ECM 的蛋白酶

酶	来源	抑制剂
天冬氨酸蛋白酶		
组织蛋白酶 D	溶酶体	胃酶抑素（pepstatin）
半胱氨酸蛋白酶		
组织蛋白酶 B	溶酶体	半胱氨酸蛋白酶抑制剂
组织蛋白酶 L	溶酶体	半胱氨酸蛋白酶抑制剂
组织蛋白酶 S	溶酶体	半胱氨酸蛋白酶抑制剂
组织蛋白酶 K	溶酶体	半胱氨酸蛋白酶抑制剂
钙蛋白酶	胞质溶胶	钙蛋白酶抑制剂
丝氨酸蛋白酶		
中性粒细胞弹性蛋白酶	中性粒细胞	α1 PI
组织蛋白酶 G	中性粒细胞	α1 抗胰蛋白酶
蛋白酶 -3	中性粒细胞	α1 PI，弹性蛋白
纤溶酶（plasmin）	血浆	抑肽酶（aprotinin）
血浆激肽释放酶	血浆	抑肽酶
组织激肽释放酶	腺体组织	抑肽酶，激肽抑素
tPA	内皮细胞，软骨细胞	PAI-1，PAI-2
uPA	成纤维细胞，软骨细胞	PAI-1，PAI-2，PN-1
胰蛋白酶	肥大细胞	胰蛋白酶抑制剂（trypstatin）
糜蛋白酶	肥大细胞	α1 PI
金属蛋白酶 a		
MMP	组织细胞，炎症细胞	TIMP-1、2、3、4；RECK 用于 MMP-2、7、9、14
ADAMTS	组织细胞	TIMP-3
ADAM	组织细胞，炎症细胞	TIMP-3；RECK 用于 AMDM-10

a ADAM、ADAMTS 和 MMP 的详细说明见表 8-2 和表 8-3
ADAM，一类解聚素和金属蛋白酶；ADAMTS，一类携带血小板反应蛋白基序的解聚素和金属蛋白酶；MMP，基质金属蛋白酶；PAI，纤溶酶原激活物抑制剂；PI，蛋白酶抑制剂；PN，蛋白酶连接蛋白；RECK，携带 Kazal 基序的诱导反转录且富含半胱氨酸的蛋白；TIMP，金属蛋白酶组织抑制剂；tPA，组织型纤溶酶原激活剂；uPA，尿激酶型纤溶酶原激活剂

中性粒细胞弹性蛋白酶（neutrophil elastase）和组织蛋白酶 G（cathepsin G）

中性粒细胞弹性蛋白酶和组织蛋白酶 G 均是丝氨酸蛋白酶，它们在骨髓早幼粒细胞（promyelocyte）中合成前体，之后以活性酶形式贮存于多形核白细胞的嗜天青颗粒中。成熟白细胞虽不合成弹性蛋白酶，但受到不同刺激时，它们能使嗜天青颗粒移至细胞表面，并释放蛋白酶。单核细胞含有低水平的弹性蛋白酶，而它在向巨噬细胞分化的过程中丢失该酶。中性粒细胞弹性蛋白酶和组织蛋白酶 G 均是碱性糖蛋白，其等电点分别大于 9（中性粒细胞弹性蛋白酶）和 12（组织蛋白酶 G）。所以，这两种酶很容易残留在带有负电荷的软骨基质中。

在中性 pH 条件下，中性粒细胞弹性蛋白酶和组织蛋白酶 G 不仅能切开弹性蛋白（elastin），也能切开纤维状的 I、II 和 III 型胶原的末端肽区和 IV、VI、VIII、IX、X 和 XI 型胶原，以及其他的 ECM 成分，包括纤维连接蛋白（fibronectin）、层粘连蛋白（laminin）和蛋白聚糖等。此外，通过 proMMP[6] 或通过灭活内源性蛋白酶抑制剂，如 α2 纤溶酶抑制剂（α2 antiplasmin）和 α1 抗胰凝乳蛋白酶（α1 antichymotrypsin）和组织金属蛋白酶抑制剂（tissue inhibitors of metalloproteinase，TIMP），这些丝氨酸蛋白酶也间接参与 ECM 裂解。

肥大细胞糜蛋白酶（chymase）和类胰蛋白酶（tryptase）

糜蛋白酶和类胰蛋白酶与组胺（histamine）和其他介质一起被包装在肥大细胞的分泌颗粒中，而这些肥大细胞浸润于类风湿关节炎的滑膜中。糜蛋白酶是一种糜蛋白酶样的蛋白酶，对 VI 型胶原[7] 和蛋白聚糖等 ECM 成分具有广泛活性。同时，它也能激活 proMMP，如 proMMP-1、3、9[6]。尽管糜蛋白酶原在细胞内被激活并贮存于颗粒中，但在 pH 较低时，储存在颗粒中的糜蛋白酶原活性被抑制。只有当释放到细胞外时，它们的活性才能充分发挥。类胰蛋白酶是一种胰蛋白样的蛋白酶，它能降解 VI 型胶原和纤维连接蛋白，也能活化 proMMP-3[6]。

纤溶酶（plasmin）和纤溶酶原激活剂（plasminogen activators）

纤溶酶原在肝中合成，随后分泌至血浆中。它

能分别与纤维蛋白（fibrin）和细胞结合。当被纤溶酶原激活剂活化后，纤溶酶易降解纤维蛋白。膜结合纤溶酶也能降解很多 ECM 分子，包括蛋白多糖（proteoglycan）、纤维连接蛋白、Ⅳ 型胶原和层粘连蛋白。纤溶酶其他的重要功能是启动 proMMP 活化，激活潜在的细胞相关转化生长因子（TGF)-β1，也可担当酶原转化酶的角色。纤溶酶通过纤溶酶原激活剂激活纤溶酶原产生，纤溶酶原激活剂包括组织型纤溶酶原激活剂（tissue-type plasminogen activator, tPA）和尿激酶型纤溶酶原激活剂（urokinase-type plasminogen activator, uPA)。tPA 以 70 kDa 酶原形式合成，主要由内皮细胞、成纤维细胞、软骨细胞和肿瘤细胞分泌至血液中[8]。uPA 最初被当做 54 kDa 酶原从尿中提纯[8]，然后被转换成由二硫键连接的 30 kDa 和 24 kDa 两条肽链的活化形式。另一种 33 kDa 的完全活化形式由纤溶酶产生。uPA 可表达在各种细胞中，包括侵袭性癌细胞、移行性角质细胞和病理状态下活化的白细胞。uPA 原和双链 uPA 均与特异 uPA 受体（uPA receptor, uPAR）结合，uPAR 是一种含有糖基化磷脂酰肌醇（glycosylphosphatidylinositol, GPI）的单链糖蛋白，主要在成纤维细胞、巨噬细胞和肿瘤细胞中表达。受体结合型 uPA 首先把与细胞膜结合的纤溶酶原激活成纤溶酶，然后与细胞膜结合的纤溶酶再活化受体结合型的 uPA 原。尽管纤溶酶原激活剂的底物特异性受到高度限制，但 uPA 仍可在体外切割其他蛋白质，包括纤维连接蛋白、纤维连接蛋白原、白喉毒素，甚至 uPA 自身。

激肽释放酶（kallikrein）

目前已鉴定了两种激肽释放酶：血浆激肽释放酶和组织激肽释放酶。血浆激肽释放酶是由二硫键连接的两条肽链（36 kDa 和 52 kDa）组成，通过凝血因子 Ⅻa 或激肽释放酶本身激活 88 kDa 的激肽释放酶原生成。它可激活激肽原形成缓激肽，也可活化 proMMP-1 和 proMMP-3[6]。组织激肽释放酶在腺体组织中合成，促使激肽原释放赖氨酰缓激肽，并激活 proMMP-8[6]。

金属蛋白酶

与天冬氨酸蛋白酶类似，金属蛋白酶也是肽链

内切酶，其对肽键亲核性攻击的作用由水分子介导。而一个两价的金属阳离子（通常是锌）能活化水分子。在金属蛋白酶家族中，MMP 也被称为 matrixin（二甲双胍超家族中的一类亚族），是锌依赖性、降解 ECM 的关键肽链内切酶（表 8-2)。此外，属于二甲双胍家族、并与 MMP 相关的基因家族中的 ADAMTS 家族中的一些成员，也负责降解 ECM，如软骨蛋白多糖（表 8-3)。但一类解聚素和金属蛋白酶（a disintegrin and metalloproteinase, ADAM）家族中仅有小部分成员对 ECM 分子发挥有限作用（表 8-4)。

基质金属蛋白酶

人类 MMP 家族包含 23 个不同的成员，它们既有 MMP 的命名（根据一个序列编号进行系统排序），也有发现作者命名的普通名称（表 8-2)。根据功能区结构的生物化学性质和其底物特异性，MMP 家族成员分为 2 类主要的亚群：分泌型 MMP 和膜型 MMP。由于 MMP-4、5、6 的生物特性与其他已知的 MMP 相同（即 MMP-3、2)，故表中不包括这三种 MMP。表 8-2 也未包括 MMP-18、22，这是由于它们分别被认定为爪蟾胶原酶 4 和鸡 MMP。许多分泌型 MMP 由三个基本结构域组成，即前结构域、催化结构域和类血红素结构域，这些结构域的前端均是疏水信号肽（图 8-1)。在 N 末端前结构域内的保守序列 PRCGXPD 中，有一个未成对的半胱氨酸；该序列中的半胱氨酸残基与催化结构域中的催化锌原子相互作用，可防止其与水分子结合引起催化反应，进而使酶原保持在失活状态。催化结构域含有锌结合基序 HEXGHXXGXXH，该序列中的 3 个组氨酸可结合并固定具有催化作用的锌原子。类血红素结构域通过富含脯氨酸的铰链区连接到催化结构域，被当做是分子相互作用界面，在决定某些 MMP 底物的特异性中发挥一定作用。除了这些基本结构域外，明胶酶在催化结构域中插入了三个 Ⅱ 型纤维连接蛋白的重复片段（图 8-1)，使明胶酶具备了与胶原结合的特性。基质溶解素（matrilysins）是最小的 MMP 成员，缺乏类血红素结构域。弗林蛋白（furin）激活的 MMP 前结构域 C 端被插入一个碱性氨基酸基序 Arg-Xxx-Lys-Arg（RXKR），该基序可被前蛋白转化酶（包括弗林蛋白）识别和切割（图 8-1)。因此，这些酶能以活性形式分泌到细胞外环境中。MMP-23 属于 Ⅱ 型

跨膜型 MMP，在其前结构域的 N 端具有 II 型跨膜结构域；而前结构域末端包含 RRRR 序列，在分泌过程中能被前蛋白转化酶切割，使跨膜型 MMP-23 成为可溶形式。在 MMP 成员中，MMP-23 结构域的结构独特，因其包含半胱氨酸序列和免疫球蛋白样结构域，而无类血红素结构域（图 8-1）。

存在两种类型的膜型 MMP：I 型跨膜型（MMP-14、15、16、24，MT1-、MT2-、MT3-、MT5-MMP）和 GPI 锚定型（MMP-17、25，MT4-、MT6-MMP）[7]。I 型跨膜型 MMP 除了具有通常的结构域组成（前结构域、催化结构域、铰链和类血红素结合域）外，还具有柄区、跨膜结构域和血红素结构域下游的短细胞质尾区。GPI 锚定型 MMP 通过疏水性 GPI 锚定在 C 端柄区后的信号肽序列合成。该 GPI 锚定信号肽被内质网中的转酰氨基酶切割，并将胞外域转移到从头合成的 GPI 部分（图 8-1）。

胶原酶（MMP-1、8、13）　经典的胶原酶包括 MMP-1（间质胶原酶、胶原酶 -1）、MMP-8（嗜中性粒细胞胶原酶、胶原酶 -2）和 MMP-13（胶原酶 -3）。在距离 N 末端 3/4 处的部分氨基酸序列 Gly-(Ile 或 Leu)-(Ala 或 Leu) 中的甘氨酸残基后有一特定的单一位点，上述胶原酶可在此位点攻击 I 型、II 型和 III 型间质胶原的三螺旋区域，把胶原分子切成大约 1/4 和 3/4 两个片段。一项生物化学研究已经揭示了切割的分子机制：MMP-1 通过与 I 型胶原的 α2（I）链的相互作用解开三螺旋结构，然后依次切开 3 个 α 链 [8]。MMP-13 比较独特，因为它能切开 II 型胶原 α 链上两个位点，分别是 Gly^{906}-Leu^{907} 肽键以及 Gly^{909}-Gln^{910} 肽键 [9]。这三种胶原酶均可降解间质胶原，但它们对胶原的特异性作用却有差异。相比其他类型，MMP-1、8、13 能更好地分别消化 III 型、I 型和 II 型胶原蛋白。啮齿类动物，如小鼠，最初被认为只有两种胶原酶（*MMP-8* 和 *MMP-13*），且缺乏 *MMP-1* 基因。但人类 *MMP-1* 在啮齿类同源基因最近已被克隆，并被命名为鼠胶原酶 A 和 B（*Mcol-A* 和 *Mcol-B*）[10]。除了降解间质纤维胶原，MMP-1、8、13 还可降解很多其他的 ECM 大分子。MMP-1 可消化巢蛋白（entactin）、X 型胶原、明胶、基底膜聚糖（perlecan）、蛋白聚糖和软骨连接蛋白（表 8-2）。MMP-8 消化蛋白聚糖、明胶和软骨连接蛋白（表 8-2）。MMP-13 水解蛋白聚糖、IV 型、IX 型、X 型、XIV 型胶原、纤维连接蛋白和肌腱蛋白（tenascin）。

MMP-1、8、13 的非 ECM 底物包括 α2 巨球蛋白、α1 抗蛋白酶抑制物、α1 抗胰凝乳蛋白酶以及胰岛素样生长因子结合蛋白酶（insulin-like growth factor binding protein，IGF-BP）-2 和 IGF-BP-3、结缔组织样生长因子（connective tissue growth factor，CTGF）以及前 TGF-β（表 8-2）。

明胶酶（MMP-2 和 MMP-9）　MMP-2（明胶酶 A）和 MMP-9（明胶酶 B）属于明胶酶亚家族，这两种蛋白酶都容易消化明胶并可切开 IV 型和 V 型胶原。弹性蛋白、蛋白聚糖和软骨连接蛋白也是明胶酶的作用底物。尽管 MMP-2、9 有相同的底物，但它们对某些 ECM 大分子的作用却不同。MMP-2，而不是 MMP-9，与胶原酶、纤维连接蛋白和层粘连蛋白在同一位置消化 I 型和 II 型胶原纤维，而 III 型胶原和 I 型胶原的 α2 链仅被 MMP-9 降解。明胶酶也可直接把 TGF-β 加工成活性配体（表 8-2）。MMP-2、9 可分别切开成纤维细胞生长因子（fibroblast growth factor，FGF）受体 I 型和 IL-2 受体 α 型（表 8-2）。MMP-9 还可释放可溶性 Kit 配体。MMP-2 能清除单核细胞趋化蛋白（monocyte chemoattractant protein，MCP）-3 N 端的 4 个氨基酸，使其被加工成 MCP-3 片段，这一片段能结合 CC 趋化因子受体并具有常规趋化因子拮抗剂的作用。

基质溶解素（stromelysin，MMP-3 和 MMP-10）　基质溶解素亚家族包括 MMP-3（基质溶解素 -1）和 MMP-10（基质溶解素 -2）。这两种酶在氨基酸序列上有 78% 的同源性，并具有相似的酶特性。它们能水解很多 ECM 大分子，包括蛋白聚糖、纤维连接蛋白、层粘连蛋白和 IV 型胶原（表 8-2）。MMP-3 也能消化 III 型、IX 型、X 型胶原以及 I 型、II 型和 XI 型胶原端肽。除了消化 ECM 成分，MMP-3 对 IGF-BP-3、IL-1β、肝素结合表皮生成因子（heparin-binding epidermal growth factor，HB-EGF）、CTGF、上皮钙黏合素、α1- 抗胰凝乳蛋白酶和 α1 蛋白酶抑制物等也有活性作用（表 8-2）。另外，MMP-3 也能激活许多 proMMP。MMP-10 也被证明有相似的活化功能。

基质分解素（matrilysin，MMP-7 和 MMP-26）　基质分解素包括 MMP-7（基质分解素 -1）和 MMP-26（基质分解素 -2），它们是分子量最小的 MMP，只具有前结构域和催化结构域。MMP-7 的底物特异性与基质溶解素相似，能消化大量 ECM 成分，包括蛋白聚糖、明胶、纤维连接蛋白、层粘连蛋白、

表 8-2　人类基质金属蛋白酶的作用底物

酶	ECM 底物	非 ECM 底物
分泌型 MMP		
经典胶原酶		
MMP-1	Ⅰ、Ⅱ、Ⅲ、Ⅶ和Ⅹ型胶原；明胶；蛋白聚糖；连接蛋白巢蛋白；肌腱蛋白；基底膜聚糖	α2 巨球蛋白；IGF-BP-2、3、5；（间质胶原酶）α1 PI；α1 抗糜蛋白酶；pro-IL-1β；CTGF
MMP-8（中性粒细胞胶原酶）	Ⅰ、Ⅱ、Ⅲ型胶原酶；明胶；蛋白聚糖；连接蛋白	α1 PI
MMP-13（胶原酶 -3）	Ⅰ、Ⅱ、Ⅲ、Ⅳ、Ⅸ、Ⅹ、ⅩⅣ型胶原；蛋白聚糖；Fn；肌腱蛋白	CTGF；pro-TGF-β；α1 抗糜蛋白酶
明胶酶		
MMP-2（明胶酶 A）	明胶；Ⅳ、Ⅴ、Ⅶ、ⅩⅠ型胶原；Ln；Fn；弹性蛋白；蛋白聚糖；连接蛋白	pro-TGF-β；FGF 受体 Ⅰ 型；MCP-3；IGFBP-5；pro-IL-1β；半乳糖凝集素 -3；纤溶酶原
MMP-9（明胶酶 B）	明胶；Ⅲ、Ⅳ、Ⅴ型胶原；蛋白聚糖；弹性蛋白；巢蛋白；连接蛋白	pro-TGF-β；IL-2 受体 α 型；Kit-L；IGF-BP-3；pro-IL-1β；α1 PI；半乳糖凝集素 -3；ICAM-1 纤溶酶原
基质溶解素		
MMP-3（基质溶解素 -1）	蛋白聚糖；核心蛋白多糖；明胶；Ⅲ、Ⅳ、Ⅸ、Ⅹ型胶原；Fn；Ln；肌腱蛋白；连接蛋白；基底膜聚糖	IGF-BP-3；pro-IL-1β；HB-EGF；CTGF；E 钙粘素；α1 抗糜蛋白酶；α1 PI；α2 巨球蛋白；纤溶酶原；uPA；proMMP-1、7、8、9、13
MMP-10（基质溶解素 -2）	蛋白聚糖；Fn；Ln；Ⅲ、Ⅳ、Ⅴ型胶原；连接蛋白	proMMP-1、8、10
基质分解素		
MMP-7（基质分解素 -1）	蛋白聚糖；明胶；Fn；Ln；巢蛋白；弹性蛋白；Ⅳ型胶原；肌腱蛋白；连接蛋白	pro-α- 防御素；Fas-L；β4 整合素；上皮钙黏合素；pro-TNFα；CTGF；HB-EGF；RANKL；IGF-BP-3；纤溶酶原
MMP-26（基质分解素 -2）	明胶；Ⅳ型胶原；Fn；纤维蛋白原	α1 PI；proMMP-9
弗林蛋白活化的 MMP		
MMP-11（基质溶解素 -3）	Fn；Ln；蛋白聚糖；明胶	α1 PI；α2 巨球蛋白；IGF-BP-1
MMP-21	未知	未知
MMP-28（上皮水解素）	未知	酪蛋白（casein）
其他分泌型 MMP		
MMP-12（金属弹性蛋白酶）	弹性蛋白；Fn；Ⅴ型胶原；骨连接素	纤溶酶原；apo 脂蛋白 -A
MMP-19（RASI-1）	Ⅳ型胶原；明胶；Fn；肌腱蛋白；蛋白聚糖；COMP；Ln；巢蛋白	IGF-BP-3
MMP-20（enamelysin）	牙釉蛋；蛋白聚糖；明胶；COMP	未知

续表

表 8-2 人类基质金属蛋白酶的作用底物

酶	ECM 底物	非 ECM 底物
MMP-27	未知	未知
MMP-23	明胶	未知
膜型 MMP		
Ⅰ型跨膜型 MMP		
MMP-14（MT1-MMP）	Ⅰ、Ⅱ、Ⅲ型胶原酶；明胶；蛋白聚糖；Fn；Vn；Ln-1、-2、-4、-5；纤维蛋白；基底膜聚糖	proMMP-2、13；ADAM9；tTG；CD44；ICAM-1；LRP-1；黏结蛋白聚糖 -1；SLPI；CTGF；DR6、DJ-1；半乳糖凝集素 -1，αV- 整合素；C3b；基质金属蛋白酶诱导剂；ApoE；MICA（非经典的 HLA Ⅰ类基因）；β 多糖；IL-8；Cyr61；dickkopf-1、KiSS-1、Dll1；肽基 - 脯氨酰顺反异构酶 A
MMP-15（MT2-MMP）	Fn；肌腱蛋白；巢蛋白；蛋白聚糖；基底膜聚糖；Ln	proMMP-2；tTG
MMP-16（MT3-MMP）	Ⅲ型胶原；Fn；明胶	proMMP-2；tTG
MMP-24（MT5-MMP）	PG	proMMP-2
GPI 锚定型 MMP		
MMP-17（MT4-MMP）	明胶；纤维蛋白原	未知
MMP-25（MT6-MMP）	明胶；Ⅳ型胶原；纤维蛋白；Fn；Ln	proMMP-2

ApoE，载脂蛋白 E；C3b，补体 3b；COMP，软骨寡聚基质蛋白；CTGF，结缔组织生长因子；Cyr61，含半胱氨酸的血管生成诱导剂 61；Dll1，类 δ1；DR6，死亡受体 -6；ECM，细胞外基质；FGF，成纤维细胞生长因子；Fn，纤维连接蛋白；GPI，甘油磷酸肌醇；HB-EGF，肝素结合上皮生长因子；ICAM-1，细胞间黏附分子；IGF-BP，胰岛素样生长因子结合蛋白；IL，白介素；KiSS-1，吻素；Ln，层粘连蛋白；LRP-1，低密度脂蛋白受体相关蛋白 -1；MCP，单核细胞趋化蛋白；PG，蛋白多糖；PI，蛋白酶抑制剂；RANKL，核因子 κB 受体激活剂配体；SLPI，分泌型白细胞蛋白酶抑制剂；TGF，转化生长因子；TNF，肿瘤坏死因子；tTG，组织转谷氨酰胺酶；uPA，尿激酶型纤溶酶原激活物

弹性蛋白、巢蛋白（entactin）、Ⅲ 型、Ⅳ 型、Ⅴ 型、Ⅸ 型、Ⅹ 型和Ⅺ型胶原、纤维蛋白、纤维蛋白原、体外连接素（vitronectin）、肌腱蛋白和连接蛋白（表 8-2）。尽管这些底物与其他 MMP 作用底物有重叠，但对大多数底物而言，MMP-7 在所有的 MMP 中比活性最高。非 ECM 分子，如 α- 防御素（α-defensin）、Fas 配体、β4 整合素（β4 integrin）、上皮钙黏合素、纤溶酶原（plasminogen）、TNF 和 CTGF 也是 MMP-7 的作用底物（表 8-2）。MMP-26 能降解明胶、Ⅳ 型胶原、纤维连接蛋白、纤维蛋白素原和 α1 蛋白酶抑制物，但对其他底物是否作用的相关资料目前仍然有限。

弗林蛋白活化的基质金属蛋白酶（MMP-11 和 MMP-28） MMP-11（基质溶解素 -3）和 MMP-28（epilysin 上皮水解素）的前肽末端包含一个 PKRR 序列。这是一种独特的基序，通过弗林蛋白和其他蛋白前体转化酶作用，此基序能使蛋白前体在细胞内被加工成为成熟分子。ProMMP-11 在分泌过程中被弗林蛋白激活。MMP-11 对明胶、层粘连蛋白、纤维连接蛋白和蛋白聚糖仅有较弱的蛋白水解活性，但对消化 α1 蛋白酶抑制物、α2 巨球蛋白和 IGF-BP-1 等分子具有明显的催化作用（表 8-2）。MMP-28 能够降解酪蛋白（casein），但其天然底物尚不清楚。

其他可溶性 MMP 酶（MMP-12、MMP-19、MMP-20、MMP-21、MMP-23 和 MMP-27） MMP-12（金属蛋白酶）、MMP-19（RASI-1）、MMP-20（enamelysin，釉质素）、MMP-21 和 MMP-27 与胶原酶和基质溶解素的结构特性相似。然而这些 MMP 并

表 8-3　ADAMTS 家族成员

ADAMTS	别名	活性[a]	功能	组织/细胞
ADAMTS1	1C3-C5；METH1；KIAA1346	+	消化蛋白聚糖和多功能蛋白聚糖；与肝素结合	肾；心脏；软骨
ADAMTS2	前胶原 N- 蛋白酶	+	加工Ⅰ、Ⅱ型胶原 hPCPNI；PCINP N- 前肽	皮肤；肌腱
ADAMTS3	KIAA0366	+	加工胶原 N- 前肽	脑
ADAMTS4	KIAA0688；蛋白聚糖酶 -1；ADMP-1	+	消化蛋白聚糖；短蛋白聚糖；多功能蛋白聚糖	脑；心脏；软骨
ADAMTS5	ADAMTS11；蛋白聚糖酶 -2；ADMP-2	+	消化蛋白聚糖	子宫；胎盘；软骨
ADAMTS6	–	–	–	胎盘
ADAMTS7	–	–	–	不同组织
ADAMTS8	METH-2	+	消化蛋白聚糖；抑制血管生成	肺；心脏
ADAMTS9	KIAA1312	+	消化蛋白聚糖	软骨
ADAMTS10	–	–	–	–
ADAMTS12	–	–	–	肺（胎儿）
ADAMTS13	VWFCP；C9orf8	+	裂解血管性血友病因子	肝；前列腺；脑
ADAMTS14	–	+	加工胶原 N- 前肽	脑；子宫
ADAMTS15	–		消化蛋白聚糖	肝（胎儿）；肾（胎儿）
ADAMTS16	–		消化蛋白聚糖	前列腺；脑；子宫
ADAMTS17	FLJ32769；LOC123271		–	前列腺；脑；肝
ADAMTS18	ADAMTS21；HGNC；16662	+	消化蛋白聚糖	前列腺；脑
ADAMTS19	–	–	–	肺（胎儿）
ADAMTS20		+	消化多功能蛋白聚糖（蛋白聚糖）	脑；睾丸

[a] ADAMTS 家族中的 13 个成员具有蛋白酶活性，但其他 6 个成员没有
ADAMTS，一类携带血小板反应蛋白基序的解聚素和金属蛋白酶

未分类到上文提到的亚家族中，主要原因在于他们的作用底物和其他生物化学特性目前尚未完全阐明。MMP-12，也称为金属弹性蛋白酶，可消化弹性蛋白、纤维连接蛋白、Ⅴ型胶原、骨连接蛋白和纤溶蛋白酶原（表 8-2）。MMP-19 最初报道被称为 MMP-18，后更名为 MMP-19，能切开Ⅳ型胶原、层粘连蛋白、纤维连接蛋白、明胶、肌腱蛋白、巢蛋白、纤维蛋白/纤维蛋白原、蛋白聚糖和软骨寡聚基质蛋白（cartilage oligomeric matrix protein，COMP；表 8-2）；MMP-20 还能降解牙釉蛋白（amelogenin）、蛋白聚糖和 COMP。然而，MMP-21 和 MMP-27 的底物目前尚不清楚。

MMP-23（半胱氨酸阵列 -MMP，MIFR）在 MMP 酶中是独特的，因为它以Ⅱ型跨膜蛋白形式被合成，但在激活后能变成可溶性酶。MMP-23 能降解明胶，但对其他底物是否有作用尚不清楚（表 8-2）。MMP-23 的独特性因其仅在男性和女性的生殖器官中表达，如子宫内膜、卵巢、睾丸和前列腺。然而，其生物学功能尚不清楚。

膜型基质金属蛋白酶（MMP-14、MMP-15、MMP-16、MMP-17、MMP-24 和 MMP-25、或 MT1-MMP、MT2-MMP、MT3-MMP、MT4-MMP、MT5-MMP 和 MT6-MMP） MT-MMP 有两种类型：Ⅰ型跨膜型和 GPI 锚定型，这些 MT-MMP 的独特之处在于它们以活性形式在细胞表面表达，并在细胞表面发挥作用[7]。Ⅰ型跨膜型包括 MMP-14（MT1-MMP）、

表 8-4　人类 ADAM 家族成员

ADAM	别名	P/NP	功能	组织 / 细胞
ADAM2	PH-30β；受精素 -β α6β 和 α9β	NP	精子、卵子的结合、融合；结合整合素 αβ1	精子
ADAM7	EAP1；GP-83	NP	结合整合素 α4β1、α4β7、α9β1	睾丸
ADAM8	MS2（CD156）	P	中性粒细胞浸润；CD23 脱落	巨噬细胞；中性粒细胞
ADAM9	MDC9；MCMP；meltrin-e	P	脱落 HB-EGF、TNF-p75 受体和 APP；消化明胶和纤维连接蛋白；结合整合素 α2β1、α6β1、α6β4、α9β1、αvβ5	多种组织
ADAM10	MDAM；kuzbanian	P	脱落 TNF、delta、delta 样 -1、锯齿状的 N- 钙黏合素、E- 钙黏合素、VE- 钙黏合素、肝配蛋白 A2、肝配蛋白 A5、Fas-l、IL-6R、APP、L1、CD44、HB-EGF；消化 Ⅳ 型胶原、明胶和髓鞘碱性蛋白；RRKR 序列出现	肾，脑；软骨细胞
ADAM11	MDC	NP	肿瘤抑制基因（？）	脑
ADAM12	Meltrin-α；MCMP；MLTN；MLTNA	P	形成肌肉；RRKR 序列出现；结合整合素 α4β1、α9β4；消化 IGF-BP-3、-5；脱落 HB-EGF 和上皮调节蛋白；消化 Ⅳ 型胶原、明胶和纤维连接蛋白	成骨细胞；肌肉细胞；软骨细胞；胎盘
ADAM-15	Metargidin；MDC15；AD56；CRⅡ-7	P	动脉硬化；结合整合素 αvβ3、α5β1、α9β1；消化 Ⅳ 型胶原和明胶；脱落 CD23	平滑肌细胞；软骨细胞；内皮细胞；成骨细胞
ADAM17	TACE；cSVP	P	脱落 TNF、TGF-β、TNF-p75 受体、RANKL、双调蛋白、上皮调节蛋白、HB-EGF、APP、L- 选择素和 CD44；RRKR 序列出现；结合整合素 α5β1	巨噬细胞；多种组织；癌
ADAM18	tMDC Ⅲ	NP	—	睾丸
ADAM19	Meltrin-β；FKSG34	P	形成神经元；脱落神经调节蛋白和 RANKL；结合整合素 α4β1 和 α5β1	睾丸
ADAM20	—	P	形成精子	睾丸
ADAM21	—	P		睾丸
ADAM22	MDC2	NP	—	脑
ADAM23	MDC3	NP	结合整合素 αvβ3	脑；心脏
ADAM28	e-MDC Ⅱ；MDC-Lm；MDC-Ls	P	消化髓鞘碱性蛋、IGF-BP-3、CTGF；脱落 CD23；结合整合素 α4β1、α4β7、α9β1	附睾；肺；胃；胰腺
ADAM29	svph1	NP	—	睾丸
ADAM30	svph4	P	—	睾丸
ADAM32	AJ131563	NP	—	睾丸
ADAM33	—	P	支气管哮喘患者的突变；脱落 APP 和 KL-1；消化胰岛素 B 链；结合整合素 α4β1、α5β1、α9β1	肺（成纤维细胞和平滑肌细胞）
ADAMDEC1	—	P	—	淋巴系统；胃肠系统

ADAM，解聚素和金属蛋白酶；ADAMDEC1，ADAM 样 decysin 1；APP，淀粉样前体蛋白；CTGF，结缔组织生长因子；HB-EGF，肝素相连的上皮生长因子；IGF-BP，胰岛素样生长因子结合蛋白；IL-6R，白介素 -6 受体；KL-1, Kit 配体 -1；P/NP，蛋白水解 / 非蛋白水解；RANKL，核因子 κB 受体激活剂的配体；TGF，转移生长因子；TNF，肿瘤坏死因子；VWF，血管性血友病因子

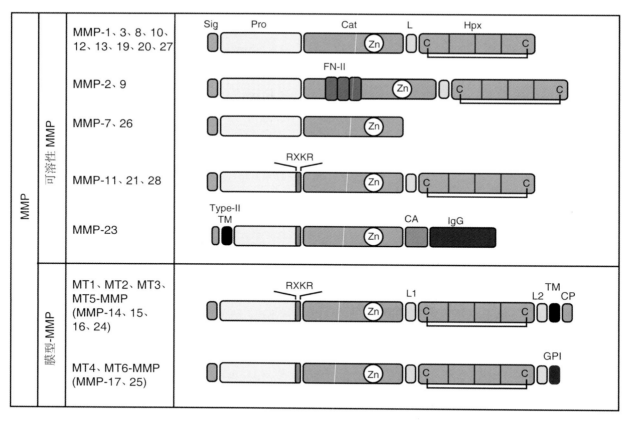

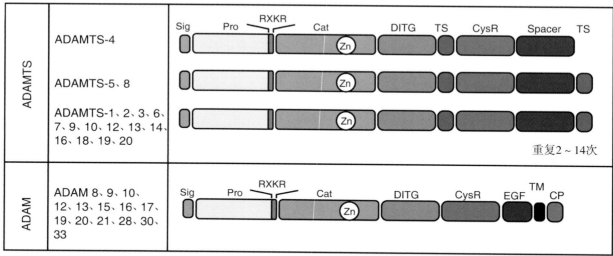

图 8-1 金属蛋白酶结构域结构示意图。MMP 可分为两大类：可溶性 MMP 和膜型 MMP。根据其结构，可溶性 MMP 可进一步分为六个亚类；膜型 MMPs 可分为两个亚类。MMP-11、21、28、23 以及 MT-MMP 具有 RXKR 的基本基序，该基序被前蛋白转化酶识别和切割，通过去除其前体激活这些酶。ADAMTS 酶也具有保守的结构域，但其 C 端包含不同数量的血小板反应蛋白基序（TS）。ADAMTS-4 最小，没有 C 端 TS；ADAMTS-5 和 8 有两个；其他成员有 2 ~ 14 次重复。ADAM 酶具有相似的保守结构域的结构。ADAMTS 和 ADAM 酶在其前肽的 C 端有一个 RXKR 基序，能被前蛋白转化酶激活。C，半胱氨酸；CA，半胱氨酸序列区；Cat，催化区；CP，胞浆区；CysR，半胱氨酸富含区；DITG，解整合素样结构域；EGF，EGF 样结构域；FN-Ⅱ，Ⅱ型纤维连接蛋白重复序列；GPI，GPI 锚定信号；Hpx，血红素结合域；IgG，IgG 样结构域；L，接头或铰链区；L1，接头 1 或铰链区；L2，接头 2 或柄区；Pro，前体区；Sig，信号肽；Spacer，间隔区；TM，跨膜区；Type Ⅱ TM，Ⅱ型跨膜区

MMP-15（MT2-MMP）、MMP-16（MT3-MMP） 和 MMP-24（MT5-MMP）。所有这些 MT-MMP 均可激活 proMMP-2，但 MT1-MMP 被认为是各种组织中 proMMP-2 的主要体内激活剂（见下文）。MT1-MMP 还能降解细胞表面的纤维胶原。与其他降解胶原的 MMP 酶（MMP-1、2、8、13）类似，它也切割距离 N 端的 3/4 处胶原的三重螺旋部分[11]。MT1-MMP 还降解其他 ECM 成分，包括纤维连接蛋白、层粘连蛋白、聚蛋白多糖和明胶（表 8-2）[11]。MT2-MMP 可消化纤维连接蛋白、肌腱蛋白、巢蛋白、聚蛋白多糖、基底膜蛋白多糖和层粘连蛋白[12]。MT3-MMP 能分解 Ⅲ 型胶原、纤维连接蛋白和明胶[13]。MMP-17（MT4-MMP） 和 MMP-25（MT6-MMP） 是 GPI 锚定的 MMP[14,15]。MT4-MMP 和 MT6-MMP 可以消化明胶和纤维连接蛋白、纤维连接蛋白原（表 8-2）。

ADAM 和 ADAMTS 家族

目前存在两组 ADAM（一类解聚素和金属蛋白酶）基因家族：具有跨膜结构域的膜型 ADAM 和携带血小板反应蛋白基序的分泌型 ADAM（即 ADAMTS，图 8-1）。这两组基因家族多数成员催化功能区中的活性部位都包含蛋氨酸转角的共同序列 HEXGHXXGXXHD，此序列也存在于 MMP 的家族成员中。ADAMTS 家族包括 19 个成员。目前对于其底物和生物学功能的了解仍有限，然而 ADAMTS1 ～ 5、8 ～ 9、14 ～ 16、18、20 均能降解 ECM 的蛋白酶（表 8-3）。ADAMTS1、4、5、9、15 在 5 个谷氨酸 - X 键处，其中包括 Glu373-Ala374 键（蛋白聚糖酶位点），首先水解蛋白聚糖。由于 ADAMTS4 和 ADAMTS5 是最早的两种聚糖酶，因此它们也分别被命名为聚糖酶 -1 和聚糖酶 -2[16,17]，这两种蛋白酶也能消化多功能蛋白聚糖（versican）[18]，而短蛋白聚糖（brevican）可被 ADAMTS4 裂解（表 8-3）[19]。C 端切除的 ADAMTS4 能降解纤维调节素（fibromodulin）和核心蛋白聚糖（decorin）[20]。ADAMTS16、18、20 似乎也有较弱的蛋白聚糖酶活性。ADAMTS2 和 3 能加工 Ⅰ 型和 Ⅱ 型胶原的 N 端前肽，因而被命名前胶原 N 端蛋白酶。此外，ADAMTS14 也具有前胶原 N 端蛋白酶的活性。ADAMTS13 是一个能切开血管性血友病因子的蛋白酶，其突变可引起血栓性血小板减少性紫癜。其他种类 ADAMTS 的蛋白酶活性目前尚不清楚。人类基

因组包含 25 种 ADAM 基因，其中包括 4 种假基因；因此，人类 ADAM 家族有 21 个成员组成（表 8-4）。在这些 ADAM 成员中，ADAM8 ～ 10、12、15、17、19 ～ 21、28、30、33、ADAM-like decysin 1（ADAMDEC1）显示有蛋白水解活性（蛋白酶型 ADAM，表 8-4）。虽然 ADAM10、12 和 15 能降解 Ⅳ 型胶原，但这些 ADAM 的主要底物被认为是各种膜蛋白，包括 TNF、HB-EGF 和神经调节蛋白（neureglin）等细胞因子和生长因子的前体、IGF-BP、TNF 受体 p75 和 IL-1 受体 Ⅱ 型以及与发育有关的其他膜蛋白，如 Notch 配体和 ephrin（表 8-4）[21-26]。根据这些资料，ADAM 的主要功能是使膜蛋白脱落。ADAM17 能处理 TNF 前体（Ⅱ 型跨膜分子）并释放可溶性 TNF，因此被称为 TNF 转化酶（TNF-converting enzyme，TACE）。此外，ADAM17 还参与 L- 选择素（L-selectin）、TGF-α 和 TNF 受体 p75 的释放。ADAM9、12、17 能使 HB-EGF 从其前体中脱落。ADAM12 和 ADAM28 可水解 IGF-BP-3 和 IGF-BP-5[26,27]。CD23 在 ADAM8、15、28 作用下脱落[28]。ADAM 的其他功能包括结合整合素、介导细胞与细胞的相互作用、细胞迁移和信号转导等（表 8-4）[29]。

蛋白酶活性的调节

组织中降解 ECM 蛋白酶的活性受到不同方式的调节，包括其基因表达、酶原激活以及内源性抑制剂的抑制作用。根据酶的不同，一些酶也受细胞表面结合、内吞作用和再循环的调节。

基因表达

基质金属蛋白酶

在生理条件下，组织中的细胞仅表达有限的 MMP 或 TIMP。然而在炎症条件下，细胞因子和其他因素可刺激这些酶基因的表达。中性粒细胞在分化过程中能合成 MMP-8 和 MMP-9，并将其储存在分化细胞的颗粒中。经 LPS 或佛波酯（12-O- 十四烷基佛波醇 -13- 乙酸酯，PMA）处理后的巨噬细胞可表达 MMP-1、MMP-9、MT1-MMP 和 TIMP-1。肿瘤细胞主要通过致癌物刺激后表达多种 MMP，如 MMP-1、7、9、10 和 MMP-14（MT1-MMP） 以及

TIMP-1。组织细胞中 *MMP* 和 *TIMP* 的基因表达可受多种因素调节，包括细胞因子、生长因子以及化学和物理刺激。关于 *MMP-1* 和 *MMP-3* 调节因子的大量研究表明，在细胞因子、生长因子、作用于细胞表面的因子以及化学物质等刺激下，MMP-1 和 MMP-3 可在多种类型的细胞中协同表达（表 8-5）。MMP-1 和 MMP-3 表达上调可被视黄酸、TGF-β 和糖皮质激素抑制，类似的因子也可调节 *MMP-7* 和 *MMP-9* 基因表达，但这些调节更加严格，只有较少的因子能调控其表达（表 8-5）。PMA、刀豆蛋白 A、纤维胶原、碱性成纤维细胞生长因子和 TNF 可上调 *MMP-14* 表达，而糖皮质激素则可在不同细胞中下调其表达。据报道，TNF 和 IL-1α 可刺激骨关节炎软骨细胞表达 *MMP-14* 基因。与上述这些 MMP 不同，MMP-2 和 TIMP-2 比较独特，因为上述调节因子尽管能增强 MMP-1、MMP-3 和 TIMP-1 的产生，但对 MMP-2 和 TIMP-2 无效。很多因素可增强或抑制 *TIMP-1* 表达，包括细胞因子、生长因子和致癌转化等（表 8-5）。这些刺激因子对 *MMP* 基因表达的作用是相同的，然而它们对 MMP 表达却有各自的调控机制。TGF-β、视黄酸、黄体酮和雌激素能增强成纤维细胞表达 *TIMP-1*，却抑制 *MMP-1*、3 表达。有资料已经阐述了刺激和抑制 *TIMP-1*、2、3 表达的相关因子（表 8-5），但 *TIMP-4* 基因表达的调控因素尚不清楚。以前的研究已经确定了 *MMP* 和 *TIMP* 启动子的基本成分，在不同因子的刺激下，不同的启动子可能刺激或抑制基因的表达。基因表达的调控一般可由启动子的结构特性来解释。

丝氨酸蛋白酶

中性粒细胞弹性蛋白酶、组织蛋白酶 G、糜蛋白酶和类胰蛋白酶均储存于中性粒细胞和肥大细胞的分泌颗粒中，当这些细胞被激活后，上述酶分泌到细胞外环境中。这些丝氨酸蛋白酶的表达主要由细胞分化调控。纤溶酶和血浆激肽释放酶的前体主要在肝脏中组成性地合成，以酶原的形式在血液中循环（即纤溶酶原和激肽释放酶原），然后从血管中释放到达炎症组织。激活物可介导酶原活化，进而调控组织中的蛋白酶活性。血浆中纤溶酶原浓度约为 200 μg/mL，其在组织中的活性主要通过激活酶原来控制。uPA 和 tPA 分子也是纤溶酶原激活物，在组织细胞中合成，很多因素都能调控它们的基因表达（表

8-6）。可上调正常细胞和转化细胞中 uPA 合成的因子包括能增加细胞内环磷酸腺苷（cyclic adenosine monophosphate，cAMP）水平的试剂（如降钙素、血管加压素、霍乱毒素和 cAMP 类似物）、生长因子（如表皮生长因子、血小板衍生生长因子、血管内皮生长因子）、细胞因子（如 IL-1 和 TNF）和佛波醇酯，而糖皮质激素降低其表达[8]，上述类似的因素也能调节 tPA 表达（表 8-6）。在内皮细胞中，蛋白酶是增强剂，凝血酶和纤溶酶能刺激 tPA 产生[30]。PAI-1、2 也被相同因子调节，这些因子中的多数可增加 uPA 和 tPA 产生（表 8-6）。大多数丝氨酸蛋白酶抑制剂（serpin）能在肝中组成性地合成，并分泌至血浆中。

溶酶体半胱氨酸和天冬氨酸蛋白酶

溶酶体半胱氨酸蛋白酶，组织蛋白酶 B、L 和 K 一般为组成性地表达，但细胞转化通常与组织蛋白酶 B 和 L 合成增多有关。组织蛋白酶 B 的转录随细胞类型和肿瘤细胞分化状况的不同而变化，IL-1 能增加软骨细胞表达组织蛋白酶 B。恶性转化、肿瘤启动子和生长因子能刺激组织蛋白酶 L 合成。组织蛋白酶 K 在单核巨噬细胞系的基因表达中依赖于细胞向破骨细胞分化的程度，而全反式视黄酸可上调该酶在兔破骨细胞中的表达。几乎所有的细胞都能组成性地表达溶酶体天冬氨酸蛋白酶和组织蛋白酶 D，但受雌二醇、骨化三醇和视黄酸的调控。

内源性抑制剂对蛋白酶的抑制作用

内源性蛋白酶抑制剂在体内控制蛋白酶的活性，这些抑制剂来源于血浆或局部组织的细胞。血浆中包含几种蛋白酶抑制剂，大约 10% 的血浆蛋白是蛋白酶抑制剂。许多蛋白酶抑制剂具有蛋白酶种类特异性，而 α2 巨球蛋白可抑制所有家族中蛋白酶的活性。表 8-7 列出了主要的降解 ECM 蛋白酶的内源性抑制剂。

α2 巨球蛋白

α2 巨球蛋白分子（α2M）是一个分子量为 725 kDa 的大分子糖蛋白，包括 4 个相同的 185 kDa 亚基，通过二硫键成对相连。几乎所有的活性蛋白

表 8-5 调节基质金属蛋白酶和金属蛋白酶组织抑制剂合成的因子

酶 /TIMP	刺激因子 [a]	抑制因子
MMP-1	细胞因子和生长因子：IL-1；TNF；EGF；PDGF；bFGF；VEGF；NGF；TGF-α；INF-α；IFN-β；IFN-γ；白细胞调节素；松弛素 作用于细胞表面的因子：钙离子载体 A23187；细胞融合；胶原；刀豆蛋白 A；整合素受体抗体；尿酸晶体；羟磷灰石与焦磷酸钙；SPARC（骨连接蛋白、BM 40）；铁离子；细胞外基质金属蛋白酶诱导剂（EMMPRIN、CD147、basigin、M6 抗原）吞噬作用 化学物质：cAMP；秋水仙碱；细胞松弛素 B 和 D；LPS；己酮可可碱（penloxifylline）；TPA；钙调蛋白抑制剂；血清素；1,25-(OH)$_2$ 维生素 D$_3$；血小板活化因子；血清淀粉样 A；β- 微球蛋白 物理因素：热休克；紫外线辐射 其他：病毒转化；致癌基因；自分泌物质；成纤维细胞老化	视黄酸；糖皮质激素；雌激素；黄体酮；TGF-β；跨膜神经细胞黏附分子；cAMP；IFN-γ；腺病毒 EIA
MMP-2	TGF-β；刀豆蛋白 A；H-ras 转化；细胞外基质金属蛋白酶诱导剂（EMMPRIN、CD147、basigin、M6 抗原）	腺病毒 EIA
MMP-3	IL-1；TNF；EGF；刀豆蛋白 A；SPARC（骨连接蛋白、BM 40）；LPS；TPA；细胞外基质金属蛋白酶诱导剂（EMMPRIN、CD147、basigin、M6 抗原）；病毒转化；致癌基因；整合素受体抗体；热休克；钙离子载体 A23187；细胞松弛素 B	视黄酸；糖皮质激素；雌激素；黄体酮；TGF-β；腺病毒 EIA
MMP-7	IL-1；TNF；EGF；TPA；LPS	未知
MMP-8	TNF；TPA；IL-1	未知
MMP-9	IL-1；TNF；EGF；TGF-β；TPA；H-ras；v-Src；SPARC（骨连接蛋白、BM40）	视黄酸；腺病毒 EIA
MMP-10	TPA；A23187；TGF-α；EGF	未知
MMP-11	视黄酸	bFGF
MMP-13	bFGF；TNF；TGF-β；纤维胶原	未知
MMP-14/MT1-MMP	刀豆蛋白 A；TPA；bFGF；TNF-α；IL-1α；纤维胶原	糖皮质激素
TIMP-1	IL-1；IL-6；IL-11；TPA；TGF-β；TGF；视黄酸；LPS；黄体酮；雌激素；致癌转化；病毒感染	细胞外基质；细胞松弛素
TIMP-2	黄体酮	TGF-β；LPS
TIMP-3	EGF；TGF-β；TPA；TNF；糖皮质激素；抑癌基因 M	未知

[a] 表中不包括调节其他 MMP 基因表达的因子，且 TIMP-4 的调节因子目前尚不清楚。
bFGF：碱性成纤维细胞生长因子；cAMP：腺苷一磷酸；EGF：上皮生长因子；IFN：干扰素；IL：白细胞介素；LPS：脂多糖；MMP：基质金属蛋白酶；NGF：神经生长因子；PDGF：血小板衍生生长因子；TGF：转移生长因子；TNF：肿瘤坏死因子；TIMP：金属蛋白酶组织抑制剂；TPA：豆蔻酰佛波醇乙酯；VEGF：血管内皮生长因子

表 8-6 调节纤溶酶原激活剂及抑制剂表达的因子

酶、抑制物	刺激因子	抑制因子
uPA	TPA；IL-1；IFN-γ；EGF；PDGF；bFGF；VEGF；TGF-β；霍乱毒素；cAMP；雌激素；降钙素；血管加压素；上皮钙黏合素依赖性的细胞与细胞粘连的破坏	糖皮质激素；TGF-β
tPA	TPA；EGF；bFGF；VEGF；视黄酸；糖皮质激素；cAMP；凝血酶；纤溶酶；卵泡刺激素；黄体生成素；促性腺激素释放激素	TNF
PAI-1	IL-1；TNF；TGF-β；bFGF；VEGF；TPA；糖皮质激素	cAMP
PAI-2	TPA；LPS；TNF；集落刺激因子；霍乱毒素；登革热病毒	糖皮质激素
PN-1	TPA；EGF；凝血酶	未知

bFGF：成纤维细胞生长因子；cAMP：环磷酸腺苷；EGF：表皮生长因子；IFN：干扰素；IL：白介素；LPS：脂多糖；PAI：纤溶酶原激活剂抑制剂；PDGF：血小板衍生生长因子；PN：蛋白酶连接素；TGF：转化生长因子；TNF：肿瘤坏死因子；TPA：十二烷酰佛波醋酸酯 -13；tPA：组织型纤溶酶原激活剂；uPA：尿激酶型纤溶酶原激活剂；VEGF：血管内皮生长因子

酶，无论何种类型，都会切开分子中称为诱饵区（位于亚单位中心附近）内的可拉伸部位。诱饵区一旦被切割后，α2M 的构象发生变化，并将蛋白酶物理性地捕获在分子笼中，形成蛋白酶 -α2M 复合物。尽管该复合物中蛋白酶的活性位点是游离的并保持活性，但酶被 α2M 的臂所捕获，因此无法与大分子相互作用和降解它们。α2M 除了具有蛋白酶抑制剂的功能外，还具有载体蛋白的功能，因为它可与多种生长因子和细胞因子（如血小板衍生生长因子、碱性成纤维细胞生长因子、TGF-β、胰岛素和 IL-1β）结合。α2M 分子主要在肝内合成，也可由巨噬细胞、成纤维细胞和肾上腺皮质细胞在局部合成。血浆中 α2M 的浓度为 250 mg/dl。由于其分子量大，故不能存在于非炎症的滑液中。然而在滑膜炎症时，α2M 可渗透至关节腔中。α2M 在类风湿关节炎滑液中的浓度与血浆中大致相同。

丝氨酸蛋白酶抑制剂

主要的丝氨酸蛋白酶抑制剂包括丝氨酸蛋白酶抑制剂（serpin）基因家族成员、kunitz 型抑制剂和其他抑制剂（表 8-7）。丝氨酸蛋白酶抑制剂是分子量为 50 ~ 100 kDa 的糖蛋白，与人 α1 蛋白酶抑制剂具有同源性[31]。参与调节降解 ECM 丝氨酸蛋白酶的主要丝氨酸蛋白酶抑制剂包括 α1 蛋白酶抑制物、α1 抗胰凝乳蛋白酶、α2 抗纤溶酶、纤溶酶原激活物抑制剂（plasminogen activator inhibitors，PAI）-1 和 2、蛋白 C 抑制剂（protein C inhibitor，PAI-3）、C1- 抑制剂、激肽抑素（kallistatin）和蛋白酶连接蛋白 -1（proteinase nexin-1，PN-1）。表 8-7 列出了这些分子所抑制的主要蛋白酶。尽管 PAI-1 和 PAI-2 都可抑制 tPA 和 uPA，但 PAI-1 和 PAI-2 分别对 tPA、uPA 的抑制作用更有效。Kunitz 型抑制剂包括抑肽酶（aprotinin）、胰酶素（trypstatin）和蛋白酶连接蛋白 -2（PN-2），它们与 β- 淀粉样蛋白前体相同。在许多分泌性和炎症性体液及软骨中存在分泌型白细胞蛋白酶抑制剂，它们可抑制中性粒细胞弹性蛋白酶和组织蛋白酶 G。Elafin 也是一种丝氨酸蛋白酶抑制剂，它与分泌型白细胞蛋白酶抑制剂的第二功能区具有 38% 的同源性，能抑制中性粒细胞弹性蛋白酶和蛋白酶 3。

半胱氨酸蛋白酶抑制剂

半胱氨酸蛋白酶抑制剂（cystatin）超家族中的成员和钙蛋白酶抑制剂（calpastatin）均属于降解 ECM 的半胱氨酸蛋白酶抑制剂家族（表 8-7）。能抑制溶酶体半胱氨酸蛋白酶的半胱氨酸蛋白酶抑制剂包括 3 个亚群：亚群 1 包括 stefins A 和 B，分子量均为 11 kDa，stefins 位于细胞内；亚群 2 包括半胱氨酸蛋白酶抑制剂 C 和 S，分子量均为 13 kDa，它们在脑脊液和唾液中浓度相对较高；亚群 3 包括激肽原，其可参与血液凝固和炎症过程，也是半胱氨酸蛋白酶的抑制剂。钙蛋白酶不能被半胱氨酸蛋白酶抑制剂抑制，但可被钙蛋白酶抑制剂（120 kDa）抑制。而钙蛋白酶抑制剂是钙蛋白酶的一种胞浆特异性抑制剂。

金属蛋白酶的组织抑制剂

金属蛋白酶组织抑制剂（TIMP）基因家族包括 4 个不同的成员（即 TIMP-1、TIMP-2、TIMP-3 和 TIMP-4），它们的氨基酸序列相似性 40% ~ 50%。人的 TIMPS 分子量在 21 ~ 28 kDa 之间；其以 1:1 摩尔比例与其他 MMP 分子结合，形成紧密的、非共价键的复合物，从而抑制 MMP 活性[32]。然而 TIMP-1 除外，它不能有效抑制跨膜型 MT-MMP，包括 MT1、MT2、MT3 和 MT5-MMP（即 MMP-14、15、16 和 24）。TIMP 包括 12 个高度保守的半胱氨酸残基，所形成的 6 个链内二硫键对维持分子的正确三级结构和稳定的抑制活性至关重要。TIMP 分子有两个结构不同的亚功能区：含有 1 ~ 3 环的 N 端亚功能区和 4 ~ 6 环的 C 端亚功能区，每个 TIMP 分子 N 端亚功能区具有抑制 MMP 活性的功能[32]。MMP/TIMP-1 复合体晶体结构表明，楔型 TIMP 沿着它们的边缘可完整地伸入到同类 MMP 的活化位点间隙中[33]。TIMP-2 中一个过长发卡环与横跨 MMP-14 活化位点间隙边缘环状结构的相互作用，可使 TIMP-2 有效地发挥对 MMP-14（MT1-MMP）的抑制作用[34]。TIMP-1 和 TIMP-2 的独特之处在于，它们分别通过 proMMP-9 和 proMMP-2 的 C 端亚结构域和血红素结合结构域与 proMMP-9 和 proMMP-2 形成复合物（即 proMMP-9/TIMP-1 和 proMMP-2/TIMP-2 复合物）。TIMP-4 和 proMMP-2 之间也能形成类似的复合物。由于这些复合物中 TIMP 的 MMP 抑制位点

表 8-7 细胞外基质降解蛋白酶的内源性抑制剂

抑制物	分子量（kDa）	来源	靶酶
α2 巨球蛋白	725	血浆（肝）；巨噬细胞；成纤维细胞	各家族中的多数蛋白酶
丝氨酸蛋白酶抑制剂			
Serpins			
α1 蛋白酶抑制剂	52	血浆；巨噬细胞	中性粒细胞弹性蛋白酶；组织蛋白酶 G；蛋白酶 -3
α1 抗糜蛋白酶	58	血浆	组织蛋白酶 G；糜蛋白酶；胃促胰酶；组织激肽释放酶
α2 抗纤溶酶	67	血浆	纤溶酶
蛋白酶连接蛋白 -1	45	成纤维细胞	凝血酶；uPA；tPA；纤溶酶；胰蛋白酶；胰蛋白酶样丝氨酸蛋白酶
PAI-1	45	内皮细胞；成纤维细胞；血小板；血浆	tPA；uPA
PAI-2	47	血浆；巨噬细胞	uPA；tPA
蛋白酶 C 抑制物	57	血浆；尿液	活性蛋白质 C；uPA；tPA；组织激肽释放酶
C1 抑制物	96	血浆	血浆激肽释放酶；C1 酯酶
激肽酶抑素	92	血浆；肝；胃；肾；胰	组织激肽释放酶
Kunins			
抑肽酶	7	肥大细胞	纤溶酶；激肽释放酶
胰酶抑素	6	肥大细胞	类胰蛋白酶
蛋白酶连接蛋白 -2（淀粉样蛋白前体）	100	成纤维细胞 EGF 结合蛋白；NGF-γ	胰蛋白酶；糜蛋白酶；XIa 因子
其他			
SLP1	15	支气管分泌物；精浆；软骨	中性粒细胞弹性蛋白酶；组织蛋白酶 G；糜蛋白酶；胰蛋白酶
Elafin	7	皮肤角质层	中性弹性蛋白酶；蛋白酶 3
半胱氨酸蛋白酶抑制剂			
stefin A	11	胞质溶胶	半胱氨酸蛋白酶
stefin B	11	胞质溶胶	半胱氨酸蛋白酶
cystatin C	13	体液	半胱氨酸蛋白酶
cystatin S	13	精浆；眼泪；唾液	半胱氨酸蛋白酶
激肽原	50 ～ 78/108 ～ 120	血浆	半胱氨酸蛋白酶
钙蛋白酶抑制剂	120	胞质溶胶	钙蛋白酶
金属蛋白酶抑制剂			
TIMP-1	28	结缔组织细胞；巨噬细胞	MMP，ADAM10
TIMP-2	22	结缔组织细胞；巨噬细胞	MMP
TIMP-3	21 ～ 24[a]	成纤维细胞；滑液细胞	MMP；ADAM；ADAMTS
TIMP-4	21	心脏；脑；睾丸	MMP
RECK	110	许多组织细胞；成纤维细胞	MMP-2；MMP-7；MMP-14（MT1-MMP）；ADAM-10

ADAM，解聚素和金属蛋白酶；ECF，表皮生长因子；MMP，基质金属蛋白酶；NGF，神经生长因子；PA，纤溶酶原激活剂；PAI，纤溶酶原激活剂抑制剂；RECK，反向诱导的、携带 Karal 基序的富含半胱氨酸的蛋白质；SLP1，分泌型白细胞蛋白酶抑制剂

[a] 糖基化形式

未被占据，这些 proMMP/TIMP 复合物也能够抑制其他 MMP。有趣的是，proMMP-2/TIMP-2 复合物是细胞表面 MT1-MMP 有效激活 proMMP-2 所必需的。MT1-MMP 通过血红素结构域和跨膜结构域在细胞表面形成同源二聚体。TIMP-2 通过抑制结构域与 MT1-MMP 二聚体中的一个分子结合，通过 C 端亚结构域与 MMP-2 结合，进而在细胞表面形成（MT1-MMP)$_2$-TIMP-2/ProMMP-2 复合物（见下文），因此 TIMP-2 允许 proMMP-2 与 MT1-MMP 相互作用，这对于激活 proMMP-2 至关重要[7]。除了对 MMP 有抑制作用，TIMP-3 还能最有效地抑制 ADAM10、12、17、28、33 的活性，但对 ADAM8、9、19 无抑制作用，TIMP-3 还可抑制 ADAMTS4、5。TIMP-3 N 端亚功能区对 ADAM 家族和 MMP 活性的抑制可能起到极其重要的作用，但其抑制的机制似乎略有不同[35]。TIMP 与 MMP 的主要相互作用方式涉及 TIMP 在 Cys1-Cys70 二硫键周围的两段多肽链。阻断 N 端 α- 氨基或添加额外残基会使 TIMP 对 MMP 的抑制作用失活。然而，TIMP-3 的这种修饰并不影响其抑制 ADAM17[35]。TIMP 除了抑制 MMP、ADAM、ADAMTS 酶外，TIMP 还具有生长因子活性、抗血管生成活性和细胞凋亡调节活性[36]。另一种 MMP 的抑制剂是 RECK（反转录诱导的、携带 Kaza 基序、富含半胱氨酸的蛋白）[37]。RECK 是一种 GPI 锚定的糖蛋白，含有 3 个抑制剂样结构域，可至少抑制 MMP-2、7、9、14 和 ADAM10 的活性[38,39]。尽管这种抑制剂在体内血管生成过程中似乎发挥关键作用[37]，但这些酶的抑制机制及其在关节炎等病理条件下的功能仍有待进一步研究。

基质金属蛋白酶原的活化机制

所有 MMP 都以非活性酶原（proMMP）的形式合成，而激活 proMMP 是表达 MMP 活性的先决条件。ProMMP 通过其前结构域保守序列 PRCGXPD 中的半胱氨酸 - 巯基与催化功能区锌离子之间的相互作用保持无活性状态，从而防止水分子与酶促反应所必需的催化锌的相互作用。但蛋白酶活化是通过蛋白水解切除前结构域发生的。依赖于酶的 proMMP 激活途径有三种，分别是细胞外活化、细胞内活化和细胞表面活化（图 8-2）。

细胞外活化

许多可溶性 MMP（如 proMMP-1、3、7、8 ~ 10、12、13）以酶原形式分泌，需要在细胞外激活。在体外，激活可以通过非蛋白水解剂的处理来启动。这些非蛋白水解剂可干扰前结构域 PRCGVPD 基序中的 Cys 与催化锌的相互作用[6,36]。此类试剂包括硫醇修饰剂、次氯酸、十二烷基硫酸钠、促溶剂和物理因素（热和酸暴露）[6]。其中，4- 氨基苯乙酸汞（aminophenylmercuric acetate，APMA）已被用于研究 proMMP 的活化机制。经 APMA 处理后，APMA 会干扰 PRCGVPD 基序中 Cys 的相互作用，并导致 proMMP 分子在 PRCGVPD 上游自溶，进而去除一部分前体结构域[6]。由于 Cys 不再与催化锌相互作用，所以 proMMP 过渡型具有部分活性，并通过分子间去除前结构域的其余部分最终形成完全活性形式，这被称为逐步激活机制。对于 proMMP-9，APMA 处理导致仅保留 PCRGVPD 序列的保守序列上游的 Ala74-Met75 键断裂，但这种中间形式具有完全活性。对于脑缺血时体内 proMMP-9 的激活机制，有报道指出是一氧化氮通过 S- 亚硝基化激活了 proMMP-9[40]。

蛋白水解激活途径是体内的一个主要激活途径，被认为是一个类似阶梯式的活化过程。不同的蛋白酶最初攻击前结构域诱饵区内的可拉伸部位，该区域位于该结构域 PRCGVPD 基序的上游。其前结构域的部分去除干扰了 PRCGVPD 基序中 Cys 与催化锌的相互作用，从而产生具有部分活性的中间形式，随后通过自溶方式去除前结构域的其余部分或被其他 MMP 发挥作用[6]。诱饵区域可以被不同的蛋白酶攻击，从而导致特定的 MMP 激活。表 8-8 列出了 proMMP 的潜在激活剂。纤溶酶可能在体内对激活 proMMP-3 和 proMMP-10 起主要作用，因为用纤溶酶处理这些 proMMP 会使其完全活化[41]。对于 proMMP-1 的激活，单独用纤溶酶只能激活大约 25% 的 MMP-1 活性，而完全激活则需要随后的 MMP-3、7 或 10 对 Gln^{80}-Phe^{81} 键进行切割后实现[6,42]。MMP-3、10 可直接激活 proMMP-7[42]、proMMP-8、proMMP-9[43,44] 以及 proMMP-13[45]，使其成为完全活化形式。MMP 这种分子间的活化级联反应可能对可溶性 proMMP 的体内激活具有重要的作用。

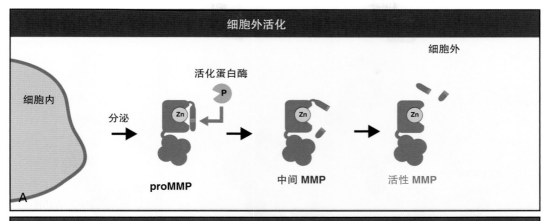

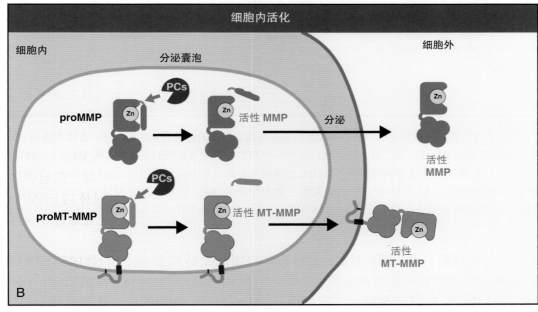

图 8-2　MMP、ADAM 和 ADAMTS 的激活途径。A．细胞外活化。许多 proMMP 以非活性形式分泌到细胞外空间。激活剂蛋白酶切割前体蛋白内的"诱饵区域"（以橙色突出显示），从而产生 MMP 的中间形式。中间酶具有部分活性，过渡型 MMP 的分子间裂解去除前结构域的其余部分，从而将 MMP 酶转化为完全活性的 MMP。B．细胞内活化。一些前体蛋白末端含有 RX（K/R）R 四种基本氨基酸基序的基质金属蛋白酶（以橙色突出显示）在分泌过程中被 PC 在细胞内被激活。PC 识别并直接切割 RX（K/R）R 的下游。这些酶包括 MMP-11、21、28 和 23 和所有 MT-MMP、ADAMTS 和 ADAM 酶

细胞内活化

　　一些 MMP 在其前结构域末端具有包含 RX（K/R）R 序列（X 为任何氨基酸）的基本基序，该序列可被前蛋白转化酶（proprotein convertase，PC）识别和切割，例如弗林蛋白酶——一种位于反式高尔基体内的加工酶。这些 MMP（包括 proMMP-11、proMMP-23、proMMP-28 和 proMT-MMP）在分泌过程中能被 PC 激活（图 8-2）。已有研究报道弗林蛋白酶可在细胞内活化 proMMP-11 和 proMMP-14（proMT1-MMP）[46,47]。活化后，活性 MMP-11 被

分泌到细胞外环境，而活性 MMP-14（MT1-MMP）则在细胞表面表达。因为其他 proMT-MMP，例如 proMMP-23 和 proMMP-28 也具有该基序，所以 PC 也负责这些 proMMP 在细胞内活化。ADAM 和 ADAMTS 家族酶也可以这种方式被激活，因为它们在前结构域末端具有相同的基本氨基酸序列。

细胞表面活化

　　ProMMP-2 的独特之处在于它在细胞表面可被 MMP-14（MT1-MMP）激活。MT1-MMP 激活 proMMP-2 的机制已被广泛研究，因为该机制被认

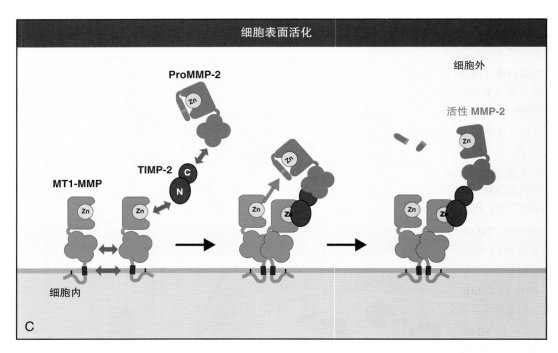

图 8-2（续）　C. 细胞表面活化。在细胞表面，MT1-MMP 对 proMMP-2 激活的最被公认的模式图。在细胞表面表达的 MT1-MMP 通过其 Hpx 结构域和跨膜结构域形成同型二聚体复合物。其中一种 MT1-MMP 通过酶的活性位点和 TIMP-2 的抑制位点与 TIMP-2 结合。暴露的 TIMP-2 其 C 端亚结构域与 proMMP-2 的 Hpx 结构域具有高亲和力，从而形成（MT1-MMP）₂/TIMP-2/proMMP-2 复合物。该复合物中不含 TIMP-2 的 MT1-MMP，然后切割复合物中的 proMMP-2 前体，形成 MMP-2 的中间形式。然后近端中间 MMP-2 分子去除前结构域的其余部分，成为完全活化的 MMP-2。活化的 MMP-2 可以留在细胞表面，也可以释放到细胞外环境中

为是肿瘤侵袭和血管生成的关键步骤。目前，MT1-MMP 激活 proMMP-2 广泛被接受的模式如图 8-2 所示。MT1-MMP 通过 Hpx 和跨膜结构域在细胞表面形成同型二聚体复合物[48,49]，然后该二聚体复合物中的一个 MT1-MMP 与 TIMP-2 结合并受其抑制。由于 TIMP-2 的 C 端亚结构域与 proMMP-2 的 Hpx 结构域具有高度亲和力，二者可以进行相互作用，因此（MT1-MMP）₂/TIMP-2 复合物在此充当了 proMMP-2 的激活受体。（MT1-MMP）₂/TIMP-2-proMMP-2 复合物形成后，该复合物中其他不含 TIMP-2 的 MT1-MMP 在 Asn37-Leu38 处可切割一部分 proMMP-2 前结构域，由此生成过渡型 MMP-2。邻近区域内另一种过渡型 MMP-2 通过自溶作用去除前结构域残留部分，进而产生完全活性的酶[50]。有趣的是，激活的 MMP-2 联合 Hpx 结构域的 TIMP-2，一起被释放到细胞外环境或在细胞表面发挥作用[51]。其他跨膜型 MT-MMP，包括 MT2-MMP（MMP-15）、MT3-MMP（MMP-16）和 MT5-MMP（MMP-24）也能激活 proMMP-2[52-55]，但这些酶激活 proMMP-2 的体内

作用和激活机制尚不清楚。GPI 锚定的 MT4-MMP（MMP-17）不激活 proMMP-2。另一种 GPI 锚定的 MT6-MMP（MMP-25）最初激活 proMMP-2，但后来发现分离得到的 MT6-MMP 重组催化结构域可以在试管中激活 proMMP-2，而全长酶却不能在细胞表面激活 proMMP-2。MT1-MMP（MMP-14）也在细胞表面激活 proMMP-13[56]，这种激活需要 MMP-13 的血红素结合域，但似乎不需要 TIMP-2[56-57]。有报道指出，通过酵母双杂交筛选 proMMP-7 结合分子实验发现，proMMP-7 在细胞表面也能被激活[58]。proMMP-7 通过其前结构域与 CD151（跨膜 4 超家族成员）C 端细胞外环的相互作用被捕获在细胞膜上，进而被激活[58]，而 proMMP-7 的这种细胞表面活化需要 MMP-7 作为底物。由于 α3β1 和 α6β4 整合素的 α 链可与 CD151 相互作用，这些整合素也可能参与活化。尽管这种活化的确切分子机制和激活剂尚不清楚，但发现 proMMP-7 和 CD151 在骨关节炎软骨细胞中过度表达，且 proMMP-7 通过与骨关节炎关节软骨中 CD151 的相互作用而被激活[59]。

表 8-8　基质金属蛋白酶原激活剂	
proMMP	**激活剂**
proMMP-1	胰蛋白酶（部分）；纤溶酶（部分）；血浆激肽释放酶（部分）；糜蛋白酶（部分）；MMP-3；MMP-7；MMP-10；MMP-11
proMMP-2	MT1-MMP；MT2-MMP；MT3-MMP；MT5-MMP
proMMP-3	纤维蛋白溶酶；血浆激肽释放酶；胰蛋白酶；类胰蛋白酶；糜蛋白酶；组织蛋白酶 G；胰凝乳蛋白酶；中性粒细胞弹性蛋白酶；嗜热菌
proMMP-7	MMP-3；MMP-10（部分）；胰蛋白酶；纤维蛋白溶酶（部分）；中性粒细胞弹性蛋白酶（部分）
proMMP-8	MMP-3；MMP-10；组织激肽释放酶；中性粒细胞弹性蛋白酶；组织蛋白酶 G；胰蛋白酶
proMMP-9	MMP-3；MMP-2；MMP-7；MMP-10（部分）；MMP-13；胰蛋白酶，胰凝乳蛋白酶，组织蛋白酶 G；组织激肽释放酶
proMMP-10	纤维蛋白溶酶；胰蛋白酶；糜蛋白酶
proMMP-11，21，28	弗林蛋白；PC
proMMP-13	MMP-2；MMP-3；MT1-MMP；纤维蛋白溶酶
proMT1-MMP	弗林蛋白；PC

pro-MMP，前基质金属蛋白酶；PC，前蛋白转化酶

降解 ECM 金属蛋白酶的内吞作用

对于 MT-MMP 来说，内吞作用是一个关键的调节机制。一些可溶性酶通过与膜蛋白相互作用而被内吞。通常内吞作用被认为是下调的一个步骤，但在某些情况下，酶需要内吞作用表达其生物学功能。已有研究证明，MT1-MMP 通过网格蛋白和小窝依赖性途径被内吞[60,61]，网格蛋白依赖性途径比小窝依赖性途径更快。但是也有研究表明，MT1-MMP 需要网格蛋白依赖性内吞来促进细胞迁移和侵袭[60]。在 MT1-MMP 的细胞质结构域中，LLY[573] 基序被网格蛋白的亚单位 - 适配蛋白 2 识别，这对酶被内吞至关重要[60]。在 LLY[573] 的下游，有一个 Cys[574]，它被翻译后形成棕榈酰化[62]。有趣的是，这种棕榈酰化对于酶通过网格蛋白依赖机制被内吞以及其促进细胞迁移起重要作用[62]。MT1-、MT3- 和 MT5-MMP 被内吞

并再循环回至细胞表面，有三个氨基酸基序被鉴定为再循环基序，分别是 DKV[582]（MT1-MMP）、EWV[607]（MT3-MMP）和 C 端的 EWV[645]（MT5-MMP）[63,64]。

内吞作用不仅是 MT-MMP 的调节机制，也是可溶性酶的调节机制。已经发现了几种降解 ECM 的金属蛋白酶和抑制剂能通过低密度脂蛋白受体相关蛋白 1（lipoprotein receptor-related protein 1，LRP1）被内吞。LRP1 被分泌到细胞表面时由前蛋白转化酶处理合成为 600 kDa 前体，其结构由 515 kDa α 链和 85 kDa β 链两条链通过非共价键相连。α 链包含结合四个不同分子的细胞外结合区域，它与细胞外分子结合，通过网格蛋白依赖机制迅速发挥内吞作用，与 LRP1 结合的分子进而在溶酶体中降解。LRP1 在不同类型的细胞中广泛表达，并控制许多生物活性分子的细胞外水平，以维持组织内环境稳定[65]。目前，已鉴定出 50 多种配体，包括脂蛋白、ECM 蛋白、生长因子、细胞表面受体、蛋白酶、蛋白酶抑制剂和分泌的细胞内蛋白[65]。在软骨中，LRP1 通过与 FZD-1[66] 和结缔组织生长因子（CCN2）相互作用来控制 Wnt/β-catenin 信号通路，并且二者都可调节软骨内骨化和关节软骨再生[67]。研究表明，LRP1 还负责清除细胞外 MMP-2、MMP-9、MMP-13、ADAMTS5、TIMP-1 和 TIMP-3[68-71]。LRP-1 被报道可内吞 tPA、PAI-1 和 uPA，并且组织蛋白酶 D 也与 LRP1 外结构域结合[69]。关节炎组织中降解 ECM 酶的内吞调节正成为直接影响疾病进展的重要领域，仍需进一步被探讨。

关节炎中的关节组织破坏

关节软骨能提供平滑的关节运动和减震功能，是支持关节功能的主要器官。软骨是由大量 ECM 和少量软骨细胞组成的一种独特组织。软骨 ECM 的主要成分是由 II 型胶原蛋白和一种称为蛋白聚糖的大分子蛋白聚糖（各占 45%）组成，这些成分在维持软骨功能中起着至关重要的作用：蛋白聚糖提供抗压性，而胶原蛋白支持软骨结构。因此，这些成分退化会严重损害关节功能。主要的蛋白聚糖降解酶被认为是 ADAMTS，但 MMP 也能降解它，而胶原蛋白降解是通过降解胶原蛋白的 MMP 进行的。在类风湿关节炎和骨关节炎中，这两种金属蛋白酶亚类是降解软骨的关键酶。在类风湿关节炎中，软骨侵蚀是由炎性滑

膜血管翳组织侵入、滑液中存在的酶以及软骨细胞衍生的酶所引起；而在骨关节炎中，软骨侵蚀仅仅是由软骨细胞产生的酶引起。

在疾病发生时，通常认为蛋白聚糖降解在胶原降解之前进行。蛋白聚糖易被多种不同的蛋白酶降解，包括 MMP、ADAMTS、中性粒细胞弹性蛋白酶、组织蛋白酶 G 以及组织蛋白酶 B。这些酶可切割 G1 和 G2 球间结构域之间的肽键。这种切割能有效地从透明质酸附着点（G1 结构域）释放主要含糖胺聚糖的蛋白聚糖部分（G2 和 G3 结构域之间），这也是软骨基质内蛋白聚糖的功能部分（图 8-3）。在多种炎性关节炎和骨关节炎患者的关节滑液中，能检测到两个主要的蛋白聚糖片段，其 N 端序列起始于核心蛋白的 Phe^{342} 或 Ala^{374}。许多 MMP，包括 MMP-1、2、3、7、8、9、13 以 及 MT1-MMP，优先切割 Asn^{341}-Phe^{342} 键（MMP 位点）[72]。ADAMTS 类，包括 ADAMTS1[73]、4[16]、5[17]、8、9、15，除了切割 G2-G3 结构域中的其他位点外，还切割 Glu^{373}-Ala^{374} 键（蛋白聚糖酶位点）。软骨的其他较小成分也会被降解（图 8-3）。核心蛋白聚糖是一种富含亮氨酸的重复蛋白聚糖，可被 MMP-2、3 和 7[74] 以及 ADAMTS4 消化[20]。尽管纤维调节蛋白能被 ADAMTS4 切割，然而有关负责降解其他蛋白聚糖蛋白酶的信息有限，包括纤维调节蛋白、光蛋白聚糖、双糖链蛋白聚糖、PRELP（富含精氨酸的末端富含亮氨酸的重复蛋白）、软骨素以及存在于关节软骨中的多配体聚糖[20]。介导蛋白聚糖 G1 结构域和透明质酸相互作用的连接蛋白，对许多蛋白酶敏感，例如

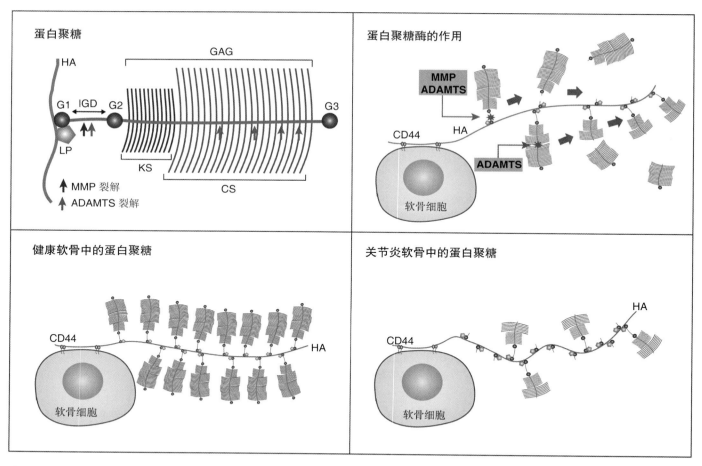

图 8-3 MMP 和 ADAMTS 对蛋白聚糖的降解。蛋白聚糖是一种大分子蛋白聚糖，含有大量硫酸软骨素（chondroitin sulfate，CS）和硫酸角质素（keratan sulfate，KS）糖胺聚糖（glycosaminoglycan，GAG）部分，它们对维持分子的功能至关重要，因为它们将水吸入软骨基质时，使其能够承受压缩（正常软骨）。蛋白聚糖与透明质酸（hyaluronic acid，HA）结合，在连接蛋白（link protein，LP）的辅助下，HA 通过其 HA 受体（如 CD44）G1 的作用与软骨细胞结合。MMP（Asn^{341}-Phe^{342} 键）和 ADAMTS（Glu^{373}-Ala^{374} 键）在 N 端 G1 和 G2 球状结构域之间的球间结构域中切割蛋白聚糖，导致 GAG 物质从组织中丢失，从而使分子（关节炎软骨）的功能丧失。ADAMTS 还可切割 CS 链连接区域

MMP-1、2、3、7 ~ 10，中性粒细胞弹性蛋白酶和组织蛋白酶 G。连接蛋白的降解也可能有助于从软骨基质中释放蛋白聚糖。

因纤维状胶原（即 Ⅰ 型、Ⅱ 型和 Ⅲ 型胶原）具有三重螺旋结构，在中性 pH 环境下，对大多数蛋白酶具有抗性。然而属于 MMP 的胶原酶除外，包括 MMP-1、2、8、13 和 MT1-MMP。在这些纤维状胶原类型中，Ⅲ 型胶原可被非胶原蛋白分解酶降解，包括 MMP-3、9、16 和中性粒细胞弹性蛋白酶。胶原酶在距 N 端 3/4 处切割胶原分子的三重螺旋区域，并且在切割后，螺旋结构可在 37℃（即体温）下展开，并成为明胶的随机肽。一旦变成明胶，它可以被明胶酶（MMP-2 和 MMP-9）和许多其他蛋白酶降解成更小的肽。在纤维状胶原的 N 端或 C 端都有非螺旋端肽区，这个部位可被各种非胶原分解酶切割，如 MMP-3、MMP-9、中性粒细胞弹性蛋白酶、组织蛋白酶 G 和半胱氨酸蛋白酶组织蛋白酶。由于胶原交联发生在端肽区，这种切割可能有助于交联胶原的解聚。

纤维连接蛋白可被许多 MMP 降解，包括 MMP-2、3、7、10、11、13 ~ 16、19 和其他丝氨酸蛋白酶。COMP 可被 MMP-19 和 MMP-20 消化。然而，能够消化软骨基质蛋白和软骨中间层蛋白的蛋白酶尚不清楚。

类风湿关节炎的软骨破坏

类风湿关节炎的特征是慢性增生性滑膜炎，表现为滑膜衬里细胞增生、炎性细胞浸润和衬里下层细胞血管生成（图 8-4）。增生的滑膜衬里细胞具有侵袭的特征，并产生过多的 MMP-1、3、9、14 和 ADAMTS4 以及 TIMP-1 和 TIMP-3。衬里下层的成纤维细胞产生 MMP-2 和 TIMP-2。浸润于滑膜和关节腔的多形核白细胞中的特异颗粒含有 MMP-8，嗜天青颗粒中包含 MMP-9、中性粒细胞弹性蛋白酶、组织蛋白酶 G 和蛋白酶 3。当细胞吞噬组织碎片和免疫复合物时，这些物质将从细胞中释放。滑膜中存在的其他炎症细胞包括巨噬细胞、淋巴细胞和肥大细胞。巨噬细胞产生 MMP-1、MMP-9、TIMP-1 和 TIMP-2，活化的巨噬细胞还可分泌 uPA 以及组织蛋白酶 B、L、D。滑膜中的 T 淋巴细胞可合成 MMP-9。在免疫复合物刺激下，肥大细胞被活化，

其细胞中的糜蛋白酶和类胰蛋白酶经脱颗粒释放。内皮细胞表达很多 MMP，包括 MMP-1、2、3、9 和 MT1-MMP、tPA 以及它们的抑制剂（图 8-4）。然而，这些从内皮细胞产生的蛋白酶在滑膜血管生成过程中可能参与组织重建，而与软骨破坏无关。滑膜组织细胞和炎症细胞产生的所有可溶性蛋白酶和抑制剂都可能被分泌到滑液中。当活性蛋白酶分泌多于抑制剂时，可引起关节软骨的降解。尽管 MMP-1、2、3、8、9、ADAMTS4、TIMP-1 和 TIMP-2 在类风湿关节炎滑液中均可检测到，但其 MMP 与 TIMP 的摩尔平衡似乎倾向于发挥 MMP 活性，因为在类风湿关节炎滑液中可检测到蛋白水解活性[75]。在类风湿关节炎早期，暴露于滑液的软骨表面显示出不规则表面（纤维化）和蛋白多糖耗竭，而无血管翳组织覆盖。这种软骨降解可能是由存在于滑液中蛋白酶的作用引起（图 8-5）。在滑液中所检测到的 MMP 中，MMP-3 的浓度最高。血清 MMP-3 水平可用于监测类风湿滑膜炎的活动性[76-78]。与滑膜组织接触的关节软骨即使在早期也会逐渐退化。这部分滑膜组织变成血管翳，进一步侵入并破坏软骨组织，这是类风湿关节炎软骨侵蚀的主要途径。此外，滑膜成纤维细胞表达的 MT1-MMP 也被表明有助于血管翳侵入软骨（图 8-5）[79,80]。对类风湿关节炎关节标本的分析表明，MT1-MMP 在其侵入的血管翳 - 软骨接合处的成纤维细胞中尤其过表达[79]。MT1-MMP 这种独特的表达模式不能用炎症细胞因子驱动的基因表达来解释。据报道，MT1-MMP 的上调是由于滑膜成纤维细胞通过胶原受体酪氨酸激酶 - 盘状结构域受体 2（discoidin domain receptor 2，DDR2）识别软骨胶原所致[81]。胶原蛋白信号通过 DDR2 上调 MT1-MMP 基因表达，进而降解软骨胶原基质以入侵滑膜成纤维细胞[81]。有趣的是，DDR2 不能被健康完整的软骨激活，而只能被部分受损、蛋白聚糖耗尽的软骨激活。这表明蛋白聚糖降解需要在血管翳入侵程序激活之前进行[81]。MMP 和 ADAMTS 在降解蛋白聚糖的过程中被认为均发挥一定的作用，然而 ADAMTS 在关节炎早期起着主要作用[82]。ADAMTS-1、4、5、8、9、15、16、18 能降解蛋白聚糖，但 ADAMTS-5 被当做主要的蛋白聚糖酶，原因在于它具有最强的蛋白聚糖酶活性[83,84]。在抗原诱导的关节炎模型中，ADAMTS-5 缺失的小鼠可避免软骨退化[85]。此外，在抗原诱导的关节炎模型中，基因敲入的突变鼠（其蛋白聚糖球间结构

域的 ADAMTS 切割位点发生突变）也能预防软骨退化[86]。这些研究高度提示，在炎性关节炎中，蛋白聚糖降解是软骨降解进展的必要因素。

在炎症刺激下，除了炎性滑膜组织的细胞，软骨组织中的软骨细胞也能产生降解软骨的蛋白酶（图8-4）。多种炎症因子能刺激软骨细胞产生 MMP-1、2、3、7、8、9、13、14、16，ADAM9、10、17，ADAMTS4、ADAMTS5 以及其他类型的蛋白酶。在类风湿关节炎软骨中，MMP-1、2、3、7、9、13、14 被表达在位于蛋白聚糖缺失区域的软骨细胞中。在软骨 ECM 被降解后，软骨表面大部分区域发生溃烂，引起软骨细胞死亡，最终导致软骨进行性破坏。

在类风湿关节炎和癌症中，因为 MMP 在 ECM 分子降解中扮演主要角色，所以一些 MMP 抑制剂被用于研发进入临床试验[82,87-89]，然而均以失败告终。用于治疗类风湿关节炎和骨关节炎患者的 MMP 抑制剂已经从 III 期临床试验中撤回，主要原因是这些抑制剂缺乏有效性[88]。对癌症患者的临床试验也发现，大多抑制剂没有明确效果。而长期或者高剂量应用广谱 MMP 抑制剂治疗癌症则会引起肌肉骨骼系统意想不到的不良反应，如炎性多关节炎[90]，也被称为肌肉骨骼综合征。这种不良反应被认为与活性定点广谱抑制剂的性质有关。人类体内有 62 种金属蛋白酶，其中很多酶对于维持正常组织稳态很重要。而这些小分子抑制剂广泛地抑制了大多数酶，引起了意想不到的不良反应。因此，鉴定引起疾病的关键酶并高选择性地抑制它们至关重要。

已有两种潜在的 MMP 能被选择性地靶向抑制，并且至少在关节炎动物模型中显示了有效性。第一种是 MMP-13，是由类风湿滑膜成纤维细胞和软骨细胞通过被不同的刺激物作用后产生，这些刺激物包括 IL-1、TNF、IL-17、髓系相关蛋白（S100A8

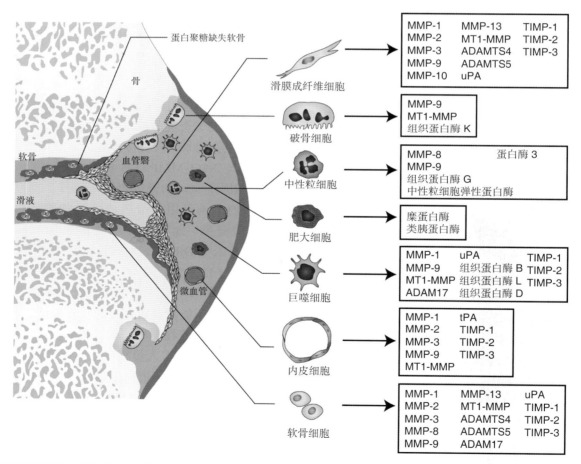

图 8-4 导致类风湿关节炎关节组织破坏的细胞、蛋白酶及其抑制剂。图示为类风湿关节炎的关节，在此处炎性滑膜血管翳组织侵入并破坏软骨和骨骼。浅蓝色的软骨是完整的，而深蓝色为蛋白聚糖耗尽的软骨组织。滑膜衬里细胞被激活，变得肥大，并侵入软骨组织。骨基质被破骨细胞降解。滑液或滑膜组织中可发现多形核中性粒细胞。巨噬细胞和肥大细胞不仅会导致炎症，还会导致软骨降解。血管翳组织含有大量微血管，为肥大组织提供营养。软骨中的软骨细胞也有助于软骨降解

和 S100A9）和抑瘤素（oncostatin）[91-94]。高水平的 MMP-13 已被发现表达在软骨接合处的滑膜血管翳中 [95]，目前已经有高选择性地针对 MMP-13 的小分子抑制剂。在一些炎性关节炎模型中，包括 SCID 小鼠共移植模型和胶原诱导关节炎，这些抑制剂能抑制关节炎症的进展 [96]。另外一种靶点是 MT1-MMP（MMP-14）。在类风湿滑膜组织中，MT1-MMP 是上调的 [97-99]，并在血管翳 - 软骨接合处的滑膜成纤维细胞中高表达 [79]。通过表达 MT1-MMP 的优势负性突变 [79] 或者敲低 MT1-MMP[80] 使 MT1-MMP 选择性被抑制，并在体外抑制 RASF 侵袭到软骨内。此外，MT1-MMP 高选择性的抑制抗体 DX2400 也能抑制胶原诱导关节炎小鼠的软骨侵蚀 [100]。这些发现提示，MT1-MMP 是介导滑膜血管翳侵袭和软骨侵蚀的关键酶。如前所述，MMP-13 的选择性抑制剂也能抑制关节炎动物模型的软骨侵蚀 [96]。有趣的是，在体外沉

默 MMP-13 对 RASF 侵袭到软骨没有效应 [80]。因此，尽管 MMP-13 和 MT1-MMP 都与软骨侵袭有关，但它们的作用方式不同。MT1-MMP 通过降解软骨胶原可直接促进 RASF 侵袭，而 MMP-13 引起软骨侵袭的机制尚不清楚。MT1-MMP 作为一种细胞胶原酶，也在血管生成 [101] 和单核细胞内皮迁移中 [102,103] 扮演重要角色，因此也可能通过其他机制促进疾病发生。

类风湿关节炎的骨再吸收

骨是由 40% 的有机物和 60% 的无机物构成，成熟骨的主要有机物成分是不可溶性、高度交联的 I 型胶原（占有机物的 90%），但也包含 III 型和 V 型胶原。骨基质中其他的次要成分包括富含亮氨酸重复片段的蛋白多糖（核心蛋白聚糖和双聚糖）和糖蛋白，如骨桥蛋白、骨粘连蛋白（如 SPARC）、骨钙

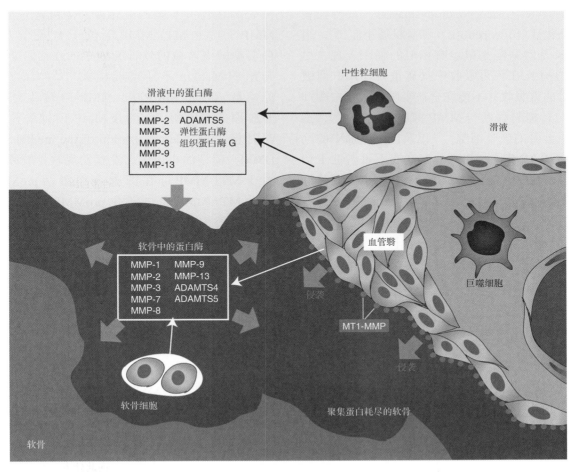

图 8-5　软骨基质降解的三条途径。滑膜组织细胞产生大量的可溶性蛋白酶，这些蛋白酶分泌到滑液中，并附着在软骨表面。软骨细胞也产生蛋白酶，与从滑膜组织分泌到软骨内的蛋白酶一起，它们从软骨内部降解软骨。最后，在软骨 - 血管翳接合处的滑膜成纤维细胞也表达 MT1-MMP，并降解和侵袭软骨

蛋白（如骨 Gla- 蛋白）和血小板反应蛋白。骨可被破骨细胞再吸收，这通常发生在裸露区，在这个部位，血管翳样的肉芽组织侵入骨髓，破坏软骨下骨。活化的破骨细胞只能附着于矿化的骨基质，这种细胞与基质之间的接触是通过破骨细胞 αvβ3 整合素被黏附到骨基质中骨桥蛋白的精氨酸 - 甘氨酸 - 天冬氨酸（RGD）序列之间完成。由于蛋白酶不能穿透进入矿化组织的基质成分中，所以只有当骨基质脱矿后，矿化骨才能进行 ECM 降解。破骨细胞降解骨基质是在破骨细胞亚区中进行的，这个区域 pH 偏酸性（pH 值 4 ～ 5）且钙浓度偏高（40 ～ 50 mM Ca^{2+}）[104]。在这种条件下，具有胶原溶解活性的半胱氨酸蛋白酶 - 组织蛋白酶 K，被认为负责骨的再吸收。这是因为其胶原溶解活性所需的适宜 pH 值范围较广，且被选择性地表达于巨细胞瘤的破骨细胞和巨细胞中。人的组织蛋白酶 K 突变可引起致密性骨发育不全（pyknodysostosis），这是一种常染色体隐性遗传的骨软骨发育不良（osteochondrodysplasia），其特征表现为骨质硬化症（osteopetrosis）和身材矮小症[105]。组织蛋白酶 K 基因缺陷小鼠也有相似的临床表现。尽管组织蛋白酶 K 在骨再吸收中具有重要作用，但破骨细胞对骨的重吸收并不能完全被半胱氨酸蛋白酶抑制剂抑制，其抑制程度与 MMP 抑制剂类似[104]。正常骨和类风湿骨的破骨细胞[106]以及巨细胞瘤中的巨细胞都高表达 MMP-9，其对可溶性或不可溶性 I 型胶原均具有末端肽酶的活性，并具有较强的明胶分解特性[43,106]。暴露于酸性环境可激活 proMMP-9，一旦被激活后，其在酸性和高钙环境中就具有蛋白分解活性[106]。MMP-9 缺陷小鼠表现为生长板发育暂时障碍。因此组织蛋白酶 K 和 MMP-9 都参与类风湿关节炎患者的骨再吸收。尽管 MT1-MMP 也表达在类风湿关节炎的破骨细胞中[98]，但其直接参与破骨细胞骨再吸收的证据有限。在小鼠前列腺癌诱导的骨质溶解模型中，MMP-7 可介导核因子 κB 受体活化因子配体（receptor activator of nuclear factor-κb ligand，RANKL）的增溶[107]，然而尚没有关于 MMP-7 参与类风湿关节炎中破骨细胞骨吸收的证据。对于骨质疏松症和（或）破坏性骨病的治疗，最常用的是双膦酸盐，其通过抑制成熟破骨细胞的骨吸收活性来减少骨代谢。地诺单抗（denosumab）是一种抗 RANKL 的人单克隆抗体，已获得美国食品药品监督管理局的批准，用于治疗类风湿关节炎患者的骨质疏松症。组织蛋白酶 K 抑制剂被认为是治疗绝经后骨质疏松症较有前景的药物，因为与双膦酸盐类等抗骨吸收药物相比，减轻了药物减少破骨细胞刺激骨形成的程度[108]。这些组织蛋白酶 K 抑制剂也被期待用于治疗类风湿关节炎的骨质疏松。它们已进行 III 期临床试验，可有效增加骨密度。然而，它也增加了患者中风的风险，因此该抑制剂的研发也被中断。抑制组织蛋白酶 K 增加中风发生率的具体机制尚不清楚，可能是由于组织蛋白酶 K 的其他作用所致。

骨关节炎中的软骨降解

在骨关节炎中，产生软骨降解酶的主要细胞类型是软骨细胞。在骨关节炎的早期阶段，蛋白聚糖的降解发生在胶原降解之前，这是疾病后续发展的关键一步。大量的 MMP（包括 MMP-1[109]、2[110,111]、3[112]、7[113]、8[109]、9[111]、13[9,109]以及 MT1-MMP[110]）被表达在骨关节炎的软骨中。免疫定位研究显示，MMP-3、7 和 MT1-MMP 定位于骨关节炎软骨蛋白多糖缺失区域的软骨细胞中，且它们染色的深浅与组织 Mankin 评分直接相关[110,112,113]。在具有胶原溶解活性的 MMP 中，MMP-13 被认为是降解软骨胶原的关键酶。因为在 MMP-13 缺失并伴有内侧半月板失稳（destabilization of the medial meniscus，DMM）模型的小鼠中，没有发现软骨胶原降解[114]。由于 MT1-MMP 可在细胞表面激活 proMMP-13[56]，因此 MT1-MMP 通过活化 proMMP-13 可能在软骨胶原降解中发挥关键作用。降解蛋白聚糖的主要蛋白酶包括 MMP 和 ADAMTS。然而在 ADAMTS 中，ADAMTS5 被认为起着重要作用。在 DMM 的骨关节炎模型中，ADAMTS5 缺失鼠可抵抗蛋白聚糖降解，但 ADAMTS4 缺失鼠却无此作用[115]。若无 ADAMTS5 依赖的蛋白聚糖降解，软骨组织就完全受保护。因此，在软骨损伤进一步发生之前需要蛋白聚糖先降解，而 ADAMTS5 就可能是骨关节炎早期软骨降解的关键酶。ADAMTS5 的生化特性也支持这个观点。全长 ADAMTS5 的蛋白聚糖酶活性是全长 ADAMTS4 的 33 倍，比截断的 ADAMTS4 高 60 倍[83,84]。在人骨关节炎的软骨中，ADAMTS4 可被 IL-1 和 TNF 刺激诱导性表达，而 ADAMTS5 能组成性地表达[116]。在正常的软骨中已经发现，组成性表达的 ADAMTS5 与 MMP-13 能一起被 LRP-1 介导的内吞作用不断地

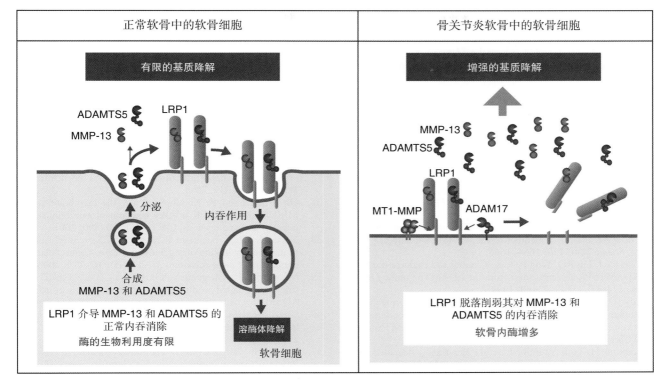

图 8-6　骨关节炎中蛋白酶的内吞调节受损。正常健康软骨细胞自发产生 MMP-13 和 ADAMTS5。然而，LRP1 介导的这些酶内吞清除占主导地位，因此阻止基质降解。在骨关节炎中，软骨细胞过度产生 MT1-MMP 和 ADAM17，这些酶脱落 LRP1 胞外域，削弱了其对 MMP-13 和 ADAMTS5 的内吞清除，导致这些酶的积累和软骨基质降解（Illustration was partially adapted from Yamamoto K，Santamaria S，Botkjaer KA，et al.：Inhibition of shedding of low-density lipoprotein receptor-related protein 1 reverses cartilage matrix degradation in osteoarthritis. *Arthritis Rheumatol* 69（6）：1246-1256，2017.）

被下调，这也是正常组织中 ADAMTS5 蛋白难以检测的原因（图 8-6）[71]。在人 OA 软骨中，高表达在软骨细胞中的 MT1-MMP 和 ADAM17 引起 LRP1 脱落，使其调节 ADAMTS5 和 MMP-13 的内吞作用缺陷（图 8-6）[117]。MT1-MMP 和 ADAM17 的高选择抑制剂通过抑制 LRP1 脱落，可逆转 OA 软骨组织中蛋白聚糖和软骨降解[117]。这提示 ADAMTS5 介导的蛋白聚糖降解是由于 LRP1 脱落引起的，而在局部抑制 MT1-MMP 和 ADAM17 可能是一个潜在的有吸引力的治疗策略。

🌐 Full references for this chapter can be found on ExpertConsult.com.

参考文献

1. Handley CJ, Mok MT, Ilic MZ, et al.: Cathepsin D cleaves aggrecan at unique sites within the interglobular domain and chondroitin sulfate attachment regions that are also cleaved when cartilage is maintained at acid pH, *Matrix Biol* 20(8):543–553, 2001.

2. Bromme D, Okamoto K, Wang BB, et al.: Human cathepsin O2, a matrix protein-degrading cysteine protease expressed in osteoclasts. Functional expression of human cathepsin O2 in Spodoptera frugiperda and characterization of the enzyme, *J Biol Chem* 271(4):2126–2132, 1996.

3. Drake FH, Dodds RA, James IE, et al.: Cathepsin K, but not cathepsins B, L, or S, is abundantly expressed in human osteoclasts, *J Biol Chem* 271(21):12511–12516, 1996.

4. Salminen-Mankonen HJ, Morko J, Vuorio E: Role of cathepsin K in normal joints and in the development of arthritis, *Curr Drug Targets* 8(2):315–323, 2007.

5. Sorimachi H, Suzuki K: The structure of calpain, *Journal of biochemistry* 129(5):653–664, 2001.

6. Nagase H: Activation mechanisms of matrix metalloproteinases, *Biol Chem* 378(3-4):151–160, 1997.

7. Itoh Y: Membrane-type matrix metalloproteinases: their functions and regulations, *Matrix Biol*, 2015. 44-46207-223.

8. Chung L, Dinakarpandian D, Yoshida N, et al.: Collagenase unwinds triple-helical collagen prior to peptide bond hydrolysis, *EMBO J* 23(15):3020–3030, 2004.

9. Mitchell PG, Magna HA, Reeves LM, et al.: Cloning, expression, and type II collagenolytic activity of matrix metalloproteinase-13 from human osteoarthritic cartilage, *J Clin Invest* 97(3):761–768, 1996.

10. Balbin M, Fueyo A, Knauper V, et al.: Identification and enzymatic characterization of two diverging murine counterparts of human interstitial collagenase (MMP-1) expressed at sites of embryo implantation, *J Biol Chem* 276(13):10253–10262, 2001.

11. Ohuchi E, Imai K, Fujii Y, et al.: Membrane type 1 matrix metalloproteinase digests interstitial collagens and other extracel-

lular matrix macromolecules, *J Biol Chem* 272(4):2446–2451, 1997.

12. d'Ortho MP, Will H, Atkinson S, et al.: Membrane-type matrix metalloproteinases 1 and 2 exhibit broad-spectrum proteolytic capacities comparable to many matrix metalloproteinases, *Eur J Biochem* 250(3):751–757, 1997.

13. Shimada T, Nakamura H, Ohuchi E, et al.: Characterization of a truncated recombinant form of human membrane type 3 matrix metalloproteinase, *Eur J Biochem* 262(3):907–914, 1999.

14. Itoh Y, Kajita M, Kinoh H, et al.: Membrane type 4 matrix metalloproteinase (MT4-MMP, MMP-17) is a glycosylphosphatidylinositol-anchored proteinase, *J Biol Chem* 274(48):34260–34266, 1999.

15. Kojima S, Itoh Y, Matsumoto S, et al.: Membrane-type 6 matrix metalloproteinase (MT6-MMP, MMP-25) is the second glycosylphosphatidyl inositol (GPI)-anchored MMP, *FEBS Lett* 480142–480146, 2000.

16. Tortorella MD, Burn TC, Pratta MA, et al.: Purification and cloning of aggrecanase-1: a member of the ADAMTS family of proteins, *Science* 284(5420):1664–1666, 1999.

17. Abbaszade I, Liu RQ, Yang F, et al.: Cloning and characterization of ADAMTS11, an aggrecanase from the ADAMTS family, *J Biol Chem* 274(33):23443–23450, 1999.

18. Sandy JD, Westling J, Kenagy RD, et al.: Versican V1 proteolysis in human aorta in vivo occurs at the Glu441-Ala442 bond, a site that is cleaved by recombinant ADAMTS-1 and ADAMTS-4, *J Biol Chem* 276(16):13372–13378, 2001.

19. Nakamura H, Fujii Y, Inoki I, et al.: Brevican is degraded by matrix metalloproteinases and aggrecanase-1 (ADAMTS4) at different sites, *J Biol Chem* 275(49):38885–38890, 2000.

20. Kashiwagi M, Enghild JJ, Gendron C, et al.: Altered proteolytic activities of ADAMTS-4 expressed by C-terminal processing, *J Biol Chem* 279(11):10109–10119, 2004.

21. Peschon JJ, Slack JL, Reddy P, et al.: An essential role for ectodomain shedding in mammalian development, *Science* 282(5392):1281–1284, 1998.

22. Sunnarborg SW, Hinkle CL, Stevenson M, et al.: Tumor necrosis factor-alpha converting enzyme (TACE) regulates epidermal growth factor receptor ligand availability, *J Biol Chem* 277(15):12838–12845, 2002.

23. Black RA: Tumor necrosis factor-alpha converting enzyme, *Int J Biochem Cell Biol* 34(1):1–5, 2002.

24. Yan Y, Shirakabe K, Werb Z: The metalloprotease Kuzbanian (ADAM10) mediates the transactivation of EGF receptor by G protein-coupled receptors, *J Cell Biol* 158(2):221–226, 2002.

25. Asakura M, Kitakaze M, Takashima S, et al.: Cardiac hypertrophy is inhibited by antagonism of ADAM12 processing of HB-EGF: metalloproteinase inhibitors as a new therapy, *Nat Med* 8(1):35–40, 2002.

26. Mochizuki S, Shimoda M, Shiomi T, et al.: ADAM28 is activated by MMP-7 (matrilysin-1) and cleaves insulin-like growth factor binding protein-3, *Biochem Biophys Res Commun* 315(1):79–84, 2004.

27. Loechel F, Fox JW, Murphy G, et al.: ADAM 12-S cleaves IGFBP-3 and IGFBP-5 and is inhibited by TIMP-3, *Biochem Biophys Res Commun* 278(3):511–515, 2000.

28. Fourie AM, Coles F, Moreno V, et al.: Catalytic activity of ADAM8, ADAM15, and MDC-L (ADAM28) on synthetic peptide substrates and in ectodomain cleavage of CD23, *J Biol Chem* 278(33):30469–30477, 2003.

29. Reiss K, Ludwig A, Saftig P: Breaking up the tie: disintegrin-like metalloproteinases as regulators of cell migration in inflammation and invasion, *Pharmacol Ther* 111(3):985–1006, 2006.

30. Saksela O, Rifkin DB: Cell-associated plasminogen activation: regulation and physiological functions, *Annu Rev Cell Biol*, 1988. 493–126.

31. Potempa J, Korzus E, Travis J: The serpin superfamily of proteinase inhibitors: structure, function, and regulation, *J Biol Chem* 269(23):15957–15960, 1994.

32. Murphy G, Willenbrock F: Tissue inhibitors of matrix metalloen-

dopeptidases, *Methods in enzymology* 248496–248510, 1995.

33. Bode W, Fernandez-Catalan C, Tschesche H, et al.: Structural properties of matrix metalloproteinases, *Cell Mol Life Sci* 55(4):639–652, 1999.

34. Fernandez-Catalan C, Bode W, Huber R, et al.: Crystal structure of the complex formed by the membrane type 1-matrix metalloproteinase with the tissue inhibitor of metalloproteinases-2, the soluble progelatinase A receptor, *EMBO J* 17(17):5238–5248, 1998.

35. Wei S, Kashiwagi M, Kota S, et al.: Reactive site mutations in tissue inhibitor of metalloproteinase-3 disrupt inhibition of matrix metalloproteinases but not tumor necrosis factor-alpha-converting enzyme, *J Biol Chem* 280(38):32877–32882, 2005.

36. Visse R, Nagase H: Matrix metalloproteinases and tissue inhibitors of metalloproteinases: structure, function, and biochemistry, *Circ Res* 92(8):827–839, 2003.

37. Oh J, Takahashi R, Kondo S, et al.: The membrane-anchored MMP inhibitor RECK is a key regulator of extracellular matrix integrity and angiogenesis, *Cell* 107(6):789–800, 2001.

38. Noda M, Oh J, Takahashi R, et al.: RECK: a novel suppressor of malignancy linking oncogenic signaling to extracellular matrix remodeling, *Cancer Metastasis Rev* 22(2-3):167–175, 2003.

39. Muraguchi T, Takegami Y, Ohtsuka T, et al.: RECK modulates Notch signaling during cortical neurogenesis by regulating ADAM10 activity, *Nature neuroscience* 10(7):838–845, 2007.

40. Gu Z, Kaul M, Yan B, et al.: S-nitrosylation of matrix metalloproteinases: signaling pathway to neuronal cell death, *Science* 297(5584):1186–1190, 2002.

41. Nagase H: Human stromelysins 1 and 2, *Methods in Enzymology* 248449–248470, 1995.

42. Imai K, Yokohama Y, Nakanishi I, et al.: Matrix metalloproteinase 7 (matrilysin) from human rectal carcinoma cells. Activation of the precursor, interaction with other matrix metalloproteinases and enzymic properties, *J Biol Chem* 270(12):6691–6697, 1995.

43. Okada Y, Gonoji Y, Naka K, et al.: Matrix metalloproteinase 9 (92-kDa gelatinase/type IV collagenase) from HT-1080 human fibrosarcoma cells, *J Biol Chem* 26721712–26721719, 1992.

44. Ogata Y, Enghild JJ, Nagase H: Matrix metalloproteinase 3 (stromelysin) activates the precursor for the human matrix metalloproteinase 9, *J Biol Chem* 267(6):3581–3584, 1992.

45. Knäuper V, Lopez-Otin C, Smith B, et al.: Biochemical characterization of human collagenase-3, *J Biol Chem* 271(3):1544–1550, 1996.

46. Pei D, Weiss SJ: Furin-dependent intracellular activation of the human stromelysin-3 zymogen, *Nature* 375(6528):244–247, 1995.

47. Sato H, Kinoshita T, Takino T, et al.: Activation of a recombinant membrane type 1-matrix metalloproteinase (MT1-MMP) by furin and its interaction with tissue inhibitor of metalloproteinases (TIMP)-2, *FEBS Lett* 393(1):101–104, 1996.

48. Itoh Y, Takamura A, Ito N, et al.: Homophilic complex formation of MT1-MMP facilitates proMMP-2 activation on the cell surface and promotes tumor cell invasion, *EMBO J* 20(17):4782–4793, 2001.

49. Itoh Y, Ito N, Nagase H, et al.: The second dimer interface of MT1-MMP, the transmembrane domain, is essential for ProMMP-2 activation on the cell surface, *J Biol Chem* 283(19):13053–13062, 2008.

50. Will H, Atkinson SJ, Butler GS, et al.: The soluble catalytic domain of membrane type 1 matrix metalloproteinase cleaves the propeptide of progelatinase A and initiates autoproteolytic activation. Regulation by TIMP-2 and TIMP-3, *J Biol Chem* 271(29):17119–17123, 1996.

51. Itoh Y, Ito A, Iwata K, et al.: Plasma membrane-bound tissue inhibitor of metalloproteinases (TIMP)-2 specifically inhibits matrix metalloproteinase 2 (gelatinase A) activated on the cell surface, *J Biol Chem* 273(38):24360–24367, 1998.

52. Will H, Hinzmann B: cDNA sequence and mRNA tissue distribution of a novel human matrix metalloproteinase with a potential transmembrane segment, *Eur J Biochem* 231(3):602–

608, 1995.

53. Takino T, Sato H, Shinagawa A, et al.: Identification of the second membrane-type matrix metalloproteinase (MT-MMP-2) gene from a human placenta cDNA library. MT-MMPs form a unique membrane-type subclass in the MMP family, *J Biol Chem* 270(39):23013–23020, 1995.

54. Pei D: Identification and characterization of the fifth membrane-type matrix metalloproteinase MT5-MMP, *J Biol Chem* 274(13):8925–8932, 1999.

55. Morrison CJ, Overall CM: TIMP independence of matrix metalloproteinase (MMP)-2 activation by membrane type 2 (MT2)-MMP is determined by contributions of both the MT2-MMP catalytic and hemopexin C domains, *J Biol Chem* 281(36):26528–26539, 2006.

56. Knäuper V, Will H, López-Otín C, et al.: Cellular mechanisms for human procollagenase 3 (MMP 13) activation: evidence that MT1 MMP (MMP 14) and gelatinase a (MMP 2) are able to generate active enzyme, *J Biol Chem* 271(29):17124–17131, 1996.

57. Knäuper V, Bailey L, Worley JR, et al.: Cellular activation of proMMP-13 by MT1-MMP depends on the C-terminal domain of MMP-13, *FEBS Lett* 532(1-2):127–130, 2002.

58. Shiomi T, Inoki I, Kataoka F, et al.: Pericellular activation of proMMP-7 (promatrilysin-1) through interaction with CD151, *Lab Invest* 85(12):1489–1506, 2005.

59. Fujita Y, Shiomi T, Yanagimoto S, et al.: Tetraspanin CD151 is expressed in osteoarthritic cartilage and is involved in pericellular activation of pro-matrix metalloproteinase 7 in osteoarthritic chondrocytes, *Arthritis Rheum* 54(10):3233–3243, 2006.

60. Uekita T, Itoh Y, Yana I, et al.: Cytoplasmic tail-dependent internalization of membrane-type 1 matrix metalloproteinase is important for its invasion-promoting activity, *J Cell Biol* 155(7):1345–1356, 2001.

61. Remacle A, Murphy G, Roghi C: Membrane type I-matrix metalloproteinase (MT1-MMP) is internalised by two different pathways and is recycled to the cell surface, *J Cell Sci* 116(Pt 19):3905–3916, 2003.

62. Anilkumar N, Uekita T, Couchman JR, et al.: Palmitoylation at Cys574 is essential for MT1-MMP to promote cell migration, *FASEB J* 19(10):1326–1328, 2005.

63. Wang X, Ma D, Keski-Oja J, et al.: Co-recycling of MT1-MMP and MT3-MMP through the trans-Golgi network. Identification of DKV582 as a recycling signal, *J Biol Chem* 279(10):9331–9336, 2004.

64. Wang P, Wang X, Pei D: Mint-3 regulates the retrieval of the internalized membrane-type matrix metalloproteinase, MT5-MMP, to the plasma membrane by binding to its carboxyl end motif EWV, *J Biol Chem* 279(19):20461–20470, 2004.

65. Lillis AP, Van Duyn LB, Murphy-Ullrich JE, et al.: LDL receptor-related protein 1: unique tissue-specific functions revealed by selective gene knockout studies, *Physiol Rev* 88(3):887–918, 2008.

66. Zilberberg A, Yaniv A, Gazit A: The low density lipoprotein receptor-1, LRP1, interacts with the human frizzled-1 (HFz1) and down-regulates the canonical Wnt signaling pathway, *J Biol Chem* 279(17):17535–17542, 2004.

67. Kawata K, Kubota S, Eguchi T, et al.: Role of LRP1 in transport of CCN2 protein in chondrocytes, *J Cell Sci* 125(Pt 12):2965–2972, 2012.

68. Troeberg L, Fushimi K, Khokha R, et al.: Calcium pentosan polysulfate is a multifaceted exosite inhibitor of aggrecanases, *FASEB J* 22(10):3515–3524, 2008.

69. Etique N, Verzeaux L, Dedieu S, et al.: LRP-1: a checkpoint for the extracellular matrix proteolysis, *Biomed Res Int* 2013:152163, 2013.

70. Yamamoto K, Murphy G, Troeberg L: Extracellular regulation of metalloproteinases, *Matrix Biol* 44-46:255-263, 2015 .

71. Yamamoto K, Okano H, Miyagawa W, et al.: MMP-13 is constitutively produced in human chondrocytes and co-endocytosed with ADAMTS-5 and TIMP-3 by the endocytic receptor LRP1, *Matrix Biol* 5657–5673, 2016.

72. Fosang AJ, Neame PJ, Last K, et al.: The interglobular domain of cartilage aggrecan is cleaved by PUMP, gelatinases, and cathepsin B, *J Biol Chem* 26719470–26719474, 1992.

73. Rodriguez-Manzaneque JC, Westling J, Thai SN, et al.: ADAMTS1 cleaves aggrecan at multiple sites and is differentially inhibited by metalloproteinase inhibitors, *Biochem Biophys Res Commun* 293(1):501–508, 2002.

74. Imai K, Hiramatsu A, Fukushima D, et al.: Degradation of decorin by matrix metalloproteinases: identification of the cleavage sites, kinetic analyses and transforming growth factor-beta1 release, *Biochem J* 322(Pt 3):809–814, 1997.

75. Yoshihara Y, Nakamura H, Obata K, et al.: Matrix metalloproteinases and tissue inhibitors of metalloproteinases in synovial fluids from patients with rheumatoid arthritis or osteoarthritis, *Ann Rheum Dis* 59(6):455–461, 2000.

76. Yamanaka H, Matsuda Y, Tanaka M, et al.: Serum matrix metalloproteinase 3 as a predictor of the degree of joint destruction during the six months after measurement, in patients with early rheumatoid arthritis, *Arthritis Rheum* 43(4):852–858, 2000.

77. Kobayashi A, Naito S, Enomoto H, et al.: Serum levels of matrix metalloproteinase 3 (stromelysin 1) for monitoring synovitis in rheumatoid arthritis, *Arch Pathol Lab Med* 131(4):563–570, 2007.

78. Catrina AI, Lampa J, Ernestam S, et al.: Anti-tumour necrosis factor (TNF)-alpha therapy (etanercept) down-regulates serum matrix metalloproteinase (MMP)-3 and MMP-1 in rheumatoid arthritis, *Rheumatology (Oxford)* 41(5):484–489, 2002.

79. Miller MC, Manning HB, Jain A, et al.: Membrane type 1 matrix metalloproteinase is a crucial promoter of synovial invasion in human rheumatoid arthritis, *Arthritis Rheum* 60(3):686–697, 2009.

80. Sabeh F, Fox D, Weiss SJ: Membrane-type I matrix metalloproteinase-dependent regulation of rheumatoid arthritis synoviocyte function, *J Immunol* 184(11):6396–6406, 2010.

81. Majkowska I, Shitomi Y, Ito N, et al.: Discoidin domain receptor 2 mediates collagen-induced activation of membrane-type 1 matrix metalloproteinase in human fibroblasts, *J Biol Chem* 292(16):6633–6643, 2017.

82. Murphy G, Nagase H: Reappraising metalloproteinases in rheumatoid arthritis and osteoarthritis: destruction or repair? *Nat Clin Pract Rheumatol* 4(3):128–135, 2008.

83. Fushimi K, Troeberg L, Nakamura H, et al.: Functional differences of the catalytic and non-catalytic domains in human ADAMTS-4 and ADAMTS-5 in aggrecanolytic activity, *J Biol Chem* 283(11):6706–6716, 2008.

84. Gendron C, Kashiwagi M, Lim NH, et al.: Proteolytic activities of human ADAMTS-5: comparative studies with ADAMTS-4, *J Biol Chem* 282(25):18294–18306, 2007.

85. Stanton H, Rogerson FM, East CJ, et al.: ADAMTS5 is the major aggrecanase in mouse cartilage in vivo and in vitro, *Nature* 434(7033):648–652, 2005.

86. Stracke JO, Hutton M, Stewart M, et al.: Biochemical characterization of the catalytic domain of human matrix metalloproteinase 19. Evidence for a role as a potent basement membrane degrading enzyme, *J Biol Chem* 275(20):14809–14816, 2000.

87. Overall CM, Lopez-Otin C: Strategies for MMP inhibition in cancer: innovations for the post-trial era, *Nat Rev Cancer* 2(9):657–672, 2002.

88. Catterall JB, Cawston TE: Drugs in development: bisphosphonates and metalloproteinase inhibitors, *Arthritis Res Ther* 5(1):12–24, 2003.

89. Turk B: Targeting proteases: successes, failures and future prospects. *Nature reviews, Drug discovery* 5(9):785–799, 2006.

90. Wojtowicz-Praga S, Torri J, Johnson M, et al.: Phase I trial of

Marimastat, a novel matrix metalloproteinase inhibitor, administered orally to patients with advanced lung cancer, *J Clin Oncol* 16(6):2150–2156, 1998.

91. Koshy PJ, Lundy CJ, Rowan AD, et al.: The modulation of matrix metalloproteinase and ADAM gene expression in human chondrocytes by interleukin-1 and oncostatin M: a time-course study using real-time quantitative reverse transcription-polymerase chain reaction, *Arthritis Rheum* 46(4):961–967, 2002.

92. van Lent PL, Grevers L, Blom AB, et al.: Myeloid-related proteins S100A8/S100A9 regulate joint inflammation and cartilage destruction during antigen-induced arthritis, *Ann Rheum Dis* 67(12):1750–1758, 2008.

93. van Lent PL, Grevers LC, Blom AB, et al.: Stimulation of chondrocyte-mediated cartilage destruction by S100A8 in experimental murine arthritis, *Arthritis Rheum* 58(12):3776–3787, 2008.

94. Fearon U, Mullan R, Markham T, et al.: Oncostatin M induces angiogenesis and cartilage degradation in rheumatoid arthritis synovial tissue and human cartilage cocultures, *Arthritis Rheum* 54(10):3152–3162, 2006.

95. Konttinen YT, Salo T, Hanemaaijer R, et al.: Collagenase-3 (MMP-13) and its activators in rheumatoid arthritis: localization in the pannus-hard tissue junction and inhibition by alendronate, *Matrix Biol* 18(4):401–412, 1999.

96. Jüngel A, Ospelt C, Lesch M, et al.: Effect of the oral application of a highly selective MMP-13 inhibitor in three different animal models of rheumatoid arthritis, *Ann Rheum Dis* 69(5):898–902, 2010.

97. Konttinen YT, Ainola M, Valleala H, et al.: Analysis of 16 different matrix metalloproteinases (MMP-1 to MMP-20) in the synovial membrane: different profiles in trauma and rheumatoid arthritis, *Ann Rheum Dis* 58(11):691–697, 1999.

98. Pap T, Shigeyama Y, Kuchen S, et al.: Differential expression pattern of membrane-type matrix metalloproteinases in rheumatoid arthritis, *Arthritis Rheum* 43(6):1226–1232, 2000.

99. Konttinen YT, Ceponis A, Takagi M, et al.: New collagenolytic enzymes/cascade identified at the pannus-hard tissue junction in rheumatoid arthritis: destruction from above, *Matrix Biol* 17(8-9):585–601, 1998.

100. Kaneko K, Williams RO, Dransfield DT, et al.: Selective inhibition of membrane type 1 matrix metalloproteinase abrogates progression of experimental inflammatory arthritis: synergy with tumor necrosis factor blockade, *Arthritis Rheumatol* 68(2):521–531, 2016.

101. Zhou Z, Apte SS, Soininen R, et al.: Impaired endochondral ossification and angiogenesis in mice deficient in membrane-type matrix metalloproteinase I, *Proc Natl Acad Sci U S A* 97(8):4052–4057, 2000.

102. Matias-Roman S, Galvez BG, Genis L, et al.: Membrane type 1-matrix metalloproteinase is involved in migration of human monocytes and is regulated through their interaction with fibronectin or endothelium, *Blood* 105(10):3956–3964, 2005.

103. Sithu SD, English WR, Olson P, et al.: Membrane-type 1-matrix metalloproteinase regulates intracellular adhesion molecule-1 (ICAM-1)-mediated monocyte transmigration, *J Biol Chem* 282(34):25010–25019, 2007.

104. Delaisse J, Vaes G: Mechanism of mineral solubilization and matrix degradation in osteoclastic bone resorption. In Rifkin BRGC, editor: *Biology and physiology of the osteoclast*, Boca Raton, Fla, 1992, CRC Press, pp 289–314.

105. Gelb BD, Shi GP, Chapman HA, et al.: Pycnodysostosis, a lysosomal disease caused by cathepsin K deficiency, *Science* 273(5279):1236–1238, 1996.

106. Okada Y, Naka K, Kawamura K, et al.: Localization of matrix metalloproteinase 9 (92-kilodalton gelatinase/type IV collagenase = gelatinase B) in osteoclasts: implications for bone resorption, *Lab Invest* 72(3):311–322, 1995.

107. Lynch CC, Hikosaka A, Acuff HB, et al.: MMP-7 promotes prostate cancer-induced osteolysis via the solubilization of RANKL, *Cancer Cell* 7(5):485–496, 2005.

108. Boonen S, Rosenberg E, Claessens F, et al.: Inhibition of cathepsin K for treatment of osteoporosis, *Curr Osteoporos Rep* 10(1):73–79, 2012.

109. Shlopov BV, Lie WR, Mainardi CL, et al.: Osteoarthritic lesions: involvement of three different collagenases, *Arthritis Rheum* 40(11):2065–2074, 1997.

110. Imai K, Ohta S, Matsumoto T, et al.: Expression of membrane-type 1 matrix metalloproteinase and activation of progelatinase A in human osteoarthritic cartilage, *Am J Pathol* 151(1):245–256, 1997.

111. Mohtai M, Smith RL, Schurman DJ, et al.: Expression of 92-kD type IV collagenase/gelatinase (gelatinase B) in osteoarthritic cartilage and its induction in normal human articular cartilage by interleukin 1, *J Clin Invest* 92(1):179–185, 1993.

112. Okada Y, Shinmei M, Tanaka O, et al.: Localization of matrix metalloproteinase 3 (stromelysin) in osteoarthritic cartilage and synovium, *Lab Invest* 66(6):680–690, 1992.

113. Ohta S, Imai K, Yamashita K, et al.: Expression of matrix metalloproteinase 7 (matrilysin) in human osteoarthritic cartilage, *Lab Invest* 78(1):79–87, 1998.

114. Little CB, Barai A, Burkhardt D, et al.: Matrix metalloproteinase 13-deficient mice are resistant to osteoarthritic cartilage erosion but not chondrocyte hypertrophy or osteophyte development, *Arthritis Rheum* 60(12):3723–3733, 2009.

115. Glasson SS, Askew R, Sheppard B, et al.: Deletion of active ADAMTS5 prevents cartilage degradation in a murine model of osteoarthritis, *Nature* 434(7033):644–648, 2005.

116. Naito S, Shiomi T, Okada A, et al.: Expression of ADAMTS4 (aggrecanase-1) in human osteoarthritic cartilage, *Pathol Int* 57(11):703–711, 2007.

117. Yamamoto K, Santamaria S, Botkjaer KA, et al.: Inhibition of shedding of low-density lipoprotein receptor-related protein 1 reverses cartilage matrix degradation in osteoarthritis, *Arthritis Rheumatol* 69(6):1246–1256, 2017.

树突状细胞

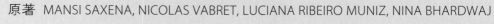

原著 MANSI SAXENA, NICOLAS VABRET, LUCIANA RIBEIRO MUNIZ, NINA BHARDWAJ

王　贝 译　董凌莉 校

关键点

- 树突状细胞（dendritic cells，DC）与单核细胞、巨噬细胞共同组成单核吞噬细胞系统（mononuclear phagocyte system，MPS）。

- DC是专职抗原呈递细胞（APC），广泛存在于体表与组织内部。它们对环境因素进行感知和取样以区分自身抗原与非自身抗原。

- DC主要有三种亚型-浆细胞样DC（pDC）、传统DC（cDC）和单核细胞来源的DC（moDC）-三者因起源、受体与功能的不同而各具特征。

- 捕获抗原后，DC经历一个"成熟"过程，如增强抗原处理、诱导主要组织相容性复合体（MHC）分子、共刺激分子（CD80/86）和细胞因子产生。DC迁移到初级和次级淋巴器官，在那里它们将处理过的抗原呈递给初始T细胞（naïve T cell）以诱导免疫或耐受。

- 成熟的DC具有促使初始T细胞分化为辅助性T（T helper，Th）1、Th2或Th17细胞、滤泡辅助性T（T follicular helper，Tfh）或调节性T细胞（regulatory T cell，Treg）的能力。成熟的DC还表达细胞因子，促进B细胞和天然杀伤（natural killer，NK）细胞活化，并招募其他固有免疫效应细胞。

- DC是固有免疫吞噬细胞，通过细胞膜或细胞质中的模式识别受体（pattern recognition receptor，PRR）感知环境。尽管其功能尚未完全明确，但DC在维持胸腺与外周免疫耐受中发挥重要作用。

- DC精细地维持免疫耐受与炎症状态之间的平衡，其功能失调会导致自身免疫性疾病或肿瘤免疫逃逸。

- DC作为免疫应答的主要调控者之一，既可以作为治疗靶点，也可以用作佐剂，治疗自身免疫性疾病和肿瘤等免疫病理状态。

引言

　　1973年Ralph Steinmann和Zanvil Cohn在对小鼠脾脏细胞培养中发现了一种新的细胞类型，将其描述为具有多个伪足的贴壁有核细胞，并根据这些细胞独特的形态，称之为树突状细胞（dendriti ccell，DC）[1]。十年后，在1983年，Steinman和Nussenzweig证明DC清除完全破坏了小鼠混合淋巴细胞反应的刺激能力[2]。进一步的研究表明，DC在获取抗原和向T细胞提呈抗原方面具有特异性，并且在激活细胞毒性T淋巴细胞（cytotoxic T lymphocyte，CTL）的能力方面优于其他抗原呈递细胞（antigen-presenting cell，APC）[3,4]。此外，少量DC可直接或间接激活大量T细胞、B细胞、自然杀伤（natural killer，NK）

细胞和 NK T 细胞，从而提高免疫应答的效率[5-7]。此外，DC 表达大量的激活型和共刺激性受体和配体。因此，DC 经常被称为"天然佐剂"也就不足为奇了。

在正常情况下，DC 以未成熟的形式存在，广泛分布于身体各个组织中。DC 在遇到病原相关分子模式（pathogen-associated molecular pattern，PAMP）或危险相关分子模式（danger-associated molecular pattern，DAMP）时被激活，经历一系列成熟过程，包括细胞表型、抗原捕获能力、迁移的改变，并迁移至引流淋巴结，为体液和细胞免疫应答做准备。成熟后，DC 将加工、处理抗原（自身和非自身），然后将它们呈递给抗原特异性的适应性免疫细胞（T 细胞），以诱导免疫应答控制癌症或感染等疾病，但同时保持对自身抗原的耐受性[8]。本章阐述了目前我们对 DC 个体发育和功能的认知，以及 DC 作为免疫治疗剂在临床中潜在的应用前景。

DC 亚群与发育

根据其位置、功能和来源，DC 被划分为不同亚群。目前认为，所有 DC 亚群都经历了四个发展阶段，即造血前体细胞、DC 前体（DC precursors，pre-DC）、未成熟 DC 和成熟 DC。骨髓中的 CD34+ 造血干细胞（HSC）以不依赖病原体的方式持续稳定地产生 DC 前体细胞。Fms 样酪氨酸激酶 -3 配体（Flt-3-L）和粒细胞 - 巨噬细胞集落刺激因子（granulocyte-macrophage colony-stimulating factor，GM-CSF）是 DC 生长和分化的关键因子[9]。在干细胞因子（stem cell factor，SCF）、GM-CSF 和 Flt3L 等因子存在的情况下，共培养脐血分离的 CD34+ HSC 和小鼠骨髓基质细胞（OP9 细胞）组成基质细胞培养体系中鉴定出了确切的 DC 前体细胞，这些 DC 前体可生成血液中的不同 DC 亚群[10]。在人类中，所有 DC 都来源于粒细胞 - 单核细胞 - 树突状细胞前体（granulocyte monocyte dendritic cell precursor，GMDP），在骨髓中发育为单核细胞 - 树突状细胞前体（monocyte dendritic cell precursor，MDP）。MDP 随后产生两个不同的谱系，树突状共同细胞祖细胞（common dendritic cell progenitor，CDP）和髓系共同祖细胞（common myeloid progenitor，CMP）。CDP 分化为 DC 前体细胞，迁移出骨髓并产生两个典型的 DC 亚群，即传统树突状细胞（conventional DC，cDC）和浆细胞样树突状

细胞（plasmacytoid DC，pDC），而 CMP 则分化为血液中的炎性树突状细胞（inflammatory DC，iDC）[11]（图 9-1）。

在人的体外研究和表型分型中，DC 被鉴定为不表达谱系标记 CD3（T 细胞标志物）、CD19 和 CD20（B 细胞标志物）、CD14（单核细胞标志物）和 CD56（NK 细胞标志物），但表达 HLA-DR 的细胞[12]。终末分化的 DC 被广泛划分为四个亚群，即 cCD、pDC、iDC 和朗格汉斯细胞（Langerhans cell，LC）。然而，最近的细胞发育制图研究对 LC 的归属性提出了质疑，认为 LC 属于组织巨噬细胞范畴[13]。

传统树突状细胞

在人类和小鼠中，传统树突状细胞包括两个亚群，cDC1 和 cDC2（图 9-1）。在人类中，cDC1 通常表型为细胞膜表面表达 CLEC9A、CD141，低表

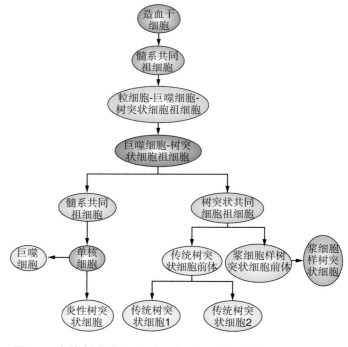

图 9-1　人类树突状细胞（DC）造血的经典模型。CD34+ 造血干细胞（HSC）分化为髓系共同祖细胞（CMP），进而分化为粒细胞 - 巨噬细胞 - 树突状细胞祖细胞（GMDP）和巨噬细胞 - 树突状细胞祖细胞（MDP）。MDP 分为髓系共同祖细胞（CMP）或树突状共同细胞祖细胞（CDP）。CDP 最终分化为 DC 前体细胞，CMP 最终分化为单核细胞。单核细胞产生巨噬细胞和炎性 DC（iDC），DC 前体细胞最终产生 cDC1、cDC2 和 pDC

达 CD11c、XCR1 和 CADM1（图 9-2），而鼠 cDC1 则表达 CD8a 和（或）CD103。人类的 cDC2 细胞通常为 CD1c$^+$，高表达 CD11c、CD11b 和 CD172a（图 9-2）。在小鼠中，cDC2 为 CD4$^+$ 和 CD11b$^+$ [14-16]。虽然 cDC1 和 cDC2 都能激活 CD4$^+$ 和 CD8$^+$ T 细胞，但 cDC1 和 cDC2 有几个关键区别。例如，cDC1 被认为比任何其他 APC（包括 cDC2）更擅长抗原交叉呈递和促进 CD8$^+$ T 细胞活化。交叉呈递是一种独特的抗原呈递途径，允许 APC 在 Ⅰ 类 MHC 分子上呈递外源性抗原。这一途径将在下文详细描述。其次，尽管在血液中可以发现少量 cDC1，但这些细胞被认为主要存在于淋巴结中，而 cDC2 是迁移细胞，外周组织中的数量比 cDC1 多出数倍[15]。

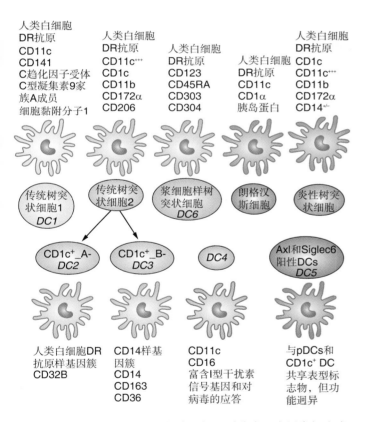

图 9-2　最新人类树突状细胞（DC）亚群分类。应用常规流式细胞仪标记描绘不同 DC 亚群（即 cDC1、cDC2、pDC、LC 和 iDC）的的简化描述。最近，高通量技术和无偏细胞聚集为经典 DC 亚群表型分型提供了新的线索，并在 cDC2 亚群中确定了另外两个 DC 亚群 CD1c_A 和 CD1c_B，以及 pDC 下的一个新亚群 AS-DC（Axl 和 Siglec6 阳性 DC）。研究人员确定的新子集[38]，DC1 ～ DC6，用斜体文字标记（Adapted from Saxena M，et al. Towards superior dendritic-cell vaccines for cancer therapy. *Nat Biomed Eng* 2［6］：341-346，2018，[14]with permission.）

DC 亚群之间的一个关键区别是其所表达的模式识别受体（pattern recognition receptor，PRR）不同。PRR 是识别病原体相关分子模式（pathogen-associated molecular pattern，PAMP，由微生物表达）或危险相关分子模式（danger-associated molecular patterns，DAMP，由受损细胞表达）的一类重要受体。PRR 包括分泌型受体如 MBL、CRP、SAP、LBP，细胞表面受体如 Toll 样受体（TLR1/2/4/5/6）、CD14、MMR、MSR、MARCO[17]，和细胞内受体如 TLR3/7/8/9、RIG-I 和 MDA5、STING、DAI、AIM2 和 NOD 受体。cDC1 主要表达 TLR3 和 TLR8，并在其刺激下分泌 IL-12 和 Ⅲ 型干扰素。相比之下，cDC2 表达多种 TLR 并对其应答[18]。

cDC1 和 cDC2 细胞具有不同的转录过程[10]。cDC1 表达干扰素反应元件 -8（interferon response element-8，IRF8）、Batf3、Bcl16 和 Flt3，而 cDC2 表达 IRF4、Csl 和 Klf4 [9,19]。Notch 信号是一种独特的细胞间信号通路，控制包括 DC 等多种免疫细胞的发育。δ 样配体（Delta-like ligands，DLL）1、3 和 4 或 Jagged 配体（Jagged 1 和 2）刺激跨膜 Notch 受体，导致 γ 分泌酶驱动的 Notch 受体断裂。Notch 受体断裂后，其胞内结构域发生核移位，并与转录因子 Csl（或小鼠中的 RBPJ）发生相互作用。总的来说，这一途径促进了细胞的发育、维持和分化过程[20]。Notch 信号在 DC 分化中的作用仍然存在争议，使用不同的研究模型，获得了不同的结果[21]。然而，两个独立的研究小组最近证实了 Notch 信号在 DC 编程中的重要性。使用 OP9 饲养细胞培养系统，Notch-2 信号能调节小鼠和人类前体细胞向 pDC 和 cDC 的分化[10,22]。具体而言，在人类细胞中，研究人员证明，使用 Flt3L、S-CSF、IL7 和血小板生长因子（thrombopoietin，TPO）扩增 CD34$^+$ 细胞［来自人类脐血或外周血单个核细胞（peripheral blood mononuclear cell，PBMC）］7 天，然后与 OP9 细胞共培养，可产生大量 pDC，但仅少量 cDC1。然而，将 CD34$^+$ 细胞与 OP9 和 OP9 DLL1 细胞的混合物（表达 Notch 配体 DLL1 的 OP9 细胞）共同培养，则可显著提高 cDC1 的产量，同时适度抑制 pDC 的产量[10]。这些依赖 Notch 的 cDC1 细胞在功能和转录上与血液中发现的 cDC1 相似，提示 Notch 信号在体内 cDC1 分化中的重要性。在小鼠模型中的其他研究强调了 Notch 信号在 cDC2 发育中的作用，特别是在感染期间滤泡辅助 T 淋巴细胞激活和诱导 B 细胞应答的情况下 [23]。

浆细胞样树突状细胞

pDC 因表达 CD123、CD303、CD304 和缺乏 CD11c 而具有差异（图 9-2）。pDC 在空间分布上比 cDC 更受限制。虽然在血液和组织（如鼻黏膜）中可以发现少量 pDC，但 pDC 主要分布在淋巴组织的 T 细胞区域 [24]。产生异常高水平的 I 型干扰素是该细胞类型所特有的，并对启动强大的抗病毒固有免疫应答非常重要，且促进旁观者 CD11c⁺ cDC 成熟并保护 cDC 免受病毒所致的细胞病变影响 [25]。这种应答主要是通过 pDC 上 TLR7 和 TLR9 的高表达以及它们快速向 CD8⁺ T 细胞呈递细胞内抗原（如来自病毒的抗原）的能力来实现 [26,27]。

有趣的是，据报道，激活后的 pDC 可分化为与活化 cDC 具有相似特征的细胞（如高表达 II 类 MHC 分子和启动初始 T 细胞的能力），但仅表达低水平的 CD11c，且缺乏典型的髓系标志物 [28,29]。所有这些研究都体现了 DC 发育的复杂性和可塑性。

炎性树突状细胞

iDC 在感染和炎症期间由血液中的单核细胞前体产生，并迁移到炎症部位。iDC 的特征是表面表达 CD1c，高表达 CD11c、CD11b、CD172a 和 CD14（图 9-2），和以 MCSFR 和 ZBTB46 作为转录因子 [30]。iDC 能够处理抗原并将其呈递给 CD4⁺ 和 CD8⁺ T 细胞。然而，它们在体内的确切功能仍不确定 [31]。据推测，大多数基于 DC 的细胞治疗疫苗中所使用的单核细胞源性 DC（monocyte-derived dendritic cell，moDC）（图 9-3）与体内的 iDC 非常相似。moDC 由从患者血液中分离的单核细胞产生，并在 GM-CSF 和 IL4 的影响下体外分化为未成熟 DC[32]。

朗格汉斯细胞

朗格汉斯细胞（Langerhans cell，LC）是位于表皮层的一种自我更新的表皮髓样细胞，它与角质形成细胞之间形成一个网络。LC 也存在于鳞状层状上皮，如支气管、口腔和生殖器黏膜。它们可以迁移并发育成熟为 DC。LC 表达与 cDC 相同的标志物，如 CD11c、CD1a、C 型凝集素受体（C-type lectin receptor，CLR），和胰岛蛋白（CD207）（图 9-2）。皮肤归巢受体，即皮肤淋巴细胞相关抗原（cutaneous

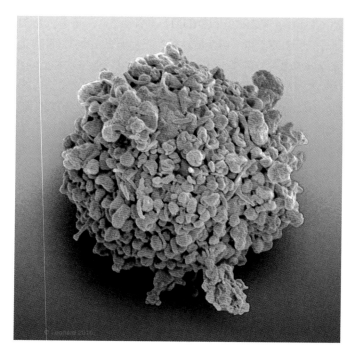

图 9-3　单核细胞衍生的成熟树突状细胞的示例。单核细胞通过黏附富集，与白细胞介素 -4（IL-4）和粒细胞 - 巨噬细胞集落刺激因子（GM-CSF）一起培养 6 天，经 PolyICLC 刺激 24 小时后成熟。细胞通过透射电子显微镜成像（Image provided by Andrew Paul Leonard，www. aplmicro.com.）

lymphocyte-associated antigen，CLA），参与调节 LC 的迁移潜能 [33,34]。胰岛蛋白，一种 LC 的常见标志物，能通过受体介导的内吞作用将抗原呈递至 Birbeck 颗粒。这些颗粒连接于溶酶体网状结构，参与经典和非经典的抗原处理和呈递 [35]。LC 最初被归类为 DC，是因为它们具有 APC 的功能，能够迁移到淋巴结并诱导 T 细胞活化。然而，细胞发育制图研究的最新进展表明，LC 起源于卵黄囊祖细胞和胎儿肝脏，并分化为专职的组织驻留巨噬细胞 [36,37]。

DC 分类的新进展

最近的一项研究利用单细胞 RNA 测序，分析了具有无偏倚基因聚类的血液 DC，并鉴定到了六个 DC 亚群（DC1 ～ DC6）。该研究中出现的新分类包括（图 9-2）：

- DC1 和 DC6 亚群对应于传统的 cDC1 和 pDC 亚群。
- DC2（CD1c⁺_A）和 DC3（CD1c⁺_B）亚群被确定为 cDC2 亚群下的两个独特簇。DC2 和

DC3 亚群均表达 CD1c、CD11b 和 CD11c，但与 *DC2* 不同的是，*DC3* 亚群富含 CD14 和急慢性炎症基因集。

- *DC4* 亚群，CD141 和 CD1c 均为阴性，被发现富含 CD16 和参与 I 型干扰素分泌和对病毒应答的基因。
- *DC5* 是一个新发现的小亚群，不与任何其他血液 DC 亚群交集，可通过 Axl 和 Siglec6 的表达来识别，因此得名为 AS-DC。尽管与 pDC 表达多种相同的标志物，但 AS-DC 在功能、表型和形态上均与 pDC 不同[38]。

该研究利用质谱流式分析技术（CyToF）证实了这些发现，并鉴定了血液和组织中的 DC 亚群[39]。作者发现血液和淋巴器官中 cDC1 和 cDC2 的表型相似，而皮肤 DC 表现出具有相当大个体间异质性的组织特异性表型。然而，这些新发现的亚群的确切功能仍有待确定。

除前述的亚群外，多年来，其他研究同样发现了多种不属于任何经典亚群的非经典 DC 细胞群。其中包括少数迁移前体细胞，它们来源于骨髓中的 CDP，只能分化为 CD1c⁺ 或 CD141⁺ cDC[40]。据报道，肠道 LN 中的一组 CD103⁺ DC 可通过视黄酸受体依赖机制诱导 T 细胞和 B 细胞表达肠道归巢受体 CCR9。此外，肠道 CD103 DC 可将膳食维生素 A 加工成视黄酸，以支持肠道归巢 FoxP3⁺ 调节性 T 细胞（regulatory T cell，Treg）的分化[41,42]。

DC 的成熟和活化

DC 成熟是一个复杂过程，依赖于多个关键功能过程，例如环境感知诱导的活化，抗原摄取、处理和呈递，迁移和刺激 T 细胞。DC 的成熟过程与其所处环境有关，因此具有异质性。这赋予不同亚群 DC 独特的的功能属性[18]。

多种活化诱因可促进 DC 的成熟，如病原体或非病原体衍生因子、细胞碎片、应激信号和受体 - 配体相互作用等。稳态时，cDC 处于静息状态，其特征是细胞表面低表达 MHC 分子和共刺激分子如 CD80、CD83、CD86、CD40。免疫源性环境中的 cDC 诱导性表达 I 类和 II 类 MHC 分子、T 细胞共刺激分子（如 CD80、CD86）、细胞因子（如 TNF、IL-12、IL-18）和趋化因子（如 RANTES、MIP-1α、IP-10）。其

他改变还包括诱导 CCR7、CCL19 和 CCL21 依赖性迁移至淋巴器官中滤泡 T 细胞富集区，以及下调受体（如 CCL3、CCL4 和 CCL5 受体），这些受体用于将 DC 保留在激活部位。摄取抗原后，DC 被编程以抑制抗原获取和处理，并促进抗原呈递。DC 具有诱导抗原特异性原始 T 细胞克隆扩增和分化为效应 T 细胞的能力[43]。

激活和成熟事件也使 DC 向免疫耐受或免疫应答表型极化。根据其环境条件，DC 调节 T 细胞极化以适应刺激的特定性质。例如，在缺乏 CD4⁺ T 细胞辅助的情况下激活 DC，通过次优或长期的固有刺激激活 DC，或应对刺激 [如胸腺基质淋巴细胞生成素（thymic stromal lymphopoietin，TSLP）] 反应而成熟，这些刺激导致共刺激分子的诱导，但不诱导炎性细胞因子反应，均可诱导耐受型 DC。在稳定状态下，耐受型 DC 被认为呈递自身抗原并促进外周耐受。然而，在肿瘤发生或感染的情况下，耐受型 DC 分别促进肿瘤逃逸和抑制病原体清除[44-47]。事实上，耐受型 DC 通常在癌症等慢性激活情况下被观察到。此外，一些病原体通过诱导耐受型 DC 发展出特异的免疫逃逸机制[48]。

激活使未成熟 DC 能够从病原体、外泌体、凋亡细胞等处获得多种抗原[49]。抗原获取途径包括微胞饮作用、大胞饮作用、受体介导的内吞作用和吞噬作用。通过模式识别受体（PRR）激活和成熟是抗原获取、处理和呈递的关键初始步骤。

模式识别受体与 DC 成熟

DC 通过广泛的 PRR 感知环境。PRR 是高度保守的固有免疫受体，可以识别 PAMP 或内源性信号如 DAMP。这些 PRR 非常多样化，可以检测多种分子模式，包括蛋白质、脂类、碳水化合物、核酸和矿物质[17]。PRRs 包括 Toll 样受体（Toll like receptor，TLR）、C 型凝集素受体（C-type lectin receptor，CLR）、Nod 样受体（Nod-like receptor，NLR）、视黄酸诱导基因（retinoic acid inducible gene，RIG）- I 类受体（RLR）、清道夫受体（scavenger receptor，SR）、整合素，以及其他如 Ig Fc 受体（Ig Fc receptor，FcR）。触发 DC 上的 PRR（如 TLR 或 C 型凝集素）被认为是其功能成熟和启动 T 细胞对感染应答的关键，从而将固有免疫和适应性免疫联系到一起。

RLR 和细胞内 DNA 传感器。 RIG-I 和 MDA5

RNA 解旋酶是细胞内表达的 PRR，参与病毒感染时细胞内 RNA 的识别[50]，而 cGAS 和 AIM2 受体则可识别细胞内 DNA[51]。

TLR。TLR 是一类重要的 PRR，对 PAMP [如肽聚糖、脂多糖（lipopolysaccharide，LPS）和鞭毛蛋白] 产生应答，并调节 DC 功能。根据其亚细胞定位，TLR 可分为两个亚族：位于细胞表面的 TLR（TLR1、TLR2、TLR5 和 TLR6 存在于人和小鼠中，TLR11、TLR12 和 TLR13 仅存在于小鼠中）和定位于特定内体上的 TLR（TLR3、TLR7、TLR8 和 TLR9）。而 TLR4 既存在于细胞表面又存在于内体上。每个 DC 亚型表达不同的 TLR，这使其功能特殊化。人类 pDC 高表达核酸特异性 TLR，如 TLR7 和 TLR9。TLR7 和 TLR9 分别检测 ssRNA 和未甲基化的胞嘧啶 - 磷脂酰 - 鸟嘌呤（cytosine-phosphatidyl-guanine，CpG）DNA，而这些是细菌和病毒中常见的基序。TLR8 也能识别细菌的 ssRNA。人 $CD1c^+$ cDC 主要表达 TLR1 至 TLR8 和 TLR10，而 $CD141^+$ cDC 主要表达 TLR3、TLR7 和 TLR8，且低表达 TLR1 和 TLR2。激活的 DC 对 TLR 激动剂结合的反应，主要是通过 TLR 胞质结构域中存在的 Toll/IL-1 受体（Toll/IL-1 receptor，TIR）结构域的信号传导来控制的。自身抗原和非自身抗原刺激 TLR 可调控细胞因子 TNF、IL-12、IL-6、IL-23、IL-17 等的合成，这些细胞因子在 DC 启动辅助性 T 细胞亚群分化过程中发挥重要作用，并影响 DC 活化的功能效应[52]。

NLR。另一个由 PRR 控制的重要炎症信号通路是炎性小体通路。炎性小体是一种多蛋白复合物，可通过 NLR（如 NLRP3、NLRC4 或 NLRP1）被 PAMP（如成孔毒素、RNA 和 DNA、鞭毛蛋白、β- 葡聚糖和酵母聚糖）或 DAMP [如三磷酸腺苷（adenosine triphosphate，ATP）、尿酸晶体、β 淀粉样蛋白、明矾、二氧化硅和石棉] 激活。炎性小体的活化诱导关键炎症细胞因子（如 IL-1β 和 IL-18）的激活，并调节被称为焦亡的炎性细胞死亡途径[53]。每个 NLR 调节一个独特的炎性小体激活级联。NLRP3 炎性小体通过两步过程活化[54]。第一步需要 TLR2 或 TLR4 驱动的关键炎性小体组分上调，即 NLRP3、ASC、前 IL-1β 和前 IL-18。第二步涉及 NLRP3 激活、炎性体复合物组装、胱天蛋白酶 1 裂解和随后的细胞因子释放，并可能诱导焦亡[55]。

CLR。C 型凝集素是另一种 PRR 家族，可以钙依赖的方式通过其碳水化合物识别功能域识别糖基序。不同 DC 亚群 CLR 表达谱不同，并与环境密切相关。CLR 参与细胞内吞、吞噬、抗原处理，并通过 MHC- Ⅱ 或 MHC- Ⅰ 交叉呈递。部分 CLR，如 DEC205、甘露糖受体（mannose receptor，MR）和 DC 免疫受体（DC immunoreceptor，DCIR），被证明参与了内吞抗原的交叉呈递过程。DC 特异性血管细胞黏附分子 3 结合非整合素（DC-SIGN）是一种在许多 DC 上表达的 CLR，因与 HIV-1 和 2、SIV 等病原体相互作用而广为人知。一些 CLR 主要限于特定的 DC 亚群，如 LC 上的胰岛蛋白。pDC 表达的 BDCA-2 与 DEC-205 具有相似的免疫调节特性，并且已被结合抗体的重组抗原靶向，以调节 DC 功能。这是通过添加成熟信号诱导抗原特异性耐受或免疫刺激来实现的。最后，许多 CLR 识别凋亡或坏死细胞表达的配体，并参与 DC 对这些死亡细胞的摄取，尽管大多数清除过程是由中性粒细胞和巨噬细胞介导的。DNRG1（CLEC9a）在 $CD141^+$ DC 上表达，并识别坏死细胞表面表达的 F- 肌动蛋白。这种相互作用诱导免疫原性应答，并促进 Ⅰ 类 MHC 上处理过的坏死抗原的交叉呈递。同样，巨噬细胞诱导型 C 型凝集素（macrophage-inducibleC-type lectin，MINCLE）是另一种识别坏死细胞的 CLR，可以诱导炎症反应[56]。

Fc 受体。Fc 受体由许多免疫细胞表达，在调节免疫复合物的免疫应答中起着重要作用，免疫复合物由抗体结合的抗原组成，有时还包括补体系统的组成部分。DC 表达激活受体 FcγR Ⅰ 、FcγR Ⅱ A、FcγR Ⅲ A 和抑制受体 FcγR Ⅱ B。结合有 IgG 的感染细胞或病原体由 FcγR 介导活化清除，主要通过抗体依赖性细胞介导的细胞毒性（antibody-dependent cell-mediated cytotoxicity，ADCC）作用或吞噬作用和 / 或通过释放细胞因子间接进行[17]。

除上述提到的受体外，清道夫受体（SR）（如 CD36、CD205、LOX-1）能促进 DC 活化和成熟。这些受体还能够调节多种细胞功能，如病原体清除和凋亡细胞清除。例如，DC 上的 CD36 能检测凋亡细胞上的磷脂磷脂酰丝氨酸并促进凋亡细胞清除。LOX-1 通过氧化低密度脂蛋白（low densitylipoprotein，LDL）促进 DC 激活并促进动脉粥样硬化[57]。DC 上的补体受体能调节病原体和死亡细胞的调理作用[49]。DC 还表达可特异性结合病原体的受体，如结合 HIV

的 CD4、CCR5 和 CXCR4。其他受体有助于激活非典型免疫细胞。例如，CD1 受体家族允许 DC 呈递抗原，如鞘脂、磺酸盐和鞘糖脂，以激活 γδT 细胞和 NK T 细胞。因此，许多不同的受体家族参与修饰和调节 DC 的功能 [6,17,27]。

在过去的十年中已认识到，DC 的活化，特别是通过 TLR 的活化，不仅显著影响抗原的获取，还影响抗原呈递的过程。TLR 诱导的 DC 活化促进短暂的微胞饮细胞抗原摄取的固有免疫应答，随后抗原摄取几乎停止 [58]。

抗原处理和呈递

DC 是专职抗原呈递的细胞，能够有效地在 I 类和 II 类主要组织相容性复合体（major histocompatibility complex，MHC）分子中呈递内源性和外源性抗原。该过程受 DC 成熟和活化状态的影响，可以通过促进吞噬溶酶体成熟、肽段加工、肽段巨胞饮和 DC 代谢来增强促进抗原的加工并以 MHC-I 和 MHC-II 的方式呈递，以及 CD1 分子对脂质的呈递。

I 类主要组织相容性复合体抗原呈递

DC 在其细胞表面上表达 I 类 MHC 分子，携带来自胞浆的自身或非自身肽。抗原肽主要来自泛素化的新生蛋白、错误折叠蛋白、新合成的缺陷蛋白或缺陷核糖体产物（defective ribosomal product，DRiP）。在细胞质中，由干扰素调节的 PA28 蛋白酶体激活剂和亮氨酸氨基肽酶组成的胞质蛋白酶体将这些蛋白质切割成适当长度的肽，以呈现在 I 类 MHC 分子上 [59,60]。有趣的是，DC 成熟通过上调这些免疫蛋白白体来增强抗原处理。在胞浆中被加工后，多肽由抗原加工相关转运物（transporter associated with antigen processing，TAP）转运至内质网（endoplasmic reticulum，ER），再进一步将长肽剪切为 8 肽或 9 肽或更优的长度，装载至 MHC-I 类分子表面（图 9-4）。内质网中肽的截短是由内质网氨基肽酶 -1（ER aminopeptidase-1，ERAP-1）完成的。一旦形成稳定的 MHC-I - 抗原肽复合物，它就会被转运到细胞表面。

交叉呈递

DC 具有独特的能力，能够从外源获取抗原，将其内化，并处理抗原，使其呈现在 I 类 MHC 分子上。这种特性是非典型的，因为在大多数细胞中，I 类 MHC 分子只呈现内源性蛋白质。尽管交叉呈递的确切机制仍存在争议，但目前已经公认 DC 利用此过程激活 CD8+ T 细胞。DC 通过对凋亡细胞、坏死细胞、抗体调理细胞、免疫复合物、热休克蛋白和外显体的内吞作用获得抗原，甚至通过蚕食活细胞获得抗原 [61,62]。两条主要的细胞内途径，即胞浆途径和液泡途径，将外源性抗原从吞噬体隔间输送到内质网进行交叉呈递（图 9-4）[63]。

在细胞质途径（也称为内体 - 细胞质途径）中，抗原从内体室转移到细胞质，并由细胞质蛋白酶体处理。此后，肽段被运输回内体或内质网，在那里它们被装载到 I 类 MHC 分子上。然而，I 类 MHC 分子需要存在于内质网或内体中才能用于抗原装载。为此，要么将新组装的 I 类 MHC 分子运输到 ER[64] 中，要么将细胞表面表达的 I 类 MHC 复合物回收到内体中重新装载 [65]（图 9-4）。该途径对蛋白酶体抑制剂敏感，提示抗原蛋白进入胞浆并被蛋白酶体降解。然而，肽装载是通过前面描述的经典 I 类 MHC 途径出现还是在内吞室中进行仍有待于充分的界定 [66]。

通过液泡途径的抗原处理和装载被认为发生在内吞体中。这一结论源于以下观察结果：抑制溶酶体蛋白水解通过该途径抑制抗原呈递，而抑制胞质蛋白酶体则没有效果（图 9-4）[67]。虽然有证据表明细胞质途径可能是主要的抗原处理机制，但没有明确的证据表明细胞质途径相对于空泡途径的相对贡献。来自多个研究组的数据表明，与其他 APC 相比，一般 DC [68] 和特定 DC 亚群，如小鼠的 CD8α+ DC 和人类的 DC1，更适合交叉呈递 [69,70]。最近，人们在更好理解不同细胞组分的交互作用调节交叉呈递方面取得了进展。Nair-Gupta 和同事发现 DC 内体循环室（endosomal recycling compartment，ERC）、MHC-I 类分子存储库和吞噬小体之间的通讯作用在交叉呈递中发挥重要作用。ERC 向吞噬小体的转运由 TLR-MyD88-IKK2 通路调控，该通路稳定吞噬小体与 ERC 之间的膜相互作用，确保 ERC 的 MHC-I 类分子被特异性地传送到吞噬小体，参与 TLR 信号传递。另一方面，MHC-I - 抗原肽复合物（peptide loading complex，PLC）从另一个亚细胞结构 ER 和高尔基的间室（ER and Golgi intermediatecompartment，ERGIC）以 TLR 非依赖性的方式聚集。感染过程中 ERC 和 ERGIC 将交叉呈递的重要组分高度协同转运

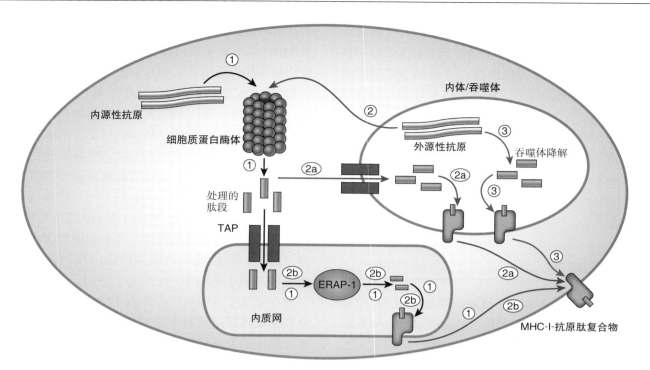

图 9-4　树突状细胞的 I 类 MHC 抗原呈递。DC 通过经典途径①在 I 类 MHC 上呈现内源性抗原，其中内源性抗原被细胞质蛋白酶体降解。降解的肽通过 TAP 运输到内质网（ER），通过 ERAP-1 进一步缩短，装载到 I 类 MHC 上，并且将 MHC-I-抗原肽复合物运输到细胞表面。②和③树突状细胞还具有在 I 类 MHC 上处理和呈递外源性抗原的独特能力，这一过程称为通过细胞质和液泡途径的交叉呈递。②在细胞质途径中，吞噬体或内体中的外源性抗原被运输到细胞质中，并被细胞质蛋白酶体降解。此后，或将肽运输回内切体（2a）以装载到 I 类 MHC 上，或（2b），将肽运输到 ER 中并在那里处理以装载 I 类 MHC。最后，I 类 MHC 肽复合物被转运到细胞表面。③在液泡途径中，内体或吞噬体中的外源性抗原在该隔室中被处理并装载到 I 类 MHC 上。MHC-I-抗原肽复合物被转运到细胞表面。ERAP-1，ER 氨基肽酶 -1；TAP，抗原处理相关的转运体

给吞噬小体，并且通过 TLR 信号控制 ERC 通路，有利于含有微生物蛋白的吞噬体进行交叉呈递，启动 T 细胞共刺激应答[65]。

　　有趣的是，DC 被证明可以从供体细胞获得完整的功能性 MHC-I-抗原肽复合物，并修饰在其自身（受体）细胞表面。这种抗原呈递方式被称为变装，并被认为可以在先前启动的 CD8+ T 细胞中增强记忆样反应[71]。

II 类主要组织相容性复合体抗原呈递

　　虽然所有有核细胞均表达 I 类 MHC，但只有专职 APC 表达 II 类 MHC。II 类 MHC 呈递短肽激活 CD4+ T 细胞。II 类 MHC 分子的 α/β 异二聚体必须依赖于一种特殊的 II 型跨膜分子伴侣蛋白，即恒定链（invariant chain，Ii），才能在内质网中稳定组装。组装的 II 类 MHC 分子被运输到多泡和多层的晚期内体腔室，称为 II 类 MHC 腔室（MHC class II-

containing compartment，MIIC）。II 类 MHC 负载的抗原由 APC 通过大细胞吞噬、受体介导的内吞、吞噬和自噬获得[72]。抗原被内吞至内体或自噬至吞噬体，随后与溶酶体融合形成吞噬溶酶体。同时存在的 TLR 信号诱导囊泡质子泵活化，促进溶酶体酸化以及吞噬溶酶体中蛋白质抗原的水解。酸化的腔室有利于发挥组织蛋白酶的活性。组织蛋白酶 S 降解恒定链胞浆尾，留下一个短肽，即 MHC-II 类分子相关的恒定链多肽（MHC class II-associatedinvariant-chain peptide，CLIP）。CLIP 与 MHC 分子的肽结合槽相结合，从而避免被蛋白酶水解。到达内体的各种蛋白质经蛋白酶水解生成抗原肽置换 CLIP，作为催化剂的伴侣蛋白 HLA-DM 可加速释放 CLIP。装载了抗原肽的 MHC-II 类分子通过细胞骨架管状结构转运至细胞膜表面与 T 细胞相互作用[73-75]。

　　DC 在抗原处理 / 呈递机制方面表现出若干特异性，使其区别于其他 APC。例如，与迅速降解内化

抗原的巨噬细胞相反，DC 处理抗原缓慢，从而使 DC 有足够的时间成熟并迁移到淋巴器官。一旦成熟，DC 能增加蛋白质水解，并迅速处理抗原以获得最大的 T 细胞活化。TLR 调控吞噬体成熟[74]，促进溶酶体酸化[76]，短时间内增加抗原摄取[72]。DC 内 MHC-Ⅱ类分子的表达和降解速度受控于细胞质区结构域的泛素化作用。由此解释了未成熟的 DC 仅低表达 MHC-Ⅱ类分子，成熟后则 MHC-Ⅱ类分子的半衰期延长，从而使 DC 迁移到次级淋巴器官后仍维持抗原呈递能力。

T 细胞活化

　　T 细胞由淋巴结中的 DC 启动和激活（详见第 12 章）。淋巴结是位于淋巴管汇合处的特殊免疫器官，由最外层的皮质和内层髓质组织构成。髓质包含巨噬细胞、髓索和分泌抗体的浆细胞。皮质分为两部分，皮质旁区域是 T 细胞和 APC 聚集的区域，皮质外区域是 B 细胞形成淋巴滤泡的区域。富含 T 细胞的副皮质也被称为 T 细胞区[77]。激活后，未成熟的 cDC 通过传入淋巴从非淋巴组织迁移到淋巴结中的 T 细胞区。pDC 和初始 T 细胞可能依靠 CCR7 和 CD62L，通过淋巴结的高内皮微静脉（high endothelial venule, HEV）和脾脏边缘区迁移到 T 细胞区。激活的血液 cDC 和 pDC，两者通过表达 CCR7[78]，应答淋巴结归巢趋化因子（CCL19 和 CCL21），完成迁移。

　　炎症梯度引导 T 细胞和 DC 在淋巴结附近迁移。然而，这个梯度的组成尚不明确。同时，尽管 DC-T 细胞相互作用发生在副皮质内，但其确切位置和动力学尚不清楚。此外，抗原负荷（复制型传染源与非复制型疫苗抗原）和抗原类型（血液传播、无细胞淋巴传播或由 DC 携带）决定 DC-T 细胞相互作用的强度和动力学[77]。在复杂的小鼠模型中，活体内荧光显微镜显示淋巴结内驻留的 DC 和迁移的 DC 主要分布在副皮质的离散部分[79]。小鼠模型表明，驻留交叉呈递的 cDC（很可能相当于人类 cDC1 细胞，但尚未验证）聚集深部皮质中，极为贴近传入的 CD8[+] T 细胞，而迁移 cDC 停留在外周皮质，靠近 CD4[+] T 细胞[80,81]。因此，当组织或血液中遇到抗原时，这些具有迁移性的 cDC 成熟、处理并在 MHC 上呈递这些抗原，并移动到淋巴结的外周皮质中，在那里激活辅助性 CD4[+] T 细胞。激活的 CD4[+] T 细胞反过来通过活

化淋巴结驻留的交叉呈递 DC，促进深层皮质 CD8[+] T 细胞的激活[82]。

　　目前认为，负载抗原的 DC 将在几个小时内完成对 T 细胞的激活，这一过程需要经历三个不同细胞间信号转导的动态阶段[83]。首先，传入的初始 T 细胞以短脉冲的方式识别 DC，以找到匹配的抗原 MHC 组合，聚集每个抗原特异性信号。其次，一旦激活信号达到累积阈值，T 细胞就开始与 DC 持续接触，促进其活化。记忆 T 细胞的诱导也发生在这一步。在第三阶段，T 细胞开始增殖，并打破长期的 DC 接触，恢复为短暂接触[83]。通过淋巴被动扩散进入淋巴结的无细胞抗原则由淋巴窦上皮内的特殊 DC 亚群处理。这些 DC 可以快速激活 T 细胞，绕过前述三个漫长的阶段[84]。克隆扩增后，活化的抗原特异性 T 细胞离开淋巴结，返回到循环中定位到其靶细胞。

　　在 T 细胞活化过程中，多个因素影响了 CD8[+] 记忆性 T 细胞的生成，例如 DC 上的抗原负载和 CD8[+] T 细胞前体的出现的频率[85]。此外，产生有效的 CD8 记忆性 T 细胞需要 CD4[+] T 细胞的帮助，如分泌 IL-2 和 CD40L-CD40 的相互作用[86]。然而，如果针对某一特异抗原的 CD8[+] T 细胞的频率足够高，则 CD8[+] T 细胞活化不再需要 CD4[+] T 细胞的辅助，但可能仍然需要 CD4[+] T 细胞建立记忆反应，以保护启动的 CD8[+] T 细胞免受受体介导的细胞死亡，并避免 T 细胞耗竭[87]。

　　也许是由于 DC-T 细胞突触中涉及大量共刺激分子，成熟 DC 表面的少量 MHC 抗原肽复合物（< 200）即足以引发大的 T 细胞应答，使 DC 比其他 APC 在 T 细胞活化方面的效率高 1000 倍。T 细胞和 DC 之间免疫突触的强度和持续时间决定了基于三种信号的 T 细胞应答的质量。当 T 细胞受体（T cell receptor, TCR）与 APC 上的 MHC 抗原肽复合物结合时，产生信号 1。当 APC 上的共刺激分子与其 T 细胞上的配体结合时，产生信号 2。该信号决定了 T 细胞活化和分化的定性和定量因素，是启动初始 T 细胞所必需的。共刺激分子包括 B7 家族的 CD80 和 CD86 成员，它们与 T 细胞上的 CD28 以及 TNF 家族的成员（如 CD40）结合[88]。其他分子在 T 细胞上遇到受体时发挥抑制作用。例如，ICOS-L 存在于 DC 和 B 细胞上，并与 T 细胞上的 ICOS 结合以调节 T 细胞活性。DC 上的程序性死亡配体 1（programmed death ligand 1，PD-L1）与 T 细胞上的 PD1 相互作用以下调 T 细胞反应。需要注意的是，许多抑制性 TCR 如 ICOS 和 PD1 是启动 T 细胞激活所必需的，并且在激活的早期阶段作为效应 T 细胞功能的标记。例如，缺乏 ICOS 或 ICOS-L 表达的小鼠在接受抗 CTLA4 检查点治疗后未能产生抗肿瘤应答[89]。此外，越来越多数据表明，DC 上的 CD80 能顺式与 PDL1 相互作用。DC 细胞表面的这种 CD80-PDL1 相互作用抑制 PDL1 与 T 细胞上表达的 PD1 的结合，从而防止 T 细胞耗竭[90]。最后，信号 3 来自 APC 分泌的细胞因子。诸如 IL-12（对于 Th1）或 IL-4（对于 Th2）之类的细胞因子决定 T 细胞反应的偏斜，使得 T 细胞可最终分化为产生 IFN-γ 的 Th1 细胞（在 IL-12 的影响下），其可消除细胞内病原体（细菌或病毒），或分化为 IL-4、IL-5 和 IL-13 的 Th2 细胞（在 IL-4 的影响下），促进消除细胞外感染。此外，信号 3 还可以促进分化为分泌 IL-10 的 Treg 细胞，从而抑制 Th1 应答[5]。

DC 启动初始 T 细胞向 Th1 或 Th2 细胞分化是由多种因素决定的。DC 需要表达转录因子 T-bet 以启动 Th1[91]。使用免疫抑制刺激物，如胸腺基质淋巴细胞生成素（thymic stromal lymphopoietin，TSLP），激活 DC 可诱导 Th2 的分化启动[47]。DC 激活时间延长且水平低会耗尽 DC 而诱导 Th2 启动[43]。低和高抗原剂量分别诱导 Th2 和 Th1 启动[92]。

在过去的几年中，新的 CD4+ T 细胞谱系被发现。这些包括 Th9、Th22 和 Th17。其中，Th17 谱系最具特征[93]。表达 IL-17 和 RAR 相关孤儿受体 γ（RAR-related orphan receptor γ，RORγt）转录因子的促炎性 Th17 细胞在多种炎症疾病中被异常激活。在 TLR 刺激下，包括 DC 在内的固有免疫细胞分泌 IL-6、IL-23 和 IL-1β。这些细胞因子在 TGF-β（由其他细胞如肿瘤细胞分泌）的辅助下诱导 Th17 分化、随后产生 IL-21 和表达 IL-23R。IL-21 扩大 Th17 分化和 IL-23，而 DC 产生的 IL-23 是维持 Th17 细胞所必需的[94]。尤其是在人类中，IL-1β 和 TGF-β 是 Th17 分化的关键扩大因子。IL-1β 和 IL-6 也促进 FoxP3+（forkhead box P3+）Treg 向 Th17 的重编程。因此，Th17 的病理效应高度依赖于附近其他可明显放大 Th17 型炎症的细胞因子[95]。

此外，来自 DC 的刺激信号也影响 T 细胞的致病潜能。事实上，受未成熟 DC 刺激能引发 T 细胞向免

疫抑制性 Treg 的分化[96,97]。然而，据报道，即使成熟 DC 也会使 T 细胞分化倾向于 Treg[98]。

越来越多的证据表明，pDC 被认为只在固有免疫应答中发挥作用，因为它们能够产生高水平的 IFN-I，能够呈递病毒和肿瘤抗原，从而启动 CD4+ 和 CD8+ T 细胞应答[99]。pDC 在面对病毒感染（如流感和 HIV）时成熟，从而在固有免疫与适应性免疫应答之间建立重要联系。在小鼠模型中使用 pDC 基因敲除的方法证实 pDC 主要用于增强弱的抗病毒细胞毒性 CD8+ T 细胞应答，对于引起强烈 CD8+ T 细胞应答的病毒感染可能不是必需的[100]。

B 细胞活化

B 细胞表达抗原特异性的 B 细胞抗原受体（B cell receptor，BCR）以及各种 TLR，从而参与固有免疫与适应性免疫（详见第 13 章）。DC 将经过加工处理的抗原呈递给 T 细胞，而 B 细胞则识别未经处理的、处于天然构象的抗原。DC 可通过抗原特异性 CD4+ T 细胞依赖的方式活化 B 细胞。这种效应导致 B 细胞的活化，并向 IgG、IgA 和 IgE 的类别转换，以及产生针对胸腺依赖抗原的记忆性 B 细胞。DC 还可通过表达 B 细胞活化因子（B cell-activating factor，BAFF）及其相关的肿瘤坏死因子家族成员 APRIL（一种增殖诱导性配体）刺激 B 细胞增殖。此外，DC 分泌的炎症细胞因子也可影响 B 细胞的活化。活化的 pDC 表达 IFN-α 和 IL-6 或 ICAM-1，调控 B 细胞分化为浆细胞，参与 T 细胞非依赖性抗体的产生。IFN-α 可在体内促进抗体分泌，诱导 cDC 表达 BAFF 和 APRIL，触发 CD40 配体非依赖性的抗体类别转换[101,102]。此外，滤泡 DC 通过在淋巴结生发中心用抗原抗体复合物持续刺激 B 细胞来支持 B 细胞记忆[103]。

树突状细胞与固有淋巴样细胞的交互作用

固有淋巴样细胞（innate lymphoid cell，ILC）是最近被描述的一个淋巴样细胞家族，它缺乏通过重排受体（例如 T 细胞和 B 细胞表达的受体）识别抗原的能力。ILC 可根据其免疫功能、表达的转录因子以及激活时产生的细胞因子分为三类[104]。ILC 可为具有细胞毒性细胞（如众所周知的 NK 细胞）或为辅助

性 ILC（如 ILC1、ILC2 和 ILC3）。ILC1 表达 T-bet 并产生 IFNγ 以促进巨噬细胞活化。ILC3 表达 RORγt，产生 IL-22，并在维持肠道内环境稳定中发挥作用。ILC2 由 IL-4、IL-5、IL-13 的表达而界定，并在细胞外寄生虫感染和抗过敏原中发挥作用。DC 和 ILC 之间具有复杂的相互作用，也进一步说明了 DC 是固有免疫与适应性免疫之间的重要联系纽带。

DC 可通过分泌 IL-12 促进 ILC3 分化为 ILC1[105]。然而，这种分化是可逆的，并且在肠道炎症中受到 DC 产生的 IL-23、IL-1β 以及视黄酸的调控[105]。DC 产生视黄酸能通过上调 RORγt 和 IL-22 的表达直接提高 ILC3 的活性[106,107]。最后，视黄酸还通过促进 ILC 归巢受体表达的转换来调控 ILC 的组织定位（从淋巴到肠道）[108]。

ILC 也可调节 DC。ILC2 产生的 IL-13 能调控活化的肺 DC 向引流淋巴结迁移，诱导初始 T 细胞启动并分化为 Th2 细胞[109]。在胰腺中，IL-33 刺激 ILC2 产生 IL-13 和 GM-CSF，导致 DC 产生视黄酸[110]。最后，ILC3 通过表达膜结合淋巴毒素[111,112]激活 DC，使其能够通过控制 DC 功能调节适应性免疫应答。有趣的是，ILC 可以通过 DC 促进 T 细胞活化，同时 DC 也可以改善 ILC 功能，这些发现为 ILC、T 细胞和 DC 之间正反馈调控机制的建立提供了理论基础。

NK 细胞和 DC 之间的相互作用更具特征。NK 细胞与成熟 DC 之间的直接相互作用可导致 NK 细胞活化以及其细胞溶解活性的增强，与此同时，NK 细胞也可诱导 DC 进一步成熟。NK 细胞和 DC 可以形成免疫突触，可能有助于定向和限制细胞因子的分泌，和促进受体 - 配体的相互作用。活化的 NK 细胞通过细胞间接触（通过 NKp30）和 TNF 和 IFN-γ 分泌诱导 DC 活化。此外，活化的 DC 分泌 IL-12/IL-18、IL-15 和 IFN-α/β，从而促进 NK 细胞分泌 IFN-γ、增殖和增强细胞毒性。在某些情况下，尽管成熟的 DC 能免受细胞裂解的影响，但是 NK 细胞仍然可以通过 NKp30 裂解 DC。这可能是一种细胞编辑的形式，因为在持续免疫应答过程中，这些未成熟和已免疫耐受的 DC 能被 NK 细胞清除[113]。

因此，DC 和 NK 细胞可能在感应病原体方面存在互补效应。首先，DC 可能通过表达 PRR（TLR、NOD 蛋白）来检测微生物的存在，而 NK 细胞可能在没有明显炎症的情况下被激活，但在存在激活 NK 细胞受体的配体的情况下被激活，例如肿瘤。肿瘤细胞经常失去 I 类 MHC 分子表达或表达 NKG2D 配体，如 MIC-A/B。在这两种情况下，DC 或 NK 细胞都可能创造炎性环境，并诱导其他类型细胞的整合活化。因此，在小鼠中，鼠巨细胞病毒（cytomegalovirus，CMV）感染可诱导 pDC 分泌大量 IFN-α/β，但 CD8α+ DC 是 IL-12 的主要产生细胞，对该病毒的抵抗力与由 IL-12/IL-18 驱动的 Ly49H+ NK 细胞增殖有关。NK 细胞和 DC 之间的相互作用可能发生在免疫应答的早期。这使 DC 具有通过 NK 细胞杀死肿瘤或病毒或寄生虫感染细胞的能力，并将这些抗原交叉呈递给 T 细胞[114]。

免疫系统其他成分的激活

除与 B 细胞、T 细胞和 ILC 相互作用外，DC 还参与调节免疫系统的许多其他方面。例如，DC 通过处理和呈递 CD1 分子上的合成配体 α- 半乳糖神经酰胺来激活 NK T 细胞，从而增强抗肿瘤应答[115]。类似地，DC 与 CD1 限制性 γδT 细胞结合，以诱导针对病原体（如结核分枝杆菌）的炎症应答。这种相互作用使 DC 成熟，促使 IL-12 分泌，并通过激活的 γδT 细胞诱导 IFN-γ 分泌[116]。

总而言之，DC 是机体免疫的整体调节器。事实上，如上所述，DC 整合来自无数免疫细胞的免疫应答，并在许多方面影响固有和适应性免疫应答（图 9-5）。未来的研究将有助于探索其具体机制，精准控制 DC 以最大限度利用免疫应答功能和减少不良副作用。

疾病中树突状细胞的生物学缺陷

树突状细胞和自身免疫

虽然 DC 通过多种机制促进耐受，但它们也可以通过自身反应性 T 细胞的激活和分化导致自身免疫。在稳定状态下，DC 参与维持耐受性，但 DC 数量、表型和功能的变化可改变体内平衡[117]。在促炎环境中，或在缺乏调节分子的情况下，DC 可能向初始 T 细胞呈递自身抗原，从而促进自身反应性 T 细胞活化并促进自身免疫[118]。DAMP，如细胞外基质分解产物（硫酸乙酰肝素和透明质酸）、坏死细胞释放的分子 [高迁移率族蛋白 1（HMGB1）、尿酸甚至内源性核酸]、纤维连接蛋白和 HSP，均可激活 cDC 上的 TLR，并有助于产生自身免疫应答[119]。其中一些情况将在后面详细讨论。

一项以系统性红斑狼疮（systemic lupus erythematosus，SLE）为主要模型的数据表明，SLE 患者的 DC 和其他吞噬细胞清除组织中凋亡物质的能力受损，打断了自身抗原耐受的外周机制[120]。在死亡细胞的表面形成的凋亡泡，包含成簇的自身抗原。如果未被清除，这些凋亡泡将从死亡的细胞脱落，并可能激活其他免疫细胞。SLE 患者的 DC 表达不同的 CD40、CD86、Fcγ 受体[121] 和能调节 T 细胞抑制的 PD-L1[122]。激活的 cDC（可能通过免疫复合物或细胞衍生微粒）可通过向自身反应性 T 细胞呈递 RNA 相关蛋白和染色质来促进 SLE 发病[123]。在 SLE 小鼠模型中，活化的 DC 也能促进 B 细胞增殖、IL-6 和 IFNγ 分泌以及抗核抗体的产生[124,125]。pDC 在 SLE 的发展中也起着核心作用[126-129]。值得注意的是，SLE 中 I 型干扰素途径的激活源于含有内源性核酸（特别是非编码 RNA 和线粒体 DNA）的免疫复合物对 TLR7、TLR9 和 STING 通路的慢性持久性刺激[130-134]。

Acardi-Goutieres 综合征（Aicardi-Goutieres syndrome，AGS）是一种自身免疫性疾病，由 I 型干扰素免疫应答失调引起的过度炎症所致。参与清除凋亡细胞核碎片[135] 或干扰素通路负性调控（如 SAMHD1）[136] 的基因突变主要导致 AGS。慢性或持续性产生 I 型干扰素对固有免疫和适应性免疫均有影响，可抑制免疫耐受并诱发自身免疫病。更具体地说，I 型干扰素可促进单核细胞分化为活化的 iDC，从而增强对自身抗原的呈递，增加 CD8$^+$ T 细胞和 NK 细胞的细胞毒性，诱导浆细胞分化和随后产生致病性的自身抗体。

与 SLE 相似，类风湿关节炎（rheumatoid arthritis，RA）患者的 moDC 比健康人的 moDC 更具免疫刺激性[137,138]。此外，RA 患者关节内的滑液中含有高浓度的髓样和浆细胞样 DC，富含促炎细胞因子和趋化因子。类风湿关节炎滑膜 DC 炎症和数量增加的原因尚不清楚。然而，普遍认为滑膜环境的改变会刺激 DC 诱导的自身反应效应 T 细胞分化，导致 RA 的发生。

多发性硬化症（multiple sclerosis，MS）是一种影响中枢神经系统（central nervous system，CNS）的慢性自身免疫性炎症性疾病。在实验性自身免疫性脑脊髓炎（experimental autoimmune encephalomyelitis，EAE）的动物模型中，多项研究表明通过诱导致耐受性 DC 可改善疾病的严重程度[139-143]。然而，在没有 DC 的情况下也可诱导 EAE，DC 的条件性耗竭不会影响该模型中的致病性 Th 启动。因此，整体上 DC 参与和调节 EAE 的发生，但 DC 对于 EAE 的发病并非严格必需，其他 APC 也可能促进有害的 T 细胞分化。

1 型糖尿病（type 1 diabetes，T1D）由免疫失调导致的产胰岛素的胰岛 β 细胞的破坏引起。在健康个体中，DC 在预防 T1D 中起着致耐受作用。然而，活化的 DC 也可能交叉呈递 β 细胞抗原给 T 细胞，启动致病性 T 细胞分化[146,147]。AIRE$^+$ DC 的一个独特亚群，被报道能表达源自 β 细胞的胰岛素抗原，表明耐受性 DC 在控制胰岛素反应性 T 细胞活化中起作用[148]。重要的是，在非肥胖糖尿病小鼠的 T1D 模型中，pDC 参与疾病启动[149]，并由死亡细胞释放的自身 DNA 所激活。在同一模型中，另一项研究表明，死亡的胰岛细胞释放 HMGB1，导致了 cDC 的激活。抗体介导的 HMGB1 阻断疗法可降低小鼠 T1D 发病率和疾病发生，同时降低 DC 的活化表型[150]。

总之，在自身免疫过程中导致耐受中断的主要 DC 改变可分为四类：组织 DC 浓度和分布的改变、清除凋亡细胞障碍、细胞因子分泌改变和迁移受损。在考虑自身免疫性疾病的治疗方法时，需要正确识别控制调节性和致病性 DC 之间平衡作用的每个参数。

树突状细胞与人类免疫缺陷

近期，关于人类免疫缺陷的研究着重强调了转录因子调节 DC 的发育和在抵抗微生物病原体入侵中的作用。在 DC- 单核细胞 -B 细胞 -NK 细胞淋巴细胞缺乏症（DC-monocyte-B cell-NK cell lymphoid deficiency，DCML）中，血液和间质 DC 与单核细胞、pDC 同时缺失。DCML 可归因于 GATA 结合因子 2（GATA-binding factor 2，GATA2）突变，这是一种参与 HSC 稳态的转录因子。此外，DCML 缺乏症患者对分枝杆菌、真菌和病毒的感染风险增加[151]。另一种由 IRF8 突变引起的 DC 缺乏综合征，由于常染色体隐性 K108E 突变导致外周 cDC、pDC 和单核细胞缺陷，患者对分枝杆菌属、其他细胞内细菌和病毒的易感性大大增加，并可能伴有骨髓增生综合征。

显性散发突变 T80A 导致 CD1c⁺ DC 的特异性缺失，同样增加了对分枝杆菌感染的易感性，但不影响正常预期寿命[152]。

病原体对树突状细胞功能的破坏

一些病原体已进化出能抑制 DC 功能的机制，使其能够在宿主体内持久存在。DC 功能受损可导致 T 细胞活化和功效降低，从而促进微生物免疫逃逸。

靶向病原体的一个典型途径是抗原呈递机制，在病毒感染的细胞中该机制经常被显著下调。例如，人类 CMV 能诱导感染细胞表面的 I 类或 II 类 MHC 分子下调[153]。其他已知干扰免疫应答的慢性病毒也能通过活化的特定病毒编码蛋白导致 MHC 表达受损。例如，HIV-1 蛋白 Nef 损害 I 类 MHC 和 II 类 MHC 表面蛋白的表达[154,155]。与 HIV 相似，EB 病毒表达 LMP2A 和 EBNA1 蛋白防止病毒被机体检测。

LMP2A 可抑制 II 类 MHC 分子表达[156]，而 EBNA1 包含一个重复序列，该序列阻止蛋白酶体对其进行处理，并抑制 DRiPS 的产生，总体上导致 I 类 MHC 上肽段呈递的中断[157,158]。

病原体破坏 DC 功能的另一种机制是干扰其感知微生物配体和产生干扰素和其他炎性细胞因子的能力。几乎所有的病毒都已进化出多种策略来对抗这些途径，我们将参考另一篇综述，该综述阐述了各种病毒开发的 10 种不同策略来对抗干扰素信号[159]。

此外，除了抑制炎症细胞因子的产生外，病原体还进化出了上调免疫抑制性细胞因子和产生负性免疫调节因子的机制。最显著的例子是 HCMV，其基因 *UL111A* 直接编码 IL-10 的病毒同源物。重要的是，其在受感染细胞中的产物能负反馈上调单核细胞内源性 IL-10 的表达[160]。在 LCMV 感染后，T 细胞表面检测到高水平的负性调节因子 PD-1[161]。其他导致慢性感染的病毒同样如此，如 HIV[162] 或丙型肝

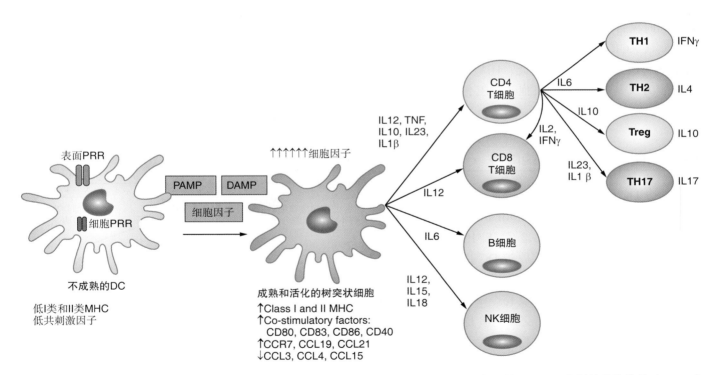

图 9-5 树突状细胞架起固有免疫和适应性免疫之间的桥梁。树突状细胞（DC）以微生物源性 PAMP、自源性危险信号（DAMP）或其他因子（如细胞因子）的形式接收来自环境的固有免疫信号。这些信号通过在 DC 表面或细胞内表达的 PRR 来诱导 DC 的成熟和激活。根据刺激的性质，DC 可能被编码为激活或耐受型。DC 成熟和激活伴随着抗原摄取、I 类和 II 类 MHC 的诱导、共刺激因子（如 CD80、CD83、CD86 和 CD40）的表达增加、诱导产生引导 DC 向淋巴结转运的趋化因子信号（CCR7、CCL19、CCL21 等）、限制 DC 向淋巴器官（CCL3、CCL4、CCL15 等）移动的趋化因子的减少、固有细胞因子分泌的增加等。激活和成熟 DC 分泌的细胞因子促使初始免疫细胞分化为具有独特免疫调节特性的效应细胞。DAMP，危险相关模式分子；PAMP，病原体相关分子模式；PRR，模式识别受体

炎病毒（hepatitis C virus，HCV）[163]。PD1/PD-L1 不是唯一受病毒感染干扰的轴，其他负性调节因子（如 TIM-3 和 LAG-3）被发现上调，尤其是在 HCV[164] 和 LCMV[165] 感染时。

低滴度感染流感病毒（influenza virus，H1N1）时，pDC 中能诱导强烈的 IFN-α 应答，但在高滴度时却无 IFN-α 应答，而是诱发 pDC 凋亡。因此，有人提出，这是一种保护宿主免受病毒诱导的细胞因子风暴有害影响的机制[166]。另一研究指出，与外周血分离的 pDC 相比，从扁桃体分离的 pDC 对 H3N2 甲型流感感染具有更强的干扰素应答。这项研究强调了在研究局部免疫细胞功能时，考虑组织适应性的重要性[167]。

最后，DC 可以被病毒直接感染，这些病毒利用特定的受体在细胞内进行感染和复制。麻疹病毒利用 DC 表达的 CD46、CD150、C 型凝集素 DC-SIGN 进入 DC[168]。埃博拉[169] 和登革热[170] 病毒也通过 DC-SIGN 感染 DC。在艾滋病毒的情况下，DC 可通过形成感染性突触介导 CD4+ T 细胞的反式感染，携带病毒，同时携带或不携带 DC。DC 表达共同受体 CD4、CCR5、CXCR4 和 DC-SIGN，这是 HIV 结合或进入宿主细胞所必需的[171]。因此，HIV 最终利用 DC 的迁移能力及其与 CD4+ T 细胞的重复相互作用作为策略，通过宿主快速传播感染。

肿瘤中的树突状细胞功能障碍

一个 DC 驱动的肿瘤免疫的简单模型如下。①迁移的 DC 在肿瘤微环境（tumor microenvironment，TME）中接触肿瘤抗原。② TME 中的 DAMP 促进 DC 成熟和激活。③肿瘤抗原被 DC 摄取，在其 I 类 MHC 分子上交叉呈递[172] 或迁移 DC 将肿瘤抗原携带至淋巴结，并将肿瘤抗原转移至淋巴结内的交叉呈递 DC[173]。④在淋巴结中，交叉呈递 DC 激活 T 细胞，对抗肿瘤抗原，从而引起抗肿瘤 CTL 上调。⑤在趋化因子和炎症梯度的引导下，抗肿瘤 CTL 返回 TME 并继续杀伤肿瘤细胞[174]。然而，TME 中的多种因子通过多种机制积极抑制 DC 功能、分化和募集（图 9-6）。事实上，据报道，肿瘤活检中的 DC 缺乏激活和招募 T 细胞的能力[175,176]。这些观察结果在小鼠研究中得到证实，这些研究表明，缺乏交叉呈递 DC 的 Batf3 基因敲除小鼠，与野生型小鼠相比，更易发生

肿瘤[16]。

许多肿瘤通过免疫逃逸或抗原掩蔽作为免疫逃避手段，从而改变其抗原谱。例如，已知肿瘤细胞通过低糖基化在翻译后改变其 Muc1 抗原。DC 无法处理糖基化的 Muc1，因此无法激活 T 细胞来对抗这种明显的肿瘤抗原[177,178]。

免疫抑制性细胞因子在 TME 中高水平表达，其水平与晚期癌症分期呈正相关。这些细胞因子包括但不限于 VEGF、TGF-β、IL10、粒细胞集落刺激因子（granulocyte-colony stimulating factor，G-CSF） 和 IL-6。IL-6 驱动慢性炎症并诱导 II 类 MHC、淋巴结归巢受体 CCR7 的下调，并促进向免疫抑制性 DC 的分化[179-181]。IL-10 将免疫原性 DC 转化为耐受性 DC，从而诱导产生失能的细胞毒性 CD8+ T 细胞[182,183]。IL-6 和 IL-10 都激活 STAT3，STAT3 是一种在许多肿瘤中异常表达的转录因子，与免疫抑制环境的存在相关[184]。

一些研究表明，除了促进肿瘤血管的生长外，肿瘤分泌的 VEGF 还阻断转录因子 NF-κB 的激活并抑制 DC 的成熟[185],[186]。研究表明，TME 中的 TGF-β

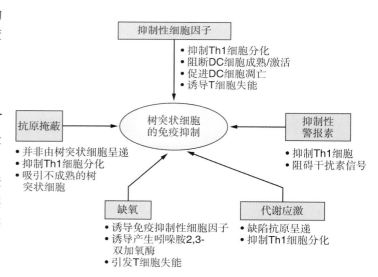

图 9-6　肿瘤中树突状细胞（DC）活性的瓦解。肿瘤微环境富含免疫抑制成分，通过直接或间接抑制 DC 功能促进肿瘤生长。这些因素包括抑制性细胞因子、抑制性报警素、缺氧、代谢应激和逃避机制，如抗原掩蔽。这些元素累积损害 DC 功能的多个方面，导致肿瘤微环境中缺乏足够的 Th1 分化。IDO，吲哚胺 2，3- 双加氧酶；IFN，干扰素；Th1，1 型辅助性 T 细胞（From Saxena M，Bhardwaj N. Re-emergence of Dendritic Cell Vaccines for Cancer Treatment. *Trends Cancer* 4 [2]：119-137，2018，[48]with permission.）

在以下方面起着关键作用：①改变 DC 对固有免疫信号的应答能力[187]，②通过转录调节因子 ID1 触发 DC 向未成熟髓样细胞表型分化[188]，③诱导影响 DC 分化和功能的表观遗传修饰[189]，④抑制 DC 流出从而捕获 TME 中的未成熟 DC，⑤抑制 IFN-γ 的表达，以及⑥导致优先募集 Treg 到肿瘤中[190]。

肿瘤细胞产生的 G-CSF 可通过下调 IRF8 转录因子抑制 cDC1 在骨髓中的造血功能[191]。当肿瘤细胞表达的脂质前列腺素 E2 下调 cDC1 表面的趋化受体 XCR1、CCR1 和 CCR5 时，cDC1 的迁移进一步减少[192]，当 WNT/β-catenin 途径激活后 CCL4 表达降低[193]。同样，低浓度的 FLT3L 和其他生长因子限制了肿瘤 cDC1 的分化、扩增和存活[194]。

TME 通常在持续缺氧状态下存在，从而对免疫细胞产生显著的代谢应激。缺氧调节 DC 分泌，促进 T 细胞失能和凋亡的因子（如腺苷和吲哚胺 2, 3- 双加氧酶）[195]。此外，TME 中的缺氧诱导 DC 中的内质网应激反应，该反应由剪接转录因子 XBP1 介导，并导致氧化脂质异常积聚，使 DC 无法处理抗原和激活 T 细胞[196]。

TME 用来逃避免疫检测的另一种机制是调节 DC 功能使 T 细胞分化发生偏斜。促肿瘤报警素[如基质金属蛋白酶 -2（matrix metalloproteinase-2，MMP-2）]的过度表达使 DC 产生低水平的 IL-12 并表达 OX40-L，从而使抗肿瘤 CD4+ T 细胞向次优的 Th2 分化偏斜。该途径涉及 DC 上 MMP-2 和 TLR2 的相互作用[197,198]。类似地，多能聚糖被证明可诱导 TME 中的免疫抑制[199]。最后，2019 年的一项研究确定了一条新途径，其中 TME 中的调节性 T 细胞抑制 cDC2 驱动的抗肿瘤传统 CD4+ T 细胞分化的能力。重要的是，作者表明 TME 中人类 cDC2/Treg 的平衡可以用来预测抗肿瘤应答和总体预后[200]。

免疫治疗策略与临床试验

立于免疫治疗的时代，在理解固有和适应性免疫应答以及如何调节和更好地针对免疫病理学方面，已取得了实质性进展。各种体外、体内和人体研究表明，DC 合理的参与对开发疫苗的有效免疫应答至关重要。事实上，一些早期临床试验探索了 DC 疫苗在提高针对肿瘤抗原（如非霍奇金淋巴瘤、恶性黑色素瘤、多发性骨髓瘤、前列腺癌、肾细胞癌、乳腺癌）

或传染病病原体（如 HIV）的免疫应答方面的有效性和安全性。moDC 是其中最常用的 DC，但一些研究也使用 CD34+ 干细胞产生的 DC 或直接从患者血液中分离的 DC（图 9-7）。

Sipuleucel-T 是美国食品和药物协会（Food and Drug Association，FDA）批准的第一种用于治疗去势抵抗性前列腺癌的细胞疫苗。Sipuleucel-T 由自体、血液来源的 APC（包括单核细胞和 DC）组成，在体外用人前列腺酸性磷酸酶（PAP）和 GM-CSF 的重组融合蛋白刺激，并重新注入患者体内。不幸的是，尽管诱导了抗原特异性 T 细胞应答，但该疫苗在总体存活率方面仅取得了些许改善[201]。在 Sipuleucel-T 令人失望的临床表现后，显然需要对 DC 生物学、DC 亚群、激活 DC 的方法、选择抗原和疫苗传递途径，对这些细胞进行改造后才能用于疫苗接种[202]。

选择正确的一组抗原是 DC 治疗成功的关键步骤。在体外 moDC 疫苗传统上装载有共享的肿瘤抗原或个性化的新抗原，然后注入患者体内[32]。研究人员证明，用装载有个性化新抗原肽的自体 moDC 接种患者会引发肿瘤特异性 CTL 应答[203]。或者，DC 可通过装载肿瘤裂解物或吞噬死亡或调理的自体肿瘤细胞来处理各种肿瘤抗原[204,205]。在另一种方法中，DC 可与肿瘤细胞融合，从而产生具有 DC 特征但表达整套肿瘤抗原的杂交细胞[206]。其他创新方法，如 RNA 电穿孔（Trimix DC）和重组病毒（如慢病毒（SMART DC）、痘病毒、疱疹病毒和腺相关病毒已被用于在 DC 中表达抗原，以改善交叉呈递和 CTL 活化[207,208]。此外，DC 正在被操纵以表达专门用于内化含有细胞外囊泡的抗原的受体[209]。

DC 活化方法是后续 DC 诱导免疫的关键决定因素。因此，在选择使用特定刺激物（如 TLR 配体）激活 DC 或修饰 DC 以过度表达活化受体时，需要格外小心和多加考虑。DC 可被 TLR 配体激活，如 TLR-4 配体、LPS、TLR3 配体聚 ICLC、TLR-7 配体咪喹莫特 / 雷西莫特或 TLR-9 配体非甲基化 CpG 寡核苷酸。此外，I 型干扰素、IL-1β、IL-6 或 TNF 等细胞因子可用于体外或原位激活 DC[210]。DC 也可被修饰以表达免疫刺激分子，例如应用 RNA 转染技术转染编码 CD40 配体、CD70 和组成性活化的 TLR-4（Trimix DC）[211]。此外，可以使用 siRNA 操纵 DC 以沉默抑制基因（如 PDL1 和 PDL2）的表达

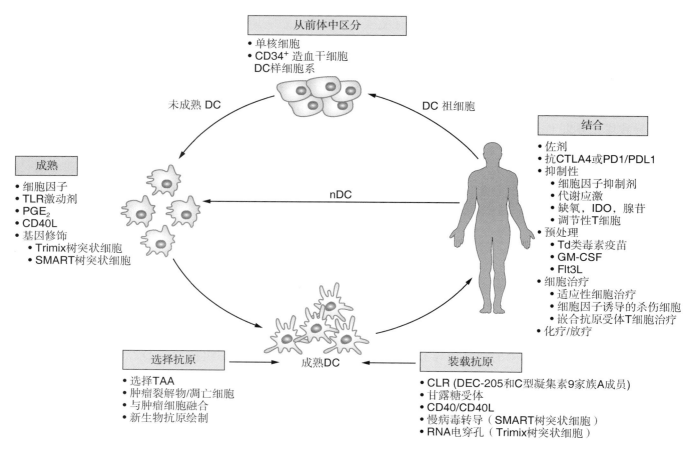

图 9-7　改进树突状细胞（DC）疫苗的方法。对目前正在进行临床试验以提高 DC 疫苗临床疗效的方法概述。①将未成熟 DC 与前体细胞区分开来：患者来源的单核细胞和 CD34⁺ 造血干细胞可分别用于生成单核细胞来源 DC 或 XCR1⁺Clec9a⁺ DC，或 CD1d DC 或朗格汉斯细胞细胞。天然 / 传统 DC 也可直接从患者血液中分离。在未来，类 DC 细胞系可以被优化以产生通用的未成熟 DC 细胞系。②成熟树突状细胞：树突状细胞可以通过使用细胞因子、TLR 配体、PGE₂、CD40 配体或这些的组合来成熟。成熟信号可通过外源性刺激物提供，或转染 / 转导至未成熟树突状细胞，如 Trimix 树突状细胞和 SMART 树突状细胞。③选择和装载抗原：可使用全肿瘤裂解物或肿瘤细胞与 DC 融合。可选择 TAA 或新抗原（个性化或共享）。抗原通过传统 DC 启动以短肽或长肽的形式装载在 DC 上，如通过慢病毒转导以 DNA 的形式装载，或通过电穿孔以 RNA 的形式装载。抗原可以通过 CLR、甘露糖受体、CD40L 或 CD40 激活抗体引入，以改善交叉呈递。④组合：为了最大限度地提高 DC 疫苗的临床疗效，应使用最合适的佐剂与（i）CTLA4 或 PD1/PDL1 抑制剂，（ii）免疫抑制抑制剂，（iii）DC 动员促进剂，如 Td 类毒素疫苗、GM-CSF 或 Flt3L，（iv）其他基于细胞的疗法，如 CIK、ACT，或 CAR T 细胞治疗，以及（v）与标准化疗和放疗相结合。ACT，过继细胞转移疗法；CAR，嵌合抗原受体；CIK，细胞因子诱导的杀伤细胞；CLR，C 型凝集素受体；moDC，单核细胞来源的树突状细胞；nDC，天然树突状细胞；PGE₂，前列腺素 E₂；TAA，肿瘤相关抗原；TLR，Toll 样受体（From Saxena M, Bhardwaj N. Re-emergence of Dendritic Cell Vaccines for Cancer Treatment. *Trends Cancer* 4 [2]：119-137，2018，[48]with permission.）

（NCT02528682）[212]。

　　另一个正在测试的策略是原位靶向 DC。该策略简化了疫苗接种，因为不需要进行体外细胞操作。这些方法包括使用特异性识别 DC 表面分子的抗体，如在小鼠模型中 [213]，最近在肿瘤患者中 [214] 和临床试验中（NCT03358719、NCT02166905、NCT02376699、NCT02482168、NCT00648102、NCT00709462 和 NCT01103635），被证明的 CLEC-9A、CLEC12A、甘露糖受体、DEC-205 和 CD40。病毒载体，无论是以编码肿瘤抗原的 DC 靶向病毒的形式，还是以杀伤肿瘤细胞的溶瘤病毒的形式，都被用来诱导和增强 TME 中的天然 DC 免疫 [215]。溶瘤病毒（talimogene laherparepvec，TVEC）是一种表达单纯疱疹病毒的减毒 GM-CSF，已被 FDA 批准作为一种肿瘤内（intra-tumoral，IT）疫苗用于治疗无法手术的黑色素瘤病变 [216]。TVEC 能改善晚期不可切除黑色素瘤的持久应答率（治疗组为 16.3%，仅接受 GM-CSF 的受试者为 2.1%；P < 0.001）[217]，目前正在与检查点抑制剂、伊普利单抗或彭布罗利单抗联合试验。TVEC 和伊普利单抗试验的早期结果似乎显示出协同作用。正在测试的在体靶向 DC 的其他策略包括使用纳米颗粒[218]、修饰的 RNA 疫苗（NCT02410733）、DNA 疫苗和含有操纵的自体或非自体肿瘤细胞的疫苗（例如，GVAX 平台使用经辐照修饰以表达 GM-CSF 的肿瘤细胞）[18]。

DC 可以通过注射 TLR 配体在原位激活。事实上，TLR9 配体 CpG 寡核苷酸（PF-3512676）被用于激活恶性程度较低的 B 细胞淋巴瘤患者 TME 中的 DC，并通过诱导肿瘤特异性 CD8+ T 细胞免疫产生完全和部分临床应答[219,220]。在注射处和远处肿瘤部位均观察到肿瘤消退。IT 这种方法正在被验证和其他免疫调节剂一起使用（例如，多聚 IC、一种 TLR3 和 MDA5 激动剂，STING 激动剂）[221,222]和合并使用针对检查点分子（如 CTLA-4 和 PD-1）的抗体进行试验。为提高免疫原性，研究人员正在对疫苗注射部位进行预处理，以刺激局部炎症，从而促进 DC 向引流淋巴结的迁移[223]。Flt3L 被用于提高 pre-cDC 的频率。此外，DC 靶向疫苗，如与肿瘤抗原融合的 DEC-205 单克隆抗体，正在临床试验中[214]。最近的一项研究表明，在无痛性非霍奇金淋巴瘤患者中，IT 给予 Flt3L 和 PolyICLC 联合放射治疗可导致肿瘤消退。重要的是，即使对该方案无应答的受试者也对 PD1 阻断疗法有反应。从机制上讲，这种应答是由 Flt3L 介导的向 TME 募集的交叉呈递 DC 所驱动的，在 TME 中 PolyICLC 激活 DC 和成熟。放射治疗导致肿瘤细胞死亡，释放大量肿瘤抗原和 DAMPs，这些抗原和 DAMPs 由 DC 获取、处理和呈递，导致针对肿瘤细胞的 T 细胞活化[224]。其他小鼠研究结果也表明，Flt3L 与 PolyICLC 联合治疗可诱导交叉呈递 DC 的增殖和活化，并使携带肿瘤的宿主对检查点阻断有应答[225]。

这些研究支持原位 DC 疫苗与化疗和放疗协同使用。化疗和放疗引发肿瘤细胞死亡，这为 DC 提供了肿瘤抗原来源，同时诱导免疫原性分子暴露在肿瘤细胞上[226]。放疗导致的肿瘤细胞死亡还伴随着 HMGB1 等 DAMP 的释放，HMGB1 可触发 TLR4 和 TLR2。化疗药物紫杉烷可诱导细胞 ATP 的释放，从而增强炎症小体的激活和 IL-1β 的释放。最后，环磷酰胺可通过释放肿瘤相关核酸引起 I 型干扰素的分泌[226]。

鉴于该领域的最新进展，显然没有单一疗法能像联合疗法那样有效。最有效的 DC 免疫治疗是与一种或多种额外措施共同干预，如检查点抑制剂、抑制免疫抑制细胞的药物［替莫唑胺，中和 T 调节因子的环磷酰胺，抗 CD25 抗体或视黄酸衍生物（阻止髓系抑制细胞分化的全反式视黄酸）］、过继性 T 细胞转移或放疗/化疗[227,228]。疫苗接种的时机可能也很关键，而且频繁的免疫接种可能会显著提高临床疗效[229]。最终，在肿瘤切除后或在新辅助环境下，DC 作为免疫预防使用时可能更有效，早期研究表明它们可能会产生作用[230]。

一项针对一小群慢性感染者的研究表明，在艾滋病毒感染的情况下，接种含有化学灭活病毒的 DC 可以在不进行其他治疗的同时，在较长时间内稳定甚至抑制病毒载量[231]。

DC 也是中枢和外周耐受的关键调节器。事实上，DC 作为 APC 和效应细胞，产生促炎分子并调节其他效应细胞。因此，DC 可能在自身免疫或器官移植的情况下作为治疗靶点来恢复或诱导耐受。诱导耐受性 DC 的一些策略包括使用免疫抑制细胞因子，如 IL-10、TGF-β；使用检查点阻断蛋白，如融合蛋白 CTLA-4-Ig；通过使用 TLR 拮抗剂和使用诸如皮质类固醇、环孢素、西罗莫司、霉酚酸酯、维生素 D3 或前列腺素 E2 和 NF-κB 抑制剂等药物抑制固有免疫激活[232]。重要的是，TNF、IL-1 和 IL-6 抑制剂目前正成功用于治疗 RA[233]，其效果可能部分归因于这些细胞因子影响 DC 的成熟。此外，最近提出滑液 GM-CSF 在诱导激活 DC 的正反馈回路中发挥核心作用[234]。DC 也用于免疫治疗，以诱导 RA 患者产生耐受性。据报道，用 NF-κB 抑制剂抑制 DC 并装载瓜氨酸肽抗原可降低针对瓜氨酸波形蛋白的抗原特异性 T 细胞应答[232]。另一项试验证明了来自 CD14+ 单核细胞并暴露于自体滑液中抗原的耐受性 DC 的安全性和可行性[235]。其他类似试验正在进行中，证明了基于 DC 的免疫疗法在恢复免疫稳态和抑制自身免疫方面的重要潜力。

未来方向

　　DC 是一种异质性的骨髓来源的单核细胞群体，在身体几乎所有组织中都处于未成熟状态。作为专职 APC，DC 是固有免疫的关键效应细胞，刺激初始 T 细胞、B 细胞和 NK 细胞，并启动免疫应答。通过这种方式，它们有助于防止感染，维持体内平衡，以及维持和调节耐受性。它们在耐受调节中的作用表明，它们可能是自身免疫性疾病发展以及移植物耐受和排斥反应的关键效应因子。目前正在进行几项研究，以调查和开发方法学，专门针对更相关的 DC 亚群，用于临床细胞疫苗。

 Full references for this chapter can be found on ExpertConsult.com.

参考文献

1. Steinman RM, Cohn ZA: Identification of a novel cell type in peripheral lymphoid organs of mice. I. Morphology, quantitation, tissue distribution, *J Exp Med* 137:1142–1162, 1973.

2. Steinman RM, Gutchinov B, Witmer MD, et al.: Dendritic cells are the principal stimulators of the primary mixed leukocyte reaction in mice, *J Exp Med* 157:613–627, 1983.

3. Nussenzweig MC, Steinman RM, Gutchinov B, et al.: Dendritic cells are accessory cells for the development of anti-trinitrophenyl cytotoxic T lymphocytes, *J Exp Med* 152:1070–1084, 1980.

4. Steinman RM, Kaplan G, Witmer MD, et al.: Identification of a novel cell type in peripheral lymphoid organs of mice. V. Purification of spleen dendritic cells, new surface markers, and maintenance in vitro, *J Exp Med* 149:1–16, 1979.

5. Larsson M, et al.: Requirement of mature dendritic cells for efficient activation of influenza A-specific memory CD8+ T cells, *J Immunol* 165:1182–1190, 2000.

6. Nair S, Dhodapkar MV: Natural killer T cells in cancer immunotherapy, *Front Immunol* 8:1178, 2017.

7. Garcia-Marquez M, Shimabukuro-Vornhagen A, von Bergwelt-Baildon M: Complex interactions between B cells and dendritic cells, *Blood* 121:2367–2368, 2013.

8. Reis e Sousa C: Dendritic cells in a mature age, *Nat Rev Immunol* 6:476–483, 2006.

9. Collin M, Bigley V: Human dendritic cell subsets: an update, *Immunology* 154:3–20, 2018.

10. Balan S, et al.: Large-scale human dendritic cell differentiation revealing notch-dependent lineage bifurcation and heterogeneity, *Cell Reports* 24:1902–1915.e1906, 2018.

11. Breton G, Lee J, Liu K, et al.: Defining human dendritic cell progenitors by multiparametric flow cytometry, *Nat Protoc* 10:1407–1422, 2015.

12. See P, et al.: Mapping the human DC lineage through the integration of high-dimensional techniques, *Science* 356, 2017.

13. Sheng J, Ruedl C, Karjalainen K: Most tissue-resident macrophages except microglia are derived from fetal hematopoietic stem cells, *Immunity* 43:382–393, 2015.

14. Saxena M, Balan S, Roudko V, et al.: Towards superior dendritic-cell vaccines for cancer therapy, *Nat Biomed Eng* 2:341–346, 2018.

15. Granot T, et al.: Dendritic cells display subset and tissue-specific maturation dynamics over human life, *Immunity* 46:504–515, 2017.

16. Hildner K, et al.: Batf3 deficiency reveals a critical role for CD8alpha+ dendritic cells in cytotoxic T cell immunity, *Science* 322:1097–1100, 2008.

17. Woo SR, Corrales L, Gajewski TF: Innate immune recognition of cancer, *Annu Rev Immunol* 33:445–474, 2015.

18. Saxena M, Bhardwaj N: Turbocharging vaccines: emerging adjuvants for dendritic cell based therapeutic cancer vaccines, *Curr Opin Immunol* 47:35–43, 2017.

19. Murphy TL, et al.: Transcriptional control of dendritic cell development, *Annu Rev Immunol* 34:93–119, 2016.

20. Siebel C, Lendahl U: Notch signaling in development, tissue homeostasis, and disease, *Physiol Rev* 97:1235–1294, 2017.

21. Caton ML, Smith-Raska MR, Reizis B: Notch-RBP-J signaling controls the homeostasis of CD8- dendritic cells in the spleen, *J Exp Med* 204:1653–1664, 2007.

22. Kirkling ME, et al.: Notch signaling facilitates in vitro generation of cross-presenting classical dendritic cells, *Cell Reports* 23:3658–3672.e3656, 2018.

23. Briseno CG, et al.: Notch2-dependent DC2s mediate splenic germinal center responses, *Proc Natl Acad Sci USA* 115:10726–10731, 2018.

24. Salio M, et al.: Plasmacytoid dendritic cells prime IFN-gamma-secreting melanoma-specific CD8 lymphocytes and are found in primary melanoma lesions, *Eur J Immunol* 33:1052–1062, 2003.

25. McKenna K, Beignon AS, Bhardwaj N: Plasmacytoid dendritic cells: linking innate and adaptive immunity, *J Virol* 79:17–27, 2005.

26. Lui G, et al.: Plasmacytoid dendritic cells capture and cross-present viral antigens from influenza-virus exposed cells, *PLoS One* 4:e7111, 2009.

27. O'Brien M, et al.: CD4 receptor is a key determinant of divergent HIV-1 sensing by plasmacytoid dendritic cells, *PLoS Pathogens* 12:e1005553, 2016.

28. Grouard G, et al.: The enigmatic plasmacytoid T cells develop into dendritic cells with interleukin (IL)-3 and CD40-ligand, *J Exp Med* 185:1101–1111, 1997.

29. Rissoan MC, et al.: Reciprocal control of T helper cell and dendritic cell differentiation, *Science* 283:1183–1186, 1999.

30. Segura E, Amigorena S: Inflammatory dendritic cells in mice and humans, *Trends Immunol* 34:440–445, 2013.

31. Veglia F, Gabrilovich DI: Dendritic cells in cancer: the role revisited, *Curr Opin Immunol* 45:43–51, 2017.

32. O'Neill D, Bhardwaj N: Generation of autologous peptide- and protein-pulsed dendritic cells for patient-specific immunotherapy, *Methods Mol Med* 109:97–112, 2005.

33. Strunk D, Egger C, Leitner G, et al.: A skin homing molecule defines the langerhans cell progenitor in human peripheral blood, *J Exp Med* 185:1131–1136, 1997.

34. Ito T, et al.: A CD1a+/CD11c+ subset of human blood dendritic cells is a direct precursor of Langerhans cells, *J Immunol* 163:1409–1419, 1999.

35. Liu YJ: Dendritic cell subsets and lineages, and their functions in innate and adaptive immunity, *Cell* 106:259–262, 2001.

36. Otsuka M, Egawa G, Kabashima K: Uncovering the mysteries of langerhans cells, inflammatory dendritic epidermal cells, and monocyte-derived langerhans cell-like cells in the epidermis, *Front Immunol* 9:1768, 2018.

37. Doebel T, Voisin B, Nagao K: Langerhans cells—the macrophage in dendritic cell clothing, *Trends Immunol* 38:817–828, 2017.

38. Villani AC, et al.: Single-cell RNA-seq reveals new types of human blood dendritic cells, monocytes, and progenitors, *Science* 356, 2017.

39. Alcantara-Hernandez M, et al.: High-Dimensional phenotypic mapping of human dendritic cells reveals interindividual variation and tissue specialization, *Immunity* 47:1037–1050.e1036, 2017.

40. Breton G, et al.: Circulating precursors of human CD1c+ and CD141+ dendritic cells, *J Exp Med* 212:401–413, 2015.

41. Jaensson E, et al.: Small intestinal CD103+ dendritic cells display unique functional properties that are conserved between mice and humans, *J Exp Med* 205:2139–2149, 2008.

42. Agace WW, Persson EK: How vitamin A metabolizing dendritic cells are generated in the gut mucosa, *Trends Immunol* 33:42–48, 2012.

43. Langenkamp A, Messi M, Lanzavecchia A, et al.: Kinetics of dendritic cell activation: impact on priming of TH1, TH2 and nonpolarized T cells, *Nat Immunol* 1:311–316, 2000.

44. Albert ML, Jegathesan M, Darnell RB: Dendritic cell maturation is required for the cross-tolerization of CD8+ T cells, *Nat Immunol* 2:1010–1017, 2001.

45. Kurts C, et al.: CD4+ T cell help impairs CD8+ T cell deletion induced by cross-presentation of self-antigens and favors autoimmunity, *J Exp Med* 186:2057–2062, 1997.

46. Sporri R, Reis e Sousa C: Inflammatory mediators are insufficient for full dendritic cell activation and promote expansion of CD4+ T cell populations lacking helper function, *Nat Immunol* 6:163–170, 2005.

47. Soumelis V, et al.: Human epithelial cells trigger dendritic cell mediated allergic inflammation by producing TSLP, *Nat Immunol* 3:673–680, 2002.

48. Saxena M, Bhardwaj N: Re-emergence of dendritic cell vaccines for cancer treatment, *Trends in cancer* 4:119–137, 2018.

49. Skoberne M, Beignon AS, Larsson M, et al.: Apoptotic cells at the crossroads of tolerance and immunity, *Curr Top Microbiol Immunol* 289:259–292, 2005.

50. Chan YK, Gack MU: Viral evasion of intracellular DNA and RNA sensing, *Nat Rev Microbiol* 14:360–373, 2016.

51. Dhanwani R, Takahashi M, Sharma S: Cytosolic sensing of immuno-stimulatory DNA, the enemy within, *Curr Opin Immunol* 50:82–87, 2018.

52. Satoh T, Akira S: Toll-Like receptor signaling and its inducible proteins, *Microbiol Spectr* 4, 2016.

53. Saxena M, Yeretssian G: NOD-like receptors: master regulators of inflammation and cancer, *Front Immunol* 5:327, 2014.

54. Prochnicki T, Latz E: Inflammasomes on the crossroads of innate immune recognition and metabolic control. *Cell Metab* 26:71–79, 2017.

55. Fernandez MV, et al.: Ion efflux and influenza infection trigger NLRP3 inflammasome signaling in human dendritic cells, *J Leukoc Biol* 99:723–734, 2016.

56. Geijtenbeek TB, Gringhuis SI: C-type lectin receptors in the control of T helper cell differentiation, *Nat Rev Immunol* 16:433–448, 2016.

57. Wang D, et al.: Role of scavenger receptors in dendritic cell function, *Hum Immunol* 76:442–446, 2015.

58. Blander JM, Medzhitov R: On regulation of phagosome maturation and antigen presentation, *Nat Immunol* 7:1029–1035, 2006.

59. Comber JD, Philip R: MHC class I antigen presentation and implications for developing a new generation of therapeutic vaccines, *Ther Adv Vaccines* 2:77–89, 2014.

60. Macagno A, Kuehn L, de Giuli R, et al.: Pronounced up-regulation of the PA28alpha/beta proteasome regulator but little increase in the steady-state content of immunoproteasome during dendritic cell maturation, *Eur J Immunol* 31:3271–3280, 2001.

61. Leone DA, Rees AJ, Kain R: Dendritic cells and routing cargo into exosomes, *Immunol Cell Biol*, 2018.

62. Harshyne LA, Watkins SC, Gambotto A, et al.: Dendritic cells acquire antigens from live cells for cross-presentation to CTL, *J Immunol* 166:3717–3723, 2001.

63. Segura E, Amigorena S: Cross-Presentation in mouse and human dendritic cells, *Adv Immunol* 127:1–31, 2015.

64. Ackerman AL, Giodini A, Cresswell P: A role for the endoplasmic reticulum protein retrotranslocation machinery during crosspresentation by dendritic cells, *Immunity* 25:607–617, 2006.

65. Nair-Gupta P, et al.: TLR signals induce phagosomal MHC-I delivery from the endosomal recycling compartment to allow cross-presentation, *Cell* 158:506–521, 2014.

66. Embgenbroich M, Burgdorf S: Current concepts of antigen cross-presentation, *Front Immunol* 9:1643, 2018.

67. Gros M, Amigorena S: Regulation of antigen export to the cytosol during cross-presentation, *Front Immunol* 10:41, 2019.

68. Kamphorst AO, Guermonprez P, Dudziak D, et al.: Route of antigen uptake differentially impacts presentation by dendritic cells and activated monocytes, *J Immunol* 185:3426–3435, 2010.

69. Chiang MC, et al.: Differential uptake and cross-presentation of soluble and necrotic cell antigen by human DC subsets, *Eur J Immunol* 46:329–339, 2016.

70. Kretzer NM, et al.: RAB43 facilitates cross-presentation of cell-associated antigens by CD8alpha+ dendritic cells, *J Exp Med* 213:2871–2883, 2016.

71. Wakim LM, Bevan MJ: Cross-dressed dendritic cells drive memory CD8+ T-cell activation after viral infection, *Nature* 471:629–632, 2011.

72. Roche PA, Furuta K: The ins and outs of MHC class II-mediated antigen processing and presentation, *Nat Rev Immunol* 15:203–216, 2015.

73. Valladeau J, et al.: Langerin, a novel C-type lectin specific to langerhans cells, is an endocytic receptor that induces the formation of birbeck granules, *Immunity* 12:71–81, 2000.

74. Chow A, Toomre D, Garrett W, et al.: Dendritic cell maturation triggers retrograde MHC class II transport from lysosomes to the plasma membrane, *Nature* 418:988–994, 2002.

75. Boes M, et al.: T-cell engagement of dendritic cells rapidly rearranges MHC class II transport, *Nature* 418:983–988, 2002.

76. Savina A, et al.: NOX2 controls phagosomal pH to regulate antigen processing during crosspresentation by dendritic cells, *Cell* 126:205–218, 2006.

77. Groom JR: Moving to the suburbs: T-cell positioning within lymph nodes during activation and memory, *Immunol Cell Biol* 93:330–336, 2015.

78. Penna G, Vulcano M, Sozzani S, et al.: Differential migration behavior and chemokine production by myeloid and plasmacytoid dendritic cells, *Hum Immunol* 63:1164–1171, 2002.

79. Gerner MY, Kastenmuller W, Ifrim I, et al.: Histo-cytometry: a method for highly multiplex quantitative tissue imaging analysis applied to dendritic cell subset microanatomy in lymph nodes, *Immunity* 37:364–376, 2012.

80. Gerner MY, Casey KA, Kastenmuller W, et al.: Dendritic cell and antigen dispersal landscapes regulate T cell immunity, *J Exp Med* 214:3105–3122, 2017.

81. Kitano M, et al.: Imaging of the cross-presenting dendritic cell subsets in the skin-draining lymph node, *Proc Natl Acad Sci USA* 113:1044–1049, 2016.

82. Hor JL, et al.: Spatiotemporally distinct interactions with dendritic cell subsets facilitates CD4+ and CD8+ T cell activation to localized viral infection, *Immunity* 43:554–565, 2015.

83. Mempel TR, Henrickson SE, Von Andrian UH: T-cell priming by dendritic cells in lymph nodes occurs in three distinct phases, *Nature* 427:154–159, 2004.

84. Gerner MY, Torabi-Parizi P, Germain RN: Strategically localized dendritic cells promote rapid T cell responses to lymph-borne particulate antigens, *Immunity* 42:172–185, 2015.

85. Henrickson SE, et al.: Antigen availability determines CD8(+) T cell-dendritic cell interaction kinetics and memory fate decisions, *Immunity* 39:496–507, 2013.

86. Zhang S, Zhang H, Zhao J: The role of CD4 T cell help for CD8 CTL activation, *Biochem Biophys Res Commun* 384:405–408, 2009.

87. Williams MA, Bevan MJ: Immunology: exhausted T cells perk up, *Nature* 439:669–670, 2006.

88. Pardoll DM: Spinning molecular immunology into successful immunotherapy, *Nat Rev Immunol* 2:227–238, 2002.

89. Fan X, Quezada SA, Sepulveda MA, et al.: Engagement of the ICOS pathway markedly enhances efficacy of CTLA-4 blockade in cancer immunotherapy, *J Exp Med* 211:715–725, 2014.

90. Sugiura D, et al.: Restriction of PD-1 function by cis-PD-L1/CD80 interactions is required for optimal T cell responses, *Science* 2019.

91. Lugo-Villarino G, Maldonado-Lopez R, Possemato R, et al.: T-bet is required for optimal production of IFN-gamma and antigen-specific T cell activation by dendritic cells, *Proc Natl Acad Sci U S A*

100:7749–7754, 2003.

92. Kapsenberg ML: Dendritic-cell control of pathogen-driven T-cell polarization, *Nat Rev Immunol* 3:984–993, 2003.

93. Kara EE, et al.: Tailored immune responses: novel effector helper T cell subsets in protective immunity, *PLoS Pathogens* 10:e1003905, 2014.

94. Asadzadeh Z, et al.: The paradox of Th17 cell functions in tumor immunity, *Cell Immunol* 322:15–25, 2017.

95. Mangan PR, et al.: Transforming growth factor-beta induces development of the T(H)17 lineage, *Nature* 441:231–234, 2006.

96. Dhodapkar MV, Steinman RM: Antigen-bearing immature dendritic cells induce peptide-specific CD8(+) regulatory T cells in vivo in humans, *Blood* 100:174–177, 2002.

97. Steinman RM, et al.: Dendritic cell function in vivo during the steady state: a role in peripheral tolerance, *Ann N Y Acad Sci* 987:15–25, 2003.

98. Yamazaki S, et al.: Direct expansion of functional CD25+ CD4+ regulatory T cells by antigen-processing dendritic cells, *J Exp Med* 198:235–247, 2003.

99. Mitchell D, Chintala S, Dey M: Plasmacytoid dendritic cell in immunity and cancer, *J Neuroimmunol* 322:63–73, 2018.

100. Swiecki M, Colonna M: Unraveling the functions of plasmacytoid dendritic cells during viral infections, autoimmunity, and tolerance, *Immunol Rev* 234:142–162, 2010.

101. Fayette J, et al.: Human dendritic cells skew isotype switching of CD40-activated naive B cells towards IgA1 and IgA2, *J Exp Med* 185:1909–1918, 1997.

102. Bergtold A, Desai DD, Gavhane A, et al.: Cell surface recycling of internalized antigen permits dendritic cell priming of B cells, *Immunity* 23:503–514, 2005.

103. Kranich J, Krautler NJ: How follicular dendritic cells shape the B-cell antigenome, *Front Immunol* 7:225, 2016.

104. Vivier E, et al.: Innate lymphoid cells: 10 Years on, *Cell* 174:1054–1066, 2018.

105. Bernink JH, et al.: Interleukin-12 and -23 control plasticity of CD127(+) group 1 and group 3 innate lymphoid cells in the intestinal lamina propria, *Immunity* 43:146–160, 2015.

106. Mielke LA, et al.: Retinoic acid expression associates with enhanced IL-22 production by gammadelta T cells and innate lymphoid cells and attenuation of intestinal inflammation, *J Exp Med* 210:1117–1124, 2013.

107. van de Pavert SA, et al.: Maternal retinoids control type 3 innate lymphoid cells and set the offspring immunity, *Nature* 508:123–127, 2014.

108. Kim MH, Taparowsky EJ, Kim CH: Retinoic acid differentially regulates the migration of innate lymphoid cell subsets to the gut, *Immunity* 43:107–119, 2015.

109. Halim TY, et al.: Group 2 innate lymphoid cells are critical for the initiation of adaptive T helper 2 cell-mediated allergic lung inflammation, *Immunity* 40:425–435, 2014.

110. Dalmas E, et al.: Interleukin-33-Activated islet-resident innate lymphoid cells promote insulin secretion through myeloid cell retinoic acid production, *Immunity* 47:928–942.e7, 2017.

111. Tumanov AV, et al.: Lymphotoxin controls the IL-22 protection pathway in gut innate lymphoid cells during mucosal pathogen challenge, *Cell Host & Microbe* 10:44–53, 2011.

112. Kruglov AA, et al.: Nonredundant function of soluble LTalpha3 produced by innate lymphoid cells in intestinal homeostasis, *Science* 342:1243–1246, 2013.

113. Moretta A: The dialogue between human natural killer cells and dendritic cells, *Curr Opin Immunol* 17:306–311, 2005.

114. Iyoda T, et al.: The CD8+ dendritic cell subset selectively endocytoses dying cells in culture and in vivo, *J Exp Med* 195:1289–1302, 2002.

115. Fujii S, Shimizu K, Kronenberg M, et al.: Prolonged IFN-gamma-producing NKT response induced with alpha-galactosylceramide-loaded DCs, *Nat Immunol* 3:867–874, 2002.

116. Leslie DS, et al.: CD1-mediated gamma/delta T cell maturation of dendritic cells, *J Exp Med* 196:1575–1584, 2002.

117. Chung CY, Ysebaert D, Berneman ZN, et al.: Dendritic cells: cellular mediators for immunological tolerance, *Clin Dev Immunol* 2013:972865, 2013.

118. Liu J, Cao X: Regulatory dendritic cells in autoimmunity: a comprehensive review, *J Autoimmun* 63:1–12, 2015.

119. Marshak-Rothstein A: Toll-like receptors in systemic autoimmune disease, *Nat Rev Immunol* 6:823–835, 2006.

120. Biermann MH, et al.: The role of dead cell clearance in the etiology and pathogenesis of systemic lupus erythematosus: dendritic cells as potential targets, *Expert Rev Clin Immunol* 10:1151–1164, 2014.

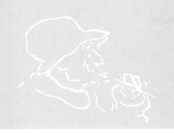

第 10 章

单核吞噬细胞

原著 DEBORAH R. WINTER, ANNA MONTGOMERY, HARRIS PERLMAN

劳敏曦 译　许韩师 校

关键点

- 至少存在两种组织巨噬细胞：胚胎衍生的组织定居细胞和单核细胞衍生的群体。它们的功能可能是独立的。
- 巨噬细胞具有可塑性，可以通过模式识别受体和其他感受器，对环境的刺激做出改变。这些改变主要受表观遗传学和转录水平调节。
- M1/M2 分型并不能完全描述巨噬细胞的异质性。
- 滑膜巨噬细胞产生多种多样的促炎细胞因子，引起滑膜炎症，并可被治疗药物靶向。
- 类风湿关节炎患者滑膜巨噬细胞的转录谱分析可能可以了解疾病活动度和治疗反应。

引言

巨噬细胞在 20 世纪早期被 Metchnikoff 提出，但直到大约 60 年后，滑膜巨噬细胞才被发现（图10-1）。在 20 世纪 60 年代早期，根据电子显微镜的观察，滑膜细胞被分为三类，分别命名为 A 型、B 型和 C 型 [1]。现在已知 A 型细胞是滑膜巨噬细胞，B 型是滑膜成纤维细胞，C 型是一群未分类细胞。在 20 世纪 80 年代和 90 年代早期进行的进一步研究中，人们利用免疫组化和已知的针对抗原呈递细胞的抗体，完善了滑膜巨噬细胞的分类 [2]。这些研究第一次表明，由于细胞表面表达的蛋白不同，定位不同（衬里层或衬里下层），产生的细胞因子、趋化因子和基质金属蛋白酶不同，滑膜巨噬细胞可能存在异

质性 [2]。此外，根据浅褐色鼠放射嵌合体的研究，滑膜巨噬细胞的来源与骨髓单核细胞有关 [3]。总的来说，这些基础研究提示，滑膜巨噬细胞来源于造血祖细胞，在正常或存在炎症的滑膜中代表着一类具有异质性的细胞种类。本章的目标是提供单核巨噬系统（mononuclear phagocyte system，MPS）生物学的最新进展，纠正目前对此系统的教条性认识，总结它与类风湿关节炎（rheumatoid arthritis，RA）发病机制的联系。

滑膜巨噬细胞的稳态发展

20 世纪 60 年代至 70 年代早期的研究奠定了我们对巨噬细胞生物学的认识 [4,5]。利用放射标记的单核祖细胞，这些研究证实在骨髓中作为前体细胞的成熟单核细胞进入循环系统，对组织巨噬细胞进行补充。然而，较新的利用放射嵌合体、联体小鼠模型和谱系追踪实验所进行的研究，对这些假设提出挑战。目前的范式是绝大部分巨噬细胞定居在组织中，它们从胚胎形成时开始发生发展，并在大部分组织中自我更新，而这个过程并不需要炎症刺激或严重的耗损 [6,7]。

最初的研究提示，在成年人中，骨髓中一个共同的单核 / 树突状细胞（monocyte/dendritic cell，MDP）祖细胞可发展成单核细胞、巨噬细胞和树突状细胞 [8]。然而，最近的研究发现，MDP 也可能发展成其他造血细胞，例如淋巴细胞 [9,10]。利用非致死性的照射诱导造血细胞和它们的祖细胞死亡，然后输入供体骨髓（放射嵌合体）的方法，科学家们发现巨噬细胞群体，包括滑膜巨噬细胞、朗格汉斯细胞和小神经胶

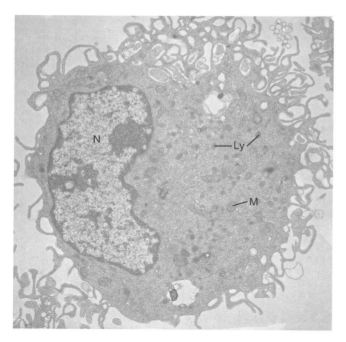

图 10-1　A 型和 B 型滑膜细胞的电镜图。小鼠骨髓来源的巨噬细胞薄切片。细胞培养 7 天后固定和进行处理，用常规电子显微镜观察。Ly，溶酶体；M，线粒体；N，细胞核（Courtesy Chantal de Chastellier, Centre d'Immunologie de Marseille-Luminy, Marseille, France.）

质细胞，对放射抵抗而且保留受体来源，然而单核细胞则来自于供体的造血干细胞。此外，在共用一套循环系统的联体小鼠中，只有一部分巨噬细胞，比如心脏、肠道和皮肤的巨噬细胞呈现为混合的群体，朗格汉斯细胞、小神经胶质细胞和肺泡巨噬细胞则全部来源于父系小鼠。这些研究第一次支持另一种关于成年小鼠 MPS 中，单核细胞替代和巨噬细胞转换的假设[11]。

利用放射嵌合体和联体小鼠进行的研究显示，成年小鼠单核细胞在稳态时只向一部分器官迁移成为组织巨噬细胞。然而，直到命运图谱和谱系追踪小鼠的出现，人们才明确成熟的组织巨噬细胞的来源。这些小鼠表达他莫昔芬诱导的 Cre 重组酶（Mer-cre-Mer），这种酶可以酶解两旁带有 lox 序列（floxed）的报告基因如绿色荧光蛋白或黄色荧光蛋白的终止密码子，从而使目标细胞产生可追踪的荧光信号。Runt-相关转录因子 1（Runt-related transcription factor 1, Runx1）是造血内皮形成红系 - 髓系前体细胞（erythro-myeloid precursors，EMP）和造血干细胞（hematopoietic stem cells, HSC）所必需的因子[12]。卵黄囊（yolk-sac, YS）衍生的前体细胞仅限于胚胎第 7～7.5 天，而胚胎第 8.5 天的表达仅限于涉及胎儿单核细胞分化为巨噬细胞的永久造血阶段[8]。将 Runx1-Mer-cre-Mer 小鼠与命运图谱（受体）小鼠进行杂交，前者带有他莫昔芬诱导的 Cre 重组酶，该酶两边带有两个突变的雌激素受体和一个位于 Runx1 基因近端（P2）启动子下游的新霉素基因，在胚胎第 7、8 天用他莫昔芬诱导 Cre 重组进行对比[11,13]。这些结果提示，小神经胶质细胞是胚胎第 7.5 天主要被荧光标记的细胞，且这些标记持续到成年。相反，在胚胎第 7.5 天被荧光标记的巨噬细胞随着胚胎发育丢失标记，提示他们被非标记的前体细胞替代[8,14,15]。与这个观点一致的是，由报告基因产生荧光信号的单核细胞和巨噬细胞的数量逐渐增加，而信号阳性的小神经胶质细胞的数量则可被忽略[8,14,15]。

另一项研究在缺失永久造血所需要的 c-myb 基因的胚胎中进行[16]。这些小鼠存在 F4/80^{low}CD11b^{hi} 髓系细胞缺陷，但仍保留 F4/80^{bright}CD11b^{low} 巨噬细胞，后者最初被描述为定居巨噬细胞[17,18]。这些数据提示胎儿巨噬细胞来自不依赖 c-myb 途径的卵黄囊（YS），然而大部分的造血细胞前体都需要表达 c-myb 的祖细胞[16]。为了支持这个设想，这些研究者利用 Tie2-Mer-cre-Mer 小鼠进行实验，因为 Tie2 在造血内皮的子代比如 EMPs 和胎儿 HSCs 中高表达[19,20]。Tie2-Mer-cre-Mer 小鼠在胚胎的第 7.5、8.5 或第 9 天加入他莫昔芬处理，产生不同标记模式的胚胎单核细胞和巨噬细胞[19,20]。当在胚胎第 7.5 天进行诱导时，标记的成熟组织定居巨噬细胞的数量比非巨噬细胞更多；当在胚胎第 8.5 天进行诱导时，标记的组织定居巨噬细胞的比例和白细胞相当；当在胚胎第 9.5 天进行诱导时，标记的白细胞的数量超过组织定居巨噬细胞[19,20]。总的来说，这些结果提示组织定居巨噬细胞前体细胞是在胚胎形成的早期（也就是，胚胎期第 7.5 天）形成的，与 EMP 类似。此外，晚期 EMP 或胎儿 HSC 发育成组织定居巨噬细胞需要 c-myb 的参与，小神经胶质细胞和一些朗格汉斯细胞除外。进一步利用 c-kit-Mer-Cre-Mer 小鼠进行的研究支持胚胎 HSC 对组织定居巨噬细胞的发育至关重要[21]。然而，缺乏 c-myb 也有可能诱导其他不依赖 c-myb 的冗余通路。

较新的研究提示在胚胎第 7.5 天（初始造血发生）和第 8.5 天（暂时永久阶段）的 EMP 中有两种

解偶波形；前者负责发育为小神经胶质细胞，然而后者进入循环支持进入肝且随后通过循环遍及整个胚胎的胎儿单核细胞的发育[6,7,22,23]。在这个研究中，研究者在胚胎第 6.5 天注入抗集落刺激因子（colony stimulating factor，CSF）抗体清除卵黄囊巨噬细胞[14]。胎儿单核细胞群体没有受到影响，而组织定居巨噬细胞（包括小神经胶质细胞）群体可以恢复[14]。这些结果提示卵黄囊巨噬细胞并不是组织定居巨噬细胞发育所必需的，且存在另外的不依赖 CSF 的通路。这个概念被另一个事实所支持：通过在早期胚胎第 8.5 天或晚期第 14.5 天对 Csf-Mer-cre-Mer 和 Runx-Mer-cre-Mer 小鼠注射他莫昔芬或使用与报告小鼠杂交并在卵黄囊发育后标记髓系细胞的 S100A4-cre 小鼠，科学家发现胚胎中的卵黄囊巨噬细胞可以持续被胎儿单核细胞代替，除了小神经胶质细胞和一小部分朗格汉斯细胞外[14,15,19,20]。此外，胎儿单核细胞可能不依赖 HSC 的发育，因为 Flt3-cre/reporter 小鼠可以标记成熟小鼠的 HSC，但不能充分标记胎儿 HSC。然而，晚期 EMP 需要 c-myb 形成胎儿肝单核细胞[10,14,15,19,20]。

总的来说，这些结果提示，卵黄囊的初始造血从胚胎第 7 天开始，绕过单核细胞的阶段，生成直接分化为小神经胶质细胞和一部分朗格汉斯细胞的 EMP。受时间和空间调控的造血波形，包括暂时永久阶段，也可以在胚胎第 8 天、8.5 天从卵黄囊中产生 EMP。这些细胞将分化为胎儿单核细胞和髓系前体细胞，通过胎儿血液循环迁移到其他组织中，包括胎肝，从而进入永久造血阶段。在这个过程中，几乎所有胎儿组织巨噬细胞都在 HSC 产生前发育（图 10-2）

在 20 世纪 80 年代末，人们就充分认识到人滑膜巨噬细胞存在异质性[24]，但这些细胞的起源并不明确。和小鼠其他组织巨噬细胞类似，稳态的小鼠滑膜巨噬细胞以单核细胞衍生和卵黄囊衍生（组织定居）的形式存在[25]（图 10-3）。单核细胞衍生的滑膜巨噬细胞占少数，具有高转换率，需要 M-CSF，对辐射敏感，表达主要组织相容性复合体（major histocompatibility complex，MHC）Ⅱ，吞噬功能弱的特点。相比之下，卵黄囊衍生的组织定居巨噬细胞自成一群，不需要 M-CSF，对辐射不敏感，不表达 MHC Ⅱ 类分子，具备吞噬能力[25]。这些研究记录了小鼠滑膜巨噬细胞的来源，但仍然不清楚人滑膜巨噬细胞的发育是否和小鼠类似。

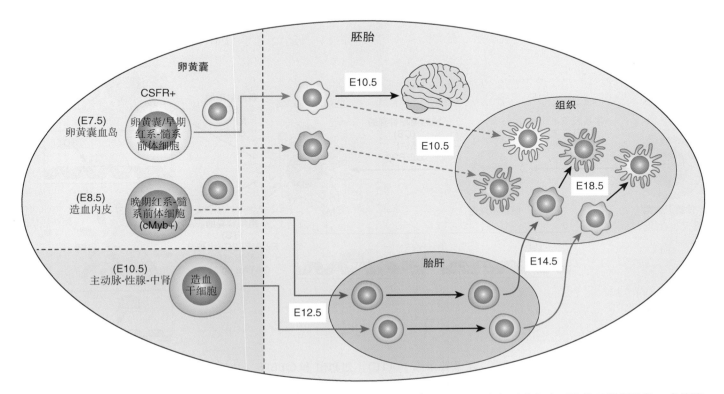

图 10-2　巨噬细胞的胚胎学。共识是小神经胶质细胞来源于卵黄囊。然而，有争议的研究提示他们也可能绕过胎肝阶段，直接形成组织巨噬细胞。从胚胎第 12.5 天开始，晚期 EMP 和 HSC 迁移到胎肝，然后在胚胎第 14.5 天左右形成组织巨噬细胞

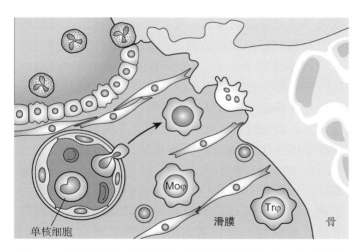

图 10-3　滑膜巨噬细胞的来源。滑膜巨噬细胞（MΦ）可根据它们的来源分为 2 个群体。组织定居巨噬细胞在胚胎发生时来源于卵黄囊祖细胞并持续到成年阶段，具有自我更新能力。单核细胞衍生的巨噬细胞经历从造血干细胞（HSC）中的转换，造血干细胞在出生后的发育期分化成单核细胞并遍布成年时期

滑膜巨噬细胞的转录调节

巨噬细胞的功能由受个体发育、刺激和环境共同影响的基因表达所决定[26]（图 10-4）。巨噬细胞基因由一个复杂的网络进行调控，包括转录因子、识别特异 DNA 序列或基序的蛋白，以及顺式调控元件，如和它们结合的增强子[27]。根据它们与巨噬细胞特异的增强子的结合位点的常见程度，许多转录因子被提出可以明确巨噬细胞的命运。首当其冲的是可以和大部分巨噬细胞增强子结合的 PU.1 蛋白[28-32]，这将在本章后续讨论。PU.1 可以和腹腔巨噬细胞和脾 B 细胞的增强子结合，但只有巨噬细胞与 C/EBP 和 AP-1 因子共结合[30]。C/EBPα 和 C/EBPβ 参与了 HSC 发育成巨噬细胞的过程[30-34]。C/EBPα 在造血早期对保障髓系十分关键，而 C/EBPβ 则只在巨噬细胞祖细胞分化的过程中表达[35]。

与包括单核细胞和中性粒细胞在内的其他髓系细胞相比，巨噬细胞显示更多与 MAF 家族转录因子的结合[32]。类似的，MAFB 对小神经胶质细胞的成熟十分重要：缺乏 MAFB 的小神经胶质细胞不能适应与成年大脑相关的转录谱[36]。MAF 家族转录因子（transcription factor，TF）可能是组织中巨噬细胞通过调节自我更新进行终末分化所必需的[37-39]。此外，干扰素调节因子（interferon regulatory factor，IRF）家族模体，尤其是与 PU.1 结合形成的复合物（PU.1-IRF），经常在巨噬细胞增强子中被找到[28,29,40]。上文描

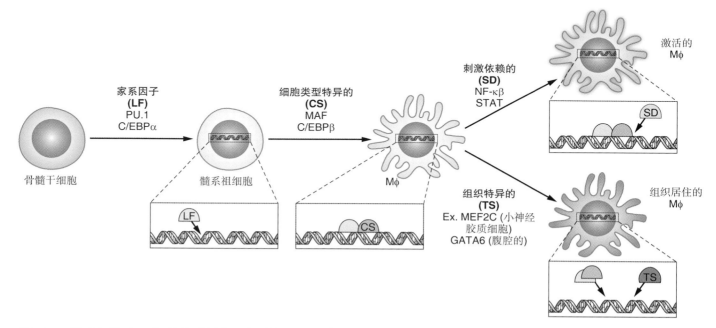

图 10-4　巨噬细胞（MΦ）的转录调节。家系转录因子（TF），如 PU.1 和 C/EBPα，是从造血干细胞中区分髓系细胞所必需的。细胞类型特异的转录因子，如 MAF 和 C/EBPβ，把巨噬细胞从其他髓系细胞中区分出来。刺激依赖的转录因子，如 NF-κβ 和 STAT，主要与激活的巨噬细胞中已存在的增强子结合。组织特异的增强子，如小神经胶质细胞的 MEF2C 和腹腔巨噬细胞的 GATA6，与细胞类型特异的转录因子和家系转录因子共同决定组织定居巨噬细胞的增强子图谱

述的巨噬细胞特异因子并不是独立结合的，这些转录因子往往相互结合在一起。

作为 ETS 家族的成员，PU.1 代表一类被称为"先行者"的特别转录因子[41,42]。这些先行者是主调节因子，能与基因组中成千的位点结合，可以增加一个区域染色体的可及性[43-46]。通过这种方法，它们建立增强子使之可被其他转录因子锚定。PU.1 的结合在很多造血细胞中均可出现，但最广为人知的是它在规范髓系家系中的作用[47]。PU.1 模体在所有巨噬细胞的祖细胞，从单核细胞回溯到造血干细胞中都有表达[31]。PU.1 是巨噬细胞增强子的沉积和保持所必需的，它与其他巨噬细胞特异的转录因子相结合[48]。小鼠品系之间的突变导致 PU.1 模体的破坏影响 PU.1、辅因子［比如 CCAAT 增强子结合蛋白（C/EBP）α]的结合，以及增强子的可及性[40,49]。正常的造血过程中，PU.1 表达，而 GATA1 不表达，是向髓系家系而非红系家系分化的保证[31,34]。通过上调髓系基因和重塑增强子图谱，PU.1 联合异位表达的 C/EBPα 或 C/EBPβ，可以促使纤维细胞、B 细胞和 T 细胞分化转化为巨噬细胞样细胞[50-52]。家系特异的转录因子如 PU.1 不仅对于巨噬细胞的发育十分重要，还可能影响后者对刺激的反应。

巨噬细胞根据刺激可适应性地启动某些基因。当骨髓衍生巨噬细胞（bone marrow-derived macrophage，BMDM）被常常用于刺激巨噬细胞的脂多糖（lipopolysacchride，LPS）处理后，大部分活化的增强子已经提前致敏[28,53]。只有一小部分的区域被称为潜在增强子，在原位接受刺激[54]。来源于人单核细胞的巨噬细胞的增强子图谱在 LPS 刺激后变化也不大[55]。类似的结果可见于其他刺激，如 Kdo2-lipiA（KLA）和 TNF，被刺激的增强子图谱已经大部分被预先存在的增强子占据[30,56,57]。然而，不同的增强子集合，与不同的刺激相关[54]。致敏的增强子与家系特异的转录因子，如 PU.1 和 C/EBPα 结合[30,54,56,57]。当刺激存在时，刺激依赖的转录因子，如 NF-κB 和 STAT，被召集到这些增强子的子集里[28,53,57,58]。通过这种方法，巨噬细胞特异、刺激特异的反应被发现。为了研究这些实验中的全基因组连接，必须在巨噬细胞群体中采用高通量测序。基于这个目的，许多实验都采用体外培养的巨噬细胞，从而获得足够的细胞数和可控的条件。然而，这些细胞可能不能完全反映体内在局部组织环境中的巨噬细胞的功能。虽然基本的原则依然可用，但体外的反应不能捕获巨噬细胞群体之间的异质性。

巨噬细胞经常被形容为具有可塑性的细胞类型，因为它们可以根据环境信号变化而表现出不同的功能。由于巨噬细胞定居在全身几乎所有组织中，它们暴露在各种各样的局部环境里[26]。例如，在腹腔里的巨噬细胞对环境中的视黄酸产生反应，后者可以诱导 GATA6 及其特征性基因的表达[59]。和其他组织定居的巨噬细胞相比，GATA6 是只在腹腔巨噬细胞中表达的转录因子，且 GATA 模体富集在腹腔特异的巨噬细胞的增强子中[29,32]。当巨噬细胞从腹腔中被提取出来并在培养基中培养时，它们丢失了独特的增强子图谱，但在视黄酸处理后可以部分恢复[29]。相类似的，小神经胶质细胞 Mef2c 的表达最高，且小神经胶质细胞特异的增强子中富含 MEF2 模体[29,32]。转化生长因子（transforming growth factor，TGF）-β 可能是小神经胶质细胞环境中的关键信号，可以诱导小神经胶质细胞发育成熟并形成成熟的增强子图谱[29,36,60-62]。其他巨噬细胞增强子图谱中发现的组织特异的转录因子包括肺的过氧化氢酶增殖活化受体 γ（peroxisome proliferator-activated receptor，RRARγ）、肝和脾中的肝 X 受体 α（liver X receptor，LXRα）、肺和脾的类视黄醇 X 受体（retinoid X receptor，RXR）和肠道巨噬细胞中的 runt 相关转录因子（即 RUNX）[32]。这些转录因子与一般的巨噬细胞因子（如 PU.1）相结合，从而调控组织定居巨噬细胞的基因。两种巨噬细胞群体共用的环境信号，比如暴露于肝脾红细胞更新的刺激下，可能可以通向共同的转录因子，但由独特环境中产生的各种各样的信号所诱发的转录因子的集体结合会带来不同的增强子图谱，调控组织特异的表达。

没有研究比较过滑膜巨噬细胞和其他组织定居巨噬细胞群体的转录组图谱。但人们可以预测，滑膜巨噬细胞的基因表达将根据关节环境中的信号，由细胞类型特异因子和与已知重叠或不重叠的组织特异因子共同决定。前面列举的支持巨噬细胞特异转录因子的很多研究是在小鼠细胞中进行的，但同源蛋白在人类中可能扮演类似的角色。由于获取人体组织中的巨噬细胞样本有困难，这些因子在人体中的作用仍有待验证。

滑膜巨噬细胞产生的细胞因子和趋化因子

巨噬细胞是可塑的，不仅仅受它们的起源（即胚胎衍生和单核细胞衍生）调控，同时受到它们周围环境的影响，尤其是在疾病的开始、发展和缓解期[32,63]。我们对滑膜巨噬细胞的绝大部分了解来自于对人滑膜巨噬细胞进行免疫组织化学双染色，或对类风湿关节炎滑膜组织切片进行原位杂交，或取滑液中的巨噬细胞进行培养，和（或）把类风湿关节炎外周血单核细胞在培养中向巨噬细胞转化的研究[2,64,65]。大部分研究的滑膜组织来自于患者的关节置换手术。因此，这些研究不能检测早期类风湿关节炎或经历疾病暴发的患者滑膜，虽然有些标本可以通过经皮滑膜活检或关节镜活检取得。此外，骨关节炎患者的滑膜组织往往被用作对照，但这可能不理想，因为骨关节炎也存在炎症的成分[66]。尽管如此，众多转录因子和细胞信号分子，例如核因子 -κB（nuclear factor-κB，NF-κB）、激活蛋白 -1（activator protein-1，AP-1）、JAK 激酶 / 信号转导和转录激活子（janus kinase/signal transducers and activators of transcription，JAK/STAT）、C/EBP、c-Jun 氨基端激酶（c-Jun N-terminal kinase，JNK）、细胞外调节激酶（extra-cellular regulating kinase，ERK）和 p38、抗凋亡或促凋亡蛋白或细胞因子 / 趋化因子，共表达于滑膜衬里层和衬里下层巨噬细胞中的模式有助于显示滑膜巨噬细胞在类风湿关节炎病理学中的关键性和局部性作用[2,64,65]。

在培养中，巨噬细胞可能是未激活的，或被病原相关分子模式（pathogen-associated molecular patterns，PAMP）、损伤相关分子模式（damage-associated molecular patterns，DAMP）所活化，例如传统的和关节特异的 Toll 样受体途径激动剂，外源添加的 TNF 或 IL-1β，和（或）与巨噬细胞（M）-CSF 或粒细胞 - 巨细胞（GM）-CSF 在培养皿中共培养[2,64,65]。通过这些研究，滑膜巨噬细胞被确定为关节中 TNF、IL-1、IL-6、IL-8、IL-10、IL-12、IL-18、IL-15、GM-CSF、M-CSF 等细胞因子，以及 CC 模体配体（CC motif ligand，CCL）3、CCL5、趋化因子（CXC 模体）配体（CXCL）1、CXCL8、CCL2 和 IL-8 等趋化因子的主要产生者之一[2,64,65]。虽然总体来说细胞培养实验帮助确定滑膜中各个细胞因子和趋化因子的

产生具有细胞特异性，但它也因为存在潜在的问题而令人担忧，因为这些问题是最近才通过先进的技术（例如，高通量 RNA 测序和单细胞 RNA 测序）被发现。现在发现，培养的巨噬细胞表达的转录组图谱和组织中的不一样，这是源自体内微环境存在的复杂性。滑膜巨噬细胞与滑膜中的其他细胞和环境中的细胞因子、趋化因子持续接触，这些在培养中是不能被复制的[29,67]。此外，培养的条件永远不能获取滑膜巨噬细胞的异质性，但相反，有利于一个或多个独立的群体。未来从体外对滑膜巨噬细胞的了解会通过类器官培养的发展和（或）含有在生理环境下由滑膜成纤维细胞和巨噬细胞形成的滑膜衬里样结构的 3D 微团培养而获得[68-72]。

M1/M2 分型再论

在过去 30 年中，巨噬细胞生物学家创造了一种用于巨噬细胞的分型，这种分型方法的机制类似于经典的把 T 细胞分成辅助 T（T helper，Th）1/Th2。活化和极化这些词语常常被用于形容巨噬细胞的特定状态或表型。一项研究描述了巨噬细胞的两种表型：被 IFNγ 活化的称为经典活化（M1），被 IL-4 刺激的称为替代性活化（M2）[73]。使用偏向于 Th1/Th2 表型的小鼠，例如 C57BL/6 和 BALBc，所培养的巨噬细胞被分别分为 M1 和 M2 亚型[74]。通常来说，M1（经典活化）型巨噬细胞被 IFNγ、LPS、GM-CSF 和 TNF 处理后，产生 TNF、IL-1、IL-16、IL-23、IL-12、Ⅰ 型 IFN、诱导性一氧化氮合成酶（inducible nitric oxide synthase，iNOS）、CXCL9，10，11，表达 MHC Ⅱ 类分子，以及 CD80、CD86、CCR1、CCR5，并促进 Th1 反应[75]。

相比之下，M2（替代性活化）型巨噬细胞由 IL-4、IL-13、M-CSF、免疫复合物、IL-10 和糖皮质激素诱导，促使 IL-4、IL-10 和 CCL16、17、18、22 和 24，以及 Chi3l3、精氨酸酶、Ym-1、Relmα、CD163、CD206 和 CCR3 等表达[75]。为了弥补 M1/M2 分型的局限性，有研究者[76]另外增加了术语，例如 M2b（调节巨噬细胞）和 M2c（伤口愈合巨噬细胞）[75]。例如，免疫复合物和 Toll 样受体（Toll-like receptor，TLR）活化、凋亡小体、环腺苷单磷酸盐（cyclic adenosine monophosphate，cAMP）、前列腺素 E2、TGF-β 或 IL-10 诱导产生缓解型 / 调节性巨噬细

胞表型[77]。

M1/M2 分型有很多缺陷。这些术语诞生的基础一开始归结于一类被 M-CSF 或 L929 处理并培养 7 天的骨髓来源的巨噬细胞或腹腔巨噬细胞的产生，但这与体内巨噬细胞群体并不匹配。在体内，局部环境充斥着影响众多可调控经典和替代性活化细胞的转录和翻译程序的刺激物。影响深远的研究发现，通过在一个时间加入一种刺激物，转录读出并不符合一个单一的细胞分类[78]。总的来说，M1/M2 巨噬细胞分型严格来讲是一个定义明确的分子结果，在可控的体外条件下具有可重复性，但与体内的相关性甚少或没有[75,78,79]。因此，体内巨噬细胞可以表现促炎、促纤维化和（或）促缓解的特征或转录谱，而且更倾向于存在于一系列活化状态中[76]。

小鼠炎性关节炎模型中的巨噬细胞

滑膜衬里层肥厚，滑膜衬里下层细胞成分增加，可能是由于免疫细胞招募增多（单核细胞外流），回流减少，局部增殖或缺乏死亡[2]。类风湿关节炎样疾病的动物模型概括了类风湿关节炎患者所发生的疾病活动的各个方面（完整综述见参考文献 80），对了解滑膜增生的机制有益（详见第 32 章）。有两种自发性关节炎模型（K/BxN 和 TNF- 转基因小鼠）。既往研究提示，在 MHC Ⅱ类分子等位基因 H-2k（Ag7）的背景下表达 KRN T 细胞受体（T-cell receptor，TCR）的小鼠，可以产生严重的、自发的、对称的和侵袭性的关节炎，类似于人类风湿关节炎[81]。K/BxAg7（C57Bl/6 背景）或 K/BxN 小鼠也可以产生非感染性心内膜炎，另一个类似于人类风湿关节炎的特点[82]。后来发现，MHC Ⅱ类分子等位基因 Ag7 产生内源性葡萄糖 6 磷酸异构酶（glucose-6-phosphate isomerase，G6PI），可被 KRN TCR 识别为具有致病性。重要的是，64% 的类风湿关节炎患者产生抗 G6PI 抗体，提示 K/BxAg7 模型和人类疾病发病机制的类似性[83]。TNF 转基因模型由过表达人 TNF 基因，缺乏转录后调节元件[84]，导致持续表达 TNF 而形成。关节炎的发生和过程由转基因的拷贝数决定，但不需要淋巴细胞参与，因为 TNFTg RAG^{-/-} 小鼠依然可以发展出关节炎。

也有可诱导的炎性关节炎模型[84]。胶原诱导关节炎（collagen-induced arthritis，CIA）是一种慢性关节炎模型，用溶于完全弗氏佐剂的胶原进行免疫诱导。缺乏对自然胶原的耐受性导致骨破坏和免疫细胞招募[80]。K/BxN 和 CIA 模型都概括了人类疾病涉及固有免疫和适应性免疫系统的慢性和破坏性的病理改变[80,85]。此外，K/BxN 和 CIA 可以用做被动模型，把含有抗 G6PI 抗体的血清[86]转入 K/BxN 血清转移模型（serum transfer induced arthritis model，STIA），或将含有抗胶原抗体的血清转入胶原抗体诱导模型（collagen antibody induced arthritis model，CAIA）中。两种方法都可以在受体小鼠中产生被动的、确定的炎性关节炎。STIA 小鼠的疾病代表类风湿关节炎的效应期，不依赖淋巴细胞[87]，且包含起始、发展 / 蔓延和缓解阶段。固有免疫和适应性免疫成分包括 B 细胞、T 细胞、中性粒细胞、肥大细胞、巨噬细胞、补体因子、炎症因子（IL-1、TNF、IL-17）和 Fc 受体促进自发性关节炎和（或）实验诱导的关节炎模型的形成[88-90]。

单核细胞和巨噬细胞促进滑膜增殖

单核细胞至少可分为两个群体：典型的和非典型的单核细胞。典型的单核细胞寿命更短，且在骨髓或循环中转化为非典型的单核细胞。在小鼠中，所有单核细胞都是 CD45^+CD11b^+CD115^+，但典型的单核细胞还具有 Ly6C^+CD62L^+CCR2^+CD43^- 的特征，而非典型的单核细胞是 Ly6C^-CX3CR1^+CD62L^+CCR2^+CD43^{+[6]}。人的典型单核细胞群体被认为是 CD45^+CD11b^+CD14^+CD16^-HLADR^+CCR2^+，而非典型单核细胞表达 CD45^+CD11b^+CD14^+CD16^+HLADR^+CX3CR1^{+[6]}。还存在一个中间群体，他们处于从典型到非典型单核细胞的转化中[6]。虽然每一群细胞的确切角色仍待研究，可以确定的是两种单核细胞都参与对损伤的反应。然而，非典型单核细胞还有一个额外的作用，他们被认为在血管内"巡视"，帮助保持内皮细胞的完整性，而且可能控制通过内皮渗出到组织中的因子和细胞[6]。

氯膦酸盐脂质体常常被用于清除单核细胞和组织巨噬细胞。当系统输送时，氯膦酸盐脂质体清除所有骨髓单核细胞、循环单核细胞、脾单核细胞和巨噬细胞、肝巨噬细胞和一些肾巨噬细胞[25]。然而，由于血管结构少，滑膜不受影响[25]。氯膦酸盐脂质体系统治疗可以改善 STIA[25] 和 CIA[6]，因为局部膝关节给药可抑制 AIA 和 IL-1/mBSA 诱导的关节炎[91]。类似的，M-CSF 突变（因此，缺乏单核细胞和一些组织巨噬细胞）或缺乏 GM-CSF 的小鼠不能发展成 CIA 和 IL-1/mBSA 诱导的关节炎[25,92-94]。

使用 M-CSF 激动剂或 GM-CSF 抗体或一种口服的 M-CSF 抑制剂同样可以通过抑制招募单核细胞的途径阻止 CIA 发病[92,95-97]。缺乏 CCR2 导致典型单核细胞数量减少的小鼠，对 STIA 的易感性与野生型小鼠一样[25,98]。此外，抗体介导的 CCR2 清除不影响 STIA 的发展[25]，CCR2 缺乏的 TNF Tg 关节炎模型（CCR2-/-TNF Tg）表现出关节炎加重[99]。非典型单核细胞替代可还原使用氯膦酸盐脂质体清除单核细胞的 STIA 的发展，然而输入典型单核细胞却不能得到类似的结果，通过清除 CX3CR1 减少非典型单核细胞同样可以导致症状较轻的 STIA[25,98]。这些发现提示，非典型单核细胞是炎性关节炎发展的关键群体。然而，抗 TNF 抗体成功治疗 TNF Tg 关节炎与小鼠滑膜中典型单核细胞外溢减少，典型单核细胞凋亡增加，不影响进入淋巴结有关[100]，提示虽然典

型单核细胞不是疾病发生的关键，但对疾病的病理和进展有显著贡献。虽然单核细胞可能是疾病发展所必需的，但巨噬细胞是疾病缓解的关键，因为清除两种滑膜巨噬细胞群体显著延缓小鼠炎性关节炎的自发缓解。总的来说，这些数据显示，每种细胞群体在炎性关节炎的病程中具有独特的功能，受到关节炎模型中特殊微环境的影响。

最近组织定居巨噬细胞增殖并维持稳定的位置。检测骨髓嵌合小鼠巨噬细胞在 EDU 治疗后增加的数量[25]。STIA 模型单核细胞或巨噬细胞的增殖速度或数量没有改变[25]。此外，小鼠缺乏细胞周期抑制基因 p21，会导致滑膜巨噬细胞过渡活化从而加重 STIA[101]。虽然这些数据没有排除单核细胞和巨噬细胞增殖在其他类风湿关节炎样疾病模型中的贡献，但绝大部分研究提示，滑膜增加的细胞成分归因于白细胞的浸润增加[102]。

缺乏凋亡也被认为是导致炎性关节炎发生和持续的原因[103]。长期以来，凋亡机制与细胞命运的确定和发展相关。细胞通过两种核心但不同的通路经

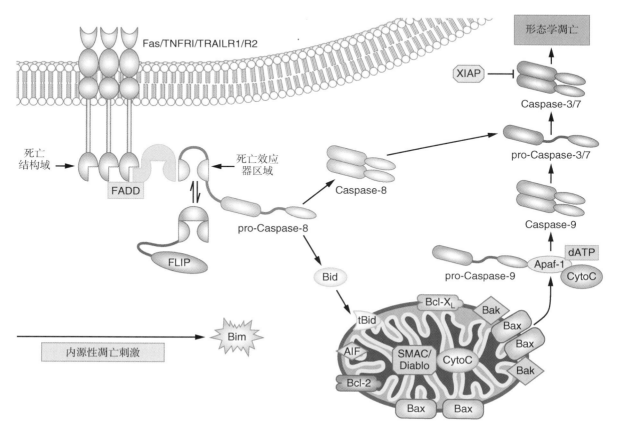

图 10-5　巨噬细胞的凋亡通路。Fas 凋亡信号通路和 Bcl-2 家族通过线粒体控制凋亡信号

历凋亡：需要死亡配体（Fas 配体）与细胞表面的同源受体（Fas）结合的外源性通路，以及线粒体主导的内源性通路（图 10-5）。外源性通路被 Flip 抑制，Flip 可以与 caspase 8 结合，将其隔离并阻止 caspase 8 的自催化作用[103]。内源性通路受 Bcl-2 蛋白家族调控，后者可分为抗凋亡（Bcl-2、Bcl-xL、Mcl-1）和促凋亡（Bax、Bak、Bim）成分。虽然存在超过 10 种 BH3-only 蛋白（例如 Bad、Bid、Bmf、Noxa 或 Puma）或多 BH 域蛋白（Bak 和 Bak），分别被认为是线粒体凋亡的诱导者或执行者，但除了 Bim[103]，它们之中没有一个缺失后可引起自发的自身免疫特异的表型。有报道在人滑膜中 Flip、Mcl-1 和 Bcl-2 表达增加，而 Bim 的表达减少[104-109]。

根据疾病模型得到的关于缺乏 Fas 的小鼠炎性关节炎的数据存在争议。Fas 突变的小鼠不会发展成 CIA[110]，但表现出加速的 STIA[111]。然而，髓系细胞特异性缺乏 Fas 的小鼠，关节炎表现减轻，这可能是由于巨噬细胞群体的活化潜能降低[112]。髓系细胞、巨噬细胞和（或）树突状细胞缺乏 Flip 的小鼠出现加重的 STIA 或自发性关节炎[113,114]。缺乏 Bid 或 Bim 的小鼠也表现出加重的 STIA，与滑膜巨噬细胞数量增加有关[105,115]。使用与巨噬细胞选择性结合的 BH3 类似物进行系统治疗，能有效地预防和治疗 STIA[104]。

滑膜巨噬细胞可能是疾病活动的预测因子

目前，类风湿关节炎患者的治疗选择多样，但针对每一个个体，几乎没有可以帮助识别最佳方案（即疗效与可耐受性的平衡）的信息（图 10-6）。尽管类风湿关节炎的治疗选择很多，但几乎没有可以用于指导某个个体选择最有效方案的信息。46% 的类风湿关节炎患者对传统的改善病情抗风湿药（disease modifying anti-rheumatic drug，cDMARD）[116,117] 或 cDMARD 联合抗 TNF 治疗[118-126] 有效（根据 ACR50 反应标准定义）。另外 20% 到 40% 的临床试验患者始终不会出现哪怕最小的治疗反应（ACR20 反应标准），因此被认为是对治疗反应不充分（inadequate responder，cDMARD-IR）[122-128]。因此有必要为类风湿关节炎患者建立精准医疗，通过临床信息（如新的生物学标志物）来提高预测治疗反应的能力，从而减少无效治疗。

类风湿关节炎严重缺乏可提示某种治疗敏感性或抵抗性的生物学标志物。大多数时候，研究者采用外周血，但成功率很低[129]。类似的，遗传学方法得出的结果也让人失望[108]。最近的研究提示，作为类风湿关节炎的靶器官，滑膜可能更具有判断治疗反应的潜力[129]。20 世纪 90 年代的早期的研究显示，关节巨噬细胞的数量与骨侵蚀相关，同时也是早期类风湿关节炎的常见特征。滑膜衬里下层巨噬细胞的数量的下降，与某些药物治疗后 DAS28 的分值下降相关，但有些药物例外（包括利妥昔单抗、阿巴西普和托法替布）[65]。然而，过去的研究显示，根据免疫染色的结果，滑膜巨噬细胞具有异质性，这些研究结果亦已被流式细胞术、质谱流式细胞技术和单细胞 RNA 测序证实[130]。

最近，滑膜巨噬细胞的转录谱分析改变了我们对其功能的认识。在 RNA 测序的研究中发现，分离自超声引导的滑膜组织活检所获得的类风湿关节炎患者的巨噬细胞，它们的转录在不同患者中不尽相同[131]。一些患者根据它们转录谱的相似性分组，后者与疾病活动度的差别有关[131]。因此，疾病得到控制的一些患者倾向于表达类似的巨噬细胞基因，因为他们的滑膜巨噬细胞正在恢复正常的功能，开始类似于健康细胞。人们已经从分离的滑膜巨噬细胞中找到 6 组可能与临床疾病状态和 cDMARD 或生物治疗（bDMARD）相关的由共调节基因组成的转录模块[131]。

一些（转录）模块或负向或正向地分别与正在接受生物治疗或既往使用甲氨蝶呤治疗的患者相关。因此，某些模块可能可以帮助预测疾病缓解，且包含直接与细胞因子（TNF、IL-1β 和 M-CSF）、巨噬细胞分化／存活（MAFB、C/EBPβ、C/EBPδ、SOD2 和 Mcl-1）或活化（ICAM、PLAUR 和 CD53）相关的基因。其他转录模块或负向或正向与滑膜炎的程度相关，且可能是更好的预测缓解的指标[131]。其他模块集中在组织定居特异基因（Marco、CD14 和 ApoE）、免疫反应调节因子（KLF2、XBP-1、TGFβ 和 NF-κβ1a）和趋化因子／MMP（CXCL3、CCL13 和 TIMP1）或代谢功能。今后的研究需要对巨噬细胞活化和代谢的生物学作用进行更细致的了解。

近期利用单细胞 RNA 测序研究发现 4 种单核／巨噬细胞群体，并经过质谱流式细胞技术（基于 CCR2、CD11c、CD38）验证[132]。与骨关节炎滑膜相比，在富含白细胞的类风湿关节炎滑膜中，有一群单核巨噬细胞与 IL-1β 和从属于 LPS 通路的基因相

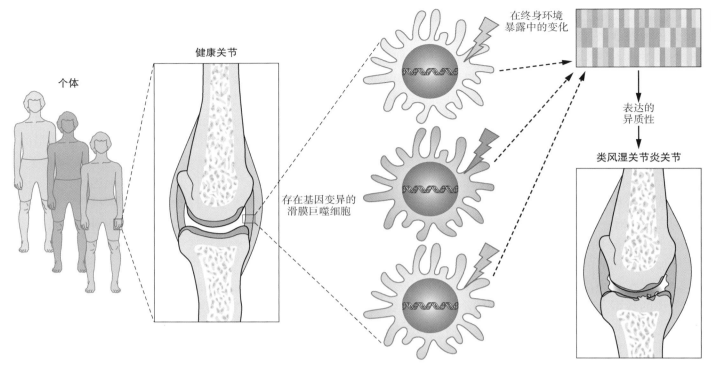

图 10-6　类风湿关节炎滑膜巨噬细胞的异质性。每个个体的关节中，基于它们的基因变异和终身的环境暴露，具有独一无二的滑膜巨噬细胞模式。这些因素的综合结果可能导致炎性关节炎的发生并解释患者之间的异质性

关。然而，与 NUPR 相关的基因把单核 / 巨噬细胞分为另一个组，这个组与骨关节炎滑膜相关 [132]。其他两个亚组的单核 / 巨噬细胞分别包含与吞噬作用和干扰素途径相关的基因。IL-1β⁺ 单核 / 巨噬细胞组成类风湿关节炎滑膜中髓系细胞的大多数，而 NUPR⁺ 单核 / 巨噬细胞是骨关节炎滑膜中最大的髓系细胞亚群 [132]。总的来说，这些结果提示，联合单细胞和批量 RNA 测序的方法，可能可以在分离自滑膜组织的巨噬细胞中找到类风湿关节炎精准医疗的方法。

结论

　　类风湿关节炎是一种病因不明的慢性、炎症性、破坏性的关节病。在类风湿关节炎患者体内存在的数量增多的单核细胞，通常以典型单核细胞、中间阶段单核细胞和非典型单核细胞的形式在外周血中循环。非典型单核细胞是小鼠疾病模型所必需的，但人类风湿关节炎是否也需要这些细胞仍是未知。在幼稚小鼠的关节内，至少存在两种本质上有差别的滑膜巨噬细胞，一种是来自胚胎（组织定居）和另一种来自循环的单核细胞（单核细胞衍生）。与小鼠类似，患者的

滑膜巨噬细胞也表现出各种各样的群体。

　　单核细胞分化成巨噬细胞，引起它们数量的增加，与类风湿关节炎患者的关节破坏有关。虽然在小鼠炎症关节炎的诱导过程中，外溢的单核细胞可以分化成两种滑膜巨噬细胞（组织定居和单核细胞衍生），但每一个群体在持久的关节炎中发挥的作用仍待确定。类风湿关节炎的滑膜巨噬细胞高度活化，表达高水平的 TLR 2、4 和 7，通过产生降解酶、细胞因子和趋化因子，直接或间接地参与滑膜炎症和软骨与骨的破坏。TLR 2、3 和 7 也是小鼠炎性关节炎发生发展所必需的。更重要的是，巨噬细胞是 IL-1β、IL-6 和 TNF 这三种参与类风湿关节炎发病的促炎细胞因子的强有力生产者。此外，衬里下层巨噬细胞数量的减少与患者成功的治疗反应和更好的疾病预后有关。最近，经批准的治疗包括 TNF 和 IL-6 的单克隆抗体、增加的 JAK 抑制剂、CTLA4 免疫球蛋白和抗 CD20 抗体，均可以减少滑膜衬里下层巨噬细胞的数量，减轻滑膜炎症和最小化骨破坏。巨噬细胞也是缓解期所必需的，因为清除两个群体的滑膜巨噬细胞明显延缓小鼠炎性关节炎的自发缓解。利用最前沿技术的新研究将有机会解锁各种巨噬细胞群体的转录谱。

Full references for this chapter can be found on ExpertConsult.com.

参考文献

1. Barland P, Novikoff AB, Hamerman D: Electron microscopy of the human synovial membrane, *The Journal of Cell Biology* 14:207–220, 1962.
2. Hamilton JA, Tak PP: The dynamics of macrophage lineage populations in inflammatory and autoimmune diseases, *Arthritis and Rheumatism* 60:1210–1221, 2009.
3. Edwards JC, Willoughby DA: Demonstration of bone marrow derived cells in synovial lining by means of giant intracellular granules as genetic markers, *Annals of the Rheumatic Diseases* 41:177–182, 1982.
4. van Furth R, Cohn ZA: The origin and kinetics of mononuclear phagocytes, *The Journal of Experimental Medicine* 128:415–435, 1968.
5. van Furth R: Phagocytic cells: development and distribution of mononuclear phagocytes in normal steady state and inflammation. In Gallin JI, Goldstein IM, Snyderman R, editors: *Inflammation: Basic principles and clininal correlates*, New York, 1988, Raven Press, Ltd., pp 218–295.
6. Guilliams M, Mildner A, Yona S: Developmental and functional heterogeneity of monocytes, *Immunity* 49:595–613, 2018.
7. Bonnardel J, Guilliams M: Developmental control of macrophage function, *Curr Opin Immunol* 50:64–74, 2018.
8. Ginhoux F, Greter M, Leboeuf M, et al.: Fate mapping analysis reveals that adult microglia derive from primitive macrophages, *Science* 330:841–845, 2010.
9. Sathe P, Metcalf D, Vremec D, et al.: Lymphoid tissue and plasmacytoid dendritic cells and macrophages do not share a common macrophage-dendritic cell-restricted progenitor, *Immunity* 41:104–115, 2014.
10. Ginhoux F, Guilliams M: Tissue-resident macrophage ontogeny and homeostasis, *Immunity* 44:439–449, 2016.
11. Perdiguero EG, Geissmann F: The development and maintenance of resident macrophages, *Nature Immunology* 17:2–8, 2015.
12. Tober J, Yzaguirre AD, Piwarzyk E, et al.: Distinct temporal requirements for Runx1 in hematopoietic progenitors and stem cells, *Development* 140:3765–3776, 2013.
13. Samokhvalov IM, Samokhvalova NI, Nishikawa S: Cell tracing shows the contribution of the yolk sac to adult haematopoiesis, *Nature* 446:1056–1061, 2007.
14. Hoeffel G, Ginhoux F: Ontogeny of tissue-resident macrophages, *Frontiers in Immunology* 6:486, 2015.
15. Hoeffel G, Chen J, Lavin Y, et al.: C-Myb+ erythro-myeloid progenitor-derived fetal monocytes give rise to adult tissue-resident macrophages, *Immunity* 42:665–678, 2015.
16. Schulz C, Gomez Perdiguero E, Chorro L, et al.: A lineage of myeloid cells independent of Myb and hematopoietic stem cells, *Science* 336:86–90, 2012.
17. Hume DA, Irvine KM, Pridans C: The mononuclear phagocyte system: the relationship between monocytes and macrophages, *Trends Immunol* 40:98–112, 2019.
18. Gordon S, Plüddemann A: Tissue macrophages: heterogeneity and functions, *BMC Biol* 15:53, 2017.
19. Gomez Perdiguero E, Klapproth K, Schulz C, et al.: The origin of tissue-resident macrophages: when an erythro-myeloid progenitor is an erythro-myeloid progenitor, *Immunity* 43:1023–1024, 2015.
20. Gomez Perdiguero E, Klapproth K, Schulz C, et al.: Tissue-resident macrophages originate from yolk-sac-derived erythro-myeloid progenitors, *Nature* 518:547–551, 2015.
21. Sheng J, Ruedl C, Karjalainen K: Most tissue-resident macrophages except microglia are derived from fetal hematopoietic stem cells, *Immunity* 43:382–393, 2015.
22. T'Jonck W, Guilliams M, Bonnardel J: Niche signals and transcription factors involved in tissue-resident macrophage develop-ment, *Cell Immunol* 330:43–53, 2018.
23. Ginhoux F, Guilliams M: Tissue-resident macrophage ontogeny and homeostasis, *Immunity* 44:439–449, 2016.
24. Koch AE, Polverini PJ, Leibovich SJ: Functional heterogeneity of human rheumatoid synovial tissue macrophages, *J Rheumatol* 15:1058–1063, 1988.
25. Misharin AV, Cuda CM, Saber R, et al.: Nonclassical Ly6C(-) monocytes drive the development of inflammatory arthritis in mice, *Cell Reports* 9:591–604, 2014.
26. Amit I, Winter DR, Jung S: The role of the local environment and epigenetics in shaping macrophage identity and their effect on tissue homeostasis, *Nature Immunology* 17:18–25, 2016.
27. Winter DR, Amit I: The role of chromatin dynamics in immune cell development, *Immunological Reviews* 261:9–22, 2014.
28. Ghisletti S, Barozzi I, Mietton F, et al.: Identification and characterization of enhancers controlling the inflammatory gene expression program in macrophages, *Immunity* 32:317–328, 2010.
29. Gosselin D, Link VM, Romanoski CE, et al.: Environment drives selection and function of enhancers controlling tissue-specific macrophage identities, *Cell* 159:1327–1340, 2014.
30. Heinz S, Benner C, Spann N, et al.: Simple combinations of lineage-determining transcription factors prime cis-regulatory elements required for macrophage and B cell identities, *Molecular Cell* 38:576–589, 2010.
31. Lara-Astiaso D, Weiner A, Lorenzo-Vivas E, et al.: Chromatin state dynamics during blood formation, *Science* 345:943–949, 2014.
32. Lavin Y, Winter D, Blecher-Gonen R, et al.: Tissue-resident macrophage enhancer landscapes are shaped by the local microenvironment, *Cell* 159:1312–1326, 2014.
33. Ghisletti S, Natoli G: Deciphering cis-regulatory control in inflammatory cells, *Philosophical Transactions of the Royal Society of London Series B, Biological Sciences* 368:20120370, 2013.
34. Graf T, Enver T: Forcing cells to change lineages, *Nature* 462:587–594, 2009.
35. Iwasaki H, Akashi K: Myeloid lineage commitment from the hematopoietic stem cell, *Immunity* 26:726–740, 2007.
36. Matcovitch-Natan O, Winter DR, Giladi A, et al.: Microglia development follows a stepwise program to regulate brain homeostasis, *Science* 353:aad8670, 2016.
37. Aziz A, Soucie E, Sarrazin S, et al.: MafB/c-Maf deficiency enables self-renewal of differentiated functional macrophages, *Science* 326:867–871, 2009.
38. Kelly LM, Englmeier U, Lafon I, et al.: MafB is an inducer of monocytic differentiation, *Embo J* 19:1987–1997, 2000.
39. Soucie EL, Weng Z, Geirsdottir L, et al.: Lineage-specific enhancers activate self-renewal genes in macrophages and embryonic stem cells, *Science* 351:aad5510, 2016.
40. Heinz S, Romanoski C, Benner C, et al.: Effect of natural genetic variation on enhancer selection and function, *Nature* 503:487–492, 2013.
41. Winter DR, Jung S, Amit I: Making the case for chromatin profiling: a new tool to investigate the immune-regulatory landscape, *Nat Rev Immunol* 15:585–594, 2015.
42. Laslo P, Spooner C, Warmflash A, et al.: Multilineage transcriptional priming and determination of alternate hematopoietic cell fates, *Cell* 126:755–766, 2006.
43. Lupien M, Eeckhoute J, Meyer C, et al.: FoxA1 translates epigenetic signatures into enhancer-driven lineage-specific transcription, *Cell* 132:958–970, 2008.
44. Cirillo L, Lin F, Cuesta I, et al.: Opening of compacted chromatin by early developmental transcription factors HNF3 (FoxA) and GATA-4, *Molecular Cell* 9:279–289, 2002.
45. Cirillo L, Zaret K: An early developmental transcription factor complex that is more stable on nucleosome core particles than on free DNA, *Molecular Cell* 4:961–969, 1999.
46. Zaret KS, Carroll JS: Pioneer transcription factors: establishing competence for gene expression, *Genes & Development* 25:2227–2241, 2011.
47. Nutt S, Metcalf D, D'Amico A, et al.: Dynamic regulation of PU.1 expression in multipotent hematopoietic progenitors, *The Journal*

of Experimental Medicine 201:221–231, 2005.

48. Laslo P, Spooner CJ, Warmflash A, et al.: Multilineage transcriptional priming and determination of alternate hematopoietic cell fates, *Cell* 126:755–766, 2006.

49. Link VM, Duttke SH, Chun HB, et al.: Analysis of genetically diverse macrophages reveals local and domain-wide mechanisms that control transcription factor binding and function, *Cell* 173, 2018. 1796-809.e17.

50. Xie H, Ye M, Feng R, et al.: Stepwise reprogramming of B cells into macrophages, *Cell* 117:663–676, 2004.

51. Feng R, Desbordes SC, Xie H, et al.: 1 and C/EBPalpha/beta convert fibroblasts into macrophage-like cells, *Proc Natl Acad Sci U S A* 105:6057–6062, 2008.

52. Laiosa CV, Stadtfeld M, Xie H, et al.: Reprogramming of committed T cell progenitors to macrophages and dendritic cells by C/EBP alpha and PU.1 transcription factors, *Immunity* 25:731–744, 2006.

53. Barish G, Yu R, Karunasiri M, et al.: Bcl-6 and NF-kappaB cistromes mediate opposing regulation of the innate immune response, *Genes & Development* 24:2760–2765, 2010.

54. Ostuni R, Piccolo V, Barozzi I, et al.: Latent enhancers activated by stimulation in differentiated cells, *Cell* 152:157–171, 2013.

55. Saeed S, Quintin J, Kerstens HH, et al.: Epigenetic programming of monocyte-to-macrophage differentiation and trained innate immunity, *Science* 345:1251086, 2014.

56. Escoubet-Lozach L, Benner C, Kaikkonen M, et al.: Mechanisms establishing TLR4-responsive activation states of inflammatory response genes, *PLoS Genetics* 7:e1002401, 2011.

57. Jin F, Li Y, Ren B, et al.: PU.1 and C/EBP(alpha) synergistically program distinct response to NF-kappaB activation through establishing monocyte specific enhancers, *Proceedings of the National Academy of Sciences of the United States of America* 108:5290–5295, 2011.

58. Kaikkonen M, Spann N, Heinz S, et al.: Remodeling of the enhancer landscape during macrophage activation is coupled to enhancer transcription, *Molecular Cell* 51:310–325, 2013.

59. Okabe Y, Medzhitov R: Tissue-specific signals control reversible program of localization and functional polarization of macrophages, *Cell* 157:832–844, 2014.

60. Gosselin D, Skola D, Coufal NG, et al.: An environment-dependent transcriptional network specifies human microglia identity, *Science* 356, 2017.

61. Butovsky O, Jedrychowski MP, Moore CS, et al.: Identification of a unique TGF-[beta]-dependent molecular and functional signature in microglia, *Nat Neurosci* 17:131–143, 2014.

62. Cohen M, Matcovitch O, David E, et al.: Chronic exposure to TGFβ1 regulates myeloid cell inflammatory response in an IRF7-dependent manner, *The EMBO Journal* 33:2906–2921, 2014.

63. Ginhoux F, Schultze JL, Murray PJ, et al.: New insights into the multidimensional concept of macrophage ontogeny, activation and function, *Nature Immunology* 17:34–40, 2016.

64. Kennedy A, Fearon U, Veale DJ, et al.: Macrophages in synovial inflammation, *Frontiers in Immunology* 2:52, 2011.

65. Udalova IA, Mantovani A, Feldmann M: Macrophage heterogeneity in the context of rheumatoid arthritis, *Nature Reviews Rheumatology* 12:472–485, 2016.

66. Conaghan PG, Cook AD, Hamilton JA, et al.: Therapeutic options for targeting inflammatory osteoarthritis pain, *Nat Rev Rheumatol* 15:355–363, 2019.

67. Helft J, Bottcher J, Chakravarty P, et al.: GM-CSF mouse bone marrow cultures comprise a heterogeneous population of CD11c(+)MHCII(+) macrophages and dendritic cells, *Immunity* 42:1197–1211, 2015.

68. Kiener HP, Watts GFM, Cui Y, et al.: Synovial fibroblasts self direct multicellular lining architecture and synthetic function in three-dimensional organ culture, *Arthritis and Rheumatism*, 2009. In press.

69. Nozaki T, Takahashi K, Ishii O, et al.: Development of an ex vivo cellular model of rheumatoid arthritis: critical role of CD14-positive monocyte/macrophages in the development of pannus tissue, *Arthritis Rheum* 56:2875–2885, 2007.

70. Peck Y, Leom LT, Low PFP, et al.: Establishment of an in vitro three-dimensional model for cartilage damage in rheumatoid arthritis, *J Tissue Eng Regen Med* 12:e237–e249, 2018.

71. Sakuraba K, Fujimura K, Nakashima Y, et al.: Brief report: successful in vitro culture of rheumatoid arthritis synovial tissue explants at the air-liquid interface, *Arthritis Rheumatol* 67:887–892, 2015.

72. Solomon S, Masilamani M, Mohanty S, et al.: Generation of three-dimensional pannus-like tissues in vitro from single cell suspensions of synovial fluid cells from arthritis patients, *Rheumatol Int* 24:71–76, 2004.

73. Stein M, Keshav S, Harris N, et al.: Interleukin 4 potently enhances murine macrophage mannose receptor activity: a marker of alternative immunologic macrophage activation, *J Exp Med* 176:287–292, 1992.

74. Mills CD, Kincaid K, Alt JM, et al.: M-1/M-2 Macrophages and the Th1/Th2 paradigm, *J Immunol* 164:6166–6173, 2000.

75. Murray PJ, Allen JE, Biswas SK, et al.: Macrophage activation and polarization: nomenclature and experimental guidelines, *Immunity* 41:14–20, 2014.

76. Mosser DM, Edwards JP: Exploring the full spectrum of macrophage activation, *Nature Reviews Immunology* 8:958–969, 2008.

77. Fleming BD, Mosser DM: Regulatory macrophages: setting the threshold for therapy, *European Journal of Immunology* 41:2498–2502, 2011.

78. Xue J, Schmidt SV, Sander J, et al.: Transcriptome-based network analysis reveals a spectrum model of human macrophage activation, *Immunity* 40:274–288, 2014.

79. Martinez FO, Gordon S: The M1 and M2 paradigm of macrophage activation: time for reassessment, *F1000prime Reports* 6:13, 2014.

80. Bevaart L, Vervoordeldonk MJ, Tak PP: Evaluation of therapeutic targets in animal models of arthritis: how does it relate to rheumatoid arthritis? *Arthritis and Rheumatism* 62:2192–2205, 2010.

81. Matsumoto I, Staub A, Benoist C, et al.: Arthritis provoked by linked T and B cell recognition of a glycolytic enzyme, *Science* 286:1732–1735, 1999.

82. DeLong CE, Roldan CA: Noninfective endocarditis in rheumatoid arthritis, *Am J Med* 120:e1–2, 2007.

83. Schaller M, Burton DR, Ditzel HJ: Autoantibodies to GPI in rheumatoid arthritis: linkage between an animal model and human disease, *Nature Immunology* 2:746–753, 2001.

84. Li P, Schwarz EM: The TNF-alpha transgenic mouse model of inflammatory arthritis, *Springer Semin Immunopathol* 25:19–33, 2003.

85. Inglis JJ, Criado G, Medghalchi M, et al.: Collagen-induced arthritis in C57BL/6 mice is associated with a robust and sustained T-cell response to type II collagen, *Arthritis Research & Therapy* 9:R113, 2007.

86. Korganow AS, Ji H, Mangialaio S, et al.: From systemic T cell self-reactivity to organ-specific autoimmune disease via immunoglobulins, *Immunity* 10:451–461, 1999.

87. Monach PA, Mathis D, Benoist C: The K/BxN arthritis model, *Curr Protoc Immunol* Chapter 15:Unit 15.22, 2008.

88. Monach PA, Nigrovic PA, Chen M, et al.: Neutrophils in a mouse model of autoantibody-mediated arthritis: critical producers of Fc receptor gamma, the receptor for C5a, and lymphocyte function-associated antigen 1, *Arthritis and Rheumatism* 62:753–764, 2010.

89. Kyburz D, Corr M: The KRN mouse model of inflammatory arthritis, *Springer Semin Immunopathol* 25:79–90, 2003.

90. Ji H, Ohmura K, Mahmood U, et al.: Arthritis critically dependent on innate immune system players, *Immunity* 16:157–168, 2002.

91. van den Berg WB, van Lent PLEM: The role of macrophages in chronic arthritis, *Immunbiol* 195:614–623, 1996.

92. Campbell IK, Rich MJ, Bischof RJ, et al.: The colony-stimulating factors and collagen-induced arthritis: exacerbation of disease by M-CSF and G-CSF and requirement for endogenous M-CSF, *Journal of Leukocyte Biology* 68:144–150, 2000.

93. Yang YH, Hamilton JA: Dependence of interleukin-1-induced arthritis on granulocyte-macrophage colony-stimulating factor, *Arthritis and Rheumatism* 44:111–119, 2001.

94. Brodmerkel CM, Huber R, Covington M, et al.: Discovery and pharmacological characterization of a novel rodent-active CCR2 antagonist, INCB3344, *Journal of Immunology* 175:5370–5378, 2005.

95. Campbell IK, Hamilton JA, Wicks IP: Collagen-induced arthritis in C57BL/6 (H-2b) mice: new insights into an important disease model of rheumatoid arthritis, *European Journal of Immunology* 30:1568–1575, 2000.

96. Cook AD, Braine EL, Campbell IK, et al.: Blockade of collagen-induced arthritis post-onset by antibody to granulocyte-macrophage colony-stimulating factor (GM-CSF): requirement for GM-CSF in the effector phase of disease, *Arthritis Research* 3:293–298, 2001.

97. Ohno H, Uemura Y, Murooka H, et al.: The orally-active and selective c-Fms tyrosine kinase inhibitor Ki20227 inhibits disease progression in a collagen-induced arthritis mouse model, *Eur J Immunol* 38:283–291, 2008.

98. Jacobs JP, Ortiz-Lopez A, Campbell JJ, et al.: Deficiency of CXCR2, but not other chemokine receptors, attenuates autoantibody-mediated arthritis in a murine model, *Arthritis and Rheumatism* 62:1921–1932, 2010.

99. Puchner A, Saferding V, Bonelli M, et al.: Non-classical monocytes as mediators of tissue destruction in arthritis, *Ann Rheum Dis* 77:1490–1497, 2018.

100. Huang QQ, Birkett R, Doyle R, et al.: The role of macrophages in the response to TNF inhibition in experimental arthritis, *Journal of Immunology* 200:130–138, 2018.

101. Mavers M, Cuda CM, Misharin AV, et al.: Cyclin-dependent kinase inhibitor p21, via its C-terminal domain, is essential for resolution of murine inflammatory arthritis, *Arthritis and Rheumatism* 64:141–152, 2012.

102. Siouti E, Andreakos E: The many facets of macrophages in rheumatoid arthritis, *Biochem Pharmacol* 165:152–169, 2019.

103. Cuda CM, Pope RM, Perlman H: The inflammatory role of phagocyte apoptotic pathways in rheumatic diseases, *Nature Reviews Rheumatology* 12:543–558, 2016.

104. Scatizzi JC, Hutcheson J, Pope RM, et al.: Bim-Bcl-2 homology 3 mimetic therapy is effective at suppressing inflammatory arthritis through the activation of myeloid cell apoptosis, *Arthritis and Rheumatism* 62:441–451, 2010.

105. Scatizzi JC, Bickel E, Hutcheson J, et al.: Bim deficiency leads to exacerbation and prolongation of joint inflammation in experimental arthritis, *Arthritis and Rheumatism* 54:3182–3193, 2006.

106. Liu H, Eksarko P, Temkin V, et al.: Mcl-1 is essential for the survival of synovial fibroblasts in rheumatoid arthritis, *Journal of Immunology* 175:8337–8345, 2005.

107. Perlman H, Georganas C, Pagliari LJ, et al.: Bcl-2 expression in synovial fibroblasts is essential for maintaining mitochondrial homeostasis and cell viability, *Journal of Immunology* 164:5227–5235, 2000.

108. Sieberts SK, Zhu F, Garcia-Garcia J, et al.: Crowdsourced assessment of common genetic contribution to predicting anti-TNF treatment response in rheumatoid arthritis, *Nature Communications* 7:12460, 2016.

109. Perlman H, Pagliari LJ, Liu HT, et al.: Rheumatoid arthritis synovial macrophages express the Fas-associated death domain-like interleukin-1 beta-converting enzyme-inhibitory protein and are refractory to Fas-mediated apoptosis, *Arthritis and Rheumatism* 44:21–30, 2001.

110. Ma Y, Liu H, Tu-Rapp H, et al.: Fas ligation on macrophages enhances IL-1R1-Toll-like receptor 4 signaling and promotes chronic inflammation, *Nat Immunol* 5:380–387, 2004.

111. Brown NJ, Hutcheson J, Bickel E, et al.: Fas death receptor signaling represses monocyte numbers and macrophage activation in vivo, *Journal of Immunology* 173:7584–7593, 2004.

112. Huang QQ, Birkett R, Koessler RE, et al.: Fas signaling in macrophages promotes chronicity in K/BxN serum-induced arthritis, *Arthritis & Rheumatology* 66:68–77, 2014.

113. Huang QQ, Birkett R, Doyle RE, et al.: Association of increased F4/80high macrophages with suppression of serum-transfer arthritis in mice with reduced FLIP in myeloid cells, *Arthritis & Rheumatology* 69:1762–1771, 2017.

114. Huang QQ, Perlman H, Birkett R, et al.: CD11c-mediated deletion of Flip promotes autoreactivity and inflammatory arthritis, *Nature Communications* 6:7086, 2015.

115. Scatizzi JC, Hutcheson J, Bickel E, et al.: Pro-apoptotic Bid is required for the resolution of the effector phase of inflammatory arthritis, *Arthritis Research & Therapy* 9:R49, 2007.

116. O'Dell JR, Curtis JR, Mikuls TR, et al.: Validation of the methotrexate-first strategy in patients with early, poor-prognosis rheumatoid arthritis: results from a two-year randomized, double-blind trial, *Arthritis and Rheumatism* 65:1985–1994, 2013.

117. Saevarsdottir S, Wallin H, Seddighzadeh M, et al.: Predictors of response to methotrexate in early DMARD naive rheumatoid arthritis: results from the initial open-label phase of the SWEFOT trial, *Annals of the Rheumatic Diseases* 70:469–475, 2011.

118. Bathon JM, Martin RW, Fleischmann RM, et al.: A comparison of etanercept and methotrexate in patients with early rheumatoid arthritis, *The New England Journal of Medicine* 343:1586–1593, 2000.

119. Breedveld FC, Weisman MH, Kavanaugh AF, et al.: The PREMIER study: a multicenter, randomized, double-blind clinical trial of combination therapy with adalimumab plus methotrexate versus methotrexate alone or adalimumab alone in patients with early, aggressive rheumatoid arthritis who had not had previous methotrexate treatment, *Arthritis and Rheumatism* 54:26–37, 2006.

120. Emery P, Breedveld FC, Hall S, et al.: Comparison of methotrexate monotherapy with a combination of methotrexate and etanercept in active, early, moderate to severe rheumatoid arthritis (COMET): a randomised, double-blind, parallel treatment trial, *Lancet* 372:375–382, 2008.

第 11 章

中性粒细胞

原著　BINITA SHAH, NATHALIE BURG, MICHAEL H. PILLINGER
李依敏 译　孙晓麟 校

关键点

- 中性粒细胞属髓系细胞，细胞质中含有大量的颗粒，这些颗粒中包含参与宿主防御的多种酶和其他潜在的毒性物质。
- 中性粒细胞是生存期很短的终末分化细胞，主要存在于血流中，参与宿主对外来微生物的监视。
- 中性粒细胞在急性感染中发挥作用，并在急性细菌感染中发挥关键防御作用；中性粒细胞功能异常很少见，但可导致危及生命的严重感染。
- 中性粒细胞的关键功能是吞噬并降解细菌等外来微生物，这种降解作用是通过激活蛋白酶类和其他的抗菌分子以及生成毒性氧自由基而实现的。
- 中性粒细胞胞外诱捕网是喷出的中性粒细胞染色质和颗粒酶的聚合物，这种结构可以捕获和破坏细菌，但也在促进和消除炎症中发挥作用，可能促进自身免疫反应。
- 中性粒细胞在多种风湿病中发挥作用，在疾病过程中，它既可以作为效应细胞也可以引发疾病。

引言

中性粒细胞（neutrophil）也称多形核中性粒细胞，为多形核白细胞家族成员。该家族细胞来源于造血细胞，共同特征是具有多叶核和高度发达的细胞质内颗粒，因而又被称为粒细胞。根据细胞质内颗粒组织细胞化学染色性质的不同，可将粒细胞分为 3 类：中性粒细胞、嗜酸性粒细胞和嗜碱性粒细胞。中性粒细胞颗粒易被中性染料染色，嗜酸性粒细胞中的颗粒主要被酸性染料染色，而嗜碱性粒细胞颗粒则由碱性染料染色。外周血涂片在用标准瑞氏染色（Wright stain）后，中性粒细胞、嗜酸性粒细胞和嗜碱性粒细胞的细胞质分别呈现淡紫色、粉红色和蓝色。这 3 种多形核白细胞不仅在外观上不同，而且在生化和功能上也不尽相同。多形核白细胞在机体的天然免疫系统中起着重要的作用：它们对外来生物体和（或）抗原的反应是先天形成的，不需要事先接触这些物质。

中性粒细胞构成机体抵御外来入侵者的第一道防线，是参与急性和部分慢性炎症反应的主要细胞类型。中性粒细胞功能有遗传性缺陷的患者，易于反复发生威胁生命的感染，证明中性粒细胞在防御细菌感染方面相当重要。在血液中，中性粒细胞是最常见的白细胞，一般占血液中所有白细胞的 50% 以上。在细菌感染的过程中，中性粒细胞所占比例可以达到80% 或更高。相比之下，正常组织中的中性粒细胞的数量很低，但在感染和其他刺激下会增加。因此，中性粒细胞被认为是一种免疫监视细胞——通过血液循环巡视和搜寻组织中的感染或其他炎症事件。然而，在某些情况下，中性粒细胞破坏外来病原的能力也可造成自身组织损伤。在本章中，我们将对中性粒细胞的发育、结构、功能、其在对抗感染中的作用及其在免疫缺陷疾病、自身免疫性疾病和自身炎症性疾病的致病机制中发挥的作用进行综述。

中性粒细胞的发育、形态和内含物

中性粒细胞的生成和清除

与中性粒细胞在外周血中占优势的情况一样，在骨髓中，大约 60% 的造血能力是用来生产中性粒细胞的。每天大约有 10^{11} 个中性粒细胞释放到外周血中[2]。来源于造血干细胞的中性粒细胞在骨髓中的发育大约需要 14 天。这些干细胞首先分化为原始粒细胞（myeloblast），它保留着向中性粒细胞、嗜酸性粒细胞和嗜碱性粒细胞分化的能力。随后分化成早幼粒细胞（neutrophil promyelocyte），它是中性粒细胞的前体细胞，之后又经历中幼粒细胞、晚幼粒细胞、杆状核细胞直至成熟的中性粒细胞。在晚幼粒细胞阶段，中性粒细胞的有丝分裂停止，但其发育及颗粒的形成仍然继续。只有成熟的中性粒细胞具有典型的多叶状细胞核[3]。中性粒细胞是终末分化细胞。从骨髓释放后，既不分裂，也不会改变其基本表型。但在某些感染发生时，如蠕虫类寄生虫的感染，一些中性粒细胞的基因表达谱会发生很大改变，并具有环状细胞核，与外周血中典型的多叶核中性粒细胞差异很大[4]。

由于来源于多能干细胞的中性粒细胞有明确的分化分期，因此调节中性粒细胞分化的机制引起了人们极大的兴趣。尽管这一过程尚未完全清楚，但是目前的研究证实，转录因子中的特定成分和细胞因子指导着早期细胞向中性粒细胞方向分化。有些髓系转录因子对中性粒细胞的转录调控是必需的，包括 LEF-1、CCAAT 增强结合蛋白 α 和 ε（C/EBPα 和 C/EBPε）和 GFI-1。与其他髓系细胞不同，转录因子 GATA-1 表达缺失也促进中性粒细胞的发育[5,6]。调控粒细胞生成中主要的细胞因子是粒细胞集落刺激因子（granulocyte colony-stimulating factor，G-CSF）。G-CSF 的效应包括诱导髓系细胞分化、粒细胞前体细胞增殖及成熟的中性粒细胞自骨髓释放[7]。G-CSF 的生物学效应通过其受体（G-CSFR 或 CD114）介导，该受体是 I 型细胞因子受体家族成员。尽管其他细胞因子 [包括粒细胞 - 巨噬细胞集落刺激因子（GM-CSF）、IL-6 和 IL-3] 也在粒细胞的体内生成中发挥作用，基因敲除小鼠的实验研究显示，这些因子的单独存在并非粒细胞生成所必需。

中性粒细胞一旦成熟，就会通过血窦内皮上的紧密小孔从骨髓释放进入循环。这个过程称为跨细胞迁移（transcellular migration）[8]。中性粒细胞从骨髓中释放后，在外周血中的半衰期大约为 6 小时，在组织中的半衰期也仅略微稍长一些。中性粒细胞的生存周期可能受可溶性信号分子的调节：当其暴露于肿瘤坏死因子 -α（TNF-α）和 Fas（CD95）配体等刺激因素时，中性粒细胞会发生凋亡或程序性细胞死亡[9,10]。中性粒细胞大量的产出和极短的半衰期提示体内存在针对中性粒细胞的清除机制。最近发现，中性粒细胞的清除与基质细胞衍生因子 -1（SDF-1）/ CXC 趋化因子受体 4（CXCR4）信号系统有关。CXCR4 是一种 G 蛋白偶联受体，在成熟的中性粒细胞中有低水平的表达。随着中性粒细胞的衰老，其会改变表型并且上调 CXCR4。这种变化支持中性粒细胞在趋化因子 SDF-1（又称 CXCL12）的作用下回到骨髓。一旦回到骨髓，衰老的中性粒细胞会被基质巨噬细胞吞噬[6]。血流中衰老和凋亡的中性粒细胞会被肝和脾中的巨噬细胞（网状内皮系统）清除。虽然目前对肝脾中中性粒细胞清除的分子机制还了解得很少，但 Kupffer 细胞上黏附分子 P- 选择素（P-selectin）的表达上调可能与之相关。组织中的中性粒细胞是否主要由局部的巨噬细胞清除，还是需要经过淋巴循环系统离开组织，目前仍不能确定。

中性粒细胞的形态和内含物

中性粒细胞核的分叶比其他多形核细胞的核分叶要多，典型的为 3 ~ 5 叶（图 11-1，图 11-2）。一些情况，如维生素 B_{12} 缺陷，可导致中性粒细胞细胞核分叶过多，有时可达到 7 叶之多[11]。中性粒细胞核的多叶核特性反映了染色质的浓缩，提示中性粒细胞可能不具有转录的能力。但目前基本肯定，它们仍保留了持续性和在刺激条件下合成蛋白质的能力，只是合成速度受到限制[12]。

中性粒细胞的颗粒可被经典的组织化学染色分为两类（图 11-1，图 11-2）。而另外两类颗粒的识别和鉴定则需要专门的技术来实现。

初级颗粒

中性粒细胞首先形成初级颗粒（在原粒细胞和早幼粒细胞阶段）[3]，依据其染色特性（与蓝色的碱性染料有亲和力），也称为嗜天青颗粒[13]。这些颗粒呈

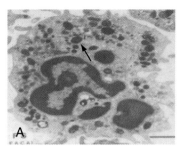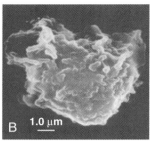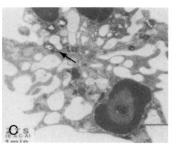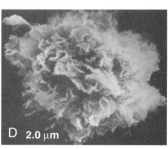

图 11-1 静止期和刺激后的中性粒细胞形态。A、B. 静止中性粒细胞的透射电镜（A）和扫描电镜（B）照片。图 A 中，注意多叶核和大量的颗粒。至少可以识别两类颗粒：较大的、暗的代表初级颗粒（嗜天青颗粒），而较小的、略浅色的主要是次级颗粒（特异颗粒）和部分白明胶酶颗粒（箭头表示初级颗粒）。图 B 中，注意相对光滑的细胞表面区域有部分的不规则。C、D. 用酵母聚糖刺激 1 分钟后的中性粒细胞透射电镜（C）和扫描电镜（D）照片。细胞直径增加，整个细胞质膜表面积大大增加。增大的质膜表面区域大部分由胞内颗粒膜与质膜融合而来。图 C 中随着颗粒的损耗，颗粒融合明显，导致出现空泡（箭头所指出为一个部分损耗的初级颗粒，清晰的圆形区代表完全耗尽的小泡，其膜结构已完全与质膜融合）。图 D 中，这种融合非常明显，表现为质膜表面延伸的增长，这就是熟知的板状伪足（Courtesy G. Weissmann，NYU School of Medicine.）

大小各异的椭圆形或圆形，与其他细胞中的溶酶体很相似，功能也相当。嗜天青颗粒的特征是含有髓过氧化物酶（myeloperoxidase，MPO），这种酶可以在过氧化氢（H_2O_2）存在的情况下催化氯化物生成次氯酸。正是由于嗜天青颗粒中有大量这种酶的存在，导致中性粒细胞的聚积物（脓液）的颜色呈典型的草绿色。作为溶酶体，嗜天青颗粒还包含了许多不同种类的蛋白酶和其他酶，包括弹性蛋白酶、溶酶体酶、酸性磷酸酶、组织蛋白酶，以及针对核酸和糖类的酶（表 11-1）[3]。然而，在膜结构方面，嗜天青颗粒又不同于

表 11-1	中性粒细胞颗粒的内含物			
	分泌小泡	白明胶酶颗粒	特异颗粒	嗜天青颗粒
相对体积大小	最小	适中	适中	最大
可溶性成分	血浆蛋白	白明胶酶	白明胶酶	髓过氧化物酶
		乙酰转移酶	MMP-3	葡萄糖醛酸酶
		精氨酸酶 1	MMP-8	弹性蛋白酶
		溶菌酶	MMP-9	溶菌酶
		无花果酶 1	乳铁蛋白	蛋白酶 3
			β_2- 微球蛋白	α_1- 抗胰蛋白酶
			NGAL	防御素
			α_1- 抗胰蛋白酶	组织蛋白酶 G
			溶菌酶	BPI
膜相关成分	FLMP 受体	FLMP 受体	结合珠蛋白 hCAP-18	肝素结合蛋白 NSP4
	SCAMP	CD11b/CD18	CD11b/CD18	CD63，CD68
	NRAMP2	脱酰基酶	细胞色素 b_{588}	
	VAMP2	MMP-25	CD66，CD67，CD177	
	CD11b/CD18	SCAMP	纤维蛋白受体	
	细胞色素 b_{588}	CD177	TNF 受体	
	碱性磷酸酶			
	尿激酶激活物			
	CD10，CD13，CD16，CD45			
	CR1			
	促衰变因子			

BPI，细菌通透诱导蛋白；FMLP，甲酰甲硫氨酰 - 亮氨酸 - 苯丙氨酸；MMP，基质金属蛋白酶；TNF，肿瘤坏死因子

真的溶酶体，其缺乏溶酶体相关膜蛋白 1 和 2 （LAMP-1 和 LAMP-2）以及甘露糖 -6- 磷酸受体系统[14]。

次级颗粒

与初级颗粒或嗜天青颗粒不同，中性粒细胞次级颗粒构成了中性粒细胞独特的颗粒类型，因而也被称为特异颗粒。特异颗粒中含有多种膜相关蛋白，包括细胞色素、信号分子和受体。特异颗粒作为蛋白质储存池，为吞噬小体外膜和质膜提供蛋白质分子（表 11-1）[2,3]。中性粒细胞特异颗粒中还存在一组特别重要的蛋白酶——基质金属蛋白酶家族（MMPs），包括中性粒细胞胶原酶 -2（MMP-8）、明胶酶 -B（MMP-9）、基质溶素（MMP-3）和溶白细胞素（MMP-25）。这些基质金属蛋白酶类分子以无活性的酶原形式储存，在特异颗粒与吞噬小泡融合并与嗜天青颗粒内容物相互作用后，通过蛋白水解激活[3,15,16]。MMP 激活使中性粒细胞获得改变和降解被吞噬的细菌细胞膜组成成分的能力。此外，中性粒细胞 MMP 的功能不仅在于杀死细菌，其对中性粒细胞外渗也很重要[17]。

嗜天青颗粒和特异颗粒中含有的抗微生物蛋白和多肽，则是天然免疫的基石。详细介绍中性粒细胞

抵御外来入侵者的分子机制并非本章的范畴，但最近阐明的一些作用机制值得介绍。前文提到的弹性蛋白酶（elastase）可以通过降解细菌外膜蛋白 A 协助杀伤革兰阴性细菌[18]。弹性蛋白酶缺失的小鼠较野生型小鼠更易感染革兰阴性细菌（而不是革兰阳性细菌）。贮存于嗜天青颗粒中的防御素（defensin）在吞噬泡中可达到 mg/ml 的浓度水平（见下文），并可穿透靶细胞膜。基于内容物种类，初级颗粒可进一步划分为富含防御素颗粒和缺乏防御素颗粒两类[19]。

同样位于嗜天青颗粒中的杀菌素 / 通透诱导蛋白（BPI）可与防御素协同作用，并能有效中和内毒素，杀伤革兰阴性细菌[20]。杀菌素 / 通透诱导蛋白还能增强分泌性磷脂酶 A_2 的活性，后者对革兰阴性和阳性细菌都有杀伤活性。特异颗粒中的乳铁蛋白可以从微生物中夺取铁，发挥抗病毒和抗细菌的效应。其他颗粒相关蛋白如富含半胱氨酸分泌蛋白 3（CRISP3）和纤维胶凝蛋白 -1 近期也被报道，但他们的功能仍不清楚。

明胶酶颗粒和分泌小泡

进一步的研究已经明确中性粒细胞中还存在 2 种其他类型的囊泡结构。明胶酶颗粒（gelatinase granules）大小与特异颗粒基本一致，所内含的一些蛋白也与特异颗粒相同。然而，正如它们的名字那样，明胶酶颗粒最大的特点是它们含有高浓度的明胶酶，这是一种具有组织损伤能力的酶[21]。分泌小泡（secretory vesicle）比其他类型的颗粒更小、更轻，似乎不含有蛋白溶解酶[22]，但含有大量的膜相关蛋白，包括曾在质膜上发现的受体。这些结果提示分泌小泡是中性粒细胞质膜和膜蛋白的储存池（表 11-1）。

中性粒细胞的颗粒内含物发挥的重要作用不仅限于抗微生物效应，还具有放大或抑制固有和适应性免疫的作用。例如，细胞吞噬时释放的乳铁蛋白可通过降低 IL-2、TNF-α 和 IL-1β 的释放，抑制体外混合淋巴细胞培养导致的细胞增殖。在单核 / 中性粒细胞共培养过程中，蛋白酶 3 可通过促进细胞表面膜结合型 TNF-α 和 IL-1β 的解离而增强这些细胞因子的释放[23]。明胶酶 B 能够将无活性的 IL-1β 转化为活化形式，还能通过酶切修饰使趋化因子 IL-8 活化并促进其释放，从而放大中性粒细胞的内流[24,25]。中性粒细胞弹性蛋白酶也可能通过裂解并破坏巨噬细胞上的磷脂酰丝氨酸受体发挥促炎作用。凋亡细胞的膜

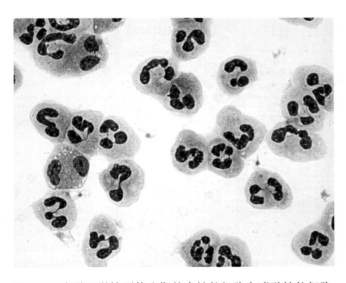

图 11-2 光学显微镜下静止期的中性粒细胞和嗜酸性粒细胞。用苏木素和伊红染色的血涂片所示的中性粒细胞和嗜酸性粒细胞；三叶核（多形核）是中性粒细胞的特征形态。两个嗜酸性粒细胞可通过其二叶核及染成粉红的颗粒与中性粒细胞区别开（伊红对碱性结构染色）（Courtesy K.A. Zarember, Laboratory of Host Defenses, National Institute of Allergy and Infectious Diseases, National Institutes of Health.）

改变会导致其细胞膜外表面磷脂酰丝氨酸的表达，磷脂酰丝氨酸及其受体的相互作用可引起巨噬细胞生成TGF-β以下调炎症反应[26]。中性粒细胞弹性蛋白酶可通过破坏这些相互作用使炎症持续。

中性粒细胞的活化和信号转导

外周血中的中性粒细胞要消灭外来目标，它们必须首先在远距离感知这些目标质的存在，然后通过黏附分子和受体之间的多种相互作用（滚动和黏附）黏附在活化的血管内皮，穿过后毛细血管微静脉的内皮后（渗出），迁移至信号来源部位（趋化作用）。最后，中性粒细胞与目标接触，并将其吞噬消灭。以上整个过程称为中性粒细胞的活化。由于可能导致组织损伤，中性粒细胞的活化必须被精细地调控。细胞将遭遇的刺激转化为特定的表型反应，这个内在反应过程称为信号传导（signal transduction）（图 11-3）[27]。

刺激与受体

经典的中性粒细胞趋化因子包括：脂质介质 [如白三烯 B4（LTB4）、血小板激活因子] 和蛋白质/多肽 [甲酰化多肽、补体裂解产物 C5a 和白介素 -8（IL-8）][28]。体内的趋化因子在炎症部位形成，由炎症细胞产生，如 LTB4 和 IL-8，或从已经合成的蛋白质中释放，如 C5a。甲酰化多肽如甲酰蛋氨酰亮氨酰苯丙氨酸（FMLP）刺激中性粒细胞的能力可能代表了一种相当原始的固有免疫反应，因为只有原核细胞，而不是真核细胞，所合成的蛋白质中第一个氨基酸是甲酰蛋氨酸，从而使高等生物可以识别更原始的生物。CXC 趋化因子是最近阐述的一组趋化因子，其 N 端含两个半胱氨酸，区别于其他酸性氨基酸是 C 端含两个半胱氨酸。很多 CXC 趋化因子在中性粒细胞的募集过程中发挥作用，如 IL-8（CXCL8）、KC（CXCL1）和 MIP-2（CXCL2）。除了诱导细胞

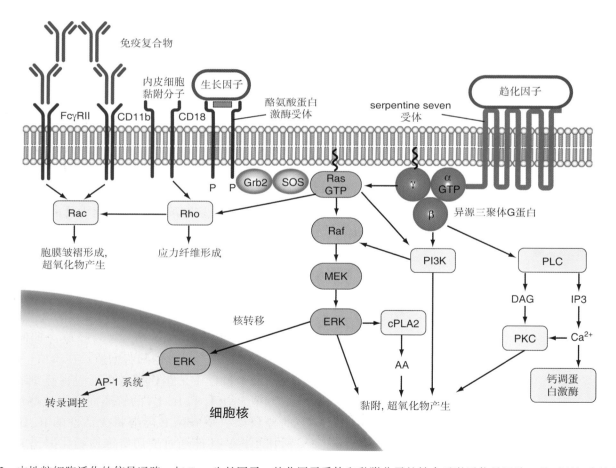

图 11-3 中性粒细胞活化的信号通路。与 Fc、生长因子、趋化因子受体和黏附分子的结合后激活信号通路，从而引起中性粒细胞炎症反应，包括细胞骨架和形态改变、黏附分子和过氧化物生成系统（NADPH 氧化酶）的激活和转录调节，本图展示了部分参与这些反应的已知路径（详述见正文）

趋化的活性，趋化因子还具有刺激中性粒细胞多方面活化的作用。然而，每种趋化因子在特定应答中的作用可能各不相同，这提示它们在中性粒细胞活化中的作用既具有特异性，又相互重叠[28,29]。

血流中中性粒细胞的活化依赖于特异性表面受体的存在。大部分趋化因子受体属于一种有 7 个跨膜区的受体，这种受体又称为 serpntine seven 受体或 G 蛋白偶联受体（GPCR），由一条蛋白单链组成，其中有 7 个疏水区穿越浆膜[30]。特异性趋化因子结合受体位于胞浆面的袋状结构，接近或低于浆膜平面。除趋化因子受体外，在中性粒细胞表面还存在其他可溶性配体的受体，包括生长因子受体、集落刺激因子受体和细胞因子受体。这些受体属于其他非 serpntine seven 受体家族。生长因子受体属酪氨酸蛋白激酶受体家族的成员，在该受体家族中，配体与 2 个相同或相关的受体的相互作用，使它们相互接近，导致它们的磷酸化和激活。最近的系统生物学研究表明只有成熟的中性粒细胞受体在各种炎症刺激下会呈现高表达[31]。最显著的例子包括 CXC 和 CC 趋化因子受体，如 IL-8R-α 和 β；CXCR-4 和 CCR-1、2 和 3；肿瘤坏死因子（TNF）1 和 2 细胞因子受体；干扰素（IFN）-α 和 -γ；白介素受体 IL-1R、IL-4R、IL-6R、IL-10R 和 IL-17R。一些非趋化性因子不能直接激活中性粒细胞，但可调节其功能。例如，中性粒细胞在用胰岛素或 GM-CSF 预处理后，对趋化因子的反应增强，这一过程称为初始化（priming）[32]。

三磷酸鸟苷结合蛋白

具有 7 个跨膜区的受体与配体结合后，受体的胞浆内部分与效应物三磷酸鸟苷结合蛋白（G 蛋白）相互作用。G 蛋白为异三聚体，由 α、β 和 γ 三个亚单位组成。G 蛋白的类型依据这些亚单位的特定组合而区分开来。在中性粒细胞中，占主导地位的 G 蛋白属于 G_i 家族[15]，其 G 蛋白的 γ 亚单位经修饰加入了异戊烯（聚异戊二烯）和 C 末端的甲基基团，以便于 G 蛋白锚定在浆膜上。所有的 G 蛋白都可通过 α 亚单位与 GTP 结合，随后将其水解为二磷酸鸟苷（GDP）。G 蛋白在与 GTP 结合后被激活，而与 GDP 结合时则失活。当 7 个跨膜区受体与适当的配体作用时，导致 GTP 与 α 亚单位结合。随后，异三聚体的 G 蛋白分解成为 α 和 β/γ 两个部分，每一部分都有特异的效应功能[33]。

一组小分子（20 ~ 25 kDa）GTP 结合蛋白单体（LMW-GBP）已被描述。由于最早发现的 LWM-GBP 是原癌基因 Ras，所以也称其为 Ras 相关蛋白或 Ras 超家族蛋白或小 GTP 酶。LMW-GBP 将 G 蛋白 γ 亚单位上的异戊烯（聚异戊二烯）和 C 末端的甲基基团修饰和 α 亚单位结合 GTP 的能力综合于单体分子上[34]。目前发现 LMW-GBP 的家族至少有 4 个：Ras 家族，其成员在细胞生长和分裂中起作用；Rho 家族，在细胞骨架的重排中发挥作用；Rab 和 Arf 家族，在小泡和内膜转运中至关重要[35]。所有 LMW-GBP 的 4 个家族均存在于中性粒细胞中。Rho 家族蛋白在中性粒细胞趋化运动中发挥最直接的调控作用。Rho 家族蛋白 Rac 和 Cdc42 在中性粒细胞迁移方向的细胞前端调控细胞骨架的重排，而 RhoA 则负责细胞后部细胞骨架的调控[36]（详见趋化运动章节）。

第二信使

第二信使是一些可扩散的小分子，在应答刺激反应时生成，可将膜受体的信号传递至下游效应蛋白。在中性粒细胞活化的经典模型中，受体的结合导致磷脂酶 C 的激活。活化的磷脂酶 C 将磷脂酰肌醇三磷酸分解为二酰甘油和 1，4，5- 三磷酸肌醇。二酰甘油和 1，4，5- 三磷酸肌醇介导钙内流和蛋白激酶 C 活化。存在于中性粒细胞中的其他磷脂酶还包括磷脂酶 2A 和磷脂酶 D。前者可以裂解磷脂酰胆碱和（或）乙醇胺，并促进花生碳四烯酸的生成；后者可以将磷脂酸胆碱分解为磷脂酸和胆碱[37]。尽管上述脂质第二信使可能在中性粒细胞的活化过程中发挥作用，其他脂质介质则可能具有负向调节效应。例如，神经鞘氨醇和神经酰胺就能抑制中性粒细胞的吞噬作用。

除脂质介质外，还有其他有机和无机第二信使分子。环磷酸腺苷（cAMP）是一种经典的第二信使，当中性粒细胞暴露于刺激和抑制物时，其细胞内 cAMP 浓度迅速上升。在这种情况下，cAMP 可能提供一种负调节信号，因为直接暴露于 cAMP，可能通过激活蛋白激酶 A，抑制大部分中性粒细胞的反应[29]（磷酸二酯酶 4 抑制剂阿普斯特的抗炎效果就是来自其维持 cAMP 水平从而维持 PKA 激活的功能[38]）。相反，细胞内磷酸鸟苷（cGMP）增高则对某些中性粒细胞的反应有适当的增强作用。一氧化氮（NO）是宿主防御反应调节中一种非常重要的分子，它也可以在中性粒细胞中生成，但是浓度很低[39]。研究发现中性粒细胞可发挥多种第二信使功能，包括抑制 NADPH 氧化酶（nicotinamide adenine dinucleotide phosphate）活性和肌动蛋白的多聚化，以及趋化作用（见下文）。而 NO 的过多生成已在很多风湿性疾病中得到证实[40]。

激酶和激酶级联反应

蛋白激酶是一类能够通过酶促反应在靶分子上加上磷酸基团的蛋白质，其在髓样和非髓样细胞信号转导中是至关重要的。蛋白激酶 C（实际上是一个激酶家族）是首先涉及中性粒细胞活化过程中的激酶之一，它在趋化因子的刺激下被激活。醋酸肉豆蔻酸佛波醇（phorbol myristate acetate），一种蛋白激酶 C 的合成激活物，能刺激中性粒细胞产生反应，包括黏附作用和超氧阴离子的生成，这一结果表明蛋白激酶 C 在中性粒细胞的活化中起到了一定的作用[41]。另外，蛋白激酶 C 的抑制物（包括白屈菜赤碱氯化物和十字孢碱）可以阻断对中性粒细胞功能的刺激。

丝裂原活化蛋白激酶（mitogen-activated protein kinase，MAPK）属丝氨酸 - 蛋氨酸激酶大家族，包括 ERK、p38 和 Jun 激酶（JNK）家族。在中性粒细胞中，趋化因子和其他的刺激可以激活 p38、JNK 和 ERK，并与中性粒细胞活化的时间段基本一致。ERK 激活在中性粒细胞生成超氧阴离子的信号传递过程中，在中性粒细胞的黏附和吞噬中的作用都已证实[29,34,42]。磷脂酰肌醇 3 激酶（PI3k）是一组相互关联的酶，它们在中性粒细胞中的含量丰富，其主要功能并非水解蛋白质的磷酸基团，而是水解磷脂酰肌醇磷酸脂 3 位上的磷酸基团。磷脂酰肌醇 3 激酶的主要活性产物为磷脂酰肌醇三磷酸（PIP3）。中性粒细胞中的磷脂酰肌醇 3 激酶可被趋化因子（如 FMLP）迅速激活，继而在中性粒细胞的许多功能方面发挥作用，包括超氧阴离子形成、细胞黏附和脱颗粒[43]。磷脂酰肌醇 3 激酶还可以调节中性粒细胞的生存和凋亡。

中性粒细胞的功能

中性粒细胞的黏附

炎症反应最早期的重要步骤之一是血流中的中性粒细胞与血管内皮黏附，为迁移到组织做准备（图 11-4）。被刺激的中性粒细胞还可以彼此黏附，这一过程称同型聚集（homotypic aggregation），它可以使血流中的中性粒细胞被黏附在血管上的中性粒细胞所吸附而增加黏附，或使已渗入炎症部位的中性粒细胞彼此聚积在一起。在中性粒细胞和内皮细胞上存在着多个相互作用的黏附分子家族，包括选择素（selectin）、整合素（integrin）、细胞间黏附分子（ICAM）以及唾液酸化糖蛋白（sialylated glycoprotein）。

选择素和唾液酸化糖蛋白

选择素家族由 3 个相关的分子组成：白细胞上的 L- 选择素、内皮细胞上的 E- 选择素以及活化的血小板和内皮细胞上的 P- 选择素。这些分子均具有共同的结构：2 个或 2 个以上的补体调节功能区（complement-regulatory domain）、一个内皮生长因子样功能区和一个凝集素（lectin）功能区。每一种选择素都可以和与其互作的细胞上细胞表面的唾液酸

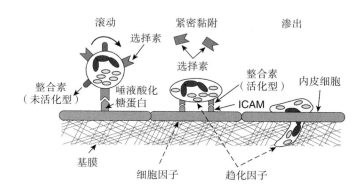

图 11-4　中性粒细胞向血管内皮的黏附。左：滚动的白细胞。未受刺激的中性粒细胞与毛细血管后微静脉内皮松散的黏在一起，这个过程由选择素（在中性粒细胞和内皮细胞上）和唾液酸化糖蛋白的相互作用介导，导致中性粒细胞沿着血管内皮滚动。中：紧密黏附。中性粒细胞暴露于趋化因子将引起整合素（CD11a/CD18，CD11b/CD18）的激活，内皮细胞暴露于细胞因子引起 ICAM 表达增加，这些分子相互作用，引起紧密黏附。同时，选择素从细胞表面脱落。右：渗出。中性粒细胞历经渗出，穿过内皮，通过基底膜。血液中中性粒细胞在应答组织中的炎症信号时，与血管壁黏附并从血管中移出，进入组织。ICAM，细胞间黏附分子

化糖蛋白结合：E- 选择素与中性粒细胞表面的 sialyl Lewis^x 抗原结合，P- 选择素与中性粒细胞上的 P- 选择素糖蛋白 -1 结合，而 L- 选择素则与内皮细胞上的 P- 选择素糖蛋白 -1 和 GlyCAM-1 分子结合。选择素主要为持续性表达，然而选择素和唾液酸化糖蛋白间的相互作用亲和力低且短暂。这些相互作用的结果导致血流中的中性粒细胞松散地贴着血管表面慢慢滚动，其运动类似于风吹草滚。因此，常规的临床采血方法无法收集到这些中性粒细胞。中性粒细胞和内皮细胞在经受适当的刺激时（如肾上腺素释放、糖皮质激素），选择素脱落，中性粒细胞被释放（应激性去边缘化），导致外周血中的中性粒细胞计数明显上升[44]。

整合素和细胞间黏附分子

整合素是一个由异二聚体分子组成的大家族，由 α 链和 β 链以不同的形式组合形成。与选择素一样，它们在与配体结合时也需要二价阳离子 [Ca^{2+} 或（和）Mg^{2+}]。中性粒细胞表达 3 种 β$_2$ 型整合素，由不同的 α 亚单位（CD11a、CD11b 或 CD11c）和相同的 β$_2$ 链（CD18）组成。ICAM 是整合素对应的配体。除了结合 ICAM 外，CD11a/CD18（也叫做 Mac-1 或 CR3）还可以结合纤维蛋白原、X 因子、肝素和补体成分 iC3b，是中性粒细胞 / 内皮细胞和中性粒细胞 / 中性粒细胞间相互作用中最重要的整合素。与选择素不同，中性粒细胞中持续性表达的 CD11b/CD118 并无活性，中性粒细胞在趋化因子和其他介质的刺激下，CD11b/CD18 的活性状态发生改变，对 ICAM 和其他配体的亲和力增加[45]。而内皮细胞在经细胞因子如 IL-1β 刺激后导致 ICAM-1 和 ICAM-2 的表达增加，证明两者在调节黏附中具有协同机制。与选择素介导的黏附不同，整合素 /ICAM 间的相互作用具有高亲和力，而且为持续性的，使得滚动的中性粒细胞能与血管壁紧密结合，而成为中性粒细胞向组织运动迈出的第一步。此外，整合素与对应配体的结合也可向细胞传递信号（由外向内的信号），引起特定的细胞反应，如调节细胞骨架重排、氧化基生成和脱颗粒。通过 CD11b/CD18 由外向里的信号传递与 Fc 受体 FcγRⅢ 传递的信号协同作用（见下文），调控多种不同的功能，包括介导 IgG 和补体成分 iC3b 调理颗粒的吞噬、免疫复合物介导的血管炎症中中性粒细胞依赖性的黏附[46]。中性粒细胞和内皮细胞间的相互作用也是依赖于 CD11b/CD18：中性粒细胞上的

CD18 与内皮细胞上的配体结合可以引起中性粒细胞释放蛋白酶，导致内皮细胞通透性的增加[47]。

目前的研究有力支持 CD11a/CD18 [也被称为淋巴细胞功能相关抗原（LFA-1）] 与 ICAM 之间的相互作用对中性粒细胞的黏附和外迁是必需的[48]。中性粒细胞在发炎的内皮上滚动的过程中，PSGL-1 介导的中性粒细胞与内皮组织互作导致 CD11a/CD18 激活，进一步促进了对中性粒细胞的吸引[49]。研究证据提示 CD11a/CD18 和 CD11b/CD18 的功能略有不同。CD11a/CD18 主要调控起始阶段的紧密黏附，而 CD11b/CD18-ICAM 介导的细胞互作则使中性粒细胞可以在血管内皮上缓慢爬行以寻找合适的跨细胞迁移的位置[50]。CD11c/CD18 在中性粒细胞中的功能目前还不清楚。

渗出和趋化运动

渗出

中性粒细胞通过血管的机制尚不完全清楚。有一篇报道认为中性粒细胞直接通过由内皮细胞本身形成的小孔进入组织，但中性粒细胞也可能通过破坏内皮细胞间的连接，从内皮细胞间进入组织（图 11-5）[44,51,52]。渗出通过中性粒细胞与内皮细胞上的血小板 - 内皮细胞黏附分子（PECAM）间协同作用完成。这些分子集中在内皮细胞连接处，在体外实验中，阻断 PECAM 的抗体可以通过限制中性粒细胞与内皮的贴壁，而抑制中性粒细胞的穿壁迁移。穿壁迁移的中性粒细胞发生 α6β1 的上调。α6β1 是一种能与层粘连蛋白（血管旁基膜的重要组成成分）结合的整合素。α6β1 抗体一般情况下都能阻断中性粒细胞的穿壁迁移，但在 PECAM 基因敲除鼠中则不具此功能，提示 α6β1/PECAM 对中性粒细胞通过血管壁向血管外迁移很重要[53]。CD47（又称为整合素相关蛋白）和 CD99（一种在中性粒细胞和内皮连接处表达的蛋白质）也均与中性粒细胞迁移穿过内皮的过程相关。

通过血管内皮后，大部分中性粒细胞在穿越基膜之前往往要停顿一会儿。Huber 及 Weiss 的经典研究表明中性粒细胞通过主动破坏基膜结构而通过基膜，但未阐明涉及何种已知的蛋白酶或氧化基[54]。这种破坏可被迅速修补，可能是通过内皮细胞的联结和基

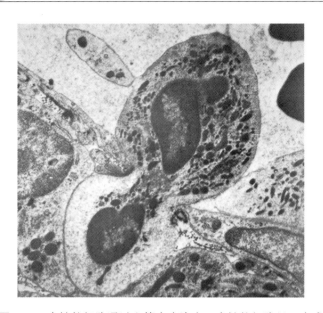

图 11-5 中性粒细胞通过血管内皮渗出。中性粒细胞经一个或多个血管内皮细胞穿越。中性粒细胞特征性的多叶核和多种颗粒类型显而易见。在相对缺乏颗粒的中性粒细胞前沿可以穿过血管内皮，表明其特定结构的形成有助于渗出，包括 F- 肌动蛋白细胞骨架的形成

底膜的释放。形象地讲，这种机制类似内皮细胞保持着基底膜上门的开放，等中性粒细胞通过后，再把门关上。

趋化运动

　　中性粒细胞向形成某一分子梯度的方向的趋化运动通过以下过程实现：首先细胞膜的皱褶（板状伪足）向这一方向延伸，并固定于底物，随后细胞的剩余部分则随之向这个方向运动。这些变化是经 GPCR 和 PI3K 传递信号，中性粒细胞向梯度方向趋化后通过肌动蛋白细胞骨架的重排而实现。肌动蛋白是一种 41 kDa 的蛋白质，以两种形式存在：一种是可溶性的球形单体（G- 肌动蛋白），另一种是不可溶的线性多聚体（F- 肌动蛋白）。在调节分子的作用下，F- 肌动蛋白在延伸端被装配，而在另一端则被拆卸。在趋化过程中，F- 肌动蛋白的形成和延伸都集中在中性粒细胞的前沿边缘，使细胞膜向前延伸（图 11-5）。趋化因子受体也集中于这一边缘，限定了细胞按趋化物质梯度方向运动（头灯现象）。随着中性粒细胞沿着这个方向的运动，开始在前沿端的受体则被移向尾端并内吞[55]。

吞噬作用和脱颗粒

吞噬作用

　　中性粒细胞对遭遇到的细菌或其他颗粒进行吞噬时需要与它们直接接触。中性粒细胞直接识别病原相关分子模式（PAMP）可以激活吞噬。PAMP 是发现存在于细菌和病毒（一般不见于哺乳动物细胞）表面和内部的小分子序列。PAMP 能被 Toll 样受体（TLR）[56]和其他模式识别受体（PRR）识别。人类中性粒细胞表达除 TLR3 外的所有 TLR，TLR 通过促进结构和构象改变激活刺激人类中性粒细胞吞噬[57]。一般来说，中性粒细胞吞噬未被修饰的目标的能力较差，尤其是带荚膜的细菌。吞噬作用可被调理作用大幅增强（调理，opsonization，来源于希腊语，意思是准备饭菜）。调理作用指通过加上免疫球蛋白（Ig）和（或）补体成分，在吞噬目标表面进行修饰（图 11-6）。

　　中性粒细胞表达两类 IgG 的 Fc 段受体：低亲和力的 $Fc\gamma R\,II\,a$ 和高亲和力的 $Fc\gamma R\,III\,b$[58]。在某些感染发生时，或者在体外经干扰素或 G-CSF 刺激后，中

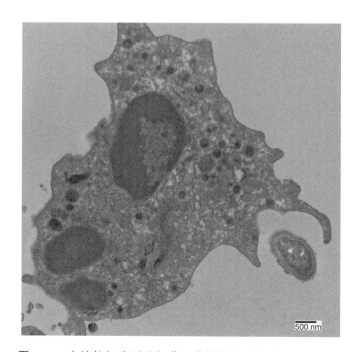

图 11-6 中性粒细胞吞噬细菌。中性粒细胞能内陷并杀死许多微生物。每次吞噬事件都导致吞噬体的形成，并有活性氧和水解酶分泌至吞噬体中。图示为细菌正被中性粒细胞吞噬时的透射电镜图（Courtesy K.A. Zarember，D.E. Greenberg，and K. Nagashima，Laboratory of Host Defenses，National Institute of Allergy and Infectious Diseases，National Institutes of Health.）

性粒细胞还可表达与单体 IgG 结合的高亲和力受体 FcγRⅠ。FcγRⅡa 与 IgG 亚型结合的亲和力决定于 IgG 131 位氨基酸的多态性。FcγRⅢb 受体中的中性粒细胞抗原 NA1 和 NA2 的多态性也可决定与 IgG 不同亚型结合的能力。NA2 等位基因纯合子个体介导吞噬作用的能力较 NA1 纯合子个体低。这些差别在免疫复合物起到重要作用的风湿性疾病中有着重要的意义（见下文）。

吞噬作用是一个主动的过程，牵涉到中性粒细胞膜的延伸（伪足和板状伪足的形成）和目标周围中性粒细胞膜的内陷。FcγR 和补体受体与相应的配体结合后，可以导致多种信号转导途径激活，并在吞噬过程中发挥不同作用[59]。补体受体 CR3（CD11a/CD18）与配体结合导致肌动蛋白应力纤维的形成和细胞膜的内陷，而与 FcγRⅡ 结合则主要引起细胞膜向外延伸以包绕目标。这些受体的信号传递依赖于 Rho 家族中 LMW-GBP 不同成员的活化。

脱颗粒

在捕获目标之后，中性粒细胞会发生脱颗粒。脱颗粒实际上反映了两个不同的过程：小泡结构可以与细胞膜融合，将其内容物释放至细胞外（图 11-1），或与吞噬体融合形成吞噬溶酶体。前者后者的调控方式不同。在应答刺激过程中，较轻颗粒易于移动（移动能力：分泌小泡＞明胶酶颗粒＞特异颗粒＞嗜天青颗粒）[60]。在后一种脱颗粒类型（吞噬溶酶体形成）中，嗜天青颗粒与吞噬体的融合使得蛋白溶解酶、髓过氧化物酶和抗菌蛋白质进入到被吞入细菌的位置[61]。特异颗粒与吞噬体的融合可以输送胶原酶，也可使细胞色素 -b$_{558}$ 获得合适的定位，而细胞色素 -b$_{558}$ 为 NADPH 氧化酶所必需（见下文）。这些调控过程可以使具有潜在毒性的物质保持失活状态，在需要的时候，再使这些物质互相接近并激活。将具有潜在毒性的介质限定在吞噬溶酶体内，可以保持对宿主组织损伤和中性粒细胞自我损伤的监控。然而，这种对颗粒内容物的控制并不完美，毒性分子仍会被释放到胞外环境中，特别是吞噬的目标过大的时候（frustrated phagocytosis）。

呼吸爆发

除了在颗粒中含有蛋白酶和其他抗菌蛋白质之外，中性粒细胞还能通过生成毒性氧代谢产物如一氧化氮（NO）、超氧离子（O$_2^-$）和过氧化氢（H$_2$O$_2$）来杀死细菌。这一过程由 NADPH（nicotinamide adenine dinucleotide phosphate）氧化酶系统介导，常常被称为呼吸爆发或氧化爆发（respiratory or oxidative burst），具有极强的破坏性，需要严密的调控机制以防止中性粒细胞的自我损伤[62]。NADPH 氧化酶的核心成分是细胞色素 b$_{558}$，它位于特异颗粒的膜上，由两个亚单位组成：22 kDa 部分（gp22^{phox}，为吞噬细胞氧化酶所必需）和 91 kDa 部分（gp91^{phox}）。但这种细胞色素缺乏独立的活性，还需要几种胞质蛋白参与氧化酶的激活，主要包括一种 47 kDa 的蛋白质、一种 67 kDa 的蛋白质（p47^{phox} 和 p67^{phox}）[63]。在中性粒细胞接受刺激时，p47^{phox} 和 p67^{phox} 成分移位至颗粒的膜上，与细胞色素形成活性复合体（图 11-7）。该系统的第五种蛋白，p40^{phox} 与细胞质中 p47/p67 结合，调控氧化酶系统，并在胞吞诱导的过氧化物产生中发挥功能，其具体作用机制目前还不十分清楚[64,65]。最终，小 GTPase p21^{rac} 也可在对刺激发生反应时移位到该复合物，并可能也对氧化酶的激活发挥作用[66,67]。

当装配好并被激活后，NADPH 氧化酶可将电子从 NADPH 转移至 O$_2$ 而生成 O$_2^-$：

$$2O_2 + NADPH \xrightarrow{\text{NADPH 氧化酶}} O_2^- + NADP^+ + H^+$$

随后，自发歧化反应，快速生成过氧化氢：

$$2O_2^- + 2H^+ \longrightarrow H_2O_2 + O_2$$

尽管 O$_2^-$ 和 H$_2$O$_2$ 能在体外对微生物具有杀伤作用，但它们的寿命很短，很可能在正常情况下，NADPH 氧化酶系统的杀菌能力绝大部分并非由它们完成。许多细菌也确实具有过氧化氢酶，以分解 H$_2$O$_2$。然而，H$_2$O$_2$ 产生的部位正是髓过氧化物酶释放的部位，可导致次氯酸（氯漂白剂）的大量生成。次氯酸是一种强大的氧化剂，具有极强的杀菌能力。次氯酸还可以进一步与蛋白质反应，形成氯化氨（一种杀菌能力较弱，但寿命较长的氧化剂）。中性粒细胞产生的氧化物在机体防御微生物的过程中起到重要作用。

现有观点认为，通过髓过氧化物酶产生次氯酸是中性粒细胞杀伤微生物最有力的工具，然而这一观点已受到挑战。缺失 NADPH 氧化酶或弹性蛋白酶和组织蛋白酶 G 的小鼠均更易于发生感染，提示防御系

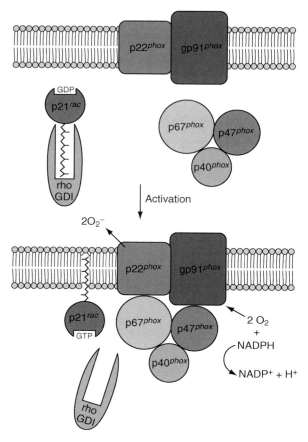

图 11-7 中性粒细胞 NADPH 氧化酶系统的组装。上图，静止状态下分布的 NADPH 氧化酶的基本组分。细胞色素 b_{588} 与膜相关，由两个亚单位 gp91^{phox} 和 p40^{phox} 组成。而 p47^{phox}，p67^{phox}，和最近证实的 p40^{phox} 在细胞质中以复合物的形式存在。与 GDP 结合的 P21^{rac} 存在于细胞质，处于无活性的状态，其疏水端连着由一种分子伴侣（Rho-GDI）形成的鞘套，以维持其水溶性。下图，中性粒细胞的激活可以引起胞质氧化酶组分向胞膜移位，在胞膜上与细胞色素形成有活性的复合物，导致超氧阴离子的产生。具有强大损伤作用的氧化酶系统通过分隔和组装自身组分接受严密的调控

统的两个方面——氧化物的产生和蛋白酶介导的微生物破坏同等重要。吞噬体中超氧化合物的产生可使 pH 上升（继发于形成 H_2O_2 所致的质子消耗），这可导致 K^+ 的内流，而离子度的上升可使阳离子蛋白酶从阴离子蛋白多糖基质中释放，发挥杀伤细菌作用。在这个新的模型中，氧化物并不直接破坏微生物，而是协助蛋白裂解酶作用[68]。

中性粒细胞生成促炎症介质

花生四烯酸代谢物

中性粒细胞在受刺激后释放膜上的花生四烯酸被认为与急性炎症的加重有关。虽然花生四烯酸本身具有趋化和刺激中性粒细胞的能力[42,69,70]，但其代谢产物对炎症的调节作用更为重要。花生四烯酸中了解最多的是白三烯（LT）。中性粒细胞能够产生 LTB$_4$，一种能够高效吸引其他中性粒细胞的脂质介质[69]。白三烯生成过程中的中间产物，如 5- 羟基二十碳四烯酸，也可由中性粒细胞产生，并可能具有刺激作用[42]。

环氧化酶（COX）（内过氧化物合酶）途径是花生四烯酸代谢的另一条主要途径。花生四烯酸经环氧化酶作用代谢后转变为前列腺素 H，前列腺素 H 进一步经细胞特定类型转化为多种其他前列腺素[71]。与炎症最相关的是前列腺素 E 系列，特别是前列腺素 E$_2$。前列腺素 E 系列具有有许多促炎症效应，包括促进血管扩张、血管通透性增加和诱发疼痛。而前列腺素 E$_2$ 对中性粒细胞的直接作用似乎是抑制性的，而这一作用很可能与其增加细胞内的 cAMP 水平有关[72]。虽然静息的中性粒细胞几乎不表现出 COX 的活性，但中性粒细胞持续性的活化可以导致 COX-2 的上调，提示中性粒细胞生成的前列腺素 E$_2$ 既具有促炎作用，又可下调其自身的活性。

细胞因子产生

尽管中性粒细胞产生细胞因子的量相对较小，但在感染或炎症部位有大量中性粒细胞聚积，提示中性粒细胞产生的细胞因子总量足以协助将其他中性粒细胞募集到靶区域。中性粒细胞产生的细胞因子包括 IL-8、IL-12、巨噬细胞抑制蛋白 -1α 和 β（MIP-1α 和 β，也称 CCL3 和 CCL4）、生长相关的癌基因 -α（GRO-α）、制瘤素 M、单核细胞趋化蛋白 1（MCP-1）和转化生长因子 β（TGF-β）。中性粒细胞可能也表达少量的经典细胞因子，如 IL-1β、TNF 和 IL-6，以及抗炎因子 IL-1ra[12]。多个研究表明中性粒细胞可能也是 IL-17 的来源，IL-17 是一种强效的促炎因子，能增强中性粒细胞的迁移和募集[73]。

终末分化的中性粒细胞表达趋化因子的转录过程需要特定刺激因子的组合。在脂多糖存在的情况下，

TNF 促进 IL-8、GRO-α 和 MIP-1 的产生，而 IFN-γ 是产生 CXCL9 和 10 所必需的[74]。已经明确其他中性粒细胞衍生的分子在固有免疫和适应性免疫之间起着桥梁作用。活化的中性粒细胞释放 B 淋巴细胞刺激因子（BLyS）和肿瘤坏死因子相关的凋亡诱导配体（TRAIL）[75,76]。而 BLyS 刺激 B 细胞增殖（通过 TNF 家族受体 BAFF-R、TACI 和 BCMA），TRAIL 诱导 T 细胞的抗肿瘤效应和凋亡。

在 fM 级别的低浓度水平，TGF-β 是一种极强的中性粒细胞趋化因子。由其募集至炎症部位的中性粒细胞又可产生更多的中性粒细胞因子，包括产生更多的 TGF-β[77]。但在更高的浓度下，TGF-β 具有很强的抗炎作用，可抑制脂多糖、FMLP 和 TLR 配体作用下的中性粒细胞脱颗粒[26,78]。

中性粒细胞胞外诱捕网和微粒

近年来发现的中性粒细胞非吞噬的细菌杀伤机制能增强宿主防御。

中性粒细胞胞外诱捕网

中性粒细胞胞外诱捕网（neutrophil extra-cellular trap，NET），是由中性粒细胞颗粒蛋白和染色质组成的胞外网状结构，可以结合和杀死微生物（图 11-8）[79,80]。NET 中包含有来自染色质的 DNA 成分，这些 DNA 可能源于中性粒细胞的细胞核 DNA 或线粒体 DNA[81]。对不同类型的 NET 形成的研究显示，线粒体 DNA 的释放可以在 2 分钟内发生，细胞核 DNA 的释放过程一般需要更长时间（超过 2 小时）。

NET 可能作为一种抗菌防御机制形成和释放，或因对炎症或自身免疫性疾病中细胞因子、趋化因子、免疫复合物或免疫激活的血小板的反应而释放[82]。NET 可以发挥促炎作用，也能发挥抗炎作用，或者同时具备这两种功能。一项研究表明，聚集的 NET 可以沿着大的坏死区域创建一个物理屏障，从而限制有害的免疫反应，但 NET 也有助于坏死组织的产生[83,84]。作为抗菌防御的一部分，NET 捕获细菌，NET 在活化细胞表面释放，可以在捕获细菌的同时，提供一个支架结构，促进该结构局部的抗菌成分浓度升高，由此在细胞外杀死细菌[79]。除了杀菌，NET 可以切割细菌的毒性因子对其灭活。这一过程主要依靠 NET 中高浓度的中性粒细胞蛋白，如弹性蛋白酶、组织蛋白酶 G。

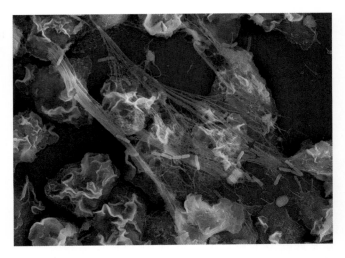

图 11-8　中性粒细胞胞外诱捕网（NET）是一个复杂的细胞外结构，由染色质和来源于中性粒细胞颗粒的特异蛋白组成。NET 能捕获革兰氏阴性菌、革兰氏阳性菌和真菌。图示刺激后的中性粒细胞形成 NET 捕获福氏志贺菌的扫描电镜图（Courtesy V. Brinkmann and A. Zychlinsky, Max Planck Institute for Infection.）

此外，NET 表面不同的中性粒细胞颗粒蛋白与不同类型微生物的清除有关，如 MPO 主要参与金黄色葡萄球菌的清除，钙颗粒蛋白与真菌的清除有关[85,86]。作为应对，一些细菌可以通过内切酶降解 NET[87,88]。

NET 的形成对中性粒细胞而言可能会造成自杀性后果，该过程会导致中性粒细胞染色质的解浓缩（decondensation）、细胞核膨胀和细胞膜的穿孔，这一过程被称为自杀性 NETosis[80]。刺激因素（如细菌、病毒、真菌等病原体或细胞因子）与中性粒细胞表面的相应受体（TLR 或 IgG-Fc 受体等）结合后，NETosis 发生[79]。刺激之后，钙离子自内质网中释放，导致 NADPH 氧化酶的活化和活性氧分子的产生，从而进一步引发弹性蛋白酶和 MPO 自嗜天青颗粒中释放、中性粒细胞破裂并释放出染色质和颗粒蛋白[84]。有趣的是，氧化剂产生被阻断的中性粒细胞不能启动 NETosis，这表明氧化剂在驱动 NET 过程中发挥了作用[89-91]。MPO 与染色质的结合促进细胞核染色质解浓缩，可能可以促进自杀性 NETosis[90]。此外，染色质解浓缩也可能是由细胞整体的转录活化驱动的[92]。一旦从细胞中释放，染色质的解浓缩依赖胜肽精胺酸去亚胺酶 4（peptidylarginine deiminase 4，PAD4）催化介导的组蛋白高瓜氨酸化[93]、中性粒细胞弹性蛋白酶对核小体组蛋白的消化和对核心及连接组蛋白的翻译后修饰而实现[89]。

并非所有的 NETosis 都必然导致中性粒细胞死亡。在某些情况下，中性粒细胞会经历被称为关键NETosis（vital NETosis）的过程。在这一过程中，中性粒细胞虽然失去了它们的染色质成分，但仍然保持细胞结构的完整，仍具有趋化运动和吞噬微生物的功能[94]。关键 NETosis 比自杀性 NETosis 发生得更快，而且更有可能释放线粒体 DNA 而非核 DNA，但就像自杀性 NETosis 一样，它也依赖于活性氧的产生[95-97]。关键 NETosis 一般由对金黄色葡萄球菌、白色念珠菌和革兰阴性菌表面的脂多糖的反应引发，在某些情况下血小板上的 TLR4 也可作为介质[98-100]。虽然 NET 的释放可能是由多种途径介导的，但中性粒细胞决定经历自杀性 NETosis 还是关键 NETosis 的机制仍不清楚。

微粒

中性粒细胞来源的微粒（microparticle）（包括小泡和外泌体）是由中性粒细胞释放出的由其质膜结构包围的含有胞质成分的小泡。类似 NET，微粒在介导中性粒细胞的功能方面的作用，之前并未得到重视（图 11-9）[101]。在激活过程中，中性粒细胞释放多种不同的小泡[102]，这些小泡直径在 100～1000 nm 之间，具有其母细胞的表面标志。微粒可与靶细胞（包括内皮细胞）以受体依赖性的方式结合，从而将母细胞的 mRNA 和 microRNA 传递到靶细胞中，因此促

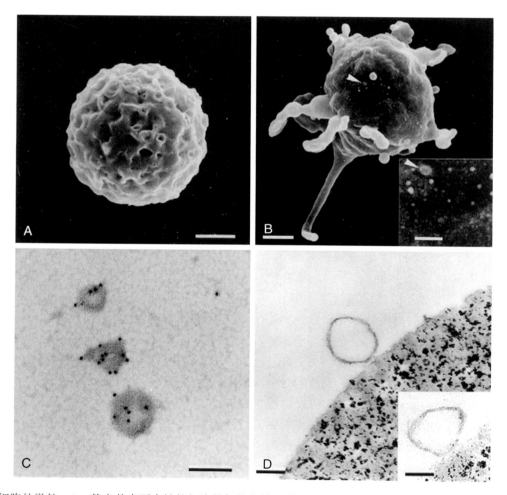

图 11-9　中性粒细胞的微粒。A．静息状态下中性粒细胞的扫描电镜照片（比例尺：1.5 μm）。B．一个在 0.1 μm FMLP 刺激下的中性粒细胞的扫描电镜照片。注意细胞膜上突出的巨大伪足和正在发芽的小泡结构（大小在 70～300 nm 之间）。箭头所指为微粒结构。右下角为放大局部。C．免疫金标记的微粒结构的透射电镜照片，说明微粒上的抗原也存在于中性粒细胞表面（比例尺：150 nm）。D．使用 Dynabeads 微球（Thermo Fisher Scientific，Waltham，Mass）纯化得到的微粒切片，显示其具有双层膜结构（Copyright 1999. The American Association of Immunologists，Inc.）

进细胞间的信号传递和反应。在脓毒血症和心血管疾病中，微粒的数量上升，并可能在感染介导的血栓形成中发挥重要作用[102-105]。研究显示，中性粒细胞产生的微粒可以通过结合内皮细胞表面表达的 L- 选择素，黏附在内皮细胞上，促进炎症效应[106]。也可以通过促进 TGF-β 的释放发挥抑炎作用[107]。

NET、微粒和血栓

最近的研究证据说明，中性粒细胞在血小板和凝血酶的激活中发挥关键作用，提示了炎症和血栓形成之间的重要相互作用。在炎症部位聚集的中性粒细胞与聚集的血小板一起发挥上述作用，并可进一步促进血小板聚集（图 11-10）。在系统性红斑狼疮和类风湿关节炎患者体内，血小板 - 中性粒细胞复合物水平升高，这可能是中性粒细胞激活的结果[108]。另一方面，在血管和内皮损伤的情况下，被暴露的胶原激活的血小板表达 P- 选择素，从而通过与中性粒细胞上 PSGL-1 的作用，促进中性粒细胞 - 血小板的结合。由此导致的中性粒细胞活化会通过激活整合素

CD11b/CD18 黏附分子形成更牢固的结合[109]。在炎症环境中，中性粒细胞通过 12（S）羟基二十二酸内吞血小板产生的微粒。12（S）羟基二十二酸是通过炎症诱导分泌的磷脂酶 A2ⅡA 分子与血小板微粒表面的 12- 脂氧合酶的互作产生的[111]。

中性粒细胞 - 血小板的相互作用会导致开启凝血级联反应的组织因子在细胞表面表达[110]。中性粒细胞 NET 结构也在促进凝血过程中发挥作用，如散播血管内促凝物。在这一过程中，释放出的中性粒细胞染色质可以直接促进血栓形成并提高凝血因子活性，并可作为中性粒细胞弹性蛋白酶与抗血栓组织因子通路抑制剂（anti-thrombotic tissue factor pathway inhibitor，TFPI）共定位的平台[112,113]。弹性蛋白酶导致的 TFPI 失活使凝血过程可以继续进行[114]。NET 也可以仅作为血小板黏附和聚集的骨架结构发挥作用[115]。在流动限制性的深静脉血栓小鼠模型中，NET 存在于血栓处，小鼠在接受 DNA 酶治疗或清除中性粒细胞后，可以避免血栓的形成[116]。

来源于中性粒细胞的微粒也可以促进血栓形成。

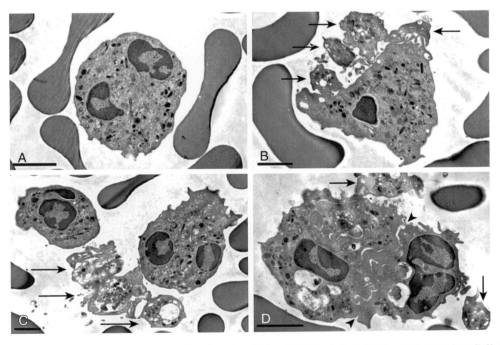

图 11-10 在血液样本的流体剪切力作用下，中性粒细胞 - 血小板相互作用和中性粒细胞 - 中性粒细胞聚集物的透射电镜照片。A．没有血小板黏附的单个中性粒细胞外观为圆形（未激活状态）。B．在与四个血小板结合后，中性粒细胞形状发生改变（与血小板的接触激活了中性粒细胞）。C．两个中性粒细胞依靠血小板形成的桥梁形成聚集。D．两个中性粒细胞形成聚集。在 B、C 和 D 图中，长尾箭头指示的是血小板；在 D 图中，无尾箭头指示的是中性粒细胞之间接触的区域（各图中比例尺均为 2 μm）（Reproduced from Konstantopoulos K，Neelamegham S，Burns AR，et al. Venous levels of shear support neutrophil-platelet adhesion and neutrophil aggregation in blood via P-selectin and beta2-integrin. *Circulation* 1998；98（9）：873-882.）

这些微粒含有中性粒细胞中的很多酶和表面蛋白，其中 MPO 等酶类可以导致内皮损伤，微粒表面的 β_2 整合素激活后可以激活血小板，这些组分都可促进血栓的形成 [117,118]。

中性粒细胞炎症的消退

　　为避免过度的组织损伤并启动愈合过程，炎症反应需要最终实现消退。炎症的消退是一个主动精细的调控过程。促炎症消退信号包括脂质介质 [如脂氧素（lipoxin）和消退素（resolvin）]、膜联蛋白 A1（annexin A1）、趋化素衍生多肽（chemerin-derived peptides）、某些趋化因子和细胞因子。

消退素

　　根据脂质的来源不同，消退素可分为两类。消退素 E1 是二十五碳烯酸（EPA）的产物，可抑制单核细胞、巨噬细胞、树突状细胞和中性粒细胞 [119,120]。消退素 D 来源于二十二碳六烯酸（DHA），可有效抑制中性粒细胞渗出和迁移 [121]。炎症消退巨噬细胞介质 1（macrophage mediator in resolving inflammation-1，maresin-1）与消退素 D 有相似的特性 [122]。一些前列腺素（如 15d-PGJ$_2$）也具有抗炎特性 [123]。

脂氧素

　　脂氧素来源于花生四烯酸，是有力的抗炎分子 [69]。脂毒素的合成需要中性粒细胞中的 5- 脂氧合酶与其他细胞（血小板或内皮细胞）中的相关酶（12- 脂氧合酶或 15- 脂氧合酶）协调作用（图 11-11） [124]。与白三烯和前列腺素不同，脂氧素发挥抗炎作用，提示多种炎症细胞亚群聚集在一起可能将花生四烯酸代谢转向合成抗炎分子的方向，从而促进炎症缓解 [125]。在某些情况下，在炎症部位凋亡的中性粒细胞会被该部位的巨噬细胞吞噬，促进脂氧素 A$_4$ 生成 [126]。阿司匹林可刺激具有活性的脂氧素类分子的产生，提示其抗炎功能的机制之前还没未完全阐明 [127]。

其他炎症消退因子

　　中性粒细胞激活后，在趋化因子刺激下，膜联蛋白 A1（lipocortin）被释放，下调中性粒细胞的迁移并促进中性粒细胞凋亡和清除 [128]。趋化素衍生多肽也被报道有相似的活性 [129]。活化的中性粒细胞还会

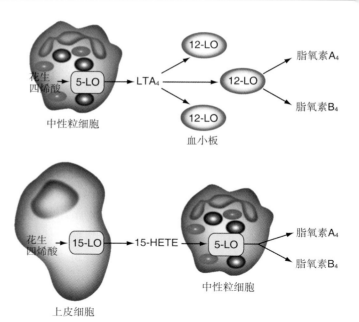

图 11-11　抗炎脂氧素 A$_4$ 和 B$_4$ 的产生依赖于不同的两类炎性细胞之间的相互作用。上图，脂氧素由中性粒细胞和血小板产生。由活化中性粒细胞产生的花生四烯酸经中性粒细胞 5 脂氧合酶（5-LO）转化成白三烯 A$_4$（LTA$_4$）。LTA$_4$ 在临近血小板中的 12 脂氧合酶的作用下转换成脂氧素 A$_4$（LXA$_4$）和脂氧素 B$_4$（LXB$_4$）。下图，脂氧素由上皮细胞和中性粒细胞产生。由上皮细胞产生的花生四烯酸在 15 脂氧合酶（15-LO）的作用下转化成 15- 羟基二十碳四烯酸（15-HETE）。在有炎症的情况下，来自邻近中性粒细胞的 5 脂氧合酶随后将 15-HETE 转化成 LXA$_4$ 和 LXB$_4$

表达 IL-1 受体拮抗剂（IL-1 receptor antagonist，IL-1ra） [130]，该分子（anakinra）在类风湿关节炎和自身炎症性疾病中的疗效，提示了其在下调炎症方面的临床重要性。基质金属蛋白酶（MMP）介导的炎症消退机制已经被证实。巨噬细胞来源的基质金属蛋白酶（如 MMP- 1、MMP-3 和 MMP-12）可裂解 CXC 趋化因子，使这些因子失去募集中性粒细胞的活性，从而抑制中性粒细胞流入 [131]。

凋亡中性粒细胞在炎症消退过程中的作用

　　凋亡的中性粒细胞可通过释放乳铁蛋白和膜联蛋白 A1 抑制粒细胞的趋化运动和迁移 [132]，也可以抑制通过 IL-17 / IL-23 轴活化引起的炎症反应，从而抑制粒细胞生成。在这个模型中，巨噬细胞和树突状细胞在损伤部位产生 IL-23，进而促进 T 细胞产生 IL-17 [Th17、γδT 细胞和自然杀伤（NK）T 细胞]。

IL-17 能促进 G-CSF 的产生，对中性粒细胞有强大的趋化作用。募集的中性粒细胞凋亡后被巨噬细胞吞噬，导致 IL-23 表达减少。紧随其后，IL-17 和 G-CSF 产生减少，从而下调粒细胞的生成 [133]。

有趣的是，中性粒细胞可能有下调炎症蛋白介质的作用。凋亡的中性粒细胞（在炎症消退期出现）表面趋化因子受体 CCR5 表达增加（由消退素 D 和 E 介导），而该受体可清除并降低趋化因子（如 CCL3 和 CCL5）的浓度。这些结果再一次强调中性粒细胞不仅仅是炎症细胞，其在随后的炎症消退中也发挥着直接作用 [134]。

遗传性中性粒细胞功能紊乱

各种各样的后天环境导致中性粒细胞功能异常和（或）缺失，如恶性肿瘤（髓系白血病）、代谢异常（糖尿病）和药物影响（糖皮质激素、化疗）。此外，许多罕见的中性粒细胞先天性失调已经被发现（表 11-2）。一般来讲，先天性中性粒细胞功能受损患者易患细菌感染（主要是金黄色葡萄球菌、假单胞菌和伯霍尔德杆菌）和真菌（曲霉菌、念珠菌），而不易被病毒和寄生虫感染。感染的主要部位包括皮肤、黏膜、肺，但任何部位都可发生感染，并且脓肿扩散很常见。在缺乏有效治疗时，这类疾病大多数都可能威胁生命。

中性粒细胞数量减少的疾病

严重的先天性中性粒细胞减少症（SCN，即 Kostmann 综合征）起因于骨髓造血组织生成受抑，使中性粒细胞计数持续低于 0.5×10^9/L。单基因常染色体显性、隐性遗传、散发和多基因亚型等遗传类型在该病中均得到证实，包括中性粒细胞弹性蛋白酶和 HAX1 基因的突变，后者参与 G-CSF 的合成 [135-137]。患者从婴儿期起就易患严重的细菌感染，包括脐带炎、肺炎、中耳炎、牙龈炎和肛周感染。由于缺乏急性炎症反应，因此感染往往在广泛蔓延之后才被察觉，死亡率极高。治疗包括使用抗生素和长期使用人重组 G-CSF，后者可以使中性粒细胞计数维持在正常或接近正常的水平。SCN 患者也有并发急性髓系白血病（AML）和骨髓增生异常综合征的风险 [138]，尤其是那些对粒细胞集落刺激因子（G-CSF）治疗反应不好的患者。一种轻型中性粒细胞减少症（良性先天性中性粒细胞减少症）已被观察到，该病患者的中性粒细胞较多，相应的感染也少。中性粒细胞减少症的另外一种变异型是周期性中性粒细胞减少症，它以 21 天为一个周期，发生暂时的反复的中性粒细胞减少。研究提示中性粒细胞弹性蛋白酶的缺陷可影响中性粒细胞在骨髓中的存活，而这可能与严重的先天性中性粒细胞减少和周期性中性粒细胞减少的发生有关 [139]。至少有 52 个不同的编码中性粒细胞弹性蛋白酶的 ELANE 基因突变，这是大约一半患者的病因 [140]。HAX-1 和葡萄糖 6 磷酸酶催化亚基 3（G6PC3）基因突变，在 SCN 患者中比例较小。另外，X 染色体连锁的中性粒细胞减少症（由 WASP 基因持续活化和部分骨髓转录因子缺陷导致）较少见。

白细胞黏附缺陷

白细胞黏附缺陷源于细胞黏附于胞外基质及血管内皮的缺陷。在人类已经有三种不同的类型被描述。1 型白细胞黏附缺陷（LAD-I）由常染色体隐性遗传缺陷导致 β_2 整合素 CD18 链的合成障碍所致，继而造成中性粒细胞不能形成 β_2 整合素，以至于血流中的中性粒细胞不能牢固地黏附在血管内皮上，也不能跨细胞迁移至感染部位 [141,142]。同时细胞的吞噬作用也受到了抑制。临床表现与中性粒细胞减少症相似，反复发生威胁生命的感染。但该疾病的外周血中性粒细胞计数呈现典型的增高，提示中性粒细胞不能移出血管系统。完全型 LAD-I 在婴儿期就开始发病，以脐带炎、反复发生威胁生命的细菌和真菌感染、牙龈炎和伤口延迟愈合为特征。感染部位缺乏脓液是 LAD-I 的标志。骨髓移植是唯一能够治愈的方法。

2 型白细胞黏附缺陷（LAD-II）则由常染色体隐性遗传缺陷所致的 sialyl-Lewis^x（SLex 或 CD15s）糖基化，该分子是中性粒细胞的内皮选择素对应配体。LAD-II 的患者的中性粒细胞不能沿内皮滚动，其症状与 LAD-I 相似，但还出现智力障碍、身材矮小、特殊面容和孟买（hh）血型 [143]。第三种类型白细胞黏附缺陷疾病（LAD-III）也已被发现，LAD-III 患者白细胞表面整合素表达正常，但缺乏将它们活化的能力 [143,144]。由于整合素活化障碍同样可以发生在血小板，因此患者发生感染和出血的危险性均增高。

表 11-2　遗传性中性粒细胞功能异常

功能异常	缺陷类型	遗传方式	临床表现	治疗	典型预后
中性粒细胞减少					
恶性先天性中性粒细胞减少（Kostmann 综合征）	成熟停止（< 0.5×10^9 PMN/L	AR（HAX1 变异）	细菌感染（脐带炎、脓肿、牙龈炎、UTI）	RhG-CSF	治疗后改善
良性先天性中性粒细胞减少	多病因（0.2～2×10^9 PMN/L）	多种情况	中度感染	无	好
周期性中性粒细胞减少	干细胞缺陷、弹性蛋白酶基因缺陷（每 21 天降至最低）	AD（ELA2 变异）	白细胞最低时发生感染	RhG-CSF	治疗后改善
黏附缺陷					
白细胞黏附缺陷类型 1	CD18 缺如或异常、白细胞黏附分子的 β_2 整合素链缺陷	AR	白细胞增多、反复感染（皮肤黏膜、胃肠）	骨髓移植	中等或差
白细胞黏附缺陷类型 2	Sialyl-Lewis^x 缺失	AR	中性粒细胞增多、感染、发育迟滞、身材矮小		差
白细胞黏附缺陷类型 3	Rap1 GTP 酶活化受损	AR	白细胞增多、反复感染、出血倾向		差
趋化缺陷					
高 IgE 综合征	趋化缺陷	AD	湿疹、反复感染、血清高 IgE 血症	皮肤护理、抗生素	好
颗粒异常					
Chediak-Higashi 综合征	溶酶体迁移调节基因缺陷	AR	白化病、感染	骨髓移植、抗生素	差
特异性粒细胞缺陷	特异颗粒和嗜天青颗粒异常或减少（乳铁蛋白缺陷）	AR？	皮肤、黏膜、肺感染		中等或好
髓过氧化物酶缺陷	髓过氧化物酶缺失	多种情况（大多为 AR）	无	如果严重输 HLA 同型白细胞	非常好
P14 缺陷	内涵体调节蛋白基因缺陷	隐性遗传	白化病、感染、身材矮小	目前未知	？
氧化酶缺陷					
慢性粒细胞肉芽肿性疾病（多种类型）	Gp91^phox 缺失	50% X 染色体连锁遗传	儿童早期感染，尤其是皮肤和黏膜的感染，脓肿	γ 干扰素	治疗后改善
	P22^phox 缺失	5% AR			
	p47^phox 缺失	35%AR			
	p67^phox 缺失	5% AR			
	p40^phox 缺失	5% AR			

AD，常染色体显性遗传；AR，常染色体隐性遗传；HLA，人类白细胞抗原；PMN，多形核中性粒细胞；RhG-CSF，重组人粒细胞集落刺激因子；UTIs，尿路感染

颗粒缺陷

Chédiak-Higashi 综合征是最为熟知的中性粒细胞颗粒形成缺陷性疾病，属一种常染色体隐性遗传的疾病。该病患者体内中性粒细胞、淋巴细胞、黑色素细胞、施旺细胞和其他类型细胞内的颗粒发生病理性的融合，形成巨大的无功能颗粒。病因可能与溶酶体转运调控基因（*Lyst* 或 *CHS1*）的缺陷有关 [145]。

Chédiak-Higashi 综合征的患者表现为眼皮肤部分白化病、中性粒细胞减少症、反复感染、轻度的出血体质和神经异常。大多数在儿童期幸存下来的患者最终会进入所谓的加速期，出现淋巴细胞和组织细胞淋巴瘤样的全身浸润，通常导致死亡 [146]。

其他中性粒细胞颗粒缺陷性疾病的预后往往没有这么凶险。一种新的、与内涵体接头蛋白（endosomal adapter protein）p14（由 *ROBLD3* 基因编码）缺陷相关的免疫缺陷综合征已有报道。该病的患者存在先天性的中性粒细胞减少伴随中性粒细胞初级颗粒结构异常以及 B 细胞、细胞毒性 T 细胞及黑素细胞异常。临床上除表现免疫功能缺陷外，还有身材矮小和部分白化病 [147]。

氧化酶缺陷——慢性肉芽肿病

慢性肉芽肿病（chronic granulomatous disease, CGD）与其他中性粒细胞功能障碍性疾病一样，可以导致严重的、反复发作的皮肤和黏膜感染，骨髓炎和腹腔内脓肿也很常见。CGD 患者的中性粒细胞可以正常黏附和迁移，但不能杀死细菌。由于不能杀死有机生物体，中性粒细胞在感染部位的积聚导致肉芽肿形成，而不是清除目标。皮肤感染易表现为持续的流脓和瘢痕形成。由于中性粒细胞还是存在部分的反应能力，因而发生败血症的概率要较中性粒细胞完全缺失患者少得多。典型的 CGD 常发生于儿童早期，但也有部分轻型病例在较晚的时候才被发现。

事实上，CGD 是一组疾病。在每一种疾病中，NADPH 氧化酶不同成分的基因缺陷（gp91^{phox}、gp22^{phox}、p47^{phox}、p67^{phox}）都可使中性粒细胞（和其他吞噬细胞）不能生成超氧阴离子，从而抑制胞内杀菌和中性粒细胞生成 NET 的能力 [79,80,148]。X 染色体连锁 CGD 影响 gp91^{phox}（*CYBB* 基因）最常见，约 70% 的病例属于此型，而其余则为常染色体隐性遗传 [149]。有趣的是，NADPH 氧化酶的第五个组分（p40^{phox}）缺陷的患者会发生难治性炎性肠病 [65,150]。

在 CGD 的治疗方面，主要应用积极的抗生素治疗对慢性肉芽肿病进行预防和治疗，并联合重组人干扰素-γ 的长期治疗以改善中性粒细胞功能。针对 X 染色体连锁 CGD 的基因治疗的临床试验结果并不明确 [151]。

TLR 信号通路缺陷

人类 TLR 信号通路缺陷包括 IRAK-4 和 MyD88 缺陷，导致中性粒细胞功能损伤和对细菌感染的易感性增加 [152,153]。

中性粒细胞与风湿病的相关性

中性粒细胞介导的组织损伤

尽管机体内存在复杂的调节机制，但中性粒细胞造成的组织损伤仍很常见。在类风湿关节炎和系统性红斑狼疮等自身免疫病中，免疫复合物可通过结合 Fc 受体激活中性粒细胞，导致蛋白裂解酶和趋化因子的释放，以及活性氧成分的产生。这些物质都会导致最终的器官损伤。免疫复合物会激活经典补体系统，导致 C5a 生成。C5a 是一种强效的中性粒细胞趋化因子，可募集中性粒细胞并引发导致炎症损伤的正反馈循环 [154]。免疫复合物还会诱导 NET 形成 [155]，导致组蛋白和其他损伤相关分子模式成分（DAMP）及 MMP 的释放，引起内皮细胞损伤 [156]。

中性粒细胞不仅可以导致组织损伤，还会促进获得性免疫反应。其可将核酸、瓜氨酸化蛋白和其他自身抗原 [157-159] 暴露给浆细胞样树突状细胞（pDC）和单核细胞 [160,161]，导致 IFN-α 的产生。后者是一些自身免疫反应的重要介质。

中性粒细胞 Fc 受体多态性与风湿病

鉴于 FcγR 的多态性可以决定 IgG 亚型的吞噬能力，因此并不奇怪，在自身抗体起重要作用的疾病中，它们也能决定机体对疾病的易患性。有一种 FcγRⅡa 多态性（H131）的个体，其吞噬细胞能够结合并吞噬 IgG2，而另一种不同多态性（R131）个体的吞噬细胞则不能。在欧洲白人和美国黑人中，狼疮肾炎患者 FcγRⅡa-R131 的基因频率高于对照组，他们在清除免疫复合物的相对缺陷可能使他们更易于发生肾病 [162]。血小板也表达 FcγRⅡa，研究显示，与具有正常 FcγRⅡa 等位基因的 SLE 患者相比，具有 FcγRⅡa-R131 等位基因的 SLE 患者的白细胞-血小板聚集增加、颈动脉斑块发生率比例更高 [163]。在风湿性疾病中，不同 Fc 受体多态性的意义也不同。Tse

及其同事发现，FcγRⅡa 多态性与抗中性粒细胞胞浆抗体（ANCA）相关性血管炎无关，但他们发现抗髓过氧化酶抗体（MPO）阳性患者的 FcγRⅢb NA1 纯合子等位基因频率明显增高[163a,163b]。近年的研究没有发现 FcγRⅡa、Ⅱb 或Ⅲb 的单倍型与类风湿关节炎易感性的关联。最近的一项研究发现 FcγRⅡa 型与类风湿关节炎发病无关，但发现 R/R 131 纯合子基因型与关节外表现相关。FcγRⅢa 可能在类风湿关节炎患者中表达增高[164]。

痛风

痛风是典型的中性粒细胞性风湿病。尽管急性痛风的发作起始于滑膜巨噬细胞吞噬尿酸晶体和产生细胞因子如 IL-1 和 IL-8，但是急性痛风的标志是在受累关节的关节液中出现大量的中性粒细胞（有时甚至大于 100 000/mm³）。关节内的尿酸结晶能与免疫球蛋白非特异性地结合，并通过经典途径和旁路途径激活补体反应。补体级联反应中释放的 C5a 将中性粒细胞吸引至关节腔中。中性粒细胞再通过受体依赖的机制对晶体进行调理吞噬，导致中性粒细胞被进一步激活，生成 LTB4、IL-8 和其他介质。裸露的尿酸盐晶体也可以直接激活中性粒细胞。中性粒细胞的激活导致更多的中性粒细胞渗入关节腔。痛风关节中的中性粒细胞通过在吞噬过程中将其内含物直接释入关节液，或在尝试吞噬嵌入软骨或黏附在软骨表面的尿酸晶体时直接释放至软骨，从而可以损伤关节结构。另外，被吞噬的尿酸晶体与溶酶体膜的相互作用可以造成溶酶体溶解，导致溶酶体蛋白酶泄入细胞质中，并最终进入细胞外空间[165]。近年来的研究提示，NET 在痛风炎症的消退，而非炎症的活化中发挥作用。在不能产生 NET 的小鼠中，尿酸单钠（MSU）晶体诱导的关节炎更加严重，持续时间更长。在痛风发生后，更多数量的中性粒细胞被募集至关节滑液中，其 NET 结构可聚集 IL-1β 等致炎因子并促进其降解，因而有助于打破炎症正反馈循环[166]。有趣的是，尿酸单钠诱导的 NET 较 PMA 诱导的 NET 具有更高的肌动蛋白含量。由于肌动蛋白可以抑制 DNA 酶，MSU 诱导的 NET 可能能对 DNA 酶降解抗性更强，从而能在关节和痛风石部位存留更长时间[167]。如果痛风中的 NET 依靠降解致炎细胞因子发挥抑制炎症的作用，其与 MSU 晶体长时间的共存也符合临床观察到的慢性痛风中痛风石一般不发生活跃炎症这一现象。

类风湿关节炎

类风湿关节炎可被看做一种包括两个病灶区域的炎性疾病：在滑膜组织中，致病细胞主要为淋巴细胞、成纤维细胞和巨噬细胞，而关节腔中的细胞主要为中性粒细胞。经典理论认为，在血管翳中产生、以高浓度存在于关节腔中，基于类风湿因子和（或）抗瓜氨酸化蛋白抗体（ACPA）形成的免疫复合物可以激活补体，从而将中性粒细胞募集到关节腔中。类风湿关节炎成纤维细胞样滑膜细胞分泌 IL-1、IL-8 和其他细胞因子的能力说明血管翳本身就在将中性粒细胞从外周血吸引至关节的过程中发挥重要作用。进入 RA 关节的中性粒细胞也对血管翳的进一步增殖发挥促进作用。RA 中性粒细胞表达可以作用于滑膜的致炎性细胞因子，包括制瘤素 M、MIP-1α 和 IL-8[168]。在动物模型中，向关节中注射中性粒细胞颗粒的裂解物可产生与 RA 滑膜炎病理特征完全一致的滑膜炎症状，这一实验效果可以通过注射提纯的活化或未活化的髓过氧化物酶得到重现[169]。

通过从滑膜巨噬细胞表面裂解并释放活化的 IL-1β 和 TNF-α，中性粒细胞的蛋白酶 3 可以增强滑膜巨噬细胞的促炎效应。中性粒细胞的防御素可增强巨噬细胞的吞噬作用，刺激肥大细胞活化和脱颗粒。一项有趣的研究发现，肥大细胞缺乏的小鼠可抵抗侵蚀性关节炎的发生[170]。中性粒细胞的蛋白酶介质还可增强类风湿滑膜成纤维细胞对关节软骨的黏附，并通过产生血管内皮生长因子，促进内皮增生，从而调控滑膜血管产生。Lee 等研究确证，在类风湿关节炎小鼠模型中，中性粒细胞是疾病发展所必需的。这些研究提示，中性粒细胞产生 LTB4 的能力，和 FcγRⅡA 和 C5a 受体在中性粒细胞表面的表达，都是关节炎发展所必需的[171,172]。此外，一些研究提出，在特定的刺激条件下，中性粒细胞可以成为抗原呈递细胞[173]。类风湿关节炎滑液中的中性粒细胞可以合成和表达大量的Ⅱ类主要组织相容性复合物（MHCⅡ）[174]。

GWAS 和表观遗传学研究显示，凋亡相关吞噬和细胞运动基因（ELMO）的单核苷酸多态性（SNP）与 RA 相关[175]。ELMO 参与关节炎致病的机制最近被证明与中性粒细胞跨细胞迁移相关。有研究比较了髓系细胞中条件性敲除 ELMO 的小鼠与对照小鼠的两种炎性关节炎模型的炎症严重程度[176]，发现中性粒细胞中 ELMO 的表达可以介导多形核中性粒细胞上 CD11b 的表达升高，对多形核中性粒细胞跨细胞迁移至滑膜组织是必要的，因此对 C5a 和 LTB₄ 引发最大程度的炎症是必需的。这一研究提示中性粒细胞的 ELMO 是类风湿关节炎治疗的潜在靶点。

系统性红斑狼疮

　　直到近期，中性粒细胞在系统性红斑狼疮中的作用一直被认为仅限于作为炎症效应细胞。但 NET 结构的发现，使我们对中性粒细胞在系统性红斑狼疮发病机制中的作用有了新的认识：中性粒细胞不仅会导致内皮损伤，而且可能是引发自身免疫反应的因素。NET 表达多种狼疮自身抗体的靶抗原，特别是 DNA[177]。精氨酸脱亚胺酶可协助 NET 形成，对其进行抑制对狼疮小鼠模型的器官损伤起到保护作用[178]。NET 可被 DNA 酶消除，而一些狼疮患者因体内存在针对 DNA 酶的抗体或抑制物，无法降解 NET。降解 NET 能力的丧失，与狼疮肾炎的发生相关[179]。一种 DNA 酶缺陷的小鼠模型可以迅速产生针对 DNA 的抗体和狼疮样疾病，包括肾炎的症状[180]。此外，有研究显示，血清降解 NET 活性较低的患者，与具有高 NET 降解活性血清的患者相比，其自身抗体水平更高，C3 和 C4 水平较低[181]。来自中性粒细胞的氧化线粒体 DNA 也可能参与狼疮的致病。在 MRL/lpr 小鼠狼疮模型中，针对线粒体活性氧分子的特异性抑制剂可以同时降低线粒体 DNA NET 和狼疮的严重程度。氧化线粒体 DNA 诱导单核细胞中 I 型干扰素的表达，而决定诱导 I 型干扰素能力的因素是上述 DNA 氧化的程度，而不是其线粒体来源[182,183]。

　　尽管大量数据提示 NET 参与了狼疮的致病，值得注意的是，NADPH 氧化酶缺陷的 MRL.Fas^lpr 小鼠释放某些类型的 NET，但这种小鼠可产生更高水平的自身抗体和更严重的肾小球肾炎，提示至少某些类型的 NET 对系统性红斑狼疮具有保护作用[184]。

血管炎

　　在所有类型的血管炎病变部位都可以发现或多或少的中性粒细胞。中性粒细胞在病变血管聚集的机制可能有多种多样，然而，随情况不同，主要机制也可能不同。早期观察发现，注射异种血清可以引起皮肤和关节的急性炎症（血清病），而且在皮下再次注入先前使用过的抗原，会引起严重的局部炎症（Arthus 反应）。这种现象导致了炎症模型的建立，其中免疫复合物沉积在血管上，导致补体的激活和中性粒细胞浸入受累部位。鉴于免疫复合物的形成是许多小血管血管炎的标志（如原发性混合性冷球蛋白血症、超敏性血管炎、过敏性紫癜），免疫复合物的沉积很可能在这些疾病的发生中起到了相当重要的作用。在某些血管炎性疾病中，中性粒细胞破坏和裂解成片（破碎）是主要的病理改变，因而统称为白细胞破碎性血管炎（leukocytoclastic vasculitis）。在某些风湿病（如类风湿关节炎和系统性红斑狼疮）中，血管炎属继发性，免疫复合物的沉积也在其发生中的作用是确定的。有报道称，在狼疮患者的肺及其他组织的小血管中发现有一过性的中性粒细胞聚集，这是由补体在这些血管内或在液相被激活所致[185]。

　　内皮细胞或（和）中性粒细胞黏附分子表达上调则是另一种促进中性粒细胞在血管上聚集的机制。Shwartzman 现象是通过这种机制引发血管炎的典型例子。Shwartzman 现象由再次注射细胞物质后导致的血管炎，该血管炎通过细胞因子依赖性、免疫复合物非依赖性机制介导发生。黏附因子的上调尤其可能与那些不形成免疫复合物的血管病相关。在许多风湿病并发的血管炎中，免疫复合物依赖性和非免疫复合物依赖性机制都很有可能在中性粒细胞进入血管的病理过程中发挥作用。例如，有研究显示，系统性红斑狼疮患者的皮肤活检样本中可检测到几种黏附分子的表达增加，但这些组织中并没有 SLE 相关的免疫复合物存在[186]。

　　有些血管炎具有一个显著的特点：患者的血清中存在直接针对中性粒细胞细胞质成分的抗体（ANCA）。在这类疾病中，中性粒细胞部分脱颗粒导致 ANCA 抗原（如 MPO、蛋白酶 3）的暴露，这一过程对疾病的发生十分重要。ANCA 阳性血管炎将在本书第 94 章详细讨论。

中性粒细胞性皮肤病和家族性地中海热

中性粒细胞皮肤病也称 Sweet 综合征，以发热、中性粒细胞增高以及痛性红斑丘疹、结节和斑块为特征。它可分为 5 个亚群：特发性、炎症相关性（与炎症性肠病或感染相关）、肿瘤相关性（最常见于白血病）、妊娠相关性和药物相关性（常发生在 G-CSF 治疗后）。临床上最重要的是，Sweet 综合征是排除性诊断。Sweet 综合征常见于上呼吸道感染后，易于累及面部、颈部和上肢。当发生在下肢时，易与结节红斑混淆。组织病理学特征为密集的中性粒细胞浸润浅表真皮、真皮乳头水中和真皮乳头突起。尽管不存在血管损伤，但白细胞碎裂现象仍可能提示白细胞破碎性血管炎。本病常伴典型的外周血中性粒细胞计数增高。全身糖皮质激素治疗常可使皮肤病变和系统症状明显缓解。尽管本病的病因尚不清楚，但大部分学者认为 Sweet 综合征可能代表一种针对微生物或肿瘤抗原的超敏反应形式。抗生素治疗并不影响大多数患者的病程。

坏疽性脓皮病以下肢痛性溃疡性皮肤病变为特征，通常发生在有潜在炎性疾病的患者。尽管与恶性肿瘤的相关性已有报道，但只与坏疽性脓皮病相关的疾病中，炎症性肠病、类风湿关节炎和血清阴性关节炎是最常见的。15% 的患者有良性单克隆丙球蛋白增高，通常为 IgA。与 Sweet 综合征一样，坏疽性脓皮病也是排除性诊断，组织病理活检以中性粒细胞浸润为特征，全身使用糖皮质激素通常可获缓解，而局部外用或病变部位内注射糖皮质激素也可能有效。其他少见的中性粒细胞皮肤病包括类风湿中性粒细胞皮炎（rheumatoid neutrophilic dermatitis），表现为关节伸面对称性结节红斑；肠相关性皮肤病 - 关节炎综合征，通常发生在肥胖患者肠旁路手术术后；以及中性粒细胞分泌性汗腺炎，有时与急性髓细胞白血病有关。

家族性地中海热（详见第 103 章）患者会经历发作性的炎症加重，以中性粒细胞大量浸润为特征。抗炎蛋白 pyrin 的缺陷被证明与炎症不正常的发生有关，并最终使该病被归类为自身炎症性疾病。已经证实 pyrin 仅表达于髓细胞，包括中性粒细胞和嗜酸性粒细胞。

抗风湿药对中性粒细胞功能的影响

许多目前使用的抗风湿治疗已被证实至少可以部分影响中性粒细胞水平。

非甾体抗炎药（NSAID）

基于 NSAID 抑制环氧化酶活性和前列腺素产生的特性，适度剂量的 NSAID 对炎症有广泛的效应，包括抑制血管通透性的增加和调节疼痛。在更高的临床抗炎浓度时，NSAID 可以抑制趋化因子刺激诱导的中性粒细胞 CD11b/CD18 依赖性黏附、脱颗粒和 NADPH 氧化酶的活性[195]。然而，这些效应不太可能单单由于环氧化酶的抑制，因为：①如前所述，中性粒细胞在正常条件下几乎不表达环氧化酶的活性；②抑制中性粒细胞功能所需的 NSAID 浓度超过抑制环氧化酶所需的浓度。大剂量的 NSAID 似乎对中性粒细胞的信号传递还有其他多种影响。在 NSAID 药物中，水杨酸盐的独特之处在于其可促进中性粒细胞介导的抗炎物质脂氧素 A_4 的形成[187]，在高浓度时，其可以抑制中性粒细胞信号[196]。

糖皮质激素

糖皮质激素对中性粒细胞也有较强的作用，包括抑制中性粒细胞的吞噬活性和黏附功能。甾体类激素引起外周血中性粒细胞计数迅速增加的能力被称为去边缘化效应（demargination），这是由于中性粒细胞自骨髓释放和黏附在血管壁上的中性粒细胞得到释放两方面的作用共同形成的现象。此外，糖皮质激素可以抑制磷脂酶 A_2、白三烯和前列腺素的产生。糖皮质激素还可以下调 COX-2 的表达，刺激膜联蛋白 A1 的释放，后者抑制膜上的花生四烯酸的释放。糖皮质激素对其他细胞的作用可抑制炎症部位的细胞因子，并可能因此间接降低中性粒细胞的反应。

缓解病情抗风湿药（DMARD）

一些缓解病情抗风湿药对中性粒细胞的作用已经得到了深入的研究。在类风湿关节炎中广泛使用的甲氨蝶呤对中性粒细胞没有直接的作用，但能产生间接的效应，很可能是通过刺激周围的细胞释放腺苷酸而实现。有研究表明，甲氨蝶呤诱导的腺苷酸释放可以抑制吞噬作用、超氧阴离子生成和细胞黏附，而甲氨蝶呤治疗可以抑制中性粒细胞产生 LTB_4 的能

力 [188,189]。柳氮磺吡啶已被证实可以抑制中性粒细胞趋化运动和脱颗粒，以及超氧阴离子生成，并降低 LTB$_4$ 产生，清除氧代谢产物 [189]。

秋水仙碱

　　秋水仙碱作为治疗痛风和家族性地中海热的标准药物，可以抑制微管的形成，并对中性粒细胞有多种影响，包括通过减少选择素的表达而抑制细胞黏附 [190]。有研究发现，秋水仙碱可以刺激中性粒细胞吡啉的表达。由于吡啉缺陷参与家族性地中海热的发病，这提示了一种既往未被认识的秋水仙碱治疗中性粒细胞性疾病的作用机制 [191]。

生物制剂

　　随着阻断 IL-1β 或 TNF-α 作用的制剂进入临床，生物制剂治疗的时代已经来临。如前所述，IL-1β 或 TNF-α 都能直接影响中性粒细胞的功能，包括启动刺激诱导的中性粒细胞反应，如超氧阴离子生成、软骨破坏、促进 IL-8 和 LTB$_4$ 等细胞因子的产生。然而，用离体实验对抗 TNF 治疗对中性粒细胞功能的影响进行研究，未发现显著的效果。用依那昔普（etanercept）或阿达木单抗（adalimumab）治疗的患者并未发现对中性粒细胞在离体实验中的反应有影响，包括趋化运动、吞噬功能、超氧阴离子的生成（尽管 CD69 的水平有所降低）[192,193]。抗 TNF 治疗后的类风湿关节炎患者关节积液中性粒细胞数量减少，更大的可能是由于炎性环境得到改变，而非对中性粒细胞的直接作用。与之相似的是，最近的研究显示，使用托珠单抗阻断 IL-6 作用的疗法可以造成患者中性粒细胞减少，但对中性粒细胞功能并没有直接作用 [194]。IL-17 募集中性粒细胞的作用提示阻断 IL-17 的苏金单抗的疗效可能部分源于其阻断 IL-17 对中性粒细胞的刺激 [197]。

结论

　　中性粒细胞利用多种复杂的作用机制进行免疫监视和免疫反应，包括趋化运动、细胞吞噬、酶促反应和氧化反应介导的防御作用。这些机制使中性粒细胞可以感知并消灭外源微生物，从而在早期中止感染进展，或在更特异的免疫反应激活之前限制感染的发展。这些作用为机体抵御感染提供了强有力的防御机能。但是，当中性粒细胞的调控发生异常时，以上机制也会成为炎症疾病或自身免疫病的基础，并易导致组织破坏。此外，中性粒细胞在联结固有免疫和适应性免疫中的重要作用也日益得到重视，因此，中性粒细胞不再仅仅被视为风湿性疾病的效应细胞，其参与疾病发病的作用也得到了揭示。

Full references for this chapter can be found on ExpertConsult.com.

部分参考文献

2. Borregaard N: Neutrophils, from marrow to microbes, *Immunity* 33(5):657–670, 2010.
3. Cowland JB, Borregaard N: Granulopoiesis and granules of human neutrophils, *Immunol Rev* 273(1):11–28, 2016.
6. Lawrence SM, Corriden R, Nizet V: The ontogeny of a neutrophil: mechanisms of granulopoiesis and homeostasis, *Microbiol Mol Biol Rev* 82(1):Epub, 2018.
11. Martin C, Burdon PC, Bridger G, et al.: Chemokines acting via CXCR2 and CXCR4 control the release of neutrophils from the bone marrow and their return following senescence, *Immunity* 19(4):583–593, 2003.
12. Tamassia N, Bianchetto-Aguilera F, Arruda-Silva F, et al.: Cytokine production by human neutrophils: revisiting the "dark side of the moon", *Eur J Clin Invest* 48(Suppl 2):e12952, 2018.
16. Murphy G, Bretz U, Baggiolini M, et al.: The latent collagenase and gelatinase of human polymorphonuclear neutrophil leukocytes, *Biochem J* 192:517–525, 1980.
17. Owen CA, Campbell EJ: The cell biology of leukocyte-mediated proteolysis, *J Leukoc Biol* 65(2):137–150, 1999.
18. Belaaouaj A, Kim KS, Shapiro SD: Degradation of outer membrane protein A in Escherichia coli killing by neutrophil elastase, *Science* 289(5482):1185–1188, 2000.
19. Rice WG, Ganz T, Kinkade JM, et al.: Defensin-rich dense granules of human neutrophils, *Blood* 70:757–765, 1987.
20. Schultz H, Weiss JP: The bactericidal/permeability-increasing protein (BPI) in infection and inflammatory disease, *Clin Chem Acta* 384:12–23, 2007.
21. Dewald B, Bretz U, Baggiolini M: Release of gelatinase from a novel secretory compartment of human neutrophils, *J Clin Invest* 70(3):518–525, 1982.
22. Borregaard N, Miller LJ, Springer TA: Chemoattractant-regulated mobilization of a novel intracellular compartment in human neutrophils, *Science* 237(4819):1204–1206, 1987.
25. Van den Steen PE, Proost P, Wuyts A, et al.: Neutrophil gelatinase B potentiates interleukin-8 tenfold by amino terminal processing, whereas it degrades CTAP-III, PF-4, and GRO-alpha and leaves RANTES and MCP-2 intact, *Blood* 96(8):2673–2681, 2000.
26. Huynh ML, Fadok VA, Henson PM: Phosphatidylserine-dependent ingestion of apoptotic cells promotes TGF-beta1 secretion and the resolution of inflammation, *J Clin Invest* 109(1):41–50, 2002.
28. Petri B, Sanz M-J: Neutrophil chemotaxis, *Cell and Tissue Res* 371:425–436, 2018.
29. Pillinger MH, Feoktistov AS, Capodici C, et al.: Mitogen-activated protein kinase in neutrophils and enucleate neutrophil cytoplasts: evidence for regulation of cell-cell adhesion, *J Biol Chem* 271(20):12049–12056, 1996.

30. Murdoch C, Finn A: Chemokine receptors and their role in inflammation and infectious diseases, *Blood* 95(10):3032–3043, 2000.

32. El-Benna J, Hurtado-Nedelec M, Marzaioli V, et al.: Priming of the neutrophil respiratory burst: role in host defense and inflammation, *Immunol Rev* 273(1):180–193, 2016.

33. Senarath K, Kankanamge D, Samaradivakara S, et al.: Regulation of G protein βγ signaling, *Int Rev Cell Mol Biol* 339:133–191, 2018.

41. Bertram A, Ley K: Protein kinase C isoforms in neutrophil adhesion and activation, *Arch Immunol Ther Exp* 59(2):79–87, 2011.

42. Capodici C, Pillinger MH, Han G, et al.: Integrin-dependent homotypic adhesion of neutrophils. Arachidonic acid activates Raf-1/Mek/Erk via a 5-lipoxygenase-dependent pathway, *J Clin Invest* 102(1):165–175, 1988.

44. Kolaczkowska E, Kubes P: Neutrophil recruitment and function in health and inflammation, *Nat Rev Immunol* 13(3):159–175, 2012.

47. Gautam N, Herwald H, Hedqvist Lindbom L: Signaling via beta(2) integrins triggers neutrophil-dependent alteration in endothelial barrier function, *J Exp Med* 191(11):1829–1839, 2000.

48. Ding ZM, Babensee JE, Simon SI, et al.: Relative contribution of LFA-1 and Mac-1 to neutrophil adhesion and migration, *J Immunol* 163(9):5029–5038, 1999.

49. Lefort CT, Ley K: Neutrophil arrest by LFA-1 activation, *Front Immunol* 3:157, 2012.

50. Schmidt S, Moser M, Sperandio M: The molecular basis of leukocyte recruitment and its deficiencies, *Mol Immunol* 55:49–58, 2013.

52. Cinamon G, Shinder V, Shamri R, et al.: Chemoattractant signals and β2 integrin occupancy at apical endothelial contacts combine with sheer stress signals to promote transendothelial neutrophil migration, *J Immunol* 173(12):7282–7291, 2004.

53. Dangerfield J, Larbi KY, Huang MT, et al.: PECAM-1 (CD31) homophilic interaction up-regulates α6β1 on transmigrated neutrophils in vivo and plays a functional role in the ability of α6 integrins to mediate leukocyte migration through the perivascular basement membrane, *J Exp Med* 196(9):1201–1211, 2002.

55. Petri B, Sanz MJ: Neutrophil chemotaxis, *Cell Tissue Res* 371(3):425–436, 2018.

57. Hayashi F, Means TK, Luster AD: Toll-like receptors stimulate human neutrophil function, *Blood* 102(7):2660–2669, 2003.

58. Futosi K, Fodor S, Mocsai A: Neutrophil cell surface receptors and their intracellular signal transduction pathways, *Int Immunopharmacol* 17(3):638–650, 2013.

60. Sengelov H, Follin P, Kjeldsen L, et al.: Mobilization of granules and secretory vesicles during in vivo exudation of human neutrophils, *J Immunol* 154:4157–4165, 1995.

64. Matute JD, Arias AA, Dinauer MC, et al.: p40phox: the last NADPH oxidase subunit, *Blood Cells Mol Dis* 35(2):291–302, 2005.

65. Nauseef WM, Borregaard N: Neutrophils at work, *Nat Immunol* 15(7):602–611, 2014.

68. Reeves EP, Lu H, Jacobs HL, et al.: Killing activity of neutrophils is mediated through activation of proteases by K+ flux, *Nature* 416(6878):291–297, 2002.

73. Li L, Huang L, Vergis AL, et al.: IL-17 produced by neutrophils regulates IFN-γ-mediated neutrophil migration in mouse kidney ischemia-reperfusion injury, *J Clin Invest* 120(1):331–342, 2010.

74. Theilgaard-Monch K, Jacobsen LC, Borup R, et al.: The transcriptional program of terminal granulocytic differentiation, *Blood* 105(4):1785–1796, 2005.

76. Cassatella MA: On the production of TNF-related apoptosis-inducing ligand (TRAIL/Apo-2L) by human neutrophils, *J Leukoc Biol* 79(5):1140–1149, 2006.

78. Shen L, Smith JM, Shen Z, et al.: Inhibition of human neutrophil degranulation by transforming growth factor-beta1, *Clin Exp Immunol* 149(1):155–161, 2007.

79. Brinkmann V, Reichard U, Goosmann C, et al.: Neutrophil extracellular traps kill bacteria, *Science* 303(5663):1532–1535, 2004.

80. Brinkmann V, Zychlinsky A: Beneficial suicide: why neutrophils die to make NETs, *Nat Rev Microbiol* 5(8):577–582, 2007.

81. Lood C, Blanco LP, Purmalek MM, et al.: Neutrophil extracellular traps enriched in oxidized mitochondrial DNA are interferogenic and contribute to lupus-like disease, *Nat Med* 22(2):146–153, 2016.

82. Delgado-Rizo V, Martinez-Guzman MA, Iniguez-Gutierrez L, et al.: Neutrophil extracellular traps and its implications in inflammation: an overview, *Front Immunol* 8:81–100, 2017.

83. Bilyy R, Fedorov V, Voyk V, et al.: Neutrophil extracellular traps form a barrier between necrotic and viable areas in acute abdominal inflammation, *Front Immunol* 7:424–430, 2016.

84. Wang J: Neutrophils in tissue injury and repair, *Cell Tissue Res* 371:531–539, 2018.

85. Parker H, Albrett AM, Kettle AJ, et al.: Myeloperoxidase associated with neutrophil extracellular traps is active and mediates bacterial killing in the presence of hydrogen peroxide, *J Leukoc Biol* 91(3):369–376, 2012.

86. Urban CF, Ermert D, Schmid M, et al.: Neutrophil extracellular traps contain calprotectin, a cytosolic protein complex involved in host defense against Candida albicans, *PLoS Pathog* 5(10), 2009:e1000639.

87. Berends ET, Horswill AR, Haste NM, et al.: Nuclease expression by Staphylococcus aureus facilitates escape from neutrophil extracellular traps, *J Innate Immun* 2(6):576–586, 2010.

88. Juneau RA, Stevens JS, Apicella MA, et al.: A thermonuclease of Neisseria gonorrhoeae enhances bacterial escape from killing by neutrophil extracellular traps, *J Infect Dis* 212(2):316–324, 2015.

89. Papayannopoulos V, Metzler KD, Hakkim A, et al.: Neutrophil elastase and myeloperoxidase regulate the formation of neutrophil extracellular traps, *J Cell Biol* 191(3):677–691, 2010.

90. Metzler KD, Fuchs TA, Nauseef WM, et al.: Myeloperoxidase is required for neutrophil extracellular trap formation: implications for innate immunity, *Blood* 117(3):953–959, 2011.

91. Akong-Moore K1, Chow OA, von Köckritz-Blickwede M, et al.: Influences of chloride and hypochlorite on neutrophil extracellular trap formation, *PLoS One* 7(8):e42984, 2012.

92. Khan MA, Palaniyar N: Transcriptional firing helps to drive NETosis, *Sci Rep* 7:41749–41764, 2017.

94. Yipp BG, Kubes P: NETosis. How vital is it, *Blood* 122(16):2784–2794, 2013.

96. Yousefi S, Mihalache C, Kozlowski E, et al.: Viable neutrophils release mitochondrial DNA to form neutrophil extracellular traps, *Cell Death Differ* 16(11):1438–1444, 2009.

98. Pilsczek FH, Salina D, Poon KK, et al.: A novel mechanism of rapid nuclear neutrophil extracellular trap formation in response to Staphylococcus aureus, *J Immunol* 185(12):7413–7425, 2010.

99. Byrd AS, O'Brien XM, Johnson CM, et al.: An extracellular matrix-based mechanism of rapid neutrophil extracellular trap formation in response to Candida albicans, *J Immunol* 190(8):4136–4148, 2013.

100. Clark SR, Ma AC, Tavener Sa, et al.: Platelet TLR4 activates neutropohil extracellular traps to ensnare bacteria in septic blood, *Nat Med* 13(4):463–469, 2007.

101. Johnson III BL, Kuethe JW, Caldwell CC: Neutrophil-derived microvesicles: emerging role of a key mediator to the immune response, *Endocr Metab Immune Disord Drug Targets* 14(3):210–217, 2014.

103. Watanabe J, Marathe GK, Neilsen PO, et al.: Endotoxins stimulate neutrophil adhesion followed by synthesis and release of platelet-activating factor in microparticles, *J Biol Chem* 278(35):33161–33168, 2003.

105. Nomura S, Ozaki Y, Ikeda Y: Function and role of microparticles in various clinical settings, *Thromb Res* 123(1):8–23, 2008.

106. Gasser O, Hess C, Miot S, et al.: Characterisation and properties of ectosomes released by human polymorphonuclear neutrophils, *Exp Cell Res* 285(2):243–257, 2003.

107. Gasser O, Schifferli JA: Activated polymorphonuclear neutrophils disseminate anti-inflammatory microparticles by exocytosis, *Blood* 104(8):2543–2548, 2004.

108. Joseph JE, Harrison P, Mackie IJ, et al.: Increased circulating platelet-leucocyte complexes and platelet activation in patients with antiphospholipid syndrome, systemic lupus erythematosus and rheumatoid arthritis, *Br J Haematol* 115(2):451–459, 2001.

111. Duchez AD, Boudreau LH, Naika GS, et al.: Platelet microparticles are internalized in neutrophils via the concerted activity of 12-lipoxygenase and secreted phospholipase A2-IIA, *Proc Natl Acad Sci USA* 112(27):E356–E373, 2015.

113. Kannemeir C, Shibamiya A, Nakazawa F, et al.: Extracellular RNA constitutes a natural procoagulant cofactor in blood coagulation, *Proc Natl Acad Sci USA* 104(15):6388–6393, 2007.

114. Massberg S, Grahl L, von Bruehl ML, et al.: Reciprocal coupling of coagulation and innate immunity via neutrophil serine proteases, *Nat Med* 16(8):887–896, 2014.

115. Fuchs TA, Brill A, Duerschmied D, et al.: Extracellular DNA traps promote thrombosis, *Proc Natl Acad Sci USA* 107(36):15880–15885, 2010.

116. von Brühl ML, Stark K, Steinhart A, et al.: Monocytes, neutrophils, and platelets cooperate to initiate and propagate venous thrombosis in mice in vivo, *J Exp Med* 209(4):819–835, 2012.

117. Pitanga TN, de Aragao Franca L, Rocha VC: Neutrophil-derived microparticles induce myeloperoxidase-mediated damage of vascular endothelial cells, *BMC Cell Biol* 14:21–30, 2014.

118. Pluskota E, Woody NM, Szpak D, et al.: Expression, activation, and function of integrin alphaMbeta2 (Mac-1) on neutrophil-derived microparticles, *Blood* 112(6):2327–2335, 2008.

120. Arita M, Ohira T, Sun YP, et al.: Resolvin E1 selectively interacts with leukotriene B4 receptor BLT1 and ChemR23 to regulate inflammation, *J Immunol* 178(6):3912–3917, 2007.

121. Serhan CN, Chiang N, Van Dyke TE: Resolving inflammation: dual anti-inflammatory and pro-resolution lipid mediators, *Nat Rev Immunol* 8(5):349–361, 2008.

122. Serhan CN, Yang R, Martinod K, et al.: Maresins: novel macrophage mediators with potent antiinflammatory and proresolving actions, *J Exp Med* 206(1):15–23, 2009.

123. Scher JU, Pillinger MH: 15d-PGJ2: the anti-inflammatory prostaglandin? *Clin Immunol* 114(2):100–109, 2005.

124. Chiang N, Arita M, Serhan CN: Anti-inflammatory circuitry: lipoxin, aspirin-triggered lipoxins and their receptor ALX, *Prostaglandins Leukot Essent Fatty Acids* 73(3-4):163–177, 2005.

125. Serhan CN: Lipoxins and aspirin-triggered 15-epi-lipoxins are the first lipid mediators of endogenous anti-inflammation and resolution, *Prostaglandins Leukot Essent Fatty Acids* 73(3-4):141–162, 2005.

126. Freire-de-Lima CG, Xiao YQ, Gardai SJ, et al.: Apoptotic cells, through transforming growth factor-beta, coordinately induce anti-inflammatory and suppress pro-inflammatory eicosanoid and NO synthesis in murine macrophages, *J Biol Chem* 281(50):38376–38384, 2006.

128. Perretti M, D'Acquisto F: Annexin A1 and glucocorticoids as effectors of the resolution of inflammation, *Nat Rev Immunol* 9(1):62–70, 2009. 2009.

130. McColl SR, Paquin R, Menard C, et al.: Human neutrophils produce high levels of the interleukin 1 receptor antagonist in response to granulocyte/macrophage colony-stimulating factor and tumor necrosis factor alpha, *J Exp Med* 176(2):593–598, 1992.

131. McQuibban GA, Gong JH, Tam EM, et al.: Inflammation dampened by gelatinase A cleavage of monocyte chemoattractant protein-3, *Science* 289(5482):1202–1206, 2000.

134. Ariel A, Fredman G, Sun YP, et al.: Apoptotic neutrophils and T cells sequester chemokines during immune response resolution through modulation of CCR5 expression, *Nat Immunol* 7(11):1209–1216, 2006.

135. Skokowa J, Germeshausen M, Zeidler C, et al.: Severe congenital neutropenia: inheritance and pathophysiology, *Curr Opin Hematol* 14(1):22–28, 2007.

137. Skokowa J, Dale DC, Touw IP, et al.: Severe congential neutropenias, *Nat Rev Dis Primers* 3:17032–17049, 2017.

139. Horwitz MS, Duan Z, Korkmaz B, et al.: Neutrophil elastase in cyclic and severe congenital neutropenia, *Blood* 109(5):1817–1824, 2007.

140. Zeidler C, Germeshausen M, Klein C, et al.: Clinical implications of ELA2-, HAX1-, and G-CSF-receptor (CSF3R) mutations in severe congenital neutropenia, *Br J Haematol* 144(4):459–467, 2009.

141. Anderson DC, Springer TA: Leukocyte adhesion deficiency: an inherited defect in the Mac-1, LFA-1, and p150,95 glycoproteins, *Annu Rev Med* 38:175–194, 1987.

142. Fagerholm SC, Guenther C, Llort Asens M, et al.: Beta2-integrins and interacting proteins in leukocyte trafficking, immune suppression, and immunodeficiency disease, *Front Immunol* 10:254, 2019.

145. Barbosa MD, Nguyen QA, Tcherneve VT, et al.: Identification of the homologous beige and Chediak-Higashi syndrome genes, *Nature* 382(6588):262–265, 1996.

146. Kaplan J, De Domenico I, Ward DM: Chediak-Higashi syndrome, *Curr Opin Hematol* 15(1):22–29, 2008.

148. Holland SM: Chronic granulomatous disease, *Hematol Oncol Clin North Am* 27(1):88–89, 2013.

149. van den Berg JM, van Koppen E, Ahlin A, et al.: Chronic granulomatous disease: the European experience, *PLoS One* 4(4):e5234, 2009.

150. Matute JD, Arias AA, Wright NA, et al.: A new genetic subgroup of chronic granulomatous disease with autosomal recessive mutations in p40 phox and selective defects in neutrophil NADPH oxidase activity, *Blood* 114(15):3309–3315, 2009.

151. Stein S, Ott MG, Schultz-Strasser S, et al.: Genomic instability and myelodysplasia with monosomy 7 consequent to EVI1 activation after gene therapy for chronic granulomatous disease, *Nat Med* 16(2):198–204, 2010.

152. Ku CL, von Bernuth H, Picard C, et al.: Selective predisposition to bacterial infections in IRAK-4-deficient children: IRAK-4-dependent TLRs are otherwise redundant in protective immunity, *J Exp Med* 204(10):2407–2422, 2007.

153. von Bernuth H, Picard C, Jin Z, et al.: Pyogenic bacterial infections in humans with MyD88 deficiency, *Science* 321(5889):691–696, 2008.

154. Mayadas TN, Cullere X, Lowell CA: The multifaceted functions of neutrophils, *Annu Rev Pathol* 9:181–218, 2014.

155. Chen K, Nishi H, Travers N, et al.: Endocytosis of soluble immune complexes leads to their clearance by FcgammaRIIIB but induces neutrophil extracellular traps via FcgammaRIIA in vivo, *Blood* 120(22):4421–4431, 2012.

156. Carmona-Rivera C, Zhao W, Yalavarthi S, et al.: Neutrophil extracellular traps induce endothelial dysfunction in systemic lupus erythematosus through the activation of matrix metalloproteinase-2, *Ann Rheum Dis* 74(7):1417–1424, 2015.

160. Garcia-Romo GS, Caielli S, Vega B, et al.: Netting neutrophils are major inducers of type I IFN production in pediatric lupus erythematosus, *Sci Transl Med* 3(73):73ra20, 2011.

162. Salmon JE, Millard S, Schacter LA, et al.: Fc gamma RIIA alleles are heritable risk factors for lupus nephritis in African Americans, *J Clin Invest* 97(5):1348–1354, 1996.

163. Barnard MR, Krueger LA, Freilinger 3rd AL, et al.: Whole blood analysis of leukocyte-platelet aggregates, *Curr Protoc Cytom* 2003; Ch 6:Unit 6.15.

164. Morgan AW, Barrett JH, Griffiths B, et al.: Analysis of Fcgamma receptor haplotypes in rheumatoid arthritis: FCGR3A remains a major susceptibility gene at this locus, with an additional contribution from FCGR3B, *Arthritis Res Ther* 8(1):R5, 2006.

166. Schauer C, Janko C, Munoz LE, et al.: Aggregated neutrophil extracellular traps limit inflammation by degrading cytokines and chemokines, *Nat Med* 20(5):511–517, 2014.

167. Chatfield SM, Grebe K, Whitehead LW, et al.: Monosodium urate crytals generate nuclease-resistant extracellular traps via a distinct molecular pathway, *J Immunol* 200(5):1802–1816, 2018.

171. Chen M, Lam BK, Kanaoka Y, et al.: Neutrophil-derived leukotriene B4 is required for inflammatory arthritis, *J Exp Med* 203(4):837–842, 2006.

172. Tsuboi N, Ernandez T, Li X, et al.: Human neutrophil FcγRIIA regulation by C5aR promotes inflammatory arthritis in mice, *Arthritis Rheum* 63(2):467–478, 2011.

173. Vono M, Lin A, Norrby-Teglund A, et al.: Neutrophils acquire the capacity for antigen presentation to memory CD4+ T cells in vitro and ex vivo, *Blood* 129(14):1991–2001, 2017.

174. Cross A, Bucknall RC, Cassatella MA: Synovial fluid neutrophils transcribe and express class II major histocompatibility complex molecules in rheumatoid arthritis, *Arthritis Rheumatol* 48(10):2796–2806, 2003.

175. Whitaker JW, Boyle DL, Bartok B, et al.: Integrative omics analysis of rheumatoid arthritis identifies non-obvious therapeutic targets, *PLoS One* 10(4):e0124254, 2015.

176. Arandjelovic S, Perry JSA, Lucas CD, et al.: A noncanonical role for the engulfment gene ELMO1 in neutrophils that promotes inflammatory arthritis, *Nat Immunol* 20(2):141–151, 2019.

177. Villanueva E, Yalavarthi S, Berthier CC, et al.: Netting neutrophils induce endothelial damage, infiltrate tissues, and expose immunostimulatory molecules in systemic lupus erythematosus, *J Immunol* 187(1):538–552, 2011.

179. Hakkim A, Fürnrohr BG, Amann K, et al.: Impairment of neutrophil extracellular trap degradation is associated with lupus nephritis, *Proc Natl Acad Sci USA* 107(21):9813–9818, 2010.

180. Sisirak V, Sally B, D'Agati V, et al.: Digestion of chromatin in apoptotoic cell microparticles prevents autoimmunity, *Cell* 166(1):88–101, 2016.

183. Lood C, Blanco LP, Purmalek MM, et al.: Neutrophil extracellular traps enriched in oxidized mitochondrial DNA are interferogenic and contribute to lupus-like disease, *Nat Med* 22(2):146–153, 2016.

190. Cronstein BN, Molad Y, Reibman J, et al.: Colchicine alters the quantitative and qualitative display of selectins on endothelial cells and neutrophils, *J Clin Invest* 96(2):994–1002, 1995.

191. Slobodnick A, Shah B, Pillinger MH, et al.: Colchicine: Old and new, *Am J Med* 128(5):461–470, 2015.

194. Wright HL, Cross AL, Edwards SW, et al.: Effects of IL-6 and IL-6 blockade on neutrophil function in vitro and in vivo, *Rheumatology* 53(7):1321–1331, 2014.

197. Isailovic N, Daigo K, Mantovani A, et al.: Interleukin-17 and innate immunity in infections and chronic inflammation, *J Autoimmun* 60:1–11, 2015.

第 12 章

T 淋巴细胞

原著 RALPH C. BUDD

杨小宝 译　许大康 校

关键点

- T 细胞（T cell）主要是在胸腺发育而成的。在胸腺不能发育的患者（例如 Digeorge 综合征）中缺乏 T 细胞，这也正说明了胸腺的重要性。

- 胸腺选择包括阳性选择和阴性选择阶段，在阳性选择阶段中的 T 细胞必须识别自身的 MHC 分子，而在阴性选择阶段中，表达对自身 MHC- 多肽复合物具有高亲和力的 T 细胞受体的胸腺细胞将通过细胞凋亡而被清除。

- 只有一小部分刚从胸腺中发育而成的 T 细胞是静息状态的初始 T 细胞，产生相对较低水平的细胞因子。在这些细胞获得记忆性 T 细胞的表型（CD45RO⁺）后，它们将可以产生高水平的细胞因子。

- 初始 T 细胞在外周淋巴组织中可对自身 MHC 多肽反应并扩增产生相当数量的 T 细胞，这一过程需要 IL-7 和 IL-15 的参与，并导致几种可引起炎症的溶细胞基因的上调，该过程失调可能会导致各种自身免疫性疾病的发生。

- Th1 和 Th17 细胞主要在如类风湿关节炎滑膜的炎性部位聚集，而 Th2 细胞主要在如哮喘的过敏性变态反应部位聚集。

- 当 T 细胞从静息状态的初始 T 细胞（氧化磷酸化）转变为增殖效应 T 细胞（糖酵解）再到记忆性 T 细胞（氧化磷酸化）时，它们的代谢会发生巨大的变化。

概述

　　免疫反应、稳态和记忆的建立和维持在很大程度上取决于 T 淋巴细胞。T 细胞不仅能抵抗感染，而且还参与肿瘤监测和维持组织稳态[1]。因此，T 细胞面临着一种困境，即产生一种能识别外来病原体、肿瘤和正常组织的各种抗原，而不引起对宿主的自身免疫反应的受体。产生越来越多样化的抗原受体，以识别广泛的病原体，其代价是自身反应性 T 细胞产生的风险增加。因此，T 淋巴细胞在胸腺发育过程中经受严格的选择过程清除自身反应性 T 细胞（即中枢耐受）。此外，T 细胞活化需要双信号，可防止不成熟的活化（即外周耐受）。最终，在外周中的稳态增殖的 T 细胞或感染引发的 T 细胞过度扩增可通过活化诱导的细胞凋亡而得到解决。在任何一个步骤中，如果不能有效地将淋巴细胞去除就都可能对机体造成严重后果，引发自身免疫反应。这些问题在关于细胞存活和死亡的第 19 章中有更详细的讨论。

　　T 淋巴细胞的活化会产生多种对于抗感染至关重要的效应机制。杀伤性 T 细胞可以通过释放含有穿孔素和颗粒酶的颗粒来杀死受感染的细胞，这些颗粒分别在细胞膜上诱导打孔并切割细胞底物，或者表达细胞凋亡受体的配体，如 Fas（CD95）或 TNF 受体 1 的配体来杀死被感染的细胞。T 细胞分泌的细胞因子，如 Th1 细胞分泌的 IFN-γ（见下文），能够抑制病毒的复制，其他的一些细胞因子（如 Th2）细胞分泌的 IL-4、IL-5 和 IL-21 对于 B 细胞的适度生长和免疫球蛋白的产生都至关重要[2]。然而，如果这种机制调控异常也可造成对宿主组织的损伤并引发自身免疫反应，如关节炎的滑膜、1 型糖尿病的胰岛细胞、多发性硬化症的中枢神经系统等。但这些疾病组织损伤并不一定是 T 细胞识别的直接结果。T 细胞可能在其他位置被激活，然后迁移到组织而将附近的无关细胞损伤。T 细胞还可通过改变 B 细胞的反应来促使机体自身免疫状态的产生。下文详细介绍了这些事件。

T 细胞发育

T 淋巴细胞源自骨髓祖细胞，它们迁移到胸腺发育成熟、选择，随后输出到外周。T 细胞发育必须经过两个严格的关键环节。首先，T 细胞必须成功地重排 T 细胞受体（T cell antigen receptor，TCR）两条链的基因。其次，T 细胞必须在胸腺选择中存活下来，在此期间，带有与自身主要组织相容性复合体（MHC）分子 / 肽强烈相互作用的 TCR 的 T 细胞被消除（即负选择）。这最大限度地减少了自身反应性 T 细胞逃逸到外周的可能性，被称为中枢耐受。此外，发育中的胸腺细胞还必须与自身 MHC/ 肽进行适度的相互作用才能生存（即正选择），因为那些没有办法有效作用的 T 细胞也会被消除。这种不太强也不太弱的 TCR-MHC/ 肽相互作用的结果是，只有不到 3% 在胸腺发育 T 细胞离开了胸腺。

TCR 通常是由一条分子量为 48 ～ 54 kDa 的 α 链和 37 ～ 42 kDa 的 β 链组成的一个 80 ～ 90 kDa 的聚合体。在 2% ～ 3% 的外周 T 细胞上表达另一种由 γ 和 σ 链组成的 TCR（将在下文讨论）。TCR 由一个 MHC/ 肽细胞外配体结合区和细胞内短肽链组成，单独的 TCR 不能进行信号转导，它以非共价键的形式与最多五个 CD3 复合体的不可变链结合，从而通过免疫受体酪氨酸活化基序（immunoreceptor tyrosine-based activation motifs，ITAMS）实现细胞内的信号传导（见下文）。毫不奇怪，TCR 基因座的结构与 B 细胞中免疫球蛋白基因很相似（详见第 13 章）。利用人类仅有不到三万个的基因来有效地编码大约 10^{15} 种不同特异性的 TCR，基因重排（gene rearrangement）与剪接的过程利用了已存在的类似促使基因置换的机制。TCR 基因的 β 和 σ 链包括 4 个片段，它们是 V 区（可变区）、D 区（多样性区）、J 区（铰链区）以及 C 区（恒定区）。α 链和 γ 链相似，但是没有 J 区。每一个片段都包含若干家族成员（50 ～ 100 个 V，15 个 D，6 ～ 60 个 J，1 ～ 2 个 C）。TCR 基因重排是一个按顺序进行的过程，D 区结合到临近 J 区的地方，然后又结合到 V 区的地方。在转录以后，VDJ 序列结合到 C 区产生成熟的 TCR mRNA。理论上，TCR 区域一个单链的随机重排能产生至少 $50V \times 15D \times 6J \times 2C$ 种组合，也就是大约 9000 种组合。在必须位于框架内才有功能的每个结合位置，还要加入额外的没有被基因组编码的核苷酸（所谓的 N- 区核苷酸），这就进一步增加了基因重排的多样性。来自两个 TCR 链的组合，加上 N 区多样性，产生至少 1 千万个理论上可能的组合。切割、重新排列和剪接由特定的酶指导。这些过程的基因突变可导致淋巴细胞发育停滞。这些过程中的基因突变会导致淋巴细胞的发育障碍。例如，编码受体基因重排所需要的 DNA 依赖的蛋白激酶的基因突变会导致严重的联合免疫缺陷综合征（severe combined immunodeficiency，SCID）。

由于 T 细胞的发育中每一条染色体有两个拷贝，TCR 链两条链中的每一条都有两个成功重排的机会。一旦进行成功的重排，在另一个或同一条染色体上进一步的 β 链重排会被抑制，这个过程叫做等位排斥。这就限制了单个 T 细胞上 TCR 双表达的机会。高比例的 T 细胞存在两条 β 链的基因重排说明这个复杂过程并不十分有效。而后在胸腺发育过程中以类似方式发生 α 链重排，但在这过程中没有明显的等位排斥，这会导致单一 T 细胞 TCR 的双表达。

T 细胞的发育发生于由胸腺上皮基质细胞提供的微环境中。胸腺基质是由胚胎的外胚层和内胚层组成的，然后造血细胞在此产生树突状细胞、巨噬细胞和发育中的 T 细胞。造血细胞和上皮细胞成分相结合形成组织学上明显不同的区域：包含不成熟胸腺细胞的皮质区和包括成熟胸腺细胞的髓质区（图 12-1A）。每天至少有 50 ～ 100 个骨髓来源的干细胞进入到胸腺。

胸腺细胞的发育阶段可以根据 TCR 基因的状态以及 CD4 和 CD8 的表达来定义，这是一个有序的过程：$CD4^- CD8^- \rightarrow CD4^+ CD8^+ \rightarrow CD4^+ CD8^-$ 或 $CD4^- CD8^+$（图 12-1B）。CD4 和 CD8 分别代表成熟的辅助性 T 细胞和杀伤性 T 细胞。

$CD4^- CD8^-$ 胸腺细胞根据是否表达 CD25（高亲和力 IL-2 受体 α 链）和 CD44（透明质酸受体）可以进一步划分。这一阶段的发育是沿着以下顺序进行：$CD25^- CD44^+ \rightarrow CD25^+ CD44^+ \rightarrow CD25^+ CD44^- \rightarrow CD25^- CD44^-$（图 12-1）。这些亚群是和胸腺细

胞的不同阶段相对应的。CD25⁻ CD44⁺ 包含正处于胚系重组阶段的 TCR 基因。这些细胞上调 CD25 以产生 CD25⁺ CD44⁺，这种细胞表达表面 CD2 和低水平的 CD3ε。细胞在下一个阶段（CD25⁺ CD44⁻）有一个短暂、快速的扩增，随后重组活化酶 RAG-1 和 RAG-2 上调，并伴随着 TCR β 链基因的重排。有一小亚群的 T 细胞重排并表达被称为 γ 和 δ 的 TCR 的第二对基因。多产的 TCR β 链的重排导致第二次快速扩增，然后产生 CD25⁻ CD44⁻ 胸腺细胞。

没有 α 链，TCR 的 β 链就不能够稳定地表达。在 TCR 的 α 链没有进行重排前，TCR 前 α 链作为替代以双硫键与 β 链相连。当与 CD3 复合物的成分相连接后，就会在表面低表达 TCR 前体，并进入下一发展阶段。如果不能成功地进行 TCR β 链重排，从 CD25⁺ CD44⁻ 到 CD25⁻ CD44⁻ 的发育会停滞。在 RAG 缺陷小鼠和 SCID 的小鼠和患者中都会见到这一现象[3]。

T 细胞的早期发育需要一些转录因子、受体和信号分子（图 12-2）。Ikaros 基因编码淋巴源性细胞的发育所需的转录因子家族。Notch-1 是一个调节细胞命运的分子，在 T 细胞谱系发育的最早阶段也是必需的[4]。包括 IL-7 在内的细胞因子促进早期胸腺细胞生存与扩增。在缺乏 IL-7、其受体成分 IL-7Rα 或 γc 或细胞因子受体相关信号分子 Janus 激酶（Janus kinase，JAK）-3 的小鼠中，胸腺细胞发育在 CD25⁻ CD44⁺ 阶段受到抑制。人类 γc 或 JAK-3 的突变导致最常见的 SCID[5]。CD25⁺ CD44⁻ 到 CD25⁻ CD44⁻ 的转化需要 pre-TCR 信号。因此，包括 Lck、含 SH2 结构域的白细胞蛋白 76（SH2-domain-containing leukocyte protein-76，SLP-76）和 T 细胞活化接头（linker for activation of T cells，LAT-1）在内的 TCR 信号成分的丢失会导致 T 细胞的发育在这一阶段阻断。CD4⁺ CD8⁺ 分化为成熟的 CD4⁺ 或 CD8⁺ 细胞也需要 TCR 信号。ZAP-70 缺陷的患者（见下文）在胸腺

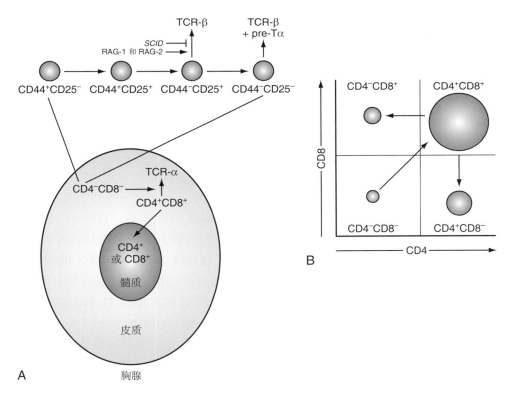

图 12-1　胸腺细胞发育顺序。A. 最早的胸腺细胞前体缺乏 CD4 和 CD8 的表达（CD4⁻ CD8⁻）。这些可以基于 CD44 和 CD25 的顺序表达进一步分为四个亚群。在 CD44⁻ CD25⁺ 阶段，TCR-β 链重排。SCID 突变或重排酶 Rag-1 和 Rag-2 的缺陷导致无法重排 β 链和成熟停滞在这个阶段。成功重排 β 链的胸腺细胞表达它与替代 α 链相关称为 pre-Tα。伴随着增殖性爆发，发育可以进展到 TCR-α 链的皮质中的 CD4⁺ CD8⁺ 阶段重排并与 β 链配对以表达成熟的 TCR 复合物。然后这些细胞进行胸腺阳性和阴性选择（如图 12-3B 所示）。成功完成这一严格的选择过程会在髓质中产生成熟的 CD4⁺ 或 CD8⁺ T 细胞，最终移植到外周淋巴部位。B. 双色流式示意图显示了由 CD4 和 CD8 表达定义的胸腺细胞亚群，按其相对比例

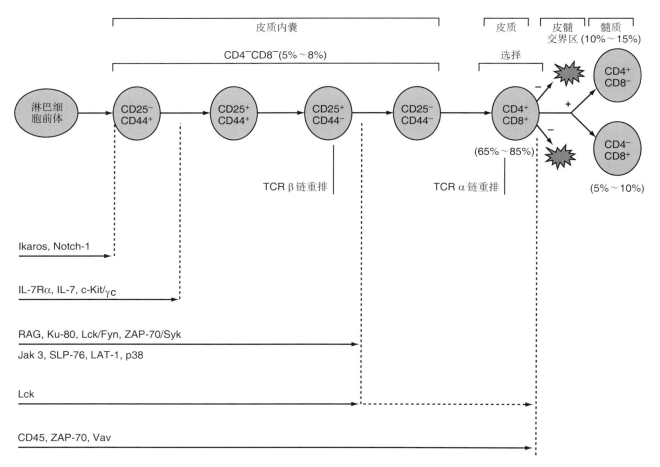

图 12-2 αβ T 细胞在胸腺的发育顺序。最早期的胸腺细胞前体不表达 CD4 和 CD8（CD4⁻ CD8⁻）。根据它们按顺序表达 CD44 和 CD25 的不同，可把这些细胞进一步分为 4 个亚群。在 CD25⁺ CD44⁻ 阶段，TCR β 链重排并与一个成为 pre-Tα 的 α 链的替代物相连。伴随着增殖爆发，胸腺细胞进入到 CD4⁺ CD8⁺ 阶段，重排 TCR α 链并表达成熟的 TCR 复合物。然后这些细胞经历胸腺阳性和阴性选择。那些在严格的选择过程活下来的胸腺细胞分化成为成熟的 CD4⁺ 或 CD8⁺ T 细胞。图中还显示了胸腺细胞发育的特定阶段涉及的多种信号转导分子

和外周有 CD4⁺ T 细胞，但没有 CD8⁺ T 细胞 [6]。

　　CD25⁻ CD44⁻ 细胞上调 CD4 和 CD8 的表达转变为 CD4⁺ CD8⁺。正像 CD4⁺ CD8⁺ 胸腺细胞一样，TCR 的 α 链也可以发生重排。与 β 链不同，α 链的等位排斥不明显。α 链的重排可以在两条染色体上同时发生，如果一个重排成功，则另一个 Vα 片段的重复重排仍是可能的。有报道指在约 30% 的成熟 T 细胞上存在 TCR 的双表达，也就是同一 T 细胞表达不同的 α 链并与相同的 β 链配对 [7]。但是在大多数情况下，阳性选择过程中，在 Lck 和 Cb1 通过泛素化、内吞作用来下调 TCR 的双 α 链之一。

　　虽然免疫球蛋白和 TCR 的结构非常相似，但它们识别完全不同的抗原。免疫球蛋白识别完整的可溶性或者结合于膜表面的游离抗原，并且经常对抗

原的四级结构敏感。TCRαβ 识别 MHC Ⅰ类或Ⅱ类复合物凹槽中抗原肽的线性片段（图 12-3A）。胸腺选择塑造了新的 TCR 库，以便他们能够识别自身 MHC 分子凹槽中的多肽，保证与 T 细胞反应的自身 MHC 限制性。在第 21 和 22 章中有对 MHC 结构详细的描述。在 MHC 凹槽上有结合位点，它们可以与 MHC Ⅰ类分子中的抗原肽的 7 ～ 9 个氨基酸结合或与 MHC Ⅱ类分子中的抗原肽的 9 ～ 15 个氨基酸结合。其结果根据特定 MHC 分子的差异而不同，有些氨基酸可以与 MHC 凹槽紧密接触，而其他氨基酸则暴露于 TCR。

　　晶体结构表明 TCR 与 MHC/ 肽之间的接触是非常平坦的，而不是人们想象的锁与钥匙的结构 [8]。TCR 轴偏离 MHC Ⅰ类分子长轴大约 30°，在 MHC

Ⅱ类分子中这个倾斜度要稍大一些。TCR 对 MHC/肽的亲和力在微摩尔范围内，其比许多抗体 - 抗原亲和力低，并且比很多酶 - 底物的亲和力要小数十倍。这一发现导致使人们意识到 TCR 与 MHC/肽的相互作用是短暂的，并且 T 细胞的成功激活需要多次相互作用，从而产生累积信号。

一旦 T 细胞进行成功的 TCR 基因重排，成功表达 TCR 并与 CD3 形成复合物，将会遇到 T 细胞发育中的第二个障碍——胸腺选择。选择分为两个阶段，阳性选择和阴性选择，选择的结果在很大程度上依赖于 TCR 对上皮细胞和树突状细胞表达的自身 MHC/肽的信号强度。TCR 信号太弱（未被选择而死亡）或过强（阴性选择）会导致细胞凋亡而被去除，只有中等信号强度会幸免于阳性选择而存活下来（图 12-3B）。在 CD4$^+$ CD8$^+$ 阶段成功地进行阳性选择是与上调表面 TCR、活化表面标志 CD5 和 CD69 以及生存因子 Bcl-2 相一致的。带有识别 MHC Ⅰ类分子 TCR 的 T 细胞表达 CD8 并下调 CD4，然后变为 CD4$^-$ CD8$^+$ T 细胞。表达能识别 MHC Ⅱ类分子的 TCR 的 T 细胞变为 CD4$^+$ CD8$^-$ T 细胞。

关于胸腺选择的一个谜团是这些为数众多的自身蛋白是如何促使胸腺细胞发育，从而使得自身反应性胸腺细胞经过阴性选择被成功清除。尤其是那些组织抗原或发育限制性表达的抗原。自身免疫调控子（autoimmune regulator，AIRE）基因的发现揭开了这一谜团。AIRE 是胸腺髓质上皮表达的一种转录因子，它可诱导一系列器官特异性基因的转录，如与发育胸腺细胞不相关的胰岛[9]。它可在胸腺内有效的产生自身转录组决定哪些自身反应性 T 细胞被清除。AIRE 基因敲除小鼠和带有 AIRE 基因突变的自身免疫性多内分泌腺病 - 念珠菌病 - 外胚层营养障碍（autoimmune polyendocrinopathy-candidiasis-ectodermal dystrophy，APECED）患者可表现出多种自身免疫症状[10]。

很多种与 TCR 相互作用的信号分子对于胸腺选择是重要的。Lck、Ras∏Raf-1∏MEK1∏ERK 激酶级联、ZAP-70 激酶、CD45 磷酸化酶以及钙调磷酸酶（calcineurin）都与阳性选择有关。在这之中，Ras∏ERK 通路尤为重要，因为这些分子主导的阴性选择可以干扰阳性选择。与之相反，一个叫做 GRP1 的 RAS 活化因子帮助表达有微弱选择信号的胸腺细胞阳性选择。在 TCR 信号章节将会讨论更多细节。与之相反，虽然某些分子可以促进阴性选

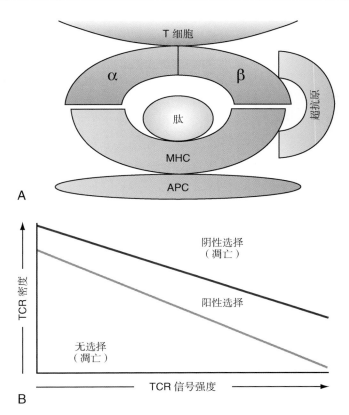

图 12-3　TCR 与 MHC/肽复合体的相互作用。(A) 在 TCR 的 α 链和 β 链的可变区的多种形态的残基与抗原呈递细胞上 MHC 分子的表位接触同肽类片段结合 MHC 凹槽一样。(B) 图示在胸腺发育过程中，那些有很低的信号强度（无选择）或很高的信号强度（阴性选择）的 TCR 会导致凋亡。只有那些既能够与 MHC 多肽结合，又能表达适当的信号强度的 TCR 能够通过阳性选择

择（如 MAP 激酶 JNK 和 p38），但这些分子很少会导致胸腺细胞的缺失。很少的几个例外包括 CD40、CD40L、CD30 和凋亡前分子 Bcl-2 家族基因 Bim，在缺失这些分子的小鼠上可以观察到至少有一些有自身反应性 TCR 的胸腺细胞得以存活[11]。

经过 TCR 基因重排和胸腺选择这两个过程后，只有不到 3% 的胸腺细胞得以存活。在胸腺细胞发育过程中高比例的细胞死亡反映了这一点。通过检测反映细胞凋亡最明显的标志的 DNA 的降解可以展现这一现象（图 12-4）。生存下来的细胞成为 CD4$^+$ 辅助性 T 细胞或 CD8$^+$ 杀伤性 T 细胞，然后这些细胞在髓质区生长 12 ～ 14 天后进入到外周。决定 T 细胞向 CD4$^+$ 或 CD8$^+$ T 细胞分化，即 CD4$^+$ T 细胞的发育需要长 TCR 相互作用，而较短的 TCR 参与有利于 CD8$^+$ T 细胞的发育[12]。

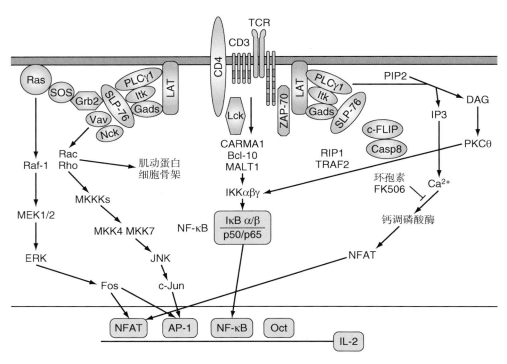

图 12-4 TCR 信号通路。图示由 TCR 活化的主要信号通路以及在白细胞介素 -2（IL-2）基因调节区域相互作用。详见正文

由 T 细胞发育缺陷导致的免疫缺陷

T 细胞发育的过程中有大量与发育相关的因素，因此，有很多因素可以引起人类 T 细胞免疫缺陷[13]。胸腺基质细胞对于胸腺细胞个体发育的影响可以在 DiGeorge 综合征中看得更清楚，该类疾病患者咽囊的发育受到干扰，原始胸腺无法形成。这会导致正常 T 细胞发育失败。轻度的 T 细胞发育缺陷与 MHC Ⅰ 类和（或）Ⅱ类分子不能正常表达有关（极少淋巴细胞综合征）。这些缺陷与引发成熟 CD8+ 和 CD4+ T 细胞的阳性选择直接相关。

代谢异常可更直接地影响胸腺细胞。功能正常的腺苷脱氨酶和嘌呤腺苷磷酸化酶缺失将导致对 T 淋巴细胞和 B 淋巴细胞发育有毒的代谢副产物蓄积，这最终会导致 SCID。

外围迁移和 T 细胞的自体增殖

在生命早期，大多数 T 细胞是从胸腺中新生的，此时为初始 T 细胞。随着年龄的增长，通过暴露于抗原产生记忆性 T 细胞，并在成年期达到稳定水平。这可能与 T 细胞功能向肿瘤监测和维持组织稳态的转变平行。在此后期，免疫衰老伴随着 T 细胞功能

的下降，从而导致免疫失调和炎症。初始 T 细胞向外周淋巴器官迁移或浸润到其他组织需要一系列细胞黏附分子的调节。从循环进入到组织是通过血管中扁平的内皮细胞或高内皮毛细血管后微静脉（high endothelial venule，HEV）来完成的。这个过程可分为 3 个部分：滚动、黏附和迁移[14]。由初始 T 细胞表达的 L- 选择素可以通过选择素部位与表达于内皮细胞，特别是高内皮毛细血管后微静脉的 GlyCAM-1 和 CD34 上的碳水化合物部分结合（共称为外周淋巴结定位）。CD62L 与其配体微弱的结合会对血管壁有微弱的黏附作用，这个作用于血流的力量相加导致 T 细胞在内皮细胞上面滚动。增加的细胞接触促进了相互作用第二个黏附分子对淋巴细胞的影响整合素 LFA-1（CD11a / CD18）及其配体，细胞间黏附分子（ICAM）-1（CD54）和 ICAM-2（CD102）的相互作用。这些相互作用会导致滚动的停滞和结实的相连。向组织中细胞外基质迁移可能涉及额外的淋巴细胞表面分子，比如透明质酸受体（CD44）或 α4β7 整合素（CD49d/β7）与黏膜细胞黏附分子 1（MAdCAM-1）结合在派尔集合淋巴结的内皮细胞或其他内皮细胞上。

趋化因子对淋巴细胞归巢也发挥作用。趋化因子在结构和功能上与对硫酸肝素糖蛋白有亲和力的蛋白

质有关，它们可促进多种细胞的迁移[15]。RANTES、MIP-1α、MIP-1β、MCP-1 和 IL-8 等趋化因子是由内皮细胞、活化的 T 细胞和单核细胞等多种细胞产生的，它们存在于诸如类风湿关节炎滑膜的炎症部位（详见第 74 章）。

一旦进入外周淋巴组织淋巴结和脾后，成熟 T 淋巴细胞在自身 MHC 多肽以及 IL-7、IL-15 存在的情况下会进行低速率的增殖，称为自稳增殖（homestatic proliferation）[16]。这种低速率的增殖用于稳定外周 T 细胞的数量，在化疗或 HIV 感染引起的淋巴细胞减少情况下增殖速率会提高[17]。因为自稳增殖是由自身 MHC 多肽引起的，这一进程的加速可引起自身免疫综合征。与该过程相关的标准自身免疫病模型之一就是在第 3 天进行胸腺切除导致的淋巴细胞减少症[18]。研究自稳增殖在这种症状中可能的作用是非常有用的。非肥胖型糖尿病（NOD）小鼠会发生慢性淋巴细胞减少症进而促进糖尿病[19]，在类风湿关节炎中也发现有扩大的自稳增殖[20]。稳态增殖也受死亡受体 Fas（CD95）的调节[21]。在小鼠或人类中，缺失 Fas 的情况下，T 细胞会积聚表达一种基因谱，其中包括促炎分子（如 Fas 配体和颗粒酶 B）以及免疫抑制分子程序性死亡受体 1（PD-1）和 LAG3 的上调[22]。这可能有助于解释突发性自身炎性特征在免疫缺陷个体中出现的临床免疫学悖论，例如突发性银屑病和银屑病关节炎（psoriatic arthritis，PsA）在 HIV 感染者中的发展[23]。

T 细胞的活化

代谢转换

T 细胞活化引发细胞内级联信号转导，这又激活转录因子并引起新的基因转录。依据细胞发育的阶段，这将最终导致细胞增殖、效应功能或死亡。这需要代谢发生巨大转变，从主要是氧化磷酸化到糖酵解，以提供增殖和效应分子的合成能量[24]。这在第 24 章中有详细说明。为避免不成熟或过度的活化，T 细胞激活需要两个独立的信号。信号 1 是抗原特异的信号，它是由 MHC-抗原肽复合物与 TCR 结合提供的信号。信号 2 是由细胞因子介导的或者由共刺激分子的结合产生的，这些共刺激分子包括在抗原呈递细胞上的 B7-1（CD80）和 B7-2（CD86）。只有信号 1 而没有共刺激分子会造成 T 细胞无反应或无能，这一过程被称为外周耐受。

T 细胞受体信号调节

TCRαβ 和 γδ 有非常短的细胞质结构域，这些结构域不能进行信号转导。以非共价键与 TCR 相连的 CD3 是 TCR 耦合到细胞内的信号转导成分（图 12-4）。CD3 复合物包含多个成员，包括 CD3ε、CD3γ、CD3δ 以及 ξ 链，它们是同一个基因以不同剪切方式形成的，并与 CD3 在遗传上没有关联。虽然 TCR 的量化功能还没有完全界定，现有的数据表明，每个 TCR 异质双体是与三个双体相关的：CD3εγ、CD3εδ 和 ξξ 或 ξ。CD3ε、γ 和 δ 有免疫球蛋白样细胞外结构域，一个跨膜区和一个中等程度的细胞质结构域，在这个区域 ξ 包含在胞质内的长尾。ξ 的跨膜结构域和 CD3 链包含有负电荷的残基，它们与 TCR 跨膜结构域上的正电荷氨基酸相互作用。

TCR/CD3 复合物中没有一种蛋白质具有内在功能酶活性。相反，细胞质结构域不变的 CD3 链含有保守的激活域，可将 TCR 偶联到细胞内所需的信号分子。这些免疫受体酪氨酸活化基序（ITAM）包含有成对酪氨酸（Y）和亮氨酸（L）的最小功能序列：(D/E) XXYXXL (X) 6-8YXXL。ITAM 是细胞质酪氨酸蛋白激酶（PTK）的底物，一旦磷酸化会募集额外的分子到 TCR 复合物[25]。每个 ξ 链包含 3 个 ITAM，而每个 CD3ε、γ 和 δ 链也有一个 ITAM，所以，每个 TCR/CD3 复合体可以含有 10 个 ITAM。

PTK 的活化是在 TCR 激活后最早的信号转导事件之一。已知有 4 个家族的 PTK 涉及 TCR 信号转导，即 Src、Csk、Tec 和 Syk。Src 家族成员 Lck 和 FynT 在 TCR 信号转导中起着中心作用并且只表达于淋巴细胞。Src PTK 包含多个结构域：①N 端的豆蔻酰化或棕榈酰化位点，起着与浆膜连接的作用；②Src 同源结构域 3（SH3），与富含脯氨酸的序列连接；③SH2 结构域与含有磷酸化酶的蛋白结合；④羧基端负调节位点。它们的催化活性由激酶与磷酸化酶的平衡来调节。酪氨酸保守羧基端的磷酸化会抑制活性，因此通过磷酸化酶 CD45 去磷酸化对于 TCR 引发的信号转导至关重要。此外，在激酶结构域的其他酪氨酸自主磷酸化会加强催化活性。Lck 在结构与功能上与 CD4 和 CD8 相关。全部 Lck 分子中的 50% ～ 90% 与 CD4 相关，10% ～ 25% 与 CD8 相关。CD4 和 CD8 在抗原刺激期间与 TCR / CD3 复合物物理结合，这是因为它们与 MHC Ⅱ 类和 Ⅰ 类分子相互作用，因此通过将 Lck 募集到 TCR 复合物中来增强 TCR 介导的信号。Lck 磷酸化 CD3 链、TCR ζ、ZAP-70、磷脂酶 Cγ1（PLCγ1）、Vav 和 Shc。Fyn 与 TCRζ 和 CD3ε 相结合，虽然它们的底物还不是十分确定，但是缺乏 Fyn 的 T 细胞减弱了对于 TCR 信号的反应[26]。此外，Src PTK 的 SH2 和 SH3 结构域可以分别介导含有磷酸酪氨酸和脯氨酸的分子的联系。

对于 Csk 和 Tec PTK，人们知道得就更少了。Csk 通过磷酸化 Lck 和 Fyn 的酪氨酸羧基端来对 TCR 的信号转导发挥负性调节作用。这个负性调节作用的酪氨酸去磷酸化是通过跨膜的酪氨酸磷酸化酶 CD45 来介导的。CD45 的活性对于 TCR 信号转导是必需的，CD45 缺陷 T 细胞不能被 TCR 的刺激所活化。Tec 家族成员 Itk 优先表达于 T 细胞并调节 PLC-γ[27]。Itk 缺陷小鼠的 T 细胞对于 TCR 的刺激只有减弱的反应。

CD3 复合物上的 ITAM 的磷酸化调节点通过串联 SH2 结构域来募集 Syk 激酶家族成员 ZAP-70。ZAP-70 只表达于 T 细胞，是 TCR 信号转导所需要的。TCR 活化后，刺激 ZAP-70 磷酸化，激活 Lck 的酪氨酸 493[28]。功能丧失的亚型等位基因 ZAP-70 导致 TCR 信号传导减少并倾向于引起自身免疫现象[29]。

配体蛋白

TCR 刺激后在 ITAM 和 PTK 上的酪氨酸残基磷酸化会产生适配蛋白的结合部位。配体蛋白不含有已知的酶活性或转录活性，但是可以介导蛋白质 - 蛋白质的相互作用或蛋白质 - 脂质的相互作用。它们的功能是把蛋白质带到它们的底物或调节因子附近，以及把螯合信号分子带到特定的亚细胞部位。根据所包含分子的不同，形成的蛋白复合物可以作为 TCR 信号转导的正性或负性调节因子。

连接临近和远端 TCR 信号的至关重要的两个配体蛋白是 SLP-76 和 LAT（图 12-4）。失去这些配体蛋白对于 T 细胞的发育有较大的影响。LAT 或 SLP-76 缺陷小鼠在 T 细胞发育到 CD4⁻ CD8⁻ CD25⁺ CD44⁺ 阶段时阻滞。LAT 总是定位于脂筏，在 ZAP-70 活化后，ZAP-70 将 LAT 的酪氨酸残基磷酸化。磷酸

化后的 LAT 募集包含有 SH2 结构域的蛋白质，包括 PLCγ1、磷酸肌醇 -3 激酶的 p85 亚单位、IL-2 诱导激酶（Itk）以及适配蛋白 Grb2 和 Gads。因为 Gads 的 SH3 结构域总是与 SLP-76 相连，这就将 SLP-76 带到这个复合物，在此被 ZAP-70 磷酸化。SLP-76 包含 3 个蛋白结合基序：酪氨酸磷酸化部位、富含脯氨酸区域和 SH2 结构域。SLP-76 的 N 端包含酪氨酸残基，这个残基可以与 Vav 的 SH2 结构域，适配蛋白 Nck 和 Itk 相连。Vav 是一个 95 kDa 的蛋白质，它可以作为鸟嘌呤核苷与小 G 蛋白家族 Rho/Rac/cdc42 交换因子。LAT、SLP-76/Gads、PLCγ1 的复合物和相关的分子反应激活了 PLCγ1 全部活性与活化了 Rac/Rho GTPases 和肌动蛋白细胞骨架。

除了作为 TCR 的正调节剂信号，配体蛋白也可以调节负调控。如前所述，Src 家族的活性激酶受激酶（Csk）和激酶的相互作用调节磷酸酶（CD45）特异性抑制 C 末端磷酸酪氨酸，由亚细胞决定这些调节分子的定位。第二种机制配体蛋白通过调节蛋白质稳定性负调节 TCR 的稳定性。通过 E1、E2 和 E3 泛素连接酶的一系列酶促反应，泛素与赖氨酸残基的缀合可以靶向降解蛋白质。Cbl-b、c-Cbl、ITCH 和 GRAIL 是 E3 连接酶，和缺乏这些蛋白质的小鼠表现出 T 细胞过度增殖和自身免疫表型。例如，Cbl-b 结合并泛素化 ZAP-70，导致其降解并减少 TCR 信号传导[30]。

下游 T 细胞受体信号

前面提到的信号转导连接着 TCR 和下游通路，最终的增殖和效应功能还需要基因转录的变化（图 12-4）。研究最多的 T 细胞活化后的基因之一是 T 细胞生长因子 IL-2。TCR 活化后，IL-2 基因的转录调节通过转录因子激活蛋白 1（AP-1），T 细胞活化核因子（nuclear factor of activated T cell，NFAT）和核因子 κB（NF-κB）实现。邻近的信号转导引发 Ras 和 PLCγ 的活化[31]。Ras 引发激酶的级联反应，包括 Raf-1、MEK 以及 MAPK ERK，这将导致转录因子 Fos 的产生。共刺激分子 CD28 的结合导致 MAPK 家族另一个成员 c-Jun N 端激酶（JNK）的活化，并磷酸化转录因子 c-Jun。c-Jun 与 Fos 连接组成 AP-1。PLCγ 水解膜上的肌醇磷脂产生磷酸肌醇第二信使，包括 1，4，5 三磷酸肌醇（IP3）和甘油二酯。IP3 刺激钙从细胞内蓄积部位向外流通。甘油二酯活化蛋白

激酶 C（特别是 T 细胞的 PCKΘ），并且和 CARMA 一起与 NF-κB 通路连接[31]。

胞内钙升高是不同形式的细胞活化的关键。钙离子激活钙依赖丝氨酸钙调磷酸酶，该酶可将 NFAT 去磷酸化[33]。去磷酸化的 NFAT 转移到细胞核，与 AP-1 和 NF-κB 一起激活 IL-2 基因。免疫抑制剂环磷酰胺 A 和 FK-506 专门抑制钙依赖的钙调磷酸酶，因而阻断 NFAT 和依赖于 NFAT 的细胞因子如 IL-2、IL-3、IL-4 和粒细胞 - 巨噬细胞集落刺激因子（granulocyte-macrophage colony stimulating factor，GM-CSF）转录的活化。最近，人们意识到钙信号介导的幅度与持续时间的不同可以导致不同的结果。虽然在抗原刺激后的最初十分钟，在淋巴细胞中非常容易检测到迅速增加的高钙浓度，但持续几个小时的低水平钙信号对于全面活化是必需的。这些钙的流通量的精细调控是通过环磷酸腺苷（adenosine diphosphate，ADP）控制核糖和兰尼碱受体（ryanodine receptor，RyR）来实现的[34]。针对这些分子的选择性抑制剂可能导致新型特异性 T 细胞活化的阻断。

共刺激信号

信号 2 由生长因子细胞因子介导或通过共刺激分子介导，其原型是 T 细胞上的 CD28，与 APC 上的 CD80（B7-1）或 CD86（B7-2）相互作用。CD28 是表达于 T 细胞表面的由二硫键连接的同型二聚体。所有鼠科动物 T 细胞都表达 CD28，而人类几乎所有的 $CD4^+$ 和 50% 的 $CD8^+$ 的 T 细胞都表达 CD28。$CD28^-$ T 细胞亚群表现为长期活化的亚群，并显示抑制活性。据报道，$CD28^-$ T 细胞水平在几种炎症和传染病的情况下增加，包括肉芽肿伴多血管炎、RA、某些病毒感染［如巨细胞病毒（CMV）］和单核细胞增多症[35-37]。CD28 的细胞质结构域没有已知的酶活性，但含有两个 SH3 和一个 SH2 结合位点。CD28 与 PI3 激酶和 GRB2 相互作用并促进 JNK 活化。单独的 CD28 连接不会传递对 T 细胞的增殖反应，但是与 TCR 结合一起，它在转录和翻译水平上促进细胞因子包括 IL-2、IL-4、IL-5、IL-13、IFN-γ、TNF，以及趋化因子 IL-8 和 RANTES 的产生。

CD28、CD80（B7-1）和 CD86（B7-2）的配体在 B 细胞，树突状细胞和单核细胞上限制性表达。CD80 和 CD86 具有相似的结构，但仅具有 25% 的氨基酸同源性。它们各自含有相当短的细胞质尾部，可以直接发出信号，并以不同的亲和力与 CD28 结合。据报道，系统性红斑狼疮（SLE）患者可溶性共刺激分子 CTLA-4、CD28、CD80 和 CD86 水平升高，并与疾病活动相关[38]。

免疫突触

在 T 细胞与 APC 抗原呈递细胞间抗原特异性的相互作用导致在它们之间形成专门化的接触区，这个接触区被称为免疫突触或超分子活化簇（SMAC）（图 12-5）[39]。突触的形成是一个需要特异性抗原和 MHC 来驱动的活跃的动态过程。突触还克服了由高分子（如 ICAM-1、LFA-1 和 CD45）相互作用引起的障碍，以促进由短分子（如 TCR、MHC、CD4 和 CD8）介导的 T 细胞 /APC 接触。免疫突触的形成可以通过两个阶段的组装来描述。在最初的阶段，细胞黏附分子（如 APC 上的 ICAM-1 和 T 细胞上的 LFA-1）在中心区域接触，周围是 MHC 与 TCR 的紧密接触[39]。几分钟之内结合的 TCR 向中心区域迁移，形成成熟的突触，在此最初的关系被逆转。该中心区（cSMAC）包含 TCR、CD2、CD28 和 CD4，并且富含 Lck、Fyn 和 PKCΘ。围绕中心结构域的是含有 CD45、LFA-11 以及其他分子的外周环（pSMAC）。T 细胞活化也导致 TCR 信号分子被划分为称为脂筏的质膜微区[40]。脂筏主要由糖鞘氨脂和胆固醇组成，并且富含信号分子、肌动蛋白和肌动蛋白结合蛋白。Src 家族激酶、Ras 样 G 蛋白、LAT 和磷脂酰肌醇锚定的膜蛋白都位于脂筏结构域。

T 细胞的完全活化需要至少与一个抗原呈递细胞上的 100 ～ 200 个 MHC- 多肽分子相结合，持续刺激 2000 ～ 8000 个 TCR。据估计初始 T 细胞也需要持续 15 ～ 20 小时的刺激以进行增殖[27]。T 细胞要完全活化面临着一些障碍，这包括较其他细胞表面分子小的 TCR 和 MHC 分子，TCR 对于 MHC/ 多肽复合物的低亲和力，以及在抗原呈递细胞表面含有抗原肽的 MHC 分子的比例较低。免疫突触帮助提供了一种能克服这些障碍并获得持续的 TCR 刺激以进行细胞增殖的刺激方式。已有研究显示，共刺激信号可能通过引发转运包含激酶和接头蛋白的膜上脂筏接触位点来帮助形成突触，这些激酶和适配蛋白是 TCR 信号转导所需要的[41]。

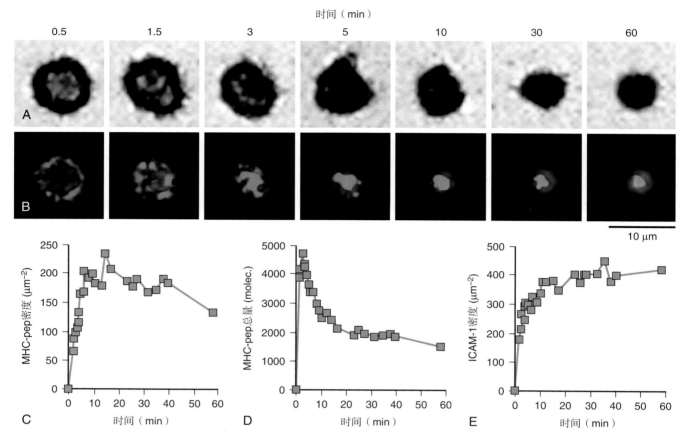

图 12-5 免疫突触的形成。A．亮背影上的深灰色表示 T 细胞接触区域的动态变化。B．影像包含俄勒冈绿 Ek 抗原（小鼠细胞色素肽 88-103）和 Cy5 染色的 ICAM-1。C．聚集的 Ek-MCC88-103 密度。D．聚集的 Ek-MCC88-103 总量。E．聚集的 ICAM-1 密度（From Grakoui A，Bromley SK，Sumen C，et al.：The immunological synapse：a molecular machine controlling T cell activation. Science 285：221-227，1999.）

自身反应性 T 细胞的耐受和控制

免疫系统一直都要面对这样一个困境，即如何让 T 细胞只在真正需要对外来病原体做出反应时活化，而不会对自身成分反应。像所有的生物学过滤一样，胸腺并不是 100% 有效，并不是所有的自身反应性 T 细胞都能被清除。因而，多种机制可抑制这种不成熟 T 细胞的错误扩增。机制之一是需要来自两个分子（TCR 和 CD28）不同的信号协同作用引发 T 细胞的活化和增殖。如果只接收到一个信号，T 细胞不会增殖，会进入一种称为失能的无反应状态。

由缺失 CD28 共刺激分子导致的失能状态不能够使 TCR 信号完全激活 Ras-MAPK 通路以及随后的 AP-1 转录活性。另外，对识别的多肽抗原进行氨基酸的置换可以导致 TCR 信号通路的不完整和无反应性。这些被称作替代多肽配体导致了 TCRζ 不适宜的

磷酸化，从而不能有效募集 ZAP-70。

CD28 家族的其他成员用作抑制性分子，其中许多已被靶向用于自身免疫性疾病的治疗性干预。细胞溶解性 T 淋巴细胞相关蛋白 4（CTLA-4）也与 CD80 和 CD86 结合，其亲和力比 CD28 高 20 倍。与 CD28 不同，CTLA-4 仅在 T 细胞活化后瞬时表达，并赋予 T 细胞增殖抑制信号 [42]。在这种能力中，CTLA-4 的作用是限制 CD28 诱导的 T 细胞克隆扩增（CTLA-4 负性调控的缺失后果很严重）。小鼠中 Ctla4 基因的遗传缺失导致强烈的不受控制的 T 细胞扩增和自身免疫综合征 [43]。Ctla4 也被确定为 RA 的遗传风险因素 [44]。CTLA4-Ig（阿巴他塞，abatacept）已获得治疗 RA 和 PsA 的许可。

PD-1 是 CD28 家族的另一个成员，在其细胞质尾部包含一个与酪氨酸磷酸酶 SHP-2 相关的免疫受体酪氨酸为基础的抑制基序（ITIM）[45]。PD-1 不结

合 CD28/CTLA-4 配体（CD80 或 CD86），但与 PD-L1 和 PD-L2 结合。PD-L1 既表达于淋巴组织（如调节性 $CD4^+ CD25^+$ T 细胞、炎性巨噬细胞），也表达在心脏、胎盘、肺、胰腺和某些肿瘤等非淋巴组织。PD-L2 表达更加局限于巨噬细胞和树突状细胞 [46]。T 细胞上 PD-1 的连接导致细胞周期抑制。用阻断抗体治疗小鼠 PD-L1 引起病毒特异性 $CD8^+$ T 细胞显著扩增 [45,46]。许多肿瘤也表达 PD-L1 这一事实增强了人们对使用 PD-1 或 PD-L1 的阻断抗体促进抗肿瘤反应的兴趣。PD-1 缺陷小鼠会发生狼疮样关节炎和肾小球肾炎这一事实增强了人们对 PD-1 用于治疗目的的兴趣 [47]。抗 PD-1 和抗 PD-L1 免疫疗法在各种肿瘤中实验应需仔细观察潜在的自身免疫副作用（详见第 132 章）。

长期暴露于某些炎性细胞因子可引起 T 细胞无反应性，最常见的就是 TNF。已报道关节炎滑膜中的 T 细胞表现为增殖能力和细胞因子产生缺陷 [48]。因为 TNF 是在关节滑液中能检测到的主要细胞因子之一，人们很快发现长期暴露于 TNF 中（如 10 ～ 12 天）的 T 细胞会抑制多达 70% 的由抗原引发的细胞增殖和细胞因子产生 [49]。此外，给类风湿关节炎患者注射 TNF 受体的单克隆抗体会迅速恢复外周 T 细胞对于有丝分裂原和记忆抗原的反应 [54]。利用 TNF 刺激 TCR 转基因小鼠也观察到类似现象 [50]。

另外一个 T 细胞负性调节因子是 B 淋巴细胞诱导成熟蛋白 1（B lymphocyte-induced maturation protein 1，Blimp-1），早先认为它只表达于 B 细胞上。Blimp-1 缺陷小鼠表现为外周效应性 T 细胞水平增加，并早在 6 周龄时就患严重大肠炎 [51]。随着 TCR 的活化，T 细胞 Blimp-1 mRNA 表达增加，Blimp-1 缺陷 T 细胞大量增殖，并产生更多的 IL-2 和 IFN-γ[51]。

调节性 T 细胞

另一层次的细胞调节是通过一群被定义为 $CD4^+$ $CD25^+$ $FoxP3^+$ 表型的调节性 T 细胞（regulatory T cells，Treg）进行的，它具有抑制抗原诱发的细胞增殖的能力 [52]。这个亚群在外周血 CD4 T 细胞中占 5% ～ 15%，并具有部分胸腺依赖性。在动物出生第 3 天胸腺切除术导致的调节性 T 细胞缺失可能导致这些动物发生自身免疫病 [53]。在一些自身免疫病中已观察到 $CD4^+$ $CD25^+ FoxP3^+$ 调节性 T 细胞的减少，并

且对自身免疫病小鼠进行调节性 T 细胞的过继转移可以缓解某些症状。分泌 TGF-β 和 IL-10 对 Treg 细胞发挥免疫抑制功能至关重要 [54]。由于调节性 T 细胞具有潜在的对自身免疫病的治疗价值以及调控分泌 IL-17 的 $CD4^+$ T 细胞（Th17；见下文）生成的可能性，对其研究目前非常活跃 [55]。就此而言，利用抗 CD3 抗体或 IL-2 增加 Treg 细胞数量和功能来治疗 1 型糖尿病的研究显现出非常好的前景 [56]。另外，一项研究对 RA 的基因组风险位点进行了遗传分析，发现在 34 种细胞类型研究中，Treg 中 RA 风险因子组蛋白 H3 的三甲基化（trimethylation of histone H3 lysine 4，H3K4me3）得到了最大富集，进一步支持了 Treg 在 RA 发病机制中的作用 [57]。

Treg 在组织稳态中也有重要作用，特别是在皮肤、脂肪和肌肉中 [58]。Treg 占外周血 $CD4^+$ T 细胞的 5% ～ 15%，它们占脂肪组织中 $CD4^+$ T 细胞的 60% ～ 80%，它们对 IL-33 有反应，并对脂肪细胞的形成和胰岛素敏感性至关重要 [58]。在皮肤中，Treg 位于毛囊周围，是毛发生长所必需的，以 Notch 依赖的方式 [59]。它们也会在受伤的肌肉中积聚并且对于将浸润性巨噬细胞从炎性 M1 表型转变为非炎性 M2 表型很重要。Treg 也会在肌营养不良症中积累 [60]。

T 细胞亚群

CD4 辅助性 T 细胞和 CD8 杀伤性 T 细胞

根据识别 MHC Ⅰ 类分子或 MHC Ⅱ 类分子呈递的多肽的不同，αβ T 细胞可以分为两个亚群，它们分别表达 CD8 或 CD4。$CD4^+$ T 细胞和 $CD8^+$ T 细胞有着不同的功能，并且可以识别来自细胞不同部位衍生出来的抗原。在病毒感染过程中，由 MHC Ⅰ 类分子呈递的肽是由蛋白酶体产生的 [61]。它可能由自身蛋白或细胞内外源性蛋白衍生而来，MHC Ⅱ 类分子结合的肽更多的是由细胞外的感染物或自身细胞表面分子被溶酶体复合物吞入并降解所产生。

$CD8^+$ T 细胞通常称为杀伤性 T 细胞（CTL），是病原体感染细胞的非常有效的杀手。鉴于 MHC Ⅰ 类分子的普遍表达，成熟的 $CD8^+$ CTL 可以识别多种细胞中的病毒感染，区别于 Ⅱ 类分子更为有限的分布。CTL 使用三个主要途径来杀死目标细胞。第一种途径先是释放两种类型的溶细胞颗粒、穿孔素和颗粒

酶。穿孔素，顾名思义，穿孔素在靶细胞的膜上形成孔洞，类似于补体。这允许包含在颗粒中的颗粒酶进入靶细胞。颗粒酶是丝氨酸蛋白酶，可切割靶细胞内的蛋白质，最终导致细胞死亡。溶细胞颗粒在靶细胞的方向上释放，以避免附近细胞的连带损害。第二种途径是分泌具有抗菌作用的 IFN-γ。CD8+ CTL 的第三条途径是通过产生 TNF 和 Fas- 配体（FasL），它们结合靶细胞上的各自受体并通过激活胱天蛋白酶级联反应诱导细胞凋亡。与 CD4 类似，CD8 表现出对 MHC I 类分子的亲和力，增强 CTL 的信号传导，并且还通过其细胞质尾部与 Lck 结合。

CD4+ T 细胞表达一系列对 B 细胞增殖、免疫球蛋白生成以及 CD8+ T 细胞发挥功能的重要细胞因子和细胞表面分子。在抗原刺激之后，根据细胞分泌的细胞因子的不同，CD4+ T 细胞分化为不同的 T 细胞：辅助性 T 细胞 1（Th1）、辅助性 T 细胞 2（Th2）、辅助性 T 细胞 17（Th17）、滤泡辅助 T 细胞（follicular T-helper-cell，Tfh）（见下文）和调节性 T 细胞（见

上文）（图 12-6）。CD4 分子与免疫球蛋白在结构上是相关的，并且对于 MHC II 类分子上的非多态性氨基酸残基有亲和力。在这一方面，CD4 可能会增加 CD4+ T 细胞识别 MHC II 类分子中抗原的效率，MHC II 类分子只表达于 B 细胞、巨噬细胞、树突状细胞以及在炎症状态下的其他几种细胞。此外，CD4 分子的胞内部分与 Lck 结合可以促进 TCR 的信号转导，这在先前部分已有描述。然而，在 TCR 交联之前，CD4 与配体结合可使得 T 细胞在 TCR 交联后易于凋亡[62]。这在临床上对于免疫缺陷病毒 HIV 感染很重要，在这种情况下 HIV 的 gp120 分子与 CD4 结合，并在 TCR 被激活的情况下引发 T 细胞死亡。在 AIDS 患者中已发现 CD4+ T 细胞的凋亡加速[63]。

CD4 辅助性 T 细胞亚群

CD4 T 细胞可以根据它们的细胞因子谱进一步细分（图 12-6）。Th1 细胞产生 IL-2、TNF 和 IFN-γ，

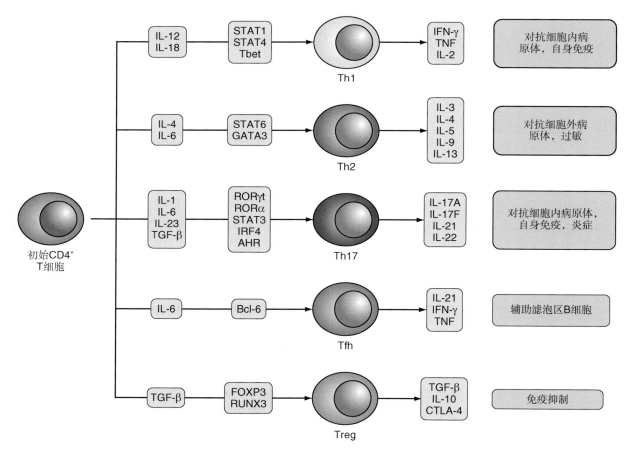

图 12-6 辅助性 T 细胞亚群。根据发育所处的细胞因子环境和表达特定转录因子的不同，初始 CD4+ T 细胞可分化成产生不同细胞因子的细胞亚群。AHR，芳香烃受体

并参与细胞介导的炎症反应和巨噬细胞的激活。相比之下，Th2 细胞产生 IL-4、IL-5、IL-6 和 IL-10。IL-4 和 IL-5 是重要的 B 细胞生长因子[64]。此外，IL-4 促进 B 细胞分泌免疫球蛋白（Ig）G1 和 IgE，而 IFN-γ 驱动 IgG2a 的产生。第三组产生细胞因子的 T 细胞是 Th17 细胞，它们对于驱动自身免疫性炎症的许多方面都很重要。IFN-γ 和 IL5、IL13 和 IL4 共有的 2 型细胞因子基因座仅存在于脊椎动物中，而 IL-17 在进化上要古老得多，在无脊椎动物中具有直系同源物。海胆有 30 个类似 IL-17 的基因[1]。

这些 Th 细胞因子分型在慢性感染中得到了最好的阐明。总的来说，Th1 反应帮助消除细胞内微生物，如利什曼虫和布鲁氏菌[65]；而 Th2 反应能更好地控制细胞外病原体，如巴西日圆线虫[66]。Th1 和 Th2 细胞产生的细胞因子的特性是相互抑制的，由抗原呈递细胞产生的 Th1 细胞因子 IFN-γ 或 IL-12 抑制 Th2 反应并增加 Th1 基因的表达，而抗原呈递细胞产生的 Th2 细胞因子 IL-4 或 IL-6 发挥相反的作用。在很多自身免疫病的炎症部位也存在细胞因子环境的极化现象。在系统性红斑狼疮模型和慢性过敏（如哮喘）中观察到了以免疫球蛋白和自身抗体的增加为典型症状的 Th2 偏移现象[67]。在各种自身免疫性疾病中，观察到浸润淋巴细胞表现出 Th1 型细胞因子的偏向。这种偏向存在于多发性硬化症以及动物模型的脑浸润淋巴细胞、实验性过敏性脑脊髓炎（experimental allergic encephalomyelitis，EAE）[68]、糖尿病患者的 β 胰岛淋巴细胞[69] 以及关节炎炎症部位的关节液淋巴细胞[70]。与在感染中 Th1 反应的有益效果不同，在自身免疫病中，同样的细胞因子可能是有害的。因而，基于抑制某些 Th1 细胞因子的疗法有相当大的意义，而且常常有效，比如抗 TNF 治疗类风湿关节炎[71]。有几个细胞因子可能是多效性的，预测它们的调控效果较复杂。例如，尽管 IL-6 倾向于促进 Th2 细胞因子模式，但在类风湿关节炎中阻断 IL-6 可能非常有益[72]。

产生 IL-17 的 CD4+ T 细胞（Th17）的亚群已经成为促进多种自身免疫疾病失调的关键。Th17 细胞受转录因子 RORγt 调节，可大致分为两组：第一，被 TGF-β 和 IL-6 激活并表达 IL-17 和 IL-10 的宿主保护细胞；第二，高度炎症的群体表达 IL-17、IL-22 和 IFN-γ 并被 IL-23 和 IL-1β 激活[73,74]。IL-22 在宿主防御的黏膜表面以及伤口修复中具有重要功能。它主

要由 Th17 CD4+ T 辅助细胞和固有淋巴细胞产生，但仅作用于非造血基质细胞，特别是上皮细胞、角质形成细胞和肝细胞[74]。除了加强上皮屏障功能外，过量的 IL-22 还可引起病理状态，如牛皮癣样皮肤炎症[73]，将 IL-23 注射到皮肤中会使表皮中的 IL-17 和类似牛皮癣的炎性病变增加[75]。Th17 CD4+ 细胞在人类银屑病斑块、RA 滑液中[75] 和多发性硬化症中增加[76]。全基因组关联研究（GWAS）已将与 Th17 细胞相关的基因与 RA 和克罗恩病联系起来[74]。使用自发性自身免疫性关节炎模型，滑膜 Th17 细胞也产生 CM-CSF，以及刺激成纤维细胞样滑膜细胞和滑膜固有淋巴细胞产生 GM-CSF，这导致了关节破坏[77]。此外，抗 Th17 治疗已被批准用于治疗银屑病、PsA 和强直性脊柱炎。另外的 CD4 T 辅助子集在次级淋巴器官的 B 细胞滤泡中被发现，由于它们表达 B 细胞卵泡归巢受体 CXCR5[78]。这些 Tfh 通过 CD40L、IL-4 和 IL-21 的表达促进 B 细胞活化和生发中心形成。Tfh 功能的失调可导致自身抗体产生和系统性自身免疫病[79]。最后是上文已经描述过 CD4+ FoxP3+ Treg。

初始 T 细胞和记忆 T 细胞

CD4+ 和 CD8+ T 细胞从胸腺迁移出来时带有初始的表型。初始 T 细胞产生 IL-2，但只产生少量的其他细胞因子，这样导致它们表现出很弱的 B 细胞辅助活性。初始 T 细胞表达高水平的 Bcl-2，可以在没有抗原的情况下存活很长时间，但需要 MHC 分子的存在。初始 T 细胞通过血液循环转移到抗原、APC、T 细胞以及 B 细胞都聚集的脾和淋巴结这一类淋巴组织。在这种环境中尤其重要的 APC 是树突状细胞，可从身体的其他部位如皮肤迁移而来，并高效的处理并呈递抗原给 T 细胞（详见第 9 章）。这些细胞持续表达高水平的 MHC Ⅱ类分子和共刺激分子 CD80（B7-1）和 CD86（B7-2），这对初始 T 细胞的增殖十分重要。在这方面，树突状细胞特别适于促进抗原特异性 T 细胞克隆扩增。通过 MHC/肽四聚体技术可以利用流式细胞仪直接定量抗原特异性 CD8+ T 细胞数量。病毒感染后病毒特异性 CD8+ T 细胞可迅速扩增，从检测不到到可接近 CD8 细胞数量的 50%，相当于几天内扩增 1000 倍[80]。

在初始 T 细胞克隆扩增和分化成效应细胞和记

忆性 T 细胞的过程中，发生了许多遗传改变。主要表现为涉及细胞黏附与迁移的某些分子表达增加（CD44、ICAM-1、LFA-1、整合素 α4β1 和 α4β7，趋化因子受体 CXCR3）、活化（CD45 从高分子量的 CD45RA 到低分子量的 CD45RO），细胞因子产生（IFN-γ、IL-3、IL-4 和 IL-5 产生增加）以及死亡受体（如 Fas/CD95）（表 12-1）。更短暂的诱导是 CD69、存活因子 Bcl-xL 和对 T 细胞增殖必要的 IL-2 的高亲和力受体 α 链（CD25）。在记忆阶段效应 T 细胞的存活一定程度上依赖于细胞因子 IL-7 和 IL-15[81]。

免疫记忆的概念从 Jenner 第一次成功应用免疫预防天花就存在了。小鼠中记忆性 T 细胞的有效标志是透明质酸受体 CD44。当初始 T 细胞从胸腺中出现时，表面 CD44 分子低表达，但随着外来抗原刺激或稳态增殖过程中的重复多轮 T 细胞增殖，它的表达逐渐上调[22]。IL-7 受体的表达也被证明是一群会发育成记忆性 T 细胞的效应性 T 细胞亚群。人类记忆 T 细胞最显著的表型变化是从 CD45RA 到 CD45RO（表 12-1）。通过利用这些标志就可能判断出初始 T 细胞与记忆 T 细胞一系列的不同。记忆 T 细胞的激活看起来比初始 T 细胞效率更高，并且不一定需要共刺激。记忆 T 细胞也能够迁移到非淋巴组织，比如肺、皮肤、肝和关节[82]。特别有趣的是，观察到效应 T 细胞的代谢状态可能会深刻影响哪些 T 细胞会转化为记忆状态。激活后，T 细胞会迅速激活

糖酵解，糖酵解提供了合成增殖和效应 T 细胞功能所需的核酸、氨基酸和脂质所需的许多前体。然而，T 细胞存活到记忆阶段需要返回到脂肪酸代谢和线粒体氧化磷酸化的相对非糖酵解状态。因此，抑制合成糖酵解代谢和促进分解脂肪酸代谢的物质（如西罗莫司和二甲双胍）可提高记忆性 T 细胞的存活[83]。

非常规和固有 T 细胞

除了适应性免疫系统的常规 αβ T 细胞识别的广泛抗原外，免疫系统还包含固有 T 细胞亚群，这些 T 细胞表达相对不变的 TCR，并且可能专门识别保守的结构，这些结构要么是通过原核病原体独特表达，要么在应激宿主细胞上表达。这些 T 细胞包括 γδT 细胞、自然杀伤 T（natural killer T，NKT）细胞和黏膜相关不变 T（mucosal associated invariant T，MAIT）细胞。

γδ T 细胞

γδ T 细胞是免疫学中最奇怪的异常细胞之一[84]。它们是在寻找 TCR α 链基因时偶然发现重排基因后确定的[85]。在结构上，γ 链位点包含至少 14 个 Vγ 区的基因，其中 6 个是假基因，每一个 γ 链都能够重排成 5 个 Jγ 区和 2 个 Cγ 区中的任意一个。δ 链基因

分子	其他名称	分子量（kDa）	特征	表达 记忆	表达 初始
CD58	LFA-3	45 ~ 66	CD2 配体	++	+
CD2	T11	50	替代激活途径	+++	++
CD11a/CD18	LFA-1	180 ~ 195	ICAM-1，ICAM-2，ICAM-3 的受体	+++	++
CD29		130	β1（VLA）整合素 β 链	++++	+
CD45RO		220	CD45 同源体	++++	−
CD45RA		80 ~ 95	CD45 同源体	−	++++
CD44	Pgp-1	90	透明质酸受体	+++	++
CD54	ICAM-1	120	LFA-1 的反受体	+	−
CD26		40	二肽基肽酶Ⅳ	+	−
CD7	多链复合物		T 细胞标志	+/-	++
CD3		20 ~ 28	TCR 复合物的组成部分	+	+

表 12-1　初始和记忆性 T 细胞的表面标志

CD，分化簇；ICAM，细胞间黏附分子；LFA，淋巴细胞功能相关抗原；TCR，T 细胞抗原受体；VLA，极晚期活化抗原

嵌套在 α 链基因座内，大约有 6 个 Vδ 区，2 个 Dδ 和 2 个 Jδ 区，以及一个单独的 Cδ 基因。重排的 γ 和 δ 基因转录始于 αβ 基因之前，在小鼠胸腺发育的第 15 ～ 17 天开始出现，之后在成年胸腺中下降。除了 TCR-γδ 出现先于 TCR-αβ 这个有序的过程之外，在早期胸腺发育过程中存在高度有序的 γ 和 δV 区基因的表达，这导致寡克隆（oligoclonal）的 γδ T 细胞持续性迁移到外周。

有证据表明，γδ T 细胞对感染和自身免疫都有益[86-99]。γδ T 细胞在炎症部位积聚，例如 RA[100]、乳糜泻[101] 和结节病[102]。此外，从最近的一项开创性研究中可以明显看出 γδ T 细胞在针对人类肿瘤的免疫反应中的作用，该研究报告称"肿瘤内 γδ T 细胞是人类 39 种癌症类型中最有利的预后免疫群体"[103]。

γδ T 细胞通常对炎性关节炎中的转化增殖细胞、感染细胞和浸润性 CD4+ T 细胞具有高度溶解性[93,104,105]。它们可以产生多种细胞因子，如 IFN-γ、TNF 和 IL-17[106]，以及胰岛素样生长因子 -1（insulin-like growth factor-1，IGF1）和角质形成细胞生长因子（keratinocyte growth factor，KGF），促进上皮伤口修复[107]。对缺乏 γδ T 细胞的小鼠研究表明，这种 T 细胞亚群提供重要保护，防止细菌、病毒和原生动物感染并且对抗肿瘤[105,108,109]。

这些研究共同表明，γδ T 细胞的一个主要功能可能是对各种原因的组织损伤做出反应。因此，通常认为 γδ T 细胞对细胞损伤期间上调或暴露的宿主成分有反应也就不足为奇了[110]。然而，在绝大多数情况下，关于这些自体成分的性质或它们是否真的与 TCR-γδ 接触，几乎一无所知。与 αβ T 细胞相反，γδ T 细胞不识别肽 -MHC 复合物，而是识别完整的蛋白质。没有证据表明经典 MHC 有抗原加工或呈递需求[106,111]。现已提出了 γδ T 细胞的各种配体，尽管只有少数被证实与 TCR-γδ 结合，并且这些都缺乏任何已知的统一基序。因此，进一步了解 TCR-γδ 配体对于了解其全部功能至关重要。

人类 γδ T 细胞克隆可根据 Vδ1 或 Vδ2 的表达分为两个亚群。外周血中主要的人类 γδ T 细胞亚群是 Vδ2，它会与嗜乳脂蛋白提供的磷酸化异戊二烯代谢物发生反应[112-117]。这些是微生物的产物以及自身抗原。然而，这些药物实际上结合 Vδ2 T 细胞的 TCR-γδ 的证据很弱。鼠 γδ T 细胞缺乏同源的 Vδ2 亚群，对异戊二烯焦磷酸酯没有反应[107]。人类 Vδ1 γδ T 细胞存在于皮肤和胃肠的正常上皮组织中，同样也对异戊二烯焦磷酸酯没有反应。胃肠的上皮层也是成年哺乳动物中分裂速度最快的组织，每 4 ～ 5 天发生一次完整的细胞更新[107]。因此，Vδ1 亚群存在于细胞快速增殖和死亡的区域。这些发现，再加上观察到受损的小鼠角质形成细胞表达 TCR-γδ 配体[118]，与 Vδ1 T 细胞对快速增殖和垂死细胞表达的潜在配体作出反应的模型一致。Vδ1 亚群也在 RA 和莱姆关节炎的发炎滑膜中积聚[93]。总的来说，这表明 γδ T 细胞可能识别许多病原体以及受损或转化的哺乳动物细胞共有的一类抗原，并且可能提供了一种观点对于 γδ T 细胞在感染中及其在炎症部位积累的作用。

自然杀伤 T 细胞

一小群带有 NK 表位的 T 细胞亚群表现为具有高度受限的 TCR 识别表位。在小鼠和人中，NKT 细胞都发现于 CD4+ 和 CD4- CD8- T 细胞亚群内，并表达一定数量的 TCR Vβ 链和不变的 α 链（在小鼠是 Vα 14，在人是 Vα 24）[119]。进一步说，多数的 NKT 细胞的反应局限于非多型的 MHC I 类样分子，如 CD1d。最近对于 CD1d 的结晶学分析表明它含有一个比经典 MHC 分子更深的凹槽并有很强的疏水性，即它可能会与脂质部分结合。以前认为 α 鞘脂半乳糖神经酰胺是唯一已知的 CD1d 配体。现在，内部来源和细菌（鞘氨醇单胞菌和伯氏疏螺旋体）来源的与 CD1d 结合的鞘酯都已被鉴定[120,121]。这可能代表了另外一种类型的固有 T 细胞反应，在这种情况下，微生物脂或脂多肽可能会呈递给 NKT 细胞并引发快速的早期免疫反应。

在自身免疫病中，NKT 细胞潜在的重要性是源于快速产生高水平的某些细胞因子，特别是 IL-4 和 IFN-γ[119]。在这一方面，IL-4 反应对于调节 Th1 主导的炎症反应是重要的。已经在 NOD 模型上观察到 NKT 细胞减少[122]。通过输注 NKT 细胞可阻止 NOD 小鼠发生糖尿病[123]。一项研究将这一观察结果扩展到人类 1 型糖尿病。糖尿病个体的 NKT 细胞比未受影响的同胞产生更多的 IFN-γ 和更少的 IL-4[124]。也有报道发现在哮喘患者呼吸道的 CD4+ T 细胞主要为 NKT 细胞[125]。因此，在早期应对某些感染或调节炎症损伤时，这些少数的 T 细胞可能发挥至关重要的作用。

MAIT 细胞

黏膜相关恒定 αβ T（MAIT）细胞是新近发现的具有半恒定 TCR 的细胞亚群，受进化保守的 MHC 相关分子 MR1 的限制[1]。已在血液、关节、肺、肝和各种黏膜中观察到人类 MAIT 细胞。它们约占肝 T 细胞的 20% ~ 40%[1]。MAIT 细胞可识别通过细菌合成维生素 B_2（核黄素）和 B_9（叶酸）过程产生并由 MR1 呈递的小分子。这促进了固有促炎细胞因子的释放和裂解细菌感染细胞的能力。与 γδ T 细胞和 NKT 细胞类似，MAIT 细胞具有类似记忆的表型（CD44+、CD45RO+、CCR7-、CD62Llo）并且可以支持适应性免疫反应。它们还表达高水平的 CD161、IL-18 受体和细胞表面的趋化因子受体 CCR5、CXCR6 和 CCR6。MAIT 细胞的存在已在各种自身免疫性疾病中得到描述，尽管它们的功能尚不清楚。同样，类似于 γδ T 细胞和 NKT 细胞，MAIT 细胞可能通过产生促炎细胞因子和细胞溶解机制非特异性地引发炎症。

T 细胞介导的炎症

T 细胞可以通过抗原特异性和非特异性机制促进组织炎症。识别宿主细胞上的外来抗原（例如病毒感染）可导致 T 细胞活化并通过各种细胞溶解机制（包括穿孔素、颗粒酶和 Fas- 配体）诱导宿主细胞死亡。当 T 细胞在增强的稳态增殖和相同细胞溶解机制的上调期间对自身抗原作出反应时，可能会发生类似的过程。第三种机制是"无辜的旁观者"效应，其中被其他部位抗原激活并表达 Fas- 配体的 T 细胞迁移到各种组织中，并对 Fas 敏感细胞造成非特异性器官损伤。这可以在针对特定外来抗原的转基因小鼠中以图形方式证明。当向小鼠施用抗原时，应答 T 细胞迁移至肝并以 Fas- 配体依赖性方式诱导肝细胞损伤和炎症[126]。这可能代表了自身免疫性肝炎的模型。在人类中，这在中毒性休克综合征（toxic shock syndrome，TSS）中非常明显，其中葡萄球菌毒素 TSST 刺激大量 T 细胞扩增，导致多个器官受损[127]。

分子模拟的概念中，对外来抗原作出反应的 T 细胞可能与自身抗原发生交叉反应，长期以来一直是自身免疫的流行模型。说明这个问题最好的例子是风湿性心脏病中的 B 细胞。B 细胞对 A 组链球菌壁成分反应的抗体与心肌肌球蛋白发生交叉反应。T 细胞中也有类似的报道，研究者利用由多发性硬化患者特定 T 细胞克隆所识别的髓磷脂基础蛋白（myelin basic protein，MBP）多肽序列来在感染物数据库中检索。由此而获得的一些候选序列能够激活针对 MBP 反应的 T 细胞克隆[128]。另一个例子是伯氏疏螺旋体外表面蛋白 OspA，它有可能引发对 LFA-1 交叉反应性 T 细胞免疫反应[129]。MHC/ 肽四聚体技术使研究人员能够确定具有自身反应性的 T 细胞的频率。

自身蛋白质的修饰也可以导致新的免疫原性决定簇产生。一个例子是某些 CD4+ T 细胞对瓜氨酸自身肽的反应[130]可以由自噬诱导，而自噬是细胞应激期间细胞器的再加工过程。此外，Ⅱ类 HLA-DR4 分子（一种与 RA 相关的单倍型）在将瓜氨酸肽呈递给 CD4+ T 细胞方面也有着重要作用[130]。

浸润 T 细胞产生的细胞因子也能引起炎症。RA、1 型糖尿病和多发性硬化中的组织 CD4+ T 细胞具有相似的 Th1 细胞因子模式[68-70]。这些细胞因子在炎症反应中的重要性在 1 型糖尿病的小鼠研究中得到了生动的说明。胰岛特异性 CD4+ T 细胞首先在体外培养以发育成 Th1 或 Th2 细胞。当过继转移到幼稚小鼠时，尽管两组受体小鼠都发生了胰岛浸润，但只有产生 Th1 细胞因子的那些才会发生糖尿病[131]。这些 CD4+ 细胞重要性的证据来自大量研究，这些研究表明 CD4 耗竭在这些疾病动物模型中的功效[132]。

T 细胞反应的终止

对维持机体的健康而言，在清除了微生物之后，效应 T 细胞的迅速清除和在感染发生时效应 T 细胞的扩增同样重要。不能够清除活化的淋巴细胞会增加与其自身抗原交叉反应的危险，而可能导致持久的自身免疫反应。为保证快速消除免疫反应，许多机制会促进已经克隆扩增的 T 细胞死亡。控制 T 细胞增殖的办法之一是限制生长因子的供应。T 细胞一旦被活化就会表达多种生长因子和细胞因子的受体，长达 7 ~ 10 天，但它们只在最初的一段时间内产生细胞因子。这将会导致 T 细胞耗尽生长因子的不稳定情况的出现。如表达 IL-2R 的 T 细胞在没有 IL-2 的情况下会凋亡。再次刺激处于活跃分裂状态的 T 细胞的 TCR，也会引发激活诱导的细胞死亡（activation-induced cell death，AICD）。

由 T 细胞表达的死亡受体家族的发现阐明了另外的调节过程。这些分子在第 19 章中有更详细的描述，因此这里只讨论它们与 T 细胞功能有关的内容。研究最充分的是 Fas（CD95）。Fas 缺陷型小鼠和携带 Fas 突变的人（Canele-Smith 综合征）[133] 均表现出伴随自身免疫综合征的严重淋巴结病，这更说明了 T 细胞在激活后有效去除的重要性。几乎所有细胞都具有一定水平的表面 Fas，而其配体（FasL）的表达主要限于活化的 T 细胞和 B 细胞。因此，Fas 介导的细胞凋亡的调节在很大程度上受免疫系统的控制。此外，眼睛的某些组分、睾丸的支持细胞以及一些可能的肿瘤 FasL 表达，在免疫应答难以启动时提供免疫特权位点 [134]。这些非淋巴细胞表达 FasL 是为了防止在这些部位发生免疫反应而导致组织损伤。在 T 细胞活化期间，FasL 的表达被快速诱导，并且这些 T 细胞容易杀死 Fas 敏感的靶细胞。

与某些感染一样，Bcl-2 家族的促凋亡成员 Bim、Bad 和 Bax 似乎可以调节细胞因子戒断或急性外源抗原刺激后的体内死亡 [135]。这些分子与细胞存活分子 Bcl-2 有关，但是更加短，仅含有 Bcl-2 的 BH3 结构域，因此它们被称为"只含 BH3"的家族。它们作为细胞内的哨兵，附着于各种细胞骨架蛋白和细胞器并感知细胞损伤。如果发生损伤，它们从这些隐蔽区域释放并迁移到线粒体以抑制 Bcl-2 的存活功能 [135]。相比之下，在稳态增殖或慢性感染中发生的慢性 TCR 刺激后，Fas 用于消除 T 细胞 [21,136]。

未来发展方向

正如第 24 章详细介绍的那样，现在人们认为 T 细胞的代谢状态极大地影响了它们的功能和存活。如前所述，静止的初始 T 细胞和记忆 T 细胞主要表现出线粒体氧化磷酸化和低水平的糖酵解，而效应 T 细胞强烈上调糖酵解。这也导致 caspase-3 的激活，使效应 T 细胞对细胞死亡敏感 [137]。糖酵解和增殖与细胞死亡敏感的联系可能提供进一步的安全机制，以防止转变为瘤或形成自身免疫。操纵 T 细胞代谢的方法，特别是操纵可能存在于自身免疫性疾病中的高度增殖的糖酵解 T 细胞的方法（如西罗莫司），可能会受到相当多的关注。研究重点也将集中在 T 细胞的线粒体功能上。据报道，SLE 患者中的 T 细胞表现出线粒体增大和活性氧的特征 [138]，因此这些异常的原因值得解释；以及靶向线粒体抗氧化剂的可能治疗潜力。另一个引起兴趣的领域是 T 细胞稳态增殖失调对自身免疫的可能影响。鉴于此过程是由自身肽 /MHC 复合物驱动的，因此具有固有的自身免疫性，并且还会导致 FasL 和颗粒酶 B 等溶细胞机制的上调 [22]，有必要进一步研究其在自身免疫中的作用。

Full references for this chapter can be found on ExpertConsult.com.

参考文献

1. Kotas ME, Locksley RM: Why innate lymphoid cells? *Immunity* 48:1081–1090, 2018.
2. Pawson T, Scott JD: Signaling through scaffold, anchoring, and adaptor proteins, *Science* 278:2075–2080, 1997.
3. Mombaerts P, Iacomini J, Johnson RS, et al.: RAG-1-deficient mice have no mature B and T lymphocytes, *Cell* 68:869–877, 1992.
4. Radtke F, Wilson A, Stark G, et al.: Deficient T cell fate specification in mice with an induced inactivation of Notch1, *Immunity* 10:547–558, 1999.
5. Uribe L, Weinberg KI: X-linked SCID and other defects of cytokine pathways, *Semin Hematol* 35:299–309, 1998.
6. Elder ME, Lin D, Clever J, et al.: Human severe combined immunodeficiency due to a defect in ZAP-70, a T cell tyrosine kinase, *Science* 264:1596–1599, 1994.
7. Padovan E, Casorati G, Dellabona P, et al.: Expression of two T cell receptor a chains: dual receptor T cells, *Science* 262:422–424, 1993.
8. Garboczi DN, Ghosh P, Utz U, et al.: Structure of the complex between human T-cell receptor, viral peptide and HLA-A2, *Nature* 384:134–141, 1996.
9. Anderson MS, Venanzi ES, Klein L, et al.: Projection of an immunological self shadow within the thymus by the aire protein, *Science* 298:1395–1401, 2002.
10. Ramsey C, Winqvist O, Puhakka L, et al.: Aire deficient mice develop multiple features of APECED phenotype and show altered immune response, *Hum Mol Genet* 11:397–409, 2002.
11. Amakawa R, Hakem A, Kundig TM, et al.: Impaired negative selection of T cells in Hodgkin's disease antigen CD30-deficient mice, *Cell* 84:551–562, 1996.
12. Yasutomo K, Doyle C, Miele L, et al.: The duration of antigen receptor signalling determines CD4+ versus CD8+ T-cell lineage fate, *Nature* 404:506–510, 2000.
13. Buckley RH: Primary cellular immunodeficiencies, *J Allergy Clin Immunol* 109:747–757, 2002.
14. Butcher EC, Williams M, Youngman K, et al.: Lymphocyte trafficking and regional immunity, *Adv Immunol* 72:209–253, 1999.
15. Szekanecz Z, Kim J, Koch AE: Chemokines and chemokine receptors in rheumatoid arthritis, *Semin Immunol* 15:15–21, 2003.
16. Goldrath AW, Bogatzki LY, Bevan MJ: Naive T cells transiently acquire a memory-like phenotype during homeostasis-driven proliferation, *J Exp Med* 192:557–564, 2000.
17. Min B, McHugh R, Sempowski GD, et al.: Neonates support lymphopenia-induced proliferation, *Immunity* 18:131–140, 2003.
18. Yunis EJ, Hong R, Grewe MA, et al.: Postthymectomy wasting associated with autoimmune phenomena. I. Antiglobulin-positive anemia in A and C57BL-6 Ks mice, *J Exp Med* 125:947–966, 1967.

19. King C, Ilic A, Koelsch K, Sarvetnick N: Homeostatic expansion of T cells during immune insufficiency generates autoimmunity, *Cell* 117:265–277, 2004.

20. Koetz K, Bryl E, Spickschen K, et al.: T cell homeostasis in patients with rheumatoid arthritis, *Proc Natl Acad Sci U S A* 97:9203–9208, 2000.

21. Fortner KA, Budd RC: The death receptor Fas (CD95/APO-1) mediates the deletion of T lymphocytes undergoing homeostatic proliferation, *J Immuno* 175:4374–4382, 2005.

22. Fortner KA, Bond JP, Austin JW, et al.: The molecular signature of murine T cell homeostasis reveals both inflammatory and immune inhibition patterns, *J Autoimmun* 82:47–61, 2017.

23. Espinoza LR, Berman A, Vasey FB, et al.: Psoriatic arthritis and acquired immunodeficiency syndrome, *Arthritis Rheum* 31:1034–1040, 1988.

24. Frauwirth KA, Riley JL, Harris MH, et al.: The CD28 signaling pathway regulates glucose metabolism, *Immunity* 16:769–777, 2002.

25. Wange RL, Samelson LE: Complex complexes: signaling at the TCR, *Immunity* 5:197–205, 1996.

26. Appleby MW, Gross JA, Cooke MP, et al.: Defective T cell receptor signaling in mice lacking the thymic isoform of p59fyn, *Cell* 70:751–763, 1992.

27. Gaud G, Lesourne R, Love PE: Regulatory mechanisms in T cell receptor signalling, *Nat Rev Immunol* 18:485–497, 2018.

28. van Oers NS, Killeen N, Weiss A: ZAP-70 is constitutively associated with tyrosine-phosphorylated TCR zeta in murine thymocytes and lymph node T cells, *Immunity* 1:675–685, 1994.

29. Hsu LY, Tan YX, Xiao Z, et al.: A hypomorphic allele of ZAP-70 reveals a distinct thymic threshold for autoimmune disease versus autoimmune reactivity, *J Exp Med* 206:2527–2541, 2009.

30. Naik E, Webster JD, DeVoss J, et al.: Regulation of proximal T cell receptor signaling and tolerance induction by deubiquitinase Usp9X, *J Exp Med.* 211:1947–1955, 2014.

31. Sun Z, Arendt CW, Ellmeier W, et al.: PKC-theta is required for TCR-induced NF-kappaB activation in mature but not immature T lymphocytes, *Nature* 404:402–407, 2000.

32. Deleted in review.

33. Crabtree GR, Olson EN: NFAT signaling: choreographing the social lives of cells, *Cell* 109(Suppl):S67–S79, 2002.

34. Guse AH, da Silva CP, Berg I, et al.: Regulation of calcium signalling in T lymphocytes by the second messenger cyclic ADP-ribose, *Nature* 398:70–73, 1999.

35. Lamprecht P, Moosig F, Csernok E, et al.: CD28 negative T cells are enriched in granulomatous lesions of the respiratory tract in Wegener's granulomatosis, *Thorax* 56:751–757, 2001.

36. Fletcher JM, Vukmanovic-Stejic M, Dunne PJ, et al.: Cytomegalovirus-specific CD4+ T cells in healthy carriers are continuously driven to replicative exhaustion, *J Immunol* 175:8218–8225, 2005.

37. Uda H, Mima T, Yamaguchi N, et al.: Expansion of a CD28-intermediate subset among CD8 T cells in patients with infectious mononucleosis, *J Virol* 76:6602–6608, 2002.

38. Wong CK, Lit LC, Tam LS, et al.: Aberrant production of soluble costimulatory molecules CTLA-4, CD28, CD80 and CD86 in patients with systemic lupus erythematosus, *Rheumatology* 44:989–994, 2005.

39. Grakoui A, Bromley SK, Sumen C, et al.: The immunological synapse: a molecular machine controlling T cell activation, *Science* 285:221–227, 1999.

40. Montixi C, Langlet C, Bernard A-M, et al.: Engagement of T cell receptor triggers its recruitment to low-density detergent-insoluble membrane domains, *EMBO J* 17:5334–5348, 1998.

41. Lee K-M, Chuang E, Griffen M, et al.: Molecular basis of T cell inactivation by CTLA-4, *Science* 282:2263–2266, 1998.

42. Krummel MF, Allison JP: CD28 and CTLA-4 have opposing effects on the response of T cells to stimulation, *J Exp Med* 182:459–465, 1995.

43. Tivol EA, Borriello F, Schweitzer AN, et al.: Loss of CTLA-4 leads to massive lymphoproliferation and fatal multiorgan tissue destruction, revealing a critical negative regulatory role of CTLA-4, *Immunity* 3:541–547, 1995.

44. Stahl EA, Raychaudhuri S, Remmers EF, et al.: Genome-wide association study meta-analysis identifies seven new rheumatoid arthritis risk loci, *Nat Genet* 42:508–514, 2010.

45. Ostrand-Rosenberg S, Horn LA, Haile ST: The programmed death-1 immune suppressive pathway: barrier to antitumor immunity, *J Immunol.* 193:3835–3841, 2014.

46. Khoury SJ, Sayegh MH: The roles of the new negative T cell costimulatory pathways in regulating autoimmunity, *Immunity* 20:529–538, 2004.

47. Nishimura H, Nose M, Hiai H, et al.: Development of lupus-like autoimmune diseases by disruption of the PD-1 gene encoding an ITIM motif-carrying immunoreceptor, *Immunity* 11:141–151, 1999.

48. Firestein GS, Zvaifler NJ: Peripheral blood and synovial fluid monocyte activation in inflammatory arthritis. I. A cytofluorographic study of monocyte differentiation antigens and class II antigens and their regulation by gamma-interferon, *Arthritis & Rheum* 30:857–863, 1987.

49. Cope AP, Londei M, Chu NR, et al.: Chronic exposure to tumor necrosis factor (TNF) in vitro impairs the activation of T cells through the T cell receptor/CD3 complex; reversal in vivo by anti-TNF antibodies in patients with rheumatoid arthritis, *J Clin Invest* 94:749–760, 1994.

50. Cope AP, Liblau RS, Yang XD, et al.: Chronic tumor necrosis factor alters T cell responses by attenuating T cell receptor signaling, *J Exp Med* 185:1573–1584, 1997.

51. Martins GA, Cimmino L, Shapiro-Shelef M, et al.: Transcriptional repressor Blimp-1 regulates T cell homeostasis and function, *Nat Immunol* 7:457–465, 2006.

52. Sakaguchi S, Sakaguchi N, Shimizu J, et al.: Immunologic tolerance maintained by CD25+ CD4+ regulatory T cells: their common role in controlling autoimmunity, tumor immunity, and transplantation tolerance, *Immunol Rev* 182:18–32, 2001.

53. Shevach EM, McHugh RS, Piccirillo CA, et al.: Control of T-cell activation by CD4+ CD25+ suppressor T cells, *Immunol Rev* 182:58–67, 2001.

54. Veldhoen M, Hocking RJ, Atkins CJ, et al.: TGFbeta in the context of an inflammatory cytokine milieu supports de novo differentiation of IL-17-producing T cells, *Immunity* 24:179–189, 2006.

55. Dong C: Diversification of T-helper-cell lineages: finding the family root of IL-17-producing cells, *Nat Rev Immunol* 6:329–333, 2006.

56. Nishio J, Feuerer M, Wong J, et al.: Anti-CD3 therapy permits regulatory T cells to surmount T cell receptor-specified peripheral niche constraints. *J Exp Med* 207: 1879-1889.

57. Okada Y, Wu D, Trynka G, et al.: Genetics of rheumatoid arthritis contributes to biology and drug discovery, *Nature* 506:376–381, 2014.

58. Li C, DiSpirito JR, Zemmour D, et al.: TCR transgenic mice reveal stepwise, multi-site acquisition of the distinctive fat-treg phenotype, *Cell* 174:285–299 e212, 2018.

59. Ali N, Zirak B, Rodriguez RS, et al.: Regulatory T cells in skin facilitate epithelial stem cell differentiation, *Cell* 169:1119–1129 e1111, 2017.

60. Villalta SA, Rosenthal W, Martinez L, et al.: Regulatory T cells suppress muscle inflammation and injury in muscular dystrophy, *Sci Transl Med* 6, 2014. 258ra142.

61. Pamer E, Cresswell P: Mechanisms of MHC class I—restricted antigen processing, *Annu Rev Immunol* 16:323–358, 1998.

62. Newell MK, Haughn LJ, Maroun CR, et al. Death of mature T cells by separate ligation of CD4 and the T-cell receptor for antigen, *Nature* 347:286–289, 1990.

63. Casella CR, Finkel TH: Mechanisms of lymphocyte killing by HIV, *Curr Opin Hematol* 4:24–31, 1997.

64. Schneider P, MacKay F, Steiner V, et al.: BAFF, a novel ligand of the tumor necrosis factor family, stimulates B cell growth, *J Exp Med* 189:1747–1756, 1999.

65. Street NE, Schumacher JH, Fong TA, et al.: Heterogeneity of mouse helper T cells. Evidence from bulk cultures and limiting dilution cloning for precursors of Th1 and Th2 cells, *J Immunol* 144:1629–1639, 1990.

66. Coffman RL, Seymour BW, Hudak S, et al.: Antibody to inter-leukin-5 inhibits helminth-induced eosinophilia in mice, *Science* 245:308–310, 1989.

67. Fuss IJ, Strober W, Dale JK, et al.: Characteristic T helper 2 T cell cytokine abnormalities in autoimmune lymphoproliferative syndrome, a syndrome marked by defective apoptosis and humoral autoimmunity, *J Immunol* 158:1912–1918, 1997.

68. Ruddle NH, Bergman CM, McGrath KM, et al.: An antibody to lymphotoxin and tumor necrosis factor prevents transfer of experimental allergic encephalomyelitis, *J Exp Med* 172:1193–1200, 1990.

69. Heath WR, Allison J, Hoffmann MW, et al.: Autoimmune diabetes as a consequence of locally produced interleukin-2, *Nature* 359:547–549, 1992.

70. Yssel H, Shanafelt MC, Soderberg C, et al.: Borrelia burgdorferi activates a T helper type 1-like T cell subset in Lyme arthritis, *J Exp Med* 174:593–601, 1991.

71. Elliott MJ, Maini RN, Feldmann M, et al.: Randomised double-blind comparison of chimeric monoclonal antibody to tumour necrosis factor alpha (cA2) versus placebo in rheumatoid arthritis, *Lancet* 344:1105–1110, 1994.

72. Choy EH, Isenberg DA, Garrood T, et al.: Therapeutic benefit of blocking interleukin-6 activity with an anti-interleukin-6 receptor monoclonal antibody in rheumatoid arthritis: a randomized, double-blind, placebo-controlled, dose-escalation trial, *Arthritis Rheum* 46:3143–3150, 2002.

73. Rutz S, Eidenschenk C, Ouyang W: IL-22, not simply a Th17 cytokine, *Immunol Rev* 252:116–132, 2013.

74. Gaffen S, Jain R, Garg AV, et al.: The IL-23-IL-17 immune axis: from mechanism to therapeutic testing, *Nat Rev Immunol.* 14:585–600, 2014.

75. Chan JR, Blumenschein W, Murphy E, et al.: IL-23 stimulates epidermal hyperplasia via TNF and IL-20R2-dependent mechanisms with implications for psoriasis pathogenesis, *J Exp Med* 203:2577–2587, 2006.

76. Steinman L: A brief history of T(H)17, the first major revision in the T(H)1/T(H)2 hypothesis of T cell-mediated tissue damage, *Nat Med* 13:139–145, 2007.

77. Hirota K, Hashimoto M, Ito Y, et al.: Autoimmune Th17 cells induced synovial stromal and innate lymphoid cell secretion of the cytokine GM-CSF to initiate and augment autoimmune arthritis, *Immunity* 48:1220–1232 e1225, 2018.

78. Fazilleau N, Mark L, McHeyzer-Williams LJ, et al.: Follicular helper T cells: lineage and location, *Immunity* 30:324–335, 2009.

79. Vinuesa CG, Cook MC, Angelucci C, et al.: A RING-type ubiquitin ligase family member required to repress follicular helper T cells and autoimmunity, *Nature* 435:452–458, 2005.

80. Doherty PC: The new numerology of immunity mediated by virus-specific CD8(+) T cells, *Curr Opin Microbiol* 1:419–422, 1998.

81. Purton JF, Tan JT, Rubinstein MP, et al.: Antiviral CD4+ memory T cells are IL-15 dependent, *J Exp Med* 204:951–961, 2007.

82. Masopust D, Vezys V, Marzo AL, et al.: Preferential localization of effector memory cells in nonlymphoid tissue, *Science* 291:2413–2417, 2001.

83. Pearce EL, Walsh MC, Cejas PJ, et al.: Enhancing CD8 T-cell memory by modulating fatty acid metabolism, *Nature* 460:103–107, 2009.

84. Saito H, Kranz DM, Takagaki Y, et al.: A third rearranged and expressed gene in a clone of cytotoxic T lymphocytes, *Nature* 312:36–40, 1984.

85. Saito H, Kranz DM, Takagaki Y, et al.: Complete primary structure of a heterodimeric T-cell receptor deduced from cDNA sequences, *Nature* 309:757–762, 1984.

86. Shi C, Sahay B, Russell JQ, et al.: Reduced immune response to Borrelia burgdorferi in the absence of γδ T cells, *Infect Immun* 79:3940–3946, 2011.

87. Hiromatsu K, Yoshikai Y, Matsuzaki G, et al.: A protective role of gamma/delta T cells in primary infection with Listeria monocytogenes in mice, *J Exp Med* 175:49–56, 1992.

88. Rosat JP, MacDonald HR, Louis JA: A role for gamma delta + T cells during experimental infection of mice with Leishmania major, *J Immunol* 150:550–555, 1993.

89. Kaufmann SH, Ladel CH: Role of T cell subsets in immunity against intracellular bacteria: experimental infections of knock-out mice with Listeria monocytogenes and Mycobacterium bovis BCG, *Immunobiology* 191:509–519, 1994.

90. Tsuji M, Mombaerts P, Lefrancois L, et al.: Gamma delta T cells contribute to immunity against the liver stages of malaria in alpha beta T-cell-deficient mice, *Proc Natl Acad Sci U S A* 91:345–349, 1994.

91. Mixter PF, Camerini V, Stone BJ, et al.: Mouse T lymphocytes that express a gamma delta T-cell antigen receptor contribute to resistance to Salmonella infection in vivo, *Infect Immun* 62:4618–4621, 1994.

92. Brennan FM, Londei M, Jackson AM, et al.: T cells expressing gamma delta chain receptors in rheumatoid arthritis, *J Autoimmun* 1:319–326, 1988.

93. Vincent M, Roessner K, Lynch D, et al.: Apoptosis of Fas high CD4+ synovial T cells by Borrelia reactive Fas ligand high gamma delta T cells in lyme arthritis, *J Exp Med.* 184:2109–2117, 1996.

94. Rust C, Kooy Y, Pena S, et al.: Phenotypical and functional characterization of small intestinal TcR gamma delta + T cells in coeliac disease, *Scand J Immunol* 35:459–468, 1992.

95. Balbi B, Moller DR, Kirby M, et al.: Increased numbers of T lymphocytes with gamma delta-positive antigen receptors in a subgroup of individuals with pulmonary sarcoidosis, *J Clin Invest* 85:1353–1361, 1990.

96. Peterman GM, Spencer C, Sperling AI, et al.: Role of gamma delta T cells in murine collagen-induced arthritis, *J Immunol* 151:6546–6558, 1993.

97. Pelegri C, Kuhnlein P, Buchner E, et al.: Depletion of gamma/delta T cells does not prevent or ameliorate, but rather aggravates, rat adjuvant arthritis, *Arthritis Rheum* 39:204–215, 1996.

98. Peng SL, Madaio MP, Hayday AC, et al.: Propagation and regulation of systemic autoimmunity by gamma delta T cells, *J Immunol* 157:5689–5698, 1996.

99. Mukasa A, Hiromatsu K, Matsuzaki G, et al.: Bacterial infection of the testis leading to autoaggressive immunity triggers apparently opposed responses of alpha beta and gamma delta T cells, *J Immunol* 155:2047–2056, 1995.

100. Brennan FM, Londei M, Jackson AM, et al.: T cells expressing gd chain receptors in rheumatoid arthritis, *J Autoimmun* 1:319–326, 1988.

101. Rust C, Kooy Y, Pena S, et al.: Phenotypical and functional characterization of small intestinal TcR gd+ T cells in coeliac disease, *Scand J Immunol* 35:459–468, 1992.

102. Balbi B, Moller DR, Kirby M, et al.: Increased numbers of T lymphocytes with gd+ antigen receptors in a subgroup of individuals with pulmonary sarcoidosis, *J Clin Invest* 85:1353–1361, 1990.

103. Gentles AJ, Newman AM, Liu CL, et al.: The prognostic landscape of genes and infiltrating immune cells across human cancers, *Nat Med* 21:938–945, 2015.

104. Wilhelm M, Kunzmann V, Eckstein S, et al.: Gammadelta T cells for immune therapy of patients with lymphoid malignancies, *Blood* 102:200–206, 2003.

105. Costa G, Loizon S, Guenot M, et al.: Control of Plasmodium falciparum erythrocytic cycle: gammadelta T cells target the red blood cell-invasive merozoites, *Blood* 118:6952–6962, 2011.

106. Zeng X, Wei Y-L, Huang J, et al.: Gamma delta T cells recognize a microbial encoded B cell antigen to initiate a rapid antigen-specific interleukin-17 response, *Immunity* 37:524–534, 2012.

107. Nielsen MM, Witherden DA, Havran WL: Gammadelta T cells in homeostasis and host defence of epithelial barrier tissues, *Nat Rev Immunol* 17:733–745, 2017.

108. Girardi M, Oppenheim DE, Steele CR, et al.: Regulation of cutaneous malignancy by gammadelta T cells, *Science* 294:605–609, 2001.

109. Born W, Cady C, Jones-Carson J, et al.: Immunoregulatory functions of gamma delta T cells, *Adv Immunol* 71:77–144, 1999.

110. Hirsh MI, Junger WG: Roles of heat shock proteins and gamma delta T cells in inflammation, *Am J Respir Cell Mol Biol* 39:509–513, 2008.

111. Chien YH, Konigshofer Y: Antigen recognition by gammadelta T cells, *Immunol Rev* 215:46–58, 2007.

112. Schoel B, Sprenger S, Kaufmann SH: Phosphate is essential for stimulation of V gamma 9V delta 2 T lymphocytes by mycobacterial low molecular weight ligand, *Eur J Immunol* 24:1886–1892, 1994.

113. Constant P, Davodeau F, Peyrat MA, et al.: Stimulation of human gamma delta T cells by nonpeptidic mycobacterial ligands, *Science* 264:267–270, 1994.

114. Tanaka Y, Sano S, Nieves E, et al.: Nonpeptide ligands for human gamma delta T cells, *Proc Natl Acad Sci U S A* 91:8175–8179, 1994.

115. Tanaka Y, Morita CT, Nieves E, et al.: Natural and synthetic nonpeptide antigens recognized by human gamma delta T cells, *Nature* 375:155–158, 1995.

116. Bukowski JF, Morita CT, Brenner MB: Human gamma delta T cells recognize alkylamines derived from microbes, edible plants, and tea: implications for innate immunity, *Immunity* 11:57–65, 1999.

117. Vavassori S, Kumar A, Wan GS, et al.: Butyrophilin 3A1 binds phosphorylated antigens and stimulates human gammadelta T cells, *Nat Immunol* 14:908–916, 2013.

118. Witherden DA, Ramirez K, Havran WL: Multiple receptor-ligand interactions direct tissue-resident gammadelta T cell activation, *Front Immunol* 5:602, 2014.

119. Bendelac A, Rivera MN, Park SH, et al.: Mouse CD1-specific NK1 T cells: development, specificity, and function, *Annu Rev Immunol* 15:535–562, 1997.

120. Kinjo Y, Wu D, Kim G, et al.: Recognition of bacterial glycosphingolipids by natural killer T cells, *Nature* 434:520–525, 2005.

第 13 章

B 细胞

原著 YONG-RUI ZOU, CHRISTINE GRIMALDI, AND BETTY DIAMOND

康　娜 译　刘万里 校

关键点

- 免疫球蛋白（immunoglobulin，Ig）在 B 细胞的功能行使中发挥着重要作用，因为其既是抗原的识别受体，也是 B 细胞的主要分泌产物。Ig 的可变区能够识别并结合为数众多的抗原，此种识别不同抗原的特异性来源于其基因片段的随机重组。Ig 的重链恒定区则决定其同种型，其中 Fc 段介导效应功能。

- 膜表面 Ig 是 B 细胞受体（B cell receptor，BCR）复合物的主要组成成分，可以调控 B 细胞的选择、存活和活化。分泌型 Ig 具有中和抗原的能力，而且在通过其 Fc 段结合相应受体后，能够介导补体激活、细胞的活化或抑制以及在吞噬细胞摄取抗原过程中发挥调理作用。

- B 细胞来源于骨髓造血祖细胞，经历多阶段的成熟与选择之后，分化发育为具备免疫功能的初始型 B 细胞，并定位于外周淋巴器官。在受到抗原刺激活化之后，B 细胞会分化为记忆性细胞和分泌 Ig 的浆细胞。

- 滤泡 B 细胞会以一种 T 细胞依赖型的方式对蛋白抗原做出反应，是 B 细胞记忆性的主要来源。B1 型和边缘区 B 细胞并不那么依赖于 T 细胞辅助途径，具有较为局限的 BCR 异质性。

- 所有个体均会产生自身反应性 B 细胞，但在 B 细胞发育的早期和晚期阶段存在多个关卡用于清除自身反应性 B 细胞。然而，在具有自身免疫倾向的个体中，这些关卡中的一个或多个会丧失功能，从而增加自身反应性 B 细胞到浆细胞的分化。

引言

多种细胞共同组成了免疫系统，参与固有和适应性免疫应答。适应性免疫反应的特征就是在对抗原进行初次免疫反应后会产生免疫记忆，从而使免疫系统再次识别相同抗原时，能够迅速产生免疫应答。

B 淋巴细胞通过一种称为 B 细胞受体（BCR）的分子识别抗原。BCR 由一个负责识别抗原的表面免疫球蛋白（Ig）分子和两个负责信号转导的辅助分子组成。一旦遇到抗原，B 细胞便开始免疫活化的过程，包括抗体分泌以及免疫记忆的形成。这个过程会受到抗原活化的 T 细胞、树突状细胞（dendritic cell，DC）、可溶性因子以及滤泡树突状细胞（follicular dendritic cell，FDC）的严格调控。T 和 B 淋巴细胞均能从初始型细胞分化为记忆性细胞，但只有 B 细胞能够通过精细调整抗原受体分子的结构来增强其特异性和亲和力，从而产生更高效的抗体。除了分泌 Ig 之外，B 细胞还能以其他方式调控免疫反应，包括分泌细胞因子以及通过主要组织相容性复合体（major histocompatibility complex，MHC）Ⅱ 类分子呈递抗原给 T 细胞等。

尽管 B 细胞生物学的知识大多是通过小鼠模型研究获得的，在此章节中我们也将尽可能地介绍有关人类 B 细胞生物学的相关知识。

免疫球蛋白：结构与功能

B 细胞的标志是 Ig 分子的表达。Ig 有两种形式，即膜结合 Ig 和分泌型 Ig，它们由选择性信使 RNA（message RNA，mRNA）剪接产生。表达在 B 细胞膜表面的 Ig 分子，被称为 BCR。BCR 在 B 细胞生物学各个方面都起到关键作用，包括 B 细胞成熟和存活，以及与抗原结合后启动的免疫活化反应。分泌型 Ig，被称为抗体，在 B 细胞被抗原激活后产生，通过中和和消除诱发免疫反应的抗原来保护宿主。

在结构上，Ig 由四条多肽链重组而成：两条完全一致、表观分子量接近 25 kDa 的轻（L）链和两条完全一致、表观分子量为 50 ~ 65 kDa 的重（H）链。Ig 分子的每条多肽链均含有高度保守的蛋白折叠模体，即 Ig 结构域。这些结构域组成 Ig 分子的骨架，参与多肽链的配对（图 13-1）。Ig 分子的四级结构像一个 Y 型构象，其中包含 2 个功能性区域：两个完全一致的抗原结合区域（可变区），组成 Y 的两臂；一个恒定区域形成 Y 的基底[1]。

Ig 分子功能区域的界定起源于早期针对 Ig 分子的水解研究。木瓜蛋白酶水解 Ig 分子后会产生两个保留有抗原结合能力的相同片段，命名为 Fab，还有一个独特的可结晶片段，即 Fc 段，后者介导免疫效

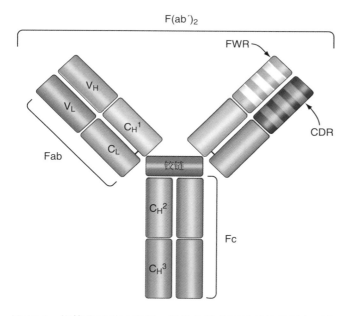

图 13-1 抗体分子的示意图。抗体单体由两条重链分子和两条轻链分子组成，每条重链和轻链分子共价结合在一起。抗体分子的可变区由重链的 V_H 功能域和轻链的 V_L 功能域组成。V_H 和 V_L 功能域分别包含 4 个框架区和 3 个互补决定区（CDR），它们在一起组成了抗原结合区域。木瓜蛋白酶消化产生 Fab，Fab 由 V_H、C_H1、V_L 和 C_L 功能域组成，而胃蛋白酶消化产生两个共价结合的 Fab，称为 F（ab'）$_2$。介导免疫效应功能的 Fc 段包含 C_H2、C_H3 两个功能域和抗体铰链区，后者仅在部分免疫球蛋白（如 IgG、IgA 和 IgD）中存在，能够显著增加这类同种型抗体的柔韧性

应功能但不能与抗原产生相互作用[2]。

抗原结合区域由轻链可变区（variable domain of the L-chain，V_L）和重链可变区域（variable domain of the H-chain，V_H）配对而成。与 Ig 分子其他部分不同，可变区氨基酸序列具有丰富的多样性，从而形成可以识别众多不同抗原的 Ig 分子库。Ig 分子可变区内部是不连续的与抗原直接接触的互补决定区（complementary determining region，CDR）。CDR 的氨基酸序列高度变化，并与氨基酸序列较为保守的框架区（framework region，FWR）相连，每条重链和轻链均含有 3 个 CDR 区和 4 个 FWR 区（图 13-2）。能够被 V_L 和 V_H 的 3 个 CDR 共同组成的抗原结合部位所识别的最小抗原决定簇称为一个抗原表位，可以是蛋白分子、碳水化合物、脂类或者核酸分子上的连续或者不连续的区域。一个 Ig 分子单体拥有的两个相同的可变区（Y 型 Ig 分子的两臂）赋予其可以与多价抗原分子（例如多糖）的重复抗原决定簇进行相互作用的能力，或者通过结合含有相同抗原决定簇的两个独立抗原分子来增加其亲和力（avidity）[1]。

抗体分子的恒定区介导抗体的免疫效应功能，包括杀死和清除入侵的病原体、免疫系统的活化和平衡等。严格意义上的抗体恒定区由相互配对的轻链恒定区（constant domain of the L-chain，C_L）和重链第一个恒定结构域 C_H^1，以及相互配对的两条重链恒定区（C_H^2、C_H^3 和 IgM 的 C_H^4）组成。然而，与恒定区相关的免疫效应功能是由重链恒定区介导完成的。

免疫球蛋白重链恒定区

抗体可变区与抗原之间的特异性结合可能足以阻断微生物感染或者中和毒素，但是病原体的清除却有依赖于抗体 Fc 段。抗原抗体复合物中暴露在外的 Fc 段可以与血清因子结合启动补体级联反应，或者与具有细胞毒性以及吞噬能力的免疫细胞结合介导针对病原体的破坏和清除。在小鼠和人体内存在五种不同的重链恒定区类型或者同种型，分别命名为 IgM（μ）、IgD（δ）、IgG（γ）、IgA（α）和 IgE（ε）[3]，每种同种型均由人 4 号染色体或者小鼠 12 号染色体上重链基因座中不同的恒定区基因片段所编码。每一抗体同种型具有特异的免疫效应功能，并且其所对应的独特的细胞受体可以启动不同的胞内信号级联反应。不同抗体同种型之间在 C_H 结构域数目、是否存在可以

增加 Fab 区域之间柔韧性的铰链区、血清的半衰期、形成抗体分子多聚体的能力、补体活化以及 Fc 受体结合能力等方面均有差异。不同抗体同种型的特征见表 13-1 [1,3,4]。当被抗原激活时，不同亚型的 BCR 也可能传递不同的胞内信号。需要注意的是，抗体分子与表达有 Fc 受体的免疫细胞之间的相互作用不仅仅是为了清除病原体，也通过活化或抑制特定的免疫细胞 [5] 以及介导免疫细胞死亡 [6] 来调控和塑造免疫应答。

免疫球蛋白 M

　　IgM 是 B 细胞发育过程中首先表达的 Ig 同种型，也是初始免疫反应过程中诱导产生的第一种抗体。IgM 主要存在于血清中，但也存在于黏膜分泌物和母乳中。由于在初次免疫反应的早期阶段，抗体亲和力成熟（affinity maturation）过程尚未启动，IgM 抗体对抗原的亲和力通常较低。为增强 IgM 亲和力，大部分分泌型 IgM 以五聚体形式存在，五聚体 IgM 分子具备更多的抗原结合位点，与抗原之间产生更高的亲和力来结合大的多价抗原。IgM 也以单体或者六聚体的形式存在，但只有五聚体与称为连接链（joining-chain，J 链）的多肽链相连。J 链可以促进 IgM 向黏膜分泌的主动运输 [7]。

　　IgM 可以激活经典补体途径以介导多种生物功能 [1]。补体级联反应由一系列酶促反应构成，活化后可导致入侵生物体的裂解和清除。抗体或补体分子通过分子间相互作用而沉积在抗原表面以促进免疫细胞对抗原的吞噬。这类能够提高吞噬作用的蛋白，例如抗体和补体，被称为调理素。单核细胞、巨噬细胞或中性粒细胞表面表达 CD21，这是一种能够特异性识别补体 C3 片段的受体。一旦补体级联反应被活化，这类细胞就能通过 CD21 有效吞噬经过调理的抗原颗粒。补体途径的活化还能形成由末端补体成分组成的膜攻击复合体，进而直接裂解由 C3 补体调理过的病原体。抗原抗体复合物中抗体分子的 Fc 区域需要有效暴露，而且在空间上极为靠近才能激活经典补体通路，因此多价 IgM 一旦与相应抗原结合后会成为补体活化的强有力激活剂。例如，IgM 六聚体的补体激活能力是 IgM 单体的 20 ～ 100 倍 [8]。C1q 是一种与 IgM 以及 IgG 结合的早期补体因子。含有 C1q 的免疫复合物可以下调免疫反应，因为 C1q 可与一种存在于骨髓细胞和淋巴细胞细胞表面的负调节因子 LAIR-1 结合，通过阻止 Toll 样受体（Toll-like receptor，TLR）诱导的 DC 成熟和激活来抑制炎症。

免疫球蛋白 G

　　IgG 是血清中最为常见的抗体同种型，占循环系统抗体总量的 70%。与 IgM 相比，IgG 通常具有更高的亲和力并在二次免疫反应或者记忆免疫反应中占主导地位。人体有四种 IgG 亚类：IgG1、IgG2、

表 13-1　人类免疫球蛋白（Ig）各同种型的特征

特性	IgM	IgG	IgA	IgE	IgD
结构	五聚体 六聚体	单体	二聚体（IgA2） 单体（IgA1）	单体	单体
C_H 结构域	4	3	3	4	3
血清含量（mg/ml）	0.7 ～ 1.7	9.5 ～ 12.5	1.5 ～ 2.6	0.0003	0.04
血清半衰期（天）	5 ～ 10	7 ～ 24	11 ～ 14	1 ～ 5	2 ～ 8
补体活化经典途径	是	是	否	否	否
FcR 介导的细胞吞噬作用	否	是	是	否	否
抗体依赖型细胞介导的细胞毒性	否	是	否	否	否
胎盘转运	否	是	否	否	否
存在于黏膜分泌物	是	否	是	否	否
主要生物学特性	初始抗体反应	次级抗体反应	分泌免疫球蛋白	过敏和对寄生虫的反应	初始 B 细胞表面分子标记

C_H，重链恒定区；FcR，Fc 受体；Ig，免疫球蛋白

IgG3 和 IgG4。IgG1 和 IgG3 主要产生于针对病毒和蛋白抗原的免疫反应，IgG2 主要见于针对多糖抗原的免疫反应，IgG4 参与针对线虫的免疫反应并在 IgG4 相关的系统性疾病的患者体内存在[9]。

所有 IgG 亚类均以单体形式存在并具有高度的结构相似性，但彼此之间的细小差异赋予了 IgG 亚类截然不同的生物功能。IgG3 和 IgG1 能强有力地活化经典补体途径，而 IgG2 可以启动旁路补体活化途径。

所有 IgG 亚类都能结合树突状细胞、巨噬细胞、中性粒细胞和自然杀伤（NK）细胞表面特定的 Fcγ 受体（Fc gamma receptor，FcγR）。具有吞噬能力的免疫细胞表面 FcγR 一旦与 IgG 相结合，便能够有效地将免疫复合物从循环系统中清除，并启动抗体依赖的细胞介导的毒性作用，进而释放含有穿孔素和颗粒酶的颗粒，前者能够在靶细胞的细胞膜上穿孔，后者则导致程序性细胞死亡（凋亡）[10,11]。交联 FcγR 受体也可以介导内吞并通过 MHC II 类分子途径呈递抗原。

因为 IgG 是唯一可以穿越胎盘屏障的抗体，所以其对于胎儿的生存至关重要。IgG 分子由母体循环系统转运进入胎儿血液，该过程由 FcRn 受体介导[12]。FcRn 也可通过阻断 IgG 分子在血清中的分解代谢延长 IgG 分子的半衰期[13]。FcγRIIb 是表达于骨髓细胞和 B 细胞上的一种重要的抑制性受体。它的功能在下文表面共受体部分有更详细的讨论。

免疫球蛋白 A

尽管 IgA 在血清中浓度相对较低，但机体内 IgA 产生量要多于其他所有同种型总量。大部分 IgA 以分泌型 IgA 形式（secretory IgA，SIgA）存在于黏膜腔、母乳和初乳中，血清中存在量很少。人类有两种 IgA 亚型：IgA1 和 IgA2。IgA1 主要以单体形式产生，IgA2 则以多聚体形式沿着黏膜表面产生[14]。

IgA 多聚体主要以包含一条 J 链（与连接 IgM 五聚体的 J 链相同）的二聚体的形式存在，并被表达于上皮细胞基底外侧面的多聚免疫球蛋白受体（polymeric immunoglobulin receptor，pIgR）捕获，通过转胞吞作用输送到上皮细胞顶端。IgA 被释放到黏膜分泌物中需要先对 pIgR 进行切割，pIgR 被切割后产生的一种分泌型片段成分始终与分泌型 IgA 相结合，并伴随 IgA 一同被释放至黏膜分泌物中以中

和毒素，保护 IgA 免于蛋白酶的降解，以及增加 IgA 在黏膜黏液中的可溶性，并防止被 IgA 包被的微生物体黏附于黏膜表面[15]。

IgA 缺陷患者容易发生呼吸道和腹泻感染，同时增加自身免疫性疾病的发病率[16]。中性粒细胞和巨噬细胞表面表达的 FcαR 对免疫系统具有调节作用，IgA 缺陷患者的相关临床表型可能由 FcαR 交联介导的免疫调控环路缺失而导致[17]。

免疫球蛋白 E

IgE 参与抗寄生虫免疫反应，也能够诱发与过敏反应相关的免疫应答。IgE 单体在血清中存在量很少[18]。肥大细胞和嗜碱性粒细胞可表达高亲和力 IgE 的 Fc 受体（Fc epsilon receptor I，FcεRI），后者能够结合游离 IgE 分子。抗原结合 IgE 分子会导致 FcεR 发生交联，引发肥大细胞和嗜碱性粒细胞脱颗粒，释放前列腺素 D_2 和白三烯等脂质介质以及组胺和蛋白酶，这其中很多物质都与过敏反应相关。

免疫球蛋白 D

IgD 在体液免疫反应中发挥的作用尚不清楚。IgD 主要以膜联 Ig 的形式表达在成熟初始型 B 细胞表面。血清中几乎不存在可溶性 IgD，但是扁桃体和呼吸道相关组织中存在分泌 IgD 的浆细胞，其中 IgD 可与嗜碱性粒细胞和肥大细胞上的半乳糖凝集素 9 结合以增强保护性体液反应并抑制 IgE 诱导的过敏反应[19]。自身炎症综合征患者体内可以检测到高水平的分泌型 IgD[20,21]。

轻链

轻链分子有两种，分别称为 κ 链和 λ 链。轻链包括一个可变区和一个恒定区。尽管存在两种轻链同种型，但轻链恒定区的相关功能仍然未知。在人和小鼠的 Ig 分子中，κ 链的使用比 λ 链更普遍，分别占 65% 和 95%[22]。

免疫球蛋白可变区

为了识别无数的抗原，生命机体需要有相应的机制来产生特异性足够丰富的 Ig 分子。Ig 多样性产生的分子基础已经比较清楚[23]。Ig 分子由不同染色体

上不同基因座内的基因片段编码而来（图 13-2）。人体中编码重链的基因定位在 14 号染色体[24]，编码 κ 链的基因定位在 2 号染色体，编码 λ 链的基因定位在 22 号染色体[25]。

重链的可变区由 V 片段（V_H）、D 片段（D_H）和起连接作用的 J 片段（J_H）三部分基因片段编码。轻链由 V_κ 和 J_κ 或者 V_λ 和 J_λ 基因片段编码，不包含 D 基因片段。编码人类重链的基因位点包含 38 ~ 46 个 V_H、23 个 D_H 和 9 个 J_H 功能基因（这只是一个典型的单体型所拥有的数量，不同个体间存在差异）。κ 链基因位点包含 31 ~ 35 个 V_κ 和 5 个 J_κ 功能基因，λ 链基因位点包含 29 ~ 32 个 V_λ 和 4 ~ 5 个 J_λ 功能基因[26]。

免疫球蛋白多样性的产生

在 B 细胞分化发育的过程中，不同的 V_H、D_H 和 J_H 或者 V_L 和 J_L 基因片段随机组合产生大量不同的 Ig 分子（图 13-2）。这个过程称为 V（D）J 基因重组，发生在胎肝或者成年人骨髓中，不依赖于抗原刺激而发生。只有基因重组成功，B 细胞才能进入后续的成熟过程。本节讨论 V（D）J 基因重组的分子过程，

重组对 B 细胞的功能和分化的影响将在后续章节进行讨论（详见 B 细胞发育章节）。

V（D）J 基因重组是有序进行的。首先，一个 D_H 基因片段与一个 J_H 基因片段重组连接，此 $D_H J_H$ 片段再与 V_H 基因片段进行连接重排。框内同码重组的缺失将诱导第二个等位基因的基因重组。轻链基因的重组也是分步进行。首先针对 κ 基因位点中的基因片段进行重组，如果 κ 链的基因重组没有成功，λ 链的基因片段就会进行重组[27]。

V（D）J 基因重组的完成主要依靠两种特异性重组酶，分别由重组激活基因 1（recombination-activating gene 1，RAG1）和重组激活基因 2（recombination-activating gene 2，RAG2）编码。重组酶复合体识别与 V、D、J 各个基因片段侧翼相连的高度保守重组信号序列（recombination signal sequences，RSS），后者由具有回文结构的七聚体（7 个碱基对）组成，两个 RSS 之间由特定的 DNA 序列所间隔开，这些 DNA 隔断由长度为 12 ~ 23 个碱基对和富含腺苷酸 / 胸腺嘧啶（AT）的 9 个碱基对构成[28]。重组酶复合体识别并在 RSS 位点产生双链 DNA（double-stranded DNA，dsDNA）断裂。随后，细胞内的 DNA 修复复合体识

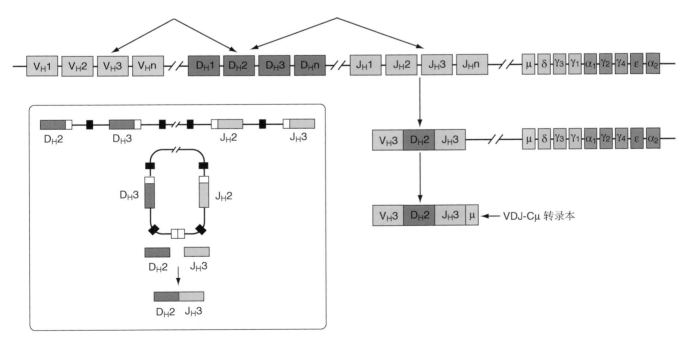

图 13-2　Ig 基因位点的 V（D）J 重组。重链的 V（D）J 重组（图的上部）：一个 V_H 基因片段与同一染色体上的一个 D_H 和 J_H 基因片段随机重组。$V_H D_H J_H$ 重组发生后，产生一个包含 IgM 重链恒定区基因（$C\mu$）的转录产物，插图所示发生于单个 D_H 和 J_H 基因片段之间的重组。白色方框代表 V（D）J 重组信号序列的七聚体，黑色方框则代表九聚体。这些重组信号序列被识别和剪切以后，重排的 D_H 和 J_H 基因片段的编码区重新连接在一起，重排的 $D_H J_H$ 片段再与 V_H 基因片段进行重组。轻链的基因重排也由同样的机制所介导

别并对断裂的核酸片段进行连接。

V、D、J 基因片段的随机重组能够在不需要大量重链和轻链基因的前提下，产生丰富多样的免疫球蛋白库。重链重组过程中，在末端脱氧核苷酸转移酶（terminal deoxynucleotidyl transferase，TdT）催化下，$V_H D_H$ 和 $D_H J_H$ 连接处可以加入一些核苷酸，这些非胚系来源序列被称为 N 插入。只要这些核苷酸的加入不会破坏氨基酸编码阅读框或者提前引入终止密码子，这种 N 序列的随机添加增加了氨基酸序列的多样性。编码区连接处的不精确连接可能会导致核苷酸丢失，也增加氨基酸序列的多样性。最后，重链和轻链的随机配对也会进一步丰富了 Ig 的多样性。

B 细胞发育

B 细胞发育成熟的最终目的是在不影响自身组成成分完整性的前提下，产生可以表达丰富多样的抗原特异性 Ig 的成熟 B 细胞克隆库，从而能够识别和清除外源的致病性抗原。因此，Ig 分子多样性产生的过程伴随着针对自身抗原特异性的监督。

B 细胞和所有造血细胞一样，由非定型的 CD34⁺ 造血干细胞分化而来。造血干细胞分化发育成为具有限制性分化潜能的淋巴细胞生成前体细胞，这些细胞称为共同淋巴样祖细胞（common lymphoid progenitor，CLP），具有分化为 NK 细胞、T 细胞和 B 细胞的潜能。早期 B 细胞祖细胞开始表达 DNA 重组相关基因以及 B 细胞程序性转录因子。众多转录因子之间协同作用控制 B 细胞的发育，其中 Ikaros、E2A、EBF 和 Pax5 是最为重要的几个因子[29]。Pax5 是 B 细胞发育调控中的核心转录因子，它在 B 细胞发育的最早期阶段，强有力地抑制分化为髓单核细胞所需的基因的表达，并且活化包括 Ig 基因、CD19 和信号分子在内的 B 细胞特异性基因，调控 B 细胞的定向性发育分化[30]。

人类 B 细胞发育场所

从胎儿在子宫内发育的第一周起，由 CD34⁺ 造血干细胞向成熟 B 细胞分化的过程就已经开始。到第 8 个妊娠周时，胎儿的肝和网膜中就可检测到早期 B 细胞前体细胞。从妊娠的第 34 周一直到胎儿出生

发育为成年人，骨髓都是 B 淋巴细胞生成的中心器官[31]。小鼠研究已广泛发现胎儿期起源的 B 细胞和成年期产生的 B 细胞之间存在差异，这种现象在人类 B 细胞中也存在。B 细胞前体细胞对雌激素比较敏感，怀孕期间母源 B 细胞的成熟会滞留在原 B 细胞阶段。相反，胎儿 B 细胞前体细胞因为缺少雌激素受体而不会受到激素的影响[32]。胎儿时期起源的 B 细胞倾向于使用 D_H 和 J_H 基因片段，并且 TdT 酶表达量较低，致使 B 细胞 Ig 多样性受到局限，并且 CDR3 的氨基酸长度较短[33]。

无论在胎儿阶段还是成人阶段，由共同淋巴样祖细胞分化而来的 B 细胞的成熟依赖于基质细胞的存在，后者可以为 B 细胞提供接触依赖性和可溶性信号。基质细胞可通过相互作用为 B 细胞的成熟创建适宜的环境，包括 B 淋巴细胞的存活和增殖信号，但其分子机制尚未可知。早期 B 细胞前体细胞向淋巴细胞增殖部位以及 B 细胞分化部位的归巢需要基质细胞表面的趋化因子 CXCL12 和血管细胞黏附分子 -1（vascular cell adhesion molecule-1，VCAM-1）的相互作用，以及早期 B 细胞祖细胞中的 CXCR4 与极晚期活化抗原 4（very late activation antigen-4，VLA-4）的相互作用[34]。IL-7、IL-3 和 Fms 样酪氨酸激酶 3 配体（Fms-like tyrosine kinase-3 ligand，Flt-3L）可促进 B 细胞增殖，但对于人类 B 细胞发育而言，IL-7 似乎不是必要的。另外微环境中的基质分子，如硫酸类肝素蛋白多糖，被认为可以诱捕关键可溶性因子[35]。

B 细胞个体发育

根据 Ig 基因重组状态、细胞内部和质膜表面蛋白分子的表达情况可以将 B 细胞生成和分化发育的整个过程划分为早期 B 细胞祖细胞、原 B、前 B、未成熟、过渡性和成熟的初始型 B 细胞 6 个阶段（表 13-2）[36]。当共同淋巴样祖细胞内部开始表达 B 细胞成熟所需要的转录因子 E2A 和 EBF 时，细胞转变为早期 B 细胞祖细胞。这两个转录因子的表达也促进重组机制相关蛋白的基因转录，例如 RAG-1/RAG-2。D 和 J 基因片段在 IgH 位点上重组的开始标志着 B 细胞发育进入原 B 细胞阶段。

表 13-2　不同发育阶段的人类 B 细胞亚群的分子标记

分子标记	HSC	祖 B 细胞	前体 B 细胞	未成熟 B 细胞	过渡期 1 B 细胞	过渡期 2 B 细胞	浆细胞
CD34	+	+	−	−	−	−	−
CD19	−	+	+	+	+	+	+
CD10	−	+	+	+	+	+	−
CD20	−	+	+	+	+	+	−
CD21	−	−	−	−	−	+	−
CD22	−	−	−	+	+	+	−
CD23	−	−	−	−	−	+	−
CD38	−	+	+	+	+	+	+
CD40	−	+	+	+	+	+	−
CD45	−	+	+	+	+	+	+
CD138	−	−	−	−	−	−	+
RAG-1	−	+	+	+/−	+/−	+/−	−
RAG-2	−	+	+	+/−	+/−	+/−	−
TdT	−	+	+	−	−	−	−
Igα	−	+	+	+	+	+	+
Igβ	−	+	+	+	+	+	+
重链	−	− (D_H-J_H)	+ (V_H-D_H-J_H)	+	+	+	+
Pre-BCR	−	−	+	−	−	−	−
表面 IgM	−	−	−	+	+	+	−
表面 IgD	−	−	−	−	−	+	−
轻链	−	−	+ ($V\kappa$-$J\kappa$-V_λ-J_λ)	+	+	+	+

BCR，B 细胞受体；CD，分化簇；HSC，造血干细胞；Ig，免疫球蛋白；RAG，重组激活基因；Tdt，末端脱氧核苷酰转移酶

原 B 细胞

原 B 细胞阶段的主要特征是重链基因片段的重组和 μ- 多肽的合成。原 B 细胞依赖于与基质细胞的相互作用。VLA-4 整合素和 CD44 在原 B 细胞上高度表达，它们均可介导原 B 细胞对基质细胞的黏附，并且对原 B 细胞后续分化发育起到非常重要的作用[37]。原 B 细胞也高水平表达 B 细胞淋巴瘤 2（B cell lymphoma 2，Bcl-2）以防止 B 细胞凋亡。原 B 细胞在发育伊始，重链和轻链基因位点的可变区基因片段虽然处于胚系基因状态，但已经能够与重组酶复合物相互作用。D_H 基因片段往往与处于同一条重链基因染色体上的 J_H 基因片段进行重组，并常伴随着两个基因片段连接处非模板核苷酸的引入。随

后，一个 V_H 基因片段再与 $D_H J_H$ 基因片段进行重组。$V_H D_H J_H$ 基因片段重组完成产生包括 IgM 恒定区（Cμ）在内的重链基因转录本。IgM 恒定区（Cμ）基因在染色体上最接近可变区基因（图 13-2）。

μ- 多肽链产生后，与 λ5 和 Vpre-B 多肽链共同构成的替代轻链，连同 Igα/Igβ 二聚体，一起表达在细胞膜表面，形成前 B 细胞受体（pre-B cell receptor，pre-BCR）。Pre-BCR 的出现标志着原 B 阶段基因重组的完成。这是 B 细胞发育过程的关键节点，也是进入下一个发育阶段——前 B 细胞阶段的检查点[38]。对 pre-BCR 复合物的需要和依赖性决定了 B 细胞没有重链产生就会导致死亡。

Pre-BCR 通过引发 IgH 高效重排促进 pro-B 细胞增殖。不仅如此，pre-BCR 还能够传递信号，告知表

达此 pre-BCR 的 B 细胞的 V（D）J 重排已经完成，从而阻止重链等位基因的第二次重组过程的发生。这个机制被称为等位基因排斥（allelic exclusion），能够确保每个 B 细胞表达的所有 Ig 分子一致，具有相同的抗原识别特异性。如果一条染色体上的重链等位基因没有 μ- 多肽链产生，另外一条染色体就会启动重组过程。如果第二条染色体上的重链等位基因重排仍然不能产生重链，那么 pre-BCR 的缺失将会诱导细胞凋亡。每次 V（D）J 重组事件中，只有 1/3 的成功概率，因此，在所有开启基因重组的细胞中，接近 50% 的细胞不能够进入后续的发育过程。

前 B 细胞

前 B 细胞阶段的主要特征是轻链基因的重组。该阶段的开启需要 pre-BCR 的存在以及功能性信号转导机制。

在 pro-B 细胞到 pre-B 细胞的过渡阶段，pre-BCR 的表达引发细胞进入一个细胞分裂高峰，产生大量具有相同重链的子代细胞，后者因轻链基因的表达不同而产生多种特异性。靶向性敲除 pre-BCR 复合物编码基因，比如 IgM 跨膜恒定区结构域、λ5、或者 Igα/Igβ 辅受体分子基因会导致 B 细胞发育停滞。除此之外，衔接分子 BLNK 或者酪氨酸激酶 Btk 的缺失也会导致 pre-B 细胞成熟障碍。Pre-BCR 上的带电残基诱导自聚集，从而激活 pre-BCR 复合物的组成性内化和信号转导，进而导致具有特定 pre-BCR 的 B 细胞前体发生克隆扩增[39]。

Pre-BCR 的表达仅仅是瞬时的。在细胞分裂繁殖高峰之后，前 B 细胞会进行轻链基因重组，μ- 多肽链仅存在于胞质中。轻链基因重组的整体过程与 V（D）J 基因重组过程相类似，都需要 RAG-1/RAG-2 的存在。但由于 TdT 在这个阶段并不表达，所以轻链 $V_L J_L$ 连接处通常不会包含 N 插入。新生轻链与细胞质中的 μ- 多肽链配对形成完整的 IgM 分子，并与 Igα/Igβ 形成复合物，最终一起表达在细胞膜表面，形成 B 细胞受体复合物。BCR 在非成熟 B 细胞表面的表达能够传递等位基因排斥信号，增强轻链的等位基因排斥作用，以及下调 RAG 基因表达。非成熟 B 细胞阶段已经完成了所有基因重组过程，随后进入 B 细胞选择过程[40]。

非成熟 B 细胞

B 细胞在骨髓中一旦完成膜联 IgM 分子的表达就会进入中枢耐受的审查过程。在这一过程中，自身

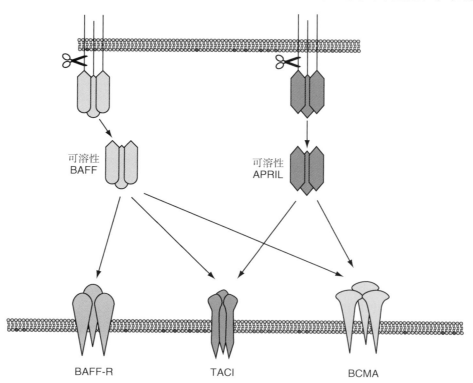

图 13-3　细胞因子 BAFF 家族成员及其受体。BAFF（也称为 BLyS）和 APRIL 为膜联蛋白，经蛋白酶切割后转变为可溶性蛋白。BAFF 可以与三种受体结合：BAFF-R、TACI 和 BCMA；而 APRIL 只能与 BCMA 和 TACI 两种受体结合

抗原交联 IgM-BCR 后能够启动一种或者几种耐受机制，包括 B 细胞清除、受体编辑、失能等，以减少成熟 B 细胞群中的自身反应性 B 细胞（详见关于阴性选择的后续讨论）。

随着在骨髓中的发育，B 细胞会逐渐摆脱对与基质细胞相互作用的依赖性并向窦腔转移。一旦开始表达 IgM 分子，B 细胞就会开始迁移进入血液，在这里它们被称为过渡 B 细胞。

外周幼稚 B 细胞亚群

随着 B 细胞的发育成熟以及对基质细胞互作的依赖性降低，B 细胞离开骨髓并在脾中成熟，然后归巢到其他的外周淋巴组织，如淋巴结、扁桃体、派尔集合淋巴结。在这些次级淋巴组织中，成熟 B 细胞与外来抗原相互作用，并启动体液免疫应答反应。

B 细胞周围的细胞因子环境复杂多变。TNF 家族的两个成员 B 细胞活化因子（B cell-activating factor，BLyS；也称为 BAFF）和增殖诱导配体（a proliferation-inducing ligand，APRIL）作为关键的 B 细胞生存因子，尤其是在 B 细胞分化发育过程中的两个调节性环节中发挥重要作用：外周淋巴系统中的未成熟 B 细胞向成熟初始型 B 细胞的转化，以及新生浆细胞的存活。BAFF 和 APRIL 由基质细胞和参与固有免疫反应的巨噬细胞和树突状细胞产生，主要以膜联蛋白或者可溶性三聚体两种形式存在。从 T2 期过渡 B 细胞阶段开始一直到最终分化为浆细胞，B 细胞膜表面会表达 3 种 BAFF 和 APRIL 通用的受体分子：BAFF-R、TACI 和 BCMA。其中，BAFF 可以与三种受体结合，而 APRIL 只能与 BCMA 和 TACI 两种受体结合。这两类细胞因子和三种受体互作的生物学效应并不相同：BAFF 与 BAFF-R 之间的互作提供 B 细胞的生存和活化信号；而 BAFF 与 TACI 互作产生的信号用于削减 B 细胞库的大小。APRIL 并不参与体内 B 细胞稳态的调控，但似乎对骨髓中的浆母细胞的存活很重要[41]。

在小鼠体内过表达 BAFF 能够增强自身反应性 B 细胞的存活概率和活化强度[42]。系统性红斑狼疮（systemic lupus erythematosus，SLE）、类风湿关节炎和干燥综合征患者血清中 BAFF 水平升高，这可能是致病的原因之一，因为在 BAFF 过度存在的情况下，自身反应性 B 细胞具有显著的存活优势[43]

（图 13-3）。

过渡 B 细胞

未成熟 B 细胞一旦迁离骨髓，就被称为过渡 B 细胞。过渡 B 细胞是健康人体的外周淋巴组织中能够检测到的最早的 B 细胞类型，它们最终进入脾完成 B 细胞的成熟过程。

过渡 B 细胞是最后一群表达发育标志分子 CD24 的 B 细胞亚群。B 细胞在这个阶段开始表达膜表面 IgD 分子。IgD 分子和 IgM 分子具有相同的抗原特异性，因为它们的重链由相同的 V、D、J 基因重组片段编码，不同之处在于 IgD 用 C_δ 恒定区取代了 IgM 的 C_μ 恒定区。根据 IgD 分子的表达与否，过渡 B 细胞可以被划分为两个不同的成熟阶段：刚由骨髓迁移出但不表达 IgD 分子的过渡期 1（transitional 1，T1）B 细胞群和表达 IgD 分子并进入后续成熟阶段的过渡期 2（transitional 2，T2）B 细胞群[44]。是否存在 T3 类过渡 B 细胞及其功能特征仍具有争议。

过渡 B 细胞在发育阶段受多种机制调控。首先，过渡 B 细胞必须与已经在外周存在的成熟的初始型 B 细胞竞争生存微环境。过渡 B 细胞高度依赖于 BAFF。缺失 BAFF 会导致 B 细胞发育停滞在 T1 阶段[45]。其次，交联 T1 阶段过渡 B 细胞的 BCR，极易诱导 B 细胞耐受反应的发生。体外交联 T1 期过渡 B 细胞的 BCR，会导致其死亡。但是交联 T2 期过渡 B 细胞的 BCR，细胞会发生分裂繁殖并分化发育为成熟的初始型 B 细胞。

成熟 B 细胞

B 细胞在脾中最终发育成为成熟的初始型 B 细胞的机制尚不完全清楚，但是目前较为认可的理论是循环系统中的成熟初始型 B 细胞是由 T2 期过渡 B 细胞产生。小鼠脾中存在两类在表型和功能方面差异明显的成熟初始型 B 细胞群：滤泡 B 细胞和边缘区 B 细胞。人类初始 B 细胞占循环系统 B 细胞库的 60% ~ 70%，并且主要定居于脾和淋巴结中。人的初始型 B 细胞包含两部分，一部分是循环系统中的 IgM$^+$IgD$^+$CD27$^-$ 类型的 B 细胞亚群，这群细胞没有经历抗原刺激，存在膜 ABC 转运体，与小鼠体内的滤泡 B 细胞相对应[46]。还有一群 IgM$^+$CD27$^+$ B 细胞亚群存在于血液中，可以把这群细胞类比为边缘区 B 细胞，但是小鼠边缘区 B 细胞不能够再循环[47]。

边缘区 B 细胞

边缘区 B 细胞是一群不参与循环的成熟 B 细胞，定居在啮齿类动物脾边缘区域。啮齿动物的边缘区 B 细胞在细胞形态和功能上与滤泡 B 细胞不同，边缘区 B 细胞可以对血液中的抗原产生反应，还能识别带有重复性抗原结构的多糖抗原。

人体脾边缘区的结构学定义与 B 细胞滤泡外围区域并非严格对应。但有一亚群 B 细胞与小鼠边缘区 B 细胞功能特点相似：活化阈值较低，对多糖抗原反应强烈，有明显的表面表型（IgM^{high}、IgD^{low}、CD27$^+$、CD21$^+$、CD1c$^+$）[48,49]，这群细胞也被定义为边缘区样 B 细胞或者未转换记忆 B 细胞。这群细胞并非仅仅局限分布在人的脾中，在外周血循环系统、淋巴结、扁桃体、派尔集合淋巴结中均有存在 [47,48]。

边缘区样 B 细胞拥有记忆性 B 细胞的标志分子 CD27，有人认为这群细胞已经历过抗原刺激。但是，X- 连锁无丙种球蛋白血症患者（CD40L 缺失）也存在边缘区样 B 细胞，这说明即使边缘区样 B 细胞经历过抗原刺激，但是并未经历 T-B 细胞互作。有趣的是，人出生时边缘区样 B 细胞就已存在，但这时的边缘区样 B 细胞看起来好像功能不健全。2 岁的婴儿对荚膜细菌引发的感染特别敏感，这可能是由于边缘区样 B 细胞的功能不成熟或者是缺少抗原捕获微结构所引起。

B1 细胞

小鼠 B1 细胞群数目较少，主要定位于胸膜和腹膜腔中。被命名为 B1 细胞亚群是因为这群细胞在胚胎发育过程中最先发育，从功能而言，B1 细胞可以进行自我更新，其 BCR 库的多样性存在局限，以低亲和力与菌体胞壁的磷脂和糖类结构等在内的众多抗原进行反应。尽管 B1 细胞群数量有限，却是机体内大部分天然抗体（在机体初次免疫之前出现的抗体）的主要分泌来源，也被认为是大部分归巢到肠黏膜固有层的浆细胞的前体。从表型上来讲，这部分细胞表面高表达 IgM，低表达 IgD。其中 70% 左右的细胞表面表达 CD5。

人类 B1 细胞群的定义尚未确定，CD5 分子只能作为初步的 B1 细胞筛选分子标记被广泛应用，因为活化的人体 B 细胞也会上调表达 CD5 分子 [50]。

B 细胞的归巢与活化

离开骨髓的未成熟 B 细胞会归巢到次级淋巴组织，继续发育至成熟 B 细胞，次级淋巴组织具有滞留和活化 B 细胞所需的微环境和生理结构。次级淋巴组织包括脾、淋巴结以及黏膜组织中的淋巴结构（例如：派尔集合淋巴结、阑尾、扁桃体）。次级淋巴组织的结构特点令其特别适于捕获循环系统中的抗原，刺激活化 B 细胞，进而介导 B 细胞与 T 细胞以及其他共刺激信号提供细胞之间的相互作用。外周淋巴组织含有特化的抗原呈递细胞——树突状细胞。肠道的派尔集合淋巴结则通过名为 M 细胞的特化上皮细胞摄取抗原。虽然外周淋巴组织在生理结构以及细胞组成上有所不同，但它们都具有抗原呈递细胞及被 T 细胞富集区环绕的富含 B 细胞的滤泡区结构 [51]。下文会具体讨论到，抗原、T 细胞和树突状细胞对于 B 细胞活化及终分化为分泌 Ig 的浆细胞或记忆性 B 细胞是必需的。

循环与归巢

B1 细胞主要归巢到胸腔和腹腔的次级淋巴组织，只有少部分归巢到脾。初始 B 细胞通过次级淋巴组织窦状隙的内皮层进入外周循环，并在所有的次级淋巴组织滤泡中再循环。B 细胞在次级淋巴组织中的进入、滞留和再循环依赖于黏附分子和趋化因子受体 [52,53]。B 细胞需要表达 LFA-1 和 VLA-4 黏附分子才能进入淋巴组织，趋化因子受体 CXCR5 和 CCR7 则指导 B 细胞在淋巴组织中的正确定位。所有成熟 B 细胞都表达 CXCR5 分子，CXCR5 分子与滤泡基质细胞产生的趋化因子 CXCL13 互作，介导 B 细胞迁移进入滤泡区。作为反馈调节机制，滤泡基质细胞分泌 CXCL13 的能力又受到 B 细胞产生的淋巴毒素的调节。滤泡中的 B 细胞通过与滤泡树突状细胞、被膜下巨噬细胞和树突状细胞等潜在的抗原承载细胞进行接触，来搜寻他们识别的特异性抗原。如果没有遇到抗原，B 细胞会通过与鞘氨醇（sphingasine 1 phosphate，S1P）的互作而经由输出淋巴管离开淋巴组织。中和 S1P 会导致 B 细胞在淋巴组织内的非正常滞留 [54]。

如果遇到抗原，B 细胞则上调 CCR7 的表达而停留在淋巴组织中，CCL19 和 CCL21 作为 CCR7 的配体参与 T 细胞区的组织构建，并吸引抗原活化的 B 细胞进入此区域，进而与 T 细胞进行识别互作。相反，边缘区样 B 细胞对抗原刺激的活化应答无需抗原特异性 T 细胞辅助。小鼠边缘区 B 细胞仅存在于脾中并且不参与再循环，而人边缘区 B 细胞存在于脾、扁桃体和血液中。边缘区 B 细胞定位于淋巴组织滤泡区的外层，是最早遇到血源抗原的免疫细胞。黏附分子 ICAM-1 和 VCAM-1，以及 S1P 和大麻素受体 2，负责将边缘区 B 细胞隔离在边缘窦。

趋化因子及其对应的趋化因子受体的诱导表达在淋巴组织的生发中心（germinal center，GC）反应中发挥重要作用。在 B 细胞的体细胞高频突变和亚型转换的过程中，趋化因子 CXCL12 使中央母细胞滞留在暗带。CXCL13 则调控 B 细胞向明带进行迁移，在那里，B 细胞与 FDC 和表达 CXCR5 的滤泡辅助 T 细胞之间进行相互作用，以调节细胞存活和亲和力选择 [55]。此外，CXCL12 能促进浆母细胞迁移进入骨髓，继续分化发育为长寿命的浆细胞。

黏膜组织相关免疫系统

在黏膜组织中，诱导免疫反应发生的区域与效应细胞的驻留区域是独立分开的。黏膜组织中有两个主要的免疫反应发生区域：第一个是黏膜相关淋巴组织（mucosa associated lymphoid tissue，MALT），包括派尔集合淋巴结、鼻咽相关组织和离散淋巴滤泡，在这个区域内，外来抗原由特化 M 细胞进行呈递并转运至淋巴滤泡；第二个是黏膜引流淋巴结，包括肠系膜淋巴结和子宫颈淋巴结等。

B 细胞通过系统循环进入上述黏膜组织相关免疫系统，B 细胞一旦被抗原刺激活化，会归巢到位于肠道和呼吸道固有层的效应区域，分化成为主要分泌 IgA 同种型的浆细胞。黏膜免疫系统中诱导产生的浆细胞有一个有趣的特征——选择性地进入黏膜系统的效应区域。鼻腔免疫刺激诱导高表达 CCR10 和 α4β1 整合素的 IgA 分泌细胞，通过与相应的配体 CCL28 和 VCAM-1 互作，进入效应区域——呼吸道和泌尿生殖通道。口腔免疫刺激则诱导 B 细胞表达趋化因子受体 CCR9 和 α4β7 整合素，通过与相应的配体 CCL25 和 MADCAM1/ VCAM-1 互作，迁徙进入肠道固有层 [56]。

B 细胞活化与分化

一旦遇到抗原时，B 细胞会被 BCR 信号级联反应触发，通过增加糖酵解和上调营养转运蛋白，迅速将其代谢进程从静息状态转变为激活状态 [57]。从而被激活的 B 细胞积聚了克隆扩增所需的能量与生物质量。BCR 信号级联最终引发新的基因表达，引导激活的 B 细胞分化为记忆 B 细胞和浆细胞或凋亡。活化的最终结果要根据抗原的特点，被活化 B 细胞的亚群种类，T 细胞和微环境及其营养物质和代谢物，以及由细胞因子、生长因子所提供的共刺激信号等诸多因素综合决定。

B 细胞受体的信号传导

BCR 复合体由膜联 Ig 分子与 Igα/Igβ 异源二聚体通过非共价键链接共同组成。成熟的初始型 B 细胞表面 Ig 分子包括 IgM 和 IgD 两种类型。Ig 分子负责识别外源抗原。Igα/Igβ 异源二聚体则通过其胞质尾区上一段含有免疫受体酪氨酸活化基序（immunoreceptor tyrosine- based activation motif，ITAM）的序列进行下游信号传递，每个 ITAM 包含两个酪氨酸残基，在活化过程中可以被磷酸化。磷酸化的 ITAM 基序作为一个 Src 同源序列 2（Src homology-2，SH2）结构域的"码头"招募酪氨酸激酶和其他信号分子。

静息状态的 B 细胞上的 BCR 在质膜内具有高度的流动性，产生一种配体非依赖性的信号，这对于 B 细胞的存活至关重要 [58,59]。当被抗原交联后，BCR 聚集并转移至富含胆固醇和鞘脂的膜微域区，称为脂筏 [60]。交联 BCR 后信号转导的启动依赖于一系列的胞内激酶，包括 Lyn、Fyn、Btk 及 Syk 的近膜招募与活化。交联 BCR 后最早期的分子事件是 Lyn 和 CD45 的活化。CD45 能够有效地解除 Src-PTK（Lyn、Fyn、Blk 和 Lck）上的抑制性的磷酸根，后者可促进 Igα 和 Igβ 胞内区 ITAM 基序上特定的酪氨酸残基发生磷酸化。除此之外 Lyn 的活化还能引发 Syk 和 Btk 的活化 [58]。如果偶联 CD19（一种活化型的 BCR 共受体）便可募集并活化 Vav、PI3K、Fyn、Lyn 及 Lck [61]。之后，酪氨酸激酶 Syk 和 Btk 通过相应位点的酪氨酸磷酸化也被激活。Syk 的磷酸化使得磷脂酶 C（phosphorylation C，PLC）、PI3K 及 Ras 通路被有效地活化。Syk 的活化对于 BCR 介导的信号转导似乎是必不可少的，因为在 Syk 缺陷细胞系中，抗原诱导的 BCR 活化信号完全丧失。Btk 对于第二信使通路活化也是必需的。在 X- 连锁无丙种球蛋白血症患者中，*Btk* 基因突变导致前 B 细胞的 BCR 信号转导受阻[58]，因此患者体内成熟 B 细胞数目减少，抗体应答显著减弱。在小鼠模型中，*Btk* 基因突变导致 X 性染色体关联的免疫缺陷疾病，其 B 细胞发育在过渡期 T2 阶段出现障碍，少数能走向成熟的 B 细胞也不能对某些 T 细胞非依赖抗原产生有效应答。

胞内激酶的募集和活化启动了下游的信号通路。Btk、Syk 和接头分子 BLNK 参与了 PLCγ 的活化。活化后 PLCγ 水解了磷酸肌醇 4 磷酸形成甘油二酯（diacylglycerol，DAG）和肌醇 1，4，5- 三磷酸盐（inositol 1，4，5-triphosphate，IP$_3$），触发胞内钙库释放钙离子，并促使活化 T 细胞核因子（nuclear factor of activated T cell，NFAT）发生核转位。此外，Btk 会活化 Ras，使转录因子活化蛋白 1（activator protein 1，AP-1）转位入核。交联 BCR 后也可以活化丝裂原活化蛋白激酶（mitogen-activated protein kinase，MAPK）（图 13-4）。

BCR 信号最终通过以上途径转导入核，进行整合并调控基因表达。与 B 细胞活化相关的主要转录活化因子是 NF-κB，一种由不同亚单位组成的同源二聚体或者异源二聚体转录因子家族。NF-κB 调控了 B 细胞从活化到分化为记忆性 B 细胞和浆细胞，甚至到凋亡的整个过程。

辅受体

包括 B 细胞质膜表面的膜联 Ig 分子在内，许多分子都可以增强或者削弱抗原触发的活化信号和调

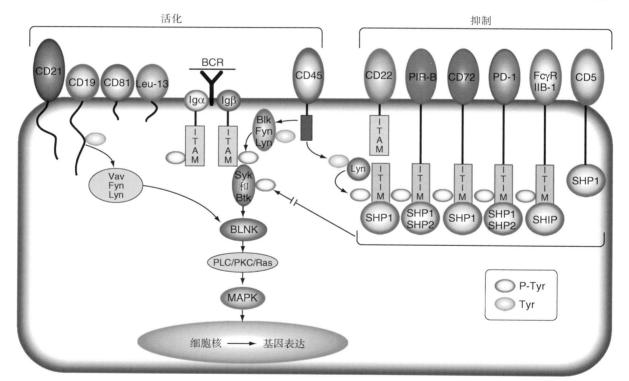

图 13-4 调节 B 细胞活化状态的分子。表面 Ig 的交联使 Igα 和 Igβ 胞内区的免疫受体酪氨酸活化基序（ITAM）上特定的酪氨酸残基发生磷酸化。ITAM 磷酸化的先决条件是磷酸酶 CD45 催化去除多种 BCR 相关的细胞质激酶的抑制性酪氨酸残基，这些细胞质激酶包括 Blk、Fyn 及 Lyn 等。磷酸化的 ITAM 募集并活化 Syk 和 Btk 激酶，这两个激酶的活化会再激活一系列的第二信使相关的信号通路（如 PLC、PKC 及 Ras），使得 B 细胞活化和存活所必需的基因上调。BCR 辅受体复合物（CD19、CD21、CD81 及 Leu-13）的共交联致使 CD19 胞内区的酪氨酸残基磷酸化。细胞质内的激酶等信号分子（包括 Vav、Fyn 及 Lyn 等）被激活，并可进一步的强化 BCR 介导的活化信号。伴随远端 BCR 信号通路分子，如 PLC、PKC 及 Ras 的活化，MAPK 通路的分子被激活并转位到细胞核，从而调控下游基因的表达。CD22、PIR-B、CD72、PD-1、FcγRⅡB1 及 CD5 则传递负向调控信号，这些负向调控分子的胞内区末端的免疫受体酪氨酸抑制基序（ITIM）发生磷酸化后，招募并活化磷酸酶 SHP1、SHP2 和 SHIP，能够有效地阻断远端 BCR 信号分子的活化

控 BCR 信号转导。这些分子包括但并不仅仅局限于 B 细胞辅受体复合物（CD19/CD21/CD81/Leu-13）、CD45、SHP-1、SHP-2、SHIP、CD22、FcγRⅡB1、CD5、CD72、PIR-B 以及 PD-1 等（图 13-4）。所有这些信号需要彼此协调，相互整合来调控 BCR 活化信号的阈值。

由 CD19、CD21、CD81 和干扰素诱导分子 Leu-13 组成的 BCR 辅受体复合物是主要的 B 细胞活化正向调控因子[62]。抗原交联膜联 Ig 诱导 CD19 分子胞内区的酪氨酸残基被迅速磷酸化，虽然 CD19 的天然配体至今不明确，但体外实验揭示在抗 CD19 抗体刺激后，BCR 介导的 B 细胞活化阈值显著降低，而且抗 IgM 抗体介导的 B 细胞增殖效应显著增强[63]。基于 CD19 缺陷或过表达小鼠模型的体内实验进一步证实 CD19 在 B 细胞活化中发挥极为重要的作用[64]。无论是 T 细胞非依赖性的，还是 T 细胞依赖性的 B 细胞反应，以及生发中心的形成，都需要 CD19 的参与。CD21 是补体 C3 成分的剪切片段的受体，补体包被形式的抗原能够同时交联 BCR 和 CD21，从而触发 CD19 胞内区的活化。CD21 缺陷小鼠的 T 细胞依赖或 T 细胞非依赖的免疫应答以及生发中心的形成均有缺陷[65]。该 BCR 辅受体复合物中另外两个组分 CD81 和 Leu-13 的功能尚不清楚，推断可能参与同型细胞的黏附。

相反，CD22 是与 BCR 互作的负向调控因子。虽然 CD22 的胞内区含有 ITAM，并且也可招募 Src 酪氨酸激酶到其胞内区[66]，但 CD22 的胞内区同时也包含一个免疫受体酪氨酸抑制基序（immunoreceptor tyrosine-based inhibition motif, ITIM）的特别基序。与 ITAM 类似，ITIM 中也存在一个参与免疫细胞信号转导的关键性酪氨酸残基。当 Lyn 被活化后，CD22 的 ITIM 被 Lyn 磷酸化，继而可募集和激活包括 SHP-1 在内的磷酸酶，下调 BCR 活化信号的强度[67]。

FcγRⅡB

FcγRⅡB 是另一个抑制性 BCR 辅受体，同时交联 BCR 和 FcγRⅡB1 能传递一种抑制信号，阻止抗原诱导的初始型和记忆性 B 细胞的活化。这种抑制信号由抗原抗体免疫复合物触发，提供一种负反馈机制来减弱抗原诱导的抗体应答反应。FcγRⅡB1 与 BCR 交联后，Lyn 磷酸化 FcγRⅡB1[68]，SHIP 遂与 FcγRⅡB1 结合，介导 PI3K 的主要产物磷脂酰肌醇

（3，4，5）- 三磷酸（PIP3）的去磷酸化，从而抑制 Btk 和 Akt 的招募和激活，减弱 BCR 信号通路。

CD5

CD5 是 B1 亚群 B 细胞的标记性分子，但是 CD5 对 B1a 细胞功能的调节作用并不清楚。BCR 交联后，CD5 介导的信号能阻止 B1 亚群 B 细胞的增殖且诱导凋亡[69]，而且抗 CD5 的单抗交联 CD5 后能够导致 B1 亚群 B 细胞的凋亡。有证据揭示 CD5 的胞内区结构域能够招募起到抑制性作用的酪氨酸磷酸酶 SHP-1，然而不同于 CD22 和 FcγRⅡB1，CD5 胞内区并没有典型的 ITIM 基序，因此 CD5 对 SHP-1 的招募很有可能是间接性的[70]。CD5 的配体结合区还未被阐明，但近年来的一些证据表明，CD5 可能是 BCR 负调控辅受体 CD72 的一个配体。

CD72

CD72 是一个以同源二聚体形式存在的跨膜受体。CD72 的胞内区含有 ITIM 基序。CD72 敲除小鼠模型研究表明，CD72 可能通过招募 SHP-1 在 B 细胞活化中起负向调节作用。CD72 敲除小鼠的 B 细胞与可育 motheaten 小鼠（viable motheaten mice，mer/mev）（因其皮毛外观的独特特征而被命名）体内的 B 细胞的表型相似——B1 细胞数目增多，BCR 交联诱导的 B 细胞活化过度，对 BCR 介导的 B 细胞凋亡具有更强的抗性[71]。CD72 可能的配体包括 CD5 及 CD100。

成对的 Ig 样受体

犹如其名字所揭示的，成对免疫球蛋白样受体 PIR-A 和 PIR-B 以成对的方式表达。这两种受体呈现相反的功能，PIR-A 促进 B 细胞活化，而 PIR-B 则抑制 B 细胞信号。PIR-A 和 PIR-B 的配体还不清楚。PIR-A 在 B 细胞活化中的作用也不甚清楚，最新实验证据显示 PIR-B 可以下调 B 细胞的免疫应答。PIR-B 的胞内区端含有数个能够招募 SHP1 的 ITIM。PIR-B 基因敲除鼠与其他含有 ITIM 抑制性基序的受体缺失小鼠具有相似的表型，如 B1 细胞的增加和 B 细胞的过度活化反应特性[72]。

程序性细胞死亡蛋白 -1

程序性细胞死亡蛋白 -1（programmed cell death

protein 1，PD-1）是一个抑制性分子，主要表达于活化的 B 细胞和 T 细胞表面。其配体结合域与配体 PD-L1 和 PD-L2 结合，PD-1 胞内区的 ITIM 磷酸后可募集 SHP2 而抑制 BCR 活化信号。PD-1 基因缺陷小鼠的 B 细胞对 BCR 信号具有过度反应性，并且这些小鼠对 T 细胞非依赖 Ⅱ 型抗原的免疫反应明显增强。在某些遗传背景下，PD-1 缺陷会导致自身免疫疾病表型的出现[73]。

磷酸酶

总的来说，胞内信号的调节就是磷酸化与去磷酸化的平衡。蛋白酪氨酸磷酸酶（protein tyrosine phosphatase，PTP）在限制 BCR 信号的强度以及持续时长中发挥了重要作用。在众多酪蛋白磷酸酶中，SHP1 是一个强有力的 BCR 信号负向调控分子。SHP1 可以与跨膜蛋白 CD22、FcγRⅡB1、CD5、CD72 和 PIR-B 相互作用。SHP1 通过抑制蛋白酪氨酸激酶的作用来拮抗 BCR 信号[70]。SHP1 基因的自发突变小鼠被广泛用作 SHP1 的功能研究，这种小鼠因为其皮毛外观的独特特征而被命名为 motheaten 小鼠。该小鼠 B2 亚群 B 细胞数目减少，B1 亚群 B 细胞数目则增多，而且会患上致命的自身免疫和炎症性疾病[74]。上述种种缺陷凸显出 SHP1 在抑制 BCR 活化信号强度方面的重要作用。与 SHP1 相反，胞内酪氨酸磷酸酶 SHP2 虽然在结构上与 SHP1 相似，却能够增强 ERK 的活化，从而正向调控 BCR 信号传导[75]。除此之外，蛋白酪氨酸磷酸酶 PTPN22 能够调节 Src 家族酪氨酸激酶的活化，从而进一步体现了这一系列的磷酸酶在调控 B 细胞活化方面的重要性。的确，PTPN22 的突变会显著的增加机体产生多种自身免疫疾病的危险性，揭示其在自身免疫疾病的发生与控制中的重要作用[76]。

另一个重要的蛋白酪氨酸磷酸酶成员 SHIP 是一种肌醇磷酸酶，它可以通过去除 PIP$_3$ 上的 5' 磷酸基团来抑制 B 细胞的活化。PIP$_3$ 是一个关键成分，它能招募与膜结合的含有普列克底物蛋白同源结构域（pleckstrin homology domain，PH domain）的信号分子，包括 PLCγ2、Btk 和 Akt。与 SHP1 和 SHP2 相似，BCR 发生交联后，SHIP 被招募至 FcγRⅡB 胞内区的 ITIM 基序。SHIP 基因缺陷小鼠出现脾增大，以及血清抗体水平升高的病理表型[77]。

未成熟及成熟 B 细胞中的 BCR 信号传导

脂筏是胞膜上一种富含脂质的微区，它可以将必要的信号分子进行聚集，以便于在三维空间层面对 B 细胞的功能进行协调整合。B 细胞活化过程中，BCR 信号分子向脂筏的聚集是 BCR 信号转导中十分重要的事件。与抗原结合之后，BCR 转移到脂筏区，接着引发 BCR 信号分子在此簇集化，从而有效地启动了 BCR 信号级联反应。不仅是活化信号分子，抑制性分子也定位在脂筏区域，从而负向调节 B 细胞的活化。如之后所述，在未成熟和过渡 B 细胞阶段，交联 BCR 仅介导 B 细胞的阴性选择，而在成熟 B 细胞阶段，交联 BCR 则驱动了 B 细胞的有效活化，这两种截然不同的结果产生的原因尚不明确。虽然上述几种 B 细胞具备相同的 BCR 信号分子，但是它们的质膜胆固醇含量的差异限制了未成熟 B 细胞中 BCR 向脂筏的有效转移[78]。另外，还有证据表明未成熟及成熟 B 细胞在 BCR 信号强度、持续时间及阶段特异性信号分子表达模式方面存在差异[79]。

B 细胞活化

体内产生的 B 细胞在对抗原的特异性上并不存在偏好，这才能保证 B 细胞作为一个群体所产生的 Ig 分子库有足够的多样性。当遇到抗原或者树突状细胞和 T 细胞等辅助性细胞刺激活化后，抗原刺激活化的 B 细胞可以进行克隆增殖，而未接触抗原的 B 细胞则在几天或几周时间内经历程序性细胞死亡。B1 和 B2 细胞亚群受不同的活化机制调控，并在不同的免疫应答中发挥作用（表 13-3）。

B1 细胞活化

B1 细胞定位于胸腔和腹腔的次级淋巴组织中，介导对 T 细胞非依赖型抗原的免疫应答。已知 T 细胞非依赖型抗原有两类：Ⅰ 型包括脂多糖，而 Ⅱ 型则包括大分子的多价抗原，它们含有多个重复抗原表位，通常存在于细菌表面。T 细胞非依赖型抗原可直接活化 B 细胞，诱导抗体分泌。一些可溶性细胞因子，如 IL-5、IL-10 也可能参与了 B1 细胞的维持和活化。B1 细胞活化不需要抗原特异性 T 细胞辅助，但是活化的 T 细胞和巨噬细胞可能会增强 B1 细胞的活化反应，提高抗体的产生，并影响抗体的类别

表 13-3　人类成熟 B 细胞亚群的分子标记

特性	初始 B 细胞	类型转换前的记忆细胞	类型转换后的记忆细胞	B1
表面 IgM	高	高	低	高
表面 IgD	低	低	高	低
CD5	+	−	−	−/+
CD21	−	−	+	++
CD23	−	−	+	−
CD11b/CD18	+	+	−	−
骨髓祖细胞	−	+	+	+
自我更新能力	+	+	−	−
对非 T 细胞依赖性抗原的反应	+	+	+/−	+
对 T 细胞依赖性抗原的反应	+/−	+/−	+	+/−
主要的同种型	IgM	IgM	IgG	IgM
组织学定位	腹膜、胸膜、脾	腹膜、胸膜、脾	脾、淋巴结、派尔集合淋巴结、扁桃体、外周血	脾、扁桃体

CD，分化簇；Ig，免疫球蛋白

转换，因此 B1 细胞也可以产生 IgA 和 IgG 同种型的抗体。

边缘区 B 细胞活化

边缘区 B（Marginal zone B，MZ B）细胞位于边缘窦，此处特化的巨噬细胞能捕获并清除来自循环系统的抗原。像 B1 细胞一样，许多 MZ B 细胞表达多反应性的 BCR，这些 BCR 对微生物抗原具有特异性，包括蛋白质和碳水化合物分子。当微生物从血液到达淋巴器官，识别微生物碳水化合物的 MZ B 细胞会引发一种天生的 T 细胞非依赖性应答。MZ B 细胞也可以对微生物蛋白抗原产生 T 细胞依赖性应答。可溶性因子（如 BAFF 和 T 细胞来源的细胞因子）是 MZ B 细胞激活的重要因素。虽然 MZ B 细胞可能不需要与 T 细胞抗原特异（同源）的相互作用来发挥作用，但是 T 细胞上表达的 CD40 配体却增强 MZ B 细胞的活化。虽然其机制尚不完全清楚，但是 MZ B 细胞被抗原激活后，基本上可以部分激活并迅速分化为能够分泌抗体的短寿命浆细胞。MZ B 细胞主要分泌 IgM，而较少分泌 IgG 抗体。由于边缘区 B 细胞不经历亲和力成熟过程，因此这些抗体与抗原之间呈现较低或者中等的亲和力。

滤泡 B 细胞活化

BCR 识别抗原后 B 细胞活化，开始内吞抗原并进行胞内加工处理，产生的抗原肽与 MHC Ⅱ 分子结合被运送到 B 细胞表面，并呈递给致敏的辅助性 T（T helper，Th）细胞。T 细胞通过 T 细胞受体识别 B 细胞上的抗原肽-MHC 复合物，并通过 B 细胞表面的共刺激分子 B7 和 CD40 与 T 细胞表面 CD28 和 CD40L 的识别来介导 B 细胞与 T 细胞发生相互作用（图 13-5）。B7 分子在 B 细胞抗原刺激后表达上调。另外 T 细胞依赖性的 B 细胞活化还需要 B 细胞表达的 CD40 与 T 细胞表达的 CD40-CD40L 的相互作用[80]。针对 X-连锁的高 IgM 综合征（一种源于 CD40L 缺陷的免疫缺陷）患者的研究，充分显示了 CD40 与 CD40L 的相互作用在 B 细胞活化的信号转导中的重要性。这类患者不能对 T 细胞依赖型抗原产生有效免疫应答，其血液循环中含有高浓度的 IgM，但仅有微量的 IgG，且这类抗体没有亲和力成熟过程。辅助 T 细胞可以分泌细胞因子，比如 IL-2、IL-3、IL-4、IL-5、IL-10、IL-17、IL-21 和 IFN-γ，以及提供共刺激信号，这些对 B 细胞成熟和分化至关重要[81]。

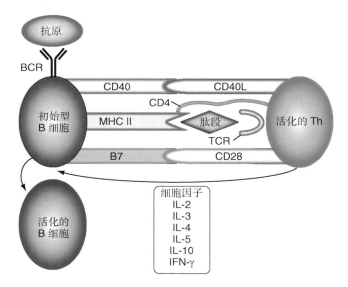

图 13-5　B 细胞作为抗原呈递细胞。抗原与初始型 B 细胞表面免疫球蛋白结合，触发抗原的内吞和胞内加工。T 细胞特异性抗原被 B 细胞的 MHC 呈递后，由 TCR 来识别外源 T 细胞表位多肽，而 CD4 分子结合主要组织相容性复合体 MHC Ⅱ 类分子的保守区域，抗原特异性 Th 从而被活化。B 细胞呈递抗原给 T 细胞时，表达于 B 细胞上的 CD40 及 B7 和 T 细胞上的 CD40L 及 CD28 分别发生互作，为 B 细胞活化提供关键性共刺激信号及所需的细胞因子。BCR, B 细胞受体；IFN, 干扰素；IL, 白介素；TCR, T 细胞受体

与抗原之间存在高亲和力的初始型 B 细胞（或者记忆性 B 细胞）被抗原活化后可以不经历体细胞突变直接分化成为能够分泌 IgM 或者 IgG 抗体的浆细胞。如果被抗原活化的 B 细胞与抗原之间仅存在较低或者中等的亲和力，那么它们将会首先迁移到次级淋巴组织的 T 细胞边缘区域，随后形成生发中心[82]。

生发中心

形成生发中心（germinal center，GC）的 B 细胞需要与抗原特异性辅助 T 细胞相互作用，这群特殊的 T 辅助细胞亚群被称为滤泡辅助 T（T follicular helper，Tfh）细胞。活化的 B 细胞和 T 细胞通过 CD40 与 CD40L 相互作用，诱导 GC B 细胞和 Tfh 细胞中转录因子 Bcl6 表达。Tfh 细胞表达 CXCR5 和 S1P 受体 2 并能够迁移和停留在 B 细胞滤泡区域，与预先活化的 B 细胞互作，并在初级淋巴滤泡中形成独立而离散的结构，这些结构被称为生发中心。生发中心是抗原激活的 B 细胞经历抗体类型转换重组

（class switch recombination，CSR）、高频体细胞突变（somatic hypermutation，SHM）引起的亲和力成熟和 B 细胞终分化发育为记忆细胞和长寿浆细胞的场所。

生发中心可以被划分为暗区和明区两个不同的区域，对应着生发中心 B 细胞分化发育的不同阶段（图 13-6）。暗区是中央母细胞快速分裂增殖起始的地方，而中央母细胞是来源于数目相对较少抗原活化过的 B 细胞（表 13-4）。暗区 B 细胞内抗凋亡的 Bcl-2 蛋白分子表达量较低，但是促凋亡的 Fas 蛋白表达量上调。低水平的 Bcl-2 蛋白表达导致这类 B 细胞容易凋亡，但是抗原特异性辅助 T 细胞提供的 CD40-CD40L 互作信号可以挽救这些细胞免于凋亡。当中央母细胞迁移进入明区，就被称为中央细胞，在这里它们与滤泡树突状细胞（FDC）和 Tfh 交织而成的密集网络相遇，从而被进一步的选择，高亲和力的

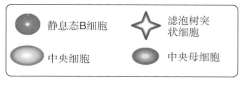

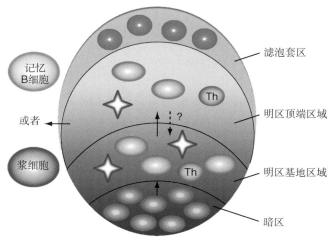

图 13-6　B 细胞在生发中心中的成熟。识别抗原后，初级滤泡中的 B 细胞形成生发中心，或迁入早先形成的生发中心。位于暗带的中央母细胞经历增殖和体细胞突变。少数增殖性的中央母细胞产生大量的中央细胞，并定位于明区基底部。当中央细胞通过由滤泡树突状细胞（FDC）和辅助性 T（Th）细胞构成的密集网络时，带有高亲和力 BCR 的那些细胞会被阳性选择从而存活下来。而明区顶端的中央细胞是非分裂细胞，可分化为记忆细胞或浆细胞。中央细胞有可能重返暗区，并在那里经历额外的体细胞突变。未被抗原活化的静息态 B 细胞被排斥在一旁而形成滤泡冠状带

表 13-4　次级淋巴组织中被抗原活化后 B 细胞的表面标志物

标记分子	初始 B 细胞	中心母细胞	中心细胞	记忆 B 细胞	浆细胞	
表面 IgD	+	−	−	−	−	
表面 IgM、IgG、IgA 或 IgE	+	−	+	+	−	
CD10	−	+	+	−	−	
CD20	+	+	+	+	−	
CD38	−	−	−	−	+	
CD77	−	+	−	−	−	
体细胞突变	−	+	+	+	+	
抗体类型转换	−	−	+			
Bcl-2	+	−	+/−*	+	+	
Fas	+	+	+	+	−	
AICDA	−	+	−	−	−	
Blimp-1	−	−	−	?	+	

* 在和滤泡树突状细胞相互作用后，Bcl-2 才会表达在中心细胞上

AICDA，激活诱导胞苷脱氨酶；Bcl-2，B 细胞淋巴瘤 2；Blimp-1，B 淋巴细胞诱导成熟蛋白 -1；CD，分化簇；Ig，免疫球蛋白

BCR 的 B 细胞通过增强抗原获取能力使其能够更好地与同源的 Tfh 相互作用，随后获取高频的细胞分裂能力，进而击败表达低亲和力 BCR 的 B 细胞[83]。

体细胞突变过程发生于中央母细胞阶段。这一过程中，抗体重链和轻链的可变区基因的 DNA 序列上会发生某一特定核苷酸碱基对的改变。每一次细胞分裂，重链和轻链可变区基因在复制过程中的突变频率大约为每 1000 个碱基对中发生 1 个突变。体细胞高频突变（somatic hypermutation，SHM）的发生机制比较复杂，需要激活诱导嘧啶核苷脱氨酶（activation-induced cytidine deaminase，AICDA）来靶向特异性热点序列[84]。SHM 使得抗体亲和力成熟得以实现，经体细胞突变获得更高亲和力 BCR 的 B 细胞克隆在亲和力成熟的过程中被选择性扩增，而那些突变后对抗原亲和力降低的 B 细胞或者能够与自身抗原产生结合力的 B 细胞将被凋亡或反应沉默。AICDA 基因突变者的免疫功能严重受损，凸显出免疫应答过程中 AICDA 介导的体细胞突变和亲和力成熟的重要性。

除了体细胞高频突变之外，AICDA 对于类型转换重组（class swith recomination，CSR）也是至关重要的。在 B 细胞中，IgM 和 IgD 的表达是由一个包含 Cδ 和 Cμ 基因的长转录本经过 mRNA 的选择性剪接产生的。但是任何其他 Ig 同种型分子的产生需要切除 VDJ 重组区与同种型对应恒定区之间的重链基因片段。同种型转换需要事先对即将进入抗体重链区基因重组的特定 DNA 序列进行预活化，而这个过程是由 B 细胞被活化时所处的细胞因子环境所决定的。在 SHM 和 CSR 中，AICDA 都通过诱导胞嘧啶进行

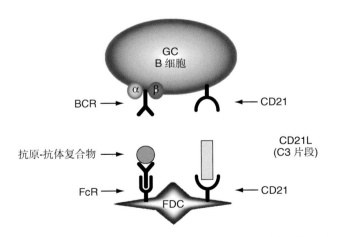

图 13-7　B 细胞与滤泡树突状细胞的交联。滤泡树突状细胞（FDC）与 B 细胞的互作介导了生发中心（GC）中 B 细胞的阳性选择信号。附着在 FDC 表面的抗原 - 抗体复合物传递第一信号给 BCR，而 B 细胞上的 CD21 与 FDC 表面的补体 C3 组分相结合传递第二信号。FcR，Fc 受体

脱氨基产生 dU：dG 配对（而不是 dC：dG 配对），激活核内的 DNA 修复机制，产生 SHM 和 CSR 所需要的分子环境。对于 CSR 而言，CD40-CD40L 相互作用和相关细胞因子的存在也都是必需的。

中央母细胞转变为中央细胞的过程中，需要同源 Tfh 细胞提供存活信号来克服其 Bcl-2 的低表达和 Fas 蛋白的高表达所诱导的促凋亡特性。FDC 是一种基质细胞，可以通过其细胞表面的 FcγR 与免疫复合物包被小体（immune complex-coated body, iccosome）中的补体受体来捕获抗原抗体复合物。免疫复合物包被小体将抗原特异性信号通过 BCR 传递给生发中心的 B 细胞（图 13-8）。具有高亲和力 BCR 的中央细胞有更大的概率从 FDC 中获取抗原，进而呈递给同源 Tfh 细胞。同时，这些中央细胞接受来自 Tfh 细胞的辅助信号后，通过上调 Bcl-2 分子而免于凋亡。此外，结合于 FDC 上的补体 C3 组分（iC3b、C3dg 和 C3d）可以交联 B 细胞上的补体受体 CR1 和 CR2（又名 CD21 和 CD35），从而传递共刺激信号[85]。如果未能获得这些正向选择信号，中央细胞会迅速通过 Fas 依赖途径介导死亡。如果获得存活信号，它们会继续分化成为记忆性 B 细胞或者浆细胞。

异位淋巴结构

作为诱导体液免疫反应的最典型结构，生发中心并不只出现于淋巴组织中。具有 GC 样结构特点的异位淋巴结构也存在于慢性炎症发生部位。例如，类风湿关节炎患者的滑膜组织、1 型糖尿病患者的胰岛、干燥综合征患者的唾液腺[86]。

GC 样结构似乎由慢性炎症反应所释放的可溶性调控因子（如趋化因子 CCL21 和 CXCL12）招募而来的淋巴细胞形成[87]。这些淋巴细胞活化后会分泌淋巴毒素等细胞因子，通过旁分泌的方式参与到 GC 样结构的组织和形成等调节过程中，这些 GC 样结构也包含暗区和明区，并且产生局部性的 AICDA。但是与次级淋巴组织中的 GC 结构不同的是，GC 样结构并非处于封闭的组织环境中。GC 样结构中的 B 细胞可以持续性地暴露于局部存在的抗原环境（在淋巴组织中不存在这样的抗原）[88] 以及炎症微环境中。炎症微环境可以促使 GC 样结构中的 B 细胞跨越分化发育过程中的关键调控点，从而产生潜在的自身

免疫倾向。尽管目前没有证据表明这些 GC 样结构是任何疾病的病因，但是在某些疾病中，GC 样结构可能会与组织病理学以及自身免疫性浆细胞和记忆性 B 细胞的增多有关。机体内还有些异位淋巴组织并不具有与 GC 类似的生理结构。这两类不同的异位淋巴组织哪种对机体的损害更大，目前并不知道答案。

B 细胞分化

抗原激活后，B1 细胞和 MZ B 细胞以 T 细胞非依赖的方式迅速分化为分泌抗体的浆细胞。这种先天体液反应产生的低亲和力的浆细胞大多寿命较短，但是它提供了对血源微生物的早期快速保护。抗原激活的滤泡 B 细胞，通过 GC 反应产生适应性抗体应答，从而产生长寿命的记忆 B 细胞和浆细胞。

记忆性 B 细胞

在生发中心形成的记忆性 B 细胞表达的 Ig 经历过抗体类别转换和体细胞突变。人体内的记忆性 B 细胞表面表达特异性分子标记 CD27。CD40-CD40L 的互作能够驱动生发中心 B 细胞成熟分化为长寿的记忆性 B 细胞。记忆 B 细胞与幼稚 B 细胞都处于代谢静息状态。但是不同的是，幼稚 B 细胞生存依赖于 BAFF，记忆 B 细胞的生存不依赖于 BAFF。虽然记忆性 B 细胞的确切寿命还不明确，但是推测这些记忆性 B 细胞可能伴随宿主的整个生命过程[84]，或者通过非特异性[89] 或者抗原特异性刺激[90] 进行持续性更新。

记忆性 B 细胞以静态 B 细胞的形式在全身循环，等再次遇到特异性抗原时会启动强烈的再次（记忆性）免疫应答。与启动初次免疫应答的初始型 B 细胞相比，记忆性 B 细胞只需要较少量的抗原刺激就能以更快的速度产生再次免疫应答，后者甚至在缺乏 IL-2 或者 IL-15 等可溶性调控因子的情况下也可以顺利发生，这在某种程度上跟记忆性 B 细胞的 BCR 已经预先转移定位到质膜表面的脂筏区域有关。如同初始型 B 细胞一样，记忆性 B 细胞在被抗原活化后，也会内吞抗原，并通过抗原肽 -MHC Ⅱ 的形式转运到细胞表面并且呈递给辅助性 T 细胞，此后记忆性 B 细胞能够进一步的扩增繁殖并且分化成浆细胞。

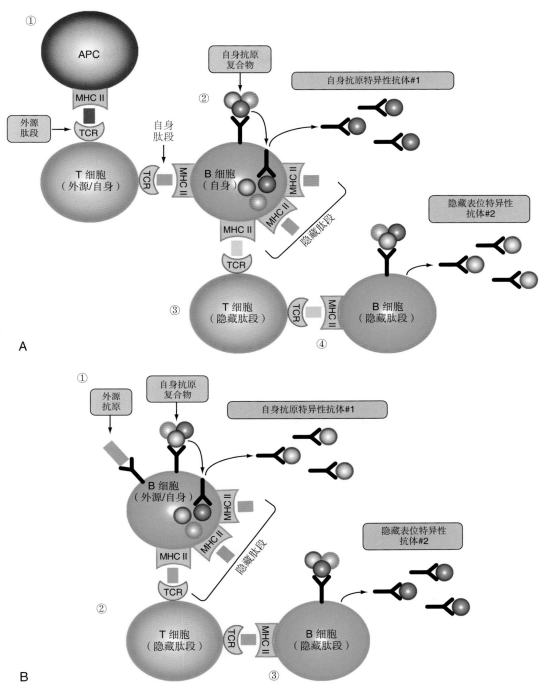

图 13-8 表位扩展。A. 交叉反应性 T 细胞活化所致的表位扩展。①交叉反应性 T 细胞识别的 APC 呈递的外源肽后，将共刺激信号传递给自身反应性 B 细胞，这些 B 细胞的 Ig 能够识别包含在自身分子复合物中的自身抗原；②获取 T 细胞共刺激信号后的自身反应性 B 细胞产生针对自身抗原的特异性抗体，并通过 BCR 识别自身分子复合物将其内吞；③自身反应性 B 细胞加工自身分子复合物，并将隐藏的 T 细胞表位肽通过 MHC Ⅱ 呈递到细胞表面；④如果这些隐藏的 T 细胞表位肽被没有经历过免疫耐受的自身反应性 T 细胞所识别，那么能够呈递这些隐藏表位肽的相关 B 细胞会被活化，从而使得自身抗体反应扩展到自身抗原复合物的其他组分。B. 自身反应性 B 细胞活化所致的表位扩展。①模拟自身抗原分子的外源抗原在活化 B 细胞的同时，介导 B 细胞内吞包含在自身抗原复合物中的自身抗原分子，后者经加工处理后，隐藏的 T 细胞表位肽通过 MHC Ⅱ 呈递在 B 细胞表面；②随后隐藏的 T 细胞表位肽会被没有经历过免疫耐受的自身反应性 T 细胞所识别；③这些 T 细胞则为能识别这些隐藏表位肽的相关 B 细胞提供共刺激信号，导致机体产生更多种的自身反应性抗体。APC，抗原呈递细胞；TCR，T 细胞受体

浆细胞

B 细胞的发育分化以浆细胞的产生而告终。在分子水平，浆细胞的分化程序是由被称为 B 淋巴细胞诱导成熟转录因子（B lymphocyte induced maturation transcription factor，Blimp-1）的转录抑制子介导启动的[91]。Blimp-1 的调控使得浆细胞失去某些表面分子的表达，这些分子包括膜联 Ig 分子、MHC 分子和 CD20。为了便于分泌抗体，浆细胞具有较大的细胞质空间来容纳其成熟的内质网系统，从而合成大量分泌型抗体蛋白。

Blimp-1 还能抑制 CXCR5 的表达，因此分化成为浆细胞的 B 细胞会离开次级淋巴组织滤泡区，迁移至滤泡外区域或骨髓，并在此完成浆细胞的最终成熟。细胞因子 IL-5、IL-6 和 IL-21 可诱导生发中心 B 细胞转变为浆细胞，浆细胞的寿命长短不一，起源于滤泡外区反应的短寿浆细胞仅能存活几天，而产生于生发中心的长寿浆细胞则可以归巢到骨髓中而存活几年[92]。

骨髓中的浆细胞寿命之所以长是因为骨髓中的微环境可以提供 CXCL12、IL-6、APRIL 和 TNF 等促进存活的细胞因子。另外，交联浆细胞表面的 FcγR II B 可以诱导细胞凋亡，以此途径免疫系统可以随时整理和维持浆细胞库的大小[6]。

免疫后细胞的转运

浆细胞下调 CXCR5 的表达，上调 EBI2 的表达。其中 EBI2 是一种趋化受体，引导细胞进入滤泡外区域。记忆细胞和浆细胞均在细胞表面表达趋化因子受体 CXCR4，后者使得这两类免疫后细胞既可以归巢到骨髓中，也可以定位于淋巴组织中。因此在生发中心或者 B 细胞淋巴滤泡区的周边都可以发现 CXCR4 阳性的浆细胞[93]。另外表达 CXCR3 的浆细胞可以向 CXCL9 和 CXCL10 等炎症趋化因子富集的区域进行趋化性迁移[94]。

抗原非依赖性活化

尽管识别结合特异性抗原是 B 细胞活化的核心模式，在感染时引发的抗体反应中，仅有一小部分的被活化的 B 细胞是针对特异性微生物抗原的，这种现象被称为多克隆活化。多克隆活化是由超级抗原、细胞因子或者非同源 T 细胞提供共刺激信号等几种调控因素引发的，该过程也可以产生自我反应性抗体。

B 细胞超抗原包括金黄色葡萄球菌蛋白 A（Staphylococcus aureus protein A，SpA）、HIV-1 的 gp120 蛋白和镰状疟原虫的红细胞膜蛋白 1。这些蛋白都具有相同的能力，可以避开与抗体分子抗原识别区的结合，而直接与抗体分子共有的框架区域相结合。超抗原可以活化多种 B 细胞克隆，例如，SpA 可以识别抗体的 V_H3 区域，而 50% 的 IgM B 细胞膜联 Ig 都有 V_H3[95]。尽管病原体同时活化多种 B 细胞克隆对宿主看起来是有利的，但是 B 细胞的多克隆活化会诱导淋巴滤泡外的抗体反应，产生过多的短寿命浆细胞而导致瞬时的高球蛋白血症，耗损 B 细胞库，使宿主处于容易受损伤的状态。

B 细胞的非抗原特异性活化现象还发生于那些很容易被 IL-2、IL-15 和 CpG 等可溶性调控因素活化的记忆性 B 细胞上（详见记忆性 B 细胞部分）[89]。在慢性感染中，B 细胞的多克隆活化似乎是由两种完全不存在交叉性的独立机制引发的：第一种较为简单的机制是炎症因子对非抗原特异性 B 细胞的旁路激活；第二种机制是 CD4 阳性 T 细胞介导的共刺激作用。在实验性感染或者天然感染中都可以观察到非抗原特异性 B 细胞活化能够激活自身反应性 B 细胞，从而造成自身免疫疾病发病的风险[96]。

黏膜免疫系统中的 T 细胞非依赖性的抗体类别转换重组

黏膜中，针对于共生细菌的特异性 IgA 可通过 T 细胞非依赖性方式在组织化的淋巴组织外产生[97]。由于这个过程缺少 T 细胞的帮助，所以一定会有其他途径为抗体 CSR 提供所需的信号。其中一个候选分子是黏膜免疫组织的树突状细胞中表达的 BAFF，因为 BAFF 能够在 IL-10 或者 TGF-β 存在的条件下，诱导 B 细胞发生 CSR，而 IL-10 和 TGF-β 都存在于黏膜组织这一微环境[98]。

B 细胞库选择

对免疫系统而言，能够正确地区分外源抗原与自身抗原与产生有效的保护性免疫反应同样重要。来源于宿主细胞胞内和胞外的任何分子都是自身抗原。在 B 细胞成熟的过程中，通过 B 细胞自身存在的多种机制，以及其他辅助性免疫细胞所提供的调控信号，可以共同完成针对自身抗原反应的监督。

耐受

V（D）J 重组的随机过程产生了不同的 BCR 库，这些 BCR 几乎可以识别所有的抗原，因此不可避免地也能够识别自身抗原。在生发中心发生的体细胞高频突变（SHM）也会导致 B 细胞产生识别自身抗原的 BCR。这些自身反应 B 细胞需要通过耐受这一过程实现净化。

B 细胞需要对来自 BCR、BCR 辅受体、炎症调节因子和代谢副产物的不同信号进行整合来实现耐受，在 B 细胞的不同发育阶段，这种多信号的整合是不相同。在 B 细胞发育过程中或者在缺乏共刺激信号的情况下，交联 BCR 反而可以激活未成熟 B 细胞和过渡 B 细胞的免疫耐受机制。但是诱发针对自身抗原的免疫耐受的机制其实同样也可以诱发针对病原体的免疫耐受，由于某些自身抗原可以隐藏在免疫豁免区域，因此针对这些自身抗原的 B 细胞不会受免疫耐受机制的调控。

免疫耐受机制的启动是由 B 细胞所处的发育阶段以及抗原与 BCR 互作介导的 BCR 信号转导强度所决定的。自身抗原的浓度，以及抗原与抗体之间的亲和力决定了 BCR 的交联活化程度，进而影响 B 细胞活化信号的跨膜转导强度。如果自身抗原浓度较低或者其与抗体的亲和力较小，就无法对 BCR 进行有效的交联活化，从而无法产生 BCR 信号转导，自身免疫 B 细胞也就不会变得免疫耐受。有三种机制可以介导免疫耐受：受体编辑、B 细胞失能和 B 细胞清除。如果调节自身反应性 B 细胞的免疫耐受的机制失效，自身耐受将被破坏，最终将导致自身免疫性疾病的发生。

B 细胞发育过程中，未成熟 B 细胞表面开始表达已经完成 V（D）J 重排的 Ig，这时骨髓中会开始出现自身反应性的 B 细胞。由于抗体重链和轻链可变区基因的随机重组以及重链和轻链分子的随机组合，因此产生的抗体能够识别所有的抗原（也包括自身抗原），故所有的个体都会产生自身反应性 B 细胞。阻止初始型自身反应性 B 细胞成熟的过程叫做中枢耐受，尽管大于 75% 的未成熟 B 细胞表达有不同程度的自身反应性 BCR，但在初始型 B 细胞阶段，这个比例降到了不足 20%[99]，因此中枢耐受是一个十分有效的调控过程。

受体编辑

B 细胞发育过程中，对 BCR 进行高度交联活化会导致受体编辑的发生。这个过程主要包括抗体重链或者轻链可变区基因的二次基因重组。受体编辑需要抗体重组分子机制的再次活化以及 RAG-1/RAG-2 的再次表达。如果受体编辑成功的话，新产生的 BCR 与所在环境中存在的抗原之间将呈现低亲和力或者没有亲和力，那么 B 细胞就能继续后续的发育过程。RAG-1/RAG-2 也可以在生发中心或者淋巴滤泡外区域的 B 细胞中被发现，这揭示受体编辑也会在 B 细胞发育后期出现。

清除

高强度的 BCR 交联会引发 B 细胞克隆通过凋亡清除。克隆清除是最先被发现的 B 细胞免疫耐受机制[100]，并且长期以来一直被认为是中枢耐受的主要机制。尽管如此，克隆清除只有在受体编辑无法降低 BCR 的自身反应性的情况下才会发生。清除介导的免疫耐受主要是由一系列内源性蛋白酶激活化产生的。其中，Fas 和 Bcl-2 信号途径在凋亡调控过程中发挥重要作用。

Fas（又称为 CD95 或 Apo-1）是肿瘤坏死因子受体家族的成员，和其配体一样作为跨膜蛋白表达在多种不同类型的细胞表面。Fas 和 Fas 配体结合后，Fas 在细胞表面聚集化而启动细胞凋亡程序[101]。在缺少 BCR 交联时，B 细胞表达的 CD40 与辅助性 T 细胞上表达的 CD40L 结合后，Fas 也将引发凋亡[102,103]。小鼠中 Fas(lpr) 的突变或 Fas 配体（gld）的突变导致类似系统性红斑狼疮（systemic lupus erythematosus，SLE）的症状，产生致病性自身抗体和淋巴结病变。在人类中，相似的突变导致淋巴结病变和抗红细胞抗体产生，但不会出现抗 DNA 抗体和肾小球肾炎[104]。

Bcl-2 家族则包含多种能在不同类型细胞中抑制或诱导凋亡的分子，该家族不同成员的相对水平决定了细胞的命运。例如，过量的 Bcl-2 或者 Bcl-xL 可以促进细胞存活，而过量的 Bax 或者 Bim 则引起细胞死亡[105]。Bcl-2 和 Bcl-xL 在 B 细胞发育的关键点表达量上升，但很容易被 BCR 交联所平衡而降低表达量。某些小鼠 B 细胞中因过度表达 Bcl-2 而产生自身反应性抗体的事实凸显了凋亡（B 细胞清除）在免疫耐受中的重要作用[106]。

失能

失能是未成熟 B 细胞受到中等强度 BCR 交联刺激之后呈现的低反应性状态。失能 B 细胞下调表面 Ig 受体，其 BCR 呈脱敏状态，从而阻断了下游信号分子的活化。此外，失能 B 细胞通常是短寿的。Goodnow 及其同事[107] 在 B 细胞耐受方面有经典的研究，他们制备的转基因小鼠的 B 细胞表达抗鸡卵溶酶菌（hen egg lysozyme，HEL）抗体，同时也表达作为自身抗原的可溶性 HEL。这种转基因小鼠中，表达 HEL 特异性 BCR 的 B 细胞遭遇可溶性的、单价 HEL 后被诱导失能。这些 B 细胞定居于次级淋巴组织，但不能分泌抗 HEL 抗体，也不能被招募进入 B 细胞淋巴滤泡区，这一现象被称为滤泡排斥[108]。

尽管处于失能状态的细胞不能够被 BCR 交联激活，但是可以被脂多糖、IL-4 和非抗原特异性 T 细胞提供的共刺激所激活。体内处于失能状态的 B 细胞，在预活化辅助 T 细胞存在的情况下，也可以被多价抗原刺激活化[109]。所以，处于失能状态的 B 细胞可以作为自身反应抗体的潜在来源，他们能够在炎症条件下被激活。

B 细胞作为免疫调控者

B 细胞在对周围环境的刺激做出反应的同时也会产生细胞因子。据报道，包括 CD1d^{hi}CD5$^+$ B 细胞和过渡 B 细胞在内的一些调节性 B（regulatory B，Breg）细胞亚群通过产生 IL-10 来抑制自身免疫[110]。Breg 的功能依赖于 BCR 和 CD40 的刺激。健康人体内的 Breg 细胞的 CD40 被活化后可以诱导 IL-10 的分泌，然而，SLE 患者的 Breg 细胞亚群则不会出现类似的反应[111]。Breg 也能通过 IL-10 非依赖的机制介导免疫抑制。最近的研究发现 IL-35 也是影响 Breg 发挥功能的效应因子[112,113]。IL-35 产生的 Breg 细胞表达 CD138 和 Blimp-1。综上所述，活化的 B 细胞和浆细胞在调节免疫反应中发挥着重要的作用。Breg 细胞不仅可以驾驭自身免疫，还可以抑制微生物感染所引起的免疫反应。

小分子调控

除了上述经典的活化和调控途径之外，以下所描述的几种分子在 B 细胞生物学过程中同样起到了非常重要的调控作用，这类生物分子具有作为生物学标志物和治疗试剂的潜能。

维生素 D

维生素 D 可以通过饮食或者皮肤细胞的合成而获得，随后进入肝和肾转变成为有生物活性的产物，其活性代谢物 1，25- 二羟基维生素 D$_3$ 可以减弱 B 细胞活化强度和繁殖速度，阻碍其向浆细胞分化的进程。虽然自身免疫疾病患者体内循环系统中维生素 D 水平有所下降，但是目前尚未可知这种降低的维生素 D 的水平是否与疾病进程有关。

雌激素

长期以来，女性倾向性的自身免疫疾病患者的病理表征说明雌激素在 B 细胞相关的自身免疫疾病中发挥相应的作用，但这可能牵扯到多种不同的效应机制。例如，雌激素可以通过介导自身反应 B 细胞的存活来调整 B 细胞克隆库，以及调整小鼠的外周免疫组织细胞库[114]。

瘦素

尽管瘦素最先被发现的功能是调控内分泌激素的代谢，后来的研究表明瘦素具有显著的免疫调节功能。例如，小鼠模型研究表明，瘦素受体缺陷小鼠呈现明显减弱的实验性关节炎症状[115]。研究结果显示，瘦素可以通过诱导 Bcl-2 和细胞周期蛋白 D1 的表达而促进 B 细胞存活和增殖[116]。

B 细胞介导的自身免疫疾病

B 细胞介导的自身免疫疾病是由自身免疫抗体的产生所引起。我们已经详细叙述了在整个 B 细胞成熟和分化过程中存在的避免产生自身免疫性的多重审查及调控机制。如果只是一个免疫耐受审查程序失效，几乎不会引起自身免疫疾病[117]，但却可以在不引发临床疾病的情况下，增加血液循环系统中的自身反应性抗体的含量。

B 细胞介导的自身免疫疾病的发生涉及如下相关

的三个方面：①带有自身反应性 BCR 的 B 细胞的产生；②这类自身反应性 B 细胞突破了正常的审查和调控机制，从而分化成为成熟的短寿或者长寿浆细胞；③自身反应性抗体通过相关的组织效应诱导临床疾病的产生。

自身反应性 B 细胞的起源

任何 B 细胞亚群理论上会产生自身反应性 B 细胞。小鼠中，表达亲和力低的非特异性 BCR 的 B1 细胞会产生自身反应性抗体，但是这些自身反应性抗体往往可以帮助机体清除细胞碎片，保护机体免受病理性自身免疫反应。此外，还有证据表明，边缘区 B 细胞可以分泌自身反应性抗体，但是这些抗体在功能上也一般是生理性而非病理性的。

一类被称为自身免疫相关的 B 细胞（autoimmunity-associated B cell，ABC）的细胞亚群据报道在自身免疫性疾病的患者和小鼠中广泛存在。ABC 呈现独特的表型，即表达髓系标志物 CD11c 和 T 细胞转录因子 T-bet。ABC 似乎是由 T-bet 转录程序驱动的经历过抗原的 B 细胞产生的。ABC 虽然不能被单独的 BCR 有效地激活，但当被体内 TLR 配体和 IL-21 触发时，它们迅速从 IgM 转化为 IgG2。据报道，自身免疫动物模型的小鼠和患者体内的 ABC 主要产生自身反应性 IgG [118,119]。

免疫前 B 细胞库的自身反应性

健康人外周 B 细胞中有 30% 的成熟初始型 B 细胞带有不同程度的自身反应性。尽管如此，由于这些细胞与自身抗原之间的亲和力较低，它们很少成为潜在的致病因子 [99]。但是在 SLE 患者的初始型 B 细胞中，具有自身免疫反应性的 B 细胞的比例却高达 50% [120]，而且在疾病活动期，这类细胞的比例达到最高峰，随着病程进入缓解期，自身免疫反应性细胞的比例也逐渐削减 [121]，这说明炎症微环境可能会影响 B 细胞选择。

免疫反应后 B 细胞库的自身反应性

自身免疫疾病患者机体内绝大多数的自身反应抗体，是经过 GC 反应产生高频体细胞突变和抗体类别转换的抗体。尽管 B 细胞在经过生发中心后存在受体编辑和 B 细胞清除机制来阻断 B 细胞的自身反应性，但是生发中心本身并没有一个防护机制来有效清除那些经历过高频体细胞突变而产生的自身反应性 B 细胞。对阻止自身反应性记忆 B 细胞和浆细胞的耐受机制的认知还不完全。

自身免疫活性的分子触发

目前有几种假说试图解释本该处于静息态的自身反应性 B 细胞活化和增殖的原因。一般认为，这是由多种环境因素和遗传缺陷的共同作用导致的，前者如某些感染性病原体能够启动自身免疫反应的发生，后者则导致自身免疫性 B 细胞的异常调控。这几种假说模型包括：①外来抗原和自身抗原的交叉反应性；②不恰当的共刺激；③ BCR 信号阈值的改变。

人们对自身免疫耐受失衡和自身免疫性疾病进展的理解，多来自于小鼠模型的研究。自身免疫疾病小鼠模型可分为两大类：诱导性或自发性。虽然人类自身免疫性疾病的进程是一个高度复杂的过程，涉及多重遗传和环境因素，但是这些相对简单的小鼠动物模型的研究，仍然为我们理解自身耐受失衡的分子机制提供了很多信息。

分子模拟

一个解释自身免疫反应启动的模型是自身抗原浓度太低而不能诱导某些既能识别自身抗原又能识别外来抗原的 B 细胞的免疫耐受（所以这类 B 细胞没有完成中枢免疫耐受），或者针对自身抗原的抗体的亲和力在 B 细胞活化信号阈值以下（所以这类 B 细胞也没有发生免疫活化）。但是在外周免疫系统，这类自身反应性 B 细胞却可以被与自身抗原类似的外来病原体抗原所激活（因为外来病原体抗原的浓度可以足够高），从而产生既能结合外来抗原，也能结合自身抗原的抗体。这种交叉反应称之为分子模拟，是用来解释多种自身免疫疾病发生机制的一个较为认可的模型 [122]。一旦病原体被清除，抗原特异性 T 细胞辅助作用消失，除非能产生大量的长寿的浆细胞，否则自身抗体反应通常被减弱。然而，在具有自身免疫倾向的个体中，即使外来抗原消失了，内在的 B 细胞异常可能仍会持续产生自身抗体。部分数据表明，某些情况下，分子模拟是 B 细胞介导自身免疫疾病的一种触发机制。例如，某些针对感染性病原体的特异抗体和某些自身免疫病相关的自体特异性分子之间存在交叉反应性[123]（表13-5）。较为突出的例子包括：A型链球菌M蛋白与风湿性心脏病中心肌球蛋白之间的交叉反应，弯曲杆菌和水通道蛋白之间的交叉反应。

因为无论是正常人还是具有自身免疫倾向性的个体都会产生自我反应性抗体，所以单纯的自身抗原与外来抗原之间的交叉反应并不足以引起自身免疫耐受的失衡。一个合理的解释是外来抗原作为触发因素能够触发机体对自身分子的免疫反应，而B细胞活化调控方面的缺陷导致了自身免疫反应的扩大化。最初的免疫反应一般是针对一组显性表位的，之后的免疫反应才是针对次级或隐藏表位，整个过程被称为表位扩展（epitope spreading）[124]。因为表位扩展识别多个抗原决定簇，可以显著提高中和反应和病原清除的效率，因此它是保护性免疫应答的一个重要方面。但是自身免疫反应一旦启动，表位扩展也会使得机体产生针对多种自身抗原的新的自身抗体。表位扩展可能借助数种不同的机制来活化T和B细胞。例如，抗原呈递细胞可向T细胞呈递一个模拟自身抗原的外源肽（图13-8A），这时交叉反应性T细胞就会被活化，并为自身反应性B细胞提供共刺激信号，这将导致机体产生针对T细胞所识别抗原的自身抗体。另外，自身抗原在被自身反应性B细胞内吞后，将

被加工处理，如此自身抗原中所包含的隐藏性T细胞表位将被呈递给T细胞。由于能够结合自身抗原的B细胞不但能内吞所结合的自身抗原，还能吞噬任何包含该自身抗原的分子复合物，因此B细胞能够呈递很多自身抗原的隐藏表位，通过多个特异性表位来活化多种的自身反应性T细胞。在外周，识别这些隐藏表位的T细胞可能并未被免疫耐受，所以这些T细胞能够被有效活化，而这些被活化的T细胞反过来又会通过提供共刺激信号活化其他自身反应性B细胞。

另一种可能是，交叉反应性B细胞首先在T细胞辅助下被外来抗原活化（图13-8B）。活化B细胞内吞自身抗原，将隐藏表位呈递给未被诱导耐受的T细胞，从而导致自身反应性T细胞的活化及启动免疫活化的级联反应。因此，只要自身抗原能在体内形成免疫复合物，分子模拟和表位扩展就可能致使多种自身抗原特异性的T细胞和B细胞活化。

超适度的 B 细胞共刺激

T细胞提供的共刺激信号在B细胞活化中起着重要作用。因此，非适度的共刺激信号可能导致直接针对自身抗原免疫应答的扩大化。B细胞表面的B7和T细胞表面的CD28分子的互作对抗原特异性T细胞和B细胞的活化至关重要。在自身免疫疾病小鼠模型中，用遗传变异的蛋白封阻B7-CD28之间的互作后，该小鼠的病情进展会得以终止[125]。相反，过表达B7的转基因小鼠的自身反应性B细胞对Fas杀伤不敏感，并产生高滴度的自身抗体[123]。另外过表达CD40或CD40L也可能活化自身免疫反应。体外实验显示，在IL-4存在的情况下，CD40-CD40L互作能活化失能细胞。的确，相关研究发现CD40L在SLE患者的淋巴细胞呈现过表达水平[5],[126]。

Roquin-1/RC3H1是一个公认的泛素E3连接酶，调节滤泡辅助性T细胞的分化。Roquin-1是调节介导mRNA降解的RNA结合蛋白[127]。Roquin-1还能抑制多种炎症性因子的表达，包括在Tfh的发育和功能中起重要作用的共刺激分子ICOS。滤泡辅助性T细胞可以在生发中心提供强有力的共刺激。Roqiun突变体小鼠的生发中心B细胞以及滤泡辅助性T细胞数量显著增多，会产生高亲和力的抗dsDNA抗体[128]。

干扰素调节因子4结合蛋白（interferon regulatory

表 13-5	外来抗原和自身抗原特异性的抗体存在交叉反应的证据
外源抗原	**自身抗原**
耶尔森菌，克雷伯菌，链球菌[a]	DNA
Epstein-Barr 病毒核蛋白 1[a]	核糖核蛋白 SmD
链球菌 M 蛋白[b]	心肌肌球蛋白
柯萨奇病毒 B3 衣壳蛋白[c]	心肌肌球蛋白
克雷伯菌固氮酶[d]	人白细胞抗原 B27
耶尔森菌脂蛋白[e]	促甲状腺激素受体
分枝杆菌热休克蛋白[f]	线粒体成分
埃希菌，克雷伯菌，变形杆菌[g]	乙酰胆碱受体
单纯疱疹病毒源 gpDg	乙酰胆碱受体

能够产生交叉反应抗体的自身免疫疾病：a，系统性红斑狼疮；b，风湿热；c，心肌炎；d，强直性脊柱炎；e，Graves病；f，原发性胆汁性胆管炎；g，重症肌无力

factor-4 binding protein，IBP）也能够调节 T 细胞的共刺激信号[129]。IBP 是一种 Rho GTP 酶的激活因子，T 细胞受体交联后，该分子被招募到免疫突触中，介导细胞骨架重构。IBP 缺陷小鼠呈现以 dsDNA 抗体和肾小球肾炎为特征的自身免疫疾病表型。IBP 在记忆性 T 细胞的存活和效应功能中起重要作用。此外，IBP 还能隔离转录因子 IRF4，从而阻止 IL-17 和 IL-21 表达的开启[130]。

Toll 样受体（toll-like receptor，TLR）属于模式识别受体家族，这类受体启动针对多种病原体成分的固有免疫应答。TLR 表达于细胞表面或定位于核内体。因此，质膜表达的 TLR4 可以与细菌脂多糖结合，核内体表达的 TLR7 和 TLR9 能够分别识别 B 细胞内的 RNA 和含核酸序列的低甲基化 CPG。TLR 不仅在 DC 成熟和 T 细胞的激活分化过程发挥重要作用，而且还直接参与抗体应答的多个步骤。一些 T 细胞非依赖的抗原，如脂多糖（lipopolysaccharides，LPS），参与 BCR 和 TLR 信号通路，诱导强烈的 B 细胞激活。在 T 细胞依赖型反应中，TLR 的共刺激增强了 BCR 介导的抗原摄取，并且促进了 AICDA 对 CSR 和 GC 反应的诱导。TLR 激活也与慢性炎症和自身免疫性疾病相关。众多数据表明，BCR 和 TLR 被含有核酸抗原的自身免疫复合物共交联后能够触发抗核酸特异性 B 细胞的活化，提示 TLR7 和 TLR9 在某些情况下能促进自身反应性 B 细胞的活化[131-133]。

B 细胞信号阈值

多个动物模型的研究已证明改变 BCR 信号的阈值所诱导产生的病理效应。例如，在过表达 BCR 活化性辅受体 CD19 的转基因鼠中，失能 B 细胞竟然也能够被活化并分泌自身抗体[134]，这说明降低 BCR 活化的低限阈值，将导致自身反应性 B 细胞的非正常活化。由于 BCR 信号转导的负调控分子 SHP1 磷酸酶的天然缺陷，自身免疫综合征还出现于可存活的 motheaten 小鼠[74]。这种小鼠中的 B1 细胞是 IgM 型抗 DNA 抗体的来源。此外，自身抗体还见于某些信号分子缺失小鼠中，这些信号分子的缺失可改变

BCR 活化的阈值，如 CD22[65] 和 Lyn[68] 缺陷型小鼠。因此，抗原诱导的 B 细胞活化阈值的降低有可能致使自身反应性 B 细胞的非正常活化。

共刺激和 T 细胞受体信号的强度参与调节细胞代谢和转录程序，从而引导 T 细胞分化成特定的效应子群。但是，目前尚不清楚平行代谢重编程是否会影响到 B 细胞的命运和功能。免疫无能性 B 细胞代谢受到抑制，此外，通过体内 2- 脱氧葡萄糖处理来抑制糖酵解似乎能够抑制自身抗体的产生，这表明免疫代谢的调控可以改变体液免疫反应的结果[135,136]。

结论

高度多样性的抗体分子库为抵抗微生物感染提供了一道重要防线。免疫系统在多个层面受到精确调控，从而在产生保护性抗体的同时，避免自身抗体的产生（图 13-9）。仅一小部分前体 B 细胞能够完成整个成熟过程，而在原 B 和前 B 细胞发育阶段，重链或轻链发生异常重组的 B 细胞将被清除。余下的前体 B 细胞会发育成未成熟 B 细胞，但是这些细胞需要再经历中枢耐受阴性选择，使得识别自身抗原的未成熟 B 细胞或被清除或被灭活，剩余的没有自身反应活性的 B 细胞则被释放到外周免疫系统。在这里，只有受到外来抗原刺激的 B 细胞才能选择性地扩增，其 Ig 基因还需要经历进一步的体细胞高频突变。在此之后，表达高亲和力 Ig 的 B 细胞被阳性选择生存下来，而表达低亲和力或获得自身反应性的 B 细胞被消除。如上所述，只有成功经过各个发育检查点的 B 细胞才能最终分化为长寿的记忆性 B 细胞或浆细胞。虽然与 B 细胞相关的自身免疫性疾病的发病原因尚未完全明确，但是正如本章仔细阐述的免疫系统存在针对自身反应性 B 细胞的存活或活化的多重检查点一样，控制 B 细胞成熟和分化的调节机制需要同时出现多种缺陷才能导致自身免疫性疾病的发生。

Full references for this chapter can be found on ExpertConsult.com.

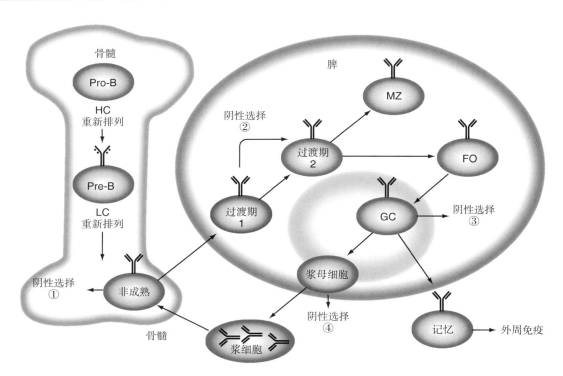

图 13-9 B 细胞成熟中的选择节点。自身反应性 B 细胞在多个发育节点被审查。①骨髓中的未成熟 B 细胞表达膜联 Ig 后，这些 B 细胞在遭遇自身抗原后被阴性选择。②在骨髓中未被清除的自身反应性 B 细胞，在过渡 B 细胞阶段会继续被阴性选择。完成阴性选择的过渡 B 细胞会发育成滤泡或边缘区 B 细胞。在抗原刺激和抗原特异性 T 细胞辅助下，活化的滤泡 B 细胞分化为生发中心 B 细胞。③经历体细胞超突变而获得对自身抗原高亲和力的生发中心 B 细胞会被及时清除，防止这些细胞进一步发育为长寿浆细胞或记忆性 B 细胞。④自身反应性浆母细胞也需要经历阴性选择，经过选择后的长寿浆细胞主要归巢到骨髓，而记忆性 B 细胞则在外周循环。HC，重链；LC，轻链

参考文献

1. Schroeder H, Wald D, Greenspan N: Immunoglobulins: structure and function. In Paul W, Editor: *Fundamental Immunology*, Philadelphia, Lippincott-Raven, 2008, pp 125–151.
2. Janeway C, Travers P, Walport M, et al.: The structure of a typical antibody molecule. In *Immunobiology*, New York, Garland, 2001, p 96.
3. Janeway C, Travers P, Walport M, et al.: Structural variation in immunoglobulin constant regions. In *Immunobiology*, New York, Garland, 2001, p 142.
4. Raghavan M, Bjorkman PJ: Fc receptors and their interactions with immunoglobulins, *Annu Rev Cell Dev Biol* 12:181–220, 1996.
5. Desai DD, Harbers SO, Flores M, et al.: Fc gamma receptor IIB on dendritic cells enforces peripheral tolerance by inhibiting effector T cell responses, *J Immunol* 178(10):6217–6226, 2007.
6. Xiang Z, Cutler AJ, Brownlie RJ, et al.: FcgammaRIIb controls bone marrow plasma cell persistence and apoptosis, *Nat Immunol* 8(4):419–429, 2007.
7. Johansen FE, Braathen R, Brandtzaeg P: Role of J chain in secretory immunoglobulin formation, *Scand J Immunol* 52(3):240–248, 2000.
8. Wiersma EJ, Collins C, Fazel S, et al.: Structural and functional analysis of J chain-deficient IgM, *J Immunol* 160(12):5979–5989, 1998.
9. Snapper C, Finkelman F: Immunoglobulin class switching. In Paul W, Editor. *Immunology*, Philadelphia Lippincott-Raven, 1999, p 831.
10. Froelich CJ, Hanna WL, Poirier GG, et al.: Granzyme B/perforin-mediated apoptosis of Jurkat cells results in cleavage of poly(ADP-ribose) polymerase to the 89-kDa apoptotic fragment and less abundant 64-kDa fragment, *Biochem Biophys Res Commun* 227(3):658–665, 1996.
11. Janssen EM, Lemmens EE, Gour N, et al.: Distinct roles of cytolytic effector molecules for antigen-restricted killing by CTL in vivo, *Immunol Cell Biol* 88(7):761–765, 2010.
12. Simister NE, Mostov KE: An Fc receptor structurally related to MHC class I antigens, *Nature* 337(6203):184–187, 1989.
13. Roopenian DC, Christianson GJ, Sproule TJ, et al.: The MHC class I-like IgG receptor controls perinatal IgG transport, IgG homeostasis, and fate of IgG-Fc-coupled drugs, *J Immunol* 170(7):3528–3533, 2003.
14. Macpherson AJ, McCoy KD, Johansen FE, et al.: The immune geography of IgA induction and function, *Mucosal Immunol* 1(1):11–22, 2008.
15. Woof JM, Kerr MA: The function of immunoglobulin A in immunity, *J Pathol* 208(2):270–282, 2006.
16. Yel L: Selective IgA deficiency, *J Clin Immunol* 30(1):10–16, 2010.
17. Pasquier B, Launay P, Kanamaru Y, et al.: Identification of FcalphaRI as an inhibitory receptor that controls inflammation: dual role of FcRgamma ITAM, *Immunity* 22(1):31–42, 2005.
18. Gould HJ, Sutton BJ: IgE in allergy and asthma today, *Nat Rev Immunol* 8(3):205–217, 2008.
19. Shan M, Carrillo J, Yeste A, et al.: Secreted IgD amplifies humoral T helper 2 cell responses by binding basophils via galectin-9 and CD44, *Immunity* 49(4):709–724 e8, 2018.
20. Chen K, Cerutti A: New insights into the enigma of immunoglobulin D, *Immunol Rev* 237(1):160–179, 2010.
21. Mulders-Manders CM, Simon A: Hyper-IgD syndrome/mevalonate kinase deficiency: what is new? *Semin Immunopathol* 37(4):371–376, 2015.
22. Gorman JR, Alt FW: Regulation of immunoglobulin light chain

isotype expression, *Adv Immunol* 69:113–181, 1998.

23. Brack C, Hirama M, Lenhard-Schuller R, et al.: A complete immunoglobulin gene is created by somatic recombination, *Cell* 15(1):1–14, 1978.

24. Croce CM, Shander M, Martinis J, et al.: Chromosomal location of the genes for human immunoglobulin heavy chains, *Proc Natl Acad Sci U S A* 76(7):3416–3419, 1979.

25. McBride OW, Hieter PA, Hollis GF, et al.: Chromosomal location of human kappa and lambda immunoglobulin light chain constant region genes, *J Exp Med* 155(5):1480–1490, 1982.

26. Lefrane M: Nomenclature of the human immunoglobulin genes, *Curr Protoc Immmunol Appedix* 1, 2001. Appendix 1P.

27. Thomas LR, Cobb RM, Oltz EM: Dynamic regulation of antigen receptor gene assembly, *Adv Exp Med Biol* 650:103–115, 2009.

28. Akira S, Okazaki K, Sakano H: Two pairs of recombination signals are sufficient to cause immunoglobulin V-(D)-J joining, *Science* 238(4830):1134–1138, 1987.

29. Ramirez J, Lukin K, Hagman J: From hematopoietic progenitors to B cells: mechanisms of lineage restriction and commitment, *Curr Opin Immunol* 22(2):177–184, 2010.

30. Nutt SL, Heavey B, Rolink AG, et al.: Commitment to the B-lymphoid lineage depends on the transcription factor Pax5, *Nature* 401(6753):556–562, 1999.

31. Solvason N, Kearney JF: The human fetal omentum: a site of B cell generation, *J Exp Med* 175(2):397–404, 1992.

32. Igarashi H, Kouro T, Yokota T, et al.: Age and stage dependency of estrogen receptor expression by lymphocyte precursors, *Proc Natl Acad Sci U S A* 98(26):15131–15136, 2001.

33. Souto-Carneiro MM, Sims GP, Girschick H, et al.: Developmental changes in the human heavy chain CDR3, *J Immunol* 175(11):7425–7436, 2005.

34. Coulomb-L'Hermin A, Amara A, Schiff C, et al.: Stromal cell-derived factor 1 (SDF-1) and antenatal human B cell lymphopoiesis: expression of SDF-1 by mesothelial cells and biliary ductal plate epithelial cells, *Proc Natl Acad Sci U S A* 96(15):8585–8590, 1999.

35. Gupta P, McCarthy JB, Verfaillie CM: Stromal fibroblast heparan sulfate is required for cytokine-mediated ex vivo maintenance of human long-term culture-initiating cells, *Blood* 87(8):3229–3236, 1996.

36. Melchers F: Checkpoints that control B cell development, *J Clin Invest* 125(6):2203–2210, 2015.

37. Duchosal MA: B-cell development and differentiation, *Semin Hematol* 34(1 Suppl 1):2–12, 1997.

38. Herzog S, Reth M, Jumaa H: Regulation of B-cell proliferation and differentiation by pre-B-cell receptor signalling, *Nat Rev Immunol* 9(3):195–205, 2009.

39. Ohnishi K, Melchers F: The nonimmunoglobulin portion of lambda5 mediates cell-autonomous pre-B cell receptor signaling, *Nat Immunol* 4(9):849–856, 2003.

40. Lortan JE, Oldfield S, Roobottom CA, et al.: Migration of newly-produced virgin B cells from bone marrow to secondary lymphoid organs, *Adv Exp Med Biol* 237:87–92, 1988.

41. Mackay F, Schneider P: Cracking the BAFF code, *Nat Rev Immunol* 9(7):491–502, 2009.

42. Mackay F, Woodcock SA, Lawton P, et al.: Mice transgenic for BAFF develop lymphocytic disorders along with autoimmune manifestations, *J Exp Med* 190(11):1697–1710, 1999.

43. Moisini I, Davidson A: BAFF: a local and systemic target in autoimmune diseases, *Clin Exp Immunol* 158(2):155–163, 2009.

44. Carsetti R, Rosado MM, Wardmann H: Peripheral development of B cells in mouse and man, *Immunol Rev* 197:179–191, 2004.

45. Gross JA, Dillon SR, Mudri S, et al.: TACI-Ig neutralizes molecules critical for B cell development and autoimmune disease. Impaired B cell maturation in mice lacking BLyS, *Immunity* 15(2):289–302, 2001.

46. Wirths S, Lanzavecchia A: ABCB1 transporter discriminates human resting naive B cells from cycling transitional and memory B cells, *Eur J Immunol* 35(12):3433–3441, 2005.

47. Weller S, Braun MC, Tan BK, et al.: Human blood IgM "memory" B cells are circulating splenic marginal zone B cells harboring a pre-diversified immunoglobulin repertoire, *Blood* 104(12):3647–3654, 2004.

48. Kruetzmann S, Rosado MM, Weber H, et al.: Human immunoglobulin M memory B cells controlling Streptococcus pneumoniae infections are generated in the spleen, *J Exp Med* 197(7):939–945, 2003.

49. Weill JC, Weller S, Reynaud CA: Human marginal zone B cells, *Annu Rev Immunol* 27:267–285, 2009.

50. Griffin DO, Holodick NE, Rothstein TL: Human B1 cells in umbilical cord and adult peripheral blood express the novel phenotype CD20+ CD27+ CD43+ CD70, *J Exp Med* 208(1):67–80, 2011.

51. Manser T: Textbook germinal centers? *J Immunol* 172(6):3369–3375, 2004.

52. Kim CH: The greater chemotactic network for lymphocyte trafficking: chemokines and beyond, *Curr Opin Hematol* 12(4):298–304, 2005.

53. Muller G, Lipp M: Concerted action of the chemokine and lymphotoxin system in secondary lymphoid-organ development, *Curr Opin Immunol* 15(2):217–224, 2003.

54. Pereira JP, Kelly LM, Cyster JG: Finding the right niche: B-cell migration in the early phases of T-dependent antibody responses, *Int immunol* 22(6):413–419, 2010.

55. Allen CD, Ansel KM, Low C, et al.: Germinal center dark and light zone organization is mediated by CXCR4 and CXCR5, *Nat Immunol* 5(9):943–952, 2004.

56. Kiyono H, Fukuyama S: NALT- versus Peyer's-patch-mediated mucosal immunity, *Nat Rev Immunol* 4(9):699–710, 2004.

57. Boothby M, Rickert RC: Metabolic regulation of the immune humoral response, *Immunity* 46(5):743–755, 2017.

58. Kurosaki T: Molecular mechanisms in B cell antigen receptor signaling, *Curr Opin Immunol* 9(3):309–318, 1997.

59. Treanor B, Depoil D, Gonzalez-Granja A, et al.: The membrane skeleton controls diffusion dynamics and signaling through the B cell receptor, *Immunity* 32(2):187–199, 2010.

60. Cherukuri A, Dykstra M, Pierce SK: Floating the raft hypothesis: lipid rafts play a role in immune cell activation, *Immunity* 14(6):657–660, 2001.

61. Sato S, Jansen PJ, Tedder TF: CD19 and CD22 expression reciprocally regulates tyrosine phosphorylation of Vav protein during B lymphocyte signaling, *Proc Natl Acad Sci U S A* 94(24):13158–13162, 1997.

62. Bradbury LE, Kansas GS, Levy S, et al.: The CD19/CD21 signal transducing complex of human B lymphocytes includes the target of antiproliferative antibody-1 and Leu-13 molecules, *J Immunol* 149(9):2841–2850, 1992.

63. Carter RH, Fearon DT: CD19: lowering the threshold for antigen receptor stimulation of B lymphocytes, *Science* 256(5053):105–107, 1992.

64. Tedder TF, Inaoki M, Sato S: The CD19-CD21 complex regulates signal transduction thresholds governing humoral immunity and autoimmunity, *Immunity* 6(2):107–118, 1997.

65. Haas KM, Hasegawa M, Steeber DA, et al.: Complement receptors CD21/35 link innate and protective immunity during Streptococcus pneumoniae infection by regulating IgG3 antibody responses, *Immunity* 17(6):713–723, 2002.

66. Sato S, Miller AS, Inaoki M, et al.: CD22 is both a positive and negative regulator of B lymphocyte antigen receptor signal transduction: altered signaling in CD22-deficient mice, *Immunity* 5(6):551–562, 1996.

67. Muller J, Nitschke L: The role of CD22 and Siglec-G in B-cell tolerance and autoimmune disease, *Nat Rev Rheumatol* 10(7):422–428, 2014.

68. Chan VW, Meng F, Soriano P, et al.: Characterization of the B lymphocyte populations in Lyn-deficient mice and the role of Lyn in signal initiation and down-regulation, *Immunity* 7(1):69–81, 1997.

69. Bikah G, Carey J, Ciallella JR, et al.: CD5-mediated negative regulation of antigen receptor-induced growth signals in B-1 B cells, *Science* 274(5294):1906–1909, 1996.

70. Neel BG: Role of phosphatases in lymphocyte activation, *Curr Opin Immunol* 9(3):405–420, 1997.

71. Pan C, Baumgarth N, Parnes JR: CD72-deficient mice reveal nonredundant roles of CD72 in B cell development and activation, *Immunity* 11(4):495–506, 1999.

72. Ujike A, Takeda K, Nakamura A, et al.: Impaired dendritic cell maturation and increased T(H)2 responses in PIR-B(-/-) mice, *Nat Immunol* 3(6):542–548, 2002.

73. Nishimura H, Nose M, Hiai H, et al.: Development of lupus-like autoimmune diseases by disruption of the PD-1 gene encoding an ITIM motif-carrying immunoreceptor, *Immunity* 11(2):141–151, 1999.

74. Westhoff CM, Whittier A, Kathol S, et al.: DNA-binding antibodies from viable motheaten mutant mice: implications for B cell tolerance, *J Immunol* 159(6):3024–3033, 1997.

75. Qu CK, Yu WM, Azzarelli B, et al.: Biased suppression of hematopoiesis and multiple developmental defects in chimeric mice containing Shp-2 mutant cells, *Mol Cell Biol* 18(10):6075–6082, 1998.

76. Gregersen PK, Lee HS, Batliwalla F, et al.: PTPN22: setting thresholds for autoimmunity, *Semin Immunol* 18(4):214–223, 2006.

77. Helgason CD, Kalberer CP, Damen JE, et al.: A dual role for Src homology 2 domain-containing inositol-5-phosphatase (SHIP) in immunity: aberrant development and enhanced function of b lymphocytes in ship –/– mice, *J Exp Med* 191(5):781–794, 2000.

78. Karnell FG, Brezski RJ, King LB, et al.: Membrane cholesterol content accounts for developmental differences in surface B cell receptor compartmentalization and signaling, *J Biol Chem* 280(27):25621–25628, 2005.

79. Harnett MM, Katz E, Ford CA: Differential signalling during B-cell maturation, *Immunol Lett* 98(1):33–44, 2005.

80. van Kooten C, Banchereau J: Functional role of CD40 and its ligand, *Int Arch Allergy Immunol* 113(4):393–399, 1997.

81. Abbas AK, Murphy KM, Sher A: Functional diversity of helper T lymphocytes, *Nature* 383(6603):787–793, 1996.

82. Paus D, Phan TG, Chan TD, et al.: Antigen recognition strength regulates the choice between extrafollicular plasma cell and germinal center B cell differentiation, *J Exp Med* 203(4):1081–1091, 2006.

83. Gitlin AD, Shulman Z, Nussenzweig MC: Clonal selection in the germinal centre by regulated proliferation and hypermutation, *Nature* 509(7502):637–640, 2014.

84. Maruyama M, Lam KP, Rajewsky K: Memory B-cell persistence is independent of persisting immunizing antigen, *Nature* 407(6804):636–642, 2000.

85. Tew JG, Wu J, Qin D, et al.: Follicular dendritic cells and presentation of antigen and costimulatory signals to B cells, *Immunol Rev* 156:39–52, 1997.

86. Schroder AE, Greiner A, Seyfert C, et al.: Differentiation of B cells in the nonlymphoid tissue of the synovial membrane of patients with rheumatoid arthritis, *Proc Natl Acad Sci U S A* 93(1):221–225, 1996.

87. Gommerman JL, Browning JL: Lymphotoxin/light, lymphoid microenvironments and autoimmune disease, *Nat Rev Immunol* 3(8):642–655, 2003.

88. Aloisi F, Pujol-Borrell R: Lymphoid neogenesis in chronic inflammatory diseases, *Nat Rev Immunol* 6(3):205–217, 2006.

89. Bernasconi NL, Traggiai E, Lanzavecchia A: Maintenance of serological memory by polyclonal activation of human memory B cells, *Science* 298(5601):2199–2202, 2002.

90. Bachmann MF, Odermatt B, Hengartner H, et al.: Induction of long-lived germinal centers associated with persisting antigen after viral infection, *J Exp Med* 183(5):2259–2269, 1996.

91. Shaffer AL, Lin KI, Kuo TC, et al.: Blimp-1 orchestrates plasma cell differentiation by extinguishing the mature B cell gene expression program, *Immunity* 17(1):51–62, 2002.

92. Slifka MK, Ahmed R: Long-lived plasma cells: a mechanism for maintaining persistent antibody production, *Curr Opin Immunol* 10(3):252–258, 1998.

93. Kunkel EJ, Butcher EC: Plasma-cell homing, *Nat Rev Immunol* 3(10):822–829, 2003.

94. Muehlinghaus G, Cigliano L, Huehn S, et al.: Regulation of CXCR3 and CXCR4 expression during terminal differentiation of memory B cells into plasma cells, *Blood* 105(10):3965–3971, 2005.

95. Silverman GJ, Goodyear CS: Confounding B-cell defences: lessons from a staphylococcal superantigen, *Nat Rev Immunol* 6(6):465–475, 2006.

96. Hunziker L, Recher M, Macpherson AJ, et al.: Hypergammaglobulinemia and autoantibody induction mechanisms in viral infections, *Nat Immunol* 4(4):343–349, 2003.

97. Macpherson AJ, Gatto D, Sainsbury E, et al.: A primitive T cell-independent mechanism of intestinal mucosal IgA responses to commensal bacteria, *Science* 288(5474):2222–2226, 2000.

98. Litinskiy MB, Nardelli B, Hilbert DM, et al.: DCs induce CD40-independent immunoglobulin class switching through BLyS and APRIL, *Nat Immunol* 3(9):822–829, 2002.

99. Wardemann H, Yurasov S, Schaefer A, et al.: Predominant autoantibody production by early human B cell precursors, *Science* 301(5638):1374–1377, 2003.

100. Hartley SB, Goodnow CC: Censoring of self-reactive B cells with a range of receptor affinities in transgenic mice expressing heavy chains for a lysozyme-specific antibody, *Int Immunol* 6(9):1417–1425, 1994.

101. Ashkenazi A, Dixit VM: Death receptors: signaling and modulation, *Science* 281(5381):1305–1308, 1998.

102. Garrone P, Neidhardt EM, Garcia E, et al.: Fas ligation induces apoptosis of CD40-activated human B lymphocytes, *J Exp Med* 182(5):1265–1273, 1995.

103. Schattner EJ, Elkon KB, Yoo DH, et al.: CD40 ligation induces Apo-1/Fas expression on human B lymphocytes and facilitates apoptosis through the Apo-1/Fas pathway, *J Exp Med* 182(5):1557–1565, 1995.

104. Elkon KB, Marshak-Rothstein A: B cells in systemic autoimmune disease: recent insights from Fas-deficient mice and men, *Curr Opin Immunol* 8(6):852–859, 1996.

105. Knudson CM, Korsmeyer SJ: Bcl-2 and Bax function independently to regulate cell death, *Nat Genet* 16(4):358–363, 1997.

106. Strasser A, Whittingham S, Vaux DL, et al.: Enforced BCL2 expression in B-lymphoid cells prolongs antibody responses and elicits autoimmune disease, *Proc Natl Acad Sci U S A* 88(19):8661–8665, 1991.

107. Goodnow CC, Crosbie J, Adelstein S, et al.: Altered immunoglobulin expression and functional silencing of self-reactive B lymphocytes in transgenic mice, *Nature* 334(6184):676–682, 1988.

108. Cyster JG, Hartley SB, Goodnow CC: Competition for follicular niches excludes self-reactive cells from the recirculating B-cell repertoire, *Nature* 371(6496):389–395, 1994.

109. Cooke MP, Heath AW, Shokat KM, et al.: Immunoglobulin signal transduction guides the specificity of B cell-T cell interactions and is blocked in tolerant self-reactive B cells, *J Exp Med* 179(2):425–438, 1994.

110. Mauri C: Regulation of immunity and autoimmunity by B cells, *Curr Opin Immunol* 22(6):761–767, 2010.

111. Blair PA, Norena LY, Flores-Borja F, et al.: CD19(+)CD24(hi)CD38(hi) B cells exhibit regulatory capacity in healthy individuals but are functionally impaired in systemic lupus erythematosus patients, *Immunity* 32(1):129–140, 2010.

112. Shen P, Roch T, Lampropoulou V, et al.: IL-35-producing B cells are critical regulators of immunity during autoimmune and infectious diseases, *Nature* 507(7492):366–370, 2014.

113. Wang RX, Yu CR, Dambuza IM, et al.: Interleukin-35 induces regulatory B cells that suppress autoimmune disease, *Nat Med* 20(6):633–641, 2014.

114. Grimaldi CM, Cleary J, Dagtas AS, et al.: Estrogen alters thresholds for B cell apoptosis and activation, *J Clin Invest* 109(12):1625–1633, 2002.

115. Busso N, So A, Chobaz-Peclat V, et al.: Leptin signaling deficiency impairs humoral and cellular immune responses and attenuates

experimental arthritis, *J Immunol* 168(2):875–882, 2002.

116. Lam QL, Wang S, Ko OK, et al.: Leptin signaling maintains B-cell homeostasis via induction of Bcl-2 and Cyclin D1, *Proc Natl Acad Sci U S A* 107(31):13812–13817, 2010.

117. Goodnow CC: Multistep pathogenesis of autoimmune disease, *Cell* 130(1):25–35, 2007.

118. Phalke S, Marrack P: Age (autoimmunity) associated B cells (ABCs) and their relatives, *Curr Opin Immunol* 55:75–80, 2018.

119. Rubtsova K, Rubtsov AV, Cancro MP, et al.: Age-associated B cells: A T-bet-dependent effector with roles in protective and pathogenic immunity, *J Immunol* 195(5):1933–1937, 2015.

120. Yurasov S, Wardemann H, Hammersen J, et al.: Defective B cell tolerance checkpoints in systemic lupus erythematosus, *J Exp Med* 201(5):703–711, 2005.

第14章

成纤维细胞和成纤维样滑膜细胞

原著 CHRISTOPHER D. BUCKLEY, ANDREW FILER

谢 阳 译 胡凡磊 校

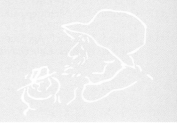

关键点

- 成纤维细胞是一种受表观遗传学控制而分化为具有组织和器官特异性的独特结构细胞。正是这些独特性，导致了它们可以引起器官组织特异性疾病。
- 组织的成纤维细胞可以来源于骨髓、血液和局部的基质细胞，并担任器官特异性天然免疫哨兵（感受）细胞的作用。
- 在炎性环境中，成纤维细胞转变为免疫系统中的关键细胞：它们招募和调控炎性细胞，并维持浸润到炎症部位的免疫细胞的存活。
- 暴露于炎症和环境应激中的成纤维细胞在表观遗传调控下发生分化，继而参与炎症发生，进一步加剧炎症反应并导致炎症的持续发生。
- 在类风湿关节炎等疾病的滑膜中，成纤维细胞持续异常可导致软骨和骨等重要关节结构的持续性损伤，如果不加控制将导致关节功能损坏和畸形。
- 单细胞转录组的最新研究表明，滑膜内存在具有不同标志物和功能的成纤维细胞亚群，这为进一步开发新的治疗方法提供了参考。

什么是成纤维细胞？

器官和组织的结构与其功能密切相关，以提供能够高效地执行特定功能的微环境。这种微环境的性质和特征主要是由组织中的基质细胞决定的。基质中最丰富的细胞类型是成纤维细胞，它负责细胞外基质成分（extracellular matrix，ECM）的合成和重塑。此外，它们产生和响应生长因子和细胞因子的能力，使得它们能够与邻近的上皮和内皮结构以及与局部浸润的白细胞相互作用。成纤维细胞还整合微环境中的应激，如氧分压和pH。因此，成纤维细胞在组织发育和内稳态过程中起着关键作用，通常被描述为具有园林美化功能。

成纤维细胞的鉴定和微环境

尽管都是单核/巨噬细胞家族成员，但是定居在不同组织中的巨噬细胞的功能可能完全不同，如肝中的库普弗细胞（Kupffer cell）和肺组织中的肺泡巨噬细胞（alveolar macrophage）的功能和脑组织中的胶质细胞（glial cell）、皮肤的朗格汉斯细胞（Langerhans cell）的功能完全不同。虽然，直到不久前成纤维细胞一直被认为是普遍存在的、具有共同表型的常见细胞，然而现在我们知道来源于不同器官组织的成纤维细胞与其所在部位的巨噬细胞更加相似：具有独特的形态、能产生ECM蛋白、细胞因子、共刺激分子和趋化因子，并由此造就了所在部位独特的微环境。这些更加明确了成纤维细胞作为免疫感受细胞的作用，因为它们也表达天然免疫系统模式识别受体如Toll样受体（Toll-like receptor，TLR），这种特性也延伸到它们作为免疫前哨细胞的功能，当被细菌或病毒决定簇连接时，触发炎症反应。

用微阵列技术检测成纤维细胞转录谱，发现成纤维细胞对其在体内的解剖位置和功能有很强的记忆能力。早期的研究表明，根据成纤维细胞的组织来源以及当其暴露于肿瘤坏死因子（TNF）、白细胞介素-4

（IL-4）或干扰素（IFN-γ）等炎症介质中时转录谱可能发生改变的潜能，成纤维细胞的转录组（即用微阵列测量的转录基因的全貌）可以分为外周（滑膜关节或皮肤）和淋巴组织（扁桃体或淋巴结）两组。有研究更广泛地分析了人原代成纤维细胞的表达，发现三个解剖分区的成纤维细胞存在着较大的差异：前端 - 后端、近端 - 远端和真皮 - 非真皮 [1]。这些不同可能是由于参与模式形成、细胞信号传导和基质重塑的基因导致的 [1]。因此，成纤维细胞的基因表达可能在生物体内的位置识别中起着重要的作用。

最近，研究发现，这些基因转录的稳定变化是通过表观遗传，激活和沉默图谱基因 HOX 家族实现的 [2]。这种表观遗传模式，即通过共价修饰 DNA 调节区或组蛋白，从而控制转录复合物的进入，是成纤维细胞基因转录稳定变化的原型。表观遗传修饰导致基因表达的稳定变化，这种变化在没有初级 DNA 序列突变的情况下，在细胞中世代存在，从而驱动疾病的持续，第 26 章中会有更详细的描述。

胚胎来源

由于缺乏特异性细胞表面标志物，区别不同来源或者成熟的成纤维细胞十分困难。尽管分化群（cluster of differentiation，CD）标志物在白细胞的分离和研究中已经获得革命性的成功，但是，这些 CD 标志物几乎没有，或者说不能用于区分和鉴定成纤维细胞亚群。传统的研究中，一直使用下列方法鉴定成纤维细胞：特有的梭形形态（图 14-1）、产生 ECM、缺乏内皮细胞、上皮细胞和血细胞表面的阳性标志物。

然而，越来越多的证据表明：虽然不是造血细胞，但是成纤维细胞的确是像巨噬细胞和树突状细胞（dendritic cell，DC）的一类细胞亚群。很有可能在结缔组织中，多种成纤维细胞系与成熟的成纤维细胞混合存在，成熟的与不成熟的成纤维细胞并列

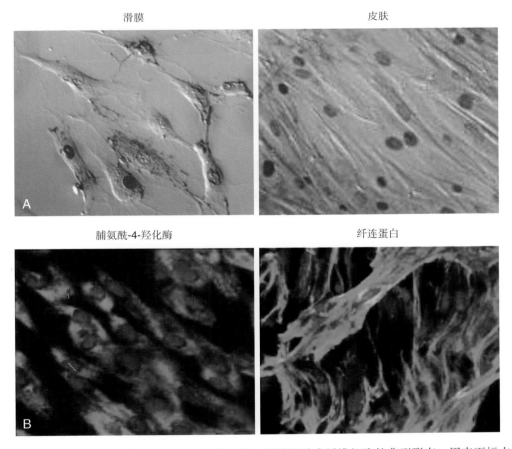

图 14-1　成纤维细胞表型。A．经染色和分光相差显微镜下所见培养的活成纤维细胞的典型形态。用表面标志区分的类风湿关节炎关节的滑膜成纤维细胞和皮肤成纤维细胞。红色（纤连蛋白）表明产生基质。蓝色表示细胞核。B．荧光显微镜显示的基质细胞形态及其皮肤成纤维细胞内的胶原蛋白合成酶（脯氨酰 -4- 羟化酶）、位于皮肤成纤维细胞表面的所产生的基质（纤连蛋白）

存在，并进一步分化为结缔组织细胞。基质细胞与成纤维细胞的作用不同，过去 15 年的研究已经发现一些新的标志物能区别分化过程中的不同基质细胞亚群，也可以作为鉴定不同成纤维细胞亚群的潜在标志物。这些标志物包括平滑肌肌动蛋白，阳性者代表一群具有分泌功能、活化的细胞，称为肌成纤维细胞（myofibroblast）。还有最近发现的标志物如 CD248 和 gp38（即平足蛋白，肾小球足突细胞膜蛋白，podoplanin）（详见表 14-1[3-14] 和下文）。新近，随着单细胞转录组学技术的发展，在组织中发现了独立的新型基质细胞及白细胞群，实现了蛋白标志物和细胞功能之间的相互关联。这为通过清除或促进靶组织内特定细胞亚群分化的新疗法打开了大门。目前，根据胚系来源和相关的分化系可鉴定成纤维细胞，较为公认的是成纤维细胞是一种所在来源部位的间充质细胞。然而，现在的鉴定方法已经能够区分血细胞和非血细胞，从而排除血细胞的污染。此外，一些来自于意想不到的细胞系分化漂移，如有报道称神经干细胞能够分化为髓系细胞核淋巴血细胞，这些鉴定方法均能加以区分。但正是由于这些现象，细胞分化来源的分类显得越发困难。

组织成纤维细胞的来源

形成新组织是炎症和损伤修复的共同特点。然而，最新研究表明，新组织的形成并非像以往认识的那样来源于邻近未损伤部位的细胞增殖。这一观点非常重要，因为虽然表面上看起来成纤维细胞的增殖效率很低，但在类风湿关节炎（rheumatoid arthritis，RA）和纤维化疾病中，成纤维细胞数量显著增加。这些细胞主要来源于局部的受到刺激的基质干细胞分化成为新的成纤维细胞。实际上，增加的成纤维细胞还有其他来源（图 14-2）。第一位来源就是由局部的上皮细胞间质转化（epithelial to mesenchymal transition，EMT），这是形成复杂组织中细胞多样化的基本而又重要的生理性进化机制。成年后的组织中，当表皮细胞受到应激刺激（如炎症或者组织损伤）时，成纤维细胞也同样能来源于上皮细胞的间充质转化。EMT 既能使上皮细胞发生崩解，也能使它们改变形状并发生迁移。这样，上皮细胞失去其特有的极性，即失去黏附连接、紧密连接、桥粒和细胞角质蛋白纤维。上皮细胞还能重排 F- 肌动蛋白张力纤维，并表达丝状伪足和板状伪足，在此过程中，细胞因子、基质金属蛋白酶（matrix metalloproteinase，MMP）以及基底膜降解产物起重要作用。在癌症、一些纤维化性疾病中的肺组织和肾中发现存在着上皮细胞转化为间充质细胞的现象[15]。早期研究已经表明类似的过程也发生在 RA 的滑膜组织中[16]。

对于慢性炎性疾病，如 RA，基质细胞的增加还

表 14-1 滑膜间质标志物及其所在部位和功能意义			
标志物	相关细胞类型	滑膜中定位	功能意义
CD55	成纤维细胞样滑膜细胞	衬里层	滑膜巨噬细胞的 CD97[3] 的受体 / 配体
VCAM-1	成纤维细胞样滑膜细胞	衬里层	活化的衬里层成纤维细胞；黏附分子[4]
α- 平滑肌蛋白（α-SMA）	肌成纤维细胞	可变的，少数亚群	分泌性，促纤维化成纤维细胞[5]
CD248/ 内皮唾酸蛋白	周细胞	衬里下层成纤维细胞，周细胞	急性炎症[6]，肿瘤和血管生成[7]
gp38/ 平足蛋白	周细胞和淋巴内皮细胞	衬里下层成纤维细胞，周细胞和淋巴内皮细胞	结构，促血管生成淋巴结生成[8]，肿瘤中促进肠蠕动[9]
5B5/ 脯氨酰 -4- 羟化酶	体内广泛的成纤维细胞标志物	衬里和衬里下层细胞	表示正在合成胶原[10]
S100A4/FSP-1/Mts-1	—	衬里和衬里下层细胞，侵袭区域	癌症，由于运动和凋亡异常所导致的侵袭作用[11]
成纤维细胞活化蛋白（FAP）	α-SMA 阳性成纤维细胞相关蛋白[12]	衬里层	癌症成纤维细胞的标志物[13]，胞外酶，如果被阻断证明在类风湿关节炎中有保护作用

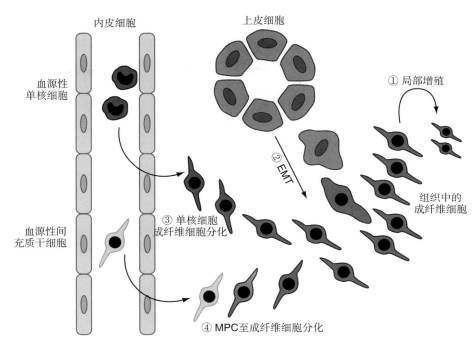

图 14-2　组织成纤维细胞分化路线。作为对损伤或炎症的反应，组织内成纤维细胞数量增加。①可以局部成纤维细胞增殖而产生新的成纤维细胞。②上皮细胞向间质细胞群转化，这已经在肿瘤、肺、肾以及可能的滑膜疾病中得到证实。③血液中单核细胞分化为组织纤维细胞。④血源性间充质祖细胞（MPC）被招募到组织并在局部分化为组织成纤维细胞。EMT，上皮细胞间质转化

可能来源于骨髓前体血细胞。20 世纪 90 年代中期，在兔的损伤缺血后肢的模型中发现，血管内皮前体细胞（即成血管母细胞）也能出现在正常个体的血循环中，并且向着损伤部位的成血管处聚集[17]。这说明在造血系统之外，有间充质细胞存在并在全身游走。后来的研究工作证实了在人体中也有能够循环的间充质细胞表型阳性细胞。在 RA 患者的关节部位能发现这些细胞，其表型与滑膜纤维细胞非常相似，尽管这些细胞几乎不增殖，但是它们大量堆积在滑膜的衬里层。有趣的是，有研究[18]在胶原诱导关节炎的小鼠模型中发现，在炎症出现之前就能发现这样的细胞大量出现，提示骨髓基质前体细胞可能参与了炎性疾病的启动。更有证据表明，滑膜成纤维细胞本身能够迁移到血流中，因为，将人的软骨细胞接种至 SCID 小鼠，发现在远离接种部位的地方发现了滑膜细胞[19]，这与癌症细胞的行为类似，使得有人甚至认为 RA 是基质组织的一种恶性疾病。

在疾病中，能够导致成纤维细胞增加的循环前体细胞是纤维细胞。纤维细胞大约在外周血的非红细胞中占 0.1% ~ 0.5%，在肺部炎性疾病模型中发现这些细胞能迅速进入组织损伤部位并参与组织重塑过程[20]。这些细胞来源于外周血 CD14+ 单核细胞、黏附在细胞上，呈梭形形态、表达 MHC II 类分子和 I 型胶原[21]。纤维细胞作为组织基质，在细胞因子，尤其是转化生长因子 β（transforming growth factor-β，TGF-β）的影响下向成纤维细胞分化。这种单核细胞能转化为成纤维细胞一类的间充质基质细胞系的事实再一次表明：细胞的可塑性很强，仅仅采用血细胞系和非血细胞系进行分类很难区分细胞的来源。

成纤维细胞与间充质前体细胞

循环中的间充质前体细胞（mesenchymal progenitor cell，MPC），又称为间充质干细胞（mesenchymal stem cell，MSC）、间充质基质细胞（mesenchymal stromal cell）。MPC 是组织成纤维细胞的重要来源，因为这类细胞已经被发现具有分化成结缔组织中的多种细胞的能力，如能分化成软骨细胞、骨细胞、脂肪细胞和平滑肌细胞。这种能力最初在骨髓基质细胞、RA 滑膜成纤维细胞和循环间充质细胞中被证实。因此，基于类风湿关节炎滑膜被大量来源于骨髓的间充质祖细胞填充这一假设，可以定义一个特征性的间充质表型。然而，三向分化能力（又称为多能性）是许多成年组织成纤维细胞的特性，尽管来源于不同组

织的成纤维细胞的分化能力有差异，但是体内基质细胞群的可塑能力不容置疑[22]。这些发现使得间充质前体细胞生物学领域和疾病中的成纤维细胞生物学这两个截然分开的领域迅速融合起来，但是，骨髓基质前体细胞的说法尚有待证实，在含有绿色荧光蛋白 GFP 标记的骨髓细胞的嵌合小鼠模型中，已经发现在关节炎的关节部位所聚集的 GFP 阳性细胞要远多于那些没有炎症的关节部位的 GFP 阳性细胞，这说明扩增的成纤维细胞来源于骨髓[23]。

成纤维细胞的生理特征和功能

产生 ECM 分子

保证 ECM 组分的内源性稳定是成纤维细胞的首要任务。因此，成纤维细胞同时具备合成与降解 ECM 的两种能力，同时还具备黏附并与那些已有的基质成分相互作用的能力。成纤维细胞产生多种 ECM 分子，纤维蛋白和多糖凝胶物质，如胶原、纤连蛋白、玻连蛋白、糖蛋白，这些分子随后组装成具有三维结构的网络。这就提供了一种构架供这些细胞相互作用，使得它们能够通过不同方式依据 ECM 的导航而运动[24]，同时这种构架也为组织（而非液体）的趋触性定居提供了底物，因为在这样的构架中，具有梯度性趋化因子和大量生长因子储存，从而介导了上述趋触性的运动和定居[25]。由不同组织器官来源的成纤维细胞所产生的 ECM 分子的种类也是不同的。例如，皮肤成纤维细胞能产生大量的Ⅶ型胶原，介导皮肤的表皮与真皮层的黏附。而其他器官，如肺和肾的成纤维细胞主要产生间质性、纤维性胶原（主要是Ⅰ型和Ⅲ型胶原）。

在滑膜组织外膜上的成纤维细胞还具有屏障功能，它们可提供给关节腔和关节软骨润滑分子，如透明质酸和血浆来源的营养成分。从解剖学上说，滑膜的内膜部分也不是普通的结构，它能在没有富含层粘连蛋白的基底膜存在（正如表皮结构中所见）的情况下仍然维持屏障功能。除了缺乏基底膜，成纤维样滑膜细胞也缺乏紧密连接和桥粒。然而，黏附分子钙黏合素 -11（详见下文）能介导滑膜细胞间的高效黏附，使得成纤维细胞能够组成滑膜组织。疾病中，成纤维细胞必须迁移到损伤的组织部位，或通过表面特异性受体与 ECM 分子相互作用并参与组织重塑。通过这

些受体，成纤维细胞才能感受结缔组织的结构和细胞成分的变化并做出相应反应，如对产生的 ECM 分子进行动态调节并随之与合适的基质蛋白分子发生交联与互动。

与细胞外基质蛋白发生黏附并相互作用

整合素

整合素是介导细胞 - 基质间和细胞 - 细胞间黏附的关键分子。整合素是一类跨膜的异二聚体蛋白，由一个 α 亚基和一个 β 亚基组成。至少有 25 种 αβ 异二聚体组合（表 14-2）。$\alpha_1\beta_1$ 和 $\alpha_2\beta$ 整合素是介导成纤维细胞黏附到胶原分子的主要黏附分子，而其他带有 β_1 亚基的整合素分子，如 $\alpha_4\beta_1$ 和 $\alpha_5\beta_1$ 则介导成纤维细胞与纤连蛋白及其各种剪接异构体的黏附。此外，含有 α_v 的整合素介导与玻连蛋白的黏附。

硫酸肝素蛋白多糖

除了常规的整合素与配体的结合外，还有一些辅助分子能够整合黏附连接和局部生长因子信号。Syndecan 家族有四个单跨膜蛋白成员，这些分子带有 3 ~ 5 个硫酸肝素和硫酸软骨素支链，从而能够与多种配体相互作用。这些配体包括成纤维细胞生长因子、血管内皮生长因子（VEGF）、TGF-β，以及纤连蛋白等细胞外基质分子[26]。硫酸肝素蛋白多糖特异性表达于特定发育阶段的成纤维细胞上。硫酸肝素蛋白多糖敲除小鼠的研究数据显示，硫酸肝素蛋白多糖 -4 参与创伤愈合，硫酸肝素蛋白多糖 -4 缺陷的成纤维细胞与纤连蛋白的黏附反应有明显改变[27]。

免疫球蛋白超家族受体

免疫球蛋白（immunoglobulin，Ig）超家族是一组多种多样的跨膜糖蛋白，这些分子由一个或多个具有单个二硫键的、长度为 60 ~ 100 个氨基酸的 Ig 样重复序列组成[28]。该家族不仅包括很多适应性免疫系统基因的编码蛋白（如免疫球蛋白、T 细胞受体、主要组织相容性复合体），其黏附蛋白成员，如细胞间黏附分子（ICAM）1 ~ 3、血管细胞黏附分子 -1（VCAM-1）和黏膜归巢素黏附分子（MadCAM），也能够与整合素共同介导细胞间相互作用和黏附作用（表 14-2）。

表 14-2　成纤维细胞黏附分子及其受体 / 配体分子

家族	细胞黏附分子	其他名称	配体
整合素	$\alpha_1\beta_1$	VLA-1	层粘连蛋白，胶原
	$\alpha_2\beta_1$	VLA-2	层粘连蛋白，胶原
	$\alpha_3\beta_1$	VLA-3	层粘连蛋白，胶原，纤连蛋白
	$\alpha_4\beta_1$	VLA-4，CD50d/CD29	VCAM-1，CS1 纤连蛋白
	$\alpha_5\beta_1$	VLA-5	纤连蛋白
	$\alpha_6\beta_1$	VLA-6	层粘连蛋白
	$\alpha_L\beta_2$	LFA-1，CD11a/CD18	ICAM-1，ICAM-2，ICAM-3，JAM-A
	$\alpha_M\beta_2$	Mac-1，CR3，CD11b/CD18	ICAM-2，iC3b，纤连蛋白，X 因子
	$\alpha_X\beta_2$	P151，95，CD11c/CD18	iC3b，纤连蛋白
	$\alpha_E\beta_2$		E- 钙黏合素
	$\alpha_4\beta_7$	CD50d	纤连蛋白，VCAM-1，MadCAM-1
	$\alpha_v\beta_3$	CD53/CD61，玻连蛋白受体	玻连蛋白，纤连蛋白，骨桥蛋白，血小板反应蛋白 -1，肌腱蛋白
免疫球蛋白超家族	ICAM-1	CD54	LFA-1，Mac-1
	ICAM-2		LFA-1
	ICAM-3		LFA-1
	VCAM-1		$\alpha_4\beta_1$，$\alpha_4\beta_7$
	MadCAM-1		$\alpha_4\beta_7$，L- 选择素
钙黏合素	E- 钙黏合素	钙黏合素 -1	E- 钙黏合素
	N- 钙黏合素	钙黏合素 -2	N- 钙黏合素
	钙黏合素 -11	OB- 钙黏合素	钙黏合素 -11

ICAM，细胞间黏附分子；Ig，免疫球蛋白；JAM，交界粘连分子；LFA，淋巴细胞功能相关抗原；Mac-1，巨噬细胞 1 抗原；MAdCAM，黏膜归巢素细胞黏附分子；VCAM，血管细胞黏附分子；VLA，迟现抗原

钙黏合素

相邻细胞表面的同种钙黏合素之间发生钙依赖的黏附作用[29]。最典型的钙黏合素有 5 个细胞外结构域、1 个单跨膜结构域和 1 个高度保守的胞内段。其分子的胞内段能与 β-catenin 相互作用，后者再与 α-catenin 结合，从而连接钙黏合素 -catenin 复合物与肌动蛋白细胞骨架。严密调控钙黏合素的表达在胚胎发育中必不可少，对组织的形态发生及组织特异性的细胞分化也十分重要。钙黏合素也通过活化细胞内信号转导通路、调节基质金属蛋白酶的产生以及与生长因子受体的共同作用，调节细胞增殖和侵袭[30-32]。

黏附分子介导的信号转导

需要注意，与黏附分子相互作用不仅调节细胞的黏附和运动性，而且直接影响成纤维细胞和其他细胞的活化状态、凋亡及促炎和抗炎反应。细胞黏附分子（如成纤维细胞细胞表面的整合素受体）参与形成黏着斑复合体，从而激活细胞内信号级联反应，继而调节细胞的增殖和存活、某些细胞因子和趋化因子的分泌及细胞外基质的沉积和再吸收。一个典型的例子是，整合素与纤连蛋白的连接会导致基质金属蛋白酶表达，将细胞黏附与基质重塑联系了起来（图 14-3）[33]。黏着斑激酶（focal adhesion kinase，FAK）在传导整合素活化细胞内部的信号通路中起着核心作用[34]。FAK 是一种酪氨酸激酶，FAK 被招募到新形成的黏着斑复合体后，会接着招募接头蛋白分子，如 p130Cas 和 Grb2。这个过程导致磷脂酰肌醇 3- 激酶（phosphatidylinositide 3-kinase，PI3K）和 Src- 激酶的活化，由此促进了多种信号的级联反应，最终导致 ERK 和 MAP 激酶磷酸化和转录因子

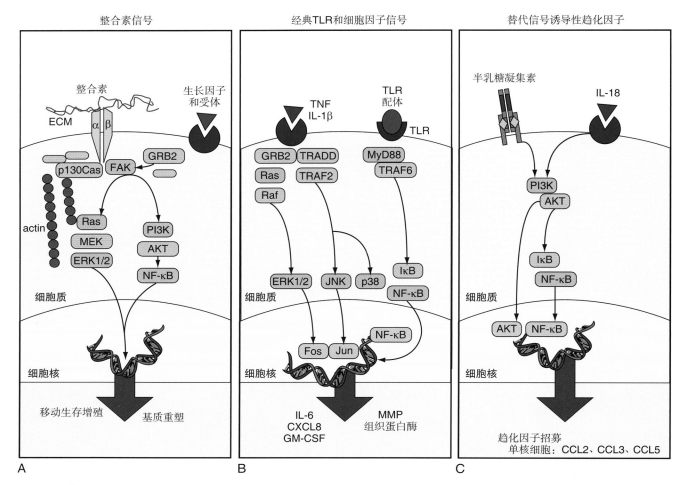

图 14-3　滑膜成纤维细胞中重要的信号转导通路。A．成纤维细胞中的整合素信号。成纤维细胞表面的整合素和细胞外基质生长因子结合后活化信号通路的级联反应，结果是：①通过细胞骨架重组而介导细胞运动，②细胞存活（例如，通过激活 Akt 的 -NFκB 信号途径），③产生基质分子、基质降解酶，并通过促分裂原活化蛋白激酶（MAPK）活化产生可溶性介质。B．三种（MAPK）途径是滑膜成纤维细胞中促炎因子发生活化的关键途径，如肿瘤坏死因子、IL-1β 和 IL-6 都能够活化这三个主要途径。尤其是 JNK 和 p38 MAPK 途径对于蛋白酶（如胶原酶）的产生至关重要。Fos 蛋白家族成员和 Jun 二聚化共同形成激活蛋白 -1（AP-1）的转录因子，在多种促炎因子（包括 MMP）的基因上都有 AP-1 的结合位点。C．有证据表明对于一个散在的促炎因子途径的配体来说可绕过经典的 MAPK 和 NF-κB/AP-1 通路，通过活化 PI3K 信号途径而导致趋化因子产生。趋化因子特异性招募单核细胞亚群，这在炎性疾病的维持中占主要地位。GM-CSF，粒细胞 - 巨噬细胞集落刺激因子；TLR，Toll 样受体

激活。这样的信号通路也能通过不依赖于 FAK 的其他途径活化，如通过生长因子受体与配体的结合。不同信号协调介导成纤维细胞同一特异性反应的精确机制及这一过程导致不同疾病的原理尚不完全清楚。

成纤维细胞的细胞外基质降解作用

ECM 的重塑需要成纤维细胞表达多种不同特异性的基质降解酶。虽然这些基质降解酶对组织的维护和修复非常重要，但这些酶的过度表达也是造成炎性疾病中关节损伤，特别是软骨损伤的关键因素。这些

酶分属许多种类，包括基质金属蛋白酶（MMP）、金属蛋白酶组织抑制因子（TIMP）、组织蛋白酶和蛋白聚糖酶。这些酶类在第 8 章中有详细介绍。

MMP-2 和膜型（membrane-type，MT）-MMP 持续地表达于成纤维细胞，除此两者外，其余金属蛋白酶的表达都由细胞外信号通过激活成纤维细胞的转录来调控。诱导金属蛋白酶表达的分子主要分为三大类：促炎细胞因子、生长因子和基质分子。在细胞因子中，IL-1 可能是多种金属蛋白酶（如 MMP-1、MMP-3、MMP-8、MMP-13 和 MMP-14）最强有力的诱导剂。成纤维细胞生长因子（FGF）和血小板

源性生长因子（PDGF）也是 MMP 的诱导剂，因为它们能加强 IL-1 诱导成纤维细胞表达 MMP 的作用。除 MMP-2 之外，所有的基质金属蛋白酶基因启动子区域都含有激活蛋白 -1（AP-1）结合位点。然而，有可靠的证据表明，除核因子 κB（NF-κB）激活剂、信号转导及转录激活因子（STAT）和 ETS 转录因子之外，所有的 MAPK 家族（ERK、JNK 和 p38 通路；见图 14-3）都参与基质金属蛋白酶的表达调控[35-39]。基质蛋白（如胶原蛋白、纤连蛋白），尤其是其降解产物，亦可激活成纤维细胞表达 MMP，这为基质降解部位的位置特异性 MMP 激活提供了可能[40]。

成纤维细胞是固有免疫的哨兵

经典研究表明，在应答固有免疫刺激的过程中，巨噬细胞是许多炎症细胞因子和趋化因子的来源。因此，巨噬细胞被形象地称为免疫哨兵细胞。然而，当成纤维细胞被组织损伤时的释放物或入侵微生物的产物激活时，它们也可以合成多种炎性介质。这充分证实了成纤维细胞是免疫哨兵细胞。因其表达 Toll 样受体 2、3 和 4，成纤维细胞可通过激活经典的 NF-κB 和 AP-1 炎性通路，产生可招募炎性细胞的趋化因子和降解基质的金属蛋白酶，继而对细菌产物［如脂多糖（LPS）］作出反应[41-43]。然而，局部微环境中的前炎症细胞因子 TNF 和 IL-1β 可致 TLR 的表达上调[44]。内源性细胞碎片（如滑液中坏死细胞的碎片）亦可激活 TLR 的表达，从而引起疾病中广泛的成纤维细胞活化[45]。作为免疫哨兵，成纤维细胞通过表达 CD40 分子衔接固有和适应性免疫应答。最初认为，CD40 分子仅表达于抗原呈递细胞，如巨噬细胞和树突状细胞。然而实际上，CD40 广泛地表达于不同组织的成纤维细胞上。CD40 的配体 CD40L 限制性表达于特定的免疫细胞，如活化的 T 淋巴细胞上。在免疫应答中，CD40 与 CD40L 的相互作用是进一步诱导促炎细胞因子和趋化因子产生的关键，也是表达 CD40 的 B 淋巴细胞产生抗体的关键。

成纤维细胞还需要能够对更普通的危险信号做出反应。最近已经明确，核苷酸结合寡聚化结构域（NOD）样受体家族成员是对危险信号（如高浓度尿酸盐）做出反应的胞内分子。NOD 样家族分子由 NOD 和 NALP［如 NACHT 结构域、富含亮氨酸重复（LRR）结构域以及含吡啶结构域（PYD）的蛋白

质］受体组成。垂死细胞释放的尿酸在局部达到很高的浓度，这种高浓度的尿酸触发了活化的 NALP3 炎性小体复合物的形成，从而导致 IL-1 释放[46]。

RA 滑膜中的 NOD-1、NOD-2 和 NALP3（cryopyrin）呈高水平表达，TLR 配体和（或）TNF 可诱导这些分子的高表达。此外，近期的研究表明，应对 NOD-1、TLR2 和 TLR4 配体的刺激，TLR 和 NOD 之间具有伴随 IL-6 生成增多的协同效应。在 RA 滑膜成纤维细胞中，细胞因子 IL-17 也调节着多种 TLR。

专职成纤维细胞亚群在组织微环境中的作用

将细胞表面标志及其相应的功能结合起来，是近几十年来白细胞生物学领域发展的关键。相比之下，可供间质细胞生物学家研究的稳定标志物较少。不过，这种情况正在逐渐改变。发育生物学某些领域的研究通过人成纤维细胞免疫动物率先鉴定出潜在的标志物（如 CD248），从而分类并鉴定出易处理器官中的基质细胞亚群。在小鼠胸腺瘤中已经发现具有稳定分布与功能的细胞亚群。例如，有研究发现 CD45⁻、gp38⁺ 细胞亚群是胸腺 T 区中的成纤维网状细胞[47]。这群限制性分布于 T 区的细胞，为 T 细胞提供数量有限但必不可少的稳态存活因子（IL-7 和 CCL19），形成了适应性免疫细胞必须为之竞争的微环境[47]。gp38 也是淋巴结中成纤维网状细胞的表面标志物，这种细胞调节着树突状细胞的迁移[48]。对这类细胞单细胞测序的研究增进了对淋巴结基质多样性的理解，并揭示了淋巴结组织中与免疫细胞存在相互作用的多种间质细胞亚群[49]。

另一群间充质源的专职成纤维细胞样细胞是周细胞。这些细胞包围着小血管（小动脉、毛细血管和小动脉）并参与血管生成、基质稳定和免疫防御。有假设认为，周细胞是淋巴组织外间充质祖细胞，它们与间充质干细胞表达相同的标志物。它们进一步被 CD248 和 CD146 等新的基质细胞标志物定义，将会成为一个新的间充质祖细胞微环境[50]。

正常滑膜中的成纤维细胞样滑膜细胞

正常滑膜是包括各种成纤维细胞亚群的典型模型，这些成纤维细胞可用已知标志物进行鉴别，其中有些标志物与疾病相关。健康人的滑膜是一种易

碎、纤薄的双层结构，附着在骨和关节囊表面。在这种双层结构中，第一层是由 2 ～ 3 层细胞组成的衬里层，主要由等量的 CD68[+] A 型巨噬细胞样滑膜细胞和 B 型间充质成纤维细胞样滑膜细胞（fibroblast-like synoviocyte，FLS）所组成。这一层具有屏障功能，FLS 分泌透明质酸和润滑素等润滑物质以及衬里层基质。第二层是衬里下层，是由沿着血管网分布的巨噬细胞和成纤维细胞组成的疏松基质组织。位于衬里层的 FLS 与许多细胞标志物相关（表 14-1），包括 CD56 [衰变加速因子（DAF）]、VCAM-1（除 T 细胞 - 整合素相互作用以外，通常只表达于骨髓成纤维细胞的表面，为 B 细胞发育微环境提供支持[51]）、反映合成乙酰透明质酸能力的尿苷二磷酸葡萄糖脱氢酶（UDPGD）及新标志物 gp38[52]。衬里下层的 FLS 标志物是非特异性的细胞标志物 CD90（Thy-1）和最近发现的标志物 CD248。CD90 也是内皮细胞的表面标志物，而 CD248 是外周和基质成纤维细胞的标志物。gp38 是位于衬里下层的细胞标志物，这个区域

还包含淋巴管内皮细胞（图 14-4）。

如前所述，衬里层独特的屏障功能的物质基础不是基底膜和常规的紧密连接，而是同型的钙黏合素 11 分子间的相互作用[53]。随机分布的细胞会表达经典的钙黏合素，如钙黏合素 11，从而使细胞以一种钙黏合素特异性的方式分布，说明钙黏合素对于产生器官和维持器官完整性十分重要。钙黏合素 11 介导间充质（而不是上皮组织）之间的选择性结合，这种作用在关节、肺和睾丸等组织的胚胎发生后发挥出来[54]。钙黏合素 11 基因敲除小鼠表现出滑膜衬里层发育不全伴细胞数量减少和 ECM 缺乏[55]。ICAM-1：β_2 整合素以及 VCAM-1：$\alpha_4\beta_1$ 整合素之间的相互作用维持着 A 型和 B 型滑膜细胞之间的黏附。

由于成纤维细胞和其他基质细胞在确定特化的组织形态中的作用，它们在活体中是存在于三维环境中的，但是现在实验室中绝大多数成纤维细胞相关实验仍是在二维环境中进行。此外，这些成纤维细胞多生长于非生理性刺激物（如血清）当中。而正常情况下

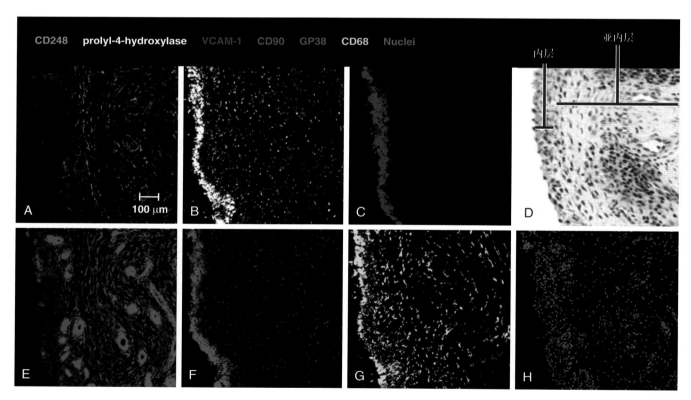

图 14-4　滑膜和间质细胞标志物在显微镜下的形态。苏木精和伊红染色的滑膜微观结构展示于 D 图，标示了衬里层和衬里下层。这种形态结构展示于不同间质细胞标志物染色的类风湿关节炎滑膜连续冰冻切片中（A ～ C，E ～ G）。核染色见于图 H，用于参照。A．CD248 染色仅见于衬里下层成纤维细胞。B．脯氨酰 -4 - 羟化酶染色见于大部分滑膜成纤维细胞。C．VCAM-1（CD106）仅特异性地见于衬里层。E．CD90（Thy-1）染色主要见于衬里下层，滑膜血管表面的内皮细胞也深染。F．gp38 标志物于衬里层细胞和部分衬里下层细胞。G．CD68 见于衬里层巨噬细胞样滑膜细胞和衬里下层组织定居的巨噬细胞

成纤维细胞不会暴露于血清，除非有组织损伤发生。当成纤维细胞在三维环境中培养时，细胞行为会与二维环境中明显不同[56]。在此基础上更加值得注意的是，用传统二维技术培养的成纤维细胞仍保有某些特性，比如定位记忆和独特的细胞因子表达谱。

近期的研究解决了三维滑膜模型的构建问题。在所谓的微团（micromass）培养中，FLS 在含有层粘连蛋白的环境中增殖产生一种衬里层结构，这种结构产生润滑素、支持共培养的单核细胞、在促炎刺激物（如 TNF）的刺激下发生增殖。还有部分细胞仍留在密度低的衬里下层区[57]。因此，FLS 具有在类器官中自我组织的能力，这些能力包括了一些滑膜的主要特征。这些发现进一步证明了表观遗传程序的强大作用，其决定了位置和器官的特化。

风湿性疾病中的成纤维细胞

成纤维细胞在持续性炎症中的作用

炎症反应得以持续必须依赖于特殊的基质微环境。组织损伤的反应涉及多种细胞、体液和结缔组织元素之间一系列精细调控的相互作用。为了使炎症缓解，必须清除那些在活动期被招募并扩大到炎症部位的死亡或多余的细胞。此外，局部的成纤维细胞也参与修复受损的组织。

越来越明确的是，成纤维细胞不仅是免疫应答的被动参与者，还能主动地直接参与调控急性炎症向慢性炎症的转化以及慢性、持续性炎症的缓解或进展。转向缓解的信号在组织修复和促进免疫细胞返回引流淋巴组织（淋巴结）并建立免疫记忆中十分重要。然而，在免疫介导的慢性炎性疾病（如 RA）中，成纤维细胞招募了过多的白细胞，并使之在局部或器官定居，导致局部组织和定居部位的炎症启动及其慢性迁延性炎性疾病复发，实际上起到一种持续化转变的作用[58]。

现在认识到，成纤维细胞在应对类似的环境刺激时，其自身可能发生了根本性的变化。已知在伤口愈合和纤维化的情况下，某些成纤维样细胞转化为肌成纤维细胞，其在表型及行为方面与组织成纤维细胞有明显不同[59]。这种持续性表型转变由细胞增殖维持，其机制很有可能与启动子及与其紧密相关的组蛋白的表型修饰有关（详见第 26 章）。最近研究表明，在人和鼠肾纤维变性疾病中，ras 癌基因抑制部位的启动子区域发生高甲基化后能导致该基因沉默，继而发生 ras 通路活化并介导持续性纤维化[60]。成纤维细胞发生纤维性转换也是系统性硬化症的特征。系统性硬化症是一种广义的纤维化疾病，能侵犯皮肤和各种内脏器官，如肺、心脏和胃肠（详见第 88 章）。ECM 成分产生过多，尤其是由皮肤成纤维细胞产生过多的 Ⅰ、Ⅲ、Ⅵ 和 Ⅶ 型胶原，也是这种疾病的重要特点，与疾病特异性成纤维细胞激活密切相关。这种激活模式不仅包括 ECM 产生过多这一明显的特点，而且还改变了对炎症介质和免疫细胞的反应[61]。从这个角度说，虽然 RA 的成纤维细胞表型不是本质上的纤维化细胞，但是不论体外还是体内，这些细胞的特征相对比较稳定，即使在没有炎性触发物或白细胞持续刺激的情况下，这些表型仍然存在。

类风湿关节炎中的成纤维样滑膜细胞

在炎性关节炎（如 RA）中，滑膜的两部分发生了巨大变化。滑膜的内衬层显著增生，有时细胞厚度可达 10～20 层，其中 A 型和 B 型细胞数量增加并与衬里下层融合。在关节边界处的滑膜，增厚的衬里层可能演变为一团血管翳组织。这种血管翳组织富含 FLS 和破骨细胞，分别侵犯邻近的关节软骨和软骨下骨。衬里下层也发生扩增，有时伴有大量炎症细胞浸润，这些细胞包括巨噬细胞、肥大细胞、T 细胞、B 细胞和浆细胞，以及树突状细胞。T 和 B 细胞可能仅发生弥散性浸润，但在 20% 的样本中，则会合并形成团块，这些团块形态大小各异，有的是直径只有几个细胞大小的血管周"翻边"样物，有的则是与 B 细胞滤泡相仿的结构[62]。尽管炎症中的滑膜处于相对缺氧状态，但后续的 ECM 生成和新生血管形成为这种增强的活性提供了进一步的支持[63]。

如前所述，钙黏合素 11 在维持滑膜衬里层的完整性中起到了必不可少的作用。钙黏合素 11 基因敲除小鼠的衬里层发育不全。然而，当钙黏合素 11 基因敲除小鼠在 K/BxN 血清转移模型中进行评估时，侵袭能力减弱并伴有 50% 的炎症减少。相似地，培养的钙黏合素 11 突变成纤维细胞也表现出软骨侵袭能力受损[55,64]。RA 中，钙黏合素 11 的表达也比骨关节炎（OA）或正常滑膜中显著增多。这种独特的结构分子也许会因此成为治疗靶点[55]。因为在侵袭性疾病中发挥着相同的作用，乳腺癌中该分子的靶向

治疗也正在开发中 [65]。

类风湿关节炎滑膜成纤维细胞呈现持续活化的表型

钙黏合素 11 的表达增加，只是 RA 滑膜持久性活化的一个表型，钙黏合素 11 表达稳定，在体外培养中甚至可以保持好几个月。这些细胞通过多种基质金属蛋白酶和组织蛋白酶降解关节部位的软骨和骨组织，直接导致组织损伤。体外测定培养的成纤维细胞基质胶侵袭能力获得耐人寻味的结果，即滑膜成纤维细胞的侵袭能力与采样患者关节影像学观察到的关节破坏呈正相关 [66]。侵袭性是持久性表型中最引人注意的，在无白细胞等免疫细胞的 SCID 关节炎小鼠模型证实了富含纤连蛋白的基质（如人的软骨）具有侵袭性 [67]。将 FLS 构建入人类软骨组织并植入免疫缺陷 SCID 或 RAG$^{-/-}$ 小鼠的肾囊或皮肤，多次传代所培养的 RA FLS 能够侵入并破坏联合植入的人体软骨，但骨关节炎或正常 FLS 没有这样的作用，该模型已用于体内研究侵袭的调控机制。例如，使用核酶靶向作用域 MMP-1 和组织蛋白酶 L 能够抑制软骨破坏 [68,69]。已有研究表明糖皮质激素和不同类型的甲氨蝶呤制剂能有效地阻止这种侵蚀作用 [70,71]。

近年来，用于确定成纤维细胞侵袭性关键调节因子的无偏倚性方法取得了很大进展。将 RA 成纤维细胞和巨噬细胞的基因表达联系在一起的转录学方法揭示了：互补性巨噬细胞炎症通路调控的成纤维细胞中的侵袭性途径由 IL-1β 刺激强烈驱动。关键基因包括骨膜素成骨细胞特异性因子（POSTN）和扭曲基本螺旋 - 环 - 螺旋转录因子 1（Twist1）[72,73]。TNF 和 IL-17 刺激对 RA 成纤维细胞转录组影响的研究揭示了与侵袭性相关的关键缺氧调节基因，包括基质金属蛋白酶 -2（MMP-2）和趋化因子受体 CXCR4，这些基因与疾病的持续存在有关 [74]。

另一种无偏倚的功能剖析方法涉及平行研究中介导关键信号分子酪氨酸磷酸化的细胞酶 [蛋白酪氨酸磷酸酶（PTP）]。对 RA 和 OA FLS 的 PTPome 的研究表明，Src 同源区 2（SH2）蛋白酪氨酸磷酸酶 2（SHP2）具有双重作用，敲除该酶降低了 RA 滑膜细胞的侵袭力和存活率，提示其是 RA FLS 一个重要的信号分子 [73]。

植入软骨的成纤维细胞迁移到对侧的无细胞植入物，皮下、腹腔和静脉注射的成纤维细胞也将迁移到人软骨的切片上，这表明成纤维细胞对受损的软骨组织具有趋向性。这一重要的发现引出了这样一个问题：当组织被消化并在体外培养贴壁细胞时，如何区分细胞是来自滑膜衬里层还是衬里下层，还是两者的混合物？从方法论的角度来看，回答这个问题具有挑战性。然而，通过转录学方法发现，细胞表型在组织培养中比预期的更稳定，第 1 ~ 4 代几乎没有转录差异，而平行培养之间基因差异表达水平只有在第 7 代后才上升到 10% 以上 [75]。

这些模型表明培养的 RA FLS 具有明显的稳定性和疾病特异性表型，其中 IL-6 以及趋化因子的基础表达和对刺激的反应都明显增高（下文讨论）[76]。RA FLS 也表达特征性的黏附分子和免疫调节分子，如 VCAM-1、半乳糖凝集素 -3 和介导固有免疫的 TLR 库。直到最近大家才逐渐理解并认可 RA FLS 具有稳定的表型。然而，表观遗传学的变化（包括 DNA 甲基化、组蛋白修饰，如乙酰化、甲基化和瓜氨酸化）以及 microRNA 表达均参与 FLS 基因转录和转录后抑制（详见第 26 章）。在第 75 章中将对 RA FLS 的表型和生物学特性进行充分讨论。

成纤维细胞与白细胞的相互作用

招募炎症细胞浸润至关节

基质细胞，如 FLS 在炎性滑膜内受促炎因子网络的作用。与其他浸润细胞（如 T 淋巴细胞）直接接触的相互作用导致多种炎症趋化因子的高水平表达（图 14-3）。受到刺激的成纤维细胞表达高水平的中性粒细胞趋化因子，包括 CXCL8（IL-8）、CXCL5（ENA-78）和 CXCL1（GROα）[77-79]。已在滑膜中发现高表达趋化因子能招募单核细胞和 T 细胞，如 CXCL10（IP-10）和 CXCL9（Mig）高表达在滑膜组织和滑液中 [80]。CXCL16 也高表达在 RA 滑膜中，并能有效地趋化 T 细胞 [81]。由滑液中成纤维细胞产生的 CCL2（MCP-1）是关键的单核细胞趋化因子 [82]。FLS 还产生趋化单核细胞和淋巴细胞的 CCL3（Mip-1α）、CCL4（Mip-1β）和 CCL5（RANTES）[80,83]。滑膜中过度表达的 CCL20（MIP-3α）通过其特异性受体 CCR6 导致类似的趋化作用 [84]。CX3CL1（fractalkine）也广泛地表达于 RA 滑膜中。已经发现外周血和滑液白细胞中一些趋化因子受体的表达具有差异，或在所招募的微环境中受到上调，提示这些受体可选择性招募表达趋化因子的内皮细胞。

成纤维细胞支持白细胞生存

基质细胞支持白细胞存活对保证机体某些器官的生理功能非常重要。在特定微环境中，基质细胞具有选择性招募和支持造血细胞的重要生理功能。例如，未成熟的 B 淋巴细胞完全依赖于由骨髓基质细胞产生的因子（如 IL-6）才能生存。骨髓小室不仅在骨髓白系细胞的早期发育中起关键作用，在白细胞亚群（包括 CD4 和 CD8 T 细胞和中性粒细胞）的终末分化中也起积极作用。因此，骨髓基质微环境不仅维持所有不成熟的造血细胞系使之能够发生选择性存活、分化和增殖，而且在某些情况下，其对成熟的细胞也有相同作用。基质微环境在维持这样的生存龛中起着至关重要的作用，不仅仅是简单的维持，而且具有高度的器官和组织特异性，从而导致不同的基质细胞能支持白细胞亚群发生部位特异性聚集。

在发生炎症反应时，尽快清除炎症活动期所招募并扩增的大量免疫细胞才能使炎症消退。一些研究已表明，在病毒感染中，外周血 T 细胞在感染后的最初几天即可大量增加，然后就是活化的 T 细胞发生凋亡。同样的情况也发生在组织中，其中诱导细胞凋亡的 Fas 分子在炎症高峰期迅速表达，从而介导细胞凋亡而限制进一步的免疫反应，减轻炎症。相反，在炎症恢复期，细胞凋亡主要是由细胞因子剥夺诱导的，在此期间由微环境提供的生长因子减少，无法支撑白细胞生存，从而导致这些细胞的程序性死亡。

RA 中炎症消退失控。最近的研究表明，RA 滑膜 T 细胞未发生细胞凋亡，而是持续性浸润，由此介导了炎症的持续。T 细胞的生存通路与基质细胞相同，如细胞因子介导的机制（高表达 Bcl-XL、低表达或缺乏 Bcl-2 的细胞增殖）。由 FLS 和巨噬细胞产生的 I 型干扰素（干扰素 α 和 β），是 RA 中负责维持 T 细胞存活的主要因素之一（图 14-5）[58]。有趣的是，虽然 I 型干扰素可用于治疗多发性硬化症（可观察到瘢痕组织和 T 细胞浸润减少），但是 I 型干扰素用于治疗 RA 的临床试验已经失败，这也证实上述结论[85]。现已表明，基质细胞介导的白细胞存活（如 T 细胞浸润）的机制发生在许多慢性炎性疾病中。

其他白细胞亚群也受基质细胞的支持。虽然成纤维细胞支持 T 细胞和 B 细胞的存活具有部位特异性，但依赖于其细胞因子存活的中性粒细胞并无解剖部位上的差异[76]。同样，浆细胞也在骨髓干细胞小生境避免凋亡[86]，而肠道肥大细胞受肠成纤维细胞支持存活[87]，真皮成纤维细胞维持朗格汉斯细胞在皮肤中存活[88]。随着极化巨噬细胞作用的日益突出，成纤维细胞对单核细胞系细胞炎症和分化途径的调控成为近年来研究的热点。最近对共培养的 RA FLS 和巨噬细胞的转录分析表明，两种细胞类型不仅共享炎症通路，而且共培养的 RA FLS 调节巨噬细胞高达 1/3 的 TNF 调节通路[89]。

成纤维细胞介导白细胞在组织滞留

尽管由基质细胞在慢性炎症部位抑制 T 细胞的死亡有助于 T 细胞的积累，但这不太可能是唯一的机制，因为即使凋亡被抑制，淋巴细胞应该能够在炎症消退时离开曾经有过炎症的组织。最近大量的研究表明滑膜微环境通过主动的趋化因子依赖性过程而直接介导关节内 T 细胞的异常滞留。由间质细胞产生高水平炎症趋化因子是疾病环境（如 RA）的一个特征。然而最近数据表明，参与淋巴细胞向二级淋巴组织招募的异常趋化因子在免疫介导的炎性疾病中发生异位表达。组成性表达的趋化因子 CXCL12（SDF-1）及其受体 CXCR4 异常表达，是 T 淋巴细胞在 RA 滑膜微环境异常聚集的关键。这种趋化因子受体无论是在淋巴细胞的迁延，还是导致血细胞招募或驻留在骨髓中均十分重要。但意外发现 RA 滑膜中 CD45RO+ T 淋巴细胞高表达 CXCR4 受体，而 CXCR4 的配体 CXCL12 高表达在 T 细胞聚集部位的内皮细胞上[90,91]。此外，基质细胞来源的 TGF-β 负责上调滑膜内的 T 细胞上 CXCR4 受体的表达[90]。研究证据还表明，淋巴细胞浸润的稳定性是一个正反馈调控，其中组织 CXCL12 促进 CD40 配体表达在 T 细胞上，后者又通过表达 CD40 的 FLS 进一步刺激 CXCL12 表达。此外最近研究显示由 FLS 分泌的 CXCL12 水平部分受 T 细胞来源的 IL-17 调控[92]。

因此这明确地证实了由滑膜基质细胞异常表达的趋化因子（如 CXCL12、CCL19 和 CCL21）有助于 T 细胞在 RA 滑膜内滞留的假说。

类风湿炎症浸润的其他细胞成分可能会受 CXCL12/CXCR4 轴影响。一项研究[93]发现 RA 滑膜组织中单核/巨噬细胞表达 CXCL12/CXCR4 远远高

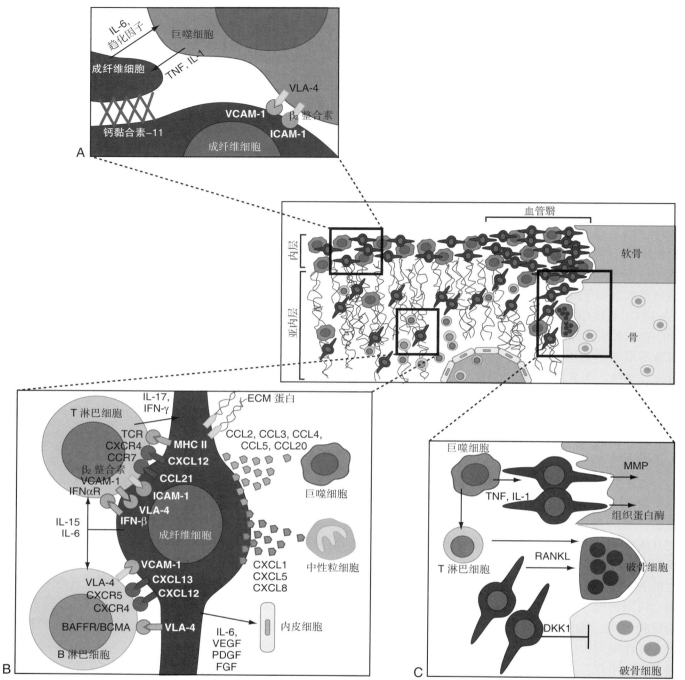

图 14-5 滑膜中细胞 - 细胞相互作用。在类风湿关节炎滑膜中，滑膜成纤维细胞与多种细胞相互作用，以维持炎症的持续和关节破坏。A．在 RA 的滑膜衬里滑膜成纤维细胞样细胞与巨噬细胞样滑膜细胞通过分泌可溶性因子和细胞表面受体的相互作用，以维持衬里层结构，并促进两种细胞活化。关键的可溶性相互作用包括巨噬细胞产生 IL-1 和 TNF，成纤维细胞产生 IL-6。黏附作用包括如正文所描述的由整合素受体介导的黏附作用以及通过钙黏合素 11 的同型相互作用。B．衬里下层的滑膜成纤维细胞与许多细胞相互作用，这些细胞包括肥大细胞和浆细胞（未显示）、T 细胞、B 细胞、间质巨噬细胞和内皮细胞，从而导致这些细胞被招募、滞留、活化和分化。通过细胞表面受体相互作用和通过分泌介质相互作用在这一过程中都很重要。由成纤维细胞分泌的趋化因子［如 CXCL12、CCL5 和 CX3CL1（fractalkine）］介导了 T 细胞 - 成纤维细胞相互作用，包括 T 细胞被招募和滞留在局部。此外，成纤维细胞可通过抗原呈递、共刺激受体（如 CD40、ICAM-1）和分泌细胞因子而激活 T 细胞。成纤维细胞产生的细胞因子（如 IL-6 和 IL-15）对于 Th17 细胞分化，分泌 IFN-β 用于支持 T 细胞存活十分重要。反过来，成纤维细胞通过与这些细胞表面相互作用或者与 T 细胞产生的细胞因子（如 IL-17 和 IFN-γ）相互作用而活化。B 细胞同样由成纤维细胞分泌的趋化因子（如 CXCL12 和 CXCL13）招募，并通过细胞表面黏附的相互作用（如 VLA-4 和 VCAM-1）而被滞留在炎症局部。成纤维细胞通过产生 BAFF（BLYS）和 April 而维持 B 细胞的存活和分化。中性粒细胞和单核细胞 / 巨噬细胞系细胞也通过成纤维细胞产生的趋化因子被招募。反过来，巨噬细胞通过产生细胞因子（如 IL-1 和 TNF）而促进滑膜衬里下层的成纤维细胞活化。最后，滑膜衬里下层成纤维细胞通过产生促血管生成因子（如 VEGF 和 PDGF）而促进血管生成，并且可以通过产生细胞因子（如 IL-6）而介导炎症细胞直接招募至内皮细胞。C．血管翳组织作为由活化的 MLS 和 FLS 组成的增生性滑膜衬里层的一部分，能够通过产生基质降解酶（如基质金属蛋白酶和组织蛋白酶）而主动降解软骨和骨。此外，成纤维细胞和 T 细胞分泌的 RANKL 能够促进破骨细胞分化和活化，从而导致骨侵蚀。此外，DKK-1 的产生能抑制 Wnt 信号通路，从而导致在正常情况下促进成骨细胞活性与代谢的途径被阻断，由此抑制了骨侵蚀的修复。CD40L，CD40 配体；DKK-1，dickkopf-1；FGF，成纤维细胞生长因子；ICAM-1，细胞间黏附分子 1；IFN-γ，干扰素 -γ；IL，白细胞介素；MHC Ⅱ，Ⅱ类主要组织相容性复合物；MMP，基质金属蛋白酶；PDGF，血小板衍生的生长因子；RANKL，核因子 κB 配体的受体活化剂；TCR，T 细胞受体；TNF，肿瘤坏死因子；VCAM-1，血管细胞黏附分子 1；VCAM-1，血管内皮生长因子；VLA-4，迟现抗原 4

于骨关节炎。此外在 SCID 小鼠植入人类滑膜组织的研究表明，单核细胞的确是由 CXCL12 招募入滑膜组织的 [93]。由 FLS 介导的接触性 B 细胞存活也依赖于 CXCL12、BAFF/BLyS 和 CD106（又称为 VCAM-1）途径，而与 TNF 无关 [51,94]。cDNA 阵列分析显示，相对于骨关节炎，滑液 CXCL12 过表达是 RA 的显著特征。体内数据显示，用特异性 CXCR4 拮抗剂 AMD3100 处理 RA 动物模型，即 DBA/1（IFN-γ 受体缺陷）小鼠胶原诱导的关节炎，能显著减轻疾病的严重程度 [95]。在另一种胶原诱导的关节炎模型中，小分子 CXCR4 拮抗剂 4F- 苯甲酰基 -TN14003 能改善临床严重程度并抑制迟发型超敏反应（DTH）[96]，提示在 RA 中，CXCL12/CXCR4 对淋巴细胞滞留起重要作用。

这些实验对于了解微环境内的成纤维细胞和白细胞的行为是非常必要的，这就要求我们要考虑所有相关细胞群的相互作用。一项经典的研究建立了能检测细胞向类风湿关节炎滑膜趋化的体外动态模型 [97]。皮肤和 RA 滑膜成纤维细胞与内皮细胞共培养显示，从滑膜（而非皮肤）成纤维细胞释放的 IL-6 能够诱导趋化因子和黏附分子产生，募集更多的中性粒细胞到滑膜部位。使用低密度基因阵列系统分析的后续工作表明，从滑液成纤维细胞释放嗜中性粒细胞趋化因子（如 CXCL5）依赖于趋化因子转运分子，即达菲抗原受体趋化因子（Duffy antigen receptor for chemokine，DARC），而成纤维细胞与内皮细胞共培养也能诱导这一分子表达 [97]。

持续性趋化因子产生和淋巴新生

RA 是许多炎性疾病之一，其中炎症浸润与淋巴组织有许多共同特征。滤泡增生形成生发中心可见于自身免疫性甲状腺疾病、重症肌无力、干燥综合征和 RA，在幽门螺旋杆菌和螺旋体感染过程中也能发生。从组织学分析，类风湿滑膜的淋巴浸润可分为至少三种，从弥漫性淋巴细胞浸润到有组织的淋巴聚集再到清除生发中心的反应均不同。但是，这些不同的组织学类型与疾病活动的其他血清指标也有矛盾之处。这种炎性新生淋巴的形式是异常的，但是由成纤维细胞表达 CXCL13 和 CCL21 是高度受调控的瞬时表达，也是淋巴器官形成的生理性需求。

淋巴结内淋巴细胞间质相互作用的完美配合是由黏附分子和趋化因子共同调控的。一旦它们遇到了新抗原，在炎症细胞因子以及细菌和病毒产物影响下，局部树突状细胞（DC）即发生成熟并启动抗原呈递。其结果是，炎症趋化因子受体下调，组成型受体 CCR4、CCR7 和 CXCR4 上调，继而介导 DC 迁移至局部引流淋巴管，从而进入外周淋巴结。B 和 T 细胞受 CXCL13（BCA-1，B 细胞趋化因子 1）调节，其受体 CXCR5、CCL21 和 CCL19（EBL-1 配体的趋化因子，ELC）都是 CCR7 受体激动剂。淋巴结内 CXCR5+ B 细胞被吸引到滤泡部位，而 T 细胞和 DC 是在 CCL21 和 CCL19 表达的调控下固定在滤泡旁区。一些 T 细胞成功地接受来自于 DC 呈递的抗原，然后上调 CXCR5，这允许它们向 B 细胞迁移并相互作用 [98-100]。

疾病中（如糖尿病和 RA）的淋巴滤泡形成依赖于这种组成趋化因子的表达并与淋巴毒素 α 和 β(LT-α 和 LT-β) 以及肿瘤坏死因子相互共同作用 [101]。在这方面，要注意，过度表达肿瘤坏死因子的转基因动物的淋巴细胞大量聚集，并发展成类似 RA 的一种慢性关节炎 [102]。显然，抗 TNF 治疗作用的许多机制之一可能就是抑制这样的聚集。在转基因小鼠模型中，胰岛表达 CXCL13 足以保证 T 和 B 细胞群发育，但由于它们缺乏滤泡树突状细胞而不能形成真正的生发中心 [103]。在某些情况下，CCL21 确实能支持淋巴结形成，鼠胰岛模型已经证明，在 CCL21 存在下形成的淋巴结样结构受 CCL19 表达的调控发生淋巴浸润。已经证实在类风湿滑膜中出现淋巴组织的程度与趋化因子 CCL21 和 CXCL13 的表达相关，虽然这些趋化因子也与减少的组织淋巴聚集有关 [104]。CCL21 的表达仅限于有共同表型和功能的血管周围成纤维网状细胞与次级淋巴和炎症细胞趋化的组织中 [105]。类风湿关节炎滑膜中，CXCR5 的过度表达与其招募 B 和 T 淋巴细胞在 RA 滑膜聚集与定位的作用是一致的。因此，这可能是淋巴细胞表达组成趋化因子的作用，有助于淋巴细胞进入，并在 RA 滑膜淋巴细胞出口部位定居。有研究发现干燥综合征患者的唾液腺成纤维细胞能异常表达另一个 B 细胞趋化因子 CXCL13（BCA-1），因此，趋化因子的异位表达也许是多种慢性风湿性疾病的共同特征 [106]。

有趣的是，鉴于 RA 的异位淋巴样结构能充当次级淋巴组织功能，包括产生经过类别转换的高亲和力抗体，证据就是表达活化诱导的胞苷脱氨酶（actjvation-induced cytidine deaminase，AID），这种酶是免疫球蛋白基因在发生体细胞突变过程中经历的类别转换重组（class switch recombination，CSR）所必需的[107]。在类风湿滑膜也有表达 CXCR3 的浆细胞，这些细胞被招募再次证明成纤维细胞能异位生产 CXCR3 配体 CXCL9，特别是在衬里层淋巴细胞聚集的部位[108]。

成纤维细胞亚群在疾病中的作用

长期以来人们一直认为，与前面讨论过的 FLS 扩增及其多种潜在来源相对应，体内存在功能多样的成纤维细胞谱系和亚群。基于微阵列分析，根据转录谱，可以将 RA 滑膜成纤维细胞分为表达高（称为肌成纤维细胞）和低（称为生长因子产生型成纤维细胞）两大群。这些亚群代表炎症发生组织的异质性程度，表明关节存在转录和功能不同的成纤维细胞亚群。例如，一些 CD248+ 细胞可能对应于那些在内皮细胞周围的多能性、干细胞样细胞亚群，作用是炎症过程中随时提供新的基质细胞[109]。有趣的是，删除或移除 CD248+ 部分细胞能降低基质细胞聚集，并缓解小鼠的胶原抗体诱导的关节炎（collagen antibody-induced arthritis，CAIA）症状[110]。此外，类风湿滑膜中普遍存在的缺氧状况可增强 CD248，这由缺氧诱导因子 -2（HIF-2）结合到低氧反应元件所调控，并且又反过来促进血管增生[111]。

至于这些标志物是否与功能不同的亚群相关或者有助于扩大多能间充质前体群均不清楚。但是这些标志物的发现很明显与功能相关，为了解这些问题提供了有力工具。表面标志物 gp38（平足蛋白）是一种潜在的治疗靶标，可以标记成纤维细胞（成纤维细胞网状细胞），这些成纤维细胞可以调节淋巴结内的树突状细胞等免疫细胞的运输[48]。RA 中的衬层成纤维细胞高表达表面标志物 gp38，但其在滑膜中的表达在 TNF 阻断期间减少。体外数据显示它的表达与炎症有关，因为 gp38 由促炎细胞因子诱导表达，而表达量降低会减少 IL-6 和 IL-8 的产生[112,113]。

正如在淋巴结间质生物学领域，滑膜组织解离后进行的单细胞转录组分析彰显出基于共同转录谱的成纤维细胞簇的多样性。在单细胞 RNA 测序后，解离的组织可以分选出更小的亚群进行转录组分析，也可以对其进行基于抗体的质谱流式检测，该技术可以同时分析 40 种标志物。利用质谱流式技术，通过分选 gp38 阳性细胞，去除白细胞和内皮细胞，即可分离获得 OA 和 RA 滑膜中的成纤维细胞[114]。解离滑膜的单细胞测序可以观察到间质的多样性，并揭示了 3 种成纤维细胞亚群的存在，关键表面标志物分别为 CD90、gp38 和 CD34（以及低水平的钙黏合素 11）。这三种不同成纤维细胞亚群在组织培养中展现了不同的功能特征，包括增殖、侵袭、促进破骨细胞分化以及细胞因子分泌等[115]。该研究还发现，衬里层和衬里下层的成纤维细胞亚群具有不同的功能，衬里下层细胞亚群表现更大的异质性。一种无偏倚性鉴定解离滑膜组织中单个细胞的方法进一步证实了多达 13 种滑膜细胞亚群的存在，其中包含至少 3 种成纤维细胞亚群[116]。我们仍需要更多的研究来确定这些细胞亚群是最终分化的细胞亚群还是过渡阶段的细胞亚群。

风湿性疾病中成纤维细胞基因表达的表观遗传调控

表观遗传调控意味着在缺乏遗传突变的情况下基因转录调控的可遗传改变。表观遗传密码本身受专用酶复合物调控，该复合物由两种主要的共价修饰组成。其一，DNA 基因启动子区域中 CpG 二核苷酸的甲基化和羟甲基化；其二，与 DNA 共包裹在染色质中的组蛋白的多重修饰，其中包括乙酰化、甲基化和瓜氨酸化[117]，这些修饰控制着转录复合物对染色质的访问。在 RA FLS 中记录了 DNA 甲基化的整体变化，与人类肿瘤中的变化相似，它通过去甲基化剂诱导正常滑膜成纤维细胞中的所有 DNA 去甲基化，诱导基因向 RA FLS 样表型改变[118]。同样，组蛋白乙酰化的整体变化、组蛋白乙酰转移酶（HAT）和组蛋白去乙酰化酶（HDAC）的水平在 RA FLS[119,120] 中已经证实了负责其控制的 HDAC 复合物。有研究已经提出 HDAC 抑制剂在体外和使用滑膜组织的离体模型中显示出有益效果[121,122]。

转录组学鉴定了 RA FLS 中过度表达的基因，其已经鉴定了关键 T-box 转录因子 5（TBX5）基因中的启动子低甲基化和特定的局部组蛋白修饰，例如，对应于开放的染色质结构和活性转录具有组蛋白 4 赖氨酸 4 三甲基化。TBX5 作为细胞因子（IL-1β）和 TLR 刺激的靶标而存在，并且是多种通路的驱动因素，包括趋化因子表达，因此鉴定了 RA FLS 的表观遗传调节中的关键因子[123]。最近在 RA FLS 的表观遗传调控中，其他基因被鉴定为关键因子，包括细胞因子 IL-6[124] 和趋化因子 CXCL12[125]。细胞因子刺激可以调节启动子 DNA 甲基化，例如，OA 中 IL-1β 响应的候选基因的可逆短期低甲基化和 RA 成纤维细胞通过 DNA 甲基转移酶活性的变化而调节。然而，虽然这表明促炎细胞因子可以驱动表观遗传调控，但 IL-1β 暴露修饰的启动子有限，这表明其他因素会影响长期疾病中持续存在的变化[126]。全甲基组比较分析 RA FLS 和 OA FLS 显示关键基因的表观遗传变化，包括关键信号组分 STAT3 和 MAP3K5（ASK1），这是 TLR 诱导的炎症通路和细胞应激反应中细胞凋亡的关键组成部分[127,128]。近期有研究显示，RA 和 OA FLS 的表观遗传图谱系统地将 DNA 与组蛋白修饰联系起来，并能够识别疾病与功能（如侵袭性）的典型特征[129]。有趣的是，对极早期疾病患者的成纤维细胞的研究表明，表观遗传改变存在于临床确诊 RA 的早期阶段。滑膜成纤维细胞中疾病特异性的表观遗传改变并不是长期暴露于高炎症水平下的产物[130]。

快速发展有助于确定系统性硬化症中成纤维细胞改变的促纤维化表型。初步研究再次集中在全基因组调控上，阻断真核成纤维细胞的组蛋白 3 赖氨酸 27 三甲基化（一种与基因沉默相关的充分表征的组蛋白修饰），导致体外和纤维化动物模型中胶原蛋白的释放显著增加[131]。与 Wnt 途径相互作用的蛋白质调节骨转换和纤维化过程揭示了 DKK1 和 SFRP1 的启动子的高甲基化。使用全基因组去甲基化剂 5- 氮杂胞苷可逆转这种修饰并改善实验性纤维化[132]。虽然这代表了一种修饰单个基因调控的非特异性方法，但 5- 氮杂胞苷已被用于治疗多种基因骨髓瘤，此类药物是新药的前体，这些药物将通过阻断产生和消除表观基因修饰的色素修饰复合物的调节亚基来靶向特定基因组的调节[133]。

表观遗传调控决定疾病表型的概念来自最近的全基因组 DNA 甲基化研究，该研究比较了来自弥漫型、局限型硬化病患者和对照受试者的成纤维细胞，不仅在各组之间发现差异甲基化 DNA 位点，而且这些位点也经常与纤维化途径中的关键基因相关，包括金属蛋白酶 ADAM12、胶原基因和已知可驱动胶原合成的 RUNX 家族的转录因子。本研究鉴定的多个额外候选者将进一步阐明成纤维细胞在硬化病中的作用和相互作用[134]。

针对整体表观遗传变化，虽然在骨髓瘤等血液系统恶性肿瘤中具有潜在的治疗作用，但在慢性炎症性疾病的治疗中不太可能被接受，这反映在幼年特发性关节炎（juvenile idiopathic arthritis，JIA）早期试验中呈现的大量不良事件中[135]。我们靶向特定表观遗传修饰复合物从而影响单个基因或基因组的能力目前受到限制[136]，但未来几年将迅速发展。

微小 RNA 和成纤维细胞样滑膜细胞

微小 RNA（microRNA，miRNA）是大约 22 个核苷酸长度的小段 RNA，通过与基因转录产物的 3′ 端 UTR 和 RNA 介导的基因沉默复合物相互作用来调节众多基因的表达[137]，主要干扰 mRNA 的翻译或者导致 mRNA 的降解。截至目前，人体中已经鉴定出了 1900 多种 miRNA，而它们的靶基因还有待探索。

miRNA 经常沿着表观修饰位点聚集，而表观修饰在疾病进程中是更改基因表达的关键分子，这是由于 miRNA 基因受到高度表观遗传学调控。这种现象可以在单个基因层面上得到证明。例如 miR-203，它在 DNA 甲基化修饰作用下在 RA FLS 中过量表达，进而增强 MMP 和 IL-16 的生理作用[138]。在基因组层面也有类似的调控关系，通过比较 RA FLS 和 OA FLS，鉴定出了一系列差异性表达的 miRNA，它们距离不同程度富含甲基化 CpG 区域的 DNA 分子很近，提示 miRNA 谱的差异与 DNA 甲基化密切相关。通过生物信息学方法结合不同的 CpG 区域甲基化和 miRNA 的表达数据来预测 miRNA 的靶基因，这种方法经过改进之后可以应用在进行性 RA FLS 表型中[139]。

miR-146 和 miR-155 是对免疫功能至关重要的两种 miRNA，相较于骨关节炎 FLS，它们在细胞因子和 TLR 配体的作用下，在 RA FLS 中呈现过表达趋势。目前的主流观点是，miR-155 使 MMP 的功能区域发生变化[140]，虽然体外实验证明是 miR-155 的调节作用抑制 MMP 的表达[141]。miR-146 在抗炎调节网络中的重要作用已经被关节炎性 Chikungunya 病毒的研究工作所证实。Chikungunya 病毒感染 FLS，通过上调 miR-146 进而下调炎性信号（如 TRAF6、IRAK1 和 IRAK2），导致 NF-κB 细胞相应的磷酸化程度降低，这项工作证明了 miRNA 在炎症调节过程中的重要作用[142]。

RA FLS 的生存率升高也与 miRNA 有关系。miR-34 的启动子在 RA FLS 中表现出过甲基化，导致它们对 Fas 配体和 TNF 相关的凋亡诱导配体介导的细胞凋亡响应度降低[143]。最近的研究表明，RA 患者中 p53 发生突变和 miRNA 调节 RA FLS 增殖密切相关。突变的 p53 无法驱使 miR-22 的表达，miR-22 是抑制促增殖蛋白质 Cry61 的关键分子。这个发现与 RA 滑膜组织中 miR-22 表达量降低相符，为滑膜上 RA FLS 数目增加的现象提供了新思路[144]。miR-20 是调节细胞存活和炎症反应的 miRNA，RA FLS 中过表达 miR-20，降低 ASK1 mRNA 的稳定性，并且抑制 LPS 导致的 IL-6 和 CXCL10 的表达[145]，这个发现也为阐释 miRNA 调节 Toll 样受体引起的后续反应增砖添瓦。例如，以前的研究显示 miR-19a/b 在 RA FLS 中调节 TLR2 的表达[146]。新近，针对来自体内不同关节的成纤维细胞的胚胎表观遗传模式和表观遗传标志物的研究，不仅揭示了非编码 RNA（如 miRNA）的重要作用，而且还证实这种模式在不同部位的功能差异中发挥作用。例如，表观遗传调控可以解释为什么相对于肩关节或膝关节，手关节更容易出现软骨破坏。

更值得注意的是，相较于目前针对单一细胞因子和细胞类型的疗法，通过调节 miRNA 表达来调控基因表达具有重要的临床意义。采用众多不同手段发展的 miRNA 疗法可以刺激或抑制内源性 miRNA 的表达，包括摄入外源性 miRNA 和不同组分。例如，denbinobin 可以上调 miR-146a 的表达，从而阻断 OA FLS 对 IL-1β 的响应[149]。

来自癌症研究的启示

与炎症的领域研究相同，肿瘤研究中不仅对成纤维细胞和间质细胞的生物学愈加重视，也关注这些细胞与肿瘤细胞最初发生转化时相互作用的机制[150]。许多重要的细胞因子会通过癌症相关成纤维细胞影响健康细胞向癌症细胞转化，包括肝细胞生长因子（hepatocyte growth factor，HGF）和 TGF-β。关键是，肿瘤相关成纤维细胞能够促进正常细胞转化，例如转化为癌前细胞[150]。肿瘤相关成纤维细胞又称癌相关成纤维细胞（CAF），已被证明在乳腺癌发生中十分重要，因为只有与人肿瘤成纤维细胞同时植入的人乳腺癌细胞才能在小鼠体内生长，否则，没有肿瘤成纤维细胞，植入物无法生长[151]。有趣的是，已经发现在癌细胞偏爱转移的部位有类似的分子信号。尤其是异位表达以及 CXCL12/CXCR4 配体 - 受体的功能与在 RA 中所见非常相似，提示在乳腺癌细胞的转移中表现出持久性和组织嗜性。与对照组的成纤维细胞相比，肿瘤相关成纤维细胞分泌 CXCL12 而促进癌细胞的增殖、迁移和侵袭，同时也招募了内皮前体细胞[152,153]。

此外，关节的成纤维细胞亚群的分子标志物与癌细胞的活性和侵袭性相关。这些包括肿瘤相关基质标志物，如表达的成纤维细胞活化蛋白（fibroblast activation protein，FAP）[12,13]、半乳糖凝集素 -3[154,155] 和 S100A4[156]。有趣的是，半乳糖凝集素 -3 表达受表观遗传学调控[155,157]。GP38 和 CD248 也与肿瘤进展强相关[9,158]。

这些在 RA FLS 和肿瘤相关成纤维细胞之间相同或相似，即 RA FLS 本身就包含与转化细胞相关的元素。这些因素包括密度的丧失和生长的锚定限制（这通常会限制体外成纤维细胞培养），对软骨 ECM 成分的牢固黏附，以及嵌合 SCID 小鼠模型证明的侵袭性。另一个有助于解释其表型的 RA FLS 的鉴定特征是原癌基因和抑癌基因表达异常。这再次表明这种表型是由于表观遗传失调所致。然而，在全基因组水平保持持续表型的确切机制尚未阐明。

此外，RA 是一种累及多个关节的全身性疾病，因此成纤维细胞的表型改变是由于全基因组改变还是因为暴露于炎症细胞因子、基质蛋白或者细胞环境局部所致尚不完全清楚。最近的数据证实，在 SCID 小鼠模型中，人的 RA FLS 可通过淋巴和血液系统迁移到无接种细胞的人软骨上定居，继而侵袭软骨[19]。因此，至少有一个可能性，那就是在局部受到炎症影响而发生活化 的成纤维细胞可能破坏那些已经有轻度损伤或免疫反应的关节。在癌症研究领域，肿瘤间质正常化的概念现已成为被接受的肿瘤治疗新理念。血管生成抑制剂及抗细胞外基质成分（如生腱蛋白）的临床研究已经受到热捧，而抑制基质金属蛋白酶、过表达 TIMP 以及阻断整合素信号通路的临床前试验已经获许[159]。内皮细胞及其相关周细胞之间相互作用的研究结果提示了靶向基质作为整体治疗的重要性。一项研究[160] 表明内皮细胞释放的 PDGF 能诱导周细胞产生 VEGF，导致两种细胞之间发生双向作用。已证明用生长因子抑制剂阻断这种双向作用比单独使用 VEGF 抑制剂更加有效。有趣的是，尽管 VEGF 抑制剂在肿瘤后期失去抑制效果，但是阻断周细胞的靶向治疗甚至能使晚期肿瘤消退[160]。后续的研究已经证明周细胞前体细胞能部分从骨髓被募集到肿瘤血管周围的部位[161]。

细胞周期蛋白依赖性激酶（cyclin-dependent kinase，CDK）是一类维持细胞增殖和存活的酶，其由特异性抑制剂（即 CDKi）控制平衡。CDK 失调已在许多肿瘤中得到证实，因此它们被用于开发抗癌药物，包括 CDKi 抑制剂[162]。RA 成纤维细胞表达低水平的 CDKi p21 和腺病毒介导的 p21 基因[163]转入 RA 成纤维细胞均可以诱导细胞周期停滞并下调细胞因子、MMP 和组织蛋白酶的表达[164]，提示了针对 RA FLS 中疾病特异性表型的新疗法。最近，有研究发现抑制 TNF 途径和 CDK 抑制剂在改善鼠胶原诱导的关节炎中的协同作用并且不会增加免疫抑制。目前，对于 RA 早期临床试验，这种方法可能会取得较好的治疗效果[165]。

结论

　　成纤维细胞结构类似于间充质细胞，在大部分内脏器官中形成疏散组织和器官的分界，例如滑膜。它们最主要功能的是参与 ECM 的沉积和再吸收，由此维持组织内环境稳定。然而，成纤维细胞远远不止是结构上的功能，也不是仅仅作为维持器官特异性的支柱的被动反应细胞。相反，它们对环境变化十分敏感，能以特定的方式应对各种刺激，并且能够积极地影响 ECM 和组织细胞的成分，还可以作为组织屏障。在炎性疾病条件下，成纤维细胞作为器官特异性的固有免疫系统前哨细胞，参与器官损伤的进展，以及从急性缓解到慢性持续炎症的转变。我们现在已经知道存在功能不同的成纤维细胞亚群，而且能以新的标志物来识别这些亚群，这对更好地了解那些在很大程度上受控于表观遗传调控的发育模式、伤口愈合和炎症反应的持续有重要意义。这一概念对于成纤维细胞样滑膜细胞尤其正确，它在 RA 的发病机制中起着关键作用，并具有特征性、侵袭性和激活表型。而且，成纤维细胞样滑膜细胞除了能够招募炎症细胞浸润之外，它们还能调节这些细胞的生存与行为，反过来也一样，那些新被招募的炎性细胞也同样能调节成纤维细胞样滑膜细胞的生存与行为。更重要的是，成纤维细胞样滑膜细胞是增生性衬里层的主要细胞，也是破坏软骨的关键细胞。新数据不仅提供了那些由表观遗传学调控的细胞浸润在疾病早期由关节炎症部位向非炎性关节浸润的可能性，而且提供了同时将基质亚群作为治疗的特殊靶点的可能性。

Full references for this chapter can be found on ExpertConsult.com.

部分参考文献

1. Rinn JL, et al.: Anatomic demarcation by positional variation in fibroblast gene expression programs, *PLoS Genet* 2(7):e119, 2006.
2. Rinn JL, et al.: Functional demarcation of active and silent chromatin domains in human HOX loci by noncoding RNAs, *Cell* 129(7):1311–1323, 2007.
3. Hamann J, et al.: Expression of the activation antigen CD97 and its ligand CD55 in rheumatoid synovial tissue, *Arthritis Rheum* 42(4):650–658, 1999.
4. Wilkinson LS, et al.: Expression of vascular cell adhesion molecule-1 in normal and inflamed synovium, *Lab Invest* 68(1):82–88, 1993.
5. Kasperkovitz PV, et al.: Fibroblast-like synoviocytes derived from patients with rheumatoid arthritis show the imprint of synovial tissue heterogeneity: evidence of a link between an increased myofibroblast-like phenotype and high-inflammation synovitis, *Arthritis Rheum* 52(2):430–441, 2005.
6. Lax S, et al.: CD248/Endosialin is dynamically expressed on a subset of stromal cells during lymphoid tissue development, splenic remodeling and repair, *FEBS Lett* 581(18):3550–3556, 2007.
7. Tomkowicz B, et al.: Interaction of endosialin/TEM1 with extracellular matrix proteins mediates cell adhesion and migration, *Proc Natl Acad Sci U S A* 104(46):17965–17970, 2007.
8. Katakai T, et al.: Lymph node fibroblastic reticular cells construct the stromal reticulum via contact with lymphocytes, *J Exp Med* 200(6):783–795, 2004.
9. Wicki A, et al.: Tumor invasion in the absence of epithelial-mesenchymal transition: podoplanin-mediated remodeling of the actin cytoskeleton, *Cancer Cell* 9(4):261–272, 2006.
10. Smith SC, et al.: An immunocytochemical study of the distribution of proline-4-hydroxylase in normal, osteoarthritic and rheumatoid arthritic synovium at both the light and electron microscopic level, *Br J Rheumatol* 37(3):287–291, 1998.
11. Senolt L, et al.: S100A4 is expressed at site of invasion in rheumatoid arthritis synovium and modulates production of matrix metalloproteinases, *Ann Rheum Dis* 65(12):1645–1648, 2006.
12. Bauer S, et al.: Fibroblast activation protein is expressed by rheumatoid myofibroblast-like synoviocytes, *Arthritis Res Ther* 8(6):R171, 2006.
13. Henry LR, et al.: Clinical implications of fibroblast activation protein in patients with colon cancer, *Clin Cancer Res* 13(6):1736–1741, 2007.
14. Ospelt C, et al.: Inhibition of fibroblast activation protein and dipeptidylpeptidase 4 increases cartilage invasion by rheumatoid arthritis synovial fibroblasts, *Arthritis Rheum* 62(5):1224–1235, 2010.
15. Kalluri R, Neilson EG: Epithelial-mesenchymal transition and its implications for fibrosis, *J Clin Invest* 112(12):1776–1784, 2003.
16. Steenvoorden MM, et al.: Transition of healthy to diseased synovial tissue in rheumatoid arthritis is associated with gain of mesenchymal/fibrotic characteristics, *Arthritis Res Ther* 8(6):R165, 2006.
17. Asahara T, et al.: Isolation of putative progenitor endothelial cells for angiogenesis, *Science* 275(5302):964–967, 1997.
18. Marinova-Mutafchieva L, et al.: Inflammation is preceded by tumor necrosis factor-dependent infiltration of mesenchymal cells in experimental arthritis, *Arthritis Rheum* 46(2):507–513, 2002.
19. Lefevre S, et al.: Synovial fibroblasts spread rheumatoid arthritis to unaffected joints, *Nat Med* 15(12):1414–1420, 2009.
20. Phillips RJ, et al.: Circulating fibrocytes traffic to the lungs in response to CXCL12 and mediate fibrosis, *J Clin Invest* 114(3):438–446, 2004.
21. Abe R, et al.: Peripheral blood fibrocytes: differentiation pathway and migration to wound sites, *J Immunol* 166(12):7556–7562, 2001.

22. Haniffa MA, et al.: Adult human fibroblasts are potent immunoregulatory cells and functionally equivalent to mesenchymal stem cells, *J Immunol* 179(3):1595–1604, 2007.

23. Li X, Makarov SS: An essential role of NF-kappaB in the "tumorlike" phenotype of arthritic synoviocytes, *Proc Natl Acad Sci U S A* 103:17432–17437, 2006.

24. Friedl P, Zanker KS, Brocker EB: Cell migration strategies in 3-D extracellular matrix: differences in morphology, cell matrix interactions, and integrin function, *Microsc Res Tech* 43(5):369–378, 1998.

25. Kuschert GS, et al.: Glycosaminoglycans interact selectively with chemokines and modulate receptor binding and cellular responses, *Biochemistry* 38(39):12959–12968, 1999.

26. Echtermeyer F, et al.: Syndecan-4 core protein is sufficient for the assembly of focal adhesions and actin stress fibers, *J Cell Sci* 112(Pt 20):3433–3441, 1999.

27. Echtermeyer F, et al.: Delayed wound repair and impaired angiogenesis in mice lacking syndecan-4, *J Clin Invest* 107(2):R9–R14, 2001.

28. Petruzzelli L, Takami M, Humes HD: Structure and function of cell adhesion molecules, *Am J Med* 106(4):467–476, 1999.

29. Wheelock MJ, Johnson KR: Cadherins as modulators of cellular phenotype, *Annu Rev Cell Dev Biol* 19:207–235, 2003.

30. Tran NL, et al.: Signal transduction from N-cadherin increases Bcl-2. Regulation of the phosphatidylinositol 3-kinase/Akt pathway by homophilic adhesion and actin cytoskeletal organization, *J Biol Chem* 277(36):32905–32914, 2002.

31. Kim JB, et al.: N-Cadherin extracellular repeat 4 mediates epithelial to mesenchymal transition and increased motility, *J Cell Biol* 151(6):1193–1206, 2000.

32. Hazan RB, et al.: Exogenous expression of N-cadherin in breast cancer cells induces cell migration, invasion, and metastasis, *J Cell Biol* 148(4):779–790, 2000.

33. Werb Z, et al.: Signal transduction through the fibronectin receptor induces collagenase and stromelysin gene expression, *J Cell Biol* 109(2):877–889, 1989.

34. Mitra SK, Hanson DA, Schlaepfer DD: Focal adhesion kinase: in command and control of cell motility, *Nat Rev Mol Cell Biol* 6(1):56–68, 2005.

35. Westermarck J, Seth A, Kahari VM: Differential regulation of interstitial collagenase (MMP-1) gene expression by ETS transcription factors, *Oncogene* 14(22):2651–2660, 1997.

36. Li WQ, Dehnade F, Zafarullah M: Oncostatin M-induced matrix metalloproteinase and tissue inhibitor of metalloproteinase-3 genes expression in chondrocytes requires Janus kinase/STAT signaling pathway, *J Immunol* 166(5):3491–3498, 2001.

37. Mengshol JA, et al.: Interleukin-1 induction of collagenase 3 (matrix metalloproteinase 13) gene expression in chondrocytes requires p38, c-Jun N-terminal kinase, and nuclear factor kappaB: differential regulation of collagenase 1 and collagenase 3, *Arthritis Rheum* 43(4):801–811, 2000.

38. Barchowsky A, Frleta D, Vincenti MP: Integration of the NF-kappaB and mitogen-activated protein kinase/AP-1 pathways at the collagenase-1 promoter: divergence of IL-1 and TNF-dependent signal transduction in rabbit primary synovial fibroblasts, *Cytokine* 12(10):1469–1479, 2000.

39. Brauchle M, et al.: Independent role of p38 and ERK1/2 mitogen-activated kinases in the upregulation of matrix metalloproteinase-1, *Exp Cell Res* 258(1):135–144, 2000.

40. Loeser RF, et al.: Fibronectin fragment activation of proline-rich tyrosine kinase PYK2 mediates integrin signals regulating collagenase-3 expression by human chondrocytes through a protein kinase C-dependent pathway, *J Biol Chem* 278(27):24577–24585, 2003.

41. Pierer M, et al.: Chemokine secretion of rheumatoid arthritis synovial fibroblasts stimulated by toll-like receptor 2 ligands, *J Immunol* 172(2):1256–1265, 2004.

42. Ospelt C, et al.: Overexpression of toll-like receptors 3 and 4 in synovial tissue from patients with early rheumatoid arthritis: toll-like receptor expression in early and longstanding arthritis, *Arthritis Rheum* 58(12):3684–3692, 2008.

43. Brentano F, et al.: Pre-B cell colony-enhancing factor/visfatin, a new marker of inflammation in rheumatoid arthritis with proinflammatory and matrix-degrading activities, *Arthritis Rheum* 56(9):2829–2839, 2007.

44. Seibl R, et al.: Expression and regulation of Toll-like receptor 2 in rheumatoid arthritis synovium, *Am J Pathol* 162(4):1221–1227, 2003.

45. Brentano F, et al.: RNA released from necrotic synovial fluid cells activates rheumatoid arthritis synovial fibroblasts via Toll-like receptor 3, *Arthritis Rheum* 52(9):2656–2665, 2005.

46. Martinon F, et al.: Gout-associated uric acid crystals activate the NALP3 inflammasome, *Nature* 440(7081):237–241, 2006.

47. Link A, et al.: Fibroblastic reticular cells in lymph nodes regulate the homeostasis of naive T cells, *Nat Immunol* 8(11):1255–1265, 2007.

48. Acton SE, et al.: Podoplanin-rich stromal networks induce dendritic cell motility via activation of the C-type lectin receptor CLEC-2, *Immunity* 37(2):276–289, 2012.

49. Rodda LB, et al.: Single-cell RNA sequencing of lymph node stromal cells reveals niche-associated heterogeneity, *Immunity* 48:1014–1028 e1016, 2018.

50. Augello A, Kurth TB, De Bari BC: Mesenchymal stem cells: a perspective from in vitro cultures to in vivo migration and niches, *Eur Cell Mater* 20:121–133, 2010.

51. Burger JA, et al.: Fibroblast-like synoviocytes support B-cell pseudoemperipolesis via a stromal cell-derived factor-1- and CD106 (VCAM-1)-dependent mechanism, *J Clin Invest* 107(3):305–315, 2001.

52. Boland JM, et al.: Clusterin is expressed in normal synoviocytes and in tenosynovial giant cell tumors of localized and diffuse types: diagnostic and histogenetic implications, *Am J Surg Pathol* 33(8):1225–1229, 2009.

53. Valencia X, et al.: Cadherin-11 provides specific cellular adhesion between fibroblast-like synoviocytes, *J Exp Med* 200(12):1673–1679, 2004.

54. Kimura Y, et al.: Cadherin-11 expressed in association with mesenchymal morphogenesis in the head, somite, and limb bud of early mouse embryos, *Dev Biol* 169(1):347–358, 1995.

55. Chang SK, Gu Z, Brenner MB: Fibroblast-like synoviocytes in inflammatory arthritis pathology: the emerging role of cadherin-11, *Immunol Rev* 233(1):256–266, 2010.

56. Friedl P, et al.: CD4+ T lymphocytes migrating in three-dimensional collagen lattices lack focal adhesions and utilize beta1 integrin-independent strategies for polarization, interaction with collagen fibers and locomotion, *Eur J Immunol* 28(8):2331–2343, 1998.

57. Kiener HP, et al.: Synovial fibroblasts self-direct multicellular lining architecture and synthetic function in three-dimensional organ culture, *Arthritis Rheum* 62(3):742–752, 2010.

58. Buckley CD, et al.: Fibroblasts regulate the switch from acute resolving to chronic persistent inflammation, *Trends Immunol* 22(4):199–204, 2001.

59. Kissin EY, Merkel PA, Lafyatis R: Myofibroblasts and hyalinized collagen as markers of skin disease in systemic sclerosis, *Arthritis Rheum* 54(11):3655–3660, 2006.

60. Bechtel W, et al.: Methylation determines fibroblast activation and fibrogenesis in the kidney, *Nat Med* 16(5):544–550, 2010.

61. Distler O, et al.: Overexpression of monocyte chemoattractant protein 1 in systemic sclerosis: role of platelet-derived growth factor and effects on monocyte chemotaxis and collagen synthesis, *Arthritis Rheum* 44(11):2665–2678, 2001.

62. Takemura S, et al.: Lymphoid neogenesis in rheumatoid synovitis, *J Immunol* 167(2):1072–1080, 2001.

63. Taylor PC, Sivakumar B: Hypoxia and angiogenesis in rheumatoid arthritis, *Curr Opin Rheumatol* 17(3):293–298, 2005.

64. Kiener HP, et al.: Cadherin 11 promotes invasive behavior of fibroblast-like synoviocytes, *Arthritis Rheum* 60(5):1305–1310, 2009.

65. Assefnia S, et al.: Cadherin-11 in poor prognosis malignancies and rheumatoid arthritis: common target, common therapies, *Oncotarget* 5(6):1458–1474, 2014.

66. Tolboom TC, et al.: Invasiveness of fibroblast-like synoviocytes is an individual patient characteristic associated with the rate of joint destruction in patients with rheumatoid arthritis, *Arthritis Rheum* 52(7):1999–2002, 2005.

67. Muller-Ladner U, et al.: Synovial fibroblasts of patients with rheumatoid arthritis attach to and invade normal human cartilage when engrafted into SCID mice, *Am J Pathol* 149(5):1607–1615, 1996.

68. Rutkauskaite E, et al.: Ribozymes that inhibit the production of matrix metalloproteinase 1 reduce the invasiveness of rheumatoid arthritis synovial fibroblasts, *Arthritis Rheum* 50(5):1448–1456, 2004.

69. Schedel J, et al.: Targeting cathepsin L (CL) by specific ribozymes decreases CL protein synthesis and cartilage destruction in rheumatoid arthritis, *Gene Ther* 11(13):1040–1047, 2004.

70. Lowin T, et al.: Glucocorticoids increase alpha5 integrin expression and adhesion of synovial fibroblasts but inhibit ERK signaling, migration, and cartilage invasion, *Arthritis Rheum* 60(12):3623–3632, 2009.

71. Fiehn C, et al.: Methotrexate (MTX) and albumin coupled with MTX (MTX-HSA) suppress synovial fibroblast invasion and cartilage degradation in vivo, *Ann Rheum Dis* 63(7):884–886, 2004.

72. You S, et al.: Identification of key regulators for the migration and invasion of rheumatoid synoviocytes through a systems approach, *Proc Natl Acad Sci U S A* 111(1):550–555, 2014.

73. Stanford SM, et al.: Protein tyrosine phosphatase expression profile of rheumatoid arthritis fibroblast-like synoviocytes: a novel role of SH2 domain-containing phosphatase 2 as a modulator of invasion and survival, *Arthritis Rheum* 65(5):1171–1180, 2013.

74. Hot A, et al.: IL-17 and tumour necrosis factor alpha combination induces a HIF-1alpha-dependent invasive phenotype in synoviocytes, *Ann Rheum Dis* 71(8):1393–1401, 2012.

75. Neumann E, et al.: Cell culture and passaging alters gene expression pattern and proliferation rate in rheumatoid arthritis synovial fibroblasts, *Arthritis Res Ther* 12(3):R83, 2010.

76. Filer A, et al.: Differential survival of leukocyte subsets mediated by synovial, bone marrow, and skin fibroblasts: Site-specific versus activation-dependent survival of T cells and neutrophils, *Arthritis Rheum* 54(7):2096–2108, 2006.

77. Koch AE, et al.: Epithelial neutrophil activating peptide-78: a novel chemotactic cytokine for neutrophils in arthritis, *J Clin Invest* 94(3):1012–1018, 1994.

78. Koch AE, et al.: Growth-related gene product alpha. A chemotactic cytokine for neutrophils in rheumatoid arthritis, *J Immunol* 155(7):3660–3666, 1995.

79. Koch AE, et al.: Synovial tissue macrophage as a source of the chemotactic cytokine IL-8, *J Immunol* 147(7):2187–2195, 1991.

80. Patel DD, Zachariah JP, Whichard LP: CXCR3 and CCR5 ligands in rheumatoid arthritis synovium, *Clin Immunol* 98(1):39–45, 2001.

81. Nanki T, et al.: Pathogenic role of the CXCL16-CXCR6 pathway in rheumatoid arthritis, *Arthritis Rheum* 52(10):3004–3014, 2005.

82. Villiger PM, Terkeltaub R, Lotz M: Production of monocyte chemoattractant protein-1 by inflamed synovial tissue and cultured synoviocytes, *J Immunol* 149(2):722–727, 1992.

83. Hosaka S, et al.: Expression of the chemokine superfamily in rheumatoid arthritis, *Clin Exp Immunol* 97(3):451–457, 1994.

84. Matsui T, et al.: Selective recruitment of CCR6-expressing cells by increased production of MIP-3 alpha in rheumatoid arthritis, *Clin Exp Immunol* 125(1):155–161, 2001.

85. van HJ, et al.: A multicentre, randomised, double blind, placebo controlled phase II study of subcutaneous interferon beta-1a in the treatment of patients with active rheumatoid arthritis, *Ann Rheum Dis* 64(1):64–69, 2005.

86. Merville P, et al.: Bcl-2+ tonsillar plasma cells are rescued from apoptosis by bone marrow fibroblasts, *J Exp Med* 183(1):227–236, 1996.

87. Sellge G, et al.: Human intestinal fibroblasts prevent apoptosis in human intestinal mast cells by a mechanism independent of stem cell factor, IL-3, IL-4, and nerve growth factor, *J Immunol* 172(1):260–267, 2004.

88. Takashima A, et al.: Colony-stimulating factor-1 secreted by fibroblasts promotes the growth of dendritic cell lines (XS series) derived from murine epidermis, *J Immunol* 154(10):5128–5135, 1995.

89. Donlin LT, et al.: Modulation of TNF-induced macrophage polarization by synovial fibroblasts, *J Immunol* 193(5):2373–2383, 2014.

90. Buckley CD, et al.: Persistent induction of the chemokine receptor CXCR4 by TGF-beta 1 on synovial T cells contributes to their accumulation within the rheumatoid synovium, *J Immunol* 165(6):3423–3429, 2000.

91. Nanki T, et al.: Stromal cell-derived factor-1-CXC chemokine receptor 4 interactions play a central role in CD4+ T cell accumulation in rheumatoid arthritis synovium, *J Immunol* 165(11):6590–6598, 2000.

92. Kim KW, et al.: Up-regulation of stromal cell-derived factor 1 (CXCL12) production in rheumatoid synovial fibroblasts through interactions with T lymphocytes: role of interleukin-17 and CD40L-CD40 interaction, *Arthritis Rheum* 56(4):1076–1086, 2007.

93. Blades MC, et al.: Stromal cell-derived factor 1 (CXCL12) induces monocyte migration into human synovium transplanted onto SCID mice, *Arthritis Rheum* 46(3):824–836, 2002.

94. Ohata J, et al.: Fibroblast-like synoviocytes of mesenchymal origin express functional B cell-activating factor of the TNF family in response to proinflammatory cytokines, *J Immunol* 174(2):864–870, 2005.

95. Matthys P, et al.: AMD3100, a potent and specific antagonist of the stromal cell-derived factor-1 chemokine receptor CXCR4, inhibits autoimmune joint inflammation in IFN-gamma receptor-deficient mice, *J Immunol* 167(8):4686–4692, 2001.

96. Tamamura H, et al.: Identification of a CXCR4 antagonist, a T140 analog, as an anti-rheumatoid arthritis agent, *FEBS Lett* 569(1–3):99–104, 2004.

97. Lally F, et al.: A novel mechanism of neutrophil recruitment in a coculture model of the rheumatoid synovium, *Arthritis Rheum* 52(11):3460–3469, 2005.

98. Luther SA, et al.: Differing activities of homeostatic chemokines CCL19, CCL21, and CXCL12 in lymphocyte and dendritic cell recruitment and lymphoid neogenesis, *J Immunol* 169(1):424–433, 2002.

99. Cyster JG: Chemokines and cell migration in secondary lymphoid organs, *Science* 286(5447):2098–2102, 1999.

100. Ebisuno Y, et al.: Cutting edge: the B cell chemokine CXC chemokine ligand 13/B lymphocyte chemoattractant is expressed in the high endothelial venules of lymph nodes and Peyer's patches and affects B cell trafficking across high endothelial venules, *J Immunol* 171(4):1642–1646, 2003.

101. Hjelmstrom P, et al.: Lymphoid tissue homing chemokines are expressed in chronic inflammation, *Am J Pathol* 156(4):1133–1138, 2000.

102. Keffer J, et al.: Transgenic mice expressing human tumour necrosis factor: a predictive genetic model of arthritis, *EMBO J* 10(13):4025–4031, 1991.

103. Luther SA, et al.: BLC expression in pancreatic islets causes B cell recruitment and lymphotoxin-dependent lymphoid neogenesis, *Immunity* 12(5):471–481, 2000.

104. Manzo A, et al.: Systematic microanatomical analysis of CXCL13 and CCL21 in situ production and progressive lymphoid organization in rheumatoid synovitis, *Eur J Immunol* 35(5):1347–1359, 2005.

105. Manzo A, et al.: CCL21 expression pattern of human secondary lymphoid organ stroma is conserved in inflammatory lesions with lymphoid neogenesis, *Am J Pathol* 171(5):1549–1562, 2007.

106. Amft N, et al.: Ectopic expression of the B cell-attracting chemokine BCA-1 (CXCL13) on endothelial cells and within lymphoid follicles contributes to the establishment of germinal center-like structures in Sjögren's syndrome, *Arthritis Rheum* 44(11):2633–2641, 2001.

107. Humby F, et al.: Ectopic lymphoid structures support ongoing production of class-switched autoantibodies in rheumatoid synovium, *PLoS Med* 6(1):e1, 2009.

108. Tsubaki T, et al.: Accumulation of plasma cells expressing CXCR3 in the synovial sublining regions of early rheumatoid arthritis in association with production of Mig/CXCL9 by synovial fibroblasts, *Clin Exp Immunol* 141(2):363–371, 2005.

109. Crisan M, et al.: A perivascular origin for mesenchymal stem cells in multiple human organs, *Cell Stem Cell* 3(3):301–313, 2008.

110. Maia M, et al.: CD248 and its cytoplasmic domain: a therapeutic target for arthritis, *Arthritis Rheum* 62(12):3595–3606, 2010.

111. Ohradanova A, et al.: Hypoxia upregulates expression of human endosialin gene via hypoxia-inducible factor 2, *Br J Cancer* 99(8):1348–1356, 2008.

112. Ekwall AK, et al.: The tumour-associated glycoprotein podoplanin is expressed in fibroblast-like synoviocytes of the hyperplastic synovial lining layer in rheumatoid arthritis, *Arthritis Res Ther* 13(2):R40, 2011.

113. Del Rey MJ, et al.: Clinicopathological correlations of podoplanin (gp38) expression in rheumatoid synovium and its potential contribution to fibroblast platelet crosstalk, *PLoS ONE* 9(6):e99607, 2014.

114. Donlin LT, et al.: Methods for high-dimensonal analysis of cells dissociated from cyropreserved synovial tissue, *Arthritis Res Ther* 20:139, 2018.

115. Mizoguchi F, et al.: Functionally distinct disease-associated fibroblast subsets in rheumatoid arthritis, *Nat Commun* 9:789, 2018.

116. Stephenson W, et al.: Single-cell RNA-seq of rheumatoid arthritis synovial tissue using low-cost microfluidic instrumentation, *Nat Commun* 9:791, 2018.

117. Tarakhovsky A: Tools and landscapes of epigenetics, *Nat Immunol* 11(7):565–568, 2010.

118. Karouzakis E, et al.: DNA hypomethylation in rheumatoid arthritis synovial fibroblasts, *Arthritis Rheum* 60(12):3613–3622, 2009.

119. Huber LC, et al.: Histone deacetylase/acetylase activity in total synovial tissue derived from rheumatoid arthritis and osteoarthritis patients, *Arthritis Rheum* 56(4):1087–1093, 2007.

120. Kawabata T, et al.: Increased activity and expression of histone deacetylase 1 in relation to tumor necrosis factor-alpha in synovial tissue of rheumatoid arthritis, *Arthritis Res Ther* 12(4):R133, 2010.

129. Ai R, et al.: Comprehensive epigenetic landscape of rheumatoid arthritis fibroblast-like synoviocytes, *Nature Communications* 9:1921, 2018.

147. Frank-Bertoncelj M, et al.: Epigenetically-driven anatomical diversity of synovial fibroblasts guides joint-specific fibroblast functions, *Nat Commun* 8:14852, 2017.

148. Ai R, Hammaker D, Boyle DL, et al.: Joint-specific DNA methylation and transcriptome signatures in rheumatoid arthritis identify distinct pathogenic processes, *Nat Commun* 7:11849, 2016.

第 15 章

肥大细胞

原著　PETER A. NIGROVIC

陆智敏 译　达展云 校

关键点

- 肥大细胞（mast cell，MC）由骨髓产生，以不成熟的前体细胞存在于循环中，进入周围组织后分化为功能性肥大细胞。
- 肥大细胞的表型多样，具有可塑性，受淋巴细胞、成纤维细胞等局部微环境的信号调控。
- 在健康组织中，肥大细胞作为免疫哨兵参与抵御细菌和寄生虫。
- 肥大细胞聚集于损伤和炎症组织，参与或抑制炎症反应。
- 肥大细胞参与自身免疫性疾病，包括炎性关节病，但其作为治疗靶点的作用仍不明确。

引言

肥大细胞是骨髓来源的细胞，虽然该细胞以参与过敏反应著称，但其具有的免疫功能远超出介导免疫球蛋白（immunoglobulin，Ig）E 相关疾病的范畴。肥大细胞广泛分布于富含血管的组织，聚集于与外界环境接触处、易受损伤的体腔衬里层以及血管和神经的周围。在这些部位，肥大细胞作为免疫系统的哨兵，装备了一系列病原受体和各种介质，可以迅速募集多种免疫效应细胞。肥大细胞还可以聚集于损伤和慢性炎症组织中，但目前其作用尚不完全清楚。该种细胞在经过至少 5 亿年的进化后依然存在，它的其他功能也有待进一步探索。

间接资料和实验室资料均表明，肥大细胞参与了风湿病的发病。尽管在正常关节的滑膜构成中存在着肥大细胞，但在炎性滑膜组织中其数量明显增加。而且，炎性关节液中可检测到肥大细胞分泌的介质。并且，动物模型提示肥大细胞在实验性关节炎的发病中发挥了重要作用。这种细胞还参与了其他自身免疫性疾病的病理过程，包括多发性硬化、大疱性类天疱疮和系统性硬化症等。

肥大细胞的基本生物学特性

发育和组织分布

肥大细胞具有独特的外观。直径 10 ～ 60 μm，圆形或椭圆形的胞核位于细胞中央，细胞质中布满多种小颗粒。1878 年，德国病理学家 Paul Ehrlich 将此种细胞命名为 Mastzellen，因为他误认为这是一种营养过剩的结缔组织细胞（mästen 在德语里是饲养或养肥的动物的意思）。电镜下，肥大细胞的胞膜有多个细小的细胞质突起，可和周围组织广泛接触（图 15-1A）。肥大细胞分布广泛。在组织内，它们多聚集在血管和神经周围，邻近上皮和黏膜表面。肥大细胞存在于易受损伤的体腔衬里层，如腹腔和动关节内。根据分布特点，肥大细胞是首先遭遇直接从外界或通过血流入侵组织的病原的免疫细胞，与它们免疫哨兵的身份相符。

肥大细胞是造血组织来源的细胞。自骨髓产生后，通过血循环迁移、沉积到组织内（图 15-2）。与多数髓系细胞（如单核细胞和中性粒细胞）不同，肥大细胞的最终分化并不在骨髓里，而是以表面表达 CD34$^+$/c-Kit$^+$/FcεRI$^+$ 的定向祖细胞形式存在于外周循

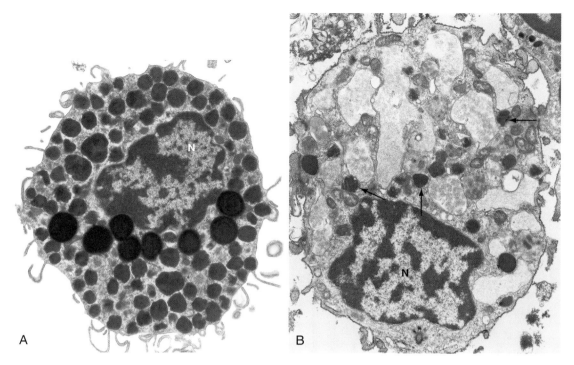

图 15-1 肥大细胞形态学。A. 完整的肥大细胞。B. 经过敏反应脱颗粒的肥大细胞；细胞中的颗粒相互融合，最后形成一个迷宫式的交联通道，将颗粒内容物释放到细胞外。箭头指示的是残存颗粒。N，细胞核（Images courtesy of Dr. A. Dvorak，Beth Israel Deaconess Medical Center，Boston，MA. From Dvorak AM，Schleimer RP，Lichtenstein LM：Morphologic mast cell cycles. *Cell Immunol* 105：199-204，1987；and Galli SJ，Dvorak AM，Dvorak HF：Basophils and mast cells：morphologic insights into their biology，secretory patterns，and function. In Ishizaka K，editor：*Progress in Allergy：Mast Cell Activation and Mediator Release*，Basel，1984，S Karger，pp 1-141.）[146,147]

环（占白细胞 0.005%）[1]。其更详尽的发育机制通过利用小鼠模型得到解决。妊娠末期循环中前体细胞迅速增加，提示肥大细胞主要在发育早期形成，随后募集至炎症部位，此情况与小鼠组织中单核巨噬细胞特定亚型类似。进入组织后，小鼠的肥大细胞发育为经典的颗粒成熟细胞，或者保持无颗粒的前体细胞形式，等待局部信号以分化成熟。比较小鼠的肺和小肠组织发现，不同组织采用完全不同的途径调控肥大细胞前体的组织结构和定向聚集，提示肥大细胞归巢是一个精确调控的过程[2,3]。

肥大细胞定居于组织后，可以存活数月。虽然组织内肥大细胞数量的增加主要通过从外周循环中募集前体细胞，但是成熟的肥大细胞仍可进行有丝分裂。肥大细胞数量减少的机制为凋亡，在组织局部缺乏一种对肥大细胞的存活很关键的信号——干细胞因子（stem cell factor，SCF）。在特定条件下，肥大细胞还可通过淋巴管迁移，和树突状细胞一样出现于引流区的淋巴结[4]。肥大细胞在炎症组织中聚集的机制

不太明确，仅发现局部产生的细胞因子 IL-4 和 IL-33 可以减少其凋亡[5,6]。

肥大细胞的异质性：共同的祖细胞、多种亚型、表型可塑性

尽管所有类型的肥大细胞来源于共同的祖细胞谱系，但完全分化成熟的组织肥大细胞表型具有异质性。人类肥大细胞根据其所含的蛋白酶颗粒不同一般可分为两大类（图 15-2）。MC_{TC} 的颗粒为圆形，包含类胰蛋白酶（tryptase，T）和糜蛋白酶（chymase，C）两种酶类。而 MC_T 的颗粒小且形状不规则，胞质中仅包含类胰蛋白酶，而没有糜蛋白酶。MC_{TC} 还表达其他蛋白酶类，包括羧肽酶和组织蛋白酶 G。肥大细胞亚型的分布也不同，但广泛存在于很多部位。MC_{TC} 更常见于结缔组织，如正常皮肤、肌肉、肠黏膜下层和滑膜中，而 MC_T 主要分布在黏膜部位，包括内脏和呼吸道的衬里层。除了所包含的蛋白酶不同，各亚型肥大细胞的差异还包括所含的细胞因子和

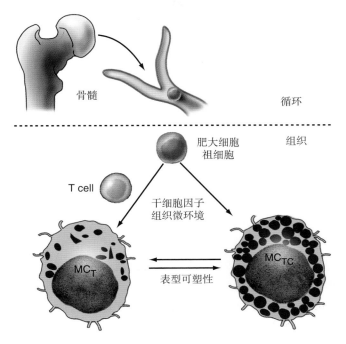

图 15-2　肥大细胞的起源和分化。肥大细胞来源于骨髓，以定向祖细胞的形式进入循环，在进入组织后分化为成熟肥大细胞。人肥大细胞根据颗粒中的蛋白酶成分不同，被分为类胰蛋白酶阳性肥大细胞（MC_T）以及类胰蛋白酶和糜蛋白酶双阳性肥大细胞（MC_{TC}），具有特征性的组织定位和炎症介质

细胞表面受体的不同。当然，这两种亚型肥大细胞的表型都存在组织特异性（例如，MC_{TC} 和 MC_T 都不是只有一种细胞亚群）。

MC_{TC} 和 MC_T 的关系备受争议。它们是和淋巴细胞的 CD4、CD8 亚型同属一类的定向亚型，还是受不同微环境影响而产生的不同功能状态呢？在小鼠中，也存在结缔组织型肥大细胞（connective tissue mast cell，CTMC）和黏膜型肥大细胞（mucosal mast cell，MMC）两种特征不同的亚型，但支持表型可变性的证据更为充分。在培养体系和体内，结缔组织型肥大细胞可分化（或诱导分化）为黏膜型肥大细胞，反之亦然。此外，还发现一些表达中间状态蛋白酶谱的肥大细胞。连续观察发现，在炎性刺激下，肥大细胞可出现循序渐进的变化，从一种亚型演变成另一种亚型。上述变化是否可在单细胞水平发生仍没有定论。与此类似，在鼠类和人类肥大细胞增多症，克隆增殖的肥大细胞根据其组织分布的差异，呈现出不同的表型。人类一些组织中的肥大细胞表达免疫受体（如 FcγR II b），而在其他组织中则不表达 [7]。在小鼠中，不同组织来源的肥大细胞有相似的表型，显著区别于其他细胞谱系（包括嗜碱性粒细胞），但这些肥大细胞基因表达特征有差异 [8]。综上所述，这些资料支持如下假说，即肥大细胞在局部环境的调控下，可呈现特定的表型，但也可以根据局部环境改变其表型。

干细胞因子

干细胞因子（SCF）是局部组织给予肥大细胞最重要的信号之一。SCF 的受体 c-Kit 广泛表达于造血细胞系的分化早期，但在成熟细胞系中，只有肥大细胞依然表达高水平的 c-Kit。SCF 刺激肥大细胞成熟和表型分化、抑制凋亡和诱导趋化。它也可直接活化肥大细胞，释放各种介质。对于小鼠和人类的组织肥大细胞，SCF 是不可替代的生存信号。SCF 或 c-Kit 缺陷的小鼠明显缺乏成熟的组织肥大细胞（如 W/W^v、Sl/Sl^d 和 W^{sh} 品系）。与此类似，系统性肥大细胞增多症患者体内的肥大细胞克隆都表达活化型的 *KIT*。

SCF 经不同的 mRNA 剪切表现为两种不同的形式：可溶性形式和膜结合形式。后一种形式的 SCF 在 Sl/Sl^d 小鼠中非常重要，此种小鼠仅缺乏 SCF 膜结合异构体，因而只有很少的组织肥大细胞。SCF 可由多种细胞系合成，包括肥大细胞本身，其中成纤维细胞来源的 SCF 可能尤为重要，因为观察发现，这种细胞可以与原位的肥大细胞密切接触。SCF/c-Kit 轴介导肥大细胞和成纤维细胞之间的细胞黏附，不依赖于受体的激酶活性。若和成纤维细胞共同培养，啮齿动物肥大细胞的生存时间可延长，并更倾向于分化为结缔组织表型，产生致炎性花生四烯酸衍生物的能力进一步提高。成纤维细胞对肥大细胞的作用途径至少部分通过直接接触，包括 SCF 和 c-Kit 的相互作用。在人类是否存在类似的调控机制尚不肯定。据报道，一些其他细胞系也表达 SCF，包括巨噬细胞、血管内皮细胞和气管上皮细胞，这可能是组织调节局部肥大细胞群的关键途径。

T 淋巴细胞和其他细胞

T 淋巴细胞对肥大细胞表型发育发挥了重要作用。缺乏 T 淋巴细胞的重症联合免疫缺陷（severe combined immunodeficiency，SCID）小鼠不能产生黏膜型肥大细胞，而输注 T 细胞可以纠正这一缺陷 [9]。在固有免疫或适应性免疫缺陷继发 T 细胞缺乏的患

者中，也可观察到类似现象。此类患者的肠活检标本中，MMC（MC_T）明显减少，而 CTMC（MC_{TC}）的数量正常[10]。T 细胞发挥此重要作用的途径尚未阐明。但在培养体系中证实，T 细胞衍生的细胞因子如 IL-3、IL-4、IL-6、IL-9 和转化生长因子（transforming growth factor，TGF）-β 对肥大细胞成熟中的表型表达有重要作用。相反，干扰素（interferon，IFN）-γ 抑制肥大细胞增殖，也可能诱导其凋亡。这些现象提示，募集到炎症组织的 T 细胞对局部肥大细胞的表型发育发挥了重要的作用。类风湿关节炎的滑膜就是一个例证：正常滑膜中主要的肥大细胞亚型为 MC_{TC}，存在于关节深部、纤维化程度较高的部位；而在炎性滑膜中出现了大量的 MC_T，尤其在白细胞浸润的部位[11]。有趣的是，调节性 T 细胞（regulatory T，Treg）可直接影响肥大细胞的功能，包括细胞募集、受体表达、脱颗粒及细胞因子表达[12-15]。

在组织中，除了 T 细胞之外的其他细胞也与肥大细胞有潜在的相互作用。成纤维细胞和肥大细胞通常在相近的物理空间表达。成纤维细胞可以分泌 IL-1 家族成员 IL-33，IL-33 和 SCF 一样，在肥大细胞的蛋白酶表达、效应表型转化及存活中发挥决定性作用[6,16,17]。树突状细胞也参与了肥大细胞向炎症组织的募集[18]。

MC_T 型和 MC_{TC} 型肥大细胞的不同功能

在不同物种中，保留不同类型的肥大细胞意味着这些亚型具有独特但不重叠的作用。目前，对 MC_T 或 MC_{TC} 功能的认识有限，但有假说认为 MC_T 主要为致炎作用，而 MC_{TC} 更特异地发挥细胞间质重塑作用。这一假说可以解释组织中的 T 细胞促进 MC_T 发育、MC_T 和 MC_{TC} 分别进入滑膜的炎性（MC_T）和纤维化（MC_{TC}）的区域、MC_T 主要分泌炎性介质 IL-5 和 IL-6，而 MC_{TC} 则倾向于分泌促纤维化介质 IL-4 等诸多现象[19]。当然，并非所有现象均可用这种二分类法来解释，例如 MC_{TC} 表达强力的致炎性过敏毒素受体 C5aR（CD88），而 MC_T 则不表达[20]。目前来说，关于肥大细胞亚群的实际功能还知之甚少，很难得到肯定结论。

肥大细胞活化

IgE

传统的肥大细胞活化途径是通过 IgE 及其受体 FcεRI 来实现的。该受体的结合解离常数 K_a 值为 10^{10}L/M，在 IgE 血清浓度正常时，受体自发地呈持续饱和状态，血管周围的肥大细胞通过直接摄取管腔内容物而暴露于该浓度环境中[21]。此结合不仅使肥大细胞捕捉到靶抗原，同时也促进肥大细胞存活，在某些情况下还可以促进细胞因子的产生。多价抗原可诱导与 FcεRI 结合的 IgE 交联（在某些情况下甚至是单价抗原），产生快速、强效的反应[22]。在数分钟内，肥大细胞内的颗粒相互融合，并和表面细胞膜一起形成一个迷宫般的通道，使颗粒内的内容物得以迅速释放（见图 15-1B），这一系列外分泌活动称为过敏性脱颗粒。在随后的数分钟里，由内膜上的脂类切割下来的花生四烯酸重新合成二十酸类衍生物。另外，对于经 IgE 调理的细胞结合抗原，肥大细胞可以直接将颗粒排出到目标细胞上，此途径通过一种称为抗体依赖脱颗粒突触的结构完成[23]。紧接着，FcεRI 传递的信号诱导新的基因转录，合成多种趋化因子和细胞因子（图 15-3）。肥大细胞脱颗粒和介质产生均依赖细胞代谢的快速转变（更偏向于糖酵解）[24]。在活化的终止阶段，细胞外膜会封闭由颗粒形成的通道，这些原来的胞膜脱落到胞质中，重新形成散在的颗粒。在数天至数周内，新的介质就会逐渐补充到这些颗粒里。

IgG 和免疫复合物

IgE 只是肥大细胞激活的多种途径之一。在人类和小鼠中，另一种关键的激活物是 IgG，可通过 IgG Fc 片段的受体（FcγR）而发挥活化作用。这一途径的重要性最早是在 IgE 基因缺陷的小鼠中发现的。与预期相反，这些小鼠仍然容易发生过敏反应，可通过 IgG 及其低亲和力受体 FcγRⅢ 介导过敏反应[25]。在人类，对应的受体 FcγRⅡa 也有同样的功能来诱导肥大细胞活化[26,27]。人类肥大细胞在诱导下也可表达高亲和力受体 FcγRⅠ，使其易于发生 IgG 介导的活化[28]。

这些 IgG 受体与肥大细胞参与 IgG 介导的疾病有关。在小鼠，肥大细胞参与了 IgG 介导的免疫复合物性腹膜炎、皮肤 Arthus 反应、实验性大疱性类

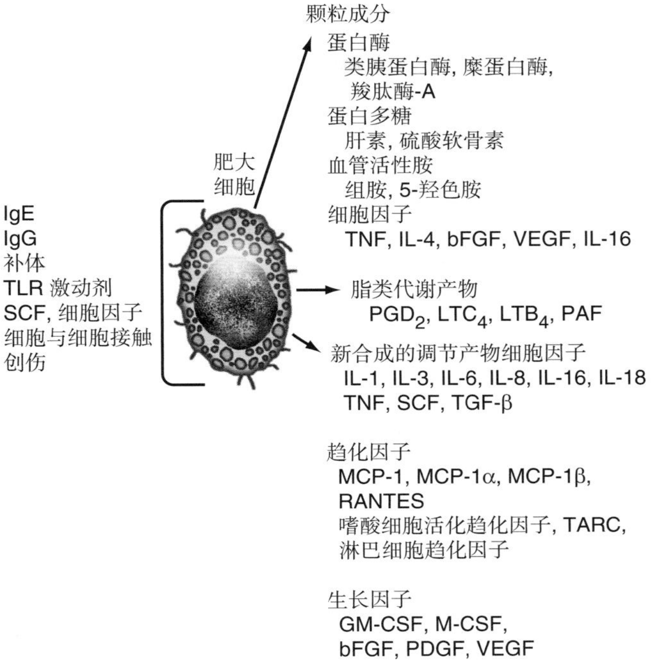

颗粒成分
蛋白酶
　类胰蛋白酶, 糜蛋白酶,
　羧肽酶-A
蛋白多糖
　肝素, 硫酸软骨素
血管活性胺
　组胺, 5-羟色胺
细胞因子
　TNF, IL-4, bFGF, VEGF, IL-16

肥大
细胞

IgE
IgG
补体
TLR 激动剂
SCF, 细胞因子
细胞与细胞接触
创伤

脂类代谢产物
　PGD$_2$, LTC$_4$, LTB$_4$, PAF

新合成的调节产物细胞因子
　IL-1, IL-3, IL-6, IL-8, IL-16, IL-18
　TNF, SCF, TGF-β

趋化因子
　MCP-1, MCP-1α, MCP-1β,
　RANTES
　嗜酸细胞活化趋化因子, TARC,
　淋巴细胞趋化因子

生长因子
　GM-CSF, M-CSF,
　bFGF, PDGF, VEGF

图 15-3　人类肥大细胞产生的介质（部分列举）。肥大细胞活化后释放的介质类型根据其分化状态和刺激物性质的不同而各异（完整的介质列表见参考文献 148）。bFGF, 碱性成纤维细胞生长因子；LTB$_4$, 白三烯 B$_4$；LTC$_4$, 白三烯 C$_4$；MCP1, 单核细胞趋化蛋白 1；MIP, 巨噬细胞炎性蛋白；PAF, 血小板活化因子；PDGF, 血小板衍化生长因子；PGD$_2$, 前列腺素 D$_2$；GM-CSF, 粒细胞 - 巨噬细胞集落刺激因子；IL, 白细胞介素；RANTES, 正常 T 细胞表达和分泌调节活化因子；TGF-β, 转化生长因子 -β；TNF, 肿瘤坏死因子；VEGF, 血管内皮细胞生长因子

天疱疮等疾病的病理过程。通过 Fcγ 受体这一活化途径, 肥大细胞也参与了抗体介导的小鼠关节炎[29]。

可溶性介质和细胞 – 细胞相互接触

　　除抗体反应外, 肥大细胞还可通过其他机制与免疫及非免疫细胞系相互作用, 包括可溶性介质及其表面受体, 如肿瘤坏死因子（tumor necrosis factor, TNF）-α 等细胞因子和神经肽 P 物质等也可促使肥大细胞脱颗粒。肽促分泌素（包括 P 物质）和许多引起模拟过敏反应的药物化合物（如吗啡）通过 G 蛋白偶联受体 MRGPRX2 激活肥大细胞[30]。肥大细胞可被补体激活, 包括过敏毒素 C5a[27]。和其他细胞的物理接触同样可诱导肥大细胞活化。淋巴细胞表面的 CD30 可和肥大细胞表面的 CD30L 结合, 诱导产生多种趋化因子[31]。有趣的是, 此途径并不诱导释放

颗粒内容物或脂类介质, 提示肥大细胞的反应具有可选择性。

危险和损伤

　　肥大细胞可以不需要其他细胞系的帮助, 直接通过一系列病原受体——包括多种 Toll 样受体（Toll-like receptor, TLR）和 CD48（一种能识别纤毛抗原 FimH 的表面蛋白）识别外来危险。这些受体与肥大细胞对病原体的反应有关, 有助于肥大细胞参与疾病, 如特异性皮炎（皮肤中存在异常细菌）。补体也可激活肥大细胞, 包括过敏毒素 C3a 和 C5a[27,32]。肥大细胞还能直接对创伤、温度和渗透压等物理刺激产生反应。最后, 肥大细胞可以被包括 IL-33 和尿酸盐结晶诱发的危险信号触发[33-34]。总之, 上述受体使得肥大细胞得以广泛地参与到各种免疫和非免疫反应中。

肥大细胞的抑制信号

　　和其他免疫细胞系一样, 肥大细胞也可被负调节和正调节。包括 TGF-β 及 IL-10 细胞因子可以抑制肥大细胞功能。抑制性受体包括 IgG 受体 FcγRⅡb 和磷脂酰丝氨酸受体 CD300A。基因缺陷动物模型的研究表明这些受体十分重要。缺乏 FcγRⅡb 的小鼠具有超强的通过 IgG 和 IgE 活化肥大细胞的能力（分别结合低亲和力受体 FcγRⅢ 和高亲和力受体 FcεRⅠ）[35,36]。通过针对变应原的 IgG 连接 FcγRⅡb 可以减弱 IgE 介导的肥大细胞激活, 这部分解释了过敏性疾病免疫治疗的有效性[37,38]。CD300A 通过凋亡碎片抑制肥大细胞活化[39]。尽管如此, 调节这些抑制性受体在细胞表面的表达是调控组织内肥大细胞激活阈值的重要机制。

肥大细胞介质

颗粒内容物：蛋白酶类、胺类、蛋白多糖和细胞因子

　　成熟肥大细胞的颗粒中含有多种介质, 随时可和细胞外膜融合后释放。其中含量最高的为中性蛋白酶, 因其于中性 pH 时生理状态下在细胞外发挥酶活性而得名, 但血管活性胺类、蛋白多糖类（如肝素）、储备的细胞因子等其他介质也在肥大细胞脱颗粒后发挥重要而独特的生理作用。这些介质并非以全

或无方式释放，除过敏性脱颗粒外，肥大细胞一次仅释放少量颗粒，称为持续少量脱颗粒。进一步研究表明，肥大细胞可以仅释放其中一种颗粒。此外在特定条件下，例如通过 CD30L 活化时，肥大细胞还可产生细胞因子和趋化因子，而完全不释放颗粒内容物，并可释放包裹在细胞表面微泡中的蛋白酶[31,40]。尽管肥大细胞随时可以释放大量已合成的介质，但它同样也能根据活化刺激物的不同而产生相应的反应。

类胰蛋白酶。类胰蛋白酶是人类肥大细胞颗粒中含量最丰富的蛋白类，因其类似于胰腺来源的胰蛋白酶而得名。除肥大细胞外，该酶只在嗜酸性粒细胞中少量合成，在其他细胞系中均不表达，因而也是肥大细胞必不可少的特异性标志物。肥大细胞颗粒中的此种酶为 β 异构体，可借助蛋白多糖（肝素）的骨架作用，催化同源四聚体形成。肥大细胞也合成不具有酶活性的 α- 类胰蛋白酶，但不能催化同源四聚体形成。和 β- 类胰蛋白酶不同，α 异构体不储存于颗粒中，而是持续释放进入血循环，其功能不详。区别类胰蛋白酶异构体对诊断非常重要。作为脱颗粒的一种标志物，全身的 β- 类胰蛋白酶水平是近期过敏反应的标志物[41]。相反，α- 类胰蛋白酶是一个系统性肥大细胞增多症的有用的生物学标志物，反映了全身肥大细胞的数量[42]。

类胰蛋白酶能直接切割结构蛋白，如纤连蛋白和 Ⅳ 型胶原，并可活化能激活胶原酶的一种酶类——基质溶解酶。纤维蛋白原是一种底物，提示肥大细胞在组织中阻止纤维蛋白沉积和血液凝固的作用[43]。类胰蛋白酶还能促进成纤维细胞、气管平滑肌细胞和上皮细胞的增生和活化。蛋白酶活化的受体（如 PAR2）裂解可能参与了以上生理活动，然而其他研究证明了间质细胞中存在非 PAR2 依赖的类胰蛋白酶活化途径。总之，类胰蛋白酶的上述功能均提示其在基质重建中具有重要作用。此外，这种酶还促进中性粒细胞和嗜酸性粒细胞募集，并切割 C3、C4 和 C5 产生过敏毒素。类胰蛋白酶可以切割 IgE 和 IL-6，从而进一步抑制炎症反应[44,45]。

糜蛋白酶。这种类似于胰凝乳蛋白酶的中性蛋白酶分布于人类肥大细胞亚型 MC$_{TC}$，和类胰蛋白酶包裹在同一颗粒内。与类胰蛋白酶相似，糜蛋白酶也能切割基质成分和活化基质溶解酶，并可直接活化胶原酶，提示其也参与了基质重构。糜蛋白酶可激活血管紧张素 Ⅰ，导致血管收缩性血管紧张素 Ⅱ 激活，该途径不依赖血管紧张素转换酶（angiotensin-converting enzyme，ACE）途径。糜蛋白酶还影响细胞因子功能，具有将前 IL-1β 切割加工为活性形式的能力，但它同时也可以灭活一些致炎因子（如 IL-6 和 TNF）以及一些危险信号（包括热休克蛋白 70 和 IL-33）[46]。

β- 己糖胺酶。β- 己糖胺酶存在于许多细胞的溶酶体中。在肥大细胞中，它大量存在于分泌颗粒中，在脱颗粒过程中被释放到周围环境中。近年来研究发现，该酶具有降解细菌细胞肽聚糖的能力，肥大细胞释放的 β- 己糖胺酶在小鼠实验性葡萄球菌感染中具有重要的防御作用[47]。

血管活性胺。人类肥大细胞可以合成和储存组胺和复合胺等生物胺，提示其与血管通透性增加有关。组胺是 MC$_T$ 和 MC$_{TC}$ 中的血管活性物质，尽管它并不仅仅存在于肥大细胞中，但在此细胞系中含量远高于其他细胞系。组胺通过增加血管通透性、促进跨内皮细胞的小囊转运和神经源性血管舒张等机制，参与过敏原刺激后的皮疹和皮肤红肿反应。这些反应主要通过 H1 受体介导。细胞表面的其他组胺受体 H2 ～ H4 广泛分布于多种免疫和非免疫细胞系，参与了胃酸分泌、朗格汉斯细胞迁移和 B 细胞增殖等不同的生理活动。肥大细胞引起血管通透性增加的另一个重要机制是肝素介导的激肽释放（见下文）。

肝素和硫酸软骨素 E。这些大分子的蛋白多糖类能协助人类肥大细胞颗粒内的介质有序装载。其负电荷的糖基侧链可紧密络合正电荷的蛋白类，使得 β- 类胰蛋白酶和其他蛋白酶类的局部浓度很高。肝素只在肥大细胞中合成，可促进类胰蛋白酶在颗粒内自发蛋白水解的活化过程，并稳定其活性形式的同源四聚体结构。在肥大细胞外，肝素还具有其他多种生理活性，并有潜在的促血管形成的作用。与肝素结合后，抗凝血酶 Ⅲ 被活化，是抗凝作用的基础。与肝素的结合也可抑制趋化因子活性，阻抑补体激活的经典及替代途径，同时抑制 Treg 细胞功能。但目前肥大细胞来源的肝素在细胞外的生理意义尚不明了。有说服力的体内研究表明，肝素表面的负电荷可以激活因子 Ⅻ。该酶原进一步激活激肽释放酶（该酶切割激肽原生成缓激肽，促进血管通透性增加）。该机制可以解释遗传性血管水肿（该疾病中 C1 酯酶抑制物缺乏）患者对抗组胺治疗抵抗，C1 酯酶抑制物本身是激活因子 Ⅻ 和激肽释放酶抑制物[48]。

贮存的细胞因子和趋化因子。肥大细胞可以在其颗粒中预合成并贮存特定的细胞因子，以便于快速释放。最早发现的预合成的细胞因子是 TNF[49]。在小鼠腹膜炎，贮存池中的 TNF 参与了中性粒细胞向腹膜的快速募集过程[50,51]。胞外分泌颗粒持续向环境中释放 TNF，促进细胞因子免疫效应，在此过程中含有 TNF 的颗粒到达淋巴引流部位，从而促进成熟免疫反应[52-54]。其他可能贮存在肥大细胞颗粒中的细胞因子包括 IL-4、IL-16、碱性成纤维细胞生长因子（basic fibroblast growth factor，bFGF）和血管内皮细胞生长因子（vascular endothelial growth factor，VEGF）。贮存在肥大细胞颗粒中的趋化因子包括中性粒细胞趋化因子 CXCL1 和 CXCL2[55]。

新合成的介质：脂类介质、细胞因子、趋化因子和生长因子

　　除了已产生并贮存于颗粒中的介质，活化的肥大细胞还可新合成多种其他介质。这些介质可在接受刺激后数分钟至数小时内释放，从时间和范围上扩大活化的肥大细胞对周围组织的影响。

　　脂类介质。肥大细胞在活化后数分钟内即开始释放细胞膜磷脂的脂类代谢产物。由于此过程所需的酶类（包括起始的磷脂酶 A2 等）都已在胞质中存在，仅需钙流出和胞内信使的磷酸化即可被激活，磷脂也可从核膜的外层获得，因此该过程十分迅速。人类肥大细胞的特异性前列腺素是前列腺素 D_2（prostaglandin D_2，PGD_2），可以诱导气管狭窄、血管渗漏和中性粒细胞募集。其他前列腺素和凝血氧烷也有少量合成。肥大细胞衍生的白三烯类（leukotriene，LT）情况相似，但通常作用更强。LTC_4 是肥大细胞产生的主要白三烯，它和它的代谢产物 LTD_4、LTE_4 均是增加血管通透性的强效促进剂。同时产生的还有少量趋化因子 LTB_4 和血小板活化因子（platelet-activating factor，PAF）等。肥大细胞产生的脂类介质类型可随局部环境信号的不同而改变。皮肤中的肥大细胞通常产生 PDG_2 多于 LTC_4，而从肺和骨关节炎滑膜组织中分离的肥大细胞所产生的这两种介质几乎是等量的。

　　细胞因子、趋化因子和生长因子。活化后的数小时内，由于基因转录和翻译被诱导激活，肥大细胞开始精密地重新合成介质。这些介质种类繁多（图 15-3），包括：传统的致炎因子 TNF、IL-1 和 IL-6；Th2 细胞因子 IL-4、IL-5、IL-10 和 IL-13；趋化因子 IL-8、巨噬细胞炎性蛋白（macrophage inflammatory protein，MIP）-1α 和 RANTES（由活化的正常 T 细胞表达和分泌）；成纤维细胞、血管内皮和其他细胞的生长因子，如碱性成纤维细胞生长因子（bFGF）、血管内皮细胞生长因子（VEGF）和血小板生长因子（platelet-derived growth factor，PDGF）。IL-17 存在于组织肥大细胞中，刺激培养的肥大细胞也可产生[56-57]。正如上文所提及，以上介质也可在颗粒中预先合成并贮存，以便快速释放。肥大细胞合成的介质类型取决于其分化的状态和活化信号，而且可以在没有脱颗粒的情况下进行。

肥大细胞的生理和病理作用

　　对于肥大细胞在生理和疾病中作用的认识，很大程度上得益于完全缺乏肥大细胞或缺乏肥大细胞特异性产物（如肝素或颗粒蛋白酶）的小鼠。虽然这些小鼠的大部分组织丧失了肥大细胞对其结构和功能的基本作用，导致多种表型异常，但它们尚能存活。当给予生理刺激时，例如在疾病的实验模型中，肥大细胞缺陷小鼠与野生型小鼠的差异就会表现得非常明显。多数情况下，此种差异可通过移植体外培养的肥大细胞而纠正，提示肥大细胞在许多疾病的发病过程中都发挥了作用（表 15-1）。小鼠实验结果对人类疾病的推断受到多种因素的限制。最明显的是，人类不是小鼠，实验系统通常最多只能模拟相应人类状况的某些方面。此外，许多小鼠在肥大细胞谱系之外表现出脱靶表型，使结果的解读变复杂，尤其是在一种肥大细胞缺陷小鼠与另一种缺陷小鼠不同时。在肥大细胞相关文献中，这些差异引起了相当大的争议[96,97]。但结合体外实验和对正常个体及疾病的仔细观察，这些肥大细胞缺陷小鼠的实验依然为我们认识肥大细胞的生理和病理作用做出了巨大贡献。

肥大细胞与过敏：过敏反应、过敏性疾病和哮喘

　　肥大细胞是 IgE 介导的全身过敏反应的主要介质。这一观点在肥大细胞缺陷小鼠中得到了证明：肥大细胞移植可恢复对过敏反应的抵抗[58]。β- 类胰蛋白酶是肥大细胞脱颗粒的特异性标志物，过敏患者血清中 β- 类胰蛋白酶水平升高，证明肥大细胞参与

| 表 15-1 肥大细胞在小鼠疾病模型中参与的作用（部分列举） ||
对宿主的有利作用	对宿主的不利作用
血管生成	过敏反应 *
控制焦虑	关节炎 *
细菌性膀胱炎	主动脉瘤 *
细菌性腹膜炎 *	哮喘 *
膀胱上皮脱落	动脉粥样硬化 *
骨重建	特应性皮炎
脑外伤	心房颤动
登革热	自身炎性疾病
皮炎 *	细菌性膀胱炎
蜇伤 *	烧伤
肾小球肾炎 *	大疱性类天疱疮 *
移植物耐受 *	心肌纤维化
肠上皮屏障 *	心肌病
细菌性肺部感染 *	慢性阻塞性肺疾病
病毒性肺部感染 *	结肠炎
肠道寄生虫 *	结肠息肉
肌肉寄生虫	囊性纤维化
皮肤寄生虫	刺激性皮炎 *
消化性溃疡	晒伤性皮炎
血管栓塞	胃炎
抑制肿瘤 *	肾小球肾炎 *
创伤愈合 *	痛风
	免疫复合物腹膜炎 *
	缺血再灌注损伤
	肾损伤 *
	肺纤维化
	疟疾
	多发性硬化 *
	心肌梗死面积
	肌炎 *
	神经炎 *
	肥胖 *
	刺激性腹膜炎 *
	腹膜粘连
	肺炎
	肾纤维化 *
	肾缺血再灌注
	视网膜病 *
	硬皮病
	败血症 *
	肿瘤血管生成

肥大细胞缺陷鼠的表型异常或者缺失肥大细胞特异性介质提示了肥大细胞在这些疾病中的重要作用

* 通过移植培养的肥大细胞可以使这些异常得以逆转，为该细胞的重要性提供了直接证据

了过敏反应 [41]。肥大细胞直接接触抗原时可被触发，在某些情况下，血源性抗原通过血管周围树突状细胞传递到肥大细胞后被触发 [59]。值得注意的是，过敏反应可能是由 IgG 介导的，在 IgG 中肥大细胞只起部分作用，而中性粒细胞则起主要作用 [99]。在过敏反应中，肥大细胞聚集于黏膜组织，在接触抗原后发生脱颗粒现象，导致组织水肿以及黏液过量产生 [60]。肥大细胞还聚集在哮喘患者的气道内，包括气道内里的平滑肌细胞内。在气道高反应和黏膜病的人群和动物中也观察到同样的结果。

肥大细胞与非过敏性炎症

病原体防御：肥大细胞是固有免疫的哨兵

肥大细胞参与过敏性疾病发病的证据充分，但不能解释其进化的高度保守性。相反，肥大细胞必须以某种方式促进生物体的生存。其中最可能的机制是防御感染。这一假说来源于如下现象：肥大细胞常集中分布在易被病原体侵袭的部位，包括上皮表面附近和血管周围等。

肥大细胞是抗菌作用强大的防御性细胞。它们表达 Toll 样受体（TLR）以及其他细菌抗原的受体，一经活化，即可吞噬细菌并产生抗菌分子，如抗菌肽。虽然肥大细胞数量相对较少，但在防御反应中作为免疫哨兵发挥了重要的作用，如监视感染的早期迹象，并在需要时迅速募集中性粒细胞和其他炎症细胞。肥大细胞的哨兵功能在小鼠模型中得到了证实，肥大细胞缺乏的小鼠患细菌性腹膜炎后死亡率明显增加，其机制与通过 TNF 和 LT 募集中性粒细胞延迟有关，补充肥大细胞可使中性粒细胞的流入量和存活恢复正常，然而在严重感染时，肥大细胞及 TNF 实际上促进其死亡 [51,61,62]。在肥大细胞缺乏小鼠中，细菌从肺组织清除的时间亦延迟，并同样可通过补充外源性肥大细胞恢复 [51]。在其他细菌感染的模型中也能观察到相似的结果。因此，肥大细胞在主动抗细菌感染中发挥了重要作用。

肥大细胞还参与抗寄生虫感染。肥大细胞缺乏的动物清除多种肠道和皮肤寄生虫的能力均下降。目前肥大细胞抗寄生虫的机制不明，但可能包括直接杀伤病原体、募集炎症细胞（如中性粒细胞和嗜酸性粒细胞）、破坏黏膜层的紧密连接以利于排出寄生虫以及

固有淋巴细胞 ILC2 的扩增[63-65]。

有限的数据表明肥大细胞参与抗病毒（包括登革热、牛痘和巨细胞病毒）。肥大细胞在此情况下的作用包括招募 CD8 T 细胞和其他细胞毒性细胞，以及通过产生 I 型干扰素帮助邻近细胞抵御感染。

肥大细胞和适应性免疫应答

除了募集固有免疫的效应细胞外，肥大细胞还能动员适应性免疫系统中的 T 和 B 淋巴细胞等。肥大细胞表达组织相容性复合物（major histocompatibility complex，MHC）Ⅱ 和共刺激分子，如 CD80 和 CD86，因此可作为 CD4 T 细胞的抗原呈递细胞[66]。肥大细胞可以启动及增强 CD8 T 细胞免疫反应[67-68]。它们携带抗原从周围组织迁移到淋巴结，通过 MIP-1β 和 TNF 等介质将 T 细胞募集到淋巴结[4,52]。在无肥大细胞时，感染不能诱导淋巴结增生。肥大细胞还能通过另一种介质 LTB_4 募集 CD4 和 CD8 效应 T 细胞至外周组织[69]。并通过包括组胺和肥大细胞颗粒在内的其他介质参与表皮朗格汉斯细胞及其他树突状细胞迁移至淋巴结的过程[70,71]。肥大细胞通过诱导 CD40L 和细胞因子表达刺激 B 细胞和诱导抗体亚类转换为 IgA 或者 IgE[72,73]。上述生理功能随环境而改变，例如皮肤中的迟发型超敏反应在特定条件下是肥大细胞依赖性的，但也有与肥大细胞无关的情况。近期研究证实肥大细胞激活剂是有效的疫苗佐剂，提示其在适应性免疫中潜在的重要作用[53]。

神经性炎症

除了沿血管分布，肥大细胞还聚集于外周神经附近，甚至神经内。除了已知对神经免疫系统具有潜在的双向调节功能外，肥大细胞在这些部位的独特功能尚不清楚。组胺等肥大细胞介质可直接活化神经元，而分布在活化神经元附近的肥大细胞又可被诱导脱颗粒。皮肤中的神经介质 P 物质导致血管通透性增加以及中性粒细胞浸润均由肥大细胞介导[74,75]。神经元可募集肥大细胞作为效应细胞诱发神经炎症。

自身免疫病

肥大细胞缺陷鼠的重建实验说明肥大细胞参与了多种小鼠模型的病理性炎症过程（表 15-1），包括多种自身免疫病，如大疱性类天疱疮、多发性硬化、硬皮病以及炎性关节病。在类天疱疮中，抗半桥粒抗原的 IgG 型抗体激活肥大细胞，进而募集中性粒细胞，形成水疱[76]。肥大细胞在小鼠实验性自身免疫性脑脊髓炎（autoimmune encephalomyelitis，EAE）中的作用机制更为复杂。虽然肥大细胞移植可打破实验性 W/W^v 小鼠自身免疫性脑脊髓炎的耐受，但是肥大细胞并不浸润脑和脊髓，提示其并非该疾病模型中的局部效应细胞[77,78]。该现象可能的机制是肥大细胞能促进适应性免疫应答，移植入 W/W^v 小鼠的肥大细胞增强了 T 细胞对髓磷脂抗原的免疫反应[79,80]。肥大细胞在多发性硬化中的作用尚不清楚。肥大细胞在硬皮病皮肤中分泌 TGF-β，同时与局部淋巴细胞和成纤维细胞紧密相互作用，甚至参与缝隙连接的形成，从而与成纤维细胞形成细胞质连续性[81,82]。研究发现多发性肌炎患者（非皮肌炎）炎症肌肉中肥大细胞密度增加，类似表型也见于皮肌炎患者皮肤[83,84]。小鼠研究表明，这些细胞可能在疾病的发病机制中发挥作用，因为在肥大细胞缺乏的动物中实验性肌炎减轻，这可通过肥大细胞移植部分逆转[84]。在下文中，我们将讨论肥大细胞在关节炎中的作用。

肥大细胞的抗炎作用

近几年的研究表明，肥大细胞还有抑制免疫应答的作用，其机制之一是降解致炎介质。肥大细胞的蛋白酶类能裂解和灭活细胞因子 IL-5、IL-6、IL-13、IL-33、TNF、内皮素 -1 和过敏毒素 C3a。蛋白酶还能降解组织产生的危险信号，包括热休克蛋白 70。这一重要功能在小鼠败血症模型中得到了证实。在该模型中，肥大细胞可通过抑制过度炎症降低小鼠病死率，其作用为蛋白酶依赖性[85]。

另有研究表明，肥大细胞可以通过产生介质（如 IL-10）发挥免疫抑制作用；同时产生的致炎因子，如 TNF 及粒细胞 - 巨噬细胞集落刺激因子（granulocyte-macrophage colony-stimulating factor，GM-CSF），在适当的微环境中也可发挥免疫抑制作用[86,87]。因此，肥大细胞可以促进皮肤移植的免疫耐受及减轻紫外线所致的组织炎症损害[45,86,88,89]。实验性皮炎研究表明，肥大细胞产生 IL-2 可通过促进 Treg 抑制皮肤炎症，同时促进分泌 IL-10 的调节性 B 细胞和调节性 T 细胞的发育[90-92]。肥大细胞可协同小鼠骨髓源性抑制细胞的免疫抑制作用，该作用对机体可能有益也可能有害[93,94]。

肥大细胞与结缔组织

创伤修复与组织纤维化

很久以前，人们就观察到在愈合伤口的边缘有大量肥大细胞聚集。在正常受试者接受试验性创伤和重复组织活检 10 天后，切口中肥大细胞的数量增加了 6 倍。肥大细胞倾向于聚集在伤口的纤维化部位，并大量表达能够诱导成纤维细胞增殖和胶原合成的细胞因子 IL-4[95]。体外研究证明肥大细胞可刺激成纤维细胞增殖。除 IL-4 外，类胰蛋白酶、组胺、LTC₄ 以及 bFGF 均可能促进了此过程。尽管其他肥大细胞缺陷小鼠创面愈合无明显缺陷，肥大细胞缺乏的 W/Wᵛ 小鼠的皮肤伤口收缩和愈合均延迟，而通过移植肥大细胞可以恢复正常[96,97]。

肥大细胞还聚集于病理性纤维化的部位，包括硬皮病患者的皮肤和肺。虽然肥大细胞可能参与了疾病的发展，但在实验性皮肤纤维化模型中，肥大细胞缺乏小鼠与正常鼠在发病强度和发展速度上只有很小差异，因此该细胞很可能不是人类硬皮病中唯一的效应细胞[98]。

骨

肥大细胞也参与了骨的重建。肥大细胞常分布在骨折愈合处，在一般情况下它们可能参与了正常骨代谢[99,100]。肥大细胞也聚集在骨质疏松的骨中，全身骨质疏松是肥大细胞增多症的并发症之一[101,102]。肝素可直接促进破骨细胞的分化和活化。肥大细胞产生的其他介质（如 IL-1、TNF 及 MIP-1α）也有相似的活性。

血管生成

基质中肥大细胞的重要功能之一是促进血管生成。缺乏肥大细胞的小鼠模型提示，肥大细胞聚集在早期肿瘤血管生长的部位，对正常脉管系统的发育并非必不可少，但在特定的条件下参与血管生成。肝素是第一个被确认的促血管形成的肥大细胞介质，bFGF 和 VEGF 也是内皮移行和增殖的强效刺激物。

关节炎中的肥大细胞

正常滑膜的特点是只有少量肥大细胞。这些细胞不在滑膜衬里层，而是分布在滑膜下层，邻近血管和神经，约占关节腔内 70 μm 的范围内细胞总数的 3%[103]。不管是在小鼠还是人类，滑膜中的肥大细胞亚型主要是 MC_TC，和其他结缔组织内肥大细胞的亚型类似[11,104]。紧邻滑膜衬里层的肥大细胞数目是更深处结缔组织的数倍，支持肥大细胞参与关节腔内免疫监视这一假说[11]。从肥大细胞分布在腹膜等其他易受损体腔的功能推断，滑膜肥大细胞的任务也是监测关节感染的早期迹象。

在关节炎中，滑膜肥大细胞的数量可显著增多（图 15-4）。超过 2/3 的类风湿关节炎（rheumatoid arthritis，RA）患者的滑膜标本出现大量的肥大细胞，平均超过正常人的 10 倍以上[105]。与这些组织学发现相一致的是，RA 滑液中含有大量的组胺和类胰蛋白酶[106,107]。与正常关节不同，RA 关节中肥大细胞的两种亚型在数量上大致相等。MC_T 更接近滑膜血管翳和浸润的白细胞附近，而 MC_TC 聚集于更深层的、纤维化程度更重的滑膜部位[11]。已知肥大细胞邻近血管翳和软骨的交界处[108]，在滑液中几乎找不到[109]。在滑膜的肥大细胞中并未发现大量有丝分裂象，也没有增殖抗原 Ki-67 的染色，这说明肥大细胞的增多不是通过局部增殖，而是通过募集血循环中的前体细胞[110]。虽然引发该募集的信号还不清楚，但 TNF 等炎症因子刺激滑膜成纤维细胞表达

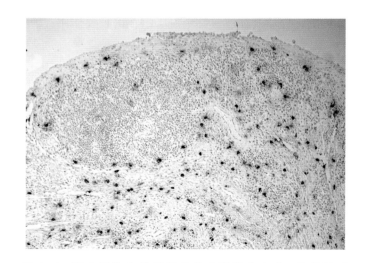

图 15-4　肥大细胞在类风湿关节炎滑膜中表达。抗类胰蛋白酶染色为红色，肥大细胞大量存在于慢性类风湿关节炎患者的滑膜活检组织中，图示为滑膜衬里层中增殖的肥大细胞（Reproduced with permission from reference 116. From Nigrovic PA, Lee DM：Synovial mast cells：role in acute and chronic arthritis. *Immunol Rev* 217：19-37，2007.）

SCF，SCF 进而促进肥大细胞趋化和存活是其机制之一[111]。炎症的程度与关节中肥大细胞的数量成正相关[105,112,113]。RA 滑液中其他未知的因素也可促进肥大细胞的分化和增殖[114]。

肥大细胞数量的增加可出现于多种炎性关节病（表 15-2）。脊柱关节病滑膜中肥大细胞表达 IL-17A，提示组织局部中肥大细胞可能是这种细胞因子的重要来源[115]。在骨关节炎（osteoarthritis，OA）中也观察到肥大细胞数量增加，通常增加到与 RA 中观察到的水平一样高[116]。OA 滑液中组胺和类胰蛋白酶的水平也与 RA 类似。与 RA 不同的是，OA 中肥大细胞的增生主要是 MC_T 数量的增加引起，该亚型一般与 T 细胞以及炎症部位相邻[11,117]。这些细胞在 OA 生物学中的作用有待确定。

人类滑膜肥大细胞的研究证实，它们可以被与关节炎生物学相关的途径（包括补体、Fc 受体和 TLR 配体）激活[28,118,119]。肥大细胞也是 RA 中致病的瓜氨酸化自身抗原的潜在来源，尽管它们在这方面的相对重要性尚不清楚[120]。

肥大细胞与急性关节炎：来自于动物模型的启示

小鼠模型可帮助我们了解肥大细胞在炎性关节病中的作用。肥大细胞缺陷的几种品系的小鼠抵抗 IgG 抗体诱导的关节炎，移植体外培养的表达 IgG 和 C5a 受体的肥大细胞后可以恢复[27,29,121-123]。肥大细胞通过多种机制参与了关节炎的发生。首先，肥大细胞使血管通透性增加，自身抗体更容易进入关节内[124,125]。其次，肥大细胞释放 IL-1 等促炎介质诱发炎症，其发挥作用可能是通过内皮细胞，也可能与局部的巨噬

表 15-2　伴有滑膜肥大细胞增生的关节病
慢性感染
痛风
幼年型特发性关节炎
骨关节炎
银屑病关节炎
类风湿关节炎
风湿热
创伤性关节炎
结核

详见参考文献 116

细胞和成纤维细胞等其他细胞亚群相关[29,123]。上述功能似乎在疾病的初期更为重要，使关节的急性炎症有一个爆发式启动。肥大细胞的这些作用与在其他 IgG 介导的疾病模型中相似，例如 IgG 介导的免疫复合物腹膜炎、鼠大疱性类天疱疮以及过敏反应。这些模型中，肥大细胞在组织中发挥免疫防御作用，与自身抗体协同促进炎性病理（图 15-5，顶部）。肥大细胞也参与了实验性痛风中针状尿酸盐结晶的感知和细胞因子的产生[34]。

值得注意的是，并非所有缺乏肥大细胞的小鼠都对实验性关节炎有抵抗力（图 15-6）[29,126-128]。这种不一致性反映了多种因素，包括致关节炎刺激的强度，非造血背景关节炎的易感性，以及伴随其他免疫谱系的异常。相应地，缺乏特异性肥大细胞蛋白酶的小鼠表现出对关节炎的部分保护作用[130-132]。因此肥大细胞是导致关节炎症的一个潜在因素，但它们的重要性因环境而异。

肥大细胞与慢性关节炎

与关节炎的急性期不同，肥大细胞在慢性关节炎的作用尚不清楚。关节炎滑膜中肥大细胞数量的增加提示其发挥了重要的作用。参考肥大细胞在其他部位的作用，它可能参与了炎症过程以及间质反应（图 15-5，底部）[116]。

多项研究均提示肥大细胞与关节炎症有关。首先，如文献所述，滑膜中浸润的肥大细胞以 MC_T 为主。在其他部位的研究证明，该亚型与细胞因子的产生有关，例如与 RA 发病相关的 IL-6。免疫荧光染色也已经证实了在 RA 滑膜肥大细胞中存在 TNF 和 IL-17[57,133,134]，并可能存在其他炎性介质。其次，来源于 RA（而非 OA）的滑膜肥大细胞表达过敏毒素 C5a 的受体，而过敏毒素 C5a 是滑液中容易发现的介质[118]。RA 关节中的免疫复合物为滑膜肥大细胞的活化提供了其他可能的途径。超微结构观察表明，RA 滑膜中的肥大细胞存在不间断的脱颗粒行为[117]。对小鼠及关节炎患者 c-Kit 抑制研究提示了其重要功能，然而是该介质拮抗组织中肥大细胞功能，还是它们发挥自身的效能（本身对多种激酶都有影响并且影响范围很广），目前仍不明确[135,136]。

肥大细胞在滑膜炎症中的作用难以预测。在已建立的小鼠胶原诱导关节炎中，肥大细胞缺失与临床指标的变化无关，尽管方法学上的局限性使得这一结果

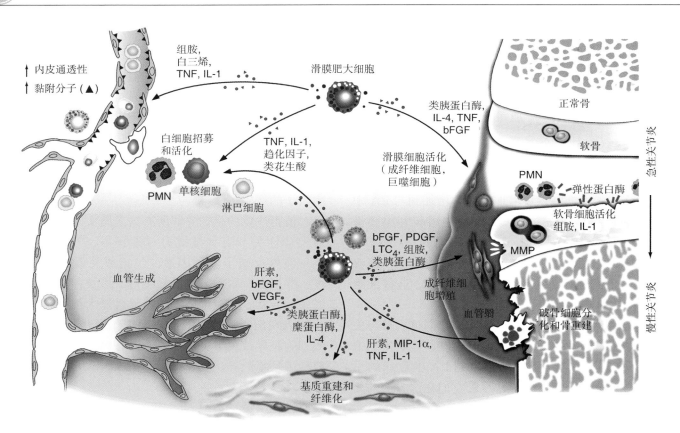

图 15-5　肥大细胞在急性和慢性关节炎中的潜在作用。在关节炎的急性阶段，肥大细胞可能通过增加血管的通透性促发关节炎，募集和活化循环中的白细胞，并刺激局部成纤维细胞和巨噬细胞。在已发病的关节炎模型中，这些细胞的活化可能影响间质，包括促进血管翳形成、血管新生、成纤维化以及软骨和骨丢失。肥大细胞潜在的抗炎作用尚未描述。图中列出的只是具有代表性的介质，而非所有介质。bFGF，碱性成纤维细胞生长因子；IL，白细胞介素；LTC$_4$，白三烯 C$_4$；MIP-1α，巨噬细胞炎性蛋白 -1α；MMP，基质金属蛋白酶；PDGF，血小板衍生生长因子；PMN，多核白细胞；TNF，肿瘤坏死因子；VEGF，血管内皮生长因子（From Nigrovic PA，Lee DM：Synovial mast cells：role in acute and chronic arthritis. *Immunol Rev* 217：19-37, 2007.）

难以解释[137]。活化的肥大细胞可促进白细胞的募集和活化。另一方面，蛋白酶可降解炎症介质，合成的抗炎介质（如 IL-10 和 TGF-β）也能够减轻关节炎症，该过程可能受 Treg 支配，如小鼠耐受皮肤移植物实验中所见[88]。

肥大细胞也可能调节炎症的基质细胞的反应。在 RA 发病中，滑膜成纤维细胞的增生和活化是一个重要步骤，肥大细胞能够促进上述过程。通过与破骨细胞的相互作用，肥大细胞也能促进局部骨侵蚀和关节周围骨量的减少。肥大细胞分泌的类胰蛋白酶不仅可以促进炎症，而且可以通过刺激滑膜成纤维细胞分泌细胞因子或者裂解基质（如软骨聚集蛋白聚糖）从而发挥关节损伤作用，二者可以直接作用或通过蛋白水解激活基质金属蛋白酶[130,131,138-140]。此外，通过产生促血管生成的介质，肥大细胞还可促进血管新生，为薄滑膜层增生成厚血管翳提供了血管网。但证实这些

作用还需要进一步的实验数据。

拮抗肥大细胞治疗在风湿病的潜力

肥大细胞在健康和疾病中的广泛参与，表明靶向这一细胞可能具有潜在的治疗价值。目前多种阻断肥大细胞活性的策略正在被积极考虑。在过敏性疾病的背景中，靶向 IgE 及其受体 FcεR I 的研究具有诱人的前景，该靶向作用拮抗疾病相关通路，同时保留最具保护性的肥大细胞功能。然而在风湿病中，这种特异性将更难实现，因为肥大细胞参与的通路及其下游效应反应通常与免疫防御有关，并与多种造血细胞相关。

肥大细胞蛋白酶抑制

肥大细胞蛋白酶构成了这些细胞的大部分蛋白

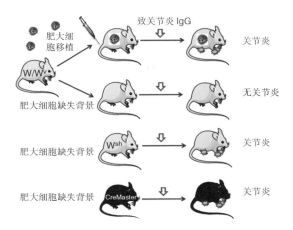

图 15-6　探索肥大细胞在关节炎中作用的小鼠研究。编码 c-Kit 的 W 位点复合杂合突变而缺乏肥大细胞的 W/Wᵛ 小鼠通常对致关节炎 IgG 介导的关节炎具有抵抗性，并且这种抵抗性可以通过选择性移植培养的肥大细胞来克服（图中顶部）。然而，这种遗传缺陷携带会对造血谱系产生其他影响，包括中性粒细胞和巨核细胞减少，即使在通常能抵抗疾病的基质背景也会如此。相比之下，在某些同样缺乏肥大细胞的其他小鼠品系中（包括 Wˢʰ 和 CreMaster），不需要肥大细胞也能表现出抵抗性，即使是在更有利于疾病发展的造血和基质环境条件下也一样。这些研究表明，肥大细胞可能在关节炎的发展中发挥了关键作用，同时在强致关节炎信号和适宜的遗传背景下，肥大细胞功能也可以被其他关键因子掩盖 [129]

质。如前所述，在多数情况下，肥大细胞蛋白酶在很大程度上有谱系特异性。因此，靶向这些蛋白提供了选择性拮抗肥大细胞的途径，特别是肥大细胞蛋白酶作为促炎因子和组织损伤介质直接参与关节炎的发病 [130,131,140]。蛋白酶抑制剂已经产生，但目前还没有在临床关节炎中应用。

SCF/c-Kit 拮抗剂

考虑到 SCF/c-Kit 轴对肥大细胞的发育和存活至关重要，人们开始关注激酶抑制剂作为肥大细胞拮抗剂的潜力。虽然没有一种抑制剂是完全针对 c-Kit 的，但酪氨酸激酶抑制剂伊马替尼和马司替尼以及下游蛋白激酶 C 抑制剂米多赛特宁对 c-Kit 表现出相对的选择性，在一些系统性肥大细胞增多症的病例中具有临床应用价值 [141]。这些治疗可能并发中性粒细胞减少症和血小板减少症，这反映了 c-Kit 对其他造血细胞的重要性。伊马替尼已被证明对人类严重难治性哮喘有效 [142]。伊马替尼对小鼠关节炎有效，呈剂量依赖影响体外肥大细胞的活化。同样，伊马替尼处理培养的人源滑膜可诱导肥大细胞凋亡并抑制细胞因子

的产生 [57,133,135]。然而，即使是在体外，这种制剂对多种滑膜细胞的作用掩盖了肥大细胞靶向作用 [135]。伊马替尼在拮抗固化的 SCF 刺激的 c-Kit 方面效果较差，如在组织肥大细胞和相邻的成纤维细胞之间时 [143]。此外，体外和体内的数据表明，c-Kit 信号至少可以被炎症环境中的其他生存信号部分替代，如 IL-33。综上所述，这些结果表明阻断 c-Kit 不太可能成为肥大细胞特异性治疗方法，尽管对肥大细胞的影响肯定有助于一些风湿病患者（包括使用激酶抑制剂治疗的 RA 患者）的临床改善。

信号通路

肥大细胞与其他细胞共享细胞内信号通路，但个体信号通路不均衡的表达可能提供药物治疗的可能。此途径的例子包括 δ 型同种型磷酸肌醇 3 激酶（delta isoform of phosphoinositide 3 kinase，PI3Kδ）和 Ras 鸟嘌呤核苷酸释放蛋白 4（Ras guanine nucleotide-releasing protein-4，RasGRP4）。PI3Kδ 在肥大细胞中参与胞内信号（包括 c-Kit 的下游），缺乏该受体的小鼠表现出在某些组织中部分缺乏肥大细胞，同时 IgE 介导的信号明显减少并且过敏反应明显减轻。缺乏 RasGRP4（主要在肥大细胞中表达的鸟嘌呤核交换因子）的小鼠在结肠炎和关节炎模型中表现为介质生成减少和炎症减轻 [144,145]。这些拮抗剂靶向治疗有望限制肥大细胞的致病作用，尽管这种靶向封闭的临床疗效和副作用很大程度上取决于复杂通路在人类肥大细胞的可用性以及其他细胞中这些靶标的表达情况。

结论

肥大细胞是多功能的免疫细胞，以表型多样性和极其广泛的生理及病理功能为特征。除了介导过敏性疾病之外，肥大细胞在抵御病原体入侵时充当着重要的哨兵角色。在特定条件下，它们可能参与免疫反应及组织基质的重塑。在关节炎等多种炎性疾病中，肥大细胞可被自身抗体和其他潜在的信号异常活化，从而在组织炎症和损伤的发展过程中发挥关键作用，并可能为未来的抗炎治疗提供新的治疗靶点。

Full references for this chapter can be found on ExpertConsult.com.

部分参考文献

1. Dahlin JS, et al.: Lin- CD34hi CD117int/hi FcεRI+ cells in human blood constitute a rare population of mast cell progenitors, *Blood* 127:383–391, 2016.

4. Wang HW, Tedla N, Lloyd AR, et al.: Mast cell activation and migration to lymph nodes during induction of an immune response in mice, *J Clin Invest* 102:1617–1626, 1998.

5. Burton OT, et al.: Direct effects of IL-4 on mast cells drive their intestinal expansion and increase susceptibility to anaphylaxis in a murine model of food allergy, *Mucosal Immunol* 6:740–750, 2013.

6. Wang JX, et al.: IL-33/ST2 axis promotes mast cell survival via BCLXL, *Proc Natl Acad Sci U S A* 111:10281–10286, 2014.

7. Burton OT, et al.: Tissue-specific expression of the low-affinity igg receptor, FCγRIIb, on human mast cells, *Front Immunol* 9:1244, 2018.

8. Dwyer DF, Barrett NA, Austen KF, Immunological Genome Project Consortium: Expression profiling of constitutive mast cells reveals a unique identity within the immune system, *Nat Immunol* 17:878–887, 2016.

11. Gotis-Graham I, McNeil HP: Mast cell responses in rheumatoid synovium. Association of the MCTC subset with matrix turnover and clinical progression, *Arthritis Rheum* 40:479–489, 1997.

16. Kaieda S, et al.: Interleukin-33 primes mast cells for activation by IgG immune complexes, *PLoS One* 7:e47252, 2012.

17. Kaieda S, et al.: Synovial fibroblasts promote the expression and granule accumulation of tryptase via interleukin-33 and its receptor ST-2 (IL1RL1), *J Biol Chem* 285:21478–21486, 2010.

21. Cheng LE, Hartmann K, Roers A, et al.: Perivascular mast cells dynamically probe cutaneous blood vessels to capture immunoglobulin E, *Immunity* 38:166–175, 2013.

22. Felce JH, et al.: CD45 exclusion- and cross-linking-based receptor signaling together broaden FcεRI reactivity, *Sci Signal* 11, 2018.

23. Joulia R, et al.: Mast cells form antibody-dependent degranulatory synapse for dedicated secretion and defence, *Nat Commun* 6:6174, 2015.

24. Phong B, Avery L, Menk AV, et al.: Cutting edge: murine mast cells rapidly modulate metabolic pathways essential for distinct effector functions, *J Immunol* 198:640–644, 2017.

25. Oettgen HC, et al.: Active anaphylaxis in IgE-deficient mice, *Nature* 370:367–370, 1994.

26. Zhao W, et al.: Fc gamma RIIa, not Fc gamma RIIb, is constitutively and functionally expressed on skin-derived human mast cells, *J Immunol* 177:694–701, 2006.

27. Nigrovic PA, et al.: C5a receptor enables participation of mast cells in immune complex arthritis independently of Fcγ receptor modulation, *Arthritis Rheum* 62:3322–3333, 2010.

28. Lee H, et al.: Activation of human synovial mast cells from rheumatoid arthritis or osteoarthritis patients in response to aggregated IgG through Fcγ receptor I and Fcγ receptor II, *Arthritis Rheum* 65:109–119, 2013.

29. Nigrovic PA, et al.: Mast cells contribute to initiation of autoantibody-mediated arthritis via IL-1, *Proc Natl Acad Sci U S A* 104:2325–2330, 2007.

30. McNeil BD, et al.: Identification of a mast-cell-specific receptor crucial for pseudo-allergic drug reactions, *Nature* 519:237–241, 2015.

34. Reber LL, et al.: Contribution of mast cell-derived interleukin-1β to uric acid crystal-induced acute arthritis in mice, *Arthritis Rheumatol* 66:2881–2891, 2014.

35. Takai T, Ono M, Hikida M, et al.: Augmented humoral and anaphylactic responses in Fc gamma RII-deficient mice, *Nature* 379:346–349, 1996.

36. Ujike A, et al.: Modulation of immunoglobulin (Ig)E-mediated systemic anaphylaxis by low-affinity Fc receptors for IgG, *J Exp Med* 189:1573–1579, 1999.

37. Burton OT, et al.: Oral immunotherapy induces IgG antibodies that act through FcγRIIb to suppress IgE-mediated hypersensitivity, *J Allergy Clin Immunol* 134:1310-1317 e6, 2014.

38. Burton OT, Tamayo JM, Stranks AJ, et al.: Allergen-specific IgG antibody signaling through FcγRIIb promotes food tolerance, *J Allergy Clin Immunol* 141:189-201 e3, 2018.

41. Schwartz LB, Metcalfe DD, Miller JS, et al.: Tryptase levels as an indicator of mast-cell activation in systemic anaphylaxis and mastocytosis, *N Engl J Med* 316:1622–1626, 1987.

42. Schwartz LB, et al.: The alpha form of human tryptase is the predominant type present in blood at baseline in normal subjects and is elevated in those with systemic mastocytosis, *J Clin Invest* 96:2702–2710, 1995.

48. Oschatz C, et al.: Mast cells increase vascular permeability by heparin-initiated bradykinin formation in vivo, *Immunity* 34:258–268, 2011.

49. Gordon JR, Galli SJ: Mast cells as a source of both preformed and immunologically inducible TNF-alpha/cachectin, *Nature* 346:274–276, 1990.

50. Zhang Y, Ramos BF, Jakschik BA: Neutrophil recruitment by tumor necrosis factor from mast cells in immune complex peritonitis, *Science* 258:1957–1959, 1992.

51. Malaviya R, Ikeda T, Ross E, et al.: Mast cell modulation of neutrophil influx and bacterial clearance at sites of infection through TNF-alpha, *Nature* 381:77–80, 1996.

52. McLachlan JB, et al.: Mast cell-derived tumor necrosis factor induces hypertrophy of draining lymph nodes during infection, *Nat Immunol* 4:1199–1205, 2003.

53. McLachlan JB, et al.: Mast cell activators: a new class of highly effective vaccine adjuvants, *Nat Med* 14:536–541, 2008.

55. De Filippo K, et al.: Mast cell and macrophage chemokines CXCL1/CXCL2 control the early stage of neutrophil recruitment during tissue inflammation, *Blood* 121:4930–4937, 2013.

57. Noordenbos T, et al.: Interleukin-17-positive mast cells contribute to synovial inflammation in spondylarthritis, *Arthritis Rheum* 64:99–109, 2012.

58. Martin TR, Galli SJ, Katona IM, et al.: Role of mast cells in anaphylaxis. Evidence for the importance of mast cells in the cardiopulmonary alterations and death induced by anti-IgE in mice, *J Clin Invest* 83:1375–1383, 1989.

59. Choi HW, et al.: Perivascular dendritic cells elicit anaphylaxis by relaying allergens to mast cells via microvesicles, *Science* 362, 2018.

60. Jonsson F, et al.: Mouse and human neutrophils induce anaphylaxis, *J Clin Invest* 121:1484–1496, 2011.

61. Echtenacher B, Mannel DN, Hultner L: Critical protective role of mast cells in a model of acute septic peritonitis, *Nature* 381:75–77, 1996.

62. Piliponsky AM, et al.: Mast cell-derived TNF can exacerbate mortality during severe bacterial infections in C57BL/6-KitW-sh/W-sh mice, *Am J Pathol* 176:926–938, 2010.

64. Shin K, et al.: Mouse mast cell tryptase mmcp-6 is a critical link between adaptive and innate immunity in the chronic phase of trichinella spiralis infection, *J Immunol* 180:4885–4891, 2008.

66. Lotfi-Emran S, et al.: Human mast cells present antigen to autologous CD4(+) T cells, *J Allergy Clin Immunol* 141:311–321 e10, 2018.

67. Stelekati E, et al.: Mast cell-mediated antigen presentation regulates CD8+ T cell effector functions, *Immunity* 31:665–676, 2009.

69. Ott VL, Cambier JC, Kappler J, et al.: Mast cell-dependent migration of effector CD8+ T cells through production of leukotriene B4, *Nat Immunol* 4:974–981, 2003.

71. Dudeck J, et al.: Engulfment of mast cell secretory granules on skin inflammation boosts dendritic cell migration and priming efficiency, *J Allergy Clin Immunol*, 2018.

72. Gauchat JF, et al.: Induction of human IgE synthesis in B cells by mast cells and basophils, *Nature* 365:340–343, 1993.

73. Merluzzi, S. et al. Mast cells enhance proliferation of B lymphocytes and drive their differentiation toward IgA-secreting plasma cells. *Blood* 115, 2810-2817.

76. Chen R, et al.: Mast cells play a key role in neutrophil recruitment in experimental bullous pemphigoid, *J Clin Invest* 108:1151–1158, 2001.

81. Hugle T, Hogan V, White KE, et al.: Mast cells are a source of transforming growth factor beta in systemic sclerosis, *Arthritis Rheum* 63:795–799, 2011.

82. Hugle T, White K, van Laar JM: Cell-to-cell contact of activated mast cells with fibroblasts and lymphocytes in systemic sclerosis, *Ann Rheum Dis* 71:1582, 2012.

83. Shrestha S, et al.: Lesional and nonlesional skin from patients with untreated juvenile dermatomyositis displays increased numbers of mast cells and mature plasmacytoid dendritic cells, *Arthritis Rheum* 62:2813–2822, 2010.

84. Yokota M, et al.: Roles of mast cells in the pathogenesis of inflammatory myopathy, *Arthritis Res Ther* 16:R72, 2014.

85. Maurer M, et al.: Mast cells promote homeostasis by limiting endothelin-1-induced toxicity, *Nature* 432:512–516, 2004.

86. de Vries VC, et al.: Mast cells condition dendritic cells to mediate allograft tolerance, *Immunity* 35:550–561, 2011.

87. Rivellese F, et al.: Ability of interleukin-33- and immune complex-triggered activation of human mast cells to down-regulate monocyte-mediated immune responses, *Arthritis Rheumatol* 67:2343–2353, 2015.

88. Lu LF, et al.: Mast cells are essential intermediaries in regulatory T-cell tolerance, *Nature* 442:997–1002, 2006.

90. Hershko AY, et al.: Mast cell interleukin-2 production contributes to suppression of chronic allergic dermatitis, *Immunity* 35:562–571, 2011.

92. Morita H, et al.: An interleukin-33-mast cell-interleukin-2 axis suppresses papain-induced allergic inflammation by promoting regulatory T cell numbers, *Immunity* 43:175–186, 2015.

98. Bradding P, Pejler G: The controversial role of mast cells in fibrosis, *Immunol Rev* 282:198–231, 2018.

99. Severson AR: Mast cells in areas of experimental bone resorption and remodelling, *Br J Exp Pathol* 50:17–21, 1969.

100. Silberstein R, Melnick M, Greenberg G, et al.: Bone remodeling in W/Wv mast cell deficient mice, *Bone* 12:227–236, 1991.

101. Frame B, Nixon RK: Bone-marrow mast cells in osteoporosis of aging, *N Engl J Med* 279:626–630, 1968.

102. Fallon MD, Whyte MP, Teitelbaum SL: Systemic mastocytosis associated with generalized osteopenia. Histopathological characterization of the skeletal lesion using undecalcified bone from two patients, *Hum Pathol* 12:813–820, 1981.

103. Castor W: The microscopic structure of normal human synovial tissue, *Arthritis Rheum* 3:140–151, 1960.

104. Shin K, et al.: Lymphocyte-independent connective tissue mast cells populate murine synovium, *Arthritis Rheum* 54:2863–2871, 2006.

105. Crisp AJ, Chapman CM, Kirkham SE, et al.: Articular mastocytosis in rheumatoid arthritis, *Arthritis Rheum* 27:845–851, 1984.

106. Frewin DB, Cleland LG, Jonsson JR, et al.: Histamine levels in human synovial fluid, *J Rheumatol* 13:13–14, 1986.

107. Buckley MG, et al.: Mast cell activation in arthritis: detection of alpha- and beta-tryptase, histamine and eosinophil cationic protein in synovial fluid, *Clin Sci (Lond)* 93:363–370, 1997.

108. Bromley M, Fisher WD, Woolley DE: Mast cells at sites of cartilage erosion in the rheumatoid joint, *Ann Rheum Dis* 43:76–79, 1984.

109. Malone DG, Irani AM, Schwartz LB, et al.: Mast cell numbers and histamine levels in synovial fluids from patients with diverse arthritides, *Arthritis Rheum* 29:956–963, 1986.

110. Ceponis A, et al.: Expression of stem cell factor (SCF) and SCF receptor (c-kit) in synovial membrane in arthritis: correlation with synovial mast cell hyperplasia and inflammation, *J Rheumatol* 25:2304–2314, 1998.

111. Kiener HP, et al.: Tumor necrosis factor alpha promotes the expression of stem cell factor in synovial fibroblasts and their capacity to induce mast cell chemotaxis, *Arthritis Rheum* 43:164–174, 2000.

112. Malone DG, Wilder RL, Saavedra-Delgado AM, et al.: Mast cell numbers in rheumatoid synovial tissues. Correlations with quantitative measures of lymphocytic infiltration and modulation by antiinflammatory therapy, *Arthritis Rheum* 30:130–137, 1987.

113. Gotis-Graham I, Smith MD, Parker A, et al.: Synovial mast cell responses during clinical improvement in early rheumatoid arthritis, *Ann Rheum Dis* 57:664–671, 1998.

114. Firestein GS, et al.: Cytokines in chronic inflammatory arthritis. I. Failure to detect T cell lymphokines (interleukin 2 and interleukin 3) and presence of macrophage colony-stimulating factor (CSF-1) and a novel mast cell growth factor in rheumatoid synovitis, *J Exp Med* 168:1573–1586, 1988.

115. Chen S, et al.: Histologic evidence that mast cells contribute to local tissue inflammation in peripheral spondyloarthritis by regulating interleukin-17A content, *Rheumatology (Oxford)*, 2018.

116. Nigrovic PA, Lee DM: Synovial mast cells: role in acute and chronic arthritis, *Immunol Rev* 217:19–37, 2007.

117. Buckley MG, Gallagher PJ, Walls AF: Mast cell subpopulations in the synovial tissue of patients with osteoarthritis: selective increase in numbers of tryptase-positive, chymase-negative mast cells, *J Pathol* 186:67–74, 1998.

118. Kiener HP, et al.: Expression of the C5a receptor (CD88) on synovial mast cells in patients with rheumatoid arthritis, *Arthritis Rheum* 41:233–245, 1998.

119. Suurmond J, et al.: Toll-like receptor triggering augments activation of human mast cells by anti-citrullinated protein antibodies, *Ann Rheum Dis* 74:1915–1923, 2015.

120. Arandjelovic S, McKenney KR, Leming SS, et al.: ATP induces protein arginine deiminase 2-dependent citrullination in mast cells through the P2X7 purinergic receptor, *J Immunol* 189:4112–4122, 2012.

121. Lee DM, et al.: Mast cells: a cellular link between autoantibodies and inflammatory arthritis, *Science* 297:1689–1692, 2002.

122. Corr M, Crain B: The role of FcgammaR signaling in the K/B x N serum transfer model of arthritis, *J Immunol* 169:6604–6609, 2002.

123. Guma M, et al.: JNK1 controls mast cell degranulation and IL-1{beta} production in inflammatory arthritis, *Proc Natl Acad Sci U S A* 107:22122–22127, 2010.

124. Wipke BT, Wang Z, Nagengast W, et al.: Staging the initiation of autoantibody-induced arthritis: a critical role for immune complexes, *J Immunol* 172:7694–7702, 2004.

125. Binstadt BA, et al.: Particularities of the vasculature can promote the organ specificity of autoimmune attack, *Nat Immunol* 7:284–292, 2006.

126. Zhou JS, Xing W, Friend DS, et al.: Mast cell deficiency in Kit(W-sh) mice does not impair antibody-mediated arthritis, *J Exp Med* 204:2797–2802, 2007.

127. Feyerabend TB, et al.: Cre-mediated cell ablation contests mast cell contribution in models of antibody- and T cell-mediated autoimmunity, *Immunity* 35:832–844, 2011.

128. Schubert N, et al.: Mast cell promotion of T cell-driven antigen-induced arthritis despite being dispensable for antibody-induced arthritis in which T cells are bypassed, *Arthritis Rheumatol* 67:903–913, 2015.

129. Cunin P, et al.: Megakaryocytes compensate for Kit insufficiency in murine arthritis, *J Clin Invest* 127:1714–1724, 2017.

130. McNeil HP, et al.: The mouse mast cell-restricted tetramer-forming tryptases mouse mast cell protease 6 and mouse mast cell protease 7 are critical mediators in inflammatory arthritis, *Arthritis Rheum* 58:2338–2346, 2008.

131. Shin K, et al.: Mast cells contribute to autoimmune inflammatory arthritis via their tryptase/heparin complexes, *J Immunol* 182:647–656, 2009.

132. Stevens RL, et al.: Experimental arthritis is dependent on mouse mast cell protease-5, *J Biol Chem* 292:5392–5404, 2017.

133. Juurikivi A, et al.: Inhibition of c-kit tyrosine kinase by imatinib mesylate induces apoptosis in mast cells in rheumatoid synovia: a potential approach to the treatment of arthritis, *Ann Rheum Dis* 64:1126–1131, 2005.

134. Hueber AJ, et al.: Mast cells express IL-17A in rheumatoid arthritis synovium, *J Immunol* 184:3336–3340, 2010.

135. Paniagua RT, et al.: Selective tyrosine kinase inhibition by imatinib mesylate for the treatment of autoimmune arthritis, *J Clin Invest* 116:2633–2642, 2006.

136. Tebib J, et al.: Masitinib in the treatment of active rheumatoid arthritis: results of a multicentre, open-label, dose-ranging, phase 2a study, *Arthritis Res Ther* 11:R95, 2009.

137. van der Velden D, et al.: Mast cell depletion in the preclinical phase of collagen-induced arthritis reduces clinical outcome by lowering the inflammatory cytokine profile, *Arthritis Res Ther* 18:138, 2016.

138. Palmer HS, et al.: Protease-activated receptor 2 mediates the proinflammatory effects of synovial mast cells, *Arthritis Rheum* 56:3532–3540, 2007.

139. Sawamukai N, et al. Mast cell-derived tryptase inhibits apoptosis of human rheumatoid synovial fibroblasts via rho-mediated signaling. *Arthritis Rheum* 62, 952-959.

140. Magarinos NJ, et al.: Mast cell-restricted, tetramer-forming tryptases induce aggrecanolysis in articular cartilage by activating matrix metalloproteinase-3 and -13 zymogens, *J Immunol* 191:1404–1412, 2013.

141. Ustun C, DeRemer DL, Akin C: Tyrosine kinase inhibitors in the treatment of systemic mastocytosis, *Leuk Res* 35:1143–1152, 2011.

142. Cahill KN, et al.: KIT inhibition by imatinib in patients with severe refractory asthma, *N Engl J Med* 376:1911–1920, 2017.

143. Tabone-Eglinger S, et al.: Niche anchorage and signaling through membrane-bound Kit-ligand/c-kit receptor are kinase independent and imatinib insensitive, *FASEB J* 28:4441–4456, 2014.

144. Adachi R, et al.: Ras guanine nucleotide-releasing protein-4 (Ras-GRP4) involvement in experimental arthritis and colitis, *J Biol Chem* 287:20047–20055, 2012.

145. Zhu M, Fuller DM, Zhang W: The role of Ras guanine nucleotide releasing protein 4 in Fcγ epsilonRI-mediated signaling, mast cell function, and T cell development, *J Biol Chem* 287:8135–8143, 2012.

第16章

固有淋巴细胞和自然杀伤细胞

原著 MICHAEL A. PALEY, WAYNE M. YOKOYAMA

陈荦莹 译 游富平 校

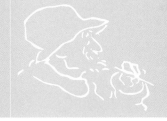

关键点

- 固有淋巴细胞（innate lymphoid cell，ILC）和自然杀伤（natural killer，NK）细胞是固有免疫系统的组成部分，可防止病原体入侵。
- ILC 和 NK 细胞通过产生细胞因子放大炎症或促进伤口愈合而促进免疫反应。
- 这些细胞以抗原非依赖性的方式发挥作用，增强了早期免疫反应，限制了病原体复制，并为 B 细胞和 T 细胞适应性免疫反应的启动及其对致病因子的控制争取时间。
- 新的研究数据表明 ILC 和 NK 细胞在风湿病中发挥作用。

引言

作为固有免疫的组成部分，固有淋巴细胞（ILC）和自然杀伤（NK）细胞可以为宿主提供针对病毒、细菌、真菌和寄生虫等多种病原体的早期应答反应[1,2]。ILC 和 NK 细胞反应的多样性与 T 细胞的生物学特性相似（图 16-1）[3,4]。因此，目前对 ILC 生物学特性的理解大部分依托于 T 细胞分化的框架。

根据 ILC 分化和功能的差异，如细胞因子的产生不同，可将其分为三种类型。1 型 ILC（ILC1）与 Th1 细胞类似，产生干扰素 -γ（interferon-γ，IFN-γ），且它们的分化需要 T-box 转录因子 T-bet。ILC2 类似于 Th2 细胞，产生 2 型细胞因子 IL-5 和 IL-13，它们的分化受到转录因子 GATA3 和 RORα 的调控[2]。

ILC3 根据其是否表达自然细胞毒性受体（natural cytotoxicity receptor，NCR）可分为两类，即 NCR⁺ ILC3 和 NCR⁻ ILC3，它们需要转录因子 RORγt，能够产生 IL-17 和（或）IL-22，类似于 Th17 细胞。

另外两个亚群，即已经研究了 40 多年的 NK 细胞以及淋巴组织诱导（lymphoid tissue-inducer，LTi）细胞，也被认为是固有淋巴细胞。它们以前分别被归类为 ILC1 和 ILC3，但现在被认为是不同的细胞谱系。尽管 NK 细胞具有 ILC1 的一个主要特征，即能够产生 IFN-γ，但通过 NK 细胞的一些其他特性能够清晰地将其与 ILC 区分开来。例如，在稳态条件下，NK 细胞能够在血液和多个器官之间活跃循环[5]，而 ILC 主要停留在淋巴外组织中，很少发生循环[6]。此外，NK 细胞能够快速杀死病毒感染或发生恶性转化的细胞，而 ILC1 的细胞毒性能力则显著低于 NK 细胞[7]。此外，ILC1 和 NK 细胞具有不同的分化途径（将在下文讨论）。因此，NK 细胞可能在人类的病理生理过程中发挥着和 ILC 细胞群不同的作用。

LTi 细胞与 ILC3 有许多共同特征，它们均表达转录因子 RORγt、Tox、AHR、TCF1 和 Notch，都能产生细胞因子 IL-17、IL-22 和淋巴毒素[2,8]。然而，与 ILC3 不同的是，LTi 细胞是胚胎发育过程中次级淋巴组织（如淋巴结和派尔斑块）形成所必需的[9-11]。这是 LTi 细胞的一种独特功能。类似地，在遭受慢性炎症的器官中，LTi 细胞也可以促进三级淋巴结构的发育。然而，相对于 LTi 细胞促进次级淋巴组织发育的作用，促进三级淋巴结构的发育并不是 LTi 细胞所独有的功能。其他类型的细胞，如 T 细胞或 NK 细胞，也能够促进三级淋巴组织的发育[12]。通过趋化因子受体 CCR6[13] 的表达以及分化途径的不同也可以区分

T 细胞	效应分子		固有淋巴细胞	激活细胞因子
Th1	IFN-γ, TNF, IL-2	IFN-γ	ILC1	IL-12, IL-18
Th2	IL-4, IL-5, IL-13, L-25, AREG	IL-4, IL-5, IL-13, IL-9, AREG	ILC2	IL-25, IL-33, TSLP
Th17	IL-17, IL-21, IL-22	IL-17, IL-22, GM-CSF, 淋巴毒素	ILC3	IL-1β, IL-23
CD8 T 细胞	穿孔素颗粒酶 IFN-γ, TNF	穿孔素颗粒酶 IFN-γ, TNF	NK 细胞	IL-2, IL-12, IL-18

图 16-1　固有淋巴细胞和相应 T 细胞的谱系。图中每种类型固有淋巴细胞的两侧分别是触发其激活的细胞因子（即激活细胞因子）和由其释放以增强免疫反应的细胞因子（即效应分子）。与固有淋巴细胞相对应的 T 细胞的效应分子在 T 细胞一侧加以说明。可以看出 T 细胞和相应固有免疫细胞的效应分子之间有重叠，暗示了它们功能之间的重叠。AREG，双调蛋白；GM-CSF，粒细胞 - 巨噬细胞集落刺激因子；IFN，干扰素；IL，白介素；TNF，肿瘤坏死因子；TSLP，胸腺基质淋巴生成素

LTi 细胞和 ILC3 细胞（下一节讨论）。因此，LTi 细胞现在被认为是一个独立的细胞亚群。

人类 ILC 和 NK 细胞的区分

有别于 T 细胞和 B 细胞，ILC 和 NK 细胞的发育过程不需要抗原受体基因的重排，这一特性使 ILC 和 NK 细胞能够轻易地与其他白细胞区分开。例如，ILC 和 NK 细胞缺少一些其他免疫细胞表面蛋白，包括 T 细胞表面的 CD3 和 CD5、B 细胞表面的 CD19 和 CD20 和骨髓单核细胞表面的 CD13 和 CD14 等[5]。

因为有一些以前被认为是未成熟 NK 细胞的细胞亚群后来被证实是 ILC，所以将 ILC 和 NK 细胞区别开已经成为一个重要的议题。一种方法是通过检测 IL-7 受体 CD127 的存在与否来区分 ILC 和 NK 细胞，因为大多数 ILC 接收 IL-7 的信号并表达其受体（CD127），而 NK 细胞依赖于 IL-15 存活，并且高表达 IL-2/IL-15 受体 β 链（CD122）[2]。此外，NK 细胞可以通过其特异性表达的多种因子与 ILC 进行区分，包括其特异表达的转录因子脱中胚蛋白（eomesodermin，EOMES）、可溶解细胞的颗粒酶和穿孔素、MHC 结合受体以及负责抗体依赖的细

胞毒效应（antibody-dependent cellular cytotoxicity, ADCC）功能发挥的 Fc 受体 CD16 等[5]。尽管已经发现了这些明确的差异，ILC 和 NK 细胞之间仍然存在许多难以分辨的相似之处，这使得区分 ILC 和 NK 细胞始终是一个棘手的问题。

NK 细胞和杀伤性免疫球蛋白样受体对靶细胞的识别

NK 细胞的主要功能之一是可以借助于种系编码（germline-encoded）的 NK 细胞受体，直接杀伤处于被感染或者被恶性转化状态的靶细胞。这些种系编码的 NK 细胞受体大部分为杀伤性免疫球蛋白样受体（killer immunoglobulin-like receptor, KIR）家族，包括激活型受体和抑制型受体[14]。有几种 KIR 亚型具有两个或三个免疫球蛋白样结构域（2D 或 3D）。抑制型受体在胞质区拥有较长的尾部，例如 KIR2DL1 受体，其胞内区是免疫受体酪氨酸抑制基序（immunoreceptor tyrosine-based inhibitory motif, ITIM）。而 KIR2DS1 等胞质区较短的受体则是激活型，因为它们可以通过免疫受体酪氨酸（immunoreceptor tyrosine-based activation motif, ITAM）结合下游信

号通路，这类似于 T 细胞和 B 细胞的抗原受体复合物。NK 细胞整合由这些受体传导的正负信号，最终选择杀伤靶细胞并释放促炎因子或者保持静默（图 16-2）。

除了作为抵御病毒侵染细胞和恶性转化细胞的第一道防线，NK 细胞还可以与适应性免疫协同促进抗原的消除。例如，NK 细胞是 ADCC 的核心效应器，当①抗体结合到受感染细胞或恶性肿瘤细胞的表面抗原后，② NK 细胞利用其针对 IgG Fc 段的低亲和力受体（即 CD16）识别这些与细胞绑定的抗体，③随后 CD16 的交联导致 NK 细胞的脱颗粒以及靶细胞的裂解[15]。这种抗体介导的 NK 细胞对靶细胞的摧毁适用于解决多种临床问题，例如 CD20 抗体——利妥昔单抗通过介导 B 细胞耗竭治疗类风湿关节炎和血管炎[15-17]。

由于 CD16 有上述这种诱发效应功能的能力，故 CD16 被认为是 NK 细胞激活受体中的一个，其他受体还包括天然细胞毒性受体（NKp46、NKp44 和 NKp30）、NKG2C、NKG2D 和几个 KIR（KIR2DS1、KIR2DS2、KIR2DS4）[18]。目前，这些激活受体的配体尚未全部确定，已确定的有人类白细胞抗原（human leukocyte antigen，HLA）位点的等位基因，包括 HLA-C（对应 KIR2DS1）、HLA-E（对应 NKG2C）和 HLA-G（对应 KIR2DL4）[18]。NKG2D 的配体包括 MICA、MICB 和 ULBP1-4，它们通常在生理条件下表达量不高，但在细胞应激（如感染或恶性肿瘤）期间表达上调，然后相应的激活受体（NKG2D）就可以触发 NK 细胞杀伤作用，从而限制感染或癌症。

激活受体通过与含有胞内 ITAM 基序的 Ⅰ 型跨膜锚定蛋白（即 FcRγ、CD3ζ 和 DAP12）结合而触发 NK 细胞效应功能[18,19]。与激活受体结合后，ITAM 中的酪氨酸残基会被 Src 家族激酶（如 Lck、Lyn、Fyn、Src、Yes 和 Fgr）磷酸化[18]。这些磷酸化会导致 Syk 家族酪氨酸激酶的激活，进而触发涉及磷脂酶 C-γ（PLC-γ）和 Vav 在内的更多下游信号事件，这随后导致 NK 细胞肌动蛋白重组、脱颗粒及其转录因子 NFAT、NF-κB、ERK 和 AKT 的相关转录变化[18]。这些激活受体中有一些能够单独诱发 NK 细胞效应功能，但另一些受体只有联合其他共受体才能发挥其介导效应功能的活性[19]。

与激活型受体不同，NK 细胞抑制型受体包含一个胞内 ITIM 基序。这些抑制型受体包括 2B4、KLRG1、NKG2A、KLRB1、LAIR1、LILRB1 和一些 KIR（KIR2DL1、KIR2DL2、KIR2DL3、KIR3DL1 和 KIR3DL2）[18]。这些抑制型受体被配体结合后，其 ITIM 发生酪氨酸磷酸化，这会招募酪氨酸磷酸酶 SHP-1、SHP-2 或者含有 SH2 结构域的肌醇 5' 磷酸酶 -1（SHIP-1）到免疫突触[19]，导致信号接头分子比如 VAV 发生去磷酸化，从而阻断 ITAM 介导的信号[20]。类似地，SHIP 的募集会导致信号分子 PI（3,4,5）P3 和 IP3 的降解，从而抑制了 ITAM 下游的平行信号通路[20]。抑制型受体通路可以抵抗激活型受体通路，使潜在的目标细胞免受 NK 细胞攻击。

抑制型受体的配体通常是 Ⅰ 型 MHC 分子，比如 HLA-A3/A11（对应 KIR3DL2）、HLA-C（对应 KIR2DL1、KIR2DL2 和 KIR2DL3）、HLA-E（对应 NKG2A）或者其他 HLA Ⅰ 类分子（对应 LILRB1）[18]。值得注意的是，HLA-C 分子可以根据其第 80 位氨基酸残基的不同分为两个大类，第 80 位氨基酸残基决定了其被特定的同型 KIR 识别 [比如 KIR2DL1 特异性识别 HLA-C（Lys80）而 KIR2DL2 和 KIR2DL3 特异性识别 HLA-C（Asn80）]，表明 NK 细胞的 KIR 对其 HLA 配体具有严格的特异性，与 T 细胞受体（T cell receptor，TCR）的精准特异性相似。

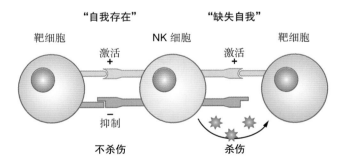

图 16-2　自然杀伤（NK）细胞以"缺失自我"为基础的杀伤功能调节。NK 细胞整合激活和抑制信号，以确定是否杀伤靶细胞。主要组织相容性复合体 - Ⅰ 类分子（MHC-Ⅰ）表达广泛，几乎无处不在，被认为是一种"自我"分子，它可以结合 NK 细胞表面抑制型受体。对于表达自身 MHC-Ⅰ 类分子的靶细胞（左），NK 细胞激活（绿色）和抑制（红色）的信号是相对平衡的，可阻止 NK 细胞杀伤。相比之下，病毒感染或恶性转化的靶细胞，自身 MHC Ⅰ 类分子表达（右）减少，因而缺少 NK 细胞抑制受体的配体，从而激活了 NK 细胞整体信号，导致 NK 细胞介导的杀伤。特异性杀死失去自身 MHC 分子的细胞的过程被称为"缺失自我"反应

ILC 和 NK 细胞的生物学特性

ILC 和 NK 细胞均源自骨髓中的造血干细胞（hematopoietic stem cell，HSC）。HSC 产生共同淋巴前体细胞（common lymphoid precursor，CLP），它是 B 细胞、T 细胞、NK 细胞和 ILC 的祖细胞。CLP 随后分化为共同固有淋巴祖细胞（common innate lymphoid progenitor，CILP），CILP 是 ILC 和 NK 细胞发育定型的分支点（图 16-3）。

ILC 的发育过程

CILP 在转录因子 GATA3、TCF-1 和 ID2 的作用下产生共同固有辅助淋巴祖细胞（common helper innate lymphoid progenitor，CHILP）[2,21]。CHILP 除了是 ILC1、ILC2 和 ILC3 谱系的前体外，也是 LTi 细胞的前体。然而，转录因子 PLZF 诱导 CHILP 分化为固有淋巴样细胞前体（innate lymphoid cell precursor，ILCP），阻止 LTi 细胞的形成。其中固有淋巴样细胞前体是 ILC1、ILC2 和 ILC3 的直接前体细胞。

ILCP 向 ILC1、ILC2 和 ILC3 的分化很大程度上受环境中细胞因子的影响。例如，细胞因子 IL-12、IL-15 和 IL-18 导致 ILCP 分化为 ILC1 并产生 IFN-γ[22,23]。另外，IL-7、IL-25 和 IL-33 促进 ILC2 的形成，IL-7、IL-23 和视黄酸驱促进 ILC3 的分化形成[21]。这些 ILC 谱系分化形成后，它们仍显示出延展性和可塑性。例如，ILC1 可以转化为 ILC2，而 ILC2 可以经诱导变为产生细胞因子 IFN-γ 的 ILC1[24-26]。同样，ILC1 和 ILC3 之间也可能存在转换[3,27,28]。因此，ILC 可以促进多种炎症反应，目前人们正在对 ILC 的这一特征进行深入研究。

NK 细胞的发育过程

在多个转录因子（TOX、NFIL3、ID2、PU.1、Runx3 和 ETS1）的调控下，CILP 向 NK 前体细胞

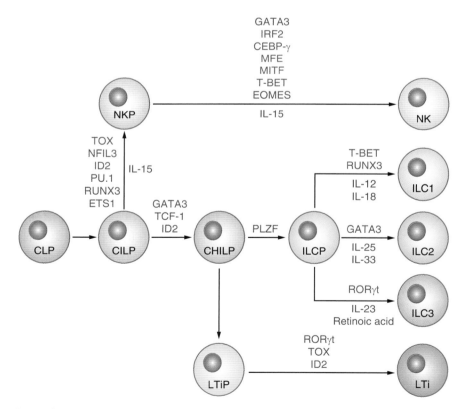

图 16-3 ILC 和 NK 细胞的发育。发育过程从左到右展示。调节每个发育步骤的转录因子以红色显示。支持每个发育步骤的特定细胞因子以蓝色显示。CHILP，共同固有辅助淋巴祖细胞；CILP，共同固有淋巴祖细胞；CLP，共同淋巴样前体细胞；ILC，固有淋巴细胞；ILCP，固有淋巴细胞前体；LTI，淋巴组织诱导细胞；LTiP，淋巴组织诱导细胞前体；NK，自然杀伤细胞；NKP，自然杀伤细胞前体

（NK cell precursor，NKP）分化[2]，后者特征性表达表面标志物 CD122，而不表达 NK 细胞的标志物[29]。CD122（IL15Rβ）以及 IL15R 复合物其他组分的表达对 NK 细胞的发育至关重要，因为 NKP 及其成熟后代需要 IL-15 信号才能存活。在转录因子 Gata-3、IRF-2、CEBP-γ、MEF、MITF 与两个 T-box 转录因子（即 T-BET 和 EOMES）的共同作用下，NKP 进一步分化为未成熟 NK 细胞，然后最终分化为成熟 NK 细胞[2,30,31]。小鼠 NK 细胞的发育主要发生在骨髓，不同的是，人类 NK 细胞的发育不仅可以在骨髓发生还可以在次级淋巴组织中发生，例如淋巴结和脾[5]。这一发育成熟过程的特点是获得多种表面受体（CD16、KIR、NKp30、NKp46、ZB4、NKG2A、NKG2C 和 NKG2D）、效应分子（穿孔素）和糖蛋白（CD56 和 CD57）的表达[32]。

根据糖蛋白 CD56 的表达情况，可将人类成熟 NK 细胞分为 CD56^{bright} NK 和 CD56^{dim} NK 两个亚群[33,34]。二者的表型和功能均有所不同，CD56^{bright} NK 细胞在 IL-2、IL-12、IL-15 和 IL-18 刺激下大量增殖并产生 IFN-γ，而 CD56^{dim} NK 细胞表达 CD16，具有较强细胞毒活性，在识别靶细胞后产生 IFN-γ[32]。此外，这两种 NK 细胞亚群在解剖学上也存在差异，外周血中 90% 的循环 NK 细胞是 CD56^{dim} NK 细胞，而在次级淋巴器官中发现的大多数 NK 细胞是 CD56^{bright} NK 细胞[32]。

之前人们推测 CD56^{bright} NK 细胞和 CD56^{dim} NK 细胞在发育上是有联系的，即 CD56^{bright} NK 细胞可以生成 CD56^{dim} NK 细胞[35]。后来人们发现 CD56^{bright} NK 细胞拥有更长的端粒，在刺激后增殖更旺盛，并且 CD56^{bright} NK 细胞经体外培养后可以生成 CD56^{dim} NK 细胞，这些数据支持了 "CD56^{bright} NK 细胞可以生成 CD56^{dim} NK 细胞" 这一推测[32]。NK 细胞的这种线性分化模式不仅在发育过程中而且在体内稳态条件下均可发生。然而，来自非人类灵长类动物的数据表明，在稳态条件下 CD56^{bright} NK 细胞和 CD56^{dim} NK 细胞这两种细胞群之间很少发生转变[36]，只有在 NK 细胞库的生成或补充过程中，例如发育过程中、骨髓移植后或者通过 IL15 缺失靶向消融 NK 细胞后，CD56^{bright} NK 细胞才可能会大量生成 CD56^{dim} NK 细胞[36]。

NK 细胞的功能

NK 细胞的两个明确特征是它们能够裂解靶细胞和产生炎症细胞因子。虽然与适应性免疫反应中的 T 细胞和 B 细胞相比，NK 细胞发挥功能不需要事先接触肿瘤或病毒病原体[37]，而是在与它们初次接触时就可以发挥功能，但是 NK 细胞的活性仍要根据授权（licensing）过程和 NK 细胞的激活状态而精细调整（下文讨论）。

NK 细胞在抗病毒感染方面的重要性已经从 NK 细胞缺乏症患者身上得到证实。一名 NK 细胞选择性缺乏的患者两度遭受了危及生命的疱疹病毒感染：13 岁时感染播散性水痘带状疱疹病毒；17 岁时感染了巨细胞病毒[38]。除了 NK 细胞缺乏，NK 细胞功能受损也会增加疱疹病毒感染概率。一系列的案例报告证明，NK 功能缺陷可以导致 EBV 和 HSV 的重度感染[39,40]。因此，NK 细胞在人类抗病毒免疫中发挥着关键作用。

除清除靶细胞以外，NK 细胞还有其他功能。例如，NK 细胞可以在胎盘中的母 - 胎界面聚集，通过防止滋养层细胞浸润和先兆子痫的发生，起到支持妊娠的作用[41,42]。这些子宫中的 NK 细胞可能是由于胎儿 - 胎盘发育需要非炎性环境，而表现出和传统 NK 细胞不同的转录图谱[43]。因此，NK 细胞所处的环境可以极大地影响其功能。

NK 细胞的活化、授权和 "缺失自我" 反应

尽管成熟的 NK 细胞在基础静息状态下具有一定的功能，经由炎症细胞因子和细胞 - 细胞直接接触而活化的 NK 细胞，其活力极大地提高多种细胞因子都可以活化 NK 细胞，如 IFN-α、IFN-β、IL-12、IL-15 和 IL-18[44]。已经活化的 NK 细胞可以产生多种促炎细胞因子，如 IFN-γ、TNF 和粒细胞 - 巨噬细胞集落刺激因子（granulocyte-macrophage colony-stimulating factor，GM-CSF）[45-48]。这些炎症因子是增强抗病毒免疫反应和抗肿瘤免疫反应的重要因素。除此以外，NK 细胞也可以通过分泌多种趋化因子，招募其他免疫细胞到炎症发生的起始位点。

大多数 NK 细胞的 KIR 配体都来自于 HLA 区域，这一区域具有高度的基因组可变性。并且，NK 细胞的 KIR 本身也具有高度的多态性。由于这些原

因，遗传性 KIR 配体和 KIR 在个体和个体之间表现出极大的差异性，如果某个个体没有遗传到适合其抑制受体的同源配体组合，那么其就有可能产生针对自身细胞的免疫反应。因此，NK 细胞群体必须精细地调整其激活的潜力，这一过程被称为授权（licensing）。

通俗形象地来讲，授权是指 NK 细胞被宿主自身 I 类 MHC 分子（MHC-I）驯化教育以识别"自我"和"非我"的一个过程，这个过程依赖于 NK 细胞在发育成熟过程中与宿主自身 I 类 MHC 分子的接触与相互作用，具体是通过 NK 细胞的抑制型受体与自身 I 类 MHC 分子配对结合实现。研究发现，在发生基因损伤导致所有 I 类 MHC 蛋白不能正常表达的小鼠中，NK 细胞的数量未受到影响，但 NK 细胞的功能出现严重的缺陷，例如 NK 细胞的杀伤功能和产生细胞因子的功能严重缺失，这与下文即将要阐述的"缺失自我"反应假说所预期的相反。而给这些小鼠体内重新引入一个特定的 MHC-I 分子基因，可使具有"特异性识别这一特定 MHC-I 分子"受体的 NK 细胞恢复全部功能[49]。这一过程也已在人类中观察到，人类 NK 细胞需要其抑制型受体特异性地与人类 MHC-I 分子即 HLA 等位基因配对接触[50,51]。因此，NK 细胞只有被自身 I 类 MHC 分子授权（教育）过才能获得激活潜力，从而才能发挥功能，这避免了 NK 细胞攻击宿主"自身"，实现了自我耐受。

如前所述，在 NK 抑制型受体的配体中有一些是 MHC-I 蛋白，包括 HLA-A、HLA-B 和 HLA-C。这些 MHC-I 蛋白的功能是将细胞内抗原呈递给细胞毒性 CD8 阳性 T 细胞，通过这种抗原呈递方式，可使 CD8 T 细胞识别出病毒感染的细胞。因此，为了逃逸 CD8 阳性 T 细胞的应答，很多种病毒会将其感染细胞的表面 MHC-I 减少或去除。然而，MHC-I 下调会导致病毒感染的细胞被 NK 细胞杀伤，说明 NK 细胞在消灭利用这种免疫逃逸策略的病毒方面发挥着关键作用[37]。

"缺失自我"反应假说描述了 NK 细胞上述这种特性。因为 I 类 MHC 分子的表达几乎无处不在，并通常会与 NK 细胞的抑制型受体结合，进而阻止 NK 细胞杀死靶细胞。当靶细胞的 MHC-I 表达下降时（比如遭受病毒感染期间），即"缺失自我"时，NK 细胞接收的抑制信号减少，以至于 NK 细胞的平衡状态被打破，使 NK 细胞倾向于活化而杀伤靶细胞。因此，"缺失自我"是 NK 细胞发挥杀伤功能的主要导向因素[37]，但目前"缺失自我"反应假说中所说的发挥杀伤功能的 NK 细胞是指经过自身 MHC-I 分子驯化而被授权的 NK 细胞。

"缺失自我"反应的演化过程

"缺失自我"反应似乎在不同的哺乳动物物种中平行进化，是趋同进化的一个重要例子。例如，人 NK 细胞利用各式各样的 KIR，而没有 KIR 的小鼠则独立进化出了一系列结构独特的受体，即 Ly49 家族受体，其作用与 KIR 类似，在人体中不存在[44]。虽然哺乳动物检测"缺失自我"细胞的策略在物种进化层面上是年轻的，但细胞毒性细胞本身在物种系统发育进化层面上却是古老的[52]。事实上，细胞介导的细胞毒性甚至可能在适应性免疫进化和有颌鱼类中出现重组激活基因（recombination-activating gene, RAG）之前就已经进化出来了。支持这一观点的是，细胞介导的细胞毒性不仅发生在多种非哺乳动物脊椎动物中，也发生在无脊椎动物中，它们可能是通过区分"自我"和"非我"来保护宿主免受来自同一物种其他个体细胞的入侵[52,53]。因此，与在脊椎和无脊椎动物中都有的识别"自我"与"非我"的机制相比，依赖 I 类 MHC 分子的"缺失自我"反应机制可能是在物种特异性选择压力下最近进化出来的。

ILC 的功能

如前文所述，ILC 的主要功能和与其相对应的 CD4 Th 细胞相同，但二者之间也存在几个显著的不同。首先，ILC 与 T 细胞不同，其不表达特异的重组抗原受体（即 T 细胞受体）；其次，ILC 与 NK 细胞都可对炎症因子做出快速响应以强化免疫反应。最后，由细胞因子诱导而激活的 ILC（和 NK 细胞）在免疫反应的早期阶段就可以迅速做出反应，而 T 细胞和 B 细胞由于克隆选择需经过数天的增殖和分化才能获得效应功能。此外，在炎症发生的初始位置，ILC 就已驻留在组织中，这一特点也使其响应速度快于 T 细胞，而 T 细胞在体内通常是循环的，需要一定时间才能到达炎症位点。

NK 细胞在健康与疾病中的作用

NK 细胞与风湿性疾病的关联

NK 细胞已经在多种风湿病中被检测研究过。多种自身免疫病与外周循环血中 NK 细胞数降低和（或）NK 细胞功能减弱相关[54]。但目前仍不确定这类改变对于全身炎性疾病的发生来说是首要风险因素还是次级风险因素。此外，NK 细胞毒性的减弱似乎是风湿病的一个共同特征，但对该发现的解读应当慎重。慢性 NK 细胞增多症等 NK 细胞产生过剩的疾病，与未成熟 NK 细胞的增多有关，这些未成熟 NK 细胞未获得完整的效应功能[55,56]。因此，无论 NK 细胞毒性减弱是否是导致风湿性疾病发生的一个因素，那些加速 NK 细胞发育的自身免疫病可能与体内能够发挥细胞杀伤功能的 NK 细胞数量减少有关。上述关联的发现提示 NK 细胞参与了风湿病的发生发展。

NK 细胞和类风湿关节炎

与其他自身免疫病类似，发生类风湿关节炎后，机体 NK 细胞的某些特征将会改变。比如，血液循环中 NK 细胞的比例和细胞毒性都将降低，但其产生干扰素的能力并未削弱[57]。对类风湿患者的病变关节进行检测，可以发现其中 CD56[bright] NK 细胞的增多，此类 NK 细胞的细胞因子产生增加但细胞毒性减弱[58,59]。因此，血液循环中 NK 细胞数量的减少可能是 NK 细胞向炎症组织转移的结果，而 NK 细胞毒性减弱也可能是导致类风湿关节炎发生的一个危险因素。

NK 细胞与系统性红斑狼疮

系统性红斑狼疮的相关研究表明该类患者体内的 NK 细胞数量低，NK 细胞杀伤效应减弱。随着系统性红斑狼疮疾病进程的改善，NK 细胞的数量会逐渐恢复正常，但是 NK 细胞的杀伤效应依然存在缺陷[60-62]。因此，系统性红斑狼疮患者体内 NK 细胞的细胞毒性发生了永久性改变，这可能是对该疾病的发展起推动作用的一个危险因素，这些关于类风湿关节炎的一些观点或许也适用于该疾病。

NK 细胞与幼年型特发性关节炎

幼年型特发性关节炎患者也会出现外周血 NK 细胞数量下降的现象。这种现象在全身型幼年型特发性关节炎患者中最为明显[63]。此外，幼年型特发性关节炎患者体内 NK 细胞的杀伤效应也较弱，而且细胞毒性穿孔素的表达水平也较低[64]。

巨噬细胞活化综合征/噬血细胞性淋巴组织细胞增多症和 NK 细胞

巨噬细胞活化综合征（macrophage activation syndrome，MAS）是一种罕见的与风湿病相关的严重炎症性疾病。MAS 在临床症状上与噬血细胞性淋巴组织细胞增多症（hemophagocytic lymphohistiocytosis，HLH）有很大重叠。与某些风湿病不同，MAS/HLH 具有有效的小鼠疾病模型。从缺失细胞毒性分子穿孔素的小鼠体内分离的 NK 细胞和细胞毒性 CD8 T 细胞无法杀死感染病毒的细胞，且这些小鼠感染特定病毒后会出现类似于 HLH 的强烈的炎症反应，最终发生死亡[65,66]。这被认为是细胞毒细胞无法清除病毒以至于免疫系统持续受到病毒刺激而导致的。支持这一观点的证据是，持续刺激 Toll 样受体 9（TLR9）激活固有免疫，也会导致小鼠出现巨噬细胞活化综合征样的疾病[67]。

与小鼠模型一致，NK 细胞缺陷可能是人类大部分 MAS 和 HLH 患者的发病基础。例如，人们在遗传性 HLH 中发现细胞毒性分子穿孔素基因发生了多种突变，这些突变会导致细胞毒性分子穿孔素不表达和 NK 细胞杀伤作用缺失[68,69]。此外，因为 NK 细胞缺陷在这些疾病中出现的频率很高，检测 NK 细胞缺陷已经被纳入了 HLH 和 MAS 的拟议诊断标准中[70,71]。

KIR/HLA 及其与自身免疫性疾病的联系

遗传学研究表明，一些风湿病与特定的 HLA 和 KIR 等位基因有关。例如，一项荟萃分析表明 KIR2DL3、KIR2DL5、KIR3DL3 和 KIR2DS5 可降低患类风湿关节炎的风险[72]；一项全基因组关联研究表明，编码 NK 抑制受体的 LILRB3 基因是一个促进高安氏动脉炎（Takayasu's arteritis）发生的风险基因[73]；此外，遗传获得激活型受体 KIR2DS2 但没有获得抑制型受体 KIR2DL2（即 KIR2DS2[+]/KIR2DL2[-] 基因组合）会导致硬皮病[74]。因此，特定 KIR 等位基因的相对风险或益处因风湿病的类型而异。

HLA 基因与疾病风险相关，这通常被认为是由于 HLA 在呈递抗原给 T 细胞的过程中有作用，但其实这也可能是由于 HLA 基因可以结合 NK 细胞激活型或者抑制型受体。例如，一个特殊的 HLA-C 等位基因（HLAC*06：02）与银屑病和银屑病关节炎的发病相关[75-77]。HLA-C*06：02 的一个显著特点是它不结合抑制型 KIR 分子 KIR2DL1[77]。因此，在没有这种抑制信号的情况下，NK 细胞可能倾向于激活。与这一假设一致，遗传了纯合 HLA-C*06：02 和激活型受体 KIR2DS1 和 KIR2DS2 的患者患银屑病关节炎的风险增加[77]。

KIR 和自身免疫性疾病之间的遗传关联暗示 NK 细胞在这些疾病中起致病作用，但这种推论尚待商榷。虽然 KIR 最初是在 NK 细胞上发现的，但现在发现 KIR 也可由其他免疫细胞表达。例如，与没有血管炎的类风湿关节炎患者或健康人相比，有血管炎的类风湿关节炎患者更有可能遗传获得了激活受体 KIR2DS2[78]；然而，与健康人相比，有血管炎的类风湿关节炎患者中较高水平的 KIR2DS2 是由 CD4 T 细胞表达的，这表明 KIR2DS2 引发有血管炎的类风湿关节炎的风险可能由 CD4 T 细胞介导，而不是或不只是由 NK 细胞介导的[78]。同样，HLA-B27 相关脊柱关节病患者中的 NK 细胞和 CD4 T 细胞也都表达较高水平的抑制型受体 KIR3DL2[79,80]，而且这些表达 KIR3DL2 的 CD4 T 细胞富集在脊柱关节炎患者的滑液中[80]。此外，HLA-B27 和 KIR3DL2 之间的相互作用似乎促进了这种特殊的 CD4 T 细胞群的存活[80]。因此，与 HLA-KIR 相互作用相关的一些发病机制可能是由非 NK 细胞（尤其是 T 细胞）介导的。

固有淋巴细胞（ILC）及其对风湿性疾病的潜在作用

研究显示固有淋巴细胞群在自身免疫病中发生了变化。在银屑病性关节炎病人的滑液中 ILC1 和 NKp44⁺ ILC3 的数量增加。滑液中的 ILC3 能够产生炎性细胞因子 IL-17，在银屑病关节炎中，IL-17 目前是生物治疗靶向的致病细胞因子[81]。与之相类似，在强直性脊柱炎中，特定 ILC3 亚群在肠道、血液、滑液和骨髓中增加，这些 ILC3 产生 IL-17，同样是强直性脊柱炎的治疗靶标[81]。因此，针对不同形式脊柱关节炎的靶向治疗可能通过成功降低 ILC 功能

起效。

当风湿病发生之后，很难辨别出 ILC 在病理进展中的相应作用。然而，某些与炎症性肠病或风湿性关节炎相关的单核苷酸多态性（SNP）定位于被称为超级增强子的基因组调控区域上，而这些超级增强子特异性地被 ILC 使用，不被 T 细胞使用[82]。这一发现提示影响 ILC 功能的基因变异有可能增加罹患自身免疫性疾病的风险。

此外，最近的研究强调了存在风湿病风险的个体在疾病全面发展之前的 ILC 改变。具体来说，一项研究比较了早期类风湿关节炎患者、由于自身抗体存在而处于临床前类风湿关节炎患者和健康对照者的淋巴结活检结果。与健康对照者相比，早期 RA 或临床前 RA 受试者的 ILC1 升高[83]。这些 ILC 变化发生在可检测到疾病的早期阶段，支持 ILC 参与风湿病发生的可能性。

小结

无论是在适应性免疫反应之前还是协同适应性免疫反应，ILC 和 NK 细胞在抗病原体和抗肿瘤免疫中均发挥了重要的固有免疫功能。此外，新的研究数据提示 ILC 和 NK 细胞参与调节了异常的自身免疫反应而导致了风湿性疾病的发生。然而，ILC 和 NK 细胞是否能够作为自身免疫性疾病的早期诊断指标以及治疗的靶点，仍需要未来更深入的研究证实。

🌐 Full references for this chapter can be found on ExpertConsult.com.

参考文献

1. Paul WE: *Fundamental immunology*, ed 7, Wolters Kluwer Health/Lippincott Williams & Wilkins, 2013.
2. Vivier E, et al.: Innate lymphoid cells: 10 years on, *Cell* 174:1054–1066, 2018.
3. Vonarbourg C, et al.: Regulated expression of nuclear receptor RORgammat confers distinct functional fates to NK cell receptor-expressing RORgammat(+) innate lymphocytes, *Immunity* 33:736–751, 2010.
4. Bernink JH, et al.: Human type 1 innate lymphoid cells accumulate in inflamed mucosal tissues, *Nat Immunol* 14:221–229, 2013.
5. Freud AG, Mundy-Bosse BL, Yu J, et al.: The broad spectrum of human natural killer cell diversity, *Immunity* 47:820–833, 2017.
6. Gasteiger G, Fan X, Dikiy S, et al.: Tissue residency of innate lymphoid cells in lymphoid and nonlymphoid organs, *Science* 350:981–985, 2015.
7. Klose CSN, et al.: Differentiation of type 1 ILCs from a common progenitor to all helper-like innate lymphoid cell lineages, *Cell* 157:340–356, 2014.

8. Melo-Gonzalez F, Hepworth MR: Functional and phenotypic heterogeneity of group 3 innate lymphoid cells, *Immunology* 150:265–275, 2017.

9. Eberl G, et al.: An essential function for the nuclear receptor RORgamma(t) in the generation of fetal lymphoid tissue inducer cells, *Nat Immunol* 5:64–73, 2004.

10. Strober W: The LTi cell, an immunologic chameleon, *Immunity* 33:650–652, 2010.

11. Cherrier M, Eberl G: The development of LTi cells, *Curr Opin Immunol* 24:178–183, 2012.

12. Jones GW, Hill DG, Jones SA: Understanding immune cells in tertiary lymphoid organ development: it is all starting to come together, *Front Immunol* 7:401, 2016.

13. Zhong C, Zheng M, Zhu J: Lymphoid tissue inducer-A divergent member of the ILC family, *Cytokine Growth Factor Rev* 42:5–12, 2018.

14. Campbell KS, Purdy AK: Structure/function of human killer cell immunoglobulin-like receptors: lessons from polymorphisms, evolution, crystal structures and mutations, *Immunology* 132:315–325, 2011.

15. Seidel UJ, Schlegel P, Lang P: Natural killer cell mediated antibody-dependent cellular cytotoxicity in tumor immunotherapy with therapeutic antibodies, *Front Immunol* 4:76, 2013.

16. Stone JH, et al.: Rituximab versus cyclophosphamide for ANCA-associated vasculitis, *N Engl J Med* 363:221–232, 2010.

17. Edwards JC, et al.: Efficacy of B-cell-targeted therapy with rituximab in patients with rheumatoid arthritis, *N Engl J Med* 350:2572–2581, 2004.

18. Lanier LL: Up on the tightrope: natural killer cell activation and inhibition, *Nat Immunol* 9:495–502, 2008.

19. Long EO, Kim HS, Liu D, et al.: Controlling natural killer cell responses: integration of signals for activation and inhibition, *Annu Rev Immunol* 31:227–258, 2013.

20. Vivier E, Nunes JA, Vely F: Natural killer cell signaling pathways, *Science* 306:1517–1519, 2004.

21. Cherrier DE, Serafini N, Di Santo JP: Innate lymphoid cell development: A T cell perspective, *Immunity* 48:1091–1103, 2018.

22. Bernink JH, et al.: Interleukin-12 and -23 Control plasticity of CD127(+) group 1 and group 3 innate lymphoid cells in the intestinal lamina propria, *Immunity* 43:146–160, 2015.

23. Fuchs A, et al.: Intraepithelial type 1 innate lymphoid cells are a unique subset of IL-12- and IL-15-responsive IFN-gamma-producing cells, *Immunity* 38:769–781, 2013.

24. Ohne Y, et al.: IL-1 is a critical regulator of group 2 innate lymphoid cell function and plasticity, *Nat Immunol* 17:646–655, 2016.

25. Bal SM, et al.: IL-1beta, IL-4 and IL-12 control the fate of group 2 innate lymphoid cells in human airway inflammation in the lungs, *Nat Immunol* 17:636–645, 2016.

26. Silver JS, et al.: Inflammatory triggers associated with exacerbations of COPD orchestrate plasticity of group 2 innate lymphoid cells in the lungs, *Nat Immunol* 17:626–635, 2016.

27. Cella M, Otero K, Colonna M: Expansion of human NK-22 cells with IL-7, IL-2, and IL-1beta reveals intrinsic functional plasticity, *Proc Natl Acad Sci U S A* 107:10961–10966, 2010.

28. Klose CS, et al.: A T-bet gradient controls the fate and function of CCR6-RORgammat+ innate lymphoid cells, *Nature* 494:261–265, 2013.

29. Geiger TL, Sun JC: Development and maturation of natural killer cells, *Curr Opin Immunol* 39:82–89, 2016.

30. Gordon SM, et al.: The transcription factors T-bet and Eomes control key checkpoints of natural killer cell maturation, *Immunity* 36:55–67, 2012.

31. Leong JW, Wagner JA, Ireland AR, et al.: Transcriptional and post-transcriptional regulation of NK cell development and function, *Clin Immunol* 177:60–69, 2017.

32. Luetke-Eversloh M, Killig M, Romagnani C: Signatures of human NK cell development and terminal differentiation, *Front Immunol* 4:499, 2013.

33. Lanier LL, Le AM, Civin CI, et al.: The relationship of CD16 (Leu-11) and Leu-19 (NKH-1) antigen expression on human peripheral blood NK cells and cytotoxic T lymphocytes, *J Immunol* 136:4480–4486, 1986.

34. Cooper MA, et al.: Human natural killer cells: a unique innate immunoregulatory role for the CD56(bright) subset, *Blood* 97:3146–3151, 2001.

35. Moretta L: Dissecting CD56dim human NK cells, *Blood* 116:3689–3691, 2010.

36. Wu C, et al.: Clonal expansion and compartmentalized maintenance of rhesus macaque NK cell subsets, *Sci Immunol* 3, 2018.

37. Yokoyama WM, Kim S: How do natural killer cells find self to achieve tolerance? *Immunity* 24:249–257, 2006.

38. Biron CA, Byron KS, Sullivan JL: Severe herpesvirus infections in an adolescent without natural killer cells, *N Engl J Med* 320:1731–1735, 1989.

39. Fleisher G, et al.: A non-x-linked syndrome with susceptibility to severe Epstein-Barr virus infections, *J Pediatr* 100:727–730, 1982.

40. Lopez C, et al.: Correlation between low natural killing of fibroblasts infected with herpes simplex virus type 1 and susceptibility to herpesvirus infections, *J Infect Dis* 147:1030–1035, 1983.

41. Moffett-King A: Natural killer cells and pregnancy, *Nat Rev Immunol* 2:656–663, 2002.

42. Hiby SE, et al.: Combinations of maternal KIR and fetal HLA-C genes influence the risk of preeclampsia and reproductive success, *J Exp Med* 200:957–965, 2004.

43. Koopman LA, et al.: Human decidual natural killer cells are a unique NK cell subset with immunomodulatory potential, *J Exp Med* 198:1201–1212, 2003.

44. Yokoyama WM, Kim S, French AR: The dynamic life of natural killer cells, *Annu Rev Immunol* 22:405–429, 2004.

45. Fehniger TA, Carson WE, Caligiuri MA: Costimulation of human natural killer cells is required for interferon gamma production, *Transplant Proc* 31:1476–1478, 1999.

46. Fehniger TA, et al.: Differential cytokine and chemokine gene expression by human NK cells following activation with IL-18 or IL-15 in combination with IL-12: implications for the innate immune response, *J Immunol* 162:4511–4520, 1999.

47. Cooper MA, et al.: Interleukin-1beta costimulates interferon-gamma production by human natural killer cells, *Eur J Immunol* 31:792–801, 2001.

48. Lauwerys BR, Renauld JC, Houssiau FA: Synergistic proliferation and activation of natural killer cells by interleukin 12 and interleukin 18, *Cytokine* 11:822–830, 1999.

49. Yokoyama WM, Kim S: Licensing of natural killer cells by self-major histocompatibility complex class I, *Immunol Rev* 214:143–154, 2006.

50. Anfossi N, et al.: Human NK cell education by inhibitory receptors for MHC class I, *Immunity* 25:331–342, 2006.

51. Kim S, et al.: HLA alleles determine differences in human natural killer cell responsiveness and potency, *Proc Natl Acad Sci U S A* 105:3053–3058, 2008.

52. Yoder JA, Litman GW: The phylogenetic origins of natural killer receptors and recognition: relationships, possibilities, and realities, *Immunogenetics* 63:123–141, 2011.

53. Khalturin K, Becker M, Rinkevich B, et al.: Urochordates and the origin of natural killer cells: identification of a CD94/NKR-P1-related receptor in blood cells of Botryllus, *Proc Natl Acad Sci U S A* 100:622–627, 2003.

54. French AR, Yokoyama WM: Natural killer cells and autoimmunity, *Arthritis Res Ther* 6:8–14, 2004.

55. Orange JS, Chehimi J, Ghavimi D, et al.: Decreased natural killer (NK) cell function in chronic NK cell lymphocytosis associated with decreased surface expression of CD11b, *Clin Immunol* 99:53–64, 2001.

56. French AR, et al.: Chronic lymphocytosis of functionally immature natural killer cells, *J Allergy Clin Immunol* 120:924–931, 2007.

57. Grunebaum E, Malatzky-Goshen E, Shoenfeld Y: Natural killer cells and autoimmunity, *Immunol Res* 8:292–304, 1989.

58. Dalbeth N, Callan MF: A subset of natural killer cells is greatly expanded within inflamed joints, *Arthritis Rheum* 46:1763–1772, 2002.

59. Pridgeon C, et al.: Natural killer cells in the synovial fluid of rheumatoid arthritis patients exhibit a CD56bright,CD94bright,CD158 negative phenotype, *Rheumatology (Oxford)* 42:870–878, 2003.

60. Yabuhara A, et al.: A killing defect of natural killer cells as an underlying immunologic abnormality in childhood systemic lupus erythematosus, *J Rheumatol* 23:171–177, 1996.

61. Sibbitt Jr WL, Mathews PM, Bankhurst AD: Natural killer cell in systemic lupus erythematosus. Defects in effector lytic activity and response to interferon and interferon inducers, *J Clin Invest* 71:1230–1239, 1983.

62. Henriques A, et al.: NK cells dysfunction in systemic lupus erythematosus: relation to disease activity, *Clin Rheumatol* 32:805–813, 2013.

63. Villanueva J, et al.: Natural killer cell dysfunction is a distinguishing feature of systemic onset juvenile rheumatoid arthritis and macrophage activation syndrome, *Arthritis Res Ther* 7:R30–37, 2005.

64. Fogel LA, Yokoyama WM, French AR: Natural killer cells in human autoimmune disorders, *Arthritis Res Ther* 15:216, 2013.

65. Matullo CM, O'Regan KJ, Hensley H, et al.: Lymphocytic choriomeningitis virus-induced mortality in mice is triggered by edema and brain herniation, *J Virol* 84:312–320, 2010.

66. Storm P, Bartholdy C, Sorensen MR, et al.: Perforin-deficient CD8+ T cells mediate fatal lymphocytic choriomeningitis despite impaired cytokine production, *J Virol* 80:1222–1230, 2006.

67. Behrens EM, et al.: Repeated TLR9 stimulation results in macrophage activation syndrome-like disease in mice, *J Clin Invest* 121:2264–2277, 2011.

68. Stepp SE, et al.: Perforin gene defects in familial hemophagocytic lymphohistiocytosis, *Science* 286:1957–1959, 1999.

69. Kogawa K, et al.: Perforin expression in cytotoxic lymphocytes from patients with hemophagocytic lymphohistiocytosis and their family members, *Blood* 99:61–66, 2002.

70. Henter JI, et al.: HLH-2004: diagnostic and therapeutic guidelines for hemophagocytic lymphohistiocytosis, *Pediatr Blood Cancer* 48:124–131, 2007.

71. Kumar B, Aleem S, Saleh H, et al.: A personalized diagnostic and treatment approach for macrophage activation syndrome and secondary hemophagocytic lymphohistiocytosis in adults, *J Clin Immunol* 37:638–643, 2017.

72. Aghaei H, Mostafaei S, Aslani S, et al.: Association study between KIR polymorphisms and rheumatoid arthritis disease: an updated meta-analysis, *BMC Med Genet* 20:24, 2019.

73. Renauer PA, et al.: Identification of susceptibility loci in IL6, RPS9/LILRB3, and an intergenic locus on chromosome 21q22 in takayasu arteritis in a genome-wide association study, *Arthritis Rheumatol* 67:1361–1368, 2015.

74. Momot T, et al.: Association of killer cell immunoglobulin-like receptors with scleroderma, *Arthritis Rheum* 50:1561–1565, 2004.

75. Okada Y, et al.: Fine mapping major histocompatibility complex associations in psoriasis and its clinical subtypes, *Am J Hum Genet* 95:162–172, 2014.

76. Gladman DD, Cheung C, Ng CM, et al.: HLA-C locus alleles in patients with psoriatic arthritis (PsA), *Hum Immunol* 60:259–261, 1999.

77. Nelson GW, et al.: Cutting edge: heterozygote advantage in autoimmune disease: hierarchy of protection/susceptibility conferred by HLA and killer Ig-like receptor combinations in psoriatic arthritis, *J Immunol* 173:4273–4276, 2004.

78. Yen JH, et al.: Major histocompatibility complex class I-recognizing receptors are disease risk genes in rheumatoid arthritis, *J Exp Med* 193:1159–1167, 2001.

79. Chan AT, Kollnberger SD, Wedderburn LR, et al.: Expansion and enhanced survival of natural killer cells expressing the killer immunoglobulin-like receptor KIR3DL2 in spondylarthritis, *Arthritis Rheum* 52:3586–3595, 2005.

80. Ridley A, et al.: Activation-induced killer cell immunoglobulin-like receptor 3DL2 binding to HLA-B27 licenses pathogenic T cell differentiation in spondyloarthritis, *Arthritis Rheumatol* 68:901–914, 2016.

81. Wenink MH, Leijten EFA, Cupedo T, et al.: Review: innate lymphoid cells: sparking inflammatory rheumatic disease? *Arthritis Rheumatol* 69:885–897, 2017.

82. Koues OI, et al.: Distinct gene regulatory pathways for human innate versus adaptive lymphoid cells, *Cell* 165:1134–1146, 2016.

83. Rodriguez-Carrio J, et al.: Brief report: altered innate lymphoid cell subsets in human lymph node biopsy specimens obtained during the at-risk and earliest phases of rheumatoid arthritis, *Arthritis Rheumatol* 69:70–76, 2017.

第 17 章

血小板和巨核细胞

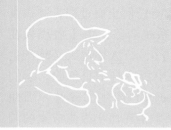

原著 ERIC BOILARD, PETER A. NIGROVIC

张晓辉 译　孙凌云 校

关键点

- 血小板是血液循环中的微小亚细胞碎片，在止血过程中起重要作用。
- 血小板表达参与炎症过程的受体和大量介质。
- 血小板功能抑制通常包括 G 蛋白偶联受体可溶性激动剂的阻断（如血栓素、凝血酶和二磷酸腺苷）；而在炎症部位，血小板免疫受体酪氨酸活化基序信号通路也与此有关。
- 血小板可能参与了某些风湿性疾病的炎症过程，包括类风湿关节炎和系统性红斑狼疮。
- 巨核细胞可以发挥独立于血小板的促炎作用，在动物模型中与关节炎发生有关。
- 阻断血小板的促炎作用可能是治疗风湿病及相关心血管风险的一种方法。

引言

血小板（platelet）在血管系统中巡游，发挥促进止血的作用。在血液中，血小板是仅次于红细胞的第二大细胞谱系，超过白细胞数个数量级。当血管系统受损时，血小板迅速反应以防止失血。除了参与血栓形成，血小板还在血液和淋巴系统的分离、维持炎症中血管系统的完整性以及免疫反应方面发挥了重要作用。大量证据表明，血小板及其生物活性介质是风湿性疾病发病的重要因素。血小板的生成细胞，即巨核细胞，同样具有免疫传感器和效应器的功能，基础研究发现其自身也参与了多种全身炎性疾病的发生。

血小板结构

血小板是血液循环中的微小亚细胞碎片。在人体中，正常血小板计数范围为 $150 \times 10^6/ml \sim 450 \times 10^6/ml$，是数量仅次于红细胞的第二大细胞系。结构上，静息状态下的血小板形似直径 $2 \sim 5\ \mu m$、厚度 $0.5\ \mu m$ 的不规则圆盘，体积为 $6 \sim 10$ fl。相比之下，淋巴细胞和中性粒细胞的体积分别为 218 和 330 fl[1,2]。由于血小板体积小且呈盘状，血流不断将其推向血管边缘，使之处于识别内皮损伤的最佳位置。由于其特有结构和在血液中的丰富性，血小板得以发挥其止血功能，即维持血管完整性[3]。

细胞骨架维持了血小板的盘状结构[4]。血影蛋白组成的细胞骨架与质膜的胞质侧相互联系，沿细胞周边形成微管线圈，同时，2000 ～ 5000 个肌动蛋白（血小板中表达最丰富的蛋白质）的线性聚合物填充在胞质中[5-7]。这些细胞骨架成分可在高剪切力环境下维持血小板的结构，并在血小板激活时使其发生构象变化，形成手指状的丝状伪足[8]。在这种情况下，血小板结构将发生显著重塑，从盘状变为棘状球体。

静息状态下的血小板质膜由磷脂组成，在电子显微镜下，磷脂表面光滑，并呈现细小的波纹[9,10]。表面膜含有通道和弯曲的内陷，被称为开放管道系统（open canicular system，OCS）[11]。OCS 增加了血小板与细胞外环境直接接触的表面积。血浆成分（如血清素和纤维蛋白原）可通过 OCS 进入血小板，同时该系统也成为血小板中储存的介质向外释放的管道[12,13]。构成 OCS 的管道也是血小板进行重要形态变化所必需的生物膜的来源（例如，血小板被激活时迅速形成丝状伪足和延伸，可使其暴露表面积增加420%）[14]。黏附的血小板将长（250 μm）卷须伸入血管腔，进一步增加其与细胞外环境的接触面积，并借此与循环白细胞相互作用[15]。

血小板胞质内有许多小细胞器，包括三类主要的分泌颗粒：α- 颗粒、致密体（δ 颗粒）和溶酶体（表17-1）。α- 颗粒是血小板中最丰富的细胞器（每个血小板 40 ～ 80 个）[16,17]，呈圆形或椭圆形，直径为200 ～ 500 nm，在其腔内或膜表面含有蛋白质，如血管性血友病因子（von Willebrand factor，vWF）、P- 选择素、凝血因子 V、血小板反应蛋白、纤维蛋白原、血小板因子 -4（platelet factor-4，也称为 CXCL4），以及多种生长因子，如血小板衍生生长因子（platelet-derived growth factor，PDGF）和肿瘤生长因子 β（tumor growth factor-β，TCF-β）等[18]。致密体较 α 颗粒更小，数量较少（每个血小板中 4 ～ 8 个），富含钙、镁、二磷酸腺苷（adenosine diphosphate，ADP）、三磷酸腺苷（adenosine triphosphate，ATP）、血清素和组胺[19,20]。由于含有钙和血清素，致密体在电镜下是不透明的。血小板通常含有 1 个溶酶体（有时没有，最多不超过3 个）。这些溶酶体可作为内体的消化区室，但此功能在止血中的重要性尚不清楚。蛋白水解也可以在血小板蛋白酶体中发生[21]。蛋白水解对血小板功能十分必要，因为蛋白酶体抑制剂硼替佐米（用于多发性骨髓瘤患者）的药物阻断能抑制血小板的促血栓活性和血小板生成[22,23]。血小板表达高尔基体的残余碎片以及有功能的线粒体（每个血小板 4 ～ 7 个），这些细胞器与能量产生和血小板活化有关[21,24]。

血小板生成

绝大多数血小板不会参与任何止血过程，并在衰老时被肝和脾的网状内皮系统清除。由于血小板在循环中的寿命相对较短（10 天），人体每天必须产生大约 1000 亿个血小板。血小板本身不是细胞，它们是由巨核细胞（megakaryocyte）产生的碎片，因此不具备细胞核[25,26]。巨核细胞是在血小板生成素的调控下由骨髓中的主干细胞（master stem cell）分化而来的。血小板生成素是一种在肝和肾中产生的激素，可促进巨核细胞成熟、数量增加和体积增大，以及阻止巨核细胞凋亡[27,28]。血小板生成素是一种 80 ～ 90 kDa 的可溶性蛋白，通过与巨核细胞和血小板表达的受体 c-MPL 结合发挥作用。血小板生成素与血小板的结合诱导血小板的分解代谢。因此，在血小板计数较低的患者中可检测到较高水平的血小板生成素，后者促进了体内巨核细胞的活性。然而，在严重血小板减少的小鼠中，血清血小板生成素水平保持正常。而在凋亡调节因子缺陷（如 Bax 和 Bak）的小鼠中，尽管血小板计数增加，也仍可检测到高水平的血小板生成素，这表明血小板介导的血小板生成素代谢并不是血小板生成的唯一调节因素。这种机制可能涉及糖蛋白 Ibα（GPIbα），GPIbα 是血小板表达的一种受体，这种受体在小鼠或人类中的缺失与肝合成血小板生成素水平的降低有关[29]。此外，衰老血小板表面的聚糖经过去唾液酸化修饰，可与肝细胞的唾液酸糖蛋白受体相互作用以介导血小板的肝清除，而衰老血小板也可通过这种相互作用直接诱导肝细胞合成血小板生成素[30]。

表 17-1　参与炎症反应的血小板组分

	血小板组分	作用
表面分子	P- 选择素（CD62P）、PECAM（CD31）、GPIbα	白细胞黏附靶点
	PAF、ROS	中性粒细胞活化
	CD154（CD40 配体）	内皮细胞激动剂
可溶性因子	血清素、组胺	血管渗透性调节
	β- 血小板球蛋白、PF4	趋化作用
	酸性水解酶、ROS	组织损伤
	PDGF、TGF-β	细胞有丝分裂原、趋化因子
血小板促凝活性的终末产物	凝血酶、纤维蛋白	促进白细胞聚集

GPI，糖基磷脂酰肌醇；PAF，血小板活化因子；PDGF，血小板衍生生长因子；PECAM，血小板 - 内皮细胞黏附分子；PF4，血小板因子 -4；ROS，活性氧；TGF，转化生长因子

白细胞介素（如 IL-1、IL-3、IL-6、IL-11）、干细胞因子（也称为 Kit 配体）和粒细胞 - 巨噬细胞集落刺激因子等细胞因子可促进巨核细胞的产生[31-33]。血小板平均体积（mean platelet volume，MPV）可用于评估血小板生成增多的情况，MPV 通常是全血细胞计数（complete blood cell count，CBC）检验的一部分。当巨核细胞产生的血小板增加时，血小板的平均体积就会增加，这种现象通常反映了对血小板加速破坏的代偿过程，可见于免疫性血小板减少性紫癜（immune thrombocytopenic purpura，ITP）、骨髓增生性疾病和 Bernard-Soulier 综合征[34]。

成熟的巨核细胞体积巨大（直径 50 ~ 100 μm），是经过多次核内有丝分裂形成的，这意味着它在不进行细胞分裂的情况下重复着 DNA 复制，从而形成通常高达 16N（128N 也可见）的多倍体核型[35]。这种 DNA 扩增导致基因扩增和蛋白质合成增加，是每个巨核细胞产生多达 5000 个血小板的必要条件。在血小板形成过程中，巨核细胞发出很长（可以毫米计）的胞质延伸，从骨髓组织伸入血管窦内部。这个延伸过程被称为前血小板加工，是通过微管的作用实现胞质的延长，这些微管也是从母体巨核细胞向远端的新生血小板输送细胞膜、细胞器和胞质颗粒通道。肌动蛋白丝参与了前血小板的出芽过程。母体巨核细胞和新生血小板之间的胞质连续性也使血小板得以携带功能性的 microRNA、mRNA，以及将后者有效转化为蛋白质所需的分子机器[36,37]。

随后，来自前血小板加工过程的细胞碎片以球状或杠铃形的前血小板的形式释放入血（图 17-1）。这些形态可以相互转换，并通过裂变的形式产生血小板。此外，血小板自身也可以再次分裂[38]。因此，血小板的成熟过程可能在循环中继续进行。有趣的是，巨核细胞可以迁移到外周血中，且有证据表明一定比例的血小板是由定居肺部的巨核细胞产生的[25,39,40]。

血小板和止血

阻止失血的过程总称为止血（hemostasis）。早在 1882 年，意大利科学家 Bizzozero 进行的活体内显微镜分析就表明血小板可以识别受损的血管并形成栓子[1]。此后，人们逐一描述了促进止血的分子成分。完整的内皮细胞可产生前列环素（prostacyclin，PGI_2）、一氧化氮和血栓调节蛋白等分子，这些分子与细胞相关内皮腺磷酸酶（ADP 酶；CD39）结合[41]，从而抑制血小板活化。而内皮损伤会引起血管收缩，从而减少血流并暴露内皮下基质。此阶段涉及的主要血小板糖蛋白（GP）受体是 GPⅠb-Ⅸ-Ⅴ复合物（25 000 拷贝 / 血小板）和整合素 αⅡbβ3（GPⅡb-Ⅲa 复合物；80 000 拷贝 / 血小板）家族中的成员[42,43]。

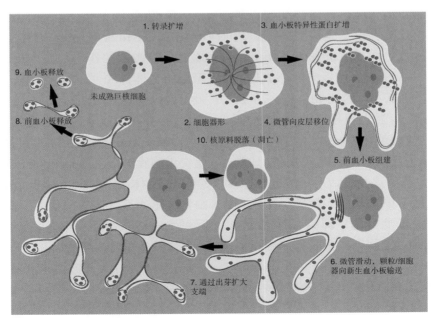

图 17-1　基于前血小板模型的血小板生物形成过程（From Italiano JE Jr，Hartwig J：Megakaryocyte development and platelet formation. In Michelson AD，editor：*Platelets*，ed 3，Amsterdam，2013，Elsevier，pp 27-50.）

在高剪切力的刺激下，GPⅠb-Ⅸ-V 复合物可结合 vWF，后者附着于损伤处暴露的胶原纤维，介导一过性黏附（也称为拴系）[44]。与 Fc 受体 γ 链同源二聚体形成复合物的糖蛋白Ⅵ（glycoprotein Ⅵ，GPⅥ）[45,46] 以及整合素 α2β1 可与胶原直接结合，使得这种相互作用更加稳定。尽管 GPⅡb-Ⅲa 是多种配体（纤连蛋白、纤维蛋白原、vWF、血小板反应素及玻连蛋白）的受体，但只有其活化形式能与纤维蛋白原结合。GPⅠb-Ⅸ 和 GPⅥ 引起的血小板活化促进内向外信号转导，促使 GPⅡb-Ⅲa 活化并结合纤维蛋白原，从而将血小板桥接在一起，并招募更多的血小板聚集到已黏附的血小板上 [42-44,47,48]。GPⅠb-Ⅸ-V 复合物和 GPⅡb-Ⅲa 复合物中的组分缺乏可分别导致两种先天性出血性疾病，Bernard-Soulier 病和 Glanzmann 血小板无力症 [49,50]。vWF 的降解由一种在血浆中表达的金属蛋白酶 ADAMTS-13 介导，它是一种天然抗血栓因子。ADAMTS-13 基因突变和抗 ADAMTS-13 自身抗体可分别导致家族性和获得性血小板减少性紫癜。

血小板活化涉及细胞内的信号传导。肌动蛋白细胞骨架将颗粒推向血小板膜表面。可溶性 N- 乙基马来酰亚胺敏感因子附着蛋白（soluble N-ethylmaleimide-sensitive factor attachment protein，SNAP）受体（SNAP receptor，SNARE）复合物介导颗粒与质膜的融合，并通过 OCS 途径释放颗粒内容物 [51]。释放的 ADP 进一步通过 P2Y12 受体激活血小板。由于磷脂是花生四烯酸（arachidonic acid，AA）等脂肪酸的一种贮存形式，磷脂酶 A2 剪切磷脂产生溶血磷脂，进一步可代谢为血小板活化因子（platelet activating factor，PAF）和 AA。AA 作为血小板中的环氧化酶 1（cyclo-oxygenase 1，COX-1）的底物，进一步产生血栓素 A_2[52]。血栓素 A_2 通过血栓素 A_2 受体发挥强大的血小板诱聚和血管收缩作用。由此，血小板栓子的生长和凝血级联反应启动，引起凝血酶的生成和纤维蛋白凝块的形成。基于这些激活途径的重要性，在有心肌梗死和血栓性卒中风险的人群中经常应用 P2Y12 受体拮抗剂（如氯吡格雷）抑制 ADP 活性，以及使用 COX-1 抑制剂（如阿司匹林）抑制血栓素 A_2 的合成。

血小板受到剪切应力并活化后还会释放一种胞外小囊泡，称为微颗粒（microparticle）。血小板微颗粒最初被称为血小板尘埃 [53]，是由细胞质空泡化和分裂产生的。血小板微颗粒直径 100 ~ 1000 nm，它与胞外体的不同点在于后者体积较小（直径 50 ~ 100 nm），起源于多胞体和 α- 颗粒，并通过胞吐作用产生 [54]。巨核细胞也可以直接产生血小板微颗粒，并且不依赖于血小板合成 [55]。对 GPⅡb（CD41）表达的研究提示血小板和巨核细胞是循环血液中血小板微颗粒的主要来源 [56]。在微粒释放过程中通常会发生膜不对称性的丢失，导致血小板微颗粒表面暴露出磷脂酰丝氨酸（phosphatidylserine，PS）[57]，暴露的 PS 可促进血液凝固 [58]。血小板微颗粒参与一些炎症病理的发病机制，也包括风湿病（见下文）。

除了保护受损血管的作用以外，血小板似乎在维持内皮完整性方面也发挥了作用，但目前尚未研究清楚。研究发现严重血小板减少症的患者也会出现内皮异常，如内皮变薄、穿孔和血管通透性增强 [59,60]。因此在显著血小板减少症的实验动物中，皮肤、肺或大脑的炎症部位可观察到出血 [59-62]。

血小板激活的信号通路

ADP、血栓素 A2 和凝血酶通过 G 蛋白偶联受体（G protein-coupledreceptor，GPCR）共用信号通路（其中凝血酶需与蛋白酶活化受体（protease-activating receptor，PAR）相结合）[62,63]。然而，GPCR 信号对于血小板在炎症中的止血作用并非必要，这提示在血小板中存在其他重要的激活信号通路。

免疫受体酪氨酸活化基序（immunoreceptor tyrosine-based activation motif，ITAM）信号可以发挥血小板激活的作用。血小板表达三种 ITAM 受体家族的受体：Fc 受体 γⅡA（一种低亲和力的 IgG 免疫复合物受体）[64]、Fc 受体 γ 链（与 GPⅥ非共价结合，对 GPⅥ功能来说是必需的 [45,46]）和 C 型凝集素 2（C-type lectin 2，CLEC2），其中 CLEC2 是肾小球足突细胞膜黏蛋白（podoplanin）的受体 [65]。

Fc 受体 γⅡA（Fc receptor γⅡA，FcγRⅡA）在人血小板上表达（但在小鼠中不表达）[64,66]，在免疫介导的血小板减少症、细菌性败血症相关血小板减少症、弥散性血管内凝血以及抗磷脂综合征的多种血栓表现中，FcγRⅡA 的激活是重要的发病机制 [62,67]。重要的是，FcγRⅡA 还可参与整合素外向内信号传导，从而促进血小板聚集和血栓形成 [62,63]。

为了确定血小板在炎症过程中是如何预防出血的，研究者在转基因小鼠的血小板表面用人源嵌合

IL-4 受体 α/GPⅠbα（chimeric human IL-4 receptor α/GPⅠbα，hIL-4Rα/GPⅠbα）蛋白取代 GPⅠbα，从而诱导血小板减少症。输注抗 hIL-4Rα 的抗体可导致严重的血小板减少症，在诱发 Arthus 反应之后可观察到皮肤出血。野生型（WT）血小板对抗 IL4Rα 抗体的血小板清除效应不敏感［它们不表达嵌合 α/GPⅠbα（hIL-4Rα/GPⅠbα）蛋白］，因此将 WT 血小板输注到血小板减少症小鼠体内可以缓解炎症部位的出血[59]。重要的是，输注缺乏 GPⅥ 和 CLEC2 表达的血小板不能阻止 Arthus 反应中的皮肤出血，这表明 GPⅥ 和 CLEC2 信号在血小板维持内皮完整性的功能中具有关键作用。

血小板 ITAM 的另一个止血作用体现在血管和淋巴管的分离[68]。缺乏 CLEC2 的小鼠胚胎的淋巴管内充满血液，并在出生后不久死亡，这与在缺乏脾酪氨酸激酶（spleen tyrosine kinase，Syk）和 SLP-76（CLEC2 信号下游的两种激酶）的小鼠中观察到的致死情况相似[69-72]。将成熟小鼠暴露于致死剂量射线，随后进行缺乏 CLEC2、Syk 或 SLP-76 表达的骨髓移植，也可观察到淋巴管内充满血液，这些小鼠死于淋巴系统功能障碍，可见 CLEC2 及其信号可能参与成人血液和淋巴的分离[62,73]。在慢性炎性疾病治疗中应用的靶向 Syk 的药物是否可能影响血管与淋巴管分离，这一问题目前尚不明确。

与大多数造血细胞相似，血小板也表达含有免疫受体酪氨酸抑制基序（immunoreceptor tyrosine-based inhibition motif，ITIM）的受体。尽管像 PECAM-1 和 G6b-B 这样的 ITIM 受体最广为人知的作用是参与 ITAM 介导的血小板激活衰减，但有研究表明它们也可能提高血小板反应性，以及促进血小板生成[74]。

总之，这些研究结果表明单用经典的抗血小板药物，如 ADP 拮抗剂、阿司匹林和凝血酶拮抗剂，并不能抑制血小板的所有功能（图 17-2）。

血小板作为炎症细胞

有核的血小板被称为血细胞（hemocytes），在低等脊椎动物（两栖动物、鸟类、鱼类和爬行动物）中既参与止血，也参与免疫防御[75]。目前普遍认为这些更原始的多功能细胞经过缓慢进化，逐渐成为功能更加特化的哺乳动物血小板。尽管如此，血小板仍保留着产生多种炎症介质的能力，越来越多的证据表明

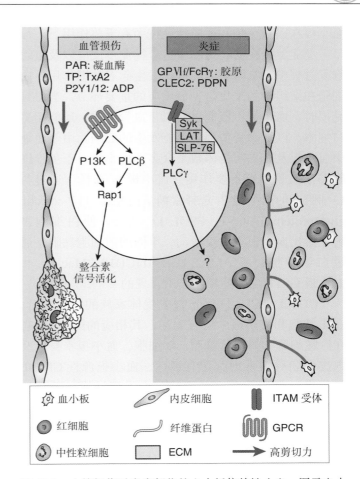

图 17-2 血管损伤后炎症部位的血小板依赖性止血。图示血小板依赖性止血过程中重要的分子机制。在血管损伤部位，血小板活化和黏附强烈依赖于可溶性配体以及相应的血小板表面的 G 蛋白偶联受体（G protein-coupled receptor，GPCR）。GPCR 的活化导致磷脂酶 Cβ2（phospholipase Cβ2，PLCβ2）和磷脂酰肌醇 3- 激酶（phosphatidylinositol 3-kinase，PI3K）的快速激活，对于激活小鸟苷酸三磷酸酶 Rap1、调节血小板整合素的亲和力以及血小板聚集至关重要。在血管损伤部位的血小板活化过程中，免疫受体酪氨酸活化基序（immunoreceptortyrosine-based activation motif，ITAM）偶联受体的作用比 GPCR 弱。相反，炎症部位的止血主要依赖于血小板 ITAM 信号传导，不依赖于主要的血小板黏附受体。在炎症条件下，血小板还能促进中性粒细胞渗出血管壁并且产生中性粒细胞胞外杀菌网络。这些发现提示了以下模型，即血小板在血管外的低流量 / 无流量条件下被激活，并释放出保护血管完整性的可溶性因子。炎症中 PLCγ2 下游信号通路和血小板所产生的维持血管完整性的介质尚未明确。CLEC2，C 型凝集素 2；ECM，细胞外基质；FcRγ，Fc 受体 γ 链；GP Ⅵ，糖蛋白 Ⅵ；LAT，T 细胞活化连接因子；PAR，蛋白酶活化受体；PDPN，肾小球足突细胞膜黏蛋白；SLP-76，76 kDa 的含 SH2 白细胞蛋白；TP，TxA2 受体；TxA2，血栓素 A［Modified from Boulaftali Y, Hess PR, Kahn ML, Bergmeier W：Platelet immunoreceptor tyrosine-based activation motif（ITAM）signaling and vascular integrity. *Circ Res* 114：1174-1184, 2014. Reprinted with permission from the American Heart Association.]

血小板在固有免疫和适应性免疫中有重要作用。

炎症发生在固有免疫和适应性免疫反应以及组织修复过程中，有时对人类疾病发生起着关键作用。白细胞在组织中的聚集是炎症反应的重要环节。当血管受损时，血小板不仅能迅速阻止血管渗漏，还能招募白细胞，以抵御受伤部位可能发生的感染。由于血液中血小板及其黏附受体数量众多，血小板对于免疫细胞渗出血管壁有重要作用。血小板 P- 选择素通过与白细胞上的白细胞 P- 选择素糖蛋白配体 -1(P-selectin glycoprotein ligand-1，PSGL-1) 结合，使白细胞黏附在活化血小板上发生滚动。牢固的白细胞黏附是通过白细胞整合素 αMβ2（CD11b/CD18，Mac-1）和血小板 GPⅠb 之间的相互作用实现的[76,77]。

CD40L（CD154）是 TNF 受体家族的跨膜蛋白，在 T 细胞和血小板中均有表达。其相应的配体 CD40 在巨噬细胞、树突状细胞、B 细胞、血小板本身以及内皮细胞等多系细胞均有表达。血小板源性 CD40L 可促进 B 细胞分化和免疫球蛋白类别转换，诱导细胞间黏附分子 -1 （intercellular adhesion molecule-1，ICAM-1）、血管细胞黏附分子 -1 （vascular cell adhesion molecule-1，VCAM-1）的表达，以及诱导内皮细胞释放趋化因子（CC motif）配体 2（CCL2），从而促进白细胞黏附和渗出[75]。血小板是人体内最大的可溶性 CD40L 储存库，血浆 CD40L 水平亦与血小板活化有关。

血小板也表达 Toll 样受体（Toll-like receptor，TLR），TLR 是模式识别受体家族的成员，可识别病原体中常见的保守分子基序。血小板表达 TLR 1 ～ 9，血小板 TLR 激活可引起血小板减少，并参与体内 TNF 的产生[78-81]。当血小板 TLR4 被细菌脂多糖（lipopolysaccharide，LPS）激活时，其可促进血小板与中性粒细胞的相互作用，协助触发中性粒细胞脱颗粒，并且释放在血液中血小板 - 中性粒细胞聚集体下游延伸的中性粒细胞胞外诱捕网（neutrophil extra-cellular trap，NET）[82]。在类风湿关节炎（rheumatoid arthritis，RA）、系统性红斑狼疮（systemic lupus erythematosus，SLE）和痛风中已经观察到 NET 形成。血小板诱导产生的 NET 是有益还是有害尚不清楚，但最近的痛风研究表明 NET 可能形成能够捕获细胞因子的聚集物，从而限制炎症反应[83-86]。

除了血小板表面受体，血小板源性的可溶性分子也可以通过生长因子、细胞因子、趋化因子和脂类信号分子等调节因子的作用来促进炎症反应（表 17-1）。活化的血小板释放 PDGF 和 TGF-β，这两种因子介导了慢性炎症中的纤维增生反应。PDGF 可以趋化平滑肌细胞、成纤维细胞和巨噬细胞，在损伤修复过程中发挥核心作用[87]。血小板是人体内主要的 TGF-β 储存库之一（每千克血小板含有数毫克 TGF-β），可以调节其在血液中的浓度[75]。TGF-β 也是白细胞的趋化因子，主要功能是抑制炎症反应，其依据包括：在大鼠实验中，TGF-β 全身给药缓解了炎性关节炎的进展[88]，而且 TGF-β 在 CD4+ CD25+ Foxp3+ 调节性 T（regulatory T，Treg）细胞的发育过程中也是必需的[75]。然而，TGF-β 过表达可能有促进纤维化的作用[89]，因此精确的表达调控也十分重要。

人们发现血小板分泌的其他一些因子也与血栓前状态和炎症前状态这两种相互交织的病生理过程有关，包括 CXC 型趋化因子 PF4 和 CC 型趋化因子 RANTES（受血小板活化调控，由正常 T 细胞表达并分泌），两者均贮存在 α 颗粒中。考虑到灰色血小板综合征（血小板 α 颗粒缺陷）的患者并不表现出反复感染，有学者认为血小板的促炎活性可能依托于其他贮存区室，或与新合成的调节因子有关。实际上，活化的血小板可以迅速合成并释放 IL-1β[36,90]。综上所述，血小板在炎症反应中起到了多方面的作用。血小板可以表达炎症介质，而且其中大多数都并非凝血功能所必需，这一现象说明血小板可能在炎症反应（如风湿病）中发挥了一定的作用。

巨核细胞作为炎症细胞

与血小板相比，巨核细胞在全身炎症反应中发挥作用的证据更为有限[91]。像血小板一样，巨核细胞可以表达包括 TLR 1、2、3、4、6 在内的多种 TLR 家族成员[92-97]。TLR5 mRNA 转录本在小鼠肺巨核细胞中表达[2]。这些受体激活的功能结果尚不明确，但可能包括加速巨核细胞成熟和血小板生成[96,98,99]。人巨核细胞类似血小板，也能表达低亲和力的 IgG 受体 FcγRⅡA[100,101]。小鼠研究提示 Fc 受体的信号刺激可能会增强巨核细胞微颗粒的释放，如非经典配体（如 C 反应蛋白）对高亲和力受体 FcγRⅠ 的刺激[102]。巨核细胞也表达 IgE 受体 FcεRⅠ，但主要是将其传递给血小板，因为人血小板表面会表达这种受体，而巨核细胞表面并无表达[103]。这些受体在体内巨核细胞功能活动中的作用尚待研究。

巨核细胞可能也参与了适应性免疫。与血小板一样，巨核细胞亦可表达 CD40L[104]。在骨髓环境中，巨核细胞可促进浆细胞存活，这种作用可能是由 IL-6 和增殖诱导配体（a proliferation-inducing ligand，APRIL）介导[105]。巨核细胞可以摄取外源性抗原，并通过 I 类主要组织相容性复合体（major histocompatibility complex，MHC）途径交叉呈递这些抗原，从而在小鼠实验模型中诱导免疫性血小板减少症[106]。

巨核细胞可以产生一系列特征性的细胞因子、趋化因子和其他介质[91]。骨髓微环境以具有高浓度的巨核细胞来源的 PF4 和 TGF-β 为特征，这些因子会参与造血干细胞的调控[107-109]。中性粒细胞趋化因子 CXCL1 和 CXCL2（与人 IL-8 相对应）的表达使巨核细胞可以调节中性粒细胞从骨髓中释放的过程。事实上，粒细胞集落刺激因子（granulocyte colony-stimulating factor，G-CSF）介导的小鼠骨髓中性粒细胞释放就受到巨核细胞的调控，骨髓间质中 G-CSF 感应细胞产生的血小板生成素可诱导巨核细胞释放 CXCL1/2。相应地，给予血小板生成素可引起外周血循环中性粒细胞计数增加[110]。

巨核细胞还能产生 IL-1α 和 IL-1β，这些细胞因子或游离存在，或包裹在微颗粒中[40,102,111-114]。相应地，移植 WT 而非 IL-1 缺陷型的巨核细胞可以恢复某些抗关节炎小鼠的关节炎易感性，这种影响甚至不依赖于它们的血小板，这为巨核细胞在 IL-1 介导的系统性炎症疾病中发挥的潜在作用奠定了理论基础[102]。

最后，巨核细胞与免疫系统还有一种有趣的相互作用，被称为穿入现象（emperipolesis）。这一术语来源于希腊语 em"进入"、peri"四周"和 polesis"随意运动"，指代了新鲜骨髓样本中观察到的白细胞在巨核细胞内部移动的现象[115]。骨髓组织切片显示，人类和小鼠骨髓切片中 2% ~ 5% 的巨核细胞出现活跃的穿入现象，伴有不成比例的中性粒细胞分布[116]。在血液恶性肿瘤和骨髓纤维化等病理条件下，穿入现象显著增加[117-119]。综合新近开发的体外模型、超微结构成像以及小鼠体内实验的证据，穿入现象是巨核细胞和中性粒细胞之间进行生物膜以及其他物质交换的一种新途径，是通过细胞相互作用实现的[120]。这种交换对巨核细胞、血小板和中性粒细胞功能的影响尚待进一步研究（图 17-3）。

血小板、巨核细胞与风湿病

类风湿关节炎

在 RA 患者中可以观察到血小板数量的变化和血小板激活的征象。血小板增多症（即血小板数目增加）在活动性 RA 患者中十分常见[121,122]，且与疾病的严重程度和复发有关，这说明血小板的产生可能受到 IL-1、IL-6 或 TNF 等炎性细胞因子的诱导[32,123]。另一方面，RA 患者的血小板减少则可能是由金制剂、环磷酰胺、甲氨蝶呤和硫唑嘌呤等药物治疗所引起的，这些药物可以抑制巨核细胞的发育。另一种更罕见的情况是药物诱导的免疫性血小板减少症，该病患者体内被免疫球蛋白 G（IgG）包被的血小板会在脾清除，可见于 1% ~ 3% 接受金盐肌内注射治疗的患者[124]。Felty 综合征是血清阳性类风湿关节炎的一种罕见却十分严重的并发症，该病患者脾大，从而导致了血小板清除增加，但很少发生出血，这是因为其血小板水平通常维持在 50 000/μl 以上[125]。

RA 患者的血液和滑液中都有明显的血小板激活征象。在 RA 患者的血液中，血小板 - 白细胞聚集体、血小板微颗粒、可溶性 P- 选择素和可溶性 CD40L 的水平均高于健康人。巨核细胞释放的血小板微颗粒保持着 GPIV 和 CLEC-2 表达，血小板释放的微颗粒则不表达 GPIV。而在 RA 患者的血液中，含有 CLEC-2 而非 GPIV 的血小板微颗粒的含量增加，这说明是血小板积极参与了 RA 患者体内血小板微颗粒的生成[126]。从 RA 患者的血液中分离的血小板在体外表现出对刺激的高反应性，说明其在体内可能已经过初免[127-135]。炎症累及的滑膜腔中可以发现血小板和血小板来源的蛋白[122,136-138]，滑膜组织中亦可检测到血小板 CLEC2，后者会结合于滑膜血管中的血小板血栓和纤维素沉积物[139-141]。已经有研究通过识别 GPIIb（CD41）表达的方法，在 RA 患者的滑液中检测到血小板微颗粒的存在[142-145]。RA 患者滑液中的血小板微颗粒含量远高于骨关节炎患者，但在活动的银屑病关节炎、幼年型特发性关节炎和痛风患者的滑液中也可检测出高水平的微颗粒。在 RA 患者的滑液中，血小板微颗粒表达瓜氨酸化的纤维蛋白原和波形蛋白等自身抗原，并被自身抗体和补体所包被，但

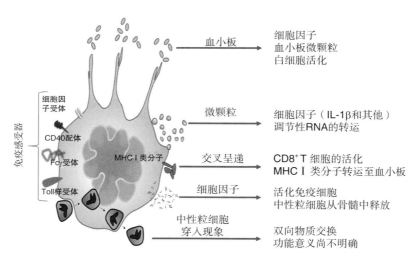

图 17-3　巨核细胞作为免疫细胞。巨核细胞具有通过不同途径介导全身免疫反应的能力，包括血小板生成、巨核细胞微颗粒释放、抗原的摄取、主要组织相容性复合体（major histocompatibility complex，MHC）Ⅰ类蛋白和细胞因子的表达，以及在被称为穿入现象的细胞内反应中对中性粒细胞（可能还包括其他细胞谱系）的摄取和释放（Figure modified from Cunin and Nigrovic，*J Leuk Biol* 2019 in press.）

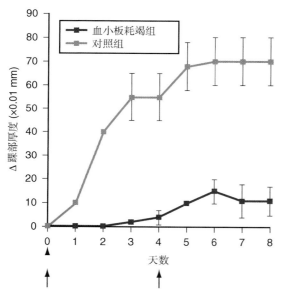

图 17-4　血小板可能参与了关节炎的发病过程。被动 K/BxN 关节炎模型是用含有抗葡萄糖 -6- 磷酸异构酶（glucose-6-phosphate isomerase，GPI）抗体的关节炎致病血清诱导建立的。该图展示了对应用血小板耗竭抗体的实验组（红色方块）以及同种型抗体的对照组（蓝色方块）分别输注 K/BxN 血清后，两组小鼠的关节炎的严重程度。数据显示了平均值 ± 标准误（standard error of the mean，SEM）[44]。箭头所示为血小板耗竭抗体肠外给药的时间；短箭头为 K/BxN 血清的给药时间。这些发现表明，在本模型中关节炎在体内的进展需要血小板参与（From Boilard E，Nigrovic PA，Larabee K，et al：Platelets amplify inflammation in arthritis via collagen-dependent microparticle production. Science 327：580-583，2010.）

在 RA 患者血液和银屑病关节炎患者的滑液中并无此现象[143,146]。因此，血小板微颗粒可能是 RA 患者体内自身抗原的重要来源之一。此外，血小板微颗粒还可能是免疫复合物的一种重要成核因子，这些免疫复合物在血清阳性 RA 患者体内含量甚高，在血清阴性 RA 中则不然[147,148]。

血小板黏附于迁移的白细胞是血小板源性物质在滑液中聚集的一条可能路径，此外，通透性升高的脉管系统亦可允许血小板微颗粒直接进入滑液中。在炎症反应的情况下，血小板可以调节血管通透性，导致液体渗出和组织水肿[149]。在受试者的皮肤内注射血小板内容物可以诱发肿胀、压痛、局部发红；在动物实验中，皮内注射血小板则可引起中性粒细胞聚集和水肿[150]。

考虑到在类风湿关节炎中滑膜脉管系统的通透性升高[139,140,151,152]，有学者利用活体成像评估了关节炎小鼠体内血小板对血管通透性的影响[139]。他们观察到事先经小鼠尾静脉注射的荧光微滴可以通过炎症累及的关节血管壁的间隙，并在小鼠的滑膜组织内、脉管系统之外聚积。值得一提的是，这些间隙在健康小鼠中并不存在，也没有微滴能够进入炎症未累及的关节。这些间隙是由血小板来源的 5- 羟色胺介导产生的。5- 羟色胺与 5- 羟色胺转运体结合从而转运入胞内，随后贮存在血小板的致密体中。该转运体即是作为抗抑郁药物作用靶点的 5- 羟色胺再摄取受体，正因如此，应用氟西汀可以降低炎症关节的血管通透性[139]。因此，至少在小鼠当中，血小板在维持炎症滑膜组织中血管通透性的持续升高方面起到了关键作用。

在 K/BxN 关节炎模型小鼠中，耗竭血小板可以缓解关节炎症（图 17-4）[139,142,153]。基于这一模型的研究表明，血小板激活可以诱发 GPVI 介导的微颗粒生成，该过程不依赖 P2Y12、GPⅠb 和血栓素 A$_2$。GPVI 诱导产生的血小板微颗粒含有 IL-1α 和 IL-1β，可以激活成纤维样滑膜细胞并使之产生炎症因子[142]。这些结果提示我们，GPⅥ及其 ITAM 信号级联通路可以成为关节炎治疗的潜在靶点（图 17-5）。

最后，巨核细胞被认为是炎性关节炎的调节介质，这种作用甚至不依赖于它们所产生的血小板。例如，携带影响 SCF 受体 Kit（参与巨核细胞发育）突变的小鼠存在着多种造血异常。移植巨核细胞可以恢复这些小鼠对 IgG 介导的关节炎的易感性，而移植中性粒细胞或血小板无此效应，提示巨核细胞相对不足可能是其造血异常的原因[102]。这种作用由巨核细胞来源的 IL-1 介导，存在于肺血管床中的巨核细胞释放的富含 IL-1 的血小板微颗粒可以将其转移到滑膜组织。这些观察结果表明，肺巨核细胞有可能充当串联传感器来感知和响应不同的触发因素，从而促进全身炎症，但该结论在人体内仍有待测试[91]。

系统性红斑狼疮

在 SLE 患者血液中，可以观察到血栓素[154]、可溶性和细胞表面 P- 选择素[155-157]、血小板 - 单核细胞聚集体[158]与血小板微颗粒[54,132,159]的显著增多，以及血小板超微结构的明显改变，例如胞质起泡[160]。有报道称在 SLE 患者的血小板表面检测到补体 C4d

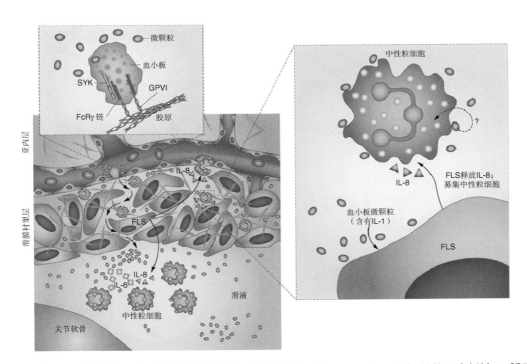

图 17-5　血小板加重类风湿关节炎（RA）炎症反应的机制。表达糖蛋白（glycoprotein，GP）Ⅵ的血小板被 GPVI 配体（胶原或层粘连蛋白）激活后，释放富含 IL-1 的微颗粒（主图及各插图）。血小板激活的准确解剖位置和血小板微颗粒进入关节腔的途径仍有待探究，但有可能涉及白细胞的转运，以及由血小板所产生的 5- 羟色胺介导形成的关节血管内皮细胞的间隙。GPⅥ受到刺激后通过 Src 激酶调节血小板的激活，这一过程依赖 SYK 通路的活性（上方插图）。在炎症关节的滑液中可以检测到高水平的血小板微颗粒（直径约 100 ~ 1000 nm），后者与包括成纤维样滑膜细胞（fibroblast-like synoviocytes，FLS）和滑液白细胞（右侧插图）在内的组织细胞相互作用，诱使靶细胞发挥更强的促炎效应，从而加重滑膜炎。对于 FLS，血小板微颗粒促进其表达 IL-6、IL-8 以及其他可以将白细胞趋化至关节区域的调节因子（右侧插图）。对病变滑液的研究表明，附着于中性粒细胞的血小板微颗粒或许亦可激发前者的效应器作用（From Boilard E，Blanco P，Nigrovic PA：Platelets：active players in the pathogenesis of arthritis and SLE. *Nat Rev Rheumatol* 8：534-542，2012. Reprinted with permission from Nature Publishing Group.）

以及抗 GPⅡb-Ⅲa 和 GPⅥ的 IgG 型抗体[161-163]，并且 SLE 血清中丰富的抗 DNA 抗体可能与 GPⅡb-Ⅲa 发生交叉反应[161]。

血小板还有可能通过 FcγRⅡA 与免疫复合物结合，遗传学研究表明 FcγRⅡA 与 SLE 的发病有关[164,165]。实际上，SLE 患者的血清可以通过 FcγRⅡA 受体诱导血小板激活标志物 P- 选择素的表达，健康志愿者的血清则无此作用[166,167]。FcγRⅡA 受体被激活后，血小板可以诱导髓样树突状细胞和浆细胞样树突状细胞产生 IFN-α，从而促进 B 细胞产生自身抗体[166]。对 SLE 易感小鼠模型的研究显示血小板促进了炎症过程，其依据是血小板耗竭和血小板功能抑制（利用 P2Y12 阻断剂）均可使小鼠的增生性肾炎显著减轻[166,168,169]（图 17-6）。

SLE 患者发生血栓的风险较高，这可能与血小板源性微颗粒水平的升高有关[170]。SLE 中循环可溶性 CD40L 水平的升高主要是由激活的血小板释放 CD40L 导致的，其含量与疾病活动性相一致[166]。已有两个独立的临床试验评估了阻断 CD40L 对 SLE 的影响。尽管在活动性增生性狼疮性肾炎患者当中，CD40L 的抑制有效减少了蛋白尿症状，但这项试验却因为用药患者出现血栓事件而告中止[171]。与之吻合的是，在 FcγRⅡA 转基因小鼠中静脉注射 CD40 抗体和可溶性 CD40L 的混合物可以诱发血栓形成，可见这一干预通过特异的 Fc 受体激活了血小板[172]。在第二项研究中，CD40L 的抑制并未影响 SLE 的临床特征，也未观察到不良反应[171,173]。

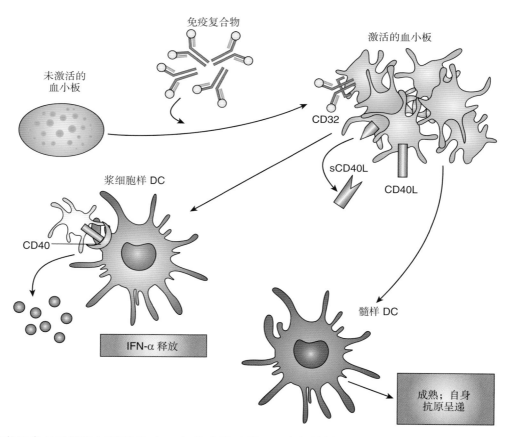

图 17-6　血小板激活参与系统性红斑狼疮（SLE）发病的过程。血小板被循环免疫复合物激活后表达细胞表面 CD40 配体（CD40L），CD40L 可以促进血小板聚集、与髓样树突状细胞（dendritic cell，DC）结合诱导其成熟，以及与浆细胞样树突状细胞结合，促进干扰素（IFN）-α 的分泌。sCD40L，可溶性 CD40 配体；SLE，系统性红斑狼疮（From Boilard E，Blanco P，Nigrovic PA：Platelets：active players in the pathogenesis of arthritis and SLE. *Nat Rev Rheumatol* 8：534-542，2012. Reprinted with permission from Nature Publishing Group.）

其他风湿性疾病

血小板很可能还参与了其他风湿病的发病。在抗磷脂综合征、系统性硬化症、强直性脊柱炎、Arthus 反应和雷诺现象的患者中均已检测到血小板激活、血小板聚集、可溶性 P- 选择素和血小板源性微颗粒[158,174-183]。用靶向 5- 羟色胺摄取的抗抑郁药治疗雷诺现象似乎有效[184]，可见血小板源性的 5- 羟色胺有可能参与了雷诺现象。尽管如此，血小板在雷诺现象中的真正作用仍有待明确。

结论

血小板和巨核细胞在止血方面的关键作用已广为人知。血小板尚有一些相对研究较少的作用，包括血管内皮完整性的维持、血管通透性的调控、淋巴管和血管的分离，以及对炎症反应严重程度和进程的调节。巨核细胞似乎也有一系列独立于血小板的免疫功能。随着人们对于这些凝血以外的功能的认知逐步增加，血小板和巨核细胞在风湿性疾病，包括类风湿关节炎和狼疮等疾病中的潜在作用也得到了新的阐释。然而，许多通路都可以导致血小板激活，传统的抗血栓药物对于血小板的免疫学活性的治疗作用似乎并不充分。理想的治疗方案是在保护血小板和巨核细胞维持血管完整性的功能的同时，选择性阻断其参与炎症反应的作用，而要达到这一终极目标，尚需进一步研究来提高我们对于血小板和巨核细胞在宿主防御反应和炎症疾病中的众多作用的综合理解。

Full references for this chapter can be found on ExpertConsult.com.

部分参考文献

3. White JG: Platelet structure. In Michelson AD, editor: *Platelets*, ed 3, Amsterdam, 2013, Elsevier, pp 117–144.

4. Hartwig JH: The platelet cytoskeleton. In Michelson AD, editor: *Platelets*, ed 3, Amsterdam, 2013, Elsevier, pp 145–168.

5. Fox JE, Boyles JK, Berndt MC, et al.: Identification of a membrane skeleton in platelets, *J Cell Biol* 106:1525–1538, 1988.

14. Escolar G, Leistikow E, White JG: The fate of the open canalicular system in surface and suspension-activated platelets, *Blood* 74:1983–1988, 1989.

15. Tersteeg C, Heijnen HF, Eckly A, et al.: FLow-induced PRotrusions (FLIPRs): a platelet-derived platform for the retrieval of microparticles by monocytes and neutrophils, *Circ Res* 114:780–791, 2014.

16. King SM, Reed GL: Development of platelet secretory granules, *Semin Cell Dev Biol* 13:293–302, 2002.

18. Maynard DM, Heijnen HF, Horne MK, et al.: Proteomic analysis of platelet alpha-granules using mass spectrometry, *J Thromb Haemost* 5:1945–1955, 2007.

22. Shi DS, Smith MC, Campbell RA, et al.: Proteasome function is required for platelet production, *J Clin Invest* 124:3757–3766, 2014.

23. Gupta N, Li W, Willard B, et al.: Proteasome proteolysis supports stimulated platelet function and thrombosis, *Arterioscler Thromb Vasc Biol* 34:160–168, 2014.

24. Choo HJ, Saafir TB, Mkumba L, et al.: Mitochondrial calcium and reactive oxygen species regulate agonist-initiated platelet phosphatidylserine exposure, *Arterioscler Thromb Vasc Biol* 32:2946–2955, 2012.

25. Hartwig J, Italiano Jr J: The birth of the platelet, *J Thromb Haemost* 1:1580–1586, 2003.

26. Josefsson EC, Dowling MR, Lebois M, et al.: The regulation of platelet life span. In Michelson AD, editor: *Platelets*, ed 3, Amsterdam, 2013, Elsevier, pp 51–66.

27. Kaushansky K, Broudy VC, Lin N, et al.: Thrombopoietin, the Mp1 ligand, is essential for full megakaryocyte development, *Proc Natl Acad Sci U S A* 92:3234–3238, 1995.

28. Akkerman JW: Thrombopoietin and platelet function, *Semin Thromb Hemost* 32:295–304, 2006.

30. Grozovsky R, Begonja AJ, Liu K, et al.: The Ashwell-Morell receptor regulates hepatic thrombopoietin production via JAK2-STAT3 signaling, *Nat Med* 21:47–54, 2015.

36. Denis MM, Tolley ND, Bunting M, et al.: Escaping the nuclear confines: signal-dependent pre-mRNA splicing in anucleate platelets, *Cell* 122:379–391, 2005.

37. Landry P, Plante I, Ouellet DL, et al.: Existence of a microRNA pathway in anucleate platelets, *Nat Struct Mol Biol* 16:961–966, 2009.

38. Schwertz H, Koster S, Kahr WH, et al.: Anucleate platelets generate progeny, *Blood* 115:3801–3809, 2010.

39. Italiano JE, Jr, Hartwig J: Megakaryocyte development and platelet formation. In Michelson AD, editor: *Platelets*, ed 3, Amsterdam, 2013, Elsevier, pp 27–50.

42. George JN: Platelets. *Lancet* 355:1531–1539, 2000.

43. Nieswandt B, Varga-Szabo D, Elvers M: Integrins in platelet activation, *J Thromb Haemost* 7(Suppl 1):206–209, 2009.

44. Clemetson KJ: Platelets and primary haemostasis, *Thromb Res* 129(3):220–224, 2012.

45. Jandrot-Perrus M, Busfield S, Lagrue AH, et al.: Cloning, characterization, and functional studies of human and mouse glycoprotein VI: a platelet-specific collagen receptor from the immunoglobulin superfamily, *Blood* 96:1798–1807, 2000.

46. Clemetson JM, Polgar J, Magnenat E, et al.: The platelet collagen receptor glycoprotein VI is a member of the immunoglobulin superfamily closely related to FcalphaR and the natural killer receptors, *J Biol Chem* 274:29019–29024, 1999.

48. Zaffran Y, Meyer SC, Negrescu E, et al.: Signaling across the platelet adhesion receptor glycoprotein Ib-IX induces alpha IIbbeta 3 activation both in platelets and a transfected Chinese hamster ovary cell system, *J Biol Chem* 275:16779–16787, 2000.

50. Nurden AT: Platelet membrane glycoproteins: a historical review, *Semin Thromb Hemost* 40:577–584, 2014.

51. Koseoglu S, Flaumenhaft R: Advances in platelet granule biology, *Curr Opin Hematol* 20:464–471, 2013.

52. Nieswandt B, Pleines I, Bender M: Platelet adhesion and activation mechanisms in arterial thrombosis and ischaemic stroke, *J Thromb Haemost* 9(Suppl 1):92–104, 2011.

54. Buzas EI, Gyorgy B, Nagy G, et al.: Emerging role of extracellular vesicles in inflammatory diseases, *Nat Rev Rheumatol* 10:356–364, 2014.

55. Flaumenhaft R, Dilks JR, Richardson J, et al.: Megakaryocyte-derived microparticles: direct visualization and distinction from platelet-derived microparticles, *Blood* 113:1112–1121, 2009.

56. Arraud N, Linares R, Tan S, et al.: Extracellular vesicles from blood plasma: determination of their morphology, size, phenotype and concentration, *J Thromb Haemost* 12:614–627, 2014.

57. Morel O, Jesel L, Freyssinet JM, et al.: Cellular mechanisms underlying the formation of circulating microparticles, *Arterioscler Thromb Vasc Biol* 31:15–26, 2011.

58. Owens 3rd AP, Mackman N: Microparticles in hemostasis and thrombosis, *Circ Res* 108:1284–1297, 2011.

59. Goerge T, Ho-Tin-Noe B, Carbo C, et al.: Inflammation induces hemorrhage in thrombocytopenia, *Blood* 111:4958–4964, 2008.

60. Ho-Tin-Noe B, Demers M, Wagner DD: How platelets safeguard vascular integrity, *J Thromb Haemost* 9(Suppl 1):56–65, 2011.

61. Boulaftali Y, Hess PR, Getz TM, et al.: Platelet ITAM signaling is critical for vascular integrity in inflammation, *J Clin Invest* 123:908–916, 2013.

62. Boulaftali Y, Hess PR, Kahn ML, et al.: Platelet immunoreceptor tyrosine-based activation motif (ITAM) signaling and vascular integrity, *Circ Res* 114:1174–1184, 2014.

63. Stegner D, Haining EJ, Nieswandt B: Targeting glycoprotein VI and the immunoreceptor tyrosine-based activation motif signaling pathway, *Arterioscler Thromb Vasc Biol* 34:1615–1620, 2014.

65. Suzuki-Inoue K, Fuller GL, Garcia A, et al.: A novel Syk-dependent mechanism of platelet activation by the C-type lectin receptor CLEC-2, *Blood* 107:542–549, 2006.

66. McKenzie SE, Taylor SM, Malladi P, et al.: The role of the human Fc receptor Fc gamma RIIA in the immune clearance of platelets: a transgenic mouse model, *J Immunol* 162:4311–4318, 1999.

68. Osada M, Inoue O, Ding G, et al.: Platelet activation receptor CLEC-2 regulates blood/lymphatic vessel separation by inhibiting proliferation, migration, and tube formation of lymphatic endothelial cells, *J Biol Chem* 287:22241–22252, 2012.

69. Clements JL, Lee JR, Gross B, et al.: Fetal hemorrhage and platelet dysfunction in SLP-76-deficient mice, *J Clin Invest* 103:19–25, 1999.

70. Abtahian F, Guerriero A, Sebzda E, et al.: Regulation of blood and lymphatic vascular separation by signaling proteins SLP-76 and Syk, *Science* 299:247–251, 2003.

71. Ichise H, Ichise T, Ohtani O, et al.: Phospholipase Cgamma2 is necessary for separation of blood and lymphatic vasculature in mice, *Development* 136:191–195, 2009.

72. Finney BA, Schweighoffer E, Navarro-Nunez L, et al.: CLEC-2 and Syk in the megakaryocytic/platelet lineage are essential for development, *Blood* 119:1747–1756, 2012.

73. Hess PR, Rawnsley DR, Jakus Z, et al.: Platelets mediate lymphovenous hemostasis to maintain blood-lymphatic separation throughout life, *J Clin Invest* 124:273–284, 2014.

75. Semple JW, Italiano JE, Freedman J: Platelets and the immune continuum, *Nat Rev Immunol* 11:264–274, 2011.

76. Ehlers R, Ustinov V, Chen Z, et al.: Targeting platelet-leukocyte interactions: identification of the integrin Mac-1 binding site for the platelet counter receptor glycoprotein Ibalpha, *J Exp Med* 198:1077–1088, 2003.

77. Furie B, Furie BC: The molecular basis of platelet and endothelial cell interaction with neutrophils and monocytes: role of P-selectin and the P-selectin ligand, PSGL-1, *Thromb Haemost* 74:224–227, 1995.

78. Andonegui G, Kerfoot SM, McNagny K, et al.: Platelets express functional Toll-like receptor-4, *Blood* 106:2417–2423, 2005.

79. Cognasse F, Hamzeh H, Chavarin P, et al.: Evidence of Toll-like receptor molecules on human platelets, *Immunol Cell Biol* 83:196–198, 2005.

80. Aslam R, Speck ER, Kim M, et al.: Platelet Toll-like receptor expression modulates lipopolysaccharide-induced thrombocytopenia and tumor necrosis factor-alpha production in vivo, *Blood* 107:637–641, 2006.

81. Semple JW, Aslam R, Kim M, et al.: Platelet-bound lipopolysaccharide enhances Fc receptor-mediated phagocytosis of IgG-opsonized platelets, *Blood* 109:4803–4805, 2007.

82. Brinkmann V, Reichard U, Goosmann C, et al.: Neutrophil extracellular traps kill bacteria, *Science* 303:1532–1535, 2004.

83. Schauer C, Janko C, Munoz LE, et al.: Aggregated neutrophil extracellular traps limit inflammation by degrading cytokines and chemokines, *Nat Med* 20:511–517, 2014.

84. Khandpur R, Carmona-Rivera C, Vivekanandan-Giri A, et al.: NETs are a source of citrullinated autoantigens and stimulate inflammatory responses in rheumatoid arthritis, *Sci Transl Med* 5, 2013. 178ra40.

85. Garcia-Romo GS, Caielli S, Vega B, et al.: Netting neutrophils are major inducers of type I IFN production in pediatric systemic lupus erythematosus, *Sci Transl Med* 3:73ra20, 2011.

86. Hakkim A, Furnrohr BG, Amann K, et al.: Impairment of neutrophil extracellular trap degradation is associated with lupus nephritis, *Proc Natl Acad Sci U S A* 107:9813–9818, 2010.

87. Ross R, Raines EW, Bowen-Pope DF: The biology of platelet-derived growth factor, *Cell* 46:155–169, 1986.

89. Denton CP, Abraham DJ: Transforming growth factor-beta and connective tissue growth factor: key cytokines in scleroderma pathogenesis, *Curr Opin Rheumatol* 13:505–511, 2001.

90. Lindemann S, Tolley ND, Dixon DA, et al.: Activated platelets mediate inflammatory signaling by regulated interleukin 1beta synthesis, *J Cell Biol* 154:485–490, 2001.

121. Selroos O: Thrombocytosis in rheumatoid arthritis, *Scand J Rheumatol* 1:136–140, 1972.

123. Ertenli I, Kiraz S, Ozturk MA, et al.: Pathologic thrombopoiesis of rheumatoid arthritis, *Rheumatol Int* 23:49–60, 2003.

125. Bowman SJ: Hematological manifestations of rheumatoid arthritis, *Scand J Rheumatol* 31:251–259, 2002.

127. Wang F, Wang NS, Yan CG, et al.: The significance of platelet activation in rheumatoid arthritis, *Clin Rheumatol* 26:768–771, 2007.

129. Mac Mullan PA, Peace AJ, Madigan AM, et al.: Platelet hyperreactivity in active inflammatory arthritis is unique to the adenosine diphosphate pathway: a novel finding and potential therapeutic target, *Rheumatology (Oxford)* 49:240–245, 2010.

130. Knijff-Dutmer EA, Koerts J, Nieuwland R, et al.: Elevated levels of platelet microparticles are associated with disease activity in rheumatoid arthritis, *Arthritis Rheum* 46:1498–1503, 2002.

131. Bunescu A, Seideman P, Lenkei R, et al.: Enhanced Fcgamma receptor I, alphaMbeta2 integrin receptor expression by monocytes and neutrophils in rheumatoid arthritis: interaction with platelets, *J Rheumatol* 31:2347–2355, 2004.

132. Sellam J, Proulle V, Jungel A, et al.: Increased levels of circulating microparticles in primary Sjögren's syndrome, systemic lupus erythematosus and rheumatoid arthritis and relation with disease activity, *Arthritis Res Ther* 11:R156, 2009.

133. Goules A, Tzioufas AG, Manousakis MN, et al.: Elevated levels of soluble CD40 ligand (sCD40L) in serum of patients with systemic autoimmune diseases, *J Autoimmun* 26:165–171, 2006.

134. Pamuk GE, Vural O, Turgut B, et al.: Increased platelet activation markers in rheumatoid arthritis: are they related with subclinical atherosclerosis? *Platelets* 19:146–154, 2008.

135. Gitz E, Pollitt AY, Gitz-Francois JJ, et al.: CLEC-2 expression is maintained on activated platelets and on platelet microparticles, *Blood* 124:2262–2270, 2014.

136. Ginsberg MH, Breth G, Skosey JL: Platelets in the synovial space, *Arthritis Rheum* 21:994–995, 1978.

137. Yaron M, Djaldetti M: Platelets in synovial fluid, *Arthritis Rheum* 21:607–608, 1978.

138. Endresen GK: Investigation of blood platelets in synovial fluid from patients with rheumatoid arthritis, *Scand J Rheumatol* 10:204–208, 1981.

139. Cloutier N, Pare A, Farndale RW, et al.: Platelets can enhance vascular permeability, *Blood* 120:1334–1343, 2012.

141. Del Rey MJ, Fare R, Izquierdo E, et al.: Clinicopathological correlations of podoplanin (gp38) expression in rheumatoid synovium and its potential contribution to fibroblast platelet crosstalk, *PLoS ONE* 9:e99607, 2014.

142. Boilard E, Nigrovic PA, Larabee K, et al.: Platelets amplify inflammation in arthritis via collagen-dependent microparticle production, *Science* 327:580–583, 2010.

143. Cloutier N, Tan S, Boudreau LH, et al.: The exposure of autoantigens by microparticles underlies the formation of potent inflammatory components: the microparticle-associated immune complexes, *EMBO Mol Med* 5:235–249, 2013.

144. Gyorgy B, Szabo TG, Turiak L, et al.: Improved flow cytometric assessment reveals distinct microvesicle (cell-derived microparticle) signatures in joint diseases, *PLoS ONE* 7:e49726, 2012.

145. Boudreau LH, Duchez AC, Cloutier N, et al.: Platelets release mitochondria serving as substrate for bactericidal group IIA secreted phospholipase A2 to promote inflammation, *Blood* 124:2173–2183, 2014.

146. Biro E, Nieuwland R, Tak PP, et al.: Activated complement components and complement activator molecules on the surface of cell-derived microparticles in patients with rheumatoid arthritis and healthy individuals, *Ann Rheum Dis* 66:1085–1092, 2007.

149. Bozza FA, Shah AM, Weyrich AS, et al.: Amicus or adversary: platelets in lung biology, acute injury, and inflammation, *Am J Respir Cell Mol Biol* 40:123–134, 2009.

150. Vieira de Abreu A, Rondina MT, Weyrich AS, et al.: Michelson AD, editor: *Platelets,* ed 3, Amsterdam, 2013, Elsevier, pp 733–767.

153. Mott PJ, Lazarus AH: CD44 antibodies and immune thrombocytopenia in the amelioration of murine inflammatory arthritis, *PLoS ONE* 8:e65805, 2013.

155. Nagahama M, Nomura S, Ozaki Y, et al.: Platelet activation markers and soluble adhesion molecules in patients with systemic lupus erythematosus, *Autoimmunity* 33:85–94, 2001.

156. Tam LS, Fan B, Li EK, et al.: Patients with systemic lupus erythematosus show increased platelet activation and endothelial dysfunction induced by acute hyperhomocysteinemia, *J Rheumatol* 30:1479–1484, 2003.

157. Ekdahl KN, Bengtsson AA, Andersson J, et al.: Thrombotic disease in systemic lupus erythematosus is associated with a maintained systemic platelet activation, *Br J Haematol* 125:74–78, 2004.

158. Joseph JE, Harrison P, Mackie IJ, et al.: Increased circulating platelet-leucocyte complexes and platelet activation in patients with antiphospholipid syndrome, systemic lupus erythematosus and rheumatoid arthritis, *Br J Haematol* 115:451–459, 2001.

160. Pretorius E, du Plooy J, Soma P, et al.: An ultrastructural analysis of platelets, erythrocytes, white blood cells, and fibrin network in systemic lupus erythematosus, *Rheumatol Int* 34:1005–1009, 2014.

161. Zhang W, Dang S, Wang J, et al.: Specific cross-reaction of anti-dsDNA antibody with platelet integrin GPIIIa49-66, *Autoimmunity* 43:682–689, 2010.

163. Takahashi H, Moroi M: Antibody against platelet membrane glycoprotein VI in a patient with systemic lupus erythematosus, *Am J Hematol* 67:262–267, 2001.

164. Reveille JD: The genetic basis of autoantibody production, *Autoimmun Rev* 5:389–398, 2006.

165. Balada E, Villarreal-Tolchinsky J, Ordi-Ros J, et al.: Multiplex family-based study in systemic lupus erythematosus: association between the R620W polymorphism of PTPN22 and the FcgammaRIIa (CD32A) R131 allele, *Tissue Antigens* 68:432–438, 2006.

166. Duffau P, Seneschal J, Nicco C, et al.: Platelet CD154 potentiates interferon-alpha secretion by plasmacytoid dendritic cells in systemic lupus erythematosus, *Sci Transl Med* 2:47ra63, 2010.

167. Berlacher MD, Vieth JA, Heflin BC, et al.: FcgammaRIIa ligation induces platelet hypersensitivity to thrombotic stimuli, *Am J Pathol* 182:244–254, 2013.

170. Pereira J, Alfaro G, Goycoolea M, et al.: Circulating platelet-derived microparticles in systemic lupus erythematosus. Association with increased thrombin generation and procoagulant state, *Thromb Haemost* 95:94–99, 2006.

171. Boumpas DT, Furie R, Manzi S, et al.: A short course of BG9588 (anti-CD40 ligand antibody) improves serologic activity and decreases hematuria in patients with proliferative lupus glomerulonephritis, *Arthritis Rheum* 48:719–727, 2003.

172. Robles-Carrillo L, Meyer T, Hatfield M, et al.: Anti-CD40L immune complexes potently activate platelets in vitro and cause thrombosis in FCGR2A transgenic mice, *J Immunol* 185:1577–1583, 2010.

173. Kalunian KC, Davis Jr JC, Merrill JT, et al.: Treatment of systemic lupus erythematosus by inhibition of T cell costimulation with anti-CD154: a randomized, double-blind, placebo-controlled trial, *Arthritis Rheum* 46:3251–3258, 2002.

174. Postlethwaite AE, Chiang TM: Platelet contributions to the pathogenesis of systemic sclerosis, *Curr Opin Rheumatol* 19:574–579, 2007.

175. Silveri F, De Angelis R, Poggi A, et al.: Relative roles of endothelial cell damage and platelet activation in primary Raynaud's phenomenon (RP) and RP secondary to systemic sclerosis, *Scand J Rheumatol* 30:290–296, 2001.

176. Chiang TM, Takayama H, Postlethwaite AE: Increase in platelet non-integrin type I collagen receptor in patients with systemic sclerosis, *Thromb Res* 117:299–306, 2006.

177. Wang F, Yan CG, Xiang HY, et al.: The significance of platelet activation in ankylosing spondylitis, *Clin Rheumatol* 27:767–769, 2008.

178. Hara T, Shimizu K, Ogawa F, et al.: Platelets control leukocyte recruitment in a murine model of cutaneous Arthus reaction, *Am J Pathol* 176:259–269, 2010.

179. Pauling JD, O'Donnell VB, McHugh NJ: The contribution of platelets to the pathogenesis of Raynaud's phenomenon and systemic sclerosis, *Platelets* 24:503–515, 2013.

180. Iversen LV, Ostergaard O, Ullman S, et al.: Circulating microparticles and plasma levels of soluble E- and P-selectins in patients with systemic sclerosis, *Scand J Rheumatol* 42:473–482, 2013.

181. Guiducci S, Distler JH, Jungel A, et al.: The relationship between plasma microparticles and disease manifestations in patients with systemic sclerosis, *Arthritis Rheum* 58:2845–2853, 2008.

182. Oyabu C, Morinobu A, Sugiyama D, et al.: Plasma platelet-derived microparticles in patients with connective tissue diseases, *J Rheumatol* 38:680–684, 2011.

183. Pamuk GE, Turgut B, Pamuk ON, et al.: Increased circulating platelet-leucocyte complexes in patients with primary Raynaud's phenomenon and Raynaud's phenomenon secondary to systemic sclerosis: a comparative study, *Blood Coagul Fibrinolysis* 18:297–302, 2007.

184. Coleiro B, Marshall SE, Denton CP, et al.: Treatment of Raynaud's phenomenon with the selective serotonin reuptake inhibitor fluoxetine, *Rheumatology (Oxford)* 40:1038–1043, 2001.

第 18 章

信号通路

原著 ABEL SUAREZ-FUEYO, VAISHALI R. MOULTON, GEORGE C. TSOKOS

刘昱东 译　孙凌云 校

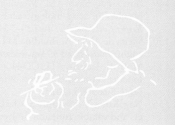

关键点

- 免疫系统的细胞通过受体感知外界环境的刺激，受体可以表达在细胞表面也可以表达在细胞内。
- 配体与受体的相互作用启动了信号传导级联反应，从而将外界刺激信号传递到细胞内并改变细胞功能。
- 信号通路通常涉及分子的磷酸化（激酶）和去磷酸化（磷酸酶）。
- 信号传导最终导致一系列细胞反应，例如生长、活化、增殖和分化的变化。

引言

　　免疫细胞通过对各种刺激作出反应从而发挥其在维持免疫系统稳态中的作用。一些生理性的、无害的、外来的或者是危险的信号被细胞识别，并且在细胞内进行信息的处理以转换成为不同的细胞反应，比如形状、运动性、生长、活化、分化或者是产生效应分子。细胞通过不同分子相互作用产生的级联反应将其感知的外界刺激传递到细胞质和（或）细胞核中，从而直接或者通过调节基因转录和蛋白质翻译引起效应功能。根据感知环境刺激的机制不同可以将信号通路进行分类，比如细胞表面受体介导的相互作用或细胞内脂溶性分子受体。受体介导的信号通路可以根据

酶的活性是否存在进行进一步分类。本章主要介绍一些基于上述受体以及其细胞内信号传导通路的基本概念。

具有酶活性的受体

　　由于许多配体是水溶性的，因此不能通过细胞膜的脂质双分子层，而只能与细胞表面的相应受体结合。这些配体包括抗原、免疫复合物、趋化因子、细胞因子和微生物一些组分。配体与其受体的相互作用启动下游催化活性以及募集相关信号分子或衔接分子。具有酶活性的受体包括细胞外配体结合结构域、跨膜结构域和细胞内信号传导结构域。这类受体所具有的内在酶活性包括激酶活性、磷酸酶活性或鸟苷酸环化酶活性等。

　　受体酪氨酸激酶（RTK）家族是这类受体中常见的一种。人类 RTK 家族由 20 个亚家族组成。这些亚家族所结合的配体包括干细胞因子、胰岛素、表皮生长因子（EGF）、血管内皮生长因子（VEGF）、血小板衍生生长因子（PDGF）、集落刺激因子（CSF）和成纤维细胞生长因子（FGF）等[1]。这些受体在通常状态下没有被活化，但当其相应配体与之结合后，这些受体会聚集形成二聚体同时其激酶结构域会进行自身磷酸化（图 18-1A）。当这些受体被活化后会招募其他激酶或细胞质分子用于下游信号的激活和传递。除结合受体外，配体以及相关辅助分子也会介导受体二聚化。例如，FGF 与硫酸肝素蛋白聚糖使得 FGF

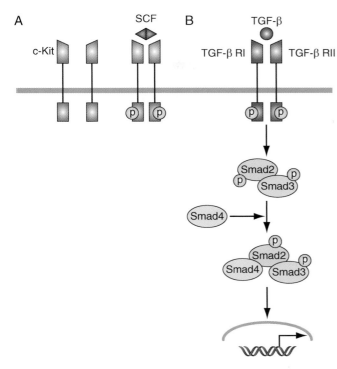

图 18-1 A. 受体酪氨酸激酶 c-Kit，干细胞因子受体（SCF）无活性形式为单体（左）。在与其配体结合后，受体二聚化并且激酶结构域彼此磷酸化（右）。B. 示意图描绘了转化生长因子（TGF）-β-TGFβ R 信号传导途径。P，磷酸盐

受体相互交联并且二聚化（FGFR）[2]。此外也有一些受体，即使在没有相应配体存在的情况下也可以发生二聚化，比如二硫键连接的胰岛素受体和胰岛素样生长因子（IGF）-1 受体。配体的结合通过多种机制诱导其受体发生结构变化以激活这些受体以及其下游信号传导通路[1]。

磷酸化可以发生在酪氨酸、丝氨酸或苏氨酸残基上。酪氨酸的磷酸化可被含有 Src 同源结构域 SH2 以及磷酸酪氨酸结合（PTB）结构域的蛋白所识别。这些蛋白可以是激酶或磷酸酶，或者是缺乏酶活性但可以作为中间体的衔接蛋白（adaptor protein）。含有 SH2 结构域的蛋白包括磷脂酶 Cγ（PLCγ）、磷脂酰肌醇 -3- 激酶（PI3K）和 SHP 磷酸酶等。衔接蛋白包括 Grb-2 和 IRS 等，其中 Grb-2 募集鸟嘌呤核苷酸交换因子（GEF）SOS。SOS 激活小 G 蛋白 Ras，从而活化丝裂原活化蛋白激酶（MAPK）通路。

转化生长因子 -β（TGF-β）是一种抗炎细胞因子，它与 RTK 家族类受体结合，从而调节多种细胞过程[3]。TGF-β 配体超家族包括骨形态发生蛋白、生长和分化因子（GDF）、激活素和 TGF-β1、2、3。

TGF-β 与携带丝氨酸苏氨酸激酶的 II 型受体结合，从而介导 I 型受体的磷酸化，进而与配体一起形成一个异源三聚体复合物。该复合物募集并磷酸化细胞内的 SMAD 蛋白。SMAD 蛋白包括受体活化型 Smad（r-Smad）1、2、3、5、9。一旦被磷酸化，r-Smad2、3 与共同介体 Smad4 寡聚化，并转入细胞核以调节基因转录（图 18-1B）[4]。

一些受体具有磷酸酶活性，比如蛋白酪氨酸磷酸酶（protein tyrosine phosphatase，PTP）。Src 家族激酶含有一个活化和一个抑制性的酪氨酸残基。C- 末端 Src 激酶（Csk）磷酸化抑制性的酪氨酸，而跨膜酪氨酸磷酸酶 CD45 去除这一磷酸化修饰，这一过程对于启动淋巴细胞信号传导通路必不可少。

募集具有酶活性的分子的受体

免疫细胞受体：T 细胞受体、B 细胞受体和 Fc 受体

免疫细胞表达抗原识别受体，而其受体是由一种非常复杂的方式选择产生的[5,6]。T 细胞和 NKT 细胞表达 T 细胞受体（TCR），其分别识别主要组织相容性复合物（MHC）或与 CD1d 相结合的肽或脂质。B 细胞通过 B 细胞受体（BCR）识别可溶性抗原。淋巴和髓系细胞，例如 NK 细胞和巨噬细胞，表达 Fc 受体（FcR）家族的受体。FcR 与抗原抗体复合物结合后引起这些细胞的活化。这些受体是异多聚体复合物，具有一个由一个或两个链构成的，用于识别配体、共受体（CD4、CD8 或 CD19）的亚基或者是一至六个含有免疫受体酪氨酸活化基序（ITAM）结构域的衔接蛋白（图 18-2）。

通过受体及共受体的抗原识别引起膜近端早期激酶包括 Src、Syk 和 Tec 等的募集和活化，这些激酶磷酸化了与免疫细胞受体结合的 ITAM 结构域上的酪氨酸激酶。Src 家族磷酸酪氨酸激酶（PTK）包含八种激酶，分别为 Fgr、Fyn、Src、Yes、Blk、Hck、Lck 和 Lyn，这些酶通过 SH2 结构域被募集。Tec 家族由五种不同的激酶（Bmx、Btk、Itk、Tec 和 Txk/Rlk）组成，它们通过其 pleckstrin 同源（PH）结构域转移到细胞膜以结合 PIP3。或者通过它们的 SH2 结构域被招募，这些结构域识别接头蛋白上的 ITAM（例如，B 细胞中的 BLNK 或 T 细胞中的 SLP-76 和

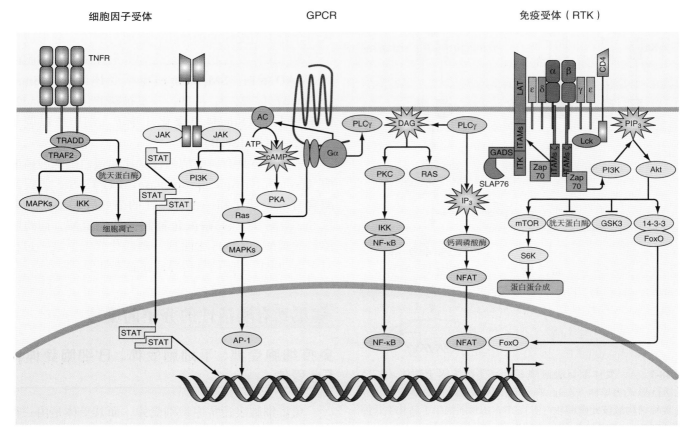

图 18-2 示意图描绘了细胞因子受体、G 蛋白偶联受体（GPCR）和免疫受体的信号传导通路。AC，腺苷酸环化酶；AP-1，活化蛋白 -1；GADS，Shc 下游生长因子受体结合蛋白 -2 相关衔接蛋白；ITAM，免疫受体酪氨酸活化基序；JAK，Janus 激酶；LAT，T 细胞活化连接蛋白；MAPK，丝裂原活化蛋白激酶；NFAT，活化 T 细胞的核因子；PI3K，磷脂酰肌醇 -3- 激酶；PIP3，磷脂酰肌醇 -3，4，5- 三磷酸；PKA，蛋白激酶 A；PLC，磷脂酶 C；SLAP，Src 样衔接蛋白；STAT，信号转导和转录激活因子；TNFR，肿瘤坏死因子受体；TRAF，TNFR 相关因子；TRADD，TNFR 相关死亡域

LAT）。Tec 激酶的主要下游靶标是 PLCγ[7,8]。它们的功能受激酶 Csk 和蛋白酪氨酸磷酸酶 CD45 的调节。

　　ITAM 磷酸化后通过 SH2 结构域募集 Syk 家族激酶并使其活化。BCR 募集 Syk，而 ZAP-70 与 TCR 内的 CD3ζ 的磷酸化 -ITAM 结合。由于 Syk 与它们的共同 γ 链结合，因此两种激酶都参与 Fc 受体的信号传导。值得注意的是也有一些激酶通过与 CD3 zeta 链结合来募集 ZAP-70。这些激酶通过自身磷酸化来产生与 SH2 蛋白相互作用的位点 [7]。

共刺激受体

　　T 细胞活化需要两个信号：一个信号由 T 细胞受体介导，另一个信号称为共刺激信号。该信号是 T 细胞和抗原呈递细胞（APC）之间的一组由受体 - 配体分子间相互作用形成的信号。B7/CD28 是目前研究较明确的共刺激通路。APC 上表达的 B7-1 和 B7-2 与 T 细胞上表达的 CD28 结合。这种相互作用触发下游信号传导通路，从而使得原始信号得以放大并启动效应反应。CD28 被 Lck 磷酸化并激活 PLCγ 和 PI3K / Akt 途径。该信号传导通路的一个重要作用是增强 IL-2 mRNA 的稳定性，从而大大增加了 IL-2 的产生和分泌。细胞毒 T 淋巴细胞相关抗原 4（CTLA4）与 CD28 的结构非常相似，且可与 B7 分子结合。CTLA4 与 B7 分子的结合较 CD28 与 B7 分子的结合具有更高的亲和力。CTLA4 与 CD28 的结合对于抑制 T 细胞的活化和增殖具有重要作用[9]。除了 B7-CD28 配对外，其他共刺激分子，如诱导型共刺激分子（ICOS），其在活化的 T 细胞上表达，与活化的树突状细胞、单核细胞和 B 细胞上的 B7-H2/ICOSL

相互作用。信号淋巴细胞 - 激活分子（SLAM）家族是另一类共刺激分子，其是由九个跨膜蛋白组成的免疫球蛋白超家族的亚型。SLAM 通过嗜同性（homophilic）和嗜异性（heterophilic）的相互作用对多种细胞，包括 T 细胞、B 细胞和 NK 细胞产生效应。SLAM 蛋白具有基于酪氨酸的开关基序，通过此基序 SLAM 蛋白可以高亲和力地结合携带 SH2 的蛋白，如 SLAM 相关蛋白（SAP）和 EAT2[10]。

活化的 T 细胞也会表达其他共刺激分子，如 CD40L 和程序性细胞死亡 1（PD-1）受体。CD40L 与 APC 上的 CD40 相互作用，而这一相互作用对于 T 细胞的效应功能具有重要作用，如 B 细胞的活化以及抗体的产生。而 T 细胞上表达的 PD-1 与 APC 上表达的 B7-H1/PDL1 和 B7-DC/PDL2 的结合则是负向调控的共刺激信号[11]。PD-1 属于免疫球蛋白超家族，其细胞内结构域具有一个基于免疫受体酪氨酸的抑制基序（ITIM）和一个基于免疫受体酪氨酸的开关基序（ITSM）。ITSM 中的酪氨酸与磷酸酶 SHP1 和 SHP2 结合，抑制 PI3K/Akt 通路。PD-1 信号通路抑制抗凋亡分子 BcL-xL 和转录因子（如 T-bet、GATA-3 和 Eomes）的表达，而上述转录因子的表达对于 T 细胞分化具有非常重要的作用。

因此，共刺激信号不仅可以活化细胞从而促进其免疫应答过程中所需的增殖和效应功能，同时还可抑制免疫应答的过度激活，而后者对于诱导免疫耐受非常重要。

细胞因子受体

细胞因子是可溶性肽调节分子，对于免疫稳态以及自身炎症性疾病的发生具有重要的作用[12]。细胞因子受体根据其结构域以及结构分为四类。

1. Ⅰ 类受体：此类受体的特征在于其含有 WSXWS 基序，并且可以根据结构同源性或共同的信号传导亚基的使用进行细分。这类受体包括 IL-2、IL-6、IL-7、IL-15 的受体，以及促红细胞生成素和催乳素等激素的受体[13]。

2. Ⅱ 类受体：此类受体包括 Ⅰ 型和 Ⅱ 型干扰素（IFN）受体，以及 IL-10、IL-20、IL-22、IL-26、IL-28 和 IL-29 的受体[14]。干扰素是通常作为识别病原体的下游效应产生的糖蛋白。根据它们激活的受体分为三类。Ⅰ 型干扰素与 IFNA 受体（IFNAR）结合，该组包括 IFN-α、IFN-β、IFN-ε、IFN-κ 和 IFN-ω。IFN-γ 是人类中唯一的 Ⅱ 型成员，它与 IFNGR 结合。Ⅲ 型 IFN 激活由 IL-10R2 和 IFNLR1 组成的受体复合物，该组包括 IL-29、IL-28A 和 IL-28B。激活刺激 Janus 激酶（JAK）/ 信号转导和转录激活因子（STAT）信号级联以及与干扰素调节因子（IRF）蛋白合作进行的转录变化。干扰素特征基因（ISG）的表达可促进抗病毒活性、增加 MHC 呈递和细胞凋亡。

3. 肿瘤坏死因子（TNF）受体以及与一些非细胞因子受体（如 CD95）具有相同结构[15]。TNF 超家族由 19 个配体和 29 个受体组成，它们在炎症、细胞凋亡和增殖中发挥着不同的作用[16]。TNF 和淋巴毒素 -α（也称为 TNFβ）是最先发现的两个成员，它们的蛋白质具有大约 50% 的同源性序列。该超家族的其他成员包括淋巴毒素 -β、CD40L、FasL、CD30L、4-1BBL、CD27L、OX40L、TNF 相关凋亡诱导配体（TRAIL）、淋巴毒素样配体与 gD-1 HSV 竞争在 T 上表达的 HVEM 细胞（LIGHT）、NF-κB 受体激活剂配体（RANKL）、TNF 相关凋亡弱诱导剂（TWEAK）、增殖诱导配体（APRIL）、B 细胞激活因子（BAFF）、血管内皮细胞生长抑制剂（VEGI）、外源性蛋白酶 A（EDA）-A1、EDA-A2 和糖皮质激素诱导的 TNF 受体（TNFR）家族配体（GITRL）。TNF 与两种不同的受体结合：TNFR1 和 TNFR2（图 18-3）。TNF 超家族的受体可以根据细胞内死亡域（DD）的存在与否进行分类，其中含 D 的受体在表达中无处不在。TNFR1 含有一个 DD，几乎在所有细胞类型中表达，而 TNFR2 主要在免疫细胞、内皮细胞和神经细胞中表达。TNF 在细胞表面以可溶性形式和跨膜蛋白形式表达，而淋巴毒素 -α 仅以可溶性蛋白形式表达。TNF 可以诱导多种信号通路，包括 NF-κB、MAPK 和细胞凋亡的激活。

4. 目前认为 IL-1 受体类似于 Toll 样受体（TLR）[17]。这些受体复合物一般含有两个或更多个单次跨膜亚基，其包括募集活化时所需信号蛋白的结构域以及细胞外结合结构域的亚基。尽管 Ⅰ 类和 Ⅱ 类细胞因子受体使用 Janus 激酶（JAK）/ 信号转导与转录激活（STAT）信号通路，但 TNF 受体（TNFR）使用

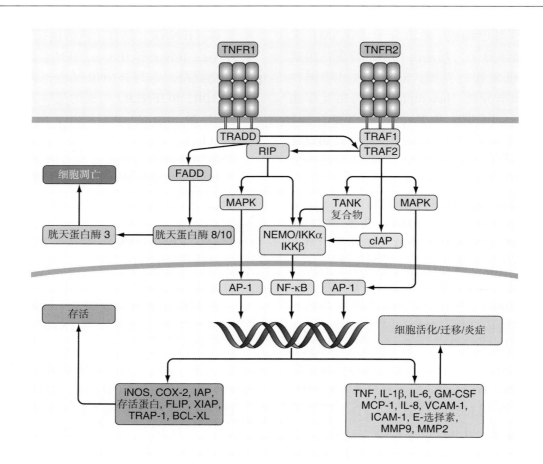

图 18-3　肿瘤坏死因子受体 1（TNFR1）和 TNFR2 信号通路。AP，活化蛋白；BCL，B 细胞淋巴瘤；cIAP，细胞凋亡抑制蛋白；COX，环加氧酶；FADD，Fas 相关死亡结构域蛋白；FLIP，FLICE 样抑制蛋白；GM-CSF，粒细胞 - 巨噬细胞集落刺激因子；IAP，凋亡抑制剂；ICAM，细胞间黏附分子；IKK，IκB（κB 抑制剂）激酶；IL，白细胞介素；iNOS，诱导型一氧化氮合成酶；MAPK，丝裂原活化蛋白激酶；MCP，单核细胞趋化蛋白；MMP，基质金属蛋白酶；NEMO，NF-κB 必需调节剂；NF-κB，核因子 -κB；RIP，受体相互作用的丝氨酸 / 苏氨酸蛋白激酶；TANK，TRAF 家族成员相关的 NF-κB 激活剂；TRADD，肿瘤坏死因子受体相关死亡结构域蛋白；TRAP，TNF 受体相关蛋白；VCAM，血管细胞黏附蛋白；XIAP，X 连锁凋亡蛋白抑制剂

TNFR 相关因子（TRAF）作为衔接分子来募集具有不同功能的复合物。

黏附分子

淋巴细胞的多种功能，包括细胞活化、迁移和细胞 - 细胞间相互作用均与黏附分子有关。黏附分子包括选择素、整合素和免疫球蛋白超家族分子等。L- 选择素（CD62L）对于淋巴细胞向淋巴组织归巢非常重要。活化的淋巴细胞下调 L- 选择素同时上调其他黏附 / 迁移分子，如 CD44。CD44 是一种跨膜蛋白，其识别透明质酸。CD44 对于免疫细胞迁移到外周的炎症部位至关重要。CD44 缺乏内在激酶活性，但其细胞质内结构域与 Src 家族激酶 Lck 和 Fyn

相连。此外，CD44 的细胞质尾端与磷酸化的 pERM 蛋白结合，后者将肌动蛋白和细胞骨架蛋白交联至 CD44[18]。CD44 通路还可以激活 PI3K/Akt 介导的细胞存活通路 [19]。

整合素是以异二聚体形式存在的细胞表面蛋白，其提供了细胞与其他细胞或与细胞外基质间的相互作用，允许细胞迁移至效应部位。许多趋化因子可以激活整合素从而介导细胞向淋巴或非淋巴组织迁移。T 淋巴细胞整合素包括白细胞功能相关抗原（LFA）-1、LPAM-1 和极晚期活化抗原（VLA）-4，它们分别结合免疫球蛋白超家族成员 ICAM-1、MAdCAM-1 和 VCAM-1。整合素的活化导致由内向外的信号传导，其调节了整合素受体与细胞外配体的亲和力。该信号传导途径的成员包括小 GTP 酶 RAP1 及 GEF 踝蛋白和黏着斑蛋白（kindlin）[20-22]。

七次跨膜结构域受体

G 蛋白偶联受体

G 蛋白偶联受体（GPCR）是大约有 350 个成员的大家族，其结合多种配体，包括激素、脂质、趋化因子和白三烯等。它们是含有七个跨膜结构域的蛋白质，与细胞内三聚体 G 蛋白（α、β 或 γ）相结合。GPCR 分为五个家族：视紫红质（rhodopsin）、分泌素（secretin）、谷氨酸（glutamate）、黏附（adhesion）以及 Frizzled/Taste2（表 18-1）。当 GPCR 与配体结合后，GPCR 发生构象改变，此时三磷酸鸟苷（GTP）通过交换 G 蛋白上本来结合着的二磷酸鸟苷（GDP）使 G 蛋白的 α 亚基与 β、γ 亚基分离。

基于 GPCR 的 α 亚基的不同，G 蛋白分为四个亚家族：Gαs、Gαi/o、Gαq/11 和 Gα12/13。每个 Gα 都有特定的靶点：Gαs 和 Gαi/o 激活或抑制腺苷酸环化酶（AC），通过调节 cAMP 水平以影响几种离子通道和激活蛋白激酶 A（PKA），而 Gαq/11 激活磷脂酶 C（PLC）-β 从而水解 PIP2 生成 IP3 和 DAG，最终导致 Ca^{2+} 和蛋白激酶 C（PKC）途径的活化。Gα12/13 的靶点是三个 RhoGEF，它们可以激活小 GTP 酶 Rho，进而通过应激活化的 MAPK 途径，在调节细胞骨架中发挥重要作用。此外，Gβγ 复合物可以调节几种离子通道，以及 AC、PLC 和 PI3K 特定的同种型（见图 18-2）[23]。Gβγ 二聚体激活 Rho 家族 G 蛋白以调节肌动蛋白丝重组并由此诱导细胞骨架变化从而影响细胞内运输。这些变化对于应答趋化因子、过敏毒素或组胺的作用非常重要。鞘氨醇 -1- 磷酸（S1P）是存在于血液和淋巴中的脂质信号分子，其受体在内皮细胞上大量表达，对于淋巴细胞离开胸腺和淋巴结至关重要。

Wnt 信号通路

Wnt 信号通路是一种复杂的信号通路[24]。根据配体和下游通路的性质，可分为两类：经典和非经典途径。经典途径包括 Wnt1 类配体（Wnt2、Wnt3、Wnt3a 和 Wnt8a），它们与卷曲蛋白（Frizzled，Frz）受体及其共同受体 LRP5 和 LRP6 结合。当被激活时，Frz 和 LRP 募集并抑制细胞质 APC/Axin 破坏

表 18-1 G 蛋白偶联受体（GPCR）及其配体的实例

GPCR 超家族	GPCR 家族	GPCR	配体
视紫红质	腺苷受体	A2AR	腺苷
	趋化因子受体	CXCR4	SDF1
		CCR2	CCL2
		CCR3	CCL5
			CCL7
			CCL11
			CCL13
			CCL26
		CCR4	CCL2
			CCL4
			CCL5
			CCL17
			CCL22
		CCR5	CCL3
			CCL4
			CCL5
	缓激肽受体	B2R	缓激肽
	过敏毒素受体	C5aR	C5a
	S1P 受体	S1P1	S1P
	蛋白酶激活受体	PAR-1	凝血酶
		PAR-2	胰蛋白酶
	前列腺素受体	EP2/EP4	前列腺素 E_2
黏附		CD97	CD55
分泌素		GCG-R	胰高血糖素
谷氨酸		红藻氨酸谷氨酸受体	谷氨酸
Frizzled/Taste2		FZ5	Wnt5a

复合物，由酪蛋白激酶 CK-1 和糖原合酶激酶 GSK-3b 等蛋白激酶整合。GSK-3b 是一种肿瘤抑制性腺瘤性息肉病（APC）蛋白和支架蛋白 Axin，用于稳定 β-catenin[25]。经典 Wnt 信号通路主要参与细胞增殖和分化[26]。

非经典 Wnt 信号通路由 Wnt5a 型（Wnt4、Wnt5a、Wnt5b、Wnt6、Wnt7a 和 Wnt11）启动。Wnt5a 型分子与 Frz 受体结合，激活 Disheveled（Dvl），并根据表型反应，分为 Wnt/ 平面细胞极性（PCP）或 Wnt/Ca^{2+} 通路[27],[28]。Wnt/Ca^{2+} 通路激活磷脂酶 C（PLC）途径，导致钙的释放和蛋白激酶 C、CaMKII

和钙调磷酸酶的激活，以及活化 T 细胞核因子（NFAT）途径，以调节细胞骨架重排、细胞黏附和迁移[29]。在 PCP 通路中，Wnt 配体被 Frz/ 视黄酸相关孤儿受体 ROR/RTK 复合物识别[30]。该通路激活 Rho 和 Rac[31]，通过激活 Rho- 相关激酶 ROCK[32] 和 c-Jun N 端激酶 JNK 信号通路[31] 导致细胞骨架重排和细胞运动。

固有免疫受体通路

TLR 和核苷酸结合寡聚化结构域 NOD 样受体（NLR）构成先天免疫系统的主要病原体识别受体，其以细胞自主方式启动抗菌反应，包括炎症和细胞凋亡（图 18-4）。由病原体相关分子模式（PAMP）识别所引发的级联反应的主要下游效应是通过转录因子 IRF 对于 IFN 基因的转录激活，从而引发炎症以及组织修复。PAMP 是通过各种在内体以及细胞表面上 TLR 被识别的。这些受体具有富含亮氨酸的重复结构域以结合配体，同时还具有一个单次跨膜结构域和一个细胞内 Toll-IL-1 受体（TIR）基序以向胞内传递信号。TLR 主要在巨噬细胞、单核细胞和树突状细胞上表达。

TLR1、2、4 和 6 主要识别来自革兰氏阴性菌的多种内毒素脂多糖，而 TLR3、7、8 和 9 主要识别源自病毒的核酸。TLR11 主要识别细菌的鞭毛，而 TLR10 的配体目前仍不明确。配体与受体结合后，引起受体的二聚化，进而多种衔接蛋白被募集并锚定到受体上，包括髓样分化因子（MyD）88、含 TIR 结构域的接头蛋白诱导的 IFN-β、TIR 相关蛋白（TIRAP）和 TRIF 相关衔接分子（TRAM）。这些级联的共同下游通路是 NF-κB 通路，此通路的活化激活了炎症因子和 IFN 的转录。

NLR 识别细胞质内的 PAMP 和内源性炎症信号。这些受体中的常见基序包括核苷酸结合寡聚化结构域（NOD）和富含亮氨酸的重复序列（LRR）。哺乳动物中有超过 20 种这类受体，其中目前研究最深入的是 NOD1/CARD4 和 NOD2 /CARD15。NOD1 识别在革兰氏阴性菌中的内消旋 - 二氨基庚二酸，而 NOD2 配体是胞壁酰二肽，其存在于所有细菌中。

C 型凝集素受体（CLR）识别碳水化合物结构，并在诱导促炎和抗炎反应中发挥重要作用。一些 CLR，如 Dectin-1、树突状细胞和自然杀伤细胞凝集素组受体 1（DNGR1），在其细胞质尾部具有完整的 ITAM。其他的 CLR，如 Dectin-2、巨噬细胞

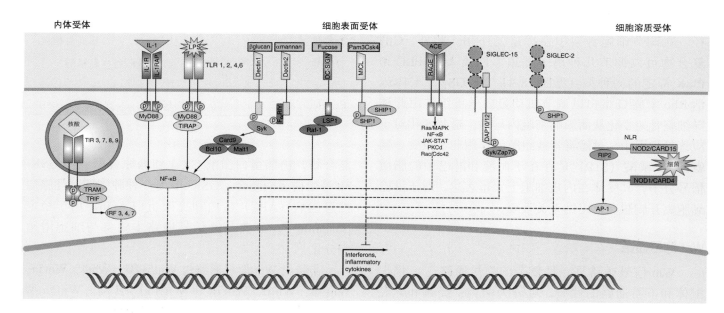

图 18-4　示意图描绘了通过内体受体、细胞表面 Toll 样受体（TLR）、C 型凝集素受体（CLR）、晚期糖基化终产物受体（RAGE）、唾液酸结合免疫球蛋白型凝集素（Siglec）和细胞溶质核苷酸结合寡聚化结构域（NOD）样受体（NLR）。AP-1，激活蛋白 -1；CARD，caspase 招募域；1RAP，IL-1 受体辅助蛋白；IRF，干扰素调节因子；LPS，脂多糖；MyD88，髓样分化因子 88；NF-κB，核因子 -κB；TIRAP，包含 Tir 结构域的衔接蛋白；TRAM，TRIF 相关衔接分子；TRIF，包含 Tir 结构域的衔接子诱导干扰素 -β

C 型凝集素（MCL）和巨噬细胞诱导型 C 型凝集素（MINCLE），使用 Fc 受体 γ 链（FcRγ）作为信号转导接头，而 NKG2D、CLEC5A 和肝和淋巴节点窦内皮细胞 C 型凝集素（LSECtin）与 DAP10 结合。这些受体招募 SYK 激酶，激活复合胱天蛋白酶募集域蛋白 9（CARD9）-B 细胞淋巴瘤 / 白血病 10（BCL-10）- 黏膜相关淋巴组织淋巴瘤易位蛋白 1（MALT1）以诱导 NF-κB 依赖性促炎反应。DCSIGN 与淋巴细胞特异性蛋白 1（LSP1）结合，可以招募丝氨酸 / 苏氨酸蛋白激酶 RAF1 信号小体，导致 p65 磷酸化和乙酰化，从而增强促炎反应。磷酸化的 p65 也可能与转录因子 RELB 相互作用，在 Dectin-1 触发的非经典 NF-κB 信号传导期间形成转录失活的二聚体。DAP10 募集 PI3K 的 p85 亚基和生长因子受体结合蛋白 2（GRB2）-VAV1 信号，导致细胞外信号调节激酶 1（ERK1）和 ERK2 的激活。其他 CLR，如髓细胞抑制性 C 型凝集素（MICL），通过募集酪氨酸和肌醇磷酸酶（包括 SHIP1 和 SHP1）负向调节其他受体诱导的信号通路。因此 MICL 通常被认为是抑制炎症的通路。其他一些 CLR（包括 CD93、L- 选择蛋白、layilin 和血栓调节蛋白）激活 ERM（ezrin-radixin-moesin）复合蛋白，重组肌动蛋白细胞骨架。多囊肾病 1（PKD1）表达蛋白是 Ca^{2+} 通道的一部分，可作为非典型 G 蛋白偶联受体发挥作用，调节多种细胞内信号通路，包括哺乳动物西罗莫司靶蛋白复合物 1（mTORC1）和 WNT-β 通路[33]。RAGE（晚期糖基化终产物受体）是 Ig 分子超家族的成员，能够结合多种配体，包括晚期糖基化终产物（AGE）和损伤相关分子模式（DAMP）如 HMGB1。LPS 和 LPA 以及 Mac-1 和补体因子 1q 都是 RAGE 配体。根据不同衔接分子和共受体的存在，RAGE 信号传导是细胞特异性的，涉及 AKT、Egr-1、细胞外信号调节激酶 ERK1/2、GSK3β、mDia1、MEK、NF-κB、p38、pc-Src、PI3K、PKC、Rac、Ras、ROS 或 STAT3[34]。

唾液酸结合免疫球蛋白型凝集素（Siglec）可识别不同的唾液酸化糖结合物，从而激活或抑制免疫反应。这些受体根据序列同源性分为两个亚组：CD33-相关 Siglec，其显示低基因保守性但高度序列一致性，以及 CD33- 非相关 Siglec，包括 Siglec-1（唾液酸黏附素）、Siglec-2（CD22）、Siglec-4（髓鞘相关糖蛋白，MAG）和 Siglec-15。在功能水平上，Siglec 受体可细分为与 DAP 相关的受体（DAP12 和 DAP10），

其中研究最多的是 Siglec-15，以及在其胞质尾部具有 ITIM 的受体。虽然 DAP 相关的 Siglec 可以激活 Zap70 和 Syk 通路，从而导致激活，但携带 ITIM 的 Siglecs 募集 SHP1 和 SHP2，抑制激酶依赖性通路[35]。

细胞内受体通路

由肾上腺和性腺中的胆固醇合成的类固醇激素，以及膳食来源的、或通过皮肤光化学产生的维生素 D，通过与核受体的相互作用对基因表达产生直接影响。由于它们是脂溶性的，所以这些激素可以直接通过质膜扩散到细胞核中，与直接调节转录的受体相互作用。它们的这一特征使其成为有效和常见的药物靶点。除内源性分子外，许多异生素（如内分泌干扰物）也可以调节这些受体。值得注意的是，目前发现的大约 50 个哺乳动物的核受体中，约有一半的受体目前仍未研究明确，且这些受体大多数与配体的亲和力较低，因此被称为孤儿受体。

核激素受体大致可以分为两型。Ⅰ 型受体在与配体结合前一直在细胞质中，当与配体结合后，发生构象改变，释放与之结合的配偶体，如热休克蛋白，随后转入细胞核内。这种受体包括糖皮质激素受体、雄激素受体和雌激素受体。糖皮质激素激动剂（如地塞米松和泼尼松龙）是重要的免疫抑制剂。其与受体的结合不仅能够引起基因表达变化，而且还能转录抑制促炎转录复合物，如 AP-1 和 NF-κB。

另一个在免疫信号传导中具有重要作用的 Ⅰ 型核受体是 RAR 相关的孤儿受体 γ（RORγ）。RORγ 源自 RORC 基因，该蛋白的 mRNA 可在多种组织中检测到，但其生理作用主要限于 RORγ 的一个异构体 RORγt。RORγt 对于 Th17 细胞的分化和维持具有重要作用。Th17 细胞是促炎性细胞因子 IL-17 的主要来源。鉴于 RORγt 在 Th17 细胞形成中的重要作用，RORγt 已成为一些新型药物拮抗剂的靶点[35]。

Ⅱ 型核受体通常存在于脱氧核糖核酸上，并被共抑制蛋白所抑制。当配体与 Ⅱ 型核受体结合后，其抑制才会被解除。Ⅱ 型核受体包括甲状腺激素受体（TR）、视黄酸受体（RAR）和维生素 D 受体（VDR）。这类受体与 cor 受体一起形成异二聚体。类视黄醇 X 受体（RXR）是 cor 受体中最常见的一个。以往研究认为维生素 D 的主要作用是调节肠道中钙的吸收和骨重塑，但越来越多的研究表明维生素

D 具有免疫调节功能。肉芽肿内的巨噬细胞可将维生素 D 转化为其活性形式，而后者可作为固有免疫调节级联的一部分[37]。活化的单核细胞也可以产生这种代谢产物，其作用可被 IFNγ 加强。与之相反，Th2 细胞产生的 IL-4 可能通过刺激其降解来减弱维生素 D 的作用。

衔接分子

衔接蛋白是非催化性的，通过不同的基序作为其他蛋白质的锚定位点。这些蛋白质帮助受体募集信号蛋白并激活不同的途径。

跨膜衔接蛋白

CD3 复合物、CD79 和 FceR1 是分别与 TCR、BCR 或其他受体相关联的分子，由 1 ~ 6 个包含 ITAM 结构域的链组成，这些结构域经历磷酸化并通过其 SH2 结构域募集其他蛋白质（图 18-2）。

DAP10 和 DAP12 信号亚基在进化过程中高度保守，并在多种细胞中表达，尤其是在固有免疫系统的细胞中。DAP12 带有单个 ITAM，它在酪氨酸磷酸化后募集并激活骨髓细胞中的 Syk 以及 NK 细胞中的 Syk 和 ZAP70。DAP10 在其细胞质尾部有一个 YINM 序列，在酪氨酸磷酸化后，它允许磷脂酰肌醇 3 激酶（PI3K）和 Grb2-Vav1-SOS1 复合物结合。

激活 T 细胞活化连接蛋白（LAT）的接头是一种跨膜蛋白，而含有 SH2 结构域的白细胞蛋白 76（SLP-76）和 BLNK 存在于细胞质中。在它们不存在的情况下，Src 和 Syk 激酶的激活不能刺激由 PLCγ 诱导的通路和钙内流[38]。

Grb2 家族

Grb2 与 GADS 和 GRAP 一起作为 Grb2 蛋白家族的成员，是几乎所有 RTK 信号传递所需的衔接蛋白。Grb2 使用其 SH3 域与鸟嘌呤核苷酸交换因子（GEF）SOS 或 Vav 相关联，并通过其 SH2 域被招募到磷酸化的 RTK。此过程将 SOS 和 Vav 转移到 Ras 和 Rac 附近，使它们能够催化 GDP 与 GTP 的交换。

其他具有相似功能和结构的分子是 Crk 和 CrkL，它们在 B 细胞等细胞中发挥重要作用。

肿瘤坏死因子受体通路的衔接分子

当 TNF 与 TNFR1 结合后，DD 募集 TNFR 相关死亡结构域（TRADD）蛋白，TRADD 则进一步募集 Fas 相关死亡结构域蛋白（FADD）。这一过程会激活 caspase 8 和 caspase 3，引起细胞凋亡。TNF 还可以通过线粒体途径、细胞色素 C 的释放以及 caspase 9 和 caspase 3 的活化来引起凋亡。

另一方面，TNF 可以激活 NF-κB 通路，引起细胞存活和增殖。这一过程通过如下途径实现：首先 TNF 与 TNFR1 结合后募集 TRADD，进而募集 TNFR 相关因子 2（TRAF2 / TRAF5）、受体相互作用蛋白（RIP）、TAK1 和 IκB 激酶（IKK）。IKK 是 NF-κB 的激活剂，其由两个催化亚基和一个被称为 NF-κB 必需调节剂（NEMO）的调节亚基组成。NF-κB 的活化导致促炎因子 [如 IL-6、IL-18、趋化因子、环加氧酶 2（COX2）和 5- 脂氧合酶（5-LOX）] 的产生。TNF-TNFR1 信号通路通过 TRAF2 激活 MEKK1、MKK7 和 JNK 来调节细胞增殖。p38 MAPK 通路通过 TRAF2 和 MKK3 激活[39,40]。

TNF 可以直接结合 TRAF2，间接募集 TRAF1、TRAF 相关的 NF-κB 激活剂（TANK）和凋亡抑制因子（cIAP），从而激活 NF-κB 通路。此外，TNFR2 信号通路还可有效激活 MAPK 通路。尽管目前普遍认为 TNFR1 信号通路诱导细胞凋亡而 TNFR2 通路促进细胞存活，但两种通路之间存在相互交叉，TNFR2 通路在某些细胞中仍也引起细胞凋亡[41]。

髓样分化初级反应基因 88 和 IL-1R 相关激酶

TLR 与细菌和病毒病原体成分的相互作用，或 IL-1、IL-18 或 IL-33 受体的激活，导致衔接分子髓样分化初级反应基因 88（MyD88）的募集，然后是 IL-1R 相关激酶（IRAK）家族的不同亚基的募集和相互作用形成称为 Myddosome 的复合体，它开启促炎途径[16,42]。

TRIF

I 型干扰素的产生取决于 TRIF 信号。TRIF 招募 TRAF3、RIP1 和 RIP3，并且还与 IRAK1 和 IRAK2 的激活有关。

TRAM 和 TIRAP

在特定 TLR 的背景下，TRAM 和 TIRAP 这些衔接分子充当 MyD88 和 TRIF 的桥衔接。这样，TIRAP 将 MyD88 与 TLR2 和 TLR4 结合，而 TRAM 将 TRIF 与 TLR4 结合。

第二使者

一些在配体结合后募集和激活的蛋白质会产生第二信使，其中包括小的非蛋白质分子，如磷脂和钙。在脂质第二信使的产生中起主要作用的两种酶是 PLC 和 PI3K。

磷脂酶 C 信号：钙离子流动和蛋白激酶 C 活化

活化的 PLC 导致 PIP2 水解生成 IP3 和 DAG。IP3 是可溶性第二信使，其可导致储存的 Ca^{2+} 释放到细胞质中。该第二信使可激活钙调蛋白和其他 Ca^{2+} 结合蛋白。钙调蛋白通过间接激活 Ras 而活化 Ras/MAPK 通路，也可直接激活 Raf-1[43]。此外，钙调蛋白可以激活丝氨酸 / 苏氨酸钙调神经磷酸酶，使活化 T 细胞核因子（NFAT）去磷酸化。而这过程暴露了一个核定位信号（NLS），而这一 NLS 则可引起核输入和转录调控[44]。另一方面，DAG 可以作为第二信使活化 PKC 通路。上述蛋白也参与调控 NF-κB（通过磷酸化 IKK）通路和激活蛋白（AP）-1 相关的转录因子[45]。

PI3K/Akt 通路

PI3K 家族根据结构、调控和脂质底物特异性被分为三类。本章重点讨论的是 I 类，因为它控制了 AKT/ 哺乳动物西罗莫司靶蛋白（mammalian target of rapamycin，mTOR）通路，而这条通路对于细胞增殖、分化、运动和细胞内运输具有重要作用（图 18-2）[46]。I 类 PI3K 家族成员由四种异二聚体蛋白组成，包括一个催化（p110）亚基和一个调节（p85）亚基，其在活化后产生 PIP3。I 类 PI3K 家族根据它们结合的调节亚基可进一步分为亚类。I A 类由 p110α、β 和 δ 催化亚基组成，它们结合 p85 的同种型，并可被酪氨酸激酶相关受体激活。不同 ITAM 的磷酸化导致 PI3K 通过 SH2 结构域被募集，并最终水解 PIP2 产生 PIP3[47]。Akt 是丝氨酸 / 苏氨酸激酶，其通过 PH 结构域被募集到细胞质膜上并在此结合 PIP3。Akt 通过磷酸肌醇依赖性激酶 1（PDK-1）和 mTOR 复合物 2 被磷酸化而活化。活化的 Akt 可以磷酸化许多下游分子，比如 FOXO1、3A 和 4，GSK3α/β，RAF1，TSC2 以及 PRAS40（活化的 Akt 磷酸化 PRAS40 后，两者都被抑制，使得 mTOR1 具备功能），IKKα（IKKα 的磷酸化导致 NF-κB 通路活化），p21CIP1，BAD 或 caspase 9。

信号通路

配体与其受体的结合触发了导致不同和特定信号通路激活的几个事件。这些途径导致不同水平的细胞行为改变，包括细胞骨架和代谢变化以及转录因子的激活。

JAK/STAT 信号通路

哺乳动物的 JAK 家族包括四种酪氨酸激酶：JAK1、JAK2、JAK3 和酪氨酸激酶 2（Tyk2）（图 18-5）。上述四种蛋白都具有一个保守的激酶结构域和一个相关的假激酶调节结构域。JAK1 和 JAK2 参与包括生长和发育、造血和炎症在内的一系列细胞功能，而 JAK3 和 Tyk2 主要在免疫应答中起重要作用。JAK 主要通过翻译后机制进行调控。超过 30 种 I 类细胞因子受体和约 12 种 II 类细胞因子受体通过活化 JAK 家族成员进行信号传导。JAK 结构与其他酪氨酸激酶不同。JAK 家族蛋白的 N- 末端含有两个结构域：一个 SH2 结构域和一个 FERM 结构域。值得注意的是，SH2 结构域并不起磷酸化酪氨酸残基的作用，而是起到一个支架的作用。当细胞因子与其受体结合后，JAK 通过相互磷酸化而被激活，进而磷酸化受体细胞质尾端的结构域。这一过程导致了含有 SH2 结构域的蛋白 STAT（STAT1、2、3、4、5A、5B 和 6）的募集和活化。STAT 蛋白的 SH2 结构域具有高度的同源性：其包含一个 DNA 结合结构域和一个反式激活结构域。STAT 通过其 SH2 结构域与磷酸化受体结合，进而被 JAK 磷酸化而激活。STAT 在磷酸化后发生构象改变而与受体分离，并与另一个 STAT 分子形成二聚体。二聚体可以是同源二聚体或异二聚体，上述二聚体随后转入细胞核以调节基因表达[48,49]。

STAT 对于细胞因子和（或）生长因子/激素的信号传导具有重要的作用（图 18-5）。除募集 STAT 蛋白外，JAK 的活化还导致了 SHP2 和 Shc，以及 p85 和细胞因子信号传导抑制因子 3（SOCS3）的募集，上述分子通过调节 Ras/MAPK 和 PI3K 通路而发挥作用。STAT 蛋白在细胞质和细胞核之间不断运转以发挥其作为转录因子的作用[50]。但是并非所有 STAT 都以相同的方式运转，STAT1 和 STAT4 进入细胞核的方式取决于它们的酪氨酸磷酸化形成二聚体后所产生的核定位信号。未磷酸化的 STAT2 不断与干扰素调节因子（IRF）-9 一起进入细胞核，但由于其主要携带的核输出信号而会运转回细胞质。而当 STAT2 被磷酸化后，它可以与 STAT1 形成二聚体而进入细胞核。而无论其酪氨酸磷酸化状态如何，STAT3、5 和 6 都可以不断地进入细胞核。

细胞因子引起的反应以及 JAK-STAT 通路的活化水平受到很多分子的严格调控，这些分子包括蛋白酪氨酸磷酸酶（PTP）、活化 STAT 蛋白抑制剂（PIAS）和 SOCS[51]。PTP 包括含有 SH2 的 PTP1

（SHP1）、SHP2、CD45 和 T 细胞 PTP（TCPTP）。PTP 和 PIAS 蛋白不是 JAK-STAT 通路的专有调控因子，其也可调控其他细胞功能。PIAS 通过干扰 STAT 的 DNA 结合功能来抑制 STAT，同时也可能通过募集组蛋白去乙酰化酶来抑制 STAT。SOCS 家族包括 8 个成员：SOCS 1-7 和细胞因子诱导的 STAT 抑制剂（CIS），它们抑制 STAT 的活化。SOCS3 主要通过结合 JAK 和细胞因子受体而抑制 STAT3 的活化。除 STAT3 外，SOCS3 还可通过作用于其他 STAT 来调节信号传导。SOCS3 还可以抑制 JAK 活化或者通过泛素 - 蛋白酶体介导受体的降解。

哺乳动物西罗莫司靶蛋白（mTOR）通路

哺乳动物西罗莫司靶蛋白（mTOR）通路对于生长信号和细胞代谢通路具有整合作用，在固有和适应性免疫反应中都具有重要作用。mTOR 存在于两种结构不同的复合体中：mTOR 复合体 1（mTORC1），与衔接了 Raptor 相结合，mTORC2 与 Rictor 相结合[52,53]。通过 PI3K/AKT 途径激活 mTORC1 导致核

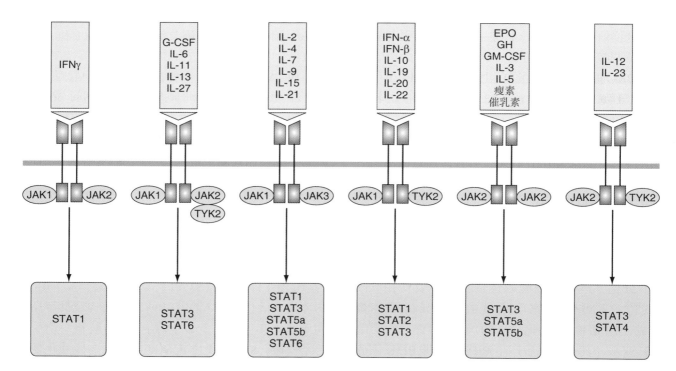

图 18-5 Janus 激酶（JAK）/信号转导与转录激活（STAT）信号通路。主要细胞因子激活不同的 JAK/STAT 组合。细胞因子受体募集并激活特异性 JAK 激酶，引起 STAT 磷酸化和二聚化。STAT 二聚体作为转录因子转入细胞核中。EPO，促红细胞生成素；G-CSF，粒细胞集落刺激因子；GH，生长激素；GM-CSF，粒细胞 - 巨噬细胞集落刺激因子；IFN，干扰素；IL，白细胞介素

糖体蛋白 S6 的磷酸化激酶（S6K）、真核翻译起始因子 4E（eIF4E）和 4E 结合蛋白（4E-BPs）的磷酸化以促进增殖所需的代谢酶的翻译 [54]，以及用于代谢重编程的 Myc 和 HIF-1α 等转录因子的合成 [55]。mTORC1 还参与嘧啶生物合成、线粒体四氢叶酸（mTHF）循环的调节，以及通过激活 S6K、ATF4 和甾醇调节结合元件蛋白（SREBP）刺激脂质和甾醇的生物合成 [56]。

通过 mTORC2 对 Ser473 残基的磷酸化可以激活 AKT，从而诱导葡萄糖激酶（GCK）以增强糖酵解代谢 [57]。此外，依赖于 mTORC2 的 FoxO1 的乙酰化和磷酸化可以作为促进生长代谢的开关 [58]。

MAP 激酶通路

包括细胞因子、应激和生长因子在内的很多细胞外信号都可以激活一系列的 MAP 激酶，从而最终调节基因表达以及多种不同的细胞过程，包括生长、增殖、存活和炎症免疫反应。MAPK 信号通路涉及三层级联反应（图 18-6）。第一级活化是 MAP 激酶激酶激酶（MAPKKK 或 MAP3K），包括了活化的 Raf、凋亡信号调节激酶（ASK）1、MEKK1-4、MLK 和 TGF-β 相关激酶（TAK）1。MAPKKK 磷酸化并激活下一层 MAPKK，比如 MEK1/2 和 MKK。MAPKK 进而磷酸化第三层 MAPK 分子，其中包括三个家族，即细胞外信号调节激酶（ERK1/2）、c-Jun N-末端激酶（JNK）和 p38（α、β、γ 和 δ），其中 JNK 和 p38 是应激活化的 MAPK。最后，ERK、JNK 和 p38 激活转录因子，包括 Ets、Elk-1、c-Myc 激活转录因子（ATF）2、p53、CREB、NF-κB 和 AP-1 等。转录因子的活化可以直接通过磷酸化作用，也可以通过其他激酶的作用。比如在 CREB 中，转录因子的活化是通过调节核糖体 S6 激酶活性，而在 NF-κB 中则是通过 IKK。JNK 也可以调节非转录因子的活性，比如凋亡相关的 Bcl-2 分子。

不同的信号可以激活 MAPK 家族的三个成员 -ERK1/2、p38 和 JNK（尽管这三个家族可能存在交叉）。ERK1 和 2 是丝氨酸/苏氨酸激酶，它们是 MAPK 通路 Ras-Raf-MEK-ERK 级联的组分 [59]。尽管 Raf 和 MEK 激酶的底物特异性有限，但 ERK1/2 磷酸化并激活大量细胞内下游分子，包括大量的转录因子。ERK1/2 可被多种不同细胞来源的刺激所活化，包括缓激肽、表皮生长因子、FGF、胰岛素 IGF1、PDGF、细胞因子和渗透压等。该途径的活化对于调节细胞黏附、迁移、存活、增殖和分化具有重要意义。p38 的 α 和 β 同种型分布比较广泛，而 γ 同种型主要在骨骼肌中表达，δ 同种型则主要在睾丸、胰腺和小肠中表达。p38 MAPK 通过促炎因子和脂多糖（LPS）被活化。p38 MAPK 通路对于产生 IL-1、TNF 和 IL-6 等促炎因子至关重要。JNK 蛋白由 JNK1、JNK2 和 JNK3 基因编码，而这些基因的选择性剪接又可以形成更多的亚型，使得 JNK 蛋白更具复杂性。JNK1 和 JNK2 普遍存在于多种组织中，而 JNK3 主要表达在脑、心脏和睾丸中。促炎因子（如 IL-1 和 TNF）以及紫外线（UV）辐射也可导致 JNK 磷酸化。JNK 通过产生金属蛋白酶参与细胞外基质的调节 [60]。MAP 激酶磷酸酶（MKP）是一组使 MAPK 失活的特异性蛋白酪氨酸磷酸酶，包括 MKP1、3、5 和 7，其可以使 JNK 失活从而调节 MAPK 的活性。

因此，MAPK 可以整合来自不同受体的信号，通过调控转录因子来调控不同基因的表达，从而最终在生理和病理条件下调节细胞存活、增殖和分化 [61-63]。

IRAK

白细胞介素 1 受体相关激酶（IRAK）是一个参与 TLR/IL-1R 家族信号转导的激酶家族。目前已经明确该家族的四名成员。

IRAK4 是 MyD88 招募的第一个成员，它对 MyD88 依赖性激活 NF-κB 和 MAPK 以及炎症介质的产生具有重要作用。与 IRAK 家族其他成员相互作用导致不同的信号传导 [64-66]。IRAK1 的募集对于浆细胞样树突状细胞产生 IFN-γ 具有关键作用，并且还参与了 NLRP3 炎性小体的激活，从而导致 IL-18 产生 [67,68]。IRAK2 与 IRAK4 一起是 Myddosome 的一部分，在 NF-κB [41] 的激活中起作用，并且可以与 TLR3 信号转导衔接子 Mal/TIRAP 相互作用。与 IRAK1 一起，IRAK2 在与 TNFR 相关因子 6（TRAF6）信号相关的多聚泛素链的形成中很重要。与其他 IRAK 家族成员不同，IRAK3 仅在单核细胞和巨噬细胞中表达，并且是 TLR 信号传导的负调节因子 [69]。

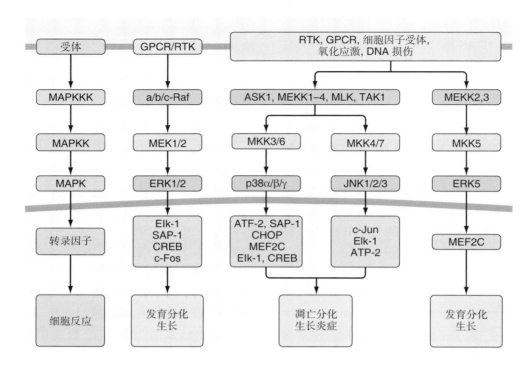

图 18-6　丝裂原活化蛋白激酶途径（MAPK）。左侧显示了 MAPK 信号通路的示意图。右侧是特定受体和 MAPK 级联反应。示意图显示，通过不同途径活化的转录因子和细胞反应。ASK，凋亡信号调节激酶；ATF2，激活转录因子 2；C/EBP，CCAAT 增强子结合蛋白；CHOP，C/EBP 同源蛋白；CREB，环磷酸腺苷（AMP）反应元件结合蛋白；ERK，细胞外信号调节激酶；GPCR，G 蛋白偶联受体；JNK，c-Jun 氨基端激酶；MEF2C，肌细胞增强因子 2C；MLK，混合谱系激酶；RTK，受体酪氨酸激酶；SAPK，应激活化蛋白激酶；TAK，TGF-β 相关激酶

转录因子

不同细胞信号通路的重要作用之一是激活转录因子。这些蛋白质最终通过与其启动子内的特定区域结合来激活或抑制特定基因的表达。

核因子（NF）-κB

NF-κB 转录因子可以作为基因表达的激活剂或抑制剂。哺乳动物中有五个成员：RelA（p65）、RelB、c-Rel、p50/p105（NF-κB1）和 p52/p100（NF-κB2），它们可以通过同源和异源二聚体的组合形成不同的复合物。NF-κB 复合物被一个叫做 NF-κB 抑制剂（IκB）的抑制蛋白家族保留在细胞质中。IKK 是 NF-κB 的激活剂，由两个催化亚基和一个称为 NF-κB 必需调节剂（NEMO）的调节亚基组成。NF-κB 的激活通常涉及 IκB 激酶（IKK）复合物对 IκB 的磷酸化，这导致 IκB 降解和 NF-κB 移位到细胞核，在那里它驱动

促炎细胞因子的转录，例如 IL-6、IL-18、趋化因子、环加氧酶 2（COX-2）和 5-脂加氧酶（5-LOX），控制程序性细胞死亡（细胞凋亡）、细胞黏附和增殖等途径[70]。

活化蛋白（AP）-1

人类的 AP-1 家族是由 ATF（ATF2、ATF3/LRF1、B-ATF、JDP1 和 JDP2）、Fos（c-Fos、FosB、Fra-1 和 Fra-2）、Jun（c-Jun、JunB 和 JunD）和 MAF（c-Maf、MafB、MafA、MafG/F/K 和 Nrl）蛋白家族形成的同二聚体和异二聚体。AP-1 复合物与特定基因的启动子结合并反向激活或抑制它们[71]。

NFAT

哺乳动物细胞中有四种 NFAT 蛋白 NFAT1-4，它们在免疫系统的不同细胞类型中表达。NFAT 家族

蛋白被各种受体（包括 TCR、BCR、FcR 和与某些异源三聚体 G 蛋白偶联的受体）下游的钙信号激活。NFAT 参与调节细胞因子，如 IL-2 和不同的表面受体 [44]。

CREB/CREM

CAMP 反应元件结合蛋白（CREB）和 cAMP 反应元件调控因子（CREM）是两种转录因子，其中涉及 IL-2 的调节。它们竞争结合 IL-2 的启动子，其中 CREB 对转录产生正向影响，而 CREM 是负调节因子 [72,73]。

结论

信号通路的发现为自身免疫和免疫缺陷疾病的免疫发病机制提供了有价值的信息。许多受体和（或）信号通路是免疫介导疾病的潜在治疗靶点。由于许多信号通路和分子被广泛表达，仔细分析以它们为靶点的风险和获益将是药物开发计划的关键组成部分。

Full references for this chapter can be found on ExpertConsult.com.

参考文献

1. Lemmon MA, Schlessinger J: Cell signaling by receptor tyrosine kinases, *Cell* 141(7):1117–1134, 2010.
2. Schlessinger J: Receptor tyrosine kinases: legacy of th first two decades, *Cold Spring Harb Perspect Biol* 6(3), 2014.
3. Massagué J: TGFβ signalling in context, *Nat Rev Mol Cell Biol* 13(10):616–630, 2012.
4. Morikawa M, Koinuma D, Miyazono K, et al.: Genome-wide mechanisms of Smad binding, *Oncogene* 32(13):1609–1615, 2013.
5. Hertz M, Kouskoff V, Nakamura T, et al.: V(D)J recombinase induction in splenic B lymphocytes is inhibited by antigen-receptor signalling, *Nature* 394(6690):292–295, 1998.
6. Love PE, Bhandoola A: Signal integration and crosstalk during thymocyte migration and emigration, *Nat Rev Immunol* 11(7):469–477, 2011.
7. Bradshaw JM: The Src, Syk, and Tec family kinases: distinct types of molecular switches, *Cell Signal* 22(8):1175–1184, 2010.
8. Mano H: Tec family of protein-tyrosine kinases: an overview of their structure and function, *Cytokine Growth Factor Rev* 10(3–4):267–280, 1999.
9. Chen L, Flies DB: Molecular mechanisms of T cell co-stimulation and co-inhibition, *Nat Rev Immunol* 13(4):227–242, 2013.
10. Detre C, Keszei M, Romero X, et al.: SLAM family receptors and the SLAM-associated protein (SAP) modulate T cell functions, *Semin Immunopathol* 32(2):157–171, 2010.
11. Francisco LM, Sage PT, Sharpe AH: The PD-1 pathway in tolerance and autoimmunity, *Immunol Rev* 236:219–242, 2010.
12. Shachar I, Karin N: The dual roles of inflammatory cytokines and chemokines in the regulation of autoimmune diseases and their clinical implications, *J Leukoc Biol* 93(1):51–61, 2013.
13. Wang X, Lupardus P, Laporte SL, et al.: Structural biology of shared cytokine receptors, *Annu Rev Immunol* 27:29–60, 2009.
14. Renauld J-C: Class II cytokine receptors and their ligands: key antiviral and inflammatory modulators, *Nat Rev Immunol* 3(8):667–676, 2003.
15. Locksley RM, Killeen N, Lenardo MJ: The TNF and TNF receptor superfamilies: integrating mammalian biology, *Cell* 104(4):487–501, 2001.
16. Kawai T, Akira S: TLR signaling, *Cell Death Differ* 13(5):816–825, 2006.
17. Dunne A, O'Neill LAJ: The interleukin-1 receptor/Toll-like receptor superfamily: signal transduction during inflammation and host defense, *Sci STKE Signal Transduct Knowl Environ* 2003(171):re3, 2003.
18. Ponta H, Sherman L, Herrlich PA: CD44: from adhesion molecules to signalling regulators, *Nat Rev Mol Cell Biol* 4(1):33–45, 2003.
19. Baaten BJ, Li C-R, Bradley LM: Multifaceted regulation of T cells by CD44, *Commun Integr Biol* 3(6):508–512, 2010.
20. Hogg N, Patzak I, Willenbrock F: The insider's guide to leukocyte integrin signalling and function, *Nat Rev Immunol* 11(6):416–426, 2011.
21. Shattil SJ, Kim C, Ginsberg MH: The final steps of integrin activation: the end game, *Nat Rev Mol Cell Biol* 11(4):288–300, 2010.
22. Springer TA, Dustin ML: Integrin inside-out signaling and the immunological synapse, *Curr Opin Cell Biol* 24(1):107–115, 2012.
23. Wettschureck N, Offermanns S: Mammalian G proteins and their cell type specific functions, *Physiol Rev* 85(4):1159–1204, 2005.
24. Nusse R, Lim X: *The Wnt homepage* (website). http://web.stanford.edu/group/nusselab/cgi-bin/wnt/. Accessed January 30, 2019.
25. Nusse R, Clevers H: Wnt/β-Catenin signaling, disease, and emerging therapeutic modalities, *Cell* 169(6):985–999, 2017.
26. Niehrs C, Acebron SP: Mitotic and mitogenic Wnt signalling, *EMBO J* 31(12):2705–2713, 2012.
27. Kühl M: Non-canonical Wnt signaling in Xenopus: regulation of axis formation and gastrulation, *Semin Cell Dev Biol* 13(3):243–249, 2002.
28. Pandur P, Maurus D, Kühl M: Increasingly complex: new players enter the Wnt signaling network, *Bio Essays News Rev Mol Cell Dev Biol* 24(10):881–884, 2002.
29. Kohn AD, Moon RT: Wnt and calcium signaling: beta-catenin-independent pathways, *Cell Calcium* 38(3–4):439–446, 2005.
30. Famili F, Perez LG, Naber BA, et al.: The non-canonical Wnt receptor Ryk regulates hematopoietic stem cell repopulation in part by controlling proliferation and apoptosis, *Cell Death Dis* 7(11):e2479, 2016.
31. Habas R, Dawid IB, He X: Coactivation of Rac and Rho by Wnt/Frizzled signaling is required for vertebrate gastrulation, *Genes Dev* 17(2):295–309, 2003.
32. Marlow F, Topczewski J, Sepich D, et al.: Zebrafish Rho kinase 2 acts downstream of Wnt11 to mediate cell polarity and effective convergence and extension movements, *Curr Biol CB* 12(11):876–884, 2002.
33. Brown GD, Willment JA, Whitehead L: C-type lectins in immunity and homeostasis, *Nat Rev Immunol* 18(6):374–389, 2018.
34. Kierdorf K, Fritz G: RAGE regulation and signaling in inflammation and beyond, *J Leukoc Biol* 94(1):55–68, 2013.
35. Bornhöfft KF, Goldammer T, Rebl A, et al.: Siglecs: a journey through the evolution of sialic acid-binding immunoglobulin-type lectins, *Dev Comp Immunol* 86:219–231, 2018.
36. Kojetin DJ, Burris TP: REV-ERB and ROR nuclear receptors as drug targets, *Nat Rev Drug Discov* 13(3):197–216, 2014.
37. Lagishetty V, Liu NQ, Hewison M: Vitamin D metabolism and innate immunity, *Mol Cell Endocrinol* 347(1–2):97–105, 2011.
38. Yablonski D, Weiss A: Mechanisms of signaling by the hematopoietic-specific adaptor proteins, SLP-76 and LAT and their B cell counterpart, BLNK/SLP-65, *Adv Immunol* 79:93–128, 2001.
39. Aggarwal BB, Gupta SC, Kim JH: Historical perspectives on tumor

necrosis factor and its superfamily: 25 years later, a golden journey, *Blood* 119(3):651–665, 2012.

40. Bradley JR, Pober JS: Tumor necrosis factor receptor-associated factors (TRAFs), *Oncogene* 20(44):6482–6491, 2001.

41. Naudé PJW, den Boer JA, Luiten PGM, et al.: Tumor necrosis factor receptor cross-talk, *FEBS J* 278(6):888–898, 2011.

42. Lin S-C, Lo Y-C, Wu H: Helical assembly in the MyD88-IRAK4-IRAK2 complex in TLR/IL-1R signalling, *Nature* 465(7300):885–890, 2010.

43. Agell N, Bachs O, Rocamora N, et al.: Modulation of the Ras/Raf/MEK/ERK pathway by Ca (2+), and calmodulin, *Cell Signal* 14(8):649–654, 2002.

44. Macian F: NFAT proteins: key regulators of T-cell development and function, *Nat Rev Immunol* 5(6):472–484, 2005.

45. Tan S-L, Parker PJ: Emerging and diverse roles of protein kinase C in immune cell signalling, *Biochem J* 376(Pt 3):545–552, 2003.

46. Manning BD, Cantley LC: AKT/PKB signaling: navigating downstream, *Cell* 129(7):1261–1274, 2007.

47. Deane JA, Fruman DA: Phosphoinositide 3-kinase: diverse roles in immune cell activation, *Annu Rev Immunol* 22:563–598, 2004.

48. O'Shea JJ, Holland SM, Staudt LM: JAKs and STATs in immunity, immunodeficiency, and cancer, *N Engl J Med* 368(2):161–170, 2013.

49. Rawlings JS, Rosler KM, Harrison DA: The JAK/STAT signaling pathway, *J Cell Sci* 117(Pt 8):1281–1283, 2004.

50. Reich NC: STATs get their move on, *JAK-STAT* 2(4):e27080, 2013.

51. Carow B, Rottenberg ME: SOCS3, a major regulator of infection and inflammation, *Front Immunol* 5:58, 2014.

52. Kim D-H, Sarbassov DD, Ali SM, et al.: mTOR interacts with raptor to form a nutrient-sensitive complex that signals to the cell growth machinery, *Cell* 110(2):163–175, 2002.

53. Sarbassov DD, Guertin DA, Ali SM, et al.: Phosphorylation and regulation of Akt/PKB by the rictor-mTOR complex, *Science* 307(5712):1098–1101, 2005.

54. Morita M, Gravel S-P, Chénard V, et al.: mTORC1 controls mitochondrial activity and biogenesis through 4E-BP-dependent translational regulation, *Cell Metab* 18(5):698–711, 2013.

55. Barnhart BC, Lam JC, Young RM, et al.: Effects of 4E-BP1 expression on hypoxic cell cycle inhibition and tumor cell proliferation and survival, *Cancer Biol Ther* 7(9):1441–1449, 2008.

56. Ben-Sahra I, Hoxhaj G, Ricoult SJH, et al.: mTORC1 induces purine synthesis through control of the mitochondrial tetrahydrofolate cycle, *Science* 351(6274):728–733, 2016.

57. Kishore M, Cheung KCP, Fu H, et al.: Regulatory T cell migration is dependent on glucokinase-mediated glycolysis, *Immunity* 47(5):875–889.e10, 2017.

58. Masui K, Tanaka K, Akhavan D, etal.: mTOR complex 2 controls glycolytic metabolism in glioblastoma through FoxO acetylation and upregulation of c-Myc, *Cell Metab* 18(5):726–739, 2013.

59. Roskoski R: ERK1/2 MAP kinases: structure, function, and regulation, *Pharmacol Res* 66(2):105–143, 2012.

60. Sweeney SE, Firestein GS: Mitogen activated protein kinase inhibitors: where are we now and where are we going? *Ann Rheum Dis* 65(Suppl 3):iii83–iii88, 2006.

61. Dong C, Davis RJ, Flavell RA: MAP kinases in the immune response, *Annu Rev Immunol* 20:55–72, 2002.

62. Huang G, Shi LZ, Chi H: Regulation of JNK and p38 MAPK in the immune system: signal integration, propagation and termination, *Cytokine* 48(3):161–169, 2009.

63. Guma M, Firestein GS: c-Jun N-terminal kinase in inflammation and rheumatic diseases, *Open Rheumatol J* 6:220–231, 2012.

64. Kawagoe T, Sato S, Jung A, et al.: Essential role of IRAK-4 protein and its kinase activity in Toll-like receptor-mediated immune responses but not in TCR signaling, *J Exp Med* 204(5):1013–1024, 2007.

65. Kawagoe T, Sato S, Matsushita K, et al.: Sequential control of Toll-like receptor-dependent responses by IRAK1 and IRAK2, *Nat Immunol* 9(6):684–691, 2008.

66. Koziczak-Holbro M, Glück A, Tschopp C, et al.: IRAK-4 kinase activity-dependent and -independent regulation of lipopolysaccharide-inducible genes, *Eur J Immunol* 38(3):788–796, 2008.

67. Fernandes-Alnemri T, Kang S, Anderson C, et al.: Cutting edge: TLR signaling licenses IRAK1 for rapid activation of the NLRP3 inflammasome, *J Immunol Baltim Md 1950* 191(8):3995–3999, 2013.

68. Lin K-M, Hu W, Troutman TD, et al.: IRAK-1 bypasses priming and directly links TLRs to rapid NLRP3 inflammasome activation, *Proc Natl Acad Sci U S A* 111(2):775–780, 2014.

69. Kobayashi K, Hernandez LD, Galán JE, et al.: IRAK-M is a negative regulator of Toll-like receptor signaling, *Cell* 110(2):191–202, 2002.

70. Perkins ND: Integrating cell-signalling pathways with NF-κB and IKK function, *Nat Rev Mol Cell Biol* 8(1):49–62, 2007.

71. Karin M, Liu Z g, Zandi E: AP-1 function and regulation, *Curr Opin Cell Biol* 9(2):240–246, 1997.

72. Elliott MR, Tolnay M, Tsokos GC, et al.: Protein kinase a regulatory subunit type IIβ directly interacts with and suppresses CREB transcriptional activity in activated T cells, *J Immunol* 171(7):3636–3644, 2003.

73. Liao W, Lin J-X, Leonard WJ: Interleukin-2 at the crossroads of effector responses, tolerance, and immunotherapy, *Immunity* 38(1):13–25, 2013.

第 19 章

细胞死亡的免疫反应

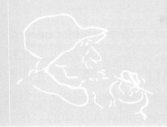

原著 HELEN M. BEERE, DOUGLAS R. GREEN

胡玉喆 译　王平章 校

关键点

- 细胞凋亡（apoptosis）是由多种刺激诱导的一种细胞死亡形式，由一组半胱氨酸蛋白酶即胱天蛋白酶（caspase）介导。这种类型的细胞死亡以核 DNA 的降解为特征，通常是非炎症性的。
- 细胞凋亡和胱天蛋白酶的激活可以通过与胞外的死亡受体结合来触发，也可以通过胞内线粒体损伤和细胞色素 C 及第二线粒体衍生胱天蛋白酶激活剂（second mitochondrial-derived activator of caspase，SMAC；又称 diablo IAP-binding mitochondrial protein，DIABLO）的释放来触发，它们激活凋亡小体（apoptosome）中胱天蛋白酶从而触发细胞凋亡。
- B 细胞淋巴瘤 2（B cell lymphoma 2，BCL-2）家族包括促凋亡和抗凋亡蛋白，它们通过调节线粒体外膜电位（mitochondrial outer membrane potential，MOMP）来控制细胞死亡。
- 细胞坏死（necrosis）和坏死性凋亡（necroptosis）是涉及细胞肿胀和质膜破裂的死亡过程，可以导致炎症反应。
- 细胞坏死性凋亡是一种特殊形式的坏死，由死亡配体启动，受信号通路的调控，这对细胞凋亡的调控也很重要。
- NOD 样受体（NOD-like receptor，NLR）分子作为细胞应激感受器触发炎性小体组装和胱天蛋白酶 -1 的激活，介导促炎细胞因子 IL-1β 和 IL-18 的加工、Gasdermin-D（GSDMD）的切割和膜孔形成，通过膜孔释放活化的 IL-1β 和 IL-18 诱

发细胞焦亡（pyroptosis）。
- 自噬（autophage）是正常细胞对营养缺乏的反应，其特征是细胞成分的降解和循环再利用。

引言

　　细胞死亡可以通过细胞内和细胞外应激信号如 DNA 损伤、代谢紊乱或感染等几种不同途径进行。清除受损或多余的细胞对机体发育、组织转化（tissue turnover）以及组织损伤或疾病后的稳态恢复至关重要——但是如果细胞注定要死亡，通过何种途径死亡至关重要，为什么这么说呢？

　　事实证明，并非所有的细胞死亡都是等效的，至少从免疫功能的视角如此。死亡或垂死的细胞可以通过多种机制调节免疫反应，包括释放细胞因子和趋化因子。细胞死亡的类型决定了这些调控信号的性质以及这一过程是非炎性还是促炎性的，甚至在一些情况下是抑炎性的。本文中我们将介绍几种不同类型的细胞死亡形式，讨论每种形式的定义性特征。这些细胞死亡途径对免疫功能的影响将在免疫调节异常与细胞死亡途径缺陷相关的疾病病理学中讨论。

细胞死亡类型

细胞凋亡

　　细胞凋亡（Ⅰ型细胞死亡）可能是研究最为透

彻的细胞死亡途径，其主要特征包括质膜的扰动和起泡，从中释放出小的膜结合囊泡，即凋亡小体（apoptotic body）。质膜虽然保持其完整性，但细胞膜上脂质分子的重组导致了膜表面磷脂分子外翻。这一特定事件对于免疫系统如何识别凋亡细胞至关重要。凋亡中的细胞染色质出现凝聚，核小体之间的DNA发生切割断裂，然后细胞开始皱缩，黏附细胞与邻近细胞和周围基质脱离。

这些变化由参与细胞凋亡性死亡的半胱氨酸蛋白酶家族成员胱天蛋白酶（caspase）介导。就其本身而论，胱天蛋白酶的活化是凋亡性细胞死亡最普遍、最具指征性的生化特征之一。体内存在几种不同的胱天蛋白酶，每一种都由不同的信号通路激活和调节，从而在多种损伤或应激下启动细胞凋亡。

胱天蛋白酶一旦切割了其靶底物，凋亡中的细胞由于体内吞噬作用被迅速清除。因此，与其他细胞死亡类型不同，细胞凋亡通常（但并非总是）不引起炎症反应。但是，若因此将细胞凋亡看作免疫沉默（immunologically silent）多少有些误导。因为凋亡细胞被巨噬细胞吞噬之后，仍可以作为信号源来对免疫系统发挥调节作用。

细胞坏死——经典还是非经典？

细胞坏死（Ⅲ型细胞死亡）可能是大多数人所熟知的一种非程序性、无序性细胞死亡类型，其特征是细胞及胞内细胞器肿胀、质膜破裂和细胞内容物释放。这种死亡可以由张力改变、热或物理创伤等应激以及 Ca^{2+} 外流或三磷酸腺苷水平迅速下降等引起。程序性坏死（programmed necrosis）或坏死性凋亡（necroptosis）有类似的特征，即质膜破裂，但从根本上不同于经典坏死，是由特定的信号通路所介导。但是，不管相关的信号通路如何，细胞破裂均释放出大量的免疫激活物或危险相关分子模式（danger associated molecular pattern，DAMP），产生有效的炎症反应。

我们通常在坏死性死亡细胞中也可以发现与细胞凋亡相关的一些典型特征，包括细胞内膜上磷脂酰丝氨酸外翻、部分染色质浓缩以及被吞噬细胞摄取。凋亡和坏死通常可以由细胞死亡过程中对胱天蛋白酶活性的需要与否来区分（见细胞焦亡，将在下文讨论）。胱天蛋白酶活性对细胞凋亡至关重要，但对坏死性细胞死亡不仅非必需，而且在某些情况下程序性坏死的继续尚需要抑制特定的胱天蛋白酶活性（下文讨论）。

坏死性凋亡可由肿瘤坏死因子（tumor necrosis factor，TNF）超家族的死亡受体、免疫感知 Toll 样受体（Toll-like receptor，TLR）成员诱导，也是干扰素（interferon，IFN）应答的一部分。因此，免疫系统和坏死性凋亡的信号组分之间存在密切的、在某些情况下甚至重叠的功能关系。不同死亡途径中，上游死亡受体信号系统的一些组分对细胞凋亡和坏死性凋亡都相同，但下游的特异性衔接蛋白保证了每种细胞死亡形式之间的适度整合。例如，坏死性凋亡时关键的效应分子是受体相互作用蛋白激酶 3（receptor interacting protein kinase 3，RIPK3）及其底物混合谱系激酶结构域样蛋白（mixed lineage kinase domain-like，MLKL）。

细胞焦亡

细胞焦亡也是坏死的一种形式，由炎性胱天蛋白酶催化介导，包括胱天蛋白酶 -1 以及某些情况下胱天蛋白酶 -4 和胱天蛋白酶 -5（以及啮齿动物中的胱天蛋白酶 -11）[1,2]。胱天蛋白酶的底物导致焦亡中的细胞显著胀大继而裂解。细胞胀大是由于细胞膜上形成了胱天蛋白酶依赖性的孔道，导致跨膜离子梯度丧失和渗透压增加，水内流，细胞肿胀和细胞膜破裂。然而，有证据表明，细胞完全裂解还需要其他步骤[3]。细胞内容物的释放提供了一个潜在的促炎分子局部池，其中包括免疫细胞的直接激活剂以及触发其他细胞产生炎症分子的所谓危险信号。由于胱天蛋白酶 -1（不是胱天蛋白酶 -4、-5 或 -11）可以切割和激活执行者胱天蛋白酶（如胱天蛋白酶 -3 和胱天蛋白酶 -7，见下文），因此当负责细胞焦亡的底物缺失时，胱天蛋白酶 -1 活化可以诱导细胞凋亡。

自噬

自噬（autophagy）是一种分解代谢过程，细胞组分被包裹在一个双膜结构囊泡内，形成自噬体（autophagosome），然后靶向运送到溶酶体降解。自噬在细胞生存中发挥作用，在饥饿时通过自噬清除受损的细胞器和长寿命蛋白为细胞提供能量和代谢物。在细胞强制发生自噬时，自噬可能会导致细胞死亡（Ⅱ型细胞死亡）。然而，究竟是自噬诱导的细胞死亡还是细胞死亡导致的自噬，由于缺乏严格的区分实验，故仍富有争议。因此，自噬性细胞死亡（autophagic cell death）一词只能从功能角度加以使用，仅适用于当抑制自噬过程中的关键调控分子时可以抑制细胞死亡这种情形。哺乳动物中大多数细胞死亡均与自噬性细胞死亡无关。我们对自噬性细胞死亡的了解有限，对其发生的生理条件知之甚少。虽然自噬可以调节细胞死亡和免疫应答，但在这里不做进一步阐述。

胱天蛋白酶活化的分子机制

胱天蛋白酶和细胞凋亡

凋亡性细胞死亡（apoptotic cell death）由一个或多个胱天蛋白酶执行。胱天蛋白酶家族属于半胱氨酸蛋白酶，对天冬氨酸（aspartate，Asp/D）残基具有选择性，在 P1 位置为天冬氨酸的四肽序列后切割靶底物，如 DEVD[4]。所有的胱天蛋白酶均以无活性的单体酶原形式合成，包含一个 N 末端前结构域（prodomain）和一个 C 末端蛋白酶结构域，后者由一个大亚基、一个小亚基和具有催化活性的半胱氨酸残基组成，需要二聚化及其他事件以获得催化能力。

胱天蛋白酶根据通常的功能进行分类，执行者胱天蛋白酶（executioner caspase）包括胱天蛋白酶-3、-6 和 -7，它们负责切割底物，启动细胞的破坏和死亡细胞的清除。启动者胱天蛋白酶（initiator caspase）包括胱天蛋白酶-8 和 -9（以及人类的胱天蛋白酶-10），它们提供点火装置分子以启动蛋白水解级联反应，促进执行者胱天蛋白酶的功能。炎症型胱天蛋白酶（inflammatory caspase）——胱天蛋白酶-1 也可以触发顶级信号，尽管其作用主要是免疫调节，但在某些情况下可以参与细胞凋亡（见上文）。

胱天蛋白酶底物

启动者胱天蛋白酶负责两个关键的切割事件：①自我切割并稳定（胱天蛋白酶-8 和 -10）活化二聚体或使胱天蛋白酶-9 和 -1 失稳；②切割并激活执行者胱天蛋白酶-3 和 -7，继而切割和激活执行者胱天蛋白酶-6。需要注意的是，执行者胱天蛋白酶的正当裂解可以促进其激活，但启动者胱天蛋白酶的裂解未必是其激活所必需。

一旦被激活，执行者胱天蛋白酶会切割许多靶底物，包括胱天蛋白酶激活的脱氧核糖核酸酶抑制剂（inhibitor of caspase-activated DNase，ICAD）、聚 ADP 核糖基转移酶（poly-ADP-ribosyltransferase，PARP）、细胞骨架和基质的组成成分以及负责磷脂酰丝氨酸外翻的靶底物（其对于吞噬细胞摄取和清除死亡细胞至关重要）等。其中，ICAD 对胱天蛋白酶激活的脱氧核糖核酸酶（CAD）具有抑制作用，后者参与 DNA 片段化过程[5,6]，底物 PARP 是一种 DNA 损伤修复酶[7]。

炎症型胱天蛋白酶-1（caspase-1）能够切割两种促炎性细胞因子前体，IL-1β 和 IL-18，产生具有生物活性的细胞因子并随细胞焦亡时释放。与胱天蛋白酶-1 不同，其他炎症型胱天蛋白酶-4、-5 和 -11 无法切割这些细胞因子。此外，胱天蛋白酶-1 的底物还包括细胞骨架成分肌动蛋白、细胞凋亡蛋白抑制剂（cellular inhibitor of apoptosis protein，cIAP）和代谢酶。但是，这些切割事件与胱天蛋白酶-1 依赖性细胞死亡之间的相关性尚不明确。GsdmD 能够被上述炎症型（非执行者）胱天蛋白酶切割，一旦被切割便在质膜上形成小孔，导致细胞焦亡[8-13]。

另一种胱天蛋白酶底物有效地模糊了凋亡和坏死之间的区别。与 GsdmD 类似，该家族另一个成员 GsdmE 一旦被切割亦形成具有破坏性的质膜孔道。然而，GsdmE 可以被执行者胱天蛋白酶-3 和胱天蛋白酶-7 切割，而不能被炎症型胱天蛋白酶切割。因此，表达 GsdmE 的细胞在诱导细胞凋亡后，具有两种形式的细胞死亡特征，故称为继发性坏死（secondary necrosis）[14,15]。

胱天蛋白酶调节：激活与抑制

启动者和执行者胱天蛋白酶需要不同的激活机制。启动者或顶级胱天蛋白酶含有长的前体结构域，以无活性单体形式存在，需要二聚化来生成和稳定催化位点。这一激活步骤需要寡聚信号复合物形成，该复合物包括顶级胱天蛋白酶、特异性衔接蛋白和其他调节蛋白。与启动者胱天蛋白酶不同，执行者胱天蛋白酶包含尽量短的前体结构域，以无活性二聚体形式存在，其通过大小亚基之间连接区 DEVD 位点的切割而被激活。通过这种方式，顶级脱天蛋白酶二聚化并通过招募特异性激活复合物转变为活性形式，继而进一步切割和激活下游的执行者脱天蛋白酶，介导特定靶底物蛋白裂解和细胞破坏。

脱天蛋白酶抑制剂（凋亡蛋白抑制剂）

凋亡蛋白抑制剂（inhibitor of apoptosis protein，IAP）含有一个或多个被称为杆状病毒 IAP 重复序列（baculovirus IAP repeat，BIR）的特征性基序，可以结合并抑制活化的脱天蛋白酶[16]。IAP 首先在病毒中得以鉴定，通过抑制宿主细胞中的脱天蛋白酶活性来维持细胞生存，从而确保病毒复制[17-19]。随后在脊椎动物中鉴定出含有 BIR 基序的蛋白家族，包括 X 连锁凋亡蛋白抑制剂（X-linked inhibitor of apoptosis protein，XIAP）[20]、c-IAP1、c-IAP2[21]、神经元凋亡抑制蛋白（neuronal apoptosis inhibitory protein，NAIP）[22,23] 和存活蛋白（survivin）[24] 等成员。

只有 XIAP 能够与活化形式的脱天蛋白酶结合并抑制其活性从而直接阻断细胞凋亡[20]。XIAP 含有三个 BIR 特征性结构域，其中 BIR3 和相邻的 RING 结构域介导对脱天蛋白酶 -9 的抑制，而 BIR2 和相邻的连接区可抑制执行者脱天蛋白酶 -3 和 -7[25]。XIAP，另外还有 c-IAP1 及 c-IAP2，可以作为 E3 连接酶促进其靶蛋白底物发生泛素化并经蛋白酶体途径降解[26]。故 XIAP 可以诱导蛋白降解来终止脱天蛋白酶活性。尽管 XIAP 缺陷小鼠没有明显的发育缺陷[27]，但在某些情况下，XIAP 可能是细胞对某些凋亡途径敏感的关键决定因素（详细讨论见下文）。

脱天蛋白酶募集结构域（和死亡效应结构域）——启动者脱天蛋白酶激活平台

顶级脱天蛋白酶被募集到大蛋白复合物是由这些复合物中的特异性衔接分子和脱天蛋白酶自身的相互结合结构域所决定。启动者脱天蛋白酶的前体包含以下两个特异性结合结构域之一：脱天蛋白酶募集结构域（caspase recruitment domain，CARD），存在于脱天蛋白酶 -1、-2、-4、-5、-9、-11 和 -12；死亡效应结构域（death effector domain，DED），存在于脱天

蛋白酶 -8 和 -10。尽管 DED 和 CARD 均可以形成死亡折叠这一相似结构，但它们没有序列上的同源性。死亡结构域（death domain，DD）和热蛋白样结构域（pyrin，PYD）不是脱天蛋白酶独有的结构特征，在其他参与脱天蛋白酶激活的蛋白中也存在。

炎性小体——脱天蛋白酶 -1 前体的激活平台

脱天蛋白酶 -1 是典型的人类炎症型脱天蛋白酶，以无活性单体形式存在，通过其 CARD 依赖性方式募集到炎性小体（inflammasome）多蛋白复合物中而被激活。脱天蛋白酶 -1 对于 IL-1β 和 IL-18 从无活性形式转化为活性细胞因子至关重要。这些细胞因子在脱天蛋白酶 -1 作用下通过非经典分泌途径释放。脱天蛋白酶 -1 依赖的 IL-1β/IL-18 的释放通常与致病生物的组成成分有关，这些成分统称为病原体相关分子模式（pathogen associated molecular pattern，PAMP），它们通过与胞质中 NOD 样受体（NOD-like receptor，NLR）家族成员结合而发挥作用（将在下文讨论）。

死亡诱导信号复合物（death-inducing signaling complex，DISC）——脱天蛋白酶 -8 前体的激活平台

脱天蛋白酶 -8 和 -10（在人类中发现而在啮齿动物中未发现）是通过死亡受体（TNF 受体家族之一）与其同源性死亡配体（亦为 TNF 样分子）结合而被激活。脱天蛋白酶 -8 前体的切割和（或）激活能够参与几条生物信号途径，具体途径取决于何种辅助蛋白被招募到信号复合物中。

组成性三聚体的死亡受体被三聚化的死亡配体激活，与含有死亡结构域（DD）的 Fas 相关蛋白（Fas-associated protein with a death domain，FADD）等多个接头分子之一形成同型 DD-DD 相互作用，FADD 暴露出 DED 结构域和脱天蛋白酶 -8 或 -10 前体中两个 DED 结构域中的一个相结合而使脱天蛋白酶募集。这些脱天蛋白酶前体的强制二聚化和激活促进了效应脱天蛋白酶 -3 和 -7 的切割和激活，除非脱天蛋白酶 -8 前体与催化惰性同源物 c-FLIP_L 形成异源二聚体。c-FLIP_L 是脱天蛋白酶 -8 前体活化的负调控因子，所形成的 FLIP- 脱天蛋白酶 -8 前体异源二聚体

丧失了促细胞凋亡能力，但仍保留足够的催化活性以至于能够抑制另一种形式的细胞死亡即坏死性凋亡。这将在下文详细讨论。

凋亡小体——胱天蛋白酶 -9 前体的激活平台

胱天蛋白酶 -9 前体通过招募一种叫做凋亡小体的大蛋白复合物而被激活。该复合物包括胱天蛋白酶 -9 前体、凋亡蛋白酶激活因子 -1（apoptotic protease activating factor-1，APAF-1）和其他调节蛋白[28,29]。APAF-1 是一种特异性接头蛋白，N 末端含有 CARD 结构域，C 末端包含多个 WD 重复序列。APAF-1 是一种胞质分子，一旦细胞色素 C 从线粒体膜间隙释放出来，APAF-1 便与之结合并发生寡聚化[29]。与细胞色素 C 以及脱氧核苷酸（deoxyadenosine triphosphate，dATP）结合促使 APAF-1 暴露 N 端 CARD 结构域，其进一步与胱天蛋白酶 -9 前体的 CARD 结构域相互结合[30]。随着胱天蛋白酶 -9 激活，其进一步切割和激活执行者胱天蛋白酶 -3 和 7。

线粒体与细胞凋亡——内在凋亡

胱天蛋白酶依赖性凋亡大体上存在两种途径，大多数情况下它们彼此独立进行——线粒体依赖的内源性途径和由死亡受体 / 死亡配体相互作用介导的外源性途径。前一种途径依赖启动者胱天蛋白酶 -9，其特征是线粒体外膜通透化（MOMP），将电子传导链的膜间成分即细胞色素 C 释放到细胞溶质中[31-33]。一旦释放，细胞色素 C 与 APAF-1 结合继而促进凋亡小体的组装和胱天蛋白酶 -9 前体的激活（见上文）。另外还释放了一些其他蛋白质，包括 SMAC（也被称为 DIABLO）、OMI/HtrA2 和凋亡诱导因子（apoptosis-inducing factor，AIF）[34-36]。SMAC 和 OMI 通过结合和拮抗 XIAP 间接参与胱天蛋白酶激活（下文详细讨论）。

线粒体外膜通透性（MOMP）的调控

MOMP 是内源性凋亡途径的主要特征之一，受 B 细胞淋巴瘤 2（B cell lymphoma 2，Bcl-2）家族蛋白的正向和负向调控（图 19-1）[37,38]。Bcl-2 家族蛋白在功能上可以分为促进和抑制细胞死亡，依据其特定的结构特征直接或间接调控 MOMP[39]。

促凋亡多结构域效应蛋白 BAX 和 BAK 可直接通透化线粒体外膜（增加通透性），而包括 Bcl-2 本身、Bcl-X$_L$、A1、Bcl-B、Bcl-W 和 Mcl-1 在内的抗凋亡家族成员主要起到阻止 MOMP 的作用。仅具有单个 BH3 结构域（BH3-only）的促凋亡蛋白，包括 BID、BIM、PUMA、NOXA、HRK、BIK、BMF 和 BAD，也能促进 MOMP，但它们是通过激活效应物 BAX 和 BAK 或通过抑制抗凋亡 Bcl-2 蛋白间接促进 MOMP[40]。

单体 BAX 位于胞质中，而 BAK 位于线粒体外膜，由其羧基末端区域锚定。它们转化为活性状态需要与一个或多个 BH3-only 蛋白发生瞬时结合以诱导其构象改变并聚合为大的同源寡聚体，在 BAX 存在的情况下易位到线粒体外膜。膜间隙蛋白的后续释放需要膜通透化，但 BAX 和 BAK 寡聚体是通过直接插入膜并形成孔道，还是通过触发脂质孔的形成来间接实现这一结果，尚不清楚。尽管如此，线粒体外膜通透化之后，细胞色素 C、SMAC（DIABLO）和 OMI（HtrA2）从线粒体膜间隙释放到胞质中，激活胱天蛋白酶并介导凋亡性细胞死亡。

Bcl-2 家族第三个成员 BOK 同样可以通过 MOMP 诱导细胞死亡。BOK 蛋白天生不稳定，在组成性条件下通过内质网相关途径降解[41]。抑制蛋白酶体或各种形式的内质网应激可以稳定 BOK 蛋白使其累积，促进 MOMP 并触发细胞死亡。然而，BOK 的确切作用仍然是一个谜——无论是 BOK 表达缺失，还是它与 BAX 或 BAK 的共缺失，均未显示任何明显的发育方面的表型[42]。有趣的是，与 BAX 和 BAK 不同，BOK 在癌症中经常是缺失的[43]。

BAX 或 BAK 插入线粒体外膜后暴露 BH3 结构域，或是自我寡聚化并诱导 MOMP，或是与抗凋亡 Bcl-2 蛋白相结合从而抑制 MOMP。相反，BH3-only 蛋白对抗凋亡 Bcl-2 蛋白的阻滞和中和作用增加了 BAX 和 BAK 激活概率以诱导 MOMP。BH3 蛋白家族的特定成员，BID、BIM 和 PUMA 被称为直接激活剂，能够触发 BAX 和 BAK 从其组成性的嵌入状态转化为活性寡聚体形式诱导 MOMP。

细胞在胱天蛋白酶受到抑制的情况下可以促进另一种形式死亡，以 MOMP 和 Bcl-2 蛋白功能为特征，即所谓的胱天蛋白酶非依赖性细胞死亡（caspase independent cell death，CICD）。这种类型的细胞死

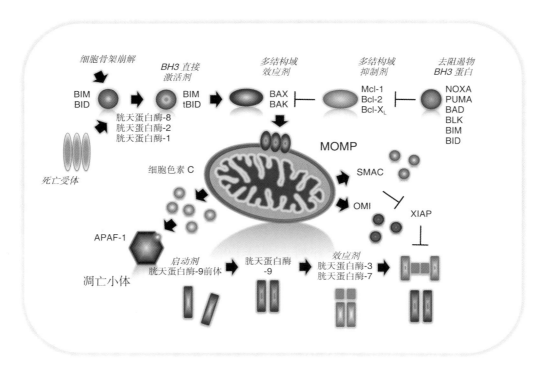

图 19-1　Bcl-2 蛋白调节的线粒体外膜通透化（mitochondrial outer membrane permeabilization，MOMP）是内源性细胞凋亡途径中的关键事件。Bcl-2 蛋白调节 MOMP 响应多种信号，参与内源性细胞凋亡途径。多结构域促凋亡效应分子 BAX 和 BAK 经过构象改变和寡聚化等多种修饰诱导 MOMP。多结构域抗凋亡蛋白 Bcl-2 家族成员包括 Bcl-2、Bcl-X$_L$ 和 Mcl-1，能够抑制 BAX/BAK 诱导的 MOMP。BH3-only 促凋亡效应蛋白可通过直接激活（BH3 直接激活剂包括 BIM 和 BID）或通过置换抑制性的抗凋亡 Bcl-2 蛋白（去阻遏物 BH3 蛋白包括 NOXA、PUMA 和 BAD）来间接激活 BAX 和 BAK。BH3 蛋白作为不同应激类型的感受器能够通过多种机制进行修饰。例如，BID 被胱天蛋白酶-8 切割和激活以应答死亡受体介导的信号转导事件，而 BIM 的活化可由细胞骨架的破坏介导。MOMP 允许释放几种膜间隙蛋白，包括细胞色素 C、SMAC 以及 OMI，所有这些蛋白都可以调节细胞凋亡通路。细胞色素 C 与衔接蛋白 APAF-1 结合，以触发无活性胱天蛋白酶-9 前体单体的募集和凋亡小体复合物的组装。该作用导致胱天蛋白酶-9 前体的自身裂解以产生具有催化活性的胱天蛋白酶-9 二聚体，该二聚体继而切割并激活执行者胱天蛋白酶-3 和-7。XIAP 是一种 E3 连接酶，通过阻断胱天蛋白酶-9、-7 和-3 的催化位点或促进其泛素依赖性降解从而对其活性发挥负调控作用。SMAC 和 OMI 分别结合或切割 XIAP 以抑制其活性并促进细胞凋亡

亡可能在发育过程中最常见，特别是在某些胱天蛋白酶激活途径失活的情况下，如 APAF-1 缺陷模型。这时，由于 MOMP 导致线粒体功能丧失，细胞因生物能量灾变而死亡。

Bcl-2 蛋白功能的翻译后调控

Bcl-2 蛋白不仅在转录水平上受调控，也受多种翻译后修饰的调控，包括磷酸化、泛素化降解、蛋白酶切割、豆蔻酰化（myristiolyation）和类泛素化（neddylation）。虽然在许多情况下这些修饰所致的确切功能后果并不明确，但也有一些是明确的。

激酶介导的 BH3-only 蛋白 BIM 和 BAD 的磷酸化对于生长因子剥夺相关上游信号和下游凋亡效应物激活信号的整合至关重要。有丝分裂原活化蛋白激酶（mitogen-activated protein kinase，MAPK）细胞外信号调节激酶（extra-cellular-signal regulated kinase，ERK）对 BIM 丝氨酸 69 位点的磷酸化诱导了 BIM 经蛋白酶体降解[44]。相反，BIM 通过 MAPK c-Jun N 端激酶（JNK）的磷酸化使得蛋白稳定以促进 BAX 依赖的细胞死亡[45]。BAD 在 ser112 和 ser136 位点的 AKT 依赖的磷酸化促进 BAD 与 14-3-3 结合[46]，而在营养缺乏时 BAD 去磷酸化继而触发其与 Bcl-X$_L$ 或 Bcl-2 结合，抵消了其促凋亡活性[47-49]。

多重磷酸化和泛素化也有助于调节诱导髓系白血病细胞分化蛋白 1（induced myeloid leukemia cell differentiation protein 1，Mcl-1）的稳定性[50]。在营养缺失时，AKT 失活可以解除对糖原合成激酶 3

（glycogen synthase kinase 3，GSK3）的抑制，GSK3 进而磷酸化 Mcl-1 促进其降解[51]。当 Mcl-1 和 E3 连接酶 MULE 之间的相互作用被促凋亡的 BH3-only 蛋白如 NOXA 破坏时，引起 Mcl-1 泛素化和降解[52]。控制 Mcl-1 稳定性的其他蛋白包括 FBW-7[53]（一种在恶性肿瘤中经常缺失的肿瘤抑制因子）以及在多种肿瘤类型中表达的去泛素化酶 USP9X[54]。抗凋亡蛋白 Bcl-2 和 Bcl-XL 的周转（turnover）同样受到翻译后修饰调控[55,56]。例如，Bcl-2 在 BH3 和 BH4 结构域之间的柔性环内的丝氨酸残基（Ser-70）[57]或丝氨酸 -87 上的由 ERK1/2 介导的磷酸化修饰均至少在一定程度上维持了其稳定性，增强其抗凋亡活性[58]。而通过蛋白磷酸酶 2A（PPA2）的去磷酸化作用则使得 Bcl-2 蛋白丧失抗凋亡活性[59]。与 Bcl-2 不同，Bcl-X$_L$ 在 BH4 和 BH1 之间的非结构环中，两个天冬酰胺残基的去酰胺化则破坏了 Bcl-X$_L$ 的抗凋亡活性[60]。

特定位点的切割也可以增强某些 Bcl-2 蛋白的功能。BH3-only 蛋白 BID 在 BH3 家族中独一无二，因为在其原生状态中它的 BH3 结构域埋藏在分子的三级结构中，使其处于无活性状态。然而，一些蛋白酶，包括胱天蛋白酶 -8[61]、-2[62]，颗粒酶 B[63]，溶酶体蛋白酶（组织蛋白酶）[64]和钙激活蛋白酶（即钙蛋白酶）[65]对 BID 的柔性连接区进行切割，产生具有活性的裂解产物 tBID，其能够与抗凋亡蛋白结合或作为 BAX 和 BAK 的直接激活物发挥作用。通过这种方式，上游胞质信号导致这些蛋白酶激活，通过直接切割和激活 BH3 蛋白 BID 参与线粒体依赖性凋亡。有研究表明，钙蛋白酶介导的 BAX 裂解可以增强其促凋亡活性[66]，虽然这一过程的生理学意义尚未被完全阐明。

多种转录因子参与了促凋亡和抗凋亡 Bcl-2 基因表达的调控，包括 p53、NF-κB 和 FOXO3a。一些 microRNA，包括 miR-17-92、miR-15 和 miR-16，可以特异性地降低 BIM 和 Bcl-2 RNA 的表达水平。一些 Bcl-2 蛋白包括 Bcl-X$_L$、BAX 和 PUMA 等存在多种剪接变异体，尽管它们的具体作用尚不明确。然而，BIM 的多个剪接变异体，包括 BIM-S、BIM-L 和 BIM-EL，动力蛋白轻链结合区在这些变异体中存在与否似乎赋予了它们不同的促凋亡能力。失巢凋亡（anoikis）是由于细胞骨架的扰动和细胞从基底膜分离而引起的凋亡性细胞死亡，由 BIM 和另一种

BH3 蛋白即 Bcl-2 修饰因子（Bcl-2 modifying factor，BMF）介导。BIM 锚定在微管复合体上，而 BMF 被细胞骨架肌动蛋白禁锢，每个肌动蛋白都被各自的动力蛋白轻链结合区域禁锢。细胞骨架的破坏会导致 BIM 和 BMF 的释放，促进 MOMP 并参与凋亡。

Bcl-2 蛋白的其他作用

我们对 Bcl-2 功能的讨论主要集中在基于 MOMP 调控背景下对细胞死亡的调节作用。尽管这一作用至关重要，但是很明显 Bcl-2 蛋白的所有功能并不局限于调节细胞死亡，对其他一些信号通路也可能产生重要影响，包括调节线粒体动力学[67]、对 DNA 损伤的应答[68-69]、代谢生物能量学[70-72]、Ca^{2+} 稳态[73]、内质网功能和自噬[74]。

死亡受体相关信号事件——外源性细胞凋亡

死亡配体及其受体以预先形成的三聚体形式存在，分别代表 TNF 和 TNF 受体超家族的亚族。这些受体包括 TNF-R1、CD95（也被称为 Fas 或 Apo-1）、死亡受体 3（death receptor 3，DR3）、TNF 相关凋亡配体（TNF-related apoptosis ligand，TRAIL）受体、TRAIL 受体 -1（或 DR4）、TRAIL 受体 -2（在人类中称之为 DR5）和死亡受体 6（death receptor 6，DR6）。它们相应的活化配体是 TNF、CD95 配体（或 FasL）和 TRAIL，所有这些都参与细胞凋亡。DR3 和 DR6 均不促进细胞凋亡。死亡受体与其相应配体结合后诱导构象变化，从而暴露死亡结构域（DD），DD 是受体中特殊的蛋白结合结构域，可以与若干含有 DD 的接头蛋白结合。

FasL（CD95 配体）与其受体 Fas 结合触发 Fas 募集含 DD 的接头蛋白 FADD。伴随 FADD 构象变化暴露出第二个特化结合域 DED，DED 进一步与胱天蛋白酶 -8 前体中两个 DED 之一发生结合以募集胱天蛋白酶 -8 前体至此完成成熟信号复合物或 CD95 死亡诱导复合物（death inducing complex，DISC）组装。随后胱天蛋白酶 -8 前体二聚化，发生自我裂解并稳定活性形式，导致胱天蛋白酶 -8 切割并激活效应胱天蛋白酶 -3 和 -7。FLIP 是胱天蛋白酶 -8 的同源物但是丧失了催化活性，FLIP 与胱天蛋白酶 -8 结合能够负调控 DISC 的形成。虽然这种结合阻止了胱

天蛋白酶 -8 的二聚化和切割，但无法完全抑制胱天蛋白酶 -8 的催化活性，导致 FLIP 被胱天蛋白酶 -8 切割，但并不诱导细胞凋亡。最近研究表明 FADD、FLIP 和胱天蛋白酶 -8 之间相互作用的复杂性，它决定着细胞死亡类型，即走向凋亡或是坏死（下文详细讨论）。

TNFR1 激活引起的信号转导通路非常复杂，受各种调节机制的影响，细胞究竟是存活、凋亡或程序性坏死，这取决于招募到 TNFR1 受体 - 信号复合物（即复合物 I、复合物 IIa 和复合物 IIb）的蛋白质特性（图 19-2）。TNFR1 有两个配体均可以介导其活化，即 TNF 和淋巴毒素，这两种配体都可触发受体胞内结构域的构象变化，暴露出 DD 以及 E3 连接酶即 TNF 受体相关因子（TNF-receptor associated factor-2，TRAF2）结合位点。随后 TNFR1 相关死亡结构域蛋白（TNFR1-associated death domain，TRADD）通过与受体 DD 结构域间结合被招募到 TNFR1，用于稳定 TRAF2-TNFR1 的相互作用并招募 RIPK1。RIPK1 是一种功能广泛的分子，能够促进几种 TNFR1 信号复合物的活性，其中一些复合物需要 RIPK1 的激酶活性，另一些则不需要。在复合物 I 中，一旦经 TRAF2 介导发生赖氨酸 63 位多聚泛素化修饰，RIPK1 便以激酶非依赖性方式向 TNFR1 复合物募集其他信号转导分子。其中包括 NF-κB 必需调节剂（NF-κB essential modulator，NEMO），它是 IκB 激酶（IκB kinase，IKK）复合物组成成分，可刺激 IκBα 的磷酸化、泛素化和降解，NF-κB 因此显示出转录活性。值得注意的是，在这些条件下细胞不会发展为死亡。相反，NF-κB 诱导细胞存活相关基因，包括 cIAP1、cIAP2、FLIP_L，以及其他炎症反应基因的转录。

在某些情况下，TNFR1 释放出 TRADD-TRAF-2-RIPK1 信号转导复合物，该复合物中 TRADD 的 DD 结构域从 TNFR1 游离出来招募 FADD。两种信号复合物在这种情形下都有可能形成，分别称为复合物 IIa 和 IIb。当招募长型 FLIP（FLIP long form，FLIP_L）至胱天蛋白酶 -8 形成异源二聚体时，可以阻止具有催化活性的胱天蛋白酶 -8 同源二聚体形成，从而抑制细胞凋亡，但在一定程度上保留了胱天蛋白酶 -8 切割 RIPK1 和 RIPK3 的能力并使之失活。然而，当 FLIP_L 缺失时，胱天蛋白酶 -8 的催化活性未受抑制，因此能够促进细胞凋亡。相比

之下，抑制胱天蛋白酶 -8 或抑制其必需的接头蛋白 FADD 可以促进复合物 IIb 的组装，也称为坏死小体（necrosome），通过募集并稳定 RIPK1 和 RIPK3 反而触发了坏死性凋亡。通过这种方式，FLIP_L 为 TNFR1 信号转导的整合提供了一个关键性节点以决定细胞的死亡方式。

线粒体通路的分子间相互作用——胱天蛋白酶 -8/BID

很大程度上，内源性和外源性凋亡通路的顶级信号事件各自独立进行，仅在终末效应阶段——胱天蛋白酶 -3 激活时汇合。然而，尽管 MOMP 通常与内源性死亡途径有关，但也可以通过胱天蛋白酶 -8 介导的 BH3 蛋白 BID 的裂解和激活参与死亡受体介导的凋亡。XIAP 看似是外源性凋亡途径中 BID 介导的 MOMP 发生的主要决定因素 [75]。

XIAP 结合并阻断胱天蛋白酶 -9、-3 和 -7 的蛋白水解酶活性（除非被 SMAC 和 OMI 取代，两者都是通过 MOMP 从线粒体释放出来），但不阻断胱天蛋白酶 -8 的蛋白水解酶活性。因此，当 XIAP 表达时，BID 活化和驱动 MOMP 继而通过 SMAC 和 OMI 解除 XIAP 的抑制作用是死亡受体诱导的凋亡所必需。

胱天蛋白酶和细胞焦亡

炎性小体复合物的组装和激活促使促炎细胞因子 IL-1β 和 IL-18 产生，两者是宿主固有免疫系统抗感染及无菌性损伤的关键成分。当通过某一感应分子或核苷酸结合域—富含亮氨酸的重复序列（nucleotide-binding domains，leucine-rich repeat-containing，NBD-LRR）或 NLR 检测到应激源时将启动炎性小体的组装。NLR 的激活剂统称为 DAMP，DAMP 可以是内源性的或外源性的，自身的或外来的，尽管大多数通常与感染物质或病原相关分子模式（pathogen-associated molecular pattern，PAMP）相关。

NLR 属于所谓的模式识别受体（pattern recognition receptor，PPR），PPR 还包括 TLR、C 型凝集素受体（C-type lectin receptor，CLR）、黑色素瘤 2 缺乏（absent in melanoma 2，AIM2）样受体（AIM2-like receptor，ALR）家族和视黄酸诱导基因（retinoic

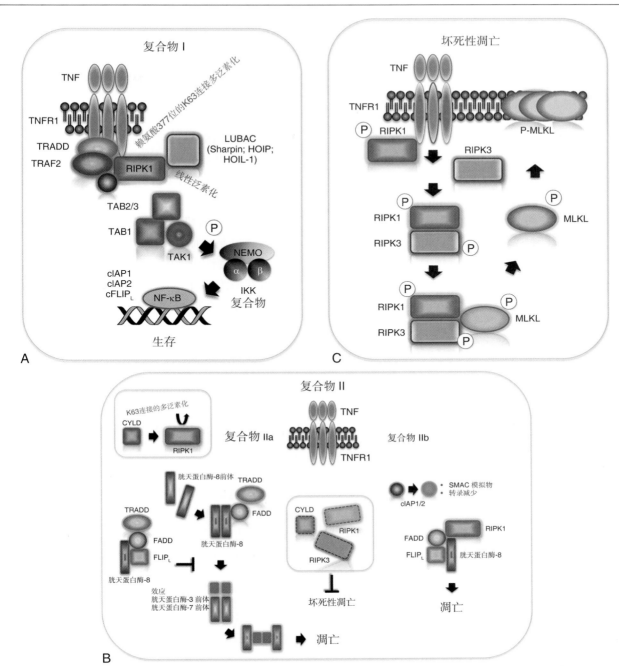

图 19-2　多种肿瘤坏死因子（TNF）- 肿瘤坏死因子受体 1（TNFR1）复合物介导不同的生物学效应。A. 复合物Ⅰ：TNF 与其三聚体受体 TNFR1 的结合触发了复合物Ⅰ的组装，该复合物包括 TNF 受体相关死亡结构域（TRADD）、受体相互作用蛋白激酶 1（RIPK1）和 E3 泛素酶、细胞凋亡抑制剂 1（cIAP1）、细胞凋亡抑制剂 2（cIAP2）、TNFR 相关因子 2（TRAF2）和线性泛素链组装复合物（LUBAC）的 HOIL-1。cIAP1/2 介导 RIPK1 在赖氨酸 377 位上的 K63 连接的多泛素化，促进了 RIPK1 依赖性的复合物Ⅰ的稳定并募集① TAB-TAK 复合物和② NF-κB 激活的 IKK 复合物至泛素链。LUBAC 复合物的 E3 连接酶活性进一步促进了 RIPK1 泛素化、复合物稳定和 NF-κB 活化。NF-κB 依赖的 cFLIP 转录以及 cIAP1/2 通过稳定复合物Ⅰ和抑制促凋亡复合物Ⅱ的组装促进细胞存活。B. 复合物Ⅱa：复合物Ⅱa 的形成由 TNF-TNFR1 相互作用触发，在复合物Ⅰ不稳定时在细胞质中发生。这种情况发生的一种方式是通过 CYLD 这一去泛素化酶从 RIPK1 中去除 K63 连接的多泛素化，促进复合物Ⅰ的不稳定和 RIPK1 的解离以参与另一种 TNF 诱导的信号复合物。复合物Ⅱa 组装需要通过 TRADD 间接招募 FADD 到 TNFR1，促进了胱天蛋白酶 -8 前体单体的结合，形成具有催化活性的胱天蛋白酶 -8 二聚体。活化的胱天蛋白酶 -8 可以切割并激活下游的执行者胱天蛋白酶 -3 和 -7 以介导细胞死亡。FLIP$_L$ 也可以与 FADD 和（或）胱天蛋白酶 -8 前体结合。在这些条件下，与 FLIP$_L$ 形成二聚体的胱天蛋白酶 -8 具有不完全的催化活性，改变了底物特异性，不能参与细胞凋亡。复合物Ⅱb（坏死性凋亡小体）：cIAP 减少或抑制时不利于形成稳定的 RIPK1 依赖性复合物Ⅰ，但可以组装复合物Ⅱb。该胞质复合物不依赖于 TRADD，由 RIPK1、FADD 和 FLIP$_L$- 胱天蛋白酶 -8 异源二聚体组成。这些条件下有利于 RIPK1 发挥促凋亡功能。FLIP$_L$ 还可以与 FADD 结合，作为胱天蛋白酶 -8-FADD 结合的竞争性抑制剂以防止细胞凋亡。RIPK3、混合谱系激酶结构域样蛋白（MLKL）和活化胱天蛋白酶 -8 的水平的变化也可导致坏死。C. TNF 诱导的坏死：对 TNF-TNFR1 连接的应答诱导的坏死性凋亡。RIPK1 和 RIPK3 的寡聚化诱导 RIPK3 的自磷酸化并以 RIPK3 依赖性方式招募和磷酸化 MLKL。MLKL 随后如何诱导质膜破裂尚不清楚，但可能的机制包括 MLKL 自身直接的通透化，或 MLKL 依赖的 Ca^{2+} 和（或）K$^+$ 离子通道聚集，这些机制影响了离子的动态平衡（ion homeostasis），导致细胞肿胀，最终质膜破裂

acid inducible gene，RIG）-I 样 受 体（RIG-I-like receptor，RLR）。NLR 家族成员包括 NLRP1(NOD-，LRR-，and pyrin-containing domain 1）、NLRP3、NLRP6、NLRP7、NLRP12 和 NLRC4（又称 IPAF），它们由三个不同的结构域组成。N 末端区域决定了 NLR 的功能分类，包含热蛋白样结构域（pyrin）、胱天蛋白酶募集结构域（caspase recruitment domain，CARD）或杆状病毒抑制域；中间区域也称为核苷酸结合，结构域（nucleotide-binding domain，NBD）或 NACHT 域，其介导 dNTP 的水解及多聚化；以及 C 末端的亮氨酸富集重复（leucine rich repeat，LRR）结构域，其在一些炎性小体复合物中具有自抑制功能，可以促进结构稳定和多种蛋白 - 蛋白相互作用。

炎性小体虽然总体上在结构方面与激活胱天蛋白酶 -8 的 DISC 和激活胱天蛋白酶 -9 的凋亡小体相似，但与这些胱天蛋白酶激活复合物也存在重要不同。由于不同的接头蛋白本身具有某个不同的蛋白结合域，因此炎性小体复合物的分子组成可以不同（图 19-3）。尽管炎性小体复合物的组分不同，但是它们的主要作用均为直接或间接地通过与胱天蛋白酶 -1 的 CARD 结构域相互作用来诱导胱天蛋白酶活性。炎性小体组装所需的最常见的衔接子之一是包含 CARD 的凋亡相关斑点样蛋白（apoptotic speck-forming CARD，ASC）。ASC 通过它和胱天蛋白酶 -1 的 CARD 与 CARD 之间的同源结合形成多聚体来介导 IL-1 和 IL-18 的加工。ASC 尚包含一个热蛋白结构域（PYD），是一种死亡结构域，参与 NLR 家族若干成员（如 NLRP1、3、6、7、12 及 NLRC4）PYD 结构域之间的相互作用，从而促进炎性小体的组装。炎性小体的激活配体有多种来源，包括内源性配体（例如葡萄糖和 β- 淀粉样蛋白），环境应激源包括石棉和紫外线，以及来源于细菌、病毒、真菌及原虫等感染源性配体。

NLRP3 炎性小体

在大多数情况下，包含活化 NLRP3 的炎性小体的组装需要两个独立的信号事件。第一信号是 TLR 或 TNF-R1 的激活导致 NF-κB 的活化，进而诱导 NLRP3 和其他炎性小体组分的表达，细胞为炎性小体的形成做好准备[76]。第二信号由某种 DAMP 或

PAMP 激活 NLRP3 介导，包括石棉[77]、β- 淀粉样蛋白[78]、尿酸[79]、胞壁酰二肽[80]、焦磷酸盐（calcium pyrophosphate dehydrate，CPPD）[81] 及多种病原体的细菌 RNA[82] 及病毒成分（图 19-3A）。当受到这些刺激时，NLRP3 通过它的 PYD 结构域与含有 PYD 结构域的配体 ASC 相连。然后 ASC 的 CARD 结构域与胱天蛋白酶 -1 的 CARD 结构域结合，促进炎性小体的形成、IL-1β/IL-18 的加工以及 GSDMD 的活化，诱导细胞焦亡。

NLRP3 激活机制的混杂性质可能代表着一种共同的激活机制，而不是多个因素直接与 NLRP3 相互作用以促进炎性小体的组装。然而，虽然已经提出了多种潜在触发因子（图 19-2A），但尚未发现统一的机制。这些潜在的触发因子包括一些线粒体内发生的事件，如活性氧（reactive oxygen species，ROS）的产生[83]、线粒体 DNA 的氧化[84]、心磷脂的转位[85]，以及 NLRP3 的 K63 连接的泛素化[86] 与线粒体抗病毒信号（mitochondrial anti-viral signaling，MAVS）蛋白[87] 或与线粒体融合蛋白 2[88] 分子之间的直接联系。与 NLRP3 物理上相互结合以促进炎性小体组装的分子包括双链 RNA 依赖性蛋白激酶（double-stranded RNA-dependent protein kinase，PKR）[89] 和鸟苷酸结合蛋白（guanylate binding protein，GBP）[90]。其他一些调节因子包括 K⁺ 外流[91,92]、Ca²⁺ 内流[93,94]、ATP 触发的嘌呤信号事件[95]，以及 NLRP3 的 LRR 域与包括 HSP90 和 SGT1 在内的伴侣蛋白之间的相互作用，该作用使复合物维持稳定但不活跃[96]。

现已发现 NLRP3 基因中存在多种遗传性突变及新生突变（de novo mutation），其中很多集中在 NBD 结构域，导致了 NLRP3 炎性小体增多的遗传倾向。IL-1β 的生成增多参与了家族性冷吡啉病或冷吡啉相关周期性发热综合征（cryopyrin-associated periodic fever syndromes，CAPS）的病理生理过程，这组疾病包括家族性寒冷型自身炎症综合征（familial cold-induced autoinflammatory syndrome，FCAS）、Muckle-Wells 综合征（Muckle-Wells syndrome，MWS）、新生儿期多系统炎症综合征或慢性炎症性神经皮肤关节综合征（neonatal onset multisystem inflammatory disorder or chronic infantile neurologic cutaneous and articular syndrome，NOMID/CINCA）[97]。利用含有与 MWS 和 FCAS 相关的特异性 NLRP3 突变的基因敲入小鼠模型，从遗传学上确定了 NLRP3 在 CAPS

中的致病作用[98]。在造血细胞中引入这些 NLRP3 突变后可以表现出人类综合征的一些临床特点，包括中性粒细胞皮肤浸润、周期性发热、Th17 相关细胞因子升高。抗 IL-1 治疗后这些症状可以在很大程度上得到缓解，这意味着其潜在的病理生理机制可能是由于含有 NLRP3 炎性小体的形成增多导致了 IL-1β 分泌增加。

其他一些与促炎细胞因子（包括 IL-1β）大量产生相关的病理生理也与 NLRP3 功能有关。内源性分子的异常聚集可以触发 NLPR3 依赖性炎性小体形成，这些异常聚集的内源性分子包括与痛风——一种炎症疾病相关的关节内单钠尿酸盐（monosodium urate，MSU）晶体沉积、动脉粥样硬化斑块内胆固醇沉积以及阿尔茨海默病（Alzheimer's disease）特征性的 β- 淀粉样蛋白不可溶性聚集。缺血 - 再灌注损伤导致的组织损伤，或是肺纤维化或哮喘中肺部过量炎症导致的组织损伤过程中均有多种 DAMP 的释放。这些 DAMP 包括细胞外 ATP、尿酸、嘌呤能受体 P2X7 及透明质酸（细胞外基质的一种成分），它们均可以直接诱导形成 NLRP3 依赖性炎性小体。此外，环境因素如石棉和硅导致的肺部炎症很可能是由这些物质引起的 NLRP3 依赖性 IL-1β 及 IL-18 的产生所致。虽然 NLRP3 在所有这些异常炎症中的直接作用仍有待充分探究，但是它在相关病理生理中可能起到了促进作用。

NLRP3 炎性小体是宿主对于多种细菌、真菌、病毒病原体免疫应答的基本组成成分，例如金黄色葡萄球菌、单核增生李斯特菌、大肠埃希氏菌、肺炎克雷伯菌、福氏志贺菌、白色念珠菌和酿酒酵母[99]。其中一些微生物表达成孔毒素（pore-forming toxin），它们可以诱导细胞膜破裂及 NLRP3 依赖性炎性小体的激活和（或）细胞焦亡。这些毒素包括艰难梭菌毒素 A 及毒素 B[100]、肺炎链球菌的肺炎球菌溶血素[101]、多种链霉菌菌株的尼日利亚菌素[102]、α-、β-、γ- 溶血素、金黄葡萄球菌的毒力因子[103]、单核增生李斯特菌的溶血素[104]。

宿主介导的对一些 DNA 病毒如流感[105,106]、疱疹[107,108]、仙台病毒[109]的免疫可能也需要 NLRP3 炎性小体的激活[110]。然而，将 AIM2 作为核酸的主要感受器来触发 ASC 依赖性炎性小体激活[111]可能限定了 NLRP3 在某些条件下所起的通用作用。尽管如此，NLRP3 明显是宿主有效防御多种细菌病原体和自生 DAMP 的关键组成部分。

NLRC4 炎性小体

与 NLRC3 炎性小体的激活需要 ASC 衔接蛋白不同，NLRC4 本身包含一个 CARD 结构域，可以与脱天蛋白酶 -1 的 CARD 相直接结合从而促进脱天蛋白酶 -1 的激活和 IL-1β 及 IL-18 的释放（图 19-3B）[112-114]。NLRC4 炎性小体的胞质组装由 III 型或 IV 型分泌系统的成分，或者鞭毛细菌（包括福氏志贺菌、铜绿假单胞菌和伤寒沙门氏菌）触发。NLRC4 是 NLR 家族中唯一一个对病原体反应机制已知的成员。NLR 凋亡抑制蛋白（NLR-apoptosis inhibitory protein，NAIP）家族的成员，在小鼠中有 6 个旁系同源物，作为上游感受器直接参与 NLRC4 炎性小体组装和 IL-1β 的成熟[115]。

最近发现 NLRC4 有两个独立的获得性功能（gain-of function）点突变，使得 NLRC4 炎性小体组成性活化并与周期性发热有关[116-118]。功能分析显示，从患者身上分离出的巨噬细胞 IL-1β/IL-18 产生异常，对细胞焦亡的敏感性增加。

NLRP1b 炎性小体（图 19-3C）

NLRP1 是第一个被鉴定为炎性小体介质的 NLR[119]，在人类中由单个基因编码而在小鼠中则由三个直系同源基因编码，分别是 *Nlrp1a*、*Nlrp1b* 和 *Nlrp1c*[120]。与人类 NLRP1 不同，小鼠同源物不包含 pyrin 结构域，而是由一个 NBD、一个 LRR、一个 FIIND（function to find 结构域）及一个 C 末端 CARD 组成。胞壁酰二肽（muramyl dipeptide，MDP）是一种生物活性极弱的肽聚糖肽，常见于革兰氏阳性菌及革兰氏阴性菌中，最初被鉴定为 NLRP1b 介导的炎性小体形成的配体。然而，NLRP1b 介导的炎性小体形成和脱天蛋白酶 -1 加工是否需要依赖于 ASC 相关的 pyrin 结构域，或者是通过 NLRP1 和脱天蛋白酶 -1 经各自的 CARD 结构域直接相互作用而发生，目前尚不清楚[121]。

致死毒素（lethal toxin，LT）是炭疽芽孢杆菌的主要毒力因子，是 NLRP1b 依赖性炎性小体形成的有效配体，可触发巨噬细胞的 IL-1β 和 IL-18 释放和大范围焦亡。LT 促进 NLRP1b 的切割[122,123]，

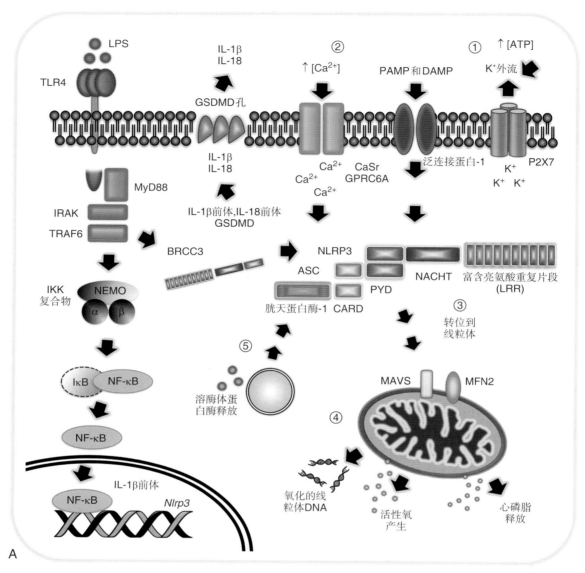

图 19-3　炎性小体是脱天蛋白酶 -1 的激活平台，根据特异性 NLR 和衔接蛋白的特征可以分为不同的炎性小体复合物。A．NLRP3 经典炎性小体。NLRP3 炎性小体组装由病毒和细菌病原体相关分子模式（PAMP）和内外源性的危险相关分子模式（DAMP）诱导，包括成孔毒素、淀粉样蛋白聚集、细胞外三磷酸腺苷（ATP）、透明质酸、单钠尿酸盐（MSU）晶体、石棉、二氧化硅、明矾和紫外线照射。NLRP3 炎性小体的组装是由 NLRP3 与 ASC 的 PYD 结构域之间的相互作用以及 ASC 和脱天蛋白酶 -1 之间的 CARD-CARD 相互作用介导的。这导致脱天蛋白酶 -1 激活，GSDMD、IL-1β 前体及 IL-18 前体裂解，随后 IL-1β、IL-18 作为生物活性分子通过 GSDMD 孔释放。NLRP3 在应对这些不同的刺激时如何激活尚不清楚，现已提出了数种作用机制：①细胞外 ATP 的升高通过 ATP 门控 K⁺ 通道（P2X7）触发钾离子外流，并促进泛连接蛋白 -1（pannexin-1）孔道的组装，PAMP 和 DAMP 可通过这些孔进入胞质；②细胞内储存的 Ca²⁺ 和细胞外来源的 Ca²⁺ 储备的增加也激活了 NLRP3 炎性小体组装，有几种机制可以解释上述现象，其中包括细胞外钙离子通过 G 蛋白偶联的钙敏感受体（calcium-sensing receptor，CaSR）进入细胞，线粒体也可能作为几种激活刺激物的来源；③ NLRP3 与线粒体抗病毒信号（mitochondrial anti-viral signaling，MAVS）蛋白或线粒体融合蛋白 2（mitofusin 2，MFN2）相互作用；④对线粒体释放的心磷脂、活性氧或氧化 DNA 应答；⑤溶酶体破裂和组织蛋白酶释放。除了这些激活刺激中的一种或多种外，NF-κB 启动信号通过 Toll 样受体（TLR）或肿瘤坏死因子受体 1（TNFR1）（图中显示 LPS 介导的 TLR4 激活）诱导 NLRP3 和 IL-1β 前体的转录。通过 BRCC3 使 NLRP3 去泛素化对于 NLRP3 炎性小体的组装也是必需的。B．NLRC4 炎性小体。鞭毛蛋白及 Ⅲ、Ⅳ型细菌分泌体的成分通过神经元凋亡抑制蛋白（neuronal apoptosis inhibitory protein，NAIP）的 NACHT 结构域触发 NLRC4 炎性小体的组装。NAIP1 是针状蛋白的上游感受器，NAIP2 感应棒状蛋白，NAIP5/6 BIRS 则由鞭毛蛋白触发。NAIP 和 NLRC4 之间的相互作用可能会触发 NLRC4 寡聚化，NLRC4 和脱天蛋白酶 -1 的 CARD 域间直接相互作用，完成炎性小体的组装。活性脱天蛋白酶 -1 将 IL-1β 前体 /IL-18 转化为其活性形式，并切割 GSDMD 以触发 GSDMD 孔的组装。细胞焦亡和相关的细胞裂解释放出活性形式的 IL-1β/IL-18。在某些情况下，ASC 也可以发挥作用。C．NLRP1b 炎性小体。其激活剂包括 ATP、细菌的肽聚糖二肽（bacterial peptidoglycan dipeptide，MDP）和炭疽杆菌致死毒素。脱天蛋白酶 -1 的 CARD 结构域可以与 NLRP1b 的 CARD 结构域直接相互作用形成炎性小体。ASC 可以稳定这种相互作用并增强炎性小体的活性。NLRP1b 的 FIIND 结构域的裂解可能是其活性所必需的。D．AIM2 炎性小体。AIM2 炎性小体的激活因子包括胞内菌和病毒 DNA，以及自身的双链 DNA。胞质 DNA 结合到 AIM2 的 HIN200 结构域上，通过各自的 PYD 结构域触发其与 ASC 的相互作用。脱天蛋白酶 -1 随后通过其 CARD 结构域与 ASC 的 CARD 结构域结合而被募集。一旦被激活，脱天蛋白酶 -1 会切割 IL-1β 前体和 IL-18 前体生成成熟蛋白，通过质膜上的 GSDMD 孔离开细胞

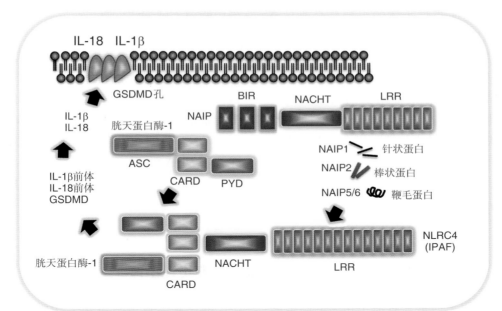

B

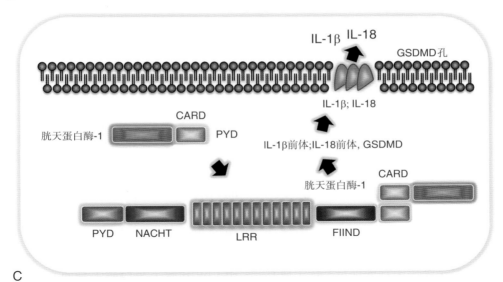

C

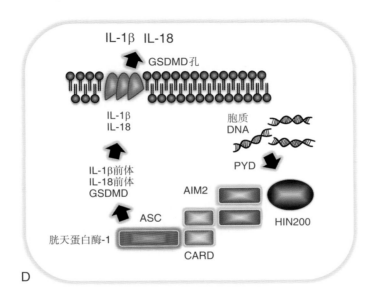

D

图 19-3（续）

据报道，这一事件对于炎性小体的组装是必要且充分的[124]。

有趣的是，虽然 NLRP1 炎性小体与 IL-1β 引起的致死性全身性炎症有关，但是一种 NLRP1 的激活突变可以促进炎性小体形成，也导致脱天蛋白酶 -1 活化以及 IL-1β 非依赖的造血细胞广泛焦亡。因此，NLRP1a 介导的炎性小体形成和细胞焦亡可能具有不依赖于 IL-1β 介导的炎症的其他作用。

NLRP6 炎性小体

NLRP6 主要表达于肠上皮细胞，并能介导 ASC 依赖性的炎性小体组装、脱天蛋白酶 -1 加工，增强 IL-1β 和 IL-18 分泌。缺乏 NLRP6、ASC 或脱天蛋白酶 -1 的小鼠结肠炎明显加重，对损伤相关的肠道肿瘤发生的易感性增强[125-128]。导致这一结果的原因为上皮细胞周转（turnover）的破坏，表明局部炎症对组织修复至关重要。相比之下，与炎症反应所导致的破坏性后果不同，缺乏 NLRP6 和 IL-1β 产生的小鼠结肠炎得以改善[129]。对于这些相反结果勉强有趣的解释可能是 NLRP6 通过促进 ASC 依赖性炎性小体组装和 IL-18 分泌，调节肠道菌群以维持上皮屏障的完整性并降低结肠炎的发生率[130,131]。因此，NLRP6 缺乏负向调节炎性小体的组装，促进损伤诱导微生物在肠道中异常定植，导致局部炎症反应。

我们认为 NLR 主要起促炎作用，但与其他 NLR 不同，NLRP6 可负向调控炎症信号以延缓病原体清除。因此，NLRP6 缺乏小鼠对单核增生李斯特菌、鼠伤寒沙门氏菌和大肠埃希氏菌高度抵抗，这主要是因为 NLRP6 抑制 TLR 下游 MAPK 和 NF-κB 信号[132]。这一发现是否代表了存在一类 NLR 亚族可以充当关键的免疫抑制因子仍有待确定。然而，它确实提供了诱人的证据，证明 NLR 和 TLR 家族成员之间存在交互调节。

AIM2 炎性小体

虽然 AIM2 不属于 NLR，但也含有一个 pyrin 域，对病原体或宿主来源的胞质 DNA 产生应答[133]，并可以介导炎性小体的形成[134,135]。AIM2 通过其 HIN-200 结构域[136] 直接与它的触发器 DNA 结合，并以 PYD 依赖的方式招募 ASC 接头蛋白，促进脱天蛋白酶 -1 的激活[137,138]。

通过调节 IL-1β 和 IL-18 水平，AIM2 在对一些胞质内复制微生物（如土拉弗朗西斯菌[111,139,140]、单核增生李斯特菌、DNA 病毒、牛痘病毒、巨细胞病毒）的抗病原体免疫中发挥重要作用[111]。虽然 I 型干扰素信号事件可以促进对细菌 DNA 的应答，但对病毒 DNA 的应答没有作用，AIM2 通过何种机制感知胞质 DNA 尚未完全阐明[140,141]。

AIM2 识别和响应宿主细胞质 DNA 的能力介导了自发性炎症反应的病理生理过程，包括系统性红斑狼疮[142] 和银屑病[143]。

非经典炎性小体

除了脱天蛋白酶 -1 外，炎性脱天蛋白酶家族还包括小鼠脱天蛋白酶 -11 和人脱天蛋白酶 -4 和 -5。脱天蛋白酶 -11 可以以一种独立于任何已知炎性小体的方式诱导焦亡。几种致病菌，包括大肠杆菌、霍乱弧菌、鼠伤寒沙门氏菌和嗜肺军团菌，诱导脱天蛋白酶 -4、-5、-11 前体的活化。脱天蛋白酶 -11 的表达可由多种促炎刺激诱导，包括通过脂多糖（lipopolysaccharide，LPS）、干扰素 IFN-γ 和 IFN-β 介导的 TLR4-TRIF 信号通路活化，至少部分依赖于 NF-κB 和信号转导与转录激活因子（signal transducer and activator of transcription，STAT）信号。脂质 A 是脂多糖的核心结构，为脱天蛋白酶 -4、脱天蛋白酶 -5 和脱天蛋白酶 -11 接触革兰阴性菌后激活和触发细胞焦亡所必需。这些脱天蛋白酶的激活似乎是由 LPS 和脱天蛋白酶本身的 CARD 之间的直接结合所致[144]。一个过程的启动及其效应发挥都由完全相同的分子负责，这一发现给我们对脱天蛋白酶生物学的理解和固有免疫的基本调节均带来了意想不到的转折。这一发现是否只是首次将脱天蛋白酶定义为病原体源性 PAMP 的一类新受体，仍有待观察。

并非所有的细胞焦亡和 IL-1β 的产生都是由脱天蛋白酶 -1 激活所介导。在一些研究中，脱天蛋白酶 -8 可能以与 MALT-1 和 ASC 形成复合物的方式介导 IL-1β 的加工和 GSDMD 的激活，从而影响焦亡[145-147]。非经典的脱天蛋白酶 -8 炎性小体是否参与对其他细胞外病原体的应答，或者其他顶级脱天蛋白酶的活化是否可以类似地参与宿主免疫防御仍有待研究。

调控性坏死的分子途径

坏死和继发性坏死

坏死可以由 ATP 消耗、营养物质剥夺和 ROS 过量等直接刺激引起，也可以是细胞凋亡所致的结果，即继发性坏死。继发性坏死的细胞表现为染色质凝聚（典型的凋亡特征）和质膜通透性增高（坏死特征之一）。如前所述，继发性坏死可以是执行者脱天蛋白酶裂解 GSDME 所引起，导致质膜孔道形成。

坏死与线粒体通透性转换

MOMP 通常是凋亡性细胞死亡的一个特征，也可能与缺血 - 再灌注损伤引起的坏死性细胞死亡有关。在这些条件下，线粒体外膜完整性的丧失归因于线粒体内膜通透性转换孔（permeability transition pore，PTP）的激活，导致跨膜电位下降，或线粒体通透性转换（mitochondrial permeability transition，MPT），线粒体基质肿胀，最终线粒体外膜破裂并将其内容物释放到细胞质中。但重要的是，没有有力的证据表明这可以激活凋亡信号，就像以 BAX/BAK 依赖性方式介导 MOMP 那样促进凋亡。

PARP 与坏死（依赖性细胞死亡）

糖酵解、三羧酸循环及氧化磷酸化共同产生了 ATP，为维持正常的细胞功能提供所需的能量。这些途径的破坏或细胞能量消耗增加可导致生物能量衰竭和后续的坏死。PARP 是 DNA 修复（一个高耗能的过程）所必需的酶，它可消耗大量的烟酰胺腺嘌呤二核苷酸（nicotinamide adenine dinucleotide，NAD^+），从而限制了线粒体 ATP 的生成。因此，过度依赖 PARP 的 DNA 损伤修复会破坏氧化磷酸化，导致坏死性细胞死亡，也称为依赖性细胞死亡（parthanatos）（Thanatos 是希腊神话中的死亡之神塔纳托斯）。

铁死亡

铁死亡（ferroptosis）或铁依赖性细胞死亡在形态学和代谢标准上不同于其他死亡形式。发生铁死亡的细胞特征是线粒体体积缩小，但细胞膜密度增加[148]。铁死亡所需的几个基因已被鉴定，包括柠檬酸合酶、酰基 Co-A 合酶家族成员（ACSF2）和多不饱和脂肪酸合成所需的酶（ACSL4），这两种酶都参与线粒体脂肪酸代谢，提示脂质合成可能是调控铁死亡的一个途径[149-151]。事实上，铁死亡依赖于多不饱和脂肪酸的产生[152]。进一步分析表明，铁死亡是由芬顿反应（Fenton reaction）产生的铁依赖性脂质过氧化物引起的，依赖于过氧化氢（而过氧化氢又可能依赖于线粒体代谢）[153]。

过氧化脂质极具毒性，它们在氧气存在时促进前馈性过氧化作用，使细胞膜不稳定。GPX4 是细胞中唯一的脂质过氧化酶，是预防铁死亡所必需的硒蛋白。GPX4 必须被谷胱甘肽（glutathione，GSH）重新激活以维持其过氧化酶活性。因此，GPX4 抑制剂或耗竭 GSH 的处理或条件（通过系统 Xc- 转运体抑制胱氨酸输入，半胱氨酸 / 胱氨酸剥夺）促进了铁死亡[152]。

并不是所有细胞都对 GPX4 抑制或谷胱甘肽耗竭敏感而发生铁死亡。值得注意的是，大量对铁死亡有相对抗性的癌细胞株在接受一系列杀死大部分细胞的化疗药物治疗后，对 GPX4 产生依赖。那些在这种治疗下存活下来的细胞（持久细胞）变得对 GPX4 抑制非常敏感[154,155]。

坏死性凋亡

即使现在，我们对坏死的理解仍比较有限，主要是对一些潜在的分子机制缺乏推测。然而，鉴定出这一调控性坏死或程序性坏死（坏死性凋亡）形式激励了探索这类死亡的分子基础、对宿主的生物学作用以及其调控通路是否可用于临床的研究力[156,157]。

一些刺激物可以诱导程序性坏死，其中 TNF 及其死亡受体 TNFR1 的激活为这种坏死性细胞死亡的分子基础提供了最为深入的了解（图 19-2C）。正如我们已经讨论过的，TNFR1 信号比较复杂，比如 TNFR1 诱导的 NF-κB 激活促进细胞存活，而死亡受体诱导的脱天蛋白酶 -8 激活则是诱导细胞凋亡的关键。然而，在我们明确其分子基础或为其命名之前，另一种死亡受体诱导的死亡形式早被发现，其不依赖于脱天蛋白酶活化但需要 RIPK1 活性[158-160]。最近的遗传学研究将这种 TNF 诱导的脱天蛋白酶非依赖性细胞死亡形式确认为坏死性凋亡，并定义了死亡受体信号的关键成分，包括胱天蛋白酶 -8、FLIP$_L$ 和 FADD 这些基本调节因子。

细胞生存所需胱天蛋白酶的意外发现

一条未知的死亡途径涉及胱天蛋白酶 -8、FADD 和 FLIP，这一诱人假设基于明显矛盾的发现，这些发现不能用它们在凋亡中的已知作用进行解释。这些发现包括未料到的胱天蛋白酶 -8 或 FADD 缺失所致胚胎致死，既往研究都报道这两种蛋白质（胱天蛋白酶 -8 或 FADD）只与促进凋亡细胞死亡相关，因此预测它们的缺失将与 Apaf-1 或胱天蛋白酶 -9 缺失时胚胎中细胞累积这一表型类似[161-163]。上述发现通过同时敲除两种相关激酶 RIPK1 和 RIPK3 中的任何一种，以对胱天蛋白酶 -8 或 FADD 缺陷的早期致命进行遗传拯救而得到验证[164-166]。因此，程序性坏死或坏死性凋亡是一种由 RIPK1/3 介导的死亡途径，但仅在胱天蛋白酶 -8 缺失时如此。

TNF 诱导的细胞凋亡和 TNF 诱导的坏死性凋亡都需要多个重叠的信号，这不禁要问，在生理状态下如何调控胱天蛋白酶 -8 的活性从而通过程序性凋亡或坏死性凋亡来促进细胞死亡，甚至，在某些情况下维持细胞存活。

程序性坏死的分子调节

研究发现 RIPK3 是 TNF 诱导的 RIPK1 依赖性坏死所必需的，这为后来解答机制谜题[167-169]、确定 MLKL 为 RIPK3 的靶点和坏死性凋亡的终末效应器提供了关键线索[170,171]。活化的 RIPK1 和 RIPK3 之间的相互作用是由它们各自的受体相互作用蛋白（receptor interacting protein，RIP）同源相互作用基序（RIP homotypic interaction motif，RHIM）介导的[167,168,172]。缺乏 RHIM 域的 RIPK1（RIPK1$^{\Delta RHIM}$）同源二聚化或 RIPK1$^{\Delta RHIM}$ 和 RIPK3$^{\Delta RHIM}$ 异源二聚化都不能触发坏死性凋亡。然而，RIPK1 的 N 末端或 RIPK1$^{\Delta RHIM}$ 与 RIPK3 的强行二聚化都能够触发坏死性凋亡，同源寡聚体也能够，而 RIPK3$^{\Delta RHIM}$ 的 C 末端二聚体、RIPK3$^{\Delta RHIM}$ 的 N 末端二聚体却不行[173]。

RIP1 和 RIP3 激酶之间依赖 RHIM 域相互结合

触发了大的异源寡聚 RIPK 复合物自我扩展聚集，这些复合物对于激酶活性和坏死性凋亡的执行都是必不可少的[167,168,172]。这些高阶 RIPK1/3 寡聚体与淀粉样蛋白聚集物具有惊人相似的特性，揭示了激酶活化和坏死小体组装之间相互促进的潜在机制[174]。淀粉样结构本身可以是有毒的。然而，相对复合物本身引起的毒性而言，通过 RIPK1/3 复合物的组装而获得的激酶活性更有利于特定的 RIPK 底物来介导坏死性凋亡。最近发现，假激酶 MLKL 的 RIPK 依赖性磷酸化可以诱导其活化、寡聚和易位到质膜[170,171,175]。MLKL 可破坏离子稳态因而导致坏死的细胞发生肿胀和细胞膜通透性丧失。这种破坏是通过 MLKL 与细胞膜磷脂成分的直接结合发生的，还是通过其与 Ca^{2+} 或钠离子通道的结合发生的，仍有待确定[176-179]。

RIPK1——凋亡、坏死或存活

RIPK1 的活性对 TNFR1 介导的 RIPK3 激活和坏死性凋亡的发生至关重要，其调节细胞死亡机制的能力还包括某些情况下在 TNF 诱导的凋亡中发挥作用，以及抑制与 RIPK3 和胱天蛋白酶 -8 活性相关的异常炎症。因此，RIPK1 清楚地代表了几个通路中的关键信号联结，包括 TNF、TLR、DNA 感知和干扰素诱导的信号通路。它对多种下游信号通路的影响及其生物学影响证明了其调控活动的多样结果[180]。

RIPK1 缺失与围产期死亡有关，其特点是多器官炎症和细胞广泛死亡[181]。然而，携带 RIPK1 激酶活性缺失的某种纯合点突变的小鼠是能存活的[182-184]。近年来的遗传学研究不仅开始阐明与 RIPK1 缺失相关的产后致死的分子基础，而且也开始阐明 RIPK1 调控的信号通路及介导其效应的机制。尽管 FADD、RIPK3 或胱天蛋白酶 -8 的单独缺失都不能影响 $Ripk1^{-/-}$ 小鼠的致死表型，但同时清除 RIPK3 和胱天蛋白酶 -8 或者 RIPK3 和 FADD 可以完全挽救 $Ripk1^{-/-}$ 小鼠的产后致死[185-187]。RIPK1 和 RIPK3 以及胱天蛋白酶 -8 激活所需接头蛋白 FADD 缺失的小鼠也能正常发育[185]。从这些研究中得出的明确结论是，RIPK1 是与胚胎致死相关的两个独立通路的抑制剂，一个是由 FADD/ 胱天蛋白酶 -8 介导，另一个是由 RIPK3 介导。这一结论与 RIPK1 在抑制细胞凋亡和坏死性凋亡中的作用是一致的。然而，促进细胞死亡不需要 RIPK1 吗？事实上，这种说法也是有明确的遗传学数据支持的，尤其是，与胱天蛋白酶 -8 或者 FADD 敲除相关的胚胎致死能够完全被 RIPK3 或 RIPK1 的共同缺失所拯救 [165,166]。上文简单的结论是 RIPK1 必须驱动或调节来自胱天蛋白酶 -8 或者 FADD 缺失产生的致死信号。那么，是否能得出这个不那么简单的结论：RIPK1 既能促进也能抑制细胞死亡？正如我们将要讨论的，情况确实如此。

TNFR1 通过接头蛋白 TRADD 和 FADD 触发胱天蛋白酶 -8 的同源二聚和激活，促进细胞凋亡 [162,188,189]。NF-κB 也可被 TNFR1（与配体）连接激活，可以通过诱导 FLIP 的转录来抑制胱天蛋白酶 -8 依赖的细胞死亡。FLIP 是胱天蛋白酶 -8 无催化活性的同源物，通过与胱天蛋白酶 -8 形成异源二聚体，阻止胱天蛋白酶 -8 的同源二聚体来抑制凋亡。RIPK1 作为信号复合物中的支架蛋白为 NF-κB [190] 提供了关键的激活信号或者放大 NF-κB 介导的转录 [191-193]。无论哪种方式，RIPK1 活性都有助于 TNFR1 受体交联所致的细胞存活。RIPK1 缺失的小鼠胚胎成纤维细胞（murine embryonic fibroblast，MEF）比表达丧失激酶活性的 RIPK1 的 MEF 对 TNF 诱导的细胞凋亡更敏感 [191]。此外，成年小鼠肠道特异性敲除 RIPK1 与产后致死相关，其特征是肠上皮细胞广泛凋亡和全身性炎症。这种 RIPK1 缺失表型可以通过组织特异性胱天蛋白酶 -8 或 FADD 的共缺失来挽救，但不能通过引入无催化活性的 RIPK1 来挽救 [194,195]。在缺乏 RIPK1 的组织中观察到 cIAP1 和 TRAF2 累积与模型相符，该模型中 cIAP1/TRAF2 介导的 NF-κB 诱导激酶（NF-κB-inducing kinase，NIK）稳定性降低导致 NF-κB 活性增加，反过来促进 TNF 转录，从而诱导细胞凋亡。通过同时敲除 TNFR1，可以部分挽救肠道特异性 RIPK1 缺失相关的过度凋亡以及 *Ripk1⁻/⁻/ Ripk3⁻/⁻* 诱导的致死，这一结果支持上述模型。

RIPK1 还可以介导 FADD 依赖的胱天蛋白酶 -8 激活来促进细胞凋亡，以响应多种刺激，包括 cIAP、TNF 和 TLR 激活的缺失 [196-198]。FADD 的 DD 和 RIPK1 之间的同源相互作用招募并激活胱天蛋白酶 -8 前体构成所谓的坏死性凋亡小体（ripoptosome）。TLR 诱导的该小体形成是由 TRIF 和 RIPK1 各自的 RHIM 结构域相互作用介导的 [199-201]。RIPK1 的这种促死亡作用被几项遗传学研究所证实，在这些研究中，RIPK1

（或胱天蛋白酶 -8）的缺失可以挽救无催化活性 RIPK3^D161N 相关的胚胎死亡 [183]。MLKL 是 RIPK3 的靶点，也是坏死性凋亡所必需的，敲除 MLKL 同样可以通过 RIPK3/RIPK1/ 胱天蛋白酶 -8 依赖途径促进细胞凋亡 [202]。

RIPK1 诱导死亡的作用在 RIPK3/MLKL 依赖的坏死性凋亡中也很明显，但仅发生在胱天蛋白酶 -8 活性丧失的情况下。RHIM 介导的 RIPK1 和 RIPK3 之间的相互作用对于 RIPK3 活化和通过 TNFR1 交联所致的坏死性凋亡是必需的。对于这点尽管确切的原因尚不清楚，但绝对需要 RIPK1 的激酶活性，因为可以检测到 RIPK1 介导的自身磷酸化，而不是由 RIPK3 介导。因此，RIPK1 的自磷酸化和由此引起的构象变化可能介导其与 RIPK3 的结合，或者有其他 RIPK1 底物参与激活 RIPK3 以促进坏死性凋亡，但这点仍有待确定。

RIPK1- 非依赖性坏死性凋亡

虽然 RIPK1 广泛参与细胞存活、凋亡或程序性坏死，但 RIPK3/MLKL 依赖性坏死性凋亡在 RIPK1 缺失的情况下也可以进行 [203]（图 19-4A）。TRIF 是与 TLR3 或 4 激活相关的信号接头分子，它可以在 RIPK1 缺失时直接结合和激活 RIPK3 来促进坏死性凋亡 [204]。TRIF 非依赖的 TLR 信号也可以由 TNF 的自分泌或旁分泌方式诱导坏死性凋亡 [205]。DAI 是 DNA 感受器，可以被病毒感染激活，它包含一个 RHIM 结构域，该结构域能够在 RIPK1 缺失时直接参与 RIPK3 功能，以促进坏死性凋亡 [206-208]。在胱天蛋白酶 -8 或 FADD 失活情况下，Ⅰ 型（α/β）和 Ⅱ 型（γ）干扰素也可以参与坏死性凋亡。虽然干扰素诱导的坏死性凋亡是通过 RIPK1-RIPK3 复合物介导的，但并不需要 RIPK1 的激酶活性。相反，RNA 反应性激酶（RNA-responsive kinase，PKR）与 RIPK1 相互作用，诱导 RIPK1-RIPK3 异源二聚体的形成和坏死性凋亡 [203-209]。假如 RIPK1 在上述情况都存在，那么只有当促凋亡的 FADD- 胱天蛋白酶 -8-FLIP 轴遭到破坏时坏死性凋亡才能够发生。

这些观察结果与抑制 RIPK3/MLKL 介导的坏死性凋亡要依赖于 RIPK1 这一发现一致。RIPK1 可以通过两种已知的途径抑制 RIPK3 介导的坏死性凋亡。第一种途径需要其与 FADD 结合，组装 FADD- 胱天蛋

白酶 -8-FLIP 复合物以促进 FLIP- 胱天蛋白酶 -8 异源二聚体形成（图 19-4B）。这种异源二聚体的活性不足以切割和激活胱天蛋白酶 -8 以促进细胞凋亡 [210-212]，但足以裂解坏死小体及其调节因子的成分 [166,213]，包括 RIPK1 和 RIPK3，并抑制 MLKL 介导的坏死性凋亡 [214-216]。另一种途径是由胱天蛋白酶抑制和 TLR 连接或干扰素刺激启动的坏死性凋亡，由于坏死抑制素（necrostatin，为坏死性凋亡抑制药物）破坏了 RIPK1 活性而受到抑制 [204,205,217]（图 19-4C）。此外，当受 TLR 信号和胱天蛋白酶抑制触发时，失去催化活性的 RIPK1 突变体，或与坏死抑制素结合的 RIPK1，仍可与 RIPK3 结合，实际是 RIPK3 与 MLKL 之间结合受阻所致 [185]。

程序性坏死的促炎作用

RIPK3 或 MLKL 的表达和（或）功能受到破坏的小鼠模型为坏死性凋亡在体内炎症中的作用提供了一些证据。RIPK3 缺失可以防止肠上皮间室 [218] 和皮肤角质形成细胞 [219] 中特异性缺失 FADD 所致的自发性炎症的发生，这与坏死性凋亡的促炎作用一致。同样，肠道或皮肤组织特异性敲除胱天蛋白酶 -8 引起的炎症也会因 RIPK3 的共同缺失而消除 [220]。RIPK3 或 MLKL 的缺失对表皮 RIPK1 缺陷引起的角质细胞坏死性凋亡和皮肤组织免疫细胞浸润也有改善作用 [194]。RIPK1 抑制剂即坏死抑制素也是一种有用的工具，它可以探究多种生理条件下坏死性信号事件的意义，并确定对坏死性凋亡的抑制是否对治疗有利 [221]。但在某些情况下，RIPK1 的功能对于 RIPK3-MLKL 依赖的坏死性凋亡并不是必要的，故任何一个仅依靠使用坏死抑制素而获得的结论都应该考虑这个因素。尽管如此，在一些模拟病理生理条件的各个模型中，包括缺血性脑损伤、心肌梗死和肾缺血 - 再灌注损伤，坏死抑制素对组织损伤提供了显著的保护，并且在某些情况下还能消除有害的免疫细胞浸润 [222]。

坏死性凋亡引发炎症的机制尚未完全明确，但可能与 DAMPS 的释放有关，从而触发大量炎症信号事件 [223]，或通过损害皮肤或肠道等组织上皮屏障的完整性而间接发挥作用 [224]。然而，也许更有趣的是去阐述没有发生坏死性凋亡时的 RIPK3 依赖性促炎信号过程，而 RIPK1 在这方面的作用尚不清楚 [225-233]

（图 19-4D）。

细胞死亡和免疫

"正如所有成功的人际关系一样复杂"

炎症反应的关键成分（如 TNF）可以诱导细胞死亡，同样，死亡或垂死细胞也可以对免疫功能产生显著影响。细胞死亡在免疫系统的发展、维持正常的内环境稳定以及在应对病原性入侵时调节免疫功能中起着关键作用。

当垂死细胞被巨噬细胞和树突状细胞吞噬后，细胞死亡的方式影响吞噬细胞的生物学特性。对于巨噬细胞来说，吞噬坏死细胞促进其炎症细胞因子的产生，而对凋亡细胞的摄取促使其过渡到另一种状态，被称为 M2 型巨噬细胞，发挥抗炎作用（见参考文献 234）以及参与组织修复 [235,236]。这可能解释了在肿瘤微环境中存在免疫抑制性巨噬细胞，以及控制死亡细胞的消化过程可以促进炎症 [237] 和抗肿瘤免疫 [238]。

在吞噬死亡细胞时，树突状细胞可以将来自死亡细胞的多肽经 I 类主要组织相容性复合体（major histocompatibility complex，MHC）分子呈递，以促进 CD8+ T 细胞应答，这一过程被称为交叉呈递（cross-presentation）。细胞死亡的方式在此似乎很重要。虽然对凋亡细胞的摄取促进了一些交叉呈递，但当坏死性凋亡的细胞被吞噬时，这种交叉呈递显著增加 [239]。这可能对肿瘤免疫治疗有意义。

细胞凋亡抗炎、坏死促炎，这一简单的二分法似乎并不适用于适应性 T 细胞应答活化。大量的证据表明，凋亡细胞可以是免疫原性的也可以是非免疫原性的，这取决于诱导细胞死亡的处理方法。这就引出了免疫原性细胞死亡（immunogenic cell death，ICD）的概念，以及寻求促进这种死亡的处理方法 [240]。的确，促进免疫原性细胞死亡的治疗代表了有效的癌症治疗手段，其依赖于完整免疫系统以获得最佳效益。使细胞死亡具有免疫原性与若干垂死细胞有关的事件相关，包括内质网的钙网蛋白在细胞表面的暴露。这种影响是作用在树突状细胞交叉呈递还是在适应性免疫应答启动的其他方面，目前还不清楚。

胱天蛋白酶 -1 由于具有切割和激活 IL-18 前体和 IL-1β 前体的能力，处于炎症反应和宿主免疫防御的中心。病原体表达多种毒力因子，能够破坏炎性小

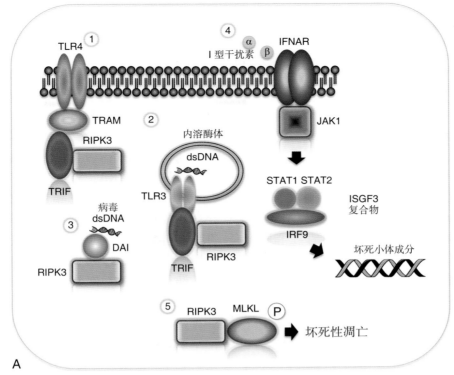

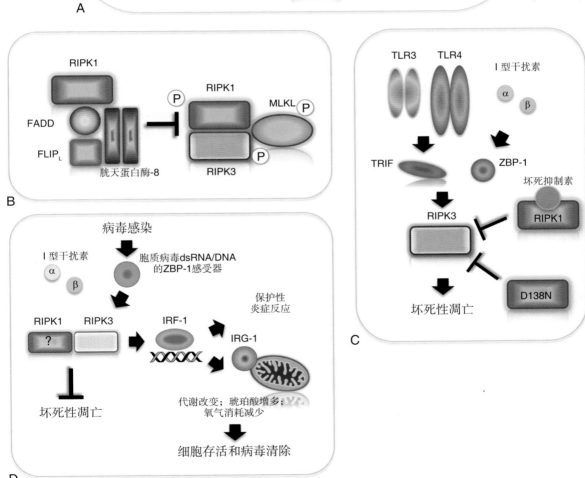

图 19-4 "信号 2"依赖性坏死性凋亡。A. 坏死性凋亡可以通过不依赖 RIPK1 的方式参与① TLR4、② TLR3、③ DAI 和④ I 型干扰素应答。⑤这些途径均能以 RIPK3 依赖性方式募集和活化 MLKL 以促进坏死性凋亡。RIPK1 可以通过两种途径活化抑制 RIPK3。B. RIPK1-DD 与 FADD-DD 相互作用,招募 FLIP_L 和胱天蛋白酶 -8,从而抑制胱天蛋白酶 -8 诱导的细胞凋亡,但保留了足够的胱天蛋白酶 -8 活性致使 RIPK1 和 RIPK3 切割和失活,从而破坏 MLKL 激活复合物。C. TLR 激活或 I 型干扰素通过接头蛋白 TRIF 或 ZBP-1 激活 RIPK3,诱导坏死性凋亡。无激酶活性的 RIPK1 或坏死抑制素阻断 RIPK1 可抑制坏死性凋亡。因此无激酶活性的 RIPK1 可以阻断 RIPK3-MLKL 依赖性坏死性凋亡。D. RIPK3 介导的坏死性凋亡非依赖性炎症是由其与 ZBP-1 相互结合触发的,ZBP-1 是胞质病毒 dsRNA/DNA 感受器。炎症基因转录增加和 IRF-1 介导的线粒体代谢变化有助于抗病毒免疫应答,RIPK1 在这方面的作用尚不清楚

体组装和（或）其下游促炎作用（见参考文献 241 ~ 243）。下文给出了一些例子。

抑制细胞死亡途径的策略

痘病毒家族成员表达某种所谓的丝氨酸蛋白酶抑制剂（serpin），包括牛痘病毒蛋白细胞因子反应修饰剂 A（cytokine response modifier A，CRMA）、SPI-1 和 SPI-2，它们直接抑制胱天蛋白酶 -1 和胱天蛋白酶 -8 的酶活性[244-246]。CRMA 作为胱天蛋白酶 -1 的假底物，与胱天蛋白酶 -1 的活性位点半胱氨酸形成共价键，使之丧失催化活性[247,248]。毒力因子破坏炎性小体促炎活性的其他机制包括分泌可中和宿主源性细胞因子的可溶性清道夫蛋白，如 IL-1β 受体，能够结合并灭活宿主源性 IL-1β[249] 和可溶性 IL-18 抑制结合蛋白来中和宿主源性的 IL-18[250]。一些毒性因子主要通过表达诱饵蛋白的方式也可以直接破坏炎性小体的形成。例如，疱疹病毒来源的蛋白 ORF63 是一种 NLRP1 同源物，它既缺乏 CARD 也缺乏 pyrin 相互作用基序，通过与宿主 NLRP1 或 NLRP3 相结合，阻止胱天蛋白酶 -1 的募集和激活[251]。病毒来源的 pyrin-only 蛋白（POP）也可作为诱饵来禁锢炎性小体组装有关的含 PYD 域的宿主蛋白，例如接头蛋白 ASC[252,253]。导致炎性小体 -IL-1β/IL-18 轴失调的细菌因子包括耶尔森菌 Yop 蛋白，它是 Rho GTP 酶的负调控因子，可以抑制胱天蛋白酶 -1 的活化[254]，屏蔽 NLR、NLRP3 和 NLRC4 识别，以阻止炎性小体组装[255]。

正如上文已经讨论过的，哺乳动物细胞表达它们自己的胱天蛋白酶抑制剂 XIAP。病原体也是如此——事实上，第一个被鉴定的 IAP 是从杆状病毒中分离出来的，这为后来基于 BIR 结构域的同源性在脊椎动物中的分析鉴定提供了基础。CRMA 由痘病毒表达，是胱天蛋白酶 -1 的有效抑制剂，也能抑制胱天蛋白酶 -8 的催化功能。杆状病毒还表达 p35 蛋白，p35 蛋白一旦被切割和加工可作为胱天蛋白酶的假底物结合和抑制胱天蛋白酶催化活性位点的半胱氨酸，阻止靶底物的蛋白水解。

疱疹病毒，包括小鼠巨细胞病毒（murine cytomegalovirus，MCMV），可以通过表达胱天蛋白酶 -8 加工的病毒抑制剂（viral inhibitor of caspase-8 processing，vICA）来避免被感染的宿主细胞死亡。

显然，虽然这种活性可以有效地抑制胱天蛋白酶 -8 依赖的细胞凋亡以及限制病毒复制，但它碰巧触发了坏死性凋亡——一种在抗病毒免疫中发挥关键作用的细胞死亡途径。然而，MCMV 感染的细胞既不会凋亡，也不会坏死，因为它还表达含有 RHIM 样结构域的蛋白——vIRA，它是 M45 基因的产物，可以阻止 RIPK3 和 DAI 之间的相互作用，而 DAI 正是病毒感染的感受器。病毒蛋白酶 NS3/4a 与线粒体结合，在线粒体切割一个重要的信号接头分子 MAVS，从而阻止内源性干扰素产生及其介导的病毒清除。作为宿主防御机制的一部分，病毒感染也会触发 TNF 的产生，从而导致坏死性凋亡。$Ripk1^{-/-}$ 和 $Ripk3^{-/-}$ 细胞都对 TNF 介导的程序性坏死缺乏反应，RIPK3 缺陷小鼠的坏死和炎症的消除证明了这一点。然而，未能引起坏死性凋亡的表现为病毒复制失控，无法清除感染，最终导致宿主死亡。因此，细胞的坏死性凋亡可能是一种防御病毒感染的形式。

细菌还进化出多种机制来调节细胞死亡和炎症，这两者都对它们的生存不利（见参考文献 242 和 243）。致病菌的成分经常会靶向 TNF 信号通路，既可以防止炎症反应对细菌的清除，也可以防止细胞的死亡；但同时作为 PAMP 的丰富来源，也可以触发炎症和限制细菌复制。NF-κB 是 TNF 介导的信号通路的组成部分，它通过诱导多种细胞因子转录对炎症发挥关键调控作用。由沙门氏菌和其他致病性大肠杆菌菌株表达的 NLEB 及其多种同源物，可通过多种机制有效抑制 TNF 介导的 NF-κB 活化。

结论与临床潜力

目前，一些有关细胞死亡的药理学调节剂正在开发和（或）已进入临床，它们潜在应用的病理学范围包括异常细胞死亡和免疫功能障碍。

胱天蛋白酶抑制剂

实验中使用的几种药理学抑制剂包括基于肽的抑制剂 z-VAD-fmk Z-Val-Ala-DL-Asp-FMK（氟甲基酮）和 qVD-oph（Quinoline-Val-Asp Difluoro-phenoxymethylketone）和小分子泛半胱天蛋白酶抑制剂 Emricasan（IDN-6556）。在任何情况下，必须谨慎对待胱天蛋白酶抑制剂的特异性，因为它们经常抑制其他蛋白酶，包括钙蛋白酶和组织蛋白酶。我们对假定为单个胱天蛋白酶特异性的抑制剂也必须抱有类似的质疑，因为所谓的特异性充其量只限于一个狭窄的剂量范围内。可能是以上原因（至少部分是这样），一些胱天蛋白酶抑制剂在临床评估中发现具有毒性以及疗效较差，临床试验未能取得进展。目前，IDN-6556（Emricasan）仍然是临床评估中唯一用于治疗非酒精性脂肪性肝炎肝硬化的胱天蛋白酶抑制剂。

坏死性凋亡抑制剂

RIP 激酶在坏死性凋亡中的作用促使人们寻找这些激酶的抑制剂。实验中广泛使用的 RIPK1 抑制剂坏死抑制素 -1（necrostatin-1），同样也具有抑制 IDO 酶（吲哚胺 2, 3- 双加氧酶）的作用，这是有免疫学效应的。但另一种 RIPK1 抑制剂坏死抑制素 -1s 则没有这种交叉反应性。RIPK3 抑制剂，包括 GSK2399872B 在内，同样有研究报道。靶向 MLKL 也能抑制坏死性凋亡。MLKL 药理抑制剂（necrosulfonamide）抑制人类 MLKL 但对啮齿动物 MLKL 无作用，而 GW806742X 则可抑制啮齿动物的 MLKL。目前，没有批准用于人类使用的坏死性凋亡抑制剂。

细胞焦亡抑制剂

随着 GSDM 在介导细胞焦亡中的作用被阐明，GSDMD 抑制剂 Ac-FLTD-CMK（N-acetyl-Phe-Leu-Thr-Asp-chloromethylketone）最近被报道[8]，它能够通过炎症型胱天蛋白酶抑制 GSDMD 的裂解，抑制细胞焦亡和 IL-1β 的释放。一些 NLRP3 抑制剂也有报道，包括小分子 MCC-950 用于抑制经典和非经典 NLRP3 炎性小体的激活，CY-09 和 OLT1177 可以阻止 NLRP3 ATP 酶的活性，以及曲尼司特（Tranilast），一种用于治疗多种炎症性疾病的药物，最近被认为可以抑制 NLRP3 寡聚[256,257]。其他炎性小体抑制剂是否会成为临床上治疗 IL-1β 相关炎症疾病的切实可行的候选药物还有待观察。

BH3 模拟剂

人们发现了一些抗凋亡 Bcl-2 蛋白的抑制剂，包括 Obatoclax，Gossypol（AT-101）和 Sabutoclax，尽管它们作用的靶点并不特异。更实用的是 BH3 模拟化合物，包括实验化合物 ABT-737（Bcl-X$_L$、Bcl-2 和 Bcl-W 抑制剂）、WEHI-539（Bcl-X$_L$ 选择性抑制剂）和 UMI-77（MCL1 选择性抑制剂），以及药物 Navitoclax（Bcl-X$_L$、Bcl-2 和 Bcl-W 抑制剂）、Venetoclax（Bcl-2 选择性抑制剂）、A-1155463（Bcl-X$_L$ 选择性抑制剂）和几种 MCL-1 选择性抑制剂（S63845、AZD5991、AMG176）。BH3 模拟物对抗凋亡的 Bcl-2 蛋白表现出精准的特异性，并且正在应用于诸多人类恶性肿瘤的临床试验中。Bcl-2 选择性抑制剂 Venetoclax 已被批准用于治疗慢性淋巴细胞白血病和急性髓系白血病。

IAP 抑制剂

正如我们之前讨论过的，泛素化是多种信号通路的强大调节剂，包括 TNFR1 信号复合物，来调节细胞选择存活还是死亡，包括细胞凋亡和坏死性凋亡。SMAC（第二线粒体衍生激活剂）模拟物（SM）作为 IAP 的拮抗剂，促进 IAP 的自泛素化和降解，控制细胞存活，提高细胞对 RIP 激酶介导的坏死的敏感性。这种方法可能具有重要的临床意义，它避开了通常情况下癌细胞对凋亡性死亡的耐药性，而是以 RIPK 依赖性方式死亡。我们开始洞悉 RIPK 介导的死亡如何与免疫功能交叉，所以就有可能利用 SMAC 模拟物引发针对肿瘤源性抗原的免疫功能。

当我们对细胞死亡的分子通路有了一定程度的了解并开发了治疗药物来控制这些通路时，细胞死亡治疗时代已经到来。虽然癌症的治疗是这个时代出现的第一步，我们依然可以预见其在炎症和免疫系统疾病中的应用。然而，为了最终达到这一目标，我们必须继续探索和剖析细胞死亡过程和免疫反应调节之间复杂的相互作用关系。

部分参考文献

1. Bergsbaken T, Fink SL, Cookson BT: Pyroptosis: host cell death and inflammation, *Nat Rev Microbiol* 7(2):99–109, 2009.

2. Shi J, Gao W, Shao F: Pyroptosis: gasdermin-mediated programmed necrotic cell death, *Trends Biochem Sci* 42(4):245–254, 2017.

3. Davis MA, et al.: Calpain drives pyroptotic vimentin cleavage, intermediate filament loss, and cell rupture that mediates immunostimulation, *Proc Natl Acad Sci U S A* 116(11):5061–5070, 2019.

4. Alnemri ES: Mammalian cell death proteases: a family of highly conserved aspartate specific cysteine proteases, *J Cell Biochem* 64(1):33–42, 1997.

5. Sakahira H, Enari M, Nagata S: Cleavage of CAD inhibitor in CAD activation and DNA degradation during apoptosis, *Nature* 391(6662):96–99, 1998.

6. Enari M, et al.: A caspase-activated DNase that degrades DNA during apoptosis, and its inhibitor ICAD, *Nature* 391(6662):43–50, 1998.

7. Lazebnik YA, et al.: Cleavage of poly(ADP-ribose) polymerase by a proteinase with properties like ICE, *Nature* 371(6495):346–347, 1994.

8. Yang J, et al.: Mechanism of gasdermin D recognition by inflammatory caspases and their inhibition by a gasdermin D-derived peptide inhibitor, *Proc Natl Acad Sci U S A* 115(26):6792–6797, 2018.

9. Shi J, et al.: Cleavage of GSDMD by inflammatory caspases determines pyroptotic cell death, *Nature* 526(7575):660–665, 2015.

10. Ding J, et al.: Pore-forming activity and structural autoinhibition of the gasdermin family, *Nature* 535(7610):111–116, 2016.

11. Kayagaki N, et al.: Caspase-11 cleaves gasdermin D for non-canonical inflammasome signalling, *Nature* 526(7575):666–671, 2015.

12. Liu X, et al.: Inflammasome-activated gasdermin D causes pyroptosis by forming membrane pores, *Nature* 535(7610):153–158, 2016.

13. Ruan J, et al.: Cryo-EM structure of the gasdermin A3 membrane pore, *Nature* 557(7703):62–67, 2018.

14. Wang Y, et al.: Chemotherapy drugs induce pyroptosis through caspase-3 cleavage of a gasdermin, *Nature* 547(7661):99–103, 2017.

15. Rogers C, et al.: Cleavage of DFNA5 by caspase-3 during apoptosis mediates progression to secondary necrotic/pyroptotic cell death, *Nat Commun* 8:14128, 2017.

16. Hawkins CJ, et al.: Anti-apoptotic potential of insect cellular and viral IAPs in mammalian cells, *Cell Death Differ* 5(7):569–576, 1998.

17. Bump NJ, et al.: Inhibition of ICE family proteases by baculovirus antiapoptotic protein p35, *Science* 269(5232):1885–1888, 1995.

18. Xue D, Horvitz HR: Inhibition of the Caenorhabditis elegans cell-death protease CED-3 by a CED-3 cleavage site in baculovirus p35 protein, *Nature* 377(6546):248–251, 1995.

19. Clem RJ, Fechheimer M, Miller LK: Prevention of apoptosis by a baculovirus gene during infection of insect cells, *Science* 254(5036):1388–1390, 1991.

20. Deveraux QL, et al.: X-linked IAP is a direct inhibitor of cell-death proteases, *Nature* 388(6639):300–304, 1997.

21. Duckett CS, et al.: A conserved family of cellular genes related to the baculovirus iap gene and encoding apoptosis inhibitors, *EMBO J* 15(11):2685–2694, 1996.

22. Liston P, et al.: Suppression of apoptosis in mammalian cells by NAIP and a related family of IAP genes, *Nature* 379(6563):349–353, 1996.

23. Roy N, et al.: The gene for neuronal apoptosis inhibitory protein is partially deleted in individuals with spinal muscular atrophy, *Cell* 80(1):167–178, 1995.

24. Ambrosini G, Adida C, Altieri DC: A novel anti-apoptosis gene, survivin, expressed in cancer and lymphoma, *Nat Med* 3(8):917–921, 1997.

25. Sun C, et al.: NMR structure and mutagenesis of the inhibitor-of-apoptosis protein XIAP, *Nature* 401(6755):818–822, 1999.

26. Vaux DL, Silke J: IAPs, RINGs and ubiquitylation, *Nat Rev Mol Cell Biol* 6(4):287–297, 2005.

27. Harlin H, et al.: Characterization of XIAP-deficient mice, *Mol Cell Biol* 21(10):3604–3608, 2001.

28. Zou H, et al.: Apaf-1, a human protein homologous to C. elegans CED-4, participates in cytochrome c-dependent activation of caspase-3, *Cell* 90(3):405–413, 1997.

29. Li P, et al.: Cytochrome c and dATP-dependent formation of Apaf-1/caspase-9 complex initiates an apoptotic protease cascade, *Cell* 91(4):479–489, 1997.

30. Qin H, et al.: Structural basis of procaspase-9 recruitment by the apoptotic protease-activating factor 1, *Nature* 399(6736):549–557, 1999.

31. Liu X, et al.: Induction of apoptotic program in cell-free extracts: requirement for dATP and cytochrome c, *Cell* 86(1):147–157, 1996.

32. Kluck RM, et al.: The release of cytochrome c from mitochondria: a primary site for Bcl-2 regulation of apoptosis, *Science* 275(5303):1132–1136, 1997.

33. Yang J, et al.: Prevention of apoptosis by Bcl-2: release of cytochrome c from mitochondria blocked, *Science* 275(5303):1129–1132, 1997.

34. Du C, et al.: Smac, a mitochondrial protein that promotes cytochrome c-dependent caspase activation by eliminating IAP inhibition, *Cell* 102(1):33–42, 2000.

35. Suzuki Y, et al.: A serine protease, HtrA2, is released from the mitochondria and interacts with XIAP, inducing cell death, *Mol Cell* 8(3):613–621, 2001.

36. Susin SA, et al.: Bcl-2 inhibits the mitochondrial release of an apoptogenic protease, *J Exp Med* 184(4):1331–1341, 1996.

37. Volkmann N, et al.: The rheostat in the membrane: BCL-2 family proteins and apoptosis, *Cell Death Differ* 21(2):206–215, 2014.

38. Tait SW, Green DR: Mitochondrial regulation of cell death, *Cold Spring Harb Perspect Biol* 5(9), 2013.

39. Moldoveanu T, et al.: Many players in BCL-2 family affairs, *Trends Biochem Sci* 39(3):101–111, 2014.

40. Bender T, Martinou JC: Where killers meet—permeabilization of the outer mitochondrial membrane during apoptosis, *Cold Spring Harb Perspect Biol* 5(1):a011106, 2013.

41. Llambi F, et al.: BOK is a non-canonical BCL-2 family effector of apoptosis regulated by ER-associated degradation, *Cell* 165(2):421–433, 2016.

42. Ke F, et al.: Consequences of the combined loss of BOK and BAK or BOK and BAX, *Cell Death Dis* 4, 2013:e650.

43. Beroukhim R, et al.: The landscape of somatic copy-number alteration across human cancers, *Nature* 463(7283):899–905, 2010.

44. Luciano F, et al.: Phosphorylation of Bim-EL by Erk1/2 on serine 69 promotes its degradation via the proteasome pathway and regulates its proapoptotic function, *Oncogene* 22(43):6785–6793, 2003.

45. Lei K, Davis RJ: JNK phosphorylation of Bim-related members of the Bcl2 family induces Bax-dependent apoptosis, *Proc Natl Acad Sci U S A* 100(5):2432–2437, 2003.

46. Datta SR, et al.: 14-3-3 proteins and survival kinases cooperate to inactivate BAD by BH3 domain phosphorylation, *Mol Cell* 6(1):41–51, 2000.

47. Yang E, et al.: Bad, a heterodimeric partner for Bcl-XL and Bcl-2, displaces Bax and promotes cell death, *Cell* 80(2):285–291, 1995.

48. Zha J, et al.: Serine phosphorylation of death agonist BAD in response to survival factor results in binding to 14-3-3 not BCL-X(L), *Cell* 87(4):619–628, 1996.

49. Datta SR, et al.: Akt phosphorylation of BAD couples survival signals to the cell-intrinsic death machinery, *Cell* 91(2):231–241, 1997.

50. Perciavalle RM, Opferman JT: Delving deeper: MCL-1's contributions to normal and cancer biology, *Trends Cell Biol* 23(1):22–29, 2013.

51. Maurer U, et al.: Glycogen synthase kinase-3 regulates mitochondrial outer membrane permeabilization and apoptosis by destabilization of MCL-1, *Mol Cell* 21(6):749–760, 2006.

52. Zhong Q, et al.: Mule/ARF-BP1, a BH3-only E3 ubiquitin ligase, catalyzes the polyubiquitination of Mcl-1 and regulates apoptosis,

Cell 121(7):1085–1095, 2005.

53. Inuzuka H, et al.: SCF(FBW7) regulates cellular apoptosis by targeting MCL1 for ubiquitylation and destruction, *Nature* 471(7336):104–109, 2011.

54. Schwickart M, et al.: Deubiquitinase USP9X stabilizes MCL1 and promotes tumour cell survival, *Nature* 463(7277):103–107, 2010.

55. Ito T, et al.: Bcl-2 phosphorylation required for anti-apoptosis function, *J Biol Chem* 272(18):11671–11673, 1997.

56. Kutuk O, Letai A: Regulation of Bcl-2 family proteins by post-translational modifications, *Curr Mol Med* 8(2):102–118, 2008.

57. Deng X, et al.: Survival function of ERK1/2 as IL-3-activated, staurosporine-resistant Bcl2 kinases, *Proc Natl Acad Sci U S A* 97(4):1578–1583, 2000.

58. Deng X, et al.: Mono- and multisite phosphorylation enhances Bcl2's antiapoptotic function and inhibition of cell cycle entry functions, *Proc Natl Acad Sci U S A* 101(1):153–158, 2004.

59. Deng X, Gao F, May WS: Protein phosphatase 2A inactivates Bcl2's antiapoptotic function by dephosphorylation and up-regulation of Bcl2-p53 binding, *Blood* 113(2):422–428, 2009.

60. Deverman BE, et al.: Bcl-xL deamidation is a critical switch in the regulation of the response to DNA damage, *Cell* 111(1):51–62, 2002.

61. Li H, et al.: Cleavage of BID by caspase 8 mediates the mitochondrial damage in the Fas pathway of apoptosis, *Cell* 94(4):491–501, 1998.

62. Bonzon C, et al.: Caspase-2-induced apoptosis requires bid cleavage: a physiological role for bid in heat shock-induced death, *Mol Biol Cell* 17(5):2150–2157, 2006.

63. Barry M, et al.: Granzyme B short-circuits the need for caspase 8 activity during granule-mediated cytotoxic T-lymphocyte killing by directly cleaving Bid, *Mol Cell Biol* 20(11):3781–3794, 2000.

64. Stoka V, et al.: Lysosomal protease pathways to apoptosis. Cleavage of bid, not pro-caspases, is the most likely route, *J Biol Chem* 276(5):3149–3157, 2001.

65. Chen M, et al.: Bid is cleaved by calpain to an active fragment in vitro and during myocardial ischemia/reperfusion, *J Biol Chem* 276(33):30724–30728, 2001.

66. Wood DE, et al.: Bax cleavage is mediated by calpain during drug-induced apoptosis, *Oncogene* 17(9):1069–1078, 1998.

67. Karbowski M, et al.: Role of Bax and Bak in mitochondrial morphogenesis, *Nature* 443(7112):658–662, 2006.

68. Zinkel SS, et al.: A role for proapoptotic BID in the DNA-damage response, *Cell* 122(4):579–591, 2005.

69. Kamer I, et al.: Proapoptotic BID is an ATM effector in the DNA-damage response, *Cell* 122(4):593–603, 2005.

70. Danial NN, et al.: BAD and glucokinase reside in a mitochondrial complex that integrates glycolysis and apoptosis, *Nature* 424(6951):952–956, 2003.

71. Gimenez-Cassina A, Danial NN: Regulation of mitochondrial nutrient and energy metabolism by BCL-2 family proteins, *Trends Endocrinol Metab* 26(4):165–175, 2015.

72. Perciavalle RM, et al.: Anti-apoptotic MCL-1 localizes to the mitochondrial matrix and couples mitochondrial fusion to respiration, *Nat Cell Biol* 14(6):575–583, 2012.

73. Pinton P, Rizzuto R: Bcl-2 and Ca2+ homeostasis in the endoplasmic reticulum, *Cell Death Differ* 13(8):1409–1418, 2006.

74. Levine B, Sinha S, Kroemer G: Bcl-2 family members: dual regulators of apoptosis and autophagy, *Autophagy* 4(5):600–606, 2008.

75. Jost PJ, Grabow S, Gray D, et al.: XIAP discriminates between type I and type II FAS-induced apoptosis, *Nature* 460(7258):1035–1039, 2009. Epub 2009 Jul 22.

76. Bauernfeind FG, et al.: Cutting edge: NF-kappaB activating pattern recognition and cytokine receptors license NLRP3 inflammasome activation by regulating NLRP3 expression, *J Immunol* 183(2):787–791, 2009.

77. Dostert C, et al.: Innate immune activation through Nalp3 inflammasome sensing of asbestos and silica, *Science* 320(5876):674–677, 2008.

78. Halle A, et al.: The NALP3 inflammasome is involved in the innate immune response to amyloid-beta, *Nat Immunol* 9(8):857–865, 2008.

79. Martinon F, et al.: Gout-associated uric acid crystals activate the NALP3 inflammasome, *Nature* 440(7081):237–241, 2006.

80. Martinon F, et al.: Identification of bacterial muramyl dipeptide as activator of the NALP3/cryopyrin inflammasome, *Curr Biol* 14(21):1929–1934, 2004.

81. Pazar B, et al.: Basic calcium phosphate crystals induce monocyte/macrophage IL-1beta secretion through the NLRP3 inflammasome in vitro, *J Immunol* 186(4):2495–2502, 2011.

82. Kanneganti TD, et al.: Bacterial RNA and small antiviral compounds activate caspase-1 through cryopyrin/Nalp3, *Nature* 440(7081):233–236, 2006.

83. Zhou R, et al.: A role for mitochondria in NLRP3 inflammasome activation, *Nature* 469(7329):221–225, 2011.

84. Shimada K, et al.: Oxidized mitochondrial DNA activates the NLRP3 inflammasome during apoptosis, *Immunity* 36(3):401–414, 2012.

85. Iyer SS, et al.: Mitochondrial cardiolipin is required for Nlrp3 inflammasome activation, *Immunity* 39(2):311–323, 2013.

86. Guan K, et al.: MAVS promotes inflammasome activation by targeting ASC for K63-linked ubiquitination via the E3 ligase TRAF3, *J Immunol*, 2015.

87. Subramanian N, et al.: The adaptor MAVS promotes NLRP3 mitochondrial localization and inflammasome activation, *Cell* 153(2):348–361, 2013.

88. Ichinohe T, et al.: Mitochondrial protein mitofusin 2 is required for NLRP3 inflammasome activation after RNA virus infection, *Proc Natl Acad Sci U S A* 110(44):17963–17968, 2013.

89. Lu B, et al.: Novel role of PKR in inflammasome activation and HMGB1 release, *Nature* 488(7413):670–674, 2012.

90. Shenoy AR, et al.: GBP5 promotes NLRP3 inflammasome assembly and immunity in mammals, *Science* 336(6080):481–485, 2012.

91. Petrilli V, et al.: Activation of the NALP3 inflammasome is triggered by low intracellular potassium concentration, *Cell Death Differ* 14(9):1583–1589, 2007.

92. Munoz-Planillo R, et al.: K(+) efflux is the common trigger of NLRP3 inflammasome activation by bacterial toxins and particulate matter, *Immunity* 38(6):1142–1153, 2013.

93. Murakami T, et al.: Critical role for calcium mobilization in activation of the NLRP3 inflammasome, *Proc Natl Acad Sci U S A* 109(28):11282–11287, 2012.

94. Lee GS, et al.: The calcium-sensing receptor regulates the NLRP3 inflammasome through Ca2+ and cAMP, *Nature* 492(7427):123–127, 2012.

95. Riteau N, et al.: ATP release and purinergic signaling: a common pathway for particle-mediated inflammasome activation, *Cell Death Dis* 3:e403, 2012.

96. Mayor A, et al.: A crucial function of SGT1 and HSP90 in inflammasome activity links mammalian and plant innate immune responses, *Nat Immunol* 8(5):497–503, 2007.

97. Broderick L, et al.: The inflammasomes and autoinflammatory syndromes, *Annu Rev Pathol* 10:395–424, 2015.

98. Brydges SD, et al.: Inflammasome-mediated disease animal models reveal roles for innate but not adaptive immunity, *Immunity* 30(6):875–887, 2009.

99. Cassel SL, Joly S, Sutterwala FS: The NLRP3 inflammasome: a sensor of immune danger signals, *Semin Immunol* 21(4):194–198, 2009.

100. Ng J, et al.: Clostridium difficile toxin-induced inflammation and intestinal injury are mediated by the inflammasome, *Gastroenterology* 139(2):542–552, 552 e1-3, 2010.

101. Witzenrath M, et al.: The NLRP3 inflammasome is differentially activated by pneumolysin variants and contributes to host defense in pneumococcal pneumonia, *J Immunol* 187(1):434–440, 2011.

102. Mariathasan S, et al.: Cryopyrin activates the inflammasome in response to toxins and ATP, *Nature* 440(7081):228–232, 2006.

103. Munoz-Planillo R, et al.: A critical role for hemolysins and bacte-

rial lipoproteins in Staphylococcus aureus-induced activation of the Nlrp3 inflammasome, *J Immunol* 183(6):3942–3948, 2009.

104. Meixenberger K, et al.: Listeria monocytogenes-infected human peripheral blood mononuclear cells produce IL-1beta, depending on listeriolysin O and NLRP3, *J Immunol* 184(2):922–930, 2010.

105. Ichinohe T, et al.: Inflammasome recognition of influenza virus is essential for adaptive immune responses, *J Exp Med* 206(1):79–87, 2009.

106. Ichinohe T, Pang IK, Iwasaki A: Influenza virus activates inflammasomes via its intracellular M2 ion channel, *Nat Immunol* 11(5):404–410, 2010.

107. Nour AM, et al.: Varicella-zoster virus infection triggers formation of an interleukin-1beta (IL-1beta)-processing inflammasome complex, *J Biol Chem* 286(20):17921–17933, 2011.

108. Johnson KE, Chikoti L, Chandran B: Herpes simplex virus 1 infection induces activation and subsequent inhibition of the IFI16 and NLRP3 inflammasomes, *J Virol* 87(9):5005–5018, 2013.

109. Park S, et al.: The mitochondrial antiviral protein MAVS associates with NLRP3 and regulates its inflammasome activity, *J Immunol* 191(8):4358–4366, 2013.

110. Xiao TS: The nucleic acid-sensing inflammasomes, *Immunol Rev* 265(1):103–111, 2015.

111. Rathinam VA, et al.: The AIM2 inflammasome is essential for host defense against cytosolic bacteria and DNA viruses, *Nat Immunol* 11(5):395–402, 2010.

112. Duncan JA, Canna SW: The NLRC4 inflammasome, *Immunol Rev* 281(1):115–123, 2018.

113. Hu Z, et al.: Structural and biochemical basis for induced self-propagation of NLRC4, *Science* 350(6259):399–404, 2015.

114. Li Y, et al.: Cryo-EM structures of ASC and NLRC4 CARD filaments reveal a unified mechanism of nucleation and activation of caspase-1, *Proc Natl Acad Sci U S A* 115(43):10845–10852, 2018.

115. Tenthorey JL, et al.: The structural basis of flagellin detection by NAIP5: A strategy to limit pathogen immune evasion, *Science* 358(6365):888–893, 2017.

116. Canna SW, et al.: An activating NLRC4 inflammasome mutation causes autoinflammation with recurrent macrophage activation syndrome, *Nat Genet* 46(10):1140–1146, 2014.

117. Kitamura A, et al.: An inherited mutation in NLRC4 causes autoinflammation in human and mice, *J Exp Med* 211(12):2385–2396, 2014.

118. Romberg N, et al.: Mutation of NLRC4 causes a syndrome of enterocolitis and autoinflammation, *Nat Genet* 46(10):1135–1139, 2014.

119. Martinon F, Burns K, Tschopp J: The inflammasome: a molecular platform triggering activation of inflammatory caspases and processing of proIL-beta, *Mol Cell* 10(2):417–426, 2002.

120. Boyden ED, Dietrich WF: Nalp1b controls mouse macrophage susceptibility to anthrax lethal toxin, *Nat Genet* 38(2):240–244, 2006.

第 20 章

固有免疫

原著 GREGOIRE LAUVAU, STEVEN A. PORCELLI

付榴辉 译　郭晓欢 校

关键点

- 固有免疫依赖于对在众多微生物中发现的保守分子模式的识别。
- 多种模式识别受体家族负责触发固有免疫应答。
- Toll 样受体和其他富含亮氨酸重复结构域的模式识别受体在固有免疫识别中发挥关键作用。
- 抗微生物肽是固有免疫中的重要效应因子。
- 吞噬细胞和几种固有样淋巴细胞是介导固有免疫的关键细胞类型。
- 固有免疫应答很大程度影响了适应性免疫的发生发展。
- 固有免疫系统的某些缺陷与感染性和自身免疫性疾病的易感性相关。

引言

　　免疫学上通常将宿主防御所涉及的机制分为适应性免疫和固有免疫两部分，这种方法为组成脊椎动物免疫系统的众多细胞、受体和效应分子的分类提供了依据（表 20-1）。能够针对某一特定病原体产生抗体或 T 细胞的特异性免疫反应被称为适应性免疫，这种应答是个体在一生中接触病原体后不断适应而逐渐形成的。适应性免疫应答包括 T 和 B 淋巴细胞的克隆性扩增，这些细胞携带了大量由体细胞突变所产生的庞大受体库，经过选择几乎能够识别任何病原体。每个特定个体的适应性免疫系统都是在一生中遭受各种免疫刺激而逐渐形成的。适应性免疫应答的一个重要特征是对触发因子具有高度特异性，这也是免疫记忆的基础。免疫记忆为适应性免疫反应赋予了"可预测"的特性，不仅能针对同一病原体的再次感染产生更强的抵抗力，还为接种疫苗预防未来的感染提供了依据。

　　适应性免疫对于所有哺乳动物和大多数其他脊椎动物的生存至关重要，但完善的免疫保护还包括众多不涉及抗原特异性淋巴细胞应答的其他机制。这些机制的放大作用并不依赖于对特定病原体的先期接触，因而被统称为固有免疫。固有免疫应答是由存在于所有正常个体中可遗传且相似表达的种系基因控制的。固有免疫机制包含组成型和诱导型两部分，并涉及多种识别和效应机制。近年来，人们已明确固有免疫应答对适应性免疫应答的发生和结果具有深远的影响。固有免疫系统的这种对适应性免疫系统的指导能力提示固有免疫可以通过多种方式影响持久特异性免疫和自身免疫性疾病的发展。

固有免疫的演化起源

　　尽管适应性免疫对大多数脊椎动物非常重要，但它却是生物进化晚期的产物（图 20-1）。绝大多数现代脊椎动物的适应性免疫系统都基于能够产生大量多样的具有免疫球蛋白样结构的淋巴细胞受体。这种能力之所以被保留下来，主要归功于获得了一个可以重组 T 细胞和 B 细胞受体家族基因片段的特殊系统，这很可能是由转座元件或携带此类结构的病毒感染原始脊椎动物基因组所致[1,2]。免疫系统演化的这一关键步骤可以追溯到现代有颌鱼类的祖先的出现，它们是已知现存的最低等的，具有能够产生大量特异性免

表 20-1	固有免疫系统和适应性免疫系统的相对特征	
性质	固有免疫系统	适应性免疫系统
受体	相对较少（几百？）	众多（可能为 10^{14} 或更多）
	在基因组中固定	以基因片段编码
	无需基因重排	需基因重排
分布	非克隆性	克隆性
	同类细胞完全一致	同类细胞各异
靶点	保守的分子模式	细化的分子结构
	脂多糖	蛋白质
	脂磷壁酸	多肽
	聚糖和肽聚糖	碳水化合物
	其他	
区分自我与非我	完备：通过演化选择	不完备：通过单个体细胞突变选择
作用时间	即时或迅速（数秒至数小时）	延迟（数天至数周）
应答	杀灭微生物的效应分子	特异性 T 和 B 淋巴细胞的克隆性扩增或失能化
	抗微生物肽	细胞因子（IL-2、IL-4、IFN-γ 及其他）
	过氧化物	产生特异性抗体
	一氧化氮	产生特异性杀伤性 T 细胞
	细胞因子（IL-1、IL-6 及其他）	
	趋化因子（IL-8 及其他）	

IFN，干扰素；IL，白细胞介素
Modified from Medzhitov R，Janeway CA Jr：Innate immune recognition. *Annu Rev Immunol* 20：197，2002.

疫球蛋白样受体的适应性免疫系统的物种[3]。最近，在七鳃鳗和盲鳗等无颌鱼类中也发现了其他类型的多样性淋巴细胞受体系统，这些受体虽然与免疫球蛋白无关，却也是适应性免疫应答的基础[4,5]。这一发现表明，大约 5 亿年前脊椎动物进化早期出现的适应性免疫系统至少出现了两种不同的演化途径，也进一步强调了适应性免疫对脊椎动物谱系的生存和进一步演化的重要性。

尽管适应性免疫对脊椎动物演化和生存至关重要，令人惊讶的是，所有无脊椎动物似乎都缺乏产生携带大量克隆性多样抗原受体的淋巴细胞群的能

力[6,7]。这些动物对病原体入侵的抵抗完全依赖于固有免疫，其中的关键成分似乎存在于所有动植物中并伴随着最早的多细胞生命形式一直进化。在许多情况下，从最低等的无脊椎动物到最复杂的脊椎动物，固有免疫系统的成分在结构和功能上都非常保守。在漫长的演化过程中，即使在已进化出最复杂的适应性免疫系统的动物中，固有免疫系统及其功能还是完整地保留了下来，其重要性不言而喻。

固有免疫系统对病原体的识别

固有免疫的某些机制是组成性的，这意味着它们会持续表达并且基本不受感染存在与否的影响。比如持续暴露在微生物菌群下的皮肤、肠道和生殖道的上皮表面所提供的屏障功能。相对而言，固有免疫的诱导性机制包含了增加产生能清除微生物的介质和上调其效应功能。这种诱导性的产生是暴露于多种微生物的结果，与介导适应性免疫的特异性抗体和 T 细胞相比，它的免疫识别特异性较低。模式识别是这种免疫应答形式的基本原理。这种识别策略是基于检测那些微生物中基本产物或结构成分等常见且保守的分子模式。

PAMP 和 DAMP：固有免疫识别的模式

病原体相关分子模式

固有免疫在微生物上的识别靶标通常被命名为病原体相关分子模式（pathogen-associated molecular patterns，PAMP）。这些微生物特有的结构特征或成分通常不会存在于动物宿主中。细菌脂多糖（lipopolysaccharide，LPS）是最为熟知的一种 PAMP，它是普遍存在于革兰阴性细菌外膜中的一种糖脂成分。肽聚糖是另一种重要的 PAMP，它是几乎所有细菌细胞壁的基础成分。尽管这些结构在不同细菌之间不尽相同，但其基本元件是保守的，因此使得通过识别单一的或相对少量的 PAMP 来识别多种多样的病原体成为可能。现有研究表明，作为固有免疫识别靶标的众多 PAMP 都与细菌、真菌和病毒有关。

固有免疫系统不仅可以直接识别各种微生物产生的分子，也可以对细胞坏死而释放出的宿主来源

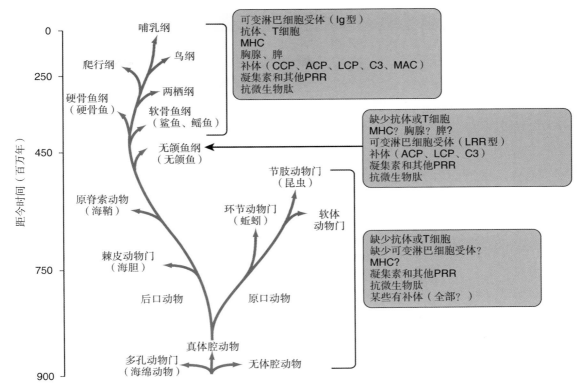

图 20-1 固有免疫系统的古老演化起源。对大量脊椎动物和无脊椎动物免疫系统的研究表明，即使是最原始的无脊椎动物也具有固有免疫的多种成分（例如凝集素家族和 Toll 样家族的模式识别受体、抗微生物肽和补体蛋白）。因此，固有免疫系统是极其古老的，出现在多细胞生命演化的早期。相比之下，适应性免疫系统直至大约 4 亿年前现代鲨鱼和鳐鱼的祖先出现时才形成。第一个具有以免疫球蛋白（immunoglobulin，Ig）样受体为基础的适应性免疫系统的物种在现代无颌鱼（七鳃鳗和盲鳗）的直系祖先出现之后才诞生，无颌鱼是现存的不具备产生大量可变 Ig 样淋巴细胞受体能力的生物物种中进化程度最高的。ACP，替代补体途径；CCP，经典补体途径；LCP，凝集素激活的补体途径；LRR，富含亮氨酸的重复结构域；MAC，膜攻击复合物；MHC，主要组织相容性复合体；PRR，模式识别受体（Modified from Sunyer JO，Zarkadis IK，Lambris JD：Complement diversity：a mechanism for generating immune diversity？*Immunol Today* 19：519，1998.）

分子模式产生应答。这类分子通常被称为损伤相关或危险相关分子模式（damage-associated or danger-associated molecular pattern，DAMP），包括多种不同的蛋白质家族，以及非蛋白类物质，例如尿酸微晶[8-10]。因此，对 DAMP 的应答既可以是对微生物入侵的一种间接反应，也可以由其他类型的组织损伤（如局部缺血）所触发并导致无菌性炎症。

模式识别受体

PAMP 和 DAMP 的识别是由一组统称为模式识别受体（pattern recognition receptor，PRR）的种系编码分子介导的（表 20-2）。这些来源于宿主的受体蛋白历经了数百万年的自然选择而形成，可以精确特异地识别微生物所表达的特定 PAMP 或 DAMP。在像人类这种复杂的脊椎动物体内，PRR 的总量估计有数百种，其数量是由动物基因组大小及免疫保护基因的数量所决定的。例如，人类基因组包含 19 000 ~ 20 000 个蛋白质编码基因，但是其中的大部分基因并不与免疫系统直接相关。而适应性免疫系统则拥有 10^{14} 数量级的针对外来抗原的由体细胞突变产生的受体，即抗体和 T 细胞受体。这也进一步表明了固有免疫系统和适应性免疫系统之间的巨大差异。由于其受体数量非常有限，固有免疫系统采用了靶向广泛存在于微生物中的高度保守的 PAMP 的策略。也正因为大多数病原体都含有 PAMP，所以这种策略对于大多数感染都能够产生至少部分的免疫保护作用。

许多细胞都表达 PRR，包括专职的免疫效应细胞（如中性粒细胞、巨噬细胞、树突状细胞和淋巴细胞）和其他通常不被视为免疫系统组分的细胞（如

表 20-2　模式识别受体

受体家族	举例	主要表达部位	主要配体	功能
分泌型 PRR	胶原凝集素 甘露聚糖结合凝集素 纤胶凝蛋白 表面活性蛋白（SP-A、SP-B） 正五聚蛋白 短链正五聚蛋白（CRP、SAP） 长链正五聚蛋白	血浆	细菌荚膜、真菌及其他微生物的典型碳水化合物序列 凋亡细胞和细胞碎片，包括染色质	激活补体 调理作用
内吞型 PRR	凝集素家族受体 巨噬细胞甘露糖受体 DEC-205 Dectin-1 清道夫受体 A MARCO 补体受体 CD11b/CD18（CR3） CD21/35（CR2/1）	巨噬细胞、树突状细胞、一些内皮细胞、上皮细胞和平滑肌细胞	细胞壁多糖（甘露聚糖和葡聚糖）、LPS、LTA 和调理作用后的细胞和颗粒	吞噬细胞摄取病原体 呈递配体至抗原处理区 清除细胞内和细胞外碎片
信号型 PRR	Toll 样受体 Nod 样受体 吡啉结构域蛋白 PYHIN 蛋白 RIG-I 样受体	巨噬细胞、树突状细胞、上皮细胞	多种保守的病原体相关分子模式（LPS、LTA、dsRNA、脂蛋白、鞭毛蛋白、病毒或细菌 DNA 及其他）	激活诱导型固有免疫（抗微生物肽、细胞因子、活性氧或氮中间体） 指导适应性免疫应答

CARD，caspase 激活及募集结合域；CR，补体受体；CRP，C- 反应蛋白；DEC-205，树突状细胞和上皮细胞，205 kDa；dsRNA，双链 RNA；LPS，脂多糖；LTA，脂磷壁酸；MARCO，具有胶原结构的巨噬细胞受体；NOD，核苷酸结合寡聚化结构域；PRR，模式识别受体；PYHIN，含有吡啉和 HIN-200 结构域的蛋白；RIG-I，视黄酸诱导基因 -I；SAP，血清淀粉样 P 蛋白；SP，表面活性蛋白

上皮细胞和内皮细胞）。与用于适应性免疫识别的 T 细胞和 B 细胞受体不同，PRR 的表达不是克隆性的，这意味着特定类型的细胞（如巨噬细胞）上的所有受体都具有相同的结构和特征。当 PRR 与对应的 PAMP 或 DAMP 结合时，表达 PRR 的效应细胞就会被激活而迅速发挥其免疫效应，而不是像适应性免疫应答那样需要经历增殖或扩增之后才能发挥作用。这也是固有免疫应答的启动更加迅速的原因。

目前鉴定参与诱导固有免疫的重要 PRR 的研究工作已经取得了长足的进展。这些受体可按功能分为三类：分泌型、内吞型和信号型 PRR（表 20-2）。此外，也可以根据一些典型的蛋白质结构域特征将许多已知的 PRR 分为不同的家族，这其中最常见的包括具有钙依赖性凝集素结构域、清道夫受体结构域和富含亮氨酸重复结构域（leucine-rich repeat domain，LRR）的蛋白质。

凝集素家族的模式识别受体

钙依赖性凝集素结构域是能与碳水化合物结构结合的分泌蛋白和膜结合蛋白的通用结构域。这一家族典型成员有甘露聚糖结合凝集素（mannan-binding lectin，MBL），也被称为可溶性甘露糖结合蛋白（soluble mannose-binding protein），它是分泌型 PRR 的代表，主要功能是启动补体级联反应（图 20-2）[11-14]。这种

蛋白主要在肝脏中合成，其含量在通常情况下比较稳定，但在多种感染的急性期会增加。MBL 能够与细菌、真菌、部分病毒和寄生虫外膜和荚膜中的糖类结合。尽管正常哺乳动物细胞表面也存在能够与 MBL 结合的甘露糖和果糖，但它们的密度太低或者方向不正确，无法有效地与 MBL 的凝集素结构域结合。相反，这些糖类在许多微生物的表面异常丰富，因而可以与 MBL 紧密结合。因此，在这种情况下，特定糖残基的空间结构和方向构成了触发 MBL 激活固有免疫的 PAMP。MBL 是少数能够通过凝集素途径激活补体系统的分泌型 PRR。除 MBL 外，人血浆中至少还存在两种具有凝集素活性的可溶性蛋白质，被称为纤胶凝蛋白（ficolins）（纤胶凝蛋白 /P35 和 H- 纤胶凝蛋白），它们在与细菌多糖结合后也可以激活补体

系统[14,15]。

　　某些可溶性凝集素型 PRR 可与微生物表面结合并将它们引导至吞噬细胞上的受体，借此发挥着重要的微生物调理作用。比如肺表面活性蛋白 SP-A 和 SP-D，两者都以类似的模式识别并结合呼吸道微生物表面的糖类结构[16]。这些分子在结构上与 MBL 相似，都具有胶原样和凝集素结构域，共同构成了一个称为胶原凝集素（collectin）的可溶性 PRR 家族[14]。另一个在血浆中具有类似功能的可溶性 PRR 家族是正五聚蛋白，因它们由五个相同的蛋白质亚基组成而得名[17,18]。该家族包括急性期反应物 C 反应蛋白（C-reactive protein，CRP）和血清淀粉样蛋白 P 蛋白（serum amyloid P protein，SAP），以及多种长链正五聚蛋白，后者具有延伸的多肽结构，仅在其羧基末端

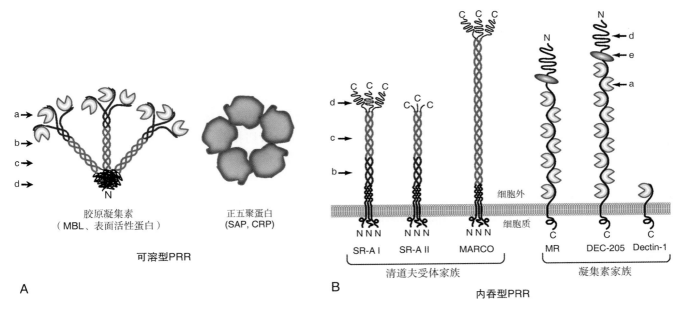

图 20-2　典型可溶型和内吞型模式识别受体的结构。A. 左图为胶原凝集素家族成员的基本结构，包括甘露聚糖结合凝集素（Mannan-binding lectin，MBL）和肺表面活性蛋白。MBL 是一种多聚体蛋白质结构，具有多个糖结合凝集素结构域。三个相同的 32 kDa 多肽联合形成一个亚基，然后寡聚化形成功能性复合体（图中显示了由三个亚基组成的三聚体形式，这是 MBL 几种不同大小寡聚体形式之一）。亚基中的每个多肽都含有（a）多个可结合各种糖配体的钙依赖性（C 型）凝集素结构域，（b）α- 螺旋卷曲螺旋结构域，（c）参与结合聚阴离子配体的胶原样结构域，和（d）N 端富含半胱氨酸的结构域。右图为正五聚蛋白家族成员的基本结构，它们由一圈五个相同的球状亚基组成，包括血清淀粉样 P 蛋白（serum amyloid P protein，SAP）和 C 反应蛋白（C-reactive protein，CRP），这两者分别以钙依赖性方式结合脂蛋白配体和细菌细胞壁磷酸胆碱来激活经典补体途径。B. 清道夫受体和凝集素家族的内吞型模式识别受体。左图显示三个清道夫受体家族成员。三者均为 II 型跨膜多肽的三聚体复合物，N 端位于细胞质中，C 端位于细胞外。图中显示了三个不同的细胞外结构域：（b）被认为是促进受体三聚化的 α- 螺旋卷曲螺旋结构域 [具有胶原结构的巨噬细胞受体（macrophage receptor with collagenous structure，MARCO）无此结构]；（c）参与结合聚阴离子配体的胶原样结构域；（d）目前功能尚不明确的富含半胱氨酸的清道夫受体（scavenger receptor cysteine-rich，SRCR）结构域（SR-A II 无此结构）。右图，三个凝集素结构域内吞型模式识别受体成员：巨噬细胞甘露糖受体（macrophage mannose receptor，MR）、DEC-205 和 Dectin-1。这些受体中不同的细胞外结构域包括（d）富含半胱氨酸的 N 端结构域，（e）纤连蛋白样结构域，和（a）单个或多个可结合各种糖配体的钙依赖性（C 型）凝集素结构域。N 表示多肽链的 N 端，C 表示多肽链的 C 端

结构域与经典的短链正五聚蛋白（如 CRP 和 SAP）同源。长链正五聚蛋白在多种组织和细胞中表达，但其具体功能尚不明确。其中，长链正五聚蛋白 PTX3 在小鼠抵抗真菌感染过程中发挥着非冗余的重要作用，最近的研究还表明，PTX3 本质上可能是抗体的功能祖先，能够识别微生物并通过激活补体和吞噬作用来促进对微生物的清除[18,19]。

除了这些可溶性蛋白，还存在大量具有凝集素结构域的膜结合型糖蛋白，其中一些属于内吞型 PRR，可通过摄取微生物或细菌的产物来参与固有免疫[20,21]（图 20-2）。其中，研究最深入的是巨噬细胞甘露糖受体（macrophage mannose receptor，MMR）[22]。尽管 MMR 最初是在肺泡巨噬细胞上被发现的，但实际上它不仅在全身的巨噬细胞亚群上表达，也在各种其他类型的细胞上表达，包括部分内皮细胞、上皮细胞和平滑肌细胞。MMR 是一种膜锚定的含有多凝集素结构域的蛋白，广泛结合多种病原体，并通过内吞作用和吞噬作用致使病原体内化。虽然 MMR 的主要功能似乎是指导其配体的摄取，但有证据表明它也能够在配体受体结合后传导信号，从而改变巨噬细胞功能[23]。这个受体家族的另一个成员，β- 葡聚糖结合细胞表面凝集素（Dectin-1），能够调节感染诱导的小鼠关节炎模型的炎症反应[24]。

清道夫受体家族的模式识别受体

清道夫受体家族包括多种结构不同的细胞表面蛋白，这些蛋白主要表达于巨噬细胞、树突状细胞和内皮细胞[25,26]（图 20-2）。尽管它们最初被定义是因为它们能结合并摄取修饰后的血清脂蛋白，但它们也能够结合种类繁多的其他配体，包括细菌及其一些相关产物。这个家族的多个成员都被认为是固有免疫中的 PRR，包括清道夫受体 A（scavenger receptor A，SR-A）和与其相关的具有胶原结构的巨噬细胞受体（macrophage receptor with collagenous structure，MARCO）[27]。这两个分子均有一个含三螺旋结构的胶原样柄，并在其膜远端含有一个清道夫受体富含半胱氨酸结构域。两者都可以结合细菌，其中 SR-A 还可以结合熟知的 PAMP，例如脂磷壁酸和 LPS[28,29]。通过靶向基因敲除技术获得的 SR-A 基因缺陷小鼠更易招致多种细菌感染，这为清道夫受体在免疫保护中的作用提供了强有力的证据，而这种保护作用最有可能是通过激活固有免疫来实现[30,31]。研究还发现，B 类清道夫受体家族的成员，包括 CD36 和 SR-BI/CLA-1，可以识别多种病原体衍生分子[25]。尽管这些清道夫家族成员作为内吞型 PRR 在摄取微生物中的功能已经明确，但它们是否能作为受体传递信号尚未可知。然而，一些清道夫受体在 Toll 样受体（Toll-like receptor，TLR）介导的信号转导过程中可以作为辅助受体来发挥作用（在后面的章节中讨论），其机制可能是通过捕获特定配体并将它们转移到邻近的 TLR 上[25]。

富含亮氨酸重复结构域的模式识别受体

LRR 这类结构模块存在于多种蛋白质中，包括参与激活固有免疫的 PRR。这类受体中最受到关注的是哺乳动物 TLR 家族，它们是膜结合型信号转导分子，在识别细胞外和液泡中病原体的过程中发挥核心作用[32]。还有两个含 LRR 的胞质受体家族，包括胱天蛋白酶激活和募集结构域（caspase activation and recruitment domain，CARD）蛋白家族和吡啉结构域蛋白家族，它们在固有免疫系统识别胞内病原体表达的 PAMP 的过程中发挥重要作用[33]。这些分子与无脊椎动物和植物中参与抵抗病原体的蛋白在结构和功能上密切相关，提示着这些宿主防御信号通路拥有古老的起源，并且这些通路在经历了大约十亿年的演化后依旧相当保守。

Toll 样受体。 第一个被发现的 Toll 家族成员是果蝇 Toll 蛋白，它是果蝇胚胎发育过程中控制背腹极性的信号通路成员[34]。Toll 的序列显示它是一种跨膜蛋白，拥有一个庞大的胞外结构域，包括 N 末端多个串联重复的 LRR，以及紧接着的一个富含半胱氨酸结构域和一个胞内信号传导结构域（图 20-3）。Toll 的胞内结构域与哺乳动物 IL-1R 的胞内结构域同源，提示 Toll 在免疫应答中可能发挥了作用[35]。后续研究证实了这种推测，Toll 对果蝇的抗真菌应答至关重要，这也首次将该信号通路与固有免疫联系了起来[36]。果蝇中 Toll 的鉴定最终推动了寻找哺乳动物中类似蛋白质的研究，并取得丰富的成果，共发现了 10 个人类和 12 个小鼠 TLR 家族成员[37,38]。其中，TLR1 到 TLR9 在小鼠和人之间是保守的，TLR10 仅存在于人类中，TLR11 到 TLR13 仅在小鼠中表达[37,38]。所有这些分子都包含具有多个 LRR 的庞大胞外结构域，和被称为 Toll/IL-1R 或 TIR 的胞内信号结构域[39]。其中许多 TLR 参与了针对不同微生物的各种 PAMP

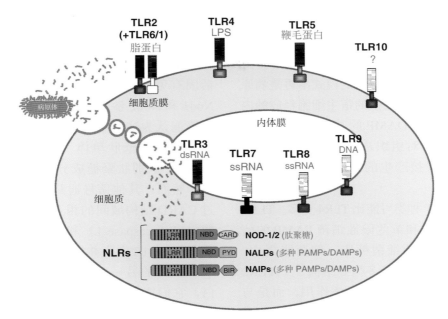

图 20-3　膜 Toll 样受体（Toll-like receptor，TLR）和胞质 Nod 样受体（Nod-like receptor，NLR）。人类 TLR 和 NLR 家族的示意图。人类的十个 TLR 都是插入到细胞质膜或内体膜中的跨膜蛋白。富含亮氨酸重复（leucine-rich repeat，LRR）结构域面向细胞外环境或内体的腔空间。总体来说，这些受体能够检测胞外和胞内环境中的各种不同的微生物 PAMP。每个 TLR 的主要已知配体都以红色字体标出。注意 TLR2 是与 TLR1 或 TLR6 形成异源二聚体，而其他的 TLR 多以单体或配体诱导的同源二聚体的形式发挥作用。图中还显示了主要的胞浆 NLR 的基本结构，NLR 一般分为三个亚家族。它们通过其 LRR 结构域识别胞浆中的多种 PAMP和 DAMP，从而通过核苷酸结合结构域（nucleotide binding domain，NBD）诱导寡聚化。由此产生的分子复合物（在某些情况下称为炎性小体）通过信号结构域传递信号以激活炎症通路。这些信号结构域包括胱天蛋白酶激活和募集结构域（caspase activation and recruitment domain，CARD）、吡啉结构域（pyrin domain，PYD）和杆状病毒凋亡抑制因子重复序列（baculovirus inhibitor of apoptosis repeat，BIR）结构域

的固有免疫应答[40]。

　　Toll 样受体 4 与脂多糖应答。 第一个被鉴定的人类 TLR 是现在被命名为 TLR4 的分子，它是机体响应最常见的 PAMP- 细菌 LPS 的主要成分[41]。早期研究已经确定了 CD14 和 LPS 结合蛋白这两种对 LPS产生应答的蛋白质，这两者都参与了 LPS 与 LPS 响应细胞表面的结合。然而，这些分子并不能将信号传递至细胞内，因此当时并不清楚 LPS 的结合是如何激活与革兰阴性细菌感染相关的细胞应答的。对 LPS低应答的 C3H/HeJ 小鼠进行表型相关基因的定位克隆研究解答了这一问题[42]。该研究发现了 TLR4 信号结构域中的一个单氨基酸发生了替换。随后利用靶向基因敲除技术特异性敲除 TLR4 基因，发现 TLR4敲除小鼠对 LPS 几乎没有应答，并对内毒素休克高度耐受，这也证实了该分子在 LPS 应答中的关键作用[43,44]。生化研究表明，LPS 与细胞表面的 CD14 和TLR4 以及另一种被称为 MD-2 的蛋白紧密结合，其中 MD-2 似乎在 LPS 与受体复合物的结合中起辅助

作用，这也进一步支持了 TLR4 参与构成 LPS 受体的观点[45]。后续的研究还发现了 TLR4 信号通路下游的许多组分，这些分子将 TLR4 与诱导型固有免疫相关基因的激活联系了起来[46,47]。果蝇中 Toll 信号通路的研究也证实转录因子 NF-κB 是 LPS 与 Toll 结合后参与基因激活的关键效应因子之一。包括哺乳动物在内的高等动物 TLR 信号也在很大程度上保留了果蝇的这一基本通路[48,49]。

　　Toll 样受体识别的其他病原体相关分子模式。 通过对各种 TLR 配体的研究发现，TLR 这个 PRR 家族成员通过识别种类繁多的 PAMP 共同参与了固有免疫应答。TLR4 除了在 LPS 信号应答中发挥核心作用外，还参与了对多种不同的自身配体和非自身配体的应答[40]。例如，抗有丝分裂剂和癌症化疗药物紫杉醇（taxol）能够在小鼠细胞中模拟 LPS 诱导的信号，而这个过程需要 TLR4 和 MD-2 的参与[50]。TLR4 的其他外源配体包括呼吸道合胞病毒的融合蛋白（F 蛋白）[51]和衣原体的热休克蛋白 60（heat shock protein 60，HSP60）[52]。TLR4 也可以对哺乳动物 HSP60 做出应答，后者在细胞应激或受损后表达增加并极可能被这些细胞释放[53]。这体现了模式识别的另外一种形式，即受体识别的模式不再是病原体直接产生的 PAMP，而是受损的宿主细胞释放的内源性 DAMP。TLR4 识别 DAMP 的其他例子还包括组织损伤或炎症情况下对组织透明质酸的寡糖分解产物和由替代 RNA 剪接产生的纤连蛋白 A 区外结构域的应答[40,54]。

TLR2 识别的 PAMP 种类可能比 TLR4 更多。TLR2 参与针对多种革兰阴性和革兰阳性细菌 PAMP 的信号传导，这些 PAMP 包括细菌糖脂、细菌脂蛋白、寄生虫衍生糖脂和真菌细胞壁多糖等结构[40]。TLR2 在响应这些 PAMP 时并不是独立发挥作用，而是与 TLR1 或 TLR6 形成异源二聚体。这种与其他 TLR 配对的能力似乎是 TLR2 所特有的，因为研究证实其他的 TLR（如 TLR4 和 TLR5）多以单体或同源二聚体的形式发挥作用。其他配体已知的 TLR 有 TLR5（参与响应细菌鞭毛蛋白）、TLR3（双链 RNA）、TLR7（单链 RNA）和 TLR9（非甲基化的细菌 DNA）[40]。大多数（如果不是全部）微生物都包含多种可被不同 TLR 识别的 PAMP。例如，通常表达 LPS 的细菌也含有非甲基化的 DNA，因此它既能通过 TLR4，还可能通过 TLR9 产生信号。由于不同的 TLR 能够激活不同的级联信号，因此这种单个细胞能够使用多种 TLR 同时检测一个病原体的几种不同特征的能力将有助于固有免疫更精确地响应特定刺激[55]。

NLR、STING 和 RLR 蛋白。细胞中还存在着大量与膜结合型 TLR 具有类似结构的胞质蛋白，它们能够识别胞内病原体的 PAMP 并调节固有免疫应答（图 20-3）。这类蛋白大都具有 LRR 结构域，并能根据它们的 CARD 或吡啉结构域进行分类。这类固有免疫感受因子和调节因子的家族成员还在不断增长，其命名和分类的方式也在不断完善。最近的文献也有将这组蛋白质称为 NLR 家族的趋势，NLR 是"核苷酸结合结构域（nucleotide binding domain），富含亮氨酸重复蛋白（leucine-rich repeat protein）"[56,57] 或"Nod 样受体（Nod-like receptor）"[37] 的缩写。Nod1 和 Nod2 蛋白是该家族中最早被描述的胞内微生物感受因子，它们包含与中央核苷酸结合结构域（nucleotide binding domain，NBD，也称为 NOD 或 NACHT 结构域）相连的 LRR 结构域，以及 N

端的 CARD 结构域[58]。与 TLR 类似，这些蛋白质的 LRR 结构域参与直接识别病原体衍生分子和各种作为 DAMP 的宿主成分，而 CARD 结构域则与激活固有免疫的下游信号相关。尽管最初的研究表明 Nod1 和 Nod2 参与了对细菌 LPS 的应答，但现在人们普遍认为这两者主要参与识别细菌细胞壁肽聚糖所释放的胞壁肽单体[33]。与 TLR 信号类似，Nod1 和 Nod2 识别肽聚糖成分后将导致 NF-κB 通路的激活。然而，其他信号通路似乎也参与其中，例如通过 CARD 结构域间的相互作用而激活的前胱天蛋白酶-1（procaspase-1）和胱天蛋白酶-9（caspase-9），会增加 IL-1β 产生并加剧细胞焦亡[56]。

NLR 的另一个主要亚群是含有吡啉结构域的蛋白，它们能够对微生物入侵或细胞应激做出信号应答。这个家族的典型成员是热蛋白，后者是家族性地中海热患者基因突变的产物[59]。尽管热蛋白本身缺乏 LRR 结构域，但该家族的许多其他成员都包含一个与中央 NOD 结构域相连的 LRR 和一个 N 端的吡啉结构域。这些家族成员包括冷吡啉蛋白（也称 NLRP3 或 NALP3），它在一系列遗传性炎症疾病患者中发生突变，这类疾病被统称为冷吡啉相关周期性综合征（cryopyrin-associated periodic syndrome，CAPS）[56]。冷吡啉蛋白与数种相关蛋白一起组成了 NLRP（NLR-PYRIN 结构域）或称为 NALP（包含 NACHT-LRR-PYRIN 结构域的蛋白）的蛋白家族[33]。人类基因组包含 14 个编码 NLRP 蛋白的基因，其确切功能尚不清楚[37]。然而，一些 NLRP 蛋白，特别是 NLRP3 和 NLRP1，以及密切相关的 NAIP 蛋白，已被确定是形成胞内复合物炎性小体（inflammasome）的关键成分[10]。这些胞质蛋白复合物参与了胱天蛋白酶的激活，而后者是加工处理炎症细胞因子（如 IL-1β 和 IL-18）所必需的胞内蛋白酶[56,60]。尽管早期研究表明 NLRP 蛋白能够直接或间接地感应各种刺激物，包括细菌成分（肽聚糖、细菌 RNA 和外毒素）、病毒（双链 RNA）和尿酸结晶，但它对特定 PAMP 的直接识别仍有待进一步研究[37,56,61-64]。

除了 NLRP 这种可作为 PAMP 识别外源核酸的蛋白外，近期研究还鉴定出了多种能够感知胞内 DNA 或 RNA 并可能在抗病毒固有免疫中发挥重要作用的其他蛋白。一个典型的例子是 PYHIN 蛋白家族，它们是胞质或核蛋白，具有与称为 HIN-

200 的 DNA 结合结构域相连的 PYRIN 结构域[65]。其中一些蛋白质，如黑素瘤缺乏因子 2（absent in melanoma-2，AIM2），已明确可作为胞内病毒 DNA 的感受器，触发一系列固有免疫应答。一系列候选的其他胞内蛋白也被鉴定出来，它们在对 DNA 的固有免疫应答中发挥重要作用，特别是那些通过干扰素基因刺激因子（stimulator of interferon gene，STING）介导的信号通路起作用的蛋白[66,67]。STING 是定位于内质网膜的跨膜二聚体蛋白，识别双链（double-stranded，ds）DNA 的能力较弱，但能被环状二核苷酸高度激活。环状二核苷酸既可以作为 PAMP 由胞内细菌直接产生，也可以作为 DAMP 由一磷酸鸟苷 - 一磷酸腺苷（guanosine monophosphate-adenosine monophosphate，GMP-AMP）合酶 cGAS 通过结合胞质 dsDNA 而被激活时产生。除了这些胞质 DNA 感受器之外，还有越来越多的胞质 RNA 感受器被发现，目前研究最充分的是 RIG-I 样受体（RIG-I-like receptor，RLR）。RLR 包括视黄酸诱导基因 -I（retinoic acid-inducible gene-I，RIG-I）、黑色素瘤分化因子 5（melanoma differentiation factor 5，MDA5）和遗传学和生理学实验室 2（laboratory of genetics and physiology 2，LGP2）[68]。这些蛋白表达于大多数细胞的胞质中，并能够识别存在于许多病毒 RNA 分子中的结构基序，从而诱导 I 型干扰素（interferon，IFN）和其他抗病毒效应分子的产生。总体来说，这些细胞质核酸的感受器能够触发针对多种多样的微生物病原体（包括 DNA 和 RNA 病毒）的炎症反应，并对自身免疫性和炎症性疾病具有潜在的重要贡献[69]。

固有免疫应答的效应机制

通过 PRR 识别病原体的能力使得固有免疫应答中的多种抗微生物效应机制被激活。这些应答可以促进具有直接杀菌活性的效应分子的产生来杀死病原体，这些效应分子包括补体膜攻击复合物、各种抗微生物肽以及在吞噬细胞内产生的腐蚀性活性氧和活性氮中间体。在无脊椎动物中，这些机制实际上代表了机体对抗微生物入侵的全部保护性应答。然而，在包括哺乳动物在内的大多数脊椎动物中，固有免疫识别也对触发和指导随后出现的适应性免疫应答具有深远的影响。固有免疫系统指导适应性应答的这种能力对于对感染的持久保护性免疫的建立具有重要意义，并且可能在自身免疫性疾病的发病机制中发挥关键作用。

介导固有免疫的细胞类型

许多细胞类型都能够对 PAMP 产生有限的应答，但应答最高效的当属专职吞噬细胞，如巨噬细胞、中性粒细胞和树突状细胞。在识别微生物刺激后，这些细胞能够通过在吞噬体膜上组装烟酰胺腺嘌呤二核苷酸磷酸（nicotinamide adenine dinucleotide phosphate，NADPH）氧化酶复合物的各个组分来增强这种酶的活性，最终导致氧化迸发并产生杀菌超氧离子[70]。很多吞噬细胞在接触各种 PAMP 后也会增加诱导型一氧化氮合酶（inducible nitric oxide synthase，iNOS 或 NOS2）的表达[71]，从而导致一氧化氮和过氧亚硝酸盐等活性氮中间体的产生，这些中间体具有强大的直接抗菌活性。吞噬细胞中活性氮中间体的表达通常能提升氧化酶系统的抗菌活性，所以这些应答具有协同作用。

固有样淋巴细胞

许多不同的淋巴细胞亚群也在固有免疫应答中发挥重要作用。在这些亚群中，有一群缺乏 T 和 B 细胞谱系标志物的混合细胞群体，统称为固有淋巴样细胞（innate lymphoid cell，ILC）。目前，ILC 种群的复杂性仍有待阐明。最近的分类研究根据其表型标志物和分泌细胞因子的差异将 ILC 分为三个不同的谱系，称为 ILC1、ILC2 和 ILC3 细胞[72]。这些 ILC 亚群与传统辅助性 T 细胞亚群（即 Th1、Th2 和 Th17 细胞）具有类似的细胞因子分泌特征及部分免疫功能[73]。ILC1 亚群由分泌 IFN-γ 的细胞群组成，其中包括自然杀伤（natural killer，NK）细胞。这些淋巴细胞不表达由体细胞重组产生的受体，因此依赖种系编码的受体来对被病原体感染的细胞做出信号应答[72]。NK 细胞通过细胞杀伤活性和分泌细胞因子参与对被病毒及细菌感染的细胞的早期固有免疫应答[74]。

其他几种属于 T 和 B 细胞谱系的淋巴细胞亚群也参与了宿主对以前未接触过的病原体的快速应答。尽管这些细胞因为表达经体细胞重组的多克隆性抗原受体（T 细胞抗原受体或膜免疫球蛋白）而被归类为适应性免疫系统的成分，但是它们发挥功能的方式更具固有免疫的特点。这些固有样淋巴细胞（innate-like lymphocyte，ILL）可能是最早的原始适应性免疫系统的残留，因它们对宿主免疫系统仍有特殊贡献而被不同程度地保留了下来[75]。

目前已知的 ILL 中有两类 B 细胞亚群，称为 B1 细胞和边缘区 B 细胞亚群[76,77]。这些 B 细胞亚群能够自发产生针对微生物共同表达的抗原决定簇的天然抗体，这些抗体主要是种系基因编码的免疫球蛋白。此外，这两种 B 细胞群在细菌入侵后都会快速产生不依赖于 T 细胞的应答，从而有助于在适应性免疫开始之前形成第一道免疫防御线。固有反应激活剂（innate response activator，IRA）B 细胞属于 B1 细胞的一种，它来源于浆膜，在脾和肺中识别细菌 LPS 后分泌大量的粒细胞-巨噬细胞集落刺激生长因子（granulocyte-macrophage colony-stimulating growth factor，GM-CSF）和 IL-3。IRAB 细胞衍生的 GM-CSF 不仅可以通过促进保护性 IgM 产生和增强吞噬细胞的清除能力来预防细菌性败血症，它还可以通过增强脾的髓外造血和促炎吞噬细胞的产生来引起动脉粥样硬化等病理变化[78]。

在 T 细胞中也有三种 ILL 被鉴定出来：γδT 细胞、NKT 细胞和黏膜相关恒定 T（mucosal-associated invariant T，MAIT）细胞。尽管 γδT 细胞表达体细胞重组受体，但这些受体的表达仅使用了数量有限的可变区基因，因此被认为只能识别窄谱的外来抗原或自身配体[79]。人类的两种 γδT 细胞亚群的特异性至少已部分明确。其中一个亚群多数为循环细胞并表达 Vδ2 基因产物，能够在无预先免疫的情况下快速响应多种细菌产生的各种小分子烷基磷酸酯和烷基胺化合物[80]。另一个亚群表达 Vδ1 基因产物，能够响应主要组织相容性复合体（major histocompatibility complex，MHC）Ⅰ 相关的自身分子 MHC Ⅰ 类分子 A 和 B（class Ⅰ MHC chain-related A and B，MICA/B）和 CD1 家族[79]。作为细胞应激的标志物，这些分子在感染或炎症的情况下表达上调，最终导致携带 Vδ1 的 γδT 细胞的激活。

NKT 细胞也以类似的原理发挥功能，它们因同时表达 αβT 细胞抗原受体和多种典型的 NK 细胞相关受体而得名[81,82]。与 γδT 细胞类似，NKT 细胞也表达体细胞重组的抗原受体，并且这些受体的表

达也仅使用了数量有限的 V 基因，最终也有可能只识别窄谱的外来或自身抗原。大部分 NKT 细胞能与 MHCI 样 CD1d 分子发生反应，这些 ILL 识别由 CD1d 呈递的各种脂质或糖脂配体后被激活。多种细菌糖脂已被证实可作为刺激 NKT 细胞的特异性抗原，这表明这些细胞可能参与了抗菌固有免疫的快速应答[81]。多种小鼠疾病模型表明，NKT 细胞也对适应性免疫应答的发展有重大贡献，并且可能在预防自身免疫的免疫调节中发挥特别重要的作用[81]。同样，MAIT 细胞也是一类独立的固有样 T 细胞群，最近的研究显示它们能够使用其 αβT 细胞抗原受体来识别常见的由多种细菌产生和分泌的维生素 B 代谢物[83]。

抗微生物肽

抗微生物肽是许多无脊椎动物诱导型固有免疫的关键效应分子，并且被广泛认为是包括哺乳动物在内的高等动物物种中固有免疫的重要成分[84]。它们是宿主防御系统演化中的古老成分，广泛分布于动植物界的所有多细胞生物体内。已知有 1000 多种抗微生物肽，但它们因差异过大而难以归类。然而，多数抗微生物肽在结构和机制上都有一些基本特征。例如，它们通常由排列成具有疏水区和阳离子区的两亲结构的氨基酸组成。阳离子区靶向的是微生物和多细胞动物在细胞膜上有本质差异的结构，这种差异体现在脂质双层外层上带负电荷的磷脂头部基团的丰度上。抗微生物肽与微生物膜的优先结合会导致后者被破坏，这最有可能是抗微生物肽的疏水区与膜脂相互作用造成的[85]。

在多种 PRR 参与的应答中所产生的抗微生物肽，是许多无脊椎动物和植物抵抗微生物的诱导型免疫的主要成分。尽管在大多数脊椎动物中，这些抗微生物肽对宿主免疫的作用可能不是最重要，但有证据表明它们对包括哺乳动物在内的高度进化的动物的免疫系统具有重要贡献[86]。在人类中，诸如 α- 和 β- 防御素等活性抗微生物肽在皮肤和胃肠道以及呼吸道的上皮细胞中组成型或诱导型表达[87]。这些分子很可能充当了经常暴露于微生物菌群或被其定植的上皮细胞的天然防腐剂。由于敏感菌株对抗微生物肽产生耐药性的现象极为罕见，因此抗微生物肽因作为新抗菌药物开发的模板而备受关注[87-89]。

固有免疫对适应性免疫的影响

除了发挥抵御病原体入侵的一线防御功能外，哺乳动物等高等动物的固有免疫系统的另一个关键作用是激活适应性免疫系统。事实上已证实在大多数情况下，适应性免疫系统只有在病原体通过固有免疫系统的 PRR 产生信号后，才能启动对该病原体的应答。这个原理也是佐剂效应的基础，即只有在将蛋白质抗原与免疫系统的非特异性激活剂（通常称为佐剂）一起引入时，才能有效地产生针对该蛋白质抗原的抗体和 T 细胞应答。大多数的佐剂实际上是细菌的提取物或产物，很显然在大多数或所有情况下，佐剂效应是固有免疫应答激活的结果 [90]。

固有免疫应答可以通过多种方式启动或增强适应性免疫应答（图 20-4）。共刺激分子的上调是 T 细胞应答中的一个极其重要且公认的机制。静息状态下的 T 细胞需要至少两个信号才能被激活。首先，T 细胞抗原受体与由 I 类或 II 类 MHC 分子呈递的特定多肽配体结合，这提供了第一个信号。第二个信号由专门的抗原呈递细胞（如树突状细胞）表达的几种共刺激配体中的一种提供。这其中研究得最为清楚的是 B7 家族的 B7-1（CD80）和 B7-2（CD86），它们能与 T 细胞表面的活化受体 CD28 结合。B7 家族共刺激分子在抗原呈递细胞表面的表达受固有免疫系统的控制，因为这些分子只有在 PRR（例如 TLR 家族的成员）通过识别其同源 PAMP 或 DAMP 而被激活后，才会被上调表达至足够发挥功能的水平 [41]。

由 TLR 传导的固有免疫信号对吞噬性抗原呈递细胞的应答也有很大影响，它还为 B 细胞产生免疫球蛋白提供了重要的第二信号。对吞噬细胞而言，通过吞噬作用摄取微生物和随后的吞噬体成熟都受到并行的 TLR 信号的刺激 [91]。树突状细胞是启动 T 细胞应答的主要抗原呈递细胞，其 MHC-II 分子能否有效地呈递来自被吞噬的微生物的抗原也主要受到 TLR 信号转导的影响 [92]。已证实 B 细胞应答外来抗原时，T 细胞依赖性的浆细胞分化和随后的抗体分泌也需要并行的 TLR 信号的刺激 [93]。这个原理同样也适用于 T 细胞对自身抗原的应答，包括风湿病中成为自身抗体结合靶点的几种重要的细胞核抗原 [94-96]。

固有免疫应答还会触发多种细胞因子和趋化因子的产生，这些因子会促进适应性免疫应答的发展并改变其特征。例如，树突状细胞与 PAMP（如 LPS 或细菌脂蛋白）接触后，TLR 信号的激活会导致 IL-12 的产生 [90,97]。这种细胞因子作用于抗原特异性 T 细胞，促进其分化为 1 型辅助性 T 细胞，从而产生 IFN-γ 和其他有利于清除细菌病原体的效应机制 [98]。TLR（可能还有其他 PRR）信号还可以促进髓系树突状细胞的成熟，上调抗原呈递分子和共刺激分子的表达，从而能够有效地激活初始抗原特异性 T 细胞 [99]。

T 细胞从初始态激活和分化所需分子的表达需要由固有免疫应答来开启，这一机制有助于确保促炎的适应性免疫应答主要发生在有感染的情况下。辅助性 T 细胞活化后还能调控其他适应性免疫的组分，例如细胞杀伤性 T 细胞、B 细胞和巨噬细胞的激活。因此，固有免疫能够通过 PRR 首先识别感染的微生物来调控适应性免疫应答的几乎所有主要进程。自身分子能够作为 DAMP 的这一发现进一步将上述理论扩展到了由组织损伤引起的免疫反应上。这种更广泛的概念有时被称为危险模型，它能够解释为何在感染或组织损伤的情况下产生或释放的某些自身配体能够以与微生物相关的 PAMP 基本相同的方式发挥作用 [100,101]。

受训免疫：模糊固有免疫应答和适应性免疫应答之间的区别

虽然传统 T 细胞是适应性免疫的核心成员之一，但最近人们也关注到了一群具有固有样特征的记忆 CD8+ T 细胞，也称为虚拟记忆 CD8+ T 细胞。在某些情况下，传统疫苗诱导的记忆 CD8+ T 细胞也拥有类似的固有样特征。这些特征包括类似于经典 NK 细胞的一些功能属性，例如能够响应非同种抗原刺激产生的特定炎症信号而迅速分泌细胞因子和发挥细胞杀伤功能 [102]。与此相反，近年来的研究发现，固有免疫系统的典型细胞，NK 细胞和单核细胞也表现出某种免疫记忆的特征，这种特征被称为受训免疫 [103]。通过研究 NK 细胞对鼠巨细胞病毒感染或半抗原免疫的应答，研究人员给出了最令人信服的证据。这些研究表明，在经历这些病毒或半抗原刺激后，NK 细胞可以增殖并分化为长期存活的子代细胞，当再次遭遇最初或相关的刺激物时，这些子代细胞会表现出更强的效应功能。单核细胞也在与特定病原体或 PAMP 的二次接触后表现出更强的效应应答 [103]。这种训练放大了随后遇到的各种刺激信号，主要通过这些细胞及

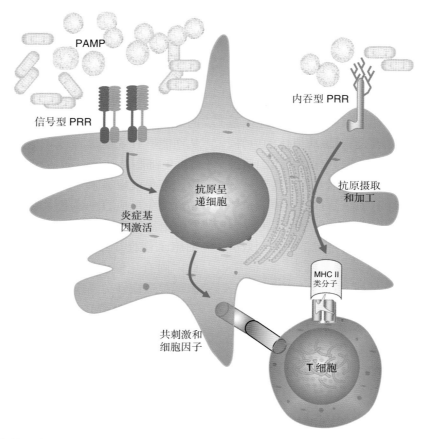

图 20-4 固有免疫系统指导适应性免疫应答。当抗原呈递细胞（antigen presenting cell，APC）与携带有病原体相关分子模式（pathogen-associated molecular pattern，PAMP）的病原体接触时，通过固有免疫机制触发的应答会显著改变 APC 刺激适应性（T 细胞介导）免疫应答的能力。例如，Toll 样受体 4（Toll-like receptor 4，TLR4）与 PAMP［如脂多糖（lipopolysaccharide，LPS）］接触产生的信号会导致转录因子核因子 -κB（nuclear factor-κB，NF-κB）的激活，后者可进入 APC 的细胞核内，并协助启动细胞因子（如 IL-1、IL-6、IL-12 以及多种趋化因子）和共刺激分子（如 B7 家族成员 CD80 和 CD86）的基因表达。此外，病原体与内吞型模式识别受体（pattern recognition receptor，PRR）［如甘露糖受体（mannose receptor，MR）］的结合会导致病原体被递送至内体（endosome，Endo）和溶酶体（lysosome，Lys）中。随后，病原体的蛋白质抗原会被部分降解而产生抗原肽，这些抗原肽可以由 II 类主要组织相容性复合体（major histocompatibility complex，MHC）分子呈递，供特异性 T 细胞的 T 细胞抗原受体（T cell antigen receptors，TCR）识别。固有免疫系统对模式的识别而产生的信号最终会导致静息抗原特异性 T 细胞的激活和随后特异性抗体的产生

其祖细胞中表观遗传的重塑和染色质可及性的改变来实现。这种受训免疫仍然不同于经典的免疫记忆，因为它依赖于种系编码的非多态性受体的识别，但它证明了一些经典的固有免疫效应细胞拥有某种形式的记忆的能力，从而在某些情况下使得固有免疫和适应性免疫的传统分界模糊不清。

固有免疫相关的疾病

固有免疫应答在几乎所有类型的感染性疾病中均发挥重要作用，由此可能会推测固有免疫机制的严

重缺陷相对很少发生，也较少出现与之相关的临床免疫缺陷疾病。实际上，越来越多的证据表明，导致各种固有免疫通路失活的突变会引起实验室小鼠和人类对病原体更加敏感[11,30,86,104,105]。由于反复或持续激活免疫系统会放大固有免疫的信号通路，因此这些信号通路也必然会参与并介导慢性炎症疾病中的组织损伤过程。此外，炎症会增加某些自身分子的产生或释放，包括热休克蛋白、核酸以及尿酸钠或焦磷酸钙的微晶，这些分子能够作为 DAMP 发挥功能，并且通过 TLR 或其他 PRR 转导信号，形成佐剂样效应，从而提高自身反应性淋巴细胞激活的可能

性[52,94,95,106,107]。同样，胞质 dsDNA 感受器 STING 和 cGAS 的功能获得性突变与系统性红斑狼疮（systemic lupus erythematosus，SLE）、Aicardi-Goutieres 综合征（Aicardi-Goutieres syndrome，AGS）和 STING 相关的婴儿期发病的血管病变（STING-associated vasculopathy with onset in infancy，SAVI）相关[69]。

固有免疫的某些缺陷还与自身免疫性疾病的易感性显著增加有关，这一发现也许更令人惊讶。研究人员已经提出了几种不同的机制来解释这种矛盾的关联现象。固有免疫应答在清除坏死或凋亡细胞所释放的自身抗原中发挥重要作用，这种对自身抗原的非炎症清除方式倾向于诱导免疫耐受而不是免疫激活[108]。这种清除的失败可能导致自身抗原的过度暴露，进而引起通常休眠的自身反应性淋巴细胞扩增并分化为效应细胞。这种机制也可能解释了为何短链正五聚蛋白 SAP 基因敲除小鼠会出现狼疮样自身免疫症状。SAP 似乎能够联合固有免疫系统的其他成分，在清除 DNA- 染色质复合物中发挥重要作用[109]。人类血清甘露糖结合凝集素水平降低似乎也是导致 SLE 的危险因素之一，这可能是因为这种可溶性 PRR 能够促进凋亡细胞的清除[110]。

在人类和小鼠模型中，补体激活经典途径中早期成分的缺失也与狼疮样自身免疫密切相关[111-115]。这可能是由凋亡细胞或其他来源的自身抗原的清除发生障碍，导致通常休眠的自身反应性淋巴细胞被激活引起的[116,117]。另一种不能排除的机制是，补体系统，尤其是早期成分 C1 和 C4，能够增加包括双链 DNA 和核蛋白等自身抗原在初级淋巴组织中的分布，进而促进适应性免疫系统自身耐受的建立[111,118,119]。因此，C1 或 C4 的缺失似乎会导致骨髓淋巴细胞生成过程中出现的自身反应性 B 细胞克隆难以被清除或功能性失活[118,120]。在小鼠模型中的研究表明，缺失某些其他固有免疫成分，如 SAP 和补体受体 CD21/CD35，也会在一定程度上扰乱动物体内这种免疫耐受的形成[109,118]。

固有免疫系统信号受体缺陷与慢性炎症疾病的相关性已有很多研究支持，这些例证来自对胞质 PRR 中 CARD 和吡啉家族的研究[37,56]。这种相关性首先在基因图谱的研究中被发现，该研究确定了 Nod2 蛋白是炎症性肠病 1（inflammatory bowel disease 1，IBD1）基因的产物，且 IBD1 基因缺失会导致某些克罗恩病患者的患病风险增加[121-124]。CARD 家族蛋白中可溶性 PRR 正常情况下通过响应细菌肽聚糖诱导细胞因子产生来发挥作用，但其等位基因发生与患克罗恩病风险增加相关的突变会造成这种功能缺陷[121]。在这种情况下，固有免疫不能充分控制肠道内的细菌定植或感染，从而导致发病。与此一致，最近的一项研究表明，克罗恩病和 Nod2 突变患者的回肠潘氏细胞中一类抗微生物肽 β- 防御素（也被称为隐窝素）的表达会降低[125]。其他研究结果表明，Nod2 突变造成的信号缺失降低了免疫调节性细胞因子如 IL-10 的产生，这可能会导致肠道炎症的失控[126]。其他研究也已经证实了多种吡啉家族成员与某些特定慢性炎症疾病之间的联系，包括吡啉突变与家族性地中海热，以及冷吡啉突变与冷吡啉相关周期性综合征间的因果关联[56,59]。上述疾病和其他与固有免疫缺陷相关的慢性炎症或自身免疫性疾病，常被统称为自身炎症性疾病[127]。这些疾病通常与炎症细胞因子（特别是 IL-1β）的产生失调有关，基于这一认识，对于某些特定的患者，IL-1 受体拮抗剂阿那白滞素的全身用药治疗获得了显著效果[128-130]。

至少 NK 细胞和 NKT 细胞这两群 ILL 的缺陷与人类和小鼠的多种自身免疫综合征相关[81,131-133]。尽管它们发挥作用的确切机制仍然不清楚，但这一发现至少反映了这些 ILL 在调节适应性免疫应答方面发挥着关键作用。鉴于固有免疫和适应性免疫之间具有复杂的相互作用，固有免疫的改变与自身免疫性疾病之间的关联极有可能会不断明确。更全面地了解文中所提到的固有免疫与疾病之间的关联将有助于开发针对自身免疫性和自身炎症疾病的新的有效疗法。

展望

在过去二十年的免疫学研究中，我们已经非常重视固有免疫机制在所有免疫应答中发挥的基本作用。人类的固有免疫系统是自原始生命体开始，历经众多演化和自然选择不断积累而形成的。由于固有免疫系统渊源久远，这个领域某些最重要的发现也是基于对果蝇和蠕虫等相对简单的动物的研究而得到的。目前，固有免疫这个复杂系统的许多成分已经被发现并分类，后续的研究工作将会不断地转向探索它们在人类免疫系统中的作用。这些工作将有助于我们深入了解许多目前无法解释的疾病，并可能为新的疗法提供靶点。

与临床的关联

- 固有免疫应答是整个免疫系统的基础，它在某种程度上参与了所有感染性、炎症性和自身免疫性疾病。
- 靶向特定的固有免疫效应分子的有效治疗药物开始出现。
- 固有免疫受体是诱发与尿酸结晶相关的临床综合征和其他结晶诱发性关节炎的因素。
- 特定的固有免疫分子出现重大缺陷可导致一系列罕见的被称为自身炎症性疾病的病征。
- 许多系统性自身免疫性疾病与参与固有免疫应答的分子的遗传多态性相关。
- 对固有免疫的研究为了解克罗恩病和 SLE 等常见自身免疫性疾病的潜在机制提供了重要的新见解。

 Full references for this chapter can be found on ExpertConsult.com.

部分参考文献

1. Flajnik MF, Kasahara M: Origin and evolution of the adaptive immune system: genetic events and selective pressures, *Nat Rev Genet* 11(1):47–59, 2010.
2. Parra D, Takizawa F, Sunyer JO: Evolution of B cell immunity, *Annu Rev Anim Biosci* 1:65–97, 2013.
3. Cooper MD, Herrin BR: How did our complex immune system evolve? *Nat Rev Immunol* 10(1):2–3, 2010.
4. Muthamilarasan M, Prasad M: Plant innate immunity: an updated insight into defense mechanism, *J Biosci* 38(2):433–449, 2013.
5. Buchmann K: Evolution of innate immunity: clues from invertebrates via fish to mammals, *Front Immunol* 5:459, 2014.
6. Carmona LM, Schatz DG: New insights into the evolutionary origins of the recombination-activating gene proteins and V(D)J recombination, *FEBS J* 284(11):1590–1605, 2017.
7. Kaufman J: Unfinished business: evolution of the MHC and the adaptive immune system of jawed vertebrates, *Annu Rev Immunol* 36:383–409, 2018.
8. Boehm T: Design principles of adaptive immune systems, *Nat Rev Immunol* 11(5):307–317, 2011.
9. Saha NR, Smith J, Amemiya CT: Evolution of adaptive immune recognition in jawless vertebrates, *Semin Immunol* 22(1):25–33, 2010.
10. Alexander C, Rietschel ET: Bacterial lipopolysaccharides and innate immunity, *J Endotoxin Res* 7(3):167–202, 2001.
11. Hoshino K, Takeuchi O, Kawai T, et al.: Cutting edge: toll-like receptor 4 (TLR4)-deficient mice are hyporesponsive to lipopolysaccharide: evidence for TLR4 as the Lps gene product, *J Immunol* 162(7):3749–3752, 1999.
12. Shi J, Zhao Y, Wang Y, et al.: Inflammatory caspases are innate immune receptors for intracellular LPS, *Nature* 514(7521):187–192, 2014.
13. Jung D, Giallourakis C, Mostoslavsky R, et al.: Mechanism and control of V(D)J recombination at the immunoglobulin heavy chain locus, *Annu Rev Immunol* 24:541–570, 2006.
14. Schatz DG, Spanopoulou E: Biochemistry of V(D)J recombination, *Curr Top Microbiol Immunol* 290:49–85, 2005.
15. Xing Y, Hogquist KA: T-cell tolerance: central and peripheral, *Cold Spring Harb Perspect Biol* 4(6), 2012.
16. Nemazee D: Mechanisms of central tolerance for B cells, *Nat Rev Immunol* 17(5):281–294, 2017.
17. Gascoigne NR, Rybakin V, Acuto O, et al.: TCR signal strength and T cell development, *Annu Rev Cell Dev Biol* 32:327–348, 2016.
18. Jordan MS, Boesteanu A, Reed AJ, et al.: Thymic selection of CD4+CD25+ regulatory T cells induced by an agonist self-peptide, *Nat Immunol* 2(4):301–306, 2001.
19. Josefowicz SZ, Lu LF, Rudensky AY: Regulatory T cells: mechanisms of differentiation and function, *Annu Rev Immunol* 30:531–564, 2012.
20. Walker LS, Abbas AK: The enemy within: keeping self-reactive T cells at bay in the periphery, *Nat Rev Immunol* 2(1):11–19, 2002.
21. Schwartz RH: T cell anergy, *Annu Rev Immunol* 21:305–334, 2003.
22. Gajewski TF, Meng Y, Harlin H: Immune suppression in the tumor microenvironment, *J Immunother* 29(3):233–240, 2006.
23. Riaz N, Havel JJ, Makarov V, et al.: Tumor and microenvironment evolution during immunotherapy with nivolumab, *Cell* 171(4), 2017. 934-949.e916.
24. Jenkins MK, Moon JJ: The role of naive T cell precursor frequency and recruitment in dictating immune response magnitude, *J Immunol* 188(9):4135–4140, 2012.
25. Heinzel S, Marchingo JM, Horton MB, et al.: The regulation of lymphocyte activation and proliferation, *Curr Opin Immunol* 51:32–38, 2018.
26. Green DR, Droin N, Pinkoski M: Activation-induced cell death in T cells, *Immunol Rev* 193:70–81, 2003.
27. Zheng L, Li J, Lenardo M: Restimulation-induced cell death: new medical and research perspectives, *Immunol Rev* 277(1):44–60, 2017.
28. Chang JT, Wherry EJ, Goldrath AW: Molecular regulation of effector and memory T cell differentiation, *Nat Immunol* 15(12):1104–1115, 2014.
29. Inoue T, Moran I, Shinnakasu R, et al.: Generation of memory B cells and their reactivation, *Immunol Rev* 283(1):138–149, 2018.
30. Weisel F, Shlomchik M: Memory B cells of mice and humans, *Annu Rev Immunol* 35:255–284, 2017.
31. Becattini S, Latorre D, Mele F, et al.: T cell immunity. Functional heterogeneity of human memory CD4+ T cell clones primed by pathogens or vaccines, *Science* 347(6220):400–406, 2015.
32. Hale JS, Youngblood B, Latner DR, et al.: Distinct memory CD4+ T cells with commitment to T follicular helper- and T helper 1-cell lineages are generated after acute viral infection, *Immunity* 38(4):805–817, 2013.
33. Youngblood B, Hale JS, Kissick HT, et al.: Effector CD8 T cells dedifferentiate into long-lived memory cells, *Nature* 552(7685):404–409, 2017.
34. Barnett BE, Ciocca ML, Goenka R, et al.: Asymmetric B cell division in the germinal center reaction, *Science* 335(6066):342–344, 2012.
35. O'Neill LA, Kishton RJ, Rathmell J: A guide to immunometabolism for immunologists, *Nat Rev Immunol* 16(9):553–565, 2016.
36. Patel CH, Powell JD: Targeting T cell metabolism to regulate T cell activation, differentiation and function in disease, *Curr Opin Immunol* 46:82–88, 2017.
37. Klein Geltink RI, O'Sullivan D, Corrado M, et al.: Mitochondrial

priming by CD28, *Cell* 171(2);385-397.e311 2017.

38. Böttcher J, Knolle PA: Global transcriptional characterization of CD8+ T cell memory, *Semin Immunol* 27(1):4–9, 2015.

39. Wherry EJ: T cell exhaustion, *Nat Immunol* 12(6):492–499, 2011.

40. Cooper MD, Peterson RD, Good RA: Delineation of the thymic and bursal lymphoid systems in the chicken, *Nature* 205:143–146, 1965.

41. Cooper MD, Raymond DA, Peterson RD, et al.: The functions of the thymus system and the bursa system in the chicken, *J Exp Med* 123(1):75–102, 1966.

42. LeBien TW, Tedder TF: B lymphocytes: how they develop and function, *Blood* 112(5):1570–1580, 2008.

43. Reth M: Antigen receptors on B lymphocytes, *Annu Rev Immunol* 10:97–121, 1992.

44. Stavnezer J, Guikema JE, Schrader CE: Mechanism and regulation of class switch recombination, *Annu Rev Immunol* 26:261–292, 2008.

45. Yoshida T, Mei H, Dörner T, et al.: Memory B and memory plasma cells, *Immunol Rev* 237(1):117–139, 2010.

46. Methot SP, Di Noia JM: Molecular mechanisms of somatic hypermutation and class switch recombination, *Adv Immunol* 133:37–87, 2017.

47. Amigorena S: Antigen presentation: from cell biology to physiology, *Immunol Rev* 272(1):5–7, 2016.

48. La Gruta NL, Gras S, Daley SR, et al.: Understanding the drivers of MHC restriction of T cell receptors, *Nat Rev Immunol* 18(7):467–478, 2018.

49. Luckheeram RV, Zhou R, Verma AD, et al.: CD4+ T cells: differentiation and functions, *Clin Dev Immunol* 2012:925135, 2012.

50. Mittrücker HW, Visekruna A, Huber M: Heterogeneity in the differentiation and function of CD8+ T cells, *Arch Immunol Ther Exp (Warsz)* 62(6):449–458, 2014.

51. Hardy RR, Hayakawa K: B cell development pathways, *Annu Rev Immunol* 19:595–621, 2001.

52. Reth M, Nielsen P: Signaling circuits in early B-cell development, *Adv Immunol* 122:129–175, 2014.

53. Rodewald HR: Thymus organogenesis, *Annu Rev Immunol* 26:355–388, 2008.

54. Love PE, Bhandoola A: Signal integration and crosstalk during thymocyte migration and emigration, *Nat Rev Immunol* 11(7):469–477, 2011.

55. Kreslavsky T, Gleimer M, Miyazaki M, et al.: β-Selection-induced proliferation is required for αβ T cell differentiation, *Immunity* 37(5):840–853, 2012.

56. Klein L, Kyewski B, Allen PM, et al.: Positive and negative selection of the T cell repertoire: what thymocytes see (and don't see), *Nat Rev Immunol* 14(6):377–391, 2014.

57. Anderson MS, Su MA: AIRE expands: new roles in immune tolerance and beyond, *Nat Rev Immunol* 16(4):247–258, 2016.

58. Nielsen MM, Witherden DA, Havran WL: γδ T cells in homeostasis and host defence of epithelial barrier tissues, *Nat Rev Immunol* 17(12):733–745, 2017.

59. Crosby CM, Kronenberg M: Tissue-specific functions of invariant natural killer T cells, *Nat Rev Immunol* 18(9):559–574, 2018.

60. Pearson HA, Spencer RP, Cornelius EA: Functional asplenia in sickle-cell anemia, *N Engl J Med* 281(17):923–926, 1969.

61. Cyster JG: B cell follicles and antigen encounters of the third kind, *Nat Immunol* 11(11):989–996, 2010.

62. Heesters BA, Myers RC, Carroll MC: Follicular dendritic cells: dynamic antigen libraries, *Nat Rev Immunol* 14(7):495–504, 2014.

63. Victora GD, Nussenzweig MC: Germinal centers, *Annu Rev Immunol* 30:429–457, 2012.

64. Schulz O, Hammerschmidt SI, Moschovakis GL, et al.: Chemokines and chemokine receptors in lymphoid tissue dynamics, *Annu Rev Immunol* 34:203–242, 2016.

65. Zhiming W, Luman W, Tingting Q, et al.: Chemokines and receptors in intestinal B lymphocytes, *J Leukoc Biol* 103(5):807–819, 2018.

66. Griffith JW, Sokol CL, Luster AD: Chemokines and chemokine receptors: positioning cells for host defense and immunity, *Annu Rev Immunol* 32:659–702, 2014.

67. Förster R, Davalos-Misslitz AC, Rot A: CCR7 and its ligands: balancing immunity and tolerance, *Nat Rev Immunol* 8(5):362–371, 2008.

68. Vinuesa CG, Linterman MA, Yu D, et al.: Follicular helper T cells, *Annu Rev Immunol* 34:335–368, 2016.

69. Grada AA, Phillips TJ: Lymphedema: Pathophysiology and clinical manifestations, *J Am Acad Dermatol* 77(6):1009–1020, 2017.

70. Fu YX, Chaplin DD: Development and maturation of secondary lymphoid tissues, *Annu Rev Immunol* 17:399–433, 1999.

71. Gasteiger G, Ataide M, Kastenmüller W: Lymph node—an organ for T-cell activation and pathogen defense, *Immunol Rev* 271(1):200–220, 2016.

72. Lefrançois L, Puddington L: Intestinal and pulmonary mucosal T cells: local heroes fight to maintain the status quo, *Annu Rev Immunol* 24:681–704, 2006.

73. Kubo M: Innate and adaptive type 2 immunity in lung allergic inflammation, *Immunol Rev* 278(1):162–172, 2017.

74. Jones GW, Jones SA: Ectopic lymphoid follicles: inducible centres for generating antigen-specific immune responses within tissues, *Immunology* 147(2):141–151, 2016.

75. Corsiero E, Nerviani A, Bombardieri M, et al.: Ectopic lymphoid structures: powerhouse of autoimmunity, *Front Immunol* 7:430, 2016.

76. Bird AK, Meednu N, Anolik JH: New insights into B cell biology in systemic lupus erythematosus and Sjögren's syndrome, *Curr Opin Rheumatol* 27(5):461–467, 2015.

77. Espitia-Thibault A, Masseau A, Néel A, et al.: Sjögren's syndrome-associated myositis with germinal centre-like structures, *Autoimmun Rev* 16(2):154–158, 2017.

78. Cyster JG, Schwab SR: Sphingosine-1-phosphate and lymphocyte egress from lymphoid organs, *Annu Rev Immunol* 30:69–94, 2012.

79. Pereira JP, Xu Y, Cyster JG: A role for S1P and S1P1 in immature-B cell egress from mouse bone marrow, *PLoS One* 5(2):e9277, 2010.

80. Proia RL, Hla T: Emerging biology of sphingosine-1-phosphate: its role in pathogenesis and therapy, *J Clin Invest* 125(4):1379–1387, 2015.

81. Brinkmann V, Billich A, Baumruker T, et al.: Fingolimod (FTY720): discovery and development of an oral drug to treat multiple sclerosis, *Nat Rev Drug Discov* 9(11):883–897, 2010.

82. Han Y, Li X, Zhou Q, et al.: FTY720 abrogates collagen-induced arthritis by hindering dendritic cell migration to local lymph nodes, *J Immunol* 195(9):4126–4135, 2015.

83. Huang J, Zhang T, Wang H, et al.: Treatment of experimental autoimmune myasthenia gravis rats with FTY720 and its effect on Th1/Th2 cells, *Mol Med Rep* 17(5):7409–7414, 2018.

84. Tsai HC, Han MH: Sphingosine-1-Phosphate (S1P) and S1P signaling pathway: therapeutic targets in autoimmunity and inflammation, *Drugs* 76(11):1067–1079, 2016.

85. Cyster JG: Chemokines, sphingosine-1-phosphate, and cell migration in secondary lymphoid organs, *Annu Rev Immunol* 23:127–159, 2005.

86. Vestweber D: How leukocytes cross the vascular endothelium, *Nat Rev Immunol* 15(11):692–704, 2015.

87. Luo BH, Carman CV, Springer TA: Structural basis of integrin regulation and signaling, *Annu Rev Immunol* 25:619–647, 2007.

88. Ginsberg MH, Partridge A, Shattil SJ: Integrin regulation, *Curr Opin Cell Biol* 17(5):509–516, 2005.

89. Rose DM, Alon R, Ginsberg MH: Integrin modulation and signaling in leukocyte adhesion and migration, *Immunol Rev* 218:126–134, 2007.

90. Smith-Garvin JE, Koretzky GA, Jordan MS: T cell activation, *Annu Rev Immunol* 27:591–619, 2009.

91. Esensten JH, Helou YA, Chopra G, et al.: CD28 Costimulation: From mechanism to therapy, *Immunity* 44(5):973–988, 2016.

92. Chen L, Flies DB: Molecular mechanisms of T cell co-stimulation

and co-inhibition, *Nat Rev Immunol* 13(4):227–242, 2013.

93. Schildberg FA, Klein SR, Freeman GJ, et al.: Coinhibitory pathways in the B7-CD28 ligand-receptor family, *Immunity* 44(5):955–972, 2016.

94. Topalian SL, Drake CG, Pardoll DM: Immune checkpoint blockade: a common denominator approach to cancer therapy, *Cancer Cell* 27(4):450–461, 2015.

95. Baumeister SH, Freeman GJ, Dranoff G, et al.: Coinhibitory pathways in immunotherapy for cancer, *Annu Rev Immunol* 34:539–573, 2016.

96. Lin JX, Leonard WJ: Fine-tuning cytokine signals, *Annu Rev Immunol*, 2019.

97. Saraiva M, O'Garra A: The regulation of IL-10 production by immune cells, *Nat Rev Immunol* 10(3):170–181, 2010.

98. Chen W, Ten Dijke P: Immunoregulation by members of the TGFβ superfamily, *Nat Rev Immunol* 16(12):723–740, 2016.

99. Geissmann F, Gordon S, Hume DA, et al.: Unravelling mononuclear phagocyte heterogeneity, *Nat Rev Immunol* 10(6):453–460, 2010.

100. Croft M, Siegel RM: Beyond TNF: TNF superfamily cytokines as targets for the treatment of rheumatic diseases, *Nat Rev Rheumatol* 13(4):217–233, 2017.

101. Quezada SA, Jarvinen LZ, Lind EF, et al.: CD40/CD154 interactions at the interface of tolerance and immunity, *Annu Rev Immunol* 22:307–328, 2004.

102. Domeier PP, Chodisetti SB, Schell SL, et al.: B-cell-intrinsic type 1 interferon signaling is crucial for loss of tolerance and the development of autoreactive B cells, *Cell Rep* 24(2):406–418, 2018.

103. Chu VT, Fröhlich A, Steinhauser G, et al.: Eosinophils are required for the maintenance of plasma cells in the bone marrow, *Nat Immunol* 12(2):151–159, 2011.

104. Bruton OC: Agammaglobulinemia, *Pediatrics.* 9(6):722–728, 1952.

105. Vetrie D, Vorechovský I, Sideras P, et al.: The gene involved in X-linked agammaglobulinaemia is a member of the src family of protein-tyrosine kinases, *Nature* 361(6409):226–233, 1993.

106. Tsukada S, Saffran DC, Rawlings DJ, et al.: Deficient expression of a B cell cytoplasmic tyrosine kinase in human X-linked agammaglobulinemia, *Cell* 72(2):279–290, 1993.

107. Shillitoe B, Gennery A: X-linked agammaglobulinaemia: Outcomes in the modern era, *Clin Immunol* 183:54–62, 2017.

108. Ponader S, Burger JA: Bruton's tyrosine kinase: from X-linked agammaglobulinemia toward targeted therapy for B-cell malignancies, *J Clin Oncol* 32(17):1830–1839, 2014.

109. Byrd JC, Furman RR, Coutre SE, et al.: Targeting BTK with ibrutinib in relapsed chronic lymphocytic leukemia, *N Engl J Med* 369(1):32–42, 2013.

110. Wang ML, Rule S, Martin P, et al.: Targeting BTK with ibrutinib in relapsed or refractory mantle-cell lymphoma, *N Engl J Med* 369(6):507–516, 2013.

111. Pierpont TM, Limper CB, Richards KL: Past, present, and future of rituximab-the world's first oncology monoclonal antibody therapy, *Front Oncol* 8:163, 2018.

112. Schioppo T, Ingegnoli F: Current perspective on rituximab in rheumatic diseases, *Drug Des Devel Ther* 11:2891–2904, 2017.

113. Miller JF: Immunological function of the thymus, *Lancet* 2(7205):748–749, 1961.

114. Sullivan KE: Chromosome 22q11.2 deletion syndrome and DiGeorge syndrome, *Immunol Rev* 287(1):186–201, 2019.

115. Buckley RH: Molecular defects in human severe combined immunodeficiency and approaches to immune reconstitution, *Annu Rev Immunol* 22:625–655, 2004.

116. Hori S, Nomura T, Sakaguchi S: Control of regulatory T cell development by the transcription factor Foxp3, *Science* 299(5609):1057–1061, 2003.

117. Bennett CL, Christie J, Ramsdell F, et al.: The immune dysregulation, polyendocrinopathy, enteropathy, X-linked syndrome (IPEX) is caused by mutations of FOXP3, *Nat Genet* 27(1):20–21, 2001.

118. Kremer JM, Westhovens R, Leon M, et al.: Treatment of rheumatoid arthritis by selective inhibition of T-cell activation with fusion protein CTLA4Ig, *N Engl J Med* 349(20):1907–1915, 2003.

119. Sharma P, Allison JP: The future of immune checkpoint therapy, *Science* 348(6230):56–61, 2015.

120. van der Vlist M, Kuball J, Radstake TR, et al.: Immune checkpoints and rheumatic diseases: what can cancer immunotherapy teach us? *Nat Rev Rheumatol* 12(10):593–604, 2016.

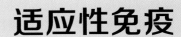

第 21 章

适应性免疫

原著 MARTHA S. JORDAN, GARY A. KORETZKY

邱晓彦 译 苏 茵 校

关键点

- 适应性免疫系统包括两大部分：B 细胞介导的体液免疫和 T 细胞介导的细胞免疫。
- B 和 T 细胞通过基因组 DNA 重排产生大量的抗原特异性受体。
- 适应性免疫系统的特征包括对抗原的高度敏感性，对自身抗原的耐受性，抗原刺激下抗原特异性细胞的快速扩增和随后的消除，以及在再次遇到病原体时，产生更强大反应的记忆性。
- 适应性免疫细胞在初级淋巴器官中发育，在体内迁移，在次级淋巴结构中被激活，然后回到组织中发挥其效应功能。
- 适应性免疫系统的激活涉及与固有免疫细胞精心协调的相互作用。适应性免疫细胞具有多种效应功能，由抗原刺激、激活过程中存在的固有免疫细胞以及细胞因子环境共同决定。
- 适应性免疫细胞发育和功能受损以及过度活化反应可能引起严重的病理变化。

引言

许多相互交织的成分共同组成了脊椎动物的免疫系统。这些单独的部分可以分为两大类：固有免疫系统和适应性免疫系统。正如在第 20 章中描述的那样，带有受体的固有免疫细胞能够识别和响应环境中的"危险"信号，这些反应快速而保守，每次都会以相同的动力学和效应作用引起相同的反应，而适应性免疫细胞表现出的较慢，更"微调"的激活和效应功能对这种快速而有力的反应进行了补充。这些免疫细胞群的相互协调对于最大限度清除入侵的病原体，监测和消除已经改变的宿主细胞（比如那些恶性转化的宿主细胞）是非常关键的。

本章对适应性免疫细胞进行了简单介绍，包括它们如何发育并发挥作用，如何与固有免疫细胞以及它们局部组织相互作用。我们将讨论适应性免疫系统及其组成部分的发育和功能是如何由几个主要特征塑造的，包括特异性/多样性、耐受性、扩张/收缩和记忆。此外，本章还对适应性免疫系统的发育进行了简要讨论，对发生淋巴细胞活化的局部组织进行了综述。由于适应性免疫细胞并非孤立地发挥作用，因此还对固有免疫细胞和适应性免疫细胞如何相互作用进行了简要描述。本章最后简要讨论了适应性免疫细胞功能障碍所引起的疾病。在本书中更多以疾病为重点的章节中，将会详细介绍适应性免疫细胞在风湿病发病机制中的作用，并提供相关材料。

适应性免疫系统的系统发育

了解免疫系统如何在系统发育上进化，可以深入了解哺乳动物免疫系统介导的保护机制及疾病的病因，并可能为调节免疫系统功能以达到治疗目的的新方法提供线索[1-3]。固有免疫功能依赖于胚系编码的细胞表面受体，通过识别分子模式来区分非自我和自我，这一点在动物界和整个植物界的系统发育最早期就被发现[4,5]。固有免疫系统的不同效应细胞谱系随着时间的推移而进化，获得不同的能力，大概是对病原体挑战做出反应。大约在 5 亿年前，随着脊索动物的进化，我们看到了不是由基因组直接编码而是通过受体基因重组后产生多种抗原受体的第一个证据[1]。这使得细胞能够更好地识别自身蛋白和外源抗原。T细胞（负责细胞介导的免疫；详见第12章）和B细胞（负责抗体产生；详见第13章）正是在此时发育的生物体中最早被发现的。

适应性免疫细胞发育所需的关键进化机制包括基因组中出现了能够促进重组产生新受体的元件，允许这种重组发生的酶促机制[6]，以及存在于细胞上可以结合并可呈递抗原的分子[7]。更重要的是，由于基因组重排具有特定的风险（突变可能导致细胞不受限制的生长或濒临死亡），因此重组导致抗原受体的产生在空间（特定基因组位点）和时间（细胞成熟期间受体发育发生的那些时期）上受到严格的限制。虽然所有这些遗传组件都在进化，但适应性免疫细胞抗原受体产生的基本规则可追溯到最早的适应性免疫细胞。抗原受体重排和表达的不同成分究竟是如何从前体遗传元件进化而来的，仍然是一个有待探索的研究领域。

适应性免疫系统进化研究中最有趣的发现之一是适应性免疫系统进化过程发生了两次，这两次原则上都有相似的解决方案，但却是两种不同的机制[8]。具体来说，虽然脊椎动物的两个分支，有颌脊椎动物和无颌鱼（七鳃鳗和盲鳗）都进化出了适应性免疫系统，但这些进化分支采用了不同的分子方法来实现这一目标。有颌脊椎动物进化出基因组结构，包括受体多样性，受体基因重组所需的酶和这些酶作用的抗原受体基因附近的关键目标识别位点，以及对细胞免疫功能至关重要的主要组织相容性复合体的前身（详见下文）。相比之下，虽然无颌脊椎动物也进化出了适应性免疫细胞功能，但对受体多样性的解决方案却有所不同。这些生物体拥有三套通过基因转换产生的富含亮氨酸的可变淋巴细胞受体（variable lymphocyte receptor，VLR）[9]。在这些受体家族中，有两个在类似于有颌脊椎动物T细胞谱系的细胞中起作用，第三个在与B细胞相似的细胞中起作用。有趣的是，无颌鱼类的VLR与其近亲的抗原特异性受体几乎没有相似之处，但这两个系统的功能似乎相似。这个趋同进化的例子说明了拥有能够检测到细微抗原变异的免疫细胞所带来的巨大压力（可能还有选择性优势）。

适应性免疫系统的基本特征

特异性/多样性

正如在第20章和本章中讨论的，在风湿病进程中，固有免疫细胞的表面受体能够识别和响应环境中的"危险"信号。这是通过受体的"硬连线"表达实现的，这些受体能够检测病原体中存在的模式分子，而这些模式分子在宿主细胞中基本上不存在。例如，脂多糖（lipopolysaccharide，LPS）是微生物细胞壁的一种成分，通常具有致病性，而真核宿主细胞并不产生这种分子[10]。LPS受体存在于固有免疫细胞上，这些细胞在病原体入侵的早期可能会遇到病原体，并发出存在危险的信号，产生介质并发挥效应功能，以清除宿主体内的病原体[11,12]。与固有免疫系统不同，适应性免疫系统可以由与自身分子几乎相同的抗原触发（表21-1）。事实上，自身蛋白和具有类似功能但源自潜在病原体的分子之间只有微小差异，可被抗原特异性T或B细胞识别为外源性。重要的是，每个T或B细胞表达单一种类的抗原受体；因此，大量具有不同抗原特异性的细胞可以确保对宿主的保护。鉴于适应性免疫系统必须对大量潜在抗原作出反应，因此不可能"预先连接"T细胞和B细胞以表达足够数量的受体来捕获所有需要作出反应的潜在抗原。即使这是可能的，微生物内的突变也会很快使它们对哺乳动物基因组编码的受体产生抗性。因此，需要一个系统来扩大适应性免疫细胞的潜在反应性，使其超出基因组中可能编码的特异性，并使免疫系统不局限于对目前存在的抗原做出应答。产生抗原受体多样性的最佳解决方案涉及受体基因重排的复杂过程，这是适应性免疫系统的必要条件[13,14]。如前所述，这是随着脊索动物的发展而出现的，并已发展成为一个日益强大的宿主保护系统。

耐受

随机重组基因元件以产生多种抗原受体的一个不可避免的风险是表达对自身组织有反应的受体。因此，宿主必须具有保护自身免受这些B细胞和T细胞侵害的机制，如果不加以控制，这些细胞可能会对组织造成不可修复的损害，这些保护措施统称为免疫耐受（immune tolerance）。

表 21-1　适应性免疫反应的基本特征

适应性免疫的特点		机制
特异性和多样性	每个淋巴细胞表达一种独特的抗原受体。巨大的多样性。	淋巴细胞利用体细胞基因重组产生独特的抗原受体，能够对外来抗原的精确表位或肽做出反应。 抗原受体重排的过程允许多样性。
耐受	表达可能损伤自身组织的自身反应受体的淋巴细胞在发育过程中被清除（中枢耐受）或在外周（外周耐受）被抑制以保护宿主。	耐受是通过阴性选择实现的，因为发育中的具有自身反应性受体的淋巴细胞接收到导致凋亡的强信号。而逃脱清除的具有自身反应受体的细胞可通过共刺激失败、免疫抑制细胞因子环境或调节性细胞的作用在外周受到抑制。
扩张与收缩	通过抗原受体激活触发单个淋巴细胞的克隆扩增。这些克隆扩增的淋巴细胞维持其抗原特异性。一旦病原体被清除，绝大多数被激活的细胞就会发生凋亡。	淋巴细胞经历代谢重塑以支持大规模增殖和扩张。 淋巴细胞的内在和外在机制被认为在消灭入侵生物体后调节克隆收缩。
记忆	先前被病原体激活的淋巴细胞可在随后感染同一病原体时迅速反应，从而加快清除速度。记忆反应通常可以预防感染症状。	在免疫应答过程中，一部分细胞分化为记忆细胞。记忆细胞是长寿命细胞，能够对最初激活它们的相同抗原快速作出反应。

免疫学家将耐受类型分为两种，一种发生在产生 B 细胞和 T 细胞的初级淋巴器官（中枢耐受），另一种发生在淋巴细胞发育完成后的外周（外周耐受）[15]。对于 B 细胞，中枢耐受主要发生在骨髓中[16]，而对于 T 细胞，中枢耐受则发生在胸腺中[17]。中枢耐受的主要机制是通过清除潜在的自身反应性淋巴细胞来实现的。在细胞发育过程中，在不同的检查点对其自身反应性进行测试，当 B 细胞抗原受体（B cell receptor，BCR）或 T 细胞受体（T cell receptor，TCR）在发育过程中被触发，如果这种反应性的程度过大，细胞成熟就会停止，淋巴细胞发生凋亡。此外，在淋巴细胞发育过程中，还存在其他非清除形式的耐受。例如，在某些 B 细胞中，BCR 通过进一步的突变被"编辑"[16]。在其他情况下，具有自身反应受体的 T 细胞可以发育，但发育的 T 细胞（调节性 T 细胞）具有抑制功能，可以抑制周围的免疫反应[18,19]。

尽管中枢耐受是一个有效的过程，但仍有来自淋巴细胞生成器官的细胞具有自我反应的潜力。因此，在 T 细胞和 B 细胞成熟完成后，必须有机制防止自身组织被自身反应性细胞破坏。所采用的方法统称为外周耐受（peripheral tolerance），涉及多种机制[20]。这包括需要传递多个信号，才能产生有效的适应性免疫反应。最好的例子是，单纯刺激 naïve T 细胞的 TCR 不能引起 T 细胞效应作用，而是诱导 T 细胞无反应状态[21]。为了使 T 细胞在外周被激活，必须同

时通过 TCR 和其他共刺激辅助受体传递信号。这种"刹车"机制可以防止 T 细胞效应反应对宿主造成损害。除了这种共刺激的要求外，次级淋巴器官的环境还包括来自不同谱系的细胞，其作用是通过产物积极抑制效应 T 细胞的功能，他们通过细胞间的接触来制造或传递信号。当肿瘤细胞在宿主体内发育时，其中一些机制被肿瘤细胞用来抑制针对肿瘤细胞的适应性免疫反应[22,23]。因此，了解调节外周免疫反应的各种信号对于我们最大限度地操纵免疫系统以增强或减少为达到治疗目的所需的免疫反应至关重要。

扩张 / 收缩

鉴于潜在抗原的广泛性，适应性免疫系统必须准备好应对这些抗原，因此有理由认为，在暴露于某一抗原之前，携带该抗原受体的细胞数量（所谓的前体频率）必须相对较少[24]。然而，为了对抗具有复制能力的病原体，需要大量的效应细胞。因此，一旦在适当的激活条件下受到抗原刺激，B 细胞和 T 细胞的数量就会大量增加[25]。这通常需要几天的时间，这时就突出了固有免疫系统的重要性，它要控制病原体，直到 B 细胞和 T 细胞数量增加到足以成功发挥效应功能。淋巴细胞扩张始于次级淋巴器官（secondary lymphoid organ，SLO）。然而，随着 B 细胞和 T 细胞迁移到组织和抗原激发部位，效应

细胞的数量继续增加。一旦病原体被清除，就必须减少扩大的效应细胞数量。因此，效应 B 细胞和效应 T 细胞被编程在一段时间后死亡，以确保恢复体内平衡，这是通过激活诱导这些细胞上的受体表达诱导凋亡来实现的 [26]，如 Fas 和 Fas 配体。如果不发生这种情况，就会导致活化细胞的积累。在许多人类综合征中，活化细胞的积累会导致大量淋巴结病和自身反应细胞的积累，从而导致各种自身组织的破坏 [27]。

记忆

宿主再次接触病原体时应答速度更快是适应性免疫系统最重要的特征之一。这种被称为免疫记忆的特性存在于 B 细胞和 T 细胞中，表现为对致病微生物更快、更有效的反应 [28,29]。免疫系统的记忆特性已被疫苗开发人员所利用，其中最初的抗原刺激是通过减毒病原体或该病原体无害的独立免疫显性决定簇传递的，这使得在没有疾病的情况下引发免疫反应，如果以后遇到完整的病原体，疫苗接受者会有强烈的记忆反应。对适应性免疫系统这种特性的利用使疫苗成为医学史上最成功的公共卫生创新之一。

虽然免疫记忆确实存在，但这一过程的分子基础仍不完全清楚。此外，最近的数据清楚地表明，记忆 B 细胞和 T 细胞亚群在体内的位置、细胞本身寿命以及这些细胞对抗原再次刺激的反应方式存在差异 [30-32]，不同类型的记忆细胞可以通过它们所携带的标记物来识别，这使得在免疫应答过程中对这些细胞进行隔离研究成为可能，并且随着实验技术的改进，在体内对这些细胞进行研究也成为可能。关于细胞是否在免疫反应的早期就注定成为记忆细胞或者免疫记忆是否是在免疫细胞扩张后的收缩阶段随机形成都还存在争议 [33,34]。数据还表明，特别是在对 T 细胞的研究中，效应细胞和记忆细胞之间存在固有的代谢差异，表明其能量需求存在差异 [35-37]。而且，初始细胞、效应细胞和记忆细胞具有与不同表观遗传标记相关的不同转录谱 [38,39]。随着这一领域工作的不断发展，使得从药理学上操纵 B 细胞和 T 细胞，促进或者抑制其效应细胞和记忆细胞的存活和功能成为可能。

适应性免疫系统的细胞

B 细胞和 T 细胞是构成适应性免疫系统的细胞。虽然这两类细胞都符合前面描述的基本特征，但它们在为宿主提供保护方面有着截然不同的作用。然而，重要的是，任何一个细胞谱系的失调都可能导致严重甚至危及生命的病理变化。这些细胞类型的一般特征详见第 12 章，第 13 章以及后文中进行了更深入地描述。

B 细胞与体液免疫

B 细胞因其在鸡体内的生殖器官——法氏囊中而得名，这是一些早期定义这种细胞谱系研究的模型系统 [40,41]。在哺乳动物中，B 细胞在骨髓中产生和发育，然后输出到循环系统中，以填充次级淋巴器官（SLO）和组织 [42]。成熟的 B 细胞负责体液免疫，体液免疫是适应性免疫系统的一个分支，依靠产生抗体来保护宿主。抗体是 B 细胞上表达的 BCR 的可溶性形式，负责结合抗原 [43]。抗体可以包裹（调理）病原体，使其被网状内皮系统的细胞吞噬，或者它们可以结合到病原体非活性表面受体上以及可能产生的毒素。抗体由两种蛋白质组成，分别命名为轻链和重链（表 21-2）。每种蛋白质都有一个可变区和一个恒定区。前者来源于重组基因片段（因此是特定抗体所特有的），负责与抗原结合；后者是不变基因片段的产物。为 B 细胞生物学增添更多多样性的是不同类别的抗体，分为 IgM、IgG、IgA、IgD 和 IgE，每种抗体具有不同的效应功能。初始 B 细胞（那些没有遇到抗原刺激的 B 细胞）表达 IgM 和 IgD，但在激活后可能通过将其可变区连接到不同的恒定区基因而发生"类别转换" [44]。最终分泌哪类抗体取决于许多因素，包括引发免疫反应的抗原类型、受刺激的 B 细胞的位置以及刺激事件发生时的局部微环境。在骨髓中成熟后，B 细胞离开这个器官，通过循环进入全身的次级淋巴器官。B 细胞表达细胞表面分子，将其引导至 SLO 内的子结构，以最大限度地增加其通过 BCR 接触抗原的可能性。B 细胞可以利用 BCR，检测可溶性或膜结合抗原。BCR 结合抗原后，在适当的激活条件下（例如，合适的细胞因子环境和 T 细胞的"帮助"），抗原特异性 B 细胞数量增加并成熟为分泌抗体的浆细胞 [45]。浆细胞不表达膜结合 BCR，

表 21-2 BCR 和 TCR 的性质

	BCR	TCR
结构		
蛋白	两条重链 + 两条轻链 膜结合或分泌	α 链和 β 链或者 γ 链和 δ 链 膜结合

抗原识别	大分子：
	  - 蛋白
	  - 脂类分子
	  - 多糖
	小分子
		肽 -MHC 复合物（α/β T 细胞）
		脂类或脂类 -MHC 复合物（其他 T 细胞）

抗原提呈	天然蛋白质、线性或构象识别	Ⅰ 类 MHC 呈现的 13 ~ 25 个氨基酸线性肽 Ⅱ 类 MHC 呈现的 8 ~ 10 个氨基酸线性肽
成熟后改变	类别转换 体细胞突变	无

而是产生大量分泌到循环中的抗体。重要的是，分泌性抗体的产生并不会改变抗体的特异性，因此引发初始 B 细胞反应的抗原将被循环抗体识别。然而，随着 B 细胞对抗原反应的进展，B 细胞可能通过一个称为体细胞超频突变的过程改变其可变区域[46]。该过程的目标是产生对抗原更高亲和力的抗体，促进病原体的清除。

除了合成和分泌抗体外，B 细胞还有其他免疫系统功能。B 细胞通过细胞表面受体和配体与其他免疫细胞接触并影响其行为。随着清除 B 细胞治疗方法（例如利妥昔单抗清除 B 细胞）的出现，B 细胞的重要性及其在免疫功能中扮演的复杂角色变得越来越明显，这种作用不能仅用抗体产生损失来解释。因此，B 细胞的全部功能仍有待确定，对其功能的进一步研究也将为调节适应性免疫系统提出新的治疗方法。

BCR 与 TCR 的对比

尽管 T 细胞和 B 细胞有许多相似之处，但有一些关键特征可以将这些谱系彼此区分开来。其中许多特征源于这些细胞表达抗原受体之间的固有差异以及 BCR 和 TCR 的激活方式。如前所述，BCR 有两种形式，一种是在 B 细胞表面表达，使其对环境中的抗原敏感，另一种是以分泌抗体的方式发挥体液免疫效应功能。相反，TCR 仅作为细胞表面结构存在，不分泌。因此，TCR 本身不是效应分子，而只是作为外源抗原的表面结合检测器。BCR 和 TCR 之间的另一个显著区别是，抗原受体基因重排后，编码 TCR 的核苷酸是固定的。TCR 没有机会像 B 细胞那样通过体细胞超频突变或类别转换过程发生突变。因此，一旦在 T 细胞表面表达，TCR 在细胞的整个生命周期内都不会改变。也许 TCR 和 BCR 之间最重要的生物学区别与这些受体反应的抗原类型有关。B 细胞对天然抗原作出反应，识别与 BCR 抗原结合位点紧密结合的大分子构象。相反，TCR 识别嵌入其他细胞表面主要组织相容性复合体（major histocompatibility complex，MHC）中的短肽片段。这些肽（通常为 8 个 ~ 10 个或 13 个 ~ 25 个氨基酸，长度分别取决于与 Ⅰ 类或 Ⅱ 类 MHC 分子的结合）是由被抗原提呈细胞（antigen presenting cell，APC）吞噬的蛋白质降解或通过对 APC 自身产生的蛋白质取样产生的[47]。MHC 限制性是指 TCR 需要识别肽与自身 MHC 形成的复合物。MHC 限制性的生物学基础来自这样一个事实：TCR 不仅对 MHC 结合袋内的短肽具有反应性，而且对 MHC 分子本身的氨基酸也具有反应性。因此，T 细胞必须具有一定程度的自我反应性（通过识别宿主自身的 MHC）才能被激活 [48]。

T 细胞介导免疫

T 细胞主要有两种类型：CD4+ T 细胞和 CD8+ T 细胞。这些 T 细胞一旦离开胸腺，就会介导不同类型的效应功能。简而言之，CD4+ T 细胞主要是通过产生细胞因子和表达与固有和适应性免疫系统中其他细胞相互作用的表面蛋白来发挥作用 [49]，这些介质可以增强其他细胞的效应功能。CD4+ T 细胞可以支持 B 细胞的抗体类别转换和分泌。重要的是，CD4+ T 细胞谱系具有异质性。事实上，目前已经通过特征性转录因子和分泌的特征性细胞因子确定了多个 CD4+ T 细胞亚群，一些 CD4+ T 细胞（调节性 T 细胞）甚至可以通过其产生的产物或介导的细胞间相互作用抑制免疫反应 [19]。CD4+ T 细胞亚群的失调或功能不平衡与许多免疫介导疾病的临床表现密切相关，包括许多具有风湿病表现的疾病。与 CD4+ T 细胞类似，CD8+ T 细胞也产生大量细胞因子，帮助协调固有免疫细胞发挥作用。然而，CD8+ T 细胞的典型功能特性是其针对靶细胞的细胞毒性 [50]。当受感染的细胞通过其 I 类 MHC 分子提呈病原体的肽段时，CD8+ T 细胞的 TCR 会识别 MHC I 与肽段形成的复合物，溶解这些受感染的细胞，从而有助于清除驻留在细胞内的病原体。

适应性免疫细胞的发展

初级淋巴器官

适应性免疫细胞的发育场所被指定为初级淋巴器官。对于 T 细胞，初级淋巴器官是胸腺；对于 B 细胞，初级淋巴器官是骨髓。在这些初级淋巴器官中，会发生抗原受体基因重排和初始选择事件，这确保产生的抗原受体具有适当的抗原反应性，以便细胞继续发育。

骨髓中的 B 细胞发育

B 细胞在骨髓中开始其发育，其前体细胞从共同淋巴祖细胞（common lymphoid progenitor，CLP）成熟。这些 B 细胞前体细胞表达 B220（表面蛋白

CD45 的亚型）为标志。通过许多其他细胞表面和细胞内蛋白的表达来定义多个发育阶段 [51]。最早的 B 细胞系，即 pro-B 细胞，其免疫球蛋白重链位点的重排是其标志，随后进入 pre-B 细胞阶段，其重链与替代性轻链共同表达（图 21-1A）。这种 pre-B 细胞受体的成功重排触发了发育中 B 细胞的增殖，随后是轻链位点的重排。B 细胞免疫球蛋白轻链和重链的成功配对使其进一步发育为表达膜型 IgM 的未成熟 B 细胞 [52]。

膜型 IgM 的表达标志着 B 细胞发育的关键阶段，因为此时正是这些细胞受到选择的时候 [16]。B 细胞耐受的形式包括清除表达对自身蛋白质具有高度亲和力受体的 B 细胞，或者诱导无能，即 B 细胞不会死亡但不能被激活的状态。第三种限制自身反应性 B 细胞受体的机制是通过一种称为受体编辑（receptor editing）的过程，这一过程允许 B 细胞中的轻链重新进行重排。如果重新排列的轻链不再传输强信号（表明自身反应性减弱），未成熟的 B 细胞便可以不被清除。当然，并不是所有的自身反应性 B 细胞都会从 B 细胞库中被清除。一些能够特异性识别自身蛋白的 B 细胞在正常条件下与自身抗原的相互作用亲和力很低，或者它们根本不会接触。然而，这些细胞在某些情况下（包括炎症环境）有可能被激活，并有可能导致或加剧自身免疫性疾病。

胸腺中 T 细胞的发育

胸腺为双叶，位于前纵隔胸骨的正下方。每个胸腺叶包含一个中央髓质区和外周皮质。构成胸腺的细胞类型包括胸腺本身固有的基质细胞，以及一些造血谱系细胞，这些造血谱系细胞来自于外周循环，作为胸腺常驻细胞或暂时存在于胸腺中 [53]。胸腺在新生儿时期最大，与 T 细胞发育的旺盛期一致。与大多数器官一样，尽管一些 T 细胞在整个生命周期中持续发育，但胸腺随着宿主的生长而增大，在青春期后逐渐变小。T 细胞来源于骨髓的前体细胞，但在胸腺中完成其发育 [54]。最早的 T 细胞前体在皮质 - 髓质交界处进入胸腺，然后迁移到皮质（图 21-1B）。这些早期 T 细胞是三阴性，因为它们缺乏成熟 T 细胞的标志性表面分子，包括 TCR（及其相关蛋白 CD3）、CD4 或 CD8。与 BCR 一样，TCR 由两种蛋白质组成，在本例中为 α 链和 β 链（表 21-2），它

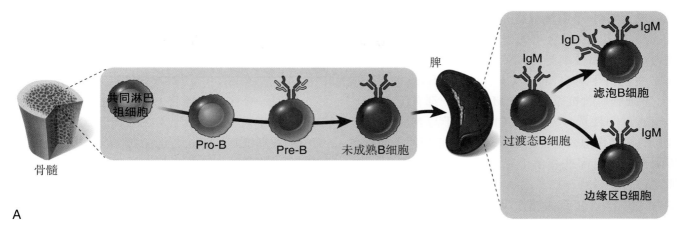

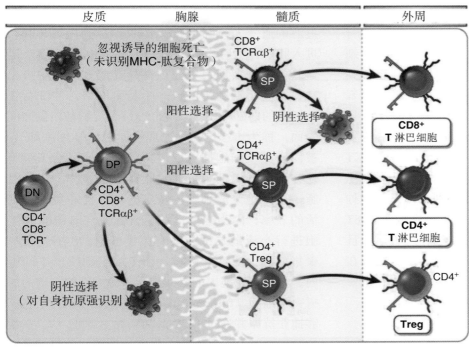

图 21-1　适应性免疫细胞发育示意图。A．B 细胞在骨髓中开始成熟，分化为共同淋巴祖细胞（CLP）。它们从 pro-B 期发育到 pre-B，表达 pre-B 细胞受体，然后发育成表达成熟 IgM BCR 的未成熟 B 细胞。在脾中，B 细胞完成其成熟，成为表达 IgM 和 IgD 的滤泡 B 细胞或边缘区 B 细胞。B．双阴胸腺细胞重新排列其 TCR 基因并上调 CD4 和 CD8 的表达，此时这些早期胸腺细胞受到阳性和阴性选择事件的影响。传统的 α/β CD4 和 CD8 阳性 T 细胞从胸腺迁出并进入外周淋巴系统。胸腺还产生其他类型的 T 细胞，包括调节性 T 细胞以及其他谱系，如 γ/δ T 和 NKT 细胞（Adapted from Abbas，*Cellular and Molecular Immunology*，9e，Figure 8.15.）

们都有其独特的可变区，这些可变区是由重新排列的基因产生的，而恒定片段在 TCR 中是相同的。T 细胞发育的第一阶段是编码抗原受体 β 链的基因重排。此时，发育中的 T 细胞必须通过一个称为 β 选择的检查点。由于 TCR 链的基因重排是一个随机事件，因此重组可能导致编码无法表达的 β 链（例如，由于插入终止密码子）。β- 选择测试 β- 链与不变的、

非重新排列的 pre-TCR α 链配对并向关键下游分子发出信号的能力，标记导致功能蛋白质的重排[55]。通过 β 选择的细胞会重新排列其 TCR α 链，同时开始表达 CD4 和 CD8，成为双阳性（DP）胸腺细胞，并接受阳性选择。DP 胸腺细胞的阳性选择由表达 I 类和 II 类 MHC 的皮质髓质上皮细胞介导[56]。如果成功通过 MHC I - 肽复合物的阳性选择，DP 细胞会下调

CD4 成为 CD8 单阳性细胞完成其成熟，而如果成功通过 MHC Ⅱ - 肽复合物的阳性选择，则会下调 CD8 成为 CD4 单阳性细胞完成其成熟。然而，绝大多数胸腺细胞由于对自身 MHC 的反应性不足（回忆一下，T 细胞对肽抗原和自身 MHC 分子都有反应）而未能通过阳性选择并死于凋亡。由于与 MHC- 肽复合物的相互作用太强，一些胸腺细胞在此阶段也会经历阴性选择。那些存活下来的细胞迁移到髓质，在那里它们会遇到一些表达低水平外周蛋白的 APC[57]，如果它们与 TCR 有实质性反应，这种相互作用会被解释为自身反应，这些 T 细胞会因为不能通过阴性选择而死亡。这些连续的步骤塑造了 TCR 细胞库，并最终到达外周循环和 SLO。

除了表达高度可变的 α 和 β 链抗原受体的 T 细胞外，还有其他 T 细胞亚群在胸腺中发育并迁移到外周。这些 T 细胞包括表达类似于 α 和 β 链，也来自基因重排以产生不同 TCR 受体的 γ 和 δ 链[58]。自然杀伤 T 细胞（natural killer T，NKT）也在胸腺中发育，这些细胞具有 T 细胞和 NK 细胞的特征。NKT 细胞利用 α 链和 β 链作为抗原受体，然而，由于 NKT 细胞能够利用的基因库有限，因此其识别多种抗原的潜力要小得多[59]。与经典 αβT 细胞相比，γδT 细胞和 NKT 细胞能够对不同类型的抗原应答，并且不受经典 MHC 分子的限制。我们对这些细胞谱系在宿主保护中的作用及其在免疫介导疾病中的潜在重要性在第 12 章中有更详细的描述。

外周适应性免疫系统的解剖结构

次级淋巴器官

SLO 包括脾、区域淋巴结和黏膜相关淋巴组织。SLO 的免疫学意义是浓缩环境中的抗原，使循环的淋巴细胞能够发现并对抗原产生应答。脾是血源性抗原聚集的主要场所，而淋巴结和黏膜相关淋巴组织对于识别由常驻 APC 在组织中拾取的抗原至关重要。SLO 的结构以及细胞被引导到这些器官中，将 T 细胞、B 细胞与关键分子和免疫系统的其他细胞聚集在一起，以在满足适当条件时最大限度地发挥激活潜力。SLO 中的细胞 - 细胞相互作用和抑制性细胞因子的产生对于促进外周耐受以防止自身反应性淋巴细胞对自身组织产生损伤作用也起到至关重要的

作用。

脾

脾是一个多功能器官，位于腹腔的左上方区域，在正常成年人中的重量通常在 150 ～ 200 g 之间。红髓中的吞噬细胞是清除老化红细胞以及从循环中吞噬和破坏抗体包被的细菌和其他颗粒的关键。脾切除术或镰状细胞病等疾病导致的功能性无脾病患者中感染的发病率增加，也证明了脾在保护免受致病细菌侵害方面的重要性[60]。

脾也是启动针对血流抗原免疫反应的主要部位，过滤的血液大约占心脏输出的 5%。血液通过脾动脉进入脾门，然后脾动脉分支成一系列小梁动脉。随着血管深入脾实质，它们逐渐分支成一系列中央小动脉，这些小动脉排空成一个鼻窦网络，冲洗富含淋巴细胞的白髓（图 21-2 A ～ C）。红髓和白髓之间的界面，称为边缘区，是循环抗原遇到 B 细胞和（或）被固有免疫细胞捕获以进行处理和提呈给 T 细胞的地方，这些 T 细胞也通过其循环进入脾。将淋巴细胞谱系细胞分离到脾的特定区域可提高免疫细胞激活的效率，因为这些区域富含优先与 B 细胞和 T 细胞进行交流最关键的固有免疫细胞。B 细胞在脾中聚集成称为滤泡的区域，而 T 细胞则位于 T 细胞区内。驻留在滤泡内的是间充质来源的细胞，称为滤泡树突状细胞（follicular dendritic cell，FDC），它们能够捕获抗原并通过 BCR 激活初始 B 细胞[62]。在识别抗原后，B 细胞会将其内化进行处理，并将其呈递给 T 细胞和 B 细胞区界面处的 CD4+ T 细胞。一旦获得 CD4+ T 细胞帮助，滤泡内增殖的 B 细胞就可能形成生发中心[63]，在那里 B 细胞将发生抗体类别转换和亲和力成熟。生发中心也是 B 细胞分化为能够产生大量抗体记忆 B 细胞或浆细胞的场所。

每个淋巴细胞亚群被称为趋化因子的特定可溶性介质吸引到它们各自的区域。趋化因子是一类低分子量的细胞因子，其作用是作为带有该特定趋化因子受体的白细胞的引诱剂。趋化因子能够确保淋巴细胞祖细胞迁移到初级淋巴器官内的适当区域，并保证成熟的初始细胞填充到 SLO 内正确的位置上，对于免疫系统的正常稳态至关重要[54,64-66]。免疫细胞在 SLO 中激活后，趋化因子可以将效应细胞引导到适当的组织中发挥其保护功能。趋化因子有四个亚家族，根据

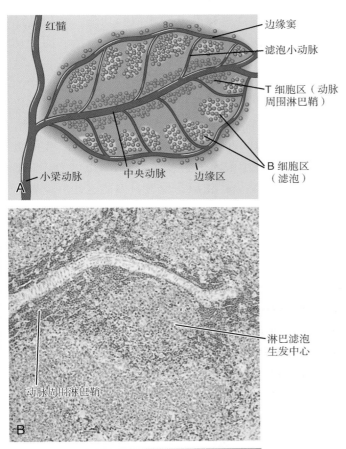

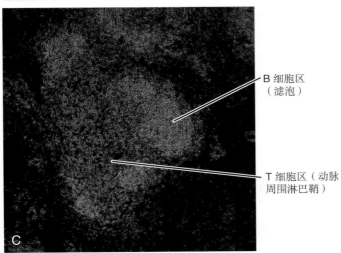

图 21-2 脾的形态学。A．脾示意图。B．人体脾切片的显微照片。图示小梁动脉被邻近的动脉周围淋巴鞘包围，并毗邻一个含有生发中心的淋巴滤泡。与这些区域相接的是红髓。C．脾切片的免疫组织化学染色可识别脾脏中的 T 细胞（红色）和 B 细胞（绿色）。这些染色分别区分了 T 和 B 细胞区（Courtesy of Drs. Kathryn Pape and Jennifer Walter, University of Minnesota School of Medicine, Minneapolis. Adapted from Abbas, *Cellular and Molecular Immunology*, 9e, Figure 2.17.）

结构相似性，分为 CXC、CC、CX3C 和 XC[66]。不同的受体会对趋化因子作出反应，并激活参与靶细胞迁移的信号通路，在某些情况下激活靶细胞。由趋化因子和受体相互作用来协调淋巴细胞运动的一个例子是 CCR7 和 CXCR5。初始 T 细胞（和活化的 APC）上高表达的 CCR7 会将这些细胞引导至存在其配体的 T 细胞区[67]，而脾 B 细胞区中的初始 B 细胞表达的 CXCR5，这使得它们能够迁移到滤泡当中去[68]。一旦被激活，B 细胞就会下调 CXCR5，并上调 CCR7，从而使它们能够暂时移动到 T 细胞和 B 细胞交界处，进一步被激活 B 细胞。相反，一小群 T 细胞上调 CXCR5，并下调 CCR7，导致它们进入 B 细胞滤泡，并支持那里的 B 细胞反应。

　　识别同源抗原并在脾中被激活的 B 和 T 细胞通过门脉循环离开脾。作为激活程序的一部分，它们的趋化因子受体和黏附分子（见下文）发生改变，最终将细胞引导至组织。那些未能在脾中被激活的 B 和 T 细胞也会重新进入循环，但不是归巢到组织，而是留在循环中，在那里它们可以重新进入其他 SLO 以寻找抗原信号。

淋巴管

　　淋巴细胞是身体中独特的细胞，因为它们通过两个平行的循环系统进行循环，即血液和淋巴管循环。淋巴管是一个开放的血管网络，它将组织空间和 SLO 中的淋巴细胞和液体（淋巴液）运输到心脏与血液混合在一起。淋巴系统的一个重要功能是确保从毛细血管流出的清洗各组织的体液返回到循环系统。据估计，每天大约有 3 L 这样的液体产生。淋巴系统无法维持液体稳态会导致淋巴水肿，这种情况会导致身体衰弱[69]。淋巴管引流组织在将活化的 APC（及其呈递的抗原）输送到区域淋巴结方面也发挥着关键作用，从而将抗原集中在 T 细胞可以通过的部位。淋巴管也是引导淋巴细胞从 SLO 返回血液循环的关键，因为淋巴管网络终止于胸导管，而胸导管本身流入上腔静脉，随后流入心脏。通过血液和淋巴循环网络，淋巴细胞能够持续迁移到与抗原相遇的地方 SLO，也允许活化的淋巴细胞离开淋巴系统，回到可能需要它们效应功能的组织中。淋巴管是如何形成的仍是一个需要大量研究的领域，最近的一些发现描述了它们的形成和维持，这些工作肯定会提供对淋巴细胞循环调节的新见解，以及为治疗淋巴紊乱的新方法提供线索。

淋巴结和黏膜淋巴组织

淋巴结是位于血管和淋巴管交汇处的 SLO [70,71]。"真"淋巴结是封闭的器官，战略性地贯穿整个身体，在各组织中引流。黏膜淋巴组织没有包膜，但在几乎所有其他方面，它们与淋巴结相似，因此在本文中被归为一类。

淋巴结被膜覆盖了皮质，皮质又包围了副皮质和髓质。淋巴结由源于组织的淋巴管供血输送在外周活化的 APC（通常是被与病原体相遇的"危险信号"活化），并向 T 细胞呈递抗原。输入淋巴管通过被膜进入淋巴结，然后进入到边缘窦（图 21-3A）。在淋巴结内，APC 在趋化因子和受体的相互作用下进行定位。淋巴液在输出淋巴管中聚集，离开淋巴结，最终进入胸导管、心脏和血管循环。淋巴细胞通过血液循环进入淋巴结，通过高内皮微静脉流入淋巴结间质。与脾相似，淋巴结中也存在 T 细胞区域（淋巴结旁皮质）和 B 细胞（滤泡和生发中心）区域的划分，这些区域中存在着其他的基质细胞，APC 以及不同淋巴细胞群的辅助细胞（图 21-3B 和 C）。淋巴细胞在淋巴结中停留足够长的时间，以监视环境中的同源抗原，然后离开淋巴结通过输出淋巴管重新进入血液循环。就像在脾中一样，如果遇到抗原，细胞会从淋巴结转移，改变关键受体的表达，最终引导它们进入组织。未激活的细胞保持他们初始的表型，并从血液循环回到 SLO 内。

每个临床医生都知道，淋巴结是适应性免疫细胞对抗原刺激作出应答时扩增的位置，细胞的快速分裂会表现为临床淋巴结病。在正常情况下，去除引起扩大免疫反应的病原体后，淋巴结随后也会收缩，清除大部分活化细胞，而不发生这种收缩可能会导致持续的淋巴结病和自体反应细胞的存活，这也是一些风湿病的标志。

人体内最大的淋巴组织集合与黏膜表面有关，这些表面是宿主与充满潜在病原体的外部世界之间的屏障，因此具有重要的免疫学意义。在扁桃体、腺体、呼吸道黏膜，整个肠道和泌尿生殖道周围，都有大量 B 细胞和 T 细胞聚集。这些淋巴样组织没有被被膜包裹，一些研究人员认为它们并不是真正的 SLO。

然而，它们有许多和淋巴结相似的功能，相似的结构，支持 B 细胞和 T 细胞的再循环，激活和耐受诱导。此外，黏膜相关淋巴结构也具有独特的特性，这些特性与特定位置的抗原刺激有关。例如，肠道中的派尔集合淋巴结表达特定的趋化因子，以吸引特定类型的淋巴细胞，是 IgA 产生的重要位置。类似地，肠道和呼吸道的淋巴组织聚集处是细胞因子产生的重要位置，这些细胞因子能够驱动 Th2 型的 CD4+ T 细胞 [73] 对蠕虫感染产生应答反应，因此这些屏障表面对于防御被吞食或吸入的寄生虫非常重要。

三级淋巴结构

三级淋巴样结构也被称为异位淋巴滤泡，是发生在正常 SLO 之外的有组织的淋巴细胞和基质成分的集合。虽然这些结构在许多方面类似 SLO，但它们通常发生在与淋巴样发育无关的器官中，或者发生了初级适应性免疫反应（刺激初始细胞成为效应细胞）的位置。三级淋巴结构和 SLO 之间的区别还存在争议，一些研究人员认为黏膜相关淋巴结构是正常 SLO 网络的一部分，而其他人则认为所有缺乏明确被膜结构的淋巴细胞集合都是三级淋巴结构的一部分。三级淋巴样结构常常出现在慢性炎症状态下，是许多自身免疫性疾病的标志。这些例子包括类风湿性关节炎患者的滑膜 [75] 或干燥综合征患者的唾液腺中淋巴细胞聚集的结构 [76,77]。人们认为，这些部位潜在的自身反应性淋巴细胞被持续刺激激活促进疾病发展。

适应性免疫细胞的运输

从胸腺和淋巴结输出

淋巴细胞要发挥其功能，必须在不同时间进出血液循环。例如，成熟的胸腺细胞在整个发育过程中始终驻留在胸腺中，之后离开胸腺到 SLO 中发挥免疫监视的作用。类似于在胸腺中的驻留时间，T 细胞必须在 SLO 中停留足够长的时间，以遇到代表性的 APC，从而被激活。然而，这种接触在任何时间点发生的可能性都很低，因此 T 细胞必须有一种机制能够离开任何特定的淋巴结重新进入循环，然后进入另一个淋巴结，在那里接触到携带适当抗原的 APC。

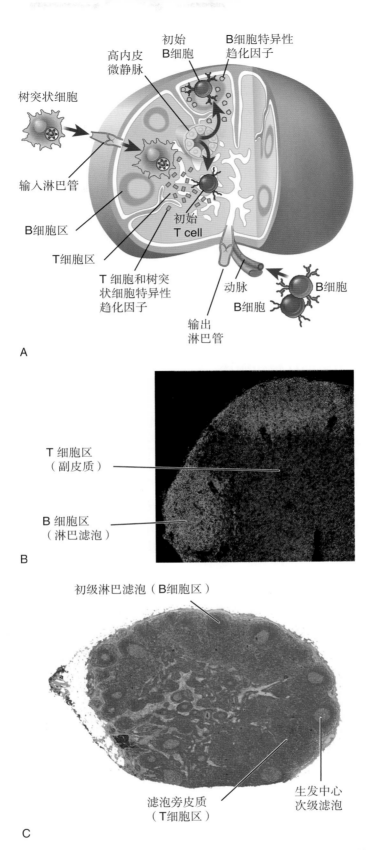

图 21-3 淋巴结形态学。A．淋巴结内细胞迁移示意图。淋巴细胞通过高内皮微静脉进入淋巴结，然后被趋化因子梯度引向特定的 T 或 B 细胞区。这些细胞通过输出淋巴管离开淋巴结。树突状细胞通过输入淋巴管进入，然后迁移到 T 细胞区进行抗原呈递。B．淋巴结切片的免疫组织化学染色。集中在 T 细胞区的 T 细胞染成红色，淋巴滤泡或 B 细胞区的 B 细胞染成绿色。C．淋巴结的光学显微照片，其中可以观察到 T 细胞区和 B 细胞区，包含生发中心的滤泡也可以被观察到（B, Courtesy of Drs. Kathryn Pape and Jennifer Walter，University of Minnesota School of Medicine，Minneapolis；C，Courtesy of Dr. James Gulizia，Department of Pathology，Brigham and Women's Hospital，Boston, Massachusetts；A-C were adapted from Abbas，*Cellular and Molecular Immunology*，9e，Figures 2.14 and 2.15.）

最近的研究表明，淋巴细胞从初级和次级淋巴器官外流的控制依赖于鞘氨醇 1 磷酸盐（S1P1）受体亚类的动态表达[78-80]。S1P1 与其 1 型受体的结合对于淋巴细胞进入血液循环和前往下一个 SLO 进行抗原取样或在 SLO 中 T 细胞被激活的情况下进入组织至关重要。随着 FTY720 的引入，对淋巴细胞输出生物学的了解已被用于治疗，FTY720 是一种在体内被修饰的制剂，其作用是内化 S1P1 受体，阻止 T 细胞从胸腺和淋巴结输出，从而隔离潜在的自体反应 T 细胞并防止其向外周器官迁移。这一方法已被证明是治疗多发性硬化症的有效策略[81]，目前正在确定该制剂在其他免疫介导疾病中的应用[82-84]。

淋巴细胞向 SLO 及外周组织的迁移和循环

有多种机制控制着前体 T 细胞和 B 细胞适当迁移到它们的生成器官中，然后成熟细胞通过血液循环，通过 SLO 转运，最终到达它们的目标组织[54,85]。这些主要依赖于淋巴细胞表面的细胞表面受体，这些细胞表面受体（趋化因子受体）驱动这些细胞和其他促进黏附受体的趋化性，使细胞被运送到适当的位置（整合素）。T 细胞和 B 细胞表达这些受体的不同家族成员，使其直接归巢到身体的适当位置。值得注意的是，趋化因子受体的表达并不是静态的，而是随着细胞的发育进程和活化而变化。因此，举例来说，初始细胞表达一套趋化因子受体，引导这些细胞到 SLO 和接触合适的 APC。然而，一旦被激活，另一组受体就会被表达出来，引导效应淋巴细胞远离 SLO，转而进入外周组织。除此之外，淋巴细胞亚群也表达特有的趋化因子受体，这些受体反过来又对组织特异性配体有反应，在与特定类型的抗原接触后，这些配体往往优先表达，这有助于确保将适当的效应细胞运送到最需要的区域。

除了趋化因子及其受体，整合素及其配体对淋巴细胞转运至关重要。趋化因子是启动白细胞趋化的可溶介质，而整合素配体则存在于细胞表面。整合素与其配体之间的相互作用在淋巴细胞循环、进入并迁移到 SLO 内的适当区域、离开器官，进入组织并穿过血管内皮层和肠外壁时都很重要[86]。已有详细的研究揭示了整合素促进白细胞通过血流，然后进入组织的多步骤过程[87]。T 细胞和 B 细胞离开高速流动的血液循环是这些细胞进入 SLO 或组织被血管内皮细

胞捕获的关键第一步，这是通过整合素与适应性免疫细胞及其配体的相互作用来实现的。对于初始 T 细胞来说，最关键的整合素 / 受体对是淋巴细胞上的 L-选择素（CD62L），它与外周淋巴结地址素（PNAd）家族的成员 GlycCAM-1 相互作用，或者是与淋巴结高内皮微静脉上的 CD34，以及派尔集合淋巴结中的 MadCAM-1 相互作用。这些相互作用不是高亲和力的，而且淋巴细胞只停留很短一段时间。然而，其他信号，例如那些由趋化因子传递的信号，改变了 T 细胞上整合素本身，增加了整合素与其配体之间相互作用的亲和力。这个过程被称为内外信号传导，第二信使被其他受体信号激活，传递信号给整合素改变其特性[88]，使初始 T 细胞牢牢地停留在内皮表面，然后在内皮细胞连接处爬行进入淋巴结薄壁组织。从那里，淋巴细胞按照趋化因子梯度前往其适当的位置。

在 SLO 内，初始淋巴细胞和抗原之间产生的相互作用，刺激了许多细胞内信号。这些活化事件的结果之一是整合素的表达增加和配体整合素亲和力的增加。一旦活化的淋巴细胞离开 SLO，通过血流监视组织，就可以更有效地阻止内皮表面活化的淋巴细胞在发炎组织区域的活动。例如，活化的 T 细胞表达高水平的 CD44、VLA-4 和 VLA-5，这些分子结合组织基质成分（如透明质酸、纤维蛋白和纤维连接蛋白），并且随着炎症的增加而增加。因此，当被激活的 T 细胞通过这些区域时，它们的整合素将紧密地结合在它们的同源配体上，沿着内皮细胞停滞，并促进细胞进入组织。总的来说，对趋化因子的反应和整合素功能的增强将活化的淋巴细胞带到最需要它们的区域、组织损伤区域和炎症区域（图 21-4）。

支持免疫反应发展的细胞间相互作用

T 细胞和 B 细胞不是独立发挥作用的，而是高度依赖于与固有免疫细胞的合作（图 21-5）。这方面最明显的例子是，初始 T 细胞只有在遇到 APC 通过 MHC（TCR 识别）呈递合适的抗原肽时才会被激活，重要的是，APC 提供了其他细胞表面结构，这些结构对于激活和塑造适应性免疫反应至关重要。关于 T 细胞生物学最重要的发现之一就是观察到 APC 呈递的肽 -MHC 复合物刺激 T 细胞并不足以引起 T 细胞反应，事实上，仅仅通过这种机制刺激 T 细胞会导致 T 细胞暂时或永久无反应（无能）。因此，T 细胞

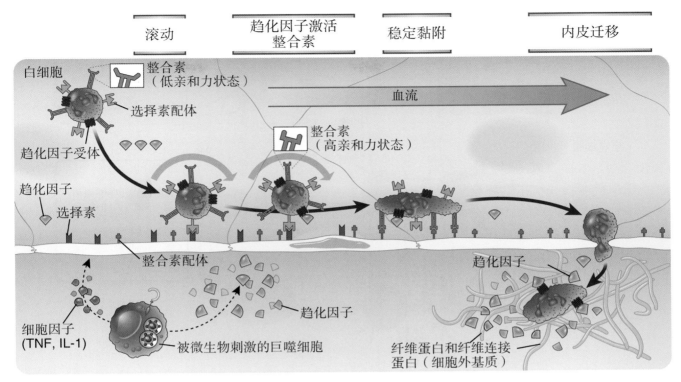

图 21-4　淋巴细胞向组织的迁移。在感染部位，激活的巨噬细胞分泌细胞因子，诱导组织内皮表达选择素、整合素配体和趋化因子。白细胞首先通过选择素和整合素配体的弱相互作用被固定在组织内皮上。这些相互作用介导白细胞在组织表面，在血液流动的力量下滚动。趋化因子信号诱导白细胞整合素形成高亲和力的结合状态，导致白细胞与内皮紧密黏附，最终迁移到受感染组织（Adapted from Abbas，*Cellular and Molecular Immunology*，9e，Figure 6.2.）

的激活需要刺激 TCR，同时需要 APC 上的配体与其他 T 细胞表面受体结合，这些其他受体被统称为共刺激受体，它们接触传递的信号被称为第二信号。通过 T 细胞和 APC 之间稳定的相互作用，这个必需的第二个信号传递的机会增加，这种作用是通过 TCR 的内外信号来实现的，这种信号和趋化因子的信号一样，增加了整合素的亲和力。例如淋巴细胞功能相关抗原（LFA-1）在 T 细胞上，然后更紧密地与 APC 上的配体细胞间黏附分子 -1（ICAM-1）结合[90]。

　　共刺激受体 CD28 传递了最强有力和研究的最好的第二信号。然而，除了 CD28[91] 之外，还有一些其他的共刺激受体，用来加强或延长 T 细胞的活化，包括稳定 T 细胞和 APC 之间相互作用的黏附蛋白，CD28 超家族的其他成员[92]，如诱导性 T 细胞共刺激因子（ICOS），以及一些肿瘤坏死因子和肿瘤坏死因子受体家族的共刺激蛋白，如 OX40 和 4-1BB。人们正在做大量的工作去更好地了解这些受体及其配体的生物学特性，这些受体及其配体通常在固有免疫系统的活化细胞上被上调。

　　与 T 细胞共刺激信号同等重要的，是那些抑制 T 细胞反应的信号[93]。抑制性受体，如程序性细胞死亡 1（PD-1）和细胞毒性 T 淋巴细胞相关蛋白 4（CTLA-4），开始在活化的 T 细胞上表达，以调节其反应的大小。通过这些受体发出的信号可以直接干扰共刺激受体提供的阳性信号。另外，由于 CTLA-4 与 CD28 结合在同一个配体上（B7.1 和 B7.2），CTLA-4 可以直接干扰 CD28 的结合。鉴于共刺激和抑制信号对 T 细胞稳态的强大影响，以加强或限制这些受体作为治疗免疫介导的疾病以及调节对恶性肿瘤的免疫反应的手段就不足为奇了[94,95]。

　　除了直接通过细胞 - 细胞接触传递信号外，固有免疫细胞还制造了大量的细胞因子，如 IL-12，以及其他可溶性介质，这些介质与 T 细胞上的受体结合[96]。这些细胞因子，通常被称为第三信号，对 T 细胞效应反应的大小和类型有着深远影响。正如前面所描述的共刺激和抑制信号，来自固有免疫细胞的细胞因子并不总是促进免疫反应。有许多抑制性细胞因子，其中 IL-10[97] 和 TGF-β[98] 是典型的抑制性细胞

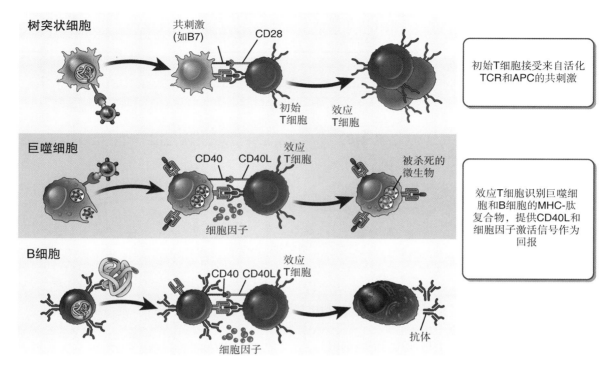

图 21-5　免疫反应需要细胞间的相互作用。免疫细胞间细胞接触依赖和非接触依赖作用是适当激活和随后免疫反应所必需的。这里展示了三种相互作用。树突状细胞作为强有力的抗原呈递细胞，为初始 T 细胞提供肽 -MHC 复合物，还提供 T 细胞活化所需的共刺激。活化的 T 细胞上调 CD40L 的表面表达，并与巨噬细胞上的 CD40 结合，介导这些细胞的活化。反过来，被激活的巨噬细胞分泌细胞因子帮助引导 T 细胞分化。B 细胞与 T 细胞之间的相互作用包括 B 细胞向 T 细胞提供肽 -MHC 复合物，以及提供 CD40-CD40L 相互作用，而 T 细胞提供可溶性细胞因子来指导 B 细胞抗体的产生

因子，抑制适应性免疫细胞的活化。此外，正如固有细胞产生的细胞因子微环境指导 T 细胞的分化一样，T 细胞衍生的细胞因子也能影响固有细胞的功能。一个例子是巨噬细胞分化为炎症亚型和抑制亚型[99]。尽管细胞因子及其细胞功能很复杂，但许多细胞因子已经成为有吸引力的药理学靶点，其中 TNF 或对其受体的抑制是迄今为止治疗免疫介导疾病最成功的方法[100]。T 细胞是 B 细胞获得"帮助"的主要来源，T 细胞提供细胞间的相互作用和 B 细胞激活所需的可溶性因子。B 细胞通过 BCR 结合抗原并进行处理，以 MHC- 肽段复合物的形式提呈给 CD4+ T 细胞。反过来，CD4 辅助性 T 细胞提供刺激信号，其中 CD40 配体（CD40L）可能是最好的例子[101]。CD40 能够诱导一系列 B 细胞功能，包括增殖、免疫球蛋白类别转换和 BCR 可变区域的体细胞超频突变，以增加生发中心内的抗体亲和力[63]。CD40L 的表达还伴有多种 T 细胞衍生因子（包括 IL-4，一种强有力的 B 细胞增殖因子）的分泌，这些细胞因子能够指导 B 细胞发生类别转化，产生最适合于对抗感染的抗体。

除了为 B 细胞提供刺激外，CD40 对固有免疫细胞发挥强大的免疫反应也是至关重要的。巨噬细胞需要 CD40 才能完全激活和上调其抗微生物活性，而树突状细胞上 CD40 的表达是它们最终成熟的一个强有力的信号。

固有免疫细胞也通过改变细胞因子的微环境来调节 B 细胞的反应。例如，固有免疫细胞产生的 I 型干扰素，可以使 B 细胞对 BCR 刺激更敏感[102]，从而加强它们的激活，这一特性可能会显著影响许多风湿病的严重程度。另一个例子，在骨髓中，嗜酸性粒细胞为浆细胞提供关键的细胞因子（APRIL 和 IL-6），以维持它们的长期生存，从而支持免疫记忆[103]。

适应性免疫系统发育或激活失败的后果

适应性免疫细胞发育或功能上的缺陷会对宿主产生严重的后果。这已经在两个实验动物模型中得到证实，并且在 B 细胞和（或）T 细胞基因或获得性异常的患者中得到显著证实。了解这些疾病的分子基础为

免疫系统和疾病发病机理提供了重要的见解，并且也使得一些在风湿病（和其他）疾病状态下被证明极其有效的药物制剂成为潜在目标。

B 细胞缺陷和过度活化

X- 连锁无丙种球蛋白血症在 1952 年被描述为一种影响男孩的免疫缺陷疾病[104]。这种疾病会由于免疫缺陷，导致缺乏循环抗体而频繁发生严重细菌感染，可能危及生命。随后的研究表明，缺乏抗体的原因是在这些患者体内缺乏成熟的 B 淋巴细胞。自从对这种疾病的描述以来，几十年的研究已经为 B 细胞发育和随后的 B 细胞激活的关键分子事件提供了深入的见解。这些发现中包括鉴定抗原与抗原结合后调节 B 细胞功能的关键酶。其中一种是蛋白酪氨酸激酶，是 B 细胞激活信号发生的必需分子。这种激酶，现在被称为布鲁顿酪氨酸激酶（Bruton's tyrosine kinase，Btk），它的功能是将受刺激的 BCR 与 B 细胞成熟和分裂的关键下游生化事件结合。X- 连锁无丙种球蛋白血症患者缺乏 Btk 基因，破坏了 BCR 发出信号的能力，因此阻止了 B 细胞在骨髓早期的发育[105,106]。

虽然人们早就知道，X- 连锁无丙种球蛋白血症患者缺乏循环抗体，可以通过定期静脉注射丙种球蛋白来治疗，但对这种疾病分子基础的鉴定不仅为治疗这种特殊疾病提供新的机会，而且为干预治疗提供了更广泛的机会。对于 X- 连锁无丙种球蛋白血症，了解这种疾病的分子基础，为基因替代疗法的最终治愈奠定了基础。虽然这目前还不是一种被认可的治疗方式，但是这个领域的进步很可能会使来源于患者干细胞中的基因进行体外修正，然后输注到患者体内，以重建矫正自体造血祖细胞。除此之外，Btk 的发现及其在 B 细胞增殖中的重要作用已经为治疗 B 细胞白血病和淋巴瘤患者提供了一条新的途径。自 2013 年以来，临床使用的干扰 Btk 功能的药物[108-110]已被确立为一种有效的免疫治疗方法，并大大改变了一部分患者的疾病进程。许多研究正在评价 Btk 抑制剂在风湿性疾病，特别是类风湿性关节炎中的应用，预计将取得成果。

多年来，B 细胞生物学家一直在寻找能够独特识别 B 细胞的细胞表面标志物。细胞表面抗原 CD20 就是这样一种标志物，针对这种蛋白质的试剂发展极大促进了 B 细胞功能的基础研究。鉴于 B 细胞和抗体在疾病发病机制中的重要性，研究人员很快意识到，抗 CD20 抗体不仅具有识别 B 细胞进行研究的潜力，而且具有靶向 B 细胞进行免疫破坏和治疗的优势。从那时起，抗 CD20 抗体的使用范围已经扩大到包括由 B 细胞功能过度活化引发或延续的免疫介导疾病，包括类风湿性关节炎、显微镜下多血管炎和多角膜炎的肉芽肿病[112]。抗 CD20 抗体治疗可能产生的一个不利影响是低丙种球蛋白血症，这种疾病在许多方面预示着我们要将 B 细胞作为一个极其重要的免疫细胞谱系来理解。

T 细胞缺陷和过度活化

胸腺和胸腺衍生的 T 细胞在宿主防御中起着重要的、非冗余的作用，直到 20 世纪 60 年代才得到重视。1961 年 Jacques Miller 在小鼠身上的研究表明，新生儿胸腺切除术导致 T 细胞丢失，同时也导致免疫缺陷[113]。这些发现在 20 世纪 60 年代中期被扩展到人类患者身上，同时发现了迪乔治症候群，这种疾病的症状包括先天性缺乏胸腺和随之而来的循环 T 细胞缺乏[114]。这些发现在裸鼠（一种重要的胸腺缺乏症动物模型）中得到了扩展。在小鼠模型系统中进行的实验和对 T 细胞缺陷患者的进一步评估证实，胸腺不是一个退化器官，而是作为 T 细胞产生器官在宿主防御中起着关键作用。

对患有 T 细胞缺陷患者的描述，可以作为对 T 细胞在宿主防御中所起的中心作用的评价。在 T 细胞缺陷的患者中，有一些人的异常仅限于 T 细胞，而另外一些人则表现为多种免疫系统功能紊乱。这突出了免疫细胞发育的一些共同特征以及免疫系统细胞功能的相互依赖性。例如，T 细胞的缺失使 T 细胞无法为 B 细胞提供"帮助"，并表现为抗体产生减少和几乎没有类别转换抗体。随着我们对 T 细胞生物学的了解越来越深入，对不同 T 效应细胞亚型的了解也越来越深入，T 细胞有选择性缺陷的患者的发现使得这一点得到了引导和加强。这些发现的一个关键例子包括鉴别了携带 FOXP3 突变的患者，FOXP3 是调节性 T 细胞发育所需的基因，它是一种 T 细胞亚群，具有抑制其他效应性 T 细胞反应的功能[116]。调节性 T 细胞的缺失被发现是导致 X 性连锁多内分泌腺病、肠病伴免疫失调综合征（IPEX）的原因[117]。

与 T 细胞生物学相关的发现和 T 细胞活化的独特性质已经使许多方法被用来增强或减弱 T 细胞功能以改善疾病。例如，了解 T 细胞活化对共刺激的需求带来了阻断 T 细胞上 CD28 与其在 APC 上配体相互作用的试剂。这种阻断降低了 T 细胞的反应性，已经成为一种常用的类风湿性关节炎治疗方法[118]。近年来，所谓的免疫检查点阻断剂在治疗癌症方面也取得了显著的成功。这些药物干扰 T 细胞活化，不是通过防止活化性共受体激活，而是通过阻碍抑制性 T 细胞受体与 APC 上的配体结合[119]。正如所预料的那样，免疫治疗检查点阻断的不利事件之一是自身免疫的出现，强调免疫系统必须保持稳定的平衡以消除来自宿主的危险，同时确保自身组织的健康[120]。

结论

适应性免疫系统是精细协调的免疫系统网络的重要组成部分，为宿主提供防御。T 细胞和 B 细胞发挥着非冗余的作用，与固有免疫系统中更古老的细胞协同工作，共同保护个体免受一系列挑战，从外部病原体到自身细胞的突变和破坏。虽然这种固有免疫系统被预先设计成能够探测到危险信号分子模式，但是适应性免疫系统进化得非常具体，除了具有特异性和多样性外，还能够探测到外来信号的微小变化，适应性免疫系统还拥有记忆能力，以便更快更有效地应对随后遇到的病原体。适应性免疫系统识别外源抗原的能力也带来了自身免疫的风险，需要多种机制来实现和维持对自身的免疫耐受。

了解适应性免疫细胞的基本生物学特性，使我们更好地认识到这些过程可能出错，引发免疫介导的组织破坏，这是许多风湿性疾病的标志。我们获得的关于适应性免疫细胞功能的新知识也为药物调节免疫功能的新方法提供了重要的见解。这导致了重要疾病的显著治疗进展，并让我们继续进步，设计新的治疗方法和个性化治疗方法，让我们的患者更好的受益。然而，要理解这些新药的靶向性以及其中许多不易解释的副作用，还需要对适应性免疫细胞基本生物学进行进一步的研究。

Full references for this chapter can be found on ExpertConsult.com.

参考文献

1. Flajnik MF, Kasahara M: Origin and evolution of the adaptive immune system: genetic events and selective pressures, *Nat Rev Genet* 11(1):47–59, 2010.
2. Parra D, Takizawa F, Sunyer JO: Evolution of B cell immunity, *Annu Rev Anim Biosci* 1:65–97, 2013.
3. Cooper MD, Herrin BR: How did our complex immune system evolve? *Nat Rev Immunol* 10(1):2–3, 2010.
4. Muthamilarasan M, Prasad M: Plant innate immunity: an updated insight into defense mechanism, *J Biosci* 38(2):433–449, 2013.
5. Buchmann K: Evolution of innate immunity: clues from invertebrates via fish to mammals, *Front Immunol* 5:459, 2014.
6. Carmona LM, Schatz DG: New insights into the evolutionary origins of the recombination-activating gene proteins and V(D)J recombination, *FEBS J* 284(11):1590–1605, 2017.
7. Kaufman J: Unfinished business: evolution of the MHC and the adaptive immune system of jawed vertebrates, *Annu Rev Immunol* 36:383–409, 2018.
8. Boehm T: Design principles of adaptive immune systems, *Nat Rev Immunol* 11(5):307–317, 2011.
9. Saha NR, Smith J, Amemiya CT: Evolution of adaptive immune recognition in jawless vertebrates, *Semin Immunol* 22(1):25–33, 2010.
10. Alexander C, Rietschel ET: Bacterial lipopolysaccharides and innate immunity, *J Endotoxin Res* 7(3):167–202, 2001.
11. Hoshino K, Takeuchi O, Kawai T, et al.: Cutting edge: toll-like receptor 4 (TLR4)-deficient mice are hyporesponsive to lipopolysaccharide: evidence for TLR4 as the Lps gene product, *J Immunol* 162(7):3749–3752, 1999.
12. Shi J, Zhao Y, Wang Y, et al.: Inflammatory caspases are innate immune receptors for intracellular LPS, *Nature* 514(7521):187–192, 2014.
13. Jung D, Giallourakis C, Mostoslavsky R, et al.: Mechanism and control of V(D)J recombination at the immunoglobulin heavy chain locus, *Annu Rev Immunol* 24:541–570, 2006.
14. Schatz DG, Spanopoulou E: Biochemistry of V(D)J recombination, *Curr Top Microbiol Immunol* 290:49–85, 2005.
15. Xing Y, Hogquist KA: T-cell tolerance: central and peripheral, *Cold Spring Harb Perspect Biol* 4(6), 2012.
16. Nemazee D: Mechanisms of central tolerance for B cells, *Nat Rev Immunol* 17(5):281–294, 2017.
17. Gascoigne NR, Rybakin V, Acuto O, et al.: TCR signal strength and T cell development, *Annu Rev Cell Dev Biol* 32:327–348, 2016.
18. Jordan MS, Boesteanu A, Reed AJ, et al.: Thymic selection of CD4+CD25+ regulatory T cells induced by an agonist self-peptide, *Nat Immunol* 2(4):301–306, 2001.
19. Josefowicz SZ, Lu LF, Rudensky AY: Regulatory T cells: mechanisms of differentiation and function, *Annu Rev Immunol* 30:531–564, 2012.
20. Walker LS, Abbas AK: The enemy within: keeping self-reactive T cells at bay in the periphery, *Nat Rev Immunol* 2(1):11–19, 2002.
21. Schwartz RH: T cell anergy, *Annu Rev Immunol* 21:305–334, 2003.
22. Gajewski TF, Meng Y, Harlin H: Immune suppression in the tumor microenvironment, *J Immunother* 29(3):233–240, 2006.
23. Riaz N, Havel JJ, Makarov V, et al.: Tumor and microenvironment evolution during immunotherapy with nivolumab, *Cell* 171(4), 2017. 934-949.e916.
24. Jenkins MK, Moon JJ: The role of naive T cell precursor frequency and recruitment in dictating immune response magnitude, *J Immunol* 188(9):4135–4140, 2012.
25. Heinzel S, Marchingo JM, Horton MB, et al.: The regulation of lymphocyte activation and proliferation, *Curr Opin Immunol* 51:32–38, 2018.
26. Green DR, Droin N, Pinkoski M: Activation-induced cell death in

T cells, *Immunol Rev* 193:70–81, 2003.

27. Zheng L, Li J, Lenardo M: Restimulation-induced cell death: new medical and research perspectives, *Immunol Rev* 277(1):44–60, 2017.

28. Chang JT, Wherry EJ, Goldrath AW: Molecular regulation of effector and memory T cell differentiation, *Nat Immunol* 15(12):1104–1115, 2014.

29. Inoue T, Moran I, Shinnakasu R, et al.: Generation of memory B cells and their reactivation, *Immunol Rev* 283(1):138–149, 2018.

30. Weisel F, Shlomchik M: Memory B cells of mice and humans, *Annu Rev Immunol* 35:255–284, 2017.

31. Becattini S, Latorre D, Mele F, et al.: T cell immunity. Functional heterogeneity of human memory CD4⁺ T cell clones primed by pathogens or vaccines, *Science* 347(6220):400–406, 2015.

32. Hale JS, Youngblood B, Latner DR, et al.: Distinct memory CD4+ T cells with commitment to T follicular helper- and T helper 1-cell lineages are generated after acute viral infection, *Immunity* 38(4):805–817, 2013.

33. Youngblood B, Hale JS, Kissick HT, et al.: Effector CD8 T cells dedifferentiate into long-lived memory cells, *Nature* 552(7685):404–409, 2017.

34. Barnett BE, Ciocca ML, Goenka R, et al.: Asymmetric B cell division in the germinal center reaction, *Science* 335(6066):342–344, 2012.

35. O'Neill LA, Kishton RJ, Rathmell J: A guide to immunometabolism for immunologists, *Nat Rev Immunol* 16(9):553–565, 2016.

36. Patel CH, Powell JD: Targeting T cell metabolism to regulate T cell activation, differentiation and function in disease, *Curr Opin Immunol* 46:82–88, 2017.

37. Klein Geltink RI, O'Sullivan D, Corrado M, et al.: Mitochondrial priming by CD28, *Cell* 171(2):385-397.e311 2017.

38. Böttcher J, Knolle PA: Global transcriptional characterization of CD8+ T cell memory, *Semin Immunol* 27(1):4–9, 2015.

39. Wherry EJ: T cell exhaustion, *Nat Immunol* 12(6):492–499, 2011.

40. Cooper MD, Peterson RD, Good RA: Delineation of the thymic and bursal lymphoid systems in the chicken, *Nature* 205:143–146, 1965.

41. Cooper MD, Raymond DA, Peterson RD, et al.: The functions of the thymus system and the bursa system in the chicken, *J Exp Med* 123(1):75–102, 1966.

42. LeBien TW, Tedder TF: B lymphocytes: how they develop and function, *Blood* 112(5):1570–1580, 2008.

43. Reth M: Antigen receptors on B lymphocytes, *Annu Rev Immunol* 10:97–121, 1992.

44. Stavnezer J, Guikema JE, Schrader CE: Mechanism and regulation of class switch recombination, *Annu Rev Immunol* 26:261–292, 2008.

45. Yoshida T, Mei H, Dörner T, et al.: Memory B and memory plasma cells, *Immunol Rev* 237(1):117–139, 2010.

46. Methot SP, Di Noia JM: Molecular mechanisms of somatic hypermutation and class switch recombination, *Adv Immunol* 133:37–87, 2017.

47. Amigorena S: Antigen presentation: from cell biology to physiology, *Immunol Rev* 272(1):5–7, 2016.

48. La Gruta NL, Gras S, Daley SR, et al.: Understanding the drivers of MHC restriction of T cell receptors, *Nat Rev Immunol* 18(7):467–478, 2018.

49. Luckheeram RV, Zhou R, Verma AD, et al.: CD4⁺T cells: differentiation and functions, *Clin Dev Immunol* 2012:925135, 2012.

50. Mittrücker HW, Visekruna A, Huber M: Heterogeneity in the differentiation and function of CD8⁺T cells, *Arch Immunol Ther Exp (Warsz)* 62(6):449–458, 2014.

51. Hardy RR, Hayakawa K: B cell development pathways, *Annu Rev Immunol* 19:595–621, 2001.

52. Reth M, Nielsen P: Signaling circuits in early B-cell development, *Adv Immunol* 122:129–175, 2014.

53. Rodewald HR: Thymus organogenesis, *Annu Rev Immunol* 26:355–388, 2008.

54. Love PE, Bhandoola A: Signal integration and crosstalk during thymocyte migration and emigration, *Nat Rev Immunol* 11(7):469–477, 2011.

55. Kreslavsky T, Gleimer M, Miyazaki M, et al.: β-Selection-induced proliferation is required for αβ T cell differentiation, *Immunity* 37(5):840–853, 2012.

56. Klein L, Kyewski B, Allen PM, et al.: Positive and negative selection of the T cell repertoire: what thymocytes see (and don't see), *Nat Rev Immunol* 14(6):377–391, 2014.

57. Anderson MS, Su MA: AIRE expands: new roles in immune tolerance and beyond, *Nat Rev Immunol* 16(4):247–258, 2016.

58. Nielsen MM, Witherden DA, Havran WL: γδ T cells in homeostasis and host defence of epithelial barrier tissues, *Nat Rev Immunol* 17(12):733–745, 2017.

59. Crosby CM, Kronenberg M: Tissue-specific functions of invariant natural killer T cells, *Nat Rev Immunol* 18(9):559–574, 2018.

60. Pearson HA, Spencer RP, Cornelius EA: Functional asplenia in sickle-cell anemia, *N Engl J Med* 281(17):923–926, 1969.

61. Cyster JG: B cell follicles and antigen encounters of the third kind, *Nat Immunol* 11(11):989–996, 2010.

62. Heesters BA, Myers RC, Carroll MC: Follicular dendritic cells: dynamic antigen libraries, *Nat Rev Immunol* 14(7):495–504, 2014.

63. Victora GD, Nussenzweig MC: Germinal centers, *Annu Rev Immunol* 30:429–457, 2012.

64. Schulz O, Hammerschmidt SI, Moschovakis GL, et al.: Chemokines and chemokine receptors in lymphoid tissue dynamics, *Annu Rev Immunol* 34:203–242, 2016.

65. Zhiming W, Luman W, Tingting Q, et al.: Chemokines and receptors in intestinal B lymphocytes, *J Leukoc Biol* 103(5):807–819, 2018.

66. Griffith JW, Sokol CL, Luster AD: Chemokines and chemokine receptors: positioning cells for host defense and immunity, *Annu Rev Immunol* 32:659–702, 2014.

67. Förster R, Davalos-Misslitz AC, Rot A: CCR7 and its ligands: balancing immunity and tolerance, *Nat Rev Immunol* 8(5):362–371, 2008.

68. Vinuesa CG, Linterman MA, Yu D, et al.: Follicular helper T cells, *Annu Rev Immunol* 34:335–368, 2016.

69. Grada AA, Phillips TJ: Lymphedema: Pathophysiology and clinical manifestations, *J Am Acad Dermatol* 77(6):1009–1020, 2017.

70. Fu YX, Chaplin DD: Development and maturation of secondary lymphoid tissues, *Annu Rev Immunol* 17:399–433, 1999.

71. Gasteiger G, Ataide M, Kastenmüller W: Lymph node—an organ for T-cell activation and pathogen defense, *Immunol Rev* 271(1):200–220, 2016.

72. Lefrançois L, Puddington L: Intestinal and pulmonary mucosal T cells: local heroes fight to maintain the status quo, *Annu Rev Immunol* 24:681–704, 2006.

73. Kubo M: Innate and adaptive type 2 immunity in lung allergic inflammation, *Immunol Rev* 278(1):162–172, 2017.

74. Jones GW, Jones SA: Ectopic lymphoid follicles: inducible centres for generating antigen-specific immune responses within tissues, *Immunology* 147(2):141–151, 2016.

75. Corsiero E, Nerviani A, Bombardieri M, et al.: Ectopic lymphoid structures: powerhouse of autoimmunity, *Front Immunol* 7:430, 2016.

76. Bird AK, Meednu N, Anolik JH: New insights into B cell biology in systemic lupus erythematosus and Sjögren's syndrome, *Curr Opin Rheumatol* 27(5):461–467, 2015.

77. Espitia-Thibault A, Masseau A, Néel A, et al.: Sjögren's syndrome-associated myositis with germinal centre-like structures, *Autoimmun Rev* 16(2):154–158, 2017.

78. Cyster JG, Schwab SR: Sphingosine-1-phosphate and lymphocyte egress from lymphoid organs, *Annu Rev Immunol* 30:69–94, 2012.

79. Pereira JP, Xu Y, Cyster JG: A role for S1P and S1P1 in immature-B cell egress from mouse bone marrow, *PLoS One* 5(2):e9277, 2010.

80. Proia RL, Hla T: Emerging biology of sphingosine-1-phosphate: its role in pathogenesis and therapy, *J Clin Invest* 125(4):1379–1387,

2015.

81. Brinkmann V, Billich A, Baumruker T, et al.: Fingolimod (FTY720): discovery and development of an oral drug to treat multiple sclerosis, *Nat Rev Drug Discov* 9(11):883–897, 2010.

82. Han Y, Li X, Zhou Q, et al.: FTY720 abrogates collagen-induced arthritis by hindering dendritic cell migration to local lymph nodes, *J Immunol* 195(9):4126–4135, 2015.

83. Huang J, Zhang T, Wang H, et al.: Treatment of experimental autoimmune myasthenia gravis rats with FTY720 and its effect on Th1/Th2 cells, *Mol Med Rep* 17(5):7409–7414, 2018.

84. Tsai HC, Han MH: Sphingosine-1-Phosphate (S1P) and S1P signaling pathway: therapeutic targets in autoimmunity and inflammation, *Drugs* 76(11):1067–1079, 2016.

85. Cyster JG: Chemokines, sphingosine-1-phosphate, and cell migration in secondary lymphoid organs, *Annu Rev Immunol* 23:127–159, 2005.

86. Vestweber D: How leukocytes cross the vascular endothelium, *Nat Rev Immunol* 15(11):692–704, 2015.

87. Luo BH, Carman CV, Springer TA: Structural basis of integrin regulation and signaling, *Annu Rev Immunol* 25:619–647, 2007.

88. Ginsberg MH, Partridge A, Shattil SJ: Integrin regulation, *Curr Opin Cell Biol* 17(5):509–516, 2005.

89. Rose DM, Alon R, Ginsberg MH: Integrin modulation and signaling in leukocyte adhesion and migration, *Immunol Rev* 218:126–134, 2007.

90. Smith-Garvin JE, Koretzky GA, Jordan MS: T cell activation, *Annu Rev Immunol* 27:591–619, 2009.

91. Esensten JH, Helou YA, Chopra G, et al.: CD28 Costimulation: From mechanism to therapy, *Immunity* 44(5):973–988, 2016.

92. Chen L, Flies DB: Molecular mechanisms of T cell co-stimulation and co-inhibition, *Nat Rev Immunol* 13(4):227–242, 2013.

93. Schildberg FA, Klein SR, Freeman GJ, et al.: Coinhibitory pathways in the B7-CD28 ligand-receptor family, *Immunity* 44(5):955–972, 2016.

94. Topalian SL, Drake CG, Pardoll DM: Immune checkpoint blockade: a common denominator approach to cancer therapy, *Cancer Cell* 27(4):450–461, 2015.

95. Baumeister SH, Freeman GJ, Dranoff G, et al.: Coinhibitory pathways in immunotherapy for cancer, *Annu Rev Immunol* 34:539–573, 2016.

96. Lin JX, Leonard WJ: Fine-tuning cytokine signals, *Annu Rev Immunol*, 2019.

97. Saraiva M, O'Garra A: The regulation of IL-10 production by immune cells, *Nat Rev Immunol* 10(3):170–181, 2010.

98. Chen W, Ten Dijke P: Immunoregulation by members of the TGFβ superfamily, *Nat Rev Immunol* 16(12):723–740, 2016.

99. Geissmann F, Gordon S, Hume DA, et al.: Unravelling mononuclear phagocyte heterogeneity, *Nat Rev Immunol* 10(6):453–460, 2010.

100. Croft M, Siegel RM: Beyond TNF: TNF superfamily cytokines as targets for the treatment of rheumatic diseases, *Nat Rev Rheumatol* 13(4):217–233, 2017.

101. Quezada SA, Jarvinen LZ, Lind EF, et al.: CD40/CD154 interactions at the interface of tolerance and immunity, *Annu Rev Immunol* 22:307–328, 2004.

102. Domeier PP, Chodisetti SB, Schell SL, et al.: B-cell-intrinsic type 1 interferon signaling is crucial for loss of tolerance and the development of autoreactive B cells, *Cell Rep* 24(2):406–418, 2018.

103. Chu VT, Fröhlich A, Steinhauser G, et al.: Eosinophils are required for the maintenance of plasma cells in the bone marrow, *Nat Immunol* 12(2):151–159, 2011.

104. Bruton OC: Agammaglobulinemia, *Pediatrics.* 9(6):722–728, 1952.

105. Vetrie D, Vorechovský I, Sideras P, et al.: The gene involved in X-linked agammaglobulinaemia is a member of the src family of protein-tyrosine kinases, *Nature* 361(6409):226–233, 1993.

106. Tsukada S, Saffran DC, Rawlings DJ, et al.: Deficient expression of a B cell cytoplasmic tyrosine kinase in human X-linked agammaglobulinemia, *Cell* 72(2):279–290, 1993.

107. Shillitoe B, Gennery A: X-linked agammaglobulinaemia: Outcomes in the modern era, *Clin Immunol* 183:54–62, 2017.

108. Ponader S, Burger JA: Bruton's tyrosine kinase: from X-linked agammaglobulinemia toward targeted therapy for B-cell malignancies, *J Clin Oncol* 32(17):1830–1839, 2014.

109. Byrd JC, Furman RR, Coutre SE, et al.: Targeting BTK with ibrutinib in relapsed chronic lymphocytic leukemia, *N Engl J Med* 369(1):32–42, 2013.

110. Wang ML, Rule S, Martin P, et al.: Targeting BTK with ibrutinib in relapsed or refractory mantle-cell lymphoma, *N Engl J Med* 369(6):507–516, 2013.

111. Pierpont TM, Limper CB, Richards KL: Past, present, and future of rituximab-the world's first oncology monoclonal antibody therapy, *Front Oncol* 8:163, 2018.

112. Schioppo T, Ingegnoli F: Current perspective on rituximab in rheumatic diseases, *Drug Des Devel Ther* 11:2891–2904, 2017.

113. Miller JF: Immunological function of the thymus, *Lancet* 2(7205):748–749, 1961.

114. Sullivan KE: Chromosome 22q11.2 deletion syndrome and DiGeorge syndrome, *Immunol Rev* 287(1):186–201, 2019.

115. Buckley RH: Molecular defects in human severe combined immunodeficiency and approaches to immune reconstitution, *Annu Rev Immunol* 22:625–655, 2004.

116. Hori S, Nomura T, Sakaguchi S: Control of regulatory T cell development by the transcription factor Foxp3, *Science* 299(5609):1057–1061, 2003.

117. Bennett CL, Christie J, Ramsdell F, et al.: The immune dysregulation, polyendocrinopathy, enteropathy, X-linked syndrome (IPEX) is caused by mutations of FOXP3, *Nat Genet* 27(1):20–21, 2001.

118. Kremer JM, Westhovens R, Leon M, et al.: Treatment of rheumatoid arthritis by selective inhibition of T-cell activation with fusion protein CTLA4Ig, *N Engl J Med* 349(20):1907–1915, 2003.

119. Sharma P, Allison JP: The future of immune checkpoint therapy, *Science* 348(6230):56–61, 2015.

120. van der Vlist M, Kuball J, Radstake TR, et al.: Immune checkpoints and rheumatic diseases: what can cancer immunotherapy teach us? *Nat Rev Rheumatol* 12(10):593–604, 2016.

第 22 章

自身免疫与耐受

原著 DWIGHT H. KONO, ARGYRIOS N. THEOFILOPOULOS
高　扬 译 苏　茵 校

关键点

- 自身免疫主要包括生理性的自身反应和病理性的自身免疫性疾病，这在一定程度上说明了免疫系统的复杂性，存在着多个水平的耐受机制，以及遗传异质性。

- 自身免疫性疾病可分为系统性和器官特异性，固有性免疫系统和效应机制也参与应答反应。但每种自身免疫性疾病都有其独特的病理生理特征。

- 对固有免疫和适应性免疫的划分促进了对自身免疫病相关机制的认识。

- 引起自身免疫病有许多因素，涉及遗传、环境、性别和其他的影响因素，这些因素在疾病中的贡献是不同的，其中遗传因素起到了重要作用，能够增加或降低疾病的易感性。

- 自身免疫的动物模型是了解自身免疫基因、机制和病理过程的关键，但大多数自身免疫疾病不存在自发性的动物模型。

- 对信号通路的研究确定了一些自身免疫性疾病重要的致病基因和分子，这些基因和分子都是潜在的治疗靶点。

引言

自身免疫性疾病是一种危害人类健康的常见疾病，占总人口的 3% ~ 9%。与其他专科疾病相比，风湿性疾病涉及了更多的器官和系统（表 22-1）[1-4]。

风湿病学家对自身免疫性疾病的病因和病理过程表现出了浓厚的兴趣，并将相关研究应用于临床。

正常情况下，免疫系统必须能有效防御各种各样的病原体的入侵，同时也要维持对自身抗原的耐受。最近的研究进展阐明了这种平衡是如何建立和维持的。目前已经确定了参与自身免疫性疾病的病理生理过程的重要因子和通路。在本章中，我们主要讨论自身免疫疾病的定义、T 细胞和 B 细胞的免疫耐受机制、自身免疫耐受是如何被破坏的、遗传和环境因素破坏免疫耐受并导致疾病的方式。本章重点是自身免疫性疾病的临床表现和有关风湿病的发病机制。

致病性自身免疫的定义和分类

自身免疫是指对自身机体组织的免疫反应，20世纪初由 Paul Ehrlich 提出，当时称其为"恐怖的自身毒性"，用来形容这种情况的后果不堪设想[5]。事实上，自身反应的程度可轻可重：低水平的自身反应是生理性的自身免疫反应，这在淋巴细胞的选择和免疫系统平衡的维系中发挥不可或缺的作用；中等水平的自身反应是未能引起临床后果的自身抗体的产生和组织浸润；高水平的自身反应是致病性的自身免疫性疾病，是由免疫介导的功能障碍或相关的损伤[6]。从临床角度看，自身免疫性疾病是指从轻微的自身反应到明显致病的自身免疫的转变。

自身免疫性疾病的诊断通常是建立在自身反应性抗体和特异性 T 细胞之上，二者引起适应性免疫应答介导的病理过程。对于许多常见的自身免疫性疾病来说，更确切的诊断依据为自身抗体或自身反应 T 细胞，以及患者与动物模型中表现出一致的特征。但

表 22-1　风湿自身免疫病的种类
类风湿关节炎
幼年型炎性关节炎
系统性红斑狼疮
新生儿狼疮
系统性硬化症
CREST 综合征
混合性结缔组织病
抗磷脂综合征
血管炎
巨细胞动脉炎 / 风湿性多肌痛
多发性大动脉炎
肉芽肿性多血管炎
Churg-Strauss 综合征
结节性多动脉炎
显微镜下多血管炎
多发性肌炎 / 皮肌炎
复发性多软骨炎
干燥综合征
白塞病
川崎病
结节病

CREST，钙质沉着、雷诺现象、食道功能障碍、硬指和毛细血管扩张

是，由于没有公认的诊断标准，且一些疾病的特征也不明显，目前认为其他因素也可以导致自身免疫性疾病。

例如有些特别的免疫性疾病，它们的发病机制不同于自身免疫，被称为自身炎症疾病综合征[7-15]。这些疾病中的代表大多为罕见的单基因疾病，以发热、皮疹、浆膜炎和关节炎为特征。这些疾病是由于基本的炎症反应通路缺陷引起的，包括家族性地中海热、冷素病变（cryopyrinopathies），以反复发热为特征的高 IgD 血症、家族性寒冷性荨麻疹和布劳综合征等。这些疾病被认为是广义的自身免疫病的一类，它们的病理生理过程完全依赖于固有免疫应答系统。自身免疫和自身炎症之间的界限并不十分明朗，因为以往就发现，白塞综合征、全身型幼年类风湿关节炎和克罗恩病等同时具有自身炎症和自身免疫特征。与自身炎

症性疾病相似的细胞内信号通路，高水平的 I 型干扰素诱导的干扰素相关病理损伤和狼疮样表现[16,17]。

根据临床病理的特征，自身免疫性疾病可分为系统性或器官特异性（表 22-2）。系统性疾病包括系统性红斑狼疮（systemic lupus erythematosus，SLE）、类风湿关节炎（rheumatoid arthritis，RA）、硬皮病、抗磷脂综合征（anti-phospholipid syndrome，APS）、原发性干燥综合征、皮肌炎、系统性血管炎等。在这类疾病中，自身免疫的作用靶点通常是在全身普遍表达的自身抗原，终端器官的损伤主要由自身抗体介导，少数情况下也可由自身特异性 T 细胞介导。与此相反，器官特异性疾病的自身抗原的定位通常是细胞或组织特异性的，且在空间上具有可接近性，器官的损害通常由自身抗体和（或）特异性 T 细胞介导。器官特异性自身免疫性疾病中有一些十分有名的例子，几乎涵盖所有的器官系统，包括桥本甲状腺炎、Graves 病、多发性硬化症（multiple sclerosis，MS）、1 型糖尿病（type 1 diabetes mellitus，T1DM）、寻常型天疱疮、自身免疫性溶血性贫血、特发性血小板减少性紫癜和重症肌无力。应当指出的是，虽然系统性和器官特异性是自身免疫性疾病分类的总体框架，但自身免疫性疾病的病理生理机制可能比这个简单的分类更为复杂。自身免疫性疾病也可以根据适应性免疫介导的损伤机制，即超敏反应的类型来进行分类[18]，详见本章下文讨论。

自身免疫性疾病动物模型

我们所了解的免疫系统和自身免疫的研究数据大部分来自于动物实验，特别是小鼠，其具有与人类相似的基因组与免疫系统。目前已经有很多十分成熟的自身免疫模型，研究者可以操纵它们的基因组和免疫系统，对其进行干预，改变其所处的环境。根据制备方法，可将动物模型分为三个类型：①自发性的；②遗传修饰的；③诱导的。表 22-3 列出了一些较为常见的类型。

自发性的动物模型有系统性红斑狼疮、类风湿关节炎和 1 型糖尿病。具有狼疮倾向的小鼠通常会产生抗 DNA 抗体，出现免疫复合物介导的肾损伤。但不同品种的狼疮倾向小鼠也具有独特的表型和易感基因。ZAP70 突变介导的 SKG 关节炎模型是一种自发的、炎症性的、侵袭性的关节炎模型[19]。该模型

表 22-2 自身免疫性疾病的分类、机制和模型

综合征	自身抗原	结局	超敏反应类型	动物模型（示例）
系统性				
抗磷脂综合征	β2-GP1（apo H）	血管血栓形成、反复流产	II	（NZW × BXSB）F1
显微镜下多血管炎	p-ANCA（MPO）	肾小球肾炎、白细胞破碎性血管炎、多发性单神经炎、肺部炎症	III	anti-MPO
肉芽肿性多血管炎	c-ANCA（PR3）	肾、上呼吸道和肺的血管炎	III	无
冷球蛋白血症	未知	皮肤血管炎、肾小球肾炎	III	MRL-Fas^{lpr}
系统性红斑狼疮	核酸	肾小球肾炎、皮肤损伤、关节炎、中枢神经系统狼疮和其他	III	MR-Fas^{lpr}，BWF1，BXSB，NZM2410
系统性硬化症	未知	多器官纤维化	III	Tsk/+ 小鼠，博来霉素诱导
类风湿关节炎†	RF IgG 免疫复合物，瓜氨酸化蛋白和其他关节抗原	关节炎、类风湿结节、类风湿肺、Felty 综合征	III	CIA，PGIA，AA，SKG，K/BxN，BXD2 小鼠，瓜氨酸化蛋白免疫 DR4-IE 转基因鼠
器官特异性				
Graves 病	TSH 受体	刺激受体、甲亢	II	EAT
重症肌无力	ACh 受体	阻断/修饰受体、神经肌肉麻痹	II	EAMG
自身免疫性溶血性贫血	红细胞膜抗原	C'和 FcγR-介导的细胞破坏、贫血	II	NZB
特发性血小板减少性紫癜	血小板整合素 GPIIb/IIIa	血小板减少、紫癜、出血	II	（NZW × BXSB）F1
Goodpasture 综合征	IV 型胶原*和其他基底膜抗原	肺出血、肾小球肾炎	II	抗-CIV，抗层粘连蛋白
寻常型天疱疮	表皮钙黏合素（Dsg3）	大疱性皮肤病变	II	抗 Dsg3
新生儿狼疮	Ro/La	皮肤红斑狼疮、心脏传导阻滞	II	抗-Ro52[254]
1 型糖尿病	胰腺 β 细胞抗原	胰岛炎症、糖尿病	IV	NOD，BB
多发性硬化	中枢抗原，MBP，PLP，动物模型中的 MOG	进展性中枢神经系统炎症、偏瘫	IV	EAE、Theiler 病毒感染

†：既是器官特异性，也是系统性

*：最有可能是高敏类型

AA，佐剂关节炎；ACh，乙酰胆碱；ANCA，抗中性粒细胞胞浆抗体；anti-CIV，抗 IV 型胶原；anti-Dsg3，抗桥粒核心糖蛋白 3；β2-GP1，β2-糖蛋白；CIA，胶原诱导的关节炎；EAE，实验性自身免疫性脑膜炎；EAMG，实验性自身免疫性重症肌无力；EAT，实验性自身免疫性甲状腺炎；MBP，髓鞘碱性蛋白；MOG，髓鞘少突胶质糖蛋白；MPO，髓过氧化物酶；PGIA，蛋白多糖诱导的关节炎；PLP，蛋白脂质蛋白；PR3，蛋白酶 3；RF，类风湿因子；TSH，甲状腺刺激激素；其他缩写都是小鼠品系

表 22-3   部分自身免疫性疾病模型

模型	自身免疫性疾病	动物种类	显著特征
自发性的			
MRL-FAS^lpr	SLE	小鼠	Fas 突变，凋亡缺陷，淋巴增生，在人类中对应的是 ALPS
（NZB×NZW）F1	SLE	小鼠	雌性多见
NZB	SLE，AIHA	小鼠	抗红细胞
BXSB	SLE	小鼠	Yaa 突变（Y 染色体上的 TLR7 基因出现在 X 染色体上）
（NZW×BXSB）F1	SLE，APS，ITP	小鼠	抗心磷脂，抗血小板
BXD2	SLE，RA	小鼠	狼疮和炎性关节炎
SKG	RA	小鼠	ZAP-70 突变
NOD	T1DM	小鼠	MHC（H-2^g7）与造成 T1DM 的 HLA 相似
BB	T1DM	大鼠	淋巴细胞减少
遗传修饰的			
C1q 敲除	SLE	小鼠	凋亡细胞清除缺陷
FcγIIb 敲除	SLE	小鼠	B 细胞和抗原递呈细胞调节受损
BAFF 转基因	SLE	小鼠	B 细胞存活力增强
TLR7 转基因	SLE	小鼠	B 细胞和 DC 的存活以及活化能力增强
Sanroque 小鼠（roquin 基因）	SLE	小鼠	Rc3h1 M199R 突变，导致 ICOS 表达增加，促进 Tfh 细胞扩增
miR-17-92 转基因	SLE	小鼠	miRNA 诱导的自身免疫
K/BxN，TCR 转基因	RA	小鼠	抗 GPI 介导的关节炎
MBP 特异性的 TCR 转基因小鼠	MS	小鼠	自发的自身免疫性脑膜炎
anti-GP TCR 和胰岛素启动子 -GP（GP 为 LCMV 的糖蛋白）的双转基因	T1DM	小鼠	失能的转基因 T 细胞被 LCMV 感染活化，引起胰岛炎和糖尿病
诱导的			
TMPD（降植烷）诱导的自身免疫	SLE	小鼠	IFN-α 和 TLR7 依赖性
Hg 诱导的自身免疫	SLE	小鼠、大鼠	IFN-γ 依赖性
慢性移植物抗宿主病	SLE	小鼠	第一代
胶原诱导的关节炎	RA	小鼠、大鼠	针对 II 型胶原自身免疫
PG 诱导的关节炎	RA	小鼠	针对蛋白聚糖自身免疫
佐剂关节炎	RA	小鼠、大鼠	通过福氏完全佐剂或矿物油诱导炎性关节炎
瓜氨酸化蛋白免疫 DR4-IE 转基因鼠	RA	小鼠	针对瓜氨酸化蛋白纤维蛋白原或烯醇化酶（人和细菌）的自身免疫
EAE	MS	小鼠、大鼠	针对 MBP、MOG 或 PLP 自身免疫，具有 MHC 单倍体依赖性
EAT	甲状腺炎	小鼠、大鼠	针对甲状腺球蛋白自身免疫
EAMG	MG	大鼠	针对乙酰胆碱受体自身免疫

AIHA，自身免疫性溶血性贫血；ALPS，自身免疫增殖性综合征；APS，抗磷脂综合征；EAE，实验性自身免疫性脑膜炎；GPI，葡萄糖 6 磷酸异构酶；ITP，特发性血小板减少性紫癜；MBP，髓鞘碱性蛋白；MS，多发性硬化；MOG，髓鞘少突糖蛋白；PLP，脂蛋白；T1DM，1 型糖尿病；TMPD，2,6,10,14- 四甲基戊烷

类似于 RA，其发生关节炎与类风湿因子（RF）和抗瓜氨酸化蛋白抗体相关[20]。非肥胖性糖尿病小鼠（NOD）和 BB 大鼠是由 T 细胞介导了胰岛 β 细胞的破坏，可发展为 1 型糖尿病[21]。

基因修饰的动物模型，包含转基因、基因的定向替换（基因敲除或插入）和 N- 乙基 -N- 亚硝基脲（ENU）突变小鼠。目前最多的是超过 100 种不同的狼疮模型和许多器官特异性疾病，特别是 1 型糖尿病和多发性硬化的动物模型[19,21,22]。狼疮模型多为单基因敲除或转基因小鼠，为免疫耐受机制和疾病发病机制研究提供了大量的信息。例如：①验证人类 SLE 基因之间的关联，阐明其机制（补体 C1q 和 FcγRⅡb 基因敲除小鼠）；②发现新的发病机制（如改变 San Roque 中的 mRNA 调节和 miR-17-92 转基因小鼠）；③识别出了一些具有治疗价值的新通路（如 BAFF 转基因）。

通过遗传修饰的方式建立关节炎模型的一个例子就是 K/BxN 小鼠。将 B6 与 NOD 杂交，其后代表达转基因 T 细胞受体为 KRN，可识别 H-2K 上的牛核糖核酸酶肽[23]。这些小鼠可发生一种急性重型关节炎，这种关节炎是由抗葡萄糖 -6- 磷酸异构酶（GPI）引起的。尽管 GPI 是一种细胞内广泛表达的蛋白，但其主要在关节中和其抗体结合[24]。尽管没有证据表明针对 GPI 的抗体导致 RA 或其他自身免疫性关节炎，但该模型仍然有助于研究关节炎中的炎性机制[25]。

其他遗传修饰的自发性关节炎模型还包括 HTLV-Ⅰ tax 转基因模型、肿瘤坏死因子转基因模型、IL-1 受体拮抗剂转基因模型和 CD130 分子修饰模型。CD130 分子修饰模型是将一个功能片段插入到 CD130 中，这个功能片段是一些细胞因子（包括 IL-6、IL-11、IL-27 和 LIF）的信号组成部分[26]。科学家已经研发出了一些 T 细胞介导的器官特异性疾病的遗传学修饰模型，包括 TCR 转基因模型，TCR 转基因的 T 细胞可以识别含有组织特异性抗原，如脑和胰岛的抗原。对其稍加修饰，可产生双转基因小鼠，即目标组织的抗原和相应的 TCR 均转基因的小鼠[27-30]。通过分析这些模型中的单个自身反应性 T 细胞克隆，可以更好地了解自身免疫耐受机制和疾病的病理生理学过程。同样，研究人员已经开发出自身反应性 B 细胞受体的转基因或基因敲除模型，这些模型对于了解 B 细胞耐受机制具有重要意义[31-37]。

诱导模型涵盖多种系统性和器官特异性疾病。系统性疾病的常见动物模型包括异十八烷（2，6，10，14-tetramethylpentadecane，TMPD）诱导的自身免疫、汞诱发自身免疫性疾病和慢性移植物抗宿主病[38-41]。这些模型和人类 SLE 患者在产生抗核抗体及免疫复合物沉积方面有相似之处，但它们的病理生理过程以及人群易感性却有不同。对于器官特异性疾病的诱导模型，一个常用的方法是使用自身抗原或密切相关的肽，或外来抗原对啮齿动物进行免疫，辅之以强效的佐剂（通常为弗氏完全佐剂）。这种方法在几乎所有的器官系统都能够诱导自身免疫，并产生由细胞和体液机制介导的疾病。一些更常用的研究器官特异性疾病的动物模型也采用了该法，包括胶原诱导的关节炎（collagen-induced arthritis，CIA）、蛋白聚糖诱导的关节炎（proteoglycan-induced arthritis，PGIA）和实验性自身免疫性脑脊髓炎（experimental autoimmune encephalomyelitis，EAE）。也有针对甲状腺、眼睛、性腺、神经、神经 - 肌肉接头（乙酰胆碱受体）、肌肉、心脏、肾上腺、膀胱、胃、肝、内耳、肾和前列腺组织的自身免疫反应的动物模型。在某些易感的大鼠中，也可以通过皮下注射弗氏完全佐剂或含矿物油成分（如 TMPD）的弗氏佐剂的方法来诱导进展性炎性侵蚀性关节炎，即佐剂性关节炎。关节炎的其他诱导模型包括链球菌细胞壁和抗原诱导的关节炎类型[26]。最近，有学者发现在接种了人瓜氨酸纤维蛋白原或烯醇酶的 HLA-DR4-IE 转基因小鼠模型中，关节炎的特点表现为滑膜增生和关节强直[42,43]。

耐受机制

在过去的几十年中，人们对免疫系统区分自我与非我的机制进行了不断探索，对免疫系统的了解也日益加深。1960 年的诺贝尔生理学和医学奖被授予 Burnet 和 Medawar，以奖励他们提出的一种极为重要的概念，即免疫耐受是个体发育早期自身反应性淋巴细胞的克隆消除（即中心耐受）[44,45]。随后，人们发现了成熟的 B 细胞在外周可以发生体细胞高频突变，因此，Bretscher 和 Cohn 提出同时从 B 细胞和 T 细胞的角度去破坏免疫耐受时，才可能阻止自身抗体的产生[46]。1975 年，在研究同种异体反应中，Lafferty 和 Cunningham 假设，T 细胞的活化涉及第二信号，该信号与抗原无关，提示来自抗原呈递细胞的共刺激信号是淋巴细胞活化的关键因素[47]。1987年，Jenkins 和 Schwartz 进一步阐明了共刺激（或者说双信号）的本质。他们发现，仅仅有来自抗原受体的信号，而无第二信号时，T 细胞并不活化[48]。1989 年，Janeway 推进了这项工作，他将固有免疫系统融入到免疫系统识别自我与非我的机制中。他假设：抗原呈递细胞对 T 细胞的活化至关重要，除非抗原递呈细胞上的模式识别受体（pattern recognition receptor，PRR）被微生物产物激活，否则 T 细胞将一直处于静息状态[49]。1994 年，Matzinger 进一步丰富了 Janeway 的理论，他提出了"危险模式"的概念，认为外源或者与组织应激和破坏有关的内源性因

素均可活化免疫系统[50]。这些模型为我们去认识当前识别自我与非我这一颇为复杂的问题奠定了基础。在自我与非我的过程中，耐受是固有免疫和适应性免疫共同作用的结果，其在各个层面的机制贯穿于淋巴细胞发育和活化的各个阶段（表 22-4）。

克隆特异性的自我与非我的识别

固有免疫细胞必须在模式识别受体（PRR）识别到微生物之后才能活化，淋巴细胞则与之不同，其具有严格的特异性，因此自我与非我的识别必须从克隆的水平来实现。T 细胞和 B 细胞主要通过三种基本

表 22-4　多层次的耐受

类型	细胞类型	部位	机制
中枢部位			
中枢耐受	T 细胞	胸腺	以清除、无反应为主，也可为编辑
	B 细胞	骨髓	编辑，无反应，清除
周围部位			
未成熟 B 细胞耐受	过渡阶段 1（T1）B 细胞	外周	清除，活化无反应
外周无反应	T 细胞和 B 细胞	次级淋巴器官和外周组织	异常的信号诱导细胞失活
无反应性	T 细胞，B 细胞可能	外周组织和次级淋巴器官	自身抗原或协同刺激信号不足
难捕获的自身抗原	T 细胞，B 细胞	外周淋巴器官	隔离，屏蔽
调节	T 细胞，B 细胞	次级淋巴器官和炎症部位	调节性细胞通过细胞内信号通路和细胞因子介导抑制作用
活化细胞的克隆清除	T 细胞，B 细胞	炎症部位和次级淋巴器官	促存活因子下降引起的细胞凋亡
细胞因子失衡	T 细胞	炎症部位和次级淋巴器官	病原性 Th 细胞亚类分化趋势减少
后体细胞高频突变	B 细胞	生发中心	缺乏 CD4 T 细胞辅助，清除（Fas 途径）
组织排斥	T 细胞，B 细胞	外周组织	抑制细胞内信号和细胞因子
固有免疫机制			
活化需要的 PRR 机制	固有免疫细胞	炎症部位	自我 - 非我识别的简单机制
适应性免疫反应抑制	不成熟和成熟 DC	炎症部位和次级淋巴器官	抑制信号的传递和 Treg 活化
凋亡细胞清除	补体，吞噬细胞	外周组织	清除潜在的促炎物质和自身抗原
适应性免疫反应中补体介导的效应	淋巴因子固有免疫细胞	次级淋巴器官，外周组织	激活机制的调节

PRR，模式识别受体；Treg，调节性 T 细胞

策略来实现这一机制。第一，在发育阶段控制细胞的反应类型。例如，当抗原受体接收到来自死亡细胞的强烈刺激时，初始淋巴细胞可以发生反应，而在成熟的细胞内，类似的信号可导致细胞活化。通过这种机制，可以从新生的淋巴细胞中清除自身反应性克隆，因为这些细胞可以引起损伤。第二，成熟淋巴细胞的活化，除了要有抗原抗体的结合之外，还需要第二共同刺激信号。如果此信号缺失，则会导致细胞失能或者死亡。在大多数情况下，共刺激信号可以限制自身反应，因为该信号在很大程度上是由活化的固有免疫细胞提供的。第三，淋巴细胞有一个相当广泛的调节因子系列，以各种方式对淋巴细胞进行精细的调控，这对于控制自身反应克隆是十分必要的[51-53]。在 B 细胞（而不是 T 细胞）中，抗原受体（膜免疫球蛋白 IgM）表达和钙流的能力与自身反应程度存在负相关[54]。

这些机制的缺乏可以广泛影响淋巴细胞上其他表面受体，包括促存活信号（IL-7R、BAFFR 和 IL-2R），促凋亡信号（TNFR、FasL 蛋白、TRAIL），共刺激信号（CD28、CD40、TLR），分化信号（IL-12R、IL-4R、IFNγR、IL-23R、视黄酸受体、TGF-β 受体、SAP/SLAM 家族成员、OX40 和 ICOS/ICOSL），抑制信号（FcγRⅡb、CD22、CTLA4、PD-1），抗原受体信号的调制信号（CD19、CD45）和活化信号（SAP/SLAM 家族）。已经证实这些分子的活性可以影响自身免疫的发展[19]。总之，这些自我与非我的免疫的识别机制勾勒出了细胞间的基本作用模式，即固有免疫和适应性免疫系统使各个 T 细胞和 B 细胞克隆对自身抗原耐受，对自身免疫疾病呈现抗性。

固有免疫系统及耐受

鉴于固有免疫系统在启动和调节适应性免疫应答中起到至关重要的作用，其对耐受和自身免疫有巨大的影响也不足为奇。虽然固有免疫系统对自身免疫的贡献尚未被完全阐明，但已经发现了一些固有免疫系统影响自身耐受的方式。

第一，在正常情况下，固有免疫系统的活化通常需要微生物与模式识别受体的结合，这种直接和简单的方法使得免疫系统可以来区分自身抗原和外来抗原[55]。PRR 能够识别病原体结构和少数自身分子，某些损伤相关模式分子（damage-associated molecular pattern，DAMP），如细胞应激、损伤或死亡时释放的热休克蛋白[56]。PRR 能够通过定位不同，分为分泌性（如凝集素、穿孔素、纤维胶凝素）、跨膜性（如 TLR、某些 C 型植物血凝素受体和 N- 甲酰蛋氨酸受体）、内体型（如 TLR）或胞质型（如视黄酸诱导基因相关受体、NOD 相关受体）和 DNA 受体（如 IFI16、AIM2、cGAS-STING 通路）[57-59]。通过自发基因重复或转基因方法过表达 TLR7 能促进系统性自身免疫，表明了这种机制的重要性[60]。某些 PRR 介导了事件的发生，如 TLR7 和 TLR9，二者对外来和自身核酸具有相同的敏感性。通过在亚细胞成分中的定位，避免了与内源性核酸的接触[61]。然而，在 TLR7 过表达的情况下，可使正常情况下亚兴奋数量的内源性 RNA 活化免疫细胞。因此，病原微生物的识别通常需要某些旁路机制。

第二，在某些情况下，固有免疫系统的一些细胞会积极地抑制适应性免疫系统的活性。例如，未成熟的或成熟的树突状细胞能够通过诱导 CD4+ 调节性 T 细胞（Treg）和其他机制来促进耐受[62,63]。

第三，固有免疫系统的另一个重要功能是以非炎症反应的方式迅速地清除凋亡细胞[64,65]。若此功能缺失，则会引起具有自体抗原特性的物质（包括核酸、继发性坏死产物和释放的炎症因子）的增加，进而导致系统性自身免疫性疾病[66]。因此，一些清除凋亡细胞的关键分子缺失与自身免疫相关，包括：①吞噬细胞上与 Gas6 或蛋白 S 结合的 Tyro3-Axl-Mer 受体、凋亡细胞上暴露的磷脂酰丝氨酸（phosphatidylserine，PS）[67]；②乳脂球表皮生长因子 8（milk fat globule-epidermal growth factor，MFG-E8）蛋白，该蛋白可以与吞噬细胞上的 αVβ3 整合素和凋亡细胞上的 PS 桥接[68,69]；③能够结合 PS 的驻留巨噬细胞表达 Tim4[70]；④ 12/15 油酸氧化酶控制吞噬凋亡细胞的吞噬细胞亚群[71]。⑤天然 IgM、补体 C1q 或 C1q 受体（SCARF1）结合后可促进对凋亡细胞的清除[72-75]。

第四，人们已经证实补体的一些成分可直接参与自身免疫。例如，补体经典途径的近端组成（包括 C1q、C4 和 C2）部分缺失与 SLE 有关。其中的机制尚不明确，但已经发现补体的这种缺失会导致清除凋亡细胞产物或者免疫复合物的能力受损，淋巴细胞活化的阈值发生变化[76]。在慢性移植物抗宿主病的狼疮模型中，C1q 通过与线粒体细胞 - 表面蛋白 p32/

gC1qR 相互作用改变细胞代谢，以及抑制 CD8+ T 对自身抗原的应答[77]。另一个例子是 CD55（或衰变加速因子），这是一个可以限制补体活化的细胞表面蛋白，其缺失与 T 细胞反应增强、动物模型中的神经炎症反应和狼疮加重有关[78,79]。

第五，固有免疫系统可能是自身抗原物质的主要来源。如中性粒细胞细胞外陷阱（NET）是与细菌作战的中性粒细胞挤出的网格结构，能够收集自身反应抗原，其在疾病维持中的作用已经被确定[80]。因此，在许多层面中，固有免疫系统在维持耐受和控制自身免疫中发挥重要作用。

T 细胞耐受

T 细胞在建立和调节高度特异性的耐受过程中发挥关键作用，研究人员已经证实三种相关机制：中枢耐受，T 细胞在这个过程中首先获得其抗原受体；外周耐受，T 细胞在此过程中遭遇不存在于胸腺的自身抗原；激活后调控，活化和增殖的 T 细胞克隆在此过程中恢复到静息状态。中枢耐受发生于在胸腺中发育的自身反应特异性的 T 细胞，其机制主要是清除和失能，也可能是 TCRα 链受体编辑[81,82]。这一过程虽然非常有效，但作用并不完全。大部分自身反应性 T 细胞对自身抗原仅有中等甚至更低的亲和力，有的自身抗原也并不在胸腺中表达，导致这些细胞无法被清除。因此，会有很大一部分自身反应性 T 细胞迁移到外周。从维持免疫系统抗原识别能力的角度来讲，这是十分必要的，但这在另一方面也使得机体容易遭受自身免疫。在此情况下，外周耐受就显得十分必要。

目前已经发现了多种在外周能够避免自身反应发生的机制。其中，一个常见的解释是，由于丰度较低、性质或者位置特殊，大多数组织相关的自身抗原并不接触免疫细胞，因此无法引发自身免疫反应。这种机制也得到了实验的证实：即通过转基因的手段使 T 细胞过表达某些组织特异性自身抗原对应的 TCR，也不会导致 T 细胞被清除或者活化，同时也不会引起自身免疫性疾病。然而，这些所谓的失能 T 细胞的功能是完好的，当其出现在某些常见的情况（如炎症或组织损伤）时，也可以对自身抗原起反应[30,83]。少数自身抗原，比如存在于眼睛的前房、中枢神经系统，或其他所谓的免疫特殊部位的抗原（最初发现其可进

行同种异体移植），由于所处的解剖位置较为封闭，不易接触到血液细胞且缺少常规的淋巴液引流，因而对自身反应具有抗性[84]，这一结果的后半部分还有争议[85,86]。其他一些能够使免疫细胞与脑组织分离的解剖结构，例如内皮细胞、上皮细胞和胶质细胞与中枢神经系统建立的分离屏障已经获得了较高解析度的图像[85]。隔离是十分重要的，因为 T 细胞通常首先是在次级淋巴器官内活化，然后迁移到靶器官，并在靶器官中被抗原递呈细胞重新活化，并产生促炎因子，引起组织损伤[87]。然而，仅仅具有解剖学的分离结构是不能支持免疫赦免的，这个问题我们将在后面进行阐述，如宿主施加的局部反应机制[88,89]。

另一个外周机制是双信号原则，即 T 细胞的活化同时需要 TCR 提供的抗原信号和 CD28 提供的共刺激信号。因为 CD28 的两个配体 CD80 和 CD86 主要在活化的专职抗原递呈细胞中高水平表达。若静息的抗原呈递细胞呈递自身抗原就会导致耐受。未成熟 DC 就是通过这种方式促进耐受的。在 MHC 分子上组成性地呈递低剂量的自身抗原，会导致相应的 T 细胞死亡或者失能[90]。

T 细胞外周免疫耐受的维持也可以通过免疫系统中的免疫调节细胞来实现，CD4+ 调节性 T 细胞（Treg）就是典型代表[91-96]。Treg 由一群独特的 αβT 细胞亚群构成，可以产生于胸腺（自然 Treg，nTreg），也可以由外周暴露于 TGF-β 的外周幼稚或成熟的 CD4+ T 细胞（诱导 Treg，iTreg）分化。这两种 Treg 的发育都受转录因子 FOXP3（forkhead boxP3）的诱导。典型特征是表达高水平的 CTLA-4 和 IL-2 受体成分 IL-2Rα（CD25），并且需要 IL-2 才能存活。Treg 在常规 T 细胞活化的同时便被激活，参与每个适应性免疫反应过程，对于维持合适的免疫反应强度至关重要。一般认为，Treg 通过 CTLA-4 和减少 CD86/80 表达下调 DC 功能，进而抑制 T 细胞的活化。通过与 IL-2 竞争，产生一些免疫抑制细胞因子（如 TGF-β、IL-10 和 IL-35），和表达抑制性表面分子（CD39、CD73、LAG3、T 细胞受体免疫球蛋白和 ITIM 结构域）[95-97]。这些分子介导 Treg 附近的免疫和炎症细胞的功能抑制，与 T 细胞的抗原特异性无关[98]。Treg 在适应性免疫应答中也显示功能，包括分化进入亚类（Th1、Th2、Th17 和 Tfr）[99]，相对应的 CD4+ 效应 T 细胞。虽然 Treg 细胞是高稳定的细胞系。在某些情况下，表达效应分子和配体的

CD4$^+$ T 细胞不稳定的细胞系已经被描述[100-102]。组织驻留的 Treg 亚类，附加他们的免疫抑制功能，表达组织特异性转录因子和专用介质，以促进内环境稳定和许多器官组织的愈合，包括脂肪、肌肉、肺、肠道和皮肤[99,103]。在自身免疫中，还有一些具有免疫调节活性的 T 细胞，包括 Tr1、CD8$^+$ Treg、Qa-1/HLA-E 限制的 CD8$^+$ T 细胞和 γδT 细胞，但对这些细胞缺少较好的特征描述[104-108]。因为 Treg 能够作用于特异性的器官或细胞类型，包括抗原特异性淋巴细胞，正在考虑应用不同类型的 Treg 策略治疗自身免疫疾病[109-111]。

组织本身也具有抑制自身反应的机制，可以形成免疫特殊结构[88,112-114]。这些组织可以分为四大类。第一，某些组织上分布有一些细胞表面抑制分子，可以清除或者削弱自身反应性 T 细胞的活性，如促进凋亡的 FasL 和 TRAIL，具有淋巴细胞抑制功能和增强 Treg 功能的 PD-L2，补体调节蛋白、CD46 和 CD55 等。第二，某些组织可以分泌具有抑制炎症和免疫活性功能的可溶性分子。特别是在眼房水中有分布广泛的调节分子，包括 TGF-β、α 黑素细胞刺激素、血管活性肽、降钙素相关的多肽、生长抑素、巨噬细胞抑制因子、补体抑制分子等。第三，淋巴结内定植的基质细胞能诱导具有识别外周组织限制性自身抗原功能的 CD8$^+$ T 细胞产生耐受[115,116]。因此，有学者提出，淋巴结和组织间质干细胞可以清除能与组织限制性抗原结合的 T 细胞，这些组织限制性自身抗原并不存在于胸腺。第四，眼的前房有一种独特的免疫反应类型，可以通过一个复杂的、多步骤的过程削弱破坏组织的免疫反应强度，这个过程被称为前房相关免疫偏离（ACAID）[88,114,117]。虽然在很长的一段时间内，人们都认为 ACAID 对于耐受具有十分重要的作用，但是最近的观点认为其主要功能是调节免疫反应，使眼睛能在不破坏完整性的情况下应对感染[118]。

另一个可能的外周耐受机制是免疫偏离，使机体偏离容易诱发疾病的细胞因子模式。例如，若细胞因子模式从 Th1 向 Th2 型偏移，则可以抑制自身免疫性疾病的发展[119]；同样，可以使 α 神经酰胺活化 NKT 细胞，诱导 IFN-γ 产生，进而可以削弱适应性免疫中的 Th1 和 Th17 反应，保护机体免遭实验性自身免疫性葡萄膜炎[120]。在这些模型中，自身反应性 T 细胞是活化的，但无法产生能损伤组织的促炎因子。

除了中枢和外周免疫耐受，免疫系统还必须通过对活化或增殖的 T 细胞进行抑制或清除的方式来避免自身免疫。这种调节方式由几个方式介导，包括上调抑制性受体（如 CTLA4、PD-1）的表达[121]、表达类似于 Fas 的促进凋亡受体、合成代谢酶吲哚胺 -2，3- 双加氧酶（indoleamine-2, 3-dioxygenase，IDO）[122]、释放诸如 Bim 的细胞内促凋亡因子。若这些控制 T 细胞反应强度的介质缺失，将导致淋巴细胞重度增殖，引发不同程度的自身免疫。在应用检查点阻断剂 CTLA4 和 PD-1 治疗的肿瘤患者中频繁发生自身免疫病已经清楚的证明了这一结果[123]。

B 细胞耐受

B 细胞不仅可以产生抗体，也可作为 T 细胞和滤泡树突状细胞潜在的抗原呈递细胞，同时也具有免疫调节作用[124,125]。此外，在诸如 1 型糖尿病[126]和多发性硬化[127]这类 T 细胞介导的自身免疫性疾病中，以利妥昔单抗降低 B 细胞也可以缓解病情。因此，确定 B 细胞的耐受机制和 B 细胞在自身免疫性疾病耐受中的具体作用，是一项非常有意义的工作[128]。

在讨论特异性耐受机制之前，应该强调的是，B 细胞受体（BCR）交联后，B 细胞的命运高度依赖于细胞发育阶段、外界信号的性质，以及抗原特性，这一现象 B 细胞比 T 细胞表现的更明显。因为在中枢耐受形成的过程中，B 细胞的选择并不是十分严格。一些对控制自身反应性 B 细胞和维持自身耐受重要的检查点，许多与 T 细胞相似的中枢和外周耐受机制已经被确认。此外还有一些其他机制相继报告。

B 细胞的中枢耐受发生在骨髓前 B 细胞向未成熟的 B 细胞转化的过程中，此时 B 细胞在其膜表面表达重排的免疫球蛋白（Ig）基因[129]。对膜结合自身抗原而言，高亲和力的 B 细胞发生中枢耐受的主要机制可能是受体编辑（即取代 L 链），在少数情况下也可以失能。而对可溶性自身抗原而言，耐受的机制则主要是受体的编辑和失能[130,131]。失能 B 细胞在人外周血中（IgD$^+$ IgM$^-$ 细胞）[132]及小鼠脾中（T3过渡 B 细胞）[133]均可检测到。其存活时间较短，这至少与其 BAFF 受体下调有关，该受体影响 B 细胞存活。这一特点使得失能 B 细胞与其他未成熟 B 细胞相比并无优势，因此难以进入 B 细胞滤泡。

在外周，最早的耐受检测点发生在过渡阶段 1(T1)

B 细胞，经过两天的发育，其将转化为过渡阶段 2（T2）B 细胞，随后成为初始 B 细胞亚群[129,134-136]。T1 B 细胞是一群并不在骨髓中长期驻留的细胞，保留了不成熟的表型，其存活依赖于 BAFF。重要的是，当用一些在外周存在、但是不表达于骨髓的抗原进行刺激时，B 细胞并不被活化，甚至可能发生凋亡，这一特性导致了 B 细胞的清除。因此，B 细胞的这个特有机制表明了中枢耐受向外周耐受拓展的必要性。自身反应性 B 细胞能够下调其表面 IgM[54]，使其逃逸清除和增加宿主自身免疫病的危险。

其他外周耐受机制很多与前文描述的 T 细胞耐受机制相似，但也存在一些差异，因为 B 细胞和 T 细胞抗原识别方式和分化途径各不相同，如，BCR 结合的抗原实际上是三级结构，TCR 则仅能结合宿主细胞表面的自身 MHC- 肽的复合物。因此，B 细胞可能因为数量不足或接触不足而不知道与其相应的自身抗原[31]。或者，如果 BCR 在没有共刺激（即两个信号）的情况下发生作用，就会发生细胞无能并最终导致细胞死亡[137]。

另一个重要的检查点是在 T 细胞依赖的免疫应答过程中，此时 B 细胞在生发中心（germinal center, GC）经历亲和力成熟后获得新的反应特异性，其中可能包括自身反应性。有证据表明，自身免疫性疾病在这个关键点上常常是缺失的，因为多数自身抗体是通过体细胞高频突变才获得自身反应性的，且其类别可以转换[138-140]，表明自身抗体是在生发中心成熟的。虽然对外界抗原具有高亲和力的 B 细胞克隆在生发中心形成的机制研究中取得了重要进展，但仍然不能确定具有类别转换能力的自身反应性 B 细胞是如何形成的。一些强有力的证据表明：①因为自身反应性 B 细胞的 BCR 与抗原的结合并不牢固，导致抗原不易被内化处理并递呈给 T 细胞，所以自身反应性 B 细胞与同源 T 细胞的协作机会较少，在生发中心难以生存[141-143]；② B 细胞上的 BCR 在对膜抗原形成高亲和力时可被 Fas 依赖机制抵消[144,145]。

自身免疫理论

自身免疫性疾病的发展在不同程度上受遗传、环境、性别和其他因素的影响，目前的研究表明遗传易感性是疾病发生的必备条件（图 22-1）。因此，有关自身免疫和耐受被打破的理论都与遗传因素密切相关。此外，这些理论也解释了在其他正常动物中诱导自身免疫时，免疫耐受是如何被打破的。若同时考虑到这些因素并加以简化，可将自身免疫性疾病的理论归纳为两个机制，即一个连续进程的两个终端（发育过程中的耐受和反应过程中的耐受），大多数疾病的发生都同时与这两个结果有关。一方面，中枢和（或）外周耐受机制的遗传学缺陷是导致耐受缺失，以及随之而来的自身免疫性疾病的原因；另一方面，自身免疫源于在常规免疫反应过程中，免疫系统对自身抗原并不完全耐受（表 22-5）。一般来说，大多数的系统性自身免疫性疾病是由耐受性缺陷引起的，而器官特异性的自身免疫性疾病则可由任何一种机制介导。

耐受的缺失

虽然可以认为耐受缺陷是引起自身免疫性疾病的基础，但是很难界定常见的自身免疫性疾病和特异性的免疫耐受缺陷，大概是因为一般性的缺陷可发生在多个时间节点。然而，对单基因的人类自身免疫性疾病和动物模型的研究，已经确定了中枢和外周耐受各种层次的耐受缺陷。这类缺陷是由不同的遗传异常引起的，由多种淋巴或非淋巴细胞类型介导。以下是几个有代表性的例子。

中枢免疫耐受是清除新生的自身反应性淋巴细胞所必需的，因此在这一过程受到损失时发生自身免疫就成为可能。这个机制在发现突变的转录因子，自身免疫调节因子（AIRE）得到确认。这个突变会引起自身反应性多腺体综合征 1 [APS-1，又称为自身免疫性 - 多内分泌腺病变 - 念珠菌感染 - 外胚层营养不良（APECED）]，这是一种罕见的遗传性疾病，表现为 T 细胞介导的多发性内分泌器官自身免疫性损伤[146-148]。Aire 缺陷小鼠模型具有类似的症状，这与胸腺髓质上皮细胞上的外周组织基因表达降低，无法清除这些基因产物特异性的 T 细胞有关。实验发现 AIRE 结合某些抑制转录复制的物质，如 MBD1-ATF7ip，可靶向作用于染色体转录组织特异性抗原区域的特异性核抗原甲基化胞嘧啶 - 磷脂酰嘌呤（CpG）二核苷酸。AIRE 也通过阳性选择促进胸腺期 CD4+Foxp3+ 调节性 T 细胞（Treg）生成，这种 Treg 表达外周抗原的特异性[149]。表现与性激素相关的胸腺细胞基因表达，在雌性显示较低的外周组织

表 22-5　自身免疫性疾病的机制

示例	疾病	机制
耐受缺陷		
中枢缺陷		
AIRE 缺陷	APECED 综合征	因为外周的抗原在胸腺内表达减少而导致自身反应性 T 细胞清除失败
ZAP-70 缺陷	炎性侵袭性关节炎（小鼠）	T 细胞活化和胸腺选择过程缺陷
外周缺陷		
FAS/FASLG 缺陷	自身反应性淋巴细胞增生综合征（ALPS）	凋亡缺陷
Rc3h1（M199R）突变	狼疮（小鼠）	Tfh 细胞上 ICOS 表达增加，促进了增殖
TREX1（DNA 酶Ⅲ）缺陷	Aicardi-Goutières 综合征，冻疮样狼疮	细胞内 DNA 聚集诱导了 IFN-α 的产生
FOXP3 缺陷	IPEX 综合征	Treg 细胞缺失
PD-1 缺陷	狼疮，心肌炎（小鼠）	T 细胞外周耐受功能缺陷
非耐受性淋巴细胞活化		
穿透损伤	交感性眼炎	在炎症环境下，自身抗原的释放
柯萨奇 B 病毒感染	T1DM（小鼠）	在炎症环境下，感染介导的自身抗原的释放
用自身抗原和强效佐剂进行免疫	EAE（小鼠）	失能 T 细胞的活化
蛋白质瓜氨酸化	RA	产生新的自身抗原
通过形成二硫键的方式导致Ⅳ型胶原结构的改变	肺出血肾炎综合征	形成新的自身抗原构象
A 组链球菌和心肌抗原存在交叉反应	风湿热	分子模拟
疾病相关的 IL-21 导致淋巴细胞减少	T1DM（NOD 小鼠）	淋巴细胞减少诱导的代偿性增生

AIRE，自身免疫调节因子；APECED，自身免疫性 - 多内分泌腺病变 - 念珠菌感染 - 外胚层营养不良；EAE，自身免疫性脑膜炎；FASLG：FAS 配体；ICOS，诱导的 T 细胞共刺激因子；IFN-α，干扰素 -α；IL-21，白细胞介素 -21；IPEX，X 连锁的免疫失调 - 多内分泌腺体病变 - 肠道病变；NOD，非肥胖型糖尿病（小鼠品系）；PD-1，程序性细胞死亡因子 -1；RA，类风湿关节炎；T1DM，1 型糖尿病；Tfh，滤泡 T 辅助细胞；Treg，调节性 T 细胞

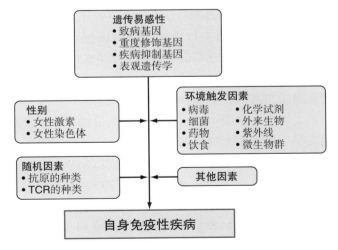

图 22-1　自身免疫性疾病的流行病学。自身免疫性疾病通常是在遗传因素的主导下，由具有促进自身免疫作用的环境、性别和其他因素共同作用的结果

特异性基因，在自身免疫病中始终显示较高的百分率 [150]。最近的研究在小鼠中证明转录因子 FEZF2 和 PRDM1 也调节胸腺髓质细胞的外周组织特异性抗原的表达，防止自身免疫疾病的发生 [151,152]。

改变胸腺选择过程导致自身免疫性疾病的另一个例子是 ZAP70 关节炎模型，只不过这个模型是 T 细胞缺陷造成的 [153]。在这个模型中，ZAP70 的 C- 末端的 SH2 结构域发生了一个影响其功能的突变。已知 ZAP70 是一个 Syk 酪氨酸激酶家族成员，可以被 T 细胞受体复合物 ζ 链活化，其可以削弱 TCR 信号，导致胸腺内 T 细胞和 nTreg 缺失，促进了自身反应性 T 细胞的阳性选择 [154]。有趣的是，研究人员发现，使用几个不同的 ZAP70 的突变体，ZAP70 介导

的信号强度的差异可以影响关节炎易感性。在其他自身免疫病中，ZAP70 介导的信号强度、种系遗传背景以及暴露微生物 PRR 类型的差异不同也观察到相同的结果[154,155]。

对 B 细胞而言，很难证实中枢耐受的缺失会导致自身免疫，而且也未发现类似于 AIRE 缺陷的模型。推测因为从骨髓发生的未成熟 B 细胞的选择过程会持续数天，允许暴露于周围抗原，在 SLE 和 RA 患者中具有较多自身反应性的初始成熟 B 细胞，表明中枢耐受也参与了自身免疫的发生[155-158]。

在外周，外周耐受缺陷促进自身免疫的一个例子是 FAS 缺陷[159]。FAS 是促进凋亡的细胞表面受体，其具有可以通过清除冗余细胞的功能，因而在维持免疫平衡中起到至关重要的作用。FAS 缺陷会引起自身免疫性淋巴细胞增生综合征（autoimmune lymphoproliferative syndrome，ALPS），也被称为 Canale-Smith 综合征。在小鼠中，该病也被称为淋巴组织增生性疾病（lymphoproliferative，Lpr）。这两种疾病都表现为次级淋巴器官的肿大和各种自身免疫症状。淋巴器官肿大主要是由于淋巴器官内聚集了大量在正常情况下很少见到的所谓"双阴性 T 细胞"（缺乏 CD4 和 CD8 共受体）。Lpr 小鼠在外周 B 细胞清除缺陷，导致外周自身反应，这通常是体细胞在生发中心高频突变时发生的[144]。人和小鼠的 FAS 和 FASL 配体缺失也可以出现类似的异常[160]。

在 San Roque 小鼠中，滤泡辅助性 T 细胞（T follicular helper，Tfh）上共刺激分子 ICOS 过表达也可以破坏外周耐受。这些小鼠在 Rc3h1 基因（一个环状的泛素化酶）有一个点突变，可以削弱 ICOS mRNA 的降解能力[161]。ICOS 表达增强可以促进 Tfh 细胞增殖以及生发中心的形成，产生 IL-21，诱发自身免疫[162]。

一种由于淋巴细胞外在的原因导致免疫耐受丢失和自身免疫的例子是 3'核酸外切酶 1 [deoxyribonuclease（DNase）Ⅲ，TREX1] 缺陷。已经证实 TREX1 基因的功能性突变与 Aicardi-Goutières 综合征和冻疮样狼疮有关。Aicardi-Goutières 综合征是一种罕见的进展性脑病，表现为脑脊液中的 IFN-α 水平增高和冻疮样狼疮。冻疮样狼疮是一种系统性红斑狼疮的少见类型，以疼痛、暴露于低温环境的皮肤出现蓝红色病变的皮肤炎症为典型特征[163,164]。自身免疫被认为是由细胞内单链 DNA（ssDNA）聚积，

正常的内源性 ssDNA 通常会被 TREX1 降解，ssDNA 在细胞内聚集会导致细胞内 DNA 感受器的活化，产生过量表达 IFN-α，最终引发自身免疫[165-167]。令人感兴趣的是在紫外线皮肤损伤和 NET 表达的氧化 DNA 能够抵抗 TREX1 降解，并促进 STING 活性和 Ⅰ 型干扰素产生[168]，表明 TREX1 通路在 SLE 病理过程中扮演重要角色。DNASE Ⅰ 和 DNASE1L3 缺乏与人和小鼠狼疮的发生均有关，这也进一步证实了细胞内 DNA 的清除在狼疮发病机制中的重要作用[169-172]。

Treg 缺乏也可以导致自身免疫耐受被打破和自身免疫性疾病的发生[173,174]。在人类，FOXP3 是 Treg 发育的必需基因，FOXP3 单基因缺陷与 IPEX（免疫调节异常、多内分泌腺病变、X 连锁性肠炎）综合征有关。该病是一种严重的系统性自身免疫性疾病，表现为腹泻、湿疹性皮炎和内分泌病变，在发生后第一年通常是致命的。1 型糖尿病、自身免疫性血细胞减少和肾炎也是该综合征较为少见的自身免疫的表现。在自发的 Foxp3 功能突变的 scurfy 小鼠也有类似发现。

由活化耐受或部分耐受的 T 细胞引发的自身免疫

另一个理论是，自身免疫的发生是通过自身反应性 T 细胞的常规活化来实现的。自身反应性 T 细胞在胸腺中没有被清除，在迁移到外周后仍然对相应的自身抗原无反应力。这种对自身抗原无反应力的 T 细胞在正常人和动物的外周普遍存在，可被天然炎症环境中的专职抗原呈递细胞以抗原呈递的方式活化。这种 T 细胞一旦活化，便可以接触到几乎所有的组织，当再次在局部被激活时，它们就可以释放炎症因子，造成组织损伤[87]。这种机制导致的耐受破坏通常与器官特异性疾病有关，因为组织特异性抗原不太可能在胸腺中表达。这一理论得到了以下事实的支持：在 BB 大鼠和 NOD 小鼠胸腺内移植胰岛细胞[175,176]，或在 NOD 小鼠胸腺内注射 GAD（该糖尿病模型中主要的胰岛 β 细胞自身抗原），可以阻止 1 型糖尿病的发生[177,178]。同理，在胸腺内注射碱性髓鞘蛋白或主要的脑膜炎致病肽表位等免疫原[179]，也可以阻止实验性自身免疫性脑炎（EAE）的发生。在具有狼疮倾向的小鼠胸腺内注射多核小体后，自身抗体的产生就会延迟疾病的发生[180]。总之，这些结果

表明中枢耐受机制不健全，自身抗原就会激活淋巴细胞，导致自身免疫。这种机制类似 AIRE 缺乏引起的 APECED 综合征，只是 APECED 的中枢耐受是否有缺陷尚不明确。

对自身抗原无反应的淋巴细胞的免疫耐受能力能否被打破通常取决于多种因素，包括：①自身抗原的特性；②抗原暴露的强度；③抗原受体的亲和力；④自身反应性淋巴细胞的数量；⑤共刺激分子的类型和表达水平；⑥细胞因子和趋化因子格局；⑦是否存在炎症反应[30,181-187]。需要强调的是，尽管机体存在可以识别自身抗原的淋巴细胞，但在正常情况下，外周耐受机制是很难被打破的。因此，虽然实验性自身免疫性模型具有高度可重复性，但建立模型往往需要超生理剂量的自身抗原和强效佐剂，同时也要求动物有特定的 MHC 单倍型，其遗传背景对破坏耐受的因素易感。基于大量的实验证据，研究人员已经确定了多种可以破坏免疫耐受、活化自身反应性淋巴细胞和引发自身免疫性疾病的机制。尽管这些机制对人类疾病的具体贡献还不清楚，但是仍然为我们了解自身免疫发生的机制提供了一个大致的框架。

与普通的免疫反应类似，自身免疫反应启动的关键因素是非特异性炎症反应和共刺激因子，这些因素可以促进自身反应性淋巴细胞的初级活化和增殖。这些因素通过下述方式促进自身免疫反应的发生：细胞损伤或死亡后释放了自身抗原，增加了 MHC- 肽和共刺激因子的表达，活化特异性抗原呈递细胞[182,183,188]。事实上，当发生中度至重度的组织坏死时，往往会出现一些与自身反应有关的证据，虽然这种情况很少会进展为自身免疫性疾病[189,190]。在自身免疫性疾病中，组织或者细胞的慢性损伤，以及自身抗原的持续释放，可以促进抗原呈递的发生和共刺激分子的表达，导致表位的扩展，使得扩增的淋巴细胞所能识别的自身抗原不仅仅局限在最初暴露的抗原[191,192]。这个过程被认为是免疫性疾病进程的一部分。总之，相关研究结果支持这一理论，在某些条件下，如感染或创伤，自身抗原会被释放。若此时存在炎症因子和活化的固有免疫系统应答，就可以引起识别自身抗原的淋巴细胞扩增，导致自身免疫性疾病。

除了释放隐蔽的自身抗原外，目前推测还存在一些启动对自身抗原不耐受淋巴细胞活化的机制。一些研究者提出，初次反应可能取决于某些决定因素，这些决定因素基于"隐秘性"的概念[193,194]。这种"隐秘性"是指蛋白质存在显性和隐蔽表位的层次结构，而这层次结构取决于表位与 MHC 的结合亲和力、蛋白质加工的差异、抗原呈递细胞的种类，以及表位特异性 T 细胞谱[192,195]。因此，在胸腺选择的过程中，假设 T 细胞识别优势表位的能力被削弱，但是其仍然可以识别具有抗原性的、十分丰富的隐蔽表位。这些 T 细胞随后迁移到外周组织，在某些炎症情况下也可以被隐蔽抗原激活。

自身抗原激活无耐受能力的淋巴细胞的另一种机制就是通过翻译后修饰或化学修饰的方式来产生新生抗原。这方面的一个典型的例子就是瓜氨酸蛋白，它是由精氨酸肽脱氨酶（peptidylarginine deiminase，PADI）催化精氨酸残基的脱氨作用形成的。瓜氨酸蛋白是 RA 中很多自身抗体的主要靶抗原，在疾病的发病机制中发挥重要的作用[196-198]。L- 异天冬氨酸 -O- 甲基转移酶（L-isoaspartate O-methyltransferase，PIMT）可以催化异天冬氨酸转化为异天冬氨酸衍生物的能力，促进异天冬氨酸蛋白质的形成。这一过程也会导致天冬氨酸蛋白质的聚集，在小鼠模型中引起狼疮[199]。此外，在 EAE 的 PL/J 模型中，T 细胞的活化需要致脑炎的髓鞘碱性蛋白 Ac1-11 肽的乙酰化，甚至还需要未经修饰的肽链结合到 MHC 上[200]。研究表明，蛋白质的修饰不管是直接形成新的结构（如瓜氨酸），还是间接地改变 MHC 结合力或修饰蛋白质处理过程，均可以产生新的和（或）隐蔽表位[201]。

新的自身抗原的出现也可以是整体结构的改变。这方面的一个例子是由无抗原性的可溶性 IgG 单体形成具有免疫原性的免疫复合物，这种针对 IgG 复合物 Fc 段的抗体就是类风湿因子[202,203]。同理，在肺出血肾炎综合征中，由于硫亚胺键的相互结合，导致Ⅳ型胶原构象的变化，新的靶抗原出现可能成为诱发疾病的自身抗原。这一机制与"构象病"相似[204]。

触发易感个体自身免疫的另一个潜在机制是淋巴细胞减少诱导的 T 细胞稳态扩增[205,206]。当 TCR 与 MHC/ 自身肽的结合力较低时，由于存在大量促进存活的细胞因子（IL-7、IL-15），即使细胞没有被完全活化，也可以出现低水平的增殖，导致细胞扩增。其中，因为结合自身 MHC 的低亲和力 TCR 的参与，导致诱导性 T 细胞没有充分激活、增殖。因此，有研究认为自身反应可以引起自身反应性 T 细胞的扩增，导致自身免疫[205]。这一假说也得到了很多事实的支持：在某些自身免疫性疾病（如系统性红斑狼疮和类风湿关节炎）中，可以出现淋巴细胞减少的情况，一些原发性免疫缺陷患者也具有淋巴细胞减少的表现以及来自动物模型的相似结论。

除了自身抗原外，具有足够的序列或结构相似性的外来抗原也可与未耐受的 T（和 B）细胞发生交叉反应，这种现象被称为分子模拟[207]。对于 T 细胞而言，很多研究结果都支持了这一观点：①交叉反应只需要 8 ~ 15 个氨基酸长度的短肽；② T 细胞识别的抗原是高度变化的，很大程度上取决于少数重要的氨基酸残基，以相同的氨基酸在任何位置模拟表位都是可行的[208,209]；③据估计，单个 T 细胞可以与 10^4 ~ 10^8 种不同的肽发生反应[210]；④ MS 患者体内的 MBP- 特异性 T 细胞克隆可以被多种微生物肽激活[211,212]；⑤用经过修饰的泰勒病毒来表达具有交叉反应性的外源性的流感嗜血杆菌蛋白酶Ⅳ蛋白（13个氨基酸中有 6 个与自身抗原相同）可以诱导 T 细胞对髓鞘蛋白、蛋白脂质蛋白（PLP）发生反应，导致中枢神经系统的自身免疫性疾病[213]。然而，目前还没有令人信服的证据能将特定的针对微生物的 T 细胞的表位模拟与自身免疫性疾病关联起来[214,215]。

相反，已经有大量的证据表明，在一些自身免疫性疾病中，分子模拟可以影响自身反应性 B 细胞的功能。最好的有关交叉反应的例子包括：①在 ANCA 阳性的免疫性局灶性坏死性肾小球肾炎中，细菌黏附素 FimH 和 LAMP2（溶酶体膜 2）具有交叉反应[216]；②在风湿热中，A 组链球菌糖原表位、N- 乙酰葡萄糖胺和 M 蛋白可以与心肌肌球蛋白发生交叉反应[217]；③在 Guillain-Barré 综合征的一种名为急性运动轴索神经病变的亚型中，因为具有相同的决定簇，空肠弯曲菌的脂性寡聚糖可以与末梢神经的神经节苷脂发生交叉反应[218,219]。然而，尽管分子模拟是一个吸引人的假说，但对大多数自身免疫性疾病而言，仍然缺乏支持性的证据。这到底是由于各种来源的多个模拟表位，还是 T 细胞受体强大的可塑性介导是一个悬而未决的问题。

组织炎症反应和功能紊乱的免疫机制

与免疫系统的作用机制一样，自身免疫反应通过中和病原体的方式对自身分子、细胞和组织产生一系列损伤作用。大体上可以分为Ⅱ ~ Ⅳ型超敏反应，分别涉及抗体、免疫复合物和 T 细胞介导的过程（表22-2）。

在Ⅱ型超敏反应中，病理性自身抗体与主要位于细胞表面或组织中的自身抗原结合，通过以下三种机制介导自身免疫性疾病：①改变靶抗原的功能；②促进细胞损伤或死亡；③诱导炎症反应。Ⅱ型超敏反应的一种特殊类型是阻断或增强自身分子功能，仅通过自身抗体即可产生自身免疫表现。比如在 Graves 病中，抗 TSH 受体激动剂抗体可以刺激甲状腺细胞生长和甲状腺激素产生；在重症肌无力中，抗乙酰胆碱受体抗体可以阻断神经肌肉信号传递；在抗磷脂综合征中，抗 β2- 糖蛋白Ⅰ型抗体可改变对抗凝血活性的调节[220]。IgM 或 IgG 与表面抗原结合后，通过补体活化直接裂解细胞或通过沉积的 C3 片段与 CR1 和 CR3 受体间的相互作用，引起吞噬作用，导致细胞直接损伤或死亡。结合的 IgG 也可以通过与 Fc 受体的相互作用促进吞噬，如自身免疫性溶血性贫血、特发性血小板减少症、自身免疫性中性粒细胞减少症。最后，与组织抗原结合的抗体通过激活补体促进炎症反应，即产生趋化因子 C5a 和激活白细胞的 C3 片段，再与 FCγR 结合，激活外周的白细胞如中性粒细胞和巨噬细胞，以及组织中的肥大细胞和嗜碱性粒细胞。这些细胞产生的促炎症细胞因子，通过募集并激活循环中其他的白细胞，进一步促进炎症反应。

Ⅲ型超敏反应是由组织中 IgG 抗体和可溶性抗原形成的免疫复合物异常沉积引起。这种免疫复合物也包括结合型的 C3 补体片段，通常是通过红细胞膜上的补体受体、单核吞噬细胞以及血小板上的补体受体和 FCγR，从循环中被清除。然而，在一定的条件下，如免疫复合物产生过多或者其中抗原含量过多，此时较少的抗体会降低补体沉积和 Fc 区域聚集，从而导致清除效率降低。一旦免疫复合物在组织中沉积，即可通过补体激活和与 FCγR 结合，启动与Ⅱ型反应一样的炎症瀑布，通过这种机制介导的自身免疫性疾病如 SLE 和 RA。

Ⅳ型超敏反应围绕活化 T 细胞介导的组织和细胞损伤，在 CD8+ T 细胞或者主要由 CD4+ T 细胞产生的促炎因子存在的情况下，T 细胞的溶细胞活性激活，发生细胞和组织损伤。在动物模型中，有直接证据证明这种机制的存在，但建模的方法不适于人体研究。此外，还有一些间接证据也支持这种机制，包括自身免疫性疾病患者中自身反应性效应 T 细胞频率增高、免疫病理学发现与 T 细胞介导的自身免疫模型类似与 T 细胞阻断剂（如环孢素 A）间的抑制作用[221]。Ⅳ型反应疾病包括 T1DM 和 MS 等。

但需要注意，某些疾病的机制并不总是显而易见的。如在 RA 中，损伤或功能紊乱的机制可能包括几种超敏反应[222,223]。而在 SLE 等其他疾病中，不同的机制引起的临床表现不同。例如，抗神经元抗体介导的中枢神经系统病理学改变是Ⅱ型的过程，而肾小球肾炎则是Ⅲ型超敏反应[224-227]。最后，对于某些疾病如皮肌炎和系统性硬化症，其组织损伤机制类型还不明确。

自身免疫性风湿性疾病的病理生理机制

虽然对耐受缺失和自身免疫性疾病大体机制的研究给我们奠定了概念性的基础，但是其真正的病理生理学过程可能也会涉及疾病特异的和唯一的机制。两个典型的例子是关于系统性红斑狼疮中的抗核抗体产生和类风湿关节炎中的关节炎的病理生理学机制，详见下文对它们在自身免疫性疾病中的讨论。

最近关于 SLE 的病理生理学模型研究解释了为什么即使有极大的遗传和临床异质性，抗核抗体几乎总是存在于狼疮患者中[60,228]。首先，当自身反应性的 BCR 与含有核小体、氧化线粒体 DNA[229] 或 RNP 抗原的基因的核酸结合后，使自身反应性 B 细胞活化，并将这一复合物内吞进入内溶酶体中；在内溶酶体中释放的核酸与 TLR7 和 TLR9 结合，提供活化的第二信号。这种活化的 B 细胞可以作为高效的抗原呈递细胞，作用于 T 淋巴细胞活化和 B 细胞的类别转换重组产生 IgG 自身抗体。随后，浆细胞样树突状细胞（pDC）和树突状细胞（DC）通过相似的机制摄取自身抗体 FCγRⅡA（小鼠模型中为 FCγRⅢ）与核酸序列的形成免疫复合物被激活。确切的狼疮促进因子（如Ⅰ型干扰素和 BAFF）由 pDC 和 DC 产生，可以很好地增强抗原呈递能力，诱导耐受降低，自身反应性 B 细胞活化，以及自身抗体的产生，进而形成一个放大循环。因此在狼疮易感个体中，限制结合 TLR 的核酸进入内溶酶体并不足以屏蔽它们活性，这一数量的自身核酸在正常人群中通常是无害的。这种机制解释了在 SLE 中自身抗体的高出现率，这些自身抗体能够像结合 DNA 一样有效的结合自身抗原 - 核酸复合物，如组胺酸、RNP、髓过氧化物酶

（ANCA）和许多类型细胞的表面分子，包括血小板、淋巴细胞、中性粒细胞和红细胞。自身抗体针对细胞表面的靶分子是由含有核酸的凋亡小体诱导[230]。重要的是，这个解释提示其他自身免疫性疾病也可能是由特异的病原识别受体（PRR）介导的[231,232]。

RA 的病理生理过程涉及共通和特异的途径，主要通过三个阶段共同促进炎性关节炎[233-238]，HLA-DR1*401（DR4）抗环瓜氨酸肽（CCP）抗体阳性的 RA 患者的研究很好地显示了这些通路，这类患者的疾病程度比较严重。最初的临床前期，出现临床症状一年前的启动阶段，主要包括关节炎症区域外的 T 细胞和 B 细胞活化。环瓜氨酸肽（CCP）是精氨酸脱氨酶的组分，后者由凋亡的中性粒细胞和单核巨噬细胞释放。HLA-DRB1 共同表位能够特异性结合和呈递环瓜氨酸自身肽，被认为是具有这类反应倾向。抗环瓜氨酸肽抗体（ACPA）的靶点包括纤维蛋白原、波形蛋白和 α 烯醇化酶，这些抗体被认为在疾病的病理过程中发挥了重要作用，但作用机制尚不十分清楚。ACPA 的作用靶点还不清楚，但有证据支持由环境因素（如吸烟、矽肺、牙周疾病、肠道微生物）介导的黏膜炎症是对最初有限的 ACPA 应答的反应，随着炎症范围的扩散疾病进入临床过程。

关节炎的临床早期阶段，这一阶段的特征是免疫反应和炎症被局限在关节。免疫复合物和活化的 T 细胞进一步刺激巨噬细胞、滑膜成纤维细胞、内皮细胞、肥大细胞、破骨细胞和血小板[239]，同时产生促炎细胞因子（如 TNF、IL-1、IFN-γ、IL-17A、IL-23、趋化因子、金属蛋白酶、骨桥蛋白），以及能够参与介导滑膜炎、血管栓塞、骨侵蚀，破坏软骨的其他物质。PD-1hiCXCR5-CD4+ T 细胞在 RA 患者的关节滑膜炎和外周血中已经被确定，其表达各种活性因子促进 B 细胞活化和参与上述过程[240]。这些活性作用导致第三期，慢性 RA 期的建立。这期间的显著的炎症和组织损伤主要由活化的成纤维细胞样滑膜细胞所至，滑膜炎症产生广泛的炎症介质，促进外周和局部的免疫细胞的募集和活化[241]。也有人认为，关节炎向未受影响的关节扩散可能是由这些活化的成纤维细胞样滑膜细胞的转运介导的[242]。RA 疾病中 ACPA 亚类的病理生理研究提供了另一个自身免疫性疾病中免疫系统的固有免疫和适应性免疫协同作用的实例，但是有两个独特的特点：第一，主要自身抗原瓜氨酸蛋白质是这种疾病的一种新型特异性靶抗原；

第二，组织损伤很大程度上是由成纤维样滑膜细胞介导的。

自身免疫性疾病的遗传学

在过去的 30 年里，对导致自身免疫性疾病易感性的遗传环境研究，在人类和动物中有了实质性的了解。基因组序列技术的发展、人类群体中遗传变异和单倍型定义的改进、拥有数以千计的患者和对照对象的实验联合组，以及许多重大的技术和分析进展，都大大促进了这一领域的进展 [243,244]。特别是，遗传研究已经从测试几个特定的候选多态性发展到对数百个病例进行全基因组分析，甚至是涉及数千人的更大规模的全基因组关联研究（GWAS）[245,246]，这使得我们不仅可以验证已知的遗传关联，而且还可以捕捉到影响不大的常见致病变异。这些方法结合起来，在 SLE 和 RA 以及其他风湿性疾病如系统性硬化症、川崎病、白塞病、脊柱炎和 ANCA 相关的血管炎中发现了 100 多个候选基因或基因座（参考文献 247 ～ 260，http：//www.genome.gov/gwastudies）。这些候选基因涵盖了固有和适应性免疫系统，但也包括一些免疫学功能未知的基因位点。例如，系统性红斑狼疮可能是在所有风湿性疾病中遗传层面最明确的，其候选基因包括参与抗原呈递（HLA-DR3），B 细胞和 T 细胞受体信号（PTPN22、BANK1、BLK），CD4⁺ T 辅助细胞调节（OX40L、TNFSF4 和 CTLA4），T 细胞介导的调节（PDCD1），细胞因子信号（STAT4），干扰素和 TLR7/9 信号（IRF5、TNFAIP3、IRAK1、IRF7、TYK2），Fc 受体功能（FCGR2A 已经与含有核酸的免疫复合物转运到含 TLR7/9 的内涵体关联），中性粒细胞功能（ITGAM），自身抗原的清除（C1Q、C2、C4），胞质内 DNA 清除（TREX1），还有几个与免疫系统或系统性红斑狼疮关联不十分清楚的基因位点。以上研究对认识 SLE 的特异性通路提供了线索，相关结果已经在小鼠模型中得到了实验验证 [19]。

在 GWAS 和其他包括动物模型的相关研究中，可以对常见于自身免疫性疾病的遗传易感性作出几个一般性结论。第一，自身免疫性疾病与大量易感基因有关，这些易感基因对广泛的免疫、细胞和内脏器官功能产生影响，增强、改变甚至抑制相关病理生理过程。

第二，无论其表型是相对统一的（如 RA），还是多样化的（如 SLE），在个体和群体水平都存在相当大的遗传异质性。此外，虽然有大量的易感基因，但一般来说，只有这些基因的一个子集就足以导致疾病的发生。尚不明确这种异质性的程度是由于共同途径，还是许多特异通路的缺陷所造成的。

第三，绝大多数候选基因或基因座的影响规模不大，大多数比值比（odds ratio，OR）小于 1.5，尽管在某些疾病中，特别是系统性红斑狼疮，已经发现了一些罕见的变异，如与系统性红斑狼疮 90% 以上的发病率有关的 C1Q 缺陷和导致狼疮的 TREX1 突变，它们具有高渗透性。尽管罕见，而且常常表现出与系统性红斑狼疮不一样的临床表现，但单基因狼疮样疾病还是为遗传变异 - 表型关联和相关病理机制的复杂性提供了有价值的见解 [261]。这一发现与抗原呈递和 T 细胞在指导对特定抗原的适应性免疫反应中的核心作用相吻合。然而，对于大多数候选变异，确定其机制和证明其在自身免疫性疾病中的作用将因其低效应的特征而受到阻碍。

第四，一些变异的基因和位点在自身免疫性疾病中是共同存在的，提示它们有着共同的潜在机制 [262]。值得注意的例子是 PTPN22 与多种自身免疫性疾病有关联，包括 1 型糖尿病、类风湿关节炎、系统性红斑狼疮、幼年型特发性关节炎、Graves 病、系统性硬化症、重症肌无力、全身白癜风和肉芽肿与血管炎（以前称为 Wegener 肉芽肿），但不包括多发性硬化症 [263]，STAT4 与 RA、系统性红斑狼疮、系统性硬化症和干燥综合征有关 [264,265]。以上这些结果提示在一些家系中许多不同类型的自身免疫性疾病的发生与广泛的基因易感性因素有关。

第五，在自身免疫性疾病中，共通的单核苷酸多态性（SNP）变异仅占总体遗传性的一部分（20% ～ 60%）[243,244,266]，其中 HLA 区域通常又占了很大一部分。已经提出了几种关于遗传性缺失的原因：①由于 SNP 覆盖不足或者存在拷贝数量变异等促进疾病的非 SNP 基因组变异，使得 SNP 检测失败；②大量共通变异的效应值很微弱（OR < 1.1 ～ 1.2），尽管是大样本研究，但是微弱效应和人群中变异频率较低，统计效能下降，所以不能检出；③少见的变异（1% ～ 5%）或罕见的与疾病相关的风险等位基因（< 1% 的频率）。为了克服这些困难，一个好的稀有基因变化研究要用超过 2500 份样本 [267]。值得注

意的是 GWAS 检测到的许多特征中，效应较小的共同的单核酸变异位点的大小低于效应较大的位点，这被认为在大多数遗传易感性缺失[268]。这个情况对进一步定义基因易感性和基因突变特异性程序具体化提出重要的挑战[269]。

第六，大多数的 SNP 突变体能够引发疾病，但不影响编码区，如果这一 SPN 突变引发的是疾病的急性期的症状，确定突变将十分困难。虽然如此，其中一些已经在疾病相关基因的调控区域内被识别出来，并包括一个增强子集，称为超级增强子或拉伸增强子，它们可以作为线型决定的主转录因子，调节细胞特性[270]。例如 BACH2 的超级增强子区的 SNP，它是 T 细胞激活的调节因子，与几种自身免疫性疾病有关，包括类风湿关节炎、克罗恩病、多发性硬化症和 1 型糖尿病[270]。此外，被批准用于治疗 RA 的 Janus 激酶（Janus kinase，JAK）抑制因子托法替布改变了预测的超级增强调节子节点内 RA 风险基因的表达。因此，对不同免疫细胞类型和其他自身免疫性疾病的非编码增强子和超级增强子区域的特征分析，可以发现发病机制的关键核心和具有治疗潜力的途径产生新的见解。

第七，转录组学的应用，即对患者细胞或组织的几乎所有 RNA 的高通量分析，有助于多个自身免疫病治疗靶点的确定，如 I 型 IFN、IL-1 和 IL-17[271,272]。这个技术用于确定与各种不同疾病状态相关的广泛的基因表达模式，进而促进疾病发病机制的研究和临床疾病分类、诊断和监视[271]。

最后，迄今为止的遗传基因研究认为，无论是现在还是将来，这一结果均不能用于确定高危个体。因为已知的风险等位基因效应微弱，且频率较高，加之遗传性的不完整[244]。然而，这些数据和新技术有助于明确疾病发生的相关途径，以及识别潜在的治疗靶点。

性别与自身免疫性疾病

早期研究发现，自身免疫性疾病有显著的女性性别倾向，这些为疾病的发病机制提供了重要线索[273]。然而，这种女性倾向有很强的多发特性，80% ~ 95% 的女性患者有甲状腺炎、系统性红斑狼疮、干燥综合征和抗磷脂综合征；60% ~ 75% 的女性患者有类风湿关节炎、硬皮病、重症肌无力和多发

性硬化；接近 50% 的患有 1 型糖尿病和自身免疫性心肌炎[274]。性别因素对自身免疫性疾病的影响较大的原因并不清楚，但在一些女性高发疾病中，疾病特征的缺乏表明可能存在多种致病机制。

事实上，根据疾病程度不同，存在性激素和性染色体两种说法[275-279]。在性激素方面，体外实验、动物实验和临床研究的大量证明，自身免疫性疾病的发病率和严重程度受到女性和男性的性激素影响。例如，在系统性红斑狼疮患者中，雌激素和催乳素的分泌已被证明会加重病情。在动物实验中，两种激素均能够降低耐受，并且促进 B 细胞增殖。同时，雌激素也能够增强 Bcl-2 的表达和 B 细胞存活[280]。另外，阉割术和激素替代的狼疮易感小鼠模型研究也证明了雌激素对自发性系统性自身免疫病的促进作用[281]。

有研究支持性染色体在自身免疫性疾病的易感性中具有作用。克氏综合征（XXY）个体 SLE 的发病率较高，但是特纳综合征（XO）个体发病率低[282,283]。此外，利用遗传学手段和性腺手术，可以在小鼠体内直接比较研究一个或两个 X 染色体对自身免疫性的影响，SJL 小鼠发生 EAE 和 TMPD 诱导的狼疮在基因型为 XX 的小鼠中更为严重[284,285]。另一个具有潜在作用的因子是在 B 细胞、单核细胞和 pDC 等位基因表达的狼疮危险基因 TLR7，由于不完全的 X 染色体在雌性单细胞水平是不活动的[286]。B 细胞等位基因表达与更多的 TLR7 蛋白相关，与 TLR7 配体的亲和力更高，更适合经典通路，研究结果支持其增加狼疮的易感性。

性别在免疫系统对微生物和环境因素反应中的影响已经扩展到了自身免疫疾病易感性的研究中[277,287]。某些性激素、X 染色体失活的数量或程度、与环境相互作用的类型共同作用调节性别对易感性的影响，而不是单一因素。

微生物和其他环境诱因

如前所述，大量证据表明环境因素可以在不同程度上影响自身免疫性疾病的发展。一些疾病已被证明有明确的因果效应，然而，同卵双胞胎患相同自身免疫性疾病的比率较低，符合率为 20% ~ 50%，说明环境因素起到重要作用。尽管如此，特殊的环境因素对大多数的自身免疫性疾病的诱导和加重病情的原因仍然未知。造成这种情况的原因可能有很多种，包括

疾病本身、未知的环境危害、复合因素、对整体环境造成影响的累积因素、暴露和发病的时间间隔和暴露后的低发病率等。此外，另一个重要问题是相关的流行病学数据难以统计。由于存在这些困难，我们只能通过动物实验研究疾病的发病机制。

尽管存在局限性，大量环境因素还是参与其中[288]。值得注意的是，最重要的因素是感染和暴露于微生物。流行病学和动物实验表明，自身免疫的增强或抑制取决于暴露微生物和疾病的类型[289,290]。风湿病学的例子包括某些肠道感染后的关节炎症反应，鲍尔道夫氏菌感染后慢性莱姆关节炎，口腔感染牙龈卟啉菌（表达一种肽基精氨酸脱亚氨酸酶能作用瓜氨酸蛋白）引发 RA。微生物诱发或加重自身免疫存在多种机制：①分子模拟[217]；②病原体活化的抗原呈递细胞通过旁站效应激活自身反应性 T 细胞[291,292]；③靶组织的炎症和隐蔽自身抗原的释放[293]；④促进疾病的细胞因子分泌，如 IFN-α[60,294]；⑤病理性免疫细胞的扩展，包括 Th17 和 pDC[292,295-297]；⑥代谢产物释放，能够影响自身反应，调节 T 细胞频率或炎症[298,299]。

病原菌对自身免疫性疾病的抑制作用最初是由 1 型糖尿病和多发性硬化症与"卫生假说"相符的流行病学证据所证实，即在西方国家，降低感染的发生率能够增加过敏性疾病发病率[300,301]。尽管微生物的种类、暴露的类型和机制仍不明确，但这个观点也得到其他的流行病学资料和实验研究证明。近期研究发现，1 型糖尿病倾向的 NOD 小鼠在清洁的环境中病情会加重，而暴露于微生物的环境时病情会好转。肠道菌群的相互作用可以影响，并调节宿主的免疫和局部炎症，这些结果可以视为可见环境影响因素，甚至雌性性别对疾病也有影响[302-305]。许多机制不需要特殊的病原体，而是能被广谱的生物种群介导。另外，某些自身免疫性疾病的动物模型中，自身免疫病的发生是在无菌条件下，由此才能排除微生物环境和感染的影响。这些疾病中，推断激活疾病发生的因素是由自身提供，主要来源于细胞损伤产物。例如，NOD小鼠和 BB 大鼠的 1 型糖尿病模型，AIRE 敲除小鼠APECED 模型，Foxp3 敲除小鼠 IPEX 模型，以及MRL-lpr 小鼠狼疮模型[306-310]。有趣的是，在 MRL-lpr 小鼠的饮食中减少 PAMP 的含量能够降低疾病的严重程度。这些结果表明，在这个小鼠模型中，微生物能够部分影响疾病的易感性，这意味着完全排除微生物的作用十分困难。

最后，研究越来越多地发现微生物组（生活在体内和体外的微生物整体基因组）、免疫系统平衡的改变和自身免疫性疾病之间存在惊人的关系。除了前面的例子外，研究发现肠道菌群失调与 SLE 有关联。肠道病原体胆汁酸球菌与促进肠道黏膜屏障的渗漏、肠道外器官的定植以及系统性红斑狼疮患者和小鼠模型的狼疮疾病有关[292]。令人印象深刻的是，通过用抗生素治疗或接种胆碱酯酶疫苗可以预防小鼠的狼疮发生。在另一项研究中，在两个独立的系统性红斑狼疮队列中检测到五倍高的小鼠球菌表现，它的存在与微生物组的分类复杂性降低、小鼠球菌抗体、疾病活动增加和更严重的情况相关[313]。

除微生物以外的环境因素，常见类型有：①药物，如普鲁卡因胺、氯金化钠和干扰素，通常导致轻微的自身免疫性疾病，停药后会消除；②外伤，穿透伤损伤眼球导致交感性眼炎；③各种环境影响，如地沟油（导致毒油综合征）、紫外线辐射（加重全身性自身免疫性疾病）、碘（引起自身免疫性甲状腺炎）、二氧化硅（类风湿关节炎、系统性红斑狼疮、系统性硬化症）和吸烟（与抗 CCP 抗体和 HLA-DR4$^+$ 类风湿关节炎相关）[198,288]。

结论

自从 1904 年，Donath 和 Landsteiner 首次报告了阵发性血红蛋白尿症中存在自身反应的证据以来[314]，自身免疫领域在基础科学和临床层面均取得了巨大的进展。值得注意的是自本书上一版以来，在遗传易感性、环境因素（特别是微生物组）和病理生理学方面取得了实质性进展，特别是不断完善了连接病因和免疫病理学的许多信号途径。研究进展更好地阐释了固有免疫反应如何在启动自身免疫，决定适应性自身免疫反应和自身免疫性疾病的类型方面发挥关键作用。遗传学研究已经发展到更大的 GWAS 项目，且更加注重识别和描述潜在的致病变体的机制。对疾病发病机制的理解，主要关注更常见的风湿病，在巩固和扩展现有框架的基础上，进一步确定关键的路径和分子。从实验室到床边的转化方法的成功探索对患者护理非常重要，这使得新的治疗方法被引入到临床。尽管取得了这些进展，但自身免疫的许多重要方面仍未得到解决，对患者的护理仍未达到最佳状态，重建患者耐受性的目标仍然遥不可及[315]。目前更广泛的免疫抑制疗法只是部分有效，并与显著的副作用有关。因此，迫切需要研究风湿性自身免疫疾病的基本过程，进而开发有效和安全的临床治疗方案。

Full references for this chapter can be found on ExpertConsult.com.

部分参考文献

1. Shapira Y, Agmon-Levin N, Shoenfeld Y: Geoepidemiology of auto-immune rheumatic diseases, *Nat Rev Rheumatol* 6:468–476, 2010.

2. Cooper GS, Bynum ML, Somers EC: Recent insights in the epidemiology of autoimmune diseases: improved prevalence estimates and understanding of clustering of diseases, *J Autoimmun* 33:197–207, 2009.

3. Jacobson DL, Gange SJ, Rose NR, et al.: Epidemiology and estimated population burden of selected autoimmune diseases in the United States, *Clin Immunol Immunopathol* 84:223–243, 1997.

4. NIH progress in autoimmune diseases research, National Institutes of Health Publication No. 05-514 2005.

5. Silverstein AM: *A history of immunology*, ed 2, London, 2009, Elsevier Inc.

6. Olsen NJ, Karp DR: Autoantibodies and SLE: the threshold for disease, *Nat Rev Rheumatol* 10:181–186, 2014.

7. Masters SL, Simon A, Aksentijevich I, et al.: Horror autoinflammaticus: the molecular pathophysiology of autoinflammatory disease (*), *Annu Rev Immunol* 27:621–668, 2009.

8. Ombrello MJ, Kastner DL: Autoinflammation in 2010: expanding clinical spectrum and broadening therapeutic horizons, *Nat Rev Rheumatol* 7:82–84, 2011.

9. Schroder K, Tschopp J: The inflammasomes, *Cell* 140:821–832, 2010.

10. Martinon F, Aksentijevich I: New players driving inflammation in monogenic autoinflammatory diseases, *Nat Rev Rheumatol* 11:11–20, 2015.

11. van Kempen TS, Wenink MH, Leijten EF, et al.: Perception of self: distinguishing autoimmunity from autoinflammation, *Nat Rev Rheumatol* 11:483–492, 2015.

12. Stoffels M, Kastner DL: Old dogs, new tricks: monogenic autoinflammatory disease unleashed, *Annu Rev Genomics Hum Genet* 17:245–272, 2016.

13. Van Gorp H, Van Opdenbosch N, Lamkanfi M: Inflammasome-dependent cytokines at the crossroads of health and autoinflammatory disease, *Cold Spring Harb Perspect Biol* 11, 2019.

14. Manthiram K, Zhou Q, Aksentijevich I, et al.: The monogenic autoinflammatory diseases define new pathways in human innate immunity and inflammation, *Nat Immunol* 18:832–842, 2017.

15. Martinez-Quiles N, Goldbach-Mansky R: Updates on autoinflammatory diseases, *Curr Opin Immunol* 55:97–105, 2018.

16. Uggenti C, Lepelley A, Crow YJ: Self-awareness: nucleic acid-driven inflammation and the type I interferonopathies, *Annu Rev Immunol*, 2019.

17. Lee-Kirsch MA: The type I interferonopathies, *Annu Rev Med* 68:297–315, 2017.

18. Gell PGH Coombs RRA: *Clinical aspects of immunology*, ed 1, Oxford, 1963, Blackwell.

19. Kono DH Theofilopoulos AN. Genetics of lupus in mice, in *Systemic Lupus Erythematosus*, eds. R. G. Lahita, Academic Press, San Diego, 2011, 63-105.

20. Sakaguchi N, Takahashi T, Hata H, et al.: Altered thymic T-cell selection due to a mutation of the ZAP-70 gene causes autoimmune arthritis in mice, *Nature* 426:454–460, 2003.

21. Yang Y, Santamaria P: Lessons on autoimmune diabetes from animal models, *Clin Sci (Lond)* 110:627–639, 2006.

22. Benson RA, McInnes IB, Garside P, et al.: Model answers: rational application of murine models in arthritis research, *Eur J Immunol* 48:32–38, 2018.

23. Kouskoff V, Korganow AS, Duchatelle V, et al.: Organ-specific disease provoked by systemic autoimmunity, *Cell* 87:811–822, 1996.

24. Wipke BT, Wang Z, Kim J, et al.: Dynamic visualization of a joint-specific autoimmune response through positron emission tomography, *Nat Immunol* 3:366–372, 2002.

25. Matsumoto I, Lee DM, Goldbach-Mansky R, et al.: Low prevalence of antibodies to glucose-6-phosphate isomerase in patients with rheumatoid arthritis and a spectrum of other chronic autoimmune disorders, *Arthritis Rheum* 48:944–954, 2003.

26. van den Berg WB: Lessons from animal models of arthritis over the past decade, *Arthritis Res Ther* 11:250, 2009.

27. Goverman J, Woods A, Larson L, et al.: Transgenic mice that express a myelin basic protein-specific T cell receptor develop spontaneous autoimmunity, *Cell* 72:551–560, 1993.

28. Lafaille JJ, Nagashima K, Katsuki M, et al.: High incidence of spontaneous autoimmune encephalomyelitis in immunodeficient anti-myelin basic protein T cell receptor transgenic mice, *Cell* 78:399–408, 1994.

29. Katz JD, Wang B, Haskins K, et al.: Following a diabetogenic T cell from genesis through pathogenesis, *Cell* 74:1089–1100, 1993.

30. von Herrath MG, Evans CF, Horwitz MS, et al.: Using transgenic mouse models to dissect the pathogenesis of virus-induced autoimmune disorders of the islets of Langerhans and the central nervous system, *Immunol Rev* 152:111–143, 1996.

31. Akkaraju S, Canaan K, Goodnow CC: Self-reactive B cells are not eliminated or inactivated by autoantigen expressed on thyroid epithelial cells, *J Exp Med* 186:2005–2012, 1997.

32. Rathmell JC, Cooke MP, Ho WY, et al.: CD95 (Fas)-dependent elimination of self-reactive B cells upon interaction with CD4+ T cells, *Nature* 376:181–183, 1995.

33. Li Y, Li H, Ni D, et al.: Anti-DNA B cells in MRL/lpr mice show altered differentiation and editing pattern, *J Exp Med* 196:1543–1552, 2002.

34. Heltemes-Harris L, Liu X, Manser T: Progressive surface B cell antigen receptor down-regulation accompanies efficient development of antinuclear antigen B cells to mature, follicular phenotype, *J Immunol* 172:823–833, 2004.

35. Clarke SH: Anti-Sm B cell tolerance and tolerance loss in systemic lupus erythematosus, *Immunol Res* 41:203–216, 2008.

36. Murakami M, Honjo T: Anti-red blood cell autoantibody transgenic mice: murine model of autoimmune hemolytic anemia. [Review] [43 refs], *Semin Immunol* 8:3–9, 1996.

37. Kim-Saijo M, Akamizu T, Ikuta K, et al.: Generation of a transgenic animal model of hyperthyroid Graves' disease, *Eur J Immunol* 33:2531–2538, 2003.

38. Reeves WH, Lee PY, Weinstein JS, et al.: Induction of autoimmunity by pristane and other naturally occurring hydrocarbons, *Trends Immunol* 30:455–464, 2009.

39. Pollard KM, Hultman P, Kono DH: Immunology and genetics of induced systemic autoimmunity, *Autoimmun Rev* 4:282–288, 2005.

40. Via CS: Advances in lupus stemming from the parent-into-F1 model, *Trends Immunol* 31:236–245, 2010.

41. Yu X, Petersen F: A methodological review of induced animal models of autoimmune diseases, *Autoimmun Rev* 17:473–479, 2018.

42. Hill JA, Bell DA, Brintnell W, et al.: Arthritis induced by post-translationally modified (citrullinated) fibrinogen in DR4-IE transgenic mice, *J Exp Med* 205:967–979, 2008.

43. Kinloch AJ, Alzabin S, Brintnell W, et al.: Immunization with Porphyromonas gingivalis enolase induces autoimmunity to mammalian alpha-enolase and arthritis in DR4-IE-transgenic mice, *Arthritis Rheum* 63:3818–3823, 2011.

44. Burnet FM: Immunological recognition of self, *Science* 133:307–311, 1961.

45. Billingham RE, Brent L, Medawar PB: Actively acquired tolerance of foreign cells, *Nature* 172:603–606, 1953.

46. Bretscher P, Cohn M: A theory of self-nonself discrimination, *Science* 169:1042–1049, 1970.

47. Lafferty KJ, Cunningham AJ: A new analysis of allogeneic interactions, *Aust J Exp Biol Med Sci* 53:27–42, 1975.

48. Jenkins MK, Schwartz RH: Antigen presentation by chemically modified splenocytes induces antigen-specific T cell unresponsiveness in vitro and in vivo, *J Exp Med* 165:302–319, 1987.

49. Janeway Jr CA: Approaching the asymptote? Evolution and revolution in immunology, *Cold Spring Harb Symp Quant Biol* 54(Pt 1):1–13, 1989.

50. Matzinger P: Tolerance, danger, and the extended family, *Annu Rev Immunol* 12:991–1045, 1994.

51. Ohashi PS, DeFranco AL: Making and breaking tolerance, *Curr Opin Immunol* 14:744–759, 2002.

52. Goodnow CC, Vinuesa CG, Randall KL, et al.: Control systems and decision making for antibody production, *Nat Immunol* 11:681–688, 2010.

53. Goodnow CC: Multistep pathogenesis of autoimmune disease, *Cell* 130:25–35, 2007.

54. Zikherman J, Parameswaran R, Weiss A: Endogenous antigen tunes the responsiveness of naive B cells but not T cells, *Nature* 489:160–164, 2012.

55. Janeway Jr CA, Medzhitov R: Innate immune recognition, *Annu Rev Immunol* 20:197–216, 2002.

56. Piccinini AM, Midwood KS: DAMPening inflammation by modulating TLR signalling, *Mediators Inflamm* 2010, 2010.

57. Iwasaki A, Medzhitov R: Regulation of adaptive immunity by the innate immune system, *Science* 327:291–295, 2010.

58. Wu J, Chen ZJ: Innate immune sensing and signaling of cytosolic nucleic acids, *Annu Rev Immunol* 32:461–488, 2014.

59. Brubaker SW, Bonham KS, Zanoni I, et al.: Innate immune pattern recognition: a cell biological perspective, *Annu Rev Immunol* 33:257–290, 2015.

60. Theofilopoulos AN, Gonzalez-Quintial R, Lawson BR, et al.: Sensors of the innate immune system: their link to rheumatic diseases, *Nat Rev Rheumatol* 6:146–156, 2010.

61. Wagner H: The sweetness of the DNA backbone drives Toll-like receptor 9, *Curr Opin Immunol* 20:396–400, 2008.

62. Maldonado RA, von Andrian UH: How tolerogenic dendritic cells induce regulatory T cells, *Adv Immunol* 108:111–165, 2010.

63. Mayer CT, Berod L, Sparwasser T: Layers of dendritic cell-mediated T cell tolerance, their regulation and the prevention of autoimmunity, *Front Immunol* 3:183, 2012.

64. Ravichandran KS: Find-me and eat-me signals in apoptotic cell clearance: progress and conundrums, *J Exp Med* 207:1807–1817, 2010.

65. Colonna L, Lood C, Elkon KB: Beyond apoptosis in lupus, *Curr Opin Rheumatol* 26:459–466, 2014.

66. Nagata S, Hanayama R, Kawane K: Autoimmunity and the clearance of dead cells, *Cell* 140:619–630, 2010.

67. Rothlin CV, Lemke G: TAM receptor signaling and autoimmune disease, *Curr Opin Immunol* 22:740–746, 2010.

68. Hanayama R, Tanaka M, Miyasaka K, et al.: Autoimmune disease and impaired uptake of apoptotic cells in MFG-E8-deficient mice, *Science* 304:1147–1150, 2004.

69. Peng Y, Elkon KB: Autoimmunity in MFG-E8-deficient mice is associated with altered trafficking and enhanced cross-presentation of apoptotic cell antigens, *J Clin Invest* 121:2221–2241, 2011.

70. Miyanishi M, Segawa K, Nagata S: Synergistic effect of Tim4 and MFG-E8 null mutations on the development of autoimmunity, *Int Immunol* 24:551–559, 2012.

71. Uderhardt S, Herrmann M, Oskolkova OV, et al.: 12/15-lipoxygenase orchestrates the clearance of apoptotic cells and maintains immunologic tolerance, *Immunity* 36:834–846, 2012.

72. Botto M: Links between complement deficiency and apoptosis, *Arthritis Res* 3:207–210, 2001.

73. Chen Y, Khanna S, Goodyear CS, et al.: Regulation of dendritic cells and macrophages by an anti-apoptotic cell natural antibody that suppresses TLR responses and inhibits inflammatory arthritis, *J Immunol* 183:1346–1359, 2009.

74. Ehrenstein MR, Notley CA: The importance of natural IgM: scavenger, protector and regulator, *Nat Rev Immunol* 10:778–786, 2010.

75. Ramirez-Ortiz ZG, Pendergraft 3rd WF, Prasad A, et al.: The scavenger receptor SCARF1 mediates the clearance of apoptotic cells and prevents autoimmunity, *Nat Immunol* 14:917–926, 2013.

76. Cook HT, Botto M: Mechanisms of disease: the complement system and the pathogenesis of systemic lupus erythematosus, *Nat Clin Pract Rheumatol* 2:330–337, 2006.

77. Ling GS, Crawford G, Buang N, et al.: C1q restrains autoimmunity and viral infection by regulating CD8(+) T cell metabolism, *Science* 360:558–563, 2018.

78. Liu J, Miwa T, Hilliard B, et al.: The complement inhibitory protein DAF (CD55) suppresses T cell immunity in vivo, *J Exp Med* 201:567–577, 2005.

79. Miwa T, Maldonado MA, Zhou L, et al.: Deletion of decay-accelerating factor (CD55) exacerbates autoimmune disease development in MRL/lpr mice, *Am J Pathol* 161:1077–1086, 2002.

80. Knight JS, Kaplan MJ: Lupus neutrophils: 'NET' gain in understanding lupus pathogenesis, *Curr Opin Rheumatol* 24:441–450, 2012.

81. McCaughtry TM, Hogquist KA: Central tolerance: what have we learned from mice? *Semin Immunopathol* 30:399–409, 2008.

82. Jenkins MK, Chu HH, McLachlan JB, et al.: On the composition of the preimmune repertoire of T cells specific for peptide-major histocompatibility complex ligands, *Annu Rev Immunol* 28:275–294, 2010.

83. Zinkernagel RM, Pircher HP, Ohashi P, et al.: T and B cell tolerance and responses to viral antigens in transgenic mice: implications for the pathogenesis of autoimmune versus immunopathological disease, *Immunological reviews* 122:133–171, 1991.

84. Weller RO, Galea I, Carare RO, et al.: Pathophysiology of the lymphatic drainage of the central nervous system: Implications for pathogenesis and therapy of multiple sclerosis, *Pathophysiology* 17:295–306, 2010.

85. Engelhardt B, Vajkoczy P, Weller RO: The movers and shapers in immune privilege of the CNS, *Nat Immunol* 18:123–131, 2017.

86. Louveau A, Harris TH, Kipnis J: Revisiting the mechanisms of CNS immune privilege, *Trends Immunol* 36:569–577, 2015.

87. Kawakami N, Flugel A: Knocking at the brain's door: intravital two-photon imaging of autoreactive T cell interactions with CNS structures, *Semin Immunopathol* 32:275–287, 2010.

88. Niederkorn JY: See no evil, hear no evil, do no evil: the lessons of immune privilege, *Nat Immunol* 7:354–359, 2006.

89. Caspi RR: A look at autoimmunity and inflammation in the eye, *J Clin Invest* 120:3073–3083, 2010.

90. Steinman RM, Hawiger D, Nussenzweig MC: Tolerogenic dendritic cells, *Annu Rev Immunol* 21:685–711, 2003.

91. Smigiel KS, Srivastava S, Stolley JM, et al.: Regulatory T-cell homeostasis: steady-state maintenance and modulation during inflammation, *Immunol Rev* 259:40–59, 2014.

92. Grant CR, Liberal R, Mieli-Vergani G, et al.: Regulatory T-cells in autoimmune diseases: Challenges, controversies and-yet-unanswered questions, *Autoimmun Rev* 14:105–116, 2015.

93. Ohkura N, Kitagawa Y, Sakaguchi S: Development and maintenance of regulatory T cells, *Immunity* 38:414–423, 2013.

94. Liston A, Gray DH: Homeostatic control of regulatory T cell diversity, *Nat Rev Immunol* 14:154–165, 2014.

95. Dominguez-Villar M, Hafler DA: Regulatory T cells in autoimmune disease, *Nat Immunol* 19:665–673, 2018.

96. Wing JB, Tanaka A, Sakaguchi S: Human FOXP3(+) regulatory T cell heterogeneity and function in autoimmunity and cancer, *Immunity* 50:302–316, 2019.

97. Sakaguchi S, Yamaguchi T, Nomura T, et al.: Regulatory T cells and immune tolerance, *Cell* 133:775–787, 2008.

98. Tarbell KV, Yamazaki S, Olson K, et al.: CD25+ CD4+ T cells, expanded with dendritic cells presenting a single autoantigenic peptide, suppress autoimmune diabetes, *J Exp Med* 199:1467–1477, 2004.

99. Wing JB, Tekguc M, Sakaguchi S: Control of germinal center responses by T-follicular regulatory cells, *Front Immunol* 9:1910, 2018.

100. Zhou L, Chong MM, Littman DR: Plasticity of CD4+ T cell lineage differentiation, *Immunity* 30:646–655, 2009.

101. Komatsu N, Okamoto K, Sawa S, et al.: Pathogenic conversion of Foxp3+ T cells into TH17 cells in autoimmune arthritis, *Nat Med* 20:62–68, 2014.

102. Levine AG, Mendoza A, Hemmers S, et al.: Stability and function of regulatory T cells expressing the transcription factor T-bet, *Nature* 546:421–425, 2017.

103. Panduro M, Benoist C, Mathis D: Tissue Tregs, *Annu Rev Immunol* 34:609–633, 2016.

104. Apetoh L, Quintana FJ, Pot C, et al.: The aryl hydrocarbon receptor interacts with c-Maf to promote the differentiation of type 1 regulatory T cells induced by IL-27, *Nat Immunol* 11:854–861, 2010.

105. Blink SE, Miller SD: The contribution of gammadelta T cells to the pathogenesis of EAE and MS, *Curr Mol Med* 9:15–22, 2009.

106. Dinesh RK, Skaggs BJ, La Cava A, et al.: CD8+ Tregs in lupus, autoimmunity, and beyond, *Autoimmun Rev* 9:560–568, 2010.

107. Jiang H, Chess L: Qa-1/HLA-E-restricted regulatory CD8+ T cells and self-nonself discrimination: an essay on peripheral T-cell regulation, *Hum Immunol* 69:721–727, 2008.

108. Fujio K, Okamura T, Yamamoto K: The family of IL-10-secreting CD4+ T cells, *Adv Immunol* 105:99–130, 2010.

109. Bluestone JA, Buckner JH, Fitch M, et al.: Type 1 diabetes immunotherapy using polyclonal regulatory T cells, *Sci Transl Med* 7:315ra189, 2015.

110. Marek-Trzonkowska N, Mysliwiec M, Iwaszkiewicz-Grzes D, et al.: Factors affecting long-term efficacy of T regulatory cell-based therapy in type 1 diabetes, *J Transl Med* 14:332, 2016.

111. Clemente-Casares X, Blanco J, Ambalavanan P, et al.: Expanding antigen-specific regulatory networks to treat autoimmunity, *Nature* 530:434–440, 2016.

112. Wing K, Sakaguchi S: Regulatory T cells exert checks and balances on self tolerance and autoimmunity, *Nat Immunol* 11:7–13, 2010.

113. Francisco LM, Sage PT, Sharpe AH: The PD-1 pathway in tolerance and autoimmunity, *Immunol Rev* 236:219–242, 2010.

114. Caspi RR: Ocular autoimmunity: the price of privilege? *Immunol Rev* 213:23–35, 2006.

115. Fletcher AL, Malhotra D, Turley SJ: Lymph node stroma broaden the peripheral tolerance paradigm, *Trends Immunol* 32:12–18, 2011.

116. Turley SJ, Fletcher AL, Elpek KG: The stromal and haematopoietic antigen-presenting cells that reside in secondary lymphoid organs, *Nat Rev Immunol* 10:813–825, 2010.

117. Streilein JW: Ocular immune privilege: therapeutic opportunities from an experiment of nature, *Nat Rev Immunol* 3:879–889, 2003.

118. Matzinger P, Kamala T: Tissue-based class control: the other side of tolerance, *Nat Rev Immunol* 11:221–230, 2011.

119. Finkelman FD: Relationships among antigen presentation, cytokines, immune deviation, and autoimmune disease, *J Exp Med* 182:279–282, 1995.

120. Grajewski RS, Hansen AM, Agarwal RK, et al.: Activation of invariant NKT cells ameliorates experimental ocular autoimmunity by a mechanism involving innate IFN-gamma production and dampening of the adaptive Th1 and Th17 responses, *J Immunol* 181:4791–4797, 2008.

第 23 章

微生物组学与健康和疾病

原著 ROB KNIGHT

李　静　译　王　军　校

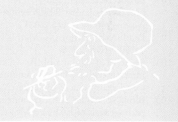

关键点

- 人体微生物组（microbiome）是一个复杂的生态系统，其含量远超机体细胞的数量，而且微生物组基因的数量至少是人体基因组的 100 倍。

- 机体不同部位定居着不同的微生物组，它们之间几乎没有物种重叠。肠道菌群可对机体全身产生化学和免疫影响。

- 人体基因组在不同个体之间几乎完全相同，但微生物基因组在不同个体之间却完全不同。然而，同一个体的微生物基因组在一段时间内还是相对稳定的。

- 影响微生物组的因素包括年龄、饮食习惯、地理位置、药物（包括抗生素及其他药物）和疾病。然而，出人意料的是，人类遗传学对菌群只有一定程度的影响。

- 许多全身性疾病，包括炎症性肠病、心血管疾病、类风湿关节炎（rheumatoid arthritis，RA）、多发性硬化、帕金森和孤独症都与肠道菌群有关联。而且，肠道菌群在疾病中的作用机制已在动物模型中进行了深入研究。

- 人体菌群的研究是高度跨学科的，它整合了来自微生物学、生物化学、分子生物学、生态学、统计学和计算机学的理念。

- 炎性关节炎与啮齿类动物和人类肠道和口腔菌群的关联是最早驱动该领域发展的远程互动示例之一。深入研究菌群与机体特定生物化学和免疫学途径关联的机制，将为菌群在风湿病诊疗中的应用指明方向。

人体菌群

既往观点认为每个人都是单一的生理单元，而最新观点则认为每个人都是一个生态系统，人体寄宿着数万亿微生物。人体健康所需的许多基因功能并未在机体自身的基因组中编码，而是在微生物基因组（即菌群基因组）中。因此，菌群的广泛变异可能比人类基因组的变异与疾病的关联更为密切，尤其是与免疫系统相关的疾病。此外，人类基因组从胚胎期就是稳定不变的，而人体微生物组则不同，它会随发育过程不断变化，而且可以通过饮食、药物和生活方式进一步改善，这为以菌群为靶点的治疗提供了新途径。

十五年前，人们对菌群的认识知之甚少，当时的观点普遍认为，不同个体体内定植微生物的差异对机体健康可能无关紧要。由于大多数与机体相关的微生物在标准培养基条件下很难生长，而且难以用显微镜辨别这些微生物，这些困难进一步阻碍了对微生物的认识。然而，不依懒于培养的方法（即二代测序技术，它大大降低了获取 DNA 序列的成本）的兴起以及计算机工具的发展使得人体菌群与各种疾病的关联研究空前火爆。这些方法再辅以实验室研究，包括无菌小鼠模型，从而推断出将菌群与全身疾病联系起来的关键机制[1,2]。尽管肠道菌群与其他疾病的研究进展更快，类风湿关节炎仍是首批使用这些技术研究肠道菌群与肠外疾病的案例[3]。本章主要描述菌群是什么，宿主 - 菌群相互作用的原则，评估菌群变化的实验和计算机技术，已知的菌群对机体的全身影响，以及这些技术在未来如何应用于解析、诊断及治疗风湿病。

菌群是什么？

我们每个人的体内都定居着约 39 万亿个微生物细胞，比我们认为的"自己"的人体细胞（约 30 万亿）还要多[4]。这些微生物细胞构成了我们所知的菌群（microbiota）以及它们的基因组[5]。然而，在口语中，微生物组（microbiome）也常常用于描述微生物。令人惊讶的是，我们只有 43% 的细胞是机体自身的，而当考虑到独特基因时，这种差异就更大了。根据最新统计，人类基因组包含 21 306 个蛋白质编码基因[6]，但是使用不同方法获得的人类微生物组基因目录的数量始终在 200 万～ 2000 万之间[5,7-10]，这是一个更大的数量级。尽管研究者们已花费数十亿美元研究人类基因组与疾病的关联，但微生物基因组中数量众多的独特基因及其抗原和生物化学活性却远远没有受到重视。最新研究表明，微生物基因组与人体基因组相似，与许多临床体征密切相关，如高密度脂蛋白（high-density lipoprotein，HDL）胆固醇、乳糖摄入量、腰围和臀围及体重指数（body mass index，BMI）[11]。此外，每个个体的宿主基因组从胚胎期就稳定不变（除外几次突变），但其微生物基因组在生命的前 3 年里会发生剧烈变化，并在整个生命周期中具有持续可塑性。因此，尽管非循证错误的可能性也相当大，但从根本上来说，靶向菌群开发新的治疗方法具有巨大潜力。

人体微生物组（图 23-1）具有广泛的生理作用，所有微生物均来自于三个领域：细菌、古菌和真核生物及病毒。既往研究大多集中在感染性疾病的致病病原体上，如肠道致病菌大肠杆菌（Escherichia coli，EPEC），真菌白念珠菌（Candida albicans），或病毒如单纯疱疹病毒 1（herpes simplex virus 1，HSV-1）。然而，菌群中的绝大多数细胞，以及绝大多数独特的菌株和物种，是无害或有益的。

关于菌群的两个重要假说被本章后续所描述的高通量分子技术推翻。首先，人们曾经假设每个人都有"一个菌群"，因为微生物可以在身体各处转移。其次，假设我们都有一个"核心菌群"，它由一定数量的物种组成，承载着相对不重要的变异。例如，2008 年，由美国国立卫生研究院（National Institutes of Health，NIH）资助的在冷泉港班伯里中心召开的人类微生物组计划（Human Microbiome Project）的规划会议上，大部分的讨论都集中在这样一个议题上：

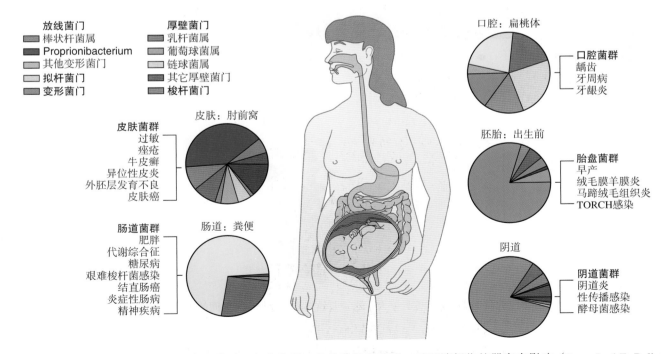

图 23-1　全身菌群的分布及其与疾病的关联。大多菌群，尤其是肠道菌群，对远端部位的器官有影响（From José E. Belizário and Mauro Napolitano: Human microbiomes and their roles in dysbiosis, common diseases, and novel therapeutic approaches. Front. Microbiol., 06 October 2015.）

人类微生物组计划将像人类基因组计划一样，对一个个体的微生物组进行深入测序，然后进行人口学研究，旨在确定在这种遗传背景下菌群的变异。这两个设想后来都被证明是完全错误的。即使在 NIH 资助的人类微生物组计划中，共有菌属的数量也随着被检测对象数量的增加而急剧下降，身体不同部位的菌群可彻底区分开，例如同一个体肠道和口腔菌群之间的差异类似于水中珊瑚礁和牧场土壤中微生物的差异[12]（图 23-2）。尽管付出了巨大努力，但试图在健康人身上寻找不同部位微生物组之间关联的研究多数以失败告终。然而，将不同部位菌群作为疾病（包括类风湿关节炎在内的肠外疾病）生物学标志物的临床观察研究提示，这种关联可能存在于疾病状态中（图 23-1）。

机体 - 菌群互作原则

有趣的是，尽管某一特定身体部位的微生物组的分类组成范围差异很大，但它们的基因编码产物的功能范围却较为一致。在人类微生物组计划的数据

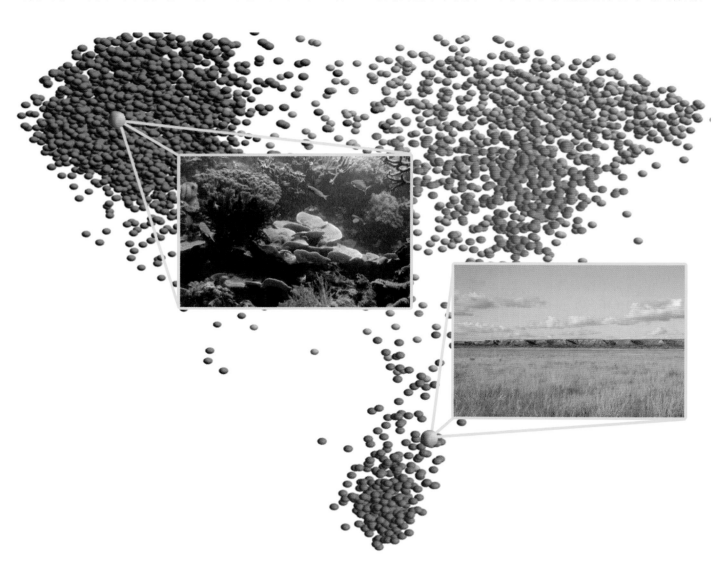

图 23-2 同一个体不同身体部位的微生物组成的差异巨大。这一差异与不同地理环境之间的差异相当。该主坐标分析图（Principal Coordinates Analysis plot）是基于 UniFrac 距离所做。整合了人类微生物组计划（Human Microbiome Project）和地球微生物组计划（Earth Microbiome Project）的数据。不同颜色代表不同的身体部位。图中使用细菌的系统发育树计算每对样本之间的距离（UniFrac）；如果两个样本的微生物组成相似。那么它们之间的距离就越近；如果它们的微生物差异越大，那么它们之间的距离就越远。该图强调了这样一种观点，即一个受试者（黄色点）的口腔和肠道菌群之间的菌群差异性与基于 UniFrac 距离测量的水中珊瑚菌礁群和草原土壤菌群之间的差异性相当

中，来自肠道的两个样本在微生物科水平的组成完全不同，但它们却具有一致的基因功能，这将它们与口腔或阴道样本区分开来[8]。就像在其他生态系统中一样，完全不同的物种集合可汇聚于相同的功能注释。例如，南美洲和非洲的草原或热带雨林在各大洲之间看起来非常相似，尽管两大洲的草原或热带雨林之间没有共享的物种。

由于微生物组中众多基因相互作用的复杂性，而且由于大部分基因的功能要么不为人所知，要么只在非常高的水平上为人所知（例如转运蛋白），迄今为止，大多数研究都集中在将特定类别的基因功能与宿主表型状态关联起来，或对个别细菌（主要是病原体）的特定基因功能进行研究。因此，关于特定微生物基因及其分子产物与疾病之间的功能关联和机制仍有待挖掘。尽管情况比较复杂，我们仍然可以取得一定进展。相似的例子是营养学研究：尽管用质谱仪对你早上喝的一杯咖啡进行分析会产生数千个质量峰，但是大多数分子却从未被鉴定过，我们只需要知道咖啡因是一种活性成分，就可以解释咖啡的许多生理作用。类似地，菌群中的单个微生物可以有很大影响，如普雷沃氏菌（*Prevotella copri*）诱导类风湿关节炎[3] 或 *Christensenella sp.* 减少肥胖[13]。在这些案例中，首先在人群研究中确定具有较大影响的微生物菌株，然后分离菌株并转移到啮齿动物模型中，旨在揭示细菌发挥作用的机制。

由于微生物基因组在数量和种类上远超人类基因组，因此它们提供了许多人类基因组编码的蛋白质所不具有的功能分子。例如，微生物可以合成维生素和支链氨基酸（尽管其含量不足以维持健康）、抗生素、次级胆汁酸和许多其他化合物。个别微生物，如梭状芽孢杆菌（*Clostridium sporogenes*），可将芳香族氨基酸代谢成在血浆中积累的化合物，如吲哚丙酸[14]；其他种类的酶，如三甲胺（trimethylamine，TMA）裂解酶则更广泛地分布在各种不同的细菌中，并将饮食中的肉碱和胆碱加工成三甲胺，然后在肝脏中转化成三甲胺氧化物（trimethylamine-N-oxide，TMAO），并通过炎症过程促进动脉粥样硬化[15]。据估计，哺乳动物血循环中约有 10% 的代谢物来自微生物[16]。微生物衍生的代谢物可以解释饮食、菌群以及慢性和传染性疾病的遗传易感性之间的复杂互作。例如，脱氨酪氨酸（desaminotyrosine），一种由特定菌株的细菌从膳食类黄酮中产生的化合物，通过

激活Ⅰ型干扰素信号通路将暴露于流感的小鼠死亡率从 95% 降低到 25%，但要取得这种疗效，微生物和膳食分子前体都是必需的[17]。由于这一结果出乎意料而且是最近才发现的，未来的研究工作将很有可能进一步揭示饮食、菌群、免疫系统和疾病易感性之间意想不到的关联。

哪些因素影响菌群

机体微生物组会受到许多因素的影响，哪些因素的影响最大已在不同研究中达成共识。尽管研究者们对宿主遗传学是否塑造人类微生物组有着强烈的兴趣，但宿主基因在微生物组组成中的作用却非常有限。在多项研究中，包括双胞胎和直接评估人类基因型的研究，宿主基因组对肠道微生物组的总体变异解释度不足 2%[11,13,18,19]，宿主基因对口腔微生物组的影响同样很小[20,21]。对微生物组影响最大的因素是研究对象的年龄。新生儿有很多未分化的菌群，主要依赖于分娩方式，经阴道分娩的新生儿体内的菌群与母亲阴道内的菌群相似，而剖宫产分娩的新生儿则与成人皮肤相似[22]。肠道菌群在出生后的前 3 年即可发展成近似于成人的状态（图 23-3）[19,23]，其他部位的菌群发展尚未有类似研究。

在成年人体内，对全身微生物组影响最大的单一驱动效应是生活方式。狩猎采集者，如亚马逊盆地的雅诺马米人和非洲大裂谷的哈扎人，其机体微生物组与其他人群明显不同，包括在那些从事农业生产的人群中没有发现的菌门，更不用说那些居住在城市空调房里的居民[24-29]。再比如，螺旋体（spirochetes）似乎已经从大多数人的肠道中消失了，除了那些生活方式最原始的人；相比之下，疣微菌门（Verrucomicrobia，主要是 *Akkermansia muciniphila*）和拟杆菌（*Bacteroides spp.*）则在工业化程度更高的人群中较为常见[29]。

对机体微生物组影响第二大的因素是饮食，肠道菌群的研究优于其他部位菌群，特别是蛋白质与碳水化合物的比例对两种主要类群的细菌（拟杆菌属和普雷沃氏菌）的比例有很大影响[30]，不同种类的膳食纤维以及含盐含糖饮食的摄入频率也有显著影响[31]。然而，长期饮食习惯对菌群的影响似乎是最大的。试图通过短期极端饮食干预来改变菌群的研究收效甚微，与个体之间的差异相比，饮食干预的变化通

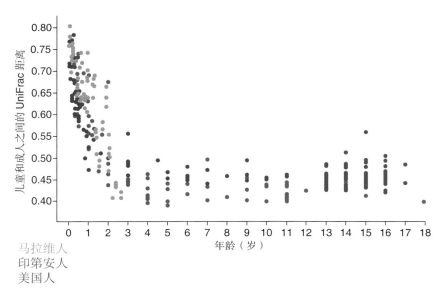

图 23-3　评估婴儿与成人肠道菌群的差异。在人群中，儿童和成人之间的 UniFrac 距离随着儿童年龄的增加而减小。每个点表示一个孩子与来自同一国家但没有血缘关系的所有成人之间的平均距离，绝大多数婴儿的肠道菌群向成人状态的转变在 3 岁之前完成。该结果来源于细菌 16S rRNA 基因 V4 片段扩增的数据（From Yatsunenko T，Rey FE，Manary MJ，et al.：Human gut microbiome viewed across age and geography. *Nature* 486（7402）：222–227，2012.）

常很小，而且往往是同一种干预导致不同个体的菌群朝不同方向发展[30,32]。在大型队列研究中，药物（包括抗生素和质子泵抑制剂）对微生物组有很大影响[31,33,34]，尽管这些药物对菌群影响效应的一致性通常很差。然而，体外研究表明，许多抗生素以外药物，包括抗精神病药物，对肠道微生物组的生长和存活也有很大影响[35]。成人的年龄一直是对肠道微生物有很大影响的因素[19,23,31,33,34]，这种影响虽然不如出生后前 3 年，但在许多探究人类微生物组和疾病表型之间关联的研究中，年龄可能是一个重要的混杂因素。生活环境对机体微生物组具有超乎想象的影响，同居的成年人身体多个部位（包括肠道、口腔和皮肤）的微生物组都趋向相同[11,36]。实际上，狗主人和狗在微生物组的组成上也彼此相似。这一现象与鼠笼对小鼠微生物组影响很大的结果是一致的，因此将特定因素（如单基因敲除）与微生物组联系起来的实验必须在许多笼内重复进行才能可靠[37]（尽管人类的食粪率可能性较低，但粪口途径在传播致病微生物方面仍然很重要，也可能传播非病原体）。有趣的是，根据一项个案研究，手术极大地影响了人体肠道菌群。在 1 天的时间内，8 英寸乙状结肠切除术在患者体内造成的肠道菌群差异可与个体间的最大差异相当[31]。同样，减肥手术对肠道菌群的影响也很大[38]。

有趣的是，在减肥手术中，肠道菌群的变化非常快，并且与减肥过程中的代谢变化有关，甚至在减少热量摄入产生的影响之前。然而，这些变化的机制以及代谢开关是否可以在不手术的情况下触发仍是热门的研究领域。有关影响微生物组效应大小的通用理论，以及如何在特定方向重塑微生物组，仍有待研究。

如何分析微生物组

目前微生物组学研究的状态是，在人体中有许多关联性研究，而机制研究主要在小鼠模型中进行，但很少有商业化和临床验证的基于微生物组的诊断或治疗方法。然而，考虑到动物模型的优越性，这种疗法的潜力是很可观的。

解析微生物组有几种不同的方法，每种方法都各有其优缺点（图 23-4）[2,39,40]。传统的微生物研究依赖于微生物培养，通常是在液体培养基或在有盖培养皿中进行，但仅限于可培养的少数微生物。尽管如此，基于培养的检测方法仍然是感染性疾病诊断的金标准。培养非依赖的方法基于对样本进行直接分子分析，这种方法可以发现更多微生物群落，包括那些难培养或不可培养的微生物。但是，这种方法没有培养的方法敏感性高，因为培养微生物有时可以检测到病

宏观					微观
代谢组 （非蛋白小分代谢物）	**宏蛋白组** （蛋白质） **宏转录组** （RNA）	**鸟枪测序法** （全邮蓄四组，"宏基因组"）	**扩增子测序** （部分基因组）	**PCR 体系** （qPCR, RT-PCR）	**培养** （传统的细菌检测方法，包括一些古菌和病毒）
展示所有生物体产生的小分子 靶向：用于已知的代谢分子（如胆汁酸） 非靶向：适用于发现新的化合物 适用于查看功能变化 与特定的生物体无关联	展示所有生物体产生的蛋白或RNA 适用于查看功能变化 与特定的生物体无关联	每一种生物体的大部分基因组均可被测序，包括细菌，真菌和病毒 包括宿主/患者，是否使用活检样本正在讨论中 展示所有生物体 无功能变化	大多数选定的微生物都存在，取决于使用的方法（不包括病毒） 展示大多数选定的微生物使用16S, 18S or ITS做为"条形码"	可包括单一类型或特定组合的生物体 一般每个样本最多可达24个 仅限于特定的已知微生物	一小部分已知的微生物会在特定的培养基内生长 在需氧条件下，厌氧菌可以分离和生长，但存在许多困难 仅限于在特定条件下可培养的已知微生物
所有生物体 （包括宿主）	RNA病毒以及所有生物体 （包括宿主）	所有生物体 （他括宿主）	16S鉴定细菌和古菌 18S鉴定真核微生物 ITS 鉴定真菌	病毒或者其它选定的微生物 （取决于使用的panel）	细菌、真菌、古菌和病毒 （取决于使用的培养基）
高通量 每次运行 96 个样品 ~48 小时 $$$	高通量 每次运行96~384个样品 ~40小时 $$$$	商通量 包次运行384个样品 ~40小时 $$$	商通量 次运行384个样品 ~40小时 $$	低通量 每次最多运行30个混合样本 1~5小时 $$	低通量 一种培养基检测一个样本 24-48小时 $

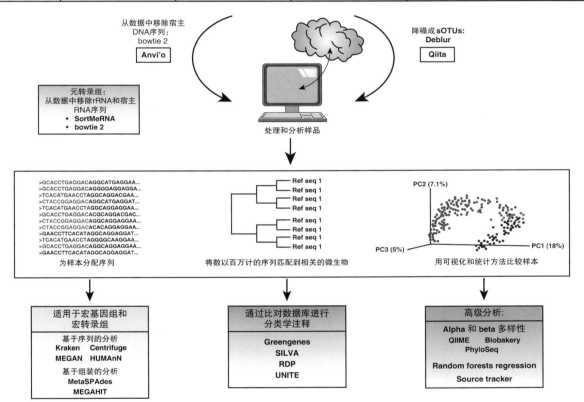

图 23-4　采集后的样本进行 DNA 提取和测序，然后使用可视化和统计学方法进行微生物组数据展示。两种常见的方法是扩增子测序和鸟枪法测序。在扩增子测序中，聚合酶链反应（PCR）引物用于扩增特定基因的特定区域，测序工作主要是集中在这些片段。最广泛使用的方法之一是针对 16S rRNA 基因的 V4 区域进行测序。在鸟枪法测序中，样本中的 DNA 被随机剪切和测序。从基因组的许多不同片段生成数据。在鸟枪法测序之前所使用的样本处理方法的细节对于所检测的数据类型很重要，这种类型的测序可以用于如宏基因组学和宏转录组学测序。测序后对数据进行的初始处理取决于所测序类型。对于扩增子测序，一个常见的策略是将数据上传到 Qiita，并使用 Deblur 将测序数据组装为可操作分类单元（OTU）。分类学注释通常使用贝叶斯分类器（naive Bayes classifier），如核糖体数据库项目（Ribosomal Database Project）分类器，根据扩增靶标，使用 q2-q2-feature-classifier 比对参照数据库，如 Greengenes、SILVA、RDP 或 UNITE［真菌内部转录间隔（ITS）］来实现。宿主相关样本的鸟枪法测序数据首先需要预处理。在分析前去除所有宿主的 DNA。通常情况下。获取的数据会使用 Kraken、MEtaGenome ANalyzer（MEGAN）或 HUMAnN2 等工具进行处理，以生成分类或功能配置文件，或者使用 metaSPAdes 和 MEGAHIT 等工具进行组装。对于这两种测序方法。随后使用更高水平的分析（例如，α 和 β 多样性、分类图谱和机器学习）来研究微生物组变异模式。宏基因组也可以通过 Anvi'o 等平台进行分析。SourceTracker 是分析未知群落起源的贝叶斯分类器，它有助于根据起源环境对微生物样本进行分类。公民科学平台，如美国肠道菌群项目（American Gut Project）。将分子生物学和信息学分析工作进行标准化处理，生成个人样本微生物组成的基本报告，在美国肠道菌群项目中，这些样本也可通过数据整合被用于其他一些微生物组研究中（From Allaband C, McDonald D，Vazquez-Baeza Y, et al.：Microbiome 101：Studying, analyzing, and interpreting gut microbiome data for clinicians. *Clin Gastroenterol Hepatol* 17（2）：218-230，2019.）

原体的单个细胞。

最重要的非培养方法之一是 16S rRNA 基因扩增子测序，由于 16S rRNA 基因（其产物形成核糖体小亚基的主干）具有普遍性，而且存在作为聚合酶链反应（PCR）引物锚点的保守区域和可变区域，因此可将它作为识别特定微生物的标签。在这种方法中，16S rRNA 基因的一个特定区域被扩增并测序，由此可解读特定样本中微生物的组成。然而，16S rRNA 的分析是有限的，因为不同物种的 16S rRNA 基因可能在扩增片段上是相同的，甚至在整个 16S rRNA 基因上也是相同的。使用可替代的标记，如内部转录间隔区（internally transcribed spacer，ITS），可提供更特异性的鉴定，但却牺牲了普适性，因为该区域在细菌中进化异常迅速，每个属必须设计不同的 PCR 引物。但是，真菌 ITS 测序已被广泛用于真菌分类鉴定，部分原因是 18S rRNA 基因在真菌的整个科是相同的，因此不能用于特异性鉴定。由于设计好的 PCR 引物是比较困难的，因此使用已经确定的引物，例如地球微生物组项目使用的 515-806 引物（相对于大肠杆菌 16S rRNA）[12,41] 比从头设计新的引物更好。

其他被广泛应用的不依赖于培养的核酸序列分析方法是鸟枪法宏基因组学（shotgun metagenomics，分析样品中的总 DNA）和鸟枪法宏转录组学（shotgun metatranscriptomics，分析总 RNA）。原则上来说，宏基因组测序提供了一个样本中所有微生物的信息，包括病毒和真菌（它们不能用 16S rRNA 基因扩增子测序，因为没有 16S rRNA 基因），分辨率可至单个核苷酸变异。然而，提高分辨率需要付出更多的代价（通常是高达 100 ～ 1000 倍的测序成本）和更大的计算难度。分析宏基因组或宏转录组数据一般有两种策略。第一种策略是基于参考数据库，使用分析工具将序列比对到参考数据库，例如 Kraken[42] 或 Centrifuge[43]。然而，这种方法的问题是参考数据库中没有的序列会被遗漏，特别是对于没有被广泛研究的身体部位或人类种族的菌群，而且脱靶匹配的概率非常高，因此需要仔细过滤，以避免对病原体（其至对肯定不存在于样本中的物种，如鸭嘴兽[44]）的假阳性检测。第二种被熟知的方法是基于序列组装，它需要将数以千万到数十亿计的短 DNA 片段（通常是 150 ～ 250 个碱基对）组装成完整的基因组，更经典的是方法是，用特定算法（如 MetaSPAdes[45]）将序列组装成 contigs 用以代表基因组片段。这些较长的组装片段比短读 DNA 序列可更准确地比对到特定的分类群中，但组装过程较昂贵，需在服务器上运行，普通笔记本电脑或台式电脑上无法运行。

提供比 Illumina 测序更长的 DNA 序列读取的技术（如 PacBio 或 Oxford Nanopore），合成的长读取技术（如 Illumina TSLR，现已停产），或 10X 技术具有相当大的前景，因为长序列比短序列更容易组装。然而，这些技术比 Illumina 更昂贵且更容易出错，限制了它们目前的适用性。一旦获得了序列（无论是否组装），下一步就是为每个基因分配功能，通常是将它们与已知的功能基因参考数据库进行比对[46]。最近一种有趣的方法是使用浅覆盖（每个样本 100 万个序列）短读 DNA 测序和统计修正来对一个样本进行分类特征描述；其成本可与 16S rRNA 扩增子测序媲美，但准确性又不受 PCR 引物的影响[47]。RNA 分析与 DNA 分析类似，除外转录本不能组装成完整的基因组。原则上，转录本可以提供有关基因表达的有用信息，这在 DNA 水平上无法获得，但 RNA 降解非常迅速（在大肠杆菌中，mRNA 半衰期的中位数是 2 ～ 5 分钟，取决于其繁殖速率）[48]，因此，保存样品必须非常迅速，以防止降解的影响。关于生物标本（如粪便）中转录组学数据的解读尚不清楚。

除了核酸分析，宏蛋白质组学（通过多维液相色谱和串联质谱对复杂样品中的蛋白质进行分析）和代谢组学（小分子分析，通常是气相色谱或液相色谱，然后串联质谱）在微生物组分析方面也有相当大的前景，但这些仍是非常新兴的技术。然而，代谢组学在分析尿液或血浆样本以及将代谢分子（包括微生物产生的代谢分子）与人类表型的关联研究中已非常完善。

如何解读微生物组数据

一旦进行了测序分析，下一步就是将微生物组的特征（分类群、基因、转录本、蛋白质或代谢物）与宿主的表型联系起来。这种通用研究策略已发现了许多人类肠道菌群与宿主表型之间的关联，包括显而易见的肠内疾病（如炎症性肠病和肠易激综合征），以及意想不到的肠外疾病（如肥胖、RA、心血管疾病），甚至还有在十年前完全想不到的疾病（如自闭症、帕金森病、多发性硬化）（图 23-1）。这些研究通常是通过分析特征表来完成，特征表是显示每个样本中每个特征数量或比例的矩阵。这种分析在统计学上有相当大的挑战，因为这些数据是分散的（即表格中的许多条目是零，因为多数微生物在大部分样品中检测不到）、组成的（相对而非绝对丰度数据）以及高度多元化的。因此，用于关联分析的标准统计方法往往不可行，要么是因为对多次比较进行校正后，应用了太多不同的比较以达到统计显著性，要么是因为检验所依据的统计模型不合适，如熟悉的 t 检验或皮尔逊相关系数，会出现较高的错误发现率[48a]。

　　分析微生物组数据的有效方法通常来自生态学，这种分析复杂群落的技术有悠久历史。一些重要的概念包括 alpha 多样性、beta 多样性和分类学组成。Alpha 多样性本质上是单一样本的复杂性，通常包括丰富度（微生物、基因、分子等的数量）和均一度（所有对象在丰富度上是否大致相同或不同）。Beta 多样性是两个不同样本之间的差异，可以对多个样本进行组合，以了解整个群落在梯度、时间序列或组成结构上的差异。分类学组成是将精确的 DNA 序列聚合到更高水平，如种、属、门。处理这类数据的有效方法包括：使用专门的方法对特定微生物和微生物组与表型之间的关联进行统计检验，如 ALDEx2［方差分析（ANOVA）样差异表达][49]、成分分析（ANCOMs)[50]、系统发育等距对数比（PhILR)[51] 和本金金额（principal balances)[52]。其中，主坐标分析和非度量多维标度可生成整个数据集的降维图，然后可以使用置换多变量方差分析（PERMANOVA）分析其与表型的关联[53]。还可以使用相关分析，如 SparCC（成分数据稀疏相关)[54] 或 CoNet[55]，推断微生物互作网络。机器学习技术，尤其是随机森林分类器，可被广泛应用于微生物组的分类和回归分析[56]，有时可将数千个特征减少到只有几十个特征的模型，然后用来设计靶向分析。这些分析工具都被打包成套，如微生态定量研究（QIIME)[57]，它可获取原始序列数据或计数表并执行相关的统计分析。数据库资源，如 Qiita[58]，促进了这些分析工具对现有数据集的应用，这些数据集包含了来自数千项研究的数十万生物标本，也包括新收集的数据（图 23-5）。

目前微生物组的应用

　　在个体研究的背景下，上述方法已成功将微生物组（分类群或基因的总体模式，单个分类群或基因）

与众多人类表型联系起来。肠道和口腔菌群与 RA[3] 和系统性红斑狼疮（systemic lupus erythematosus，SLE）的发病均相关[59,60]。肠道菌群也与许多用于 RA 和狼疮的药物的不同反应性［疗效和（或）毒性］有关，包括甲氨蝶呤[61]、TNF 抑制剂[62,63]、类固醇[64]、非甾体抗炎药（NSAID)[65] 以及镇痛药[67]。反过来说，许多药物似乎也能影响菌群，所以药物和菌群的因果关系通常是不明确的。因为微生物也会代谢许多药物，这使得药物的活性或多或少会受到影响，因此未来的药物疗效和毒性研究也需要考虑微生物组的影响。此外，这些药物中的大多数是在非风湿病的情况下进行的研究，因此结果是否适用于风湿病仍有待明确，因为同一种药物在特定疾病影响的微生物组中可能有不同的疗效或代谢模式。然而，在整个人群中推广这些结果用以产生一种基于微生物组的临床有效检测，无论是用于疾病的诊断还是作为伴随诊断，到目前为止还难以实现。微生物组学的 meta 和联合分析一直具有挑战性，因为不同研究之间的技术差异（例如，DNA 提取方法、PCR 引物的选择或构建文库的方法以准备用于先进仪器测序的 DNA，以及生物信息学分析）往往比病例和对照之间的生物学差异有更大的影响[68,69]。即使在技术方法都一致的队列研究中，用于区分患者和对照人群的特征微生物可能也不适用于另一个城市，因为这种特征微生物在不同城市的对照人群中可能也是不一样的，这就有可能导致分类错误[70]。尽管其他自身免疫病在研究特征性微生物标记分子上已经取得了很大进展，尤其是 IBD，甚至横跨美国到中国的人群[71]，但是这种适用性仍不清楚。

　　目前，微生物组研究主要用于了解潜在的、新的疾病机制以及微生物、药物和免疫系统之间的相互作用。人类病例和对照的研究证实了疾病组和对照组之间存在菌群差异。这提示了差异微生物的存在。然后将其应用于小鼠研究以确定其致病机制。例如，研究人员可以将整个人类微生物组或特定微生物菌株移植到无菌小鼠体内，这些无菌小鼠体内没有任何微生物。然后，研究人员可以深入研究由此产生的定菌小鼠（例如，对宿主或微生物进行基因敲除，以研究特定机制）。这些结果可以用于设计人体干预试验，以验证这些机制在临床环境中的适用性。尽管微生物组在其他疾病中的研究已经发展了很久，如炎症性肠病或肥胖，并且靶向微生物的干预策略已经在实验中发

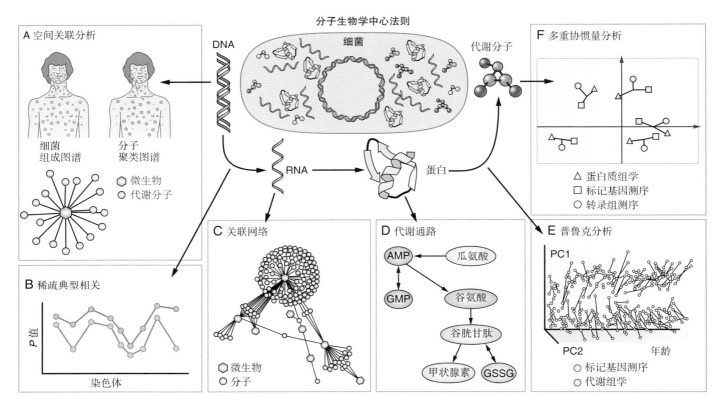

图 23-5　分子生物学的中心法则是关注从基因到下游代谢分子产生的过程，这些过程反映在相应的组学（ome）纲要中，这些组学过程在细胞内是同时发生的，将不同组学研究的知识关联起来，构成了多元组学分析。细胞周围的面板代表了各种组学数据与标记基因的整合案例。A．分子和微生物（或任何其他）特征的三维可视化有助于我们理解它们的空间相关性。B．稀疏典型相关分析（Sparse canonical correlation analysis）识别两组高度相关的变量的线性组分。C．相关网络分析显示特定微生物与可能由其产生和（或）处理的代谢物的聚类。D．代谢活动网络通过对特定分子代谢机制的数学建模来预测微生物群落的结构和功能。E．普鲁克分析能够在单个主坐标（PC）分析图上直接比较具有相同内部结构的不同组学数据集，从而揭示数据的变化趋势。F．多重协惯量分析（multiple co-inertia analysis，MCIA）通过图形表示实现多维比较，从而更容易理解不同组学数据的相似性。GSSG，氧化型谷胱甘肽；RNA-Seg，RNA测序（From Knight R, Vrbanac A, Taylor BC, et al.：Best practices for analysing microbiomes. *Nat Rev Microbiol* 16（7）：410-422，2018.）

挥作用（虽然还没有应用于临床），但是这些方法尚未在 RA、系统性红斑狼疮或其他风湿病相关疾病中进行验证。然而，这一研究方向在其他研究中是明确的（图 23-6）。

其他医学或生物学领域的微生物学原理可以应用于风湿病学吗？

与风湿病直接相关的微生物组研究仍处于起步阶段，因为研究人员在发现微生物组与肥胖和 IBD 之间的关联 5 年后才发现微生物组与风湿病之间的关联。然而，RA 中微生物组的机制研究以及随后通过粪菌移植将人类表型转移到无菌动物的研究是此类研究中的第一批，并为该领域提供了研究范例。但是，

这些类型的研究得到的经费资助少于其他领域。然而，其他疾病的微生物组学研究，特别是代谢性疾病和癌症以及其他类型的分子研究，已经开拓了方向，这可能有利于风湿病学的实践。

首先，目前大多数关于 RA、SLE、强直性脊柱炎（ankylosing spondylitis，AS）、干燥综合征以及其他风湿病学家感兴趣的疾病的研究样本量都很小。由于人体微生物组是高度个性化和多变量的，在数十名患者中进行的研究往往会导致不一致的结果，特别是当使用不同的方法进行研究时。因此需要对数百到数千名未治疗的研究对象采用相同的方法进行大规模系统性研究，以获得可靠结果，这种方法已用于其他疾病的研究，如克罗恩病[72]。对照人群的选择也很重要。例如，考虑到生活在一起的个体的微生物组趋

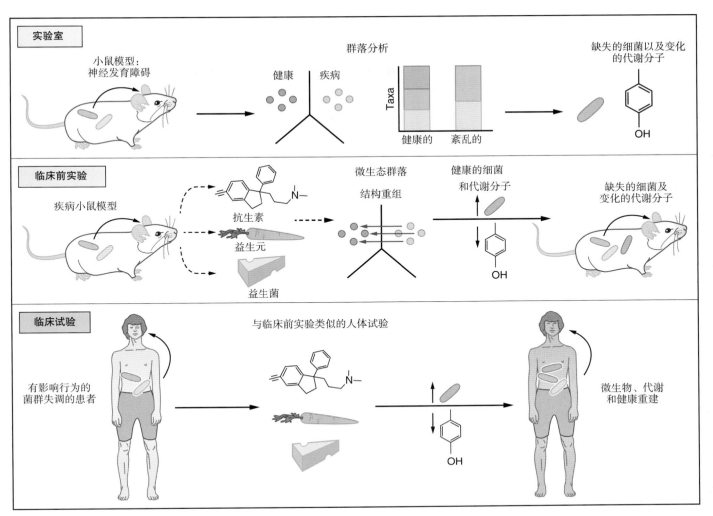

图 23-6　基于微生物组和代谢分子谱治疗神经发育障碍的策略的演化。(上排)，使用小鼠模型 [如有自闭症（ASD）症状和其他潜在行为障碍的 MIA 小鼠] 的实验和微生物群落组成分析，可以提供对特定肠道微生物及其代谢物在触发疾病过程中的重要性的机制理解。特别是当先导化合物或微生物被应用于无菌小鼠时。(中间)，临床前实验用于检测和验证可恢复疾病小鼠健康的潜在治疗方法 [替换已鉴定的缺失微生物和（或）它们引起的代谢物差异]，包括改变微生物群落和（或）代谢谱等多种策略。例如，引入一种有益的微生物，如 Hasio 等使用的脆弱拟杆菌（*Bacteroides fragilis*）的益生菌菌株，可能会减少有害的代谢物，而不是增加有益的代谢物。(下排)，临床试验中类似疗法的制定和应用可能会开发出治疗人类神经发育障碍相关的行为和生理问题的新方法。在人体中进行的临床试验需要更加严谨，因为特定微生物和代谢物在不同物种中的作用可能不同（From Gilbert JA et al.: Toward effective probiotics for autism and other neurodevelopmental disorders. *Cell* 55（7）：1446-1448，2013.）

向相同[11,36] 这一情况，在设计配对研究中，对居住环境进行控制可能有助于突出疾病相关性。

其次，目前大多数研究采用病例对照模式，即对单个疾病与健康对照进行研究。这种方法通常揭示炎症的通用信号，如肠杆菌科和普雷沃氏菌增多，但是缺乏特定疾病的标志物。因为，正如前面所提到的，整合不同研究进行 meta 分析具有挑战性[68]。尽管有了新的分析工具会更容易[58]，但了解哪些微生物基因是多种疾病共享的，哪些是疾病特有的，将与了解

哪些人类风险等位基因是单一自身免疫病特有的，哪些是许多自身免疫病共享的一样重要。例如，尽管人类基因组中已发现了许多与 RA 发病相关的风险等位基因[73]，但许多基因是与其他多种自身免疫病共有的，如 1 型糖尿病和乳糜泻[74]。

第三，使用单一时间点的病例对照研究，与长期监测自身免疫病、追踪微生物组与发作和缓解周期的关联的研究相比，处于严重不利地位。从 IBD 的纵向研究中可以越来越明显地看出，动态研究更重要，

考虑疾病的动态变化既可以深入了解疾病过程本身，也可以提供相对于单一时间点研究更完善的微生物学标志物[75,76]。鉴于疾病动力学的相似性，将这些理念应用于风湿病学可能具有巨大的意义。

第四，健康人群中微生物组的巨大差异对推广一个群体的结果构成了重要挑战，因为在一个群体中区分病例和对照的微生物标志物可能在其他群体的诊断模型中不可行[70]。因此，跨越不同地理区域、不同城市化水平和不同饮食习惯的多中心研究，以及对这些参数和其他已知的影响微生物组的协变量（包括治疗其他疾病的药物）进行详细描述，将对扩大不同人群之间研究的质量差异、形成能够指导临床实践的可靠诊断至关重要。这些多中心研究必须使用相同的技术方法[69]。过早地将小型个体研究的经验应用到以微生物组为基础的商业化检测中，这在其他领域中无效，因为微生物组研究提供了一个重要的警示案例。例如，早期对老鼠[77]和人类[7,78]的研究，提示厚壁菌门和拟杆菌门的比例对肥胖有重要影响。虽然这一结果在小鼠中是一致的，但在人类队列中的结果却不一致[78,80]。这些好坏参半的结果并没有阻止公司售卖"基于微生物组预测肥胖"的检测产品，该检测产品就是依赖于厚壁菌门和拟杆菌门的比例。

第五，对微生物组的研究开始从解析当前状态转向预测未来状态。例如，治疗后的牙龈炎复发，那么牙龈炎患者的菌群很容易进入类似于疾病初始的微生物群落状态[81]。同样，出生后两年内的微生物组差异与 12 岁时的 BMI 有关[82]。利用大型前瞻队列的粪便研究结果（例如 FINRISK 2002 年收集芬兰 7500多名研究对象）来阐明微生物及其代谢物（预测未来的健康状态）组成和功能的潜力是巨大的。现在正在进行的粪便样本收集在未来也同样有用，前提是可以随着时间的推移追踪相同的受试者。

第六，研究需要从观察转向干预，就像在其他领域所做的那样。第一步是通过细菌移植实验来证明人类疾病的特征可以转移到小鼠模型中，这在 RA 的研究中已经实现[3]。识别与疾病相关的微生物组的可遗传成分，有助于将这些结果从整个微生物组缩小到产生较大影响的单个微生物[13]。同样，个性化培养的使用也可以利用可培养的细菌菌株重现整体粪菌移植样本的结果[83]。这两种方法在代谢综合征的研究中都很有用。在进行临床干预之前对微生物组进行取样，然后检测是否可以根据微生物组对患者进行反应

分层，和（或）将患者的微生物组转移到小鼠身上是否也对这种干预有同样的反应，这是一种非常成效的方法，特别是在癌症免疫治疗方面[84-86]。然而值得注意的是，在三个非常相似的研究中，与免疫治疗疗效相关的微生物组生物学标志物却不同。胰岛素反应和代谢综合征的研究进展较好，研究人员通过机器学习模型预测特定受试者的餐后葡萄糖反应，他们对一组受试者进行训练，并对另一组独立的受试者进行验证[87]。这项研究最近由研究人员在另一个国家的队列进行了验证[88]，为风湿病的类似研究指明了方向。一个重要的区别是，餐后血糖反应可以在几分钟内通过连续血糖监测来测量，可以对不同干预措施的效果进行非常详细的评估。开发一种类似的、持续的炎症监测系统，虽然超出了目前的技术能力，但作为这类研究的主要使用技术，应该是未来发展的高度优先事项。

最后，对微生物组、代谢组、免疫系统和宿主基因表达和功能之间相互作用的机制进行深入研究，将使基于经验的研究更少，而基于科学假说驱动的研究更多。这些研究将同时开展自闭症研究，其中免疫激活的母系小鼠模型，其幼鼠体内的微生物组会出现改变，产生一种名为 4-乙基苯基硫酸盐（4-EPS）的特定代谢物，导致强迫症、沟通障碍、认知障碍和肠道屏障功能障碍。引入一种来自人体肠道菌群的有益微生物（如脆弱拟杆菌），可以抑制 4-EPS 的产生，从而抑制上述功能障碍[89]，随后的研究又证明了幼鼠大脑中特定细胞亚群辅助性 T 细胞（Th17）参与了这一过程[90]。这一研究证实了肠道菌群与远端器官疾病的发病机制存在关联，并促进了一项小型非盲临床试验的开展，即研究粪菌移植（将健康捐献者的粪便菌群移植给患者）是否可以改善自闭症相关的胃肠和认知症状[91]，进一步的双盲安慰剂对照试验使用半乳糖低聚糖（一种只能由细菌代谢的糖）进行益生元干预，同样改善了自闭症的胃肠和行为症状[92]。尽管这些发现还需要在更多的研究中进行验证，但像自闭症这样复杂疾病的病因都可以追溯到肠道菌群，并通过靶向微生物组的疗法进行缓解，这一理念为其他复杂的免疫相关疾病通过类似方法治疗带来了希望。微生物被认为占据着特定的生态位，因此有益微生物的定植可能会阻止病原体的定植及其引发的炎症过程。例如，艰难梭菌会被健康的肠道菌群排斥，而主要寄生于那些肠道生态系统已被克林霉素耗

尽的个体。

微生物组在未来将如何帮助风湿病学家？

综上所述，来自其他领域的微生物组研究经验表明，微生物组可以下述几种方式应用于风湿病学。下面按照从近期到远期的顺序进行说明：

- 在风湿病的动物模型中，菌群可以解释从不同设施获得或饲养的具有不同微生物组背景的动物结果的差异。
- 尚未发现与菌群相关的风湿病可能与病例对照研究中微生物组的不同特征相关。
- 患者在接受不同药物治疗前可能会按照各自的微生物组特征进行分层。这种分层与肠道或身体其他部位的微生物代谢药物的能力有关，即将药物修饰成具有不同毒性的形式，或刺激或抑制宿主免疫反应。
- 疾病诊断模型可能会基于肠道或其他部位的菌群建立，通过解读微生物组的测序信息，或将其代谢物输入机器学习系统，该系统针对健康受试者和具有一系列不同适应证的受试者进行训练。这使得风湿病可以一种特定模式进行快速鉴定。但是，由于这种诊断模式需要大样本和多样化的人群（最好横跨不同国家）作为测试集，因此限制了这种诊断模式在当下的应用。
- 微生物组或其代谢物可能会被纵向追踪，以便评价治疗是否可行或者预测疾病的恶化或复发。一个令人振奋的信息是，微生物组对治疗的适应性可能可以用于解释疗效的丧失。但是，微生物组预评估的研究费用以及回收一系列以特定方式保存的菌群样本的费用均限制了这一应用。
- 如果在测试中发现患者对治疗反应不好的原因可能是微生物组状态，或者如果微生物组导致了疾病发生，那么可能会通过以下干预措施对微生物组进行改善，益生菌（添加微生物）、益生元（为特定种类的微生物添加养分）、合生元（益生菌和益生元的结合）、靶向抗生素、粪菌移植、靶向微生物酶而不是人体酶的药物或其他微生物导向疗法。然而，我们对如何以特定方式修饰微生物组的认知仍处于初

级阶段，大量有关如何改变微生物组的策略以及支持这些变化的生物学机制的研究仍有待进行。此外，大量的监管政策阻碍了粪菌移植以及从人体分离培养的新型微生物的应用。美国食品和药物管理局将这些方法作为药物进行监管，并将它们置于临床试验监管的全部程序中。

综上所述，微生物组在提高风湿病的认识、诊断和治疗方面具有相当大的前景，研究人员已经证明了微生物组在动物模型中对改善 RA 是有用的[3,93,94]。虽然目前这些成果还不能应用于人类。但是，利用其他领域微生物组的研究进展进行类似的研究策划这一线路是明确的，并且有极好的机会在患者护理的某些方面（特别是与分层治疗相关的领域）迅速产生效益。

🌐 Full references for this chapter can be found on ExpertConsult.com.

参考文献

1. Gilbert JA, Blaser MJ, Caporaso JG, et al.: Current understanding of the human microbiome, *Nat Med* 24(4):392–400, 2018.
2. Knight R, Callewaert C, Marotz C, et al.: The microbiome and human biology, *Annu Rev Genomics Hum Genet* 18:65–86, 2017.
3. Scher JU, Sczesnak A, Longman RS, et al.: Expansion of intestinal Prevotella copri correlates with enhanced susceptibility to arthritis, *Elife* 2:e01202, 2013.
4. Sender R, Fuchs S, Milo R: Are we really vastly outnumbered? Revisiting the ratio of bacterial to host cells in humans, *Cell* 164(3):337–340, 2016.
5. Turnbaugh PJ, Ley RE, Hamady M, et al.: The human microbiome project, *Nature* 449(7164):804–810, 2007.
6. Pertea M, Shumate A, Pertea G, et al.: Thousands of large-scale RNA sequencing experiments yield a comprehensive new human gene list and reveal extensive transcriptional noise, *bioRxiv* 332825, 2018.
7. Gill SR, Pop M, Deboy RT, et al.: Metagenomic analysis of the human distal gut microbiome, *Science* 312(5778):1355–1359, 2006.
8. Human Microbiome Project C: Structure, function and diversity of the healthy human microbiome, *Nature* 486(7402):207–214, 2012.
9. Lloyd-Price J, Mahurkar A, Rahnavard G, et al.: Strains, functions and dynamics in the expanded Human Microbiome Project, *Nature* 550(7674):61–66, 2017.
10. Qin J, Li R, Raes J, et al.: A human gut microbial gene catalogue established by metagenomic sequencing, *Nature* 464(7285):59–65, 2010.
11. Rothschild D, Weissbrod O, Barkan E, et al.: Environment dominates over host genetics in shaping human gut microbiota, *Nature* 555(7695):210–215, 2018.
12. Thompson LR, Sanders JG, McDonald D, et al.: A communal catalogue reveals Earth's multiscale microbial diversity, *Nature* 551(7681):457–463, 2017.
13. Goodrich JK, Waters JL, Poole AC, et al.: Human genetics shape the gut microbiome, *Cell* 159(4):789–799, 2014.
14. Dodd D, Spitzer MH, Van Treuren W, et al.: A gut bacterial path-

way metabolizes aromatic amino acids into nine circulating metabolites, *Nature* 551(7682):648–652, 2017.

15. Wang Z, Klipfell E, Bennett BJ, et al.: Gut flora metabolism of phosphatidylcholine promotes cardiovascular disease, *Nature* 472(7341):57–63, 2011.

16. Wikoff WR, Anfora AT, Liu J, et al.: Metabolomics analysis reveals large effects of gut microflora on mammalian blood metabolites, *Proc Natl Acad Sci U S A* 106(10):3698–3703, 2009.

17. Steed AL, Christophi GP, Kaiko GE, et al.: The microbial metabolite desaminotyrosine protects from influenza through type I interferon, *Science* 357(6350):498–502, 2017.

18. Turnbaugh PJ, Hamady M, Yatsunenko T, et al.: A core gut microbiome in obese and lean twins, *Nature* 457(7228):480–484, 2009.

19. Yatsunenko T, Rey FE, Manary MJ, et al.: Human gut microbiome viewed across age and geography, *Nature* 486(7402):222–227, 2012.

20. Demmitt BA, Corley RP, Huibregtse BM: Genetic influences on the human oral microbiome, *BMC Genomics* 18(1):659, 2017.

21. Stahringer SS, Clemente JC, Corley RP, et al.: Nurture trumps nature in a longitudinal survey of salivary bacterial communities in twins from early adolescence to early adulthood, *Genome Res* 22(11):2146–2152, 2012.

22. Dominguez-Bello MG, Costello EK, Contreras M, et al.: Delivery mode shapes the acquisition and structure of the initial microbiota across multiple body habitats in newborns, *Proc Natl Acad Sci U S A* 107(26):11971–11975, 2010.

23. Koenig JE, Spor A, Scalfone N, et al.: Succession of microbial consortia in the developing infant gut microbiome, *Proc Natl Acad Sci U S A* 108(Suppl 1):4578–4585, 2011.

24. Blaser MJ, Dominguez-Bello MG, Contreras M, et al.: Distinct cutaneous bacterial assemblages in a sampling of South American Amerindians and US residents, *ISME J* 7(1):85–95, 2013.

25. Clemente JC, Pehrsson EC, Blaser MJ, et al.: The microbiome of uncontacted Amerindians, *Sci Adv* 1(3), 2015.

26. Contreras M, Costello EK, Hidalgo G, et al.: The bacterial microbiota in the oral mucosa of rural Amerindians, *Microbiology* 156(Pt 11):3282–3287, 2010.

27. Fragiadakis GK, Smits SA, Sonnenburg ED, et al.: Links between environment, diet, and the hunter-gatherer microbiome, *Gut Microbes* 1–12, 2018.

28. Obregon-Tito AJ, Tito RY, Metcalf J, et al.: Subsistence strategies in traditional societies distinguish gut microbiomes, *Nat Commun* 6:6505, 2015.

29. Smits SA, Leach J, Sonnenburg ED, et al.: Seasonal cycling in the gut microbiome of the Hadza hunter-gatherers of Tanzania, *Science* 357(6353):802–806, 2017.

30. Wu GD, Chen J, Hoffmann C, et al.: Linking long-term dietary patterns with gut microbial enterotypes, *Science* 334(6052):105–108, 2011.

31. McDonald D, Hyde E, Debelius JW, et al.: American gut: an open platform for citizen science microbiome research, *mSystems* 3(3), 2018.

32. David LA, Maurice CF, Carmody RN, et al.: Diet rapidly and reproducibly alters the human gut microbiome, *Nature* 505(7484):559–563, 2014.

33. Falony G, Joossens M, Vieira-Silva S, et al.: Population-level analysis of gut microbiome variation, *Science* 352(6285):560–564, 2016.

34. Zhernakova A, Kurilshikov A, Bonder MJ, et al.: Population-based metagenomics analysis reveals markers for gut microbiome composition and diversity, *Science* 352(6285):565–569, 2016.

35. Maier L, Pruteanu M, Kuhn M, et al.: Extensive impact of non-antibiotic drugs on human gut bacteria, *Nature* 555(7698):623–628, 2018.

36. Song SJ, Lauber C, Costello EK, et al.: Cohabiting family members share microbiota with one another and with their dogs, *Elife* 2:e00458, 2013.

37. Goodrich JK, Di Rienzi SC, Poole AC, et al.: Conducting a microbiome study, *Cell* 158(2):250–262, 2014.

38. Zhang H, DiBaise JK, Zuccolo A, et al.: Human gut microbiota in obesity and after gastric bypass, *Proc Natl Acad Sci U S A* 106(7):2365–2370, 2009.

39. Allaband C, McDonald D, Vazquez-Baeza Y, et al.: Microbiome 101: studying, analyzing, and interpreting gut microbiome data for clinicians, *Clin Gastroenterol Hepatol* 17(2):218–230, 2019.

40. Knight R, Vrbanac A, Taylor BC, et al.: Best practices for analysing microbiomes, *Nat Rev Microbiol* 16(7):410–422, 2018.

41. Caporaso JG, Lauber CL, Walters WA, et al.: Ultra-high-throughput microbial community analysis on the Illumina HiSeq and MiSeq platforms, *ISME J* 6(8):1621–1624, 2012.

42. Wood DE, Salzberg SL: Kraken: ultrafast metagenomic sequence classification using exact alignments, *Genome Biol* 15(3):R46, 2014.

43. Kim D, Song L, Breitwieser FP, et al.: Centrifuge: rapid and sensitive classification of metagenomic sequences, *Genome Res* 26(12):1721–1729, 2016.

44. Gonzalez A, Vazquez-Baeza Y, Pettengill JB, et al.: Avoiding pandemic fears in the subway and conquering the platypus, *mSystems* 1(3), 2016.

45. Nurk S, Meleshko D, Korobeynikov A, et al.: metaSPAdes: a new versatile metagenomic assembler, *Genome Res* 27(5):824–834, 2017.

46. Franzosa EA, McIver LJ, Rahnavard G, et al.: Species-level functional profiling of metagenomes and metatranscriptomes, *Nat Methods* 15(11):962–968, 2018.

47. Hillmann B, Al-Ghalith GA, Shields-Cutler RR, et al.: Evaluating the information content of shallow shotgun metagenomics, *mSystems* 3(6), 2018.

48. Esquerre T, Laguerre S, Turlan C, et al.: Dual role of transcription and transcript stability in the regulation of gene expression in Escherichia coli cells cultured on glucose at different growth rates, *Nucleic Acids Res* 42(4):2460–2472, 2014.

48a. Gloor GB, Wu JR, Pawlowsky-Glahn V, et al.: It's all relative: analyzing microbiome data as compositions, *Ann Epidemiol* 26(5):322–329, 2016.

49. Fernandes AD, Reid JN, Macklaim JM, et al.: Unifying the analysis of high-throughput sequencing datasets: characterizing RNA-seq, 16S rRNA gene sequencing and selective growth experiments by compositional data analysis, *Microbiome* 2:15, 2014.

50. Mandal S, Van Treuren W, White RA, et al.: Analysis of composition of microbiomes: a novel method for studying microbial composition, *Microb Ecol Health Dis* 26:27663, 2015.

51. Silverman JD, Washburne AD, Mukherjee S, et al.: A phylogenetic transform enhances analysis of compositional microbiota data, *Elife* 6, 2017.

52. Morton JT, Sanders J, Quinn RA, et al.: Balance trees reveal microbial niche differentiation, *mSystems* 2(1), 2017.

53. Anderson M: A new method for non-parametric multivariate analysis of variance, *Austral Ecology* 26(1):32–46, 2001.

54. Friedman J, Alm EJ: Inferring correlation networks from genomic survey data, *PLoS Comput Biol* 8(9):e1002687, 2012.

55. Faust K, Raes J: CoNet app: inference of biological association networks using Cytoscape, *F1000Res* 5:1519, 2016.

56. Knights D, Parfrey LW, Zaneveld J, et al.: Human-associated microbial signatures: examining their predictive value, *Cell Host Microbe* 10(4):292–296, 2011.

57. Caporaso JG, Kuczynski J, Stombaugh J, et al.: QIIME allows analysis of high-throughput community sequencing data, *Nat Methods* 7(5):335–336, 2010.

58. Gonzalez A, Navas-Molina JA, Kosciolek T, et al.: Qiita: rapid, web-enabled microbiome meta-analysis, *Nat Methods* 15(10):796–798, 2018.

59. Li Y, Wang H, Li X, et al.: Disordered intestinal microbes are associated with the activity of systemic lupus erythematosus, *Clin Sci (Lond)* 133:821–838, 2019.

60. van der Meulen TA, Harmsen HJM, Vila AV, et al.: Shared gut, but distinct oral microbiota composition in primary Sjogren's syndrome and systemic lupus erythematosus, *J Autoimmun* 97:77–87, 2019.

61. Zhou B, Xia X, Wang P, et al.: Induction and amelioration of methotrexate-induced gastrointestinal toxicity are related to immune response and gut microbiota, *EBioMedicine* 33:122–133, 2018.

62. Bazin T, Hooks KB, Barnetche T, et al.: Microbiota composition may predict anti-Tnf alpha response in spondyloarthritis patients: an exploratory study, *Sci Rep* 8(1):5446, 2018.

63. Picchianti-Diamanti A, Panebianco C, et al.: Analysis of gut microbiota in rheumatoid arthritis patients: disease-related dysbiosis and modifications induced by etanercept, *Int J Mol Sci* 19(10), 2018.

64. Jain R, Hoggard M, Zoing M, et al.: The effect of medical treatments on the bacterial microbiome in patients with chronic rhinosinusitis: a pilot study, *Int Forum Allergy Rhinol*, 2018.

65. Edogawa S, Peters SA, Jenkins GD, et al.: Sex differences in NSAID-induced perturbation of human intestinal barrier function and microbiota, *FASEB J* fj201800560R, 2018.

66. Maseda D, Zackular JP, Trindade B, et al.: Nonsteroidal anti-inflammatory drugs alter the microbiota and exacerbate clostridium difficile colitis while dysregulating the inflammatory response, *MBio* 10(1), 2019.

67. Clayton TA, Baker D, Lindon JC, et al.: Pharmacometabonomic identification of a significant host-microbiome metabolic interaction affecting human drug metabolism, *Proc Natl Acad Sci U S A* 106(34):14728–14733, 2009.

68. Lozupone CA, Stombaugh J, Gonzalez A, et al.: Meta-analyses of studies of the human microbiota, *Genome Res* 23(10):1704–1714, 2013.

69. Sinha R, Abu-Ali G, Vogtmann E, et al.: Microbiome Quality Control Project C et al: Assessment of variation in microbial community amplicon sequencing by the Microbiome Quality Control (MBQC) project consortium, *Nat Biotechnol* 35(11):1077–1086, 2017.

70. He Y, Wu W, Zheng HM, et al.: Regional variation limits applications of healthy gut microbiome reference ranges and disease models, *Nat Med* 24(10):1532–1535, 2018.

71. Zhou Y, Xu ZZ, He Y, et al.: Gut microbiota offers universal biomarkers across ethnicity in inflammatory bowel disease diagnosis and infliximab response prediction, *mSystems* 3(1), 2018.

72. Gevers D, Kugathasan S, Denson LA, et al.: The treatment-naive microbiome in new-onset Crohn's disease, *Cell Host Microbe* 15(3):382–392, 2014.

73. Yarwood A, Huizinga TW, Worthington J: The genetics of rheumatoid arthritis: risk and protection in different stages of the evolution of RA, *Rheumatology (Oxford)* 55(2):199–209, 2016.

74. Zhernakova A, van Diemen CC, Wijmenga C: Detecting shared pathogenesis from the shared genetics of immune-related diseases, *Nat Rev Genet* 10(1):43–55, 2009.

75. Halfvarson J, Brislawn CJ, Lamendella R, et al.: Dynamics of the human gut microbiome in inflammatory bowel disease, *Nat Microbiol* 2:17004, 2017.

76. Vazquez-Baeza Y, Gonzalez A, Xu ZZ, et al.: Guiding longitudinal sampling in IBD cohorts, *Gut* 67(9):1743–1745, 2018.

77. Ley RE, Backhed F, Turnbaugh P, et al.: Obesity alters gut microbial ecology, *Proc Natl Acad Sci U S A* 102(31):11070–11075, 2005.

78. Ley RE, Turnbaugh PJ, Klein S, et al.: Microbial ecology: human gut microbes associated with obesity, *Nature* 444(7122):1022–1023, 2006.

79. Walters WA, Xu Z, Knight R: Meta-analyses of human gut microbes associated with obesity and IBD, *FEBS Lett* 588(22):4223–4233, 2014.

80. Sze MA, Schloss PD: Looking for a signal in the noise: Revisiting obesity and the microbiome, *MBio* 7(4), 2016.

81. Huang S, Li R, Zeng X, et al.: Predictive modeling of gingivitis severity and susceptibility via oral microbiota, *ISME J* 8(9):1768–1780, 2014.

82. Stanislawski MA, Dabelea D, Wagner BD, et al.: Gut microbiota in the first 2 years of life and the association with body mass index at age 12 in a Norwegian birth cohort, *MBio* 9(5), 2018.

83. Ridaura VK, Faith JJ, Rey FE, et al.: Gut microbiota from twins discordant for obesity modulate metabolism in mice, *Science* 341(6150):1241214, 2013.

84. Gopalakrishnan V, Spencer CN, Nezi L, et al.: Gut microbiome modulates response to anti-PD-1 immunotherapy in melanoma patients, *Science* 359(6371):97–103, 2018.

85. Matson V, Fessler J, Bao R, et al.: The commensal microbiome is associated with anti-PD-1 efficacy in metastatic melanoma patients, *Science* 359(6371):104–108, 2018.

86. Routy B, Le Chatelier E, Derosa L, et al.: Gut microbiome influences efficacy of PD-1-based immunotherapy against epithelial tumors, *Science* 359(6371):91–97, 2018.

87. Zeevi D, Korem T, Zmora N, et al.: Personalized nutrition by prediction of glycemic responses, *Cell* 163(5):1079–1094, 2015.

88. Mendes-Soares H, Raveh-Sadka T, Azulay S, et al.: Assessment of a personalized approach to predicting postprandial glycemic responses to food among individuals without diabetes, *JAMA Netw Open* 2(2):e188102, 2019.

89. Hsiao EY, McBride SW, Hsien S, et al.: Microbiota modulate behavioral and physiological abnormalities associated with neurodevelopmental disorders, *Cell* 155(7):1451–1463, 2013.

90. Choi GB, Yim YS, Wong H, et al.: The maternal interleukin-17a pathway in mice promotes autism-like phenotypes in offspring, *Science* 351(6276):933–939, 2016.

91. Kang DW, Adams JB, Gregory AC, et al.: Microbiota transfer therapy alters gut ecosystem and improves gastrointestinal and autism symptoms: an open-label study, *Microbiome* 5(1):10, 2017.

92. Grimaldi R, Gibson GR, Vulevic J, et al.: A prebiotic intervention study in children with autism spectrum disorders (ASDs), *Microbiome* 6(1):133, 2018.

93. Evans-Marin H, Rogier R, Koralov SB, et al.: Microbiota-dependent involvement of Th17 cells in murine models of inflammatory arthritis, *Arthritis Rheumatol* 70(12):1971–1983, 2018.

94. Rogier R, Evans-Marin H, Manasson J, et al.: Alteration of the intestinal microbiome characterizes preclinical inflammatory arthritis in mice and its modulation attenuates established arthritis, *Sci Rep* 7(1):15613, 2017.

第 24 章

免疫的代谢调节

原著 RUONING WANG, TINGTING WANG, STEPHEN TAIT

王一帆译 何 菁校

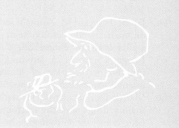

关键点

- 免疫信号驱动固有免疫细胞与适应性免疫细胞的代谢重整。
- 代谢转变使免疫细胞高度依赖于某些代谢途径。
- 线粒体是指导固有和适应性免疫应答的信号中枢。
- 获得的细胞外代谢物介导了影响免疫反应的细胞间代谢交流。

引言

脊椎动物免疫通过进化，形成了一种有效而复杂的连锁反应，这种连锁反应由固有免疫细胞——主要是中性粒细胞、巨噬细胞和树突细胞（dendritic cell, DC）的快速激活，以及随后适应性免疫细胞（B 细胞和 T 细胞）的爆发性增殖和功能极化组成。由于入侵脊椎动物的病原体通常在其宿主中快速繁殖和传播，因此宿主必须快速消耗较高的能量介导有效的免疫反应。免疫信号驱动的固有免疫细胞和适应性免疫细胞中的代谢重整可能对它们的激活、增殖和极化以及这些细胞引起的后续功能事件至关重要（图 24-1，图 24-2）。

固有免疫的代谢重组

巨噬细胞代谢

巨噬细胞和树突状细胞被认为是固有免疫的一

线效应细胞。基于它们在病原体或细胞因子刺激下的特定的功能活动，巨噬细胞大体上可以被定义为两种不同的亚型：经典极化的巨噬细胞（M1）和替代激活的巨噬细胞（M2）。巨噬细胞的经典极化通常由细菌产物脂多糖（lipopolysaccharide, LPS）和细胞因子［如干扰素 γ（interferon-γ, IFN-γ）］共同诱导，而巨噬细胞通过替代激活的功能极化是通过暴露于细胞因子白细胞介素（interleukin, IL）-4 或 IL-13[1] 触发的。M1 型巨噬细胞产生一氧化氮（nitric oxide, NO）——一种诱导型一氧化氮合酶（nitric oxide synthase, iNOS）介导的精氨酸、活性氧（nitric oxide synthase, ROS）和促炎细胞因子［包括肿瘤坏死因子（tumor necrosis factor, TNF）、IL-1β、IL-6 和 IL-12］的降解产物，因此能对高度增殖的细胞内病原体产生快速有效的免疫反应。相反，M2 巨噬细胞产生高水平的 IL-10 和 IL-1 受体拮抗剂（IL-1 receptor antagonist, IL-1ra），同时将精氨酸的分解代谢方式由 iNOS 介导产生 NO 转变为由精氨酸酶 I（arginase I, ArgI）介导分解为尿素和鸟氨酸，从而起到抗寄生虫反应、促进组织愈合的作用，并且通常可以起到抑制炎症的作用 [2-4]。因此，M1 巨噬细胞促进炎症，而 M2 巨噬细胞抑制炎症并促进组织修复。除了 iNOS 依赖性或 ArgI 依赖性的精氨酸分解代谢途径的差异以外，M1 巨噬细胞和 M2 巨噬细胞的差异也反映在它们的其他代谢谱中。促炎 M1 巨噬细胞主要参与糖酵解和磷酸戊糖分流（pentose phosphate shunt, PPP），而抗炎 M2 巨噬细胞则主要参与脂质氧化 [1,5]。

糖酵解是 M1 巨噬细胞产生三磷酸腺苷（adenosine triphosphate, ATP）所必需的，并且还提

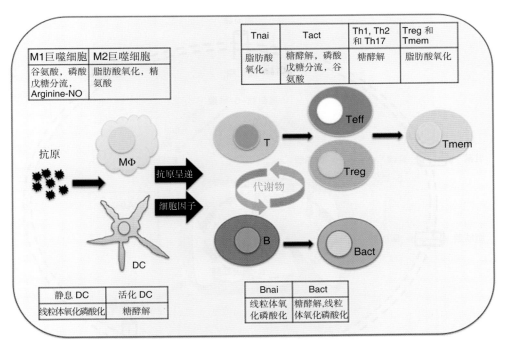

Tnai	Tact	Th1, Th2 和 Th17	Treg 和 Tmem
脂肪酸氧化	糖酵解，磷酸戊糖分流，谷氨酸	糖酵解	脂肪酸氧化

M1巨噬细胞	M2巨噬细胞
谷氨酸，磷酸戊糖分流，Arginine-NO	脂肪酸氧化，精氨酸

静息 DC	活化 DC
线粒体氧化磷酸化	糖酵解

Bnai	Bact
线粒体氧化磷酸化	糖酵解,线粒体氧化磷酸化

图 24-1　代谢重整和免疫之间的相互作用。静息树突状细胞（DC）主要依赖于线粒体氧化磷酸化（oxidative phosphorylation，OXPHOS）代谢途径，而活化的 DC 在激活后迅速从 OXPHOS 转化为糖酵解代谢途径。M1 巨噬细胞（macrophages，MΦ）参与糖酵解、磷酸戊糖分流（pentose phosphate shunt，PPP）以及诱导型一氧化氮合酶（inducible nitric oxide synthase，iNOS）介导的精氨酸分解代谢产生一氧化氮（nitric oxide，NO）的代谢途径；而 M2MΦ 主要依赖于脂肪酸氧化（fatty acid oxidation，FAO）和转化精氨酸为鸟氨酸和尿素的代谢途径。在抗原和细胞因子刺激后，初始 T 细胞（naïve T cell，Tnai）活化并经历从 FAO 转变到糖酵解、PPP 和谷氨酸分解的代谢重整。然后，活性 T 细胞（active T cell，Tact）分化为具有高度糖酵解的效应 T 细胞（effector T cells，Teff），以及依赖于 FAO 的调节性 T 细胞（regulatory T cell，Treg）和记忆 T 细胞（memory T cell，Tmem）。与 T 细胞不同，初始 B 细胞（naïve B cell，Bnai）依赖于 OXPHOS，而活性 B 细胞（active B cell，Bact）的糖酵解和 OXPHOS 代谢途径共同增加。除此之外，不同的免疫群体可能通过相互竞争营养物质或形成代谢共生而相互影响

供了许多糖酵解中间代谢产物作为脂质和氨基酸合成的直接前体。尽管新合成的脂质参与了病原体入侵后的大量细胞内膜重组，但脂质和氨基酸也是产生和分泌促炎细胞因子所必需的物质[6-9]。同时，PPP 途径提供了烟酰胺腺嘌呤二核苷酸磷酸（nicotinamide adenine dinucleotide phosphate，NADPH），其作用是维持还原型谷胱甘肽和限制 M1 巨噬细胞中的氧化应激[10-12]。M1 巨噬细胞中增强的糖酵解和 PPP 也导致葡萄糖耗竭和微环境酸化，不利于抑制病原体增殖[13]。现已证明 M1 巨噬细胞的代谢重整通过代谢酶的转录和转录后调节紧密协调。LPS 对 M1 巨噬细胞的刺激导致糖酵解酶的转录诱导，例如磷酸甘油酸激酶（phoglycerate kinase，PGK）、葡萄糖转运蛋白 -1（glucose transporter-1，GLUT-1）和普遍存在的 6- 磷酸果糖 -2- 激酶 / 果糖 -2,6- 二磷酸酶（ubiquitous 6-phosphofructo-2-kinase，uPFK2），从

而促进糖酵解，同时抑制线粒体酶的表达[14,15]。此外，LPS 刺激导致产生大量的 NO，这不仅在破坏入侵的微生物中起着不可或缺的作用，而且还可能通过使线粒体代谢酶的 S- 亚硝基化从而抑制线粒体氧化磷酸化[16,17]。转录因子缺氧诱导因子 -1α（hypoxia-induciblefactor-1α，HIF-1α）除了有促进巨噬细胞中促血管生成因子和促炎细胞因子转录的作用外[14,18]，还参与调节糖酵解。在 LPS 刺激后，琥珀酸和衣康酸通过三羧酸循环途径产生，并作为巨噬细胞中的重要代谢产物，调节固有免疫[19]。琥珀酸盐通过稳定 HIF-1α，增强促炎细胞因子 IL-1β 表达，而衣康酸则作为抗炎代谢物[20-22]。

另一方面，在 LPS 刺激后糖激酶样蛋白（carbohydrate kinase-like protein，CARKL）的快速下调是 M1 巨噬细胞中将葡萄糖分解代谢分流到 PPP 的氧化途径所必需的。它表明 CARKL 具有与庚酮

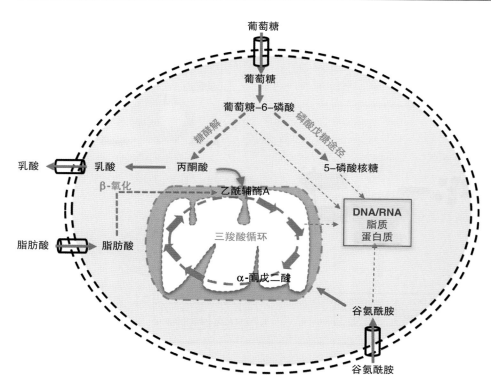

图 24-2 中心碳代谢示意图。中心碳代谢途径由许多相互连接的分支途径构成，能够从不同来源产生目标代谢产物。磷酸戊糖途径从糖酵解分支出来，利用葡萄糖 -6- 磷酸产生 NADPH 和核糖。葡萄糖的碳进一步输送到丙酮酸，产生乳酸（有氧糖酵解）或乙酰辅酶 A（三羧酸循环）。脂肪酸 β 氧化生成乙酰辅酶 A，进入三羧酸循环。除了乙酰辅酶 A 外，线粒体中的三羧酸循环还可由谷氨酰胺衍生的 α- 酮戊二酸（α-ketoglutarate，α-KG）等补充底物提供能量。总体而言，葡萄糖、谷氨酰胺和游离脂肪酸的分解代谢途径通过产生能量、维持氧化还原稳态和提供生物合成的大分子原料维持细胞增殖和功能

糖激酶相同的催化活性，后者通过非氧化途径促进代谢通量，从而减少 PPP 氧化途径的代谢通量。PPP 的非氧化性途径用于产生核糖 -5- 磷酸（R5P），而 PPP 的氧化途径则产生 NADPH，从而调节氧化还原平衡。有趣的是，M2 巨噬细胞比 M1 巨噬细胞表达更多的 CARKL，这提示 CARKL 是协调巨噬细胞代谢途径和功能极化的变阻器[23]。除此之外，IL-4 是一种 M2 巨噬细胞刺激因子，可显著诱导信号转导和转录激活因子 6（signal transducer and activator of transcription 6，STAT6）——STAT6 可促进 Arg1 的转录，从而将精氨酸分解代谢从由 iNOS 介导产生 NO，转变为以尿素和鸟嘌呤为产物[24]。STAT6 还与过氧化物酶增殖物激活受体 γ（peroxisome proliferator-activated receptor γ，PPARγ)-激活因子 -1β（coactivator-1β，PGC-1β）共同诱导 M2 巨噬细胞中脂肪酸氧化（fatty acid oxidation，FAO）和线粒体生物合成相关基因的表达[25]。

树突状细胞代谢

DC 是免疫和耐受的关键参与者，通过呈递抗原和产生细胞因子，在驱动 T 细胞活化和分化方面发挥着至关重要的作用。DC 可以分为几个亚型，包括常规 DC（conventional DC，cDC)、炎性 DC（inflammatory DC，infDC）和浆细胞样 DC（plasmacytoid DC，pDC)[26-28]。静息的 DC 大部分未成熟且免疫原性差，主要依赖于线粒体氧化磷酸化（mitochondrial oxidative phosphorylation，OXPHOS）代谢途径。静息 DC 不仅可以消耗葡萄糖为后续 OXPHOS 提供能量，还具有糖原储备功能，在维持营养平衡和调节 DC 的免疫功能使之处于最佳状态方面起着关键作用。在病原体衍生的 Toll 样受体（Toll-like receptor，TLR）的配体刺激下[29,30]，DC 变得具有活性和免疫原性，并经历从 OXPHOS 到糖酵解的快速代谢转换，以满足其生物能量需求[31-33]。此外，糖酵解途

径的许多中间代谢产物为氨基酸生物合成和脂肪酸从头合成提供碳源，后者是合成内质网（endoplasmic reticulum，ER）和高尔基体膜以促进与 DC 活化和成熟相关的蛋白质的合成、运输与分泌[31,34] 所必需的物质。从机制上来看，TLR 配体的结合导致磷脂酰肌醇 3- 激酶（phosphatidylinositol 3-kinase，PI3K）/ 蛋白激酶 B（protein kinase B，Akt）途径的激活，直接促进 DC 中的 GLUT 膜易位并增强其葡萄糖摄取[31,35,36]。作为 PI3K/Akt 信号通路的重要下游信号节点，西罗莫司的哺乳动物靶点（mammalian target of rapamycin，mTOR）也参与调节 cDC 和 infDC 的代谢程序[31,36,37]。mTOR 的激活导致调节参与糖酵解的基因表达的转录因子 HIF-1α 的表达和稳定。转录子甾醇调节元件结合蛋白（sterol-regulatory element binding protein，SREBP）是 mTOR 的另一个下游靶点，负责控制与脂质合成相关的基因[38-40]。与 M1 巨噬细胞相似，iNOS 来源的 NO 可能在抑制线粒体 OXPHOS 中起关键作用，从而促进 DC 中的代谢从线粒体依赖性代谢转变为糖酵解。其他报道还表明，cDC 中的代谢转换需要自分泌产生的 I 型 IFN[32,33,41]。虽然 TLR 诱导的 DC 激活和免疫原性需要糖酵解参与，但线粒体 OXPHOS 也可能参与了 DC 介导的免疫耐受。与其他免疫细胞的研究结果一致，最近的研究表明，一磷酸腺苷（adenosine monophosphate，AMP）活化蛋白激酶（AMP-activated protein kinase，AMPK）和过氧化物酶体增殖物激活受体 -γ 共激活因子（proliferator-activated receptor-γ coactivator，PGC）-1α 形成信号轴，共同调节线粒体生物合成以及 OXPHOS 和 DC 中的其他分解代谢，从而有利于获得具有耐受性的 DC[31,42-45]。

适应性免疫的代谢重组

T 细胞代谢

作为适应性免疫的重要组成部分，T 细胞可以识别外来抗原，并从静止状态迅速转变为伴随着细胞生长（细胞大小增加）和增殖的活化状态。随后，活化增殖的 T 细胞可以分化成各种功能亚群，分化的方向由抗原刺激的性质和周围的细胞因子环境决定。在 T 细胞扩增和抗原清除的高峰期过后，绝大多数 T 细胞将在缩减期（contraction phase）发生程序性细胞死亡（细胞凋亡）。剩余的部分恢复到静止状态并产生记忆亚群，该亚群在遇到相同的病原体时能更快速有效地做出反应。为了满足细胞各种功能阶段的生物能量和生物合成需求，T 细胞活跃地参与不同的信号传导途径和转录调节因子，从而相应地改变其代谢程序。

T 细胞激活

在抗原和共刺激分子结合后，静息 T 细胞会进入快速生长和增殖。伴随这一过程，并且由于激活信号传导，T 细胞重新编程其代谢谱，从 FAO 转变为增强的有氧糖酵解、PPP 和谷氨酰胺分解。初始 T 细胞依赖 OXPHOS 产生能量以满足细胞功能和存活的基本需求。活化 T 细胞中有氧糖酵解和谷氨酰胺分解的增强不仅促进 ATP 的生成，还提供生物合成中间体，用于合成氨基酸、核苷酸和脂质，以满足细胞快速生长和增殖的生物合成需求。此外，活性 T 细胞中的谷氨酰胺分解和糖酵解为其他生长和增殖相关的生物合成途径提供碳源和氮源，例如己糖胺和多胺生物合成。将葡萄糖分流到 PPP 途径可产生 R5P 和 NADPH。而 R5P 是核糖核苷酸生物合成的前体，NADPH 通过提供还原当量，维持细胞氧化还原平衡，并协调游离脂肪酸和胆固醇生物合成[46-49]。

T 细胞活化后代谢途径的重组受多种信号通路共同调节，包括丝裂原活化蛋白激酶（mitogen-activated protein kinase，MAPK）/ 细胞外信号调节激酶（extra-cellular signal-regulated kinase，ERK）和 PI3K/Akt/mTOR 级联反应等[46,50]。Akt 信号的激活促进 GLUT-1 在细胞表面的表达和细胞膜转运，促进葡萄糖摄取[51,52]。此外，ERK 信号通过调节钠依赖性中性氨基酸转运载体 2（sodium-dependent neutral amino acid transporter-2，SNAT2）的表达和细胞膜转运来促进谷氨酰胺摄取[53]。除了葡萄糖和谷氨酸摄取的调节之外，T 细胞激活信号还驱动了全细胞的代谢转录组，包括参与上述分解代谢和生物合成途径的大多数关键代谢酶。对这些基因的启动子和 T 细胞中相应转录因子的遗传调节的研究表明，原癌基因 Myc 是 T 细胞激活驱动的葡萄糖和谷氨酰胺分解代谢所必需的[46,50]。同时，参与脂质代谢、胆固醇的从头生物合成和转运的代谢基因受转录因子钠离子依赖的中性氨基酸转运蛋白受体（sodium-dependent neutral amino acid transporter-2，LXR）和孤儿雌激

素受体相关受体 α（orphan steroid receptor estrogen receptor-related α，ERRα）的动态调节[54-56]。

T 细胞分化

在初始快速生长阶段后，T 细胞进入增殖期，随后分化成各种表型和功能性亚群。为了响应不同的抗原攻击和细胞外细胞因子信号，激活的 CD4⁺ T 细胞分化为免疫抑制性的调节性 T 细胞（regulatory T cell，Treg）或炎性的 T 效应细胞，如辅助性 T 细胞（T helper，Th）1、Th2 和 Th17（详见第 12 章）。Th1 细胞介导细胞内病原体反应，Th2 细胞控制对细胞外细菌和寄生虫的反应，Th17 细胞在抗真菌防御和炎症中起重要作用[57-59]。尽管它们在免疫中各有独特的功能，但 Th1、Th2 和 Th17 细胞均维持高水平的糖酵解，而 Treg 细胞糖酵解水平较低[55,60]。尽管 Th1 和 Th2 细胞中糖酵解增强的机制仍不清楚，但可以确定的是 HIF-1α 在 Th17 分化过程中对于驱动 Th17 分化和维持增强的糖酵解是不可或缺的[55,60]。与 mTOR 在调节 T 效应分子发育中的关键作用一致[61,62]，Th17 分化期间，HIF-1α 的表达依赖于 mTOR 的功能。Th17 分化和功能需要高水平的糖酵解[60]，HIF-1α 可直接调节 Th17 分化，或者通过 Th17 的转录因子——即 RAR 相关孤儿受体 γ（RAR-related orphan receptor γ，RORγt）的直接转录激活，从而增强 Th17 分化[63]。另一方面，HIF-1α 抑制 Treg 分化，部分是通过拮抗 Treg 分化的主要转录因子叉头盒蛋白 3（forkhead box protein 3，Foxp3）[63]。Treg 细胞通过抑制 T 细胞活化和炎症反应发挥免疫抑制作用。与需要激活糖酵解的其他 Th 细胞相反，Treg 细胞依赖线粒体脂质氧化产生能量[55]。与这种机制一致，外源性脂肪酸补充能够适度促进 Treg 分化，同时抑制 Th1、Th2 和 Th17 分化[55]。此外，丁酸作为一种共生微生物衍生的短链脂肪酸，可以诱导 Treg 分化，这种效应可能是由于丁酸盐对组蛋白去乙酰化酶活性的抑制作用[64,65]。与 CD4 T 细胞类似，活化的 CD8 T 细胞主要代谢途径也从脂肪酸氧化（FAO）转变为有氧糖酵解，使糖酵解和合成代谢水平升高，以维持 CD8⁺ T 细胞生长并分化为细胞毒性 T 细胞[66]。细胞增殖和分化峰值后，T 细胞的代谢从糖酵解重新转为脂肪酸氧化，部分原因是 mTOR 信号减少[67-69]。有趣的是，在 CD8 记忆 T 细胞中，大量的 FAO 底物被从头合成，因此，代谢转换被认为是生成记忆 CD8 T 细胞所必需的。总之，T 细胞的活化和分化与代谢重整紧密关联。

B 细胞代谢

B 细胞主要产生针对病原体的抗体，是适应性免疫中的另一个关键组成部分。T 细胞在抗原刺激后迅速发生糖酵解的增强，而 B 细胞在 B 细胞抗原受体（B cell antigen receptor，BCR）的参与或 LPS 介导的 TLR 信号传导激活后显示出有氧糖酵解和线粒体葡萄糖氧化的平衡增长。这种平衡增长可能是由于 GLUT 和线粒体数量成比例上调[71,72]。越来越多的证据表明，糖酵解受到 B 细胞激活后细胞内信号转导通路的严格调节，并且是 B 细胞增殖和抗体产生所必需的过程。据报道，PI3K/Akt 通路对于葡萄糖摄取和利用必不可少，因为 Akt 的激活足以增加 B 细胞中的葡萄糖代谢[73-75]。B 细胞分化为浆细胞，伴随着细胞内膜网络的扩展，该细胞内膜网络能够产生和分泌免疫球蛋白。这种内膜网络扩张需要脂肪从头合成的参与。PI3K/Akt 信号通路是激活 ATP- 柠檬酸裂解酶（ATP-citrate lyase，ACLY）所必需的，ACLY 是一种通过将柠檬酸转化为胞质乙酰辅酶 A（cytosolic acetyl-coenzyme A，CoA）将葡萄糖中的碳转移至脂质的关键酶[76,77]。此外，已有研究显示 IL-4 通过 Janus 激酶 1/3（Janus kinase 1/3、JAK1/3）-STAT6 信号传导途径调节葡萄糖代谢来促进 B 细胞生存[71]。多聚 [二磷酸腺苷（ADP）核糖] 聚合酶 14（poly adenosine diphosphate ribose polymerase 14，PARP14）是一种 ADP 核糖基转移酶，这可能是 IL-4 信号传导的另一个重要的下游效应物，与 STAT6 相互作用并调节 B 细胞中的糖酵解[78]。虽然 HIF-1α 是调节骨髓 B 细胞发育中的糖酵解的必要条件[79]，但它对于驱动活化 B 细胞中的糖酵解并不是必要的。相对而言，依赖于 Myc 的 GLUT1 和其他可能的糖酵解基因的上调是 B 细胞激活后进行糖酵解所必需的条件。

线粒体和免疫

最近研究逐渐发现，线粒体在免疫中起着众多关键作用。除了它们重要的生物合成功能外，线粒体还与免疫密切相关，表现为启动和转运各种级联信号。在受到病原攻击后，免疫可分为固有、预存和适应性免疫。线粒体的直接信号传导作用在固有免疫中被很好地描述。包括巨噬细胞或 DC 细胞在内的固有免疫细胞通过病原体识别受体（pathogen recognition receptor，PRR）检测感染性病原体或受损细胞[80]。PRR 识别微生物［病原体相关分子模式（pathogen-associated molecular pattern，PAMP）］和受损细胞［损伤相关分子模式（damage-associated molecular pattern，DAMP）］有共有的保守分子模式。PRR 途径活化导致细胞产生各种促炎和抗微生物细胞因子，包括 I 型 IFN 和 IL-1。通过它们的作用，这些细胞因子能同时诱导产生抗微生物环境并促进针对入侵病原体的适应性免疫的发展。如下文所讨论，线粒体调节固有免疫信号的多个方面，它既作为 PRR 信号传导的启动子又作为效应器。我们将综述线粒体在三种独立的 PRR 家族介导的转导信号中的作用：视黄酸诱导基因（retinoic acid inducible gene，RIG-I）样受体（retinoic acid inducible gene like receptor，RLR）、TLR 和核寡聚化结构域（nuclear oligomerization domain，NOD）样受体（nuclear oligomerization domain like receptor，NLR）。

线粒体和 NOD 样受体信号

许多 PAMP 和 DAMP 激活细胞质复合物被称为炎性小体（详见第 99 章）[81]。炎性小体活化后会激活胱天蛋白酶 -1，进而剪切各种促炎细胞因子，促使其成熟并从细胞释放。目前 NLRP3 是被阐释的最清楚的细胞质 NLR。NLRP3 炎性小体通过衔接蛋白 ASC 募集并激活半胱氨酸天冬氨酸蛋白酶（caspase 1）。已发现线粒体促进 NLRP3 活化的多种作用，例如，最近有研究提示线粒体抗病毒信号蛋白 MAVS 参与激活 NLRP3 炎性小体。MAVS 是 RLR 参与的抗病毒免疫的关键参与者，然而，它最近也被证明与 NLRP3 相互作用，导致 NLRP3 线粒体募集，从而促进 NLRP3 炎性小体组装和激活[82,83]。尽管如此，虽然 MAVS 促进 NLRP3 活化，但它不是必需的，因为 MAVS 缺陷细胞仍保留 NRLP3 活性[84]。

在另一项研究中，发现线粒体到内质网（endoplasmic reticulum，ER）的微管依赖性转运可以促进 NLRP3 炎性小体的活化，这一作用是通过将关键的炎性小体衔接分子、ASC（存在于线粒体上）和 NLRP3（存在于 ER 上）聚集在一起而实现[85]。前期的研究结果支持这一模型，表明活性 NLRP3 炎性小体存在于线粒体 - 内质网接触位点[86]。有趣的是，线粒体转运依赖于乙酰化微管蛋白，提示线粒体代谢（产生乙酰化所需的乙酰辅酶 A）可能也调节炎性小体活性。然而，为什么通过 MAVS 或 ASC 向线粒体内募集 NLRP3 有助于激活炎性小体？人们推测线粒体可能仅仅作为促进炎性小体组装的物理支架。或者说，线粒体可能积极参与了激活炎性小体。沿着这些方向，不同的研究表明线粒体 ROS 促进 NLRP3 活性[86,87]。各种 DAMP 和 PAMP 可触发线粒体 ROS，从而阻断产生 ROS（使用 ROS 清除剂）可以有效阻断 NLRP3 炎性小体的激活[86]。目前，ROS 如何促进 NLRP3 炎性小体的激活尚不清楚；同样的，这种不同的刺激如何产生 ROS 也不清楚。除线粒体 ROS 外，其他线粒体分子［如心磷脂和线粒体 DNA（mtDNA）］也被提出可以促进 NLRP3 活化[87,88]。如上所述，线粒体可以通过多种方式促进 NLRP3 活性。然而，这些方式仍然存在争议。使用新方法构建线粒体缺陷细胞将为回答线粒体是否是 NLRP3 激活所必需的条件这一问题提供很大帮助[89]。

线粒体和 RIG-I 样信号

RLR 是识别胞质病毒双链 RNA（double-stranded RNA，dsRNA）的主要手段。RLR 信号传导最终导致 I 型 IFN 和促炎细胞因子的产生，从而抑制病毒复制并促进适应性免疫。简言之，病毒 dsRNA 与 RIG-I 或黑素瘤分化相关蛋白 5（melanoma differentiation-associated protein 5，MDA5）的结合触发其与线粒体外膜上的 MAVS 结合。然后 MAVS 寡聚化使其结合衔接分子 TRAF3 和 TRAF6，这些分子随后激活干扰素调节因子（interferon regulatory factor，IRF）和核因子 -κB（nuclear factor-κB，NF-κB）转录因子，导致抗病毒干扰素和促炎细胞因子的产生[90]。MAVS 定位于线粒体外膜，多种报道强调线粒体动力学在调节 RLR 与 MAVS 依赖性信号传导中的积极作用（图 24-3）。

线粒体不断地分裂和融合，从而促进线粒体的动态平衡。有趣的是，通过 MAVS 的 RLR 信号传导需要线粒体融合这一过程，因为缺乏线粒体蛋白（mitofusins，MFN）1 和 2 或视神经萎缩 1 型（optic

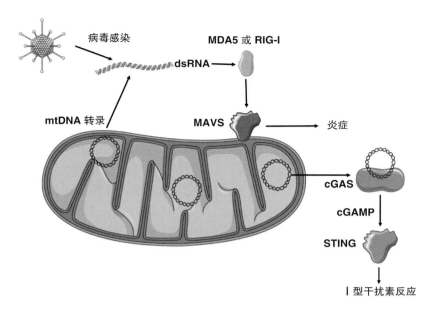

图 24-3　线粒体激活固有免疫的机制。特定的病毒感染和环状 mtDNA 转录产生 dsRNA。dsRNA 由细胞质固有免疫受体 MDA5 和 RIG-I 识别。结合 dsRNA 后，MDA-5 和 RIG-I 结合线粒体定位的 MAVS，产生下游的炎症信号。线粒体 DNA 也可以直接驱动炎症信号。线粒体释放后，线粒体 DNA 被 DNA 传感器 cGAS 检测到，产生第二信使 cGAMP。cGAMP 激活 STING，导致 I 型干扰素应答

atrophy type 1，OPA-1）（线粒体融合所需的所有蛋白）的细胞在 MAVS 信号传导时都存在缺陷 [91,92]。同样，线粒体膜电位的 Ψ 破坏（Ψm），导致线粒体碎裂，也抑制 MAVS 依赖性信号传导 [93]。完整的线粒体网络支持 MAVS 信号的原因仍不清楚。尽管有研究显示，MAVS 的激活以朊病毒样的方式进行，即其中一种活化的 MAVS 分子激活另一种 MAVS 分子 [94,95]。一个连续的、融合的线粒体网络可能促进足够的 MAVS 寡聚化，以支持下游信号传导。值得注意的是，由于其多效性，线粒体膜电位的破坏除破坏线粒体融合之外，还可能通过其他手段影响 MAVS 信号传导。同样，MFN2 具有其他融合非依赖性功能，例如在线粒体 - 内质网骨架中的作用 [96]。

线粒体和 Toll 样受体信号

　　TLR 定位于质膜和包括溶酶体和核内体在内的各种胞内细胞器。这个家族有 9 名成员，对来自细菌、病毒、真菌和寄生虫的各种 PAMP 做出反应，发生信号转导，最终导致促炎细胞因子的产生。

　　固有免疫的一个关键点是细胞内细菌的破坏。经过吞噬作用后，ROS 被诱导产生，导致细胞内细菌的死亡。在此过程中产生的大多数 ROS 来自

NADPH 氧化酶，然而，最近的证据也表明 TLR 驱动的线粒体 ROS 具有重要作用 [97]。特异性 TLR 的触发引发 TLR- 衔接分子 TRAF6 易位至线粒体。在线粒体中，TRAF6 泛素化 Toll 途径中的信号中间体（evolutionarily conserved signaling intermediate in Toll pathway，ECSIT），这是一种涉及复合物 I 组装的蛋白质 [98]。ECSIT 通过一种未知的方法，诱导线粒体产生 ROS 和清除病原体。除了这些影响，TLR 还以其他方式影响线粒体代谢。例如，LPS 增加线粒体三羧酸循环中间代谢物琥珀酸，诱导促炎 IL-1β 的表达 [18]。

线粒体是危险信号的来源

　　到目前为止，线粒体作为各种固有免疫信号级联中的关键传导平台的作用已被讨论。线粒体可能源于它们的细菌祖先，也是 DAMP 的丰富来源。其中最主要的是 mtDNA，其中含有与细菌 DNA 相似的低甲基化胞嘧啶 - 磷脂酰 - 鸟嘌呤（cytosine-phosphatidyl-guanine，CpG）基序。与促炎功能一致，直接注射 mtDNA 可导致炎症，而注射核 DNA 则不会 [99]。此外，已发现创伤后 mtDNA 的全身释放可能是全身性炎症反应综合征（一种感染性休克）的

发病基础[100]。细胞凋亡过程中释放的 mtDNA 是一种强有力的周期 GMP-AMP 合成酶（GMP-AMP synthase，cGAS）激活剂 - 干扰素基因（stimulator of interferon gene，STING）信号刺激物，导致 I 型干扰素反应[101,102]。胞质 DNA 传感酶 cGAS 识别 mtDNA 导致产生第二信使 cGAMP，激活 STING。在细胞凋亡过程中，线粒体内膜的通透性增加使 mtDNA 释放到胞质中，从而激活 cGAS-STING（图 24-3）[103,104]。依赖线粒体 DNA 激活的 cGAS-STING 信号也是重要的抗病毒固有免疫机制[105]。除了线粒体 DNA，其他线粒体分子也可能起到 DAMP 的作用。最近的研究还发现，核 DNA 损伤可以在细胞质中产生 ssDNA，导致激活 cGAS-cGAMP-STING 通路，该通路决定了 DNA 损伤的免疫学结果[106]，线粒体 dsRNA 可以激活抗病毒信号通路，从而触发 I 型 IFN 反应[107]。同样，与细菌类似，线粒体也使用 N- 甲酰 - 蛋氨酸作为翻译的起始残基。两者都能与甲酰肽受体（formyl peptide receptors，FPR）结合后刺激细胞因子的产生[100]。最后，由于其环状 DNA 基因组的双向转录，线粒体也是 dsRNA 的内源性来源[108]。dsRNA 可以激活各种固有免疫信号通路。因此，在线粒体 dsRNA 降解被抑制的情况下，它可以激活依赖 MDA5 的抗病毒信号（图 24-3）。

免疫微环境中的代谢相互作用

有氧糖酵解、谷氨酰胺分解和其他氨基酸分解代谢是许多接触病原体的免疫细胞的主要代谢途径。因此，那些高度分解代谢途径会引起营养物质（如葡萄糖和谷氨酰胺）的局部消耗，以及感染及炎症部位代谢末端产物或副产物（如乳酸、质子和 NO）的局部积累。某些免疫细胞之间代谢过程类似，可能导致对有限营养源利用的潜在代谢拮抗作用。相反，某些免疫细胞可能优先利用其他免疫细胞的代谢产物形成代谢共生（图 24-1）。

免疫中的代谢拮抗作用

活性 T 细胞、B 细胞和 DC 之间的代谢竞争可导致免疫激活后快速、短暂的营养物质耗尽。葡萄糖和谷氨酰胺的限制导致代谢应激，并因此通过 AMPK 和 mTOR 引发信号反应，从而调节免疫反应[47,62,109]。

此外，表达氨基酸分解代谢酶 [例如吲哚胺 2,3- 双加氧酶（indolamine 2,3-dioxygen-Ase，IDO）、色氨酸 -2,3- 双加氧酶（tryptophan-2,3-dioxygenase，TDO）和精氨酸酶 I（arginase I，ArgI）] 的 DC 和巨噬细胞对细胞外色氨酸或精氨酸的消耗常导致局部氨基酸的耗竭，并因此引起 T 细胞中蛋白激酶一般对照非抑制蛋白 2（general control nonrepressed 2，GCN2）的激活[110-113]。因此 Th17 分化被抑制，而 Treg 发育和 T 细胞失能增强[111,114]。

此外，分泌的代谢产物可能会显著改变局部代谢环境，并可能形成额外的代谢拮抗物来改变免疫细胞功能。由糖酵解和谷氨酰胺分解产生的乳酸和二氧化碳会导致微环境酸化，从而抑制 T 细胞增殖、损伤 NK 细胞和 T 细胞细胞因子的产生，并对单核细胞分化产生巨大影响[115-118]。除此之外，钠离子的跨膜运输与质子和氨基酸的转运密切相关，并对免疫功能产生极大影响[119,120]。最近的研究表明，高盐条件诱导致病性 Th17 细胞的发育和促炎细胞因子 [粒细胞 - 巨噬细胞集落刺激因子（granulocyte-macrophage colony-stimulating factor，GM-CSF）、TNF 和 IL-2] 释放增加，从而促进组织炎症[121,122]。此外，iNOS 介导的精氨酸分解为 NO 会影响细胞内和细胞外的氧化还原平衡，从而引发免疫调节效应[123,124]。

免疫中的代谢共生

乳酸已经被证明可以调节肌肉、大脑和某些肿瘤中的代谢共生形式[125-127]。虽然尚未证实，但 Treg 细胞偏好线粒体依赖性氧化代谢的倾向性提示，Treg 细胞可能利用乳酸并与其他产生乳酸的免疫细胞代谢共生。在生理和病理条件下，脊椎动物血浆中乳酸的浓度范围为 1 ～ 30 mmol/L[128]。早期研究表明，乳酸通过刺激产生 IL-2 来增强 Treg 分化，在另一种条件下，促进骨髓来源的抑制细胞（myeloid-derived suppressor cell，MDSC）发育[118,129,130]。此外，乳酸和酸性环境对肿瘤相关的巨噬细胞（tumor-associated macrophage，TAM）有很大影响，会促进肿瘤血管生成[116,131-133]。除此之外，色氨酸在抗原提呈细胞中分解为犬尿氨酸和其他可能的中间代谢物，导致芳香烃受体（aryl hydrocarbon receptor，AHR）的固有配体在局部微环境中的累积，从而参与免疫调节作用[134,135]。犬尿氨酸的细胞外累积会引起 AHR 介导的反应，相互增强 Treg 的功能并抑制效应 T（effector T，Teff）细胞的功能和 DC 的免疫原性[136-138]。因此，犬尿氨酸可介导另一种形式的免疫代谢共生。

结论

本章概述了新的免疫细胞代谢方面的研究。此外，我们还讨论了代谢重整的潜在调节机制以及代谢干预对免疫反应中特定代谢途径的影响。在静息和活化之间的过渡期间，免疫细胞的代谢转变通常与显著增加的生物能量和生物合成需求相关。这也可能导致活化的免疫细胞对某种代谢途径成瘾，而静息细胞则不然。因此，就增强或抑制免疫细胞中特定途径的生物学效应而言，这种成瘾性的调节可以帮助提供新的治疗方案，以改善免疫应答或抑制过度免疫应答。除了其他已知的可溶性蛋白因子，如细胞因子和趋化因子，感染、炎症微环境中特定的代谢物可能是影响免疫应答的促炎或抗炎信号传导回路的一部分。这与它们生物能燃料的作用无关，并且可能是代谢物介导的细胞间相互作用的普遍特征。对细胞代谢重新兴起的研究热潮揭示了许多基本的生物学知识，并可能在不久的将来形成免疫疾病治疗的新策略。

 Full references for this chapter can be found on ExpertConsult.com.

部分参考文献

1. Martinez J, Verbist K, Wang R, et al.: The relationship between metabolism and the autophagy machinery during the innate immune response, *Cell Metab* 17:895–900, 2013.
2. Gordon S: Alternative activation of macrophages, *Nat Rev Immunol* 3:23–35, 2003.
3. Thompson RW, Pesce JT, Ramalingam T, et al.: Cationic amino acid transporter-2 regulates immunity by modulating arginase activity, *PLoS Pathog* 4:e1000023, 2008.
4. Qualls JE, Subramanian C, Rafi W, et al.: Sustained generation of nitric oxide and control of mycobacterial infection requires argininosuccinate synthase 1, *Cell Host Microbe* 12:313–323, 2012.
5. Mills E, O'Neill LA: Succinate: a metabolic signal in inflammation, *Trends Cell Biol* 24:313–320, 2014.
6. Stubbs M, Kuhner AV, Glass EA, et al.: Metabolic and functional studies on activated mouse macrophages, *J Exp Med* 137:537–542, 1973.
7. Shapiro H, Lutaty A, Ariel A: Macrophages, meta-inflammation, and immuno-metabolism, *Scientific World Journal* 11:2509–2529, 2011.
8. Bordbar A, Mo ML, Nakayasu ES, et al.: Model-driven multi-omic data analysis elucidates metabolic immunomodulators of macrophage activation, *Mol Syst Biol* 8:558, 2012.
9. Galvan-Pena S, O'Neill LA: Metabolic reprograming in macrophage polarization, *Front Immunol* 5:420, 2014.
10. Newsholme P, Costa Rosa LF, Newsholme EA, et al.: The importance of fuel metabolism to macrophage function, *Cell Biochem Funct* 14:1–10, 1996.
11. Maeng O, Kim YC, Shin HJ, et al.: Cytosolic NADP(+)-dependent isocitrate dehydrogenase protects macrophages from LPS-induced nitric oxide and reactive oxygen species, *Biochem Biophys Res Commun* 317:558–564, 2004.
12. Pollak N, Dolle C, Ziegler M: The power to reduce: pyridine nucleotides—small molecules with a multitude of functions, *Biochem J* 402:205–218, 2007.
13. Bellocq A, Suberville S, Philippe C, et al.: Low environmental pH is responsible for the induction of nitric-oxide synthase in macrophages. Evidence for involvement of nuclear factor-kappaB activation, *J Biol Chem* 273:5086–5092, 1998.
14. Cramer T, Yamanishi Y, Clausen BE, et al.: HIF-1alpha is essential for myeloid cell-mediated inflammation, *Cell* 112:645–657, 2003.
15. Rodriguez-Prados JC, Traves PG, Cuenca J, et al.: Substrate fate in activated macrophages: a comparison between innate, classic, and alternative activation, *J Immunol* 185:605–614, 2010.
16. Moncada S, Erusalimsky JD: Does nitric oxide modulate mitochondrial energy generation and apoptosis? *Nat Rev Mol Cell Biol* 3:214–220, 2002.
17. Doulias PT, Tenopoulou M, Greene JL, et al.: Nitric oxide regulates mitochondrial fatty acid metabolism through reversible protein S-nitrosylation, *Sci Signal* 6:rs1, 2013.
18. Tannahill GM, Curtis AM, Adamik J, et al.: Succinate is an inflammatory signal that induces IL-1beta through HIF-1alpha, *Nature* 496:238–242, 2013.
19. Murphy MP, O'Neill LAJ: Krebs cycle reimagined: the emerging roles of succinate and itaconate as signal transducers, *Cell* 174:780–784, 2018.
20. Mills EL, Kelly B, Logan A, et al.: Succinate dehydrogenase supports metabolic repurposing of mitochondria to drive inflammatory macrophages, *Cell* 167:457–470.e13, 2016.
21. Bambouskova M, Gorvel L, Lampropoulou V, et al.: Electrophilic properties of itaconate and derivatives regulate the IkappaBzeta-ATF3 inflammatory axis, *Nature* 556:501–504, 2018.
22. Mills EL, Ryan DG, Prag HA, et al.: Itaconate is an anti-inflammatory metabolite that activates Nrf2 via alkylation of KEAP1, *Nature* 556:113–117, 2018.
23. Haschemi A, Kosma P, Gille L, et al.: The sedoheptulose kinase CARKL directs macrophage polarization through control of glucose metabolism, *Cell Metab* 15:813–826, 2012.
24. Sinha P, Clements VK, Miller S, et al.: Tumor immunity: a balancing act between T cell activation, macrophage activation and tumor-induced immune suppression, cancer immunology, immunotherapy, *CII* 54:1137–1142, 2005.
25. Vats D, Mukundan L, Odegaard JI, et al.: Oxidative metabolism and PGC-1beta attenuate macrophage-mediated inflammation, *Cell Metab* 4:13–24, 2006.
26. Collin M, McGovern N, Haniffa M: Human dendritic cell subsets, *Immunology* 140:22–30, 2013.
27. Merad M, Sathe P, Helft J, et al.: The dendritic cell lineage: ontogeny and function of dendritic cells and their subsets in the steady state and the inflamed setting, *Annu Rev Immunol* 31:563–604, 2013.
28. Mildner A, Jung S: Development and function of dendritic cell subsets, *Immunity* 40:642–656, 2014.
29. Pearce EJ, Everts B: Dendritic cell metabolism, *Nat Rev Immunol* 15:18–29, 2015.
30. Thwe PM, Pelgrom L, Cooper R, et al.: Cell-intrinsic glycogen metabolism supports early glycolytic reprogramming required for dendritic cell immune responses, *Cell Metab* 26:558–567.e5, 2017.
31. Krawczyk CM, Holowka T, Sun J, et al.: Toll-like receptor-induced changes in glycolytic metabolism regulate dendritic cell activation, *Blood* 115:4742–4749, 2010.
32. Everts B, Amiel E, van der Windt GJ, et al.: Commitment to glycolysis sustains survival of NO-producing inflammatory dendritic cells, *Blood* 120:1422–1431, 2012.

33. Pantel A, Teixeira A, Haddad E, et al.: Direct type I IFN but not MDA5/TLR3 activation of dendritic cells is required for maturation and metabolic shift to glycolysis after poly IC stimulation, *PLoS Biol* 12:e1001759, 2014.

34. Everts B, Pearce EJ: Metabolic control of dendritic cell activation and function: recent advances and clinical implications, *Front Immunol* 5:203, 2014.

35. Weichhart T, Saemann MD: The PI3K/Akt/mTOR pathway in innate immune cells: emerging therapeutic applications, *Ann Rheum Dis* 67(Suppl 3):iii70–74, 2008.

36. Amiel E, Everts B, Freitas TC, et al.: Inhibition of mechanistic target of rapamycin promotes dendritic cell activation and enhances therapeutic autologous vaccination in mice, *J Immunol* 189:2151–2158, 2012.

37. Wang Y, Huang G, Zeng H, et al.: Tuberous sclerosis 1 (Tsc1)-dependent metabolic checkpoint controls development of dendritic cells, *Proc Natl Acad Sci U S A* 110:E4894–4903, 2013.

38. Land SC, Tee AR: Hypoxia-inducible factor 1alpha is regulated by the mammalian target of rapamycin (mTOR) via an mTOR signaling motif, *J Biol Chem* 282:20534–20543, 2007.

39. Jantsch J, Chakravortty D, Turza N, et al.: Hypoxia and hypoxia-inducible factor-1 alpha modulate lipopolysaccharide-induced dendritic cell activation and function, *J Immunol* 180:4697–4705, 2008.

40. Wobben R, Husecken Y, Lodewick C, et al.: Role of hypoxia inducible factor-1alpha for interferon synthesis in mouse dendritic cells, *Biol Chem* 394:495–505, 2013.

41. Cleeter MW, Cooper JM, Darley-Usmar VM, et al.: Reversible inhibition of cytochrome c oxidase, the terminal enzyme of the mitochondrial respiratory chain, by nitric oxide. Implications for neurodegenerative diseases, *FEBS Lett* 345:50–54, 1994.

42. Lagouge M, Argmann C, Gerhart-Hines Z, et al.: Resveratrol improves mitochondrial function and protects against metabolic disease by activating SIRT1 and PGC-1alpha, *Cell* 127:1109–1122, 2006.

43. Rangasamy T, Williams MA, Bauer S, et al.: Nuclear erythroid 2 p45-related factor 2 inhibits the maturation of murine dendritic cells by ragweed extract, *Am J Respir Cell Mol Biol* 43:276–285, 2010.

44. Svajger U, Obermajer N, Jeras M: Dendritic cells treated with resveratrol during differentiation from monocytes gain substantial tolerogenic properties upon activation, *Immunology* 129:525–535, 2010.

45. Carroll KC, Viollet B, Suttles J: AMPKalpha1 deficiency amplifies proinflammatory myeloid APC activity and CD40 signaling, *J Leukoc Biol* 94:1113–1121, 2013.

46. Wang R, Dillon CP, Shi LZ, et al.: The transcription factor Myc controls metabolic reprogramming upon T lymphocyte activation, *Immunity* 35:871–882, 2011.

47. Wang R, Green DR: Metabolic checkpoints in activated T cells, *Nat Immunol* 13:907–915, 2012.

48. Wang R, Green DR: Metabolic reprogramming and metabolic dependency in T cells, *Immunol Rev* 249:14–26, 2012.

49. Wang R, Green DR: The immune diet: meeting the metabolic demands of lymphocyte activation, *F1000 Biol Rep* 4:9, 2012.

50. Grumont R, Lock P, Mollinari M, et al.: The mitogen-induced increase in T cell size involves PKC and NFAT activation of Rel/NF-kappaB-dependent c-myc expression, *Immunity* 21:19–30, 2004.

51. Frauwirth KA, Riley JL, Harris MH, et al.: The CD28 signaling pathway regulates glucose metabolism, *Immunity* 16:769–777, 2002.

52. Jacobs SR, Herman CE, Maciver NJ, et al.: Glucose uptake is limiting in T cell activation and requires CD28-mediated Akt-dependent and independent pathways, *J Immunol* 180:4476–4486, 2008.

53. Carr EL, Kelman A, Wu GS, et al.: Glutamine uptake and metabolism are coordinately regulated by ERK/MAPK during T lymphocyte activation, *J Immunol* 185:1037–1044, 2010.

54. Bensinger SJ, Bradley MN, Joseph SB, et al.: LXR signaling couples sterol metabolism to proliferation in the acquired immune response, *Cell* 134:97–111, 2008.

55. Michalek RD, Gerriets VA, Jacobs SR, et al.: Cutting edge: Distinct glycolytic and lipid oxidative metabolic programs are essential for effector and regulatory CD4+ T cell subsets, *J Immunol* 186:3299–3303, 2011.

56. Kidani Y, Elsaesser H, Hock MB, et al.: Sterol regulatory element-binding proteins are essential for the metabolic programming of effector T cells and adaptive immunity, *Nat Immunol* 14:489–499, 2013.

57. Romagnani S: Type 1 T helper and type 2 T helper cells: functions, regulation and role in protection and disease, *Int J Clin Lab Res* 21:152–158, 1991.

58. Korn T, Bettelli E, Oukka M, et al.: IL-17 and Th17 cells, *Annu Rev Immunol* 27:485–517, 2009.

59. Luckheeram RV, Zhou R, Verma AD, et al.: CD4(+)T cells: differentiation and functions, *Clin Dev Immunol* 2012:925135, 2012.

60. Shi LZ, Wang R, Huang G, et al.: HIF1alpha-dependent glycolytic pathway orchestrates a metabolic checkpoint for the differentiation of TH17 and Treg cells, *J Exp Med* 208:1367–1376, 2011.

61. Peter C, Waldmann H, Cobbold SP: mTOR signalling and metabolic regulation of T cell differentiation, *Curr Opin Immunol* 22:655–661, 2010.

62. Chi H: Regulation and function of mTOR signalling in T cell fate decisions, *Nat Rev Immunol* 12:325–338, 2012.

63. Dang EV, Barbi J, Yang HY, et al.: Control of T(H)17/T(reg) balance by hypoxia-inducible factor 1, *Cell* 146:772–784, 2011.

64. Arpaia N, Campbell C, Fan X, et al.: Metabolites produced by commensal bacteria promote peripheral regulatory T-cell generation, *Nature* 504:451–455, 2013.

65. Furusawa Y, Obata Y, Fukuda S, et al.: Commensal microbe-derived butyrate induces the differentiation of colonic regulatory T cells, *Nature* 504:446–450, 2013.

66. Finlay D, Cantrell DA: Metabolism, migration and memory in cytotoxic T cells, *Nat Rev Immunol* 11:109–117, 2011.

67. Araki K, Turner AP, Shaffer VO, et al.: mTOR regulates memory CD8 T-cell differentiation, *Nature* 460:108–112, 2009.

68. Pearce EL, Walsh MC, Cejas PJ, et al.: Enhancing CD8 T-cell memory by modulating fatty acid metabolism, *Nature* 460:103–107, 2009.

69. van der Windt GJ, Everts B, Chang CH, et al.: Mitochondrial respiratory capacity is a critical regulator of CD8+ T cell memory development, *Immunity* 36:68–78, 2012.

70. O'Sullivan D, van der Windt GJ, Huang SC, et al.: Memory CD8(+) T cells use cell-intrinsic lipolysis to support the metabolic programming necessary for development, *Immunity* 41:75–88, 2014.

71. Dufort FJ, Bleiman BF, Gumina MR, et al.: Cutting edge: IL-4-mediated protection of primary B lymphocytes from apoptosis via Stat6-dependent regulation of glycolytic metabolism, *J Immunol* 179:4953–4957, 2007.

72. Caro-Maldonado A, Wang R, Nichols AG, et al.: Metabolic reprogramming is required for antibody production that is suppressed in anergic but exaggerated in chronically BAFF-exposed B cells, *J Immunol* 192:3626–3636, 2014.

73. Donahue AC, Fruman DA: Proliferation and survival of activated B cells requires sustained antigen receptor engagement and phosphoinositide 3-kinase activation, *J Immunol* 170:5851–5860, 2003.

74. Doughty CA, Bleiman BF, Wagner DJ, et al.: Antigen receptor-mediated changes in glucose metabolism in B lymphocytes: role of phosphatidylinositol 3-kinase signaling in the glycolytic control of growth, *Blood* 107:4458–4465, 2006.

75. Woodland RT, Fox CJ, Schmidt MR, et al.: Multiple signaling pathways promote B lymphocyte stimulator dependent B-cell growth and survival, *Blood* 111:750–760, 2008.

76. Bauer DE, Hatzivassiliou G, Zhao F, et al.: ATP citrate lyase is an important component of cell growth and transformation, *Oncogene* 24:6314–6322, 2005.

77. Dufort FJ, Gumina MR, Ta NL, et al.: Glucose-dependent de novo lipogenesis in B lymphocytes: a requirement for atp-citrate lyase in lipopolysaccharide-induced differentiation, *J Biol Chem* 289:7011–7024, 2014.

78. Cho SH, Ahn AK, Bhargava P, et al.: Glycolytic rate and lympho-

magenesis depend on PARP14, an ADP ribosyltransferase of the B aggressive lymphoma (BAL) family, *Proc Natl Acad Sci U S A* 108:15972–15977, 2011.

79. Kojima H, Kobayashi A, Sakurai D, et al.: Differentiation stage-specific requirement in hypoxia-inducible factor-1alpha-regulated glycolytic pathway during murine B cell development in bone marrow, *J Immunol* 184:154–163, 2010.

80. Janeway Jr CA, Medzhitov R: Innate immune recognition, *Annu Rev Immunol* 20:197–216, 2002.

81. Strowig T, Henao-Mejia J, Elinav E, et al.: Inflammasomes in health and disease, *Nature* 481:278–286, 2012.

82. Park S, Juliana C, Hong S, et al.: The mitochondrial antiviral protein MAVS associates with NLRP3 and regulates its inflammasome activity, *J Immunol* 191:4358–4366, 2013.

83. Subramanian N, Natarajan K, Clatworthy MR, et al.: The adaptor MAVS promotes NLRP3 mitochondrial localization and inflammasome activation, *Cell* 153:348–361, 2013.

84. Allam R, Lawlor KE, Yu EC, et al.: Mitochondrial apoptosis is dispensable for NLRP3 inflammasome activation but non-apoptotic caspase-8 is required for inflammasome priming, *EMBO Rep* 15:982–990, 2014.

85. Misawa T, Takahama M, Kozaki T, et al.: Microtubule-driven spatial arrangement of mitochondria promotes activation of the NLRP3 inflammasome, *Nat Immunol* 14:454–460, 2013.

86. Zhou R, Yazdi AS, Menu P, et al.: A role for mitochondria in NLRP3 inflammasome activation, *Nature* 469:221–225, 2011.

87. Nakahira K, Haspel JA, Rathinam VA, et al.: Autophagy proteins regulate innate immune responses by inhibiting the release of mitochondrial DNA mediated by the NALP3 inflammasome, *Nat Immunol* 12:222–230, 2011.

88. Iyer SS, He Q, Janczy JR, et al.: Mitochondrial cardiolipin is required for Nlrp3 inflammasome activation, *Immunity* 39:311–323, 2013.

89. Tait SW, Oberst A, Quarato G, et al.: Widespread mitochondrial depletion via mitophagy does not compromise necroptosis, *Cell Rep* 5:878–885, 2013.

90. Dixit E, Kagan JC: Intracellular pathogen detection by RIG-I-like receptors, *Advances in immunology* 117:99–125, 2013.

91. Castanier C, Garcin D, Vazquez A, et al.: Mitochondrial dynamics regulate the RIG-I-like receptor antiviral pathway, *EMBO Rep* 11:133–138, 2010.

92. Pourcelot M, Arnoult D: Mitochondrial dynamics and the innate antiviral immune response, *FEBS J* 281:3791–3802, 2014.

93. Koshiba T, Yasukawa K, Yanagi Y, et al.: Mitochondrial membrane potential is required for MAVS-mediated antiviral signaling, *Sci Signal* 4:ra7, 2011.

94. Hou F, Sun L, Zheng H, et al.: MAVS forms functional prion-like aggregates to activate and propagate antiviral innate immune response, *Cell* 146:448–461, 2011.

95. Cai X, Chen J, Xu H, et al.: Prion-like polymerization underlies signal transduction in antiviral immune defense and inflammasome activation, *Cell* 156:1207–1222, 2014.

96. de Brito OM, Scorrano L: Mitofusin 2 tethers endoplasmic reticulum to mitochondria, *Nature* 456:605–610, 2008.

97. West AP, Brodsky IE, Rahner C, et al.: TLR signalling augments macrophage bactericidal activity through mitochondrial ROS, *Nature* 472:476–480, 2011.

98. Vogel RO, Janssen RJ, van den Brand MA, et al.: Cytosolic signaling protein Ecsit also localizes to mitochondria where it interacts with chaperone NDUFAF1 and functions in complex I assembly, *Genes Dev* 21:615–624, 2007.

99. Collins LV, Hajizadeh S, Holme E, et al.: Endogenously oxidized mitochondrial DNA induces in vivo and in vitro inflammatory responses, *J Leukoc Biol* 75:995–1000, 2004.

100. Zhang Q, Raoof M, Chen Y, et al.: Circulating mitochondrial DAMPs cause inflammatory responses to injury, *Nature* 464:104–107, 2010.

101. Rongvaux A, Jackson R, Harman CC, et al.: Apoptotic caspases prevent the induction of type I interferons by mitochondrial DNA, *Cell* 159:1563–1577, 2014.

102. White MJ, McArthur K, Metcalf D, et al.: Apoptotic caspases suppress mtDNA-induced STING-mediated type I IFN production, *Cell* 159:1549–1562, 2014.

103. McArthur K, Whitehead LW, Heddleston JM, et al.: BAK/BAX macropores facilitate mitochondrial herniation and mtDNA efflux during apoptosis, *Science* 359, 2018.

104. Riley JS, Quarato G, Cloix C, et al.: Mitochondrial inner membrane permeabilisation enables mtDNA release during apoptosis, *EMBO J* 37, 2018.

105. West AP, Khoury-Hanold W, Staron M, et al.: Mitochondrial DNA stress primes the antiviral innate immune response, *Nature* 520:553–557, 2015.

106. Li T, Chen ZJ: The cGAS-cGAMP-STING pathway connects DNA damage to inflammation, senescence, and cancer, *J Exp Med* 215:1287–1299, 2018.

107. Dhir A, Dhir S, Borowski LS, et al.: Mitochondrial double-stranded RNA triggers antiviral signalling in humans, *Nature* 560:238–242, 2018.

108. Young PG, Attardi G: Characterization of double-stranded RNA from HeLa cell mitochondria, *Biochem Biophys Res Commun* 65:1201–1207, 1975.

109. Waickman AT, Powell JD: mTOR, metabolism, and the regulation of T-cell differentiation and function, *Immunol Rev* 249:43–58, 2012.

110. Nicholson LB, Raveney BJ, Munder M: Monocyte dependent regulation of autoimmune inflammation, *Curr Mol Med* 9:23–29, 2009.

111. Sundrud MS, Koralov SB, Feuerer M, et al.: Halofuginone inhibits TH17 cell differentiation by activating the amino acid starvation response, *Science* 324:1334–1338, 2009.

112. Bunpo P, Cundiff JK, Reinert RB, et al.: The eIF2 kinase GCN2 is essential for the murine immune system to adapt to amino acid deprivation by asparaginase, *J Nutr* 140:2020–2027, 2010.

113. Huang L, Baban B, Johnson 3rd BA, et al.: Dendritic cells, indoleamine 2,3 dioxygenase and acquired immune privilege, *Int Rev Immunol* 29:133–155, 2010.

114. Munn DH, Sharma MD, Baban B, et al.: GCN2 kinase in T cells mediates proliferative arrest and anergy induction in response to indoleamine 2,3-dioxygenase, *Immunity* 22:633–642, 2005.

115. Fischer K, Hoffmann P, Voelkl S, et al.: Inhibitory effect of tumor cell-derived lactic acid on human T cells, *Blood* 109:3812–3819, 2007.

116. Samuvel DJ, Sundararaj KP, Nareika A, et al.: Lactate boosts TLR4 signaling and NF-kappaB pathway-mediated gene transcription in macrophages via monocarboxylate transporters and MD-2 upregulation, *J Immunol* 182:2476–2484, 2009.

117. Dietl K, Renner K, Dettmer K, et al.: Lactic acid and acidification inhibit TNF secretion and glycolysis of human monocytes, *J Immunol* 184:1200–1209, 2010.

118. Husain Z, Huang Y, Seth P, et al.: Tumor-derived lactate modifies antitumor immune response: effect on myeloid-derived suppressor cells and NK cells, *J Immunol* 191:1486–1495, 2013.

119. Estrella V, Chen T, Lloyd M, et al.: Acidity generated by the tumor microenvironment drives local invasion, *Cancer Res* 73:1524–1535, 2013.

120. Reshkin SJ, Cardone RA, Harguindey S: Na+-H+ exchanger, pH regulation and cancer, *Recent Patents Anticancer Drug Discov* 8:85–99, 2013.

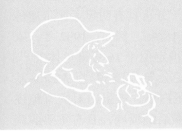

第 25 章

风湿性疾病遗传学

原著 STEPHEN EYRE, ANNE BARTON

施春花 译 朱 平 校

关键点

- 新的基因组技术发现了多个基因多态性与风湿病的发生有关。
- 尽管在很多情况下已证实疾病与基因座之间的关联性,但其致病基因与变异位点仍未确定。
- 利用基因数据有助于深入了解疾病的关键致病途径和细胞类型,并发现新药研发的潜在靶点。
- 基因检测还没有被应用到大多数疾病的临床诊疗中,还需要做更多的工作以确定药物反应和预后基因特征。

简介

风湿病学中许多临床常见的肌肉骨骼疾病都被认为是在遗传易感人群中由外界环境诱发产生的疾病。正因如此,这些疾病被称为复杂疾病,因为基因和环境都会增加疾病发生的风险。遗传风险因素比环境风险因素更容易研究,因为遗传变异在受孕后就存在(所以遗传变异必然在发病前出现,与疾病易感性和严重程度相关),在人的一生中稳定存在且容易检测。相反,环境相关风险因素的信息通常是在疾病发生之后收集,而这种环境暴露可能发生在发病前的很多年,因此会导致回忆偏倚,或因环境暴露在初始症状出现后测定,所以使其难以区分是发病的原因或结果。此外,环境风险因素的测定往往可靠或不一致。因此,尽管已经有研究确定了疾病易感性的一些环境因素,相比之下,风湿性疾病遗传因素方面的新发现更多。

风湿病遗传因素的证据

要证实任何一个疾病的遗传因素,首先需要有一些证据表明基因在这种疾病中起作用。虽然收养研究和移民研究的结果也可以为遗传因素提供证据,但基因在这种疾病中起作用的证据通常来自双生子研究或家系研究。经典的双生子研究比较了单卵双生(monozygotic,MZ)和异卵双生(dizygotic,DZ)中疾病的患病率。单卵双生子中较高的疾病共患率为遗传因素提供证据,可用于估计疾病的遗传率。在同一时间点计算单卵双生子的疾病共患率,往往会低估遗传基因在那些发病年龄较晚的疾病(如许多肌肉骨骼疾病)中的作用,因为随着时间的推移,MZ 中的疾病共患率可能会随着年龄的增加而增加。因此,英国一项双胞胎研究中单卵双生子的疾病共患率为 15%,而在异卵双生子中为 4%,这相当于 60% 的遗传率[1]。

对于较少见的风湿病,可能无法收集足够的、可靠的双生子研究的数据。然而,家系研究可以表明疾病的遗传因素。同胞患病风险率定义为:

$$\lambda_s = \frac{\text{患者同胞的患病风险}}{\text{一般人群患病风险}}$$

家族成员发病率高的疾病可能有遗传因素。要获得可靠的 λ_s 值,需要对两个被比较人群的患病率做出精确评估,而这并不是一件容易的事情。大规模流行病学调查中,有时很难对风湿病做出肯定的诊断,对发病率估算过低或过高都有可能。如果疾病已不再处于活动期则可能未被报告,从而导致低估发病率,而如果对多种不同风湿免疫疾病未能进行充分鉴别,则可能导致高估发病率。表 25-1 列出了某些风湿病的遗传度估计值和同胞（兄弟姐妹）患病风险率。

如果全基因组数据可用的话，现在也可以利用统计学方法从数据本身估算遗传的可能性，这些方法通过假定患病者总体上比对照更具有遗传相似性来估算，目前有几种方法可供使用[2]。然而，在某些情况下，遗传数据可能比原来的双生子研究所得的估计值要低，例如，基于双生子研究得到的"冷酷无情特质"行为的遗传度估计值是 64%，而基因测序得出的估计值为 7%[3]。

研究设计

要设计一个研究鉴别疾病相关的基因变异，需要考虑很多重要因素。包括是用连锁分析（表 25-2）还是关联性分析、用病例对照还是家系研究、选择检测哪个标志物，以及是用候选基因还是全基因组的方法。根据成本、性能和（或）可用样品的不同选择不同的方法。下文将概述这些方法。

连锁分析

连锁分析主要是追踪家族中的多态性遗传标志物，分析在有多个成员受累的家族中，这些遗传标志物与疾病表型分离的现象。所以，连锁分析需要尽可能纳入各种不同的家系。其具体的统计学方法非常复杂，但基本原则都是测定某种特定的共遗传标志物和疾病连锁的可能性，并与不连锁的可能性（无效假设）进行比较。这种可能性的测定结果被称为 LOD

（log of the odds），在测定全基因组遗传标志物时，LOD 评分大于 3 通常表明此关联具有统计学意义[4]。

连锁分析已成功应用于分析具有明显孟德尔遗传模式的（如显性或隐性）风湿病。例如，1992 年，家族性地中海热的易患基因被定位于 16 号染色体上[5]，从而发现 MEFV 基因突变会导致该病[6]。MEFV 基因编码一种名为 pyrin 的蛋白质，该蛋白对固有免疫反应，尤其是干扰素 γ 刺激后的反应，具有重要的调节作用。另外，一种新的家族性周期性发热综合征也被证实是由于 12 号染色体的 TNF 受体 1 基因的突变所致[7]。因此，对于高度外显的孟德尔疾病来说，经典的连锁分析是确定疾病分子病因的有效方法。对于复杂的疾病，需要患病同胞配对（affected sibling pair，ASP）法[8]。这个方法基于一个简单的推论：当两个同胞罹患相同的疾病时，他们在某些特定的遗传标志物的等位基因出现频率是否较机会频率高？其基本方法如图 25-1 所示。在这一家族中，姐弟二人都患有此病，先出生的姐姐（同胞 1）在标志物遗传位点 X 上遗传了等位基因 1 和 3。根据孟德尔遗传定律，弟弟有 25% 的机会也遗传了这两个等位基因，也有 25% 的机会没有遗传这两个等位基因（即弟弟遗传 2、4 或在基因位点 X 上与姐姐没有相同的等位基因）和 50% 的可能性仅拥有一个相同的等位基因。如果疾病和标志物遗传位点没有连锁的话，预期共享按 25∶50∶25 的比例分配。然而，如果标志物遗传位点与疾病易患基因位置接近的话，患病同胞间出现相同遗传位点的概率也会出现明显的偏差。标志物遗传位点与疾病易患基因位置越接近，其偏离 25∶50∶25 比例分布的程度就越大。通过检测大量的患病同胞，研究人员可以取得这方面的统计学证据。患病同胞配对法有其独特的优缺点。因为研究只纳入患病个体，排除了将家庭成员错误地归为未患病组的问题，而这在许多发病年龄偏大的肌肉骨骼疾病中是一个主要问题。患病同胞配对分析也不受特定的遗传模式（即隐性或显性）的限制。但是，与连锁分析一样，患病同胞配对分析方法对中等风险基因的检测能力较差。因此，这意味着通常要纳入大量（数百或数千）的患病同胞家系，以获得具有意义的统计学结果。

ASP 连锁分析法取得了一些成功，特别是鉴定出 NOD2 基因是克罗恩病的主要危险因素[9,10]。此外，RA 中的 ASP 研究显示染色体 2q 存在一个强连

表 25-1　某些常见风湿病同胞患病风险率和遗传度估计值		
风湿病	同胞患病风险率	遗传度 %
类风湿关节炎	3 ~ 19	60
幼年型特发性关节炎	15 ~ 20	
银屑病关节炎	40	
强直性脊柱炎	54	> 90
系统性红斑狼疮	20 ~ 40	66
骨关节炎		
髋	2 ~ 4	60
膝	2 ~ 5	40
手	4	60

表 25-2	专业术语表
等位基因	特定位点上的一个基因的不同形式或变异体
同种异型抗血清	检测同一种群中不同个体抗原区别的抗血清，这个词通常用于特指检测不同个体携带的人白细胞抗原分子的血清
单倍体	在同一染色体上相邻的或紧密连锁的一群基因，它们通常作为一个整体被遗传
杂合子	两条同源染色体上同一位点遗传了两个不同等位基因的个体
杂合性	种群中特定基因位点上某一杂合子出现的频率
连锁	基因组上相邻的同一家族两个基因具有共同遗传的趋势。当亲本中杂合子的这两个基因位点不能产生重组配子时则会发生完全连锁
连锁不平衡	种群中两个等位基因或突变的连锁频率高于预期频率。通过统计学来检测连锁不平衡，除了特殊情况，其都意味着两个等位基因在基因组上位于相邻位置
多态性	种群中某一位点基因变异的程度，如果种群中某一位点最高的等位基因频率不大于 98%，则称此位点有多态性。偶尔多态性也同样用于指特定的基因变异体
外显度	潜在基因型有条件地导致疾病或表型的可能性

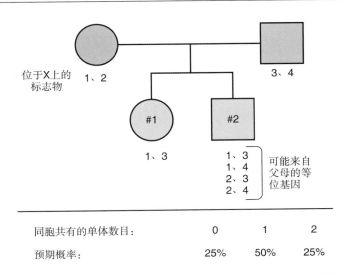

图 25-1　有两个患病子女（患病同胞对）的核心家系。2 号同胞（#2）在常染色体基因位点 X 上可能出现的等位基因组合，以及患病同胞间出现各种共有单体型数目的预期概率。这样的家系也可以通过患病同胞对分析用于连锁分析（见正文）

锁性的基因位点（LOD 评分 > 3.5）[11]，进一步确定了 RA 和 SLE 的危险基因 STAT4[12]。因此，虽然操作有一定的难度，但连锁分析也可成功应用于研究复杂疾病。

人口关联研究

要确定一种基因变异体（等位基因）是否与某一疾病的风险有关，最常用的方法是队列对照研究。在这种类型的研究中，首先要确定受试者是否患有这种疾病，而没有这种疾病的个体是对照组。携带特定变异的个体患病风险用比值比（odds ratio，OR）来描述。OR 为 1 表明这种遗传因素对疾病没有任何影响；当 OR 小于 1 时，表明所研究的遗传因素与疾病呈负相关（即保护性因素）。通常，OR 主要是针对不常见的基因变异（小等位基因），OR 小于 1 表明该变异不是带来风险的主要等位基因。然而，有时候会有一些与风险变量相关的 OR（不管是主等位基因还是小等位基因），在这种情况下，如果结果有统计学意义，则 OR 总是大于 1。

病例对照研究的潜在缺点之一是，如果病例和对照不是从同一个人群中抽样（人口分层），就可能会产生虚假关联。例如，所有患者都是苏格兰人，而所有对照组都是西班牙人，具有红色头发的基因变异在苏格兰人群中更为普遍，无论是否患病。因此，在这样的研究中，可能会发现红色头发的基因与疾病有关，但是这种关联是假阳性的。在现实中，如果可以从整个基因组中获得大量基因变异的信息，或者已知不同血统不同种群的变异信息，那么在分析中就可以纠正群体分层，但最好的解决方案是在研究设计中考虑这种潜在的混淆因素。而基于家系的关联性研究，如传递失衡检测（transmission disequilibrium test，TDT）[13]（计算从父母特定等位基因传递给受患儿的 50∶50 随机概率的偏差，表 25-2）可以用家系对照来解决人口分层问题，但也存在一些缺点，如收集分析三人家系的基因价格更昂贵，因此目前大多数研究仍采用标准的病例对照研究。

遗传标志物的选择

在过去几年，遗传学知识更新突飞猛进，而这种趋势还将持续一段时间。目前已经对不同血统的个体进行了基因测序，并创建了人类基因组共同序列变异的参考目录（例如 www.uk10k.org）。在基

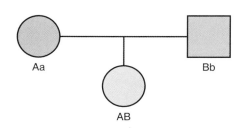

图 25-2　传递失衡检测分析的三人家系图

因组中，最常见的变异形式是单个碱基发生改变。例如，DNA 序列腺嘌呤（adenine，A）变为鸟嘌呤（guanine，G）。这种变化被称为单核苷酸多态性（single nucleotide polymorphism，SNP），在人类 SNP 参考数据库（www.ncbi.nlm.nih.gov/SNP）中，有超过 3000 万个 SNP。除了 SNP 外，还有成千上万数量不等的串联重复序列（variable numbers of tandem repeat，VNTR）变异、插入和缺失[14] 提供了可能与人类疾病相关的其他遗传变异的来源。例如，亨廷顿病是由亨廷顿基因中 CAG 三联重复的变化数量引起的。也有很多小的基因插入和缺失，随着更多的人类基因组被完全测序，将发现更多的遗传变异。

候选基因与全基因组关联研究

第一批关于复杂疾病的遗传学研究主要集中在候选基因。因为与其他疾病有关联，所以选择候选基因要基于生物学上的可能性，或者是基于动物模型研究。然而，从至少 30 000 个已知的蛋白质编码基因中检测到一个关联基因的概率非常低，特别是从基因组中测试一个或几个标志物时，这种情况在研究中很常见。此外，很少有研究对大样本病例和对照进行测试，因此很难有比较准确的结果。尽管如此，仍检测到很多基因，尤其是 *HLA* 和 *PTPN22* 基因，与许多复杂疾病存在关联。

检测技术的全面进步加速了对基因组遗传变异的认识，现在也可以通过跨基因组测试 SNP 标志物来进行关联性研究，这就是所谓的全基因组关联分析（genome-wide association studies，GWAS）。2005 年，补体调节蛋白 H 因子被确定为年龄相关性黄斑变性的一个显著危险因素[15]，该研究拉开了基于 SNP 的 GWAS 时代序幕。2007 年的一个重大进展就是我们认识到对于大多数复杂疾病来说，单个变异体对疾病

的影响不大，因此需要用大样本量来检测其基因之间的相关性。这一理论由威康信托基金会病例对照研究协会（Wellcome Trust Case Control Consortium，WTCCC）首先提出[16]。WTCCC 首次采用了很好的研究设计，其中包括 7 种疾病的 2000 例患者和 3000 名普通对照者。该研究检测了跨基因组的 50 万个 SNP 标志物，并应用稳健统计阈值验证了其相关性。新的基因位点被识别出来后，通过更多的大型独立样本研究又进一步证实了这些基因位点。在接下来的 10 年间，GWAS 被证实用于自身免疫性疾病研究很有成效。同时，目前已确定了有近 200 个不同的染色体区域是主要自身免疫性疾病的风险位点（http://www.genome.gov/multimedia/illustrations/GWAS）。随着对一些比较罕见或研究较少的自身免疫性疾病数据的大量收集，GWAS 将继续在剖析肌肉骨骼性疾病遗传基因方面发挥重要作用。

全基因组关联研究

从统计学角度看来，比起连锁分析，关联研究可以更好地检测遗传基因的影响[17]。用于连锁研究的标志物数量相对较少，而用于 GWAS 的遗传标志物有几十万甚至几百万个。测试这么多的标志物可能会出现关联偶然性。因此，遗传学界估计整个基因组中有 100 万个独立（非相关的）SNP，应用 Bonferroni 法对这 100 万个 SNP 进行校正，$P < 5 \times 10^{-8}$ 的统计阈值则确认有关联。反过来，这对研究效能也有影响，研究效能与基因座的效应大小、统计阈值和风险等位基因的频率有关，这些都影响检测关联所需的样本量。因此，预期的效应值越小，使用的 P 值阈值越低，次要等位基因频率越低，则要达到有效检测需要的样本量越大。效应大小反映了特定位点对疾病易感性的贡献，由 OR 衡量。刚开始进行基因位点与疾病关联性的研究时，由于胜者诅咒现象，OR 常被高估[18]。由于大多数研究没有足够效能来检测所有易感位点，如果检测到关联性，很可能是因为在检测人群中风险等位基因碰巧增加。在独立人群中，风险等位基因的真实频率会更低，因此需要更大的样本量来验证这种关联。

全基因组关联性研究的成功关键在于利用基因组潜在的单倍型结构，这反过来说明全基因组普遍存在的连锁不平衡（linkage disequilibrium，LD）。LD 是

指相邻基因位点同时出现基因变异的频率往往比随机出现的更高。长距离 LD 是人类白细胞抗原（human leukocyte antigen，HLA）区域的一个特别突出的特征。

连锁不平衡

连锁不平衡的概念对于理解基因关联非常重要。两个等位基因同时出现在一个单倍体上的概率超过了随机概率时，则意味着出现了连锁不平衡。例如，白种人 MHC 单倍体型上通常带有一个特定的连锁不平衡等位基因 A*0101-B*0801-DRB1*03011，通常被称为 A1-B8-DR3 单体型，最近则被称为"8.1"单倍体型[19]。在丹麦人群（典型的北欧白种人）中，这种单倍体的出现频率大约为 9%。为了便于理解为什么这个数字反映出存在连锁不平衡，请先了解以下事实，在丹麦人群中，A1 等位基因频率是 17%，B8 等位基因频率为 12.7%。因此 A1-B8 出现的频率理论上是 12.7%×17%= 2.1%，远低于其实际出现的频率 9%。

通过简单易用的可视化工具，人类全基因连锁不平衡图谱数据在网上广泛可用（http：//www. haplotype-reference-consortium.org/）。图 25-3 的下部分显示了使用 D′ 计算 1 号染色体上的 PTPN22 基因周边区域连锁不平衡的可视化结果。任何两个标志物之间的 D′ 数值可以通过热图来反映（红色 D′=1；白色 D′=0）。在这个例子中，连锁不平衡远远超出了 PTPN22 基因本身的范围。事实上，如图所示，尽管 SNP 标志物 rs6679677 距离 PTPN22 基因内 RA 相关 SNP rs2476601 有 100 kb 之远，但这个标志物仍然被 WTCCC[16] 用于检测 RA 和 PTPN22 之间的潜在相关性。

要了解连锁不平衡如何产生，首先要知道在减数分裂过程中重组的发生会导致基因组的重整，类似于洗牌。对于连锁不平衡的存在有三个可能的解释。第一，这个种群可能是由两个种群衍生而来，而其中一个种群的某个特定单倍体具有较高的频率。如果这是最近发生的，就没有足够的时间（足够的繁殖代数）使得两个紧密连锁的等位基因通过减数分裂中的基因重组获得随机化，这就是群体混合。就好比玩扑克牌一样，如果用两种牌（如方块和黑桃）混在一起发牌，洗牌的次数少于 10 次的话就会出现大量相同花色的连续牌。由于人类历史经历了多次大的种群迁移，因此人群混杂也许能够解释大量连锁不平衡的出现。第二个原因与第一个有关，我们观察到基因组

上的一些特定区域在减数分裂中出现重组的频率相对较低（例如，由于某种原因，某些卡片不会因重排而分开，而是粘在一起），这可能与潜在的基因组结构有关。因此，这些区域的基因经过多代次后仍然倾向于共同存在于同一单倍体上，甚至在这一单倍体融入某一种群很久以后仍然存在。对于连锁不平衡的第三个解释，则是认为连锁不平衡中的等位基因是由于选择优势而被保持在一起。例如，我们前面提到的 A1-B8-DR3 单倍体，当这种等位基因在同一个体中保持和调节时，该个体可能具有免疫防御的优势。因此，当感染是儿童最主要的死亡原因时，拥有这种单倍体的个体可能更具有生存优势。这种单倍型在人群中会变得更加常见，但如果人们的存活率增加，同样的单倍型可能由于免疫反应增强而使患者更易患自身免疫疾病。这一假设似乎合理，但对于某个特定的单倍型，该假设很难被证明。

正如图 25-3 所示，1 号染色体上的基因 PTPN22 附近的区域，大多数基因的常见变异可以只用几个常见的单倍体标志物来标注，因此连锁不平衡对于遗传关联有效。

常见变异和罕见变异

关于人类疾病的整体遗传结构的争论仍在继续[20]。直到最近，人们还认为，人群常见疾病的遗传风险因素中，常见等位基因变异很可能占了很大一部分。这一假设是依据常见病这个观点，即常见病是由人群中某些常见基因变异引起，这种变异对于个体患病风险没有很大影响，不影响生殖能力，所以普遍存在于人群中[21]。如果一种变异对患病风险有很大影响，它可能会降低生殖能力，因而不会在几代人中持续存在，造成发生率很低。常见的变异通常是指在人群中出现频率在 5% 以上的变异，而不低于 1%。许多复杂疾病中的发现为这一理论提供了部分依据。例如，与许多风湿病相关的 HLA 等位基因和 PTPN22 基因变异，在人群中以适度的频率存在。然而，迄今为止已确定的常见变异并不能解释疾病的所有遗传因素，也没有任何先验的理由来否定许多罕见变异实际上在疾病的遗传作用因素中占很大一部分这一假设。常见变异成为研究焦点的主要原因是，目前的技术特别适合研究它们。因此，常见病、常见变异假说目前是一个自证预言。然而，现代新技术的出

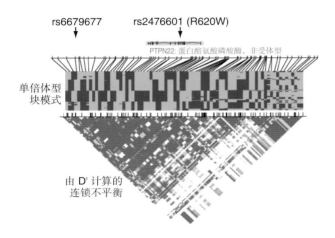

图 25-3 染色体 1p13 包括约 200 000 个碱基对的 *PTPN22* 基因区域。图中央的蓝色和黄色区域的分型是通过观察 SNP 与 HapMap 计划的 90 个白色区域的等位基因组合产生的。尽管有大量的 SNP，但每一个条形码代表单倍体型模式的有限数量。该图的下半部分表示出了热图，其中的红色强度反映的是整个区域的 SNP 之间由刻度线表示的相关程度 [连锁不平衡（LD）用 D′ 计算]。需要注意的是，广泛分离的 SNP 高度相关。与 1 型糖尿病（及其他自身免疫性疾病）相关联的两个遗传标志物显示在顶部。rs2476601 可能是这个区域的致病突变，并导致密码子 620 区的氨基酸改变。另一个在 100 kb 附近的遗传标志物（rs6679677）也与糖尿病显著关联，需要注意的是，当广泛的连锁不平衡存在于同一个区域，只依据关联性分析判断致病基因存在困难

现可以对整个基因组进行测序，尽管迄今为止很少有研究将此应用于常见病，而且那些研究结果常令人失望。例如，一项关于炎症性肠病的大型研究将 4000 多例病例与 3600 例对照的全基因组测序结果进行了比较，没有发现任何使用标准方法尚未发现的低频变异（频率约为 1%）[22]。

从病例对照研究解读统计关联

近年来，几乎所有复杂疾病研究都会涉及统计学关联分析，而这主要通过回顾性病例对照研究进行检测。所以我们要了解这种方法在遗传分析上的优缺点，从而更好地理解并判断这些关联性的重要性。通常，一旦满足了可接受的统计标准，就有三个可能的理由来检测一个特定等位基因和疾病之间的关联（见上文）。首先，所研究的等位基因可能直接参与了该病的发病过程。第二个必须考虑的是，结果可能是对患者和对照组进行人为分层所导致的。修正潜在的人

口遗传亚结构的方法现在已被广泛接受，通常也是发表在领先的遗传学期刊上的必需要求，因此这一点最不重要。第三个也是更为常见的原因，致病基因实际上就是 LD 中的某个检测基因，因此，一旦检测到关联性，就需要进行更精细的测定，以定位具有最大统计关联证据的标志物，并探索这些变异是否是功能性的，以及是否有因果关系。

类风湿关节炎易感基因

在 GWAS 时代之前，只有两个基因位点被确定为与 RA 易感性相关的因素，而且迄今为止仍然是已知的最大的遗传风险因子：*HLA-DRB1* 和 *PTPN22* 基因。与大多数自身免疫性疾病一样，人类白细胞抗原是类风湿关节炎的最大遗传风险区域，约占遗传风险因素的 60%。

Ⅰ类和Ⅱ类人白细胞抗原同型：功能相关性

HLA Ⅱ类分子具有组织分布限制性，通常局限于免疫系统的抗原呈递细胞，如 B 细胞、巨噬细胞、树突状细胞和某些 T 细胞亚群。这反映了在免疫应答的初期和增殖期，HLA Ⅱ类分子主要参与了向 CD4+ T 细胞呈递外源性抗原的过程。然而，在 γ 干扰素等促炎因子的作用下，HLA Ⅱ类分子还可被诱导表达于许多其他类型的细胞，使这些细胞能够向 CD4+ T 细胞进行抗原呈递。相反，HLA Ⅰ类分子广泛分布于除红细胞以外的几乎所有的体细胞。这反映其主要功能是向 CD8+ 效应性或细胞毒性 T 细胞呈递抗原。HLA Ⅰ类分子和Ⅱ类分子的另一个主要的功能差异是其凹槽内所结合抗原肽的来源不同。通常，HLA Ⅰ类分子呈递的抗原主要来自于内质网中主动合成的蛋白质，而 HLA Ⅱ类分子则多呈递由细胞外部通过胞吞作用进入细胞内的抗原。这些差异也反映在 HLA Ⅰ类分子和 HLA Ⅱ类分子中抗原处理体系和运输模式的差异。这一复杂的过程在第 10 章和第 19 章中有详细探讨。

类风湿关节炎：与 HLA-DRB1 的关联性和共享表位

Stastny 在 20 世纪 70 年代首次报道了 RA 与

HLA Ⅱ类等位基因之间的关联[23]。这是使用不再常规用于 HLA 分型的细胞和抗体试剂完成的，然而，HLA 等位基因的命名仍然来源于这些早期的分型方法。DRB1*0401 等位基因（对应于 Stastny 的原始报告中的"Dw4"型）是第一个与 RA 相关的 HLA 基因多态性。大量研究已经证实，这种等位基因与 RA 的相关性最强，至少在白人人群中如此。然而，也发现其他几个 HLA-DRB1 等位基因与 RA 相关，尽管各自关联的强度不同。在一些种族中，RA 与 HLA-DR4 等位基因无关，而是与 HLADR1[24] 或 HLA-DR10[25] 相关。专家们现在普遍认为 RA 患病风险主要与以下 DRB1 等位基因位点相关：DRB1*0401、*0404、*0405、*0101 和 *1001。此外，这些等位基因的微小变异和其他基因（如 DRB1*1402）也可能导致疾病易感性，而 DRB1*0901 是亚洲人常见的易感性等位基因。这些易感基因位点大多具有一个共同序列：Q 或 K-R-R-A-A，因此也被称为共享表位（shared epitope，SE）[26]。这一结构特征位于 DRβ 链的 α 螺旋部分，它既影响肽段的结合，也影响 T 细胞受体（T cell receptor，TCR）与 DRB1 分子的相互作用。在 DRB1*1001 易感等位基因中，出现一个变异的氨基酸与这一保守性位点不同，其 70 位点上为精氨酸 R，DRB1*0901 也是如此。

针对共享表位与 RA 关联的原因，有许多不同的假说。推测这一区域编码的氨基酸形成了 DRB1 蛋白的凹槽形状，而该蛋白很可能负责结合 RA 特异性抗原（可能是一种自身抗原）并呈递给免疫系统，从而错误地控制了免疫反应，最终导致关节组织的炎症破坏。尽管有许多抗原可能会这样，但多年的研究并没有明确证实 RA 自身抗原是由共享表位呈递的。考虑到共享表位等位基因与抗瓜氨酸化蛋白抗体（anti-citrullinated peptide antibodies，ACPA）有很强的相关性，推测瓜氨酸肽段可能与 DRB1*0401 存在特定的亲和性，这一点值得关注[27]。第二个假设是，这些易感等位基因可能在胸腺选择时，通过作用于特定 T 细胞受体的选择过程，进而调节外周 T 细胞库。已有实验证据支持 DR4 等位基因在人类外周 T 细胞库的形成过程中发挥一定作用[28]。然而，目前尚不清楚这种对 T 细胞受体库的作用是否与疾病易感性有关。另外，还有很多其他有趣的假说，包括分子模拟[29,30]、细胞内运输过程中等位基因特异性差异[31]、NO 产物调节等[32]，但这些仍需要进一步的实验证实。

近年来，对这些共享表位假说进行了很多研究，但仍无法完全解释 HLA 与 RA 的关联性，因为并非所有携带共享表位等位基因者均具有同等程度的遗传风险，而关联性的强度在不同人群也有所不同。通常在 RA 中，等位基因 DRB1*0101 比 DRB1*0401 和 *0404 相对风险低[33]，DRB1*0101 则是某些种族的主要风险基因。而在非洲裔美国人和一些西班牙人群中，共享表位本身似乎并未显示出与 RA 有明显关联[34,35]。此外，某些 DRB1 等位基因的特定组合携带者患病风险明显升高[36]。例如在白人中，同时携带 DRB1*0401 与 DRB1*0404 的个体患病相对危险度超过 30[33]。而这两种等位基因的各自相对危险度只有 4 ～ 5。表 25-3 归纳总结了关于此方面关联性的部分例子。

共享表位参与 RA 发病的观点在 1987 年首次提出，目前这种观点大体上仍然是正确的，但在最近几年稍有修改。利用大量高通量的遗传技术方法以及强大的生物信息学和统计分析，已将 HLA-DRB1 基因与 RA 的关联精确到与 RA 易感性相关的三种氨基酸，其中两种氨基酸位于共享表位区域[37]。关于 HLA 区域内的 RA 相关性位点，目前认为 HLA-DRB1 的第 11 位或第 13 位（这两个位置处于高 LD）的氨基酸（仍然处于肽结合槽但不属于经典的共享表位序列）与疾病易感性关系最密切，其次是 71 和 74 位点的氨基酸（在 SE 中）。此外，HLA-B（位点 9）和 HLA-DPB1（位点 9）中的氨基酸也显示出与 RA 有很强的相关性，甚至校正了与 HLA-DRB1 氨基酸的关联后也表现出很好的相关性。此外，在 ACPA 阳性的欧洲 RA 患者中，五种氨基酸位点几乎可以解释在 MHC 基因组区域观察到的所有关联。

在前现代遗传学时代，发现的与 RA 易感性密切相关的另一个基因是 PTPN22。2004 年报道了细胞

表 25-3　DRB1 基因在类风湿关节炎中的相对危险度		
DRB1 基因型	相对危险度	P 值
0101/DRX	2.3	10^{-3}
0401/DRX	4.7	10^{-12}
0404/DRX	5	10^{-9}
0101/0401	6.4	10^{-4}
0401/0404	31.3	10^{-33}

内磷酸酶 *PTPN22* 与多种自身免疫性疾病有关，包括 1 型糖尿病（type 1 diabetes，T1D）[38]、类风湿关节炎[39]、系统性红斑狼疮[40] 和自身免疫性甲状腺疾病[41] 等，其 OR 波动于 1.5 ～ 2，这是第一个被证实的与多种不同自身免疫性疾病风险性增加相关的非 *HLA* 等位基因[42]，这一发现得到反复证实。研究显示，PTPN22 上几个 SH3 结合位点之一发生非同义替代（在密码子 620 处色氨酸代替精氨酸）可导致 PTPN22 与细胞内色氨酸激酶 Csk 的正常关联中断[38,39]。多种证据支持 Csk 是 T 细胞功能的重要负调控因子。Csk 的关键底物之一是 Lck 中存在的酪氨酸，这是 T 细胞激活所必需的一种酶。当 Csk 作用于 Lck 时，Lck 不再支持 T 细胞抗原受体的信号传递。考虑到 *PTPN22* 在调节 Csk 中的作用，在小鼠中敲除 *PTPN22* 会导致 T 细胞过度活跃，但在人类风险等位基因的具体功能仍存在争议。然而，毫无疑问的是，PTPN22 通过影响 Lck[43,44] 而参与 TCR 和 B 细胞受体（B cell receptor，BCR）信号阈值的调节[45]。在许多造血细胞中也发现了 PTPN22，但它在这些细胞中的功能尚不清楚。

对于克罗恩病，*PTPN22* 等位基因具有保护作用，而在多发性硬化中其未显示出致病风险，提示 *PTPN22* 在不同的疾病中发挥的作用各异[46]。这有助于探索疾病机制，并对于药物开发有启示，例如对于类风湿关节炎和其他自身免疫性疾病有效的激动剂反过来可能加剧克罗恩病。因此，*PTPN22* 是一个很好的例子，它说明了如何发现与疾病关联性较弱的遗传因子，从而将基于假设的研究转向新的途径。

类风湿关节炎遗传学的全基因组关联研究时代

2007 年，WTCCC 发现了 RA 的易感基因[16]，由此迈出了第一步，随后对人类基因组遗传结构的认识不断深入和基因分型技术的巨大进步，使人们能够在一次实验中用设计的芯片阵列以划算的价格分析超过 50 万个变异。同时遗传学界认识到，需要更大的样本量才能获得足够有价值的数据，并且需要发展新的更好的统计方法来分析这些数据。随着时间的推移，GWAS 方法已得到改进，越来越多的遗传变异被分析，样本量也越来越多。因此，最新的 RA 基因研究纳入了 29 880 例患者和 73 758 名对照，将已确认的遗传易感基因位点总数增加到 101 个[47]。

尽管在遗传数据中仍有很多未知，但从目前已知的 101 个基因位点中，我们可以学到很多：

- **可能有更多与 RA 相关的基因位点有待发现。**要估计像 RA 这样复杂疾病的基因因素的真实大小很困难。RA 遗传方面性的双生子研究相对较少，并且有完全不同的结果，但即使使用较低的估计，目前已确认的基因结果也只占 RA 遗传易感性的 60% 左右。有关这种缺失的遗传性目前已经提出许多理论[48]，如异位显性的作用，指基因之间或基因与环境因素之间的倍增相互作用，比单纯的基因叠加带来更大的患病风险。其他的理论还有遗传变异，如拷贝数的变异和罕见变异的作用，这些变异还没有得到很好的研究，当前的基因分型技术也并不能很好地分析这些类型的变异。表观遗传学——即与 DNA 的非序列相关的改变——也可能起作用。然而，很有可能过高估计了 RA 的遗传成分及很多使 RA 易感性减小的基因位点的存在都发挥了很大作用。大量的基因变异与疾病易感性密切相关，但仍处于不能被确认的阶段（$P < 10^{-5}$ 但 $> 10^{-8}$）。对其他疾病和特征（如身高和炎症性肠病）的研究表明，检测到的样本越多，被确认的基因位点越多——在 RA 中，此种情况可能会持续下去[49,50]。

- **不是所有的风险变异都存在于每个患者身上。**发现与疾病相关的遗传变异很普遍，存在于 5% 以上的人口中。因此，许多未患病的人遗传风险评分高及携带风险变异基因。同样，所有患者的遗传风险评分通常高于对照组，但其基于风险变量的子集，而不是全部。在患者亚组中确定哪些特定的变异是重要的，有可能将患者分为更同质的亚组，这可能对治疗和结果预测有好处。统计模型显示，携带一组风险变异子集（*HLA*、*PTPN22* 和 *STAT4*）的患者与没有这些变异的患者相比，其发生 RA 的相对危险度大于 15[51]。这些研究有助于我们认识高危人群及他们对不同治疗的反应和最终结果。

- **RA 的不同血清型其 HLA 关联是不同的，尽管到目前为止最强的基因关联既不是引发疾病的必要条件也不是充分条件。**长期以来，RA 与 *HLA* 基因位点的关联给我们提供了疾病的大量信息。在 *HLA* 中，一组独特的 *DRB1* 位点氨基酸的出现频率显著增加，这表明共同抗原的呈递对大多数（而不是所有）RA 患者而言都非常重要。这种情况与其他自身免疫疾病明显不同，后者可能与 *HLA* 位点密切相关，但具有不同的基因或等位基因。此外，有明确的证据表明，抗环瓜氨酸肽（cyclic citrullinated peptide，CCP）血清阳性和血清阴性患者与 *HLA-DRB1* 内的不同氨基酸存在关联 [52]。与血清阳性相似的是，血清阴性 RA 与 HLA Ⅱ 类（HLA-DRB1）和 Ⅰ 类（*HLA-B*）基因有独立的遗传关联。在肽结合凹槽内的 *HLA-DRB1* 第 11 位和 *HLA-B* 第 9 位上，也可以看到这样的独立关联。这些氨基酸位点与这两种形式的疾病都有关联，但重要的是，血清阳性和血清阴性疾病的风险与不同的氨基酸残基有关，这表明在不同类型的 RA 中，不同抗原可能起重要作用。例如，丝氨酸 11 号位对 ACPA 阳性的疾病有保护作用，但导致 ACPA 阴性疾病的风险增高 [52]。

除了与疾病血清型相关的基因位点在强度和效果上有所不同外 [53]，有关 HLA 基因位点方面也有令人信服的证据，说明这两种疾病在遗传上的确是不同的。在血清阳性亚组患者，HLA 基因上的五个最重要位点的氨基酸决定其风险等级，这种风险等级也与疾病严重程度相关 [37,54]。

- **在不同人群和种族中，类风湿关节炎的遗传风险因素既有重叠，又有明显差异。** 最新的大规模 meta 分析证实了与 RA 相关的基因数量达到 101，这项国际研究使用了大量亚洲人和白人样本 [47]。研究表明，这些群体之间共享许多 RA 相关基因位点，包括 *IL6R*、*STAT4*、*TNFAIP3* 和 *IRF5* 这些关键的免疫基因。虽然在不同种族背景的 RA 患者中这些基因位点都有共享，但同样的遗传变异在两个人群中是否都具有因果关系仍有待确定。在不同的自身免疫性疾病中观察到同一基因有不同的遗传变异，例如，*TNFAIP3* 基因内部和周围的不同基因变异与 RA 和 SLE 均有关联，但尚不清楚这是否适用于不同人群的 RA [55,56]。如果在同一种疾病的不同群体中发现了不同的致病变异，这表明该基因可能是导致疾病易感性的基

础，但这种基因突变产生于不同的祖先背景。两个种族之间共享一些基因位点，但是还没有明确的候选基因具有因果效应。例如，在亚洲人群和白人中，发现 *AFF3* 基因启动子区域与 RA 密切相关，而 *AFF3* 在免疫疾病中的功能未知 [47]。也有相关基因位点只存在于特定人群中，提示可能在疾病发生中有不同通路、不同进化限制和基因环境的相互作用在发挥作用。令人惊讶的是，这些基因中，如 *REL* 基因（NF-κB 的一个亚单位）是免疫反应的关键驱动因子，也参与大多数自身免疫性疾病中的重要途径。*REL* 基因关联只在欧洲人群中发现，而亚洲人群中没有。其他仅在欧洲范围内发现的易感基因位点包括 *IL2RA*、*PRKCQ*、*CD5*、*CD28* 和 *IFNGR2*。只存在于亚洲人群中的基因位点包括 *PRKCH*、*CD83* 和 *IL3*，这表明了在不同人群中导致 RA 的免疫途径可能不同。

- **自身免疫性疾病之间存在重叠。** 现代遗传 GWAS 时代的一个显著发现是，不同疾病（尤其是自身免疫性疾病）之间的遗传风险因素有意想不到的重叠。事实上，这一发现引发了一项成功的研究，即设计一个定制的 Illumina 基因分型芯片——免疫芯片，它密集地绘制了一系列自身免疫性疾病（包括类风湿关节炎、1 型糖尿病、炎症性肠病和乳糜泻等）的共同基因位点 [57,58]。这项研究是深入调查疾病之间遗传共享程度的起点，无论是共同的基因变异与不同疾病类型相关，还是共有基因位点与不同的因果效应相关。通过研究哪个位点与特定疾病的独特相关性，可以获得一些有趣的见解。该分析已经为研究跨疾病遗传风险因素提供了很好的视角。例如，尽管包括类风湿关节炎在内的大多数自身免疫性疾病都有 *PTPN22* 基因的风险变异，但同样的变异对克罗恩病却有保护作用。同样，*IL-6R* 基因上的一个变异对类风湿关节炎和心血管疾病有保护作用，却会增加患哮喘的风险。有趣的是，这种变异会促进膜结合形式的 IL-6R 剪切为可溶性形式，与可溶性 IL-6R 的水平和功能高度相关。这种可溶性 IL-6R 的增加模拟了托珠单抗（tocilizumab）的作用，而托珠单抗是一种用于治疗类风湿关节炎的可溶性 IL-6R 制剂，但

目前并无证据表明这些药物会加重已有的哮喘或诱发哮喘发生。与类风湿关节炎重叠最大的疾病似乎是 1 型糖尿病，这些结果可能是源于测试的样本量较大，从而发现了很多关联。疾病之间基因重叠更有意义的方面也许是发现某种疾病特有的基因。对于类风湿关节炎而言，到目前为止发现的 101 个基因中只有 2 个基因是 RA 独有的易感性基因。第一个是 PAD14 基因，它编码一种负责瓜氨酸化的蛋白质，鉴于 ACPA 自身抗体在疾病中的特异性，它可能是 RA 特异性的基因。更令人惊讶的是，编码一种细胞因子的 CCL21 基因似乎也与 RA 有独特的关联。这种趋化因子负责淋巴结（包括三级、异位淋巴结）的形成和 T 细胞在淋巴结间的迁移，也参与血管生成，该发现可能很好地解释 RA 血管翳和结节的形成。

- **大多数与肌肉骨骼疾病相关的遗传变异没有定位在基因内。** 与 GWAS 时代之前的预想相反，101 个与 RA 相关的位点中，只有 14 个位于蛋白质编码区。这些基因包括 PTPN22、IL6R、TYK2 和 IRAK1 等已知在 T 细胞免疫中起关键作用的基因。还有与 RA 相关的蛋白编码的基因变异，如 PAD14 基因，该基因在肽的瓜氨酸化中非常重要，与 ACPA 阳性疾病有明显的关联。其余的 RA 相关的变异位点大都位于蛋白质编码区域之外，约有 13 个与可能的致病基因的表达相关。这些基因包括 TRAF1、CD28、CD40 和 IRF5，同样都与 T 细胞免疫密切相关。

80% 以上的疾病相关变异位于基因组的蛋白质编码区之外，这意味着，基因变化增加患病风险可能是通过调节基因表达，而不是从根本上改变蛋白质结构或功能。我们还知道，这些调控区域可以远距离作用，经常"跳过"最近的基因，所以相关的遗传变异针对哪一个基因并不明显[59]。因此，解读 GWAS 研究发现的主要任务是从基因机制上来分析相关的变异。自从发现可以改变或调节 DNA 序列的细菌产物（被称为 CRISPR/Cas9）以来，基因工程取得了重大进展，这些产物可以通过使用引导 RNA 靶向 DNA 的特定区域，这对基因变异如何影响基因功能的研究产生革命性的

影响（图 25-4）。通过干扰相关的调控区域，现在有可能确定与疾病有关的基因、机制和细胞类型[60]。这显然对全面理解疾病和解读 GWAS 结果至关重要。

- **遗传学可以提供疾病发生发展的线索，如疾病发生中最重要的细胞类型。** T 细胞和 B 细胞都被认为是类风湿关节炎的关键驱动细胞。通过研究每一种细胞中活跃的 DNA 基因组区域的表观遗传标志物，已发现在 CD$^+$ T 细胞活跃的 DNA 区域有丰富的 RA 遗传关联[61]，表明这种细胞类型与易感性有关。进一步采用单细胞质谱流式细胞计数（CyTOF）进行基因组研究，证明了 PD-1 高表达的 CD4$^+$ T 细胞亚群是如何在 RA 患者的滑膜组织中富集，证实 T 细胞在疾病中的关键作用[62]。遗传学证据 GWAS 信号的解读相当复杂。

幼年型特发性关节炎

幼年型特发性关节炎（juvenile idiopathic arthritis，JIA）可能是异质性最强的复杂的风湿性疾病。根据关节受累的数量和慢性程度合并症和自身抗体，JIA 分为几个亚组。虽然将 JIA 亚组分为几类可能会有争议，但在主要类别之间有明确的划分。也存在银屑病、脊柱受累、全身性疾病以及抗体阳性和抗体阴性疾病的亚组。可以推测，这些亚组是银屑病关节炎（psoriatic arthritis，PsA）、强直性脊柱炎（ankylosing spondylitis，AS）、系统性红斑狼疮（SLE）、类风湿关节炎（RA）和真正的幼年型特发性关节炎（JIA）的早期形式，遗传学对于了解这些疾病之间的重叠方面具有明确作用。

JIA 的主要易感基因位点是 HLA 区域，占疾病总遗传风险的 13%[63]。当对该区域进行详细分析时，发现每个 JIA 类别都可能有一个对应的成人疾病类型；例如，HLA-DRB1 氨基酸位置 11/13 的 RF 阳性多关节炎反映了与成人血清阳性 RA 的关联，而少关节炎和 RF 阴性多关节炎的联合数据集与成人血清阴性 RA 具有相同的关联[64]。在成人 RA 和 RF 阳性的 JIA 中，发现的遗传相似性也不仅仅局限于 MHC 区域[65]。这可能为 JIA 的治疗提供选择，并基于成人疾病数据扩展治疗选择。

遗传学研究也证实了全身型 JIA 不同于其他亚

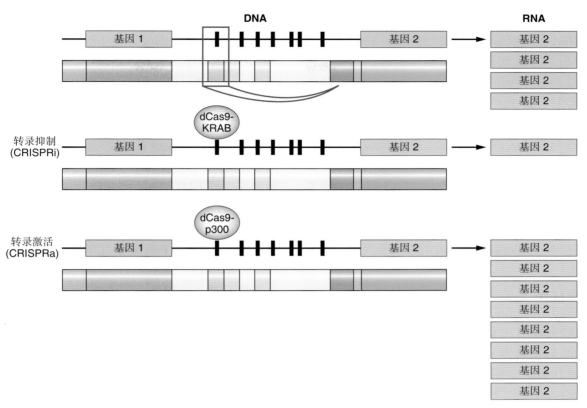

图 25-4 dCas9 介导的转录调控原理图显示了 CRISPR/Cas9 如何用于研究疾病相关 SNP 的调控区域。假设含有相关变异的调控区域（橙色区域）与基因 2 的启动子（红色区域）相互作用，从而影响转录。该假设可以通过 CRISPR 来验证，可以用 dCas9-KRAB 抑制靶基因区，或者用 dCas9-p300 激活靶基因区。基因表达的结果是通过 qPCR 或 RNA-seq 检测，它检测了基因扰动后产生的基因转录本的数量（基因 2 的盒数），以提供有关疾病相关调控区域作用的证据

型 [66]，这同临床情况相一致，如不同于其他 JIA 亚型，全身型 JIA 对 IL1 通路的阻断有反应。

GWAS 和免疫芯片研究已经证实在 HLA 区域之外，与 JIA 易感性相关的基因有 17 个 [63]。了解这些基因可以深化对疾病发病机制的认识。例如，JIA 与成人型类风湿关节炎有许多共同的基因位点，但在幼年型疾病中，IL2 通路更普遍，IL2 和 IL2RA 比在RA 中更大的作用效应也和其他基因通路（如 PTPN2 和 RUNX1）相关联。1 型糖尿病患者的 IL2 通路基因富集程度高，而 1 型糖尿病与 JIA 共享的基因位点比与 RA 共享的基因位点更多。

银屑病关节炎

家系学和家族研究表明，遗传对 PsA 的影响比对单纯银屑病的影响大。家族研究估计同胞间 PsA 的风险基因位点大约有 40 个，也已确定有很多基因位点与银屑病所共有。这并不奇怪，因为大多数 PsA

患者都会有银屑病，到目前为止，GWAS 研究使用的 PsA 患者样本量并不大。早期的 GWAS 研究发现，TRAF3IP2 基因与 PsA 的发生有关，其影响程度比银屑病患者大 [67]。然而，在银屑病患者中也观察到了这种关联，其中一些人可能也有 PsA，这意味着很难证明 PsA 特异性位点的存在。在一项后续研究中，研究了 17 个在原始 GWAS 中没有达到全基因组水平显著性的位点，证实了 RUNX3 基因与 PsA 和银屑病两者都有关联 [68]。迄今为止，最大的遗传学研究使用免疫芯片序列测试了近 2000 名 PsA 患者和9000 名对照者 [69]，显示有 8 个位点在全基因组水平上与 PsA 显著相关，其中 7 个（HLA-C、TRAF3IP2、IL12B、IL23R、IL23A-STAT2、TNIP1 和 TYK2）以往被报道与银屑病相关。然而，在银屑病和 PsA 中，至少有一个基因位点（IL23R）的 SNP 存在差异，这一发现随后在独立的数据集中得到了证实 [70]。此外，还发现两个 PsA 特异性位点：一个位于 5q31 染色体，另一个位于 MHC（HLA-B27）。PsA 与 MHC 的关联

非常复杂，其中三个主要位点是：经典的银屑病相关位点 *HLA-C*0602*、*HLA-B27* 和 *HLA-A*02*[71]。然而，当分析中考虑到银屑病发病年龄时，结果显示 HLA*0602 与皮肤病（银屑病）有关，而与关节病（PsA）无关[72]。此外，97 位氨基酸（在 HLA B27 风险等位基因上）能够区分 PsA 和皮肤银屑病。这也是与 AS 风险相关的相同位点，但相同位点的不同氨基酸有不同的影响：天冬酰胺与两者都有关联，但丝氨酸增加 PsA 风险，但不会增加 AS 风险。随着 PsA 样本量的增加，可能会有更多的位点被确定，并且有可能分辨这些重叠疾病间的共享位点和不同位点。这将有助于筛查银屑病患者的 PsA 发生风险。

强直性脊柱炎

家族研究表明，AS 具有重要的遗传因素，兄弟姐妹间的发病风险为 9.2%，而普通人群的发病风险为 0.1% ~ 0.4%[73]。根据这些数据估计，遗传影响力超过了 95%。

AS 最强的遗传易感因素是携带 *HLA-B27* 等位基因。在白种人中，超过 90% 的 AS 患者携带 *HLA-B27*，而健康人群的这一比例约为 8%，估计相对危险度（relative risk，RR）为 50 ~ 100 或更高[74]。然而，*HLA-B27* 阳性的人群中只有 2% 会发展为 AS，这表明存在其他遗传、环境和随机风险因素。在大部分种族中，AS 与 *HLA-B27* 关联的一致性均支持 *HLA-B27* 直接参与 AS 的发病机制[75,77]。*HLA-B27* 还与反应性关节炎和炎症性肠病患者的关节炎相关。*HLA-B27* 的血清学特异性实际上包含许多不同的 HLA Ⅰ 类等位基因。这些等位基因在许多氨基酸位置上彼此不同，其中大多数涉及肽结合袋内和周围的氨基酸。这很自然地引出了一个问题，即这些 B27 等位基因之间是否存在疾病关联方面的差异。大多数数据表明情况并非如此，尽管在某些人群中可能存在一些例外[75]。这些例外可能为 HLA-B27 分子在发病机制中的作用提供线索。然而，总的来说，似乎大多数 B27 等位基因之间的结构差异并不影响疾病风险。

迄今为止，除了 HLA 基因区域，遗传学研究还发现了另外 48 个风险位点[76,77]。这些发现强调了疾病发生的潜在通路和机制中几个重要认识。首先，与几个氨基肽酶基（*ERAP1*、*ERAP2*、*LNPEP* 和 *NPEPPS*）的关联提示抗原表达在发病机制中有重要作用，因为

这些基因编码的蛋白质可以修饰肽段，使其呈递给 HLA 分子。有趣的是，与 *ERAP1* 的关联只在 *HLA-B27* 阳性人群中被发现，是最早的遗传异位显性的例子之一（也就是说，*HLA-B27* 和 *ERAP1* 风险变异共同存在成倍地增加了患病风险）[78]。相反，*ERAP2* 与 *HLA-B27-AS* 有关。对小鼠的研究表明 *ERAP1* 与特异性病毒肽的产生和表达有关。其次，AS 中 IL23 通路相关的基因有富集，包括 *IL23R*、*IL-12B*、*IL27*。该通路驱动 CD4$^+$ Th17 细胞的分化，产生 IL-17。令人鼓舞的是，3 期临床试验结果显示，针对 IL-23 和 IL-17 信号通路的生物制剂对 AS 患者有很好的疗效[79]。第三，T 细胞分化的相关通路（*EOMES*、*IL7R*、*RUNX3*、*ZMIZ1*、*BACH2*、*SH2B3*）和 G 蛋白偶联受体（*GPR35*、*GPR37*、*GPR65*、*GPR25*）也已被确定与 AS 相关。尽管在一些研究中发现了 *IL1* 基因簇的作用，但研究结果并不一致，而抗 IL-1 药物阿那白滞素也未能成功治疗 AS[80,81]。最后，AS 和克罗恩病的易感基因似乎有相当多的重叠。已报道多达 60% 的 AS 患者有肠道炎症的组织病理学证据，并且在克罗恩病中发现了一个病原体防御相关的基因通路，所以关于肠道微生物群在 AS 发病中的作用，目前吸引了较多关注[82]。

系统性红斑狼疮干扰素通路的识别

2005 年，研究人员发现干扰素调节因子 5（IFN regulatory factor 5，IRF5）与系统性红斑狼疮的易感性相关[83]，并且他们很快又证实了这一发现[84]。这一结果令人满意，因为干扰素通路的激活显然是狼疮和相关疾病发病的核心[85]。从最开始的研究以来，很明显 IFN 通路中的多个基因参与了狼疮易感性[86]。IFN 已成为一种潜在的药物靶点，人们对 IFN 调控在免疫应答中的作用重新产生了兴趣[87]。随后发现 IFN 通路中的多个基因是自身免疫性疾病的危险因素，支持在该领域继续进行生物学研究，同时也为进一步了解该通路如何调控提供了可能。

研究人员对 SLE 基因的研究，开创了研究疾病发生的关键生物学途径的先河。这些突破源于 GWAS 和免疫芯片技术，但也纳入了来自家庭研究、单基因研究以及跨种族研究的发现。单基因疾病，如 Aicardii- Goutières 综合征，与 SLE 共享许多复杂遗传表型[88]。在这些研究中，使用家族关联方法发现

了很多关键基因和生物通路，包括 *TREX1*、对 IFN-α 产生有重要作用的因子、补体缺乏和 Fas 配体（与细胞凋亡有关）。

综合这些发现与病例对照研究的结果，已经初步确定了与 SLE 易感性有关的四个关键通路。这些通路为：Ⅰ型干扰素通路，如与 *IRF5*、*IFIH1* 和 *TYK2* 的关联；NF-κB 通路（*TNFAIP3* 和 *IRAK1*）；B 和 T 细胞信号通路（*PTPN22* 和 *BLK*）；细胞凋亡通路（*ITGAM* 和 *FCGR2A*）[89]。这些突破性的发现是迈向分层医学的第一步，这表明 SLE 不是一种单一疾病，一些关键通路可用于明确疾病亚型。例如，在临床中，由 B 细胞信号驱动的 SLE 患者可以被归类到一起，并可能对特定的治疗方法有更好的反应。

骨关节炎

骨关节炎（osteoarthritis，OA）是最常见的肌肉骨骼疾病，但由于其在所谓的健康对照人群中的高患病率，很难确定该疾病的易感性基因，因为大量的对照人群会在未来患 OA。此外，在遗传学时代前，就发现其临床关节受累明显有不同的亚型。遗传学研究已经证实，不同的基因可能导致这些不同的疾病亚型。GWAS 现在已经证实 OA 在全基因组阈值上与 30 个基因组有关联[90]，尽管某些位点与特定关节的 OA 有关，最新的 GWAS 研究表明膝关节和髋关节 OA 之间存在高度的遗传相似性[91]。

应该指出的是，和其他 GWAS 发现一样，与 OA 有关联的通常是一个染色体区域，而不是某个能精确定位的基因。该基因位点通常根据与关联性最强的基因最接近的、或基于现有知识背景下最有可能的候选基因来命名。然而，在大多数情况下，易感性基因尚未得到最终确定。迄今为止，最深入研究的基因位点是 20 号染色体上的 *GDF5* 基因。有趣的是，这也是与身高呈反向相关的两个区域（*GDF5* 和 *DOT1L*）之一（即携带 OA 相关的风险基因，则身高相对较小）[92]。*GDF5* 编码一种生长因子蛋白，在软骨形成和骨骼生长中有重要作用。事实上，一些 OA 易感基因，如 *RUNX2*、*SMAD3* 和 *PTHLH*，在骨骼和骨骼发育中也非常重要，强调骨形态在疾病中的重要性，但尚未发现参与炎症的基因。迄今为止，最大的 OA GWAS 研究利用了来自英国生物库的 30 多万人的 GWAS 数据，该研究不仅发现了 9 种新的 OA

相关基因位点，还通过孟德尔随机化原理证明了体重指数增加能增加 OA 的患病风险。

临床转化

GWAS 只是了解肌肉骨骼疾病遗传基础的一个起点。该技术通常确定一个人们感兴趣的区域，但最终需要实验验证和功能研究来识别重要的变异及其调控的基因。只有确定了致病基因，才能进行可靠的通路分析。在撰写本章时，只有少数病例明确了相关位点内的致病基因[57]。然而，如下所述，遗传学研究有可能以其他方式为临床实践提供信息。

识别药物作用靶点：遗传学的经验

在 RA GWAS 中发现的三个基因，也是对控制疾病活动非常有效的药物靶点：阿巴西普（abatacept）是 *CTLA4* 基因编码的分子的类似物；托珠单抗是一种生物制剂，它完美地模拟了 *IL6R* 基因中 RA 相关变异位点的作用；托法替布（tofacitinib）作用于 JAK/STAT 通路，其中与 RA 相关基因 *TYK2* 起着至关重要的作用。事实上，根据报道，最大的一项 RA 基因相关分析鉴定出 100 多个 RA 易感基因，丰富了 RA 的药物作用靶点[47]。因此，基因研究有助于发现药物研发的新靶点或通路。在遗传数据的支持下，一些药物已获批或处于早期临床试验阶段，如针对 PsA 和 AS 中 IL17 和 IL23 通路的药物，以及针对 SLE 中干扰素通路的药物。在幼年型特发性关节炎中，*IL1RN* 基因的变异被报道与全身型的 JIA 有关，而 IL1 是用于治疗全身型 JIA 的阿那白滞素（anakinra）的靶向目标[93]。事实上，相关等位基因高表达与阿那白滞素无应答有关，如果经过验证，那将来可用于指导治疗选择。

预后

肌肉骨骼性疾病的病程可变性强，目前还没有可靠的预测预后的因子。在类风湿关节炎中，通过检测基线时抗 CCP 抗体的水平可比类风湿因子更好地预测骨侵蚀的发展，但不能完全解释结局的差异[94]。然而，疾病的严重程度可能是由基因决定的，一项早期类风湿性关节炎的家族研究为这一观点提供了支持[95]。

也有研究推测很多非 *HLA* 基因或基因位点是否

也可以预测疾病的严重程度。研究表明，与疾病严重程度最相关的是 *HLA-DRB1SE* 等位基因。在多个人群中也发现 *TRAF1/C5* 位点与关节侵蚀有关 [96-99]，但这一点在随后的研究中并没有得到证实 [100]。有两项研究报道了 *IL4R* 基因与预后的关系 [101,102]。另外两项研究报道了 *IL2RA* 基因与关节侵蚀之间的关联 [103,104]。然而，这些结果并没有在所有的研究中得到证实，而且都没有足够的识别能力，无法应用到临床。

治疗反应

目前针对特定的通路有多种生物治疗方法，尤其在治疗 RA 方面。然而，对于每一种或每一类药物，接受治疗的患者中都只有不到一半达到缓解。目前，药物的使用是基于药物试错法，通常是按照它们上市的顺序，而不是根据任何科学原理。很容易猜测，如果最初就选择针对主要炎症通路的生物制剂可能会提高缓解率，这就是所谓的精准医学。但其前提是明确每个个体中参与的通路。目前这种方法有局限性，因为在大多数相关的基因位点中，主要作用基因未知。如前所述，基因名称通常是根据生物学上的合理性，或因为它们是某个区域中与关联性最强的变异基因最接近的基因。然而，有许多例子证明这种假设是错误的。例如，在基因 *CELSR2* 中发现了与胆固醇水平密切相关的一个 SNP，即 rs12740374，但是它已被明确地证明是通过改变肝中 *SORT1* 基因的表达而影响胆固醇水平，而 *SORT1* 在染色体上与 *CELSR2* 距离较远（间隔其他两个基因 *PSRC1* 和 *MYBPHL*）[105]。如果基因位点分配错误，那么据此进行下游通路分析及定义患者亚组，这可能会有灾难性的影响，基于这种分组得到的治疗反应率也不可能得到改善。因此，只有识别出某个区域中的关键关联基因，作为遗传标志物，才有可能实现精准医学。

与此同时，我们正在努力根据患者对药物治疗反应的差异将其分为不同的层次，这就是所谓的分层医学。一些国家正在进行纵向队列研究，从接受药物（通常是生物药物）治疗的患者中得到遗传数据，这些患者对治疗的反应采用标准化的定义记录。在欧洲和美国，结局评价通常采用 DAS28 或欧洲风湿联盟（European League against Rheumatism，EULAR）反应评分（基于 DAS28 评分）进行衡量 [106,107]。为什么对于治疗的预测遗传因子的研究滞后于遗传易感性的研究，这有几个原因。首先，对药物有无反应者之

间的差别比有无患病者之间的差别更细微。例如，如何区分中度应答者，这个问题可能会使表型定义变得更复杂。此外，结局的衡量本身就是综合性的，包括主观检测（例如压痛关节计数和患者整体健康评分）和客观检测（例如肿胀关节计数、红细胞沉降率或 C 反应蛋白）。然而，一些研究表明，主观检测方面的有关遗传因素估计很少，所以充其量也只有微弱的遗传关联，而在计算 DAS28 时，压痛关节计数的权重是肿胀关节计数的两倍 [108]。第二，到目前为止，遗传研究的样本量并不大。例如，有关肿瘤坏死因子抑制蛋白（tumor necrosis factor inhibitor，TNFi）治疗反应的首个 GWAS 研究是在 566 个患者中进行的，包括了应答良好、应答不良和中等应答者，因此研究效能是其主要局限性 [109]。第三，如本章所述，生物制剂按作用的同一通路来归类，但是也有证据表明依那西普和单克隆抗 TNF 药物其实有不同的特性。因此，分层医学的进展一直很缓慢，但最近经过国际合作终于产生了第一个中等样本量的 GWAS 研究，它证实了 *CD84* 基因在全基因组水平显著上与依那西普反应有关 [110]。丹麦和西班牙的独立研究也证实了与 *PDE3A-SLCO1C1* 的关联，并且在一项综合分析中发现，这个关联已经超过了全基因组的统计学阈值 [111]。但随后英国的一项研究并没有证实这一结果 [112]。在一项系统综述也已经确定了 6 个经验证的关联位点，但即使把这些位点联合起来，它们也只能中等程度地预测对 TNFi 的应答或无应答 [113]。研究仍在继续，但目前我们已经可以得出这样的结论：没有发现能对 TNFi 反应起决定作用的主要基因，其效应大小能达到 *HLA* 对 RA 的作用类似。相反，对治疗的反应很可能是由大量的基因介导，每一个基因都有很小的个体效应，这种反应的特征可能更符合实际。

高危人群的识别

由于许多风湿病的患病率较低（除骨关节炎之外），而且所确定的大多数风险基因位点的效应值都很低，因此，不太可能通过筛查人群来确定患病风险。即使在年龄相关性黄斑变性方面（发现个别基因有较大作用效应），检测的敏感性和特异性也意味着人口筛查可能并不具有成本效益。然而，对于有 RA 家族史或者 ACPA 阳性高风险群体，进行基因检测更有效。对于 PsA 来说，基因筛查更可行，因为

与一般人群相比，银屑病患者发生 PsA 的风险更高。这有助于将来提高高危个体的预防性治疗措施，同时也正在进行一些队列研究，以确定进一步增加患病风险的其他因素。

　　风湿病的遗传学研究现在进入到了令人振奋的时代。领先的国际组织之间进行的多年投资和合作，对确定增加患病风险的基因组区域变化产生了切实的影响。风湿病遗传研究的下一阶段是开发将这些发现转化为临床应用的方法。大量生物学相关样本的收集，以及包括单细胞技术、蛋白质组学和代谢组学在内的方法学的进步，有可能将这些风险基因变化与具有临床意义的表型关联起来。此外，在疾病中发挥重要作用的基因和遗传通路是新的靶向疗法的优选目标。基因工程和基因组治疗方面的进展已经影响到单基因病和癌症，未来有可能影响患者的治疗选择和结局。最后，利用新的分子和 DNA 技术更好地理解疾病的遗传机制，将有可能更好地分层患者，从而提高诊疗效果。

Full references for this chapter can be found on ExpertConsult.com.

参考文献

1. MacGregor AJ, Snieder H, Rigby AS, et al.: Characterizing the quantitative genetic contribution to rheumatoid arthritis using data from twins, *Arthritis Rheum* 43(1):30–37, 2000.

2. Evans LM, Tahmasbi R, Vrieze SI, et al.: Comparison of methods that use whole genome data to estimate the heritability and genetic architecture of complex traits, *Nat Genet* 50(5):737–745, 2018.

3. Viding E, Price TS, Jaffee SR, et al.: Genetics of callous-unemotional behavior in children, *PLoS One* 8(7):e65789, 2013.

4. Ott J, Bhat A: Linkage analysis in heterogeneous and complex traits, *Eur Child Adolesc Psychiatry* 8(Suppl 3):43–46, 1999.

5. Pras E, Aksentijevich I, Gruberg L, et al.: Mapping of a gene causing familial Mediterranean fever to the short arm of chromosome 16, *N Engl J Med* 326(23):1509–1513, 1992.

6. Ancient missense mutations in a new member of the RoRet gene family are likely to cause familial Mediterranean fever. The International FMF Consortium. *Cell* 1997; 90(4):797–807, 1997.

7. Hull KM, Drewe E, Aksentijevich I, et al.: The TNF receptor-associated periodic syndrome (TRAPS): emerging concepts of an autoinflammatory disorder, *Medicine (Baltimore)* 81(5):349–368, 2002.

8. Risch NJ: Searching for genetic determinants in the new millennium, *Nature* 405(6788):847–856, 2000.

9. Hugot JP, Chamaillard M, Zouali H, et al.: Association of NOD2 leucine-rich repeat variants with susceptibility to Crohn's disease, *Nature* 411(6837):599–603, 2001.

10. Ogura Y, Bonen DK, Inohara N, et al.: A frameshift mutation in NOD2 associated with susceptibility to Crohn's disease, *Nature* 411(6837):603–606, 2001.

11. Amos CI, Chen WV, Lee A, et al.: High-density SNP analysis of 642 Caucasian families with rheumatoid arthritis identifies two new linkage regions on 11p12 and 2q33, *Genes Immun* 7(4):277–286, 2006.

12. Lee HS, Remmers EF, Le JM, et al.: Association of STAT4 with rheumatoid arthritis in the Korean population, *Mol Med* 13(9-10):455–460, 2007.

13. Spielman RS, McGinnis RE, Ewens WJ: Transmission test for linkage disequilibrium: the insulin gene region and insulin-dependent diabetes mellitus (IDDM), *Am J Hum Genet* 52(3):506–516, 1993.

14. Sebat J, Lakshmi B, Malhotra D, et al.: Strong association of de novo copy number mutations with autism, *Science* 316(5823):445–449, 2007.

15. Klein RJ, Zeiss C, Chew EY, et al.: Complement factor H polymorphism in age-related macular degeneration, *Science* 308(5720):385–389, 2005.

16. Genome-wide association study of 14,000 cases of seven common diseases and 3,000 shared controls, *Nature* 447(7145):661–678, 2007.

17. Palmer LJ, Cardon LR: Shaking the tree: mapping complex disease genes with linkage disequilibrium, *Lancet* 366(9492):1223–1234, 2005.

18. Zollner S, Pritchard JK: Overcoming the winner's curse: estimating penetrance parameters from case-control data, *Am J Hum Genet* 80(4):605–615, 2007.

19. Price P, Witt C, Allcock R, et al.: The genetic basis for the association of the 8.1 ancestral haplotype (A1, B8, DR3) with multiple immunopathological diseases, *Immunol Rev* 167:257–274, 1999.

20. Pritchard JK, Cox NJ: The allelic architecture of human disease genes: common disease-common variant…or not? *Hum Mol Genet* 11(20):2417–2423, 2002.

21. Peng B, Kimmel M: Simulations provide support for the common disease-common variant hypothesis, *Genetics* 175(2):763–776, 2007.

22. Luo Y, de Lange KM, Jostins L, et al.: Exploring the genetic architecture of inflammatory bowel disease by whole-genome sequencing identifies association at ADCY7, *Nat Genet* 49(2):186–192, 2017.

23. Stastny P: Association of the B-cell alloantigen DRw4 with rheumatoid arthritis, *N Engl J Med* 298(16):869–871, 1978.

24. Nichol FE, Woodrow JC: HLA DR antigens in Indian patients with rheumatoid arthritis, *Lancet* 1(8213):220–221, 1981.

25. Sanchez B, Moreno I, Magarino R, et al.: HLA-DRw10 confers the highest susceptibility to rheumatoid arthritis in a Spanish population, *Tissue Antigens* 36(4):174–176, 1990.

26. Gregersen PK, Silver J, Winchester RJ: The shared epitope hypothesis. An approach to understanding the molecular genetics of susceptibility to rheumatoid arthritis, *Arthritis Rheum* 30(11):1205–1213, 1987.

27. Hill JA, Southwood S, Sette A, et al.: Cutting edge: the conversion of arginine to citrulline allows for a high-affinity peptide interaction with the rheumatoid arthritis-associated HLA-DRB1*0401 MHC class II molecule, *J Immunol* 171(2):538–541, 2003.

28. Walser-Kuntz DR, Weyand CM, Weaver AJ, et al.: Mechanisms underlying the formation of the T cell receptor repertoire in rheumatoid arthritis, *Immunity* 2(6):597–605, 1995.

29. Roudier J, Petersen J, Rhodes GH, et al.: Susceptibility to rheumatoid arthritis maps to a T-cell epitope shared by the HLA-Dw4 DR beta-1 chain and the Epstein-Barr virus glycoprotein gp110, *Proc Natl Acad Sci U S A* 86(13):5104–5108, 1989.

30. Albani S, Keystone EC, Nelson JL, et al.: Positive selection in autoimmunity: abnormal immune responses to a bacterial dnaJ antigenic determinant in patients with early rheumatoid arthritis, *Nat Med* 1(5):448–452, 1995.

31. Auger I, Toussirot E, Roudier J: HLA-DRB1 motifs and heat shock proteins in rheumatoid arthritis, *Int Rev Immunol* 17(5-6):263–271, 1998.

32. Ling S, Li Z, Borschukova O, et al.: The rheumatoid arthritis shared epitope increases cellular susceptibility to oxidative stress by antagonizing an adenosine-mediated anti-oxidative pathway, *Arthritis Res Ther* 9(1):R5, 2007.

33. Hall FC, Weeks DE, Camilleri JP, et al.: Influence of the HLA-DRB1 locus on susceptibility and severity in rheumatoid arthritis, *QJM* 89(11):821–829, 1996.

34. McDaniel DO, Alarcon GS, Pratt PW, et al.: Most African-American patients with rheumatoid arthritis do not have the rheumatoid antigenic determinant (epitope), *Ann Intern Med* 123(3):181–187, 1995.

35. Teller K, Budhai L, Zhang M, et al.: HLA-DRB1 and DQB typing of Hispanic American patients with rheumatoid arthritis: the "shared epitope" hypothesis may not apply, *J Rheumatol* 23(8):1363–1368, 1996.

36. Nepom BS, Nepom GT, Mickelson E, et al.: Specific HLA-DR4-associated histocompatibility molecules characterize patients with seropositive juvenile rheumatoid arthritis, *J Clin Invest* 74(1):287–291, 1984.

37. Raychaudhuri S, Sandor C, Stahl EA, et al.: Five amino acids in three HLA proteins explain most of the association between MHC and seropositive rheumatoid arthritis, *Nat Genet* 44(3):291–296, 2012.

38. Bottini N, Musumeci L, Alonso A, et al.: A functional variant of lymphoid tyrosine phosphatase is associated with type I diabetes, *Nat Genet* 36(4):337–338, 2004.

39. Begovich AB, Carlton VE, Honigberg LA, et al.: A missense single-nucleotide polymorphism in a gene encoding a protein tyrosine phosphatase (PTPN22) is associated with rheumatoid arthritis, *Am J Hum Genet* 75(2):330–337, 2004.

40. Kyogoku C, Langefeld CD, Ortmann WA, et al.: Genetic association of the R620W polymorphism of protein tyrosine phosphatase PTPN22 with human SLE, *Am J Hum Genet* 75(3):504–507, 2004.

41. Criswell LA, Pfeiffer KA, Lum RF, et al.: Analysis of families in the multiple autoimmune disease genetics consortium (MADGC) collection: the PTPN22 620W allele associates with multiple autoimmune phenotypes, *Am J Hum Genet* 76(4):561–571, 2005.

42. Gregersen PK, Lee HS, Batliwalla F, et al.: PTPN22: setting thresholds for autoimmunity, *Semin Immunol* 18(4):214–223, 2006.

43. Vang T, Congia M, Macis MD, et al.: Autoimmune-associated lymphoid tyrosine phosphatase is a gain-of-function variant, *Nat Genet* 37(12):1317–1319, 2005.

44. Rieck M, Arechiga A, Onengut-Gumuscu S, et al.: Genetic variation in PTPN22 corresponds to altered function of T and B lymphocytes, *J Immunol* 179(7):4704–4710, 2007.

45. Arechiga AF, Habib T, He Y, et al.: Cutting edge: the PTPN22 allelic variant associated with autoimmunity impairs B cell signaling, *J Immunol* 182(6):3343–3347, 2009.

46. De Jager PL, Sawcer S, Waliszewska A, et al.: Evaluating the role of the 620W allele of protein tyrosine phosphatase PTPN22 in Crohn's disease and multiple sclerosis, *Eur J Hum Genet* 14(3):317–321, 2006.

47. Okada Y, Wu D, Trynka G, et al.: Genetics of rheumatoid arthritis contributes to biology and drug discovery, *Nature* 506(7488):376–381, 2014.

48. Eichler EE, Flint J, Gibson G, et al.: Missing heritability and strategies for finding the underlying causes of complex disease, *Nat Rev Genet* 11(6):446–450, 2010.

49. Yang J, Benyamin B, McEvoy BP, et al.: Common SNPs explain a large proportion of the heritability for human height, *Nat Genet* 42(7):565–569, 2010.

50. Jostins L, Ripke S, Weersma RK, et al.: Host-microbe interactions have shaped the genetic architecture of inflammatory bowel disease, *Nature* 491(7422):119–124, 2012.

51. McClure A, Lunt M, Eyre S, et al.: Investigating the viability of genetic screening/testing for RA susceptibility using combinations of five confirmed risk loci, *Rheumatology (Oxford)* 48(11):1369–1374, 2009.

52. Han B, Diogo D, Eyre S, et al.: Fine mapping seronegative and seropositive rheumatoid arthritis to shared and distinct HLA alleles by adjusting for the effects of heterogeneity, *Am J Hum Genet* 94(4):522–532, 2014.

53. Viatte S, Plant D, Bowes J, et al.: Genetic markers of rheumatoid arthritis susceptibility in anti-citrullinated peptide antibody negative patients, *Ann Rheum Dis* 71(12):1984–1990, 2012.

54. Han B, Pouget JG, Slowikowski K, et al.: A method to decipher pleiotropy by detecting underlying heterogeneity driven by hidden subgroups applied to autoimmune and neuropsychiatric diseases, *Nat Genet* 48(7):803–810, 2016.

55. Thomson W, Barton A, Ke X, et al.: Rheumatoid arthritis association at 6q23, *Nat Genet* 39(12):1431–1433, 2007.

56. Graham RR, Cotsapas C, Davies L, et al.: Genetic variants near TNFAIP3 on 6q23 are associated with systemic lupus erythematosus, *Nat Genet* 40(9):1059–1061, 2008.

57. Eyre S, Bowes J, Diogo D, Lee A, et al.: High-density genetic mapping identifies new susceptibility loci for rheumatoid arthritis, *Nat Genet* 44(12):1336–1340, 2012.

58. Cortes A, Brown MA: Promise and pitfalls of the immunochip, *Arthritis Res Ther* 13(1):101, 2011.

59. Martin P, McGovern A, Orozco G, et al.: Capture Hi-C reveals novel candidate genes and complex long-range interactions with related autoimmune risk loci, *Nat Commun* 6:10069, 2015.

60. Simeonov DR, Gowen BG, Boontanrart M, et al.: Discovery of stimulation-responsive immune enhancers with CRISPR activation, *Nature* 549(7670):111–115, 2017.

61. Trynka G, Sandor C, Han B, et al.: Chromatin marks identify critical cell types for fine mapping complex trait variants, *Nat Genet* 45(2):124–130, 2013.

62. Rao DA, Gurish MF, Marshall JL, et al.: Pathologically expanded peripheral T helper cell subset drives B cells in rheumatoid arthritis, *Nature* 542(7639):110–114, 2017.

63. Hinks A, Cobb J, Marion MC, et al.: Dense genotyping of immune-related disease regions identifies 14 new susceptibility loci for juvenile idiopathic arthritis, *Nat Genet* 45(6):664–669, 2013.

64. Hinks A, Bowes J, Cobb J, et al.: Fine-mapping the MHC locus in juvenile idiopathic arthritis (JIA) reveals genetic heterogeneity corresponding to distinct adult inflammatory arthritic diseases, *Ann Rheum Dis* 76(4):765–772, 2017.

65. Hinks A, Marion MC, Cobb J, et al.: Brief report: the genetic profile of rheumatoid factor-positive polyarticular juvenile idiopathic arthritis resembles that of adult rheumatoid arthritis, *Arthritis Rheumatol* 70(6):957–962, 2018.

66. Ombrello MJ, Arthur VL, Remmers EF, et al.: Genetic architecture distinguishes systemic juvenile idiopathic arthritis from other forms of juvenile idiopathic arthritis: clinical and therapeutic implications, *Ann Rheum Dis* 76(5):906–913, 2017.

67. Huffmeier U, Uebe S, Ekici AB, et al.: Common variants at TRAF3IP2 are associated with susceptibility to psoriatic arthritis and psoriasis, *Nat Genet* 42(11):996–999, 2010.

68. Apel M, Uebe S, Bowes J, et al.: Variants in RUNX3 contribute to susceptibility to psoriatic arthritis, exhibiting further common ground with ankylosing spondylitis, *Arthritis Rheum* 65(5):1224–1231, 2013.

69. Bowes J, Budu-Aggrey A, Huffmeier U, et al.: Dense genotyping of immune-related susceptibility loci reveals new insights into the genetics of psoriatic arthritis, *Nat Commun* 6:6046, 2015.

70. Budu-Aggrey A, Bowes J, Loehr S, et al.: Replication of a distinct psoriatic arthritis risk variant at the IL23R locus, *Ann Rheum Dis* 75(7):1417–1418, 2016.

71. Okada Y, Han B, Tsoi LC, et al.: Fine mapping major histocompatibility complex associations in psoriasis and its clinical subtypes, *Am J Hum Genet* 95(2):162–172, 2014.

72. Bowes J, Ashcroft J, Dand N, et al.: Cross-phenotype association mapping of the MHC identifies genetic variants that differentiate psoriatic arthritis from psoriasis, *Ann Rheum Dis* 76(10):1774–1779, 2017.

73. Tsui FW, Tsui HW, Akram A, et al.: The genetic basis of ankylosing spondylitis: new insights into disease pathogenesis, *Appl Clin Genet* 7:105–115, 2014.

74. Brewerton DA, Hart FD, Nicholls A, et al.: Ankylosing spondylitis and HL-A 27, *Lancet* 1(7809):904–907, 1973.

75. Reveille JD, Ball EJ, Khan MA: HLA-B27 and genetic predisposing factors in spondyloarthropathies, *Curr Opin Rheumatol* 13(4):265–272, 2001.

76. Ellinghaus D, Jostins L, Spain SL, et al.: Analysis of five chronic inflammatory diseases identifies 27 new associations and highlights disease-

specific patterns at shared loci, *Nat Genet* 48(5):510–518, 2016.

77. Cortes A, Hadler J, Pointon JP, et al.: Identification of multiple risk variants for ankylosing spondylitis through high-density genotyping of immune-related loci, *Nat Genet* 45(7):730–738, 2013.

78. Reveille JD, Sims AM, Danoy P, et al.: Genome-wide association study of ankylosing spondylitis identifies non-MHC susceptibility loci, *Nat Genet* 42(2):123–127, 2010.

79. Braun J, Baraliakos X, Deodhar A, et al.: Effect of secukinumab on clinical and radiographic outcomes in ankylosing spondylitis: 2-year results from the randomised phase III MEASURE 1 study, *Ann Rheum Dis* 76(6):1070–1077, 2017.

80. Haibel H, Rudwaleit M, Listing J, et al.: Open label trial of anakinra in active ankylosing spondylitis over 24 weeks, *Ann Rheum Dis* 64(2):296–298, 2005.

81. Sims AM, Timms AE, Bruges-Armas J, et al.: Prospective meta-analysis of interleukin 1 gene complex polymorphisms confirms associations with ankylosing spondylitis, *Ann Rheum Dis* 67(9):1305–1309, 2008.

82. Van PL, Van den Bosch FE, Jacques P, et al.: Microscopic gut inflammation in axial spondyloarthritis: a multiparametric predictive model, *Ann Rheum Dis* 72(3):414–417, 2013.

83. Sigurdsson S, Nordmark G, Goring HH, et al.: Polymorphisms in the tyrosine kinase 2 and interferon regulatory factor 5 genes are associated with systemic lupus erythematosus, *Am J Hum Genet* 76(3):528–537, 2005.

84. Graham RR, Kozyrev SV, Baechler EC, et al.: A common haplotype of interferon regulatory factor 5 (IRF5) regulates splicing and expression and is associated with increased risk of systemic lupus erythematosus, *Nat Genet* 38(5):550–555, 2006.

85. Crow MK: Interferon pathway activation in systemic lupus erythematosus, *Curr Rheumatol Rep* 7(6):463–468, 2005.

86. Flesher DL, Sun X, Behrens TW, et al.: Recent advances in the genetics of systemic lupus erythematosus, *Expert Rev Clin Immunol* 6(3):461–479, 2010.

87. Crow MK: Interferon-alpha: a therapeutic target in systemic lupus erythematosus, *Rheum Dis Clin North Am* 36(1):173–186, x, 2010.

88. Rice GI, Kasher PR, Forte GM, et al.: Mutations in ADAR1 cause Aicardi-Goutieres syndrome associated with a type I interferon signature, *Nat Genet* 44(11):1243–1248, 2012.

89. Liu Z, Davidson A: Taming lupus-a new understanding of pathogenesis is leading to clinical advances, *Nat Med* 18(6):871–882, 2012.

90. Gonzalez A: Osteoarthritis year 2013 in review: genetics and genomics, *Osteoarthritis Cartilage* 21(10):1443–1451, 2013.

91. Zengini E, Hatzikotoulas K, Tachmazidou I, et al.: Genome-wide analyses using UK Biobank data provide insights into the genetic architecture of osteoarthritis, *Nat Genet* 50(4):549–558, 2018.

92. Sanna S, Jackson AU, Nagaraja R, et al.: Common variants in the GDF5-UQCC region are associated with variation in human height, *Nat Genet* 40(2):198–203, 2008.

93. Arthur VL, Shuldiner E, Remmers EF, et al.: IL1RN variation influences both disease susceptibility and response to recombinant human interleukin-1 receptor antagonist therapy in systemic juvenile idiopathic arthritis, *Arthritis Rheumatol* 70(8):1319–1330, 2018.

94. Bukhari M, Thomson W, Naseem H, et al.: The performance of anti-cyclic citrullinated peptide antibodies in predicting the severity of radiologic damage in inflammatory polyarthritis: results from the Norfolk Arthritis Register, *Arthritis Rheum* 56(9):2929–2935, 2007.

95. Knevel R, Grondal G, Huizinga TW, et al.: Genetic predisposition of the severity of joint destruction in rheumatoid arthritis: a population-based study, *Ann Rheum Dis* 71(5):707–709, 2012.

96. Kurreeman FA, Padyukov L, Marques RB, et al.: A candidate gene approach identifies the TRAF1/C5 region as a risk factor for rheumatoid arthritis, *PLoS Med* 4(9):e278, 2007.

97. Plant D, Thomson W, Lunt M, et al.: The role of rheumatoid arthritis genetic susceptibility markers in the prediction of erosive disease in patients with early inflammatory polyarthritis: results from the Norfolk Arthritis Register, *Rheumatology (Oxford)* 50(1):78–84, 2011.

98. Viatte S, Plant D, Lunt M, et al.: Investigation of rheumatoid arthritis genetic susceptibility markers in the early rheumatoid arthritis study further replicates the TRAF1 association with radiological damage, *J Rheumatol* 40(2):144–156, 2013.

99. Mohamed RH, Pasha HF, El-Shahawy EE: Influence of TRAF1/C5 and STAT4 genes polymorphisms on susceptibility and severity of rheumatoid arthritis in Egyptian population, *Cell Immunol* 273(1):67–72, 2012.

100. Knevel R, de Rooy DP, Gregersen PK, et al.: Studying associations between variants in TRAF1-C5 and TNFAIP3-OLIG3 and the progression of joint destruction in rheumatoid arthritis in multiple cohorts, *Ann Rheum Dis* 71(10):1753–1755, 2012.

101. Krabben A, Wilson AG, de Rooy DP, et al.: Association of genetic variants in the IL4 and IL4R genes with the severity of joint damage in rheumatoid arthritis: a study in seven cohorts, *Arthritis Rheum* 65(12):3051–3057, 2013.

102. Leipe J, Schramm MA, Prots I, et al.: Increased Th17 cell frequency and poor clinical outcome in rheumatoid arthritis are associated with a genetic variant in the IL4R gene, rs1805010, *Arthritis Rheumatol* 66(5):1165–1175, 2014.

103. Knevel R, de Rooy DP, Zhernakova A, et al.: Association of variants in IL2RA with progression of joint destruction in rheumatoid arthritis, *Arthritis Rheum* 65(7):1684–1693, 2013.

104. Ruyssen-Witrand A, Lukas C, Nigon D, et al.: Association of IL-2RA and IL-2RB genes with erosive status in early rheumatoid arthritis patients (ESPOIR and RMP cohorts), *Joint Bone Spine* 81(3):228–234, 2014.

105. Musunuru K, Strong A, Frank-Kamenetsky M, et al.: From non-coding variant to phenotype via SORT1 at the 1p13 cholesterol locus, *Nature* 466(7307):714–719, 2010.

106. van Gestel AM, Prevoo ML, van't Hof MA, et al.: Development and validation of the European League Against Rheumatism response criteria for rheumatoid arthritis. Comparison with the preliminary American College of Rheumatology and the World Health Organization/International League Against Rheumatism Criteria, *Arthritis Rheum* 39(1):34–40, 1996.

107. Prevoo ML, van't Hof MA, Kuper HH, et al.: Modified disease activity scores that include twenty-eight-joint counts. Development and validation in a prospective longitudinal study of patients with rheumatoid arthritis, *Arthritis Rheum* 38(1):44–48, 1995.

108. Massey J, Plant D, Hyrich K, et al.: Genome-wide association study of response to tumour necrosis factor inhibitor therapy in rheumatoid arthritis, *Pharmacogenomics J*, 18:657–664, 2018.

109. Plant D, Bowes J, Potter C, et al.: Genome-wide association study of genetic predictors of anti-tumor necrosis factor treatment efficacy in rheumatoid arthritis identifies associations with polymorphisms at seven loci, *Arthritis Rheum* 63(3):645–653, 2011.

110. Cui J, Stahl EA, Saevarsdottir S, et al.: Genome-wide association study and gene expression analysis identifies CD84 as a predictor of response to etanercept therapy in rheumatoid arthritis, *PLoS Genet* 9(3), 2013:e1003394.

111. Acosta-Colman I, Palau N, Tornero J, et al.: GWAS replication study confirms the association of PDE3A-SLCO1C1 with anti-TNF therapy response in rheumatoid arthritis, *Pharmacogenomics* 14(7):727–734, 2013.

112. Smith SL, Plant D, Lee XH, et al.: Previously reported PDE3A-SLCO1C1 genetic variant does not correlate with anti-TNF response in a large UK rheumatoid arthritis cohort, *Pharmacogenomics* 17(7):715–720, 2016.

113. Bek S, Bojesen AB, Nielsen JV, et al.: Systematic review and meta-analysis: pharmacogenetics of anti-TNF treatment response in rheumatoid arthritis, *Pharmacogenomics J* 17(5):403–411, 2017.

第 26 章

风湿性疾病表观遗传学

原著 AMR H. SAWALHA, MATLOCK A. JEFFRIES

郭茹茹 译 吕良敬 校

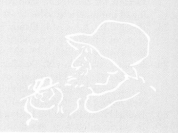

关键点

- 表观遗传学机制包括 DNA 甲基化、组蛋白修饰以及非编码 RNA 调控。总体来说,表观遗传学机制决定了染色质结构、基因位点对转录机制和基因表达水平的可及性。
- 表观遗传学改变具有细胞类型特异性,表观遗传学在正常的免疫应答过程中发挥重要作用,比如 T 细胞分化。
- 表观遗传学改变在多种风湿病的发病机制中均发挥重要作用,这一观点已逐渐得到认同。
- 在风湿病学中,表观遗传学研究主要集中于 DNA 甲基化研究,进而揭示了许多免疫介导疾病中新的靶基因及发病机制。
- 表观基因组处于动态变化状态,为疾病活动、特定疾病表现和治疗反应的新生物学标志物的开发提供了条件。
- 某些表观遗传学改变反映了在遗传易感人群中环境因素对发病的作用。整合的组学研究可以帮助我们更好地理解风湿病的发病机制。
- 表观遗传编辑领域的发展有可能证明风湿病相关的表观遗传变化的因果关系,也有可能逆转与这些风湿疾病相关的表观遗传修饰。在未来,细胞类型特异性的表观遗传编辑方法具有潜在的治疗价值。

引言

表观遗传学 (epigenetics) 是研究在基因核苷酸序列不发生改变的情况下,基因调控发生变化的一门遗传学分支学科。这些改变通常是可遗传的,表明细胞分裂过程中表观遗传变化的相对稳定性。三种主要的表观遗传学机制共同参与染色质结构的调节,从而实现基因调节位点与转录因子的结合。因此,表观遗传学的改变通常被描述为沉默或激活,表明这些既定的遗传学改变在基因表达 (转录) 中的净效应。DNA 甲基化、组蛋白修饰以及调节性 RNA (比如 microRNA) 参与哺乳动物体系中一系列复杂表观遗传改变,这些改变决定特定基因位点的特定染色质结构的变化,从而调控基因表达。这些表观遗传机制在机体发育和组织分化过程中起到至关重要的作用,同样也参与了不同细胞和组织基因信号表达的过程。每个有核细胞都包含同样的人类基因组信息,但每种细胞恒定地表达特定基因以维持其功能,而其余基因则处于沉默状态。这种沉默状态通过表观遗传学改变,以及相对表达或者缺失的转录因子共同作用完成。事实上,对于细胞中任何基因的表达,两种因素必须共同存在:染色质结构的可读性和合适的转录因子。对于单个基因而言,缺失两者中任一因素均可导致基因无法表达。

表观遗传学的调控

在核苷酸碱基中携带遗传密码的遗传物质 (DNA) 与组蛋白紧密组配在细胞核内,共同形成染色质。染色质的基本单位被称为核小体,由约 147 个碱基对缠绕一个核心蛋白构成的八聚体组成,后者包括 H2A、H2B、H3 以及 H4 四种组蛋白,每种各两个[1]。这种结构有两种作用。首先,这种结构保证了

DNA 可以紧密压缩在核内有限的空间里；其次，这种结构为表观遗传学进行基因表达调控提供了可能，具体将在下文中详述。

DNA 甲基化（DNA demethylation）是研究最多的表观遗传学机制，被认为是表观遗传学的基石。DNA 甲基化指的是在胞嘧啶环的第五位碳原子上加一个甲基（-CH₃）[2]。此过程由一组被称为 DNA 甲基转移酶（DNA methyltransferase，DNMT）的蛋白介导。DNMT3A 及 DNMT3B 被认为是初始的甲基转移酶，因为他们在胚胎时期就建立并决定 DNA 的甲基化模式 [3]，且不依赖预先存在的 DNA 甲基化模式。DNMT3 配体（DNMT3 ligand，DNMT3L）是最近发现的 DNMT 家族中无催化活性的成员之一，协同 DNMT3A 和 DNMT3B 建立基因组甲基化模式 [4]。DNMT1 是 DNMT 的基础，因为它在出生后细胞分裂过程中保持 DNA 甲基化模式的稳定 [5-7]。以上所述为一般规律，但也存在一些特例，例如有研究发现某些特定情况及特定细胞类型中存在其他 DNMT。DNA 甲基化反应中的甲基来源于 S- 腺苷甲硫氨酸，后者在去甲基后转化为 S- 腺苷同型半胱氨酸（图 26-1）。因此，饮食改变可能影响体内微量元素的水平，进而影响 S- 腺苷甲硫氨酸的代谢，从而可能改变 DNA 甲基化过程，可能成为代谢和基因表达模式的连接点 [8]。DNA 甲基化最常发生在胞嘧啶 - 鸟嘌呤二核苷酸的胞嘧啶（cytosine-guanosine，CG）残基端。然而，有研究发现非 CG 甲基化（在植物中非常常见的甲基化方式）在哺乳动物细胞中亦存在。典型的非 CG 甲基化发生在 CA 或 CT 二核苷酸的胞嘧啶端，且仅限于胚胎干细胞及发育中的脑组织 [9,10]。

基因组中，启动子或调控序列区域的 DNA 甲基化通常使基因表达沉默。相反，去甲基化或低甲基化与基因转录激活相关。DNA 甲基化可通过若干机制抑制基因表达。其中一个重要的机制为诱导蛋白组的去乙酰化（图 26-2）。甲基化的 DNA 可招募与甲基结构域结合的蛋白，如甲基胞嘧啶磷脂酰鸟嘌呤结合蛋白 2（methyl-cytosine-phosphatidyl-guanine-binding protein 2，MeCP-2）。MeCP-2 招募并结合组蛋白去乙酰酶（histone deacetylases，HDAC）1 及 2，HDAC2 从乙酰化的组蛋白尾部切除乙酰化基因，使得染色质的结构更为紧密，从而使其不能结合转录原件，导致基因沉默 [11,12]。

相反，通过主动和被动机制使得 DNA 甲基化标记去除可激活基因 [13]。在细胞分裂过程，被动甲基化常发生于 DNA 甲基化模式（通过 DNMT1）无法正常复制到新合成的 DNA 链上。主动 DNA 去甲基化也会发生，参与 10-11-10 基因家族成员（ten-eleven-ten，TET）介导的 5′- 甲基胞嘧啶向 5′- 羟甲基胞嘧啶的转化。在这第一个关键的限速步骤之后，羟甲基胞嘧啶随后被转化为后续的化学中间体，最后进行碱基切除修复（base-excision repair，BER）以产生未甲基化的胞嘧啶 [14,15]。

许多组蛋白尾部的修饰在表观遗传学调控中起到一定作用。如前所述，组蛋白乙酰化（主要是组蛋白 H3 及 H4）与转录因子的可结合性及活跃的基因表达有关。H3 及 H4 的去乙酰化使基因沉默。其他组蛋白尾部修饰对基因表达的影响则各异，其影响主要根据特定的修饰及这些修饰在组蛋白内的具体位置而定。这些组蛋白修饰的具体方式不在本章讨论范围之

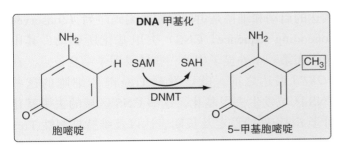

图 26-1 DNA 甲基化是指在胞嘧啶环第五位碳原子增加一个甲基。大部分 DNA 甲基化发生在胞嘧啶鸟嘌呤（CG）二核苷酸残基，但近年来也有报道非 CG 胞嘧啶甲基化。DNA 甲基化由 DNA 甲基转移酶（DNMT）介导，使用 S- 腺苷甲硫氨酸作为甲基供体。SAH，S- 腺苷同型半胱氨酸；SAM，S- 腺苷甲硫氨酸

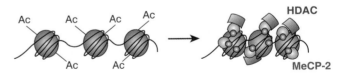

去甲基化DNA：可转录　　　甲基化DNA：不可转录

图 26-2 DNA 甲基化抑制基因表达。基因组中的可转录区域一般以 DNA 去甲基化和组蛋白尾部乙酰化为特点。当 DNA 甲基化时（红色圆圈所示），可招募甲基化结合蛋白包括甲基胞嘧啶磷脂酰鸟嘌呤（MeCP-2，绿色所示），后者招募组蛋白去乙酰化酶（HDAC）1 及 2。HDAC 将组蛋白尾部的乙酰化基团切掉，增加了 DNA 和组蛋白核心之间的电荷吸引力，进而增加了染色质致密性，减少转录因子的结合。甲基结合蛋白和 HDAC 的存在也阻碍了转录因子的结合

内，但一般来说，包括乙酰化、甲基化、磷酸化、泛素化等[16]。组蛋白改变对染色质结构产生影响的复杂性已日益被认识到。ENCODE 项目* 证明[17]，绘制基因组、不同类型细胞以及组织的染色质修饰图有助于更好地了解染色质调控和结构。

2006 年的诺贝尔医学及生理学奖揭示了非编码 RNA（比如 microRNA）在基因调控中的重要作用。MicroRNA 是一类分子量为 19～25 个核苷酸的小分子 RNA，可通过结合靶基因的调控元件调节靶基因的表达，例如结合 3'非编码区（3'untranslated regions，3'-UTR）[18]。例如，X 染色体的失活部分是因为短非编码 RNA 结合于染色体上，该短非编码 RNA 被称为 X- 失活特异转录物（X-inactive specific transcript，X-ist）[19]。长非编码 RNA（long noncoding RNA，lncRNA）与父系印记有着错综复杂的联系（该过程中每个基因的副本，无论是来自母系还是父系，都处于失活状态）[20,21]。最近还提出许多 miRNA 新发现的功能、几种具有重要转录意义的较大非编码 RNA 的新分类，这其中包括 Piwi- 相互作用 RNA（Piwi-interacting RNA，piRNA）、小核 RNA（small nucleolar RNA，snoRNA）、环形 RNA（circular RNA，circRNA）等。我们对于不同调控 RNA 的认识，包括其生物学特点、调节潜能、功能及特定靶位点和靶基因等，均处于不断更新中。在本章中，我们主要关注 microRNA 这一研究最多的调控 RNA，研究其在自身免疫及风湿病中的作用。一些重要的表观遗传学发现及进展时间线见图 26-3。

表观遗传学和免疫应答

表观遗传学的调控是正常免疫应答众多调节机制中的重要一环[22]。本章我们仅举几例以说明以下两个重要的问题：表观遗传学改变对那些被认为在自身免疫及炎症疾病中起关键作用的免疫细胞生理功能的影响，以及免疫介导疾病的表观遗传学研究中关注某些特定细胞类型（而不是一群混合的细胞）的重要性。

T 细胞激活与 IL-2 的迅速产生有关，反馈性地引起 IL-2 高亲和力受体 α（IL-2Rα 或 CD25）高表达，进而介导了 IL-2 的产生增多（自分泌机制）。这种快速有效地产生 IL-2 与 IL-2 启动子序列显著快速地去甲基化有关。事实上，这种去甲基化在 T 细胞激活后数分钟即开始，独立于细胞周期及细胞分裂而存在[23,24]。这一过程强有力支持了前文所提及的主动 DNA 去甲基化的存在[114,15]。

初始 CD4+ T 细胞向 Th1 及 Th2 细胞分化过程伴随着十分重要的位点特异性的表观遗传学变化[22]。初始 CD4+ T 细胞中，Th1 位点（IFNG）和 Th2 位点（IL4、IL5 及 IL13 共同调节区域位点）无法转录，因为 DNA 处于甲基化状态，并且这两个位点的组蛋白尾部处于去乙酰化状态，导致染色质结构紧密而处于转录抑制的状态。在 Th1 细胞的分化方面，Th1 位点（IFNG）去甲基化，并且组蛋白尾部乙酰化导致位点特异性的染色质开放，进而产生 Th1 相关的关键细胞因子干扰素（IFN）-γ。与此同时，Th2 位点调控区甲基化与初始 CD4+ T 细胞相比，程度更深，从而保证没有 Th2 细胞因子的产生[25,26]。初始 CD4+ T 细胞向 Th2 效应细胞分化与 Th1 位点（IFNG）的变化则相反[27-29]。重要的是，这些位点特异性的甲基化变化在记忆性 Th1 及 Th2 细胞中均保存下来，以保证再次暴露于同一抗原时 T 细胞能迅速反应、增殖。事实上，初始 Th1 及 Th2 细胞完成免疫应答需要 2～3 天，这段时间也是上述位点特异性甲基化改变所需的时间，这就解释了为何记忆性 T 细胞的二次应答更为迅速[30]。产生 IL-17 的 Th17 细胞也与之相似，伴有 IL17A 和 IL17F 位点的染色质重构[31]。

调节性 T 细胞（regulatory T cell，Treg）FOXP3 位点去甲基化后可产生 FOXP3 蛋白，后者是细胞免疫功能调节的关键转录因子[32]。具体而言，FOXP3 表达的启动和维持是由保守的非编码序列（conserved noncoding sequence，CNS）去甲基化所驱动，其中包括在第一个外显子中的一些转录因子结合位点。在 FOXP3 表达之前，就已发现 Treg 前体细胞的这些 CNS 区域发生去甲基化。这些 CNS 区域的去甲基化对于 FOXP3 的稳定及长期表达以及维持抑制性 Treg 细胞表型至关重要[33]。因此，基因位点特异性的表观遗传学改变在 T 细胞向具有特定细胞功能和产生不同细胞因子的亚群分化中起到重要作用。

---

*：译者注，ENCODE 全称为 Encyclopedia of DNA Elements，中文名为 DNA 元素百科全书，是美国国立人类基因组研究院在 2003 年启动的跨国研究项目。

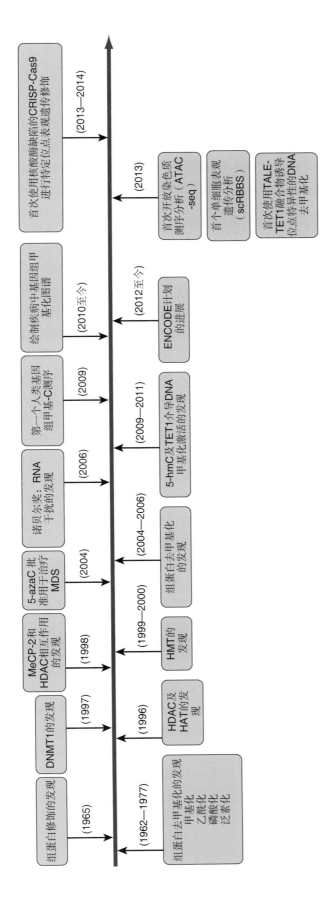

图 26-3 表观遗传学的重要发现和进展时间线。DNMT1，DNA 甲基转移酶 1；ENCODE，DNA 元素百科全书；HAT，组蛋白乙酰化转移酶；HDAC，组蛋白去乙酰化酶；HMT，组蛋白甲基化转移酶；MDS，骨髓增生异常综合征；TET1，10-11 易位甲基胞嘧啶加双氧氧酶 1；MecP-2，甲基胞嘧啶磷脂酰鸟嘌呤结合蛋白 2

转化表观遗传学研究面临的挑战

表观遗传控制机制是建立和维持人类基因表达模式的基础。这种广泛的调控机制给表观遗传研究实验的设计带来一定的困难，进而难以得出强有力的结论。例如，将特定个体细胞群中真实的表观遗传变化与由感兴趣样本中各亚群组成变化引起的表观遗传模式的人为变异区分开来，一直是表观遗传研究的一大障碍。事实上，估计全血样本中细胞亚群的计算方法已被广泛采用[34-36]。这种样本组成差异导致表观遗传模式变化混杂，使得研究人员开始仔细选择他们感兴趣的组织进行表观基因组分析，进而尽可能发现特异细胞亚群的表观遗传学改变。尽管一段时间以来，严格定义待研究细胞类型的重要性已被认为是表观遗传表型分析的关键，但直到最近，技术进步和科学知识的发展才使之实现。这种潜在的混杂也可能存在于患者表型分析的过程中，因为大多数研究（迄今为止）都是针对一类具有混合表型的风湿病患者。例如，与累及血液系统和肾的系统性红斑狼疮患者相比，以皮肤黏膜或关节炎为主的系统性红斑狼疮患者可能代表一种不同的表型，并且可能在患病组织的表观遗传模式上有很大差异。同样，新提出的内表型（即由分子特征界定患者分群，比如狼疮高干扰素患者）也可能在表观遗传上彼此不同。事实上，表观遗传变异聚类有时用于重新定义内表型，具体见下文讨论的骨关节炎中炎症特征的软骨细胞亚型。尽管这种现象可能是旨在将表观遗传变化与病理生理学联系起来的表观遗传研究的一个缺点，但它实际上可以被视为利用易于获取的组织表观遗传变化进行生物学标志物研究的一个好处，如下文所讨论的。睿智的读者会注意到，我们将讨论的大多数研究都是针对常见的细胞群。每项研究的详细方法学不在我们此次的讨论范围内。可以说，与研究普通的、不那么明确的人群相比，更关注我们感兴趣的患者和组织表型分析的研究应该会让研究者慢慢获得更多信心。

表观遗传学与风湿性疾病

系统性红斑狼疮

系统性红斑狼疮（systemic lupus erythematosus，SLE，以下简称狼疮）的病因目前尚未完全阐明。越来越多的文献表明，表观遗传学改变在狼疮的发病机制中起到一定作用[37-39]。这些研究中的绝大部分集中在 T 细胞，因为在动物模型中，去甲基化的 T 细胞足以诱导狼疮发病。狼疮中或者说风湿病中表观遗传学最早的研究，由密歇根大学的 Bruce Richardson 发起。他的研究成果及后续学者的研究均证实表观遗传学在狼疮发病机制中处于中心地位。事实上，表观遗传学是连接自身免疫性疾病中环境诱发因素与基因易感性之间的桥梁。

DNA 甲基化调节与候选基因在狼疮 T 细胞中的研究

早期研究证实普鲁卡因胺和肼屈嗪可通过 T 细胞去甲基化，诱导 T 细胞自身反应，进而造成药物诱导的狼疮。普鲁卡因胺和肼屈嗪均可抑制 DNA 甲基转移酶 DNMT1 的活性。普鲁卡因胺可直接抑制 T 细胞中的 DNMT1，而肼屈嗪抑制 MEK/ERK 信号通路，后者可调控 DNMT1 表达[40,41]。用普鲁卡因胺或肼屈嗪、DNA 甲基化抑制剂 5- 氮杂胞苷、MEK/ERK 通路抑制剂处理 CD4+ T 细胞后，可使甲基化敏感基因过表达信使 RNA 及蛋白质（例如 CD11a、CD70、穿孔素、CD40L 及杀伤细胞免疫蛋白样受体 KIR 家族），使得 CD4+ T 细胞具有自身反应性，在体外实验中可杀伤自体巨噬细胞，并刺激 B 细胞产生免疫球蛋白[37]。体内实验中，将经过类似处理的去甲基化 T 细胞过继转移到同源小鼠中，可引起自身抗体的产生及狼疮样疾病[37]。狼疮患者中分离出的 T 细胞 MEK/ERK 信号通路减弱，DNMT1 的表达及活性均降低，启动子序列去甲基化引起 CD11a、CD70、穿孔素、CD40L 及 KIR 过表达，与 5- 氮杂胞苷处理过的 T 细胞相似[37]。因此，狼疮患者的 T 细胞与使用 MEK/ERK 通路抑制剂或 DNA 甲基化抑制剂处理过的正常 T 细胞类似。狼疮患者 T 细胞 MEK/ERK 通路中 DNMT1 表达的减少及缺陷的程度与疾病活动度呈正相关，与疾病非活动性患者比，活动性狼疮患者中分离的 T 细胞去甲基化更为广泛[42]。

为了进一步验证 T 细胞 MEK/ERK 信号通路抑制是否导致 T 细胞去甲基化及狼疮的发病，而目前所观察到的狼疮患者中 MEK/ERK 通路抑制可能只是结果而不是引起疾病的原因，研究者培育出一种转基因鼠模型，这种模型鼠 T 细胞中 MEK/ERK 信号通路缺陷[43]。该模型鼠证明 MEK/ERK 通路缺陷导致 DNMT1 表达减少，甲基化敏感基因去甲基化，以及这些相同基因过表达，与狼疮患者中分离的 T 细胞中基因过表达相似[43,44]。此外，这种模型鼠可产生 dsDNA 抗体和 T 细胞干扰素表达信号分子，这与狼疮患者干扰素表型相似[43]。当存在自身免疫背景时，这种鼠模型可出现狼疮样临床表现，如肾小球肾炎[44]。总体来说，在自身免疫性疾病非易感基因背景宿主中，诱导 T 细胞 DNA 甲基化缺陷足以诱导自身免疫的产生，而在自身免疫易感宿主中可引起狼疮样表型。这项发现与之前的报道相似，该报道发现，服用肼屈嗪（MEK/ERK 抑制剂）的患者中，绝大部分可产生自身抗体，而这其中仅一小部分出现狼疮样表现，推测可能与狼疮基因背景易感性有关。此外，研究表明易患狼疮的小鼠品系 MRL/lpr 在 CD4+ T 细胞中具有 CD70 去甲基化，这与人类狼疮患者相似[45]。这项研究为狼疮发病机制中基因和表观遗传相互作用学说提供了基础，其他关于这种相互作用的支持证据将在下文中讨论。

在后续研究中，研究者描绘了狼疮患者 T 细胞中观察到的 DNA 甲基化及上游信号通路蛋白激酶 Cδ 缺陷，均与 MEK/ERK 信号通路缺陷有关[46]。有趣的是氧化应激（如氧自由基）可导致蛋白激酶 Cδ 信号通路缺陷，后者与狼疮患者 T 细胞中观察到的相似，可导致 T 细胞 DNA 去甲基化[47,48]。这些数据将氧化应激的环境触发因素（如感染）与易感宿主的自身免疫疾病联系起来。感染是已知的可引起狼疮活动的因素，这种反应可能至少部分与氧化应激的增强有关，后者导致 T 细胞去甲基化。事实上，线粒体功能紊乱可导致狼疮患者 T 细胞活性氧自由基的产生增多，而抗氧化谷胱甘肽水平降低[49]。狼疮患者 T 细胞氧化应激水平的增加也导致了 mTOR 信号通路的激活，该通路同样可抑制 DNMT1[49]。狼疮患者使用抗氧化治疗或谷胱甘肽前体 N- 乙酰半胱氨酸治疗可阻断 T 细胞 mTOR 通路，改善疾病活动性[50]。

最近的研究也为狼疮患者 T 细胞中 DNA 甲基化缺陷的机制提供新线索。例如，蛋白磷酸酶 2A（protein phosphatase 2A，PP2A）参与多种细胞生物活动过程（如增殖和活化），在狼疮患者 T 细胞中呈过表达。PP2A 的过表达和活性与 IL-2 的产生减少有关，此为狼疮患者 T 细胞的特点[51]。最近的证据表明，PP2A 增多可能导致狼疮患者 T 细胞中 DNA 甲基化缺陷，其机制是通过诱导 MEK/ERK 信号通路缺陷，进而导致 DNMT1 表达减少。事实上，抑制狼

疮患者 T 细胞中的 PP2A 后可增强 MEK/ERK 信号通路，进而提高 DNMT1 的 mRNA 表达，减少甲基化敏感基因（如 CD70）的表达[52]。此外，狼疮患者 T 细胞中，PP2A 增加可诱导 IL17 位点的表观遗传学改变，从而促进 IL-17 的产生。PP2A 催化亚基（PP2A catalytic subunit，PP2Ac）转基因鼠可出现 IL-17 依赖性的肾小球肾炎[53]。

生长抑制及 DNA 损伤诱导分子 45α（growth arrest and DNA damage-induced 45α，GADD45α）是一种参与 DNA 修复及 DNA 甲基化过程的分子，在狼疮患者 CD4+ T 细胞中，其 mRNA 及蛋白质均呈过表达[54]。使用 siRNA 抑制狼疮患者 CD4+ T 细胞中 GADD45α 的表达可提高 ITGAL（编码 CD11a）及 TNFSF7（编码 CD70）启动子区域的甲基化水平，抑制 ITGAL 及 TNFSF7 的 mRNA 表达水平，进而使得 T 细胞增殖降低，以及 B 细胞共刺激时的自身反应性降低[54]。

另一个可导致狼疮患者 CD4+ T 细胞中 DNA 甲基化缺陷和甲基化敏感基因过表达的因素为调节因子 X1（regulatory factor X1，RFX1）下调。RFX1 可招募 DNMT1 及 HDAC，抑制 CD11a 及 CD70 的表达。而 RFX1 表达下调与狼疮患者 CD4+ T 细胞中 CD11a 和 CD70 的过表达有关[55]。

系统性红斑狼疮全基因组 DNA 甲基化研究

最近关于狼疮全基因组学甲基化的研究已经陆续展开。这些研究为 DNA 甲基化基因谱提供了客观证据，并且已发现一系列新的甲基化基因位点可能在狼疮发病中起到重要作用。通过同卵双生子狼疮单方发病的人群研究，发现外周血白细胞中存在约 1500 个 CpG 部位的狼疮相关 DNA 甲基化改变[56]。此为首个狼疮全基因组学 DNA 甲基化研究，紧随其后的是另外一项检测 CD4+ T 细胞中约 27 000 CpG 位点的研究，该研究的对照组是年龄、性别及种族与狼疮患者匹配的健康志愿者 CD4+ T 细胞中的基因位点[57]。该研究发现 CD4+ T 细胞中存在数个不同的甲基化区域，包括 CD9（T 细胞共刺激分子）、MMP9（参与自身免疫的基质金属蛋白酶）、PDGFR4（血小板来源生长因子受体 α 前体）、CASP1（细胞凋亡蛋白酶 1）以及干扰素调节基因（如 IFI44L 和 BST2）的低甲基化[57]。

随后的研究发现狼疮初始 CD4+ T 细胞全基因组

中存在超过 485 000 个甲基化位点的改变[58]。这项研究设计纳入了观察队列及验证队列，而且在一部分样本中验证了 DNA 甲基化及基因表达谱的改变。该研究首次证实狼疮中干扰素通路处于低甲基化状态，且该状态的发生先于基因表达。因此，狼疮患者初始 CD4+ T 细胞似乎在 T 细胞激活前其Ⅰ型干扰素调节基因在表观遗传学上就处于易于高表达的状态（图 26-4）。这些数据从机制上解释了之前报道过的狼疮外周血单个核细胞Ⅰ型干扰素敏感性的增加，并且赋予了异常甲基化的 DNA 在狼疮发病机制中的新角色[58]。在 2014 年，有研究团队进行了一项关于狼疮患者 CD4+ T 细胞中全基因组 DNA 甲基化、转录组学以及 microRNA 组学研究，发现狼疮中新的甲基化改变，例如差异甲基化及新的靶基因过表达，包括 NLRP2（炎性小体组成基因）、CD300LB（一种免疫球蛋白家族非经典促炎激活受体）及 S1PR3（一种促炎的 G 蛋白偶联受体）。此外，这项研究发现不同临床亚型狼疮患者特异性的甲基化改变，例如肾炎特异性和皮损特异性的甲基化改变[59]。

最近的研究已发现狼疮患者中其他炎症细胞亚群全基因组 DNA 甲基化模式。其中一项关于狼疮患者 CD4+ T 细胞、CD19+ B 细胞和 CD14+ 单核细胞甲基化模式的研究，证实了之前狼疮患者中观察到初始 CD4+T 细胞甲基化模式，也验证了以上这些细胞亚群中普遍存在的Ⅰ型干扰素低甲基化的特征，并进一步发现与 MAPK 信号相关基因的 DNA 甲基化改变（MAPK 属于上述提及的 MEK/ERK 信号通路）[60]。

近期的研究发现在狼疮病理学中，有一群异常的、促炎的中性粒细胞，也被称为低密度粒细胞（low-density granulocyte，LDG）在狼疮发病中起重要作用。LDG 在诱发狼疮终末器官组织损伤中起到一定作用，包括皮肤病变、肾小球肾炎以及内皮损伤[61]。在 2015 年，有研究团队[62] 评估狼疮患者中性粒细胞中不同甲基化的模式，而且也再次证明了中性粒细胞和同源 LDG 中存在大量的 DNA 去甲基化的标志。事实上，这两个细胞亚群中的低甲基化模式几乎相同，除了 LDG 细胞骨架调节基因（RAC1）的低甲基化模式有所不同。LDG 更容易产生由染色质构成的中性粒细胞胞外诱捕网（neutrophil extra-cellular trap，NET），后者反过来又会刺激各种炎症细胞因子信号，包括刺激浆细胞样树突状细胞产生干扰素 α[63]。而另有研究猜测狼疮患者细胞外 NET 产生干扰素能

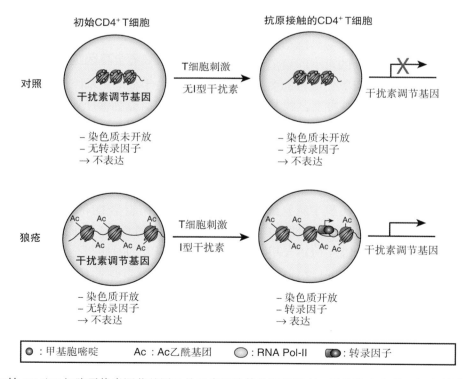

图 26-4   狼疮患者初始 CD4+ T 细胞干扰素调节基因已处于表观遗传学调控状态，因为狼疮患者 T 细胞激活前已存在异常的 DNA 甲基化。上图提出了一种模式，即干扰素调节基因表观遗传学上处于 T 细胞激活时Ⅰ型干扰素的反应状态。这些数据为表观遗传的结构偏好提供了证据，也解释了狼疮患者 T 细胞中Ⅰ型干扰素的高反应性

力增强，是因为 NET 中存在大量的低甲基化 DNA 不断刺激 TLR9 所导致。

最近备受关注的另一个与狼疮相关的细胞亚群是 CD4⁺CD28⁺KIR⁺CD11aʰⁱ⁺ 细胞。这类细胞亚群的相对富集与狼疮疾病活动相关，通过去甲基化治疗，可以诱导 CD4⁺CD28⁺CD11aʰⁱ⁺ 细胞中 *KIR* 的表达[64]。这类细胞在狼疮患者 CD4⁺ T 细胞中表达各种去甲基化相关的基因，包括 *CD70* 和 *CD40L*。2018 年，一项研究全面探索了该细胞亚群的表观基因组和转录组，并再次证实了全 DNA 低甲基化以及 235 个基因的特异性去甲基化，其中包括编码各种促炎细胞因子、黏附分子、Toll 样受体和基质金属蛋白酶的基因[65]。

系统性红斑狼疮中基因 – 表观遗传学相互作用

由 *MECP2* 基因编码的 MeCP-2 蛋白是关键性的转录调节因子，与 DNA 甲基化介导的转录抑制紧密相关。多项研究已证实 *MECP2* 与狼疮的相关性，表明 *MECP2* 的突变与易患狼疮风险相关[66-68]。这是基因 - 表观遗传学相互作用在狼疮发病机制中的首项证据。后续研究表明经过刺激的 T 细胞中，狼疮风险相关的 *MECP2* 基因突变与该基因中一个转录本的 mRNA 转录水平上调相关，而未刺激的 T 细胞中无此相关性。过表达人类 MeCP-2 的模型鼠会产生抗核抗体，且激活的 CD4⁺ T 细胞中干扰素信号相关分子表达增高[69]。更重要的是，健康人群中携带 *MECP2* 变异体（被认为与狼疮发病风险相关）的 T 细胞经过刺激后可出现一些干扰素调节基因的低甲基化[69]。

基因 - 表观遗传学相互作用在狼疮患者疾病活动中起到重要作用。遗传风险与 T 细胞 DNA 甲基化之比和狼疮患者疾病活动度之间存在正相关关系[70]。此外，与具有相同疾病活动度的女性狼疮患者相比，男性狼疮患者具有更高的基因易感性和（或）更低的 T 细胞 DNA 甲基化[70]。仅基因易感性或 T 细胞 DNA 甲基化并不能解释男性和女性狼疮患者复发严重性的差异。这些数据为狼疮中基因 - 表观遗传学相互作用提供了更多证据，这也提示了尽管基因易感性在相当长的时间内保持相对稳定，但 T 细胞 DNA 甲基化可呈动态变化，与狼疮基因易感性相互作用，从而在狼疮疾病活动中起到一定作用。

全基因组 DNA 甲基化方法的最新进展使人们能更详细地分析表观遗传修饰与自身免疫和风湿病的遗传风险之间的潜在关系。这些关系，特别是在

DNA 甲基化改变和遗传易感性位点之间的关系，被称为甲基化定量特征位点（methylation quantitative trait loci，meQTL）。2017 年，有学者发表了一项大型的 meQTL 分析[71]，对 548 名狼疮患者和 587 名健康对照的混合全血样本进行分析。与以往的全基因组 DNA 甲基化研究结果一致，他们的研究也再次证明干扰素调节基因的 DNA 低甲基化模式。该研究还确定了 7 个 meQTL，分别是位于编码 CD45、Ⅲ 类 MHC、HRF1BP1、IRF5、IRF7、IKZF3 和 UBE2L3 的基因中。这项研究表明狼疮可能部分通过与局部表观遗传模式结合来发挥其致病作用。

系统性红斑狼疮组蛋白修饰

组蛋白乙酰化状态是组蛋白乙酰化转移酶和组蛋白去乙酰酶达到平衡的结果。顾名思义，前者增加组蛋白乙酰化，而后者减少乙酰化。如前所述，组蛋白乙酰化、去乙酰化决定了染色质的开放状态，并且受到 DNA 甲基化状态的影响（图 26-2）。最早有关狼疮组蛋白改变的报道提示，组蛋白去乙酰化酶抑制剂可阻止模型鼠中，狼疮样疾病的发生。组蛋白去乙酰化酶抑制剂在 MRL/lpr 模型鼠中可下调数种细胞因子，包括 IFN-γ、IL-12、IL-10a 及 IL-6。此外，使用组蛋白去乙酰化酶抑制剂处理的模型鼠中组蛋白 H3 及 H4 乙酰化均增加，这与之前的推测一致。更重要的是，这些处理过的模型鼠肾病明显缓解[72]。同样，经过组蛋白去乙酰化酶抑制剂处理过的 NZB/W 狼疮样模型鼠肾病也显著改善、Th17 细胞减少、Treg 细胞增多、Treg 核心转录因子 *FoxP3* 基因乙酰化增加。因此，组蛋白去乙酰化酶抑制剂可通过改变 T 细胞亚群比例，减少病理性的 Th17 细胞，增加 Treg 细胞，从而对狼疮具有治疗价值[73]。

人类疾病中的基因特异性研究证实了组蛋白变化在抑制 IL-2 及诱导狼疮 T 细胞产生 IL-17 过程中的重要性[74]。狼疮患者单核细胞中 *TNF* 基因（编码 TNF）位点与健康对照相比乙酰化程度更明显，且这种高度乙酰化与 *TNF* mRNA 水平增高有关[75]。在全基因组水平，狼疮中组蛋白改变不及 DNA 甲基化的研究那么广泛，狼疮患者 CD4⁺ T 细胞中 H3 及 H4 的乙酰化程度总体均降低[76]。这项研究与之前提到的一项关于狼疮模型鼠使用 HDAC 抑制剂后产生有益效应的研究结果一致。狼疮患者单核细胞中的组蛋白 H4 乙酰化研究表明，大部分高乙酰化状态位点均受

Ⅰ型干扰素的潜在调控[77]。

狼疮表观遗传学这个新兴领域的研究以及其潜在的治疗靶点均涉及转录调控组蛋白甲基化转移酶 2（enhancer of zeste homolog 2，EZH2）。EZH2 是一种组蛋白赖氨酸甲基转移酶，是 PRC2（polycomb repressor complex 2）蛋白复合物的一部分，其功能是通过三甲基化组蛋白 H3 的 27 位赖氨酸，进而抑制其基因表达。2016 年的一项研究显示，不同甲基化基因组 EZH2 结合位点的富集程度与狼疮疾病活动性相关[78]。有趣的是，在限制葡萄糖反应的过程中，EZH2 表达至少部分受到另一层面的表观遗传控制，例如 microRNA 中 miR-26a 和 miR-101 的调节[79]。MiR-26a 的表达确实也与狼疮病疾病活动评分呈正相关[78]。在 2017 年的一项随访研究中，研究人员均证实狼疮中 EZH2 的过度表达和 miR-26a、miR-101 的表达减少[80]。而且，该研究检测了狼疮患者 CD4+ T 细胞中的 EZH2 过表达的表观遗传序列，发现存在大量不同程度的甲基化，尤其在细胞黏附和白细胞迁移相关的基因中。将这些表观遗传学发现与细胞表型联系起来，然后该研究进一步表明了 EZH2 过度表达的 T 细胞黏附在内皮细胞上的能力增强，为狼疮未来的治疗提供一条潜在的线索。

系统性红斑狼疮中的 microRNA 及发病机制

已有报道，狼疮患者体内的不同细胞亚群中存在差异表达的 microRNA[18,81]。由于 microRNA 表达参与正常免疫应答调控的许多方面，因而不难推测上述 microRNA 表达差异的背景可能与自身免疫疾病有关。狼疮中某些 microRNA 失调可能与发病机制中某些环节相关，因此，未来可能成为疾病治疗的新靶点。狼疮患者 CD4+ T 细胞中某些过表达的 microRNA 参与前述的 DNA 甲基化缺陷。miR-126 及 miR-148a 在狼疮 CD4+ T 细胞中表达上调，且两者均可直接靶向 DNMT1 并抑制其表达[82,83]。MiR-21 在狼疮 CD4+ T 细胞中表达也上调，可通过靶向 RASGRP1 抑制 DNA 甲基化。该基因是调节 DNMT1 表达的 MEK/ERK 信号通路中的上游分子之一[83]。这些数据表明狼疮中两种截然不同的表观遗传机制之间的相互作用，即 DNA 甲基化和 microRNA 调控。

狼疮中表达下调的 mircroRNA 中，最经典的分子为 miR-31。MiR-31 的下调可直接靶向并抑制 RhoA，并参与狼疮患者 T 细胞中 IL-2 的产生缺陷[84]。

另一个狼疮中下调的 microRNA 是 miR-146a，后者靶向一些干扰素调节基因，例如 IRAK1、TRAF6、IRF5 及 STAT1[85,86]。MiR-146a 的下调导致Ⅰ型干扰素活性的增强，这是狼疮典型的发病特点之一[86]。有趣的是，已有关于 miR-146a 基因位点与狼疮基因相关性的研究报道，该位点的变异与 miR-146a 的表达下调相关[87]。这是狼疮遗传 - 表观遗传相互作用的另一个例子，该基因变异可能通过影响表观遗传学调控的相关分子表达参与狼疮发病。狼疮患者中 TLR7 基因的 3'UTR 区基因多态性就是这样的一个例子，该区是 miR-3148 的结合位点，表明 TLR7 基因多态性可通过改变这一基因位点的表观遗传学，进而参与疾病发生。事实上，狼疮相关的这一基因位点的变异与 TLR7 mRNA 及其蛋白表达升高有关，狼疮及正常对照外周血单个核细胞中 TLR7 的 mRNA 表达水平与 miR-3148 的表达呈负相关[88]。

LncRNA 在狼疮中也已被研究。一项实验表明，狼疮患者 CD3+ T 中有将近 2000 个 lncRNA 出现差异表达[89]。在这些 lncRNA 中，尤其是 uc001ykl.1 和 ENST00000448942，与患者各项临床指标呈现明显相关性，包括 anti-Smith 阳性、血沉（erythrocyte sedimentation rate，ESR）、C 反应蛋白（C-reactive protein，CRP）。狼疮患者外周血单个核细胞中也注意到了 lncRNA-mRNA 配对的差异表达[90]。单核细胞来源的树突状细胞中 lncRNA 的表达也与狼疮患者的疾病活性分数（SLE disease activity index，SLEDAI）相关[91]。

类风湿关节炎

成纤维细胞样的滑膜细胞（fibroblast-like synoviocytes，FLS）在类风湿关节炎（rheumatoid arthritis，RA）中起重要作用。FLS 激活后可在 RA 患者关节中产生许多促炎细胞因子。此外，这种促炎表型与关节滑液中特定的基质金属蛋白酶产生增多有关，进而导致关节损毁。早期研究表明 RA 患者 FLS 中的 DNA 普遍呈现低甲基化，进而表达 L1 反转录转座因子，推测这种普遍的低甲基化可能与 DNMT1 的表达降低有关[92]。使用 DNA 甲基化抑制剂处理正常 FLS 可导致类似于 RA 患者中激活的 FLS 表型转变，同时引起包括 miR-203 在内的某些基因过表达，该分子在 RA 患者 FLS 中表达升高且与 IL-6 的表达水平相关[93]。许多其他 microRNA 在 RA 患者 FLS 中也呈过表达，比如 miR-155，该分子在 RA 的外周血单个核细胞（peripheral blood mononuclear cell，PBMC）及滑膜巨噬细胞中表达也上调[94,95]。MiR-155 是一种促炎 microRNA，依据是 miR-155 缺陷小鼠可抵抗胶原诱导关节炎的发生[95]。MiR-223 在 RA 患者滑膜、外周血初始 CD4$^+$ T 细胞中及 RA 患者血清中均过表达。在未经治疗的早期 RA 患者中，其表达水平与疾病活动度相关[96-98]。MiR-223 作为 RA 治疗靶点目前仍存在争议。在体外实验中，过表达 miR-223 可抑制破骨细胞生成，表明过表达 miR-223 可能具有潜在治疗作用[97]；然而，体内实验中，抑制 miR-223 可缓解胶原诱导小鼠的关节炎病情、减少骨破坏及破骨细胞生成[99]，表明同一种 microRNA 也可具有致病作用。有趣的是，miR-146a 作为在狼疮外周血淋巴细胞中的下调分子，在 RA 患者 PBMC 及 FLS 中均表达上调[94,100]，但 miR-146a 在 RA 中的具体作用目前尚未阐明。

已有研究阐述了 RA 患者 T 细胞 DNA 甲基化水平整体降低以及 DNA 甲基化酶活性降低，但较活动性狼疮患者程度低[101]。此外，在一方 RA 发病的同卵双生子中进行全基因组 DNA 甲基化研究中，双胞胎外周血淋巴细胞中的 DNA 甲基化程度并没有发现明显差异，与该研究中的狼疮患者结果相反[56]。RA 患者中，一种低甲基化"衰老"的 CD4$^+$ T 细胞亚群（CD4$^+$CD28$^-$ T 细胞）比例显著增多，且过表达一系列由甲基化敏感基因编码的蛋白，例如 CD70、穿孔素及 KIR[102]。这种 T 细胞亚群在 RA 中起何种作用以及起多大作用目前尚不清楚，但这种亚群似乎不是 RA 特有的，因为这种亚群在多种慢性炎症性疾病中均显著增多。然而有趣的是，这群细胞也存在于动脉粥样硬化斑块中，并且参与斑块形成及破裂的病理过程[103,104]，而且 RA 是动脉粥样硬化性心血管疾病的独立危险因素。

RA 患者全基因组 DNA 甲基化研究主要集中于阐述 RA 患者及骨关节炎患者 FLS 中 DNA 甲基化的差异。在一项包含 6 例 RA 患者和 5 例骨关节炎患者中分离出 FLS 的 DNA 甲基化研究中，发现许多甲基化状态存在差异且在 RA 中起到一定作用，包括低甲基化的 CASP1、STAT3、MMP20、TRAF2 及 MEFV 等[105]。低甲基化在细胞迁移、黏附及细胞外基质相互作用通路中均十分常见。有趣的是，TNF 基因编码区一些 CG 位点在 RA 患者 FLS 中呈低甲基化状态[105]。最近的一项研究对上述数据做了一些补充，研究发现 RA 与骨关节炎 FLS 中的 DNA 甲基化和基因转录特征存在差异，但也显示膝关节与髋关节的表观遗传和转录模式存在显著差异[106]。膝关节和髋关节之间表观遗传及转录模式的差异集中在炎症基因通路中，包括 IL-6、JAK-STAT、IL-17A 和 TGF-β 信号通路。这些数据表明，自然病史和 RA 患者药物反应的关节特异性差异至少部分可能是由于关节组织的表观遗传变异。另一项研究整合了 6 名 RA 患者及 6 名骨关节炎患者 FLS 中 DNA 甲基化改变与 microRNA 的基因表达谱[107]，发现 RA 中甲基化状态有差异的新基因，包括低甲基化的 IL6R、CD74、TNFAIP8、CAPN8，过度甲基化的 DPP4、CCR6 及 HOXC4 等。这些数据也证实 RA 患者中超过 200 个基因存在 DNA 甲基化水平及基因表达的负相关性。重要的是，该研究还发现了一些新的失调的 microRNA，比如 miR-503、miR-551b、miR-550 及 miR-625$^{*[107]}$。

目前已有许多关于 RA 患者外周血的全基因组 DNA 甲基化研究。2014 年的一项研究利用 Illumina 450K 列阵技术，明确了 RA 患者 CD3$^+$ T 细胞和 CD19$^+$ B 细胞 DNA 的甲基化模式[108]。与原发性干燥综合征（将在下文进行讨论）的发现不同，与 B 细胞相比，RA 患者 T 细胞中存在更多异常的甲基化，并确定了 T、B 细胞中有 32 个基因存在差异甲基化改变[108]。该研究团队在 2016 年发表了一项后续研究，这项研究关注早期（初发未治）RA 患者的 T 和 B 细胞[109]。该研究展示每个细胞类型中独特的甲基化标记，再次表明 T 细胞中的甲基化差异大于 B 细胞，并确定了一个甲基化特征，由 T 淋巴细胞中的 150 个 CpG 位点和 B 淋巴细胞中的 113 个 CpG 位点构成，这些特征能准确地将 RA 患者从对照组中分离出来[109]。2017 年，另有研究探讨了中国汉族 RA 患者中的 CD4$^+$ T 细胞，描述了人类白细胞抗原（human leukocyte antigen，HLA）区域的 DNA 甲基化差异改变[110]。有趣的是，RA 外周血中 DNA 甲基化的总体减少似乎可以通过改善病情的抗风湿药物治疗后得以逆转。2015 年的一项研究中[111]，另一团队对比早期 RA 患者及甲氨蝶呤治疗 1 个月后的 RA 患者，检测两组患者在五个主要细胞亚群中（T 细胞、B 细胞、NK 细胞、单核细胞和多核白细胞）总体 DNA 甲基化水平的改变。药物治疗后，T 细胞和单核细胞中的整体 DNA 甲基化显著增加，达到与对照组无法区分的水平，这种变化分别伴随着从头合成和维持 DNA 甲基转移酶 DNMT1 和 DNMT3A 的增加。

过去几年，测序技术的进步使得参与 RA 发病机制的细胞表观遗传图谱不断扩大。例如，2017 年的一项研究确定了来自不同关节的 FLS 中 HOX 基因之间不同的转录组和表观基因组，构成关节特异性滑膜成纤维细胞表型，在每个关节中产生独特的微环境[111a]。2018 年发表了 RA 患者 FLS 表观遗传图谱的综合分析[111b]。该研究利用前沿技术，包括全基因组 DNA 甲基化和 RNA 转录分析、组蛋白修饰和通过使用转座酶 - 开放染色质测序分析定位检测开放染色质（Assay for Transposase-Accessible Chromatin using Sequencing，ATAC-Seq）以及一种新的整合方法分析这些不同水平的表观遗传调控的多维关系。尽管他们确定了许多表观遗传保守的 RA 相关区域，特别是分布在增强子和启动子之间的区域，但该研究中还有些意料之外的发现。其中包括亨廷顿病信号通路，亨廷顿病相互作用蛋白 -1 被认为是 FLS 基质蛋白致病的介质。

遗传 - 表观遗传相互作用也已在 RA 中得到证实。在一项包括来自数百个 RA 病例和匹配对照的遗传和表观遗传数据的大型研究中，发现 MHC 区域内两个集群中的 DNA 甲基化水平与 RA 和潜在的外周血淋巴细胞的基因序列存在明显的相关性[112]。在 2015 年，有一个研究小组发表了一项大规模整合组学研究，以确定 RA 中的遗传 - 表观遗传相互作用[113]。该研究认为基因组位点达到致病意义需要满足三个标准：遗传风险（基于全基因组关联研究）、RA 中 FLS 的差异基因表达和 RA 中 FLS 差异 DNA 甲基化的表观遗传风险。他们确定了几个以前未被报道与 RA 发病机制有关的候选基因，包括 AIRE、CASP8、CSF2、ELMO1、ETS1、HLA-DQA1 和 LBH[113]。2016 年，同一研究小组扩大了他们的分析范围，将位于传统启动子调控区域之外的差异甲基化 CpG 位点包括在内。具体来说，他们在新的分析中纳入了增强子区域[114]。在新的分析中，发现了一种与 LBH 基因相关的新型增强子，该增强子在 RA 的 FLS 中呈现低甲基化，并且富含于激活的组蛋白 H3K4me1 标记中。此外，他们在该位置发现了 meQTL，其中 RA 潜在相关的遗传风险等位基因与

RA 相关 DNA 去甲基化联合，大大增加了基因表达，这些基因的表达远超出非风险等位基因对照组。这些数据强烈表明 DNA 甲基化可能作为 RA 遗传风险的中介，类似于 meQTL 在狼疮和骨关节炎中的风险增强效应，这在本章其他部分讨论过。

原发性干燥综合征

原发性干燥综合征（primary Sjögren's syndrome，pSS）是一种系统性自身免疫性疾病，以外分泌腺体（主要是唾液腺和泪腺的淋巴细胞浸润）为主要特征，导致眼干、口干的症状。原发性干燥综合征患者唇腺上皮细胞 DNA 甲基化水平整体均下降，并且这种降低与 DNMT1 低表达和去甲基化共刺激因子 GADD45α 的表达升高相关[111]。pSS 患者唾液腺上皮细胞中 DNA 甲基化缺陷的程度与 B 细胞的浸润相关，这一现象已在体外实验中使用唾液腺上皮细胞及 B 细胞共培养得以证实[115]。然而，外周血 B 细胞及 T 细胞中未发现明显的甲基化水平减低[115]。pSS 患者外周血 CD4+ T 细胞基因特异性 DNA 甲基化研究提示，共刺激分子 CD70 的低甲基化及过表达与狼疮患者相似[116]。相比而言，FOXP3 在 pSS 患者 CD4+ T 细胞中过度甲基化而呈转录抑制状态，与之前报道的 pSS 中 Treg 功能缺陷一致[117]。

在 2014 年进行的 pSS 首个全基因组 DNA 甲基化研究中，pSS 患者较同年龄、性别及种族的健康志愿者而言，初始 CD4+ T 细胞中发现了超过 485 000 个 DNA 甲基化差异基因位点[118]。这项研究发现了 753 个甲基化差异位点，与健康对照组相比，其中大部分在 pSS 患者中为低甲基化，包括 CD247、TNFRSF25、PTPRC、GSTM1 及 PDCD1。一些干扰素调节基因也呈低甲基化状态，与 pSS 中低甲基化的干扰素标志基因一致[118]。LTA 编码淋巴毒素 α（lymphotoxin α，LTα；或称 TNFβ）并促进干扰素产生，在 pSS 患者 CD4+ T 细胞中也呈低甲基化状态。LTα 在 pSS 血清及唾液腺中过表达，目前一项关于阻滞淋巴毒素通路作为 pSS 的新治疗方法的临床试验正在进行中。十分有趣的是，pSS 初始 CD4+ T 细胞中还发现一组可溶性载体蛋白基因存在甲基化差异[118]。

随后在 pSS 患者其他细胞亚群中进行了全基因组 DNA 甲基化研究。2014 年的一项研究使用与 Altorok 相同的 450k 技术确定了 pSS 患者 CD4+ T 细

胞和 CD19+ B 细胞中 DNA 甲基化模式的变化，并证明 B 细胞中表观遗传改变的频率增加[119]，例如发现不同基因的甲基化聚集在与细胞因子（IL4 和 IL8）以及趋化因子信号（CXCR4）和 B 细胞受体相关的信号通路中。2016 年，有研究检测了 pSS 患者的 CD19+B 细胞，发现与 SLE 患者类似，干扰素调节基因（包括 MX1、IFI44L 和 PARP9）具有低甲基化特征，并证明了几种干扰素调节基因的表达增加与基因 DNA 低甲基化有关[120]。有趣的是，研究者继续在小唾液腺的活检细胞中发现类似的 DNA 甲基化差异，并在 HLA 区域内鉴定了一个 meQTL 以及位于干扰素调节因子 5（interferon regulatory factor 5，IRF5）内的两个 pSS 相关易感性等位基因。同样在 2016 年，一项研究确定小唾液腺组织中干燥综合征 B（Sjögren's syndrome B，SSB）基因启动子 P1 的 DNA 甲基化减少与淋巴细胞浸润唾液腺和抗 SSB 滴度增加有关（也称为作为 pSS 患者中的抗 La）[121]。2016 年的另一组研究在 pSS 患者唾液腺上皮细胞长期培养中发现出 DNA 甲基化模式的持续改变[122]，同样主要发生于干扰素调节基因，进一步增加唾液腺组织中 DNA 甲基化改变的证据。总之，这些研究强烈表明，与狼疮类似，干扰素调节基因的表观遗传失调在 pSS 的发病机制中起作用。重要的是，这些改变延伸到 pSS 病理生理学的靶组织，即唾液腺。

系统性硬化症

系统性硬化症（systemic sclerosis）（又称硬皮病）是一种自身免疫疾病，以免疫激活、血管病变（包括微血管内皮细胞功能失调）以及皮肤及内脏器官过多胶原产生及纤维化为典型特征。因此，关于硬皮病的表观遗传学研究主要集中于纤维化、微血管内皮细胞及 CD4+ T 细胞[123,124]。

硬皮病患者成纤维细胞中 FLi-1 表达下调，后者是一种胶原合成的负向调节因子[125]，与健康对照相比，硬皮病患者成纤维细胞中该基因呈高甲基化状态[126]。此外，FLI1 启动子区域 H3 及 H4 乙酰化水平减低，可能也是导致转录抑制的原因之一。甲基化抑制剂及组蛋白去乙酰化抑制剂处理过的硬皮病成纤维细胞中，FLI1 表达升高并且胶原的产生恢复到正常成纤维细胞的水平[126]。这些数据表明，硬皮病成纤维细胞中的 FLI1 高甲基化和低乙酰

化可能在这类纤维化疾病中扮演重要角色。事实上，DNMT1 及组蛋白去乙酰化酶 HDAC1 及 HDAC6 的蛋白表达水平已被证明在硬皮病成纤维细胞中呈上调状态[126]，这可以解释 FLI1 的高甲基化及去乙酰化抑制其表达的状态。最近有研究表明硬皮病患者 Wnt 通路信号拮抗基因 DKK1 及 SFRP1 表达下调是由于高甲基化而导致的基因沉默[127]。十分重要的是，抑制 DNMT1 可减弱硬皮病患者经典 Wnt 信号通路信号并且减少小鼠体内博来霉素诱导的纤维化[127]。现已证实，与健康对照相比，硬皮病成纤维细胞中存在多种 microRNA 调节异常，这些 microRNA 的靶基因均为转化生长因子 β 信号通路的组成成分。例如，miR-21 及 miR-146 均呈过表达状态，推测可能分别靶向 SMAD4 及 SMAD7[124]。

最近一项全基因组 DNA 甲基化研究发现，与年龄、性别及种族匹配的健康对照者相比，弥漫性及局限性硬皮病患者皮肤成纤维细胞中存在大量差异表达的基因[128]。有趣的是，尽管之前的报道表明硬皮病患者 DNMT1 表达上调，与对照相比，患者中大部分可检测到的 DNA 甲基化改变为低甲基化改变。该研究表明，弥漫性与局限性硬皮病间的甲基化差异十分常见，疾病不同分型间特异性 DNA 甲基化差异也广泛存在。该研究揭示了低甲基化基因在弥漫性及局限性硬皮病患者中均存在，包括胶原相关基因，如 COL4A2、COL23A1、PAX9、TNXB、ITGA9、ADAM12，以及 RUNX 转录家族成员 RUNX1、RUNX2、RUNX3。该研究也证实了这些低甲基化基因中，一些基因的 mRNA 表达水平也呈上调状态[128]。

硬皮病微血管内皮细胞研究表明编码骨形成蛋白受体 Ⅱ（bone morphogenic protein receptor Ⅱ，BMPR Ⅱ）的基因甲基化增加，而该受体在内皮细胞抗凋亡中起到一定作用。BMPR Ⅱ 在硬皮病患者的微血管内皮细胞中低表达，体外条件下使用 DNA 甲基化或组蛋白去乙酰化抑制剂可使 BMPR Ⅱ 表达水平恢复到与健康对照者相似的程度[129]。与健康对照者相比，硬皮病患者 CD4+ T 细胞中 DNMT1 表达降低[130]。CD70 和 CD40L 等甲基化敏感基因编码的蛋白质过表达，这些基因的启动子序列低甲基化[131,132]。这与之前狼疮 CD4+ T 细胞中的结果十分相似。在系统性硬化症的背景下，有研究分析了外周循环血中炎症细胞的全基因组 DNA 甲基化。在 2018 年，有一研究

组发表了关于硬皮病患者的 CD4⁺ 和 CD8⁺ T 细胞的分析 [133]，与其他系统性自身免疫性疾病中所见相似，他们发现 CD4⁺ 和 CD8⁺ T 细胞中 I 型干扰素信号通路存在严重的表观遗传失调。此外，他们还确定了硬皮病患者血清中 I 型干扰素 -α 和 -β 蛋白的显著升高 [133]。

最近的一些研究发现组蛋白翻译后修饰变化与硬皮病病理之间的关联。组蛋白去乙酰化酶 5（histone deacetylase 5，HDAC5）是组蛋白翻译后修饰的酶促效应物，与血管生成有关。具体而言，HDAC5 表达与内皮细胞中的血管生成活性呈负相关 [134,135]。在 2016 年的一项研究中，有学者检查了 HDAC5 在硬皮病患者内皮细胞血管生成受损中的作用 [136]。他们首先证明了硬皮病患者分离的真皮内皮细胞中 HDAC5 表达的增加，然后继续通过短干扰 RNA（short interfering RNA，siRNA）敲低 HDAC5 恢复了体外硬皮病内皮细胞的正常血管生成。最后，他们证明了 HDAC5 的敲低导致了广泛的表观遗传变化，这是通过使用转座酶 - 开放染色质测序分析定位检测开放染色质（ATAC-Seq）的方法测定的。值得注意的是，对 HDAC5 敲低后开放位置的基因本体分析发现 16 个已知参与血管生成的基因和 3 个参与纤维化的基因，其中 8 个在 HDAC5 敲低后差异表达。关于表观遗传细胞表型分析的类型，这项研究提供了一个很好的例子，这些分析对于将表观遗传关联与疾病病理生理学联系起来至关重要。

白塞病

白塞病（Behcet's Disease）是一种免疫介导的炎症疾病，以反复发生的口腔生殖器溃疡、炎性眼炎、皮肤受累、中枢神经系统受累及复发性血栓为主要特点。白塞病的病因还不是十分清楚，但毫无疑问的是，基因和环境因素均在发病机制中起一定作用。最近的一项白塞病全基因组 DNA 甲基化研究阐明了活动性未治疗的白塞病患者的 CD4⁺ T 细胞及单核细胞的表观遗传学结构与健康对照者的异同 [137]。这项研究发现了白塞病基因组中关键的差异甲基化位点及通路，有望作为未来新型治疗靶点。白塞病中一些调节性及结构性的细胞组分呈现出一致的 DNA 甲基化改变，这些变化在患者 CD4⁺ T 细胞及单核细胞中均可观察到。白塞病中差异表达的甲基化基因包括 RAC1、RGS14、FSCN2 等。此外，这些表观遗传

学变化是动态的，因为该研究通过对同一个患者在疾病缓解后定期进行基因检测清楚地证明了 DNA 甲基化改变的可逆性 [137]。因此，这项白塞病的研究表明 DNA 甲基化在疾病病程中是可变的，一些表观遗传学改变的基因位点可能成为潜在的、新型的疾病生物学标志物和治疗靶点。

其他细胞类型 DNA 甲基化差异表达也与白塞病有关。例如，干扰素调节因子 8（interferon regulatory factor 8，IRF8）在眼部白塞病患者的树突细胞中高度甲基化，并与基因表达降低有关。用 5-aza-2′- 脱氧胞苷纠正这种高甲基化之后，增加了 IRF8 的表达并下调了多种共刺激分子和白细胞介素的表达，表明该药是白塞病的潜在表观遗传疗法 [138]。

骨关节炎

最近一些关节软骨的全基因组 DNA 甲基化研究报道表明，表观遗传学特点研究可以帮助研究者们发现骨关节炎（osteoarthritis，OA）中新型的致病基因、疾病特点、治疗靶点、疾病亚型及评估疾病严重性的表观遗传学生物学标志物 [139,140]。一项研究检测了 OA 患者及健康对照者膝关节软骨组织约 27 000 个 GC 甲基化位点，发现两组间存在 91 个差异甲基化的 GC 位点。从全基因组甲基化数据及基因表达特点中发现，有一类 OA 患者的炎症基因具有显著差异甲基化表达 [139]。这些数据表明，根据表观遗传学及转录特点，可以对 OA 进行疾病亚组分型，这可能有助于未来为个体化的靶向治疗提供选择。另外一项研究检测了 OA 患者髋关节中 485 000 余个 DNA 甲基化位点，并且使用一种独特的方法比较同一关节中侵蚀及未侵蚀关节软骨的变化 [140]。这种方法消除了来自各组遗传变异的混杂效应。这项研究发现，之前研究报道过的 OA 患者基因风险变异中，约 40% 存在差异性甲基化表达，这一显著变化表明基因 - 表观遗传学相互作用可能在 OA 发病机制中起到一定作用，且这些基因及表观遗传学改变均与 OA 发病风险相关联。该研究总共揭示了 OA 患者中 550 个甲基化差异的基因，其中 2/3 是低甲基化状态。生物信息学分析发现了这些甲基化差异基因中的常见调节因子，包括 TGF-β1 及一些 microRNA，比如 miR-128、miR-27a 及 miR-9。更重要的是，这项研究揭示了 20 个 CG 位点的 DNA 甲基化与 OA 组织学严重程度评分存在

相关性[140]。随后的研究在几个队列中证实了这些的发现。之后的研究发现都比较一致，包括上述炎症亚群以及膝关节和髋关节 OA 样本之间 DNA 甲基化的显著差异[141]。

与 SLE 和 RA 一样，研究人员还探讨了 OA 中表观遗传变异和遗传易感性之间的相互作用。一项研究确定了 31 个基因甲基化改变受局部遗传变异影响，以及 26 个基因表达变化受局部表观遗传模式和遗传变异影响[142]。2015 年发表的后续研究是在膝关节和髋关节 OA 的软骨样本中进行 meQTL 分析，重点关注先前已确定的 16 个欧洲 OA 遗传易感性位点[143]，发现了 4 个由 9 个 CpG 位点组成的 meQTL，其中遗传变异与局部 DNA 甲基化模式的变化有关。有趣的是，这些变异对基因转录模式的影响在患病和无病组织中均可见。后来的一项研究证实了 SUPT3H、RUNX2 区域内的 meQTL，并证明该区域内 DNA 甲基化改变导致的基因表达变化，且这一变化因潜在 OA 遗传风险等位基因的存在而被放大[144]。在碘甲状腺原氨酸脱碘酶 2 基因（iodothyronine deiodinase 2 gene，DIO2）中也发现了类似的效应，其中 DNA 甲基化水平介导了 SNP 基因座 rs225014 的 OA 易感效应[145]。

非软骨关节组织内的表观遗传变化也引起了人们的兴趣，特别是软骨下骨。在这方面的第一项研究探索了终末期髋关节 OA 患者关节发生侵蚀的软骨下骨和部分完整软骨的甲基化[146]。研究发现在软骨下骨中鉴定出比对照匹配的上覆软骨高一个数量级的差异甲基化 CpG 位点，软骨中 44% 的差异甲基化基因也在软骨下骨中存在差异。基因本体论提示 TGF-β 相关基因和各种细胞因子的甲基化存在差异。一项 2016 年的研究将胫骨平台的软骨下骨分为的三个不同区域，对应于早期、中期和晚期疾病以及相应的上覆软骨[147]。有趣的是，他们能够确定发生在软骨下骨和软骨中的 DNA 甲基化变化首先出现在软骨下骨室中。基因本体论分析证明了参与干细胞发育和分化基因的差异甲基化以及一组同源盒家族（homeobox family，HOX）基因同时参与了 TGF-β 特征形成。

表观遗传修饰作为风湿病的生物学标志物

除了对疾病发病机制的贡献外，表观遗传变化还可以提供易于获取的生物学标志物，用于诊断、预测许多风湿性疾病的严重程度或预测对治疗的反应。在狼疮中，2015 年的一项研究检查了来自狼疮患者、健康对照者、非狼疮自身免疫性类风湿关节炎和干燥综合征患者的外周血单个核细胞 DNA 甲基化模式，以寻找潜在的疾病相关生物学标志物[148]。该研究发现 IFI44L 基因内的差异甲基化位置与狼疮高度相关，并且通过亚硫酸氢盐焦磷酸测序法在发现队列中确认了更多患者该区域内的两个特定 CpG 位点。他们在多个验证队列中证实了这两个 CpG 位点 DNA 的甲基化，包括同一族群（中国人）和不同族群（欧洲人）。在中国患者中，该检测的灵敏度在 90% 以内，而在欧洲患者中，其灵敏度在 70% ~ 80%。随后 2016 年的研究发现来自狼疮患者初始 T 细胞中 CHST12 基因内单个 CpG 的差异甲基化与狼疮肾炎的存在高度相关，敏感性为 86%，特异性为 71%[149]。其他研究也同样注意到 DNA 甲基化改变与狼疮疾病活动之间的强关联，包括 IL10 和 IL12 与狼疮疾病活动的相关性[150]，以及 IL6 甲基化与狼疮疾病活动度、复发和血清补体水平的相关性[151,152]。FOXP3 DNA 甲基化也与狼疮疾病活动有关[153]，反转录病毒元件 HERV-E 和 HERV-K 甲基化与疾病活动和几种自身抗体特异性相关[154,155]。

未来的研究方向

表观遗传失调越来越被认为是风湿病发病机制中的一个主要因素。在过去几年中，越来越多表观遗传学研究关注于各种炎症性、非炎症性风湿性疾病及健康对照者间的表观遗传学差异。无偏倚的基因组学分析方法的应用拓展了我们的认知，使得发现新的表观遗传学改变的基因位点的成为可能，后者可以使我们更好地理解疾病的发病机制，也为疾病治疗提供新靶点。

尽管风湿病表观遗传学及表观遗传组学研究众多，但需谨记以下几点。表观遗传学改变具有细胞特异性，因此，进一步来看，最重要的是检测患者及健康对照的某种特定细胞亚群中的表观遗传学差异，这些差异代表真实的疾病相关的差异，而不是细胞组分或细胞激活状态的差异。由于临床疾病的异质性，应强调严格的患者表型筛选及健康对照的选择，以保证研究结果更有说服力。最近出现的新技术允许对细胞亚群进行更详细的表型分析，包括亚型分析的终极方法——单细胞分析[156]，这可能成为未来表观遗传分析的标准方法。如果我们要基于表观遗传与疾病的关联得出合理的结论，那么仔细观察患者和感兴趣组织的表型必须成为规则而不是例外。

正如前文所讨论的，表观遗传动态变化使得开发新的疾病生物学标志物成为可能。事实上，风湿病学中缺乏可靠的生物学标志物。未来的研究将会关注，并且扩展到疾病亚组特定的表观遗传变化。我们希望回答一些问题，例如哪些特定的 DNA 甲基化变化可以预测狼疮患者的肾炎，哪些特定的表观遗传变化可以预测干燥综合征患者会发展成淋巴瘤或硬皮病患者出现严重肺部受累，哪些表观遗传变化可以预测 OA 患者的快速疾病进展。我们需要在未来的研究中去发现和验证一些表观遗传的变化，这也可以帮助我们评估疾病活动、预测疾病复发或确定在日益个性化的医学方法中使用哪种治疗方案。实现这一目标的一种方法是在风湿病学中进行纵向表观遗传研究，随着时间的推移随访同一组患者，而不是应用横截面研究方法。纵向研究方法还有助于解决与各种疾病相关的表观基因组变化中的原因与效应问题。理想情况下，在一组个体患病之前对其进行随访和收集生物样本的纵向研究方法在剖析因果关系问题时最能提供有效信息。

另一种非常强大的可能确定表观遗传变化因果关系的技术是新兴的表观遗传编辑领域。受到开发新的 DNA 定位和结合技术的刺激，最显著的是核酸酶缺陷 Cas9 蛋白（defective Cas9，dCas9；成簇的规则散布短回文重复序列的一部分，或 CRISPR 系统），表观遗传编辑方法现已在几种细胞类型中得到证实。通常，序列特异性表观遗传编辑系统至少由三部分组成：DNA 结合模块、灵活的接头和具有催化活性的表观遗传修饰模块（图 26-5）。迄今为止，已经使用多种酶促效应器呈现了表观遗传编辑，包括通过使用上述提及的 TET 蛋白将 5- 甲基胞嘧啶转化为 5- 羟甲基胞嘧啶的 DNA "去甲基化"[157]，通过哺乳动物 DNA 甲基转移酶 DNMT3[158,159] 或者细菌甲基转移酶 m.SssI[160] 将 DNA 甲基化，组蛋白乙酰化酶，包括 p300[161] 和 CBP[162] 和组蛋白赖氨酸脱甲基酶 LSD1[162]。两项直接证明风湿病中表观遗传编辑的研究已经发表。第一篇使用 dCas9-TET1 和 dCas9-p300 在体外构建小鼠 T 细胞系中靶向小鼠 Foxp3 的 T 细胞特异性去甲基区（T cell-specific demethylated

region，TSDR），在该区域他们证明了 DNA 去甲基化和 Foxp3 区域的组蛋白乙酰化增加并稳定了该关键调控基因的表达，部分防止了炎症刺激后 Foxp3 表达的丢失，并增强了表观遗传编辑细胞在体外抑制效应 T 细胞扩增的能力[163]。第二项研究进行了称为 *Suntag* 的 dCas9-TET1 DNA 去甲基化系统的精炼版本，它允许多个 TET1 效应器连接到单个 dCas9 分子上（由第一项研究首次证明）[164]。这项研究靶向人类 *FOXP3* 基因中的多个区域，包括 Jurkat T 细胞系中的 TSDR、近端启动子和 CNS1 区域[165]。他们证明表观遗传编辑时，DNA 甲基化显著减少，这与靶向三个区域时 *FOXP3* 的过度表达有关。此外，他们证明了与表观遗传编辑的 T 细胞共培养时 CD4$^+$CD25$^-$ 效应 T 细胞的扩增受到抑制。

2018 年，有研究小组在表观遗传编辑领域发表了第二项重要研究[166]。研究人员通过尖端的纳米脂质凝胶技术递送了 DNA 甲基化抑制剂 5- 氮杂胞苷，已知当全身给药，特别是靶向 CD4$^+$ 和 CD8$^+$ T 细胞时，会诱发狼疮小鼠形成。与预期相反，他们发现在狼疮易感 MRL*lpr* 小鼠中，递送至任一细胞亚型均抑制了狼疮疾病活动。特别是，靶向治疗减少了蛋白尿，降低了多种血清促炎细胞因子水平，并减轻了皮肤表现。研究者继续探索发现将 5- 氮杂胞苷靶向 CD4$^+$ T 细胞会导致调节性 T 细胞数量增加，这可能是由于 *FOXP3* 去甲基化所致。将这种药物靶向 CD8$^+$ T 细胞导致小鼠自身反应性所谓的双阴性 T 细胞显著减少，这表明 CD4$^-$CD8$^-$ 这一细胞亚群在狼疮鼠中具有致病性，可能是通过减少 CD8$^+$ 细胞中刺激依赖的 *Cd8* 下调[166]。尽管仍处于起步阶段，表观遗传编辑领域通过特定的基因组靶向和传递到特定的细胞亚型，为纠正许多已被证明与自身免疫性疾病相关的表观遗传异常提供了广阔的前景。

风湿病表观基因组学的未来研究也应该更全面地探讨遗传 - 表观遗传相互作用，以及疾病的环境触发因素、表观基因组变化和疾病遗传背景之间的相互作用。现已经开始研究等位基因特异性表观遗传变化，以了解某些与疾病相关的遗传变异如何诱发疾病。这些努力需要扩展到全基因组水平。在不久的将来，包括基因组、表观基因组、转录组和暴露组（环境暴露）在内的综合组学方法将为全面了解和更好地治疗风湿病提供信息。

Full references for this chapter can be found on ExpertConsult.com.

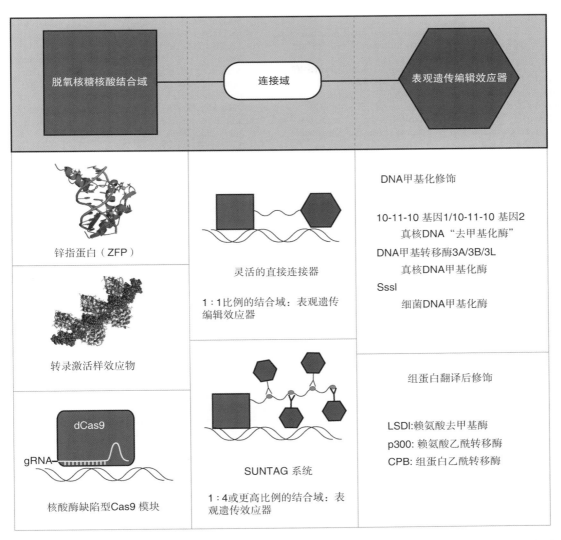

图 26-5 表观遗传编辑技术依赖于将表观遗传 "效应器" 定位到特定的基因组位置。这些系统通常具有三个组成部分：DNA 结合域、接头区域和表观遗传编辑效应器。最近的改进包括引入 dCas9 作为 DNA 结合域和 Suntag 系统作为连接器，允许多个表观遗传效应域连接到每个 DNA 结合域，提高诱导表观遗传修饰的特异性和效率

部分参考文献

1. Luger K, Mäder AW, Richmond RK, et al.: Crystal structure of the nucleosome core particle at 2.8 A resolution, *Nature* 389:251–260, 1997.
2. Razin A, Riggs AD: DNA methylation and gene function, *Science* 210:604–610, 1980.
3. Okano M, Bell DW, Haber DA, et al.: DNA methyltransferases Dnmt3a and Dnmt3b are essential for de novo methylation and mammalian development, *Cell* 99:247–257, 1999.
4. Jurkowska RZ, Rajavelu A, Anspach N, et al.: Oligomerization and binding of the Dnmt3a DNA methyltransferase to parallel DNA molecules: heterochromatic localization and role of Dnmt3L, *J Biol Chem* 286:24200–24207, 2011.
5. Riggs AD: X inactivation, differentiation, and DNA methylation, *Cytogenet Cell Genet* 14:9–25, 1975.
6. Bird AP, Southern EM: Use of restriction enzymes to study eukaryotic DNA methylation: I. The methylation pattern in ribosomal DNA from Xenopus laevis, *J Mol Biol* 118:27–47, 1978.
7. Holliday R, Pugh JE: DNA modification mechanisms and gene activity during development, *Science* 187:226–232, 1975.
8. Oaks Z, Perl A: Metabolic control of the epigenome in systemic lupus erythematosus, *Autoimmunity* 47:256–264, 2014.
9. Lister R, Pelizzola M, Dowen RH, et al.: Human DNA methylomes at base resolution show widespread epigenomic differences, *Nature* 462:315–322, 2009.
10. Lister R, Mukamel EA, Nery JR, et al.: Global epigenomic reconfiguration during mammalian brain development, *Science* 341:1237905, 2013.
11. Nan X, Ng HH, Johnson CA, et al.: Transcriptional repression by the methyl-CpG-binding protein MeCP2 involves a histone deacetylase complex, *Nature* 393:386–389, 1998.
12. Jones PL, Veenstra GJ, Wade PA, et al.: Methylated DNA and MeCP2 recruit histone deacetylase to repress transcription, *Nat Genet* 19:187–191, 1998.
13. Wu H, Zhang Y: Reversing DNA methylation: mechanisms, genomics, and biological functions, *Cell* 156:45–68, 2014.
14. Ito S, Shen L, Dai Q, et al.: Tet proteins can convert 5-methylcytosine to 5-formylcytosine and 5-carboxylcytosine, *Science*

333:1300–1303, 2011.

15. He Y-F, Li B-Z, Li Z, et al.: Tet-mediated formation of 5-carboxylcytosine and its excision by TDG in mammalian DNA, *Science* 333:1303–1307, 2011.

16. Xu Y-M, Du J-Y, Lau ATY: Posttranslational modifications of human histone H3: an update, *Proteomics* 14:2047–2060, 2014.

17. ENCODE Project Consortium: An integrated encyclopedia of DNA elements in the human genome, *Nature* 489:57–74, 2012.

18. Shen N, Liang D, Tang Y, et al.: MicroRNAs—novel regulators of systemic lupus erythematosus pathogenesis, *Nat Rev Rheumatol* 8:701–709, 2012.

19. Beard C, Li E, Jaenisch R: Loss of methylation activates Xist in somatic but not in embryonic cells, *Genes Dev* 9:2325–2334, 1995.

20. Sleutels F, Zwart R, Barlow DP: The non-coding Air RNA is required for silencing autosomal imprinted genes, *Nature* 415:810–813, 2002.

21. Thakur N, Tiwari VK, Thomassin H, et al.: An antisense RNA regulates the bidirectional silencing property of the Kcnq1 imprinting control region, *Mol Cell Biol* 24:7855–7862, 2004.

22. Sawalha AH: Epigenetics and T-cell immunity, *Autoimmunity* 41:245–252, 2008.

23. Bruniquel D, Schwartz RH: Selective, stable demethylation of the interleukin-2 gene enhances transcription by an active process, *Nat Immunol* 4:235–240, 2003.

24. Bird A: Il2 transcription unleashed by active DNA demethylation, *Nat Immunol* 4:208–209, 2003.

25. Mullen AC, Hutchins AS, High FA, et al.: Hlx is induced by and genetically interacts with T-bet to promote heritable T(H)1 gene induction, *Nat Immunol* 3:652–658, 2002.

26. Agarwal S, Rao A: Modulation of chromatin structure regulates cytokine gene expression during T cell differentiation, *Immunity* 9:765–775, 1998.

27. Lee DU, Agarwal S, Rao A: Th2 lineage commitment and efficient IL-4 production involves extended demethylation of the IL-4 gene, *Immunity* 16:649–660, 2002.

28. Santangelo S, Cousins DJ, Winkelmann NEE, et al.: DNA methylation changes at human Th2 cytokine genes coincide with DNase I hypersensitive site formation during CD4(+) T cell differentiation, *J Immunol* 169:1893–1903, 2002.

29. Young HA, Ghosh P, Ye J, et al.: Differentiation of the T helper phenotypes by analysis of the methylation state of the IFN-gamma gene, *J Immunol* 153:3603–3610, 1994.

30. Cuddapah S, Barski A, Zhao K: Epigenomics of T cell activation, differentiation, and memory, *Curr Opin Immunol* 22:341–347, 2010.

31. Akimzhanov AM, Yang XO, Dong C: Chromatin remodeling of interleukin-17 (IL-17)-IL-17F cytokine gene locus during inflammatory helper T cell differentiation, *J Biol Chem* 282:5969–5972, 2007.

32. Kim H-P, Leonard WJ: CREB/ATF-dependent T cell receptor–induced FoxP3 gene expression: a role for DNA methylation, *J Exp Med* 204:1543–1551, 2007. Rockefeller University Press.

33. Janson PCJ, Winerdal ME, Marits P, et al.: FOXP3 promoter demethylation reveals the committed Treg population in humans, *PLoS One* 3:e1612, 2008.

34. Jaffe AE, Irizarry RA: Accounting for cellular heterogeneity is critical in epigenome-wide association studies, *Genome Biol* 15:R31, 2014.

35. Houseman EA, Accomando WP, Koestler DC, et al.: DNA methylation arrays as surrogate measures of cell mixture distribution, *BMC Bioinformatics* 13:86, 2012.

36. Bakulski KM, Feinberg JI, Andrews SV, et al.: DNA methylation of cord blood cell types: Applications for mixed cell birth studies, *Epigenetics* 11:354–362, 2016.

37. Altorok N, Sawalha AH: Epigenetics in the pathogenesis of systemic lupus erythematosus, *Curr Opin Rheumatol* 25:569–576, 2013.

38. Guo Y, Sawalha AH, Lu Q: Epigenetics in the treatment of systemic lupus erythematosus: potential clinical application, *Clin Immunol* 155:79–90, 2014.

39. Richardson BC, Patel DR: Epigenetics in 2013. DNA methylation and miRNA: key roles in systemic autoimmunity, *Nat Rev Rheumatol* 10:72–74, 2014.

40. Scheinbart LS, Johnson MA, Gross LA, et al.: Procainamide inhibits DNA methyltransferase in a human T cell line, *J Rheumatol* 18:530–534, 1991.

41. Deng C, Lu Q, Zhang Z, et al.: Hydralazine may induce autoimmunity by inhibiting extracellular signal–regulated kinase pathway signaling, *Arthritis and Rheum* 48:746–756, 2003. Wiley Subscription Services, Inc., A Wiley Company.

42. Zhang Y, Zhao M, Sawalha AH, et al.: Impaired DNA methylation and its mechanisms in CD4+ T cells of systemic lupus erythematosus, *J Autoimmun* 41:92–99, 2013. Elsevier.

43. Sawalha AH, Jeffries M, Webb R, et al.: Defective T-cell ERK signaling induces interferon-regulated gene expression and overexpression of methylation-sensitive genes similar to lupus patients, *Genes Immun* 9:368–378, 2008.

44. Strickland FM, Hewagama A, Lu Q, et al.: Environmental exposure, estrogen and two X chromosomes are required for disease development in an epigenetic model of lupus, *J Autoimmun* 38:J135–J143, 2012.

45. Sawalha AH, Jeffries M. Defective DNA methylation and CD70 overexpression in CD4+ T cells in MRL/lpr lupus–prone mice. Eur J Immunol. Wiley Online Library; 2007. Available: https://onlinelibrary.wiley.com/doi/abs/10.1002/eji.200636872.

46. Gorelik G, Fang JY, Wu A, et al.: Impaired T cell protein kinase Cδ activation decreases ERK pathway signaling in idiopathic and hydralazine-induced lupus, *J Immunol Am Assoc Immunol* 179:5553–5563, 2007.

47. Gorelik GJ, Yarlagadda S, Patel DR, et al.: Protein kinase Cδ oxidation contributes to ERK inactivation in lupus T cells, *Arthritis Rheum* 64:2964–2974, 2012.

48. Li Y, Gorelik G, Strickland FM, et al.: Oxidative stress, T cell DNA methylation, and lupus, *Arthritis Rheumatol* 66:1574–1582, 2014.

49. Perl A: Oxidative stress in the pathology and treatment of systemic lupus erythematosus, *Nat Rev Rheumatol* 9:674–686, 2013.

50. Lai Z-W, Hanczko R, Bonilla E, et al.: N-acetylcysteine reduces disease activity by blocking mammalian target of rapamycin in T cells from systemic lupus erythematosus patients: a randomized, double-blind, placebo-controlled trial, *Arthritis and Rheum* 64:2937–2946, 2012. Wiley Online Library.

51. Katsiari CG, Kyttaris VC, Juang Y-T, et al.: Protein phosphatase 2A is a negative regulator of IL-2 production in patients with systemic lupus erythematosus, *J Clin Invest* 115:3193–3204, 2005.

52. Sunahori K, Nagpal K, Hedrich CM, et al.: The catalytic subunit of protein phosphatase 2A (PP2Ac) promotes DNA hypomethylation by suppressing the phosphorylated mitogen-activated protein kinase/extracellular signal-regulated kinase (ERK) kinase (MEK)/phosphorylated ERK/DNMT1 protein pathway in T-cells from controls and systemic lupus erythematosus patients, *J Biol Chem ASBMB* 288:21936–21944, 2013.

53. Apostolidis SA, Rauen T, Hedrich CM. Protein phosphatase 2A enables expression of IL-17 through chromatin remodeling. *J Biol Chem* 288:26775–26784, 2013. Available: http://www.jbc.org/content/early/2013/08/05/jbc.M113.483743.short.

54. Li Y, Zhao M, Yin H, et al.: Overexpression of the growth arrest and DNA damage—induced 45α gene contributes to autoimmunity by promoting DNA demethylation in lupus T cells, *Arthritis and Rheum* 62:1438–1447, 2010. Wiley Online Library.

55. Zhao M, Sun Y, Gao F, et al.: Epigenetics and SLE: RFX1 downregulation causes CD11a and CD70 overexpression by altering epigenetic modifications in lupus CD4+ T cells, *J Autoimmun* 35:58–69, 2010.

56. Javierre BM, Fernandez AF, Richter J, et al.: Changes in the pattern of DNA methylation associate with twin discordance in systemic lupus erythematosus, *Genome Res* 20:170–179, 2010.

57. Jeffries MA, Dozmorov M, Tang Y, et al.: Genome-wide DNA methylation patterns in CD4+ T cells from patients with systemic lupus erythematosus, *Epigenetics* 6:593–601, 2011.

58. Coit P, Jeffries M, Altorok N, et al.: Genome-wide DNA methylation study suggests epigenetic accessibility and transcriptional poising of interferon-regulated genes in naive CD4+ T cells from lupus patients. *J Autoimmun* 43:78–84, 2013. Available: https://www.sciencedirect.com/science/article/pii/S0896841113000504.

59. Zhao M, Liu S, Luo S, et al.: DNA methylation and mRNA and microRNA expression of SLE CD4+ T cells correlate with disease phenotype, *J Autoimmun* 54:127–136, 2014.

60. Absher DM, Li X, Waite LL, et al.: Genome-wide DNA methylation analysis of systemic lupus erythematosus reveals persistent hypomethylation of interferon genes and compositional changes to CD4+ T-cell populations, *PLoS Genet* 9:e1003678, 2013.

61. Villanueva E, Yalavarthi S, Berthier CC, et al.: Netting neutrophils induce endothelial damage, infiltrate tissues, and expose immunostimulatory molecules in systemic lupus erythematosus, *J Immunol* 187:538–552, 2011.

62. Coit P, Yalavarthi S, Ognenovski M, et al.: Epigenome profiling reveals significant DNA demethylation of interferon signature genes in lupus neutrophils, *J Autoimmun* 58:59–66, 2015.

63. Knight JS, Kaplan MJ: Lupus neutrophils: "NET" gain in understanding lupus pathogenesis, *Curr Opin Rheumatol* 24:441–450, 2012.

64. Strickland FM, Patel D, Khanna D, et al.: Characterisation of an epigenetically altered CD4(+) CD28(+) Kir(+) T cell subset in autoimmune rheumatic diseases by multiparameter flow cytometry, *Lupus Sci Med* 3:e000147, 2016.

65. Gensterblum E, Renauer P, Coit P, et al.: CD4+CD28+ KIR+CD11ahi T cells correlate with disease activity and are characterized by a pro-inflammatory epigenetic and transcriptional profile in lupus patients, *J Autoimmun* 86:19–28, 2018.

66. Sawalha AH, Webb R, Han S, et al.: Common variants within MECP2 confer risk of systemic lupus erythematosus, *PLoS One* 3:e1727, 2008.

67. Webb R, Wren JD, Jeffries M, et al.: Variants within MECP2, a key transcription regulator, are associated with increased susceptibility to lupus and differential gene expression in patients with systemic lupus erythematosus, *Arthritis Rheum* 60:1076–1084, 2009.

68. Kaufman KM, Zhao J, Kelly JA, et al.: Fine mapping of Xq28: both MECP2 and IRAK1 contribute to risk for systemic lupus erythematosus in multiple ancestral groups, *Ann Rheum Dis* 72:437–444, 2013.

69. Koelsch KA, Webb R, Jeffries M, et al.: Functional characterization of the MECP2/IRAK1 lupus risk haplotype in human T cells and a human MECP2 transgenic mouse, *J Autoimmun* 41:168–174, 2013.

70. Sawalha AH, Wang L, Nadig A, Michigan Lupus Cohort, et al.: Sex-specific differences in the relationship between genetic susceptibility, T cell DNA demethylation and lupus flare severity, *J Autoimmun* 38:J216–J222, 2012.

71. Imgenberg-Kreuz J, Carlsson Almlöf J, Leonard D, et al.: DNA methylation mapping identifies gene regulatory effects in patients with systemic lupus erythematosus, *Ann Rheum Dis* 77:736–743, 2018.

72. Mishra N, Reilly CM, Brown DR, et al.: Histone deacetylase inhibitors modulate renal disease in the MRL-lpr/lpr mouse, *J Clin Invest* 111:539–552, 2003.

73. Regna NL, Chafin CB, Hammond SE, et al.: Class I and II histone deacetylase inhibition by ITF2357 reduces SLE pathogenesis in vivo, *Clin Immunol* 151:29–42, 2014.

74. Rauen T, Hedrich CM, Tenbrock K, et al.: cAMP responsive element modulator: a critical regulator of cytokine production, *Trends Mol Med* 19:262–269, 2013.

75. Sullivan KE, Suriano A, Dietzmann K, et al.: The TNFα locus is altered in monocytes from patients with systemic lupus erythematosus, *Clin Immunol* 123:74–81, 2007.

76. Hu N, Qiu X, Luo Y, et al.: Abnormal histone modification patterns in lupus CD4+ T cells, *J Rheumatol* 35:804–810, 2008.

77. Zhang Z, Song L, Maurer K, et al.: Global H4 acetylation analysis by ChIP-chip in systemic lupus erythematosus monocytes, *Genes Immun* 11:124–133, 2010.

78. Coit P, Dozmorov MG, Merrill JT, et al.: Epigenetic reprogramming in naive CD4+ T cells favoring T cell activation and non-Th1 effector T cell immune response as an early event in lupus flares, *Arthritis Rheumatol* 68:2200–2209, 2016.

79. Zhao E, Maj T, Kryczek I, et al.: Cancer mediates effector T cell dysfunction by targeting microRNAs and EZH2 via glycolysis restriction, *Nat Immunol* 17:95–103, 2016.

80. Tsou P-S, Coit P, Kilian NC, et al.: EZH2 modulates the DNA methylome and controls T cell adhesion through junctional adhesion molecule-A in lupus patients, *Arthritis Rheumatol*, 2017.

81. Zan H, Tat C, Casali P: MicroRNAs in lupus, *Autoimmunity* 47:272–285, 2014.

82. Zhao S, Wang Y, Liang Y, et al.: MicroRNA-126 regulates DNA methylation in CD4+ T cells and contributes to systemic lupus erythematosus by targeting DNA methyltransferase 1, *Arthritis and Rheum* 63:1376–1386, 2011. Wiley Online Library.

83. Pan W, Zhu S, Yuan M, et al.: MicroRNA-21 and microRNA-148a contribute to DNA hypomethylation in lupus CD4+ T cells by directly and indirectly targeting DNA methyltransferase 1, *J Immunol* 184:6773–6781, 2010.

84. Fan W, Liang D, Tang Y, et al.: Identification of microRNA-31 as a novel regulator contributing to impaired interleukin-2 production in T cells from patients with systemic lupus erythematosus, *Arthritis and Rheum* 64:3715–3725, 2012. Wiley Online Library.

85. Taganov KD, Boldin MP, Chang K-J, et al.: NF-κB-dependent induction of microRNA miR-146, an inhibitor targeted to signaling proteins of innate immune responses, *Proc Natl Acad Sci U S A* 103:12481–12486, 2006.

86. Tang Y, Luo X, Cui H, et al.: MicroRNA-146a contributes to abnormal activation of the type I interferon pathway in human lupus by targeting the key signaling proteins, *Arthritis and Rheum* 60:1065–1075, 2009. Wiley Online Library.

87. Luo X, Yang W, Ye D-Q, et al.: A functional variant in microRNA-146a promoter modulates its expression and confers disease risk for systemic lupus erythematosus, *PLoS Genet* 7:e1002128, 2011.

88. Deng Y, Zhao J, Sakurai D, et al.: MicroRNA-3148 modulates allelic expression of toll-like receptor 7 variant associated with systemic lupus erythematosus, *PLoS Genet* 9:e1003336, 2013.

89. Li L-J, Zhao W, Tao S-S, et al.: Comprehensive long non-coding RNA expression profiling reveals their potential roles in systemic lupus erythematosus, *Cell Immunol* 319:17–27, 2017.

90. Luo Q, Li X, Xu C, et al.: Integrative analysis of long non-coding RNAs and messenger RNA expression profiles in systemic lupus erythematosus, *Mol Med Rep* 17:3489–3496, 2018.

91. Wang Y, Chen S, Chen S, et al.: Long noncoding RNA expression profile and association with SLEDAI score in monocyte-derived dendritic cells from patients with systematic lupus erythematosus, *Arthritis Res Ther* 20:138, 2018.

92. Karouzakis E, Gay RE, Michel BA, et al.: DNA hypomethylation in rheumatoid arthritis synovial fibroblasts, *Arthritis Rheum* 60:3613–3622, 2009.

93. Stanczyk J, Ospelt C, Karouzakis E, et al.: Altered expression of microRNA-203 in rheumatoid arthritis synovial fibroblasts and its role in fibroblast activation, *Arthritis and Rheum* 63:373–381, 2011. Wiley Online Library.

94. Pauley KM, Satoh M, Chan AL, et al.: Upregulated miR-146a expression in peripheral blood mononuclear cells from rheumatoid arthritis patients, *Arthritis Res Ther* 10:R101, 2008.

95. Kurowska-Stolarska M, Alivernini S, Ballantine LE, et al.: MicroRNA-155 as a proinflammatory regulator in clinical and experimental arthritis, *Proc Natl Acad Sci U S A* 108:11193–11198, 2011.

96. Fulci V, Scappucci G, Sebastiani GD, et al.: miR-223 is overexpressed in T-lymphocytes of patients affected by rheumatoid arthritis, *Hum Immunol* 71:206–211, 2010.

97. Shibuya H, Nakasa T, Adachi N, et al.: Overexpression of microRNA-223 in rheumatoid arthritis synovium controls osteoclast differentiation, *Mod Rheumatol* 23:674–685, 2013.

98. Filková M, Aradi B, Senolt L, et al.: Association of circulating miR-223 and miR-16 with disease activity in patients with early rheumatoid arthritis, *Ann Rheum Dis* 73:1898–1904, 2014.

99. Li Y-T, Chen S-Y, Wang C-R, et al: Brief report: amelioration of collagen-induced arthritis in mice by lentivirus-mediated silencing of microRNA-223, *Arthritis Rheum* 64:3240–3245, 2012.

100. Stanczyk J, Pedrioli DML, Brentano F, et al.: Altered expression of MicroRNA in synovial fibroblasts and synovial tissue in rheuma-

toid arthritis, *Arthritis Rheum* 58:1001–1009, 2008.

101. Richardson B, Scheinbart L, Strahler J, et al.: Evidence for impaired T cell DNA methylation in systemic lupus erythematosus and rheumatoid arthritis, *Arthritis Rheum* 33:1665–1673, 1990.

102. Liu Y, Chen Y, Richardson B: Decreased DNA methyltransferase levels contribute to abnormal gene expression in "senescent" CD4+ CD28- T cells, *Clin Immunol* 132:257–265, 2009. Elsevier.

103. Liuzzo G, Goronzy JJ, Yang H, et al.: Monoclonal T-cell proliferation and plaque instability in acute coronary syndromes, *Circulation* 101:2883–2888, 2000.

104. Gerli R, Schillaci G, Giordano A, et al.: CD4+CD28- T lymphocytes contribute to early atherosclerotic damage in rheumatoid arthritis patients, *Circulation* 109:2744–2748, 2004.

105. Nakano K, Whitaker JW, Boyle DL, et al.: DNA methylome signature in rheumatoid arthritis, *Ann Rheum Dis* 72:110–117, 2013.

106. Ai R, Hammaker D, Boyle DL, et al.: Joint-specific DNA methylation and transcriptome signatures in rheumatoid arthritis identify distinct pathogenic processes, *Nat Commun* 7:11849, 2016.

107. de la Rica L, Urquiza JM, Gómez-Cabrero D, et al.: Identification of novel markers in rheumatoid arthritis through integrated analysis of DNA methylation and microRNA expression, *J Autoimmun* 41:6–16, 2013.

108. Glossop JR, Emes RD, Nixon NB, et al.: Genome-wide DNA methylation profiling in rheumatoid arthritis identifies disease-associated methylation changes that are distinct to individual T- and B-lymphocyte populations, *Epigenetics* 9:1228–1237, 2014.

109. Glossop JR, Emes RD, Nixon NB, et al.: Genome-wide profiling in treatment-naive early rheumatoid arthritis reveals DNA methylome changes in T and B lymphocytes, *Epigenomics* 8:209–224, 2016.

110. Guo S, Zhu Q, Jiang T, et al.: Genome-wide DNA methylation patterns in CD4+ T cells from Chinese Han patients with rheumatoid arthritis, *Mod Rheumatol* 27:441–447, 2017.

111. de Andres MC, Perez-Pampin E, Calaza M, et al.: Assessment of global DNA methylation in peripheral blood cell subpopulations of early rheumatoid arthritis before and after methotrexate, *Arthritis Res Ther* 17:233, 2015.

112. Liu Y, Aryee MJ, Padyukov L, et al.: Epigenome-wide association data implicate DNA methylation as an intermediary of genetic risk in rheumatoid arthritis, *Nat Biotechnol* 31:142–147, 2013.

113. Whitaker JW, Boyle DL, Bartok B, et al.: Integrative omics analysis of rheumatoid arthritis identifies non-obvious therapeutic targets, *PLoS One* 10:e0124254, 2015.

114. Hammaker D, Whitaker JW, Maeshima K, et al.: LBH gene transcription regulation by the interplay of an enhancer risk allele and DNA methylation in rheumatoid arthritis: genomic regulation of LBH in rheumatoid arthritis, *Arthritis and Rheumatol* 68:2637–2645, 2016.

115. Thabet Y, Le Dantec C, Ghedira I, et al.: Epigenetic dysregulation in salivary glands from patients with primary Sjögren's syndrome may be ascribed to infiltrating B cells, *J Autoimmun* 41:175–181, 2013.

116. Yin H, Zhao M, Wu X, et al.: Hypomethylation and overexpression of CD70 (TNFSF7) in CD4+ T cells of patients with primary Sjögren's syndrome, *J Dermatol Sci* 59:198–203, 2010.

117. Yu X, Liang G, Yin H, et al.: DNA hypermethylation leads to lower FOXP3 expression in CD4+ T cells of patients with primary Sjögren's syndrome, *Clin Immunol* 148:254–257, 2013.

118. Altorok N, Coit P, Hughes T, et al.: Genome-wide DNA methylation patterns in naive CD4+ T cells from patients with primary Sjögren's syndrome: DNA methylation in naive CD4+ T cells in primary SS, *Arthritis and Rheumatol* 66:731–739, 2014.

119. Miceli-Richard C, Wang-Renault S-F, Boudaoud S, et al.: Overlap between differentially methylated DNA regions in blood B lymphocytes and genetic at-risk loci in primary Sjögren's syndrome, *Ann Rheum Dis* 75:933–940, 2016.

120. Imgenberg-Kreuz J, Sandling JK, Almlöf JC, et al.: Genome-wide DNA methylation analysis in multiple tissues in primary Sjögren's syndrome reveals regulatory effects at interferon-induced genes, *Ann Rheum Dis* 75:2029–2036, 2016.

第 27 章

补体系统

原著 V. MICHAEL HOLERS, LEENDERT A. TROUW

张须龙 译 赵文明 校

关键点

- 补体系统是一套微妙平衡的蛋白质激活级联反应系统，它包括许多激活因子和一系列调节因子，其中补体调节因子可防止生理条件下不必要和过度的补体激活。
- 在多种关节炎、血管炎及其他风湿性和自身免疫性疾病中，补体可在受损组织中被激活。
- 自身抗体的沉积是补体激活的重要触发因素。
- 检测补体含量和活化片段对系统性红斑狼疮患者的诊断和随访有益，但在许多其他风湿性疾病中并未得到验证。
- 补体蛋白可能在传统补体激活级联反应之外发挥其他作用，包括清除细胞碎片以及促进病原体清除、细胞因子极化和细胞代谢调节等重要的细胞内反应。

引言

补体被认为主要是通过形成孔道的膜攻击复合物发挥抗菌防御机制的时代早已过去。除了在了解补体蛋白的分子功能方面取得重大进展外，通过调节补体激活的治疗方法也发生了重大变化，而且即将发生更多变化。因此，本章目的是为风湿病学家提供关于补体系统（complement system）在风湿病和自身免疫性疾病中发挥生理和病理作用的最新综述。此外，目前已经开发了大量可用于监测补体水平和补体激活的功能和定量检测的方法，但对这些结果的解释并不直接明确。本章将为几种风湿性疾病补体激活和实验室检测结果解读提供指导。

补体系统的功能

补体系统在一个多世纪前即被发现，直到最近才被认为仅参与抗感染的防御机制。科学家们在发现补体的实验中，证明血液非细胞成分中存在一种具有杀死细菌能力的物质，这种物质与抗体的性质大不相同：前者呈现热不稳定性，并存在于所有个体，而抗体具有热稳定性，需要预先接触或接种某些细菌后才产生。一系列实验最终表明，该物质和抗体对溶菌作用均为必需，因为这种物质被认为是抗体介导细胞裂解和发挥宿主保护作用的必要"补充"，故被命名为补体[1]。

鉴于补体鉴定主要是基于病原体裂解和杀灭实验，并且多年来针对补体活性的实验室鉴定主要是基于红细胞裂解实验，因此提示溶解作用是补体活化的主要效应机制。目前人们认识到，虽然补体介导的溶解作用确实发生在体内并可能导致组织损伤，但补体的抗感染防御机制和自身组织损伤并不必依赖于这种机制。因此，补体可能具有其他几种效应机制，它们总体上可能具有比简单形成膜攻击复合物打孔溶解更强的作用。如补体通过调理作用、过敏毒素的广泛免疫激活作用和可能的胞内补体效应，可协同全身固有免疫和适应性免疫系统共同介导宿主保护机制[1,2]。

补体除了介导机体的固有免疫防御和适应性免疫反应的诱导过程，它还在清除废物方面发挥重要作用，如清除凋亡和坏死细胞、免疫复合物、朊病毒及 β- 淀粉样蛋白聚集体。补体还参与其他生物级联反应过程，如凝血、组织修复、血管生成、胎盘形成和肿瘤细胞存活 [3]。多种活性意味着要阐明补体激活对临床疾病的作用通常很困难，如相似的 C3b 沉积既可导致组织损伤也可刺激组织再生等保护活性，再如 C1q 分子在系统性红斑狼疮（systemic lupus erythematosus，SLE）患者中参与免疫复合物介导的自身组织损伤，但 C1q 缺陷又是 SLE 发生的最强遗传危险因素，其作用可能不依赖于下游补体激活 [4]。总之，这些例子说明包括补体激活通路的活性水平、循环补体激活片段的存在或组织沉积等实验室检测结果所阐释的意义并不直接明确。目前补体在风湿性疾病中的整体作用机制还远未被完全阐明，本章仅概述当前研究观点供参考。

补体及其激活片段的命名

用于描述不同补体因子的命名法，尤其是转化酶和激活产物，可能会让人感到困惑。然而，补体的命名方式有一定的逻辑性 [5]。补体蛋白通常由大写字母后跟数字和小写字母后缀表示（如 C5a 和 C5b）。字母"a"表示较小的补体分子裂解片段，"b"表示较大的裂解片段。该命名规则的唯一例外是 C2，C2 的大裂解片段用字母"a"表示，小片段用字母"b"表示。尽管这一点仍在审查中，但在本章中，较大的 C2 片段以原始方式称为 C2a [5]。

补体主要有三条激活途径，分别是经典途径、凝集素途径和旁路途径，通过不同的途径裂解和激活补体中心成分 C3（图 27-1）。C3 被裂解后，三条途径经过共同末端途径产生膜攻击复合物（membrane attack complex，MAC）（图 27-1）。

最先被发现的补体激活途径是经典途径，参与经典激活途径的九种补体蛋白用大写字母 C 后面附带阿拉伯数字表示（如 C2），虽然多数参与经典途径的补体蛋白是根据激活先后按数字顺序排列，但 C4 的命名是个例外，它于 C3 之前与 C2 一起被裂解。凝集素途径的多数补体成分与经典途径相似，但其特有的补体蛋白成分不遵循补体的常规命名方式。旁路途径中所涉及的大多数补体蛋白的命名规则是大写字母后加"因子"表示（如 B 因子）。具有酶活性的成分或蛋白质复合物通常在名称上方加一横线表示（如 C3Bb）。在被补体抑制剂灭活后，一些补体蛋白不再参与进一步的补体激活，则用小写前缀"i"表

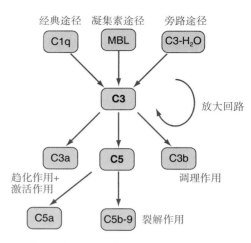

图 27-1　补体激活途径的示意图。重点突出显示了每条途径的关键初始目标识别分子，以及主要参与分子和激活产物

示"失活"（如 iC3b），但这些分子可以有额外的活性，例如 iC3b 可与特定受体相互作用，如补体受体 3（complement receptor 3，CR3）。

补体激活途径

补体有三种不同的传统激活途径：经典途径（classical pathway）、凝集素途径（lectin pathway）和旁路途径（alternative pathway）（图 27-1）。除此三条途径外，还存在几条统称为外源补体激活（extrinsic complement activation）的快捷途径，对其将仅作简要论述。

识别分子 C1q 与其配体结合后可激活补体经典途径。虽然最初认为 C1q 的主要配体是表面结合的 IgM 和复合 IgG，但相关配体的列表已经扩大，其中包括 C 反应蛋白（C-reactive protein，CRP）、DNA、微生物成分及凋亡和坏死细胞等 [4,6]。C1 复合物的主要组成部分是 C1q，还包括两个 C1r 和两个 C1s 分子。C1q 与其配体结合后，C1r 和 C1s 相继被活化 [7]。活化的 C1s 具有酶活性，可将 C4 裂解为 C4a 和 C4b，C4b 借暴露的硫醚残基快速共价结合到物体表面 C1q 与配体结合的位置。这种快速的共价结合确保补体介导的调理作用发生在其靶标结合配体指导下的正确位置。

接下来，活化的 C1s 切割 C4b 结合的 C2，产生 C2a 和 C2b。这种切割的结果是形成经典途径 C3 转化酶——C4b2a。顾名思义，C3 转化酶是一种酶蛋白复合物，能够将 C3 切割成其活性片段 C3a（过敏

毒素）和 C3b（调理素）。与 C4b 相似，C3b 可迅速与附近的抗原表面共价结合。C3 被认为是补体激活的中心成分，因三条补体激活通路均需激活 C3，然后经过相同的补体终末途径形成 MAC（图 27-1）。

凝集素途径与经典途径相似，区别在于它使用不同的识别分子 [甘露糖结合凝集素（mannan binding lectin，MBL）、纤维胶原素（ficolin）和集合素（collectin）] 和不同的丝氨酸蛋白酶 [MBL 相关丝氨酸蛋白酶（MBL-associated serine protease，MASP）]（图 27-1）[8]。最重要的是，凝集素途径识别的配体是不同的，它识别的配体主要是修饰的碳水化合物组成。MASP 与 MBL 结合后，MASP-2 同时裂解 C4 和 C2，产生与经典途径完全相同的 C3 转化酶。MASP-1 可剪切 MASP-2，MASP-3 通过将前因子 D 切割成活性分子而发挥重要作用[9]。

补体的旁路激活途径不同于其他两种通路，它有两个目的。其本身就是一个重要的激活途径，采用"怠速运转"（tick-over）机制，它的成分同时也为经典途径和旁路途径提供放大回路。旁路途径的"怠速运转"介导的激活机制是指有一小部分循环的 C3 被水解成 C3（H$_2$O）。这种水解形式的 C3 暴露了 B 因子的结合位点。与 B 因子结合后被 D 因子裂解并产生液相 C3 转化酶，即 C3（H$_2$O）Bb，进而裂解 C3 生成 C3a 和 C3b。与 C4b 类似，C3b 与抗原表面共价结合，并成为新生成的 C3 转化酶 C3bBb 的起点。然而，在宿主细胞上，C3b 的这种初始结合会被几种补体抑制剂（尤其是 H 因子）迅速中和，而外源细胞表面对这种替代途径启动的抑制不足，导致 C3b 和 C3 转化酶大量沉积，从而实现补体对自己和非己的免疫识别差异。

备解素（properdin）通过与旁路途径 C3 转化酶结合形成 C3bBbP，延长复合物的半衰期，从而形成稳定的 C3 转化酶。然而，在某些靶标表面，备解素也可以作为模式识别分子，通过吸引 C3b 将补体激活定位到病原体或死细胞表面，从而形成旁路途径 C3 转化酶[10]。补体旁路激活途径的放大功能经常被忽视，但经典途径、凝集素途径或旁路途径起始阶段活化沉积的 C3 中有多达 80% 可能来源于旁路途径的放大环路[11]。该放大环路仅通过沉积的 C3b 即被激活，而不依赖于其他通路。因为旁路途径的 C3 转化酶由沉积的 C3b 引起，所以 C3b 沉积可作为更多旁路途径活化的起始位点。值得注意的是，最近一系列

结构 - 功能研究阐明了这些蛋白质相互作用和被调控的分子机制[12]。

三种补体激活途径共用相同的终末通路。随着越来越多的 C3b 片段通过经典、凝集素或旁路途径及其放大环产生，C3b 可与 C3 转化酶结合形成新的复合物：C4b2aC3b 和 C3bBbC3b。这些复合物有一个独特的性质：它们可以作为 C5 转化酶，将 C5 裂解为 C5a（一种非常有效的过敏毒素）和 C5b。C5b 与 C6 和 C7 相互作用形成 C5b67 复合物并附着在细胞表面，随后与 C8 相互作用并结合，继续与多个 C9 分子结合后在细胞表面穿膜打孔，最终形成的复合物分子称为 MAC 或 C5b-9。根据 MAC 形成量和所涉及的细胞类型，一定数量的 MAC 插入可导致细胞激活、凋亡或溶解[13]。

如前所述，体内还存在其他不同于传统的补体激活通路的活化途径。外源补体激活途径是指补体蛋白被非补体蛋白（如纤溶酶、凝血酶、弹性蛋白酶和血浆激肽释放酶等）裂解并激活的情况[14,15]。例如，这些非补体蛋白酶可裂解 C5，生成具有生物活性的 C5a[14,15]。

补体活化的调节

由于补体系统具有很强的攻击性并具有高度破坏性的潜力，因此人体自身配备有大量补体调节因子和抑制剂也就不足为奇（表 27-1）。这些蛋白质确保补体激活在时间和位置上受到限制，以确保在对抗感染和清除碎片方面发挥最大作用，同时最大限度减少对健康宿主组织的附带损害[16]。补体调控的另一个重要意义是保持体内有足够数量的补体片段以维持其抗感染作用。当机体缺乏液相补体抑制剂 I 因子和 H 因子时，补体系统通过旁路途径被激活，直至 C3 被完全消耗后引发继发性 C3 缺陷。液相和膜结合补体抑制剂主要通过类似的机制发挥功能，即主要在补体激活途径的启动阶段、C3 转化酶的形成阶段或 MAC 插入阶段阻断不必要的补体激活。

液相补体调节因子可与其他所有补体蛋白一起参与体内循环，在生理条件下发挥防止补体激活的作用（图 27-2）。C1 酯酶（C1 esterase，C1-INH）可抑制经典途径和凝集素途径中多个酶的活性，包括 C1r、C1s 和 MASP 以及诱导血管活性的蛋白质。H 因子是重要的液相补体抑制剂，既可作为促衰变因子（降低

表 27-1   证实的补体调节因子

负调节因子	别称	功能
C1-INH	SERPIN1	抑制 C1r/s 和 MASP 酶活性
sMAP	MAP19	与 MASP 竞争结合 MBL
MAP-1	MAP44	与 MBL、纤维胶原素、胶原凝集素结合，抑制 C4 沉积
C4BP	C4b 结合蛋白	促进凝集素途径、经典途径转化酶衰变；是 I 因子的辅助因子
H 因子	CFH	可识别自身细胞表面，阻止转化酶组装，促进转化酶裂解；I 因子的辅助因子
FHL-1	CFHL1	促进转化酶衰变，I 因子的辅助因子
MCP	CD46	I 因子的膜结合辅助因子
DAF	CD55	膜结合的促转化酶衰变因子
CD59	防护素	膜结合蛋白，与 C8 和 C9 结合，抑制 TCC 组装
CFHR-1	FHR-1	识别自身表面和 C5；抑制 C5 裂解和 TCC 的形成
玻连蛋白	S 蛋白	与 C5b-9 结合，抑制 TCC 组装
丛生蛋白	载脂蛋白 J；SP-40，40	与 C7 ～ C9 结合，抵制 TCC 组装
羧肽酶 N		将 C3a 和 C5a 降解为去精氨酸形式
正调节因子		
备解素	P 因子	稳定旁路途径 C3 和 C5 转化酶，结合表面配体（某些情况下）
CFHR	FHR	与 H 因子竞争结合

CFHR-1，补体 H 因子相关蛋白 1；DAF，衰变加速因子；FHL-1，H 因子样蛋白 1；fI，I 因子；MAP-1，MBL/ficolin 相关蛋白 1；MASP，MBL 相关丝氨酸蛋白酶；MBL，甘露糖结合凝集素；MCP，膜辅助蛋白；sMAP，小甘露糖结合凝集素相关蛋白；TCC，终末补体复合物

C3 转化酶的半衰期），也可以作为 I 因子辅助因子参与裂解 C3b[17]。H 因子在细胞表面的调节活性可被一系列 H 因子相关蛋白抑制，这些 H 因子相关蛋白可能具有多种功能，但最重要的功能之一是阻断 H 因子与目标表面的结合，从而调节转化酶功能[18]。降解酶 I 因子存在于循环中，无已知抑制剂，但其仅在辅助因子存在的情况下才能降解 C3b[19]。如 C3b 一旦与 H 因子结合，I 因子即可活化并裂解 C3b 生成 iC3b（即灭活的 C3b），iC3b 不再形成新的 C3 转化酶，但仍可被补体受体识别。H 因子是旁路途径的主要液相调节因子，C4b 结合蛋白（C4b binding protein，C4BP）则主要在经典和凝集素途径中发挥类似作用[20]。玻连蛋白（vitronectin）和凝聚素（clusterin）是抑制 MAC 插入细胞膜的液相调节因子。血清羧肽酶 N（carboxypeptidase-N）可通过迅速去除 C3a 和 C5a 末端的精氨酸残基，将强效过敏毒素 C3a 和 C5a 转化为较低活性的形式。

膜结合调节因子可防止补体过度攻击宿主自身细

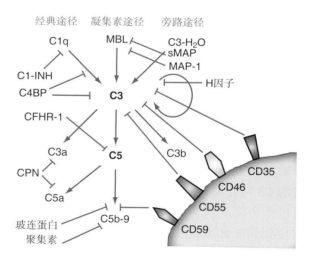

图 27-2　作用于补体级联反应的不同补体抑制剂的示意图。突出显示了充分了解的补体抑制剂，以及它们主要抑制的补体级联反应靶点。请注意，I 因子未被注明。I 因子是一种酶，与图中重点标记的一些抑制剂一样，可以裂解并失活 C3b 和 C4b

胞，为宿主细胞提供重要防护（图 27-2）。除 CD59 抑制 MAC 插入细胞膜外，多数膜结合抑制剂的作用靶点为 C3 转化酶和 C5 转化酶的组成成分。衰变加速因子（decay-accelerating factor，DAF；CD55）和补体受体 1（complement receptor 1，CR1；CD35）通过降低 C3 转化酶的半衰期而抑制其作用。膜辅因子蛋白（membrane-cofactor protein，MCP；CD46）和 CR1 是 I 因子的辅助因子。

补体片段的受体

尽管我们已经熟知补体可通过形成 MAC 发挥溶解作用，但在机体生理与病理状态下，补体与相应受体结合激活（免疫）细胞的能力发挥着更重要作用。补体受体（表 27-2）分布于大量的免疫细胞和基质细胞上，在细胞的多种生物学过程中发挥重要作用，如细胞激活、分化和凋亡。根据识别配体不同，补体受体分为三类，其相应配体分别为 C1q、过敏毒素 C3a 和 C5a，以及 C3、C4 的降解产物。

目前已发现 C1q 有多个受体分子，这些受体多数确实可与 C1q 结合，但是否为必不可少的 C1q 信号分子还存在争议。C1q 显然可以对细胞产生影响，包括诱导迁移和吞噬作用以及促进抗炎清除机制，但受体和结合蛋白的性质或组合仍是需要进一步研究的问题。

过敏毒素 C3a 通过与细胞表面的 C3a 受体（C3a receptor，C3aR）结合发挥其生物学效应，C3aR 主要存在于肥大细胞、平滑肌细胞、上皮细胞、内皮细胞以及髓系细胞。触发该受体可激活细胞，并使细胞脱颗粒和发生趋化。根据微环境不同，C3aR 信号通路可介导促炎或抗炎作用。检测过敏毒素 C5a 的作用则可通过 C5a 受体 C5aR1（CD88）。C5a 受体普遍存在于免疫细胞和非免疫细胞，一经触发可引起强烈的趋化作用、细胞活化、脱颗粒及普遍的免疫激活。C5a 的一种替代性受体是 C5aR2（也称 C5L2），它可与 C5a 强结合，与 $C5a_{desarg}$ 弱结合，也可与 C3a/$C3a_{desarg}$ 相互作用。C5aR2 可介导微环境依赖的促炎或抗炎活性。最近，蛋白酶激活受体 1 和 4 已被鉴

表 27-2 主要补体受体概览

受体	替代名称	功能
CR1	CD35、C3b/C4b 受体	结合 C3b/iC3b；诱导吞噬作用；加速转化酶的衰变；I 因子的辅助因子；清除免疫复合物
CR2	CD21；C3d 受体	结合 iC3b、C3dg、C3d；与 CD19 形成复合物降低 B 细胞抗原刺激活化阈值；EBV 病毒受体
CR3	CD11b、CD18；Mac-1；整合素 αMβ2	通过与 iC3b 的相互作用诱导吞噬；调节 APC 中的 IL-12 家族表达
CR4	CD11c、CD18；整合素 αXβ2	通过与 iC3b 相互作用诱导吞噬作用
C3aR		结合 C3a；触发促炎 / 抗炎信号
C5aR1	CD88	结合 C5a；触发促炎或免疫调节信号
C5aR2	C5L2，GPR77	结合 C5a（强烈）和 C5adesArg（弱）；或许可结合 C3a/$C3a_{desArg}$；功能没有完全确定
PAR1、PAR4	蛋白激活的受体 1 和 4	结合 C4a，增加内皮细胞活性和通透性
CRIg	Z93Ig，VSIG4	通过与 iC3b、C3c 的相互作用诱导吞噬作用；对 C5 转化酶具有调节作用
cC1qR	钙网蛋白	识别结合的 C1q；通过 CD91 诱导吞噬信号传导
gC1qR	C1q 结合蛋白	识别 C1q；潜在的促吞噬和信号传导作用；对 APC 上的 IL-12 表达具调节作用
C1qRp	CD93 和未知蛋白	结合 C1q 的受体复合物的一部分，介导吞噬作用

APC，抗原呈递细胞；fI，I 因子

Modified from Ricklin D, Hajishengallis G, Yang K, Lambris JD：Complement：a key system for immune surveillance and homeostasis. *Nat Immunol* 11：785-797，2010.

定为 C4a 片段的受体[21]。

细胞表面识别 C3 和 C4 片段的受体有 CR1、CR2、CR3 和 CR4。尽管名称相似，但各有不同的结构、配体、表达谱和功能。CR1（CD35）表达在多种免疫细胞和红细胞上，与 C3b/C4b 结合后可增强免疫细胞吞噬功能；CR1 还可通过 I 因子降解其配体，调节补体激活[22]。CR1 也是唯一促使 I 因子二次裂解 iC3b 产生 C3dg 的辅助因子。表达在红细胞上的 CR1 可介导 C3b/C4b 调理的免疫复合物与红细胞结合（免疫黏附），并将免疫复合物运输到网状内皮系统进行清除。红细胞通过 CR1 将免疫复合物运送至肝脏和脾脏后，由巨噬样细胞裂解 CR1 使红细胞与免疫复合物解离[23]。因此，重新进入循环的红细胞在其表面表达较少的残留 CR1，这是在活动性狼疮患者中观察到的一种现象，在这些患者中，这种免疫复合物的转运和清除是一个重要过程，但是这个过程因免疫复合物的不当沉积而被破坏，如沉积到肺脏。表达在粒细胞和单核细胞上的 CR1 可诱导补体调理免疫复合物的内化和降解，而滤泡树突状细胞上的 CR1 可助其捕获细胞外的免疫复合物和抗原并进行呈递。

CR2（CD21）表达于 B 细胞和滤泡树突状细胞表面，作为 B 细胞 BCR 的共受体，可辅助 B 细胞受体活化信号传递。抗原结合的 C3d/C3dg 与 B 细胞上的 CR2 结合，可显著降低 B 细胞活化的阈值，诱导 B 细胞活化和分化[24]。

CR3（CD11b-CD18）和 CR4（CD11c-CD18）是表达在髓系细胞上的整合素受体，两者均与 iC3b 结合[25]。CR3 和 CR4 可显著增强细胞吞噬功能。通常，CR3 还参与塑造细胞因子反应和免疫激活。

补体系统的功能

固有免疫应答

如上所述，补体在抗感染固有免疫防御中发挥重要作用。尽管补体通过形成 MAC 发挥溶解作用，但形成 MAC 的 C5 ～ C8 缺陷仅与奈瑟菌感染有关。相反，C3 缺陷与众多反复性感染疾病有关。这些发现表明：除奈瑟菌外，其他病原微生物的清除并不依赖于 MAC。显然，对于所有其他类型的感染性微生物，机体利用除补体介导的裂解之外的固有免疫防御

机制清除病原微生物。该过程主要通过 C3b 介导的调理作用、补体受体介导的细胞内吞以及 C3a、C5a 介导的免疫细胞激活等机制。补体还可与其他固有免疫防御分子相互作用，如细胞上的 Toll 样受体（Toll-like receptor，TLR）[26]。它们之间存在明显的双向相互作用，如 C3aR 或 C5aR/C5L2 可通过调节 TLR4 影响细胞对脂多糖（lipopolysaccharide，LPS）的反应。

补体系统的某些成分也可与凝血级联成分双向相互作用，共同增强局部凝血反应以防止病原体的播散，如 C5a 可增强组织因子（tissue factor，TF）表达，刺激凝血[27]，同时凝血酶也被证明可裂解 C5 产生 C5a[14]。

清除免疫复合物和凋亡物质

对补体缺陷患者的研究发现，补体在清除机体免疫复合物和死亡细胞的过程中发挥重要作用。经典途径的早期补体反应成分缺陷与系统性红斑狼疮的发生有关，且补体级联反应中早期成分缺陷的致病风险更高（$C1q^{-/-} > C4^{-/-} > C2^{-/-}$）。有研究发现 C1q 缺陷小鼠中出现凋亡细胞堆积，因此提出废物处理假说[28]：C1q 可结合凋亡和坏死细胞，既可直接通过 C1q 受体清除凋亡坏死细胞，也可以激活补体经典途径[29,30]。若机体缺乏经典途径早期成分则不能有效清除凋亡细胞[31]。更重要的是，早期补体成分与凋亡细胞结合可增强免疫调理和吞噬功能，同时与补体液相抑制剂的结合可对机体提供保护，防止补体过度攻击和溶解作用[32]。

补体通过两种机制调控免疫复合物的清除：第一种机制通过激活补体经典途径清除免疫复合物，红细胞通过其表面 CR1 与 C3b/C4b 靶分子结合，防止其在组织沉积[33]；第二种机制通过补体旁路途径溶解已形成的免疫复合物。除凋亡物质和免疫复合物外，许多其他形式碎片的清除也主要通过激活补体，如 β 淀粉样蛋白沉积物、尿酸结晶、胆固醇晶体、氧化脂质和细胞外 DNA。

调节适应性免疫应答

补体系统在适应性免疫反应的调控中起着重要作用。最初的研究主要聚焦于 B 细胞和抗体反应，现在重点已经转移到 T 细胞 - 树突状细胞相互作用，其

至转向 T 细胞的细胞内环境。C3dg 是 C3b 的终末酶解产物，可作为一种天然佐剂与 B 细胞共受体复合物中的 CR2 结合可为 B 细胞提供共刺激信号[34]。除参与 B 细胞激活外，CR2 还介导滤泡树突状细胞捕获补体调理抗原并延长抗原呈递时间[24]。补体还可影响抗体的效应机制，可通过激活经典途径或调节细胞 Fcγ 受体的表达水平和活性，如启动活化 C5aR 可改变细胞表面激活性和抑制性 Fcγ 受体的表达水平，使细胞更易被抗体诱发反应[35]。有趣的是，Fcγ 受体信号通路还可促进 C5 的合成[36]，增强 C5a-Fcγ 受体的相互影响[35,36]。

补体对 T 细胞免疫的直接影响从补体缺陷动物实验中得出，例如移植排斥实验[37]。T 细胞 - 树突状细胞免疫突触局部存在的过敏毒素 C3a 和 C5a 可高度决定二者相互作用的结果[38]。补体抑制分子（如 DAF，即 CD55）表达水平影响补体的激活程度，进而调节树突状细胞及 T 细胞的活化程度。此外，特异性激活膜结合的补体抑制分子，如 CD59 和 DAF，可限制 T 细胞的活化，甚至可诱导其向调节性 T 细胞方向分化[39,40]。

补体的非经典功能

最近，也已经确定了细胞内补体因子的重要作用，这些作用似乎扩大了补体系统的已知功能。这些包括促进人 Th1 反应，以及通过调节代谢途径和自噬等基本机制调节细胞过程[2]。深入了解补体的这些非经典活性可以为很多疾病提供更多信息，有利于调节补体活性。

补体活化的测定

目前有多种不同方法检测补体的活性、活化状态和补体蛋白的抗原水平[41]。根据不同的临床问题，可使用不同的检测方法或不同检测方法的组合。检测补体活化裂解片段在靶器官（如肾小球）中的沉积，以及结合 C3 和 C4 的系统性耗竭，可为活动性狼疮性肾炎的发生提供重要临床信息。

检测补体功能活性最常用的方法是基于经典途径和旁路途径活性的溶血试验（分别为 CH50 和 AP50）。检测经典途径活化的 CH50 是测定血清对抗体结合的绵羊红细胞的裂解能力。旁路途径活化的 AP50 实验是测定在无经典途径活化的缓冲液中裂解 50% 兔红细胞的能力。CH50 和 AP50 是确定溶解 50% 细胞所需的血清稀释度，这些方法可从激活途径的启动到形成 MAC 定量检测血清总补体活性。这些检测方法可用于筛查补体缺陷，但也可用于评估疾病活动和补体的消耗，如对系统性红斑狼疮发作期的检测。有更多现代检测手段可通过固相吸附不同分子，单独筛选检测经典途径、旁路途径及凝集素途径中的补体活性，以判断不同途径的活性[42]。这些检测操作较易，但通常只能定性而不能定量，因而更适合于鉴定缺陷而不能监测疾病活动度。

检测患者体内补体裂解片段（如 C3a、C5a、C4d、C3d 和 C5b-9）的含量可判断补体系统的激活状态。监测这些标志物在不同时间的变化水平有助于评估潜在的疾病活动性。然而，在日常实践中，由于价格、实验室的操作条件以及对结果释义不明等原因，这些方法的实际利用率并不高。与补体检测的一般情况一样，样本的质量和检测实验室的能力在很大程度上决定了检测的可靠性。补体是一种热敏感系统，其中一些酶会相对快地失去活性，并且在样本处理不当时可能会产生新的补体激活片段。

全世界大多数实验室采用常规的散射比浊法或透射比浊法进行补体蛋白 C3 和 C4 的检测，这些检测通常用于诊断和随访，尤其是 SLE 患者。

目前研究已发现了几种与补体蛋白反应的自身抗体[43]。在风湿病学中已经描述了几种自身抗体，例如抗 C1-INH、抗 CR1 和抗 H 因子抗体，但许多进行常规诊断测试的实验室仅提供抗 C1q 自身抗体的检测。抗 C1q 自身抗体与狼疮性肾炎进程密切相关[44]。

补体缺陷

原发性补体缺陷

几乎所有的补体成分都有其原发性缺陷的描述，表 27-3 列出了最常见的补体缺陷。除属于 X 连锁基因编码的备解素和 D 因子，以及导致 DAF 和 CD59 缺陷的获得性 X 连锁体细胞糖磷脂酰肌醇（glycophosphatidylinositol，GPI）突变是常染色体显性遗传，大多数补体分子缺陷是常染色体隐性遗传[45]。几乎所有的补体缺陷都会增加机体细菌感染的风险，但某些补体缺陷引起的感染只在免疫功能低

表 27-3 主要补体缺陷概览

补体	发病频率 [a]	关联疾病
C1q	罕见；< 100 例	SLE；肾小球肾炎；感染
C1r 或 C1s	罕见；< 50 例	SLE；肾小球肾炎
C2	1 : 20 000	SLE；感染
C4	罕见；< 50 例	SLE；肾小球肾炎；感染
C3	罕见；< 50 例	反复感染；SLE；肾小球肾炎
MBL	常见；1 : 10	易感染
D 因子	罕见；< 20 例	奈瑟菌感染
备解素	罕见；< 100 例	脑膜炎球菌病
C5、6、7、8	罕见；< 100 例	通常健康；偶见奈瑟菌感染
C9	日本发病率为 1 : 1000	通常健康；偶见奈瑟菌感染
C1-INH	1 : 50 000	遗传性血管神经性水肿
FHR-1、3	因人而异	AMD、IgANeph、SLE 高危

[a] 估测的白人群体的发病频率（补体 C9 除外）

MBL，甘露聚糖结合凝集素；SLE，系统性红斑狼疮

Modified from Sturfelt G, Truedsson L: Complement in the immunopathogenesis of rheumatic disease. *Nat Rev Rheumatol* 8：458-468, 2012.

下患者中有明显表现。补体经典途径的早期参与成分 C1q、C4 和 C2 的缺陷与 SLE 样综合征的自身免疫临床症状高度相关[46]，但有意思的是，此现象仅限于 SLE，因为这些缺陷并未表现在干燥综合征、类风湿关节炎（rheumatoid arthritis，RA）或血管炎中。尽管大部分缺乏经典途径早期成分的人会发展为 SLE，但在所有 SLE 患者中，只有极少数人存在这些早期经典途径成分之一的遗传缺陷。在疾病发作期间，许多 SLE 患者体内经典途径补体成分含量极低，但这种现象主要与免疫复合物介导的激活和耗竭有关，因此是继发性缺陷（将在下文讨论）。C1q 缺乏与 SLE 的相关性最强，为 90%，其次是 C4（70%）和 C2（15%）缺乏。但 C1q 缺陷症较少见，目前已知 C1q 缺陷患者仅约 70 例[47]，C1r 和 C1s 缺陷症也较少见[48]。这些患者除感染风险增加之外，90% 以上会发生 SLE。

编码 C4 的基因具有多态性，经过复制和突变，产生了两个称为 *C4A*（编码酸性 C4A）和 *C4B*（编码碱性 C4B）的基因（并非指补体裂解产物 C4a 和 C4b，请勿混淆）。*C4A* 和 *C4B* 的功能差异会影响 SLE 的发病风险及疾病严重程度。由 C4A 编码的 C4 与免疫复合物作用最为紧密，因此 C4A 纯合子缺陷是 SLE 发生的易感因素[49]。除了完全遗传缺陷外，低拷贝数变异也与 SLE 风险增加有关[50]，但这一关联尚未被完全证实。

C2 缺陷症相对较常见，在白人群体中的发生率约为 1 : 20 000[51]。C2 缺陷患者中 SLE 发病率约为 15%，临床表现不同于 C1q 或 C4 缺陷相关的 SLE[51]。

其他补体成分（如 C3、B 因子、D 因子和备解素）的缺陷均与严重感染相关[52]。MBL 缺乏在白人群体中发生频率约为 1 : 10，MBL 的缺陷主要与免疫功能低下人群的感染有关[52]。但 MBL 缺陷是否与 SLE 和 RA 的发病风险增加有关仍存在争议，即使关联性存在，发生率也极低。有趣的是，MAC 成分的缺乏通常不会导致感染风险的高度增加，而只会导致感染奈瑟菌[52]。

继发性补体缺陷

继发性或获得性补体缺陷主要由于补体过度激活引发过度消耗，而非合成减少所致。继发性缺乏可能与补体激活过程缺乏抑制有关，例如 I 因子、H 因子缺陷导致旁路途径成分的激活失调和耗竭，从而导致继发性 C3 缺乏，感染风险增加[53]。然而，到目前为止，大多数（部分）继发性补体缺陷的发生是因为补体激活消耗了比肝和其他组织可以合成的更多的补体蛋白。尤其在 SLE 患者中，CH50 和 AP50 水平降低，与循环中 C1q、C3 及 C4 水平的降低成正比[54]。低补体血症在 SLE 患者中是一个不良征象，因其与组织（如肾）结合的补体被激活和消耗有关[54]。在患有混合性冷球蛋白血症和干燥综合征等疾病的患者亚群中也观察到经典途径蛋白水平降低。干燥综合征患者 C3 和 C4 水平的下降是不良预后标志，如发生淋巴瘤、加重疾病表现和过早死亡[55]。

补体靶向治疗

对于风湿性疾病，以补体为重点的治疗干预旨在①通过补充不足的成分来恢复正常的补体功能或②抑制补体激活。

注入纯化的补体蛋白（如 MBL 和 C1-INH）或

新鲜冷冻血浆以重构原发缺陷是一种已经使用了很多年的方法。多数补体组分由肝产生，值得注意的是，肝移植可纠正某些补体缺陷，如 MBL[56]，但这显然不是治疗补体缺陷的常规方法。然而，对于主要由巨噬细胞和树突状细胞等造血来源细胞产生的 C1q，可以通过造血干细胞移植完全逆转缺陷表型[57]。这种方法可以恢复血循环中的 C1q 水平并减轻狼疮症状，已成功应用于临床[58]。

尽管补体缺陷与风湿性疾病之间的关联为研究提供重要线索，但必须指出的是，这种关联仅代表一小部分患有这些疾病的患者。与狼疮悖论（lupus paradox）一致，补体缺乏将导致 SLE，但在大多数 SLE 患者中，补体会导致组织损伤，因此补体抑制可能是更合适的干预类型。目前已有几种临床批准的干预措施（可查阅相关详细资料）[59]。以可溶性 CR1（soluble CR1，sCR1）进行补体抑制为例，表达在红细胞上的 CR1 可作为 I 因子的辅助因子灭活 C3b 和 C4b，并加速 C3 转化酶衰变，从而介导补体抑制[22]。有趣的是 sCR1 也保留了这些功能活性，已证明改良型 sCR1 治疗心肌梗死或其他适应证有效[60]。干预的另一个补体靶点是 C5，可利用阻断抗体或拮抗肽阻断 C5 分子本身或与其受体的相互作用。一种靶向 C5 的人源化抗体已被成功用于治疗阵发性夜间血红蛋白尿（paroxysmal nocturnal hemoglobinuria，PNH）、非典型溶血性尿毒症综合征（atypical hemolytic uremic syndrome，aHUS）、视神经脊髓炎和重症肌无力，针对其他几种疾病的治疗研究也正在进行临床试验[59]。目前，C5a 受体抑制剂正在临床试验中进行测试，并已证明对 ANCA 相关的血管炎有益[61]。

补体在风湿病中的作用

系统性红斑狼疮

关于补体激活参与 SLE 的发病机制已达成共识，不仅激活的补体片段可使组织受损，而且几种关键补体成分的血清含量可因过度消耗而降低[54]。如前所述，狼疮悖论使人们很难确定补体是否在 SLE 患者体内发挥必要作用。根据 SLE 发作期 C1q 的组织沉积和循环 C1q 含量的显著下降，推测 C1q 可能通过结合到沉积的免疫复合物激活经典途径而发挥重要作用。但 C1q 缺陷患者并不能免除狼疮发病，相反，他们发生 SLE 样疾病的概率很高，提示 C1q 可能参与这两个不同的过程。一方面 C1q 参与 SLE 的发生发展过程，另一方面 C1q 与参与组织破坏的终末途径有关，这些途径涉及但不完全依赖于补体经典途径激活。

SLE 的主要特征是机体对细胞核成分（如双链 DNA）的耐受被打破。抗核抗体与死细胞中释放的核抗原结合形成免疫复合物并沉积于组织，进而激活补体，最终通过形成 MAC 和释放 C5a 等促炎介质而造成组织损伤。另外，免疫复合物还可刺激浆细胞样树突状细胞（plasmacytoid dendritic cell，pDC）产生 I 型干扰素，进一步加重疾病进程[62]。滤泡树突状细胞上的 CR2 与配体的相互作用也可能促进狼疮患者释放干扰素[63]。狼疮性肾炎发病过程较为复杂（详细可查阅相关资料）[64]，大量临床资料证实补体的组织沉积、降低的循环补体水平与狼疮性肾炎临床发作有关。

SLE 疾病活动指数（SLE disease activity index，SLEDAI）包含循环补体 C3 和 C4 的水平[65]。测量细胞结合的补体激活片段，而不是循环补体水平的降低，被认为可能是分析 SLE 补体激活的更敏感方法[54]，但迄今为止，该方法尚未取代世界各地实验室中执行常规检测的既定检测方法。

在 SLE 中可检测到抗 C1q 自身抗体，且 C1q 抗体的出现与狼疮肾炎有关[66]，C1q 自身抗体阴性与肾未受累显著相关[67]。但由于抗 C1q 自身抗体也可出现在无任何肾病的健康人群中，多年来一直不清楚抗 C1q 自身抗体如何导致狼疮患者的肾病[44]。另有小鼠实验研究发现只有足够量 C1q 的免疫复合物在肾小球内沉积才可导致肾损伤[68]。

鉴于补体在狼疮性肾炎的发病机制中发挥重要作用，因此已经进行了临床试验来研究阻断补体是否有益[69]。但在靶向 C5 的首次小规模研究中，较短的随访时间内并未发现阻断补体有明显疗效[69]。

类风湿关节炎

RA 患者体内发生的补体组织沉积[70]、关节液补体含量下降[71] 和补体激活片段的存在[72,73] 提示补体参与 RA 发病机制，相关细节详见综述[74]。然而，在 RA 患者中未观察到在 SLE 发作期间观察到的明显的全身性低补体血症。此外，与 SLE 相关的经典途径补体成分缺乏可能与某些类型关节炎相关，但并非是 RA 的诱发因素。尽管多年来关于自身抗体、B 细胞、T 细胞和其他免疫分子在 RA 中的参与机制一直有不同的研究观点，但目前的关注重点是 B 细胞及其产生的自身抗体[75]。除了众所周知的类风湿因子（rheumatoid factor，RF）外，抗瓜氨酸化蛋白抗体（anti-citrullinated protein antibody，ACPA）[76] 和新近鉴定的抗氨基甲酰化蛋白抗体[77] 亦被认为参与 RA 的进程。

值得注意的是，血清中存在的自身抗体在 RA 确诊之前早已在体内存在多年[78,79]。此外，抗 II 型胶原等组织特异性自身抗体也参与部分患者的发病机制[80]。这些自身抗体对 RA 的作用是从抗体的存在与关节损伤严重程度之间的临床关联推断出来的[77,80,81]。此外，动物模型的实验证据表明这些自身抗体具有直接致病作用[82,83]。

体外实验表明，ACPA 能够触发补体激活[84]。有趣的是，这种作用不仅通过预期的经典途径介导，而且还通过补体激活的替代途径介导[84]。在关节炎的小鼠模型中研究发现，实际上似乎只有旁路途径和凝集素途径是抗体介导的关节炎发展所必需的，而经典途径激活蛋白对此没有任何重要贡献[85]。

RA 患者中可检测到补体激活片段，且关节滑液中的补体激活片段浓度远高于血清[72,73,86-88]，这些数据提示补体不仅存在系统性激活，同时更主要的是受损关节局部的补体激活。补体局部激活原因尚不清楚，可能与几个互不排斥的原因相关。自身抗体与关节特异性抗原结合形成的免疫复合物、关节慢性炎症反应中积累的死亡细胞或受损软骨释放的基质成分均可能参与患者体内检测到的补体激活[80,84,89,90]。C3a 和 C5a 的释放以及 MAC 的插入裂解可能会激活免疫细胞以及滑膜细胞。此外，MAC 的插入可能与关节中瓜氨酸化抗原的产生有关[91]，瓜氨酸化抗原可能与 ACPA 结合最终形成免疫复合物。

从关节炎的动物模型可以发现，补体在全身性关节炎的发生发展中起重要作用[74]，然而，目前尚不清楚补体激活是否在人类关节炎中起重要作用。几项旨在通过抑制补体激活或阻断补体受体信号转导的临床干预研究已完成或正在进行中。迄今为止，抑制 C5a 与 C5aR 信号传导的实验不成功[92]。已证明靶向 C5 的人源化单克隆抗体在 I 期研究中具有良好的耐

受性，并且在 II 期研究中也显示出一定的效疗[69]。但到目前为止，这种生物制剂大部分因价格高昂等原因还未进入临床应用。一些基于不同作用机制的实验性治疗方法正在做临床前模型验证，包括阻断性抗体局部用药[93]，或利用表达 CR2 的质粒以结合激活的补体片段进行靶向抑制，以及使用 H 因子结构域抑制补体[94,95] 等。

对于其他形式的炎性关节炎，支持补体在疾病过程中作用的证据很少[96]，如在银屑病关节炎中，虽 C3 水平升高但并无激活迹象，可能是急性期反应所致[97]。骨关节炎（osteoarthritis，OA）和脊柱关节炎中不存在补体激活或仅发生有限程度的激活[70,97,98]，但新近一项研究发现 RA 患者滑液中存在补体激活，补体激活在 OA 实验模型中的必要作用也已经得到证实[99]。总体而言，确定补体激活对不同条件下疾病进程中的作用还需要更多探索，尤其是需要针对患者的研究。

其他系统性风湿病

在许多甚至所有系统性风湿病中，补体的作用可以根据血清补体水平的变化或激活补体成分的组织沉积来确定[96]。在某些情况下，低补体血症——即低 C3 和（或）C4——已被列入诊断标准和疾病活动评分中[46]。但补体异常的成因及对整个疾病过程的参与机制仍有待确定。随着大量补体治疗计划的进行和补体系统所有主要成分抑制剂的发现，未来十年很可能会通过临床前和临床试验揭示补体激活对许多风湿病发病机制的贡献。

结论

本章概述了目前补体系统在健康机体和风湿病状态下所发挥作用的研究进展。多年来，补体在风湿性疾病中的作用仅局限于将检测补体消耗作为指示疾病活动的标志。随着第一批靶向补体激活的药物在临床上得到广泛应用，以及补体激活在疾病过程中的重要作用被了解和重视，一个新时代已经开始。由于补体在体内所发挥的有益作用，我们需确定长期的补体抑制在风湿病中能否成为标准治疗方法，还是仅限于特定的临床情况，如狼疮性肾炎的发作期。此外，随着补体生物学标志物领域的快速发展，为特定的临床问题

选择合适的生物学标志物将会是未来一项有趣的挑战。

Full references for this chapter can be found on ExpertConsult.com.

参考文献

1. Ricklin D, Hajishengallis G, Yang K, et al.: Complement: a key system for immune surveillance and homeostasis, *Nat Immunol* 11:785–797, 2010.
2. Kolev M, Le Friec G, Kemper C: Complement—tapping into new sites and effector systems, *Nat Rev Immunol* 14:811–820, 2014.
3. Holers VM: Complement and its receptors: new insights into human disease, *Ann Rev Immunol* 32:433–459, 2014.
4. Lu J, Kishore U: C1 complex: an adaptable proteolytic module for complement and non-complement functions, *Front Immunol* 8:592, 2017.
5. Kemper C, Pangburn MK, Fishelson Z: Complement nomenclature 2014, *Mol Immunol* 61:56–58, 2014.
6. Nayak A, Pednekar L, Reid KB, et al.: Complement and non-complement activating functions of C1q: a prototypical innate immune molecule, *Innate Immun* 18:350–363, 2012.
7. Gaboriaud C, Thielens NM, Gregory LA, et al.: Structure and activation of the C1 complex of complement: unraveling the puzzle, *Trends Immunol* 25:368–373, 2004.
8. Garred P, Genster N, Pilely K, et al.: A journey through the lectin pathway of complement-MBL and beyond, *Immunol Rev* 274:74–97, 2016.
9. Takahashi M, Ishida Y, Iwaki D, et al.: Essential role of mannose-binding lectin-associated serine protease-1 in activation of the complement factor D, *J Exp Med* 207:29–37, 2010.
10. Spitzer D, Mitchell LM, Atkinson JP, et al.: Properdin can initiate complement activation by binding specific target surfaces and providing a platform for de novo convertase assembly, *J Immunol* 179:2600–2608, 2007.
11. Harboe M, Mollnes TE: The alternative complement pathway revisited, *J Cell Mol Med* 12:1074–1084, 2008.
12. Ricklin D, Reis ES, Mastellos DC, et al.: Complement component C3—The "Swiss Army Knife" of innate immunity and host defense, *Immunol Rev* 274:33–58, 2016.
13. Cole DS, Morgan BP: Beyond lysis: how complement influences cell fate, *Clinical Science* 104:455–466, 2003.
14. Huber-Lang M, Sarma JV, Zetoune FS, et al.: Generation of C5a in the absence of C3: a new complement activation pathway, *Nat Med* 12:682–687, 2006.
15. Markiewski MM, Nilsson B, Ekdahl KN, et al.: Complement and coagulation: strangers or partners in crime? *Trends Immunol* 28:184–192, 2007.
16. Sjoberg AP, Trouw LA, Blom AM: Complement activation and inhibition: a delicate balance, *Trends Immunol* 30:83–90, 2009.
17. Zipfel PF, Skerka C: Complement regulators and inhibitory proteins, *Nat Rev Immunol* 9:729–740, 2009.
18. Medjeral-Thomas N, Pickering MC: The complement factor H–related proteins, *Immunol Rev* 274:191–201, 2016.
19. Nilsson SC, Sim RB, Lea SM, et al.: Complement factor I in health and disease, *Mol Immunol* 48:1611–1620, 2011.
20. Blom AM, Villoutreix BO, Dahlback B: Complement inhibitor C4b-binding protein-friend or foe in the innate immune system? *Mol Immunol* 40:1333–1346, 2004.
21. Wang H, Ricklin D, Lambris JD: Complement-activation fragment C4a mediates effector functions by binding as untethered agonist to protease-activated receptors 1 and 4, *PNAS* 114:10948–10953, 2017.
22. Krych-Goldberg M, Atkinson JP: Structure-function relationships of complement receptor type 1, *Immunol Rev* 180:112–122, 2001.
23. Craig ML, Bankovich AJ, Taylor RP: Visualization of the transfer reaction: tracking immune complexes from erythrocyte complement

24. receptor 1 to macrophages, *Clin Immunol* 105:36–47, 2002.
24. Roozendaal R, Carroll MC: Complement receptors CD21 and CD35 in humoral immunity, *Immunol Rev* 219:157–166, 2007.
25. Dustin ML: Complement receptors in myeloid cell adhesion and phagocytosis, *Microbiol Spec*, 2016. 10.1128/microbiolspec. MCHD-0034-2016.
26. Hajishengallis G, Lambris JD: Crosstalk pathways between Toll-like receptors and the complement system, *Trends Immunol* 31:154–163, 2010.
27. Ritis K, Doumas M, Mastellos D, et al.: A novel C5a receptor-tissue factor cross-talk in neutrophils links innate immunity to coagulation pathways, *J Immunol* 177:4794–4802, 2006.
28. Manderson AP, Botto M, Walport MJ: The role of complement in the development of systemic lupus erythematosus, *Annu Rev Immunol* 22:431–456, 2004.
29. Nauta AJ, Trouw LA, Daha MR, et al.: Direct binding of C1q to apoptotic cells and cell blebs induces complement activation, *Eur J Immunol* 32:1726–1736, 2002.
30. Navratil JS, Watkins SC, Wisnieski JJ, et al.: The globular heads of C1q specifically recognize surface blebs of apoptotic vascular endothelial cells, *J Immunol* 166:3231–3239, 2001.
31. Gullstrand B, Martensson U, Sturfelt G, et al.: Complement classical pathway components are all important in clearance of apoptotic and secondary necrotic cells, *Clin Exp Immunol* 156:303–311, 2009.
32. Trouw LA, Bengtsson AA, Gelderman KA, et al.: C4b-binding protein and factor H compensate for the loss of membrane bound complement inhibitors to protect apoptotic cells against excessive complement attack, *J Biol Chem* 282:28540–28548, 2007.
33. Arason GJ, Steinsson K, Kolka R, et al.: Patients with systemic lupus erythematosus are deficient in complement-dependent prevention of immune precipitation, *Rheumatology (Oxford)* 43:783–789, 2004.
34. Dempsey PW, Allison ME, Akkaraju S, et al.: C3d of complement as a molecular adjuvant: bridging innate and acquired immunity, *Science* 271:348–350, 1996.
35. Shushakova N, Skokowa J, Schulman J, et al.: C5a anaphylatoxin is a major regulator of activating versus inhibitory FcgammaRs in immune complex-induced lung disease, *J Clin Invest* 110:1823–1830, 2002.
36. Kumar V, Ali SR, Konrad S, et al.: Cell-derived anaphylatoxins as key mediators of antibody-dependent type II autoimmunity in mice, *J Clin Invest* 116:512–520, 2006.
37. Pratt JR, Basheer SA, Sacks SH: Local synthesis of complement component C3 regulates acute renal transplant rejection, *Nat Med* 8:582–587, 2002.
38. Strainic MG, Liu J, Huang D, et al.: Locally produced complement fragments C5a and C3a provide both costimulatory and survival signals to naive CD4+ T cells, *Immunity* 28:425–435, 2008.
39. Kemper C, Chan AC, Green JM, et al.: Activation of human CD4+ cells with CD3 and CD46 induces a T-regulatory cell 1 phenotype, *Nature* 421:388–392, 2003.
40. Longhi MP, Sivasankar B, Omidvar N, et al.: Cutting edge: murine CD59a modulates antiviral CD4+ T cell activity in a complement-independent manner, *J Immunol* 175:7098–7102, 2005.
41. Mollnes TE, Jokiranta TS, Truedsson L, et al.: Complement analysis in the 21st century, *Mol Immunol* 44:3838–3849, 2007.
42. Seelen MA, Roos A, Wieslander J, et al.: Functional analysis of the classical, alternative, and MBL pathways of the complement system: standardization and validation of a simple ELISA, *J Immunol Methods* 296:187–198, 2005.
43. Dragon-Durey MA, Blanc C, Marinozzi MC, et al.: Autoantibodies against complement components and functional consequences, *Mol Immunol* 56:213–221, 2013.
44. Mahler M, van Schaarenburg RA, Trouw LA: Anti-C1q autoantibodies, novel tests, and clinical consequences, *Front Immunol* 4:117, 2013.
45. Risitano AM: Paroxysmal nocturnal hemoglobinuria and other complement-mediated hematological disorders, *Immunobiology* 217:1080–1087, 2012.
46. Sturfelt G, Truedsson L: Complement in the immunopathogenesis of rheumatic disease, *Nat Rev Rheumatol* 8:458–468, 2012.

47. Schejbel L, Skattum L, Hagelberg S, et al.: Molecular basis of hereditary C1q deficiency—revisited: identification of several novel disease-causing mutations, *Genes Immun* 12:626–634, 2011.

48. Wu YL, Brookshire BP, Verani RR, et al.: Clinical presentations and molecular basis of complement C1r deficiency in a male African-American patient with systemic lupus erythematosus, *Lupus* 20:1126–1134, 2011.

49. Sturfelt G, Truedsson L, Johansen P, et al.: Homozygous C4A deficiency in systemic lupus erythematosus: analysis of patients from a defined population, *Clin Genet* 38:427–433, 1990.

50. Yang Y, Chung EK, Wu YL, et al.: Gene copy-number variation and associated polymorphisms of complement component C4 in human systemic lupus erythematosus (SLE): low copy number is a risk factor for and high copy number is a protective factor against SLE susceptibility in European Americans, *Am J Hum Genet* 80:1037–1054, 2007.

51. Pickering MC, Botto M, Taylor PR, et al.: Systemic lupus erythematosus, complement deficiency, and apoptosis, *Adv Immunol* 76:227–324, 2000.

52. Skattum L, van DM, van der Poll T, et al.: Complement deficiency states and associated infections, *Mol Immunol* 48:1643–1655, 2011.

53. Nilsson SC, Trouw LA, Renault N, et al.: Genetic, molecular and functional analyses of complement factor I deficiency, *Eur J Immunol* 39:310–323, 2009.

54. Leffler J, Bengtsson AA, Blom AM: The complement system in systemic lupus erythematosus: an update, *Ann Rheum Dis* 73:1601–1606, 2014.

55. Theander E, Manthorpe R, Jacobsson LT: Mortality and causes of death in primary Sjogren's syndrome: a prospective cohort study, *Arthritis Rheum* 50:1262–1269, 2004.

56. Bouwman LH, Roos A, Terpstra OT, et al.: Mannose binding lectin gene polymorphisms confer a major risk for severe infections after liver transplantation, *Gastroenterology* 129:408–414, 2005.

57. Castellano G, Woltman AM, Nauta AJ, et al.: Maturation of dendritic cells abrogates C1q production in vivo and in vitro, *Blood* 103:3813–3820, 2004.

58. Arkwright PD, Riley P, Hughes SM, et al.: Successful cure of C1q deficiency in human subjects treated with hematopoietic stem cell transplantation, *J Allergy Clin Immunol* 133:265–267, 2014.

59. Ricklin D, Lambris JD: Complement in immune and inflammatory disorders: therapeutic interventions, *J Immunol* 190:3839–3847, 2013.

60. Rioux P: TP-10 (AVANT Immunotherapeutics), *Curr Opin Investig Drugs* 2:364–371, 2001.

61. Thurman JM, Frazer-Abel A, Holers VM: The evolving landscape for complement therapeutics in rheumatic and autoimmune diseases, *Arth Rheum* 69:2102–2113, 2017.

62. Lovgren T, Eloranta ML, Bave U, et al.: Induction of interferon-alpha production in plasmacytoid dendritic cells by immune complexes containing nucleic acid released by necrotic or late apoptotic cells and lupus IgG, *Arthritis Rheum* 50:1861–1872, 2004.

63. Das A, Heesters BA, Bialas A, et al.: Follicular dendritic cell activation by TLR ligands promotes autoreactive B cell responses, *Immunity* 46:106–119, 2017.

64. Lech M, Anders HJ: The pathogenesis of lupus nephritis, *J Am Soc Nephrol* 24:1357–1366, 2013.

65. Bombardier C, Gladman DD, Urowitz MB, et al.: Derivation of the SLEDAI. A disease activity index for lupus patients. The Committee on Prognosis Studies in SLE, *Arthritis Rheum* 35:630–640, 1992.

66. Siegert C, Daha M, Westedt ML, et al.: IgG autoantibodies against C1q are correlated with nephritis, hypocomplementemia, and dsDNA antibodies in systemic lupus erythematosus, *J Rheumatol* 18:230–234, 1991.

67. Trendelenburg M, Marfurt J, Gerber I, et al.: Lack of occurrence of severe lupus nephritis among anti-C1q autoantibody-negative patients, *Arthritis Rheum* 42:187–188, 1999.

68. Trouw LA, Groeneveld TW, Seelen MA, et al.: Anti-C1q autoantibodies deposit in glomeruli but are only pathogenic in combination with glomerular C1q-containing immune complexes, *J Clin Invest* 114:679–688, 2004.

69. Barilla-Labarca ML, Toder K, Furie R: Targeting the complement system in systemic lupus erythematosus and other diseases, *Clin Immunol* 148:313–321, 2013.

70. Konttinen YT, Ceponis A, Meri S, et al.: Complement in acute and chronic arthritides: assessment of C3c, C9, and protectin (CD59) in synovial membrane, *Ann Rheum Dis* 55:888–894, 1996.

71. Swaak AJ, van RA, Planten O, et al.: An analysis of the levels of complement components in the synovial fluid in rheumatic diseases, *Clin Rheumatol* 6:350–357, 1987.

72. Jose PJ, Moss IK, Maini RN, et al.: Measurement of the chemotactic complement fragment C5a in rheumatoid synovial fluids by radioimmunoassay: role of C5a in the acute inflammatory phase, *Ann Rheum Dis* 49:747–752, 1990.

73. Moxley G, Ruddy S: Elevated C3 anaphylatoxin levels in synovial fluids from patients with rheumatoid arthritis, *Arthritis Rheum* 28:1089–1095, 1985.

74. Okroj M, Heinegard D, Holmdahl R, et al.: Rheumatoid arthritis and the complement system, *Ann Med* 39:517–530, 2007.

75. Scott DL, Wolfe F, Huizinga TW: Rheumatoid arthritis, *Lancet* 376:1094–1108, 2010.

76. Schellekens GA, de Jong BA, van den Hoogen FH, et al.: Citrulline is an essential constituent of antigenic determinants recognized by rheumatoid arthritis-specific autoantibodies, *J Clin Invest* 101:273–281, 1998.

77. Shi J, Knevel R, Suwannalai P, et al.: Autoantibodies recognizing carbamylated proteins are present in sera of patients with rheumatoid arthritis and predict joint damage, *Proc Natl Acad Sci U S A* 108:17372–17377, 2011.

78. Nielen MM, van SD, Reesink HW, et al.: Specific autoantibodies precede the symptoms of rheumatoid arthritis: a study of serial measurements in blood donors, *Arthritis Rheum* 50:380–386, 2004.

79. Shi J, van de Stadt LA, Levarht EW, et al.: Anti-carbamylated protein (anti-CarP) antibodies precede the onset of rheumatoid arthritis, *Ann Rheum Dis* 73:780–783, 2014.

80. Mullazehi M, Wick MC, Klareskog L, et al.: Anti-type II collagen antibodies are associated with early radiographic destruction in rheumatoid arthritis, *Arthritis Res Ther* 14:R100, 2012.

81. Huizinga TW, Amos CI, AH vdH-vM, et al.: Refining the complex rheumatoid arthritis phenotype based on specificity of the HLA-DRB1 shared epitope for antibodies to citrullinated proteins, *Arthritis Rheum* 52:3433–3438, 2005.

82. Kuhn KA, Kulik L, Tomooka B, et al.: Antibodies to citrullinated proteins enhance tissue injury in experimental arthritis, *J Clin Invest* 116:961–973, 2006.

83. Sokolove J, Johnson DS, Lahey LJ, et al.: Rheumatoid factor as a potentiator of anti-citrullinated protein antibody mediated inflammation in rheumatoid arthritis, *Arth Rheum* 66:813–821, 2015.

84. Trouw LA, Haisma EM, Levarht EW, et al.: Anti-cyclic citrullinated peptide antibodies from rheumatoid arthritis patients activate complement via both the classical and alternative pathways, *Arthritis Rheum* 60:1923–1931, 2009.

85. Ji H, Ohmura K, Mahmood U, et al.: Arthritis critically dependent on innate immune system players, *Immunity* 16:157–168, 2002.

86. Brodeur JP, Ruddy S, Schwartz LB, et al.: Synovial fluid levels of complement SC5b-9 and fragment Bb are elevated in patients with rheumatoid arthritis, *Arthritis Rheum* 34:1531–1537, 1991.

87. Mollnes TE, Paus A: Complement activation in synovial fluid and tissue from patients with juvenile rheumatoid arthritis, *Arthritis Rheum* 29:1359–1364, 1986.

88. Morgan BP, Daniels RH, Williams BD: Measurement of terminal complement complexes in rheumatoid arthritis, *Clin Exp Immunol* 73:473–478, 1988.

89. Happonen KE, Heinegard D, Saxne T, et al.: Interactions of the complement system with molecules of extracellular matrix: relevance for joint diseases, *Immunobiology* 217:1088–1096, 2012.

90. Trouw LA, Blom AM, Gasque P: Role of complement and complement regulators in the removal of apoptotic cells, *Mol Immunol* 45:1199–1207, 2008.

91. Romero V, Fert-Bober J, Nigrovic PA, et al.: Immune-mediated pore-forming pathways induce cellular hypercitrullination and gen-

erate citrullinated autoantigens in rheumatoid arthritis, *Sci Transl Med* 5:209ra150, 2013.

92. Vergunst CE, Gerlag DM, Dinant H, et al.: Blocking the receptor for C5a in patients with rheumatoid arthritis does not reduce synovial inflammation, *Rheumatology (Oxford)* 46:1773–1778, 2007.

93. Durigutto P, Macor P, Ziller F, et al.: Prevention of arthritis by locally synthesized recombinant antibody neutralizing complement component C5, *PLoS ONE* 8, 2013. e58696.

94. Banda NK, Levitt B, Glogowska MJ, et al.: Targeted inhibition of the complement alternative pathway with complement receptor 2 and factor H attenuates collagen antibody-induced arthritis in mice, *J Immunol* 183:5928–5937, 2009.

95. Holers VM, Rohrer B, Tomlinson S: CR2-mediated targeting of complement inhibitors: bench-to-bedside using a novel strategy for site-specific complement modulation, *Adv Exp Med Biol* 735:137–154, 2013.

96. Ballanti E, Perricone C, Greco E, et al.: Complement and autoimmunity, *Immunol Res* 56:477–491, 2013.

97. Chimenti MS, Perricone C, Graceffa D, et al.: Complement system in psoriatic arthritis: a useful marker in response prediction and monitoring of anti-TNF treatment, *Clin Exp Rheumatol* 30:23–30, 2012.

98. Sjoholm AG, Berglund K, Johnson U, et al.: C1 activation, with C1q in excess of functional C1 in synovial fluid from patients with rheumatoid arthritis, *Int Arch Allergy Appl Immunol* 79:113–119, 1986.

99. Wang Q, Rozelle AL, Lepus CM, et al.: Identification of a central role for complement in osteoarthritis, *Nat Med* 17:1674–1679, 2011.

第 28 章

前列腺素、白三烯及相关化合物

原著 ROBERT B. ZURIER

李 艳 译 郑祥雄 校

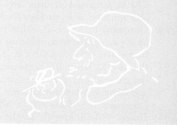

关键点

- 类花生酸（eicosanoid）由环氧合酶（cyclooxygenase）和脂氧合酶（lipoxygenase）催化合成。
- 内过氧化物前列腺素 H_2（prostaglandin H_2）的转换需要特定末端酶的活性。
- 类花生酸及其受体可调节炎症和免疫应答。
- 服用脂肪酸前体（precursor fatty acid）能改变类花生酸的合成。

引言

几乎所有类型的人体细胞都能通过氧化花生四烯酸（arachidonic acid，AA）或其他不与细胞膜磷脂相连的多价不饱和脂肪酸生成几组具有生物活性的产物。这些产物统称为类花生酸，其中包括前列腺素（prostaglandin，PG）、前列环素（prostacyclin，PGI）、血栓烷素（thromboxane，TX）、白三烯（leukotriene，LT）和脂氧素（lipoxin，LX）。所有这些产物对免疫、炎症以及其他病理生理过程都具有至关重要的调节作用。尽管这些类花生酸都来源于含 20 个碳原子的多价不饱和脂肪酸（eicosa = 20），但是在这些多烯酸（polyenoic acid）中，只有其中几种转化形成了类花生酸，它们是二高 -γ- 亚麻酸（dihomogamma linolenic acid，DGLA；8、11、14- 二十碳三烯酸）、花生四烯酸（即 5、8、11、14- 二十碳四烯酸）以及 5、8、11、14、17- 二十碳五烯酸（eicosapentaenoic acid，EPA）（图 28-1）。

人体中有两类脂肪酸是必需的，即来源于亚油酸（18：2 n-6）的 ω-6 系列和来自 α 亚麻酸（18：3 n-3）的 ω-3 系列。其中，n 表示从脂肪酸链的甲基端（ω 端）到第一个双键之间的碳原子数（以 ω-3 和 ω-6 表示）。这种表示法中，18 代表脂肪酸中的碳原子数，其后的数字代表不饱和度（碳碳双键的数目）。脂肪酸通过去饱和作用（如脱去两个氢离子）以及延长作用（如增加两个碳原子）改变序列进行代谢。细胞膜上的磷脂是这些多价不饱和脂肪酸的主要存储部位，其中富含类花生酸的前体，这些前体位于磷脂二位酰基（sn-2）（图 28-2）。由于哺乳动物自身无法将 n-3 和 n-6 脂肪酸相互转化，因此细胞膜磷脂的组分构成由外源性脂肪酸决定。

类花生酸的生物合成

磷脂酶

磷脂酶 A_2（phospholipase A_2，PLA_2）位于溶酶体内或连接于细胞膜上，具有催化磷脂二位酰基（sn-2）键水解、协助花生四烯酸或其他多价不饱和脂肪酸释放的作用（图 28-2）。此酶在调节类花生酸的生物合成中起关键作用，因为多不饱和脂肪酸前体必须以非酯化的游离形式才能进入类花生酸的合成级联反应。当 AA 共价结合于细胞膜磷脂时，只有极少量的第 15 位碳可发生氧化[1]。

根据一级结构、分布位置及对 Ca^{2+} 的浓度要求这三项特征，目前大量 PLA_2 异构体的特征和分组都已明确[2]。第 4 组胞质型 PLA_2（cytosolic PLA_2，$cPLA_2$）是一种分子量为 85 kDa 的单体胞质蛋白，

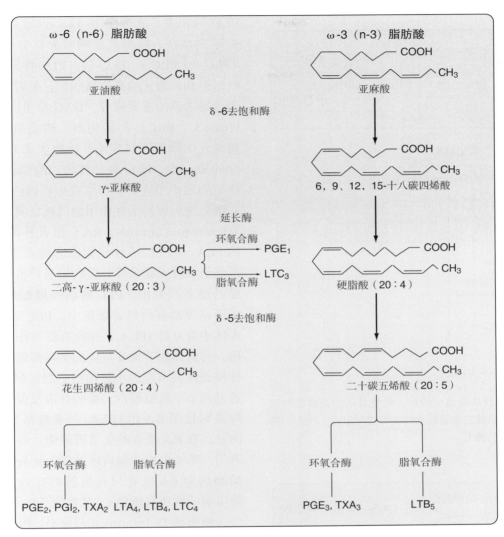

图 28-1　必需脂肪酸（essential fatty acid）的代谢途径。以上途径显示了逐步去饱和及延长反应的一部分。类花生酸的前体包括二高 -γ- 亚麻酸、花生四烯酸、二十碳五烯酸。LT：白三烯；PG：前列腺素；TX：血栓烷素

是促进花生四烯酸释放的主要催化剂，进而才有 PG 及 LT 的生成。磷脂被 PLA₂ 催化后"剩余"的溶血磷脂是血小板活化因子（platelet-activating factor，PAF）的直接前体。PAF 是一种强大的炎症介质，是溶血磷脂开放的 sn-2 位置酰基化（如加入脂肪酸）的产物。

4 种不同的 PLA₂ 均可以将 sn-2 位点酯化的脂肪酸水解出来。分泌型 PLA₂（secretory PLA₂，sPLA₂）是一种含二硫键交联的小分子蛋白，其最佳活性的发挥需要毫摩尔浓度 Ca²⁺ 的参与。而 cPLA2 是一种分子量较大的蛋白质，只需要微摩尔浓度 Ca²⁺ 即可工作，且是一种花生四烯酸选择性酶，可使二酰基磷脂完全脱酰基，从而防止具有潜在毒性的溶血磷脂堆

积。Ca²⁺ 非依赖型 PLA₂（independent PLA₂，iPLA₂）特异性作用于细胞质底物。血小板活化因子乙酰水解酶（PAF-PLA₂），则是一系列特异性对短链脂肪酸起作用的同工酶[3,4]。

在基础状态下，AA 在 iPLA₂ 的作用下从磷脂游离出来，之后（再酰化）重新结合回细胞膜，通常不参与类花生酸的生物合成。酰基化酶可以竞争性抑制环氧合酶同工酶。而受体活化且细胞激活后，细胞内 Ca²⁺ 水平增高，Ca²⁺ 依赖型 cPLA₂ 释放 AA 的速率超过再酰化的速率，多出来的 AA 则由 COX 同工酶及脂氧合酶（lipoxygenases，LOX）代谢。cPLA₂、COX-1 和胞质内 PGH-PGE 异构酶优先耦合形成最初的 PGE₂。较严重的炎症反应会导致 sPLA₂ 的参与和

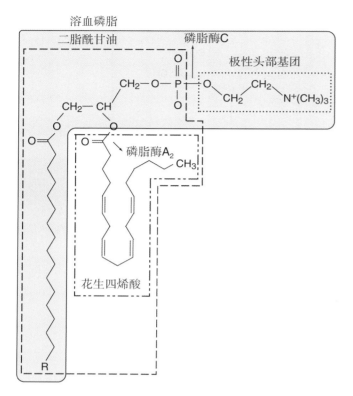

图 28-2　花生四烯酸从磷脂中释放。此处显示的是磷脂酰胆碱，多价不饱和脂肪酸在细胞膜上的主要储存位置。PLA₂：磷脂酶 A₂；PLC：磷脂酶 C

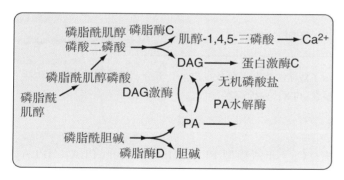

图 28-3　由磷脂酶 C 和 D 催化的反应，显示甘油二酯（DAG）和磷脂酰酸（PA）的相互转化

COX-2 诱导合成的 PGE₂ 增加。因此，认为 AA 的产生是细胞内类花生酸合成的唯一限速步骤是过于简单化的观点。

　　磷脂酶 C（phospholipase C，PLC）通过水解磷脂的极性头部基团（如肌醇和胆碱）生成甘油二酯（diacylglycerol，DAG）和极性头部基团。利用蛋白分离和分子克隆技术，发现哺乳动物组织中存在多种 PLC 同工酶。磷脂酰肌醇 -PLC 以胞质型（cytosolic

PLC，cPLC）和分泌型（secreted PLC，sPLC）两种形式存在。根据其底物特异性分为 3 种主要亚型（PLC-β、PLC-γ、PLC-δ）。PLC 特异性作用于磷脂酰肌醇和磷酸化的磷脂酰肌醇，是磷脂酰肌醇介导信号传导通路的重要成分。DAG 是蛋白激酶 C（protein kinase C，PKC）的活化剂，磷脂酰肌醇 -PLC 水解磷酸化的磷脂酰肌醇池，快速生成 DAG，是信号传导的第一步。随后通过甘油二酯脂肪酶和甘油单酯脂肪酶的作用进一步产生花生四烯酸[5]。此外，PLC 对磷脂酰胆碱的活性作用也已被证实。类风湿关节炎（rheumatoid arthritis，RA）患者外周血单个核细胞的 PLA₂ 和 PLC 活性较健康志愿者高；PLA₂ 浓度与疾病活动性无相关性，但病情最严重、持久、增生明显的患者细胞中，PLC 酶活性增加最明显；而在疾病活动度最高的患者细胞中，PLC 活性并不增加[6]。人体中有 9 种 sPLA₂，其既有促炎作用，又有抗炎作用，与机体调节炎症反应的平衡需求相适应。在免疫性侵袭性关节炎的小鼠模型中观察到，第 V 组 sPLA₂ 通过调节半胱氨酸白三烯的合成及促进免疫复合物清除来对抗第 ⅡA 组 sPLA₂ 的炎症活性作用。有意思的是，在 RA 患者的关节滑液中，后者浓度远高于前者[7]。基于生物学和病理过程的复杂性，sPLA（2）-ⅡA 抑制剂对 RA 患者只有短暂的疗效，sPLA（2）-ⅡA 除了酶活性还有诱导 COX-2 的活性[8]。

　　磷脂酶 D（phospholipase D，PLD）水解磷脂产生磷脂酸（phosphatidic acid，PA）和相应的极性头部基团。细胞可以通过细胞内特异的磷酸酶和激酶进行 PA 和 DAG 相互转换（图 28-3），提示 PLD 活性可以调节 DAG 释放 AA 及一系列细胞内信号传导及蛋白转运过程。已经发现 PLD₂ 分子中磷酸化的靶点，也是其调控的关键点。PLD 活化可依赖或不依赖于 PLC 活化[9]。

　　在西方饮食人群中，四烯酸前体（即 AA）是细胞内三种类花生酸前体脂肪酸中含量最丰富的一种。花生四烯酸的代谢产物由"2"系列（双烯酸）PG（分子中有双键）组成，这一代谢途径就是我们熟悉的 AA 级联反应。而富含二十碳五烯酸或 γ- 亚麻酸等其他类花生酸前体的饮食就会生成不同的类花生酸。（图 28-4）展示了这一级联反应中 COX 和 5- 脂氧合酶途径。

　　磷脂酶参与细胞信号转导和急性炎症反应，而这些反应有时会逃逸机体的调节、消退作用，因此

sPLA₂、cPLA₂ 和 PLD 的抑制剂正在开发中。提高这些抑制剂的选择性很重要[10]。

环氧合酶途径

前列腺素（PG、TX 和 PGI）生物合成的第一步是由具有双重功能的前列腺素内过氧化物合成酶 1 的同工酶［也称为前列腺素 G/H 合成酶 1（prostaglandin G/H synthase 1，PGHS-1）或 COX-1］和 PGHS-2（COX-2）催化的。COX 是嵌入细胞膜脂质双分子层单个小叶的同二聚体酶，其活性面是一长疏水通道。阿司匹林和其他大多数非甾体抗炎药（nonsteroidal anti-inflammatory drug，NSAID）将花生四烯酸从疏水通道的上部排出[11]。为了形成特征性的五碳环状结构（血栓烷素含有一个六碳环），脂肪酸前体必须

在碳 8、11、14（从羧基方向数）上存在双键。当一个氧分子插入 C₉ 和 C₁₁ 之间时，经酶催化在 C₈ 和 C₁₂ 形成闭合性环，生成不稳定的前列腺素内过氧化物 PGG，随后过氧化生成常有环戊烷环的 PGH。PGH 是前列腺素、前列环素和血栓烷素的共同前体，三者形成还受末端合成酶的影响（图 28-4）。前列腺素合成的调控除受到磷脂酶活性影响外，还受前列腺素内过氧化物合成酶（PGHS）基因表达水平的调控。IL-1、血小板衍生生长因子（platelet-derived growth factor，PDGF）和表皮生长因子（epidermal growth factor，EGF）等能增加前列腺素合成的物质，都可以提高 PGHS 的表达水平。

细胞膜提供了底物 AA 的来源，且为类花生酸合成酶的催化反应提供了场所。此外，前列腺素也可在脂质体中合成。脂质体是在炎症相关细胞中一种非膜

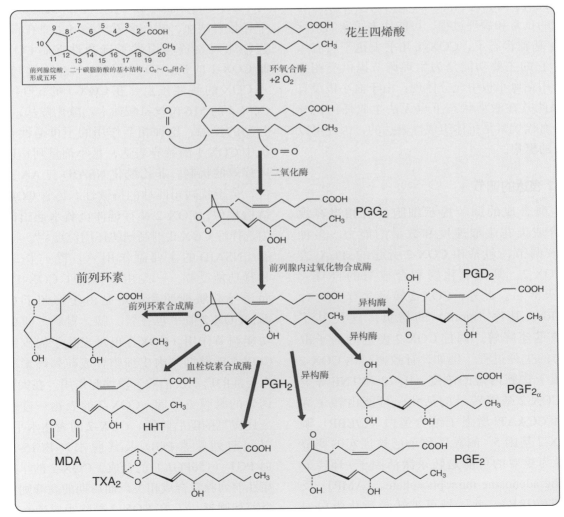

图 28-4　花生四烯酸代谢的环氧合酶途径。HHT，羟十七碳四烯酸；MDA，丙二醛；PG，前列腺素；TX，促凝血素（血栓烷素）

结合的、富含脂质的细胞质内容物。人单核细胞中分离的脂质体表达活性 PGHS。脂质体是花生四烯酰磷脂的储存池，在炎症反应中为前列腺素合成提供场所[12]。

PGHS 是众所周知的非甾体抗炎药（NSAID）的靶点，存在两种同工酶形式，它们在氨基酸序列上（大约 60% 的相同性）、催化特性上以及底物特异性上都很相似，但在基因组调节方面彼此不同[13]。

环氧合酶 –1 表达的调节

COX-1 的基因（*PTGS1*）在特定细胞中倾向于组成性高水平表达，如内皮、单核细胞、血小板、肾集合管和精囊。由于该酶的表达水平变化不大，因此较难研究其转录调节。此基因含有频率低 TATA 的启动子，具有多个转录起始位点。目前已知启动子中的 Spl/Cis 调节元件结合 Sp1 转录因子诱导 COX-1 基因表达。此外，COX-1 和 COX-2 剪切变异体参与了特定组织的正常和病理过程，可能代表了新的治疗靶点[14]。在基础状态下，COX-1 几乎表达于所有组织中，提示它的主要功能是为生理调节提供类花生酸。这种作用在血小板中充分体现：由于血小板没有细胞核，因此其在激活状态下也无法生成任何诱导酶。相反，血栓烷素是机体组成性表达的，因此可以完成血小板的聚集。

环氧合酶 –2 表达的调节

类花生酸合成的调节提示细胞具有相当客观的增强其合成类花生酸速度和数量的能力。多种进程参与该调节，包括由 COX-2 引起的 sPLA$_2$ 表达沉默，COX-2、其他氧化酶和合成酶的自身灭活（"自杀灭活"）。此外，COX-2 转录含有至少 12 个 AUUUARNA 基序（motif）的拷贝，这使其不稳定，易被迅速降解。调控 COX-2 表达的因子取决于其参与的生理过程。例如，肾致密斑内 COX-2 的表达依赖于管腔内盐的浓度；IL-1β 和 TNF 等炎症介质对 COX-2 基因转录的活化，可能由转录因子 NF-κB 和 CCAAT/ 增强子结合蛋白（C/EBP）调控。在 COX-2 基因 5' 侧翼区数个已被证实的调节序列中，最为重要的可能是转录激活因子 / 环磷酸腺苷（cyclic adenosine monophosphate，cAMP）反应元件（ATF/CRE），此区域可被转录活化蛋白 -1（activator protein-1，AP-1）和 cAMP 调节结合蛋白

活化。COX-2 在基础条件下组成表达水平太低，不能通过 Northern blot 检测，目前已常规使用定量 PCR 分析法检测该基因表达[15]。根据细胞和组织的特异性，数种信号传导通路（激酶、Rho、环鸟苷酸、Wnt）和转录因子 [NF-κB、AP-1、活化 T 细胞核因子（nuclear factor of activation T cell，NFAT）] 参与 COX-2 表达[16]。

COX-1 和 COX-2 的作用在某些生理和病理情况下形成平衡，其中特别有趣的是它们在肾和胃中的作用。在低血容量的条件下，肾释放血管紧张素和其他因子，通过系统性血管收缩来维持血压。血管紧张素也启动肾中前列腺素的合成。在血管、肾小球和集合管表达的 COX-1 可以促进具有血管扩张作用的前列腺素的产生，从而在系统性血管收缩过程中，保证肾血流和肾小球滤过。在胃窦中，COX-1 诱导产生前列腺素，增加胃的血流和黏液分泌。NSAID 对 COX-1 的抑制可破坏这些保护机制，在易感个体中导致肾缺血、损伤和胃溃疡（主要在胃窦部）。这些临床观察资料引发了选择性抑制 COX-2 而不抑制 COX-1 的 NSAID 的研发。AA 通过疏水通道进入 COX 的活性位点，在 COX-1 的 530 位丝氨酸和 COX-2 的 516 位丝氨酸插入乙酰化残基，可阻断 AA 与酶的接触。这种相互作用的不可逆性和无核血小板中 COX-1 的特异表达，是小剂量阿司匹林产生临床疗效的机制。非乙酰化 NSAID 与 AA 竞争活性部位，会干扰阿司匹林的持续性。尽管 COX 同工酶的结构相似，COX-2 具有延伸至疏水通道的侧袋，其为选择性 COX-2 抑制剂的作用位点[13]。

NSAID 的主要副作用——胃、十二指肠损伤和肾功能受损——是由于抑制了 COX-1 而造成的，而诱导心肌梗死和卒中是由于抑制了 COX-2。然而，COX-2 似乎也在肾、脑、胃肠、卵巢和骨中起功能调节作用。COX-2 也可表达于内皮细胞，抑制 COX-2 能够抑制内皮细胞合成前列环素[17]。COX-2 在炎症的启动及消散阶段均起作用。在大鼠鹿角菜胶诱导的胸膜炎早期，COX-2 的表达一过性增高。在炎症应答的随后阶段，COX-2 的表达水平甚至更高，引起前列腺素 PGD$_2$ 及其脱水产物 15- 脱氧 -δ12，14-PGJ$_2$（15δPGJ$_2$）的合成。COX-2 的早期表达与炎症性前列腺素合成相关，而后期的高峰则导致合成抗炎前列腺素[18]。在 COX-2 敲除小鼠中，炎症仍能发生[19]。这提示我们，正如 Lewis Thomas 所说"炎症

将不惜任何代价地发生[20]"。然而寻找选择性更高及更局部化的 COX-2 抑制剂的研究仍在进行中。一种使用 RNA 干扰（RNA interference，RNAi）机制的策略获得了成功。已经通过生物工程方法改造非致病性大肠埃希菌，使其攻击肿瘤细胞（也许可以设计用来攻击滑膜细胞），并产生抗 COX-2 的 siRNA 分子（siCOX-2）来抑制 COX-2 的过度表达。miRNA 参与 COX-2 的转录后调节提示，可能存在内源性沉默机制，减少 COX-2 的表达[21]。

环氧合酶 –3 及其他变异体

对乙酰氨基酚类似于 NSAID，是一种解热镇痛药物。但它不具有抗炎作用。虽然其应用广泛，但作用机制尚不明确。发现对乙酰氨基酚对犬脑组织匀浆中 COX 活性的抑制作用强于其对脾组织匀浆中 COX 的抑制，引发存在 COX 变异体的设想，不同变异体对对乙酰氨基酚的敏感性不同。环氧合酶 -3（COX-3）是 COX-1 的剪切变异体，在 mRNA 水平保留了内含子 -1 基因序列，该基因在酶蛋白的 N 端疏水信号肽插入 30 个氨基酸序列。在人类及大鼠的组织中已发现了 COX-3 蛋白及 mRNA 转录子，在大脑皮质及心脏中表达最为丰富，然而 COX-3 mRNA 转换为活性酶的机制仍不清楚[11,22]。这些发现引发了对 COX 其他变异体的寻找。现已发现，0.5 mmol/L 双氯芬酸通过刺激核受体过氧化物酶体增殖物激活受体（peroxisome proliferator activated receptor γ，PPARγ）（前消散 15- 脱氧 -δ12，14 PGJ$_2$ 的受体）可诱导产生一种 COX-2 变异体。双氯芬酸诱导的 COX-2 释放抗炎细胞因子 TGF-β 和 IL-10，而脂多糖（lipopolysaccharide，LPS）诱导 COX-2 释放炎症性细胞因子 IL-6 和 TNF。

前列腺素合成酶

内过氧化物中间体 PGH$_2$ 转变为各种 PG 需要特定末端酶的活性。如造血前列腺素 D 合成酶（hematopoietic PGD synthase，H-PGDS）催化免疫和炎症细胞中的 PGH$_2$ 异构化成为 PGD$_2$；胞质 PGE 合成酶（cytosolic PGE synthase，cPGES）参与 PGE$_2$ 组成性表达；微粒体 PGE 合成酶 1（microsomal PGE synthase 1，mPGES-1）诱导在炎症刺激下 PGE 的表达。至少有 10 种前列腺素合成酶可转化 PG 前体成为有生物活性的前列腺素，并且在炎症反应过程中

产生的活性氧可致 mPGES-1 表达[23,24]。对前列腺素合成酶活性的抑制是一种介于通过抑制 COX 而达到全部抑制与阻断单一类花生酸受体之间的一种替代策略。包括选择性 COX-2 抑制剂在内的 NSAID 除了众所周知的不良反应外，其新增加的不良反应是增加纤维化[25]。因此人们已转而努力研发抑制 mPGES-1 的药物，而不是 COX-2 的药物，从而抑制 PGE$_2$ 产生而不抑制前列环素产生[26]。由于 PGE$_2$ 对诱导基质金属蛋白酶（matrix metalloproteinases，MMP）-3 和 MMP-13 也很重要，因此抑制 mPGES-1 可能阻止炎性关节炎患者的关节软骨降解[27]。

环氧合酶途径的产物

前列腺素

所有前列腺素的基本结构是"前列腺酸"骨架，由二十碳脂肪酸组成，其在 C$_8$ 到 C$_{12}$ 位存在一个五碳环（图 28-4 的插图）。前列腺素这一术语的使用范围很广，但更精确地说，它只能用来描述那些含有五碳环的氧化产物。前列腺素最初是在精液中发现的一组酸性脂类，由于当时认为它们是在前列腺而非精囊中生成的，所以将它们误称为前列腺素[28-30]。前列腺素的字母顺序命名（如 PGE、PGF、PGD）与环戊烷环的化学结构有关。例如，PGE 和 PGF 的唯一区别就是在 C$_9$ 上有不同官能团，一个酮基或一个羟基（图 28-4）。这些化合物由许多不同的酶生成（如 PGE$_2$ 和 PGD$_2$ 由异构酶生成，而 PGF$_{2α}$ 由还原酶生成）。根据命名规则，字母后的数字下标表示在烷基和羧酸侧链中的不饱和程度。数字 1 表示在 C$_{13}$ ～ C$_{14}$ 中有一个双键（PGE$_1$），2 表示在 C$_5$ ～ C$_6$ 还有一个双键（PGE$_2$），3 则表示在 C$_{17}$ ～ C$_{18}$ 有第三个双键（PGE$_3$）。

前列腺素是按需产生的，可对来源细胞或附近结构发挥作用。前列腺素不在细胞内储存，在体内通过 15- 羟前列腺素脱氢酶（PGDH）快速代谢并从肺部排出。大量的实验证据显示前列腺素参与炎症反应的进展。PGE$_2$ 是诱导类花生酸产生的核心成分，炎症体依赖类花生酸的产生，类花生酸可引起血管内液体丢失[31]。与直接诱导炎症的作用相比，前列腺素可能更善于增强其他炎症介质的效应。PGE 化合物和花生四烯酸的过氧化氢中间产物都可以提高机体对组

胺和缓激肽所致疼痛的敏感性。PGE 的效应是累积性的，并具有浓度和时间依赖性。即使是微量的前列腺素，只要在损伤部位持续存在就可引起疼痛。

PGE$_2$ 能够刺激骨质吸收[32]，它的 13，14- 双氢衍生物也几乎同样有效。这之所以能引起大家注意，是因为通常认为具有生物学活性的前列腺素衍生物并没有生物功能。在培养基中加入血清可以刺激骨吸收，这一过程依赖于补体，且由前列腺素介导。这一机制可能有助于解释 RA 患者关节骨质被侵蚀的原因。在 RA 中，补体被激活的同时，PGE$_2$ 的浓度也很高。另外有人发现 PGE$_1$ 可以刺激骨形成，提示了前列腺素生理上参与骨的形成和吸收平衡[33]。例如，家族遗传病特发性肥大性骨关节病是一种遗传性疾病，与 PDGH 基因突变及随之 PG 的降解障碍有关。这些患者的 PGE 水平慢性升高，出现杵状指及指骨骨形成与吸收同时增加的迹象[34]。IL-1 和 TNF 对细胞的很多效应都与其刺激前列腺素的生成和致炎相关。来自骨关节炎患者的软骨移植物可以表达 COX-2（但不表达 COX-1），在体外培养中，它所释放的 PGE$_2$ 比正常软骨细胞多 50 倍，比经细胞因子和 LPS 刺激后软骨细胞释放的 PGE$_2$ 多 18 倍。来自骨关节炎患者的移植物释放 IL-1β，而正常软骨不会自发表达 pro-IL-1β 的 mRNA 或释放 IL-1β。似乎在骨关节炎中，也可能在 RA 中，软骨 IL-1β 表达的上调以及随后产生的 PGE$_2$ 可以导致软骨降解[35,36]。

肥大细胞在炎症反应中的作用常常被忽略，其实它大量存在于早期 RA 患者的滑膜中[37]。PGD$_2$ 是肥大细胞合成的最主要前列腺素，也可由嗜酸性粒细胞、Th2 合成。PGD$_2$ 通过激活 Th2 细胞上表达的趋化因子受体同源分子（CRTH2）来诱导 Th2 细胞的趋化性，而 CRTH2 拮抗剂可阻断这一作用并降低过敏原诱导的炎症反应。PGJ$_2$ 是由 PGD$_2$ 经脱水反应形成，能作为炎症反应的"刹车器"，还可降低巨噬细胞的活性、减少活化的细胞生成一氧化氮和诱导肿瘤细胞凋亡。PGJ$_2$ 最终转化为具有生物活性的 15- 脱氧 δ12，14PGJ$_2$ 和 δ12PGJ$_2$[38]。目前还不清楚环戊烷环脱水形成的 PGA 是否具有生物学活性。然而在体外 HL-60 细胞中 PGA$_2$ 可诱导细胞凋亡，并通过作用于一种核受体增加胰岛素敏感性[39]。

前列环素

1976 年发现了前列环素[40]，目前我们已经能够将其提纯，前列环素合成酶的 cDNA 也已经被克隆。除了五碳环之外，前列环素在 C6 和 C9 之间由氧原子搭桥形成第二个环。前列环素是经过另一种前列环素合成酶的作用，从 PGH$_2$ 生成，这种酶的分子量是 56 kDa，主要存在于内皮细胞和血管平滑肌细胞中，是细胞色素 P-450 超家族的成员之一[15]。前列环素的产物可经由凝血酶刺激或由血小板来源的 PGH$_2$ 转化，或通过与活化的白细胞接触和通过拉伸动脉壁刺激生成。前列环素可通过激活腺苷酸环化酶导致细胞内 cAMP 升高，抑制血小板聚集。前列环素的产物代谢迅速（血浆中的半衰期短于一个循环周期），转换为稳定但生物学活性极低的 6- 酮 -PGF$_{1α}$。它的代谢产物 2，3- 二去甲 -6- 酮 -PGF$_{1α}$ 和 6，15- 二 - 酮 -2，3- 二去甲 -PGF$_{1α}$ 的酶促产物化学性质也很稳定，但几乎没有生物学活性。它们是尿中主要的前列环素代谢产物，其含量可作为体内前列环素生成的指标。

血管壁生成的前列环素具有抗血小板和扩张血管的功能。而血小板来源的血栓烷 A$_2$（thromboxane A$_2$，TXA$_2$）尽管与前列环素均来自同一前体，却可诱导血小板聚集和血管收缩。这两种类花生酸代表了生物学上相反的两极，揭示了血小板和血管壁之间相互作用的调节机制，以及止血栓子和动脉内血栓的形成机制。由于血小板在炎症反应中处于中心的位置，所以前列环素 - 血栓烷平衡在炎症调节中处于非常重要的地位。在抗磷脂综合征、使用环孢素治疗、使用 NSAID（特别是选择性 COX-2 抑制剂）的患者中，这种平衡可能被打破。虽然 COX-2 抑制剂有降低结肠腺瘤复发的作用，但可增加心血管不良事件（如心肌梗死及脑卒中）的风险[41]。

静脉内注射前列环素也可以减少与肺栓塞相关的临床表现。前列环素极不稳定，这给前列环素治疗疾病带来了很大困难。不过它已经用于治疗包括雷诺综合征在内的外周血管疾病，虽然疗效有限。前列环素类似物及前列环素受体拮抗剂可作为治疗肺动脉高压、结节病和系统性硬化症患者的一类新药物，但是由于必须静脉给药，这些药物都有不良反应[42,43]。吸入性前列环素类似物可以克服静脉给药的部分不良反应[44]。

血栓烷素

在血栓烷素合成酶的作用下，内过氧化物 PGH_2 可以转变为各种血栓烷素。血栓烷素合成酶处于微粒体中，分子量为 60 kDa，属于细胞色素 P-450 家族的成员，在血小板中非常活跃，编码此酶的基因已被克隆。与前列腺素的环戊烷环不同，血栓烷素含有一个由 6 个分子组成的环氧乙烷环。血栓烷素合成酶可以使 PGH_2 生成等量的 TAX_2 和 12 左旋 - 羟基 -5，8，10- 十七碳三烯酸。TXA_2 可以刺激血小板活化，协助血小板在血管内的聚集，收缩小动脉和支气管平滑肌。TXA_2 很快被水解（半衰期为 30 s）成无活性、稳定、可测定的产物 TXB_2，TXA_2 仅作用于局部微环境。

血小板与受损组织黏附、聚集并释放强效生物活性物质的快速性非比寻常，这表明血小板很适合作为炎症过程产生的细胞触发器。抑制血栓烷素的合成和血小板的聚集可以抑制炎症反应，尤其是在冠状动脉中。抑制血小板聚集是阿司匹林和其他 NSAID 抗炎机制的重要方面。在体外实验中，长期小剂量服用阿司匹林（40 mg/d，根据数学模型得出的完全抑制血清中血栓烷素所需的最小剂量）对血小板体外功能的抑制作用与每天服用 325 mg 阿司匹林所产生的对血小板的抑制效应无明显差异[45]。阿司匹林在由肝代谢之前，在门静脉内浓度高，在此它使血小板内的 COX 乙酰化，血小板丧失聚集功能，直到大约一周后新的血小板生成才能恢复，这就解释了为什么 81 mg 阿司匹林的剂量可以非常有效地预防心脏病发作和卒中[11]。由于阿司匹林治疗的反应存在个体差异，因此生物学标志物检测血栓烷素产物和评估阿司匹林的疗效（还未成为必需的常规检查）可以降低与阿司匹林治疗相关的风险[46]。一些慢性炎症患者血小板更新率高可能会降低阿司匹林的疗效，这一现象被称为阿司匹林抵抗[47]。

对血栓烷素合成酶的选择性抑制可以在不减少前列环素合成的情况下达到降低 TXA_2 生成的效果。服用血栓烷素抑制酶之后可在体内发现有内过氧化物酶窃取现象的作用。目前已经研制出内过氧化物和 TXA_2 共同的受体拮抗剂，这种制剂可以在血栓烷素合成酶抑制剂抵抗的患者中抑制血小板的聚集。针对 TX 受体和 TX 合成酶的新药已经改善了血管炎、心血管和肾病的治疗[48]。目前，已经克隆和鉴定了血栓烷素受体，这为特异性抑制血栓烷素活性提供了可能[49]。

脂氧合酶（lipoxygenase，LOX）途径

在环氧合酶途径中，2 mol 氧分子提供了 3 个氧原子共价连接到 AA 上，形成稳定的产物，而 LOX 途径在 AA 分子结构中只插入了一个氧原子。不同脂氧合酶存在于不同细胞中，且对其底物有严格的空间结构要求。在哺乳动物中，主要存在 3 种 LOX，可以分别将氧原子插入 AA 的 5、12 或 15 位，形成新的双键和过氧化氢基团。过氧化氢脂肪酸（hydroxyperoxyeicosatetraenoic acid，HPETE）可以被细胞中的过氧化酶还原，生成相应的羟基脂肪酸（hydroxyeicosatetraenoic acid，HETE）。例如，人血小板中独有的 LOX 产物 12-HPETE，在过氧化氢基团被还原后，生成 12-HETE。相比之下，人类中性粒细胞主要生成 5-HPETE，但当加入高浓度的 AA 时，也可以出现 15-LOX。作用于 AA 的 LOX 位于胞质中。

人类的 5-LOX 基因已被分离并鉴定[50,51]，其编码产物为一种 78 kDa 的酶。在髓细胞系中，5-LOX 途径可诱导具有生物活性的白三烯合成（图 28-5），这种物质之所以称为白三烯，是因为它最初在白细胞中被发现，并含有 3 个共轭双键（三烯）。细胞的活化使 5-LOX 从细胞液中易位到核膜，18 kDa 的 5-LOX- 激活蛋白（5-LOX-activating protein，FLAP）。花生四烯酸也易位到 FLAP，并被呈递给 5-LOX。此外，细胞刺激后，$cPLA_2$ 被激活，与核膜关联并靠近 FLAP。因此，拮抗 FLAP 是抑制炎症反应的一个研究方向[52]。在固有免疫反应中，巨噬细胞和树突状细胞的功能受到 5-LOX 和 12-LOX 的调节[53]。不稳定的 HPETE 是每条脂氧合酶通路最初的代谢产物。HPETE 被氧化为更稳定的 HETE 或被 5-LOX 转化为白三烯 A_4（LTA_4）。LTA_4 又可转变为 LTB_4（在中性粒细胞和巨噬细胞中）或与还原型谷胱甘肽结合形成 LTC_4（在嗜酸性粒细胞、肥大细胞、内皮细胞和巨噬细胞中）。与 LOX 主要分布于髓样细胞中不同，LTA_4 水解酶（5,12- 二羟基花生四烯酸酸）是一种可将 LTA_4 转化为 LTB_4 的锌依赖酶，其分布很广泛。根据 LTA_4 的 cDNA 序列可知，LTA_4 的 mRNA 半衰期很短，这可能是 LTB_4 和其他类花生四烯酸生物合成和关闭极为迅速的原因。

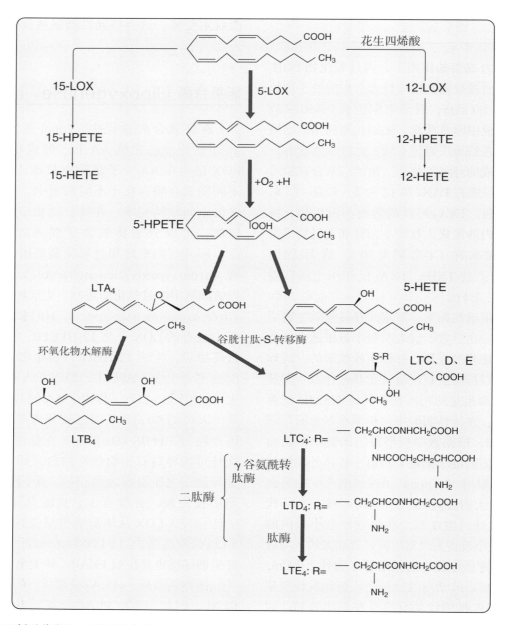

图 28-5 花生四烯酸代谢的 5-脂氧化酶途径。HETE，羟基二十碳四烯酸；HPETE，过氧化氢二十碳四烯酸；LT，白三烯

LTA$_4$ 可以从最初合成的细胞中输出，经 LTA$_4$ 水解酶作用转变为 LTB$_4$。这种内过氧化物窃取的变异——或许称为"跨细胞代谢"更好——也可见于 LTA$_4$ 向 LTC$_4$ 转化。该作用由 LTC$_4$ 合成酶催化，它是一种谷胱甘肽 -S- 转化酶 [54]。尽管人类的内皮细胞不能产生 5-LOX 系统的终末产物，但它们确实能将中性粒细胞提供的 LTA$_4$ 转变为 LTC$_4$。LTC$_4$ 及其产物 LTD$_4$ 和 LTE$_4$ 组成的混合物就是过去所称的过敏反应慢反应物质。LTC$_4$ 去除 γ- 谷氨酰后生成 LTD$_4$，随后再去除甘氨酸，则形成 LTE$_4$。γ- 谷氨酰转肽酶存在于许多细胞中，是参与谷胱甘肽生物

合成和氨基酸转运的复杂的酶系统的一部分。在许多系统中，主要硫化肽白三烯被认为是 LTD$_4$，而不是其前体 LTC$_4$。LTD$_4$ 去除甘氨酸后成为 LTE$_4$，同时也失去了相当多的生物活性。灭活 LTB$_4$ 的主要途径是 ω 氧化。

脂氧合酶途径的产物

LOX 途径产物的生物效应表明它们在炎症性疾病中发挥重要作用 [55]。它们是花生四烯酸的氧化产物，是许多疾病中重要的炎症介质，诸如炎症性肠

病、系统性硬化症、银屑病和类风湿关节炎等。

在人类中性粒细胞中，5-HETE 和 5-HPETE 可以刺激超氧化物生成。5-HETE 和 5-HPETE 可使细胞内钙离子水平增高，并协助 PKC 依赖的中性粒细胞中超氧化物生成系统激活。LTB_4 可以提高白细胞与内皮细胞的黏附作用，在内皮细胞暴露于 TNF 时，这一反应会增强。LTB_4 似乎没有直接收缩血管的作用，因为它在仓鼠颊囊及其他几个微血管系统实验中都没有活性。在兔皮肤中，同时使用 LTB_4 和扩张血管的前列腺素可以诱导血浆渗出，表明 LTB_4 可以辅助增加血管通透性。在 LTC_4、LTD_4 和 LTE_4 的作用下，微静脉通透性确实会增高。LTB_4 对中性粒细胞有强效趋化作用，而对嗜酸性粒细胞的趋化作用较弱。实验证明，LTB_4 可在体外提高 T 细胞的迁移率，而 5-HETE 作用相对较弱。滑膜细胞可以生成 5-HETE，但似乎不能生成足够量的 LTB_4。而在 RA 患者中，侵入滑膜的巨噬细胞可以产生较多的 5- 和 15-LOX 产物，其中包括 LTB_4。LOX 途径产物除了可以诱导炎症的局部表现外，还与 RA 患者常见的疼痛和压痛有关。LTB_4 也可能具有免疫调节作用，它可以刺激缺乏 CD8 标志物的 T 细胞前体细胞分化为 $CD8^+$ T 淋巴细胞。LTB_4 也刺激 T 细胞产生 IFN-γ 和 IL-2，以及刺激单核细胞合成 IL-1[56]。

滑膜细胞和内皮细胞增殖是 RA 关节病变蔓延的中心环节。在体外，LTB_4 和半胱氨酰 LT 可以作为一些细胞的生长或分化因子。在前列腺素合成被抑制时，这些化合物也可以增加成纤维细胞的增生[57]。这一发现强调了环氧合酶途径和脂氧合酶途径相互作用的重要性，也提示 NSAID 在治疗 RA 时具有局限性。

抑制 LT 生成或拮抗 LT 的治疗策略，包括研发选择性 LT 受体拮抗剂和阻断 5-LOX 的活性从而抑制 LT 的生成。对 LT 级联反应较远（上游）酶的抑制，如对 LTA_4 水解酶进行抑制[58]，也是一种有前途的抗炎药物开发策略。在动物模型中，一种抑制 5-LOX 与 FLAP 相结合的化合物也显示出了抗炎效果。尽管脂氧合酶抑制剂对炎症性疾病的患者不是非常有效，但基于对抑制活性分子层面的理解，研发新化合物似乎更具有发展前景[59]。此外，现有药物也可能作用于错误的靶点。成纤维细胞（如滑膜细胞）虽然不能产生大量 LTB_4，但它们可以通过细胞色素 P-450 途径产生 12-HETE 这一生长因子[60]。因此，

细胞色素 P-450 抑制剂更可能成为治疗靶点[61]。

LOX 的激活不仅仅导致炎症介质的产生。DGLA 被 15-LOX 转化成为 15-HETE，15-HETE 结合 DAG 后发挥抗炎效应，其部分机制是干扰 PKC-β 活性。亚麻酸是经 LOX 催化的产物，13- 羟化亚油酸也可以通过相似的机制抑制炎症和细胞增生[62]。EPA 被 LOX 转化为 15- 羟化二十碳五烯酸，它也具有抗炎特性[63]。

脂氧素和炎症的消退

AA 代谢产物的另一个大家族来源于 5- 和 15-LOX 的序贯作用。将 15-HPETE 和 15-HETE 加入人类白细胞中，可以生成一对氧化产物。其包含一个独特的共轭四烯。其中一种化合物 [脂氧素 A_4（lipoxin A_4, LXA_4）] 结构为 5，6，15L- 三羟基 -7，9，11，13- 二十碳四烯酸，另外一种是它的位置异构体 [脂氧素 B_4（LXB_4）]，结构为 5D-14，15- 三羟基 -6，8，10，12- 二十碳四烯酸（图 28-6）。由于这两种化合物是通过 LOX 途径的相互作用而生成，所以称之为脂氧素（即 LOX 相互作用的产物）。血小板 12-LOX 可以将中性粒细胞中的 LTA_4 转变为脂氧素。目前已经明确了具有生物学活性的 LXA_4 和 LXB_4 完整的立体化学结构和生物合成的多条途径[64]。

虹鳟鱼巨噬细胞生成的脂氧素是 AA 代谢的主要产物，而非白三烯或前列腺素，这提示脂氧素有着很长的进化历史。在鱼类中，白三烯和脂氧素可以同时生成。而在人类，这一过程歧化为双细胞系统。通过跨细胞和细胞与细胞之间的相互作用而完成的类花生酸的生物合成被认为是生成和增加脂质衍生物来源的重要途径。脂氧素可在血小板和白细胞相互作用时在血管腔内生成，也可通过白细胞 - 上皮细胞相互作用而在黏膜表面生成。在人类，脂氧素在炎症、动脉粥样硬化和哮喘等多细胞应答中生成。这些含四烯产物可防止白细胞介导的组织损伤，因此具有停止信号的功能。急性炎症反应是一种原始的保护性反应[65]，慢性炎症则与阻止急性炎症反应机制的失效有关。在 RA 患者以及其他慢性炎症和组织损伤患者的关节中，最主要的问题是炎症时常不能缓解。脂氧素和阿司匹林诱导的 15- 表 - 脂氧素是控制炎症消退的内源性成分。阿司匹林通过内皮细胞内 COX-2 的乙酰化来抑制前列腺素的合成，同时促进 AA 生成

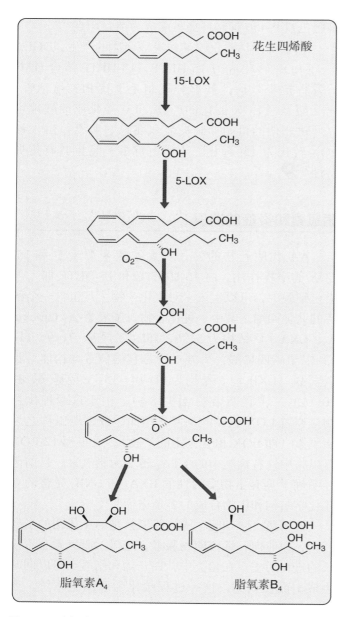

图 28-6　脂氧素的生物合成。脂氧素来源于 15-LOX 和 5-LOX 对花生四烯酸的顺次作用

15R-HETE，后者经由白细胞以血管内皮细胞或上皮细胞参与的跨细胞生物合成途径，转变为 15- 表 - 脂氧素。这种 15- 表 - 脂氧素在体外和体内都可以表现出抗炎和抗增生作用。在动物模型中，LXA$_4$ 和阿司匹林触发的脂氧素（aspirin-triggered lipoxin，ATL）的稳定类似物也可以抑制炎症反应。此外，作为受体 CysLT1 的拮抗剂，ATL 类似物可拮抗半胱氨酰白三烯的促炎作用 [66]。这些发现将有助于开发新的抗炎药物。例如，IFN 诱导的特定基因被认为是系统性红斑狼疮（systemic lupus erythematosus，SLE）发

病的一个重要机制。在免疫性肾炎小鼠动物模型中，LXA4 的稳定合成类似物不仅能抑制数个干扰素诱导基因表达，而且可以减少肾损害 [67]。

脂氧素可以阻断人类多形核白细胞的趋化性，却可激发单核细胞的趋化和黏附。单核细胞在脂氧素的刺激下不能释放炎症介质，而脂氧素则被单核细胞迅速转化为无活性的化合物。这种在趋化作用中的选择性效应提示脂氧素在伤口愈合中起一定作用。在体内，LXA$_4$ 可以拮抗 LTD$_4$ 诱导的血管收缩，阻断 LTD$_4$ 与肾小球系膜上的相应受体结合。LXA$_4$ 可以抑制 LTB$_4$ 诱导的血浆渗漏和白细胞迁移，阻断 LTB$_4$ 诱导的中性粒细胞中三磷酸肌醇酯的生成和钙动员，但不会影响超氧阴离子的生成。相反，LXA$_4$ 可以激活 PKC，在这方面它比 DAG 和花生四烯酸更强效。LXA$_4$ 似乎对 PKC 的 γ 亚类有特异性。这些结果显示脂氧素可以调节血管收缩剂白三烯类物质的活性，提示 LXA$_4$ 可能是细胞内信号转导的重要调节剂。

长期以来人们认为，炎症消退是一种被动过程。与此观点相反，认为炎症是由 COX 与 LOX 的产物以及这些酶的乙酰化产物介导的主动过程 [68]。人们发现酶促氧化反应能产生具有强效抗炎作用及促消退作用的脂类介质，ω-6 和 ω-3 多不饱和脂肪酸也是酶促氧化反应的底物。这一发现提高了我们对炎症反应的认识水平。除脂氧素之外，整个特殊促消退介质（specialized pro-resolving mediators，SPM）的谱系已被发现，包括消退素、保护素和抑制素 [69]。与脂氧素相似，消退素是 n-6 和 n-3 脂肪酸通过特定的跨细胞生物合成途径生成。EPA 来源（E 类消退素，E-series）的在消散的渗出物中形成的细胞相互作用产物被称为消退素（RvE1、RvE2 和 RvE3）。ω3 二十二碳六烯酸（omega-3 docosahexaenoic acid，DHA）通过 15-LOX 途径催化产生的二羟基产物（D 类消退素 D1 ～ D5）可触发炎症消退并加强宿主固有的防御机制。脂氧素和消退素在低浓度（pmol/L 至 nmol/L）及特定的 G 蛋白偶联跨膜受体存在的情况下起到内源性受体激动剂的作用，可积极下调炎症反应，促进炎性渗出物消退。单一的细胞类型也可以产生有反向调节作用的氧化脂质介质。DHA 也可以通过 15-LOX 途径催化生成保护素 D1（protectin D1，PD1）的二羟基产物，它可以防止组织损伤和促进炎症反应消退。另一条单氧合途径，12-LOX 催化产生的脂质介质被称为抑制素（巨噬细胞来源的炎症消退

介质）。抑制素的生物合成途径在巨噬细胞吞噬过程中被激活。抑制素 1（maresin 1，MaR1）减少中性粒细胞的迁移，并增加了巨噬细胞对凋亡细胞的吞噬作用，从而表现出 SPM 特性。现已清楚，炎症若不能及时消退可能使疾病进展为慢性炎症[70]。

异类花生酸

异类花生酸是酶促反应生成的类花生酸的同分异构体，为 ω-3 和 ω-6 脂肪酸由游离自由基介导的过氧化反应自身氧化的产物[71]。它们包括异前列腺素 F、D 和 E，异血栓烷素和异白三烯。异前列腺素反映体内脂质过氧化反应的情况，因此被用作氧化应激反应的生物标志志。有一种 F 型异前列腺素 $F_{2\alpha}$ III（从前称 8-isoiPF$_{2\alpha}$）在体外具有生物活性，因此得到详细的研究。异前列腺素 $F_{2\alpha}$ III（图 28-7）是一种强有力的血管收缩物质，具有丝分裂原的作用，其功能可被血栓烷素受体拮抗剂阻断。尽管异前列腺素可以作为血栓烷素或前列腺素受体的配体（比如 8，12-iso-iPF$_{2\alpha}$- III 可以激活 PGF$_{2\alpha}$ 受体），但其也可激活特异性的异前列腺素受体。

异前列腺素

所有异前列腺素（isoprostane）都有一个共同特点，也是与前列腺素的不同之处，在于最上（α）的和最下（ω）的侧链总是顺式的，即集中位于五碳环的同一侧。生成一分子异前列腺素至少需要 1 个带有 3 个连续亚甲基间隔的双键的多不饱和脂肪酸分子。多种天然不饱和脂肪酸都符合这一要求。来源于二十二碳六烯酸（DHA，C22：6 n-3）的脂肪酸在脑组织中含量特别高。与 AA 相同，DHA 在神经细胞膜发生过氧化作用后被转化成神经前列腺素（neuroprostane，NeuroP）。其中，F4- 神经前列腺素是一种神经系统退行性疾病的生物学标志物。α- 亚麻酸在植物中通过类似机制生成植物前列腺素（phytoprostane，PhytoP）。一般来说，酶促反应生成的前列腺素在细胞内形成并迅速释放，而异前列腺是在细胞膜内形成，由磷脂酶剪切，在血浆中循环，通过尿液排泄。作为脂质过氧化作用生成稳定的终产物，内源性异前列腺素是氧化应激反应的有效指标和冠状动脉疾病的独立危险因子。在某些疾病中，其含量增高。如成人呼吸窘迫综合征，多形核白细胞生成的活性氧化合物会损伤肺泡上皮。炎症组织中的免疫细胞暴露于中性粒细胞和其他吞噬细胞产生的活性氧中间产物。这些氧化剂可作为 IL-1β 和 TNF 等细胞因子介导的细胞内信号传递通路的介质。异前列腺素在血管炎和 RA 等炎症状态下非常重要，并且是重要的生物学标志物，可在生物液体和组织中检测到。异前列腺素是预先形成后才被释放的。NSAID 主要抑制游离 AA 的代谢，无法阻断异前列腺素生成。对异前列腺素的抑制有可能用于治疗对 NSAID 无反应的炎症。与类花生酸是炎症调节因子的概念一致，某些异前列腺素也能抑制巨噬细胞炎症介质的释放，一种植物异前列腺素（E1- 植物前列腺素）通过 PPARγ和 NF-κB 信号通路可抑制活化的树突状细胞产生 IL-12，并减少 Th1 和 Th2 细胞生成细胞因子[72,73]。

内源性大麻素

内源性大麻素（endocannabinoid）是自然形成的

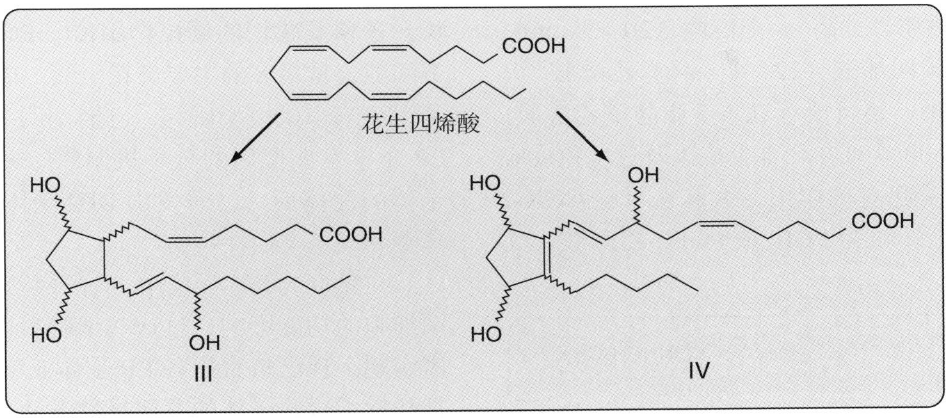

图 28-7 异前列腺素 $F_{2\alpha}$ 的结构。折线处表示化合物的立体结构尚不清楚

类花生酸超家族中的一部分成员，它们能激活大麻受体，是长链脂肪酸衍生物。内源性大麻素不储存于细胞中，而是由脂质前体以前列腺素和白三烯的方式快速合成，由免疫细胞在免疫、炎症应答中释放。随后，内源性大麻素激活同一或附近细胞上的大麻素受体，并且由特定的丝氨酸水解酶、脂肪酰胺水解酶（fatty acid amide hydrolase，FAAH）、单酸甘油酯脂肪酶或 N- 乙酰基乙醇胺迅速代谢。因此抑制 FAAH 将成为治疗慢性炎性疼痛的新策略[74]。内源性大麻素中最重要的物质是大麻素（来自梵语，意为极乐、狂喜）。大麻素即为 AA 和乙醇胺的酰胺共轭物（花生四烯乙醇胺）（图 28-8）。大麻素和其他内源性大麻素，如 2- 花生丙三醇和乙醇胺，通过大麻素 1（cannabinoid 1，CB1）和大麻素 2（CB2）受体亚型介导致 G（i/o）蛋白家族的 G 蛋白活化，从而参与感知疼痛和调节免疫反应等广泛功能。在关节组织损伤中，大麻素还通过直接抑制 IκB 激酶从而抑制 TNF 诱导的 NF-κB 活化，该过程并不依赖 CB1 或 CB2 的活化。

内源性的脂氨基酸（elmiric acid）是大麻素的同源酸，可调节组织中大麻素的水平，并具有抗炎与消炎作用。N- 花生丙二醇（N-arachidonylglycine，NAGly）是其中一种脂氨基酸，在许多组织中发现其浓度高于大麻素。它具有类似大麻素的镇痛作用，但没有精神作用。目前，内源性脂氨基酸（n-3 和 n-6）的基因库已被成功合成，其中一些化合物可部分提高 PGJ$_2$ 的合成，具有抗炎活性，并参与免疫应答调节[75-77]。

对天然产生大麻素的发现、人工类似物合成以及其代谢产物的研究表明，确实存在一组具有此类生物活性的物质。在哺乳动物的大脑中，已经发现了多价不饱和酰胺的物质：二高 -γ- 亚麻酰（20∶3　n-6）乙醇胺和二十二碳四烯酸（22∶4　n-6）乙醇胺[78]。在哺乳动物组织中，还可能存在 n-3 脂肪酰乙醇胺。在巨噬细胞中，大麻素可在严重炎症以及过度免疫应答时增加自身产量起对抗作用。大麻素可经 COX-2（非 COX-1）直接转化为 PGE$_2$ 或 PGF$_{2\alpha}$ 乙醇胺，无

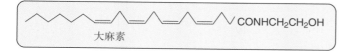

图 28-8　大麻素（花生四烯乙醇胺）的化学结构

须通过游离 AA 阶段[78]。这些新的 PG（"前列腺胺"）具有活性的药理作用[79]。因为大麻素是 COX-2 的底物，COX-2 抑制剂可降低大麻素代谢，从而提高大麻素的含量。在实验模型中，大麻素与 NSAID 联合使用可减轻胃损伤并产生协同镇痛效应[80]。此外，NAgly 是一种天然脂氨基酸，也是 COX-2 的底物，能增加前列腺素与氨基酸的共轭率[81]。

类花生酸受体

与常规描述的肽分子受体相反，多年以来，我们一直认为亲脂性类花生酸只是简单地扩散或由结合蛋白携带转运进入细胞膜。然而，对类花生酸受体的分离和克隆改变了此观念[82]。

前列腺素受体

前列腺素通常是通过 G 蛋白偶联受体（G protein-coupled receptor，GPCR）发挥作用。COX 产物的受体被称为 P 受体，根据与其亲和力最高前列腺素命名。它们包括 PGD 受体（DP）、PGE 受体的 4 个亚型（EP1 ～ EP4）、PG 的受体（FP）、PGI$_2$ 受体（IP）和血栓素受体（TP）。IP、DP、EP2 和 EP4 受体能介导细胞内 cAMP 升高，而 TP、FP、EP1 受体能诱导钙离子的流动。EP2、EP4、IP 以相似的作用方式来调节巨噬细胞的细胞因子生成。经由这些受体的信号传递途径非常复杂。许多研究旨在理解 PGE$_2$ 信号传导的研究表明磷脂酰肌醇 3（phosphatidylinositol-3-kinase，PI3K）、丝裂原活化蛋白激酶（mitogen-activated protein kinase，MAPK）、Wnt 信号通路参与了 EP2R/EP4R 对细胞生长、迁移及凋亡的调控作用[34]。PGE$_2$ 是 RA 患者关节间隙含量最多的主要类花生酸。通过每种受体亚型基因缺陷小鼠模型研究，已经阐明 PGE$_2$ 经不同亚型 EP 介导发挥作用的分子机制[83]。确定 PGD$_2$ 是 DP2 受体的配体后，已研发出 DP2 受体拮抗剂用于治疗哮喘和气道炎症性疾病[84]。

在免疫或炎症反应中，前列腺素对免疫细胞和周围细胞的功能影响通过这些细胞表达不同的 PG 受体谱实现。现已培育出各 EP 受体亚型缺失的小鼠，并且开发了这些受体的高选择性激动剂。如前所述[34]，PGE 能够抑制或诱导骨形成。EP2 和 EP4 敲除小鼠

表现为破骨细胞生成以及炎症诱导的骨吸收障碍。虽然有人已提出 EP2R 和 EP4R 可介导 PGE$_2$ 对骨的合成代谢作用，但是介导 PGE 引起骨形成的受体仍不明晰。在动物模型中，IP 缺陷小鼠完全不存在急性炎症和疼痛。前列腺素的生成谱随免疫应答进入慢性阶段而改变，因此可能有其他受体参与。所以，阻断一个受体不太可能完全阻断炎症反应。更鼓舞人心的是，各类前列腺素参与了痛觉过敏，即对一个通常不引起疼痛的刺激产生疼痛反应。P 受体在痛觉过敏中的作用可协助我们更好地治疗神经痛和肌筋膜疼痛综合征，如纤维肌痛症。

刺激血栓素（内过氧化物）受体 [thromboxane (endoperoxide) receptor, TP] 可诱发血小板聚集和血管平滑肌收缩，促进黏附分子表达，随后单核细胞、巨噬细胞从血液循环移动到组织。因此 TP 拮抗剂可减轻血管炎症、抗血栓形成、维持血管舒张，可作为治疗具有慢性炎症特征疾病的潜在药物[85]。

目前已经克隆出了 P 受体，有助于开发更有效的受体活化药物。PGI$_2$ 类似物伊洛前列素 (iloprost) 在治疗外周血管疾病和肺动脉高压中有效。然而，尽管伊洛前列素以高亲和力与 IP 结合，它也同时结合了 EP1 和 EP3。与作用于"上游"的药物（如 COX-2 抑制剂或传统 NSAID）相比，针对某一个 P 受体或一组特异性的 P 受体活化、阻断或两者兼而有之的靶向药物将更有优势。例如，前列腺素 E 是对胃肠功能和黏膜完整性调节最重要的内源性类花生酸。PGE$_2$ 对酸反流性食管炎与乙醇和吲哚美辛诱发的胃黏膜损伤起到保护作用，EP1 激动剂可模拟该保护作用，EP1 拮抗剂则减弱该作用，而 EP4 的拮抗作用不影响胃肠道黏膜完整性。此外，在 EP1 基因敲除的小鼠中，PGE$_2$ 不表现出胃细胞保护作用。在小肠中 EP3 和 EP4 受体激动剂均可模拟 PGE$_2$ 对吲哚美辛介导损伤的保护作用。

PG 受体基因缺陷小鼠实验进一步证实了类花生酸对免疫细胞的功能和免疫应答调控的重要性。该实验结果表明，PGE$_2$ 协助并放大了 IL-12 介导的 Th1 分化及 IL-23 介导的 Th17 细胞扩增。受体基因缺陷小鼠实验也发现了 PGE$_2$、PGD$_2$ 及 PGI$_2$ 均可影响免疫性疾病的发展[86]。博来霉素不能诱导 PGF$_{2\alpha}$ 受体基因缺陷的小鼠发生肺纤维化[87]，这一发现对系统性硬化症的治疗很有意义。

以上新发现对疾病治疗的意义明确且鼓舞人心，然而，具有选择性受体结合力的前列腺素类似物仍需继续研发。目前已有一些进展，除了 EP4，在动物中去除 P 受体不会导致严重的胚胎发育障碍或造成生理功能异常。

白三烯受体

LTB$_4$ 的表面受体包括 BLT1 与 BLT2（LTB$_4$ R-1 和 LTB$_4$ R-2），以及 Th2 淋巴细胞在内的固有免疫系统细胞生成的半胱氨酰（cysteinyl，cys）白三烯，这三者均通过跨膜 G 蛋白偶联受体发挥作用。高亲和力的 LTB$_4$ 受体可以转导趋化反应和黏附反应，而低亲和力的受体则负责颗粒内容物的分泌和超氧化物的生成。cysLT 对以急性和慢性炎症为特征疾病的发病具有重要作用，这一认识促进了选择性 cysLT 受体拮抗剂的发展[88,89]。BLT2 基因敲除小鼠能够表达正常水平 BLT1，却免于发生 K/BxN 炎性关节炎[90]。血栓素合成时产生的 COX-1 衍生配体，12(S)-羟十七碳-5Z，8E，10E-三烯酸（12-HHT）是 BLT2 的内源性高亲和性配体（现在称为 BLT2/HHTR），这是 LOX 和 COX 途径之间关联性的另一例子。动脉粥样硬化已经成为炎性关节炎和红斑狼疮患者的主要问题，而 LT（尤其是 LTB$_4$）参与了动脉粥样硬化。cysLT 受体包括两个亚型：cysLT$_1$ 和 cysLT$_2$。现已明确了 cysLT$_2$ 的分子结构。cysLT$_1$ 含有 336 个氨基酸残基，编码该受体的基因位于 X 染色体。cysLT$_2$ 含有 345 个氨基酸，与 cysLT$_1$ 基因序列 40% 一致。cysLT$_1$ 介导钙离子流动并抑制腺苷酸环化酶，而 cysLT$_2$ 介导的钙流动则提高 cAMP 浓度。cysLT$_1$ 与配体亲和力由高到低依次是 LTD$_4$ > LTC$_4$ > LTE$_4$。LTC$_4$ 和 LTD$_4$ 对 cysLT$_2$ 亲和力相当，而 LTE$_4$ 对 cysLT$_2$ 受体的亲和力较低。两种受体都广泛分布于组织和细胞，并分布于参与免疫反应的细胞[3]。cysLT 的大部分活性由 cysLT$_1$ 介导。目前已发现许多能特异性阻断白三烯与 cysLT$_1$ 结合的选择性拮抗剂，且彼此之间化学性质不同。这些药物在临床上主要用于治疗哮喘。选择性 LTB$_4$ 受体拮抗剂在临床前模型中有效，未来可能开发应用于治疗炎症性疾病[91]。抗受体治疗面临的挑战是与疾病相关的 G 蛋白偶联受体的遗传变异[92]，使问题更加复杂的是，基因变异造成疾病易感性改变，而不是改变疾病的临床表现。不过每种变异都有助于了解受体的功能，比如再循环或脱敏作用，从而增加药物开发的潜在可能。

脂氧素受体

脂氧素可作用于其特异性受体 LXA$_4$ 和 LXB$_4$，LXA$_4$ 还可以与 LTD$_4$ 受体的一个亚型相互作用。脂氧素也可作用于其来源细胞或者摄取后细胞的细胞内靶点。被命名为 ALX/FPR2 的 LXA$_4$ 受体（Kd 约为 0.7 nmol/L）有 7 个跨膜基团并与 G 蛋白偶联，其 cDNA 已经被克隆。该受体信号传导通路涉及一条新的聚异戊二烯 - 磷酸盐通路，该通路调节磷脂酶 D[93]。脂氧素的作用具有细胞类型特异性。单核细胞与中性粒细胞的 LXA$_4$ 受体在 cDNA 水平上相同，但是它们却激活不同的反应。内皮细胞上的 LXA$_4$ 受体似乎有自己独特的结构。LXA$_4$ 还可与人类孤儿受体 GPR32 结合，后者隶属于趋化受体家族。与 LXA$_4$ 一样，15- 表 -LXA$_4$ 是一种抗炎的 SPM，它可结合并激活 ALX/FPR2（Kd 约为 2 nmol/L）。口服或局部应用 LXB4 及阿司匹林触发的 15- 表 -LXB$_4$ 均有抗炎作用。这些化合物的作用具有立体选择性，这一现象提示它们各自都有尚未发现的受体。来自 ω-3 脂肪酸的消退素可激活 GPR32 和 ChemR23 受体。

核受体

核受体是一组配体调节转录因子超家族成员，与其他转录因子、共同调节剂相互作用，起到提高（共激活子）或抑制（共抑制子）转录的作用。参与炎症反应调节的主要核受体是糖皮质激素受体（glucocorticoid receptor，GR）、过氧化物酶体增殖物激活受体、肝 X 受体（liver X receptor，LXR）和孤儿受体核受体相关蛋白（nuclear receptor related proteins 1，Nurr1）。核受体家族中其他有助于炎症调节的成员包括雌激素受体、维生素 D 受体和视黄酸受体。糖皮质激素的临床疗效众所周知，但其作用机制的研究进展缓慢。GR 能抑制炎症反应的一部分原因是干扰了其他信号依赖转录因子和解离激活物、共激活物复合物。PPAR 属于转录因子的核受体家族，是一大类多样的蛋白质，能介导配体依赖的转录活化和抑制。PPAR 是最早被克隆的核受体，介导对过氧化酶体增殖物的基因转录。PPARγ 抗炎作用的机制包括抑制 NF-κB、抑制趋化因子、IL-1β、IL-12 和 MMP-9 基因的转录，促进包括 IL-10 和 LXR 在内的抗炎介质的表达。PPARγ 可通过翻译后修饰（post-translational modification，PTM）进行调节。因此，与现有的 PPARγ 活化剂相比，调节 PTM 可能是更好的疾病治疗方法[94]。当发现 PPAR 能够被包括 NSAID、PGD$_2$ 及其代谢产物 15- 脱氧 -δ12，14 PGJ$_2$ 活化时，人们对 PPAR 的兴趣显著提高[95]。大部分关于 PPAR 在炎症中作用的研究都与 PPARγ 相关。一种 PPARα 激动剂是十六酰胺乙醇，有望用于缓解慢性疼痛[96]。PPARα 主要表达于脂肪酸代谢水平高的组织中，包括肝和免疫系统。LTB$_4$ 是 PPARα 的激活物和天然配体。PPARα 的激活可以提高参与脂肪酸氧化通路的基因水平，从而降解脂肪酸以及包括 LTB$_4$ 在内的衍生物，因此这就形成了一种控制炎症反应的反馈机制。PPARβ/δ 抗炎作用机制包括诱导抗炎共抑制蛋白、抑制 NF-κB 和诱导抗炎症介质表达。PPAR 敲除小鼠实验提示，PPARα 可以抑制 LTB$_4$ 介导的炎症。目前正在开发以 PPAR 为靶点的选择性 PPAR 激动剂[97]。Nurr 受体过表达可减少炎症细胞因子的表达，而 Nurr1 基因突变可降低炎症的逆调节[98]。

目前已经发现了一些可促进共抑制物转运的激酶。这些激酶代表了重要的药物靶点，因为对其抑制可阻断炎症介质基因的表达，同时避免了直接阻断核受体相关的显著临床不良反应。例如，可通过抑制细胞周期蛋白依赖激酶来阻止软骨基质降解[98]。

血小板活化因子

血小板活化因子（platelet-activating factor，PAF；1-0- 烷基 -2- 乙酰 -sn- 甘油 -3- 磷酸胆碱）是强有力的炎症介质，除可以导致血小板活化之外，还可以引起中性粒细胞活化、血管通透性增加、血管扩张和支气管收缩。能够生成 PAF 的细胞类型比类花生酸少，主要有白细胞、血小板和内皮细胞。然而，由于这些细胞在机体中分布广泛，所以 PAF 几乎在每一个器官系统中都起作用。与磷脂酰胆碱的两条酰基长链不同，PAF 有一条烷基长链，在甘油骨架的位置 1 以醚键与甘油相连，在位置 2 则有一个乙酰基团（图 28-9）。PAF 实际属于磷脂的一个家族，PAF 样磷脂（PAF-like lipid，PAF-LL），因为位置 1 的烷基基团

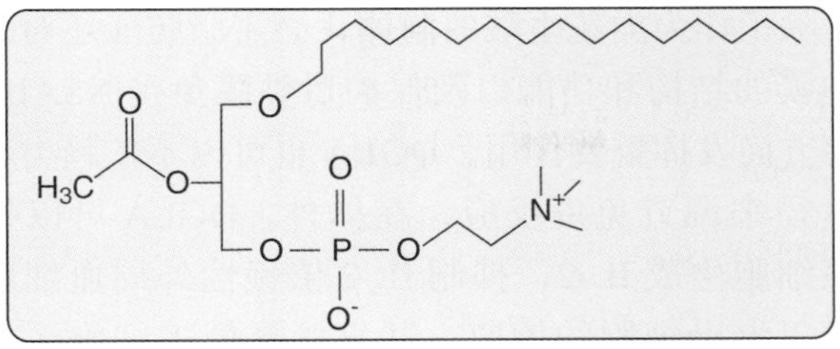

图 28-9 血小板活化因子的化学结构

长度可以为 12 ~ 18 个碳原子不等。与类花生酸一样，PAF 无法在细胞内储存，当细胞受刺激后，PAF 可在细胞内合成，这时烷基基团的组分也会发生改变。PAF 的即刻效应由一种细胞表面 G 蛋白偶联受体（G protein-coupled receptors，GPCR）和 PAFR 介导，PAFR 与 Gi、Gq 和 G12/13 相偶联。PAFR 活化可抑制 cAMP、钙离子动员和激活 MAPK，而长期效应则依赖于胞内受体的激活[99]。

虽然 PAF 有强大的炎症效应，但是在动物模型中抑制 PAF 并未显著抑制炎症反应。在动脉粥样硬化损伤中发现，PAF 乙酰水解酶（PAF acetylhydrolase，PAF-AH）可与脂蛋白结合并在血液中循环，可水解 PAF，因此被认为具有抗炎特性，可作为心血管疾病的标志物。然而，PAF-AH 也产生具有促炎活性的化合物，这或许能够解释为何在三项临床试验中，PAF-AH 抑制剂未能影响 C 反应蛋白水平、冠状动脉粥样硬化或心血管死亡时间[100,101]。但是以 PAF 代谢、信号转导和 PAF 受体为靶点的药物，不论是作为单药或与其他药物联合使用，均有希望用于抑制炎症和肿瘤[102]。

类花生酸对炎症和免疫应答的调节功能

稳定的 PG、PGE 和 PGI_2，除众所周知的炎症介质作用外，他们还具有抗炎、致炎和免疫调节作用[103,104]。据文献记录[68-70]，PGJ、LX 和一系列类花生酸似乎可迅速防止炎症反应失控，甚至是 LTB_4 也能调节炎症和免疫应答[56]，PGE_1 可以抑制血小板的聚集，可以抑制动物模型中急、慢性炎症和关节组织损伤[105]，这些现象导致形成了 AA 的 COX 代谢产物具有抗炎作用的观念。随着我们越来越清楚 NSAID 除了干扰 COX 产生和抑制前列腺素合成外，还具有抗炎效果[106]，前列腺素潜在的保护作用已经引起了关注。

在类花生酸中，PGE_1 仍然是个孤儿，主要是因为长期以来的观念认为，人类细胞中生成的 PGE_1 的量太少，不足以起到任何作用，且其生物学效应与 PGE_2 和 PGI_2 没有区别。与通常观点不同的是，PGE_1 在人类细胞中的量其实不少，且具有生理学重要意义。Bygdeman 和 Samuelson[107] 的研究被淹没在关于 AA 级联反应海量文献中，他们很早就发现（使用生物检定法）人类精液中 PGE_1 浓度（16 μg/ml）比 PGE_2（13 μg/ml）、PGE_3（3 μg/ml）、PGE_{1α}（2 μg/ml）、PGE_{2α}（12 μg/ml）的浓度都高。Karim 等[108] 发现 PGE_1 是人类胸腺中唯一的 PGE。前列腺素的免疫测定通常不能区分 PGE_1 和 PGE_2。为了确定 PGE_1，必须先通过薄层色谱法或高效液相色谱法将 PGE_1 从 PGE_2 中分离出来。当使用这一方法时，我们发现 PGE_1 始终存在于血小板、白细胞、巨噬细胞、输精管、输卵管、子宫、心脏和皮肤中[109]。体外和体内实验表明，前列腺素（尤其是其中的 PGE 化合物）可以抑制炎症的多种效应系统。PGE 可以增强和降低细胞和体液免疫应答，这些发现进一步证实这些化合物是细胞功能的调节者。这些类花生酸的作用依赖于炎症刺激物、宿主反应中特定时间里产生的主要类花生酸及其受体的表达谱[110,111]。

2 系列前列腺素（如 E_2、D_2、I_2）也可调节 T 细胞功能和免疫应答。PGE_2 可降低诸如 TNF、IFN-γ 和 IL-12 炎症细胞因子的生成，减少 SLE 患者的浆细胞样树突状细胞（plasmacytoid dendritic cell，PDC）产生 IFN-α。PGE_2 处理 SLE 患者的 PDC 还可诱导 CD4^+ T 细胞增殖，并使细胞因子的产生偏向 Th2 细胞因子[112]。在胶原诱导性关节炎的小鼠模型中，PGE_2 通过增加有促进炎症消退作用的 LXA_4 的产生而具有维持炎症缓解的作用，这是 COX 与 LOX 途径之间内在联系的另一例子。

服用脂肪酸前体对类花生酸合成的调控

有两个团队的研究同时发现必需脂肪酸和前列腺素的关系[114,115]。这两个团队都发现 AA 可以转化为 PGE_2，不久后又都发现是 DGLA 转化为了 PGE_1[116]。为了调节类花生酸的合成，研究者以非花生四烯酸的脂肪酸作为氧化酶底物，试图生成一种具有免疫抑制和抗炎效应的独特类花生酸表达谱[63,117]。这些脂肪酸本身可以进入信号转导元件，对细胞的炎症和免疫应答具有非类花生酸依赖的调节作用[118]。

目前，已经进行了通过抑制血栓素的合成、增加前列环素的生成以及抑制血小板聚集来试图抑制炎症反应的实验。在西方饮食的人群中，其细胞中 EPA 的含量并不多。鱼油富含 EPA（20：5　n-3），可抑制经 COX 酶代谢催化的花生四烯酸衍生物（如 TXA_2、PGE_2）的形成，而新形成的 TXA_3 在血管收缩和血小板聚集方面都明显不及 TXA_2。EPA 成分的增加并不能显著降低内皮细胞产生的前列腺素 PGI_2（前列环素），并且新合成的 PGI_3 的生物活性可增强 PGI_2 的活性。人服用鱼油可以使激活的中性粒细胞和单核细胞通过 5-LOX 途径产生的 LTB_4 减少，而且还能诱导合成 EPA 衍生的 LTB_5，后者的生物活性远远低于 LTB_4。鱼油还可减少活化单核细胞所产生的 IL-1β、TNF 和 PAF。随机对照试验分析显示，类风湿关节炎患者服用鱼油后，压痛关节计数、晨僵持续时间、NSAID 的使用均有减少[119]。用鱼油治疗早期 RA 患者（＜ 12 个月）可降低三联改善病情抗风湿药（disease-modifying anti-rheumatic drug，DMARD）治疗方案的失败率，并提高 ACR 缓解率[119]。由于 NSAID 可增加心血管疾病的风险，还会增加 RA 患者心血管疾病死亡率，服用鱼油可以带给 RA 患者的额外好处是直接减少心血管疾病风险，并通过减少 NSAID 的使用间接减少患心血管疾病风险[120]。饮食中增加 ω-3 脂肪酸的另一潜在获益可能是 EPA 和 DHA 更多地形成消退素、保护素和促消退素，这些物质均参与了炎症消退过程[66,68-70]。

通过服用某些植物籽，尤其是月见草（夜来香）和玻璃苣（紫草）籽的提炼油，可以增加另一种类花生酸前体脂肪酸——DGLA（20：3　n-6）的体内含量，这些植物籽油含有较多的 GLA。GLA 可以转变为 DGLA，而 DGLA 是 PGE_1 的直接前体，PGE_1 则是具有抗炎和免疫调节的作用的类花生酸[103]。健康志愿者和 RA 患者服用 GLA 后，刺激后外周血单核细胞的 PGE 1 生成增加，而炎症性类花生酸 PGE_2、LTB_4 和 LTC_4 的生成减少。除了与 AA 竞争氧化酶外，DGLA 无法转化为炎症性白三烯。但是，它可以由 15-LOX 转化为 15- 羟基 -DGLA，后者还可抑制 5- 和 12-LOX 的活性。DGLA 应该还具有抗炎功能，因为它能通过 COX 和 LOX 两条途径减少 AA 氧化产物的合成[117,121]。

除了作为类花生酸的前体，必需脂肪酸还对维持细胞膜的结构和功能以及保护胃黏膜免受 NSAID 损伤等方面发挥重要作用。DGLA 也可以不依赖类花生酸途径来调节免疫反应。在体外，DGLA 可以抑制单核细胞生成 IL-2，抑制 IL-2 依赖性外周血细胞和滑膜 T 淋巴细胞的增殖，并直接降低 T 细胞活化标志物的表达，这些都与它向类花生酸转化无关。口服富含 GLA 的油可以减少由 T 细胞受体复合物激活的淋巴细胞增生，而服用富含亚油酸（n-6 脂肪酸的母体）或 α- 亚麻酸（n-3 脂肪酸的母体）的油则无此功能[122]。

在体外的外周血单个核细胞中加入 GLA，或给予健康志愿者服用 GLA，可以使受刺激的单核细胞减少分泌 IL-1β 和 TNF，减少 IL-1β 的自身诱导，从而在抑制这种细胞因子过度表达的同时维持其保护效应[123]。在一些关节炎动物模型中，GLA 可抑制急性和慢性炎症。在 RA 和活动性滑膜炎的患者中，使用 GLA 做随机、双盲、安慰剂对照试验发现，GLA 治疗与基线情况和安慰剂治疗相比，可显著减轻临床相关的疾病活动体征和症状。另外，GLA 也可减少 NSAID 和糖皮质激素的使用量[124,125]。

EPA 可以抑制 DGLA 向 AA 转化，联合使用富含 EPA 和 GLA 的油在减轻动物模型滑膜炎方面显示出协同效应[126]。此外，使用含 n-3 脂肪酸 α- 亚麻酸（可转化为 EPA）和 n-6　GLA 的黑加仑籽油，可抑制 RA 患者滑膜炎的活动[127]。在一项为期 18 个月的 RA 患者鱼油和琉璃苣油联合治疗双盲试验中，在动物模型中观察到的协同效应没能得到重复。然而，一项 RA 注册试验中观察到，两种油分别单独使用和联合使用，跟使用甲氨蝶呤治疗有着相当的临床反应，包括与匹配的患者相比具有更少的 DMARD 药物用量。此外，这三个治疗组的总胆固醇、低密度脂蛋白胆固醇和甘油三酯均显著降低，高密度脂蛋白胆固醇增加，血浆动脉粥样硬化指数改善[128,129]。相比于天然油，应用更小的胶囊来容纳更多的多不饱和脂肪酸（GLA、EPA 和 DHA），这种提高依从性的策略需要开展。

Full references for this chapter can be found on ExpertConsult.com.

部分参考文献

1. Brash AR: Specific lipoxygenase attack on arachidonic acid and linoleate esterified in phosphatidylcholine: precedent for an alternative mechanism in activation of eicosanoid biosynthesis, *Adv Prostaglandin Thromboxane Leukot Res* 15:197–199, 1985.
2. Dennis EA, Cao J, Hsu YH, et al.: Phospholipase A2 enzymes: physical structure, biological function, disease implication, chemical inhibition, and therapeutic intervention, *Chem Rev* 111:6130, 2011.
3. Krizaj J: Roles of secreted phospholipases A2 in the mammalian immune system, *Protein Pept Lett* 21:1201–1208, 2014.
4. Sun GY, Chuang DY, Zong Y, et al.: Role of cytosolic phospholipase A2 in oxidative and inflammatory signaling pathways in different cell types in the central nervous system, *Mol Neurobiol* 50:6–14, 2014.
5. Hasham SN, Pillarisetti S: Vascular lipases, inflammation, and atherosclerosis, *Clin Chim Acta* 372:179, 2006.
6. Bomalaski JS, Clark MA, Zurier RB: Enhanced phospholipase activity in peripheral blood monocytes from patients with rheumatoid arthritis, *Arthritis Rheum* 29:312, 1986.
7. Boillard E, Lai Y, Larabee K, et al.: A novel anti-inflammatory role for phospholipase A2 in immune complex-mediated arthritis, *EMBO Mol Med* 2:172, 2010.
8. Bryant KJ, Bidgood MJ, Lei PW: A bifunctional role for group IIA secreted phospholipase A2 in human rheumatoid fibroblast-like synoviocyte arachidonic acid metabolism, *J Biol Chem* 286:2492, 2011.
9. Gomez-Cambronero J: New concepts in phospholipase D signaling in inflammation and cancer, *Sci World J* 10:1356, 2010.
10. Budd DC, Qian Y: Development of lysophosphatidic acid pathway modulators as therapies for fibrosis, *Future Med Chem* 5:2013, 1935.
11. Botting RM: Vane's discovery of the mechanism of action of aspirin changed our understanding of its clinical pharmacology, *Pharmacol Rep* 62:518, 2010.
12. Bozza PT, Yu W, Penrose JF, et al.: Eosinophil lipid bodies: specific, inducible intracellular sites for enhanced eicosanoid formation, *J Exp Med* 186:909, 1997.
13. Smith WL, DeWitt DL, Garavito RM: Cyclooxygenases: structural, cellular, and molecular biology, *Annu Rev Biochem* 69:145, 2000.
14. Roos KL, Simmons DL: Cyclooxygenase variants: the role of alternative splicing, *Biochem Biophys Res Commun* 338:62, 2005.
15. Rouzer CA, Marnett LJ: Cyclooxygenases: structural and functional insights, *J Lipid Res* 50:S29, 2009.
16. Telliez A, Furman C, Pommery N, et al.: Mechanisms leading to COX-2 expression and COX-2 induced tumorigenesis: topical therapeutic strategies targeting COX-2 expression and activity, *Anticancer Agents Med Chem* 6:187, 2006.
17. Debey S, Meyer-Kirchrath J, Schror K: Regulation of cyclooxygenase-2 expression in iloprost in human vascular smooth muscle cells: role of transcription factors CREB and ICER, *Biochem Pharmacol* 65:979, 2003.
18. Morris T, Stables M, Gilroy DW: New perspectives on aspirin and the endogenous control of acute inflammatory resolution, *Sci World J* 6:1048, 2006.
19. Dinchuk JE, Car BD, Focht RJ, et al.: Renal abnormalities and an altered inflammatory response in mice lacking cyclooxygenase II, *Nature* 378:406, 1995.
20. Lewis T: *The lives of a cell*, New York, 1995, Penguin.
21. Cornett AL, Lutz CS: Regulation of COX-2 expression by miR-146a in lung cancer cells, *RNA* 20:1419–1430, 2014.
22. Snipes JA: Cloning and characterization of cyclooxygenase-1b (putative Cox-3) in rat, *J Pharm Exp Ther* 313:668, 2005.
23. Wu KK, Liou JY: Cellular and molecular biology of prostacyclin synthase, *Biochem Biophys Res Commun* 338:45, 2005.
24. Korbecki J, Baranowska-Bosiacka I, Gutowska I, et al.: The effect of reactive oxygen species on the synthesis of prostanoids from arachidonic acid, *J Physiol Pharmacol* 64:409, 2013.
25. Liu F, Mih JD, Shea BS, et al.: Feedback amplification of fibrosis through matrix stiffening and COX-2 suppression, *J Cell Biol* 190:693, 2010.
26. Koeberle A, Werz O: Inhibitors of the microsomal prostaglandin E(2) synthase-1 as alternative to non steroidal anti-inflammatory drugs (NSAIDs)—a critical review, *Curr Med Chem* 16:4274, 2009.
27. Gosset M, Pigenet A, Salvat C, et al.: Inhibition of matrix metalloproteinase-3 and -13 synthesis induced by IL-1β in chondrocytes from mice lacking microsomal prostaglandin E synthase-1, *J Immunol* 185:6244, 2010.
28. Kurzrock R, Lieb CC: Biochemical studies of human semen, II: the action of semen on the human uterus, *Proc Soc Exp Biol Med* 28:268, 1930.
29. von Euler US: On the specific vasodilating and plain muscle stimulating substances from accessory genital glands in man and certain animals (prostaglandin and vesiglandin), *J Physiol (Lond)* 88:213, 1936.
30. Bergstrom S, Ryhage R, Samuelsson B: The structure of prostaglandins E_1, F_1, and F_2, *Acta Chem Scand* 16:501, 1962.
31. Rodriguez M, Domingo E, Municio C, et al.: Polarization of the innate immune response by prostaglandin E2: a puzzle of receptors and signals, *Mol Pharmacol* 85:187, 2014.
32. Raisz LG: Pathogenesis of osteoporosis: concepts, conflicts, and prospects, *J Clin Invest* 115:3318, 2005.
33. Marks SC, Miller SC: Prostaglandins and the skeleton: the legacy and challenges of two decades of research, *Endocr J* 1:337, 1993.
34. Blackwell CA, Raisz LG, Pilbeam CC: Prostaglandins in bone: bad cop, good cop? *Trends Endocrinol Metab* 21:294, 2010.
35. Abramson SB, Yazici Y: Biologics in development for rheumatoid arthritis: relevance to osteoarthritis, *Adv Drug Deliv Rev* 58:212, 2006.
36. Abramson SB: Developments in the scientific understanding of osteoarthritis, *Arthritis Res Ther* 11:227, 2009.
37. Hueber AJ, Asquith DL, Miller AM, et al.: Mast cells express IL-17A in rheumatoid arthritis synovium, *J Immunol* 184:3336, 2010.
38. Scher JU, Pillinger MH: The anti-inflammatory effects of prostaglandins, *J Investig Med* 57:703, 2009.
39. Zhu X, Walton RG, Tian L, et al.: Prostaglandin A2 enhances cellular insulin sensitivity via a mechanism that involves the orphan nuclear receptor NR4A3, *Horm Metab Res* 45:213, 2013.
40. Moncada S, Gryglewski R, Bunting S, et al.: An enzyme isolated from arteries transforms prostaglandin endoperoxides to an unstable substance that inhibits platelet aggregation, *Nature* 263:633, 1976.
41. Bertagnolli MM, Eagle CJ, Zauber AG, et al.: Celecoxib for the prevention of sporadic colorectal adenomas, *N Engl J Med* 355:873, 2006.
42. Zamanian RT, Kudelko KT, Sung YK, et al.: Current clinical management of pulmonary arterial hypertension, *Circ Res* 115:131–147, 2014.
43. Sharma M, Pinnamaneni S, Aronow WS, et al.: Existing drugs and drugs under investigation for pulmonary arterial hypertension, *Cardiol Rev* 22:297–305, 2014.
44. Vorhies EE, Caruthers RL, Rosenberg H, et al.: Use of inhaled iloprost for the management of postoperative pulmonary hypertension in congenital heart surgery patients: review of a transition protocol, *Pediatr Cardiol* 35:1337–1343, 2014.
45. Remuzzi G, Fitzgerald GA, Patrono C: Thromboxane synthesis and action within the kidney, *Kidney Int* 41:1483, 1992.
46. Neath SX, Jefferies JL, Berger JS, et al.: The current and future landscape of urinary thromboxane testing to evaluate atherothrombotic risk, *Rev Cardiovasc Med* 15:119, 2014.
47. Floyd CN, Ferro A: Mechanisms of aspirin resistance, *Pharmacol Ther* 141(69), 2014.
48. Sakariassen KS, Alberts P, Fontana P, et al.: Effect of pharmaceutical interventions targeting thromboxane receptors and thrombox-

ane synthase in cardiovascular and renal diseases, *Future Cardiol* 5:479, 2009.

49. Shankar H, Kahner B, Kunapuli SP: G-protein dependent platelet signaling: perspectives for therapy, *Curr Drug Targets* 7:1253, 2006.

50. Osher E, Weisinger G, Limor R, et al.: The 5 lipoxygenase system in the vasculature: emerging role in health and disease, *Mol Cell Endocrinol* 252:201, 2006.

51. Chang WC, Chen BK: Transcription factor Sp1 functions as an anchor protein in gene transcription of human 12(S)-lipoxygenase, *Biochem Biophys Res Commun* 338:117, 2005.

52. Corser-Jensen CE, Goodell DJ, Freund RK, et al.: Blocking leukotriene synthesis attenuates the pathophysiology of traumatic brain injury and associated cognitive deficits, *Exp Neurol* 256:7–16, 2014.

53. Rådmark O, Werz O, Steinhilber D, et al.: 5-Lipoxygenase, a key enzyme for leukotriene biosynthesis in health and disease, *Biochim Biophys Acta* 1851:331, 2015.

54. Folco G, Murphy RC: Eicosanoid transcellular biosynthesis: from cell-cell interactions to in vivo tissue responses, *Pharmacol Rev* 58:375, 2006.

55. Korotkova M, Lundberg IE: The skeletal muscle arachidonic acid cascade in health and inflammatory disease, *Nat Rev Rheumatol* 10:295, 2014.

56. Le Bel M, Brunet A, Gosselin J: Leukotriene B4, an endogenous stimulator of the innate immune response against pathogens, *J Innate Immun* 6:159, 2014.

57. Kanaoka Y, Boyce JA: Cysteinyl leukotrienes and their receptors; emerging concepts, *Allergy Asthma Immunol Res* 6:288, 2014.

58. Caliskan B, Banoglu E: Overview of recent drug discovery approaches for new generation leukotriene A4 hydrolase inhibitors, *Expert Opin Drug Discov* 8(49), 2013.

59. Bukhari SN, Lauro G, Jantan I, et al.: Pharmacological evaluation and docking studies of alpha,beta-unsaturated carbonyl based synthetic compounds as inhibitors of secretory phospholipase A2, cyclooxygenases, lipoxygenase and proinflammatory cytokines, *Bioorg Med Chem* 22:4151, 2014.

60. Nieves D, Moreno JJ: Hydroxyeicosatetraenoic acids released through cytochrome P450 pathway regulate 3T6 fibroblast growth, *J Lipid Res* 47:2681–2689, 2006.

61. Meirer K, Steinhilber D, Proschak E: Inhibitors of the arachidonic acid cascade: interfering with multiple pathways, *Basic Clin Pharmacol Toxicol* 114:83, 2014.

62. Mani I, Iversen L, Ziboh VA: Upregulation of nuclear PKC and MAP-kinase during hyperproliferation of guinea pig epidermis: modulation by 13-(s) hydroxyoctadecadienoic acid (13-HODE), *Cell Signal* 10(143), 1998.

63. Calder PC: Marine omega-3 fatty acids and inflammatory processes: Effects, mechanisms, and clinical relevance, *Biochim Biophys Acta* 1851:469–484, 2014.

64. Serhan CN, Cish CB, Brannon J, et al.: Anti-microinflammatory lipid signals generated from dietary N-3 fatty acids via cyclooxygenase-2 and transcellular processing: a novel mechanism for NSAID and N-3 PUFA therapeutic actions, *J Physiol Pharmacol* 51:643, 2000.

65. Ryan GB, Majno G: Acute inflammation. A review, *Am J Pathol* 86:185, 1977.

66. Serhan CN, Chiang N: Resolution phase mediators of inflammation: agonists of resolution, *Curr Opin Pharmacol* 13(1), 2013.

67. Ohse T, Ota T, Godson C, et al.: Modulation of interferon induced genes by lipoxin analogue in anti-glomerular basement membrane nephritis, *J Am Soc Nephrol* 15:919, 2004.

68. Buckley CD, Gilroy DW, Serhan CN: Proresolving lipid mediators and mechanisms in the resolution of acute inflammation, *Immunity* 40:315, 2014.

69. Serhan CN, Levy: Pro-resolving lipid mediators are leads for resolution physiology, *Nature* 510(92), 2014.

70. Spite M, Claria J, Serhan CN: Resolvins, specialized pro-resolving lipid mediators, and their potential roles in metabolic diseases, *Cell Metab* 19:21, 2014.

71. Vigor C, Bertrand-Michel J, Pinot E, et al.: Nonenzymatic lipid oxidation products in biological systems: assessment of the metabo-lites from polyunsaturated fatty acids, *J Chromatogr B Analyt Technol Biomed Life Sci* 964:65–78, 2014.

72. Leung KS, Galano JM, Durand T, et al.: Current development in non-enzymatic lipid peroxidation products, isoprostanoids, and isofuranoids in novel biological samples, *Free Radic Res* 49:816–826, 2014.

73. Bauerova K, Acquaviva A, Ponist S, et al.: Markers of inflammation and oxidative stress studied in adjuvant induced arthritis in the rat on systemic and local level affected by pinosylvin and methotrexate and their combination, *Autoimmunity* 48:46–56, 2014.

74. Pertwee RG: Elevating endocannabinoid levels: pharmacological strategies and potential therapeutic applications, *Proc Nutr Soc* 73:96, 2014.

75. Burstein S: The elmiric acids: biologically active anandamide analogs, *Neuropharmacology* 55:1259, 2008.

76. Sido JM, Nagarkatti PS, Nagarkatti M: Role of endocannabinoid activation of peripheral CB1 receptors in the regulation of autoimmune diseases, *Int Rev Immunol* 34:403–414, 2014.

77. Witkampf R, Meijerink J: The endocannabinoid system: an emerging key player in inflammation, *Curr Opin Clin Nutr Metab Care* 17:130, 2014.

78. Alhouayek M, Muccioli GG: COX-2 derived endocannabinoid metabolites as novel inflammatory mediators, *Trends Pharmacol Sci* 35:284, 2014.

79. Davis MP: Cannabinoids in pain management: CB1, CB2 and non-classic receptor ligands, *Expert Opin Investig Drugs* 23:1123, 2014.

80. Cipriano M, Bjorklund E, Wilson AA, et al.: Inhibition of fatty acid amide hydrolase and cyclooxygenase by the N-(3-methylpyridin-2-yl)amide derivatives of flurbiprofen and naproxen, *Eur J Pharmacol* 720:383, 2013.

81. Kohno M, Hasegawa H, Inoue A, et al.: Identification of N-arachidonylglycine as the endogenous ligand for the orphan G-protein-coupled receptor GPR18, *Biochem Biophys Res Commun* 347:827, 2006.

82. Hata AN, Breyer RM: Pharmacology and signaling of prostaglandin receptors: multiple roles in inflammation and immune modulation, *Pharmacol Ther* 103:147, 2006.

83. Clark P, Rowland S, Denis D: MF498[N-{[4-(5,9-diethoxy-6-oxo-6,8-dihydro-7H-pyrrolo[3,4-g]quinolin-7-yl)-3-methylbenzyl]sulfonyl}-2-(2-methoxyphenyl)acetamide], a selective prostanoid receptor 4 antagonist, relieves joint inflammation and pain in rodent models of rheumatoid and osteoarthritis, *J Pharmacol Exp Ther* 325:425, 2008.

84. Norman P: Update on the status of DP2 receptor antagonists: from proof of concept through clinical failures to promising new drugs, *Expert Opin Investig Drugs* 23(55), 2014.

85. Capra V, Back M, Angiolillo DJ, et al.: Impact of vascular thromboxane prostanoid receptor activation on hemostasis, thrombosis, oxidative stress, and inflammation, *J Thromb Haemost* 12:126, 2014.

86. Sakata D, Yao C, Narumiya S: Emerging roles of prostanoids in T cell-mediated immunity, *IUBMB Life* 62:591, 2010.

87. Oga T, Matsuoka T, Yao C, et al.: Prostaglandin F(2alpha) receptor signaling facilitates bleomycin-induced pulmonary fibrosis independently of transforming growth factor-beta, *Nat Med* 15:1426, 2009.

88. Kanaoka Y, Boyce JA: Cysteinyl leukotrienes and their receptors; emerging concepts, *Allergy Asthma Immunol Res* 6:288, 2014.

89. Theron AJ, Steel HC, Tintiger GR, et al.: Cysteinyl leukotriene receptor-1 antagonists as modulators of innate immune cell function, *J Immunol Res* 2014:608930, 2014.

90. Mathis SP, Jala VR, Lee D, et al.: Nonredundant roles for leukotriene receptors BLT1 and BLT2 in inflammatory arthritis, *J Immunol* 185:3049, 2010.

91. Di Gennaro A, Haeggstrom JZ: Targeting leukotriene B4 in inflammation, *Expert Opin Ther Targets* 18:79, 2014.

92. Thompson MD, Hendy GN, Percy ME, et al.: G protein-coupled receptor mutations in human genetic disease, *Methods Mol Biol* 1175:153, 2014.

93. Back M, Powell WS, Dahlen S-E, et al.: Update on leukotriene, lipoxin and oxoeicosanoid receptors: IUPHAR Review 7, *Br J Pharmacol* 171:3551, 2014.

94. Choi SS, Park J, Choi JH: Revisiting PPARγ as a target for treatment of metabolic disorders, *BMB Rep* 47:599–608, 2014.

95. Ricote M, Li AC, Willson TM, et al.: The peroxisome-proliferator-activated receptor-gamma is a negative regulator of macrophage activation, *Nature* 391(79), 1998.

96. Freitag CM, Miller RJ: Peroxisome proliferator-activated receptor agonists modulate neuropathic pain: a link to chemokines? *Front Cell Neurosci* 8:238, 2014.

97. Wright MB, Bortolini M, Tadayyon M, et al.: Minireview: Challenges and opportunities in development of PPAR agonists, *Mol Endocrinol* 28:1756–1768, 2014.

98. Yik JH, Hu Z, Kumari R, et al.: Cyclin-dependent kinase 9 inhibition protects cartilage from the catabolic effects of proinflammatory cytokines, *Arthritis Rheumatol* 66:1537, 2014.

99. Xu H, Valenzuela N, Fai S, et al.: Targeted lipidomics—advances in profiling lysophosphocholine and platelet-activating factor second messengers, *FEBS J* 280:5652, 2013.

100. Marathe GK, Pandit CL, Lakshmikanth VH, et al.: To hydrolyse or not to hydrolyse: the dilemma of platelet activating factor acetyl hydrolase (PAF-AH), *J Lipid Res* 55:1847, 2014.

101. Stafforini DM, Zimmerman GA: Unraveling the PAF-AH/Lp-PLA2 controversy, *J Lipid Res* 55:1811, 2014.

102. Yu Y, Zhang M, Cai Q, et al.: Synergistic effects of combined platelet-activating factor receptor and epidermal growth factor receptor targeting in ovarian cancer cells, *J Hematol Oncol* 7:39, 2014.

103. Zurier RB: Prostaglandins: then, now, and next, *Semin Arth Rheum* 33:137, 2003.

104. Manferdini C, Maumus M, Gabusi E, et al.: Adipose-derived mesenchymal stem cells exert anti-inflammatory effects on chondrocytes and synoviocytes from osteoarthritic patients through prostaglandin E2, *Arthritis Rheum* 65:1271, 2013.

105. Zurier RB, Hoffstein S, Weissmann G: Suppression of acute and chronic inflammation in adrenalectomized rats by pharmacologic amounts of prostaglandins, *Arthritis Rheum* 16:606, 1973.

106. Weissmann G, Montesinos MC, Pillinger M, et al.: Non-prostaglandin effects of aspirin III and salicylate: inhibition of integrin-dependent human neutrophil aggregation and inflammation in COX2 and NF kappa B (P105)-knockout mice, *Adv Exp Med Biol* 507:571, 2002.

107. Bygdeman M, Samuelsson B: Quantitative determination of prostaglandins in human semen, *Clin Chim Acta* 10:566, 1964.

108. Karim SMM, Soindler M, Williams ED: Distribution of prostaglandins in human tissues, *Br J Pharmacol Chemother* 31:340, 1967.

109. Horrobin DF: The roles of essential fatty acids in the development of diabetic neuropathy and other complications of diabetes mellitus, *Prostaglandins Leukot Essent Fatty Acids* 31:181, 1988.

110. Ricciotti E, Fitzgerald GA: Prostaglandins and inflammation, *Arterioscler Thromb Vasc Biol* 31:986, 2011.

111. Torres R, Herrerias A, Sera-Pages M, et al.: Locally administered prostaglandin E2 prevents aeroallergen-induced airway sensitization in mice through immunomodulatory mechanisms, *Pharmacol Res* 70(50), 2013.

112. Fabricus D, Neubauer M, Mandel B, et al.: Prostaglandin E2 inhibits IFN-α secretion and Th1 costimulation by human plasmacytoid dendritic cells via E-prostanoid 2 and E-prostanoid 4 receptor engagement, *J Immunol* 184:677, 2010.

113. Chan MM, Moore AR: Resolution of inflammation in murine autoimmune arthritis is disrupted by cyclooxygenase-2 inhibition and restored by prostaglandin E2-mediated lipoxin A4 production, *J Immunol* 184:6418, 2010.

114. van Dorp DA, Beer Thuis RK, Nugteren DH: The biosynthesis of prostaglandins, *Biochim Biophys Acta* 90:204, 1964.

115. Bergstrom S, Daniellson H, Samuelsson B: The enzymatic formation of prostaglandin E2 from arachidonic acid, *Biochim Biophys Acta* 90:207, 1964.

116. Bergstrom S, Daniellson H, Klenberg D, et al.: The enzymatic conversion of essential fatty acids into prostaglandins, *J Biol Chem* 239:4006, 1964.

117. Yates CM, Calder PC, Rainger GE: Pharmacology and therapeutics of omega-3 polyunsaturated fatty acids in chronic inflammatory disease, *Pharmacol Ther* 141:272, 2014.

118. Legrand-Poels S, Esser N, L'homme L, et al.: Free fatty acids as modulators of the NLRP3 inflammasome in obesity/type 2 diabetes, *Biochem Pharmacol* 92:131–141, 2014.

119. Proudman SM, James MJ, Spargo LD, et al.: Fish oil in recent onset rheumatoid arthritis: a randomized, double blind controlled trial within algorithm-based drug use, *Ann Rheum Dis* 74(89–95), 2015.

120. Kremer JM: Effects of modulation of inflammatory and immune parameters in patients with rheumatic and inflammatory disease receiving dietary supplementation of n-3 and n-6 fatty acids, *Lipids* 31:S253, 1996.

第 29 章

趋化因子与细胞募集

原著 GERARD GRAHAM

钟　超译　朱　平校

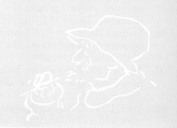

- 趋化因子（chemokine）是体内白细胞迁移的主要调节因子，其定义基于其成熟序列中出现的一段保守半胱氨酸基序。
- 与趋化因子相结合的趋化因子受体（chemokine receptor）属于 G 蛋白偶联受体家族或非典型趋化因子受体。
- 趋化因子调节白细胞从血管向外周组织的招募及其在组织内部迁移动态。
- 趋化因子是免疫及炎症性疾病、艾滋病、癌症等疾病关键致病过程中的核心调节因子。

引言

趋化因子是体内白细胞迁移的核心调节因子。本章将全面回顾趋化因子家族，讲述其进化起源及体内功能，并总结其在疾病中发挥的作用。针对趋化因子在病理中的作用，本章内容还将强调其相关的复杂生物学特性。

趋化因子家族成员的定义

趋化因子（chemokine）是趋化性（chemotactic）和细胞因子（cytokine）两词的结合。因此，其意为在体外或体内对细胞迁移具有引导作用的类似细胞因子的分子。这里需重点指出并非所有具有趋化性的细胞因子都归类为趋化因子。例如，IL-2[1]、IL-18[2]、

TGF-β[3] 等虽然具有趋化性，也不属于趋化因子。事实上，趋化因子家族成员定义上严格依据在其成熟型分泌蛋白的一段保守半胱氨酸基序[4]。如图 29-1 所示，根据这些半胱氨酸基序的特性，整个趋化因子大家族又被进一步划分为四个亚家族。某一细胞因子如果仅具有趋化特性，而缺少半胱氨酸基序，则仍不属于趋化因子家族。同样，若某一蛋白具有某一种半胱氨酸基序，那么即便其不具趋化特性，从生化角度仍可被归类为趋化因子。由此可见，趋化因子家族的定义严格依据其序列的生物化学特征，而非其功能。

在四个趋化因子亚家族中，最大的一个是 CC 型趋化因子（或称 β 趋化因子）亚家族，该命名基于其并排出现的前 2 个半胱氨酸。半胱氨酸对于蛋白二硫键形成至关重要。在 CC 型趋化因子中，第 1、3 和第 2、4 个半胱氨酸之间分别形成二硫键[5]，对趋化因子蛋白成熟过程中正确折叠及功能均至关重要[6]。目前，CC 型趋化因子亚家族共有 28 个已知成员。第二大趋化因子亚家族是 CXC 型趋化因子（或称 α 趋化因子）。与 CC 型趋化因子不同，该亚家族成员前两个半胱氨酸之间存在一个可变氨基酸（命名为 X）。CXC 型趋化因子的二硫键同样形成于第 1、3 和第 2、4 个半胱氨酸之间。截至目前，共发现 17 个 CXC 型趋化因子亚家族成员。除了 CC 型和 CXC 型趋化因子，还存在两个非常小的趋化因子亚家族，分别被命名为 XC 型亚家族和 CX3C 型亚家族。其中，XC 型趋化因子仅含 2 个保守的半胱氨酸残基，该亚家族只包含 2 个相关成员。CX3C 型趋化因子在前 2 个半胱氨酸之间存在第 3 个氨基酸，该亚家族仅含 1 个成员。

趋化因子是典型的分泌型蛋白，其 N 端具有信

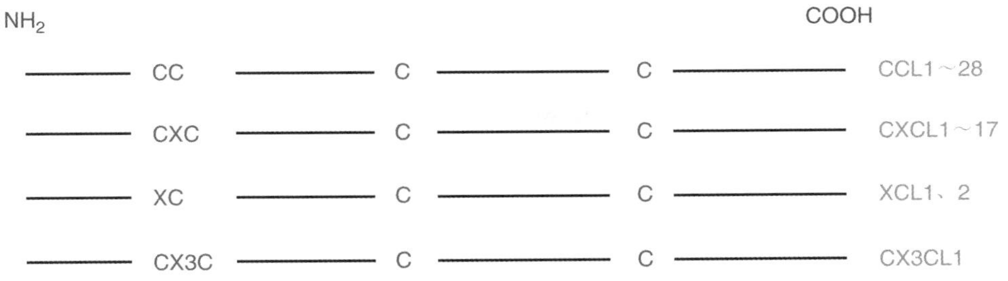

图 29-1　四个趋化因子亚家族半胱氨酸基序的相关分布及其命名。CC 型趋化因子命名为 CCL，CXC 型趋化因子命名为 CXCL，XC 型及 CX3C 型趋化因子分别命名为 XCL 和 CX3CL。注：半胱氨酸基序两端的线段代表该趋化因子的其他氨基酸

号肽，在分泌过程中被切除。该处理过程主要有两种方式。例如，CX3CL1[7] 和 CXCL16[8] 的 C 端有一段黏蛋白区域，可将其嵌入细胞膜。因此，这些趋化因子既能以与细胞膜锚定的形式存在，也能被肿瘤坏死因子转化酶（tumor necrosis factor converting enzyme，TACE）样酶切掉其黏蛋白区域以可溶形式存在 [9]。此外，还有一种鼠源特异的趋化因子 CCL27，其缺乏信号肽，却具有核定位信号 [10,11]。目前尚不清楚该趋化因子在小鼠免疫反应中的作用。

综上，趋化因子家族的定义严格依据于其保守的半胱氨酸基序，并根据该基序特性将趋化因子进一步划分为四个亚家族。

趋化因子命名系统

不论对于新手，还是已在这一领域进行长时间研究的人来说，趋化因子的命名都是非常复杂和极易混淆的。导致这一问题的原因之一在于，历史上，有些趋化因子在短时期内由几个不同实验室分别发现，导致相关重要文献中产生了不同的命名。尤其是 20 世纪 90 年代，"数据挖掘"使得趋化因子这类严格依据序列结构特征定义的蛋白家族中的新成员被迅速发掘，加剧了这一命名问题。例如，SLC、6-CKine、TCA4 及 Ckb9 都是同一个趋化因子的不同命名。另外还有很多类似的命名问题。同时，有些趋化因子的命名本身也容易引起混淆。例如，IL-8 事实上并不该归于白细胞介素，而应属于趋化因子（现在被称为 CXCL8）。

基于上述原因，在本世纪初，趋化因子研究领域制定了一套系统化的命名方法 [12]。该命名系统将趋化因子定义为配体。因此，CC 型趋化因子被命名为 CC 配体（CC ligand）或 CCL，以此类推，CXC

型配体称为 CXCL，XC 及 CX3C 型配体称为 XCL、CX3CL。在每种类型内，各趋化因子命名简单地基于其被保存在基因组数据库中的先后顺序进行数字排序。换而言之，CCL1 是第一个被发现的 CC 型趋化因子，而 CCL28 是最晚发现的、也很可能是最后一个 CC 型趋化因子。依据该系统命名，可以将之前趋化因子的复杂命名进行统一，例如，SLC 或 6-Ckine 现在被统一称为 CCL21。该命名系统已被研究趋化因子的生物学家、免疫学家以及其他相关科研人员所广泛接受。

炎症性及稳态性趋化因子模型

趋化因子在调节白细胞体内迁移方面发挥着多样且复杂的作用（图 29-2）。为了简单概括其生物学特性，可根据趋化因子发挥作用所处环境的不同将其分为炎症性或稳态性两种 [12,13]。在组织静息，炎症性趋化因子并不表达，但是在发生感染、创伤或组织损伤后它们将被大量诱导表达。在实际过程中，在应激、感染或损伤情况下的任一种细胞似乎都能成为炎症性趋化因子的来源。炎症性趋化因子作为炎症反应的"前奏"，直接将炎症相关白细胞招募到损伤或感染部位，此后其转录被沉默。炎症性趋化因子可产生于机体各种损伤部位，从而使炎症相关白细胞能够被迅速、直接地招募到特定损伤部位。

与炎症性趋化因子相反，稳态性趋化因子通常不以可诱导方式表达，而是在各组织中由特定细胞稳定地低水平表达。稳态性趋化因子参与精细的组织调节过程。比如，皮肤组织中表达 CCL27，并通过与其受体 CCR10 相互作用，保证 T 细胞准确归巢于皮肤组织 [14]。再如，肠道中表达 CCL25，能够与其受体 CCR9 相互作用，促进 T 细胞归巢于肠道 [15]。造血

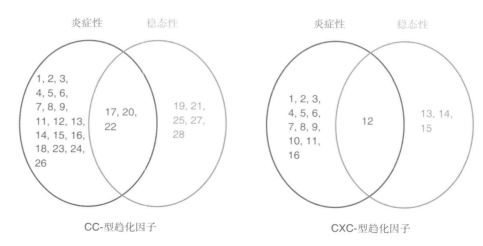

图 29-2 CC 及 CXC 型趋化因子炎症性和稳态性划分的韦恩图。其中，有些趋化因子的划分位于两类之间。图中的数字代表趋化因子的标号（例如 CCL1 和 CCL19）

干细胞表达趋化因子受体 CXCR4，能够结合趋化因子 CXCL12（由骨髓基质细胞表达），从而引导造血干细胞于骨髓微环境中精确募集[16-18]。

有关炎症性和稳态性趋化因子的划分并不完全清晰，有些趋化因子既能发挥炎症性趋化因子的作用，也可发挥稳态性趋化因子的作用。尽管如此，这仍不失为一种对趋化因子生物学特性的有效分类，也为解释趋化因子及其受体的功能提示了环境背景。

趋化因子受体家族

除个例外，趋化因子受体基本都属于 7 次跨膜 G 蛋白偶联受体家族[19]。截至目前，共发现 19 个具有信号转导作用的趋化因子受体。与趋化因子的发现不同，趋化因子受体的发现不能依赖于对基因组数据库的筛查。因此，未知趋化因子受体仍有可能属于"孤儿"G 蛋白偶联受体。趋化因子受体的命名与趋化因子相似，也有系统命名法。所幸趋化因子受体结合的趋化因子常属于同一配体家族。因此，我们可以将其分别命名为 CC 型趋化因子受体（CC chemokine receptor，CCR），CXC 型趋化因子受体（CXC chemokine receptor，CXCR），以及 XCR 和 CX3CR。趋化因子受体的命名排序类似于趋化因子配体，反映了其 cDNA 保存于基因组数据库中的时间先后顺序。CCR1 是第一个被发现的 CC 型趋化因子受体，而 CCR10 是最后被发现的 CC 型趋化因子受体。至今，共发现 10 个 CC 型趋化因子受体，7 个 CXC 型趋化因子受体，以及 1 个 XC 型和 1 个 CX3C 型趋

化因子受体。与趋化因子类似，根据趋化因子受体表达于何种类型细胞，可将其分为炎症性趋化因子受体和稳态性趋化因子受体。炎症性趋化因子受体，例如 CCR1、CXCR2，通常表达于炎症相关的白细胞，并能促进天然免疫细胞招募至组织损伤或感染部位。与此相对，稳态性趋化因子受体，例如 CCR9、CCR10，往往表达于淋巴细胞亚群，使其定位于特定组织。

尽管趋化因子受体与同一趋化因子亚型中的一个或几个分子特异结合，它们之间的相互作用仍然非常复杂[20,21]。如表 29-1 所示，但还有一部分趋化因子受体仅与相对较少的配体结合，有很多趋化因子受体（特别是前述章节所描述的与炎症相关的受体）能够与多个配体结合，从而表现出异常混杂的相互作用关系。同时，有些趋化因子配体也不限于与一种趋化因子受体结合。例如，CCL3 不仅结合 CCR1，也能够结合 CCR3 和 CCR5。趋化因子受体 - 配体相互作用中的混杂及不专一性对我们理解炎症过程中趋化因子及其受体的功能造成了很大困难。实际上，这也是很难精确构建趋化因子在炎症性疾病中功能模型的重要原因之一。目前还不清楚且尚存争议的是，趋化因子及其配体之间混杂的相互作用是否是趋化因子体系基本的、是广泛存在的冗余性的一种体现[22-24]。虽然该问题还未解决，但新近研究表明，G 蛋白偶联受体在信号转导中存在偏向性[25]（例如，不同配体与同一受体作用能够产生不同的下游信号），这可解释为趋化因子系统的混杂特性具有精细调节作用，而非简单的冗余。

表 29-1	已知趋化因子受体及其所识别趋化因子配体
受体	配体
ACKR1	CCL2、3、4、5、7、11、13、14、17、CXCL5、6、8、11
ACKR2	CCL2、3、4、5、7、11、13、14、17、22
ACKR3	CXCL11、12
ACKR4	CCL19、21、25

表 29-2	已知的非典型性趋化因子受体及其识别的趋化因子配体
受体	配体
SCR1	CCL3、5、7、8、13、14、15、16、23
CCR2	CCL2、7、8、13、15
CCR3	CCL3、4、5、7、11、13、15、24、26、28
CCR4	CCL17、22
CCR5	CCL、3、4、5、7、14、16
CCR6	CCL20
CCR7	CCL19、21
CCR8	CCL1、CCL18
CCR9	CCL25
CCR10	CCL27、28
CXCR1	CXCL5、6、8
CXCR2	CXCL1、2、3、5、6、7、8
CXCR3	CXCL9、10、11
CXCR4	CXCL12
CXCR5	CXCL13
CXCR6	CXCL16
CXCR8	CXCL17
XCR1	XCL1、2
CX3CR1	CX3CL1

非典型性趋化因子受体

除传递经典信号的趋化因子受体外，还有一小类亚家族受体，可在与配体反应后传递非经典信号，它们通常表达于基质细胞[26-28]。这类受体被称为非典型性趋化因子受体（atypical chemokine receptor，或 ACKR）。到目前为止，共发现四种非典型性趋化因子受体，它们及其所结合配体的详细信息被列于表 29-2。

该家族中有一个例外，ACKR1。因为，在基因组定位上，它与其余经典趋化因子受体及非典型性趋化因子受体都距离很远，同时在初级结构上与其余趋化因子受体的相似性也非常低。与其余所有趋化因子受体不同，ACKR1 具有与多种趋化因子亚型结合的能力，能够与多种 CC 型和 CXC 型的炎症性趋化因子紧密结合。数据表明，ACKR1 在携带趋化因子通过血管内皮细胞[29]、参与疟疾发生[30]、调节造血干细胞发育和分化[31]等过程中发挥重要作用。

ACKR2、3、4 与其余趋化因子受体具有非常明确的相关性，其基因位于趋化因子受体的主要染色质区域[32]。这些受体具有趋化因子清除受体功能[33-37]，在不同背景下对精细调节趋化因子的活性具有重要作用。ACKR2 仅与炎症性的 CC 型趋化因子结合，在调节炎症反应[38-41]、胎盘功能[42,43]、发育中的分支形态发生[44,45]等方面发挥着至关重要作用。根据在斑马鱼中的确切研究结果[47]及其敲除小鼠纯合胚胎致死现象[48]，发现 ACKR3 与 CXCL11、CXCL12 的结合[46]在发育中具有重要功能。最后，ACKR4 与 CC 型稳态性趋化因子 CCL19、CCL21 及 CCL25 结合[49]。其能建立浓度梯度，在树突状细胞向淋巴结实质迁移的过程中发挥重要作用[50]。ACKR4 还高表达于胸腺，但其在胸腺中的作用尚不清楚[51]。

趋化因子的进化背景

趋化因子及其受体特异表达于脊椎动物，而在果蝇等无脊椎动物中则不表达。进化过程中，趋化因子及其受体首次出现于大约 6 亿年前的无腭鱼[52,53]。这些最早出现的趋化因子的原始功能是调节干细胞在发育过程中的迁移[54]。已知最古老、最保守的趋化因子之一是 CXCL12。在哺乳动物胚胎形成过程中，它对原始生殖细胞至生殖脊的迁移[55,56]、造血干细胞从胚肝至骨髓的迁移[57,58]以及血管和神经前体细胞的迁移[57,59,60]等过程都至关重要。CXCL12 缺失的小鼠由于严重的骨髓缺陷将发生新生鼠死亡[57,58]。斑马鱼中相关研究同样表明，干扰 CXCL12 的表达将导致原始生殖细胞迁移能力不足，导致成年斑马鱼不育[55,61]。此外，在斑马鱼发育过程中，CXCL12 对于沿侧线分布的一群细胞的迁移也具有重要作用[62,63]。因此，对胚胎发育过程中细胞迁移的调节可能是趋化因子最古老且高度保守的功能。

从 CXCL12 起始，通过基因复制过程，目前在哺乳动物中趋化因子体系已经扩大到包含大约 45 种不同趋化因子的规模，这使得它们能够以非常精细的方式调节体内白细胞迁移。尽管如此，在正常胚胎发育过程中，CXCL12 的重要作用仍被保留下来。就受体而言，最古老的趋化因子受体几乎肯定是 CXCL12 的受体 CXCR4 和 ACKR3。CXCR4 表达于干细胞，是干细胞在胚胎中进行迁移所必需的；而 ACKR3 则可以精细调节 CXCL12 的表达及呈递，从而准确调控胚胎发育过程。

趋化因子如何准确招募细胞至体内特定部位

被呈递的趋化因子在帮助白细胞迁移至特定组织的过程中发挥两种不同功能。其一，向循环系统的细胞传达它们已位于正确位置的信息，从而可离开循环进入处于炎症或稳态的组织。其二，促进离开循环系统的细胞在血管管腔外组织的运动。二者将分做论述。

趋化因子在白细胞黏附级联反应中的作用

白细胞利用多种分子的组合信号，从时间和空间上做出判断，决定从何处离开血管进入组织[64,65]。如图 29-3 所示，最初白细胞通过与选择素分子的间断相互作用在血管管腔内皮细胞表面滚动，在滚动过程中白细胞将遇到趋化因子，而当其表面恰好表达与之对应的趋化因子受体时，则趋化因子将诱导其产生"内向外"的信号，激活白细胞表面的整合素分子，使其牢固地黏附在所处的管腔部位[66,67]。随后白细胞产生跨血管内皮迁移，通过此过程白细胞穿过血管内皮细胞层进入血管外组织。关于趋化因子在体内如何通过其浓度梯度引导细胞迁移，目前已有大量论述。但是，在白细胞黏附级联反应以及白细胞向血管外迁出的过程中，已明确在动态循环系统中难以形成趋化因子浓度梯度。实际上，大量分析表明，趋化因子是被呈递给滚动的、与内皮多糖蛋白复合物层[70]上葡萄糖胺聚糖分子[68,69]相结合的白

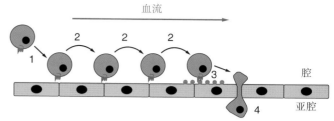

图 29-3　白细胞黏附级联反应。①最初，在剪切流中白细胞（绿色细胞）与血管腔表面内皮细胞（黄色细胞）之间存在弱相互作用；②白细胞通过选择素依赖的方式在血管内皮表面滚动；③趋化因子受体信号诱导整合素依赖的白细胞与血管内皮表面紧密结合；④白细胞跨血管内皮迁移

细胞。关于趋化因子如何被呈递的细节尚不清楚，但很多通过酶解清除多糖蛋白复合物层葡萄糖胺聚糖成分的研究[71]已确切显示，蛋白聚糖呈递的趋化因子对调节白细胞跨越血管进入血管外组织具有重要作用。

趋化因子在组织内的作用

尽管趋化因子从血管中招募白细胞的作用已经很清楚，但是其如何调节细胞在组织内迁移目前仍知之甚少。非常明确的是，组织中存在大量的趋化因子表达，由此可见它们很可能参与血管迁出细胞在组织中的运动。此外，趋化因子还参与树突状细胞从外周组织的迁出，使其通过淋巴循环迁移至淋巴结，进行抗原呈递[72,73]。在此过程中，淋巴内皮表面呈现趋化因子 CCL21 的浓度梯度，用于招募树突状细胞进入淋巴循环[34]。

有趣的是，趋化因子可能不只调节细胞在组织内的迁移，有证据表明趋化因子也能增加细胞在组织中的运动速率[74]。在淋巴结中，这一作用有助于增强抗原呈递效率。

要彻底明确趋化因子在组织中的作用更多的研究仍有待开展。组织中存在各种复杂因素，比如，在炎症组织中，与同一受体结合的多种趋化因子可以同时存在。白细胞是如何整合这些信号来促进动力和动态上的特异反应，目前还不清楚。

趋化因子及其受体在疾病中的作用

趋化因子及其受体在三种病理过程中发挥着至

关重要作用：①免疫和炎症疾病，②HIV 病理过程，③癌症。

免疫和炎症性疾病

基本上所有与白细胞相关的病理过程，无论炎症、自身免疫病或是过敏，都非常依赖趋化因子[21,75]。例如，炎症相关细胞迁移至类风湿关节[76,78]、银屑病斑块[79,80]、多发性硬化的破损部位[81,82]等过程均依赖于组织局部的趋化因子表达，同时，病理炎症部位也富含各种炎症性趋化因子。特别是，在炎症条件下，当白细胞进入炎症部位时，组织通常发生反应产生更多的炎症性趋化因子，从而扩大了炎症反应。此外，在自身免疫病过程中，趋化因子对于树突状细胞和 T 细胞向次级淋巴器官迁移以及抗原呈递不可或缺[83]。在哮喘等过敏性疾病中，特定趋化因子与Th2 辅助性 T 细胞、肥大细胞、嗜酸性粒细胞等的招募相关[84,85]。临床前和临床研究表明，趋化因子及其受体与动脉硬化斑块形成也存在很强的相关性[86,87]。确实，CCR2、CX3CR1 等关键炎症性趋化因子受体的遗传多态性分析显示，这些分子与动脉硬化的病理过程存在很强的关联。炎症性趋化因子与炎症破坏病理间的相关性也表明，趋化因子及其受体可作为重要的治疗靶点。综上所述，所有炎症、过敏、自身免疫病等疾病的发生、发展在很大程度上都依赖于趋化因子及其受体。

HIV 病理过程

在 HIV 感染过程中，尽管趋化因子受体与炎症或免疫功能紊乱无关，但是目前知道它们确是 HIV病理过程所必不可少的物质[88]。尤其是趋化因子受体 CCR5，作为最重要的共同受体（与 CD4 一起）参与单核巨噬细胞嗜性 HIV 毒株的感染起始过程[89]。与此相关，人们观察到 T 细胞中高度表达 CCR5 配体的个体表现出从 HIV 感染到艾滋病彻底发病存在相对较长的时间周期[90]。目前已知这是由这些趋化因子与 HIV 竞争性结合 CCR5 直接导致。此外，在CCR5 多态性上，CCR5-Δ32 纯合个体对 HIV 感染基本都具有抗性[91]。CCR5-Δ32 为 CCR5 基因位点处32 个碱基对的缺失，从而产生没有活性的截短型受体。这种 CCR5 多态性首次在北欧发现。如今的北欧

土著人群中，15% 呈 CCR5-Δ32 杂合，1% 呈 CCR5-Δ32 纯合[92]。关于 CCR5 在体内的详细作用目前仍存在一些疑问，因为，CCR5 纯合缺失个体并未表现出明显的免疫或炎症缺陷。事实上，个别报道指出这些人发生类风湿关节炎[93]、多发性硬化[94]等疾病时表现出减轻的炎症反应。

然而，目前已明确在西尼罗河病毒感染过程中纯合 CCR5 缺失人群的脑炎致死率增加[95-97]。因此，至少在脑炎病毒感染的过程中 CCR5 可能具有特异作用。

更重要的是，与炎症疾病相对，药物靶向 CCR5也取得了巨大成功。Maraviroc[98] 是一种高质量的CCR5 拮抗类药物，被授权用于治疗 HIV。除 CCR5外，CXCR4 是另一个主要的 HIV 共受体，在后期体内疾病演变过程中发挥作用[99]。当病毒在体内演变后，其逐渐获得与 CCR5 和 CXCR4 相互作用的能力，并最终演变成只能与 CXCR4 相互作用。仅与CXCR4 相互作用的这种转变导致艾滋病彻底发病[100,101]。但目前还不清楚为什么我们不能被 CXCR4依赖的病毒直接感染，以及为什么 CCR5 是病毒起始感染中所必需的一个受体。

癌症

趋化因子是肿瘤发生中的主要作用分子[102,103]。它们在肿瘤发生的很早期就已经开始起作用。大量研究表明，致癌基因组变化是趋化因子表达的强诱导因素[104,105]。这可能是细胞在发出求救信号，以应对致癌突变压力过程中产生的一种副产物。这些趋化因子在病理过程中非常重要，它们可以招募白细胞亚群（如巨噬细胞），直接加速肿瘤进程[106]。目前发现大量趋化因子都参与癌症的进展。在肿瘤转移过程中也有明确数据表明，很多肿瘤利用趋化因子受体迁移到其转移的目标组织中[107-109]。

总之，趋化因子及其受体是潜在的、重要的癌症治疗靶点。

结论

总而言之，趋化因子是体内白细胞迁移的重要调节因子。它们是一个在脊椎动物中特异存在的家族，可根据其生物化学特性进行分类，在生物学和病理学

过程中发挥着至关重要的作用。因此，它们可以作为很多疾病（尤其是炎症疾病）的重要治疗靶点。

🌐 Full references for this chapter can be found on ExpertConsult.com.

参考文献

1. Wilkinson PC, Newman I: Chemoattractant activity of IL-2 for human lymphocytes: a requirement for the IL-2 receptor beta-chain, *Immunology* 82(1):134–139, 1994.

2. Komai-Koma M, Gracie JA, Wei X-q, et al.: Chemoattraction of human T cells by IL-18, *J Immunol* 170(2):1084–1090, 2003.

3. Wahl SM, Hunt DA, Wakefield LM, et al.: Transforming growth factor type beta induces monocyte chemotaxis and growth factor production, *P Natl Acad Sci USA* 84(16):5788–5792, 1987.

4. Rot A, von Andrian UH: Chemokines in innate and adaptive host defense: basic chemokinese grammar for immune cells, *Annu Rev Immunol* 22:891–928, 2004.

5. Rajarathnam K, Sykes BD, Dewald B, et al.: Disulfide bridges in interleukin-8 probed using non-natural disulfide analogues: dissociation of roles in structure from function, *Biochemistry* 38(24):7653–7658, 1999. Epub 1999/07/01.

6. Fernandez EJ, Lolis E: Structure, function, and inhibition of chemokines, *Annu Rev Pharmacol Toxicol* 42(1):469–499, 2002.

7. Bazan JF, Bacon KB, Hardiman G, et al.: A new class of membrane-bound chemokine with a CX3C motif, *Nature* 385(6617):640–644, 1997. Epub 1997/02/13.

8. Matloubian M, David A, Engel S, et al.: A transmembrane CXC chemokine is a ligand for HIV-coreceptor Bonzo, *Nat Immunol* 1(4):298–304, 2000. Epub 2000/03/23.

9. Garton KJ, Gough PJ, Blobel CP, et al.: Tumor necrosis factor-alpha-converting enzyme (ADAM17) mediates the cleavage and shedding of fractalkine (CX3CL1), *J Biol Chem* 276(41):37993–38001, 2001. Epub 2001/08/10.

10. Baird JW, Nibbs RJ, Komai-Koma M, et al.: ESkine, a novel beta-chemokine, is differentially spliced to produce secretable and nuclear targeted isoforms, *J Biol Chem* 274(47):33496–33503, 1999.

11. Nibbs RJ, Graham GJ: CCL27/PESKY: a novel paradigm for chemokine function, *Expert Opin Biol Ther* 3(1):15–22, 2003.

12. Zlotnik A, Yoshie O: Chemokines: a new classification system and their role in immunity, *Immunity* 12(2):121–127, 2000.

13. Mantovani A: The chemokine system: redundancy for robust outputs, *Immunol Today* 20(6):254–257, 1999.

14. Homey B, Alenius H, Muller A, et al.: CCL27-CCR10 interactions regulate T cell-mediated skin inflammation, *Nat Med* 8(2):157–165, 2002. Epub 2002/02/01.

15. Kunkel EJ, Campbell JJ, Haraldsen G, et al.: Lymphocyte CC chemokine receptor 9 and epithelial thymus-expressed chemokine (TECK) expression distinguish the small intestinal immune compartment: epithelial expression of tissue-specific chemokines as an organizing principle in regional immunity, *J Exp Med* 192(5):761–768, 2000. Epub 2000/09/07.

16. Lapidot T, Dar A, Kollet O: How do stem cells find their way home? *Blood* 106(6):1901–1910, 2005.

17. Lapidot T, Petit I: Current understanding of stem cell mobilization: the roles of chemokines, proteolytic enzymes, adhesion molecules, cytokines, and stromal cells, *Exp Hematol* 30(9):973–981, 2002.

18. Wright DE, Bowman EP, Wagers AJ, et al.: Hematopoietic stem cells are uniquely selective in their migratory response to chemokines, *J Exp Med* 195(9):1145–1154, 2002.

19. Bachelerie F, Ben-Baruch A, Burkhardt AM, et al.: International union of pharmacology. LXXXIX. Update on the extended family of chemokine receptors and introducing a new nomenclature for atypical chemokine receptors, *Pharmacol Rev* 66(1):1–79, 2014.

20. Schall TJ, Proudfoot AE. Overcoming hurdles in developing successful drugs targeting chemokine receptors. *Nat Rev Immunol.* 11(5):355–363.

21. Viola A, Luster AD: Chemokines and their receptors: drug targets in immunity and inflammation, *Annu Rev Pharmacol Toxicol* 48:171–197, 2008.

22. Schall TJ, Proudfoot AEI: Overcoming hurdles in developing successful drugs targeting chemokine receptors, *Nat Rev Immunol* 11(5):355–363, 2011.

23. Steen A, Larsen O, Thiele S, et al.: Biased and G protein-independent signaling of chemokine receptors, *Front Immunol* 5:277, 2014.

24. Dyer DP, Medina-Ruiz L, Bartolini R, et al.: Chemokine receptor redundancy and specificity are context dependent, *Immunity* 50(2):378–389e5, 2019.

25. Jorgensen AS, Rosenkilde MM, Hjorto GM: Biased signaling of G protein-coupled receptors—from a chemokine receptor CCR7 perspective, *Gen Comp Endocrinol* 258:4–14, 2018. Epub 2017/07/12.

26. Bachelerie F, Graham GJ, Locati M, et al.: New nomenclature for atypical chemokine receptors, *Nat Immunol* 15(3):207–208, 2014.

27. Bachelerie F, Graham GJ, Locati M, et al.: An atypical addition to the chemokine receptor nomenclature: IUPHAR Review 15, *Br J Pharmacol* 172(16):3945–3949, 2015. Epub 2015/05/12.

28. Nibbs RJB, Graham GJ: Immune regulation by atypical chemokine receptors, *Nat Rev Immunol* 13(11):815–829, 2013.

29. Middleton J, Neil S, Wintle J, et al.: Transcytosis and surface presentation of IL-8 by venular endothelial cells, *Cell* 91(3):385–395, 1997.

30. Rot A: Contribution of Duffy antigen to chemokine function, *Cytokine Growth Factor Rev* 16(6):687–694, 2005.

31. Duchene J, Novitzky-Basso I, Thiriot A, et al.: Atypical chemokine receptor 1 on nucleated erythroid cells regulates hematopoiesis, *Nat Immunol* 18(7):753–761, 2017.

32. Nomiyama H, Osada N, Yoshie O: A family tree of vertebrate chemokine receptors for a unified nomenclature, *Dev Comp Immunol* 35(7):705–715, 2011.

33. Fra AM, Locati M, Otero K, et al.: Cutting edge: scavenging of inflammatory CC chemokines by the promiscuous putatively silent chemokine receptor D6, *J Immunol* 170(5):2279–2282, 2003.

34. Weber M, Blair E, Simpson CV, et al.: The chemokine receptor D6 constitutively traffics to and from the cell surface to internalize and degrade chemokines, *Mol Biol Cell* 15(5):2492–2508, 2004.

35. Hoffmann F, Mueller W, Schuetz D, et al.: Rapid uptake and degradation of CXCL12 depend on CXCR7 carboxyl-terminal serine/threonine residues, *J Biol Chem* 287(34):28362–28377, 2012.

36. Naumann U, Cameroni E, Pruenster M, et al. CXCR7 functions as a scavenger for CXCL12 and CXCL11, *PloS One* 5(2):e9175.

37. Bryce SA, Wilson RA, Tiplady EM, et al.: ACKR4 on stromal cells Scavenges CCL19 to enable CCR7-dependent trafficking of APCs from inflamed skin to lymph nodes, *J Immunol* 196(8):3341–3353, 2016. Epub 2016/03/16.

38. Graham GJ: D6 and the atypical chemokine receptor family: novel regulators of immune and inflammatory processes, *Eur J Immunol* 39(2):342–351, 2009.

39. Martinez de la Torre Y, Locati M, Buracchi C, et al.: Increased inflammation in mice deficient for the chemokine decoy receptor D6, *Eur J Immunol* 35(5):1342–1346, 2005.

40. Graham GJ: D6/ACKR2, *Front Immunol* 6:280, 2015. Epub 2015/06/23.

41. Jamieson T, Cook DN, Nibbs RJ, et al.: The chemokine receptor D6 limits the inflammatory response in vivo, *Nat Immunol* 6(4):403–411, 2005.

42. Madigan J, Freeman DJ, Menzies F, et al.: Chemokine scavenger D6 is expressed by trophoblasts and aids the survival of mouse embryos transferred into allogeneic recipients, *J Immunol* 184(6):3202–3212, 2010.

43. Martinez de la Torre Y, Buracchi C, Borroni EM, et al.: Protection against inflammation- and autoantibody-caused fetal loss by the chemokine decoy receptor D6, *Proc Natl Acad Sci U S A* 104(7):2319–2324, 2007.

44. Lee KM, Danuser R, Stein JV: The chemokine receptors ACKR2 and CCR2 reciprocally regulate lymphatic vessel density, *Embo J* 33(21):2564–2580, 2014. Epub 2014/10/02.

45. Wilson GJ, Hewit KD, Pallas KJ, et al.: Atypical chemokine receptor ACKR2 controls branching morphogenesis in the developing mammary gland, *Development* 144(1):74–82, 2017. Epub 2016/11/27.

46. Burns JM, Summers BC, Wang Y, et al.: A novel chemokine receptor for SDF-1 and I-TAC involved in cell survival, cell adhesion, and tumor development, *J Exp Med* 203(9):2201–2213, 2006.

47. Boidajipour B, Mahabaleshwar H, Kardash E, et al.: Control of chemokine-guided cell migration by ligand sequestration, *Cell* 132(3):463–473, 2008.

48. Sierro F, Biben C, Martinez-Munoz L, et al.: Disrupted cardiac development but normal hematopoiesis in mice deficient in the second CXCL12/SDF-1 receptor, CXCR7, *Proc Natl Acad Sci U S A* 104(37):14759–14764, 2007.

49. Townson JR, Nibbs RJ: Characterization of mouse CCX-CKR, a receptor for the lymphocyte-attracting chemokines TECK/mCCL25, SLC/mCCL21 and MIP-3beta/mCCL19: comparison to human CCX-CKR, *Eur J Immunol* 32(5):1230–1241, 2002.

50. Ulvmar MH, Werth K, Braun A, et al.: The atypical chemokine receptor CCRL1 shapes functional CCL21 gradients in lymph nodes, *Nat Immunol* 15(7):623–630, 2014.

51. Lucas B, White AJ, Ulvmar MH, et al.: CCRL1/ACKR4 is expressed in key thymic microenvironments but is dispensable for T lymphopoiesis at steady state in adult mice, *Eur J Immunol* 45(2):574–583, 2015. Epub 2014/12/19.

52. Bajoghli B: Evolution and function of chemokine receptors in the immune system of lower vertebrates, *Eur J Immunol* 43(7):1686–1692, 2013.

53. Bird S, Tafalla C: Teleost chemokines and their receptors, *Biology* 4(4):756–784, 2015.

54. DeVries ME, Kelvin AA, Xu L, et al.: Defining the origins and evolution of the chemokine/chemokine receptor system, *J Immunol* 176(1):401–415, 2006. Epub 2005/12/21.

55. Doitsidou M, Reichman-Fried M, Stebler J, et al.: Guidance of primordial germ cell migration by the chemokine SDF-1, *Cell* 111(5):647–659, 2002.

56. Ara T, Nakamura Y, Egawa T, et al.: Impaired colonization of the gonads by primordial germ cells in mice lacking a chemokine, stromal cell-derived factor-1 (SDF-1), *Proc Natl Acad Sci U S A* 100(9):5319–5323, 2003.

57. Zou YR, Kottmann AH, Kuroda M, et al.: Function of the chemokine receptor CXCR4 in haematopoiesis and in cerebellar development, *Nature* 393(6685):595–599, 1998.

58. Ma Q, Jones D, Borghesani PR, et al.: Impaired B-lymphopoiesis, myelopoiesis, and derailed cerebellar neuron migration in CXCR4- and SDF-1-deficient mice, *P Natl Acad Sci USA* 95(16):9448–9453, 1998.

59. Killian ECO, Birkholz DA, Artinger KB: A role for chemokine signaling in neural crest cell migration and craniofacial development, *Dev Biol* 333(1):161–172, 2009.

60. Tachibana K, Hirota S, Iizasa H, et al.: The chemokine receptor CXCR4 is essential for vascularization of the gastrointestinal tract, *Nature* 393(6685):591–594, 1998.

61. Molyneaux KA, Zinszner H, Kunwar PS, et al.: The chemokine SDF1/CXCL12 and its receptor CXCR4 regulate mouse germ cell migration and survival, *Development* 130(18):4279–4286, 2003.

62. Valentin G, Haas P, Gilmour D: The chemokine SDF1a coordinates tissue migration through the spatially restricted activation of Cxcr7 and Cxcr4b, *Curr Biol* 17(12):1026–1031, 2007.

63. Valentin G, Haas P, Gilmour D: The chemokine SDF1a coordinates tissue migration through the spatially restricted activation of Cxcr7 and Cxcr4b, *Current Biology* 17(12):1026–1031, 2007.

64. Nourshargh S, Alon R: Leukocyte migration into inflamed tissues, *Immunity* 41(5):694–707, 2014.

65. Ley K, Laudanna C, Cybulsky MI, et al.: Getting to the site of inflammation: the leukocyte adhesion cascade updated, *Nat Rev Immunol* 7:678, 2007.

66. Alon R, Ley K: Cells on the run: shear-regulated integrin activation in leukocyte rolling and arrest on endothelial cells, *Curr Opin Cell Biol* 20(5):525–532, 2008.

67. Montresor A, Toffali L, Constantin G, et al.: Chemokines and the signaling modules regulating integrin affinity, *Front Immunol* 3:127, 2012.

68. Handel TM, Johnson Z, Crown SE, et al.: Regulation of protein function by glycosaminoglycans—as exemplified by chemokines, *Annu Rev Biochem* 74(1):385–410, 2005.

69. Proudfoot AEI: Chemokines and glycosaminoglycans, *Front Immunol* 6:246, 2015.

70. Weinbaum S, Tarbell JM, Damiano ER: The structure and function of the endothelial glycocalyx layer, *Annu Rev Biomed Eng* 9(1):121–167, 2007.

71. Bao X, Moseman EA, Saito H, et al.: Endothelial heparan sulfate controls chemokine presentation in recruitment of lymphocytes and dendritic cells to lymph nodes, *Immunity* 33(5):817–829, 2010.

72. Forster R, Braun A, Worbs T: Lymph node homing of T cells and dendritic cells via afferent lymphatics, *Trends in Immunology* 33(6):271–280, 2012.

73. Forster R, Schubel A, Breitfeld D, et al.: CCR7 coordinates the primary immune response by establishing functional microenvironments in secondary lymphoid organs, *Cell* 99(1):23–33, 1999.

74. Worbs T, Mempel TR, Bolter J, et al.: CCR7 ligands stimulate the intranodal motility of T lymphocytes in vivo, *J Exp Med* 204(3):489–495, 2007.

75. Gerard C, Rollins BJ: Chemokines and disease, *Nat Immunol* 2(2):108–115, 2001.

76. Haringman JJ, Ludikhuize J, Tak PP: Chemokines in joint disease: the key to inflammation? *Ann Rheum Dis* 63(10):1186–1194, 2004.

77. Koch AE: Chemokines and their receptors in rheumatoid arthritis: future targets? *Arthritis Rheum* 52(3):710–721, 2005.

78. Robinson E, Keystone EC, Schall TJ, et al.: Chemokine expression in rheumatoid arthritis (RA): evidence of RANTES and macrophage inflammatory protein (MIP)-1 beta production by synovial T cells, *Clin Exp Immunol* 101(3):398–407, 1995.

79. Homey B: Chemokines and chemokine receptors as targets in the therapy of psoriasis, *Curr Drug Targets Inflamm Allergy* 3(2):169–174, 2004.

80. Nickoloff BJ, Xin H, Nestle FO, et al.: The cytokine and chemokine network in psoriasis, *Clin Dermatol* 25(6):568–573, 2007.

81. Godiska R, Chantry D, Dietsch GN, et al.: Chemokine expression in murine experimental allergic encephalomyelitis, *J Neuroimmunol* 58(2):167–176, 1995.

82. Zhang GX, Baker CM, Kolson DL, et al.: Chemokines and chemokine receptors in the pathogenesis of multiple sclerosis, *Mult Scler* 6(1):3–13, 2000.

83. Forster R, Davalos-Misslitz AC, Rot A: CCR7 and its ligands: balancing immunity and tolerance, *Nat Rev Immunol* 8(5):362–371, 2008.

84. Chantry D, Burgess LE: Chemokines in allergy, *Curr Drug Targets Inflamm Allergy* 1(1):109–116, 2002.

85. Schuh JM, Blease K, Kunkel SL, et al.: Chemokines and cytokines: axis and allies in asthma and allergy, *Cytokine Growth Factor Rev* 14(6):503–510, 2003.

86. Barlic J, Murphy PM: Chemokine regulation of atherosclerosis, *J Leukoc Biol* 82(2):226–236, 2007.

87. Braunersreuther V, Mach F, Steffens S: The specific role of chemokines in atherosclerosis, *Thromb Haemost* 97(5):714–721, 2007.

88. Broder CC, Collman RG: Chemokine receptors and HIV, *J Leukoc Biol* 62(1):20–29, 1997.

89. Dragic T, Litwin V, Allaway GP, et al.: HIV-1 entry into CD4+ cells is mediated by the chemokine receptor CC-CKR-5, *Nature* 381(6584):667–673, 1996.
90. Cocchi F, DeVico AL, Garzino-Demo A, et al.: Identification of RANTES, MIP-1α, and MIP-1β as the major HIV-suppressive factors produced by CD8+ T cells, *Science* 270(5243):1811–1815, 1995.
91. Samson M, Libert F, Doranz BJ, et al.: Resistance to HIV-1 infection in caucasian individuals bearing mutant alleles of the CCR-5 chemokine receptor gene, *Nature* 382(6593):722–725, 1996.
92. Novembre J, Galvani AP, Slatkin M: The geographic spread of the CCR5 Δ32 HIV-resistance allele, *PLOS Biol* 3(11):e339, 2005.
93. Prahalad S: Negative association between the chemokine receptor CCR5-Delta32 polymorphism and rheumatoid arthritis: a meta-analysis, *Genes Immun* 7(3):264–268, 2006. Epub 2006/03/17.
94. Song GG, Lee YH: A Meta-analysis of the relation between chemokine receptor 5 delta32 polymorphism and multiple sclerosis susceptibility, *Immunol Invest* 43(4):299–311, 2014.
95. Glass W, Lim J, Cholera R, et al.: Chemokine receptor CCR5 promotes leukocyte trafficking to the brain and survival in West Nile virus infection, *J Exp Med* 202:1087–1098, 2005.
96. Glass WG, McDermott DH, Lim JK, et al.: CCR5 deficiency increases risk of symptomatic West Nile virus infection, *J Exp Med* 203(1):35–40, 2006.
97. Suthar MS, Diamond MS, Gale Jr M: West Nile virus infection and immunity, *Nat Rev Microbiol* 11(2):115–128, 2013.
98. Meanwell NA, Kadow JF: Drug evaluation: Maraviroc, a chemokine CCR5 receptor antagonist for the treatment of HIV infection and AIDS, *Curr Opin Investig Drugs* 8(8):669–681, 2007.
99. Oberlin E, Amara A, Bachelerie F, et al.: The CXC chemokine SDF-1 is the ligand for LESTR/fusin and prevents infection by T-cell-line-adapted HIV-1, *Nature* 382(6594):833–835, 1996.
100. Kalinkovich A, Weisman Z, Bentwich Z: Chemokines and chemokine receptors: role in HIV infection, *Immunol Lett* 68(2–3):281–287, 1999.
101. Rowland-Jones S: The role of chemokine receptors in HIV infection, *Sex Transm Infect* 75(3):148–151, 1999.
102. Balkwill F: Cancer and the chemokine network, *Nat Rev Cancer* 4(7):540–550, 2004.
103. Balkwill FR: The chemokine system and cancer, *J Pathol* 226(2):148–157, 2012.
104. Sparmann A, Bar-Sagi D: Ras-induced interleukin-8 expression plays a critical role in tumor growth and angiogenesis, *Cancer Cell* 6(5):447–458, 2004. Epub 2004/11/16.
105. Yi F, Jaffe R, Prochownik EV: The CCL6 chemokine is differentially regulated by c-Myc and L-Myc, and promotes tumorigenesis and metastasis, *Cancer Res* 63(11):2923–2932, 2003. Epub 2003/06/05.
106. Noy R, Pollard JW: Tumor-associated macrophages: from mechanisms to therapy, *Immunity* 41(1):49–61, 2014. Epub 2014/07/19.
107. Ben-Baruch A: Organ selectivity in metastasis: regulation by chemokines and their receptors, *Clin Exp Metastasis* 25(4):345–356, 2008.
108. Muller A, Homey B, Soto H, et al.: Involvement of chemokine receptors in breast cancer metastasis, *Nature* 410(6824):50–56, 2001.
109. Zlotnik A: Chemokines and cancer, *Int J Cancer* 119(9):2026–2029, 2006.

第 30 章

血管生成

原著 URSULA FEARON, ZOLTÁN SZEKANECZ, DOUGLAS J. VEALE

周雅馨 译 吴振彪 校

关键点

- 血管生成是指从原有血管中长出新血管。
- 滑膜血管生成有利于白细胞外渗进入关节。
- 新生血管的生长和迁移依赖于内皮尖端细胞与柄细胞间的通讯。
- 血管生成受到促血管生成和抗血管生成介质的严格控制，包括生长因子、趋化因子、细胞因子和基质重塑蛋白等。
- 内皮细胞的代谢变化决定了其表型。

引言

血管生成是一个动态的多步骤过程，既参与了正常的生理反应，也是许多病理状态，包括炎性关节炎（inflammatory arthritis，IA）的关键机制[1-4]。血管生成是指从已有的血管中出芽形成新生毛细血管而发展为新的血管。丰富血管网的早期形成不仅有助于白细胞外渗进入关节，还可提供常驻细胞固有细胞扩增所需的营养物质。血管生成不仅受到促血管生成因子和抗血管生成因子的严格调控，还受到炎症关节中多种生长因子和促炎细胞因子的驱动。促血管生成的刺激因素激活内皮细胞（endothelial cell，EC）使其分泌降解酶，导致 EC 基底膜和细胞外基质（extracellular matrix，ECM）成分溶解。EC 迁移入结缔组织基质后形成初级毛细血管芽，继而发生 EC 增殖、迁移、尖柄细胞选择、芽伸长、基底膜合成和管腔形成。

内皮细胞

内皮通透性

EC 排列在血管的管腔上，从而将血液和血管壁的 ECM 分隔并联系起来。EC 的主要功能是容纳和分配血液、促进气体和液体交换、调节凝血级联反应、与循环白细胞相互作用以促进炎症反应以及与血管平滑肌细胞（smooth muscle cell，SMC）、周细胞相互作用以调节血管张力。内皮细胞参与多种稳态机制以及病理过程[1-4]。在炎症状态（如关节炎）中，内皮细胞与多种其他细胞（包括白细胞、成纤维细胞和周细胞）相互作用。EC 表达多种细胞黏附分子（cell adhesion molecule，CAM），与 ECM 成分相黏附，还分泌多种炎症介质，如细胞因子、一氧化氮（nitric oxide，NO）、前列腺素、内皮素 1（endothlin 1，ET-1）和蛋白酶，从而调节周围组织的炎症。另一方面，因为 EC 可能成为白细胞产生炎症介质的靶细胞，所以 EC 也可对外界刺激产生积极应答[1-10]。

炎症反应期间血管内皮会发生形态学变化，包括血管扩张和通透性增加（渗漏），这由多种机制引起，包括 EC 收缩和回缩、白细胞或抗内皮细胞抗体（anti-EC antibody，AECA）介导的血管损伤和再生[1,6,11,12]。内皮细胞释放血管舒张介质，包括前列环素（如 PGI_2）、NO 和血小板活化因子（platelet-activating factor，PAF）等[1,2,7,13]。诱发内皮渗漏的因子包括组胺、5-羟色胺、补体因子、缓激肽、白三烯、PAF 和 AECA。在促炎细胞因子（如 IL-1、TNF 或 IFN-γ）的作用下，被激活的 EC 会黏附并伴随细胞骨架重组[1-3,13-15]。

内皮损伤与再生

在炎症中，炎症细胞以及可溶性介质可造成内皮损伤[3,16-18]。而内皮细胞自身和其他细胞产生的各种介质也可导致内皮损伤。内皮细胞可合成 NO、前列腺素、ET-1 和其他物质[1-3,10,18-20]。在炎症过程中，内皮细胞和白细胞产生大量 NO[3,21]与活性氧中间体（reactive oxygen intermediate，ROI）相互作用[13,19,20]。ROI 和炎症白细胞产生的基质金属蛋白酶（matrix metalloproteinase，MMP）也参与内皮细胞损伤[18,19,22-25]。不对称二甲基精氨酸（asymmetric dimethylarginine，ADMA）是一种天然产生的循环于血浆的氨基酸。ADMA 生成增加与血管损伤以及炎症风湿性疾病有关[3,22,23]。ET-1 是一种血管收缩肽，可激活白细胞黏附，并参与 ECM 重塑和血管损伤[13,24]。

血管生成

滑膜血管生成是一系列严格调控的级联反应过程，其中包括毛细血管基底膜的酶降解、EC 的激活和增殖、尖端细胞的选择、EC 的定向迁移、管腔生成、血管融合和周细胞稳定[25-28]。血管生成有多种形式，包括①出芽式血管生成，②套叠式血管生成，③血管选定和④血管生成拟态，但在炎症条件下了解最透彻的是"出芽式"血管生成。

出芽式血管生成

炎症组织产生并释放促血管生成生长因子（详见下文），与附近原先的血管 EC 上表达的受体相结合（图 30-1）[29,30]。EC 一旦被激活，即释放能降解周围基底膜的蛋白酶，促进 EC 从其原来所在的母血管壁中分离和逃逸。随后，EC 在血管生成刺激物的作用下向周围微环境方向增殖，形成与相邻血管相连的固体芽。为了进一步促进这一过程，EC 分泌 MMP 酶降解出芽血管前方的 ECM，从而进一步适应原有组织结构内新血管的生长。随着血管延伸出芽成环，最终会形成完整的血管腔，周细胞继而被招募形成血管的外层。最后，黏附分子表达增加形成紧密的连接复合体，随后发生基底膜的沉积。

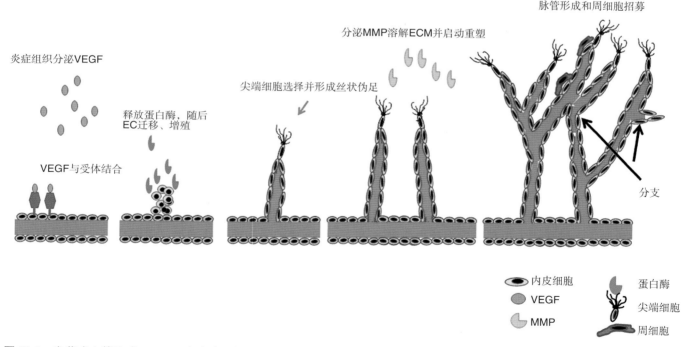

图 30-1 出芽式血管生成。VEFG 由炎症组织产生和分泌。VEGF 结合并激活表达于已有的滑膜血管内皮细胞上的受体。内皮细胞的激活导致蛋白酶释放，促进 EC 从其原来所在的母血管壁中分离和逃逸。在 VEGF 梯度基础上，尖端细胞发生选择，EC 在血管生成物的刺激下向周围微环境增殖，形成牢固的血管芽连接到邻近血管。为了进一步支持这一过程，EC 分泌 MMP 降解血管芽前端的细胞外基质，从而进一步适应原有组织结构内新血管的生长。随着血管延伸出芽成环，最终会形成完整的血管腔，周细胞继而被招募形成血管的外层

内皮亚型

血管由发育相关但功能不同的 EC 组成（图 30-2）。EC 有三个亚群，即尖端（tip）细胞、柄（stalk）细胞和方阵（phalanx）细胞，分别具有不同的细胞命运和功能（迁移、增殖和静止）[29-33]。这些细胞亚群的特殊功能是血管正常发育的关键，该功能取决于它们在炎症微环境中的空间结构以及感知到的信号。因此，EC 的协同反应对血管生成至关重要，三种类型内皮细胞都必须"知道"其相邻细胞的表型特征，这将反过来决定其功能。为了形成正常的血管芽，一些 EC 可发生迁移（尖端细胞），另一些 EC 将分裂并形成滞后细胞（柄细胞），而其他 EC 保持静止（方阵细胞）。

启动血管出芽需要一种 EC 对刺激发生应答，与相邻的 EC 相比，发生应答的 EC 可感觉到更高浓度的刺激[34]，并成为血管分支最前沿的尖端细胞，发生高度极化和迁移。尖端细胞具有特定的分子特征，包括 δ 样配体 -4（delta-like ligand-4，DLL-4）、Notch 配体、表面黏附糖蛋白 CD34、轴突导向受体 Unc5B、神经纤毛蛋白 -1、CXCR4 和 VEGFR-2、VEGFR-3[35,36]，这些分子在炎症滑膜血管区域的表达增加[37-40]。板状和丝状伪足形成是尖端细胞至关重要的表型特征。板状伪足是尖端细胞前缘上的细胞骨架肌动蛋白形成的较短突起，而丝状伪足则是由延伸到细胞前缘以外的棘状较长突起组成。板状伪足和丝状伪足探测环境，判断导航分子的梯度，解读决定尖端细胞定向迁移的组合分子密码。板状和丝状伪足发挥功能涉及肌动蛋白细胞骨架重排和 GTP 酶 Rho 家族（包括 Cdc42、Rac1 和 RhoA）的激活[41-46]。在正向刺激下，Cdc42 通过微管组织诱导丝状体形成和细胞极化，Rac1 调节板状体形成，RhoA 通过 Rho 相关丝氨酸 - 苏氨酸蛋白激酶（ROCK）诱导应力纤维形成，促进尖端细胞向前运动[41-46]。板状伪足和丝状伪足也通过激活黏着斑激酶（focal adhesion kinase，FAK）形成黏着斑将细胞骨架与 ECM 相连接，进而导致肌动蛋白、肌球蛋白丝的应力纤维重排，使细胞向前位移，从而诱导迁移。促炎介质（包括 TNF、IL-17A 和 TLR 激动剂等）可改变细胞骨架动力学并诱导整合素表达（β1 和 αvβ3），随后在体外激活 Cdc42 和 Rac1[47-50]，这一点与观察到的 RA 滑膜血管区域特异性整合素和 FAK 表达增加相符合[47-50]。一旦被选择成为尖端细胞，相邻的 EC 就不能成为尖端细胞，只会变成柄细胞。柄细胞发生增殖，从而增加生长血管的体积和表面积，但与尖端细胞相反，柄细胞不发生丝状体的延伸[51,52]。当管腔完全形成、血流建立时，尖端细胞和柄细胞的迁移和增殖即停止，并恢复到静止 EC 表型，即方阵细胞[53-55]。

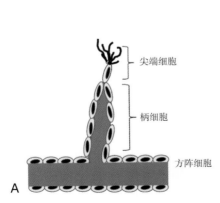
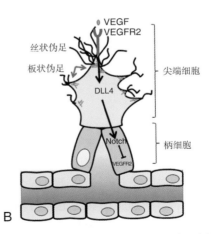

图 30-2　内皮细胞亚型和横向抑制。A．血管由发育相关但功能不同的内皮细胞组成。有三个 EC 亚群：尖端细胞、柄细胞和方阵细胞，它们具有不同的细胞命运和功能（迁移、增殖和静止）。B．横向抑制。尖端细胞的选择基于其感知到最高浓度的 VEGF。VEGF 与尖端细胞上 VEGFR 的结合可诱导尖端细胞 DLL-4 的表达，DLL-4 进而与相邻 EC 上的 Notch 结合。Notch 激活抑制 VEGFR 信号传导，从而使该细胞对 VEGF 刺激不敏感以限制其在邻近细胞中激活 DLL-4 的能力。这一过程抑制尖端细胞的形成并促进 EC 向柄细胞表型转化。一旦被选择，迁移的尖端细胞形成板状伪足和丝状伪足并沿 VEGF 梯度出芽，进一步巩固其尖端细胞的位置。相邻的柄细胞则跟随尖端细胞的引领，发生增殖以支持血管芽的延长

尖端 – 柄细胞横向抑制

内皮细胞如何定向成为尖端细胞、柄细胞和方阵细胞取决于尖端 - 柄细胞通讯，这一过程依赖于在血管发育和细胞间通讯中起着关键作用的 Notch 信号通路（图 30-2）[56-59]。Notch 受体和配体是跨膜蛋白，因此 Notch 信号需要细胞间的接触。目前已知哺乳动物中有四种 Notch 受体，其配体由 Jagged-1、2 和 δ 样配体 1、3、4（DLL-1、DLL-3、DLL-4）基因编码 [60-67]。Notch 受体切割释放 Notch 细胞内结构域，该结构域易位到细胞核中 [66,67]，调节下游靶基因 Hrt（Hes 相关转录抑制物）和 Hes（发状分裂相关增强子）[57-67]。

血管内皮生长因子（vascular endothelial growth factor，VEGF）受体信号是尖端细胞形成的主要刺激因子。尖端细胞的选择基于其感知到最高浓度的VEGF。VEGF 与尖端细胞上的 VEGFR 结合诱导尖端细胞 [68,69] 中 DLL-4 的表达（图 30-2）。反过来，DLL-4 与相邻 EC 上的 Notch 结合并抑制 VEGFR 信号，使该细胞对 VEGF 刺激不敏感，从而限制相邻细胞激活 DLL-4。这一机制抑制了尖端细胞的形成，并促进向柄细胞表型发展，从而形成一个反馈环来维持尖端细胞的前端位置 [70]。一旦被选择，迁移的尖端细胞则形成丝状体延伸并朝着 VEGF 梯度方向出芽 [71,72]，进一步加强其尖端细胞的地位。相邻的柄细胞则跟随尖端细胞的引导发生增殖以支持芽的伸长 [72]。在炎症滑膜中，Notch 1IC、其配体 DLL-4 和下游成分的表达增加 [37,69,73]，这些分子定位于滑膜血管，受到缺氧条件和 VEGF/Ang2 的复合作用调节 [37,69,73]。此外，Notch 信号可促进整合素 /FAK 通路 [74-76]，且在炎症滑膜中过度表达 [47-50,76]。

血管稳定与成熟

周细胞是微循环中的关键角色，血管的成熟和稳定取决于周细胞的存在及其与内皮细胞的相互作用。周细胞位于基底膜内，沿血管壁排列，并通过嵌合连接与 EC 直接相互作用 [77]。周细胞在功能上参与调节血管直径、血管渗透性、EC 增殖、血管生成和白细胞募集 [78-81]。新血管的生成需要高表达的 VEGF 和血管生成素 2（angiopoietin 2，Ang2），这两者相互作用以启动新血管生成 [69]，并且两者在疾病早期的滑膜炎症部位表达显著增加 [82-85]（图 30-3）。在炎症早期，未成熟的血管比较脆弱（没有周细胞覆盖），

如果 VEGF 和 Ang2 不再表达，血管则将随 EC 凋亡而退化。随着血管成熟，血管对 VEGF 的依赖性降低，其他因素转而成为重要因素，包括主要的信号通路、血小板衍生生长因子 -B（platelet derived growth factor-B，PDGF-B/PDGFR-β）、Ang1 和转化生长因子 -β（transforming growth factor-β，TGF-β）[86-89]，这些分子在 EC 壁周围募集支持周细胞。在炎性关节炎（inflammatory arthritis，IA）中，炎症滑膜存在大量未成熟血管 [79,80]，且在炎症滑膜部位观察到不完整的 EC 与周细胞相互作用，并与缺氧和氧化损伤加重有关 [79,90]。内皮细胞和周细胞的紧密排列也由神经细胞黏附分子（neural cell adhesion molecule，NCAM）介导 [91]，在 IA 关节中也观察到该分子缺乏 [79]。如果 EC- 周细胞相互作用不完整，血管可再次暴露于高水平的 VEGF 和 Ang2，这可再次激活血管并破坏血管稳定性，进一步加重病情。周细胞还将影响局部 ECM，通过调节基底膜蛋白的沉积来引导内皮细胞迁移 [92,93]。此外，EC- 周细胞相互作用改变两种细胞类型的 ECM 结合整合素的表达，这是新形成的基质所必需的 [94]。一旦脉管形成，周细胞来源的金属蛋白酶组织抑制剂 -3（tissue inhibitor of metalloproteinase-3，TIMP-3）将抑制基质蛋白的蛋白水解 [95]。

血管生成调节因子

几种炎症介质 [包括生长因子（growth factor，GF）、细胞因子、趋化因子及其受体、某些特定的 CAM 以及其他介质] 均可调节 RA 中的新血管生成（表 30-1）（参考文献 26、96 ～ 99 为总结综述）。

生长因子

缺氧是关节炎相关血管生成的主要病理因素 [79]。在 RA 中，VEGF 由缺氧和缺氧诱导因子（HIF-1α 和 HIF-2α）诱导。VEGF 和 Ang1、Ang2 之间的相互作用与血管成熟的调节有关 [100]。Ang1 在周细胞募集和血管稳定中起着关键作用。另一方面，Ang2 发挥抗血管生成作用导致血管退化，然而，在 VEGF 存在的情况下，Ang2 可促进毛细血管出芽 [98-100]。VEGF、HIF-1α、HIF-2α、Ang1 和 Tie2 在 RA 早期阶段的滑膜中均能检测到 [26,69,82,96]。Ang1、Ang2 及其受体 Tie2 的表达与胶原诱导的关节炎（collagen induced arthritis，CIA）模型的疾病进展相关，且阻断 Tie2

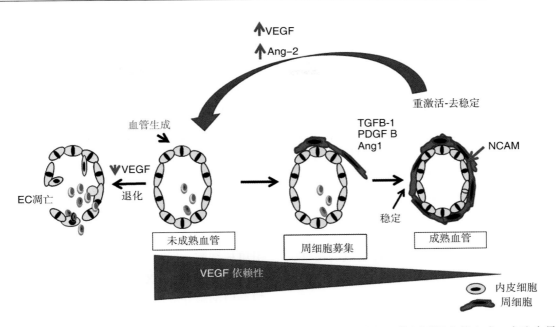

图 30-3　血管的成熟和稳定。新生血管的启动需要高水平的 VEGF 和 Ang2，两者相互作用诱导血管生成。在这个早期阶段，未成熟的血管比较脆弱（没有周细胞覆盖），如果 VEGF 和 Ang2 不再表达，那么血管将退化、EC 发生凋亡。随着血管成熟，其对 VEGF 的依赖性降低，而其他因素成为主要因素，包括 PDGF-B、Ang1 和 TGF-β，这些因子在 EC 壁周围募集支持性周细胞。EC 和周细胞的紧密排列由神经细胞黏附分子（neural cell adhesion molecule，NCAM）介导。如果 EC- 周细胞相互作用不完整，血管可再次暴露于高水平的 VEGF 和 Ang2，导致血管再次激活和去稳定，疾病进一步加重

表 30-1　类风湿关节炎中的促血管生成因子和抗血管生成因子		
	促进因子	**抑制因子**
趋化因子	CXCL1、CXCL5、CXCL7、CXCL8、CXCL12、CCL2、CCL21、CCL23、CX3CL1	CXCL4、CXCL9、CXCL10、CCL21
基质分子	I 型胶原、纤维连接蛋白、层粘连蛋白、肝素、硫酸肝素	血小板反应蛋白、RGD 序列
细胞黏附分子	β1 和 β3 整合素、E- 选择素、P- 选择素、CD34、VCAM-1、内皮素、PECAM-1、VE- 钙黏合素、Leʸ/H、MUC18、半乳糖凝集素 9	RGD 序列（整合素配体）
生长因子	VEGF、bFGF、aFGF、PDGF、EGF、IGF-I、HIF-1、TGF-βᵃ	TGF-βᵃ
细胞因子	TNF、IL-15、IL-18、CCN1	IL-4、IL-35、IFN-α、IFN-γ
蛋白酶	MMP、纤溶酶原激活剂	TIMP、纤溶酶原激活抑制剂
其他	血管生成素、P 物质、催乳素	DMARD、英夫利昔单抗、依那西普、血管抑素、内皮抑素

ᵃ 既是促进因子也是抑制因子的介质

aFGF，酸性成纤维细胞生长因子；bFGF，碱性成纤维细胞生长因子；CCN1，富含半胱氨酸 61；DMARD，改善病情抗风湿药物；EGF，内皮生长因子；HIF-1，缺氧诱导因子 -1；IFN，干扰素；IGF，胰岛素样生长因子；MMP，基质金属蛋白酶；MUC18，黏蛋白样蛋白 18；PDGF，血小板源性生长因子；PECAM，血小板 - 内皮黏附分子；RGD，精氨酸 - 甘氨酸 - 天门冬氨酸；TGF，转化生长因子；TIMP，金属蛋白酶组织抑制剂；TNF，肿瘤坏死因子；VCAM，血管细胞黏附分子；VEGF，血管内皮生长因子

可减轻骨破坏[101,102]。研究表明，Tie2 介导 RA 中 Toll 样受体 2（Toll-like receptor 2，TLR-2）诱导的血管生成[103]。其他血管生成介质，如促炎细胞因子（IL-6、IL-17、IL-18）、单核细胞、巨噬细胞移动抑制因子（migration inhibitory factor，MIF）、内皮素

1 和其他因子可能通过 VEGF 依赖性机制刺激血管生成[96,104]。研究发现，GATA4 转录因子在关节炎和血管翳形成中参与了 VEGF 依赖性血管生成[105]。

与滑膜血管生成相关的其他 GF 包括成纤维细胞生长因子（fibroblast grow factor，FGF）-1 和 -2、表皮细胞

GF（epidermal GF，EGF）、肝细胞 GF（hepatocyte GF，HGF）、角质形成细胞 GF（keratinocyte GF，KGF）、胰岛素样 GF I（insulin-like GF I，IGF-I）、结缔组织 GF（connective tissue GF，CTGF）、胎盘 GF（placenta GF，PlGF）、血小板来源的 GF（platelet-derived GF，PDGF）以及 TGF-β。所有这些 GF 都通过 VEGF 依赖或非依赖机制参与滑膜血管生成。此外，许多生长因子与滑膜 ECM 中的肝素和硫酸乙酰肝素蛋白多糖结合，在滑膜血管生成过程中被蛋白酶动员[26,96,99,104-106]。

细胞因子和趋化因子

促炎细胞因子可具有直接的促血管生成的活性，或通过 VEGF 依赖性途径间接发挥作用。在这些介质中，TNF、IL-1α 和 β、IL-6、IL-8、IL-15、IL-17、IL-18、抑瘤素 M、MIF、粒细胞（G-CSF）、粒细胞-巨噬细胞集落刺激因子（granulocyte-macrophage colony-stimulating factors，GM-CSF）和富含半胱氨酸 61（CCN1）都参与滑膜血管生成[26,48,96,107,108]。例如 TNF 可诱导各种细胞（如巨噬细胞和内皮细胞）产生 VEGF[109,110]。此外，这些炎症因子还可增加其他血管生成介质（包括趋化因子、CAM 和 MMP）的表达并可能影响 Ang1/Tie2 轴[26,48,96,107,108]。例如在 RA 中，IL-17A 可通过趋化因子和细胞骨架依赖途径诱导血管生成、细胞迁移以及细胞侵袭[48]。最近研究发现，一种重要的促炎细胞因子 CCN1 可促进成骨细胞产生 VEGF 并增加关节炎中的血管生成[108]。另一方面，一些细胞因子，如 IFNα、IFNγ、IL-4、IL-12 和白血病抑制因子（leukemia inhibitory factor，LIF），主要通过抑制 VEGF 依赖性途径抑制血管生成[96]。近来发现 IL-35 可通过阻断 VEGF 和 STAT1 信号通路抑制滑膜血管生成[111]。

一些趋化因子和趋化因子受体也参与 RA 的血管生成[96,112,113]。大多数 CXC 趋化因子的促血管生成特性与谷氨酰-亮氨酰-精氨酰（ELR）氨基酸序列有关。与血管生成最相关的含 ELR 序列的 CXC 趋化因子是 CXCL1、CXCL5、CXCL7 和 CXCL8[96,112-114]。相反，大多数缺乏 ELR 序列的 CXC 趋化因子（CXCL4、CXCL9、CXCL10）可抑制血管生成[112]。然而 CXCL12 是一个例外，它是一种缺乏 ELR 序列的血管生成趋化因子[26,112]。CXCL12/CXCR4 轴在血管生成中至关重要，它可吸引内皮祖细胞（endothelial progenitor cell，EPC）在新形成的血管排列[26]。在

CC 趋化因子中，CCL2 在体外可诱导 EC 趋化性，在体内能诱导血管生成。CCL23 与血管内皮细胞迁移和 MMP 生成有关。CX3CL1（分形趋化因子，）参与 RA 的血管生成和动脉粥样硬化[96,113]。在趋化因子受体中，CXCR2 可能与 EC 上具有 ELR 的血管生成 CXC 趋化因子（如 CXCL1、CXCL5 和 CXCL8）最相关。先前已强调了 CXCL12/CXCR4 轴在血管生成中的重要作用。而 CCR2-CCL2 和 CCR7-CCL21 的相互作用也参与了滑膜新生血管形成[96,112]。趋化因子也可能通过将白细胞吸引至炎症滑膜从而进一步诱导新生血管形成来间接发挥作用。例如，CCL2 是吸引单核细胞、巨噬细胞的主要趋化剂，是血管生成介质的主要来源。CX3CL1（分形趋化因子）也可独立招募白细胞并促进血管生成[112,113]。

基质重塑：黏附分子的作用

多种 ECM 成分、CAM 和蛋白酶参与 ECM 的重塑，它们也与炎性血管生成有关[96,97,115,116]。例如，I 型胶原、纤维连接蛋白、层粘连蛋白、玻连蛋白、肌腱蛋白和蛋白多糖介导 EC 黏附和新生血管形成，而血小板反应蛋白 1（thrombospondin1，TSP-1）则抑制上述过程[96,115]。如前所述，一些 GF 在血管生成过程中与蛋白多糖结合[97,115]。在 CAM 中，大多数 β1 和 β3 整合素、E-选择素、L-选择素配体 CD34、选择素相关的糖缀合物（包括 Lewisʸ/H 和 MUC18）、血管细胞黏附分子 1（vascular cell adhesion molecule 1，VCAM-1）、血小板内皮细胞 CAM 1（PECAM-1）、内皮细胞黏附素和连接黏附分子（junction-adhesion molecule，JAM）均在 EC 表面表达并促进血管生成[26,96,97,116-118]。

最近的研究证据表明，哺乳动物凝集素（如半乳糖凝集素 9）与关节炎相关的血管生成有关[119]。MMP、ADAM 和 ADAMTS 蛋白酶消化 ECM，释放 GF 和其他血管生成介质，从而促进滑膜血管生成[96,97,115]。

ECM 重塑是血管生成过程中的关键步骤。前面所提及的滑膜新生血管形成的参与者中，TSP-1/TGF-β/CTGF 轴是血管生成过程中 GF-ECM 交互作用的很好例证[120]。CAM 中，整合素及其配体和 E-选择素在 ECM 重塑过程中也参与细胞-ECM 相互作用，在血管生成中具有重要意义[26,50,96]。整合素中，αvβ3 整合素以及 ITGAV 基因在血管生成中起着关键作用。该整合素已成为特异性治疗的主要靶点[26,47,96,121]。

FAK 参与 αvβ3 整合素信号是滑膜炎症和血管生成的基础 [47,50]。此外，MMP 和其他消化 ECM 成分的蛋白酶在 ECM 重塑过程中也起着重要作用 [96,122,123]。

血管生成过程中的白细胞跨内皮募集

炎症中的白细胞外渗

外周血白细胞与内皮细胞之间的黏附作用导致白细胞跨内皮细胞迁移至炎症关节（图 30-4）[116,123]。在白细胞黏附和跨内皮细胞迁移过程的早期，首先发生被称为滚动的较弱黏附作用。这一步骤主要由选择素及其配体参与并引起白细胞活化。牢固黏附主要涉及以 ICAM-1 和 VCAM-1 为主导的整合素依赖的相互作用，以及多种趋化因子的分泌。趋化因子优先吸引结合内皮的白细胞。白细胞跨内皮迁移可能是炎症不可逆转的关键点 [116,124]。

血管生成过程中趋化因子对白细胞迁移的调控

趋化因子可诱导 CAM 表达从而促进细胞黏附和血管生成。如 CCL2 通过 Ets-1 转录因子调节 β3 整合素的表达 [125]。在关节炎模型中，刺激 CXCR1 和 CXCR2 依赖性通路导致中性粒细胞与内皮细胞的黏附增加 [126]。因此，多种趋化因子和趋化因子受体参与

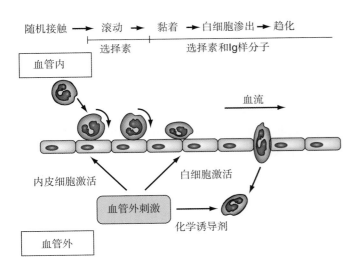

图 30-4　炎症中白细胞的外渗过程。在白细胞黏附和跨内皮迁移过程中，首先出现被称为滚动的早期弱黏附。这一步骤主要涉及选择蛋白及其配体，并导致白细胞活化。牢固黏附主要涉及整合素 - 钙调蛋白依赖性相互作用以及大量趋化因子的分泌。趋化因子优先吸引内皮结合的白细胞。白细胞通过内皮层迁移的过程称为白细胞渗出

了白细胞的跨内皮迁移。

综上所述，许多含 ELR 序列的 CXC 趋化因子、CC 趋化因子、CX3CL1（分形趋化因子）及其受体参与 RA 的血管生成 [96,112]。趋化因子诱导的新生血管可能有 CAM 的参与，如 CCL2 可能通过 β3 整合素诱导血管生成 [126]。

缺氧、细胞代谢和血管生成

缺氧

炎症关节缺氧的假设最初是基于某些研究结果提出，因为有研究表明 RA 患者滑膜腔或滑液（synovial fluid，SF）中缺氧的替代标志物增加 [127,128]。随后的研究证实了这一假设，通过特定氧探针发现炎症滑膜严重缺氧，低 pO_2 水平与滑膜血管增多、生长因子表达和氧化损伤相关，同时伴有 NCAM 表达的缺乏 [79,129,130]。研究表明，缺氧诱导滑膜细胞、外植体中的 VEGF 及 VEGFR、血管生成素、MCP-1、IL-8 和 MMP 的表达 [129]。此外，缺氧可增强 IL-17A、IL-1β 和 TNF 对 RA 血管生成的作用，并通过 HIF-1α 和 NF-κB 的激活促进 RA 的滑膜侵袭 [131-133]。暂时沉默滑膜成纤维细胞中的脯氨酰羟化酶（prolylhydroxylase，PHD）可激活 HIF-1α，继而诱导多种促血管生成、炎症介质的表达 [134]。此外，滑膜细胞 Notch 信号分子的表达与滑膜中低 pO_2 水平相关 [37]，并且在体外可由缺氧、VEGF、Ang2 诱导产生 [27,69]。有趣的是，Notch-1 的沉默可抑制缺氧诱导的 HIF-1α 表达、血管生成、EC 迁移或侵袭以及 MMP-2 和 MMP-9 的活性，从而产生复杂的双向信号相互作用调节滑膜血管生成 [37]。

细胞代谢

有证据提示细胞代谢在滑膜炎症调节中起关键作用，免疫细胞和基质细胞的增殖和快速激活需要其细胞代谢从氧化磷酸化转换为糖酵解 [135,136]。但目前对滑膜 EC 的代谢机制知之甚少，在肿瘤中的研究表明，三个 EC 亚群（尖端细胞、柄细胞和方阵细胞）在能量、生物能和氧化还原需求方面存在差异 [137,138]。当前研究表明 EC 的代谢变化显然决定了它们向尖端细胞、柄细胞或方阵细胞的表型分化，与方阵细胞相比，尖端和柄细胞显示出更高的糖酵解率 [139]。在 IA 的滑膜血管中，葡萄糖转运蛋白

GLUT1、糖酵解酶、代谢中间受体和线粒体电子传递链的组成部分 NADPH 氧化酶（NADPH oxidase，NOX）的表达增强[140,143]。尤其是调节 EC 血管生成的两种糖酵解限速酶，即 6- 磷酸果糖 -2- 激酶 / 果糖 -2,6- 双磷酸酶 3（6-phosphofructo-2-kinase/fructose-2,6-bisphosphatase 3，PFKFB3）和己糖激酶 2（hexokinase 2，HK2），在滑膜血管区域显著增加，并介导 VEGF 诱导的芽形成[141,142]。事实上，肿瘤研究表明，这些糖酵解酶被分离至尖端细胞，在传感丝状体中高度局限性表达，从而为尖端细胞迁移提供快速生成的 ATP[137,139]。阻断 PFKFB3 可抑制血管微管的形成和促血管生成介质的分泌，并抑制 RAFLS 和 EC 中的关键信号通路[140]。与这些研究一致，发现抑制 PFKFB3 和（或）HK2 可降低一些疾病模型（包括 RA、银屑病和 IBD）的病情严重程度，这些疾病都由病理性血管生成所导致[137,141,142]。近期也发现另一种代谢酶——葡萄糖 -6- 磷酸异构酶（glucose-6-phosphate isomerase，G6PI）在滑膜血管表达较多，它在糖酵解和糖异生中起着关键作用，而且体外 G6PI 功能丧失实验也表明 G6PI 在介导 RA 缺氧诱导的血管生成中有重要作用[143]。关节炎动物模型研究表明，代谢中间产物琥珀酸通过 VEGF 依赖性 HIF-1α 途径诱导滑膜血管生成[144]。

靶向血管生成

目前，改善病情抗风湿药（disease-modifying anti-rheumatic agent，DMARD）如罗非昔布、地塞米松、氯喹、柳氮磺胺吡啶、甲氨蝶呤、硫唑嘌呤、环磷酰胺、来氟米特、沙利度胺、他克莫司、米诺环素以及 TNF 抑制剂，均可非特异性抑制血管生成[145-147]。抗 IL-6 受体抗体托珠单抗可降低 RA 患者血清 VEGF 水平[148]和滑膜小血管密度[149]。IL-18 是另一种可以直接和间接诱导滑膜血管生成的细胞因子，阻断 IL-18 后可减少滑膜细胞促血管生成介质的分泌，并抑制 CIA 关节炎模型的疾病进展[150]。而针对 IL-18pb 的人源化中和抗体的 I 期临床试验显示，其在中重度 RA 中存在剂量依赖性药代动力学作用，无不良事件发生，但尚未进行进一步的试验[151]。研究还表明，已经获批的广泛用于治疗 RA 的托法替布（JAK-STAT 抑制剂）可减少体内外促血管生成介质的分泌[152,153]。除了与特定的糖酵解酶相互作用之

外[152]，JAK-STAT 信号通路还与 HIF-1α 和 Notch 信号相互作用[154]。

一些研究探索了在体外和体内阻断血管生成途径在关节炎模型中的效果，如 VEGF 及其受体或血管生成素[101,155,156]。贝伐珠单抗是一种抗 VEGF 单克隆抗体[157]，已获批用于治疗结肠癌、肾癌和肺癌，但在 RA 中尚未观察到疗效。通过腺病毒载体传递可溶性 Tie2 受体转录物降低了 CIA 模型的发病率和严重程度[101]。在 CIA 关节炎模型中，发现与 Ang1、Ang2 和 VEGF 强结合的双抗血管生成蛋白（double antiangiogenic protein，DAAP，二聚诱饵受体）对炎症和骨破坏的保护作用优于 VEGF-Trap 或 Tie2-Fc[158]。该研究还表明 DAAP 与 TNF 拮抗剂联合作用有益，提示 DAAP 与 TNF 拮抗剂协同阻断血管生成活性可能是一种非常有潜力的 RA 治疗方法。

目前已经开发出针对酪氨酸激酶、NF-κB 信号、MAPK-PI3K 信号和 FAK 信号的抑制剂[26]。舒尼替尼是一种多靶点受体酪氨酸激酶（multitargeted receptor tyrosine kinase，RTK）抑制剂，经 FDA 批准用于治疗特定肿瘤，可抑制 CIA 模型中的滑膜新生血管的生成和关节破坏。其他被批准用于肿瘤的酪氨酸激酶抑制剂有帕唑帕尼和 PD166866，但它们尚未在炎症疾病中进行研究[26]。最近一项对非经典 NF-κB 途径的研究结果表明，缺乏 NF-κB 诱导激酶（NF-κB-inducing kinase，NIK）的小鼠滑膜血管减少，同时用佐剂诱导的关节炎模型其炎症水平显著降低[159]。一些 MAPK 抑制剂，如他罗莫司、ERK 抑制剂 -FR180204 和 p38 抑制剂，在关节炎动物模型中可减少 EC 增殖和迁移、生长因子分泌，并抑制放射学损伤[26]。尽管有这些数据，但由于缺乏疗效或毒副作用，这些抑制剂在 RA 临床试验中大多失败。

鉴于 Notch 信号在尖端细胞选择和丝状伪足突出中的作用，除了整合素 FAK 介导的途径外，靶向 Notch 信号也被广泛研究。γ- 分泌酶抑制剂和纳米颗粒给药对 Notch 信号的抑制能显著降低细胞因子、趋化因子和生长因子的表达，同时减轻了 RA 动物模型的疾病严重程度[160,161]。一些体外研究表明 FAK 抑制剂（Pf-573228 和 FAK 抑制剂 -14）能减少 VEGF 诱导的 EC 迁移和血管形成。已经开发出一些 FAK 抑制剂，包括德伐替尼、TAE226、PF-562271 和 GSK225-6098[26]，但是这些肽尚未在临床试验中进行验证。Vitaxin（MEDI-522）是一种人源化单克隆

IgG1 抗体，能特异性结合疾病早期滑膜血管上表达的 αvβ3 整合素，可抑制关节炎动物模型中的滑膜血管生成、降低疾病严重程度 [162]。这些临床前研究促成了 RA 的 II 期临床试验，但发现其疗效有限。

如前所述，趋化因子在 IA 血管生成的发病机制中起着关键作用，许多研究集中于 CXCL12/CXCR4/CXCR7 信号轴。现已证实，抗 CXCL12、CXCR4 或 CXCR7 的单克隆抗体或拮抗剂在各种关节炎动物模型中能减少血管数量、T 细胞浸润和关节炎症 [26,99]。在关节炎动物模型中，中和 MIF 可抑制滑膜血管生成和关节肿胀 [164]。Milatuzumab（一种抗 CD74 单克隆抗体）抗体靶向 MIF 受体一部分的 CD74 分子，目前正在进行治疗系统性红斑狼疮的 I 期临床试验。虽然这个信号轴的几种药物抑制剂正在进行不同肿瘤的 I～II 期临床试验，但尚未在 RA 中进行试验。

代谢途径也与疾病的发病机制有关。尤其是抑制 PFKFB3 和 HK2 后不仅降低了关节炎动物模型中疾病的严重程度，还减少了体外滑膜细胞产生的血管生成介质 [141-143]。此外，靶向代谢中间产物（如琥珀酸盐）也是一种有潜力的治疗靶点，因为细胞中琥珀酸盐的积累可调节滑膜血管生成和滑膜成纤维细胞侵袭性 [141]。

总之，血管生成是滑膜病理改变的主要事件之一，血管生成的激活可促进白细胞浸润、导致血管翳扩张和关节侵蚀。在临床前模型中已经证实许多治疗方法可以成功抑制关节中血管生成，但尚未成功应用于临床。在未来的 IA 治疗中，靶向多途径或将抗血管生成治疗与现有治疗联合很有可能成为新型治疗策略。

Full references for this chapter can be found on ExpertConsult.com.

部分参考文献

1. Szekanecz Z, Koch AE: Vascular endothelium and immune responses: implications for inflammation and angiogenesis, *Rheum Dis Clin North Am* 30(1):97–114, 2004.

2. Szekanecz Z, Koch AE: Endothelial cells in inflammation and angiogenesis, *Curr Drug Targets Inflamm Allergy* 4(3):319–323, 2005.

3. Tesfamariam B, DeFelice AF: Endothelial injury in the initiation and progression of vascular disorders, *Vascul Pharmacol* 46(4):229–237, 2007.

4. Szekanecz Z, Koch AE: Cell-cell interactions in synovitis. Endothelial cells and immune cell migration, *Arthritis Res* 2(5):368–373, 2000.

5. Lum H, Roebuck KA: Oxidant stress and endothelial cell dysfunction, *Am J Physiol Cell Physiol* 280(4):C719–C741, 2001.

6. Savage CO: Vascular biology and vasculitis, *APMIS Suppl* (127)37–40, 2009.

7. Pober JS, Cotran RS: Cytokines and endothelial cell biology, *Physiol Rev* 70(2):427–451, 1990.

8. Widlansky ME, Gokce N, Keaney Jr JF, et al.: The clinical implications of endothelial dysfunction, *J Am Coll Cardiol* 42(7):1149–1160, 2003.

9. Blann AD, Woywodt A, Bertolini F, et al.: Circulating endothelial cells. Biomarker of vascular disease, *Thromb Haemost* 93(2):228–235, 2005.

10. Giannotti G, Landmesser U: Endothelial dysfunction as an early sign of atherosclerosis, *Herz* 32(7):568–572, 2007.

11. Buckley CD, Rainger GE, Nash GB, et al.: Endothelial cells, fibroblasts and vasculitis, *Rheumatology (Oxford)* 44(7):860–863, 2005.

12. Zhang C: The role of inflammatory cytokines in endothelial dysfunction, *Basic Res Cardiol* 103(5):398–406, 2008.

13. Brenner BM, Troy JL, Ballermann BJ: Endothelium-dependent vascular responses. Mediators and mechanisms, *J Clin Invest* 84(5):1373–1378, 1989.

14. Joris I, Majno G, Corey EJ, et al.: The mechanism of vascular leakage induced by leukotriene E4. Endothelial contraction, *Am J Pathol* 126(1):19–24, 1987.

15. Bodolay E, Csipo I, Gal I, et al.: Anti-endothelial cell antibodies in mixed connective tissue disease: frequency and association with clinical symptoms, *Clin Exp Rheumatol* 22(4):409–415, 2004.

16. Gonzalez-Gay MA, Gonzalez-Juanatey C, Martin J: Inflammation and endothelial dysfunction in rheumatoid arthritis, *Clin Exp Rheumatol* 24(2):115–117, 2006.

17. Szekanecz Z, Kerekes G, Der H, et al.: Accelerated atherosclerosis in rheumatoid arthritis, *Ann N Y Acad Sci* 1108:349–358, 2007.

18. Varani J, Ginsburg I, Schuger L, et al.: Endothelial cell killing by neutrophils. Synergistic interaction of oxygen products and proteases, *Am J Pathol* 135(3):435–438, 1989.

19. Kvietys PR, Granger DN: Role of reactive oxygen and nitrogen species in the vascular responses to inflammation, *Free Radic Biol Med* 52(3):556–592, 2012.

20. Feletou M, Kohler R, Vanhoutte PM: Endothelium-derived vasoactive factors and hypertension: possible roles in pathogenesis and as treatment targets, *Curr Hypertens Rep* 12(4):267–275, 2010.

21. Gunnett CA, Lund DD, McDowell AK, et al.: Mechanisms of inducible nitric oxide synthase-mediated vascular dysfunction, *Arterioscler Thromb Vasc Biol* 25(8):1617–1622, 2005.

22. Kemeny-Beke A, Gesztelyi R, Bodnar N, et al.: Increased production of asymmetric dimethylarginine (ADMA) in ankylosing spondylitis: association with other clinical and laboratory parameters, *Joint Bone Spine* 78(2):184–187, 2011.

23. Zsuga J: [Asymmetric dimethil-arginine (ADMA) as a link between insulin resistance and atherosclerosis], *Ideggyogy Sz* 61(5-6):183–192, 2008.

24. Zouki C, Baron C, Fournier A, et al.: Endothelin-1 enhances neutrophil adhesion to human coronary artery endothelial cells: role of ET(A) receptors and platelet-activating factor, *Br J Pharmacol* 127(4):969–979, 1999.

25. Folkman J, Watson K, Ingber D, et al.: Induction of angiogenesis during the transition from hyperplasia to neoplasia, *Nature* 339(6219):58–61, 1989.

26. Tas SW, Maracle CX, Balogh E, et al.: Targeting of proangiogenic signalling pathways in chronic inflammation, *Nat Rev Rheumatol* 12(2):111–122, 2016.

27. Szekanecz Z, Besenyei T, Paragh G, et al.: New insights in synovial angiogenesis, *Joint Bone Spine* 77(1):13–19, 2010.

28. Leblond A, Allanore Y, Avouac J: Targeting synovial neoangiogenesis in rheumatoid arthritis, *Autoimmun Rev* 16(6):594–601, 2017.

29. Gerhardt H, Golding M, Fruttiger M, et al.: VEGF guides angiogenic sprouting utilizing endothelial tip cell filopodia, *J Cell Biol* 161(6):1163–1177, 2003.

30. Eelen G, Cruys B, Welti J, et al.: Control of vessel sprouting by genetic and metabolic determinants, *Trends Endocrinol Metab* 24(12):589–596, 2013.

31. Carmeliet P, De Smet F, Loges S, et al.: Branching morphogenesis and antiangiogenesis candidates: tip cells lead the way, *Nat Rev Clin Oncol* 6(6):315–326, 2009.

32. Gerhardt H, Betsholtz C: How do endothelial cells orientate? *EXS* (94)3–15, 2005.

33. Dorrell MI, Aguilar E, Friedlander M: Retinal vascular development is mediated by endothelial filopodia, a preexisting astrocytic template and specific R-cadherin adhesion, *Invest Ophthalmol Vis Sci* 43(11):3500–3510, 2002.

34. Ruhrberg C, Gerhardt H, Golding M, et al.: Spatially restricted patterning cues provided by heparin-binding VEGF-A control blood vessel branching morphogenesis, *Genes Dev* 16(20):2684–2698, 2002.

35. del Toro R, Prahst C, Mathivet T, et al.: Identification and functional analysis of endothelial tip cell-enriched genes, *Blood* 116(19):4025–4033, 2010.

36. Strasser GA, Kaminker JS, Tessier-Lavigne M: Microarray analysis of retinal endothelial tip cells identifies CXCR4 as a mediator of tip cell morphology and branching, *Blood* 115(24):5102–5110, 2010.

37. Gao W, Sweeney C, Connolly M, et al.: Notch-1 mediates hypoxia-induced angiogenesis in rheumatoid arthritis, *Arthritis Rheum* 64(7):2104–2113, 2012.

38. Schubert T, Denk A, Mägdefrau U, et al.: Role of the netrin system of repellent factors on synovial fibroblasts in rheumatoid arthritis and osteoarthritis, *Int J Immunopathol Pharmacol* 22(3):715–722, 2009.

39. Ikeda M, Hosoda Y, Hirose S, et al.: Expression of vascular endothelial growth factor isoforms and their receptors Flt-1, KDR, and neuropilin-1 in synovial tissues of RA, *J Pathol* 191(4):426–433, 2000.

40. Paavonen K, Mandelin J, Partanen T, et al.: Vascular endothelial growth factors C and D and their VEGFR-2 and 3 receptors in blood and lymphatic vessels in healthy and arthritic synovium, *J Rheumatol* 29(1):39–45, 2002.

41. Tan W, Palmby TR, Gavard J, et al.: An essential role for Rac1 in endothelial cell function and vascular development, *FASEB J* 22(6):1829–1838, 2008.

42. Connolly JO, Simpson N, Hewlett L, et al.: Rac regulates endothelial morphogenesis and capillary assembly, *Mol Biol Cell.* 13(7):2474–2485, 2002.

43. Caron C, DeGeer J, Fournier P, et al.: CdGAP/ARHGAP31, a Cdc42/Rac1 GTPase regulator, is critical for vascular development and VEGF-mediated angiogenesis, *Sci Rep* 7(6):27485, 2016.

44. Philippova M, Ivanov D, Allenspach R, et al.: RhoA and Rac mediate endothelial cell polarization and detachment induced by T-cadherin, *FASEB J* 19(6):588–590, 2005.

45. Davis GE, Bayless KJ: An integrin and Rho GTPase-dependent pinocytic vacuole mechanism controls capillary lumen formation in collagen and fibrin matrices, *Microcirculation* 10(1):27–44, 2003.

46. Hoang MV, Whelan MC, Senger DR: Rho activity critically and selectively regulates endothelial cell organization during angiogenesis, *Proc Natl Acad Sci USA* 101(7):874–947, 2004.

47. Connolly M, Veale DJ, Fearon U: Acute serum amyloid A regulates cytoskeletal rearrangement, cell matrix interactions and promotes cell migration in rheumatoid arthritis, *Ann Rheum Dis* 70(7):1296–1303, 2011.

48. Moran EM, Connolly M, Gao W, et al.: Interleukin-17A induction of angiogenesis, cell migration, and cytoskeletal rearrangement, *Arthritis Rheum* 63(11):3263–3273, 2011.

49. McGarry T, Veale DJ, Gao W, et al.: Toll-like receptor 2 (TLR2) induces migration and invasive mechanisms in rheumatoid arthritis, *Arthritis Res Ther* 17:153, 2015.

50. Shahrara S, Castro-Rueda HP, Haines GK, et al.: Differential expression of the FAK family kinases in rheumatoid arthritis and osteoarthritis synovial tissues, *Arthritis Res Ther* 9(5):R112, 2007.

51. Fantin A, Lampropoulou A, Gestri G, et al.: NRP1 Regulates CDC42 activation to promote filopodia formation in endothelial tip cells, *Cell Rep* 11(10):1577–1590, 2015.

52. Bussmann J, Wolfe SA, Siekmann AF: Arterial-venous network formation during brain vascularization involves hemodynamic regulation of chemokine signaling, *Development* 138(9):1717–1726, 2011.

53. Eichmann A, Le Noble F, Autiero M, et al.: Guidance of vascular and neural network formation, *Curr Opin Neurobiol* 15(1):108–115, 2005.

54. Iruela-Arispe ML, Davis GE: Cellular and molecular mechanisms of vascular lumen formation, *Dev Cell* 16(2):222–231, 2009.

55. Stratman AN, Davis GE: Endothelial cell-pericyte interactions stimulate basement membrane matrix assembly: influence on vascular tube remodeling, maturation, and stabilization, *Microsc Microanal* 18(1):68–80, 2012.

56. Milner LA, Bigas A: Notch as a mediator of cell fate determination in hematopoiesis: evidence and speculation, *Blood* 93(8):2431–2448, 1999.

57. Artavanis-Tsakonas S, Rand MD, Lake RJ: Notch signaling: cell fate control and signal integration in development, *Science* 284(5415):770–776, 1999.

58. Gridley T: Notch signaling in vascular development and physiology, *Development* 134(15):2709–2718, 2007.

59. Iso T, Hamamori Y, Kedes L: Notch signaling in vascular development, *Arterioscler Thromb Vasc Biol* 23(4):543–553, 2003.

60. Armulik A, Abramsson A, Betsholtz C: Endothelial/pericyte interactions, *Circ Res* 97(6):512–523, 2005.

61. Li L, Huang GM, Banta AB, et al.: Cloning, characterization, and the complete 56.8-kilobase DNA sequence of the human NOTCH4 gene, *Genomics* 51(1):45–58, 1998.

62. Uyttendaele H, Marazzi G, Wu G, et al.: Notch4/int-3, a mammary proto-oncogene, is an endothelial cell-specific mammalian Notch gene, *Development* 122(7):2251–2259, 1996.

63. Knust E, Dietrich U, Tepass U, et al.: EGF homologous sequences encoded in the genome of Drosophila melanogaster, and their relation to neurogenic genes, *EMBO J* 6(3):761–766, 1987.

64. Fleming RJ, Scottgale TN, Diederich RJ, et al.: The gene Serrate encodes a putative EGF-like transmembrane protein essential for proper ectodermal development in Drosophila melanogaster, *Genes Dev* 4(12A):2188–2201, 1990.

65. Lindsell CE, Shawber CJ, Boulter J, et al.: Jagged: a mammalian ligand that activates Notch1, *Cell* 80(6):909–917, 1995.

66. Weinmaster G: Notch signaling: direct or what? *Curr Opin Genet Dev* 8(4):436–442, 1998.

67. Mumm JS, Kopan R: Notch signaling: from the outside in, *Dev Biol* 228(2):151–165, 2000.

68. Roca C, Adams RH: Regulation of vascular morphogenesis by Notch signaling, *Genes Dev* 21(20):2511–2524, 2007.

69. Gao W, Sweeney C, Walsh C, et al.: Notch signalling pathways mediate synovial angiogenesis in response to vascular endothelial growth factor and angiopoietin 2, *Ann Rheum Dis* 72(6):1080–1088, 2013.

70. Hellström M, Phng LK, Hofmann JJ, et al.: Dll4 signalling through Notch1 regulates formation of tip cells during angiogenesis, *Nature* 445(7129):776–780, 2007.

71. Lamalice L, Houle F, Jourdan G, et al.: Phosphorylation of tyrosine 1214 on VEGFR2 is required for VEGF-induced activation of Cdc42 upstream of SAPK2/p38, *Oncogene* 23(2), 2004. 434-4.

72. Hoang MV, Whelan MC, Senger DR: Rho activity critically and selectively regulates endothelial cell organization during angiogenesis, *Proc Natl Acad Sci U S A* 101(7):1874–1879, 2004.

73. Choe JY, Hun Kim J, Park KY, et al.: Activation of dickkopf-1 and focal adhesion kinase pathway by tumour necrosis factor α induces enhanced migration of fibroblast-like synoviocytes in rheumatoid arthritis, *Rheumatology (Oxford)* 55(5):928–938, 2016.

74. D'Souza B, Miyamoto A, Weinmaster G: The many facets of Notch ligands, *Oncogene* 27(38):5148–5167, 2008.

75. Redmond L, Ghosh A: The role of Notch and Rho GTPase signaling in the control of dendritic development, *Curr Opin Neurobiol* 11(1):111–117, 2001.

76. Nam EJ, Sa KH, You DW, et al.: Up-regulated transforming growth factor beta-inducible gene h3 in rheumatoid arthritis mediates adhesion and migration of synoviocytes through alpha v beta3 integrin: regulation by cytokines, *Arthritis Rheum* 54(9):2734–2744, 2006.

77. Tilton RG, Kilo C, Williamson JR: Pericyte-endothelial relationships in cardiac and skeletal muscle capillaries, *Microvasc Res*

18(3):325–335, 1979.

78. Hirschi KK, D'Amore PA: Pericytes in the microvasculature, *Cardiovasc Res* 32(4):687–698, 1996.

79. Kennedy A, Ng CT, Biniecka M, et al.: Angiogenesis and blood vessel stability in inflammatory arthritis, *Arthritis Rheum* 62(3):711–721, 2010.

80. Izquierdo E, Cañete JD, Celis R, et al.: Immature blood vessels in rheumatoid synovium are selectively depleted in response to anti-TNF therapy, *PLoS One* 4(12):e8131, 2009.

81. Ayres-Sander CE, Lauridsen H, Maier CL, et al.: Transendothelial migration enables subsequent transmigration of neutrophils through underlying pericytes, *PLoS One* 8(3):e60025, 2013.

82. Fearon U, Griosios K, Fraser A, et al.: Angiopoietins, growth factors, and vascular morphology in early arthritis, *J Rheumatol* 30(2):260–268, 2003.

83. Fraser A, Fearon U, Reece R, et al.: Matrix metalloproteinase 9, apoptosis, and vascular morphology in early arthritis, *Arthritis Rheum* 44(9):2024–2028, 2001.

84. van de Sande MG, de Launay D, de Hair MJ, et al.: Local synovial engagement of angiogenic TIE-2 is associated with the development of persistent erosive rheumatoid arthritis in patients with early arthritis, *Arthritis Rheum* 65(12):3073–3083, 2013.

85. Salvador G, Sanmartí R, Gil-Torregrosa B, et al.: Synovial vascular patterns and angiogenic factors expression in synovial tissue and serum of patients with rheumatoid arthritis, *Rheumatology (Oxford)* 45(8):966–971, 2006.

86. Li LY, Barlow KD, Metheny-Barlow LJ: Angiopoietins and Tie2 in health and disease, *Pediatr Endocrinol Rev* 2(3), 2005. 399-40.

87. Biel NM, Siemann DW: Targeting the Angiopoietin-2/Tie-2 axis in conjunction with VEGF signal interference, *Cancer Lett* 380(2):525–533, 2016.

88. Folkman J, D'Amore PA: Blood vessel formation: what is its molecular basis? *Cell* 87(7):1153–1155, 1996.

89. Potente M, Gerhardt H, Carmeliet P: Basic and therapeutic aspects of angiogenesis, *Cell* 146(6):873–887, 2011.

90. Balogh E, Veale DJ, McGarry T, et al.: Oxidative stress impairs energy metabolism in primary cells and synovial tissue of patients with rheumatoid arthritis, *Arthritis Res Ther* 20(1):95, 2018.

91. Xian X, Håkansson J, Ståhlberg A, et al.: Pericytes limit tumor cell metastasis, *J Clin Invest* 116(3):642–651, 2006.

92. Davis GE: Angiogenesis and proteinases: influence on vascular morphogenesis, stabilization and regression, *Drug Discov Today Dis Models* 8(1):13–20, 2011.

93. Stratman AN, Malotte KM, Mahan RD, et al.: Pericyte recruitment during vasculogenic tube assembly stimulates endothelial basement membrane matrix formation, *Blood* 114(24):5091–5101, 2009.

94. Davis GE, Norden PR, Bowers SL: Molecular control of capillary morphogenesis and maturation by recognition and remodeling of the extracellular matrix: functional roles of endothelial cells and pericytes in health and disease, *Connect Tissue Res* 56(5):392–402, 2015.

95. Saunders WB, Bohnsack BL, Faske JB, et al.: Coregulation of vascular tube stabilization by endothelial cell TIMP-2 and pericyte TIMP-3, *J Cell Biol* 175(1):179–191, 2006.

96. Szekanecz Z, Koch AE: Mechanisms of Disease: angiogenesis in inflammatory diseases, *Nat Clin Pract Rheumatol* 3(11):635–643, 2007.

97. Folkman J: Angiogenesis in cancer, vascular, rheumatoid and other disease, *Nat Med* 1(1):27–31, 1995.

98. Veale DJ, Fearon U: Inhibition of angiogenic pathways in rheumatoid arthritis: potential for therapeutic targeting, *Best Pract Res Clin Rheumatol* 20(5):941–947, 2006.

99. Maracle CX, Tas SW: Inhibitors of angiogenesis: ready for prime time? *Best Pract Res Clin Rheumatol* 28(4):637–649, 2014.

100. Asahara T, Chen D, Takahashi T, et al.: Tie2 receptor ligands, angiopoietin-1 and angiopoietin-2, modulate VEGF-induced postnatal neovascularization, *Circ Res* 83(3):233–240, 1998.

101. Chen Y, Donnelly E, Kobayashi H, et al.: Gene therapy targeting the Tie2 function ameliorates collagen-induced arthritis and protects against bone destruction, *Arthritis Rheum* 52(5):1585–1594, 2005.

102. Malik NM, Jin P, Raatz Y, et al.: Regulation of the angiopoietin-Tie ligand-receptor system with a novel splice variant of Tie1 reduces the severity of murine arthritis, *Rheumatology (Oxford)* 49(10):1828–1839, 2010.

103. Saber T, Veale DJ, Balogh E, et al.: Toll-like receptor 2 induced angiogenesis and invasion is mediated through the Tie2 signalling pathway in rheumatoid arthritis, *PLoS One* 6(8):e23540, 2011.

104. Shibuya M: Vascular endothelial growth factor-dependent and -independent regulation of angiogenesis, *BMB Rep* 41(4):278–286, 2008.

105. Jia W, Wu W, Yang D, et al.: GATA4 regulates angiogenesis and persistence of inflammation in rheumatoid arthritis, *Cell Death Dis* 9(5):503, 2018.

106. Colville-Nash PR, Willoughby DA: Growth factors in angiogenesis: current interest and therapeutic potential, *Mol Med Today* 3(1):14–23, 1997.

107. Marrelli A, Cipriani P, Liakouli V, et al.: Angiogenesis in rheumatoid arthritis: a disease specific process or a common response to chronic inflammation? *Autoimmun Rev* 10(10):595–598, 2011.

108. Chen CY, Su CM, Hsu CJ, et al.: CCN1 promotes VEGF production in osteoblasts and induces endothelial progenitor cell angiogenesis by inhibiting mir-126 expression in rheumatoid arthritis, *J Bone Miner Res* 32(1):34–45, 2017.

109. Yoshida S, Ono M, Shono T, et al.: Involvement of interleukin-8, vascular endothelial growth factor, and basic fibroblast growth factor in tumor necrosis factor alpha-dependent angiogenesis, *Mol Cell Biol* 17(7):4015–4023, 1997.

110. Leibovich SJ, Polverini PJ, Shepard HM, et al.: Macrophage-induced angiogenesis is mediated by tumour necrosis factor-alpha, *Nature* 329(6140):630–632, 1987.

111. Wu S, Li Y, Yao L, et al.: Interleukin-35 inhibits angiogenesis through STAT1 signalling in rheumatoid synoviocytes, *Clin Exp Rheumatol* 36(2):223–227, 2018.

112. Szekanecz Z, Koch AE: Chemokines and angiogenesis, *Curr Opin Rheumatol* 13(3):202–208, 2001.

113. Szekanecz Z, Koch AE: Successes and failures of chemokine-pathway targeting in rheumatoid arthritis, *Nat Rev Rheumatol* 12(1):5–13, 2016.

114. Koch AE, Volin MV, Woods JM, et al.: Regulation of angiogenesis by the C-X-C chemokines interleukin-8 and epithelial neutrophil activating peptide 78 in the rheumatoid joint, *Arthritis Rheum* 44(1):31–40, 2001.

115. Madri JA, Pratt BM: Endothelial cell-matrix interactions: in vitro models of angiogenesis, *J Histochem Cytochem* 34(1):85–91, 1986.

116. Agarwal SK, Brenner MB: Role of adhesion molecules in synovial inflammation, *Curr Opin Rheumatol* 18(3):268–276, 2006.

117. Isozaki T, Amin MA, Ruth JH, et al.: Fucosyltransferase 1 mediates angiogenesis in rheumatoid arthritis, *Arthritis Rheumatol* 66(8):2047–2058, 2014.

118. Naik TU, Naik MU, Naik UP: Junctional adhesion molecules in angiogenesis, *Front Biosci* 13:258–262, 2008.

119. O'Brien MJ, Shu Q, Stinson WA, et al.: A unique role for galectin-9 in angiogenesis and inflammatory arthritis, *Arthritis Res Ther* 20(1):31, 2018.

120. Rico MC, Rough JJ, Del Carpio-Cano FE, et al.: The axis of thrombospondin-1, transforming growth factor beta and connective tissue growth factor: an emerging therapeutic target in rheumatoid arthritis, *Curr Vasc Pharmacol* 8(3):338–343, 2009.

第 31 章

细胞因子

原著 IAIN B. MCINNES
管章春 译 杨 光 校

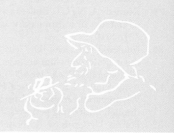

关键点

- 细胞因子（cytokine）是一类具有重要功能的多肽，其不仅参与免疫系统内信号传递，还能介导免疫系统与组织细胞之间的信息交流。

- 细胞因子通过与受体结合将信号传递至受体细胞，使细胞发生功能或表型改变。这样的信号级联反应很复杂，整合了诸多环境因素。

- 细胞因子包含多个家族，不同家族之间结构相似，但功能相差甚远（例如，INF 和 INF 受体超家族，IL-1 超家族和 IL-6 超家族）。

- 不同的细胞因子可能含有共享亚基，使得针对一个亚基的靶向治疗可以抑制两类细胞因子的活性 [例如，IL-12（p35，p40）和 IL-23（p19，p40）]。

- 细胞因子靶向性（cytokine targeting），尤其是抑制 TNF 和 IL-6 功能的治疗，已被证明在多种风湿病中有效。更多的细胞因子正在中，他们可以作为治疗的靶标或者本身作为治疗的药物。

引言

免疫功能依赖于众多被称为细胞因子的低分子量糖蛋白信使分子的生物学活性。最初细胞因子的发现和定义是依据其生物学功能，而现在则主要以结构命名。通常细胞因子具有广泛的功能活性，不仅介导效应分子与免疫调节作用，而且对多种组织和系统发挥

更广泛的作用。另外细胞因子之间能够协同合作，还能利用共享信号组分 [1]。因此，细胞因子不仅参与宿主防御机制，而且还参与许多正常的生理和代谢过程。事实上，通过这种方式，它们将宿主防御与代谢功能整合起来。人类基因组计划推动了大量细胞因子的发现，同时也对阐释它们在健康与疾病的各种复杂组织中单独以及协同作用提出了巨大挑战。然而，这样的研究对于临床上日益增多的细胞因子靶向治疗非常必要。本章将综述细胞因子的一般生物学特征，以及细胞因子发挥作用的细胞和分子网络，重点讲述细胞因子在慢性炎症和风湿性疾病中重要的效应分子功能。

细胞因子分类

因缺乏统一的分类系统，细胞因子依据不同的原则命名，有的按照发现顺序编号（现在已发现 IL-1 ～ IL-41）[2]；有的根据功能活性 [如 TNF 和粒细胞集落刺激因子（granulocyte colony-stimulating factor，G-CSF）]；有的根据炎症反应中的动力学或功能作用（如早期或晚期，固有或适应性，促炎或抗炎）；有的根据主要的细胞来源（单核因子即单核细胞来源，淋巴因子即淋巴细胞来源）；最近则根据相关分子的共有结构命名。细胞因子超家族具有序列相似性、其受体系统也具有同源性以及一定程度的交互性（图 31-1），但其功能无相似之处。细胞因子超家族也包括重要的调节性细胞膜受体 - 配体对，这表明进化压力使得高等哺乳动物利用共同的结构基序发挥多种免疫功能。TNF 和 TNF 受体超家族 [3] 由免疫调节性的细胞因子组成，包括 TNF、淋巴细胞毒素以及细胞

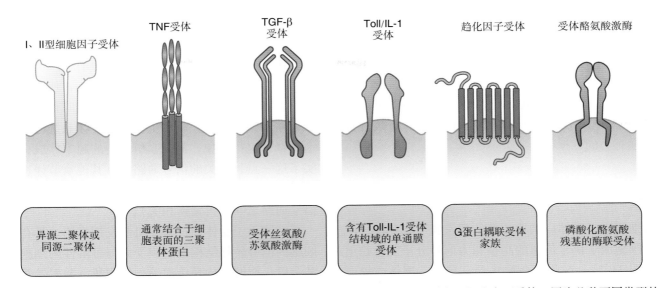

图 31-1　细胞因子受体。细胞因子、趋化因子和生长因子结合于细胞膜上的多种不同类型细胞表面受体。图为几种不同类型的受体和重要的代表性配体。每一种受体与不同的信号传导机制关联，当配体与之结合后，协调和整合细胞反应。TGF-β，转化生长因子；TNF，肿瘤坏死因子

配体，如介导 B 细胞和 T 细胞活化的 CD40L、促使细胞凋亡的 FasL（CD95）。同样，IL-1/IL-1 受体超家族[4]包括 IL-1β、IL-1α、IL-18、IL-33 和 IL-36（α、β、γ）；受体拮抗剂 IL-1RA、IL-36 和 IL-38；以及抗炎细胞因子 IL-37，介导生理和防御功能，但这个家族也包括 Toll 样受体（Toll-like receptor，TLR），它们是一系列哺乳动物模式识别分子，在固有免疫反应早期识别微生物的过程中发挥重要作用。

细胞因子体内外功能评价

最初细胞因子是通过生物学活性进行鉴定和生物学检测进行定量，但现在大多数细胞因子是通过与同源性的受体结合或基因数据库中序列同源性比对来鉴定的。其在生物溶液中的定量通过酶联免疫吸附实验、多重检测技术或者细观平台技术完成，后者可测定一个小样本（约 20 μl）中的多种（25 ~ 360 种）细胞因子。通常使用定量 PCR 或基于 Taqman 低密度阵列（Taqman low-density array，TLDA）的方法对细胞因子在 mRNA 水平进行测定；后者可在微量样本中同时鉴定多种细胞因子。在复杂的组织活检分析中也常常采用 RNA 测序检测细胞因子。细胞因子的转录后调节很常见，但这仅是通过对 mRNA 数据分析进行的谨慎解释。此外，细胞因子功能则是通过研究细胞因子的细胞来源、天然刺激、受体分布特征以及对靶细胞功能等进行认定。体内实验模型利用特异性的细胞因子中和抗体或可溶性受体（通常以可结晶片段融合蛋白或聚乙二醇修饰的蛋白形式延长半衰期，调节与白细胞间的相互作用）调控细胞因子功能。基因改造过的基因敲除、敲入小鼠（通过胚胎干细胞技术改造细胞因子或受体）或转基因小鼠（组织、细胞特异性的过表达）已证实尤其有效。条件性基因靶向方法（如使用 Cre 系统）有助于避免胚胎致死性缺陷，或动态评价整个反应过程相关的细胞因子功能。并且近年出现的多光子显微技术能够从三维组织定位水平实时评价体内细胞因子的功能。在体外，细胞因子功能的评价利用重组表达的细胞因子、特异性抗细胞因子抗体或可溶性受体刺激原代或转染的细胞系。siRNA 或反义核酸等敲低基因表达水平的方法也逐渐得以应用。最近，基于 CRISPR（规律间隔成簇短回文重复序列）和 TALEN（转录激活因子样效应核酸酶）的技术促进了细胞因子和细胞因子受体基因的高度特异性敲除研究。

在风湿病研究中，这些常规方法非常重要。已有的研究表明，在滑膜组织培养物或分散的细胞群、软骨细胞培养物、骨组织培养模型、皮肤、肾组织培养物或细胞系中，加入或中和细胞因子有益。离体方法学包括胞内荧光激活细胞分选法、激光共聚焦扫描显微镜法和利用自动影像分析系统进行组织学定量分析。这些方法大大提高了人们对细胞因子基本功能和

致病性的认识，特别是可以了解整个治疗过程中炎症组织的变化。对类风湿关节炎（rheumatoid arthritis，RA）患者治疗前后滑膜组织活检样本进行分析，治疗药物包括 TNF 抑制剂、阿巴西普、利妥昔单抗、托珠单抗、IL-1RA、IL-10、β 干扰素（IFN-β）和 JNK 抑制剂，分析结果为细胞因子治疗的有效性提供了强有力的证据 [5-7]。

细胞因子受体

细胞因子受体以结构相关的超家族形式存在，由介导细胞因子信号传递的高亲和力信号分子复合物组成（图 31-1）。这些复合物常含有异源二聚体或异源三聚体结构，其具有独特的细胞因子特异性识别受体和整个超家族的共享受体链。例如，IL-6 超家族的成员 IL-2、IL-4、IL-7、IL-9、IL-15、IL-21 和糖蛋白（glycoprotein，gp）130 等共享 γ 链受体 [8,9]。另外，不同的受体还可以具有共同的信号结构域。许多 TNF 超家族成员具有同源性的死亡结构域。类似的

还有 IL-1 的信号结构域不仅存在于 IL-1 受体，而且也存在于其他 IL-1 受体超家族成员，包括 IL-18 受体、IL-33 受体和 TLR [4]。非关联的细胞因子受体系统可以在细胞膜上进行密切的交互作用，使得细胞能够整合各种外部刺激，随着环境变化实时优化信号传导通路和细胞反应。表皮生长因子受体系统已经很好地阐释了这一现象，而共享链 γ 链的超家族成员也证实了这一点。相关的信号通路将在其他章节详述（第 18 章：在风湿病学中，随着 JAK 抑制剂的出现，各信号通路之间变得紧密相关）。

细胞因子受体通过多种机制发挥作用。具有完整细胞内信号转导结构域的膜受体与可溶性的细胞因子结合后，能够将信号传递给靶细胞核，并引发效应功能（图 31-2）。膜受体也可与细胞膜上的细胞因子结合，以帮助相邻细胞进行信号交叉传递。膜结合的细胞因子与可溶性的细胞因子可以引发不同的效应器功能。类风湿关节炎中就有相关的例子，TNF 与 TNF-RⅠ、TNF-RⅡ结合的亲和力相当，但是其与 TNF-RⅠ的解离速率稍慢。可溶性 TNF 能够迅速从 TNF-RⅡ上

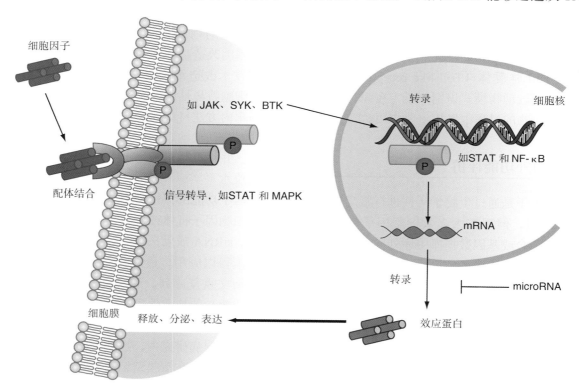

图 31-2 细胞因子信号传导和调节。配体结合后，细胞因子受体激活了一系列信号分子，这些分子结合于受体的细胞质部分或细胞膜。图中 Janus 激酶（JAK）或脾酪氨酸激酶（SYK）被激活，继而磷酸化其他胞质中的分子 [信号传导及转录激活因子（STAT）和有丝分裂原激活蛋白激酶（MAPK）]，这些分子转导入核，直接或通过其他中间分子激活基因转录。mRNA 表达水平也可以在转录后被 micro RNA 调节。最终，翻译的蛋白被加工，从细胞释放到周围微环境中，或在细胞膜表达、结合其他细胞。BTK，布鲁顿酪氨酸激酶；NF-κB，核因子 -κB

解离，而后结合到 TNF-RⅠ 上，优先通过后者进行信号传递（配体传递）[3]。相反，当细胞与细胞发生接触，稳定的 TNF/TNF-RⅠ 与 TNF/TNF-RⅡ 复合物形成，则可以通过两种受体传递不同的信号。

细胞因子受体 / 细胞因子复合物也能以反式机制发挥作用，即配体 - 受体复合物的组成部分来源于邻近细胞。IL-15/IL-15Rα 在一个细胞上形成的复合物，可与其他细胞上的 IL-15Rβ/γ 结合[10]。受体也可以以可溶形式存在，其可能是 mRNA 加工过程中产生缺少跨膜区或胞内区的受体，或是由细胞表面的受体经酶解产生（例如，可溶性 TNF-R [soluble TNF-R, sTNF-R] 和可溶性 IL-1R1 [soluble IL-|R|, sIL-1R1]）。可溶性受体可以拮抗细胞因子的功能，以调节各种反应；也可先与细胞因子形成复合物，继而促进靶细胞上配体 - 受体复合物的形成，从而增强其功能。通过配体传递的机制，可溶性受体能够在细胞膜上传递细胞因子。IL-6 在一系列风湿病中发挥核心作用，是特别重要的因子。IL-6 与异源二聚体组成的受体（IL-6R 与 gp130）结合，通过传统的 STAT3 通路激活细胞。因此 IL-6 可以通过传统的（顺式）信号传导激活组合表达 IL-6R 与 gp130 的细胞。此外，循环中的可溶性 IL-6R 可在任何表达膜 gp130 的细胞上形成功能性的 gp130/IL-6R 效应复合物，并通过这种方式赋予循环 IL-6 发挥更广泛的功能（反式信号）。最后，目前认为一些膜结合细胞因子本身就具有信号分子的功能（反式信号）。

细胞因子表达的调节

细胞因子在内质网合成，可经高尔基体转运以可溶性介质释放；或以膜结合形式存在，或是被加工成胞浆溶质形式，能够在细胞内转运，其至重返细胞核作为转录调节因子发挥作用。细胞因子的自分泌功能通过释放到胞外或膜表达形式，直接与来源细胞表面或内部的受体交联。另外，细胞因子也可以旁分泌方式起作用，不仅协助局部细胞间的接触，而且介导远距离细胞间联系。然而，细胞因子的有效作用距离与动力学受多种因素的限制[11]，包括多肽本身结构的理化特性、与细胞外基质（如硫酸乙酰肝素）结合、酶解作用、可溶性受体的存在或炎症环境中新的细胞因子结合蛋白。

体内的许多因素促进细胞因子表达（图 31-3），

包括细胞间接触、免疫复合物或自身抗体、局部补体激活、微生物及其可溶性产物 [尤其通过 TLR 和核苷酸寡聚化结构域（nucleotide oligomerization domain, NOD）样受体（NOD-like receptor，NLR）]、损伤相关分子模式（damage associated molecular pattern, DAMP）、反应性的氧和氮的中间产物、创伤、剪切力、局部缺血、辐射、紫外线照射、细胞外基质成分、DNA（哺乳动物或微生物的）、热休克蛋白、电解质（如 K^+ 通过 P_2X_7 受体）以及自分泌环路中细胞因子本身的作用。常用的体外刺激包括一部分以上提到的因素，以及化学物质，如佛波酯、钙离子载体、凝集素（如植物血凝素），还有受体特异性抗体，如促 T 细胞活化的抗 CD3 和抗 CD28 抗体、促 B 细胞活化的抗免疫球蛋白抗体和抗 CD40 抗体。

细胞内细胞因子的表达调节可以从几个层面分析（图 31-2）。转录水平的调节依赖于不同转录因子募集到细胞因子编码基因的启动子区。一些刺激可通过多种信号通路传递，使转录因子结合至启动子区，从而调节细胞因子表达。有几种转录因子 [如 NF-κB、激活蛋白（activator protein，AP）-1、活化的 T 细胞核因子] 对细胞因子的产生至关重要。细胞因子启动子序列的多态性可使个体间细胞因子差异表达，从而具有抗感染的选择优势，但也提高了自身免疫的易感性或加速了其进程。一般而言，单倍型的单纯效应在功能水平上可能更重要，或者仅在多个次要多态性可以协同作用的网络环境中发挥作用，特别是考虑它们与疾病本身的相关性时。最后，在风湿病中，很多微小 RNA 也能够调节细胞因子的释放[12]。

转录后调节对于细胞因子的持续表达非常重

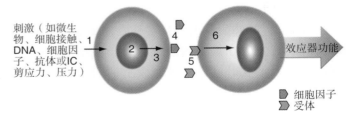

图 31-3 细胞因子调节功能概况。大量的、多种多样的刺激①通过新基因表达②或激活细胞因子前体③提高细胞因子的表达水平。其后，细胞因子蛋白表达于胞质内、细胞膜上，或以可溶形式分泌至细胞外环境④。细胞因子与存在于靶细胞膜上或液相中的相应受体结合⑤。膜受体与细胞因子结合后信号传递至受体细胞核⑥，驱动新的基因表达促使效应器发挥功能。细胞因子作用的每个阶段均极具治疗潜能。IC，免疫复合物

要。其作用机制包括促进翻译起始、增加 mRNA 稳定性和多腺苷酸化。在细胞因子 5' 或 3' 非翻译区（UTR）富含 AU 的元件（AU-rich element，ARE）对于 mRNA 稳定性起着重要作用[13]。对于 TNF，调节蛋白与 ARE 结合可介导这些效应。HuR 和 AUF1 发挥相反的作用，稳定和破坏含有 ARE 的转录物[14]。TIA-1 和 TIAR 是 RNA 识别基序家族成员[15]，其功能是翻译沉默子。TIA-1 缺陷的巨噬细胞会产生过量 TNF，而 TIA-1 缺陷的淋巴细胞 TNF 分泌水平则正常，表明不同类型细胞的 mRNA 调节机制也有差别[16]。此外，细胞因子可优先产生稳定的 mRNA 以辅助组织内快速的后续反应。IL-15 mRNA 的 52 UTR 含有 12 个 AUG 三联密码，明显降低了 IL-15 的翻译效率。将这段序列去除，IL-15 才能分泌[17]。

翻译后调节也通过几种机制调节细胞因子表达。糖基化修饰对于细胞因子功能很重要，能够调节其细胞内转运[17]。改变引导序列也可改变细胞内细胞因子的转运。一些细胞因子的翻译产物无引导序列，其分泌依赖于非传统的分泌途径，对此知之寥寥。IL-1β 利用一个嘌呤依赖的通路（P_2X_7）释放[18]。细胞因子常通过酶解激活，即非功能前体分子经酶切产生功能性的亚单位。例如，IL-1β 前体经半胱氨酸天冬氨酸酶酶切，产生活性的 IL-1β；同样，IL-18 前体经酶切产生 18 kDa 的活性形式[19]。这一过程在细胞内有序地（时间上）按照一定方向（空间上）进行。IL-1 的加工在胞质内的一个蛋白复合物中进行，该复合物被称为炎性小体。近年来，炎性小体引起了广泛关注，其有望作为一些疾病的治疗靶点，如晶体诱导的关节炎和由某些炎性小体基因（如 cryopyrin 蛋白）突变导致的疾病（第 11 章和第 18 章）。

细胞因子的其他加工过程涉及丝氨酸蛋白酶、蛋白水解酶 3、胰肽酶及去整合素基质金属蛋白酶家族成员。酶解发生在细胞内或细胞外，使细胞外的细胞因子得以活化。同样，细胞膜上的酶作用于膜表达细胞因子。去整合素基质金属蛋白酶家族成员调节 TNF 释放，TNF 转化酶酶切并介导 TNF 及其受体的释放[20]。广泛的分子机制不仅严格调节细胞因子 mRNA 的产生及其稳定性，而且还调节其翻译、细胞内表达和分布。在每一个环节，均存在通过调节细胞因子进行干预和治疗的机会。然而，到目前为止，针对此策略还没有成功的药物出现。

细胞因子的效应功能

在急性和慢性炎症反应过程中，细胞因子具有多种强大的效应功能。在人类自身免疫和慢性炎症发病机制中具有重要意义的细胞因子特性、受体特异性和关键作用总结在表 31-1 ～表 31-8 中。

细胞因子在急性炎症反应重要早期事件的各个阶段均可发挥作用。参与固有免疫反应的细胞包括中性粒细胞、自然杀伤细胞、巨噬细胞、肥大细胞和嗜酸性粒细胞，它们均会在组织损伤后的数秒钟内分泌细胞因子并产生相应的反应。细胞因子启动白细胞对微生物以及化学刺激做出反应，上调迁移的白细胞和内皮细胞上黏附分子的表达，增加活性氧中间体、一氧化氮、血管胺和神经肽的释放，活化细胞分裂素、花生四烯酸衍生物、前列腺素和白三烯，从而调节细胞因子的释放。同样，细胞因子调节加工过程中的补体和膜防御分子、清道夫受体、NLR 和 TLR 的表达。细胞因子，尤其是 IL-1、TNF 和 IL-6，在推动急性期反应的过程中至关重要。一部分细胞因子由于能够被快速诱导或优先表达，以及其在炎症初期发挥重要作用而被认为是"警示因子"[如 IL33 和高迁移率族蛋白（high mobility group box 1，HMGB1）]。表 31-1 ～表 31-8 列出了急性炎症反应中表达的细胞因子功能。

细胞因子精细调节细胞间相互作用是慢性炎症的特征。研究表明，实时影像分析技术（如双光子显微镜和共聚焦扫描）可以显示炎症过程中细胞的连续运动。炎性病变可被认为是一种流动状态，其中的细胞在细胞因子的作用下暂时形成功能亚单位，如异位生发中心、滑膜衬里层或间质性肾炎，但在趋化因子对胞外基质作用下，炎性病变仍能继续迁移（第 29 章）。细胞因子可以通过降低浓度（如 IL-2、IL-7、IL-15 和 I 型干扰素）或与含有死亡结构域的细胞因子受体结合来促进细胞死亡（细胞凋亡）（如 TNF-R1）。细胞因子以动态平衡而非静止的线性方式，在炎症损伤发展的各个阶段发挥作用。风湿性疾病中的慢性炎症通常包含固有免疫和适应性免疫反应的记忆性细胞因子活动。方便起见，可以根据细胞因子对细胞亚群和细胞间相互作用的影响来研究它们（图 31-2 描述了进行性慢性损伤中细胞因子活性的作用）。至关重要的是，细胞因子可通过其时空表达谱在促炎和抗炎过程中发挥作用。

表 31-1　IL-1 超家族细胞因子在风湿病中的作用

细胞因子	大小（kDa）[a]	受体	主要细胞来源	关键功能
IL-1β	35（前体）	IL-1R Ⅰ	单核细胞，B 细胞，成纤维细胞，软骨细胞，角质形成细胞	成纤维细胞因子、趋化因子、MMP、iNOS、PG 释放↑
	17（活性形式）	IL-1RAcP		单核细胞因子、ROI、PG↑
		IL-1R Ⅱ（诱饵）		激活破骨细胞 合成软骨细胞 GAG↓；iNOS、MMP 和聚蛋白多糖酶↑ 表达内皮细胞黏附分子
IL-1α	35（前体）[b]	IL-1R Ⅰ	单核细胞；B 细胞；PMN；上皮细胞；角质形成细胞	与 IL-1β 相似
	17（活性形式）	IL-1RAcP		自分泌生长因子（如角质形成细胞）
		IL-1R Ⅱ（诱饵）		
IL-1Ra	22	IL-1R Ⅰ	单核细胞	拮抗 IL-1β 和 IL-1α
		IL-1RAcP IL-1R Ⅱ		
IL-18	23（前体）	IL-18R	单核细胞，PMN，树突状细胞，血小板，内皮细胞	效应 T 细胞极化（Th1 与 IL-12、Th2 与 IL-4）
	18（活性形式）	IL-18Rβα		软骨细胞合成 GAG↓；表达 iNOS 激活 NK 细胞；分泌细胞因子，细胞毒作用 分泌单核细胞因子，表达黏附分子 激活 PMN，分泌细胞因子，迁移 内皮细胞 - 促血管生成
IL-36（αβγ）	35	IL-1Rrp2	巨噬细胞，树突状细胞，淋巴细胞，上皮细胞（皮肤和支气管），成纤维样滑膜细胞	激活固有免疫细胞，产生细胞因子
		IL-1RAcP		角质形成细胞增殖
IL-37	35	IL-18Rα	尚不明确	抗炎功能：转基因小鼠免于结肠炎，缺血再灌注损伤
IL-33	30（前体）	ST2L	上皮细胞，单核细胞，平滑肌细胞，角质形成细胞	促进 Th2 细胞激活，激活肥大细胞和产生细胞因子
	18（活性形式）	IL-1RAcP		

[a] 前体形式被蛋白酶切割成活性成分，这些蛋白酶包括胱天蛋白酶 -1、钙蛋白酶、弹性蛋白酶、组织蛋白酶 G
[b] IL-1α 前体在剪切之前具有生物活性

DC，树突状细胞；FLS，成纤维样滑膜细胞；GAG，黏多糖；iNOS，诱导型一氧化氮合酶；MMP，金属基质蛋白酶；NK，自然杀伤；PG，肽聚糖；PMN，多形核白细胞；ROI，活性氧中间体；Th，辅助性 T 细胞

　　T 细胞在每一个发育阶段均依赖于细胞因子的作用，从骨髓干细胞成熟，到胸腺发育，再到初次或再次接触抗原后的功能分化和成熟。后者极为重要，因为通过改变周围细胞因子的环境，可以促成 T 细胞表型的再分化。T 细胞和树突状细胞相互作用过程中，T 细胞受体 - 肽 - 主要组织相容性复合体（major histocompatibility complex，MHC）的相互作用所产生的功能效果，由共刺激分子和局部细胞因子的表达决定（表 31-3，表 31-4）。在 IL-18 存在时，IL-12 促进 I 型表型发育，最终的效应细胞为产生 IFN-γ 的 I 型 Th1 [21]。IFN-γ 刺激巨噬细胞致敏、活化和黏附分子表达，促进肉芽肿形成和微生物杀伤。然而，从

表 31-2　TNF 超家族细胞因子 ^a 在风湿病中的重要作用

细胞因子	大小（kDa）	受体	主要细胞来源	部分功能
TNF	26（前体）	TNF-RⅠ (p55)	单核细胞，T、B、NK 细胞，PMN，嗜酸性粒细胞，肥大细胞，成纤维细胞，角质形成细胞，神经胶质细胞，成骨细胞，平滑肌细胞	激活单核细胞，细胞因子和 PG ↑ PMN 初始化、凋亡、呼吸爆发 ↑ 内皮细胞黏附分子、细胞因子分泌 ↑；成纤维细胞增殖和胶原合成 ↓
		TNF-RⅡ (p75)		MMP 和细胞因子 ↑ T 细胞凋亡，克隆（自身）调节，TCR 功能障碍 脂肪细胞 FFA 分泌 ↑ 内分泌效应：ACTH 和催乳素 ↑；TSH、FSH、GH ↓
LTα	22～26	TNF-RⅠ	T 细胞，单核细胞，成纤维细胞，星形胶质细胞，骨髓瘤，内皮细胞，上皮细胞	外周淋巴系统发育
		TNF-RⅡ		与 TNF 生物学功能相似
RANK 配体	35	RANK	基质细胞，成骨细胞，T 细胞	通过破骨细胞成熟和激活刺激骨吸收 调节 T 细胞 -DC 细胞相互作用
OPG	55	RANKL	基质细胞，成骨细胞	RANKL 可溶性诱饵受体
BLyS^b	18～32	TACI	单核细胞，T 细胞，DC	B 细胞增殖，免疫球蛋白分泌、类型转换、存活
		BCMA BLyS-R		T 细胞共刺激
APRIL	-	TACI BCMA	单核细胞，T 细胞，肿瘤细胞	B 细胞增殖 肿瘤增长

^a 其他的重要成员包括 TRAIL、TWEAK、CD70、FasL 和 CD40L，目前报道的该家族成员至少有 18 个

^b 也称为 B 细胞激活因子，属于 TNF 家族（BAFF）

ACTH，促肾上腺皮质激素；APRIL，增殖诱导的配体；BCMA，B 细胞成熟因子；BlyS，B 淋巴细胞刺激因子；DC，树突状细胞；FFA，游离脂肪酸；FSH，尿促卵泡素；GH，生长激素；Ig，免疫球蛋白；LT，淋巴毒素；MMP，金属基质蛋白酶；NK，自然杀伤；OPG，骨保护素；PG，肽聚糖；PMN，多形核中性粒细胞；RANKL，NF-κB 受体活化因子配基；TACI，跨膜激活剂及钙调亲环素配体相互作用分子；TCR，T 细胞受体；TNF，肿瘤坏死因子；TRAIL，TNF 相关的凋亡诱导配体；TSH，促甲状腺激素；TWEAK，肿瘤坏死因子样凋亡微弱诱导剂

IFN-γ 缺陷小鼠和 IFN-γ 受体缺陷小鼠炎症模型上获得了相反的结果，表明 IFN-γ 在组织破坏中的作用复杂。IFN-γ 最终可能通过抑制破骨细胞活化而延缓组织破坏 [22]。

Th17 效应细胞是一种 T 细胞亚群，主要分泌 IL-17A 以及在许多自身免疫疾病中起关键作用的 IL-22 和 TNF。Th17（CD4^+ 或 CD8^+）是在 IL-6 和 TGF-β 存在的情况下产生的，在 IL-1β 和 IL-23 的刺激下扩增，并被 IL-25（IL-17E）、IL-10 和 IFN-γ 拮抗。就病理潜能而言，Th17 细胞的分化具有相当的动态性和可塑性。IL-17A 通过直接快速的途径造成组织破坏，如中性粒细胞募集和活化、软骨细胞活化、角化细胞活化及破骨细胞活化或成纤维细胞样滑膜细胞（fibroblast-like synoviocyte，FLS）激活 [23]。

其他谱系（如天然淋巴细胞）也可能通过 IL-17 的表达促进了疾病的发生。靶向 IL-17A 的临床试验在多种风湿病中都取得了成功，目前已证实 IL-17A 在银屑病、银屑病关节炎和脊柱关节炎中起关键作用。由于 IL-17A 的选择性抑制剂对类风湿关节炎的治疗无明显益处，因此 IL-17A 在类风湿关节炎发生发展中的作用尚不清楚，IL-17A 或许在类风湿关节炎的前期发挥作用。

T 细胞 - 树突状细胞相互作用的过程中，IL-33 的存在使 IL-4 起主导作用，导致发生 II 型反应，即由主要合成 IL-4、IL-5、IL-10 和 IL-13 的 Th2 细胞引发体液免疫，其发病机制很可能由 B 细胞介导。调节 T 细胞发育的细胞因子还不明确，然而高水平的 IL-10 或 TGF-β 可能参与这一过程 [24]。效应 T 细

表 31-3　与 T 细胞效应功能相关的主要细胞因子 [a]

细胞因子	大小（kDa）[a]	受体	主要细胞来源	关键功能
II 型干扰素				
IFN-γ	20 ～ 25	IFN-γR	Th/c1 细胞，NK 细胞，γδT 细胞，B 细胞，巨噬细胞 /DC	激活巨噬细胞，DC 细胞 APC 功能↑ 内皮细胞黏附分子↑ MHC II 类分子表达↑ T 细胞生长↓；与 Th2 反应相反 骨吸收↓；合成成纤维细胞胶原
4α 螺旋家族				
IL-2	15	IL-2Rα	Th/c 细胞；NK 细胞	T 细胞分裂、成熟，分泌细胞因子和发挥细胞毒性
		IL-2、15Rβγ 链		分泌 NK 细胞因子，细胞毒性，激活单核细胞 淋巴细胞凋亡↓
IL-4	20	IL-4Rα/γ 链	Th/c 细胞（Th2）；NK 细胞	Th2 分化、成熟、凋亡↓
		IL-4Rα/IL-13R1		B 细胞成熟；类型转换（IgE） 嗜酸性粒细胞迁移、凋亡↓ 激活内皮细胞，表达黏附分子
IL-5	25 单体	IL-5Rα	Th/c2 细胞，NK 细胞，肥大细胞，上皮细胞	B 细胞分化，产生免疫球蛋白（IgA）
	50 同源二聚体	IL-5Rβ		嗜酸性粒细胞分化与激活 Th/c 成熟
IL-17 家族 [b]				
IL-17A、F	20 ～ 30	IL-17R	T 细胞（Th17），成纤维细胞	释放趋化因子，分泌成纤维细胞因子，MMP 释放↑ 生成破骨细胞，造血作用软骨细胞 GAG 合成↓ 白细胞因子产生↑
IL-25（IL-17E）	20 ～ 30	IL-17R	Th2 细胞	释放 Th2 细胞因子；合成 B 细胞 IgA 和 IgE；嗜酸性粒细胞增多，上皮细胞增生

[a] 其他可能引起关注的 T 细胞来源细胞因子包括 Th2 和 NK2 细胞分泌的 IL-13
[b] IL-17 家族也包括 IL-17B 和 IL-17C，其确切功能尚不明确
APC，抗原呈递细胞；DC，树突状细胞；GAG，黏多糖；IFN，干扰素；Ig，免疫球蛋白；IL，白细胞介素，MHC，主要组织相容性复合体；MMP，金属基质蛋白酶；NK，自然杀伤；Th/c，具有细胞毒性的辅助性 T 细胞

胞通过其先前的活化状态决定细胞因子的分泌进而发挥作用。

在疾病的背景下，T 细胞可能通过与多种不同组分相互作用而被激活，包括细胞外基质成分，以及在某些疾病状态下的自身抗原。T 细胞可通过细胞因子驱动的自分泌通路与相邻巨噬细胞和可能存在的基质细胞接触而激活[25-32]。通过这种方式，细胞因子可以通过激活 T 细胞促进炎症，进而促进慢性病的发生，而不依赖于局部（自身）抗原识别，针对这种机制具有巨大的治疗潜力。

慢性炎症中细胞因子的激动剂、拮抗剂功能

复合物调节性相互作用抑制炎症反应的进行，常通过同时分泌的拮抗性细胞因子和可溶性受体调节细胞因子效应通路而实现。Th1 反应可被 Th2 型细胞因子（如 IL-4、IL-10）部分抑制，因此 Th2 反应缺陷模型中，Th1 反应明显增强[21]。同样，Th1 细胞和 Th2 细胞限制 Th17 细胞扩增[23]。其他白细胞中也存在类似的调节环路，例如 TNF 和 IL-10 对巨噬细胞细胞因子释放和效应器功能具有"阴阳"调节作用[33]。

细胞因子抑制功能通常是对于促炎细胞因子而

表 31-4 最初认为对调节性 T 细胞起主要作用的细胞因子 [a]

细胞因子	大小	受体	主要细胞来源	关键功能
IL-12	IL-12、23p40	IL-12Rα	巨噬细胞，DC	Th1 细胞增殖，成熟
	IL-12p35	IL-12Rβ1		T 细胞细胞毒性
		IL-12Rβ2		激活 B 细胞
IL-15	15 kDa	IL-15Rα	单核细胞，成纤维细胞，肥大细胞，B 细胞，PMN，DC	T 细胞趋化分裂，激活，维持记忆
		IL-2、15Rβγ 链		NK 细胞成熟，激活，细胞毒性 巨噬细胞激活和抑制（剂量依赖） 激活 PMN，黏附分子，呼吸爆发 激活成纤维细胞 B 细胞分化和类型转换
IL-21	15 kDa	IL-21R γ 链	活化的 T 细胞，其他细胞	激活 B 细胞
IL-23	59 kDa	IL-23R	巨噬细胞，DC	扩增和激活 Th17 细胞，分泌 IL-17

[a] 目前认为，本表中的细胞因子具有许多与上述不一致的功能。其他已报道的调节性 T 细胞的细胞因子包括 IL-27，其功能尚在研究中
DC，树突状细胞；IL，白细胞介素；NK，自然杀伤；PMN，多形核白细胞；Th，辅助性 T 细胞

表 31-5 IL-10 超家族细胞因子 [a]

细胞因子	受体	主要细胞来源	关键功能
IL-10	IL-10R1	单核细胞，T 细胞，B 细胞，DC，上皮细胞，角质形成细胞	分泌巨噬细胞因子，iNOS 和 ROI ↓，可溶性受体 ↑
	IL-10R2		分泌 T 细胞因子，MHC 表达 ↓；诱导失能 Treg 细胞成熟，效应器功能 激活 DC，细胞因子分泌 ↓ 成纤维细胞 MMP 和胶原释放 ↓；对 TIMP 无作用 B 细胞类型转换增强
IL-19	IL-20R1、IL-20R2	单核细胞，其他	单核细胞因子和 ROI 释放，单核细胞凋亡
1L-20	IL-22R、IL-20R2	角质形成细胞，其他	角质形成细胞生长的自我分泌
	IL-20R1、IL-20R2		
IL-22	IL-22R、IL-10R2	Th17 细胞，CD8 T 细胞，γδT 细胞，NK 细胞	急性期反应和角质形成细胞激活增殖 ↑
IL-24	IL-22R、IL-20R2	单核细胞，T 细胞	肿瘤凋亡，PBMC 分泌 Th1 细胞因子
	IL-20R1、IL-20R2		

[a] 其他成员包括 IL-26、IL-28 和 IL-28A。IL-10 超家族的多种功能知之寥寥，但是可能不局限于免疫系统
DC，树突状细胞；iNOS，诱导型一氧化氮合酶；MMP，金属基质蛋白酶；NK，自然杀伤；PBMC，外周血单个核细胞；ROI，活性氧中间体；Th，辅助性 T 细胞；TIMP，金属蛋白酶组织抑制因子；Treg，调节性 T 细胞

言，在其他情况下，它们可能具有完全不同的功能，因此判断其在炎症反应中的作用很困难。IL-10 和 IL-35 的生物学效应与 TNF 和 IL-1β 的诸多促炎效应（如减少黏附分子和 MHC 的表达、减少基质蛋白酶的释放，激活 Treg）相反，但 IL-10 能够活化 B 细胞、促进免疫球蛋白分泌[33]。同样，一般被认为是促炎成分的 TNF 也可能具有重要的调节 T 细胞功能的作用，慢性炎症部位分离的 T 细胞通过 T 细胞受体传递信号的能力减弱，但中和 TNF 可以恢复这种能力[34]。而局部环境中细胞因子与可溶性受体的

表 31-6　IL-6 超家族细胞因子 [a]

细胞因子	大小（kDa）	受体	主要细胞来源	关键功能
IL-6	21 ~ 28	IL-6R[b] gp130	单核细胞，成纤维细胞，B 细胞，T 细胞	B 细胞增殖，产生免疫球蛋白 造血作用，形成血栓 T 细胞增殖、分化、细胞毒性 肝急性期反应 下丘脑 - 垂体 - 肾上腺轴 对单核细胞分泌细胞因子的不同作用
抑瘤素 M	28	OMR gp130	单核细胞，活化的 T 细胞	巨核细胞分化 分泌成纤维细胞、TIMP 和细胞因子 急性期反应和成纤维细胞蛋白酶抑制因子↑ 单核细胞 TNF 释放↓；IL-1 效应器功能↓ 下丘脑 - 垂体轴↑，释放皮质类固醇 成骨细胞调节效应 某些模型中促炎效应
白血病抑制因子	58	LIFR gp130	成纤维细胞，单核细胞，淋巴细胞，系膜细胞，平滑肌细胞，上皮细胞，肥大细胞	急性期反应↑ 造血作用，形成血栓 神经发育、神经效应器功能和植入中的作用 调节骨代谢和细胞外基质 表达白细胞黏附分子 初始化嗜酸性粒细胞 模型中促炎对抗炎的复合效应

[a] 其他可能具有重要作用的成员包括 IL-11、嗜心素 -1、睫状节神经细胞营养因子。注意家族中的重叠效应
[b] 膜表达或可溶形式能够使 gp130 形成二聚体以促进信号传递，进而促进信号转导
gp130，糖蛋白 130；LIFR，白血病抑制因子受体；OMR，抑瘤素 M 受体；TIMP，金属蛋白酶组织抑制因子；TNF，肿瘤坏死因子

表 31-7　风湿病相关的生长因子

细胞因子	受体	主要细胞来源	关键功能
TGF-β[a]	Ⅰ 型 TGFβR	来源广泛，包括成纤维细胞、单核细胞、T 细胞、血小板	修复伤口、基质维持和纤维化
TGF-β 亚型 1-3[b]	Ⅱ 型 TGFβR		先激活后抑制炎症反应
	其他		T 细胞（Treg 和 Th17）和 NK 细胞增殖、效应器功能↓ 早期白细胞化学趋化因子、明胶酶、整合素表达↑ 早期激活巨噬细胞，后抑制，并减少 iNOS 表达
BMP 家族（BMP2 ~ 15）	BMPR Ⅰ	变化的（如上皮细胞，间质组织）；骨来源的细胞系	在软骨生成、骨生成和组织（如心脏、皮肤、眼）形态行程中，调节重要的趋化作用、有丝分裂和分化过程
	BMPR Ⅱ		
PDGF	PDGFRα	血小板，巨噬细胞，内皮细胞，成纤维细胞，神经胶质细胞，星形胶质细胞，成肌细胞，平滑肌细胞	局部旁分泌或自分泌多种细胞系的生长因子
FGF 家族	PDGFRβ		修复损伤
	FGFR（不同种类的）广泛 碱性 FGF 酸性 FGF		间质细胞、上皮细胞和神经外胚层细胞的生长和分化

[a] TGF-α 超家族成员包括 BMP、生长和分化因子、抑制素 A、抑制素 B、Müllerian 抑制物、神经胶质来源的神经营养因子和巨噬细胞抑制因子
[b] 与潜在相关肽结合形成小的潜在复合物，与潜在的 TGF-β 结合蛋白形成大的潜在复合物；经蛋白水解或非蛋白水解途径激活
BMP，骨形态发生蛋白；FGF，成纤维细胞生长因子；iNOS，诱导型一氧化氮合酶；NK，自然杀伤；PDGF，血小板来源生长因子；TGF，转化生长因子；Th，辅助性 T 细胞；Treg，调节性 T 细胞

表 31-8   在风湿性疾病中具有潜在作用的细胞因子

细胞因子	大小（kDa）	受体	主要细胞来源	关键功能
MIF	12	未知	巨噬细胞，活化的 T 细胞，成纤维细胞（滑膜细胞）	分泌巨噬细胞因子，吞噬作用，NO 释放↑
				激活 T 细胞，DTH 成纤维细胞增殖，表达 COX，PLA2 表达 内在的氧化还原酶活性（"凝血激酶"）
HMGB1	30	RAGE，dsDNA	广泛表达，坏死细胞，巨噬细胞，垂体细胞	DNA 结合转录因子
		其他		坏疽诱导的炎症 巨噬细胞激活延迟促炎分子 平滑肌趋化作用 破坏上皮屏障功能 杀伤细菌（直接）
GM-CSF	14 ~ 35	GM-CSFRα	T 细胞，巨噬细胞，内皮细胞，成纤维细胞	促进粒细胞和单核细胞成熟，造血作用
		GM-CSFRβ		释放白细胞 PG，促进 DC 成熟 肺泡表面活性物质生成
G-CSF	19	G-CSFR	单核细胞，PMN，内皮细胞，成纤维细胞，多种肿瘤细胞，基质细胞	粒细胞成熟，增强 PMN 功能
M-CSF	28 ~ 44	M-CSFR	单核细胞，成纤维细胞，内皮细胞	激活并成熟单核细胞
IL-32α-δ	未知	未知	单核细胞，T 细胞，NK 细胞，上皮细胞	促进多种细胞分泌促炎细胞因子
I 型干扰素 IFN-α/β 家族	多种不同的	IFNαβR	广泛	抗病毒反应 广泛的免疫调节作用（促进 MHC 表达） 激活巨噬细胞，淋巴细胞激活与存活 抗增殖，细胞骨架改变和分化↑

COX，环氧化酶；DC，树突状细胞；dsDNA，双链 DNA；DTH，迟发型超敏反应；G-CSF，粒细胞集落刺激因子；GM-CSF，粒 - 巨噬细胞集落刺激因子；HMGB，高迁移率族蛋白；IFN，干扰素；M-CSF，巨噬细胞集落刺激因子；MHC，组织相容复合物；MIF，巨噬细胞抑制因子；NO，一氧化氮；PG，前列腺素；PLA，磷脂酶 A；PMN，多形核白细胞；RAGE，晚期糖基化终产物受体

精确比例关系，如 TNF 与 sTNF-R 或 IL-10 与 sIL-10R，使这种调节更为复杂。与之相符，抗炎细胞因子（如 IL-4、IL-10 和 IL-11）治疗临床上的炎性疾病未能取得满意的疗效。一个重要警示是，细胞因子有可能需要联合使用（如 IL-4、IL-10 和 IL-11 的组合），以优化抗炎作用。更进一步的细胞因子拮抗功能的例子是 IL-1β 与 IL-1Ra 以及 IL-18 与 IL-18 结合蛋白在调节巨噬细胞活化过程中的拮抗作用。

慢性炎症中的 B 细胞和细胞因子释放

细胞因子对于 B 细胞的成熟、增殖、活化、类型转换和存活至关重要。第 13 章对其进行了全面讨论，并在表 31-1 ～表 31-8 中列举。

慢性炎症中的固有免疫细胞谱系

细胞因子有效地活化固有免疫应答细胞，从而造成多种风湿性疾病的慢性炎症损伤。表 31-1 ～表 31-8 列出了相关例子，其中在合适的细胞因子组合存在下，中性粒细胞、自然杀伤细胞、嗜酸性粒细胞和肥大细胞被募集和激活。

慢性炎症中的生长因子

大量研究数据表明生长因子家族在慢性炎症中的重要性，尤其是 TGF-β 超家族成员，包括 TGF-β 异构体和骨形态发生蛋白家族成员为代表。TGF-β 在细胞增殖、分化、炎症和创伤愈合中发挥着重要作用[35]。骨形态发生蛋白除调节炎症反应外，在软骨和骨组织发育和重建过程中也起着决定性作用[36]。因此，它们在几种风湿病发病机制中的作用引起越来越多的关注。

细胞因子的非免疫调节作用

细胞因子的突出特点是其广泛的多效性，其在正常的生理和适应性过程中均可发挥作用。细胞因子在肌肉、脂肪组织、中枢神经系统和肝中，均可参与代谢途径的正常调节和组织环境变化导致的调节作用。例如，脂肪细胞因子可以调节脂肪代谢途径，炎性滑膜炎的脂肪垫可分泌常规的细胞因子。细胞因子介导正常和病理生理性的功能活动，因此对于它们可能引起几种风湿病的血管、中枢神经系统和骨组织共同发病的作用逐渐得以认识。从初级靶组织（如关节、肾）产生的细胞因子或它们的受体可以"渗漏"到循环系统中，促进其他组织过多的病理改变。与此一致，靶向这些细胞因子可以改变共患病的风险。例如，接受 TNF 抑制物治疗的患者血管病发生率降低。然而，靶向细胞因子治疗也会出现一些相反的效应，例如，托珠单抗能够抑制 IL-6R，但会提高总胆固醇和低密度脂蛋白胆固醇的水平。尽管这种效应对血管的长期影响尚不清楚，但其为研究细胞因子与代谢过程之间复杂的相互作用提供了大量证据。

结论

细胞因子是具有广泛组织活性的、由多种成员组成的糖蛋白家族，其功能的多效性、易产生协同作用和复杂性，使其成为颇受关注的治疗靶标。目前，靶向单一细胞因子的治疗效果在几种风湿病中已经得到验证。进一步阐明这个不断扩大的生物活性家族的生物学功能和相互作用模式，可能有助于解析发病机制并开发出新的治疗方法。特别是靶向细胞因子的生物制剂将会进一步细化风湿性疾病新的分子分型[37-39]。

Full references for this chapter can be found on ExpertConsult.com.

参考文献

1. McInnes IB, Buckley CD, Isaacs JD: Cytokines in rheumatoid arthritis—shaping the immunological landscape, *Nat Rev Rheumatol* 12(1):63–68, 2016.
2. Catalan-Dibene J, McIntyre LL, Zlotnik A: Interleukin 30 to Interleukin 40, *J Interferon Cytokine Res* 38(10):423–439, 2018.
3. Locksley RM, Killeen N, Lenardo MJ: The TNF and TNF receptor superfamilies: integrating mammalian biology, *Cell* 104:487, 2001.
4. Garlanda C, Dinarello C, Mantovani A: The interleukin-1 family: back to the future, *Immunity* 39:1003, 2013.
5. Bresnihan B, Baeten D, Firestein GS, et al.: OMERACT 7 Special Interest Group: synovial tissue analysis in clinical trials, *J Rheumatol* 32:2481, 2005.
6. Haringman JJ, Gerlag DM, Zwinderman AH, et al.: Synovial tissue macrophages: a sensitive biomarker for response to treatment in patients with rheumatoid arthritis, *Ann Rheum Dis* 64:834, 2005.
7. Boyle DL, Soma K, Hodge J, et al.: The JAK inhibitor tofacitinib suppresses synovial JAK1-STAT signalling in rheumatoid arthritis, *Ann Rheum Dis* 74(6):1311–1316, 2015.
8. Gadina M, Hilton D, Johnston JA, et al.: Signaling by type I and II cytokine receptors: ten years after, *Curr Opin Immunol* 13:363, 2001.
9. Bravo J, Heath JK: Receptor recognition by gp130 cytokines, *EMBO J* 19:2399, 2000.
10. Dubois S, Mariner J, Waldmann TA, et al.: IL-15Ralpha recycles and presents IL-15 in trans to neighboring cells, *Immunity* 17:537, 2002.
11. Francis K, Palsson BO: Effective intercellular communication distances are determined by the relative time constants for cyto/chemokine secretion and diffusion, *Proc Natl Acad Sci U S A* 94:12258, 1997.
12. Alivernini S, Gremese E, McSharry C, et al.: MicroRNA-155-at the critical interface of innate and adaptive immunity in arthritis, *Front Immunol* 8:1932, 2018.
13. Kontoyiannis D, Pasparakis M, Pizarro TT, et al.: Impaired on/off regulation of TNF biosynthesis in mice lacking TNF AU-rich elements: implications for joint and gut-associated immunopathologies, *Immunity* 10(387), 1999.
14. Anderson P: Post-transcriptional regulation of tumour necrosis factor alpha production, *Ann Rheum Dis* 59(3), 2000.
15. Gueydan C, Droogmans L, Chalon P, et al.: Identification of TIAR as a protein binding to the translational regulatory AU-rich element of tumor necrosis factor alpha mRNA, *J Biol Chem* 274:2322, 1999.
16. Saito K, Chen S, Piecyk M, et al.: TIA-1 regulates the production of tumor necrosis factor in macrophages, but not in lymphocytes, *Arthritis Rheum* 44:2879, 2001.
17. Budagian V, Bulanova E, Paus R, et al.: IL-15/IL-15 receptor biology: a guided tour through an expanding universe, *Cytokine Growth Factor Rev* 17:259, 2006.
18. Ferrari D, Chiozzi P, Falzoni S, et al.: Extracellular ATP triggers IL-1 beta release by activating the purinergic P2Z receptor of human macrophages, *J Immunol* 159:1451, 1997.
19. Fantuzzi G, Dinarello CA: Interleukin-18 and interleukin-1 beta: two cytokine substrates for ICE (caspase-1), *J Clin Immunol* 19(1), 1999.
20. Wallach D, Varfolomeev EE, Malinin NL, et al.: Tumor necrosis factor receptor and Fas signaling mechanisms, *Annu Rev Immunol* 17:331, 1999.
21. Liew FY: T(H)1 and T(H)2 cells: a historical perspective, *Nat Rev Immunol* 2(55), 2002.
22. Takayanagi H, Kim S, Taniguchi T: Signaling crosstalk between RANKL and interferons in osteoclast differentiation, *Arthritis Res* 4(Suppl 3):S227, 2002.
23. Weaver CT, Harrington LE, Mangan PR, et al.: Th17: an effector CD4 T cell lineage with regulatory T cell ties, *Immunity* 24:677, 2006.
24. Shevach EM, DiPaolo RA, Andersson J, et al.: The lifestyle of natu-

rally occurring CD4+ CD25+ Foxp3+ regulatory T cells, *Immunol Rev* 212:60, 2006.

25. Yamamura Y, Gupta R, Morita Y, et al.: Effector function of resting T cells: activation of synovial fibroblasts, *J Immunol* 166:2270, 2001.

26. Unutmaz D, Pileri P, Abrignani S: Antigen-independent activation of naive and memory resting T cells by a cytokine combination, *J Exp Med* 180(1159), 1994.

27. McInnes IB, Leung BP, Liew FY: Cell-cell interactions in synovitis: interactions between T lymphocytes and synovial cells, *Arthritis Res* 2(374), 2000.

28. Sebbag M, Parry SL, Brennan FM, et al.: Cytokine stimulation of T lymphocytes regulates their capacity to induce monocyte production of tumor necrosis factor-alpha, but not interleukin-10: possible relevance to pathophysiology of rheumatoid arthritis, *Eur J Immunol* 27:624, 1997.

29. Dayer JM, Burger D: Cytokines and direct cell contact in synovitis: relevance to therapeutic intervention, *Arthritis Res* 1(17), 1999.

30. Ribbens C, Dayer JM, Chizzolini C: CD40-CD40 ligand (CD154) engagement is required but may not be sufficient for human T helper 1 cell induction of interleukin-2- or interleukin-15-driven, contact-dependent, interleukin-1beta production by monocytes, *Immunology* 99:279, 2000.

31. Hayes AL, Smith C, Foxwell BM, et al.: CD45-induced tumor necrosis factor alpha production in monocytes is phosphatidylinositol 3-kinase-dependent and nuclear factor-kappaB-independent, *J Biol Chem* 274:33455, 1999.

32. Foey A, Green P, Foxwell B, et al.: Cytokine-stimulated T cells induce macrophage IL-10 production dependent on phosphatidylinositol 3-kinase and p70S6K: implications for rheumatoid arthritis, *Arthritis Res* 4(64), 2002.

33. Fickenscher H, Hor S, Kupers H, et al.: The interleukin-10 family of cytokines, *Trends Immunol* 23:89, 2002.

34. Cope AP: Studies of T-cell activation in chronic inflammation, *Arthritis Res* 4(Suppl 3):S197, 2002.

35. Chen W, Wahl SM: TGF-beta: receptors, signaling pathways and autoimmunity, *Curr Dir Autoimmun* 5:62, 2002.

36. Abe E: Function of BMPs and BMP antagonists in adult bone, *Ann N Y Acad Sci* 1068:41, 2006.

37. Schett G, Elewaut D, McInnes IB, et al.: How cytokine networks fuel inflammation: toward a cytokine-based disease taxonomy, *Nat Med* 19:822, 2013.

38. McInnes IB, Schett G: The pathogenesis of rheumatoid arthritis, *N Engl J Med* 365:2205, 2011.

39. McInnes IB, Schett G: Cytokines in the pathogenesis of rheumatoid arthritis, *Nat Rev Immunol* 7:429, 2007.

第 32 章

类风湿关节炎的实验模型

原著 RIKARD HOLMDAHL

陈 辰 译 郭建萍 校

- 动物模型是研究类风湿关节炎（RA）发病机制的工具。
- 类风湿关节炎有多种临床前期动物模型，包括一些经典模型，如胶原诱导性关节炎（CIA）、胶原抗体诱导性关节炎（CAIA）、佐剂（姥鲛烷）诱导性关节炎等不同动物模型。
- 在动物模型中，可通过免疫接种各种有效成分，如软骨成分、佐剂、细菌或病毒成分，或通过基因修饰等诱导关节炎。
- 临床前期模型具有明确的病程，有助于研究 RA 的不同病程阶段：发病前期、临床发病期、慢性期。
- 动物模型的优势在于能够对遗传和环境因素加以调控。
- 动物实验模型为研究新的治疗方法提供了方向，例如细胞因子拮抗剂和免疫耐受诱导疗法。

引言

为进一步深入理解类风湿关节炎（rheumatoid arthritis，RA）发病机制的复杂性，动物模型的应用很有必要。然而，由于不同的物种具有不同的遗传背景和环境因素，关节炎动物模型并不能完全模拟人类 RA。

动物模型具有以下三个主要优点。

1. 近交系动物的遗传背景和环境因素具有可控性。

2. 动物实验具有可操纵性。可通过对基因的突变、插入和敲除等来改变近交系基因组。环境也具有可控性；可通过免疫或感染动物等改变环境因素来诱导关节炎。动物实验可获得理想的实验对照。

3. 与人体试验相比，动物实验更符合道德伦理。

为更有效地评估和选择关节炎动物模型，该模型需具备一些 RA 的基本特征。以下是 RA 的主要临床特征（另见第 75 章）。

- 疾病发病通常先于明确的临床诊断。临床发病前高达数年就会出现自身免疫和炎症反应。
- 组织特异性。RA 临床发病以累及运动关节、外周关节和软骨关节组织的特异性炎症反应为特征。虽然通常存在系统性免疫反应和临床表型，但炎症反应主要发生在外周关节。
- 慢性持久性。该病具有慢性组织特异性。迄今为止，尚无证据显示发病组织中存在致病感染性病原体。针对感染的生理反应以及其他炎症反应性疾病中，普遍存在急性关节炎症的表型。但对于 RA，慢性病程是一个重要的临床特征。RA 有明显的复发倾向，持续进展性关节破坏始终存在。
- 自身抗体。发病前血清自身抗体水平的升高与 RA 发病密切相关。其中，抗瓜氨酸化蛋白抗体（anti-citrullinated protein antibody，ACPA）的特异性和敏感性最高，其次为抗免疫球蛋白抗体（类风湿因子），但针对其他抗原的自身抗体同样可见于部分 RA 患者，如抗 II 型胶原蛋白（CII）抗体和抗核蛋白 A2 抗体，和针对其他翻译后修饰蛋白的抗体，如氨基甲酰化和乙酰化（另见第 74 章）。

- 主要组织相容性复合体（major histocompatibility complex，MHC）Ⅱ类分子的遗传相关性。该区域对 RA 的遗传作用重要且复杂。到目前为止，MHC Ⅱ类分子被公认为是 RA 遗传权重最大的基因簇，尤其是 HLA-DR4 分子结合肽段上的某些结构域与 RA 遗传易感性高度相关。其他数个 RA 易感基因，如 PTPN22、CTLA4 和 IL-21，已被证实与适应性免疫相关，这进一步证明 RA 是一种自身免疫性疾病。

大量研究表明，RA 的疾病进展分为三个阶段：发病前期、临床发病期、慢性期（表 32-1）。RA 在临床发病前的数年内就出现自身抗体水平的增高 [ACPA 和类风湿因子（rheumatoid factor，RF）] 和炎症标志物的高表达。RA 的病因学因素很可能存在于疾病的早期阶段 [1]。吸烟和各种慢性感染如牙周炎可能与早期疾病过程有关 [2]。然而，在此阶段尚未表现出关节特异性，在关节炎发病前，关节组织中自身免疫反应可能进一步加剧。由于 RA 的分类依据关节炎的慢性进展和数个关节的受累，所以通常在关节炎症发作的几个月或几年后才能诊断。因此，到目前为止，只有慢性期 RA 被分类并在患者队列中进行研究。相反，动物模型主要用于 RA 发病初始阶段的研究，通常不适用于已确定的慢性关节炎的研究（表 32-1）。

感染性病原体可能在 RA 的三个病程阶段均发挥关键作用，但作用机制有所不同。疾病的起始阶段被认为依赖于黏膜组织内的慢性炎症，导致翻译后修饰蛋白（如瓜氨酸蛋白）不受控制地暴露于 T 和 B 细胞。对于遗传易感性个体，可能引发其产生自身免疫反应。此外，关节局部的炎症和慢性复发模式也可以解释为关节局部抗原的耐受性被破坏。

适应性免疫系统对于发病前期和发病期都十分重要，这两个阶段都与 MHC Ⅱ类分子和淋巴细胞的基因激活密切相关。然而，目前还没有充分的证据表明，慢性复发阶段由适应性免疫反应驱动，因为长期慢性活化的成纤维细胞和巨噬细胞也可能导致疾病的复发。

由于 RA 发病原因和驱动因素尚不明确，在不同疾病阶段可有不同的致病机制，因此，RA 又被认为是一种综合征。

动物模型对于理解免疫系统及该系统如何导致和调节疾病进展的作用机制，是一种非常有效的工具。疾病模型能够研究不同信号通路，这些信号通路可能代表人类疾病的不同亚型。动物模型可模拟人类疾病不同方面以及遗传研究方法的日臻完善，大大提高了动物模型的利用价值。此论述不仅包括了 RA 的动物模型，还简要地介绍了其他关节疾病的模型，如银屑病关节炎、反应性关节炎、中轴型脊柱关节炎（axial spondyloarthritis，AxSpA）、莱姆病和化脓性关节炎（表 32-2）。但重点仍然在目前常用于学术研究的 RA 经典模型：大鼠佐剂性关节炎（adjuvant arthritis，AA）模型、胶原诱导性关节炎（collagen-induced arthritis，CIA）模型，和胶原蛋白抗体诱导性关节炎（collagen antibody-induced arthritis，CAIA）模型。

感染性病原体所致关节炎

数种感染源可侵犯关节并持续存在，从而导致关节炎的发生。正如大多数持续存在的感染性病原体、寄生虫和宿主之间的免疫平衡通常是可以实现的。而

表 32-1 人类和动物模型中类风湿关节炎的三个阶段

疾病阶段	人类研究	动物模型研究	不同阶段的适用模型
发病前期	有限数目研究	研究较多但不能模拟 RA 发病前期	尚无模型利用 MHC Ⅱ类分子相关性和 APCA 亚型来模拟 RA 发病前期。最有效的模型是通过多种佐剂成分诱导自身免疫的产生
临床发病期	有限数目研究	很多研究	大部分模型均有效。每种模型通过特定的途径诱导关节炎的不同亚型
慢性期	绝大部分研究	有限数目研究、少数模型	DA 大鼠和 C57Bl 小鼠通过佐剂（姥鲛烷）或软骨成分/抗原诱导的关节炎可作为慢性复发性模型。数种自发性关节炎模型显示慢性进行性关节炎

RA 病程大致分为三个不同阶段，而人类 RA 和关节炎动物模型研究对疾病不同阶段的关注点有所不同
ACPA，抗瓜氨酸化蛋白抗体；MHC，主要组织相容性复合体；RA，类风湿关节炎

表 32-2　动物关节炎模型概览

模型	物种	遗传学特征	疾病特征	参考文献
感染引起的关节炎				
支原体诱导的关节炎	大鼠和小鼠	在 B 细胞缺陷的小鼠中更明显	轻度慢性关节炎	3
包柔螺旋体诱导的关节炎	小鼠	主要组织相容性复合体（MHC）	严重的侵蚀性关节炎关节上有螺旋体	79
葡萄球菌诱导的关节炎	大鼠和小鼠	MHC	严重关节炎	5
耶尔森鼠疫杆菌诱导的关节炎	大鼠和小鼠	Lewis（LEW）和自发性高血压（SHR）大鼠，而非黑刺鼠（DA）和棕色挪威（BN）大鼠	严重关节炎，关节中可检出细菌	80
细菌成分引起的关节炎				
分枝杆菌诱导的关节炎（佐剂诱导性关节炎，AA）	大鼠	MHC，非 MHC 基因（LEW > F344）	急性和一般的炎症疾病，包括侵蚀性关节炎	8
链球菌细胞壁诱导的关节炎	小鼠和大鼠	非 MHC 基因（LEW > F344）（DBA/1=Balb/c > B10）	严重侵蚀性关节炎	81
佐剂诱导性关节炎				
阿夫立定诱导的关节炎（AvIA）	大鼠	MHC（f）	严重侵蚀性慢性关节炎	82
矿物油诱导的关节炎（OIA）	DA 大鼠	位于 4、10 染色体上的非 MHC 基因位点	外周关节的急性和自限性炎症	12
姥鲛烷诱导的关节炎（PIA）	大鼠	MHC，位于 1、4、6、12、14 染色体上的非 MHC 基因位点	外周关节的慢性侵蚀性关节炎，可通过 T 细胞被动过继转移	13，20，83
PIA	小鼠	MHC（q，d）？，Ncf1 遗传背景下的 Balb/c，DBA 和 C3H	慢性和影响关节的一般狼疮样炎症疾病	22
甘露聚糖诱导的银屑病和银屑病关节炎（MIP）	小鼠	B10.Q，B10.RIII.Ncf1 基因突变增强关节炎	注射甘露聚糖数天后，可发生银屑病和银屑病关节炎，为巨噬细胞、γδ T 细胞、中性粒细胞依赖性	27
软骨蛋白免疫诱导的关节炎				
CⅡ（在矿物油中异源或和同源的 CⅡ）诱导的关节炎（CIA）	大鼠	MHC（a，1，f 和 u），位于 1，4，7，10 染色体上的非 MHC 位点	外周关节的慢性侵蚀性关节炎	33
CⅡ（在 CFA 中异源的或同源的 CⅡ）诱导的关节炎（CIA）	小鼠	MHC（q 和 r），位于 1，2，3，6，7，8，10，15 染色体上的非 MHC 位点	外周关节的慢性侵蚀性关节炎	37
CXI（在 IFA 中 CXI 大鼠）诱导的关节炎	大鼠	MHC（f，u）	严重慢性关节炎	31
人类蛋白多糖（在完全弗氏佐剂中诱导的关节炎）	BALB/c 小鼠	MHC（d），一些非 MHC 位点	慢性关节炎	30
软骨寡聚基质蛋白（COMP）（在矿物油中）诱导的关节炎	大鼠，小鼠	MHC（RT1u，H2q）	急性和慢性关节炎	32，59

续表

表 32-2　动物关节炎模型概览

模型	物种	遗传学特征	疾病特征	参考文献
葡萄糖 -6- 磷酸异构酶（G6PI）诱导的关节炎	小鼠	MHC（H2q）	自限性关节炎	62
抗体诱导关节炎模型				
胶原蛋白抗体诱导的关节炎（CAIA）	小鼠	Balb/c > DBA/1 > C57BI > Ncf1	抗 CⅡ 抗体在 2 天内诱发轻度关节炎。如果随后注射脂多糖（LPS），会出现更严重的自限性的关节炎。如果注射甘露聚糖，会出现严重的慢性复发性关节炎，特别是在 Ncf1 缺陷的小鼠中	38，84
KxB/N 血清诱导的关节炎（SIA）	小鼠		转基因 KxB/N 的血清在 2 天内诱发关节炎，几周后能痊愈	85
"自发性"关节炎模型				
HLA-B27 转基因动物	大鼠	B27 转基因重链	强直性脊柱炎，结肠炎，龟头炎，关节炎	6
MRL/lpr 小鼠（突变的 fas 基因控制细胞凋亡）	小鼠	lpr	部分狼疮疾病的广泛炎症反应，也会影响关节	68
压力诱导的关节炎	DBA/1 小鼠	非 MHC 基因	接骨点病变反应没有免疫参与的证据。银屑病关节炎的一个模型	67，86
TNF 转基因小鼠（TNF 过量产生）	小鼠	TNF 转基因	侵蚀性关节炎以及广泛的组织炎症	69
IL-1R 拮抗缺陷小鼠	Balb/c 小鼠	IL-1Ra 缺陷	关节炎	72
Gp130 IL-6R 突变小鼠	C57 黑鼠	IL-6R 突变	关节炎	73
K/BxN	K/BxN 小鼠	转入特异性识别 G6PI 来源肽段的 TCR	G6PI 特异性自身反应所致严重关节炎	74
ZAP70 突变	Balb/c 小鼠	ZAP70 自发性突变	自身反应性严重关节炎	25
严重联合免疫缺陷（SCID）小鼠	小鼠	局部注射成纤维细胞至免疫缺陷的 SCID 小鼠	持续的破坏性关节炎	75

炎症可能不仅直接由寄生虫引起，同样也可以由宿主的异常炎症反应引起。当微生物作用于靶组织时，慢性自身免疫可能通过以下不同机制所维持：如超抗原介导的 T 细胞活化，交叉反应性免疫应答，或是佐剂物质对自身抗原呈递作用的增强。数个此类可导致关节炎的感染因子已在实验动物模型中得到描述，其中的一部分可模拟人类相应的感染性疾病。

支原体关节炎

支原体感染相关的关节炎在农场动物中较多见。

此外，鼠类在接种支原体免疫后，也可能诱导关节炎的发生。然而，在 RA 患者的关节中很难找到支原体，尽管在严重 B 细胞缺陷的个体，支原体可能诱发关节炎。接种小鼠体内可发现持续存在的支原体，并出现轻度慢性关节炎症状，这是由支原体衍生的超抗原激活免疫系统所致 [3]。与人类观察结果一致，B 细胞缺失的小鼠更容易发生支原体诱导性关节炎。

莱姆关节炎

包柔螺旋体是一种可能在关节中存在并导致关节

炎的微生物。其临床表现类似 RA，具有慢性炎症特征，并且与 MHC Ⅱ类分子 DR4 遗传易感相关。该活细菌长期存在于关节中，但对于很多患者，识别炎症关节内的螺旋体较为困难。感染包柔螺旋体的小鼠可发生类似人类 RA 的关节炎。和人类一样，MHC 区域的多态性调控关节炎的易感性，靶向包柔螺旋体衍生抗原的免疫反应已被证明与鼠类 MHC Ⅱ类分子相关 [4]。另一方面，尽管一些小鼠品系的关节内存在大量螺旋体并不会导致关节炎的发生，但螺旋体的持续存在仍被认为是关节炎发生的一个必要条件。

葡萄球菌关节炎

　　化脓性关节炎最常见的原因是金黄色葡萄球菌的持续感染。这种细菌往往在关节组织包括关节滑液中生长并持续数年。接种某些金黄色葡萄球菌菌株，可在很多大鼠和小鼠品系中诱导化脓性关节炎 [5]。和人类葡萄球菌关节炎相类似，鼠类遭受感染的关节表现出严重而持续的炎症。值得注意的是，宿主的保护机制主要依赖于诸如中性粒细胞和补体的固有防御系统，而适应性免疫反应却不是那么有效。然而，明显异常的适应性免疫反应可促进关节炎的发展。

胞内菌诱导的关节炎和强直性脊柱炎

　　一些有能力侵入细胞并造成感染的细菌（如耶尔森鼠疫杆菌）被认为与感染后关节炎如反应性关节炎和强直性脊柱炎（AS）有关。这些疾病与 MHC Ⅰ类分子 B 基因座的 HLA-B27 等位基因相关。HLA-B27 转基因大鼠和小鼠能很好地模拟人类疾病 [6,7]。如 B27 转基因大鼠可以自发强直性脊柱炎、龟头炎、结肠炎，皮炎和关节炎。然而，如果转基因大鼠一直处于无菌环境，将不会发生关节炎症。这表明迄今为止存在某个不为所知的重要的感染性病原体。值得注意的是，关节炎的发展很可能与来自病原体的佐剂片段引发的炎症相关。

细菌成分所致关节炎

　　细菌感染后能发生感染后关节炎。数种不同的细菌成分均可诱导关节炎的发生，如细胞壁片段、DNA 和热休克蛋白。细菌细胞壁片段难以降

解，可能造成滑膜巨噬细胞的持续激活。首个描述的 RA 动物模型是佐剂性关节炎（adjuvant arthritis，AA），它是用矿物油（如完全弗氏佐剂，complete Freund's adjuvant，CFA）乳化分枝杆菌细胞壁诱导的大鼠关节炎模型 [8]。虽然有报道，部分个体在接受分枝杆菌疫苗治疗后，会出现关节肉芽肿，但只有大鼠（而非小鼠或灵长类动物）在注射分枝杆菌后能发生关节炎。CFA 是一种强效佐剂，它能够活化很多模式识别受体，激活抗原呈递细胞并增强 T 细胞免疫力。大鼠皮下注射 CFA 导致多个器官的肉芽肿性炎症（如脾、肝、骨髓、皮肤和眼）和外周关节的持续性炎症。AA 是一种严重但自限性的疾病，5 ~ 7 周后炎症会减退。分枝杆菌细胞壁碎片很可能播散到全身组织并被组织中的巨噬细胞所吞噬，但难以降解的细菌细胞壁结构会导致这些炎性细胞处于持续的活化状态，从而引发炎症反应。

　　如果清除经典 αβ 型 T 细胞，则不能诱导 AA 的发生，而脾脏来源的 T 细胞则可以过继转移的方法诱导关节炎。尽管已有理论认为，细菌结构和自身成分之间存在交叉反应的可能性，然而这类 T 细胞的特异性仍有待进一步证实。虽然热休克蛋白作为 T 细胞特异性抗原的这一命题还未得以证实，但它们在关节炎的发生中起到调节作用。目前已发现，分枝杆菌肽聚糖的基本结构元素胞壁酰二肽为关节炎抗原决定表位之一，可诱导关节炎。值得注意的是，T 细胞并不能识别这一结构，但这一表位能与固有免疫受体（NOD2）和抗原呈递细胞结合，进而活化炎性小体，从而发挥强有效的佐剂功能。已有研究表明，细菌的非甲基化 DNA 能够独立诱发小鼠关节炎，并加重大鼠 AA 的严重程度。细菌 DNA 可激活抗原呈递细胞和炎性巨噬细胞的 Toll 样受体，因此，可以分别作用于 T 细胞依赖性和炎症反应两条通路。另一个 T 细胞依赖性关节炎致病通路可通过乳化分枝杆菌的矿物油而激活，稍后将会更详细的讨论。因此，经典的佐剂诱导性关节炎（adjuvant-induced arthritis，AIA）是通过不同且相互作用的通路而调节，不仅依赖于不同分枝杆菌的细胞成分，如肽聚糖、DNA 和热休克蛋白，也依赖于乳化分枝杆菌的矿物油所介导的佐剂活性。

　　个体在遭受链球菌感染后，也可能诱发感染后关节炎。鼠类在系统性接种链球菌细胞壁成分后，可能迅速诱发急性关节炎症，但并不发生于灵长类动物 [9]。

经肠外途径给药的肽聚糖可迅速在全身播散，包括关节。但肽聚糖难以被巨噬细胞所降解，因此滑膜巨噬细胞被持续激活。此外，T 细胞对关节炎的发生和发展是必不可少的。

由人牙龈卟啉单胞菌引起的慢性牙周炎可能参与 RA 的初始发病[10]，但迄今为止，还没有动物模型使用活菌或人牙龈卟啉单胞菌组分免疫诱导关节炎。

佐剂诱导性关节炎

研究发现，大鼠关节炎模型不仅依赖于分枝杆菌，还依赖于乳化分枝杆菌的矿物油（见综述[11]）。值得注意的是，并不是所有矿物油都可诱导关节炎的产生。很多年后，人们进一步发现用于乳化分枝杆菌的矿物油本身也可诱导关节炎的发生[12]。研究还发现，诸如姥鲛烷、十六烷、角鲨烯这些非细菌性佐剂化合物的皮下给药可非常有效地诱导关节炎[13-15]。在大部分情况下，这些佐剂化合物可诱导局限于关节的炎症。和之前常用的佐剂性关节炎（例如矿物油乳化分枝杆菌诱导关节炎模型）相比较，其为 RA 研究提供了更适合的实验模型。

大鼠矿物油诱导的关节炎（oil-induced arthritis，OIA）、阿夫立定诱导的关节炎（avridine-induced arthritis，AvIA）、姥鲛烷诱导的关节炎（pristane-induced arthritis，PIA）、十六烷 - 诱导的关节炎，以及角鲨烯 - 诱导的关节炎等佐剂性关节炎模型有很多共同特征，但在病程慢性程度上有所不同（图32-1）。这些关节炎模型的共同特征，即单纯的佐剂成分就可诱导关节炎的发生，而不依赖于免疫原的存在，即不引起特异性免疫反应）。而且，一次性皮下注射这类佐剂后，它们可迅速蔓延于全身，穿透细胞膜进入细胞，与未知的细胞表面受体和细胞内蛋白相互作用。注射后 1 ～ 2 周，关节炎会突然发生。和 RA 类似，关节炎症主要表现在外周关节，其他关节偶尔受累，但目前尚未见其他组织系统受累的报道。在某些大鼠品系，特别是在 PIA 模型中，关节炎的进展与慢性复发性疾病相类似。值得注意的是，在这一模型中，系统性免疫应答导致抗 RA33 抗体和类风湿因子的产生，但有关特异性针对软骨成分或瓜氨酸化蛋白的免疫反应尚未观察到[16]。软骨蛋白在调节疾病活动度方面具有一定的作用，例如，鼻腔接种多种软骨蛋白可以预防和改善疾病。值得注意的是，该疾病的最初急性期表现为 MHC Ⅱ 类分子依赖性，但 αβ T 细胞在疾病的所有阶段都起着关键作用。T 细胞过继试验显示其似乎具有寡克隆而不是单克隆特性，而且至今还没有发现识别特异性抗原的 T 细胞[17]。虽然只有普通级别的大鼠对热休克蛋白产生免疫反应，但就疾病易感性而言，无菌环境和普通级别的大鼠

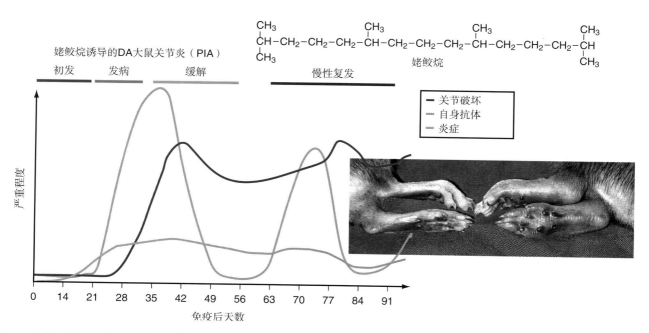

图 32-1　姥鲛烷诱导性关节炎（PIA 模型，DA 大鼠）。皮下注射姥鲛烷后 10 ～ 14 天开始发病，随后病情加重并发展为慢性复发性关节炎

并无差别，说明环境感染病原体的作用并不明显[18]。迄今为止，没有证据表明 PIA 是通过淋巴细胞受体或先天免疫相关受体的识别而发病。

令人惊讶的是，某些关节炎佐剂的致病成分在机体内天然存在。例如，姥鲛烷是叶绿素的一种成分，通常所有的哺乳动物，包括实验大鼠都会摄入。姥鲛烷通过肠道吸收后扩散至全身。然而，所有致病性佐剂都可以穿透细胞膜进入细胞，从而改变细胞膜的通透性和调节转录水平，并且高剂量的佐剂可诱导细胞的凋亡。此外，注射途径和剂量同样至关重要（也就是说，它们决定哪些细胞首先被激活并到何种程度）。

通过对 PIA 模型进行遗传分析，发现该疾病模型呈现多基因性[19]，并且已发现的基因座分别调控疾病的不同阶段，如关节炎发病时间、临床严重程度、关节侵蚀和慢性程度。一些重要的基因已被确定。其中，在近交系和野生型大鼠中发现的 Ncf1 基因多态性与疾病强相关[20]。Ncf1 基因编码 NOX2 复合物的组分 p47phox 分子，具有调控氧化爆发的功能。出人意料的是，较低的氧化爆发能力与更严重的关节炎相关。该效应发生于 T 细胞活化之前，因此而连接固有免疫和适应性免疫，从而调控自身免疫的程度。重要的是，控制适应性 T 细胞免疫应答的 MHC 区域以及在抗原呈递细胞摄取抗原中可能起到重要作用的 C- 型凝集素基因簇（C-type lectin gene cluster，APLEC）已被确认在 PIA 的发病机制中发挥重要作用（见综述[21]）。

相对于大鼠而言，佐剂性关节炎在其他物种不易诱导成功。在之前提到的 AIA 模型中，只有 PIA 已在小鼠中被描述[22]。然而，小鼠建立 PIA 模型，需要反复腹腔内注射姥鲛烷，所诱发的关节炎症表现为起病晚且隐匿，并伴发广泛的全身炎性反应。上述模型被称为姥鲛烷诱导的狼疮（pristane-induced lupus，PIL），该模型可模拟系统性红斑狼疮（systemic lupus erythematosus，SLE），而不是 RA[23]。该模型显然不同于大鼠 PIA，相同的诱导条件并没有在大鼠诱发相同疾病，且其病程和临床特征也无相似之处。另一个佐剂相关的模型是通过关节腔内注射药物激活巨噬细胞而产生的轻微关节炎，如未甲基化的 DNA[24]。近期研究发现，一些早期被认为是自发性关节炎模型的小鼠，事实上明显依赖于佐剂的作用，因此，须归类于佐剂诱导性关节炎。

通过对自发关节炎的日本 BALB/c 小鼠亚系进行研究，发现其 ZAP70 分子存在氨基酸替代突变[25]。ZAP70 基因的突变（W163C）导致 T 细胞受体（T cell receptor，TCR）介导的传导信号减弱以及胸腺中的 T 细胞选择受到干扰。它导致自身反应性 IL-17 分泌 T 细胞的激活，刺激滑膜成纤维细胞分泌粒细胞 - 巨噬细胞集落刺激因子（granulocyte-macrophage colony stimulating factor，GM-CSF），从而引发关节炎[26]。然而，在无特定病原体（SPF 级别）环境下，该小鼠不会发生关节炎，而给予 β- 聚糖或甘露聚糖则可诱导关节炎。因此，这个模型类似于小鼠 AIA。然而，根据诱导因子和遗传背景的不同，所诱导的关节炎模型也会有所区别。例如，给某些活性氧产生缺陷的小鼠品系注射甘露聚糖，会诱导银屑病关节炎样关节炎症，而非典型的 RA 症状[27]。

其他自发型关节炎模型，如 KxB/N 模型和 IL-1R 缺陷型小鼠，已被证明是由类似佐剂的成分介导的免疫反应，因为在无菌条件下，这些小鼠不发生关节炎或炎症明显减弱[28,29]。具有关节炎致病作用的分子结构已被证明存在于肠道细菌、分节丝状菌（segmented filamentous bacteria，SFB）[28]和乳酸菌[29]。

综上所说，目前已有相当数量的小鼠和大鼠佐剂性关节炎模型应用于研究。

软骨蛋白诱导的关节炎

多种软骨蛋白均可诱导关节炎，如蛋白多糖[30]，XI 型胶原（collagen type XI，CXI）[31]，软骨寡聚基质蛋白（cartilage oligomeric matrix protein，COMP）[32]，以及 CII[33]。上述成分所诱导的关节炎模型具有不同特征及遗传性状。其中由 CII 诱导的胶原诱导性关节炎（collagen-induced arthritis，CIA）模型是目前最常用的 RA 动物模型。此模型最初用大鼠构建[33]，随后在其他物种如小鼠[34]及灵长类动物中[35]也有报道。

II 型胶原诱导性关节炎

软骨内免疫接种 II 型胶原可以产生自身免疫反应，短期内即可出现严重的关节炎症状。虽然对于大鼠模型，通常乳化 II 型胶原时需辅以矿物油如不完全佐剂，而小鼠则需完全弗氏佐剂。该疾病模型可根据不同佐剂类型加以区分。CIA 模型的发病率受诸多因素影响，主要包括实验动物品系、佐剂类型，以及

CII 的来源，如同源性或异源性等。

对大鼠和小鼠进行异源性 CII 免疫，免疫后 2～3 周出现严重的侵蚀性多关节炎，3～4 周症状减轻（图 32-2）。最常用的 DBA/1 小鼠品系通常症状很重却只表现为急性发病过程。而在 C57B1 小鼠诱导的 CIA 模型则表现为较轻关节炎症状，但随后可能表现出慢性复发性疾病状态（图 32-3）。所有动物模型在侵蚀性炎症期之后则进入缓解期，伴有新

软骨和骨的形成，临床上很难与炎症活跃期区别开来。从发病机制方面，CIA 依赖于 CII 诱导的 T、B 细胞介导的免疫反应，病理性自身抗体的产生在炎症过程中同样起重要作用[36]。重要的是，CII 特异性单克隆抗体的分离可诱发关节炎[37]，并已发展成为一种有用的新动物模型，称为胶原抗体诱导性关节炎（collagen antibody-induced arthritis，CAIA）模型[38]（图 32-4）。这些 CII 特异性抗体可与软骨结合，并

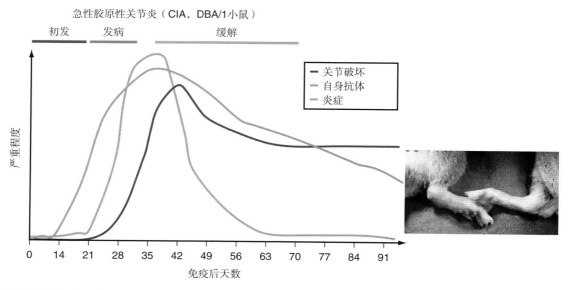

图 32-2　胶原性关节炎模型（DBA/1 小鼠），异源性（牛，鸡，大鼠）CII 与完全弗氏佐剂混合乳化后免疫小鼠。免疫后 3～4 周出现严重关节炎，尽管存在严重的骨侵蚀和骨重塑，却未见慢性复发性炎症过程发生

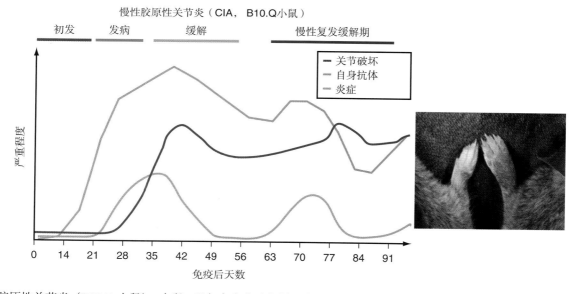

图 32-3　胶原性关节炎（B10.Q 小鼠），大鼠 CII 与完全弗氏佐剂混合乳化后免疫小鼠。免疫后 3～5 周出现轻度关节炎症状，但常伴有骨侵蚀和骨重塑，并进入慢性复发性阶段

浸润至软骨基质[39,40]。随后在独立于适应性免疫系统的过程中触发炎症反应，释放补体吸引中性粒细胞，以及活化表达于炎性细胞表面的FcR[41]。值得注意的是，能被识别的C II抗原表位主要含有可被瓜氨酸化的精氨酸[42]。主要的C II表位呈瓜氨酸化，可引起交叉反应的抗瓜氨酸化单克隆抗体可诱发关节炎，这表明CIA模型与人类RA有相似之处[43]。然而，CIA对瓜氨酸化蛋白的抗体反应的滴度要低得多，并且缺乏人类ACPA反应中所见的重要特性，例如瓜氨酸肽的混杂性和抗原结合域中的N-糖基化[44]。

采用同源性C II诱导的鼠类关节炎模型不容易发病，但一旦开始发病就会很严重，且比异源性C II诱导的模型更易转化为慢性。目前仍不清楚慢性胶原性关节炎的病理机制，可能与自身反应性T、B细胞活化有关。总之，CIA模型已被公认为经典RA研究动物模型，对我们有效控制关节炎遗传背景以及探讨自身免疫与软骨的相互作用具有重要价值，为进一步发展全新的治疗手段以及新药筛选提供方向。

胶原诱导性关节炎的遗传特征

不同近交系的鼠类对CIA易感性有很大差异与前文所述的佐剂性关节炎模型相类似，CIA是一种复杂的多基因病。CIA模型的自身免疫过程由特定抗原诱导的免疫反应决定。毋庸置疑MHC II类分子多态性与CIA易感性密切相关，而MHC区域以外的多个基因同样有重要作用。在小鼠和大鼠中，目前已通过遗传分离研究明确了一些主要基因区域，使我们对关节炎遗传易感性有了全面认识[45]。和其他复杂性疾病相类似，这些易感基因通过基因-基因相互作用而发挥功能，因此，只有通过控制遗传背景和环境因素的方法，可明确真正的易感基因。迄今为止，采用基因定位分析法，已经发现在大鼠和小鼠中MHC II类基因、Ncf1和补体C5为关节炎易感基因。通过对大鼠PIA和CIA模型的研究，进一步明确了Ncf1基因对关节炎的作用[20]。C57B1/10小鼠携带有CIA易感的MHC II类等位基因Aq，在此遗传背景下，一个Ncf1基因的自发性突变，可导致慢性复发性CIA[46]。此外，这类小鼠在产后易发生严重的慢性关节炎，并自发产生抗C II抗体。随后的研究表明Ncf1是RA和SLE的主要遗传因子[47-49]。

另一个重要的易感基因是补体C5，该基因在多种小鼠品系缺失，C5基因的缺失会导致该品系小鼠抵抗CIA的发病，说明补体经典途径在关节炎中的重要作用。然而，C5在支原体诱导性关节炎模型中却扮演了相反的角色。补体旁路途径和FcR介导的补体途径的作用也在CIA和CAIA模型中得到证实[50,51]。近年来，迅速发展的全基因组关联分析

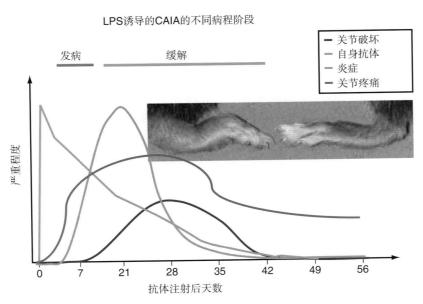

LPS诱导的CAIA的不同病程阶段

图 32-4　CAIA模型（DBA/1小鼠），经静脉注射抗 II 型胶原单克隆抗体所诱导。小鼠在24小时左右因关节疼痛而改变行为，免疫后48小时出现轻度关节炎，腹腔额外注射脂多糖后发生严重关节炎。此模型呈急性炎症伴轻度关节侵蚀，无明显骨重塑。该病呈急性起病，几周后恢复正常

（GWAS）通过大样本人群数据分析，在基因和基因簇层面为一些常见疾病（如 RA）提供了更为直接的遗传信息。然而，仍需通过动物模型来了解基因的相关功能。为此，需要在动物模型中鉴定调控相应疾病的基因。

胶原诱导性关节炎中组织相容性复合体与自身免疫的关系

通过对鼠类 CIA 模型的研究，人们发现 MHC 区域在关节炎发病过程中发挥重要作用。小鼠中，无论采用同源还是异源性 CII 诱导所致的 CIA 都与 H2q 和 H2r 单倍体强相关，而大多数诸如 b、s、d、p 等单倍体却具有疾病抵抗特征 [52]。已证实 H2q 单倍体内的 Aq *beta* 为主要的关节炎致病基因 [53]。进一步研究发现，可与关节炎易感相关位点 Aq 结合的 CII 分子中的主要抗原表位为 CII 259～271 [54]。这一核心肽段的赖氨酸侧链发生糖基化，可以被 CII 反应性 T 细胞所识别。

值得注意的是，这一肽段同样可以与 RA 易感相关的 DR4（DRB1*0401/DRA）和 DR1 分子（即共同表位 SE）相结合。DR4 或 DR1 转基因鼠对 CIA 具有易感性，并对 CII 259～271 肽段产生免疫应答，而 RA 患者的 CII 反应性 T 细胞则似乎主要识别糖基化的 CII 259～271 肽 [55]。重要的是，CII 通常在胸腺中表达而不是在糖基化修饰中表达，从而导致中枢耐受性逃逸 [56]。总之，研究 RA 模型不仅仅只是模拟 RA 一些基本的病理特征，更重要的是认识二者在结构功能上的共同之处。

在不表达 q 或 r 的小鼠品系，同样可以诱导关节炎的产生，通常须用高剂量的鸡或牛 CII 加入含结核分枝杆菌的 CFA 乳化来诱导，但这不是真正的 CIA 模型，因为关节炎的产生依赖于 CII 制剂中的各种混杂成分，如另一种基质蛋白或用于该制剂的胃蛋白酶 [57]。因为这些混杂成分与 CII 聚集，所以此类 T 细胞可以辅助 B 细胞产生抗 CII 抗体，从而解释关节炎的发生。因此，如果给定的动物实验方案存在动物品系的限制，则最好使用 CAIA 模型。

需要强调的是，MHC II 类分子 - 抗原肽 -T 细胞（三分子结构）之间的相互作用并不能回答 CIA（或 RA）的致病机制，但为进一步研究其发病机制提供了有力的工具。然而，需要回答的问题是：免疫系统如何与外周关节产生相互作用（通常处于耐受状态的自身反应性 T、B 细胞，在 CII 免疫后发生了怎样的病理反应）。多数与大鼠 CII 259～271 肽段发生反应的 T 细胞并不会与小鼠相应的 CII 片段发生交叉反应。同源和异源性肽段二者不同之处在于第 266 号氨基酸位点序列的差异，大鼠此位点为谷氨酸（E），而小鼠则是天冬氨酸（D），这是导致小鼠 CII 259～271 肽段与 Aq 位点结合力减弱的原因。二者之间的微小差异得以证明，是通过在转基因鼠体内构建 CII 突变体，即在第 266 位点表达谷氨酸而实现的 [58]。在软骨中表达突变的 CII 胶原，将导致 CII 反应性 T 细胞的免疫耐受（部分但非完全）。与小鼠免疫同源性 CII 的临床表型类似，这类转基因鼠对关节炎较易感，发病率却低。这些结果显示，通常软骨与 T 细胞之间的反应可导致 T 细胞活化，但这些 T 细胞诱导关节炎的能力较弱或由此诱导产生了具有调节功能的 T 细胞。这些 CII 自身反应性 T 细胞可能在极端条件下（如 CII 免疫）产生致病性。相比之下，CII 反应性 B 细胞不会产生免疫耐受，一旦 T 细胞被活化，即使是处于部分耐受状态，T 细胞也会辅助 B 细胞产生致病性自身抗体。

其他软骨和关节相关蛋白诱导的关节炎

XI 型胶原诱导的关节炎

XI 型胶原（CXI）在结构上与 CII 相似，二者在很大程度上位于同一区域。CXI 是由三条不同 α 链组成的异源三聚体，其中一条链与 CII 共享（α3 链）。同源和异源 CXI 均被报道可诱导大鼠关节炎 [31]。值得注意的是，同源 CXI 诱导的关节炎属于慢性复发性，这与异源性 CXI 及 CII 诱导的 CIA 具有很大的差别。

软骨寡聚基质蛋白诱导的关节炎

另外一个软骨蛋白是软骨寡聚基质蛋白（cartilage oligomeric matrix protein，COMP）。同源 COMP 可诱导鼠类的关节炎 [32,59]。

蛋白多糖（聚蛋白多糖）诱导的关节炎

关节软骨的另一个主要成分是蛋白多糖，其中主要为聚蛋白多糖。用人类胎儿的聚蛋白多糖免疫

Balb/c 小鼠可诱导产生慢性关节炎[30]，其病理过程中 T、B 细胞均有参与。识别聚蛋白多糖 G1 结构域的自身反应性 T 细胞已被发现[60]。特异性识别这一新抗原表位的 T 细胞受体转基因高龄小鼠可自发关节炎。通过遗传定位分析，发现该转基因鼠模型的诸多易感基因区域与 CIA 共享。

抗原诱导性关节炎

抗原诱导的关节炎是一类经典 RA 模型，由外源抗原免疫动物诱导而成，通常使用的是牛血清蛋白，并在关节内注射相同的抗原。结果注射关节内出现破坏性关节炎，其病理特征具有显著的 T 细胞依赖性和免疫复合物的形成。这一模型易于控制，已被用于软骨破坏期的研究[61]。

葡萄糖 –6– 磷酸异构酶诱导的关节炎

通过佐剂的辅助作用，免疫接种重组葡萄糖 -6-磷酸异构酶（glucose-6-phosphate isomerase，GPI）可成功诱导关节炎模型[62]。这一发现是源于非肥胖糖尿病（nonobese diabetic，NOD）小鼠在转入特异性识别 GPI 的 T 细胞受体（TCR）基因后可发生自发性关节炎（又称 K/BxN 模型）[63]。GPI 诱导的关节炎属于 MHC 依赖性，与 H2^q 单倍体相关（和 CIA 一样），GPI 肽段与 A^q 相结合可诱发关节炎[64,65]。GPI 与软骨之间存在一种独特的亲和力，能与软骨蛋白多聚体高效结合[65]，首先在 K/BxN 小鼠的腹股沟淋巴结中产生自发性免疫反应[66]。

自发性关节炎

很多经典近交系鼠类有自发关节炎的倾向，尤其是在特定环境下（表 32-3）。一些品系（如 DBA/1）由于雄性鼠之间存在攻击性，这种压力似乎与严重关节炎的发生相关[67]。此类压力诱导的关节炎不同于炎性关节炎，如 CIA，其滑膜炎症浸润较轻，但主要表现为接骨点病变和新软骨及骨形成。在许多方面，它比 RA 更类似于银屑病关节炎。此外，一些基因的突变与自发关节炎易感明显相关，其中一个突变发生于 Fas 基因，该基因在细胞凋亡过程中扮演重要角色。在 MRL 小鼠，关节炎与严重的狼疮样病变并发[68]，其他基因包括前文提到的 Ncf1[46] 或 ZAP70[25] 基因突变。

基因修饰品系鼠的自发性关节炎

通过建立基因修饰小鼠品系可以创建自发性关节炎动物模型。典型的例子是过表达 TNF 导致严重关节炎[69]。这一模型主要用于对 TNF 介导的关节炎的功能性研究。其他基因突变也可导致 TNF 过表达，从而发生严重的自发性关节炎，如滑膜细胞中一个控制 TNF 分泌的上游调控元件的缺乏，导致 TNF 过表达[70]，或慢性刺激状态下的巨噬细胞因 Dnas Ⅱ 酶的缺失，致使 TNF 的异常表达[71]。尽管具有正常功能的免疫系统，小鼠过表达 TNF 仍可引起自发关节炎，因此这完全通过固有免疫机制发挥作用。TNF 过表达小鼠的另一个重要特征为，其主要表现为关节炎症，少数情况下伴发结肠炎和脑脊髓膜炎。

随后数个自发关节炎的基因修饰小鼠模型被相继报道。如小鼠 IL-1 受体拮抗剂缺失[72]可诱发关节炎，其不仅通过影响 IL-1 下游分子的功能，还依赖 T 细胞活化而发挥作用。

老龄大鼠 IL-6 受体的 gp130 亚基突变也可导致自发性关节炎[73]。这一突变导致多克隆自身反应性 CD4$^+$ T 细胞聚集并分泌多种炎症因子，表明 IL-6 受体在适应性免疫中具有调节作用。

通过对 T 细胞受体转基因鼠的研究，发现了另一类型自发性关节炎模型，该转基因鼠的 TCR 可特异性识别与 KxBN 小鼠 MHC Ⅱ 类分子 Ag7 相结合的、来源于 G6PI 蛋白的肽段[74]。然而，如前一节所述，关节炎需肠道菌群中存在 SFB 细菌，提示疾病并非完全自发，需利用细菌成分作为佐剂辅助发病。该疾病模型的致病途径主要依赖于抗 G6PI 抗体。和 CAIA 的抗 CⅡ 抗体的致病机制相类似，通过过继转移 K/BxN 小鼠的血清，使抗 G6PI 抗体与关节软骨相结合，可以诱导血清性关节炎（serum-induced arthritis，SIA）的发生。G6PI 抗体诱导关节炎模型可用于研究关节受累的早期炎症反应特征，包括旁路途径补体的活化和中性粒细胞的浸润。该 TCR 转基因模型主要侵犯关节组织，而在关节这一特定环境中，有关 T 细胞和抗体如何特异性识别 G6PI 这一泛表达的自身抗原，还需进一步阐明。

还有一种模型是将人滑膜成纤维细胞移植到重症联合免疫缺陷（severe combined immunodeficiency，SCID）小鼠体内，从而诱导关节炎的产生[75,76]。通过移植鼠类成纤维细胞系，同样可以诱导与上述临床表型相似的关节炎[77]。这一模型与其他关节炎模型如 CIA 和 PIA 相比具有不同特征，可能反映了滑膜成纤维细胞介导的炎症反应机制具有其固有属性。

这些模型代表了关节炎过程的不同方面，取决于转基因、基因缺陷或所移植特定细胞的特性。

动物模型的应用

加深对疾病的认识

理想的人类 RA 模型应该可模拟人类疾病的复杂性，兼有多基因性和环境因素的依赖性。动物模型的优势在于能够对遗传和环境因素加以调控。关节炎具有多种类型，不同 RA 亚型有可能被进一步细分，例如，有 ACPA 阳性 RA，也有血清阴性 RA，而动物模型从一开始就可以通过不同途径来模拟关节炎的不同类型。

理想情况下，动物模型应该模拟 RA 的各种亚型。随着对 RA 认识的加深，诸如新的 RA 诊断标志物 ACPA 以及新的 RA 易感基因的发现，对动物模型有了更高要求。迄今为止，还没有一种动物模型能表达 ACPA[78]，也没有开发出一种在病理生理上模拟人类 RA 易感基因多态性的人源化小鼠品系。为阐明新基因（如人类 MHC Ⅱ 类基因）或环境因素（如吸烟）对 RA 的致病作用，适当控制动物模型的遗传背景和环境因素至关重要。例如，将人类 MHC Ⅱ 类分子作为转基因导入小鼠体内，产生了大量人为表型，其中一些表型涉及人类和小鼠基因之间非生理性的相互作用。然而，通过对遗传背景和环境因素均得到严格控制的小鼠模型进行研究，将为我们进一步理解关节炎的分子机制提供详细信息。为此，对鼠类基因进行修饰有望成为一种强有力的工具，并由此而设立对照实验为其重要的优势所在。

发展新型治疗策略

为评估新药的疗效和新的治疗方法，有必要根据其作用机制，针对性地从众多不同动物模型中选择有关模型进行研究。显然最理想的 RA 模型并不存在。而我们前面所描述的动物模型都具有一定的利用价值，因为它们代表着 RA 发病机制中的不同方面。因此，应根据不同问题和治疗方案，应用不同的模型。

目前用于评估新治疗手段最常见模型是 CIA，并已被公认为参考模型。通过评估抗肿瘤坏死因子的疗效，该模型的利用价值被充分体现，有关研究结果随后被应用于 RA 的治疗。

综合前面提到的 RA 疾病发展的三个阶段——发病前期、临床发病期、慢性期，理想的动物模型应该有助于研究这三个阶段特定的重要信号通路。常见的错误为，仅使用急性期模型和仅用于疾病预防模型，而不是建立慢性疾病模型用于研究。了解具体环境对鼠类关节炎的影响也极为重要。尤其是压力的影响，将来自不同窝的幼鼠放进同一个鼠笼中，幼鼠很容易产生压力，这将会导致鼠笼依赖效应。其他重要的因素包括性激素，很可能还有神经激素。这些环境因素在调节疾病的活动度方面起重要作用，例如动物发情周期、怀孕，和光效果的影响。环境和遗传因素的影响需被控制。遗传因素的控制通常是通过近交系的标准化监测来实现。问题在于，由于遗传污染，导致同一品系的不同克隆之间差异很大。尽管存在这些问题，但毫无疑问，实验动物模型能够更好地控制环境和遗传因素，比直接在人群中研究更容易实现目标。

伦理学问题

应用 RA 实验模型的一个重要弊端是动物需遭受痛苦。然而，鉴于人类利用动物开展多种多样的活动，将动物模型应用于科学研究不应该有较大异议。事实上，如果不利用动物模型来进行科学研究，才可能是缺乏道德的表现，因为这会阻碍我们进一步认识

表 32-3　环境因素对关节炎模型的影响

环境因素	对关节炎的影响	参考文献
同笼分组	+	67
噪音压力	++	87
捕食压力	−	88
怀孕	−	89
产后	+	90
雌激素	−	91
黑暗	+	92
感染	−/+	18，28，93，94

−，关节炎减轻；+，关节炎加重

人类疾病，其结果是人类继续遭受着本有可能治愈或可预防的疾病。还应强调的是，目前 RA 动物模型已经有了更精确具体的应用，因此而减轻了动物所遭受的痛苦。例如，之前最常用的 RA 动物模型——分枝杆菌诱导性佐剂关节炎是一种系统的炎症疾病，而姥鲛烷诱导性关节炎和胶原诱导性关节炎则主要表现为关节部位的炎症。

结论

实验动物模型不仅是研究 RA 致病机制的重要工具，也是开发新治疗方法的重要手段。本章对多种关节炎模型进行了详细的描述，每一个模型代表了疾病的不同方面。因此，关键是依据研究目的而确定不同的动物模型。需要强调的是，关节炎模型应具备 RA 的基本特征，它们应真实地反映 RA 是由多种未知环境因素所触发的多基因遗传性疾病。

Full references for this chapter can be found on ExpertConsult.com.

参考文献

1. Aho K, Palosuo T, Raunio V, et al.: When does rheumatoid disease start? *Arthritis Rheum* 28:485–489, 1985.
2. Klareskog L, Lundberg K, Malmstrom V: Autoimmunity in rheumatoid arthritis: citrulline immunity and beyond, *Adv Immunol* 118:129–158, 2013.
3. Cole BC, Knudtson KL, Oliphant A, et al.: The sequence of the Mycoplasma arthritidis superantigen, MAM: identification of functional domains and comparison with microbial superantigens and plant lectin mitogens, *J Exp Med* 183(3):1105–1110, 1996.
4. Iliopoulou BP, Guerau-de-Arellano M, Huber BT: HLA-DR alleles determine responsiveness to Borrelia burgdorferi antigens in a mouse model of self-perpetuating arthritis, *Arthritis Rheum* 60(12):3831–3840, 2009.
5. Bremell T, Lange S, Yacoub A, et al.: Experimental *Staphylococcus aureus* arthritis in mice, *Infect Immun* 59:2615–2623, 1991.
6. Hammer RE, Maika SD, Richardson JA, et al.: Spontaneous inflammatory disease in transgenic rats expressing HLA-B27 and human beta2m: An animal model of HLA-B27-associated human disorders, *Cell* 63:1099–1112, 1990.
7. Taurog JD, Richardson JA, Croft JT, et al.: The germfree state prevents development of gut and joint inflammatory disease in HLA-B27 transgenic rats, *J Exp Med* 180(6):2359–2364, 1994.
8. Pearson CM, Wood FD: Studies of polyarthritis and other lesions induced in rats by injection of mycobacterial adjuvant. I. General clinical and pathologic characteristics and some modifying factors, *Arthritis Rheum* 2:440–459, 1959.
9. Koga T, Kakimoto K, Hirofuji T, et al.: Acute joint inflammation in mice after systemic injection of the cell wall, its peptidoglycan, and chemically defined peptidoglycan subunits from various bacteria, *Infection Immun* 50:27–34, 1985.
10. Lundberg K, Kinloch A, Fisher BA, et al.: Antibodies to citrullinated alpha-enolase peptide 1 are specific for rheumatoid arthritis and cross-react with bacterial enolase, *Arthritis Rheum* 58(10):3009–

3019, 2008.
11. Holmdahl R, Lorentzen JC, Lu S, et al.: Arthritis induced in rats with non-immunogenic adjuvants as models for rheumatoid arthritis, *Immunol Rev* 184:184–202, 2001.
12. Holmdahl R, Goldschmidt TJ, Kleinau S, et al.: Arthritis induced in rats with adjuvant oil is a genetically restricted, alpha beta T-cell dependent autoimmune disease, *Immunology* 76(2):197–202, 1992.
13. Vingsbo C, Sahlstrand P, Brun JG, et al.: Pristane-induced arthritis in rats: a new model for rheumatoid arthritis with a chronic disease course influenced by both major histocompatibility complex and non-major histocompatibility complex genes, *Am J Pathol* 149:1675–1683, 1996.
14. Carlson BC, Jansson AM, Larsson A, et al.: The endogenous adjuvant squalene can induce a chronic T-cell-mediated arthritis in rats, *Am J Pathol* 156(6):2057–2065, 2000.
15. Hultqvist M, Olofsson P, Gelderman KA, et al.: A new arthritis therapy with oxidative burst inducers, *PLoS Med* 3(9):e348, 2006.
16. Tuncel J, Haag S, Carlsen S, et al.: Class II major histocompatibility complex-associated response to type XI collagen regulates the development of chronic arthritis in rats, *Arthritis Rheum* 64(8):2537–2547, 2012.
17. Holmberg J, Tuncel J, Yamada H, et al.: Pristane, a non-antigenic adjuvant, induces MHC class II-restricted, arthritogenic T cells in the rat, *J Immunol* 176(2):1172–1179, 2006.
18. Björk J, Kleinau S, Midtvedt T, et al.: Role of the bowel flora for development of immunity to hsp 65 and arthritis in three experimental models, *Scand J Immunol* 40:648–652, 1994.
19. Vingsbo-Lundberg C, Nordquist N, Olofsson P, et al.: Genetic control of arthritis onset, severity and chronicity in a model for rheumatoid arthritis in rats, *Nat Genet* 20(4):401–404, 1998.
20. Olofsson P, Holmberg J, Tordsson J, et al.: Positional identification of Ncf1 as a gene that regulates arthritis severity in rats, *Nat Genet* 33(1):25–32, 2003.
21. Yau AC, Holmdahl R: Rheumatoid arthritis: identifying and characterising polymorphisms using rat models, *Dis Model Mech* 9(10):1111–1123, 2016.
22. Wooley PH, Seibold JR, Whalen JD, et al.: Pristane-induced arthritis. The immunologic and genetic features of an experimental murine model of autoimmune disease, *Arthritis Rheum* 32:1022–1030, 1989.
23. Satoh M, Reeves WH: Induction of lupus-associated autoantibodies in BALB/c mice by intraperitoneal injection of pristane, *J Exp Med* 180(6):2341–2346, 1994.
24. Deng GM, Nilsson IM, Verdrengh M, et al.: Intra-articularly localized bacterial DNA containing CpG motifs induces arthritis, *Nat Med* 5(6):702–705, 1999.
25. Sakaguchi N, Takahashi T, Hata H, et al.: Altered thymic T-cell selection due to a mutation of the ZAP-70 gene causes autoimmune arthritis in mice, *Nature* 426(6965):454–460, 2003.
26. Hirota K, Hashimoto M, Ito Y, et al.: Autoimmune th17 cells induced synovial stromal and innate lymphoid cell secretion of the cytokine GM-CSF to initiate and augment autoimmune arthritis, *Immunity* 48(6):1220–1232 e5, 2018.
27. Khmaladze I, Kelkka T, Guerard S, et al.: Mannan induces ROS-regulated, IL-17A-dependent psoriasis arthritis-like disease in mice, *Proc Natl Acad Sci U S A* 111(35):E3669–E3678, 2014.
28. Wu HJ, Ivanov II, Darce J, et al.: Gut-residing segmented filamentous bacteria drive autoimmune arthritis via T helper 17 cells, *Immunity* 32(6):815–827, 2010.
29. Abdollahi-Roodsaz S, Koenders MI, Walgreen B, et al.: Toll-like receptor 2 controls acute immune complex-driven arthritis in mice by regulating the inhibitory Fcgamma receptor IIB, *Arthritis Rheum* 65(10):2583–2593, 2013.
30. Zhang Y, Guerassimov A, Leroux JY, et al.: Arthritis induced by proteoglycan aggrecan G1 domain in BALB/c mice. Evidence for T cell involvement and the immunosuppressive influence of keratan sulfate on recognition of T and B cell epitopes, *J Clin Invest* 101(8):1678–1686, 1998.
31. Cremer MA, Ye XJ, Terato K, et al.: Type XI collagen-induced

arthritis in the Lewis rat. Characterization of cellular and humoral immune responses to native types XI, V, and II collagen and constituent alpha-chains, *J Immunol* 153(2):824–832, 1994.

32. Carlsen S, Nandakumar KS, Backlund J, et al.: Cartilage oligomeric matrix protein induction of chronic arthritis in mice, *Arthritis Rheum* 58(7):2000–2011, 2008.

33. Trentham DE, Townes AS, Kang AH: Autoimmunity to type II collagen: an experimental model of arthritis, *J Exp Med* 146:857–868, 1977.

34. Courtenay JS, Dallman MJ, Dayan AD, et al.: Immunization against heterologous type II collagen induces arthritis in mice, *Nature* 283:666–667, 1980.

35. Yoo TJ, Kim SY, Stuart JM, et al.: Induction of arthritis in monkeys by immunization with type II collagen, *J Exp Med* 168:777–782, 1988.

36. Stuart JM, Dixon FJ: Serum transfer of collagen induced arthritis in mice, *J Exp Med* 158:378–392, 1983.

37. Holmdahl R, Rubin K, Klareskog L, et al.: Characterization of the antibody response in mice with type II collagen-induced arthritis, using monoclonal anti-type II collagen antibodies, *Arthritis Rheum* 29:400–410, 1986.

38. Nandakumar KS, Svensson L, Holmdahl R: Collagen type II-specific monoclonal antibody-induced arthritis in mice: description of the disease and the influence of age, sex, and genes, *Am J Pathol* 163(5):1827–1837, 2003.

39. Nandakumar KS, Bajtner E, Hill L, et al.: Arthritogenic antibodies specific for a major type II collagen triple-helical epitope bind and destabilize cartilage independent of inflammation, *Arthritis Rheum* 58(1):184–196, 2008.

40. Bas DB, Su J, Sandor K, et al.: Collagen antibody-induced arthritis evokes persistent pain with spinal glial involvement and transient prostaglandin dependency, *Arthritis Rheum* 64(12):3886–3896, 2012.

41. Rowley MJ, Nandakumar KS, Holmdahl R: The role of collagen antibodies in mediating arthritis, *Mod Rheumatol* 18(5):429–441, 2008.

42. Haag S, Schneider N, Mason DE, et al.: Identification of new citrulline-specific autoantibodies, which bind to human arthritic cartilage, by mass spectrometric analysis of citrullinated type II collagen, *Arthritis Rheumatol* 66(6):1440–1449, 2014.

43. Uysal H, Bockermann R, Nandakumar KS, et al.: Structure and pathogenicity of antibodies specific for citrullinated collagen type II in experimental arthritis, *J Exp Med* 206(2):449–462, 2009.

44. Ge C, Xu B, Liang B, et al.: Structural basis of cross-reactivity of anti-citrullinated protein antibodies, *Arthritis Rheumatol*, 2018.

45. Ahlqvist E, Ekman D, Lindvall T, et al.: High-resolution mapping of a complex disease, a model for rheumatoid arthritis, using heterogeneous stock mice, *Hum Mol Genet* 20(15):3031–3041, 2011.

46. Hultqvist M, Olofsson P, Holmberg J, et al.: Enhanced autoimmunity, arthritis, and encephalomyelitis in mice with a reduced oxidative burst due to a mutation in the Ncf1 gene, *Proc Natl Acad Sci U S A* 101(34):12646–12651, 2004.

47. Olsson LM, Nerstedt A, Lindqvist AK, et al.: Copy number variation of the gene NCF1 is associated with rheumatoid arthritis, *Antioxid Redox Signal*, 2011.

48. Zhao J, Ma J, Deng Y, et al.: A missense variant in NCF1 is associated with susceptibility to multiple autoimmune diseases, *Nat Genet* 49(3):433–437, 2017.

49. Olsson LM, Johansson AC, Gullstrand B, et al.: A single nucleotide polymorphism in the NCF1 gene leading to reduced oxidative burst is associated with systemic lupus erythematosus, *Ann Rheum Dis* 76(9):1607–1613, 2017.

50. Kleinau S, Martinsson P, Heyman B: Induction and suppression of collagen-induced arthritis is dependent on distinct fcgamma receptors, *J Exp Med* 191(9):1611–1616, 2000.

51. Banda NK, Takahashi K, Wood AK, et al.: Pathogenic complement activation in collagen antibody-induced arthritis in mice requires amplification by the alternative pathway, *J Immunol* 179(6):4101–4109, 2007.

52. Wooley PH, Luthra HS, Stuart JM, et al.: Type II collagen induced arthritis in mice. I. Major histocompatibility complex (I-region) linkage and antibody correlates, *J Exp Med* 154:688–700, 1981.

53. Brunsberg U, Gustafsson K, Jansson L, et al.: Expression of a transgenic class II Ab gene confers susceptibility to collagen-induced arthritis, *Eur J Immunol* 24(7):1698–1702, 1994.

54. Michaëlsson E, Andersson M, Engström A, et al.: Identification of an immunodominant type-II collagen peptide recognized by T cells in H-2q mice: self tolerance at the level of determinant selection, *Eur J Immunol* 22(7):1819–1825, 1992.

55. Bäcklund J, Carlsen S, Höger T, et al.: Predominant selection of T cells specific for glycosylated collagen type II peptide (263-270) in humanized transgenic mice and in rheumatoid arthritis, *Proc Natl Acad Sci U S A* 99(15):9960–9965, 2002.

56. Raposo B, Merky P, Lundqvist C, et al.: T cells specific for post-translational modifications escape intrathymic tolerance induction, *Nat Commun* 9(1):353, 2018.

57. Bäcklund J, Li C, Jansson E, et al.: C57BL/6 mice need MHC class II Aq to develop collagen-induced arthritis dependent on autoreactive T cells, *Ann Rheum Dis* 72(7):1225–1232, 2013.

58. Malmström V, Michaëlsson E, Burkhardt H, et al.: Systemic versus cartilage-specific expression of a type II collagen-specific T-cell epitope determines the level of tolerance and susceptibility to arthritis, *Proc Natl Acad Sci U S A* 93(9):4480–4485, 1996.

59. Carlsén S, Hansson AS, Olsson H, et al.: Cartilage oligomeric matrix protein (COMP)-induced arthritis in rats, *Clin Exp Immunol* 114(3):477–484, 1998.

60. Boldizsar F, Kis-Toth K, Tarjanyi O, et al.: Impaired activation-induced cell death promotes spontaneous arthritis in antigen (cartilage proteoglycan)-specific T cell receptor-transgenic mice, *Arthritis Rheum* 62(10):2984–2994, 2010.

61. van Lent PL, Hofkens W, Blom AB, et al.: Scavenger receptor class A type I/II determines matrix metalloproteinase-mediated cartilage destruction and chondrocyte death in antigen-induced arthritis, *Arthritis Rheum* 60(10):2954–2965, 2009.

62. Schubert D, Maier B, Morawietz L, et al.: Immunization with glucose-6-phosphate isomerase induces T cell-dependent peripheral polyarthritis in genetically unaltered mice, *J Immunol* 172(7):4503–4509, 2004.

63. Matsumoto I, Staub A, Benoist C, et al.: Arthritis provoked by linked T and B cell recognition of a glycolytic enzyme, *Science* 286(5445):1732–1735, 1999.

64. Iwanami K, Matsumoto I, Tanaka Y, et al.: Arthritogenic T cell epitope in glucose-6-phosphate isomerase-induced arthritis, *Arthritis Res Ther* 10(6):R130, 2008.

65. Studelska DR, Mandik-Nayak L, Zhou X, et al.: High affinity glycosaminoglycan and autoantigen interaction explains joint specificity in a mouse model of rheumatoid arthritis, *J Biol Chem* 284(4):2354–2362, 2009.

66. Mandik-Nayak L, Wipke BT, Shih FF, et al.: Despite ubiquitous autoantigen expression, arthritogenic autoantibody response initiates in the local lymph node, *Proc Natl Acad Sci U S A* 99(22):14368–14373, 2002.

67. Holmdahl R, Jansson L, Andersson M, et al.: Genetic, hormonal and behavioural influence on spontaneously developing arthritis in normal mice, *Clin Exp Immunol* 88(3):467–472, 1992.

68. Hang L, Theofilopoulos AN, Dixon FJ: A spontaneous rheumatoid arthritis-like disease in MRL/l mice, *J Exp Med* 155:1690–1701, 1982.

69. Keffer J, Probert L, Cazlaris H, et al.: Transgenic mice expressing human tumour necrosis factor: a predicitive genetic model of arthritis, *EMBO J* 10:4025–4031, 1991.

70. Kontoyiannis D, Pasparakis M, Pizarro TT, et al.: Impaired on/off regulation of TNF biosynthesis in mice lacking TNF AU-rich elements: implications for joint and gut-associated immunopathologies, *Immunity* 10(3):387–398, 1999.

71. Kawane K, Ohtani M, Miwa K, et al.: Chronic polyarthritis caused by mammalian DNA that escapes from degradation in macrophages, *Nature* 443(7114):998–1002, 2006.

72. Horai R, Saijo S, Tanioka H, et al.: Development of chronic inflammatory arthropathy resembling rheumatoid arthritis in interleukin 1

receptor antagonist-deficient mice, *J Exp Med* 191(2):313–320, 2000.

73. Sawa S, Kamimura D, Jin GH, et al.: Autoimmune arthritis associated with mutated interleukin (IL)-6 receptor gp130 is driven by STAT3/IL-7-dependent homeostatic proliferation of CD4+ T cells, *J Exp Med* 203(6):1459–1470, 2006.

74. Kouskoff V, Korganow AS, Duchatelle V, et al.: Organ-specific disease provoked by systemic autoimmunity, *Cell* 87(5):811–822, 1996.

75. Geiler T, Kriegsmann J, Keyszer GM, et al.: A new model for rheumatoid arthritis generated by engraftment of rheumatoid synovial tissue and normal human cartilage into SCID mice, *Arthritis Rheum* 37(11):1664–1671, 1994.

76. Lefevre S, Knedla A, Tennie C, et al.: Synovial fibroblasts spread rheumatoid arthritis to unaffected joints, *Nat Med* 15(12):1414–1420, 2009.

77. Lange F, Bajtner E, Rintisch C, et al.: Methotrexate ameliorates T cell dependent autoimmune arthritis and encephalomyelitis but not antibody or fibroblast induced arthritis, *Ann Rheum Dis* 64(4):599–605, 2005.

78. Vossenaar ER, Nijenhuis S, Helsen MM, et al.: Citrullination of synovial proteins in murine models of rheumatoid arthritis, *Arthritis Rheum* 48(9):2489–2500, 2003.

79. Schaible UE, Kramer MD, Wallich R, et al.: Experimental Borrelia burgdorferi infection in inbred mouse strains: antibody response and association of H-2 genes with resistance and susceptibility to development of arthritis, *Eur J Immunol* 21(10):2397–2405, 1991.

80. Hill JL, Yu DT: Development of an experimental animal model for reactive arthritis induced by Yersinia enterocolitica infection, *Infect Immun* 55(3):721–726, 1987.

81. Dalldorf FG, Cromartie WJ, Anderle SK, et al.: The relation of experimental arthritis to the distribution of streptococcal cell wall fragments, *Am J Pathol* 100:383–402, 1980.

82. Vingsbo C, Jonsson R, Holmdahl R: Avridine-induced arthritis in rats; a T cell-dependent chronic disease influenced both by MHC genes and by non-MHC genes, *Clin Exp Immunol* 99(3):359–363, 1995.

83. Tuncel J, Haag S, Hoffmann MH, et al.: Animal Models of rheumatoid arthritis (i): pristane-induced arthritis in the rat, *PLoS One* 11(5):e0155936, 2016.

84. Hagert C, Sareila O, Kelkka T, et al.: chronic active arthritis driven by macrophages without involvement of t cells: a novel experimental model of rheumatoid arthritis, *Arthritis Rheumatol* 70(8):1343–1353, 2018.

85. Korganow AS, Ji H, Mangialaio S, et al.: From systemic T cell self-reactivity to organ-specific autoimmune disease via immunoglobulins, *Immunity* 10(4):451–461, 1999.

86. Corthay A, Hansson AS, Holmdahl R: T lymphocytes are not required for the spontaneous development of entheseal ossification leading to marginal ankylosis in the DBA/1 mouse, *Arthritis Rheum* 43(4):844–851, 2000.

87. Rogers MP, Trentham DE, Dynesius-Trentham R, et al.: Exacerbation of collagen arthritis by noise stress, *J Rheumatol* 10:651–654, 1983.

88. Rogers MP, Trentham DE, McCune WJ, et al.: Effect of psychological stress on the induction of arthritis in rats, *Arthritis Rheum* 23:1337–1341, 1980.

89. Waites GT, Whyte A: Effect of pregnancy on collagen-induced arthritis in mice, *Clin Exp Immunol* 67:467–476, 1987.

90. Mattsson R, Mattsson A, Holmdahl R, et al.: Maintained pregnancy levels of oestrogen afford complete protection from post-partum exacerbation of collagen-induced arthritis, *Clin Exp Immunol* 85(1):41–47, 1991.

91. Jansson L, Mattsson A, Mattsson R, et al.: Estrogen induced suppression of collagen arthritis. V: physiological level of estrogen in DBA/1 mice is therapeutic on established arthritis, suppresses anti-type II collagen T-cell dependent immunity and stimulates polyclonal B-cell activity, *J Autoimmunity* 3:257–270, 1990.

92. Hansson I, Holmdahl R, Mattsson R: Constant darkness enhances autoimmunity to type II collagen and exaggerates development of collagen-induced arthritis in DBA/1 mice, *J Neuroimmunol* 27(1):79–84, 1990.

93. Wing K, Klocke K, Samuelsson A, et al.: Germ-free mice deficient of reactive oxygen species have increased arthritis susceptibility, *Eur J Immunol* 45(5):1348–1353, 2015.

94. Kohashi O, Kohashi Y, Takahashi T, et al.: Suppressive effect of Escherichia Coli on adjuvant-induced arthritis in germ-free rats, *Arthritis Rheum* 29(4):547–553, 1986.

第 33 章

疼痛和炎症的神经调节

原著 CAMILLA I. SVENSS ON, LINDA S. SORKIN

刘益鸣 译 冯 艺 校

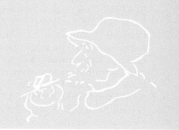

关键点

- 炎症可以放大疼痛信号。
- 周围感觉神经元具有促进炎症的传出功能，包括轴突和背根反射。
- 神经源性炎症可导致组织红热、水肿和疼痛加剧。
- 亚临床炎症和其他非炎症机制可在临床炎症前后诱发和维持疼痛。
- 交感神经系统可通过肾上腺素能受体调节许多免疫细胞功能和外周躯体神经末梢。
- 在许多炎性关节炎模型中，刺激迷走神经可降低疾病活动度。
- 炎症的神经调控涉及包括躯体、交感和副交感神经系统以及下丘脑 - 垂体 - 肾上腺轴等多个反馈回路。

引言

在过去，疼痛被视为一种症状而非炎症过程的促进因素。但是，在 20 世纪初，研究人员观察到刺激背根和背根神经节（dorsal root ganglia，DRG）神经元可导致周围血管扩张[1]，表明感觉神经元不仅能向脊髓传递信息，而且还具有传出功能。此后研究者们在此基础上揭示出炎症的四大基本特征——红、热、肿和痛觉超敏（这些均可由神经激活而产生），也就是现在所说的神经源性炎症。因此，炎症介质激活神经系统，导致周围伤害性感觉纤维活性增加，进而出现炎性疼痛。反过来，神经系统也对外周炎症过程进行反馈。这种作用是通过不同层面的输出系统来实现的，包括初级传入纤维（轴突反射）、脊髓（背根反射）和大脑（神经内分泌功能和自主活动）。因此，在炎症过程和感觉神经活动之间存在一种双向关系。

1903 年的一份报告认为，交感神经是通过神经功能而非血管收缩和舒张来影响炎症过程[2]。此后，交感神经系统与免疫系统之间的许多相互作用得到确认。交感神经末梢会释放多种神经介质，包括：去甲肾上腺素，神经肽 Y（neuropeptide Y，NPY）和三磷酸腺苷（adenosine triphosphate，ATP），但大部分研究都聚焦于去甲肾上腺素。大多数免疫细胞表达功能性肾上腺素能受体和 NPY 受体，这一受体可将神经信号转化为免疫细胞的信号[3]。尽管传出联系的机制仍是一个被热议的话题[3,5,6]，但副交感神经系统，尤其是迷走神经，在免疫调节中的作用已被证实[4]。

初级传入纤维

伤害性感受器 - 疼痛信号的外周受体 - 传统意义上被认为是负责传递来自于外界的真实存在或即将发生的组织损伤信息。根据激活源不同，伤害性感受器被分成不同的类型。通常，温度性伤害感受器对热或冷有反应，化学性伤害感受器对外源性物质（化学刺激物）或内源性配体（如 ATP 或质子）有反应。机械性伤害感受器对有害性压力和组织扭曲有反应。对多种刺激（如机械和热刺激）有反应的则被称为多觉性伤害感受器。越来越多的证据表明，除了感受自身和外部环境界面间的变化外，许多伤害性感受纤维还会感受内环境的酸度、温度、二氧化碳和代谢状态偏离预先的设定点。因此，伤害性感受器也可以被看做是稳态传感器和反馈回路的组成部分[7,8]。在慢性炎症和病理性疼痛状态下，这些反馈机制经常出错并且参与病理过程。

尽管伤害性感受器常与远端小血管、淋巴管和组织常驻免疫细胞紧密接触，但因其没有髓鞘包裹或不同于传统的受体结构，伤害性感受器被称为游离神经末梢[9]。伤害性感受器感受到有害刺激，接着转化为动作电位（action potential，AP），然后向中枢神经系统传导。此外，一些受体被发现分布于轴突的长轴，当被特定的激动剂激活时，也会产生 AP，并导致其他神经递质的释放[10,11]。伤害性感受器主要与两种轴突类型有关：Aδ 纤维（薄髓鞘）和 C 纤维（无髓鞘）。对于来自关节和肌肉的传入纤维，有不同的命名法；第 Ⅲ 类和第 Ⅳ 类纤维分别与 Aδ 和 C 纤维非常相似。所有初级传入纤维都是谷氨酸能的，许多都含有一种或多种神经递质，包括 P 物质（substance P，SP）、降钙素基因相关肽（calcitonin gene-related peptide，CGRP）、生长抑素和甘丙肽。在过去的几十年里，科学家们根据以下情况对感觉神经元进行了特征标记和分类：①标志物表达，如原肌球蛋白受体激酶 A（tropomyosin receptor kinase A，TrkA）阳性与 TrkA 阴性的同工凝集素 B4（isolectin B4，IB4）阳性神经纤维[12]，②功能性（如上文所述），③单细胞转录组数据聚类[13-15]。

皮肤

皮肤由感觉神经纤维高度支配，可以对疼痛、温度和触摸作出反应。薄髓的 Aδ 和无髓的 C 纤维构成真皮和表皮神经支配的大部分，可被有害的机械、热或化学刺激激活。这些纤维中的大多数是多觉性伤害感受器，可以对所有三种刺激作出反应[16-19]。交感神经的传出纤维也存在，尽管它们占皮肤神经纤维的少数。这些自主神经纤维局限于真皮，支配着血管、淋巴管、毛囊、大汗腺和小汗腺[19,20]。

关节传入神经

虽然大多数的关节结构都存在神经支配，重要的是，它们受神经支配的密度并不一致。伤害性感受器分布于滑膜、纤维囊、韧带、髌下脂肪垫和骨骼，以及半月板的外 1/3，但不存在于成人软骨。支配关节的神经纤维仅 20% 为有髓纤维，其中以伤害性感受的薄髓 Aδ（第 Ⅲ 类纤维）为主。无髓纤维分布于交感传出纤维（下文讨论）和 C 纤维（第 Ⅳ 类纤维），后者几乎占总数的一半以上[21,22]。关节内的伤害性感受器可被有害的压力刺激和关节过度旋转所激活。在炎症期间和组织损伤后，这些神经纤维被细胞因子和前列腺素 E_2 等炎症介质激活，因此，先前的阈下刺激也能诱发 AP[23,24]。神经纤维敏感化导致在正常范围内的运动被认为是疼痛的。通常 C 纤维对任何机械刺激都没有反应，除非它们处在一个炎症环境中；这些纤维被称为静默型伤害性感受器（详见下文）。交感神经纤维在关节内调节血流和关节血管的通透性[25]。

骨骼

骨骼受 Aδ、C 和交感传入纤维支配，但不受 Aβ 纤维支配[26,27]。这些纤维分布于骨膜、矿化骨和骨髓[28-32]。与皮肤相比，皮肤含有较低比例的表达 TrkA 的感觉纤维，TrkA 受体由分布于骨膜、骨髓和矿化骨的大多数的有髓和无髓感觉神经纤维表达[33,34]。骨骼中的大部分神经纤维都与血管相连[32,35]。在骨膜中，神经纤维呈渔网状排列，可能有利于发现机械损伤并保护其底层结构[36]。因此，Aδ 和 C 纤维支配骨骼的不同结构层次，以及可能负责传导疼痛。交感神经纤维参与调节骨的破坏和形成[37,38]，并可能通过改变骨代谢引起疼痛[39]。

筋膜

筋膜受 Aδ 和 C 纤维支配。虽然在临近皮肤的外层已发现有神经支配，但含有厚胶原纤维束的中间层似乎没有伤害性感受器的分布，而覆盖肌肉的内层的神经支配在不同的报告中则有所差异[40-44]。在筋膜中，Aδ 纤维仅为机械性感受器，而 C 纤维包含大量的多觉性伤害感受器。在人体志愿者的试验中，对腰筋膜的有害刺激可引起疼痛[45]。筋膜中的伤害性感受器密度比其下方的肌肉高。因此，向筋膜注射疼痛诱发剂所引起的疼痛要比向皮肤或肌肉注射更加剧烈[43]。完全弗氏佐剂（complete Freund's adjuvant，CFA）引起的炎症反应导致胸腰筋膜内外层 CGRP

和 SP 阳性纤维密度增加[46]。因此，筋膜可能是筋膜炎和非特异性下腰痛的疼痛来源。

肌肉和肌腱

肌肉和肌腱受 Aδ 和 C 纤维支配。大鼠跟腱周围结缔组织中的神经纤维密度是比目鱼肌和腓肠肌的数倍[47]。相比之下，肌腱的胶原纤维束几乎没有游离神经末梢。腱膜的神经纤维密度高可以解释肌腱周围组织和插入部位经常出现压痛或疼痛[48]。

敏化

敏化定义为刺激阈值下降和反应性增加，且可以发生在神经轴的任何水平。敏化可以瞬间发生，也可以有较长的潜伏期和持续时间。受体磷酸化或去磷酸化以及质膜内外受体和通道的转运导致短时程敏化。受体及离子通道合成增加则引起长时程敏化[49]。

在炎症反应和组织损伤中释放的因子，如促炎的类花生酸、细胞因子、生长因子[50-53]、谷氨酸[54,55]和质子（酸性）[56]，可以使感觉神经元敏化。因此，炎症可导致外周神经元对有害和无害刺激的反应均增加且延长，这个过程被称为外周敏化。

在正常情况下，伤害性感受器的游离神经末梢对机械和热刺激有较高的阈值[57]。痛觉过敏的启动是另一种敏化形式。初始损伤引起伤害性感受器敏化和痛觉过敏，然后消退。然而，如果启动触发二次损伤，将导致对最初的阈下刺激的长期敏化和疼痛[58,59]。

最后，在关节、结肠、膀胱和皮肤中存在一定数量的 C 纤维分布，它们通常对机械性刺激无反应[60-65]。这些伤害性感受器被称为机械不敏感传入纤维或静默型伤害性感受器，并被认为不参与健康个体的机械性疼痛信号传导。在炎症反应中和组织损伤后，静默型伤害性感受器变得"不再沉默"，开始对轻触、正常关节活动等无害刺激以及有害刺激有反应。尽管介导静默型伤害性感受器不再沉默的分子机制仍在研究中，内源性炎症介质 [如神经生长因子（nerve growth factor，NGF）] 似乎驱动了这一过程[66,67]。外周敏化增加了向中枢神经系统传递信号的强度和持续时间，这通常导致中枢敏化。如果发生这种情况，

疼痛可能会放大和延长。

中枢神经系统内炎症介质的释放与中枢敏化、病理性疼痛和疾病行为有关[68]。脊髓的敏化是通过许多过程发生的，包括通过 N- 甲基 -D 天冬氨酸（N-methyl-D aspartate，NMDA）受体的激活增加脊髓神经元的高兴奋性[69]，减少抑制性中间神经元的活性[70]，扩展神经元接受区[71]，和脊髓胶质细胞的激活。这将导致炎症和生长相关介质的产生和释放增加，如 TNF、IL-1β、IL-18、前列腺素以及脑源性神经营养因子（brain-derived neurotrophic factor，BDNF）。这些因子可以促进兴奋性和抑制性突触整合的微调，最终增强疼痛信号向大脑的传递[52,72]。来自脊髓的慢性传入信号可导致皮质的重组和杏仁核的活动增加，由疼痛相关的内侧前额叶皮层失活而产生的抑制控制的减少促进了这一过程[73-75]。

临床炎症前的疼痛

正如类风湿关节炎（rheumatoid arthritis，RA），关节痛（无临床炎症证据的关节痛）经常在关节病理性改变发生之前就已出现，而且没有滑膜炎的征象[76-78]。虽然关节炎之前的关节痛症状可能相当严重并导致功能限制[79]，但该期症状的起源尚不清楚。类风湿关节炎之前（pre-RA）的关节痛患者的抗瓜氨酸化蛋白抗体（anti-citrullinated protein antibodies，ACPA）或类风湿因子（rheumatoid factor，RF）阳性[80]，但这些自身抗体也可能保持血清敏感性。在 ACPA 阳性的 pre-RA 个体中，骨髓水肿与关节压痛相关，而在 ACPA 阴性的 pre-RA 个体中，亚临床滑膜炎与关节压痛相关[81]，提示在这两个亚类患者中存在不同的疼痛传导途径。有趣的是，从 RA 患者血液和滑膜液中纯化的 ACPA 转移到小鼠后，可诱导长期的类似疼痛的行为，而不会出现可视的或组织学上的炎症反应表现[82]。注射抗 II 型胶原抗体或对 II 型胶原进行免疫后，小鼠在出现关节炎症征象之前会产生类似疼痛的行为。此外，临床前研究表明，在关节炎症建立之前，免疫复合物可以通过神经元表达的 Fcγ 受体直接作用于伤害性感受器[83-85]。因此，大量的数据表明，关节中的亚临床炎症和（或）相关过程导致伤害性感受器致敏因子释放。

炎症抑制后仍持续疼痛

虽然炎症和疼痛之间存在密切的双向关系，但有证据表明，其他过程也会导致疼痛慢性化，如类风湿性关节炎。尽管开始、改变或增加改善病情抗风湿药（disease-modifying anti-rheumatic drug，DMARD）治疗可减少疼痛，这在统计学上和临床上都是显著的，但疼痛仍然困扰着相当一部分患者，尽管缺乏炎症残留的证据，比如无关节肿胀和正常的红细胞沉降率（erythrocyte sedimentation rate，ESR）[86,87]。因此，疼痛可能不仅仅是由炎症过程来维持，即使这种情况主要被认为是炎症的特征。在骨关节炎（osteoarthritis，OA）和 RA 中，受累关节的远端或远隔区域也可以出现疼痛敏感性增加[88-90]，表明中枢神经系统使疼痛增强和（或）正常抗伤害性调节减弱。一篇系统性综述得出结论，RA 患者存在中枢敏化[91]。外周或中枢神经系统的病理改变可以在没有伤害性输入和周围组织损伤的情况下直接引起神经病理性疼痛。一项使用 pain-DETECT 量表调查的研究表明，一部分 RA 患者可能有神经病理性成分[92-94]，直接测量显示，33% 有神经病理性症状的 RA 患者表现出神经病理学的临床证据[95]。关节炎的临床前模型也表明，类似疼痛的行为比关节炎症持续时间要长[96,97]，某些类型的关节炎症和关节病理改变可能导致感觉神经系统的特定变化，这些变化也是由神经损伤引起的[61,98,99]。

初级传入纤维的传出功能

神经源性炎症

在无实际组织损伤情况下，周围神经或其末梢的活化会导致神经递质在外周释放，这与神经中枢（脊髓）末端释放的神经递质相同。伤害性感受器向脊髓传导的动作电位（顺向传导）可导致痛感。然而，背离脊髓的动作电位（逆向传导）会导致神经递质在该神经纤维所有分支的外周释放，此过程称之为轴突反射（图 33-1）。神经肽 SP 和 CGRP 在外周的释放会分别导致血流量增加和血管渗透性增加，进而引发神经源性炎症[100-103]。这种"无损伤"炎症可表现为由血流量增加和血管扩张导致的轻度发红（发热）、由血浆外渗引起的水肿，以及额外的伤害性感受末梢被

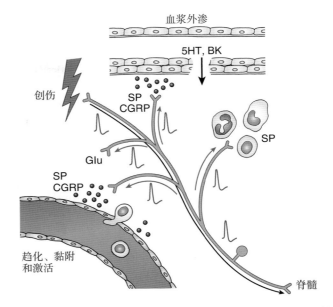

图 33-1 创伤和炎症激活外周组织内的伤害性感受器引发轴突反射。有害性刺激激活初级传入纤维时，动作电位（action potential，AP）被传送到脊髓（黑色箭头）。在末梢分支或轴突侧支汇聚时，AP 会向每一个分支传导，包括顺行传导（红色箭头）。因此，产生逆向轴突反射并诱导外周释放谷氨酸和神经肽。神经递质将信号传递给血管内皮细胞，增加血流并导致血浆外渗[血管蛋白、5- 羟色胺（5-hydroxytryptamine，5-HT）和缓激肽（bradykinin，BK）外渗，以及水肿]，从而使肥大细胞脱颗粒并激活其他神经纤维。虽然轴突反射本身不足以招募免疫细胞，但在已启动的系统中，它有助于炎性白细胞的募集。总之，这些活动会造成损伤部位发红发热。CGRP，降钙素基因相关肽；Glu，谷氨酸；SP，P 物质

激活后所导致的疼痛。

滑膜内的肽能 C 纤维和交感神经传出纤维对肥大细胞密度有营养作用，为中枢神经系统影响神经源性炎症及其他炎症状态提供了一条特殊途径。有趣的是，初级传入肽激活固有角质细胞，并诱导促炎细胞因子和神经生长因子的上调[104]。这可能在一些慢性炎症性疾病中发挥作用，如牛皮癣。

辣椒碱可活化表达于肽能 C 纤维上的辣椒素受体 1（vanilloid receptor subtype 1，TRPV1），引起发烧灼痛，并导致神经源性炎症。切断背根可以消除脊髓和周围神经之间的感觉传导，同时保持交感神经系统和周围神经末梢的完整性（图 33-2）。值得注意的是，切断腰椎感觉根可减少皮内注射辣椒碱引起的血流量增加和水肿，表明脊髓对神经源性炎症有积极的贡献。在化学诱导肽能 C 纤维损失，消耗它们的神经递质，以及给予 SP 受体拮抗剂等减少从外周到脊

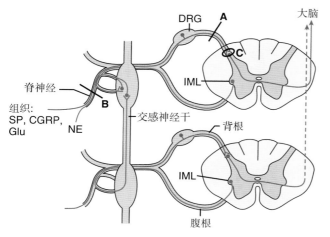

图 33-2　用于阐述炎症神经调控通路的病变路线图。图中所示为胸段脊髓的两个连续节段的横截面。在每一层面上，都显示有感觉神经元（紫色）、交感神经节前神经元［蓝色，位于中间外侧柱（intermediolateral cell column，IML）］和交感神经节后纤维（红色，只在一个节段标示）。节前纤维在进入交感神经节的部位形成突触，并沿此链接将附带信息传递给交感神经节。背根神经切断术（病变 A）只切断感觉传入纤维。脊髓神经横断（病变 B）能切断感觉传入纤维和交感神经节后轴突的传出纤维，包括支配血管的纤维。鞘内注射辣椒碱能破坏（双侧）肽能 C 纤维的中枢末梢（病变 C）；重要的是，在背根神经节（dorsal root ganglia，DRG）和周围末梢的细胞胞体可完整保留。如果在刚出生时注射辣椒碱，所有的肽能纤维都会丢失。CGRP，降钙素基因相关肽；Glu，谷氨酸；NE，去甲肾上腺素；SP，P 物质

髓的感觉传导操作后，可观察到类似的预防辣椒碱引起的血流量增加和鼠爪水肿效应[100,105-108]。

神经源性抗炎作用

周围神经的传出活动同样具有抗炎功能。在细菌感染、CFA 诱导的炎症和血清转移诱导的关节炎（被动 K/BxN 小鼠模型）等情况下，伤害性感受器可以释放一些神经肽（生长抑素、甘丙肽和 CGRP），来调节淋巴结引流，以及减少浸润巨噬细胞的促炎因子释放。生长抑素和甘丙肽也能抑制肽能神经末梢在外周释放感觉神经肽，进而抑制血浆外渗[109,110]。可以想到的是，由基因改变而导致伤害性感受器活性下降或肽能 C 纤维缺失的动物，其疼痛行为是减少的。出乎意料的是，在之前所述的炎症情况下（例如细菌感染），这些动物却表现出更显著的水肿和免疫细胞浸润[111-113]。这可能与伤害性感受器缺失或改变导致

抗炎神经肽释放减少有关。当然，生长抑素具有抗炎作用是不难理解的，因为长期使用类生长抑素治疗已被证明能够改善难治性 RA 患者的病情[114]。有意思的是，血浆生长抑素水平显著升高的患者在内分泌异常解决后，其 RA 病情发展的更加迅速[115]。与传出纤维释放生长抑素的重要作用相一致，在退行性脊柱疾病患者中使用辣椒碱乳膏进行局部治疗可显著升高血浆生长抑素水平，并减轻疼痛[116]。关于调控神经源性释放初级传入神经递质，最终发挥促炎作用还是抗炎作用目前尚未明确。

背根反射

背根反射（dorsal root reflex，DRR）是一种严格的躯体正反馈机制，在伤害性感受传入纤维受到强烈的外周刺激后，该机制可参与神经源性炎症（图 33-3）。来自 Aδ 纤维和 C 纤维的顺行动作电位产生后，可通过谷氨酸能神经传导系统激活脊髓上行伤害性传导通路和脊髓内含 γ- 氨基丁酸（γ-aminobutyric acid，GABA）的抑制性神经元。抑制性神经元（GABA）与 Aδ 纤维和 C 纤维中心末梢的 $GABA_A$ 受体存在突触连接[117-120]。该系统中的低频放电通过初级传入去极化（primary afferent depolarization，PAD）和减少脊髓神经递质释放来实现传入纤维的突触前抑制，从而产生抑制信号[121]。形成显著对比的是，大量的组织炎症或损伤导致初级传入纤维过度放电，并极大地增加脊髓释放 GABA[122,123]。这将导致足够的 PAD，从而触发从脊髓顺行到受伤组织的传入纤维中的 AP。神经源性炎症是由周围神经递质释放所引起，这些神经递质包括谷氨酸、SP 和 CGRP。

值得注意的是，在初始损伤组织的对侧神经中，已经记录到 DRR[124-126]。这一发现与单侧肢体的炎症会导致对侧镜像肢体也发生炎症的观点是一致的[126-128]。这看起来像是一种神经多突触通路[128]。重要的是，实验性单关节炎可以特异性地引发对侧镜像关节的细胞浸润和温度升高[129]。这些研究揭示了交感传出纤维在非损伤侧发挥一定的作用。

背角疼痛传递

不考虑神经支配结构，伤害性感觉初级传入纤维从周围组织连接到脊髓背角。不出所料的是，脊髓

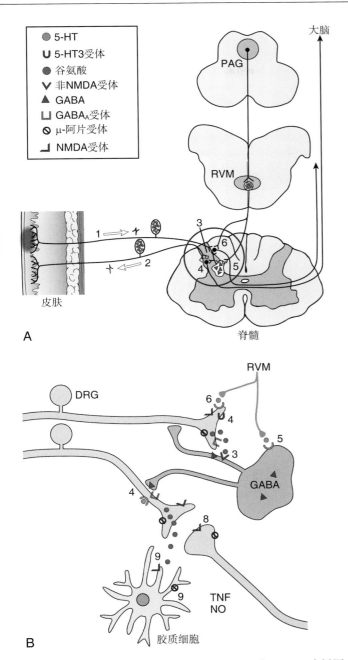

图 33-3 A．背根反射（dorsal root reflex，DRR）。B．A 中插图放大。A 当①动作电位（action potential，AP）到达脊髓，然后②顺行传回组织时，就会产生 DRR。它的产生依赖于传入纤维中枢末梢受到超过 AP 阈值水平从而导致初级传入去极化强度的刺激。如图所示，传入动作电位激活③γ- 氨基丁酸（γ-aminobutyric acid，GABA）能神经元上的非 N- 甲基 -D- 天冬氨酸（non-N-methyl-D-aspartate，NMDA）连接。④过量的 GABA 作用于中枢末梢的 GABAA 受体，进而引发 PAD。GABA 和（或）非 NMDA 受体的拮抗作用可阻断 DRR。⑤由中缝核 - 脊髓系统释放的 5- 羟色胺（5-hydroxytryptamine，5-HT）也可激发此系统，并作用于抑制性中间神经元或⑥终末端上的 5-HT3 受体。脊髓阿片受体的激活和 NMDA 受体的拮抗作用在一些长时程模型中也发挥作用。这些药物可通过⑦阻断神经递质的突触前释放，或者通过直接抑制或去除谷氨酸能正反馈起作用，或者，它们可以⑧作用于突触后疼痛传递神经元，或者⑨通过阻断神经胶质细胞的活化及其所致的促炎因子如一氧化氮（nitric oxide，NO）和肿瘤坏死因子（tumor necrosis factor，TNF）的中枢释放来发挥作用。DRG，背根神经节；PAG，导水管周围灰质；RVM，延髓头端腹内侧

伤害性投射神经元反映了初级传入纤维的终止模式。Aδ 和 C 纤维投射到背角浅层（Ⅰ~Ⅱ层）[130-133]，这是伤害特异性神经元密度最大的区域。这些神经元被细分为 Aδ 或 C 纤维优势输入神经元，并分别传递锐痛或灼痛信号[134]。外侧背角深层（Ⅴ层）接收来自皮肤和关节的 Aδ 伤害性传入[130]，同时也有低阈值 Aβ 传入。

接收疼痛和炎症信号的投射神经元会将这些信号传递给各种各样的脊髓上结构。这些神经元在疼痛的感觉辨别、机体稳态和情感组成，以及伤害性刺激引发的自主反应中都发挥着作用。经典意义上的脊髓丘脑束（spinothalamic tract，STT）投射到对侧丘脑腹后核（ventral posterior thalamus，VPL）和躯体感觉皮层。该通路在伤害性刺激的辨别中起着重要作用[135]。第二个 STT 束（仅有 Ⅰ 层神经元）投射到对侧丘脑，然后投射到前扣带回，对疼痛的情感成分而非感觉成分发挥作用。第三个 STT 束投射向内侧丘脑，也会接收特有的 Ⅰ 层神经元投射，随后投射到对侧岛叶后部以及皮质的 3a 区域。该区域被认为是用于内稳态输入的皮层处理区，分别描述了化学检测伤害性 C 纤维和炎性疼痛的细胞外环境。两者在感觉辨别和情感中都扮演着尚未明确的角色。

脊髓中脑束和脊髓网状束的投射贯穿整个脑干的网状结构和中脑。重要的是，脊髓网状束通路是双向投射。中脑的臂旁区域与整个脑干的自主控制中心有大量双向连接[136]，并投射到包括杏仁核在内的边缘结构。还有一个 Ⅰ 层背角投射到延髓去甲肾上腺素能神经核，整合自主神经输入以及投射回中间带的节前神经元，从而参与重要的交感 - 球 - 脊髓反馈回路。迷走神经孤束核也是 Ⅰ 层神经元的终止位点，因此涉及副交感神经系统（图 33-4A）。

下行调节

早期文献提示疼痛选择性的下行调节均是抑制性的[137]。研究最深入的下行系统的主干包括从上行投射神经元到导水管周围灰质（periaqueductal gray，PAG）的连接。PAG 通过中缝核或脑干去甲肾上腺素能核间接下行连接至脊髓（图 33-4B），完成负反馈回路。在关节炎症中，我们检查了该回路的一部分，其中初级传入神经的上行活动和下行活动增加相一致，导致伤害性投射神经元的抑制和上行伤害性

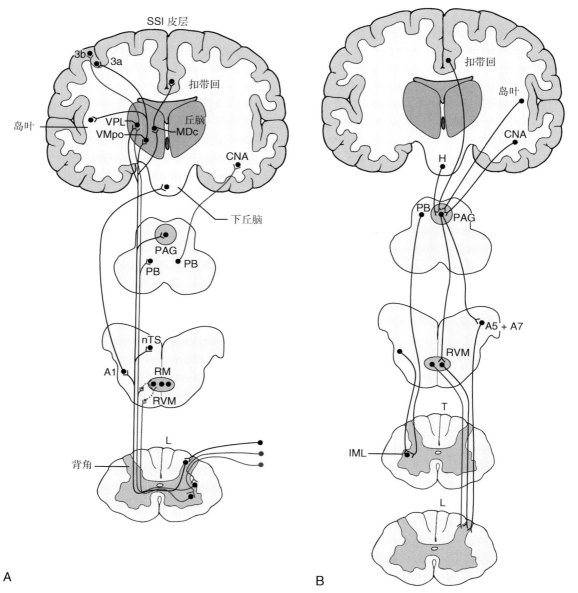

A

B

图 33-4 A.上行疼痛通路。伤害性传入纤维通过背根进入脊髓，激活 I 层（黑色）、V 层（蓝色）和Ⅶ~Ⅷ层（红色）内的神经元。 I 层神经元具有较强的单突触 C 纤维输入（慢的、灼痛），并直接投射到迷走神经核、导水管周围灰质（periaqueductal gray，PAG）、臂旁核（parabrachial nucleus，PB）和丘脑核、丘脑背内侧核（mediodorsal thalamic nucleus，MDc）以及腹后内侧核（posterior ventral medial nucleus，VMpo），小部分投射到腹后丘脑（ventral posterior thalamus，VPL）。重要的是，脊髓迷走连接是由内脏而非皮肤的伤害性刺激而触发。外侧 PAG 投射到杏仁核上（CNA），而 VMpo 投射到深部初级感觉皮层（somatosensory cortex，SSI）内的岛叶皮层和 3a 区。因此，3a 区主要为 C 纤维输入，这可能解释该区与烧灼样疼痛和炎症有关。MDc 投射到扣带回（24c 区）。 I 层也可投射到包括孤束核（nucleus of solitary tract，nTS）和 A1 在内的延髓腹外侧的几个儿茶酚胺能细胞群，而A1 是一个向下丘脑的中继站，主要参与伤害性刺激诱导的促肾上腺皮质激素（adrenocorticotrophic hormone，ACTH）的释放。 V ~ Ⅷ层神经元也可投射到脑干网状结构和 PAG 以及 VPL 丘脑上。虽然几乎所有脊髓投射主要是投向对侧的，但脊髓网状束却是双侧投射的（未标注）。虚线代表间接连接。B.下行调节通路。有几个皮质区投射到腹外侧 PAG，包括岛叶、扣带回、额叶和杏仁核。与下丘脑也有明显的联系。PAG 依次投射到几个去甲肾上腺素能脑干核（包括 A5 和 A7），并进而投射到延髓头端腹内侧区（rostral ventral medulla，RVM）的神经核团。重要的是，这些 RVM 神经元含有 P 物质和其他神经递质以及血清素，并对上行的疼痛冲动进行双向（兴奋性和抑制性）调控。对中间外侧细胞柱（intermediolateral cell column，IML）内节前神经元的下行控制来自外侧 PB 和腹外侧延髓。CNA，杏仁核中央核；H，下丘脑；L，腰椎；T，胸椎

活动的改善[138]。PAG 处理来自上行疼痛通路、边缘系统和皮质疼痛处理中心的间接输入。刺激腹外侧PAG 具有强烈的镇痛作用[139]。中缝核向背角浅层的投射主要是血清素能的。脊髓释放的血清素（5-HT）在下列情况下可能具有镇痛效应：①作用于疼痛投射神经元上的 5-HT1 或 5-HT2 受体，②低水平的 5-HT 与位于背角浅层内的 GABA 能抑制性中间神经元上的兴奋性 5-HT3 受体结合。

然而，在其他情况下，投射神经元的上行活动会导致一个正反馈回路，从而增强伤害性感受[140]。血清素与 5-HT3 受体结合则会促进疼痛，这是因为①在炎症存在的情况下，抑制性神经元的 5-HT3 受体高度活化就像过量的 GABA 一样，导致 DRR 生成、炎症增加以及疼痛[126]；②一些伤害性投射神经元也具有 5-HT3 受体[141]。受来自中缝区易化作用的影响，疼痛增强与关节和组织炎症相关，而与手术切口无关[142-144]。与之平行的 PAG- 脊髓去甲肾上腺素能通路具有相似的易化和抑制反馈组成。在有毛发覆盖的皮肤，炎症通过这种通路接受 α2- 肾上腺素能介导的下行抑制的支配，而在无毛发覆盖的皮肤则无此种作用[145]。临床上，鞘内注射 α2- 肾上腺素能激动剂可产生镇痛作用。然而，与血清素能系统的受体二分法很相似，α1- 肾上腺素能拮抗剂可促进疼痛。

急性炎症模型中炎症的神经调节

膝关节腔内注射高岭土和角叉菜胶可引起急性炎症。在此模型中，可在 Aβ，Aδ 和 C 纤维（Ⅱ、Ⅲ和Ⅳ类纤维）中记录到 DRR，说明它们由粗的有髓纤维、薄髓纤维以及无髓的伤害性传入纤维产生[146]。如果急性炎症含有 DRR 成分，那么对脊髓抑制神经元上的谷氨酸受体（非 N- 甲基 -D- 天冬氨酸，非 -NMDA）的脊髓阻断，或者对位于伤害性传入纤维中枢末梢突触前 GABA$_A$ 受体的拮抗，都会减轻DRR 反射和炎症的外周症状。

使用这两类药物中的任何一种进行预处理都是有效的，不仅可以阻断 DRR 的顺行传递[147]，还能减少炎症关节或组织内的水肿和温度升高，以及疼痛行为[148-150]。NMDA 或 GABA$_B$ 受体拮抗剂在这个简单的急性模型中不起作用。如前所述，这些数据与起源于关节内传入神经 DRR 的参与一致。这些数据反驳了对于脊髓胶质细胞的需求，其激活与 NMDA 受体

介导的脊髓敏化更加密切，并在反射活动中起着重要作用。出乎意料的是，使用非 NMDA 和 GABA$_A$ 拮抗剂对脊髓进行后处理，可部分逆转已经形成的膝关节肿胀，但不能降低已经升高的关节温度[151]，这说明炎症的不同方面可能受不同机制的独立调控，即便在急性模型中也是如此，这些方面在炎症开始之后就已经发生变化。

采用皮肤内注射辣椒碱替代关节内注射高岭土和角叉菜胶来进行重复试验。皮内辣椒碱也能在 Aδ 和 C 纤维中诱导顺行性 DRR，但与关节的传入神经不同，它不在粗的 Aβ 纤维中诱导 DRR[152,153]。在该模型中用脊髓 GABA$_A$ 和非 NMDA 谷氨酸受体拮抗剂进行预处理和后处理都是有效的，但与之前的研究相比，脊髓 NMDA 受体拮抗剂也能阻断增强的 DRR，并减少周围组织的发热和水肿[152]。

DRR 理论的解剖基础除了需要脊髓抑制性中间神经元参与外，还需要感觉纤维穿过背根作为反射的传入支和传出支。理论上，这不需要自主神经系统、脊髓以上中枢或肾上腺下丘脑轴的参与。在高岭土 /角叉菜胶模型的急性炎症期，外科交感神经切除术或高节段脊髓横断均不能阻止 DRR 和水肿的产生，但从功能上阻断初级传入纤维与中枢神经系统的背根切断术、周围神经注射利多卡因或神经结扎术却可以阻止它们的发展[148,154]。然而，初级传入神经纤维功能丧失导致周围炎症减轻并不能说明神经纤维对于反射的传入支、传出支或两者是必需的部分。抑制性中间神经元释放 GABA 引发 DRR 的必然结果就是任何能活化中间神经元的物质都会增加神经源性炎症，而能对抑制性中间神经元起抑制作用的因素则会减少外周效应。如前所述，血清素作用于中间神经元上的突触后 5-HT3 受体，可易化 GABA 的释放[155]。因此，尽管脊髓上回路对于 DRR 诱导的神经源性炎症并不是必需的，但 PAG 或中缝核的激活对其具有增强作用[126,156]。

小鼠膝关节腔注射酵母聚糖后，结局则略有不同。在该模型中，脊髓 GABA$_B$ 受体激动剂增强了外周炎症和疼痛行为，其可能通过 p38 通路作用于交感神经节前神经元，进而激活交感神经传出纤维诱导中性粒细胞浸润关节，并增加局部 TNF 和 IL-1β 水平，但不增加 IL-10[157]。给予脊髓 GABA$_B$ 或 p38 拮抗剂、交感神经切除术或外周肾上腺素能拮抗剂可阻断对脊髓 GABA 的增强反应。

另一种急性膝关节炎模型是先将角叉菜胶注入膝关节预先处理，然后再向关节内注射脂多糖（lipopolysaccharide，LPS），从而产生反应性的单关节炎，这种关节炎以滑液内白细胞浸润、促炎细胞因子的合成和关节肿胀为炎症特征。该模型与之前的高岭土/角叉菜胶模型有根本不同，因为鞘内胶质细胞抑制剂可阻止炎症的发生[158]。此结果与观察到的关节损伤和炎症对于 NMDA 受体活化的依赖性相一致[159]。

采用 TNF 拮抗剂或中和抗体进行脊髓预处理也能减少膝关节内的血管渗出和滑液中多形核白细胞的浸润[158,160]。脊髓 PAD 抑制剂（通过阻断 DRR）也可成功阻断该模型中的外周炎症[158]。PAD 与神经胶质细胞抑制剂联合使用并没有产生叠加效应，提示二者可能在共同的通路中起串联作用。因此，在第三种中间持续模型中，DRR 与外周炎症的脊髓调节相关，并需要活化胶质细胞的配合。这些结果不受皮质类固醇合成抑制剂的影响，说明下丘脑-垂体-肾上腺（hypothalamic-pituitary-adrenal，HPA）轴并未参与此过程。

在单关节炎模型中，鞘内注射吗啡能防止膝关节肿胀，同时保持关节完整性[159]。鞘内阿片类药物可能通过以下方式发挥作用：①在突触前抑制伤害性传入信号、减少传入性递质的释放，阻断 GABA 能中间神经元的活化、GABA 释放和 DRR 的产生（如阻断反射的传入支）；②在突触后抑制伤害性传导通路上的神经胶质细胞或神经元。活化的神经胶质细胞可释放 TNF 和一氧化氮（nitric oxide，NO），进而导致脊髓敏化，活化上行通路和可能涉及的交感神经通路，阻断这些将会阻断中枢神经系统的输出系统（图 33-3）。

在第四种模型中，通过在足部皮内或皮下注射角叉菜胶来诱发皮肤急性炎症。采用非甾体抗炎药（nonsteroidal anti-infammatory drug，NSAID）、吗啡或抑制 NO/环鸟苷（cyclic guanosine，cGMP）通路的药物进行鞘内注射预处理，所有药物都能阻止水肿但不会减少中性粒细胞的浸润[161,162]。从机制上讲，这些药物都能减少脊髓内伤害性感受器兴奋后释放的神经递质。在类似的实验中，用 5-HT1 受体激动剂或 5-HT2 受体拮抗剂进行脊髓预处理均能减少足肿

胀[162,163]。这一结果与阻断 DRR 相吻合，但与引发免疫细胞趋化性的其他因素不一致。

形成鲜明对比的是，鞘内注射腺苷 A1-特异性（A1）激动剂可抑制由皮内注射角叉菜胶引起的中性粒细胞聚积，而腺苷 A2-特异性（A2）激动剂则无此作用[164,165]。脊髓内应用 NMDA 拮抗剂可模拟腺苷作用，而 NMDA 激动剂则能逆转腺苷作用。后者证实了 NMDA 连接是腺苷作用的下游[166]。对细胞浸润的抑制作用进一步说明，脊髓 A1 的保护作用不只是通过直接抑制脊髓末端来阻断 DRR 这一种途径来实现的。有趣的是，鼠足部注射角叉菜胶引起周围腺苷大幅下降，此时与中性粒细胞浸润时间关联。脊髓内给予 NMDA 拮抗剂进行预处理，可阻止腺苷的丢失，避免中性粒细胞聚积的增加。

外周腺苷与 A2 受体结合可以抑制外周中性粒细胞浸润[176,168]，因此维持外周腺苷的水平被认为是脊髓内腺苷 A1 激动剂和 NMDA 受体拮抗剂抗痛觉超敏的基础[164]。脊髓内腺苷 A1 介导的炎症调节作用依赖于完整的背根（感觉纤维），但不依赖于交感神经传出纤维[165]。与其他皮肤模型不同，非 NMDA 谷氨酸能受体对脊髓的抑制或辣椒碱敏感性 C 纤维的功能性消除不会影响皮内注射角叉菜胶诱导的炎症。

上述几种不同的急性模型在来源（皮肤 vs. 关节）和外周刺激（单纯致痛性物质，如辣椒碱 vs. 刺激物或引起炎症的物质），以及刺激强度和检测因素的一致性方面存在差异。尽管比较这些不同的指标存在复杂性，但还是可以得出一些结论。疼痛行为与炎症、水肿和巨噬细胞浸润的变化相一致。除了没有检测 DRR 的小鼠膝关节酵母聚糖和足部角叉菜胶研究外，所有模型都依赖于背根反射。根据定义，这需要完整的传入和传出伤害性感觉纤维，以及通过 GABA$_A$ 或血清素能受体来增加抑制性中间神经元的激活。虽然所有的模型都需要脊髓谷氨酸受体的激活，但各模型之间存在明显的差异。膝关节注射高岭土/角叉菜胶和足部注射辣椒碱均依赖于脊髓非 NMDA 受体的激活。因为来自初级传入神经的第一个谷氨酸能突触被认为是通过非门冬氨酸受体形成的，这是一致的。需要激活 NMDA 受体的模型更有可能涉及胶质细胞激活和可能的中枢敏化。NMDA 受体依赖似乎与炎症部位或注射物质无关。

慢性炎症模型中炎症的神经调节

持续数周或更长时间的关节炎动物模型被用来研究脊髓对 RA 周围炎症的控制，这些动物模型包括大鼠佐剂诱导性关节炎（adjuvant-induced arthritis，AIA）、小鼠抗原诱导性关节炎（antigen-induced arthritis，AA）和小鼠胶原诱导性关节炎（collagen-induced arthritis，CIA）。与急性炎症模型一样，腰神经主干的切断能大大减少去神经支配肢体的炎症发展[169,170]。

辣椒碱在不同条件下的应用是研究这些模型中机制的常用工具。当首次局部注射辣椒碱时，传入 C 纤维产生动作电位，进而引起灼痛。高剂量或重复应用辣椒碱可使感觉神经元去敏化，最终经过治疗阶段的神经传导会在辣椒碱敏感性纤维（某些肽能 C 纤维）内被选择性地阻断。当鞘内注射大剂量辣椒碱时，会导致脊髓初级传入终末区内的轴突末梢遭到破坏（图 33-2）。新生大鼠接受辣椒碱全身给药可导致 DRG 细胞亚群的破坏，通过中枢和周围机制发挥作用，表现为 SP 和 CGRP 免疫反应性的丧失和感觉缺失。用辣椒碱对新生大鼠进行鞘内或全身性给药，以清除中枢肽能感觉纤维，或分别清除中枢和外周末梢，可使 AIA 模型中炎症得到持续缓解，表明这类感觉传入纤维以及脊髓内可能被激活的某些因素导致了炎症发生[128,171-173]。有趣的是，用足以降低感觉神经活性剂量的辣椒碱进行预处理，也能减少 AIA 诱导的滑膜内 T 细胞的浸润[173]。

这三个病变的共同点是肽能传入纤维连接的丧失和交感传出纤维的保留[174]。此外，神经根切断术和辣椒碱处理后运动功能得到保留（图 33-2）。在一项复合性损伤研究中，先用辣椒碱对新生动物进行预处理，造成双侧肽能传入纤维丧失，之后再进行单侧神经根切断术，结果发现在单纯辣椒碱预处理一侧的关节损伤减轻，而在损伤加辣椒碱预处理一侧的关节病变程度则加重[128]。这些结果表明，外周去神经化对大鼠关节炎症程度的作用不仅仅取决于特定神经元亚群的丢失，更是传入和传出性周围神经元活性的变化。除神经分布的复杂性之外，自主神经和内分泌反馈回路在此系统中也起作用。

与急性炎症模型中脊髓 A1 腺苷受体激动剂对真皮内中性粒细胞浸润一致，腺苷 A1 受体激动剂的连续鞘内给药可大大缓解 AIA 的所有临床症状。在免疫后的第 8 天，当动物刚刚出现临床表现时，这种鞘内给药就能发挥作用，但在临床表现完全建立之后（第 14 天）再进行给药，则其对于鼠爪肿胀的作用减小很多甚至无效[175]。对传入纤维进行有害刺激可导致脊髓背角伤害感受性神经元细胞核中的 c-Fos 表达增加，这被认为是神经元活动水平增加的表现[176]。

尽管鞘内给予腺苷 A1 受体激动剂可使 AIA 诱导的临床症状减轻 80% 以上，但与此同时脊髓背角浅层内 AIA 诱导的 c-Fos 表达仅下降 22%[175]。深部脊髓层面 c-Fos 表达的下降并不受 A1 激动剂的影响。综上所述，这意味着脊髓腺苷激动剂仅仅能轻微减轻疼痛，也表明了关节炎临床体征的缓解和疼痛稍有减轻之间不是一回事。在急性皮内角叉菜胶模型中，鞘内注射 TNF 中和抗体或 p38 丝裂原活化蛋白激酶（mitogen activated protein kinase，MAPK）抑制剂，均可观察到抗炎和抗伤害的效果[177]。此外，这些物质也可抑制滑膜内免疫细胞的浸润和促炎细胞因子 IL-1β、IL-6、TNF 和基质金属蛋白酶（matrix metalloproteinase，MMP）-3 的表达[159,177]。有趣的是，在 K/BxN 小鼠血清转移性关节炎模型中，雄性和雌性的脊髓 TNF、干扰素 -β（interferon，IFN-β）表达和晚期疼痛行为是不同的，各种鞘内给药治疗的疗效也是不同的[178]。

与副交感神经系统相比，关节炎可引起交感神经张力相对增加，而阻断脊髓 TNF 的作用可阻止这种自主输出比的变化[179]。在整个 3 周 AIA 的过程中，持续鞘内注射吗啡或 NMDA 拮抗剂氯胺酮可明显减轻关节肿胀、显著减少滑膜炎症细胞浸润[159]。这可能分别是由于 μ 阿片受体和 NMDA 受体的突触前作用导致 DRR 缺失的结果。然而，由于这两种药物都阻断了上行疼痛信号，它们也可能改变了自主神经输出。这种阿片类药物减轻关节肿胀的作用可在整个实验期内保持不变，且不会产生耐受性。

交感神经对周围炎症的作用具有时间依赖性

在被激活后，大多数交感神经节后神经元将释放去甲肾上腺素，从而激活表达于周围靶组织上的肾上腺素能受体。肾上腺素能受体分为两种类型（α 和 β），并进一步分为几种亚型（α1、α2、α3、β1 和 β2）。固有免疫系统内的细胞主要表达 α1、α2 和 β2 受体，而适应性免疫系统中的细胞主要表达 β2 亚型[3]。重要的是，刺激不同亚型的受体可产生不同的功效。例如，刺激 α2 受体可激活巨噬细胞，而刺激 β2 受体则具有抑制作用[3]。因此，交感神经系统对免疫细胞功能的影响是复杂的，在关节炎动物模型中进行的直接药理学研究得到了不同的结果，既有改善疾病作用也有恶化疾病的作用。人们认为在炎症的早期阶段，存在着一种自主神经平衡向交感神经占优势的转变[179]。这种关系可能是双向的，慢性类风湿性关节炎患者表现出交感神经张力增加[180]，而慢性高血压患者表现出更高的炎症指数[181]。令人困惑的是，一些炎症状态似乎可以引起系统性的交感反应，而另一些炎症状态引起的反应相对局限，仅限于引起炎症的部位。

一个关于模型之间差异的更好解释是，随着时间的推移，受损组织的交感神经支配在功能性丧失，这种丧失已经在 RA 患者和 RA 动物模型中观察到[182-184]。事实上，在 RA 患者的滑膜组织中，酪氨酸羟化酶（tyrosine hydroxylase，TH）阳性神经纤维（交感神经元的一种儿茶酚胺能标志物）的数量与炎症指数和释放的 IL-6 水平之间被证明是一种反向关系[185]。这种肾上腺素能神经末梢的减少是特异性的，可能是由于交感轴突排斥介质的分泌增加，如脑信号蛋白 3c，但它不影响肽能感觉神经纤维[186]。

与以往的解剖发现明显不同，在雄性大鼠胫骨-跗骨关节注射 CFA 4 周后，踝关节滑膜的交感神经和肽能神经支配均显著增加。同时伴交感神经纤维长入关节的真皮上层，该区域通常无交感神经支配[187]。在该模型中，用胍乙啶后处理阻滞交感神经传出纤维后，可成功阻断或减轻皮肤刺激引起的疼痛行为。同样，老年雌性小鼠膝关节注射 CFA 可诱导感觉神经和交感神经芽生，伴有明显的疼痛行为和大量 CD68+ 巨噬细胞进入关节[188]。因此，尽管临床数据似乎一致支持关节炎关节内的失神经支配[25]，尤其是交感神经的丧失，但临床前数据允许一些尚未确定的差异。

在关节炎的早期，从交感神经末梢释放的物质可增加关节和组织的肿胀。其机制不尽相同，包括血流的增加，白细胞向炎症部位的再分布、迁移和趋化，以及 β2 介导的白介素的释放和固有角质细胞释放的致痛物质[189]。在 AIA、CIA 和 AA 诱导前或诱导时进行交感神经切断术，会伴随炎症关节内交感神经末梢的丢失，导致骨破坏的减轻和临床症状出现的延迟[128,190,191]。反之，如果在炎症早期阶段之后干扰交感神经系统，则不会改变关节肿胀和组织病理学评分，甚至加重病情。这些研究表明，交感神经系统在关节炎模型中具有时间依赖性的免疫调节作用。在免疫开始前或炎症早期，交感神经具有促炎作用，而在发病后可能具有抗炎作用。

交感神经系统的双相性在临床前多关节炎模型中尤为突出。在这些模型中肿胀和炎症表现会贯穿整个实验期，通常为 2 个月。在前面提到的急性单关节炎模型中，关节肿胀在第 1 天出现，并在 7 ～ 10 天消退[192]。与多关节炎模型一样，在单关节炎模型中，在症状出现前行化学性交感神经切断术可使疾病减轻，而症状出现后再治疗则没有效果。然而，如果在初次发作消退后再次向关节内注射抗原引发二次发作，在注射前行交感神经切断术仍然有效。该结果提示，在这个模型或许在临床 RA 中，交感神经末梢可能会在两次发作之间恢复功能。

对肾上腺素能受体亚型更为深入的研究表明 β2 肾上腺素能受体在交感神经系统的时间依赖性免疫调节中发挥着重要作用。与对照组相比，连续给予儿茶酚胺再摄取抑制剂或在疾病诱导前给予 β2- 肾上腺素能受体拮抗剂的大鼠，其临床症状出现较晚，严重的关节破坏较少[193]。当治疗被限定于临床疾病出现之前或之后的这段时期，这些药物对关节损伤具有较小的保护作用，这表明在整个 28 天的过程中内源性儿茶酚胺的下降是有好处的。

其他研究小组的后续研究证实早期系统性的 β2 受体激活可促进关节的破坏，并且有报道指出在发病时或发病后不久给予 β2 受体激动剂会增加疾病的严重程度。关于 α- 肾上腺素能受体亚型在实验性关节炎中作用的在体研究表明，免疫开始前给予非选择性 α1/2 拮抗剂是无效的，免疫时给药会使疾病加重，而疾病发作时给药则使病情减轻。因此，综上所述，尽管 α 和 β 肾上腺素能受体似乎都参与了炎症过程，但是在不同时期不同肾上腺素能受体亚型的意义尚不清楚。

在这些肾上腺素能依赖性机制之外，还存在着炎症的非肾上腺素能依赖性机制。局部产生的炎性物质如缓激肽可直接作用于交感神经末梢的膨体，从而释放前列腺素和腺苷[194]。此过程在手术切除交感神经干后仍会发生，因为节后纤维和末梢的完整性存在，但化学性交感神经切除术可消除此过程（图

33-2）。许多关于交感神经作用的复杂问题是由腺苷和去甲肾上腺素对不同的受体亚型都有浓度依赖性偏好引起。不同受体亚型激活会产生不同的结果（促炎或抗炎）。

刺激清醒大鼠的迷走神经和顶叶皮层可以激活蓝斑和 PAG，这两个区域被认为是调节自主神经系统和疼痛行为的区域。最近的研究表明，这种刺激还可以减少酵母聚糖诱导的膝关节中性粒细胞浸润、水肿和局部滑膜 TNF、IL-1β 和 IL-6 水平。这种改善依赖于交感神经系统的物理完整性，外周给予肾上腺素能拮抗剂可阻止其发生[195,196]。

副交感神经对外周炎症的作用

迷走神经（vagus nerve，VN）是副交感神经，在连接脑和躯体中发挥重要作用。在过去的 20 年里，我们对神经解剖学、细胞和分子机制的认识有了飞速的进展，VN 的激活通过以上这些方面来调节免疫功能和抑制炎症。

迷走神经传入纤维起源于内脏器官，投射到脑干延髓内的孤束核（nucleus tractus solitarius，NTS），迷走神经感觉神经元的胞体位于结状神经节。VN 的传出纤维起源于延髓的背侧运动核，支配消化道。部分肠道，包括直肠，受骶部副交感神经核的支配[197]。VN 的传入纤维对炎症介质敏感，如 IL-1、前列腺素 E_2（prostaglandin E_2，PGE_2）和病原体相关分子模式（pathogen-associated molecular pattern，PAMP）分子，可以将炎症状态的重要信息传递到脊髓以上的部位。VN 传入纤维投射到 NTS 的活动增加时，信息被传递给含促肾上腺皮质激素释放因子（corticotropin-releasing factor，CRF）的神经元，随后从脑垂体释放促肾上腺皮质激素，刺激肾上腺分泌糖皮质激素。因此，VN 的传入信号通过糖皮质激素的作用导致 HPA 激活，从而减少周围炎症（图 33-5）。

除了激活 HPA 轴外，VN 信号还可以通过迷走-迷走反射减少炎症。在该反射中，周围炎症激活迷走神经传入纤维，接着激活迷走神经传出纤维，进而抑制炎症过程。该现象最先由一组研究人员提出，他们发现刺激迷走神经传出纤维（通过电刺激被切断的 VN 远端）可以阻止 LPS 诱导的感染性休克[198]。从那时起，在大量的感染性和炎症失调的实验模型中，已经证明 VN 的电刺激和药物刺激可以控制炎症并提高生存率[199]。这个反射被称为胆碱能抗炎通路，因为它最终在外周释放乙酰胆碱（acetylcholine，ACh）。

ACh 的抗炎作用包括其与巨噬细胞上 α7 烟碱型乙酰胆碱受体（α7nAChR）结合，从而减少 TNF 等细胞因子的释放[4,200,201]。然而，胆碱能抗炎通路的确切解剖关联仍存在争论。VN 并不直接与脾或肠道内的固有巨噬细胞相互作用，目前已经提出了几种可能性。在肠内，肠内巨噬细胞的迷走神经调节似乎是通过位于肠道肌层内的肠神经元的激活间接发生的。这些接受迷走神经输入的胆碱能肠肌间神经元的神经末梢紧邻巨噬细胞样细胞[4,202,203]（图 33-5B）。

一种可能的解释是，脾巨噬细胞的迷走神经调节是一个多步骤的间接过程。首先，VN 的传出纤维激活后将信号传递给腹腔-肠系膜神经节，在那里它激活了脾交感神经。这将导致脾神经末梢释放去甲肾上腺素，而这些末梢靠近脾内的免疫细胞。NE 与脾 T 淋巴细胞的 β2 肾上腺素能受体结合，刺激胆碱乙酰转移酶（choline acetyl transferase，ChAT）介导的 ACh 释放。ACh 反过来激活巨噬细胞上的 α7nAChR，然后抑制促炎细胞因子的释放和减轻炎症反应（图 33-5C）。研究表明，迷走神经张力增高和 α7nAChR 激活可升高抗炎细胞因子 IL-10 的水平，并可能引起巨噬细胞由促炎 M1 巨噬细胞向抗炎 M2 巨噬细胞转化[198,204-207]。在分子水平，巨噬细胞上 α7nAChR 的激活可通过抑制核转录因子 κB（nuclear factor-κB，NF-κB）和 Janus 激酶（Janus kinase，JAK）/ 信号转导及转录激活因子（signal transducer and activator of transcription，STAT）通路来下调细胞因子的产生[208-209]。

在实验动物模型（如内毒素血症、烧伤、结肠炎、胰腺炎和关节炎）中，电激活和药物激活 VN 作为一种减轻炎症反应的手段显示出了有意义的结果[199]。例如，通过双侧颈部迷走神经切断术或全身给予阿托品降低 VN 传入纤维的活性，通过电刺激增加 VN 传出纤维的活性，均可减少角叉菜胶诱导的预期水肿[198,210]。在 CIA 模型中，迷走神经刺激和全身给予尼古丁或 α7nAChR 特异性激动剂也有类似的效果（水肿、血管翳形成和骨侵蚀均减少）[211-213]。此外，与野生型同窝鼠相比，α7 缺陷小鼠的滑膜炎症显著增加[214]。

健康志愿者在无创迷走神经电刺激（vagus nerve stimulation，VNS）或假刺激后，全血培养时给予

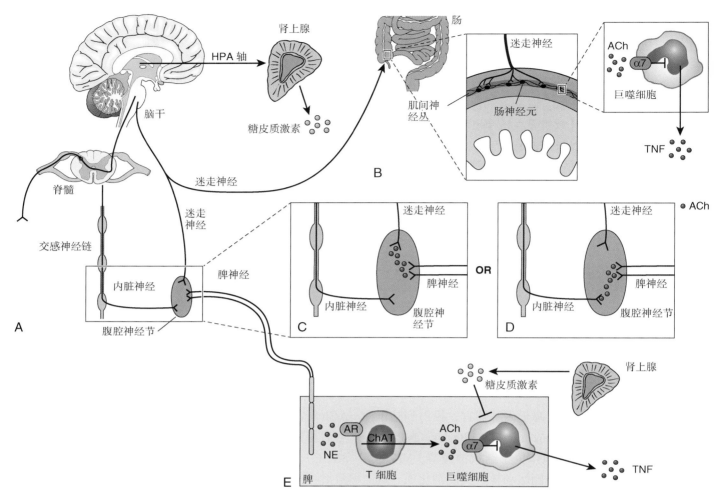

图 33-5 炎症反射。A．HPA 轴。在感觉传入到脑干后，信号也被传递到控制下丘脑 - 垂体 - 肾上腺轴（hypothalamic-pituitary-adrenal，HPA）功能的核团。这导致肾上腺糖皮质激素释放增加，随后抑制细胞因子释放和炎症，这将神经元网络与体液抗炎机制连接起来。B．肠道的迷走神经抗炎通路。迷走神经传出纤维投射到肠神经节的胆碱能肌层神经元，释放 ACh，刺激肠肌层固有巨噬细胞上的 α7nAChR。C．胆碱能抗炎反射。插图描述了经典的炎症反射迷走神经理论，来自背侧运动核的迷走神经传出臂激活后，将信号传递到腹腔神经节，迷走神经释放的乙酰胆碱（acetylcholine，ACh）激活脾神经。ACh 激活脾神经元上的 nAChRa7 受体，导致脾神经释放去甲肾上腺素（norepinephrine，NE）入脾。NE 激活表达胆碱乙酰转移酶（choline acetyltransferase，ChAT）的 T 细胞的 β2- 肾上腺素能受体。然后这些 T 细胞产生并释放 Ach，Ach 作用于巨噬细胞和其他免疫细胞上的 α7nACh 受体（α7），并抑制 TNF 等细胞因子的释放。这些细胞被刺激后产生和释放 ACh，激活巨噬细胞上的 nAChRa7，抑制 TNF 的释放。NE 还可能作用于巨噬细胞的 β- 肾上腺素能受体，抑制其产生 TNF。D．在另一种假说中，腹腔神经节中内脏神经元和脾神经元之间突触活动的增加，驱动去甲肾上腺素释放入脾。E．在这种假说中，内脏交感神经是炎症反射的传出臂，而不是迷走神经

LPS 刺激，观察细胞因子的诱导情况。与假刺激个体相比，VNS 血培养中 LPS 诱导的 TNF、IL-1β、IL-8 和 MCP-1 水平较低，IL-10 水平较高 [215]。同一组研究表明，无创 VNS 阻断了有害热刺激诱导的脑区活动，包括整个痛觉矩阵——躯体感觉、岛叶和扣带皮层 [216]，这表明 VNS 降低了对有害热刺激的生理反应，并影响了对疼痛处理和自主神经输出很重要的神经回路。

最近研究表明，RA 患者 [217] 和有进展成 RA 风险的患者 [218] 迷走神经张力降低，提示迷走神经功能改变先于疾病发展的可能性。第一个 VNS 对 RA 临床参数影响的患者研究已经完成。在对甲氨蝶呤或多种 DMARD 无效的难治性 RA 患者的两个队列中，使用植入装置进行长达 6 周的 VNS。结果观察到患者临床症状改善，且与 TNF 水平的降低相关，尽管该研究是开放性研究且需要前瞻性双盲试验来进一步

证实[201,218]。

关于脾中胆碱能和去甲肾上腺素能神经的参与，目前有相互矛盾的发现。在一些研究中，迷走神经切断术并没有影响 LPS 诱导的 TNF 释放的调节，在相同的条件下，内脏神经切断术导致 TNF 水平的升高[219,220]。此外，迷走神经传出纤维是否与腹腔神经节的脾神经有功能性连接也受到了质疑[221]。因此，有人提出，脾的去甲肾上腺素能输入是由脊髓传统的交感神经节前纤维输入，而不是迷走神经传出纤维直接投射到腹腔神经节（图 33-5D、E）[6]。这个概念与炎症时交感神经系统的反射激活是一致的，其中传出臂是内脏神经，它抑制脾和其他受交感神经节后神经元支配的器官中炎症细胞因子的过度释放。然而，它并不能解释大量实验数据显示的迷走神经传出纤维受到选择性刺激后会产生抗炎反应。因此，需要进一步的研究来明确参与炎症反射的确切神经元成分。

疼痛在炎性疾病中的作用

中枢神经系统活化在炎症调节中的作用可能并不明显。除产生痛觉外，伤害性感受器的激活可导致局部轴突反射造成周围感觉神经末梢释放神经递质。这种机制不仅调节小血管，同时还调节免疫细胞的趋化和激活，主要表现为促炎的方式，而且重要的是，这种作用具有空间限制性。伤害性感受器的激活也能产生背根反射，该反射除可在外周刺激部位引发神经源性炎外，还能在对侧身体镜像部位引起类似的反应。

与之相反，自主神经刺激对于炎症反应既有局部作用也有全身效应。交感神经外流可能影响特定交感神经支配组织或免疫器官中的炎症过程，如淋巴结和脾，或通过促进肾上腺髓质分泌儿茶酚胺发挥广泛的作用并由此影响免疫细胞。虽然连接迷走神经抗炎通路的细节仍有待完善，但副交感神经对免疫系统的影响证据充足。躯体感觉和自主神经免疫之间的相互作用比之前想象得要更加复杂。而且，这种相互作用很可能不是由单一的神经过程和分子来完成，而是依赖于活化与抑制神经元信号的特定组合，通过影响免疫反应的不同阶段和类型来完成。

目前，阻止或减少感觉神经系统活化是一种治疗目标，首要集中在控制疼痛。然而，伤害性感受器的激活会促进神经元释放启动神经源性炎症的因子，因此，免疫疾病的治疗靶点应同时包含伤害性感受器和免疫细胞。由此可见，随着人们在感觉神经系统和免疫系统之间分子水平的相互作用以及调节感觉神经元兴奋性能力方面的认识不断加深，必然为许多疾病包括（但不限于）偏头痛、关节炎、哮喘和炎症性肠病等的治疗带来巨大影响。

自主神经系统在免疫调节中作用的发现，促使慢性炎症疾病新的抗炎治疗方法的提出。基于前面提到的动物模型，可以预见对交感神经或副交感神经系统的活性进行调节可以控制炎症。目前尚无有关肾上腺素能药物用于治疗慢性炎性关节病患者的临床研究发表。这是由于从动物模型中获得的针对肾上腺素能受体的数据差异较大，需要更多的研究来充分了解儿茶酚胺是如何影响特定免疫细胞群的功能状态。如果没有这些信息，很难得出确切结论，到底是哪种治疗更适合于哪类患者。

就副交感神经系统和治疗而言，药物激活 α7nAChR 或迷走神经刺激是两个主要的选择。尼古丁是一种强效 α7nAChR 激动剂，但因缺乏特异性以及它的毒性，导致其治疗价值有限。更特定的 α7nAChR 激动剂在健康志愿者和精神分裂症患者中具有很好的耐受性[222,223]。然而，与安慰剂相比，最高耐受剂量的 GST-21（一种 α7nAChR 激动剂）并未降低人体内由 LPS 诱导的固有免疫应答（TNF、IL-6、IL-10 和 IL-1 受体拮抗剂的释放）[224]。迷走神经刺激已经用于难治性癫痫和抑郁症的临床治疗[225,226]。令人兴奋的是，与对照组相比，长期接受迷走神经刺激可使癫痫患者血浆中的细胞因子和皮质醇水平达到正常[227]。RA 患者的 VNS 似乎可以抑制细胞因子的产生并改善临床评分。然而，迷走神经信号的局部和全身靶点可能比预想的更为复杂，因为在抗炎作用的背景下，交感神经系统和副交感神经系统之间可能存在相互作用。因此，进一步的临床前和临床研究来探索迷走神经刺激作为炎症疾病患者治疗方案的潜力和安全性是有必要的。

Full references for this chapter can be found on ExpertConsult.com.

部分参考文献

3. Bellinger DL, Lorton D: Autonomic regulation of cellular immune function, *Auton Neurosci* 182:15–41, 2014.

4. Chavan SS, Tracey KJ: Essential Neuroscience in Immunology, *J Immunol* 198:3389–3397, 2017.

6. Martelli D, Farmer DGS, Yao ST: The splanchnic anti-inflammatory pathway: could it be the efferent arm of the inflammatory reflex? *Exp Physiol* 101:1245–1252, 2016.

8. Craig AD: Interoception: the sense of the physiological condition of the body, *Curr Opin Neurobiol* 13:500–505, 2003.

9. Heppelmann B, Messlinger K, Neiss WF, et al.: Fine sensory innervation of the knee joint capsule by group III and group IV nerve fibers in the cat, *J Comp Neurol* 351:415–428, 1995.

10. Sorkin LS, Xiao WH, Wagner R, et al.: Tumour necrosis factor-alpha induces ectopic activity in nociceptive primary afferent fibres, *Neuroscience* 81:255–262, 1997.

11. Bernardini N, Neuhuber W, Reeh PW, et al.: Morphological evidence for functional capsaicin receptor expression and calcitonin gene-related peptide exocytosis in isolated peripheral nerve axons of the mouse, *Neuroscience* 126:585–590, 2004.

15. Zeisel A, Hochgerner H, Lönnerberg P, et al.: Molecular architecture of the mouse nervous system, *Cell* 174:999–1014, 2018. e22.

16. Treede RD, Meyer RA, Campbell JN: Myelinated mechanically insensitive afferents from monkey hairy skin: heat-response properties, *J Neurophysiol* 80:1082–1093, 1998.

18. Dubin AE, Patapoutian A: Nociceptors: the sensors of the pain pathway, *J Clin Invest* 120:3760–3772, 2010.

19. Roosterman D, Goerge T, Schneider SW, et al.: Neuronal control of skin function: the skin as a neuroimmunoendocrine organ, *Physiol Rev* 86:1309–1379, 2006.

23. Schaible HG, Schmidt RF: Excitation and sensitization of fine articular afferents from cat's knee joint by prostaglandin E2, *J Physiol* 403:91–104, 1988.

24. Schaible H-G, Richter F, Ebersberger A, et al.: Joint pain, *Exp Brain Res* 196:153–162, 2009.

25. Schaible H-G, Straub RH: Function of the sympathetic supply in acute and chronic experimental joint inflammation, *Auton Neurosci* 182:55–64, 2014.

29. Chartier SR, Mitchell SAT, Majuta A, et al.: The changing sensory and sympathetic innervation of the young, adult and aging mouse femur, *Neuroscience* 387:178–190, 2018.

33. Castañeda-Corral G, Jimenez-Andrade JM, Bloom AP, et al.: The majority of myelinated and unmyelinated sensory nerve fibers that innervate bone express the tropomyosin receptor kinase A, *Neuroscience* 178:196–207, 2011.

34. Jimenez-Andrade JM, Mantyh WG, Bloom AP, et al.: A phenotypically restricted set of primary afferent nerve fibers innervate the bone versus skin: therapeutic opportunity for treating skeletal pain, *Bone* 46:306–313, 2010.

41. Tesarz J, Hoheisel U, Wiedenhöfer B, et al.: Sensory innervation of the thoracolumbar fascia in rats and humans, *Neuroscience* 194:302–308, 2011.

45. Schilder A, Hoheisel U, Magerl W, et al.: Sensory findings after stimulation of the thoracolumbar fascia with hypertonic saline suggest its contribution to low back pain, *Pain* 155:222–231, 2014.

46. Mense S, Hoheisel U: Evidence for the existence of nociceptors in rat thoracolumbar fascia, *J Bodyw Mov Ther* 20:623–628, 2016.

49. Hucho T, Levine JD: Signaling pathways in sensitization: toward a nociceptor cell biology, *Neuron* 55:365–376, 2007.

52. Ji R-R, Chamessian A, Zhang Y-Q: Pain regulation by non-neuronal cells and inflammation, *Science* 354:572–577, 2016.

53. Pinho-Ribeiro FA, Verri WA, Chiu IM: Nociceptor sensory neuron–immune interactions in pain and inflammation, *Trends Immunol* 38:5–19, 2017.

54. Carlton SM, Zhou S, Coggeshall RE: Evidence for the interaction of glutamate and NK1 receptors in the periphery, *Brain Res* 790:160–169, 1998.

55. Du J, Koltzenburg M, Carlton SM: Glutamate-induced excitation and sensitization of nociceptors in rat glabrous skin, *Pain* 89:187–198, 2001.

56. Steen KH, Reeh PW, Anton F, et al.: Protons selectively induce lasting excitation and sensitization to mechanical stimulation of nociceptors in rat skin, in vitro, *J Neurosci* 12:86–95, 1992.

57. Basbaum AI, Bautista DM, Scherrer G, et al.: Cellular and molecular mechanisms of pain, *Cell* 139:267–284, 2009.

58. Reichling DB, Levine JD: Critical role of nociceptor plasticity in chronic pain, *Trends Neurosci* 32:611–618, 2009.

59. Kandasamy R, Price TJ: The pharmacology of nociceptor priming. In *Handbook of experimental pharmacology* (vol 227). 2015, pp 15–37.

63. Schmidt R, Schmelz M, Forster C, et al.: Novel classes of responsive and unresponsive C nociceptors in human skin, *J Neurosci* 15:333–341, 1995.

65. Gold MS, Gebhart GF: Nociceptor sensitization in pain pathogenesis, *Nat Med* 16:1248–1257, 2010.

66. Prato V, Taberner FJ, Hockley JRF, et al.: Functional and molecular characterization of mechanoinsensitive "silent" nociceptors, *Cell Rep* 21:3102–3115, 2017.

67. Weinkauf B, Schultz C, Obreja O, et al.: Nerve growth factor induces sensitization of nociceptors without evidence for increased intraepidermal nerve fiber density, *Pain* 154:2500–2511, 2013.

68. Watkins LR, Maier SF: Beyond neurons: evidence that immune and glial cells contribute to pathological pain states, *Physiol Rev* 82:981–1011, 2002.

69. Latremoliere A, Woolf CJ: Central sensitization: a generator of pain hypersensitivity by central neural plasticity, *J Pain* 10:895–926, 2009.

70. Todd AJ: Plasticity of inhibition in the spinal cord, *Handb Exp Pharmacol* 227:171–190, 2015.

71. Cervero F: Spinal cord hyperexcitability and its role in pain and hyperalgesia, *Exp Brain Res* 196:129–137, 2009.

72. Old EA, Clark AK, Malcangio M: The role of glia in the spinal cord in neuropathic and inflammatory pain. In *Handbook of experimental pharmacology* (vol 227). 2015, pp 145–170.

73. Bushnell MC, Ceko M, Low LA: Cognitive and emotional control of pain and its disruption in chronic pain, *Nat Rev Neurosci* 14:502–511, 2013.

75. Thompson JM, Neugebauer V: Amygdala plasticity and pain, *Pain Res Manag* 2017:1–12, 2017.

78. Molendijk M, Hazes JMW, Lubberts E: From patients with arthralgia, pre-RA and recently diagnosed RA: what is the current status of understanding RA pathogenesis ? *RMD Open* 1–11, 2018.

79. Brinck RM ten, Steenbergen HW van, Mangnus L, et al.: Functional limitations in the phase of clinically suspect arthralgia are as serious as in early clinical arthritis; a longitudinal study, *RMD Open* 3:e000419, 2017.

80. Rantapää-Dahlqvist S, Jong BAW De, Berglin E, et al.: Antibodies against cyclic citrullinated peptide and iga rheumatoid factor predict the development of rheumatoid arthritis, *Arthritis Rheum* 48:2741–2749, 2003.

82. Wigerblad G, Bas DB, Fernades-Cerqueira C, et al.: Autoantibodies to citrullinated proteins induce joint pain independent of inflammation via a chemokine-dependent mechanism, *Ann Rheum Dis* 75:730–7398, 2016.

84. Qu L, Zhang P, LaMotte RH, et al.: Neuronal Fc-gamma receptor I mediated excitatory effects of IgG immune complex on rat dorsal root ganglion neurons, *Brain Behav Immun* 25:1399–1407, 2011.

85. Bersellini Farinotti A, Wigerblad G, Nascimeto D, et al.: Cartilage bining antibodies induce pain through immune complex mediated stimulation of neurons, *J Exp Med* 216:1904–1924, 2019.

86. Altawil R, Saevarsdottir S, Wedrén S, et al.: Remaining pain in early rheumatoid arthritis patients treated with methotrexate, *Arthritis Care Res (Hoboken)* 68:1061–1068, 2016.

87. McWilliams DF, Walsh DA: Factors predicting pain and early discontinuation of tumour necrosis factor-α-inhibitors in people with rheumatoid arthritis: results from the British society for rheumatology biologics register, *BMC Musculoskelet Disord* 17:337, 2016.

89. Fridén C, Thoors U, Glenmark B, et al.: Higher pain sensitivity and lower muscle strength in postmenonpausal women with early rheumatoid arthritis compared with age-matched healthy women—a pilot study, *Disabil Rehabil* 35:1350–1356, 2013.

90. Leffler A-S, Kosek E, Lerndal T, et al.: Somatosensory perception and function of diffuse noxious inhibitory controls (DNIC) in patients suffering from rheumatoid arthritis, *Eur J Pain* 6:161–176, 2002.

92. Ahmed S, Magan T, Vargas M, et al.: Use of the painDETECT tool in rheumatoid arthritis suggests neuropathic and sensitization components in pain reporting, *J Pain Res* 7:579–588, 2014.

94. McWilliams DF, Walsh DA: Pain mechanisms in rheumatoid arthritis, *Clin Exp Rheumatol* 35:S94–S101, 2017.

96. Bas DB, Su J, Sandor K, et al.: Collagen antibody-induced arthritis evokes persistent pain with spinal glial involvement and transient prostaglandin dependency, *Arthritis Rheum* 64:3886–3896, 2012.

97. Christianson CA, Corr M, Firestein GS, et al.: Characterization of the acute and persistent pain state present in K/BxN serum transfer arthritis, *Pain* 151:394–403, 2010.

106. Lembeck F, Holzer P: Substance P as neurogenic mediator of antidromic vasodilation and neurogenic plasma extravasation, *Naunyn Schmiedebergs Arch Pharmacol* 310:175–183, 1979.

108. Willis W: Dorsal root potentials and dorsal root reflexes: a double-edged sword, *Exp Brain Res* 124:395–421, 1999.

111. Chiu IM, Heesters BA, Ghasemlou N, et al.: Bacteria activate sensory neurons that modulate pain and inflammation, *Nature* 501:52–57, 2013.

112. É Borbély, Botz B, Bölcskei K, et al.: Capsaicin-sensitive sensory nerves exert complex regulatory functions in the serum-transfer mouse model of autoimmune arthritis, *Brain Behav Immun* 45:50–59, 2015.

113. Helyes Z, Szabó A, Németh J, et al.: Antiinflammatory and analgesic effects of somatostatin released from capsaicin-sensitive sensory nerve terminals in a Freund's adjuvant-induced chronic arthritis model in the rat, *Arthritis Rheum* 50:1677–1685, 2004.

116. Horváth K, Boros M, Bagoly T, et al.: Analgesic topical capsaicinoid therapy increases somatostatin-like immunoreactivity in the human plasma, *Neuropeptides* 48:371–378, 2014.

119. Bernardi PS, Valtschanoff JG, Weinberg RJ, et al.: Synaptic interactions between primary afferent terminals and GABA and nitric oxide-synthesizing neurons in superficial laminae of the rat spinal cord, *J Neurosci* 15:1363–1371, 1995.

122. Castro-Lopes JM, Tavares I, Tölle TR, et al.: Carrageenan-induced inflammation of the hind foot provokes a rise of GABA-immunoreactive cells in the rat spinal cord that is prevented by peripheral neurectomy or neonatal capsaicin treatment, *Pain* 56:193–201, 1994.

125. Bagust J, Kerkut GA, Rakkah NI: The dorsal root reflex in isolated mammalian spinal cord, *Comp Biochem Physiol A Comp Physiol* 93:151–160, 1989.

126. Peng YB, Wu J, Willis WD, et al.: GABA(A) and 5-HT(3) receptors are involved in dorsal root reflexes: possible role in periaqueductal gray descending inhibition, *J Neurophysiol* 86:49–58, 2001.

129. Kidd BL, Mapp PI, Gibson SJ, et al.: A neurogenic mechanism for symmetrical arthritis, *Lancet* 2:1128–1130, 1989.

132. Schaible HG, Grubb BD: Afferent and spinal mechanisms of joint pain, *Pain* 55:5–54, 1993.

133. Schaible HG, Schmidt RF, Willis WD: Responses of spinal cord neurones to stimulation of articular afferent fibres in the cat, *J Physiol* 372:575–593, 1986.

135. Vierck CJ, Whitsel BL, Favorov OV, et al.: Role of primary somatosensory cortex in the coding of pain, *Pain* 154:334–344, 2013.

138. Cervero F, Schaible HG, Schmidt RF: Tonic descending inhibition of spinal cord neurones driven by joint afferents in normal cats and in cats with an inflamed knee joint, *Exp Brain Res* 83:675–678, 1991.

140. Kovelowski CJ, Ossipov MH, Sun H, et al.: Supraspinal cholecystokinin may drive tonic descending facilitation mechanisms to maintain neuropathic pain in the rat, *Pain* 87:265–273, 2000.

141. Suzuki R, Morcuende S, Webber M, et al.: Superficial NK1-expressing neurons control spinal excitability through activation of descending pathways, *Nat Neurosci* 5:1319–1326, 2002.

144. Pogatzki EM, Urban MO, Brennan TJ, et al.: Role of the rostral medial medulla in the development of primary and secondary hyperalgesia after incision in the rat, *Anesthesiology* 96:1153–1160, 2002.

146. Sluka KA, Rees H, Westlund KN, et al.: Fiber types contributing to dorsal root reflexes induced by joint inflammation in cats and monkeys, *J Neurophysiol* 74:981–989, 1995.

148. Sluka KA, Lawand NB, Westlund KN: Joint inflammation is reduced by dorsal rhizotomy and not by sympathectomy or spinal cord transection, *Ann Rheum Dis* 53:309–314, 1994.

149. Sluka KA, Westlund KN: Centrally administered non-NMDA but not NMDA receptor antagonists block peripheral knee joint inflammation, *Pain* 55:217–225, 1993.

150. Sluka K, Willis W, Westlund K: Joint inflammation and hyperalgesia are reduced by spinal bicuculline, *Neuroreport* 5:109–112, 1993.

152. Lin Q, Wu J, Willis WD: Dorsal root reflexes and cutaneous neurogenic inflammation after intradermal injection of capsaicin in rats, *J Neurophysiol* 82:2602–2611, 1999.

157. Bassi GS, Malvar D do C, Cunha TM, et al.: Spinal GABA-B receptor modulates neutrophil recruitment to the knee joint in zymosan-induced arthritis, *Naunyn Schmiedebergs Arch Pharmacol* 389:851–861, 2016.

159. Boettger MK, Weber K, Gajda M, et al.: Spinally applied ketamine or morphine attenuate peripheral inflammation and hyperalgesia in acute and chronic phases of experimental arthritis, *Brain Behav Immun* 24:474–485, 2010.

161. Brock SC, Tonussi CR: Intrathecally injected morphine inhibits inflammatory paw edema: the involvement of nitric oxide and cyclic-guanosine monophosphate, *Anesth Analg* 106:965–971, 2008.

164. Bong GW, Rosengren S, Firestein GS: Spinal cord adenosine receptor stimulation in rats inhibits peripheral neutrophil accumulation. The role of N-methyl-D-aspartate receptors, *J Clin Invest* 98:2779–2785, 1996.

165. Sorkin LS, Moore J, Boyle DL, et al.: Regulation of peripheral inflammation by spinal adenosine: role of somatic afferent fibers, *Exp Neurol* 184:162–168, 2003.

167. Cronstein BN, Levin RI, Philips M, et al.: Neutrophil adherence to endothelium is enhanced via adenosine A1 receptors and inhibited via adenosine A2 receptors, *J Immunol* 148:2201–2206, 1992.

170. Kane D, Lockhart JC, Balint PV, et al.: Protective effect of sensory denervation in inflammatory arthritis (evidence of regulatory neuroimmune pathways in the arthritic joint), *Ann Rheum Dis* 64:325–327, 2005.

174. Holzer P: Capsaicin: cellular targets, mechanisms of action, and selectivity for thin sensory neurons, *Pharmacol Rev* 43:143–201, 1991.

175. Boyle DL, Moore J, Yang L, et al.: Spinal adenosine receptor activation inhibits inflammation and joint destruction in rat adjuvant-induced arthritis, *Arthritis Rheum* 46:3076–3082, 2002.

177. Boyle DL, Jones TL, Hammaker D, et al.: Regulation of peripheral inflammation by spinal p38 MAP kinase in rats, *PLoS Med* 3:e338, 2006.

179. Boettger MK, Weber K, Grossmann D, et al.: Spinal tumor necrosis factor alpha neutralization reduces peripheral inflammation and hyperalgesia and suppresses autonomic responses in experimental arthritis: a role for spinal tumor necrosis factor alpha during

induction and maintenance of peripheral inflammation, *Arthritis Rheum* 62:1308–1318, 2010.

180. Pongratz G, Straub RH: Role of peripheral nerve fibres in acute and chronic inflammation in arthritis, *Nat Rev Rheumatol* 9:117–126, 2013.

183. Mapp PI, Kidd BL, Gibson SJ, et al.: Substance P-, calcitonin gene-related peptide- and C-flanking peptide of neuropeptide Y-immunoreactive fibres are present in normal synovium but depleted in patients with rheumatoid arthritis, *Neuroscience* 37:143–153, 1990.

184. Straub RH, Härle P: Sympathetic neurotransmitters in joint inflammation, *Rheum Dis Clin North Am* 31:43–59, 2005.

185. Miller LE, Jüsten HP, Schölmerich J, et al.: The loss of sympathetic nerve fibers in the synovial tissue of patients with rheumatoid arthritis is accompanied by increased norepinephrine release from synovial macrophages, *FASEB J* 14:2097–2107, 2000.

186. Miller LE, Weidler C, Falk W, et al.: Increased prevalence of semaphorin 3C, a repellent of sympathetic nerve fibers, in the synovial tissue of patients with rheumatoid arthritis, *Arthritis Rheum* 50:1156–1163, 2004.

187. Longo G, Osikowicz M, Ribeiro-da-Silva A: Sympathetic fiber sprouting in inflamed joints and adjacent skin contributes to pain-related behavior in arthritis, *J Neurosci* 33:10066–10074, 2013.

188. Jimenez-Andrade JM, Mantyh PW: Sensory and sympathetic nerve fibers undergo sprouting and neuroma formation in the painful arthritic joint of geriatric mice, *Arthritis Res Ther* 14:R101, 2012.

190. Härle P, Pongratz G, Albrecht J, et al.: An early sympathetic nervous system influence exacerbates collagen-induced arthritis via CD4+CD25+ cells, *Arthritis Rheum* 58:2347–2355, 2008.

192. Ebbinghaus M, Gajda M, Boettger MK, et al.: The anti-inflammatory effects of sympathectomy in murine antigen-induced arthritis are associated with a reduction of Th1 and Th17 responses, *Ann Rheum Dis* 71:253–261, 2012.

194. Green PG, Miao FJ, Strausbaugh H, et al.: Endocrine and vagal controls of sympathetically dependent neurogenic inflammation, *Ann N Y Acad Sci* 840:282–288, 1998.

195. Bassi GS, Dias DPM, Franchin M, et al.: Modulation of experimental arthritis by vagal sensory and central brain stimulation, *Brain Behav Immun* 64:330–343, 2017.

198. Borovikova LV, Ivanova S, Zhang M, et al.: Vagus nerve stimulation attenuates the systemic inflammatory response to endotoxin, *Nature* 405:458–462, 2000.

199. Hoover DB: Cholinergic modulation of the immune system presents new approaches for treating inflammation, *Pharmacol Ther*, 2017.

200. Wang H, Yu M, Ochani M, et al.: Nicotinic acetylcholine receptor alpha7 subunit is an essential regulator of inflammation, *Nature* 421:384–388, 2003.

201. Levine YA, Grazio S, Miljko S, et al.: Vagus nerve stimulation inhibits cytokine production and attenuates disease severity in rheumatoid arthritis, *Proc Natl Acad Sci*, 2016.

202. Matteoli G, Gomez-Pinilla PJ, Nemethova A, et al.: A distinct vagal anti-inflammatory pathway modulates intestinal muscularis resident macrophages independent of the spleen, *Gut* 63:938–948, 2014.

204. Rasmussen SE, Pfeiffer-Jensen M, Drewes AM, et al.: Vagal influences in rheumatoid arthritis, *Scand J Rheumatol* 47:1–11, 2018.

206. Zhang Q, Lu Y, Bian H, et al.: Activation of the α7 nicotinic receptor promotes lipopolysaccharide-induced conversion of M1 microglia to M2, *Am J Transl Res* 9:971–985, 2017.

210. Borovikova LV, Ivanova S, Nardi D, et al.: Role of vagus nerve signaling in CNI-1493-mediated suppression of acute inflammation, *Auton Neurosci* 85:141–147, 2000.

211. Levine YA, Koopman FA, Faltys M, et al.: Neurostimulation of the cholinergic anti-inflammatory pathway ameliorates disease in rat collagen-induced arthritis, *PLoS One* 9:e104530, 2014.

212. Maanen MA van, Lebre MC, Poll T van der, et al.: Stimulation of nicotinic acetylcholine receptors attenuates collagen-induced arthritis in mice, *Arthritis Rheum* 60:114–122, 2009.

214. Maanen MA van, Stoof SP, Larosa GJ, et al.: Role of the cholinergic nervous system in rheumatoid arthritis: aggravation of arthritis in nicotinic acetylcholine receptor α7 subunit gene knockout mice, *Ann Rheum Dis* 69:1717–1723, 2010.

215. Lerman I, Hauger R, Sorkin L, et al.: Noninvasive transcutaneous vagus nerve stimulation decreases whole blood culture-derived cytokines and chemokines: a randomized, blinded, healthy control pilot trial, *Neuromodulation* 19:283–290, 2016.

216. Lerman I, Davis B, Huang M, et al.: Noninvasive vagus nerve stimulation alters neural response and physiological autonomic tone to noxious thermal challenge, *PLoS One* 14:e0201212, 2019.

217. Kosek E, Altawil R, Kadetoff D, et al.: Evidence of different mediators of central inflammation in dysfunctional and inflammatory pain—Interleukin-8 in fibromyalgia and interleukin-1 β in rheumatoid arthritis, *J Neuroimmunol* 280:49–55, 2015.

218. Koopman FA, Maanen MA van, Vervoordeldonk MJ, et al.: Balancing the autonomic nervous system to reduce inflammation in rheumatoid arthritis, *J Intern Med* 282:64–75, 2017.

219. Martelli D, Yao ST, McKinley MJ, et al.: Reflex control of inflammation by sympathetic nerves, not the vagus, *J Physiol* 592:1677–1686, 2014.

221. Bratton BO, Martelli D, McKinley MJ, et al.: Neural regulation of inflammation: no neural connection from the vagus to splenic sympathetic neurons, *Exp Physiol* 97:1180–1185, 2012.

225. Mohr P, Rodriguez M, Slavíčková A, et al.: The application of vagus nerve stimulation and deep brain stimulation in depression, *Neuropsychobiology* 64:170–181, 2011.

风湿性疾病的临床研究方法

原著　JEFFREY R. CURTIS, YVONNE M. GOLIGHTLY, KENNETH G. SAAG

刘　爽译　苏　茵校

关键点

- 流行病学是研究人群中疾病的分布及其影响因素的学科。流行病学研究方法可以用于描述疾病的发生频率及其发展情况，并确定潜在的危险因素。

- 患病率是在特定时间点人群中疾病的发生频率，包括现有病例和新发病例。发病率是衡量特定时间段内人群中新发病例的发生情况。

- 优势比或比值比（odds ratio，OR）是暴露人群与非暴露人群中的病例的比值（odds）。相对危险度（relative risk，RR）是暴露人群与非暴露人群在特定时间段内发病率的比值。

- 研究的真实性（validity）的影响因素包括机遇、系统性偏倚和混杂因素。当某种外来因素与研究的暴露因素和疾病均相关，但不是暴露因素和疾病之间因果关系的一部分时，这个外来因素叠加在暴露因素和疾病之间的因果关系上，并导致二者的因果关系被歪曲时，称为混杂。

- 病例对照研究是研究现在患有特定疾病的人群中的危险因素的暴露情况，并将它们与来自同一源人群的具有可比性的未患病人群的危险因素的暴露情况进行比较。这种研究设计可能会受到回忆偏倚的影响，即患病的个体比未患病的个体更有可能回忆起暴露于危险因素的情况，它适合用于罕见疾病的研究。

- 队列研究是通过随访暴露和未暴露于危险因素的人群，以明确疾病随时间进展的情况。因为对是否暴露于危险因素的评估先于疾病的发生，时序性可以帮助确定因果关系。

- 随机对照试验（randomized controlled trial，RCT）与正式试验最相似。研究者比较试验组即接受积极干预的患者和对照组，即接受安慰剂或者其他干预的患者的暴露和反应情况。

- 实用性临床试验（pragmatic clinical trial）可以提供真实世界有效性的证据，适应性设计临床试验允许根据特定的应答目标，在试验进行中对后续试验方案进行有计划的更改。

介绍

　　流行病学（epidemiology）是研究人群中疾病的分布及其影响因素的学科[1]。其目的是描述疾病的发生频率，确定导致疾病发生的危险因素和原因。比较危险因素的相对强度并评估其普遍适用性，有助于将研究结果推广于更广泛的人群。在观察性研究中，因果关系通常难以确定，特别是只基于单个研究的结果。评估因果关系可能性的标准包括考虑关联的强度、生物学可信度、与其他研究的一致性、时间序列和剂量 - 反应关系[2]。本章讲述了基本的流行病学概念和定义；描述主要的流行病学研究设计，及其优点和缺点，以及它们在推断因果关系方面的意义；并展示这些原则在风湿性疾病研究中的具体应用。术语疾病（disease）将用于表示疾病、死亡或其他研究结局，术语暴露（exposure）将用于表示与疾病相关的危险因素或保护因素。

疾病发生的评估方法

在任何给定时间，人群中某种疾病的发生频率称为患病率。在某一时间点测定的患病率（prevalence），是指患病人数在研究的总人群中的比例，包括新发病例和已经患病的病例。在一段时间内多次评估疾病的患病率，通常用于确定疾病发生的动态发展趋势或基于卫生服务的需要。影响患病率的因素有疾病是否导致过早死亡和人口中出现的新发病例数，即发病率（incidence）。

发病率

为了确定疾病随时间发展的可能性，需要重复观察同一人群以确定新发病例数与未发病例数。发病率，或发病风险，是在特定时期内，基线时有患病风险但尚未患病的人群中新发病例的发生率。在观察期间，一个人可能会出现似是而非的疾病表现、死于其他竞争风险（如另一种疾病）或失访。所有这些情况都会导致此人不再计入暴露人时的分母中。人时（person-time）的概念包括每个人的实际发生的暴露时间。例如，考察10年间系统性红斑狼疮（systemic lupus erythematosus，SLE）发病率的假设示例（图

34-1）。在观察期内，研究对象A可能不会发病，但他/她可能会在第5年因竞争风险（即其他疾病）死亡，则此人在研究中计入的暴露人时为5人年。研究开始4年后，研究对象B可能会出现SLE，此时他/她不再有患病风险（已患病），则此人在研究中计入的暴露人时为4人年。研究对象C在第2年加入研究，在第9年失访，则此人在研究中计入的暴露人时为7人年。研究对象D在第1年加入研究，第5年失访，则此人在研究中计入的暴露人时为4人年。研究对象E在第2年加入研究，并在第8年和第9年之间出现SLE，则此人在研究中计入的暴露人时为6.5人年。发病率定义如下[2]：

$$发病率 = \frac{观察期间出现的新发病例}{所有研究开始时未患病人员的暴露人时之和}$$

在本例中，观察到两个新发的SLE病例，从A到E的暴露人时之和等于5.0+4.0+7.0+4.0+6.5=26.5人年。因此，该病的发病率为2/26.5人年，或1/13.25人年，可以表示为0.0754例/人年或7.54例/100人年。估计发病率通常假设发病率在观察期内是恒定的。如果需要，可以对可能与发病率随时间变化相关的关键因素进行分层，如年龄、出生队列。

效果评估

疾病与暴露或危险因素（risk factor）之间的关系可能比对疾病的发生频率或其发展的描述更重要。一种确定危险因素和结局之间关系的研究方法是通过比较特定暴露人群组与非暴露人群组的患病率或发病率而获得。为了评估潜在的暴露因素与疾病的关

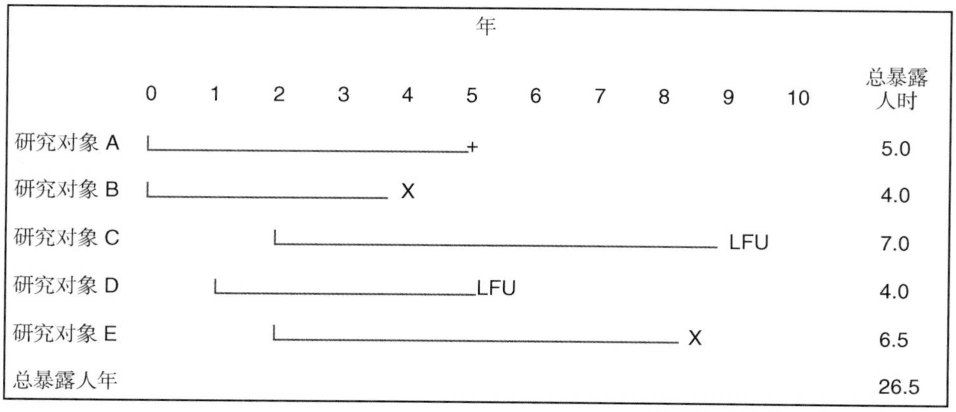

图 34-1　研究10年间SLE发病率的暴露人时推算。|，观察起始时间；+，死亡；LFU，失访；X，发病

系，暴露人群组和非暴露人群组应当具有可比性。描述疾病发生与暴露因素关系的测量指标因研究设计而异。横断面调查研究和病例对照研究利用优势比 / 比值比（odds ratio，OR），这是暴露人群组与非暴露人群组之间疾病的优势（odds）（即概率比）的比值。优势即概率比，指的是疾病发生的正反概率之比，即患病率概率比 = 患病率 /（1 - 患病率），发病率概率比 = 发病率 /（1 - 发病率）。纵向设计可以计算暴露人群组与非暴露人群组之间的发病率或结局事件的危险比。如果所有组中，随访疾病或事件的时间都相同，例如所有患者的随访时间恰好为一年，则风险（risk）仅定义为该时间段内疾病或结局的发生概率。暴露和非暴露个体之间的相对危险度（relative risk，RR）描述了暴露人群组与非暴露人群组之间发生事件的相对可能性。如果患者的随访时间不相等，则更适合使用发病率或单位时间风险。如果希望比较暴露和非暴露个体之间的发病率，可以计算发病率比值。一些统计学方法，例如 Cox 比例风险分析，可以估计风险比（hazard ratio，HR），它是发病率比值的近似值。

风湿性疾病研究的数据来源

风湿性疾病研究的数据来源越来越多样化（表 34-1）。

传统的特定疾病的注册研究提供了大量的数据来源，它们可能为单中心或多中心研究[3,4]。尽管传统的注册研究可以解决广泛的临床有效性和安全性的问题，但它们的创建和维护通常需要高昂的人力和成本，并且对于罕见却严重的安全性的问题，往往难以招募充足的患者。传统的注册研究的受试者和持续随访的受试者还可能存在选择偏倚，例如，健康志愿者更容易成为受试者，患有严重疾病的患者随着时间的推移更有可能脱落。

在某种程度上，由于这些原因，从大型健康计划和保险公司获得的医保报销数据已被用于研究安全性和有效性问题。虽然这些数据通常缺乏有关疾病活动性和严重性的信息，其综合性和完整的随访信息可能很适合安全性问题、卫生服务利用率和卫生经济问题的研究。最近，大规模电子病历数据源已被应用于创建大型队列[5]。风湿性疾病研究之中，基于大规模电子病历（electronic health record，EHR）

的注册研究中，最著名的例子可能是美国风湿病学会的风湿病治疗有效性信息系统（Rheumatology Informatics System for Effectiveness，RISE）注册研究，它从风湿病医生的 EHR 中提取数据。RISE 目前可以从 1000 多家风湿性疾病治疗机构获取数据，覆盖超过 100 万名风湿性疾病患者的数据。这种基于单一学科的 EHR 队列研究的局限性在于风湿病医生可能无法记录患者的全部合并症，特别是其他专科医生治疗的合并症，例如，由眼科医生共同治疗的葡萄膜炎。此外，基于单一学科的 EHR 队列研究经常会遗漏门诊以外的就诊，例如，住院、急诊科就诊，从而难以全面研究安全性问题。作为部分解决方案，美国创建了一个多学科、多家医院的基于 EHR 的基础设施，即以患者为中心的国家临床研究网络（National Patient-Centered Clinical Research Network，PCORnet），它由平价医疗法案（Affordable Care Act）经费资助，包括来自多个卫生系统和家庭医生及专科医生系统的数据[6]。PCORnet 目前已覆盖超过 1 亿人的 EHR 数据，并将继续增长，可为脊柱关节炎（spondyloarthritis，SpA）的相关研究提供数据。然而，EHR 记录中高达 80% 的信息可能为非结构化数据，即自由文本，将这些文本转换为适合分析的结构化数据则费时费力。

表 34-1 总结了上述各数据源的常见优点和缺点。意识到所有数据源都有潜在的缺失，跨数据源链接并利用一个数据源的优势克服另一个数据源的局限性，已成为可能。可以使用多种方法来链接数据，两个重要的变化的特征包括①是否使用唯一标识码，例如，社会保险号、病历号、健康计划 ID；②个人识别信息是否可以在双方之间直接交换[7,8]。尽管存在各种限制，如未使用唯一标识码或可共享的信息有限，仍有多种方法来链接数据。事实上，即使在无法直接交换数据的情况下，在分布式数据网络中跨数据源组合结果也是可能的[9]。

临床研究设计

临床研究设计包括生态学研究、横断面研究、病例对照研究、病例 - 队列研究、队列研究、自身对照研究、准实验研究和随机对照试验。后者通常被认为是最严谨的研究设计，最接近正式试验。每个研究设计都有其固有的优点和缺点（表 34-2），研究设计的

表 34-1　风湿性疾病研究的相关数据类型比较

数据类型	举例	临床结局	安全性	卫生服务利用率，卫生经济学	潜在的缺点
传统登记研究/队列研究	Corrona	优秀	优秀	一般	创建和维护队列的成本；规模；可能存在选择偏倚（普遍性）
医保报销数据	医疗保险，商业保险，如 Optum、HealthCore、Marketscan	一般不可行	优秀[a]	优秀	缺乏关于疾病严重程度、活动性的信息
单一学科的电子病历（回顾性[b]）	ACR 的 RISE 注册研究（风湿性疾病）THIN 数据库（英国家庭医生）	良好（针对临床医生常规评估的指标）	一般不可行	一般	缺乏来自其他医疗系统的信息（如住院）
多学科电子病历	PCORnet	一般	良好	良好（通常不全面）	如果数据由多个机构持有，获取数据的可行性；安全性问题的研究数据不够全面
患者注册研究	ArthritisPower FORWARD	良好（对于以患者为中心的指标）	一般	一般不可行	没有与外部数据的链接，主要是患者报告的信息，潜在的问题是某些数据的真实性
上述 1 种以上不同数据类型的链接数据源	一般不可行	优秀	优秀	优秀	更清晰

ACR，美国风湿病学会；EHR，电子病历
[a] 对于可以获得高质量验证研究的某些结局
[b] 如果可以收集前瞻性数据，可以获得临床结局及参与医生愿意提供的任何细节

选择取决于研究问题、所研究疾病的发病率、研究的可及性和具有可比性的对照人群、开展研究的可用资源和组织工作[10,11]。

观察性研究

在观察性研究（observational study）中，暴露因素并非随机分布在一个群体中。研究者观察暴露因素而不是选择（如通过随机）研究个体的暴露状态[12]。观察性研究的类型包括：生态学研究（ecological study）、横断面研究（cross-sectional survey）、病例对照研究（case-control study）和队列研究（cohort study）。

生态学研究

在本研究设计中，观察对象是一个群体而不是个体[13]。通过比较疾病的发生率和危险因素的群体数据，以明确疾病的发生频率和暴露之间的关系。生态

学研究通常是一种权宜之计，用于提出假说，进一步利用个体水平的数据开展更严谨的深入研究[11]。其主要缺点之一是混杂（confounding）。混杂是由于存在一个外来因素，与研究的疾病和暴露因素都相关，但不是暴露因素和疾病之间因果关系的一部分，这个外来因素叠加在暴露因素和疾病之间的因果关系上，掩盖了暴露因素和疾病之间的真实关系[14]。此外，群体水平的关联不一定适用于个体[11]。这一概念被称为生态学谬误（ecological fallacy），或生态学偏倚。举一个假设的例子，在香烟销售量高的国家，某种癌症的发病率也可能高。在这项研究中，我们不知道购买和可能吸烟的人是否就是那些患癌症的人。这种研究的一个类型称为生态趋势研究，它观察的暴露时间较长，但可能纠正某些类型的偏倚[15]。

横断面研究

本研究设计的目的通常是描述性的，包括发病及未发病的人群中的所有个体，或具有代表性的样本，

表 34-2　常见的流行病学研究设计及其优缺点

研究设计	定义	测量指标	优点	缺点
生态学研究	收集暴露因素和疾病的群体数据；分析以群组为单位，而非个人	优势比（OR）	费用低廉 时间短 产生假说	易受混杂因素的影响 生态学谬误
横断面调查	在某个时间点获取某个区域的患病和未患病的所有研究对象（或在其中抽样）的暴露因素和疾病情况	患病率 优势比（OR）	可研究多个结局 时间短 可估算人群患病率和危险因素分布	不能确定疾病是否先于危险因素出现 不适用于罕见病 不能估算发病率和相对危险度
病例对照研究	研究来自同一源人群的某种疾病的患者组和对照组之间暴露因素和疾病的关系	优势比（OR）	最适合研究罕见疾病和潜伏期长的疾病 时间短 样本量少 [a] 费用低廉 [a] 优势比接近相对危险度	不适合罕见暴露因素 患者和对照组分别抽样导致的潜在的偏倚 可能不能确定危险因素是否先于疾病出现 潜在的回忆偏倚 潜在的幸存者偏倚 不能估算患病率和发病率
队列研究	在一定时间段内随访尚未患病的研究对象，以确定哪些特征是发病的预测因素	发病率 相对危险度（RR）	可确定事件发生的时间顺序 不容易产生幸存者偏倚和评估预测因素的偏倚 可研究多个结局 可估算人群发病率和相对危险度	通常需要大样本量 不适用于罕见结局 费用相对较高 时间长
前瞻性队列研究	由研究者选择受试者，随访一段时间，以了解疾病的进展情况	发病率 相对危险度（RR）	研究者选择受试者和测量方法	费用高 时间长
回顾性队列研究	研究样本和一定时间内对暴露因素和疾病的评估已经发生	发病率 相对危险度（RR）	费用相对低廉 时间短	对受试者和测量方法的选择控制力小
巢式病例对照研究和病例-队列研究	在前瞻性或回顾性队列研究背景下的病例对照研究	发病率 相对危险度（RR）	在队列研究的背景下 相对研究整个队列费用低	可能需要建立样本库用于将来结局出现时或出现后检测用
随机临床试验	暴露因素（药物、非药物设备、教育干预）由研究者控制的研究	相对危险度（RR） 风险比（HR）	最接近真正意义上的试验 严谨的实验设计以获得因果关系的依据 随机分配干预措施使混杂因素的影响最小 对于某些科学问题可能比观察性研究更快捷和费用更低	费用高、用时长 不适合罕见疾病或受伦理限制的某些科学问题 因为对研究环境的严格控制，不能反映真实世界的临床实践的普遍情况，其结论可能不能普遍推广 研究的科学问题可能较为局限
实用性临床试验	在日常临床实践中评估干预措施的有效性	相对危险度（RR） 风险比（HR）	检测干预措施在现实生活中临床实践中的作用 受试者更能代表大部分的目标研究人群 研究结果更容易推广至临床实践，比临床试验与患者更相关	研究设计者和受试者都不是盲态，因此评估者对研究分组的盲态至关重要

[a] 相对队列研究

Modified from Hennekens CH and Buring JE：Epidemiology in medicine，Little Brown and Company，1987；and Hulley SB，Cummings SR：Designing clinical research：an epidemiologic approach，Williams & Wilkins，1988.

在某一时间点的情况，无需随访。基于人群的队列研究或登记研究可以估计人群中特定疾病的患病率，为卫生服务和资源分配提供数据[11]。通常，可同时获得有关危险因素的信息。这些危险因素的数据可能会或者不会呈现最确切的暴露时间，也无法确定暴露因素是否在疾病发生之前即出现或是由疾病引起，故无法确定二者间的因果关系[10]。

举个横断面研究的例子，在美国大约每十年进行一次国家健康和营养检查调查（National Health and Nutrition Examination Survey，NHANES）。该研究对美国 48 个州的居民进行抽样调查，并测量各种健康结局和生活习惯，例如血压、血脂、身高、体重、吸烟和饮食摄入。这些调查结果已被用于风湿性疾病研究，以了解不同年龄、性别和种族的人群放射学阳性的膝关节和髋关节骨关节炎（osteoarthritis，OA）的患病率[16]。

病例对照研究

病例对照研究因其极易出现偏倚而备受争议，它是研究设计的选择之一，在某些条件下甚至是唯一合适的研究设计，特别是在研究罕见疾病时。与队列研究相比，病例对照研究通常样本量更少，研究成本更低，效率更高。这是由于其研究对象是已经患有特定疾病的人群，而队列研究中，研究人员只能等待整个队列中的少部分人群，随着时间的推移发病。在病例对照研究设计中最重要的是：①选择的对照组必须与病例组具有可比性；②认识到可能存在影响研究真实性的潜在偏倚。一般来说，当队列研究难以开展，病例对照研究可以作为替代选择。

严格定义上讲，病例对照研究将来自同一源人群（source population）的，一组患病人群（病例组）与未患病人群（对照组）进行比较[1,14]。源人群可能是特定地理区域的居民或某医院周围的居民。对照组主要用于评估研究源人群中暴露因素的分布情况，因此，对照组抽样时应独立于暴露状态[1,14]。例如，如果研究人员有兴趣调查吸烟与进行性系统性硬化症（progressive systemic sclerosis，PSS）之间的可能的关联，则对照组必须来自产生 PSS 病例的同一源人群（如果可以确定这样的源人群），并且抽样时不应考虑其吸烟状况。

病例对照研究中对照组的选择

如果病例的来源是一个定义明确的源人群，则可以直接从该人群中抽样确定对照组。如果源人群太大而无法进行全面的抽样，则可以选择病例组成员的同一社区人群作为匹配的对照。过去使用随机拨打电话来选择对照，但这种耗费人力的方法可能会遗漏那些没有座机电话或无法联系到的人，后来这一方法已经很少使用[11]。如果病例来自特定的医院或诊所，那么源人群应是指患病后在这家医院或诊所进行治疗的患者，但通常情况下，这类源人群很难确定，并受到转诊的诊所的影响[11]。可以使用医院或诊所的相关就诊人群作为对照组，但这种方法可能有一定的缺陷，因为对照组的选择可能未独立于暴露因素。例如，在一项基于医院的 SLE 患者吸烟情况的研究中，因其他疾病（如心肌梗死或肺炎）住院的患者，其暴露因素（吸烟）可能与普遍的源人群中的暴露因素情况不同，特别是如果这种暴露因素（吸烟）可以导致或预防所选择的"对照组"疾病。为了避免这种情况的发生，一种方法是排除已知与研究中的暴露因素相关的疾病，但这可能会产生其他偏倚。另一种方法是选择医院内与疾病或暴露因素无关的疾病人群作为对照组，如创伤性腿部骨折[11]，或使用不同方法选择几个对照组[11]。例如，可以从住院患者中抽样选择研究疾病以外的其他疾病患者作为对照组，或者同一医院的非住院患者，或普通人群中的非住院患者，将每个对照组分别与病例组进行比较。

病例对照研究设计的缺点

从病例对照研究中无法估算发病率或患病率。这种方法很容易出现偏倚，这种偏倚是由研究的设计造成的，因为病例组和对照组是分别抽样的，并且对暴露因素的评估是回顾性的[11]。根据年龄、性别或种族/民族等因素匹配病例组和对照组，有助于确保病例组和对照组在一定程度上具有可比性。如上所述，以不同方法选择多个对照组，比较病例组和不同对照组的差异结果是否具有一致性，有助于了解不同的抽样偏倚。巢式病例对照研究（下文讨论），是指一项大型队列研究中的病例对照研究，由于这些病例组和对照组均在队列研究之前使用同一标准抽样，因此具有最小的抽样偏倚[11]。

病例对照研究中的另一个主要偏倚是回忆偏倚

（recall bias），病例组对既往暴露情况的记忆深度和详细程度通常高于对照组，由此造成回忆偏倚在各组中的分布不同。这种偏倚是可以避免的，如果可能的话，通过在发病前进行暴露因素的评估，或者使研究者和研究对象对所研究的暴露因素保持盲态，或者如果可能的话，甚至使研究者和研究对象对所研究的暴露因素和研究的疾病均呈盲态，从而使他们并不知道病例组和对照组的分组。例如，在将种族/民族差异作为 SLE 的暴露因素的病例对照研究中，种族/民族是不可变的，因此不受回忆偏倚的影响。相反，如果研究者要研究暴露于染发剂和 SLE 发病的相关性，那么 SLE 患者可能比对照组更容易"记得"他们的染发剂的接触情况。研究者通过调查多种潜在暴露因素，甚至包括几个"虚假"暴露因素，来掩盖真实的研究假设，以尽量减少回忆偏倚，但这种方法可能只会检测到回忆偏倚，而不一定可以纠正回忆偏倚[17]。

队列研究

队列研究通过在一段时间内随访一个未患有某种特定疾病的人群，以描述疾病的发生发展情况或发病率，并比较具有不同危险因素或暴露因素的人群之间的疾病发病率、疾病相关结局或暴露因素相关的结局。队列研究可以是前瞻性的，也可以是回顾性的[1,11]。

前瞻性队列研究

前瞻性队列研究（prospective cohort study）的特点是在结局发生之前选择队列并评估危险因素或暴露因素，从而确定时间的先后顺序，这是确定因果关系的一个重要因素。病例对照研究则同时评估暴露因素和疾病，因此这种前瞻性队列研究具有明显的优势。

前瞻性队列研究的主要缺点是耗时耗力。它需要随访大量的个体，可能需要很长的时间。偏倚可能会逐渐出现，尤其是在失访严重的情况下。对于罕见疾病，这种研究设计效率极低，并不适合，但其效率随着疾病在人群中的发生频率的增加会提高[11]。例如，前瞻性队列研究不适合对罕见疾病 PSS 进行研究，但非常适合研究 OA 等常见疾病[18,19]。前瞻性队列研究中可能会发现常见病的疾病发生（如新发病例）的危险因素可能与疾病进展的危险因素不同。仔细考虑

危险因素、疾病发生和后续结局之间的预期的时间关系和因果关系也很重要。

回顾性队列研究

在回顾性队列研究（retrospective cohort study）中，研究对象会被随访一段时间，但队列的选择和数据的收集均已经存在，有时研究目的与当前研究的疾病不同。例如，一项回顾性队列研究，研究对象为自 1990—1992 年在某医院就诊的一组小血管炎患者的队列，在首次评估患者时提取患者的基线血清学、体检结果和组织病理学结果的数据。然后，在 2000 年，通过病历回顾或通过对被确认的患者进行回访，来确定研究结局，例如卒中或透析依赖性肾病。由于对暴露因素或危险因素的评估先于结局的评估，因此本研究设计可以像前瞻性队列研究一样建立时序性，并且较少受到病例对照研究中可能出现的回忆偏倚的影响。通过从同一源人群中选择病例组和对照组，本研究设计还避免了病例对照研究中可能出现的一些选择偏倚，因为其病例组和对照组是分别抽样的。回顾性队列研究比前瞻性队列研究成本更低、更有效，但由于数据收集已经发生，因此这类研究的推论高度依赖于原始危险因素的评估的质量、完整性和适当性，以评估它们与研究疾病的关系[11]。

巢式病例对照研究和病例-队列研究

这些研究是介于前瞻性或回顾性队列研究之间的病例-非病例研究，尤其有助于评估成本高、不宜对所有队列中的成员进行评估的危险因素，例如生物学或遗传学检测[11]。在这些研究设计中，选择在观察期内队列中的发生某个特定结局的所有成员（病例组），并将其与同一队列中未发生该结局的成员进行比较。然后收集全部暴露因素或危险因素信息。非病例成员的抽样方法在巢式病例对照研究（nested case-control study）和病例-队列研究（case-cohort study）中有所不同。在巢式病例对照研究中，在确定病例组的同时，从存在结局风险的个体（即他们目前还没有出现某种结局，但将来可能会出现）中抽样对照组，对照组最好选择在潜在的混杂变量（详见下文混杂部分）方面与病例组匹配的成员，形成匹配的病例-对照对。因此在巢式病例对照研究的样本（即病例组和与之匹配的对照组）中，可以观察暴露变量和协变量。在病例-队列研究中，随机对照组是一组来自基

线队列中随机抽样的子队列[20]。该子队列是整个队列的随机抽样，这意味着该子队列的选择与个体是否患病无关；子队列可能偶然包含了病例，则该成员可能既为对照，也同时为病例。然后收集并观察病例组和子队列样本组的暴露因素和协变量的数据。虽然分析稍显复杂，但病例 - 队列研究设计的一个潜在好处是可以重复使用同一个子队列作为随机对照组来研究各种结局，而不必为每个结局选择一个对照组（即非病例）。

自身对照的研究设计

在间歇性暴露研究中，自身对照研究（self-controlled study）是一类越来越受欢迎的研究设计。这类研究设计包括，病例交叉自身对照研究、病例 - 时间 - 对照研究和其他研究设计[21-23]。这些研究中，所有病例都可以作为她 / 他自身的对照，作为研究假设的一部分，提出的问题不是"为什么该事件发生在这个患者身上？"而是"为什么该事件现在发生在这个患者身上？"将在暴露或结局之前的不同时间段的作为对照的时间段，比较危险因素在风险期和一个或多个对照时期的发生情况，以评估相关的危险因素。这些研究方法的主要优势是，它们能有效地控制内部混杂的时间变量因素，因为个人只与不同时间点（更早或更晚）的自己进行比较。其内置的假设是有益的，也是不同于其他研究设计如队列研究的。重要的是，自身对照研究设计的一个关键要求是暴露必须是间歇性的，具有最小的遗留效应，并且在理想情况下，暴露和结果之间有一个短而明确的潜伏期。例如，在类风湿关节炎（rheumatoid arthritis，RA）患者中，已经使用病例交叉设计评估了急性超敏反应事件与生物制剂暴露之间的关系。鉴于超敏反应多在静脉给药后 24 小时内发生，该研究设计是最合适的。研究发现，与静脉注射阿巴西普相比，静脉注射利妥昔单抗及英夫利昔单抗发生超敏反应的风险更高[24]。

临床试验

临床试验设计总则

上文描述的研究都是观察性研究，对暴露因素或结局没有进行干预。实验性研究设计或干预包括临床试验、现场试验、实用试验和社区干预试验[13]。与观察性研究相比，这种试验的样本量足够大，并且是随机分配治疗方法，不容易受到偏倚和其他不利于研究真实性（validity）的影响。理论上讲，尽管随机化（randomization）应该可以消除大部分混杂因素的影响，干预组和对照组之间的危险因素可能会出现由机遇（chance）产生的随机误差。如果研究样本量较小，则更有可能出现这种情况，必要时应在分析中确定并解释说明这种可能性。随机对照试验（randomized controlled trial，RCT）得出的结论的有效性部分取决于避免失访或受试者退出。

RCT 可用于药物或非药物干预，例如饮食、体育活动、辅助设备或教育干预。试验可以包括一组或多组剂量的研究干预组、安慰剂对照组、阳性对照组（拟进行的干预与另一种已知疗效的干预措施进行比较），以及混合干预组。例如，氨基葡萄糖 / 软骨素关节炎干预试验（the Glucosamine/Chondroitin Arthritis Intervention Trial，GAIT）分别比较了单独使用盐酸氨基葡萄糖、单独使用硫酸软骨素、氨基葡萄糖联合硫酸软骨素与安慰剂和阳性治疗药物塞来昔布对膝关节 OA 症状的治疗效果[25-28]。关节炎的强化饮食和锻炼（Intensive Diet and Exercise for Arthritis，IDEA）试验是一项非药物的严格的减肥干预，在这项试验中，对强化的饮食控制、运动以及饮食控制联合运动进行了比较[29]。此类非药物试验可能包括一项"关注 - 对照"，在该对照组中，受试者没有获得具体的研究干预，但确实获得了研究者对受试者至少最低限度的关注，因为已知即使与受试者最低限度的接触也有可能改善结果[30]。关注对照组也将有助于对试验组和对照组中更积极参与的患者进行亚组分析，尽管他们并未受益于随机化。为了最大限度地减少偏倚，理想的研究应该是双盲的，即在研究中，受试者和评估者都不知道具体的治疗分组。交叉设计是一种患者内部设计，使每个研究对象都成为自身对照，先接受积极干预，随后是洗脱期，洗脱期间不接受积极或对照干预，然后再接受对照干预，或者顺序颠倒过来。这种研究设计有一些优点，特别是在样本量受限时，但当阳性药物治疗的遗留效应明显延续至"对照"观察期时会导致偏倚出现[13]。治疗应答也可能因为阳性药物治疗在安慰剂或其他对照药物之前或之后而有所不同[31,32]。在疗效可以相对快速洗脱的情况下，可以进行单病例随机对照试验即 n-of-1 试验设计[33]，患者会随着时间的推移被随机分配到不同的治疗组。该研究设计已用于非甾体抗炎药（nonsteroidal anti-inflammatory drug，NSAID）和对乙酰氨基酚在 OA 中的有效性的研究[34]。

在 RCT 中，另一需要考虑的重要因素是必须预先设定主要和次要结局及其评估方法。结局包括对疾病改善情况、症状改善情况、不良反应或其他不良结局的发生频率。监管机构和消费者越来越重视患者报告结局（patient-reported outcome，PRO）（见下文）。症状改善试验通常较疾病改善试验持续时间短、费用低，而后者通常更注重对远期结局的研究。比如在 RA 生物制剂的随机对照试验中，对症状的影响通常可以在数周到数月内评估，而对放射学骨质侵蚀进展的预防或治疗效果的影响可能需要更长的随访时间[35]。利用放射学评估骨关节炎疾病改善情况的试验需要大规模的受试者人群，至少随访 2 年，主要是因为达到最小的有意义的关节间隙宽度变化的应答至少需要 2 年[36,37]。结局判断基于磁共振成像的研究在构建和预测真实性方面显示了中等强度证据，而在可靠性和应答方面提供了良好的证据，可通过较小的样本量和较短的观察时间来证明治疗的有效性[38]。骨关节炎国际研究协会（The Osteoarthritis Research Society International）在 2011 年向美国联邦药物管理局（Federal Drug Administration，FDA）提出了关于研究设计、影像学检查的选择以及其他与 OA 结构改善相关问题的推荐建议[38]。

其他试验设计可以将干预措施应用于整个社区或可以评估患者结局的医务人员。有关后者的一个例子是患者和医务人员的干预在家庭医生管理骨关节炎中的作用（the Patient and Provider Interventions for Managing Osteoarthritis in Primary Care，PRIMO）研究[39]。在该研究中，专科医生将患者个体化的膝关节和髋关节 OA 的行为干预和临床治疗方案（如体重管理、体力活动）建议提供给家庭医生。家庭医生接受这些建议，但具体方案是否用于患者的治疗，以及患者症状是否得到改善，是通过对患者的评估来衡量。行为干预通常采用质量改善研究的形式。它们作为研究的地位在过去有些不确定，但有利的是，2019年新的美国联邦受试者保护通则（Federal Common Rule）允许这些风险极小的研究采用更简便的知情同意机制[40]。

尽管 RCT 是最接近控制实验的"最终"研究设计，但仍有很多因素影响其有效性。重要的是，并非所有条件都可以随机化。例如，在研究吸烟与 RA 之间的关系时，随机分配受试者至吸烟组是不符合伦理原则的，因此只可能进行观察性研究。另一个例子是评估治疗依从性的影响，患者的依从情况是不能进行随机化的，而且一些无法评估的因素可能与依从行为同时发生[41]。RCT 的另一个挑战是研究时间通常太短，无法充分评估有关公众健康的许多药物和器械的长期治疗安全性。产生偏倚最重要的原因之一是大量失访病例。为了尽量减少这种偏倚，应尽力获取所有受试者的结局信息，甚至是那些可能中断研究治疗的受试者。因为所有的脱落预测因素都不清楚，而且脱落受试者可能在无法控制的方面不同于那些留在研究中的个体，以传统方法分析治疗状态也可能出现混杂[13]。数据可能需要使用意向治疗分析（intention-to-treat，ITT）方法进行分析，在这种方式中，所有研究开始时随机分配到某一组的受试者都被分析，不管他们是否真正完成分组中的治疗方案。由于不依从治疗方案导致的治疗状态错误分类，会产生偏倚[13]。Mark 和 Robins[42] 提出了一个解决治疗依从性欠佳的方法，即在结构性失效 - 时间模型（failure-time model）中，将既定的治疗方案设定为固定的协变量，将接受治疗作为时间依赖性的暴露因素。进行完成治疗分析，即依照治疗方案，只有那些遵从他们既定治疗方案的人被纳入分析。在治疗性试验中，完成治疗分析通常不是针对疗效的主要分析，但可能是检验安全性结局的最重要的分析。随机分组前的筛选期和试运行（run-in）期可以避免那些不太可能完成试验方案的人进入随机分配，从而最大限度地减少研究费用和避免稀释治疗效果[43,44]。另外在解释 RCT 结果时需要考虑的问题是普遍性，以及受控环境下的效力（efficacy）与真实世界中日常实践的有效性（effectiveness）之间的差异（见实用性临床试验）。上市后的观察研究往往可以揭示治疗方法的不良反应或非预期的后果，这在相对人数较少，高度受控制的试验中可能并不明显。

非劣效性试验

最常见的 RCT 是优效性试验（superiority trial），即研究者确定新的试验治疗方法是否比安慰剂、空白对照、低剂量的同一试验治疗方法或一种广泛使用的或已知有效的既定治疗方法更有效。而另一方面，非劣效性试验（noninferiority trial）用于确定新的试验治疗方法的效果是否不劣于参考治疗方法[45-47]。这与等效性试验不同，后者旨在证明新治疗方法的效果与参考治疗方法的效果相似[46]。

非劣效性试验的设计和解释可能具有挑战性，因为本试验设计与优效性试验相比存在一些缺点。意向治疗分析（优效性试验中常用的方法，并非所有受试者都完成了治疗方案）在非劣效性试验中是不可能的。意向治疗分析倾向于使结果偏向零假设（null）（即治疗等效性），在非劣效性试验中，这将导致效果较差的治疗被错误分类为非劣效治疗[45,46]。因此，应同时进行完成治疗分析和更传统的意向治疗分析。此外，必须预先确定劣效性界值，而该界值的确定可能主观上基于对最小有效效应的期望，或客观地基于对既往研究中的参考治疗效果[45,47]。对于后者，假设参考治疗在非劣效性试验中的效果与其在先前试验中的效果相似，如果当前试验和既往试验的关键因素（即研究人群）不同，这种假设可能不准确[45,46]。近期在风湿性疾病领域发表了几个非劣效性试验，其中非劣效性界值被定义为阳性治疗（如生物制剂治疗）和安慰剂之间的疗效差值的一半[48]。非劣效性试验的另一个缺点是，它们通常比优效性试验规模更大、费用更高，这取决于所选择的非劣效性界值。

实用性临床试验和适应性设计临床试验

实用性临床试验（pragmatic clinical trial）用来评估干预措施在日常临床实践条件下的有效性[49]。本研究设计不同于效力试验（efficacy trial）（图 34-2），后者评估在理想情况下，在严格符合入选和排除标准的受试者中的干预措施的效果。实用性临床试验和效力试验设计之间存在连续性[50]，纯粹的实用性临床试验比较少见。效力试验用于检验在特定条件下，具有特定人口统计学和临床特征的患者中，干预措施是否有效，而实用性临床试验则是检验在现实生活中的就诊环境下，干预措施是否有效，这种疗效与患者相关，更可能在临床诊疗常规中推广。因此，实用性临床试验具有更高的外部真实性，而效力试验提供更高的内部真实性。由于排除标准有意设定得不太严格（例如，只排除那些有重大安全风险而不能参与研究的人），因此选择参加实用性临床试验的受试者很可能代表大多数有相关症状或疾病的人。例如，在有效运动治疗膝关节疼痛的获益（Benefits of Effective Exercise for Knee Pain，BEEP）研究中[51]，研究者故意选择不将膝关节 OA 的放射学诊断作为入选标准，因为他们希望研究受试者能代表通常在家庭医生诊所看到的患者。

适应性设计临床试验（adaptive design clinical trial）通过在研究开始后对研究方法进行有计划的更改（已事先确定），可以使临床试验效率更高，成本更低[52]。这些试验设计是为肿瘤学研究而开发的，已扩展到其他疾病领域，包括心血管疾病和风湿性疾病。在这些研究设计中，目标通常是减少样本量及所需资源和成本，同时保持研究的真实性和可靠性。在研究开始前，适应性设计临床试验需要一个方案，描述干预措施的一系列决策规则，包括是否以

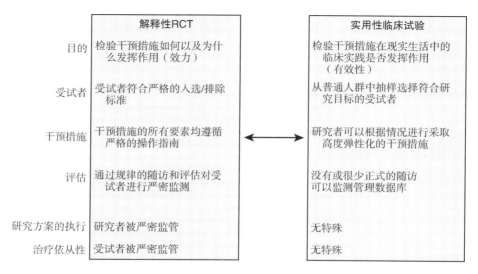

图 34-2　临床试验：解释性 RCT 和实用性临床试验的统一体

及何时实施干预措施，如何提供干预措施，以及对于特定的受试者可以对干预措施进行哪些修改或调整（如类型、强度）。如果受试者在中期时间点没有达到某个应答目标，就可以实施这些预先确定的干预措施的调整[53]。根据中期分析的结果，无效的治疗或剂量可能会立即停止，治疗组的受试者比例也可以调整。适应性设计的一种类型是多重方案随机序贯试验（Sequential Multiple Assignment Randomized Trial，SMART），它包括多个阶段，受试者被随机分配到不同的治疗组[54]。例如，研究人员开展了一项两阶段的 SMART 研究，对 99 名膝关节 OA 合并亚临床抑郁症的受试者，比较不同顺序的认知行为疗法（cognitive behavioral therapy，CBT）和物理治疗，对预防新发的抑郁或焦虑的作用[55]。第一阶段确定了 CBT（8 次）、物理治疗（8 次）和常规治疗的相对有效性。第一阶段干预措施没有应答的受试者被随机分配到另一项干预措施中，或者为他们提供额外 4 次与第一阶段相同的干预措施。

整群随机试验

整群随机试验（cluster-randomized implementation trial）不是在个体水平上进行随机分配，而是按照群组（如诊所或医院）进行。这种类型的研究设计尤其适合疗效比较研究（comparative effectiveness research，CER）和实施性研究（implementation research），特别是在群体水平实施干预[56]，例如在医务人员团队或者单个医生层面。此外，整群随机试验设计可以通过位置或时间进行分组，有助于防止不同治疗分组之间的污染（contamination）或干扰[56]。例如，一项在 RA 患者中进行的针对达标治疗（treat-to-target，T2T）方法的行为干预的整群随机试验，选择整群随机化是为了尽量减少干预措施对临床医生行为的影响[57]。然而，如果群体之间存在治疗和对照组的暴露溢出效应，整群随机试验的结果可能会受到干扰。例如，可以对患者进行教育干预，目的是"激活"患者，从而促进医患之间对有关骨质疏松有效治疗方案的沟通。因为处方由医生开出，所以随机化是根据医生分组，患者是嵌套在医生群体中。如果一名医生被随机分配到对照组，但他／她的一些患者无意中暴露在教育干预下，这种污染可能会影响该医生对该对照组内其他患者的管理方式，并减弱研究结果的内部真实性。为了降低招募偏倚的风险，受试者或其

招募人员在受试者入组时，应该对整群的分配保持盲态[58]，或者在入组之后对群体进行随机分配。计算样本量大小的标准方法会低估样本量。因为同一个群体中个体之间缺乏独立性，所以必须考虑平均群体规模和群内相关系数，在样本量计算中应该考虑设计效应（design effect，Deff）（方差膨胀因子），该研究设计需要更多的受试者[49]。研究的检验效能（power）更受群体的数量而不是群体的大小影响[59]。此外，采用的数据分析方法应考虑分析的单位是群体[59]，如混合线性模型、分层线性模型和广义估计方程。

疗效比较研究和以患者为中心的结局研究

让制订医疗决策的临床医生、患者和护理人员知晓有关治疗有效性的证据是非常有必要的，有利于降低医疗成本和改善患者预后。疗效比较研究为真实世界的治疗的有效性和安全性提供了证据，其目的是确定哪种治疗对具有某种特殊情况的特定人群最有效，以改善其疗效和预后[60]。系统回顾和 meta 分析可以评估现有的所有研究结果，对不同人群的疗效和风险进行评估。另外，可以在特定人群中针对某个特定的结局开展新的研究，比较新的治疗方法与其他现有治疗方法在患者获益、不良反应和成本等方面的差异。美国国家科学院医学研究所（Institute of Medicine，IOM）疗效比较研究优先委员会基于公共和个人利益相关者的意见，选择了 100 个需要 CER 的优先课题，包括 OA（肌肉骨骼疾病）、RA 和银屑病关节炎（免疫系统、结缔组织和关节疾病）[60]。关于 IOM 的国家首批优先 CER 的更多信息，可参见美国国家科学院单位新闻网站（www.nap.edu）。

CER 的一种新的类型是以患者为中心的结局研究（patient-centered outcomes research，PCOR），2010 年由美国以患者为中心的结局研究机构（Patient-Centered Outcomes Research Institute，PCORI）提出。PCOR 强调研究问题与患者的相关性，并鼓励患者积极参与研究过程，而不仅仅是作为研究受试者。PCORI 的主要目标之一是利用区域和国家电子病历数据系统的力量，以及 20 个面向患者的患者登记研究内的数据，创建一个全国性的 CER 的基础设施，即 PCOR 网络（PCORnet）[61]。

患者报告结局

以患者为中心的结局研究的核心是评估对患者最重要的结局。在英国国家卫生与临床优化研究所（National Institute for Health and Care Excellence，NICE）和德国卫生保健质量和效率研究所（Institute for Quality and Efficacy in Health Care，IQWiG）[62] 等国际组织的支持和认可下，正促进提升患者的参与度，以确定和改进特定条件下的健康管理标准，例如在风湿病学领域，围绕患者报告结局已取得了很大进展（详见第 33 章）。已有的和较新的 PRO 对很多疾病状态的研究都至关重要，前者如健康评估问卷（Health Assessment Questionnaire，HAQ），后者如患者数据指标常规评估值 3（Routine Assessment of Patient Index Data，RAPID 3）。更新的 PRO 领域正朝着以项目反应理论（item response theory，IRT）为基础的计算机自适应测验（computer adaptive testing，CAT）方向发展[63]。这种新形式的 PRO 的原则是使用初始问题的回答来引导下一个 PRO 问题。例如，一个能跑 1 英里的患者不会被问到他们是否能够步行两个街区（大约 200 m 左右），而会根据他们现有的能力水平选择下一个该调查问卷中与其水平匹配的问题。这些新方法的人群常模数据在不断增长，其中患者报告结局测量信息系统（Patient-Reported Outcomes Information System，PROMIS）[64] 已经成为最先进的 PRO 测定方法，获得了国际认可。PROMIS 系统得到了美国国立卫生研究院（National Institutes of Health，NIH）的支持，并经过众多研究人员的评估和改进，它与疾病无关，不同疾病可以进行比较。PROMIS 包含受慢性疾病影响的多个综合的健康领域（如疼痛及其对活动、疲劳、社会角色扮演的影响），其分数以一般人群为基准，并已经标准化。许多 PROMIS 工具的性能已经通过验证，在风湿性疾病人群中具有良好的真实性[65,66]，并且与传统的 PRO 测量相比可以节省时间[67]。

临床研究中的生物传感器

技术的进步已经为患者的结局提供了新的方法，现在可以使用可穿戴设备捕获生物数据。由可穿戴设备公司（例如 Fitbit、Apple）推广的设备在医学研究中有相当大的人群基础，并且也已经在风湿性疾病的研究中应用，它们可以定期测量身体机能，如步数和其他运动、能量消耗、活动和夜间睡眠情况，这些测量指标可以作为替代指标提供有价值的功能评估。这些设备不仅可以被动地追踪患者的活动，而不需要患者反复回答调查问卷，而且还可以与临床评估（如关节炎是否复发）相关联[68-70]，甚至可以预测未来的健康事件，这为支持医学研究和改善治疗提供了前所未有的机会。这些设备提供的数据流通常可以达到一分钟的精度，甚至更高。这些设备的局限性包括：需要与便携式计算平台（如智能手机应用程序，尤其是第三方应用程序）建立典型链接；设备算法的专有性质 [例如分析活动的数学公式（如睡眠）]；作为研究或注册研究的一部分时，激励患者持续佩戴这些设备的挑战[71]；以及解释数据，并从中寻找临床意义。这些问题使可穿戴设备和生物传感器领域成为一个具有前途和挑战性的新领域。

研究设计中的偏倚

研究中的错误可能是随机的（机遇）或系统的（偏倚）。偏倚包括受试者选择的错误、变量测量的错误或混杂。偏倚可能会对暴露因素与疾病之间的关系得出错误的结论。

选择偏倚

在选择研究对象和研究相关因素的过程中，可能导致研究对象与非研究对象之间存在不同的暴露 - 疾病关联。选择偏倚（selection bias）可能发生在任何研究设计中，尤其是在回顾性研究或病例对照研究中，暴露和结局都在选择研究对象之前发生。在队列研究或临床试验中，可能会因失访而出现不同的参与情况，特别是研究对象因暴露因素或疾病原因而中断研究。

信息和回忆偏倚

测量或收集信息时也可能发生错误。如果某个变量是分类测量的，那么有可能错误分类研究对象的信息。当错误分类（misclassification）与疾病的发生无关时，会发生暴露因素的无差异错误分类（nondifferential misclassification），又称非特异性或均衡性错误分类[1]。如果暴露因素根据疾病状态不同而改变，则为差异错误分类（differential misclassification），又称特异性或非均衡性错误分类[1]。同样，如果疾病不随暴露状态不同而改变，则出现无差异错误分类；而疾病根据暴露状态不同而改变时，则出现差异错误分类。无差异错误分类使暴露因素和疾病之间的关联偏向于零假设，除非二者确实不存在关联。差异错误分类可能高估或低估暴露因素和疾病的关联。

在病例对照研究中，病例组对暴露史的回忆可能与非病例组不同。这种回忆上的差异可能高估暴露因素和疾病之间的关联。回忆偏倚是差异错误分类，因为暴露因素在病例组和对照组中被错误分类[1]。例如，分娩有先天缺陷孩子的妇女更有可能回忆起怀孕期间服用的药物和其他潜在有害暴露因素。减少回忆偏倚的方法包括通过结构化的问题同时改进两组受试者回忆的准确性，选择更可能对暴露史有良好回忆的对照组，或采用例如病历信息等记录而非现在进行的问卷调查的形式[1]。

冲撞分层偏倚（collider stratification bias）

当一个变量与其他两个变量有因果关系时，它被认为是一个冲撞变量（collider）。在因果关系图中，来自两个变量的箭头都指向冲撞变量（即这两个变量可以导致冲撞变量发生），它与混杂变量不同，后者的箭头都从混杂变量发出（即混杂变量可以导致这两个变量发生）。因此，在统计分析、分层或样本选择过程中，对冲撞变量进行不恰当的条件设置，就会产生虚假的关联。一个值得注意的例子是，在一项关于肥胖与放射学 OA 进展关系的观察研究中，对已经存在的基线放射学 OA 进行了条件设置。在本例中，有一个遗传因素增加了放射学 OA 发生和进展的风险，但它不是一个混杂因素，因为它与 OA 发生前的肥胖无关[72]。已经存在的基线放射学 OA 可能由肥胖和这个遗传因素共同导致，因此，它是一个冲撞变量。虽然肥胖和这个遗传因素无关，但是将研究人群限制在存在既往基线放射学 OA（指示事件）的个体中，会引入指示事件偏倚，导致肥胖和遗传因素之间出现错误的关联。这导致了对肥胖和放射学 OA 的进展的评估偏向零假设。另一个例子是，当研究人群被限制在有基线 RA（指示事件偏倚）的个体时，吸烟和 RA 的进展会产生错误的负相关[73]。未知或未测量的风险因素（unknown or unmeasured risk factor,

URF）与 RA 发生之前的吸烟无关，因此，它们不是混杂因素。然而，仅局限于 RA 患者的分析会在吸烟和 URF 之间形成虚假关联。如果在分析中发现吸烟与 URF 成负相关，那么吸烟与 RA 进展之间的关联估计将趋于零假设或负相关（图 34-3）。减少偏倚的策略包括通过因果图仔细考虑与特定研究问题相关的所有变量的时间序列、使用发病而不是患病的暴露因素，以及在整体样本中的检查疾病恶化的情况，而不是仅在基线患有疾病的样本中检查疾病的进展[72,73]。

混杂

当暴露、结局和第三个因素之间存在混合效应时，就会发生混杂[74]。具体来说，混杂变量是疾病的危险因素，也与主要的暴露因素相关，并且不是从暴露到疾病发生的因果途径的中间步骤[13]。例如，当将下肢不等长作为下肢 OA 发生的危险因素时，一个可能的混杂变量是下肢损伤。损伤是 OA 的一个危险因素，也与下肢不等长有关（下肢严重损伤可导致该肢体缩短），它先于 OA 和下肢不等长出现。控制混杂的方法包括用混杂变量对数据进行分层，或在多因素统计模型中将混杂变量作为协变量（covariate）。匹配可以减少病例对照研究中的混杂。在实验性研究中，随机分配是一种减少混杂的策略，可以尽可能在大样本中实现混杂因素的均衡分配。

混杂的数量决定了是否应在分析中对其进行控制，这是一个重要的考虑因素[13]。如果在校正潜在混杂变量后（如未校正 OR=2.62，校正后 OR=2.58），二者关联的估计值变化非常小，则可以不将混杂变量作为协变量纳入多因素分析。但是，如果估计值发生了明显的变化（如未校正 OR=2.62，校正后 OR=1.05），则应使用控制混杂的方法来减少偏倚。然而，观察到对协变量进行调整，会对效果估计（如 OR）产生明显的差异，并不一定能保证该因素是混杂因素，通常要求该研究问题相关的专业知识协助明确。

评估疗效的观察性研究中的适应证与通道混杂

在评估疗效的观察性研究中，所提供的治疗方案不是随机的，治疗的原因可能是基于预后风险[75,76]。由于治疗组和对照组之间的危险因素不同，结果可能存在偏倚。在观察性研究中，当根据预后特征（如

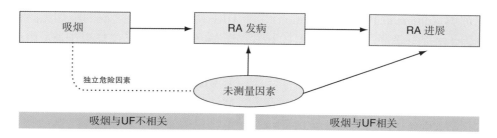

图 34-3　吸烟和未测量因素作用于 RA 的时间和因果关系图。RA，类风湿关节炎；UF，未测量因素（Adapted by permission from Springer Nature：Nature Reviews Rheumatology. Choi，H. et al：*Nat Rev Rheumatol* 10 [7]：403-412，2014.）

疾病活动程度）或疾病严重程度给患者开具不同药物（即通道）时，就产生了通道问题[77]。通道效应可使与药物相关的研究结果比实际情况更好或更差，错误地将健康获益或不良事件归因于药物。适应证混杂（confounding by indication）是一种通道偏倚（channeling bias），当给药的适应证（药物暴露）是研究结局的独立的危险因素时，就会发生这种偏倚[75,76]。例如，在 RA 治疗中，关于低剂量糖皮质激素的作用及其与不良结局的关系（例如感染和心血管疾病）存在相当大的争议。很明显，糖皮质激素的使用的适应证或严重程度方面存在着相当大的混杂因素，因为更具有活动性 / 严重性 RA 的患者更可能被开具糖皮质激素。反过来，这些患者同样也是最有可能经历不良结局的人群，这些不良结局可能完全或不完全归因于低剂量糖皮质激素，其潜在疾病状态也是危险因素之一[78]。

解决适应证混杂的分析方法

可用于解释观察性研究中由适应证引起的混杂的方法包括倾向性评分（propensity score）、工具变量（instrumental variable，IV）和边际结构模型（marginal structural model，MSM）。与传统的多因素模型中通过协变量来调整其对结局的影响相比，倾向性得分是受试者接受治疗（暴露）的概率[79]。在随机对照试验中，如果通过掷硬币决定分组，每个受试者的倾向性得分将为 0.5。在观察性研究中，倾向性评分是未知的，需根据基线受试者的特征进行估计。治疗开始后收集的信息，由于"下游"效应很可能已经受到治疗的影响，所以一般并不使用，因为它们位于因果途径上，所以对它们进行调整是不合适的。倾向性评分可以用不同的分析方法来帮助平衡研究分组，使其具有可比性。使用倾向性评分控制偏倚的方法包括匹配（1∶1 或可变比率 1∶n 匹配）、加

权（如治疗的逆概率加权法）或分层（如通常是五分位或十分位）。通过考虑倾向性得分，观察性研究变得类似于随机分组研究，其中每个分组代表一组具有相同治疗倾向的受试者。然而，尽管随着时间的推移，倾向性评分在医学文献中的使用越来越普遍，但期望平衡的倾向性评分仅能衡量混杂因素。与随机化不同，倾向性评分不能保证未测量的混杂因素会得到平衡。有学者建议，在经验的支持下，一组高维度数据，例如可能在大型医保报销数据源或电子病历数据中找到的数据，可能作为未测量混杂因素的替代和混杂的对照组，可能比根据专业知识选择的协变量效果更好[80]。模拟和经验证据都表明，在某些情况下，高维度倾向性得分可能比传统的倾向性得分更好地控制混杂因素；尽管不是所有情况下[81]。

工具变量的使用是另一种控制适应证混杂的方法。总体目标是选择一个与治疗密切相关但与结局或可能的混杂因素没有关联的因素或工具（协变量）。医学文献中使用了多种工具，包括到所需医疗资源的驾驶距离、社区中特定类型的医疗服务的可及性，或医生偏爱某些类型的治疗方法，这些都是独立于患者特征之外的。使用该工具辅助主要暴露变量可以更好地控制混杂因素，从而减少偏倚。风湿性疾病中的一个例子是一项关于环氧化酶（cyclo-oxygenase，COX)-2 选择性非甾体抗炎药，也称为昔布类药物（coxibs）与胃肠（gastrointestinal，GI）出血相关性的观察性研究[82]。在这项研究中，一名指定的医生的前一个患者的最近一次的非甾体抗炎药处方（传统非选择性药物或昔布类药物）被用作校正胃肠道出血风险较高的患者优先选择昔布类药物的适应证混杂的工具。由于工具变量方法使用两阶段方法进行估计，因此估计的准确度（即置信区间宽度）一般比传统方法更宽。因此，工具变量分析通常不用于主要分析，而是作为次要或验证方法。最后，一种更新的方法涉

及具有逆概率加权的 MSM，它提供了一种复杂的分析方法，并解决了部分时变混杂问题。尽管在过去的研究中，MSM 已经被用来评估生物制剂和糖皮质激素暴露对死亡率和其他结局的影响，但其所需的更复杂的统计程序和解释结果的挑战可能会阻碍这种方法用于常规分析[83,84]。

效应修正作用

如果两个因素的联合效应等于叠加效应，则认为这两个因素是相互独立的。如果一个因素的影响取决于另一个因素的影响，则存在效应修正作用（effect measure modification）。这个概念也被称为统计交互（statistical interaction）。检验效应修正作用需要研究不同亚组中暴露因素与疾病之间的关联是否不同。例如，一项研究[85]报告了男性吸烟史与 RA（OR，2.0；95% CI，1.2 ~ 3.2）之间的密切联系，但这种关联不存在于女性（OR，0.9；95% CI，0.6 ~ 1.3）。经过进一步研究，这种关联只存在于类风湿因子阳性的男性 RA 患者中。如果不考虑效应修正作用，结果可能会存在偏倚，或忽略重要的目标干预人群。

筛查

筛查（screening）是降低发病率和死亡率的一项重要公共卫生策略[74]。筛查试验将无症状者归类为可能或不可能患有该病的人。这与诊断试验（diagnostic test）不同，后者是确定一个有疾病症状或体征的人是否真的患有这种疾病。如果筛查试验表明与某种疾病有高度相关性，就可以进行进一步的诊断评估以确诊。虽然不适用于所有疾病，但与晚期症状出现时才诊断疾病相比，无症状时就早期察觉疾病的患者可以获得更有效的治疗[74]。为了确定筛查或诊断试验的有效性，必须确定该试验对疾病的敏感性或特异性。通常，一个新的试验可以与疾病定义的金标准（gold standard）相比较，尽管该标准可能不能涵盖该疾病的所有症状和体征。

敏感性

敏感性（sensitivity）是指某项测试能够将病例正确分类为患者的概率，表示为通过这项测试确定的病例数占实际疾病个体总数的比例。在筛查过程中，敏感性是指将筛查个体正确分类为检测到的、尚处临床前病例的概率。如果一项测试正确地将 43 名疾病患者中的 37 人判定为阳性，则该测试的敏感性为 86%（表 34-3）。

特异性

特异性（specificity）是指某项测试能够正确分辨非疾病的概率，表示为经测试确定的未患病个体占所有实际未患疾病个体总数的比例。如果一项测试正确地将 66 名未患病人员中的 62 人判定为阴性，则该测试的特异性为 94%（见表 34-3）。

预测值

预测值（predictive value）是通过检查某项测试对个体的正确分类情况来解释测试结果的。这种测量方法很有价值，因为人们很难知道一个人是否真的患病（确定敏感性或特异性），但是一个测试的阳性或阴性结果是已知的。阳性预测值是指在所有阳性检测结果中确定的病例数的比例。如 41 名测试结果阳性的患者中有 37 人真的患有该疾病，则其阳性预测值为 90%（表 34-3）。阴性预测值是指在所有阴性测试结果中确定的非病例的比例。如 68 名阴性测试结果的人群中有 62 人确实没有患病，则其阴性预测值为 94%（表 34-3）。与试验的敏感性和特异性不同，一般认为试验的敏感性和特异性与人群中疾病的患病率无关，而筛查的阳性预测值和阴性预测值则取决于人群的患病率。患病率很低的情况下，即使是特异性高的试验也会有较低的阳性预测值。例如，如果人群中未诊断的强直性脊柱炎（ankylosing spondylitis，AS）的患病率为 0.5%（每 1000 人中有 5 人），那么即使是一个敏感性和特异性都相当高的试验，如 HLA B27+（在 90% 的 AS 患者中为阳性，在 93% 的未

表 34-3　由疾病和试验结果做出的患者假设分布

	患病	未患病	总计
阳性测试	37	4	41
阴性测试	6	62	68
合计	43	66	109

患 AS 的人群中为阴性），其阳性预测值也只有大约 6%。

结论

流行病学方法可用来检测疾病或结局的发生频率或发展程度，评估疾病发生的危险因素或保护因素。研究设计的选择取决于多种因素，包括研究问题、研究的疾病、是否有合适的研究人群和可用的资源。每项研究设计都有其自身的优缺点，临床试验是其中最严谨的。

 Full references for this chapter can be found on ExpertConsult.com.

参考文献

1. Rothman K: *Epidemiology: an introduction*, New York, 2002, Oxford University Press, Inc.
2. Bradford Hill A: The environment and disease: association or causation? *Proc R Soc Med* 58:295–300, 1965.
3. Mease PJ, Karki C, Palmer JB, et al.: Clinical characteristics, disease activity, and patient-reported outcomes in psoriatic arthritis patients with dactylitis or enthesitis: results from the corrona psoriatic arthritis/spondyloarthritis registry, *Arthritis Care Res (Hoboken)* 69:1692–1699, 2017.
4. Mease PJ, Karki C, Palmer JB, et al.: Clinical and patient-reported outcomes in patients with psoriatic arthritis (PSA) by body surface area affected by psoriasis: results from the Corrona PsA/Spondyloarthritis Registry, *J Rheumatol* 44:1151–1158, 2017.
5. Papp K, Gottlieb AB, Naldi L, et al.: Safety surveillance for ustekinumab and other psoriasis treatments from the Psoriasis Longitudinal Assessment and Registry (PSOLAR), *J Drugs Dermatol* 14:706–714, 2015.
6. Yazdany J, Bansback N, Clowse M, et al.: Rheumatology informatics system for effectiveness: a national informatics-enabled registry for quality improvement, *Arthritis Care Res (Hoboken)* 68:1866–1873, 2016.
7. Agiro A, Chen X, Eshete B, et al.: Data linkages between patient-powered research networks and health plans: a foundation for collaborative research, *J Am Med Inform Assoc*, 2019.
8. Curtis JR, Chen L, Bharat A, et al.: Linkage of a de-identified United States rheumatoid arthritis registry with administrative data to facilitate comparative effectiveness research, *Arthritis Care Res (Hoboken)* 66:1790–1798, 2014.
9. Li X, Fireman BH, Curtis JR, et al.: Validity of privacy-protecting analytical methods that use only aggregate-level information to conduct multivariable-adjusted analysis in distributed data networks, *Am J Epidemiol* 188:709–723, 2019.
10. Hennekens CH, Buring JE: *Epidemiology in medicine*, Boston-Toronto, 1987, Little Brown and Company.
11. Hulley S, Cummings S: *Designing clinical research*, Philadelphia, 1988, Lippincott Williams & Wilkins.
12. Koepsell T, Weiss N: *Epidemiologic methods: studying the occurrence of illness*, New York, 2003, Oxford University Press.
13. Rothman K, Greenland S: *Modern epidemiology*, Philadelphia, 1998, Lippincott Williams & Wilkins.
14. Rothman K: *Modern epidemiology*, Boston/Toronto, 1986, Little Brown and Company.
15. Ji X, Small DS, Leonard CE, et al.: The Trend-in-trend research design for causal inference, *Epidemiology (Cambridge, Mass)* 28:529–536, 2017.
16. Dillon CF, Rasch EK, Gu Q, et al.: Prevalence of knee osteoarthritis in the United States: arthritis data from the Third National Health and Nutrition Examination Survey 1991-94, *J Rheumatol* 33:2271–2279, 2006.
17. Cooper GS, Dooley MA, Treadwell EL, et al.: Smoking and use of hair treatments in relation to risk of developing systemic lupus erythematosus, *J Rheumatol* 28:2653–2656, 2001.
18. Felson DT, Zhang Y, Hannan MT, et al.: Risk factors for incident radiographic knee osteoarthritis in the elderly: the Framingham Study, *Arthritis Rheum* 40:728–733, 1997.
19. Jordan JM, Helmick CG, Renner JB, et al.: Prevalence of knee symptoms and radiographic and symptomatic knee osteoarthritis in African Americans and Caucasians: the Johnston County Osteoarthritis Project, *J Rheumatol* 34:172–180, 2007.
20. Ganna A, Reilly M, de Faire U, et al.: Risk prediction measures for case-cohort and nested case-control designs: an application to cardiovascular disease, *Am J Epidemiol* 175:715–724, 2012.
21. Consiglio GP, Burden AM, Maclure M, et al.: Case-crossover study design in pharmacoepidemiology: systematic review and recommendations, *Pharmacoepidemiol Drug Saf* 22:1146–1153, 2013.
22. Petersen I, Douglas I, Whitaker H: Self controlled case series methods: an alternative to standard epidemiological study designs, *BMJ* 354:i4515, 2016.
23. Suissa S: The case-time-control design: further assumptions and conditions, *Epidemiology* 9:441–445, 1998.
24. Yun H, Xie F, Beyl RN, et al.: Risk of hypersensitivity to biologic agents among medicare patients with rheumatoid arthritis, *Arthritis Care Res (Hoboken)* 69:1526–1534, 2017.
25. Sawitzke AD, Shi H, Finco MF, et al.: The effect of glucosamine and/or chondroitin sulfate on the progression of knee osteoarthritis: a report from the glucosamine/chondroitin arthritis intervention trial, *Arthritis Rheum* 58:3183–3191, 2008.
26. Clegg DO, Reda DJ, Harris CL, et al.: Glucosamine, chondroitin sulfate, and the two in combination for painful knee osteoarthritis, *N Engl J Med* 354:795–808, 2006.
27. Sawitzke AD, Shi H, Finco MF, et al.: Clinical efficacy and safety of glucosamine, chondroitin sulphate, their combination, celecoxib or placebo taken to treat osteoarthritis of the knee: 2-year results from GAIT, *Ann Rheum Dis* 69:1459–1464, 2010.
28. The NIH Glucosamine/Chondroitin Arthritis Intervention Trial (GAIT), *J Pain Palliat Care Pharmacother* 22:39–43, 2008.
29. Messier SP, Legault C, Mihalko S, et al.: The Intensive Diet and Exercise for Arthritis (IDEA) trial: design and rationale, *BMC Musculoskelet Disord* 10:93, 2009.
30. Rene J, Weinberger M, Mazzuca SA, et al.: Reduction of joint pain in patients with knee osteoarthritis who have received monthly telephone calls from lay personnel and whose medical treatment regimens have remained stable, *Arthritis Rheum* 35:511–515, 1992.
31. Schiff MH, Jaffe JS, Freundlich B: Head-to-head, randomised, crossover study of oral versus subcutaneous methotrexate in patients with rheumatoid arthritis: drug-exposure limitations of oral methotrexate at doses >/=15 mg may be overcome with subcutaneous administration, *Ann Rheum Dis* 73:1549–1551, 2014.
32. Trudeau J, Van Inwegen R, Eaton T, et al.: Assessment of pain and activity using an electronic pain diary and actigraphy device in a randomized, placebo-controlled crossover trial of celecoxib in osteoarthritis of the knee, *Pain Pract* 15:247–255, 2015.
33. Gabler NB, Duan N, Vohra S, et al.: N-of-1 trials in the medical literature: a systematic review, *Med Care* 49:761–768, 2011.
34. Wegman ACM, van der Windt DAWM, de Haan M, et al.: Switching from NSAIDs to paracetamol: a series of n of 1 trials for individual patients with osteoarthritis, *Ann Rheum Dis* 62:1156–1161, 2003.
35. van der Heijde D, Klareskog L, Rodriguez-Valverde V, et al.: Comparison of etanercept and methotrexate, alone and combined, in the treatment of rheumatoid arthritis: two-year clinical and radiographic

results from the TEMPO study, a double-blind, randomized trial, *Arthritis Rheum* 54:1063–1074, 2006.

36. Reichmann WM, Maillefert JF, Hunter DJ, et al.: Responsiveness to change and reliability of measurement of radiographic joint space width in osteoarthritis of the knee: a systematic review, *Osteoarthritis Cartilage* 19:550–556, 2011.

37. Brandt KD, Mazzuca SA, Conrozier T, et al.: Which is the best radiographic protocol for a clinical trial of a structure modifying drug in patients with knee osteoarthritis? *J Rheumatol* 29:1308–1320, 2002.

38. Conaghan PG, Hunter DJ, Maillefert JF, et al.: Summary and recommendations of the OARSI FDA osteoarthritis Assessment of Structural Change Working Group, *Osteoarthritis Cartilage* 19:606–610, 2011.

39. Allen KD, Bosworth HB, Chatterjee R, et al.: Clinic variation in recruitment metrics, patient characteristics and treatment use in a randomized clinical trial of osteoarthritis management, *BMC Musculoskelet Disord* 15:413, 2014.

40. U.S. Department of Health and Human Services (HHS): Federal policy for the protection of human subjects: six month delay of the general compliance date of revisions while allowing the use of three burden-reducing provisions during the delay period, *Federal Register* 83(118):28497–28520, 2018.

41. Curtis JR, Larson JC, Delzell E, et al.: Placebo adherence, clinical outcomes, and mortality in the Women's Health initiative randomized hormone therapy trials, *Medical Care* 49:427–435, 2011.

42. Mark SD, Robins JM: A method for the analysis of randomized trials with compliance information: an application to the Multiple Risk Factor Intervention Trial, *Control Clin Trials* 14:79–97, 1993.

43. Brandt KD, Mazzuca SA: Lessons learned from nine clinical trials of disease-modifying osteoarthritis drugs, *Arthritis Rheum* 52:3349–3359, 2005.

44. Brandt KD, Mazzuca SA, Katz BP, et al.: Effects of doxycycline on progression of osteoarthritis: results of a randomized, placebo-controlled, double-blind trial, *Arthritis Rheum* 52:2015–2025, 2005.

45. Piaggio G, Elbourne DR, Altman DG, et al.: Reporting of non-inferiority and equivalence randomized trials: an extension of the CONSORT statement, *JAMA* 295:1152–1160, 2006.

46. Snapinn SM: Noninferiority trials, *Curr Control Trials Cardiovasc Med* 1:19–21, 2000.

47. D'Agostino Sr RB, Massaro JM, Sullivan LM: Non-inferiority trials: design concepts and issues—the encounters of academic consultants in statistics, *Stat Med* 22:169–186, 2003.

48. Weinblatt ME, Schiff M, Valente R, et al.: Head-to-head comparison of subcutaneous abatacept versus adalimumab for rheumatoid arthritis: findings of a phase IIIb, multinational, prospective, randomized study, *Arthritis Rheum* 65:28–38, 2013.

49. Friedman L, Furberg C: *Fundamentals of clinical trials*, New York, 2010, Springer.

50. Thorpe KE, Zwarenstein M, Oxman AD, et al.: A pragmatic-explanatory continuum indicator summary (PRECIS): a tool to help trial designers, *J Clin Epidemiol* 62:464–475, 2009.

51. Foster NE, Healey EL, Holden MA, et al.: A multicentre, pragmatic, parallel group, randomised controlled trial to compare the clinical and cost-effectiveness of three physiotherapy-led exercise interventions for knee osteoarthritis in older adults: the BEEP trial protocol (ISRCTN: 93634563), *BMC Musculoskelet Disord* 15:254, 2014.

52. Kairalla JA, Coffey CS, Thomann MA, et al.: Adaptive trial designs: a review of barriers and opportunities, *Trials* 13:145, 2012.

53. Lei H, Nahum-Shani I, Lynch K, et al.: A "SMART" design for building individualized treatment sequences, *Annu Rev Clin Psychol* 8:21–48, 2012.

54. Collins LM, Murphy SA, Strecher V: The multiphase optimization strategy (MOST) and the sequential multiple assignment randomized trial (SMART): new methods for more potent eHealth interventions, *Am J Prev Med* 32:S112–S118, 2007.

55. Karp JF, Dew MA, Wahed AS, et al.: Challenges and solutions for depression prevention research: methodology for a depression prevention trial for older adults with knee arthritis and emotional distress, *Am J Geriatr Psychiatry* 24:433–443, 2016.

56. Hutton JL: Are distinctive ethical principles required for cluster randomized controlled trials? *Stat Med* 20:473–488, 2001.

57. Harrold LR, Reed GW, John A, et al.: Cluster-randomized trial of a behavioral intervention to incorporate a treat-to-target approach to care of us patients with rheumatoid arthritis, *Arthritis Care Res (Hoboken)* 70:379–387, 2018.

58. Allen KD, Bosworth HB, Brock DS, et al.: Patient and provider interventions for managing osteoarthritis in primary care: protocols for two randomized controlled trials, *BMC Musculoskelet Disord* 13:60, 2012.

59. Campbell MK, Piaggio G, Elbourne DR, et al.: Consort 2010 statement: extension to cluster randomised trials, *BMJ* 345:e5661, 2012.

60. Medicine Io: *Initial national priorities for comparative effectiveness research*, Washington, DC, 2009, The National Academies Press.

61. Collins FS, Hudson KL, Briggs JP, et al.: PCORnet: turning a dream into reality, *J Am Med Inform Assoc* 21:576–577, 2014.

62. Doward LC, Gnanasakthy A, Baker MG: Patient reported outcomes: looking beyond the label claim, *Health Qual Life Outcomes* 8:89, 2010.

63. Jette AM, McDonough CM, Ni P, et al.: A functional difficulty and functional pain instrument for hip and knee osteoarthritis, *Arthritis Res Ther* 11:R107-R, 2009.

64. Cella D, Riley W, Stone A, et al.: The Patient-Reported Outcomes Measurement Information System (PROMIS) developed and tested its first wave of adult self-reported health outcome item banks: 2005-2008, *J Clin Epidemiol* 63:1179–1194, 2010.

65. Bingham Iii CO, Gutierrez AK, Butanis A, et al.: PROMIS Fatigue short forms are reliable and valid in adults with rheumatoid arthritis, *J Patient Rep Outcomes* 3:14, 2019.

66. Katz P, Pedro S, Michaud K: Performance of the patient-reported outcomes measurement information system 29-item profile in rheumatoid arthritis, osteoarthritis, fibromyalgia, and systemic lupus erythematosus, *Arthritis Care Res (Hoboken)* 69:1312–1321, 2017.

67. Yun H, Nowell WB, Curtis D, et al: Assessing RA Disease Activity with PROMIS Measures using Digital Technology. *Arthritis Care Res*; 0.

68. Jacquemin C, Molto A, Servy H, et al.: Flares assessed weekly in patients with rheumatoid arthritis or axial spondyloarthritis and relationship with physical activity measured by a connected activity tracker: a 3-month study, *RMD Open* 3:e000434, 2017.

69. Jacquemin C, Servy H, Molto A, et al.: Physical activity assessment using an activity tracker in patients with rheumatoid arthritis and axial spondyloarthritis: prospective observational study, *JMIR Mhealth Uhealth* 6:e1, 2018.

70. Gossec L, Guyard F, Leroy D, et al.: Detection of flares by decrease in physical activity, collected using wearable activity trackers, in rheumatoid arthritis or axial spondyloarthritis: an application of Machine-Learning analyses in rheumatology, *Arthritis Care Res (Hoboken)*, 2018.

71. Nowell WB, Curtis D, Thai M, et al.: Digital interventions to build a patient registry for rheumatology research, *Rheum Dis Clin North Am* 45:173–186, 2019.

72. Zhang Y, Niu J, Felson DT, et al.: Methodologic challenges in studying risk factors for progression of knee osteoarthritis, *Arthritis Care Res* 62:1527–1532, 2010.

73. Choi HK, Nguyen US, Niu J, et al.: Selection bias in rheumatic disease research, *Nat Rev Rheumatol* 10:403–412, 2014.

74. Aschengrau III A: *GRS: essentials of epidemiology in public health*, Sudbury, MA, 2008, Jones and Bartlett Publishers.

75. Signorello LB, McLaughlin JK, Lipworth L, et al.: Confounding by indication in epidemiologic studies of commonly used analgesics, *Am J Ther* 9:199–205, 2002.

76. Salas M, Hotman A, Stricker BH: Confounding by indication: an example of variation in the use of epidemiologic terminology, *Am J Epidemiol* 149:981–983, 1999.

77. Blais L, Ernst P, Suissa S: Confounding by indication and channeling over time: the risks of beta 2-agonists, *Am J Epidemiol* 144:1161–1169, 1996.

78. van Sijl AM, Boers M, Voskuyl AE, et al.: Confounding by indication probably distorts the relationship between steroid use and cardiovascular disease in rheumatoid arthritis: results from a prospective cohort study, *PloS One* 9:e87965-e, 2014.

79. Austin PC: An Introduction to propensity score methods for reducing the effects of confounding in observational studies, *Multivariate Behav Res* 46:399–424, 2011.

80. Schneeweiss S, Rassen JA, Glynn RJ, et al.: High-dimensional propensity score adjustment in studies of treatment effects using health care claims data, *Epidemiology* 20:512–522, 2009.

81. Guertin JR, Rahme E, Dormuth CR, et al.: Head to head comparison of the propensity score and the high-dimensional propensity score matching methods, *BMC Med Res Methodol* 16:22, 2016.

82. Brookhart MA, Wang PS, Solomon DH, et al.: Evaluating short-term drug effects using a physician-specific prescribing preference as an instrumental variable, *Epidemiology* 17:268–275, 2006.

83. Lewis JD, Scott FI, Brensinger CM, et al.: Increased mortality rates with prolonged corticosteroid therapy when compared with antitumor necrosis factor-alpha-directed therapy for inflammatory bowel disease, *Am J Gastroenterol* 113:405–417, 2018.

84. Robins JM, Hernan MA, Brumback B: Marginal structural models and causal inference in epidemiology, *Epidemiology* 11:550–560, 2000.

85. Krishnan E, Sokka T, Hannonen P: Smoking-gender interaction and risk for rheumatoid arthritis, *Arthritis Res Ther* 5:R158–R162, 2003.

第 35 章

风湿性疾病的经济负担

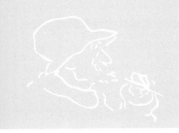

原著 LOUISE B. MURPHY

代思明 译 张志毅 校

关键点

- 在诸如关节炎和风湿病等死亡率较低的疾病中，疾病成本（cost of illness，COI）估算能够提供疾病影响生活质量的证据。

- COI 分为直接成本和间接成本，其中直接成本为医疗支出，间接成本则是收入损失以及其他衡量生产力损失的指标。

- 在过去 20 年里，医疗成本和收入损失受到若干事件的影响，包括生物制剂的出现、关节置换的日益增多、人口老龄化（以及关节炎和其他风湿病患者人数的相应增加）。

- 类风湿关节炎（rheumatoid arthritis，RA）生物制剂应用的不断增加导致了与这种情况相关的直接成本迅速增加。在生物制剂时代，仅这些药物的成本就超过了前生物制剂时代 RA 直接成本和间接成本的总和。

- 2013 年，美国关节炎的直接和间接全因成本总计为 6098 亿美元，几乎相当于 2013 年美国国内生成总值的 4%，占医疗支出小组调查（Medical Expenditure Panel Survey，MEPS）报告的 1.2 万亿美元国家医疗支出的一半。

- 2013 年，归因于关节炎的总成本为 3040 亿美元（医疗支出为 1400 亿美元，收入损失为 1640 亿美元）。

- 共病在关节炎和风湿病的患者中很常见，占全因成本的很大比例，特别是直接成本。

- 关节炎患者的自付费用正在增加，这可能最终会抵消患者预后的改善。

引言

疾病成本（COI）研究旨在描述医疗状况对经济的影响。该研究的估算结果可以反映疾病对个人和社会的影响。COI 分为直接成本和间接成本，其中直接成本为医疗支出，间接成本是收入损失以及其他衡量生产力损失的指标。在诸如关节炎和风湿病等死亡率较低的疾病中，COI 估算能够提供疾病影响生活质量的证据。

20 世纪 60 年代，随着卫生经济学这一新兴学科的出现，有关 COI 的文献开始增多。如今，也有许多关于关节炎和风湿病的文献，包括如骨关节炎（osteoarthritis，OA）、类风湿关节炎（RA）以及系统性红斑狼疮（systemic lupus erythematosus，SLE）等疾病。这些研究来自各种场景和不同的信息来源，包括本章所述的诊所、卫生系统、账单信息、登记和人口健康调查等行政记录；它们大多基于临床数据，大部分是来自三级保健中心。最近 20 年来，多种因素的叠加影响了疾病的直接和间接成本，其中包括生物制剂的出现、关节置换日益增多、人口老龄化及相应的关节炎和其他风湿病患者人数的增加，和 2008—2009 年经济大衰退及其后续的影响（在此期间，关节炎患者更容易失业，相较于一般人群更难开始新的工作）[1]。生物制剂出现导致的 RA 医疗成本的演变尤为引人注目，原因在于目前的医疗总成本要比前生物制剂时代的医疗成本总和及收入损失要高得多[2]。尽管在 COI 研究中，直接成本的研究文献占比要高于间接成本，但是后者却是一个重要的组成部分，因为关节炎和其他风湿病具有高度致残风险，会导致患者过早丧失劳动力，并最终导致巨大的年收入

及终身收入损失 [2]。

卫生经济学将经济学的理论方法与医学、社会与行为学、卫生政策和流行病学等衡量及改善健康的学科结合起来。卫生经济学家则致力于确保卫生资源被最有预见性、最具成本效益和最公平的使用。理论上讲，医疗保健支出应确保医疗保健资源被公平分配和有效利用 [3]。也就是说，健康状况相似的人能够获得相对平等的循证保健服务，而这些资源可以被有效地用于产生预期的健康预后。医疗资源的充分利用可以使人们有更多的机会获得资源。

在美国，平等获取卫生资源一直是医务工作者、研究人员 [4] 和政策指导机构的关注焦点，也是医疗改革的动力 [5]。近年来，人们越来越关注改变成本分担政策（即由患者支付更大比例的医疗保健费用）[6] 以及由此产生的对医疗服务可及性的影响和潜在不利 [6]。对于关节炎患者，获得生物制剂等高成本药物 [7]，和其他特殊诊疗，如关节置换 [8]、物理或作业疗法 [9] 是人们关注的焦点。

COI 估算可能是卫生经济学家审议个人和群体健康状况与疾病预后对个人与社会经济最大影响的一个重要步骤。因此，迫切需要有效、可及，并且能够改善患者健康和生活质量的干预措施（表 35-1）。举例来说，在美国，联邦、州和地方政府都提供公共健康保险，比如医疗保险 [10]。这类保险通常适用于所有年龄段的美国公民，以及年龄 ≥ 65 岁的永久居民，而且可能与针对支付人类型的 COI 估算密切相关 [11]。高昂的医疗支出并不一定意味着获得低效的和（或）无法获得医疗服务。卫生经济学家的基本假设是，健康是一件好事，是能满足人类需求并提供效用的事物。诸如成本效益研究等分析检验了通过医疗支出对健康的投资是否能够以支付人、个人和社会均可接受的成本产生循证效益。例如，尽管关节置换的医疗费用相对较高，但研究人员通过成本效益研究，证明相对于经济和生活质量的获益（如减少残疾）进行关节置换的投资是合理的（表 35-2）[12]。

基于人群数据得出的 COI 估算反映了人群中所有个体的成本。本章重点关注人群数据，即来自全国具有代表性的数据，或代表某一特定地理区域的研究（如 Rochester 流行病学项目，该项目代表了明尼苏达州奥姆斯特德县的所有居民）的估算值。这一章介绍的关节炎和风湿病的经济负担涵盖了所有环境的研究。正如本章所述，基于人口研究的数量有限，更多

表 35-1   评估疾病成本的主要方法
评估疾病成本有两种主要方法：
①人力资本法，由 Dorothy Rice 在美国社会保障局和国家卫生统计中心开发 [122,124]； ②支付意愿的方法 [125]
这两种方法在评估医疗直接成本的方式上没有差异。对于与功能丧失和疾病隐形影响相关的间接成本，人力资本方法应用劳动力的市场价值来减少影响（例如，通过雇用替代工人）
人力资本法的一个变体称为摩擦成本法 [126]，这种方法评估损失是从雇主的角度估算的，指患者离开工作岗位到其他人接替其工作期间的损失，以及培训新雇员达到因疾病下岗职工的相同生产力的成本
在这一点上，可以说雇主从前任雇员起病开始就不会产生额外费用。支付意愿方法将功能损失视为受影响的个人为恢复功能而支付的金额，这可能更多，也可能相同或少于在劳工市场中更换工人所需的金额
人力资本法无疑在评估丧失劳动力的患者的经济影响方面更为可靠，因为劳动力成本在所有先进社会中已经确立，因此易于评估
然而，人力资本法只列举了疾病的隐形影响（如与剧烈疼痛相关的负担），但并未将其转化为经济层面。从理论上讲，支付意愿的方法可以将疾病的所有成本纳这些方面，尽管实际上有一些问题与试图这样做相关 [127]

From Yelin E：Economic burden of rheumatic diseases. In Firestein GS，et al，editors：*Kelley and Firestein's textbook of rheumatology.* Philadelphia，2017，Elsevier.

表 35-2   评估卫生干预措施价值的经济学方法
一篇已发表的简明综述回顾了依据健康相关生活质量（包括就业）评估医疗保健支出与支出回报之间关系的方法 [128]
当人们不能证明可替代水平的卫生支出可以增加获益时，只能尝试减少卫生开支。这是成本最小化研究的主旨
如果替代治疗在某种情况下可行，就会利用成本效益分析进行评估，这一分析采用通用自然指标（如寿命）表示这些替代治疗的相对回报
在比较不同疾病的替代方法时需要同样适用于所有疾病的结果指标，通常最简单的普遍适用于获益评估的指标就是工资损失的美元价值，这是成本效益分析的主题。但还存在将结果转化为以美元计算的固有问题
为此，经济学家制定了诸如质量调整生命年的通用指标，该指标考虑了社会中个人在实现共同成果方面的价值（经济学家将术语效用用于这些评估，并将术语成本效用分析用于评估替代卫生支出的回报）

Modified from Yelin E：Economic burden of rheumatic diseases. In Firestein GS，et al，editors：*Kelley and Firestein's textbook of rheumatology.* Philadelphia，2017，Elsevier.

信息从其他数据中获得，这些数据在解释人群数据估算值时提供了更多细节。

基于人群数据的 COI 分析方法在近几十年来也已经取得了进展，两个重要原因是个体水平数据可用性的增加以及统计学方法的发展和完善。但有一种估算医疗成本的早期方法，即将疾病患病率乘以基于个人群体医疗记录（如住院和门诊）得出的成本估算，直到今天仍在使用。对应的间接估算方法是将预期的失业发生率乘以工资。尽管存在一些方法学方面的担忧，包括重复计算成本的可能性[13]，但是，在无法获得用于估算经济影响的个人数据时，这可能是唯一的选择[14]。正如 Finkelstein 和 Corso[14] 所言："即使有这些缺陷，仔细记录的 COI 研究肯定比没有提供与特定疾病和伤害相关的经济负担信息更有价值。"

认识到从群体层面解释估算值的局限性，美国政府于 1997 年启动了一项年度持续调查，即医疗支出小组调查（MEPS），该调查从一系列主题中收集了广泛的个人层面信息，包括社会人口统计数据和健康状况特征、各类卫生服务利用情况、获取医疗服务的措施以及就业经历[15,16]。MEPS 使研究人员可以在国家和个人层面上针对特定疾病生成标准化的 COI 直接和间接成本估算，它也已经成为美国获得人群水平的直接和间接成本估算的最常用的数据来源。MEPS 数据是从美国人群中系统收集，利用统计学技术做出的代表美国非社会福利机构收容人口的估算。MEPS 具有持续性，这种性质允许分析员对相当少见的疾病（如 RA）进行估算。原因在于一次收集的多年数据具有一致性，分析员可以将多年数据合并分析，为可靠的估算提供足够的样本量[17]。此外，对于一些自我报告数据，如药物、诊断和保险范围，MEPS 能够通过将自我报告的信息与医疗和药房记录以及账单信息相比较，验证至少一部分受访者信息。大多数成本研究，包括基于 MEPS 的成本研究，提供了实际成本或支出的估算值，而不是费用。前者是用来交换服务的钱，而费用则表示医疗服务提供者要求的数额。

无法使用 MEPS 检测的 COI 的一个原因是过早死亡造成的间接成本。对于可导致病死率增加的炎性风湿病[18-21]，在不估算过早死亡者收入损失的情况下描述 COI 可能会导致对成本的低估。然而，当考虑关节炎、风湿病和肌肉骨骼疾病的总体疾病成本时，这种低估则可能不会发生。加拿大的一项研究将过早死亡率纳入间接成本估算，结果发现，过早死亡造成的间接成本仅为 4%，其余的是长期残疾[22]。

COI 的估算是基于整体和某些特定的关节炎和风湿病的 MEPS 研究，例如 RA 和肌肉骨骼疾病而得出的[17,23-26]。本章将分别讨论关节炎与风湿病整体以及特定类型关节炎和肌肉骨骼疾病对经济的影响。

关节炎和风湿病的疾病成本研究

关节炎和风湿病

近 20 年来，一系列基于 MEPS 的关节炎和风湿病（也指关节炎）的研究表明，关节炎的直接和间接成本一直很高。值得一提的是，这些基于人群的成本研究（下文讨论）采用了关节炎和风湿病定义的变体，也由此纳入了一些被认为是关节炎和（或）经风湿病学家治疗（包括 OA、RA、SLE、痛风和纤维肌痛综合征）的患者[27]。这一定义也被许多美国和国际的人口健康调查研究所采用，是关节炎公共卫生方针[28,29] 的一部分，旨在补充和扩大临床医疗的益处。也就是说，根据这一定义确定的患者可以从循证干预措施中获益，减少各种关节炎中常见的不良影响（如疼痛、身体功能下降和心理健康问题）。下文将介绍已被证明的有益于关节炎患者的人群健康干预措施。

直接成本

MEPS 研究显示，2013 年美国关节炎患者全因直接成本为 6098 亿美元，相当于 2013 年美国人口国民生产总值的近 4%，占全国医疗支出（1.2 万亿美元）的一半[30]。在这项 MEPS 研究中，全因成本指的是患者所有花费的总和。对于关节炎患者而言，全因成本代表了患者因使用卫生服务所产生的总医疗费用，无论原因如何。与全因估算不同的是，条件归因的医疗成本代表了归因于关节炎的具体支出，并被解释为如果预防这种情况可以避免的美元金额。2013 年，成年关节炎患者的直接成本（1398 亿美元）中约有 1/5 来自关节炎。而 3/4 的关节炎患者也可能患有一种或多种其他慢性疾病，因此全因成本中的很大一部分可归因于共病[30]。

2008—2014 年，美国成年关节炎患者的全因总成本增长了大约 10%，而归因于关节炎的总成本在这期间则先有所上升，而后又回落至 2008 年的水平[31]。2008—2014 年，成年关节炎患者从 5610 万人增加至 6510 万人，这在很大程度上解释了成本增加的原因。至 2014 年，关节炎患者的数量增加了900 万，而人均全因总成本和归因于关节炎的成本却分别比同期下降了 5% 和 36%。关节炎患病人数增加所起的重要作用和这项研究观察到的成本趋势与先前的两项比较成人关节炎成本趋势的研究一致[32,33]。

在各个时期的不同研究中，占全因成本和关节炎归因医疗支出最大部分的卫生服务利用类别，均为门诊诊疗服务，占医疗支出的 1/3 ~ 1/2[27,31-34]。自 2002 年起，药物花费在关节炎归因成本中的占比上升到了第二位，人均花费为 500 美元[30,31]。而在 1997 年（全球首个生物制剂依那西普上市的前一年），药物花费在关节炎归因成本中的所占的比例最低[34]。2013 年和 2014 年，因患关节炎产生的住院费用占关节炎归因成本的第三位，其次是其他服务费用（急诊室就诊、家庭保健、视力和牙科保健以及医疗设备）。

归因成本也可根据花费的深层次原因（如疼痛或功能受限）估算。例如，在 2011 年的 MEPS 中，一项针对有关节炎或关节疼痛的成年患者的直接成本分析显示，功能受限几乎占人均医疗费用的 1/4（1638 美元 /6773 美元），这表明预防功能受限可以降低医疗成本[35]。预防和减少功能受限是医务工作者和公共卫生研究人员治疗关节炎和其他风湿病的根本目标。关节炎公共卫生研究人员会基于公共卫生方法，推荐低成本、循证的公共卫生干预措施，如减肥 / 控制体重、定期体育活动和参与自我管理教育计划[28,29]。这些干预措施所带来的益处，包括减轻疼痛、改善身体功能和心理健康，已经在患有多种关节炎和风湿病（包括定义中的关节炎和风湿病）的成年人中进行了评估[36-40]。而针对各种慢性病患者的循证自我管理干预措施也已在其他慢性病中被证明能够改善疾病预后（例如，减少哮喘和慢性阻塞性肺病患者的呼吸急促）。然而，尽管有证据表明这些措施可以显著提高患者生活质量，但迄今没有证据表明它们能够降低患者的直接和间接成本。

成本分担

不论是医保支付者还是成年关节炎患者，均需要支付成年关节炎患者的医疗费用。2014 年，平均每位关节炎患者需支付 1099 美元的自付医疗费用，这几乎是非关节炎患者（531 美元）的 2 倍[31]。成本分担可能会导致非预期的后果。在加拿大，一项针对贫困和老年人群的研究分析了药物成本分担政策实施前后患者的健康预后[9]。其中严重不良事件和急诊室就诊率随着自付费用的上升而增加。这些不良预后与药物的自我配给（例如，服用频率低于处方或只购买能负担得起的药物，而这些药物不一定是治疗的基本药物）有关。一些专业组织（如美国风湿病学会）已经认识到成本分担可能带来的可及性下降。该学会在其关于患者获取生物制剂的立场声明中表示，反对过度共同保险，以确保药物的公平获取[41]。在美国（2009—2011 年），在所有成年关节炎患者中，每七个人中就有一人报告称，由于费用问题，他们无力支付处方药物[42]。

间接成本

2013 年，关节炎患者的人均收入损失为 4040 美元，全国总收入损失为 1637 亿美元。据估计，在 18 ~ 64 岁的成年关节炎患者中，有 940 万失业者。全国可归因于关节炎的间接总成本占关节炎归因成本总额的百分比要比以前的估算值更高。2013 年，全国可归因于关节炎的间接总成本占关节炎归因成本总额的 54%，而 1997 年和 2003 年分别为 41% 和 42%[30,33,34]。与 2013 年相比，1997 年成年关节炎患者的就业比例增加（2013 年与 1997 年、2003 年相比，差异分别是 11% 和 14%）[30,34]。这一增长的部分原因可能是 2008—2009 年美国经济大衰退所带来的挥之不去的影响。即与未患关节炎的人群相比，在经济衰退后的复苏期间，成年关节炎患者重返工作岗位的可能性更小[1]。在经济衰退之后，普通人群的就业率需要数年时间才能恢复[44]，而对于可能受到"最后雇用，最先遭解雇"现象影响的成年关节炎患者来说，重返工作岗位的速度可能更慢[45]。早期干预（如在美国）依据《美国残疾人法案》要求的工作协调，以及改进的工作管理（如减慢工作节奏、减少工作时间）也许是使关节炎患者能继续工作的一种有前景的策略[46]。

肌肉骨骼疾病

肌肉骨骼疾病包括骨质疏松症、脊柱疾病、创伤、关节炎和其他风湿病。已有充分证据表明，在美国乃至全世界，特别是低收入和中等收入国家，肌肉骨骼疾病对经济的影响正日益明显[25,47]。全球疾病负担研究估计，2016 年，全世界有 13 亿人患有肌肉骨骼疾病，这些疾病是每年全球致残的主要原因，造成的伤残调整生命年可达 1380 亿年[48]。2012—2014 年，肌肉骨骼疾病的直接和间接成本相当于美国国内生产总值（GDP）的 5.8%（2014 美元），比 20 世纪 90 年代中后期（1996—1998 年间 GDP 的 3.4%）增长了大约 2%[25]。非关节炎性肌肉骨骼疾病的支出也很巨大，并且在成年关节炎患者中非常常见[49-51]。

根据 2012—2014 年间的 MEPS，每年估计有 1.08 亿美国成年人报告患有肌肉骨骼疾病。每人每年平均全因医疗成本为 8206 美元，全国总成本为 8825 亿美元[25]。用于肌肉骨骼疾病的医疗费用占全因医疗成本的 18%，即 1624 亿美元。国家全因医疗成本和肌肉骨骼疾病可归因的医疗成本都在稳步增长，与关节炎一样，这反映出患有这些疾病的人数正在不断增加。有趣的是，在此期间，成年关节炎患者的全因肌肉骨骼医疗成本略有下降，这也是造成这一时期人均全因医疗成本下降的最大原因，这种下降抵消了其他四种疾病（骨质疏松症、脊柱疾病、创伤和其他肌肉骨骼疾病）医疗成本的增加。在这些疾病中，2012—2014 年，骨质疏松症患者的年人均成本最高（约 13 000 美元），创伤患者最低（约 8000 美元）。类似于关节炎，在所研究的四个卫生服务利用类别中，门诊诊疗在全因医疗成本和肌肉骨骼疾病可归因医疗成本中所占比例最大。2012—2014 年，其分别占国家全因和肌肉骨骼疾病可归因直接医疗成本总额的 34% 和 50%[25]。在肌肉骨骼疾病中，占比第二的类别是住院费用，占总成本的 27%。处方费用排在第三位（24%），其次是其他费用（15%），包括急诊、口腔和视力保健以及家庭护理。对于肌肉骨骼疾病可归因的医疗成本，每项非门诊诊疗类别的成本占比相似（15% ～ 29%）。

肌肉骨骼疾病的全因间接成本仅占全因直接和间接成本总和（9800 亿美元）的 10%（975 亿美元）。与本章所述的其他疾病不同的是，归因于肌肉骨骼疾病的人均收入损失要高于人均全因收入损失（2432 美元和 1490 美元）。有专家[25]指出"肌肉骨骼疾病患者的工资损失高于预期，这是由患者的特性而非工作经历决定的"。

国际上对包括关节炎和风湿病在内的肌肉骨骼疾病的估算

许多国家，如澳大利亚[52]、加拿大[22,53]、荷兰[54,13]和瑞典，也开展了关于关节炎和其他肌肉骨骼疾病对经济影响的研究。这些人群研究所采用的方法不同于上述 MEPS 分析中所用的方法，其研究结果是对从美国研究中获得的有关经济影响的知识的补充。

对比关节炎和其他慢性疾病的成本，存在一个挑战：用来估算成本的方法可能有很大的差异，这使得不同疾病的研究很难比较。然而，荷兰的一项研究在不同疾病组中使用了相似的方法，发现肌肉骨骼疾病在所有主要诊断疾病中的医疗成本位居第二，超过了冠状动脉和其他循环系统疾病，仅次于智力障碍[54]。

虽然很多间接成本研究均给出了疾病造成的工资损失估算值，但是加拿大和英国的两项研究显示了估算因长期残疾和生产力损失所致成本的重要性。加拿大的研究使用 2000 年的数据，结果显示关节炎的全因直接和间接成本为 77 亿加元，占肌肉骨骼疾病全因总成本的 29%（223 亿加元），后者约占 2000 年加拿大国民生产总值的 2.9%（7489.98 亿加元）[22,22a]。

就关节炎全因成本而言，包括长期残疾（49.69 亿美元）和过早死亡（2.136 亿美元）所造成的间接成本远高于关节炎的直接成本。所以，将因长期残疾和过早死亡而造成的成本排除在外，可能会导致人群水平成本的低估。另外一项来自加拿大的研究估计，关节炎患者因失业、工作业绩下降以及更换职业而导致的生产力损失所造成的成本平均为 11 553 加元[56]。英国的研究对关节炎的年度花费进行了分析（报告于 2008 年）：关节炎的全因总成本（即 OA 和 RA 的总和）为 307 亿英镑；直接成本占 20%（61 亿英镑）；间接成本（包括无法工作、缺勤、生产率下降和非正式看护人成本）为 148 亿英镑；生活质量成本（即健康生命损失价值）为 98 亿英镑，占 32%[13]。本章上文指出，美国的卫生支出远远高于其他国家，这可能是美国间接与直接估算值的比例远低于这些国际研究的数值的原因之一。然而，在美国未来的人群研究中，将反映间接成本的额外措施（如残疾、生产力损失和非正式看护人）的成本纳入考量，将有助于人们更好地了解关节炎和其他肌肉骨骼疾病对社会造成的严重影响。

在这些研究中，发达国家具有代表性的人口结构是相似的。许多发达国家预计关节炎和其他肌肉骨骼疾病将发生大流行，而来自美国和加拿大的流行病学研究的证据表明，这些预测正将实现 [57,57a,58,58a]。一些测算已被用来估计疾病的未来成本。例如，澳大利亚最近的一项研究预测，2015—2030 年，医疗成本将增长 38%，这与此期间成人关节炎患者数量的预期增加相对应（2015 年为 55 亿美元，预计到 2030 年将上升到 76 亿美元）[52]。

体力活动不足的发生率增加可能会增加关节炎和其他肌肉骨骼疾病的成本。举例来说，肥胖是多种关节炎和其他肌肉骨骼疾病的风险因素，可能会导致这些疾病的患病率上升 [59,60]。肥胖对于医疗成本高昂的关节置换来说也是其中一个风险因素 [61]。肥胖及体力活动不足也可能增加某些成本高昂的共病（如糖尿病、心脏病以及癌症）风险 [62]。然而，据该作者所知，目前还没有确凿的研究将这些风险因素的增加与成本联系起来。

特定类型关节炎的成本

在特定类型的关节炎和风湿病中，最早进行疾病成本研究的疾病是 RA，并且对该疾病的研究仍在广泛开展，尤其是在生物制剂出现之后。SLE 和 OA 对经济的影响也有大量的文献报道，而有关强直性脊柱炎、银屑病关节炎（psoriatic arthritis，PsA）、痛风和纤维肌痛综合征的成本也有相关研究。

类风湿关节炎

关于 RA 成本的文献有很多，这些文献从一系列角度（患者：自付总费用的份额；支付人：由健康保险计划或国家健康保险支付的份额；社会：用于该疾病的医疗保健的所有资源，这些资源由谁支付以及生产力损失）、自诊断以来的时间（即现患或新发病例），以及包括生物制剂在内的特殊治疗的疗效反映了成本 [63-70]。

在生物制剂出现之前的研究，通常以现患病例（大多数是长期患病的病例）作为研究对象。这些研究显示的平均直接成本大多为每年 5000 ~ 7000 美元，而间接成本平均是直接成本的 2 ~ 3 倍。虽然 RA 患者的住院率并不高（< 10%），但住院花费却占了约 2/3 的直接成本，手术干预（主要是关节置换）是其主要原因。

在前生物制剂时代，非住院 RA 患者的医疗成本普遍较低。1995 年，一项研究发现，大多数人每年的平均成本为 5919 美元，中位数为 2715 美元。然而，在这项研究中有一小部分人产生了相当大的费用（第 90 百分位和第 95 百分位分别超过了 8000 美元和 30 000 美元）[71]。

RA 的间接成本要比直接成本高得多，工作障碍发生率高（在所有研究中为 34% ~ 59%）是导致这种情况的原因之一 [72]。许多国家的研究表明，工作障碍可在症状出现后不久发生，20% ~ 70% 的 RA 患者在症状出现后 5 ~ 10 年出现工作障碍（50% 的患者工作障碍在症状出现后的 4.5 ~ 22 年）[73]。RA 还可能面临生活贫困的风险。一项对 55 ~ 64 岁 RA 患者的研究发现，与仍在就业的 RA 患者相比，过早退休的患者家庭收入中位数减少了 20 000 美元（50 000 美元 vs. 30 000 美元），且过早退休者的患者家庭收入低于贫困水平的可能性更大（2% vs. 11%）[74]。

虽然在以往，RA 的间接成本要高于直接成本，但如今，仅生物制剂的一项医疗费用就超过了前生物制剂时代 RA 直接成本和间接成本的总和。MEPS 提供了重要的基于人群的估算以补充基于临床研究的认知。近期一项有关关节炎医疗支出和收入损失的人群研究，给出了直接与间接成本的比率 [17]。在 2008—2012 年的 MEPS 中，国家年度全因直接和间接医疗成本总计为 460 亿美元，其中医疗支出为 326 亿美元，收入损失为 131 亿美元 [17]。RA 可归因直接和间接成本分别为 138 亿美元和 79 亿美元。

在这项 MEPS 研究中，每年人均全因直接成本为 19 040 美元，人均全因直接成本梯度最显著的是教育程度，受教育程度越高，支出越大，高中以下学历（16 527 美元）与大学学历（25 526 美元）之间的差距为 9000 美元 [17]。

成年关节炎患者的就业差距也是一个值得关注的问题。在工作年龄（18 ~ 64 岁）的成年人群中，未患 RA 的人和 RA 患者的年工作率分别为 56.1% 和 87.9%，相差约 30% [17]。与非 RA 人群相比，RA 患者每年人均收入要少大约 15 000 美元。

此项以人群为基础的研究有一个优点，它包括了不同疾病严重程度的 RA 患者，而对于来自于三级医疗中心或健康计划的患者研究可能未纳入那些病情较轻的患者。值得一提的是，即使是基于人群的极大规模研究，如 MEPS（例如，2016 年的 MEPS 收集了超过 3.3 万名儿童和成人的数据），由于患者数量不足，一般也无法对某些疾病做出准确和可靠的估计。但是，由于 MEPS 是一项持续性的调查，过去十年一直采用统一的数据收集方法，研究人员得以利用 2008—2012 年的 MEPS 数据进行年度估算。解读许多 RA 成本研究的一个重要考虑因素是如何识别 RA 患者。对于诸如 RA 这样的疾病，如果临床诊断信息不可用（例如自我报告调查和行政数据），分析人员通常会使用算法来识别最可能是患有这种疾病的人。相比之下，在上述 MEPS 研究中，符合以下标准的受试者被归为 RA：自我报告曾患过 RA，以及至少五次与 RA 相关的处方或门诊诊疗。

这些基于 MEPS 的估计说明了 RA 这一罕见疾病的重大经济影响，但由于现有基于人口估算值数量有限，其他数据来源有助于解释这些估计值。21 世纪初，在 RA 患者人群中，近一半患者使用了生物制剂治疗[75]。如果将公共和私人保险公司承保的成人 RA 患者的年度启动率考虑在内，有人认为，目前的使用率可能比这还高[76]。有些研究描述了生物制剂或可归因于生物制剂的成本。其中，一项研究报告了生物制剂（即依那西普、阿达木单抗和英夫利昔单抗）的年人均成本为 26 000 美元，尽管其他研究报告的成本较低[77]。最近的一项 meta 分析显示，使用生物制剂治疗的 RA 患者的总医疗成本几乎是之前所有未使用生物制剂治疗 RA 患者的 3 倍（36 053 美元和 12 509 美元）[67]，这种模式在生物制剂应用后不久即被报道[78]。在生物制剂时代，一项相对早期的研究就曾预测，生物制剂对丹麦医疗服务的潜在影响将使国家医疗成本增加 50% ~ 500%[79]。现在，生物制剂占美国处方支出的 38%，占 2010—2015 年药品支出增长的 70%[80]。

更低成本的生物类似药有望降低药物成本的增长，并且从 2017—2026 年预期可将生物制剂开支减少 540 亿美元[80,81]。2017 年美国医疗保险 D 部分（药物计划）的数据分析结果显示，考虑到这些计划的结构和成本分担要素，生物类似药可能无法为医疗保险 D 部分的受益人节约成本[82]。该研究参照 2017 年医疗保险 D 部分的赔付标准，对 RA 生物制剂与生物类似药（分别为英夫利昔单抗和英夫利昔单抗生物类似药）的总成本和自付成本进行了比较。在这一年，医疗保险 D 部分的免赔额是 400 美元，如果花费超出 400 美元且低于可覆盖额度上限（3700 美元），个人只需承担 25% 的费用。如果个人支出达到可覆盖额度上限，患者将会进入一个覆盖缺口阶段，在此阶段，患者将承担更高比例的成本分担。尽管生物类似药比生物制剂便宜，但个人自付费用的百分比要高于生物制剂（40% vs. 51%）。另外，生物类似药不能像生物制剂一样在覆盖缺口期享受 50% 的制造商折扣。最终，与使用生物制剂相比，患者承担了更高的自付费用。这项分析表明，在没有覆盖缺口期折扣的情况下，英夫利昔单抗生物类似药每年的预期自付费用将高于英夫利昔单抗（分别为 5118 美元和 3432 美元）。

尽管在过去的 20 年中，RA 的医疗管理有了巨大的变化，但工作问题仍然普遍存在，并且在发病后不久便可出现，造成相应的高额间接成本[83]。除收入损失外，缺勤的成本也非常高[83]。一些不确定的证据表明，生物制剂的使用增加与工作障碍发生率和缺勤（缺勤天数）的减少相对应，尤其是那些患有早期 RA 的患者以及在职人员（带病上岗），但许多以前的就业模式在生物制剂出现之前和早期仍然适用[46,83,84]。举例来说，2001 年的一项研究显示，在患病的前三年，缺勤的间接成本最高，随后下降，但最终由于工作障碍所致的间接成本抵消了缺勤减低的部分成本[84]。

RA 相关的高额医疗成本影响着患者和医保支付者的治疗决策。涉及审查生物制剂成本效益的研究表明，生物制剂的应用可以减少残疾、提高生活质量[85,85a]。因此，对任何有需要的患者启动生物制剂治疗似乎可以通过减少对高成本措施（如关节置换的医疗花费）的需求及工资损失导致的间接成本来降低成本。直到现在，还没有确切的证据证明，生物制剂使用增加能减少 RA 关节置换手术的需求和工作障碍。关于工作障碍问题，尚不清楚这一改变是否受到生物制剂使用量增加和大衰退后经济复苏的双重影响[1]。有关成本效益的文献越来越多，在成本效益研究中，对生物制剂的结论各不相同。最近一篇有关成本效益研究的系统性回顾强调了解释这些成本效益研究[85]时的一个重要问题：用于确定成本效益、增量成本效益比率（ICER）的标准因国家和地区而异，或可能不被使用。例如，美国《患者保护与平价医疗法案》不允许使用 ICER，因为担心这会导致政府为高医疗成本实行配额[5,86]。一项研究的结论是，生物制剂是否具有成本效益最终取决于所使用的 ICER 的阈值。

系统性红斑狼疮

最早的关于 RA 成本的研究出现在 70 年代中期，而 SLE 的成本研究在 20 年后才出现。如今，许多国家也发表了一系列研究，将文献内容从非特指的 SLE 扩展到包括疾病活动度[87]、脏器表现[88-90]对直接和间接成本的影响。在医疗成本方面，脏器受累，尤其是因肾衰竭和神经精神障碍住院会造成高昂的直接成本[91]。

在使用生物制剂治疗 RA 前，SLE 的直接成本略高于 RA，但 SLE 患者的住院费用更低[88-91]。SLE 患者平均每年的医疗花费约为 7000 美元，从略高于 4000 美元到略低于 14 000 美元不等。平均而言，住院费用占直接成本的 1/2 还不到，即使住院患者的花费很高，但住院率较低。药物花费约占直接成本的 1/4，门诊诊疗支出与药物花费相同。

20 年前开展的一项国际研究至今仍有指导意义，它考察了 3 个国家（美国、英国和加拿大）的成本模式[92]。为保证服务价格不会影响其估算，作者对每个国家采用了相同的单位价格。研究结果显示，加拿大与英国的 SLE 成本水平相似，但均比美国低 10% ~ 15%。不过，美国的这一额外水平的支出并未带来更多获益。

在研究疾病活动度和脏器表现如何影响直接和间接成本的研究中，狼疮肾炎的重要作用显而易见。其他与较高成本相关的因素有肾损害、神经精神表现，包括记忆障碍、疾病活动度和严重程度、疾病复发。举例来说，在一项研究中，发生复发的 SLE 患者花费的总成本是无复发患者的 2 倍，有肾受累或神经精神狼疮的患者复发成本最高[91]。在另一项研究中，SLE 严重程度的增加与更多的临床诊疗应用，包括更多的药物使用（特别是糖皮质激素、免疫抑制剂、抗高血压药物）、更频繁的专科、急诊诊疗和住院治疗，以及更高花费相关[93]。通过有效的治疗预防脏器损害、减少疾病复发、减轻疾病严重程度，能显著降低 SLE 的成本。生物制剂可能会导致 SLE 的直接成本在未来几年上升，尽管其治疗 SLE 的有效性正受到该疾病临床异质性的挑战[94,95]。目前，已有的用于治疗 SLE 的生物制剂，除贝利尤单抗外，均为超说明书使用[96,97]。针对 SLE 的其他生物制剂正在开发中。

与直接成本相比，间接成本的计量方法更具异质性，但对于采用类似方法的研究，间接成本与直接成本比平均约为 2 : 1。高失业率导致 SLE 的间接成本居高不下。在发病时已经就业的 SLE 患者中，据估计，有 15% 可能在确诊后的前 5 年内失业，40% 可能在确诊后的前 10 年内失业，63% 在前 20 年内失业[99]。这些失业率值得被关注。导致患者劳动结局不佳的一个额外因素是，疾病引起的疲劳、疼痛和神经认知缺陷的出现可能会掩盖有相似症状的其他疾病的发现[100]。

SLE 患者的工作损失成本可能巨大，因为与 RA 相比，SLE 患者的发病年龄平均要年轻 10 岁，并且 SLE 患者临时或永久性工作损失水平较高[100,101]。与直接成本相似，间接成本随疾病表现的严重程度增加而增加[101]。复发是 SLE 患者缺勤频率增加和时间延长的重要预测因素。疾病的不可预见性会影响人们重返工作岗位的能力，而在那些失业者中，心理问题更为常见。由于狼疮可以在很小的年龄发病，它会限制受教育程度，从而限制了终身就业和收入，并最终削弱为退休获取资产的能力[101]。到目前为止，尚无关于狼疮生存率增加对经济影响的研究。

结缔组织病（包括系统性红斑狼疮）

近期，美国根据 2008—2014 年的 MEPS，得出结缔组织病的全因直接成本估算值为 158 亿美元（人均成本为 19 702 美元）[24]。在所有结缔组织病患者中，门诊诊疗占成本的 1/3，其次是住院治疗（28%）、处方（25%）和包括急诊、家庭保健、视力和口腔的其他花费（15%）。就诊对 SLE 来说是一个重要问题，而延误可能会对疾病预后产生很大影响。在这项研究中，人均成本最低的是无医疗保险的人群（5631 美元）和非西班牙裔黑人（14 564 美元）。在以前的研究中，未投保的 SLE 患者和非西班牙裔黑人患者接受的医疗质量较差，不良结局（如妊娠失败、器官衰竭和过早死亡）发生率高[102-105]。

在上述基于 MEPS 的研究中，作者对结缔组织病（ICD-9-CM 710）患者进行了研究，因为这种情况非常罕见，即使将 SLE（ICD-9-CM 710.0）患者的 7 年数据纳入进来，也没有足够的样本量得出统计上可靠的估算值。事实上，他们无法得出结缔组织疾病的收入损失估算值，因为仅限于工作年龄的成年人的样本量很小[24]。

骨关节炎

有关 OA 的经济影响的人群研究数量有限。但很显然，随着关节置换的增加（OA 是最常见的适应证），OA 在每年美国和国际上总卫生服务利用和成本中所占的比例越来越大。在美国，从 1993 年（出院人数 323 804 人）到 2016 年（出院人数 1 205 651 人），关节置换的住院人数增加了近 4 倍。2013 年，OA 是美国医院诊疗成本第二高的疾病（住院花费为 165 亿美元）[106,107]。这些住院费用不论对私人还是公共付款人来说都是昂贵的，因为它是美国私人保险公司最昂贵的住院花费来源，也是医疗保险第二高的成本来源[106,107]。20 世纪 90 年代，大部分关节置换的费用都由美国医疗保险承担，因为接受关节置换的几乎都是老年患者（≥ 65 岁），然而中年患者（45 ~ 64 岁）关节置换的增加导致了私人付款人的成本增加[108]。

虽然关节置换是 OA 成本的一个重要组成部分，但疼痛和共病也与 OA 的直接和间接成本密切相关[51,109]。2008—2014 年，美国预计有 3250 万成年 OA 患者，这些患者每年的全因医疗支出和收入损失为 4864 亿美元[26]。OA 的可归因直接和间接总成本为 1368 亿美元，约占全因成本的 1/4。

直接成本（3732 亿美元）按所有 18 岁及以上的成人计算，约占 OA 患者全因直接和间接总成本（4864 亿美元）的 3/4（77%）[26]。每位成年 OA 患者的平均直接成本为 11 502 美元。人均成本具有很明显的年龄梯度，青年患者（年龄 18 ~ 44 岁）的人均成本为 7988 美元，而老年患者（年龄 ≥ 65 岁）的人均成本为 12 714 美元。在所有年龄组中，工作、学校或家务劳动受限的人群，人均医疗成本最高（17 136 美元）。

可归因于 OA 的国家间接成本总额（713 亿美元；人均 4274 美元）略高于国家直接成本总额（655 亿美元；人均 2018 美元）。可归因于 OA 的国家直接成本总额约占全因成本的 18%，而可归因于 OA 的国家间接成本总额占全因间接成本的 63%。总的来说，全因和可归因直接成本具有很大差异，这很大程度上是由于对共病花费的统计调整。就业年龄的成人可能有较少的共病，所以按就业年龄计算的全因和可归因间接成本差异较小。18 ~ 64 岁的 OA 患者的国家全因间接成本（1132 亿美元）非常低，因为成年 OA 患者只有一半处于传统工作年龄。

在 MEPS 等调查中使用自我报告的诊断信息时，一个值得注意的问题是自我报告诊断的不准确性。自我报告的 OA 就是这样一个例子，因为多项研究（包括使用 MEPS 数据的研究）表明，自我报告 OA 的准确性较低。例如，在一项 MEPS 研究中，只有 10% 的被诊断为 OA（ICD-9-CM 715）的人自我报告患有 OA[109a]。基于这个原因，在上述 MEPS 研究中，只用一种算法识别 OA 患者会导致自我报告的潜在错误。这种算法的一项内容是排除曾经被诊断为 RA 的患者，因为 OA 患者经常错误地自我报告为 RA 而非 OA。因此，仅利用自我报告 OA 来确定 OA 患者的 COI 研究有可能因漏报而存在偏倚，并且对一般人群的概化有限[110]。

痛风

分析 2008—2012 年的 MEPS 数据发现，美国痛风患者每年的全因成本为 260 亿美元[111]。其中，总直接成本为 366 亿美元，人均成本为 11 936 美元。大多数全因成本可能用于治疗如肥胖、高血压、II 型糖尿病和心脏病等共病，这些疾病在痛风患者中非常常见[111a]。如下所述，痛风的全因成本低于总直接成本，这是因为，痛风患者的收入要比无痛风者高 100 亿美元。在痛风的成本中，住院治疗和长期护理可能占相当大的比例，因为在 2013 年，痛风的诊断与 2.9% 的任何诊断医院就诊和 3.3% 的医院费用账单挂钩。未得到控制和频繁复发的痛风患者成本最高[112,113]。相比之下，痛风仅占所有诊断门诊就诊的 0.5%。1993—2011 年，被诊断为痛风的住院人数增加，这被认为是肥胖和高血压增加的结果[114]。

2008—2012 年，无痛风者的年就业率仅略高于痛风患者（无痛风者和痛风患者分别为 88% 和 85%）[111]。每名痛风患者的平均收入比无痛风者多 6810 美元，所以痛风患者的收入要比无痛风者高 100 亿美元。

背部疾病

MEPS 数据非常适合评估与背部疾病相关的经济影响，因为患者可以通过有背部疾病病史的患者的自我报告，而无需医疗保健专业人员作出的特定诊断。Yelin[2] 通过分析 MEPS 估计，从 1996—1998 年（2740 万人）到 2002—2004 年（3290 万人），自我报告背部问题的人数增长了 19%，即增加了 600 万人。患病率在这一时期上升了 12%，达到了 11.3%。

在此期间，每个背部疾病患者的直接成本总额增加了约 25%，从 4756 美元增至 5923 美元，这一增长很大程度上是因为治疗背部疾病的处方药费用增加了 88%[2]。从 1996—1998 年到 2002—2004 年，由于人均直接成本的增加和患病率的增长，背部问题的直接成本从相当于 GDP 的 1.2% 增加到 1.7%。有背部问题的平均收入损失较低，在 2430 万就业年龄的成年（18～64 岁）背部疾病患者中，人均收入损失为 1871 美元。总的来说，背部疾病造成的收入损失相当于 2004 年美国 GDP 的 0.4%。虽然背部问题是导致失业的常见原因，但收入损失相对较低，因为大多数有背部问题的人都是暂时的残疾，而不是永久性的失业。

强直性脊柱炎

与上述其他炎症性疾病类似，强直性脊柱炎患者的直接和间接成本也很高。2005 年的一篇有关成本的综述指出，与强直性脊柱炎相关的总成本（包括直接成本）为 7243～11 840 美元，与前生物制剂时代的 RA 成本相当[115]。与 RA 向生物制剂时代的过渡类似，随着越来越多地使用生物制剂治疗强直性脊柱炎［在 15 个国家和地区范围内，TNF 抑制剂使用率介于 0%（香港、智利和乌拉圭）至 55%（美国）］，直接成本预计将会增加[115,116]。而强直性脊柱炎患者对辅助设备需求也特别高，其中护理人员是直接成本的重要贡献者[117]。

在不同国家，成本类别的分布有所不同。在美国，由于物理治疗和住院的保险范围各不相同，强直性脊柱炎患者的护理需求可能未得到满足，因此，与其他国家相比，工资损失在疾病总成本中所占比例要大得多。

纤维肌痛综合征

有关纤维肌痛综合征对经济影响最全面的分析是一篇发表于 10 年前的综述[118]。纤维肌痛综合征是一种慢性广泛疼痛综合征，其症状包括睡眠障碍和抑郁。它对女性有不同程度的影响。在这篇综述中，纤维肌痛综合征的直接医疗成本平均为 5000～6000 美元，但由于未计入照护和家政的损失，其花费要远高于由收入损失造成的间接成本（平均为 2000～3000 美元）。尽管有相对较高比例的患者在发病时已经停止工作、减少工作时间，或出现暂时性残疾，这种情况仍然会发生。值得注意的是，纤维肌痛综合征患者要想继续工作，就需要经常采用工作管理策略（改变工作任务或换工作来适应症状）。该综述还指出，在确诊前，与纤维肌痛综合征相关的直接成本较高，这是由于检查的花费；而在确诊后，门诊护理和症状管理药物（如疼痛和抑郁）在直接成本中所占比例最高。

迄今为止，还没有基于美国人群的纤维肌痛综合征的成本估算值发表。一项基于 MEPS 的研究调查了 ICD-9-CM 编码对自我报告纤维肌痛综合征的敏感性，其中金标准是医疗保健专业人员的诊断记录，结果发现敏感性较低（≤ 0.34）（Miriam Cisternas, personal communications，2014）。这表明，用 MEPS 对纤维肌痛综合征进行估算是不可行的，但是当疾病诊断编码转变为更具体的 ICD-10-CM 时，这种情况可能会发生变化（Miriam Cisternas, personal communications，2014）。

银屑病关节炎

对 PsA 直接和间接成本的有限数量研究表明，该疾病的成本甚至高于其他炎症性疾病，因为患者要同时面对两种复杂的疾病——银屑病和 PsA 本身，而且更可能有其他共病[120]。虽然 PsA 的直接和间接成本一直很高，但与 RA 类似，近期用于治疗 PsA 的生物制剂改变了 PsA 患者总成本的分布，直接成本现已超过了间接成本。已有结论表明，通过使用生物制剂所实现的生产力的提高抵消了生物制剂的一部分成本。

小结

总的来说，COI 研究反映了关节炎和风湿病相关的直接和间接成本对个人、卫生系统以及整个社会的影响。随着患病人数的增长、昂贵药物（如生物制剂）及医疗操作（如关节置换）的应用增加，成本预计将会上升[52]。自付费用和药物（如生物制剂）成本的增加，可能会对关节炎和风湿病患者对医疗服务的可及性造成影响。例如，2018 年的一项系统性综述发现，RA 患者自付费用的增加与药物依从性下降相关[121]，失业、收入减少的患者更容易发生。生物制剂和关节置换等治疗可改善生活质量，并可能增加就业参与度。增加这些治疗的可及性可能会让更多的关节炎和风湿病患者受益。

Full references for this chapter can be found on ExpertConsult.com.

部分参考文献

1. Theis KA, Roblin D, Helmick CG, et al.: Employment exit and entry among U.S. adults with and without arthritis during the great recession. A longitudinal study: 2007-2009, NHIS/MEPS, *Work* 60(2):303–318, 2018.

2. Yelin E: Economic burden of rheumatic diseases. In Firestein GS, Gabriel SE, Mcinnes IB, et al.: *Kelley and Firestein's textbook of rheumatology*, Philadephia, 2017, Elsevier.

3. Gold MR, Spiegel JE, Russell LB, et al.: *Cost-effectiveness in health and medicine*, New York, 1996, Oxford University Press.

4. National Prevention Council, *National Prevention Strategy*. 2011, U.S. Department of Health and Human Services, Office of the Surgeon General: Washington, D.C. p. 125. https://www.hhs.gov/sites/default/files/disease-prevention-wellness-report.pdf.

5. 11th US Congress (2009-2010) H.R. 3590 Patient Protection and Affordable Care Act.

6. Crowley R, Daniel H, Cooney TG, Health and Public Policy Committee of the American College of Physicians, et al.: Envisioning a better U.S. health care system for all: coverage and cost of care, *Ann Intern Med* 172(supp 2):S7–S32, 2020.

7. Putrik P, Ramiro S, Kvien TK, et al.: Inequities in access to biologic and synthetic DMARDs across 46 European countries, *Ann Rheum Dis* 73(1):198–206, 2014.

8. Hausmann LRM, Brandt CA, Carroll CM, et al.: Racial and ethnic differences in total knee arthroplasty in the Veterans Affairs Healthcare System (2001-2013), *Arthritis Care Res (Hoboken)* 69:1171–1178, 2017.

9. Kolasinski SL, Neogi T, Hochberg MC, et al.: 2019 American College of Rheumatology/Arthritis Foundation guideline for the management of osteoarthritis of the hand, hip, and knee, *Arthritis Care Res (Hoboken)* 72(2):149–162, 2020.

10. Centers for Medicaid and Medicare Services: Original Medicare (Part A and B) eligibility and enrollment. Available from: https://cms.gov/Medicare/Eligibility-and-Enrollment/OrigMedicarePartABEligEnrol, 2020.

11. Putrik P, Ramiro S, Kvien TK, et al.: Inequities in access to biologic and synthetic DMARDs across 46 European countries, *Ann Rheum Dis* 73(1):198–206, 2014.

12. Kamaruzaman H, Kinghorn P, Oppong R: Cost-effectiveness of surgical interventions for the management of osteoarthritis: a systematic review of the literature, *BMC Musculoskelet Disord* 18(1):183, 2017.

13. Oxford Economics: The economic costs of arthritis for the US economy 2010. Available from https://www.oxfordeconomics.com/publication/download/222531.

14. Finkelstein E, Corso P: Cost-of-illness analyses for policy making: a cautionary tale of use and misuse, *Expert Rev Pharmacoecon Outcomes Res* 3(4):367–369, 2003.

15. Cohen JW, Cohen SB, Banthin JS: The medical expenditure panel survey: a national information resource to support healthcare cost research and inform policy and practice, *Med Care* 47(7 Suppl 1):S44–50, 2009.

16. Agency for Healthcare Research and Quality. Medical Expenditure Panel Survey 2019. Available from: https://meps.ahrq.gov/mepsweb/.

17. Hochberg MC, Cisternas MG, Watkins-Castillo SI. Rheumatoid arthritis. 2018. In The Burden of Musculoskeletal Diseases in the United States [Internet]. 4th. Available from: https://www.boneandjointburden.org/fourth-edition/iiib21/rheumatoid-arthritis.

18. Widdifield J, Paterson JM, Huang A, et al.: Causes of Death in rheumatoid arthritis: how do they compare to the general population? *Arthritis Care Res* 70(12):1748–1755, 2018.

19. Widdifield J, Bernatsky S, Paterson JM, et al.: Trends in excess mortality among patients with rheumatoid arthritis in Ontario, Canada, *Arthritis Care Res* 67(8):1047–1053, 2015.

20. Humphreys JH, Warner A, Chipping J, et al.: Mortality trends in patients with early rheumatoid arthritis over 20 years: results from the Norfolk Arthritis Register, *Arthritis Care Res* 66(9):1296–1301, 2014.

21. Jorge AM, Lu N, Zhang Y, et al.: Unchanging premature mortality trends in systemic lupus erythematosus: a general population-based study (1999-2014), *Rheumatology (Oxford, England)* 57(2):337–344, 2018.

22. O'Donnell S, Lagacé C, Diener A, Roberge H, Tanguay S. Life with arthritis in Canada: a personal and public health challenge. 2011. Public Health Agency of Canada. Available from: https://www.canada.ca/content/dam/phac-aspc/migration/phac-aspc/cd-mc/arthritis-arthrite/lwaic-vaaac-10/pdf/arthritis-2010-eng.pdf.

23. Yelin E, Cisternas MG, Watkins-Castillo SI. Impact of Musculoskeletal Diseases on the US Economy: US Bone and Joint Initiative; 2014 [cited 2019]. Available from: https://www.boneandjointburden.org/2013-report/impact-musculoskeletal-diseases-us-economy/x5.

24. Hochberg MC, Cisternas MG, Watkins-Castillo SI. Connective Tissue Disorders. 2018. In: The Burden of Musculoskeletal Diseases in the United States [Internet]. 4th. Available from: https://www.boneandjointburden.org/fourth-edition/iiib23/connective-tissue-disorders.

25. Yelin E, Cisternas MG, Watkins-Castillo SI. Burden from Musculoskeletal Conditions in the US Economy. 2018. In: The Burden of Musculoskeletal Diseases in the United States [Internet]. 4th. Available from: https://www.boneandjointburden.org/2014-report/xd0/musculoskeletal-medical-care-expenditures.

26. Hochberg MC, Cisternas MG, Watkins-Castillo SI. Osteoarthritis. 2018 2018. In: The Burden of Musculoskeletal Diseases in the United States [Internet]. 4th. Available from: https://www.boneandjointburden.org/fourth-edition/iiib10/osteoarthritis.

27. Murphy LB, Cisternas MG, Greenlund KJ, et al.: Defining arthritis for public health surveillance: methods and estimates in four US population health surveys, *Arthritis Care Res* 69(3):356–367, 2017.

28. Ellis BM, Conaghan PG: Reducing arthritis pain through physical activity: a new public health, tiered approach, *Br J Gen Pract* 67(663):438–439, 2017.

29. Hootman JM, Helmick CG, Brady TJ: A public health approach to addressing arthritis in older adults: the most common cause of disability, *Am J Public Health* 102(3):426–433, 2012.

30. Murphy LB, Cisternas MG, Pasta DJ, et al.: Medical expenditures and earnings losses among US adults with arthritis in 2013, *Arthritis Care Res* 70(6):869–876, 2018.

31. Raval AD, Vyas A: Trends in healthcare expenditures among individuals with arthritis in the United States from 2008 to 2014, *J Rheumatol* 45(5):705–716, 2018.

32. Cisternas MG, Murphy LB, Yelin EH, et al.: Trends in medical care expenditures of US adults with arthritis and other rheumatic conditions 1997 to 2005, *J Rheumatol* 36(11):2531–2538, 2009.

33. Yelin E, Murphy L, Cisternas MG, et al.: Medical care expenditures and earnings losses among persons with arthritis and other rheumatic conditions in 2003, and comparisons with 1997, *Arthritis Rheum* 56(5):1397–1407, 2007.

34. Yelin E, Cisternas MG, Pasta DJ, et al.: Medical care expenditures and earnings losses of persons with arthritis and other rheumatic conditions in the United States in 1997: total and incremental estimates, *Arthritis Rheum* 50(7):2317–2326, 2004.

35. Williams EM, Walker RJ, Faith T, et al.: The impact of arthritis and joint pain on individual healthcare expenditures: findings from the

Medical Expenditure Panel Survey (MEPS), 2011, *Arthritis Care Res* 19(1):38, 2017.

36. Kelley GA, Kelley KS, Hootman JM: Effects of exercise on depression in adults with arthritis: a systematic review with meta-analysis of randomized controlled trials, *Arthritis Care Res* 17:21, 2015.

37. Kelley GA, Kelley KS, Callahan LF: Community-deliverable exercise and anxiety in adults with arthritis and other rheumatic diseases: a systematic review with meta-analysis of randomised controlled trials, *BMJ Open* 8(2):e019138, 2018.

38. Kelley GA, Kelley KS, Hootman JM, et al.: Effects of community-deliverable exercise on pain and physical function in adults with arthritis and other rheumatic diseases: a meta-analysis, *Arthritis Care Res* 63(1):79–93, 2011.

39. Brady TJ, Murphy L, O'Colmain BJ, et al.: A meta-analysis of health status, health behaviors, and health care utilization outcomes of the chronic disease self-management program, *Prev Chronic Dis* 10:120112, 2013.

40. Atukorala I, Makovey J, Lawler L, et al.: Is there a dose-response relationship between weight loss and symptom improvement in persons with knee osteoarthritis? *Arthritis Care Res* 68(8):1106–1114, 2016.

41. American College of Rheumatology: Position Statement: patient Access to BIologics. Available from: https://www.rheumatology.org/Portals/0/Files/Patient%20Access%20to%20Biologics%20aka%20Model%20Biologics.pdf, 2017.

42. Murphy LB, Yelin E, Theis KA: Compromised access to prescriptions and medical care because of cost among US adults with arthritis, *Best Pract Res Clin Rheumatol.* 26(5):677–694, 2012.

43. Deleted in review.

44. Center on Budget and Policy Priorities. Chart Book: The Legacy of the Great Recession 2019. Available from: https://www.cbpp.org/research/economy/chart-book-the-legacy-of-the-great-recession.

45. Kaye HS. The Impact of the 2007-2009 Recession on Workers with Disabilities. 2019. Available from: http://www.tilrc.org/assests/news/publications/recession_impact_on_workers_with_disabilities_10-2011.pdf.

46. Verstappen SM, Boonen A, Bijlsma JW, et al.: Working status among Dutch patients with rheumatoid arthritis: work disability and working conditions, *Rheumatology (Oxford, England)* 44(2):202–206, 2005.

47. Briggs AM, Woolf AD, Dreinhofer K, et al.: Reducing the global burden of musculoskeletal conditions, *Bull World Health Organ* 96(5):366–368, 2018.

48. Global Burden of Disease 2016 Disease and Injury Incidence and Prevalence Collaborators: Global, regional, and national incidence, prevalence, and years lived with disability for 328 diseases and injuries for 195 countries, 1990-2016: a systematic analysis for the Global Burden of Disease Study 2016, *Lancet (London, England)* 390(10100):1211–1259, 2017.

49. Strine TW, Hootman JM: US national prevalence and correlates of low back and neck pain among adults, *Arthritis Rheum* 57(4):656–665, 2007.

50. Ma VY, Chan L, Carruthers KJ: Incidence, prevalence, costs, and impact on disability of common conditions requiring rehabilitation in the United States: stroke, spinal cord injury, traumatic brain injury, multiple sclerosis, osteoarthritis, rheumatoid arthritis, limb loss, and back pain, *Arch Phys Med Rehabil* 95(5):986–995.e1, 2014.

51. Gabriel SE, Crowson CS, Campion ME, et al.: Direct medical costs unique to people with arthritis, *J Rheumatol* 24(4):719–725, 1997.

52. Ackerman IN, Bohensky MA, Pratt C, et al.: Counting the Costs. Part 1: Healthcare costs. The current and future burden of arthritis. 2016. Melbourne EPi Center at the University of Melbourne. Available from: https://arthritisaustralia.com.au/wordpress/wp-content/uploads/2017/09/Final-Counting-the-Costs_Part1_MAY2016.pdf.

53. Badley EM: The economic burden of musculoskeletal disorders in Canada is similar to that for cancer, and may be higher, *J Rheumatol* 22(2):204–206, 1995.

54. Meerding WJ, Bonneux L, Polder JJ, et al.: Demographic and epidemiological determinants of healthcare costs in Netherlands: cost of illness study, *BMJ* 317(7151):111–115, 1998.

55. Jonsson D, Husberg M: Socioeconomic costs of rheumatic diseases. Implications for technology assessment, *Int J Technol Assess Health Care* 16(4):1193–1200, 2000.

56. Li X, Gignac MA, Anis AH: The indirect costs of arthritis resulting from unemployment, reduced performance, and occupational changes while at work, *Med Care* 44(4):304–310, 2006.

57. Barbour KE, Helmick CG, Boring M, et al.: Vital Signs: prevalence of Doctor-diagnosed arthritis and arthritis-Attributable Activity Limitation—United States, 2013-2015, *MMWR Morb Mortal Wkly Rep* 66(9):246–253, 2017.

57a. Hootman JM, Helmick CG: Projections of US prevalence of arthritis and associated activity limitations, *Arthritis Rheum* 54(1):226–229, 2006.

59. Hussain SM, Urquhart DM, Wang Y, et al.: Fat mass and fat distribution are associated with low back pain intensity and disability: results from a cohort study, *Arthritis Res Ther* 19(1):26, 2017.

60. Deshpande BR, Katz JN, Solomon DH, et al.: Number of persons with Symptomatic knee osteoarthritis in the US: impact of race and ethnicity, age, sex, and obesity, *Arthritis Care Res* 68(12):1743–1750, 2016.

61. George J, Klika AK, Navale SM, et al.: Obesity epidemic: is its impact on total joint arthroplasty underestimated? An analysis of national trends, *Clin Orthop Relat Res* 475(7):1798–1806, 2017.

62. Guh DP, Zhang W, Bansback N, et al.: The incidence of co-morbidities related to obesity and overweight: a systematic review and meta-analysis, *BMC Public Health* 9:88, 2009.

63. Cooper NJ: Economic burden of rheumatoid arthritis: a systematic review, *Rheumatology (Oxford, England)* 39(1):28–33, 2000.

64. Pugner KM, Scott DI, Holmes JW, et al.: The costs of rheumatoid arthritis: an international long-term view, *Semin Arthritis Rheum* 29(5):305–320, 2000.

65. Chevat C, Pena BM, Al MJ, et al.: Healthcare resource utilisation and costs of treating NSAID-associated gastrointestinal toxicity. A multinational perspective, *PharmacoEconomics* 19(Suppl 1):17–32, 2001.

66. Lubeck DP: A review of the direct costs of rheumatoid arthritis: managed care versus fee-for-service settings, *PharmacoEconomics* 19(8):811–818, 2001.

67. Hresko A, Lin TC, Solomon DH: Medical care costs associated with rheumatoid arthritis in the US: a systematic literature review and meta-analysis, *Arthritis Care Res* 70(10):1431–1438, 2018.

68. Hunsche E, Chancellor JV, Bruce N: The burden of arthritis and nonsteroidal anti-inflammatory treatment. A European literature review, *PharmacoEconomics* 19(Suppl 1):1–15, 2001.

69. Rat AC, Boissier MC: Rheumatoid arthritis: direct and indirect costs, *Joint Bone Spine* 71(6):518–524, 2004.

70. Bansback N, Ara R, Karnon J, et al.: Economic evaluations in rheumatoid arthritis: a critical review of measures used to define health States, *PharmacoEconomics* 26(5):395–408, 2008.

71. Yelin E, Wanke LA: An assessment of the annual and long-term direct costs of rheumatoid arthritis: the impact of poor function and functional decline, *Arthritis Rheum* 42(6):1209–1218, 1999.

72. Felts W, Yelin E: The economic impact of the rheumatic diseases in the United States, *J Rheumatol* 16(7):867–884, 1989.

73. Verstappen SM: Rheumatoid arthritis and work: the impact of rheumatoid arthritis on absenteeism and presenteeism, *Best Pract Res Clin Rheumatol* 29(3):495–511, 2015.

74. Allaire S, Wolfe F, Niu J, et al.: Work disability and its economic effect on 55-64-year-old adults with rheumatoid arthritis, *Arthritis Rheum* 53(4):603–608, 2005.

75. Wolfe F, Michaud K: Biologic treatment of rheumatoid arthritis and the risk of malignancy: analyses from a large US observational study, *Arthritis Rheum* 56(9):2886–2895, 2007.

76. Desai RJ, Solomon DH, Jin Y, et al.: Temporal trends in use of biologic DMARDs for rheumatoid arthritis in the United States: a cohort study of publicly and privately insured patients, *J Manag Care Spec Pharm* 23(8):809–814, 2017.

77. Gu T, Shah N, Deshpande G, et al.: Comparing biologic cost per treated patient across indications among adult US managed care patients: a retrospective cohort study, *Drugs Real World Outcomes* 3(4):369–381, 2016.

78. Michaud K, Messer J, Choi HK, et al.: Direct medical costs and their predictors in patients with rheumatoid arthritis: a three-year study of 7,527 patients, *Arthritis Rheum* 48(10):2750–2762, 2003.

79. Sorensen J, Andersen LS: The case of tumour necrosis factor-alpha inhibitors in the treatment of rheumatoid arthritis: a budget impact analysis, *PharmacoEconomics* 23(3):289–298, 2005.

80. Mulcahy AW, Hlavka JP, Case SR: Biosimilar cost savings in the United States: initial experience and future potential, *Rand Health Q* 7(4):3, 2018.

81. Dorner T, Strand V, Cornes P, et al.: The changing landscape of biosimilars in rheumatology, *Ann Rheum Dis* 75(6):974–982, 2016.

82. Yazdany J, Dudley RA, Lin GA, et al.: Out-of-Pocket costs for infliximab and its biosimilar for rheumatoid arthritis under Medicare Part D, *Jama* 320(9):931–933, 2018.

83. Hallert E, Husberg M, Jonsson D, et al.: Rheumatoid arthritis is already expensive during the first year of the disease (the Swedish TIRA project), *Rheumatology (Oxford, England)* 43(11):1374–1382, 2004.

84. Merkesdal S, Ruof J, Schoffski O, et al.: Indirect medical costs in early rheumatoid arthritis: composition of and changes in indirect costs within the first three years of disease, *Arthritis Rheum* 44(3):528–534, 2001.

85. Joensuu JT, Huoponen S, Aaltonen KJ, et al.: The cost-effectiveness of biologics for the treatment of rheumatoid arthritis: a systematic review, *PloS One* 10(3):e0119683, 2015.

86. Neumann PJ, Ganiats TG, Russell LB, et al.: *Cost effectiveness in health and medicine*, ed 3, New York, 2017, Oxford.

87. Lacaille D, Clarke AE, Bloch DA, et al.: The impact of disease activity, treatment and disease severity on short-term costs of systemic lupus erythematosus, *J Rheumatol* 21(3):448–453, 1994.

88. Carls G, Li T, Panopalis P, et al.: Direct and indirect costs to employers of patients with systemic lupus erythematosus with and without nephritis, *J Occup Environ Med* 51(1):66–79, 2009.

89. Clarke AE, Panopalis P, Petri M, et al.: SLE patients with renal damage incur higher health care costs, *Rheumatology (Oxford, England)* 47(3):329–333, 2008.

90. Pelletier EM, Ogale S, Yu E, et al.: Economic outcomes in patients diagnosed with systemic lupus erythematosus with versus without nephritis: results from an analysis of data from a US claims database, *Clin Ther* 31(11):2653–2664, 2009.

91. Zhu TY, Tam LS, Lee VW, et al.: The impact of flare on disease costs of patients with systemic lupus erythematosus, *Arthritis Rheum* 61(9):1159–1167, 2009.

92. Clarke AE, Petri MA, Manzi S, et al.: An international perspective on the well being and health care costs for patients with systemic lupus erythematosus. Tri-Nation Study Group, *J Rheumatol* 26(7):1500–1511, 1999.

93. Clarke AE, Urowitz MB, Monga N, et al.: Costs associated with severe and nonsevere systemic lupus erythematosus in Canada, *Arthritis Care Res* 67(3):431–436, 2015.

94. Aytan J, Bukhari MA: Use of biologics in SLE: a review of the evidence from a clinical perspective, *Rheumatology (Oxford, England)* 55(5):775–779, 2016.

95. He J, Li Z: An era of biological treatment in systemic lupus erythematosus, *Clin Rheumatol* 37(1):1–3, 2018.

96. Gatto M, Kiss E, Naparstek Y, et al.: In-/off-label use of biologic therapy in systemic lupus erythematosus, *BMC Med* 12:30, 2014.

97. Ryden-Aulin M, Boumpas D, Bultink I, et al.: Off-label use of rituximab for systemic lupus erythematosus in Europe, *Lupus Sci Med* 3(1):e000163, 2016.

98. Sutcliffe N, Clarke AE, Taylor R, et al.: Total costs and predictors of costs in patients with systemic lupus erythematosus, *Rheumatology (Oxford)* 40(1):37–47, 2001.

99. Yelin E, Trupin L, Katz P, et al.: Work dynamics among persons with systemic lupus erythematosus, *Arthritis Rheum* 57(1):56–63, 2007.

100. Scofield L, Reinlib L, Alarcon GS, et al.: Employment and disability issues in systemic lupus erythematosus: a review, *Arthritis Rheum* 59(10):1475–1479, 2008.

101. Agarwal N, Kumar V: Burden of lupus on work: issues in the employment of individuals with lupus, *Work* 55(2):429–439, 2016.

102. Krishnan E, Hubert HB: Ethnicity and mortality from systemic lupus erythematosus in the US, *Ann Rheum Dis* 65(11):1500–1505, 2006.

103. Yazdany J, Feldman CH, Liu J, et al.: Quality of care for incident lupus nephritis among Medicaid beneficiaries in the United States, *Arthritis Care Res* 66(4):617–624, 2014.

104. Barber MRW, Clarke AE: Socioeconomic consequences of systemic lupus erythematosus, *Curr Opin Rheumatol* 29(5):480–485, 2017.

105. Mendoza-Pinto C, Mendez-Martinez S, Soto-Santillan P, et al.: Socioeconomic status and organ damage in Mexican systemic lupus erythematosus women, *Lupus* 24(11):1227–1232, 2015.

106. Torio CM, Moore BJ: *National Inpatient Hospital Costs: the Most Expensive Conditions by Payer, 2013: Statistical Brief #204. Healthcare Cost and Utilization Project (HCUP) Statistical Briefs*, Rockville, MD, 2016, Agency for Healthcare Research and Quality (US).

107. Agency for Healthcare Research and Quality. HCUPnet. Healthcare Cost and Utilization Project (HCUP), 1993 to 2016. 2019. Available from: https://www.hcup-us.ahrq.gov/reports/statbriefs/sb204-Most-Expensive-Hospital-Conditions.jsp.

108. Losina E, Thornhill TS, Rome BN, et al.: The dramatic increase in total knee replacement utilization rates in the United States cannot be fully explained by growth in population size and the obesity epidemic, *J Bone Joint Surg Am* 94(3):201–207, 2012.

109. Gabriel SE, Crowson CS, Campion ME, et al.: Indirect and nonmedical costs among people with rheumatoid arthritis and osteoarthritis compared with nonarthritic controls, *J Rheumatol* 24(1):43–48, 1997.

110. Kotlarz H, Gunnarsson CL, Fang H, et al.: Insurer and out-of-pocket costs of osteoarthritis in the US: evidence from national survey data, *Arthritis Rheum* 60(12):3546–3553, 2009.

111. Hochberg MC, Cisternas MG, Watkins-Castillo SI. Gout. 2018. In: The Burden of Musculoskeletal Diseases in the United States [Internet]. 4th. Available from: https://www.boneandjointburden.org/fourth-edition/iiib30/gout.

112. Lee YY, Kuo LN, Chen JH, et al.: Prescribing patterns and healthcare costs of gout, *Curr Med Res Opin* 1–18, 2018.

113. Flores NM, Nuevo J, Klein AB, et al.: The economic burden of uncontrolled gout: how controlling gout reduces cost, *J Med Economics* 22(1):1–6, 2019.

114. Lim SY, Lu N, Oza A, et al.: Trends in gout and rheumatoid arthritis hospitalizations in the United States, 1993-2011, *JAMA* 315(21):2345–2347, 2016.

115. Boonen A, van der Heijde D: Review of the costs of illness of ankylosing spondylitis and methodologic notes, *Expert Rev Pharmacoecon Outcomes Res* 5(2):163–181, 2005.

116. Reveille JD, Ximenes A, Ward MM: Economic considerations of the treatment of ankylosing spondylitis, *Am J Med Sci* 343(5):371–374, 2012.

117. Woolf AD: Economic burden of rheumatic diseases. In Firestein GS, Gabriel SE, Mcinnes IB, et al.: *Kelley and Firestein's textbook of rheumatology*, ed 8, Philadephia, 2016, Saunders-Elsevier.

118. Annemans L, Le Lay K, Taieb C: Societal and patient burden of fibromyalgia syndrome, *PharmacoEconomics* 27(7):547–559, 2009.

119. Clauw DJ: Fibromyalgia: a clinical review, *JAMA* 311(15):1547–1555, 2014.

120. D'Angiolella LS, Cortesi PA, Lafranconi A, et al.: Cost and cost effectiveness of treatments for psoriatic arthritis: a systematic literature review, *PharmacoEconomics* 36(5):567–589, 2018.

第 36 章

健康结局的评估

原著 DORCAS E. BEATON, MAARTEN BOERS, PETER TUGWELL, LARA MAXWELL

王志强 译　李振彬 校

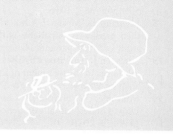

关 键 点

- 决定将什么作为健康结局来评估以及如何评估，这一选择将决定你能够从疾病的影响以及干预措施的益处和危害方面获得什么。

- 选择正确的工具需要积累足够的证据，以表明它可以用于你想要的情境。既要考虑其可行性和内容的实际证据，又要考虑其评估特性的数学证据。现已开发了一些方法来指导这一决策。

- 核心结局集定义了推荐使用的一小组重要结局。它们为决定结局和结局评估标准提供了一个良好的起点。

引言

　　健康结局，即那些反映疾病或其治疗的预期和意外影响的结局[1]，以及它们的准确评估。这在卫生保健系统注重问责、以患者为中心和提高质量的时代变得越来越重要[2]。尽管结局本身并不新鲜，但有一个明显的转变，就是确保我们能抓住那些经常被忽视而对患者来说重要的东西[3-6]。每个结局都像一个窗口，提供了一种疾病影响的特定视角。因此，结局的选择不可避免影响到患者、研究人员、临床医生、指南委员会和政策制定者在回答他们最紧迫的问题时所能获得的信息。健康结局评估的目的是要有面向正确方向的窗口，以便全面了解我们的治疗结果，并在窗口上有高质量、透明的玻璃以做好这项工作。健康结局评估是将重要观点以一种他们可以利用的方式呈现在关

键决策者面前[3,4,7]。本章将提供关于如何选择应该评估什么以及如何评估的实用性建议，利用来自组织的信息，确保正确的结局用于决策。

　　我们将借鉴风湿病学结局评估（Outcome Measures in Rheumatology，OMERACT）[8-10]的经验来定义领域和工具在不同风湿病的重要性。OMERACT 是一个建立于 1992 年的基于国际共识的小组。我们也会参考其他专注于结局的国际组织的工作，这些组织经常与 OMERACT 合作，推进开发核心结局集的方法。核心集或核心结局集将在整个章节中被提及，并参考基于共识的用于所有研究或临床实践的结局集，以提供我们将在每个研究中所用的一小部分窗口。其他结局也可以根据特定需要进行选择，但这些核心结局将允许在不同研究之间进行比较。在所有这些组织中，健康结局评估的基本组成部分是相似的。

健康结局评估

　　虽然 20 世纪后期用于获取结局的评估工具数量激增，如功能和健康相关的生活质量，但直到过去的 10 ～ 15 年，在研究或临床实践中应该使用哪些评估工具以便于比较结局，推进共识取得进展。也许在过去十年中，国际上以患者为中心的治疗倡议对患者视角和患者报告结局的认可是最强推动力。

　　多个不同的指南和指导声明与结局的选择相关，特别是患者报告的结局[11]。一些标准，如美国食品和药物管理局（FDA）指导声明（目前正在修订）[12,13]和 OMERACT 筛选程序的更新意见[9,14-16]，定义了需要什么样的证据才能确保评估工具可以执行某些临床评估[17]。其他标准，如有效性试验中的核心结

602

局评估（Core Outcome Measurement in Effectiveness Trials，COMET），重点是通过推进基于共识的方法来确定核心集中的重要结局领域[18,19]。许多关注于评估工具性能方面研究的评价和整合，如患者报告结局评估的评价（Evaluation of the Measurement of Patient-Reported Outcomes，EMPRO）[20] 和基于共识的健康状况评估工具选择标准（Consensus-Based Standards for the Selection of Health Status Measurement Instruments，COSMIN）[21,22] 等组织的努力下，概述了评估特征研究的系统综述（搜索、评估和综合）的方法（www.cosmin.nl）。一项美国联邦基金资助项目（www.healthmeasures.net）PRO 评估信息系统（PRO Measurement Information System，PROMIS）已经创建了一个针对一般人群校准的大型项目库，可以通过计算机适应测试（computer adaptive testing，CAT）应用。该系统提供了更简洁的评估，避免了那些可以预测答案的问题（例如，如果你能跑 1 英里，你可能会绕着街区走 1 圈，这样的问题不会被问到）。这些也可以用于不同的疾病。该系统目前正在收集证据，证明其在不同的临床和研究环境中的性能，以及与许多传统或常用评估工具的可比性和校准[23]。纸质版本或项目库的简短形式可以提供可比较的结果。最后，有些组织尝试通过创建他们认为合适的结局集将所有关于结局和评估工具的信息整合到一起：应评估什么和应如何评估。在风湿病学方面，有两个组织特别相关：OMERACT 检验研究的核心结局集，国际健康结局评估联盟（International Consortium for Health Outcome Measurement，ICHOM）检验临床实践和质量改进的核心结局。两者都致力于确定一小部分优先结局领域，并匹配用于整个结局评估的高质量工具。这两个组织将在后面的部分中再次提到。这些组织和其他组织的成立是为了应对越来越多的评估工具、越来越多的关于评估特性的文献，以及一些无法比较的研究和临床试验，因为它们没有评估相同的结局或使用不同的工具。核心结局集的一致意味着至少核心结局将是相同的，以便于更多高质量且高投入的研究纳入系统评价、指南制定和比较有效性研究。

这些组织之间的重叠和协作是受欢迎的，每个组织都具有特定的优势，而且各个组织之间出现更多交集，特别是最近几年[15,22,24]。

需要评估什么：定义评估需求

确定研究或临床环境中结局的过程从定义具体需求开始[15,17,25]。这包括三个部分：评估谁？为什么评估？评估什么？

目标人群？

在整个健康结局评估过程中，确定和牢记目标人群至关重要。尽管临床医生在对疾病的理解中"知道"这一点，但在决定健康结局评估和某个领域或工具的相关性时，这一点往往被忽视。例如，一种评估工具可以很好地应用于严重的髋骨关节的评估，但对疾病早期症状并不敏感。这两种状态的患者对于什么是重要的结局也可能有不同的看法。确定一种工具用于评估个体患者（如在治疗中）还是评估一组或多组患者（如在临床试验中描述患者组的均值变化）同样重要。前者需要更高水平的可靠性和准确性[26]。

定义评估原因

明确你打算如何使用工具 / 指数的分数或你的评估目的，对于定义决策中需要优先考虑的属性非常重要。Kirshner 和 Guyatt 描述了三个目的：描述（仅在一个时间点评估一个领域以获取其"快照"）、预测（使用一种结局工具提供关于另一个未来结局的信息，如 HAQ 在关节炎中的死亡率预测）和评估（随时间改变措施，如治疗的利弊），重点是变化的数量，而不是在任何时间点上的绝对评分[27]。在本章中，我们将重点放在与使用健康结局评估来获取研究和实践中干预措施的效果最相关的两个目的：描述（某一时间点的健康结局状态水平）和评估（健康结局的变化）[27]。预测使用同样有效，但在健康结局评估中不太可能作为一种结局来描述。一种预测的使用可能是在初次就诊时评估该领域以预测可能的病程并决定如何治疗患者。每一个目的，无论是描述、评估还是预测，都需要稍有不同的证据类型来支持一个论点，即一种工具能很好地适用于某种环境。例如，基于评估的目的，我们更加重视变化的相关因素，如对临床变化的反应和评估 - 重复评估可信度。对于不以变化为重点的描述应用程序来说，这些并不重要。提前了解你的目的将引导你在思考工具质量时找到正确的证据。

评估什么？

也许在这个阶段最重要的步骤是定义你想要 / 需要评估的概念（即"什么"）。健康结局评估往往侧重于对临床医生或研究人员有意义和相关的事情。在过去的二十年里，国际组织、监管机构和临床实践团体已开始把患者的感受作为确定在健康结局评估中评估什么的关键 [3,4,28]。听取患者及其感受使我们对疲劳 [29] 或类风湿关节炎（rheumatoid arthritis，RA）病情活动 [30] 等概念有了新的认识。它还帮助我们定义新的领域，如许多炎性疾病组的认知功能障碍或患者的康复感 [31]。新的评估工具的出现有助于重新认识骨关节炎（osteoarthritis，OA）相关的间歇性疼痛和持续性疼痛并存 [32]。听取对患者来说重要的东西意味着积极地倾听。患者的感受通常通过严格的定性方法获取，目的是了解疾病或领域或兴趣的生动体验。一系列的个人访谈或焦点组用于听取共同的声音，梳理出患者谈论疼痛或功能等问题的特定方式。患者参与决定结局的过程是确保你所考虑的结局准确地获得其感受的最好方法。越有效的领域和评估工具获取患者的感受，越能在研究或临床实践的结局评估中使用正确的工具集。

通过使用概念性框架，有助于促进生成应该评估内容的想法。这些框架不仅定义了可评估领域的宽度，以便更好地理解健康状况的影响，而且还假设了这些健康领域之间的关系，以及哪些其他因素可能正在影响这些领域。框架的优点是，它通常涵盖疾病影响的广泛表现，并可以引向更宽大的窗口或对结局的看法 [33]。世界卫生组织（World Health Organization，WHO）于 2001 年批准了一个框架，即功能、残疾和健康的国际分类（International Classification of Functioning，Disability，and Health，ICF），其中描述了三个主要概念（图 36-1）：①损伤（症状、结构限制）；②活动限制（执行任务困难）；③参与限制（参与社会角色，如养育子女或工作困难）。我们可以在其中想象到几个领域或结局，如疼痛和活动范围、躯体功能和工作角色功能。此外，ICF 还增加了环境因素（工作需求、环境障碍、天气）和个人因素（体质、心理应对策略）的重要性。OMERACT 在制定其核心领域集框架时使用了 ICF 的概念；它定义

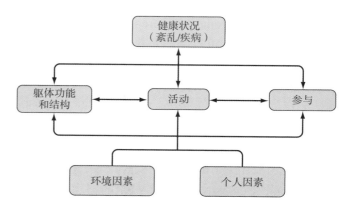

图 36-1　国际功能分类（ICF）概念框架分类显示损伤、活动受限和参与限制之间的假设关系，以及环境和个人因素对这些领域的直接影响

了结局评估的四个核心领域——病理生理表现、生活影响（包括活动限制和参与限制）、资源利用和不良事件（包括死亡）[9]。与 ICF 相似，OMERACT 模型需要考虑重要的背景因素（环境因素和个人因素）[9]。最近，COMET 小组在其潜在结局分类 [23] 中采用了 OMERACT 框架。在开发核心领域集时，OMERACT 要求核心组至少包含三个核心领域中的一个领域，资源利用是可选的。这确保了核心领域集的最小内容有效性，意味着将仔细考虑结局的全部广度 [8,9,16]。

确定结局的一个好的开端是搜索当前文献中已经使用过的领域，例如在感兴趣的疾病下的所有临床试验 [36]。然而，这种方法强化了当前的实践，可能会错过重要的患者视角或框架的核心领域 [8,28]。因此，对当前实践的回顾最好辅以定性的、归纳的方法。

在归类多个领域后，评估所有领域是不切实际的。团队必须找出方法，就研究或实践中最关键的结局达成一致。共识方法（如 Delphi 调查）常用于对所有结局评估至关重要的结局分级 [37]。OMERACT 使用共识方法，包括这项调查，但在解释结果时，我们将患者的观点与临床医生的观点分开。例如，一项关于 RA 疾病活动的研究表明，患者和临床医生并不总是以同样的方式看待重要性，而患者的观点正是结局集中所缺少的 [30]。确定患者在哪些方面同意或不同意其他群体的意见是至关重要的，因为他们在决策小组中的数量往往少于研究人员 / 临床医生的数量，他们的意见很容易丢失。让患者作为研究伙伴参与整个领域的选择过程，可以极大地获取患者在决策过程的每一步的生活感受 [16,38]。当患者在决定核心集中应包含哪些内容时有平等的声音，结局可能会更加以患

者为中心，并更全面。

　　领域选择不应在标签处停止。需要对生活感受进行详细的定义和描述。来自定性工作的陈述是确保未来用户了解其范围的一种方法（结局领域的广度和深度，高水平的感受，以及中低水平的感受）。这种类型的细节成为评估未来评估工具与该概念和内容是否匹配的标准[16]。

　　在这一点上，评估需要应定义为：评估谁？为什么评估？（描述某一时间点的健康状态，还是在随机临床试验设定中的状态变化，还是在临床实践中的状态变化？）以及如何评估？在选择评估工具之前，应仔细而明确地考虑这些问题，这样工具才能满足需要。

关节炎的结局评估

　　关节炎的优势在于，在评估以患者为中心的某些早期残疾和疼痛量表的结局方面处于领先地位。数十年来，他们还通过 OMERACT 参与了核心项目的组织。设计良好的核心结局组应该能够从患者、临床医生、研究人员、行业领袖和政策制定者多个角度捕捉健康的关键领域。OMERACT 已开发出一些核心项目组，其中许多目前正在审查中。表 36-1A、B 列出了几种风湿病的核心领域组（每项临床试验中应评估的内容），其中许多在 2018 年 OMERACT 会议上重新讨论和批准[39-57]。

　　第一列显示了这些疾病核心区或核心领域的至少一个核心组。核心区是最新的 OMERACT 筛选程序 2.1 所建议的宽泛标题，用于确保充分考虑疾病的影响[8,9]。OMERACT 试图确保每个核心区至少涵盖一个结局领域（生活影响、病理生理表现、不良影响、死亡以及任选的组合利用）。其余列显示了目前在不同风湿病中选择的核心项目。存在许多共同点。例如，大多数组或建议包括疼痛、躯体功能、某种形式的疾病影响的总体评估和炎症标志物。许多还包括需要评估疾病活动度或结构本身的损伤。一些核心项目包含反映疾病特有领域（如强直性脊柱炎的脊柱活动度）[48]或研究的特有目标（如痛风中痛风石的评估）[57]（表 36-1A、B）。

选择健康结局评估工具

　　有了清晰明确的需求（已经知道评估的目标人群、评估的原因以及评估的内容），选择"如何"评估结局（工具选择）是一个循序渐进的过程。OMERACT 要求确保选择的工具必须满足筛选程序 2.1 的要求。这意味着要有足够的、高质量的证据证实其符合最初 OMERACT 筛选程序的三大原则。换言之，工具必须真实可信、有鉴别能力（能检测出试验分支间的差异），并且有可行性（就负担和时间而言）[10]。在开发筛选程序 2.1 时，OMERACT 将这些原则重新组织成一组四个信号问题，这些问题按难度增加顺序排列，以反映时间和精力投入的增加。前两个步骤是决定该工具是否符合目标概念，以及在预期环境下是否可行。另外两个问题更倾向于评估属性。总的来说，有三个原则、四个信号问题和七个评估属性来得到一个答案。在此描述的是一个决策过程，可以用来评估给定的工具是否符合相关的评估需求。如图 36-2 所示，此过程建立在 Law[58]、Lohr[59]、Kirshner[60]、Mokkink[20]、FDA 指导[12]、Reeve[111] 以及 OMERACT 多年经验的基础上，是 OMERACT 筛选程序 2.1 工具选择的核心[10,15]。更多详细信息参见 OMERACT 手册，包括一份可填写的工作簿（https://omeract.org/handbook/），帮助您完成整个过程。

　　工具选择法则（图 36-2）有三个值得关注的关键特征。首先，总是以明确的评估需要阐述开始（谁、为什么和什么，如上文所述）。其次，许多初始工作必须通过小组（临床医生、研究人员和患者伙伴）来完成，他们提供关于对工具本身的看法、使用工具的实际问题以及工具是否涵盖了足够多的可靠性和相关性效度的统计学证据（即相关性和效应值统计）[61,62]。这就引出了第三点，即无法确认前两个信号问题中的任何一个，表明存在不可调和的不匹配（触发工具选择法则中的"否"），并暗示最好寻找另一个候选工具。相反，如果通过了这个预统计评估，得到了肯定的"是"（标记为绿色，继续）或"可能"（有一些担忧但仍可继续，用琥珀色或警戒等级标记），你很可能持有一个值得投资的好的评估工具或需要创造证据，证明其在这种情况下的能力。记住这些要点后，让我们来看看这个过程。

表 36-1A　批准纳入 OMERACT 核心结局组的关节健康状况，按核心区（表现、生活影响、社会 / 资源利用和寿命 / 死亡）排序

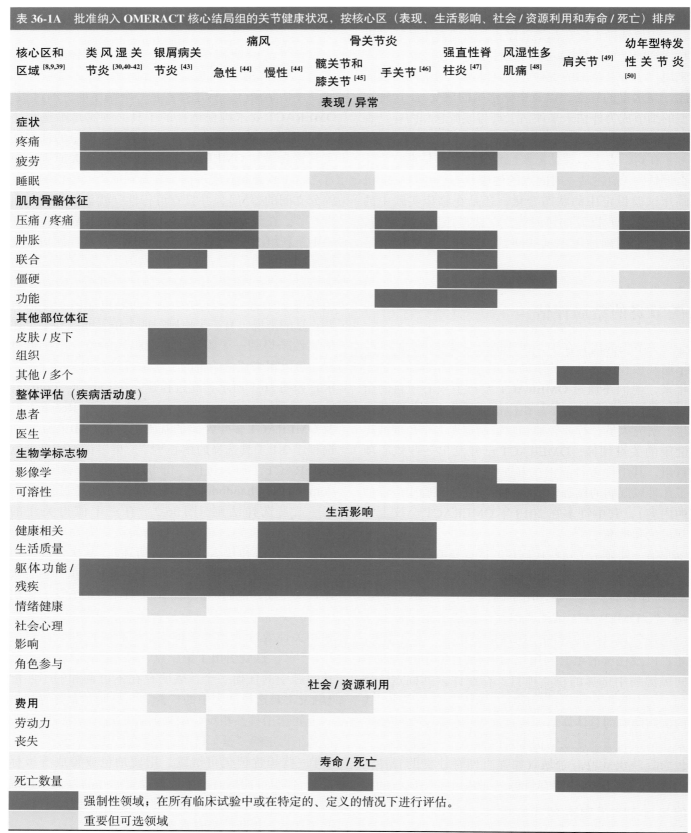

| 核心区和区域 [8,9,39] | 类风湿关节炎 [30,40-42] | 银屑病关节炎 [43] | 痛风 | | 骨关节炎 | | 强直性脊柱炎 [47] | 风湿性多肌痛 [48] | 肩关节 [49] | 幼年型特发性关节炎 [50] |
			急性 [44]	慢性 [44]	髋关节和膝关节 [45]	手关节 [46]				
表现 / 异常										
症状										
疼痛										
疲劳										
睡眠										
肌肉骨骼体征										
压痛 / 疼痛										
肿胀										
联合										
僵硬										
功能										
其他部位体征										
皮肤 / 皮下组织										
其他 / 多个										
整体评估（疾病活动度）										
患者										
医生										
生物学标志物										
影像学										
可溶性										
生活影响										
健康相关生活质量										
躯体功能 / 残疾										
情绪健康										
社会心理影响										
角色参与										
社会 / 资源利用										
费用										
劳动力丧失										
寿命 / 死亡										
死亡数量										

■ 强制性领域；在所有临床试验中或在特定的、定义的情况下进行评估。

■ 重要但可选领域

注：此表中包含的临床疾病是为了将这些疾病分成两个表，并不意味对"关节健康状况"的正式定义
关于项目组的更多细节见参考文献 [30,39-50]

表 36-1B　批准纳入 OMERACT 核心结局组的关节健康状况，按核心区（表现、生活影响、社会／资源利用和寿命／死亡）排序

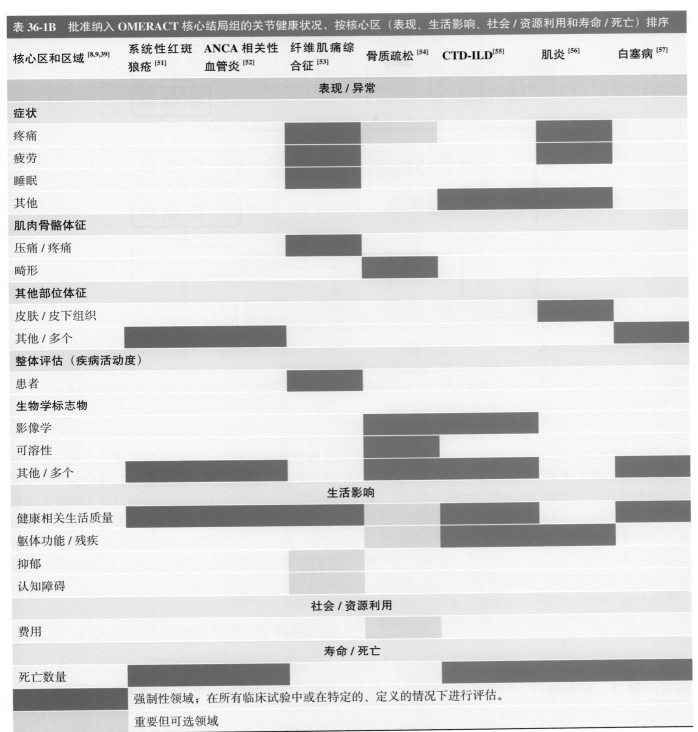

核心区和区域[8,9,39]	系统性红斑狼疮[51]	ANCA 相关性血管炎[52]	纤维肌痛综合征[53]	骨质疏松[54]	CTD-ILD[55]	肌炎[56]	白塞病[57]
表现 / 异常							
症状							
疼痛			■			■	
疲劳			■			■	
睡眠			■				
其他					■	■	
肌肉骨骼体征							
压痛 / 疼痛			■				
畸形				■			
其他部位体征							
皮肤 / 皮下组织						■	
其他 / 多个	■						■
整体评估（疾病活动度）							
患者			■				
生物学标志物							
影像学				■	■		
可溶性				■			
其他 / 多个	■					■	■
生活影响							
健康相关生活质量	■		■		■	■	■
躯体功能 / 残疾			■			■	■
抑郁			□				
认知障碍			□				
社会 / 资源利用							
费用				□			
寿命 / 死亡							
死亡数量	■				■		

■　强制性领域；在所有临床试验中或在特定的、定义的情况下进行评估。

　　重要但可选领域

注：此表中包含的临床疾病是为了将这些疾病分成两个表，并不意味对"系统性风湿病健康状况"的正式定义

有关项目组的更多细节见参考文献[51-57]

CTD-ILD，结缔组织病 - 间质性肺病

信号问题 1：是否与目标域匹配？

　　仔细考虑概念或领域，然后根据对候选工具的描述、评估的项目／元素的性质以及反应的类别或使用的量表，决定工具的概念与评估需求（概念、人口、目的）是否匹配[25]。在这个阶段，患者的输入信息至关重要。他们可以回顾内容，看他们的体验是否完全被这个结局工具所获取，并注意分数是否有意

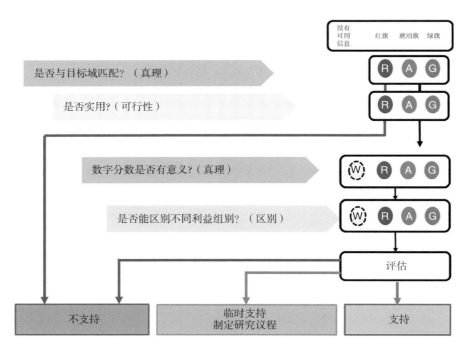

图 36-2　根据 OMERACT 筛选程序 2.1，工具选择法则显示的符合目标评估需求的候选评估的决策过程。前两个信号问题可以通过评估工具本身和患者输入信息来完成。后两个问题需要文献资料。在问题 1 和 2 中，许多工具由于问题 1 和问题 2 的不适合而被废弃。超过这一水平的工具通常表现良好，如果文献中找不到证据，则鼓励研究团队创造证据。（@2018 OMERACT 手册；www.omeract.org）

义。患者可能提供不同程度的输入信息，取决于工具是问卷调查、基于性能的工具、基于观察者的体征评估，还是生物学标志物（可溶性、组织或影像）。对于问卷调查来说，认知访谈有助于了解患者的表达方式和对项目的理解。类似的程序也可用于其他类型的工具。在一组患者 / 受访者中收集一组对工具的反应，可以突出高缺失值（可能是敏感话题）或地板 / 天花板效应的项目，表明工具无法在这方面进一步继续[12,59]。如果这种工具不匹配，则开始另一种候选工具[63]。

信号问题 2：是否可行？

可行性涵盖了预期设置的应用这一工具的实用性[10,58,59]。是否费时？获得许可的费用是否过高？是否需要特殊设备？是否会给你的患者（如语言方面、读写能力、问题的可接受性、程序时间、躯体不适）或观察者（培训）造成过多负担？对于患者和临床医生观察的结局，考虑格式和反应类别是重要的。例如，影像结局的程序和校准说明是否清晰？评分结果是否容易理解？对于这些问题中任何一个的否定回

答都引导你选择另一个更可行的评估工具。可行性或使用工具的实用性，经常会左右对候选工具的选择[10,59,61,62]。这些问题中都可以通过临床或研究团队在患者参与下对实际工具和其管理信息的彻底回顾来回答。此时，患者的伙伴是无价的，特别是在他们对项目的意义、措辞的清晰性和工具内容的全面性的看法上[38]。

信号问题 3：数字评分是否有意义？

确定了内容可信和量表的可行性之后，下一步将开始进行更多密集数据评估。对评估工具进行测试，以确定是否有足够的证据支持其适用于你的预期要求（你的评估需求）[15,64,65]。证据应来自与你自己足够相似的环境（患者，严重程度，文化）。

检查条目是否符合预期量表

评估工具是问卷或组合成一个最终评分的一组条目，通常会检查它们的结构效度。也就是说，根据开发者的意图，检查它们以确认条目 / 部件的结构在其等级上。结构效度通过因素分析（如果评估工具被

设计为多个特征条目并相加）或项目反应理论（item response theory，IRT）[66,67] 等方法来评估设计的条目是否能获取该特征的连续水平。选择取决于用来给评估工具评分的方法。例如，根据每个条目所代表的属性级别进行加权的 IRT 评分量表，通常与 CAT 平台相关联，使评估时间更短、效率更高。PROMIS 就是一个极好的例子（www.healthmeasures.net）。关于如何进行因素分析或 IRT 分析的更多细节超出了本章的范围，但读者应该认识到它们在验证条目能否按推荐的方式放入评分系统的价值[66,67]。

支持数字评分在设置中合理性的证据

评估工具是通过理解一个概念，然后确定能很好获取该概念的条目、响应和评分系统来构建的。从这一点开始，可以使用评分直接量化概念。在选择评估工具时，要确保有足够的证据表明这种使用是合理的（即评分很好地代表了你的患者和设置中关注的领域）。这一点的证据来自于评估工具在不同的情境中，评分能否很好测量各领域[17,65,68]。

一种方法是与相似的量表或相关结构进行比较（例如，疼痛的高低水平可与疼痛影响的测量比较，用不同成像方法评估滑膜炎），通常被称为建构效度。在分析之前，先建立逻辑论点或场景，声明预期关系的方向和大小，然后检验该关系[15,25,59,64]。理想情况下，应在这样的情况下进行检验：与高度相关的比较者（高相关性）以及在没有关系的情况下（低相关性，无相关性）进行比较，可以对此工具可测量的内容提供更多的信心。还应该在已知目标领域不同的群体间进行比较（例如，工作或不能工作的人预期躯体功能不同），这一比较称为已知群体。再次提出一个逻辑论点（例如，病情活动者较缓解者疾病活动指数更高），然后检查评分是否与理论相符。如果没有足够证据与你的需求类型或患者群体相匹配，可以寻找另一种评估工具（因无法建立支持其合理性的论据），或进行一项研究来创建该证据，然后继续加深对该评估工具以及如何使用该工具的理解。

了解测量的精度也很重要。在多条目的问卷中，要考察不同条目响应的一致性（例如，内部一致性使用 Cronbach's α 系数，从 0 到 1，< 0.95 效能更高）。

对于成像技术，要寻找机器的校准（如果多人测试或观察）和评级者间的可靠性。

评级者间的可靠性对于临床医生观察的结局（例如运动范围或握力）或影像结局（不同评级者解释图像中如关节间隙的东西）尤其重要。在这些情况下，评级者是评分变异性的重要来源，需要评估评级者间的任何误差。首选的统计数据是从不同的来源（评级者、设备）中寻找完全相同的数字 / 评分 / 分级。组内相关系数（Intraclass Correlation Coefficient，ICC）和加权 κ 值比单独相关系数更适合寻找确切一致性[69]。

信号问题 4：能否区分不同组别？

在大致了解了支持该工具横断面有效性和可靠性的证据之后，我们有时希望知道这一结局能否衡量一段时间内的变化。只有当你要测量评分变化并做出关于评分变化的陈述时（例如，如果观察到 20 分的变化），这一点才是重要的。如果你的目标是描述某一时间点的结局状态，比如治疗后的疼痛程度或发现的情况，你不需要回答信号问题 4。然而，当我们看到变化是我们使用评估工具评分的重点时，我们还需要一些额外的证据。我们正在寻找一些不同的东西：①是否有证据表明，当目标概念在一段时间内没有变化（检验 - 再检验可信度）时，评分保持不变？②当概念变化时，工具评分是否也随之改变（对目标结构变化的响应性和敏感性）？以及③是否有证据支持如何使用评分变化作为意义阈值？下文将逐一回顾这些问题。

检验 - 再检验可信度

当已经确定的目标概念未发生变化时，在一定时间段内检验 - 再检验可信度需要两个措施评估。作为可靠性研究的读者，应当确信在检验期间这些患者的靶领域（如疼痛、功能及疾病活动度）没有出现变化[59,60]。在这种情况下，我们希望工具的分值没有变化。通常情况下，应当建立进行重测信度的研究，其中应该出现一个没有变化的临床情况或他们使用一个外部引导语言（例如，询问患者的疼痛是否与上次相同）发现尚未改变的患者。只有那些稳定的患者的回答才用于检验 - 再检验可信度。类似于观察者间的可靠性，对于连续性评分，ICC 是首选的统计值，同样对于分类评分，首选加权 κ 值，它们是等效的[69]。通过 $1.96 \times s\ [2\ (1-r)]^{1/2}$ 转换成"可检测的最小变化"[70]，其中 $s=$ 标准差，$r=$ 检验 - 再检验可信度（ICC）[26,70]。95% 的稳定受试者评分变化小于该值，稳定的患者评分不应大于该值。对于个体而言，它可能成为有意义变化的一个较低分界线。个体评估中较小的变化可能有意义，但评估工具并不够敏感，无法可靠地检测这些变化。任何低于这个界限的也可能是随机误差。

响应性

响应性被认为是最好的纵向建构效度。它被定义为在发生变化时检测到变化的能力，包括设置变化的情况，然后检验评估工具获取变化的能力。与建构效度相似，它取决于先验情况，允许识别已发生变化的患者/应答者（例如，疾病的自然病程，已知疗效的治疗，或外部锚定指示的变化）。在一些情况下，预期的变化被设计到研究中，并希望在方向和程度上接近于使用工具时希望能够获取到的变化。通过背景噪声（分数中可变性的一些估计，例如标准差）获取信号（变化分数）的统计数据用于总结响应性。我们很容易关注所记录的变化量，并对大的效应值印象深刻。然而，关键是要将工具分数的变化与检验情况中实际预期的变化类型或数量相匹配。如果我们期望小的变化，那么大的变化是没有用的，这仅提示信号和噪音过大。在响应性研究中预期的变化量应该在出版物中为读者仔细描述。然后，文献的使用者应该确保它与自己的需求足够相似，以便作为有用的证据[71]。

如前所述，响应性通常用信号（变化）相对于噪声（误差）的统计数据进行总结，例如标准化响应平均值（平均变化/变化的标准差）、t统计量（平均变化/标准误）或效应值（平均变化/基线的标准差）[69,72]。Deyo 和 Centor 还描述了相关方法（相关变化和另一个变化指标）作为横断面结构效度与外部标志物（另一个可信的变化估计）相关的变化分值的直接对比[72]。他们还建议一种受试者工作特征（receiver-operator characteristic，ROC）曲线方法［由个体变化引起的相对外部标志物（ROC 标准）的不同变化评分］。这提供了应用于个人的不同变化评分的敏感性和特异性的信息，以及对整个评分区分变化组和不变组的能力的总体概况[72]。所有这些方法都依赖于外部锚，这是一个知道变化发生的问题或方法。确定这个锚是研究的一个重要部分。作为文献的读者，应该确信所使用的变化的锚是可信的，它和整体变化的情况与预期应用足够接近，便于利用证据。

临床试验/队列中治疗组间的区分

OMERACT 的一种重要变化是能够检测临床试验中的变化，类似于我们正在准备的核心结局集的试验。这增加了响应性层面，不仅要获取变化，而且要做得足够好，以检测治疗组和对照组之间变化的相对差异。一旦一种疗法在某一领域被肯定，安慰剂对照试验就很少使用。临床试验将使用已建立的疗法作为非劣势设计中的比较器（称为比较有效性研究），因此，在比较一种有效疗法与另一种疗法时，评估工具的响应性需更灵敏，以表明新疗法与另一种疗法同样有效。这可以通过在大型队列研究中进行一系列比较来实现。例如，队列人群接受两种不同治疗或者一个队列人群细分为稍好一些者和显著改善者，都可以使用。然后比较这些亚组之间的相对变化。可能需要几次这样的检验来建立对评估工具性能的信心。如 Buchbinder[73] 或 Verhoven[74] 所示，通过将分子调整为相对变化，将分母调整为合并标准差，可以调整汇总统计量，即效应值大小统计量，以直接比较两组变化。

意义阈值

这个信号问题的最后一步通常认为是最难理解的，即根据评分确定意义阈值。响应者分析将结局量化为改善、恢复或对治疗有反应的比例，这依赖于已建立的意义的值。因此，必须确保这些阈值的准确性，以避免错误地将某人归类为比他们更好或更差的。两个最常见的意义阈值包括确定有意义的状态（疼痛、功能水平）的水平或基准，以及确定有意义的变化（例如，一个微小但重要的变化）阈值。我们将讨论每一个意义阈值的关键特性。

某状态相关阈值。临床医生想知道疼痛是否在可忍受的水平或者患者是否处于低疾病状态，这需要我们能够理解并测试评分。在这一领域已经做了一些工作，特别是在风湿病学方面。患者可接受的症状状态（patient acceptable symptom states，PASS）[75,76]（患者可耐受的症状水平，即疼痛评分 < 2/10）和反映低疾病活动评分（low disease activity scores，LDAS）[77,78]的状态评估都是这种阈值的例子。患者通常以满足这些类型的阈值的形式对治疗作出重要反应。正如一个研究小组所描述的，基准测试可以让我们了解某人是否感觉良好，而不是研究者是否感觉更

好[79]。

状态变化的意义阈值。 阈值的设置通常是为了帮助人们解释状态的变化。有时，这来源于经验（对观察到的数据趋势的反思）、病例研究或共识。这样做的目的是了解评分的变化是改善还是恶化。重点是变化的量。

ACR 采用核心组评估，如果观察到压痛关节数、肿胀关节数和至少以下三方面有 20% 的变化：①红细胞沉降率（erythrocyte sedimentation rate，ESR）或 C 反应蛋白（C-reactive protein，CRP）；②医生总体评价、患者总体评价、疼痛；③躯体残疾，若有临床反应，该患者被归类为反应者。随后的研究也使用了 50% 和 70% 的阈值。ACR20 应用广泛，在许多领域定义反应，可以很好地评价临床试验疗效[74]。

另一个重要的阈值是评分的最小重要差异（minimal important difference，MID）（改善或恶化）。有许多不同的方法来确定 MID，但最近临床医生、研究人员和监管机构更重视使用外部锚来首先确定谁有微小但重要的变化[13]。锚可以是患者报告的变化分级、患者和临床医生对变化的一致意见或另外密切相关标志物的变化。当重要的变化发生时，锚上的某个水平被精心选择。这成为确定 MID 的标准。与许多测量检验一样，最终 MID 的质量取决于锚的质量。为了提高质量，可以使用多个锚点并对结局进行三角测量，以建立 MID 值的可信度。当评估工具与生活影响、症状或角色功能相关时，患者可以成为开发或选择这些锚点和阈值的专家，这些锚点和阈值应提示微小但重要的变化。许多选项可用于标准结果与候选评估工具的结果比较，但有一个选项占主导地位：将多个变化分数视为诊断性检验，并与所选择的锚进行比较，查看每个指标的敏感性（真阳性率）和特异性（真阴性率）。ROC 曲线可以帮助确定最能代表锚的评估工具上的评分变化（即，对于该目的具有最好的敏感性和特异性）。

MID 值根据使用的锚或选择的方法、患者的基线状态以及改善或恶化而有所不同[80-85]。对这种可变性保持透明是重要的。Farrar[86] 主张绘制变化评分的分布（理想的累积分布），然后直观地显示反映计算出的 MID 的评分变化的位置。其影响是立即显示出不同 MID 值中被描述为改善的比例差异。它还可用于显示临床试验中治疗组的比较，显示组间差异描述的任何变化。跨 MID 的三角测量有助于建立对试验结果的可信度[84,86]。

类似的图可以通过在锚上定义的组来分层（即改善、无变化、更差）。如果有一个值得信赖的锚，应该不会有重叠的分布。如果有重叠，表明锚没有导致变化评分的明显分离。如果误将人们归类为改善或无改善，另一个锚可能能够创建一个更明显的 MID 阈值[13]。我们鼓励读者探索这一新兴方法的参考文献。

这两种绘图技术都促进了以一种易于解释的方式显示数据，并且可以看到解释中的局限性。

组合方法：改变和状态。 一个有吸引力但经常被忽视的选择是将后两种方法组合起来。例如，1996 年，EULAR 将临床反应定义为疾病活动评分（Disease Activity Score，DAS）-28 的变化 > 1.2（变化），并且 DAS28 最终评分 < 2.4（最终状态）[87]。这样，在被归类为临床反应之前，既需要改变，也需要在非常低的疾病活动水平。Jacobson 用同样的方法对心理治疗反应作了定义，仅有变化不足以认定为成功。一个人需要诱导一个变化，进入一个好的状态（例如，无抑郁，无焦虑）。Jacobson 使用大于每日变异的评分来表明心理治疗的变化 [变化 > 误差（可靠性分析中最小可检测的变化）]，并且人的最终评分必须是正常的[88]。关于患者自己如何定义"更好"的研究呼应了这种变化和最终健康状态的结合[31,79]。

评估工具够好吗？

上面的每个信号问题都有一个判断因素，所有信号问题都不太可能有完美的证据。

在 OMERACT 决策中，使用绿色、琥珀色和红色的合成读数。绿色表示有证据支持，红色表示反对，琥珀色则表示对于每个信号问题，对评估工具的性能存在一些问题和注意事项（图 36-2）[15]。最后，对该工具是否有足够的证据支持其在 OMERACT 核心集或在 ICHOM 等组织所建议的监测程序和关心价值做出全面判断[89]。

关节炎评估工具举例

风湿病学研究使用了各种各样的评估工具。虽然只有少数工具已经根据上述程序进行了全面评估，但它们为用户提供了可以考虑的广泛证据，并且它们是实际可能使用的工具类型的可靠例子。我们将简要回顾一些较常见的关节炎评估工具，按照前面描述的四个核心领域进行组织。

疾病病理生理表现指标

疾病活动度是风湿病病理生理学表现中最常测量的指标之一。RA 疾病活动度（炎症活动的指标）的两种最常用的指标 DAS[87] 和 DAS28[90]，综合一组核心结局（例如，急性期反应物、关节计数和整体分级）形成加权评分，提供了 2 ～ 10（DAS）或 0 ～ 9（DAS28）的评分。基于这些分值，建立了界定高、中、低疾病状态的界限。2010 年，提出了 RA 缓解的新标准。这些新标准认识到，疾病活动度在极低的功能水平上并不敏感，这导致其他人进一步细化标尺或开发新的标尺，以提高覆盖范围[91]。疾病活动指数（disease activity indice，DAI）的其他例子包括 Bath 强直性脊柱炎疾病活动指数（BASDAI）[92]。当有多种工具可用时，寻求直接比较工具是有帮助的。研究小组还致力于将病情恶化和摆脱离缓解，作为疾病活动指数的关键阈值[30,93]。

研究小组还致力于将病情恶化和摆脱缓解作为疾病活动指数意义的关键门槛。

损伤指数是关节结构损伤的指标，典型表现为关节间隙狭窄、骨侵蚀、软骨下囊肿或骨赘。在 RA 中，Van der Heijde 特别关注这一点，他回顾了三种方法（Sharp、Larsen/Scott 和 Van der Heijde），这些方法通过使用大于最小可检测变化误差范围的变化来评估关节损伤和关节损伤的进展[47]。

症状

疾病的另一个病理生理学表现是疼痛等症状的强度。疼痛通常通过 10 cm 的视觉模拟评分或 0 ～ 10 的疼痛强度数值评分来测量[94]。这种简单的工具已经过很好的检验，并很容易被患者理解。Hawker 领导的一项旨在更好地了解髋关节炎疼痛的研究发现，患者在描述间歇性和持续性疼痛方面存在差异。由此产生了一种疼痛评估的新工具[32,95]。疲劳是另一种重要的症状，与疲倦大不相同[29,96,97]。在睡眠领域，通过 OMERACT 所做的测量问题的工作提供了一个强有力的例子，通过睡眠障碍的概念对其定义，然后集中于可用的量表，获取概念和定义[98,99]。

疾病对生活的影响

总体健康状态

健康状态提供了多种情况下某一健康方面的信息。因此，理论上可用于比较关节炎或糖尿病伴发的下腰痛。这种评估工具依赖于收集患者症状的能力。除了这种可比性之外，一般的评估工具具有涵盖了更广泛的可能被忽视的健康问题的优点（如心理健康或角色职能）。尽管如此，常常由于其宽泛性，一般的评估工具不利于有效深入探究某一种疾病。因此，一般评估工具检测疾病特异性改变的能力往往较弱，应检查其对不同水平改变的影响或影响变化的敏感性。常用的一般评估工具包括 SF-36 和 EQ-5D[100]。虽然许多工具在风湿病人群中有效[100]，但如果每项研究使用不同的健康状况量表，不同的研究结果可能不具有可比性[101,102]。

实用性：健康状况的价值

健康状态量表描述了一个人的健康状态，而效用量表则试图获取该健康状态的价值，将死亡设定为 0，完整健康设定为 1[103]。其重点不是描述状态，而是指定状态的重要性、价值或偏向[103,104]。实用性在确定质量校正寿命年（quality adjusted life-years，QALY）和每 QALY 成本估算方面发挥着关键作用。可以使用多种不同方法来衡量实用性，从当前生命价值的直接估计（标准竞技、计时测试）到应用于多项目 / 属性量表［如 EQ-5D、SF-36 子集和健康实用性指数（Health Utility Index，HUI）］的间接权重[103-105]。这个具有挑战性的结局是目前 OMERACT 活动性的一个领域[105]。

躯体功能量表

对许多关节炎患者来说，躯体功能是一个重要的结局，他们关注的是日常生活中许多需求的能力。通常使用 HAQ 残疾指数（HAQ Disability Index，HAQ-DI）来评估[100]，其涵盖了 20 项测量日常功能不同领域的项目。患者对每个项目进行 0 ～ 3 的评分，其中 3 代表最严重的残疾。每个领域的得分，然后合并为一个在 0 ～ 3 范围内的总得分。如果使用帮助来完成任务，评分将被调整为较差的健康状态（2/3）。关于 HAQ-DI 的更多细节可在印刷品和互联网上广泛获得。

PROMIS/ 健康评估通过直接进入 CAT 平台和纸质表格形式（www.healthmeasures.net）提供了一种躯体功能工具，该表格已在肌肉骨骼疾病中进行了测试，并与多种关节炎量表进行了比较，如 HAQ-DI[21]。还有其他的量表或子量表来评估一组描述的躯体功能[106]。

患者自我效能 / 效用

自我管理正成为患多种慢性疾病的个体日程的一部分[107]。对于关节炎患者来说，这些日程的自我效能改善水平：一个人对有效处理疼痛和疾病能力的信心。Lorig 自我效能量表是这类研究中最常用的结局之一[108]。Tugwell 团队开发了一个补充的"有效消费者量表"，它获取患者有效管理自己的医疗保健决策、与医疗保健团队的互动以及疾病监测的程度[109]。这是一种已在关节炎中证实可靠性、有效性和反应性的评估工具[110]。

社会角色功能

随着对早期风湿病的更有效管理的转变，更多的关节炎患者能够继续工作或从事其他生活角色。结局必须与疾病的生活经历相匹配，以工作结局为例，现在需要减少对旷工或退出劳动力的关注，而更多地关注人们在工作中如何发挥作用[40,96,111]。同样，我们需要关注人们如何平衡工作内外的多重角色（工作与生活的平衡），或者如何在工作之外的有价值的生活活动（休闲、志愿者工作）中发挥作用。社会角色功能的结局尤其具有挑战性，因为其伴随着许多背景因素。例如，兼职还是全职？有价值的休闲活动涉及高水平的躯体功能还是更久坐？这些因素会影响一个人在休闲或工作中如何发挥作用，如果不考虑这些因素，可能会降低全球范围内休闲或生产力数值分数的可比性。需要仔细考虑这些概念，并在未来检验或发展反映这一点的结局评估工具。

患者特异性指数

患者特异性量表允许患者提出自己的条目，并创建他们自己定制的结局量表。大多数研究者鼓励患者提出 3 ~ 5 条项目，通常是那些对这个人来说最具挑战性的条目。研究者开发并回顾了大量此类量表[112]。每个量表都包含与患者非常相关的内容并随之改变[73]。

如何对患者个体的条目进行数学上的量化分析具有挑战性。个体化的定量分析或许是最佳的，比如患者达到目标、改善他们选择的活动的比例。另一个挑战是，随着时间的推移，某些项目可能会变得不那么重要，而且往往没有办法替代其他项目。越来越多的人认为，寿命应该纳入结局框架。

资源利用和成本

在考虑一种治疗与另一种治疗的获益时，与治疗（药物、设备和医生诊治）相关的成本十分重要。因此，OMERACT 筛选程序 2.1 在开发核心结局集时将资源利用作为重要但可选的领域包括在内[9]。除直接成本外，还应考虑间接成本（如丧失生产力和需要照顾）。协调比较各研究中的成本估算非常重要。

毒副作用或不良事件

许多风湿病的药物及非药物治疗伴随着不良反应的风险[113]，其中大多数难以预料。由于治疗时患者、医生和策略制定者在考虑干预时需权衡利弊，所以在疗效以外，系统性阐述一系列不良事件在结局评估中是非常重要的[8,9,12]。风湿病与死亡率增加相关，由于死亡率是任何临床试验中必须报告的条件，因此在关节炎的健康结局评估中应该跟踪死亡率。

健康结局评估的新领域

评估属性的系统回顾

随着针对特定工具的评估属性文献量的增加，文献评论以及最近评估属性的系统回顾数量也逐渐增多（$n > 1000$，www.cosmin.nl）。关于系统化，我们指的是检索文献的标准化方法、相关文献的选择、偏倚风险的批判性评估和综合分析。这些系统回顾中的关键评估步骤，有多种推荐方法。然而，COSMIN 是一种使用频率最高的资源，既可用于检索策略，也可用于对评估工具进行评价（最近更多关注偏倚风险）[114]。

与疗效研究的系统评价相似，系统评价文献并做出决策涉及大量工作。一种工具实际上是对每种属性进行一次简要评价。这些结果综合在一起，才能对工具获取和呈现计划程序中目标域的能力进行总体评价。目前，正在使用的方法不同可能会导致不同的结论。尽管如此，可喜的是这些小组能够在基本要素上协同，并就一种工具的质量得出同样的结论。

适应疾病的进程

在本章中，我们重点关注健康状态及其随时间变化的改善或恶化的评估。然而，慢性疾病患者会通过行为性策略或重新构建对身体状态的认知来适应疾病的进展[115,116]。这些适应可能会改变一个人对调查的反应方式，结果可能是成功的应对，而并非对治疗的反应。在这样的循环中，有些是"调整"，有些是"转换反应"[115,116]。目前的工作是获取这种适应，并决定如何将其整合到对患者结局的理解中。

结论

本章所提出的主题已经引起了对以患者为中心的治疗计划的广泛关注。对重要结局的关注，以及在临床治疗或分类中实现这些措施标准性的提升，意味着未来几年将会在健康结局评估中产生更多的进展和选择。核心结局集的开发是为了确保以适当的手段对一组最小的结局领域进行研究，进而改进系统评价和指南的制定。这样的核心集合并不意味着限制研究人员的结局选择，而是提高不同研究、干预和患者体验之间的可比性。RA 方面的经验是非常有用的，其核心结局集已得到广泛认可，目前超过 70% 的临床试验提供了核心结局集，使这些研究之间具有更多的可比性[117]。

在未来，利用电子病历将获取越来越多的结局。目前已经具备了这种能力，这为利用 IRT 和 CAT 平台程序（如 PROMIS 工具，www.healthmeasures. net）进行更精简的评估提供了更大的机会。将这些电子结局评分与健康档案或管理数据库相连接，增加了 PROMs 和其他重要临床结局评估作为有关治疗计划、策略制定或临床决策参考的可能性。它们将成为"大数据"的一部分。然而，这种努力需要评估工作之间的协同合作，注意 Cano 关于评估和计量的国际共识的呼吁[6]。目前仍然面临许多挑战，其中最大的挑战之一就是分数的可解释性。什么时候疼痛评分低到可以接受或可忍受？什么时候疾病开始活动？什么时候可以认为健康状况的改善是成功的，还是应该为新资源辩护？

健康结局评估在关节炎研究方面取得了极大进展。我们非常感谢许多专家及患者 / 实践者团体多年来的工作和承担的义务。技术的应用、结局的广度和深度、评估的质量均将持续进步。从患者到研究人员、资助者、策略制定者和研究人员等关键利益相关者的需求将持续推进和更新我们在结局评估中所评估的内容，因为评估内容对改进研究和治疗具有关键意义。

Full references for this chapter can be found on ExpertConsult.com.

参考文献

1. Last JM: *A dictionary of epidemiology*, ed 4, Toronto, 2001, Oxford University Press.
2. Orszag PR, Emanuel EJ: Health care reform and cost control, *N Engl J Med* 363(7):601–603, 2010.
3. Frank L, Basch E, Selby JV: The PCORI perspective on patient-centered outcomes research, *JAMA* 312(15):1513–1514, 2014.
4. Gabriel SE, Normand SL: Getting the methods right–the foundation of patient-centered outcomes research, *N Engl J Med* 367(9):787–790, 2012.
5. Coulter A: Measuring what matters, *BMJ* 356:j816, 2017.
6. Cano SJ, Pendrill LR, Barbic SP, et al.: Patient-centred outcome metrology for healthcare decision-making, *J Phys* 1044, 2018, Epublication.
7. Methodology Committee of the Patient-Centered Outcomes Research Institute (PCORI): Methodological standards and patient-centeredness in comparative effectiveness research: the PCORI perspective, *JAMA* 307(15):1636–1640, 2012.
8. Boers M, Kirwan JR, Wells G, et al.: Developing core outcome measurement sets for clinical trials: OMERACT filter 2.0, *J Clin Epidemiol* 67(7):745–753, 2014.
9. Boers M, Beaton D, Shea BJ, et al.: OMERACT Filter 2.1: elaboration of the conceptual framework for outcome measurement in health intervention studies, *J Rheumatol* 46(8):1021–1027, 2019.
10. Boers M, Brooks P, Strand V, et al.: The OMERACT Filter for outcome measures in rheumatology, *J Rheumatol* 25(2):198–199, 1998.
11. Reeve BB, Wyrwich KW, Wu AW, et al.: ISOQOL recommends minimum standards for patient-reported outcome measures used in patient-centered outcomes and comparative effectiveness research, *Qual Life Res* 22(8):1889–1905, 2013.
12. U.S. Department of Health and Human Services Food and Drug Administration Center for Drug Evaluation and Research (CDER): Guidance for industry: patient-reported outcome measures: use in medical product development to support labeling claims. http://www.fdagov/cder/gdlns/prolbl.htm, 2009.
13. United States Food and Drug Administration. Discussion Document for Patient-Focused Drug Development Public Workshop on Guidance 3: Select, develop or modify fit for purpose clinical outcome assessments. Workshop October 15-16 2018. https://www.fda.gov/downloads/Drugs/NewsEvents/UCM620708.pdf. Accessed 12/31/2018.
14. Tugwell P, Boers M, D'Agostino MA, et al.: Updating the OMERACT filter: implications of filter 2.0 to select outcome instruments

through assessment of "truth": content, face, and construct validity, *J Rheumatol* 41(5):1000–1004, 2014.

15. Beaton DE, Maxwell L, Shea B et al. Instrument selection using the OMERACT Filter 2.1: The OMERACT Methodology. *J Rheumatology* 46(8):1028–1035, 2019.

16. Maxwell LJ, Beaton DE, Shea BJ, et al.: Core domain set selection according to OMERACT Filter 2.1: The 'OMERACT Methodology', *J Rheumatol* 46(8):1014–1020, 2019.

17. Kane MT: Validating the interpretations and uses of test scores, *J Educ Meas* 50(1):1–73, 2013.

18. Williamson PR, Altman DG, Blazeby JM, et al.: Developing core outcome sets for clinical trials: issues to consider, *Trials* 213(132), 2012.

19. Kirkham JJ, Davis K, Altman DG, et al.: CoreOutcome Set-STAndards for Development: the COS-STAD recommendations, *PLoS Med* 14(11):e1002447, 2017a.

20. Valderas JM, Ferrer M, Mendivil J, et al.: Development of EMPRO: a tool for the standardized assessment of patient-reported outcome measures, *Value Health* 11(4):700–708, 2008.

21. Mokkink LB, Terwee CB, Patrick DL, et al.: The COSMIN checklist for assessing the methodological quality of studies on measurement properties of health status measurement instruments: an international Delphi study, *Qual Life Res* 19(4):539–549, 2010.

22. Prinsen CA, Vohra S, Rose MR, et al.: How to select outcome measurement instruments for outcomes included in a "Core Outcome Set"—a practical guide, *Trials* 17(1):449, 2016.

23. Witter JP: Introduction: PROMIS a first look across diseases, *J Clin Epidem* 73:87–88, 2016.

24. Dodd S, Clarke M, Becker L, et al.: A taxonomy has been developed for outcomes in medical research to help improve knowledge discovery, *J Clin Epidem* 96:84–92, 2018.

25. Kane MT: Validation as a pragmatic, scientific activity, *J Educ Meas* 50(1):115–122, 2013.

26. McHorney CA, Tarlov AR: Individual patient monitoring in clinical practice: are available health status surveys adequate? *Qual Life Res* 4:293, 1995.

27. Kirshner B, Guyatt GH: A methodological framework for assessing health indices, *J Chronic Dis* 38(1):27–36, 1985.

28. El Miedany Y, El Gaafary M, El Aroussy N, et al.: Patient centricity: Can PROM's fill the gap between the physician perspective and the dynamtic pattern of atient perceived remission in rheumatoid arthritis, *J Rheumatol Arthritic Dis* 3(2):1–7, 2018.

29. Hewlett S, Choy E, Kirwan J: Furthering our understanding of fatigue in rheumatoid arthritis, *J Rheumatol* 39(9):1775–1777, 2012.

30. Bykerk VP, Lie E, Bartlett SJ, et al.: Establishing a Core Domain Set to measure rheumatoid arthritis flares: report of the OMERACT 11 RA Flare Workshop, *J Rheumatol* 41(4):799–809, 2014.

31. Beaton DE, Tarasuk V, Katz JN, et al.: Are you better? A qualitative study of the meaning of being better, *Arthritis Care Res* 7(3):313–320, 2001.

32. Hawker GA, Davis AM, French MR, et al.: Development and preliminary psychometric testing of a new OA pain measure–an OARSI/OMERACT initiative, *Osteoarthritis Cartilage* 16(4):409–414, 2008.

33. Mayo NE, Figueiredo S, Ahmed S, et al.: Montreal Accord on Patient-reported outcomes (PROs) use series—Paper 2: terminology proposed to measure what matters in health, *J Clin Epidemiol* 89:119–124, 2017.

34. World Health Organization: *International Classification of functioning, disabilty and health*, Geneva, 2001, World Health Organization.

35. Stucki G, Boonen A, Tugwell P, et al.: The World Health Organisation International Classification of Functioning, Disability and Health (ICF): a conceptual model and interface for the OMERACT process, *J Rheumatol* 34:600–606, 2007.

36. Page MJ, McKenzie JE, Green SE, et al.: Core domain and outcome measurement sets for shoulder pain trials are needed: systematic review of physical therapy trials, *J Clin Epidemiol* 68(11):1270–1281, 2015.

37. Sinha IP, Smyth RL, Williamson PR: Using the delphi technique to determine which outcomes to measure in clinical trials: recommendations for the future based on a systematic review of existing studies, *PLoS Med* 8(1):e1000393, 2011.

38. de Wit M, Kirwan JR, Tugwell P. et al.: Successful stepwise development of patient research partnership: 14 years' experience of actions and consequences on outcome measures in rheumatology (OMERACT) Patient (2017), 10:141–152.

39. Wolfe F, Lassere M, van der Heijde D, et al.: Preliminary core set of domains and reporting requirements for longitudinal observational studies in rheumatology, *J Rheumatol* 26:484–489, 1999.

40. Boers M, Tugwell P, Felson DT, et al.: World Health Organization and International League of Associations for Rheumatology core endpoints for symptom modifying antirheumatic drugs in rheumatoid arthritis clinical trials, *J Rheumatol* 21(Suppl 41):86–89, 1994.

41. Felson DT, Anderson JJ, Boers M, et al.: The American College of Rheumatology preliminary core set of disease activity measures for rheumatoid arthritis clinical trials, The Committee on Outcome Measures in Rheumatoid Arthritis Clinical Trials, *Arthritis Rheum* 36(6):729–740, 1993.

42. Kirwan J, Minnock P, Abebajo A, et al.: Patient perspective: fatigue as a recommended patient-cetnred outcome measure in rheumatoid arthritis, *J Rheum* 34(5):1174–1177, 2007.

43. Orbai AM, Mease PJ, deWit M, et al.: Report of the GRAPPA-OMERACT Psoriatic Arthritis Working Group from the GRAPPA 2015 Annual Meeting, *J Rheumatol* 43(5):965–969, 2016.

44. Schumacher HR, Taylor W, Edwards L, et al.: Outcome domains for studies of acute and chronic gout, *J Rheumatol* 36:2342–2345, 2009.

45. Smith TO, Hawker GA, Hunter DJ, et al.: The OMERACT-OARSI core domain set for measurement in clinical trials of hip and/or knee osteoarthritis, *J Rheumatol* 46(8):981–989, 2019.

46. Kloppenburg M, Boyesen P, Visser AW, et al.: Report from the OMERACT Hand Osteoarthritis Working Group: set of core domains and preliminary set of instruments for use in clinical trials and observational studies, *J Rheumatol* 42, 2015. 2190–7.

47. van der Heijde D, van der Linden S, Dougados M, et al.: Ankylosing spondylitis: plenary discussion and results of voting on selection of domains and some specific instruments, *J Rheumatol* 26:1003–1005, 1999.

48. Mackie SL, Twohig H, Neill LM, et al.: The OMERACT Core domain set for outcome measures for clinical trials in polymyalgia rheumatica, *J Rheumatol* 44:1515–1521, 2017.

49. Ramiro S, Page M, Whittle S, et al.: The OMERACT core domain set for clinical trials of shoulder disorders, *J Rheumatol* 46(8):969–975, 2019.

50. Morgan E, Munro J, Horonjeff J, et al.: Establishing an updated core domain set for studies in juvenile idiopathic arthritis: a report from the OMERACT 2018 JIA Workshop, *J Rheumatol* 46(8):1006–1013, 2019.

51. Smolen JS, Strand V, Cardiel M, et al.: Randomized clinical trials and longitudinal observational studies in systemic lupus erythematosus: consensus on a preliminary core set of outcome domains, *J Rheumatol* 26(2):504–507, 1999.

52. Merkel PA, Aydin SZ, Boers M, et al.: The OMERACT core set of outcome measures for use in clinical trials of ANCA-Associated Vasculitis, *J Rheumatol* 38:1480–1486, 2011.

53. Mease P, Arnold LM, Choy EH, et al.: Fibromyalgia syndrome module at OMERACT 9: domain construct, *J Rheumatol* 36(10):2318–2329, 2009.

54. Sambrook PN, Cummings SR, Eisman JA, et al.: Guidelines of osteoporosis trials, *J Rheumatol* 24:1234–1236, 1997.

55. Khanna D, Mitto S, Aggarwal R, et al.: Connective tissue disease-associated interstitial lung diseases–report from OMERACT CTD-ILD working group, *J Rheumatol* 42:2168–2171, 2015.

56. Regardt M, Mecoli C, Park JK, et al.: OMERACT 2018 modified patient-reported outcome domain core set in the life impact

area for adult idiopathic inflammatory myopathies, *J Rheumatol* 46(10):1351–1354, 2019.

57. Hatemi G. Personal communication (domains endorsed at OMER-ACT2018 but manuscript not yet published)

58. Law M: Measurement in occupational therapy: scientific criteria for evaluation, *CJOT* 54(3):133–138, 1987.

59. Lohr KN, Aaronson NK, Alonso J, et al.: Evaluating quality-of-life and health status instruments: development of scientific review criteria, *Clin Ther* 18(5):979–992, 1996.

60. Kirshner B, Guyatt G: A methodological framework for assessing health indices, *J Chron Dis* 38(1):27–36, 1985.

61. Tang K, Beaton DE, Lacaille D, et al.: Sensibility of five at-work productivity measures was endorsed by patients with osteoarthritis or rheumatoid arthritis, *J Clin Epidemiol* 66(5):546–556, 2013.

62. Auger C, Demers L, Swaine B: Making sense of pragmatic criteria for the selection of geriatric rehabilitation measurement tools, *Arch Gerontol Geriatr* 43(1):65–83, 2006.

63. McDowell I, Jenkinson C: Development standards for health measures, *J Health Serv Res Policy* 1(4):238–246, 1996.

64. Hawkins M, Elsworth GR, Osborne RH: Application of validity theory and methodology to patient-reported outcome measures (PROMs): building an argument for validity, *Qual Life Res* 27(7):1695–1710, 2018.

65. Edwards MC, Slagle A, Rubright JD: Fit for purpose and modern validity theory in clinical outcomes assessment, *Qual Life Res* 27:1711–1720, 2018.

66. Tennant A, Conaghan PG: The Rasch measurement model in rheumatology: what is it and why use it? When should it be applied, and what should one look for in a Rasch paper? *Arthritis Rheum* 57(8):1358–1362, 2007.

67. Edelen MO, Reeve BB: Applying item response theory (IRT) modelling to questionnaire development, evaluation and refinement, *Qual Life Res* 16:5–18, 2007.

68. Sawatzky R, Chan EKH, Zumbo BD, et al.: Montreal Accord on patient reported outcomes (PORs) use series—Paper 7: modern perspectives on measurement validation emphasize justification of internces based on patient–reported outcome scores, *J Clin Epidemiol* 89:154–159, 2017.

69. Hays RD, Revicki D: Reliability and validity (including responsiveness). In Fayers P, Hays R, editors: *Assessing quality of life in clinical trials: methods and practice*, ed 2, New York, 2005, Oxford University Press, pp 25–39.

70. Stratford PW, Binkley JM: Applying the results of self-report measures to individual patients: an example using the Roland-Morris Questionnaire, *J Orthop Sports Phys Ther* 29(4):232–239, 1999.

71. Beaton DE, Bombardier C, Katz JN, et al.: A taxonomy for responsiveness, *J Clin Epidemiol* 54(12):1204–1217, 2001.

72. Deyo RA, Centor RM: Assessing the responsiveness of functional scales to clinical change: an analogy to diagnostic test performance, *J Chronic Dis* 39(11):897–906, 1986.

73. Buchbinder R, Bombardier C, Yeung M, et al.: Which outcome measures should be used in rheumatoid arthritis clinical trials? *Arthritis Rheum* 38(11):1568–1580, 1995.

74. Verhoeven A, Boers M, van der Linden S: Responsiveness of the core set, response criteria, and utilities in early rheumatoid arthritis, *Ann Rheum Dis* 59:966–974, 2000.

75. Tubach F, Wells GA, Ravaud P, et al.: Minimal clinically important difference, low disease activity state and patient acceptable symptom state: methodological issues, *J Rheumatol* 32(10):2025–2029, 2005.

76. Tubach F, Ravaud P, Baron G, et al.: Evaluation of clinically relevant states in patient reported outcomes in knee and hip osteoarthritis: the patient acceptable symptom state, *Ann Rheum Dis* 64:34–37, 2005.

77. Wells GA, Boers M, Shea B, et al.: Minimal disease activity for rheumatoid arthritis: a preliminary definition, *J Rheumatol* 32(10):2016–2024, 2005.

78. Boers M, Anderson JJ, Felson D: Deriving an operational definition of low disease activity state in rheumatoid arthritis, *J Rheuma-tol* 30(5):1112–1114, 2003.

79. Tubach F, Dougados M, Falissard B, et al.: Feeling good rather than feeling better matters more to patients, *Arthritis Rheum* 55(4):526–530, 2006.

80. Beaton DE, Boers M, Wells GA: Many faces of the minimal clinically important difference (MCID): a literature review and directions for future research, *Curr Opin Rheumatol* 14:109–114, 2002.

81. Tubach F, Ravaud P, Baron G, et al.: Evaluation of clinically relevant changes in patient reported outcomes in knee and hip osteoarthritis: the minimal clinically important improvement, *Ann Rheum Dis* 64:29–33, 2005.

82. Salaffi F, Stancati A, Silvestri CA, et al.: Minimal clinically important changes in chronic musculoskeletal pain intensity measures on a numerical rating scale, *Eur J Pain* 8:283–291, 2004.

83. Angst F, Aeschlimann A, Stucki G: Smallest detectable and minimal clinically important differences of rehabilitation intervention with their implications for required sample sizes using WOMAC and SF-36 quality of life measurement instruments in patients with osteoarthritis of the lower extremities, *Arthritis Care Res* 45:384–391, 2001.

84. Wyrwich KW, Norquist JM, Lenderking WR, et al.: Methods for interpreting change over time in patient-reported outcome measures, *Qual Life Res* 22:475–483, 2013.

85. Copay AG, Eyberg B, Chung AS, et al.: Minimum clinically important difference: current trends in the orthopaedic literature part ii: lower extremity, *J Bone Joint Surg Rev* 6(9):e1, 2018.

86. Farrar JT, Dworkin RH, Max MB: Use of the cumulative proportion of responders analysis graph to present pain data over a range of cut-off points: making clinical trial data more understandable, *J Pain Symp Management* 31(4):369–377, 2006.

87. Van Gestel AM, Prevoo MLL, Van't Hof MA, et al.: Development and validation of the European League Against Rheumatism response criteria for rheumatoid arthritis, *Arthritis Rheum* 39:34–40, 1996.

88. Jacobson NS, Roberts LJ, Berns SB, et al.: Methods for defining and determining the clinical significance of treatment effects: description, application, alternatives, *J Consult Clin Psychol* 67(3):300–307, 1999.

89. Oude Voshaar MAH, Das Gupta Z, Bijlmsa JWJ, et al.: The International Consortium for Health Outcome Measurement (ICHOM) Set of outcomes for people living with inflammatory arthritis: consensus from an international working group, *Arthritis Care Res*, 2018; electronic publication ahead of print.

90. Prevoo MLL, Van't Hof MA, Kuper HH, et al.: Modified disease activity scores that include twenty-eight-joint counts. Development and validation in a prospective longitudinal study of patients with rheumatoid arthritis, *Arthritis Rheum* 38(1):44–48, 1995.

91. Felson DT, Smolen J, Wells G: American College of Rheumatology/European League against Rheumatism preliminary definition of remission in rheumatoid arthritis for clinical trials, *Ann Rheum Dis In press*, 2010.

92. Garrett S, Jenkinson T, Kennedy LG, et al.: A new approach to defining disease status in ankylosing spondylitis: the BATH ankylosing spondylitis disease activity index, *J Rheumatol* 21(12):2286–2291, 1994.

93. Bingham CO, Pohl C, Woodworth TG, et al.: Developing a standardized definition for disease "flare" in rheumatoid arthritis (OMERACT 9 Special Interest Group), *J Rheumatol* 36(10):2335–2341, 2009.

94. Farrar JT, Portenoy RK, Berlin JA, et al.: Defining the clinically important difference in pain outcome measures, *Pain* 88(3):287–294, 2000.

95. Hawker GA, Mian S, Kendzerska T, et al.: Measures of adult pain: visual analog scale for pain (VAS Pain), numeric rating scale for pain (NRS Pain), McGill pain questionnaire (MPQ), Short-Form McGill Pain Questionnaire (SF-MPQ), chronic pain grade scale (CPGS), Short Form-36 Bodily Pain Scale (SF-36 BPS), and Measure of Intermittent and Constant Osteoarthritis Pain (ICOAP), *Arthritis Care Res (Hoboken)* 63(Suppl 11):S240–S252, 2011.

96. Kirwan JR, Newman S, Tugwell PS, et al.: Progress on incorporating the patient perspective in outcome assessment in rheumatol-

ogy and the emergence of life impact measures at OMERACT 9, *J Rheumatol* 36(9):2071–2076, 2009.

97. Gossec L, Dougados M, Rincheval N, et al.: Elaboration of the preliminary Rheumatoid arthritis impact of disease (RAID) score: a EULAR initiative, *Ann Rheum Dis* 68(11):1680–1685, 2009.

98. Kirwan JR, Newman S, Tugwell PS, et al.: Patient perspective on outcomes in rheumatology—a position paper for OMERACT 9, *J Rheumatol* 36(9):2067–2070, 2009.

99. Wells GA, Li T, Kirwan JR, et al.: Assessing quality of sleep in patients with rheumatoid arthritis, *J Rheumatol* 36(9):2077–2086, 2009.

100. Linde L, Sorensen J, Osterfaard M, et al.: Health related quality of life: validity, reliability and responsiveness of the SF-36, 15D, EQ-5D, RAQoL, and HAQ in patients with rheumatoid arthritis, *J Rheumatol* 35(8):1528–1537, 2008.

101. Beaton DE, Bombardier C, Hogg-Johnson SA: Measuring health in injured workers: a cross-sectional comparison of five generic health status instruments in workers with musculoskeletal injuries, *Am J Ind Med* 29(6):618–631, 1996.

102. Beaton DE, Hogg-Johnson S, Bombardier C: Evaluating changes in health status: reliability and responsiveness of five generic health status measures in workers with musculoskeletal disorders, *J Clin Epidemiol* 50(1):79–93, 1997.

103. Feeny D: Preference-based measures: utility and quality-adjusted life years. In Fayers P, Hays R, editors: *Assessing quality of life in clinical trials: methods and practice*, ed 2, New York, 2005, Oxford University Press, pp 405–429.

104. Brazier J, Roberts J, Deverill M: The estimation of a preference-based measure of health from the SF-36, *J Health Econ* 21(2):271–292, 2002.

105. Trenaman L, Boonen A, Guillemin F, et al.: OMERACT quality-adjusted life years (QALY) working group: Do current QALY measures capture what matters to patients? *J Rheumatol* 44(12):1899–1903, 2017.

106. White DK, Wilson JC, Keysor JJ: Measures of adult general functional status: SF-36 physical functioning subscale (PF-10), health assessment questionnaire (HAQ), modified health assessment questionnaire (MHAQ), Katz index of independence in activities of daily living, functional independence measure (FIM), and osteoar-thritis-function-computer adaptive test (OA-Function-CAT), *Arth Care and Res* 63(S11):S308–S324, 2011.

107. Lorig KR, Holman HR: Self-management education: history, definitions, outcomes, and mechanisms, *Ann Behav Med* 26(1):1–7, 2003.

108. Lorig K, Chastain RL, Ung E, et al.: Development and evaluation of a scale to measure perceived self-efficacy in people with arthritis, *Arthritis Rheum* 32(1):37–44, 1989.

109. Kristjansson E, Tugwell PS, Wilson AJ, et al.: Development of the effective musculoskeletal consumer scale, *J Rheumatol* 34:1392–1400, 2007.

110. Santesso N, Rader T, Wells GA, et al.: Responsiveness of the Effective Consumer Scale (EC-17), *J Rheumatol* 36(9):2087–2091, 2009.

111. Beaton D, Bombardier C, Escorpizo R, et al.: Measuring worker productivity: frameworks and measures, *J Rheumatol* 36(9):2100–2109, 2009.

112. Jolles BM, Buchbinder R, Beaton DE: A study compared nine patient-specific indices for musculoskeletal disorders, *J Clin Epidemiol* 58(8):791–801, 2005.

113. Lassere M, Johnson K, Van Santen S, et al.: Generic patient self-report and investigator report instruments of therapeutic safety and tolerability, *J Rheumatol* 32:2033–2036, 2005.

114. Mokkink LB, deVet HCW, Prinsen CAC, et al.: COSMIN risk of bias checklist for systematic reviews of patient-reported outcome measures, *Qual Life Res* 27(5):1171–1179, 2018.

115. Sajobi TT, Brahmbatt R, Lix LM, et al.: Scoping review of response shift methods: current reporting practices and recommendations, *Qual Life Res* 27(5):1133–1146, 2018.

116. Schwartz C, Sprangers M, Fayers P: Response shift: you know it's there but how do you capture it? Challenges for the next phase of research. In Fayers P, Hays R, editors: *Assessing quality of life in clinical trials: methods and practice*, ed 2, New York, 2005, Oxford University Press, pp 275–290.

117. Kirkham JJ, Clarke M, Williamson PR: A methodological approach for assessing the uptake of core outcome sets using ClinicalTrials. gov: findings from a review of randomized controlled trials of rheumatoid arthritis, *BMJ* 357:j2262, 2017.

第 37 章

风湿性疾病和生物学标志物

原著 M MICHAL J. TOWNSEND, SALOUMEN K.FISCHER, ANDREW C.CHAN

王衍堂 译 苏 茵 校

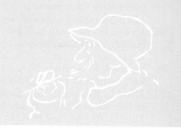

关键点

- 生物学标志物是有助于诊断 [如类风湿关节炎（rheumatoid arthritis, RA）患者的抗瓜氨酸化蛋白抗体]、评估预后 [如 RA 患者的人类白细胞抗原（HLA）-DR 亚区共同表位的拷贝数] 和监测疾病活动度 [如系统性红斑狼疮（systemic lupus erythematosus, SLE）患者的补体或抗双链 DNA 抗体] 的客观检测指标。

- 生物学标志物通常用于评估对通路靶向调节的影响，从而有助于治疗发展；或作为临床疗效的替代终点；以及作为不良事件的预测因子。

- 生物学标志物临床应用的发现和研发是一个复杂且充满挑战的过程，需考虑诸多影响其可靠性和可重复性的因素。

- 伴随诊断与治疗的共同发展需高度协调，以便在治疗进展的各个阶段及时进行鉴定和验证分析。

- 在骨关节炎（osteoarthritis, OA）中，识别软骨损伤高风险患者以及预测软骨损伤的生物学标志物将极有利于骨关节炎改善病情药物的研发。

- 在 RA 中，采用生物学标志物识别临床 RA 高发病风险的临床前类风湿关节炎（pre-RA）患者，识别靶向治疗临床收益更大的患者亚群，以及预测骨和软骨损失风险更大的患者，将促进对疾病的理解和治疗的发展。

- 在 SLE 中，预测疾病活动度和终末器官受累的生物学标志物将极有助于患者处理。

生物学标志物的定义和应用

生物学标志物（biomarker）是在特定时间检测患者的客观指标，被广泛应用于医学诊断、预后评估和疾病活动度监测。在药物的发现和研发中，生物学标志物通常用于预测候选药物的药理活性，及作为潜在毒副作用和临床疗效的替代终点。在注册试验中使用替代生物学标志物来明确治疗效果也是加速治疗药物获得监管批准的认可途径[1]。

生物学标志物的定义在过去几十年中不断发展。1993 年，国际化学安全协作组将生物学标志物定义为"任何反映潜在化学、物理或（包括）生物危害与生物系统在细胞水平的功能、生理、生化的相互作用或分子间相互作用的检测指标"[2]。2001 年，美国国立卫生研究院（National Institutes of Health，NIH）委派生物学标志物定义工作组将其定义扩大为"是一种可以客观测量和评价的特征，用以反映正常生理过程、病理过程，或对治疗干预的药理学反应"[3]。生物学标志物已发展为指导临床管理和治疗进展的重要工具，具有重大潜力。2016 年，美国食品和药物管理局（Food and Drug Administration，FDA）与 NIH 合作，发布了《生物学标志物、终点和其他工具（BEST）资源词汇表》[4]，以促进生物学标志物术语和概念使用的一致性。BEST 将生物学标志物定义为"作为特定的检测指标，具有检测正常生理过程、病理过程、或对暴露或干预（包括治疗干预）反应的特征"。生物学标志物有助于诊断疾病（诊断），确定发展为疾病的潜在风险（易感性/风险），评估疾病状态（监测），预测疾病进程（预后），评估药物疗效（药效学反应），确定有反应者和无反应者（预测性和互补性），以及安全性。表 37-1 列出各类生物学标志物，示意图见图 37-1。

患者异质性定义

生物学标志物发现和临床应用的主要挑战是疾病异质性。既往认为，大多数风湿性疾病是单病因的，尽管这些疾病有共同的临床表现，实际却是由多个分子驱动的致病途径造成的。相反，遗传性单基因疾病，如甲型血友病，是由Ⅷ因子缺乏这一相同病因造成的，可以通过测量Ⅷ因子水平来诊断，并用Ⅷ因子替代治疗。此外，单一生物学标志物就可以预测异质性临床综合征患者群体的概念可能需要被包括多个生物学标志物的综合方法所取代，并涉及多个技术平台。例如，类风湿关节炎是常见的风湿病，只有约 1/3 患者通过靶向治疗后 ACR50 评分得到改善，这凸显了该疾病的复杂性和致病原因的多样性[5]。因此，在明确患者疾病异质性、识别与患者亚群相关的可能反映其潜在疾病发病机制的标志物，以及预测治疗反应的生物学标志物方面，已开展大量研究。建立个体化医疗或精准医学，即将治疗与患者相匹配，可为患者提供最有效的治疗，避免无效治疗带来的潜在毒副作用，并保证医疗服务的经济性。然而，这类生物学标志物的发现及其临床应用仍然是一个重大挑战。

表 37-1　生物学标志物 BEST 定义

生物学标志物类型	定义
诊断	发现或证实疾病或状态
易感性 / 风险	预测当前无症状患者发展为某种疾病或医学状况的可能性
监测	连续评估疾病状态或某种医疗产品、环境因素的暴露
预后	确认某一临床事件、疾病复发或疾病进展的可能性
药物动力学反应	证实暴露于某种医疗产品或环境因素的个体患者出现的生物或生物化学反应
预测	确认与不表达生物学标志物的个体相比，暴露于某种医疗产品或环境因素后某些个体更可能出现反应
安全性	预测不良反应的可能性、存在及程度

从生物学标志物发现到临床应用转化的困难

生物学标志物发现和鉴定的挑战

生物学标志物的发现和临床应用需要分析方法验证和临床鉴定。分析方法验证是评估某项检测试验的性能特征以及探索该试验可重复性和准确性最佳条件的过程。临床鉴定是将生物学标志物与生理过程和临床终点联系起来的过程[6]。将新的生物学标志物引入临床实践的进展缓慢，需经历生物学标志物的发现、分析验证和临床鉴定的多重挑战。

尽管大量生物学标志物被发现，仅有少数有意义的生物学标志物成功地用于常规临床实践[7]。上述候选生物学标志物高失败率的原因是其临床检验效能较差。合格的生物学标志物必须具备适当的敏感性（能够正确识别出大部分的真阳性）和特异性（能够正确识别出大部分真阴性）。鉴定不仅需要正确的生物分析方法，还需要足够的样本量，统计学分析，样本人群的年龄、性别、种族相匹配，样本的采集、处理和信息存储，以及每一例样本疾病病程、严重程度和用药情况的详细信息。这些参数我们将在后面逐一讨论。

生物学标志物检测鉴定和验证

研发生物学标志物的一个关键组成部分是获得可靠的生物学标志物检测方法。生物学标志物研发往往在发现早期失败，这不是因为相关的科学机制，而是因为不合适的检测方法和检测验证[7]。检测的鉴定和批准非常复杂，取决于生物学标志物的应用场景（context of use，COU），且需要与目标相适应的策略。此外，用于临床决策的预测性生物学标志物和用于支持药物研发调查工作的生物学标志物，其鉴定 / 验证的级别应是不同的。尽管设计了不同的鉴定 / 验证的分析学方法来证实这些方法对相应的目的是合适的，他们在评价的深度和稳定性方面是不同的。对于调查性评估所用的方法来说，鉴定通常是足够的。然而，如果生物学标志物用于临床决策或与治疗相关的诊断（例如，剂量决策、安全性评估和（或）作为患者选择的诊断标志物），则该方法还需要验证。

许多因素可能会影响生物分析检测的质量，导致生物学标志物的研发和临床转化充满挑战。因此，

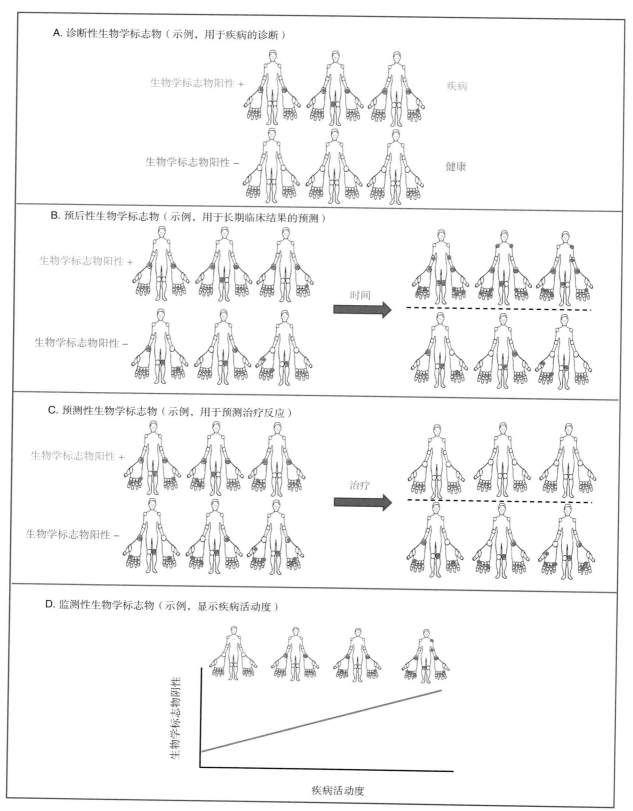

图 37-1 各种生物学标志物的示意图。在关节计数活动图中，红色表示活动性关节炎症。A. 诊断性生物学标志物，用于区分生物学标志物阳性患者和生物学标志物阴性健康个体（或患有不同疾病的患者），从而帮助诊断疾病；B. 预后性生物学标志物，在基线检查时识别最终会发展成更严重疾病的患者；C. 预测性生物学标志物，可在治疗前识别在特定治疗中获益更大的患者；D. 监测性生物学标志物，与疾病活动度相关

检测的鉴定必须评估以下的参数。①在正常分析条件下，相同样品重复测定数据的精密度/接近度。②分析测量范围，即分析物浓度或分析值在定量下限和上限之间，具有适宜的精密度、准确度和线性度。③灵敏度，即能够精确测量的最小分析物浓度。④平行性，即评估稀释对内源性分析物定量的影响，并确认校准物和检测分析中内源性分析物的类似效能。⑤选择性/特异性，即在不受基质成分干扰的情况下评估基质（如血清、血浆、滑液或尿液）中目标分析物的能力。对分析物或分析物组具有选择性的方法称为具有特异性的方法。⑥准确度，即测定值与标准值或已知真实值的接近程度。⑦分析物和检测成分的稳定性，以确保短期和长期可重复性。

生物学标志物鉴定包括确定其分析性能特征对所拟定的应用场景是可接受的。这包括分析前需考虑的因素，包括样本类型、样本采集时间、样本稳定性、研究设计以及相关人群中生物学标志物的生物变异性。采用性能良好的试剂进行研究级试验通常用于生物学标志物研发阶段，但通常成本高、耗时长、且非自动化，无法应用于临床商业环境。商品化试剂盒是一个有吸引力的选择，但目前没有试剂盒制造商的统一资格标准。

样本基质与检测干扰

生物学标志物通常在血清、血浆和滑液等可获取的基质中检测，因此必须符合疾病特异性基质的要求，而不是缓冲液或健康志愿者的样本。基质干扰被定义为"存在于样品中的可改变结果正确值的物质的不良影响"[8]。这些干扰是由于样品中成分与一种或多种试剂成分之间的相互作用造成的，可以是分析物依赖的（由基质成分引起）或非分析物依赖的（由检验成分引起）。

分析物依赖性干扰通常由内源性物质引起，包括天然的多反应性抗体、自身抗体（异嗜性）如类风湿因子（rheumatoid factor，RF）或人抗动物抗体 [如人抗小鼠抗体（human anti-mouse antibody，HAMA）]。这些干扰可改变分析物的可测量浓度或改变抗体结合，导致错误结果[9-11]。使用含有高效价 Fc 反应性异嗜性抗体（heterophilic antibody，HA）的血清对 170 个免疫分析试剂盒进行测试，有 21 个受到异嗜性抗体干扰，其中 19 个分析物已临床使用的商用试剂盒[9]。RF 或 HA 的存在可通过结合捕获

型或检测型抗体增强（正干扰）或抑制（负干扰）抗原检测（图 37-2）。多个免疫分析检测都报告了 RF 干扰，包括他克莫司、细胞因子（IL-1β、IL-4、IL-6 和 IL-8）、促甲状腺素、游离甲状腺素、肥大细胞类胰蛋白酶、前列腺特异性抗原和 CA 19-9[11-14]。HA 干扰可通过使用 HA 抑制剂减轻或消除，如可减少 HA 活性的免疫球蛋白抑制剂 HeteroBlock，或使用 F(ab')$_2$ 段[15] 或单链抗体（scFv）消除捕获或检测抗体的 Fc 段。

非分析物依赖性干扰也可能损害生物学标志物分析的完整性。最近的一个例子是，生物素（维生素 B$_7$）是一种常见的膳食补充剂，在进展性多发性硬化症的临床试验中，每日给予剂量为 300 mg，超过每日推荐剂量（30 µg）300 倍以上。生物素可干扰基于生物素 - 链霉亲和素的诊断性免疫分析[16]。生物素干扰可导致假高或假低的结果，报道显示，会影响甲状腺功能（FT3、FT4 和 TSH）、雌二醇、黄体酮、脑钠肽 NB 末端前激素、地高辛、和肌钙蛋白的检测结果[17]。美国 FDA 最近发布了一份 FDA 安全通讯[18]，指出非分析物依赖性干扰使免疫分析结果复杂化的问题尚未被充分认识，以提高人们对此的认知。

患者选择对生物学标志物验证的影响

发现生物学标志物之后，需在设计良好的独立验证患者数据集当中对生物学标志物进行严格验证，这是其成功进入临床的必要条件。在选择验证患者群体时要考虑的因素包括：确保反映生物学标志物预期用途的多样化人群；人群在年龄、性别和种族方面保持平衡；饮酒、吸烟、肥胖、体力活动和药物使用在内的变量也需考虑到。年龄和性别对血沉（erythrocyte sedimentation rate，ESR）和 C- 反应蛋白（C-reactive protein，CRP）的影响在风湿病学中已得到公认[19-21]。这些因素可能对生物学标志物的鉴定和结果解释，以及在设定诊断限值时产生深远影响。

分析前变量

分析前变量也需仔细控制，尤其是在生物学标志物研发的早期阶段。这些变量包括样本采集、加工、储存、装运和处理，可能会系统或随机地导致分析结果不一致，从而影响可重复性。一个典型的例子是在评价补体功能和水平时，血液样本的温度在样本搬

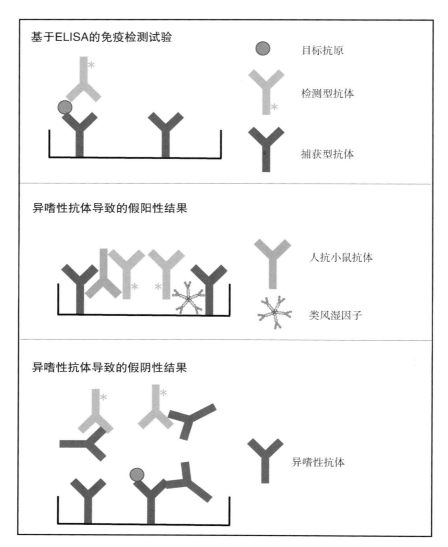

图 37-2 异嗜性抗体的检测干扰。上图：酶联免疫吸附试验（Enzyme-Linked ImmunoSorbent Assay，ELISA）标准方案。中图：异嗜性抗体（如人抗小鼠抗体或类风湿因子）可结合到 ELISA 中的捕获型抗体和检测型抗体的 Fc 结构域，导致假阳性结果。下图：异嗜性抗体可结合 ELISA 中的捕获型或检测型抗体的 Fab 结构域，影响其与抗原或检测型抗体的结合，导致假阴性结果

运、处理和储存过程中的重要性[22]。这些参数必须确立，并在生物学标志物开发的所有阶段保持一致，且符合临床实践。

替代生物学标志物

主要终点通常用于确定所研究治疗的临床疗效。在 RA 中，临床反应和生理功能的主要疗效终点可分别通过美国风湿病学会（American College of Rheumatology，ACR）反应标准或 28 处关节疾病活动度评估（Disease Activity Score 28，DAS28）和健康评估问卷残疾指数（Health Assessment Disability

Index，HAQ-DI）进行评估。其他终点包括影像学证据支持的结构破坏进展的预防和临床缓解的持续时间[23]。在 SLE 中，支持治疗发展的临床反应的主要疗效终点包括采用疾病活动指数评估疾病活动减少、临床治愈/缓解、复发减少或复发间隔时间延长、类固醇用量减少以及急性期临床表现消失[24]。大多数终点需要长期临床研究。临床终点的替代方法是使用替代终点。生物学标志物作为替代物是间接测量指标，替代包括疾病体征、实验室结果和影像学检查来预测对临床有益或有害。与临床终点相比，使用替代生物学标志物终点具有诸多优点，如临床研究规模较小及时间较短，从而节省成本和时间，以及许多替代生物

学标志物比临床终点更容易量化。

虽然替代生物学标志物具有显著优势，但其可靠预测临床疗效的效能使监管过程存在不确定性。替代生物学标志物与临床疗效指标密切相关，但与致病途径无关，在转化为临床疗效终点时有较大的困难。验证替代终点需要证据证明替代终点能够可靠地预测具有临床意义的终点，证据通常来自随机对照临床试验[25]。替代终点也是 FDA 监管批准的认可途径。例如，1 秒用力呼气量（forced expiratory volume in 1 second，FEV1）是哮喘、慢性阻塞性肺疾病和囊性纤维化药物批准的认可的替代指标。在风湿病中，血尿酸是评价痛风患者降尿酸药物的认可的替代指标。当全面了解疾病病理生理学和明确所研究治疗的作用机制时，替代终点才最有可能转化为临床终点并与临床终点相关。然而，即使生物学标志物存在于疾病的病理生理过程中，其使用也不能预测干预的靶外效应。一个典型的例子是使用心室异位收缩作为抗心律失常治疗的心血管死亡率的替代指标。虽然恩卡尼和氟卡尼因降低心律失常而获得 FDA 批准，但随后的心律失常抑制试验表明，与安慰剂相比，治疗组死亡的患者更多[26,27]。因此，在转化为可接受的治疗收益风险比时，使用基于替代终点的疗效评估的监管批准更可能失败。

伴随诊断与 CLIA 监管途径

在美国，拟用于临床的体外诊断产品受《联邦食品、药品和化妆品法案》或 1988 年《临床实验室改进修正案》（Clinical Laboratory Improvement Amendments，CLIA）监管。在这两个法案中，监管途径均基于诊断的复杂性和确保其安全性和有效性的控制水平。复杂性分类基于操作知识、培训和经验的需求、诊断试剂和材料的稳定性、操作步骤的复杂性、校准材料的稳定性和可靠性、故障排除和设备维护的便利性以及结果解读和判断的能力。

体外伴随诊断（in vitro companion diagnostic，IVCDx）是一种诊断试验（如生物学标志物），用于预测治疗反应，并与治疗产品共同开发。第一个 IVCDx 是 Hercep 试验，用于检测乳腺癌中人表皮生长因子受体 2（human epidermal growth factor receptor 2，HER-2）的表达，阳性者更可能对曲妥珠单抗（herceptin）治疗有反应。到目前为止，只有不

到 50 种伴随治疗方案的 IVCDx 检测通过 FDA 批准。IVCDx 和治疗性药物共同研发需要早期发现诊断性生物学标志物，在 II 期临床试验中对拟用生物学标志物进行临床验证，并在 III 期临床试验中对生物学标志物进行后续确认（图 37-3）。同时还需要进行 IVCDx 检测的原型测试、分析验证和临床确认。FDA 近期发布的关于体外伴随诊断方法的指南，亦认可治疗和伴随诊断协同发展的重要性[28]。

安全性生物学标志物

所有药物都存在不良反应（adverse reaction，ADR），不良反应是处方药致病或致死的主要原因之一。据估计，不良反应在美国住院患者中并不少见，每年超过 200 万例，其中约 100 000 例因不良反应死亡[29]。尽管在大多数情况下，导致个体出现不良反应的原因尚不清楚，遗传易感性被认为可能在其中发挥作用。因此，大量研究正致力于了解个体间的遗传差异，用于制定个体化、基于遗传背景的治疗策略，以优化和提高治疗的安全性[30]。例如伯氨喹诱导的溶血性贫血、硫利达嗪诱导的 QT 间期延长、伏立康唑诱导的肝毒性、卡马西平引起的皮肤损伤和他汀类药物引起的肌肉毒性[31,32]。在使用他汀类药物时，少部分患者会出现肌病、肌炎，极少数情况下出现横纹肌溶解症[33]。他汀类药物的剂量、患者年龄和同时使用的药物，包括 HIV 蛋白酶抑制剂、吉非贝齐和胺碘酮，都与风险增加有关。药物遗传学研究已证实，OATP1B1 是溶质载体有机离子转运系统的组成成分，编码 OATP1B1 的 SLCO1B1 基因的单核苷酸多态性（single-nucleotide polymorphism，SNP）可控制他汀类药物代谢并增加肌炎风险[34]。与等位基因为 TT 纯合子相比，肌病的发生率在 TC 型（占 0.15）为 4.5（95% 可信区间 2.6 ~ 7.7），CC 型中为 16.9（95% 可信区间 4.7 ~ 61.1）。基于这些数据，建议在正式开具辛伐他汀的处方之前，根据 SLCO1B1 基因型对肌病风险分级[35]。其他基因的多态性，包括 ABCB1、ABCG2、CYP3A4、HMGCR、CETP、GATM 和 COQ2，也已被确认，上述的研究将会形成他汀类药物相关毒副作用的多基因风险评分模型[36,37]。

尽管使用低剂量甲氨蝶呤治疗类风湿关节炎具有较长时间的临床经验，仍有约 4% 的患者出现严重的

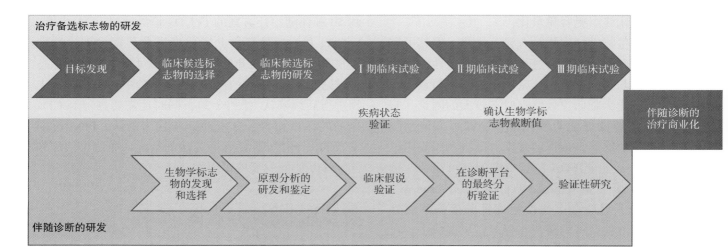

图 37-3 治疗（上排）和伴随诊断（下排）并行研发示意图。在临床研发的每个阶段，需要对伴随诊断的并行研究活动进行适当的时间安排，以便为临床前和临床研究及监管备案做好分析研发、鉴定和验证的准备。这一过程的准备和时机不一致将导致治疗或诊断研发的延迟

胃肠和肝胆毒性[38]。因此，为寻找评估甲氨蝶呤相关毒副作用的生物学标志物预测因子已进行了大量的研究[39]。已发现肥胖和器官系统合并症会增加药物毒副作用风险，但迄今为止，预测甲氨蝶呤毒副作用的临床和实验室生物学标志物均表现不佳。尽管已对涉及甲氨蝶呤转运和代谢的多个基因变异进行了深度的药物遗传学研究，但目前，尚难以将上述基因变异的研究结果应用于临床[39]。

风湿性疾病的生物学标志物

在下文，我们将重点介绍生物学标志物在 OA、RA 和 SLE 这三种疾病中的应用。在每种疾病中，生物学标志物都可以满足不同的需求。在 OA 中，用于识别软骨丢失高风险患者的预后生物学标志物和识别长期软骨丢失的可靠替代标志物将极大地帮助骨关节炎改善病情药物的研发。在 RA 中，识别早期无症状患者、更好地了解患者异质性或预测患者影像学进展风险的预后生物学标志物将极大地促进疾病认识并有助于治疗的进步（图 37-1B）。预测治疗反应的预测性生物学标志物将改善患者预后（图 37-1C）。在 SLE 中，预测疾病活动度和终末器官受累情况的生物学标志物将为临床治疗提供极大的帮助（图 37-1A、D）。

骨关节炎的生物学标志物

OA 是一种异质性的进展性炎性和退行性临床综合征，影响滑膜关节、软骨组织、半月板、关节周围韧带、滑膜和软骨下骨的所有组分（详见第 104 ～ 106 章）。进展性疾病导致滑膜关节塌陷、疼痛和功能障碍。然而，目前的诊断并不是基于细胞、分子或生化背景，而是基于疾病的影像学改变和临床症状。此外，用于研发骨关节炎改善病情药物（disease-modifying osteoarthritis drug，DMOAD）的监管指南仍侧重于常规影像学检查显示的膝关节或髋关节间隙狭窄（joint space narrowing，JSN）情况以及疼痛和功能的改善情况[40]。

研发和验证 OA 诊断、预后和治疗的生物学标志物至关重要。由于 OA 是一个缓慢的退行性过程，且在严重滑膜关节器官损伤之前的疾病早期阶段，DMOAD 可能更为有效，因此能识别疾病进展和关节损伤高风险患者的预后生物学标志物将为其带来更大的改善作用（图 37-1B）。对与疾病进展纵向相关的滑膜炎症、软骨代谢、软骨下组织和骨髓健康的生物学标志物进行定量分析（图 37-1D），将有助于临床进展代替物的研发，以监测患者的进展和对治疗干预的反应。OA 的高发病率为促进生物学标志物的研发提供了大量患者，但疾病的渐进性特征和患者异质性抵消了这一优势。

为了促进和加速这项工作，美国国立卫生研究院

基金会 / 骨关节炎倡议联盟（FNIH/OAI）于 2002 年启动了 OA 生物学标志物联盟项目，以确定预后标志物，用于测量膝关节炎（Kee OA，KOA）早期结构和症状变化，并预测治疗反应。OAI 是一项 4 年的纵向观察研究，将对膝关节炎的临床状态、膝关节影像学和生化标志物进行年度测量。研究纳入了约 4800 名年龄在 45 ～ 79 岁的患者，随访时间长达 8 年[41]。最初选择了 12 个生物学标志物，随着研究的进展增加到 18 个，用于评估骨和软骨的合成和降解（表 37-2）[42,43]。

为了进一步促进生物学标志物的利用，NIH/NIAMS 资助的 OA 生物学标志物协作组提出了 BIPED 生物学标志物分类。该分类方法将生物学标志物分为不同类别，用于评估疾病负担（疾病严重程度或受累范围）、待研究（因数据不足无法纳入其他类别的标志物）、预后（预测健康个体发生 OA 或已确诊 OA 病情进展的可能性）、干预效果（与 OA 临床或影像学结果相关的标志物）和诊断（对 OA 个体进行分类的标志物）。随后，加入安全性，将毒副作用相关生物学标志物包含在内，提升为 BIPEDS 分类[44,45]。

生化生物学标志物

为评估疾病负担、预后和疾病进展诊断，在研发生化生物学标志物方面已进行了大量研究。发现骨转换标志物（血清总骨钙素、尿 CTX-I 和血清 CTX-I）、软骨转换标志物［血清 PIIANP、uCTX-II 和血清软骨寡聚基质蛋白（COMP）］和滑膜成分（U-Glc-Gal-PYD 衍生物和血清透明质酸）与膝关节和髋关节 OA 相关。此外，这些生物学标志物的变化也与 KOA/HOA 影像学进展相关[46-53]。在一项超过 48 个月的巢式病例对照研究中，194 例膝关节出现临床 OA 相关进展（通过疼痛和 JSN 评分评估）的患者与 406 例膝关节非进展性病变（膝关节或其对侧膝关节无疼痛和 JSN 评估无进展）的患者相比，其基线水平的 uCTX-II 和 uCTX-Iα 均与病例状态相关[43]。此外，8 种生物学标志物（sCTX-I、sHA、sNTX-I、uC2C HUSA、uCTX-II、uNTX-I、uCTX-Iα 和 uCTX-Iβ）24 个月的时间积分浓度（TIC）与病例状态相关，其中 uCTX-II、sHA 和 sNTX-1 24 个月 TIC 的合并分析被证明最具预测性价值[43]。

表 37-2　FNIH/OAI 生物学标志物联盟分析选定的生物学标志物

生物学标志物	来源	生物过程
胶原降解物		
I 型胶原（CI），II 型胶原（CII），IIC 型胶原（2C）	血清和尿液	I 型和 II 型胶原的 C 末端被胶原酶切割后产生新表位
II 型 α1 胶原 NO_2	血清和尿液	反映炎症和胶原降解的 II 型 α1 胶原的氧化形成的硝化物
I 型胶原 C 末端肽（CTX-I）	血清	I 型胶原降解物
I 型胶原 N 末端肽（NTX-I）	血清和尿液	I 型胶原降解物
IIA 型胶原前肽（PIIANP）	血清	软骨和眼部玻璃体中发现的 IIA 型胶原蛋白的 N- 前肽
II 型胶原交联 C 末端肽（CTX-II）	尿液	软骨主要成分 II 型胶原的降解物
I 型胶原非异构化 C 末端肽（αCTX-I）	尿液	非异构化新生骨胶原降解物
I 型胶原的 β- 异构化片段（CTX-Iβ）	尿液	I 型胶原降解物
合成途径		
前胶原 IIC- 前肽（CPII）	血清	II 型胶原合成
硫酸软骨素 846（CS846）	血清	聚蛋白聚糖的合成
细胞外基质		
软骨寡聚基质蛋白（COMP）	血清	软骨、滑膜和肌腱中的细胞外基质蛋白
透明质酸	血清	结缔组织中的糖胺聚糖
基质金属蛋白酶 3（MMP3）	血清	参与 ECM 蛋白降解的锌依赖性 MMP

作为生化生物学标志物研发的补充，影像学已成为 OA 诊断平台一个热点研究领域（详见第 61 章）。目前 FDA 批准的终点指标是采用常规影像学进行评估的 JSN，但该方法因变化缓慢，幅度小，在人群研究中存在变量递减，以及对软骨微小变化不敏感等问题而受到限制。然而，在疾病早期，当根据 MRI 评估的共病理特征进行调整时[54]，采用常规影像学评估的基线 JSN 和骨赘不能独立预测 10 年内的软骨体积损失。对常规影像学的进一步改进，如经机械校准器调整的股骨胫骨角，已被证明可预测超过 1 ～ 2 年软骨丢失，能明显提高预测效能，使其成为预测性诊断指标[55]。

影像学

与标准 X 线摄影相比，MRI 具有评估整体关节形态的能力，包括可对软骨形态进行定量分析（即表面积和厚度），可显示提示高骨转换的软骨下骨髓病变（subchondral bone marrow lesion，BML）、KOA 时可能隐藏在股骨髁内而未被传统的 X 线摄影检测到的骨赘、半月板形态和滑膜炎，对 OA 的早期变化具有更高的敏感性。在 Framingham 骨关节炎观察性研究中，对 710 名"正常"负重后的受试者进行后前位 X 线膝关节摄影，其中 29% 的受试者在入组前一个月内报告了膝关节疼痛，89% 的受试者膝关节至少有一种 MRI 异常，其中骨赘、软骨损伤和 BML 最常见[56]。MRI 评估多个关节具有更高的灵敏度和定量能力，促使其被纳入 FNIH/OAI 生物学标志物联盟[57,58]。采用 MRI 评估每个结构成分在 OA 中的作用成为重点研究领域，目的是确定 OA 影像学和疾病进展的早期预测因子。有报道显示，在 KOA 中，随着时间的推移，滑膜炎、积液、半月板损伤和突出、BML 或软骨体积 / 厚度与软骨体积损失和伴随的 OA 影像学进展有关[54,59-64]。此外，OA 在影像学发展中，总病变负荷比任何特定结构特征都更具预测价值[65]。

生化标志物和 MRI 改变之间的相关性一直是热点研究领域，因为这些研究可为揭示在细胞水平 OA 发病的病理进程提供重要的认识。OAI 一项纳入 600 名受试者的研究中，所有六种生化标志物（sCTX-Ⅰ、sNTX-Ⅰ、uNTX-Ⅰ、uCTX-Ⅱ、uCTX-1α 和 uCTX-1β）的测定值均与 BML 的出现相关。然而，在 24 个月的时间内，没有一项指标可以预测 BML 或骨赘的变化[66]。此外，鹿特丹的队列研究显示，sCOMP、CRP 和 uCTX-Ⅱ以及新的生物学标志物 sC1M（结缔组织Ⅰ型胶原转化物）和 sCRPM（基质金属蛋白酶依赖性 C 反应蛋白降解物）与 5 年内 OA 的发病率和影像学进展相关[67]。

总之，生化和影像学的生物学标志物在药物研发中的应用受到限制，部分原因是缺乏有效的 DMOAD。目前在预测疾病进展方面正在明确和验证的生化和影像学标志物的研究，对 OA 药物的研发成功至关重要。

类风湿关节炎的生物学标志物

类风湿关节炎是一种进展性疾病，会导致关节破坏。既往为明确有发病风险或骨侵蚀和软骨损伤高风险患者的临床特征和生物学标志物已进行了大量研究[68]。已有数种生物学标志物得到多个临床研究的有力支持，并具备充分验证的分析检测方法，因此被广泛应用于临床实践。早期识别疾病并启动治疗可能会减少结构损伤，获得临床缓解的可能性也更高[69]。疾病的临床前状态，亦被称为 pre-RA，即此时患者尚未达到 RA 临床诊断标准，但疾病进程已被激活。因此，为明确这一状态也进行了大量研究。同时开展的还有以下两项工作：在药物治疗时利用生物学标志物监测疾病活动度；以及通过生物学标志物了解疾病异质性以预测患者亚群对靶向治疗的反应。

类风湿关节炎的自身抗体

自身抗体一直是 RA 的主要诊断指标。关于 RF、抗瓜氨酸化蛋白抗体（anti-citrullinated protein antibody，ACPA）、抗氨甲酰化（anti-carbamylated，CarP）和抗突变瓜氨酸波形蛋白（antimutated citrullinated vimentin，anti-MCV）自身抗体作为 RA 和 pre-RA 的诊断和预后生物学标志物的详细说明请参阅第 59 章。自身抗体除与疾病风险、诊断和预后相关外，还有研究对其与治疗结果的关系进行了评估。ACPA 阳性的 RA 患者对甲氨蝶呤的临床反应优于 ACPA 阴性的未分化的 RA 患者[69]。在评估自身抗体预测对生物制剂的反应时，也观察到了不同的结果。RF 阳性患者使用利妥昔单抗（抗 CD20 抗体）和托珠单抗（抗 IL-6R 抗体）可获得更好的临床疗效，但抗 TNF 或阿巴西普（CTLA4-Fc，共刺激阻断剂）则无此效果[70,71]。类似的，有多项试验对 ACPA 作为 TNF 抑制剂疗效的预测因子进行了研究，但没有得到一致的结果。

对利妥昔单抗和阿巴西普的研究得到了更具指导意义的结果。对利妥昔单抗的关键性临床试验进行系统分析和 meta 分析表明，血清 RF 和（或）ACPA 抗体阳性患者的临床反应更好，而这种效应在抗 TNF 治疗无效的患者中最为明显[72-74]。在注册研究中也有一致的发现，自身抗体阳性与利妥昔单抗的临床反应更佳相关[75]。据报道，ACPA 阳性患者对阿巴西普的临床反应也更好[76]。AMPLE（有甲氨蝶呤背景，生物制剂初治的 RA 患者使用阿巴西普和阿达木单抗的比较）研究表明，ACPA 滴度最高的患者使用阿巴西普治疗后 DAS28-CRP 得分下降最明显，但在阿达木单抗治疗后则未发现此效应[77]。几项阿巴西普相关的临床研究也表明，用药后 ACPA 下降与临床反应相关[72]。与此相反的是，尽管利妥昔单抗降低了 RF 和 ACPA 滴度以及滑膜浆细胞[78]，RF/APCA 的降低与临床反应无关[72]。

类风湿关节炎结构破坏的预后和诊断生物学标志物

RA 炎症反应的主要后果是骨侵蚀和软骨破坏。RA 治疗的长期目标是保持关节完整性和功能。目前骨和软骨损伤的金标准是通过对侵蚀性疾病进行二元评估的常规影像学检查；由放射科医生对骨侵蚀进行的定量评估；以及使用已验证的且卫生当局许可的 Sharp 评分表或其修改后的 van der Heijde sharp 评分表（vdH-S）或 Genant sharp 评分表（Genant-Sharp score，G-S）对 JSN 评分[79]。然而，结构破坏的进展在患者之间差异很大，因此识别快速进展型关节疾病的患者对于临床实践和设计评估关节健康的临床治疗研究都至关重要。由于不到 50% 的患者 Sharp 评分急剧恶化的时间超过一年[80]，评估治疗对影像学进展的影响通常需要持续多年的大型临床试验。因此，研究人员致力于寻找反映骨和软骨转换的生物学标志物，包括遗传标志物、血液或尿液中的蛋白质，或 MRI 成像。OMERACT（风湿病学结局判断）工作组提出了此类结构损伤生物学标志物的严格标准，包括生物学标志物能反映临床前模型组织重塑的证据、关节组织中生物学标志物的产生，以及生物学标志物与其他骨和软骨损伤的替代生物学标志物的相关性[81]。

遗传学

由于结构破坏进展的风险可部分（约 50%）遗传[82,83]，已识别的遗传变异对结构破坏进展风险的影响仅有少数可重复验证。HLA-DRB 共享表位（shared epitope，SE）与 RA 发病风险、疾病严重程度、侵蚀性疾病和 ACPA 水平有关。与之相反，ACPA 阴性患者的研究结果无法将 HLA 变异确定为风险因素[84]，并由此提出了 SE 等位基因与影像学风险之间的关系可能是间接的，可能受 ACPA 水平的部分影响。还有许多其他遗传学的变量，通过基因组学研究筛选或其他方法作为备选基因，但进一步研究尚不能重复结果和（或）对关节损害的风险影响很小。几项 meta 分析的结果证实了表 37-3 中所列的基因的影像学进展与炎症、自身免疫以及骨和软骨转换的关系具有统计学意义并且结果可重复[83]。

值得注意的是，在 DKK1 和 SOST（硬化蛋白，

表 37-3	类风湿关节炎影像学进展相关的遗传变异列表		
	基因	**变异**	**次等位基因对关节影像学严重程度的影响**
免疫基因	HLA-DRB1[86-88]	SE 等位基因	破坏
	CD40[89]	rs4810485	破坏
	IL-2RA[90]	rs2104286	保护
	IL-4R[91,92]	rs1119132	破坏
		rs1805011	
	IL-10[83,93,94]	rs1800896	保护
	IL-15[95]	rs7667746	破坏
		rs7665842	
		rs4371699	
骨和软骨转换	OPG[96]	rs148530	破坏
	DKK1[85]	rs1896368	破坏
		rs1896367	保护
		rs1528873	破坏
	GRZB[97]	rs8192916	破坏
	MMP3[98,99]	5A/6A	破坏
	MMP9[100]	rs11908352	破坏

Wnt 途径的负调节因子）之间存在遗传交互作用，这两个基因变异的个体影像学进展更为严重。除此之外，DKK1 变异由于可影响相应蛋白的血液水平，还与蛋白质数量性状基因座（protein quantitative trait loci，pQTL）有关[85]。然而，到目前为止，这些变异对进展风险影响很小，使它们可能无法成为临床有用的决策工具。

蛋白质生物学标志物

为评价影像学进展风险的蛋白质生物学标志物也进行了大量研究，包括炎症和骨 / 软骨转换的标志物。如前所述，自身抗体（尤其是 ACPA）与疾病的进展风险具有一致的相关性。常规的炎症生物学标志物，如急性期蛋白 CRP 和 ESR，与炎症进展风险相关较小（约 20%）[101]。研究发现多种其他免疫和炎症蛋白在疾病中升高，并与疾病活动指标相关[102]，但在评估疾病活动度和治疗结果方面的临床作用尚不清楚。例如，接受 TNF、IL-6 或 IL-1 靶向治疗的患者，这些细胞因子的血清基线水平不能预测临床反应[103]。DAS28 评分是基于影像学的关节炎症评估指标并用于预测影像学进展，目前发现联合 DAS28 评分与 12 种血清蛋白作为生物学标志进行综合评分将更为系统化[104]。然而，最近在 AMPLE 试验中采用临床疾病活动指数（Clinical Disease Activity Index，CDAI）、简化疾病活动指数（Simplified Disease Activity Index，SDAI）、DAS28-CRP 对这些生物学标志物进行评估，结果显示这些生物学标志物与临床疾病活动度的相关性较差[105]。目前尚不清楚在急性期蛋白之外检测外周血炎症蛋白是否具有较大的临床实用价值。

在寻找骨和软骨转换的生物学标志物方面也倾注了大量的研究工作，但仍未发现有足够敏感性、特异性和动态范围，并可用于临床决策的生物学标志物。血清 MMP3 升高预示着软骨和骨破坏，与关节损伤进展相关，并随着病程进一步增加[83,106]。在 MMP3 的基础上，uCTX-Ⅱ 与预测关节损伤相关[107]，而血清 COMP（一种软骨细胞标志物）在骨质严重破坏的患者中升高[108]。在 RA 患者的关节和血清中，PYD 胶原标志物均升高，并可预测早期和确诊 RA 患者的关节破坏[109]。RANKL（一种促破骨细胞因子）与 OPG（RANKL 的诱饵受体）的比值可作为反映成骨细胞和破骨细胞平衡的指标，并被证明可预测更严重的关节破坏[110,111]。多项研究均显示，胶原转换的标志物 uCTX-Ⅰ 与骨损伤程度相关，更重要的是，该标志物预测严重程度的能力独立于其他已知因素，如自身抗体和急性期蛋白[112,113]。血清 CTX-Ⅰ 在十年影像学进展评分方面也优于 COMP、RANKL/OPG 比值及其他软骨生物学标志物[114]。诸多其他生物学标志物（包括蛋白水解产物）也有涉及，但其临床应用需要进一步的研究[115]。

影像学

与 OA 一样，常规放射成像以外的影像学技术，如 MRI 和能量多普勒超声，在临床实践和治疗试验中也已得到广泛应用[83]。通过 MRI 评估的骨髓水肿可持续预测几年内的影像学进展[83]。目前正致力于将临床研究中通过验证的 MRI 评分系统（OMERACT 类风湿关节炎磁共振影像评分系统[RAMRIS]）标准化[116]，该技术的使用可能会影响未来 RA 新的治疗药物临床试验的设计。与 OA 一样，更敏感并在短期内预测影像学长期进展的检测方法将缩短临床研究的持续时间，并将临床试验中患者的安慰剂使用时间缩至最短。

类风湿关节炎的新生物学标志物

滑膜活检中的生物学标志物

除血清生物学标志物外，研究还致力于利用新技术分析滑膜这一终末器官，以发现更多评估疾病活动度和治疗反应的指标[117]。滑膜活检是研究 RA 生物学标志物的新技术，可能有助于疾病诊断、明确预后，并获得治疗效果的早期解读。活检通常在超声引导下进行，结合组织学、细胞学、免疫组织化学和转录组学分析，为 RA 提供重要的病理生理学见解。建议读者阅读第 56 章了解更详细的滑膜活检技术。

对自身抗体阳性的 pre-RA 患者滑膜组织的研究表明，膝关节滑膜中 CD3+ T 细胞浸润增加可能预示患者会出现临床症状[118]。早期 RA 患者滑膜的检查显示，寡克隆 T 细胞扩增，成纤维细胞样滑膜细胞（fibroblast-like synoviocyte，FLS）出现表观遗传学改变，巨噬细胞相关趋化因子升高，表明滑膜组织中炎症逐步形成[119,120]。相应的，在外周血初始 T 细胞基因组 DNA 中发现与 FLS 有共同的高甲基化位点，表明通过研究外周血表观遗传生物学标志物反映滑膜病变具有可行性[121]。滑膜 B 细胞和巨噬细胞标志物的升高以及 Jun-N- 末端激酶（Jun-N-terminal kinase，JNK）通路活性的增加有助于将 RA 与非 RA 或未分化关节炎患者区分开来[119]。滑膜促血管生成因子及其受体的升高也被证明可区分侵蚀性和非侵蚀性 RA 患者[119]。滑膜的组织学特征，如淋巴细胞聚集或 T 细胞浸润升高，本身并不能用于 RA 的临床亚群分组，但与疾病活动度（如 DAS28 评分、自身抗体的存在和细胞因子表达的增加）升高相关[122]。而基线水平的滑膜淋巴细胞聚集与疾病持续时间较长和治疗后临床改善较小相关，抗 TNF 治疗后滑膜淋巴细胞聚集减少与临床反应更佳相关[123]。

还有研究将滑膜的细胞和分子异质性与治疗反应联系在一起[124]。B 和 T 淋巴细胞滑膜浸润并伴有滑膜淋巴细胞聚集（即淋巴表型）的患者对利妥昔单抗临床反应更好。相反，具有显著髓样细胞浸润（即髓样表型）的患者抗 TNF 治疗临床改善更明显[125]。而滑膜组织中炎症（淋巴细胞或髓样细胞）浸润水平较低（即纤维样表型）的患者 B 细胞靶向治疗反应较差，且具有急性期蛋白水平较低的特点[126]。多项研究也强调了滑膜巨噬细胞作为疾病活动度和治疗反应生物学标志物的重要性。滑膜 CD68+ 巨噬细胞亚群的存在与疾病活动度相关，其减少与多种治疗的临床改善密切相关[127]。上述研究结果，与该组织生物学标志物在多个研究中心的结果一致，使滑膜组织中 CD68 表达有希望成为新型抗风湿药物治疗 RA 患者疗效评价的替代生物学标志物[128]。

滑膜组织分析也被用于评估实验性治疗的药效学反应。用 JAK 抑制剂托法替尼治疗可降低滑膜组织中磷酸化 STAT1 和 STAT3（JAK 底物）水平，磷酸化 STAT1 和 STAT3 降低与治疗后临床改善相关[129]。当前和未来的技术进步，包括单细胞分离、转录组学、蛋白质组学在内，将继续提高我们了解患者疾病发病机制和异质性的能力[130]。随着滑膜活检进入临床实践的可能性和适应范围增加，滑膜活检可能成为临床实践中生物学标志物的重要来源[117]。

血液转录组生物学标志物

探寻生物学标志物的工作也扩展到 RA 患者全血的转录组学方向。这些分析具有挑战性，因为滑膜终末器官的病理生理学改变在血液中被稀释，信号较弱。但多个研究中却发现，一些血液转录生物学标志物一致地反映临床结果。由 I 型干扰素（interferon，IFN）诱导的基因组成的生物学标志物特征被称为干扰素基因特征（interferon gene signature，IGS）（将在 SLE 生物学标志物部分中进一步描述），可以在 pre-RA 中检测到，并在 20% ～ 65% 已确诊的 RA 患者中升高[131,132]，尽管 IGS 的变化取决于疾病阶段、病程和联合用药，使 RA 中 IGS 结果解读变得复杂[133]。据报道，在已确诊的 RA 患者中，IGS 升高与初治患者对最初的临床治疗反应较差、对抗 TNF 或托珠单抗治疗的临床反应较好，以及对利妥昔单抗的临床反应较差有关[134-138]。IgJ 作为替代浆母细胞数目的转录生物学标志物，在多个研究中显示阳性者对利妥昔单抗的临床反应降低，可将其归为一个 RA 患者亚组，约占 25%[139]。转录谱可用于监测药物治疗的反应。反映免疫系统谱系和特征的基因模块，在抗 TNF 治疗后的下调具有可重复性，并与临床结果相关[140]。然而，迄今为止，这些模块尚无法预测治疗结果，总的来说，全血转录生物学标志物并没有足够的稳定性和可重复性，难以用于临床决策。

系统性红斑狼疮的生物学标志物

系统性红斑狼疮（SLE）是一种影响多器官系统的复杂的异质性疾病，进展多样且不规则，疾病复发具有不确定性。研究主要集中于研发疾病亚型诊断、疾病活动度监测、疾病复发预测和治疗反应评估相关的生物学标志物。建议读者参考第 58 章、第 84 章和第 85 章的详细介绍。尽管长期以来多种自身抗体的存在被认为是该疾病的标志，但没有一种自身抗体能够独立预测疾病活动度或治疗反应。值得注意的是，在两项贝利尤单抗 [一种抗 B 细胞存活因子（BAFF）的治疗性抗体] 的 III 期临床试验中，安慰剂组高滴度的抗双链 DNA 抗体与 SLE 患者 1 年内复发相关[141]。抗双链 DNA 阳性患者对贝利尤单抗的临床反应最好，且贝利尤单抗治疗可降低抗双链 DNA 滴度[142]。皮质类固醇也可降低抗双链 DNA 滴度，减少复发的发生率[143]。相反，利妥昔单抗虽然也可降低狼疮性肾炎患者的抗双链 DNA 抗体、抗心磷脂抗体和标准化的血清补体水平，但这些改变与临床改善无关[144]。

系统性红斑狼疮中 I 型干扰素通路的生物学标志物

SLE 的另一个特征是 I 型干扰素（interferon，IFN）通路系统性活性升高。I 型 IFN 由相关细胞因子（12 种 IFNα 亚型、IFNβ、IFNε、IFNκ 和 IFNω）组成一个家族，它们通过 IFNα 受体（IFNAR）复合物发挥作用，主要放大免疫反应，对抗病原体免疫非常重要。两种大量产生 I 型 IFN（尤其是 IFNα 和 IFNβ）的关键细胞是浆细胞样树突状细胞和单核细胞。在 SLE 中，I 型 IFN 的持续产生是由细胞内核酸识别受体的激活造成的，细胞内核酸识别受体，如 Toll 样受体（Toll-like receptor，TLR）和其他模式识别受体，正常情况下在微生物感染时发挥作用，但在 SLE 中，这些受体可能由含自身核酸的免疫复合物激活[145]。此外，与 IFN 途径相关的基因位点 IRF5、TYK2、STAT4 和 TLR7 与 SLE 发病风险相关[146]。50% ~ 75% 的成人 SLE 患者及 90% 的儿童患者出现 IGS 的高表达，RA（如前所述）、干燥综合征、系统性硬化症（systemic sclerosis，SSc）和早期关节炎患者也可观察到 IGS 的高表达[147-149]。在 I 型 IFN 靶向药物治疗后，IGS 降低，而在一项 anifrolumab（抗 IFNαR1）的临床试验中，高 IGS 的 SLE 患者的临床获益最大[150,151]。最初报道 IGS 与疾病严重程度相关，尤其是与 CNS 和肾表现相关[152]。但后续的研究发现 IGS 与临床活动指标（如 SELENA-SLEDAI 或 BILAG）之间并无密切关系，而与抗双链 DNA 抗体、低补体血症和 BAFF 水平的升高相关[153]。IGS 的纵向评估表明，随着时间的推移，该生物学标志物相当稳定，但在预测疾病复发或反映疾病活动期的急性改变方面未显示出足够的临床价值[154,155]。亦有报道显示，尽管患者之间存在异质性，除 IGS 外，I 型 IFN 调节的血清趋化因子 CXCL10、CCL2 和 CCL19 与疾病活动度和疾病复发的关系更强，因此活化的 IFN 下游生物学标志物用于监测 SLE 患者的临床表现将成为可能[156]。

系统性红斑狼疮的新生物学标志物

除了 IGS 外，来自 158 名儿童 SLE 患者外周血的转录组标志物明确了特异性免疫谱系基因模块，用于追踪疾病活动度[157]。浆母细胞基因标志物可反映患者血液中该免疫谱系升高，与 SLEDAI 定义的总体疾病活动相关性最好，而中性粒细胞基因标志物与肾炎临床表现特异性相关。因此，评估 SLE 患者的"分子指纹"可以确定疾病状态和相关终末器官受累情况，可能有助于监测和治疗 SLE 患者。

中性粒细胞胞外诱捕网（Neutrophil extra-cellular trap，NET）是中性粒细胞在炎症反应中经历特殊形式的细胞死亡后产生的结构，其驱动狼疮的病理生理学机制是新兴的研究范式。NET 在病原体防御中起着关键作用，但也与包括 SLE 在内的多种自身免疫性疾病有关。在 SLE 中，NET 由增多的低密度粒细胞（low-density granulocyte，LDG）产生[158]。这些 NET 含有高水平的自身抗原和免疫刺激分子，可在包括皮肤和肾脏在内的 NET 沉积的器官中激活上调自身免疫炎症反应。基于中性粒细胞标志物与肾病之间的相关性，NET 或 LDG 组成成分可作为反映 SLE 患者致病性中性粒细胞活性的生物学标志物。

除肾小球滤过率和肾活检组织学等标准临床评估方法外，尿液生物学标志物一直是被深入研究的领域。尿 MCP1 和 TWEAK 水平是反映炎症的生物学标志物，两者都与疾病活动度和继发的肾炎有关。肾上皮细胞活化和损伤的标志物，如中性粒细胞明胶酶相关载脂蛋白和血管细胞黏附分子 1（neutrophil gelatinase-associated lipocalin and vascular cell adhesion molecule 1，VCAM1）在狼疮性肾炎中也升高，并与疾病活动度相关。尿液中翻译后修饰蛋白、脱落足突细胞和 microRNA 的水平目前也被纳入范畴[159-161]。然而，这些标志物尚无法应用到标准临床实践中，需要通过标准化分析进行进一步研究验证。

生物学标志物的新应用

如本章所述，生物学标志物将越来越多地影响风湿性疾病的诊断、预后、治疗反应以及对疾病发病机制的理解。

重新分类疾病

反映潜在疾病病理生理改变的生物学标志物可能会改变我们对风湿性疾病的定义，从临床症状和诊断生物学标志物的角度转变为从分子学角度对疾病重新分类。例如，如前所述，尽管 IGS 在 SLE 和

RA 患者亚群中升高，但在非皮肤性 SSc 患者、早期 SSc、局限性皮肤病变 SSc 和弥漫性皮肤病变 SSc 患者亚群中也升高 [148]。在 SSc 中，IGS 在无临床纤维化的患者中也有升高，并与 BAFF 水平升高和Ⅲ型胶原合成有关 [148]。Ⅰ型干扰素病是一种罕见的单基因疾病，患者Ⅰ型干扰素轴持续性活化导致多种系统性自身炎症，并出现自身免疫性疾病的临床表现 [162]。IGS 升高的存在可能意味着多种不同的临床风湿性疾病有共同的病理生理机制，具有不同但重叠的临床特征。由此，IGS 升高可能将这些临床疾病（如高 IGS 的 RA、SLE 和 SSc 患者）重新分类为一类强调Ⅰ型干扰素失调的分子疾病，使得Ⅰ型干扰素病变不仅为 IFN 驱动的疾病提供分子定义，也能确定对干扰素靶向治疗有潜在反应的患者。

实现个体化治疗

　　提高分析灵敏度的方法学进展结合新技术平台和组学已经并将继续提高我们从血液、粪便、组织或其他终末器官液中明确蛋白质、代谢物、遗传、表观遗传学、转录组学和生物同工酶来源的生物学标志物的能力。影像学方法和新兴移动健康传感器的进步和标准化将进一步提高我们的诊断能力。这些技术的进步使基于生物学标志物的临床治疗管理模式也可能随之而演变。电子病历（EMR）的广泛采用作为这些技术进步的补充，为收集和分析大规模群体患者的临床表型、流行病学、生物学标志物数据、用药和临床结果提供了条件。此外，在数据共享和协作方面所做出的努力，使得单个公司 / 实验室的数据库很难处理的问题得以解决。大数据的利用需要具备生成、注释和标准化高质量数据的能力，以及合适的分析软件和终端用户浏览器，以便临床医生和科学家能够回答临床和科学问题。机器辅助学习无疑也将在探索和临床医疗管理中发挥重要作用。最近的一个例子是，基于视网膜成像分析的机器学习模型能以极高的精确度预测性别和年龄，但在吸烟状况、收缩压和主要心血管不良事件方面的精确度稍低 [163]。这些不同领域的新兴技术将使医生和科学家能够用意想不到的工具了解疾病症状和管理患者。

部分参考文献

1. *The Food and Drug Modernization Act of 1997*, Title 21 Code of Federal Regulations, 1997.
2. WHO: WHO International Programme on Chemical Safety Biomarkers and risk assessment: concepts and principles, http://www.inchem.org/documents/ehc/ehc/ehc155.htm. 1993.
3. Group BDW: Biomarkers and surrogate endpoints: preferred definitions and conceptual framework, *Clin Pharmacol Ther* 69(3):89–95, 2001.
4. FDA-NIH Biomarker Working Group. BEST (Biomarkers, EndpointS, and other Tools) Resource. Silver Spring (MD); 2016.
5. Bluett J, Barton A: Precision medicine in rheumatoid arthritis, *Rheum Dis Clin North Am* 43(3):377–387, 2017.
6. Wagner JA: Overview of biomarkers and surrogate endpoints in drug development, *Dis Markers* 18(2):41–46, 2002.
7. Drucker E, Krapfenbauer K: Pitfalls and limitations in translation from biomarker discovery to clinical utility in predictive and personalised medicine, *EPMA J* 4(1):7, 2013.
8. Kroll MH, Elin RJ: Interference with clinical laboratory analyses, *Clin Chem* 40(11 Pt 1):1996–2005, 1994.
9. Bolstad N, Warren DJ, Bjerner J, et al.: Heterophilic antibody interference in commercial immunoassays; a screening study using paired native and pre-blocked sera, *Clin Chem Lab Med* 49(12):2001–2006, 2011.
10. Mongolu S, Armston AE, Mozley E, et al.: Heterophilic antibody interference affecting multiple hormone assays: Is it due to rheumatoid factor? *Scand J Clin Lab Invest* 76(3):240–242, 2016.
11. Bartels EM, Falbe Watjen I, Littrup Andersen E, et al.: Rheumatoid factor and its interference with cytokine measurements: problems and solutions, *Arthritis* 2011:741071, 2011.
12. Todd DJ, Knowlton N, Amato M, et al.: Erroneous augmentation of multiplex assay measurements in patients with rheumatoid arthritis due to heterophilic binding by serum rheumatoid factor, *Arthritis Rheum* 63(4):894–903, 2011.
13. Emerson JF, Lai KKY: Endogenous antibody interferences in immunoassays, *Lab Med* 44(1):69–73, 2013.
14. Barcelo Martin B, Marquet P, Ferrer JM, et al.: Rheumatoid factor interference in a tacrolimus immunoassay, *Ther Drug Monit* 31(6):743–745, 2009.
15. Bjerner J, Nustad K, Norum LF, et al.: Immunometric assay interference: incidence and prevention, *Clin Chem* 48(4):613–621, 2002.
16. Li D, Radulescu A, Shrestha RT, et al.: Association of biotin ingestion with performance of hormone and nonhormone assays in healthy adults, *JAMA* 318(12):1150–1160, 2017.
17. Willeman T, Casez O, Faure P, et al.: Evaluation of biotin interference on immunoassays: new data for troponin I, digoxin, NT-Pro-BNP, and progesterone, *Clin Chem Lab Med* 55(10):e226–e229, 2017.
18. Communication FS. The FDA Warns that Biotin May Interfere with Lab Tests: FDA Safety Communication. 2017. https://www.fda.gov/MedicalDevices/Safety/AlertsandNotices/ucm586505.htm (accessed November 28 2017).
19. Siemons L, Ten Klooster PM, Vonkeman HE, et al.: How age and sex affect the erythrocyte sedimentation rate and C-reactive protein in early rheumatoid arthritis, *BMC Musculoskelet Disord* 15:368, 2014.
20. Bennett MR, Ma Q, Ying J, et al.: Effects of age and gender on reference levels of biomarkers comprising the pediatric Renal Activity Index for Lupus Nephritis (p-RAIL), *Pediatr Rheumatol Online J* 15(1):74, 2017.
21. Majka DS, Deane KD, Parrish LA, et al.: Duration of preclinical rheumatoid arthritis-related autoantibody positivity increases in subjects with older age at time of disease diagnosis, *Ann Rheum Dis* 67(6):801–807, 2008.
22. Yang S, McGookey M, Wang Y, et al.: Effect of blood sampling, processing, and storage on the measurement of complement activation biomarkers, *Am J Clin Pathol* 143(4):558–565, 2015.

23. Guidance for Industry. Rheumatoid Arthritis: Developing Drug Products for Treatment. 2013. Docket Number FDA-2013-D-0571.

24. Guidance for Industry. Systemic Lupus Erythematosus—Developing Medical Products for Treatment. 2010. https://www.fda.gov/downloads/Drugs/GuidanceComplianceRegulatoryInformation/Guidances/ucm072063.pdf (accessed November 20th 2018).

25. Fleming TR, Powers JH: Biomarkers and surrogate endpoints in clinical trials, *Stat Med* 31(25):2973–2984, 2012.

26. Cardiac Arrhythmia Suppression Trial I: Preliminary report: effect of encainide and flecainide on mortality in a randomized trial of arrhythmia suppression after myocardial infarction, *N Engl J Med* 321(6):406–412, 1989.

27. Echt DS, Liebson PR, Mitchell LB, et al.: Mortality and morbidity in patients receiving encainide, flecainide, or placebo. The Cardiac Arrhythmia Suppression Trial, *N Engl J Med* 324(12):781–788, 1991.

28. In vitro companion diagnostic devices. Guidance for industry and food and drug administration staff. 2014.

29. Lazarou J, Pomeranz BH, Corey PN: Incidence of adverse drug reactions in hospitalized patients: a meta-analysis of prospective studies, *JAMA* 279(15):1200–1205, 1998.

30. Crews KR, Hicks JK, Pui CH, et al.: Pharmacogenomics and individualized medicine: translating science into practice, *Clin Pharmacol Ther* 92(4):467–475, 2012.

31. Wilke RA, Lin DW, Roden DM, et al.: Identifying genetic risk factors for serious adverse drug reactions: current progress and challenges, *Nat Rev Drug Dis* 6(11):904–916, 2007.

32. Becquemont L: Pharmacogenomics of adverse drug reactions: practical applications and perspectives, *Pharmacogenomics* 10(6):961–969, 2009.

33. Pasternak RC, Smith Jr SC, Bairey-Merz CN, et al.: ACC/AHA/NHLBI Clinical Advisory on the Use and Safety of Statins, *Circulation* 106(8):1024–1028, 2002.

34. Group SC, Link E, Parish S, et al.: SLCO1B1 variants and statin-induced myopathy—a genomewide study, *N Engl J Med* 359(8):789–799, 2008.

35. Wilke RA, Ramsey LB, Johnson SG, et al.: The clinical pharmacogenomics implementation consortium: CPIC guideline for SLCO1B1 and simvastatin-induced myopathy, *Clin Pharmacol Ther* 92(1):112–117, 2012.

36. Canestaro WJ, Austin MA, Thummel KE: Genetic factors affecting statin concentrations and subsequent myopathy: a HuGENet systematic review, *Genet Med* 16(11):810–819, 2014.

37. Kitzmiller JP, Mikulik EB, Dauki AM, et al.: Pharmacogenomics of statins: understanding susceptibility to adverse effects, *Pharmgenomics Pers Med* 9:97–106, 2016.

38. Salliot C, van der Heijde D: Long-term safety of methotrexate monotherapy in patients with rheumatoid arthritis: a systematic literature research, *Ann Rheum Dis* 68(7):1100–1104, 2009.

39. Romao VC, Lima A, Bernardes M, et al.: Three decades of low-dose methotrexate in rheumatoid arthritis: can we predict toxicity? *Immunol Res* 60(2-3):289–310, 2014.

40. Guidance for Industry. Clinical development programs for drugs, devices, and biological products intended for the treatment of osteoarthritis (OA). Guidance for Industry Clinical development programs for drugs, devices, and biological products intended for the treatment of osteoarthritis (OA). Rockville, MD; 1999.

41. Lester G: Clinical research in OA—the NIH Osteoarthritis Initiative, *J Musculoskelet Neuronal Interact* 8(4):313–314, 2008.

42. Hunter DJ, Nevitt M, Losina E, et al.: Biomarkers for osteoarthritis: current position and steps towards further validation, *Best Pract Res Clin Rheumatol* 28(1):61–71, 2014.

43. Kraus VB, Collins JE, Hargrove D, et al.: Predictive validity of biochemical biomarkers in knee osteoarthritis: data from the FNIH OA Biomarkers Consortium, *Ann Rheum Dis* 76(1):186–195, 2017.

44. Bauer DC, Hunter DJ, Abramson SB, et al.: Classification of osteoarthritis biomarkers: a proposed approach, *Osteoarthritis Cartilage* 14(8):723–727, 2006.

45. Kraus VB, Burnett B, Coindreau J, et al.: Application of biomarkers in the development of drugs intended for the treatment of osteoarthritis, *Osteoarthritis Cartilage* 19(5):515–542, 2011.

46. Garnero P, Piperno M, Gineyts E, et al.: Cross sectional evaluation of biochemical markers of bone, cartilage, and synovial tissue metabolism in patients with knee osteoarthritis: relations with disease activity and joint damage, *Ann Rheum Dis* 60(6):619–626, 2001.

47. Sharif M, George E, Shepstone L, et al.: Serum hyaluronic acid level as a predictor of disease progression in osteoarthritis of the knee, *Arthritis Rheum* 38(6):760–767, 1995.

48. Kluzek S, Bay-Jensen AC, Judge A, et al.: Serum cartilage oligomeric matrix protein and development of radiographic and painful knee osteoarthritis. A community-based cohort of middle-aged women, *Biomarkers* 20(8):557–564, 2015.

49. Sasaki E, Tsuda E, Yamamoto Y, et al.: Serum hyaluronic acid concentration predicts the progression of joint space narrowing in normal knees and established knee osteoarthritis—a five-year prospective cohort study, *Arthritis Res Ther* 17:283, 2015.

50. Garnero P, Conrozier T, Christgau S, et al.: Urinary type II collagen C-telopeptide levels are increased in patients with rapidly destructive hip osteoarthritis, *Ann Rheum Dis* 62(10):939–943, 2003.

51. Van Spil WE, Welsing PM, Bierma-Zeinstra SM, et al.: The ability of systemic biochemical markers to reflect presence, incidence, and progression of early-stage radiographic knee and hip osteoarthritis: data from CHECK, *Osteoarthritis Cartilage* 23(8):1388–1397, 2015.

52. Sharif M, Kirwan J, Charni N, et al.: A 5-yr longitudinal study of type IIA collagen synthesis and total type II collagen degradation in patients with knee osteoarthritis—association with disease progression, *Rheumatology (Oxford)* 46(6):938–943, 2007.

53. Reijman M, Hazes JM, Bierma-Zeinstra SM, et al.: A new marker for osteoarthritis: cross-sectional and longitudinal approach, *Arthritis Rheum* 50(8):2471–2478, 2004.

54. McBride A, Khan HI, Aitken D, et al.: Does cartilage volume measurement or radiographic osteoarthritis at baseline independently predict ten-year cartilage volume loss? *BMC Musculoskelet Disord* 17:54, 2016.

55. Moyer R, Wirth W, Duryea J, et al.: Anatomical alignment, but not goniometry, predicts femorotibial cartilage loss as well as mechanical alignment: data from the Osteoarthritis Initiative, *Osteoarthritis Cartilage* 24(2):254–261, 2016.

56. Guermazi A, Niu J, Hayashi D, et al.: Prevalence of abnormalities in knees detected by MRI in adults without knee osteoarthritis: population based observational study (Framingham Osteoarthritis Study), *BMJ* 345:e5339, 2012.

57. Peterfy CG, Schneider E, Nevitt M: The osteoarthritis initiative: report on the design rationale for the magnetic resonance imaging protocol for the knee, *Osteoarthritis Cartilage* 16(12):1433–1441, 2008.

58. Conaghan PG, Hunter DJ, Maillefert JF, et al.: Summary and recommendations of the OARSI FDA osteoarthritis Assessment of Structural Change Working Group, *Osteoarthritis Cartilage* 19(5):606–610, 2011.

59. Felson DT, Niu J, Neogi T, et al.: Synovitis and the risk of knee osteoarthritis: the MOST Study, *Osteoarthritis Cartilage* 24(3):458–464, 2016.

60. Niu J, Felson DT, Neogi T, et al.: Patterns of Coexisting Lesions Detected on Magnetic Resonance Imaging and Relationship to Incident Knee Osteoarthritis: The Multicenter Osteoarthritis Study, *Arthritis Rheumatol* 67(12):3158–3165, 2015.

61. Roubille C, Raynauld JP, Abram F, et al.: The presence of meniscal lesions is a strong predictor of neuropathic pain in symptomatic knee osteoarthritis: a cross-sectional pilot study, *Arthritis Res Ther* 16(6):507, 2014.

62. Garnero P, Peterfy C, Zaim S, et al.: Bone marrow abnormalities on magnetic resonance imaging are associated with type II collagen degradation in knee osteoarthritis: a three-month longitudinal study, *Arthritis Rheum* 52(9):2822–2829, 2005.

63. Stefanik JJ, Gross KD, Guermazi A, et al.: The relation of MRI-detected structural damage in the medial and lateral patellofemoral joint to knee pain: the Multicenter and Framingham Osteoarthritis Studies, *Osteoarthritis Cartilage* 23(4):565–570, 2015.

64. Eckstein F, Collins JE, Nevitt MC, et al.: Brief report: cartilage thickness change as an imaging biomarker of knee osteoarthritis progression: data from the foundation for the national institutes of health osteoarthritis biomarkers consortium, *Arthritis Rheumatol* 67(12):3184–3189, 2015.

65. Roemer FW, Kwoh CK, Hannon MJ, et al.: What comes first? Multitissue involvement leading to radiographic osteoarthritis: magnetic resonance imaging-based trajectory analysis over four years in the osteoarthritis initiative, *Arthritis Rheumatol* 67(8):2085–2096, 2015.

66. Deveza LA, Kraus VB, Collins JE, et al.: Association between biochemical markers of bone turnover and bone changes on imaging: data from the osteoarthritis initiative, *Arthritis Care Res (Hoboken)* 69(8):1179–1191, 2017.

67. Hosnijeh FS, Siebuhr AS, Uitterlinden AG, et al.: Association between biomarkers of tissue inflammation and progression of osteoarthritis: evidence from the Rotterdam study cohort, *Arthritis Research & Therapy* 18:81–90, 2016.

68. Mankia K, Emery P: Preclinical rheumatoid arthritis: progress toward prevention, *Arthritis Rheumatol* 68(4):779–788, 2016.

69. van Dongen H, van Aken J, Lard LR, et al.: Efficacy of methotrexate treatment in patients with probable rheumatoid arthritis: a double-blind, randomized, placebo-controlled trial, *Arthritis Rheum* 56(5):1424–1432, 2007.

70. Maneiro RJ, Salgado E, Carmona L, et al.: Rheumatoid factor as predictor of response to abatacept, rituximab and tocilizumab in rheumatoid arthritis: systematic review and meta-analysis, *Semin Arthritis Rheum* 43(1):9–17, 2013.

71. Salgado E, Maneiro JR, Carmona L, et al.: Rheumatoid factor and response to TNF antagonists in rheumatoid arthritis: systematic review and meta-analysis of observational studies, *Joint Bone Spine* 81(1):41–50, 2014.

72. Martin-Mola E, Balsa A, Garcia-Vicuna R, et al.: Anti-citrullinated peptide antibodies and their value for predicting responses to biologic agents: a review, *Rheumatol Int* 36(8):1043–1063, 2016.

73. Lal P, Su Z, Holweg CT, et al.: Inflammation and autoantibody markers identify rheumatoid arthritis patients with enhanced clinical benefit following rituximab treatment, *Arthritis Rheum* 63(12):3681–3691, 2011.

74. Isaacs JD, Cohen SB, Emery P, et al.: Effect of baseline rheumatoid factor and anticitrullinated peptide antibody serotype on rituximab clinical response: a meta-analysis, *Ann Rheum Dis* 72(3):329–336, 2013.

75. Chatzidionysiou K, Lie E, Nasonov E, et al.: Highest clinical effectiveness of rituximab in autoantibody-positive patients with rheumatoid arthritis and in those for whom no more than one previous TNF antagonist has failed: pooled data from 10 European registries, *Ann Rheum Dis* 70(9):1575–1580, 2011.

76. Gottenberg JE, Ravaud P, Cantagrel A, et al.: Positivity for anticyclic citrullinated peptide is associated with a better response to abatacept: data from the 'Orencia and Rheumatoid Arthritis' registry, *Ann Rheum Dis* 71(11):1815–1819, 2012.

77. Sokolove J, Schiff M, Fleischmann R, et al.: Impact of baseline anti-cyclic citrullinated peptide-2 antibody concentration on efficacy outcomes following treatment with subcutaneous abatacept or adalimumab: 2-year results from the AMPLE trial, *Ann Rheum Dis* 75(4):709–714, 2016.

78. Thurlings RM, Vos K, Wijbrandts CA, et al.: Synovial tissue response to rituximab: mechanism of action and identification of biomarkers of response, *Ann Rheum Dis* 67(7):917–925, 2008.

79. Strand V, Kingsbury SR, Woodworth T, et al.: OMERACT 10 Sharp Symposium: important findings in examination of imaging methods for measurement of joint damage in rheumatoid arthritis, *J Rheumatol* 38(9):2009–2013, 2011.

80. van der Heijde D: Impact of imaging in established rheumatoid arthritis, *Best Pract Res Clin Rheumatol* 17(5):783–790, 2003.

81. Syversen SW, Landewe R, van der Heijde D, et al.: Testing of the OMERACT 8 draft validation criteria for a soluble biomarker reflecting structural damage in rheumatoid arthritis: a systematic literature search on 5 candidate biomarkers, *J Rheumatol* 36(8):1769–1784, 2009.

82. Knevel R, Grondal G, Huizinga TW, et al.: Genetic predisposition of the severity of joint destruction in rheumatoid arthritis: a population-based study, *Ann Rheum Dis* 71(5):707–709, 2012.

83. Krabben A, Huizinga TW, Mil AH: Biomarkers for radiographic progression in rheumatoid arthritis, *Curr Pharm Des* 21(2):147–169, 2015.

84. de Rooy DP, Tsonaka R, Andersson ML, et al.: Genetic factors for the severity of ACPA-negative rheumatoid arthritis in 2 cohorts of early disease: a genome-wide study, *J Rheumatol* 42(8):1383–1391, 2015.

85. de Rooy DP, Yeremenko NG, Wilson AG, et al.: Genetic studies on components of the Wnt signalling pathway and the severity of joint destruction in rheumatoid arthritis, *Ann Rheum Dis* 72(5):769–775, 2013.

86. Goronzy JJ, Matteson EL, Fulbright JW, et al.: Prognostic markers of radiographic progression in early rheumatoid arthritis, *Arthritis Rheum* 50(1):43–54, 2004.

87. Kaltenhauser S, Wagner U, Schuster E, et al.: Immunogenetic markers and seropositivity predict radiological progression in early rheumatoid arthritis independent of disease activity, *J Rheumatol* 28(4):735–744, 2001.

88. van der Helm-van Mil AH, Huizinga TW, Schreuder GM, et al.: An independent role of protective HLA class II alleles in rheumatoid arthritis severity and susceptibility, *Arthritis Rheum* 52(9):2637–2644, 2005.

89. van der Linden MP, Feitsma AL, le Cessie S, et al.: Association of a single-nucleotide polymorphism in CD40 with the rate of joint destruction in rheumatoid arthritis, *Arthritis Rheum* 60(8):2242–2247, 2009.

90. Knevel R, de Rooy DP, Zhernakova A, et al.: Association of variants in IL2RA with progression of joint destruction in rheumatoid arthritis, *Arthritis Rheum* 65(7):1684–1693, 2013.

91. Krabben A, Wilson AG, de Rooy DP, et al.: Association of genetic variants in the IL4 and IL4R genes with the severity of joint damage in rheumatoid arthritis: a study in seven cohorts, *Arthritis Rheum* 65(12):3051–3057, 2013.

92. Marinou I, Till SH, Moore DJ, et al.: Lack of association or interactions between the IL-4, IL-4Ralpha and IL-13 genes, and rheumatoid arthritis, *Arthritis Res Ther* 10(4):R80, 2008.

93. Huizinga TW, Keijsers V, Yanni G, et al.: Are differences in interleukin 10 production associated with joint damage? *Rheumatology (Oxford)* 39(11):1180–1188, 2000.

94. Marinou I, Healy J, Mewar D, et al.: Association of interleukin-6 and interleukin-10 genotypes with radiographic damage in rheumatoid arthritis is dependent on autoantibody status, *Arthritis Rheum* 56(8):2549–2556, 2007.

95. Knevel R, Krabben A, Brouwer E, et al.: Genetic variants in IL15 associate with progression of joint destruction in rheumatoid arthritis: a multicohort study, *Ann Rheum Dis* 71(10):1651–1657, 2012.

96. Knevel R, de Rooy DP, Saxne T, et al.: A genetic variant in osteoprotegerin is associated with progression of joint destruction in rheumatoid arthritis, *Arthritis Res Ther* 16(3):R108, 2014.

97. Knevel R, Krabben A, Wilson AG, et al.: A genetic variant in granzyme B is associated with progression of joint destruction in rheumatoid arthritis, *Arthritis Rheum* 65(3):582–589, 2013.

98. Dorr S, Lechtenbohmer N, Rau R, et al.: Association of a specific haplotype across the genes MMP1 and MMP3 with radiographic joint destruction in rheumatoid arthritis, *Arthritis Res Ther* 6(3):R199–207, 2004.

99. Mattey DL, Nixon NB, Dawes PT, et al.: Association of matrix metalloproteinase 3 promoter genotype with disease outcome in rheumatoid arthritis, *Genes Immun* 5(2):147–149, 2004.

100. de Rooy DP, Zhernakova A, Tsonaka R, et al.: A genetic variant in the region of MMP-9 is associated with serum levels and progression of joint damage in rheumatoid arthritis, *Ann Rheum Dis* 73(6):1163–1169, 2014.

101. Knevel R, van Nies JA, le Cessie S, et al.: Evaluation of the contribution of cumulative levels of inflammation to the variance in joint destruction in rheumatoid arthritis, *Ann Rheum Dis* 72(2):307–308, 2013.

102. Altobelli E, Angeletti PM, Piccolo D, et al.: Synovial fluid and serum concentrations of inflammatory markers in rheumatoid arthritis, psoriatic arthritis and osteoarthitis: a systematic review, *Curr Rheumatol Rev* 13(3):170–179, 2017.

103. Cuppen BV, Welsing PM, Sprengers JJ, et al.: Personalized biological treatment for rheumatoid arthritis: a systematic review with a focus on clinical applicability, *Rheumatology (Oxford)* 55(5):826–839, 2016.

104. Segurado OG, Sasso EH: Vectra DA for the objective measurement of disease activity in patients with rheumatoid arthritis, *Clin Exp Rheumatol* 32(5 Suppl 85):S-29-34, 2014.

105. Fleischmann R, Connolly SE, Maldonado MA, et al.: Brief report: estimating disease activity using multi-biomarker disease activity scores in rheumatoid arthritis patients treated with abatacept or adalimumab, *Arthritis Rheumatol* 68(9):2083–2089, 2016.

106. Tchetverikov I, Lard LR, DeGroot J, et al.: Matrix metalloproteinases-3, -8, -9 as markers of disease activity and joint damage progression in early rheumatoid arthritis, *Ann Rheum Dis* 62(11):1094–1099, 2003.

107. Young-Min S, Cawston T, Marshall N, et al.: Biomarkers predict radiographic progression in early rheumatoid arthritis and perform well compared with traditional markers, *Arthritis Rheum* 56(10):3236–3247, 2007.

108. Lindqvist E, Eberhardt K, Bendtzen K, et al.: Prognostic laboratory markers of joint damage in rheumatoid arthritis, *Ann Rheum Dis* 64(2):196–201, 2005.

109. Krabben A, Knevel R, Huizinga TW, et al.: Serum pyridinoline levels and prediction of severity of joint destruction in rheumatoid arthritis, *J Rheumatol* 40(8):1303–1306, 2013.

110. Geusens PP, Landewe RB, Garnero P, et al.: The ratio of circulating osteoprotegerin to RANKL in early rheumatoid arthritis predicts later joint destruction, *Arthritis Rheum* 54(6):1772–1777, 2006.

111. van Tuyl LH, Voskuyl AE, Boers M, et al.: Baseline RANKL:OPG ratio and markers of bone and cartilage degradation predict annual radiological progression over 11 years in rheumatoid arthritis, *Ann Rheum Dis* 69(9):1623–1628, 2010.

112. Garnero P, Gineyts E, Christgau S, et al.: Association of baseline levels of urinary glucosyl-galactosyl-pyridinoline and type II collagen C-telopeptide with progression of joint destruction in patients with early rheumatoid arthritis, *Arthritis Rheum* 46(1):21–30, 2002.

113. Jansen LM, van der Horst-Bruinsma I, Lems WF, et al.: Serological bone markers and joint damage in early polyarthritis, *J Rheumatol* 31(8):1491–1496, 2004.

114. Syversen SW, Goll GL, van der Heijde D, et al.: Cartilage and bone biomarkers in rheumatoid arthritis: prediction of 10-year radiographic progression, *J Rheumatol* 36(2):266–272, 2009.

115. Karsdal MA, Woodworth T, Henriksen K, et al.: Biochemical markers of ongoing joint damage in rheumatoid arthritis—current and future applications, limitations and opportunities, *Arthritis Res Ther* 13(2):215, 2011.

116. Ostergaard M, Peterfy CG, Bird P, et al.: The OMERACT Rheumatoid Arthritis Magnetic Resonance Imaging (MRI) scoring system: updated recommendations by the OMERACT MRI in Arthritis Working Group, *J Rheumatol* 44(11):1706–1712, 2017.

117. Humby F, Romao VC, Manzo A, et al.: A multicenter retrospective analysis evaluating performance of synovial biopsy techniques in patients with inflammatory arthritis: arthroscopic versus ultrasound-guided versus blind needle biopsy, *Arthritis Rheumatol* 70(5):702–710, 2018.

118. de Hair MJ, van de Sande MG, Ramwadhdoebe TH, et al.: Features of the synovium of individuals at risk of developing rheumatoid arthritis: implications for understanding preclinical rheumatoid arthritis, *Arthritis Rheumatol* 66(3):513–522, 2014.

119. Orr C, Vieira-Sousa E, Boyle DL, et al.: Synovial tissue research: a state-of-the-art review, *Nat Rev Rheumatol* 13(10):630, 2017.

120. Whitaker JW, Shoemaker R, Boyle DL, et al.: An imprinted rheumatoid arthritis methylome signature reflects pathogenic phenotype, *Genome Med* 5(4):40, 2013.

第 38 章

职业性和非职业相关性肌肉骨骼疾病

原著 RICHARD S. PANUSH

霍晓聪 译 林金盈 校

关键点

- 某些职业性和娱乐性活动与肌肉骨骼综合征或疾病有关，包括某些以颈部疼痛为表现的综合征；肩、肘、手或腕关节的疼痛或肌腱炎；腕管综合征和手-臂震颤综合征。

- 所谓的累积性损伤和劳损，虽然平时很常见，但鲜有文献支持。大多数职业活动或运动与这些综合征之间的因果关系尚未明确。

- 某些活动和机械应力与特定部位的骨关节炎有关。例如农民的髋关节，工作时需要频繁屈膝的工人的膝关节，以及从事手部重复性操作的工人的手关节。

- 某些风湿性疾病与环境或职业性危险因素有关。

- 对健康人而言，关节在生理范围内活动通常不会造成损伤。但如果关节本身、关节活动、应力或生物力学异常，则可能造成关节损伤。

- 大多数正常人可以舒适地进行合理的娱乐活动，已经有学者对跑步运动员做了相关的深入研究，并没有证据证明合理的娱乐活动会造成软组织或关节永久性损伤。相反，在运动中有疼痛、渗液、潜在的关节病变或生物力学异常者，以及职业运动员，关节损伤的风险可能会增加。

- 与运动员类似，表演艺术家、歌手、舞蹈演员和音乐家也有发生软组织和关节损伤的风险。

"因为某种技艺导致疾病有以下三个因素：第一，久坐；第二，手以相同方式不停地运动；第三，注意力与精神集中……由于肌肉和肌腱的持续紧张，连

续书写也会使手和手臂非常疲劳……"

RAMAZZINI，1713[1]

"当某种工作需要反复、过度使用关节或肌肉时，就可能导致创伤发生。因此，创伤是因为工作中肌肉骨骼系统相关的生物力学过度负荷所致。"

National Institute for Occupational Safety and Health，1986[2]

引言

某些职业和娱乐活动与肌肉骨骼疾病的可能联系并不像以前所认为的那样清楚。传统观念认为，某些活动所引起的磨损会导致肌肉骨骼系统发生可逆或不可逆的损害[2-5]。工作或娱乐活动可能会引起风湿病和肌肉骨骼疾病或软组织综合征，这种观点表面上看起来似乎符合逻辑，但是它们的相关性是存在争议的，并且很可能是错误的。许多现有的研究资料都存在混杂因素，本章将对此进行讨论。

职业相关性肌肉骨骼疾病

表 38-1[1-8] 描述并列举了许多可能与工作相关的肌肉骨骼疾病。尽管这些生动形象的名称暗示了职业与疾病的联系，但两者之间关系尚未明确[1-8]。与工作相关的肌肉骨骼损伤至少占短期无法工作的非致死性事件的 50%[9]。肌肉骨骼疾病中，与工作相关的残疾产生的费用约相当于美国国民生产总值的 1%，已成为社会的一大负担[10]。据估计，2010 年由于职业

表 38-1	职业相关性肌肉骨骼综合征
樱桃去核工人的拇指	猎场看守人的拇指
钉枪腕管综合征	咖啡制作者的腕
砖匠的肩	咖啡制作者的肘
木匠的肘	比萨饼制作者麻痹
锅炉工的肘	海报张贴者的拇指
裁缝的腕	绳索制作工的爪形手
棉纱捻接工的手	电报员痉挛
书写痉挛	侍者肩
打保龄球者的拇指	攀梯者胫
宝石匠的拇指	烟叶采摘者的腕
	地毯铺设者的膝

From Mani L, Gerr F: Work-related upper extremity musculoskeletal disorders. *Primary Care* 27: 845-864, 2000; and Colombini D, Occhipinti E, Delleman N, et al: Exposure assessment of upper limb repetitive movements: a consensus document developed by the Technical Committee on Musculoskeletal Disorders of International Ergonomics Association endorsed by International Commission on Occupation Health. *G Ital Med Lav Ergon* 23: 129-142, 2000.

性因素所致的下腰部疼痛患者占到全世界总人口的 26%[11]。肌肉骨骼疾病发生率最高的行业包括肉类加工、纺织业、制造业、禽类加工、邮递、健康评估及治疗、建筑、屠宰、食品加工、机器操作、牙医、数据录入员、手工打磨和抛光、木工、载重汽车和拖拉机操作、护理、保洁以及农业。到目前为止，尚不明确工作相关性肌肉骨骼综合征与年龄、性别、健康状况以及体重之间的相关性[6-8,11]。

目前已经有文献报道了许多与工作相关的局部肌肉骨骼综合征，包括颈、肩、肘、手、腕、腰部和下肢等部位的疾病[7]（表 38-2），其中一些综合征在其他章节有详细介绍。颈部肌肉骨骼疾病与反复运动、用力过度、强迫或静态姿势有关[12]；肩部肌肉骨骼疾病发生于工作高度在肩或肩以上水平，如举重物、静态姿势、手-臂振动以及重复运动时；网球肘的危险因素包括肘关节伸展时手指和腕伸肌的用力过度和姿势不良；手-腕肌腱炎及工作相关的腕管综合征与重复性劳动、剧烈活动、腕部屈曲及用力持续时间有关[1,7]；手-臂振动综合征（雷诺样现象）[13]与振动的强度和持续时间有关；工作相关性下腰部疾病与反复运动、提举物体的重量、扭腰以及用力不当，特别是务农者[11,14]。累及背部的工作相关肌肉骨骼疾病的

其他危险因素还有不良姿势、长时间静态肌肉负荷、手和腕的过度用力、突然用力、工作循环周期短、工作任务单一、经常性限期紧迫、休息或恢复时间不足、认知要求高、工作难以操控、寒冷的工作环境、组织的局部机械应力过大以及脊柱支撑力不足[1]。

以上这些职业相关肌肉骨骼疾病的康复需要工人、雇主、保险公司以及医疗专业人士的共同合作。整个过程分为几个阶段：预防和消除症状、恢复体力和活动稳定性、重返工作。

直到最近，人们仍普遍认为肌肉骨骼疾病与持续和特定的工作相关，但现在这种观点正受到极大的质疑与批评[2,15-21]。尽管现在已有不少有关职业性肌肉骨骼疾病的文献发表（表 38-2），但引用的文献多有瑕疵，质量良莠不齐，甚至有的质量很差。肌肉骨骼疾病的定义不严谨，依据风湿病学标准进行的诊断不多；研究通常不是前瞻性，并存在选择和记忆力偏倚；在推论性观察研究中，调查人员难以对活动进行量化，也无法明确对健康的影响。评价结果的指标各不相同，观察资料的质量参差不齐；心理因素及其相关的影响因素常被忽略；采用问卷调查时，常缺少对研究对象主诉的验证；假设的诱发因素难以量化。有一篇这方面的综述指出，过去已发表的研究都不能证实工作与不同疾病之间的因果关系[18]。事实上，有人强烈反对在一些领域存在工作相关性肌肉骨骼疾病的说法。例如在立陶宛，因为保险范围有限，残疾没有得到社会关注或享有应有的权利，车祸引起的"挥鞭样损伤"的概念并不存在[17]。在澳大利亚，随着赔偿方面的立法越来越严格，挥鞭样损伤和重复性劳损日趋减少[19,20]。在美国，患者的症状与能否获得赔偿紧密相关[22]。在某些情况下，人们发现人体工程学干预对所谓的工作相关性症状并无作用。另外，与工作相关的肌肉骨骼疾病的流行病学研究结果也存在明

表 38-2	局部职业相关性肌肉骨骼综合征的部分文献资料	
综合征	流行病学研究数量	比值比/相对危险度
颈痛	26	0.7 ~ 6.9
肩肌腱炎	22	0.9 ~ 13
肘肌腱炎	14	0.7 ~ 5.5
手-腕肌腱炎	16	0.6 ~ 31.7
腕管综合征	22	1 ~ 34
手-臂振动综合征	8	0.5 ~ 41

显的差异[15]。日本的一项研究发现，身体活动与肌肉骨骼疼痛之间没有关系[23]。有趣的是，另一项研究发现慢性肌肉骨骼疼痛与家族相关[24]。因此，美国手外科学会工业损伤委员会、英国矫形外科协会工作组和世界卫生组织[2,15,18,19]都表示目前的医学文献尚不能提供足够的证据证明特定工作与公认的疾病之间存在因果关系。此外，很多人认为这已经成为一个社会政治问题，并且敦促人们在考虑相关问题时保持理智[16]。Hadler[2,15]也特别强调，有关工作相关性肌肉骨骼疾病的观点普遍是建立在不充分的科学基础之上的。

心理社会因素在影响工作能力方面的重要性已经开始引起人们的关注。这些因素包括缺乏对工作的掌控、害怕失业、乏味、工作不满意、绩效评估不满意、与同事或上级相处不愉快、重复性任务、持续的工作、睡眠质量不佳、应变能力差、离婚、低收入、低教育水平、社会支持的缺乏、患有慢性疾病、自我感知的空气质量不佳及不良的办公人体工效学[2,15-22,25,26]。以前曾有关于硅胶隆胸术与风湿病相关的假说，该案例与工作相关性肌肉骨骼疾病的病例一样存在诸多因素掺杂，包括假说过于简单或未经检验、假设与科学验证之间的混淆、媒体的夸大其词、公众舆论对政治和政府管理机构的影响、混淆了赔偿、诉讼以及科学性不足等。这些因素混淆和曲解了硅胶隆胸术事件[27]，也可能混淆了对工作相关性肌肉骨骼疾病循证方面的解释。因此，需要进行更多高质量、标准化的研究，以了解工作相关性肌肉骨骼疾病，并明确它们在什么情况下出现。工作相关性肌肉骨骼疾病可能存在，但也许不如原先认为的那么普遍，危害性也较小。

职业相关性风湿病

职业相关性风湿病与相关的肌肉骨骼疾病相比，职业与风湿病之间的关系更加明确。以下内容概述了关节使用会导致磨损这样一个简单的观点。然而，这样的理解既不一定符合逻辑，也不一定正确。

骨关节炎

机械应力是引起骨关节炎（osteoarthritis，OA）的原因之一吗？OA 的具体阐述详见第 104 ~ 106 章，本章简单讨论某些职业和娱乐活动与 OA 之间的关系。反复创伤引起的退行性关节炎的流行病学研究，可为活动与关节疾病之间的相关性提供依据。多数针对 OA 发病机制的研究都将"应力"的作用包括在内[28-41]。一些研究发现，以下人群特定部位 OA 的患病率高：矿工的肘、膝和脊柱[32-34]；地板安装工和其他跪着工作的工人的膝；造船工人和工作时需要屈膝的工人的膝；风钻操作员的肩、肘、腕和掌指关节[35]，码头工人的椎间盘、远端指间关节、肘和膝[33]；棉花工人[36]、钻石切割工[32,37]、女裁缝[37]和纺织工人的双手[15,38]；农民的膝和髋；铸造工人的脊柱[40,41]（表 38-3）。研究显示，农民、消防员、工厂工人、码头工人、女邮递员、未经专门培训的体力劳动者、渔民和矿工的髋关节 OA 发病率升高，而农民、消防员、建筑工人、房屋和酒店清洁工、手工艺人、劳动者和服务人员的膝关节 OA 发病率也升高[40,41]。导致 OA 早发风险增加的活动包括用力紧握、搬运、抬举、身体负荷增加、静态负荷增加、跪、行走、下蹲和弯腰[40,41]。最近的研究及系统评价已经证实，举重物、爬行、登山与膝和髋 OA 相关。但是各个研究结论不一致，且规模较小，因此说服力有限[42]。在工作相关性 OA 中，体重指数成为外翻畸形的膝关节 OA 的易感因素[43,44]。最近的一项系统评价和荟萃分析得出结论，OA 风险提高的活动包括重体力劳动 [相对危险度（RR），1.45；范围，1.20 ~ 1.76]，竞技体育（RR，1.72；范围，1.35 ~ 2.20），跪（RR，1.30；范围，1.03 ~ 1.63），下蹲（RR，1.40；范围，1.21 ~ 1.61），提 / 搬运（RR，1.58；范围，1.28 ~ 1.94），爬楼梯（RR，1.29；范围，1.08 ~ 1.55），站立工作（RR，1.11；范围，0.81 ~ 1.51），膝关节弯曲 / 过度使用（RR，1.60；范围，1.15 ~ 2.21）[45]。一般认为，职业活动导致膝关节 OA 是由于关节负荷累积[46]。通过客观评价发现[48-50]，在无症状人群中磁共振成像出现软骨异常与屈曲有关[47]，损伤则加速膝关节 OA 的进展[51]。

对不同人群的骨骼研究发现，疾病发病年龄、频率以及骨关节炎部位与体力活动的性质和程度直接相关[52]。然而，并不是所有这些研究都采用相同的标准进行，研究结果也没有得到证实。例如，有一篇文献报道，电钻使用者 OA 的发病率并没有增加，并指出从前的研究样本可能存在数量不足、缺乏统计学分析、没有适当的对照人群等缺陷[34]。该研究者还进

表 38-3　职业性体育活动与骨关节炎的可能相关性

职业	受累关节	OA 风险性
矿工 [33,34,40,41]	肘、髋、膝、脊柱	增加
气动钻机操作员 [35,47]	肩、肘、腕、MCP 关节	增加 / 不变
码头工人 [33,39-41]	椎间盘、DIP 关节、肘、髋、膝	增加
纱厂工人 [36]	手	增加
钻石工人 [32,37]	手	增加
造船工人 [40,41]	膝	增加
铸造工人 [40,41]	腰椎	增加
女裁缝 [37]	手	增加
纺织工人 [38]	手	增加
手工劳动者 [39-41,45]	MCP 关节、髋	增加
需要膝关节屈曲的职业 [39-41,45]	膝	增加
农民 [39-41]	髋、膝	增加
消防员 [39-41]	髋、膝	增加
工厂工人 [39-41]	髋	增加
女邮递员 [39-41]	髋	增加
渔夫 [39-41]	髋	增加
建筑工人 [39-41]	膝	增加
房屋清洁工 [39-41]	膝	增加
工匠 [39-41]	膝	增加
服务员 [39-41]	膝	增加
重物搬运工 [42]	髋、膝	增加
爬行 [42]	髋、膝	增加
跪 [45]	膝	增加
蹲 [45]	膝	增加
举 / 抬 [45]	膝	增加
爬梯 [45]	膝	增加
站立工作 [45]	膝	增加

DIP，远端指间关节；MCP，掌指关节；OA，骨关节炎

一步指出，早期的工作"常被曲解"，他们的研究表明"如果没有受伤或既往关节外形、韧带的异常，应力本身不太可能引起骨关节炎的发生 [35]"。

OA 的流行病学研究是否提示物理或机械性因素与疾病易感性或进展有关？1971—1975 年进行的第一次全国健康营养检查调查（The first national Health and Nutrition Examination Survey，HANES I）和 Framingham 研究，目的是寻找膝关节 OA 的放射学改变与可能的危险因素之间是否存在横向关联 [39-44,53]。研究发现，膝关节 OA 与肥胖、膝关节弯曲加重的职业密切相关，但并非所有的体育活动和日常锻炼（跑步、步行、团体运动、球拍类运动等）都与膝关节 OA 有关 [28-30,54-56]。事实上，某些活动和（或）运动疗法可能具有保护作用 [57-59]（有关 OA 的发病机制详见第 104 章）。

其他职业性风湿病

某些风湿病除劳损或累积性创伤外，也与职业性危险因素有关，包括：创伤后反射性交感神经营养不良；接触化学药品（特别是聚氯乙烯）所致的雷诺现象；与学校教学、耕作、接触动物及杀虫剂的某些职业、采矿、纺织机的使用和装修业相关的自身免疫病 [41,60]；接触化学制品、二氧化硅、溶剂引起的硬皮病 [61,62]；菜籽油和左旋色氨酸所致的硬皮病样综合征 [62,63]；阳光、二氧化硅、汞、杀虫剂、指甲油、油漆、染料、刀豆氨酸、肼和溶剂 [64,65]，创伤和创伤后应激障碍 [66]、口服避孕药、吸烟 [67-69] 以及轮班工作和接触患者 [70] 引起的系统性红斑狼疮；宠物所致的狼疮、硬皮病和 Paget 病 [71]；接触汞、铅 [72] 和吸入性抗原 [73] 引起的肉芽肿性多血管炎；耕作、二氧化硅、溶剂和过敏所致的原发性系统性血管炎 [74]；暴露于灰尘、气体和烟雾中所致的抗合成酶综合征 [75]；银屑病因感染需要抗生素和提重物 [76] 导致损伤 [77] 的关节炎；应激所致的脊柱关节炎 [78]；铅中毒导致的痛风（铅中毒性）和高尿酸血症 [79]；怀孕期间吸烟导致的青少年特发性关节炎 [80]；怀孕期间接触烟草和空气污染导致的青少年皮肌炎 [81]；与类风湿关节炎（Caplan 综合征）有关的因素包括二氧化硅、耕作、采矿、采石、电气工程、建筑业和发动机操作、护理、宗教、司法和其他社会科学相关工作、吸烟、交通和污染、杀虫剂、牙周病 [82-84]、潜在的空气有害物质 [85]（表 38-4）。

娱乐和运动相关性肌肉骨骼疾病

娱乐和运动是否能导致肌肉骨骼疾病 [86-111]？研究提示，进行高强度扭转负荷的体育运动会增加关节退变的风险。同样，存在既往关节损伤、手术、关节

表 38-4　其他职业相关性风湿性疾病

疾病或综合征	职业或危险因素
反射性交感神经营养不良	创伤
雷诺现象	振动
	化学制品（聚氯乙烯）
自身免疫病 [41,60]	教学
硬皮病 [61,62]	氯化烃类
	有机溶剂
	二氧化硅
血管炎 [72-74]	汞、铅、二氧化硅、溶剂、过敏
硬皮病样综合征 [62,63]	菜籽油
	左旋色氨酸
抗合成酶综合征 [75]	灰尘、气体、烟雾暴露
系统性红斑狼疮 [65-71]	刀豆氨酸、肼、水银、杀虫剂、溶剂、轮班、接触患者
狼疮、硬皮病和 Paget 病 [71]	饲养宠物
类风湿关节炎（Caplan 综合征）[82,83,85]	二氧化硅、杀虫剂、交通、污染、吸烟、牙周病
银屑病关节炎 [76,77]	提重物、需要抗生素治疗的感染
脊柱关节病 [78]	紧张
痛风（铅中毒性）[79]	铅

炎、关节不稳和（或）对线不良、神经肌肉失调以及肌力差时，体育运动引起关节损伤的风险也会升高 [84]。运动（如高山速滑和足球）导致前交叉韧带和内侧副韧带损伤的患者更容易出现髌骨软化和 OA 的影像学异常（20%～52%）[28-30]。回顾性研究表明，内翻畸形、半月板切除、相对体重增加均可能与 OA 的病变进展有关 [86,87,112]。部分或全部的半月板切除术均与关节退行性变相关。早期进行关节稳定术以及直接进行半月板修补术可能会降低提前出现 OA 的概率。这些观察显示，不论是先天性还是继发于关节损伤的生物力学异常，都是运动相关性 OA 发生的重要因素 [28-30]。还有文献综述指出，参与者的某些身体特点、生物力学和生物化学因素、年龄、性别、激素、营养、运动场地的特性、特殊运动的特点以及参与运动的时间和强度等，都会对运动相关性 OA 的发展产生重要作用 [28-30]。人们逐渐认识到生物力学因

素是 OA 进展的重要影响因素。

经常参加体育运动是否与退行性关节炎有关？一些动物研究提示运动可能与 OA 相关。例如，拉雪橇的哈士奇狗容易出现与之有关的髋及肩关节炎；老虎和狮子出现与奔跑相关的前腿 OA；赛马可分别出现前腿和后腿 OA，发生关节炎的部位与其承受身体压力的模式一致 [28,30]。将实验性关节炎的兔子（单侧后腿）放到跑步机上进行活动并不会使其发展为 OA。然而，在水泥地上行走的健康绵羊却会发生 OA。另有研究发现，每天奔跑 4～20 km 的狗（小猎犬）不会发生 OA [28-30]；终身体育活动（跑步）使小鼠不会发生 OA [113]；每三周跑 30 km 或每 6 周跑 55 km 的大鼠会发生 OA [114]；其他大鼠跑步会加剧诱导 OA 的发生 [115]；跑步对胶原诱导的关节炎大鼠有益 [116]。尽管这些观察结果并不完全一致，但是它们提示在某些情况下，运动有可能诱发退行性关节病。

在对人类的研究中也有一些相关的观察报道 [28-30]（表 38-5）。摔跤运动员腰椎、颈椎和膝关节与拳击运动员腕掌关节 OA 的发病率增加；同样，跳伞运动员的膝关节、踝关节、脊椎 OA 发病率也可能增加，但尚未经证实；自行车运动员的髌骨、板球运动员的手指、篮球和排球运动员的膝关节 OA 发生率增加 [28-30,43]。此外，据报道，一些需要反复向高处投掷的运动员，如篮球、网球、排球、游泳运动员，提前发生盂肱关节炎的发病率增加 [90]；在青少年有关的体育运动中导致半月板和前交叉韧带损伤的选手膝关节 OA 的发病率增加 [91]；足球运动员的距骨关节、踝关节、颈椎、膝关节和髋关节 OA 的发病率均增高 [28-30,92-95,112]；冲击运动优秀运动员的髋关节和膝关节 OA 也会增多 [96]。有研究报道，美式橄榄球运动员易出现膝关节 OA，特别是那些在运动中持续膝关节损伤者 [31]。职业队主力橄榄球运动员（平均年龄 23 岁）中，90% 存在足部或踝部的影像学异常表现，与此相比，年龄匹配的对照组发生率仅为 4%；前锋队员的病变程度最严重，其次为持球队员或中后卫，侧卫和防守后卫的受累程度最轻。拥有 9 年及以上球龄的橄榄球运动员几乎均存在放射学异常表现 [28-31,91]。但上述研究多数存在以下几个方面的缺陷：OA（或者骨关节病、退行性关节病或异常）的诊断标准不明确，缺乏特异性和一致性；随访时间通常未标明或不足以确定随后发生肌肉骨骼疾病的风险；体育活动的强度及时间不同，难以量化；运动或不运动个体存在

表 38-5　运动类型和骨关节炎可能的相关性

运动	部位（关节）	危险度
芭蕾[28-30]	距骨 踝 颈椎 髋 膝 跖趾	可能会增加，具体取决于参与的类型、强度和持续时间
棒球[28-30]	肘 肩	
拳击[28-30]	手（腕掌关节）	
板球[28-30]	手指	
自行车[28-30]	手指	
美式橄榄球[28-30,112]	踝 足 膝 脊柱	
体操[28-30,112]	肘 肩 腕 髋 膝	
长曲棍球[28-30]	踝 膝	
武术[28-30]	脊柱	
跳伞[28-30]	踝 膝 脊柱	
英式橄榄球[28-30]	膝	
跑步（详见表 38-6）[28-30,96,98,104,105,110-112,118,119]	膝 髋 踝	较小
足球[28-30,95,96,110,112]	踝 - 足 髋 膝 距骨 距腓关节	
举重[28-30]	脊柱	
摔跤[28-30]	颈椎 肘 膝	

选择偏倚；其他可导致肌肉骨骼疾病的危险因素和易感性很少考虑在内；选取对照不当；未采用"盲法"；非职业的、业余的运动员资料太少；有关功能状况的临床资料太少[28-30,88,89,112]。

许多研究提示，跑步与 OA 可能存在一定的相关性。非对照性观察性研究发现，没有潜在的下肢关节生物力学异常的运动员关节炎发生率与不跑步的正常人群没有差别。然而，既往有关节损伤（可能是优秀运动员，特别是女性），并有潜在关节生物力学问题的运动员以后发展为 OA 的风险更大。早期的研究发现，与不跑步的对照组相比，长时间、高强度的跑步组 OA 的发生率与之相似（都较低），提示以娱乐为目的的跑步运动并不一定会导致 OA[117]。上述观察结果已得到原著作者在长期随访研究[98]和其他研究[28-30,88,89,92,97-99,104,111,117]以及综述[101,112,118]证实（表 38-6）。长达 8 年和 9 年的随访观察研究都证实，大部分既往研究中的跑步者之后仍继续跑步，其 OA 的发生率与对照组类似[89]。也许更有意义的是，越来越多的证据证明，跑步以及其他有氧运动可以防止残障和早期死亡的发生[97]。另一研究[98]将高校既往长跑运动员与游泳运动员进行对比，发现中等强度的跑步或者跑步的年数与症状性 OA 的发生无相关性。另有研究提示，跑步本身并不能导致 OA，然而既往有关节损伤病史和解剖学变化会导致最终结局不同[28-30,117]。前瞻性研究发现，跑步运动员没有早发膝关节 OA 的危险[98-103]。跑步者的髋关节置换率低于其他人（可能与跑步者的 BMI 较低有关）[104]。然而，最近的另一项研究发现，对于年龄小于 50 岁的男性，每周跑步 20 英里者 OA 的风险比（Hazard ratio，HR）是 2.4[105]。最近的研究证实，与非跑步者相比，跑步者患症状性膝关节 OA 的风险并没有增加[119-121]。

对退役运动员髋关节 OA 的研究[106-110]发现，前长跑运动冠军 OA 的临床或放射学证据并不比非运动员多[106]。然而，另一项研究发现，与雪橇运动员和对照组相比，前国家队长跑运动员中因髋关节退行性变出现放射学改变的发生率更高[122]。在 1973 年的研究中，针对所有受试者研究发现年龄和跑步里程数是髋关节 OA 放射学改变的强预测因子；对于跑步运动员而言，其在 1973 年跑步的速度是以后在 1988 年出现髋关节放射学改变的最强预测因子。因此，高强度、长距离的跑步可能是早发髋关节 OA 的危险因

表 38-6　跑步和发生骨关节炎危险度的研究

跑步者人数	平均年龄（岁）	平均跑步年数	英里/周	注释
319	NA	NA	NA	与非运动员相比，退役赛跑运动员 OA 发病率高（伴有解剖学"倾斜"异常——骨骺分离）[27-29]
74	56	21	NA	60～70 岁时，长跑冠军髋关节 OA 的发病率并不高于非赛跑运动员 [27-29]
32	NA	NA	NA	赛跑运动员髋、膝关节的 X 线表现与对照组类似 [27-29]
20	35	13	48	OA 发生在具有潜在解剖学（生物力学）异常的跑步者中 [107]
504	57	9～15	18～19	中等强度长跑与 OA（髋关节和膝关节）的进展之间没有关联 [101]
17	53	12	28	赛跑运动员与非赛跑运动员下肢 OA 的发病率均较低 [97]
41	58	9	5 小时/周	与对照组相比，赛跑运动员在软骨丢失、骨擦音、关节稳定性或症状方面无差异 [88]
498	59	12	27	在某些条件下被认为易患 OA 和肌肉骨骼疾病的各组之间没有差别 [27-29]
27	42	NA	61	与雪橇运动员和对照组相比，瑞士退役国家队长跑运动员髋关节 OA 的放射学改变更多，出现 OA 临床症状者不多；各组间踝关节无差异 [106,107]
30	58	40	12～24	赛跑运动员与非赛跑运动员在髋、膝、踝关节的临床表现或放射学改变方面没有差异 [102]
114	50～80	NA	NA	问卷调查显示，退役运动员的髋关节炎发病率升高 3 倍，但以上尚未经验证 [108]
342	NA	NA	NA	因髋关节 OA 住院的退役运动员比预期多 [103]
28	60	32	NA	女足球运动员、举重运动员、非赛跑运动员有早发 OA 的风险 [92]
16	63	22	22	自 1986 年开始长达 8 年的随访观察发现，赛跑运动员与非赛跑运动员无差异 [117]
35	60	10～13	23～28	跑步似乎对放射学 OA 的发生没有影响（可能除外女性骨刺形成）[89]
16，691	40% > 50	不定		> 20 英里/周（2000 年）与男性 OA 的风险比为 2.4 [105]
1/45	58	18	183.5 小时/周	跑步者 OA 没有增加 [98]
NA	NA	NA	NA	体外、动物和人体研究的很多文献综述显示："低强度和中等强度的跑步者似乎没有比非跑步者发展 OA 的风险更多。对于大量跑步，现有文献尚无定论……"[118]
74，752	46	13	<1.8 或 >5.4 MET 小时/天	跑步者的臀部和膝盖置换术次数更少 [104]
778	62	NA	NA	与非跑步者相比，跑步者症状性膝关节 OA 没有增加 [119]

MET，工作的代谢当量；NA，无资料；OA，骨关节炎

素。其他报道显示前顶尖足球运动员和举重运动员（非跑步运动员）患膝关节 OA 的风险增加 [92,109]。但另有报道显示，退役运动员因髋关节、膝关节或踝关节 OA 而入院的比例较高 [109]。一份针对精英运动员和田径运动员的调查问卷显示，这些运动员中患髋关节 OA 的人数增多 [108]。同样，有人报道了退役跑步运动员和网球运动员的女性患有髋、膝关节的放射学

OA [109]。另有一些研究报道 OA 与跑步之间没有相关性，而是与其他运动有关，尤其是足球和网球（膝盖受伤很普遍）[110]。据推测，与其他运动相比，每单位距离的峰值负荷较小（步幅和接地时间短）可以解释为什么跑步受伤较少以及 OA 的患病率较低 [111]。

有趣的是，对于某些风湿病来说，体育运动现在被推荐为一种有价值的治疗方法 [123,124]。另外需要注

意的是肥胖这一混杂因素对类风湿关节炎、系统性红斑狼疮等风湿病的影响（详见第39章）[125,126]。

必须谨慎解释有关负重运动对髋关节、膝关节、踝关节和足部OA影响的横断面研究结果。因为每个研究小组采用的放射学评分方法不同，其研究结果的可靠性尚未得到充分验证。当研究中主要终点是OA的放射学特征时，其相关信息是十分重要的。

表演艺术相关性肌肉骨骼疾病

肌肉骨骼问题在表演艺术家中很常见。表演艺术家，尤其是音乐家和舞蹈家具有一些特有的医学上的和肌肉骨骼相关的问题，值得引起我们的关注。对他人而言可能微不足道的伤害对这些艺术家来说可能是灾难性的。这种损伤常常与艺术家们超负荷工作有关：组织的压力超出解剖学或正常的人体极限。了解表演艺术所需的技术要求和生物力学原理，以及在这一领域追求成功所需的生活方式，应该有助于医生了解导致这些损伤的原因。

以下原则对于治疗此类患者非常重要。

- 骨骼肌肉疾病构成了这一人群的一大健康问题。
- 表演艺术家通常对咨询医生很谨慎并对其专业知识持怀疑态度。
- 应由熟悉患者表演所需的技术和生物力学方面要求的专业人士进行恰当评估，酌情考虑乐器、乐器使用、乐器携带、鞋子、演出的地面和环境、练习和表演习惯、保留剧目、教练、生活方式以及心理因素等。
- 评估时应关注艺术家的关节松弛度和其他身体特征，以及其与表演之间的关系。需要考虑的情况如表38-7所列[122,127-130]。应评估肌肉紧张度和疲劳程度。患者应展示他们如何使用乐器，这样身体活动的部分和相对静止的部分都能检查到[122,131,132]。
- 应该询问所有的处方和非处方治疗、营养和锻炼情况以及非主流（所谓的"补充和（或）替代"）的治疗方法。
- 医师应理解和同情这些表演艺术家独特的预期，并具有评估医疗问题和制订治疗计划的专业知识。
- 应强调预防——保证演出能力，提高持久力和调节力，保持良好姿势，保护关节，维持适当

的工效学以及制订合适的锻炼方案[131,132]。
- 通常采取保守治疗。

乐器演奏家

音乐家出现肌肉骨骼问题与运动员出现功能障碍的频率相当。82%的管弦音乐家有与其职业相关的医学问题，而且主要是肌肉骨骼问题。76%的音乐家患有某种肌肉骨骼疾病，并影响到他们的演艺水平[122,133]。与其他种类乐器演奏家和男性演奏家相比，木管乐器演奏家和女性演奏家似乎更易受累。最常见的是肌腱的过度使用或反复应力损伤、神经卡压疾病和局灶性肌张力障碍（表38-7）[122,127]。

这些肌肉骨骼问题的病因、发病机制及治疗尚不清楚。过度使用、肌腱炎、累积性创伤疾病、重复性运动疾病、职业性颈臂疾病及局部疼痛综合征可能是音乐家发生关节松弛的主要危险因素[133]。关节松弛随年龄增长而减少，并与性别有关，男性起病早，女性在40岁左右患病。音乐家们主诉的伴随症状与某个部位是否存在过度运动有关。音乐家的过度活动有利有弊，其取决于松弛部位和演奏何种乐器[134]。例如，帕格尼尼的手指很长且可以过度伸展，在小提琴上的手指伸展范围比同时代人更宽，但他可能因此更容易患上OA。似乎难以解释的是，女性出现症状的频率更高（68%～84%），这可能与她们过度活动的发生率更高有关[133]。应激也可能导致运动功能问题，如职业性痉挛。治疗此类问题通常需要医生和治疗师团队的共同努力[133-136]。

声乐艺术家

歌唱家的肌肉骨骼问题还没有被人们广泛重视。乐器演奏家和歌剧演唱家出现骨骼肌肉问题的频率相同。但是，歌唱家的髋关节、膝关节和足关节的主诉更多，这可能与他们长期站立有关[135]。

舞蹈演员

舞蹈一直被看成是一种要求苛刻的艺术形式。在同时具有身体和精神压力的活动中，排第一位的是古典芭蕾舞，其次是职业橄榄球和曲棍球。舞蹈演员和运动员有很多共同之处，但在造成损伤的训练和表演

表 38-7　与表演艺术家过度使用相关的肌肉骨骼疾病和风湿性疾病

乐器	疾病（常用名）	乐器	疾病（常用名）
钢琴，键盘乐器 [135]	肌痛	竖琴 [135]	肌腱炎
	肌腱炎		神经卡压
	滑膜炎	**木管乐器**	
	挛缩	单簧管和双簧管 [135]	虎口肌肉劳损
	神经卡压		肌腱炎
	正中神经（腕管 - 旋前肌综合征）		运动麻痹
	尺神经	长笛 [135]	肌痛
	臂丛神经		脊柱疼痛
	桡神经骨间后支		颞下颌关节综合征
	胸廓出口综合征		肌腱炎
	运动麻痹		神经卡压
	骨关节炎		指神经
弦乐			骨间后神经
小提琴、中提琴 [135]	肌痛		胸廓出口综合征
	肌腱炎	**铜管乐器**	
	上髁炎	小号、短号 [135]	运动麻痹
	颈椎病		口轮匝肌撕裂（Satchmo 综合征）
	肩袖撕裂	英国管 [135]	桡骨茎突狭窄性腱鞘炎
	胸廓出口综合征	圆号 [135]	运动麻痹
	颞下颌关节综合征	萨克斯管 [135]	胸廓出口综合征
	运动麻痹	**打击乐器**	骨关节炎
	加罗德垫	鼓 [135]	肌腱炎
	神经卡压		肌痛
	尺神经		神经卡压
	骨间神经	钹 [135]	二头肌腱鞘炎（钹演奏者肩）
大提琴 [135]	肌痛	**其他**	
	肌腱炎	吉他、弦乐 [135]	肌腱炎
	上髁炎		滑膜炎
	下腰痛		运动麻痹
	神经卡压	康加鼓 [135]	酱油尿
	运动麻痹	调羹对 [135]	胫骨应力性骨折（调羹对演奏者胫骨）
	胸廓出口综合征		
贝斯 [135]	下腰痛		
	肌痛		
	肌腱炎		
	运动麻痹		
古大提琴 [135]	隐神经压迫（Gamba 腿）		

技巧方面有很大差别。此外，社会文化差异也影响他们的医疗保健。专业舞蹈演员（以及音乐家和歌唱家）通常不相信大多数医生能有效处理舞蹈和音乐引起的独特问题。因受伤而就医的舞蹈演员经常被告知治疗方法就是停止跳舞。另外，来寻求减肥帮助的舞蹈演员却被告知要增加体重。舞蹈演员很少跟医生报告他们受伤的情况，而是寻求非医疗治疗师的帮助。

舞蹈相关损伤的发生率在 17% ~ 95%[137]，受伤的主要部位是足、踝以及膝关节。因为舞蹈及其训练、表演和场景不同，因此很难概括舞蹈造成的损伤。不论舞蹈的风格或环境如何，大多数损伤都与过度使用有关，很少有严重损伤[133]。损伤的部位受舞蹈的类型、风格以及人群的年龄、性别等因素的显著影响[134,138]。为了解舞蹈演员损伤的类型，需要对舞蹈所需的技术和美学要求以及达到这些要求所包含的生物力学原理有很好的理解。例如，编舞中强调大幅度跳跃和平衡等高难度技巧的芭蕾舞演员比其他人更容易患跟腱炎。男性芭蕾舞演员由于需要跳跃和托举，更容易损伤背部，而跳舞的女性更容易出现足趾、足部和脚踝问题。同样在芭蕾舞中，最重要的身体特征是髋关节适度外开，这需要使下肢极度外旋，可导致腰椎过度前凸、前足旋前的足跟外翻和膝外旋[137,139]。

趾屈肌腱的肌腱炎，通常称为舞蹈肌腱炎，由于疼痛部位在踝关节后内侧，可能会与胫后肌腱炎混淆。其他舞蹈和环境相关因素增加了舞蹈相关伤害的风险，包括营养状态、鞋类和地板的不当支撑，以及排练和演出的安排[137,139]。大多数舞鞋没有减震底，一些舞蹈需要赤脚表演[139]。传统的芭蕾舞鞋用纸、胶水、绸缎或者帆布或皮革等材料制作成，非常柔软。因此，芭蕾舞鞋一旦损坏，会造成踝关节受伤。为舞蹈演员提供医疗服务时，必须考虑到演出季头几个月以及之前的高强度排练、受伤后仍需迅速回到工作岗位的压力以及"演出必须进行下去"的心态等因素[133,139]。巡回演出剧团可能会遇到没有弹性的地面，如混凝土地面，容易造成舞蹈演员出现外胫夹和应力性骨折。应力性骨折可能与维持一定重量的压力有关，而控制体重可能导致闭经、饮食紊乱和骨密度降低。医生在为舞蹈演员（特别是不同级别的芭蕾舞演员）诊治时，必须意识到演员承受着要求苗条的审美压力及潜在的健康后果。不幸的是，舞蹈界还存在着其他严重的医学问题，包括精神疾病、药物滥用以及 HIV 感染[133]。

Full references for this chapter can be found on ExpertConsult.com.

部分参考文献

1. Buckle PW: Work factors and upper limb disorders, *BMJ* 315:1360, 1997.
2. Hadler NM: Repetitive upper-extremity motions in the workplace are not hazardous, *J Hand Surg [Am]* 22(19), 1997.
3. Yassi A: Work-related musculoskeletal disorders, *Curr Opin Rheumatol* 12:124–130, 2000.
4. Schouten SAG, de Bie RA, Swaen G: An update on the relationship between occupational factors and osteoarthritis of the hip and knee, *Curr Opin Rheumatol* 14:89–92, 2002.
5. Mani L, Gerr F: Work-related upper extremity musculoskeletal disorders, *Prim Care* 27:845–864, 2000.
6. Colombini D, Occhipinti E, Delleman N, et al.: Exposure assessment of upper limb repetitive movements: a consensus document developed by the technical committee on musculoskeletal disorders of International Ergonomics Association endorsed by International Commission on Occupation Health, *G Ital Med Lav Ergon* 23:129–142, 2000.
7. Hales TR, Bernard BP: Epidemiology of work-related musculoskeletal disorders, *Orthop Clin North Am* 27:679, 1996.
8. Malchaire N, Cook N, Vergracht S: Review of the factors associated with musculoskeletal problems in epidemiologic studies, *Arch Occup Environ Health* 74:79–90, 2001.
9. American Academy of Orthopedic Surgeons: *The burden of musculoskeletal diseases in the United States: prevalence, societal and economic cost,* Rosemont, Ill, 2008, American Academy of Orthopedic Surgeons, pp 130–137.
10. Harrington JM: Occupational medicine and rheumatic diseases, *Br J Rheumatol* 36:153, 1997.
11. Driscoll T, Jacklyn G, Orchard J, et al.: The global burden of occupationally related low back pain: estimates from the global Burden of Disease 2010 study, *Ann Rheum Dis* 73:975–981, 2013.
12. Descatha A, Albo F, Leclerc A, et al.: Lateral epicondylitis and physical exposure at work? A review of prospective studies and meta-analysis, *Arthritis Care Res* 68:1681–1687, 2016.
13. Hadler NM: Vibration white finger revisited, *J Occup Environ Med* 41:772, 1998.
14. Viikari-Juntura ERA: The scientific basis for making guidelines and standards to prevent work-related musculoskeletal disorders, *Ergonomics* 40(1097), 1997.
15. Hadler NM: *Occupational musculoskeletal disorders,* ed 3, Philadelphia, 2004, Lippincott Williams & Wilkins.
16. Lister GD: Ergonomic disorders [editorial], *J Hand Surg [Am]* 353(20), 1995.
17. Schrader H, Obelieniene D, Bovim G, et al.: Natural evolution of late whiplash syndrome outside the medicolegal context, *Lancet* 347:1207, 1996.
18. Vender MI, Kasdan ML, Truppa KL: Upper extremity disorders: a literature review to determine work-relatedness, *J Hand Surg [Am]* 20:534, 1995.
19. Reilly PA, Travers R, Littlejohn GO: Epidemiology of soft tissue rheumatism: the influence of the law [editorial], *J Rheumatol* 18:1448, 1991.
20. Bell DS: "Repetition strain injury" an iatrogenic epidemic of simulated injury, *Med J Aust* 151:280, 1989.
21. Davis TR: Do repetitive tasks give rise to musculoskeletal disorders? *Occup Med* 49:257–258, 1999.
22. Higgs PE, Edwards D, Martin DS, et al.: Carpal tunnel surgery outcomes in workers: effect of workers' compensation status, *J Hand Surg [Am]* 20:354, 1995.

23. Kamada M, Kitayuguchi J, Lee IM, et al.: Relationship between physical activity and chronic musculoskeletal pain among community-dwelling Japanese adults, *J Epidemiol* 24:474–483, 2014.

24. Lier R, Nilsen TIL, Mork PJ: Parental chronic pain in relation to chronic pain in their adult offspring: family-linkage within the HUNT study, Norway, *BMC Public Health* 14:797, 2014.

25. Macfarlane GJ, Pallewatte N, Paudyal P, et al.: Evaluation of work-related psychosocial factors and regional musculoskeletal pain: results from a EULAR task force, *Ann Rheum Dis* 68:885–891, 2009.

26. Harkness EF, Macfarlane GJ, Nahit E, et al.: Mechanical injury and psychosocial factors in the work place predict the onset of widespread body pain: a two-year prospective study among cohorts of newly employed workers, *Arthritis Rheum* 50:1655–1664, 2004.

27. Angell M: *Science on trial: the clash of medical evidence and the law in the breast implant case*, New York, 1997, Norton.

28. Panush RS, Lane NE: Exercise and the musculoskeletal system, *Baillieres Clin Rheumatol* 8:79, 1994.

29. Panush RS: Physical activity, fitness, and osteoarthritis. In Bouchard C, Shephard RJ, Stephens T, editors: *Physical activity, fitness, and health: international proceedings and consensus statement*, Champaign, Ill, 1994, Human Kinetics, pp 712–723.

30. Panush RS: Does exercise cause arthritis? Long-term consequences of exercise on the musculoskeletal system, *Rheum Dis Clin North Am* 16:827, 1990.

31. Golightly YM, Marshall SW, Callahan LF, et al.: Early-onset arthritis in retired National Football League players, *J Phys Act Health* 6:638, 2009.

32. Kellgren JH, Lawrence JS: Radiological assessment of osteoarthrosis, *Ann Rheum Dis* 16:494, 1957.

33. Lawrence JS: Rheumatism in coal miners. III. Occupational factors, *Br J Ind Med* 12:249, 1955.

34. Kellgren JH, Lawrence JS: Osteoarthritis and disc degeneration in an urban population, *Ann Rheum Dis* 12(5), 1958.

35. Burke MJ, Fear EC, Wright V: Bone and joint changes in pneumatic drillers, *Ann Rheum Dis* 36:276, 1977.

36. Lawrence JS: Rheumatism in cotton operatives, *Br J Ind Med* 18:270, 1961.

37. Tempelaar HHG, Van Breeman J: Rheumatism and occupation, *Acta Rheumatol* 4:36, 1932.

38. Hadler NM, Gillings DB, Imbus HR: Hand structure and function in an industrial setting: the influence of the three patterns of stereotyped, repetitive usage, *Arthritis Rheum* 21:210, 1978.

39. Anderson J, Felson DR: Factors associated with knee osteoarthritis (OA) in the HANES I survey: evidence for an association with overweight, race and physical demands of work, *Am J Epidemiol* 128:179, 1988.

40. Felson DT, Zhang Y, Hannan MT, et al.: Risk factors for incident radiographic knee osteoarthritis in the elderly: the Framingham Study, *Arthritis Rheum* 40:728, 1997.

41. Felson DT, Zhang Y: An update on the epidemiology of knee and hip osteoarthritis with a view to prevention, *Arthritis Rheum* 41:1343, 1998.

42. Allen KD, Chen JC, Callahan LF, et al.: Associations of occupational tasks with knee and hip osteoarthritis: the Johnston county osteoarthritis project, *J Rheumatol* 37:842–850, 2010.

43. Vrezas I, Elsner G, Bolm-Audorff U, et al.: Case-control study of knee osteoarthritis and lifestyle factors considering their interaction with physical workload, *Int Arch Occup Environ Health* 83:291–300, 2010.

44. Niu J, Zhang YQ, Torner J, et al.: Is obesity a risk factor for progressive radiographic knee osteoarthritis? *Arthritis Rheum* 61:329–335, 2009.

45. McWilliams DF, Leeb SG, Doherty M, et al.: Occupational risk factors for osteoarthritis of the knee: a meta-analysis, *Osteoarthritis Cartilage* 19:829–839, 2011.

46. Exxat AM, Cibere J, Koehoorn M, et al.: Association between cumulative joint loading from occupational activities and knee osteoarthritis, *Arthritis Care Res* 65:1634–1642, 2013.

47. Virayavanich W, Alizai H, Baum T, et al.: Association of frequent knee bending activity with focal knee lesions detected with 3T magnetic resonance imaging: data from the Osteoarthritis Initiative, *Arthritis Care Res* 65:1441–1448, 2013.

48. Dore DA, Winzenberg TM, Ding C, et al.: The association between objectively measured physical activity and knee structural change using MRI, *Ann Rheum Dis* 72:1170–1175, 2013.

49. Lin W, Alizai H, Joseph GB, et al.: Physical activity in relation to knee cartilage T2 progression measured with 3 T MRI over a period of 4 years: data from the Osteoarthritis Initiative, *Osteoarthritis Cartilage* 21:1558–1566, 2013.

50. Mosher TJ, Liu Y, Torok CM, et al.: Functional cartilage MRI T2 mapping: evaluating the effect of age and training on knee cartilage response to running, *Osteoarthritis Cartilage* 18:358–364, 2009.

51. Driban JB, Eaton CB, Lo GH, et al.: Knee injuries are associated with accelerated knee osteoarthritis progression: data from the Osteoarthritis Initiative, *Arthritis Care Res* 66:1673–1679, 2014.

52. Molleson T: The eloquent bones of Abu Hureyra, *Sci Am* 271:70–75, 1994.

53. Felson DT: Developments in the clinical understanding of osteoarthritis, *Arthritis Res Ther* 11:203, 2009.

54. Wang Y, Simpson JA, Wluka AE, et al.: Is physical activity a risk factor for primary knee or hip replacement due to osteoarthritis? A prospective cohort study, *J Rheumatol* 38:350–357, 2011.

55. Lohmander LS, Gerhardsson de Verdier M, Rollof J, et al.: Incidence of severe knee and hip osteoarthritis in relation to different measures of body mass: a population-based prospective cohort study, *Ann Rheum Dis* 68:490–496, 2009.

56. Felson DT, Niu J, Clancy M, et al.: Effect of recreational physical activities on the development of knee osteoarthritis in older adults of different weights: the Framingham Study, *Arthritis Rheum* 57(6–12), 2007.

57. Abbasi J: Can exercise prevent knee osteoarthritis, *JAMA* 318(22):2169–2171, 2017.

58. Wallace IJ, Worthington S, Felson DT, et al.: Knee osteoarthritis has doubled in prevalence since the mid-20th century, *Proc Natl Acad Sci U S A* 114(35):9332–9336, 2017.

59. Qin J, Barbour KE, Nevitt MC, et al.: Objectively measured physical activity and risk of knee osteoarthritis, *Med Sci Sports Exerc* 50, 2018. 377-283.

60. Gold LS, Ward MH, Dosemeci M, et al.: Systemic autoimmune disease mortality and occupational exposures, *Arthritis Rheum* 56:3189–3201, 2007.

61. Mora GF: Systemic sclerosis: environmental factors, *J Rheumatol* 36:2383–2396, 2009.

62. Nietert PJ, Silver RM: Systemic sclerosis: environmental and occupational risk factors, *Curr Opin Rheumatol* 12:520–526, 2000.

63. Dospinescu P, Jones GT, Basu N: Environmental risk factors in systemic sclerosis, *Curr Opin Rheumatol* 25:179–183, 2013.

64. Parks CG, Cooper GS, Nylander-French LA, et al.: Occupational exposure to crystalline silica and risk of systemic lupus erythematosus: a population-based, case-control study in the southeastern United States, *Arthritis Rheum* 46:1840–1850, 2002.

65. Cooper GS, Wither J, Bernatsky S, et al.: Occupational and environmental exposures and risk of systemic lupus erythematosus: silica, sunlight, solvents, *Rheumatology (Oxford)* 49:2172–2180, 2010.

66. Roberts AL, Malspeis S, Bubzansky LD, et al.: Association of trauma and posttraumatic stress disorder with incident systemic lupus erythematosus in a longitudinal cohort of women, *Arthritis Rheum* 69(11):2162–2169, 2017.

67. Barbhaiya M, Tedeschi SK, Lu B, et al.: Cigarette smoking and the risk of systemic lupus eryuthematosus, overall and by anti-double stranded DNA antibody subtype, in the Nurses' Health Study cohorts, *Ann Rheum Dis* 77:196–202, 2018.

68. Orione MAM, Silva CA, Sallum AME, et al.: Risk factors for juvenile dermatomyositis: exposure to tobacco and air pollutants during pregnancy, *Arthritis Care Res* 66:1571–1575, 2014.

69. Gulati G, Brunner HI: Environmental triggers in systemic lupus erythematosus, *Seminars Arthritis Rheum* 47:710–717, 2018.

70. Cooper GS, Parks CG, Treadwell EL, et al.: Occupational risk factors for the development of systemic lupus erythematosus, *J Rheumatol* 31:1928–1933, 2004.

71. Panush RS, Levine ML, Reichlin M: Do I need an ANA? Some thoughts about man's best friend and the transmissibility of lupus, *J Rheumatol* 27:287–291, 2000.

72. Albert D, Clarkin C, Komoroski J, et al.: Wegener's granulomatosis: possible role of environmental agents in its pathogenesis, *Arthritis Rheum* 51:656–664, 2004.

73. Stamp L, Chapman PT, Francis J, et al.: Association between environmental exposures and granulomatosis with polyangiitis in Canterbury, New Zealand, *Arthritis Res Ther* 17:333–340, 2015.

74. Lane SE, Watts RA, Bentham G, et al.: Are environmental factors important in primary systemic vasculitis? A case control study, *Arthritis Rheum* 48:814–823, 2003.

75. Labirua-Iturburu A, Selva-O'Callaghan A, Zock JP, et al.: Occupational exposure in patients with the antisynthetase syndrome, *Clin Rheumatol* 33:221–225, 2014.

76. Eder L, Law T, Chandran V, et al.: Association between environmental factors and onset of psoriatic arthritis in patients with psoriasis, *Arthritis Care Res* 63:1091–1097, 2011.

77. Thorarensen SM, Lu N, Agdie A, et al.: Physical trauma recorded in primary care is associated with the onset of psoriatic arthritis among patients with psoriasis, *Ann Rheum Dis* 76(3):521–525, 2016.

78. Zeboulon-Ktorza N, Boelle PY, Nahal RS, et al.: Influence of environmental factors on disease activity in spondyloarthritis: a prospective cohort study, *J Rheumatol* 40:469–475, 2013.

79. Shadick NA, Kim R, Weiss S, et al.: Effect of low level lead exposure on hyperuicemia and gout among middle-aged and elderly men, *J Rheumatol* 27:1708–1712, 2000.

80. Franca CMP, Sallum AME, Braga ALF, et al.: Risk factors associated with juvenile idiopathic arthritis: exposure to cigarette smoke and air pollution from pregnancy to disease diagnosis, *J Rheumatol* 45(2):248–256, 2018.

81. Orione MAM, Silva CA, Sallum AME, et al.: Risk factors for juvenile dermatomyositis: exposure to tobacco and air pollutants during pregnancy, *Arthritis Care Res* 66:1571–1575, 2014.

82. Sverdrup B, Kallberg H, Bengtsson C, et al.: Association between occupational exposure to mineral oil and rheumatoid arthritis: results from the Swedish EIRA case-control study, *Arthritis Res Ther* 7:R1296–R1303, 2005.

83. Li X, Sundquist J, Sundquist K: Socioeconomic and occupational risk factors for rheumatoid arthritis: a nationwide study based on hospitalizations in Sweden, *J Rheumatol* 35:986–991, 2008.

84. Karlson EW, Deane K: Environmental and gene-environment interactions and risk of rheumatoid arthritis, *Rheum Dis Clin N Am* 38:405–426, 2012.

85. Ilar A, Alfredsson L, Wieberyt P, et al.: Occupation and risk of developing rheumatoid arthritis: results from a population-based case-control study, *Arthritis Care Res* 70:499–509, 2018.

86. Buckwalter JA, Martin JA: Sports and osteoarthritis, *Curr Opin Rheumatol* 16:634–639, 2004.

87. Videman T: The effect of running on the osteoarthritic joint: an experimental matched-pair study with rabbits, *Rheumatol Rehabil* 21(1):1–8, 1982.

88. Lane NE, Bloch DA, Jones HH, et al.: Long-distance running, bone density and osteoarthritis, *JAMA* 255:1147–1151, 1986.

89. Lane NE, Oehlert JW, Bloch DA, et al.: The relationship of running to osteoarthritis of the knee and hip and bone mineral density of the spine: 9 year longitudinal study, *J Rheumatol* 25:334–341, 1998.

90. Reineck JR, Krishnan SG, Burkhead WZ: Early glenohumeral arthritis in the competing athlete, *Clin Sports Med* 27:803–819, 2008.

91. Maffulli N, Longo UG, Gougoulias N, et al.: Long-term health outcomes of youth sports injuries, *Br J Sports Med* 44:21–25, 2010.

92. Kujala UM, Kettunen J, Paananen H, et al.: Knee osteoarthritis in former runners, soccer players, weight lifters, and shooters, *Arthritis Rheum* 38:539–546, 1995.

93. Lohmander LS, Ostenberg A, Englund M, et al.: High prevalence of knee osteoarthritis, pain, and functional limitations in female soccer players twelve years after anterior cruciate ligament injury, *Arthritis Rheum* 50:3145–3152, 2004.

94. Elleuch MH, Guermazi M, Mezghanni M, et al.: Knee osteoarthritis in 50 former top-level soccer players: a comparative study, *Ann Readapt Med Phys* 51:174–178, 2008.

95. Kuijt MT, Inklaar H, Gouttebarge V, et al.: Knee and ankle osteoarthritis in former soccer players: a systematic review of the recent literature, *J Sci Med Sport* 15:480–487, 2012.

96. Tveit M, Rosengren BE, Nilsson JA, et al.: Former male elite athletes have a higher prevalence of osteoarthritis and arthoplasty in the hip and knee than expected, *Am J Sports Med* 40:527–533, 2012.

97. Panush RS, Schmidt C, Caldwell J, et al.: Is running associated with degenerative joint disease? *JAMA* 255:1152–1154, 1986.

98. Chakravarty F, Hubert HB, Lingala V, et al.: Long distance running and knee osteoarthritis. A prospective study, *Am J Prev Med* 35:133–138, 2008.

99. Wang WE, Ramey DR, Schettler JD, et al.: Postponed development of disability in elderly runners: a 13-year longitudinal study, *Arch Intern Med* 162:2285–2294, 2002.

100. Fries JF, Singh G, Morfeld D, et al.: Running and the development of disability with age, *Ann Intern Med* 121:502–509, 1994.

101. Sohn RS, Micheli LJ: The effect of running on the pathogenesis of osteoarthritis of the hips and knees, *Clin Orthop Relat Res* 198:106–109, 1985.

102. Konradsen L, Hansen EM, Søndergaard L: Long distance running and osteoarthrosis, *Am J Sports Med* 18:379–381, 1990.

103. Kujala UM, Kapriio J, Samo S: Osteoarthritis of weight-bearing joints in former elite male athletes, *BMJ* 308:231–234, 1994.

104. Williams PT: Effects of running and walking on osteoarthritis and hip replacement risk, *Med Sci Sports Exerc* 45:1292–1297, 2013.

105. Cheng Y, Macera CA, Davis DR, et al.: Physical activity and self-reported, physician-diagnosed osteoarthritis: is physical activity a risk factor? *J Clin Epidemiol* 53:315–322, 2000.

106. Marti B, Knobloch M, Tschopp A, et al.: Is excessive running predictive of degenerative hip disease? Controlled study of former elite athletes, *BMJ* 299:91–93, 1989.

107. Marti B, Biedert R, Howald H: Risk of arthrosis of the upper ankle joint in long distance runners: controlled follow-up of former elite athletes, *Sportverletz Sportschaden* 4:175–179, 1990.

108. Vingard E, Sandmark H, Alfredsson L: Musculoskeletal disorders in former athletes. A cohort study in 114 track and field champions, *Acta Orthop Scand* 66:289–291, 1995.

109. Specter TD, Harris PA, Hart DJ, et al.: Risk of osteoarthritis associated with long-term weight-bearing sports, *Arthritis Rheum* 39:988–995, 1996.

110. Thelin N, Holmberg S, Thelin A: Knee injuries account for the sports-related increased risk of knee osteoarthritis, *Scand J Med Sci Sports* 16:329–333, 2006.

111. Miller RJ, Edwards WB, Brandon SCE, et al.: Why don't most runners get knee osteoarthritis. A case for per-unit-distance loads, *Med Sci Sports Exerc* 46:572–579, 2014.

112. Richmond SA, Fukuchi RK, Ezzat A, et al.: Are joint injury, sport activity, physical activity, obesity, or occupational activities predictors for osteoarthritis. A systematic review, *J Orthop Sports Phys Ther* 43:515–533, 2013.

113. Hubbard-Turner T, Guderian S, Turner MJ: Lifelong physical activity and knee osteoarthritis development in mice, *Int J Rheum Dis* 18:33–39, 2015.

114. Beckett J, Schultz M, Tolbert D, et al.: Excessive running induces cartilage degeneration in knee joints and alters gait of rats, *J Orthop Res* 30:1604–1610, 2012.

115. Siebelt M, Groen HC, Koelwijn SJ, et al.: Increased physical activity severely induces osteoarthritic changes in knee joints with papain induced sulfate-glycosaminoglycan depleted cartilage, *Arthritis Res Ther* 16:R32, 2014.

116. Shimonumura S, Inoue H, Nakagawa S, et al.: Treadmill running ameliorates destruction of articular cartilage and subchondral bone, not only synovitis, in a rheumatoid arthritis rat model, *Int J Mol Sci* 19(6), 2018. pii: E1653.

117. Panush RS, Hanson CS, Caldwell JR, et al.: Is running associated with osteoarthritis? An eight-year follow-up study, *J Clin Rheum* 1(35), 1995.

118. Hansen P, English M, Willick SE: Does running cause osteoarthritis in the hip or knee? *PM&R* 4:S117–S121, 2012.

119. Lo GH, Dribabn JB, Kriska AM, et al.: Is there an association between a history of running and symptomatic knee osteoarthritis? A cross-sectional study from the Osteoarthritis Initiative, *Arthritis Care Res* 69:183–191, 2017.

120. Roberts WO: Running causes knee osteoarthritis: myth or misunderstanding, *Br J Sports Med* 52:900142, 2018.

第 39 章

炎性风湿性疾病的心血管风险

原著 CYNTHIA S. CROWSON, SHERINE E. GABRIEL, ANNE GRETE SEMB

关尚琪 译 梅轶芳 校

介绍

近半个世纪以来的研究表明，心血管疾病（cardiovascular disease，CVD）在炎性风湿病患者中的发病率升高[1-3]。近期的研究证实，炎症反应及免疫机制介导了动脉粥样硬化的发生，这一发现重新燃起了学者们研究 CVD 风险与风湿病之间关系的兴趣。本章中，我们回顾了风湿病，特别是类风湿关节炎（rheumatoid arthritis，RA）和系统性红斑狼疮（systemic lupus erythematosus，SLE）中合并 CVD 的生物学机制和风险。另外，我们也讨论了传统和非传统因素对 CVD 高发风险的作用。

生物学机制：炎症与心血管疾病的关系

在过去的 20 年里，越来越多的证据支持动脉粥样硬化血栓形成的炎症假说。白细胞介素（interleukin，IL）-1、IL-6 和 TNF 等许多细胞因子参与其中。例如，促炎细胞因子 IL-1β 在动脉粥样硬化斑块的发展中具有多重作用，如诱导促凝活性，促进单核细胞和白细胞与血管内皮细胞的黏附，以及促进血管平滑肌细胞的增殖等[4-6]。活化的 IL-1β 激活下游的 IL-6 受体信号通路，该通路被认为是动脉粥样硬化血栓形成的潜在原因（图 39-1）[7,8]。最近结束的卡那单抗（canakinumab）抗炎性血栓形成结果研究（Canakinumab Anti-Infammatory Trombosis Outcomes Study，CANTOS）为炎症在动脉粥样硬化血栓形成中的作用提供了临床证据[9]。CANTOS 将 10 061 名既往心肌梗死（myocardial infarction，MI）且超敏 C 反应蛋白（high sensitivity C reactive protein，hsCRP）≥ 2 mg/L 的患者随机分配到三个不同剂量的卡那单抗（IL-1 抑制剂）组和安慰剂组。结果显示，在中位随访 3.7 年后，卡那单抗通过靶向阻断 IL-1β 使 hsCRP 的水平显著降低，与安慰剂组相比，150 mg 剂量组复发性 CV 事件的发生率显著降低。因此，尽管剂量反应不一致，但 CANTOS 研究支持炎症在动脉粥样硬化血栓形成中的致病作用。

长期以来，风湿病一直被视为是慢性炎症与 CVD 相互作用的"自然反应"，因此，研究风湿病

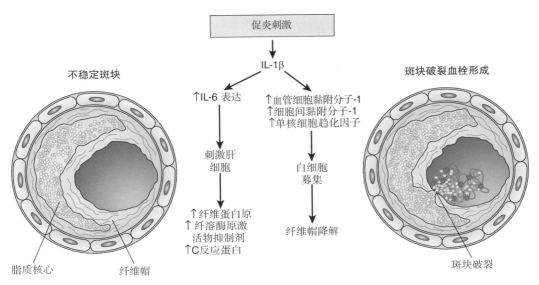

图 39-1 炎症在斑块破裂中的作用：在动脉粥样硬化中，炎症细胞和脂质积累可导致动脉内膜内形成富含脂质的核心。随着脂质核心的膨胀，内膜变薄，在脂质核心和动脉管腔之间形成脆弱的纤维帽。促炎刺激引发一系列事件，激活 IL-1β。IL-1β 刺激黏附分子，包括细胞间黏附分子（ICAM）-1 和血管细胞黏附分子（VCAM）-1，以及趋化因子，如单核细胞趋化蛋白（MCP）-1，与炎性心血管疾病（CVD）相关。IL-1β 还诱导 IL-6 的表达，IL-6 刺激肝细胞合成促血栓形成的急性期反应物，包括纤维蛋白原、纤溶酶原激活剂抑制剂和 CRP。MCP-1 募集的吞噬细胞通过产生蛋白水解酶破坏动脉粥样硬化斑块，蛋白水解酶降解支撑斑块保护性纤维帽的胶原蛋白，使其易于破裂。当斑块破裂时，血液与促血栓形成因子接触并凝固。通过与内膜接触，凝血级联反应激活，促使血栓形成。如果血栓长时间堵塞血管，则会导致血管事件，例如心肌梗死（MI）（From Martinez BK，White CM. The Emerging Role of Inflammation in Cardiovascular Disease. *Annals Pharmacotheapy* 52（8）：801-809，2018.)

学中的 CVD 可进一步阐明炎症加速动脉粥样硬化和心脏病发展的基本机制。RA 是最常见且研究最多的自身免疫性疾病。CVD 和 RA 的免疫基础有许多相似之处。在 RA 患者中升高的循环急性期反应物，如 CRP，是普通人群中心脏病的风险标志物。新证据表明 T 淋巴细胞在 RA 和 CVD 中都起着重要的致病作用[10,11]。RA 的主要危险基因 HLA-DRB1 通过促进自身反应性 CD4+ T 细胞的选择和存活而易患疾病。HLA-DRB1 等位基因还与心肌梗死（myocardial infarction，MI）和各种形式的非 RA 相关心脏病的风险增加相关。从 RA 患者关节中分离的 T 细胞可增加干扰素（interon，IFN）-γ 和 IL-17 的产生，从而可能调节慢性炎症[12,13]。抗 T 细胞共刺激的有效性可能是证明 T 细胞在 RA 中具有致病性的有力证据[14]。同样，洗脱 T 细胞抑制药物（如西罗莫司）处理的经皮支架可防止冠状动脉疾病（coronary heart disease，CAD）患者的支架内再狭窄，并有助于血运重建[15]。

RA 或 CVD 患者 CD4+ T 细胞的特征是缺乏共刺激分子 CD28 的表达，该分子通常提供 T 细胞激活所需的第二信号。所谓的 CD28null T 细胞被认为已经经过重新编辑，导致过早衰老[16,17]。RA 患者这些衰老 T 细胞的增多与关节外炎症表现有关，包括血管炎、肺病以及 CAD[16,17]。心脏病患者动脉粥样硬化斑块中的 CD28null T 细胞，通过产生细胞因子和杀死血管平滑肌细胞来促进炎症过程[18]。有趣的是，上述 RA 风险基因 HLA-DRB1 也容易使 RA 和 CAD 患者中出现 CD28null T 细胞[19]。

RA 中 T 细胞的过早衰老可能是由造血系统的基本缺陷引起。CD34+ 的造血细胞加速了端粒侵蚀，这是衰老的标志[20]。RA 患者初始 T 细胞由于基本的 DNA 修复酶的活性不足，其 DNA 的脆弱性和损伤增加，导致过早衰老[21]。同样，造血祖细胞端粒缩短与 CAD 患者心肌功能障碍相关[22]。在过去的 50 年里，RA 和 CVD 发病认为均与初始 T 细胞衰老及异常分化相关，这表明 T 细胞衰老可能是这两种年龄相关疾病发病机制的基础。未来，利用恢复基因组修复和完整性的新药物使衰老的 T 细胞恢复活力可能成为预防和治疗 CVD 的有效策略[23]。

类风湿关节炎和系统性红斑狼疮的心血管病发病率和死亡率

类风湿关节炎

类风湿关节炎合并缺血性心脏病

RA 患者合并缺血性心脏病（ischemic heart disease, IHD）的风险明显增加[3,24-26]。来自罗切斯特流行病学研究（Rochester epidemiology project）的数据表明，与同年龄和同性别的对照组相比，RA 患者在符合美国风湿病学会（American College of Rheumatology, ACR）1987 年 RA 分类标准的前 2 年，更容易因 MI（OR, 3.17；95% CI, 1.16 ~ 8.68）和无症状的（静息的）MI（OR, 5.86；95% CI, 1.29 ~ 26.64）而住院治疗。RA 确诊后，发生无症状 MI 的风险持续增加（HR, 2.13；95% CI, 1.13 ~ 4.03）。尽管有报道表明，在 RA 症状出现前发生 MI、心绞痛或心力衰竭（heart failure, HF）的风险有增加的趋势，但 Holmqvist 等在以瑞典患者为研究对象的两项大型研究中，未能证明上述的这些增加趋势具有统计学意义[27]。针对死亡率的研究结果表明，加速进展的动脉粥样硬化开始于 RA 症状出现时，甚至更早，而不是在 RA 确诊时或之后。最近的一项研究将 11 782 名 RA 患者和 57 973 名年龄和性别相匹配的普通人群进行对照，结果表明，RA 患者的 IHD 风险显著升高，并且独立于传统的 CV 风险因素[28]。

与正常人群相比，RA 患者并发 MI 后的临床诊治和预后不同。一些研究表明，尽管 RA 患者同非 RA 患者接受同样的 MI 治疗方案，但 RA 患者更易出现 MI 后心力衰竭及死亡（图 39-2）[26,29,30]。然而，近年来其他研究表明，发生急性 MI 的 RA 患者接受急性期再灌注治疗和二级预防药物（包括 β- 受体阻断剂和降脂药）率低于对照组[31]。而且，另一项研究表明，MI 合并 RA 的患者可能更多的接受溶栓及经皮冠状动脉介入治疗（percutaneous coronary intervention, PCI），而较少接受药物治疗和（或）冠状动脉旁路移植术[32]。尽管不能排除潜在的混杂因素，RA 患者中尤其是那些接受药物治疗和 PCI 的患者，可能在住院期间生存率更高。

类风湿关节炎合并心力衰竭

RA 患者发生心力衰竭的风险比普通人群高[33,34]。罗切斯特一项随访 30 年的队列研究表明，RA 患者充血性心力衰竭（congestive heart failure, CHF；根据 Framingham 诊断标准）的累积发病率为 34%，而非 RA 人群则为 25%（图 39-3）[34]。即使在校正了人口统计学资料、CV 危险因素及 IHD 之后，RA 患

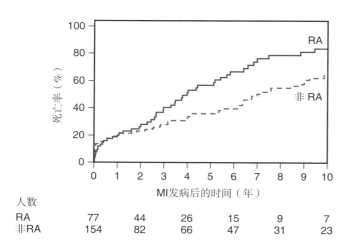

图 **39-2** 77 例 RA 患者和 154 名非 RA 患者 MI 后累积死亡率（RA 患者 55 例死亡；非 RA 患者 85 例死亡；*log-rank P* = 0.036）（From McCoy SS, Crowson CS, Maradit-Kremers H, et al：Longterm outcomes and treatment after myocardial infarction in patients with rheumatoid arthritis. *J Rheumatology* 40：605-610，2013.)

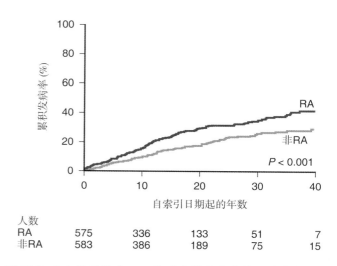

图 **39-3** RA 患者和非 RA 队列人群中充血性心力衰竭累积发生率的比较，依据自发病后的年数对死亡的竞争风险进行校正（From Nicola PJ, Maradit-Kremers H, Roger VL, et al：The risk of congestive heart failure in rheumatoid arthritis：a population-based study over 46 years. *Arthritis Rheum* 52：412-420，2005. Permission to reprint from John Wiley & Sons.)

者发生 CHF 的风险仍接近非 RA 患者的两倍（HR，1.87；95% CI，1.47 ~ 2.39），而且 RF 阳性的 RA 患者更易出现 CHF（RF 阳性患者的 HR 为 2.59；95% CI，1.95 ~ 3.43；RF 阴性患者 HR 为 1.28；95% CI，0.93 ~ 1.78）。最近瑞典的一项大型队列分析证实了上述发现，研究者分别将同时期的 45 982 名已确诊的 RA 患者和 12 943 名新发 RA 患者按照 1：10 的比例与普通人群进行对照分析，结果表明，RA 患者较早发生的 CHF 风险增加，与 RA 的严重程度有关，且不能用 IHD 的风险增加来解释[35]。RA 患者的疾病活动和健康评估与左心室心肌收缩功能降低有关[36]。

　　RA 患者 HF 的临床表现与非 RA 患者不同[37]。伴发 HF 的 RA 患者较少出现肥胖、高血压或临床 IHD。而且，通常不出现 HF 典型的症状和体征。重要的是，RA 合并 HF 患者射血分数正常（EF > 50%）的概率较非 RA 患者显著增高（图 39-4）[37]。

　　研究还表明，RA 合并 HF 的患者与无 RA 患者相比更不易得到积极的观察和诊治[37]。最终，合并 HF 的 RA 患者预后更差（图 39-5），发生 HF 后死亡的风险约是非 RA 患者的两倍[38]。

类风湿关节炎的心血管死亡率

　　RA 患者死亡率高于普通人群。一项 meta 分析

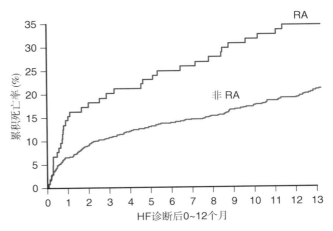

图 39-5　类风湿关节炎（RA）和非 RA 患者出现心力衰竭（HF）一年后死亡率（From Davis JM，Roger VL，Crowson CS，et al：The presentation and outcome of heart failure in patients with rheumatoid arthritis differs from that in general population. *Arthritis Rheum* 58：2603-2611，2008. Permission to reprint from John Wiley & Sons.）

检索了 1970—2005 年已发表过的 24 项有关 RA 死亡率的研究，结果显示 RA 患者加权组合全因标准化死亡率（met-SMR）为 1.50（95% CI，1.39 ~ 1.61），IHD（met-SMR，1.59；95% CI，1.46 ~ 1.73）、卒中（met-SMR，1.52；95% CI，1.40 ~ 1.67）、男性（met-SMR，1.45）及女性（met- SMR，1.58）的死亡率也有类似的增加[39-41]。在这些死亡的 RA 患者中，大约 50% 死于心血管病，包括缺血性心脏病（IHD）及卒中，并且 RA 患者发生 CVD 的年龄早于正常人群[42]。一项来源于英国生物样本库数据的社区大型前瞻性队列研究结果表明，包括 RA 在内的多种炎症性疾病的 CVD 相关死亡率增高，这些事件可能发生在病程的早期[43]，这与近年提出的 RA 患者衰老加速的假说一致[44]。此外，RA 患者常出现为无症状性 IHD 和（或）无症状性 MI，即在心源性猝死前无任何症状。RA 患者心源性猝死的发生率几乎是正常人群的两倍（HR，1.99；95% CI，1.06 ~ 3.55）[24]。

　　RA 患者 CVD 死亡率增高可能仅限于 RF 阳性患者，或者可以说，在 RF 阳性患者心血管死亡率显著高于 RF 阴性患者[45-47]。这种情况在抗环瓜氨酸蛋白抗体（anticitrullinated protein antibody，ACPA）阳性的患者中更明显[48]。正如研究者们所预想的，年轻患者（年龄小于 55 岁）及女性患者的 CVD 死亡率相对风险（relative risk，RR）最高，而老年人群

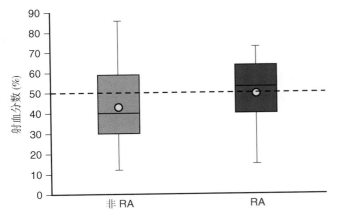

图 39-4　RA 患者和非 RA 患者发生心力衰竭时射血分数（EF）的分布。数据以直方图表示，方框代表第 25 ~ 75 百分位，垂直线代表第 10 和 90 百分位，圆圈代表平均值，方框内的线代表中间值，虚线代表 50%EF 的参考值（From Davis JM，Roger VL，Crowson CS，et al：The presentation and outcome of heart failure in patients with rheumatoid arthritis differs from that in general population. *Arthritis Rheum* 58：2603-2611，2008. Permission to reprint from John Wiley & Sons.）

及男性患者危险度最高[25,46,49]。

在 RA 患者中，出现症状后多久会出现 CVD 死亡率明显增加和（或）是否（与正常人群一样）存在降低 CVD 死亡率的长期趋势仍存在争议。这一争议，可以部分用随访时间的差异来解释，如随访从疾病症状出现开始，还是从医生诊断为 RA 开始，或者从符合 ACR 诊断标准或其他诊断标准开始。后者可能在初始症状出现后多年才出现。诺福克关节炎注册（Norfolk arthritis register，NOAR）研究表明，大量的心血管死亡率发生在初始症状后七年左右[45]。在 1985—2007 年纳入的 1049 例荷兰 RA 患者中，大量 CV 死亡事件出现在确诊后 10 年左右（所有受试者症状持续时间均＜ 1 年）[50]。新的证据表明，RA 患者的死亡率可能有所改善，但普通人群的 CV 死亡率也有所改善，因此相对增加的 CV 死亡率并没有改变[51]。一项纳入 17 项研究（91 916 名患者）的 meta 分析报道了 1976—2007 年之间的 CVD 死亡率，结果表明，随着时间的推移，CVD 的死亡率并没有改善[52]。

系统性红斑狼疮

系统性红斑狼疮合并缺血性心脏病

加速进展的动脉粥样硬化和增加的 CAD 风险是 SLE 患者明确的并发症[53-58]。动脉粥样硬化性血管事件的患病率从 SLE 发病早期的 1.8% 升高至病程晚期的 27% 以上[57]。大量研究表明，SLE 患者 MI 的风险增加，是普通人群的 2 ～ 10 倍[56,57,59]。年轻的 SLE 患者 MI 发病的相对风险更高。最有力的证据来自匹兹堡大学弗雷明翰后代队列研究，该研究发现 35 ～ 44 岁女性 SLE 患者发生 MI 的概率是非 SLE 女性的 50 倍以上（RR，52.43；95% CI，21.6 ～ 98.5）[57]。此外大部分（67%）女性 SLE 患者首次发生心血管事件的年龄都小于 55 岁。据报道，18 ～ 44 岁的年轻女性 SLE 患者，因 MI 住院的风险是非 SLE 患者的两倍以上（OR，2.27；95% CI，1.08 ～ 3.46）[60,61]。与 RA 一样，SLE 患者出现 CVD 风险的增加，可能发生于 SLE 诊断之前（OR，3.7；95% CI，1.8 ～ 7.9）。近来一项纳入了 70 例 SLE 患者和 2565 例非 SLE 患者的大型研究得出了相近的结论，（OR，3.7；95%CI，1.8 ～ 7.9）[62]。最近一项研究表明，CV 磁共振（CMR）可检测出 SLE 患者

的亚临床心脏受累，因此是一项很有前景的检查[63]。尽管育龄期妇女的 CVD 罕见，但成功分娩的 SLE 妇女的 CVD 风险和死亡率也增加了 10 倍[64]。

近来，一项针对接受冠状动脉血运重建术患者的研究发现，SLE 患者与非 SLE 患者相比冠状动脉狭窄及完全闭塞的平均百分比没有显著差异[65]。SLE 患者与非 SLE 患者相比，除了左前降支动脉局部病变的可能性增加外（42% vs. 19%，P=0.003），动脉优势型和冠状动脉多支血管病变受累模式的患病率相似。然而，该研究发现，SLE 患者 PCI 术后一年的心血管事件并发症更加严重，即使用主要共同变量校正后，与非 SLE 患者相比，SLE 患者发生 MI 的风险更高（16% vs. 5%，P=0.01），而且需行二次 PCI 治疗的概率也更高（31% vs. 12%，P=0.009）[60,65]。SLE 患者动脉粥样硬化斑块的脆性增加，无论斑块大小，都可能增加血管闭塞的风险。因此，与非 SLE 患者相比，SLE 患者发生心血管不良事件的风险会增加[66]。加利福尼亚一项 1996—2000 年接受住院治疗的 AMI 的大样本试验中，校正年龄、人种、民族、医疗保险类型和察尔森指数后，SLE 和非 SLE 患者的住院死亡率和住院时间基本相似[61]。与此相反，针对 1993—2002 年美国全国范围住院患者的研究结果显示，与对照组相比，校正年龄、性别、人种 / 民族、收入及 HF 后，SLE 合并 AMI 患者的住院死亡率显著增加（RR，1.46；95% CI，1.31 ～ 1.61），并且住院时间延长（RR，1.68；95% CI，1.43 ～ 2.04）[60]。上述矛盾的结果可能部分源于两个试验研究方法上的差异（例如早期的研究中样本量少、SLE 患者和对照组的年龄较大以及后期研究中观察时间较短）。由于存在心肌受累、慢性全身性炎症反应、血管炎、高黏滞血症，可以推测 SLE 患者发生急性冠状动脉事件及给予相应介入治疗的预后较差[67]。然而这需要进一步研究证实。

系统性红斑狼疮合并心力衰竭

SLE 患者发生 CHF 及其相关的住院风险大幅度增加[60,61]。与非 SLE 患者相比，SLE 患者，特别是 18 ～ 44 岁的年轻女性患者，校正年龄、种族、保险状况、医院特点、高血压、糖尿病、慢性肾衰竭等影响因素后，其因患 HF 住院治疗的风险增至非 SLE 患者的 2.5 倍以上[69]。SLE 患者伴发 CHF 是多因素共同作用的结果，动脉粥样硬化仅是其中的一部分原

因 [70,71]。从症状明显的严重 CHF 到无症状的心肌受累，HF 在 SLE 中的临床表现各不相同 [70-74]。最终，合并 HF 的 SLE 患者死亡率明显高于没有 HF 的 SLE 患者（18% vs. 6%；$P < 0.001$），大约是普通人群中 HF 患者的 3.5 倍 [60,70]。

系统性红斑狼疮的心血管死亡率

SLE 患者死亡率存在两个高峰，即早高峰（确诊 1 年内）和晚高峰期（确诊 5 年后）。据报道 SLE 的 5 年生存率已从 20 世纪 50 年代的 50% 左右提高到 20 世纪 90 年代的 90% 以上 [75]。然而这种改善的原因尚不清楚，部分可能是由于轻症病例早期确诊率提高。来自多伦多一项纳入 1970—2005 年的 1241 例 SLE 患者的研究显示，SMR 从 1970—1978 年入组患者的 13.84（95% CI，9.78 ~ 19.76）提高至 1997—2005 年入组患者的 3.81（95% CI，1.98 ~ 7.32）[76]。在不考虑病程的情况下，1997—2005 年的受试者与 1970—1978 年（SMR 3.23）及 1988—1996 年的受试者（SMR 3.93）在 SMR 方面无显著差异。同样，来自奥姆斯特德的研究表明，近几十年来 SLE 患者的生存率显著提高，SMR 达到 2.70 [77]。韩国首尔的一项研究中，1992—2002 年共随访 434 名女性 SLE 患者，结果显示 SMR 为 3.02（95% CI，1.45 ~ 5.55）[78]。近来一项以人群为基础的队列研究对 1991—2008 年 70 例 SLE 患者进行研究，报告显示死亡率增加了将近两倍，CVD 发生率也增加了两倍。此外，在接受手术的女性 SLE 患者中，即使低风险手术，围术期死亡率和 CVD 事件率也会增加（OR，1.54；95% CI，1.00 ~ 2.37）[79]。英国的一项社区前瞻性队列研究显示 SLE 患者心血管相关死亡率增加，并强调了早期筛查和有效预防策略的公共卫生价值 [43]。

心血管疾病的危险因素

炎症在增加 RA 患者 CVD 风险中起着关键的作用。然而，尽管加强炎症控制，但 RA 患者 CVD 风险仍然升高。此外，对于 RA 患者 CVD 风险的临床生物学标志物的识别十分困难 [80]。在下一节中，我们重点介绍并讨论关于传统和非传统危险因素（如炎症标志物和 RA 特征）在 RA 患者发生 CVD 中的作用，并为未来的研究指出了方向 [81]。

类风湿关节炎合并心血管疾病的传统危险因素：发生和影响

在普通人群中，五种主要的 CVDRF [即高血压（hypertension，HT）、总胆固醇（total cholestero，TC）升高、吸烟、肥胖和糖尿病（diabetes mellitus，DM）] 占 MI 风险的 80% [82] 和 CV 死亡率的一半 [83]。此外，最近的一项荟萃分析发现，这五种主要的 CVDRF 还增加了 RA 患者的 CVD 风险 [84]。RA 患者 CVD 患病率的增加，可能是由于传统的 CVDRF 在 RA 患者中更常见或更为严重。在 RA、强直性脊柱炎（AS）和银屑病关节炎（PsA）患者中，除了年龄较大的人群中 HT 和肥胖更多以外，五种 CVDRF（即 HT、TC 升高、吸烟、肥胖和 DM）具有可比性 [85]。此外，CVD 风险增高与 RA 血管壁的炎症和免疫学改变有关。然而，最可能的是传统的危险因素和炎症是紧密联系在一起的，二者起到协同作用（图 39-6）[86]，事实上，有研究表明早期 RA 患者新发 CVD 事件可由传统的 CVDRF 预测，但这也预示着高疾病活动度 [87]。

类风湿关节炎与吸烟

众所周知，无论在普通人群和还是在 RA 患者中，吸烟与 CVD 事件之间的联系是明确的 [84,88]。吸烟是 RA 病情进展的危险因素，特别是在 RF 和 ACPA 阳性的 RA 患者中。一项对 RA 患者中 CVD 传统危险因素的 meta 分析发现，四组病例对照研究（1415 例 RA 患者）中，RA 患者吸烟率明显高于对照组（OR，1.56；95% CI，1.35 ~ 1.80）[90]。吸烟、人类白细胞抗原（human leukocyte antigen，HLA）DR1 共享表位（shared epitope，SE）的等位基因和 ACPA 的产生有相互联系 [91]，RA 患者 CVD 的过早死亡率中，也存在吸烟、ACPA 与 SE 相互关联 [92]。

类风湿关节炎与高血压

高血压在 RA 患者中是很常见的，但是否高于正常人群尚不明确。一些研究发现高血压是 RA 患者发生 CVD 的重要危险因素 [93]，最近一项纳入七个病例对照研究（1053 名 RA 者）的 meta 分析结果表明 RA 患者高血压患病率与对照组相似（OR，1.09；95% CI，0.91 ~ 1.31）[90]。然而，另有一些证据表明 RA 患者合并高血压存在诊断不足或治疗不足 [94]。

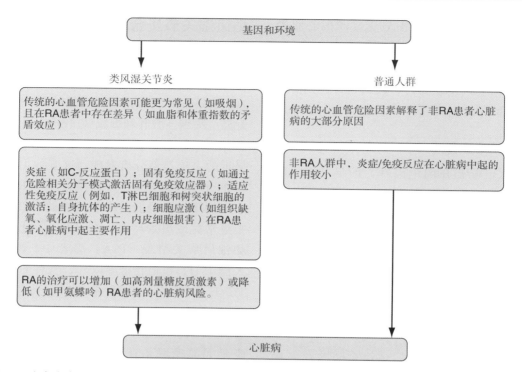

图 39-6　为什么 RA 患者会合并心脏病？RA 患者与普通人群发生心脏疾病的决定因素（From Crowson CS，Liao KP，Davis JM，et al：Rheumatoid arthritis and cardiovascular disease. *Am Heart J* 166：622-628，2013. Permission to reprint from Elsevier.）

RA 患者血压的控制存在多重影响因素，包括缺乏运动、肥胖、特定的基因多态性以及抗风湿药物如非甾体抗炎药（nonsteroidal anti-inflammatory drug，NSAID）、激素、来氟米特及环孢素的应用。

类风湿关节炎与血脂异常

　　无论在 RA 患者还是非 RA 人群中，低密度脂蛋白胆固醇（LDL-C）、高密度脂蛋白胆固醇（HDL-C）和 CVD 风险之间的关系均是复杂的且非线性的[95]（图 39-7A）。在 RA 患者中，较低的血脂水平可能与疾病活动或炎症增加有关（图 39-7B）[96]。针对 RA 的有效治疗会对血脂产生不利影响，这主要表现为血脂水平升高[97]（图 39-7C）。高胆固醇水平是 CVD 的主要危险因素，并且在 CVD 风险评估中占据很高的权重，这可能会使评估 RA 患者 CVD 风险变得更加困难[98]。RA 发病前 3 ～ 5 年血清 TC 和 LDL-C 明显下降[99]，而且低水平的 TC 和 LDL-C 与 CVD 风险升高相关[99]。已有研究表明，急性或慢性严重炎症反应中，TC 和 LDL-C 水平下降，而 HDL-C 的下降更加明显，因此导致了动脉硬化指数（TC /HDL-C 比值）的增加[100]。这可以解释为什么 RA 患者血脂升高（TC 或 LDL-C）的概率低于非

RA 人群[96,101,102]。事实上，即使在以前有过 MI 的患者中，RA 患者的 TC 和 LDL-C 水平也明显低于没有 RA 的患者[103]。血脂异常（即根据具体情况确定的个别脂质组分及其比率的变化）可能影响到半数以上的 RA 患者[104]。最近的一项 meta 分析表明 RA 与血脂异常相关，主要是与 HDL-C 降低相关[105]。体外动物模型实验和非 RA 体内试验都明确表明，炎症和血脂之间的相互作用十分复杂，远不仅仅局限于血清水平的简单变化（图 39-8）[106]。

　　炎症可以诱导脂类分子出现结构和功能的改变，上述变化需要更深入的研究，特别是在使用生物、非生物改善病情抗风湿药（disease- modifying antirheumatic drug，DMARD）治疗的病例对照研究中[107]。几项研究表明风湿病的治疗药物，包括糖皮质激素、羟氯喹、金制剂、环孢素和肿瘤坏死因子（tumor necrosis factor，TNF）抑制剂、利妥昔单抗及托珠单抗会影响血脂水平[108]。这些都是短期研究，仍需进行大量研究来证实。其他因素也会影响血脂的调节和功能，包括体力活动、肥胖、饮食、酒精摄入和吸烟。然而，这些因素的作用并没有在 RA 患者中得到确切的评估。同样，RA 患者中脂质代谢基因调控，尤其是基因与环境之间的相互作用尚不明

确。由于血脂改变常发生在 RA 诊断之前，因此上述研究更有意义[109]。尽管血脂与 RA 患者 CVD 发生的关系十分复杂，但对 RA 患者进行主要脂质筛查的重要性毋庸置疑。令人遗憾的是，RA 患者脂质筛查和他汀药物使用率非常低[104,110-112]。

类风湿关节炎合并糖尿病与代谢综合征

RA 患者糖尿病患病率高于一般人群[90]。同样，与非 RA 患者相比，RA 患者更容易患代谢综合征[113,114]。腹部肥胖、降压药、疾病活动度和使用糖皮质激素均会影响 RA 患者的糖代谢[115]。另外，研究表明使

用羟氯喹可使 RA 患者糖尿病患病风险降低 77%[116]。一项流行病学研究表明，同时患有 RA 和糖尿病的患者 CVD 风险是非糖尿病非 RA 人群的两倍，且糖尿病占 CVD 事件的 3% ~ 10%[117-119]。

类风湿关节炎患者身体组成 / 肥胖

体重指数（body mass index，BMI）高于正常称为体重超标，即脂肪组织比例过高。BMI ≥ 25 kg/m² 和 BMI ≥ 30 kg/m² 分别为超重和肥胖。世界卫生组织（WHO）估计，2016 年全球范围内有 6.5 亿成年人肥胖，占全球总人口的 13%[120]。有趣的是，各地

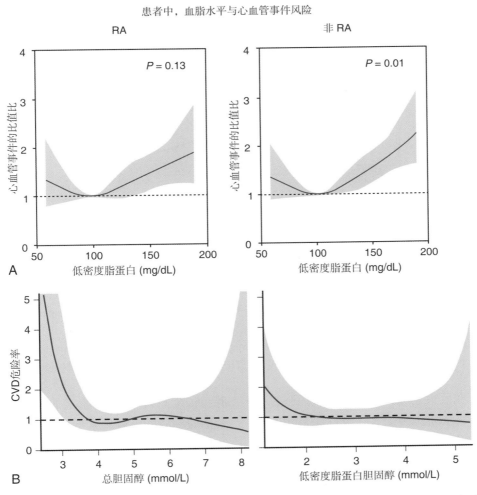

图 39-7　A．无论在 RA 患者还是非 RA 人群中，低密度脂蛋白胆固醇（LDL-C）、高密度脂蛋白胆固醇（HDL-C）和 CVD 风险之间的关系均是复杂且非线性的。P 值表示在 RA 和非 RA 队列中线性关系的显著性（From Liao K，et al. Association Between Lipid Levels and Major Adverse Cardiovascular Events in Rheumatoid Arthritis Compared to Non-Rheumatoid Arthritis Patients. *Arthritis Rheumatol* 2015；67：2004-10.）。B．RA 患者心血管疾病（CVD）危险率（RA：实线），根据总胆固醇（TCh）（左侧）和低密度脂蛋白胆固醇（LDL-C）（右侧）。阴影区代表 95% 置信区间（From Myasoedova E，Crowson CS，Maradit-Kremers H，et al: Lipid paradox in rheumatoid arthritis：the impact of serum lipid measures and systemic inflammation on the risk of cardiovascular disease. *Ann Rheumatic Dis* 70：482-487，2011. Permission to reprint from BMJ Publishing Group LTD.）

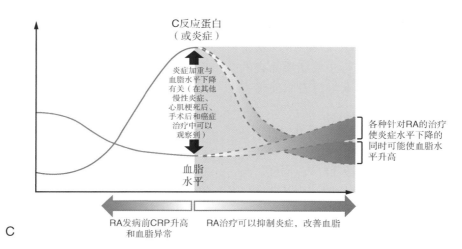

图 39-7（续）　C. 炎症和脂质参数变化之间反比关系 RA 炎症负荷增加与脂质水平降低的相关性也已在其他慢性炎症疾病中（如 MI 后、手术后和癌症治疗）发现。在 RA 中，通过传统和（或）生物 DMARD 治疗减少炎症反映在脂质水平的升高上。数据虽然有限，但表明 RA 治疗之间脂质水平变化的程度可能不同；然而，还需要进一步的研究来完全确定抑制炎症、脂质升高和未来心血管（CV）风险之间的关系。CRP，C- 反应蛋白；MI，心肌梗死（From Choy E，Ganeshalingam K，Semb AG，et al：Cardiovascular risk in rheumatoid arthritis：recent advances in the understanding of the pivotal role of inflammation，risk predictors and the impact of treatment. *Rheumatology*（*Oxford*）Dec；53（12）：2143-54，2014.）

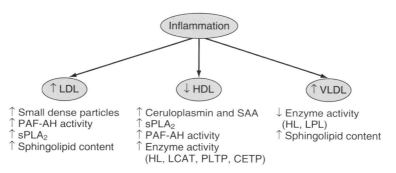

图 39-8　（译者注：本图受版权限制，仅保留英文）The effects of inflammation on lipid and function. *CETP*，Cholesterol ester transfer protein；*HDL*，high-density lipoprotein；*HL*，hepatic lipase；*LCAT*，lecithin cholesterol acyltransferase；*LDL*，low-density lipoprotein；*LPL*，lipoprotein lipase；*PAF-AH*，platelet-activating factor acetylhydrolase；*PLTP*，phospholipid transfer protein；*SAA*，serum amyloid A；$sPLA_2$，secretory phospholipase A；*VLDL*，very low density lipoprotein（From Toms TE，Symmons DP，Kitas GD：Dyslipidaemia in rheumatoid arthritis：the role of inflammation，drugs lifestyle and genetic factors. *Curr Vasc Pharmacol* 8：301-326，2010. Reproduced with permission of BENTHAM SCIENCE PUBLISHERS LTD. in the format Book via Copyright Clearance Center.）

区之间的肥胖率存在巨大差异，东南亚人口的肥胖率只有 5%，而美国却达到了 29%[121]。炎性关节病的患者可能会因缺乏运动且长期应用激素有体重增加的风险[122]。一项研究报道了 BMI 对 RA 患者生存率的矛盾效应，即随着 BMI 的下降，RA 患者的生存率也下降[123]。在非 RA 人群中，低 BMI 与 CV 死亡风险的增加无关。然而，在 RA 患者中，低 BMI 可能代表难以控制的全身活动性炎症，即使在校正了心脏病史、吸烟、DM、HT 和恶性肿瘤这些因素后，低 BMI 的 RA 患者 CV 死亡风险也增加了 3 倍[124]。

肥胖也与 RA 的发展有关[125,126]。RA 患者中肥胖与传统 CVD 风险因素增加有关[127]。特别是 RA 患者的腹部脂肪与胰岛素抵抗和炎症负荷有关。新的研究结果表明，这些患者腹部脂肪在内脏和皮下分布不同，内脏脂肪与心脏代谢风险关系更为密切[128,129]。脂肪组织具有代谢活性，通过脂肪细胞因子网络，不仅能调节能量的摄入和消耗，而且还调节炎症。肥胖会增加其他 CVDRF（例如 HT、DM 和高胆固醇血症）发生的风险[130-132]，并且它会诱导以抗炎反应受损为特征的促炎状态[133,134]，因此，对炎性风湿病患者进行精细的体重管理是必要的。但对 RA 恶病质的逆转、控制肥胖和胰岛素抵抗的干预措施的研究并不充分。

类风湿关节炎的非传统 CV 风险因素：发生和影响

越来越多的证据表明在普通人群中，全血黏度、血浆黏度、红细胞变形性、聚集性和红细胞一氧化氮（nitric oxide，NO）生成等流变学特征与 CVD 风险的关系日益密切[135-137]，在 RA 患者中也有类似的报道[138]。同样，细胞因子（如 IL-17、IL-6 和 TNF，以及更多的细胞因子 / 趋化因子）也可能起到了作用[139-141]。高尿酸血症和维生素 D 缺乏也可能是 RA 患者发生 CVD 的独立危险因素，但尚不清楚降尿酸治疗或补充维生素 D 是否可降低 CVD 风险[142,143]。在 RA 患者中，高同型半胱氨酸血症的患病率是普通人群的两倍，并且可增加 RA 患者发生 CVD 风险[144]。补充叶酸可预防同型半胱氨酸水平升高，但不能降低普通人群或 RA 患者发生 CVD 的风险[145]。在 RA 患者中，慢性肾病和骨质疏松导致的骨折也与 CVD 风险增加有关[146,147]。

类风湿关节炎的活动性和严重程度对心血管合并症的影响

许多研究认为 CVD 的共患病风险与 RA 疾病活动度的标志物，如 CRP 和红细胞沉降率（erythrocyte sedimentation rate，ESR）有关[24,148]。一项对 231 名患有 RA 的男性退伍军人的研究结果表明，基线期疾病活动评分（disease activity score，DAS28）大于或等于 5.1，预示着 CV 事件的发生（HR，1.3；95% CI，1.1 ~ 1.6）[149]。即使校正了传统的心血管风险因素，疾病严重程度的标志物（如 RF、ACPA、身体残疾、影像学关节破坏、类风湿结节、血管炎、类风湿性肺病）与 CV 事件和（或）死亡的风险增加显著相关[48,150-154]。RA 病情活动与 CVD 风险增加相关，而 RA 病情缓解患者的 CVD 风险与非 RA 受试者相当（图 39-9）[150]。一项大型国际 RA 患者队列研究表明 30% 的 CVD 事件与 RA 的疾病特征有关[151]。因此，RA 的疾病特征可能在降低 RA 患者 CVD 风险中发挥重要作用。

药物与心血管危险因素

用于治疗风湿病的药物也会影响 CVD 的风险。

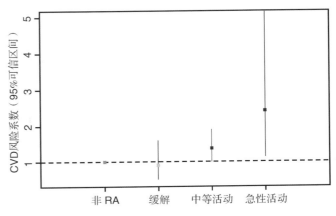

图 39-9　根据年龄、性别、年份和心血管（CV）风险因素调整后的 RA 患者与非 RA 受试者的类风湿性关节炎（RA）疾病活动水平相关的心血管疾病（CVD）风险（From Myasoedova E，Chandran A，Ilhan B，et al：The role of rheumatoid arthritis [RA] flare and cumulative burden of RA severity in the risk of cardiovascular disease. *Ann Rheum Dis* 75：560-565，2016.）

由于 NSAID 的广泛应用以及对 NSAID 相关的 CVD 风险的广泛关注，这部分内容已经研究得很详尽。尽管有研究表明 NSAID 的应用与 RA 患者 CVD 风险增加无关[155]，但最近对 116 429 名患者的 31 项试验进行的 meta 分析得出结论，几乎没有证据表明任何研究药物（即萘普生、布洛芬、双氯芬酸、塞来昔布、依托咪昔布、罗非昔布或鲁米尔）是安全的[156]。相反，DMARD（特别是甲氨蝶呤和羟氯喹）和（或）生物制剂可以降低 CVD 风险[157-162]。这可能是由于长期有效地控制了系统炎症。关于激素对 CVD 风险影响的研究结果相互矛盾，低剂量激素可能是（< 7.5 mg/d）有益的，而高剂量激素可能是有害的[163-165]。他汀类药物具有脂质修饰和抗炎作用，在普通人群和高危人群（如 DM 患者）中对 CV 事件的一级预防有效[166]。JUPITER 研究提出在一级预防中使用他汀类药物的理由：一项关于瑞舒伐他汀的干预性试验，结果表明 CRP 升高和血脂正常的患者 CVD 的结局会有所改善[167]。

系统性红斑狼疮的传统和非传统心血管危险因素

部分传统的 CVDRF 在 SLE 患者中发生率增加，包括久坐生活方式、极低密度脂蛋白胆固醇和三酰甘油升高、吸烟、过早绝经、慢性肾损害、高血压、高同型胱氨酸血症、代谢综合征和胰岛素抵抗[168-173]。然而，传统的 CV 危险因素并不能单独解释 SLE 患者高 CVD 风险。近来研究表明，非传统的危险因素是造成这种高风险的主要因素。SLE 最常出现的非传统 CVDRF 包括疾病活动、疾病持续时间和皮质类固醇的使用。虽然 SLE 患者发生的 CVD 遗传基因尚不明确，然而早期研究表明单核苷酸多态性（single nucleotide polymorphism，SNP）也是普通人群血栓形成的风险[174]。研究表明，一些标志物与 SLE 患者 CVD 风险相关，包括抗心磷脂抗体（antiphospholipid antibody，aPL）、抗载脂蛋白 A 自身抗体、HDL-C、热休克蛋白[175-178]，以及促炎性 HDL-C 和超敏 CRP。IFN 作为疾病发病机制的介质，甚至作为 SLE 治疗的靶点，受到人们的关注。现在越来越多的研究表明在 SLE 发病期间，IFN 可能通过促进内皮损伤和异常修复，严重影响 CVD 风险[179,180]。正如 RA 一样，SLE 治疗可能对 CVD 风险产生混合影响。众所周知，皮质类固醇的使用时间是 SLE 患者 CVD 的独立影响因素，但是积极的免疫抑制和抗炎治疗也能减少 CVD 的发生[58]。在所有的 SLE 疗法中，有极强的证据表明抗疟药对血管具有保护作用[181]。这些药物除了对血栓性血管事件有保护作用外，还能够降低血管硬度、减少颈动脉斑块、降低胆固醇水平[182,183]。尽管有证据表明，霉酚酸酯类药物也可以预防 SLE 患者的 CVD，但这些结果并不如抗疟药物的报道那样一致[184]。尽管有越来越多的证据表明 SLE 患者存在 CVDRF，但尚无随机对照实验（randomized controlled trial，RCT）来验证预防 CVD 的策略。因此，必须针对每个 SLE 患者对危险因素进行个性化管理，及时治疗可控的传统危险因素（包括他汀类药物的使用），对疾病的进展进行强化治疗。

其他风湿性疾病的心血管死亡率、发病率和危险因素

强直性脊柱炎

尽管对 AS 患者的 CVD 风险的认识不及 RA，但无论男性还是女性 AS 患者的死亡率均是增加的，AS 患者死亡的预测因素包括社会经济地位、一般合并症和髋关节置换术[185-187]。此外，AS 患者发生 CVD 的风险增加了 30% ～ 50%。与 RA 患者相比，脑卒中增加的概率相似，但急性冠状动脉综合征（ACS）和血栓事件的增加概率仅为其一半[188]。关于 AS 患者 CVDRF 和预防措施的报道均较少[189]。

银屑病和银屑病关节炎

银屑病和银屑病关节炎患者 CVD 风险较普通人群升高。银屑病患者传统 CV 危险因素增多，即使校正这些变量，IHD 风险仍高（OR，1.78；95% CI，1.51 ～ 2.11），近来研究表明银屑病可能是 MI 的独立危险因素[190-192]。银屑病关节炎患者较正常人更易出现亚临床动脉粥样硬化，增加 CVD 的风险[193-196]。一项多伦多大学数据库记载的纳入 648 名银屑病关节炎患者的研究表明，银屑病关节炎患者 MI（标准化患病率为 2.57；95% CI，1.73 ～ 3.80）和心绞痛（标准化患病率为 1.97；95% CI，1.24 ～ 3.12）风险均显著高于普通人群；病情越重，风险越高[197]。AS、PsA 和脊柱关节病（SpA）患者发生 ACS 和中风事件的风险更高，这表明识别和干预银屑病关节炎患者的 CV 风险因素是重要的，提高对 SpA 患者心律失常的认识也是必要的[198]。

巨细胞动脉炎、多发性大动脉炎和风湿性多肌痛

巨细胞动脉炎患者的 CVD 风险是否增加尚不清楚。两项研究表明其风险增高 2 ～ 3 倍，而另外两项研究表明患病风险并不增加[199-202]。对多发性大动脉炎患者的 CVD 风险的研究并不充分。多发性大动脉炎患者的 CV 危险因素更常见，且 CV 事件的发生率似乎更高[203]。一些研究报告风湿性多肌痛患者的 CVD 风险增加，这与其他炎症性疾病患者报告的风险水平相似[204,205]。然而最近两项 meta 分析结果表明各研究存在异质性，提示需要更多研究来证明风湿性多肌痛患者 CVD 的风险是否增加[206,207]。

抗中性粒细胞胞浆抗体（ANCA）相关性血管炎是一组异质性疾病，包括肉芽肿性多血管炎（GPA，以前称为韦格纳肉芽肿）、显微镜下多血管炎（MPA）和嗜酸性肉芽肿性多血管炎（EGPA，以前称为 Churg-Strauss 综合征）。研究表明，与普通人相比，ANCA 相关性血管炎患者的 CVD 风险增加了

3 倍，脑血管事件风险增加了 8 倍，而 CVD 的患病率却没有增加[208]。其他研究也报告了 ANCA 相关性血管炎患者的 CVD 风险增加[209-211]。

皮肌炎和多发性肌炎

由于缺乏对肌炎患者 CVD 风险的大量流行病学研究，因此肌炎患者 CVD 发生率尚不清楚，但公认心脏受累是肌炎重要的临床表现[212]。最近一份美国住院患者样本的报道发现，美国 1/5 住院的皮肌炎患者都合并动脉粥样硬化性 CV，CVD 皮肌炎患者住院死亡率是对照组和无 CVD 的皮肌炎患者的 2 倍[213]。加拿大的两项研究发现，与加拿大普通人群相比，皮肌炎和多发性肌炎患者的 CVD 发生率增高[214,215]。

骨关节炎

尽管骨关节炎是最常见的风湿病，但对于骨关节炎和 CVD 之间的联系知之甚少。骨关节炎可能由于其滑膜炎症、肌肉无力或缺少运动及 NSAID 药物的应用而增加 CVD 风险[216]。有研究发现骨关节炎患者发生 IHD（RR，1.3；95% CI，1.19～1.42）及 HF（RR，1.15；95% CI，1.04～1.28）的风险增加[216]，但是，另一项研究表明，骨关节炎患者 CVD 风险增加的原因并不是骨关节炎本身而是因为残疾[217]。也有研究报道称骨关节炎病情较重的患者比病情较轻的患者 CV 事件风险更高[218]。

儿童风湿病

CVD 在儿童风湿病患者（如幼年型特发性关节炎、儿童 SLE 和儿童皮肌炎）中的研究很困难，因为在年轻人中 CV 事件很少发生[219]。近年来，用测定血流介导的舒张功能、颈动脉内膜中层厚度和脉搏波速等替代指标研究儿童风湿病的儿科 CVD。这些亚临床 CVD 和血脂指标研究表明，患有幼年型特发性关节炎、儿童 SLE 和儿童皮肌炎的患者血脂水平升高[220-224]。这些患者成年后很可能有高 CVD 发病率和死亡率，但是一项关于幼年型特发性关节炎的研究表明，在平均 29 年的随访时间内，其 CV 事件的风险并未显著增加[225]。因此需要更多的研究来明确儿童风湿病患者 CVD 风险是否增加以及制定预防策

略，从而改善患者的长期预后。尽管对于风湿病增加 CVD 风险缺乏广泛研究，但 CVD 已经被认为是增加这类人群死亡率和病残率的重要原因，且已经成为研究热点[226]。

风湿病心血管风险的管理

合作管理：心脏病学和风湿病学

尽管越来越多的研究表明即使控制传统 CVDRF，RA 和其他风湿病患者的 CVD 风险仍有增加[56,227]，也很少对此进行临床干预。炎症和免疫机制是动脉粥样硬化的基础[228]。由于传统的危险因素本身并不能解释风湿病患者 CVD 风险的升高，因此控制炎症对于降低 CVD 风险至关重要[97]。

因此，风湿科医生和心脏科医生之间的密切合作至关重要[229-231]。不仅需要积极治疗风湿病以减轻炎症，还需要识别和适当治疗传统的 CV 危险因素。专门针对风湿病患者的 CV 诊所，可以通过更严谨的方法，进行统一的评估和纵向随访。此类诊所的例子包括挪威 Diakonhjemmet 医院风湿免疫科的风湿性心脏病预防门诊和明尼苏达州罗切斯特市梅奥诊所心血管疾病部的风湿性心脏病门诊。这两种模式代表了风湿病学和心脏病学两个临床学科之间深入而持续的合作。其组成部分是：①在 RA 等自身免疫病的独特环境中，对医患进行全面的 CVD 风险教育；②通过病史、体格检查和使用相关风险评分以及无创和有创（必要时）测量技术进行全面的 CVD 风险评估；③制定降低 CVD 风险的计划，不仅要考虑到传统的 CVD 风险，而且要严格控制系统性炎症以及实现 RA 的达标治疗。每个项目还包括一个旨在持续评估和改进预防性诊疗模式的临床研究。

心血管风险评估

风险评分

如前所述，传统和非传统危险因素都会影响 RA 和 SLE 患者 CVD 的发展。仅传统的 CVD 危险因素不能解释这些患者 CVD 风险的增加[56,232]。传统 CVDRF 的作用在 RA 和 SLE 患者中的作用与普通人群的不同，提示仅仅基于对统 CVDRF 的评估不能准

确评估 CVD 患病风险。事实上，最近研究表明，这种风险评分（如 Framingham）将 RA 患者的 CVD 风险低估了两倍 [227]。SCORE、QRISK Ⅱ 和 Reynolds CVD 风险评分也低估了除了高风险人群外 RA 患者 CV 事件的发生率 [226,227,233]。在欧洲抗风湿病联盟（European League Against Rheumatism，EULAR）最新的 CVD 预防指南中 [234]，RA 等免疫疾病首次被提及并归类为 CVD 危险因素，同时也被纳入最新版本的英国 CVD 风险评分 QRISK Ⅱ 中 [235]。欧洲抗风湿病联盟（EULAR）的专家共识表明，炎性关节疾病患者 CVD 的风险增加，并提出了 CV 危险因素的管理推荐意见 [226]。EULAR 工作组推荐，将所有 RA 患者 SCORE 计算出的 CVD 的风险系数乘以 1.5 倍。与一般人群使用的 CV 风险评分相比，该系数和其他 RA 特异性风险评分不能完全校正 RA 增加的 CVD 风险 [236,237]。需要进一步开发准确的 RA 和 SLE 患者 CVD 风险评估工具，以纳入可能有助于预测这些患者 CVD 炎症和疾病的相关因素。

风险评分和风险标志物：亚临床疾病的生物学标志物及检测方法

低估 RA 患者 CVD 风险的一个原因是无症状动脉粥样硬化在 RA 中发生率很高 [238-241]，这种无症状动脉粥样硬化可以通过颈动脉彩超很容易发现。另外，RA 患者颈动脉斑块是急性冠脉综合征的预测指标 [242]。RA 特异性因素，如疾病持续时间和疾病活动度，与斑块大小和不稳定性相关。此外，在最近的欧洲 CVD 预防指南中 [234]，颈动脉斑块被认为与 CVD 具有同样的风险，这表明，将颈动脉超声（类别：Ⅱa，证据水平：B，等级：强）纳入 CVD 风险评估将增加正确风险分层的比例 [240,243]。使用超声检测 RA 患者颈动脉斑块的评估前检出率的提高以及对有颈动脉斑块的患者实施他汀类药物进行治疗，使 CVD 风险评估具有更大价值。根据目前的指南，通过颈动脉超声识别动脉粥样硬化已将相当比例的 RA 患者重新归类为 CVD 风险组 [244]。

对评估 RA 患者 CVD 风险可能有用的亚临床疾病的其他指标包括主动脉脉搏波速和脂蛋白（a）[245]。可溶性生物学标志物成本较低，很有应用前景 [80]。但由于其与 CVD 和风湿病的双重关系，因此很难在风湿病患者解释清楚（图 39-10）[80]。总之，为普通

人群开发的 CVD 风险评分虽然严重低估了 RA 患者的 CVD 风险，但目前仍是评估这些患者 CVD 风险的最佳工具。

风湿病患者心血管疾病风险管理

与普通人群相比，欧洲和美国的 RA 患者接受 CVD 预防措施的可能性明显降低 [246]。一项研究表明，尽管使用相同的治疗方案，患有 MI 的 RA 患者比未患有 MI 的 RA 患者长期预后差 [30]。一项对 836 名 RA 患者的 CVD 危险因素控制情况进行调查，结果表明 CVD 危险因素的管理存在不足 [247]。其中最重要的发现是在 644 名没有 CVD 或糖尿病的患者中，36% 和 55% 的患者血压和血脂控制欠佳 [241]。一家预防心血管病风湿病门诊的研究结果显示，63% 的患者需要进行 CVD 预防性治疗。

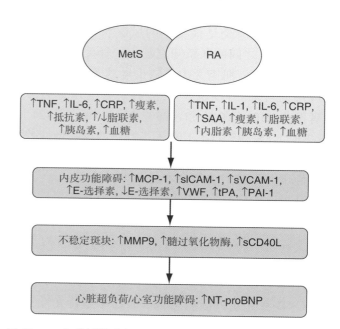

图 39-10　与代谢综合征和 RA 动脉粥样硬化通路不同阶段相关的关键可溶性生物学标志物。CRP，C- 反应蛋白；MCP，单核细胞趋化蛋白；MetS，代谢综合征；MMP，基质金属蛋白酶；NT-proBNP，N- 端脑钠肽前体；PAI-1，纤溶酶原激活物抑制剂 -1；SAA，血清淀粉样蛋白 A；sICAM，可溶性细胞间黏附分子；sVCAM，可溶性血管细胞黏附分子；TNF，肿瘤坏死因子；tPA，组织纤溶酶原激活剂；VWF，血管假性血友病因子（From Kozera L，Andrews J，Morgan AW：Cardiovascular risk and rheumatoid arthritis-the next step：differentiating true soluble biomarkers of cardiovascular risk from surrogate measures of inflammation. *Rheumatology* 50：1944-1954, 2011. Permission to reprint from Oxford University Press.）

并且由于 CVD 风险管理的不确定性，目前没有证据表明 RA 患者的 CVD 预防性治疗有效。迄今为止，还没有发表比较 RA 患者不同的一级预防策略（例如，降血脂或抗高血压药物）或以 CVD 结果为主要终点的不同抗风湿药物的效果的前瞻性随机对照试验。这些试验需要大样本和长期监测，而且研究成本很高。两个具有 CVD 终点的大型他汀类药物试验的事后分析结果显示，他汀类药物对患和不患 RA 的患者降脂和 CVD 事件的疗效相似[248]。一项他汀类药物和安慰剂对比的 RCT 试验［> 3000 名 RA 的患者被纳入阿托伐他汀对 RA 患者 CVD 一级预防的试验（trial of atorvastatin for the primary prevention of CVD events in patients with rheumatoid arthritis，TRACE RA）］，由于原发性 CVD 终点发生率低而提前终止。

血脂水平是普通人群重要的 CVD 危险因素，而对于炎性关节炎患者并不重要[98]。随机对照试验荟萃分析结果显示，无论基线期血脂水平如何，普通人群的患者都能从降脂治疗中获益[249]。目前关于炎性关节疾病中使用 CVD 预防药物的临床经验很少。一家预防心血管病风湿病学门诊针对炎性关节疾病患者的经验表明，90% 没有严重不良事件的患者，通过不到三次的咨询就达到了血脂目标[241]。研究结果表明，用他汀类药物治疗 RA 患者，使其达到推荐的血脂目标是安全的。但是，还需要进行前瞻性的纵向研究来证明 RA 患者是否需要达到非 RA 患者同样低的血脂指标，或者血脂降低的多少对 RA 患者是否会产生与非 RA 患者相同的 CVD 保护作用。

现代 RA 和多种并发症的治疗需要多种药物联合治疗，增加了药物与 CVD 预防药物（如他汀类药物）相互作用的可能性。非甾体抗炎药（NSAID）等抗风湿病治疗药物及合成或生物 DMARD 与 CVD 预防药物的相互作用也是不确定的。炎症指标（如 CRP 或 ESR）和抗风湿药物（如 NSAID、泼尼松、传统合成／生物 DMARD）都不会影响血脂达标所需的他汀类药物的剂量[250]。他汀类药物对 RA 患者的临床反应和利妥昔单抗治疗后 B 细胞去除的影响尚不明确[251,252]。研究表明普通人群中 NSAID 的应用增加了 CVD 风险[156,253]，但最近一项丹麦的全国性研究表明，RA 患者应用 NSAID 引起的 CVD 风险明显低于非 RA 患者[254]。此外 NSAID 干扰阿司匹林对血小板的抑制作用，使 CVD 二级预防更加复杂[255]。观察性研究表明，使用合成和生物 DMARD 可降低

RA 患者的 CVD 风险[158,160]。然而，目前这种作用与减少炎症、对抗生物 DMARD 引起的动脉粥样硬化血脂水平增加以及 HDL 功能改善是否相关尚不明确[256]。还需要进行研究来阐述这些问题。

RA 患者的 CVD 预防受很多药物和疾病相关的复杂因素的影响。在过去二十年中，风湿病的治疗和 CVD 预防策略飞速发展。文献表明，普通人群中 CVD 预防性药物使用严重不足[257,258]。半数以上血脂异常的患者在一般治疗中没有达到 LDL 治疗目标。Eurospir IV 报告也支持上述结果，该报告显示 CVD 二级预防治疗的临床实施仍然不理想[259]。在 RA 患者中也出现了类似治疗不足和未能达到推荐的血脂水平和目标血压的情况[260]。努力解决风湿病患者的高 CVD 风险应成为心脏病学界和风湿病学专家关注的重点，从而使更多的 RA 患者接受 CVD 风险评估，并在必要时制定预防措施。

目前有几种预防心血管疾病的新药，最有前景的是阿利西尤单抗及依洛尤单抗［前蛋白转化酶枯草杆菌蛋白酶／kexin 9 型（PCSK9）抑制剂］，推荐用于使用他汀类药物治疗未达标的原发性高胆固醇血症患者[261]。有趣的是，PCSK9 的其中一个临床适应证是他汀类药物不耐受，但到目前为止，除了他汀类药物外，仅对阿利西尤单抗进行了相关测试。

患者对心血管疾病风险的认识

沟通未来 CVD 风险和预防性治疗的必要性是医患交流最具挑战性的内容之一。患者对其 CVD 风险的认知对改变生活方式相关的 CVD 危险因素预防策略的成功实现十分重要[262]。虽然评估 RA 患者 CVD 风险的计划已经制订完成，但要充分执行这些计划还需要很大的努力。这些策略包括医疗保健专业人员的教育、书面材料以及患者及其家属的在线和集体教育。作为实施全面教育计划的开端，即使从简单的信息和手册开始，也是向前迈出的一步。对于风湿病患者来说，有效的 CVD 风险管理至关重要，不仅包括对传统 CVD 的危险因素要充分治疗，还包括对风湿性疾病活动的严格控制。

结论

CVD 仍然是系统性炎症疾病患者的主要问题。

系统性炎症及其与传统和非传统 CVD 危险因素的相互作用起到了重要作用。今后的工作应着重于进一步阐明所涉及的潜在生物学机制，开发和评价风险评估工具、生物学标志物以及针对风湿病患者群的预防和治疗策略。虽然对传统风险因素进行有效控制势在必行，但仍不足以降低风湿病患者的 CVD 风险，还需要严格控制全身炎症，以达到最佳效果。

 Full references for this chapter can be found on ExpertConsult.com.

部分参考文献

1. Cobb S, Anderson F, Bauer W: Length of life and cause of death in rheumatoid arthritis, *N Engl J Med* 249:553–556, 1953.
2. Urowitz MB, Bookman AA, Koehler BE, et al.: The bimodal mortality pattern of systemic lupus erythematosus, *Am J Med* 60:221–225, 1976.
9. Ridker PM, Everett BM, Thuren T, et al.: for the CANTOS group: Antiinflammatory therapy with canakinumab for atherosclerotic disease, *N Engl J Med* 377:1119–1131, 2017.
11. McInnes IB, Schett G: The pathogenesis of rheumatoid arthritis, *N Engl J Med* 365:2205–2219, 2011.
12. Eid RE, Rao DA, Zhou J, et al.: Interleukin-17 and interferon-gamma are produced concomitantly by human coronary artery-infiltrating T cells and act synergistically on vascular smooth muscle cells, *Circulation* 119:1424–1432, 2009.
14. Kremer JM, Genant HK, Moreland LW, et al.: Effects of abatacept in patients with methotrexate-resistant active rheumatoid arthritis: a randomized trial, *Ann Intern Med* 144:865–876, 2006.
15. Schomig A, Dibra A, Windecker S, et al.: A meta-analysis of 16 randomized trials of sirolimus-eluting stents versus paclitaxel-eluting stents in patients with coronary artery disease, *J Am Coll Cardiol* 50:1373–1380, 2007.
16. Gerli R, Schillaci G, Giordano A, et al.: CD4+CD28- T lymphocytes contribute to early atherosclerotic damage in rheumatoid arthritis patients, *Circulation* 109:2744–2748, 2004.
18. Nakajima T, Schulte S, Warrington KJ, et al.: T-cell-mediated lysis of endothelial cells in acute coronary syndromes, *Circulation* 105:570–575, 2002.
19. Sun W, Cui Y, Zhen L, et al.: Association between HLA-DRB1, HLA-DRQB1 alleles, and CD4(+)CD28(null) T cells in a Chinese population with coronary heart disease, *Mol Biol Rep* 38:1675–1679, 2011.
20. Colmegna I, Diaz-Borjon A, Fujii H, et al.: Defective proliferative capacity and accelerated telomeric loss of hematopoietic progenitor cells in rheumatoid arthritis, *Arthritis Rheum* 58:990–1000, 2008.
21. Shao L, Fujii H, Colmegna I, et al.: Deficiency of the DNA repair enzyme ATM in rheumatoid arthritis, *J Exp Med* 206:1435–1449, 2009.
22. Spyridopoulos I, Hoffmann J, Aicher A, et al.: Accelerated telomere shortening in leukocyte subpopulations of patients with coronary heart disease: role of cytomegalovirus seropositivity, *Circulation* 120:1364–1372, 2009.
23. Weyand CM, Fujii H, Shao L, et al.: Rejuvenating the immune system in rheumatoid arthritis, *Nat Rev Rheumatol* 5:583–588, 2009.
24. Maradit-Kremers H, Crowson CS, Nicola PJ, et al.: Increased unrecognized coronary heart disease and sudden deaths in rheumatoid arthritis: a population-based cohort study, *Arthritis Rheum* 52:402–411, 2005.
27. Holmqvist ME, Wedren S, Jacobsson LT, et al.: No increased occurrence of ischemic heart disease prior to the onset of rheumatoid arthritis: results from two Swedish population-based rheumatoid arthritis cohorts, *Arthritis Rheum* 60:2861–2869, 2009.
30. McCoy SS, Crowson CS, Maradit-Kremers H, et al.: Longterm outcomes and treatment after myocardial infarction in patients with rheumatoid arthritis, *J Rheumatol* 40:605–610, 2013.
31. Van Doornum S, Brand C, Sundararajan V, et al.: Rheumatoid arthritis patients receive less frequent acute reperfusion and secondary prevention therapy after myocardial infarction compared with the general population, *Arthritis Res Ther* 12:R183, 2010.
32. Francis ML, Varghese JJ, Mathew JM, et al.: Outcomes in patients with rheumatoid arthritis and myocardial infarction, *Am J Med* 123:922–928, 2010.
34. Nicola PJ, Maradit-Kremers H, Roger VL, et al.: The risk of congestive heart failure in rheumatoid arthritis: a population-based study over 46 years, *Arthritis Rheum* 52:412–420, 2005.
37. Davis 3rd JM, Roger VL, Crowson CS, et al.: The presentation and outcome of heart failure in patients with rheumatoid arthritis differs from that in the general population, *Arthritis Rheum* 58:2603–2611, 2008.
38. Davis JM, Crowson CS, Maradit Kremers H, et al.: Mortality following heart failure is higher among rheumatoid arthritis subjects compared to non-RA subjects, *Arthritis Rheum* 54:S387, 2006.
39. Avina-Zubieta JA, Choi HK, Sadatsafavi M, et al.: Risk of cardiovascular mortality in patients with rheumatoid arthritis: a meta-analysis of observational studies, *Arthritis Rheum* 59:1690–1697, 2008.
42. Maradit-Kremers H, Nicola PJ, Crowson CS, et al.: Cardiovascular death in rheumatoid arthritis: a population-based study, *Arthritis Rheum* 52:722–732, 2005.
44. Crowson CS, Liang KP, Therneau TM, et al.: Could accelerated aging explain the excess mortality in patients with seropositive rheumatoid arthritis? *Arthritis Rheum* 62:378–382, 2010.
45. Goodson NJ, Wiles NJ, Lunt M, et al.: Mortality in early inflammatory polyarthritis: cardiovascular mortality is increased in seropositive patients, *Arthritis Rheum* 46:2010–2019, 2002.
46. Naz SM, Farragher TM, Bunn DK, et al.: The influence of age at symptom onset and length of followup on mortality in patients with recent-onset inflammatory polyarthritis, *Arthritis Rheum* 58:985–989, 2008.
47. Gonzalez A, Icen M, Kremers HM, et al.: Mortality trends in rheumatoid arthritis: the role of rheumatoid factor, *J Rheumatol* 35:1009–1014, 2008.
48. Farragher TM, Goodson NJ, Naseem H, et al.: Association of the HLA-DRB1 gene with premature death, particularly from cardiovascular disease, in patients with rheumatoid arthritis and inflammatory polyarthritis, *Arthritis Rheum* 58:359–369, 2008.
50. Radovits BJ, Fransen J, Al Shamma S, et al.: Excess mortality emerges after 10 years in an inception cohort of early rheumatoid arthritis, *Arthritis Care Res (Hoboken)* 62:362–370, 2010.
51. Dadoun S, Zeboulon-Ktorza N, Combescure C, et al.: Mortality in rheumatoid arthritis over the last fifty years: systematic review and meta-analysis, *Joint Bone Spine* 80:29–33, 2013.
52. Meune C, Touze E, Trinquart L, et al.: Trends in cardiovascular mortality in patients with rheumatoid arthritis over 50 years: a systematic review and meta-analysis of cohort studies, *Rheumatology (Oxford)* 48:1309–1313, 2009.
56. Esdaile JM, Abrahamowicz M, Grodzicky T, et al.: Traditional Framingham risk factors fail to fully account for accelerated atherosclerosis in systemic lupus erythematosus, *Arthritis Rheum* 44:2331–2337, 2001.
57. Manzi S, Meilahn EN, Rairie JE, et al.: Age-specific incidence rates of myocardial infarction and angina in women with systemic lupus erythematosus: comparison with the Framingham Study, *Am J Epidemiol* 145:408–415, 1997.
60. Shah MA, Shah AM, Krishnan E: Poor outcomes after acute myocardial infarction in systemic lupus erythematosus, *J Rheumatol* 36:570–575, 2009.
61. Ward MM: Outcomes of hospitalizations for myocardial infarctions and cerebrovascular accidents in patients with systemic lupus

erythematosus, *Arthritis Rheum* 50:3170–3176, 2004.

62. Bartels CM, Buhr KA, Goldberg JW, et al.: Mortality and cardiovascular burden of systemic lupus erythematosus in a US population-based cohort, *J Rheumatol* 41:680–687, 2014.

64. Wu LS, Tang CH, Lin YS, et al.: Major adverse cardiovascular events and mortality in systemic lupus erythematosus patients after successful delivery: a population-based study, *Am J Med Sci* 347:42–49, 2014.

65. Maksimowicz-McKinnon K, Selzer F, Manzi S, et al.: Poor 1-year outcomes after percutaneous coronary interventions in systemic lupus erythematosus: report from the National Heart, Lung, and Blood Institute Dynamic Registry, *Circ Cardiovasc Interv* 1:201–208, 2008.

66. Von Feldt J: Premature atherosclerotic cardiovascular disease and systemic lupus erythematosus from bedside to bench, *Bull NYU Hosp Jt Dis* 66:184–187, 2008.

68. Nikpour M, Urowitz MB, Gladman DD: Epidemiology of atherosclerosis in systemic lupus erythematosus, *Curr Rheumatol Rep* 11:248–254, 2009.

69. Ward MM: Premature morbidity from cardiovascular and cerebrovascular diseases in women with systemic lupus erythematosus, *Arthritis Rheum* 42:338–346, 1999.

75. Haque S, Bruce IN: Cardiovascular outcomes in systemic lupus erythematosus: big studies for big questions, *J Rheumatol* 36:467–469, 2009.

76. Urowitz MB, Gladman DD, Tom BD, et al.: Changing patterns in mortality and disease outcomes for patients with systemic lupus erythematosus, *J Rheumatol* 35:2152–2158, 2008.

77. Uramoto KM, Michet CJ, Thumboo J, et al.: Trends in the incidence and mortality of systemic lupus erythematosus (SLE)—1950–1992, *Arthritis Rheum* 42:46–50, 1999.

78. Chun BC, Bae SC: Mortality and cancer incidence in Korean patients with systemic lupus erythematosus: results from the Hanyang lupus cohort in Seoul, Korea, *Lupus* 14:635–638, 2005.

79. Yazdanyar A, Wasko MC, Scalzi LV, et al.: Short-term perioperative all-cause mortality and cardiovascular events in women with systemic lupus erythematosus, *Arthritis Care Res* 65:986–991, 2013.

80. Kozera L, Andrews J, Morgan AW: Cardiovascular risk and rheumatoid arthritis—the next step: differentiating true soluble biomarkers of cardiovascular risk from surrogate measures of inflammation, *Rheumatology (Oxford)* 50:1944–1954, 2011.

82. Yusuf S, Hawken S, Ounpuu S, et al.: Effect of potentially modifiable risk factors associated with myocardial infarction in 52 countries (the INTERHEART study): case-control study, *Lancet* 364(9438):937–952, 2004.

86. Crowson CS, Liao KP, Davis 3rd JM, et al.: Rheumatoid arthritis and cardiovascular disease, *Am Heart J* 166:622–628, 2013.

90. Boyer JF, Gourraud PA, Cantagrel A, et al.: Traditional risk factors in rheumatoid arthritis: a meta-analysis, *Joint Bone Spine* 78:179–183, 2011.

91. Klareskog L, Catrina AI, Paget S: Rheumatoid arthritis, *Lancet* 373:659–672, 2009.

94. Panoulas VF, Douglas KM, Milionis HJ, et al.: Prevalence and associations of hypertension and its control in patients with rheumatoid arthritis, *Rheumatology (Oxford)* 46:1477–1482, 2007.

98. Myasoedova E, Crowson CS, Kremers HM, et al.: Lipid paradox in rheumatoid arthritis: the impact of serum lipid measures and systemic inflammation on the risk of cardiovascular disease, *Ann Rheum Dis* 70:482–487, 2011.

99. Myasoedova E, Maradit Kremers H, Fitz-Gibbon P, et al.: Lipid profile improves with the onset of rheumatoid arthritis, *Ann Rheum Dis* 68(Suppl 3):78, 2009.

100. Hahn BH, Grossman J, Chen W, et al.: The pathogenesis of atherosclerosis in autoimmune rheumatic diseases: roles of inflammation and dyslipidemia, *J Autoimmun* 28:69–75, 2007.

103. Semb AG, Holme I, Kvien TK, et al.: Intensive lipid lowering in patients with rheumatoid arthritis and previous myocardial infarction: an explorative analysis from the incremental decrease in endpoints through aggressive lipid lowering (IDEAL) trial, *Rheumatology (Oxford)* 50:324–329, 2011.

104. Toms TE, Panoulas VF, Douglas KM, et al.: Statin use in rheumatoid arthritis in relation to actual cardiovascular risk: evidence for substantial undertreatment of lipid-associated cardiovascular risk? *Ann Rheum Dis* 69:683–688, 2010.

105. Steiner G, Urowitz MB: Lipid profiles in patients with rheumatoid arthritis: mechanisms and the impact of treatment, *Semin Arthritis Rheum* 38:372–381, 2009.

106. Toms TE, Symmons DP, Kitas GD: Dyslipidaemia in rheumatoid arthritis: the role of inflammation, drugs, lifestyle and genetic factors, *Curr Vasc Pharmacol* 8:301–326, 2010.

107. Kitas GD, Gabriel SE: Cardiovascular disease in rheumatoid arthritis: state of the art and future perspectives, *Ann Rheum Dis* 70:8–14, 2011.

108. van Sijl AM, Peters MJ, Knol DL, et al.: The effect of TNF-alpha blocking therapy on lipid levels in rheumatoid arthritis: a meta-analysis, *Semin Arthritis Rheum* 41:393–400, 2011.

111. Bartels CM, Kind AJ, Everett C, et al.: Low frequency of primary lipid screening among Medicare patients with rheumatoid arthritis, *Arthritis Rheum* 63:1221–1230, 2011.

113. Crowson CS, Myasoedova E, Davis 3rd JM, et al.: Increased prevalence of metabolic syndrome associated with rheumatoid arthritis in patients without clinical cardiovascular disease, *J Rheumatol* 38:29–35, 2011.

115. Dessein PH, Joffe BI: Insulin resistance and impaired beta cell function in rheumatoid arthritis, *Arthritis Rheum* 54:2765–2775, 2006.

116. Wasko MC, Hubert HB, Lingala VB, et al.: Hydroxychloroquine and risk of diabetes in patients with rheumatoid arthritis, *JAMA* 298:187–193, 2007.

123. Escalante A, Haas RW, del Rincon I: Paradoxical effect of body mass index on survival in rheumatoid arthritis: role of comorbidity and systemic inflammation, *Arch Intern Med* 165:1624–1629, 2005.

124. Maradit Kremers HM, Nicola PJ, Crowson CS, et al.: Prognostic importance of low body mass index in relation to cardiovascular mortality in rheumatoid arthritis, *Arthritis Rheum* 50:3450–3457, 2004.

125. Symmons DP, Bankhead CR, Harrison BJ, et al.: Blood transfusion, smoking, and obesity as risk factors for the development of rheumatoid arthritis: results from a primary care-based incident case-control study in Norfolk, England, *Arthritis Rheum* 40:1955–1961, 1997.

127. Stavropoulos-Kalinoglou A, Metsios GS, Panoulas VF, et al.: Associations of obesity with modifiable risk factors for the development of cardiovascular disease in patients with rheumatoid arthritis, *Ann Rheum Dis* 68:242–245, 2009.

129. Giles JT, Allison M, Blumenthal RS, et al.: Abdominal adiposity in rheumatoid arthritis: association with cardiometabolic risk factors and disease characteristics, *Arthritis Rheum* 62:3173–3182, 2010.

135. Koenig W, Sund M, Filipiak B, et al.: Plasma viscosity and the risk of coronary heart disease: results from the MONICA-Augsburg Cohort Study, 1984 to 1992, *Arterioscler Thromb Vasc Biol* 18:768–772, 1998.

138. Santos MJ, Pedro LM, Canhao H, et al.: Hemorheological parameters are related to subclinical atherosclerosis in systemic lupus erythematosus and rheumatoid arthritis patients, *Atherosclerosis* 219:821–826, 2011.

139. Marder W, Khalatbari S, Myles JD, et al.: Interleukin 17 as a novel predictor of vascular function in rheumatoid arthritis, *Ann Rheum Dis* 70:1550–1555, 2011.

149. Banerjee S, Compton AP, Hooker RS, et al.: Cardiovascular outcomes in male veterans with rheumatoid arthritis, *Am J Cardiol* 101:1201–1205, 2008.

155. Goodson NJ, Brookhart AM, Symmons DP, et al.: Non-steroidal anti-inflammatory drug use does not appear to be associated with increased cardiovascular mortality in patients with inflammatory polyarthritis: results from a primary care based inception cohort of patients, *Ann Rheum Dis* 68:367–372, 2009.

156. Trelle S, Reichenbach S, Wandael S, et al.: Cardiovascular safety of non-steroidal anti-inflammatory drugs: network meta-analysis, *Br Med J* 342:c7086, 2011.

173. Gustafsson JT, Simard JF, Gunnarsson I, et al.: Risk factors for cardiovascular mortality in patients with systemic lupus erythema-

tosus, a prospective cohort study, *Arthritis Res Ther* 14:R46, 2012.

174. Kaiser R, Li Y, Chang M, et al.: Genetic risk factors for thrombosis in systemic lupus erythematosus, *J Rheumatol* 39:1603–1610, 2012.

175. Ames PR, Margarita A, Alves JD: Antiphospholipid antibodies and atherosclerosis: insights from systemic lupus erythematosus and primary antiphospholipid syndrome, *Clin Rev Allergy Immunol* 37:29–35, 2009.

178. Thacker SG, Zhao W, Smith CK, et al.: Type I interferons modulate vascular function, repair, thrombosis, and plaque progression in murine models of lupus and atherosclerosis, *Arthritis Rheum* 64:2975–2985, 2012.

181. Selzer F, Sutton-Tyrrell K, Fitzgerald S, et al.: Vascular stiffness in women with systemic lupus erythematosus, *Hypertension* 37:1075–1082, 2001.

183. Jung H, Bobba R, Su J, et al.: The protective effect of antimalarial drugs on thrombovascular events in systemic lupus erythematosus, *Arthritis Rheum* 62:863–868, 2010.

184. van Leuven SI, van Wijk DF, Volger OL, et al.: Mycophenolate mofetil attenuates plaque inflammation in patients with symptomatic carotid artery stenosis, *Atherosclerosis* 211:231–236, 2010.

192. Gelfand JM, Neimann AL, Shin DB, et al.: Risk of myocardial infarction in patients with psoriasis, *JAMA* 296:1735–1741, 2006.

196. Jamnitski A, Symmons D, Peters MJ, et al.: Cardiovascular comorbidities in patients with psoriatic arthritis: a systematic review, *Ann Rheum Dis* 72:211–216, 2013.

197. Gladman DD, Ang M, Su L, et al.: Cardiovascular morbidity in psoriatic arthritis, *Ann Rheum Dis* 68:1131–1135, 2009.

199. Tomasson G, Peloquin C, Mohammad A, et al.: Risk for cardiovascular disease early and late after a diagnosis of giant-cell arteritis: a cohort study, *Ann Intern Med* 160:73–80, 2014.

200. Uddhammar A, Eriksson AL, Nystrom L, et al.: Increased mortality due to cardiovascular disease in patients with giant cell arteritis in northern Sweden, *J Rheumatol* 29:737–742, 2002.

201. Udayakumar PD, Chandran AK, Crowson CS, et al.: Cardiovascular risk and acute coronary syndrome in giant cell arteritis: a population based retrospective cohort study, *Arthritis Care Res (Hoboken)* 67:396–402, 2015.

204. Hancock AT, Mallen CD, Muller S, et al.: Risk of vascular events in patients with polymyalgia rheumatica, *CMAJ* 186:495–501, 2014.

206. Hancock AT, Mallen CD, Belcher J, et al.: Association between polymyalgia rheumatica and vascular disease: a systematic review, *Arthritis Care Res* 64:1301–1305, 2012.

213. Linos E, Fiorentino D, Lingala B, et al.: Atherosclerotic cardiovascular disease and dermatomyositis: an analysis of the Nationwide Inpatient Sample survey, *Arthritis Res Ther* 15:R7, 2013.

214. Tisseverasinghe A, Bernatsky S, Pineau CA: Arterial events in persons with dermatomyositis and polymyositis, *J Rheumatol* 36:1943–1946, 2009.

216. Rahman MM, Kopec JA, Anis AH, et al.: Risk of cardiovascular disease in patients with osteoarthritis: a prospective longitudinal study, *Arthritis Care Res* 65:1951–1958, 2013.

218. Hawker GA, Croxford R, Bierman AS, et al.: All-cause mortality and serious cardiovascular events in people with hip and knee osteoarthritis: a population based cohort study, *PLoS One* 9:e91286, 2014.

219. Barsalou J, Bradley TJ, Silverman ED: Cardiovascular risk in pediatric-onset rheumatological diseases, *Arthritis Res Ther* 15:212, 2013.

221. Schanberg LE, Sandborg C, Barnhart HX, et al.: Premature atherosclerosis in pediatric systemic lupus erythematosus: risk factors for increased carotid intima-media thickness in the atherosclerosis prevention in pediatric lupus erythematosus cohort, *Arthritis Rheum* 60:1496–1507, 2009.

226. Agca R, Heslinga SC, Rollefstad S, et al.: EULAR recommendations for cardiovascular disease risk management in patients with rheumatoid arthritis and other forms of inflammatory joint disorders: 2015/2016 update, *Ann Rheum Dis* 76:17–28, 2017.

227. Crowson CS, Matteson EL, Roger VL, et al.: Usefulness of risk scores to estimate the risk of cardiovascular disease in patients with rheumatoid arthritis, *Am J Cardiol* 110:420–424, 2012.

228. Hansson GK: Inflammation, atherosclerosis, and coronary artery disease, *N Engl J Med* 352:1685–1695, 2005.

230. Tyrrell PN, Beyene J, Feldman BM, et al.: Rheumatic disease and carotid intima-media thickness: a systematic review and meta-analysis, *Arterioscler Thromb Vasc Biol* 30:1014–1026, 2010.

231. Friedewald VE, Ganz P, Kremer JM, et al.: AJC editor's consensus: rheumatoid arthritis and atherosclerotic cardiovascular disease, *Am J Cardiol* 106:442–447, 2010.

234. Perk J, De Backer G, Gohlke H, et al.: European Guidelines on cardiovascular disease prevention in clinical practice (version 2012): The Fifth Joint Task Force of the European Society of Cardiology and Other Societies on Cardiovascular Disease Prevention in Clinical Practice (constituted by representatives of nine societies and by invited experts), *Atherosclerosis* 223:1–68, 2012.

235. Hippisley-Cox J, Coupland C, Vinogradova Y, et al.: Predicting cardiovascular risk in England and Wales: prospective derivation and validation of QRISK2, *BMJ* 336:1475–1482, 2008.

241. Rollefstad S, Kvien TK, Holme I, et al.: Treatment to lipid targets in patients with inflammatory joint diseases in a preventive cardio-rheuma clinic, *Ann Rheum Dis* 72:1968–1974, 2013.

246. Lindhardsen J, Ahlehoff O, Gislason GH, et al.: Initiation and adherence to secondary prevention pharmacotherapy after myocardial infarction in patients with rheumatoid arthritis: a nationwide cohort study, *Ann Rheum Dis* 71:1496–1501, 2012.

247. Primdahl J, Clausen J, Horslev-Petersen K: Results from systematic screening for cardiovascular risk in outpatients with rheumatoid arthritis in accordance with the EULAR recommendations, *Ann Rheum Dis* 72:1771–1776, 2013.

248. Semb AG, Kvien TK, DeMicco DA, et al.: Effect of intensive lipid-lowering therapy on cardiovascular outcome in patients with and those without inflammatory joint disease, *Arthritis Rheum* 64:2836–2846, 2012.

249. Mihaylova B, Emberson J, Blackwell L, et al.: The effects of lowering LDL cholesterol with statin therapy in people at low risk of vascular disease: meta-analysis of individual data from 27 randomised trials, *Lancet* 380:581–590, 2012.

251. Arts EE, Jansen TL, Den Broeder A, et al.: Statins inhibit the anti-rheumatic effects of rituximab in rheumatoid arthritis: results from the Dutch Rheumatoid Arthritis Monitoring (DREAM) registry, *Ann Rheum Dis* 70:877–878, 2011.

252. Das S, Fernandez Matilla M, Dass S, et al.: Statins do not influence clinical response and B cell depletion after rituximab treatment in rheumatoid arthritis, *Ann Rheum Dis* 72:463–464, 2013.

254. Lindhardsen J, Gislason GH, Jacobsen S, et al.: Non-steroidal anti-inflammatory drugs and risk of cardiovascular disease in patients with rheumatoid arthritis: a nationwide cohort study, *Ann Rheum Dis* 73:1515–1521, 2014.

255. Meek IL, Vonkeman HE, Kasemier J, et al.: Interference of NSAIDs with the thrombocyte inhibitory effect of aspirin: a placebo-controlled, ex vivo, serial placebo-controlled serial crossover study, *Eur J Clin Pharmacol* 69:365–371, 2013.

258. Reiner Z, De Bacquer D, Kotseva K, et al.: Treatment potential for dyslipidaemia management in patients with coronary heart disease across Europe: findings from the EUROASPIRE III survey, *Atherosclerosis* 231:300–307, 2013.

第 40 章

风湿性疾病的肿瘤风险

原著 ERIC L. MATTESON

梁如玉 译 姚海红 校

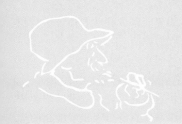

- 自身免疫性风湿病发生肿瘤的风险升高，特别是淋巴增殖性肿瘤。
- 与一般人群相比，风湿病患者罹患肿瘤会降低生活质量，缩短平均寿命。
- 肿瘤风险与风湿病的病理生理有关，包括炎症状态、免疫缺陷（如癌基因 *Bcl-2* 过表达）、传统危险因素（如吸烟），以及某些情况下与病毒感染有关。
- 自身免疫性疾病的免疫调节治疗，特别是化学治疗，也会增加肿瘤的发生风险。
- 进行免疫调节治疗时需考虑风湿病患者自身及环境中与肿瘤相关的危险因素。有效的筛查与监测可显著降低这些患者肿瘤的发生率。

引言

鉴于自身免疫疾病对肿瘤的免疫效应以及风湿病的药物治疗，系统性风湿病发生恶性肿瘤的风险升高。

免疫缺陷小鼠体内肿瘤细胞生长加速，处于重度免疫抑制状态的移植患者肿瘤风险升高，均提示免疫系统是机体抑制肿瘤细胞的潜在屏障[1,2]。可以预见，免疫抑制治疗不可避免会促进恶性肿瘤细胞生长。然而正如 Rudolph Virchow 在 1863 年首次提出，炎症反应是恶性肿瘤开始和发展的关键步骤，控制系统性炎症反应可能会降低炎症状态下的肿瘤风险[3]。

风湿病患者需终身评估恶性肿瘤的风险，西欧和北美的风湿病患者罹患恶性肿瘤的风险约为 20%，而普通人群既往有肿瘤史或者存在现症肿瘤仅占 5%[4]。约 1/10 的女性发生乳腺癌，1/8 的男性发生前列腺癌，1/25 发生结肠癌，1/40 发生肺癌，1/100 发生淋巴瘤或其他淋巴增殖性疾病[4]。

不同的风湿病中，某些恶性肿瘤风险增加，而某些类型的肿瘤风险降低，总体上可能产生中和效应。因此，在临床实践中识别特定肿瘤的相关危险因素非常重要，即使这种肿瘤并不常见。利用统计学方法在小概率的肿瘤事件中寻找差异可能会导致结果解读出现重大偏差，特别是当恶性肿瘤并非预设结果，或预测比例风险模型、肿瘤的发生与时间之间为非线性关系等情况下。

自身免疫性风湿病中的恶性肿瘤

某些风湿病发生恶性肿瘤的风险升高，尤其是淋巴增殖性疾病。与恶性肿瘤相关的风湿病见表 40-1。通过瑞典及丹麦的人口注册数据库全面评估霍奇金淋巴瘤的易感性，自身免疫病患者发生霍奇金淋巴瘤的风险显著增高，其比值比（odds ratio，OR）及 95% 可信区间（confidence interval，CI）分别如下：类风湿关节炎（rheumatoid arthritis，RA）2.7（1.9 ~ 4.0），系统性红斑狼疮（systematic lupus erythematosus，SLE）5.8（2.2 ~ 15.1），结节病 14.1（5.4 ~ 36.8），免疫性血小板减少性紫癜（∞，$P = 0.022$）[5]。有结节病及溃疡性结肠炎家族史的患者发生霍奇金淋巴瘤的风险显著升高，其比值比及 95% 可信区间分别为 1.8（1.01 ~ 3.1）及 1.6（1.02 ~ 2.6）[5]。

表 40-1　与风湿病相关的恶性肿瘤

结缔组织病	恶性肿瘤	相关因素	临床警示
皮肌炎	西方人群为淋巴细胞增殖性疾病、卵巢、肺及消化道肿瘤；亚洲人群为鼻咽癌	年龄较大，肌酐激酶水平正常，存在皮肤血管炎；对转录中间因子 1γ 和核基质蛋白 2 有抗体特异性	根据患者年龄、症状及体征进行相应的肿瘤评估
类风湿关节炎	淋巴细胞增殖性疾病，肺癌	副蛋白血症，疾病活动度高，病程长，免疫抑制，Felty 综合征	疾病快速进展；长病程类风湿关节炎的难治性复发可能提示潜在的恶性肿瘤
血清阴性脊柱关节炎	大多数研究表明肿瘤风险未增加；在台湾，淋巴细胞增殖性疾病风险升高	发病前 3 年风险最高（来自台湾的数据）	
系统性红斑狼疮	淋巴细胞增殖性疾病，包括甲状腺和肾癌在内的实体恶性肿瘤；皮肤		SLE 患者出现腺体病变或者包块时应该考虑非霍奇金淋巴瘤；脾淋巴瘤是 SLE 脾增大的另一原因
系统性硬化症（硬皮病）	肺泡细胞癌、非黑色素皮肤癌、食管腺癌	肺纤维化，间质性肺病，皮肤硬化及纤维化，Barrett 化生，抗 RNA 聚合酶 III 阳性	发现肺纤维化后每年进行肺部影像学检查；皮肤特征改变或者皮肤破溃难以愈合时；如果有提示，应进行食道镜及远端缩窄性病变部位活检
ANCA 相关性血管炎	淋巴细胞增殖性疾病，膀胱、肝、肺		血尿或咯血可能由于疾病活动或肿瘤，特别是与环磷酰胺治疗相关

恶性肿瘤的发生进一步降低风湿病患者的生活质量，并可能影响预后和治疗决策。英国一项以人群为基础的研究显示，发生肿瘤的炎性关节炎患者生存率低于普通人群[6]。使用改善病情抗风湿药（disease modifying antirheumatic drug，DMARD）不影响肿瘤发生后的生存率[6]。

类风湿关节炎

关键点

- 类风湿关节炎患者发生淋巴瘤的风险是普通人群的 2 倍以上，尤其是高疾病活动度及病情严重（包括关节外受累）者。
- 发生实体肿瘤的风险不确定，肺癌和黑色素瘤的风险增高，但结直肠癌和男、女性泌尿生殖系统肿瘤风险可能降低。

众多证据表明 RA 是淋巴瘤发生发展的危险因素。丹麦一项纳入超过 20 000 例 RA 患者的人群研究发现，淋巴瘤的标准化发病率（standardized incidence ratio，SIR）为 2.4，而美国人群的风险增加了 2 倍[7-9]。

许多研究发现，疾病早期发生恶性肿瘤的风险更高，持续高疾病活动度、累积疾病活动度高、疾病严重及类风湿因子阳性患者发生肿瘤风险更高（SIR，3.6；95% CI，1.3 ~ 7.8）[10,11]。瑞典一项病例对照注册研究提示，比较平均疾病活动度的最高四分位数及最低四分位数非校正 OR 值为 71.3（95%CI，24.1 ~ 211.4），比较累积疾病活动度的第 10 等分及第 1 等分的 OR 值为 61.6（95% CI，21.0 ~ 181.0）[11]。

RA 的关节外表现尤其是 Felty 综合征及干燥综合征会进一步增加非霍奇金淋巴瘤的风险。一项纳入 906 例男性 RA 患者的研究发现，Felty 综合征发生肿瘤的总体概率增加 2 倍[12]。RA 患者似乎很少发生大颗粒 T 细胞性大颗粒淋巴细胞白血病（T cell large granular lymphocytic leukemia，T-LGL）[13]，且大多进展缓慢，极少进展迅速。

现阶段研究表明，类风湿关节炎患者发生某些恶性肿瘤的风险更高。一项 meta 分析纳入了 1990—2007 年共 21 篇文献，结合 2008—2014 年的 9 项研究的最新分析，总结了 RA 恶性肿瘤的风险[9]。文献报道 RA 患者发生淋巴瘤的风险从几乎翻倍（SIR

1.7) 增加到了 12 倍, 其中霍奇金淋巴瘤及非霍奇金淋巴瘤的风险更高。这一时期恶性淋巴瘤等总 SIR 为 2.08 (95% CI, 1.80 ~ 2.39), 霍奇金淋巴瘤为 3.29 (95% CI, 2.56 ~ 4.22), 非霍奇金淋巴瘤为 1.95 (95% CI, 1.70 ~ 2.24)。罹患肺癌 (SIR, 1.64; 95% CI, 1.51 ~ 1.79) 和黑色素瘤的风险同样增加, (SIR, 1.64; 95% CI, 1.01 ~ 1.49)。RA 患者罹患结直肠癌 (SIR, 0.78; 95% CI, 0.71 ~ 0.86) 和乳腺癌 (SIR, 0.86; 95% CI, 0.73 ~ 1.01) 的风险降低。RA 患者罹患恶性肿瘤的总体风险比一般人群高约 10% (SIR, 1.09; 95% CI, 1.06 ~ 1.13)。RA 结直肠癌风险降低可能与长期应用非甾体抗炎药有关[14]。RA 肿瘤风险的增加主要归结于淋巴增殖性肿瘤。

总之, 肿瘤在普通人群中常见, RA 肿瘤发生率至少不低于一般人群。55 岁确诊 RA 的患者中有 1/5 存在肿瘤。然而, 在绝大多数患者中, 肿瘤与 RA 本身或治疗无关, 仅反映了肿瘤发生的风险。

系统性红斑狼疮

关键点

- SLE 患者发生淋巴瘤的风险至少升高 2 倍。
- 尽管宫颈癌和前列腺癌的风险可能降低, 但 SLE 罹患实体恶性肿瘤 (包括肺癌、甲状腺癌和肾癌) 以及皮肤癌的风险均升高。某些研究显示乳腺癌的风险升高, 而另一些研究显示其风险降低。

SLE 患者罹患某些恶性肿瘤的风险似乎升高, 一项大型多中心 (30 个中心) 的国际研究报告纳入了 16 409 名患者, 共观察了 121 283 (平均 7.4) 人年, 共计 644 例发生肿瘤[15]。总体来说, 所有肿瘤风险均轻度增加 (SIR, 1.14; 95% CI, 1.05 ~ 1.23)。血液系统恶性肿瘤的风险增加 (SIR, 3.02; 95% CI, 2.48 ~ 3.63), 尤其是非霍奇金淋巴瘤 (SIR, 4.39; 95% CI, 3.46 ~ 5.49) 和白血病。其中弥漫性大 B 细胞淋巴瘤的风险尤其高, 该亚型通常为侵袭性淋巴瘤[16]。此外, 外阴肿瘤 (SIR, 3.78; 95% CI, 1.52 ~ 7.78)、肺癌 (SIR, 1.30; 95% CI, 1.04 ~ 1.60) 和甲状腺癌 (SIR, 1.76; 95% CI, 1.13 ~ 2.61) 的风险

升高, 肝癌 (SIR, 1.87; 95% CI, 0.97 ~ 3.27) 风险可能升高。乳腺癌 (SIR, 0.73; 95% CI, 0.61 ~ 0.88) 和子宫内膜癌 (SIR, 0.44; 95% CI, 0.23 ~ 0.77) 的风险降低, 卵巢癌 (SIR, 0.64; 95% CI, 0.34 ~ 1.10) 风险可能降低[17]。

对加利福尼亚州出院数据库登记的 1991—2001 年出院的 SLE 患者进行随访, 将肿瘤注册数据库记录观察到的肿瘤发生情况与基于年龄、性别和加州人群特异肿瘤发生率的预测值进行比较[18]。30 478 例 SLE 患者, 观察 157 969 人年, 共计 1273 例发生肿瘤, 肿瘤总体发生率显著升高 (SIR, 1.14; 95% CI, 1.07 ~ 1.20)。SLE 患者发生外阴或阴道癌 (SIR, 3.27; 95% CI, 2.41 ~ 4.31) 及肝癌 (SIR, 2.70; 95% CI, 1.54 ~ 4.24) 的风险升高。此外, 发生肺癌、肾癌、甲状腺癌及血液系统肿瘤的风险增高, 而一些可筛查的肿瘤 (如乳腺癌、宫颈癌及前列腺癌) 的发生风险降低。但研究未评价药物的影响[18]。

SLE 患者恶性肿瘤风险升高的原因尚不明确, 尽管似乎与免疫抑制剂或细胞毒性药物无关。但许多研究样本量太小, 在短时间观察中发生肿瘤事件少, 因此不能得出具有统计学意义的结果。现有研究尚未确定种族及族群为 SLE 合并肿瘤的重要因素[19]。正如早期研究曾提示, 抗疟药物的使用似乎并不影响恶性肿瘤的相对风险[17]。

血液系统肿瘤的危险因素可能包括炎症状态、疾病活动程度、免疫缺陷、Bcl-2 癌基因过度表达以及病毒感染, 尤其是 EB 病毒[20]。一项病例对照研究纳入了瑞典全国肿瘤注册系统共 6438 例 SLE 患者, 发现非免疫抑制剂导致的白细胞减少是白血病的危险因素。建议对长期白细胞减少及贫血的 SLE 患者进行骨髓检查[21]。病程长、疾病活动度高以及中、重度终末器官损伤是发生非霍奇金淋巴瘤的预测因素[22]。

出于对药物副作用及妊娠影响疾病治疗的考虑, 女性 SLE 患者较正常女性更少使用口服避孕药物, 且不育的概率更高, 可能影响其肿瘤风险。此外, 乳腺癌风险可能升高提示其他未知因素似乎增加女性患者的肿瘤风险, 然而至少有一项研究表明 SLE 患者乳腺癌筛查的概率低于正常女性[23]。SLE 患者进行常规巴氏试验的概率也低于正常人。人乳头瘤状病毒 (human papillomavirus, HPV) 感染率升高及使用免疫抑制剂可能导致 SLE 患者巴氏涂片异常及宫颈非典型性增生的概率升高[24]。

女性 SLE 患者患肺癌的风险更高，吸烟是预测因素之一[20]。与 RA 相似，吸烟是患 SLE 和肺癌的共同危险因素，提示疾病易感因素之间存在复杂的相互作用。

系统性硬化症（硬皮病）

关键点

- 硬皮病患者患淋巴瘤、皮肤癌和肺癌的风险显著升高。
- Barrett 食管和肺纤维化是硬皮病发生肿瘤的危险因素。前者与食管病变有关，后者与肺癌有关。

尽管有一项基于人群的研究发现硬皮病发生肿瘤的风险并不增加，然而大多数综述及报道结果与此相反[25,26]。一项基于六个队列研究的 meta 分析表明，总体肿瘤的 SIR 为 1.41（95% CI，1.18 ~ 1.68），局限性和弥漫性硬皮病的总体肿瘤风险无差异[27]。其中 SIR 最高的是肺癌及非霍奇金淋巴瘤，发生率比值比（incidence rate ratio，IRR）分别高达 7.8 及 9.6。

1965—1983 年，瑞典一项基于人群疾病与肿瘤注册回顾性队列研究通过对患者进行随访，肿瘤总体 SIR 为 1.5，其中肺癌最高（SIR，4.9），其次是皮肤癌（SIR，4.2）、肝癌（SIR，3.3）及血液系统肿瘤（SIR，2.3）[28]。另一项研究从 1987 年随访患者至 2002 年，发现口腔癌（SIR，9.63；95% CI，2.97 ~ 16.3）及食道癌（SIR，15.9；95% CI，4.2 ~ 27.6）的风险显著增加，肿瘤总体风险的升高程度类似（SIR，1.55）[28]。系统性硬化症相关的食管疾病可能是 Barrett 食管发病率增加的原因，硬皮病患者中有 12.7% 存在 Barrett 食管[29]。有研究称 50 岁前发病的硬皮病患者巴氏涂片异常率高，患者自我报告的发病率为 25.4%（95% CI，20.9 ~ 30.4），而加拿大普通人群的自我报告异常率为 13.8%（95% CI，11.6 ~ 16.4）。患者自我报告的巴氏涂片异常与弥漫病变及发病年龄早相关[30]。

硬皮病患者肿瘤类型中，30% 为肺癌，某些研究推测这与纤维化有关，与吸烟的关系尚存争议[26,28,31]。

硬皮病发生肿瘤的机制尚不清楚。危险因素可能包括受累器官的炎症和纤维化。吸烟是否为危险因素还存在争议[27,31]。与其他自身免疫病一样，疾病早期发生肿瘤风险更高，但诊断时年龄较大的患者其风险可能同样升高[28,32]。抗 RNA 聚合酶Ⅲ抗体阳性者肿瘤风险比存在抗着丝点抗体增加两倍。部分硬皮病患者针对由 POLR3A 基因编码的 RNA 聚合酶亚型 RPC1 抗体，可能参与了硬皮病发病和肿瘤发生[33]。与系统性硬化症相反，局限性硬皮病包括硬斑病及线状硬皮病肿瘤风险并未升高[34]。

特发性炎性肌病

关键点

- 特发性炎性肌病肿瘤风险是普通人群的 5 ~ 7 倍。
- 恶性肿瘤与皮肌炎高度相关，且常出现在皮肌炎疾病早期。
- 炎性肌病最常见的肿瘤是腺癌。
- 尤其当患者出现肌肉和皮肤活动性炎症而肌酶水平正常、甲周红斑及发病年龄大于 50 岁时，应高度怀疑是否合并肿瘤。

成人皮肌炎和多肌炎都与肿瘤有关。尽管潜在发病机制尚不明确，但新诊断的皮肌炎与肿瘤的联系最为密切，其次是多肌炎及包涵体肌炎。

炎性肌病发生恶性肿瘤的风险是普通人群的 5 ~ 7 倍[35]。对 20 篇文献进行的 meta 分析显示，多肌炎患者恶性肿瘤的合并相对风险为 1.62（95% CI，1.19 ~ 2.04），皮肌炎为 5.50（95% CI，4.31 ~ 6.70）以及皮肌炎 / 多肌炎（95% CI，3.02 ~ 5.12）[36]。肿瘤发生率约为 25%，皮肌炎相对更易发生肿瘤，发生率在 6% ~ 60%，多肌炎则为 0 ~ 28%。在皮肌炎中，80% 以上的肿瘤患者核基质蛋白 2（nuclear matrix protein 2，NXP-2）或转录中间因子 1γ（transcription intermediary factor 1γ，TIF 1γ）特异性自身抗体阳性，这使罹患恶性肿瘤的风险增加 27 倍。不过，相当一部分人没有肿瘤表现[37]。

许多研究发现，肿瘤出现在炎性肌病首次诊断前或后 2 年[38,39]。炎性肌病可能最初表现为既往肿瘤的复发。肿瘤可能诱发非活动期炎性肌病活动，提示自身抗原是炎性肌病的促发因素。恶性肿瘤与炎性肌病之间的关系并非一成不变。来自梅奥诊所的研究并未发现炎性肌病的肿瘤风险增高，而最近瑞典一项纳入了 788 例患者的注册研究发现，在 1963—1978 年诊断为皮肌炎或多肌炎的患者中，392 例皮肌炎患者的 15% 在确诊之时或确诊之后被诊断为肿瘤，男性及女性的相对风险度分别为 2.4（95% CI，1.6 ~ 3.6）及 3.4（95% CI，2.4 ~ 4.7）[38,40]。396 例多肌炎患者中，约 9% 在诊断时或诊断后发生肿瘤，男性及女性的相对风险度分别为 1.8（95% CI，1.1 ~ 2.7）和 1.7（95% CI，1.0 ~ 2.5）。

澳大利亚维多利亚州一项基于人群的回顾性研究纳入 537 例患者，均经活检证实为皮肌炎或多肌炎，皮肌炎发生恶性肿瘤相对风险为多肌炎的 2.4 倍（95% CI，1.3 ~ 4.2），皮肌炎的 SIR（6.2）较多肌炎（2.0）更高[39]。一项大型 meta 分析也发现，皮肌炎肿瘤的比值为 4.4，多肌炎为 2.1[41]。

许多类型的恶性肿瘤与皮肌炎及多肌炎有关。北欧人群常见宫颈癌、肺癌、卵巢癌、胰腺癌、膀胱癌及胃腺癌，占肿瘤的 2/3 以上[36,40,41]。在东南亚，鼻咽癌发病率高，其次是肺癌[42]。

炎性肌病少见类型与肿瘤的关系不甚明确。具有典型皮肤表现但无肌肉受累的无肌病性皮肌炎与肿瘤有关，但由于发生率低，目前尚无确切的肿瘤风险评估数据[43]。尽管包涵体肌炎的总体肿瘤风险为 2.4，提示二者可能相关，但基于上述同样的原因，研究并未深入[39]。

肌炎患者肌肉再生时会表达肌炎特异性抗原，这些抗原与导致炎性肌病的某些肿瘤表达的自身抗原一致[44]。研究发现，在 83% 的肿瘤相关肌炎患者中，可以检测出 NXP-2 或 TIF 1γ[35]。切除肿瘤后某些患者的肌炎改善，也进一步证实了二者间的关系[45]。

某些疾病特征预示发生肿瘤的风险更高，包括有炎症活动但肌酶正常、远端肌无力、鼻咽部和膈受累以及白细胞破碎性血管炎[46,47]。一项纳入 92 例患者的研究发现，皮肌炎发生肿瘤的其他独立危险因素包括诊断时年龄大于 52 岁（HR，7.24；95% CI，2.35 ~ 22.41）、迅速进展的皮肤和（或）肌肉症状（HR，3.11；95% CI，1.07 ~ 9.02）、甲周红斑（HR，3.93；95% CI，1.16 ~ 13.24）及基线补体 4 水平低（HR，2.74；95% CI，1.11 ~ 6.75），拓扑异构酶 I 也可能是危险因素之一[48,49]。尽管评价的样本量少，有研究发现基线淋巴细胞低是肿瘤的保护性因素（HR，0.33；95% CI，0.14 ~ 0.80）[48]。

干燥综合征

关键点

- 原发性干燥综合征发生淋巴增殖性肿瘤，尤其是各种类型淋巴瘤的风险至少增加 6 倍。
- 免疫紊乱，包括 *p35* 基因突变、B 细胞激活及幽门螺旋杆菌（*Helicobacter pylori*，Hp）感染可能是危险因素。

原发性干燥综合征（primary Sjögren's syndrome，pSS）发生淋巴增殖性疾病的风险增高。一项纳入超过 14 523 名 pSS 患者的 14 项研究的系统综述报告，pSS 患者肿瘤的总体风险（总 RR 1.53；95% CI，1.17 ~ 1.88）、非霍奇金淋巴瘤风险（总 RR 13.76；95% CI，8.53 ~ 18.99）和甲状腺癌（总 RR 2.58；95% CI，1.14 ~ 4.03）风险显著增加[50]。在各项研究中，发生淋巴增殖性疾病的相对风险为 6 ~ 44 倍，对队列研究进行 meta 分析后汇总 SIR 为 18.8[51]。4% ~ 10% 的 pSS 患者最终出现淋巴增殖性疾病，5% 在可能发生非霍奇金淋巴瘤[8,51-54]。除非霍奇金淋巴瘤外，pSS 出现的淋巴增殖性疾病还有低分化 B 细胞淋巴瘤及弥漫性大 B 细胞淋巴瘤，包括滤泡中心淋巴瘤，而淋巴细胞白血病、华氏巨球蛋白血症及多发性骨髓瘤少见[53]。pSS 患其他肿瘤的概率似乎并未显著升高[53,54]。pSS 患者的淋巴瘤和恶性肿瘤的发展似乎不会影响死亡率[8,54]。

SS 出现淋巴增殖性疾病的机制不明。SS 特征性 B 细胞激活可能是潜在危险因素之一。大多数 SS 相关的淋巴瘤主要来源于唾液腺淋巴上皮或淋巴上皮良性病变，并可能与 *p35* 突变有关[55]。尽管还只是猜测，但感染因素（包括丙肝病毒、EB 病毒感染）也可能是机制之一。黏膜相关淋巴组织（mucosa-associated lymphoid tissue，MALT）淋巴瘤与幽门螺杆菌（Hp）有关[56]。应该对有症状的患者进行合适的评估，例如 Hp 诊断性检测[57]。至今仍未阐明原癌基因 *Bcl-2* 易位是否与 SS 发生肿瘤有关，但基因检测可能有益于早期筛查[58]。

血管炎

关键点

● 除药物因素外，血管炎本身是否增加肿瘤风险目前尚不清楚。

8% 恶性肿瘤患者的副肿瘤综合征可能表现为血管炎[59]。尚无研究深入探讨血管炎患者发生原发恶性肿瘤的风险。尽管基于丹麦癌症注册系统数据的一项研究发现，诊断 ANCA 相关血管炎（ANCA-associated vasculitis，AAV；肉芽肿性多血管炎，granulomatosis with polyangiitis，GPA）2 年内发生非黑色素瘤的风险增高（OR，4.0；95% CI，1.4 ～ 12），但多数情况下，肿瘤的发生似乎与治疗有关[60]。

目前的资料并未发现恶性肿瘤可诱发 AAV（GPA），也未证实除外药物因素的血管炎本身能诱发恶性肿瘤。然而，多项研究显示，与正常人群相比，AAV 发生肿瘤的 SIR 是 1.6 ～ 2.0，且 GPA 患者风险高于显微镜下多血管炎（micro-scopic polyangiitis，MPA）[61]。

一项纳入 204 例巨细胞动脉炎患者及 407 例年龄及性别匹配对照人群的研究并未发现巨细胞动脉炎患者发生恶性肿瘤的风险升高[62]。

血清阴性脊柱关节炎

关键点

● 血清阴性脊柱关节炎似乎不增加肿瘤的总体风险。

与 RA 及其他结缔组织病不同，尚无研究深入探讨脊柱关节炎的肿瘤风险。加拿大一项队列纳入 655 例银屑病关节炎患者的研究发现，所有肿瘤的总体 SIR 为 0.98（95% CI，0.77 ～ 1.24），血液系统肿瘤、肺癌以及乳腺癌的类别特异性 SIR 也未升高[63]。

包括瑞典国家队列研究和澳大利亚强直性脊柱炎患者的人群队列研究在内，多数有关强直性脊柱炎患者的研究未报告肿瘤风险增加[64,65]。相反，一项来自

中国台湾的保健系统数据显示，亚洲人群中强直性脊柱炎的肿瘤风险升高，研究纳入 5452 名患者，采取 1 ∶ 4 配比研究，所有肿瘤的 SIR 为 1.15（95% CI，1.03 ～ 1.27）[66]。

血液系统肿瘤 SIR 最高，为 2.10（98% CI，1.32 ～ 3.19）。据报道，在诊断为强直性脊柱炎后的前 3 年肿瘤风险较高[66]。

抗风湿药物与肿瘤风险

关键点

● 很难将药物治疗相关性肿瘤风险与风湿病本身对肿瘤的影响区分开来。
● 非甾体抗炎药以及糖皮质激素不增加肿瘤风险。
● 化学治疗药物达到最高累积量的患者肿瘤风险最高。
● 慢性活动性炎症是 RA 发生淋巴瘤的危险因素，有效地控制病情有利于降低肿瘤风险。

风湿病患者总体上发生肿瘤的风险高于普通人群；不同病种发生肿瘤的风险各异；治疗药物的潜在肿瘤风险也不尽相同，因此评价非生物和生物 DMARD 相关性肿瘤风险并非易事。疾病严重程度可能是肿瘤的危险因素之一，重症患者使用强效免疫抑制治疗时需要考虑混杂偏倚和选择偏倚。免疫调节药物的序贯及联合治疗进一步增加了评价单一药物对肿瘤影响的难度。此外，对于有肿瘤病史或现症肿瘤的患者，需要考虑到免疫抑制治疗的潜在致癌性，以及此类患者能否应用 DMARD，若使用，应选用何种药物。肿瘤患者出现风湿病时，关于 DMARD 药物的选择尚缺乏管理推荐意见[67,68]。

非甾体抗炎药及糖皮质激素似乎不增加 RA 或其他风湿病的肿瘤风险[69]。瑞典一项大规模人口研究发现，口服糖皮质激素总疗程不足 2 年不增加淋巴瘤的风险（OR，0.87；95% CI，0.51 ～ 1.5），而疗程超过 2 年能降低淋巴瘤的风险（OR，0.43；95% CI，0.26 ～ 0.72）[70]。口服糖皮质激素起始治疗时的病程不影响 RA 患者发生淋巴瘤的风险。目前尚不清楚淋巴瘤风险降低是因疾病活动度降低还是激素的普遍作用，且是否仅限于 RA 患者[70]。

非生物改善病情抗风湿药物治疗

关键点

- 非生物改善病情抗风湿药（nonbiologic disease-modifying anti-rheumatic drug，nb-DMARD）包括金制剂、羟氯喹、青霉胺及柳氮磺吡啶不增加肿瘤风险。
- 使用甲氨蝶呤可能增加淋巴瘤风险，尤其是 B 细胞淋巴瘤。一些患者停用甲氨蝶呤后肿瘤可能消退。
- 硫唑嘌呤增加淋巴瘤发生风险，烷化剂增加多种恶性肿瘤的发生风险，例如环磷酰胺可导致膀胱癌、肺癌及白血病。

非生物 DMARD 柳氮磺胺吡啶、羟氯喹、金制剂及青霉胺似乎不增加肿瘤发生风险。由于放疗不再用于治疗风湿病，故不再讨论。尽管没有报道提示来氟米特增加肿瘤风险，但目前少数资料提示来氟米特存在远期发生恶性肿瘤的风险[71]。

所有用于预防移植物排斥及治疗肿瘤的抗代谢物都有致癌风险，通常都可能或确实会增加患恶性肿瘤的风险。化学治疗时应用的非生物 DMARD，尤其是环磷酰胺，会增加恶性肿瘤风险。尽管其他非生物 DMARD 的资料相对稀少，但硫唑嘌呤、甲氨蝶呤及环孢素均可能增加某些肿瘤（尤其是淋巴增殖性疾病）的发病风险。尽管确有使用霉酚酸酯的患者罹患癌症，但目前关于该药导致风湿病患者发生肿瘤的风险数据寥寥无几[72]。

对英国风湿病学会生物制剂注册系统中 3771 例使用非生物 DMARD 的 RA 患者进行回顾分析，发现肿瘤发生的总体风险较正常人群升高 28%[73]。与使用不足 1 年的患者相比，非生物 DMARD 达到最高累积剂量时，发生淋巴增殖性疾病的总体风险最高（SIR，4.82）[74]。英国的研究中仅纳入了 367 例使用硫唑嘌呤或环孢素或环磷酰胺的患者，肿瘤发生的相对风险增加 65%[73]。

甲氨蝶呤

尽管许多研究显示甲氨蝶呤可能增加淋巴增殖性疾病风险，但似乎并不增加风湿病患者恶性肿瘤的总体风险。

多数情况下，甲氨蝶呤相关的淋巴瘤以 B 细胞淋巴瘤为主，常出现结外受累[75]。一项研究中，17 例患者有 7 例（41%）EBV 阳性[75]。另一项研究发现，50 例 B 细胞淋巴瘤患者中有 8 例自行缓解，其中包括 4 例 EBV 阳性者，进一步证实甲氨蝶呤与淋巴瘤有关[75]。提示甲氨蝶呤可能通过直接致癌作用、降低受累 B 细胞凋亡和降低自然杀伤细胞活性，进而促进 B 细胞的持续免疫刺激、克隆选择及恶性迁移[75]。

硫唑嘌呤

硫唑嘌呤可能增加淋巴增殖性疾病的风险。来自加拿大的注册研究显示，使用硫唑嘌呤的 RA 患者患淋巴增殖性疾病的概率略高于普通人群（SIR，8.05）[76]。一项英国研究同样发现使用硫唑嘌呤的 RA 患者淋巴瘤风险显著升高，每 1000 人年中就有 1 例发生淋巴瘤[77]，大剂量（高达 300 mg/d）的风险最高。尽管至少有一项研究报道风险升高，但硫唑嘌呤通常不增加 SLE 患者发生白血病的风险[78]。一项随访长达 24 年的纵向研究发现，5.4% 使用硫唑嘌呤的患者发生恶性肿瘤，无一例为淋巴瘤，而未使用硫唑嘌呤的患者 6.7% 发生恶性肿瘤，其中 3 例为淋巴瘤[78]。

环孢素

极少对使用环孢素治疗的风湿病患者进行长期随访，因此评估肿瘤风险并非易事。与甲氨蝶呤相似，环孢素与少数 RA 患者发生 EB 病毒相关淋巴瘤有关[79]。一项回顾性研究汇总了临床试验中超过 1000 例使用环孢素的 RA 患者，并未发现肿瘤风险增加，至少不高于其他 DMARD[80]。

烷化剂

烷化剂增加 RA、SLE 及血管炎患者患非霍奇金淋巴瘤、白血病、皮肤癌、膀胱癌及实体肿瘤的风险[81,82]。在上述疾病中，多数患者使用了环磷酰胺而非苯丁酸氮芥。

使用环磷酰胺的风湿病患者恶性肿瘤总体风险为对照人群的 1.5 ~ 4.1 倍。ANCA 相关血管炎（尤其是坏死性肉芽肿性多血管炎）的研究最为深入，其发生膀胱癌（SIR，4.8）、白血病（SIR，5.7）以及淋巴瘤（SIR，4.2）的风险最高。尤需警惕膀胱癌，大剂量、长疗程及吸烟患者尤甚[82]。环磷酰胺相关膀胱癌可发生在初始治疗 1 年内至停用 15 年、甚至更长时间之后[82]。

环磷酰胺代谢产物（尤其是丙烯醛）可增加出血性膀胱炎或膀胱癌风险。鉴于此，目前的推荐意见将环磷酰胺疗程限制在 6 个月以下，且只有危及生命或器官功能时才用。尽管肿瘤的总体风险并未降低，但静脉脉冲式给药的膀胱癌发生风险可能低于每日口服给药。某些研究者提倡使用美司钠使尿中的丙烯醛失活，在静脉输注环磷酰胺时可同时使用或每日口服，但由于其口感不佳而很少使用。

生物制剂

关键点

- 与基线肿瘤风险相比，生物制剂并未显著增加 RA 患者发生肿瘤的总体风险。
- 在接受抗肿瘤坏死因子治疗的患者中，患皮肤癌（尤其是非黑素瘤皮肤癌）的风险似乎增加了约 1.5 倍。

生物制剂主要针对自身免疫病（如 RA 及 AS）发病机制中涉及的特异性通路。但这种靶向性并不意味着这些药物对于生理与病理性过程具有绝对的选择性。生物制剂治疗增加肿瘤的风险可能和药物的特异性机制相关。然而，一项关于多种生物制剂的系统综述共纳入 63 个随机对照试验，29 423 例患者，疗程至少 6 个月，包括阿巴西普、阿达木单抗、阿那白滞素、赛妥珠单抗、依那西普、戈利木单抗、英夫利昔单抗、利妥昔单抗和托珠单抗，结果发现生物制剂并没有显著增加肿瘤的发生风险[83]。其中一个非常重要的因素是所有生物制剂的随机临床试验都必须排除肿瘤病史，有时是排除非黑色素皮肤癌（non-melanoma skin cancer，NMSC）。

肿瘤坏死因子抑制剂

自从 TNF 抑制剂在临床开始应用，多个试验研究了 TNF 抑制剂在各种适应证中的作用。来自研究 TNF 作用机制的动物模型、体外实验及人体试验均提示 TNF 在肿瘤发生及发展过程中发挥重要作用。确实，尽管临床证据有限，但癌症患者甚至可能受益于 TNF 抑制剂[84]。一项病例报道提示，接受 TNF 抑制剂治疗的非小细胞肺癌患者肿瘤消退，这项有趣的观察进一步提示对于个别敏感患者，使用 TNF 抑制剂具有生物学合理性[85]。

与使用非生物 DMARD 相比，使用 TNF 抑制剂患者发生肿瘤[86-90]和淋巴瘤的风险并未增加[87-91]。NMSC 发生风险无区别[88,90,92,93]，但是黑色素瘤发生风险增加[9,94]。表 40-2 总结了 RA 使用 TNF 抑制剂与实体肿瘤、淋巴瘤、NMSC 和黑色素瘤发生风险的荟萃分析及队列研究。

随机临床试验荟萃分析中，RA 患者发生恶性肿瘤风险增加的原因之一可能和使用 TNF 抑制剂早期恶性肿瘤的风险增加有关。一项纳入 9 项随机临床试验的荟萃分析显示，与安慰剂组相比，使用英夫利昔单抗或阿达木单抗的患者发生肿瘤的风险比为 2.4[95]。另一项荟萃分析纳入了多项随机对照试验，包括 15 418 例抗 TNF 抑制剂使用者和 7486 例对照者，结果未发现抗 TNF 治疗和短时间内肿瘤发生有关[96]。

一项纳入依那西普、英夫利昔单抗及阿达木单抗的随机对照试验数据汇总分析欲探讨推荐剂量与更高剂量对 NMSC 以外肿瘤的影响。暴露校正分析显示，使用推荐剂量患者其肿瘤 OR 为 1.21（95% CI，0.79 ~ 4.28），更高剂量的 OR 是 3.04（95% CI，0.05 ~ 9.68）[97]。

更大规模的观察性研究结果与荟萃分析结果不一致。瑞典生物制剂注册研究发现，使用 TNF 抑制剂的 RA 患者肿瘤发生总体风险与 3 组不同对照组相似[86]。该研究没有发现长期应用 TNF 抑制剂会增加肿瘤发生概率，来自德国及英国的生物制剂注册数据及北美的队列研究显示，恶性肿瘤的总体发生率并未显著增加[88,89,98,99]。

使用 TNF 抑制剂可能增加 NMSC 风险。美国国家风湿病数据库的数据显示，NMSC 的 OR 为 1.5（95% CI，1.2 ~ 1.8）[98]。此人群的队列研究显示，与对照相比，TNF 抑制剂联合甲氨蝶呤增加 NMSC

表 40-2　RA 患者使用抗 TNF 治疗后发生实体肿瘤、淋巴瘤的荟萃分析及队列研究

参考文献	注册项目	试验组	对照组	对照组人群	校正后 HR 值（试验组 vs. 对照组）	校正后 HR 值（试验组 vs. 一般人群）	偏倚风险
所有肿瘤类型							
Askling，2009[91]	ARTIS	3 TNFi	nb-DMARD	正常人群	TNFi vs. 起始 MTX 1.0（0.8 ~ 1.2）；TNFi vs. nb-DMARD 1.0（0.7 ~ 1.4）	1.1（1.0 ~ 1.3）	低
Strangfeld，2010[89]	RABBIT	3 TNFi +ANA	nb-DMARD	正常人群	TNFi vs. nb-DMARD 0.7（0.4 ~ 1.1）；ANA vs. nb-DMARD 1.4（0.6 ~ 3.5）	0.8（0.5 ~ 1.0）	低
Carnoma，2011[87]	BIOBADASER	3 TNFi	nb-DMARD	正常人群	0.5（0.1 ~ 2.5）	0.7（0.5 ~ 0.9）	低
Haynes，2013[88]	Claim 数据库	3 TNFi	nb-DMARD	不详	0.8(0.6 ~ 1.1)；曾经分析 0.9（0.8 ~ 1.1）	不详	中等
具有肿瘤病史的患者							
Dixon，2010[99]	BSRBR	3 TNFi	nb-DMARD	不详	0.5（0.1 ~ 2.2）；出现第一例肿瘤后核查 0.5（0.1 ~ 2.2）	不详	低
Dreyer，2018[101]	DANBIO	5 TNFi + 利妥昔单抗，阿巴西普或托珠单抗	nb-DMARD	丹麦肿瘤中心	1.11（0.74 ~ 1.67），出现第一次肿瘤后 1.13（0.71 ~ 1.80）	不详	低
淋巴瘤							
Askling，2009[91]	ARTIS	3 TNFi	nb-DMARD	正常人群	1.4（0.8 ~ 2.1）	2.7（1.8 ~ 4.1）	低
Carnoma，2011[87]	BIOADASER	3 TNFi	nb-DMARD	正常人群	不详	霍奇金淋巴瘤 5.3(0.1 ~ 29.5)；非霍奇金淋巴瘤 1.5（0.31 ~ 4.4）	低
Haynes，2013[88]	Claim 数据库	3 TNFi	nb-DMARD	不详	0.8（0.3 ~ 2.1）；曾经分析 1.3（0.7 ~ 2.2）；任何淋巴瘤或白血病：0.7(0.3 ~ 1.5)；曾经分析 1.0（0.6 ~ 1.6）	不详	中等
非黑色素皮肤癌							
Amari，2011[92]	Claim 数据库	3 TNFi	nb-DMARD	不详	1.4（1.2 ~ 1.6）；TNFi vs. MTX 1.4（1.2 ~ 1.7）	不详	中等
Mercer，2012[73]	BSRBR	3 TNFi	nb-DMARD	正常人群	BCC 1.0（0.5 ~ 1.7）；每例 BCC 后出现第一例肿瘤 0.8（0.5 ~ 1.5）	1.7（1.4 ~ 2.0）	低
Haynes，2013[88]	Claim 数据库	3 TNFi	nb-DMARD	不详	0.8(0.5 ~ 1.4)；曾经分析 1.1（0.8 ~ 1.5）	不详	低
Solomon，2014[112]	CORONA	5 TNFi，利妥昔单抗，阿巴西普	MTZ	不详	0.4（0.1 ~ 1.2）0.7（0.0 ~ 13.6）15.3（2.1 ~ 114）	不详	低
黑色素瘤							
Raaschou，2013[94]	ARTIS	5 TNFi	nb-DMARD	不详	5.5（1.0 ~ 2.2）	不详	低

ANA，阿那白滞素；ARTIS，瑞典生物制剂注册系统；BCC：基底细胞癌；BIOBADASER，西班牙生物制剂注册系统；BSRBR，英国风湿病生物制剂注册系统；nb-DMARD，非生物改善病情抗风湿药物；MTX，甲氨蝶呤；RABBIT，德国生物注册系统；SCC，鳞状细胞癌；TNFi，肿瘤坏死因子抑制剂

风险（HR=1.97；95% CI，1.51 ~ 2.58），而单用 TNF 抑制剂的 HR 为 1.24（95% CI，0.97 ~ 1.58）。此结果提示，联合治疗可能增加肿瘤风险[98,100]。另一项纳入 180 例 ANCA 相关血管炎（肉芽肿性多血管炎）患者的随机临床试验证实了此结论。研究中，使用依那西普发生实体肿瘤及皮肤癌的概率高于单用环磷酰胺组[100]。

肿瘤风险研究结果不一致可能归结于研究人群及药物暴露的差异。临床试验 meta 分析只反映了相对短期的效应，但随机在很大程度上消除了合并疾病及用药史导致的可变性；长期观察性研究更关注中期或远期结果。但无论是 meta 分析抑或长期观察性研究，若癌症以非线性形式发生，有癌症风险的患者早期就退出研究，那么即使研究随访多年，最后的数据总结分析也可能会遗漏此类信息。

一个关键的临床问题是，有肿瘤病史的患者是否应使用 TNF 抑制剂或其他免疫抑制剂。由于临床试验排除了有肿瘤病史的患者，且临床医生不愿对有肿瘤病史的患者使用 TNF 抑制剂，导致实际上肿瘤风险低的人群才使用上述药物。到目前为止，两项注册研究和两项以人群为基础的研究未能发现抗 TNF 药物治疗的患者复发或二次肿瘤的风险增加[86,99,101,102]。

然而，这些分析中包括的临床事件相对较少，因此无法得出有关特定患者的总体或肿瘤特异风险的明确结论。来自瑞典的基于人群的最新研究报告称，与未接触 TNF 抑制剂的患者相比，应用 TNF 抑制剂的患者总体肿瘤风险没有增加，既往肿瘤患者的死亡率也没有差异[102]。

利妥昔单抗

B 细胞参与抗肿瘤反应，并在维持促进癌变及肿瘤生长的炎症状态中至关重要。缺乏 B 细胞（如低丙种球蛋白血症）并不增加恶性肿瘤易感性，利妥昔单抗清除 B 细胞能减缓小鼠非血液系统实体肿瘤的生长[103]。对使用利妥昔单抗治疗 RA 超过 5000 人年的随机对照试验安全性数据进行汇总分析，NMSC 以外的肿瘤发生率为 0.84/1000 人年（SIR，1.05；95% CI，0.76 ~ 1.42）[104]。即使多次使用利妥昔单抗，肿瘤发生率也保持稳定，未观察到少见的恶性肿瘤类型。

阿巴西普

阿巴西普是一种融合蛋白，由人毒性 T 淋巴细胞相关抗原 4（cytotoxic T lymphocyte-associated antigen-4，CTLA-4）的胞外段与人类免疫球蛋白 Fc 段组成。CTLA-4 介导的 T 细胞抑制在许多肿瘤的病理机制中至关重要，尤其是恶性黑色素瘤[105]。由于阿巴西普阻断了新型抗肿瘤药物作用的关键信号通路，因此理论上可能促进肿瘤生长。然而，但目前为止，还未发现此类药物导致包括肺癌在内的肿瘤风险增加的特点[83,106]。

托珠单抗

托珠单抗是 IL-6 受体的人源化单克隆抗体。IL-6 可以抑制凋亡、促进血管生成、诱导调节细胞增殖基因的表达，在炎症及促发各种类型的肿瘤发生十分重要[107]。

IL-6 拮抗剂在 RA 中应用更为广泛。到目前为止，来自 RA 的数据未发现肿瘤风险增高[83]。其说明书标示"与免疫抑制剂联用可能增加癌症风险"，但并无特殊的用药警告。

阿那白滞素

IL-1 受体拮抗剂阿那白滞素在 RA 的研究中最为深入。与许多生物制剂一样，阿那白滞素常联合甲氨蝶呤以改善生物制剂疗效。使用阿那白滞素的肿瘤风险为 0.12/100 人年。RA 的临床试验中，5300 例患者使用阿那白滞素 15 个月，有 8 例出现淋巴瘤[108]。此结果提示发生淋巴瘤的风险比普通人群高 3.6 倍。此研究中淋巴瘤 SIR 为 3.71（95% CI，0.77 ~ 11.0），与针对 RA 患者的其他临床研究结果一致。报道称使用此药物的患者可发生实体肿瘤[83]。

托法替布

和其他 DMARD 类似，JAK3 抑制剂托法替布的说明书中针对潜在肿瘤风险标有美国食品和药物管理局（Food and Drug Administration，FDA）黑框警告。到目前为止，包括 6194 名患者在内的 19 项试验都没有发现恶性肿瘤风险增加[109,110]。

风湿病患者的肿瘤筛查

风湿病患者肿瘤风险证据对于制定肿瘤筛查临床推荐意见大有裨益。首先，在控制炎症方面，应尽可能使用最温和的治疗方案达到临床最低疾病活动度以及最佳疾病控制效果。其次，对于接受免疫抑制治疗

（包括非生物 DMARD 及生物 DMARD）的患者，应根据其年龄、性别、肿瘤家族史及危险因素（如吸烟）进行适当的肿瘤筛查。最后，由于肿瘤可能在治疗开始的几个月到 1 年迅速进展，应经常随访患者，密切询问并检查与肿瘤相关的症状及体征，尤其是初始治疗阶段，且随访应持续整个治疗期间。

开始治疗时应该进行常规血细胞计数及分类计数，以给予合适的治疗药物。建议根据年龄及性别酌情进行结直肠癌、前列腺癌、乳腺癌及宫颈癌筛查。对于肿瘤高危人群（如皮肌炎患者），发病前 1 年或 2 年内应每年筛查肿瘤标志物（如 CA-125），并行胸、腹和盆腔放射学检查，之后根据临床需要进行适当检查[111]。

使用烷化剂（如环磷酰胺）的患者发生恶性肿瘤概率可能更高。使用环磷酰胺后的 15 年内应常规进行巴氏涂片及尿检等筛查。基于此，可以降低风湿病患者的合并症及死亡率。

结论

评价风湿病患者的肿瘤风险十分复杂。有些风湿病（如皮肌炎、干燥综合征）发生肿瘤的概率似乎更高，尤其是淋巴增殖性疾病。由于肿瘤发生相对罕见，因此需要对大样本患者群体进行更精确的风险评估或长期研究以得到稳定可靠的风险评价。

当患者因潜在肿瘤诱发肌肉骨骼症状时，或有自身免疫病病史的患者出现与潜在肿瘤相关的症状及体征时，应考虑恶性肿瘤及副肿瘤综合征。

许多用于治疗这些疾病的药物旨在调节免疫反应，其中一些（包括烷化剂）已知具有致癌作用。其他药物可能通过调节免疫反应以减弱肿瘤监视。个体宿主的易感因素包括存在致癌基因（如 *Blc-2*）、家族史及环境因素（如病毒可能增强治疗的致癌风险），因而使肿瘤风险愈加复杂化。

治疗推荐意见必须包括对疾病及治疗相关恶性肿瘤的总体了解，以及基于治疗风险与收益的个体化医患沟通，了解疾病的活动性及严重程度，更为重要的是关注患者的治疗意向。

Full references for this chapter can be found on ExpertConsult.com.

参考文献

1. Shankaran V, Ikeda H, Bruce AT, et al.: IFN gamma and lymphocytes prevent primary tumour development and shape tumour immunogenicity, *Nature* 410:1107, 2001.
2. Vajdic CM, McDonald SP, McCredie MR, et al.: Cancer incidence before and after kidney transplantation, *JAMA* 296:2823, 2006.
3. Balkwill F, Mantovani A: Inflammation and cancer: back to Virchow? *Lancet* 357:539, 2001.
4. Ljung R, Talbäck M, Haglund B, et al.: *Cancer incidence in Sweden 2005*, Stockholm, 2007, National Board of Health and Welfare.
5. Landgren O, Engels EA, Pfeiffer RM, et al.: Autoimmunity and susceptibility to Hodgkin lymphoma: a population-based case-control study in Scandinavia, *J Natl Cancer Inst* 98:1321, 2006.
6. Franklin J, Lunt M, Bunn D, et al.: Influence of inflammatory polyarthritis on cancer incidence and survival: results from a community-based prospective study, *Arthritis Rheum* 56:790, 2007.
7. Mellemkjaer L, Linet MS, Gridley G, et al.: Rheumatoid arthritis and cancer risk, *Eur J Cancer* 32:1753, 1996.
8. Wolfe F, Michaud K: Lymphoma in rheumatoid arthritis: the effect of methotrexate and anti-tumor necrosis factor therapy in 18,572 patients, *Arthritis Rheum* 50:1740, 2004.
9. Simon TA, Thompson A, Gandhi KK, et al.: Incidence of malignancy in adult patients with rheumatoid arthritis: a meta-analysis, *Arthritis Res Ther* 17:212, 2015.
10. Franklin J, Lunt M, Bunn D, et al.: Incidence of lymphoma in a large primary care derived cohort of cases of inflammatory polyarthritis, *Ann Rheum Dis* 65:617, 2006.
11. Baecklung E, Iliadou A, Askling J, et al.: Association of chronic inflammation, not its treatment, with increased lymphoma risk in rheumatoid arthritis, *Arthritis Rheum* 54:692, 2006.
12. Gridley G, Klippel JH, Hoover RN, et al.: Incidence of cancer among men with Felty syndrome, *Ann Intern Med* 120:35, 1994.
13. Lamy T, Loughran Jr TP: Current concepts: large granular lymphocyte leukemia, *Blood Rev* 13:230, 1999.
14. Berkel H, Holcombe RF, Middlebrooks M, et al.: Nonsteroidal anti-inflammatory drugs and colorectal cancer, *Epidemiol Rev* 18:205, 1996.
15. Bernatsky S, Ramsey-Goldman R, Labrecque J, et al.: Cancer risk in systemic lupus: an updated international multi-centre cohort study, *J Autoimmun* 42:130, 2013.
16. Lofstrom B, Backlin C, Sundstrom C, et al.: A closer look at non-Hodgkin's lymphoma cases in a national Swedish systemic lupus erythematosus cohort: a nested case-control study, *Ann Rheum Dis* 66:1627, 2007.
17. Xu Y, Wiernik PH: Systemic lupus erythematosus and B-cell hematologic neoplasm, *Lupus* 10:841, 2001.
18. Parikh-Patel AR, White H, Allen M, et al.: Cancer risk in a cohort of patients with systemic lupus erythematosus (SLE) in California, *Cancer Causes Control* 19:887, 2008.
19. Bernatsky S, Boivin JF, Joseph L, et al.: Race/ethnicity and cancer occurrence in systemic lupus erythematosus, *Arthritis Rheum* 53:781, 2005.
20. Gayed M, Bernatsky S, Ramsey-Goldman R, et al.: Lupus and cancer, *Lupus* 18:479, 2009.
21. Lofstrom B, Backlin C, Sundstrom C, et al.: Myeloid leukemia in systemic lupus erythematosus: a nested case-control study based on Swedish registers, *Rheumatology* 48:1222, 2009.
22. King JK, Costenbader KH: Characteristics of patients with systemic lupus erythematosus (SLE) and non-Hodgkin's lymphoma (NHL), *Clin Rheumatol* 26:1491, 2007.
23. Bernatsky SR, Cooper GS, Mill C, et al.: Cancer screening in patients with systemic lupus erythematosus, *J Rheumatol* 33:45, 2006.
24. Dhar JP, Kmak D, Bhan R, et al.: Abnormal cervicovaginal cytology in women with lupus: a retrospective cohort study, *Gynecol Oncol* 82(4), 2001.

25. Rosenthal AK, McLaughlin JK, Linet MS, et al.: Scleroderma and malignancy: an epidemiological study, *Ann Rheum Dis* 52:531, 1993.
26. Chatterjee S, Dombi GW, Severson RK, et al.: Risk of malignancy in scleroderma: a population-based cohort study, *Arthritis Rheum* 52:2415, 2005.
27. Onishi A, Sugiyama D, Kumagai S, et al.: Cancer incidence in systemic sclerosis: meta-analysis of population-based cohort studies, *Arthritis Rheum* 65:1913, 2013.
28. Derk CT, Rasheed M, Artlett CM, et al.: A cohort study of cancer incidence in systemic sclerosis, *J Rheumatol* 33:1113, 2006.
29. Wipff J, Allanore Y, Soussi F, et al.: Prevalence of Barrett's esophagus in systemic sclerosis, *Arthritis Rheum* 52:2882, 2005.
30. Bernatsky S, Hudson M, Pope J, et al.: Reports of abnormal cervical cancer screening tests in systemic sclerosis, *Rheumatology* 48:149, 2009.
31. Pontifex EK, Hill CL, Roberts-Thomson P: Risk factors for lung cancer in patients with scleroderma: a nested case-control study, *Ann Rheum Dis* 66:551, 2007.
32. Moinzadeh P, Fonseca C, Hellmich M, et al.: Association of anti-RNA polymerase III autoantibodies and cancer in scleroderma, *Arthritis Res Ther* 16:R53, 2014.
33. Joseph CG, Farah E, Shah AA: Association of the autoimmune disease scleroderma with an immunologic response to cancer, *Science* 343:152, 2014.
34. Rosenthal AK, McLaughlin JK, Gridley G, et al.: Incidence of cancer among patients with systemic sclerosis, *Cancer* 76:910, 1995.
35. Fiorentino DF, Chung LS, Christopher-Stine L, et al.: Most patients with cancer-associated dermatomyositis have antibodies to nuclear matrix protein NXP-2 or transcription intermediary factor 1γ, *Arthritis Rheum* 65:2954, 2013.
36. Yang Z, Lin F, Qin B, et al.: Polymyositis/dermatomyositis and malignancy risk: a metaanalysis study, *J Rheumatol* 42:282, 2015.
37. Shah AA, Casciola-Rosen L, Rosen A: Cancer-induced autoimmunity in the rheumatic diseases, *Arthritis Rheumatol* 67:317, 2015.
38. Sigurgeirsson B, Lindelof B, Edhag O, et al.: Risk of cancer in patients with dermatomyositis or polymyositis, *N Engl J Med* 326:363, 1992.
39. Buchbinder F, Forbes A, Hall S, et al.: Incidence of malignant disease in biopsy-proven inflammatory myopathy, *Ann Intern Med* 134:1087, 2001.
40. Lakhanpal S, Bunch TW, Ilstrup DM, et al.: Polymyositis-dermatomyositis and malignant lesions: does an association exist? *Mayo Clin Proc* 61:645, 1986.
41. Zantos D, Zhang Y, Felson D, et al.: The overall and temporal association of cancer with polymyositis and dermatomyositis, *J Rheumatol* 21:1855, 1994.
42. Huang YL, Chen YJ, Lin MW, et al.: Malignancies associated with dermatomyositis and polymyositis in Taiwan: a nationwide population-based study, *Br J Dermatol* 161:854, 2009.
43. Bendewald MJ, Wetter DA, Li X, et al.: Incidence of dermatomyositis and clinically amyopathic dermatomyositis: a population-based study in Olmsted County, *Arch Dermatol* 146:26, 2010.
44. Casciola-Rosen L, Nagaraju K, Plotz P, et al.: Enhanced autoantigen expression in regenerating muscle cells in idiopathic inflammatory myopathy, *J Exp Med* 201:591, 2005.
45. Hidano A, Kaneko K, Arai Y, et al.: Survey of the prognosis for dermatomyositis with special reference to its association with malignancy and pulmonary fibrosis, *J Dermatol* 13:233, 1986.
46. Fudman EJ, Schnitzer TJ: Dermatomyositis without creatine kinase elevation: a poor prognostic sign, *Am J Med* 80:329, 1986.
47. Hunger RE, Durr C, Brand CU: Cutaneous leukocytoclastic vasculitis in dermatomyositis suggests malignancy, *Dermatology* 202:123, 2001.
48. Fardet L, Dupuy A, Gain M, et al.: Factors associated with underlying malignancy in a retrospective cohort of 121 patients with dermatomyositis, *Medicine* 88:91, 2009.
49. Rothfield N, Kurtzman S, Vazquez-Abad D, et al.: Association of anti-topoisomerase I with cancer, *Arthritis Rheum* 35:724, 1992.
50. Liang Y, Yang Z, Qin B, et al.: Primary Sjögren's syndrome and malignancy risk: a systematic review and meta-analysis, *Ann Rheum Dis* 73:1151, 2014.
51. Smedby KE, Hjalgrim H, Askling J, et al.: Autoimmune and chronic inflammatory disorders and risk of non-Hodgkin's lymphoma by subtype, *J Natl Cancer Inst* 98:51, 2006.
52. Nocture G, Mariette X: Sjögren syndrome-associated lymphomas: an update on pathogenesis and management, *Br J Haematol* 168:317, 2015.
53. Pertovaara M, Pukkala E, Laippala P, et al.: A longitudinal cohort study of Finnish patients with primary Sjögren's syndrome: clinical, immunological, and epidemiological aspects, *Ann Rheum Dis* 60:467, 2001.
54. Theander E, Henriksson G, Ljungbery O, et al.: Lymphoma and other malignancies in primary Sjögren's syndrome, *Ann Rheum Dis* 65:796, 2006.
55. Tapinos NI, Polihronis M, Moutsopoulos HM, et al.: Lymphoma development in Sjögren's syndrome: novel p53 mutations, *Arthritis Rheum* 42:1466, 1999.
56. Voulgarelis M, Moutsopoulos HM: Mucosa-associated lymphoid tissue lymphoma in Sjögren's syndrome: risks, management, and prognosis, *Rheum Dis Clin N Am* 34:921, 2008.
57. Raderer M, Osterreicher C, Machold K, et al.: Impaired response of gastric MALT-lymphoma to Helicobacter pylori eradication in patients with autoimmune disease, *Ann Oncol* 12:937, 2001.
58. Takacs I, Zeher M, Urban L, et al.: Frequency and evaluation of (14;18) translocations in Sjögren's syndrome, *Ann Hematol* 79:444, 2000.
59. Gonzalez-Gay MA, Garcia-Porrua C, Salvarani C, et al.: Cutaneous vasculitis and cancer: a clinical approach, *Clin Exp Rheumatol* 18:305, 2000.
60. Faurschou M, Mellemkjaer L, Sorensen IJ, et al.: Cancer preceding Wegener's granulomatosis: a case-control study, *Rheumatology* 48:421, 2009.
61. Shang W, Ning Y, Xu X, et al.: Incidence of cancer in ANCA-associated vasculitis: a meta-analysis of observational studies, *PLoS One* 10:e0126016, 2015.
62. Kermani TA, Schäfer VS, Crowson CS, et al.: Malignancy risk in patients with giant cell arteritis: a population-based cohort study, *Arthritis Care Res* 62:149, 2010.
63. Rohekar S, Tom B, Hassa A, et al.: Prevalence of malignancy in psoriatic arthritis, *Arthritis Rheum* 58:82, 2007.
64. Askling J, Klareskog L, Blomqvist P, et al.: Risk for malignant lymphoma in ankylosing spondylitis: a nationwide Swedish case-control study, *Ann Rheum Dis* 65:1184, 2006.
65. Oldroyd J, Schachna L, Buchbinder R, et al.: Ankylosing spondylitis patients commencing biologic therapy have high baseline levels of comorbidity: a report from the Australian Rheumatology Association database, *Int J Rheumatol* 10:1155, 2009.
66. Chang C-C, Chang C-W, Nguyen P-AA, et al.: Anklyosing spondylitis and the risk of cancer, *Oncology Let* 14:1315, 2017.
67. Singh JA, Saag KG, Bridges Jr SL, et al.: American College of Rheumatology guideline for the treatment of rheumatoid arthritis, *Arthritis Rheumatol* 68(1):2016, 2015.
68. Smolen JS, Landewé R, Bijlsma J, et al.: EULAR recommendations for the management of rheumatoid arthritis with synthetic and biological disease-modifying antirheumatic drugs: 2016 update, *Ann Rheum Dis* 76(9), 2017.
69. Bernatsky S, Lee JL, Rahme E, et al.: Non-Hodgkin's lymphoma-meta-analyses of the effects of corticosteroids and non-steroidal anti-inflammatories, *Rheumatology (Oxford)* 46:690, 2007.
70. Hellgren K, Iliadou A, Rosenquist R, et al.: Rheumatoid arthritis, treatment with corticosteroids and risk of malignant lymphomas: results from a case-control study, *Ann Rheum Dis* 69:654, 2010.
71. Initial scientific discussion for the approval of Arava (PDF file). www.ema.europa.eu/docs/en_GB/document_library/EPAR_Scientific_Discussion/human/000235/WC500026286.pdf.
72. Dasgupta N, Gelber AC, Racke F, et al.: Central nervous system lymphoma associated with mycophenolate mofetil in lupus nephritis, *Lupus* 14:910, 2005.
73. Mercer LK, Davies R, Galloway JB, et al.: Risk of cancer in patients receiving non-biologic disease-modifying therapy for rheumatoid

arthritis compared with the UK general population, *Rheumatology* 52:91, 2013.

74. Asten P, Barrett J, Symmons D, et al.: Risk of developing certain malignancies is related to duration of immunosuppressive drug exposure in patients with rheumatic diseases, *J Rheumatol* 26:1705, 1999.

75. Georgescu L, Quinn GC, Schwartzman S, et al.: Lymphoma in patients with rheumatoid arthritis: association with the disease state or methotrexate treatment, *Semin Arthritis Rheum* 26:794, 1997.

76. Matteson EL, Hickey AR, Maguire L, et al.: Occurrence of neoplasia in patients with rheumatoid arthritis enrolled in a DMARD registry: rheumatoid arthritis azathioprine registry Steering Committee, *J Rheumatol* 18:809, 1991.

77. Silman AJ, Petrie J, Hazleman B, et al.: Lymphoproliferative cancer and other malignancy in patients with rheumatoid arthritis treated with azathioprine: a 20-year follow-up study, *Ann Rheum Dis* 47:988, 1988.

78. Nero P, Rahman A, Isenberg DA, et al.: Does long-term treatment with azathioprine predispose to malignancy and death in patients with systemic lupus erythematosus? *Ann Rheum Dis* 63:325, 2004.

79. Zijlmans JM, van Rijthoven AW, Kluin PM, et al.: Epstein-Barr virus-associated lymphoma in a patient with rheumatoid arthritis treated with cyclosporine, *N Engl J Med* 326:1363, 1992.

80. Arellano F, Krupp P: Malignancies in rheumatoid arthritis patients treated with cyclosporin A, *Br J Rheumatol* 32(Suppl 1):72, 1993.

81. Vasquez S, Kavanaugh AF, Schneider NR, et al.: Acute non-lymphocytic leukemia after treatment of systemic lupus erythematosus with immunosuppressive agents, *J Rheumatol* 19:1625, 1992.

82. Radis CD, Kahl LE, Baker GL, et al.: Effects of cyclophosphamide on the development of malignancy and on long-term survival in patients with rheumatoid arthritis: a 20-year follow-up study, *Arthritis Rheum* 38:1120, 1995.

83. Lopez-Olivo MA, Tayar JH, Martinez-Lopez, et al.: Risk of malignancies in patients with rheumatoid arthritis treated with biologic therapy: a meta-analysis, *JAMA* 308:898, 2012.

84. Madhusudan S, Muthuramalingam SR, Braybrooke JP, et al.: Study of etanercept, a tumor necrosis factor-alpha inhibitor, in recurrent ovarian cancer, *J Clin Oncol* 23:5950, 2005.

85. Lees CW, Ironside J, Wallace WA, et al.: Resolution of non-small-cell lung cancer after withdrawal of anti-TNF therapy, *N Engl J Med* 359:320, 2008.

86. Askling J, van Vollenhoven RF, Granath F, et al.: Cancer risk in patients with rheumatoid arthritis treated with anti-tumor necrosis factor alpha therapies: does the risk change with the time since start of treatment? *Arthritis Rheum* 60(3180):87, 2009.

87. Carmona L, Abasolo L, Descalzo MA, et al.: Cancer in patients with rheumatic diseases exposed to TNF antagonists, *Semin Arthritis Rheum* 41:71, 2011.

88. Haynes K, Beukelman T, Curtis JR, et al.: Tumor necrosis factor alpha inhibitor therapy and cancer risk in chronic immune-mediated diseases, *Arthritis Rheum* 65:48, 2013.

89. Strangfeld A, Hierse F, Rau R, et al.: Risk of incident or recurrent malignancies among patients with rheumatoid arthritis exposed to biologic therapy in the German Biologics register RABBIT, *Arthritis Res Ther* 12:R5, 2010.

90. Ramiro S, Sepriano A, Chatzidionysiou K, et al.: Safety of synthetic and biological DMARDs: a systematic literature review informing the 2016 update of the EULAR recommendations for management of rheumatoid arthritis, *Ann Rheum Dis* 76:1093, 2017.

91. Askling J, Baecklund E, Granath F, et al.: Anti-tumour necrosis factor therapy in rheumatoid arthritis and risk of malignant lymphomas: relative risks and time trends in the Swedish Biologics Register, *Ann Rheum Dis* 68:648, 2009.

92. Amari W, Zeringue AL, McDonald JR, et al.: Risk of non-melanoma skin cancer in a national cohort of veterans with rheumatoid arthritis, *Rheumatology* 50:1431, 2011.

93. Mercer LK, Green AC, Galloway JB, et al.: The influence of anti-TNF therapy upon incidence of keratinocyte skin cancer in patients with rheumatoid arthritis: longitudinal results from the British Society for Rheumatology Biologics Register, *Ann Rheum Dis* 71:869, 2012.

94. Raaschou P, Simaard JF, Holmqvist M, et al.: Rheumatoid arthritis, anti-tumour necrosis factor therapy, and risk of malignant melanoma: nationwide population based prospective cohort study from Sweden, *BMJ* 346:f1939, 2013.

95. Bongartz T, Sutton AJ, Sweeting MJ, et al.: Anti-TNF antibody therapy in rheumatoid arthritis and the risk of serious infections and malignancies: systematic review and meta-analysis of rare harmful effects in randomized controlled trials, *JAMA* 295:2275, 2006.

96. Askling J, Fahrbach K, Nordstrom B, et al.: Cancer risk with numor necrosis factor alpha (TNF) inhibitors: meta-analysis of randomized controlled trials of adalimumab, etanercept, and infliximab using patient level data, *Pharmacoepi Drug Safety* 20:119, 2011.

97. Leombruno JP, Einarson TR, Keystone EC, et al.: The safety of anti-tumor necrosis factor treatments in rheumatoid arthritis: meta and exposure adjusted pooled analysis of serious adverse events, *Ann Rheum Dis* 68:1136, 2009.

98. Wolfe F, Michaud K: Biologic treatment of rheumatoid arthritis and the risk of malignancy: analyses from a large US observational study, *Arthritis Rheum* 56:2886, 2007.

99. Dixon WG, Watson KD, Lunt M, et al.: The influence of anti-tumor necrosis factor therapy on cancer incidence in patients with rheumatoid arthritis who have had a prior malignancy: results from the British Society for Rheumatology Biologics Register, *Arthritis Rheum* 62:775, 2010.

100. Stone JH, Holbrook JT, Marriott MA, et al.: Solid malignancies among patients in the Wegener's granulomatosis etanercept trial, *Arthritis Rheum* 54:1608, 2006.

101. Dreyer L, Cordtz RL, Hansen IMJ, et al.: Risk of second malignant neoplasm and mortality in patients with rheumatoid arthritis treated with biological DMARDs: a Danish population-based cohort study, *Ann Rheum Dis* 77:510, 2018.

102. Raashow P, Söderling J, Turesson C, et al.: Tumor necrosis factor inhibitors and cancer recurrence in Swedish patients with rheumatoid arthritis: a nationwide population-based cohort study, *Ann Intern Med* 169:291, 2018.

103. Kim S, Fridlender ZG, Dunn R, et al.: B-cell depletion using an anti-CD20 antibody augments anti-tumor immune responses and immunotherapy in non-hematopoietic murine tumor models, *J Immunother* 31:446, 2008.

104. Van Vollenhoven RF, Emery P, Bingham 3rd CO, et al.: Long term safety of patients receiving rituximab in rheumatoid arthritis clinical trials, *J Rheumatol* 37:558, 2010.

105. O'Day SJ, Hamid O, Urba WJ, et al.: Targeting cytotoxic T-lymphocyte antigen-4 (CTLA-4): a novel strategy for the treatment of melanoma and other malignancies, *Cancer* 110:2614, 2007.

106. Simon TA, Smitten AL, Franklin J, et al.: Malignancies in the rheumatoid arthritis abatacept clinical development programme: an epidemiological assessment, *Ann Rheum Dis* 68:1819, 2009.

107. Becker C, Fantini MC, Schramm C, et al.: TGF-beta suppresses tumor progression in colon cancer by inhibition of IL-6 trans-signaling, *Immunity* 21:491, 2004.

108. Fleischmann RM, Tesser J, Schiff MH, et al.: Safety of extended treatment with anakinra in patients with rheumatoid arthritis, *Ann Rheum Dis* 65:1006, 2006.

109. Cohen SB, TanakaY Mariette X: Long-term safety of tofacitinib for the treatment of rheumatoid arthritis up to 8.5 years: integrated analysis of data from the global clinical trials, *Ann Rheum Dis* 76:1253, 2017.

110. Mariette X, Chen C, Biswas P, et al.: Lymphoma in the tofacitinib rheumatoid arthritis clinical development program, *Arthritis Care Res* 70:685, 2018.

111. Chow WH, Gridley G, Mellemkjaer L, et al.: Cancer risk following polymyositis and dermatomyositis: a nationwide cohort study in Denmark, *Cancer Causes Control* 6(9), 1995.

112. Solomon DH, Kremer JM, Fisher m, et al.: Comparative cancer risk associated with methotrexate, other non-biologic and biologic disease-modifying anti-rheumatic drugs, *Semin Arthritis Rheum* 43:489, 2014.

第 41 章

物理治疗与康复

原著 SARA J.CUCCURULLO, JACLYN JOKI, OFURE LUKE

邹玲华 译 叶志中 校

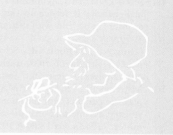

关键点

- 物理医学与康复运用多学科手段最大限度地改善功能和提高生活质量。
- 风湿病患者的治疗需要医疗和康复团队共同协作来完成。
- 康复的目标是减轻疼痛、预防关节畸形、保持体能、恢复和（或）维持功能。
- 休息、锻炼、物理治疗技术和矫形器是用于减轻疼痛和改善功能的治疗方法。
- 适应性辅助装置和家庭环境改造能够改善患者日常生活自理能力，促进其回归社会。
- 以患者为中心包括教育在内的一体化服务，对于帮助患者实现个人目标至关重要。

引言

物理医学与康复（physical medicine and rehabilitation，PM&R），也称为*理疗学*，是美国医学专业委员会的一个，专注于恢复功能和提高生活质量的专业。PM&R 医生主要治疗神经、肌肉骨骼和心肺系统受影响而导致身体损伤或残疾的患者。PM&R 的目标是最大限度地提高患者日常生活活动（activities of daily living，ADL）的独立性、灵活性，优化生活质量，减轻功能障碍，防止功能进一步减退。

康复医师与庞大的康复团队提供全面的、以患者为中心的一体化服务，针对疾病损伤进行预防、早期识别和治疗。风湿病常损害肌肉骨骼系统功能。在许

多风湿病的病程早期，炎症和疼痛会导致关节活动受限。随着病程的进展，关节功能障碍、乏力和畸形会加重残疾程度，从而影响功能活动、自理能力、职业和社交活动。治疗应以目标为导向，个性化并运用多学科团队，包括物理治疗师、作业治疗师、言语治疗师、心理学家和社会工作者。对患者及其护理人员的教育也是至关重要的。

康复干预

康复干预的目标包括疼痛管理、关节保护、维持功能和活动能力。可以通过减少炎症和稳定关节的干预措施来缓解疼痛。个性化的运动方案可以帮助患者恢复肌力和维持关节活动度（range of motion，ROM）。关节保护措施有助于减轻关节炎症，以便更好地参与日常活动。康复团队可以帮助患者适应功能障碍并使其融入社区。物理治疗师通过 ROM 训练、力量强化训练、耐力训练、平衡训练、转移训练和步行训练来促进患者功能恢复。作业治疗师为患者提供生活自理、家庭改造与管理技巧、职业培训以及保持体能等教育服务。

休息

一般来说，关节炎患者可以采取三种休息方式。根据炎症或损伤的严重程度，采取绝对卧床休息、局部休息、或全天间断休息。绝对卧床休息数天或数周并与镇痛药物联合使用是 20 世纪 50 年代到 80 年代中期被广泛接受的类风湿关节炎（rheumatoid arthritis，RA）治疗方案[1,2]。然而，目前的治疗干预

方案已得到发展，包括早期使用改善病情抗风湿药物（disease modifying anti-rheumatic drug，DMARD）和适当运动及活动来防止长时间卧床休息导致的不良后果。使用夜间夹板固定器可以使炎症关节局部休息从而有效减轻炎症和缓解疼痛[3]。全天间断休息，每次休息 20 ~ 30 min 可以减轻关节炎症和缓解疲劳[4]。

运动

关节炎引起的活动受限一周后可导致肌力下降高达 40%[5]。为关节炎患者制定的运动方案可以增强肌力和耐力，提高有氧能力，维持和增加 ROM，增加骨密度，改善其整体功能和健康状况。

急性关节炎患者的运动在可耐受范围内进行，每日两次被动 ROM 训练，防止关节挛缩。更有效的治疗方案还包括等长、等张和等速运动。等长运动时，肌力在无明显关节活动时产生（例如平板支撑），其引起关节内炎症、骨破坏和压力的程度最小[6]。因此，疾病急性期首选等长运动。等张运动时，肌力在关节运动、可变速率和恒定负荷下产生（例如举重）。无急性炎症患者可选用等张运动，因为他们能够耐受固定负荷下肌肉长度和关节位置的变化。等速运动时，肌力在关节运动、恒定速率和可变的外部阻力下产生（例如 Nautilus 有氧运动系统、Cybex 等速运动系统）。除非关节功能良好，否则不建议关节炎患者采用等速运动，因为等速运动通常需要最大的收缩力。

RA 患者可能会出现肌肉萎缩和耐力下降，降幅最高可达 50%[7]。最新的文献表明，力量和耐力组合训练可显著改善 RA 患者的心肺功能和肌力[8]。这些运动项目能够提高患者关节功能，从而改善身体机能。

牵伸可用于维持和（或）增加 ROM，防止挛缩。对于疾病活动期十分虚弱的患者，建议采用被动牵伸。一旦疼痛和炎症减轻，患者就可以开始肌肉收缩运动，通过治疗师或辅助设备的帮助进行牵伸训练。主动牵伸需要在无痛情况下进行。

水疗有益于这类患者群体。由于水的浮力增加了关节和肌肉的支撑力量，水的黏性增强了运动抗阻能力，以及水温和压强的感觉输入，从而减轻疼痛[9]。

物理治疗

通过各种设备和技术进行的热疗法可以减轻疼痛。它通常用于疾病亚急性和慢性期。浅表热疗方法有热敷包、石蜡浴（图 41-1）、热垫、水疗、干热疗法和辐射热疗。深层热疗方法有超声波疗法，短波透热疗法和微波透热疗法。热疗可增加胶原组织在高温下的延展性，并可改善关节的灵活性[10]。热疗的禁忌证包括局部缺血（动脉供血不足）、出血性疾病（血友病）或出血、感觉障碍、对疼痛无反应、恶性肿瘤、急性创伤或炎症、瘢痕组织形成、水肿、再生障碍性贫血和体温调节不良。

关节炎急性期应首选冷疗法。冷疗可以减轻炎症反应、僵直[11]、疼痛和肌肉痉挛。其治疗方式有冷敷包、冰按摩和冷水浴等。冷疗注意事项和禁忌证包括冷不耐受或对冷敏感（雷诺现象）、动脉供血不足、感觉以及认知和沟通障碍。

电刺激疗法应用于疼痛控制和肌肉刺激。经皮神经电刺激（transcutaneous nerve stimulation，TENS）是使用一种超小型的可编程设备，通过导线和电极连接到患者疼痛部位皮肤表面，施加电信号刺激。刺激神经纤维从而缓解疼痛症状。神经肌肉电刺激（neuromuscular electrical stimulation，NMES）通过

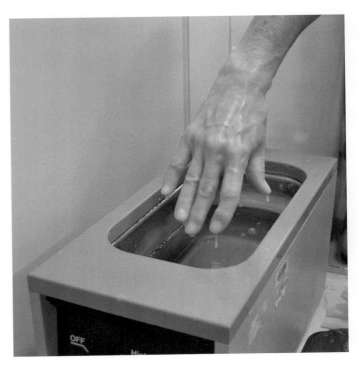

图 41-1　石蜡浴

施加高于运动阈值的电刺激以诱发肌肉收缩。在制动后 NMES 能强化肌肉和维持肌力 [4]。

矫形器

矫形器与支具是一种应用在身体不同部位的外部装置，其作用包括减轻疼痛、预防或矫正畸形、支撑 / 稳定和改善功能等。

上肢矫形器用于手和手腕部以固定早期 RA、腕管综合征、第一腕掌（carpometacarpal，CMC）关节炎和 de Quervain 综合征的疼痛关节 [4]。这些矫形器可以缓解疼痛和减轻受累关节的炎症 [12]，同时不影响周围未受累关节的活动（图 41-2，图 41-3）。

下肢矫形器主要用于控制膝关节、足部和踝关节的异常，包括膝关节不稳、股四头肌无力、韧带松弛、距下关节过度前旋和足底筋膜炎。如出现拇外翻，可以对鞋进行改良，以适应脚趾的关节畸形。

脊柱矫形器用于提供脊柱支撑和限制活动，从而减轻疼痛。这些矫形器可根据脊柱稳定性提供不同程度的活动限制。

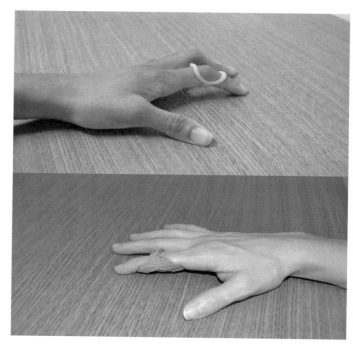

图 41-3　手指矫形器。上图，天鹅颈型夹板。下图，纽扣花型夹板

辅助装置和家庭 / 环境改造

许多风湿病患者会出现不同程度的残疾。使用步行辅助装置（手杖和助行器），安全转移和日常生活活动辅助装置（组合式进食手柄、纽扣钩、魔术贴鞋）可以弥补受限的 ROM 和减轻疼痛，同时提高关节炎患者的独立性。为确保患者居家安全，家庭改造是很有必要的，包括在浴室安装扶手杆，升降椅和设置坡道等（图 41-4 ～图 41-7）。

临床干预

关节疾病导致疼痛的患者可施行微创手术，如关节内注射皮质类固醇和（或）麻醉剂 [13]。此外，积液引流治疗也可短期缓解压迫症状。微创和保守治疗无效时可选择手术治疗，如全关节置换术、滑膜切除术和关节固定术。

患者教育

获得最佳治疗效果的关键是医生、患者及其家庭成员之间清晰而一致的沟通。教育患者进行适当的体育活动，指导其保护关节免受进一步损伤的方法，以

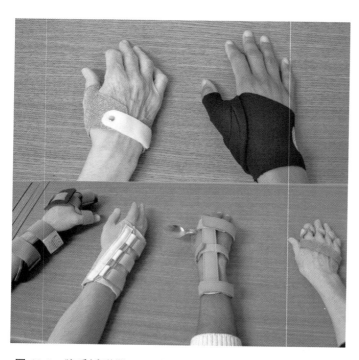

图 41-2　腕手矫形器。上图从左到右依次为定制成型的短对掌矫形器、预制软氯丁橡胶手矫形器。下图从左到右依次为静态腕手矫形器、腕功能夹板、万能袖带或餐具插套 ADL 夹板、尺偏矫正夹板

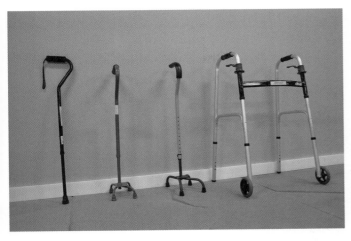

图 41-4 步行辅助器。从左到右，单足手杖，窄基四足手杖，宽基四足手杖，前轮助行器

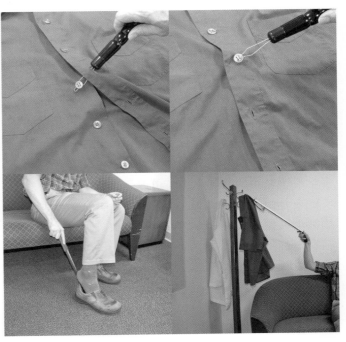

图 41-6 上图，可以帮助灵活性受损者独立扣衣服的纽扣钩装置。左下，长柄鞋拔；右下，长柄取物器

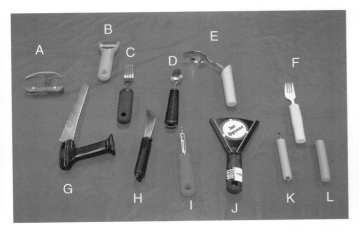

图 41-5 自适应或组合式手柄 ADL 器具。（A）摇臂刀。（B）组合式手柄削皮器。（C）组合式手柄叉。（D）组合式手柄勺。（E）可调角度勺。（F）组合式泡沫手柄叉。（G）直角刀。（H）组合式手柄摇臂刀。（I）组合式手柄削皮器。（J）开瓶器。（K）组合式泡沫手柄笔。（L）与现有器具一起使用的泡沫导管（不同尺寸）

及保持体能的技巧，从而减少疲劳和使功能最大化。更重要的是设法解决疾病过程中患者的社会心理后遗症，包括焦虑、抑郁、自我否定以及性生活调整。

职业方面

希望恢复就业或开始寻找工作的患者可以进行职场评估，提高就业概率。职业康复评估需要考虑患者教育水平、身体机能、工作经历以及社会和心理状况，以便其顺利重新融入工作环境。

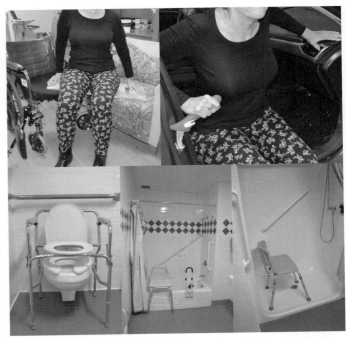

图 41-7 适应性辅助设备和家庭改造。左上，转移板。右上，用于协助转移进出的适应性装置。左下，三合一马桶，用作床边便桶、高位马桶座或淋浴椅。下中，淋浴椅和可拆卸或可调节的浴缸扶手。右下，带淋浴椅的步入式淋浴室。注意浴室中需要有额外的扶手杆和可移动手持式淋浴头

特定疾病

类风湿关节炎

RA 是一种累及关节及其周围结构的慢性全身性炎性疾病，可伴随关节外症状。根据病情发展的严重程度，疾病过程中可导致不同程度的功能减退、残疾和心理障碍。早期积极的药物治疗、身体功能评估和多学科康复团队共同干预，可改善临床预后[14]。

在开始治疗方案前，了解有无合并症，对判断疾病活动类型、发病频率和程度很重要。此类合并症包括寰枢椎半脱位、关节脓毒血症、心肺并发症、弥漫性血管炎、Felty 综合征和神经病变等。一旦这些合并症经过评估和对症处理，就可以制定出全面、安全有效的康复治疗方案，包括休息、锻炼、物理方法、矫形器、适应性辅助装置、临床干预和教育。

肩类风湿关节炎

肩 RA 可累及盂肱关节及其周围肌腱、滑膜囊、韧带和关节囊。肩部内旋受限是 RA 盂肱关节炎的早期表现，而肱骨头出现近端半脱位是后期表现[15]。肩袖损伤，包括肩上部半脱位、撕裂和肌腱断裂，是由于大结节侵蚀所致。肩痛、炎症和关节活动受限可导致粘连性关节囊炎或盂肱关节囊挛缩和纤维化。肩峰下和肩胛下滑囊炎，以及肱二头肌肌腱炎，也可见于肩 RA。

急性关节炎可以采取局部休息，通过局部制动和每日两次完全缓慢被动活动度（passive range of motion，PROM）来防止关节挛缩和活动能力的丧失。当疼痛和炎症得到控制后，进行 Codman/ 钟摆和扶壁式步行训练有助于肩部屈曲和内外旋转，还可进行以三角肌、肱二头肌和肱三头肌为重点的等长强化训练。TENS 的使用比热疗结合推拿和运动能更显著地增加 ROM[16]。为了控制疼痛，可考虑关节内注射皮质类固醇。在 ROM 的恢复方面，关节内注射类固醇联合物理治疗比单纯物理治疗或单独药物注射更有效[17]。在晚期，关节出现破坏、侵蚀和软组织萎缩时，可选择关节成形术。

肘类风湿关节炎

研究表明，RA 患者 51% ~ 61% 存在肘关节受累，表现为肱尺关节和肱桡关节出现破坏和侵蚀[18]。病变引起的肘关节屈曲、伸展和侧向稳定性受损会极大地影响患者肘关节功能和 ADL。这部分患者通常会伴随外上髁炎和内上髁炎[4]。从而出现严重的肘外翻畸形，并伴随尺神经病变，在极少数情况下，还会导致尺神经磨损性断裂[19]。RA 还可出现皮下结节和尺骨鹰嘴滑囊炎。

急性关节炎虽然需要相对休息，但离心强化训练为主的物理治疗运动方案可减轻外上髁炎患者的疼痛。文献显示，通过超声热导治疗可在 1 至 3 个月的时间内减轻疼痛[20]。非甾体抗炎药（nonsteroidal anti-inflammatory drug，NSAID）与离子导入疗法联合使用，在 2 ~ 4 周的疗程中进行 10 ~ 20 次治疗，可以减轻疼痛和改善患者自主功能[21]。使用无弹力、非关节、近端前臂带（网球肘矫形器）可以减轻疼痛。对于鹰嘴滑囊炎，使用符合肘部轮廓的缓冲垫能缓解压力。在注射皮质类固醇治疗尺骨鹰嘴滑囊炎之前，务必提取滑囊内分泌物进行培养并排除感染[4]。有证据显示，局部注射皮质类固醇治疗外上髁炎在减轻疼痛和增加握力方面作用强度可达 2 ~ 6 周[20]。对严重的肘关节受累患者而言，如果药物和保守治疗无效，可考虑进行开放性手术或关节镜下滑膜切除术。全肘关节置换术是治疗晚期 RA 的有效方法[22]，对于尺神经病变患者，无论是否进行全肘关节置换术，都可以考虑尺神经前转位术[19]。

腕类风湿关节炎

腕部滑膜增生可以导致局部压力增加，并引起周围韧带、肌腱和软骨损伤。尺侧腕伸肌、尺侧或桡侧副韧带的无力可引起手腕径向偏离畸形。尺骨手指屈肌相对有力，其扭矩增加是导致手指掌指关节（metacarpophalangeal joints，MCP）发生尺骨偏斜的原因[15]。尺骨茎突处的滑膜炎症会破坏尺侧副韧带，并导致尺骨头向背侧弹起并发生漂浮现象[4]。早期 RA 屈肌腱鞘炎可引起明显的手部疼痛和无力，容易与 de Quervain 综合征相混淆。正中神经受压可导致双侧腕管综合征。

急性期可使用静态夹板固定手腕。适度的牵伸和 ROM 训练以防止挛缩，而加强关节周围肌肉组织的锻炼可促进关节稳定性[23]。局部冷冻疗法可使关节内温度暂时降低，有效持续时间长达 3 h，并可缓解急性活动期患者的疼痛[24]。尽管没有足够的证据表明腕矫形器在 RA 中减轻疼痛或增加握力的有效性，但许多患者还是倾向于将其作为外部稳定器佩戴[25]。使用尺偏矫正夹板来矫正尺偏畸形，同时不影响 MCP 屈曲和伸展（图 41-2）。腕关节注射皮质类固醇可暂时缓解疼痛。若保守治疗无效，选择关节固定术或通过融合相邻骨结构对关节进行手术固定。

手类风湿关节炎

RA 可导致多种手部畸形。纽扣花样畸形最初是由近端指间关节（proximal interphalangeal joints，PIP）滑膜炎引起，当支撑 PIP 侧腱束的伸肌末端无力或破裂时，侧腱束从 PIP 轴上方向下延伸至轴下方，并成为 PIP 的屈肌。PIP 因为开裂肌腱突出，远端指骨过伸，最终出现 MCP 过伸、PIP 屈曲和远端指间关节（distal interphalangeal，DIP）过伸，导致该畸形发生。治疗包括使用纽扣花环型夹板治疗，通过三点压力系统将 PIP 固定在伸展位置并防止弯曲（图 41-3）。

另外一种常见畸形为天鹅颈畸形，通常继发于 MCP、PIP 或 DIP（罕见的）滑膜炎。最初屈肌腱鞘炎导致 MCP 屈曲挛缩，手部蚓状肌和骨间肌挛缩导致 PIP 过伸。手指深屈肌和肌腱挛缩引起 DIP 屈曲，从而导致 MCP 屈曲挛缩、PIP 过伸和 DIP 屈曲。治疗包括使用天鹅颈环型夹板，通过三点压力系统防止 PIP 过伸，同时允许 PIP 和 DIP 做完全屈曲活动（图 41-3）。

手 RA 的其他并发症还包括手肌无力，导致握力下降和侵蚀性关节炎，出现手指缩短，指骨皮肤皱褶收缩。

康复的重点是受累手 ROM 牵伸和握力强化训练，使用治疗性橡皮泥、橡皮筋、球类进行灵活性训练和力量强化抗阻训练[26]。冷疗中的冷敷包、冰块或冷冻疗法（cryotherapy）是活动性关节炎患者首选。急性关节炎应避免表面热疗，因为它可增加局部胶原酶活性，加速关节破坏。热疗一般包括热敷包、石蜡浴（图 41-1）、干热疗法或水疗。有证据表明，热疗对手 RA 患者有益，包括 RA 患者在参与运动前使用石蜡疗法来减轻疼痛[27]。使用夜间手部定位夹板可以减轻疼痛，同时可以改善 RA 患者捏力、握力[3]。虽然没有证据表明夹板固定可以防止手部畸形，但保持 MCP 稳定训练计划有助于防止或减缓手部畸形的发展[15]。手部严重受累的患者需要使用组合式手柄来增加灵活性并减少过度用力（图 41-5）。万能袖带也可用于协助患者日常生活活动（图 41-2）。

髋类风湿关节炎

RA 患者大约 50% 可出现髋关节受累[28]。髋关节滑膜炎可引起放射至腹股沟的疼痛，而股骨大转子滑囊炎可表现为大腿外侧疼痛，并放射至臀部、大腿前、膝盖或腰背部。5% 的 RA 患者出现髋臼突出或股骨头塌陷变形，严重者髋臼向内膨出进入盆腔[4]。髋关节积液、关节滑膜囊肿和关节损伤的早期发现有助于减少内旋的发生。

在急性炎症期间，髋关节应保持在至少 45° 外展且不能屈曲的功能位[29]。ROM 与牵伸技术可以解决紧绷的内旋肌和外旋肌、伸肌、外展肌和阔筋膜张肌。同时可以结合髋关节外展肌和伸肌进行等长强化训练。疾病急性期应避免使用深层热透超声治疗，因为它会使关节温度升高，加重现有的炎症。辅助装置用于保持独立性和自理能力。在健侧正确使用手杖可以减少 50% 的髋关节负荷[29]。注射皮质类固醇治疗可缓解股骨大转子滑囊炎。当疾病仅局限于滑膜时，可行滑膜切除术。保守治疗无效的患者考虑进行全髋关节置换术，以缓解疼痛并恢复关节 ROM。

膝类风湿关节炎

对称性膝关节受累很常见，可导致股四头肌萎缩、髌骨受力增加。膝关节内压力增加，迫使滑液挤进腘间隙，形成腘窝囊肿（贝克囊肿）。还可能出现全膝关节伸展受限。膝关节屈曲挛缩，周围韧带和肌腱的受累可导致关节不稳定以及内外翻畸形。

膝关节休息应当在完全伸展功能位进行，以避免屈曲挛缩，至少每天进行一次温和的 ROM 训练[29]。定期腘绳肌牵伸很重要。关节急性炎症期，可以通过等长收缩运动来增强股四头肌力量，在疾病低活动期，则可采用轻度等张收缩运动来增强股四头肌力量。有证据表明，与不进行干预相比，水疗或水中运动治疗更能帮助减轻疼痛并改善其整体健康状况[30]。水疗的好处包括利用水的浮力和阻力改善功能和肌力。冷疗适用于 RA 急性期治疗，而热疗适用于亚急性和慢性期。膝关节矫形器或支架可用于帮助控制水肿、韧带不稳定、明显的股四头肌无力或反屈。关节内注射皮质类固醇治疗膝关节疼痛是一种常见的方法。如果保守治疗无效，可尝试滑膜切除术。尽管全膝关节置换术已被证明是减少膝关节疼痛和改善身体功能最成功的干预手段，但手术后并发症仍可继发于软组织愈合不良和术前严重的关节畸形[31]。

足、踝类风湿关节炎

足、踝 RA 可导致疼痛、关节畸形、抗痛步态、ADL 的执行困难。RA 患者可出现扁平足外翻畸形，导致胫神经受到牵拉或卡压，从而出现跗管综合征。疼痛性拇外翻畸形与跖骨头半脱位和锤状趾畸形可同时发生。覆盖在骨突处或跟腱上的类风湿结节会与鞋子产生摩擦并刺激皮肤。使患者继发跟骨骨刺、跟骨后滑囊炎或跟骨浅表滑囊炎。RA 还可出现足底筋膜炎和腱鞘炎。

急性炎症时，双足关节应保持中立位休息。踝关节的被动与主动 ROM 牵伸有利于改善跟腱和跖趾关节（metatarsal phalangeal joints，MTP）及指间关节（interphalangeal joints，IP）的挛缩。有证据表明，水疗可减轻疼痛，改善功能和与健康相关的生活质量[32]。热疗法，包括冷/热交替浴和石蜡浴，可以结合其他疗法局部或全身应用。对于疼痛性跖骨头半脱位、拇外翻畸形、锤状趾畸形患者，配置具有超深脚趾鞋笼、牢固鞋跟、系带式鞋面和定制模型衬垫的合适的鞋是必不可少的。足底筋膜炎患者可注射皮质类固醇和使用夜间夹板进行治疗。注射皮质类固醇相关的风险包括肌腱断裂、脂肪垫坏死和骨坏死。角化过度组织或锤状趾、类风湿结节和跖骨半脱位的硬痂需进行清创。对于晚期疾病，可选择踝关节融合术或全踝关节置换术。后足融合限制了足的侧向活动，使其在不平坦的地面上行走困难。前足畸形患者可选择手术治疗拇趾外翻或锤状趾畸形。

颈椎类风湿关节炎

RA 中最常见的脊柱受累为寰枢椎（atlantoaxial，AA）半脱位，如果成人寰齿间隔（atlantodental interval，ADI）或寰椎前弓与枢椎齿间的水平距离超过 3 mm 或儿童超过 4 mm，则认为存在这种半脱位情况[33]。这种情况常继发于炎性血管翳形成、韧带破坏和骨软化。当患者低头后，可能出现难以将头部抬高恢复至中立位的情况。寰枢椎不稳可引起继发于脊髓病变的疼痛和进行性神经损伤。这些患者需进行寰枢关节复位固定术。

RA 患者，包括无颈椎受累者，应在接受全身麻醉前进行术前颈椎屈伸 X 光片检查，以确保颈椎的稳定性[15]。对于 AA 半脱位的 RA 患者，应密切监测脊髓损伤体征，如疼痛、感觉异常和神经系统症状，并通过神经外科会诊进行早期干预，以防止神经系统更具破坏性的损害。

骨关节炎

骨关节炎（osteoarthritis，OA）是最常见的关节炎。OA 可以发生在任何关节，但最常见的是膝、髋、手、足和脊柱关节[34]。OA 常伴有的症状表现为疼痛、肌无力、关节活动受限、ADL 与功能活动障碍。这些症状会限制患者日常活动能力，如爬楼梯、散步和做家务[35]。OA 是老年患者最常见的致残因素[36]。

关节生物力学改变或异常会增加关节易损性和 OA 的发生率。生物力学改变可由关节表面异常、关节发育不良、关节不稳定或排列异常、关节神经支配（本体感觉）紊乱、韧带和肌肉问题、肌力和耐力下降等引起[37]。OA 患者全面的康复治疗方案应包括缓解疼痛、维持和改善关节活动、防止关节损伤、减少身体残疾和提高生活质量，并教育患者正确认识与管理疾病[38]。

髋和膝骨关节炎

OA 累及下肢负重关节时可引起明显疼痛、活动受限和功能受损。疼痛和肌无力可导致步态异常。抗痛步态（跛行）是一种异常步态模式，表现为疼痛肢体站立时间缩短，对侧肢体步幅缩短，双肢支撑时间增加。抑郁和焦虑会影响个人疼痛感受及其疼痛、乏力、身体机能受损的应对能力[37]。此外，因为害怕引起疼痛，患者会试图避免运动和活动，从而导致肌肉萎缩、疼痛加重、活动减少、全身功能下降和整体健康状况欠佳。

初步评估、个体化治疗和综合护理是髋和膝 OA 的最佳处理方法[36]。在最初，避免过重的关节负荷和造成疼痛的运动，以及减少不良反应的相对休息是有帮助的，但不建议 OA 患者绝对卧床休息和制动。物理治疗中的运动疗法是治疗 OA 最有效的干预措施之一。应考察患者参与意愿或参与能力方面的障碍，以提高其依从性和优化治疗反应。

鼓励患者经常锻炼，包括有规律的低强度心血管有氧运动、肌力强化、ROM 或柔韧性训练[38,39]。运动可用于预防 OA 发生或治疗已确诊的 OA 患者。

OA 患者通常伴有 ROM 受限。髋关节内旋受限是最早的体征，其次是外展和屈曲受限。膝关节也会伴有末端伸展和屈曲受限。对于任何 ROM 受限，评估和治疗受累关节上、下和对侧关节也很重要。柔韧性训练从 ROM 范围内的温和运动开始，以防止损伤。牵伸是为了增加 ROM。应该指导患者进行适度（缓慢、温和、持续）的牵伸，避免突然、急速、或冲击式牵伸[37]。

股四头肌在 OA 中很重要。股四头肌无力是下肢功能受限和残疾的一个预测指标[40]。它与女性膝关节疼痛加重和膝关节间隙狭窄的风险增加有关[41,42]。增强股四头肌力量是治疗目标之一，可以通过等长或等张运动来完成。等张和闭链运动时可进行较大的抗阻和强化训练，但是运动应该在无痛范围内进行。有目标的从等长运动开始逐步到等张运动和功能锻炼是很有必要的[37]。

建议 OA 患者进行最小量的心血管有氧运动，包括步行、骑自行车或水疗。这个运动可以作为正式物理治疗方案的开始，目标是把它作为长期家庭锻炼计划的一部分持续进行，每天至少 30 min 的适度运动。如果由于症状而不能忍受陆地运动，可以考虑水疗。水可以减少髋和膝关节的负重以及关节的负荷力，提高运动耐受性和参与能力，从而有利于代谢综合征的管理，改善肌肉功能，改善 OA 指数[43]。为促进患者依从性，在制定运动方案时应该考虑其偏好。运动应该在个人可以忍受的范围内进行。当开始一项运动计划时，最初的指导是必需的，12 次或更多的指导更有效[36]。关于运动对髋和膝 OA 患者的影响研究显示，运动能改善疼痛和提高身体机能，运动还可以提高膝 OA 患者生活质量[44,45]。不推荐下肢关节炎患者进行高强度有氧训练，包括在陆地上跑步和慢跑，因为它们涉及反复的关节运动和负荷，对日常活动中改善力量和功能的作用有限[4]。

热疗法和冷冻疗法广泛应用于 OA 患者的治疗，在现有的指南中也经常被推荐，然而，其疗效的支持证据有限[38]。热疗法可以使用水疗、水敷包或蜡疗。热可以改善肌肉和肌腱的柔韧性，提高伸展性，促进放松，并缓解疼痛[37]。冰按摩和冷敷包可以改善 ROM 和功能，增强膝关节力量以及消肿，但不会明显缓解疼痛[46]。临床上 TENS 可为膝 OA 患者显著缓解疼痛提供 2-4 周的短期疗效[38]。医学文献显示，一般不支持 OA 患者使用电刺激、离子导入或超声治疗。

膝 OA 的矫形器包括外翻可卸载矫形支具和外侧楔形鞋垫，可用来治疗最常见的有症状的内侧间室膝 OA。下肢 OA 矫形器可为关节提供支持和稳定性，同时缓解疼痛及防止进一步关节损伤。OA 内侧间室护膝是一个外翻力作用于内侧关节面的三点系统，可以减轻膝关节内侧负荷[37]。与对照组相比，外侧楔形鞋垫治疗内侧膝 OA 与减少 NSAID 的使用和改善治疗依从性相关[47]。目前有限的证据表明支具和外侧楔鞋垫对膝 OA 有帮助[48]。

包含手杖和助行器在内的辅助器具可以用来辅助下肢关节。单侧病变患者在健侧使用手杖，双侧病变患者首选助行器（图 41-4）。物理治疗师或作业治疗师对助行器的使用进行评估和指导非常重要，将设备调整到合适的高度以确保患者最合理地使用设备，从而避免上肢超负荷使用。膝和髋 OA 患者，如果下肢 ROM 受限，影响到下肢辅助器具穿戴、洗澡或居家安全等活动，则需要通过作业治疗来改善。作业疗法可指导患者正确使用辅助设备，包括长柄取物器、穿袜辅助器、长柄鞋拔和弹性鞋带（图 41-6），以最大限度地提高患者的穿戴功能和独立性。作业治疗师可以推荐安全有益的家庭改造和耐用的医疗设备，包括高位马桶座、浴室和楼梯扶手、沐浴坐凳或步入式淋浴室和淋浴椅（图 41-7）。

如果无创性方法不能充分控制症状，可以考虑微创手术治疗，如引流积液、注射类固醇和利多卡因或粘胶补充剂。在患者保守治疗无效的情况下，可以考虑手术治疗，包括关节置换术和关节融合术。

髋和膝 OA 的健康教育至关重要。OA 与肥胖有关，减肥有助于预防 OA 和缓解症状。有效的减肥干预措施包括饮食调整、锻炼计划、行为强化、体重维持计划、减肥支持团队和医生支持[37]。膝 OA 肥胖患者 20 周疗程内体重减轻 > 5%（每周减轻 > 0.25%），其肢体功能障碍将得到显著改善[49]。物理治疗师和作业治疗师可以提供进一步指导，包括运动调整和关节保护策略。关节炎基金会是一个非营利性组织，可以为公众、患者及其护理人员提供重要的教育资源。该组织通过健康教育和社区项目提供支持来帮助个人提高生活质量。

肩骨关节炎

肩 OA 常伴有肩痛、ROM 受限和肌无力。通常有典型的外旋和外展功能丧失。在 ROM 极限幅度下疼痛更严重。主动和被动 ROM 均可出现受限。也可能出现肩锁（acromioclavicular，AC）关节受累。肩部的退行性改变、异常生物力学和反复的肩上举，与其他的肩部病变有关，包括肩峰下撞击综合征、慢性局部损伤和肩袖撕裂。肩 OA 和其他肩关节退行性病变可导致上肢力量、耐力和柔韧性的损害。上举、内旋和外旋的能力受限影响日常生活，包括梳头、刷牙、穿上半身衣服和举手拿头顶上方物品[50]。

康复治疗方案的目的在于改善疼痛，维持和恢复功能。应在病程早期实施治疗，以避免由于疼痛影响关节活动导致失用性肌肉萎缩和严重的 ROM 受限。在急性期，应尽量避免症状加重的活动，保持适度休息状态。目的是减少疼痛和炎症。多种方式包括超声治疗和离子导入都可以用来帮助缓解疼痛。康复治疗方案的目的在于稳定和加强肩部肌肉组织，重建无疼痛的肩肱 ROM 和延缓上肢肌肉萎缩。指导物理或作业治疗的重点是改善上肢 ROM 和本体感觉，加强肩袖和肩胛骨稳定性，调节整个上肢的动力链[51]。

对于无创治疗后仍有明显症状的患者，可选择注射治疗。采用关节周围注射治疗肩峰下滑囊炎和肩袖损伤，关节内注射治疗盂肱关节炎和 AC 关节炎，可以改善疼痛，增强其功能。如果保守治疗方案无效，则需要手术治疗，包括关节清创术或肩关节成形术[50]。

手骨关节炎

OA 可累及手部 PIP、DIP、CMC 关节。PIP 关节可见 Bouchard 结节，DIP 关节可见 Heberden 结节。第一 CMC 关节是拇指 OA 的主要关节，因为这个关节是拇指活动的主要部位。休息时固定这个关节可以改善疼痛症状，不影响功能活动。拇指矫形治疗可用于稳定第一掌骨底部，抑制 CMC 关节在握捏活动时的运动。针对这种情况的矫形治疗包括定制长对掌腕手矫形器（wrist hand orthoses，WHO）、拇指人字形 WHO、定制的热塑造型短对掌腕手矫形器和带有 CMC 运动抗阻的软氯丁橡胶衬垫手矫形器（图41-2）。在拇指外展位进行 IP 运动时，这些夹板都能稳定 CMC 关节。矫形治疗是减少疼痛和维持功能的有效选择[52]。据报道，相比更为传统的用于稳定和避免手腕和 MCP 活动的长对掌 WHO，短对掌矫形器能够帮助手腕和 MCP 活动，更能减缓疼痛。一项研究对定制热塑性短对手夹板和定制氯丁橡胶短对手夹板进行比较，发现两者都能显著缓解疼痛、控制半

脱位和改善 ADL。相对于定制的硬质夹板，患者更倾向于使用柔软的氯丁橡胶夹板，当进行更多的运动时，他们感觉能提供更大的支持和疼痛缓解，使用更柔软舒适[53]。

手 OA 的康复通常包含使用作业疗法来辅助治疗手 OA 相关的疼痛、无力和残疾。治疗师可以指导并培训患者使用适应性辅助装置。这些装置可以提高握力或灵活性活动的独立能力，包括开罐、扣纽扣和拿餐具（图 41-5，图 41-6）。人体工程学改造技术有助于在工作和家庭环境中尽量减少上肢过度使用造成的伤害[37]。家庭改造比如推荐将门把手换成扶杆。其他治疗方法比如石蜡浴、冷/热交替浴和冰按摩也能缓解症状。关节内注射治疗有助于减少急性关节炎症和改善疼痛，对保守治疗无效的患者，则需要关节固定术来干预[54]。

足骨关节炎

OA 患者常伴有足部问题，表现为拇外翻、拇僵直、跖骨头老茧等第一 MTP 关节受累[4]。教育方面，穿合适的鞋，有助于预防继发性并发症，如疼痛、皮肤破裂、畸形诱发伤口、周围血管疾病或糖尿病等疾病导致的感觉异常和愈合不良。改良鞋包括用于锤状趾的高趾笼鞋，用于拇囊炎或拇外翻的宽趾笼鞋，或用于矫正畸形的软趾笼鞋[55]。

第一 MTP 受累患者足部疼痛和功能的改善与鞋类的干预措施相关。摇臂底鞋（rocker-sole shoes）可以使重心在站立位的脚移动更平稳，减少前足关节的负荷，减少第一 MTP 背侧屈。摇臂底鞋使用报告结果显示患者疼痛和功能可以得到改善[56]。如果保守治疗无效，可以考虑关节内注射治疗或手术治疗。

脊柱关节炎

脊椎关节炎由一组疾病组成，包括强直性脊柱炎（ankylosing spondylitis，AS）、反应性关节炎、银屑病关节炎、炎症性肠病相关关节炎、未分化脊柱关节炎等。这些疾病常累及中轴骨骼、附着点病变和出现关节外病变。许多患者因脊柱活动能力丧失和肺功能下降而致残。尽管有效的治疗方法包括 NSAID、DMARD 和抑制 TNF 的药物，但一些康复干预措施也已经被用来减轻疼痛，促进功能独立并维持关节姿势协调与稳定[4]。

AS 是最常见的血清阴性脊柱关节炎。骶髂关节炎是 AS 的标志，它与腰椎前凸减少、胸椎后凸增加和颈项强直有关。Schober 试验用于检测腰椎前屈和过伸的局限性。站立位，在双侧髂嵴下 5 cm 连线中点与双侧髂嵴上 10 cm 连线中点画一条线。向前弯曲，这条线应该增加超过 5 cm 达到 20 cm 或更多。任何小于 5 cm 的增加都被认为是受限的（图 41-8）。一旦胸椎受累，包括肋椎关节、肋胸关节、柄胸关节和胸锁关节，也会继发肋软骨关节强直发生呼吸受限和胸部扩张受限导致限制性肺病。最大吸气后正常的胸部扩张在乳头线处测量为 7 ~ 8 cm[15]。在 AS 患者中，如果胸部扩张小于 7 ~ 8 cm，就有发展为限制性肺病的风险。一旦出现这种肺部病变，胸部扩张就会减少，患者就有发生横膈呼吸的危险。

鼓励患者保持适当的姿势，俯卧位睡姿，使用硬床垫防止脊柱屈曲挛缩[15]。2008 年 Cochrane 所著综述和随后 2012 年更新的物理治疗干预对疼痛、僵硬、脊柱活动和身体功能的影响得出的结论是：居家锻炼或有指导的锻炼优于完全不干预，有指导的群体物理治疗优于居家锻炼[57,58]。其他治疗措施旨在通过拉伸运动和游泳进行全身有氧运动来增加脊柱灵活性。2009 年的一项随机对照研究表明，游泳和步行可增加 AS 患者的机体功能，提升生活质量和提高肺功能[59]。医生亦鼓励患者进行深呼吸练习，以保持胸腔扩张，并采取适当的戒烟措施。使用长柄取物

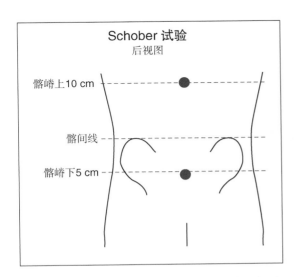

图 41-8 Schober 试验 [From Cuccurullo, S. J. (Ed.): (2019). *Physical Medicine and Rehabilitation Board Review*, Fourth Edition. New York, NY: Demos Medical Publishing, an imprint of Springer Publishing Company.]

器和鞋拔等辅助器具有助于颈部和脊柱活动受限患者的 ADL（图 41-6）。

透视引导下关节内注射皮质类固醇治疗骶髂关节炎安全、快速和有效[60]。对于晚期疾病患者，外科手术如全髋关节置换术或髋关节表面置换术，可明显缓解疼痛、恢复功能和活动能力[57]。脊柱截骨术治疗可以通过恢复平衡和水平视力解决后凸畸形，虽然它伴随着严重的风险，但可以提供极好的功能效果[57]。

必须告知患者颈椎骨折和随后发生脊髓损伤（spinal cord injury，SCI）的风险，因为 AS 患者发生 SCI 的可能性是正常人的 11.4 倍[4]，所以要留意预防跌倒、避免冲撞型运动和适当家庭环境改造，以最大限度地降低风险。

系统性红斑狼疮

系统性红斑狼疮（systemic lupus erythematous，SLE）是一种自身免疫慢性炎症性疾病。在 SLE 中，关节炎症与疼痛通常累及较小的外周关节（手指、手腕、肘部、脚趾、脚踝、膝盖），并伴有广泛的全身症状，包括疲劳、抑郁和耐力下降。

手的畸形继发于韧带松弛伴有 MCP 关节尺侧半脱位和拇指在 IP 关节的过伸（Jaccoud 关节炎）。滑膜炎可导致关节疼痛和肿胀。骨坏死可发生在 MCP 前端或其他关节，包括肩、髋关节和膝关节。肌炎或肌病，可累及肌肉，伴有近端肌肉收缩和运动抑制、肌无力、肌肉疼痛或易疲劳。SLE 与早期动脉粥样硬化、高凝状态、血管炎和疾病的继发性并发症有关，包括视力丧失、间质性肺病、心肌梗死、肾衰竭和中风[61]。当开始一个全面的康复治疗方案时，还应考虑关节外表现。

严重的新发 SLE 或严重的全身急性发作患者，需要卧床休息数天。一般来说，用夹板固定急性或亚急性炎症关节进行局部休息可以帮助减轻疼痛，最大限度地减少因绝对卧床休息引起相关的全身功能退化和肌肉萎缩。SLE 患者可能会出现疲劳、肌无力、睡眠 - 觉醒周期中断、认知困难、迟钝和抑郁症，并伴有明显的功能障碍和残疾[62,63]。疲劳、退行性病变和残疾可以通过康复干预得到改善。运动可以成为 SLE 患者疲劳康复管理的重要组成部分。指导患者按心血管运动分级进行运动尤其重要，其中包括骑自行车、散步、间歇训练和有氧运动。有助于改善耐

力、有氧能力、增强抗疲劳能力、提高身体机能、提升生活质量和增加抗抑郁能力[64]。

如果出现水肿，可穿压力衣治疗水肿。疼痛控制方式包括热疗、冷疗、TENS、针灸或穴位按摩。作业治疗师或手功能治疗师的介入有助于手功能受损的SLE患者进行ADL。肌肉牵伸训练可以帮助预防畸形。矫形器可以用来减少关节半脱位，稳定关节，防止进一步挛缩。在健侧使用手杖等辅助设备可减轻缺血性坏死时髋关节和膝关节的负荷。SLE患者可以采用注射类固醇治疗。如果骨坏死保守治疗无效，可以选择关节置换术。

SLE患者很容易疲劳，采用健康宣教包括保持体力和努力改善睡眠-觉醒周期对疲劳管理非常有帮助。保持关节功能位对减少挛缩有重大意义。言语治疗可以作为另外一种教育策略用来增强记忆。家庭教育和支持团队的利用可以提高患者对治疗方案的依从性[4]。

幼年型特发性关节炎

儿童和青少年患有关节炎会对他们的日常活动有重大影响。幼年特发性关节炎（juvenile idiopathic arthritis，JIA）是一种病因不明的关节炎，包括一系列异质性疾病。这些疾病可导致骨量减少/骨质疏松、关节间隙狭窄、软骨磨损、骨侵蚀、关节内骨强直、生长障碍、关节半脱位、软组织肿胀、滑膜增厚和积液。关节外表现包括皮疹、心包积液、有氧能力下降、虹膜炎和失明。

儿童有发生颈椎僵硬、脊柱屈曲挛缩、融合和伸展功能丧失的风险[65]。可能发生肩部活动受限，肘部和手腕屈曲挛缩，以及手的小关节受累[66]。患者成年后可能会出现急性下肢肌肉痉挛，髋关节迅速形成屈曲挛缩，膝外翻畸形，腿长不一致导致骨盆倾斜和脊柱侧凸[67]。在口腔和颌部，可能累及下颌头和颞颌关节（temporomandibular joint，TMJ），张嘴受限和小颌畸形[68]。术前需要用动态X线片评估TMJ和颈椎ROM受限情况。

不建议制动，应鼓励持续性活动，但急性炎症期冲撞型运动除外。应教育患者及其家属在夜间休息采用正确的体位，使用一个薄枕头，以防止颈部挛缩，并定期俯卧以保持髋部伸展[4]。运动包括物理和作业治疗，都旨在控制疼痛和强化肌肉骨骼功能，以维持和提高灵活性、平衡、力量和生活质量[69]。为了防止关节挛缩，应进行ROM牵伸训练。与健康的同龄人相比，JIA患者的心肺运动能力较低，有证据表明ROM运动和定期有氧运动的结合可以改善心肺能力[70]。

矫形器可用于防止挛缩和改善ROM。对于手腕屈曲挛缩，可以使用夜间静态夹板或石膏夹板。如果PIP受累，可使用手和手腕的静态夹板。然而，这种类型的夹板是被动的，不适合功能性活动[4]（图41-2）。如果IP关节出现挛缩，可在白天使用动态支架夹板。急性肘关节损伤可使用可调铰链夹板。对于严重损伤的膝关节，夜间在膝后部使用静态夹板有助于防止挛缩。如果需要矫正的长度大于3/8英寸，则应该用鞋垫或组合鞋垫来处理和矫正腿长差异[4]。一个倾斜的桌面有助于保持理想的脊柱姿势，减少颈部疼痛。

关节内注射皮质类固醇最常用于寡关节型JIA关节炎，也可用于JIA的其他亚型的急性炎症期[71]。保守治疗无效者，可采用外科手术治疗，其中包括关节表面置换、畸形关节置换术、滑膜切除术、葡萄膜炎矫正术、肢体长度差异手术、肢体和下颌骨截骨术。

其他创新技术与治疗新方法

与各种风湿病相关的关节疼痛，僵硬，肌肉疼痛，乏力，疲劳和抑郁，通常会导致活动水平下降、运动参与度降低以及步态和平衡问题。早期诊断、管理和治疗有助于减少风湿病的症状。适当帮助促进和保持有规律的体育活动有重要意义。

除了传统的康复治疗外，其他的锻炼方式也会有好处。例如，太极拳使用缓慢而有控制的身体动作，包括姿势和力量，以达到平衡的状态[72]。一些研究已经证明了太极的益处，包括改善平衡和动态稳定性，增加力量，提高ADL能力以及全面改善心理健康[73]。瑜伽专注于使用呼吸、身体姿势和冥想来改善平衡和力量，它可能也有助于减少疼痛。研究表明，特别是OA患者在参加瑜伽运动后，膝盖疼痛有所减轻[73]。

使用各种技术可以改善步态和平衡，以防止继发性并发症如受伤和跌倒等。越来越多的研究工作集中在使用可穿戴传感器和环境传感器上，用于早期检测老年人和慢性病患者的功能障碍和残疾[74]。这些可穿戴传感器可能以腕带和鞋垫的形式提供振动反馈，以提高定位意识、改善步态和平衡以及防止跌倒[75,76]。

使用电脑和游戏技术进行锻炼可以为老年人提供经济有效的、以家庭为基础的干预，以解决平衡、运动技能和身体健康问题[72]。虚拟现实和机器人设备创建模拟环境，为用户提供视觉和触觉反馈和策略，以改善运动。科学技术的进一步发展为未来提供了治疗的选择。

另一种新兴的 OA 治疗方法是使用改良鞋来改善 OA 患者继发膝关节疼痛的功能。一项正在进行的临床试验研究详细说明这类鞋可以促进运动和改善异常生物力学，从而减少骨关节炎引起的膝关节疼痛。这种以家庭为基础的方案将被评估为一种保守的选择，可以补充和（或）替代疼痛性膝关节 OA 的传统治疗方式。继续进行的这个临床试验将决定这种治疗方法的有效性[77]。

医学和技术的进一步发展有望继续将风湿病导致的残疾降到最低。目的是让人们保持活动和功能，以努力防止肌肉萎缩、退化和其他行动不便导致的并发症。

结论

风湿病患者受益于多学科方法的治疗，包括医疗和康复团队的协调性护理。成功的康复计划是个性化的，需要对医疗和患者功能状态进行临床评估。康复的目标是减轻疼痛、预防关节畸形和最大限度地发挥功能，从而提高生活质量。在药物治疗的同时，推荐的康复干预措施包括休息、锻炼、物理治疗技术、矫形器、适应性辅助设备以及关节注射。在治疗过程中，对患者进行教育和提供持续的支持是非常重要的，以获得最佳的治疗效果。

Full references for this chapter can be found on ExpertConsult.com.

参考文献

1. Upchurch K, Kay J: Evolution of treatment for rheumatoid arthritis, *Rheumatology* 51(6):vi28–vi36, 2012.
2. Sokka T, Envalds M, Pincus T, et al.: Treatment of rheumatoid arthritis: a global perspective on the use of antirheumatic drugs, *Mod Rheumatol* 18(3):228–239, 2008.
3. Silva AC, Jones A, Silva PG, et al.: Effectiveness of a night-time hand positioning splint in rheumatoid arthritis: a randomized controlled trial, *J Rehabil Med* 40(9):749–754, 2008.
4. Joe GO, Hicks JE, Gerber LH, et al.: Rehabilitation of the patient with rheumatic diseases. In Frontera WR, DeLisa JA, Gans BM, et al.: *Physical medicine and rehabilitation: principles and practice*, ed 5, vol. I. Philadelphia, 2010, Lippincott Williams & Wilkins Health, pp 1034–1065.
5. Topp R, Ditmyer M, King K, et al.: The effect of bed rest and potential of prehabilitation on patients in the intensive care unit, *AACN Clinical Issues* 13(2):263–276, 2002.
6. Anwer S, Alghadir A: Effect of isometric quadriceps exercise on muscle strength, pain, and function in patients with knee osteoarthritis: a randomized controlled study, *J Phys Ther Sci* 26(5):745–748, 2014.
7. Ekdahl C, Broman G: Muscle strength, endurance, and aerobic capacity in rheumatoid arthritis: a comparative study with healthy subjects, *Ann Rheum Dis* 51(1):35–40, 1992.
8. Strasser B, Leeb G, Strehblow C, et al.: The effects of strength and endurance training in patients with rheumatoid arthritis, *Clin Rheumatol* 30(5):623–632, 2011.
9. Wang T, Belza B, Thompson E, et al.: Effects of aquatic exercise on flexibility, strength and aerobic fitness in adults with osteoarthritis of the hip or knee, *J Adv Nurs* 57(2):141–152, 2007.
10. Oosterveld F, Rasker J: Treating arthritis with locally applied heat or cold, *Semin Arthritis Rheum* 24(2):82–90, 1994.
11. Price R, Lehmann J, Boswell-Bessette S, et al.: Influence of cryotherapy on spasticity at the human ankle, *Arch Phys Med Rehabil* 74(3):300–304, 1993.
12. Stenger AA, vanLeeuwen MA, Houtman PM, et al.: Early effective suppression of inflammation in rheumatoid arthritis reduces radiologic progression, *Br J Radiol* 37:1157–1163, 1998.
13. Maarse W, Watts A, Bain G, et al.: Medium-term outcome following intra-articular corticosteroid injection in first cmc joint arthritis using fluoroscopy, *Hand Surg* 14(2n03):99–104, 2009.
14. Scholten C, Brodowicz T, Graninger W, et al.: Persistent functional and social benefit 5 years after a multidisciplinary arthritis training program, *Arch Phys Med Rehabil* 80(10):1282–1287, 1999.
15. Nucatola TR, Freeman ED, Brown DP, et al.: Rheumatology. In Cuccurullo SJ, editor: *Physical medicine and rehabilitation board review*, ed 3, New York, 2015, Demos Medical, pp 101–147.
16. Page P, Labbe A: Adhesive capsulitis: use the evidence to integrate your interventions, *N Am J Sports Phys Ther* 5(4):266–273, 2010.
17. D'Orsi GM, Via AG, Frizziero A, et al.: Treatment of adhesive capsulitis: a review, *Muscles Ligaments Tendons J* 2(2):70–78, 2012.
18. Lehtinen JT, Kaarela K, Ikavalko M, et al.: Incidence of elbow involvement in rheumatoid arthritis. A 15 year endpoint study, *J Rheumatol* 28(1):70–74, 2001.
19. Ochi K, Ikari K, Momohara S, et al.: Attrition rupture of ulnar nerve in an elbow of a patient with rheumatoid arthritis, *J Rheumatol* 41(10):2085, 2014.
20. Johnson GW, Cadwaller K, Scheffel SB, et al.: Treatment of lateral epicondylitis, *Am Fam Physician* 76:843–853, 2007.
21. Bisset L, Paungmali A, Vicenzino B, et al.: A systematic review and meta-analysis of clinical trials on physical interventions for lateral epicondylalgia, *Br J Sports Med* 39:411–422, 2005.
22. Dyer G, Blazar PE: Rheumatoid elbow, *Hand Clin* 27(1):43–48, 2011.
23. Cooney JK, Law R, Matschke V, et al.: Benefits of exercise in rheumatoid arthritis, *J Aging Res* 14, 2011. Article ID: 681640.
24. Hirvonen HE, Mikkelsson MK, Kautiainen H, et al.: Effectiveness of different cryotherapies on pain and disease activity in active rheumatoid arthritis. A randomized single blinded controlled trial, *Clin Exp Rheumatol* 24:295–301, 2006.
25. Egan M, Brosseau L, Farmer M, et al.: Splints and orthosis for treating rheumatoid arthritis, *Cochrane Database Syst Rev* 4:2001.
26. Lamb SE, Williamson EM, Heine PJ, et al.: Exercises to improve function of the rheumatoid hand (sarah): a randomised controlled trial, 385(9966):421–429, 2014.
27. Ayling J, Marks R: Efficacy of paraffin wax baths for rheumatoid arthritic hands, *Physiotherapy J* 86(4):190–201, 2000.
28. Duthie RB, Harris CM: A radiographic and clinical survey of the hip

joint in sero-positive arthritis, *Acta Orthop Scand* 40:346–364, 1969.

29. Kavuncu V, Evcik D: Physiotherapy in rheumatoid arthritis, *MedGenMed* 6(2):3, 2004.

30. Al-Qubaeissy KY, Fatoye FA, Goowin PC, et al.: The effectiveness of hydrotherapy in the management of rheumatoid arthritis: as systematic review, *Musculoskeletal Care* 11(1):3–18, 2012.

31. Lee JK, Choi CH: Total knee arthroplasty in rheumatoid arthritis, *Knee Surg Relat Res* 24(1):1–6, 2012.

32. Anain JM, Bojrab AR, Rhinehart FC, et al.: Conservative treatments for rheumatoid arthritis in the foot and ankle, *Clin Podiatr Med Surg* 27:193–207, 2010.

33. Heary RF, Yanni DS, Halim AY, et al.: Rheumatoid arthritis. In Benzel EC, Steinmetz MP, editors: *Benzel's spine surgery: techniques, complication avoidance, and management*, ed 4, Philadelphia, 2017, Elsevier, pp 843–859.

34. Woolf AD, Pfleger B: Burden of major musculoskeletal conditions, *Bull World Health Organ* 81:646–656, 2003.

35. Bijlsma JW, Berenbaum F, Lafeber FP, et al.: Osteoarthritis: an update with relevance for clinical practice, *Lancet* 377:2115–2126, 2011.

36. Fernandes L, Hagen KB, Bijlsma JWJ, et al.: EULAR recommendations for the non-pharmacological core management of hip and knee osteoarthritis, *Ann Rheum Dis* 72:1125–1135, 2013.

37. Stitik TP, Kim JH, Stiskal D, et al.: Osteoarthritis. In ed 5, Frontera WR, DeLisa JA, Gans BM, et al.: *Physical medicine and rehabilitation: principles and practice*, vol. I. Philadelphia, 2010, Lippincott Williams & Wilkins Health, pp 782–809.

38. Zhang W, Moskowitz RW, Nuki G, et al.: OARSI recommendations for the management of hip and knee osteoarthritis, Part II: OARSI evidence-based, expert consensus guidelines, *Osteoarthritis Cartilage* 16:137–162, 2008.

39. Zhang W, Nuki G, Moskowitz RW, et al.: OARSI recommendations for the management of hip and knee osteoarthritis Part III: changes in evidence following systematic cumulative update of research published through January 2009, *Osteoarthritis Cartilage* 18:476–499, 2010.

40. McAlindon TE, Cooper C, Kirwan JR, et al.: Determinants of disability in osteoarthritis of the knee, *Ann Rheum Dis* 52(4):258–262, 1993.

41. Segal NA, Glass NA, Torner J, et al.: Quadriceps weakness predicts risk for knee joint space narrowing in women in the MOST cohortOsteoarthritis and Cartilage, 18(6):769–775, 2010.

42. Glass NA, Torner JC, Frey Law LA, et al.: The relationship between quadriceps muscle weakness and worsening of knee pain in the MOST cohort: a 5-year longitudinal study, *Osteoarthritis Cartilage* 21(9):1154–1159, 2013.

43. Ha GC, Yoon JR, Yoo CG, et al.: Effects of 12-week aquatic exercise on cardiorespiratory fitness, knee isokinetic function, and Western Ontario and McMaster University osteoarthritis index in patients with knee osteoarthritis women, *J Exerc Rehabil* 14(5):870–876, 2018.

44. FransenM, McConnell S, Harmer AR, et al.: Exercise for osteoarthritis of the knee, *Cochrane Database Syst Rev* 1:CD004376, 2015.

45. Fransen M, McConnell S, Hernandez-Molina G, et al.: Exercise for osteoarthritis of the hip, *Cochrane Database Syst Rev* (4), 2014. Art. No.: CD007912.

46. Brosseau L, Yonge KA, Robinson V, et al.: Thermotherapy for treatment of osteoarthritis, *Cochrane Database Syst Rev* 4:CD004522, 2003.

47. Pham T, Maillefert JF, Hudry C, et al.: Laterally elevated wedged insoles in the treatment of medial knee osteoarthritis. A two-year prospective randomized controlled study, *Osteoarthritis Cartilage* 12:46–55, 2004.

48. Brouwer RW, Jakma TS, Verhagen AP, et al.: Braces and orthoses for treating osteoarthritis of the knee, *Cochrane Database Syst Rev* (1)CD004020, 2005.

49. Christensen R, Bartels EM, Astrup A, et al.: Effect of weight reduction in obese patients diagnosed with knee osteoarthritis: a systematic review and meta-analysis, *Ann Rheum Dis* 66:433–439, 2007.

50. Stretanski MF: Shoulder arthritis. In Frontera WR, Silver JK, Rizzo TD, editors: *Essentials of physical medicine and rehabilitation: musculoskeletal disorders, pain, and rehabilitation*, ed 3, Philadelphia, PA, 2015, Elsevier Saunders, pp 97–102.

51. Brown DP, Freeman ED, Cuccurullo SJ, et al.: Musculoskeletal medicine. In Cuccurullo SJ, editor: *Physical medicine and rehabilitation board review*, ed 3, New York, 2015, Demos Medical, pp 149–340.

52. Hovorka C, Acker D: Orthotic treatment considerations for arthritis and overuse syndromes in the upper Limb. In Webster JB, Murphy DP, editors: *Atlas of orthoses and assistive devices*, ed 5, Philadelphia, 2019, Elsevier, pp 176–197.

53. Weiss S, Lastayo P, Mills A, et al.: Splinting the degenerative basal joint: custom-made or prefabricated neoprene? *J Hand Ther* 17(4):401–406, 2004.

54. Ring D: Hand osteoarthritis. In Frontera WR, Silver JK, Rizzo TD, editors: *Essentials of physical medicine and rehabilitation: musculoskeletal disorders, pain, and rehabilitation*, ed 4, Philadelphia, PA, 2015, Elsevier Saunders, pp 160–164.

55. Uustal H, Baerga E, Joki J, et al.: Prosthetics and Orthotics. In Cuccurullo SJ, editor: *Physical medicine and rehabilitation board review*, ed 3, New York, 2015, Demos Medical, pp 471–549.

56. Frecklington M, Dalbeth N, McNair P, et al.: Footwear interventions for foot pain, function, impairment and disability for people with foot and ankle arthritis: a literature review, *Semin Arthritis Rheum* 47(6):814–824, 2018.

57. Dagfinrud H, Kvien TK, Hagen KB, et al.: Physiotherapy interventions for ankylosing spondylitis, *Cochrane Database Syst Rev* CD002822, 2008.

58. Van den Berg Rosaline, Xenofon Baraliakos, Braun Jürgen, et al.: First update of the current evidence for the management of ankylosing spondylitis with non-pharmacological treatment and non-biologic drugs: a systematic literature review for the ASAS/EULAR management recommendations in ankylosing spondylitis, *Rheumatology* 51(8):1388–1396, 2012.

59. Karapolat H, Eyigor S, Zoghi M, et al.: Are swimming or aerobic exercise better than conventional exercise in ankylosing spondylitis patients? A randomized controlled study, *Eur J Phys Rehabil Med* 45(4):449–457, 2009.

60. Karabacakoglu A, Karaköse S, Ozerbil OM, et al.: Fluoroscopy-guided intraarticular corticosteroid injection into the sacroiliac joints in patients with ankylosing spondylitis, *Acta Radiol* 43(4):425–427, 2002.

61. Chinratanalab S, Sergent J: Systemic lupus erythematosus. In Frontera WR, Silver JK, Rizzo TD, editors: *Essentials of physical medicine and rehabilitation: musculoskeletal disorders, pain, and rehabilitation*, ed 3, Philadelphia, PA, 2015, Elsevier Saunders, pp 878–884.

62. Tayer WG, Nicassio PM, Weisman MH, et al.: Disease status predicts fatigue in systemic lupus erythematosus, *J Rheumatol* 28(9):1999–2007, 2001.

63. Tench C, Bentley D, Vleck V, et al.: Aerobic fitness, fatigue, and physical disability in systemic lupus erythematosus, *J Rheumatol* 29(3):474–481, 2002.

64. Carvalho MR, Sato EI, Tebexreni AS, et al.: Effects of supervised cardiovascular training program on exercise tolerance, aerobic capacity, and quality of life in patients with systemic lupus erythematosus, *Arthritis Rheum* 53(6):838–844, 2005.

65. Hospach T, Maier J, Peter Muller-Abt, et al.: Cervical spine involvement in patients with juvenile idiopathic arthritis-mri follow-up study, *Pediatric Rheumatol* 12(9), 2014.

66. Al-Matar MJ, Petty RE, Tucker LB, et al.: The early pattern of joint involvement predicts disease progression in children with oligoarticular (pauciarticular) juvenile rheumatoid arthritis, *Arthrit Rheumatol* 46(10):2708–2715, 2002.

67. Davidson J, Cleary AG, Bruce C, et al.: Disorders of bones, joints and connective tissues. In McIntosh N, Helms PJ, Smyth RL, et al.: *Forfar & Arneil's textbook of pediatrics*, ed 7, Edinburgh, 2008, Churchill Livingstone Elsevier, pp 1385–1415.

68. Ringold S, Cron RQ: The temporomandibular joint in juvenile idiopathic arthritis: frequently used and frequently arthritic, *Pediatric*

Rheumatol 7(11), 2009.

69. Kuntze G, Nesbitt C, Whittaker J, et al.: Exercise therapy in juvenile idiopathic arthritis: a systematic review and meta-analysis, *Arch Phys Med Rehabil* 99(1):178–193, 2016.

70. Apti MD, Kasapçopur Ö, Mengi M, et al.: Regular aerobic training combined with range of motion exercises in juvenile idiopathic arthritis, *BioMed Res Int* 2014: 2014. Article ID 748972, 6 pages.

71. Ruth NM, Passo MH: Juvenile idiopathic arthritis: management and therapeutic options, *Ther Adv Musculoskelet Dis* 4(2):99–110, 2012.

72. Khanuja K, Joki J, Bachman G, et al.: Gait and balance in the aging population: fall prevention using innovation and technology, *Maturitas* 110:51–56, 2018.

73. Field T: Knee osteoarthritis pain in the elderly can be reduced by massage therapy, yoga and tai chi: a review, *Complement Ther Clin Pract* 22:87–92, 2016.

74. Patel S, Hyung P, Paolo B, et al.: A review of wearable sensors and systems with application in rehabilitation, *J Neuroeng. Rehabil.* 9:21, 2012.

75. Danielsen A, Olofsen H, Bremdal BA, et al.: Increasing fall risk awareness using wearables: a fall risk awareness protocol, *J Biomed Inf* 63:184–194, 2016.

76. Lipsitz L, Lough M, Niemi J, et al.: A shoe insole delivering subsensory vibratory noise improves balance and gait in healthy elderly people, *Arch Phys Med Rehabil* 96:432–439, 2015.

77. The Effect of AposTherapy on Knee Pin (AposKnee). (2017). Retrieved from https://clinicaltrials.gov/ct2 (Identification No. NCT03171168).

第 42 章

风湿性疾病与妊娠

原著 LISA R. SAMMARITANO, BONNIE L. BERMAS
郁　欣　译　郑文洁　校

引言

　　许多风湿性疾病以育龄期女性高发，因此妊娠管理在患者的整体治疗中至关重要。随着风湿性疾病治疗方案及不良妊娠结局预测手段的改进，越来越多的患者有可能获得怀孕的机会。为了更好地为怀孕的风湿病患者提供咨询和管理服务，风湿科医生应熟知患者妊娠相关的生理变化及其与疾病表现的关系，并掌握适用于孕期和哺乳期药物的用法。

风湿性疾病与妊娠生理的关系

　　理解妊娠和风湿病的内在关联需要对妊娠生理有基本的了解。为确保胎儿存活，妊娠期间母体的免疫系统会发生许多变化，包括细胞免疫减弱、免疫球蛋白分泌增多和妊娠特异性蛋白抑制淋巴细胞功能等。在不同的自身免疫性疾病中，Th2 型细胞主导的细胞因子谱在妊娠期间可能有不同的影响[1]。

　　妊娠期间，大多数器官、系统会发生不同程度的改变。血容量会上升 30% ~ 50%，这可能引起心、肾功能不全的患者不能耐受。正常妊娠期间肾小球滤过率（glomerular filtration rate，GFR）将上升约 50%，故先前有蛋白尿的患者尿蛋白增多，这可能增加肾脏病活动的风险。妊娠可引起血栓前状态，而雌激素诱导的血液高凝状态、静脉淤滞以及妊娠子宫压迫等的共同作用可使静脉血栓栓塞风险提高五倍。妊娠期红细胞数量的增幅小于血浆体积，因此会发生血液相对稀释而导致贫血。黄体酮水平升高会降低胃肠道运动和括约肌张力，加之妊娠子宫的压迫，多达 80% 的孕妇会出现胃反流。肠道蠕动减弱会加剧系统性硬化症等疾病患者的便秘恶化；妊娠相关的皮疹有时易与自身免疫性疾病的皮肤表现混淆，较常见的是，妊娠导致的血管扩张可引起面部和手掌红斑，其形态类似炎症性皮疹；雌激素引起的面部色素沉着可导致妊娠黄褐斑，与颧部皮疹类似；激素引起的韧带松弛常会导致关节痛。最后，妊娠期和哺乳期都会发生可逆性骨量减少，这对于由类风湿关节炎（rheumatoid arthritis，RA）或长期应用糖皮质激素引起的骨质疏松症患者尤为不利 [2]（表 42-1）。

在一般的妊娠群体中，10% 的孕妇会并发高血

表 42-1 可出现或加剧风湿病的妊娠期症状和并发症					
妊娠期表现	SLE	APS	炎性关节炎	系统性硬化症	血管炎
正常妊娠					
皮肤					
血管扩张（颧部或手掌红斑）	颧部潮红，皮肤血管炎			毛细管扩张症	皮肤血管炎
妊娠黄褐斑	颧部潮红				
水肿	肾病综合征	DVT	关节周围炎症	疾病初期水肿	肾炎 / 肾血管炎
肾脏					
蛋白尿，GFR 降低	肾炎	APS 肾病		肾危象	肾炎 / 肾血管炎
血液系统					
白细胞增多	感染（特别是使用免疫抑制剂治疗）				活动性血管炎
贫血	病情活动				
ESR 增多	病情活动				
高凝状态	增加已有的血液高凝风险，特别是 APS				
GI					
肠蠕动减弱				加剧胃肠症状	
肌肉和骨关节					
韧带松弛引起的关节痛	病情活动引起的关节痛		病情活动引起的关节痛		
骶髂关节 / 后背痛			出现或加剧中轴关节痛		
低骨密度	加剧疾病或治疗引起的低骨密度				
异常妊娠					
一过性髋关节骨质疏松	缺血性坏死或髋关节炎				
皮疹	病情活动				病情活动
高血压	病情活动			病情活动	
先兆子痫	病情复发	肾病 CAPS		肾危象	肾炎 / 血管炎
HELLP 综合征	复发	CAPS		肾危象	复发
子痫	CNS 狼疮	CNS 血栓 CAPS			CNS 血管炎

APS，抗磷脂综合征；CAPS，灾难性抗磷脂综合征；CNS，中枢神经系统；DVT，深静脉血栓；ESR，血沉；GFR，肾小球滤过率；GI，胃肠；HELLP，溶血、肝酶升高、血小板减低；HTN，高血压；SLE，系统性红斑狼疮；WBC，白细胞计数

压，而在风湿病孕妇患者中这一比例更高。高血压是引起孕妇、胎儿与新生儿并发症的主要原因。妊娠期高血压和先兆子痫（pre-eclampsia）在系统性红斑狼疮（systemic lupus erythematosus，SLE）或其他病因引起肾病的孕妇中更常见。先兆子痫相关的高血压、蛋白尿、肾功能不全和水肿等表现可与风湿性疾病的复发相混淆。由子痫诱发的癫痫和卒中可与中枢神经系统的炎症或缺血混淆。HELLP 综合征（溶血、肝酶升高、低血小板）是严重先兆子痫的严重并发症，同样可能提示活动性炎症疾病。

妊娠与风湿性疾病的一般原则：孕前评估

关键点

- 为获得最佳的妊娠结局，女性风湿病患者应在疾病非活动期怀孕。
- 孕前评估应包括对疾病损害、目前疾病活动度、妊娠期用药安全性评估，以及 aPL、抗 Ro/SS-A 和抗 La/SS-B 抗体等自身抗体检测。

风湿病患者孕期管理的一般原则包括对孕产妇及产科并发症的妊娠前系统评估、贯穿全孕期的风险与预后的医患沟通、风湿科与产科对孕妇的协作管理。无论患者患有何种风湿病，对于计划怀孕的风湿病患者，其疾病评估应遵循相同的原则（表 42-2）。风险判断应包括识别可能影响患者安全生产的疾病相关的严重器官损伤、评估当前和近期的疾病活动度、评价药物安全性，以及与母体、胎儿与新生儿不良结局相关的自身抗体的血清学检测。

严重的疾病损害

严重的疾病损害包括严重心肌病、心脏瓣膜病、肺动脉高压（pulmonary arterial hypertension，PAH）、神经系统表现和肾功能不全，可能会影响妊娠。慢性肾病（chronic kidney disease，CKD）孕妇发生不可逆肾病最重要的预测指标为 GFR < 40 ml/(min·1.73m)^2，以及 24 小时尿蛋白 > 1 g [3]。严重慢性疾病潜在的并发症会使孕妇妊娠风险高度增加。

表 42-2 孕前评估清单
无严重疾病相关的损伤（如肾脏、心脏和血管等）
病情处于静止期
使用妊娠期可用药物后病情稳定 6 个月
筛查 aPL
筛查抗 SSA/Ro 和抗 SSB/La 抗体
咨询疾病、自身抗体、用药风险和潜在长期风险

疾病活动度

几乎所有的风湿病合并妊娠的研究表明，疾病活动都会增加妊娠不良事件的发生，故这类患者应尽可能推迟妊娠，使用适当的避孕措施，并积极治疗，直至疾病稳定持续约 6 个月时再重新评估 [4]。即使是 RA 患者，孕期的疾病活动也与低体重儿出生和早产风险的小幅增加有关 [5]。

治疗概述

若患者的疾病处于稳定期且无严重损害的迹象，此时可评估患者当前的治疗方案。若当前药物为孕妇禁用，一种方案是逐渐减量至停药，直到药物完全代谢并观测疾病在此阶段内是否稳定；另一种方案是改用妊娠期可用的药物，并观察使用新方案后病情是否稳定。

自身抗体的评估

自身抗体的评估有助于确定孕期监测的类型和频次、是否可能需要额外的治疗，并提示医师和患者有关风险。所有 SLE 患者和有不良生育史或血栓病史的风湿病患者均应评估是否存在抗磷脂抗体（antiphospholipid antibodies，aPL）阳性。SLE、RA、未分化结缔组织病（undifferentiated connective tissue disease，UCTD）和干燥综合征（Sjögren's disease，SS）患者均应检测是否存在抗 Ro/SS-A 和抗 La/SS-B 抗体。

健康咨询

孕前访视期间应从怀孕到哺乳进行全面评估。鉴于患者特异的临床表现和潜在的诊断，患者教育应考虑患者个体的临床情况，并基于其损伤程度、疾病活动度、肾功能、aPL、抗 Ro/SS-A 和抗 La/SS-B 抗体以及用药情况，告知其怀孕风险。患者及其伴侣均需了解母体的健康风险、预期的妊娠结局以及后代的潜在风险（最常见的是早产或足月低体重儿，这些对健康有长期影响）。妊娠期应行必要的随访和监测，且确保出现并发症时可对新生儿进行支持治疗。风湿病患者后代的长期预后近来开始受到关注。目前观点认为，合并 SLE 和抗磷脂综合征（anti-phospholipid syndrome，APS）患者的后代发育障碍的风险略有增加，故需密切监测[6]。

系统性红斑狼疮

关键点

- SLE 孕妇发生先兆子痫、早产、流产及低体重儿的风险增加。
- SLE 可在妊娠期间出现病情活动，之前合并肾损害或在病情高度活动时受孕的患者尤其容易发生。
- 抗疟药应在 SLE 患者孕期继续使用，如有必要可加用泼尼松、泼尼松龙、硫唑嘌呤、环孢素和他克莫司。

　　SLE 主要影响育龄期女性，因此怀孕是经常遇到的难题。若患者没有严重的病情活动，或无环磷酰胺注射史，生育能力一般不受影响。

妊娠结局

　　过去观点认为大多数 SLE 患者在妊娠期病情会恶化，因此不建议 SLE 患者怀孕。随着治疗手段的进步和对 SLE 合并妊娠的深入理解，这一观点业已过时。疾病治疗的新进展和对妊娠风险评估的进一步理解已经让 SLE 患者的孕期管理大为改观。目前，大多数 SLE 女性能成功怀孕并产下健康的婴儿。然而，部分患者在妊娠期间可能出现 SLE 病情复发，且妊娠相关并发症发生率更高。目前关于 SLE 在妊

娠期间会严重恶化还是保持稳定尚无定论[7,8]，这可能由于各研究对 SLE 病情活动的定义不一、入组患者具有异质性、缺少对照组以及治疗手段不尽相同。大多数观点认为妊娠前 6 个月处于疾病活动期的患者在妊娠期间病情活动的风险最大，并且怀孕期间病情复发很可能模拟受孕前出现的疾病表现[9]。活动期患者的孕期病情活动发生率约为 60%，而稳定期患者则低至 10%[10]。

　　在妊娠结局预测因素：抗磷脂综合征和系统性红斑狼疮生物学标志物（predictors of pregnancy outcome：biomarkers in anti-phospholipid syndrome and systemic lupus erythematosus，PROMISSE）的研究中，一项对妊娠时处于 SLE 稳定期患者的多中心前瞻性观察性研究表明，这类群体轻至中度的狼疮复发率为 15%，严重复发风险为 5%[11]。

　　SLE 患者妊娠的并发症发生率增加 2 ～ 4 倍，25% 的 SLE 女性妊娠期间合并先兆子痫[12]，早发性先兆子痫（≤ 34 周妊娠）在 SLE 女性中的发生率几乎是一般人群的 8 倍[13]。SLE 病情活动与先兆子痫很难鉴别。通常通过实验室检查和临床表现来判断狼疮病情活动，而先兆子痫尽管也有蛋白尿，但往往病情指标稳定且无细胞尿（表 42-3）。二者的鉴别非常重要，因为先兆子痫需要进行分娩以控制，而 SLE 活动需要治疗。但事实上，治疗与终止妊娠往往会同时进行，因为先兆子痫和 SLE 有时难以鉴别，且二者可能并存。除了先兆子痫发病率更高外，约 1/3 的

表 42-3	妊娠期间系统性红斑狼疮病情活动与先兆子痫的鉴别
SLE 病情活动	**先兆子痫或 HELLP**
血白细胞计数降低	血白细胞计数正常或升高
偶见血小板减少	常有血小板减少
肝功能指标正常	肝功能指标升高
血压升高	血压升高
蛋白尿	蛋白尿
红细胞尿与管型尿	尿液细胞阴性
尿酸正常	尿酸上升
补体降低	补体正常或升高
抗双链 DNA 抗体滴度上升	抗双链 DNA 抗体滴度正常
有其他提示疾病活动的表现（如皮疹、关节炎）	无其他提示疾病活动的表现

SLE 患者会并发早产，约 1/3 的患者会采用剖宫产分娩[12]。

胎儿与新生儿预后

SLE 女性妊娠的胎儿丢失率（流产与死胎）近 20%。不同不良妊娠结局 [流产、胎儿宫内生长受限（intrauterine growth restriction，IUGR）和早产] 的危险因素有所差别，但大量研究表明它们与活动性 SLE、肾病和 aPL 阳性相关（表 42-4）[11,12,15]。此外，非高加索人种的患者，患有不良妊娠结局的风险更高。抗 Ro/SS-A 和抗 La/SS-B 抗体阳性孕妇的后代有可能患新生儿狼疮与先天性完全性心脏传导阻滞[16]。

疾病管理

SLE 患者需要风湿科医师与母胎医学医师的共同管理。妊娠前，患者应进行基线评估，包括病史、查体和实验室检查（表 42-5）。除了 aPL、抗 Ro/

表 42-4 系统性红斑狼疮患者的不良妊娠结局的危险因素	
活动性系统性红斑狼疮	
狼疮疾病活动性高（患者整体评估）	使用泼尼松
抗双链 DNA 抗体滴度上升 / 补体降低	血小板减少症
肾病	
既往或活动性肾炎	蛋白尿 > 1 gm
高血压	
抗磷脂抗体（狼疮抗凝物）	

表 42-5 系统性红斑狼疮孕前检查	
血常规	
血生化	
尿常规与镜检	
尿蛋白与肌酐的比值，或 24 小时蛋白尿 a	
补体（C3，C4）	
抗双链 DNA 抗体	
抗 Ro/SS-A 和抗 La/SS-B 抗体	
抗磷脂抗体：抗心磷脂抗体，抗 β2 糖蛋白 I 抗体，狼疮抗凝物	
血尿酸	

a 视情况而定

SSA 和抗 La/SSB 抗体外，实验室检测应至少每 3 个月重复一次。研究表明抗疟药对 SLE 孕妇和新生儿有益处，因此应贯穿整个孕期[17]。有活动性疾病或严重的疾病相关损伤的患者不建议怀孕。建议所有 SLE 患者使用小剂量阿司匹林以预防先兆子痫，因为 SLE 是先兆子痫的重要危险因素[18]。合并 APS 患者的治疗详见下文。理想状态下，在尝试受孕前 6 个月，患者应在服用低风险药物的情况下控制病情。若病情发作，可使用无氟类糖皮质激素治疗。如有必要，可加用孕期可用的免疫抑制剂。

重叠综合征和未分化结缔组织病

> **关键点**
>
> ● 混合性结缔组织病或未分化结缔组织病患者的妊娠期一般无并发症，除非伴有肺动脉高压或进一步发展为更明确的系统性风湿病

重叠综合征有时被称作混合性结缔组织病（mixed connective tissue disease，MCTD），该病和 SLE 有许多相似的临床表现。未分化结缔组织病（undifferentiated connective tissue disease，UCTD）指患者自身抗体阳性且具有风湿病的临床表现，但不能归类于任何一种特定风湿病。重叠综合征和 UCTD 女性患者的生育能力不会降低。

妊娠结局

关于此类患者妊娠预后的研究数据有限。在一项纳入 10 例重叠综合征患者的研究中，有 3 例患者在妊娠期间病情活动[19]。病情活动的表现包括蛋白尿、肌炎、滑膜炎和浆膜炎。重叠综合征患者可能会出现肺动脉高压[21]，因此孕前应行超声心动图筛查肺动脉高压。在一项纳入 25 例 UCTD 孕妇的研究中，6 例出现病情活动，1 例患者的症状符合新发 SLE 的诊断标准[20]。

胎儿与新生儿预后

并无报道表明重叠综合征患者的流产率明显升

高[21]。MCTD 和 UCTD 女性患者的妊娠预后通常良好，但是在孕期仍应密切监测以防病情活动及进展为其他系统性风湿病。

干燥综合征

> **关键点**
>
> - 建议对抗 Ro/SS-A 和抗 La/SS-B 抗体阳性的孕妇进行连续的胎儿超声心动图检查，以评估胎儿先天性完全性房室传导阻滞的可能。羟氯喹（hydroxychloroquine，HCQ）可能有助于预防先天性完全性房室传导阻滞。

尽管没有关于干燥综合征女性患者生育力下降的报道，但一些患者可能由于该病而出现外分泌失调，导致阴道干涩，引起性交不适。

妊娠结局

目前仅有干燥综合征患者妊娠期新发肾损害与心包炎的病例报道[22]，尚无大规模研究表明妊娠可引起疾病活动。

胎儿与新生儿预后

一些病例对照研究表明，干燥综合征女性患者胎儿丢失的风险增加，但并非所有研究都支持该结论[23,24]。60% 的干燥综合征患者抗 Ro/SS-A 和抗 La/SS-B 抗体阳性，这些抗体阳性可增加后代先天性完全房室传导阻滞（complete heart block，CHB）（风险率约 2%）和新生儿狼疮表现（风险率 7% ～ 16%）的风险，后者的症状包括可逆性血小板减少症、转氨酶升高以及光敏性皮疹[25]。

疾病管理

抗体阳性的女性应在怀孕 16 ～ 26 周行胎儿超声心动图检查以监测 CHB 发生。并无数据支持特定的检测频率，但一般建议高风险患者每周检测，因为既往生育过 CHB 患儿的女性患者在其随后的妊娠中，新生儿 CHB 的风险高达 18%[25]。当检测到一度或二度房室传导阻滞时，目前普遍使用氟化糖皮质激素和静脉输注丙种球蛋白（intravenous immunoglobulin，IVIG）以预防 CHB 的发生；但临床对照研究未能证明这些疗法的有效性。目前只有一些初步的数据表明 HCQ 可能降低 CHB 风险[26]，并延迟或降低皮肤表现的风险[27]。一项前瞻性研究正在进行中。

抗磷脂抗体

> **关键点**
>
> - 对于 aPL 阳性的女性患者，狼疮抗凝物（lupus anticoagulant，LAC）阳性是其妊娠预后不良最重要的危险因素。
> - 产科抗磷脂综合征（obestetric anti-phospholipid syndrome，OB-APS）的标准预防性治疗为联合使用小剂量阿司匹林与小剂量肝素（低分子量肝素或普通肝素）。

抗磷脂抗体（anti-phospholipid antibody，aPL）阳性是流产和其他不良妊娠预后的危险因素，特别是在合并 SLE 时。OB-APS 的临床诊断标准包括流产（三次及以上妊娠 10 周前自然流产，或一次及以上妊娠 10 周及以后流产）、先兆子痫、胎儿宫内生长受限或胎儿呼吸窘迫而导致的 34 周前早产。实验室诊断标准包括持续存在的 LAC，或持续中至高滴度的 IgG 或 IgM 型 aCL 或抗 β-2 糖蛋白 I 抗体[28]。更重要的是，必须通过适当的生殖医学评估来排除其他可导致流产的原因。当考虑 OB-APS 诊断时，三个标准 aPL（狼疮抗凝物、抗心磷脂抗体、抗 β-2 糖蛋白 I 抗体）都需检测。其他（非标准）抗磷脂抗体检测的意义尚不明确。

aPL 对女性生育能力的潜在影响一直存有争议，一些观点认为其会影响胚胎在宫内的着床，特别是 IVF 之后。然而，美国生殖医学学会执行委员会基于大量文献发布的指南指出，没有证据表明应把 aPL 作为生育能力检查的一部分，也没有证据表明治疗 aPL 阳性女性可获得更好的体外受精结果[29]。

妊娠结局

OB-APS 相关母体并发症包括妊娠丢失、先兆子痫、子痫以及 HELLP 综合征。HELLP 综合征相关的抗磷脂抗体通常较早出现（妊娠 28～36 周），约 1/3 的病例可出现肝梗死及急性进展为其他血栓性并发症[30]。其他母体的并发症包括血栓（包括恶性抗磷脂综合征）和严重的孕晚期血小板减少症。

胎儿与新生儿预后

最常见的新生儿并发症包括早产和胎儿宫内生长受限。在同时患有 APS 和 SLE 的患者中早产更常见。在原发性 APS 患者中，新生儿不良结局的危险因素总体上和妊娠不良结局的预测因素一致，包括狼疮抗凝物、抗体三联阳性（即狼疮抗凝物、抗心磷脂抗体、抗 β-2 糖蛋白 I 抗体）以及血栓病史。若患者仅有流产史而无血栓史，其新生儿预后一般更好[31]。研究表明抗心磷脂抗体可通过胎盘传递，但胎儿与新生儿的血栓较为少见。新生儿抗磷脂综合征仅有不到 20 例报道，且其中许多新生儿有其他血栓危险因素，如留置导尿管[32]。

疾病管理

aPL 阳性患者孕期的有效管理需要评估不良妊娠结局的风险，并在孕晚期进行适当的胎儿监测。在 PROMISSE 研究中，LAC 在被认为是在 144 例 aPL 阳性女性中妊娠不良结局最重要的危险因素，多变量分析提示其相对危险度（relative risk，RR）高达 12.15（95% CI，2.92～50.54，$P=0.0006$）[33]。该研究中的其他独立危险因素包括低孕龄、血栓病史以及 SLE。值得注意的是，在该研究中抗心磷脂抗体和抗 β-2 糖蛋白 I 抗体并非不良妊娠结局的独立危险因素[31]。而其他队列研究提示抗磷脂抗体三联阳性[31]、低补体水平[34] 也是重要的危险因素。

1992 年的一项前瞻性研究首先表明，小剂量肝素［低分子量肝素（low-molecular-weight heparin，LMWH）或普通肝素（unfractionated heparin，UF）］联合小剂量阿司匹林的治疗效果同之前激素联用小剂量阿司匹林相当，但前者的副作用更少[35]，故目前已成为标准治疗方案。临床试验的 meta 分析结果也佐证了该方案的有效性，然而在该方案疗效的细节上仍有争议。一项纳入 5 项研究、包括 334 名原发性抗磷脂综合征患者的 meta 分析显示，肝素与阿司匹林联合用药的成功率为 75%，而单独使用小剂量阿司匹林成功率为 56%[36]。另一项 meta 分析提示联合用药可能仅对早期流产而非晚期流产有效，且只有普通肝素能改善结局，而 LMWH 不能[37]。根据病例报道，当一线方案失败时，该疾病的二线治疗方案通常为加用 IVIG，然而临床随机对照研究的结果并未证明其有效性[38]。初步数据表明，在原发性 APS 患者的标准治疗中加入 HCQ 可能有益[39]。未来基于小鼠模型的疗法可能包括抗补体抗体[40] 或 TNF 抑制剂[41]。目前并无很强的证据支持对无症状 aPL 阳性的孕妇进行阿司匹林联用肝素的治疗，但一般临床上会对所有 aPL 阳性的患者推荐使用小剂量阿司匹林以预防先兆子痫[18]。有血栓史的患者应在整个孕期使用肝素治疗，且在受孕前或妊娠六周之前停用华法林，以避免引起胚胎疾病。由于机体代谢率增加，肝素的使用剂量通常需在妊娠后期进行调整，且 LMWH 通常在临产前调整为普通肝素，因为后者的半衰期更短。应在孕晚期常规进行无应激性检测、多普勒彩超与连续超声检测。产后的抗凝治疗应持续 6～12 周。尽管一项大型观察性队列研究显示无血栓史的 OB-APS 患者产后深静脉血栓与卒中风险增加，但目前尚缺乏该类患者长期预防性抗血栓用药的明确建议[42]。

炎性关节炎

关键点

- RA 的症状通常会在孕期改善。
- 孕期的 RA 活动可导致低体重儿。
- 炎性关节炎患者孕前应进行药物调整：抗疟药与柳氮磺吡啶可尝试继续使用，甲氨蝶呤和来氟米特必须停用。近期数据表明，TNF 抑制剂可在必要时继续使用。

类风湿关节炎

风湿科医生经常会对 RA 孕妇进行孕期管理，有时还包括银屑病关节炎（psoriatic arthritis，PsA）孕妇和脊柱关节炎（spondyloarthritis，SpA）孕妇。据报道，在生育前诊断为 RA 的女性，其家庭规模一般较小[43]，这可能是多因素导致的，包括因疾病活动度或药物调整而导致的受孕延迟等。患者的生育力下降似乎和卵巢功能无关，因为该类患者抗缪勒激素（卵巢储备功能的标志物）一般正常[44]。RA 患者的妊娠时间延长可能与患者年龄较大或未生育、疾病活动度较高、使用非甾体抗炎药（NSAID）或每天使用 > 7.5 mg 的泼尼松有关[45]。

妊娠结局

一般难以定义孕期 RA 患者临床意义的缓解，部分原因是炎性指标，包括红细胞沉降率（ESR）和 C 反应蛋白（CRP）在健康孕妇也会升高，故无法反映疾病活动度。早期的病例报道提示约 70% 的 RA 患者在孕期可出现疾病缓解[46]。然而 2008 年的一项研究显示，根据 DAS28 评分，仅 48% 的 RA 患者症状改善[47]。抗 CCP 抗体、类风湿因子均阴性的患者更容易缓解[48]。

胎儿与新生儿预后

RA 会增加妊娠期间的流产率[49]。但即使用药物控制病情后，病情活动的 RA 孕妇在妊娠期仍有早产和出生低体重儿的风险[5,50]。尽可能减少疾病活动度可能对改善胎儿结局十分重要。

银屑病关节炎和脊柱关节炎

部分研究提示 PsA 患者的缓解率和 RA 接近[51]，而在脊柱关节炎中则差异较大。一项纳入 649 名女性强直性脊柱炎（ankylosing spondylitis，AS）患者的研究显示，约 1/3 的患者在孕期病情恶化，1/3 病情稳定，其余 1/3 有症状改善[52]。另一项研究显示，脊柱关节炎孕妇的剖宫产率高达 58%，流产率达 15%，而早产率轻度增高[53,54]。

疾病管理

妊娠前需停用可致畸的药物如甲氨蝶呤（methotrexate，MTX）、来氟米特（leflunomide，LEF）。目前的证据显示，其他药物（如抗疟药、柳氮磺吡啶）可以在孕期继续使用。最近的研究表明伴有活动性 RA 的患者可继续使用 TNF 抑制剂至孕中期。非甾体抗炎药（nonsteroidal anti-inflammatory drug，NSAID）与激素可在孕期减量使用，但孕晚期必须停用 NSAID，否则可能会引起动脉导管早闭。此外建议在产前评估颈椎稳定性与髋关节活动度。

炎性肌病

> **关键点**
>
> - 特发性炎性肌病患者若在疾病稳定期受孕，则其妊娠预后通常较好。
> - 激素、静脉注射丙种球蛋白以及硫唑嘌呤对病情活动的特发性炎性肌病孕妇有效。

特发性炎性肌病（idiopathic inflammatory myopathy，IIM）包括多发性肌炎（poly-myositis，PM）、皮肌炎（dermatomyositis，DM）、幼年型肌炎（juvenile myositis，JM）和包涵体肌炎（inclusion body myositis，IBM）。由于发病年龄在儿童期与老年期呈双峰分布，在成年后起病且被诊断为肌炎的妊娠患者较为少见，且相关研究数据也很少。一项研究显示仅 14% 的肌炎在育龄期前或育龄期发病[55]。近期的另一项研究显示，被确诊为肌炎后，51 名患者中仅有 8 名患者怀孕[56]。目前尚无特发性炎性肌病对生育能力影响的研究。

妊娠结局

目前有静止期与活动期的 IIM 患者合并妊娠的病例报道，还有一些报道描述了妊娠期间或怀孕后立刻新发疾病的现象[55,57]。妊娠期间新发的疾病通常起病急且病情严重，可有横纹肌溶解症和肌红蛋白尿[57]。疾病缓解期怀孕的患者孕期病情活动的风险较低[56]。尽管妊娠期发病的患者的病情更为严重，但妊娠期预后总体仍较好，孕妇死亡率很低。

胎儿与新生儿结局

如在孕前被诊断出疾病，且在疾病缓解期怀孕的患者其新生儿预后最好，且流产风险无明显增加。妊娠早期的疾病活动对胎儿和新生儿预后有不利影响，但妊娠晚期病情活动则影响较少。在孕期新发炎性肌病的孕妇，其新生儿结局最差，存活率仅38%。除流产外，还有早产、胎儿宫内生长受限及其他罕见的胎儿预后不良的病例报道，如新生儿血肌酸激酶升高（2例）[58]。

疾病管理

若IIM患者在疾病静止期受孕，则更易成功妊娠[59]。尚无证据支持预防性使用激素的有效性，但密切随访并在病情轻度活动时就给予恰当的处理可改善妊娠结局。IVIG可成功治疗孕早期发病的患者[60]。也可考虑单用硫唑嘌呤或联合IVIG治疗。

系统性硬化症

> ### 关键点
>
> - 系统性硬化症患者若合并活动性肾病、肺动脉高压或严重心血管损害，其不良妊娠结局的风险极高，应避免妊娠。
> - 早期出现弥漫性病变的系统性硬化症患者出现硬皮病肾危象的风险极高，故应推迟妊娠。

系统性硬化症（systemic sclerosis，SSc）相对罕见，好发于50~60岁女性，因此关于这类疾病合并妊娠的研究有限。然而现在越来越多的女性推迟至40多岁生育，故SSc患者的妊娠问题逐渐引起关注。关于SSc是否影响生育能力尚有争议，一项回顾性研究报道，SSc患者在疾病诊断前的不孕率比健康对照高2倍多[61]，而另一些研究并未发现这类患者生育能力降低[62]。

妊娠结局

由于外周血流增加，SSc患者的雷诺现象通常会在孕期改善，而胃食管反流会因为膈肌松弛而加剧。疾病的皮肤表现通常不会加重[63]。早期弥漫性硬皮病患者与活动性皮肤增厚的患者在孕期发生硬皮病肾

危象（scleroderma renal crisis，SRC）的风险可能增加[64]。妊娠期肾危象治疗较为棘手，因为血管紧张素转换酶抑制剂（ACEI）和血管紧张素受体阻滞剂（ARB）属于禁忌药物，但若疾病危及生命时，应该使用这些药物。SRC可能和先兆子痫难以区分。孕前患有PAH的SSc患者在孕期发生严重并发症的风险很高。如因妊娠期间尤其是产程中血液流体力学改变可导致患者右心衰竭，在某些情况下可致死亡[3]，故一般不建议这些患者怀孕。

胎儿与新生儿结局

回顾性研究显示妊娠后被诊断为SSc的患者，其自发性流产率高于健康对照2倍以上[65]，且早产率也更高。其他报道过的并发症包括IUGR和新生儿低体重[63]。

疾病管理

考虑到肾危象的潜在风险，风湿科医生、母婴医学专家应共同参与SSc患者的随访。合并PAH的患者应告知孕期患病率与死亡率的风险。孕前患有肾脏疾病的患者应当使用妊娠期可用的药物控制病情。

血管炎

> ### 关键点
>
> - 大动脉炎的妊娠期结局主要取决于高血压以及孕前的血管损害情况。主动脉瓣疾病和主动脉瘤、肾动脉瘤是妊娠的禁忌证。
> - 中小血管炎患者若在疾病缓解期妊娠，通常能安全顺利生产。
> - 妊娠对白塞病患者的疾病活动度影响不一，但总体而言，新生儿与胎儿无不良结局。
> - 血管炎患者孕期的治疗包括激素、硫唑嘌呤、静脉注射丙种球蛋白。环磷酰胺仅在孕中期或晚期当病情危及生命时使用。利妥昔单抗可用于治疗严重的疾病复发。

关于系统性血管炎患者妊娠的病例报道较少，可

能由于血管炎起病年龄较晚且以男性患病为主。现有研究表明，受孕时疾病活动或孕期疾病新发是导致妊娠期不良预后的最重要因素。血管炎活动与器官损害可同时影响妊娠结局。目前没有关于血管炎影响生育能力的数据。总体而言，血管炎孕妇的流产率和早产率均明显升高[66]。孕期血管炎活动率为18%～50.6%[66,67]。一项前瞻性研究显示，血管炎患者流产率为20%，胎膜早破率为33%，早产率达50%[67]。

大血管型：大动脉炎

大动脉炎在血管炎中较为特别，多见于年轻女性。其妊娠期并发症通常是由于血管损伤而非疾病活动所致。受累血管少的患者，其妊娠结局通常更好。大动脉炎患者孕期发生高血压、先兆子痫和IUGR的风险很高，而疾病本身在孕期复发的风险较低。在一项纳入214例大动脉炎患者的大型系统性综述中，先兆子痫发生率约为45%，早产率约为16%。尽管妊娠并不影响疾病活动度，但是孕前已存在的主动脉瓣疾病、主动脉瘤和肾动脉瘤等会增加孕妇死亡风险[68]。另一项研究显示，大动脉炎的孕期并发症还包括充血性心力衰竭、肾功能不全及脑出血。吸烟和疾病活动度与孕期并发症风险增高显著相关[69]。一项研究表明，孕前进行过干预性处理（血管成形术或旁路移植术）的肾动脉受累患者，其不良妊娠结局的风险较低[70]。新生儿不良事件包括新生儿低体重、早产和IUGR（以上合计见于约40%的新生儿），但总体上85%的新生儿预后良好[71]。

由于分娩时局部血流波动，因而此时大动脉炎患者脑出血或脑梗死等并发症的风险最高。我们推荐对患有严重血管疾病的患者监测其中心动脉压，并谨慎使用硬膜外麻醉以避免血压波动。

中等血管炎：结节性多动脉炎

最早的研究表明，结节性多动脉炎（polyarteritis nodosa，PAN）患者在孕期的病死率较高。孕期初发的疾病表现类似先兆子痫，因此临床上往往不能做出及时诊断[72]。近期研究显示缓解期怀孕通常有更好的妊娠期预后[73]。总体而言，胎儿预后良好。由于新发的PAN一般在孕晚期或产后出现，因此主要的

不良预后为早产、低体重儿而非流产。一些病例报道提示婴儿可能会出现一过性皮肤血管炎[74]。治疗药物包括激素和免疫抑制剂。

ANCA 相关血管炎

肉芽肿性多血管炎（granulomatosis with polyangiitis，GPA）在孕期的复发率是25%，但患者妊娠期预后一般较好。和PAN一样，孕期活动性或初发GPA的不良结局风险更高。由于绝大多数病例都是在孕晚期被诊断，故大多数患者都可以分娩活婴，但也可发生早产。患者在疾病稳定期怀孕，往往预后更好[75-77]。目前有成功运用IVIG、口服硫唑嘌呤和血浆置换治疗GPA孕妇的病例报道。在少数情况下，当病情极度严重时，在孕中期或晚期使用环磷酰胺治疗可获得较好的新生儿结局[75]。合并严重的声门下狭窄的患者分娩时需要临时进行气管切开术以保护气道。

研究表明，嗜酸性肉芽肿性多血管炎（eosinophilic granulomatosis with polyangiitis，EGPA；Churg-Strauss综合征）孕妇的死亡率低于PAN[78]。显微镜下多血管炎（microscopic polyangiitis，MPA）合并妊娠的报道较少，仅有一例抗髓过氧化物酶抗体阳性、伴随肺出血和肾病的新生儿病例报道[79]。

白塞病

妊娠对白塞病（Behcet's disease，BD）患者疾病活动度的影响尚无定论。一项纳入220例患者的文献综述显示，63%的孕妇疾病活动度改善，而28%的孕妇疾病复发[80]。有2例胎盘中显示坏死性中性粒细胞性血管炎的病例报告[81]。BD患者妊娠期预后总体而言较好，流产率约为20%。有新生儿患有脓疱性皮损的病例报道[82]，血栓风险可能会增高[83]。

妊娠期和哺乳期用药

关键点

● NSAID 可能和早期流产有关，因此在孕早期应尽可能减少使用，并孕30周以后停用，否则会增加胎儿动脉导管早闭的风险。

- 非氟化激素（如泼尼松和泼尼松龙）因其较少通过胎盘，可作为孕期首选的激素，应尽可能使用低剂量来控制疾病活动。
- 羟氯喹、柳氮磺吡啶、硫唑嘌呤、6-巯基嘌呤、环孢素、他克莫司和 IVIG 均可在妊娠期使用。
- 孕期可使用 TNF 抑制剂以控制活动性炎性关节炎，但应在孕晚期尽可能停用，以避免对新生儿的免疫抑制。在孕期使用生物制剂后，婴儿出生后 6 个月内应避免活疫苗注射。
- 其他生物制剂（如阿巴西普、托珠单抗、贝利尤单抗、利妥昔单抗）可使用至受孕。
- 孕期和哺乳期应避免使用甲氨蝶呤、来氟米特、沙利度胺、霉酚酸酯和环磷酰胺。
- 关于其他小分子药物（如激酶抑制剂）在怀孕和哺乳期间的安全性的数据有限。在获得安全数据之前，应避免使用这些药物。

　　备孕期男性和女性以及孕期和哺乳期女性的药物管理都具有挑战性，因为并非所有药物都可以安全使用。对于希望怀孕并需要药物治疗的风湿病女性，必须权衡妊娠、分娩与疾病控制之间的风险和收益。在评估任何药物时，必须根据报告的约 3% 胎儿先天异常率作为参考水平来衡量风险。孕期的药物安全性研究较少，为解决这个问题，目前美国食品和药物监督管理局（Food and Drug Administration，FDA）更改了其药物标签系统，过去的系统采用 A、B、C、D 和 X 等不同等级来评价药物，错误地暗示更高的字母等级意味着更高的药物风险，而实际上该等级仅反映数据的类型（来源于动物或人的实验）和质量。新的标签系统更清楚地反映了现有数据，并能为有生育计划的女性和男性提供孕前、孕期和哺乳期的信息[84]。理想情况下，女性应在怀孕前进行药物调整，但孕妇无意中接触致畸药物的情况时有发生，此时应告知患者药物的潜在风险，并通过合适的注册机构，如畸胎信息专科医师组织（OTSI，网址 www.mothertobaby.org），获取相关信息。如有可能，应行高分辨率超声评估胎儿是否畸形。

　　尽管母乳喂养对母亲和婴儿均有益处，但药物可以通过扩散转移到母乳中，其中未与蛋白质结合的、低分子量、非离子和脂溶性药物最易进入母乳[85]。

　　关于备孕期男性的药物安全性数据较少，但大多数药物与男性在受孕前的情况相同。没有数据表明父亲在母亲受孕后使用药物对发育中的胎儿有任何风险[86]。表 42-6 总结了备孕期男性和女性以及孕期和哺乳期女性的药物信息。

阿司匹林、非甾体抗炎药和环氧合酶 -2 抑制剂

　　大剂量阿司匹林和 NSAID 在动物中可致畸，但在人类中尚没有致畸的报道[87]。NSAID 可在孕晚期引起胎儿动脉导管早闭，故应在 30 周后停药。NSAID 和环氧合酶 -2（cyclooxygenase-2，COX-2）抑制剂都可影响胚胎的着床和孕妇排卵，故应在备孕期避免使用[88]。一些数据表明，NSAID 和 COX-2 抑制剂会增加妊娠早期自然流产的风险[89]。尽管目前尚无定论，但孕期应考虑减少这类药物的使用。NSAID 极少进入母乳，因此可在哺乳期使用。若新生儿有黄疸，则其母亲应避免使用通过肝代谢的药物；若新生儿有血小板减少症，则其母亲应在哺乳期禁用 NSAID。

糖皮质激素

　　常用于治疗风湿性疾病的非氟化糖皮质激素（如泼尼松、泼尼松龙）不易穿过胎盘。相反，氟化糖皮质激素（如倍他米松）可易于透过胎盘，进入发育中的胎儿体内[90]。最新的证据表明，胎儿先天异常的风险不会因为宫内糖皮质激素暴露而增加[91]。整个孕期使用糖皮质激素会增加早产、小于胎龄儿、孕妇高血压和妊娠糖尿病的风险。泼尼松和泼尼松龙极少进入母乳，故可用于哺乳期女性[92]。当每日激素剂量大于 20 mg 时，推荐给药后 4 小时内避免哺乳。

抗疟药

　　研究并未显示孕期使用抗疟药会增加致畸风险[93]。值得注意的是，一项纳入 588 名宫内接触抗疟药的新生儿的研究显示，这些新生儿并无眼部损害表现[94]。抗疟药可少量进入母乳，但不会造成新生儿的眼部损害[95]，故可在哺乳时使用。

表 42-6　在孕期和哺乳期服用风湿免疫药物的风险

药物	母亲	胎儿	哺乳期
极低风险			
羟氯喹	无	无	可用
柳氮磺吡啶	由于该药会导致叶酸吸收减少，故需同时补充叶酸	无	可用；有 1 例新生儿血性腹泻的报道
IVIG	丙肝感染风险	丙肝感染风险	可用
普通肝素	出血	无	可用
低分子量肝素	出血	无	可用
阿司匹林（小剂量）	出血	无	可用
低中度风险			
NSAID	影响排卵和胚胎着床；可能在孕早期增加流产风险	安全；在妊娠 30 周后停用，否则会增加动脉导管早闭的风险	可用；但避免使用半衰期长的、经肠肝循环的 NSAID
泼尼松和泼尼松龙	胎膜早破，妊娠糖尿病，高血压	可用；无致畸风险	可用；当剂量大于 20 mg/d，给药后 4 小时内避免母乳喂养
硫唑嘌呤	无	有关移植和 IBD 的文献确认了这类免疫抑制剂在孕期的安全性；但它们均可增加胎膜早破、小于胎龄儿和 IUGR 的风险	低风险
6- 巯基嘌呤	无		低风险
环孢素	肾功能不全		低风险
他克莫司	无		低风险
依纳西普	无		TNF 抑制剂：在母乳中浓度较低，低风险
阿达木单抗	无		
英夫利昔单抗	无		
戈利木单抗	无		
赛妥珠单抗	无		
秋水仙碱	无	少数关于 FMF 的研究表明秋水仙碱可用于孕期	
高风险			
甲氨蝶呤		胚胎毒性、致畸性	避免使用
环磷酰胺	增加孕妇感染风险	致畸性	避免使用
霉酚酸酯		先天异常胎儿报道	避免使用
华法林	出血	致畸性	避免使用
未知风险			
利妥昔单抗			避免使用
阿巴西普			避免使用
托珠单抗			避免使用
阿那白滞素			避免使用
贝利尤单抗			避免使用
托法替布			避免使用

IBD，炎症性肠病；FMF，家族性地中海热；NSAID，非甾体抗炎药；TNF，肿瘤坏死因子

Modified from Bermas BL：The medical management of the rheumatology patient during pregnancy. In *Contraception and Pregnancy in Patients with Rheumatic Disease*. New York，Springer，2014，p. 275.

柳氮磺吡啶

尽管柳氮磺吡啶及其代谢物可以通过胎盘，许多文献中并未显示其有致畸性[96]。柳氮磺吡啶可干扰叶酸吸收，故服用该药的孕妇应额外补充叶酸。柳氮磺吡啶可以较高浓度的形式存在于母乳。有 1 例母乳喂养的婴儿血性腹泻的病例报道[97]，但临床上普遍认为其可以在新生儿哺乳期使用。由于柳氮磺吡啶的活性代谢产物可置换胆红素，故生育早产儿或高胆红素血症婴儿的母亲应在哺乳期避免使用这类药物。

免疫调节疗法

甲氨蝶呤同时具有致畸和促流产的作用，故在孕期禁忌使用。研究表明妊娠期间（特别是在第 6～8 周）使用甲氨蝶呤可导致胎儿颅面、四肢畸形与显著的发育迟缓[98]。对于女性，甲氨蝶呤应在怀孕前 1～3 个月停用。少量证据表明甲氨蝶呤难以进入母乳，然而目前的指南不建议在哺乳期使用。

环磷酰胺高度致畸，尽管有少量孕晚期用以成功治疗血管炎的病例报道[99]，但一般在孕期禁止使用。环磷酰胺也在女性哺乳期禁用。

尽管来氟米特在鼠类动物模型中展现出致畸性，最近的研究表明来氟米特早期暴露在人类中极少致畸[100]，目前的指南仍推荐在孕前 2 年停药，或在计划受孕前行考来烯胺洗脱治疗。目前尚无关于来氟米特是否会高浓度存在于乳汁的研究。然而，考虑到其较长的半衰期，来氟米特禁止在哺乳期使用。

移植登记处通过随访数千例使用硫唑嘌呤和 6-巯基嘌呤（6-mercaptopurine，6-MP）患者的妊娠情况发现，这类药物并不会增加婴儿的先天性异常发生率[101]。这类药物可微量进入母乳[102]，因此在足月儿的护理期，母亲使用这类药物的风险较低，但仍需检测新生儿体内的硫代嘌呤 S- 甲基转移酶（thiopurine S-methyltransferase，TPMT）水平。环孢素不会增加先天性异常的风险。尽管其浓度在母乳中浓度一般很低，仍有一例婴儿在母乳喂养后体内环孢素浓度达到治疗浓度的病例报道[103]。他克莫司用于狼疮性肾炎的治疗，在孕期可以使用[104]。母乳中的他克莫司浓度一般较低，故哺乳期女性使用这类药物对新生儿的风险较低[105]。尽管霉酚酸酯是治疗狼疮性肾炎的基础用药，但可能和胎儿先天性畸形有关，故在孕期与哺乳期禁用[106]。

静脉注射丙种球蛋白

关于 IVIG 孕期安全性的研究有限，但目前没有其导致先天性畸形的报道。IVIG 可在孕期、哺乳期使用。

肿瘤坏死因子抑制剂

在妊娠 15 周之前，大多数 TNF 抑制剂难以通过胎盘；而 15 周之后，脐血药浓度明显上升。虽然有早期报告称在怀孕期间应用 TNF 抑制剂可能致先天畸形，后续研究并不支持这些发现。有研究表明可在孕早期和孕中期使用 TNF 抑制剂[91]。聚乙二醇化的 TNF 抑制剂难以通过胎盘，故可在孕期使用[107]。一项病例报道显示，一位母亲在孕期接受英夫利昔单抗治疗后，其婴儿在 3 个月时死于播散性卡介苗感染[108]，故目前指南建议孕晚期患者停用 IgG1 型 TNF 抑制剂。若孕期使用过 TNF 抑制剂，则婴儿应在出生 6 个月内避免活疫苗接种。TNF 抑制剂乳汁转运极少，故可在哺乳期使用[109]。

其他生物制剂

关于其他生物制剂在孕期安全性的数据较少。一项纳入 153 例利妥昔单抗暴露的胎儿的研究显示，胎儿先天性畸形率和对照组无明显差异[110]。药品生产商给出的受孕前停药时间的建议不一，范围从几个月（贝利尤单抗和阿巴西普）到一年（利妥昔单抗）不等。然而，鉴于妊娠 12 周以前穿过胎盘的 IgG 型抗体较少，如果在受孕时停止用药，不会导致大量生物制剂进入胎儿体内。

其他药物

抗凝是妊娠期抗磷脂综合征的主要治疗手段。尽管妊娠期间华法林因其致畸性而禁忌使用，肝素和 LMWH 仍可用于孕期和哺乳期。关于新型抗凝药在妊娠期和哺乳期的安全性研究较少。秋水仙碱在孕期很少使用，但一些研究表明其孕期不会导致先天性异常[111]。由于存在羊水过少和新生儿肾衰竭的风险，

ACEI 和 ARB 药物禁用于孕期和哺乳期。若孕前患者正使用这类药物治疗高血压，临床上推荐在受孕前逐步过渡到其他抗高血压药物。

男性用药

关键点

- 男性备孕期应禁止使用环磷酰胺和沙利度胺。
- 柳氮磺吡啶可能影响精子发育，若如果受孕延迟，应考虑进行精液分析。

　　关于男性用药需要考虑两点：备孕期用药和受孕期用药。后者只是假定被认为对生育有影响，并非重大风险。通过精液转移到母亲身上并通过胎盘的药物，其剂量可以忽略不计 [86]。备孕期男性应禁用沙利度胺和环磷酰胺。沙利度胺可在精液中被检测到，故父亲应避免使用，因为它具有很强的潜在致畸作用。环磷酰胺诱导动物生殖细胞损伤，故应在备孕期停用。柳氮磺吡啶可能导致精子数量和功能异常，如果受孕延迟，应考虑进行精液分析，但它与致畸性无关 [91]。其他药物，包括 NSAID、抗疟药、TNF 抑制剂、硫唑嘌呤和 6- 巯基嘌呤、环孢素、霉酚酸酯和他克莫司等，男性都可使用 [91]。最近的数据表明，父亲接触甲氨蝶呤不会导致致畸，因此备孕期男性无需停用 [113,114]。没有关于阿巴西普、贝利尤单抗、托珠单抗、乌司奴单抗、司库奇尤单抗或小分子药物（如托法替布、巴瑞替尼和阿普斯特）对男性备孕期的安全性数据。

风湿性疾病患者妊娠相关事项

避孕

关键点

- 应同所有育龄期女性患者讨论避孕措施，并根据患者的个人医疗和社会情况提出建议。
- 联合激素类避孕药可用于病情稳定的 SLE 患者，但禁用于抗磷脂抗体阳性的患者。左炔

诺孕酮宫内节育器（levonorgestrel intrauterine device，LNG-IUD）或左炔诺酮皮下植入剂是大多数抗磷脂抗体阳性患者的一个不错的替代方案。

　　若风湿性疾病患者有严重的疾病相关损害、活动性疾病或使用致畸药物，强烈推荐她们采取避孕措施。而事实上许多风湿性疾病患者未充分利用有效的避孕措施。在一项纳入 97 名有怀孕风险的 SLE 患者的研究中，23% 的患者"在大部分时间"都进行过无保护措施的性行为 [115]。在另一项研究中，55% 有过避孕措施的患者使用效果较差的屏障避孕法，有些甚至还使用过致畸药物 [116]。提供教育材料、使用机构质量评价指标以及遵循 FDA 的建议利于规范患者教育，并提高医师和患者对有效避孕措施的认识。

避孕措施

　　目前的避孕措施包括屏障避孕法、激素避孕法、宫内节育器（intrauterine device，IUD）避孕法及皮下植入剂。一般而言，长效且可逆的避孕措施（如 IUD 或皮下植入物）的避孕效果最好，其次是激素避孕药，而屏障避孕法或自然避孕法效果最差，尽管屏障避孕法可减少性传播疾病的风险。

　　IUD 通常含有黄体酮（左炔诺孕酮）或铜。大多数患者使用它们的感染风险较低，但针对接受免疫抑制剂治疗的患者的这类研究较少。研究表明，患艾滋病的女性使用这类避孕措施时其感染风险不会增加 [117]。

　　激素避孕手段包括雌孕激素联用或单用孕酮。联合激素避孕手段包括药片、皮肤贴片和阴道环，其严重副作用包括静脉血栓风险增加 3 ～ 5 倍，卒中风险增加 2 倍。常用的药物（如华法林和霉酚酸酯）可能会与这些药物互相作用。过去，人们担心雌激素可能导致病情活动，故较少对 SLE 患者使用联合口服激素避孕药；而一项前瞻性对照研究表明轻度活动或病情稳定的患者口服联合激素避孕药后不会增加病情活动的风险 [118,119]。含有孕酮屈螺酮的口服避孕药可能提高钾离子水平，故对于有肾炎或正在使用 ACEI 的患者应谨慎使用。阴道环相比口服药物释放相当或更低剂量的雌激素，而皮肤贴片释放的雌激素水平比药

物高 60%，因此会提升血栓风险。不建议对 aPL 阳性的患者使用含雌激素的避孕药。

仅含有孕激素的避孕措施包括口服或肌内注射药物、IUD 以及皮下孕激素植入剂。长效醋酸甲羟孕酮（depot medroxyprogesterone acetate，DMPA）可能会通过抑制排卵而降低骨密度，故最好避免用于激素治疗的患者或低骨密度的患者。单纯孕激素避孕措施是抗磷脂抗体阳性患者的最佳选择，其血栓风险低，且能减少月经量，有益于接受抗凝治疗的患者。紧急避孕可用于所有风湿病患者，其措施包括含铜宫内节育器、处方类孕激素受体调节剂及非处方左炔诺孕酮。左炔诺孕酮对患易栓症和心血管疾病的患者方便有效且无禁忌。

风湿性疾病患者的避孕选择虽然棘手但极其重要。多数患者应优先选择含孕激素的宫内节育器或皮下植入剂。总之，这类患者避孕方式的选择应综合考虑副作用、意外怀孕的风险、易用性、有效性以及患者的个人选择（表 42-7）。

生育能力与辅助生殖技术

关键点

- 保护风湿病患者生育能力的措施包括在环磷酰胺治疗期间使用亮丙瑞林，以及冷冻卵子、冷冻胚胎。
- SLE 患者、aPL 患者 /APS 患者在接受排卵 / 体外受精时应注意狼疮病情活动与血栓形成的风险。谨慎的医疗措施往往会使患者获得较好的预后。

风湿性疾病通常不影响生育能力，但也有例外。如接受环磷酰胺的患者（特别是年龄较大且累积剂量较大的患者）易存在性腺功能衰竭的风险[120]。病情活动、大剂量皮质醇激素以及慢性肾衰竭都会对下丘脑 - 垂体 - 卵巢轴产生不利影响。卵巢储备功能测试包括促卵泡激素（follicle-stimulating hormone，FSH）、窦卵泡计数（antral follicle count，AFC）以及抗缪勒激素水平。

表 42-7 风湿病患者避孕的益处与风险

	含铜宫内节育器	左炔诺孕酮宫内节育器（LNG-IUD）	孕激素避孕药	长效醋酸甲羟孕酮（DMPA）注射液	孕激素皮下植入剂	联合口服避孕药	阴道避孕环	避孕贴
频次	放置时间约 10 年；须由医生进行操作	放置时间为 3 ~ 5 年；须由医生进行操作	每日定期口服	每 3 个月注射一次；由医生进行操作	放置时间约 3 年；由医生进行操作	每日口服	每月更换	每周更换
相关的副作用	子宫痉挛与出血风险增加	几乎没有全身性孕激素效应；子宫痉挛与出血减少	点状出血	生育能力恢复延迟；骨密度降低	生育能力恢复较快；对骨密度无影响	促血栓作用；药物相互作用较多；可能增加骨密度		
风湿病相关的注意事项	使用免疫抑制剂患者的感染风险不确定，但风险增加的可能性不大 *；左炔诺孕酮宫内节育器可减少使用抗凝药的患者月经期出血；无明显的血栓形成或狼疮活动风险	月经期出血减少；无明显的血栓形成或狼疮活动风险	月经期出血减少；无明显的血栓形成狼疮活动风险；显著的骨质疏松风险；避免用于类风湿关节炎或使用糖皮质激素治疗的患者	月经期出血减少；无明显的血栓形成或狼疮活动风险	不会增加病情稳定的狼疮患者病情复发的风险；血栓风险增加；避免用于 aPL 阳性的患者	雌激素水平和口服避孕药相当；血栓风险增加；避免用于 aPL 阳性的患者	雌激素水平比口服避孕药更高；血栓风险增加；避免用于 aPL 阳性的患者	

* 若患者有多名性伴侣，则不推荐使用

预防药物引起的不孕症很重要。尽管缺乏长期数据，但目前的文献表明联合使用长效 GnRH 类似物药物（如亮丙瑞林）治疗可降低接受环磷酰胺的患者卵巢早衰的风险[121]。冷冻胚胎和冷冻卵子可用于病情稳定能耐受卵巢过度刺激但尚不能或未准备好怀孕的患者，以保存其生育能力。对于男性患者，建议其在接受环磷酰胺治疗前进行精子冷冻保存。

常用的辅助生殖技术包括伴或不伴随体外受精的排卵诱导（ovarian induction，OI）以及胚胎移植。体外受精的过程常需要更强的卵巢刺激、手术提取卵母细胞、体外受精与再植入。卵巢过度刺激综合征（ovarian hyperstimulation syndrome，OHSS）尽管罕见，但却是重要的并发症，它可导致毛细血管渗漏引起胸腔积液与腹水。严重的 OHSS 会增加血栓形成与肾受损的风险，这一点是风湿病患者尤其需要注意。雌激素水平升高与风湿病患者风险增高相关，可导致狼疮病情活动和血栓形成[122-124]。排卵诱导/体外受精导致病情活动的 SLE 患者通常预后良好。

尽管大多数病例报道中患者大多已预防性使用阿司匹林或 LMWH，接受排卵诱导/体外受精的 aPL 阳性或 APS 患者血栓形成的风险似乎较小。目前的临床数据不支持 aPL 是引起体外受精失败或不孕症的原因，故抗凝治疗可能无法改善体外受精的结局，但可考虑用于血栓预防[29]。风湿病患者的体外受精前评估应同孕前评估一样。排卵诱导/体外受精应对使用孕期可用药物、病情稳定的患者施行。对于确诊 APS 的患者，必须使用预防性抗凝措施（肝素或 LMWH）。生殖科专家可能会选择修改激素方案以限制雌激素峰值水平。

结论

育龄期风湿病患者的管理既有挑战性，又很有意义。美国风湿病学会发布了风湿病患者生殖健康管理综合指南，基于证据评级的详细建议为有关避孕、辅助生殖技术、使用环磷酰胺的情况下保留生育能力、使用激素替代疗法以及妊娠和哺乳期管理和药物使用的决策提供指导[125]。总之，所有使用有潜在致畸性药物的育龄期风湿病患者应该向医生咨询有效的避孕措施。在进行环磷酰胺治疗前，医生、患者应细致地讨论保留生育能力的方法。不考虑特定的疾病，风湿病患者妊娠期间的治疗原则包括：发现少数伴有疾病相关的严重损害而需要避孕的患者；建议患者在服用对妊娠低风险的药物治疗后病情稳定且不活动时怀孕；评估与预后相关的特定的危险因素，如 aPL、抗 Ro/SS-A 和抗 La/SS-B 抗体。患者和临床医生应当在怀孕开始时共同讨论孕期风湿病疾病活动时的用药方案并达成一致。通过详细规划，大多数风湿病女性患者都能成功妊娠且预后良好。

Full references for this chapter can be found on ExpertConsult.com.

参考文献

1. Betz AG: Immunology: tolerating pregnancy, *Nature* 490(7418): 47–48, 2012.
2. Branch DW, Wong LF: Normal pregnancy, pregnancy complications, and obstetric management. In Sammaritano LR, Bermas BL, editors: *Contraception and pregnancy in patients with rheumatic disease*, New York, 2014, Springer, pp 31–62.
3. Imbasciati E, Gregorini G, Cabiddu G, et al.: Pregnancy in CKD stages 3 to 5: fetal and maternal outcomes, *Am J Kidney Dis* 49(6):753–762, 2007.
4. Chakravarty EF, Colón I, Langen ES, et al.: Factors that predict prematurity and preeclampsia in pregnancies that are complicated by systemic lupus erythematosus, *Am J Obstet Gynecol* 192(6):1897–1904, 2005.
5. Wallenius M, Skomsvoll JF, Irgens LM, et al.: Pregnancy and delivery in women with chronic inflammatory arthritides with a specific focus on first birth, *Arthritis Rheum* 63(6):1534–1542, 2011.
6. Nalli C, Iodice A, Reggia R, et al.: Long-term outcome of children of rheumatic disease patients. In Sammaritano LR, Bermas BL, editors: *Contraception and pregnancy in patients with rheumatic disease*, New York, 2014, Springer, pp 289–303.
7. Lockshin MD: Pregnancy does not cause systemic lupus erythematosus to worsen, *Arthritis Rheum* 32(6):665–670, 1989.
8. Petri M, Howard D, Repke J: Frequency of lupus flare in pregnancy. The Hopkins lupus pregnancy center experience, *Arthritis Rheum* 34(12):1538–1545, 1991.
9. Tedeschi SK, Guan H, Fine A, et al.: Organ-specific systemic lupus erythematosus activity during pregnancy is associated with adverse pregnancy outcomes, *Clin Rheumatol* 35(7):1725–1732, 2016.
10. Ruiz-Irastorza G, Lima F, Alves J, et al.: Increased rate of lupus flare during pregnancy and the puerperium: a prospective study of 78 pregnancies, *Br J Rheumatol* 35(2):133–138, 1996..
11. Buyon JP, Kim MY, Guerra MM, et al.: Predictors of pregnancy outcomes in patients with lupus: a cohort study, *Ann Intern Med* 163(3):153–163, 2015.
12. Clowse MEB, Jamison M, Myers E, et al.: A national study of the complications of lupus in pregnancy, *Am J Obstet Gynecol* 199(2):127.e1–127.e6, 2008.
13. Simard JF, Arkema EV, Nguyen C, et al.: Early-onset preeclampsia in lupus pregnancy, *Paediatr Perinat Epidemiol* 31(1):29–36, 2017.
14. Yasmeen S, Wilkins EE, Field NT, et al.: Pregnancy outcomes in women with systemic lupus erythematosus, *J Matern Fetal Med* 10(2):91–96, 2001.
15. Kim MY, Guerra MM, Kaplowitz E, et al.: Complement activation predicts adverse pregnancy outcome in patients with systemic lupus erythematosus and/or antiphospholipid antibodies, *Ann Rheum Dis* 77(4):549–555, 2018.

16. Mendez B, Saxena A, Buyon JP: Neonatal lupus. In Sammaritano LR, Bermas BL, editors: *Contraception and pregnancy in patients with rheumatic disease*, New York, 2014, Springer, pp 251–272.

17. Clowse MEB, Magder L, Witter F, et al.: Hydroxychloroquine in lupus pregnancy, *Arthritis Rheum* 54(11):3640–3647, 2006.

18. ACOG Committee Opinion No. 743, *Obstet Gynecol* 132(1):e44–e52, 2018.

19. Kitridou RC: Pregnancy in mixed connective tissue disease, *Rheum Dis Clin North Am* 31(3):497–508, 2005. vii.

20. Mosca M, Neri R, Strigini F, et al.: Pregnancy outcome in patients with undifferentiated connective tissue disease: a preliminary study on 25 pregnancies, *Lupus* 11(5):304–307, 2002.

21. Lundberg I, Hedfors E: Pregnancy outcome in patients with high titer anti-RNP antibodies. A retrospective study of 40 pregnancies, *J Rheumatol* 18(3):359–362, 1991.

22. Mutsukura K, Nakamura H, Iwanaga N, et al.: Successful treatment of a patient with primary Sjögren's syndrome complicated with pericarditis during pregnancy, *Intern Med* 46(14):1143–1147, 2007.

23. De Carolis S, Salvi S, Botta A, et al.: The impact of primary Sjogren's syndrome on pregnancy outcome: our series and review of the literature, *Autoimmun Rev* 13(2):103–107, 2014.

24. Ballester C, Grobost V, Roblot P, et al.: Pregnancy and primary Sjögren's syndrome: management and outcomes in a multicentre retrospective study of 54 pregnancies, *Scand J Rheumatol* 46(1):56–63, 2017.

25. Izmirly PM, Rivera TL, Buyon JP: Neonatal lupus syndromes, *Rheum Dis Clin North Am* 33(2):267–285, 2007.

26. Izmirly PM, Kim MY, Llanos C, et al.: Evaluation of the risk of anti-SSA/Ro-SSB/La antibody-associated cardiac manifestations of neonatal lupus in fetuses of mothers with systemic lupus erythematosus exposed to hydroxychloroquine, *Ann Rheum Dis* 69(10):1827–1830, 2010.

27. Barsalou J, Costedoat-Chalumeau N, Berhanu A, et al.: Effect of in utero hydroxychloroquine exposure on the development of cutaneous neonatal lupus erythematosus, *Ann Rheum Dis* 77(12):1742–1749, 2018.

28. Miyakis S, Lockshin MD, Atsumi T, et al.: International consensus statement on an update of the classification criteria for definite antiphospholipid syndrome (APS), *J Thromb Haemost* 4(2):295–306, 2006.

29. Practice committee of the American Society for Reproductive Medicine: Anti-phospholipid antibodies do not affect IVF success, *Fertil Steril* 90:S172–S173, 2008.

30. Appenzeller S, Souza FHC, Wagner Silva de Souza A, et al.: HELLP syndrome and its relationship with antiphospholipid syndrome and antiphospholipid antibodies, *Semin Arthritis Rheum* 41(3):517–523, 2011.

31. Ruffatti A, Tonello M, Visentin MS, et al.: Risk factors for pregnancy failure in patients with anti-phospholipid syndrome treated with conventional therapies: a multicentre, case-control study, *Rheumatology (Oxford)* 50(9):1684–1689, 2011.

32. Boffa M-C, Lachassinne E: Infant perinatal thrombosis and antiphospholipid antibodies: a review, *Lupus* 16(8):634–641, 2007.

33. Lockshin MD, Kim M, Laskin CA, et al.: Prediction of adverse pregnancy outcome by the presence of lupus anticoagulant, but not anticardiolipin antibody, in patients with antiphospholipid antibodies, *Arthritis Rheum* 64(7):2311–2318, 2012.

34. De Carolis S, Botta A, Santucci S, et al.: Complementemia and obstetric outcome in pregnancy with antiphospholipid syndrome, *Lupus* 21(7):776–778, 2012.

35. Cowchock FS, Reece EA, Balaban D, et al.: Repeated fetal losses associated with antiphospholipid antibodies: a collaborative randomized trial comparing prednisone with low-dose heparin treatment, *Am J Obstet Gynecol* 166(5):1318–1323, 1992.

36. Mak A, Cheung MWL, Cheak AAC, et al.: Combination of heparin and aspirin is superior to aspirin alone in enhancing live births in patients with recurrent pregnancy loss and positive anti-phospholipi dantibodies: a meta-analysis of randomized controlled trials and meta-regression, *Rheuatology* 49(2):281–

37. Ziakas PD, Pavlou M, Voulgarelis M: Heparin treatment in antiphospholipid syndrome with recurrent pregnancy loss: a systematic review and meta-analysis, *Obstet Gynecol* 115(6):1256–1262, 2010.

38. Branch DW, Peaceman AM, Druzin M, et al.: A multicenter, placebo-controlled pilot study of intravenous immune globulin treatment of antiphospholipid syndrome during pregnancy. The Pregnancy Loss Study Group, *Am J Obstet Gynecol* 182(1 Pt 1):122–127, 2000.

39. Ruffatti A, Tonello M, Hoxha A, et al.: Effect of additional treatments combined with conventional therapies in pregnant patients with high-risk antiphospholipid syndrome: a multicentre study, *Thromb Haemost* 118(4):639–646, 2018.

40. Salmon JE, Girardi G, Holers VM: Activation of complement mediates antiphospholipid antibody-induced pregnancy loss, *Lupus* 12(7):535–538, 2003.

41. Berman J, Girardi G, Salmon JE: TNF-alpha is a critical effector and a target for therapy in antiphospholipid antibody-induced pregnancy loss, *J Immunol* 174(1):485–490, 2005.

42. Gris JC, Bouvier S, Molinari N, et al.: Comparative incidence of a first thrombotic event in purely obstetric antiphospholipid syndrome with pregnancy loss: the NOH-APS observational study, *Blood* 119(11):2624–2632, 2012.

43. Clowse MEB, Chakravarty E, Costenbader KH, et al.: Effects of infertility, pregnancy loss, and patient concerns on family size of women with rheumatoid arthritis and systemic lupus erythematosus, *Arthritis Care Res (Hoboken)*. 64(5):668–674, 2012.

44. Brouwer J, Laven JSE, Hazes JMW, et al.: Levels of serum anti-Müllerian hormone, a marker for ovarian reserve, in women with rheumatoid arthritis, *Arthritis Care Res (Hoboken)*. 65(9):1534–1538, 2013.

45. Brouwer J, Hazes JMW, Laven JSE, et al.: Fertility in women with rheumatoid arthritis: influence of disease activity and medication, *Ann Rheum Dis* 74(10):1836–1841, 2015.

46. Persellin RH. The effect of pregnancy on rheumatoid arthritis. *Bull Rheum Dis* 27(9):922-927..

47. de Man YA, Dolhain RJEM, van de Geijn FE, et al.: Disease activity of rheumatoid arthritis during pregnancy: results from a nationwide prospective study, *Arthritis Rheum* 59(9):1241–1248, 2008.

48. de Man YA, Bakker-Jonges LE, Gorberth CM, et al.: Women with rheumatoid arthritis negative for anti-cyclic citrullinated peptide and rheumatoid factor are more likely to improve during pregnancy, whereas in autoantibody-positive women autoantibody levels are not influenced by pregnancy, *Ann Rheum Dis* 69(2):420–423, 2010.

49. Ostensen MHG: A prospective clinical study of the effect of pregnancy on rheumatoid arthritis and ankylosing spondylitis, *Arthritis Rheum* 26(9):1155–1159, 1983.

50. Bharti B, Lee SJ, Lindsay SP, et al.: Disease severity and pregnancy outcomes in women with rheumatoid arthritis: results from the organization of teratology information specialists autoimmune diseases in pregnancy project, *J Rheumatol* 42(8):1376–1382, 2015.

51. Mouyis MA, Thornton CC, Williams D, et al.: Pregnancy outcomes in patients with psoriatic arthritis, *J Rheumatol* 44(1):128–129, 2017.

52. Ostensen M, Ostensen H: Ankylosing spondylitis—the female aspect, *J Rheumatol* 25(1):120–124, 1998.

53. Jakobsson GL, Stephansson O, Askling J, et al.: Pregnancy outcomes in patients with ankylosing spondylitis: a nationwide register study, *Ann Rheum Dis* 75(10):1838–1842, 2016.

54. Zbinden A, van den Brandt S, Østensen M, et al.: Risk for adverse pregnancy outcome in axial spondyloarthritis and rheumatoid arthritis: disease activity matters, *Rheumatology (Oxford)* 57(7):1235–1242, 2018.

55. Silva CA, Sultan SM, Isenberg DA: Pregnancy outcome in adult-onset idiopathic inflammatory myopathy, *Rheumatology (Oxford)* 42(10):1168–1172, 2003.

56. Iago PF, Albert SOC, Andreu FC, et al.: Pregnancy in adult-

onset idiopathic inflammatory myopathy. Report from a cohort of myositis patietns from a single center, *Semin Arthritis Rheum* 44(2):234–240, 2014.

57. Kofteridis DP, Malliotakis PI, Sotsiou F, et al.: Acute onset of dermatomyositis presenting in pregnancy with rhabdomyolysis and fetal loss, *Scand J Rheumatol* 28(3):192–194, 1999.

58. Messina S, Fagiolari G, Lamperti C, et al.: Women with pregnancy-related polymyositis and high serum CK levels in the newborn, *Neurology* 58(3):482–484, 2002.

59. Zhong Z, Lin F, Yang J, et al.: Pregnancy in polymyositis or dermatomyositis: retrospective results from a tertiary centre in China, *Rheumatology (Oxford)* 56(8):1272–1275, 2017.

60. Williams L, Chang PY, Park E, et al.: Successful treatment of dermatomyositis during pregnancy with intravenous immunoglobulin monotherapy, *Obstet Gynecol* 109(2 Pt2):561–563, 2007.

61. Englert H, Brennan P, McNeil D, et al.: Reproductive function prior to disease onset in women with scleroderma, *J Rheumatol* 19(10):1575–1579, 1992.

62. Steen VD, Medsger TA: Fertility and pregnancy outcome in women with systemic sclerosis, *Arthritis Rheum* 42(4):763–768, 1999.

63. Taraborelli M, Ramoni V, Brucato A, et al.: Brief report: successful pregnancies but a higher risk of preterm births in patients with systemic sclerosis: an Italian multicenter study, *Arthritis Rheum* 64(6):1970–1977, 2012.

64. Steen VD, Conte C, Day N, et al.: Pregnancy in women with systemic sclerosis, *Arthritis Rheum* 32(2):151–157, 1989.

65. Silman AJ, Black C: Increased incidence of spontaneous abortion and infertility in women with scleroderma before disease onset: a controlled study, *Ann Rheum Dis* 47(6):441–444, 1988.

66. Clowse MEB, Richeson RL, Pieper C, Vasculitis Clinical Research Consortium, et al.: Pregnancy outcomes among patients with vasculitis, *Arthritis Care Res (Hoboken)* 65(8):1370–1374, 2013.

67. Pagnoux C, Le Guern V, Goffinet F, et al.: Pregnancies in systemic necrotizing vasculitides: report on 12 women and their 20 pregnancies, *Rheumatology (Oxford)* 50(5):953–961, 2011.

68. Gatto M, Iaccarino L, Canova M, et al.: Pregnancy and vasculitis: a systematic review of the literature, *Autoimmun Rev* 11(6–7):A447–A459, 2012.

69. Comarmond C, Mirault T, Biard L, et al.: Takayasu arteritis and pregnancy, *Arthritis Rheumatol (Hoboken, NJ)* 67(12):3262–3269, 2015.

70. Singh N, Tyagi S, Tripathi R, et al.: Maternal and fetal outcomes in pregnant women with Takayasu aortoarteritis: does optimally timed intervention in women with renal artery involvement improve pregnancy outcome? *Taiwan, J Obstet Gynecol* 54(5):597–602, 2015.

71. Khandelwal M, Lal N, Fischer RL, et al.: Takayasu arteritis and pregnancy, *Obstet Gynecol Surv* 64(4):258–272, 2009.

72. Burkett G, Richard R: Polyarteritis nodosa and pregnancy, *Obs Gynecol* 59(2):252–254, 1982.

73. Owen J, Hauth JC: Polyarteritis nodosa in pregnancy: a case report and brief literature review, *Am J Obstet Gynecol* 160(3):606–607, 1989.

74. Stone MS, Olson RR, Weismann DN, et al.: Cutaneous vasculitis in the newborn of a mother with cutaneous polyarteritis nodosa, *J Am Acad Dermatol* 28(1):101–105, 1993.

75. Auzary C, Huong DT, Wechsler B, et al.: Pregnancy in patients with Wegener's granulomatosis: report of five cases in three women, *Ann Rheum Dis* 59(10):800–804, 2000.

76. Tuin J, Sanders JSF, de Joode AAE, et al.: Pregnancy in women diagnosed with antineutrophil cytoplasmic antibody-associated vasculitis: outcome for the mother and the child, *Arthritis Care Res (Hoboken)* 64(4):539–545, 2012.

77. Croft AP, Smith SW, Carr S, et al.: Successful outcome of pregnancy in patients with anti-neutrophil cytoplasm antibody-associated small vessel vasculitis, *Kidney Int* 87(4):807–811, 2015.

78. Priori R, Tomassini M, Magrini L, et al.: Churg-Strauss syndrome during pregnancy after steroid withdrawal, *Lancet (London, England)* 352(9140):1599–1600, 1998.

79. Schlieben DJ, Korbet SM, Kimura RE, et al.: Pulmonary-renal syndrome in a newborn with placental transmission of ANCAs, *Am J Kidney Dis* 45(4):758–761, 2005.

80. Doria A, Bajocchi G, Tonon M, et al.: Pre-pregnancy counselling of patients with vasculitis, *Rheumatology (Oxford)* 47(Suppl 3):iii13–5, 2008.

81. Hwang I, Lee CK, Yoo B, et al.: Necrotizing villitis and decidual vasculitis in the placentas of mothers with Behçet disease, *Hum Pathol* 40(1):135–138, 2009.

82. Fam AG, Siminovitch KA, Carette S, et al.: Neonatal Behçet's syndrome in an infant of a mother with the disease, *Ann Rheum Dis* 40(5):509–512, 1981.

83. Iskender C, Yasar O, Kaymak O, et al.: Behçet's disease and pregnancy: a retrospective analysis of course of disease and pregnancy outcome, *J Obstet Gynaecol Res* 40(6):1598–1602, 2014.

84. Bermas BL, Tassinari M, Clowse M, et al.: The new FDA labeling rule: impact on prescribing rheumatological medications during pregnancy, *Rheumatology (Oxford)* 57(Suppl 5):v2–v8, 2018.

85. Neville MC: Anatomy and physiology of lactation, *Pediatr Clin North Am* 48(1):13–34, 2001.

86. Colie CF: Male mediated teratogenesis, *Reprod Toxicol* 7(1):3–9, 1993.

87. van Gelder MMHJ, Roeleveld N, Nordeng H: Exposure to non-steroidal anti-inflammatory drugs during pregnancy and the risk of selected birth defects: a prospective cohort study, *PLoS One* 6(7):e22174, 2011.

88. Pall M, Fridén BE, Brännström M: Induction of delayed follicular rupture in the human by the selective COX-2 inhibitor rofecoxib: a randomized double-blind study, *Hum Reprod* 16(7):1323–1328, 2001.

89. Nakhai-Pour HR, Broy P, Sheehy O, et al.: Use of nonaspirin non-steroidal anti-inflammatory drugs during pregnancy and the risk of spontaneous abortion, *CMAJ* 183(15):1713–1720, 2011.

90. Blanford AT, Murphy BE: In vitro metabolism of prednisolone, dexamethasone, betamethasone, and cortisol by the human placenta, *Am J Obstet Gynecol* 127(3):264–267, 1977.

91. Flint J, Panchal S, Hurrell A, et al.: BSR and BHPR guideline on prescribing drugs in pregnancy and breastfeeding-part I: standard and biologic disease modifying anti-rheumatic drugs and corticosteroids, *Rheumatology (Oxford)* 55(9):1693–1697, 2016.

92. Ost L, Wettrell G, Björkhem I, et al.: Prednisolone excretion in human milk, *J Pediatr* 106(6):1008–1011, 1985.

93. Costedoat-Chalumeau N, Amoura Z, Huong DLT, et al.: Safety of hydroxychloroquine in pregnant patients with connective tissue diseases. Review of the literature, *Autoimmun Rev* 4(2):111–115, 2005.

94. Osadchy A, Ratnapalan T, Koren G: Ocular toxicity in children exposed in utero to antimalarial drugs: review of the literature, *J Rheumatol* 38(12):2504–2508, 2011.

95. Motta M, Tincani A, Faden D, et al.: Follow-up of infants exposed to hydroxychloroquine given to mothers during pregnancy and lactation, *J Perinatol* 25(2):86–89, 2005.

96. Mogadam M, Dobbins WO, Korelitz BI, et al.: Pregnancy in inflammatory bowel disease: effect of sulfasalazine and corticosteroids on fetal outcome, *Gastroenterology* 80(1):72–76, 1981.

97. Branski D, Kerem E, Gross-Kieselstein E, et al. Bloody diarrhea-a possible complication of sulfasalazine transferred through human breast milk. *J Pediatr Gastroenterol Nutr* 5(2):316–317.

98. Feldkamp M, Carey JC: Clinical teratology counseling and consultation case report: low dose methotrexate exposure in the early weeks of pregnancy, *Teratology* 47(6):533–539, 1993..

99. Fields CL, Ossorio MA, Roy TM, et al.: Wegener's granulomatosis complicated by pregnancy. A case report, *J Reprod Med* 36(6):463–466, 1991.

100. Cassina M, Johnson DL, Robinson LK, et al.: Pregnancy outcome in women exposed to leflunomide before or during pregnancy, *Arthritis Rheum* 64(7):2085–2094, 2012.

101. Radomski JS, Ahlswede BA, Jarrell BE, et al.: Outcomes of 500 pregnancies in 335 female kidney, liver, and heart transplant recipients, *Transplant Proc* 27(1):1089–1090, 1995.

102. Gardiner SJ, Gearry RB, Roberts RL, et al.: Exposure to thiopurine drugs through breast milk is low based on metabolite concentrations in mother-infant pairs, *Br J Clin Pharmacol* 62(4):453–456,

2006.

103. Moretti ME, Sgro M, Johnson DW, et al.: Cyclosporine excretion into breast milk, *Transplantation* 75(12):2144–2146, 2003.

104. Kainz A, Harabacz I, Cowlrick IS, et al.: Analysis of 100 pregnancy outcomes in women treated systemically with tacrolimus, *Transpl Int* 13(Suppl 1):S299–300, 2000.

105. Bramham K, Chusney G, Lee J, et al.: Breastfeeding and tacrolimus: serial monitoring in breast-fed and bottle-fed infants, *Clin J Am Soc Nephrol* 8(4):563–567, 2013.

106. Perez-Aytes A, Ledo A, Boso V, et al.: In Utero exposure to mycophenolate mofetil: a characteristic phenotype? *Am J Med Genet A* 146A(1):1–7, 2008.

107. Mahadevan U, Wolf DC, Dubinsky M, et al.: Placental transfer of anti-tumor necrosis factor agents in pregnant patients with inflammatory bowel disease, *Clin Gastroenterol Hepatol* 11(3):286–292, 2013; quiz e24.

108. Cheent K, Nolan J, Shariq S, et al.: Case report: fatal case of disseminated BCG infection in an infant born to a mother taking infliximab for Crohn's disease, *J Crohns Colitis* 4(5):603–605, 2010.

109. Raja H, Matteson EL, Michet CJ, et al.: Safety of tumor necrosis factor inhibitors during pregnancy and breastfeeding, *Transl Vis Sci Technol* 1(2):6, 2012.

110. Chakravarty EF, Murray ER, Kelman A, et al.: Pregnancy outcomes after maternal exposure to rituximab, *Blood* 117(5):1499–1506, 2011.

111. Diav-Citrin O, Shechtman S, Schwartz V, et al.: Pregnancy outcome after in utero exposure to colchicine, *Am J Obstet Gynecol* 203(2):144.e1–144.e6, 2010.

112. Anderson D, Bishop JB, Garner RC, et al.: Cyclophosphamide: review of its mutagenicity for an assessment of potential germ cell risks, *Mutat Res* 330(1–2):115–181, 1995.

113. Weber-Schoendorfer C, Hoeltzenbein M, Wacker E, et al.: No evidence for an increased risk of adverse pregnancy outcome after paternal low-dose methotrexate: an observational cohort study, *Rheumatology (Oxford)* 53(4):757–763, 2014.

114. Eck LK, Jensen TB, Mastrogiannis D, et al.: Risk of adverse pregnancy outcome after paternal exposure to methotrexate within 90 days before pregnancy, *Obstet Gynecol* 129(4):707–714, 2017.

115. Schwarz EB, Manzi S: Risk of unintended pregnancy among women with systemic lupus erythematosus, *Arthritis Rheum* 59(6):863–866, 2008.

116. Yazdany J, Trupin L, Kaiser R, et al.: Contraceptive counseling and use among women with systemic lupus erythematosus: a gap in health care quality? *Arthritis Care Res (Hoboken)* 63(3):358–365, 2011.

117. Stringer EM, Kaseba C, Levy J, et al.: A randomized trial of the intrauterine contraceptive device vs hormonal contraception in women who are infected with the human immunodeficiency virus, *Am J Obstet Gynecol* 197(2), 2007. 144.e1-8.

118. Petri M, Kim MY, Kalunian KC, et al.: Combined oral contraceptives in women with systemic lupus erythematosus, *N Engl J Med* 353(24):2550–2558, 2005.

119. Sánchez-Guerrero J, Uribe AG, Jiménez-Santana L, et al.: A trial of contraceptive methods in women with systemic lupus erythematosus, *N Engl J Med* 353(24):2539–2549, 2005.

120. Boumpas DT, Austin HA, Vaughan EM, et al.: Risk for sustained amenorrhea in patients with systemic lupus erythematosus receiving intermittent pulse cyclophosphamide therapy, *Ann Intern Med* 119(5):366–369, 1993.

121. Dooley MA, Nair R: Therapy insight: preserving fertility in cyclophosphamide-treated patients with rheumatic disease, *Nat Clin Pract Rheumatol* 4(5):250–257, 2008.

122. Guballa N, Sammaritano L, Schwartzman S, et al.: Ovulation induction and in vitro fertilization in systemic lupus erythematosus and antiphospholipid syndrome, *Arthritis Rheum* 43(3):550–556, 2000.

123. Bellver J, Pellicer A: Ovarian stimulation for ovulation induction and in vitro fertilization in patients with systemic lupus erythematosus and antiphospholipid syndrome, *Fertil Steril* 92(6):1803–1810, 2009.

124. Orquevaux P, Masseau A, Le Guern V, et al.: In vitro fertilization in 37 women with systemic lupus erythematosus or antiphospholipid syndrome: a series of 97 procedures, *J Rheumatol* 44(5):613–618, 2017.

125. Sammaritano LR, Bermas BL, Chakravarty EE, et al.: 2020 American College of Rheumatology Guideline for the Management of Reproductive Health in Rheumatic and Musculoskeletal Diseases. *Arthritis Rheumatol* 2020.

肌肉骨骼系统的病史和体格检查

原著 JOHN M. DAVIS III, KEVIN G. MODER, GENE G. HUNDER

王 钱 译 黄慈波 校

肌肉骨骼疾病的病史

准确而全面地了解患者的肌肉骨骼症状病史对正确做出疾病诊断非常关键。医生需要准确地理解患者所描述的症状，包括疾病起因、发作部位、进展情况、严重程度、加重/缓解因素以及伴随症状。同时，这些症状与社会心理压力之间的关系不容忽视，应予以明确。医生还需要评估症状对患者各方面功能的影响，从而指导进一步治疗。

患者目前或既往的治疗效果有助于评估目前的病情。对抗炎药或糖皮质激素有反应可能提示为炎症疾病，但这并非是炎症风湿疾病的特异反应，需要综合病史和体格检查全面考虑。医生还需要评估患者的治疗依从性。当症状改善不明显时，需要区分是治疗依从性差，还是治疗失败。

当医生采集病史时，患者的语言和非语言行为均可为疾病的临床表现提供线索。早期的类风湿关节炎（rheumatoid arthritis，RA）患者可能会屈曲双手以降低关节内的压力，减轻疼痛。患者对病症的关注度也不同，一些患者过度关注，而另一些患者则漠不关心。医生必须了解患者对疾病的理解和对疾病的态度，才能开始有效的治疗。

疼痛

疼痛是肌肉骨骼疾病患者就诊的最常见症状。疼痛是一种主观的伤害性感觉或体验，常表现为实际的或感知到的身体伤害。疼痛是一种难以被定义、限定和测量的复杂感觉。疼痛可受患者的情绪和经历的影响而发生改变。

问诊时，应尽可能早地明确疼痛特点，这有助于对患者的主诉进行分类。关节疼痛提示关节炎性病变，肢端烧灼感或麻木则提示神经病变。如果患者能够进行正常工作，却将疼痛描述为极痛苦的或难以忍受时，则提供了一个线索，即情绪或社会心理因素正在导致或放大其症状。

医生应该知道患者疼痛的分布，并确定其是否与解剖结构吻合。患者习惯用身体部位的名称来描述疼痛部位，而这些名称常以非解剖学的方式出现。例如患者主诉"髋部"痛时，实际上指的是下腰部、臀部或大腿部位的疼痛。接诊者可以通过让患者用手指指出疼痛区域的方法来明确疼痛部位。局限于单个或多个关节的疼痛可能提示特定的关节疾病。滑囊、肌腱、韧带或神经分布区的疼痛提示相应结构的病变。与浅表结构相比，深部结构导致的疼痛常难以精确定位。类似地，外周小关节引起的疼痛通常比近端大关节（如肩关节、髋关节）引起的疼痛更为集中。广泛存在、描述模糊且不依赖解剖学分布的疼痛通常提示慢性疼痛综合征，如纤维肌痛或精神疾病。

医生应当评估患者疼痛的程度。常用的方法是让患者描述疼痛的程度，强度从 0（无疼痛）～10（非常剧烈的疼痛）。为更有助于监测炎性关节炎的疾病活动，通常让患者在 100 mm 的直线上标记过去一周疼痛的严重程度，以视觉模拟标尺的方式来量化疼痛。类似的量表也应用于其他评估工具中，如 McGill 疼痛问卷。

医生应当明确疼痛加重和缓解的因素。关节疼痛在休息时存在，活动后加重，提示炎症过程；而关节疼痛主要在活动时出现，休息后缓解，则提示机械性损伤，如退行性关节炎。此外，一天中疼痛出现的时间也是重要信息，这将在下文讨论。

僵硬

关节僵硬是关节炎患者的常见症状。然而，僵硬的含义因患者而异。一些患者主诉的僵硬代表疼痛、酸胀、无力、疲劳或活动受限[1]。风湿科医生描述的僵硬通常指患者在一段时间不活动后试图活动关节时的不适感和受限感。这种"胶着"现象常出现于一个小时或者更长时间的不活动之后。与不活动相关的僵硬持续时间各不相同，轻度僵硬持续数分钟，而严重僵硬可持续数小时。

晨僵是炎性关节病的早期特征，在类风湿关节炎和风湿性多肌痛中尤为明显，晨僵可持续数小时。没有晨僵并不能排除炎性关节炎，但这种情况并不多见。评估患者晨僵的一个有用问题是："早上，您的关节需要多长时间才能恢复到日常的状态？"晨僵也见于非炎性关节病，如退行性关节炎，通常持续时间较短（< 30 分钟），并且不如炎性关节病的僵硬程度严重。此外，非炎性关节病的僵硬程度与受损关节的使用程度有关：过度使用后僵硬程度更重，一般在几天内恢复至基线水平。晨僵并非炎性关节病所特有，也可见于纤维肌痛、慢性特发性疼痛综合征、帕金森病等神经系统疾病（通常没有肢体活动障碍）以及睡眠相关的呼吸障碍。

活动受限

活动受限是关节疾病患者常见的主诉。此症状应与僵硬相鉴别，僵硬通常时间短且不固定，而继发于关节疾病的活动受限通常固定且随时间变化较小。检查者应该明确因关节活动受限引起功能丧失的程度。关节活动受限持续的时间有助于预测经口服或关节腔内注射糖皮质激素或者理疗等干预后症状改善的程度。了解活动受限发生的急缓速度有助于鉴别诊断：突然发生的活动受限提示结构紊乱，例如肌腱断裂或膝半月板撕裂；而逐渐发生的活动受限常见于炎性关节病。

肿胀

关节肿胀是风湿病患者的一个重要症状。存在真正意义上的关节肿胀缩小了关节痛患者的鉴别诊断范围。为了确定肿胀与关节滑膜炎有关，而不是与软组织有关，明确肿胀的解剖位置和分布是关键。静脉或淋巴管阻塞、软组织损伤或者肥胖，可引起弥漫性软组织肿胀。对具有此类病症的患者，肿胀的描述常不明确，或者不在特定关节、滑囊或肌腱的分布范围中。肥胖患者可能会将肘部内侧、膝或足踝外侧的正常脂肪组织理解为肿胀。相比之下，炎性关节炎的患者可能会存在典型分布的关节肿胀：类风湿关节炎有掌指关节和腕关节的对称性肿胀，银屑病关节炎有数个足趾和膝关节肿胀。

了解肿胀的发生、发展以及影响因素非常有用。由滑膜炎或滑囊炎引起的关节肿胀在活动时经常会有不适，因为活动时肿胀的炎症组织张力增加。但如果肿胀的炎症组织位于关节周围，则关节活动时不会出现不适，因为炎症组织张力没有增加。密闭结构（例如滑膜腔或者滑囊）的肿胀在急性发作时最为痛苦，而相似程度的缓慢发展的肿胀则比较容易忍受。

无力

无力也是一种常见的带有各种不同主观意义的主诉。真正的无力是指肌力的丧失，可以通过体格检查诊断。

无力持续的时间对鉴别诊断非常重要。没有外伤而突然出现的无力常提示神经系统疾病，例如急性脑血管事件，常导致固定的、非进行性的缺陷。隐匿起病的无力常提示肌肉病变，例如炎性肌病（如多肌炎），此类病变通常是持续的、进行性的。间歇性无力提示神经接头病变，例如重症肌无力。这些患者可能会主诉活动时肌肉疲劳，但并不是真正的无力。

医生应该明确患者无力分布的区域。双侧对称的近端无力提示炎性肌病。但包涵体肌炎可引起非对称性的、更远端的无力。单侧或孤立性无力通常提示神经源性无力。无关节病变的远端无力通常提示神经系统疾病，如周围神经病变。周围神经病变的患者常伴有疼痛和感觉异常。而炎性肌病患者常表现为无痛性无力。

患者的家族史能为医生提供有价值的信息。其他家族成员的类似病症表现提示遗传性疾病患病的可能性增加，如肌营养不良症或家族性神经病变。

回顾患者近期或目前的用药情况很重要。许多药物，包括糖皮质激素和降脂药，都可以导致肌肉损伤。在某些少见情况下，环境因素也可能引起无力症状。重金属中毒可导致周围神经病变。饮食情况也需要调查，例如食用未煮熟的猪肉可以引起旋毛虫病。过量饮酒也与神经病变和肌病有关。

完整全面的系统回顾有助于评估肌无力患者。全身症状（如体重下降和盗汗）提示无力可能由恶性肿瘤引起；皮疹、关节痛或雷诺现象则提示需排查结缔组织病。

疲劳

肌肉骨骼疾病的患者常主诉疲劳。疲劳可定义为不受疼痛和无力限制的一种休息倾向。疲劳于不同程度的活动后出现，休息后可以缓解。风湿病患者即使不活动也会感到疲劳。疲劳通常随系统性风湿病的好转而改善。周身不适与疲劳常同时出现，但两者并不等同。周身不适提示不够健康，常在疾病起病时出现。疲劳和周身不适均可见于无明确疾病的情况，而社会心理因素、焦虑或抑郁可能是导致这些症状的原因。

功能丧失

功能丧失是肌肉骨骼疾病的常见表现，并严重影响患者的健康和生活质量，因此综合病史应包括对患者日常活动能力的评估。不同患者的残疾程度不同，从单关节炎造成的单个手指关节的功能丧失到严重多关节炎导致身体完全失能均可出现。无论哪种原因，身体机能丧失常对患者的社交活动、日常生活、工作能力甚至基本的自理能力产生深远的影响。评估功能障碍的存在和程度对于评价疾病的严重程度及制订治疗方案非常重要，而功能障碍作为类风湿关节炎长期预后和死亡率的最佳预测因子之一，在 RA 的评估中显得尤为重要[2-4]。

首先询问患者有关日常活动能力的一般问题来进行功能评估，包括梳洗、穿衣、洗澡、进食、行走、爬楼梯、开门、搬运物品等。若发现有特定功能的丧失，如打开牛奶盒困难，则需要进一步检查来明确困难的原因，这将为鉴别诊断提供信息并指导临床检查。同时也为治疗管理提供重要信息，例如理疗和职业治疗的机会、夹板或支具的使用等。整体功能的评价常借助健康评估问卷（详见第 36 章），这一问卷被广泛用于科研及临床实践，监测类风湿关节炎及其他风湿病治疗后的功能变化。

系统检查方法

肌肉骨骼检查是对关节、关节周围软组织、肌腱、韧带、滑囊和肌肉状态的系统、全面的评估。风湿科医生通常先检查上肢，然后检查躯干和下肢。其他的检查方法如果是系统、连贯的，也认为是有效的。检查疼痛关节时动作应轻柔，这样可以提高患者的配合度，做出准确评价。

关节检查的目的是发现结构和功能的异常。关节疾病的重要体征包括肿胀、压痛、活动受限、骨擦音（感）、畸形和不稳。

全身检查

应对患者进行全身检查，寻找系统性疾病迹象。检查内容包括皮肤，如苍白（可能提示贫血）、结节

（可能提示 RA 或痛风）、皮疹（可能提示狼疮、血管炎或皮肌炎）。患者应适当脱掉衣服进行检查。医生通过要求患者在检查室或走廊行走来评估步态，因为在脊柱或下肢的肌肉骨骼疾病中可能会看到减痛步态，在神经肌肉疾病中可能会出现各种步态障碍。应评估患者起身和转移到检查台的能力，这有助于提供有关疼痛、近端肌肉力量以及整体身体功能的信息。还应评估患者的肌肉外观，包括肌肉体积、张力和压痛。评估肌肉体积需两侧对比，以确定是否存在不对称、肥大或者萎缩的情况。患者的举止和肢体语言可以提供有关情绪及焦虑程度的信息，这在评价疼痛和压痛时是值得考虑的。

肿胀

关节周围肿胀可能由关节内积液、滑膜增生、关节周围皮下组织炎症、滑囊炎、肌腱炎、骨性肥大或关节外脂肪垫引起。深入了解各关节滑膜的解剖结构有助于区分继发于关节积液的软组织肿胀与关节周围组织肿胀。首先，检查者应观察关节是否有明显肿胀，例如正常的骨突标志或者关节轮廓消失。通过观察双侧同部位关节是否对称，可以发现肿胀的蛛丝马迹。

其次，检查者应该触诊每个关节。正常滑膜较薄难以触及，而许多慢性炎性关节炎（如 RA）的滑膜增厚，有面团感或沼泽感。在某些关节中，如膝关节，通过将关节液压缩至滑膜隐窝中，可以在体格检查中描绘出滑膜腔的范围，也更容易触摸到由此产生的凸起的边缘。如果这个可触及的边缘在滑膜的解剖范围内并随解除压迫而消失，则凸起通常代表滑膜积液；如果凸起表现为持续存在，则表明滑膜增厚。然而，体格检查并不总是能够可靠地区分滑膜增厚和积液。超声作为体格检查的补充使检查者容易区分滑膜增生和积液，因此应用也日益增多。

压痛

在肌肉骨骼检查中，压痛是指关节和关节周围组织在触诊和施压时的不适感。定位触诊压痛帮助检查者确定病变位于关节内还是关节周围，如脂肪垫、肌腱附着点、韧带、滑囊、肌肉或皮肤。触诊未受累的部位有助于评估压痛的意义。相对于无关节外压痛的

患者，存在其他多处肌筋膜压痛点对诊断关节炎的意义较大。

运动受限

活动受限是关节疾病的常见表现，检查者需要清楚每个关节的正常活动类型和范围。受累与未受累关节的双侧对比检查对评价个体差异非常重要。关节活动受限可能是由关节本身或关节周围结构的病变引起。比较关节的主动与被动活动范围有助于区分这些可能性。如果被动活动范围大于主动活动范围，则活动受限可能是疼痛、无力、关节或关节周围结构异常的结果。要注意区分肌肉紧张和真正的关节运动受限，因此强调检查时应确保患者处于放松状态。关节在某个平面内被动活动达到受限范围时产生的疼痛称为压力性疼痛。如果某个关节在主动活动和被动活动范围内均受到疼痛，通常提示关节异常。

骨擦音（感）

骨擦音（感）是由活动引起的可闻及的嘎吱嘎吱的声音或可触知的摩擦感，伴或不伴不适感。当粗糙的关节或关节外表面通过主动活动或被动挤压摩擦在一起时，就会出现骨擦音（感）。慢性炎性关节炎时可触及细骨擦感，常提示由于侵蚀或肉芽组织引起的相对的软骨面粗糙。粗骨擦音（感）可由炎性或非炎性关节炎所致。骨与骨之间的骨擦音（感）会产生更高频率的、可触及和可听到的吱吱声。关节内的骨擦音（感）应与活动时韧带或肌腱在骨面上滑动产生的爆裂音区分开，后者通常对关节疾病的诊断意义较小，可在正常关节听到。硬皮病患者的肌腱鞘上可触及或听到明显的、粗糙的、吱吱响的皮革样骨擦音（感）。

畸形

关节畸形可表现为非解剖位置的骨性肥大、关节半脱位、挛缩或者强直。变形的关节常伴有功能异常、活动受限及疼痛，在过度使用时更加明显。个别情况下，变形的关节虽能保留良好功能，但会影响到美观。关节畸形可以是可逆的，也可以是不可逆的。例如手指的多发天鹅颈畸形可以通过手法矫正，则提

示为继发于狼疮的 Jaccoud 关节病。而 RA 患者的手部畸形通常是无法矫正的。

不稳定

当关节在任一平面上的活动范围超过正常范围时，可出现关节不稳。半脱位是指关节面有位移但仍有部分关节面与面接触的关节状态。全脱位是指关节丧失了所有软骨面与面之间接触的状况。检查关节稳定性最好将关节支撑在检查者两手之间，然后对相邻骨在正常关节不移动的方向施力。患者在检查期间尽量放松，因为肌肉紧张会稳定原本不稳定的关节。例如评估时患者收缩股四头肌，那么存在韧带病变的膝关节可能看起来仍然是稳定的。

其他检查

颈椎和腰背部检查将在第 48 章和第 50 章讨论。

关节检查的记录

关节检查记录对于制订治疗方案、监测关节炎活动度及评估疗效均非常重要。目前有多种不同的记录方法。可以使用关节名称的缩写，如 PIP 代表近端指间关节。STL 系统在过去一直用于根据分级的定量估计来记录每个关节的肿胀程度（swelling，S）、压痛（tenderness，T）和运动受限程度（limitation，L）[5]。这种方法虽然有效，但随着对电子病历的依赖日益增加，现已不太常用。以叙述形式记录关节检查的结果更容易。例如，第二和第三掌指（metacarpophalangeal，MCP）关节有 2+ 级肿胀。其中 0 级表示无肿胀，1 级表示可触及的滑膜增厚，2级表示正常关节轮廓消失，3 级表示关节明显囊性肿胀。另外，也可以使用骨骼示意图或模拟人记录关节检查结果。

关节计数是临床实践和临床试验中监测炎性关节炎活动的标准评估方法[6]。推荐使用 28 个关节的压痛和肿胀计数来监测 RA 的疾病活动度。评估关节压痛所用的力度相当于压迫拇指和示指指甲变白的力度，记录压痛关节数目。评估肿胀关节时，检查者记录可触及软组织肿胀的关节数目，不包括畸形或骨性肥大的关节。28 个关节[7]包括双侧肩、肘、腕、第

1 ~ 5 掌指关节、第 1 ~ 5 近端指间关节和膝关节。与更广泛的关节计数相比，28 个关节计数的优点是快速且易操作，局限性在于不包括踝关节和跖趾关节，因此可能会低估足部的病情活动程度。疾病活动评分 28（disease activity score 28，DAS28）是监测疾病活动程度的有效工具，其中采用的就是 28 个关节计数[8]。

关节压痛、肿胀和活动范围不能用于评估关节功能，因此需要使用其他检查方法。通过患者执行协调任务的能力（如肩关节圆弧运动，测量 50 英尺步行时间）来评估关节功能。但是，此类功能性测试的结果可能因生物因素的变异而有所不同，例如在 24 小时间隔内观察到类风湿患者关节大小和握力的昼夜节律变化。

关节检查的解释

关节检查的结果不论是阴性还是阳性，医生都应正确理解其意义，这对选择正确的治疗方法非常重要。与其他诊断评估一样，检查的准确性和可靠性是关键。关于检测炎症滑膜炎体征的准确性，很多研究表明，关节检查在发现滑膜炎或积液方面的敏感性远低于高分辨率超声或者 MRI[9-11]。虽然关节肿胀对活动性滑膜炎更具特异性，但最近的临床研究表明，与肿胀相比，压痛在预测放射学关节损伤的进展方面具有相似的价值[12]。早期关节炎患者的体征可能并不明显[13]。MRI 骨髓水肿是放射学损伤的预测指标，值得注意的是，一项研究报告称35% ~ 57% 有骨髓水肿的关节并没有滑膜炎体征[14]。而在肥胖患者中，与作为金标准的影像相比，表现为肿胀的关节不能反映真实的滑膜炎，这就可能导致肥胖患者疾病活动度被高估[15]。因此，检查者必须根据关节症状的完整病史来考虑体格检查结果，以做出准确诊断、评估预后并制定治疗方案。超声检查有助于判定关节病变，增强临床决策信心（详见第 44 章）[16]。

关节检查同样存在变异性。对于关节压痛或握力检查，不同检查者之间的变异性常大于同一个检查者不同时间段检查的变异性。即使是很短的时间间隔，检查者的变异也可以在相同患者的身上得以体现。一般来说，关节压痛的检查者间可靠性优于肿胀，并与潜在疾病密切相关，例如 RA 关节肿胀检查的可靠性高于银屑病关节炎[11]。

特殊关节的检查

颞颌关节

颞颌关节位于外耳道前方，由下颌骨髁突与颞骨关节窝组成。该关节的肿胀不易观察到。检查者可以将手指置于外耳道正前方并嘱患者张开和闭合嘴巴，通过将下颌骨从一侧推至另一侧来触诊该关节[17]。以轻中度肿胀或是滑膜增厚为表现的单侧或与对侧相比不对称的滑膜炎最易被发现。颞颌关节的垂直运动可以通过测量患者最大限度张口时上下切牙的距离来评估，通常为 3 ~ 6 cm。横向运动测量则以门牙作为标志。无论是否存在严重的关节炎，都可能出现骨擦音（感）或闻及关节咔哒声。

很多类型的关节炎均可累及颞颌关节，包括幼年型和成人 RA。如果儿童的颞颌关节受累，可能会因为下颌骨的生长受限而出现小颌畸形。颞颌关节痛还见于非炎性关节炎，这与颞颌关节综合征相关（详见第 54 章）。一些研究者认为，此综合征由磨牙症引起，可能是一种肌筋膜痛，类似于纤维肌痛。

环杓关节

成对的环杓关节是由小锥形杓状软骨基底部与环状软骨后上缘组成。声带（真声带）附着于杓状软骨。环杓关节是可动关节，可在声带开闭时向内、向外移动及旋转。检查该关节要通过直接或间接喉镜进行。发音过程中的红斑、肿胀和缺乏活动性可能由关节炎症引起。RA、创伤和感染均可累及环杓关节。RA 中环杓关节实际受累的比临床中确诊的更多。可能表现为声音嘶哑、咽喉发胀或不适感，说话或吞咽时更明显。极少数情况下可能会发生严重的气道阻塞。

胸锁、胸骨柄与胸肋关节

锁骨的内测两端与胸骨上端的两侧相连，形成胸锁关节。第 1 肋骨与胸骨的关节连接（胸肋关节）紧靠尾部。胸骨柄与胸骨体的连接位于第 2 肋软骨与胸骨的附着水平。第 3 ~ 7 胸肋关节沿胸骨外缘在远端形成关节连接。胸锁关节是这组关节中唯一总是可动的关节，其他均为微动关节或软骨融合。胸锁关节是

肩胛带与躯干唯一的真性关节连接。这些关节就位于皮下，所以滑膜炎通常可见和触知。这些关节只有轻微的活动范围，无法准确测量。

胸锁关节受累常见于强直性脊柱炎、RA 和退行性关节炎，但临床症状不易察觉。胸锁关节可能是化脓性关节炎的发生部位，尤其是注射吸毒者。因此应检查这些关节有无压痛、肿胀和骨性异常。胸骨或胸肋关节的压痛比肿胀更为常见。这些关节有压痛但无真正的肿胀称为肋软骨炎；如果有压痛有肿胀，则称为 Tietze 综合征。

肩锁关节

肩锁关节由锁骨外侧端与肩胛骨肩峰内缘组成。肩锁关节炎最常见于外伤导致的退行性关节炎。通常可以观察到该关节的骨性肿大，但软组织肿胀通常不可见或不可触及。手臂在胸前内收时的疼痛或压痛表明肩锁关节存在病变。肩锁关节的运动伴随肩部运动而发生，但难以准确测量。肩锁关节受累可见于 RA或脊柱关节病，但通常症状不重而不被临床关注。

肩关节

详见第 49 章。

肘关节

肘关节由三个骨性关节组成（图 43-1）。主要关节是肱尺关节，它是一个铰链关节。肱桡关节和近端桡尺关节可使前臂旋转运动。

检查肘关节时，检查者将拇指置于外上髁与鹰嘴突之间的外侧鹰嘴旁沟，将另一个或两个手指置于对应的鹰嘴内侧沟。检查者通过患者屈曲、伸展、旋转和被动移动来检查肘关节。同时，仔细检查肘关节周围的皮肤，注意有无银屑病皮疹、类风湿结节或痛风石等异常表现。仔细触诊鹰嘴滑囊有助于排除小结节或痛风石。注意有无活动受限和骨擦音（感）。滑膜肿胀很容易触诊，因为在肘关节被动伸展时，它会在检查者的拇指下方隆起。有时也可在鹰嘴突和肱骨远端之间的关节后方触及滑膜。滑膜炎或积液常导致肘关节伸展受限。

鹰嘴滑囊位于尺骨鹰嘴突上方。鹰嘴滑囊炎常见

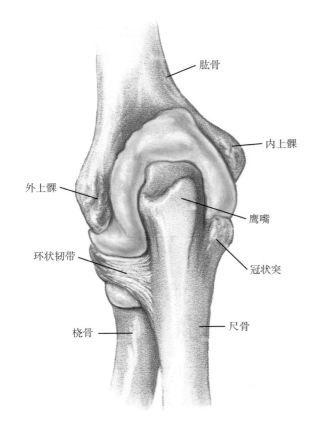

图 43-1 肘关节示意图。处于伸展位的桡骨和尺骨以及牵拉的滑膜分布（From Polley HF，Hunder GG：*Rheumatologic interviewing and physical examination of the joints*，ed 2，Philadelphia，1978，WB Saunders. With permission from the Mayo Foundation for Medical Education and Research.）

于慢性局部创伤后和风湿性疾病，包括 RA 和痛风。也可出现化脓性鹰嘴滑囊炎。鹰嘴滑囊炎常表现为鹰嘴突肿胀，伴有压痛，皮肤发红。滑囊大量积液时可触及囊性包块，通常需要抽吸引流。肘部活动一般不会感到疼痛。

肱骨的内侧和外侧上髁是屈肌和伸肌肌腱的附着部位，控制手部和腕部活动。上髁压痛但无肿胀或其他炎症体征可能提示肌腱过度使用所致，称外上髁炎（网球肘）和内上髁炎（高尔夫球肘）。对抗阻力的前臂旋后或腕关节旋前运动均可引起外上髁炎的不适感[18]，而对抗阻力的腕关节旋后运动可引出内上髁炎患者的不适感。

肘关节运动功能评估主要通过检测屈曲和伸展运动进行。肘部的主要屈肌是肱二头肌（C5 和 C6 神经根）、肱肌（C5 和 C6）和肱桡肌（C5 和 C6）。肘部的主要伸肌是肱三头肌（C7 和 C8）。个别情况下，

患者可能出现二头肌一端的附着部位断裂，导致上臂前部出现可见和可触及的肌肉肿胀。

腕及腕关节

手腕是由桡骨、尺骨及腕骨之间的数个关节连接构成的复杂关节。真正的腕关节或桡腕关节是一个双轴椭球关节，近端由桡骨远端和三角纤维软骨构成，远端由一排三块腕骨构成：舟状骨（舟形）、月骨和三角骨（三角形）。桡尺远端是单车轴关节。腕中关节由近侧列与远侧列腕骨的连接形成。腕中关节腔和腕掌关节腔通常是相通的。腕间关节是指各个腕骨之间的关节连接。

腕部的运动包括屈曲（掌屈）、伸展（背屈）、桡侧偏斜、尺侧偏斜和环转。手和前臂的旋前、旋后主要发生于近端和远端桡尺关节。腕掌关节中唯一活动范围较大的是拇指的腕掌关节。该关节呈马鞍形，可以在三个平面内移动。由于退行性关节炎常易累及此关节，所以骨擦音（感）很常见。

腕关节正常情况下背屈范围 70° ~ 80°，掌屈范围 80° ~ 90°。尺侧和桡侧偏斜范围分别为 50° 和 20° ~ 30°。背屈能力丧失是腕关节最具致残性的功能损害。

前臂肌的长屈肌腱穿过腕关节掌面，被包裹在屈肌支持带（腕横韧带）下方的屈肌腱鞘中。屈肌支持带和下面的腕骨形成腕管。正中神经穿过屈肌腱表面的腕管。前臂肌肉的伸肌腱包绕在 6 个滑膜内衬间隔中。前臂肌肉组织的伸肌肌腱被六个滑膜内衬隔室包围。

掌腱膜（筋膜）从屈肌支持带延伸入手掌。Dupuytren 挛缩是一种纤维化疾病，累及掌腱膜并使其增厚和收缩，可引起一个或多个手指的掌指关节屈曲畸形。无名指常最先受累。

腕部肿胀可由腱鞘（腱鞘炎）、腕部关节的积液和或滑膜增生引起。如果是腱鞘炎引起的肿胀，通常局限于特定的腱鞘或肌腱隔室的分布区域（如尺侧腕屈肌腱腱鞘炎引起尺骨肿胀），范围比较局限，并随着肌腱的屈伸而移动手指（图 43-2）。关节肿胀往往更加弥散，并从肌腱下方向前和向后突出（图 43-3）。

检查腕关节的滑膜炎最好触诊腕关节背侧。腕部的掌侧和背侧均有滑膜覆盖，故难以精确定位滑膜边

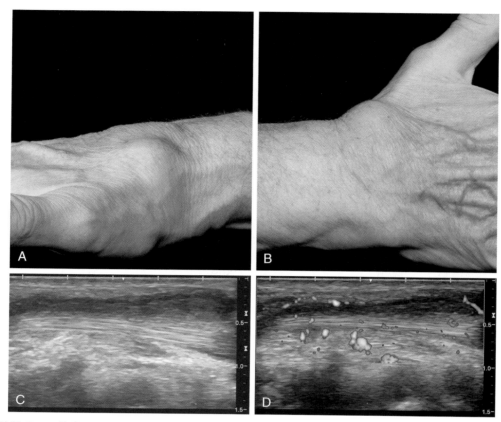

图 43-2　腕关节腱鞘炎。一位类风湿关节炎患者腕关节的桡侧视图（A）和背侧视图（B）。注意腕关节背面桡侧的局部肿胀。该患者的超声评估显示，第3背伸肌间室增厚呈低回声（C），能量多普勒检测充血信号（D），符合活动性炎性腱鞘炎的表现

缘。检查腕部时，检查者应轻轻触诊拇指背侧和掌侧手指之间的关节。注意有无滑膜增厚或明显增生。当这种增厚或增生严重时，腕关节的活动范围经常受限并伴有应力性疼痛。

腱鞘囊肿是源于关节囊的囊性肿大。腱鞘囊肿常特征性地出现于腕部掌面或背侧肌腱之间。

严重慢性炎性关节炎可导致尺骨半脱位。半脱位的尺骨表现为腕部背内侧的突起。伸肌腱的慢性炎症刺激，主要是第4、5指伸肌腱，可导致肌腱断裂。

狭窄性腱鞘炎继发"扳机指"时，检查者可通过患者缓慢屈曲和伸展手指时触诊手掌肌腱上的骨擦音（感）来检测到[19]。患者常主诉受累手指在活动时有被卡住或扣锁感。

De Quervain 腱鞘炎是指包含拇指拇长展肌和拇短伸肌在内的第1伸肌间室腱鞘炎。患者常诉腕部桡侧疼痛。触诊桡骨茎突附近可有压痛。Finkelsteinz试验可用于检测 De Quervain 腱鞘炎，嘱患者握拳，

拇指握于手掌中，然后将腕部向尺侧偏斜。若桡骨茎突出现剧烈疼痛为阳性，通常表明拇指肌腱在狭窄的腱鞘中拉伸。

腕管综合征是由腕管中正中神经受压引起。腕管综合征将在第53章中详细讨论。

手腕的肌肉功能可通过前臂的屈曲、伸展以及旋后和旋前测试来衡量。腕部的主要屈肌是桡侧腕屈肌（C6 和 C7 神经根）和尺侧腕屈肌（C8 和 T1）。这些肌肉均可单独测试。检查桡侧腕屈肌时，检查者在第2掌骨基部沿伸展和尺侧偏斜方向施以对抗屈曲的阻力。检查尺侧腕屈肌时，在第5掌骨基部沿伸展和桡侧偏斜方向施以阻力。腕关节的主要伸肌是桡侧腕长伸肌（C6 和 C7）、桡侧腕短伸肌（C6 和 C7）和尺侧腕伸肌（C7 和 C8）。检查者可分别测试桡侧伸肌和尺侧伸肌。前臂主要的旋后肌是肱二头肌（C5 和 C6）和旋后肌（C6），主要的旋前肌是旋前圆肌（C6 和 C7）和旋前方肌（C8 和 T1）。

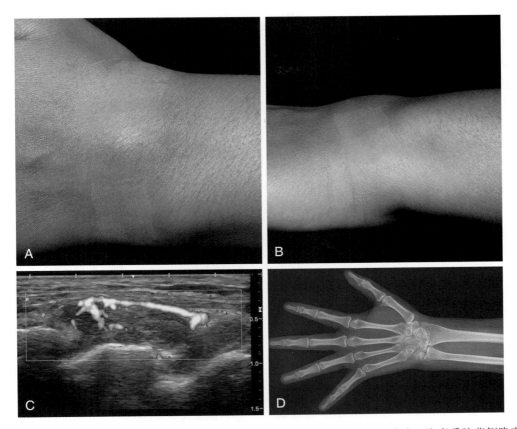

图 43-3　腕关节滑膜炎。（另一）类风湿关节炎患者的腕关节背面视图（A）和桡侧视图（B）。注意手腕背侧隐窝的弥漫性肿胀。超声检查显示肌间隔增厚呈低回声，能量多普勒检测呈充血信号（C），相应的腕关节平片显示腕骨侵蚀及关节间隙狭窄（D）

掌指关节、近端及远端指间关节

　　掌指关节是铰链关节。其外侧副韧带在伸展时松弛，屈曲时收紧，以阻止手指横向移位。穿过每个关节背侧的伸肌腱可加固关节囊。当手指伸肌腱到达掌骨头远端时，与骨间肌和蚓状肌的纤维相连，并延伸至掌指关节背侧和邻近指骨背面。这种伸肌伸展结构称为伸肌腱帽。

　　近端和远端指间关节也是铰链关节。指间关节韧带与掌指关节的韧带类似。当手指屈曲时，近节指骨基部向掌骨头部的掌侧滑动。掌骨头形成指节的圆形突出，掌骨关节间隙位于突起顶点远端约 1 cm 处。

　　检查掌指关节时，检查者可以使用两指或四指检测法。双指检测法时，掌指关节屈曲 30° ～ 45°（图 43-4）[20]，检查者用双拇指触诊背侧关节线的内侧和外侧以及每个关节的凹处[20]。手掌表面的皮肤比较厚，皮肤和掌指关节之间覆盖一层脂肪垫，因此掌面关节的触诊比较困难，但也可以用任意一只手的一个

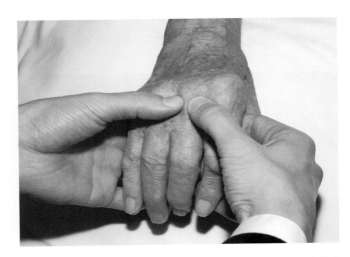

图 43-4　双指技术是触诊掌指关节滑膜炎的常规技术。该技术在掌指关节屈曲 30° ～ 45° 的情况下进行。触诊掌指关节时，检查者的拇指触诊背面关节线的内侧和外侧，示指触诊掌面的掌骨头

或两个手指来触诊。四指检测法时，检查者以惯用手的第 3～5 手指架起患者的一个手指（图 43-5）[20]；然后用双手的拇指和食指触诊掌指关节的背侧凹陷，并评估软组织是否肿胀或出现气囊。与原先的两指技术相比，背侧四指技术对临床滑膜炎具有更高的敏感性和阴性预测价值，并且与超声检查结果的相关性更好[20]。检查小关节时，相互比较对检测细微的滑膜炎尤其有帮助。例如滑膜炎存在时，在第 2 和第 5 掌指关节底部施加轻微的侧向压力，通常会引发疼痛（挤压试验）。

近端和远端指间关节的最佳检查方法是轻轻触诊关节的外侧和内侧，屈肌和伸肌腱不会干扰滑膜的评估。或者，检查者一只手的拇指和食指前后按压关节，另一只手的拇指和食指从内侧和外侧触诊是否有肿胀。Bunnell 试验有助于区分近端指间关节滑膜炎与内在肌肉紧张（详见第 53 章）。

手指肿胀可能由关节或关节周围的病因引起。滑膜肿胀常引起关节对称性肿大，而关节外肿胀通常为弥漫性，可延伸至关节腔外。仅累及单侧手指或关节的不对称性肿大并不多见，通常提示关节外病变。整个手指的弥漫性肿胀可能由腱鞘炎引起，称为指（趾）炎和腊肠指（趾），最常见于脊柱关节炎，如反应性关节炎或银屑病关节炎。类风湿结节是关节周围的硬物，常见于慢性类风湿关节炎患者的关节或骨突起上。掌指关节的慢性肿胀往往导致关节囊和韧带的拉伸和松弛。这种松弛，再加上肌肉失衡和其他

受力，最终导致手指的伸肌腱从掌骨头滑脱至关节尺侧。移位肌腱的异常牵拉是导致慢性炎性关节炎尺侧偏斜的原因之一（图 43-6）。

天鹅颈畸形表现为手的掌指关节屈曲挛缩，近端指间关节过度伸展和远端指间关节屈曲。这些改变是由骨间肌和屈曲掌指关节及伸展近端指间关节的肌肉收缩引起。天鹅颈畸形是 RA 的特征性表现，但也可见于其他慢性关节炎（图 43-7）。

纽扣花畸形表现为近端指间关节屈曲挛缩伴远端指间关节过度伸展。这种畸形在 RA 中很常见，当近端指间关节指伸肌腱的中间束从中节指骨基部分离，形成侧束掌侧脱位时，就会发生这种畸形。脱位的肌腱束越过关节支点充当关节屈肌而失去关节伸肌的作用。

另一种畸形是由于破坏性关节病继发的指骨末端吸收而产生的手指叠套或缩短，可见于银屑病关节炎的残毁性关节炎型。手指缩短伴有受累关节皮肤皱缩，称为爪型手，也称望远镜手。

锤状指是远端指间关节的伸肌腱撕脱或断裂所致。患者无法伸展处于屈曲位的远端指骨。这种畸形常由外伤引起。

Murphy 征用于月骨脱位的检查。嘱患者握拳，第 3 掌骨头通常比第 2 和第 4 掌骨头突出。如果第 3 掌骨头与第 2、第 4 掌骨头平齐则为阳性，提示月骨脱位。

RA 较少累及远端指间关节。骨关节炎患者常见

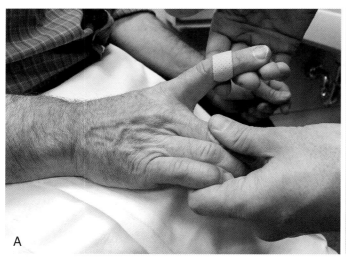
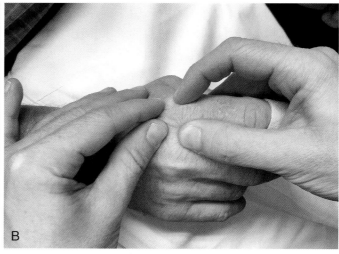

图 43-5 背侧四指技术是触诊掌指关节滑膜炎的一种替代技术。A．用主手的第 3～5 指支撑手指，伸展约 45°。B．双手的拇指和食指在远侧关节线和近侧滑膜隐窝触碰掌指关节的背面，构成一个"菱形"。检查者应注意有无滑膜增厚和积液

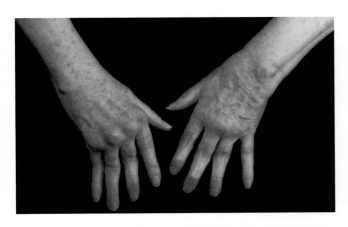

图 43-6　残毁性类风湿关节炎。慢性滑膜血管翳侵犯双手掌指关节和双腕关节。右手掌指关节可见关节半脱位及尺偏畸形。右手第 3 ~ 5 指以及左手第 2 ~ 4 指可见天鹅颈畸形

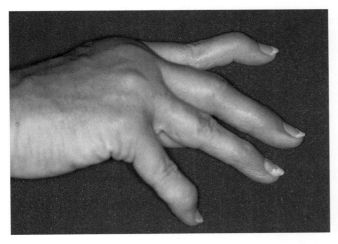

图 43-7　银屑病关节炎患者的天鹅颈畸形。注意第 2 指近端指间关节过伸和远端指间关节过屈。注意第 3、4 指的银屑病指甲病变

远端和近端指间关节骨性肥大和骨赘形成。远端指间关节的骨性肥大称 Heberden 结节，近端指间关节的类似病变称 Bouchard 结节。这些表现通常很容易与炎性关节炎的滑膜炎区分开来，因为在触诊时，肿大是硬的或骨性的。此外，患者的炎症表现轻微。Heberden 结节和 Bouchard 结节与类风湿结节也容易鉴别，但患者在描述关节肿胀时，有时会混为一谈。因此，检查者也应该了解引起手部关节肿大或结节的其他原因，包括痛风石（图 43-8）和罕见的多中心网状组织细胞增生症。骨关节炎也常累及第 1 腕掌关节（图 43-9）。

应检查患者的指甲是否有杵样变或其他异常表

现。银屑病关节炎患者常有甲嵴、甲脱离或甲凹陷。有时，骨关节炎患者在有 Heberden 结节的手指上出现甲沟畸形（这种指甲变形称为 Heberden 结节甲）。通常认为这种异常是骨关节炎进程中滑膜囊肿侵蚀甲床而引起。随着时间的推移，指甲可能会恢复正常。

通过患者握拳可以对手功能进行粗略但有效的评估。对患者形成拳头能力的评估可以记录为百分比拳头，100% 拳头表示完整握拳，75% 拳头表示可以用指尖触摸手掌。手指，尤其是拇指的对指能力，对手部功能至关重要，因为必须抓住或至少捏住物体。如果患者无法握拳，则可通过让患者拿起一个小物体来演示捏夹或对指能力。

手部力量可以通过要求患者紧握住检查者的两个或多个手指来粗测。更准确的检查握力的方法是使用握力计或让患者挤压部分充气的血压计（20 mmHg）。有时分别测试手指的力量非常有用。第 2 ~ 5 掌指关节屈曲的原动力是背侧及掌侧骨间肌（C8 和 T1 神经根）。当近端指间关节伸展时，蚓状肌（C6、C7 和 C8）使掌指关节屈曲。近端指间关节的屈肌是指浅屈肌（C7、C8 和 T1），远端指间关节的屈肌是指深屈肌（C7、C8 和 T1）。

第 2 ~ 5 掌指关节和近端指间关节的主要伸肌是指伸肌（C6、C7 和 C8 神经根）、固有伸肌（C6、C7 和 C8）和小指伸肌（C7）。骨间肌和蚓状肌共同控制掌指关节屈曲和指间关节伸展。背侧骨间肌（C8 和 T1）和小指外展肌（C8）外展手指，而掌侧骨间肌内收手指。

拇指的活动依赖于数块肌肉。第 1 掌指关节的主要屈肌是拇短屈肌（C6、C7、C8 和 T1 神经根）。指间关节的主要屈肌是拇长屈肌（C8 和 T1）。拇指的掌指关节由拇短伸肌伸展，指间关节的主要伸肌是拇长伸肌（C6、C7、C8 和 C9）。

拇指的主要展肌是拇长展肌（神经根 C6 和 C7）和拇短展肌（C6 和 C7）。活动主要发生于腕掌关节。拇指的主要内收肌是拇内收肌（C8 和 T1），活动也主要发生于腕掌关节。拇指与第 5 指的对指活动主要依赖于拇对掌肌（C6 和 C7）和小指对掌肌（C8 和 T1）。

髋关节

髋关节是由圆形的股骨头与杯状髋臼形成的球窝

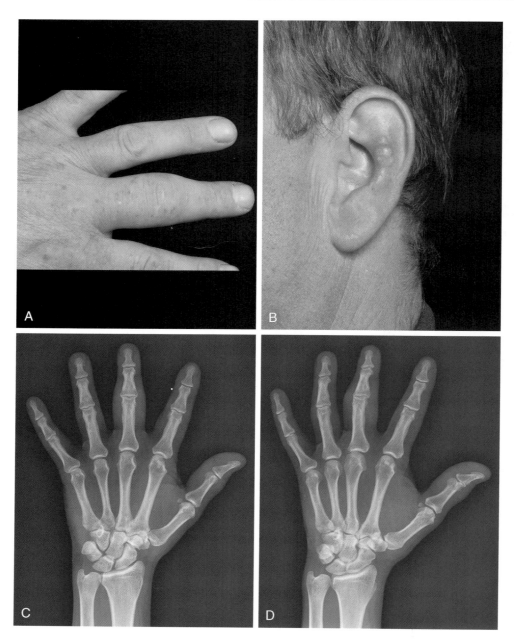

图 43-8　痛风。A．一位痛风患者的左侧第 3 近端指间关节肿胀和膨大。B．这位患者被发现左耳有痛风石。C、D．手部后前位和斜位 X 线片显示，左手第 3 近端指间关节周围软组织肿胀和密度增加，可能是由于痛风石沉积所致

关节或杵臼关节（详见第 51 章）。关节的稳定性依赖关节盂唇的纤维软骨边缘和致密的关节囊及周围韧带（包括加强关节囊的髂股韧带、耻骨韧带和坐骨囊韧带）支撑。髋关节周围的强大肌群也提供支持。主要的髋屈肌是髂腰肌，由缝匠肌和股直肌辅助。髋关节内收由三个内收肌（长收肌、短收肌和大收肌）加上股薄肌和耻骨肌来完成。臀中肌是主要的髋外展肌，而臀大肌和腘绳肌腱伸展髋关节。在髋关节周围

发现了几个临床上重要的滑囊。在前面，髂腰肌滑囊位于腰大肌与关节面之间。转子滑囊位于臀大肌与大转子后外侧之间，坐骨臀肌滑囊位于坐骨结节之上。

髋关节检查应从观察患者的姿势和步态开始。患者应站于检查者前方，以便可以看到髂前上棘。可能存在骨盆倾斜，这可能与结构性脊柱侧弯、解剖性下肢不等长或髋关节疾病有关。

髋关节挛缩可致髋部外展或内收畸形。为了代偿

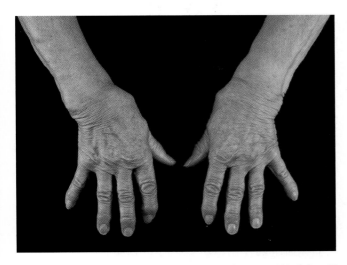

图 43-9　双手骨关节炎。注意双侧拇指根部的肥厚性增大。第 2 远端指间关节呈现出晚期骨性膨大表现，其他指间关节也有中度病变

内收挛缩，骨盆在挛缩一侧向上倾斜，这使双腿在行走和负重时保持平行。对于固定性外展畸形，患者站立或行走时正常侧骨盆抬高，这种抬高导致正常腿明显缩短，并迫使患者用正常侧的脚趾站立或行走，或在异常腿侧弯曲膝关节。双腿平行时从后面观察，髋关节疾病和髋关节内收挛缩的患者可能有继发于骨盆倾斜的臀褶不对称，患侧抬高。在这种情况下，患者无法在站立时保持患侧的脚平放到地面上。在外展挛缩中则相反，双腿平行伸直时，健侧抬高。

　　髋关节屈曲畸形常见于髋关节疾病。站立时，单侧屈曲髋关节可减轻患侧的负重，放松关节囊，减轻疼痛。最好从侧面观察患者的这种姿势。腰椎过度前凸可以弥补髋关节不能完全伸展的不足。

　　应对可能有髋关节疾病的患者进行步态评估。正常步态时，负重腿的外展肌收缩以保持骨盆水平或略微抬高非负重侧。髋关节疾病患者有两种常见异常步态，以减痛（跛行）步态最为常见。这种步态的患者在髋部负重时向患侧关节倾斜，将身体倚重于此之上，以减轻髋外展肌收缩时的疼痛。另一种常见异常步态是 Trendelenburg 步态，骨盆随患侧的负重而下降，躯干移向正常侧。减痛步态常见于髋关节疼痛的患者，Trendelenburg 步态常见于髋外展肌弱的患者。但这些步态并无特异性，也可能发生于其他原因引起的髋部疼痛。轻微的特伦德伦伯步态（Trendelenburg）常见于健康个体。

　　特伦德伦伯（Trendelenburg）试验可评估髋关节的稳定性及髋外展肌将骨盆稳定于股骨上的能力[21]。它是测量臀中肌髋外展肌力量的一种方法。要求患者单腿负重站立。正常情况下，髋外展肌保持骨盆水平或非负重侧轻微抬高。如果非负重侧骨盆下降则试验阳性，说明负重侧髋外展肌无力，特别是臀中肌无力。该试验是非特异性的，也用于原发性神经或肌肉疾病以及导致髋外展肌无力的髋关节疾病。

　　髋关节运动应在患者仰卧位进行评估。其运动范围包括屈曲、伸展、外展、内收、内旋、外旋和回旋。允许的弯曲程度因评估方式而异。当膝关节 90° 屈曲时，髋关节正常可在大腿和躯干之间屈曲 120°。当膝关节伸直时，腘绳肌将髋关节屈曲限制在大约 90°。腰椎前凸和骨盆倾斜的持续存在提示存在髋关节屈曲挛缩，这使患侧腿仍能接触检查桌从而掩藏挛缩。托马斯（Thomas）试验可验证屈曲挛缩。进行该测试时，对侧髋关节完全屈曲，以使腰椎前凸变平并固定骨盆，患侧腿尽可能伸向检查桌。患病髋关节的屈曲挛缩变得更加明显，可以从完全伸展的角度进行评估。患者仰卧位，双腿完全伸展，测量腿长差异，腿长指从髂前上棘至内踝的距离。1 cm 或以下的差异不太可能导致任何步态异常，可视为正常。除了真正的腿长不对称外，骨盆倾斜、髋关节外展或内收挛缩均可造成明显的腿长差异。

　　检查外展时，患者仰卧并将腿垂直于骨盆伸展。检查者将手臂放在骨盆上，手置于相对的髂前上棘来稳定骨盆。检查者用另一手握住患者踝部并外展腿部，骨盆开始移动。外展至 45° 是正常的。由于正常的运动范围可能会有所不同，双侧相互比较会有所帮助。另外，检查者也可站在桌尾，握住患者双踝，同时外展双腿。髋关节疾病的患者外展运动经常受限。检查者握住患者踝部并充分屈曲髋关节，使受检腿越过对侧腿将腿抬离检查台来评估髋关节内收功能。正常内收为 20°～30°。检查髋关节旋转时，髋、膝关节同时屈曲 90° 或双腿伸直。正常的髋关节外旋和内旋分别为 45° 和 40°。由于伸展体位时周围韧带增加了关节的稳定性，因此屈髋和伸髋时关节旋转的程度也有所差别。伸展时旋转范围缩小。检查髋关节旋转时，握住患者踝部上方并伸直腿，从中间位向外、向内旋转。髋关节内旋受限是髋关节疾病的敏感指标。

　　检查伸展时患者取俯卧位。由于腰椎过度伸展、骨盆旋转、臀部活动和对侧髋关节屈曲可引起一些明显的活动，所以很难估计髋关节的伸展度。骨盆和腰

椎可以通过检查者将手臂放在髂后上棘和下位腰椎上来部分固定。将另一手置于大腿下方，屈膝并尽量伸展大腿。正常伸展范围 10°～20°。伸展受限常继发于髋关节屈曲挛缩。

在检查中很少发现髋关节肿胀。屈曲外展外旋（FABER）试验也称帕特里克（Patrick）试验，是一种常用的髋关节病变筛查试验[22]。患者取仰卧位，将受检髋同侧足部置于对侧膝部上方，然后检查者轻压受检腿膝部及对侧髂前上棘，使受检腿缓慢压向检查床。通常，受检腿将与另一条腿平齐。当该操作手法引起患者疼痛时，检测结果为阳性。尽管 Patrick 试验对髋关节疾病非常敏感，但该试验不具有特异性，因为阳性结果还见于髂腰肌痉挛或髂骶关节病变。

髂胫束是阔筋膜的一部分，起于髂嵴、骶骨和大转子上方坐骨，延伸至股骨外侧髁、胫骨髁和腓骨头，并沿外侧肌间系统，将腘绳肌腱与股外侧肌分开。爬楼时如果负重腿从髋关节屈曲和内收移动至中立位，阔筋膜张肌在滑过大转子时可能引出可听到的弹响。髋关节弹响最常见于年轻女性，通常不引起剧烈疼痛。Ober 试验用于评估髂胫束是否有挛缩。患者侧卧，屈曲下方的髋关节、膝关节。检查者使上方肢体的膝关节屈曲 90°，同时外展和伸展大腿。臀部应稍微伸展，使髂胫束滑过大转子。检查者在肌肉放松的情况下慢慢将患者肢体放低。如果下肢不能回落至桌面水平，则为阳性结果，提示髂胫束挛缩。

髋关节外侧疼痛的一个常见原因是转子滑囊炎。患病者常主诉在试图躺于患侧或爬楼梯时疼痛和压痛。应触诊大转子是否有压痛，并与对侧进行比较。转子滑囊炎时，此区域通常有剧烈压痛。主动抵抗髋关节外展会加重转子滑囊炎的疼痛。臀部疼痛和压痛可能继发于坐骨滑囊炎。其他引起髋部外侧和后部（臀部）不适的原因包括肌肉和肌腱附着点疼痛。

前髋和腹股沟疼痛可能继发于髋关节异常，最常见的是退行性关节炎。应注意到这些患者的关节活动范围减小。其他疼痛原因包括髂腰肌滑囊炎，可引起腹股沟韧带外侧至股动脉搏动的中 1/3 处肿胀和压痛。这种疼痛会因髋关节伸展而加重，并因屈曲而减轻。滑囊炎可能是局部病变或是髋关节滑膜炎的外延，仅靠体格检查通常无法鉴别。如果患者髂腰肌滑囊区域有压痛，但未触及肿胀，也需考虑髂腰肌肌腱炎的可能。应触诊腹股沟区域有无其他异常，如

疝气、股动脉瘤、淋巴结肿大、肿瘤、腰大肌脓肿或肿块。

肌力检测应包括髋关节屈肌、伸肌、外展肌和内收肌。主要的髋屈肌是髂腰肌（L2 和 L3 神经根）。检查时，患者坐于桌缘。当患者尝试屈髋时，检查者对膝关节近端的大腿施加向下的压力。同时另一只手置于患者屈髋的同侧髂嵴上来稳定骨盆。或患者取仰卧位并保持腿在髋部屈曲 90°，检查者通过尽量伸直髋关节来进行测试。

检查髋关节伸展时患者取俯卧位。髋关节的主要伸肌是臀大肌（L5 和 S1）。患者屈曲膝关节，以去除腘绳肌腱的作用，然后指导患者伸展髋关节，使臀部和大腿离开检查床面。检查者将前臂置于髂后上嵴以稳定骨盆，并施加向下的压力，以阻止外侧躯干肌将骨盆和腿抬离桌面。

检查髋关节外展功能时，患者取仰卧或俯卧位。患者外展大腿和小腿，通过抵抗检查者施加在其大腿中部的压力来评估。

主要的内收肌是长收肌（L3 和 L4 神经根）。检查者轻微外展患者膝关节近端大腿，而患者抵抗并尽力将腿内收。外展和内收也可以同时在双腿进行检测。患者仰卧，双腿完全伸直，髋关节适度外展。检查外展时，患者需对抗检查者在外踝施加的阻力而主动将腿向外推。检查内收时，患者需要对抗检查者施加于内踝的阻力而主动将腿向内收拢。

膝关节

膝关节是由三个关节连接构成的复合性髁状关节，包括髌股关节、胫骨内外侧髁及其纤维软骨半月板。关节囊、髌韧带、内外侧副韧带及前后交叉韧带具有稳定膝关节的作用。侧副韧带保证内外侧的稳定性，而交叉韧带保证前后和旋转的稳定性。正常的膝关节运动包括屈曲、伸展与旋转。屈曲时胫骨向内旋转，伸展时则在股骨上向外旋转。膝关节周围的滑膜是人体中最大的关节滑膜，作为股四头肌下方的髌上囊在关节近端延伸 6 cm。膝关节周围有几个重要的滑囊，包括髌前浅囊、髌下浅囊和髌下深囊、内侧胫骨平台远端的鹅足囊、后内侧半膜肌囊和后外侧腓肠肌滑囊。膝关节伸展主要依赖股四头肌，屈曲主要依赖腘绳肌。股二头肌使小腿在股骨上外旋，而腘肌和半腱肌则参与内旋。

在采集有膝关节不适的患者病史时，应询问是否有绞锁、扣锁或打软腿的症状。绞锁是突然丧失伸展膝关节的能力，常有疼痛且伴可听见的杂音，如喀嚓音或爆裂音。它通常意味着关节内的严重异常，包括游离体或软骨撕裂。扣锁是指膝关节可能锁定的一种主观感受。患者可能在活动时关节运动突然中断，但在短暂的休息后又能恢复正常运动。扣锁感可发生于各种病变，提示病变较真正的绞锁稍轻。打软腿是指膝关节在特定位置或特定活动中弯曲。获取患者病史的详细信息以证实这一常见的主诉非常重要。患者经常会有一种感觉，膝关节会发出一种实际上没有发出的感觉。部分患者表示，他们的膝盖"向外弯曲"，以描述被迫停止活动的剧烈疼痛。打软腿提示严重的关节内异常，如韧带损伤或功能不全所导致的关节不稳定。

膝关节检查应包括站立和行走两种状态下的情况（详见第 51 章）。膝关节偏斜，包括膝内翻（膝关节外侧偏斜伴小腿内侧偏斜）、膝外翻（膝关节内侧偏斜伴小腿外侧偏斜）和膝反曲（膝关节过伸畸形），最容易在患者站立时进行评估。观察患者行走以寻找步态异常的证据。

视诊时患者应取站立位和仰卧位。双侧进行比较非常重要，注意有无肿胀或者肌肉萎缩引起的不对称。髌上肿胀伴大腿前侧远端饱满，常使髌骨两侧正常的凹陷轮廓消失，提示关节积液或滑膜炎。髌骨表面局部肿胀常继发于髌前滑囊炎。应注意髌骨对线情况，包括高位髌骨或侧向移位的髌骨。检查者还应从后方视诊膝关节，以识别由腘窝囊肿或 Baker 囊肿引起的腘窝肿胀。腘窝肿胀最常由内侧半膜肌法氏囊肿胀引起。如果小腿不对称，应测量小腿周径并双侧比较。腘窝囊肿可能破裂并沿解剖结构下行入腓肠肌，导致局部肿大和可触及的饱胀感。如果囊肿引起继发性静脉或淋巴管阻塞，可能会有水肿。腘窝囊肿急性破裂可引起与血栓性静脉炎相似的症状，包括局部疼痛、发热、发红和肿胀。在伴有单侧小腿肿胀的 RA 患者中，这可能是比深静脉血栓形成更为常见的肿胀原因，但仅靠体格检查来区分两种情况比较困难。

股四头肌萎缩常见于慢性膝关节炎。股内侧肌萎缩是最早出现的变化，通过比较两侧大腿可发现内侧不对称和周径不等。测量大腿周径应在膝关节以上 15 cm 处进行，以避免由于髌上积液引起的结果偏差。

膝关节触诊应在关节放松的情况下进行。最佳检查体位是患者仰卧位并且膝关节完全伸展。触诊应从大腿前侧髌骨上方约 10 cm 处开始。髌上囊是膝关节腔的延伸，为明确其上缘，检查者触诊大腿前部，逐渐向膝关节移动。应注意有无肿胀、增厚、结节、游离体、压痛和皮温增高。与周围软组织和肌肉不同，增厚的滑膜触感如沼泽、面团。通常在髌上囊内侧和胫股关节内侧触诊到早期增厚的滑膜。为了提高膝关节积液的检出，用靠近髌骨的手掌挤压髌上囊中的液体，用对侧手的拇指和示指在髌骨外侧和内侧触诊被挤入下方的远端关节腔内的滑液。通过检查者交替挤压和放松髌上囊来区分滑膜增厚与滑膜积液。滑膜积液会随检查者交替挤压和放松髌上囊间歇性地膨胀对侧手拇指和示指下的关节囊，而滑膜增厚则不会。

检查者不应太用力地挤压髌上囊或将组织推向远端，因为髌骨或正常软组织（包括脂肪垫）充满触诊空间，可能会被误认为是滑膜炎或关节肿胀。大量积液时，可以通过右手示指将髌骨向后推压在股骨上，同时用左手维持髌上压迫来对髌骨进行挤压。

另一方面，4 ～ 8 ml 的少量积液可通过引出膨出征来观察到。检查时患者的膝关节伸展并放松。检查者用一侧手掌向近侧和外侧抚摩或挤压膝关节内侧，以将液体从该区域排出。轻拍或抚摩膝关节外侧，内侧可见液波或隆起（图 43-10）。如果沿关节腔内侧挤压，液体在无任何压力的情况下重新聚集或沿关节外侧受压，则会出现所谓的自发性膨出征。

在退行性膝骨关节病中，触诊内侧和外侧胫股关节边缘来检查是否有压痛和是否有骨性唇状凸起或骨外翻。髋关节屈曲 45°，膝关节屈曲 90°，足置于检查台上时，可以很容易地触诊到关节边缘。局限于内侧或外侧关节边缘的压痛可能见于关节软骨疾病、内侧或外侧半月板异常以及内侧或外侧副韧带损伤。其他引起压痛的原因还包括潜在骨性结构病变。

滑囊炎是膝关节周围局部压痛的另一原因，两个最常见的滑囊炎部位是鹅足囊和髌前滑囊。如果存在滑囊炎，常可引起剧烈压痛，也可伴有轻度肿胀。有时，髌前滑囊明显肿胀。但注意不要将这种肿胀误认为是膝关节滑膜炎。两者可以区分，滑囊炎时滑囊的边界可以通过触诊感知，而缺乏真性关节积液的其他特征，如膨出征。

髌股关节对位不良是膝关节疼痛的另一常见原

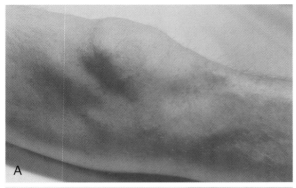
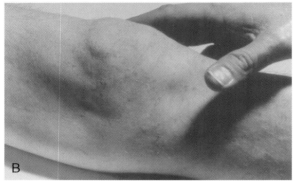

图 43-10　少量膝关节滑膜积液的隆起征。按摩膝关节内侧面以从该区域（A 中的阴影凹陷区域）移除滑液；显示轻轻敲击膝关节外侧后，先前凹陷的区域凸出（B）

因。由于女性骨盆较宽导致 Q 角较大，因此在女性患者中更为常见。Q 角是股四头肌与髌腱之间的夹角。髌股关节疾病患者可能会主诉膝关节在屈曲一段时间后感到僵硬（观影者症），或者上下楼梯特别困难。当髌骨在股骨远端移动时，有些患者可能会有扣锁感。触诊髌骨最好在膝关节伸展和和放松的情况下进行。挤压并移动髌骨以使其整个关节面与下方的股骨接触。很多功能正常的膝关节可有轻微的骨擦音。伴有骨擦音的疼痛可能提示髌股关节退行性病变或髌骨软骨软化症。

膝关节主动屈伸时继发于髌股关节疾病的髌后疼痛应与胫股关节疼痛相鉴别。为此，检查者应在被动活动膝关节时尽力将髌骨抬离膝关节，如无疼痛，则提示髌股关节可能是疼痛的来源。此外，髌骨研磨试验对存在广泛髌股关节病变的患者很有帮助。在该试验中，检查者嘱患者等长收缩股四头肌，同时检查者向远离股骨髁的方向挤压髌骨，如果出现突然的髌骨疼痛和股四头肌松弛，则提示阳性结果，但此试验常出现假阳性。

应评估髌骨稳定性。进行 Fairbanks 恐惧测试时，患者仰卧，股四头肌放松，膝关节屈曲 30°。检查者缓慢地横向推动髌骨。股四头肌的突然收缩和患者的痛苦反应为恐惧测试阳性结果。既往有过髌骨脱位的患者常为阳性测试结果。膝关节在从完全屈曲逐渐向完全伸展的方向移动时，可以检查髌骨是否存在半脱位。

正常膝关节活动范围从完全伸展（0°）到完全屈曲 120°～150°。一些正常人能够过度伸展到 15°。因膝关节积液或（和）滑膜炎造成的膝关节不能完全伸展通常是可逆的[23]，而伴有慢性关节炎的屈曲挛缩则会造成膝关节完全伸展能力的永久丧失。对于严重关节炎，例如在某些 RA 病例中，可能会观察到胫骨在股骨上向后半脱位。

第 51 章介绍了韧带和半月板功能的检查方法。

肌力检测包括腘绳肌（即股二头肌、半腱肌和半膜肌）（L5～S3 神经根）的屈曲测试和股四头肌（L2、L3 和 L4）的伸展测试。检查腘绳肌时，患者俯卧并尽力将膝关节从屈曲 90° 至最大屈曲情况下进行测试。踝部应保持中立位置或背屈位以消除腓肠肌的作用。当腿外旋时，主要检测附着于腓骨和胫骨外侧的股二头肌；而屈曲伴内旋检测插入胫骨内侧的半腱肌和半膜肌。患者端坐且膝关节完全伸展时可检测伸展力。检查膝关节伸肌时，检查者在膝关节近端施以向下的压力以稳定大腿，同时下压踝部。

踝关节

踝关节也是铰链关节，活动仅限于跖屈和背屈。它由胫骨、腓骨远端和距骨体近端构成。内翻和外翻发生于距下关节（详见第 52 章）。胫骨构成踝关节的承重部分，而腓骨则在胫骨的一侧铰链。胫骨髁和腓骨髁向下延伸超出关节的承重部分，并与距骨的侧面连接。踝关节以榫眼状的方式包裹距骨，提供内侧和外侧的稳定性。踝关节囊在关节前部和后部是松弛的，允许伸展和屈曲，但在两侧被韧带紧紧束缚。关节囊内侧的踝关节滑膜通常不与任何其他关节、滑囊或腱鞘相通。

围绕踝关节的内侧和外侧韧带有助于保障关节的稳定性。三角韧带是踝关节内侧唯一的韧带，是一个三角形的纤维束，可以防止足外翻。三角韧带可能会因踝关节外翻扭伤而撕裂。足外侧韧带由三个独立的束带组成，构成距腓后韧带、跟腓韧带和距腓前韧

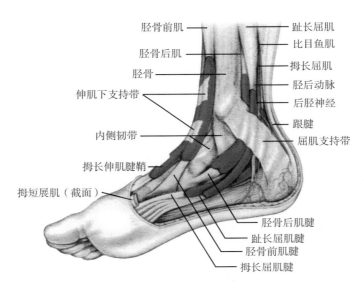

图 43-11　踝关节图解。踝关节内侧观，显示肌腱、韧带、动脉和神经之间的关系（From Polley HF, Hunder GG：Rheumatologic interviewing and physical examination of the joints，ed 2，Philadelphia，1978，WB Saunders. With permission from the Mayo Foundation for Medical Education and Research.）

带。这些韧带可能会因踝关节内翻扭伤而损伤。

　　所有穿过踝关节的肌腱都位于关节囊表面，走行于滑液鞘内。在踝关节前部，胫前肌、趾长伸肌、第三腓骨肌和拇长伸肌的肌腱和滑膜腱鞘覆盖关节囊和滑膜。在踝关节内侧，胫骨后肌、趾长屈肌和拇长屈肌的屈肌腱和腱鞘位于内踝后下方（图 43-11）。这三块肌肉使足跖屈和旋后。拇长屈肌腱比其他屈肌腱更靠后，且部分位于跟腱下方。跟骨肌腱（跟腱）是腓肠肌和比目鱼肌的共同肌腱，附着于跟骨后表面，容易受到外伤、各种炎症反应及其下方骨刺的刺激。在踝关节外侧面、外踝后下方，滑膜鞘包绕腓骨长肌和腓骨短肌的肌腱。这些肌肉参与踝关节的伸展（跖屈）和外翻（旋前）运动。与踝关节相邻的每个肌腱在创伤或疾病过程中都可能单独受损。

　　踝关节滑膜肿胀最有可能导致关节前侧或前外侧的充盈，因为该区域的关节囊更加松弛。由于很多结构在关节表面穿行，因此关节轻度肿胀在检查时可能并不明显。应尽力区分局限于腱鞘分布区的浅表线性肿胀和踝关节受累引起的弥漫性肿胀。患者站立位时从后方可以观察到足跟肿胀，这可能由跟腱附着点炎引起，常见于脊柱关节炎（图 43-12）。

　　跗骨间关节滑膜炎不易被观察到，但可表现为足背的充盈肿胀及红斑。

　　从腿部和足部之间有一个直角（标记为 0°）的

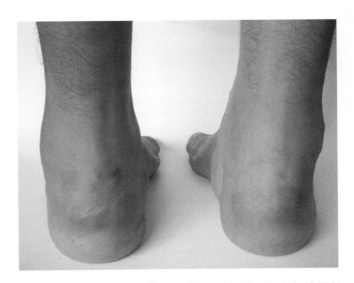

图 43-12　一名患有未分化 SpA 的 12 岁男孩，足跟部弥漫性肿胀，包括足踝、跟腱、腓骨和胫骨后肌腱（From Burgos-Vargas R. The juvenile-onset spondyloarthritides. In：Weisman MH，van der Heijde D，Reveille JD，editors. Ankylosing spondylitis and the spondyloarthropathies. St. Louis：Mosby；2006）

正常休息位开始，足踝通常允许大约 20° 的背屈和大约 45° 的跖屈。足内翻和外翻主要发生在距下关节和其他跗骨间关节处。足部正常位置时，距下关节正常情况下可外翻 20°，内翻 30°。检查距下关节时，检查者固定踝关节不动，并用手握住跟骨尽力内翻和外翻。

通过让患者用脚趾和脚跟行走可大体评估足踝部的肌肉力量。如果患者能顺利完成用足趾和足跟行走，则认为踝关节屈肌和伸肌肌力正常。如果不能完成，最好单独测试各肌肉。踝关节的主要屈肌是腓肠肌（S1 和 S2 神经根）和比目鱼肌（S 和 S2）。胫骨前肌（L4、L5 和 S1）是最主要的伸肌（背屈肌）。胫骨后肌（L5 和 S1）是最主要的内翻肌。检查胫骨后肌时，足部应处于跖屈位。当患者尝试足内翻时，检查者在前足内侧缘施以不同级别的阻力。足部的主要外翻肌是腓骨长肌（L4、L5 和 S1）和腓骨短肌（L4、L5 和 S1）。

足

详细内容见第 52 章。

 Full references for this chapter can be found on ExpertConsult.com.

参考文献

1. Woolf AD: How to assess musculoskeletal conditions: history and physical examination, *Best Pract Res Clin Rheumatol* 17:381–402, 2003.
2. Leigh JP, Fries JF: Mortality predictors among 263 patients with rheumatoid arthritis, *J Rheumatol* 18:1307–1312, 1991.
3. Wolfe F, Michaud K, Gefeller O, et al.: Predicting mortality in patients with rheumatoid arthritis, *Arthritis Rheum* 48:1530–1542, 2003.
4. Farragher TM, Lunt M, Bunn DK, et al.: Early functional disability predicts both all-cause and cardiovascular mortality in people with inflammatory polyarthritis: results from the Norfolk Arthritis Register, *Ann Rheum Dis* 66:486–492, 2007.
5. Polley HF, Hunder GG: *Rheumatologic interviewing and physical examination of the joints*, ed 2, Philadelphia, 1978, WB Saunders.
6. Sokka T, Pincus T: Quantitative joint assessment in rheumatoid arthritis, *Clin Exp Rheumatol* 23:S58–S62, 2005.
7. Fuchs HA, Brooks RH, Callahan LF, et al.: A simplified twenty-eight-joint quantitative articular index in rheumatoid arthritis, *Arthritis Rheum* 32:531–537, 1989.
8. Prevoo ML, van't Hof MA, Kuper HH, et al.: Modified disease activity scores that include twenty-eight-joint counts: development and validation in a prospective longitudinal study of patients with rheumatoid arthritis, *Arthritis Rheum* 38(44–48), 1995.
9. Brown AK, Quinn MA, Karim Z, et al.: Presence of significant synovitis in rheumatoid arthritis patients with disease-modifying antirheumatic drug-induced clinical remission: evidence from an imaging study may explain structural progression, *Arthritis Rheum* 54:3761–3773, 2006.
10. Szkudlarek M, Klarlund M, Narvestad E, et al.: Ultrasonography of the metacarpophalangeal and proximal interphalangeal joints in rheumatoid arthritis: a comparison with magnetic resonance imaging, conventional radiography and clinical examination, *Arthritis Res Ther* 8:R52, 2006.
11. Stone MA, White LM, Gladman DD, et al.: Significance of clinical evaluation of the metacarpophalangeal joint in relation to synovial/bone pathology in rheumatoid and psoriatic arthritis detected by magnetic resonance imaging, *J Rheumatol* 36:2751–2757, 2009.
12. Klarenbeek NB, Guler-Yuksel M, van der Heijde DM, et al.: Clinical synovitis in a particular joint is associated with progression of erosions and joint space narrowing in that same joint, but not in patients initially treated with infliximab, *Ann Rheum Dis* 69:2107–2113, 2010.
13. Wakefield RJ, Green MJ, Marzo-Ortega H, et al.: Should oligoarthritis be reclassified? Ultrasound reveals a high prevalence of subclinical disease, *Ann Rheum Dis* 63:382–385, 2004.
14. Krabben A, Stomp W, Huizinga TW, et al.: Concordance between inflammation at physical examination and on MRI in patients with early arthritis, *Ann Rheum Dis* 74:506–512, 2015.
15. Bauer EM, Ben-Artzi A, Duffy EL, et al.: Joint-specific assessment of swelling and power Doppler in obese rheumatoid arthritis patients, *BMC Musculoskeletal Disorders* 18(1):99, 2017.
16. Ceponis A, Onishi M, Bluestein HG, et al.: Utility of the ultrasound examination of the hand and wrist joints in the management of established rheumatoid arthritis, *Arthritis Care Res* 66:236–244, 2014.
17. Doherty M, Hazleman BL, Hutton CW, et al.: *Rheumatology examination and injection techniques*, ed 2, London, 1999, WB Saunders.
18. Malanga GA, Nadler SF: *Musculoskeletal physical examination: an evidence-based approach*, Philadelphia, 2006, Mosby.
19. Moore G: *Atlas of the musculoskeletal examination*, Philadelphia, 2003, American College of Physicians.
20. Omair MA, Akhavan P, Naraghi A, et al.: The dorsal 4-finger technique: a novel method to examine metacarpophalangeal joints in patients with rheumatoid arthritis, *The Journal of Rheumatology* 45(3):329–334, 2018.
21. Waldman SD: *Physical diagnosis of pain: an atlas of signs and symptoms*, Philadelphia, 2006, Saunders.
22. Maslowski E, Sullivan W, Forster Harwood J, et al.: The diagnostic validity of hip provocation maneuvers to detect intra-articular hip pathology, *PM R* 2:174–181, 2010.
23. Berlinberg A, Ashbeck EL, Roemer FW, et al.: Diagnostic performance of knee physical exam and participant-reported symptoms for MRI-detected effusion-synovitis among participants with early or late stage knee osteoarthritis: data from the Osteoarthritis Initiative. *Osteoarthritis Cartilage* 27:80–89, 2019.

第 44 章

风湿性疾病的超声检查

原著 EUGENE Y. KISSIN, PAUL J. DEMARCO, AMY C. CANNELLA

王芳晴 译　贾　园校

关键点

- 风湿科医生用超声（ultrasound in rheumatology, RhUS）来诊断和治疗风湿性疾病。
- RhUS 可以评估关节和关节周围结构的炎性和非炎性状态。
- 能量多普勒和彩色能量多普勒（power and color power Doppler, PD/CPD）可以检测到在体格检查中不易发现的炎症，并指导治疗决策。
- RhUS 逐步应用于关节以外的其他器官系统，如唾液腺和血管。
- RhUS 引导下的侵入性操作，如关节、滑囊和腱鞘的穿刺和注射，可以提高精确度和患者满意度。
- RhUS 安全、可靠、经济，可作为其他影像学方法的替代和补充。

引言

超声波检查（ultrasonography, US）使用非电离声波产生二维或三维灰度图像。正常和异常肌肉骨骼组织的 US 图像别于 1958 年和 1972 年首次发表[1,2]。1994 年首次描述了彩色多普勒在滑膜炎中的应用[3]。在过去的 30 年里，肌肉骨骼超声（musculoskeletal ultrasound, MSUS）的相关文献指数级增长[4]。

与骨科学、物理医学与康复学、放射学和足踝科等专业一样，US 在风湿病学领域的应用已经获得广泛认可[5,6]。相较其他影像学检查，RhUS 有明显的优势。只要操作得当，RhUS 快速、安全（无电离辐射或造影剂）、无创而且价格相对低廉，可以对多个区域和不同组织类型进行静态或动态成像，并可与对侧实时对比。US 机器技术的不断发展和图像质量的不断改善使得对结构的可视化和多普勒信号的检测能力得到了提升。患者和操作者都对 RhUS 的使用有着良好的接受度和较高的满意度[7]。

RhUS 不仅可以应用于肌肉骨骼系统，还可以应用于风湿病累及的其他器官系统，包括肺、血管、皮肤和唾液腺。即时（point-of-care, POC）的床旁 RhUS 检查可以使风湿科医生风湿病的病理特征与实时的动态影像相结合，有助于早期诊断、干预或治疗随访[8]。RhUS 成为了风湿科医生得力的治疗手段。RhUS 的应用包括诊断风湿病、评估个体对治疗的反应，以及指导治疗[9-11]。

尽管 RhUS 的优点众所周知，但检查结果依赖于操作者的水平，且设备费用和前期培训成本相对较高。虽然目前美国或大多数欧洲国家的风湿病学培训并不要求具备 RhUS 资质[12,13]，但随着 RhUS 被纳入培训方案和临床应用逐渐广泛，有关 RhUS 的培训机会会逐渐增多[14-19]。

技术方面

US 是一项高度依赖操作者的检查方法。图像的质量和对图像的解读很大程度上依赖于设备级别、检查条件以及检查者的技术和经验。三维和四维 US、弹性成像和融合成像将会进一步加大实用性[20]。三维 US 成像可促进标准化并且减少检查时间。扫描部位的矢状位、横断位、冠状位以及三维重建成像可在数秒内完成[21]。弹性成像技术可以用来评估组织弹性，在评估皮肤（系统性硬化症）、肌腱完整性和僵硬度、软组织浸润（唾液腺）和皮下结节方面有应用潜力。融合成像是在其他已获得的图像，如 CT 或 MRI 上同时比较和绘制 US 图像。

物理学

声音在固体和液体中传播速度最快，在气体（空气）中传播速度较慢。好的声音传导依赖于从传感器表面到皮肤表面的液体介质（凝胶）。声波在传播中遇到障碍物后，根据深度和组织类型，它将被吸收或被反射返回发射处。US 传感器通过发出指定频率的声波脉冲来产生图像。声波传播得越远，它所剩余的能量就越少，这种现象被称为声音的衰减。不同的组织有不同的吸收、散射和反射声音的能力。此外，特定的组织结构会产生独特的回声信号[22]。用于医学成像的 US 波会被骨骼或其他含钙结构完全反射，因此在这些结构的深层无法识别。

事实上，相比于产生最初始的声音脉冲，US 的传感器需要花费更多的时间"倾听"回声。不同的组织类型产生的回声不同，机器中的软件将这些信息"解码"，在屏幕上生成一个 2D 或 3D 图像。声波的产生、反射和对返回声波的检测综合构成了我们所看见的图像，并能显示扫描区域的解剖和组织学变化[23]。

皮肤和软组织是标准回声，呈中等灰色，被描述为等回声。能完全反射声波的物体，比如骨，被认为是高回声，在灰度图中比软组织更亮。相反，一个完全不反射声波甚至允许声波穿透的物体，在灰度图中被认为是无回声，图像为黑色。充满液体的结构，如单纯的关节积液、血管和腱鞘囊肿，不反射声波，被认为是无回声结构。反射声波能力较差的物质（如脂肪）被认为是低回声，为深灰色。

知识点

了解标准 US 机器上的基本设置选项对于生成高质量的诊断图像至关重要。以下是对 US 术语的概述[24]。

频率指的是每秒钟的声波周期，或赫兹。传感器的频率可根据目标组织的厚度和位置（包括所需的声波穿透深度）来调整和选择。频率越高，传播距离越短，所需能量越少，分辨率越高。低频率的声波穿透力更强，但分辨率更低。因此，皮肤表面结构的成像最好使用较高的频率范围（14 ～ 25 MHz）。低频传感器（2 ～ 5 MHz）用于探测深部的目标（如髋关节和骶髂关节），而中频传感器（6 ～ 13 MHz）是检查大关节（肩、膝、肘）的最佳选择。

增益在灰度图上是指计算机屏幕上图像的亮度或暗度，是对已获得的图像的增强。增益也可以在利用彩色或能量多普勒来调节组织运动的范围和宽度时使用。增益类似于扩音器上调节音量的开关。例如，当增益增加时，它可能会造成声音（和图像）失真，但当增益降低时，它可能无法反射声波（或产生图像），丢失细节。在 US 中，增益通常会设置在大约 50% 的中等范围，这时可以生成最理想的图像。

时间增益补偿是控制增益和调整图像特定区域亮度的一个变量，补偿声波通过组织并返回到 US 传感器过程中的衰减效应。

深度用来控制观测的距离。声波可能会继续延伸到超出视野范围的深度。应始终根据最深的高回声结构来调整深度。在 RhUS 中，超声医师通常通过定位骨头来确定图像的方位。深度控制将创建一个浅或深的区域，并在屏幕上显示水平线。有些机器会根据选择的深度来调整频率，而另一些机器会根据选择的深度来探测声音。

焦点是在目标水平或区域内，能区分两个物体的最高分辨率的区域。每一个目标区域被称为一个焦点。一些 US 机器允许在同一图像上放置多个焦点。指定多个焦点将导致较低的帧率和较低的时间分辨率，因此应该限制焦点数在一个或两个。

彩色多普勒和能量多普勒。 US 可以探测血液灌注情况，在监测炎性疾病活动和评估治疗反应中发挥关键作用[25]。能量多普勒（power doppler，PD）检测血流的灵敏度高于彩色多普勒，但只有后者能提供血流的方向和速度的信息。超声造影剂可以增强多普勒超声对组织血管的检测，可以提高对亚临床滑膜炎的检测能力[26]。

多普勒性能取决于机器的可调节脉冲重复频率（pulse repetition frequency，PRF）设置。标准的血管成像通常选择中到高 PRF 范围。然而，在 RhUS 中，较低的 PRF（400 ～ 1000 Hz）可用于检测受损的滑膜微血管低血流量状态。能量多普勒成像需要信号和控制的标准化，这时可以调整设置为"显示指腹血流量"。

伪影

超声医师需要理解声音的物理学原理，识别患者的解剖结构，并基于采集图像的过程来解读屏幕上的图像。伪影是指在图像生成过程中产生的非解剖性差异。避免或利用伪影的能力对于正确的图像生成和解读至关重要。以下术语描述了常见的超声伪影[27]。

各向异性（图 44-1）是由于声波继续传播到了另一结构而非直接反射回传感器引起的，会表现为目标区域内没有目标结构。肌腱成像通常会受到这种伪影的影响，因为只有当声波垂直时，肌腱的高度有序结构才会将声波反射回传感器。与传感器表面成一定角度的肌腱会将声音反射远离肌腱而不是返回到传感器，导致在肌腱应该出现的区域出现无回声区域。当传感器与肌腱平行放置，产生垂直的声波后，肌腱将会重新出现。

声影（图 44-2）是超声波无法穿透物体，并完全反射回探测器所产生的一种现象。在无法穿透的物体的深处或后面的区域是声影，表现为无回声和模糊的视野。骨或肌腱钙质沉积的典型表现为声影。

这种**后方声影**也被称为**衰减伪影**。当为圆形结构（如肌腱）成像时，会产生这种效应。在为肌

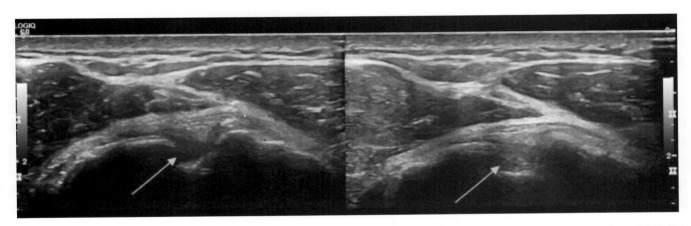

图 44-1 二头肌肌腱横切面的各向异性。这些图像是在相同的位置拍摄的。左侧肌腱呈各向异性，无回声（箭头所示），可被错误地解释为缺失；右侧肌腱正常（箭头所示）

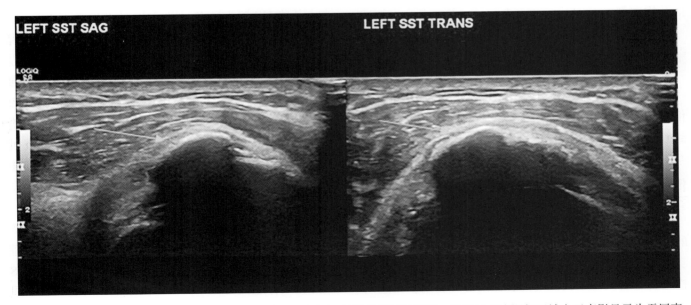

图 44-2 冈上肌肌腱的钙沉积（箭头所示）所致声影。在钙沉积的两侧可见肌腱。肌腱后方或深部区域由于声影显示为无回声。屏幕下方的骨面是肱骨头

腱深部成像时，肌腱边缘会出现无回声，被称为**外侧边缘声影**。

增透效应是和声影相反的。充满液体的结构使声波传导增加，并导致该区域深处的结构比相同深度的邻近组织表现出更强的高回声或图像更亮时，就会发生这种现象。它也被称为**后方回声增强**。

混响伪影（图 44-3）在物质强烈反射声波，使声波在探测器和物体之间重复反射时出现。这一现象中的时间差导致 US 在更深的深度、与初始结构平行处创建了相同结构的图像。注射针、置换的金属关节或关节硬件都会产生混响伪影。

混响伪影类似于**镜像图像**。当反射声波的强度足以在传感器和物体之间来回往返时，就会出现镜像效应，而时间延迟能使物体附近或下方产生相同的多普勒图像。当多普勒图像在骨下方时，这种情况可能就会出现。

界面征是在不同阻抗的组织平面（如软组织或软骨液体）之间的一个明亮细长的区域。由此产生的正常亮区被称为软骨界面征，常与痛风的双轨征相混淆。

声晕伪像（图 44-4）会在多普勒图像上的增益增加至彩色或能量信号出现在移动区域之外时出现，并会使拟观察的区域，例如血管，显得更大。当电脑将彩色信号置于血管下方（或上方）时出现声晕，声晕会使血管壁和边界变得模糊。可以通过降低多普勒增益来使声晕伪像最小化，使多普勒信号只在想观察的结构内部。

检查技术

US 检查技术依赖于患者、检查者的体位和 US 传感器的正确位置。如果不注意所有这三个因素，得到的图像可能无法最佳地显示想要研究的组织。

传感器定位

超声医师应握持传感器底部（传感器与患者接触的部分），同时医师的手部与患者接触，固定在患者身上以保持稳定，并应用本体感觉最大限度地减少当检查者看着机器监视器时传感器的意外移动。通过同时接触传感器和患者皮肤，超声医师可以控制施加的压力，避免对浅表位置的腱鞘和滑囊等结构的意外压

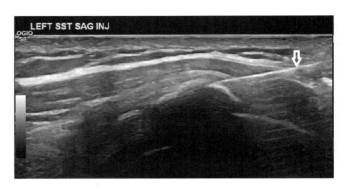

图 44-3　图像展示了冈上肌肌腱内的针头（箭头所示）。注意针下方出现的序列线性图像是混响伪影的表现

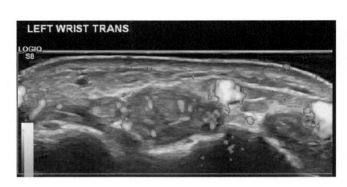

图 44-4　手腕横切面视图，显示Ⅳ腔室腱鞘滑膜炎，桡侧邻近的血管显示血管外的彩色信号。最右侧的血管显示桡侧腕短伸肌腱（extensor carpi radialis brevis，ECRB）内的彩色血流，这是声晕伪像的唯一表现

迫。使用传感器对同一结构施加不同的压力即超声触诊可以使大多数液体与周围的低回声组织区分开。

某些 US 探头操作，如"鱼尾"（"fish-tailing"）、"摇摆"（"rocking"）和"踮脚"（"heel-toeing"），有助于克服成像的困难。"鱼尾"使传感器的一个边缘固定在一个位置，同时使另一边缘从组织结构的一边扫到另一边。"摇摆"使传感器沿短轴倾斜，而"踮脚"使传感器沿长轴倾斜。这两种操作都是使 US 波与平滑表面（如骨骼和肌腱）呈 90°，以最大限度地将声波反射回传感器，从而避免产生各向异性伪影。

图像定向惯例

图像方向的惯例因专业而异。大多数风湿科超声医师将图像左侧对应于身体解剖学位置的近端或中间部分。例如，尺骨在中间，桡骨在外侧。扫描方向的惯例减少了标记图像所需的时间、图像查阅和后续

图像解读的困扰。如果没有扫描惯例，则应标记图像方向。

检查者体位

微小的传感器移动可以导致图像的显著变化。超声医师应该将要扫描的结构放置于自己身体和 US 监视器之间，以减少从患者看向监视器所需要的任何头部或身体运动。这也为超声医师提供了符合人体工程学的体位，减少了颈部、手臂和背部的不适。为了减少传感器电线的拉扯，它可以缠绕在扫描的手上，使另一只手可以用于设备或患者操作。传感器的线也可以挂在检查者的脖子上，但这种做法被认为是不卫生的。用于扫描的手，在腕部和肘部应该适当的被硬物支撑，尽可能减少无意识的运动，从而减少多普勒伪影，以及可以进行更加敏感的多普勒设置。

患者体位

患者体位取决于扫描目的。例如想确定肌腱有无撕裂时应使肌腱伸展至最长，但用多普勒检测充血时则应使肌腱放松。

每个身体区域和组织结构都有特定的定位技术。例如，通过屈伸的动态成像可以定位手部屈肌腱腱鞘异常和滑车受压。肩部外旋可以帮助观察肩胛肱盂关节渗出和二头肌肌腱半脱位。

US 扫描时也有一些特殊体位可以改善被观察结构的声窗。例如，Crass 体位（手臂内旋，患者的手贴着下背部）可以在纵向视图中显示冈上肌腱的最长区域，但此体位可能不舒服，并且隐藏了大部分肌腱中间的纤维。改良 Crass 体位（手臂内收，肩膀弯曲，肘部向后伸直）通常能被更好的接受并且在横切面上能看见肩袖间隙和冈上肌肌腱的内部纤维。

有限和全面探究的比较

US 检查可以被分成有限的检查和全面检查两个亚类。有限的扫描是用来识别单个结构的异常，如神经受压或肌腱撕裂。全面扫描试图回答有关整个区域的问题，比如确定手腕疼痛的原因。全面的检查是在正交的平面上以多个视图对多种组织类型的评估，包括滑膜、肌腱、骨、韧带、肌肉、神经和血管。有限的检查只评估一种组织类型，包含较少的视图。病理改变应始终显示在正交视图中。

风湿病超声中的定义

2005 年，风湿病学预后评估（Outcome Measures in Rheumatology，OMERACT）超声（ultrasound，US）工作组（working group，WG）对 US 病变设定了 6 个临时定义，这些定义代表了风湿病的一组核心病理生理表现[28]。这些定义已经成为 OMERACT 方法学的基础，用于开发和验证 US 是一种疾病结局的评估工具，包括评估炎症和结构损害。US 已越来越多地被应用于评估多种风湿病，并且在 2019 年 OMERACT US 工作组开始改进对滑膜炎、附着点炎、腱鞘炎和肌腱损伤的初始定义和评分系统[29]（表 44-1）。

2005 发布的滑膜炎定义包括滑膜渗出和滑膜增生，出现其中任何一种或两种表现都可以提示滑膜炎[28]。修订的 US 滑膜炎定义以半定量分级的 B 模式特征和分级多普勒模式特征来描述滑膜增生。必须有低回声滑膜增生才能定义为 US 下滑膜炎并进行多普勒活动性分级。新的定义删除了滑膜渗出，因为它并不可靠，滑膜渗出经常在健康人群中被检测到。然而，儿童滑膜炎的定义包括存在低回声滑膜增生或滑膜渗出。

2005 发布的定义中开始使用术语肌腱端病，但现在只用于机械性相关的肌腱病。肌腱端炎目前的定义是靠近骨骼处低回声和（或）增厚的肌腱嵌入，病变活动时会显示多普勒信号，并可显示作为结构损伤标志的侵蚀、肌腱端骨质增生和钙化。

腱鞘炎的定义是异常的无回声或低回声（相对于肌腱纤维）的腱鞘增宽，这可能与异常的腱鞘滑膜积液和（或）增生有关。如果在 B 型图像上看到腱鞘变宽，就应该使用多普勒。如果存在多普勒信号，在两个垂直平面上，多普勒信号在腱周滑膜鞘内、正常的营养血管以外的地方可见。肌腱损伤是肌腱形态的结构性损伤，这一定义仅在 B 型模式中存在。

骨侵蚀的初始定义仍然是在垂直平面上关节内和（或）关节外的骨表面不连续，这一定义没有更新。进一步的工作将集中在对病变病因学的完善。

作为这项工作的一部分，评分系统也对滑膜炎、附着点炎、腱鞘炎和肌腱损伤进行了完善。除了对

表 44-1　2019 OMERACT 定义的 US 检测炎性和结构性基本病变的病理改变（inflammatory and structural elementary lesions, IEL and SEL）

病理改变	定义
滑膜炎	定义：不论是否有渗出或任何级别的多普勒信号，需存在低回声滑膜增生 IEL：SH 表现为囊内出现异常低回声滑膜组织，不可移位，压缩性差，可出现多普勒信号
肌腱端炎	定义：靠近骨的低回声和（或）增厚的肌腱嵌入，病变活动时会显示多普勒信号，并可显示作为结构损伤标志的侵蚀、肌腱端骨质增生和钙化 IEL：肌腱端肌腱增厚；肌腱端肌腱回声减低；距离骨表面 < 2mm 的多普勒信号 SEL：肌腱端的钙化 / 骨质增生；肌腱端的骨侵蚀
腱鞘炎	定义：异常的无回声或低回声（相对于肌腱纤维）的腱鞘增宽，这可能与异常的腱鞘滑膜积液和（或）肥大有关。如果在两个垂直平面上、在肌腱周围滑膜鞘内正常的营养血管之外的地方有多普勒信号，才考虑为腱鞘炎；只有在 B 型模式上显示肌腱周围滑膜鞘增宽时，才应使用多普勒模式 IEL：腱鞘滑膜增生是指在滑膜鞘内存在异常的低回声（相对于肌腱纤维）组织，该组织不可移位且压缩性差，在两个垂直平面内可见；可能会出现多普勒信号
肌腱损伤	定义：被腱鞘包裹的区域内和（或）周围局灶性肌腱缺损（即纤维缺失），在两个垂直平面内可见；肌腱损伤的程度应在两个平面进行评估
侵蚀	定义：关节内和（或）关节外的骨表面不连续（在两个垂直平面可见）
儿童滑膜炎	定义：出现滑膜低回声增生或滑膜渗出
骨关节炎骨赘	SEL：在两个垂直的平面上可见在骨边缘的骨性突起
骨关节炎透明软骨损伤	SEL：软骨层无回声结构丧失和（或）变薄，同时至少一个软骨边缘不规则和 / 或尖锐
痛风双轨征	SEL：关节透明软骨表面边缘的异常高回声带，与超声波角度无关；可不规则或规则，连续或间断，并可与软骨界面征区分
痛风石	SEL：界限分明，不均匀，高回声和（或）低回声聚集（有或无后方声影），可被小的无回声边缘包围
痛风结晶	SEL：不均匀的高回声病灶，在最小增益或改变超声角度时保持高反射率，偶尔可产生后方声影
CPPD 纤维软骨	SEL：不同形状的高回声沉积物，定位于纤维软骨内，在动态评估中保持固定或随纤维软骨移动
CPPD 透明软骨	SEL：不同大小和形状的高回声沉积物，位于透明软骨内，无后方声影，在动态评估中保持固定并随透明软骨移动
CPPD 肌腱	SEL：高回声线性结构，一般无后方声影，定位于肌腱内，在动态评估时保持固定并随肌腱移动
CPPD 滑膜积液	SEL：大小不等的高回声沉积物，定位于滑液内，无后方阴影，并随关节运动和探头压力而移动
晕环征	IEL：均匀，低回声壁增厚，管腔侧轮廓清晰，在两个垂直平面可见，横向扫描时通常是同心的
挤压征	IEL：增厚的动脉壁在受压情况下仍然可见，例如与周围组织的中 / 高回声形成比较，由于血管壁增厚产生的低回声。

CPPD，焦磷酸钙沉积；IEL，炎性基本病变；SEL，结构性基本病变；SH，滑膜增生
Adapted from OMERACT definitions for ultrasonographic pathology and elementary lesions of rheumatic diseases[29].

原来的 US 检查的病理定义进行验证外，2019 年的 OMERACT 更新了对最常见的炎性和结构性基本病变的定义，表 44-1 对其进行了总结。

类风湿关节炎

类风湿关节炎（RA）可导致滑膜和腱鞘滑膜炎症以及骨骼和肌腱的损伤。由于大多数的病理改变是在外周关节和结构，特别适合用 US 来帮助诊断和评估病情。US 可以以亚毫米级的组织分辨率来获取手部和足部关节浅表的图像，使超声医师能够识别滑膜腔异常并区分滑膜增生与渗出。与临床检查相比，US 对滑膜的异常更为敏感和特异，并可以通过多普勒检测亚临床充血，它是疾病活动的标志。这种敏感性的增加有助于类风湿关节炎的早期诊断[30]。此外，US 可以比 X 线片更早地识别炎症过程中骨骼和组织损伤的迹象[31,32]。然而，应该慎重对待高敏感性，以避免过度地将营养血管归因于骨侵蚀[33]。此

外，US 已被用于评估 RA 疾病的活动性，特别是当患者主诉症状和体格检查结果之间存在差异时。US 可能有助于在临床不活动的患者中评估疾病缓解。

诊断

在无症状的血清阳性患者中，US 定义的亚临床滑膜或腱鞘滑膜增生和充血可以预测未来 2 年内临床滑膜炎的发生（OR 值为 13）（图 44-5）[34]。在血清阴性的患者中，手部和腕部超声有多普勒信号的人更可能在一年内被临床诊断为 RA。基线 US 多普勒对腕关节滑膜炎的评估比 2010 美国风湿病学会 / 欧洲风湿病联盟（American College of Rheumatology/European League Against Rheumatism，ACR/EULAR）标准能更好地预测 RA[35]，并且与临床关节检查相比，可以提高标准的准确性[36]。另外，临床诊断为炎性关节炎的患者中，有 1/3 没有发现滑膜炎的 US 证据[37]。

US 可以检测 RA 中的腱鞘炎。超过 50% 的早期 RA 患者在确诊前 US 检查尺侧腕伸肌灰阶图及多普勒就会出现异常，而诊断为其他疾病或关节炎缓解的患者中只有 20% 会出现这种异常[38]。然而，腱鞘或手指关节的多普勒信号预测 RA 发展的能力不如抗瓜氨酸化蛋白抗体（ACPA）阳性。

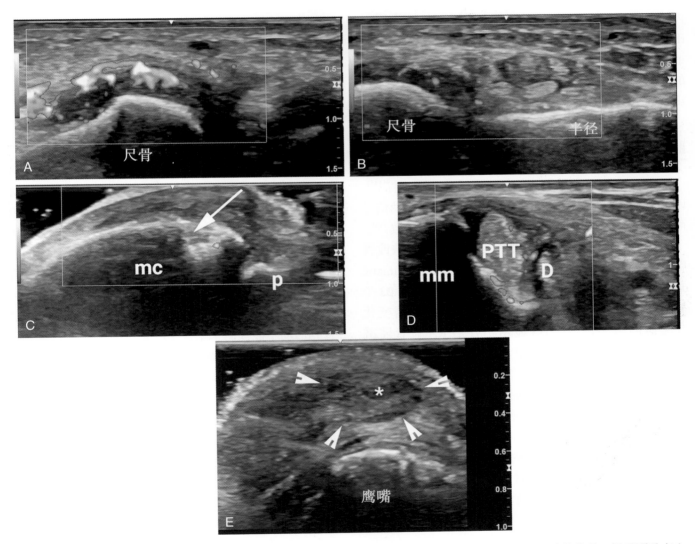

图 44-5 RA 的超声表现。A、B. 背侧纵切面和横切面显示远端尺骨处滑膜组织低回声伴有明显多普勒信号，提示严重充血。C. MCP 关节纵切面显示掌骨（metacarpal，mc）背侧远端侵蚀（箭头），就在临近指骨（phalanx，p）处。阳性多普勒信号提示侵蚀过程仍然活跃。D. 胫骨后肌腱（posterior tibial tendon，PTT）和胫骨内踝（medial malleolus，mm）屈肌横切面显示炎症组织充血。E. 鹰嘴上方的类风湿结节（箭头），中心为低回声坏死（*），是类风湿结节超声的特征性表现

骨侵蚀的大小和位置有助于诊断 RA。与 PsA、痛风、骨关节炎（osteoarthritis，OA）和健康对照组相比，＞ 2.5 mm 的侵蚀对 RA 的特异性为 68%。如果骨侵蚀发生在尺骨茎突、第二掌指关节（MCP）、或第五跖趾（MTP）关节，特异性升高至 87%[39]。当大小 ≤ 2mm 时，侵蚀失去特异性[40]。

US 可以帮助诊断皮下结节。16% 的 RA 患者用 US 可以发现手指肌腱结节[41]。类风湿结节回声均匀，中央低回声区提示坏死。痛风石与之相反，为多小叶，回声不均匀，边缘低回声或无回声。痛风石也可能有邻近的骨质侵蚀[42]。

US 可以帮助诊断肩关节疼痛。与肩关节退行性病变相比，PD 信号经常在 RA 患者的二头肌腱鞘内被探测到[43]。76% 的风湿性多肌痛（polymyalgia rheumatic，PMR）患者会发生双侧滑膜、腱鞘滑膜或滑囊渗出，而只有 12% 的 RA 患者会发生。48% 的 PMR 患者会出现单肩关节和至少 1 个髋关节渗出，而 RA 患者中只有 4% 会出现[44]。

监测

US 已被证实是衡量 RA 疾病活动的一个指标[45]。评估最少 12 个关节渗出、滑膜炎和能量多普勒信号可以最大限度地与临床评估的疾病活动度相一致[46]。

不过，7 个关节的 US 评估可以可靠地反映改善病情抗风湿药物（disease-modifying anti-rheumatic drug，DMARD）或生物制剂的治疗效果[47]。22 个关节、12 个关节和 7 个关节的 US 评估对病情变化有相似的敏感性[48]。US 显示治疗后 RA 血管翳减少[49]。在临床缓解的患者中，US 可以检测出滑膜内多普勒信号的增加，提示持续的疾病活动[50]。因此，相对于较不敏感的疾病活动指数 28（disease activity index 28，DAS-28），更敏感的简化疾病活动指数（simplified disease activity index，SDAI）定义的缓解与 US 下多普勒信号缺失的一致性更好[50]。

当标准评估帮助不大时，US 可以协助监测 RA 疾病活动。例如，IL-6 抑制治疗可降低 C 反应蛋白（C-reactive protein，CRP），可以假性降低 DAS-28 CRP 评分。PD US 可以评估 IL-6 和 TNF 抑制治疗后关节炎症的变化，可以在药物间进行有效比较[51]。

在联合抗 IL-6 治疗的患者中，尽管使用 DAS-28 评估的滑膜炎临床特征改善，持续 PD 信号仍然与骨侵蚀的进展有关[52,53]。

伴发纤维肌痛综合征（fibromyalgia，FMS）会导致对 RA 疾病活动度的评估有偏差，在 RA 患者中，7 个关节多普勒 US 评估与临床疾病活动评分相关，但在同时患 RA 和 FMS 的患者中则不然[54,55]。在具有相似 RA 活动度客观证据的患者中，RA 合并 FMS 组的 DAS-28、SDAI 和克罗恩病疾病活动指数均更高，但两组在 7 个关节的 US 灰度图和 US PD 分数上均无显著差异。

使用 US 进行 RA 活动度评估来帮助确定治疗方案升级后，接受 DMARD 联合治疗或一种 TNF 抑制剂治疗的患者增加了一倍[56]。相比安慰剂，被随机分配到以 US 主导的严密监测控制策略的患者中，更多的接受了生物制剂治疗（29% vs 17%），但两组患者的疾病活动度、疾病缓解和骨侵蚀结果相似[57]。因此，使用 US 评估来指导治疗决策在 RA 中并没有常规使用。

预后

US 在滑膜处的发现可能有助于预测未来的疾病活动和导致的组织损伤。使用甲氨蝶呤治疗的有症状的 RA 患者中，滑膜增生和滑膜中多普勒信号均可预测总体 Sharp 评分的进展[58]。第一年关节多普勒评分与 DAS 之间的相关性大于与红细胞沉降率、CRP 或关节压痛和肿胀计数的相关性。PD 信号也可预测放射学进展[59]，而且可能优于 MRI 上的骨髓水肿[60]。然而，在使用抗 TNF 抑制剂治疗的患者中，基线多普勒活动不能预测未来发生的骨侵蚀[59]。

在处于临床缓解的患者中，持续多普勒信号已被发现与持续的结构恶化有关[61]。事实上，US 多普勒是比低场 MRI 更好的放射学进展预测指标。但是，处于临床缓解、但仍有持续性多普勒信号的患者的结构性进展程度是轻微的，并且在临床缓解的患者中，总体上少于 2% 的关节会发展成骨侵蚀[62]。

临床缓解期患者的 US 检测也可能有助于预测疾病复发。有些研究表明有多普勒信号的患者疾病复发的风险比没有多普勒信号的患者增加 2 倍以上[63,64]。一项 meta 分析纳入了五项通过阳性多普勒信号预测 RA 复发的研究，发现 OR 值为 3.2[65]。虽然 US 可以在群体水平上帮助预测疾病复发，但在个体水平上帮助不大。US 并没有增加临床医生预测在停用 TNF 抑制剂后哪些患者会复发的能力[66]。

骨关节炎

骨关节炎（osteoarthritis，OA）基于受累的部位和损害的病因学有多种定义。基于临床和传统放射学表现，膝关节和髋关节 OA 的 ACR 分类标准分别自 1986 年和 1991 年以来从未修订过[67,68]。2008 年的一篇纳入膝关节 OA25 种不同分类标准研究的综述发现大多数分类标准利用了临床特征、症状、实验室检查和传统放射学检查（conventional radiograph，CR），而没有研究应用 MRI 或 US[69]。在 OA 中可以观察到的 US 异常包括软骨改变、骨赘、滑膜渗出和滑膜增生[70]。在 OA 中 US 可以识别 CR 所不能识别的关节异常特征，因此特别适合在多关节部位使用 US 来明确疼痛和机械性症状的原因[10]。

诊断

US 可提供关节软骨结构变化的可靠信息[70]。正常的透明软骨是一个均匀的低或无回声层，边缘薄、锐利、呈高回声，并且在各个解剖部位是相似的。不同关节的软骨厚度是不同的，US 测量具有可重复性。OA 最早的 US 特征包括软骨外缘薄而锐利的轮廓消失，软骨回声增强，伴片状或弥漫清晰度降低[71]。在疾病不同阶段的患者中可以检测出软骨厚度的不同，软骨厚度的量化可能有诊断和评估预后的价值。

关节渗出在 OA 患者中很常见，超声易被发现，表现为无回声的积液聚集。积液回声的不均匀性可为确定积液的持续时间和病因提供线索。例如，有或无声影的回声点可能提示为蛋白质物质、软骨碎片、晶体聚集物或松散的钙化物。长期或反复的关节积液或在关节内皮质类固醇注射后，可以看到细颗粒碎片[70]。腘窝囊肿可见于膝关节 OA，US 可以提供囊肿内容物、与关节间隙的关系、囊肿结构以及是否对邻近血管结构造成压迫的结构性细节[70]。US 在囊肿的抽吸操作中特别有用，可以确保穿刺针与腘动脉的距离，并在穿刺囊肿的多房解剖结构中发挥引导作用。

无论是在侵蚀性还是非侵蚀性 OA 中，软骨下骨的退变，从微小的骨轮廓不规则到多发性侵蚀，都可以在 CR 显示正常的区域中被超声检测到，骨赘是

OA 患者最常见和最具特征性的骨外形异常，表现为骨轮廓异常伴后方声影，易被检测到[70]。

2018 年 EULAR 发表了在外周关节 OA 临床管理中使用影像学的指南[74]。他们建议，对于具有典型骨关节炎临床表现的患者，不需要进行包括 US 在内的影像学诊断。对于具有非典型表现的患者，建议通过影像学检查以确定 OA 的诊断和（或）做出替代或附加诊断。US 可能在后一项建议中发挥重要作用，因为它可以区分炎症和非炎症状态。

监测

人们普遍认为超声可以显示滑膜厚度、积液多少和腘窝囊肿大小的变化[75]。然而这缺乏可重复性数据，评分系统也没有达成共识。软骨的定量评估仅限于厚度，因为总体积是无法测量的。需要进行更多的工作来制定病理学的标准化定义，并证明 US 在 OA 中的有效性[76]。

EULAR 认为 OA 患者随访时常规进行影像学检查是没有必要的，除非症状有快速进展或临床特征改变提示其他诊断[74]。很少有研究包括 US 研究探讨影像特征的变化与症状或相关临床、治疗结果之间的相关性。EULAR 进一步建议，如果需要进行影像学检查，应首选 CR。在需要额外的软组织成像时可以使用 US。

预后

除了用于关节内注射，US 在预测 OA 的自然病程进展和治疗反应方面的作用尚不清楚。在手部 OA 患者中，炎症特征（如能量多普勒信号、滑膜增厚和渗出的存在）与随后两年的影像学进展密切相关[73]。然而，由于来自多个试验的数据不充分且不一致，EULAR 建议不要使用影像学特征来预测非介入治疗的疗效[74]。

在 OA 中，与无引导相比，US 引导下的操作可以提高注射准确性，但不能改善预后。因此，对于因位置、畸形或肥胖而难以评估的关节，EULAR 推荐影像学引导，特别是 US，以提高关节内治疗的准确性[74]。虽然在其他诊断可能共存情况下 US 可以成为诊断 OA 的有效工具，但其对 OA 监测和预后的附加价值尚不明确。

晶体性关节病

US 被越来越多地用于识别晶体沉积性疾病，晶体沉积可以影响软骨、滑膜和肌腱。由于 US 的高分辨率和高声波反射率，它可以检测到 CR 所检测不到的很小的单尿酸钠（monosodium urate，MSU）和焦磷酸钙（calcium pyrophosphate，CPPD）晶体沉积物[77,78]。US 对于晶体关节病（crystalline arthropathy）的检测能力与操作者的经验和设备的质量有关，并且正确的机器设置是至关重要的[79]。

痛风

诊断

尿酸结晶的超声表现多种多样，可呈均匀点状分布，或为大小不等边缘清晰的强回声区，最终表现为致密的砂粒状物伴后方声影[77,80]。MSU 晶体沉积在关节软骨表面，导致表面边缘高回声增强。这种均匀的增厚或局部沉积区域称为双轨征[77]。与正常软骨界面不同，MSU 晶体层的回声反射性不依赖于超声角度，可以看到完整的软骨滑膜界面。当 MSU 聚集时，声触诊可使其移动并产生"暴风雪"现象[77]。骨侵蚀在痛风（gout）中很常见，与类风湿关节炎不同点在于其位置、形状（椭圆形）、清晰的边界，以及邻近的砂粒状物质沉积[81]。

当痛风石出现时，可根据声触诊来区分他们是质软还是质硬。质软的痛风石回声反射各不相同，而质硬的痛风石会产生高回声带和声影。MSU 也可以沉积在肌腱中，表现为卵圆形高回声密度的微小沉积物或痛风石，痛风石表现为偶有高回声点的低回声聚集物，可进展成伴声影的高回声带[77]（图 44-6）。

尽管对痛风病变的定义有普遍共识，MSU 沉积还是更常出现在某些特定的组织类型和结构中。评估桡腕关节、髌骨和三头肌腱中的高回声聚集物以及第一跖骨、距骨、第二掌骨和股骨软骨的双轨征，在诊断痛风时的敏感性为 84.6%，特异性为 83.3%[82]。但是，对核心关节进行超声检查时，仍需要一种能被普遍采用的标准化扫描技术[83]。

由于 MSU 聚集物具有透光性，US 对于 MSU 的检测优于 CR。双能 CT（dual energy CT，DECT）对痛风性关节炎具有相似的敏感性[84]。2015 年，ACR/EULAR 发布了痛风分类标准[85]。这一标准中的影像学特征包括 US 显示双轨征或 DECT 检测证实的尿酸沉积或 CR 证实存在骨侵蚀。这些具有相同的权重，积 4 分，而分类为痛风需要总分 ≥ 8 分。

虽然 US 在痛风诊断中是一个有价值的工具，但评估 OMERACT 结局的有效性仍存在疑问[83]。2016 年我们进行了一项系统的文献检索，基于对尿酸盐沉积、关节损伤和炎症三个方面的检测，来确定不同的成像方式评估 OMERACT 结局的潜力。共检索到 78 篇文献，包括 CR、US、常规 CT、DECT 和 MRI[86]。29 篇文章以尿酸盐沉积（双轨征和痛风石）、损伤（侵蚀）和炎症（滑膜增生和存在多普勒信号）评估了 US。US 是唯一能清晰可靠地识别双轨征的成像方法，并与 DECT 和 MRI 识别痛风石的能力相当。US 可以比 CR 识别更多的骨侵蚀，而当 CR 显示正常时，MRI 可以比 US 识别更多的骨侵蚀。在痛风中没有评估炎症和多普勒信号的数据，然而与 US 相比，MRI 确实可以识别更多的滑膜血管翳。作者的结论是，没有一种成像方式可以在 OMERACT 的所有方面都完成得最好。然而，在检测尿酸盐沉积和关节损伤方面，US 是非常有前景的。

监测

痛风石的大小可以通过最长径和总体积来确定，US 的测量准确性与 MRI 类似[80]。与体格检查不同，US 可以评估皮下和关节内的痛风石[80,87]。US 检测对痛风石的变化是敏感的，在血清尿酸水平变为正常的患者中可以看到痛风石的减小[80]。双轨征的消失也会在血清尿酸水平正常化后出现[88,89]。

预后

US 在评估痛风预后方面的价值尚不清楚。

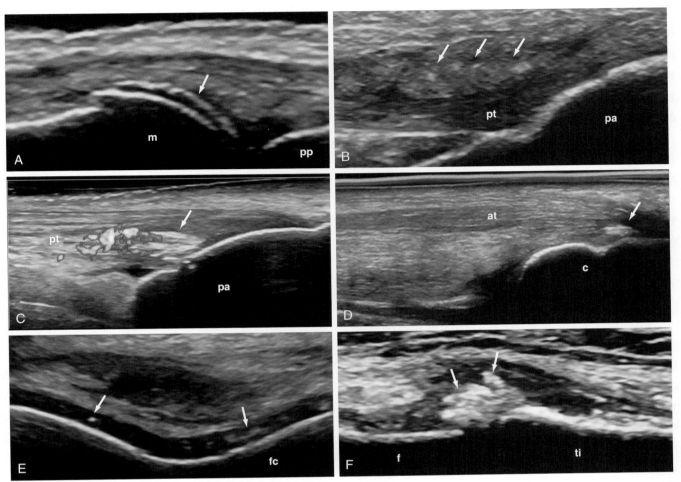

图 44-6　痛风及 CPPD 晶体沉积病（超声检查）。A ~ C. 痛风。慢性痛风（A）。掌指关节（手指完全屈曲时纵向扫描）：单尿酸钠晶体沉积引起软骨表面回声增强（箭头所示）。髌韧带远端（B）（前方纵向扫描）：肌腱内单尿酸钠沉积（箭头所示）。髌韧带远端（C）（前方纵向扫描）：能量多普勒信号围绕的沉积物（箭头所示）。D ~ F. CPPD 晶体沉积病。跟腱（achilles tendon，at）（D）（纵向扫描）：肌腱内线性高回声沉积物，无声影（箭头所示）。股骨透明软骨（E）（横向扫描）：焦磷酸钙沉积在透明软骨内（箭头所示）。（F）膝关节（纵向侧方扫描）：弥漫性半月板钙化（箭头所示）。c，Calcaneus 跟骨；f，femur 股骨；fc，femoral condyle 股骨髁；m，metacarpal head 掌骨头；pa，patella 髌骨；pp，proximal phalanx 近节指骨；pt，patellar tendon 髌骨肌腱；ti，tibia 胫骨（From Østergaard M，et al. Imaging in rheumatic diseases. In Firestein GF，et al.（eds）：*Kelley & Firestein's Textbook of Rheumatology*，*Tenth Edition*. Elsevier，Philadelphia，2017.）

双水焦磷酸钙晶体沉积

诊断

　　双水焦磷酸钙（calcium pyrophosphate dihydrate crystal deposition，CPPD）晶体沉积在 US 上表现的大小可以从微小局限的点状高回声到伴或不伴声影的扩展沉积[77,78,90]。CPPD 聚集物与 MSU 不同，主要位于透明软骨的几何中心，体积可以较大。它们有很强的反射率，即使是在软骨内的微小聚集也可以被检测到。在纤维软骨内，它们表现为高回声的圆形或无定形聚集物，与影像学表现相一致。在滑液中也可以看到高回声聚集物，它们通常是圆形且边界清晰的（图 44-6）。CPPD 在肌腱的纤维回声结构内呈线性沉积，但也可呈点状，并引起后方声影。

　　2011 年 EULAR 成立了一个专家组，发布了基于循证证据的 CPPD 术语和诊断建议[91]。最终的 11 项建议之一是 US 可以证实外周关节 CPPD 存在，具有很好的敏感性和特异性，可能优于 CR。膝关节超声对于关节滑液中 CPPD 结晶的敏感性和特异性分别为 87% 和 96%[92]。虽然目前还没有关于 CPPD 的标准化系统性评估，但一些研究人员主张将膝关节纳入评估，因为膝关节 CPPD 沉积的概率最高[79]。以在滑液中发现晶体为金标准，则 US 的敏感性为 100%，而 CR 为 82%[78]。US 在深层结构（如脊柱）的 CPPD 成像中帮助不大。

最近一项 meta 分析回顾了已发表的研究，验证基本病变在 US 中的定义，并评估 US 诊断 CPPD 的准确性[90]。meta 分析选取了 31 篇文章来定义基本病变，这些病变的定义在前文中已经提到过。13 项研究被选取分析诊断的准确性。分析全部患者，US 的总敏感性为 89%（95% CI，72% ~ 97%），总特异性为 94%（95% CI，87% ~ 98%）。但当观察某一关节、组织类型或参考标准不同时，敏感性和特异性会发生变化。

OMERACT US 在明确 CPPD 中的可靠性已被评估[93]。在所有检查部位，使用基于网络的练习，对静态图像进行分级，在观察者内和观察者间产生了高 Kappa 值。然而，在基于患者的实践中，阅读者之间的一致性仅适用于肩锁关节和三角纤维软骨。这些结果表明 US 是可靠的，但扫描方法还需进一步改进。

监测

没有数据可以评估 US 在监测 CPPD 关节病中的作用。

预后

US 在评估预后中的价值仍不清楚。

脊柱关节病

与 RA 患者相比，US 对血清阴性脊柱关节病（spondyloarthropathy，SpA）患者可能更有帮助，因为这项技术在缺乏血清学证据时提供了其他的客观证据[94]。虽然 US 在评估中轴疾病中作用很小，但可以可靠地检测到其他疾病特征，如外周附着点炎、伸肌肌腱炎症和远端指间关节（distal Interphalangeal，DIP）异常（图 44-7）。附着点炎表现为肌腱在与骨骼相连接处的低回声和（或）肌腱增厚，在病情活跃时显示多普勒信号，并可以侵蚀和肌腱端骨赘 / 钙化

作为结构损伤的标志[95]。肌腱厚度、充血、滑囊炎、骨侵蚀和肌腱端骨赘是大多数附着点炎评分系统中的决定因素，评分系统主要评估股四头肌肌腱、髌骨下极、胫骨粗隆、（跟腱）跟骨上部和足底腱膜。一些评分系统还包括内、外上髁和肱三头肌止点[96]。

附着点的多普勒信号可以以半定量的方式分级，有许多多普勒分级标准[97,98]。

诊断

在 US 检查中几乎所有（97%）的强直性脊柱炎（ankylosing spondylitis，AS）患者都会出现至少一个附着点异常，而临床检查中仅有 64% 的患者出现异常[99]。在 AS 患者中，10% 的附着点部位可见骨侵蚀。重要的是，附着点炎不是 SpA 所特有的，也见于退行性或代谢性原因[100]，但如果见于年轻的背痛患者时，有助于诊断。

单纯附着点炎和手指伸肌腱 MCP 肌腱旁多普勒信号可以帮助区分银屑病关节炎（psoriatic arthritis，PsA）和 RA[101-103]。PsA 患者发生中央滑动性附着点炎、屈肌腱周围软组织水肿、肌腱旁充血的概率是 RA 患者的四倍。相反的，早期血清阳性的 RA 患者发生 MCP 或 PIP 关节侵蚀的概率是早期 PsA 患者的三倍[103]。

虽然 PsA 和 RA 都会影响手指的滑膜和腱鞘滑膜结构，但 PsA 更可能影响滑膜外结构，如指伸肌腱、囊和骨膜[104]。Belgrade 超声附着点评分（Belgrade Ultrasound Enthesis Score，BUSES）是在 6 个部位评估附着点厚度、纤维回声和形态、肌腱端骨赘、多普勒信号和侵蚀，进行累积评分，此评分能够将 SpA 的附着点炎与 RA 和（或）机械性疾病区分开[105]。

虽然 US 评估可能有助于区分 PsA 与 RA，但尚未发现 US 可以把 PsA 的 DIP 改变和 OA 结节进行区分[106]。

监测

对于哪种综合评分对评估 PsA 病情最有帮助尚缺乏共识，但已经发现 PsASon22 对随时间而发生的变化很敏感[107]。用 Madrid 超声指数（Madrid Sonography Index，MASEI）评估的附着点炎与 CR

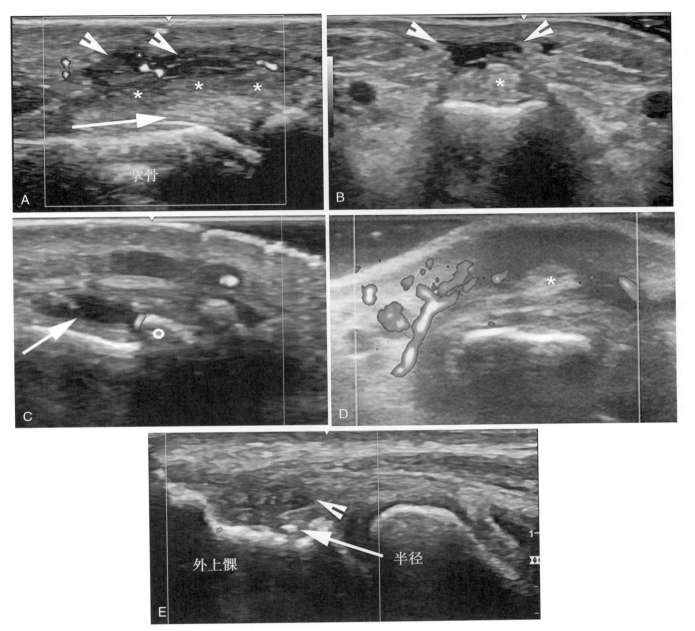

图 44-7　SpA 的 US 表现。A．MCP 的背侧纵切面显示伸肌腱（*）背侧肌腱旁（箭头所示）低回声肿胀，多普勒信号 1 级和 MCP 关节局限的滑膜反射（箭头所示）。B．（A）中 MCP 背侧横切面中背侧肌腱（*）旁肿胀和渗出（箭头所示）。C．DIP 关节纵切面显示近端骨赘（osteophyte，o）的多普勒信号和小关节渗出（箭头所示），这既可以见于银屑病关节炎，也可以见于侵蚀性骨关节炎。D．MCP 横切面显示伸肌腱（*）上方及两侧软组织和肌腱旁更广泛的多普勒信号。E．肘关节的外侧纵切面显示 SpA 患者的外上髁炎，从正常过渡到低回声的肌腱纤维（箭头所示），在肌腱和骨表面有少许的多普勒信号，在上髁显示钙化投射阴影（箭头所示）；上髁表面不规则，但没有明确的侵蚀

上显示的外周和中轴损伤具有相关性，有助于区分 PsA 患者与健康者[108]。TNF 抑制剂可以降低超声灰度图像和多普勒半定量滑膜炎评分[109]。在 PsA 中制定标准化、可靠和敏感的 US 结果衡量标准之前，还需要进行更多的研究。

预后

　　与健康对照组相比，银屑病患者的亚临床附着点炎综合评分更高，但尚未发现这可以预测 3.5 年以上 PsA 的发展[110]。然而，US 可能有助于预测 PsA 患者维持疾病缓解。在处于 PsA 临床缓解期但至少一

个关节有亚临床多普勒信号的患者中，近 1/4 在 6 个月内出现疾病复发，而在没有亚临床多普勒信号的患者中，这一比例不到 1/10[111]。虽然 US 并不能可靠地预测银屑病患者发展为 PsA，但对处于病情缓解期的 PsA 患者可能有一定预测预后的作用。

风湿性多肌痛

风湿性多肌痛（polymyalgia rheumatica，PMR）的特点是表现为滑囊炎和滑膜炎的肩和骨盆带区的疼痛、晨僵。PMR 与巨细胞动脉炎（giant-cell arteritis，GCA）相关，40% ～ 60% 的 GCA 患者同时患有 PMR，而 16% ～ 21% 的 PMR 患者同时患有 GCA[112]。因此，对 PMR 患者的炎症状态进行全面评估是至关重要的[113]。对 PMR 患者的 US 评估应该包括肩部和髋部区域。需要检查的肩部结构包括肱盂（glenohumeral，GH）关节、肩峰下 / 三角肌下（subacromial/subdeltoid，SAD）滑囊和二头肌的长头肌腱（long head of the biceps tendon，LBT）。对髋部的评估应包括髋关节和关节周围的滑囊结构。

诊断

在 PMR 中肩部和骨盆带区有多种炎症表现[114]。最近一篇综述总结了 12 项已发表的研究，确定了 GH 滑膜炎、SAD 滑囊炎、LBT 腱鞘炎、髋关节滑膜炎和转子滑囊炎是 PMR 主要的炎症表现[113]。SAD 滑囊炎被认为是炎症的标志。与 MRI 作为 SAD 和转子滑囊炎的金标准相比，US 的敏感性分别为 96% 和 100%[115,116]。

2012 年 EULAR 和 ACR 联合发布了一个暂时的 PMR 分类标准[117]。工作组提出了一种含有和不含有 US 检查的分类标准评分法。当评分包含 US 结果时，分数 ≥ 5 分时可做出诊断（总分 8 分）。US 结果异常共计 2 分：单肩关节和至少一个髋部异常计为 1 分，双侧肩关节异常计为 1 分。

监测

在糖皮质激素（glucocorticoid，GC）初始治疗后，US 显示 SAD 滑囊的受累减轻[114,118]。尽管在临床、实验室和 US 参数中可以看到平行的减轻，但 US 对炎症变化的敏感性与临床或实验室参数相似或更好。US 可能是评估治疗反应的一个有价值的附加工具。

预后

US 中能量多普勒可以识别即将复发的患者[118]。与无 PD 信号的患者相比，基线 PD 信号阳性的患者有更高的急性期反应物和复发频率。双侧 PD 信号阳性时，这一效应更明显，且与其他临床人口学和实验室参数无关。根据 US 标准，处于临床缓解的患者中超过一半可能有持续的炎症，炎症主要是在肩部的关节外滑膜结构。这一发现类似于基线阳性 PD 信号，可预测疾病的复发。

巨细胞动脉炎

巨细胞动脉炎（giant cell arteritis，GCA）可引起中至大动脉的炎症[119]。诊断一般是根据临床、实验室结果和颞动脉（temporal artery，TA）活检结果而确定的。TA 活检结果的准确性取决于标本的长度，开始治疗至取活检的时间以及取样的单、双侧。活检是诊断的金标准，它可因错过病变部位而造成假阴性，并且与显著的发病率相关[120]。

1997 年颞动脉超声首次作为颞动脉活检的替代方法而被报道[121]。目前 EULAR 的指南强调，在临床高度怀疑的情况下，早期影像学检查可以替代活检，而对 TA 来说 US 是首选的影像学检查方式[122]。如果运用恰当，血管 US 的诊断能力可与颞动脉活检相当[123]。

血管 US 依靠特定的设置来优化图像采集能力，包括灰度（频率、焦点、深度、B 型模式增益、线密度、帧率等）和彩色多普勒（频率、PRF、壁滤波、色彩盒、彩色增益、血流方向）[124]。血管 US 的最低要求是标准线性探头要有 15 MHz 或以上灰度频率，以及和有血管预设的彩色多普勒频率。TA 的分支最好用更高的频率（≥ 15 MHz）成像，建议使用紧凑的线性（compact linear）探头或"曲棍球棒"探头。

诊断

巨细胞动脉炎患者血管的 US 改变有四个主要特征，包括：①血管壁增厚或晕环征，②不可压缩，

③狭窄，④闭塞[125]。血管壁增厚（晕环征）表现为边缘低回声、代表了血管内、中膜和外膜的细胞浸润、水肿（图 44-8 ～图 44-10），值得注意的是这些在活检和相关的 PET-CT 图像中都可以见到。炎症反应导致血管壁僵硬，在直接声触诊时不会塌陷，动脉段不可压缩。

多项研究证实应用 US 诊断 GCA 的敏感性为 68% ～ 87%，特异性为 82% ～ 96%。双侧晕环征的特异性接近 100%[126-128]。阳性压缩征有很强的观察者内一致性，诊断 GCA 的敏感性为 75% ～ 79%，特异性为 100%[129]。血管狭窄和闭塞也可以在 US 检查中看到，但并不能增加伴随动脉不可压缩的晕环征的诊断敏感性和特异性[124]。

GCA 的 US 检查依赖于对 TA 以外的其他血管进行成像。经典的双侧评估包括颞以及额、顶支、颈动脉和腋动脉。应该在正交平面内进行成像，通常在横切面上进行压缩的操作[130]（图 44-11）。与临床或病理诊断相比，双侧多支血管成像在诊断的敏感性和特异性方面均有显著提高[123,131]。

使用 US 来早期识别 GCA 的快速门诊通道已经在一些医学中心试点，这在早期诊断 GCA 并减少永久性视力丧失方面是有效的[132]。

监测

US 在检测疾病缓解和活动中的作用尚不明确。在开始皮质类固醇治疗后的期间，US 可以检测到病变的变化[133]。鉴于评估血管部位的差异，在使用类固醇后的 16 ～ 56 天，平均大约 21 天，US 可以看到血管炎症晕环征呈逐级消失的证据[124,134]。

数据强调了 US 在 GCA 早期诊断中的巨大潜力，但是作为一种相当新的方法，它还未得到充分

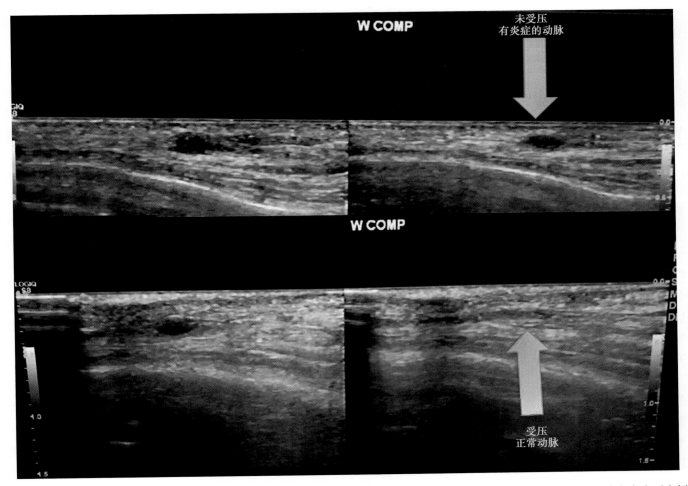

图 44-8　颞动脉受压。上面的图像显示了声触诊前后颞动脉受压情况，受压后动脉维持原有的管腔直径；图中动脉有炎症（病例经活检证实）。下面的图像则相反，声触诊后动脉受压；显示图中动脉未受累（病例也经活检证实）

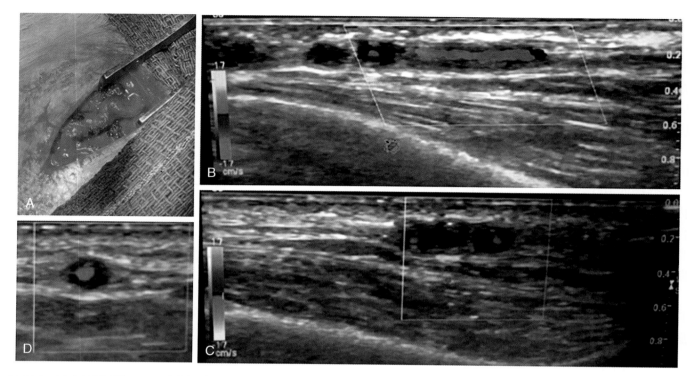

图 44-9　屈曲的颞动脉。A．手术切除颞动脉以进行活组织检查时的术野。B．纵切面和横切面显示动脉底部晕环征。C．弯曲动脉的中间区域可见系列的三个晕环征。D．晕环征，动脉的独立区域

利用 [124]。

预后

US 预测 GCA 结局的作用仍不明确。

干燥综合征

　　US 被认为是评估包括唾液腺在内的头颈部软组织的一种有效方法 [135-137]。唾液腺超声在诊断干燥综合征（Sjögren's syndrome，SS）中有 B 级证据 [10]。US 与闪烁扫描术、MRI 和 CT 成像相比更可行，但唾液腺 US 在临床实践以及临床研究中的作用还在研究中 [138]。

　　唾液腺成像（图 44-12，图 44-13）通常是对双侧腮腺和颌下腺的评估 [137]。腮腺位于外耳和胸锁乳突肌的前方，沿着下颌骨延伸到下颌后窝。颌下腺位于下颌后窝和下颌三角内，更靠近尾部，更深入颈部软组织。

　　无病理病变的唾液腺回声均匀，实质回声类似于甲状腺。唾液腺的病理改变包括球形浸润和管状扩

张，应在正交视图上立体观察异常结构的性质。用于甲状腺组织成像的常规 US 机器预设提供了最高的图像质量，同时大多数作者建议使用 5 ～ 12 MHz 的线性传感器扫描来产生图像 [135-137]。唾液腺成像用于评估实质的均匀性和有无血流增加。唾液腺通常和淋巴结相关，因此在检查中也要评估淋巴结。

　　弹性成像通过测量声音透过组织的传导速度，对组织顺应性、压缩性或弹性进行视觉定性或定量测量，并可能为评估唾液腺功能提供新的见解 [139,140]。组织的弹性特性可以通过对组织的直接压缩、张力或剪切波弹性成像来评估。剪切波弹性成像已被用于评估浸润性异常，例如在 SS 中可见的腺体浸润 [141]（图44-14）。

诊断

　　在 B 超图像上，弥散的多个小椭圆形、低回声或无回声区域的不均匀腺体实质是 SS 的典型表现（图 44-15）[135]。一项研究发现回声带可以用于区分原发和继发 SS [142]。图像上的低回声或无回声区可能代表淋巴细胞浸润、导管扩张或血管结构，由此提示

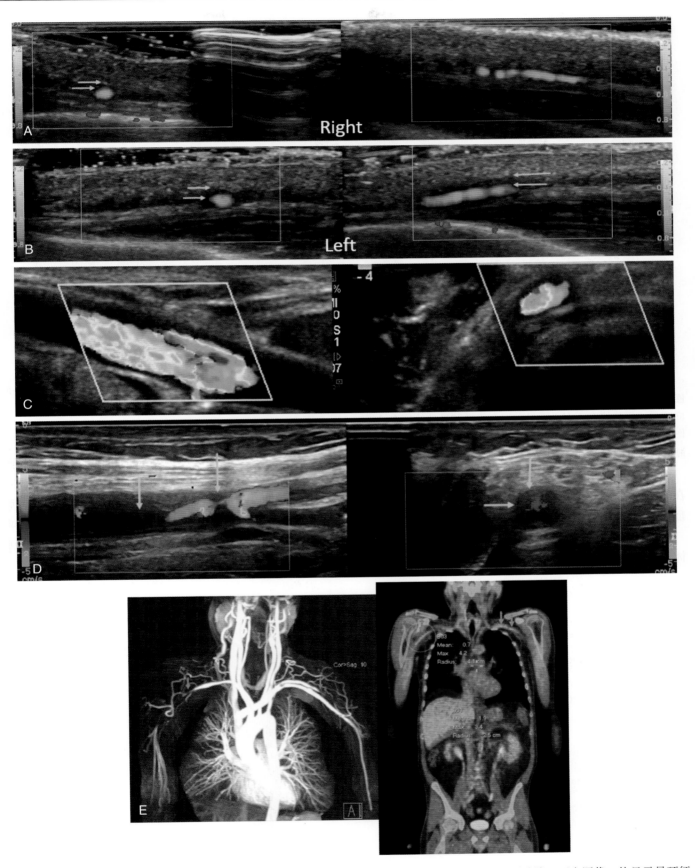

图 44-10　巨细胞动脉炎中广泛的血管受累。A、B. 正常的右侧颞动脉，两个图像（A）；左侧颞动脉，两个图像，均显示晕环征阳性，并被活检证实为血管炎（B）。C、D. 两个正常的右腋动脉图像（C），和两个显示狭窄和晕环征的右腋动脉（D）。E. 超声识别的 B 和 D 图中患者腋动脉病变在 PET-CT 成像上显示的 FDG 摄取（炎症）（红色箭头）

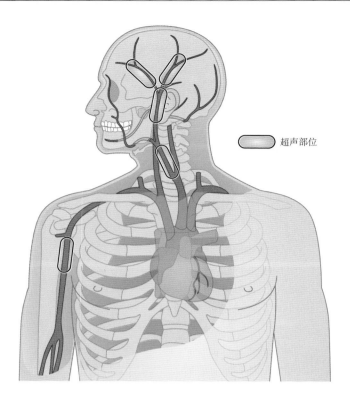

超声部位

图 44-11 血管炎超声检查部位的图示。探头位置仅在长轴平面演示，但建议在正交平面显示所有正常和异常的检查结果。图示颞动脉的三个分支（主支、额支、顶支）、颈动脉和腋动脉。图示只展示了单侧，但超声检查时推荐检查双侧

在常规评估中应用多普勒[135]。SS 中唾液腺出现急性症状或炎症时会表现为血管的增多（图 44-15）。

在除 SS 以外的多种病理状态中，都可以看到腺体回声不均匀、低回声和无回声区域的变化[135]。在

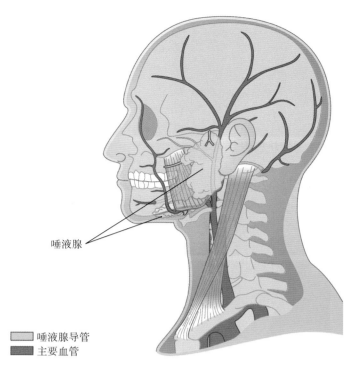

唾液腺

▢ 唾液腺导管
▮ 主要血管

图 44-12 唾液腺解剖图解。黄色代表主要的唾液腺，绿色代表唾液腺的引流导管。红色是主要的血管通路

常规 US 评估中可以见到 SS 患者出现唾液腺感染和涎石。

与对照组相比，US 对原发性 SS 的诊断敏感性和特异性分别为 88.8% 和 84.6%，对继发性 SS 的诊断敏感性和特异性分别为 53.8% 和 92.2%，评估者间信度中等[143,144]。

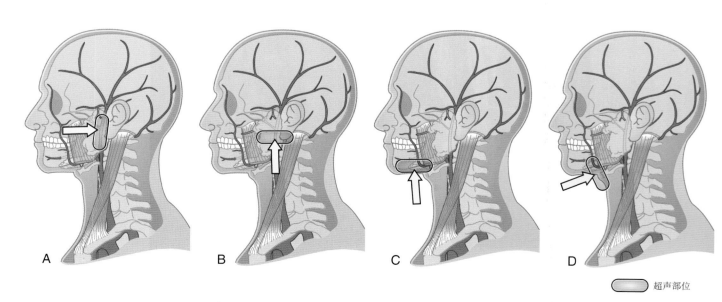

超声部位

图 44-13 在唾液腺成像中的探头位置。A. 腮腺，长轴。B. 腮腺，横轴。C. 下颌下腺，长轴。D. 下颌下腺，横轴

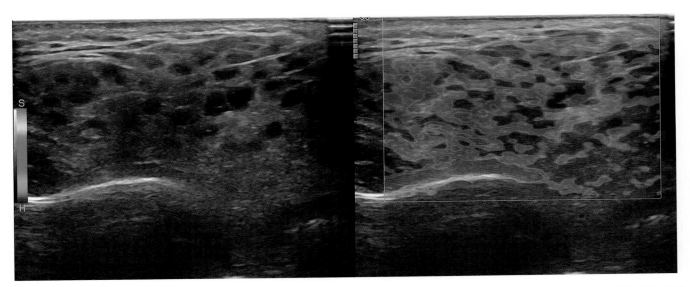

图 44-14　左腮腺横切面应变弹性成像。左侧图像为灰度图像，右侧图像为同一位置的弹性成像。蓝色表示可压缩性最小的区域（图中标尺"hard"或"H"），红色表示可压缩性最大的区域（图中标尺"soft"或"S"表示可压缩性最大的区域）。需要注意，蓝色区域对应图中无回声区域，但是同样对应唾液腺以外近骨区域，这强调了灰度图像与应变弹性图直接比较的重要性

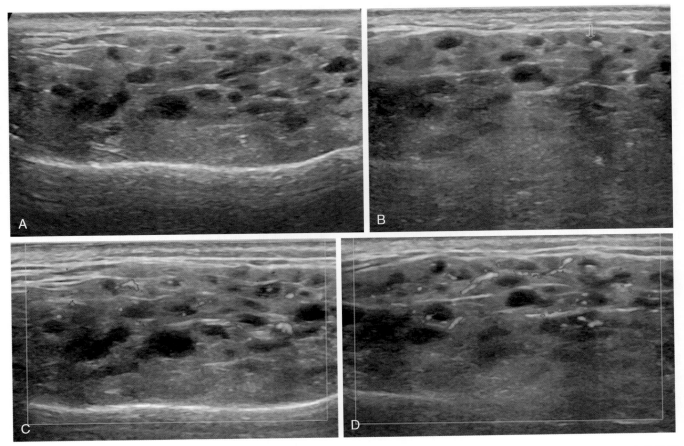

图 44-15　在符合干燥综合征 ACR 标准的患者中，腮腺表现出特征性的无回声椭圆形改变，这是导管扩张和免疫浸润结合的结果。A．左侧腮腺的长轴视图。B．右侧腮腺的长轴视图，扩张的唾液腺导管内可见涎石（箭头所示），伴有特征性声影伪影。C．左侧腮腺长轴视图，能量多普勒显示散在活动度信号，提示实质炎症。D．右侧腮腺的长轴视图，能量多普勒显示弥漫性信号，与 C 图比较，涎石引起的炎症更具特征

代表 US-pSS 研究组的一篇纳入 31 项研究的综述中指出，US 已经证明了其在检测 SS 典型结构异常方面的有效性，并可能成为一线影像学工具[145]。尽管已经发表了很多 US 病理学定义和计分系统并与当前的诊断标准进行了比较，但目前仍没有一致认同的 US 病理学定义和基于共识的评分系统被采用[142,143,146,147]。

SS 的急性炎症可使唾液腺血流增多，多普勒信号呈阳性[148]。与无症状个体相比，SS 患者中较高的弹性成像评分与腺体功能障碍的相关性要好于 B 型 US[141]。和对照组相比，SS 患者的腮腺的应变波模式更高[149-151]。弹性成像和 B 型模式评分与病程相关[152]。将 B 型模式和剪切波读数结合起来用于诊断，可以提高在有干燥症状的患者中将 SS 识别出来的能力[153]。

监测

US 可以用来监测治疗干预的效果，它可以识别使用利妥昔单抗治疗的患者相比于使用安慰剂治疗的患者其腺体回声和多普勒阻力指数的改善[154-156]。

预后

唾液腺评分与包括皮肤血管炎、更高的疾病活动度、CD4 淋巴细胞减少在内的系统性疾病相关，并且可能是原发性 SS 患者疾病进展为淋巴瘤的标志[157]。在 RA 患者中，唾液腺的 US 变化与干燥症状、较高的疾病活动度和较差的口腔健康状况相关[158]。

硬化性疾病（sclerosing disease）

在过去的几十年里，US 成像已被研究用于纤维化疾病的评估，包括硬皮病（scleroderma）、嗜酸性筋膜炎（eosinophilic fasciitis）和糖尿病并发症，因为 US 技术可以显示这些疾病状态下典型的细胞外基质聚集。

US 在诊断、监测和预后中的作用

腕管综合征（carpal tunnel syndrome，CTS）、狭窄性腱鞘炎（stenosing tenosynovitis）、Dupuytren 挛缩（Dupuytren's contracture）和手关节病变等糖尿病并发症都可以用 US 来评估。在 CTS 中，正中神经通常在屈肌支持带撞击点的近端肿胀，并在屈肌支持带深处变平，支持带本身弯曲[159]。在狭窄性腱鞘炎中，超声表现包括 A1 滑车结节样增厚、指屈肌腱纤维紊乱、滑车远端肌腱增厚，动态影像显示手指弯曲时正常肌腱滑动丧失[160,161]。糖尿病手综合征（手关节病变）患者手部的屈肌腱鞘厚度平均是同龄健康对照组的 3 倍[162]，而手臂皮肤厚度比健康对照厚50%[163]。

US 能检测到硬皮病患者皮肤厚度的增加，并且皮肤厚度与临床皮肤评分有关[164-166]。随着疾病病程延长，皮肤厚度和皮肤回声增强[165]。硬皮病产生特征性的硬化性腱鞘炎，伴有特征性的腱鞘高回声。和 RA 患者不同，硬皮病的特征是低回声和高回声交替出现[167,168]。与其他关节炎性表现不同，伸肌腱（78%）比屈肌腱（22%）受累更常见[168]。在系统性硬化症的患者中滑膜炎和钙质沉着是常见的，只有 2% ～ 11% 的患者会出现关节侵蚀[169]。因此，与 RA 相比，硬皮病更容易引起伸肌腱硬化性腱鞘炎，而引起伴有强多普勒信号和相关侵蚀的滑膜炎的可能性较小（图 44-16）。US 还可用于检测尺动脉闭塞，这是硬皮病中发生手指溃疡的一个危险因素[170]。

US 可用于对硬皮病肺部病变的评估。与高分辨率 CT 和 CR 相比，US 对间质性肺疾病（interstitial lung disease）的检测灵敏度分别为 92% 和 48%，特异性分别为 71% 和 91%[171]。很多其他的研究报告了类似的结果，但还没有研究结果表明 US 可以用来评估治疗疗效，或是区分在 CT 扫描中见到的毛玻璃样浑浊（炎症）和蜂窝状改变（纤维样变）[172]。

嗜酸性筋膜炎（eosinophilic fasciitis，EF）也可通过超声进行评估，其特征是皮下脂肪层的可压缩性丧失[173]。许多病例报告描述了真皮下筋膜纤维的增厚，真皮深层组织高回声和受累肌腱边缘低回声[174]。

非炎症状态

在诊断多发局限性炎症和非炎症骨骼肌肉疾病，例如卡压性神经疾病、肌腱和韧带疾病、滑囊炎、足底筋膜炎和结节时，US 已经展示出巨大的发展潜力。

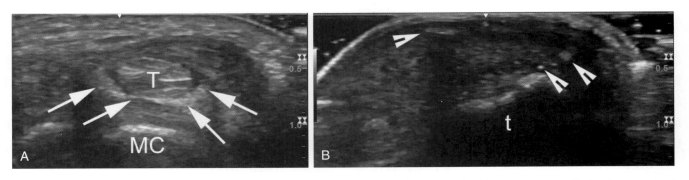

图 44-16　硬皮病的特征性超声改变。A．MCP（MC）掌侧横切面，屈肌腱（tendon，T）被增厚的高回声腱鞘（箭头所示）包围；B．指丛（digital tuft，t）掌侧横切面显示由钙化引起的大小不一的高回声沉积物（箭头所示），其中最大的可导致深至病灶的软组织影

神经

　　US 常用来评估正中神经、尺神经、肩胛上神经和腓神经等神经，但 US 并不局限于评估这四种神经。腕管综合征（carpal tunnel syndrome，CTS）是腕屈肌支持带压迫正中神经引起的，表现为炎症和关节活动异常。与经典的电诊断（electrodiagnostic，EDX）研究相比，US 已经成为一种潜在的诊断工具，可观察到机械压迫部位附近肿胀的神经。多项已经发表的研究表明，诊断腕管综合征时 US 在腕管入口平面测量正中神经横断面面积的敏感性高达 94%，特异性高达 98%[175]。然而由于不同文献报道的敏感性和特异性有很大差异，导致与 EDX 研究相比，US 作为诊断 CTS 的筛查或确认工具受到阻碍。US 和 EDX 二者都是高度依赖操作者的，而且尽管 EDX 被认为是金标准，却有 16%～34% 的临床确诊患者 EDX 结果是正常的，它的敏感性和特异性分别是 69% 和 97%[176,177]。

　　在 2011 年和 2012 年，研究人员进行了比较 US 和 EDX 诊断准确性的 meta 分析[175,178]。2011 年的 meta 分析研究纳入了不同的参照组（临床与 EDX 检测）、US 下测量正中神经横截面积（cross-sectional area，CSA）和测量位置。虽然 US 综合敏感性和特异性良好，分别为 77.6% 和 86.8%，但并不优于 EDX 或临床检查。因此，US 可能不能完全取代 EDX，但可以考虑作为一种一线验证性的检测手段。

　　2012 年的 meta 分析在正中神经 CSA 方面与 EDX 进行了比较[178]。CSA 在 9.5～10.5 mm[2] 时，总敏感性和特异性分别为 84% 和 78%；CSA 在 7.0～8.5 mm[2] 时，总敏感性为 94%；CSA 在 11.5～13.0 mm[2] 时，总特异性为 97%。作者认为

US 并不能取代 EDX，而是一种互补关系。

　　US 诊断 CTS 尚无一致的参考标准，但已有研究测量正中神经入口和出口来检验 US 的诊断能力[179]。出口平面是指钩骨钩的水平位置，入口平面是指豌豆状骨或屈肌支持带近端边缘的位置。US 测量正中神经入口平面 CSA 是一个有效诊断 CTS 的方法，而且比出口平面测量有更好的准确性。入口测量的总敏感性和特异性分别为 81% 和 84%。作者无法确定 CSA 的最佳临界值，但提出了入口平面诊断的 95% CI 为 9.0～12.6 mm[2]。US 是对有 CTS 临床症状的患者的一种合理的一线检测，在一次操作中就可以帮助诊断正中神经压迫，诊断 CTS 的潜在病因（手腕滑膜炎等），并指导治疗干预（注射）（图 44-17）。

　　超声已被用于观察尺神经卡压情况。肘管综合征是指肘部水平的尺神经受压。压迫部位包括肘管入口、内上髁和肘管出口。肘部尺神经病变的 US 表现包括回声纹理、CSA 直径和肿胀率的改变[180]。尺神经半脱位也可发生在该区域，也会在 23% 的健康对

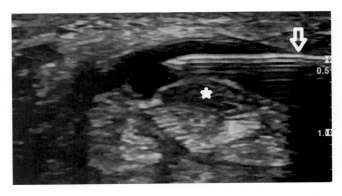

图 44-17　腕掌侧横切面显示腕管注射时，针（箭头所示）在正中神经（星形）上方，深入屈肌支持带的。注射针显示出后方混响伪影

照者的动态扫描中见到[181]。

肘部尺神经的 CSA 应在何处测量尚不清楚，诊断性 CSA 同样也没有共识。最近的 meta 分析显示，健康对照组的尺神经 CSA 很少超过 10 mm[2,182]。肘管综合征患者的 CSA 组间差异在肘管出口前的内上髁处最为显著。总体来说，当尺神经 CSA ≥ 10 mm[2] 时，US 的总敏感性和特异性分别为 85% 和 91%。

US 也可用于诊断较不常见的神经卡压。胫神经卡压可发生在跗管后内侧，这是一个位于内踝后方和下方的纤维和骨性隧道。US 能可靠地识别跗管的病理改变，包括各种病因引起的神经压迫[183]。

肩胛上神经起源于 C5 和 C6 神经根，并沿着肩胛骨的边缘朝着后肩部深入斜方肌。在 US 上可以看到它穿过肩胛上切迹，深入肩胛上横韧带，并与动静脉伴行。肩胛上神经为冈上肌和冈下肌提供运动神经支配，为肩锁关节和盂肱关节（glenohumeral，GH）提供感觉神经支配。在该区域进行超声引导下注射可用于治疗顽固性肩关节疼痛，如果不进行穿刺抽液治疗的话，神经将会受到盂唇囊肿压迫[184]。

肌腱

B 超和能量多普勒超声都可以可靠地识别炎症性和非炎症性肌腱病变，包括肌腱病变、完全或部分撕裂和腱鞘滑膜炎。肩袖（rotator cuff，RC）的异常是常见的，并与残疾有关。某些 RC 诊断需要手术干预，而另一些则需要保守治疗。US 提供了即时床旁评估的可能，比 MRI 更具有成本效益。US 在诊断 RC 全层撕裂方面，表现与 MRI 和 MRI 关节造影（MRI arthrogram，MRA）一样好，敏感性为 90% ~ 91%，特异性 86% ~ 90%[185]。对于 RC 部分撕裂，US 和 MRI 的敏感性相似，为 67% ~ 68%，但 MRA 的敏感性为 83%。三种方法的特异性在 93% ~ 94% 之间，没有差异。US 对 RC 肌腱病总体敏感性为 79%，特异性为 94%。

肩关节钙化性肌腱炎是一种疼痛性疾病，其特征是在 RC 肌腱或 SAD 滑囊中沉积羟基磷灰石或碳酸盐磷灰石晶体。疾病可能在保守治疗后自行消退，或迁延不愈，需要干预，包括手术、US 引导下经皮穿刺（US-guided barbotage/needling，UGN）或体外冲击波治疗（extracorporeal shock wave therapy，ESWT）等方法的干预[186]。在肩关节钙化性肌腱炎的诊断和治疗中，US 具有双重作用。钙沉积最常位于冈上肌腱，在静息期表现为高回声，呈弧形，伴后方声影，在溶解期表现为碎片/点状、囊状和结节状，伴多普勒信号增强[187]。

UGN 是在局麻下反复针刺钙沉积，同时灌洗和清除钙盐。UGN 可消除钙盐沉积和明显缓解疼痛，且很少有副作用报道[188]。

滑囊

滑囊是关节外囊，可分为固有型和非固有型，存在于高摩擦区域以促进组织运动[189]。固有滑囊有滑膜，而非固有或外膜滑囊是摩擦后产生的，没有滑膜内衬，会因血管通透性增加而产生炎症。滑囊扩张的原因可能是单纯性积液，在超声上表现为无回声，也可能是复杂性积液，表现为回声不均匀。滑膜炎也可使滑囊扩张，不过与积液相比缺乏压缩性。与关节渗出和滑膜炎类似，滑囊的超声成像没有明显的特征，临床和实验室检查应结合影像学来指导诊断[189]。

浅表滑囊和关节隐窝最适合接受 US 检查，包括膝关节的髌骨上隐窝和腓肠肌 - 半膜肌隐窝。腓肠肌 - 半膜肌滑囊扩张时被称为 Baker 囊肿。评估滑囊的病理改变时，必须了解解剖结构并检查所有相关关节以确定其原发病理改变。例如，SAD 滑囊渗出可能是 GH 病理改变和肩袖完全撕裂的结果。

筋膜

足底筋膜炎是足跟疼痛的常见原因，是足底结缔组织反复过度承重造成的微创伤。随着时间的推移会引起炎症反应、疼痛和不适[190]。超声检查结果包括足底筋膜增厚，任何厚度 > 4.0 mm 均视为异常。其他结果包括异常的回声、血管、骨刺、筋膜周围积液和起点处筋膜相比于中间和远端 1/3 处筋膜的生物性凸起。US 对足底筋膜炎的诊断与 MRI 及弹性成像具有高度的一致性[190]。

结节

结节描述见 RA 诊断部分。

儿童风湿病（Pediatric Rheumatology）

因为超声可以在没有放射线的情况下观察软组织，所以它是辅助评估儿童风湿病（Pediatric Rheumatology）患者的理想方法。根据肌肉骨骼发育的解剖学和生理学，在诊断小儿患者的病理改变之前，应先全面了解各年龄组正常的 US 解剖表现[191]。

关节软骨、骨骺、干骺、生长板和关节间隙的独特的 US 表现必须根据年龄来考虑[192]。OMERACT 成员在这一领域完成了关键的工作，定义了健康儿童的超声结果[192]。骨骺骨化中心在软骨系统内表现为高回声，表面光滑或不规则。关节囊表现为高回声结构，可以（但不一定）在骨、软骨和其他关节内组织之上出现。健康儿童的滑膜在传统 US 上是不可见的。关节的骨化部分表现为高回声线性区，在生长板和骨化中心交界处可能中断。透明软骨表现为边界清楚、不可压缩的无回声结构，可能包含高的回声区或高回声点，这些高回声区是软骨发育过程中的血管[193]。已经建立膝关节、踝关节、腕关节和第二掌指关节的标准视图[194]。

在儿童中，脂肪垫是一种关节内结构，具有不均匀的回声和潜在的正常血管[193]。在更年幼的儿童中，关节内存在血液流动，特别是骨骺软骨以及健康关节周围[194]。US 图像因部位和视图而异。例如，在膝关节区域，可以看到股骨骺内以及髌旁隐窝周围平行于骨膜的血管。更新的 OMERACT 定义可以识别任何年龄生长和发育过程中的生理性血管，并区分成年患者的正常血管图像和病理性血管图像[193]。血管图像和关节骨化也被阅片者间一致性所验证[195]。

滑膜炎包括滑膜积液和肥大，多普勒信号要仅位于滑膜肥大区域[196]。关节充血时供应血管的显示可能会增强，但这一现象需要在常规评估的基础上进一步研究。关节渗出具有可压缩性。在幼年型特发性关节炎（juvenile idiopathic arthritis，JIA）中，US 已证明临床静止期关节存在滑膜炎，但不能预测病情复发[197]。

附着点疾病是某些类型 JIA 的特征[198]。正常附着点的厚度是对称的，相比于年龄，与体重的关系更大。不对称的病变可以帮助解释单侧症状。评估附着点性疾病时，弹性成像可能是有益的，但需要进一步研究[199]。

风湿病学干预中的超声应用

US 引导下穿刺在 1981 年首次被报道用于化脓性肩关节的抽吸术，这是 RhUS 最明显的优点之一[200]。US 引导下穿刺可以提高穿刺的准确性、有效性和人性化。人性化指的是可以立即看到目标并准确置针穿刺以减少患者的不适。

通常，大多数关节和软组织注射是通过触诊病变部位来引导的，但是髋关节和腘窝囊肿除外。在 US 引导下，这些操作现在可以由临床医生在床旁完成，并且不会暴露在辐射中。决定在其他部位使用超声引导而不使用触诊引导，是考虑到在患者因素、增加药物准确注射效力以及减少疼痛的可能性方面，前者成功的可能性更大。

US 引导的操作需要患者和操作者的正确体位及仪器的正确位置，以最大限度地减少操作时的动作，最大限度地使患者和操作者感到舒适。

有几种 US 引导操作的方法。

对于直接平面内引导，超声医师找到目标、稳定传感器后，将针沿传感器的长轴穿入。当针穿过组织时，可以看到针的整个长度，直到针尖进入目标（图 44-18）。对于直接平面外引导，超声医师找到目标、稳定探头后，针垂直于传感器的方向插入。当针穿过传感器平面时，针芯在组织中呈一个亮点（图 44-18）。对于间接引导，超声医师找到目标后，在皮肤上标记其位置，同时注意目标的深度。移开传感器后，以标记的深度进针。

直接平面内技术可能更好，因为针在从皮下到目标组织的整个路径中都是可见的。随着针的前进，可以调整针的轨迹，以确保通过组织一次就能准确的穿刺。直接平面外技术可以确定针的准确穿刺，但不能确保在到达目标前其他敏感组织不被针伤到，也不能实时调整轨迹。间接技术可以帮助定位感兴趣的组织，但不能帮助引导针绕过敏感组织或确认是否准确穿刺。同时使用间接和直接的平面外方法比直接平面内方法所需的训练和技巧更少。

缺陷

经验欠佳的超声医师观察 US 图像往往是不准确和有倾向性的，因此不能确定针与传感器的一致性（图 44-18）。在观察屏幕和推进针之前，针和传感器

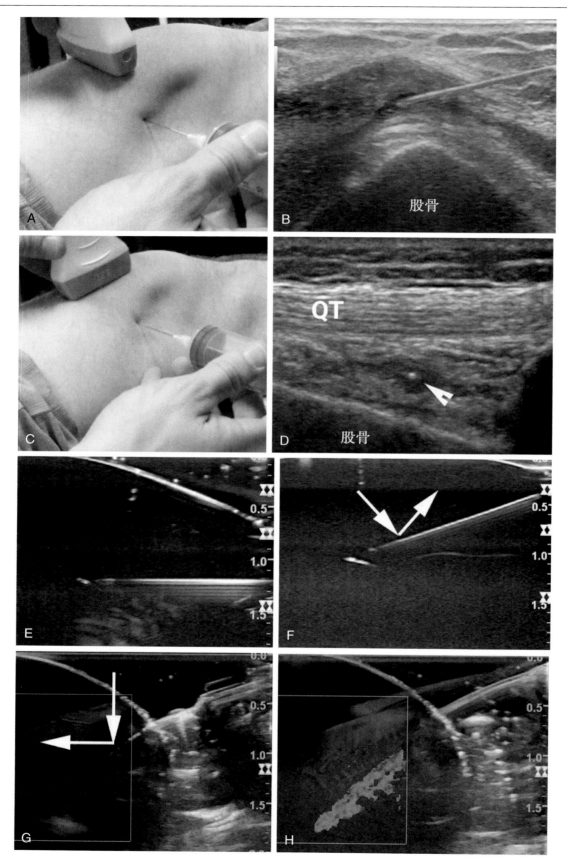

图 44-18　常见注射技术。直接平面内针导引（A）和间接平面外针引导（C）针与传感器的关系；针进入股骨上方的膝关节滑膜腔内，在股四头肌肌腱（quadriceps tendon，QT）深处和股骨表面，显示针的长轴（B）和针的短轴（箭头所示）（D）的图像。与传感器平行的针很容易观测（E），而增加入针角度会造成针的观测困难，因为声束会被针反射远离传感器（G）（箭头表示声音方向），波束控制（F）有助于解决这个问题。多普勒成像（H）有助于观测入针过于陡峭而不易被看见的针

应该在两个方向上对齐，包括"鸟眼视图"（bird's eye view）和"枪视图"（shot gun view）。传感器细微的无意识的移动可能导致针和（或）目标的消失。至关重要的是，在观察预期目标时，握持传感器的手应固定在患者身上，可以提高超声医生的本体感觉，并将传感器贴附于皮肤上，避免不必要的移动和穿刺部位污染。

在使用 US 引导的早期阶段，在看 2D 屏幕时想象 3D 空间可能是一项挑战，导致针调整不准确。可以通过在 US 引导下的模型系统中不断练习来克服，比如硬豆腐、明胶杯、鸡肉或其他肉类。

针的可视化困难可能源于错误的声束角度。即便针与传感器完全对齐，传感器向一侧倾斜（"摇摆"）几度时，就会看不到针。为了避免这个问题，最好是将传感器直接指向 / 向下于皮肤（垂直于皮肤）。

如果针进入组织的角度大于 45°，声束反射后可能远离传感器，降低针的可见性（图 44-18）。有一些当针以陡峭角度注射时提高针可见性的方法。我们可以观测组织运动以作为针的替代。多普勒可以在针前进过程中识别针的运动，无论轨迹如何，并可以显示药物从针尖流出（图 44-18）。也可以使用特殊的回声针，但相对昂贵。使用较厚的测量针可能比较薄细的针更容易对齐。最后，许多 US 机器上都有波束控制设置，可以将声波引导向针，从而回声更有可能反弹回传感器。

当针头接触到积液周围的滑膜或腱鞘内膜时，可能会发生组织内陷，造成针头穿透的假象。使用利多卡因测试注射将有助于验证针头的准确位置。

在某些机器中，深度设置得过小会减小边缘的视野范围，从而导致难以找到针尖。应测试设备并设置深度，以确保传感器最外侧的边缘仍然可见。

准确性

US 引导下膝关节注射比触诊引导更准确（分别是 96% 和 80%）[201]。US 引导肩锁关节和 GH 关节注射同样也优于触诊引导 [202-204]。根据解剖标志的踝关节注射准确率为 58% ~ 100%，而 US 引导下为 100% [205]。

效能

有充分的证据表明，US 引导下注射比根据解剖位置的注射更有效 [206]。一项关于随机膝关节注射研究的 meta 分析显示，与根据解剖位置的注射相比，US 注射组在注射 2 周后疼痛评分下降了 16% [201]。比较了三项关于 SAD 滑囊注射后疼痛疗效的研究，US 组效果更好，平均标准差为 1.47 [202]。同样，一篇比较腕关节皮质类固醇注射疗效的纳入四项 meta 的荟萃分析显示，与根据解剖位置的注射相比，US 的疼痛平均视觉模拟评分（visual analogue scale，VAS）多降低了 1.0 分 [207]。总而言之，US 引导下关节注射确实提高了疗效和准确性，疗效的改善程度在 20% 左右。

操作性疼痛

US 引导注射，特别是直接平面内注射，可以在颇多方面减少操作过程中的疼痛。首先，针头可以远离敏感结构，比如位于皮肤和目标结构之间的较小的神经和血管。第二，临床医生在穿刺敏感的滑膜前注射局麻药。第三，针可以快速穿过滑膜内层，而不会过度进入滑膜背层或附近的骨。在调查这一问题的三项研究中，US 引导的操作性疼痛评分在满分 10 分的评分中比根据解剖位置的注射低 2.24 分 [201]。

一些协会对 US 引导下关节和软组织操作的现有文献进行了评估。美国运动医学协会发表了一份立场声明，称"US 引导下对炎症或疼痛的关节进行注射，比根据解剖位置的注射更准确、更少痛苦、更有效，而且更便宜" [206]。同样，ACR 在关于合理使用 US 的声明中称，"使用 MSUS 指导包括滑膜、腱鞘、滑囊、腱鞘周围和附着点周围区域在内的关节和关节周围的抽吸或注射是合理的"，证据等级为 A 级 [10]。

结论

在过去的二十年里，风湿病的影像学已经有了重大的变化。CR 作为过去影像学诊断的基石，历经不断的发展，但是在某些情况下已经被更新的影像学方式所取代。一项风湿病影像学的回顾分析对三大常见疾病的现有文献进行了总结 [208]。在 RA 中，US 和 MRI 在识别微小滑膜炎方面比临床检查更敏感，可以预测 ACPA 阳性患者的临床 RA 进展，并可以检测亚临床滑膜炎来预测疾病恶化。这两种方法都可以用来预测治疗反应和疾病活动度。在 PsA 中，US 能比临床检查更好地显示周围关节和附着点，而且能显示无关节炎的银屑病患者的亚临床附着点炎和滑膜炎，并能根据治疗后滑膜炎或附着点炎的变化预测结构性损伤。对于 OA，US 虽然确实可以显示出特征性的变化，但是，除存在不典型的表现或诊断存在问题的情况外，在目前的临床实践中并无更多贡献。

US 的新应用正在不断被开发出来，它的用途已经扩展到肌肉骨骼系统之外。US 标准被诊断和分类标准纳入的情况正在增加，同时大量风湿病医师正在学习和应用这种快速、安全、廉价和强大的成像方法。

 Full references for this chapter can be found on ExpertConsult.com.

部分参考文献

4. Thiele R: Ultrasonography applications in diagnosis and management of early rheumatoid arthritis, *Rheum Dis Clin N Am* 38:259–275, 2012.
8. Cannella A, Kissen E, Torralba K, et al.: Evolution of musculoskeletal ultrasound in the United States: implementation and practice in rheumatology, *Arthritis Care Res* 66:7–13, 2014.
9. Klauser A, Tagliafico A, Allen G, et al.: Clinical indications for musculoskeletal ultrasound: a Delphi-based consensus paper of the European Society of Musculoskeletal Radiology, *Eur Radiol* 22:1140–1148, 2012.
10. McAlindon T, Kissin E, Nazarian L, et al.: American College of Rheumatology report on reasonable use of musculoskeletal ultrasonography in rheumatology clinical practice, *Arthritis Care Res* 64:1625–1640, 2012.
11. Naredo E, Bijlsma J: Becoming a musculoskeletal ultrasonographer, *Best Prac Res Clin Rheum* 23:257–267, 2009.
22. Smith J, Finnoff JT: Diagnostic and interventional musculoskeletal ultrasound: part 2. Clinical applications. *PM R* 1:162–177, 2009.
23. Smith J, Finnoff JT: Diagnostic and interventional musculoskeletal ultrasound: part 1. Fundamentals. *PM R* 1:64–75, 2009.
24. Brull R, Macfarlane AJ, Tse CC: Practical knobology for ultrasound-guided regional anesthesia, *Reg Anesth Pain Med* 35:S68–S73, 2010.
27. Taljanovic MS, Melville DM, Scalcione LR, et al.: Artifacts in musculoskeletal ultrasonography, *Semin Musculoskelet Radiol* 18:3–11, 2014.
28. Wakefield R, Balint P, Szkudlarek M, et al.: Musculoskeletal ultrasound including definitions for ultrasonographic pathology, *J Rheumatol* 32:2485–2487, 2005.
29. Bruyn GA, Iagnocco A, Naredo E, et al.: OMERACT definitions for ultrasonographic pathology and elementary lesions of rheumatic disorders fifteen years on, *J Rheumatol* 46:1388–1393, 2019.
35. Ji L, Deng X, Geng Y, et al.: The additional benefit of ultrasonography to 2010 ACR/EULAR classification criteria when diagnosing rheumatoid arthritis in the absence of anti-cyclic citrullinated peptide antibodies, *Clini Rheumatol* 36:261–267, 2017.
44. Macchioni P, Boiardi L, Catanoso M, et al.: Performance of the new 202 EULAR/ACR classification criteria for polymyalgia rheumatica: comparison with the previous criteria in a single-centre study, *Ann Rheum Dis* 73:1190–1193, 2014.
48. Iagnocco A, Naredo E, Wakefield R, et al.: Responsiveness in rheumatoid arthritis. A report from the OMERACT 11 ultrasound workshop, *J Rheumatol* 41:379–382, 2014.
60. Brown AK, Conaghan PG, Karim Z, et al.: An explanation for the apparent dissociation between clinical remission and continued structural deterioration in rheumatoid arthritis, *Arthritis Rheum* 58:2958–2967, 2008.
62. Kawashiri SY, Suzuki T, Nakashima Y, et al.: Ultrasonographic examination of rheumatoid arthritis patients who are free of physical synovitis: power Doppler subclinical synovitis is associated with bone erosion, *Rheumatology (Oxford)* 53:562–569, 2014.
65. Nguyen H, Ruyssen-Witrand A, Gandjbakhch F, et al.: Prevalence of ultrasound-detected residual synovitis and risk of relapse and structural progression in rheumatoid arthritis patients in clinical remission: a systematic review and meta-analysis, *Rheumatology (Oxford)* 53:2110–2118, 2014.
74. Sakellariou G, Conaghan PG, Zhang W, et al.: EULAR recommendations for the use of imaging in the clinical management of peripheral joint osteoarthritis, *Ann Rheum Dis* 76:1484–1494, 2017.
77. Grassi W, Meenagh G, Pascual E, et al.: "Crystal clear"-sonographic assessment of gout and calcium pyrophosphate deposition disease, *Semin Arthritis Rheum* 36:197–202, 2006.
79. Grassi W, Okano T, Filippucci E: Use of ultrasound for diagnosis and monitoring of outcomes in crystal arthropathies, *Curr Opin Rheumatol* 27:147–155, 2015.
82. Naredo E, Uson J, Jimenez-Palop M, et al.: Ultrasound-detected musculoskeletal urate crystal deposition: which joints and what findings should be assessed for diagnosing gout? *Ann Rheum Dis* 73:1522–1528, 2014.
83. Terslev L, Gutierrez M, Schmidt WA, et al.: Ultrasound as an outcome measure in gout. A validation process by the OMERACT Ultrasound Working Group, *J Rheumatol* 42:2177–2181, 2015.
85. Neogi T, Jansen TL, Dalbeth N, et al.: 2015 gout classification criteria: an American College of Rheumatology/European League Against Rheumatism collaborative initiative, *Ann Rheum Dis* 74:1789–1798, 2015.
86. Durcan L, Grainger R, Keen HI, et al.: Imaging as a potential outcome measure in gout studies: a systematic literature review, *Semin Arthritis Rheum* 45:570–579, 2016.
90. Filippou G, Adinolfi A, Iagnocco A, et al.: Ultrasound in the diagnosis of calcium pyrophosphate dihydrate deposition disease. A systematic literature review and a meta-analysis, *Osteoarthritis Cartilage* 24:973–981, 2016.
91. Zhang W, Doherty M, Bardin T, et al.: European League against Rheumatism recommendations for calcium pyrophosphate deposition. Part I: terminology and diagnosis, *Ann Rheum Dis* 70:563–570, 2011.
93. Filippou G, Scire CA, Adinolfi A, et al.: Identification of calcium pyrophosphate deposition disease (CPPD) by ultrasound: reliability of the OMERACT definitions in an extended set of joints-an international multiobserver study by the OMERACT Calcium Pyrophosphate Deposition Disease Ultrasound Subtask Force, *Ann Rheum Dis* 77:1194–1199, 2018.
97. Balint PV, Terslev L, Aegerter P, et al.: Reliability of a consensus-based ultrasound definition and scoring for enthesitis in spondyloarthritis and psoriatic arthritis: an OMERACT US initiative, *Ann Rheum Dis* 77:1730–1735, 2018.
102. Gutierrez M, Filippucci E, Salaffi F, et al.: Differential diagnosis between rheumatoid arthritis and psoriatic arthritis: the value of ultrasound findings at metacarpophalangeal joints level, *Ann Rheum Dis* 70:1111–1114, 2011.
106. Yumusakhuylu Y, Kasapoglu-Gunal E, Murat S, et al.: A preliminary study showing that ultrasonography cannot differentiate between psoriatic arthritis and nodal osteoarthritis based on enthesopathy scores, *Rheumatology (Oxford)* 55:1703–1704, 2016.
110. Tinazzi I, McGonagle D, Biasi D, et al.: Preliminary evidence that subclinical enthesopathy may predict psoriatic arthritis in patients with psoriasis, *J Rheumatol* 38:2691–2692, 2011.

113. Iagnocco A, Finucci A, Ceccarelli F, et al.: Musculoskeletal ultrasound in the evaluation of polymyalgia rheumatica, *Med Ultrason* 17:361–366, 2015.

117. Dasgupta B, Cimmino MA, Kremers HM, et al.: 2012 Provisional classification criteria for polymyalgia rheumatica: a European League Against Rheumatism/American College of Rheumatology collaborative initiative, *Arthritis Rheum* 64:943–954, 2012.

121. Schmidt WA, Kraft HE, Vorpahl K, et al.: Color duplex ultrasonography in the diagnosis of temporal arteritis, *N Engl J Med* 337:1336–1342, 1997.

122. Dejaco C, Ramiro S, Duftner C, et al.: EULAR recommendations for the use of imaging in large vessel vasculitis in clinical practice, *Ann Rheum Dis* 77:636–643, 2018.

124. Monti S, Floris A, Ponte C, et al.: The use of ultrasound to assess giant cell arteritis: review of the current evidence and practical guide for the rheumatologist, *Rheumatology (Oxford)* 57:227–235, 2018.

125. Schmidt WA: Ultrasound in the diagnosis and management of giant cell arteritis, *Rheumatology (Oxford)* 57:ii22–ii31, 2018.

129. Aschwanden M, Imfeld S, Staub D, et al.: The ultrasound compression sign to diagnose temporal giant cell arteritis shows an excellent interobserver agreement, *Clin Exp Rheumatol* 33:S-113–S-115, 2015.

131. Diamantopoulos AP, Haugeberg G, Hetland H, et al.: Diagnostic value of color Doppler ultrasonography of temporal arteries and large vessels in giant cell arteritis: a consecutive case series, *Arthritis Care Res* 66:113–119, 2014.

132. Diamantopoulos AP, Haugeberg G, Lindland A, et al.: The fast-track ultrasound clinic for early diagnosis of giant cell arteritis significantly reduces permanent visual impairment: towards a more effective strategy to improve clinical outcome in giant cell arteritis? *Rheumatology (Oxford)* 55:66–70, 2016.

138. Luciano N, Ferro F, Bombardieri S, et al.: Advances in salivary gland ultrasonography in primary Sjogren's syndrome, *Clin Exp Rheumatol* 36(Suppl 114):159–164, 2018.

140. Martire MV, Santiago ML, Cazenave T, et al.: Latest advances in ultrasound assessment of salivary glands in Sjogren syndrome, *J Clin Rheumatol* 24:218–223, 2018.

141. Dejaco C, De Zordo T, Heber D, et al.: Real-time sonoelastography of salivary glands for diagnosis and functional assessment of primary Sjogren's syndrome, *Ultrasound Med Biol* 40:2759–2767, 2014.

142. Cornec D, Jousse-Joulin S, Pers JO, et al.: Contribution of salivary gland ultrasonography to the diagnosis of Sjogren's syndrome: toward new diagnostic criteria? *Arthritis Rheum* 65:216–225, 2013.

144. Damjanov N, Milic V, Nieto-Gonzalez JC, et al.: Multiobserver reliability of ultrasound assessment of salivary glands in patients with established primary Sjogren syndrome, *J Rheumatol* 43:1858–1863, 2016.

145. Jousse-Joulin S, Milic V, Jonsson MV, et al.: Is salivary gland ultrasonography a useful tool in Sjogren's syndrome? A systematic review, *Rheumatology (Oxford)* 55:789–800, 2016.

155. Fisher BA, Everett CC, Rout J, et al.: Effect of rituximab on a salivary gland ultrasound score in primary Sjogren's syndrome: results of the TRACTISS randomised double-blind multicentre substudy, *Ann Rheum Dis* 77:412–416, 2018.

164. Kissin EY, Schiller AM, Gelbard RB, et al.: Durometry for the assessment of skin disease in systemic sclerosis, *Arthritis Rheum* 55:603–609, 2006.

167. Elhai M, Guerini H, Bazeli R, et al.: Ultrasonographic hand features in systemic sclerosis and correlates with clinical, biologic, and radiographic findings, *Arthritis Care Res* 64:1244–1249, 2012.

169. Cuomo G, Zappia M, Abignano G, et al.: Ultrasonographic features of the hand and wrist in systemic sclerosis, *Rheumatology (Oxford)* 48:1414–1417, 2009.

171. Vizioli L, Ciccarese F, Forti P, et al.: Integrated use of lung ultrasound and chest x-ray in the detection of interstitial lung disease, *Respiration* 93:15–22, 2017.

173. Kissin EY, Garg A, Grayson PC, et al.: Ultrasound assessment of subcutaneous compressibility: a potential adjunctive diagnostic tool in eosinophilic fasciitis, *J Clin Rheumatol* 19:382–385, 2013.

175. Fowler JR, Gaughan JP, Ilyas AM: The sensitivity and specificity of ultrasound for the diagnosis of carpal tunnel syndrome: a meta-analysis, *Clin Orthop Relat Res* 469:1089–1094, 2011.

178. Descatha A, Huard L, Aubert F, et al.: Meta-analysis on the performance of sonography for the diagnosis of carpal tunnel syndrome, *Semin Arthritis Rheum* 41:914–922, 2012.

179. Torres-Costoso A, Martinez-Vizcaino V, Alvarez-Bueno C, et al.: Accuracy of ultrasonography for the diagnosis of carpal tunnel syndrome: a systematic review and meta-analysis, *Arch Phys Med Rehabil* 99:758–765.e10, 2018.

182. Chang KV, Wu WT, Han DS, et al.: Ulnar nerve cross-sectional area for the diagnosis of cubital tunnel syndrome: a meta-analysis of ultrasonographic measurements, *Arch Phys Med Rehabil* 99:743–757, 2018.

184. Strakowski JA: Ultrasound-guided peripheral nerve procedures, *Phys Med Rehabil Clin N Am* 27:687–715, 2016.

185. Roy JS, Braen C, Leblond J, et al.: Diagnostic accuracy of ultrasonography, MRI and MR arthrography in the characterisation of rotator cuff disorders: a systematic review and meta-analysis, *Br J Sports Med* 49:1316–1328, 2015.

186. Merolla G, Singh S, Paladini P, et al.: Calcific tendinitis of the rotator cuff: state of the art in diagnosis and treatment, *J Orthop Traumatolo* 17:7–14, 2016.

190. Radwan A, Wyland M, Applequist L, et al.: Ultrasonography, an effective tool in diagnosing plantar fasciitis: a systematic review of diagnostic trials, *Int J Sports Phys Ther* 11:663–671, 2016.

191. Bruyn GA, Naredo E, Iagnocco A, et al.: The OMERACT ultrasound Working Group 10 years on: update at OMERACT 12, *J Rheumatol* 42:2172–2176, 2015.

192. Roth J, Jousse-Joulin S, Magni-Manzoni S, et al.: Definitions for the sonographic features of joints in healthy children, *Arthritis Care Res* 67:136–142, 2015.

193. Collado P, Windschall D, Vojinovic J, et al.: Amendment of the OMERACT ultrasound definitions of joints' features in healthy children when using the Doppler technique, *Pediatr Rheumatol Online J* 16:23, 2018.

194. Collado P, Vojinovic J, Nieto JC, et al.: Toward standardized musculoskeletal ultrasound in pediatric rheumatology: normal age-related ultrasound findings, *Arthritis Care Res* 68:348–356, 2016.

196. Roth J, Ravagnani V, Backhaus M, et al.: Preliminary definitions for the sonographic features of synovitis in children, *Arthritis Care Res* 69:1217–1223, 2017.

201. Wu T, Dong Y, Song H, et al.: Ultrasound-guided versus landmark in knee arthrocentesis: a systematic review, *Semin Arthritis Rheum* 45:627–632, 2016.

206. Finnoff JT, Hall MM, Adams E, et al. American Medical Society for Sports Medicine (AMSSM) position statement: interventional musculoskeletal ultrasound in sports medicine. *PM R* 7:151–168.e2, 2015.

207. Dubreuil M, Greger S, LaValley M, et al.: Improvement in wrist pain with ultrasound-guided glucocorticoid injections: a meta-analysis of individual patient data, *Semin Arthritis Rheum* 42:492–497, 2013.

第 45 章

单关节炎和多关节炎的评估

原著 RONALD F. VAN VOLLENHOVEN

苏建玲 译 李 洋 校

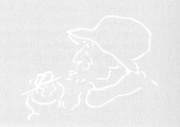

关 键 点

- 关节炎的鉴别诊断很广泛。
- 关节炎的诊断依赖于准确的病史，全面的查体，以及适当选择的实验室和影像学检查。
- 其他器官系统的相关症状和体征可以揭示关节炎的病因。
- 滑液分析是急性单关节炎最有价值的实验室检查。
- 在多种情况下，正确地使用实验室和影像学检查可以进行快速准确的诊断。
- 早期（初步）诊断和适当的治疗可以获得更好的预后。

　　"对于医生来说，认识到疾病是什么至关重要。医生要了解这些疾病从何而来，哪些是长期的，哪些是短暂的；哪些正在转变为其他疾病；哪些是主要矛盾，哪些是次要矛盾。"

——希波克拉底

引言

　　对伴有肌肉骨骼症状的患者进行诊断仍是风湿科医生的主要职责之一。尽管先进的实验室和影像学检查使整个医学领域取得了重大进展，但在风湿病学领域，和希波克拉底时代一样，做出正确的诊断在现如今仍然是一门科学，也是一门艺术。在以单关节受累的感染性（化脓性）关节炎的情况下，需要进行紧

急评估以防永久性关节损伤。此外，对于多关节炎患者，早期干预对某些特定诊断的益处明确，尤其是对于类风湿关节炎（rheumatoid arthritis，RA），这使得有针对性且快速的诊断性检查变得越来越重要。

　　本章将回顾成人单关节炎和多关节炎诊断的现状（儿童关节症状的评估详见第 113 章），特别指出要合理应用实验室检查和影像学检查，但是详细地询问病史和全面的体格检查仍处于核心地位。

关节炎患者的诊疗方法

单关节炎与寡关节炎和多关节炎

　　在临床实践中，对于单个关节出现炎症的患者（单关节炎）采取的诊疗方法，通常与多个关节同时出现炎症（寡关节炎或多关节炎）时采取的诊疗方法大不相同。尤其是在考虑为感染性（化脓性）关节炎的急性期处理时更是如此：诊断和治疗的延误可能给患者带来严重的后果，可表现为病程延长、关节的不可逆损伤、出现并发症、甚至是死亡。滑膜关节突然发生的单关节炎是重要的临床事件，每种单关节炎都需要及时检查和治疗，以减轻疼痛和预防关节损伤。出于上述原因，以及炎症与损伤之间的起始区别有时并不是十分明确，针对单关节炎患者的诊疗可能不同于多关节炎患者。例如，单关节炎患者可能主要被分到骨科就诊，而多关节炎患者则被分到内科就诊。尽管如此，这些区别并不绝对。一个急性的单关节炎有可能是系统性风湿病的首发症状，然而寡关节炎或多关节炎在极少数情况下可能是败血症。下面将同时讨论单关节炎、寡关节炎和多关节炎的鉴别诊断，并指

出每种诊断如何受到临床表现的影响。

病史

即使在这个拥有高科技诊疗手段的时代，获取完整的病史仍是诊断的必要条件。指南中提到的现病史的"七要素"——部位、性质、数量、持续时间、临床背景、加重和缓解的因素以及伴随症状，都为疾病的诊断提供了依据。我们可以通过有症状的部位明确是单关节、寡关节或多关节疾病，但患者有时可能只专注于一个特别严重的关节，虽然同时有其他关节受累。症状的性质可能为诊断提供一些信息，例如，持续的晨僵伴疼痛是炎症的显著特征，而凝胶现象——在刚开始活动时的一种更短暂的僵硬感——是骨关节炎（osteoarthritis，OA）的典型表现。确定症状的严重程度非常重要，应该询问患者症状的持续时间、最初是如何开始的、在白天是如何波动的以及如何缓解。询问伴随症状也同样重要，包括发热、体重减轻、胃肠症状、皮疹和黏膜病变、眼科问题以及泌尿生殖系统症状。临床医生通过了解患者认为不重要的相关特征，往往可以明确多关节炎的潜在原因。同样，我们必须认识关节感染的危险因素，如病原微生物的暴露、性传播疾病的风险，以及近期到热带国家或莱姆病流行地区的旅行史。常规询问暴露史可以最大限度避免错过重要诊断证据，现在许多医生已经在患者就诊前使用标准化表格收集这些信息。

体格检查

风湿科医生为自己能用简单的临床手段发现炎症而感到自豪，但他们必须不断磨炼这一技能。炎症性关节的典型表现是肿胀，在触诊时呈柔软感而不坚硬。滑膜肿胀在某些情况下可能很明显，但在另一些情况下则难以确定，甚至是经验丰富的医生都很难界定肿胀和非肿胀。在一项研究中，6 名风湿科医生仅在 70% 的病例中完全达成一致[1]，其他研究也强调了经验丰富的专家之间不能达到完全一致。幸运的是，另一项研究同时显示，专业培训可以提高这种一致性[2]。由于症状不典型的患者并不一定希望将关节定义为肿胀，笔者通常教导同事要谨慎地评估关节肿胀。挤压试验是指侧向挤压掌指关节（metacarpophalangeal，MCP）或跖趾关节时出现疼痛，一项研究显示该试验比其他关节炎查体方法特异性更高，但最近一项研究发现这种试验的敏感度较低[3,4]。

除了肿胀和压痛之外，炎性关节还可能表现出其他典型的炎症症状。发红经常出现在高度急性炎症的关节上，如化脓性关节炎或痛风，但是很少出现在 RA 和其他自身免疫性炎症中。与小关节相比，皮温升高在大关节中更容易评估，这可能是一个有用的诊断依据，特别是在膝关节，正常的温度梯度是膝关节比邻近肌肉的温度略低，而在炎症时则相反。最后，功能受损是关节炎症的一个较为普遍的表现，重要的是要区分真正的活动范围受限（关节挛缩）和仅由疼痛造成的限制。

人们一直在讨论关节肿胀的合理查体方法。欧洲抗风湿病联盟（European League Against Rheumatism，EULAR）公布了一套关节查体的建议以及教学图片，该手册可作为学习关节查体或实现不同地区查体标准化的良好起点。炎性大关节经常有可触及的积液，膝关节的中等或大量积液可以出现"波动感"和"浮髌"体征。在多关节炎患者的初步检查中，需要对每个炎症关节（包括足趾关节）进行详细检查和记录，记录其运动范围（预测炎症关节运动范围下降）或早期的结构变化。此外，在首次评估患者时，必须进行全面的关节检查，而在随诊时建议进行简化但标准的关节检查。对于多关节炎患者，最实用的是 28 个关节计数，其中需要检查双手的 MCP 和近端指间关节（proximal interphalangeal，PIP）、双侧腕、肘、肩和膝关节[5]。在大多数就诊的病例中记录这种标准化的关节检查是一种很好的做法。更广泛的 44 个关节计数和基于 68 个关节的更全面的系统关节计数在实践中很少用于关节炎患者的长期随访。

也许从受累关节的查体中获得的两项最有用的信息是肿胀的性质（假设存在肿胀）和关节受累的模式。滑膜炎的肿胀触诊时如柔软的面团，包绕在关节周围，不能触到两侧的骨质边缘。相反，骨质边缘肥大的触诊，比如 OA 患者，则呈现坚硬的结构。关节受累的模式很容易识别，腕关节、MCP、PIP 以及足趾关节的对称性受累往往提示 RA；不对称的下肢大关节受累主要见于反应性关节炎和脊柱关节炎（spondyloarthritis，SpA）；OA 患者中多个远端指间关节（distal interphalangeal，DIP）受累的情况也可见于银屑病关节炎（psoriatic arthritis，PsA），后者可出现明显的指甲病变。表 45-1 总结了各类疾病的典型关节受累模式。图 45-1 进一步阐释了 RA 与 OA 的主要不同。

即使没有任何症状，也必须对脊柱进行检查，以发现 SpA 患者中轴关节受累的早期体征。肩部和臀部周围的大肌肉群的深触诊有时表现为轻度压痛，结合患者年龄在 50 岁及以上，红细胞沉降率（erythrocyte sedimentation rate，ESR）升高，提示可能是风湿性多肌痛（polymyalgia rheumatica，PMR），该病也可出现外周关节炎。

表 45-1 常见的多关节炎中典型受累关节分布				
	类风湿关节	骨关节炎	银屑病关节炎	痛风/假性痛风
大的承重关节	膝、踝关节，常为对称性；偶见于髋关节	髋、膝、踝关节	膝、踝关节，常为非对称性	膝、踝关节；假性痛风可累及腕关节
小关节	手 MCP 和 PIP 关节；足 MTP 关节	手 DIP、PIP 和第一 CMC 关节；足 MTP 关节	常为 DIP 伴指甲病变；其他小关节	足小关节；假性痛风时累及 MCP
脊柱	颈椎	颈椎和 LS 椎	LS 椎和 SI 关节	无

CMC，腕掌；DIP，远端指间关节；LS，腰骶；MCP，掌指关节；MTP，跖趾关节；PIP，近端指间关节；SI，骶髂

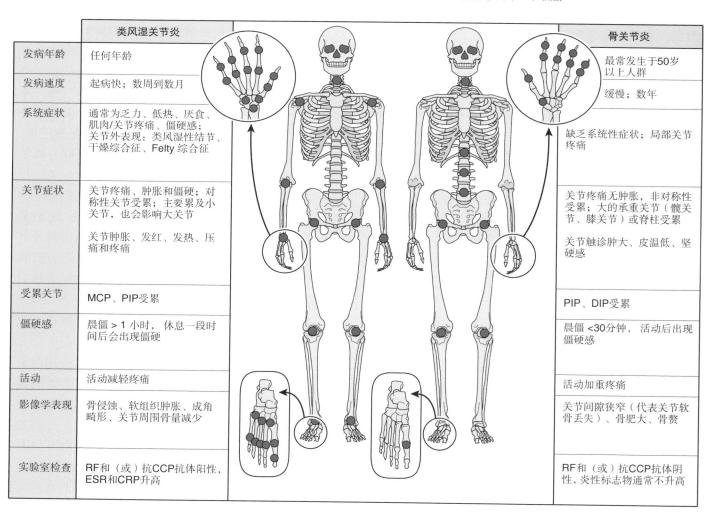

	类风湿关节炎	骨关节炎
发病年龄	任何年龄	最常发生于 50 岁以上人群
发病速度	起病快；数周到数月	缓慢；数年
系统症状	通常为乏力、低热、厌食、肌肉/关节疼痛、僵硬感；关节外表现：类风湿性结节、干燥综合征、Felty 综合征	缺乏系统性症状；局部关节疼痛
关节症状	关节疼痛、肿胀和僵硬；对称性关节受累；主要累及小关节，也会影响大关节 \n 关节肿胀、发红、发热、压痛和疼痛	关节疼痛无肿胀，非对称性受累；大的承重关节（髋关节、膝关节）或脊柱受累 \n 关节触诊肿大、皮温低、坚硬感
受累关节	MCP、PIP 受累	PIP、DIP 受累
僵硬感	晨僵 >1 小时，休息一段时间后会出现僵硬	晨僵 <30 分钟，活动后出现僵硬感
活动	活动减轻疼痛	活动加重疼痛
影像学表现	骨侵蚀、软组织肿胀、成角畸形、关节周围骨量减少	关节间隙狭窄（代表关节软骨丢失）、骨肥大、骨赘
实验室检查	RF 和（或）抗 CCP 抗体阳性，ESR 和 CRP 升高	RF 和（或）抗 CCP 抗体阴性，炎性标志物通常不升高

图 45-1 类风湿关节炎和骨关节炎关节受累的典型分布。晚期类风湿关节炎中髋关节也可能受累。CCP，环瓜氨酸肽；CRP，C-反应蛋白；DIP，远端指间关节；ESR，红细胞沉降率；MCP，掌指关节；PIP，近端指间关节；RF，类风湿因子（From O'Dell JR. Rheumatoid arthritis：the clinical picture. In：Koopman WJ, ed. Arthritis and Allied Conditions：A Textbook of Rheumatology, 14th ed. Philadelphia：Lippincott Williams & Wilkins, 2001 p. 1154.）

此外，应进行全面检查，特别注意皮肤和体表（PsA 患者的银屑病和指甲顶针样改变）、黏膜（反应性关节炎、白塞病或 SLE 患者出现的溃疡）、淋巴结、唾液腺、甲状腺、心、肺、眼和其他器官。

实验室检查

经过全面的病史采集和体格检查后，很可能需要进行实验室检查。虽然有些检查可以常规进行，但在这一阶段因为需要鉴别的疾病范围往往已经大大缩小，许多检查可以根据可能的鉴别诊断进行。

有几项常规检查可以反映炎症状态，包括白细胞增多、中性粒细胞增多、正细胞性贫血（"慢性病性贫血"）和血小板增多，特别是后者更可以强烈提示系统性炎症的持续时间和严重程度。通过肾、肝、肌肉或骨骼的生化筛查和蛋白电泳可以评估系统性疾病的受累。尿酸水平升高提示痛风的诊断。在急性关节血肿中，需要进行血小板计数、国际标准化比值（international normalized ratio，INR）和凝血的检测。ESR 通常在炎症患者中升高，但对任何单独疾病的诊断都缺乏特异性和敏感性，C- 反应蛋白（C-reactive protein，CRP）也是同样。正常的 ESR 或 CRP 不支持感染性病因，但并不排除风湿病的诊断，而极高数值的 ESR 或 CRP 时需考虑多关节炎背后是否存在更严重的疾病。

怀疑化脓性关节炎的患者必需在使用抗生素之前进行血培养。对多关节炎的特定感染原因的检测仅在临床有相关疑诊时进行。此时，检测包括肝炎病毒、HIV 和各种其他病毒（IgG 和 IgM 抗体）、抗链球菌素 O 试验（antistreptolysin-O test，ASOT）和莱姆病血清学实验，以及肠道和泌尿生殖道病原体的检查。

血清自身抗体检查是风湿病医生最注重的领域之一。20 世纪 40 年代，类风湿因子（rheumatoid factors，RF）（与 IgG 结合的 IgM 抗体）是率先揭示 RA 是一种自身免疫性疾病的发现之一 [6,7]，而这一概念曾在长达几十年间并不被人接受。RF 确实在 RA 中很常见，但敏感性不超过 60%～70%，在未确诊的多关节炎病例中，必须谨慎解释该检测的临床意义，因为一些病毒和细菌感染会导致伴随 RF 阳性的多关节炎，包括细小病毒和乙型、丙型肝炎病毒。此外，在很多风湿性疾病中都可出现 RF 阳性，不仅 RA，比如干燥综合征、硬皮病、SLE 和血管炎都可出现。然而，对于临床上早期的未分化关节炎，RF 阳性高度提示其发展为持久性病变和放射学损害的风险 [8-12]。换言之，尽管 RF 有助于诊断，但不能对其进行盲目依赖；一旦 RA 的诊断成立，RF 阳性预示着预后较差。

最近，使用一种基于环瓜氨酸肽（cyclic citrullinated peptide，CCP）的检测方法来检测抗瓜氨酸化蛋白抗体已成为标准方法。该实验因此常被称为抗 CCP 实验，但被检测出的抗体更应该被称为抗瓜氨酸化蛋白抗体（anti-citrullinated protein antibodies，ACPA），因为 CCP 是实验室合成的，在自然界中并不存在。无论如何，抗 CCP 抗体或 APCA 对于 RA 来说与 RF 敏感性大致相同，但更具有特异性 [11,13]。联合检测 RF 和 ACPA 是目前评估可能诊断为 RA 的多关节炎患者的标准检查。在一项研究中，两个抗体同时阳性诊断 RA 的敏感性降低，但特异性可达到 100% [13]。

其他的血清学检查也可用于多关节炎患者的评估，但必须更加谨慎地解读。抗核抗体（anti-nuclear antibody，ANA）阳性可出现在多种自身免疫性疾病中，也可以出现在各种感染、恶性肿瘤、药物诱导的疾病中等等。应用人类细胞系免疫荧光法检测 ANA 时，阴性结果强烈不支持 SLE 的诊断，而阳性结果则需要进一步检测更特异的自身抗体（不能诊断患者为任何特定疾病）。通过酶联免疫吸附测定（enzyme-linked immunosorbent assay，ELISA）方法检测 ANA 可能出现更多的假阴性结果。针对可提取核抗原（extractable nuclear antigen，ENA）的抗体可以提示各种系统性炎性疾病，抗 Ro/La（SS-A/SS-B）提示干燥综合征，抗中性粒细胞胞浆抗体（anti-neutrophil cytoplasmic antibodies，ANCA）提示系统性血管炎。其他相关的血液检查可能包括甲状腺功能检查、铁蛋白、血管紧张素转换酶和维生素 D 水平。

尿液

在老年人化脓性关节炎中，尿路可能是革兰阴性菌的来源。明显的蛋白尿和（或）血尿及红细胞管型提示在 SLE、血管炎或亚急性细菌性心内膜炎中的肾损害。

基因检测

HLA-B27 基因在人群中阳性率为 3%～8%，但在超过 90% 的强直性脊柱炎患者和 50% ～ 80% 的其他 SpA 患者中呈阳性。有观点认为，HLA-B27 检验没有意义，因为这种基因阳性可以在健康人中出现，但这种论点不符合微妙的"概率"诊断过程。在临床工作中，HLA-B27 阳性可以将诊断的可能性等级从中提升到高。此外，HLA-B27 检测在患者的一生中只需进行一次，是获取额外诊断依据的一种经济有效的方法。

在风湿科的临床实践中，其他基因检测尚未显示出其必要性。确定患者是否有共享表位（导致 RA 风险升高的 HLA-DR 基因位点）还不是标准诊疗的一部分。HFE 基因与遗传性血色病相关，可以在临床实践中对其进行检测。罕见的遗传性疾病与发热的综合征或模拟血管炎有关，关节炎是其临床表现的一部分。毫无疑问，此类疾病在将来会有所增加。

滑液分析

如果可能，应在关节炎的初步检查中抽取滑液并进行分析，在急性期和（或）单关节炎中更应如此。对滑液的颜色和混浊度进行分析（表 45-2），应该使用显微镜来鉴定优势细胞。晶体性关节炎可以通过使用偏振光分析来判断细胞内的尿酸盐结晶或二水焦磷酸钙（calcium pyrophosphate dihydrate，CPPD）结晶来进行诊断，尽管后者可能难以检测到。滑液培养即使在革兰氏染色阴性时也可以检测到细菌生长。奈瑟菌属微生物很挑剔，培养产量低，但 PCR 可以检测到奈瑟菌的 DNA。

大多数风湿病学家测定滑液白细胞计数，这可能有助于区分炎症和非炎症状态，但不能可靠地区分炎症和感染。来自无菌性关节炎的滑液通常呈黄色混浊，含有 5000 ～ 50 000 个白细胞 /mm³，多为中性粒细胞。更高数量的白细胞计数表明是细菌感染，但也可见于在晶体性疾病中，而在退行性关节炎中，白细胞计数可能较低。化脓性关节炎滑液中可检测到低糖、高乳酸及降钙素原，但是仅有有限证据表明这对临床区分感染和炎性关节炎有意义。化脓性关节炎患者的滑液细菌鉴定可以被检测之前应用的抗生素所抑制，因此应询问详细的用药史。

滑液中出现大量血液（关节积血）表明存在外伤，或者更罕见的情况是提示有遗传 / 获得性凝血异常、关节内血管瘤或色素沉着绒毛结节性滑膜炎（pigmented villonodular synovitis，PVNS）。

影像学检查和其他诊断方法

虽然常规的放射学检查并不是诊断关节炎患者的关键，但是对受累关节进行放射线检查是有帮助的。放射线平片可以鉴定软组织肿胀、关节周围组织钙化、骨折、局部骨病和关节游离体，以及长期存在的关节炎破坏性改变。这些发现提供了诊断依据，此外，放射线还可以提示炎症的严重程度（近关节处的骨量减少），并为今后的评估提供了基线参考。有时它们可以用来确定诊断，例如当发现典型的骨侵蚀时，就可以诊断为 RA。表 45-3 归纳了放射线平片上的典型"线索"。

CT 扫描能更好地鉴别骨折、骨骼疾病、腹腔和胸腔疾病，在患者存在行 MRI 检查禁忌时更有用。在急性关节炎中，除了显示急性炎症，CT 扫描还可以显示骨髓炎。

MRI 已经成为诊断肌肉骨骼疾病的一种重要方法，它已经在很大程度上取代了 CT、传统断层扫描和闪烁显像。MRI 结合了几个非常有利的属性：非侵入性且风险极低；可显示软组织中的精细结构；并且可以用于证实炎症，例如通过 T2 加权、流体衰减反转恢复（fluid-attenuated inversion recovery，FLAIR）序列以及使用对比造影剂。MRI 的缺点包括：对患者来说相当耗时，可能引起身体和心理上的不适（例如，平躺姿势不适和幽闭恐惧症）；MRI 对骨骼的显影不如其他组织；单次成像区域相对有限；采集和传递成本都非常高。低磁强度的"诊室"MRI[14] 使得上述的一些缺点已经有所减少。使用一种在一般操作环境中容易操作的设备，可以以较低的成本获得质量合格的图像。但是，可以成像的区域较小，图像采集时间明显较长。基于所有这些考虑，很少应用 MRI 对多关节炎患者进行初始评估。

肌肉骨骼超声（musculoskeletal ultrasound examination，MSUS）的应用在过去的几年里迅速发展。MSUS 具有几个吸引人的特点：它很容易用于临床实践，甚至增加了患者和医生之间的互动，可以获得高质量图像并基于临床情况进行实时评估；使用多普勒技术很容易发现炎症；而且费用可接受。如图 45-2 所示，使用 MSUS 很容易识别炎症。MSUS 的明显缺点是，它需要有经验的医生或助理医生来完成，与 MRI 相比主观性较强，软组织结构可以被上面的骨骼"隐藏"起来。尽管如此，MSUS 已经越来越成为风湿病

表 45-2　临床中滑液的特点，确定病因时的影像学和检查技术

诊断	细胞	微生物	外观	影像学方法	注释
细菌性关节炎	中性粒细胞 10 000 ～ > 100 000	革兰氏染色通常阳性	混浊 / 脓性	可能需要超声引导抽吸干净	全身症状 革兰氏染色 血和滑液培养
淋球菌性关节炎	中性粒细胞 10 000 ～ 100 000	革兰氏染色通常阳性	混浊 / 脓性	可能需要超声引导抽吸干净	全身症状 革兰氏染色 血和滑液培养
晶体性关节炎	中性粒细胞 10 000 ～ > 100 000	—	混浊 / 脓性	射线照相，CPPD	存在相应的晶体 急性期血尿酸不可靠
结核性关节炎	单核细胞 5000 ～ 50 000	抗酸染色通常阴性，可能需要滑膜组织培养	混浊 / 脓性		在高危人群中；抗酸染色活检可能是必需的
炎性单关节炎	中性粒细胞 5000 ～ 50 000	—	轻度浑浊	对早期滑膜炎和骨侵蚀应用超声 /MRI	血清自身抗体，如 RF、ACPA、ANA
骨关节炎	单核细胞 0 ～ 2000	—	澄清	射线照片的改变	通常为非炎性 可能存在 CPPD
关节炎内紊乱	红细胞		澄清 / 混浊	MRI	关节镜检查可能是必需的
创伤	红细胞		澄清 / 混浊	射线照相	如果放射线正常，锝骨扫描可能有助于诊断
缺血性坏死		—		疾病早期使用 MRI	XR 仅在进展期病例中异常
不常见病因					
结节病	单核细胞 5000 ～ 20 000	—		CXR	
PVNS	红细胞		混浊	超声和 MRI	必需行滑膜活检
Charcot 关节	单核细胞 0 ～ 2000	—		射线照相	可能存在 CPPD
莱姆病	中性粒细胞 0 ～ 5000	—	澄清 / 混浊		可能发现 SF 嗜酸性粒细胞增多 包柔螺旋体的血清学检查
淀粉样变	单核细胞 2000 ～ 10 000		混浊		滑膜活检刚果红染色

ACPA，抗瓜氨酸化蛋白抗体；ANA，抗核抗体；CPPD，双水焦磷酸钙晶体沉积病；CXR，胸部 X 线；PVNS，色素沉着绒毛结节性滑膜炎；RF，类风湿因子；SF，滑液；Tc，锝；XR，X 线

学临床实践的一项有价值的工具，其敏感性和特异性与 MRI 相当 [15-17]。此外，在评估多关节炎患者时，无论是在确定多关节炎存在疑问的病例 [18]，还是为了做出更明确的诊断 [19]，已证明 MSUS 可以提高风湿病专家对诊断的确定性。

关节造影术（例如，注射不透射线溶液后对内部关节结构进行成像）在现在很少应用，但是在 MRI 不可行时，关节造影术对于显示大关节的结构损伤是很有效的。

使用锝标记亚甲基双膦酸盐进行骨扫描，可以识别骨样骨瘤、骨肉瘤、骨转移瘤、骨髓炎和在 X 线片上看不到的应力性骨折。骨扫描对于有慢性疼痛综合征的患者除外骨和关节疾病很有帮助。尽管在急性关节炎上不特异，但骨扫描可以显示在炎性和 OA 之

间关节受累模式的不同。标记白细胞扫描可以识别感染的区域，尤其是当化脓性关节炎的患者感染来源不确定时。

使用可见波长范围内或附近的光进行光学成像，已被开发作为评估手部的诊断工具。荧光光学成像（"Rheumascan"）是静脉注射紫外线荧光染料，之后产生手部的假彩色图像，从而显示灌注增加的区域。该技术已经在一些欧洲医疗中心使用，并且有数项研究表明它与MSUS具有相似的敏感性和特异性[20-22]。然而，它仅应用于手部扫描，并罕见有过敏反应。光学光谱传输（"Hand-Scan"）使用可见光，分析其散射以测量小关节增加的灌注（如炎症）。使用该装

置对PIP关节的分析与临床评估关联良好[23]，并且它在评估PIP和掌指关节方面的表现与超声相似[24]，它还用于指导达标治疗研究[25]。这个操作对患者很简便且非常安全。这两种设备均未在美国上市。

滑膜或骨活检

关节镜滑膜活检不是必需的，但在诊断结核、结节病、淀粉样变、色素绒毛结节性滑膜炎、树枝状脂肪瘤和异物滑膜炎时常常是需要的。蛋白组学和基因组学分析可以显示慢性关节炎之间滑膜的不同，这增加了滑膜活检可用于支持未来更个性化治疗的希望。骨活检可用于识别肿瘤，并可能证明不可控的骨髓炎的潜在异常。

鉴别诊断

关节炎需要鉴别的疾病很多，但是，对于许多病例，其起病表现可以缩小鉴别诊断的范围。因此，年轻女性在早春时节出现新发的多关节炎，并伴有发热和斑丘疹，很有可能是病毒感染，比如细小病毒B19感染。相比之下，如果一名接受血液透析治疗的中年男性在夜间出现第一足趾根部皮温升高、红肿，不需要专家诊断就可以怀疑是痛风。尽管如此，还是会有特殊情况，因此在第一次评估患者时考虑所有可能

表45-3 射线照相平片的影像学诊断征象

表现	提示的疾病
关节旁骨量减少	早期 RA
关节间隙狭窄	RA，PsA 或 OA
软骨下硬化	OA
骨硬化	OA
附着点钙化	PsA，SpA
骨侵蚀	RA，痛风
骨赘	OA
软骨钙质沉着	假性痛风

OA，骨关节炎；PsA，银屑病关节炎；RA，类风湿关节炎；SpA，脊柱关节炎

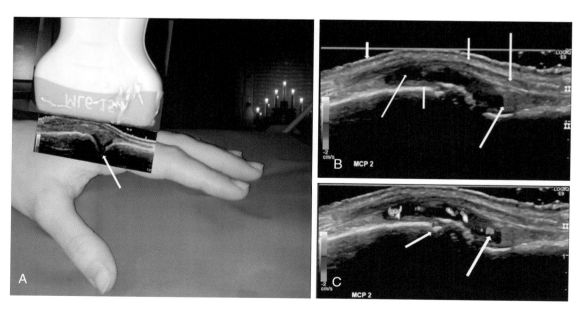

图45-2 肌肉骨骼超声检查可以作为临床检查的补充（详见第44章）。A. 正常掌指（MCP）关节；B. "灰阶"模式下的滑膜增厚和积液；C. 滑膜部位明显的多普勒信号提示炎症（Original photographs courtesy Mr. Yogan Kisten，the Karolinska Institute.）

的诊断仍然很重要。表 45-4 全面展示了多关节炎的鉴别诊断。以下各部分概述了需要鉴别的最重要的疾病类别。

细菌感染

细菌性关节感染（即化脓性关节炎）是单个关节突然发作的强烈炎症表现的主要考虑因素之一。这是一类紧急医疗事件，因为化脓性关节炎的急性死亡率为 7% ~ 15%[26,27]。四肢大关节最常受累，通常与潜

在的 OA 或者炎症性关节病尤其是 RA 相关[28]。在关节手术、包括关节置换和关节腔内注射，及有远端感染的患者中风险非常高[29]。那些有潜在疾病影响免疫反应或使用损害免疫功能药物的患者[30]、老年人及贫困人群都存在风险。

大多数患者会经历急性、疼痛、肿胀的单关节炎，但是高达 10% 的化脓性关节炎患者可能会出现多关节感染。出现远隔部位的感染时，50% 以上的病例出现发热，约 30% 的病例出现出汗或寒战[26]。首次就诊时，几乎所有患者均有 ESR 和 CRP 升高，但

表 45-4　多关节炎的鉴别诊断		
疾病类型	特定疾病	单关节炎、寡关节炎或者多关节炎（最常见的表现）
感染		
病毒	细小病毒 B19	多关节炎
	风疹病毒	多关节炎
	甲型、乙型、丙型肝炎病毒	多关节炎
	人类免疫缺陷病毒	寡关节炎、多关节炎
	包括基孔肯雅感染在内的 α 病毒	多关节炎
细菌	革兰氏阳性和革兰氏阴性菌感染	单关节炎，偶发寡关节炎 / 多关节炎
	淋病初期	多关节炎
	淋病晚期	单关节炎
	莱姆病关节炎早期	多关节炎
	莱姆病关节炎晚期	寡关节炎，单关节炎
由感染诱发的自身免疫性疾病		
反应性关节炎	泌尿生殖系统感染（衣原体和脲原体）后；胃肠感染（耶尔森菌、志贺菌、弯曲杆菌和沙门氏菌）后	单关节炎，寡关节炎，多关节炎
急性风湿热	A 型链球菌感染后	寡关节炎
自身免疫性疾病		
原发性关节炎	类风湿关节炎	多关节炎
	银屑病关节炎	寡关节炎，多关节炎
	脊柱关节炎	寡关节炎，多关节炎
	幼年型炎性关节炎	单关节炎，寡关节炎，多关节炎
一过性和复发性多关节炎	回纹型风湿症	多关节炎
	复发性对称性血清阴性滑膜炎伴凹陷性水肿（RS3PE 综合征）	多关节炎
系统性自身免疫疾病	系统性红斑狼疮	多关节炎
	混合性结缔组织病	多关节炎
	原发性干燥综合征	多关节炎

续表

疾病类型	特定疾病	单关节炎，寡关节炎，或者多关节炎（最常见的表现）
	进行性系统性硬化症和局限性硬皮病	多关节炎
	白塞病	寡关节炎，多关节炎
	结节病	寡关节炎，多关节炎
	血管炎	多关节炎
自身炎性疾病	成人斯蒂尔病	寡关节炎，多关节炎
	家族性地中海热，其他冷炎素相关周期性发热综合征	多关节炎
	各种遗传自发炎症性疾病通常在儿童时期首次出现	多关节炎
退行性疾病	包括侵蚀性炎性骨关节炎	多关节炎
骨关节炎		
肥厚性骨关节病		多关节炎
骨坏死		单关节炎，寡关节炎
代谢性疾病		
甲状腺疾病	甲状腺功能减退	单关节炎，寡关节炎
	甲状腺功能亢进（Graves 病；早期桥本甲状腺炎）	寡关节炎，多关节炎
血红蛋白病	镰状细胞性贫血	寡关节炎，多关节炎
血色病	地中海贫血	寡关节炎，多关节炎
晶体性疾病	痛风	单关节炎（起始阶段），寡关节炎，多关节炎（晚期）
	假性痛风	单关节炎，寡关节炎，多关节炎
沉积性疾病	糖原贮积病；原发性淀粉样变性中淀粉样蛋白的沉积；黏多糖病；轻链和重链沉积病；其他	寡关节炎，多关节炎
药物诱发的疾病		
全身性血管炎性药物反应、血清病		多关节炎

表 45-4　多关节炎的鉴别诊断

约 35% 的化脓性关节炎患者的血白细胞计数没有升高。而当以 RA 为基础疾病伴发感染时，此比例达到50%。发病时肝肾功能受损提示预后不良。放射线平片可以显示软组织肿胀，但是初次检查时往往是正常的。超声可以定位滑膜炎及引导关节液穿刺抽吸，而MRI 能够证实骨髓炎。

滑液通常是混浊的，甚至是脓性的。可见滑液白细胞升高，但是不能区分化脓性关节炎和其他原因引起的炎性关节炎。使用其他血清和滑液标志物（如降钙素原、IL-6 和 TNF）进行评估的研究取得了不同

程度的成功[31]。滑液应该立即进行革兰氏染色，并将滑液送培养[32]。然而，仅在大约 50% 的病例中检测到了微生物。在滑液培养阴性的患者中，因为血液培养也能够识别细菌，这些检查应该同时进行，如果临床高度怀疑感染，在培养结果出来前就应该使用抗生素。最常检测到的微生物包括葡萄球菌（金黄色葡萄球菌，伴越来越广泛流行的耐甲氧西林菌株[33]，为葡萄球菌属），链球菌和革兰氏阴性菌。快速干预可以降低死亡率[34]，关节必须每天抽吸干净，这可能需要骨科的参与。

重要的是，细菌学证实的化脓性关节炎患者与临床诊断了化脓性关节炎但未分离出细菌的患者相比预后没有差别[33]。因此，当临床强烈怀疑化脓性关节炎时，初步检查正常时不应延误治疗。

一些细菌性关节感染表现异常，包括淋病奈瑟菌和莱姆关节炎。这些感染可能会在相对较早的阶段引起小关节的多关节炎，这被认为是免疫复合物扩散到关节的结果，而不是直接感染[35]。

性生活活跃的患者出现游走性小关节炎或者关节痛、腱鞘炎、皮疹和水疱时应该怀疑存在淋病奈瑟菌感染。未经治疗的淋病奈瑟菌感染可以引起破坏性关节炎。大多数患者会出现发热，伴有急性期反应物升高和血白细胞增多，但与其他细菌引起的化脓性关节炎一样，这些在发病时可能是正常的[36]。检查时应该包括尿道、宫颈、咽部和直肠的拭子，需立即接种到 Thayer-Martin 培养基上。与其他细菌感染相比，PCR 已经被用于滑液检测，以提高结果的阳性率[37]。

莱姆病

典型莱姆病患者会有已知高危地区居住或旅游的流行病史，在蜱叮咬后引起疏螺旋体（通常为伯氏疏螺旋体）感染并出现播散的红斑样皮疹（典型为游走性红斑）。多达 30% 的患者无皮疹[38]。在感染的早期阶段可以引起多关节炎，与奈瑟菌感染一样，其病因可能为伯氏疏螺旋体对关节的直接感染或者由该微生物引发的自身免疫反应。大关节的单关节炎常发生于初次感染后的数周[39]，伴有 ESR 和 CRP 升高。

在感染后 4 周检测到特异性 IgG 抗体有利于诊断。可以检测到低水平的 RF 和 ANA。滑液中含有多形体，且可能培养出疏螺旋体，但应优先考虑应用PCR 检测滑液中疏螺旋体属的 DNA[40]。

植入物刺激性滑膜炎

包括植入物在内的异物刺激，可导致手或足关节内及肌腱滑膜组织炎症，但有时缺乏穿透性损伤史。超声、CT 和 MRI 有助于异物定位，滑膜活检可以确定诊断[41]。滑液量可以是很少的，尽管通常为无菌性，但也可有成团肠杆菌——一种在土壤中常见的革兰氏阴性杆菌[42]。

分枝杆菌

结核包括非典型结核导致的单关节炎很常见[43]，在高危人群和相关社会背景的人群中应该考虑到。滑液中包含单核细胞，但可能需要滑膜活检来鉴定病原体。这同样适用于非典型分枝杆菌的关节感染，主要见于免疫功能低下的个体。其他部位的结核感染后会出现反应性关节炎，此时称为蓬塞病（Poncet's disease），这在病毒、真菌感染后也可出现。

惠普尔病

在惠普尔病（Whipple's disease）中，60% 的患者有迁移性大关节的单关节炎或寡关节炎[44]。血液检测证实有白细胞减少的急性期反应，而滑液通常显示白细胞升高。诊断则基于空肠或滑膜活检的组织学分析和对惠普尔养障体的分子生物学检测[44]。

其他几种细菌感染也可能通过直接关节感染以外的机制导致风湿病综合征。在感染 A 组链球菌后的风湿热中，一项典型症状是游走性、无菌性大关节炎（在第 122 章中进一步讨论），胃肠系统的各种革兰氏阴性杆菌感染（如志贺杆菌和弯曲杆菌）和泌尿生殖道感染（如衣原体和脲原体）可能引发反应性关节炎（详见第 81 章）。

病毒感染

许多不同的病毒感染可以导致短暂的、自限性的多关节炎。人们可能会怀疑相对经常发生的自限性多关节炎，在没有进一步解释的情况下通常代表病毒感染（即使没有被诊断为病毒感染）。病毒性关节炎通常是手和足的小关节的对称性多关节炎，并且可能引发早期 RA。如前所述，病毒和一些细菌的感染可能会导致 RF 假阳性，从而增加了诊断难度，在这些情况下，对 RA 特异性更高的抗 CCP 抗体检测会有所帮助。

在评估多关节炎时，需要考虑以下病毒感染。

● 细小病毒 B19 感染，为季节性发病，常见于青少年或年轻人中，有时很严重，甚至引起 RA。人们发现这种病毒感染可能与 RF 的短暂阳性有关，因此猜测其可能是引发 RA 的原因[45]。但后来的研究明确地排除了这种可能性[46,47]。细小病毒性关节炎的病程是自限性的，但治疗可能需要数天或数周[48]。

- 虽然由于接种了疫苗，风疹病毒感染已不常见，但在年轻人中仍可能不时遇到这种情况。风疹病毒感染是自限性的，症状通常轻微，但是当怀孕出现问题时该诊断很重要[49]。

- 肝炎病毒感染：每种肝炎病毒都可以引起多关节炎，可以作为首发症状，有时是唯一的临床表现[50-52]。病毒性肝炎患者的 RF 是阳性的，这一事实甚至可能误导有经验的临床医生[53]。

- HIV 感染可能会引起多关节炎，这可能是 HIV 感染的首发症状[54]。因为早期诊断和治疗非常重要，所以必须始终考虑到这个疾病。与大多数类型的病毒性关节炎相比，HIV 相关的多关节炎可能更为严重[55]。

- α 病毒感染包括基孔肯雅关节炎。在热带国家，一些 α 病毒（例如属于披膜病毒科的病毒和通过蚊虫传播的虫媒病毒）并不少见。这些具有奇特名字的感染，如基孔肯雅[56]（在 Akonde 语中为"弯腰"）、辛德毕斯[57] 和阿尼昂尼昂[58]（在东非 Acholi 语中意思是"严重的关节疼痛"），并不总是自限性的，有时可能具有破坏性。澳大利亚的罗斯河病毒性关节炎也是由一种 α 病毒所引起[59]。直到最近，这些类型的病毒性关节炎在热带地区以外的地区很少被发现，但是基孔肯雅病毒性关节炎的流行病学正在发生显著的变化。2013 年，这种病毒在加勒比海地区广泛传播，那里估计有超过 100 万人被感染[60]。在该地区和北美之间的频繁旅行使得基孔肯雅感染流行，特别是基孔肯雅关节炎，在美国和加拿大的日常临床工作中需要考虑这一诊断。此外，有证据表明，这种病毒正在适应在美国普遍存在的蚊株，因此这种感染也可能在美国成为地方病。基孔肯雅感染几乎总是引起中度或重度的肌痛和关节痛，这些症状在其他急性感染迹象消退后还可以持续数周或数月[61-63]。通常在小关节可以出现明显的关节炎，很难与血清阴性的 RA 相鉴别[64]。最近的研究强调这类患者通常会出现长期症状[65]。

恶性肿瘤相关的多关节炎

虽然肿瘤细胞或转移瘤直接侵入关节的情况非常罕见，但多关节炎可能是一种副肿瘤现象[66]。人们对肿瘤相关的多关节炎的流行病学或病理生理学了解相对较少。诊断依据可能是迅速发作的暴发性多关节炎和相关症状，如体重减轻和弥漫性疼痛。在缺乏明显线索的情况下，这些病例在诊断上非常具有挑战性[67]。

晶体相关性多关节炎

痛风

足痛风是第一跖趾关节经典的单关节炎。患者多为肥胖男性，年龄 40 ~ 50 岁，有高血压和过量饮酒者[68]。而低雌激素的绝经后妇女和使用袢利尿药治疗高血压者也容易患痛风。通常痛风从反复的单关节发作发展到少关节（2 ~ 3 个关节）受累阶段，再到多关节受累阶段，特别是在未治疗的情况下。痛风发作的最初位置通常是足、踝和膝关节，但后期多关节受累时也可能累及上肢关节。多关节受累阶段的痛风有时与 RA 类似，当患者接受了非甾体抗炎药（nonsteroidal anti-inflammatory drug，NSAID）治疗时尤其需要考虑这种情况。

34% 的患者有发热，特别是在多关节症状期[69]。急性发作时，痛风患者血白细胞、ESR 和 CRP 升高，程度与化脓性关节炎相似。血清尿酸可能升高，但 33% 的急性期患者尿酸水平正常[70]。病程中应该评估肾功能和肝功能。在滑液白细胞（或痛风石抽吸物）内出现的负双折射针状尿酸晶体可证实诊断[71]。应行滑液细菌检验以除外是否伴随化脓性关节炎。

常规放射线检查常显示没有骨异常，但在反复或长期发作后可发现骨侵蚀。与传统放射线相比，超声和双能 CT（dual-energy CT，DECT）是更优越的成像技术[72]。超声下软骨表面的双轨征提示痛风。而骨皮质侵蚀用 MRI 可能更容易识别[73]。

假性痛风，更恰当地应称为急性焦磷酸钙（calcium pyrophosphate，CPP）晶体关节炎，主要发生于老年人，影响膝、踝和足趾关节，甚至是腕关节和手关节，因此，它与许多其他疾病类似。假性痛风在 50 岁以下的患者中很少见，首发症状通常是单关节炎，最常见于膝关节和腕关节，常合并 OA。经常在如感染、创伤或手术等诱因下急性发作[74]，也可以发生于一些特殊的代谢性疾病，如血色素沉着病和原发性甲状旁腺功能亢进。在放射线和超声下，可见到软骨和关节周围组织中的钙质沉着，而超声更加敏感。滑液在显微镜下放大 400 倍显示有菱形晶体，这仍是诊断的金标准[75]。应进行滑液培养以除外合并化脓性关节炎。如果临床怀疑骨损伤，需反复进行影像学检查（如 MRI）来排除其存在。

磷酸钙结晶性关节炎

羟基磷灰石钙是最重要的关节内碱性磷酸钙沉积，在通常在优势侧有严重破坏 [密尔沃基肩病（Milwaukee shoulder）] 的老年 OA 女性中，可以引起慢性炎性关节炎的急性发作[76]。关节积液呈非炎性，但是滑液可呈黏稠、血性表现，且可以含有钙聚合体和软骨碎片。放射线平片显示肩关节向上脱位。CT 在识别钙化方面优于 X 线。

羟基磷灰石钙在关节周围组织沉积也可能引起急性钙化性关节炎或肌腱炎，而周围神经和脊髓受压、假瘤沉积的临床表现比较少见[77]。

胆固醇结晶性关节炎

胆固醇晶体存在于滑液中，尽管很少见，但已有文献报道，常与炎性关节病变相关。这些大的菱形晶体是否是滑膜炎的独立病因仍有待探讨。

退行性关节炎

尽管 OA 被认为是一种退行性疾病，但是在受累关节中经常会检测到炎症。对于临床上偶尔出现的明显的炎症表现，可以称之为侵蚀性 OA，尽管这个名称没有被很好地定义[78,79]。侵蚀性 OA 的表现可能是真正的多关节炎，但经验丰富的临床医生根据受累关节的分布情况（主要是远端和近端指间关节、第一腕掌关节）以及典型的骨性肥大很容易识别这一疾病。

关节内骨折史或复发的职业相关损伤（例如地毯安装工的膝盖）可导致更局限的 OA。患有髋 OA 的年轻患者，发病前可先有骨骺滑脱、先天性脱位或缺血性坏死。血液检验通常是正常的，如果没有其他的病理学改变，滑液表现为非炎性白细胞的水平。放射学平片通常能确定诊断，但超声和 MRI 可以明确炎症的程度。在存在炎症性症状时，排除晶体沉积和（或）感染很重要。

对于下肢远端单关节炎、平片显示严重 OA 并伴有明显的周围神经病变的患者，应怀疑神经性关节病 [夏科关节（Charcot's joint）]。在西方国家，梅毒的发生率降低，而糖尿病成为了引起外周神经病变的最常见原因[80]。

良性肿瘤引起的关节炎

关节周围组织原发或继发肿瘤的患者可以表现为单关节炎，通常在进行常规放射线和（或）MRI 检查之后被诊断。树状脂肪瘤是一种良性肿瘤，通常表现为膝关节肿胀，其中滑膜被成熟的脂肪细胞取代。随着 MRI 的使用增加，这种肿瘤得到更广泛的认识，MRI 显示出绒毛增殖和类似于皮下脂肪的特征[81]。滑膜骨软骨瘤病患者常表现为大关节的疼痛和绞锁症状，主要出现在髋和膝关节。滑液颜色较清亮，细胞数少。放射线平片显示滑膜组织钙化，滑膜活检后组织学显示在滑膜层有骨软骨小体形成[82]。PVNS 是滑膜的良性肿瘤，可能导致关节炎。如果临床怀疑复发性血性积液是由对局部干预（如糖皮质激素注射）具有抵抗性所致，可通过 MRI 进一步检查，而病理学确诊主要依赖于滑膜活检[83]。

创伤和关节内紊乱

无论是急性或反复性损伤，创伤都是急性单关节痛的最常见原因，尤其是在膝关节和踝关节。在膝关节，半月板撕裂或滑液中的游离体楔入关节面，可导致突发性绞索性疼痛及步行乏力，患者将其描述为"打软腿"。应用膝交叉韧带或侧副韧带稳定性试验进行其他韧带损伤的查体很重要。在踝关节单关节痛时，还必须仔细检查踝内翻和外翻的稳定性。放射线平片可以显示结构异常、脱位或游离体，但 MRI 在诊断上更有优势，通常用于确定创伤引起的相关诊断。如果无法进行 MRI 检查，可能需要关节造影来评估髋部损伤，尤其是要确定髋臼唇撕裂时。

应力性骨折可以导致负重关节的单关节或关节周围疼痛，多发生于反复的微小创伤（如跖骨骨折）后，但也可继发于原有的局部或全身骨病，尤其是在久坐和长期使用双膦酸盐治疗者[84]。这些骨折在标准放射线下可能被遗漏，因此 CT、MRI 或放射性核素骨显像检查对持续局限在局部的关节疼痛有帮助。

结缔组织病患者可以出现骨坏死，尤其是在接受大剂量糖皮质激素治疗时。引起骨坏死的其他原因包括包括减压病、血红蛋白病，以及患有高脂血症、高尿酸血症或大量饮酒的患者。这些患者有单关节痛病史，检查结果正常，X 线片通常无异常，但早期行 MRI 检查可以确诊。

代谢性疾病

代谢性疾病（如血色病）可能导致多个关节进行性退变和炎性改变[85]，肝功异常和铁饱和度测试与 HFE 基因序列突变有关，HFE 基因调节铁的转运，在慢性期，骨赘出现于第 2、3 掌指关节。与碱中毒相关的关节病会影响脊柱和大关节，在放射线片上表现为退行性关节炎。耳软骨和巩膜的变色具有诊断性价值。在原发性淀粉样变[86]和其他沉积病中[87-89]，有时会出现多关节表现。甲状腺功能减退和甲状腺功能亢进都可能与一系列肌肉骨骼症状有关[90,91]；大关节的单关节炎或寡关节炎伴大量积液是最典型的甲状腺功能减退关节受累表现[92]，肌肉症状最典型的是甲状腺功能亢进的肌肉骨骼症状[93]，但两者偶尔也都会出现明显的多关节炎。对于肥胖患者，经空肠回肠手术后，可能会出现血清阴性的侵蚀性关节炎，伴有炎性关节液，并且活检可发现淋巴细胞浸润[94]；但迄今为止，在行微创胃束带手术后，关节病则并不严重[95]。

糖尿病手关节病变

糖尿病与手部疼痛综合征有关，其特征是结缔组织增厚和运动范围受限，而不是真正的关节炎。最可能的潜在病理机制是由微血管疾病引起的纤维化。如果肩部出现类似症状，也称为糖尿病手肩综合征。

自身免疫性疾病

在评估新发病的多关节炎患者时，关节的自身免疫炎症是风湿病专家最关注的问题。除了以关节炎为主要表现形式的疾病外，如 RA、PsA 和外周型 SpA，还必须考虑以关节炎为首发表现的全身炎症性疾病，包括 SLE、系统性血管炎、干燥综合征、进行性系统性硬化症、白塞病、结节病和其他疾病。在这些疾病中，通常会出现寡关节炎或多关节炎，主要在小关节中出现中等程度的炎症症状，并且疼痛可能比体检结果提示的更为明显。SLE（Jaccoud's 关节病）中很少见到畸形。一些乳糜泻患者可能会出现短暂的外周关节寡关节炎[96]。

表现为自限性但反复发作的多关节炎疾病包括回纹性风湿症[97]和复发性对称性滑膜炎伴凹陷性水肿（recurrent symmetric seronegative synovitis with peripheral edema，亦称 RS3PE 综合征）[98]。

高热、皮疹、淋巴结肿大和多关节炎等自身炎症性疾病在儿童中更常见，但有时也是成人的首发症状。多关节炎和发热患者需要重点考虑成人斯蒂尔病和冷炎素相关的周期性综合征，包括家族性地中海热。

药物诱导的关节炎和血清病

药物诱导的血管炎或血清病的典型表现包括多关节炎，表现为炎性的寡关节或多关节[99]。通过临床表现易于明确诊断，病程呈自限性。近年来作为某些癌症中的高效药物的检查点抑制剂，与很多的自身免疫表现有关，包括与 RA 模式相似的多关节炎[100,101]。

正式标准及其在临床诊断中的作用

许多风湿病的分类标准已经制定，其中最突出的是 RA。这些标准最初是为了在不同的医疗保健环境、地区或国家实现临床医生之间的一致性而制定的，主要是为了流行病学或其他研究目的。它们显然不是作为诊断标准制定的。尽管如此，这些标准的存在已经导致了人们对 RA 和其他风湿病的认识方式发生了变化，事实上，许多临床医生确实依靠分类标准来进行临床诊断。由美国风湿病学会（American College of Rheumatology，ACR）和 EULAR 制定的最新 RA 分类标准与以前的版本差别很大[102]（表 45-5）。首先，人们认识到，如果放射学显示出无可辩驳的证据，那么就可以对 RA 作出诊断，而不需要其他证据。不幸的是，标准并没有完全明确放射学证据的确定性，多数放射科医师认为对放射学表现的解释可能存在相当大的差异。

在缺乏放射学证据的情况下，RA 的分类依赖于

表 45-5　2010 年美国风湿病学会 / 欧洲抗风湿病联盟类风湿关节炎分类标准[a]	
标准	**评分**
关节受累情况	
2 ~ 10 个大关节	1
1 ~ 3 个小关节（伴或不伴大关节受累）	2
4 ~ 10 个小关节（伴或不伴大关节受累）	3
> 10 个关节（至少包括 1 个小关节）	5
血清学（至少需要 1 项结果）	
RF 和 ACPA 均阴性	0
RF 和 ACPA 低滴度阳性	2
RF 和 ACPA 高滴度阳性	3
急性期反应物	
CRP 和 ESR 均正常	0
CRP 或 ESR 异常	1
病程	
< 6 周	0
≥ 6 周	1

将患者归类为确定的类风湿关节炎需要 6 分或更高的评分

[a] 目标人群指可以使用该标准评估的人群：至少一个关节有明确滑膜炎（肿胀）的人，且滑膜炎不能用其他更好的原因解释

如果存在明确的类风湿关节炎的放射学证据，即使不符合标准，也可以作出诊断

如果患者以前符合类风湿关节炎的标准，即使在当前的重新评估中不符合这些标准，也要维持诊断

ACPA，抗瓜氨酸化蛋白抗体；CRP，C 反应蛋白；ESR，红细胞沉降率；RF，类风湿因子

系统评分，其中炎症关节的数量和性质，再结合几项其他特征，可以判断患者"有"或"没有"RA。必须强调的是，这些标准是以临床专科医生的意见为基准，并且有 90% 的敏感性和特异性，这表明每 10 个患者中就有 1 个有经验的专家会不同意这些标准。这并不是贬低这些标准的重要性，而是强调这些标准的使用不应取代专家的临床判断。

其他风湿病的诊断也应考虑到这点，并附加说明，如分类标准的敏感性和特异性低于 RA 的 PsA[103]、强直性脊柱炎[104] 和痛风[105]。

初步诊断、最可能诊断、推定的治疗、再评估和未来预测

即使考虑了所有的诊断可能性、应用了所有可用的检查后，诊断也可能不完全清楚。所有临床医生都熟悉这样一个事实，即医疗诊断在某种程度上仍然是一种概率性冒险。然而，还是到了必须作出初步诊断、必须通知患者、必须选择治疗方案的时候。这种情况给患者与医生之间的交流带来了一些挑战。

可以理解的是，临床医生在与患者交谈时可能不想显得不确定，但尽管如此，最好还是坦诚一些，可以告诉患者"我认为你很可能患有某种疾病，但我们不能肯定。现在没有进一步的检查要做，我建议我们用某些药物来开始治疗。我们会在几周或几个月后重新评估"。

最重要的是，必须选择重新评估的时间点。这个时间点可能在几周或几个月后，取决于具体情况，但如果初步诊断必须修改，那么明确指出这一时间点，患者将更容易接受。

对于有经验的专科医生，应用现代风湿病诊断方法可使 60% ~ 90% 的新发多关节炎患者得到最终诊断[106,107]。将来在早期诊断特定风湿病方面很有可能取得进一步的进展，特别是 RA。人们对这种可能性的兴趣不仅基于迅速诊断的愿望，而且还基于早期干预的可能性，利用假定的"机会窗"，从而使患者取得更好的长期效果[108]。然而，如果要实现这种早期诊断，很可能需要在临床前阶段（即在患者实际发生多关节炎之前）完成。

Full references for this chapter can be found on ExpertConsult.com.

参考文献

1. Gormley G, Steele K, Gilliland D, et al.: Can rheumatologists agree on a diagnosis of inflammatory arthritis in an early synovitis clinic? *Ann Rheum Dis* 60:638–639, 2001.
2. Grunke M, Antoni CE, Kavanaugh A, et al.: Standardization of joint examination technique leads to a significant decrease in variability among different examiners, *J Rheumatol* 37:860–864, 2010.
3. Quinn MA, Green MJ, Conaghan P, et al.: How do you diagnose rheumatoid arthritis early? *Best Pract Res Clin Rheumatol* 15:49–66, 2001.
4. van den Bosch WB, Mangnus L, Reijnierse M, et al.: The diagnostic accuracy of the squeeze test to identify arthritis: a cross-sectional cohort study, *Ann Rheum Dis* 74:1886–1889, 2015.
5. Smolen JS, Breedveld FC, Eberl G, et al.: Validity and reliability

of the twenty-eight-joint count for the assessment of rheumatoid arthritis activity, *Arthritis Rheum* 38:38–43, 1995.

6. Rose HM, Ragan C, et al.: Differential agglutination of normal and sensitized sheep erythrocytes by sera of patients with rheumatoid arthritis, *Proc Soc Exp Biol Med* 68:1–6, 1948.

7. Pike RM, Sulkin SE, Coggeshall HC: Concerning the nature of the factor in rheumatoid-arthritis serum responsible for increased agglutination of sensitized sheep erythrocytes, *J Immunol* 63:447–463, 1949.

8. Visser H, le Cessie S, Vos K, et al.: How to diagnose rheumatoid arthritis early: a prediction model for persistent (erosive) arthritis, *Arthritis Rheum* 46:357–365, 2002.

9. Jansen LM, van der Horst-Bruinsma IE, van Schaardenburg D, et al.: Predictors of radiographic joint damage in patients with early rheumatoid arthritis, *Ann Rheum Dis* 60:924–927, 2001.

10. Hulsemann JL, Zeidler H: Undifferentiated arthritis in an early synovitis out-patient clinic, *Clin Exp Rheumatol* 13:37–43, 1995.

11. Rantapaa-Dahlqvist S, de Jong BA, Berglin E, et al.: Antibodies against cyclic citrullinated peptide and IgA rheumatoid factor predict the development of rheumatoid arthritis, *Arthritis Rheum* 48:2741–2749, 2003.

12. Tunn EJ, Bacon PA: Differentiating persistent from self-limiting symmetrical synovitis in an early arthritis clinic, *Br J Rheumatol* 32:97–103, 1993.

13. Raza K, Breese M, Nightingale P, et al.: Predictive value of antibodies to cyclic citrullinated peptide in patients with very early inflammatory arthritis, *J Rheumatol* 32:231–238, 2005.

14. Schiff MH, Hobbs KF, Gensler T, et al.: A retrospective analysis of low-field strength magnetic resonance imaging and the management of patients with rheumatoid arthritis, *Curr Med Res Opin* 23:961–968, 2007.

15. Szkudlarek M, Narvestad E, Klarlund M, et al.: Ultrasonography of the metatarsophalangeal joints in rheumatoid arthritis: comparison with magnetic resonance imaging, conventional radiography, and clinical examination, *Arthritis Rheum* 50:2103–2112, 2004.

16. Szkudlarek M, Klarlund M, Narvestad E, et al.: Ultrasonography of the metacarpophalangeal and proximal interphalangeal joints in rheumatoid arthritis: a comparison with magnetic resonance imaging, conventional radiography and clinical examination, *Arthritis Res Ther* 8:R52, 2006.

17. Hoving JL, Buchbinder R, Hall S, et al.: A comparison of magnetic resonance imaging, sonography, and radiography of the hand in patients with early rheumatoid arthritis, *J Rheumatol* 31:663–675, 2004.

18. Matsos M, Harish S, Zia P, et al.: Ultrasound of the hands and feet for rheumatological disorders: influence on clinical diagnostic confidence and patient management, *Skeletal Radiol* 38:1049–1054, 2009.

19. Rezaei H, Torp-Pedersen S, Af Klint E, et al.: Diagnostic utility of musculoskeletal ultrasound in patients with suspected arthritis—a probabilistic approach, *Arthritis Res Ther* 16:448, 2014.

20. Werner SG, Langer HE, Ohrndorf S, et al.: Inflammation assessment in patients with arthritis using a novel in vivo fluorescence optical imaging technology, *Ann Rheum Dis* 71:504–510, 2012.

21. Werner SG, Langer HE, Schott P, et al.: Indocyanine green-enhanced fluorescence optical imaging in patients with early and very early arthritis: a comparative study with magnetic resonance imaging, *Arthritis Rheum* 65:3036–3044, 2013.

22. Kisten Y, Gyori N, Af Klint E, et al.: Detection of clinically manifest and silent synovitis in the hands and wrists by fluorescence optical imaging, *RMD Open* 1:e000106, 2015.

23. Meier AJ, Rensen WH, de Bokx PK, et al.: Potential of optical spectral transmission measurements for joint inflammation measurements in rheumatoid arthritis patients, *J Biomed Opt* 17:081420, 2012.

24. van Onna M, Ten Cate DF, Tsoi KL, et al.: Assessment of disease activity in patients with rheumatoid arthritis using optical spectral transmission measurements, a non-invasive imaging technique, *Ann Rheum Dis* 75:511–518, 2016.

25. Nair SC, Welsing PM, Jacobs JW, et al.: Economic evaluation of a tight-control treatment strategy using an imaging device (hand-scan) for monitoring joint inflammation in early rheumatoid arthritis, *Clin Exp Rheumatol* 33:831–838, 2015.

26. Margaretten ME, Kohlwes J, Moore D, et al.: Does this adult patient have septic arthritis? *JAMA* 297:1478–1488, 2007.

27. Gupta MN, Sturrock RD, Field M: A prospective 2-year study of 75 patients with adult-onset septic arthritis, *Rheumatology (Oxford)* 40:24–30, 2001.

28. Goldenberg DL: Septic arthritis, *Lancet* 351:197–202, 1998.

29. Weston VC, Jones AC, Bradbury N, et al.: Clinical features and outcome of septic arthritis in a single UK Health District 1982-1991, *Ann Rheum Dis* 58:214–219, 1999.

30. Edwards CJ, Cooper C, Fisher D, et al.: The importance of the disease process and disease-modifying antirheumatic drug treatment in the development of septic arthritis in patients with rheumatoid arthritis, *Arthritis Rheum* 57:1151–1157, 2007.

31. Talebi-Taher M, Shirani F, Nikanjam N, et al.: Septic versus inflammatory arthritis: discriminating the ability of serum inflammatory markers, *Rheumatol Int* 33:319–324, 2013.

32. Coakley G, Mathews C, Field M, et al.: BSR & BHPR, BOA, RCGP and BSAC guidelines for management of the hot swollen joint in adults, *Rheumatology (Oxford)* 45:1039–1041, 2006.

33. Gupta MN, Sturrock RD, Field M: Prospective comparative study of patients with culture proven and high suspicion of adult onset septic arthritis, *Ann Rheum Dis* 62:327–331, 2003.

34. Mathews CJ, Weston VC, Jones A, et al.: Bacterial septic arthritis in adults, *Lancet* 375:846–855, 2010.

35. Lightfoot Jr RW, Gotschlich EC: Gonococcal disease, *Am J Med* 56:327–356, 1974.

36. Wise CM, Morris CR, Wasilauskas BL, et al.: Gonococcal arthritis in an era of increasing penicillin resistance. Presentations and outcomes in 41 recent cases (1985-1991), *Arch Intern Med* 154:2690–2695, 1994.

37. Liebling MR, Arkfeld DG, Michelini GA, et al.: Identification of Neisseria gonorrhoeae in synovial fluid using the polymerase chain reaction, *Arthritis Rheum* 37:702–709, 1994.

38. Schutzer SE, Berger BW, Krueger JG, et al.: Atypical erythema migrans in patients with PCR-positive Lyme disease, *Emerg Infect Dis* 19:815–817, 2013.

39. Steere AC: Lyme disease, *N Engl J Med* 345:115–125, 2001.

40. Nocton JJ, Dressler F, Rutledge BJ, et al.: Detection of Borrelia burgdorferi DNA by polymerase chain reaction in synovial fluid from patients with Lyme arthritis, *N Engl J Med* 330:229–234, 1994.

41. Tung CH, Chen YH, Lan HH, et al.: Diagnosis of plant-thorn synovitis by high-resolution ultrasonography: a case report and literature review, *Clin Rheumatol* 26:849–851, 2007.

42. Baskar S, Mann JS, Thomas AP: Plant thorn tenosynovitis, *J Clin Rheumatol* 12:137–138, 2006.

43. Hsiao CH, Cheng A, Huang YT, et al.: Clinical and pathological characteristics of mycobacterial tenosynovitis and arthritis, *Infection* 41:457–464, 2013.

44. Schneider T, Moos V, Loddenkemper C, et al.: Whipple's disease: new aspects of pathogenesis and treatment, *Lancet Infect Dis* 8:179–190, 2008.

45. Luzzi GA, Kurtz JB, Chapel H: Human parvovirus arthropathy and rheumatoid factor, *Lancet* 1:1218, 1985.

46. Hajeer AH, MacGregor AJ, Rigby AS, et al.: Influence of previous exposure to human parvovirus B19 infection in explaining susceptibility to rheumatoid arthritis: an analysis of disease discordant twin pairs, *Ann Rheum Dis* 53:137–139, 1994.

47. Harrison B, Silman A, Barrett E, et al.: Low frequency of recent parvovirus infection in a population-based cohort of patients with early inflammatory polyarthritis, *Ann Rheum Dis* 57:375–377, 1998.

48. Gran JT, Johnsen V, Myklebust G, et al.: The variable clinical picture of arthritis induced by human parvovirus B19. Report of seven adult cases and review of the literature, *Scand J Rheumatol* 24:174–179, 1995.

49. Smith CA, Petty RE, Tingle AJ: Rubella virus and arthritis, *Rheum Dis Clin North Am* 13:265–274, 1987.

50. Inman RD: Rheumatic manifestations of hepatitis B virus infection, *Semin Arthritis Rheum* 11:406–420, 1982.

51. Ramos-Casals M, Font J: Extrahepatic manifestations in patients with chronic hepatitis C virus infection, *Curr Opin Rheumatol* 17:447–455, 2005.

52. Schiff ER: Atypical clinical manifestations of hepatitis A, *Vaccine* 10(Suppl 1):S18–S20, 1992.

53. Holborow EJ, Asherson GL, Johnson GD, et al.: Antinuclear factor and other antibodies in blood and liver diseases, *Br Med J* 1:656–658, 1963.

54. Brancato L, Itescu S, Skovron ML, et al.: Aspects of the spectrum, prevalence and disease susceptibility determinants of Reiter's syndrome and related disorders associated with HIV infection, *Rheumatol Int* 9:137–141, 1989.

55. Calabrese LH: The rheumatic manifestations of infection with the human immunodeficiency virus, *Semin Arthritis Rheum* 18:225–239, 1989.

56. Ali Ou Alla S, Combe B: Arthritis after infection with Chikungunya virus, *Best Pract Res Clin Rheumatol* 25:337–346, 2011.

57. Laine M, Luukkainen R, Toivanen A: Sindbis viruses and other alphaviruses as cause of human arthritic disease, *J Intern Med* 256:457–471, 2004.

58. Rwaguma EB, Lutwama JJ, Sempala SD, et al.: Emergence of epidemic O'nyong-nyong fever in southwestern Uganda, after an absence of 35 years, *Emerg Infect Dis* 3:77, 1997.

59. Fraser JR: Epidemic polyarthritis and Ross River virus disease, *Clin Rheum Dis* 12:369–388, 1986.

60. Weaver SC, Lecuit M: Chikungunya virus and the global spread of a mosquito-borne disease, *N Engl J Med* 372:1231–1239, 2015.

61. Burt FJ, Rolph MS, Rulli NE, et al.: Chikungunya: a re-emerging virus, *Lancet* 379:662–671, 2012.

62. Burt F, Chen W, Mahalingam S: Chikungunya virus and arthritic disease, *Lancet Infect Dis* 14:789–790, 2014.

63. Javelle E, Ribera A, Degasne I, et al.: Specific management of post-chikungunya rheumatic disorders: a retrospective study of 159 cases in Reunion Island from 2006-2012, *PLoS Negl Trop Dis* 9:e0003603, 2015.

64. Miner JJ, Aw Yeang HX, Fox JM, et al.: Brief report: chikungunya viral arthritis in the United States: a mimic of seronegative rheumatoid arthritis, *Arthritis Rheumatol* 67:1214–1220, 2015.

65. Chang AY, Encinales L, Porras A, et al.: Frequency of chronic joint pain following chikungunya virus infection: a Colombian cohort study, *Arthritis Rheumatol* 70:578–584, 2018.

66. Libera I, Gburek Z, Klus D: [Pseudorheumatoid paraneoplastic syndrome], *Reumatologia* 19:305–309, 1981.

67. Meyer B, Goldsmith E, Mustapha M: An internist's dilemma: differentiating paraneoplastic from primary rheumatologic disease, *Minn Med* 97:47, 2014.

68. Zhang W, Doherty M, Pascual E, et al.: EULAR evidence based recommendations for gout. Part I: diagnosis. Report of a task force of the Standing Committee for International Clinical Studies Including Therapeutics (ESCISIT), *Ann Rheum Dis* 65:1301–1311, 2006.

69. Ho Jr G, DeNuccio M: Gout and pseudogout in hospitalized patients, *Arch Intern Med* 153:2787–2790, 1993.

70. Urano W, Yamanaka H, Tsutani H, et al.: The inflammatory process in the mechanism of decreased serum uric acid concentrations during acute gouty arthritis, *J Rheumatol* 29:1950–1953, 2002.

71. Jordan KM, Cameron JS, Snaith M, et al.: British Society for Rheumatology and British Health Professionals in Rheumatology guideline for the management of gout, *Rheumatology (Oxford)* 46:1372–1374, 2007.

72. Sivera F, Andres M, Carmona L, et al.: Multinational evidence-based recommendations for the diagnosis and management of gout: integrating systematic literature review and expert opinion of a broad panel of rheumatologists in the 3e initiative, *Ann Rheum Dis* 73:328–335, 2014.

73. Ogdie A, Taylor WJ, Weatherall M, et al.: Imaging modalities for the classification of gout: systematic literature review and meta-analysis, *Ann Rheum Dis* 74:1868–1874, 2015.

74. Richette P, Bardin T, Doherty M: An update on the epidemiology of calcium pyrophosphate dihydrate crystal deposition disease, *Rheumatology (Oxford)* 48:711–715, 2009.

75. Ivorra J, Rosas J, Pascual E: Most calcium pyrophosphate crystals appear as non-birefringent, *Ann Rheum Dis* 58:582–584, 1999.

76. Dieppe PA, Doherty M, Macfarlane DG, et al.: Apatite associated destructive arthritis, *Br J Rheumatol* 23:84–91, 1984.

77. Ea HK, Liote F: Diagnosis and clinical manifestations of calcium pyrophosphate and basic calcium phosphate crystal deposition diseases, *Rheum Dis Clin North Am* 40:207–229, 2014.

78. Utsinger PD, Resnick D, Shapiro RF, et al.: Roentgenologic, immunologic, and therapeutic study of erosive (inflammatory) osteoarthritis, *Arch Intern Med* 138:693–697, 1978.

79. Punzi L, Frigato M, Frallonardo P, et al.: Inflammatory osteoarthritis of the hand, *Best Pract Res Clin Rheumatol* 24:301–312, 2010.

80. Armstrong DG, Todd WF, Lavery LA, et al.: The natural history of acute Charcot's arthropathy in a diabetic foot specialty clinic, *Diabet Med* 14:357–363, 1997.

81. Vilanova JC, Barcelo J, Villalon M, et al.: MR imaging of lipoma arborescens and the associated lesions, *Skeletal Radiol* 32:504–509, 2003.

82. Davis RI, Hamilton A, Biggart JD: Primary synovial chondromatosis: a clinicopathologic review and assessment of malignant potential, *Hum Pathol* 29:683–688, 1998.

83. Sharma H, Rana B, Mahendra A, et al.: Outcome of 17 pigmented villonodular synovitis (PVNS) of the knee at 6 years mean follow-up, *Knee* 14:390–394, 2007.

84. Rizzoli R, Akesson K, Bouxsein M, et al.: Subtrochanteric fractures after long-term treatment with bisphosphonates: a European Society on Clinical and Economic Aspects of Osteoporosis and Osteoarthritis, and International Osteoporosis Foundation Working Group Report, *Osteoporos Int* 22:373–390, 2011.

85. de Seze S, Solnica J, Mitrovic D, et al.: Joint and bone disorders and hypoparathyroidism in hemochromatosis, *Semin Arthritis Rheum* 2:71–94, 1972.

86. Katoh N, Tazawa K, Ishii W, et al.: Systemic AL amyloidosis mimicking rheumatoid arthritis, *Intern Med* 47:1133–1138, 2008.

87. McAdam LP, Pearson CM, Pitts WH, et al.: Papular mucinosis with myopathy, arthritis, and eosinophilia. A histopathologic study, *Arthritis Rheum* 20:989–996, 1977.

88. Rivest C, Turgeon PP, Senecal JL: Lambda light chain deposition disease presenting as an amyloid-like arthropathy, *J Rheumatol* 20:880–884, 1993.

89. Husby G, Blichfeldt P, Brinch L, et al.: Chronic arthritis and gamma heavy chain disease: coincidence or pathogenic link? *Scand J Rheumatol* 27:257–264, 1998.

90. Dux S, Pitlik S, Rosenfeld JB: Pseudogouty arthritis in hypothyroidism, *Arthritis Rheum* 22:1416–1417, 1979.

91. Vague J, Codaccioni JL: [Rheumatic manifestations developing in association with hyperthyroidism; 5 case reports on scapulo-humeral periarthritis], *Ann Endocrinol (Paris)* 18:737–744, 1957.

92. Dorwart BB, Schumacher HR: Joint effusions, chondrocalcinosis and other rheumatic manifestations in hypothyroidism. A clinicopathologic study, *Am J Med* 59:780–790, 1975.

93. Segal AM, Sheeler LR, Wilke WS: Myalgia as the primary manifestation of spontaneously resolving hyperthyroidism, *J Rheumatol* 9:459–461, 1982.

94. Delamere JP, Baddeley RM, Walton KW: Jejuno-ileal bypass arthropathy: its clinical features and associations, *Ann Rheum Dis* 42:553–557, 1983.

95. Brancatisano A, Wahlroos S, Brancatisano R: Improvement in comorbid illness after placement of the Swedish Adjustable Gastric Band, *Surg Obes Relat Dis* 4:S39–46, 2008.

96. Lubrano E, Ciacci C, Ames PR, et al.: The arthritis of coeliac disease: prevalence and pattern in 200 adult patients, *Br J Rheumatol* 35:1314–1318, 1996.

97. Wingfield A: Palindromic rheumatism, *Br Med J* 2:157, 1945.

98. McCarty DJ, O'Duffy JD, Pearson L, et al.: Remitting seronegative symmetrical synovitis with pitting edema. RS3PE syndrome, *JAMA* 254:2763–2767, 1985.

99. Keith JR: The treatment of serum sickness occurring in diphtheria, *Br Med J* 2:105, 1911.

100. Smith MH, Bass AR: Arthritis after cancer immunotherapy: symptom duration and treatment response, *Arthritis Care Res (Hoboken)* 71:362–366, 2019.

101. Tocut M, Brenner R, Zandman-Goddard G: Autoimmune phenomena and disease in cancer patients treated with immune checkpoint inhibitors, *Autoimmun Rev* 17:610–616, 2018.

102. Aletaha D, Neogi T, Silman AJ, et al.: Rheumatoid arthritis classification criteria: an American College of Rheumatology/European League Against Rheumatism collaborative initiative, *Ann Rheum Dis* 69(2010):1580–1588, 2010.

103. Tillett W, Costa L, Jadon D, et al.: The ClASsification for Psoriatic ARthritis (CASPAR) criteria—a retrospective feasibility, sensitivity, and specificity study, *J Rheumatol* 39:154–156, 2012.

104. Rudwaleit M, Khan MA, Sieper J: The challenge of diagnosis and classification in early ankylosing spondylitis: do we need new criteria? *Arthritis Rheum* 52:1000–1008, 2005.

105. Taylor WJ, Fransen J, Dalbeth N, et al.: Performance of classification criteria for gout in early and established disease, *Ann Rheum Dis*, 2014.

106. van der Horst-Bruinsma IE, Speyer I, Visser H, et al.: Diagnosis and course of early-onset arthritis: results of a special early arthritis clinic compared to routine patient care, *Br J Rheumatol* 37:1084–1088, 1998.

107. Wolfe F, Ross K, Hawley DJ, et al.: The prognosis of rheumatoid arthritis and undifferentiated polyarthritis syndrome in the clinic: a study of 1141 patients, *J Rheumatol* 20:2005–2009, 1993.

108. Mottonen TT, Hannonen PJ, Boers M: Combination DMARD therapy including corticosteroids in early rheumatoid arthritis, *Clin Exp Rheumatol* 17:S59–S65, 1999.

第 46 章

皮肤与风湿性疾病

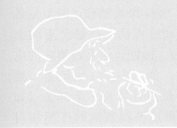

原著 DAVID F. FIORENTINO, VICTORIA P. WERTH

温广东 译　张建中 校

关键点

- 风湿病常累及皮肤，很多风湿病患者伴发皮肤表现。
- 皮损的准确诊断需掌握其鉴别诊断、知道有无必要进行辅助检查（如活检）以及具备结合临床表现解释检查结果的能力。
- 炎性疾病的皮肤病理表现往往不能明确诊断。

风湿病相关皮损的诊断

皮肤是肉眼可见的器官，在风湿性疾病中经常受累，且皮损可能有助于风湿性疾病的诊断。在进行专业性的讨论前要考虑到以下两点：首先，非皮肤科专业医生往往缺乏皮肤病专业知识，对疾病的鉴别诊断考虑不够全面，如颊部红斑虽常出现在系统性红斑狼疮（systemic lupus erythematosus，SLE）患者中，但其鉴别诊断相当广泛，如常见的玫瑰痤疮、罕见的Rothmund-Thomson 综合征。风湿病患者经常会出现多种皮损，这使得诊断较为困难。

其次是关于皮肤活检。决定何时做皮肤组织病理检查更利于诊断，以及对病理报告进行解释，很多情况下需要专业的皮肤科知识。通常情况下，炎性皮肤病的临床表现比病理表现更有助于诊断，且一般病理报告只有诊断，而无描述，不能让临床医生知晓病理表现有多大的确诊意义。例如一个皮肤病理报告为银屑病，但根据具体情况，还可考虑钱币状湿疹、过敏性皮炎、脂溢性皮炎、慢性单纯性苔藓、皮肤癣菌病

和药疹的可能。所以，只有具备专业皮肤病理知识和皮肤科专业知识，并且能够将两者相结合，才能做出正确的诊断。这对炎性皮肤病尤其重要。

尽管有这些困难，但掌握风湿病患者的皮肤表现对内科医生治疗风湿病很有帮助。在本章中，将介绍几种常见皮肤病，包括临床表现、诊断和鉴别诊断，并对皮损的针对性治疗进行简要介绍。这些疾病的病因和发病机制将在其他章节中介绍。

银屑病

关键点

- 银屑病除了皮肤和关节受累外，还和多种共病相关，包括动脉粥样硬化。
- 银屑病的主要表现类型为慢性斑块型、点滴型、局限脓疱型、泛发脓疱型和红皮病型。慢性斑块型和点滴型是最常见的表型。
- 脓疱型银屑病、不稳定/进展性银屑病和斑块型银屑病很可能有不同的致病途径，可能对靶向治疗的反应不同。
- 点滴型银屑病可在链球菌感染后几周出现。
- 甲改变是银屑病的常见表现，但非特异性。
- 在银屑病治疗中应尽可能避免使用系统糖皮质激素，因为在减量时可能发生病情的反跳。
- 反应性关节炎的皮肤表现包括环状龟头炎、脓溢性皮肤角化病、口腔黏膜糜烂和银屑病样斑块。
- 皮肤活检无法区分银屑病和反应性关节炎。

银屑病是最常见的炎症性皮肤病之一，人群的患病率约为 2%[1]，男、女相近。银屑病可见于任何年龄，但常于 18 ～ 39 岁或 50 ～ 69 岁发病。儿童银屑病比成人银屑病少见，但儿童期发病预示着病情更重。银屑病皮损的严重程度因人而异，可以表现为数处、无症状的斑块，也可以表现为广泛的、致残性皮损。银屑病可发生于任何年龄。一旦发病，病情可加重或缓解，但往往不能彻底缓解。

银屑病不仅仅是一种皮肤病，它和动脉粥样硬化、系统性炎症和血管炎症的患病率增加有关，心血管疾病是银屑病致死的主要原因[2]。其他共病包括银屑病关节炎、自身免疫性疾病、高血压、糖尿病、血脂异常、肥胖、代谢综合征、抑郁症、成瘾习惯（如吸烟和酗酒）、非酒精性脂肪性肝炎。

有三种不同的炎症通路驱动不同临床表现的银屑病：IL-17/23 轴，在斑块型银屑病中起最重要的作用；干扰素（interferon，IFN）通路，活跃于早期 /急性和不稳定型银屑病；IL-36/IL-1 通路，在脓疱型银屑病中很重要[3]。例如，IL-36 受体拮抗剂（IL-36RN）的基因突变和脓疱型银屑病相关，但和典型斑块型银屑病无关[4]。

银屑病的典型皮损是红斑基础上界限清楚的斑块，上覆银白色鳞屑。但治疗后或间擦部位的皮损鳞屑可较少。去除鳞屑后，可观察到点状出血现象（Auspitz 征）。外伤部位，如手术瘢痕处可出现类似皮损，称为同形反应（Koebner 现象）。在某些病例

中，银屑病皮损还可表现为小脓疱。

银屑病分为慢性斑块型、点滴型、局限脓疱型、泛发脓疱型和红皮病型[1]。慢性斑块型和点滴型是最常见的类型。泛发脓疱型和红皮病型是最严重的类型，可致残、甚至威胁生命。慢性斑块型银屑病的皮损一般较大，易发生于肘、膝、头皮、生殖器、腰部和臀部，但全身均可累及。只累及一个部位（如头皮）的情况也很常见。点滴型银屑病的皮损相对较小，常密集分布，主要位于躯干和四肢近端（图46-1）。点滴型银屑病常见于儿童和青少年，多在链球菌感染后数周出现。

银屑病甲受累常见，约见于 1/2 的患者，常被误诊为甲真菌感染。银屑病甲改变包括甲板点状凹陷、甲剥离（"油斑"）、甲营养不良和甲板缺损，但这些并非银屑病的特异性表现。值得注意的是，甲板点状凹陷也可见于创伤后。甲改变多见于伴远端指（趾）间关节炎的银屑病患者[5]。

银屑病关节炎多发生于皮损严重者，但并非所有银屑病关节炎患者均有皮损。关节炎的轻重变化和皮损的轻重变化关系不大。尽管很多银屑病患者的关节病与银屑病无关，但有银屑病皮损表现可能对诊断银屑病关节炎有帮助。

银屑病皮损的诊断多只依据临床表现，主要基于皮损的形态和分布。需与银屑病鉴别的疾病较多，包括钱币状湿疹、脂溢性皮炎、间擦部位的念珠菌病、毛发红糠疹、Bowen 病或 Paget 病（孤立性皮损）、

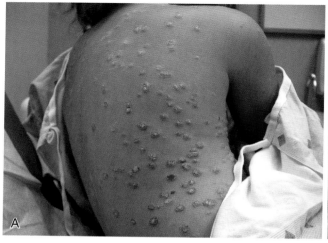
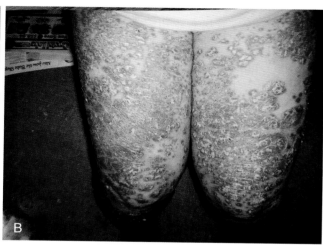

图 46-1　A．点滴型银屑病皮损，好发于躯干，临床表现为孤立的、上覆鳞屑的红色丘疹，呈点滴状。B．大腿上肥厚性云母状鳞屑的斑块型银屑病（A，Courtesy Dr. Nicole Rogers，Tulane University School of Medicine，New Orleans；B，courtesy Dr. Abby Van Voorhees，University of Pennsylvania.）

药疹、玫瑰糠疹、苔藓样糠疹、皮肤癣菌病、扁平苔藓、二期梅毒疹、副银屑病、皮肤型红斑狼疮 [尤其是亚急性皮肤型红斑狼疮（subacute cutaneous lupus erythematosus，SCLE）] 和皮肌炎（dermatomyositis，DM）。对于诊断不明的病例，皮肤活检可能有助于诊断。通过皮肤病理表现，有时可明确诊断为银屑病，但有时只是符合并不能确诊。在病理上，银屑病通常不能和反应性关节炎的皮损相鉴别。

治疗银屑病的常用外用药包括糖皮质激素、维生素 D 衍生物、水杨酸和钙调磷酸酶抑制剂，较少使用的包括焦油、蒽林和视黄酸[1]。光疗仍对许多患者有效，包括日光、窄波中波紫外线（ultraviolet B，UVB）、308 nm 准分子激光和较少使用的补骨脂素加长波紫外线（psoralen ultraviolet A，PUVA）。常用的传统系统治疗包括甲氨蝶呤、阿维 A 和富马酸（欧洲）。环孢素较少使用，仅用于快速控制病情[6]。阿普斯特是磷酸二酯酶 -4 抑制剂，对皮肤和关节的病变均可使用。生物制剂已成为皮肤和关节最有效的治疗方法，包括 TNF 抑制剂、IL-12/23 双重抑制剂、IL-17 拮抗剂和 IL-23 抑制剂[6]。虽然外用糖皮质激素对很多患者而言是一种可接受的治疗选择，但应避免应用系统糖皮质激素治疗银屑病皮损，主要因为撤药后可出现皮损严重复发。

反应性关节炎

环状龟头炎是反应性关节炎最常见的特征性皮肤黏膜损害，发生于 50% 的男性[7]。小的无痛性红色丘疹和脓疱在阴茎头和尿道口周围融合成界限清楚的匐行性糜烂或结痂性斑块。在未行包皮环切术的男性中，糜烂比结痂更常见，因为潮湿环境和创伤不利于结痂。在包皮环切术后的男性中，结痂可能比糜烂更明显。女性出现类似的溃疡性外阴炎病变，伴有界限清楚的红色斑块。

在发生反应性关节炎 1 ~ 2 个月后，大约 10% 的患者的手掌、尤其是足底可能会出现初起类似于生殖器区域皮损的小红色丘疹、水疱和脓疱[7]。随着病情发展，这些皮损倾向于发生明显的过度角化，形成脓溢性皮肤角化病（图 46-2）。这些小的皮损可融合成大的斑块或足底弥漫的角化过度，也可持续表现为直径数毫米的孤立的红色角化性丘疹。

这些红色、上覆鳞屑的斑块可出现在阴囊、头

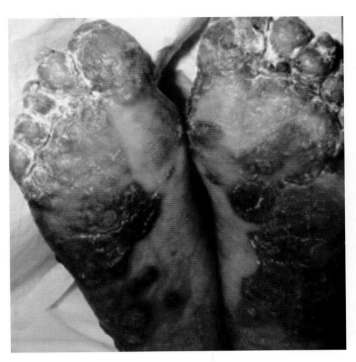

图 46-2 反应性关节炎患者足部的脓溢性皮肤角化病皮损

皮、肘部和膝部等身体其他部位，此时不易与银屑病鉴别。当皮损累及甲周时，一般表现为甲下角化过度。甲板点状凹陷不是反应性关节炎的特征性表现。反应性关节炎可出现甲板增厚、甲嵴和甲板脱落。口腔黏膜的无痛性糜烂、斑疹和丘疹常见于舌、颊黏膜和上腭部，其环状皮损呈地图舌样表现。结节性红斑是一种少见的表现，多见于女性，尤其与耶尔森菌感染有关。

根据患者的临床表现，反应性关节炎一般不难诊断。皮肤活检多用于排除其他疾病，但很难在病理上和银屑病相鉴别，而银屑病恰恰是最需要与之相鉴别的疾病。病理表现有一定鉴别意义的是陈旧性脓溢性皮肤角化病皮损可见明显的角质层增厚，与临床可见的角化过度性丘疹相对应。

生殖器部位的皮损应与念珠菌病、银屑病、皮炎、Bowen 病、Paget 病、鳞状细胞癌、Zoon 龟头炎、糜烂性扁平苔藓、硬化性苔藓（闭塞性干燥性龟头炎）、阿弗他溃疡、固定性药疹及某些感染性疾病相鉴别。掌跖皮损应与银屑病、遗传性或获得性掌跖角化过度症、掌跖脓疱病、汗疱疹、疥疮及皮肤癣菌病相鉴别。口腔皮损应与地图舌、扁平苔藓、念珠菌病、阿弗他溃疡及自身免疫性大疱病相鉴别。

皮损的治疗（尤其是顽固性皮损的治疗）与银屑

病类似。由于受皮损部位的影响，局部用药有一定限制，如口腔黏膜很难用外用药治疗，某些外用药物对生殖器部位皮肤有刺激性。通常在这两个部位选择外用糖皮质激素，因为其刺激性小且有专为这些部位设计的剂型。此外也可尝试外用钙调磷酸酶抑制剂。在生殖器部位，可能发生念珠菌重叠感染，有时需同时应用外用或系统抗念珠菌药物。

类风湿关节炎

> **关键点**
>
> - 类风湿关节炎 （rheumatoid arthritis，RA） 相关的典型皮肤表现为肉芽肿性皮损或嗜中性皮病。
> - 主要的肉芽肿性皮损为类风湿结节。主要的嗜中性皮病是血管炎、Sweet 综合征和坏疽性脓皮病。
> - Sweet 综合征和坏疽性脓皮病属于嗜中性皮病，是一种非感染性的炎症皮肤病。它们可能与内科疾病相关，包括风湿病。
> - 间质肉芽肿性皮炎 （interstitial granulomatous dermatitis，IGD） 和栅栏状嗜中性粒细胞性及肉芽肿性皮炎 （palisaded neutrophilic and granulomatous dermatitis，PNGD） 是罕见病，可能与 RA 或其他风湿病相关。现在尚不清楚 IGD 和 PNGD 是不同的疾病还是同一疾病的变异型。
> - 幼年型特发性关节炎和成人 Still 病的皮损可类似于病毒疹或药疹，但它们的独特之处在于皮损在发作间期可完全消退。

RA 的主要皮损表现可分为肉芽肿性皮损 （如类风湿结节） 和嗜中性皮病 （如血管炎和坏疽性脓皮病） 两类。

类风湿结节是 RA 最常见的皮肤表现[8]，常见于血清学阳性的患者，并与高滴度类风湿因子、重度关节炎有一定相关性，易伴发血管炎。结节常较深、坚实，为无痛性，好发于受压和外伤部位，如前臂伸侧、手指、鹰嘴突、坐骨结节、骶骨、膝、足跟和后枕部头皮 （图 46-3）。对于戴眼镜的患者，结节可发生于鼻梁部。类风湿结节多位于皮下组织和 （或） 真皮深层，但有时也可较深或较浅。

根据临床表现，本病可能需与多种疾病相鉴别，如感染、炎性疾病和良性肿瘤。必要时对结节进行活检，可有助于确诊。类风湿结节特征性的组织学表现为渐进性坏死：结缔组织纤维素样变性，周围绕以栅栏状排列的组织细胞。类风湿结节和滑膜含有大量瓜氨酸化肽基精氨酸脱亚氨酶 2、3、4 和高瓜氨酸化促中性粒细胞髓过氧化物酶。这可以解释血清学阳性患者类风湿结节坏死组织中瓜氨酸和高瓜氨酸的高水平[9]。渐进性坏死也是环状肉芽肿和糖尿病性类脂质渐进性坏死的特征性表现。虽然类风湿结节在临床上与糖尿病性类脂质渐进性坏死易于鉴别，但与皮下结节型环状肉芽肿在临床上和病理上均较难鉴别。

类风湿结节病是具有皮下类风湿结节、骨囊性损害、类风湿因子阳性和关节痛等特征，但不伴或只有轻微系统性 RA 或关节侵蚀的一种疾病[10]，好发于老年男性。

有学者发现 RA 患者在甲氨蝶呤治疗过程中可出现新发结节，并把此称作加速性类风湿结节病[11]。新发结节好发于手部。也有报告在依那西普和托珠单抗治疗中出现新发结节[12]。

RA 的另一种主要皮损类型是嗜中性皮病。类风湿血管炎好发于血清学阳性和有类风湿结节的患者，并常发生于疾病的晚期[13]，大小血管均可累及。血管炎的皮肤表现为紫癜样丘疹和斑疹、结节、溃疡或梗死。Bywaters 病变是以甲周或指腹的紫癜样丘疹为表现的一种小血管炎，但它们与其他部位的血管炎皮损无必然联系。类风湿血管炎的发病率随着 RA 的早期、有效治疗而降低，但死亡率仍然很高[14]。

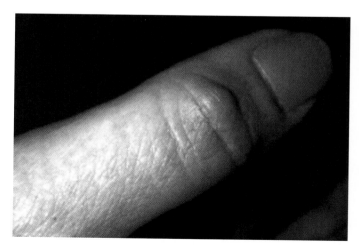

图 46-3 远端指间关节伸肌腱处的类风湿结节

紫癜或瘀点样皮损的鉴别诊断包括淤积性皮炎、进行性色素性紫癜性皮肤病、血小板功能异常、紫癜性药疹、病毒疹、栓塞、血栓形成和淤血。在这些疾病中，进行性色素性紫癜性皮肤病（一种常见的、与系统性疾病无关的疾病）可能最常与小血管炎相混淆。皮肤活检可有助于确诊血管炎，尤其是在对早期皮损进行取材时，但类风湿血管炎在病理上与很多其他原因引起的小血管炎无法鉴别。早期皮损的免疫荧光检查有助于排除 IgA 沉积为主的血管炎。具有皮肤溃疡和梗死表现的疾病有很多，病理检查往往对鉴别诊断无明显帮助，因为皮损的非特异性病理改变临床意义有限。但有时溃疡或梗死的活检可明确血管炎的诊断。

嗜中性皮病是一组炎性疾病，而非感染性，以坏疽性脓皮病和 Sweet 综合征为代表。这些疾病与很多皮肤外疾病有关，包括 RA。坏疽性脓皮病的典型皮损为迅速出现的、大的破坏性溃疡，溃疡边缘有潜行性破坏。Sweet 综合征的典型皮损为红色水肿性斑块，表面往往呈乳头状隆起，可见假水疱或微水疱。也有介于这两种疾病间的临床表现。坏疽性脓皮病的鉴别诊断常包括小腿溃疡性疾病，诊断主要靠临床，病理检查主要用于排除其他疾病。Sweet 综合征的鉴别诊断包括感染、卤代物皮疹和其他嗜中性皮病，病理检查常可支持诊断。这两种疾病的急性皮损的治疗主要为系统糖皮质激素。对于顽固性皮损，可有多种选择，其中最常用的是环孢素和英夫利昔单抗。此外，秋水仙碱、氨苯砜或碘化钾可为有感染或糖皮质激素禁忌证患者的一线治疗[15]。

类风湿性嗜中性皮炎是指主要发生于上肢远端的、慢性红斑性荨麻疹样斑块[16]。类风湿性嗜中性皮炎在临床和病理上和 Sweet 综合征相似，它也可能是 Sweet 综合征的一个亚型。

结缔组织病中少见栅栏状嗜中性粒细胞性及肉芽肿性皮炎（PNGD），用于描述些该病变的术语也在不断变化中。顾名思义，PNGD 的诊断主要依据病理表现及结缔组织病的病史，常为 RA[17]。PNGD 临床表现多样，可表现为手指和肘部的红色或肤色丘疹，也可表现为躯干线状分布的红色或肤色皮损。一些学者还把后者分为皮肤型间质性肉芽肿性皮炎和关节炎型间质性肉芽肿性皮炎（interstitial granulomatous dermatitis with arthritis，IGDA）。PNGD 和 IGDA 治疗困难，氨苯砜或磺胺吡啶对 PNGD 有一定疗效。

IGDA 可用抗疟药或免疫抑制剂治疗，但此结论只是基于病例报告和小样本的病例总结。病情发展可导致严重的致畸形性关节炎。有时此病还应与环状肉芽肿和类风湿结节相鉴别。

幼年型特发性关节炎 /Still 病

大部分经典的 Still 病患者表现为每日体温升高时出疹[18]。皮损易消退，一般表现为躯干、四肢和面部的非瘙痒性红色斑疹。鉴别诊断包括病毒疹、药疹、家族性周期性发热综合征和风湿热。很多疾病的皮疹在发热期间都可更明显，但病毒疹与药疹一般不会在发热间期完全消退。值得注意的是，由细小病毒 B19 引起的传染性红斑（第 5 病）的皮疹也可完全消退，在皮温升高如洗热水澡或运动时再次出现。成人 Still 病的典型表现也为躯干四肢易消退的、红色、有时为橙红色的皮疹，伴高热。皮肤病理可能非特异。一些成人 Still 病患者有更持久的瘙痒性皮损，这种慢性皮损表现为线状和波纹状的色素沉着性斑块。这些皮损的病理表现可较独特，包括表皮上层的角化不良性角质形成细胞和真皮黏蛋白增加[19]。幼年型和成人型 Still 病均可出现皮下结节，好发部位与类风湿结节一致，但在病理上与风湿热结节相似。非甾体抗炎药（nonsteroidal anti-inflammatory drug，NSAID）和糖皮质激素是一线治疗，尤其对于肌肉骨骼表现和发热。甲氨蝶呤、硫唑嘌呤和来氟米特常作为糖皮质激素替代制剂。静脉输注免疫球蛋白（intravenous immunoglobulin，IVIG）、抗 TNF 和抗 IL-6 制剂用于常规治疗无效的患者。IL-1 抑制剂已成功治疗该病[20]。

红斑狼疮

关键点

- 红斑狼疮患者可以出现多种多样的狼疮特异性和非特异性皮损。
- 非特异性皮损更常见于系统性红斑狼疮（SLE）或重叠综合征的患者。
- 急性皮肤型红斑狼疮患者发生系统受累的风险较高。

- 其他狼疮特异性皮损患者发生中重度系统受累的风险较低。
- 亚急性皮肤型红斑狼疮与 Ro/SSA 抗体相关，常由药物引起。患者可不伴干燥综合征，但有 SSA/SSB 自身抗体阳性。
- 新生儿狼疮与母体抗 Ro/SSA 的 IgG 自身抗体有关。临床表现可能包括皮损、心脏病（通常为完全性心脏传导阻滞）、肝胆疾病或血细胞减少。
- 干燥综合征的主要皮肤表现包括皮肤黏膜干燥及干燥后遗症。血管炎也是相对常见的表现。
- 一些干燥综合征患者有亚急性皮肤型红斑狼疮皮损或环形红斑。

大部分红斑狼疮（lupus erythematosus，LE）患者在疾病发展过程中累及皮肤，皮损可能对诊断很重要。一些皮损可能与系统性（即皮肤外）疾病强相关，而其余的则可能与皮肤外疾病无关。一些学者之前将不伴有系统性疾病的狼疮性皮损称为盘状狼疮。但皮肤科医生用盘状狼疮来描述一种特殊皮损，而与有无系统性疾病无关。在本章节，我们采用后者的定义。

狼疮特异性皮损

James Gilliam 把狼疮的皮损分为特异性和非特异性，前者以盘状狼疮损害为代表，后者以可触及性紫癜为代表[21]。虽然此分类法非常实用，但有时狼疮特异性皮损可发生于其他自身免疫性疾病患者，而非 LE 患者。如亚急性皮肤型红斑狼疮（SCLE）损害可发生于干燥综合征患者，盘状损害可见于多种疾病如混合性结缔组织病。许多狼疮特异性皮损可发生于无系统受累的患者。

各种狼疮特异性皮损的特征性形态很大程度上取决于炎症浸润的深度和强度，是否伴有表皮基底细胞破坏、毛囊累及、真皮是否有大量黏蛋白沉积，是否易形成瘢痕。在临床中，这些特征可能互相重叠，一个患者可能有一种以上皮损，使得分类较为困难。此外，疾病早期的亚型表现可能就不明显。由于大多数狼疮特异性皮损的治疗方法相似，故区分不同的亚型有时不太重要。但是，区分不同的亚型可助于判断是否易形成瘢痕，从而针对性采取更积极的治疗，并可判断是否与系统性疾病相关。

急性皮肤型红斑狼疮（acute cutaneous lupus erythematosus，ACLE）皮损的典型表现为颧部红斑，即经典的蝶形红斑（图 46-4）。炎症比较表浅，很少形成瘢痕。日晒诱发或加重皮损的现象很常见，皮损好发于光暴露部位，如面、颈、上肢伸侧及手背部，指关节皮肤常不受累。皮损常为暂时性，但也可为永久性。当面部严重受累时，面部水肿可较明显。也常同时伴发口腔损害。急性皮损如有明显的灶性基底细胞破坏，可导致红色丘疹中心呈暗红色，临床类似于多形红斑。识别 ACLE 的主要意义在于它与系统性疾病密切相关。颧部皮损的鉴别诊断很多。在一些病例中，ACLE 的面部皮疹很难与玫瑰痤疮相鉴别。另外，脂溢性皮炎、特应性皮炎和一些光敏性疾病（如多形性日光疹、药物引起的光敏感）也应考虑鉴别。皮肌炎也可出现面部光敏性的浮肿性红斑，与 ACLE 的皮疹非常相似，但皮肌炎的皮疹颜色更偏紫红。位于颈部和上肢的持久性 ACLE 皮损很难与 SCLE 区分。盘状狼疮的皮损有时呈蝶形分布，但一般会形成损毁性瘢痕。一般不对颧部红斑进行皮肤活检，主要是基于以下考虑：红斑为暂时性，活检后会遗留瘢痕，也可通过其他方法确诊 SLE。如果已经进行活检，也应知道皮肌炎、SCLE 与 ACLE 在组织病理学上无法鉴别，皮肤活检的结果有时是非特异性的。

SCLE 临床表现为光敏性皮疹，并常与抗 Ro/SSA 自身抗体有关[22]。皮损主要分为两型：环形红

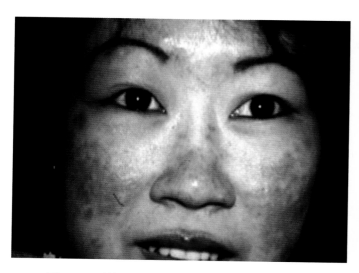

图 46-4　系统性红斑狼疮患者颧部的急性蝶形红斑

斑型和丘疹鳞屑型。皮损主要分布于光暴露部位如上肢、躯干上部、颈部和面部两侧（图46-5）。令人不解的是，面部中央区域常不受累。SCLE在肤色较浅的人群中多发。皮损可消退，遗留色素减退甚至色素脱失，但很少遗留瘢痕。已报道一些药物可引发SCLE，特别是氢氯噻嗪、质子泵抑制剂和特比萘芬[23,24]。SCLE转化为系统性疾病的风险尚不完全清楚，但约15%的患者伴有或将发生严重的系统性疾病——通常是SLE、干燥综合征或者两者共病。根据皮损的形态和临床表现，鉴别诊断主要包括银屑病、体癣、多形性日光疹、反应性红斑和多形红斑。常规皮肤活检通常可协助确诊。免疫荧光的特征性表现为皮损以及正常皮肤的表皮IgG颗粒状沉积（图46-6）[25]。此免疫荧光特征可在注入抗Ro抗体的动物模型中再现，从而证实了血清学抗Ro抗体的存在[26]。正常表皮内的IgG颗粒状沉积不提示SLE的风险增加，但正常皮肤的真-表皮交界处的IgG颗粒状沉积（非皮损区狼疮带试验）提示SLE的风险增加。值得注意的是，很多免疫荧光实验室并不常规报告表皮颗粒状沉积。

盘状红斑狼疮（discoid lupus erythematosus，DLE）在持久性狼疮特异性皮损中最常见。基于人群的研究表明，皮肤型狼疮（包括DLE和SCLE）的发病率与SLE相近[27,28]。活动性DLE皮损表现为红色浸润性的丘疹或斑块，主要由真皮内大量的炎症细胞浸润所致。毛囊受累会出现明显的毛囊角栓和瘢痕性秃发。色素异常较常见，通常是中心的色素减退甚至色素脱失和周围的色素沉着（图46-7）。鳞屑较多见，

表皮增厚偶见于DLE的一种肥厚亚型中。在持久性皮损中，瘢痕可导致损毁性变化。皮损通常发生于头皮、耳和面部，也可泛发，偶尔也可累及黏膜表面。颈部以上无皮损时，颈部以下一般也不累及。在一些病例中，阳光照射可使DLE皮损加重。但一些患者头皮和耳部的非光暴露部位也可发生皮损，患者常无光敏病史，说明光照可能不是所有DLE患者发病的诱发因素。有报道，持续性DLE可发展为鳞状细胞癌。仅有DLE皮损的患者出现中重度系统受累的概率大约只有5%～10%，但一些轻微的系统症状比如关节疼痛较常见。多达15%～20%的患者可能符合SLE的标准，但很多患者只有皮肤黏膜表现[29]。

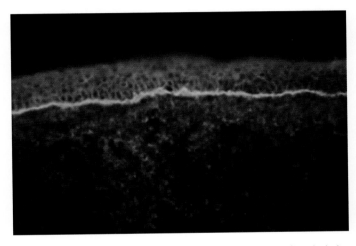

图 46-6 直接免疫荧光（狼疮带试验）显示IgG在真-表皮交界处沉积

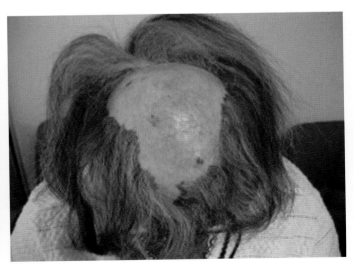

图 46-7 头顶部盘状红斑狼疮，有瘢痕性秃发和中心色素减退斑（Courtesy Dr. Nicole Rogers，Tulane University School of Medicine，New Orleans.）

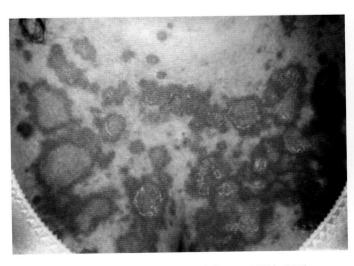

图 46-5 亚急性皮肤型红斑狼疮——环形红斑型

DLE 的鉴别诊断主要包括一些淋巴细胞浸润性和肉芽肿性疾病，如结节病、Jessner 皮肤淋巴细胞浸润症、面部肉芽肿、多形性日光疹、皮肤淋巴样增生以及皮肤淋巴瘤。头皮皮损也要考虑鉴别毛发扁平苔藓以及其他可致瘢痕性秃发的疾病。皮肤组织病理往往可确定诊断。在一些疑难病例中，免疫荧光检查可提供辅助性诊断依据，通常在表 - 真皮交界处有颗粒状的免疫球蛋白沉积。除非伴发系统性疾病，否则正常皮肤中不会出现免疫球蛋白的沉积。

肿胀型红斑狼疮（tumid lupus erythematosus, TLE）的皮损与 DLE 的皮损相似，均表现为红色坚实性丘疹斑块，病理学可见大量淋巴细胞浸润。但和 DLE 不同的是，TLE 无表皮异常、毛囊受累以及瘢痕形成。TLE 病理学改变是真皮内有大量黏蛋白沉积，使得皮损有沼泽样外观和质地。在一些报道中，TLE 皮损主要位于面部，且光试验后可诱发皮损再次出现 [30]。TLE 发展为 SLE 的风险很低，且皮肤免疫荧光检查通常无免疫球蛋白的沉积。鉴别诊断包括 Jessner 皮肤淋巴细胞浸润症、其他淋巴细胞浸润性疾病，以及肉芽肿性疾病（如前文所述）。皮肤组织病理对确诊很重要，但不能明确鉴别 TLE 和 Jessner 皮肤淋巴细胞浸润症。有些学者认为 Jessner 皮肤淋巴细胞浸润症与 TLE 是同一种疾病。也有学者认为 TLE 不应归纳入慢性皮肤型红斑狼疮的分类中，而是一种独立疾病。与之相悖的是，一些狼疮患者存在 TLE 样皮损。

红斑狼疮性脂膜炎（lupus erythematosus panniculitis, LEP）的皮损有皮下组织的炎症，表现为深在、坚实的斑块，逐渐变为损毁性的凹陷（图 46-8）。面部、头皮、躯干上部、乳房、上臂、臀部和大腿易受累。LEP 发展为 SLE 的风险尚不明确，但确实有一些 LEP 患者有或会发展成 SLE。鉴别诊断主要是一些脂膜炎性疾病，但 LEP 的皮损分布与其他类型的脂膜炎较为不同，一般临床表现结合皮肤病理可以确诊。LEP 需与脂膜淋巴瘤鉴别 [31]。

还有一些皮肤型红斑狼疮不常见的亚型，如冻疮样红斑狼疮（皮温较低区域如指尖、舌、鼻尖、肘部、膝部及小腿的红色或暗红色斑块）、皮肤型狼疮 / 扁平苔藓重叠综合征以及与抗 Ⅶ 型胶原或其他基底膜带蛋白抗体相关的大疱性皮损。并非所有狼疮的大疱性皮损都与抗基底膜带蛋白的自身抗体相关。ACLE、SCLE 以及个别 DLE 的基底细胞破坏发展为

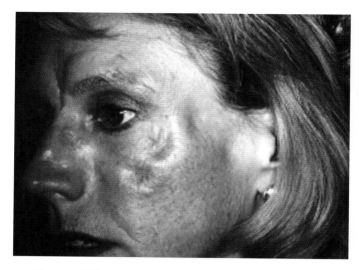

图 46-8 深在性红斑狼疮（狼疮脂膜炎）皮肤大面积萎缩

大疱的情况并不少见。

除一些例外和调整，狼疮特异性皮损的大部分亚型的治疗都很相似 [32]。对于光诱发和加重的皮损，须进行光防护。许多或绝大多数患者低估了防晒霜的用量、日常活动中光暴露对皮肤的潜在损害以及光防护服装的重要性。吸烟似乎是加重因素，也可导致治疗抵抗 [33]。常应用局部治疗，以避免系统用药的副作用或提供辅助性治疗，但局部治疗对于较深的皮损效果不佳，比如狼疮性脂膜炎。外用或皮损内注射糖皮质激素是最常用的治疗，也有一些报道称外用钙调磷酸酶抑制剂和视黄酸类药物也有效。抗疟药是皮肤狼疮的一线系统性药物，最常用的是羟氯喹。羟氯喹无效的病例，可改为氯喹或联用奎纳克林，对一些患者有益 [34]。对抗疟药抵抗的病例，可使用多种其他药物，但目前没有明确的第二选择。在评估治疗反应时，临床医生应注意区分疾病的活动性（红斑或新皮损的出现）和"损害"（如瘢痕或色素沉着）。虽然氨苯砜可能对大多数类型的皮肤狼疮无益，但可能有益于中性粒细胞为主的大疱性皮损 [35]。保温措施对冻疮样狼疮有益。

狼疮非特异性皮损

狼疮非特异性皮损有很多种。多种非特异性皮损（如血管炎）可为伴发的系统疾病提供线索。在非特异性皮损中，网状青斑最受关注。网状青斑的网状红斑性损害是一种血管表现，由某根特定血管供应的边缘区域血液氧合作用减少引起。这可仅由血管收缩引

起，如在寒冷的环境中出现，此时是一种生理现象。但如果网状青斑比正常时更明显、不能通过保暖而缓解、且持续存在，就表明是由病理现象引起的血流减少，如血管炎、动脉粥样硬化或淤血。在狼疮中，网状青斑可能提示存在抗磷脂抗体[36]。

其他的狼疮非特异性皮损包括雷诺现象、掌红斑、甲周毛细血管扩张、秃发、红斑肢痛症、丘疹结节性黏蛋白沉积症和皮肤松垂。而指端硬化、钙质沉着病和类风湿结节虽也有报道，但更多见于重叠综合征，少见于 SLE。

新生儿狼疮综合征

新生儿狼疮综合征（neonatal lupus syndrome，NLE）与母体来源的抗 Ro/SSA 和抗 La/SSB 的 IgG 自身抗体有关，罕见情况下可与母体的抗 U1RNP 抗体相关[37,37a]。受累儿童可表现为皮损、心脏疾病[完全性心脏传导阻滞和（或）心肌病]、肝胆疾病和血细胞减少。多数患儿只有一两种临床表现。与抗 Ro/SSA 阳性的 SCLE 成人患者类似，NLE 的皮损多为光敏性，炎症浸润相对较表浅，不形成瘢痕。NLE 皮损多见于生后几周的新生儿，但也有出生时即有皮损的报告。本病的自然过程是皮损持续数周或数月后自行消退，且多不留任何痕迹。一些病例报告报道了持久性毛细血管扩张。个别病例还可表现为红色环状丘疹或斑块。面部和头皮的皮损通常更多、炎症更重，躯干和四肢也可出现类似皮损。融合性的眶周红斑类似红色眼罩，常见且有助于诊断。即使 NLE 的皮损消退，大多数患儿无其他系统损害，但有 NLE 病史的新生儿在儿童期患自身免疫性疾病的概率增加[38]。

NLE 的鉴别诊断包括反应性红斑、药疹、多形红斑和荨麻疹。环状 NLE 皮损鳞屑较少，或无鳞屑，和体癣的环形皮损不同。在基底细胞破坏严重处，皮损可能结痂或类似大疱性脓疱病样。皮损的治疗包括避免日晒和外用弱效糖皮质激素。

狼疮的发病机制在此不做详述。值得关注的是，SCLE 样、抗 Ro/SSA 相关皮损可发生在婴儿期，但其他狼疮特异性皮损没有出现母婴传播的特性。

干燥综合征

干燥综合征最常见的皮肤黏膜表现与腺体功能障碍相关[39]。泪腺功能障碍可引起眼干、眼涩，导致角膜炎和角膜溃疡。唾液腺功能障碍可引起口干，导致口角炎和大量龋齿的发生。阴道干燥可导致烧灼感和性交困难。干燥综合征患者的皮肤干燥、有裂纹，并伴有瘙痒。但很多生活在干燥环境中的健康人也可出现轻度黏膜干燥甚至重度皮肤干燥，所以皮肤干燥的原因应该具体问题具体分析。在日本，干燥综合征患者可有环状红斑样皮损，这些皮损与 SCLE 或 NLE 类似，不过通常质地较韧[40]。

血管炎是干燥综合征相对常见的表现。有学者对 558 例干燥综合征患者进行观察，其中 52 例患有血管炎，通常累及小血管。多数病例的皮损表现为紫癜，但部分病例可表现为荨麻疹样血管炎。有皮肤血管炎损害的患者通常有更严重的系统受累[41]。

皮肌炎

关键点

- 皮肌炎可仅累及皮肤或皮肤和肺，而不累及肌肉。

- 皮肤活检对排除其他类似皮肌炎的疾病很重要，如银屑病、湿疹、玫瑰痤疮或其他光敏性疾病，包括多形性日光疹。临床和病理的结合至关重要，因为皮肤型狼疮和皮肌炎的皮肤病理表现可能是一样的。

- 皮肌炎相关抗体有助于诊断皮肌炎、对内脏恶性肿瘤和间质性肺病的危险因素进行分层、并向患者解释病程。

- 有技工手表现的患者更易患间质性肺病。所有皮肌炎患者均应进行肺功能筛查。

- 抗 MDA5 抗体阳性患者有典型的皮肤表型，包括手掌丘疹（反 Gottron 丘疹）、皮肤溃疡和秃发。需识别出这些患者，因为他们是间质性肺病的高危人群。

- 所有最近诊断为皮肌炎的患者都应筛查内脏恶性肿瘤。有皮肤坏死、抗 TIF1-γ 或 NXP2 抗体的患者有较高的恶性肿瘤风险。

皮肌炎的皮肤表现对疾病诊断、分类和系统风险评估都很重要。最近出版的肌炎分类标准认识到皮肤表现在诊断皮肌炎包括临床无肌病性皮肌炎（clinically amyopathic dermatomyositis，CADM）中的重要性[42]。CADM 指患者有经活检证实的皮肌炎皮肤表现，而从未出现无力症状或肌酶升高，但可能在肌电图、MRI 或肌肉活检中有亚临床肌肉异常表现[43]。据估计，CADM 患者占所有皮肌炎患者的20%。

皮肌炎的皮肤表现

皮肌炎的皮肤炎症有多种表现，其中许多经常被误诊或忽略[44]。主要表现为斑片和（或）紫红色丘疹，通常发生在特定部位，其中许多是光暴露部位。其中最常见的是 Gottron 丘疹（图 46-9），即指间关节和（或）掌指关节上方的丘疹和（或）斑块。Gottron 征是指类似的皮损，通常是斑片，位于骨骼伸侧（如肘、膝、踝）。其他皮肌炎特征性的紫红色斑包括 heliotrope 征（图 46-10）、V 领和披肩征，分别代表红斑累及眶周区、胸部和上背部。其他红斑的常见区域包括上臂外侧、下背外侧（通常呈网状）、手腕内侧和大腿外侧（所谓的皮套征）。一些患者可出现弥漫性光暴露部位的红斑，甚至红皮病。

皮肌炎的其他皮肤表现包括秃发，通常为弥漫性、非瘢痕性，但也可能是局灶性的。常见角质层增生和（或）出血和甲周水肿和（或）毛细血管扩张，患者常有甲周压痛。可见手掌和手指侧面皮肤的角化过度，称为技工手，和抗合成酶自身抗体、间质性肺病相关[45]。罕见情况下，患者出现脂膜炎，表现为皮下斑块和结节，通常伴钙化。可发生血管病，伴有

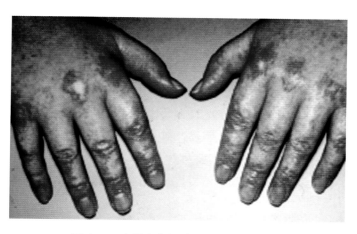

图 46-9 皮肌炎指间关节的 Gottron 丘疹

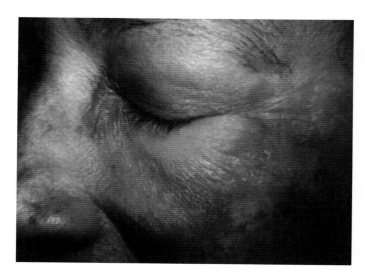

图 46-10 皮肌炎的 heliotrope 征，伴特征性水肿

网状青斑、溃疡或手掌疼痛性丘疹。瘙痒会导致抓痕和苔藓化，尤其见于头皮。其他形态学表现包括白色基底的红斑，为象牙白背景上的毛细血管扩张性红斑（通常为滤泡状）[46]。常见口腔病变，包括卵圆形腭斑，这是后腭中线两侧的半圆形红斑，特征性地混有褪色性白斑[47]。其他口腔黏膜表现包括牙龈毛细血管扩张（如上文所述）以及牙龈和（或）颊黏膜周围更典型的扁平苔藓样皮损。

一些皮肤表现代表长期损伤。这些皮损包括炎症后色素沉着、皮肤异色症、钙质沉着、脂肪萎缩和凹陷性瘢痕[44]。钙质沉着常见于皮肌炎患者的四肢，和系统性硬化症不同，钙质沉着最常见于系统性硬化症的指端[48]。皮肤异色症是一个描述性术语，指色素减退伴有棕色色素沉着、毛细血管扩张和萎缩。

皮肌炎患者的皮肤病理表现可以和皮肤型红斑狼疮完全相同，但是典型的皮肌炎皮损往往炎症较少、血管损伤和扩张较多[49]。免疫荧光可能有助于两者的鉴别，皮肌炎有 C5b-9 补体成分（形成膜攻击复合物）沉积在真皮血管内及周围，而无狼疮带试验强阳性（强的线性 IgG、IgM 和补体沿基底膜带沉积）[50]。

皮肌炎的自身抗体

近年来，已在皮肌炎患者中发现了一些循环自身抗体的靶点（表 46-1）[51]。这些抗体往往是相互排斥的，至少存在于 80% 的皮肌炎患者中，一般不见于其他风湿病患者或健康对照者，并与不同的临床和

表 46-1　皮肌炎相关的自身抗体

自身抗原			自身抗体	
符号	名称	细胞内定位	发生率	相关的临床特征
Mi-2	核小体重塑和去乙酰化酶复合物	胞核	2%～38%（成人皮肌炎） 4%～10%（幼年皮肌炎）	典型光暴露区皮疹
MDA-5 CADM-140 IFIH1	黑色素瘤分化相关基因 5	胞质	0%～13%（高加索人） 11%～57%（亚裔） 7%～12%（幼年皮肌炎）	间质性肺病 秃发 关节炎 临床无肌病 皮肤溃疡 技工手 手掌疼痛性丘疹
NXP-2 MJ MORC3	核基质蛋白	胞核	14%～25%（高加索人） 2%～5%（亚裔） 20%～25%（幼年皮肌炎）	恶性肿瘤 外周水肿 吞咽困难 / 肌痛 / 远端无力 钙质沉着
TIf-1γ 155/140 TRIM33	转录中间因子 1γ	胞核	38%～41%（高加索人） 7%～14%（亚裔） 20%～32%（幼年皮肌炎）	恶性肿瘤 典型光暴露区皮疹 卵圆形腭斑 白色基底的红斑
SAE1/2	小泛素样修饰物 1 活化酶	胞核	5%～10%（高加索人） 1%～3%（亚裔） <1%（幼年皮肌炎）	吞咽困难 典型光暴露区皮疹 皮肤溃疡 深红色 / 紫红色皮疹
ASAs	氨基酰 -tRNA 合成酶	胞质		间质性肺病
Jo-1	组氨酰 -tRNA 合成酶		5%～20%	关节炎
PL-12	丙氨酰 -tRNA 合成酶		约 3%	技工手
PL-7	苏氨酰 -tRNA 合成酶		约 2%	
EJ	甘氨酰 -tRNA 合成酶		约 1%	
OJ	异亮氨酰 - tRNA 合成酶		约 1%	
KS	天冬氨酰 - tRNA 合成酶		<1%	
Zo	苯丙氨酰 - tRNA 合成酶		<1%	
Ha/YRS	酪氨酰 -tRNA 合成酶		<1%	

实验室特征相关。抗合成酶抗体（如抗 Jo1）与间质性肺病、雷诺现象和关节炎相关。这些患者的皮疹往往是轻微的，主要是面、颈和手部的轻度受累。抗 Mi2 抗体与肌肉疾病、肌酸激酶升高、不伴间质性肺病、紫外线照射相关[51]。皮疹往往严重，有"经典"光暴露部位分布特征，有角质层出血，对治疗反应好，但停止治疗后往往复发。

抗 TIF-1γ 抗体是美国最常见的血清学抗体亚型，与内脏恶性肿瘤的风险增加有关。这些患者在临床上可能无肌炎表现，即使有严重的肌肉受累，肌酸激酶的值往往也是相对适中的。皮损通常是严重、慢性的，分布在光暴露部位，并可能累及所有的经典部位，卵圆形腭斑和白色基底的红斑常见于该亚型。抗 NXP2 抗体和肿瘤、独特的肌痛、吞咽困难（通常严重）、外周水肿、肢体远端无力和钙质沉着有不同程度的相关性。最后，抗 MDA5 抗体和间质性肺病（可迅速进展并致命，更常见于亚洲人）和关节炎（通常严重、慢性）的风险增加相关。这些患者有独特的皮肤黏膜表型，包括手掌丘疹（也称为反 Gottron 丘疹）、皮肤溃疡、严重秃发、口腔敏感和溃疡。

诊断和治疗

皮肌炎的诊断依据临床结合病理，不需要纳入肌肉疾病。就皮肤表现而言，鉴别诊断包括红斑狼疮、银屑病、混合性结缔组织病、脂溢性皮炎、玫瑰痤疮、光毒性 / 光过敏性药疹和多形性日光疹。目前没有确证的皮肌炎的皮肤诊断标准，存在一种皮肌炎相关自身抗体可协助诊断。皮肌炎患者的诊断通常是滞后的，光敏感、颧部皮疹、口腔溃疡和抗核抗体阳性通常使皮肌炎患者被误诊为 SLE[43]。一旦做出诊断，临床医生就应筛查间质性肺病和内脏恶性肿瘤。间质性肺病存在于 15% ～ 50% 的患者中，可为轻度、慢性或快速、进展性，通常在皮肌炎症状初发后 1 ～ 2 年内出现[52]。患者筛查间质性肺病时，应先进行肺功能测试，如果用力肺活量或弥散量低于预测值的 70% ～ 80%，则应行胸部高分辨 CT。皮肌炎患者的内脏肿瘤风险较高，主要集中在皮肌炎发病前后的 1 ～ 3 年[53]。目前还没有关于如何筛查皮肌炎恶性肿瘤的官方指南，虽然有研究提示可根据年龄选取合适的筛查，但可能不够敏感。对于 1 ～ 3 年前诊断为皮肌炎的患者需要进行至少一次 CT 或 PET-CT 扫描[54]。值得注意的是，无肌病性皮肌炎和经典皮肌炎患者的肺部受累、内脏恶性肿瘤的发生率相近。

某些皮肤表现可提示皮肌炎的系统风险。技工手（上文提及）与间质性肺病相关，尤其手部弥漫受累、手掌和手指鳞屑明显时[55]。皮肤溃疡可能和间质性肺病相关，主要由于它们都与抗 MDA5 抗体相关。但这一发现并不特异，虽然抗 MDA5 抗体阳性患者若存在溃疡，则间质性肺病的风险增加[56]。手掌丘疹（反 Gottron 丘疹），尤其是那些触痛和（或）溃烂的，和抗 MDA5 抗体有强相关性，因此也和间质性肺炎强相关。有这些表现的患者，无论是否伴有严重关节炎和秃发，都应考虑抗 MDA5 抗体和间质性肺病的风险增加。除了传统的肿瘤危险因素如年龄增加、男性和严重吞咽困难外，起病快或暴发性的皮肤坏死通常与内脏恶性肿瘤相关[57]。有趣的是，技工手（以及抗 Jo1 抗体、雷诺现象、关节炎和间质性肺病）对恶性肿瘤有保护作用[57]。

对同时有皮肤和肌肉损害的患者，肌肉损害可在糖皮质激素或糖皮质激素联合免疫抑制剂的积极治疗下缓解[58]。免疫抑制剂如甲氨蝶呤、硫唑嘌呤或霉酚酸酯对难治性皮肤病有额外的益处。IVIG 对皮肤和肌肉疾病均有效。常用钙调磷酸酶抑制剂，如环孢素或他克莫司，尤其是对于间质性肺病的患者[59]。利妥昔单抗可用于治疗难治性肌肉疾病，目前正在进行治疗间质性肺病的研究。最近的报道表明，Janus 激酶（JAK）抑制剂可能是皮肤、肌肉和（或）关节疾病的有效治疗方式[60]。CADM 或治疗后的残留皮损通常可从羟氯喹中受益，但应注意的是已有报道皮肌炎患者对羟氯喹的皮肤敏感性增加[61]。单一抗疟药效果不佳的患者可联合奎纳克林，或将羟氯喹更换为氯喹[62]。

硬斑病、系统性硬化症与其他硬化性疾病

关键点

- 硬斑病可为局限型、泛发型、线状或混合型。
- 线状形式更常发生于儿童，发生在头皮时可表现为面部偏侧萎缩或刀砍样。
- 在硬斑病中，区分活动性（红斑、皮损扩大、瘙痒）和损害性（硬化、色素沉着、萎缩）皮损很重要。
- 系统性硬化症的皮肤硬化可能很不明显，尤其是局限性皮肤系统性硬化症（limited cutaneous systemic sclerosis，lcSSc），可能需要其他皮肤特征（甲皱襞毛细血管变化、指状凹陷性瘢痕、片状毛细血管扩张）以及其他临床和实验室特征来确定诊断。
- 嗜酸性筋膜炎累及脂肪下方的筋膜，和组织中的嗜酸性粒细胞相关，它对糖皮质激素的反应比其他皮肤硬化性疾病更好。
- 一些纤维化疾病，包括硬化性黏液水肿和硬肿症，与单克隆丙种球蛋白病相关。
- 肾源性系统性纤维化与和肾功能下降患者的钆暴露相关，与硬化性黏液水肿在病理上无法区分。

在多种情况下，患者可出现皮肤硬化性斑块（表46-2）[63]。仔细的病史询问通常有助于诊断，包括感染、环境因素暴露（辐射、药物或其他毒素）以及肿瘤。下面讨论最常见的类型。

表 46-2　皮肤硬化性疾病 [63]	
免疫介导 / 炎症性	嗜酸性筋膜炎 移植物抗宿主病
硬皮病样黏蛋白病	硬化性黏液水肿 Buschke 成人硬肿症 肾源性系统性纤维化（或肾源性纤维性皮病）
遗传性	类早衰症（早衰、肢端畸形、Werner 综合征） 硬化萎缩性 Huriez 综合征（OMIM 181600） 皮肤僵硬综合征（或先天性面部营养不良）（OMIM 184900） Winchester 综合征（OMIM 277950） GEMSS 综合征（OMIM 137765） 厚皮性骨膜病（OMIM 167100）
药物诱导性或中毒性	博来霉素 喷他佐辛 嗜酸性粒细胞增多性肌痛综合征（L- 色氨酸） 毒油综合征（苯胺变性菜籽油） 放射后纤维化 多西紫杉醇（泰索帝） 美法仑 脲酰替加氟 局部注射维生素 K、糖皮质激素、维生素 B$_{12}$ 肌内注射喷他佐辛 胺类：溴隐亭、食欲抑制剂、卡比多巴；环氧树脂：双（4- 氨基 -3- 甲基环己基）、甲烷溶剂 二氧化硅 氯乙烯病
代谢性	迟发性皮肤卟啉症 糖尿病性僵硬手综合征（糖尿病性脑血管病）
脂膜炎 / 血管炎	脂质硬皮症
副肿瘤性疾病	POEMS 综合征 肺癌、类癌、浆细胞异常、卵巢癌、宫颈癌、乳腺癌、食管癌、胃癌、鼻咽癌、黑素瘤和肉瘤

GEMSS：青光眼、（眼）异位、小球形晶状体、关节强直、身材矮小；OMIM：人类孟德尔遗传数据库；POEMS：多发性周围神经病变、内脏肿大、内分泌障碍、M 蛋白血症和皮肤改变

硬斑病

硬斑病也称局限性硬皮病，分为线状、泛发型、斑块型（局限型）和混合型。线状是儿童最常见的类型，通常为慢性，而斑块和泛发型斑块则常见于成人，通常可在 3 ～ 5 年内缓解 [64]。线状硬皮病的两种变异型（更常见于儿童）包括面部偏侧萎缩，也称为 Parry-Romberg 综合征和刀砍状硬皮病（图 46-11）。Parry-Romberg 综合征和刀砍状硬皮病均可有神经系统、眼部和牙齿异常。一些学者认为嗜酸细胞性筋膜炎（eosinophilic fasciitis，EF）是更深层次的硬斑病。嗜酸性筋膜炎通常急性发作（经常在运动后），为累及四肢筋膜的深在对称性硬化，较少累及颈部和躯干，不累及手足 [65]。如果没有浅层皮肤受累，嗜酸性筋膜炎表面的皮肤通常柔软，而在肌肉和筋膜水平有深在的坚实感。

活动性硬斑病皮损为炎性红斑和硬化，常伴疼痛

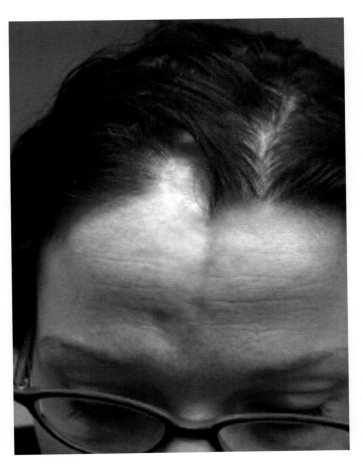

图 46-11　前额部线状硬皮病（Courtesy Dr. Victoria Werth, University of Pennsylvania Department of Dermatology and Philadelphia Veterans Administration Medical Center, Philadelphia.）

和瘙痒[66]。非活动性皮损表现为硬化、色素沉着和（或）累及表皮、真皮和皮下组织的萎缩。如果不能及时识别活动性皮损，其损伤可影响外观如脱发和皮下萎缩，以及功能损害如关节挛缩。硬斑病可累及真皮（浅层硬斑病）或深层结构如皮下组织甚至筋膜和肌肉（深部硬斑病）。深部炎性皮损为边界不清的红斑、斑块，具有不同程度的水肿和硬化。硬斑病可有不同的表现，包括与硬化萎缩性苔藓的重叠，其可出现"卷烟纸"样萎缩、毛囊角栓和（或）扁平丘疹融合成的白色斑块，有时并发较深的硬斑病皮损。硬斑病常出现在皮肤外伤后，诱发因素包括辐射、手术、昆虫叮咬或注射。

线状硬皮病通常位于下肢、上肢、前额部和躯干腹侧，通常为单侧，可导致关节畸形、关节挛缩和肢体萎缩。部分病例伴有癫痫发作或其他局部神经症状。Parry-Romberg 综合征可能发生于 10 岁或 20 岁前，并导致 95% 的患者出现单侧面部萎缩，可累及更深的皮下组织、肌肉和骨骼结构，而其上的皮肤是可移动的。刀砍状硬皮病为额中线旁和（或）头皮的线状硬化斑块。患者可有癫痫发作、头痛、视力改变、三叉神经痛、唾液腺萎缩和面部萎缩同侧的舌萎缩。手术修复治疗应在进行性萎缩停止 1 年后进行。

硬斑病需与系统性硬化症相鉴别，这在大多数情况下不难。硬斑病患者不会出现系统性硬化症中常见的指端硬化、手指溃疡和（或）凹陷性瘢痕、钙质沉着、甲周毛细血管扩张、盐和胡椒粉样色素改变、雷诺现象或系统性硬化症特异性自身抗体。硬斑病通常也无系统性硬化症的内脏受累，虽然有些患者有关节痛 / 关节炎，包括干燥（非炎症）性滑膜炎，可导致关节囊、筋膜和肌腱纤维化。还有很多其他疾病和硬斑病类似[66]，早期炎症阶段包括硬化性苔藓、蕈样肉芽肿、瘀滞性皮炎和脂质硬皮症，后期硬化阶段包括放射引起的硬斑病、注射引起的硬斑病样皮损、硬斑病样莱姆病（见于欧洲）、嗜酸性粒细胞增多性肌痛综合征、毒油综合征、硬肿病、硬化性黏液水肿和肾源性系统性纤维化。晚期萎缩阶段的硬斑病和 Parry-Romberg 综合征可与创伤性脂肪萎缩、脂肪营养不良相混淆，更晚期阶段可与萎缩性脂膜炎（如狼疮性脂膜炎）相混淆。

在硬斑病中，ANA 的阳性率为 18% ～ 68%，但是临床价值不明确[66]。可见外周血嗜酸性粒细胞增多和高丙种球蛋白血症，尤其是伴发嗜酸性筋膜炎

时[65]。类风湿因子可呈阳性，且和关节炎的风险增加有关。在典型病例中，皮肤活检不是诊断的必要条件，可表现为浅层、深层血管周围淋巴细胞和浆细胞浸润，并常有真皮乳头和网状层的胶原束增厚及均质化。越来越多的研究在探索 MRI 在评估疾病严重程度（以及寻找潜在的肌炎）、寻找头颈部受累的线状硬斑病的中枢神经系统受累中的作用[66]。

硬斑病的治疗包括：对局限于真皮的局灶性病变外用糖皮质激素和（或）钙调磷酸酶抑制剂、卡泊三醇；更广泛的真皮病变需其他治疗，包括光疗（首选 UVA1，而不是 UVB）；对于更深和（或）线状皮损，选用甲氨蝶呤，联合或不联合系统糖皮质激素或霉酚酸酯[66]。

系统性硬化症

目前逐渐认识到系统性硬化症的皮肤纤维化程度可以很轻，因此 2013 年新发表的系统性硬化症分类标准包括三个主要方面（血管病、纤维化和自身抗体）。这样可以识别出其他方式不能识别出的 lcSSc 患者[67]。lcSSc 患者的皮肤硬化局限于四肢、肘部和膝部的远端以及面部[68]。皮肤受累可为严重的指端硬化（图 46-12），也可以很轻，只有手指肿胀甚至临床几乎没有硬化。这些患者常有抗着丝点自身抗体，也可有抗 Scl-70 抗体以及核仁抗体（Th/To、PM-Scl）。弥漫性皮肤系统性硬化症（diffuse cutaneous systemic sclerosis，dcSSc）患者的皮肤硬化延伸至肘部和膝部近端，通常也累及躯干和面部[68]。

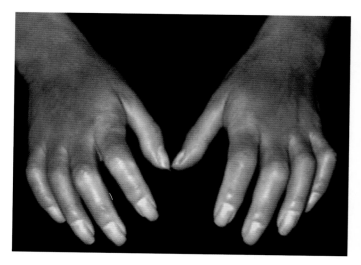

图 46-12 指端硬化伴屈曲挛缩

早期 dcSSc 患者通常近期出现雷诺现象、急性发病、有肌腱摩擦音和严重瘙痒，通常有抗 Scl-70、抗 RNA 聚合酶Ⅲ或抗纤维蛋白（U3RNP）抗体[68]。在 32% ～ 58% 的患者中可见手指溃疡（更常见于早期或弥漫性疾病患者），溃疡位于指腹（通常表现为角化过度、疣状、消退后遗留凹陷瘢痕的疼痛性皮损）或指间、掌指关节[68]。手指溃疡也可表现为远端甲板下的角化过度性病变，通常会遗留瘢痕（所谓的反向翼状胬肉）。手指缺血也可轻微，仅表现为远端指腹皮肤压痛、轻微角化过度（"硬化"）。片状（方形）毛细血管扩张常见于手掌、胸部、面部、嘴唇和舌部，大面积毛细血管扩张提示肺动脉高压的风险增加。色素异常常见，可以是弥漫性或光加重的色素沉着，可以是毛囊性色素沉着的白癜风样区域（"花白"），也可以是条纹状或网状色素沉着。钙质沉着发生于 10% ～ 25% 的患者，通常发生在手和肘部，但也可更泛发，可见于创伤部位（拇指＞小指），并与手指缺血、钙质沉着和骨质疏松相关[68]。

治疗系统性硬化症皮肤硬化的药物包括甲氨蝶呤和霉酚酸酯，而环磷酰胺通常用于严重肺部疾病的患者。关于利妥昔单抗和 IVIG 治疗皮肤硬化成功与否，结论不一。近期已证实自体干细胞免疫消融术对改善硬化症和降低死亡率有益[69]。临床试验正在评估阿巴西普、托珠单抗和 lenabasum（大麻素激动剂）的作用。雷诺现象的治疗在别处介绍。对于手指溃疡，患者可受益于磷酸二酯酶 -5 抑制剂，如西地那非和内皮素受体拮抗剂（如波生坦或安贝生坦），对严重病例可静脉注射伊洛前列素或其他前列环素[68]。经验丰富的手外科医生可应用指交感神经切除术治疗手指溃疡[70]。此外，肉毒毒素已成功用于治疗雷诺现象和手指溃疡[71]。钙质沉着仍然难以治疗，有成功应用华法林、钙通道阻滞剂、米诺环素、双膦酸盐、IVIG、秋水仙碱和钠硫代硫酸盐的报道。

嗜酸性筋膜炎

嗜酸性筋膜炎是肌肉上筋膜发生的炎症反应，导致四肢突然肿胀、出现深在硬结[65]。它通常为对称性，累及全部四肢，很少累及躯干。在水肿期，皮肤可有橘黄色样外观，手臂抬高可见凹陷征，标志着表面静脉塌陷。真皮和皮下脂肪也可受累。与系统性硬化症不同的是，嗜酸性筋膜炎通常不累及手指、没

有雷诺现象或甲皱襞毛细血管改变、ANA 通常阴性。嗜酸性筋膜炎通常急性起病，尤其是强体力活动后。20 世纪 90 年代初认为暴露于 L- 色氨酸污染与嗜酸性筋膜炎类疾病相关。30% ～ 40% 的嗜酸性筋膜炎患者伴发斑块型硬斑病。

嗜酸性筋膜炎的诊断一般基于切取深达筋膜的皮肤组织病理检查，其表现为胶原纤维间炎症细胞浸润、胶原增厚、真皮和脂肪 / 筋膜的硬化、汗腺和毛发消失。活动性嗜酸性筋膜炎的 MRI 表现为肌肉上筋膜增厚，液体敏感序列上呈现筋膜内高信号，静脉造影后筋膜增强。有证据支持早期治疗可以预防纤维化和挛缩[65]。系统糖皮质激素是一线治疗，至少需要中高剂量治疗 3 ～ 6 个月。甲氨蝶呤和霉酚酸酯等是有效的糖皮质激素替代药物，可长期治疗。

硬化性黏液水肿

硬化性黏液水肿（scleromyxedema）是见于中年人的少见病，为原发性皮肤黏蛋白沉积[63]。发病缓慢，皮损为弥漫性 2 ～ 3 cm 的肤色丘疹，可融合成片。该病几乎总是累及面部和手部，特别是眉间和耳部，导致"狮面"，并最终泛发。硬化性黏液水肿和系统疾病相关，包括 25% 的吞咽困难、食管运动障碍和关节痛、10% ～ 50% 的肌病，以及 10% 的雷诺现象。周围神经系统受累可导致腕管或周围感觉运动神经病变，中枢神经系统受累则表现为癫痫发作、记忆减退、步态不稳或中风。皮肤 - 神经综合征可见于 frank 脑病患者。90% 的患者有单克隆丙种球蛋白病，最常见的是 IgGλ，偶尔是 IgGκ[63]。

皮肤病理可见真皮上层黏蛋白沉积和成纤维细胞增生。目前一线治疗为 IVIG，沙利度胺或来那度胺，泼尼松是常见的替代方案。也曾用 PUVA、系统视黄酸、血浆置换、光化学疗法、低剂量美法仑和高剂量地塞米松。已有硼替佐米和自体干细胞移植成功治疗的报道[63]。

硬肿病

硬肿病是另一种原发性真皮黏蛋白沉积疾病[72]。起病时通常为颈后无症状的非可凹性木质样硬化，然后扩散到上背部和肩部，也可继续延伸，累及躯干大部、上臂和颈部。它很少累及面部，通常不累及手

足。硬肿病是硬化性疾病中限制性最强的类型之一，患者常有运动受限，甚至累及咀嚼肌。该病一般分为三种类型：第一种最常见，见于 25% ～ 50% 的病例，发生于糖尿病（通常控制不佳，多见于男性）患者；第二种急性起病，并与上呼吸道感染（通常为链球菌）相关，通常逐渐好转；第三种与血液病（通常是副蛋白血症）相关，为慢性、进展性病程[72]。皮肤活检可见真皮黏蛋白沉积，也有异常肿胀的胶原束，可累及皮下，但无成纤维细胞增生或炎症细胞浸润。患者很少有系统症状，最常见的是食道（吞咽困难）和心脏病。众所周知，硬肿病治疗效果不佳，为数不多的成功治疗方式包括光疗（UVA）、电子束疗法、体外光化学疗法、传统改善病情抗风湿药（DMARD）、他莫昔芬、秋水仙碱或 IVIG。

肾源性系统性纤维化

肾源性系统性纤维化（nephrogenic systemic fibrosis，NSF）近期才被认识，通常发生于进行血液透析的肾功能不全患者[73]。NSF 可表现为类硬斑病样或弥漫性肢端硬化。类硬斑病样表现包括：边界不清的硬化性斑块、有岛状正常区域及指状突起，下肢较上肢常受累。也可发生弥漫融合性的肢端硬化，有时躯干也可受累。结膜上常可出现黄色斑块。患者可自觉疼痛、严重瘙痒、关节挛缩，皮肤及皮下组织、筋膜、肌肉、心肌、肺、肾小管和睾丸的纤维化和钙化。患者通常无雷诺现象。皮肤病理表现与硬化性黏液水肿相同，可见星状成纤维细胞、黏多糖和胶原增粗[73,74]。目前尚无有效的治疗方法，预后主要取决于皮损的范围、发展速度以及系统疾病的严重程度。可能有效的治疗包括血浆置换、IVIG、免疫抑制剂、糖皮质激素、干扰素 -α、沙利度胺、PUVA、UVA1、光化学疗法和甲磺酸伊马替尼[73]。近期研究明确提示 NSF 和不稳定的钆基造影剂暴露相关[75]。新的专业监管指南已明确提出对于所有考虑应用钆基造影剂的患者，均应筛查有无肾功能不全，建议高危患者避免使用特定不稳定的药剂。有数据支持筛查且避免不稳定类型的钆基造影剂减少了 NSF 的发病率[76]。

累及皮肤的原发性血管炎

关键点

- 在皮肤病中，血管炎一词通常指病理学上出现血管壁损伤和中性粒细胞浸润。
- 皮肤血管炎可以是系统疾病的皮肤表现、系统疾病局限性于皮肤的表现，也可以是无系统累及的皮肤病。
- 皮肤血管炎的临床表现主要取决于受累血管的大小。
- 皮肤小血管性血管炎的特征性皮损是下垂部位可触及性紫癜。大多数皮损常为不可触及性。
- 中血管性血管炎可表现为网状青斑、网状紫癜、皮下结节、溃疡或皮肤坏死 / 坏疽。
- 小血管性血管炎包括 ANCA 相关性血管炎和免疫复合物性血管炎，可能是系统性或皮肤性。
- ANCA 相关性血管炎和冷球蛋白血症血管炎虽归为小血管性血管炎，但通常也可累及中血管。
- 系统糖皮质激素并非皮肤局限性疾病的常规用药。

皮肤的原发性血管炎也称或皮肤血管炎，有三种形式：①系统性血管炎的皮肤表现；②已明确的系统性血管炎局限于皮肤型或皮肤为主；③临床和（或）实验室表现不提示系统受累的单器官血管炎。

皮肤血管炎的命名和分类

2012 年教堂山共识会议（Chapel Hill Consensus Conference，CHCC）提出了最广为接受的血管炎分类系统，在本书其他章节有介绍。因为这个系统没有涉及皮肤血管炎的特殊类型、系统性血管炎的皮肤为主或局限于皮肤的类型，所以皮肤科医生为主的国际共识小组提出了 CHCC 系统外的附录，提供了皮肤血管炎的子分类框架和命名（表 46-3）[77]。

主要累及小血管的皮肤血管炎

累及小血管 [微动脉、毛细血管后微静脉和（或）毛细血管] 的血管炎通常表现为紫癜（有时可

表 46-3　皮肤血管炎的分类

CHCC 2012 血管炎分类和名称	皮肤受累情况	
	系统性血管炎累及皮肤	局限于皮肤或皮肤为主的亚型
大血管性血管炎		
Takayasu 动脉炎	否	否
巨细胞动脉炎	罕见	否
中血管性血管炎		
结节性多动脉炎	是	是
川崎病	否	否
小血管性血管炎		
显微镜下多血管炎	是	是
肉芽肿性多血管炎	是	是
嗜酸细胞性肉芽肿性多血管炎	是	是
抗肾小球基底膜病	否	否
冷球蛋白血症血管炎	是	是
IgA 血管炎（过敏性紫癜）	是	是
低补体血症荨麻疹性血管炎（抗 C1q 血管炎）	是	是
不同血管血管炎		
白塞病	是	是
Cogan 综合征	罕见	否
系统疾病相关性血管炎		
SLE、RA、结节病等	是	是
可能病因相关性血管炎		
药物、感染、败血症、自身免疫性疾病等	是	是
皮肤单器官血管炎（CHCC 2012 中不包括）		
IgM/IgG 血管炎	否（尚未观察到）	是（作为单器官血管炎）
结节性血管炎（Bazin 硬红斑）	否	是（作为单器官血管炎）
持久性隆起性红斑	否	是（作为单器官血管炎）
高丙种球蛋白血症性斑状血管炎	否	是（作为单器官血管炎）
正常补体性荨麻疹性血管炎	否	是（作为单器官血管炎）

触及）和（或）瘀点，有时可见荨麻疹和（或）水疱。虽然主要累及小血管，但罕见情况下可累及小动脉，更罕见情况下可累及真皮深层/皮下组织的中动脉。特征性病理表现是血管壁纤维素样坏死，以中性粒细胞为主的浸润和白细胞碎裂（即中性粒细胞变性导致的碎核）[78]。虽然皮损常被描述为可触及性，但临床中大多数是不可触及的[79]。紫癜性丘疹的直径通常为 0.3 ~ 0.6 cm，但也可见较小或较大的皮损

（图 46-13）。单个皮损为圆形，中央可见色素沉着、脓疱或溃疡，也可表现为出血性水疱。当皮损融合时可形成大溃疡。失活组织可能是继发性细菌感染的病灶，尤其是在较大的病变中。

紫癜或瘀点性皮损的鉴别诊断可能包括淤滞性皮炎、色素性紫癜性皮肤病、血小板功能障碍或缺乏、瘀点样药疹、病毒疹、栓塞（胆固醇、败血性）、血栓和淤血[79]。皮肤活检通常有助于确定小血管性血

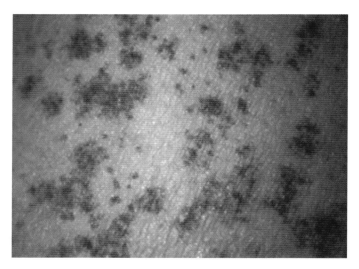

图 46-13 白细胞碎裂性血管炎的紫癜样斑片，压之不褪色

管炎的诊断，尤其取材部位为早期皮损时。早期皮损免疫荧光检查可确定血管炎是否以 IgA 沉积为主。

抬高下肢、穿弹力袜和减少活动可有益于所有类型的小血管性血管炎。有时也用非甾体抗炎药或抗组胺药。系统糖皮质激素不常规用于局限于皮肤的疾病。对于局限于皮肤的持久性疾病，秋水仙碱和氨苯砜取得了一定的成功[79]。

小血管性血管炎分为两大类：ANCA 相关性血管炎和免疫复合物性血管炎（表 46-3）[77]。

ANCA 相关性血管炎

前文已讨论了 ANCA 相关性血管炎，所有 ANCA 相关性血管炎都有皮肤表现，最常见的是可触及性紫癜，但也可见小或中血管受累[80]。肉芽肿性多血管炎（granulomatosis with polyangiitis，GPA）可累及口腔黏膜并引起草莓样牙龈炎，鼻部受累可导致鞍鼻畸形。ANCA 相关性血管炎的皮损病理均可显示小或中血管性血管病变，以及血管外、非血管性肉芽肿性炎［见于 GPA 和嗜酸性肉芽肿性多血管炎（eosinophilic granulomatosis with polyangiitis，EGPA）］。血管外肉芽肿性炎更多发于非紫癜性丘疹或结节中，而不是可触及性紫癜。EGPA 患者的特征性表现为呼吸系统症状，但在血管炎阶段也常见皮损[80]。最常见出血性皮损如瘀点、可触及性紫癜、瘀斑，伴或不伴溃疡的皮肤结节，皮下结节和非特异性红斑。

嗜酸性粒细胞增多综合征和 EGPA 有类似的临床和实验室特点，但血管炎非特征性。此外，许多局限于皮肤的 ANCA 相关性血管炎为药物引起，常见药物是丙硫氧嘧啶、米诺环素、肼水杨酸或左旋咪唑掺杂可卡因。

免疫复合物性血管炎

免疫复合物性血管炎包括冷球蛋白血症血管炎（cryoglobulinemic vasculitis，CV）、IgA 血管炎（即过敏性紫癜）和低补体性荨麻疹性血管炎（hypocomplementemic urticarial vasculitis，HUV）。这些皮损好发于下垂部位（如小腿），HUV 除外。有时可见创伤如搔抓后出现线状分布的皮损，称为同形反应。除了 CV，免疫复合物性皮肤血管炎不会出现小血管（如毛细血管后微静脉）外弥漫的血管受累[77]。

IgA 血管炎是儿童最常见的血管炎，但也可见于成人。它通常表现为圆形的紫癜性丘疹，但也可伴有网状紫癜[81]。在网状紫癜后期，鉴别诊断应考虑其他类型的血管炎或闭塞性脉管病。皮肤活检显示 IgA1 在血管中沉积，嗜酸性粒细胞的存在与肾病风险降低有关[82]。补体正常性荨麻疹性血管炎（urticarial vasculitis with normal complement level，NUV）现在被认为是局限于皮肤的单器官血管炎[77]。患者有荨麻疹样丘疹和斑块，通常位于躯干和四肢。这些皮损通常与典型荨麻疹不同，因为它们的持续时间超过 24 小时，遗留色素沉着和（或）紫癜性暗红斑，可伴烧灼感而非瘙痒。这种情况通常与 SLE 或干燥综合征、丙型肝炎、单克隆丙种球蛋白病或其淋巴恶性肿瘤有关。低补体性荨麻疹性血管炎有相同的皮肤表现，但与系统症状风险增加相关。疾病谱的最严重亚型为低补体性荨麻疹性血管炎综合征，其患者有许多 SLE 的特征，也有血管性水肿、阻塞性肺病和抗 C1q 抗体。IgM/IgG 免疫复合物性血管炎很少与系统性疾病相关[77]。这种疾病之前被称为过敏性血管炎或特发性皮肤白细胞碎裂性血管炎。

冷球蛋白血症血管炎可能为系统性，也可能仅局限于皮肤，通常与丙型肝炎感染有关。血管炎最常见于 II 型（其次为 III 型）混合性冷球蛋白血症，而 I 型单克隆冷球蛋白血症更常见闭塞性血管病导致的紫癜，而不是真正的血管炎。典型冷球蛋白血症血管炎表现为可触及性紫癜，多发生于下肢，少见情况下可累及中血管，导致网状青斑、肢端发绀、腿部溃疡和手指溃疡或坏疽。雷诺现象见于 20%～50% 的患者，关节痛和乏力也常见。

持久性隆起性红斑是小血管性血管炎中一个少见的类型（目前在 CHCC 中被认为是单器官血管炎），典型损害为红色或紫红色的丘疹、斑块、结节，常发生于手背、耳、膝、足跟和臀部[83]。临床鉴别诊断包括 Sweet 综合征、多中心网状组织细胞增生症、结节病和淋巴瘤等。随着时间的推移，可发生纤维化。皮损可为损容性，类似瘢痕疙瘩。虽然该病一般无皮肤外严重受累，许多患者也没有其他的疾病，但有报道持久性隆起性红斑可伴发各种自身免疫性疾病、感染性疾病和血液系统疾病，包括链球菌感染、副蛋白血症、炎症性肠病、RA、SLE 和艾滋病。治疗活动性皮损，常用氨苯砜[83]。局部注射糖皮质激素有时用于纤维性皮损。

结节性血管炎（Bazin 硬红斑），是另一种皮肤单器官血管炎，它是皮下脂肪的小叶性脂膜炎伴血管炎。许多情况下，它与结核相关，累及小、中血管。Waldenstrom 高丙种球蛋白血症性紫癜也是一种以反复发作的下肢紫癜为特征的皮肤单器官血管炎。它与高丙种球蛋白血症（通常为多克隆性）和其他自身免疫性疾病相关，尤其是干燥综合征。

儿童急性出血性水肿是一种少见的血管炎亚型，一般为良性、自限性，好发于 2 岁以下幼儿，起病前通常有上呼吸道感染或用药史[84]。临床表现可十分严重，表现为面、耳和四肢大的紫癜性斑块。基于皮损表现，有时会怀疑脑膜炎球菌血症，但急性出血性水肿的患儿一般状态较好。一般来说，该病无皮肤外受累，仅对症治疗。

主要累及中血管的皮肤血管炎：结节性多动脉炎

这组疾病的特点是主要累及中动脉，小动脉和大动脉很少受累。中血管受累的临床表现包括网状青斑、网状紫癜、真皮结节、溃疡和皮肤坏死 / 手指梗死。它包括经典结节性多动脉炎（polyarteritis nodosa，PAN）的皮肤表现和皮肤结节性多动脉炎两种类型。皮肤结节性多动脉炎（也称为皮肤动脉炎）是一种慢性、复发性血管炎，通常累及四肢，最常见于腿、踝和足部[85]。典型的临床表现是在以小腿胫前或踝部为中心的局限性网状青斑的背景上，出现不太明显的真皮结节，很少伴溃疡。虽然该病与克罗恩病、链球菌感染（尤其是儿童），乙型和丙型肝炎有关，但特发性最常见[85]。大约 80% 的患者有循环抗磷酰丝氨酸凝血酶原复合物 IgM 抗体[86]。皮肤结节性多动脉炎可累及皮损附近的周围神经（与经典结节性多动脉炎的弥漫性神经系统受累不同），但目前尚不清楚这是否由血管受累直接引起。最近有文献报道了一种斑片样型（斑片样淋巴细胞性动脉炎），但它是单独的类型还是皮肤结节性多动脉炎的修复性表现，目前仍存在争议[87]。皮肤结节性多动脉炎和经典结节性多动脉炎的皮肤表现不同，皮肤结节性多动脉炎更顽固、皮肤表现更典型[77]。皮肤结节性多动脉炎发展为经典结节性多动脉炎的报道极其罕见。最近有报道腺苷脱氨酶 2（adenosine deaminase 2，ADA2）基因缺失突变的患者出现了和皮肤结节性多动脉炎类似的皮肤表现，同时有局限于皮肤和系统性血管炎、免疫缺陷和血液学异常[87]。目前尚不清楚有多少比例的皮肤结节性多动脉炎患者有 ADA2 突变，但对皮肤结节性多动脉炎患者可筛查这个基因突变位点（尤其是伴复发性感染或血细胞减少的患者）。

皮肤中血管性血管炎的主要鉴别诊断取决于其临床表现。对于典型的青斑、结节或溃疡表现，最重要的排除疾病是闭塞性血管病。这组疾病众多，包括青斑血管病、遗传性血栓性疾病（如蛋白 C/S 缺乏）、钙缺乏症、Burger 病、Ⅰ 型冷球蛋白血症、抗磷脂抗体、动脉硬化和静脉疾病。溃疡为主、无青斑时，应主要考虑鉴别非典型感染或真菌感染、静脉或动脉疾病和坏疽性脓皮病。临床上，对仅有结节、而无青斑的病例，需考虑鉴别脂膜炎如结节性红斑和硬红斑。

治疗通常是保守性的，可包括皮损内注射糖皮质激素、非甾体抗炎药、小剂量甲氨蝶呤、氨苯砜，偶尔应用系统糖皮质激素。

大血管性血管炎

颞动脉炎（巨细胞性动脉炎）的皮肤表现主要有可触及的颞动脉、局部触痛、头皮结节或溃疡。Takayasu 动脉炎患者的皮损可有雷诺现象、网状青斑、溃疡性结节、皮下结节和坏疽性脓皮病样溃疡。大血管性血管炎通常不进行皮肤活检。

感染

许多感染性疾病的患者可同时出现皮肤和风湿性疾病表现[89]。本节着重介绍几种。

疏螺旋体莱姆病

在北美，伯氏疏螺旋体（*Borrelia burgdorferi*）是引起莱姆病的病原体，与游走性红斑（erythema migrans，EM）有关。阿弗西尼疏螺旋体（borrelia afzelii）见于欧洲，与游走性红斑和慢性萎缩性肢端皮炎（acrodermatitis chronica atrophicans，ACA）有关。几个来自欧洲的研究确证了硬斑病患者存在阿弗西尼疏螺旋体感染[90]。而在美国和其他国家，伯氏疏螺旋体和硬斑病之间无类似联系[91]。源于最初皮损部位的血源传播被认为是造成继发性皮损和皮肤外损害的原因，只有伯氏疏螺旋体的某些亚型与传播有关。

60%～80%的莱姆病患者首先表现为游走性红斑，发病部位在蜱叮咬处[92]。叮咬后数天至1个月后出现皮损，在此期间螺旋体进入血液循环并播散。皮损可伴发热、寒战、乏力、头痛、颈部僵硬、肌痛、关节痛、结膜炎、咽部充血、区域或全身淋巴结肿大。游走性红斑的皮损最初表现为红色斑片，后变为丘疹，然后扩大成红色环状斑块（图46-14）。游走性红斑有两种表现形式，一种为色泽不等的红色斑块，逐渐扩大；另一种为靶样外观，中央为红色斑块，外围是外观正常的皮肤，再外周是另一红斑带。皮损可迅速扩大，17%的患者有血源播散，出现多发皮损。随着皮损扩大，中央红斑可消退。中央皮损也可出现水肿、水疱、风团或结痂。圆形皮损最常见，三角形和细长的椭圆形皮损也有报道。最常见的部位为腹股沟区、腋窝、腹部和腘窝。游走性红斑的皮损通常无症状，但也可伴有瘙痒或疼痛感。未经治

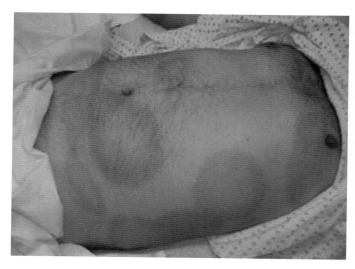

图 46-14 莱姆病特征性环状红斑（Courtesy Dr. Joshua Levin, University of Pennsylvania Department of Dermatology, Philadelphia.）

疗的游走性红斑可持续1天至14个月，自愈的中位时间为28天。抗生素（多西环素或青霉素）治疗后数天可消退。

慢性萎缩性肢端皮炎与晚期莱姆病相关。它主要发生于40～70岁的女性。皮损始发于四肢，通常在小腿或足部，为蓝红色的水肿性斑块。可形成纤维束，尤其在尺骨和胫骨部位，也可在关节附近形成纤维结节。常出现局部淋巴结病。多年之后可发生皮肤萎缩[93]。已从慢性萎缩性肢端皮炎患者的皮损中分离出了伯氏疏螺旋体[94]。

细小病毒

细小病毒 B19 感染患者的皮肤表现包括红斑状掌击颊征、四肢近端的网状皮疹、大片发热性瘀点和丘疹紫癜性袜套综合征。感染为自限性，通常在1～2周内自行缓解。实验室检查结果包括轻至重度白细胞减少、一过性嗜中性粒细胞减少或相对增多、嗜酸性粒细胞增多及轻度血小板减少。成人常通过接触患儿而感染病毒，一般表现为系统性症状，包括关节病和流感样症状，并伴有肢体屈侧周围的皮损和紫癜[95]。

非典型感染：海分枝杆菌感染

许多分枝杆菌、非典型分枝杆菌及深部真菌感染

可影响皮肤和关节。海分枝杆菌是其中一种，患者多有淡水、海水、鱼缸、游泳池、鱼或水生生物、木材、裂片等的接触史。潜伏期一般为 3 周，有时也可更长。病菌常通过手、指的磨损部位或穿通伤口接种。该病为惰性，皮损为结节或溃疡性斑块，偶尔延伸到深部组织。皮损常位于手指、手背和膝关节。皮损可呈局限性，或呈孢子丝菌样分布（25%），有 2% 的传染概率。

脂膜炎

脂膜炎是一组表现为皮下脂肪炎症的疾病。即使是单一脂膜炎，如结节性红斑，其病因也很复杂，而大多数类型的脂膜炎相对罕见且脂膜炎类型众多，导致发病机制的研究进展缓慢。很多类型的脂膜炎的原因仍然未明。

脂膜炎可能是原发性的（无明确原因），也可能是继发性的。继发性脂膜炎的常见原因包括感染、外伤、胰腺疾病、免疫缺陷、恶性肿瘤和结缔组织病。结节性红斑是最常见的脂膜炎。尽管它和一系列的疾病和药物相关，但通常无明确的潜在病因。与结节性红斑相关的潜在病因包括炎症性肠病、结节病、恶性肿瘤（如白血病和淋巴瘤）、感染性疾病（细菌、耶尔森菌、立克次体、衣原体、螺旋体和原生动物）、妊娠、药物（磺胺类药物和避孕药）、自身免疫性疾病（白塞病、干燥综合征、反应性关节炎和 SLE）[96]。

随着对小叶性脂膜炎了解的深入，曾经被归类到各种 Weber-Christian 的病例已被明确分类为狼疮性脂膜炎、组织细胞吞噬性脂膜炎、皮下脂膜炎样 T 细胞淋巴瘤、α1-抗胰蛋白酶缺陷、人工性脂膜

炎、外伤性脂膜炎、钙防御反应和药物诱导性脂膜炎 [97,98]。感染是脂膜炎的诱发因素之一，如结节性红斑由链球菌感染引起，结节性多动脉炎和乙型、丙型肝炎病毒感染相关，感染性脂膜炎常见于免疫受损宿主，以及新近发现的与结核分枝杆菌相关的硬红斑 / 结节性血管炎 [99]。除此之外，非典型感染也可造成脂膜炎样皮损。

对累及脂肪的淋巴瘤的异质性的理解仍在进展中，但在病理鉴别和临床预后方面有不少进展 [100]。如某些患者根据血细胞减少和实验室检查诊断为狼疮脂膜炎，但经过病理仔细鉴别后诊断为皮下型淋巴瘤 [100,101]。

脂膜炎患者通常出现红色触痛性结节，但临床表现通常无亚型特异性，不活检就不能明确具体亚型。脂膜炎患者可能出现低热、乏力、关节痛和肌痛等相关症状。

适当的皮肤活检（通常梭形切口）对于诊断不同类型的脂膜炎至关重要（表 46-4）。脂膜炎通常分为 4 个亚型：间隔性、小叶性、混合性和伴血管炎性。浸润细胞的确切性质也有助于正确诊断。毫无疑问，这些分类在特定的病例分析中有助于缩小鉴别诊断的范围，但有时也存在一些重叠特征或反应模式，导致诊断不明。临床结合病理十分重要，有一篇文献综述强调了其重要性，并对脂膜炎进行了扩展性、实用性的分类 [102]。

曾有联合应用抗疟药（如羟氯喹和奎纳克林）治疗皮下结节病的报道，但没有相关研究支持。文献中有霉酚酸酯和沙利度胺等较新疗法治疗炎性脂膜炎（如结节性脂膜炎和结节性红斑）的报道，并表明这些药物可能有效 [103,104]。仍需研究上述及更成熟药物（如非甾体抗炎药、抗疟药和甲氨蝶呤）的有效性，并对结果进行更系统的评估。

复发性多软骨炎

复发性多软骨炎的诊断基于典型的临床表现，90% 的患者出现耳部症状。也可出现鼻部和呼吸道软骨炎，同时伴非侵蚀性炎性关节炎、心脏瓣膜功能不全、血管炎、眼和前庭受累。该病的流行率约为 3.5/ 百万，这使得对照试验较难进行。其发病原因不明，但发病可能是由对 Ⅱ 型胶原的免疫反应介导。临床上皮肤表现包括耳部炎症，不累及耳垂。确诊需要

表 46-4　脂膜炎分类

Ⅰ. 无明显血管炎性

　A. 间隔炎性

　　1. 淋巴细胞性和混合性：结节性红斑和变异型

　　2. 肉芽肿性：栅栏状肉芽肿性疾病、结节病、皮下感染：结核病、梅毒

　　3. 硬化性：硬皮病、嗜酸性筋膜炎、脂质硬皮症、毒素

　B. 小叶炎性

　　1. 中性粒细胞性：感染、毛囊炎和囊肿破裂、胰腺脂肪坏死

　　2. 淋巴细胞性：狼疮性脂膜炎、糖皮质激素后脂膜炎、淋巴瘤 / 白血病

　　3. 巨噬细胞性：组织细胞吞噬性脂膜炎

　　4. 肉芽肿性：硬红斑 / 结节性血管炎、栅栏状肉芽肿性疾病、结节病、克罗恩病

　　5. 含多量泡沫细胞的混合炎症性：α1- 抗胰蛋白酶缺乏、Weber-Christian 病、外伤性脂肪坏死

　　6. 嗜酸性粒细胞性：嗜酸性脂膜炎、节肢动物咬伤、寄生虫

　　7. 酶促脂肪坏死：胰酶脂膜炎

　　8. 晶体沉积：新生儿硬肿症、新生儿皮下脂肪坏死、痛风、草酸盐沉积症

　　9. 胚胎脂肪型：脂肪萎缩、脂肪营养不良

Ⅱ. 伴明显血管炎性（间隔或小叶）

　A. 中性粒细胞性：白细胞碎裂性血管炎、皮下结节性多动脉炎、血栓性静脉炎、麻风结节性红斑

　B. 淋巴细胞性：结节性血管炎、冻疮、血管中心性淋巴瘤

　C. 肉芽肿性：结节性血管炎 / 硬红斑、麻风结节性红斑、肉芽肿性多血管炎、Churg-Strauss 变应性肉芽肿

Ⅲ. 混合性

血清Ⅱ型胶原抗体阳性、楔形活检显示软骨坏死和软骨组织周围以淋巴细胞和组织细胞为主的炎症反应。其他软骨部位如上呼吸道，也应进行评估。可选用糖皮质激素进行治疗，以减轻炎症反应。对于慢性患者，可应用免疫抑制剂替代激素。也有对难治性患者应用 TNF 抑制剂、利妥昔单抗、托珠单抗和阿巴西普有效的报道 [105]。

浸润性疾病

淀粉样变

典型的原发性淀粉样变很罕见，发病率不足十万分之一。皮损仅见于 40% 的患者。皮损可为疾病的早期表现，包括紫癜、瘀点和瘀斑，由淀粉样物质浸润血管所致。其他的皮肤表现包括秃发、斑块和结节，通常发生在身体屈侧、面部和颊黏膜。偶尔会出现大疱和甲营养不良。皮损或非皮损部位的活检，加上尿液和血清学免疫电泳表明循环单克隆蛋白的存在，有助于确诊。皮肤活检显示均质的透明纤维性沉积物，刚果红染色阳性。治疗包括自体干细胞移植，约 50% 的患者可以获得长期缓解。其他有效的治疗包括联用美法仑和高剂量地塞米松，或沙利度胺、蛋白酶抑制剂和干细胞移植 [106,107]。预后取决于确诊时疾病所处的阶段，说明认识这一疾病非常重要。

结节病

20% ～ 25% 的结节病患者有皮损，皮损最常见于疾病早期。皮损可分为非特异性（以结节性红斑为代表）和特异性（肉芽肿性）。结节性红斑是 Löfgren 综合征的临床表现之一，伴双侧肺门淋巴结病和急性虹膜睫状体炎。这种亚型的预后很好，80% 的患者在 2 年内可缓解。结节病的皮损基本和疾病预后、活动性无关，不影响病程，其数目也与系统性疾病无关。皮肤斑块常持续存在，与疾病的慢性病程相关。冻疮样狼疮（图 46-15）可伴有鼻、耳、颊、唇和手指部的紫色斑疹，通常见于慢性结节病患者，同时也与上呼吸道受累和肺纤维化有关 [108]。结节病的其他皮肤表现包括斑块、毛囊性丘疹、皮下结节、溃疡、秃发和鱼鳞病。结节病的皮损可发生于瘢痕处。结节病皮损表现多样，诊断较难，需取皮肤活检来明确诊断。本病丘疹型皮损应与黄瘤、玫瑰痤疮、毛发上皮瘤、梅毒、红斑狼疮和环状肉芽肿相鉴别。斑块型皮损应与寻常狼疮、类脂质渐进性坏死、硬斑病、麻风、利什曼病和红斑狼疮相鉴别。结节型皮损应与淋巴瘤或其他类型的脂膜炎相鉴别。皮肤结节病的治疗应根据其系统受累的情况而定。在临床治疗中，患者使用泼尼松治疗系统疾病后，其结节病的皮损也得到了缓解。对于孤立性皮损或不需要积极治疗的系统

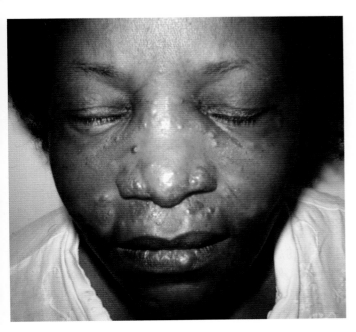

图 46-15 结节病患者面部"苹果酱"样斑块和冻疮样狼疮（鼻周皮损）

性疾病患者，可外用和皮损内注射糖皮质激素、外用他克莫司、口服米诺环素、羟氯喹、联合使用羟氯喹和奎纳克林或氯喹。如果抗疟药疗效不佳，可应用甲氨蝶呤或口服视黄酸类药物。有沙利度胺和 TNF-α 抑制剂治疗结节病的病例报道和病例总结，也有激光重塑治疗冻疮样狼疮型的报道。但 TNF-α 抑制剂和干扰素 -α 治疗可能诱发结节病。

其他皮肤病和关节炎

> **关键点**
>
> ● 许多自身炎性疾病，包括白塞病、家族性地中海热和冷吡啉相关周期性综合征，涉及炎症小体突变，可用细胞因子抑制剂治疗。

白塞病

白塞病最常见于中东和东亚地区。人类白细胞抗原（human leukocyte antigen，HLA）-B5 和 HLA-B51 基因在发病机制中起重要作用。白塞病的诊断标准包括复发性口腔和生殖器溃疡、眼部病变（葡萄膜炎或视网膜血管炎）、特征性皮损和针刺反应阳性[109]。针刺反应，即用无菌针头刺入前臂皮肤，阳性表现为 24 ~ 48 小时内在穿刺部位出现直径大于 2 mm 的红色无菌性结节或脓疱。若患者有复发性口腔溃疡，加上至少 2 项其他表现，并排除其他诊断，即可诊断该病。皮损包括结节性红斑、假性毛囊炎、丘疹脓疱性皮损或青春期后的痤疮样结节。口腔溃疡一般为疼痛性，可发生于齿龈、舌、颊和唇黏膜。生殖器溃疡通常较口腔溃疡大、深，多发生于阴囊、阴茎和女性外阴。可出现静脉受累，包括浅表血栓性静脉炎和深部静脉血栓。皮肤病理常见小血管炎。溃疡性损害的治疗包括外用糖皮质激素和口服秋水仙碱、沙利度胺、干扰素 -α、TNF 抑制剂或阿普斯特，还有一些关于其他生物制剂的有效报道，如 IL-1、IL-12/23 抑制剂[110]。难治性结节性红斑可应用系统糖皮质激素。

家族性地中海热

家族性地中海热（familial Mediterranean fever，FMF）是一种常染色体隐性遗传病，好发于犹太人、阿拉伯人、亚美尼亚人和土耳其人，突变位点位于 16 号染色体短臂上，突变蛋白 pyrin 可能在炎症反应中起抑制作用[111,112]。本病特征性表现为复发性、自限性腹膜炎、胸膜炎和滑膜炎。皮肤的特征性损害为丹毒样红斑，表现为疼痛性、境界清楚的红色斑块，常见于小腿[113]。此病可由物理因素诱发，卧床休息 48 ~ 72 小时后自行消退。发病过程中可伴发热和白细胞增多。其他伴发的皮损有过敏性紫癜、非特异性紫癜，面部、躯干和手掌红斑，血管性水肿、雷诺现象、脓皮病和皮下结节。如果未辨识出该病，继发广泛的皮肤淀粉样变可导致慢性肾功能不全和死亡。皮肤活检可见真皮浅层水肿、血管周围少量淋巴细胞和中性粒细胞浸润，并可见核尘，但无血管炎表现。直接免疫荧光可见浅层小血管壁 C3 沉积。早期使用秋水仙碱治疗有效，可阻止或减少炎症发作的频率和程度。难治性患者可从阻断 IL-1 中受益[114]。

多中心网状组织细胞增生症

多中心网状组织细胞增生症（multicentric reticulohistiocytosis，MRH）是一种病因不明的罕见病，好发于 50 ～ 70 岁的高加索女性。约 45% 的患者表现为损毁性的对称性关节炎，并伴发皮肤丘疹结节性损害。皮肤表现为红褐色丘疹或结节，好发于面部、手指背部、近端和远端指骨关节处，并可泛发全身。罕见的表现有光暴露部位的红斑，多累及关节，这种表现不易与皮肌炎相鉴别 [115]。MRH 的诊断多依据皮肤活检，表现为组织细胞和多核巨细胞的浸润。此外，心、肺、骨骼肌和胃肠也可见类似表现。鉴别诊断包括其他浸润性疾病，如结节病和麻风。依据小样本病例报道，推荐的治疗方法包括糖皮质激素、甲氨蝶呤、环磷酰胺，效果不佳的患者可用苯丁酸氮芥 [116]。据报道，环孢素、TNF-α 抑制剂和双膦酸盐亦有效 [117]。约 1/3 的患者可伴发恶性肿瘤，包括乳房、宫颈、结肠、胃、肺、喉和卵巢的肿瘤、淋巴瘤、白血病、肉瘤、黑素瘤、间皮瘤和不明起源的转移癌。

冷吡啉相关周期性综合征

冷吡啉相关周期性综合征（cryopyrin-associated periodic syndromes，CAPS）是遗传性、自身炎症性疾病，特征为与固有免疫系统不当激活有关的反复性系统炎症。该综合征包括病谱性的三种疾病。最轻的是家族性寒冷性自身炎症综合征（familial cold autoinflammatory syndrome，FCAS）。FCAS 患者表现为复发性、寒冷诱导的周期性发热、荨麻疹样皮疹、关节痛和结膜炎。Muckle-Wells 综合征（MWS）患者为中间型。MWS 常为慢性，伴有发热、皮疹、关节炎或关节痛、感音神经听力丧失，成年期也可有 AA 淀粉样变。最严重的是新生儿多系统炎性疾病（neonatal-onset multisystem inflammatory disease，NOMID），也称为慢性婴儿神经皮肤关节综合征（chronic infantile neurologic cutaneous articular syndrome，CINCA）综合征。CINCA/NOMID 罕见发热。患者表现为早发性、间歇性荨麻疹样皮疹，伴感觉神经受累。CINCA/NOMID 重型患者可出现肥厚性关节病伴挛缩和骨畸形。CAPS 由 NLRP3 基因显性遗传或新发的功能获得性突变引起。最近在 CINCA/NOMID 种系突变阴性患者中发现有体细胞突变。NLRP3 编码冷吡啉，这是一种控制 caspase-1 激活的胞质蛋白复合物，可随后激活 IL-1β。NLRP3 突变与炎性小体的过度活化相关，导致 IL-1β 过度表达。抑制 IL-1β 可显著改善和这种炎症有关的所有临床表现 [118]。个

例报道也表明 TNF 抑制剂和沙利度胺对这些患者有治疗作用。

干扰素相关遗传综合征

干扰素调节固有（自身炎症）反应。这些综合征的患者有导致 I 型干扰素增多的单基因缺陷，有类似的临床、病理和功能特征。这些综合征包括蛋白酶体缺陷相关自身炎性疾病 CANDLE、Aicardi-Goutières 综合征、TREX1 介导的家族性冻疮样狼疮和干扰素基因刺激因子（STING）相关的婴儿期血管病变。这些疾病的患者在生命早期有血管病变，皮肤中有粒细胞前体，外周血中有显著的干扰素反应基因特征和不同程度的 B 细胞活化 [119]。

 Full references for this chapter can be found on ExpertConsult.com.

部分参考文献

1. Greb JE, Goldminz AM, Elder JT, et al.: Psoriasis, *Nat Rev Dis Primers*. 2:16082, 2016.
2. Takeshita J, Grewal S, Langan SM, et al.: Psoriasis and comorbid diseases: epidemiology, *J Am Acad Dermatol* 76(3):377–390, 2017.
3. Conrad C, Gilliet M: Psoriasis: from pathogenesis to targeted therapies, *Clin Rev Allergy Immunol* 54(1):102–113, 2018.
4. Marrakchi S, Guigue P, Renshaw BR, et al.: Interleukin-36-receptor antagonist deficiency and generalized pustular psoriasis, *N Engl J Med* 365(7):620–628, 2011.
5. Tan AL, Benjamin M, Toumi H, et al.: The relationship between the extensor tendon enthesis and the nail in distal interphalangeal joint disease in psoriatic arthritis—a high-resolution MRI and histological study, *Rheumatology (Oxford)* 46(2):253–256, 2007.
6. Kaushik SB, Lebwohl MG: Review of safety and efficacy of approved systemic psoriasis therapies, *Int J Dermatol* 58(6):649–658, 2019.
7. Chua-Aguilera CJ, Moller B, Yawalkar N: Skin manifestations of rheumatoid arthritis, juvenile idiopathic arthritis, and spondyloarthritides, *Clin Rev Allergy Immunol* 53(3):371–393, 2017.
8. Sayah A, English 3rd JC: Rheumatoid arthritis: a review of the cutaneous manifestations, *J Am Acad Dermatol* 53(2):191–209, 2005. .
9. Turunen S, Huhtakangas J, Nousiainen T, et al.: Rheumatoid arthritis antigens homocitrulline and citrulline are generated by local myeloperoxidase and peptidyl arginine deiminases 2, 3 and 4 in rheumatoid nodule and synovial tissue, *Arthritis Res Ther* 18(1):239, 2016.
10. Maldonado I, Eid H, Rodriguez GR, et al.: Rheumatoid nodulosis: is it a different subset of rheumatoid arthritis? *J Clin Rheumatol* 9(5):296–305, 2003.
11. Ahmed SS, Arnett FC, Smith CA, et al.: The HLA-DRB1*0401 allele and the development of methotrexate-induced accelerated rheumatoid nodulosis: a follow-up study of 79 Caucasian patients with rheumatoid arthritis, *Medicine (Baltimore)* 80(4):271–278, 2001.
12. Talotta R, Atzeni F, Batticciotto A, et al.: Accelerated subcutaneous nodulosis in patients with rheumatoid arthritis treated with tocilizumab: a case series, *J Med Case Rep* 12(1):154, 2018.

13. Vollertsen RS, Conn DL, Ballard DJ, et al.: Rheumatoid vasculitis: survival and associated risk factors, *Medicine (Baltimore)* 65(6):365–375, 1986.

14. Watts RA, Scott DG: Vasculitis and inflammatory arthritis, *Best Pract Res Clin Rheumatol* 30(5):916–931, 2016.

15. Schadt CR, Callen JP: Management of neutrophilic dermatoses, *Dermatol Ther* 25(2):158–172, 2012.

16. Brown TS, Fearneyhough PK, Burruss JB, et al.: Rheumatoid neutrophilic dermatitis in a woman with seronegative rheumatoid arthritis, *J Am Acad Dermatol* 45(4):596–600, 2001.

17. Sangueza OP, Caudell MD, Mengesha YM, et al.: Palisaded neutrophilic granulomatous dermatitis in rheumatoid arthritis, *J Am Acad Dermatol* 47(2):251–257, 2002.

18. Schneider R, Passo MH: Juvenile rheumatoid arthritis, *Rheum Dis Clin North Am* 28(3):503–530, 2002.

19. Woods MT, Gavino AC, Burford HN, et al.: The evolution of histopathologic findings in adult Still disease, *Am J Dermatopathol* 33(7):736–739, 2011.

20. Colafrancesco S, Priori R, Valesini G, et al.: Response to interleukin-1 inhibitors in 140 Italian patients with adult-onset Still's disease: a multicentre retrospective observational study, *Front Pharmacol* 8:369, 2017.

21. Gilliam JN, Sontheimer RD: Distinctive cutaneous subsets in the spectrum of lupus erythematosus, *J Am Acad Dermatol* 4(4):471–475, 1981.

22. Sontheimer RD, Maddison PJ, Reichlin M, et al.: Serologic and HLA associations in subacute cutaneous lupus erythematosus, a clinical subset of lupus erythematosus, *Ann Intern Med* 97(5):664–671, 1982.

23. Gronhagen CM, Fored CM, Linder M, et al.: Subacute cutaneous lupus erythematosus and its association with drugs: a population-based matched case-control study of 234 patients in Sweden, *Br J Dermatol* 167(2):296–305, 2012.

24. Sandholdt LH, Laurinaviciene R, Bygum A: Proton pump inhibitor-induced subacute cutaneous lupus erythematosus, *Br J Dermatol* 170(2):342–351, 2014.

25. David-Bajar KM, Bennion SD, DeSpain JD, et al.: Clinical, histologic, and immunofluorescent distinctions between subacute cutaneous lupus erythematosus and discoid lupus erythematosus, *JInvestDermatol* 99:251, 1992.

26. Lee LA, Gaither KK, Coulter SN, et al.: Pattern of cutaneous immunoglobulin G deposition in subacute cutaneous lupus erythematosus is reproduced by infusing purified anti-Ro (SSA) autoantibodies into human skin-grafted mice, *J Clin Invest* 83(5):1556–1562, 1989.

27. Durosaro O, Davis MD, Reed KB, et al.: Incidence of cutaneous lupus erythematosus, 1965-2005: a population-based study, *Arch Dermatol* 145(3):249–253, 2009.

28. Gronhagen CM, Fored CM, Granath F, et al.: Cutaneous lupus erythematosus and the association with systemic lupus erythematosus: a population-based cohort of 1088 patients in Sweden, *Br J Dermatol* 164(6):1335–1341, 2011.

29. Wieczorek IT, Propert KJ, Okawa J, et al.: Systemic symptoms in the progression of cutaneous to systemic lupus erythematosus, *JAMA Dermatol* 150(3):291–296, 2014.

30. Kuhn A, Richter-Hintz D, Oslislo C, et al.: Lupus erythematosus tumidus—a neglected subset of cutaneous Lupus erythematosus: report of 40 cases.[see comment], *ArchDermatol* 136:1033, 2005.

31. Bosisio F, Boi S, Caputo V, et al.: Lobular panniculitic infiltrates with overlapping histopathologic features of lupus panniculitis (lupus profundus) and subcutaneous T-cell lymphoma: a conceptual and practical dilemma, *Am J Surg Pathol* 39(2):206–211, 2015.

32. Chang J, Werth VP: Therapeutic options for cutaneous lupus erythematosus: recent advances and future prospects, *Expert Rev Clin Immunol* 12(10):1109–1121, 2016.

33. Piette EW, Foering KP, Chang AY, et al.: Impact of smoking in cutaneous lupus erythematosus, *Arch Dermatol* 148(3):317–322, 2012.

34. Chang AY, Piette EW, Foering KP, et al.: Response to antimalarial

35. Hall RP, Lawley TJ, Smith HR, et al.: Bullous eruption of systemic lupus erythematosus. Dramatic response to dapsone therapy, *Ann Intern Med* 97(2):165–170, 1982.

36. Frances C, Piette JC: The mystery of Sneddon syndrome: relationship with antiphospholipid syndrome and systemic lupus erythematosus, *J Autoimmun* 15(2):139–143, 2000.

37. Lee LA: Transient autoimmunity related to maternal autoantibodies: neonatal lupus, *Autoimmun Rev* 4(4):207–213, 2005.

38. Martin V, Lee LA, Askanase AD, et al.: Long-term followup of children with neonatal lupus and their unaffected siblings, *Arthritis Rheum* 46(9):2377–2383, 2002.

39. Jhorar P, Torre K, Lu J: Cutaneous features and diagnosis of primary Sjogren syndrome: an update and review, *J Am Acad Dermatol* 79(4):736–745, 2018.

40. Nishikawa T, Provost TT: Differences in clinical, serologic, and immunogenetic features of white versus Oriental anti-SS-A/Ro-positive patients, *J Am Acad Dermatol* 25(3):563–564, 1991. PubMed PMID: 1918496.

41. Ramos-Casals M, Anaya JM, Garcia-Carrasco M, et al.: Cutaneous vasculitis in primary Sjogren syndrome: classification and clinical significance of 52 patients, *Medicine (Baltimore)* 83(2):96–106, 2004.

42. Lundberg IE, Tjarnlund A, Bottai M, et al.: International Myositis Classification Criteria Project Consortium, The Euromyositis Register, and The Juvenile Dermatomyositis Cohort Biomarker Study and Repository: 2017 European League against rheumatism/American College of Rheumatology classification criteria for adult and juvenile idiopathic inflammatory myopathies and their major subgroups, *Ann Rheum Dis* 76(12):1955–1964, 2017.

43. Concha JSS, Tarazi M, Kushner CJ, et al.: The diagnosis and classification of amyopathic dermatomyositis: a historical review and assessment of existing criteria, *Br J Dermatol* 180(5):1001–1008, 2019.

44. Sontheimer RD: Cutaneous features of classic dermatomyositis and amyopathic dermatomyositis, *CurrOpinion Rheumatol* 11:475, 1999. PubMed PMID: 2659.

45. Zhang L, Wu G, Gao D, et al.: Factors associated with interstitial lung disease in patients with polymyositis and dermatomyositis: a systematic review and meta-analysis, *PLoS One* 11:e0155381, 2016.

46. Fiorentino DF, Kuo K, Chung L, et al.: Distinctive cutaneous and systemic features associated with antitranscriptional intermediary factor-1gamma antibodies in adults with dermatomyositis, *J Am Acad Dermatol* 72(3):449–455, 2015.

47. Bernet LL, Lewis MA, Rieger KE, et al.: Ovoid palatal patch in dermatomyositis: a novel finding associated with anti-TIF1gamma (p155) antibodies, *JAMA Dermatol* 152(9):1049–1051, 2016.

48. Balin SJ, Wetter DA, Andersen LK, et al.: Calcinosis cutis occurring in association with autoimmune connective tissue disease: the Mayo Clinic experience with 78 patients, 1996-2009, *Arch Dermatol* 148(4):455–462, 2012.

49. Crowson AN, Magro CM: The role of microvascular injury in the pathogenesis of cutaneous lesions of dermatomyositis, *Hum Pathol* 27(1):15–19, 1996.

50. Magro CM, Crowson AN: The immunofluorescent profile of dermatomyositis: a comparative study with lupus erythematosus, *J Cutan Pathol* 24(9):543–552, 1997.

51. Wolstencroft PW, Fiorentino DF: Dermatomyositis clinical and pathological phenotypes associated with myositis-specific autoantibodies, *Curr Rheumatol Rep* 20(5):28, 2018.

52. Connors GR, Christopher-Stine L, Oddis CV, et al.: Interstitial lung disease associated with the idiopathic inflammatory myopathies: what progress has been made in the past 35 years? *Chest* 138(6):1464–1474, 2010.

53. Olazagasti JM, Baez PJ, Wetter DA, et al.: Cancer risk in dermatomyositis: a meta-analysis of cohort studies, *Am J Clin Dermatol* 16(2):89–98, 2015.

54. Leatham H, Schadt C, Chisolm S, et al.: Evidence supports blind

screening for internal malignancy in dermatomyositis: data from 2 large US dermatology cohorts, *Medicine (Baltimore)* 97(2):e9639, 2018.

55. Sato Y, Teraki Y, Izaki S, et al.: Clinical characterization of dermatomyositis associated with mechanic's hands, *J Dermatol* 39(12):1093–1095, 2012.

56. Narang NS, Casciola-Rosen L, Li S, et al.: Cutaneous ulceration in dermatomyositis: association with anti-melanoma differentiation-associated gene 5 antibodies and interstitial lung disease, *Arthritis Care Res (Hoboken)* 67(5):667–672, 2015.

57. Lu X, Yang H, Shu X, et al.: Factors predicting malignancy in patients with polymyositis and dermatomyostis: a systematic review and meta-analysis, *PLoS One* 9(4):e94128, 2014.

58. Femia AN, Vleugels RA, Callen JP: Cutaneous dermatomyositis: an updated review of treatment options and internal associations, *Am J Clin Dermatol* 14(4):291–313, 2013.

59. Kurita T, Yasuda S, Amengual O, et al.: The efficacy of calcineurin inhibitors for the treatment of interstitial lung disease associated with polymyositis/dermatomyositis, *Lupus* 24(1):3–9, 2015.

60. Kahn JS, Deverapalli SC, Rosmarin DM: JAK-STAT signaling pathway inhibition: a role for treatment of discoid lupus erythematosus and dermatomyositis, *Int J Dermatol* 57(8):1007–1014, 2018.

61. Pelle MT, Callen JP: Adverse cutaneous reactions to hydroxychloroquine are more common in patients with dermatomyositis than in patients with cutaneous lupus erythematosus, *Arch Dermatol* 138(9):1231–1233, 2002.

62. Ang GC, Werth VP: Combination antimalarials in the treatment of cutaneous dermatomyositis: a retrospective study, *Arch Dermatol* 141(7):855–859, 2005.

63. Ferreli C, Gasparini G, Parodi A, et al.: Cutaneous manifestations of scleroderma and scleroderma-like disorders: a comprehensive review, *Clin Rev Allergy Immunol* 53(3):306–336, 2017.

64. Fett N, Werth VP: Update on morphea: part I. Epidemiology, clinical presentation, and pathogenesis, *J Am Acad Dermatol* 64(2):217–228, 2011.

65. Mazori DR, Femia AN, Vleugels RA: Eosinophilic fasciitis: an updated review on diagnosis and treatment, *Curr Rheumatol Rep* 19(12):74, 2017.

66. Florez-Pollack S, Kunzler E, Jacobe HT, et al.: Current concepts, *Clin Dermatol* 36(4):475–486, 2018.

67. van den Hoogen F, Khanna D, Fransen J, et al.: 2013 classification criteria for systemic sclerosis: an American College of Rheumatology/European League against Rheumatism collaborative initiative, *Arthritis Rheum* 65(11):2737–2747, 2013.

68. Pearson DR, Werth VP, Pappas-Taffer L: Systemic sclerosis: Current concepts of skin and systemic manifestations, *Clin Dermatol* 36(4):459–474, 2018.

69. Spierings J, van Rhijn-Brouwer FCC, van Laar JM: Hematopoietic stem-cell transplantation in systemic sclerosis: an update, *Curr Opin Rheumatol* 30(6):541–547, 2018.

70. Momeni A, Sorice SC, Valenzuela A, et al.: Surgical treatment of systemic sclerosis—is it justified to offer peripheral sympathectomy earlier in the disease process? *Microsurgery* 35(6):441–446, 2015.

71. Motegi SI, Uehara A, Yamada K, et al.: Efficacy of botulinum toxin B injection for Raynaud's phenomenon and digital ulcers in patients with systemic sclerosis, *Acta Derm Venereol* 97(7):843–850, 2017.

72. Yaqub A, Chung L, Rieger KE, et al.: Localized cutaneous fibrosing disorders, *Rheum Dis Clin North Am* 39(2):347–364, 2013.

73. Bernstein EJ, Schmidt-Lauber C, Kay J: Nephrogenic systemic fibrosis: a systemic fibrosing disease resulting from gadolinium exposure, *Best Pract Res Clin Rheumatol* 26(4):489–503, 2012.

74. Kucher C, Xu X, Pasha T, et al.: Histopathologic comparison of nephrogenic fibrosing dermopathy and scleromyxedema, *J Cutan Pathol* 32(7):484–490, 2005.

75. Daftari Besheli L, Aran S, Shaqdan K, et al.: Current status of nephrogenic systemic fibrosis, *Clinical Radiology* 69:661–668, 2014.

76. Bruce R, Wentland AL, Haemel AK, et al.: Incidence of nephrogenic systemic fibrosis using Gadobenate Dimeglumine in 1423 patients with renal insufficiency compared with Gadodiamide, *Invest Radiol* 51(11):701–705, 2016.

77. Sunderkotter CH, Zelger B, Chen KR, et al.: Nomenclature of cutaneous vasculitis: Dermatologic addendum to the 2012 revised international Chapel Hill consensus conference nomenclature of Vasculitides, *Arthritis Rheumatol* 70(2):171–184, 2018.

78. Carlson JA: The histological assessment of cutaneous vasculitis, *Histopathology* 56(1):3–23, 2010.

79. Fiorentino DF: Cutaneous vasculitis, *J Am Acad Dermatol* 48(3):311–340, 2003.

80. Marzano AV, Raimondo MG, Berti E, et al.: Cutaneous manifestations of ANCA-associated small vessels vasculitis, *Clin Rev Allergy Immunol* 53(3):428–438, 2017.

81. Piette WW, Stone MS: A cutaneous sign of IgA-associated small dermal vessel leukocytoclastic vasculitis in adults (Henoch-Schonlein purpura), *Arch Dermatol* 125(1):53–56, 1989. PubMed PMID: 2642681.

82. Poterucha TJ, Wetter DA, Gibson LE, et al.: Histopathology and correlates of systemic disease in adult Henoch-Schonlein purpura: a retrospective study of microscopic and clinical findings in 68 patients at Mayo Clinic, *J Am Acad Dermatol* 68(3):420–424 e3, 2013.

83. Momen SE, Jorizzo J, Al-Niaimi F: Erythema elevatum diutinum: a review of presentation and treatment, *J Eur Acad Dermatol Venereol* 28(12):1594–1602, 2014.

84. Fiore E, Rizzi M, Simonetti GD, et al.: Acute hemorrhagic edema of young children: a concise narrative review, *Eur J Pediatr* 170(12):1507–1511, 2011.

85. Morgan AJ, Schwartz RA: Cutaneous polyarteritis nodosa: a comprehensive review, *Int J Dermatol* 49(7):750–756, 2010.

86. Kawakami T, Yamazaki M, Mizoguchi M, et al.: High titer of anti-phosphatidylserine-prothrombin complex antibodies in patients with cutaneous polyarteritis nodosa, *Arthritis Rheum* 57(8):1507–1513, 2007.

87. Buffiere-Morgado A, Battistella M, Vignon-Pennamen MD, et al.: Relationship between cutaneous polyarteritis nodosa (cPAN) and macular lymphocytic arteritis (MLA): Blinded histologic assessment of 35 cPAN cases, *J Am Acad Dermatol* 73(6):1013–1020, 2015.

88. Meyts I, Aksentijevich I: Deficiency of adenosine deaminase 2 (DADA2): Updates on the phenotype, genetics, pathogenesis, and treatment, *J Clin Immunol* 38(5):569–578, 2018.

89. Khan-Sabir SM, Werth VP: Infectious diseases that affect the skin and joint. In Sontheimer RD, Provost TT, editors: *Cutaneous manifestations of rheumatic diseases*, Philadelphia, 2004, Lippincott Williams & Wilkins, p 242.

90. Fujiwara H, Fujiwara K, Hashimoto K, et al.: Detection of Borrelia burgdorferi DNA (B garinii or B afzelii) in morphea and lichen sclerosus et atrophicus tissues of German and Japanese but not of US patients, *Arch Dermatol* 133(1):41–44, 1997. PubMed PMID: 9006371.

91. Tolkki L, Hokynar K, Meri S, et al.: Granuloma annulare and morphea: correlation with Borrelia burgdorferi infections and Chlamydia-related bacteria, *Acta Derm Venereol* 98(3):355–360, 2018.

92. Steere AC: Diagnosis and treatment of Lyme arthritis, *Med Clin North Am* 81(1):179–194, 1997. PubMed PMID: 9012760.

93. Aberer E, Breier F, Stanek G, et al.: Success and failure in the treatment of acrodermatitis chronica atrophicans, *Infection* 24(1):85–87, 1996.

94. Asbrink E, Hovmark A: Successful cultivation of spirochetes from skin lesions of patients with erythema chronicum migrans Afzelius and acrodermatitis chronica atrophicans, *Acta Pathol Microbiol Immunol Scand B* 93(2):161–163, 1985.

95. Mage V, Lipsker D, Barbarot S, et al.: Different patterns of skin manifestations associated with parvovirus B19 primary infection in adults, *J Am Acad Dermatol* 71(1):62–69, 2014.

96. Psychos DN, Voulgari PV, Skopouli FN, et al.: Erythema nodosum: the underlying conditions, *Clin Rheumatol* 19(3):212–216, 2000.

97. White Jr JW, Winkelmann RK: Weber-Christian panniculitis: a review of 30 cases with this diagnosis, *J Am Acad Dermatol* 39(1):56–62, 1998.

98. Borroni G, Torti S, D'Ospina RM, et al.: Drug-induced panniculitides, *G Ital Dermatol Venereol* 149(2):263–270, 2014.

99. Magalhaes TS, Dammert VG, Samorano LP, et al.: Erythema induratum of Bazin: Epidemiological, clinical and laboratorial profile of 54 patients, *J Dermatol* 45(5):628–629, 2018.

100. LeBlanc RE, Tavallaee M, Kim YH, et al.: Useful parameters for distinguishing subcutaneous panniculitis-like T-cell lymphoma from lupus erythematosus panniculitis, *Am J Surg Pathol* 40(6):745–754, 2016.

101. Arps DP, Patel RM: Lupus profundus (panniculitis): a potential mimic of subcutaneous panniculitis-like T-cell lymphoma, *Arch Pathol Lab Med* 137(9):1211–1215, 2013.

102. Peters MS, Su WP: Panniculitis. *Dermatol Clin.* 10(1):37–57, 1992.

103. Enk AH, Knop J: Treatment of relapsing idiopathic nodular panniculitis (Pfeifer-Weber-Christian disease) with mycophenolate mofetil, *J Am Acad Dermatol* 39(3):508–509, 1998.

104. Calderon P, Anzilotti M, Phelps R: Thalidomide in dermatology. New indications for an old drug, *Int J Dermatol* 36(12):881–887, 1997. PubMed PMID: 9466191.

105. Rednic S, Damian L, Talarico R, et al.: Relapsing polychondritis: state of the art on clinical practice guidelines, *RMD Open* 4(Suppl 1):e000788, 2018.

106. Vaxman I, Gertz M: Recent advances in the diagnosis, risk stratification, and management of systemic light-chain amyloidosis, *Acta Haematol* 141(2):93–106, 2019.

107. Merlini G, Dispenzieri A, Sanchorawala V, et al.: Systemic immunoglobulin light chain amyloidosis, *Nat Rev Dis Primers* 4(1):38, 2018.

108. Wanat KA, Rosenbach M: Cutaneous sarcoidosis, *Clin Chest Med* 36(4):685–702, 2015.

109. Criteria for diagnosis of Behcet's disease. International study group for Behcet's disease, *Lancet* 335(8697):1078–1080, 1990.

110. Leccese P, Ozguler Y, Christensen R, et al.: Management of skin, mucosa and joint involvement of Behcet's syndrome: a systematic review for update of the EULAR recommendations for the management of Behcet's syndrome, *Semin Arthritis Rheum* 48(4):752–762, 2019.

111. Ancient missense mutations in a new member of the RoRet gene family are likely to cause familial Mediterranean fever. The International FMF Consortium, *Cell* 90(4):797–807, 1997.

112. Pras E, Aksentijevich I, Gruberg L, et al.: Mapping of a gene causing familial Mediterranean fever to the short arm of chromosome 16, *N Engl J Med* 326(23):1509–1513, 1992.

113. Azizi E, Fisher BK: Cutaneous manifestations of familial Mediterranean fever, *Arch Dermatol* 112(3):364–366, 1976.

114. Ozen S, Bilginer Y: A clinical guide to autoinflammatory diseases: familial Mediterranean fever and next-of-kin, *Nat Rev Rheumatol* 10(3):135–147, 2014.

115. Hsiung SH, Chan EF, Elenitsas R, et al.: Multicentric reticulohistiocytosis presenting with clinical features of dermatomyositis, *J Am Acad Dermatol* 48(Suppl 2):S11–S14, 2003.

116. Liang GC, Granston AS: Complete remission of multicentric reticulohistiocytosis with combination therapy of steroid, cyclophosphamide, and low-dose pulse methotrexate. Case report, review of the literature, and proposal for treatment, *Arthritis Rheum* 39(1):171–174, 1996.

117. Selmi C, Greenspan A, Huntley A, et al.: Multicentric reticulohistiocytosis: a critical review, *Curr Rheumatol Rep* 17(6):511, 2015.

118. Levy R, Gerard L, Kuemmerle-Deschner J, et al.: Phenotypic and genotypic characteristics of cryopyrin-associated periodic syndrome: a series of 136 patients from the Eurofever Registry, *Ann Rheum Dis* 74(11):2043–2049, 2015.

119. Liu Y, Jesus AA, Marrero B, et al.: Activated STING in a vascular and pulmonary syndrome, *N Engl J Med* 371(6):507–518, 2014.

第 47 章

眼与风湿性疾病

原著 JAMES T. ROSENBAUM

赵 义 译 左晓霞 校

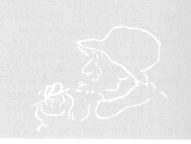

关键点

- 根据眼内炎症的部位和疾病的发作特征，葡萄膜炎的症状具有较大异质性。
- 在北美和欧洲，强直性脊柱炎是常见的与葡萄膜炎相关的系统性风湿病。
- 大约40%的强直性脊柱炎患者在其一生中会患急性前葡萄膜炎。
- 人类白细胞抗原（HLA）-B27相关的葡萄膜炎多为单侧、反复和急性发作，反复发作时有时会影响对侧眼睛。
- 结节病常表现为葡萄膜炎。
- 多数视网膜血管炎患者缺乏系统性血管炎表现。
- 许多巩膜炎患者合并系统性疾病，如类风湿关节炎。
- 抗中性粒细胞胞浆抗体检测有助于鉴别严重巩膜炎。
- 肉芽肿性多血管炎是最常累及眼眶的风湿病。
- 前缺血性视神经病变是巨细胞动脉炎最常见的眼部表现。
- 多数因视神经缺血而失明的患者缺乏动脉炎表现。

引言

几乎所有累及眼或其周围结构的系统性炎性疾病均需要风湿病学诊疗介入。表47-1列出了类风湿关节炎、系统性红斑狼疮、干燥综合征、脊柱关节炎、血管炎［包括肉芽肿性多血管炎和巨细胞动脉炎（也称为颞动脉炎）］、硬皮病、白塞病、复发性多软骨炎和皮肌炎的典型眼部表现。这些疾病将在本文中一一进行阐述。本章将重点介绍眼部的结构——葡萄膜、角膜、眼眶和视神经，并阐明各结构的炎症是如何与自身免疫或炎症反应相关的。

眼部解剖与生理

图47-1为眼球解剖示意图。眼是一个小而精细复杂的结构。角膜位于眼球前部，在健康状态下，它是没有血管且透明的。晶状体内也没有血管。前房充满房水，与脑脊液同源。当血-房水屏障完整时，房水内不含白细胞，只有极少量的蛋白质。与血-滑膜屏障相似，血-房水屏障在前葡萄膜炎时会被破坏。此时，通过常规、无创的生物显微镜或裂隙灯检查可在前房中发现白细胞以及蛋白含量增加。眼科医生可通过无创手段观察到这两种炎症的特征性表现。

葡萄膜（uvea）一词来源于拉丁语"葡萄（grape）"。前葡萄膜包括虹膜和睫状体。房水由睫状体生成。葡萄膜的后部是脉络膜，富含大量血管，位于视网膜后方。葡萄膜的任何部分均可发生炎症，而且炎症经常波及邻近组织。按解剖分型，葡萄膜炎（uveitis）分为前葡萄膜炎［虹膜炎或虹膜睫状体炎（睫状体炎）］、中葡萄膜炎（玻璃体内出现白细胞）和后葡萄膜炎（脉络膜和视网膜的炎症）。当葡萄膜的所有部分都发生炎症时，则称为全葡萄膜炎。葡萄膜炎术语标准化工作组曾尝试采用标准化术语来描述葡萄膜炎[1]，然而，目前并非所有眼科医生都能遵循这些命名，因此葡萄膜炎的命名和含义仍存在许多歧义。

表 47-1　风湿性疾病常见眼部损害特征	
疾病	常见眼部损害特征
类风湿关节炎	干眼症 巩膜炎
系统性红斑狼疮	干眼症 棉絮样渗出
干燥综合征	干眼症
脊柱关节炎	急性前葡萄膜炎
肉芽肿性多血管炎	巩膜炎 眼眶炎症
巨细胞动脉炎	前缺血性视神经病变
硬皮病	干眼症
白塞病	葡萄膜炎、视网膜动脉炎
复发性多软骨炎	巩膜炎、浅层巩膜炎、葡萄膜炎
皮肌炎	眼睑向阳疹

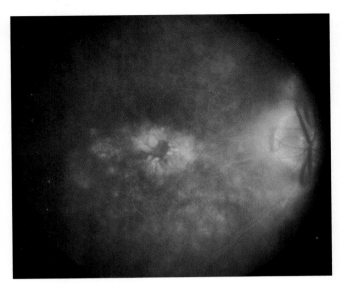

图 47-2　荧光造影。正常黄斑不含血管且不被荧光染料染色。此患者有黄斑水肿，表现为图中央所示的面包圈状改变。视神经位于图的 3 点钟位置。黄斑水肿可并发葡萄膜炎，甚至前葡萄膜炎

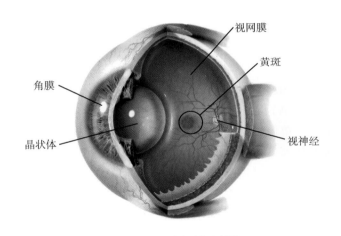

图 47-1　眼球解剖示意图

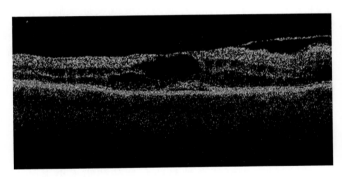

图 47-3　光学相干断层扫描可对视网膜结构进行精细成像。图中央的圆形黑色区域为黄斑水肿，此为葡萄膜炎患者视力丧失的主要原因

　　葡萄膜炎的症状和体征取决于葡萄膜受累部位。前葡萄膜炎，尤其是突然起病者，多表现为眼红、疼痛和畏光，也可出现不同程度的视力下降，通常与黄斑水肿相关（图 47-2，图 47-3）。中葡萄膜炎通常因白细胞进入视轴而表现为眼前有漂浮物，尽管大多数眼前有漂浮物的症状是由于衰老或玻璃体内部的其他变化所致。后葡萄膜炎本身通常不会引起疼痛或眼红，视力下降情况取决于炎症的部位和程度。

　　眼的外层为巩膜。在眼前部，巩膜与角膜缘相接。眼部最内层为与视觉信号反应相关的脑组织的延伸，叫做视网膜。眼与关节存在一些共性，如二者均含有透明质酸（主要在玻璃体内）和 Ⅱ 型胶原；然而，胶原诱导关节炎模型未见有伴发眼炎的报道。蛋白聚糖是一种在眼和关节中均存在的蛋白多糖。在 BALB/c 小鼠中针对蛋白聚糖的自身免疫反应既可引发关节炎，也可造成葡萄膜炎 [2]。

　　由于葡萄膜炎和关节炎可共同出现于多种疾病，因此需要对二者之间共同的机制进行研究。强直性脊柱炎中眼病和关节病共存的机制可能与 Blau 综合征或幼年型特发性关节炎（JIA）中二者共存的机制不一样。在反应性关节炎等疾病中，细菌产物滞留于滑膜内，进而成为免疫应答的靶标。虽然多种微生物可导致眼内炎症，但由于葡萄膜炎的组织标本较难获取，因此存在于虹膜中类似的发病机制很难得到证实 [3]。因为眼与关节享有共同的特异性抗原（如蛋白

聚糖），自身免疫应答也可以解释同时发生在葡萄膜和关节的炎症反应。

眼部免疫反应

眼通常被视为免疫赦免区[4]。从目的论角度而言，多数科学家认为，由于炎症会对视力产生影响，因而眼具有一些避免炎症损害的机制。与大脑类似，尽管眼表面的结膜存在淋巴引流，但眼的内部是没有淋巴管的。而且眼的许多部位（如角膜和晶状体）是没有血管的。房水中含有几种已知的免疫抑制因子，包括转化生长因子 -β 和 α- 黑色素细胞刺激素。眼内的一些组织还表达能促进凋亡的配体，包括 TNF 相关凋亡诱导配体（TRAIL）和 Fas 配体。如果将可溶性抗原注入前房，细胞免疫反应会受到抑制，上述现象被称为前房相关性免疫偏离（anterior chamber-associated immune deviation，ACAID）。这些因素对于理解为什么眼睛有时会成为免疫或炎症疾病的靶器官十分重要。

在部分小鼠模型中[5,6]，微生物群被认为是导致葡萄膜炎的主要因素。科学家怀疑这种微生物群在人的非感染性葡萄膜炎的发展中也发挥着作用[3]。

葡萄膜炎

风湿科医生可能会被邀请参与葡萄膜炎患者的会诊来协助鉴别系统性疾病，以及帮助制定葡萄膜炎患者的免疫抑制治疗方案。在临床实践中，40% 的葡萄膜炎患者可能与全身性疾病相关。表 47-2 列举了葡萄膜炎的鉴别诊断。表 47-3 列出了最可能与葡萄膜炎相关的免疫性疾病。

在大多数北美地区，最常见的与葡萄膜炎相关的全身性疾病是强直性脊柱炎。流行病学显示，前葡萄膜炎比后葡萄膜炎或中葡萄膜炎更常见[7]。

表 47-2　葡萄膜炎的鉴别诊断
感染：弓形虫、梅毒、单纯疱疹、带状疱疹、巨细胞病毒
系统性免疫介导的疾病
伪装综合征，如淋巴瘤
限定于眼部的综合征，如睫状体扁平部炎、鸟枪弹样脉络膜视网膜病变、匐行性脉络膜炎

表 47-3　常与葡萄膜炎相关的免疫性疾病
强直性脊柱炎
白塞病
药物 / 过敏反应
家族性肉芽肿性滑膜炎
炎症性肠病
间质性肾炎
幼年型特发性关节炎
多发性硬化
新生儿多系统炎性疾病
银屑病关节炎
反应性关节炎
结节病
Sweet 综合征
系统性红斑狼疮
血管炎，特别是 Cogan 综合征和川崎病
Vogt-Koyanagi-Harada 综合征

约 50% 的急性前葡萄膜炎患者为人类白细胞抗原（HLA）-B27 阳性[8]。HLA-B27 相关葡萄膜炎几乎都是单侧发病，反复发作，持续时间相对较短（每次发作＜ 3 个月），在发作间期可完全缓解，并伴有眼内压降低（这与单纯疱疹相反，单纯疱疹导致的前葡萄膜炎常反复发作伴眼压升高）[9]。HLA-B27 相关葡萄膜炎患者有时会出现前房积脓（图 47-4）。反复发作者可累及对侧眼，但同时双眼受累的情况少见。

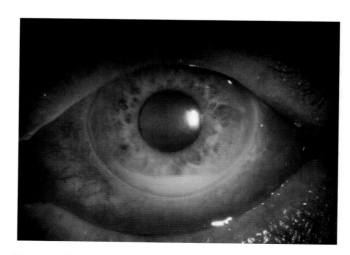

图 47-4　瞳孔底部的乳脂状物质为白细胞沉积所致，称为前房积脓

许多研究对于 HLA-B27 相关前葡萄膜炎患者合并脊柱关节炎的概率进行了探索，各研究之间结果差异较大，主要取决于对脊柱关节炎的定义。然而，合理的估计是，80% 的 HLA-B27（+）的急性单侧前葡萄膜炎患者会伴有脊柱关节炎[10]。来自爱尔兰都柏林急诊科的一项研究[11]以及西班牙风湿专家和眼科专家的一项合作研究均表明[12]，与急性前葡萄膜炎相关的脊柱关节炎经常被漏诊。

反应性关节炎与强直性脊柱炎相关的葡萄膜炎很难区分。在这两种疾病中，约 40% 的患者一生中会发生急性前葡萄膜炎。虽然结膜炎是反应性关节炎中典型的三联征之一（另外两个典型表现是关节炎和非淋菌性尿道炎），但在强直性脊柱炎中并不常见。对于急性前葡萄膜炎易感基因的全基因组筛查既确定了强直性脊柱炎的易感基因位点，也筛查出一些似乎与强直性脊柱炎易感性无关的位点[13]。

约 5% 的炎症性肠病患者和 7% 的银屑病关节炎患者会发生葡萄膜炎。尽管有些患者表现为单侧、反复的前葡萄膜炎，但也有许多患者会出现双侧、慢性和晶状体后部的葡萄膜炎[14,15]。约半数克罗恩病或银屑病关节炎合并葡萄膜炎患者为 HLA-B27 阳性。

结节病是与葡萄膜炎相关的第二常见的全身性疾病，至少在北美是如此，在某些地区，它甚至比脊柱关节炎更常见。结节病的眼部表现呈多样化，可累及多个眼部结构，包括眼眶、泪腺、前葡萄膜、玻璃体、脉络膜、视网膜或视神经。由于大量细胞沉积在角膜后，因此结节病引起的眼部炎症常为肉芽肿性的（图 47-5）。虽然系统性血管炎不是结节病的典型特征，但视网膜血管炎却可以成为一个突出表现，这种现象部分与视网膜血管炎的诊断方式有关。

由于视网膜活检技术尚不完善，因此人们很少能获得血管壁破坏的组织学证据。取而代之的是，视网膜血管炎可分别依据对沿血管走行的血管周围鞘进行眼底镜检查（图 47-6）、继发于血管损伤的视网膜内出血以及荧光素血管造影显示血管通透性增加[16]而做出诊断。视网膜血管炎一词对于多数风湿科医生具有一定的误导性，因为它确实暗示了血管壁的破坏。此外，经典的系统性血管炎（如结节性多动脉炎和肉芽肿性多血管炎）很少伴发视网膜血管炎[17]。

结节病常表现为眼部受累[18]，以眼部症状为首发症状的概率几乎与肺部症状一样。结节病常累及结膜，此处易于进行活检来证实诊断。在多数葡萄膜炎

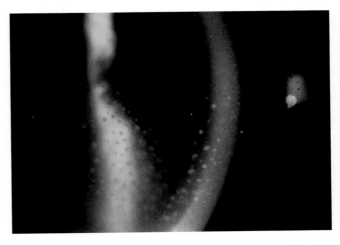

图 47-5　角膜沉积物。角膜内皮上的细胞沉积所致的白色凝固物。这些角膜沉积物体积较大，通常被描述为肉芽肿性病变，尽管病理上没有肉芽肿形成

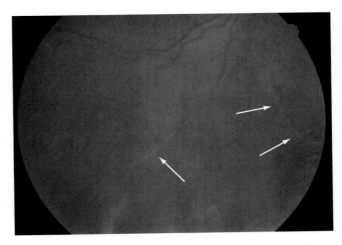

图 47-6　视网膜血管炎。箭头所示为血管鞘或闭塞的位置

的研究中，约 30% 的患者其葡萄膜炎无法归入特定的诊断类别[19]。这其中许多患者可能伴有难以发现的眼外结节病。目前部分相关检查（如血清血管紧张素转换酶水平或针对眼部结节病的镓扫描）的敏感性和特异性尚不清楚。作者建议对不明原因的葡萄膜炎患者进行胸部 CT 扫描，以筛查对称性的肺门淋巴结病[20]。扫描结果的治疗意义需要权衡检查费用和射线暴露所带来的潜在危害。有几项研究对眼结节病患者的心律进行了评估[20a]。结果提示，对于继发于心脏结节病的心律失常，眼结节病的确定有时具有潜在的预防价值[4]。

JIA 包括数种不同的疾病。幼年强直性脊柱炎患者与成人类似，可表现为突发性、单侧的前葡萄膜炎。最常伴发葡萄膜炎的 JIA 患者以女性多见，关节

炎发病年龄多在 2 ~ 8 岁之间[22]。关节病多为少关节型，多数患者抗核抗体检测呈阳性。葡萄膜炎多起病隐匿，往往缺乏眼痛和眼红症状。关节疾病亦可很轻微，有些患儿在入学时进行视力检查时才被发现。眼部病变常表现为双侧、持续性，尽管也可以完全缓解。带状角膜病（角膜表面钙质沉积）是该种葡萄膜炎的常见并发症（图 47-7）。患者还可能出现青光眼和后粘连（即虹膜与晶体的粘连）。

其他与关节疾病相关的葡萄膜炎包括白塞病、复发性多软骨炎和血管炎（如 Cogan 综合征和川崎病）。在白塞病中，葡萄膜炎的症状常常"主导"了治疗，即葡萄膜炎的出现通常需要进行全身性的免疫治疗[23]。白塞病的眼部炎症通常是双侧和复发性的。与强直性脊柱炎的典型复发不同，白塞病的葡萄膜炎通常不会在发作间期完全缓解。白塞病相关葡萄膜炎的一个特征是视网膜血管炎，视网膜动脉特别容易受累。白塞病患者的视力预后很差，眼部病变未经治疗常常会导致失明。

复发性多软骨炎几乎可以累及眼的任何部位，包括浅层巩膜、巩膜和葡萄膜[24]，眼部炎症很常见。

Cogan 综合征的经典定义是伴有角膜病的感音神经性听力损失，尤其是间质性角膜炎。这一定义通常扩大到将任何眼部炎症包含在内，如葡萄膜炎或巩膜炎。虽然在多动脉炎或肉芽肿性多血管炎中可伴发葡萄膜炎，但巩膜疾病才是最典型的。相反，许多川崎病患者主要表现为与结膜炎相关的前葡萄膜炎。

葡萄膜炎和关节炎还偶见于感染性疾病，如 Whipple 病或莱姆病。莱姆病伴发葡萄膜受累已有报道，但非常罕见。

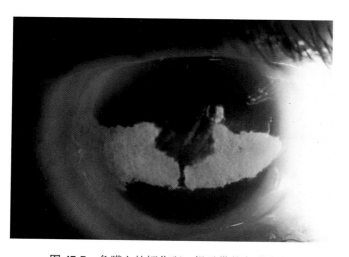

图 47-7　角膜上的钙化斑，提示带状角膜病变

一些自身炎症性疾病与葡萄膜炎相关。自身炎症性疾病的特征为广泛的炎症表现但缺乏可检测到的自身抗体。多数自身炎症性综合征对 IL-1 抑制剂反应良好。Blau 综合征又称家族性肉芽肿性滑膜炎，由 NOD2 基因核苷酸结合域的单碱基突变引起，此基因过去被称为 CARD15 或 NLRC2[25]。在该基因上还存在着克罗恩病的多态性易感位点。Blau 综合征的特征是儿童期出现葡萄膜炎、关节炎和皮炎。其他器官系统受累也有报道。该病为常染色体显性遗传。受累皮肤或关节的组织病理表现为类似于结节病的非干酪样肉芽肿。但在 Blau 综合征中尚无有关肺部受累的报道。基因测序表明，许多被认为患有早发结节病的患者实际上在 NOD2 基因中有新的突变[26]。

新生儿多系统炎性疾病（NOMID），也称为慢性婴幼儿神经皮肤关节综合征（CINCA），是一种常染色体显性遗传的自身炎症综合征。与 Blau 综合征相比，NOMID 的眼部表现更多样化。特征性表现包括视盘水肿和葡萄膜炎[21]。

葡萄膜炎的治疗取决于多种因素，如严重程度、眼部病变部位、患者意愿和特殊疾病（如白塞病可能对英夫利昔单抗[27]或 α 干扰素的治疗反应较好[27]）。对于非感染性的前葡萄膜炎，起始治疗通常为局部使用皮质类固醇，扩瞳（以防止后粘连）和解除睫状肌痉挛。眼周或眼内注射皮质类固醇（常用曲安奈德）多用于对局部药物治疗反应不佳的晶体后炎症。局部使用皮质类固醇可导致眼压升高、诱发白内障、干扰对感染的反应以及延迟伤口愈合。美国食品和药物管理局批准了一种含有氟西诺酮的长效皮质类固醇外科植入物[28]，然而，所有接受此种治疗的患者，如尚未手术摘除晶体，则都会发展为白内障，而且多数患者会出现青光眼，并需要手术治疗来控制眼压。也可对患者进行玻璃体内注射皮质类固醇的治疗，如采用地塞米松或氟西诺酮的缓释制剂，或玻璃体腔内注射曲安奈德。

对于活动性、非感染性炎症患者通常需要全身使用免疫抑制治疗，主要适用于双眼受累、炎症较重影响日常生活者。已有多种免疫调节药物用于眼部炎症的治疗[29]，包括硫唑嘌呤、苯丁酸氮芥、环磷酰胺、环孢素、达利珠单抗、英夫利昔单抗、甲氨蝶呤、霉酚酸酯和他克莫司。2017 年，阿达木单抗成为美国食品和药物管理局批准的第一个用于治疗葡萄膜炎的非激素类药物。基于 Visual Ⅰ 和 Visual Ⅱ 这两项设计精良的临床试验结果，阿达木单抗获批用于非感染性中、后葡萄膜炎或全葡萄膜炎[30,31]。英夫利昔单抗对于白塞病的治疗效果尤其明显，在日本获批该适应证[27]。阿达木单抗的第三项研究确定了其在治疗慢性前葡萄膜炎方面的疗效，该病可与 JIA 伴发[32]。多数情况下，临床医生仅在其他疗法如局部皮质类固醇、口服皮质类固醇和（或）抗代谢药物都已尝试并证实无效时才使用生物制剂治疗葡萄膜炎[33]。选择最佳的治疗方法取决于诸多因素，其中最重要的是各种治疗方法的经验总结。葡萄膜炎的维持治疗通常既需要有好的疗效也需要有良好的耐受性。在这方面，至少有一项研究显示甲氨蝶呤优于其他抗代谢药[34]。由于疾病种类繁多以及患者治疗反应的多样性，可供医生选择的各种方案也很多。

　　葡萄膜炎的最佳治疗方法可能取决于引发葡萄膜炎的病因。针对 JIA 相关葡萄膜炎的治疗方法应该不同于 Vogt-Koyanagi-Harada 综合征引起的葡萄膜炎的治疗。然而，由于葡萄膜炎相对少见，很少有针对特定类型葡萄膜炎的研究。对于 JIA 相关葡萄膜炎，医生多首先使用醋酸泼尼松龙滴眼液进行局部治疗，如果每日 3 次点眼仍未能控制病情，则加用甲氨蝶呤，如果甲氨蝶呤仍不能控制炎症，则加用 TNF 单克隆抗体。

巩膜炎与角膜溶解

　　许多疾病可引起眼红，包括结膜炎、角膜炎、虹膜炎、急性闭角型青光眼、浅层巩膜炎和巩膜炎。结膜炎、浅层巩膜炎和巩膜炎的差异详见表 47-4。如果患者眼红的同时还伴有疼痛、畏光或视力下降，风湿科医生应请眼科医生会诊。持续眼红者也应转诊至眼科。

　　巩膜炎（scleritis）通常分为五种类型：弥漫性前巩膜炎、结节性巩膜炎、坏死性巩膜炎、穿孔性巩膜软化和后巩膜炎（图 47-8），前三种类型都会导致眼红和疼痛。穿孔性巩膜软化的疼痛变异较大，巩膜内可形成结节，在病理上类似于类风湿结节（图 47-9）。后巩膜炎的疼痛差异也很大。由于巩膜向后延伸至视神经，后巩膜炎可表现为局部症状而不会引起

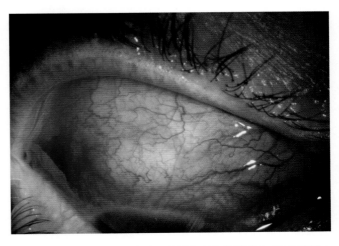

图 47-8 巩膜结节。此患者可见活动性巩膜炎位于角膜缘上方，并呈结节状

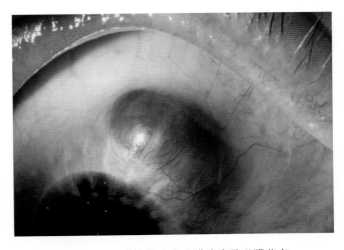

图 47-9 巩膜软化造成巩膜溃疡及巩膜蓝变

表 47-4 眼红的原因比较			
	结膜炎	浅层巩膜炎	巩膜炎
眼部不适	痒感	痒感	疼痛
眼红	呈弥漫性，包括睑结膜炎	呈弥漫性或扇形，无睑结膜炎	呈弥漫性或扇形，无睑结膜炎
病因	过敏、病毒、化学物刺激	通常为特发性，可能与免疫反应有关	通常为特发性，可能与免疫反应有关；也可能由感染引起
相关系统性疾病	罕见	罕见	常见（约 40%）

眼红。由于有穿孔的风险，通常不进行巩膜活检，但活检病理提示，巩膜炎通常是巩膜组织的血管炎[35]。

巩膜炎患者可出现眼部并发症，包括葡萄膜炎、青光眼、视神经水肿和视网膜或脉络膜脱离。有时严重巩膜炎还可出现角膜溶解或角膜边缘变薄，显示其潜在的致盲危险性（图47-10）。

约40%的巩膜炎患者会伴有系统性疾病[35,36]。最常见的是肉芽肿性多血管炎和类风湿关节炎。一般来讲，伴发巩膜炎的类风湿关节炎表现为慢性病程，血清学呈阳性。患者可以伴有结节、血管炎或胸膜心包炎。与其他类风湿关节炎患者相比，他们的预期寿命缩短[37]。以巩膜炎为首发的类风湿关节炎并不常见。

肉芽肿性多血管炎经常伴发巩膜炎。与类风湿关节炎不同，巩膜炎可以是肉芽肿性多血管炎的首发表现。对于无明显系统性疾病的巩膜炎患者应检测血清抗中性粒细胞胞浆抗体。与巩膜炎相关的其他系统性疾病包括炎症性肠病、复发性多软骨炎、其他类型的血管炎（如巨细胞动脉炎）和强直性脊柱炎。虽然罕见，但感染也可成为引发巩膜炎的原因。痛风石性痛风作为少见原因引发巩膜炎也有报道。

巩膜炎往往是一种疼痛性的、可持续多年的疾病。与之相反，浅层巩膜炎（superficial scleritis）主要累及更加表浅的组织，症状通常是短暂的。浅表巩膜炎可能是类风湿关节炎的特征之一，尽管多数浅层巩膜患者可能不伴有任何系统性疾病。患者一般没有如青光眼或葡萄膜炎之类的眼内并发症。常见症状表现为轻微的眼部不适，而非明显的眼痛。与巩膜炎

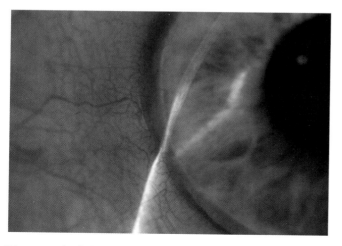

图47-10 角膜溶解。当裂隙灯的白光通过变薄的角膜缘时会变窄

相反，在浅层巩膜炎患者的眼表面应用2.5%去氧肾上腺素后，可见血管完全收缩[37a]。

有些巩膜炎患者，尤其是那些不伴系统性疾病的患者，给予口服非甾体抗炎药治疗即可。有些专家采用局部注射皮质类固醇来治疗巩膜炎，但如果巩膜变薄（即坏死性病变的迹象），则应避免应用该治疗方法。此外，皮质类固醇在理论上有促进巩膜变薄的风险。对非甾体抗炎药反应不佳者常常选择口服泼尼松治疗。有些患者使用小剂量的泼尼松即可实现有效治疗，但也有不少患者需要添加抗代谢药以利于激素减量。若存在巩膜炎相关的疾病，通常对该疾病的治疗也可使巩膜炎得到控制。因此，控制好类风湿关节炎或炎症性肠病常常有利于与之相关的巩膜炎的控制。据报道，利妥昔单抗对大多数抗代谢药物治疗无效的巩膜炎患者是有效的[38]。

眼眶疾病

Graves病作为最常见的眼部炎症性疾病，通常引起眶内肌炎，后者可被影像学检查如CT、超声或MRI等证实。就风湿病而言，肉芽肿性多血管炎则是最常见的累及眼眶的疾病。炎症可造成剧烈疼痛并导致失明。眼眶炎症有时比肉芽肿性多血管炎的其他部位受累更加难治。一项小规模研究提示利妥昔单抗对于包括眼眶受累在内的肉芽肿性多血管炎的治疗是有效的[39]。

眼眶假性瘤（orbital pseudotumor）或非特异性眼眶炎性病变的诊断属于排除性诊断。其诊断基于影像学发现眼眶肿物，且组织活检显示为炎性病变，又不能用其他原因（如Graves病）来解释。虽然眼眶活检标本有时难以获得，但它可以用来排除由淋巴瘤或转移性恶性肿瘤引起的眼球突出。甲氨蝶呤可用于非特异性眼眶炎症的治疗[40]。另一个常累及眼眶的系统性疾病是结节病。利妥昔单抗已被成功用于抗代谢药物治疗无效的眼眶炎症[36]。

视神经炎

多种原因可导致视神经疾病，包括毒素（其中一些为药物）、血供不足（如动脉硬化性疾病或巨细胞动脉炎所致的缺血）和免疫损伤。最常累及视神经的免疫介导疾病是多发性硬化。这种脱髓鞘疾病通常表

现为单眼突然起病伴疼痛、传入性瞳孔异常、色视减弱和视神经病典型的视野缺损。发病初期，视神经可表现为视盘水肿，如果炎症位于球后也可表现为正常。几周后，受累的视神经常变得苍白。

累及视神经的脱髓鞘疾病通常不由风湿科医生治疗。然而，在少数情况下，视神经疾病患者存在炎性病变，可能需要长期的免疫抑制治疗。这些患者往往被诊断为自身免疫性视神经病变，有时也被诊断为激素敏感性视神经病变。这类病变在临床上与多发性硬化相关的视神经炎不同，因为头部 MRI 并未显示脱髓鞘改变。通常是双眼受累，炎症的发生发展也不同于多发性硬化，并且通常对口服激素反应良好。在多数医疗中心，神经眼科医生将参与该类疾病的诊断[40a]。系统性红斑狼疮和结节病可以此种形式累及视神经，但许多诊断为激素敏感性视神经病变的患者并不伴有相关的系统性疾病。烷化剂或抗代谢药物治疗对多数该类患者有益[41,42]。

风湿科医生还应对视神经脊髓炎（NMO）有所了解。该病通常与抗水通道蛋白 4 抗体相关[43]。典型表现为视神经病变伴横贯性脊髓炎[44]。脊髓受累应连续超过 3 个或以上椎体平面。

突然失明可以说是巨细胞动脉炎最可怕的后果。该病的特征是腰部以上多处血管的肉芽肿性炎症。这些血管通常包括颞动脉和睫状后动脉。后一种血管的炎症可导致前部缺血性视神经病（anterior ischemic optic neuropathy，AION），即视神经缺血，表现为突然的视力丧失（图 47-11）。巨细胞动脉炎也会影响视网膜中央动脉，从而导致失明。此时的眼底检查可见小动脉血流明显减少和黄斑区出现樱桃红色的斑点。巨细胞动脉炎还可影响眼外肌的血液循环而引起复视。

与巨细胞动脉炎相关的视力丧失常被称为动脉炎性 AION，以区别于更常见的非动脉炎性 AION，后者通常归因于小动脉粥样硬化[44a]。动脉炎性 AION 患者通常年龄大于 50 岁，血沉大于 50 mm/h。许多动脉炎性 AION 患者伴有风湿性多肌痛症状、颞颌关节运动障碍、头皮压痛或颞动脉压痛。如果取样的血管足够长，约 80% 的巨细胞动脉炎患者的颞动脉活检显示有血管炎。大约 15% 的患者动脉活检可能为阴性，因为病变可能未累及此血管，或者可能呈节段式分布，导致活检标本呈阴性[40a]。非动脉炎性 AION 患者往往视盘较小[44a,44b]。

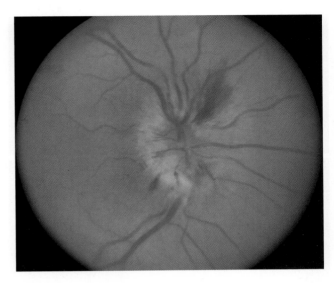

图 47-11 巨细胞动脉炎导致的前缺血性视神经病变。可见视神经水肿及其周边出血

药物相关的眼毒性

许多药物有可能导致葡萄膜炎。这些药物包括利福平[45]、静脉注射的双膦酸盐[46]、莫西沙星[47]、TNF 抑制剂[48]和易普利单抗[49]。

风湿科医生需要特别注意抗疟药物引起的视网膜毒性。光学相干断层成像（optical coherence tomography，OCT）技术的广泛应用能够精确、快速、无创性地对视网膜各层进行成像。虽然羟氯喹导致的视网膜毒性曾被认为是罕见的，但目前的 OCT 研究显示，服用羟氯喹的人群中，约 7.5% 会出现视网膜毒性（图 47-12）[43]。美国眼科学会已经对抗疟药眼毒性监测的推荐建议进行了修订[50]。眼毒性的发生与剂量和疗程有关[51]。在联合他莫昔芬治疗或存在肾病的情况下，应减少抗疟药物的剂量[50]。羟氯喹剂量不应超过 5 mg/（kg·d）[52]。在起始用药检查之后，常规检查可推迟至药物使用 5 年后。散瞳、视野检查和 OCT 通常被用于监测眼毒性[52]。

结论

在某些方面，从风湿科医生的角度来看，眼就是身体的缩影。其复杂的结构经常能反映其他部位的炎症。许多眼部炎症的治疗需要风湿科医生和眼科医生的合作。

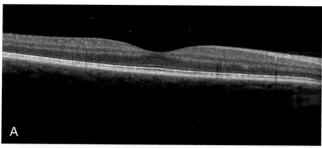

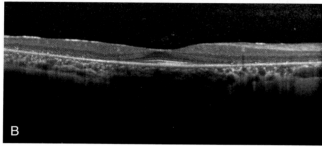

图 47-12　抗疟药物相关眼毒性的 OCT 典型改变。A．正常视网膜的 OCT。图中央的小凹为黄斑。B．羟氯喹眼毒性的特征性表现。小凹的外核层变薄所致的飞碟征（flying saucer sign）

参考文献

1. Jabs DA, Nussenblatt RB, Rosenbaum JT: Standardization of Uveitis Nomenclature Working Group. Standardization of uveitis nomenclature for reporting clinical data. Results of the first international workshop, *Am J Ophthalmol* 140(3):509–516, 2005. PMID: 16196117.
2. Rosenzweig HL, Martin TM, Planck SR, et al.: Anterior uveitis accompanies joint disease in a murine model resembling ankylosing spondylitis, *Ophthalmic Res* 40(3-4):189–192, 2008. PMID: 18421237.
3. Allensworth JJ, Planck SR, Rosenbaum JT, et al.: Investigation of the differential potentials of TLR agonists to elicit uveitis in mice, *J Leukoc Biol* 90(6):1159–1166, 2011. Epub 2011/09/22. PMID: 21934069; PMC3236551.
4. Niederkorn JY: See no evil, hear no evil, do no evil: the lessons of immune privilege, *Nat Immunol* 7(4):353–359, 2006.
5. Horai R, Zarate-Blades CR, Dillenburg-Pilla P, et al.: Microbiota-dependent activation of an autoreactive T cell receptor provokes autoimmunity in an immunologically privileged site, *Immunity* 43(2):343–353, 2015. PMID: 26287682; 4544742.
6. Nakamura YK, Metea C, Karstens L, et al.: Gut microbial alterations associated with protection from autoimmune uveitis, *Invest Ophthalmol Vis Sci* 57(8):3747–3758, 2016. PMID: 27415793; PMC4960998.
7. Gritz DC, Wong IG: Incidence and prevalence of uveitis in Northern California; the Northern California Epidemiology of Uveitis Study, *Ophthalmology* 111(3):491–500, 2004.
8. Brewerton DA, Webley M, Ward AM: Acute anterior uveitis and the fourteenth chromosome, *Advances Inflam Res* 9:225–229, 1985.
9. Rosenbaum JT: Characterization of uveitis associated with spondyloarthritis, *J Rheumatol* 16(6):792–796, 1989. Epub 1989/06/01. PMID: 2778762.
10. Brewerton DA, Caffrey M, Nicholls A, et al.: Acute anterior uveitis and HL-A 27, *Lancet* 302(7836):994–996, 1973. Epub 1973/11/03. PMID: 4127279.
11. Haroon M, O'Rourke M, Ramasamy P, et al.: A novel evidence-based detection of undiagnosed spondyloarthritis in patients presenting with acute anterior uveitis: the DUET (Dublin Uveitis Evaluation Tool), *Ann Rheum Dis* 74(11):1990–1995, 2015. PMID: 24928841.
12. Juanola X, Loza Santamaria E, Cordero-Coma M, et al.: Description and prevalence of spondyloarthritis in patients with anterior uveitis: The SENTINEL interdisciplinary collaborative project, *Ophthalmology* 123(8):1632–1636, 2016. PMID: 27084561.
13. Martin TM, Zhang G, Luo J, et al.: A locus on chromosome 9p predisposes to a specific disease manifestation, acute anterior uveitis, in ankylosing spondylitis, a genetically complex, multisystem, inflammatory disease, *Arthritis Rheum* 52(1):269–274, 2005. PMID: 15641041.
14. Paiva ES, Macaluso DC, Edwards A, et al.: Characterisation of uveitis in patients with psoriatic arthritis, *Ann Rheum Dis* 59(1):67–70, 2000. Epub 2000/01/11. PMID: 10627431; PMC1752985.
15. Lyons JL, Rosenbaum JT: Uveitis associated with inflammatory bowel disease compared with uveitis associated with spondyloarthropathy, *Arch Ophthalmol* 115(1):61–64, 1997. PMID: 9006426.
16. Rosenbaum JT, Robertson JE, Watzke RC: Retinal vasculitis: a primer, *West J Med* 154:182–185, 1991.
17. Rosenbaum JT, Ku J, Ali A, et al.: Patients with retinal vasculitis rarely suffer from systemic vasculitis, *Semin Arthritis Rheum* 41(6):859–865, 2012. Epub 2011/12/20. PMID: 22177107.
18. Obenauf CD, Shaw HE, Sydnor CF, et al.: Sarcoidosis and its ophthalmic manifestations, *Am J Ophthalmol* 86(5):648–655, 1978. PMID: 568886.
19. Rosenbaum JT: Uveitis. An internist's view, *Arch Intern Med* 149(5):1173–1176, 1989. Epub 1989/05/01. PMID: 2719509.
20. Kaiser PK, Lowder CY, Sullivan P, et al.: Chest computerized tomography in the evaluation of uveitis in elderly women, *Am J Ophthalmol* 133(4):499–505, 2002.
20a. Han YS, Rivera-Grana E, Salek S, et al.: Distinguishing uveitis secondary to sarcoidosis from idiopathic disease: cardiac implications, *JAMA Ophthalmol* 136(2):109–115, 2018.
21. Dollfus H, Hafner R, Hofmann HM, et al.: Chronic infantile neurological cutaneous and articular/neonatal onset multisystem inflammatory disease syndrome: ocular manifestations in a recently recognized chronic inflammatory disease of childhood, *Arch Ophthalmol* 118(10):1386–1392, 2000. PMID: 11030821.
22. Petty RE, Smith JR, Rosenbaum JT: Arthritis and uveitis in children. A pediatric rheumatology perspective, *Am J Ophthalmol* 135(6):879–884, 2003.
23. Yazici H, Pazarli H, Barnes CG, et al.: A controlled trial of azathioprine in Behcet's syndrome, *N Engl J Med* 322(5):281–285, 1990. PMID: 2404204.
24. Isaak BL, Liesegang TJ, Michet Jr CJ: Ocular and systemic findings in relapsing polychondritis, *Ophthalmology* 93(5):681–689, 1986. PMID: 3523358.
25. Miceli-Richard C, Lesage S, Rybojad M, et al.: CARD15 mutations in Blau syndrome, *Nat Genet* 29(1):19–20, 2001. PMID: 11528384.
26. Rose CD, Doyle TM, McIlvain-Simpson G, et al.: Blau syndrome mutation of CARD15/NOD2 in sporadic early onset granulomatous arthritis, *J Rheumatol* 32(2):373–375, 2005. PMID: 15693102.
27. Sfikakis PP, Theodossiadis PG, Katsiari CG, et al.: Effect of infliximab on sight-threatening panuveitis in Behcet's disease, *Lancet* 358(9278):295–296, 2001.
28. Lim LL, Smith JR, Rosenbaum JT: Retisert (Bausch & Lomb/Control Delivery Systems), *Curr Opin Investig Drugs* 6(11):1159–1167, 2005. Epub 2005/11/30. PMID: 16312138.
29. Jabs DA, Rosenbaum JT, Foster CS, et al.: Guidelines for the use of immunosuppressive drugs in patients with ocular inflammatory disorders: recommendations of an expert panel, *Am J Ophthalmol* 130:492–513, 2000.
30. Jaffe GJ, Dick AD, Brezin AP, et al.: Adalimumab in patients with active noninfectious uveitis, *N Engl J Med* 375(10):932–943, 2016. PMID: 27602665.
31. Nguyen QD, Merrill PT, Jaffe GJ, et al.: Adalimumab for prevention of uveitic flare in patients with inactive non-infectious uveitis controlled by corticosteroids (VISUAL II): a multicentre, double-

masked, randomised, placebo-controlled phase 3 trial, *Lancet* 388(10050):1183–1192, 2016. PMID: 27542302.

32. Ramanan AV, Dick AD, Jones AP, et al.: Adalimumab plus methotrexate for uveitis in juvenile idiopathic arthritis, *N Engl J Med* 376(17):1637–1646, 2017. PMID: 28445659.

33. Dick AD, Rosenbaum JT, Al-Dhibi HA, et al.: Fundamentals of care for uveitis international consensus G. Guidance on noncorticosteroid systemic immunomodulatory therapy in noninfectious uveitis: Fundamentals Of Care for UveitiS (FOCUS) Initiative, *Ophthalmology* 125(5):757–773, 2018. Epub 2018/01/10. PMID: 29310963.

34. Baker KB, Spurrier NJ, Watkins AS, et al.: Retention time for corticosteroid-sparing systemic immunosuppressive agents in patients with inflammatory eye disease, *Br J Ophthalmol* 90(12):1481–1485, 2006. PMID: 16914474; 1857545.

35. Riono WP, Hidayat AA, Rao NA: Scleritis: a clinicopathologic study of 55 cases, *Ophthalmology* 106(7):1328–1333, 1999.

36. Akpek EK, Thorne JE, Qazi FA, et al.: Evaluation of patients with scleritis for systemic disease, *Ophthalmology* 111(3):501–506, 2004. PMID: 15019326.

37. Foster CS, Forstot SL, Wilson LA: Mortality rate in rheumatoid arthritis patients developing necrotizing scleritis or peripheral ulcerative keratitis, *Ophthalmology* 91:1253–1263, 1984.

37a. Smith JR, Mackensen F, Rosenbaum JT: Therapy insight: scleritis and its relationship to systemic autoimmune disease, *Nat Clin Pract Rheumatol* 3(4):219–226, 2007.

38. Suhler EB, Lim LL, Beardsley RM, et al.: Rituximab therapy for refractory scleritis: results of a phase I/II dose-ranging, randomized, clinical trial, *Ophthalmology*, 2014. PMID: 24953794.

39. Keogh KA, Wylam ME, Stone JM, et al.: Induction of remission by B lymphocyte depletion in eleven patients with refractory antineutrophil cytoplasmic antibody-associated vasculitis, *Arthritis Rheum* 52(1):262–268, 2005.

40. Smith JR, Rosenbaum JT: A role for methotrexate in the management of non-infectious orbital inflammatory disease, *Br J Ophthalmol* 85(10):1220–1224, 2001.

40a. Petzold A, Plant GT. Chronic relapsing inflammatory optic neuropathy: a systematic review of 122 cases reported, *J Neurol* 261(1):17–26, 2014.

41. Maust HA, Foroozan R, Sergott RC, et al.: Use of methotrexate in sarcoid-associated optic neuropathy, *Ophthalmology* 110(3):559–563, 2003. Epub 2003/03/08. PMID: 12623821.

42. Rosenbaum JT, Simpson J, Neuwelt EM: Successful treatment of optic neuritis in association with systemic lupus erythematosus using intravenous cyclophosphamide, *Br J Ophthalmol* 81:130–132, 1997.

43. Hamid SHM, Whittam D, Mutch K, et al.: What proportion of AQP4-IgG-negative NMO spectrum disorder patients are MOG-IgG positive? A cross sectional study of 132 patients, *J Neurol* 264(10):2088–2094, 2017. Epub 2017/08/26. PMID: 28840314; PMC5617862.

44. Bruscolini A, Sacchetti M, La Cava M, et al.: Diagnosis and management of neuromyelitis optica spectrum disorders—An update, *Autoimmun Rev* 17(3):195–200, 2018. Epub 2018/01/18. PMID: 29339316.

44a. Hayreh SS: Ischemic optic neuropathy, *Prog Retin Eye Res* 28(1):34–62, 2009.

44b. Gonzalez-Gay MA, Garcia-Porrua C, Llorca J, et al.: Biopsy-negative giant cell arteritis: clinical spectrum and predictive factors for positive temporal artery biopsy, *Semin Arthritis Rheum* 30(4):249–256, 2001.

45. Havlir D, Torriani F, Dube M: Uveitis associated with rifabutin prophylaxis, *AnncInt Med* 121:510–512, 1994.

46. Macarol V, Fraunfelder FT: Pamidronate disodium and possible ocular adverse drug reactions, *Am J Ophthalmol* 118:220–224, 1994.

47. Eadie B, Etminan M, Mikelberg FS: Risk for uveitis with oral moxifloxacin: a comparative safety study, *JAMA Ophthalmol*, 2014. PMID: 25275293.

48. Taban M, Dupps WJ, Mandell B, et al.: Etanercept (Enbrel)-associated inflammatory eye disease: case report and review of the literature, *Ocul Immunol Inflamm* 14(3):145–150, 2006. Epub 2006/06/13. PMID: 16766397.

49. Della Vittoria Scarpati G, Fusciello C, Perri F, et al.: Ipilimumab in the treatment of metastatic melanoma: management of adverse events, *OncoTargets and Therapy* 7:203–209, 2014. PMID: 24570590; 3933725.

50. Marmor MF, Kellner U, Lai TY, et al.: Recommendations on screening for chloroquine and hydroxychloroquine retinopathy (2016 revision), *Ophthalmology* 123(6):1386–1394, 2016. PMID: 26992838.

51. Melles RB, Marmor MF: The risk of toxic retinopathy in patients on long-term hydroxychloroquine therapy, *JAMA Ophthalmol* 132(12):1453–1460, 2014. PMID: 25275721.

52. Marmor MF, Kellner U, Lai TY, et al.: Revised recommendations on screening for chloroquine and hydroxychloroquine retinopathy. *Ophthalmol* 118(2):415–422. PMID: 21292109.

颈 痛

原著 JENNIFER KOSTY, RANI NASSER, RAUL A. VASQUEZ, CYRUS C. WONG, JOSEPH S. CHENG

俞圣楠 译 李 芹 校

关 键 点

- 颈痛是一种常见的疾病，在医疗和法律上花费不菲。

- 有的颈痛可以保守治疗，有的颈痛需要积极介入，医生需要注意鉴别颈痛的原因。

- 解剖学知识有助于颈痛的诊断，并鉴别是肌肉骨骼、神经或血管因素引起的颈痛。

- 病史和各项临床检查有助于颈痛的鉴别诊断，帮助医生从解剖学和生理学角度确定颈痛来源。

- 影像学、神经生理学以及实验室检查有助于颈痛的诊断，并帮助制定患者的治疗方案。

- 若无脊柱失稳、神经功能缺失、感染或肿瘤，患者的颈痛很大程度上可在预期时间内通过保守治疗得以恢复。

流行病学

疼痛是人类在进化过程中逐渐形成的一种自我防御机制，可以防止组织进一步损伤。颈痛是一种常见病，终生患病率为 67%～71%[1]。在瑞典，颈痛和腰痛一年的总花费相当于年均国民生产总值的 1%，直接医疗费用仅占其中一小部分[2-4]，而颈痛相关的医疗和法律支出不菲，例如美国急性颈部扭伤（挥鞭伤）的花费可达每年 290 亿美元[5]。

颈痛（neck pain）起源于不同的解剖学结构，包括椎旁软组织、椎间关节和椎间盘，脊髓或神经根压迫以及内脏牵涉痛。颈痛的鉴别诊断很多，如创伤、退行性改变、感染、自身免疫疾病，以及生活方式（如吸烟）[6-11]。

由于文化和社会背景不同，不同地区对颈痛的认识和研究报道存在显著差异。例如 Honeyman 和 Jacobs[12] 发现澳大利亚土著人颈痛的报道及因颈痛致残的病例较少。社会环境因素也显著影响患者如何应对和处理颈痛。研究表明，对于有索赔或法律诉讼请求的患者，椎间盘切除术后的整体结局常更差[13]。以上研究结果表明，非器质性因素对颈痛的发生有间接作用。幸运的是，大多数急性颈痛发作可以随着时间的推移和患者教育逐渐好转。

医生需要鉴别颈痛的原因，以确定患者是需要保守治疗，还是采取更积极的处理措施。对解剖、生理学知识以及颈痛发病机制的掌握是获取全面的病史、进行合理的体格检查、辅助检查的基础，以最终达到有效治疗。

解剖学

颈椎包括 7 个椎体（C1～C7；图 48-1）。寰椎 C1 和枢椎 C2 的骨性解剖独特，而 C3～C7 在解剖上比较一致[1]。寰椎没有椎体，其侧块上方与枕髁相互关节，构成寰枕关节，该关节由前方和后方的枕骨膜支撑[14]。寰枕关节参与了大约 50% 的颈部屈伸运

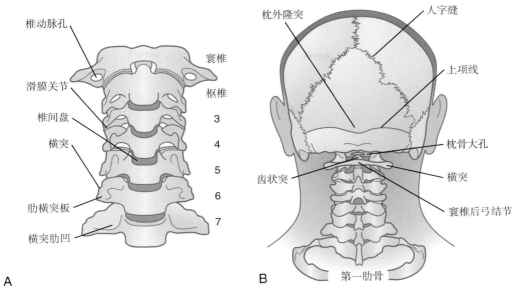

图 48-1　颈椎解剖结构。A．颈椎前面观。B．颈椎后面观

动及 50% 的旋转运动。枢椎（C2）有一个齿突（或称齿状突），该突起向前上方与寰椎前弓的后方相关节。横韧带是稳定齿状突和寰椎前弓的主要结构，翼状韧带和项韧带为二级稳定结构。寰枢关节是一个真性滑膜关节，因此容易发生炎症，如类风湿关节炎。寰枕和寰枢关节没有椎间盘结构，由于没有椎间盘起稳定作用，在发生侵蚀性关节炎后易出现关节不稳[15]。

下颈椎由 C3 ~ C7 椎骨组成，其解剖结构十分相似。每个椎骨由一个椎体、两个互连的椎弓根、两个侧块、两个横突、两个椎板和一个棘突组成。横突、棘突向外突出，为肌肉和韧带的附着点，为运动提供力臂。C3 ~ C6 的棘突是分裂的，而 C7 棘突通常不分裂，C7 棘突较大，是 C2 以下最突出和最容易触及的棘突。

C2 ~ C7 椎骨之间有五个关节，包括椎间盘、两个钩椎关节和两个小关节（椎骨关节突关节）。小关节是关节突关节，含有透明软骨、半月板、滑膜和关节囊。这种结构组合容易发生退行性变和全身性关节炎。软骨与滑膜不受神经支配，而关节囊高度受脊神经背侧主支支配。小关节与横断面约成 45° 角，与钩椎关节和韧带相协调。

C2 椎体以下椎间盘体积逐渐增大，使得颈椎形成特征性的前凸。椎间盘由外纤维环、内髓核、头侧和尾侧终板组成。纤维环由 I 型胶原组成，使椎间盘形成盘状并提供抗拉伸强度。纤维环受窦椎神经支配，由腹侧神经根分支和交感神经丛组成[16]。髓核

由 II 型胶原和蛋白聚糖组成，它与水相互作用以抵抗压力。椎间盘内所受压力在屈曲时最大，这或许可以解释为何椎间盘突出患者常在屈曲位时感到不适[17]。随年龄增长，椎间盘发生退行性变，其水分丢失导致椎间盘高度降低、纤维环撕裂、黏液样变性，发生椎间盘突出的风险随之增加。椎间盘突出多发生于后侧方，钩椎关节内侧，因为该处无后纵韧带且纤维环后侧最为薄弱。

韧带和肌肉相互作用支撑脊柱（图 48-2）。前纵韧带以及后纵韧带分别沿着椎体的前方和后方向下延伸。前纵韧带可以防止脊柱过度伸展，后纵韧带则能抵抗过度屈曲。黄韧带连接相邻的椎板，其退变会出现增厚变形，导致椎管病理性狭窄，引起脊髓受压。棘间韧带以类似的方式连接相邻椎体的棘突。棘上韧带起于枕部项韧带，作为腱膜向下延伸到 C7 棘突顶端，然后延续到腰部。除韧带外，共有 14 对前、侧、后部的肌肉帮助协调颈部的复杂运动。

对脊髓和神经根解剖学的简要回顾有利于全面评估病情。脊髓白质可分为后索、侧索和前索。后索传导本体觉、振动觉和触觉；侧索是运动纤维的通道，并可传导身体对侧的痛觉和温度觉；前索传导粗触觉。八对颈神经根从脊髓的背侧和腹侧发出后汇聚成脊神经，从椎间孔穿出。颈神经根均经过相应的椎弓根上方进入椎间孔，但 C8 走行于 C7 和 T1 之间，因此，C5 ~ C6 椎间盘向后外侧突出会累及 C6 神经根。颈神经根占大约 1/3 的椎间孔（图 48-3），椎间孔会

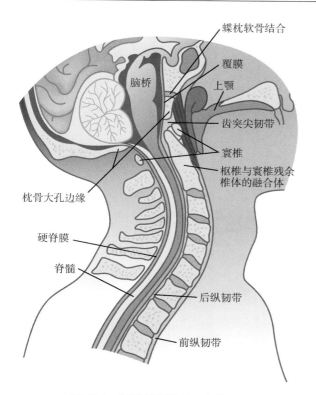

图 48-2 颈椎解剖结构：矢状面

随颈部的后伸运动及退行性变而缩小，随颈部前屈运动而增大。

　　脊髓前动脉起于椎动脉，供血除脊髓后柱外的大部分脊髓。脊髓后柱血供来自两支脊髓后动脉，这两支动脉起于小脑下动脉或椎动脉。椎动脉起于锁骨下动脉，从 C6 横突孔向上穿六个颈椎横突孔，左右各一，走行于每一级突出的颈神经根前方。两条椎动脉经 C1 椎体侧块后方进入枕骨大孔。血管夹层等疾病可引起严重的颈痛，椎动脉血流减少可出现后循环受累的症状体征，如眼球震颤、眩晕、跌倒发作、构音障碍和视觉障碍。上述症状常与头部位置变化相关，一旦血流严重减少，可致小脑梗死。

　　颈椎是脊柱活动度最大的节段，屈伸运动幅度大约 90°，其中 3/4 通过颈部后伸运动实现（表 48-1）。在脊柱矢状面上，下颈椎（枢椎以下）在 C5 ～ C6 水平活动度最大，这也是椎间盘出现退行性变的常见位置。颈椎旋转运动幅度可达 80° ～ 90°，其中 50% 的旋转运动由寰枢关节实现。与伸展运动相似，旋转运动会使椎管横断面面积缩小。小关节定向移动可引起一定程度的旋转，因此颈椎在各个方向有 30° 的侧方活动度。

轴性颈痛

　　轴性颈痛（axial neck pain）可能出现于颈部任何接受神经支配的部位，包括小关节、椎间盘、椎体

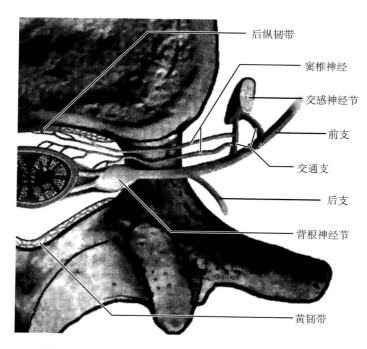

图 48-3 颈椎解剖结构（From Levin KH, editor：*Neck and back pain*：*continuum 7[No. 1]*．Philadelphia，2002，Lippincott Williams & Wilkins，p9.）

表 48-1 年龄对应的正常颈椎活动范围

年龄（岁）	屈伸（°）	侧旋（°）	侧屈（°）
< 30	90	90	45
31 ~ 50	70	90	45
> 50	60	90	30

骨膜、颈后肌肉、颈髓硬脊膜、枕寰枢关节和椎动脉。病因包括退行性变、外伤、恶性肿瘤、感染或全身性炎症及吸烟。有直接证据支持颈椎小关节和椎间盘是轴性颈痛的起病部位。向无症状志愿者的小关节内注射可诱导枕部或轴性颈痛[18]。这种疼痛可通过关节囊内麻醉或阻滞背侧主支的方法在短时间内得到准确的诊断和治疗[19-21]。上颈椎（C1 和 C2）退行性关节炎可表现为枕下疼痛，即颈源性头痛，一般认为是枕大神经受到刺激而引起。寰枕关节炎常在做颈部屈伸运动时疼痛加重；寰枢关节炎常在做旋转运动时加重。研究发现向健康志愿者寰枕和寰枢关节注射后会出现颈痛，该研究结果正好支持上述现象[22]。通过 X 线引导的方式向病变部位注射糖皮质激素可以缓解颈源性疼痛，若为顽固难治性颈痛还可以选择关节融合术。

颈椎间盘纤维环有丰富的神经支配，损伤后会出现疼痛，但颈椎间盘是否为轴性颈痛来源仍存在争议。这个观点是基于激发性椎间盘造影术提出的，医生在造影过程中向病变椎间盘注射造影剂会产生局部压力，从而出现疼痛。若此方法诱发的疼痛有很好的重复性，则可被认为是阳性检测；且若为真阳性结果或"一致性研究"，向病变椎间盘注射造影剂时邻近的正常椎间盘不应产生疼痛。基于上述理论，一些研究认为轴性颈痛来源于颈椎椎间盘[16,23,24]，然而即使谨慎操作，假阳性的情况时有发生，正常椎间盘也会出现疼痛[16]，出现"不一致研究"的情况。尽管颈椎间盘受累很可能与轴性颈痛的发生有关，但基于上述研究结果，直接采用介入的方式治疗单纯轴性颈痛的疗效难以预知。

颈部肌肉激惹引起的肌筋膜痛可以导致轴性颈痛。有证据表明慢性肌筋膜痛患者受累的肌肉组织中高能磷酸水平较低[25]。肌筋膜痛可能是颈痛的原因之一，颈痛也可由于姿势不当、代偿性过度使用损伤肌肉组织愈合后残留的正常肌肉组织，吸烟等生活习惯而引发。肌筋膜痛常见于纤维肌痛综合征，表现为累及全身的弥漫性疼痛，全身 18 个压痛点中至少有 11 个存在压痛点阳性。患者可出现疲劳、认知障碍、肠易激综合征、非皮节分布性感觉障碍、乏力和感觉异常等症状[26]。

全身性关节炎引起的颈痛通常表现为典型的晨僵、多关节受累、关节强直及关节外皮肤表现。类风湿关节炎（rheumatoid arthritis，RA）累及颈椎时早期有僵硬感，晚期则引起疼痛，出现关节不稳。在类风湿关节炎中，颈椎是除四肢关节外最为常见的受累部位[27]，其中最常受累的是上颈椎（枕部至 C2），其次是下颈椎（C3 ~ C7）。类风湿关节炎患者发生颈椎受累的风险可以由四肢关节的受累数量来预测。颅底凹陷是类风湿关节炎颈椎受累的一种表现，由于 C1 侧块被破坏，齿状突遂突入枕骨大孔压迫脑干，引起猝死。寰枢关节受累出现关节失稳也可造成神经损伤。由于这些潜在的危险并发症，在进行任何需要气管插管的操作前都必须拍颈椎 X 线片。除类风湿关节炎外，血清阴性脊柱关节炎（如强直性脊柱炎、银屑病关节炎和反应性关节炎）亦会出现颈痛。其中，约 70% 的银屑病关节炎患者在出现关节炎症之前往往会有皮疹，反应性关节炎累及颈椎少见。

强直性脊柱炎（ankylosing spondylitis，AS）常累及整个中轴关节，早期胸腰椎运动受限，后期累及颈椎。进展快的强直性脊柱炎，颈椎会发生后凸畸形，且会随着椎体融合形成生物力学上和长骨相似的结构。因此对这些患者来说，即使是出现轻微颈痛症状也应当引起重视。即使 X 线片结果是阴性，这些患者也应进一步完成 CT 检查，严格遵守预防脊柱病变进展的措施，根据基线脊柱曲度的不同进行中线位校准，定期进行神经系统评估，及早发现严重并发症硬膜外血肿。

感染和肿瘤会破坏骨组织和椎体骨膜神经，改变小关节面和颈椎间盘的生物力学特征，从而引发轴性颈痛。临床医师应在初诊时及时、准确地识别这类患者，诊断延迟有可能造成严重后果。同时在询问病史时应注意患者是否存在轴性颈痛的危险因素，包括高龄、恶性肿瘤史、免疫功能低下、发热、寒战、不明原因的体重减轻、乏力、夜间惊醒、菌血症和严重的非机械性颈痛[26]。

对接受过颈椎手术的患者，应该仔细评估术后是否形成了假关节或出现医源性关节不稳。假关节是由失败的关节固定术或骨折端未愈合而形成的。患者在术后会出现一段"蜜月期"，即在术后 3 ～ 6 个月内病情相对良好，但之后会出现更为严重的轴性颈痛与肩胛间区痛，并伴有头痛。假关节可以通过 X 线片来明确诊断，表现为动态图像上的关节松动，CT 冠矢状面影像重建对假关节的诊断更具决定性。一旦发现存在假关节，即需考虑手术，并检查骨代谢指标。患者需要戒烟，因为尼古丁与一氧化碳不利于骨愈合。另一种术后出现的颈痛是医源性关节不稳所致，即手术本身造成的病理性关节活动，这需要外科会诊评估是否需要手术恢复关节稳定性。

神经根病和脊髓病

对于颈痛的诊治，临床医生必须要确定是否存在神经根病（radiculopathy）和脊髓病（myelopathy）。颈椎病变以及椎间盘病变可造成原有椎间盘厚度变薄，并向后方膨出，突入椎管与椎间孔内。由于椎间盘的塌陷，其后的软组织结构如黄韧带和小关节囊向椎管内折，累及椎管和神经。原本分散于整个椎间盘的压力被转移至小关节和钩突，导致骨质增生或骨赘形成，从而压迫神经根或脊髓。

神经根病是累及神经根的一类周围神经系统疾病。由于神经组织机械变形，导致血管的渗透性增加，出现慢性水肿，最终导致纤维化。该病理过程导致神经根过度敏感，对颈椎间盘和感觉神经元细胞释放的化学物质产生炎症反应[28]。背根神经节的压迫是神经根痛发生的重要原因，临床上这种压迫产生的疼痛有对应的体表定位，其中 C5 ～ T1 对应的定位区域易于识别。但高位颈神经根（如 C3 和 C4）对应的皮节沿后肩胛骨分布，不应与单纯轴性颈痛相混淆[30]。若患者症状轻微可耐受，可以进行保守治疗；但长期的神经根压迫可能导致感觉的减弱或丧失。若出现神经功能缺失，患者应行手术治疗，因为持续的神经压迫会导致不可逆病变。无神经功能缺失的患者，保守治疗预后良好[31]。

脊髓病是累及中枢神经系统的一类疾病，临床上表现为脊髓压迫引起的长束征。引起脊髓病的因素包括先天性椎管狭窄、动力性脊髓受压、动态脊髓增厚和血管病变。正常成人枢椎以下的椎管前后径为 17 ～ 18 mm，直径小于 13 mm 为先天性狭窄，脊髓前后径则为 10 mm。脊髓变形与脊髓病发生高度相关，轴位成像显示 98% 的"香蕉形脊髓"患者为脊髓病[32]。Ono 等[33]认为脊髓前后径与横径之比低于 0.40 的患者易出现严重神经功能缺损。部分患者仅在颈部屈伸运动过程中由于脊髓动态受压而出现脊髓病的症状和体征。颈部伸展时由于黄韧带内折和椎板重叠，脊髓的可用空间减小。此外，由于颈部伸展时颅底到颈椎的距离拉长而颈髓相对缩短，颈髓相对增粗则更容易受到后方结构压迫。屈曲位时，颈髓延长并容易覆盖于变性椎间盘和骨赘的前上方[34]。

脊髓病可因退变的节段出现生物力学改变而加重。例如，脊椎某个节段出现硬化，在该节段以上的脊椎可动性会变大[35]。在缺乏机械性压迫的情况下，部分患者仍可发展为脊髓病，这被归因于缺血性损伤[36]。尽管我们提出了脊髓病发病与缺血相关，但分子机制仍不明，缺血性损伤在脊髓病发病中的具体作用仍有争议，有研究提出了更为复杂的双分子级联反应可能参与疾病发生[37]。病情轻的脊髓病患者只需密切随访监测即可以正常生活[38]。病情重或进行性加重的患者采取长期保守治疗会导致病情恶化，建议这类患者进行脊髓手术减压[39]。

感染／肿瘤

除退行性变之外，感染及肿瘤也是引起轴性颈痛或神经功能缺失的原因。从感染方面来说，椎间盘炎、骨髓炎、硬膜外脓肿较为常见。脊柱感染的危险因素包括免疫抑制、静脉吸毒、酗酒等，此外也可见于腰椎穿刺或者硬膜外麻醉后出现感染播散。

脊柱感染常见的临床症状有剧烈疼痛和压痛，伴发热、盗汗、嗜睡等。感染进展可能最终导致神经功能缺失，出现运动障碍、感觉丧失、排尿／排便功能障碍。神经功能缺失常见于硬膜外脓肿，在骨髓炎和椎间盘炎中较少见。无论是做 CT 还是 MRI，鉴别感染时均需要增强对比。MRI 评估硬膜外脓肿较敏感，若 MRI 无特殊发现，完善 CT 可以发现是否存在骨性破坏或者机械不稳定。

脊柱感染常见的病原体包括金黄色葡萄球菌、链球菌、大肠埃希菌、铜绿假单胞菌（尤其常见于静脉吸毒者）和流感嗜血杆菌（多见于小儿椎间盘炎）。在实际临床工作中，29% ～ 50% 的病例难以发现感染病原体，特别是开始使用抗生素后[40]。

椎间盘炎和骨髓炎常通过非手术方式治疗。长期使用抗生素联合脊柱支架固定可以治疗感染，避免发生脊柱进行性畸形[40]。常用的抗生素包括万古霉素、利福平和三代头孢菌素（4～6周，有或无口服制剂）。这些患者需要密切关注疾病进展，例如有无疼痛加剧或神经功能缺失，同时监测炎症指标，如红细胞沉降率（erythrocyte sedimentation rate，ESR）和C-反应蛋白（C-reactive protein，CRP）的变化。由于抗生素本身可加重肾负担，且治疗时间长，治疗过程中必须监测肾功能。难治性感染和（或）反复复发病例应转诊外科治疗。

由于硬膜外脓肿与脊髓邻近，且神经功能恶化进展快，因此手术治疗指征较宽，确诊后即需考虑外科治疗[40-43]。硬膜外脓肿较小且神经功能正常或全身情况不稳定难以耐受手术的患者可以选择非手术治疗[40]。在疾病进展快或脓肿大的情况下，手术的主要目的是神经减压并破坏脓肿壁，这有助于抗生素渗透和感染的控制。

肿瘤是引起颈痛的另一个原因。与感染引起的颈痛相似，肿瘤破坏骨质、刺激骨膜神经、引起小关节和脊髓前柱的生物力学改变，从而引起颈痛，最终出现颈椎后凸畸形。脊柱是肿瘤骨转移最常见的部位，5%～10%的癌症患者会出现脊柱转移[44-47]。最常发生脊柱转移的肿瘤是肺癌、乳腺癌和前列腺癌。有一小部分颈椎肿瘤是原发性脊柱肿瘤。根据肿瘤的发生部位可将脊柱肿瘤分为硬脊膜外、髓外硬脊膜下及髓内肿瘤。硬脊膜外肿瘤包括神经鞘瘤、神经纤维瘤；髓外硬脊膜下肿瘤包括黏液乳头型室管膜瘤、脑膜瘤、神经鞘瘤；髓内肿瘤包括星形细胞瘤、神经节胶质瘤和室管膜瘤。肿瘤也可来自椎骨，包括浆细胞瘤、骨巨细胞瘤、骨软骨瘤、骨样骨瘤、成骨细胞瘤、血管瘤、动脉瘤性骨囊肿、软骨肉瘤、骨肉瘤和尤因肉瘤。增强MRI是肿瘤首选的影像学检查，由于脊柱为骨转移常见部位，建议所有肿瘤患者确诊后定期脊柱外科随访。

脊柱肿瘤的治疗决定于肿瘤类型、是否存在神经压迫、有无脊柱不稳。就肿瘤生物学特性而言，影响治疗决策的主要因素是肿瘤细胞对放疗的敏感性。即使已经存在神经压迫，放射敏感性肿瘤可以急诊放射治疗。常见的放射敏感性肿瘤包括淋巴瘤和多发性骨髓瘤。目前立体定向放疗越来越普及，该治疗方法可以最大限度对肿瘤进行定向辐射，而不损害其他敏感的脊髓脊柱结构[48-51]。对于转移性脊柱肿瘤引起的神经压迫，标准的治疗是手术减压联合放疗[52]。

临床特征

就功能解剖学而言，颈痛是由躯体神经或自主神经系统介导的[53]。躯体痛常在皮节、肌节或生骨节上被感知。源于自主神经或交感神经系统的疼痛可沿躯体节段性分布、血管分布、周围神经分布，或按非一致性模式分布。由于疼痛传导存在明显的交叉性，所以，当功能解剖难以进行定位时，可根据颈痛的其他临床特点，以及诊断学知识以帮助确定颈痛的来源。

病史

颈痛是颈椎疾病最常见的症状，掌握颈痛的临床特征有助于识别哪些情况需立即进行治疗。病史询问中需要重点注意颈痛的起病情况、部位、发作频率、持续时间、性质、加重因素，以及是否有神经系统症状。一般来说，间歇性疼痛可能是脊柱不稳或运动引起的，而持续或加重的疼痛多与占位性病变有关。新发和持续时间较短的颈痛可能与良性病理过程有关，如肌肉拉伤，而持续时间较长的颈痛则提示疾病严重或进展。定位明确的局部疼痛提示特定神经根的刺激，而定位不明确的疼痛可能是与深部结缔组织的刺激有关，如肌肉、关节、骨骼或椎间盘。加重或减轻颈痛的因素有助于阐明颈椎出现了怎样的生物力学变化。

目前普遍认为局限性轴性颈痛是颈后来源的，疼痛可延伸到肩或枕部。肌筋膜起源的局限性疼痛常因颈部屈曲加重，颈椎间盘突出引起的颈痛常因颈椎伸展或旋转运动加重。枕部牵涉痛通常表明病变在上颈椎，并可能向下放射至颈部及耳后。由最初的颈部疼痛症状引起的体位适应性改变会进一步发展为肩带疼痛。由于神经支配的交叉，肩部、心脏、肺、内脏、颞颌关节的疼痛常会放射至颈部。放射痛症状也可能由神经末梢的直接刺激或激活引起，如出现关节痛、假性关节痛、血管性头痛、颈源性头痛、假性心绞痛以及眼、耳或喉部症状。

关节症状是由关节突和钩椎关节附近的支配神经受累引起的，可出现局部疼痛和关节僵硬感。患者主诉多为静息痛或静止时症状加重，常自觉颈部有弹响或砂砾感。例如假性关节痛可表现为肩肘关节痛，而其真正的病因位于颈部。骨赘或突出的椎间盘会压迫椎动脉，引起缺血症状，且症状会因颈部运动或特定体位加重。腱鞘炎和肌腱炎可累及肩袖，肘、腕和手周的肌腱，腱鞘或掌腱膜出现狭窄或纤维化可致附近受累关节出现"扳机点"，这种情况临床上常误以为是局部病变所致[54]。

疼痛的定位

疼痛可能是躯体性神经痛或自主性神经痛，并不总定位在精确的解剖区域。髓内感觉纤维的交叉和脊髓节段的神经冲动放射可能导致疼痛定位困难。躯体性疼痛是由于颈神经根受刺激引起，这是疼痛中最常见的类型，且糖尿病患者对这种神经刺激更为敏感。80% 患者的神经功能缺失与椎间盘受累的平面相对应[55]。

神经痛和肌痛继发于不同区域的神经根压迫。神经痛源于背侧感觉神经根受刺激，有过电感，多沿皮节分布，伴有皮肤麻木和感觉异常，疼痛往往出现于近端，而感觉异常常发生于远端。肌痛与腹侧运动神经根刺激有关，疼痛常表现为深部痛、钝痛、令人不愉快的感觉，且由于它沿骨节分布，往往难以准确定位。这些感觉与被压迫神经根支配的肌肉区域一致。自主神经症状常表现为眩晕、耳鸣、眼后疼痛、面部疼痛和下颌疼痛。

在颈痛的诊断过程中，还有一点重要的是要确定轴向颈痛是孤立的还是有伴随的放射痛、无力、感觉或本体感觉改变。由于神经根支配按节段性分布，因此神经根压迫常可通过疼痛的位置、有无感觉异常或无力进行定位（表 48-2）。感觉丧失有时能明确表现为麻木感，有时患者仅能模糊描述为皮肤肿胀。如果颜面、头部或者舌受累，提示颈丛的上三神经根受累。颈、肩、上臂、前臂或手指麻木提示 C5 ～ T1 受累。神经根压迫的程度可通过对肌无力、感觉异常的症状进行分级来评估。这种无力可表现为明显的功能障碍，也可能由于症状较轻而需要反复检查才能明确，临床医师需对患者诸如"四肢沉重、容易疲劳和握力不足"的主诉引起足够重视。由于同一肌肉由多个水平的神经共同支配，因此该肌肉出现明显的萎缩表明有多个神经根受累。本体感觉改变是由于脊髓后索受压引起，患者主诉多为动作笨拙、容易绊倒和持物易落，这些表现提示预后差。

典型颈椎病会引起孤立的轴性颈痛或沿肩部、上肢的放射痛（表 48-3），但却较少引起头痛、假性心绞痛和耳鼻喉感觉异常。颈源性枕痛可出现后枕部肌群的适应性改变，波及眼部区域，表现为隐痛而非搏动性疼痛。这类疼痛会随颈部运动加重，患者通常会出现典型的偏头痛样症状，比如恐声与畏光。

有报道颈椎病引起的假性心绞痛可与心绞痛和女性的乳房痛相混淆（图 48-4）。当出现 C6 ～ C7 病变时，可出现神经肌肉痛，伴心前区或肩胛区压痛。上述症状与心脏疾病的鉴别应基于是否存在肌无力、肌束震颤、感觉或反射改变，但当真性心绞痛和假性心绞痛共存于同一患者时就很难鉴别[56]。

颈椎病可表现为眼、耳和咽喉的症状（图 48-3）。椎旁及颈内动脉周围的神经丛受激惹从而导致眼和耳的症状出现。眼部症状常表现为视物模糊，

表 48-2	颈神经根及对应临床症状	
神经根	症状	其他
C3	枕下痛，延伸至耳后	若 C3、C4、C5 均受累，可能出现反常呼吸
C4	颈后部至肩上部痛	
C5	肩部向下至上臂中部麻木感；三角肌无力，肱二头肌反射可能受累	
C6	上臂及前臂外侧至拇指及示指的放射痛和麻木感；伸腕、屈肘、旋后无力；肱桡肌反射、肱二头肌反射减弱	感觉神经受累类似腕管综合征
C7	上臂及前臂向下至中指麻木感及疼痛；肱三头肌无力，屈腕、手指伸展无力	最常受累。骨间后神经卡压与运动神经受累症状相似，但无感觉神经受损表现
C8	上臂内侧向下至前臂、第 4、5 指疼痛及麻木感；指深屈肌、示指、中指、拇长屈肌无力	前骨间神经卡压与 C8、T1 运动神经受累症状相似，但是不会出现感觉改变及大鱼际肌受累；尺神经卡压会导致鱼际肌、拇收肌受累，拇长屈肌、指深屈肌、示指及中指不受累
T1		

表 48-3	颈神经根痛传导通路
疼痛位置	来源
颈上后外侧	C0～C1, C1～C2, C2～C3
枕部	C2～C3, C3
颈上后部	C2～C3, C3～C4, C3
颈中后部	C3～C4, C4～C5, C4
颈下后部	C4～C5, C5～C6, C4, C5
肩胛上区	C4～C5, C5～C6, C4
肩胛下角	C6～C7, C6, C7
肩胛中区	C7～T1, C7

可通过改变颈部姿势而减轻，以及溢泪、眼眶和眶后疼痛，部分患者会有类似眼球"被向后拉"或"被向前推"的感觉。周围交感神经丛受激惹或椎动脉供血不足常导致平衡失调及步态不稳。听力受损可出现耳鸣和听觉灵敏度改变。咽部症状（如吞咽困难）可能与椎体前方骨赘引起的神经压迫有关，或因颅神经和交感神经交通支受压所致。

颈椎病可引起呼吸困难、心律失常和跌倒发作。呼吸困难与 C3～C5 神经支配的膈肌受累有关。颈椎病引起的心悸和心动过速与特殊体位及颈部过伸有关，以上特点可与其他病因引起的心脏症状相鉴别。上述症状是由于 C4 神经支配横隔膜和心包受到刺激或心脏交感神经受到刺激而引起的。跌倒发作提示后

循环缺血，导致本体感觉突然丧失，但无意识丧失。

脊髓病变或脊髓受压的患者起初多表现为轻微的手部活动障碍或平衡困难。患者在几个月内会逐渐出现书写以及扣纽扣困难，平衡失调而致恶心呕吐。患者也会出现感觉异常和感觉迟钝，多累及双上肢，且多不按皮节分布，因此经常被误诊为周围神经病或腕管综合征，但当双侧肢体都有症状时，不能彻底排除周围神经病或腕管综合征。随着疾病的进展，会出现其他症状，最常见的是肱三头肌、手内肌、髋部屈肌无力，疾病后期的表现包括痉挛、肠与膀胱功能紊乱。

最后一点要注意的是，颈痛可能是全身系统性疾病如关节炎、感染、肿瘤、多发性硬化、脊髓亚急性联合变性或空洞的伴随症状，由于其表现多样，因而需要进一步的检查。关节炎常表现为晨僵、多关节受累、皮疹。发热、体重减轻、夜间痛多提示感染和肿瘤。肺上沟瘤（Pancoast's tumor）包绕肺尖，引起占位效应，压迫颈神经根。当一个人出现神经根压迫症状并有吸烟史时，需考虑肺上沟瘤，应完善胸部影像学检查。特发性臂丛神经炎（过去认为是 Parsonage-Turner 综合征）是由病毒感染臂丛神经引起，表现为累及多神经根的剧烈臂痛。典型病程以肩部和上肢剧烈疼痛起病，数日内出现肌无力、神经功能缺失。当患者出现严重下肢感觉障碍时，须考虑是否存在维生素 B$_{12}$ 缺失导致的脊髓亚急性联合变性。

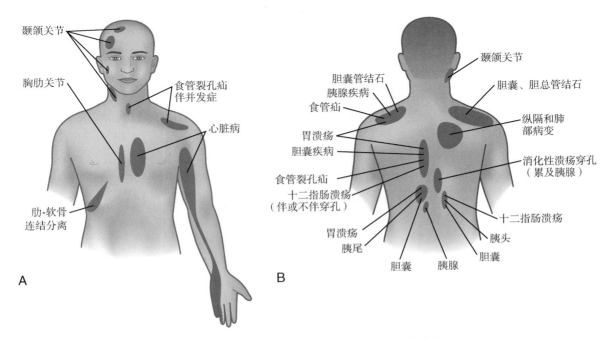

图 48-4　牵涉痛模式。A. 前面分布。B. 后面分布

临床检查

细致的临床检查有利于颈痛的鉴别诊断，首先观察患者的整体步态与头颈姿势，进一步行触诊、颈椎运动度检查及神经系统查体，包括运动、反射、感觉、自主神经和关节体征（表 48-4）。

通过仔细触诊颈部骨性和组织解剖标志可以对颈痛进行定位，明确病变的颈椎水平和位置。从颈前方或前外侧进行触诊，C1 横突可于茎突与下颌角之间触及，C3 横突位于舌骨水平，C4 ~ C5 在甲状软骨水平，C6 在环状软骨环和颈动脉结节水平。在检查过程中，临床医生须注意脊柱矢状面平衡，以及颈椎前凸是否变平或消失。其他体表标志，如枕骨、枕外隆突、上项线、乳突、C2 和 C7 ~ T1 的棘突，均可于脊柱后侧及后外侧触及。

检查部位还包括颈前、后三角的软组织，枕骨区以及脊柱后椎旁肌。急性颈椎过伸引起的挥鞭样损伤常累及胸锁乳突肌，触诊时有压痛，且患者会出现颈部固定，头部偏向损伤肌对侧，该体征称为斜颈，临床医生检查时需注意患者的头部是偏向受累胸锁乳突肌对侧的。屈曲性损伤会累及斜方肌，颈正中线的压痛多与韧带损伤有关，而椎旁肌压痛多为慢性病理过程[57]。枕大神经位于枕外隆突外侧，在颈部过度屈伸造成的创伤性炎症损伤中受累，引起枕下痛，患者身上有外伤对诊断有一定意义。

颈椎活动度检查可发现屈伸、侧屈、旋转运动有无疼痛及活动受限。颈部屈曲运动 50% 由寰枕关节参与完成，其余 50% 由 C2 ~ C7 颈椎完成。检查时嘱患者最大限度将颈部屈曲，若患者无法将下颌贴到胸骨面，则可用手指置于下颌与胸骨之间，测量下颌胸骨指间距，即可了解颈部屈曲受限程度。一指宽提示颈部屈曲受限约 10°，三指宽提示屈曲受限 30°。颈部后伸受限的评估则需测量枕部基线与 T1 棘突之间的距离。正常情况下，侧屈时耳可触及肩，且所有颈椎均参与该运动；旋转运动时下颌可触及同侧肩部，该运动 50% 由 C1 ~ C2 参与，剩下的 50% 由 C3 ~ C7 参与完成。即便在健康人群中，颈椎的活动度也会随着年龄的增长而逐渐降低[58]。

颈椎运动一定程度上依赖于韧带、关节囊及筋膜等结构的完整与协调，因此颈椎活动度检查也反映了上述结构的功能。肌肉痉挛或疼痛会使颈椎活动度降低。颈椎退行性变患者常出现背痛伴颈椎活动度受

限。颈椎关节病变常出现的症状依次为：伴或不伴疼痛的活动受限、活动后关节痛、局部压痛。在退行性病变中，侧屈是最早出现活动度受限且受限最严重的颈部运动。在类风湿关节炎患者中，由于该病累及齿状突，旋转运动会先受限。弥漫性特发性骨肥厚（约 15% 的中老年人患此病）可引起颈强直，强直性脊柱炎及颈椎外伤亦可出现颈强直[59]。若患者出现颈椎关节症状，则需注意有无其他脊椎椎体受累，有无外周关节受累、关节外症状。

主动及被动颈椎活动度检查之后，需进行颈椎抗阻力检查，检查的肌群包括颈屈肌与伸肌群。检查屈肌群时需将一只手置于额头提供阻力，另一只手置于胸部，屈肌群中胸锁乳突肌是主动肌，次动肌是斜角肌和椎前肌。检查伸肌群时将一只手置于头部提供阻力，另一只手置于肩部，伸肌群中主动肌包括椎旁肌、头夹肌、头半棘肌、斜方肌，次动肌包括小的颈内肌。检查旋转肌群时将一只手置于下颌提供阻力，另一只手置于肩部，颈内肌及胸锁乳突肌为主要旋转肌，提供旋转力。颈部抗阻力检查时，前屈、后伸、旋转均需达到最大活动度，这样才能有效检查抵抗阻力的能力。引起颈椎活动度降低的原因有退行性变或关节病造成的关节交锁、关节强直、肌纤维挛缩及肌痉挛，疼痛可造成关节固定，以及神经根或脊髓受压。综上所述，颈椎活动度降低伴疼痛、肌无力需要进一步检查明确病因。

轻触觉、针刺觉、温度觉及本体觉的检查十分必要，由于这些检查的主观性强，则需要比较双上肢的感觉差异。将感觉未受累的区域和感觉减退的区域进行比较也可以帮助诊断。针刺觉的检查需要使用无菌针头，温度觉需使用酒精棉，检查结果可以反映脊髓丘脑束的传导功能。轻触觉和本体觉检查反映脊髓后索的传导功能。

生皮节的解剖学分布如图 48-5 所示。根据胚胎发育规律，四肢以旋后位开始生长，再纵向、旋前生长，因此下肢有独特的皮区神经分布。会阴区和直肠的感觉检查很重要，如果出现异常提示脊髓和马尾压迫，需立即手术治疗。区分病变的水平有时可能比较困难。近端神经根受压后容易同时并发远端压迫，当近、远端神经均受压时则称为双卡综合征。在腕管、肘管综合征和周围神经病变患者中，应将颈椎病视为可能的病因。辅助影像学资料和神经传导检查有助于阐明病因。

表 48-4 主要肌肉的神经支配及检查方法

神经	神经根	肌肉	检查
副神经	脊神经	斜方肌	上抬肩部、肩部外展
	脊神经	胸锁乳突肌	头部向同侧倾斜并旋转至对侧
臂丛神经		胸大肌	
	C5，C6	锁骨部	上臂内收
	C7，C8，T1	胸肋部	上臂内收，向前下压
	C5，C6，C7	前锯肌	固定肩胛骨，上臂前伸
	C4，C5	菱形肌	固定肩胛骨，上臂上举
	C4，C5，C6	冈上肌	上臂外展
	(C4)，C5，C6	冈下肌	上臂外旋
	C6，C7，C8	背阔肌	上臂水平内收外旋，咳嗽
腋神经	C5，C6	三角肌	上臂向前向外，水平上抬
肌皮神经	C5，C6	肱二头肌	前臂旋后屈曲
		肱肌	
桡神经	C6，C7，C8	肱三头肌	前臂伸展
	C5，C6	肱桡肌	前臂半屈曲
	C6，C7	桡侧腕长伸肌	腕关节向桡侧伸展
骨间后神经	C5，C6	旋后肌	前臂伸直旋后
	C7，C8	指伸肌	近端指节伸展
	C7，C8	尺侧腕伸肌	腕关节尺侧伸展
	C7，C8	示指伸肌	示指近端指节伸展
	C7，C8	拇长展肌	拇指外展
	C7，C8	拇长伸肌	第一指间关节伸展
	C7，C8	拇短伸肌	第一掌指关节伸展
正中神经	C6，C7	旋前圆肌	前臂伸直旋前
	C6，C7	桡侧腕屈肌	腕关节桡侧屈曲
	C7，C8，T1	指浅屈肌	近端指间关节屈曲
	C8，T1	指深屈肌（外侧头）	示指、中指远端指间关节屈曲
	C8，T1	拇长屈肌（骨间前神经）	拇指远端指节屈曲
	C8，T1	拇短展肌	拇指外展
	C8，T1	拇短屈肌	拇指近端指节屈曲
	C8，T1	拇对掌肌	拇指向第五指对掌
	C8，T1	第一第二蚓状肌	屈掌指关节，伸指间关节
尺神经	C7，C8	尺侧腕屈肌	检查小指展肌时观察肌腱
	C8，T1	指深屈肌（内侧头）	环指、小指远端指节屈曲
	C8，T1	小鱼际肌	小指外展及对掌运动
	C8，T1	第三第四蚓状肌	屈掌指关节，伸指间关节
	C8，T1	拇收肌	拇指内收
	C8，T1	拇短屈肌	拇指近端指节屈曲
	C8，T1	骨间肌	手指内收外展

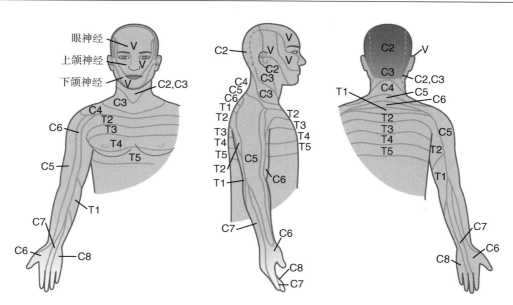

图 48-5 生皮节分布。C1 ~ T5 的神经纤维生皮节分布，传导痛觉、热觉、冷觉、振动觉、及头、颈、臂、手和胸部的触觉。骨节和肌节分布类似，但存在重叠。深筋膜结构的疼痛与生皮节分布并不精确对应

在进行颈椎触诊、活动度检查、感觉评估之后，应继续进行肌力检查。肌无力、肌张力减退和肌束震颤提示下运动神经元病，肌痉挛提示上运动神经元病。肌力可按 0 ~ 5 级分级：0 级不能活动；1 级肌肉轻微收缩；2 级可以带动关节水平活动，但不能对抗重力；3 级能对抗重力；4 级可对抗部分阻力；5 级肌力正常，可完全对抗阻力（表 48-5）。如果存在肌无力，需仔细检查同一神经根支配的其他区域的肌群。

深反射也应进行检查，根据反射强弱分 0 ~ 3 级。0 级无反射活动，1 级弱反射，2 级正常，3 级反射活动亢进。肱二头肌反射中枢为 C5，肱桡肌反射中枢为 C6，肱三头肌反射中枢为 C7，膑腱反射中枢为 L4，跟腱反射中枢为 S1，可通过检查上述肌腱反射判断深反射是否正常。为了便于深反射检查，可使用肌负重法或 Jendrassiks 手法（让患者双手指屈曲

呈钩状交扣后用力分离）辅助查体。这种方法可以转移应力使患者放松，更利于引出下肢反射。如果反射引出困难，临床医生需确定有无周围神经病。除深反射外，还应评估腹壁反射、巴氏征及球海绵体反射等。

激发试验包括 Spurling 压头试验、臂外展试验、轴向压缩和牵引试验等，可以协助诊断硬膜外压迫性单神经病变。所有这些试验的原理都是通过改变椎间孔直径来加重或减轻症状，已确定有无颈椎病变。Spurling 压头试验时让患者端坐，头后仰并偏向患侧，检查者用手掌在其头顶加压，出现颈部神经根痛加剧并向患侧放射者，称之为压头试验阳性，说明后侧椎间孔狭窄压迫神经根。患者将患侧手举起至头顶，颈痛减轻，则提示臂外展试验阳性[60]。患者端坐位，压迫其头顶，若受压后神经痛加重，或牵拉头部扩张椎间孔而神经痛减轻，则表明轴向压缩试验阳性。

激发试验如 Hoffmann 征、手指逃避征、双手握伸试验和 Lhermitte 征有助于脊髓病变的诊断。行 Hoffmann 征检查时需抓住患者中指向上提并后伸，迅速弹刮远端指尖关节，病理情况下出现拇指和食指内屈。手指逃避征阳性指在患者手指伸直并拢时，尺侧 2 指无法内收和外展。双手握伸试验异常是因为手指无力和僵硬，不能瞬间快速伸直和握拳。Lhermitte 征用于评价脊髓病变，当患者颈部被动屈曲，产生电

表 48-5	肌力分级
0	肌肉完全麻痹，触诊肌肉完全无收缩力
1	可见或可触及肌肉轻微收缩
2	可以带动关节活动，但不能对抗重力
3	能对抗重力做主动关节活动，但不能对抗阻力
4	能对抗重力做主动关节活动，仅能对抗部分阻力
5	正常肌力

击样疼痛，并沿手臂和腿部放射时，即 Lhermitte 征阳性。这种改变提示脊髓白质损伤，可能由脊髓型颈椎病或多发性硬化导致。

诊断评价

在了解病史和完成临床检查后，影像学、神经生理学和实验室检查将有助于我们进行颈痛的鉴别诊断，并为患者制定合理的治疗方案。在 60 岁左右且无症状的患者中，其颈椎 X 线常出现退行性改变征象 [61]。对于无外伤、全身症状或进行性神经功能障碍的患者，可以在未行影像学检查前进行 4 ～ 6 周的保守治疗 [62]。同时，由于存在椎体不稳的风险，类风湿关节炎患者应在气管插管前行动态 X 线检查。研究显示，约有 61% 的类风湿关节炎患者有椎体失稳证据，X 线表现为寰枢椎半脱位至少 3 mm[63]。

在有严重退行性变和终板骨赘时，CT 脊髓造影有利于评估骨质受累的程度。CT 脊髓造影可视为 MRI 的补充检查 [64]。除非患者存在禁忌，否则 MRI 是评价神经损伤的首选检查，因为它在评价脊髓病变如脊髓空洞症、脊髓软化症或肿瘤上具有优越性 [65]。MRI 适用于检查进行性神经损伤、失用性无力和长束征，建议已行 6 周保守治疗但仍存在持续性颈神经根痛的患者进行 MRI 检查 [62]。此外，钆增强扫描有助于感染、肿瘤的诊断，并可发现曾接受过脊柱手术的复发性椎间盘突出症患者的手术瘢痕。由于无症状者也会有异常的颈椎 MRI 表现，故 MRI 结果必须与体格检查相结合 [53]。T2 增强信号提示病变由脊髓水肿进展到脊髓软化或空洞形成，因此，如果出现脊髓 T2 增强信号并伴相关症状和阳性临床检查结果，则需要进行手术咨询或干预，或者进行密切随诊。若 MRI 结果与病史和临床检查不符，则需完善其他检查如 CT 脊髓造影。CT 脊髓造影是一种更先进的检查骨间孔（如椎间孔）狭窄的手段。核素骨扫描，如单光子发射计算机断层成像术（SPECT），可用于检查和描述隐匿性骨折、骨膜损伤和无阳性影像结果的创伤后骨关节炎 [66]。

当临床检查和影像学检查不符，或检查结果相互矛盾时，神经生理学检查具有指导意义。肌电图（EMG）、神经传导检查（NCS）以及体感诱发电位（SER）有助于区分颈椎病与神经卡压综合征，鉴别关节病变和神经根病变，这些检查是对 X 线、MRI

或 CT 脊髓造影的补充。

颈痛主要继发于机械性损伤，实验室检查对颈痛原因的诊断价值有限，但在排除感染、肿瘤和全身性关节炎时意义重大。ESR 间接提示炎症处于急性期，其敏感度高，但特异性差。50 岁以下患者的 ESR 应小于 20 mm/h，随年龄增加可有一定范围内的 ESR 增快，超过 100 mm/h 提示感染或肿瘤，轻度增高则常见于类风湿关节炎及外科术后的患者 [67]。CRP 是一种由肝合成的急性期反应物，在急性刺激 2 天后达到峰值，刺激消失后 3 ～ 7 天降至正常 [68]。如果考虑脑脊髓膜炎，全血细胞计数和腰穿结果也是有诊断意义的。

鉴别诊断和治疗

我们可以通过结合病史、体格检查及诊断实验结果鉴别良性轴性颈痛、神经根病、脊髓病、感染、肿瘤、全身性关节炎和牵涉痛（表 48-6）。多数轴性颈痛有自限性，可通过适当的保守治疗好转 [69]。伴有神经根病的轴性颈痛病程进展较慢，75% 接受保守治疗的患者在 19 年的后续随访中，仅出现一次复发或者有轻微症状 [70]。孤立性颈痛且实验室和放射学检查阴性的患者，最好采用联合治疗；急性期可通过使用软颈托进行治疗以减轻炎症，但不能超过 2 周，以避免功能障碍。联合治疗包括本体感觉训练、抗阻力训练、肌肉放松和非甾体抗炎药（non-steroidal anti-inflammatory drug，NSAID）等，被认为是最有效的治疗轴性颈痛的方法 [71-76]。目前，尚无明确证据评估小关节面射频去神经支配术、针灸、经皮神经电刺激（TENS）、离子电渗透、肌电生物反馈以及局部注射治疗轴性颈痛的疗效 [77-80]。

颈部牵引也可用于治疗颈痛。经典的治疗方案为：装置在屈曲位 20° ～ 25°，牵引力 3.5 ～ 4.5 磅，时长 15 ～ 20 min，但牵引仅能短期缓解症状 [81]。X 线引导下硬膜外自椎间孔注射糖皮质激素治疗神经根型腰椎病非常有效，但对颈椎病无效 [82]。颈椎注射有很高的风险，据统计有 16% 的患者会出现并发症（如神经功能缺失）[83,84]。考虑到颈椎硬膜外注射的高风险，我们需要更为保险的治疗方式。寰枢侧块关节骨关节炎可以使用关节面阻滞和非甾体抗炎药物治疗。如果 NSAID 等保守治疗无效，才考虑进行关节融合术治疗。

表 48-6　轴性颈痛常见病因的鉴别诊断

病因	疼痛原因	特点	体征	治疗
创伤	肌肉、关节、椎间盘和韧带受累（如挥鞭伤）骨折	有创伤史；颈部强直；活动时疼痛加重；可伴有神经功能受损	关节活动度减少；骨折时有严重的中线压痛；挥鞭伤常有中度压痛；神经功能受损	物理治疗或者抗炎治疗有利于挥鞭伤恢复；轻微骨折需要支具治疗；对于创伤后不稳定性骨折或神经受压，可能需要手术干预
退行性病变（非神经性）	椎骨关节突关节及颈椎间盘退变	慢性病程；疼痛常放射至肩膀；枕骨下区头痛；关节突关节注射或者背主支的神经阻滞可以减轻关节突关节疼痛	颈部活动受限椎旁触诊可加重关节突疼痛中线触诊椎间盘性疼痛；椎间盘源性疼痛随着颈部伸展和旋转而加重	物理治疗，抗炎治疗，内侧支阻滞或射频消融术；对于创伤后不稳定性骨折或神经受压，可能需要手术干预
颈神经根病	颈椎间盘突出；颈椎强直；非压迫性脊髓疾病（糖尿病、带状疱疹等）	突发性刺痛；疼痛放射至相应皮节	Spurling 征阳性；相应生皮节麻木、麻刺感或疼痛；相应肌节无力	物理治疗，抗炎治疗，口服激素，硬膜外激素注射；内科治疗无效或仍有无力症状可进行手术治疗
颈椎管狭窄症	颈椎强直；先天性椎管狭窄；手术引起的椎管狭窄；创伤；风湿病	常伴脊髓病（精细运动功能减退、步态和平衡障碍、尿失禁等）	宽基步态，反射亢进；无力；Hoffman 征阳性	在没有神经功能受损的情况下，可对症治疗；若神经功能受损或出现反射亢进，需要手术干预
肌筋膜痛	颈部肌肉受慢性刺激；可能由于姿势或生物力学不平衡、创伤、情绪压力和内分泌或激素异常导致	慢性钝痛，且无明显加重或减轻因素；有时颈部屈曲会加重疼痛；可能与纤维肌痛综合征有关	有"扳机点"或伴有肌肉带按压痛	物理治疗和抗炎治疗；心理治疗；"扳机点"注射
风湿性疾病 类风湿关节炎（RA） 　强直性脊柱炎（AS） 其他	关节炎；颈椎狭窄；AS 颈胸椎后凸畸形引起的肌肉骨骼劳损	晨僵及 RA 所致寰枢椎不稳；AS 所致颈胸椎后凸	主要是与本病相关的体征	物理治疗和抗炎治疗可减轻症状；关节不稳定或畸形可能需要手术
感染 　骨髓炎 　椎间盘炎 　硬膜外脓肿	骨破坏；骨膜神经刺激；关节不稳；生物力学改变	静息时严重颈痛，运动时更重；感染相关症状及体征；有静脉吸毒或免疫缺陷病史	剧痛，运动时加重；硬膜外脓肿可引起神经功能受损；菌血症引起皮肤红斑	静脉给与抗生素；硬膜外脓肿可能需要手术治疗；使用支具可在一定程度上缓解症状

续表

表 48-6 轴性颈痛常见病因的鉴别诊断

病因	疼痛原因	特点	体征	治疗
肿瘤 　转移瘤 　多发性骨髓瘤 / 　浆细胞瘤 　原发性骨肿瘤	骨破坏； 骨膜神经刺激； 关节不稳	运动时疼痛加重； 患者夜间或休息时被 痛醒； 伴全身症状，如不明原 因的体重减轻、厌食、 乏力	疼痛程度严重； 运动时疼痛加重； 硬膜外肿瘤引起神经功能 受损	抗炎和止痛对症治疗； 放疗； 手术治疗可减压和（或） 维持关节稳定
血管性 　颈动脉夹层	外伤或自发性的内膜 撕裂； 血液从血管内膜破裂处 进入血管内外壁之间	突发性； 有撕裂感； 头痛； 面部或眼疼痛； 搏动性耳鸣； 缺血事件	Horner 综合征； 颈动脉杂音； 扩张性血肿； 神经功能受损	抗血小板、抗凝治疗； 支架植入
手术源性 　假关节形成（关 　节融合失败） 　术后医源性关节 　不稳	手术植入器械发生松动； 由于椎间盘和关节破坏 而引起的不稳定	手术后颈部疼痛改善 （"蜜月期"），之后颈 部和肩胛间区疼痛加重	活动性疼痛； 颈部手术史	术后翻修

除了颈椎退行性变、创伤及急性椎间盘脱出外，尚有很多原因可引起颈痛，包括神经鞘瘤、肺上沟瘤、臂丛神经炎和复杂性区域性疼痛综合征。硬膜内神经鞘瘤可累及感觉神经根，导致皮区疼痛，出现脊髓病和神经根病；肺上沟瘤累及肺尖常压迫神经根和臂丛神经，从而引起颈神经根尾部和交感神经病变。由病毒感染引起的特发性臂丛神经炎（Parsonage-Turner 综合征）常导致严重的臂痛和肌无力，之后疼痛缓解伴臂力恢复。少数病例可进展为复杂性区域性疼痛综合征，出现弥漫性烧灼痛、皮肤色素脱失。

颈痛患者需要定期随访，因为若出现进行性神经损伤、节段性不稳定和持续性神经根症状（至少持续6 周）时，可能需手术干预。一项前瞻性研究比较了使用手术、物理治疗或颈托治疗颈神经根病患者，结果表明 12 个月后三组间无显著性差异 [85]。颈椎病伴轻微神经损伤患者可密切随访，其自然病程往往是长期稳定与病情恶化交替出现。明确的手术指征包括：脊髓病持续 6 个月或以上，症状和体征进展，行走困难、肠道及膀胱功能受损。手术能直接使脊髓减压，防止疾病进一步恶化，但无法改善已造成的神经功能障碍。

关节炎、感染和肿瘤可累及颈椎，出现各种神经症状和结构学改变。类风湿关节炎可引起寰枢关节半脱位、寰枢关节嵌顿和轴下半脱位（表 48-7）。外科手术指征包括：进行性神经功能障碍或缺失，持续轴性颈痛伴放射学关节不稳，颈椎椎管直径小于或等

表 48-7 可导致颈痛的风湿病

类风湿关节炎
- 寰枢关节未受累
- 有颈椎结构异常
  - 寰枢关节（C1、C2）半脱位
  - C1、C2 关节突关节受累

脊柱关节炎
- 强直性脊柱炎
- 反应性关节炎
- 银屑病关节炎
- 肠病性关节炎

风湿性多肌痛

骨关节炎

纤维肌痛综合征

非特异性肌肉骨骼痛

其他脊柱关节炎
- Whipple 病
- 白塞病
- Paget 病
- 肢端肥大症
- 颈椎后纵韧带骨化症
- 弥漫性特发性骨肥厚

于 14 mm（后寰齿间距），以及枢椎向 McGregor 线上方移动等于 5 mm 及以上。在寰枢关节脱位或轴下半脱位后，受累的椎体后侧发生融合，引起寰枢关节嵌顿可通过枕颈融合术治疗[15]。出现关节不稳的类风湿关节炎患者随病情发展逐渐表现出影像学进展，但影像学进展程度与神经系统受累程度常不匹配[86]。因此这些患者需要密切随访，类风湿关节炎患者一旦出现脊髓病，多数患者在 1 年内死亡[87]。

强直性脊柱炎常累及颈椎，导致颈椎后凸畸形，造成生物力学改变，容易致创伤。后凸畸形对功能有很大影响，由于脊柱后凸患者面部朝向地面，难以看到周围环境，虽然可通过矫形术治疗，但存在神经损伤和术中出血的风险。目前，强直性脊柱炎的早期诊断和 TNF 拮抗剂的使用已经使得颈椎后凸畸形成为历史[88]。

感染和肿瘤均会导致机械性或非机械性颈痛、全身症状、各种神经损伤。治疗目标为根除感染、肿瘤，如果存在神经损伤，则需减压和稳定脊柱。

总而言之，详细的病史问询、体格检查和辅助检查可帮助我们缩小诊断范围。在无脊柱不稳定、神经损伤、感染或者肿瘤的情况下，患者可通过保守治疗而受益，并取得预期内的康复。

 Full references for this chapter can be found on ExpertConsult.com.

参考文献

1. Nachemson AL, Jonsson E, editors: *Neck and back pain: the scientific evidence of causes, diagnosis, and treatment*, Philadelphia, 2000, Lippincott Williams & Wilkins.
2. Andersson HI, Ejlertsson G, Leden I, et al.: Chronic pain in a geographically defined general population: studies of differences in age, gender, social class, and pain localization, *Clin J Pain* 9:174–182, 1993.
3. Hansson EK, Hansson TH: The costs for persons sick-listed more than one month because of low back or neck problems. A two-year prospective study of Swedish patients, *Eur Spine J* 14:337–345, 2005.
4. Mäkelä M, Heliövaara M, Sievers K, et al.: Prevalence, determinants, and consequences of chronic neck pain in Finland, *Am J Epidemiol* 134:1356–1367, 1991.
5. Freeman MD, Croft AC, Rossignol AM, et al.: A review and methodologic critique of the literature refuting whiplash syndrome, *Spine* 24:86–96, 1999.
6. Boshuizen HC, Verbeek JH, Broersen JP, et al.: Do smokers get more back pain? *Spine* 18:35–40, 1993.
7. Andersson H, Ejlertsson G, Leden I: Widespread musculoskeletal chronic pain associated with smoking. An epidemiological study in a general rural population, *Scand J Rehabil Med* 30:185–191, 1998.
8. Zvolensky MJ, McMillan K, Gonzalez A, et al.: Chronic pain and cigarette smoking and nicotine dependence among a representative sample of adults, *Nicotine Tob Res* 11:1407–1414, 2009.
9. McLean SM, May S, Klaber-Moffett J, et al.: Risk factors for the onset of non-specific neck pain: a systematic review, *J Epidemiol Community Health* 64:565–572, 2010.
10. Mitchell MD, Mannino DM, Steinke DT, et al.: Association of smoking and chronic pain syndromes in Kentucky women, *J Pain* 12:892–899, 2011.
11. Gill DK, Davis MC, Smith AJ, et al.: Bidirectional relationships between cigarette use and spinal pain in adolescents accounting for psychosocial functioning, *Br J Health Psychol* 19:113–131, 2014.
12. Honeyman PT, Jacobs EA: Effects of culture on back pain in Australian Aboriginals, *Spine* 21:841–843, 1996.
13. Klekamp J, McCarty E, Spengler DM: Results of elective lumbar discectomy for patients involved in the workers' compensation system, *J Spinal Disord* 11:277–282, 1998.
14. Daniels DL, Williams AL, Haughton VM: Computed tomography of the articulations and ligaments at the occipito-atlantoaxial region, *Radiology* 146:709–716, 1983.
15. Kim DH, Hilibrand AS: Rheumatoid arthritis in the cervical spine, *J Am Acad Orthop Surg* 13:463–474, 2005.
16. Bogduk N, April C: On the nature of neck pain, discography and cervical zygapophysial joint pain, *Pain* 54:213–217, 1993.
17. Nachemson AL: Disc pressure measurements, *Spine* 6:93–97, 1981.
18. Dwyer A, Aprill C, Bogduk N: Cervical zygapophyseal joint pain patterns: I. A study in normal volunteers, *Spine* 15:453–457, 1990.
19. Aprill C, Dwyer A, Bogduk N: Cervical zygapophyseal joint pain patterns: II. A clinical evaluation, *Spine* 15:458–461, 1990.
20. Bogduk N, Marsland A: The cervical zygapophyseal joints as a source of neck pain, *Spine* 13:610–617, 1988.
21. Cavanaugh JM, Lu Y, Chen C, et al.: Pain generation in lumbar and cervical facet joints, *J Bone Joint Surg Am* 88(Suppl 2):63–67, 2006.
22. Dreyfuss P, Michaelsen M, Fletcher D: Atlantooccipital and lateral atlanto-axial joint pain patterns, *Spine* 19:1125–1131, 1994.
23. Grubb SA, Kelly CK: Cervical discography: clinical implications from 12 years of experience, *Spine* 25:1382–1389, 2000.
24. Schellhas KP, Smith MD, Gundry CR, et al.: Cervical discogenic pain: prospective correlation of magnetic resonance imaging and discography in asymptomatic subjects and pain sufferers, *Spine* 21:300–311, 1996, discussion 311–312.
25. Bengtsson A, Henriksson KG, Larsson J: Reduced high-energy phosphate levels in the painful muscles of patients with primary fibromyalgia, *Arthritis Rheum* 29:817–821, 1986.
26. Dreyer SJ, Boden SD: Laboratory evaluation in neck pain, *Phys Med Rehabil Clin N Am* 14:589–604, 2003.
27. Crockard HA: Surgical management of cervical rheumatoid problems, *Spine* 20:2584–2590, 1995.
28. Cooper RG, Freemont AJ, Hoyland JA, et al.: Herniated intervertebral disc-associated periradicular fibrosis and vascular abnormalities occur without inflammatory cell infiltration, *Spine* 20:591–598, 1995.
29. Chabot MC: The pathophysiology of axial and radicular neck pain, *Semin Spine Surg* 7:2–8, 1995.
30. An HS, Riley III LH, editors: *An atlas of surgery of the spine*, London, 1998, Martin Dunitz Ltd.
31. Truumees E: Cervical spondylotic myelopathy and radiculopathy, *Instr Course Lect* 29:339–360, 2000.
32. Houser OW, Onofrio BM, Miller GM, et al.: Cervical spondylotic stenosis and myelopathy: evaluation with computed tomographic myelography, *Mayo Clin Proc* 69:557–563, 1994.
33. Ono K, Tada K, Yamamoto T: Cervical myelopathy secondary to multiple spondylotic protrusions: a clinicopathologic study, *Spine* 2:109–125, 1977.
34. Breig A, Turnbull I, Hassler O: Effects of mechanical stresses on the spinal cord in cervical spondylosis, *J Neurosurg* 25:45–56, 1966.
35. Mihara H, Ohnari K, Hachiya M, et al.: Cervical myelopathy caused by C3-C4 spondylosis in elderly patients: a radiographic analysis of pathogenesis, *Spine* 25:796–800, 2000.
36. Ferguson RJ, Caplan LR: Cervical spondylotic myelopathy, *Neurol Clin* 3:373–382, 1985.
37. Karadimas SK, Gatzounis G, Fehlings MG: Pathobiology of cervical

spondylotic myelopathy, *Eur Spine J* 24(Suppl 2):132–138, 2015.

38. Nurick S: The pathogenesis of the spinal cord disorder associated with cervical spondylosis, *Brain* 95:87–100, 1972.

39. Sampath P, Bendebba M, Davis JD, et al.: Outcome of patients treated for cervical myelopathy: a prospective, multicenter study with independent clinical review, *Spine* 25:670–676, 2000.

40. Vaccaro AR, Anderson D: *Decision making in spinal care*, New York, 2007, Thieme.

41. Byrne TN, Waxman SG, Benzel EC: *Diseases of the spine and spinal cord*, Oxford, 2000, Oxford UP.

42. Darouiche RO: Spinal epidural abscess, *N Engl J Med* 355:2012–2020, 2006.

43. Shah NH, Roos KL: Spinal epidural abscess and paralytic mechanisms, *Curr Opin Neurol* 26:314–317, 2013.

44. Aebi M: Spinal metastasis in the elderly, *Eur Spine J* 12(Suppl 2):S202–S213, 2003.

45. Parkin DM, Pisani P, Ferlay J: Global cancer statistics, *CA Cancer J Clin* 49:33–64, 1999.

46. Patil CG, Lad SP, Santarelli J, et al.: National inpatient complications and outcomes after surgery for spinal metastasis from 1993-2002, *Cancer* 110:625–630, 2007.

47. Yoshihara H, Yoneoka D: Trends in the surgical treatment for spinal metastasis and the in-hospital patient outcomes in the United States from 2000 to 2009, *Spine* 14:1844–1849, 2014.

48. Gerszten PC, Mendel E, Yamada Y: Radiotherapy and radiosurgery for metastatic spine disease: what are the options, indications, and outcomes? *Spine* 34:S78–S92, 2009.

49. Harel R, Angelov L: Spine metastases: current treatments and future directions, *Eur J Cancer* 46:2696–2707, 2010.

50. Laufer I, Iorgulescu JB, Chapman T, et al.: Local disease control for spinal metastases following "separation surgery" and adjuvant hypofractionated or high-dose single-fraction stereotactic radiosurgery: outcome analysis in 186 patients, *J Neurosurg Spine* 18:207–214, 2013.

51. Sahgal A, Bilsky M, Chang EL, et al.: Stereotactic body radiotherapy for spinal metastases: current status, with a focus on its application in the postoperative patient, *J Neurosurg Spine* 14:151–166, 2011.

52. Patchell RA, Tibbs PA, Regine WF, et al.: Direct decompressive surgical resection in the treatment of spinal cord compression caused by metastatic cancer: a randomised trial, *Lancet* 366:643–648, 2005.

53. Romanelli P, Esposito V: The functional anatomy of neuropathic pain, *Neurosurg Clin N Am* 15:257–268, 2004.

54. Mackley RJ: Role of trigger points in the management of head, neck, and face pain, *Funct Orthod* 7:4–14, 1990.

55. Henderson CM, Hennessy RG, Shuey Jr HM, et al.: Posterior-lateral foraminotomy as an exclusive operative technique for cervical radiculopathy: a review of 846 consecutively operated cases, *Neurosurgery* 13:504–512, 1983.

56. Frøbert O, Fossgreen J, Søndergaard-Petersen J, et al.: Musculo-skeletal pathology in patients with angina pectoris and normal coronary angiograms, *J Intern Med* 245:237–246, 1999.

57. Hoffman JR, Mower WR, Wolfson AB, et al.: National Emergency X-Radiography Utilization Study Group validity of a set of clinical criteria to rule out injury to the cervical spine in patients with blunt trauma, *N Engl J Med* 343:94–99, 2000.

58. Sforza C, Grassi G, Fragnito N, et al.: Three-dimensional analysis of active head and cervical spine range of motion: effect of age in healthy male subjects, *Clin Biomech* 17:611–614, 2002.

59. Weinfeld RM, Olson PN, Maki DD, et al.: The prevalence of diffuse idiopathic skeletal hyperostosis (DISH) in two large American Midwest metropolitan hospital populations, *Skeletal Radiol* 26:222–225, 1997.

60. Davidson RI, Dunn EJ, Metzmaker JN: The shoulder abduction test in the diagnosis of radicular pain in cervical extradural compressive monoradiculopathies, *Spine* 6:441–446, 1981.

61. Gore DR, Sepic SB, Gardner GM: Roentgenographic findings of the cervical spine in asymptomatic people, *Spine* 11:521–524, 1986.

62. Levine MJ, Albert TJ, Smith MD: Cervical radiculopathy: diagnosis and nonoperative management, *J Am Acad Orthop Surg* 4:305–316, 1996.

63. Collins DN, Barnes CL, FitzRandolph RL: Cervical spine instability in rheumatoid patients having total hip or knee arthroplasty, *Clin Orthop Relat Res* 272:127–135, 1991.

64. Modic MT, Masaryk TJ, Mulopulos GP, et al.: Cervical radiculopathy: prospective evaluation with surface coil MR imaging, CT with metrizamide, and metrizamide myelography, *Radiology* 161:753–759, 1986.

65. Modic MT, Ross JS, Masaryk TJ: Imaging of degenerative disease of the cervical spine, *Clin Orthop Relat Res* 239:109–120, 1989.

66. Seitz JP, Unguez CE, Corbus HF, et al.: SPECT of the cervical spine in the evaluation of neck pain after trauma, *Clin Nucl Med* 20:667–673, 1995.

67. Waddell G: An approach to backache, *Br J Hosp Med* 28:187–190, 1982.

68. Kushner HL: Acute phase response, *Clin Aspects Autoimmunity* 3:20–30, 1989.

69. Gore DR, Sepic SB, Gardner GM, et al.: Neck pain: a long-term follow-up of 205 patients, *Spine* 12:1–5, 1987.

70. Saal JS, Saal JA, Yurth EF: Nonoperative management of herniated cervical intervertebral disc with radiculopathy, *Spine* 21:1877–1883, 1996.

71. Beebe FA, Barkin RL, Barkin S: A clinical and pharmacologic review of skeletal muscle relaxants for musculoskeletal conditions, *Am J Ther* 12:151–171, 2005.

72. Bronfort G, Evans R, Nelson B, et al: A randomized clinical trial of exercise and spinal manipulation for patients with chronic neck pain. *Spine* 26:788–797, discussion 798–799, 2001.

73. Gross AR, Kay T, Hondras M, et al.: Manual therapy for mechanical neck disorders: a systematic review, *Man Ther* 7:131–149, 2002.

74. Kay TM, Gross A, Goldsmith C, et al.: Exercises for mechanical neck disorders, *Cochrane Database Syst Rev* 3:CD004250, 2005.

75. Taimela S, Takala EP, Asklof T, et al.: Active treatment of chronic neck pain, *Spine* 25:1021–1027, 2000.

76. Waling K, Sundelin G, Ahlgren C, et al.: Perceived pain before and after three exercise programs: a controlled clinical trial of women with work-related trapezius myalgia, *Pain* 85:201–207, 2000.

77. Dagenais S, Haldeman S, Wooley JR: Intraligamentous injection of sclerosing solutions (prolotherapy) for spinal pain: a critical review of the literature, *Spine J* 5:310–328, 2005.

78. Irnich D, Behrens N, Molzen H, et al.: Randomised trial of acupuncture compared with conventional massage and "sham" laser acupuncture for treatment of chronic neck pain, *BMJ* 322:1574–1578, 2001.

79. Kroeling PL, Gross AR, Goldsmith CH, et al.: A Cochrane review of electrotherapy for mechanical neck disorders, *Spine* 30:E641–E648, 2005.

80. Niemisto L, Kalso E, Malmivaara A, et al.: Radiofrequency denervation for neck and back pain. A systematic review of randomized controlled trials, *Cochrane Database Syst Rev* 1:CD004058, 2003.

81. Carette S, Fehlings MG: Clinical practice. Cervical radiculopathy, *N Engl J Med* 353:392–399, 2005.

82. Riew KD, Yin Y, Gilula L, et al.: The effect of nerve-root injections on the need for operative treatment of lumbar radicular pain: a prospective, randomized, controlled, double-blind study, *J Bone Joint Surg Am* 82-A:1589–1593, 2000.

83. Abbasi AL, Malhotra G, Malanga G, et al.: Complications of interlaminar cervical epidural steroid injections: a review of the literature, *Spine* 32:2144–2151, 2007.

84. Malhotra GL, Abbasi A, Rhee M: Complications of transforaminal cervical epidural steroid injections, *Spine* 34:731–739, 2009.

85. Truumees E: Cervical spondylotic myelopathy and radiculopathy, *Instr Course Lect* 29:339–360, 2000.

86. Pellicci PM, Ranawat CS, Tsairis P, et al.: A prospective study of the progression of rheumatoid arthritis of the cervical spine, *J Bone Joint Surg Am* 63:342–350, 1981.

87. Marks JS, Sharp J: Rheumatoid cervical myelopathy, *Q J Med* 50:301–319, 1989.

88. Mansour M, Cheema GS, Naguwa SM, et al.: Ankylosing spondylitis: a contemporary perspective on diagnosis and treatment, *Semin Arthritis Rheum* 36:210–223, 2007.

第 49 章

肩 痛

原著 SCOTT DAVID MARTIN, THOMAS S. THORNHILL

于奕奕 译 赵东宝 校

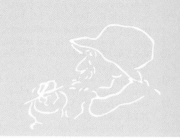

关键点

- 对肩部功能解剖学的理解使得肩痛大多数病因的诊断依赖于临床检查。
- 病史、体格检查及辅助检查通常可以指导制定肩痛最适当的治疗方案。
- 肩痛的鉴别诊断不仅包括常见的局部疾病（例如肌腱和相邻结构），还应该考虑到牵涉痛机制引起的远端解剖部位的各种疾病。
- 一系列特殊诊断性检验非常有助于肩痛的诊断。
- 大多数病因所致的肩痛能采取物理方法治疗。成功的治疗可以使潜在的外科患者获益，包括那些保守治疗无效的患者。
- 系统性关节病有时可表现为肩部疾病，而且随着时间推移常累及肩部，对这类患者进行早期评估必不可少。

引言

肩痛（shoulder pain）是最常见的肌肉骨骼疾病之一，可能由多种因素导致。作为上肢和胸廓的连接，肩关节独特的解剖结构和部位使得确诊肩痛较为困难。肩关节是人体最复杂、活动性最大的关节之一，它被肌肉、肌腱和骨横贯，周围包绕重要的神经血管，这些都可能是局部疼痛和牵涉痛的原因。

明确肩痛的原因对于推荐合理的治疗方法必不可少。医生检查时必须能够鉴别肩痛是由内源性或局部因素引起，还是由外源性或远端因素引起，或者两者兼而有之。内源性因素源于肩胛带，包括盂肱关节和关节周围疾病，而外源性因素出现在肩胛带之外，伴有肩关节继发性牵涉痛（表 49-1）。例如，左肩痛可作为冠状动脉疾病的首发症状，肝、胆、脾病最初也可能表现为肩痛，这些都是外源性因素。

准确评估、诊断和治疗肩痛需要对肩部解剖有全面的了解，包括其牵涉痛的方式。完整、系统的体格检查是准确诊断的关键。初步诊断时，应仔细鉴别所有可能引起肩痛的原因。最终诊断可能要求反复的查体、与症状相关的诊断性检查，以及对选择性注射的反应等情况进行综合分析。磁共振成像（magnetic resonance imaging，MRI）、计算机断层扫描（computer tomography，CT）关节造影、超声检查和肌电图（electromyography，EMG）等诊断性检查的发展促进了肩痛的早期诊断，同时加深了对肩部疾病的认识。风湿科或全科医疗中都可能遇到肩痛，本章旨在为其诊断与治疗提供实践指南。本章将不涉及肩关节问题的详细分析及主要创伤的治疗，这些内容超出本章范围，可参考其他章节。

解剖与功能

由于肩关节的复杂性，治疗肩痛的医生必须了解肩关节的解剖和功能结构。肩关节是全身活动度最大的关节，是以牺牲稳定性为代价的。不论何时，肱骨头面仅有 25% 与关节盂接触。盂唇增加了关节面接触面积，能够增加关节的稳定性[1]。盂唇病变可能由肩关节不稳引起，其损伤类型可提示不稳类型，盂唇撕裂也可导致肩关节内紊乱引起疼痛[2]。关节的稳定性也可通过薄的关节囊以及前、后、下方加厚关节囊

表 49-1 肩痛的常见原因
内源性原因
局部疾病
肩袖肌腱炎或撞击综合征
钙化性肌腱炎
肩袖撕裂
二头肌腱炎
肩锁关节炎
盂肱疾病
炎性关节炎
骨关节炎
骨坏死
肩袖关节病
化脓性关节炎
盂唇撕裂
粘连性关节囊炎
盂肱关节不稳
外源性原因
区域性疾病
颈神经根病
臂丛神经炎
神经卡压综合征
胸锁关节炎
反射性交感神经营养不良
纤维组织炎
肿瘤
肾性骨营养不良
其他
● 胆囊疾病
● 脾外伤
● 膈下脓肿
● 心肌梗死
● 甲状腺疾病
● 糖尿病

的盂肱韧带来实现[1]。关节前方的稳定性主要由下盂肱韧带的前束提供。

肩袖保证了关节动态稳定性。它由四组肌群组成，即冈上肌、冈下肌、后方的小圆肌和前方的肩胛下肌。肩关节由三个关节和两个滑面组成，即肩锁关节（acromioclavicular，AC）、胸锁关节、盂肱关节、肩胛胸廓面和肩峰下面。

图 49-1 显示了常见肩痛的肌肉骨骼和体表的解剖定位。图 49-2 显示了经过肩峰前下方附着于肱骨大结节的三块组成后肩袖的肌肉解剖。肩胛下肌是唯一附着于肱骨小结节的前肩袖肌。通过了解肩袖与肩胛下区的关系，确定上界为肩峰下表面，下界为肱骨头，医生能将肩撞击综合征的问题具体化，并且能在此区域内准确注射。了解肱二头肌长头肌腱经过二头肌沟进入关节盂上方的路径有助于理解肱二头肌腱炎。临床医生在诊断和治疗肩痛之前，应该仔细回顾肩胛带结构与功能的关系[3,4]。

诊断

肩关节临床评估

肩关节疾病的准确诊断和成功治疗首先要有完善的病史和体格检查。正确诊断所需的大部分信息可通过临床基本技能获得，而不依赖昂贵的高科技辅助检查手段，因为这不会影响治疗计划[5]。只有在需要证实既定诊断或协助诊断疑难病症时才使用诊断性检查。

病史

患者的年龄和就诊的主要原因是确诊的重点。对于 70 岁久坐的老人和 20 岁的运动员而言，肩痛的鉴别诊断完全不同。疼痛是缓慢发生的，还是在特定事件后突然发生？逐渐发作的肩关节前外侧区或三角肌区的疼痛，且在肩部向前抬举时加重、伴夜间痛，提示肩撞击征伴肩袖肌腱病变。头部活动时，疼痛和显著无力提示肩撞击征伴肩袖撕裂。就像进入汽车后座，肩部外展和外旋到背后时，也可能出现疼痛和无力。应询问症状发作的诱因，并仔细记录任何肩痛或创伤的病史。

应评估疼痛的程度、性质、部位、周期性、加重或缓解的因素。用视觉模拟评分将疼痛以 0 ~ 10 分级，0 代表无痛，10 代表患者曾经历的最严重疼痛。疼痛严重程度的另一个指征是睡眠失调。应询问患者疼痛是否影响入睡或是否曾疼醒过，以及是否可以受累侧卧位睡。还应询问患者疼痛是锐痛还是钝痛。肩上方的尖锐、烧灼样痛提示神经源性疼痛，而外侧三角肌上的钝痛、酸痛提示肩撞击征伴肩袖疾病。应明确疼痛的部位或分布：肩胛带周围的局部疼痛或放射至手臂的疼痛？以及是否合并有感觉缺失或无力？应明确疼痛是持续性的还是间歇性的，有哪些加重或缓解的因素。肩袖肌腱病变的疼痛常因肘部远离体侧的重复活动而加重。

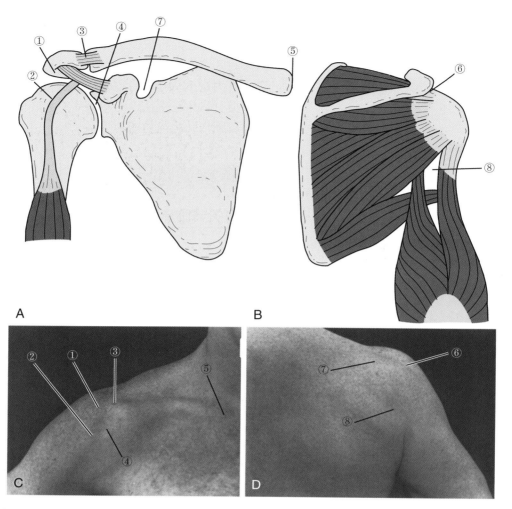

图 49-1　特定肩关节问题中疼痛和压痛的肌肉骨骼（A、B）和体表（C、D）的解剖定位。①肩峰下间隙（肩袖肌腱炎或撞击综合征、钙化性肌腱炎、肩袖撕裂）；②二头肌沟炎（二头肌腱炎、二头肌腱半脱位和撕裂）；③肩锁关节；④前盂肱关节（盂肱关节炎、骨坏死、盂肱撕裂、粘连性关节囊炎）；⑤胸锁关节；⑥肩峰后缘（肩袖肌腱炎、钙化性肌腱炎、肩袖撕裂）；⑦肩胛切迹（肩胛上神经卡压）；⑧四边孔（腋神经卡压）。这些疼痛和压痛区域常有重叠

　　应考虑是否有任何颈部和神经根疼痛病史，神经根型疼痛常延伸至肘下，伴有感觉缺失和无力。颈周疼痛可能提示源于颈部病变，或局限于斜方肌。斜方肌痛常与肩痛相关，是患者试图向肩部倾斜的结果。保持军姿可能导致斜方肌和肩胛提肌的疲劳、痉挛和触发点疼痛。

　　还应考虑任何相关的既往病史，如恶性肿瘤等。也应经常考虑的是，神经、内脏和血管疾病的牵涉痛会累及肩部，尤其是活动范围内无疼痛感的患者。

体格检查

　　正确的肩部体格检查包括从正面和背面进行肩胛带的仔细检查。体格检查时，患者取坐位或立位，医

生立于患者身后，充分暴露患者双肩。先视诊正常肩部，并与患侧进行对比。检查双肩的外形和对称性，两侧对比，在肩水平位评定有无萎缩或不对称。棘肌萎缩可能是由废用、慢性肩袖撕裂、肩胛上或臂神经疾病引起[6]。如果肩胛翼状突起明显，可要求患者对墙做支撑动作，这能使翼状肩更加明显。

　　应仔细记录肩关节运动范围，同时注意任何正常肩关节运动的缺失，或盂肱关节活动缺失后代偿性的肩胛胸廓活动过度。让患者用大拇指触及背部，同时检查者注意观察患者触及的脊椎水平，由此检查肩部的内旋。肩痛早期出现内旋缺失常提示肩关节囊后方有一定的紧张度，也称为盂肱内旋缺陷（glenohumeral internal rotation deficit，GIRD）。应对

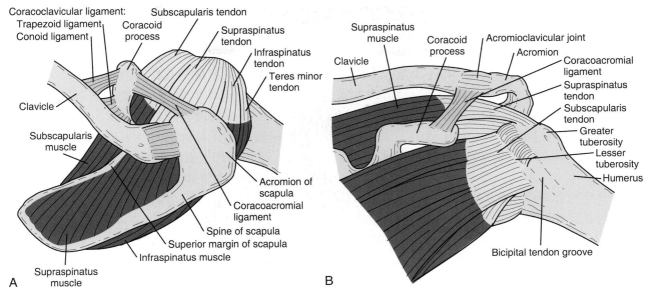

图 49-2 （译者注：本图受版权限制，仅保留英文）（A）Superior view of the rotator cuff musculature as it courses anteriorly underneath the coracoacromial arch to insert on the greater tuberosity. (B) Anterior view of the shoulder reveals the subscapularis，which is the only anterior rotator cuff muscle inserting on the lesser tuberosity. It internally rotates the humerus and provides dynamic anterior stability to the shoulde（From *The Ciba collection of medical illustrations*，Volume 8，Part I. Netter Illustration from www.netterimages.com. Copyright Elsevier Inc. All rights reserved.）

肱二头肌腱、喙突、小结节和大结节及后方肩袖触诊，并评估压痛（图 49-3A）。肱二头肌长头压痛常与肩袖肌腱病和大结节压痛有关。斜方肌或肩胛提肌痉挛或压痛可能与肩袖疾病或颈椎疾病有关。应检查颈部活动范围，并触诊颈旁肌肉。颈旁肌肉压痛和颈部活动范围受限可提示颈椎关节强直或神经源性疾病。患者向侧方屈颈，检查者自患者头顶向下施以轴向压力，进行椎间孔挤压试验（Spurling 试验）。产生放射至同侧肩部的疼痛为阳性试验结果，提示有神经根疾病。

为了引出撞击征，将患者肩部被动抬高于前屈位，同时用另一手下压肩胛骨，迫使大结节抵住前肩峰，撞击时则会产生疼痛（图 49-3B）[7]。该方法若用于其他疾病，如粘连性关节囊炎、盂肱关节炎和肩锁关节炎、盂肱关节不稳和钙化性肌腱炎，也可出现疼痛。肩关节环行内收运动检查是一种动态的撞击试验，又称 Clancy 试验，诊断肩袖肌腱病（包括部分性撕裂）的敏感性为 95%，特异性为 95%[8]。该试验中，患者取站立位，头转向对侧肩部。受累肩关节在肩水平环行运动、内收，同时保持肘部伸展、肩关节内旋及拇指指向地面（图 49-3C）。患者保持这个姿势，检查者对其伸展的手臂均衡向下施力时，嘱患者最大限度地进行对抗。此检查引出疼痛或无力，且疼痛位于前外侧肩关节，则为阳性结果。疼痛和无力与肩袖完全撕裂呈强正相关性[8]。

应观察胸锁关节和肩锁关节是否有突出，并触诊稳定性和有无压痛。由于远端锁骨的底面骨赘撞击肩袖，很多有撞击征的患者在直接向下触诊肩锁关节时有压痛[3,6]。

肩锁关节压痛也可能由原发肩锁关节病引起，应通过体格检查相鉴别，包括胸前交叉内收试验和 O'Brien 试验[9]。40 岁以上患者常有肩锁关节病的 X 线证据，但通常不伴有疼痛[10]。

进行胸前交叉内收试验或水平内收试验时，患者肩关节前屈 90°，然后将手臂在胸前交叉并内收（图 49-3D）。肩锁关节疼痛是阳性试验结果。如果疼痛出现在肩关节后方，应怀疑关节囊后方较紧伴撞击。进行 O'Brien 试验时，患者前屈手臂 90°，并在身体矢状平面内收 10°。此试验分两部分。第一部分，要最大限度使手掌心向下，且拇指朝下；当检查者向患者手臂施以向下压力时，嘱患者进行抵抗。如果试验引出疼痛，询问患者疼痛是在肩顶部，还是在关节内。若定位于肩顶部，则提示肩锁关节痛；若定位于关节内，则提示上盂唇前后向（superior labrum anteriorposterior，SLAP）损伤。第二部分，检查者对手臂施以向下压力，嘱患者最大限度转动手使掌心向上。如果患者疼痛明显减轻，则提示 SLAP 损伤。如果疼痛没有变化，且定位于肩顶部，则提示肩锁关节病变阳性[9]。

如果对引起肩锁关节压痛的原因不确定，应注射利多卡因，医生应避免进针太深从下方穿过肩锁关节从而注入肩峰下间隙，这会导致解读错误。若肩锁关节疼痛减轻，则可能同时存在肩峰下撞击。如果考虑施行手术治疗（即远端锁骨切除术），则应对其彻底评估[11]。

如果疼痛与客观检查结果不符，应寻找肩痛的其他原因，包括钙化性肌腱炎、感染、反射性交感神经营养不良和骨折等。冈上肌和冈下肌失用性萎缩明显且后肩痛的患者，特别是年轻患者，可能有肩胛上神经病或臂丛神经病（Parsonage-Turner 综合征）[6,12]。

慢性肩袖疾病患者常有不同程度的冈上窝和冈下窝失用性萎缩。对于慢性大范围肩袖撕裂患者，可能存在严重萎缩和无力。应进行外旋肌力检查，检查者支撑患者肘部置于体侧，嘱患者当检查者施以阻力时将肩关节从中立位（内收 0°）尽力外旋（图 49-3E）[13]。若产生无力，可提示冈下肌腱撕裂。外展肌力检查是使患者肩关节前屈 30°、外展 90°、拇指指向地面时，对抗阻力（图 49-3F）[14,15]。若出现无力，可提示冈上肌腱撕裂。进行抬离（lift-off）试验时，患者肩关节处于内旋位，嘱其尽力将手从背部拉开。若不能完成此动作，则提示肩胛下肌撕裂。

如体格检查完成后怀疑有撞击征，则应进行撞击试验，即将 5 ml 局麻药注入肩峰下间隙[16,17]。在进行此试验之前，嘱患者将撞击征中疼痛用 0 ~ 10 视觉模拟评分分级，0 代表没有疼痛，10 代表患者所经历过的最严重的疼痛。可根据医生习惯从前位、侧位

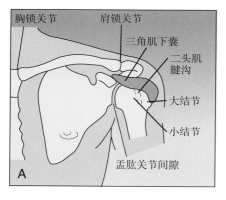
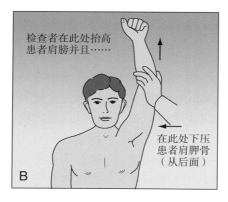
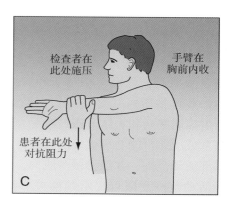
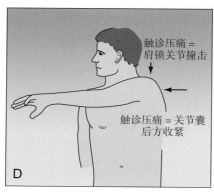
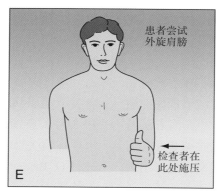
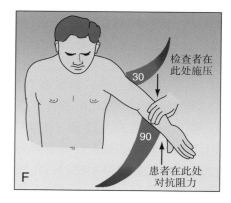

图 49-3　A．触诊压痛有助于定位病变位置。二头肌长头和大结节触诊压痛提示撞击征伴肩袖肌腱病变的可能。B．为了引出撞击征，检查者在前屈位抬高患者肩膀，同时用另一只手下压患者肩胛骨，迫使大结节和肩袖抵抗前肩峰并产生疼痛，此即撞击征存在。局部注射麻醉剂后疼痛缓解（即撞击试验）给肩峰下病变提供了额外证据。C．Clancy 试验需要患者立位并将头部转向对侧肩部。受累手臂内收上抬至肩水平，保持肘部伸展，拇指指地。要求患者用此姿势对抗检查者对前臂施加的压力，如果出现肩关节前外侧疼痛或无力，提示试验阳性。D．患者上臂前屈 90°，交叉置于胸前并内收。肩锁关节局部疼痛，提示阳性结果。E．试验要求患者肘部屈曲 90°，检查者在患者一侧握住其手臂并施加阻力，要求患者尝试从中线位置（0° 内收）外旋肩膀。与对侧手臂的力量进行比较。F．外展肌力检查要求患者肩关节前屈 30°、外展 90° 及拇指指地。让患者对抗检查者施加在外展手臂上向下的压力。与对侧肌力进行比较（From Martin TL，Martin SD：Rotator cuff tendinopathy. Hosp Med 12：23-31，1998.）

或后位进行注射。肩峰下间隙注入局麻药 10 分钟后，患者根据同一量表再次将疼痛分级。疼痛减轻 50% 或以上则为撞击试验阳性。否则，应考虑是否存在其他原因，或是局麻药注入部位不当。如果认为肩痛由肩锁关节引起，可将 1 ~ 2 ml 局麻药注入关节内，并再次检查肩关节。若认为肩痛是由肩峰下撞击和肩锁关节引起的，为降低患者不适，可能需要多次门诊就医，连续多次注射来检查肩关节[10]。

对二头肌腱炎可疑患者，可进行 Speed 试验。检查者对手臂向下施力，同时嘱患者屈曲肩关节，伸展肘部。若出现二头肌长头疼痛则为阳性，提示二头肌腱炎。

应进行上肢肌力检查，并对比双侧肌力，以检查有无肌肉萎缩。仔细检查双手的握力，作为是否存在内源性萎缩的证据。检查二头肌（C5）、三头肌（C7）和肱桡肌腱反射（C6）的对称性和灵敏性。

应进行浅触觉检查，浅触觉缺失的皮区分布可提示神经根病。应触诊颈区、锁骨上区、腋区和肱骨内上髁区是否有肿大的淋巴结，若有，则提示可能存在恶性疾病。

影像学

X 线评估

对非创伤性肩痛应进行标准 X 线检查。撞击系列 X 线检查包括尾倾 30° 的肩关节前后位片（Rockwood 位片）、出口位片（尾倾 10° ~ 15° 的肩胛 Y 位片）和腋位片。如果疑有钙化性肌腱炎或不稳，可摄内旋外旋位片。Rockwood 位片可以显示前肩峰和肩锁关节处的任何骨赘[18]。对创伤性损伤患者应行创伤系列 X 线检查，包括正前后位片、肩胛 Y 位片和腋位片。腋位片有助于评估肱骨头的前、后半脱位和关节间隙狭窄。如果诊断不稳定性有疑问时，可加拍附加片，如 West Point 位片可发现关节盂骨性 Bankart 损害的证据；Styker 切迹片可发现肱骨头的 Hill-Sachs 损伤。伴肱骨头半脱位的前移增加可造成继发性撞击型肩袖肌腱炎。此时，腋位片或 X 线透视检查有助于显示半脱位[19,20]。

当疑有肩锁关节病变时，应拍摄 Zanca[21] 位片，即头侧倾斜 10°、50% 显影的肩锁关节片（图 49-4）。摄肩锁关节应力位片时，在患者前臂捆绑 5 ~ 10 磅的重物，判断肩锁关节分离情况。比较双侧肩关节的喙锁距离可能有所帮助。当有临床指征时，应进行颈椎 X 线检查，以排除可引起肩痛的颈椎病，尤其是出现神经根麻木或刺痛症状时。

闪烁扫描术

^{99m}Tc-MDP 或镓可能对评价肩关节骨骼病变有诊断价值。骨扫描对诊断非肿瘤或非感染性肩关节疾病一般没有帮助。

闪烁扫描术能识别进展至肩袖撕裂性关节病的完全性肩袖撕裂患者。这一鉴别非常重要，因为完全性肩袖撕裂患者可能一般情况好，但有进行性肩袖撕裂性关节病变化的患者可出现进行性关节炎、疼痛和明显的功能受损。滑膜炎或焦磷酸钙沉积症可能是肩袖撕裂性关节病发病机制的重要因素。对于这种患者，闪烁扫描术能显示出与慢性滑膜炎相关的血流及血池增多。

关节造影

双重对比关节断层造影（double-contrast arthrotomography，DCAT）可用于评价肩袖、盂唇、二头肌腱和肩关节囊病变[22-25]。图 49-5 显示肩关节

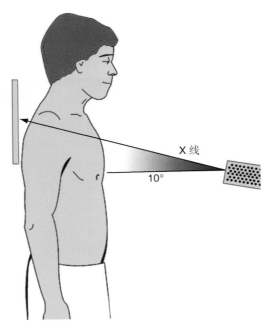

图 49-4　拍摄肩锁关节 Zanca 位片时，头侧倾斜 10°，50% 显影（From Rockwood CA Jr, Young DC: Disorders of the acromioclavicular joint. In Rockwood CA Jr, Matsen TA III, editors: The shoulder. Philadelphia, 1985, WB Saunders, pp 413-476.）

正常的 DCAT。单重对比或双重对比检查能发现肩袖撕裂。双重对比关节造影支持者认为撕裂的程度、所选手术方式和明确肩袖组织性质最好由双重对比检查来确定 [22-27]。若不行 MRI 或 CT 检查，单纯关节造影可能会漏诊和导致低估肩袖撕裂的程度。特别是对那些不能做 MRI 的患者，多排 CT 可以提高诊断盂唇和肩峰撕裂的准确性（图 49-6）。

不伴肩关节脱位的盂唇撕裂是运动员前肩疼痛的常见原因 [2]。不论有或无相关盂肱关节半脱位，盂唇撕裂（图 49-7）一般均可通过 DCAT 检查确诊 [25,26]。Kneisl 等 [27] 描述了 55 名先行 DCAT，然后行诊断性肩关节镜的患者，DCAT 能预测关节镜发现的 76% 前唇和 96% 后唇病变。DCAT 对诊断完全性肩袖撕裂有 100% 的敏感性，94% 的特异性。DCAT 确诊的部分性肩袖撕裂患者中，83% 被关节镜检查漏诊。研究者认为 DCAT 诊断关节不稳患者关节内和肩袖病变优于在仅有疼痛的患者中的效果 [28]。

肩关节造影可以通过显示伴有滑膜腔缩小的腋隐窝闭塞来证实粘连性关节囊炎的诊断（图 49-8）。肩峰下滑囊造影有助于显示撞击征患者的肩袖外表面和肩峰下间隙 [29,30]。Fukuda 等 [31] 报道了一小部分年轻患者（平均年龄 41.8 岁）在盂肱关节造影检查结果阴性时进行的肩峰下滑囊造影。这些患者均显示造影剂汇聚在撕裂囊侧，这在手术中得到证实。肩峰下滑

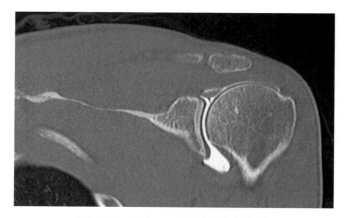

图 49-6　多排 CT 显示盂唇上部撕裂

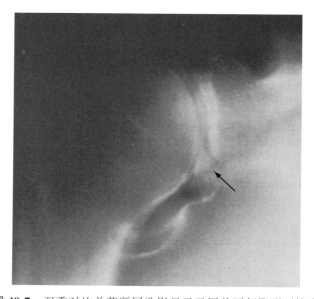

图 49-7　双重对比关节断层造影显示盂唇前下部撕裂（箭头所示）

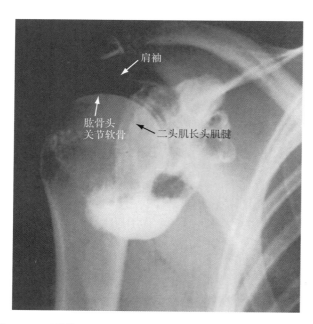

图 49-5　正常的双重对比关节造影显示肩袖下缘（沿肩峰下间隙到大结节）、二头肌长头肌腱和肱骨头关节软骨

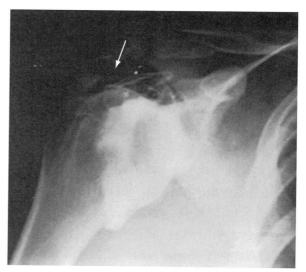

图 49-8　钙化性肌腱炎（箭头所示）和粘连性关节囊炎患者的双重对比关节造影。注意伴有滑膜腔缩小的关节囊收缩和腋隐窝闭塞

囊造影并不是常规的诊断方法，在我们看来，它对设计外科手术的意义不大。

CT

　　CT 对评价肌肉骨骼系统很有帮助，CT- 关节造影逐渐成为评价盂唇撕裂、游离体和软骨病变的主要诊断工具（图 49-9）。Rafii 等[32] 报道了使用 CT- 关节造影评价肩关节紊乱的情况，此研究发现 CT- 关节造影评估盂唇和关节面病变的准确率达 95%[33]。最近，多排 CT- 关节造影扫描已用于评价部分性肩袖撕裂（图 49-10A）、囊性病变（图 49-10B）和钙化性肌腱病（图 49-10C）。

超声检查

　　超声检查设备的技术改良使超声检查肩袖的水平得到提高。这是一种无创、快速且无放射性暴露的技术[28-30,34]。它在手臂处于不同位置时检查肩袖的水平面和横切面，以观察肩袖的各个区域。这些技术通常能显示最常发生撕裂的远端肩袖。图 49-11 显示肩袖纵切面和横切面的正常和异常超声影像。

　　一些研究报道超声技术诊断肩袖撕裂的敏感性和特异性较高[30-32,34]。据报道，关节造影及相关手术证明，其特异性和特异性均高于 90%[32,34]。它也用于评价肩袖修补术后的情况和二头肌腱异常[33,35-38]。

　　Gardelin 和 Perin[39] 报道超声确诊肩袖和二头肌腱病变的敏感性为 96%。Mack 等[35] 发现，对于肩关节症状复发的术后患者而言，超声评估很有价值。在一项回顾性研究中，Hodler 等[37] 比较了超声、MRI 和关节造影评估 24 例肩关节肩袖病变的情况。15 例撕裂的肩袖中，超声发现 14 例，MRI 发现 10 例，关节造影发现 15 例[37]。9 例未受损伤的肩袖中，超声准确比例为 7/9 例，MRI 为 8/9[37]。Vestring 等[40] 发现超声诊断肱骨头缺损和关节渗出的准确率与 MRI 相同，但诊断盂唇病变、肩袖病变、肩峰下骨刺和滑膜

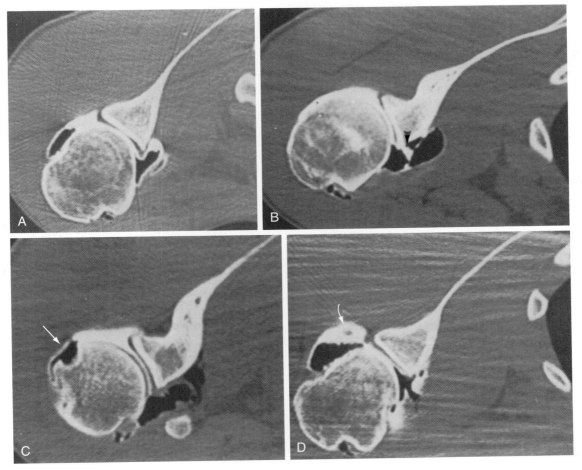

图 49-9　肩 CT- 关节造影。A．正常表现。B．前盂唇撕裂。C．肱骨头后方关节面大片缺损（Hill-Sachs 损伤）（箭头所示）。D．后隐窝中游离体（箭头所示）

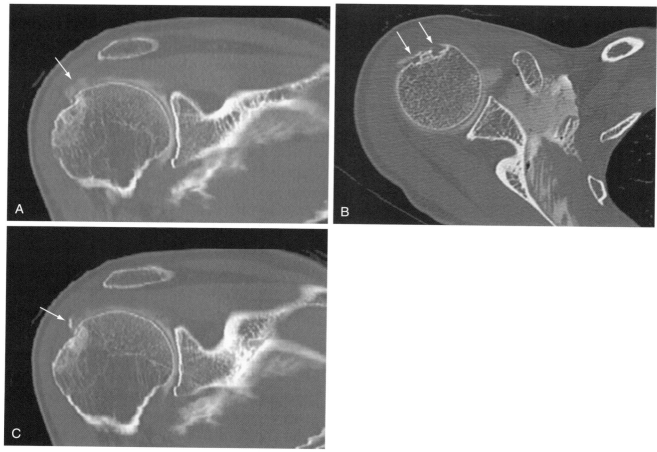

图 49-10　多排 CT- 关节造影。A．肩袖部分撕裂（冠状面）（箭头所示）。B．肱骨头囊性侵蚀伴钙化（轴面）（箭头所示）。C．肩袖肌腱内钙化（冠状面）（箭头所示）

炎症性疾病的准确率均低于 MRI。对于有经验的超声检查医生来说，超声可能是肩袖损伤初步评价中最具成本效益优势的检查方法，但大多数外科医生在手术探查前还是需要 CT- 关节造影或 MRI 确认[35,37,39-41]。

MRI

　　MRI 已用于诊断部分或全层肩袖撕裂（图 49-12）、二头肌腱撕裂、肩袖撞击、滑膜炎、关节软骨损伤以及盂肱关节不稳相关盂唇病变[42-44]。据报道，在类风湿关节炎中，MRI 诊断软组织异常和关节盂、肱骨头骨性异常的敏感性高于 X 线片[45]。

　　MRI 诊断最有价值的病症之一是肩袖病变。Morrison 和 Offstein[46] 研究了 100 名慢性肩峰下撞击综合征患者应用关节造影和 MRI 的情况。MRI 确诊关节造影所证实的肩袖撕裂的敏感性为 100%，但特异性仅 88%。Nelson 等[47] 研究了 21 名肩痛患者，发现 MRI 确诊部分肩袖撕裂的准确性高于 CT- 关节造影或超声。这些研究者也报道 MRI 诊断盂唇异常

的准确性与 CT- 关节造影相同[47]。

　　肩袖撕裂的特征性 MRI 表现包括：在 T1 加权像上，冈上肌腱复合体中有一低信号裂隙，肩峰下间隙缩窄伴冈上肌腱缺失；在 T2 加权像上，冈上肌腱内信号增强[48]。Seeger 等[49] 报道了 170 例 MRI 扫描结果，发现 T1 加权像对于发现冈上肌腱内异常的敏感度很高，但需要 T2 加权像鉴别肌腱炎与细小的冈上肌腱撕裂。但是大片的全层撕裂在 T1、T2 加权像上都能显示。图 49-13 展示了 MRI 中常见的肩关节病变。MRI 诊断肩关节骨坏死和肿瘤病变的敏感性与闪烁扫描术接近，但特异性更高。

关节镜检查

　　在 20 世纪 80 年代，诊断肩关节病时关节镜检查的应用开始增加，部分原因是其精确性远高于临床检查，并优于同期的其他诊断技术。随着纤维光导、视频输出和关节镜仪器的技术进步，使用关节镜诊断和

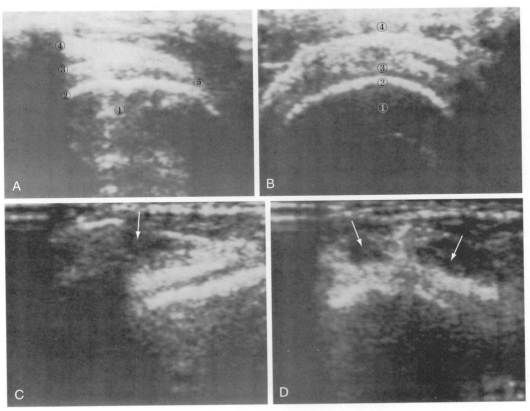

图 49-11　A. 超声显示的肩袖正常纵面观：①肱骨头；②上关节面；③肩袖；④三角肌腱；⑤肩袖逐渐变细，附着于大结节。B. 覆盖于肱骨头的正常完整的肩袖横断面观。C. 肩袖撕裂，纵面观显示低回声区（箭头所示）。D. 肩袖撕裂，横断面观显示低回声区（箭头所示）

治疗肩关节疾病成指数增长，包括以前仅适用于开放技术的疾病[50]。

与 DCAT 相比，关节镜诊断肩痛相关关节内病变的准确性更高[27]。关节镜另一优势是可用于诊断和治疗盂肱关节和肩峰下区的肩关节问题。随着 MRI 关节造影检测部分性肩袖撕裂和盂唇损害准确性的提高，诊断性肩关节镜在缺乏明确指征和特定治疗计划时已较少使用。结合详细的病史询问、体格检查和麻醉下检查，肩关节镜有助于诊断慢性不稳的盂肱关节病变[50-53]。

随着技术进步和对肩关节病理生理理解的加深，肩关节镜在肩关节常见疾病治疗中的指征和有效性持续增加。肩关节镜已常规用于明确和治疗 SLAP 损伤、盂唇撕裂、部分性肩袖撕裂、顽固性粘连性关节囊炎、部分性二头肌腱撕裂和多向性不稳。其他常规使用关节镜治疗的疾病是肩袖撕裂、盂肱不稳、肩锁关节病变、游离体、败血症、剥脱性骨软骨炎、滑膜炎、软骨病变、肩峰下撞击征和钙化性肌腱炎[2,11,50,53]。

肌电图与神经传导速度检查

肌电图（EMG）和神经传导速度检查有助于鉴别神经源性肩痛，也有助于将神经源性疼痛定位于特定的颈神经根、臂丛或周围神经[54,55]。

注射诊疗

注射局麻药和糖皮质激素是诊断和治疗肩痛的有效方法[56]。为了能正确注射，医生必须对肩胛带的解剖结构有全面了解，并有初步诊断。在牵涉痛区域内注射是不恰当的。若患者外侧手臂痛是由冈上肌腱钙化性肌腱炎累及三角肌滑囊引起的，注射部位则应是肩峰下间隙，而不是三角肌的牵涉痛区域。当对伴有前方撞击综合征的肩袖肌腱炎患者进行注射时，较好的方法是选择后方或外侧的肩峰下进路，因为从后

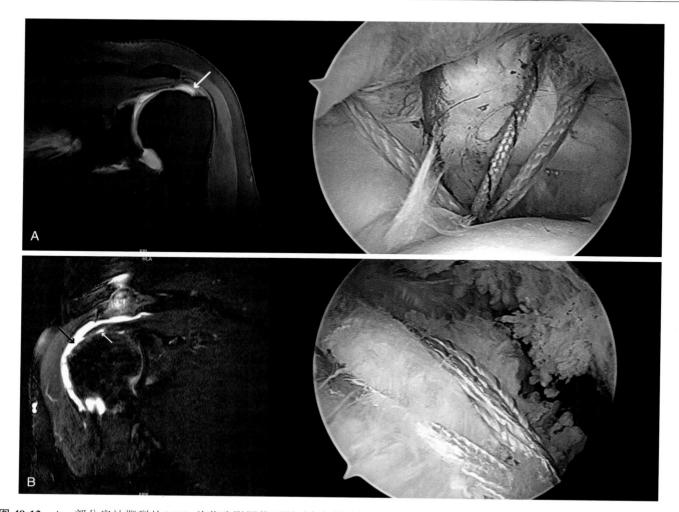

图 49-12　A．部分肩袖撕裂的 MRI- 关节造影冠状面图（白色箭头）（左）。A．从关节侧观察部分肩袖撕裂的经腱修复（右）。B．全层肩袖撕裂的 MRI- 关节造影冠状面图（黑色箭头）（左）。部分肌腱仍然附着在前肌腱覆盖区（白色箭头）。B．从法氏囊侧观察全层肩袖撕裂的修复（右）

方或外侧进入肩峰下区比较容易，且对挛缩的前方结构创伤较小。

　　静脉注射速效局麻药有助于明确肩痛来源。沿二头肌沟注射局麻药，疼痛消失可明确二头肌腱炎的诊断。因为肩峰下间隙与肩胛带其他部分联系广泛，故向此处注射局麻药意义不大，但若注射后症状缓解，则可排除颈神经根病或卡压性神经病所致疼痛。

诊断性检查

　　表 49-2 根据 2014 年医疗费用表和某机构 2014 年的收费列出了各种肩关节诊断性检查的报销和收费情况。特殊检查的选择取决于其敏感性、特异性和成本 - 收益分析。病史和体格检查是建立肩痛诊断最重要的因素。首选的影像学检查应该是 X 线片（三位片）。尽管其敏感性不如更高级的检查，但 X 线片可以发现关节炎改变、钙化性肌腱炎、确定的骨坏死和大部分肿瘤。

　　若怀疑有关节内病变（如盂唇撕裂、关节囊撕裂、游离体、软骨缺损等），则优先选 MRI- 关节造影，而非 CT- 关节造影检查。在诊断年轻患者的急性肩袖撕裂时，超声是确定临床猜测成本 - 收益比例最高的方法。MRI 对撞击综合征敏感性较高，但如无 MRI- 关节造影，很难鉴别肌腱炎、部分性撕裂和较小的完全性撕裂。整形外科医生更喜欢行 MRI- 关节造影来证实盂唇撕裂或部分性肩袖撕裂，对怀疑有全层肩袖撕裂的患者，MRI 更适合用于确定其撕裂大小、肌肉萎缩和肌腱挛缩程度，以及需要修复的剩

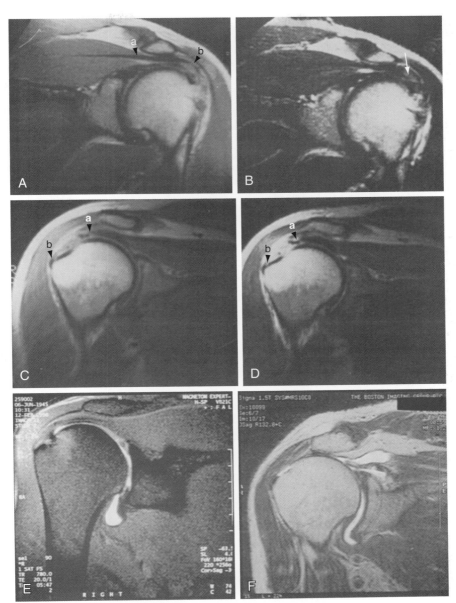

图 49-13　A．MRI 冠状面质子密度加权像显示冈上肌腱为一条黑带（a），信号增强，接近大结节附着点（b）。B．冠状面 T2 加权像显示信号增强为灰色（箭头所示），提示部分撕裂或肌腱炎。C．MRI 冠状面质子密度加权像显示冈上肌腱从右至左走行时的断点（a）。从 a 到 b 是信号增强区，其后是肌腱的短头（b）附着于大结节。D．冠状面 T2 加权像显示信号增强为白色（液体密度），提示完全肩袖撕裂间隙中的液体。E．MRI- 关节造影显示正常的肩袖。F．MRI- 关节造影显示慢性肩袖撕裂伴挛缩

余组织性质。

肩痛的内在因素

关节周围疾病

肩关节撞击（shoulder impingement）与肩袖肌腱病（rotator cuff tendinopathy）

　　肩痛最常见的非创伤性因素之一是伴有肩袖肌腱

病的肩撞击征。1972 年，Neer[7] 描述了他对 100 个肩关节的解剖结果，并提出了撞击综合征这一名词。撞击可被定义为：在盂肱关节运动中肩袖从肩峰、喙肩韧带、喙突或肩锁关节下方通过时，对肩袖所造成的侵害。后肩袖的功能是外展和外旋肱骨。肩袖在协助三角肌抬高上臂时，同时协助二头肌腱为肱骨头减压来维持肱骨头居中于关节窝的腱板[57-59]。

　　但是关于肩撞击征的具体原因仍有争议——它是手臂上抬时伴随头部上移的肌腱内原发性的、内在

表 49-2　2014 年肩痛诊断流程的相对费用			
流程	初步费用（美元）	技术费用（美元）	解答费用（美元）
医疗保险 B 费用表			
初步门诊就诊（30 分钟）	108.18		
X 线片（三位片）		91.36	29.36
关节造影		340.49	72.78
MRI		492.63	86.33
CT		287.65	61.79
机构费用			
初步门诊就诊（30 分钟）	394.00		
X 线片（三位片）		436.00	35.00
关节造影		625.00	302.00
MRI		4785.00	350.00
CT		2184.00	181.00

的、退行性病变和肩峰的继发撞击，还是继发于肩峰原发撞击的肌腱单纯性机械磨损。肩袖的机械性撞击可能受到肩峰形状和斜度变化的影响[60,61]。冈上肌出口可由于肩峰增生性骨刺或肩锁关节退行性改变而变得狭窄。这些改变连同肩袖的内在退行性改变可导致肩袖撕裂，但是具体的发病机制仍有争议。很多研究发现退行性肥大骨刺的形成及其导致的冈上肌出口狭窄与肩袖全层撕裂之间强相关[7,17,62-69]，但是临床研究并不能解释喙肩弓的肥大性改变与肩袖损害之间的因果关系。

Neer[7]创建了一种描述肩关节撞击损伤的分期系统。Ⅰ期损伤包括肩袖的水肿和出血，常见于 25 岁以下热衷于重复性举臂过头类运动的年轻人。采取休息、抗炎药和物理治疗等保守治疗的效果较好。Ⅱ期损伤通常见于 30 ～ 40 岁的患者，表现为反复机械性撞击发作后的反应性肌腱纤维化和增厚。治疗上与Ⅰ期一样，选择保守治疗，但是可能复发。如果充分保守治疗 6 ～ 12 个月后症状仍持续，则考虑手术干预。Ⅲ期损伤包括肩袖撕裂、二头肌腱断裂和骨性改变，很少见于 40 岁以下的人群。根据撕裂的分期不同，患者可能表现为疼痛、无力或冈上肌萎缩。应根据患者的年龄、功能丧失、无力和疼痛等情况决定是否采取手术治疗。

患者常向医生自诉有未缓解的疼痛，持续时间不一。创伤性肩袖撕裂的疼痛可以突然发生且使患者丧失活动能力，长期撞击的疼痛更多表现为一种钝痛。疼痛常位于肩关节的前外侧，可放射至三角肌外侧。受累肢体侧卧和举臂过头活动均可加重疼痛。触诊大结节和二头肌沟中二头肌长头可能引出压痛，提示相应的二头肌腱炎。若伴随有肩锁关节的退行性改变，由于骨赘撞击下方肩袖，触诊肩锁关节可能出现压痛。

Neer[7]描述的撞击征（图 49-14）对诊断肩袖肌腱病非常有帮助。当手臂被抬过头时，患者常会形容有一种锁扣感，可观察到患者通过外展和外旋来抬高手臂以跳过肩峰大结节，绕过疼痛区域。典型的疼痛区常出现于外展 70° ～ 110°。Neer[7]也描述了一种将利多卡因注射入肩峰下囊的撞击试验。疼痛缓解是撞击试验的阳性结果，通常提示肩袖性肩痛。

早期肩袖肌腱病的 X 线片可能显示正常或钩状肩峰。随着病情进展，可能出现硬化、囊性变、肩峰前 1/3 和大结节的硬化。前肩峰牵引性骨刺可能出现于肩锁关节外侧的肩峰底面，表示喙肩韧带挛缩。后期 X 线发现肩峰肱骨间隙狭窄、肱骨头相对于关节盂向上半脱位以及前肩峰侵蚀性改变[70]。关节镜、MRI 和超声可能有助于诊断Ⅲ期疾病相关的肩袖全层撕裂。在慢性肩袖大片撕裂的患者中，肱骨头近端移位会导致退行性关节炎，即肩袖撕裂关节病。

肩撞击征的分期和对疼痛的反应有助于选择治疗

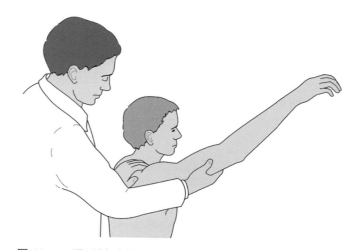

图 49-14　通过被动前抬手臂引出撞击征。大结节碰撞肩峰引起疼痛。检查者的手阻止患者肩胛旋转。这种检查在其他关节周围疾病中也可能阳性（From Neer CS Ⅱ: Impingement lesions. *Clin Orthop Relat Res* 173：70，1983.）

方法及预后。Ⅰ期疾病机械性撞击极少，大部分患者简单休息即可。因为肩关节囊和关节周围结构收缩可产生粘连性关节囊炎，所以在任何时候都不应制动肩关节，这一点非常重要。经过一段时间的休息，渐进伸展和加强力量锻炼通常可使肩关节恢复到正常功能水平。应用阿司匹林和其他非甾体抗炎药（nonsteroidal anti-inflammatory drug，NSAID）可缩短其病程。超声、神经探针和经皮电神经刺激等形式一般没有疗效。糖皮质激素和局部麻醉药注射对Ⅰ、Ⅱ期疾病患者效果很好。Ⅱ期疾病存在纤维化和前侧增厚，故采取后路注射较好。我们多将 1% 利多卡因 3 ml、0.5% 丁哌卡因 3 ml 和曲安西龙 20 mg 联合使用。其中，短效麻醉剂协助明确诊断，长效麻醉剂起镇痛作用，类固醇制剂有持久效应。

职业和物理治疗的综合模式通常可使Ⅱ期疾病患者无须手术。肩使用过度所致的撞击综合征患者可通过调整工作来减轻症状。越来越多的管理人员意识到适当的人体工效学可节约成本 [71,72]。

Ⅱ期患者的初步恢复是停止反复举臂过头的活动，冰敷、NSAID 和局部注射也可能有效。初步物理治疗包括被动、主动协助和主动活动，结合伸展、松动锻炼，以防挛缩。疼痛和炎症减退后，进行等长或等张锻炼，以加强肩袖肌肉组织的力量。各种速度和各种位置的等速肌力锻炼应在患者恢复正常活动前开始进行。对于职业损伤患者，检查和调整工作机械力学非常重要，以防反复发病造成进一步的功能丧失，以致需要手术介入 [71]。

Neer[17] 建议采用喙肩韧带分离术和肩峰下囊滑囊切除术治疗难治性Ⅱ期患者。Neer 所描述的开放性前肩峰成形术已开始作为治疗Ⅱ/Ⅲ期撞击损伤的选择方法，很多研究者报告了它在治疗撞击综合征和肩袖撕裂中的高成功率 [70,73-75]。报道显示 71% ～ 87% 采用开放性手术治疗的患者症状得到较好或极好的缓解 [76-79]。

1985 年，Ellman[51] 描述了关节镜肩峰下减压术。他 [52] 和其他人的初步结果与开放性手术结果相当 [53,80]。关节镜肩峰下减压术已成为治疗难治性Ⅱ、Ⅲ期撞击损伤的常用治疗方法。它是一种门诊可施行的手术，由于不像开放手术那样需分离三角肌，故有助于康复和提高总体恢复率。最近 Cochrane 发表的综述不支持肩峰下减压术治疗肩撞击征 [81]。

钙化性肌腱炎（calcific tendinitis）

钙化性肌腱炎是一种肩袖的疼痛疾病，与钙盐（主要是羟基磷灰石）的沉积有关 [82-84]。钙化性肌腱炎的病因不明，一般认为是肌腱退行性变，由于营养不良导致钙化 [84]。常见的临床病理关联是病程有三个明显的阶段：钙化前或形成阶段，此时相对不痛；钙化阶段，此阶段趋于静止，可能持续数月或数年；吸收或钙化后阶段，此时由于钙晶体被吸收，可产生疼痛 [82]。尽管好发于右肩，但双侧的发生率至少有 6%。双肩受累患者常有钙化性关节周围炎，此时可在多部位发现钙羟磷灰石晶体 [85]。在做举臂过头活动时，患者的受累关节通常出现撞击型疼痛，这种疼痛与客观的体检发现不成比例，侧卧和入睡都有困难，症状可能持续数周或数月。

文献报道的无症状性钙化性肌腱炎发病率差别很大，相关比例达 2.7% ～ 20%。大部分钙化性肌腱炎发生于冈上肌腱，57% ～ 76.7% 患者为女性。患者的平均年龄为 40 ～ 50 岁 [82,86]。

Codman[87] 指出钙化位置在冈上肌腱内，他详细描述了该病的症状和病程。在描述疼痛、痉挛、活动受限和萎缩等症状时，他注意到症状与钙沉积的大小没有相关性。在 Codman[87] 看来，病程包括冈上肌腱退行性变和钙化，最终断裂进入肩峰下囊。在病程后期，疼痛和活动减少可导致粘连性关节囊炎（图 49-8）。

几项因素可能影响冈上肌内钙沉积的部位，很多这种患者表现为早期撞击征，在肩峰前部压迫冈上肌腱 [7,17]。这种长期撞击可能导致肌腱纤维局部退行性变。在无撞击的患者中，钙在冈上肌腱中的定位可能与肩袖的血供有关，它通常源于大结节或短回旋肌肌腹的血管吻合网 [83]。这些来源的分水岭在冈上肌腱附着点的内侧 [88]。Rathburn 和 Macnab[89] 认为这一分水岭是重要临界区，在肩部外展时，此区域可发生缺血。

治疗钙化性肌腱炎取决于临床表现和是否存在相关撞击。这些患者可有类似痛风的急性炎症反应。治疗急性炎症可选用局部糖皮质激素注射、NSAID 或两者同时使用。超声可能有所帮助。如果存在相关撞击，治疗则取决于病情所处分期。钙化的 X 线表现可指导并预测治疗反应。在吸收期，沉积物呈絮片状，提示已经处于修复阶段，是保守治疗的适应证。

分散性钙化和相关性粘连性关节囊炎患者（图49-8）可能处于稳定期，钙产生机械性阻塞且不太可能被吸收。这些患者可能需要施行钙化沉积物机械清创术，并纠正相关的病理改变[90-92]。钙化区域经皮分离术可在 X 线透视引导下用针进行。这种技术可予以灌洗和注射，但不能治疗相关撞击。肩峰下关节镜允许直视下施行钙化沉积物机械清创术，而且，这种技术可结合关节镜下炎性滑囊切除术和相关撞击减压术。改良后技术可完全清除钙沉积[93]。撞击相关难治性钙化性肌腱炎适宜采取开放性或关节镜下肩峰成形术、肩峰下滑囊切除术和减压术。

肩袖撕裂（rotator cuff tears）

病理生理。自发性肩袖撕裂很少见于正常人[17]。它作为下面的血管翳侵蚀的部分病理改变，可见于类风湿关节炎和系统性红斑狼疮患者。代谢性疾病（如肾性骨营养不良）或药物（如糖皮质激素）有时也与肩袖撕裂有关。大部分患者报告有创伤性事件发生，如跌倒时压在伸展的手臂上或正举起重物。症状通常表现为外展和外旋的疼痛、无力，可能有骨摩擦音，甚至可触及缺损。长期撕裂通常伴有冈上肌和冈下肌萎缩。痛性肌腱炎与部分或全层肩袖撕裂可能难以鉴别。

肩袖肌腱病的具体原因仍有争议[88,92,94,95]，最大可能是多种因素联合引起病理生理的改变，包括肌腱的血管分布和细胞结构减少，以及随着衰老出现的肌腱胶原纤维改变。

活动丧失以后的关节囊绷紧，特别是后侧关节囊，可能导致肱骨头向头侧移位，进而造成喙肩弓下肩袖撞击[96]。康复锻炼的重点是恢复正常的活动范围。要想恢复完全、无痛的活动，必须使盂肱活动与肩胛胸廓活动的关系恢复正常[14,15,97]。

诊断——病史。非创伤性肩袖撕裂患者诉有慢性撞击症状，包括上肢向运动端活动时活动能力丧失和僵硬感，伴随日常生活活动困难，如梳头、扣胸罩挂钩、穿衬衫或外套、伸手进后口袋。慢性肩袖肌腱病患者常出现运动丧失。最初出现的内旋受限是由于后侧关节囊挛缩所致，常和内收同侧肩关节时后肩痛相关。由于肱骨头向上移位，抵靠前下肩峰，故前屈可加重肩关节撞击。这种向上平移类似于溜溜球沿绳上爬的动作[96,98]。随时间推移，肩关节被动和主动活动中可出现前屈、外展和外旋功能的丧失。

诊断——影像学检查。急性病例可能有创伤史，如跌倒时肩关节受力。对于肩关节前脱位伴肩袖无力的患者，除腋神经麻痹外，还应考虑大片肩袖撕裂或较大的结节撕脱。在年轻患者，由于受累肩关节被迫内收或因抵抗阻力而主动外展，过度张力负荷下肩袖创伤性功能障碍可能导致肩袖功能丧失，它也可与创伤性脱位同时出现。反复性张力负荷过度也可导致需要重复性举臂过头运动的运动员发生部分性肩袖撕裂。

伴肩袖肌腱病的撞击型肩痛的初步评估包括 X 线片。撞击系列检查包括显示前肩峰和肩锁关节骨赘的头侧倾斜 30° 的前后位片（Rockwood 位片），评价肩峰类型、显示前肩峰和肩锁关节骨赘的头侧倾斜 10° 的肩胛 Y 位片（冈上肌出口位片），以及评价肩峰的腋位片。肩袖肌腱内钙化沉积物最好采用转动性前后位 X 线片。若肩峰与肱骨的距离小于 7 mm 或大结节中囊肿形成、肱骨头骨质疏松、大结节周围硬化或肱骨头萎陷，则应考虑肩袖关节病。更严重的肩袖关节病，可能出现盂肱关节间隙完全丧失伴肱骨头上移、接界于肩峰底面[57]。

肩关节造影曾被认为是诊断肩袖全层撕裂和部分撕裂的金标准，敏感性和特异性都在 90% 以上[31,99]。如今，使用 CT 或 MRI 的关节造影检查已成为诊断肩袖疾病（包括全层撕裂和部分撕裂）的常规检查方法。

超声检查能准确诊断全层肩袖撕裂[37,100-103]。超声检查的优点是价廉且无创，缺点包括不能有效确定肩峰下撞击、关节囊和盂唇异常及部分性肩袖撕裂。此检查方法及其结果的准确性很大程度上取决于技师水平。超声检查对明确术后肩袖的完整性或随时间推移肩袖撕裂的进展方面可能有效[36]。

MRI 对评价肩袖撕裂极为重要。它诊断全层肩袖撕裂的敏感性和特异性分别为 100% 和 95%[104]。通过使用钆或盐水，也可探测出其他常规成像难以检测出的部分性撕裂。

MRI 诊断肩袖撕裂通常基于 T1 加权像中肌腱的不连续和 T2 加权像中的液体信号。辅助发现包括 T2 加权像中肩峰下间隙有液体聚集，T1 加权像中肩峰下脂肪面缺失、肩峰或肩锁关节增生性骨刺形成。大片的慢性肩袖撕裂也可能与肱骨头向头部移位和冈上肌脂性萎缩有关。应仔细检查关节周围软组织，包括关节囊 - 盂唇复合体、二头肌腱和肩袖。应评价撕裂程度、肌腱回缩和肌肉萎缩的证据，这些对制定肩袖修补术前准备很重要。

治疗——非手术治疗。 1911 年，Codman 和 Akerson[62] 建议对急性全层肩袖撕裂施行早期手术修补，并报道了第一例修补术。Mclaughlin[64] 建议对移位严重的结节骨折或大片撕裂施行早期修补。一些其他临床研究则支持全层撕裂不会妨碍良好的肩关节功能这一观点。DePalma[105] 认为 90% 的肩袖撕裂患者经保守治疗效果较好，如休息、镇痛药、抗炎药和物理治疗。

根据文献报道，非手术治疗的有效率为 33% ～ 90%[4,16,106]。保守治疗包括用 NSAID 控制疼痛、超声治疗、肩关节伸展运动前热疗、举臂过头活动后冰敷。深按摩疗法可用以减轻斜方肌、肩胛提肌和肩胛周围肌肉内触发点的压痛。长期抗炎药物治疗患者应定期检测是否有胃肠出血和肝肾功能受损。阿片类药物仅用于紧急情况，如跌倒后或围术期。

当患者疼痛明显且阻碍恢复时，可行类固醇和局麻药注射。如有需要，注射应每 3 个月重复一次，避免注入肩袖肌腱中。如果患者经 3 个月保守治疗无效，或经 3 次连续注射无持续改善，可考虑手术治疗。

保守治疗的核心是锻炼。疼痛缓解康复锻炼目的是恢复关节的运动，加强剩余肩袖肌肉、三角肌和肩胛稳定肌群的力量。保守治疗可分为三个阶段。治疗第一阶段的目标是缓解疼痛，恢复肩关节的运动。运动治疗包括摆动练习、在健侧肩关节帮助下使用棍棒做被动运动、举臂过头的滑轮组运动和后方关节囊伸展运动。运动弧逐步加大，应根据患者的不适感进行引导，以防痛性撞击弧。

当运动恢复，举臂过头活动无不适感时，即进入治疗的第二阶段。此阶段的重点是加强剩余肩袖肌肉组织、三角肌和肩胛周围肌肉的力量。使用弹力手术管加强力量练习，管的大小不同，提供的阻力程度也不同。初始练习应在撞击弧（肩关节屈曲 70° ～ 120°）范围之外，此阶段的目标是加强肩关节力量，以防肩关节主动抬高时近端肱骨动力性移位、撞击[57,60]。要保证正常的肩关节运动学需要盂肱屈曲和肩胛旋转联合、同步进行[58,92]。除增强肩袖和三角肌力量外，还应增强肩胛回旋肌（包括斜方肌和前锯肌）的肌力[107]。

患者成功完成康复第二阶段，症状极少，肩关节功能良好之后，即进入最后阶段。第三阶段的特征是逐步恢复工作和体育活动中正常的举臂过头活动。此部分的康复计划应视每个患者对肩关节的需求而定。

治疗——手术治疗。 手术治疗肩袖疾病有效性的循证医学评价并未得到肯定手术有效和安全性的结论[108]。

疼痛的严重程度和持续时间是手术干预肩袖撕裂的主要适应证。决定手术治疗的其他重要因素包括肩关节优势度、活动水平、生理年龄、急性撕裂、撕裂程度、功能丧失、肌腱收缩量和其余肩袖肌肉组织脂性萎缩。

肩袖手术适应证的系统评估发现，肩袖无力或者明显功能丧失的患者需要早期行手术治疗。此外，生理年龄大并不提示预后不良；然而，未决定的工人赔偿要求对治疗效果有负面影响[109]。

急性撕裂。 急性肩袖撕裂可采取保守治疗，即通过加强肩胛周围和肩袖的力量以及关节囊的伸展，以恢复活动。但对于年轻患者，特别是从事举臂过头活动的运动员，应考虑及早手术干预。对于非手术的功能恢复结果可接受的久坐型老年患者，在决定手术之前应进行 3 ～ 6 个月的肩关节保守康复治疗。很多慢性肩袖撕裂的老年患者其功能尚可，但如果在慢性病基础上并发急性撕裂则会变得脆弱。这些患者可能需要手术干预才能恢复到基线功能水平，应修补急性撕裂并尽可能修补慢性撕裂。

慢性撕裂。 对于疼痛和无力并不影响功能的慢性撕裂的老年患者，首选保守治疗。保守治疗效果不佳是老年患者慢性肩袖撕裂的主要手术指征。对于此类患者，手术应该在肩峰下注射类固醇等保守治疗至少 3 个月后再予以考虑。在最近的一项系统性回顾中，65 岁以上患者的临床预后评分和对肩袖修复的满意度都有明显改善[110]。

如果撕裂大且难以修补，可以进行清创术和肩峰下减压术，不需广泛手术和长期制动即可取得较好的疼痛缓解效果[52,80,111-115]。对于慢性撕裂和无力的年轻患者，需要采取手术修补肩袖，以加强力量，防止撕裂范围扩大[113]。伴盂肱关节退行性变的肩袖撕裂关节病需要施行反向人工全肩关节置换术。这种人工全肩关节置换术可恢复肩胛和肱骨之间的正常关系，使旋转中心向中远处移动，以增加三角肌杠杆臂的长度。三角肌会代偿肩袖的缺乏，以尽可能恢复正常功能（图 49-15）。一项最近的报道也建议，对于丧失

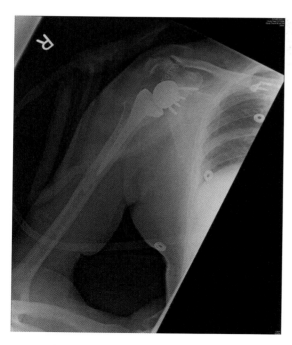

图 49-15　一名患有严重肩袖关节病的 72 岁老年男性的反置式全肩关节置换

功能但无盂肱关节炎的难以修补性肩袖撕裂患者，可行反置式人工全肩关节置换术（reverse total shoulder arthroplasty，RTSA）[116]。

肩袖修复的经济学。 随着医疗保健管理倾向于降低成本和有效治疗，肩袖修复已被纳入考虑范围。近年来评估费用（包括门诊和影像费用）逐渐增加，给医疗保健系统和整体经济带来更大的负担。未纳入考虑的医疗保健费用的一个共同特点是患者在选择寻求和遵循医疗建议时所面临的机会成本。为了充分了解肩袖修复的经济影响范围，必须在等式中加入间接成本，例如往返医疗场所的交通费用、误工费用、劳动力和生产力的减少以及残障资助。间接成本加上表 49-2 中显示增加的成本，可以显示真正的经济重要性。

随后人们一直在争论手术治疗是否优于非手术治疗，双方都将隐性成本作为决定因素。Mather 等[117]的一项研究显示了在降低成本和社会效益方面手术治疗与非手术治疗的窘境。研究人员利用基于决策的半随机优化框架（马尔可夫决策过程），在假定非手术治疗失败后比较全层撕裂修复与非手术治疗。模型中的患者按当时平均医疗保险支出标准报销，并且使用前面提到的那些间接费用作为测量点。结果显示，在任何年龄段修复都有显著的成本效益，其中对年龄小

于 40 岁的患者影响较大，因为他们的收入潜力和经济活动增加[117]。虽然所有年龄段的储蓄率都有所提高，但在 70 岁以上人群中这一比例较低。计算出的总节省额约为 34.4 亿美元，作者评论，虽然并非所有患者都需进行手术，但手术有助于控制肩袖撕裂管理的整体成本。

最近在挪威进行的一项 I 级研究纳入了 103 名随机行非手术或手术治疗的患者，其全层和部分撕裂均不超过 3 cm[118]。虽然这项研究没有关注护理的经济方面，但结果有利于手术治疗并阐明了某些经济效益。手术治疗效果显著且影响重大的两个主要领域是通过预后来评估的生活质量、5 年复发率和持续撕裂率。可以预见，随着生活质量的提高和症状复发的减少，很可能患者残疾的持续时间更短，而用于症状评估和治疗的资源更少。

虽然这些研究突出了肩袖修复经济学的某些方面，但必须考虑到其中的局限性，例如样本量、开发逻辑模型的假设和财务动机。目前，对于接受治疗的有症状的肩袖撕裂患者，其医疗保健费用的经济学特征仍然缺乏分析。

二头肌腱炎（bicipital tendonitis）及断裂

二头肌长头经过二头肌沟、肱骨头，附着于关节盂上缘（图 49-1A）[119]。二头肌腱可辅助前臂屈曲，肘部屈曲时可使前臂旋前及旋后，还可使肩部向前抬高[4]。二头肌腱炎、二头肌腱从二头肌沟内脱位或半脱位和二头肌长头撕裂都与前肩部疼痛有关。

二头肌腱炎有时是肩袖撕裂的相关特征。肩袖撕裂使肱骨头居中于关节盂内。这使二头肌长头机械负荷增加，从而导致肥大性肌腱炎[120]。

二头肌长头脱位常合并肩胛下肌腱病变[10]。当肩袖完整时，孤立的二头肌长头肌腱断裂很罕见。但是，当并存肩袖撕裂时，则会出现[121]。肩袖撕裂和伴随的二头肌腱断裂对力量影响很大[10]。

早期二头肌腱炎与血管增多、肌腱水肿和腱鞘炎相关[122]。此过程持续存在可导致肌腱与腱鞘之间粘连，在二头肌沟中正常的滑行机制受损。粘连扩展可能与慢性二头肌腱炎有关[123]。诊断二头肌腱炎基于压痛定位。它常与撞击综合征混淆，且常与撞击综合征同时存在[22]。当手臂外展、外旋时，压痛区域沿二头肌沟移位这一现象可用以辨别孤立的二头肌腱炎。很多以人名命名的试验可用于确诊二头肌腱

炎[4]。Yergason 旋后征是指当患者肘部屈曲90°、前臂旋后，受到检查者施加阻力时，二头肌沟中出现疼痛。Ludington 征是指当患者在头部交叉手指并主动外展手臂时二头肌沟中出现疼痛。

二头肌腱断裂可见于既往无肩痛病史的患者。患者常诉有急性发作的前肩部疼痛和瘀斑，以及二头肌肌腹凹陷。对这些患者通过临床检查应可以排除有无并发肩袖损伤。更常见的情况是二头肌腱断裂之前出现肩关节疼痛症状，断裂后疼痛常会缓解或消失[123]。

通常采取保守治疗，包括休息、镇痛药、NSAID和糖皮质激素局部注射。此病使用超声和神经探针比在孤立性肩袖肌腱炎中有效。对于难治性二头肌腱炎和反复出现半脱位症状的患者，治疗方法是关节镜下二头肌腱固定术或开放手术，即打开二头肌沟，切除近端肌腱，采取肌腱固定术，将远端肌腱固定于沟中或胸肌腱下面。

肩锁关节疾病（acromioclavicular disorders）

肩锁关节是肩痛的常见来源。急性肩锁关节痛的原因常与受累肩关节直接创伤有关，这可导致伴有关节内软骨骨折的远端锁骨损伤或韧带断裂引起的肩锁关节不稳。

创伤后的远端锁骨骨质溶解和远端锁骨重吸收在肩关节损伤后4周出现，可导致肩锁关节疼痛[124]。骨质溶解可能由软骨下骨的微小骨折和随后的自身修复引起[125]。另一部分人则认为是自主神经功能障碍影响了锁骨血供，血供增加导致远端锁骨骨质重吸收[126]。更常见的情况是举重、体操和游泳等运动引起肩锁关节反复微损伤，导致慢性骨质溶解[125,127,128]。

基础的病理生理改变是软骨下骨应力性骨折和远端锁骨充血性重吸收导致的炎症过程[125,129]。骨质溶解的其他原因包括类风湿关节炎、甲状旁腺功能亢进和结节病等，应作为鉴别诊断考虑，特别是双侧起病时[124]。对远端锁骨无创伤性骨质溶解患者，应预先注意其可能出现的双侧受累。一项长期随访调查报告双侧肩锁关节受累的发生率为70%[130]。慢性肩锁关节痛的其他原因包括特发性关节内关节盘病变、关节不协调引起的创伤后退行性关节病、原发性退行性关节病和类风湿关节炎等。

评估该病应包括详细病史、体格检查和X线评估。可能有直接跌倒或同侧肩关节遭受打击的肩锁关节创伤史。不常见的情况为间接损伤肩锁关节，如跌倒在伸展的手臂上时，力量经手臂传至肩锁关节，从而造成损伤[131]。远端锁骨骨质溶解患者有时也可有急性创伤史，但更常见的原因是举重、体操等运动引起的肩锁关节反复微损伤[124,127,128]。

当内收患侧肩关节时，如打高尔夫球挥杆或系紧安全带，患者常诉有肩锁关节疼痛。通常睡在受累肩关节上会产生肩锁关节疼痛。运动员在做卧推、俯卧撑、引体向上等运动时，也会出现肩锁关节疼痛[130,132,133]。前屈和内收手臂时，也可出现受累肩关节疼痛和无力[123]。

体格检查时，肩峰内侧与远端锁骨之间有可见的局部错位征，提示可能有肩锁关节分离。通常直接触诊肩锁关节可引出疼痛，手臂交叉内收试验可加重疼痛。进行此试验时，手臂内旋，然后最大限度地在胸前内收，如果出现肩锁关节疼痛，则试验阳性（图49-3D）。将手臂从水平处外展移位到伸展位、肩关节处于最大内旋位时，也可引出疼痛[132,134]。这些试验引起肩锁关节的旋转和压迫，其敏感性高，但特异性较低。它们在肩关节其他疾病中也可能出现阳性结果，如后侧关节囊僵硬[135]。

肩锁关节疼痛常合并肩峰下撞击和肩袖病变。这些病例中撞击征阳性者，可能存在肩袖无力。否则，在手法抵抗检查中应该没有可检测出的肌肉无力，且无肌肉萎缩的证据[130,135,136]。可能需要在不同时间对肩锁关节和肩峰下间隙进行注射以确定症状的真实来源。一些医生注意到肩锁关节症状与肩关节不稳之间的关联[130]。盂肱关节的活动可发生改变，这取决于肩锁关节病变的长期性和孤立性。在孤立病例中，可由于疼痛而出现一定程度的受累肩关节内旋缺失。

X线检查应包括肩胛中立位、内旋位和外旋位的肩关节前后位片、横肩胛Y位片、腋位片、Zanca所描述的头侧倾斜15°的50%显影的肩锁关节片（图49-4）[21]。拍摄应力位片时，在患者前臂捆绑5～10磅的重物，判断肩锁关节的分离情况。比较双侧肩关节的喙锁距离也可能有帮助。当有临床指征时，应拍摄颈椎X线片，以排除颈椎病。

X线检查可能显示伴软骨下骨微囊性变、硬化、骨赘唇状突出和关节间隙狭窄的肩锁关节病变[137]。在骨质溶解病例中，X线片可显示锁骨远端软骨下骨缺失伴微囊性变和锁骨外侧1/3骨质减少[124,125,127,128]。在骨质溶解晚期，锁骨远端重吸收可导致肩锁关节间隙明显增宽，有时会出现远端锁骨完全重吸收。肩锁关节分离明显时可出现喙锁距离增宽和喙锁韧带创伤后的骨化改变。

肩锁关节的症状与关节 X 线表现并不总是一致的。Depalma[138] 发现肩锁关节退行性变是一个与年龄相关的过程，症状不一定与肩锁关节病的 X 线发现一致 [21]。有时尽管 X 线片正常，但也可能会出现肩锁关节疼痛 [139]。

99mTc 磷酸盐骨扫描可帮助诊断，其可显示远端锁骨和肩峰内侧摄取增多 [125]。远端锁骨非创伤性骨质溶解时，摄取增多可能只局限于远端锁骨，但约 50% 的患者在邻近肩峰内侧的闪烁扫描中活动增强 [130]。当 X 线片显示正常时，骨扫描可能发现肩锁关节病变。

在经过选择的病例中，MRI 有助于诊断和评价盂肱关节与肩峰下区共存的病变（图 49-16）。受累肩锁关节可显示关节液增多的滑膜炎改变、软组织肿胀、关节周围骨化伴其下滑囊和肩袖组织侵蚀。

非手术治疗对肩锁关节痛患者效果较好，但症状完全缓解可能需要很长时间。保守治疗包括热疗、NSAID、类固醇注射、肩关节康复、避免产生疼痛的体位和活动。若持续疼痛，可间隔 3 个月重复注射类固醇。

Gurd[140] 和 Mumford[141] 分别报道了使用远端锁

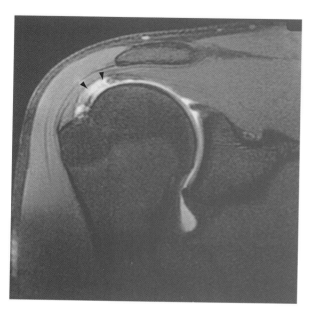

图 49-16 诉有肩痛的 32 岁举重运动员的肩关节 MRI 矢状位图像。其脂肪抑制的质子密度快速自旋回波图像显示部分性肩袖撕裂的滑囊侧高密度（箭头所示）

骨开放性切除术治疗慢性肩锁关节痛，效果均良好。从那时起，其他外科医生也报告了类似结果，但可出现明显并发症，如三角肌斜方肌筋膜断裂和前三角肌断裂 [124,137,139,142]。根据报道，关节镜下远端锁骨切除术的效果与开放性切除术相似，并发症发生率较低 [11,129,134,136,143-146]。

盂肱关节疾病（glenohumeral disorders）

可累及肩关节的各种关节炎在其他章节中有详细介绍，此处只讨论与盂肱关节有关的内容。关节内疾病的常见表现是活动时疼痛和内紊乱症状，如扣锁感、关节咔嚓作响。疼痛常波及整个肩胛带，有时牵涉到颈部、背部和上臂。通常对疼痛的反应是减少盂肱关节活动，代之以肩胛胸廓活动增多。肘部和肩胛胸廓活动充分的患者在日常活动中很少需要活动盂肱关节，但盂肱关节固定术后，患者可获得充分的功能 [147,148]。所以对疼痛的反应是活动减少、继发性软组织挛缩伴肌肉萎缩。随着无力增加和邻近关节受累，疼痛、活动受限和无力可导致盂肱关节的实质性功能缺陷。

炎性关节炎（inflammatory arthritis）

尽管最常累及肩关节的炎性关节炎是类风湿关节炎，但其他系统性疾病（如系统性红斑狼疮、银屑病关节炎、强直性脊柱炎、反应性关节炎和硬皮病）也可引起盂肱关节退行性变。活动受限可由夹板固定关节伴继发性软组织挛缩或原发性软组织受累伴瘢痕形成或断裂而引起。X 线片可证实盂肱关节受累（图49-17A）。这可出现盂肱关节间隙变窄、侵蚀和囊肿形成，无明显硬化或骨赘形成。随着疾病进展，可出现关节盂上部和后部侵蚀伴肱骨头近端半脱位，最终可出现肱骨头继发性退行性改变，甚至骨坏死。

治疗上首先采用保守疗法，以控制疼痛、促使全身症状缓解和通过物理治疗维持关节活动为目标。关节内应用糖皮质激素可能有助于控制局部滑膜炎。在类风湿关节炎中，关节周围结构受累伴肩峰下滑囊炎和肩袖断裂加大了其功能缺陷。当滑膜软骨相互作用引起明显症状和 X 线改变，且保守治疗不能控制时，应考虑施行盂肱关节面重建。

当接诊累及肩关节的类风湿关节炎患者时，风湿科医生应仔细检查肩关节的活动范围，并要求定期行 X 线检查。进行性活动丧失或 X 线有破坏性改变的患者应评估其是否需要外科治疗，其选择治疗是非限制性全肩关节成形术[149,150]。最好在终末期骨侵蚀和软组织挛缩出现之前，对类风湿关节炎患者施行全肩关节成形术[151,152]。盂肱关节急性炎性关节炎也可能与痛风、假性痛风、肾性骨营养不良造成的羟基磷灰石沉积和复发性血友病关节积血有关。

骨关节炎（osteoarthritis）

盂肱关节骨关节炎不如髋关节骨关节炎常见。这是由于肩关节的非负重特性和力量在肩胛带的分布所致。骨关节炎分为两种情况，一种与关节软骨单位负荷高有关，另一种是软骨固有的异常导致正常负荷下的异常磨损。由于正常情况下肩关节是非负重关节，不易受反复的高负荷影响，故出现盂肱关节骨关节炎时，应提醒医生考虑其他因素：患者是否从事特殊的活动，如拳击、高强度施工或长期使用重锤？是否存在像骨垢发育异常之类的疾病，导致关节面不协调，从而使关节软骨单位负荷增高？是否存在由糖尿病、脊髓空洞症或麻风病引起的神经病变？是否与可能改变关节软骨承受正常负荷能力的血色病、血友病、痛风有关？是否由未被发现的慢性脱位引起？

疼痛是常见的表现，但通常不是急性的，或者可能与炎症情况下的痉挛有关。平片显示盂肱关节间隙狭窄、骨赘形成、硬化和囊肿形成（图 49-17B）。由于肩袖常未受损伤，故关节盂骨侵蚀和肱骨近端半脱位不常见。盂肱关节骨关节炎患者通过功能调节和保

守治疗后，一般情况良好。镇痛药和 NSAID 可能有助于缓解症状。除非有滑膜炎证据，否则糖皮质激素注射没有太多益处。对保守治疗无效、病情严重的患者，最好施行肩关节成形术。

骨坏死（osteonecrosis）

肩关节骨坏死是指在多种疾病中肱骨头的坏死。症状由滑膜炎和重吸收、修复及重塑导致的关节不协调所致。

肩关节骨坏死最常见的原因是肱骨解剖颈骨折所造成的无血管滋养[153]。通过此区域的骨折使肱骨头的髓内和关节囊血供中断[154]。另一常见原因是与器官移植、系统性红斑狼疮或哮喘有关的类固醇治疗。其他与肱骨头骨坏死相关的疾病包括血红蛋白病、胰腺炎和高压病等。

该病早期诊断困难，因为症状出现有很大延迟。骨扫描有助于发现在 X 线明显改变之前的早期病例。MRI 敏感性高，且特异性高于闪烁扫描法。X 线片能显示进展期的骨坏死和修复。在早期，X 线片可能正常或显示骨质减少或骨硬化，在修复过程中可出现新月征，代表软骨下骨折或坏死节段的分界线。不能重塑的患者显示肱骨头塌陷伴继发性退行性改变，症状与 X 线表现常不一致，如广泛性骨改变的患者可能没有症状。治疗应以患者的症状为指导，而不是 X 线改变，具体方法与骨关节炎相似。关节镜可去除松散的软骨片，清除不协调的软骨有时会有所帮助[155]。对于保守方法不能控制症状的严重患者，最好采用非限制性肩关节成形术、半关节成形术或关节面重建术[149]。

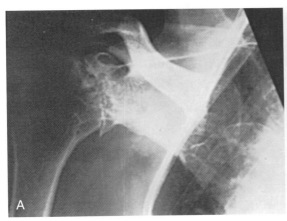
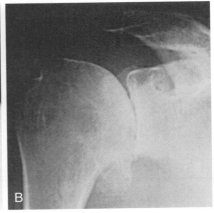

图 49-17 X 线片。A. 类风湿关节炎伴关节间隙消失、囊性变、盂肱关节侵蚀和早期肱骨近端半脱位，提示肩袖撕裂。B. 骨关节炎伴盂肱关节间隙狭窄、硬化和骨赘形成。注意肩峰下间隙完好，提示肩袖未受损伤

肩袖撕裂关节病（cuff-tear arthropathy）

1873 年，Adams 描述了肩关节类风湿关节炎的病理改变，以及一直被称为 Milwaukee 肩或肩袖撕裂关节病的状态[156]。McCarty 称这种肩痛类型为 Milwaukee 肩，报道了此综合征的易感因素，包括双水焦磷酸钙沉积、直接创伤、长期关节过度使用、慢性肾衰竭和去神经支配等[157,158]。Milwaukee 肩患者滑液中 5- 核苷酸酶、无机焦磷酸和核苷焦磷酸水解酶的活性均增高[159]。

Neer 等[158] 报道了类似病症，未处理的大片肩袖撕裂伴肱骨头近端移位与肱骨头侵蚀有关。肱骨头侵蚀与在其他关节炎中的情况不同，推测可能是由于机械和营养因素联合作用于上盂肱软骨所致。

骨侵蚀和肩袖断裂影响非限制性修复术后肩关节功能的恢复[151]。治疗肩袖撕裂关节病比较困难，可施行半关节成形术或逆向全肩关节成形术[160,161]。治疗肩袖撕裂关节病的主要问题是大片肩袖撕裂患者可能发展为肩袖撕裂关节病综合征。出现局限性焦磷酸钙沉积的大片肩袖撕裂患者容易发生进一步的近端移位和关节破坏，这就使得医生进退两难。很多大片肩袖撕裂患者仍可保持关节稳定，很少需要治疗。有时，有症状的患者可施行关节镜下肩袖撕裂清创术。在最近的研究中，大片肩袖撕裂但无关节炎的患者通过反向全肩关节成形术治疗后，一般情况良好[116]。因此，明确哪些患者将进展为肩袖撕裂关节病综合征非常重要。如果晶体沉积病使患者容易发生近端移位和关节破坏，应用关节吸引术进行晶体分析或闪烁扫描法以确定滑膜反应可能有助于诊断。

Hamada 等[162] 对 22 名保守治疗的肩袖撕裂患者进行追踪，X 线发现有肩峰肱骨间隙缩窄及肱骨头、结节、肩峰、肩锁关节和盂肱关节的退行性改变等。随访时间超过 8 年的 7 位患者中，有 5 人进展为肩袖撕裂关节病。研究者总结认为进行性 X 线改变与反复抬高手臂、二头肌长头断裂、肱骨头撞击肩峰和外旋无力有关[162]。

化脓性关节炎（septic arthritis）

化脓性关节炎类似任意一种关节周围或盂肱关节疾病。由于早期诊断和及时治疗是获得良好功能结果所必需的，故败血症也必须包括在肩痛的鉴别诊断中。通过关节吸引术进行滑液分析和细菌培养能证实诊断。细菌培养应包括需氧菌、厌氧菌、结核杆菌和真菌。

盂唇撕裂（labral tears）

盂唇增加了关节盂的深度，是供盂肱韧带附着的锚。以前盂唇撕裂很难诊断，体格检查结果易与撞击综合征、肩袖肌腱病和二头肌腱炎混淆。现在通过 MRI- 关节造影、CT- 关节造影和双重对比关节断层造影可明确诊断[25]。关节镜大大提高了人们对正常和病理情况下盂唇状况的了解，可协助诊断和治疗盂唇撕裂。

盂唇撕裂可有两种情况，一是与肩关节内紊乱症状相关，二是与肩关节前部或后部不稳相关。软组织的 Bankart 损害与下盂肱韧带前束撕裂及肩关节前部不稳有关，不伴韧带分离的孤立性盂唇撕裂可引起关节内紊乱症，关节镜下表现类似于膝关节半月板撕裂。

Andrews 和其助手[2] 首次描述了常与二头肌腱撕裂有关的发生于投掷运动员的前上盂唇病变（10%）。这些撕裂源于二头肌腱牵拉。Snyder 等[163] 在 1990 年介绍了 SLAP 损伤这一名词，用以描述累及二头肌长头肌腱和盂唇上部的损伤。

二头肌长头肌腱起于关节盂最上方的盂上结节和盂唇。肌腱的主要部分与盂唇的后上部分融合。SLAP 损伤最常见的机制是肩关节外展、微前屈时跌倒，压在伸展的手臂上[163]。损害也可由急性牵拉和外展、外旋手臂引起[164,165]。

患者常诉有举臂过头活动时疼痛和肩关节扣锁感、爆裂感。最可靠的诊断试验是 O'Brien 试验：在肘部伸展、前臂旋前时，前屈手臂对抗阻力；在试验的第二部分中手臂旋后，其他与第一部分一样。如果在试验第二部分疼痛减轻，则提示 SLAP 损伤[163]。最准确的诊断方法是钆 MRI- 关节造影[166]。治疗有症状的 SLAP 损伤，对于年轻运动员治疗首选是手术，对于非运动员是保守治疗。

粘连性关节囊炎（adhesive capsulitis）

粘连性关节囊炎或冰冻肩综合征（frozen shoulder, FSS）是一种以肩关节活动受限伴过度活动时疼痛为特征的疾病。由 Putman 在 1882 年首次报道[167]，随后报道的是 Codman[87]。初始症状是疼痛，可牵涉上臂、背部和颈部，并延续至全身。随着疼痛的加重，可出现关节活动丧失。这一过程通常具有自限性，除非有基础病变，否则大部分患者在 10 个月内可自行缓解。

FSS 的具体病因尚不清楚[92,168]。它常与一些疾病有关，如糖尿病、帕金森病、甲状腺疾病和心血管疾病。当存在这些疾病时，常有引发冰冻肩的轻度创伤史。大部分骨骼创伤和软组织损伤可与 FSS 并存。它也可见于其他疾病，如肺尖肿瘤、肺结核、颈神经根病和心肌梗死后[169-171]。一项对 140 名 FSS 患者的观察性研究发现，其中 3 人有局部原发侵袭性肿瘤[172]。另一项研究观察到 3 名粘连性关节囊炎患者肱骨干中段有肿瘤性病变[173]。有基础疾病的高危患者即使施行远离肩部（如手）的小手术或创伤也可促发 FSS。

其病理生理改变涉及弥漫性炎性滑膜炎，随着关节囊粘连，失去正常腋窝和关节腔隙，导致明显的活动丧失。关节囊挛缩被认为是关节囊表面粘连或细胞因子反应性成纤维细胞增生所致[168,174,175]。此病常见于 40 ～ 50 岁的女性。典型病例中，患者诉有肩关节周围弥漫性钝痛，数月后出现无力和活动丧失。

通常此综合征有三个明显的临床阶段。一期是炎症疼痛或冰冻期。在此阶段，疼痛剧烈，尝试任何运动都使之加重，持续数周或数月。当手臂置于身体一侧，处于内收内旋位时，患者感觉最为舒适。二期是粘连或僵硬期，通常持续 4 ～ 12 个月。尽管由于代偿性抬高手臂活动可能出现肩胛周围的症状，但此阶段疼痛最轻。三期是消散或溶解期，可能持续 5 ～ 26 个月。在此阶段疼痛减轻，活动缓慢改善，也有一些患者可能在短时间内出现快速好转[176]。

在疾病早期，肩关节尝试任何活动都可引起剧烈疼痛和无力。此综合征通常与长期制动有关[177]。夜间痛常见，不能睡在患侧肩关节上，这与撞击综合征的发现相似。

无明显创伤史的 FSS 应排除代谢性病因。应行全血细胞计数、红细胞沉降率、血清生化和甲状腺功能检查。如结果提示患者可能患有系统性疾病，则需要进行下一步检查。X 线检查应包括肩关节前后位片、腋位片和肩胛 Y 位片。若患者未检测出基础疾病，检查结果也为阴性，则 ^{99m}Tc 高锝酸盐扫描可能显示 FSS 中摄取增多，更重要的是，它可排除隐匿性病变或转移[178]。

文献综述表明，许多治疗方法在精确报告治疗反应的疾病分期方面有明显缺陷[179]。

FSS 以保守治疗为主，包括关节内注射、热疗、轻柔伸展、NSAID 和其他疗法，如经皮电刺激神经疗法（transcutaneous electrical nerve stimulation，TENS）。此病通常为自限性，经过疼痛期后无严重功能丧失。由于此综合征消退缓慢，医生与患者间充分交流、详细解释病情至关重要。对保守治疗效果不好或诊断仍不明确的患者可施行手法推拿和手术（开放手术和关节镜下手术）。除了仔细识别高危患者外，预防 FSS 的首要原则是避免在肩关节小创伤后过度制动。

Fareed 和 Gallivian[180] 报道使用局麻药液压膨胀盂肱关节的效果良好。Rizk 等[181] 对 48 名 FSS 患者进行了前瞻性随机研究以评估注射类固醇或局麻药的效果，发现接受囊内注射或关节腔内注射的患者结果无显著差异。而且，就恢复关节活动而言，类固醇、利多卡因联合注射与单用利多卡因没有差别。但是 2/3 接受类固醇治疗的患者可出现短暂的疼痛缓解[181]。

手法推拿有时需在全麻下进行。Hill 和 Bogumill[182] 报道了对物理治疗无效的 15 名患者中 17 个冰冻肩施行手法推拿治疗，78% 的患者在接受手法推拿治疗后平均 2.6 个月返回工作岗位。研究者认为与此病所报道的自然病程相比，手法推拿治疗使患者更快地恢复正常生活和工作[182]。粘连性关节囊炎的手术干预应仅限于治疗潜在问题，如钙化性肌腱炎和撞击综合征，长期保守治疗无效。

盂肱关节不稳（glenohumeral instability）

盂肱关节不稳是一种以疼痛为表现的病理情况，这种疼痛与肩关节活动中肱骨头在关节盂上移动过度有关。其形式既可是伴关节半脱位的过度松弛，也可为关节明显脱位。盂肱关节创伤性脱位有特征性的临床和 X 线表现，但这不在本章讨论范围之内，其他资料已有详细描述[183]。尽管人们越来越认识到肩关节后向和多向松弛是肩痛的一个原因，但最常见的不稳类型还是前向不稳。关节前脱位常伴随手臂外展外旋，其诊断通常比较显而易见。关节后脱位常与痉挛性疾病或手臂前屈内旋位创伤有关，容易漏诊，当创伤后患者不能外旋手臂时，应考虑此诊断。

不伴有脱位表现的复发性半脱位难以诊断，可能会误诊为伴有慢性肩袖肌腱炎的撞击。从事举臂过头项目的运动员可对肩关节产生反复应力，对静态稳定肌群造成微创伤。Jobe 等[19] 描述了举臂过头或投掷运动员的肩痛综合征，主要表现为撞击征，但由关节前半脱位伴肱骨头撞击喙肩弓前部引起。Fu 等[184] 强调了这种差别，将肩袖肌腱炎的原因分为肌腱对喙肩弓的原发撞击和从事举臂过头项目的年轻运动员的前半脱位伴继发撞击。Walch 等[185] 描述了肩袖底面（冈上肌和冈下肌）与关节盂后上缘、盂唇之间的关节内撞击。这种内撞击常见于有轻微前盂肱不稳的举臂过头活动的运动员，易造成肩袖的肌腱炎或部分性撕裂（图 49-16）。

诊断伴有向一个或多个方向半脱位的盂肱不稳需要结合详尽的病史、体格检查和辅助检查，如关节造影、CT、MRI 和麻醉下关节镜检查。多向不稳综合征见于除前或后向不稳之外还有下方不稳症状的患者，其中约 50% 有全身性松弛。此综合征发生于关节松动的年轻运动员，特别是投手、球拍类运动员和游泳运动员的优势手臂。在这种运动中，反复微创伤可能引起肩关节牵拉，导致无盂唇剥脱的关节囊袋增大。创伤事件可损伤肩关节，导致多向不稳综合征和 Bankart 损伤[186]。

这些患者最常见的表现是疼痛，常被误认为是肩袖肌腱炎。患者可能有轻微创伤，造成持续数分钟或数小时的急性疼痛和死臂综合征。其他相关症状包括关节不稳、无力和提示神经病变的神经根症状。关节慢性半脱位或多向不稳的体格检查阳性结果极少或没有。患者可能有全身韧带松弛体征和由盂肱关节多向半脱位引起的疼痛。对诊断下位松弛特别有用的体征是沟槽征，即当手臂置于体侧、向肱骨施以纵向牵拉时出现的肩峰下凹陷。此体征随肱骨头下移而出现。由于此综合征常见于肩胛带肌肉组织发达的运动员，故这些半脱位的体格检查可能难以在诊疗室中再现。

X 线片通常正常，但重物应力片可能显示向下半脱位。之前所讨论的特殊 X 线片可能显示 Bankart 损伤（即关节盂前下缘撕脱伤）或 Hill-Sachs 损伤（即肱骨头后缘骨软骨缺损），伴关节盂前缘肱骨头前向半脱位。CT- 关节造影或 MRI- 关节造影可能显示关节囊体积增大、盂唇剥脱或 Hill-Sachs 损伤（图 49-9）。当有手术指征时，麻醉下检查和肩关节镜有助于诊断多向不稳中不稳的主要方向。对于无多向不稳病史的创伤性前脱位患者，应施行关节镜下稳定术以稳定关节囊盂唇复合体。

治疗肩关节慢性半脱位或多向不稳综合征首先是长期复建。应避免肩关节紧张和可产生症状的活动。加强肩胛带力量的锻炼可控制症状、动态稳定盂肱关节和避免手术干预。如果保守治疗失败，应在不稳症状最严重的一侧施行手术。稳定术使关节囊结构变紧以稳定盂肱关节[186,187]。

肩痛的外在因素或局部因素

由于肩胛带连接胸廓与上肢，其主要神经和血管结构靠近关节附近，故很多非关节性疾病也表现为肩痛。

颈神经根病（cervical radiculopathy）

颈神经根病可表现为相关肩关节的疼痛。牵涉痛区域是沿着与皮区神经根分布一致的皮区范围。疼痛分布常指明了相关神经根病的确切定位。根据病史、体格检查、EMG、颈部 X 线片、脊髓造影或 MRI 可将其与肩痛鉴别。由于引起颈痛疾病与引起肩痛疾病（如钙化性肌腱炎和颈神经根病）可能同时存在，故很难判定症状是由哪种病变引起的。此时可通过注射局麻药封闭某一疼痛成分来鉴别。

胸廓出口是指由前、中斜角肌和第一肋骨所形成的空隙，臂丛神经和血管穿过其中通向手臂。在胸廓出口综合征中，这些神经和血管受压常表现为不确切的肩痛，伴有同侧第 4、5 手指麻木。颈肋或斜角肌的肥大也可导致疼痛发作[188-190]。疼痛的出现也与肩胛下垂、不良姿势和锁骨骨折伴畸形愈合或较多骨痂形成有关。

臂丛神经炎（brachial neuritis）

在 20 世纪 40 年代，Spilane[191]、Parsonage 和 Tnrner[192,193] 描述了一种与活动受限有关的肩痛。随着疼痛消退、活动改善，肌肉无力和萎缩开始明显。尽管横隔肌麻痹也有报道[193,195]，但最常受累的肌肉还是三角肌、冈上肌、冈下肌、肱二头肌和三头肌[194]。其病因仍不清楚，但病例的群聚性提示是一种病毒或病毒感染后的综合征[192,193]。偶有相关流感样综合征或之前有疫苗接种史的报道[194]。

Hershman 等[196] 描述了运动员的急性臂丛神经病。提示急性臂丛神经病的发现包括非创伤性的急性疼痛发作、休息后不能缓解的持续性剧烈疼痛和局部神经体征。EMG 和神经传导检查能证实诊断[196]。此病预后很好，但完全康复需要 2 ~ 3 年。Tsairis 等[197] 报道 2 年内康复率为 80%，3 年内高于 90%。

神经卡压综合征（nerve entrapment syndromes）

上肢的周围压迫性神经病也可产生肩部的牵涉痛。远端的压迫神经病，如腕管综合征（压迫正中神经）和肘管综合征（压迫尺神经），可能表现为共存或分离的肩关节撞击征伴肩袖疾病。周围神经病与皮区分布相关的麻木和感觉异常常可指导检查者做出正确诊断。患者常有手中物品跌落史和受累手不灵活感，肘或腕部的卡压区域可引出 Tinel 征。激发性试验（如 Phalen 试验）阳性，提示腕部正中神经受压。震动觉减弱是疾病的早期发现，易于再现[198,199]，而两点辨距觉减低和内在萎缩是在周围压迫性神经病晚期发现[198]。

通过临床检查排除其他可能原因后，通常可做出诊断。EMG 和神经传导速度检测可能显示压迫点传导和反应时间减慢，这也有助于诊断。副脊神经损伤伴斜方肌去神经支配可引起与撞击综合征一致的无力和肩痛。损伤可以是颈部的牵拉伤或颈根部的直接打击或压迫。医源性神经损伤可发生于颈部手术（如淋巴结活检）[200]，导致肩外展无力并伴从颈部放射至肩部斜方肌的疼痛。其后斜方肌萎缩可能造成受累肩关节不对称和下垂、冈上肌出口狭窄和伴肩痛的继发性撞击。EMG 检查可明确诊断。

早期采用保守治疗，但若治疗 6 个月后功能恢复不明显，可进行神经手术探查及可能的肌腱转移术[201]。

胸长神经（颈第 5、6 和 7 神经根）损伤可导致肩胛骨翼状突起。伴随而来的肩胛运动节律障碍和无力可引起类似于肩袖病的肩痛[200]。患者也诉主动前屈肩关节时，有疼痛和不适。保守治疗后仍有症状的患者可能需要进行肩胛胸廓融合术或肌腱转移术，用胸大肌或胸小肌来稳定肩胛[202,203]。

四边孔综合征中，腋神经受到四边孔中纤维束的压迫[200,204,205]。典型情况是手臂处于外展外旋位时，造成横过神经的纤维束绷紧[206]。这最常见于举臂过头运动过度的年轻运动员，如投手、网球选手和游泳选手的优势肩关节。疼痛可出现于整个肩胛带，并以非皮区形式向下放射至臂部。EMG 和神经检查可能正常。锁骨下动脉造影常可明确诊断。动脉造影结果阳性证明手臂处于外展外旋位时，旋肱后动脉横过四边孔处受压。保守治疗无效时，可进行小圆肌纤维束或肌腱松解术[200,207]。

肩胛上神经卡压综合征可由重复性举臂过头运动引起的牵引病变和（或）压迫病变而来，均涉及神经，原因在于肩胛上韧带在肩胛上切迹或横韧带在冈盂切迹造成神经压迫。它也可由占位性病变（如腱鞘囊肿或脂肪瘤）的直接压迫引起。Rengachary 等[208] 描述了使神经易于卡压的肩胛上切迹的大小和形状变异。一些研究者注意到肩胛上神经病变与大片肩袖撕裂间的关联，推测可能是由神经的牵拉损伤导致[209,210]。

肩胛上神经病可引起后外侧肩痛，向同侧肢体、肩部或颈侧放射。尽管不常见、也不易诊断，但它有一个长期的功能丧失过程。由于肩胛上神经不支配皮肤，所以无相关的麻木、刺痛或感觉异常，但常发生外展外旋无力和明显萎缩。疼痛常被形容为一种深部烧灼感，定位清楚，通过触诊肩胛上切迹区可引出疼痛。任何带动肩胛向前的活动，如经过胸前伸手，都可能加重疼痛[211]。疼痛的部位和其他症状类似于一些更常见的疾病，如撞击综合征、肩袖疾病、颈椎间盘病、臂丛神经病、二头肌腱炎、胸廓出口综合征、肩锁疾病和肩关节不稳[212]。

Fritz 等[213] 报道 MRI 能有效诊断继发于占位性病变的肩胛上神经卡压。通过 EMG 和神经传导检查可明确诊断。EMG 改变通常显示休息时肌肉自发性活动和肌纤维震颤，提示运动性萎缩和失神经支配。神经传导检查可显示通过卡压部位时速度减慢。与腋神经卡压一样，此综合征常与举臂过头运动过度的年轻运动员有关[214]，也与创伤有关[212,215,216]。

关于肩胛神经病的最佳治疗方法尚未达成共识[1,212,214,217-219]。Post 和 Grinblat[217] 报道了 26 例手术治疗的患者，25 人效果较好或极好。但手术和非手术治疗在改善剩余萎缩和力量缺失方面无差异。Ferretti 等[214] 调查了 1985 年欧洲锦标赛中 96 位顶级排球运动员，发现其中 12 位有孤立性肩胛上神经病变伴优势肩冈下肌萎缩。但所有运动员都没有意识到任何损伤，且运动不受限。排除占位性病变后，对部分患者可试行 6 个月的保守治疗。如果保守治疗后卡压没有改善或症状加重，可进行手术减压以缓解疼痛，但不能确保萎缩消退和力量恢复[212]。

胸锁关节炎（sternoclavicular arthritis）

个别情况下，创伤性、非创伤性或感染性疾病也可引起胸锁关节疼痛（图 49-1）。最常见的情况是韧带损伤和关节疼痛性半脱位或脱位，根据在胸锁关节可触及的不稳和骨擦音可做出诊断。胸锁关节片可能显示脱位[220]。

胸锁关节的炎性关节炎与类风湿关节炎、银屑病关节炎、强直性脊柱炎和化脓性关节炎有关。也有报道认为掌跖脓疱病与胸锁关节炎有关[221]。15 位患者经过活检确诊为该病，其中有 7 位培养出痤疮丙酸杆菌，提示了该病的感染性起源[221]。

其他累及胸锁关节的两种疾病为 Tietze 综合征（表现为关节和邻近胸骨软骨连接处的疼痛、非化脓性肿胀）和 Friedrich 综合征（表现为锁骨胸骨端疼痛性骨坏死）[4]。锁骨的致密性骨炎是一种罕见的发生于锁骨内 1/3 段的特发性损伤。这种情况称为锁骨无菌性扩大性骨硬化更合适，最常见于中年女性，表现为内 1/3 段锁骨压痛性肿胀[222]。

反射性交感神经营养不良

1864 年，Mitchell[223] 首次报道了反射性交感神经营养不良（reflex sympathetic dystrophy，RSD），但至今人们仍对其所知甚少，也常将其忽略。其病因不清，可能与交感神经活动过度或通过交感系统的冲动短路有关。所有处理疼痛疾病的医生必须熟悉这种疾病的诊断和治疗。Bonica[224] 发表一篇极好的综述，涵盖了该病的临床表现、疾病的各个阶段以及早期干预以确保预后良好的重要性。

RSD 也曾被称为灼性神经痛、肩手综合征、Sudeck 萎缩等，这也引起了一些混淆。它一般与轻微创伤有关，需要与灼性神经痛鉴别，后者是由主要神经根的创伤所致[223]。RSD 分为三个阶段，这对选择治疗方法很重要[224]。第一阶段以交感神经活动过

度伴弥漫性肿胀、疼痛、血管分布增多和骨质缺乏的 X 线证据为特征。如果 3 ～ 6 个月不处理可进展到第二阶段，此阶段以萎缩为特征，四肢远端可能发冷而有光泽，伴皮肤、肌肉萎缩。第三阶段表现为营养性改变的进展，伴不可逆的屈曲挛缩和四肢远端苍白、发冷、疼痛。目前推测第一阶段与周围神经冲动短路有关，第二阶段代表通过脊髓联络池的短路，第三阶段由更高级的丘脑中枢所控制[224,225]。

Steinbrocker[226] 报道只要有肿胀和充血等血管舒缩活动的证据就有恢复的可能性。当确定为营养改变的二、三阶段后，预后则很差。由于早期干预控制疼痛是该病必须遵循的治疗原则，所以迅速识别此综合征非常重要。由于很多这种患者受疼痛或基础疾病的影响，情绪易发生变化，所以仔细指导和使之安心是关键。交感神经阻滞可能使此综合征发生明显逆转。对于接受交感神经阻滞而只得到暂时缓解的患者，则可能需要施行交感神经切除术。

肿瘤

原发性或转移性肿瘤通过直接侵入肌肉骨骼系统或压迫（伴牵涉痛）都可能引起肩痛[2,227]。原发性肿瘤发生于年轻患者的可能性更大。较常见的病变常有典型分布，如成软骨细胞瘤好发于近端肱骨骨骺，成骨性肉瘤好发于干骺端[228]。老年患者自发性肩痛的鉴别诊断包括转移性病变和骨髓瘤。肿瘤最好通过 X 线片、MRI、^{99m}Tc MDP 闪烁扫描法和 CT 来确定。

肿瘤也可通过转移而累及肩区。相关的癌症病史提醒检查者有骨肿瘤的可能性，特别是转移至骨可能性大的恶性肿瘤（如甲状腺、肾、肺、前列腺、乳腺的肿瘤）。疼痛常为静息痛，夜间加重。无特殊皮区分布、注射不能缓解的非典型疼痛分布也应提醒检查者注意其他基础病变的可能性。应仔细评估 X 线片，看是否有骨皮质破坏或骨质溶解损伤。

Pancoast 综合征或肺尖肿瘤由于侵入臂丛或 C8、T1 神经根可能表现为肩痛或颈神经根炎[229-231]。若侵入颈交感神经链，患者也可能出现 Homer 综合征。

其他疾病

随着长期维持性血液透析患者的增多，出现了一种被称为透析肩关节病的肩痛综合征。它表现为肩

痛、无力、活动丧失和功能受限。此综合征的病因和发病机制尚不清楚，可能与肩袖疾病、病理性骨折、滑膜炎和局部淀粉样物质沉积有关[232]。尚无充足的手术或尸检数据来明确该特殊诊断。这些患者通常对局部注射、热疗、NSAID 效果不佳，但通过纠正基础代谢性疾病（如骨软化症、继发性甲状腺功能亢进等），病情可能好转。

对于年龄超过 50 岁的双侧关节疼痛僵硬的患者，应考虑诊断风湿性多肌痛。该病在女性中发病率约为男性的 2 倍，而且几乎仅发生于白种人[233]。大多数患者的红细胞沉降率大于 40 mm/h，并且对低剂量糖皮质激素治疗反应较好[234]。

Full references for this chapter can be found on ExpertConsult.com.

部分参考文献

1. O'Brien SJ, Arnoczky SP, Warren RF: Developmental anatomy of the shoulder and anatomy of the glenohumeral joint. In Rockwood CA, Matsen III FA, editors: *The shoulder*, Philadelphia, 1990, WB Saunders.
2. Andrews JR, Carson W, McLeod W: Glenoid labrum tears related to the long head of the biceps, *Am J Sports Med* 13:337, 1985.
3. Bateman E: *The shoulder and neck*, ed 2, Philadelphia, 1978, WB Saunders.
4. Post M: *The shoulder: surgical and non-surgical management*, Philadelphia, 1988, Lea & Febiger.
5. Cortes A, Quinlan NJ, Nazal MR, et al.: A value-based care analysis of magnetic resonance imaging in patients with suspected partial rotator cuff tears and the implicated role of conservative management, *J Shoulder and Elbow Surg* 28(11):2153–2160, 2019.
6. Martin SD, Warren RF, Martin TL, et al.: The non-operative management of suprascapular neuropathy, *J Bone Joint Surg Am* 79:1159, 1997.
7. Neer II CS: Anterior acromioplasty for the chronic impingement syndrome in the shoulder: a preliminary report, *J Bone Joint Surg Am* 54:41, 1972.
8. Martin SD, Al-Zahrani SM, Andrews JR, et al.: *The circumduction adduction shoulder test*, Atlanta, February 22, 1996, Presented at Sixty-Third Annual Meeting of the American Academy of Orthopedic Surgeons.
9. O'Brien SJ, Pagnani MJ, McGlynn SR, et al.: *A new and effective test for diagnosing labral tears and AC joint pathology*, Atlanta, February 22, 1996, Presented at Sixty-Third Annual Meeting of the American Academy of Orthopedic Surgeons.
10. DePalma AF: Surgical anatomy of the acromioclavicular and sternoclavicular joints, *Surg Clin North Am* 43:1540, 1963.
11. Martin SD, Baumgarten T, Andrews JR: Arthroscopic subacromial decompression with concomitant distal clavicle resection, *J Bone Joint Surg Am* 85:328, 2001.
12. Dillin L, Hoaglund FT, Scheck M: Brachial neuritis, *J Bone Joint Surg Am* 67:878, 1985.
13. Kelly BT, Kadrmas WR, Speer KP: The manual muscle examination for rotator cuff strength, *Am J Sports Med* 24:581, 1996.
14. Saha AK: *Theory of shoulder mechanism*, Springfield, IL, 1961, Charles C Thomas.
15. Saha AK: Mechanics of elevation of glenohumeral joint: its application in rehabilitation of flail shoulder in upper brachial plexus injuries and poliomyelitis and in replacement of the upper humerus by prosthesis, *Acta Orthop Scand* 44:668, 1973.
16. Brown JT: Early assessment of supraspinatus tears: procaine infiltration as a guide to treatment, *J Bone Joint Surg Br* 31:423, 1949.
17. Neer CS: Impingement lesions, *Clin Orthop Relat Res* 173:70, 1983.
18. Rockwood CA: The role of anterior impingement in lesions of the rotator cuff, *J Bone Joint Surg Am* 62:274, 1980.
19. Jobe FW, Kvitne RS, Giangarra CE: Shoulder pain in the overhead or throwing athlete: the relationship of anterior instability and rotator cuff impingement, *Orthop Rev* 18:963, 1989.
20. Dalton SE, Snyder SJ: Glenohumeral instability, *Baillieres Clin Rheumatol* 3:511, 1989.
21. Zanca P: Shoulder pain: involvement of the acromioclavicular joint (analysis of 1000 cases), *AJR Am J Roentgenol* 112:493, 1971.
22. Goldman AB: *Shoulder arthrography*, Boston, 1982, Little, Brown.
23. Goldman AB, Ghelman B: The double contrast shoulder arthrogram: a review of 158 studies, *Radiology* 127:655, 1978.
24. Mink J, Harris E: Double contrast shoulder arthrography: its use in evaluation of rotator cuff tears, *Orthop Trans* 7:71, 1983.
25. Braunstein EM, O'Connor G: Double-contrast arthrotomography of the shoulder, *J Bone Joint Surg Am* 64:192, 1982.
26. Ghelman B, Goldman AB: The double contrast shoulder arthrogram: evaluation of rotator cuff tears, *Radiology* 124:251, 1977.
27. Goldman AB, Ghelman B: The double contrast shoulder arthrogram, *Cardiology* 127:665, 1978.
28. Kneisl JS, Sweeney HJ, Paige ML: Correlation of pathology observed in double contrast arthrotomography, *Arthroscopy* 4:21, 1988.
29. Strizak AM, Danzig L, Jackson DW, et al.: Subacromial bursography, *J Bone Joint Surg Am* 64:196, 1982.
30. Lie S: Subacromial bursography, *Radiology* 144:626, 1982.
31. Fukuda H, Mikasa M, Yamanaka K: Incomplete thickness rotator cuff tears diagnosed by subacromial bursography, *Clin Orthop Relat Res* 223:51, 1987.
32. Rafii M, Minkoff J, Bonana J, et al.: Computed tomography (CT) arthrography of shoulder instabilities in athletes, *Am J Sports Med* 16:352, 1988.
33. Crass JR, Craig EV, Bretzke C, et al.: Ultrasonography of the rotator cuff, *Radiographics* 5:941, 1985.
34. el Khoury GY, Kathol MH, Chandler JB, et al.: Shoulder instability: impact of glenohumeral arthrotomography on treatment, *Radiology* 160:669, 1986.
35. Mack LA, Matsen FA, Kilcoyne RF, et al.: US evaluation of the rotator cuff, *Radiology* 157:206, 1985.
36. Harryman DT, Mack LA, Wang KA, et al.: *Integrity of the postoperative cuff: ultrasonography and function*, New Orleans, February 9, 1990, Presented at Fifty-Seventh Annual Meeting of the American Academy of Orthopedic Surgeons.
37. Hodler J, Fretz CJ, Terrier F, et al.: Rotator cuff tears: correlation of sonic and surgical findings, *Radiology* 169:791, 1988.
38. Middleton WD, Edelstein G, Reinus WR, et al.: Ultrasonography of the rotator cuff: technique and normal anatomy, *J Ultrasound Med* 3:549, 1984.
39. Gardelin G, Perin B: Ultrasonics of the shoulder: diagnostic possibilities in lesions of the rotator cuff, *Radiol Med (Torino)* 74:404, 1987.
40. Vestring T, Bongartz G, Konermann W, et al.: The place of magnetic resonance tomography in the diagnosis of diseases of the shoulder joint, *Fortschr Geb Rontgenstr Neuen Bildgeb Verfahr* 154:143, 1991.
41. Ahovuo J, Paavolainen P, Slatis P: Diagnostic value of sonography in lesions of the biceps tendon. *Clin Orthop Relat Res* 202:184, 1986.
42. Zlatkin MB, Reicher MA, Kellerhouse LE, et al.: The painful shoulder: MRI imaging of the glenohumeral joint, *J Comput Assist Tomogr* 12:995, 1988.
43. Meyer SJ, Dalinka MK: Magnetic resonance imaging of the shoulder, *Orthop Clin North Am* 21:497, 1990.
44. Seeger LL, Gold RH, Bassett LW: Shoulder instability: evaluation with MR imaging, *Radiology* 168:696, 1988.
45. Kieft GJ, Dijkmans BA, Bioem JL, et al.: Magnetic resonance

imaging of the shoulder in patients with rheumatoid arthritis, *Ann Rheum Dis* 49(7), 1990.

46. Morrison DS, Offstein R: The use of magnetic resonance imaging in the diagnosis of rotator cuff tears, *Orthopedics* 13(633), 1990.

47. Nelson MC, Leather GP, Nirschl RP, et al.: Evaluation of the painful shoulder: a prospective comparison of magnetic resonance imaging, computerized tomographic arthrography, *J Bone Joint Surg Am* 73:707, 1991.

48. Reeder JD, Andelman S: The rotator cuff tear: MR evaluation, *Magn Reson Imaging* 5:331, 1987.

49. Seeger LL, Gold RH, Bassett LW, et al.: Shoulder impingement syndrome: MR findings in 53 shoulders, *AJR Am J Roentgenol* 150:343, 1988.

50. Ogilvie-Harris DJ, D'Angelo G: Arthroscopic surgery of the shoulder, *Sports Med* 9:120, 1990.

51. Ellman H: Arthroscopic subacromial decompression, *Orthop Trans* 9(49), 1985.

52. Ellman H: Arthroscopic subacromial decompression: analysis of one- to three-year results, *Arthroscopy* 3(173), 1987.

53. Paulos LE, Franklin JL: Arthroscopic shoulder decompression development and application: a five year experience, *Am J Sports Med* 17:235, 1990.

54. Nakano KK: *Neurology of musculoskeletal and rheumatic disorders*, Boston, 1979, Houghton Mifflin.

55. Leffert RD: Brachial plexus injuries, *N Engl J Med* 291:1059, 1974.

56. Buchbinder R, Gren S, Youd J: Corticosteroid injections for shoulder pain, *Cochrane Database Syst Rev* 1:CD004016, 2003.

57. Altchek DW, Schwartz E, Warren RF, et al.: *Radiologic measurement of superior migration of the humeral head in impingement syndrome*, New Orleans, February 11, 1990, Presented at the Sixth Open Meeting of the American Shoulder and Elbow Surgeons.

58. Inman VT, Saunders JB, Abbott LC: Observations on the functions of the shoulder joint, *J Bone Joint Surg Am* 26(1), 1944.

59. Poppen NK, Walker PS: Normal and abnormal motion of the shoulder, *J Bone Joint Surg Am* 58:195, 1976.

60. LU Bigliani, Morrison D, April EW: The morphology of the acromion and its relationship to rotator cuff tears, *Orthop Trans* 10(228), 1986.

61. Morrison DS, LU Bigliani: The clinical significance of variations in acromial morphology, *Orthop Trans* 11:234, 1987.

62. Codman E, Akerson TB: The pathology associated with rupture of the supraspinatus tendon, *Ann Surg* 93:354, 1911.

63. Fukuda H, Hamada K, Yamanaka K: Pathology and pathogenesis of bursal side rotator cuff tears: views from enbloc histological sections, *Clin Orthop Relat Res* 254:75, 1990.

64. McLaughlin HL: Lesions of the musculotendinous cuff of the shoulder. I. The exposure and treatment of tears with retraction, *J Bone Joint Surg Am* 26:31, 1944.

65. Neer II CS, Flatow EL, Lech O: *Tears of the rotator cuff: long term results of anterior acromioplasty and repair*, Atlanta, February 1988, Presented at Fourth Open Meeting of the American Shoulder and Elbow Surgeons.

66. Ogata S, Uhthoff HK: Acromial enthesopathy and rotator cuff tears: a radiographic and histologic postmortem investigation of the coracoacromial arch, *Clin Orthop Relat Res* 254:39, 1990.

67. Olsson O: Degenerative changes in the shoulder joint and their connection with shoulder pain: a morphological and clinical investigation with special attention to the cuff and biceps tendon, *Acta Chir Scand* 181(Suppl):1, 1953.

68. Ozaki J, Fujimoto S, Nakagawa Y, et al.: Tears of the rotator cuff of the shoulder associated with pathologic changes of the acromion: a study in cadavers, *J Bone Joint Surg Am* 70:1224, 1988.

69. Skinner HA: Anatomical consideration relative to ruptures of the supraspinatus tendon, *J Bone Joint Surg Br* 19(137), 1937.

70. Jackson DW: Chronic rotator cuff impingement in the throwing athlete, *Am J Sports Med* 4:231, 1976.

71. Ellman H: Occupational supraspinatus tendinitis: the rotator cuff syndrome, *Ugeskr Laeger* 151:2355, 1989.

72. Scheib JS: Diagnosis and rehabilitation of the shoulder impingement syndrome in the overhand and throwing athlete, *Rheum Dis Clin North Am* 16:971, 1990.

73. Hawkins RJ, Kennedy JC: Impingement syndrome in athletes, *Am J Sports Med* 8:151, 1980.

74. McShane RB, Leinberry CF, Fenlin JM: Conservative open anterior acromioplasty, *Clin Orthop Relat Res* 223:137, 1987.

75. Rockwood CA, Lyons FA: Shoulder impingement syndrome: diagnosis, radiographic evaluation, and treatment with a modified Neer acromioplasty, *J Bone Joint Surg Am* 75:1593, 1993.

76. Hawkins RJ, Brock RM, Abrams JS, et al.: Acromioplasty for impingement with an intact rotator cuff, *J Bone Joint Surg Br* 70:797, 1988.

77. Stuart MJ, Azevedo AJ, Cofield RH: Anterior acromioplasty for treatment of the shoulder impingement syndrome, *Clin Orthop Relat Res* 260(195), 1990.

78. LU Bigliani, D'Alesandro DF, Duralde XA, et al.: Anterior acromioplasty for subacromial impingement in patients younger than 40 years of age, *Clin Orthop Relat Res* 246:111, 1988.

79. Bjorkheim JM, Paavolainen P, Ahovuo J, et al.: Surgical repair of the rotator cuff and the surrounding tissues: factors influencing the results, *Clin Orthop Relat Res* 236:148, 1988.

80. Levy HJ, Gardner RD, Lemak LJ: Arthroscopic subacromial decompression in the treatment of full-thickness rotator cuff tears, *Arthroscopy* 7(8), 1991.

81. Karjalainen TV, et al.: *Chochrane database of systematic reviews*, 2019.

82. McKendry RJR, Uhthoff HK, Sarkar K, et al.: Calcifying tendinitis of the shoulder: prognostic value of clinical, histologic, and radiographic features in 57 surgically treated cases, *J Rheumatol* 9:75, 1982.

83. Uhthoff HK, Sarkar K, Maynard JA: Calcifying tendinitis, a new concept of its pathogenesis, *Clin Orthop Relat Res* 118:164, 1976.

84. Sarkar K, Uhthoff HK: Ultrastructure localization of calcium in calcifying tendinitis, *Arch Pathol Lab Med* 102:266, 1978.

85. Hayes CW, Conway WF: Calcium hydroxyapatite deposition disease, *Radiographics* 10(1031), 1990.

86. Vebostad A: Calcific tendinitis in the shoulder region: a review of 43 operated shoulders, *Acta Orthop Scand* 46:205, 1975.

87. Codman EA: *The shoulder: rupture of the supraspinatus tendon and other lesions in or about the subacromial bursa*, Boston, 1934, Thomas Todd.

88. Moseley HF, Goldie I: The arterial pattern of the rotator cuff of the shoulder, *J Bone Joint Surg Br* 45:780, 1963.

89. Rathburn JB, Macnab I: The microvascular pattern of the rotator cuff, *J Bone Joint Surg Br* 52:540, 1970.

90. Bosworth BM: Calcium deposits in the shoulder and subacromial bursitis: a survey of 12,122 shoulders, *JAMA* 116:2477, 1941.

91. Bosworth BM: Examination of the shoulder for calcium deposits, *J Bone Joint Surg Am* 23:567, 1941.

92. DePalma AF, Kruper JS: Long term study of shoulder joints afflicted with and treated for calcified tendonitis, *Clin Orthop Relat Res* 20:61, 1961.

93. Rizzello G, Franceschi F, Ruzzini L, et al.: Arthroscopic management of calcific tendinopathy of the shoulder, *Bull NYU Hosp Jt Dis* 67:330, 2009.

94. Linblom K: Arthrography and roentgenography in ruptures of the tendon of the shoulder joint, *Acta Radiol* 20:548, 1939.

95. Swiontkowski M, Iannotti JP, Herrmann HJ, et al.: Intraoperative assessment of rotator cuff vascularity using laser Doppler flowmetry. In Post M, Morrey BE, Hawkins RJ, editors: *Surgery of the shoulder*, St Louis, 1990, Mosby, pp 208–212.

96. Matsen III FA, Arntz CT: Subacromial impingement. In Rockwood Jr CA, Matsen III FA, editors: *The shoulder*, Philadelphia, 1990, WB Saunders, pp 623–646.

97. Neer II CS, Poppen NK: Supraspinatus outlet, *Orthop Trans* 11:234, 1987.

98. Clark J, Sidles JA, Matsen FA: The relationship of the glenohumeral joint capsule to the rotator cuff, *Clin Orthop Relat Res* 254:29, 1990.

99. Samilson RL, Raphael RL, Post L, et al.: Arthrography of the shoulder, *Clin Orthop Relat Res* 20:21, 1961.

100. Collins RA, Gristina AG, Carter RE, et al.: Ultrasonography of the shoulder, *Orthop Clin North Am* 18:351, 1987.

101. Crass JR, Craig EV, Feinberg SB: Ultrasonography of rotator cuff tears: a review of 500 diagnostic studies, *J Clin Ultrasound* 16:313, 1988.

102. Crass JR, Craig EV, Feinberg SB: The hyperextended internal rotation view in rotator cuff ultrasonography, *J Clin Ultrasound* 15:415, 1987.

103. Mack LA, Gannon MK, Kilcoyne RF, et al.: Sonographic evaluation of the rotator cuff: accuracy in patients without prior surgery, *Clin Orthop Relat Res* 234:21, 1988.

104. Iannotti JP, Zlatkin MB, Esterhai JL, et al.: Magnetic resonance imaging of the shoulder: sensitivity, specificity, and predictive value, *J Bone Joint Surg Am* 73(17), 1991.

105. DePalma AF: *Surgery of the shoulder*, ed 2, Philadelphia, 1973, JB Lippincott.

106. Wolfgang GL: Surgical repair of tears of the rotator cuff of the shoulder: factors influencing the result, *J Bone Joint Surg Am* 56(14), 1974.

107. Jobe FW, Moynes DR: Delineation of diagnostic criteria and a rehabilitation program for rotator cuff injuries, *Am J Sports Med* 10:336, 1982.

108. Coghlan JA, Buchbinder R, Green S, et al.: Surgery for rotator cuff disease, *Cochrane Database Syst Rev* 1:CD005619, 2009.

109. Oh L, Wolf B, Hall M, et al.: Indications for rotator cuff repair, *Clin Orthop Relat Res* 455:52, 2007.

110. Silva BM, Cartucho A, Sarmento M, et al.: Surgical treatment of rotator cuff tears after 65 years of age: a systematic review, *Acta Med. Port* 30(4), 2017.

111. Earnshaw P, Desjardins D, Sakar K, et al.: Rotator cuff tears: the role of surgery, *Can J Surg* 25:60, 1982.

112. Rockwood CA, Williams GR, Burkhead WZ: *Debridement of massive, degenerative lesions of the rotator cuff*, Anaheim, CA, March 10, 1991, Presented at Seventh Open Meeting of the American Shoulder and Elbow Society Surgeons.

113. Martin SD, Andrews JR: *The rotator cuff: open and miniopen repairs*, Palm Desert, CA, June 26, 1994, Presented at American Orthopaedic Society for Sports Medicine 20th Annual Meeting.

114. Rockwood Jr CA: The shoulder: facts, confusion and myths, *Int Orthop* 15:401, 1991.

115. Steffens K, Konermann H: Rupture of the rotator cuff in the elderly, *Z Gerontol* 20:95, 1987.

116. Mulieri P, Dunning P, Klein S, et al.: Reverse shoulder arthroplasty for the treatment of irreparable rotator cuff tear without glenohumeral arthritis, *J Bone Joint Surg Am* 92:2544, 2010.

117. Mather RC, Koenig L, Acevedo D, et al.: The societal and economic value of rotator cuff repair, *J Bone Joint Surg Am* 95:1993–2000, 2013.

118. Moosmayer S, Lund G, Seljom US, et al.: Tendon repair compared with physiotherapy in the treatment of rotator cuff tears: a randomized controlled study in 103 cases with a five-year follow-up, *J Bone Joint Surg* 96:1504–1514, 2014.

119. Goss CM: *Gray's anatomy of the human body*, ed 28, Philadelphia, 1966, Lea & Febiger.

120. Neer CS, Craig EV, Fukuda H: Cuff tear arthropathy, *J Bone Joint Surg Am* 65:1232, 1983.

121. Neer II CS, LU Bigliani, Hawkins RJ: Rupture of the long head of the biceps related to subacromial impingement, *Orthop Trans* 1:111, 1977.

122. Crenshaw AH, Kilgore WE: Surgical treatment of bicipital tendonitis, *J Bone Joint Surg Am* 48:1496, 1966.

123. Hitchcock HH, Bechtol CO: Painful shoulder: observations on the role of the tendon of the long head of the biceps brachii in its causation, *J Bone Joint Surg Am* 30:263, 1948.

第 50 章

下 腰 痛

原著 RAJIV DIXIT

林书典 译 詹 锋 校

流行病学

下腰痛是临床诊疗中最常见的症状之一，其疼痛累及的区域在背侧胸廓下缘至臀沟之间。

下腰痛在 10 岁前并不常见，但发病率在青少年时期急剧增加。在 9 ～ 18 岁的青少年中约 40% 报告有下腰痛[1]。下腰痛的发病率随年龄增加而增加，直到 60 ～ 69 岁，然后逐渐下降[1,2]。下腰痛在女性中更为常见。

在人群中，估计有 65% ～ 80% 的个体在其一生中会经历下腰痛。2015 年，活动自限性下腰痛的全球点流行率为 7.3%，这意味着在任何时间点都有 5.4 亿人患病。下腰痛是目前全球范围内致残的头号原因，是最普遍的慢性疼痛综合征，也是 45 岁以下患者活动受限的主要原因。在美国，因下腰痛造成的工作日减少比任何其他职业相关病症都多[1]。

下腰痛的自然病程，特别是它的持续时间和慢性过程仍然存在争议。背痛越来越多地被视为一种长期的疾病，具有可变的病程，而非不相关的发作阶段。大多数患者的急性下腰痛在 4 周内显著改善，超过 90% 的患者在 8 周时进一步好转[3,4]。然而，2/3 的患者在 3 ~ 12 个月时仍诉有轻度不适 [1]。急性下腰痛的复发很常见，而且往往是短暂的。据估计，大约 1/3 个体在前一次发作恢复后的一年内复发 [5]。其余 7% ~ 10% 的下腰痛（受一系列生物物理、心理因素和社会因素的影响）可呈慢性持续性，有时会致残，这些慢性疼痛患者是下腰痛相关费用高支出的主要原因。

近些年来，尽管脊柱疾病患者的健康状况无明显改变，但美国用于脊柱疾病的支出却显著增加 [6]。目前普遍认为，每年约有 900 亿美元支出用于下腰痛的诊治，同时由于生产力下降造成 100 亿 ~ 200 亿美元的额外经济损失 [6-8]。

诸多危险因素与下腰痛相关，包括遗传（最近发现了与慢性下腰痛相关的遗传变异 [9]）、社会心理因素、负重、肥胖、妊娠、躯干无力和吸烟等，以及低收入和受教育水平低 [10]。致残性下腰痛的持续存在与适应不良的疼痛应对行为、非器质性体征、功能障碍、一般健康状况差及合并精神疾病有关 [11]。

解剖学

腰椎由五个椎骨构成，每个椎骨由前面的椎体和后面围绕椎管的椎弓组成（图 50-1）。软骨终板覆盖于椎体的上下表面。

相邻椎骨由椎间盘连接。椎间盘外周有多层致密坚韧的纤维组织包绕，即纤维环。纤维环内包裹着有减震性质的凝胶状髓核。每层腰椎，除了前方的盘椎关节（discovertebra joint）（由椎间盘和相邻椎体构成），其后外侧还有两个滑膜椎小（关节突）关节。

这些关节是由相邻椎骨的上下关节突构成。

脊柱通过韧带和椎旁肌肉（竖脊肌、躯干肌和腹肌）增加稳定性。前后纵韧带由上至下贯穿整条脊柱，锚定于椎体前后表面和椎间盘。黄韧带连接椎板，棘间韧带和棘上韧带连接棘突，横突间韧带连接横突。

骶髂关节连接脊柱与骨盆。关节前下部内衬有骨膜，而后上部为纤维。骶髂关节活动度很小或几乎无活动性。

腰部椎管内含有马尾（椎管中脊髓以下的腰骶神经根束）、血管和脂肪。由于脊髓止于 L1 水平，腰椎病变通常不会出现脊髓受压的表现。每个层面有一对神经根自椎管发出，经椎间孔向外延伸。

临床评估

下腰痛是一种症状，而不是一种疾病，可由几种不同的已知或未知异常或疾病引起。临床表现的范围很广。大部分患者的急性下腰痛呈自限性，无需特殊治疗，但另一些患者则可能表现为慢性下腰痛伴急性加重期。详尽的病史询问是这些患者临床评估的最重要组成部分，而影像学检查往往不是必需的。

病史

对下腰痛患者初始评价的重点是识别出可能由神经压迫、骨折或者潜在的系统性疾病（如感染、恶性肿瘤或脊柱关节炎）导致背痛的一小部分（< 5%）患者 [12]。这些患者需及早通过相关检查进行诊断

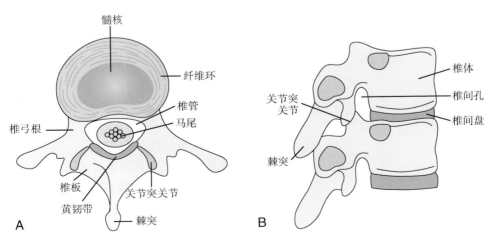

图 50-1 腰椎解剖。A. 腰椎横断面视图；B. 腰椎侧面视图

（主要是影像学）并给予相应治疗（如针对脊椎骨髓炎使用抗生素）或者急诊处理（如对严重或进展性神经压迫的患者施行手术减压）。因此，对上面提到的可能情况，需要仔细寻找相应的线索——危险信号 [13-15]（表 50-1）。严重脊柱疾病的发病率较低，且检测单个危险信号的敏感性和特异性也不高。因此，近来的研究强调大多数危险信号的预测价值有限，并提出对任何危险信号都进行影像学检查将导致不必要的影像检查过多。由此建议影像检查应根据整体临床表现和动态观察而定，而不是不加鉴别地依据单个危险信号。多重危险信号的存在会产生更高的预测价值 [16]。同时，寻找任何社会或心理困扰因素同样重要，诸如对工作不满、残疾赔偿金的诉求及抑郁，都可能加重或延长疼痛症状 [15]。

机械性下腰痛是由于脊柱解剖或功能异常所致，与炎症、感染或肿瘤性疾病无关。通常在躯体活动和立位时疼痛加剧，休息和卧位时缓解。超过 95% 的下腰痛为机械性 [12]，腰椎退行性变是机械性下腰痛

表 50-1　下腰痛潜在严重的危险信号

脊柱骨折

严重外伤
长期应用糖皮质激素
年龄＞ 50 岁

感染或癌症

癌症病史
不明原因的体重下降
免疫抑制
静脉吸毒
夜间疼痛
年龄＞ 50 岁

马尾综合征

尿潴留
充盈性尿失禁
大便失禁
双侧或进行性运动功能障碍
鞍区麻木

脊柱关节炎

严重晨僵
活动后而非休息后疼痛改善
下半夜疼痛
交替性臀部疼痛
年龄＜ 40 岁

的最常见原因 [13]。在绝经后女性中，出现严重和急性的机械性下腰痛应警惕继发于骨质疏松的压缩性骨折。夜间疼痛提示潜在的感染或肿瘤可能是下腰痛的病因。

炎性下腰痛（如在脊椎关节炎中所见）通常起病隐匿，在 40 岁以下的患者中更常见 [17]。与明显的晨僵有关，晨僵通常持续 30 分钟以上。疼痛常于运动后缓解，休息后不能改善。下半夜疼痛常加重，一些患者诉有交替性臀部疼痛。然而，值得注意的是，新发的炎性背痛仅在少数患者中进展为脊柱关节炎。事实上，炎性背痛治疗后常可缓解，这或可解释炎性背痛的患病率（3% ～ 6%）和脊柱关节炎的患病率（0.4% ～ 1.3%）之间的差异 [18]。最新资料表明，炎性背痛病史与 MRI 上中轴性炎症表现之间的关联性很弱。这在某种程度上削弱了使用炎性背痛史作为中轴性炎症标志的价值 [19]。

询问患者背痛是否放射至下肢非常重要，如果有则提示神经性跛行（假性跛行），继发于椎管狭窄（spinal stenosis）或坐骨神经痛（sciatica）（通常继发于椎间盘突出或椎管狭窄）。青壮年患者中椎间盘突出的临床综合征多见，而老年患者则更易出现椎管狭窄的临床表现。坐骨神经痛是由神经根受压引起的神经根痛。通常没有具体的诱发因素。有人提出，由于坐骨神经痛一词在不同类型的腿和背部疼痛中使用的不一致，它应该统一称为神经根痛。神经根性疼痛按皮区分布，腿痛一般比背痛更严重。疼痛（常伴有感觉异常）通常放射至膝关节以下，且常达足部或踝关节水平。疼痛的性质为撕裂痛、刺痛和锐痛，常在咳嗽、打喷嚏、Valsalva 动作，以及几乎所有的直腿抬高试验中加剧。神经根痛可伴有神经根病，后者的特征是出现与特定神经根相关的，包括感觉减退、消失或反射消失在内的不同组合形式的临床表现。神经根性疼痛应与非神经源性生骨节痛（sclerotomal pain）区分开来。非神经元性生骨节痛可能来自于椎间盘内、关节面、或腰椎旁肌肉和韧带的病变，与神经根痛相似的是也常有下肢疼痛，不同的是呈非皮区分布，性质为钝痛，一般不放射到膝关节以下，通常无相关感觉异常。多数的放射痛是生骨节痛 [13]。肠道和膀胱功能障碍提示马尾综合征（cauda equina syndrome）的可能。

体格检查

体格检查通常不会得出一个特定的诊断。然而，全身体格检查，包括仔细的神经系统检查却有助于识别少数严重的下腰痛，它们可能继发于某种系统性疾病或临床上伴有明显的神经系统受累（表 50-1）。

视诊可发现脊柱侧凸。后者可为结构性或是功能性的。结构性脊柱侧凸与脊柱结构改变有关，有时也与胸廓结构改变相关。虽然部分成人可能有幼年型特发性脊柱侧凸的病史，但多数成人的结构性脊柱侧凸继发于退行性改变。躯体前屈时结构性脊柱侧凸持续存在。与之相反，由于椎旁肌肉痉挛或下肢长度的差异所致的功能性脊柱侧凸往往在躯体前驱时消失。在腰椎区域长有一束体毛可能提示先天性结构异常，如隐性脊柱裂。

触诊可以发现椎旁肌肉痉挛，这经常会导致正常生理性腰椎前凸消失。按压脊柱时出现压痛点对诊断椎体骨髓炎较为敏感，但无特异性。可触及的相邻棘突间错位提示腰椎滑脱。

脊柱活动受限（如前屈、后伸、侧屈及旋转）不能提示特定的诊断，因为任何病因导致的下腰痛均可有活动受限。而脊柱运动幅度的测量有助于治疗监测 [10]。胸廓扩张度小于 2.5 cm 对于强直性脊柱炎的诊断具有特异性但敏感性差 [17]。

因髋关节炎导致的髋关节活动度减少的患者应做髋关节体查，髋关节炎常引起腹股沟痛，偶尔有背部放射痛。伴有股骨大转子压痛的粗隆部滑囊炎可与下腰痛混淆难辨。存在较广泛的压痛点时，尤其对于女性患者，提示下腰痛可能是继发于纤维肌痛综合征（fibromyalgia syndrome）。

当患者主诉为下肢不适的时候，也应行完整的神经系统体查，因为有时上肢神经体查的异常，如反射亢进，可能提示病变在较近端的神经。对于有下肢放射痛的下腰痛患者（神经根性疼痛、假性跛行或生骨节痛）应行直腿 - 抬高试验（straight leg-raising test）（图 50-2）。患者仰卧，检查者手握患者足跟，膝关节完全伸直，将腿逐渐抬高。该动作可使坐骨神经（起源于 L4，L5、S1、S2 和 S3）的张力增加，进而牵拉神经根（特别是 L5、S1 和 S2）。如果相应神经根已受累及，如受到突出的椎间盘压迫，通过直腿 - 抬高试验进一步牵张神经根会导致根性疼痛，并延伸至膝部以下。下肢抬高至 30° ~ 70° 时出现神经根痛

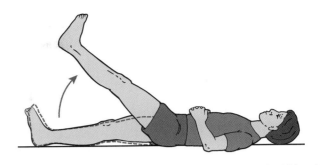

图 50-2　直腿抬高试验。对 L4 ~ L5 和 L5 ~ S1 水平神经根侵犯非常敏感的检查方法

即为阳性。踝关节背屈进一步牵拉坐骨神经，可增加试验的灵敏度。直腿 - 抬高试验检查时出现大腿后部或膝关节疼痛，通常是由于腘后肌腱紧张引起，不代表试验阳性。直腿 - 提高试验对于临床上显著的 L4 ~ L5 或 L5 ~ S1 水平的椎间盘突出（有临床意义的椎间盘突出 95% 位于该节段）诊断具有敏感性（91%），但没有特异性（26%）。假阴性较常见于 L4 ~ L5 水平以上的腰椎间盘突出。椎管狭窄的患者直腿 - 提高试验通常为阴性。交叉直腿 - 提高试验（当对侧腿抬高时再次出现坐骨神经痛）对临床上显著的椎间盘突出具有高度特异性，但敏感性不高 [10,15,20,21]。

对坐骨神经痛患者下肢神经功能评估（图 50-3）可以鉴别特定的神经根受累。一般经验认为，如果椎间盘突出导致神经根受到压迫，那么下一神经根通常更易被累及。由此，例如 L4 ~ L5 椎间盘突出更可能导致 L5 神经根累及，而不是 L4 神经根。评估应包括：运动功能测试，着重于足背屈（L4）、足拇趾背屈（L5）和足跖屈（S1）；检查膝（L4）和踝（S1）腱反射；检查皮区感觉障碍。无法用足尖（多为 S1）和足跟行走（多为 L5）提示肌肉无力。通过测量双侧下肢同一水平位置的大小腿周径可发现肌肉萎缩 [10]。

临床上明显的 L1 ~ L2、L2 ~ L3 或 L3 ~ L4 水平的椎间盘突出并不常见。可通过股神经拉伸试验发现。当患者取俯卧位，膝关节被屈曲到最大限度，髋部被动伸展。如果患者出现大腿前部疼痛，则试验为阳性。由于股直肌紧绷也会引起大腿前部疼痛，因此进行双侧体查对比非常重要。

有诉讼或心理焦虑的患者有时会夸大自身症状，他们可出现非器质性症状，使得客观发现与患者主诉不匹配，例如出现非解剖性运动或感觉缺失。有研究提出了一些检查这种情况的方法 [22]。其中最可重复

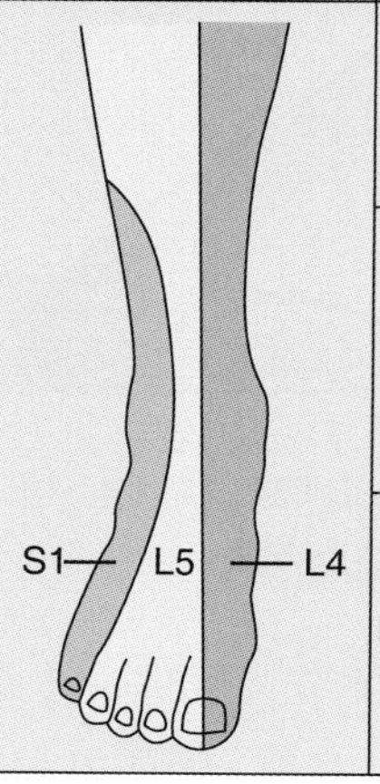

下肢皮区	椎间盘	神经根	运动障碍	感觉障碍	反射消失
	L3～L4	L4	足背曲	足内侧	膝
	L4～L5	L5	拇趾背屈	足背	无
S1 — L5 — L4	L5～S1	S1	足跖屈	足外侧	踝

图 50-3　腰骶部神经根病变的神经特征

的检查包括体表压痛、检查中的反应过度、坐位和仰卧位的直腿 - 抬高试验存在差异。

诊断性检查

影像学检查

过度的腰椎影像学检查往往令人担忧，特别是在美国这样影像检查技术发达的国家，而不加区分的脊柱影像检查，导致有意义的临床发现少，而误诊的概率升高，且放射线暴露以及费用增加[16]。诊断性检查（特别是影像学检查）的主要作用，是能够早期识别那些少数有证据提示存在严重或进展性神经功能受损，以及有潜在系统性疾病或者疑似有脊椎骨折的患者（表 50-1）。因此，除非存在明显症状且持续6 ～ 8 周以上，否则影像学检查不是必需的。由于超过 90% 的患者将在 8 周内基本缓解，这可以避免不必要的早期检查[10,12]。而且对下腰痛使用 MRI 或 X 线片进行早期评估，不能改善临床结局、预测恢复过程，或减少疾病诊治的整体费用[2,23]。

影像学研究的一个突出问题是，下腰痛患者中存在的诸多解剖学上的异常也常见于无症状者，并通常与背痛无关[13]。这些异常往往是年龄相关的退行性病变所导致，甚至出现在成年早期，是身体中最早出现的退行性病变之一[24]。当患者缺乏相应临床表现而仅有影像学异常时，我们不应据此做出病因推断，尽管这在临床上很具有挑战性，有时甚至很难做到，否则，可能导致一些不必要的、有创且昂贵的干预治

疗[25,26]。

影像异常和临床症状之间关联性很小，不难理解，高达 85% 的患者不能明确腰背部疼痛产生的原因，得到精确的解剖病理学诊断[15]。患者应该理解，影像学检查的目的是为了排除一些严重的情况，而常见的退行性病变是预期存在的。仅根据影像学分析而做出不当的诊断，可能会错误的强化存在严重疾病的疑虑（导致"恐惧逃避"行为），并夸大非特异性检查结果的重要性，最终导致误诊。

普通 X 线片和 MRI 均是下腰痛患者评估的主要手段。经过标准治疗，疼痛仍持续存在超过 6 ～ 8 周的下腰痛患者，若无神经根病或椎管狭窄的症状，X 线片是较合理的首选检查方式[27]。通常站立正侧位片即可，加摄斜位片实际上加大了辐射量，而对增加新的诊断信息作用不大。对于女性而言，腰椎正侧位 X 线片对性腺的辐射量相当于每天拍摄一次胸片并累计超过 1 年的辐射量[27]。

影像学上的异常，如单椎间盘退行性变、关节突关节退行性变（facet joint degeneration）、许莫结节（Schmorl's nodes）（髓核突出进入椎骨骨松质）、腰椎峡部裂（spondylolysis）、轻度腰椎滑脱（spondylolisthesis）、移行椎（transitional vertebrae）（S1 腰椎化或 L5 骶骨化）、隐性脊柱裂以及轻度脊柱侧凸对于伴或不伴下腰痛的个体同样常见[12,13,28]。

对需要进一步行影像学检查的下腰痛患者来说，MRI 平扫通常是最佳的初步检查方式，也是脊椎感染和肿瘤、椎间盘突出及椎管狭窄的首选检查方式[12]。MRI 用于下腰痛检查应主要仅限于那些怀疑有系统

性疾病（如感染或恶性肿瘤）的患者，及具备临床手术指征的患者进行术前评估[15,27]（如存在明显或进展性的神经功能受损），或有神经根病可能需要硬膜外糖皮质激素治疗的患者[27]。椎间盘异常经常在MRI检查中被发现，但往往与患者的症状相关性很小甚至毫无关系。椎间盘膨出（disk bulge）是椎间盘组织对称性、环形延展超出椎间隙，椎间盘突出则是局部或非对称性的突出。椎间盘突出（herniation）又分为突出型和脱出型，突出型有宽基底，而脱出型的基底部形成一个"颈"，相对于脱出的组织更窄小。在无症状的成人中，椎间盘膨出（52%）和突出（27%）常见，而椎间盘脱出罕见[12]。对于上背部手术的患者（体内无金属材料），行静脉造影剂钆增强MRI扫描，有助于鉴别复发性椎间盘突出和瘢痕组织。

骶髂关节MRI上看到的骨髓水肿常被认为是中轴型脊柱关节炎的标志。然而，轻度的骨髓水肿（符合现有骶髂炎的定义）可能见于健康个体（25.5%）、慢性机械性下腰痛患者（10.6%）、长跑运动员（16.7%）和有产后背痛的女性（57.1%）。深度骨髓水肿和关节侵蚀对中轴型脊柱关节炎更有特异性[29,30]。

在下腰痛患者的评估中MRI检查总体优于CT，但是当重点要观察骨骼解剖结构时CT更好。特别是当怀疑脊椎峡部裂时尤其如此，因为MRI可能无法很好地观察到这种情况。与MRI不同，CT可以安全地用于有铁磁性植入物（如心脏起搏器）的患者。在使用金属钢板（脊柱前路或后路融合术）的患者中，CT（或CT脊髓造影术）比MRI更适合评估钢板位置或钢板附近骨折。

锝-99m核素骨扫描主要用于检测感染、骨转移或隐匿性骨折。骨扫描由于其空间分辨率差故而特异性不强，因此异常结果往往需要进一步影像学检查（如MRI）来验证。

电神经检查

电神经检查可以帮助评价一些伴有腰骶神经根病的患者，其主要程序包括肌电图和神经传导分析。电神经联合检查可提供有关脊髓神经根完整性及其与支配肌肉连接的信息。这些检查可以明确受压的神经根及其受损的范围和严重程度，MRI等检查仅能够提供解剖结构信息，而电神经检查可以提供生理学信息，进而对影像结果提供进一步支持或反对证据。因

此，电神经检测主要应用于存在持续性神经根功能残损表现，且临床表现与影像结果不一致的神经根病变患者。肌电图和神经传导检查也有助于鉴别腓神经麻痹或由L5神经根的腰骶神经丛病导致的肢体疼痛，同时也可排除患者人为的运动减弱。电神经检查对已明确神经根病变的患者不是必要的。需要强调的是，神经受损后相应肌肉去神经化所致的肌电图的改变，在神经损伤发生的2～3周内可能无法检出。而神经传导测试能够在神经损伤后即刻发现异常。另一个局限是，减压手术后肌电图的异常可持续存在1年以上[31]。

实验室检查

实验室检查主要用于鉴别系统性疾病导致的下腰痛，当患者血细胞计数、红细胞沉降率和腰椎X线片均正常时，潜在感染或恶性肿瘤导致下腰痛的可能性较小[32]。

鉴别诊断

下腰痛通常是由腰椎或相关肌肉和韧带病变所致（表50-2），在极少数情况下，由内脏疾病牵涉至背部引起疼痛。绝大多数下腰痛患者的疼痛是由机械原因所导致的[15]。腰椎退行性变是机械性因素引起下腰痛的最主要原因[12]（表50-2），事实上，也是背痛最常见的原因。

腰椎病

目前常说的腰椎病包含两种退行性病变，即前方的盘椎关节和后外侧的关节突关节退变[10]。这些退行性或骨关节炎改变在放射影像上表现为椎间盘或关节间隙狭窄、软骨下硬化和骨赘增生（图50-4）。

在普通人群中腰椎病的影像学改变很常见，随年龄的增大愈加明显，可能与背部症状无关。放射影像学异常（如单个椎间盘退行性变、关节突关节退行性变、许莫氏结节、轻度腰椎滑脱及轻度脊柱侧凸）在伴或不伴背痛的个体中同样普遍存在[33]。据临床观察，这种情形较为复杂，有时严重机械性下腰痛患者可能仅有轻微放射影像学异常，相反，影像学有进展性病变的患者也可能毫无症状。

机械性下腰痛临床疾病谱广，患者可表现为急性

表 50-2　下腰痛的病因
机械性
腰椎病 *
椎间盘突出 *
腰椎滑脱
椎管狭窄
骨折（多为骨质疏松症）
非特异性（特发性）
肿瘤
原发性
转移性
炎性
脊柱关节炎
感染
脊椎骨髓炎
硬膜外脓肿
化脓性椎间盘炎
带状疱疹
代谢性
骨质疏松性压缩骨折
Paget 病
牵涉痛
来自主要内脏、腹膜后结构、泌尿生殖系统、主动脉或臀部

* 与退行性病变有关

下腰痛（有些患者反复发作），有些患者进展为慢性下腰痛（通常伴有急性加重期）。躯体牵涉痛可导致骨节疼痛并放射至臀部和下肢。腰椎病患者常见腰椎间盘突出症、腰椎滑脱症和椎管狭窄。总体而言，腰椎退行性病变是引起背部病理改变和疼痛的最常见原因。

在有关节突骨关节炎患者中，疼痛可放射至臀部及大腿后侧，前倾前屈时缓解，身体向病变关节侧弯曲时加剧（关节突综合征）。关节突关节受背支的内侧分支支配。在使用局部神经阻滞麻醉（内侧分支阻滞），并以疼痛缓解作为治疗目标的下腰痛患者中，关节突综合征的患病率为 25% ~ 40%[34]。然而，在临床实践中难以辨别关节突骨关节炎所致的症状，作为疼痛病因，其实际患病率仍存在争议。

椎间盘内破裂和椎间盘源性下腰痛两个术语可通用，但在激发性椎间盘造影检查中仍是有争议性的诊断[20]。在激发性造影检查（provocative diskography）中，通过在数个椎间盘间依次注入对比剂，可获得每个层面的放射影像学表现并对诱发出的疼痛进行评估，如果注射进某一椎间盘后重现患者以往类似的下腰痛，则试验为阳性。此项技术的倡导者认为造影阳

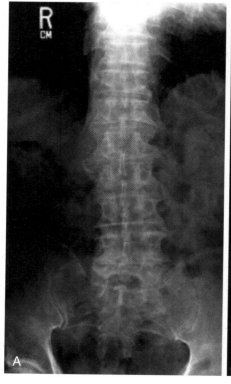
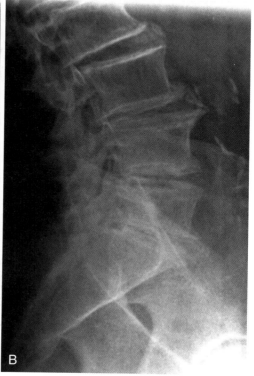

图 50-4　腰椎退行性病变。腰椎前后位（A）和侧位（B）X 线片显示椎间隙狭窄、边缘骨赘、终板硬化（Courtesy Dr. John Crues, University of California, San Diego.）

性的异常椎间盘是产生疼痛的主要来源，并建议行脊柱融合术和椎间盘置换术[2]。但是，注入对比剂的椎间盘可以刺激产生与病变椎间盘不同性质和部位的疼痛[35]。此外，椎间盘造影异常及诱发出的疼痛也常见于无症状的个体，更重要的是，由于椎间盘破裂导致的椎间盘源性疼痛通常可自发性缓解[12,15]。随后对接受椎间盘造影术患者进行长期的随访观察，使人们关注到该手术本身可能导致椎间盘的退变和突出加重[36]。因此，经椎间盘造影在这种疾病诊断中的临床意义及其正确的处理方式仍不明确。

Modic 改变是在腰椎 MRI 上常见的椎体终板和邻近骨髓的信号变化。Modic Ⅰ 型改变继发于骨髓水肿和炎症，Modic Ⅱ 型改变代表骨髓脂肪浸润，Modic Ⅲ 型改变提示软骨下骨硬化[37,38]。随着年龄的增长，这些改变愈加普遍，或进展或退化，且似乎与椎间盘退行性病变有关[39]。Modic 改变见于 20% ～ 40% 的下腰痛患者，但也可见于多达 10% 无症状的成年人[37,38]。从治疗方案的选择上看，这些信号改变的临床价值仍不明确[40]。

在 T2 加权 MRI 图像中见到的后椎间盘纤维环局部高信号，有时称为高信号强度区域，在纤维环内呈泪滴状，与激发性椎间盘造影的阳性结果相关[12]。但在无症状个体中该高信号强度区域的出现率较高，这限制了它的实际临床价值[41]。

部分腰椎病患者有椎体不稳，在侧位 X 线片检查中，可通过腰椎屈伸动力位发现脊椎异常运动（前后移位或相邻椎骨过度成角改变）来明确。但是，这样的脊椎运动异常也可见于无症状的个体，并且其自然病史及与下腰痛病因的关系仍不明确。因此，作为下腰痛的病因，单纯的椎体不稳（无骨折、感染、恶性疾病或腰椎滑脱），其诊断意义及是否需要通过脊柱融合进行治疗仍存在争议。

腰椎间盘突出症

当髓核从退变的椎间盘脱出并被挤压出变弱的纤维环时，即称为椎间盘突出，突出位置常出现在椎体的后外侧方，也是纤维环较薄的位置。在普通人群中，腰椎间盘病变在影像学上较为普遍，椎间盘膨出和椎间盘突出症也常见于无症状的成人[42]。但是，有时突出的椎间盘可引起神经根受挤压导致腰骶神经根病（图 50-5，图 50-6）。椎间盘突出是年轻人

坐骨神经痛的最常见病因[12]。神经放射学研究表明，85% 的神经根性疼痛与椎间盘突出有关[43]。

腰骶椎因其活动性，容易发生椎间盘突出症。75% 的屈伸运动发生在腰骶关节（L5 ～ S1），20% 发生在 L4 ～ L5（L4 ～ L5 水平扭转动作较多）椎体[44]。可能正是基于这个原因，90% ～ 95% 有明显临床症状的压迫性神经根病均发生在这两个层面[15]。

随着年龄的增长，椎间盘突出症的发病率逐渐上升。L5 ～ S1 和 L4 ～ L5 水平椎间盘突出的高峰发病率在 44 ～ 50 岁之间，此后发病率逐步下降[45]。

坐骨神经痛的发生既有机械因素（椎间盘组织压迫神经根）又有生物因素，炎症、血管受累、免疫反应及一系列细胞因子共同参与。

腰椎间盘突出导致腰骶神经根病的临床特点已有讨论（详见病史、体格检查部分及图 50-3）。应当指出的是，对于未出现临床明显神经功能缺陷及无潜在系统性疾病的危险信号的患者，即刻进行影像学检查不是必需的（表 50-1）。L1 神经根病变罕见，症状表现为腹股沟区疼痛、感觉异常和感觉缺失[46]。L2、L3 和 L4 神经根病变不常见，多可见于伴有腰椎管狭窄的老年患者。

对于大多数患者，在其自然病程中，腰椎间盘突出有望逐步改善。一系列的 MRI 研究表明，椎间盘突出的部分随着时间的推移逐渐回缩，大多数病例在 6 ～ 12 个月后有部分或完全缓解[15,47,48]。继发于椎间盘突出有运动障碍的患者，也会随着时间的推移而改善。在一项研究中，81% 的初始麻痹患者在 1 年后未经手术即可康复[49]。即使是游离椎间盘组织碎片（突出组织脱落并游离在硬膜外间隙），随着时间的延长倾向于被逐渐再吸收[50]。仅大约 10% 的患者在

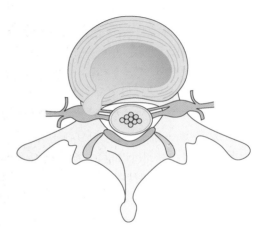

图 50-5　后外侧椎间盘突出导致神经根受压示意图

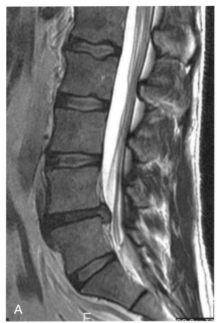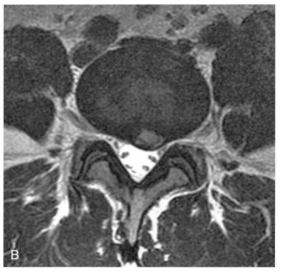

图 50-6 腰椎间盘脱出。A．矢状面核磁共振 T2 加权像显示 L4 ～ L5 层面脱出的椎间盘。B．L4 ～ L5 层面轴位像显示椎间盘向椎管左侧脱出并压缩 L5 神经根出口至左侧椎弓板（Courtesy Dr. John Crues，University of California，San Diego.）

6 周的保守治疗后仍有剧烈疼痛，对于此类患者需考虑减压手术 [15]。

　　罕见情况下，大块的中线性椎间盘突出，通常为 L4 ～ L5[13]，可压迫马尾神经导致马尾综合征。患者经常表现出下腰痛、双侧神经根痛及双下肢运动障碍、无力。体格检查体征常呈非对称性。会阴部感觉缺失（鞍麻）较常见 [15]。主要临床特征为尿潴留伴充溢性尿失禁（敏感性 90%，特异性 95%）[51]。也可出现大便失禁。表 50-3 列举了马尾综合征的各种症状和体征。马尾综合征的其他病因包括肿瘤、硬膜外脓肿、血肿及少见的腰椎管狭窄。马尾综合征是外科急症，因为神经系统病变的预后取决于手术减压的时机 [10]。应尽可能在尿失禁前识别马尾综合征，因为一旦发生尿潴留，预后会更差 [52]。

脊椎滑脱

　　脊椎滑脱是某一椎骨相对于其下一椎骨向前移位，分为两种类型：峡部型和退变型。外伤性腰椎滑脱（高冲击伤后）和病理性腰椎滑脱（如继发于肿瘤溶解）很少发生。

　　峡部型脊椎滑脱（图 50-7）最常见于 L5 ～ S1 水平，是由双侧椎弓峡部裂所致。峡部裂是指椎弓峡部皮质单侧或双侧缺损，最常见于 L5，典型的损害是疲劳性骨折，常发生于幼年时期，尤以男孩更常见。这通常是一种过度使用性损伤，可出现在急性过度负重后。最常发生在涉及重复性脊柱负荷的运动员身上。基于 CT 影像学，成人峡部裂的发生率约为 11.5%，约为基于 X 线片检查的两倍 [53]。大约有 15% 的患者，峡部裂可进展为脊椎滑脱 [54]。

　　退变型脊椎滑脱（图 50-8）见于一些关节突关节严重退行性变伴半脱位的患者，此时上下椎体发生前后移动。常见于老年人群（尤其大于 60 岁者），女性更常见，最常累及 L4 ～ L5 水平，且极少超过

表 50-3　马尾综合征的症状及体征
尿意改变 / 减少
排尿乏力或尿流断续
性功能障碍
鞍区麻木
双侧（或单侧）坐骨神经痛
下肢运动无力
尿和（或）便失禁
直肠张力丧失
肛门自主收缩活动消失

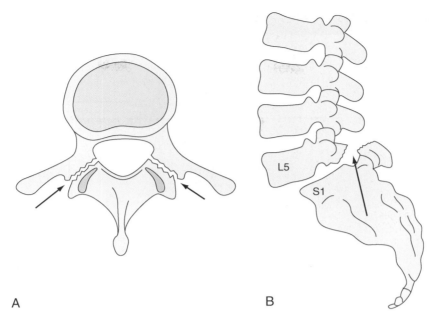

图 50-7 A．退行性病变所致的双侧椎弓根峡部裂（箭头所示）。B．L5 椎体滑脱（箭头所示）导致 L5 ~ S1 峡部型腰椎滑脱

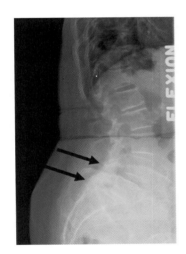

图 50-8 腰椎滑脱。腰椎侧位片显示 L4 ~ L5 和 L5 ~ S1 水平的 1 级前移（箭头所示），与关节突关节的严重退行性变有关（Courtesy Thomas Link，MD，University of California，San Francisco.）

椎体宽度的 30%[13]。

大多数患者，尤其是轻度脊椎滑脱的患者多无症状。有些患者可能有机械性疼痛的下腰痛。较为严重的脊椎滑脱患者可发生神经系统并发症。神经根受压较多见于峡部型脊椎滑脱的患者（特别是 L5 神经根），而退变型椎体滑脱临床上更常表现为椎管狭窄，极端的椎体滑脱导致马尾综合征者罕见。鉴于脊椎的潜在动力学特性，如未拍摄立位 X 线片，椎体滑脱有可能漏诊。

椎管狭窄

腰椎管狭窄症的诊断需要有特征性症状和体征，以及腰椎管或椎间孔狭窄的影像学证据[55]。影像学上腰椎管狭窄的定义是腰椎中央椎管、侧隐窝和椎间孔的狭窄，导致神经和血管的可用空间减少，可能导致腰骶神经根受压。椎管狭窄可发生于一个或多个腰椎水平，且狭窄可呈非对称性。特别值得注意的是，年龄大于 60 岁的无症状成年人中，20% ~ 30% 具有椎管狭窄的影像学证据[56]。有症状的腰椎管狭窄的患病率尚未明确。日本一项针对平均年龄为 66 岁的受试者的研究报告显示，症状性椎管狭窄的患病率约为 9.3%[57]。在年龄大于 65 岁的患者中，椎管狭窄是最常见的脊柱手术指征。

先天特发性椎管狭窄（表 50-4）并不少见，它是由先天性短椎弓根所致。这些患者症状往往出现较早（30 ~ 50 岁时），当合并可以耐受的轻度退行性病变时，可导致椎管进一步狭窄而出现症状[56]。

在绝大多数情况下，腰椎退行性病变是椎管狭窄的主要原因，由于退变椎间盘变薄，导致多余且多过度增生的黄韧带隆起或屈曲进入椎管后部。退变的椎间盘不同程度的突出使椎管前方变窄，而过度增生的关节突和骨赘可能在外侧隐窝或椎间孔压迫神经根（图 50-9，图 50-10）。任何程度的腰椎滑脱都将进一步加重椎管狭窄。有证据表明，遗传因素可影响椎

表 50-4 　腰椎椎管狭窄的病因
先天性
特发性
软骨发育不全
获得性
退行性病变
关节突关节肥大
黄韧带肥厚
椎间盘突出症
腰椎滑脱
脊柱侧弯
医源性
椎板切除术后
手术后融合（postsurgical fusion）
其他
Paget 病
氟骨症
弥漫性特发性骨肥厚
强直性脊柱炎

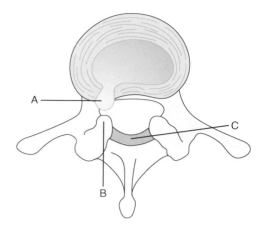

图 50-9　继发于合并椎间盘突出（A）、关节突关节肥大（B）、黄韧带肥厚（C）的椎管狭窄示意图

间盘的退行性病变和椎管大小，从而促进腰椎管狭窄的进展[58]。

椎管狭窄的临床特征性表现是神经性跛行（假性跛行），神经性跛行的症状通常是双侧的，但往往不对称。患者的主诉为臀部、大腿和腿部疼痛，臀部疼痛有时被描述为烧灼感。疼痛可伴有感觉异常。神经性跛行在久站和行走时诱发，在坐位或前屈位时缓解，是因为这种前屈位可使椎管扩大，可使患者常采取类人猿式的体位。故可想而知，这些患者可通过类似手推购物车向前弯腰的姿势（"购物车征"）获得缓解，并且在骑动感单车时表现出惊人的耐力。神经性跛行的症状可表现出间歇的机械性和缺血性腰骶神经根功能丧失[59]。患者也常有下肢乏力。且患者常出现与本体感觉纤维受压有关的步态不稳。下腰痛

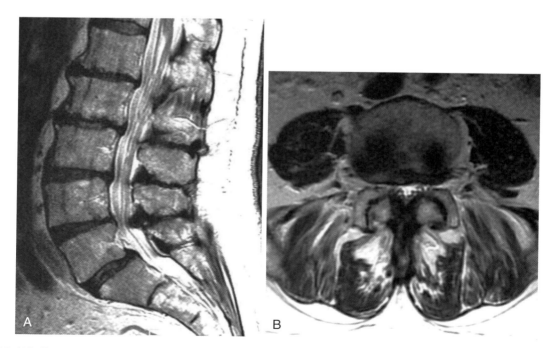

图 50-10　退行性椎管狭窄。A．由于黄韧带肥厚，矢状面 T2 加权 MRI 显示 L4 ～ L5 层面椎管前后径变窄。B．L4 ～ L5 椎间盘层面轴位图显示后外侧关节突关节肥大引起硬膜囊横截面缩小（Courtesy Dr. John Crues，University of California，San Diego.）

患者出现宽基步态，对腰椎椎管狭窄的诊断特异性可达 90% 以上[60]。患者行走时还可出现间断阴茎勃起[61]。支持神经性跛行而非血管性跛行的因素，包括存在足动脉搏动、通过久站或行走容易诱发症状、脊柱屈曲可缓解，以及最明显不适的部位在大腿而非小腿。中央管狭窄主要导致神经源性跛行，而侧隐窝狭窄可导致神经根病。

腰椎管狭窄患者的体格检查的阳性发现往往不太突出[10]，严重的神经功能缺陷不常见。腰部活动范围可能正常或降低，直腿 - 抬高试验常阴性。部分患者闭目难立征（Romberg test）阳性。深肌腱反射和振动觉可能减弱。某些患者可出现下肢广泛的轻度乏力。这些查体结果的意义在老年患者中难以判别。然而，部分椎管狭窄的患者可出现某一固定的神经根损伤，导致腰骶神经根病或者罕见的马尾综合征。

由 T12 ～ L2 之间的椎管狭窄引起脊髓圆锥综合征是一种少见的表现。其表现为脊髓病和神经根受压，这是上下运动神经元共同受累的结果（不像马尾综合征，它是由下运动神经元损伤引起的）。肠道和膀胱功能障碍在马尾综合征和髓圆锥综合征都很常见。两者都需要紧急外科会诊。

病史中出现神经性跛行是拟诊腰椎管狭窄最常见的情况，通过 MRI 检查进一步证实最为可靠。

椎管狭窄通常是慢性过程，其症状逐渐缓慢进展，呈良性病程。一项非手术治疗腰椎椎管狭窄患者并随访 49 个月的研究显示，70% 的患者临床症状无变化，15% 的患者改善，15% 的患者恶化[62]。因此，预防性外科治疗没有依据[56]。

弥漫性特发性骨肥厚

弥漫性特发性骨肥厚（diffuse idiopathic skeletal hyperostosis，DISH）的特征是椎旁韧带和附着点钙化和骨化[63]，是一种不明原因的非炎症疾病，与 HLA-B27 阳性无关。

DISH 与肥胖、糖尿病和肢端肥大症相关[64]，该病在 30 岁前很少见，男性多见，患病率随着年龄增长而上升[65]。

胸椎受累最为常见，但颈椎和腰椎也可能受影响。前纵韧带骨化在胸椎侧位片上显示最佳。前纵韧带骨化及骨桥形成，在脊柱正位及右侧位 X 线片中显示出流柱状骨化（图 50-11），而内脏转位的患者

左侧韧带骨化更常见，由此推断降主动脉可能对钙化部位有一定意义。椎间盘间隙和关节突关节保持完整（除非合并腰椎病）及骶髂关节正常，有助于鉴别 DISH 与腰椎病和脊柱关节病。类似 DISH 的骨骼骨质增生可见于长期暴露于类视黄醇（类视黄醇骨化）的患者，如应用异视黄酸治疗痤疮的患者[66]。几乎所有的脊柱外的骨关节部位均可受累[67]。不规则的新骨形成（"骨赘"）最易见于髂嵴、坐骨结节和股骨粗隆。在附着点位置的肌腱和韧带的骨化（如髌骨、鹰嘴突和跟骨）和关节周围骨赘（如外侧髋臼和骨盆平片上骶髂关节下部）也可见到。严重的韧带钙化可见于骶结节韧带和骶棘韧带，DISH 患者髋关节置换术后的异位骨形成见前述[68]。

DISH 可完全无症状。最常见的主诉是受累脊椎的疼痛和僵硬，胸椎常见。一般仅有中度的脊柱活动受限。脊髓侧弯性功能丧失在一些患者中尤为明显。前纵韧带广泛骨化合并大范围脊柱前侧韧带附着点骨赘形成有时会压迫食管，引起吞咽困难[63]。后纵韧带骨化几乎仅见于颈椎，既可是一独立疾病也可能是

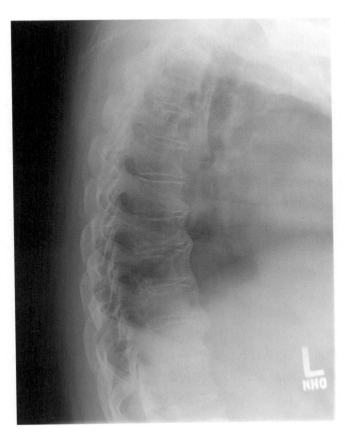

图 50-11 弥漫性特发性骨肥厚。胸椎侧位片显示韧带骨赘形成骨桥，椎间盘间隙存在，关节突关节未融合

DISH 的一部分，但极少引起颈髓病。如果肌腱端出现疼痛和压痛，那么这些患者可能存在肱骨外上髁或内上髁炎、跟腱炎或者足底筋膜炎。

DISH 的治疗主要是对症治疗。对乙酰氨基酚、非甾体抗炎药对绝大多数患者有效，对于疼痛性肌腱端病变谨慎使用糖皮质激素注射治疗。

非特异性腰背痛

非特异性腰背痛被定义为下背部疼痛，没有明确病因（确切的疼痛触发因素），与特定的、严重的潜在解剖损伤或疾病进程没有明确的关联 [69]。

非特异性下腰痛也称为特发性下腰痛。如前所述，对于多达 85% 的患者，无法明确疼痛产生的准确部位，无法给出精确的病理解剖诊断，这主要是因为下腰痛患者症状无特异性，以及症状与影像学发现之间的关联性差所致，因而一些名词（如腰痛、拉伤和扭伤）都被使用。拉伤和扭伤无相应的组织学描述，因此对急性机械性且大部分自限的 下腰痛患者来说，非特异性下腰痛是一个较准确的名称。疼痛的严重程度从轻微到严重不等，有些患者背痛会在创伤后立即发生，如提重物或扭伤，另一些患者则仅在醒来时出现下腰痛。大多数患者在 1 ～ 4 周内有好转 [4]，但将来仍容易出现类似的发作。不到 10% 的患者会进展为慢性非特异性下腰痛。而这部分患者是下腰痛相关高费用支出的主要原因所在。

对非特异性下腰痛患者进行保守治疗，应以减轻疼痛和恢复功能为目的。

肿瘤

肿瘤不是下腰痛的常见病因，但仍很重要。在基层医疗单位，因肿瘤导致的下腰痛患者所占比例不足 1%[15]。

在一项针对社区诊所就诊的下腰痛患者的大型前瞻性研究提示，有癌症病史、不明原因的体重减轻、经保守治疗 1 个月后病情未能改善、且年龄大于 50 岁，提示患癌的可能性较高 [70]。迄今为止，癌性下腰痛最重要的预测因素是既往癌症病史。

继发于脊柱恶性肿瘤的下腰痛患者典型表现为持续性和渐进性疼痛，休息不能缓解，夜间通常加重。在一些患者中，脊柱占位可导致腰骶神经根病或者马尾综合征。病理性骨折的患者可能出现急性下腰痛。罕见的软脑膜癌（在伴有乳腺癌、肺癌、淋巴瘤或者白血病的患者中）可表现为腰骶多发神经根病 [71]。

大多数患者是由于转移癌（特别是前列腺、肺、乳腺、甲状腺或肾）或者多发性骨髓瘤导致脊柱受累。3% ～ 5% 的癌症患者会发生椎体转移，97% 的脊柱肿瘤是转移性疾病。转移性脊柱病变较多见于胸椎，占原发性肿瘤患者骨转移的 39%[72]。由脊髓肿瘤、原发性椎体肿瘤及腹膜后肿瘤引起的下腰痛罕见 [15]。

骨样骨瘤（osteoid osteoma）是一种骨的良性肿瘤，在患者 20 ～ 30 岁时出现下腰痛典型症状。疼痛往往伴有继发于椎旁肌肉痉挛的功能性脊柱侧凸。疼痛甚至发生在骨样骨瘤出现明显放射影像学表现之前。骨样骨瘤主要侵犯脊柱后部，通常为椎弓。直径小于 1.5 cm 的硬化性病灶，伴有透亮影，是诊断骨样骨瘤的特异性标志 [73]。如果怀疑骨样骨瘤但普通 X 线片未发现，应该进行骨扫描、CT 扫描或者 MRI 等检查。NSAID 通常可控制症状，可能因为病灶产生了高水平的前列腺素。当疼痛不能忍受时，可以选择手术切除。骨样骨瘤可以在数年内自行缓解 [74]。

在肿瘤性病变的检查中，普通 X 线片较其他影像学检查敏感性差，因为对于溶骨性病变而言，大约 50% 的松质骨丢失后才可在 X 线片中检出 [12]。转移性病灶可以是溶骨性的（透 X 线）、结节性（不透 X 线）或者是混合性的，大多数转移瘤是溶骨性病变。椎体最先受到侵犯（图 50-12）是因为与其丰富的血供和红骨髓有关，而与感染不同，椎间隙通常不受影响。需强调的是，单纯溶骨性病变如多发性骨髓瘤，骨扫描不能发现。MRI 在脊柱肿瘤的评估中具有最高的敏感性和特异性，且通常列为首选。

放疗对控制骨转移瘤性疼痛有作用。如果脊柱肿块导致神经根受压综合征，通常需要进行减压手术。

感染

脊椎骨髓炎（vertebral osteomyelitis）（脊柱骨髓炎、脊柱椎间盘炎）可为急性（通常为化脓）或者是慢性（化脓、真菌感染、肉芽肿）。急性脊椎骨髓炎可在数天或数周内进展，为本节讨论的重点。

脊椎骨髓炎通常是由于血行播散、脊柱手术过程中直接种植感染、或者从邻近感染的软组织中蔓延扩

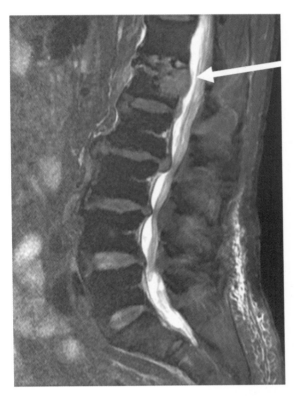

图 50-12　椎体转移瘤。在腰椎矢状位 T2 加权脂肪饱和快速自旋回波序列图像显示 L1 椎体骨转移（箭头所示），通常位于椎体后侧，椎体后缘凸出

散所致。腰椎是最常见的脊椎感染部位，其次为胸椎和颈椎[75]。金黄色葡萄球菌是最常见的病原微生物（占 50% 以上），其次为大肠杆菌。脊柱手术后，尤其是有内固定器械植入的情况下，外源性骨髓炎几乎都是由凝固酶阴性葡萄球菌和痤疮丙酸杆菌感染所致[75]。

在大约一半的脊椎骨髓炎中发现了明确的感染源，其中多达 1/3 病例伴有心内膜炎[75]。其他常见的原发感染灶为泌尿道、皮肤、软组织、血管通路、滑囊炎或化脓性关节炎[76]。大多数血源性化脓性脊椎骨髓炎都有基础疾病，如糖尿病、冠心病、免疫抑制性疾病、恶性肿瘤及肾衰竭[75,76]。静脉注射毒品也是脊椎骨髓炎发生的一个危险因素。

脊椎骨髓炎可并发硬膜外或椎旁脓肿，从而引起神经系统并发症。背痛是大多数患者的首发症状。

背痛通常开始时是隐匿的，并在几周内逐渐加剧。疼痛往往为持续性，休息时有疼痛，活动时加剧，有时可准确定位。叩诊时有叩痛点对于脊椎骨髓炎的诊断具有敏感性但无特异性。仅有半数患者出现发热[75]，部分原因是大多数患者使用了止痛药。由

于大部分脊椎骨髓炎是源于血行播散，所以其初始主要临床征象可能为原发感染表现。硬膜外脓肿可能会引起神经根病或马尾综合征。

白细胞增多约仅见于 2/3 患者，但是，几乎所有的患者红细胞沉降率和 C 反应蛋白都升高，后者与治疗效果之间有最佳的相关性[76]。高达 50% ~ 70% 的患者血培养呈阳性。如果怀疑有脊椎骨髓炎的患者血培养为阴性，推荐进行骨活检（CT 引导下或开放性取材）并行恰当的组织培养和组织病理学分析。

普通 X 线片通常是初始的影像检查，但是，X线影像改变出现相对较晚并且缺乏特异性。脊椎骨髓炎 X 线片特征性表现为椎间盘变薄和相邻椎体骨质溶解后椎骨皮质层界限模糊。MRI 是检查脊柱感染敏感性和特异性最强的影像学技术。化脓性骨髓炎的典型表现是病变可侵犯两个椎体及其之间的椎间盘（图 50-13）[12]。在神经系统受损的患者中，应尽早行 MRI 检查以排除硬膜外脓肿。只要有可能，抗菌治疗应直接针对明确敏感的病原菌。在神经系统受累

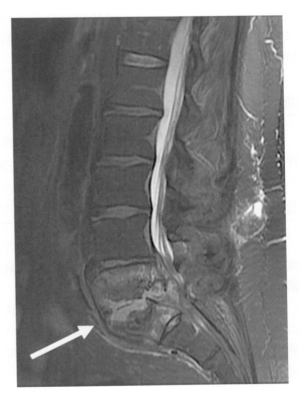

图 50-13　腰椎骨髓炎。矢状位 T2 加权脂肪饱和快速自旋回波序列图像显示严重 L5 ~ S1 骨髓炎伴椎间盘炎（箭头所示），终板破坏，椎间隙积液，感染扩展到硬膜外。还要注意整个 L5 和 S1 椎体的骨髓水肿（Courtesy Thomas Link，MD，University of California，San Francisco.）

和脓毒血症的情况下，在细菌培养结果回报前，必须进行经验性抗微生物治疗。当培养结果为阴性，但高度怀疑感染时，根据最可能引起感染的微生物，有必要进行经验性抗感染治疗。对于特定抗生素治疗的方案及其疗程，尚无随机、对照的研究数据用于指导决策[76]，通常推荐静脉使用抗生素治疗至少 4 ～ 6 周，必要时也会推荐继续加用口服抗生素治疗。尽管有些患者在 CT 引导下置管可以充分引流脓肿，但是外科手术清创脓腔可能仍是必需的。只要存在与人工椎体植入相关的感染，必须尽可能的行外科手术移除植入物并清创[76]。

　　脊柱结核和非结核性肉芽肿感染（芽生菌病、隐球菌病、放线菌病、球孢子菌病、布氏杆菌病）需结合适当的临床和地理环境背景进行考虑。

　　带状疱疹患者通常有腰神经根受累，大多数情况下为单侧皮肤受累。疼痛往往很剧烈，可先于斑丘疹出现，皮疹随后逐步形成为水泡和脓疱。

　　化脓性骶髂关节炎较为罕见。患者通常是儿童或青年，表现为背部疼痛，可放射到臀部或大腿后部。骶髂关节通常有压痛。MRI 是最敏感的影像学检查方式。CT 引导下的穿刺活检和组织培养，以及恰当的抗生素治疗，通常会带来良好的预后[77]。

炎症

　　脊柱关节炎可导致炎性下腰痛（表 50-1），其论述详见其他章节（第 79 ～ 83 章）。

代谢性疾病

　　这里主要指骨质疏松（详见第 107 章）患者出现椎体压缩性骨折（图 50-14）后导致的急性机械性下腰痛，大多数患者为绝经后妇女。

　　骨 Paget 病（详见第 107 章）最常见于无症状患者，通过偶然发现碱性磷酸酶升高或特征性放射影像学异常而被检出。脊柱是仅次于骨盆的第二常见好发部位，L4 和 L5 椎体是脊柱最常受累的部位[78]。受累节段可为一个或多个椎体水平，椎体受累同时，几乎总是伴随不同程度的椎弓累及。放射影像学上，Paget 病表现为骨膨大、骨小梁增厚增粗，骨硬化和溶骨性 Paget 病常可混合存在，受累椎体可膨大、变脆和断裂。下腰痛可出现于本身变形性骨炎的过程

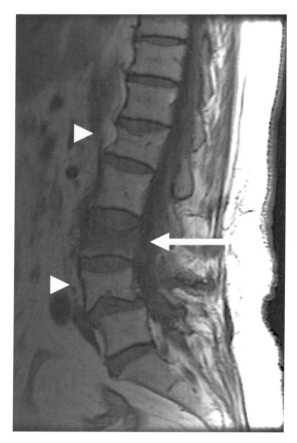

图 50-14　骨质疏松性骨折。矢状位 T1 加权快速自旋回波图像显示 L1 和 L4 慢性骨折（箭头所示），L3 急性骨折（箭头所示）伴骨髓水肿（Courtesy Thomas Link，MD，University of California，San Francisco.）

（伴有骨膜牵拉和血管充血），以及轻微骨折、严重骨折、继发性关节突骨关节炎，伴或不伴脊椎滑脱的峡部裂或者肉瘤转化（罕见）[78]。由腰椎 Paget 病引起的神经系统并发症，包括神经根受压导致的坐骨神经痛、椎管狭窄和罕见的马尾综合征。

内脏疾病

　　与脊柱有相同节段神经支配的器官出现病变，所引起的疼痛可放射至脊柱。一般情况下，骨盆疾病疼痛可放射至骶骨区，下腹部疾病放射至腰部，上腹部疾病放射至下胸椎区域。但缺乏脊柱疾病的局部征象如压痛、椎旁肌肉痉挛、脊柱活动时疼痛加重。

　　血管、胃肠、泌尿生殖道或者腹膜后病变有时可能会引起下腰痛，还有部分原因包括不断增大的主动脉瘤、肾盂肾炎、肾结石导致输尿管梗阻、慢性前列腺炎、子宫内膜异位症、卵巢囊肿、炎症性肠

病、结肠肿瘤、腹膜后出血（通常为服用抗凝剂的患者）。

大多数腹主动脉瘤是无症状的，但在其增大时会出现疼痛。动脉瘤出现疼痛常是其破裂的前兆，动脉瘤很少会发生破损渗漏，如果出现，会引起剧烈的腹痛和压痛。大多数动脉夹层的患者表现为胸部或上背突发剧烈的撕裂样疼痛。源于空腔内脏的疼痛（如输尿管或者结肠）常表现为绞痛。

其他疾病

下腰痛表现是无数临床疾病谱中的一部分，在此全部讨论这些疾病是不切实际和毫无意义的。下面将讨论一些较重要的或富有争议性的下腰痛病因。

梨状肌综合征（piriformis syndrome）是累及坐骨神经的一种压迫性神经病变，与神经 - 肌肉解剖变异或过度劳损相关。梨状肌是起始于骶骨前部，止于股骨大转子的一束窄小肌肉，其功能是使髋关节外旋。坐骨肌位于梨状肌的下方。但是，由于缺乏客观、有效和标准化检查，对于梨状肌综合征作为独立疾病的存在仍有争议。患者诉有臀部疼痛和感觉异常，并向下放射至大腿到足底，一些患者描述了坐下后疼痛加重。与腰骶神经根压迫的坐骨神经痛不同，疼痛不限于特定皮肤区域。直腿抬高试验通常阴性，坐骨切迹可有压痛。诊断梨状肌综合征的体格检查方法是基于拉伸刺激梨状肌的动作可能激发坐骨神经压迫导致疼痛的原理，通过髋关节内旋（Freiburg 征），或者髋关节屈曲、内收和内旋（FAIR 动作）以实现。物理治疗主要是伸展受牵拉的梨状肌，药物治疗通常是给予 NSAID 类药物。对于难治性患者，有时可在 X 线透视或超声引导下注射局部麻醉剂、皮质类固醇和肉毒杆菌毒素。但关于这些治疗方法的证据支持都很弱[43]。

在无脊柱关节炎的患者中，将骶髂关节作为下腰痛病因的诊断仍存在争议。骶髂关节功能障碍是一个有争议的诊断，它是一个用来描述骶髂区疼痛的术语，与异常的骶髂关节运动或对位有关。但是，骨盆对称性和骶髂关节运动的检查内部可靠性低，X 线透视引导下骶髂关节注射在诊断和治疗方面的作用尚不确切[43,79]。在对下腰痛患者的评估中常常会关注到骶髂关节影像学上的退行性改变，但这些改变是否是背痛的主要原因仍不明确[80]。

腰骶移行椎体包括最底部腰椎体骶化（L5 与骶骨的融合，导致 4 个腰椎和骶骨节段增大）和骶骨最上段腰椎化（S1 和腰椎融合，导致 6 个腰椎和骶骨节段缩短），在 15% ~ 35% 的普通人群中可以看到这些常见的变异[81]，它们与下腰痛的相关性仍有争议。

"背鼠"（back mouse）是一种腰骶部皮下可移动的纤维 - 脂肪结节，结节可有触痛。尽管有病例报道下腰痛与"背鼠"同时存在[82]，但其与下腰痛的关系尚未证实。

硬膜外脂肪过多症可见于肥胖的患者，但更普遍认为是长期使用皮质激素后的一种罕见副作用，硬膜外脂肪组织增加，可引起椎管狭窄，可能导致神经组织压迫，但多为偶然发现。

下腰痛在妊娠期常见，疼痛通常在妊娠后第 5 ~ 7 个月之间出现[83]。妊娠期间下腰痛的病因不明，生物力学、激素和血管因素均有参与，产后大多数孕妇的疼痛会有缓解。

纤维肌痛综合征（详见第 55 章）和风湿性多肌痛（polymyalgia rheumatica，PMR）（详见第 93 章）是两种常见的风湿性疾病。在上述疾病中，下腰痛可能是这些临床综合征的突出表现。

治疗

特异性治疗仅针对临床上有严重神经压迫或潜在系统性疾病（癌症、感染、内脏疾病及脊柱关节炎）的小部分下腰痛患者。对于绝大多数腰背痛患者，要么无法明确病因（如疼痛来源），要么病因确定但无有效的特异性治疗措施。这些病人主要是靠内科保守治疗，包括镇痛、教育和物理疗法。目前，人们更重视教育、自我管理、物理和心理治疗，而较少强调药物治疗、侵入性介入治疗和外科手术治疗。治疗的目的是减轻疼痛和功能康复，极少需要手术治疗（图50-15）。

应该警惕过度使用未经验证的药物治疗、手术及替代疗法。这些方案尚未得到严谨设计的随机对照试验的论证。由于大多数腰背痛患者的症状是波动的，且其自然病程多是良性的，非对照研究可能导致疗效误判。

基于治疗目的，将下腰痛分为急性下腰痛（持续时间 < 3 个月）、慢性下腰痛（持续时间 > 3 个月）或神经根压迫综合征。

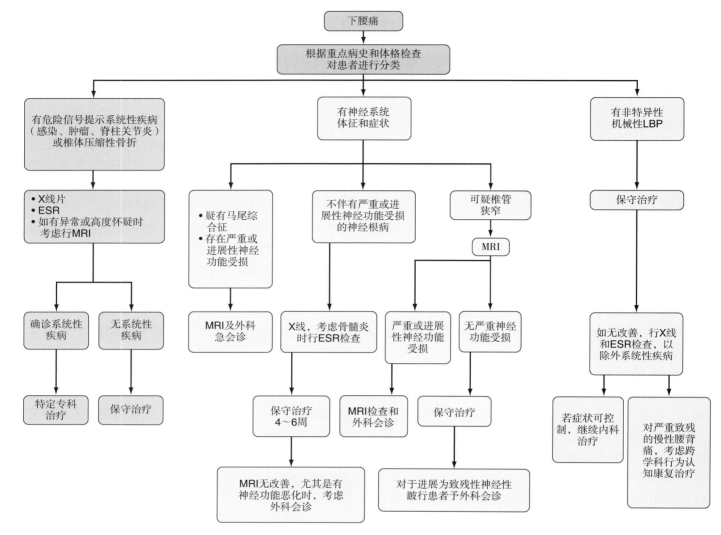

图 50-15　下腰痛的鉴别诊断及治疗流程图；ESR 红细胞沉降率；LBP 下腰痛

急性下腰痛

典型的患者会因突发剧烈的机械性下腰痛就诊。体查通常发现有脊椎旁肌肉痉挛，由于疼痛常导致正常的腰椎前凸消失和严重的脊柱活动度下降。急性下腰痛预后良好。实际上，这类患者中仅约 1/3 会就诊，并且超过 90% 的患者在 8 周内或更短时间内有实质性的或者完全性的缓解[84]。

建议急性下腰痛患者坚持运动及在疼痛可耐受情况下继续日常活动。这比卧床休息者恢复得更快[85]。不建议卧床休息超过 1 ～ 2 天。

药物治疗的目的是缓解症状，不影响恢复时间。遗憾的是，尚无药物能持续对疼痛发挥很好的疗效，

而对功能恢复方面有利的证据更为有限[8]。尽管疗效有限，但 NSAID 仍是镇痛的一线用药，同时应顾及患者的年龄和发生胃肠、肝和心肾毒性的风险。对乙酰氨基酚对下腰痛患者无效[86-88]。对有严重致残性下腰痛或存在高风险的 NSAID 药物相关并发症的患者，可以短期使用短效的阿片类药物。肌肉松弛剂如环苯扎林和替扎尼定可作为二线治疗药物，用于短期缓解症状，但副作用多，包括嗜睡和头晕[8]。目前尚不清楚这些药物是否真的放松肌肉，还是与镇静或其他非特异性的效果有关。苯二氮卓类与肌肉松弛剂有类似的短期缓解疼痛的效果，但有被滥用、成瘾及耐药的风险[27]。无充分证据表明全身应用皮质类固醇激素对伴或不伴神经根痛症状的急性下腰痛

有效[89]。

背部锻炼在急性期没有帮助，发病第一个月内物理治疗通常不必要。此后，为了预防复发而制定的个体化训练项目，重点在于核心肌群强化、伸展运动、有氧训练、功能恢复、降低体重、教育等[10,15,86]。背部锻炼的目的是通过加强躯干肌肉使脊柱稳定。屈曲运动可强化腹部肌肉，伸展运动有助加强椎旁肌肉。许多运动模式已经被开发，并且效果相当。

大多数指南都建议进行患者教育，包括使用教育手册[27]。然而，最近一项在急性下腰痛患者中进行的随机临床试验表明，针对患者的一线护理中强化患者的教育（针对慢性下腰痛患者的有效方法）并不比安慰干预（包括简单的建议和教育）更能改善疼痛效果[89]。患者教育提供的信息应包括下腰痛的病因、基本的解剖学、通常的自然病程、最廉价的诊断性检查、坚持运动的重要性、有效的自我保健方法及应对技巧。

脊柱推拿主要由脊柱按摩师和正骨治疗师实施。它包含缓慢放松运动或快速推拿运动，使脊柱伸展超出正常幅度，常伴有劈啪声或爆裂声。对于急性下腰痛，现有证据提示，推拿治疗并不比传统的药物治疗更有效[27]。无证据表明持续的推拿疗法可减少下腰痛复发的风险[90]。

鉴于大多数急性腰痛患者无论予何种治疗，最终都会随着时间的推移症状改善，因此选择浅表热疗（中等质量证据支持）、按摩、针灸或脊柱推拿（低质量证据支持）等非药物治疗是合理的[87]。

没有足够的证据推荐使用束身衣和背带牵引[27]。牵引对伴有或不伴有坐骨神经痛的腰痛患者均无显著益处[91]。

硬膜外糖皮质激素注射疗效很受欢迎，但其合理性未经证实。其使用的依据是当椎间盘突出压迫神经根导致神经根疼痛产生时，至少部分与局部诱发的炎症有关。有证据表明，与安慰剂注射相比，椎间盘髓核突出所致的神经根病患者行硬膜外糖皮质激素注射，对短期缓解腿痛有一定效果[92,93]。但是，硬膜外糖皮质激素注射对功能的改善无明显效果，也不降低手术的必要性。值得注意的是，对于无神经根病变的下腰痛患者、椎管狭窄和神经源性跛行患者[94,95]，或背部手术失败综合征患者，硬膜外皮质类固醇注射的有效性尚无令人信服的证据。尽管如此，大多数硬膜外糖皮质激素注射都是在这种效果可疑的情况下使用

的[96]。美国食品和药物管理局（FDA）尚未批准使用硬膜外注射糖皮质激素。2014 年 4 月，FDA 发布了一项药物安全指南，要求说明书变更，以警告在硬脑膜外糖皮质激素注射后出现的罕见但严重的神经系统并发症（包括视力丧失、卒中和死亡）。这一药物安全问题与 2012 年报道的用于硬膜外注射的复合糖皮质激素产品污染无关。

糖皮质激素或麻醉剂的多种其他注射疗法，通常联合用于伴或不伴神经根痛和其他腿部症状的下腰痛患者。包括疼痛触发点、韧带、骶髂关节、关节突关节和椎间盘类固醇注射。但无令人信服的证据证明这些治疗措施的有效性[97,98]。不推荐对可能的关节突关节疼痛行内侧支神经阻滞治疗，以及出于诊断或者治疗目的行神经根阻滞[98]。遗憾的是，疼痛介入门诊通常开展这些侵入性的和昂贵的治疗措施。

目前许多物理疗法用于治疗亚急性和慢性下腰痛患者。这些疗法包括经皮神经电刺激（TENS）、经皮穿刺神经电疗、干扰波疗法、低频激光疗法、短波透热法和超声治疗，但是尚无足够的证据证明其疗效而推荐应用。

继发于骨质疏松症的椎体压缩性骨折很常见。随着骨折的愈合，多数患者在数周内疼痛缓解。椎体成形术和球囊扩张椎体成形术是两种正在兴起的、昂贵的侵入性治疗措施，用于治疗此类骨折相关的持续性疼痛。这两种治疗措施的操作过程均包括经皮穿过椎体或椎弓根侧面进针，同时注入骨接合剂使骨折稳定。球囊扩张椎体成形术与椎体成形术的不同之处在于接合剂是被注射进由球囊扩张的椎间隙。一些早期研究提示椎体成形术是有效的[99]。但是，两个使用椎体成形术治疗痛性骨质疏松脊柱骨折的双盲、随机、安慰剂对照试验发现，与假手术相比，椎体成形术并无更有益的疗效[100,101]。对这些试验数据的亚组分析以及另一项随机假手术对照临床试验的结果表明，椎体成形术对近期出现（0 ~ 9 周）疼痛的患者和重度疼痛的患者无获益[102,103]。因此，基于现有证据，常规应用椎体成形术，或者深部球囊扩张椎体成形术来缓解骨质疏松性椎体压缩骨折所致的疼痛是不合理的[104]。

慢性下腰痛

慢性下腰痛患者临床表现多样。有些表现为严重

的顽固性疼痛，但大多数表现为使人坐立不安的机械性下腰痛，可放射到臀部和大腿上部。慢性下腰痛患者可能出现急性加重。此类急性发作可按前面讨论的治疗原则处理。大部分慢性下腰痛患者能维持功能和继续工作，但总体来说，治疗的结果不够令人满意，并且对多数患者来说疼痛完全缓解也不切实际。有证据表明，在一部分慢性下腰痛患者中，存在中枢神经系统（CNS）疼痛强化模式（类似于纤维肌痛综合征），提示中枢性疼痛[105]为下腰痛机制的一部分。一项系统综述提供了一些证据，表明慢性下腰痛患者在疼痛刺激后在特定皮层和皮层下区域表现出大脑信号的差异，以及疼痛刺激后疼痛相关区域功能连接的改变[106]。这类患者治疗结局往往更差。慢性下腰痛患者大部分担负与下腰痛相关的高额费用。因此，医生有责任审慎地采用证实有效的方法来治疗这类患者。

对于慢性下腰痛患者，临床医生最初应选择非药物治疗，包括教育、运动（重点是加强核心力量和柔韧性）、有氧训练和减肥等。如果上述保守治疗措施效果不佳，则应考虑多学科康复治疗，包括认知行为治疗。

对于多数患者，初始治疗药物是 NSAID。它们有一定的镇痛效果，但长期疗效不确切。乙酰氨基酚是无效的。随机临床试验结果不支持对中到重度慢性下腰痛患者初始使用阿片类药物治疗。在 12 个月内改善疼痛相关功能方面，阿片类药物并不优于非阿片类药物（主要是 NSAID）[107]。对少数严重致残性疼痛患者谨慎使用阿片类镇痛药。长期使用此类药物的患者易于引起滥用和成瘾等药物相关的异常行为，考虑使用风险较高，开始治疗前应谨慎权衡阿片类镇痛药的潜在利弊[27,108]。应避免同时使用阿片类和苯二氮卓类药物。没有证据表明长效制剂或长期持续用药的疗效优于短效制剂或按需用药，并且持续使用阿片类药物易导致耐药而需不断增大剂量[8]。曲马朵（一种弱阿片类药物）和度洛西汀（一种 5- 羟色胺 - 去甲肾上腺素再摄取抑制剂）可用于二线治疗。有中等质量的证据表明，与安慰剂相比，这些药物在改善疼痛强度和功能方面有小到中等程度的效果[89,109,110]。对慢性稳定期下腰痛患者，不推荐长期使用肌肉松弛剂。小剂量三环类抗抑郁药尽管其疗效轻微，副作用多见，但仍可作为慢性下腰痛患者的一种治疗选择[8]。无证据证实选择性 5- 羟色胺再摄取抑制剂对

下腰痛有效。但是，抑郁症在慢性下腰痛患者中很常见，应给予恰当治疗。没有充分的证据推荐抗癫痫药物，如加巴喷丁类药物（加巴喷丁和普瑞巴林）和托吡酯，用于缓解伴或不伴神经根病的下腰痛患者的疼痛[8,111,112]。

前面关节急性下腰痛治疗章节中所提到的个体化物理治疗计划和患者教育是慢性下腰痛患者管理中尤为重要的方面。不推荐采用物理治疗方式（如前所述）治疗慢性下腰痛患者。腰椎支撑和牵引是无效的。对于大多数下腰痛患者来说，中等硬度的床垫或贴合背部的床垫（水床或泡沫床）可能比坚硬的床垫更适合[113,114]。

许多其他非药物治疗方法已经试用于慢性下腰痛。研究表明，针灸和正念减压（中等质量证据），太极、瑜伽、运动控制锻炼、渐进性放松、肌电生物反馈疗法、低频激光治疗、操作性治疗和脊柱推拿（低质量证据），对疼痛和功能有小到中度的作用[88,115-119]。

针对背痛的非手术介入治疗方法已经有了很大的发展。各种注射疗法（如痛点注射、关节突关节注射、神经根阻滞注射）已在前面急性下腰痛治疗的章节有讨论，目前尚缺乏令人信服的疗效证据，因此不推荐用于治疗慢性下腰痛患者。

射频消融去神经术旨在通过使用一种电流来损伤传导疼痛的神经，从而阻断疼痛冲动的传导。它最常用来治疗对诊断性内侧支阻滞反应阳性的关节突关节疼痛。在美国，在医疗保险患者的关节突关节干预治疗从 2000 年的约 42.5 万项增加到 2013 年的 220 万项[120]。对这项侵入性疗法的长期效果仍缺乏令人信服的证据[98]。最近一项随机临床试验的结论是，与单独的标准化运动治疗方案相比，射频消融去神经术联合标准化运动治疗方案对慢性下腰痛没有显著的临床改善[120]。椎间盘内温控电热疗法（intradiskal electrothermal therapy，IDET）和经皮穿刺椎间盘内射频热凝固术（percutaneous intradiskal radiofrequency thermocoagulation，PIRFT）是将电极置入患者可能产生疼痛的椎间盘内，利用电能或高频电流产生热能，热凝固和收缩椎间盘组织并毁坏神经，但现有证据尚不支持 IDET 或 PIRFT 的应用[98,121]。增生疗法（prolotherapy）（也称为硬化疗法）需要向韧带和肌腱附着点重复注射刺激性硬化剂。它基于一种假说，即某些患者的背痛源自韧带受损，重复注射硬化剂可以强化修复韧带并减轻疼痛。而基于试验研究

数据，美国疼痛学会（American Pain Society）的指南反对对慢性下腰痛患者使用增生疗法[98]。

脊髓刺激术（spinal cord stimulation）是经皮肤或经椎板切除，将电极放置在可能产生疼痛的脊柱附近的硬膜外腔，通过电流刺激以达到神经调节的作用[98]。脊髓刺激器的能源靠植入的电池或者经皮穿刺连接外部的射频发射器供给。与再次手术或常规内科治疗相比，对于有顽固神经根病的腰椎手术失败综合征患者，脊髓刺激术对疼痛缓解的疗效可能更好[98]。但在与伴有神经根病变的背部手术失败综合征无关的慢性下腰痛中，该治疗尚无有效证据。研究中，约 1/3 患者在脊髓刺激术后出现并发症，包括电极移位、感染、切口裂开及导线和发动器外壳相关的并发症[98]。

椎管内药物输注系统曾被用于一些慢性难治性下腰痛患者，通过使用带导管的皮下植入注射泵向鞘内注入止痛药（常为吗啡）。目前尚无充足证据来证明此种介入疗法的效果。

慢性下腰痛是一个复杂的疾病，涉及生物、心理和环境因素。对于病情持续和致残性的非神经根痛性下腰痛患者，尽管没有推荐多学科治疗，临床医生仍应重点考虑以强调认知行为治疗为主的多学科康复治疗[99]。多学科康复治疗（也称为跨学科治疗）是一种由多个不同临床背景的卫生专业人员提供的，联合协调身体、职业和行为要素的治疗方法。认知行为疗法是一种心理干预治疗，包括依靠认知改变情绪、思想和行为。强有力的证据表明强化多学科康复措施有助于改善功能，中等级别证据表明其也有助于缓解疼痛[35,87]。但问题在于多学科康复项目的可获得性和可负担性有限。功能恢复（也称为工作强化）是在有指导的环境下进行模拟或实际工作的一种干预措施，以提高受伤人员的劳动技能，并增加强度、耐力、灵活性和心血管健康。当功能恢复治疗与认知行为疗法联合实施时，比单独实施标准化护理更能减少误工时间[116]。

如前所述，腰椎退行性病变的下腰痛患者与有根性疼痛的患者不同，无根性疼痛者通常难以精确识别其疼痛触发因素。这就不难理解，当腰背部手术治疗的目标是为缓解腰背痛而不是为了缓解神经根压迫导致的症状，其疗效通常令人失望。正因如此，对无神经受累的慢性致残性下腰痛伴退行性变的患者进行手术治疗，其意义仍存在争议。最常采用的手术方式是

脊柱融合术。尽管疗效尚不确定，脊柱融合术在上述情况中的应用仍迅速增多。椎体融合通过后路或前路手术，或前后两路联合完成椎体周围融合。所有融合术都在椎骨间放置移植骨。内固定是指在移植骨愈合过程中，利用金属（如螺钉、钢板或钢架）作为内夹板固定。骨形成蛋白有时用来加速融合。脊柱融合术的基本理论依据来源于融合术在痛性外周关节中的成功应用。

现有证据表明，对于伴有退行性变的非神经根性腰背痛，脊柱融合治疗并不比加强跨学科康复治疗更有效，但相对于传统的非手术治疗，有低至中度的获益[122]。并且，大多数接受手术的患者并未获得最佳疗效，如疼痛完全消失、停用或偶尔服用镇痛药、高级功能的恢复[99]。

用人工椎间盘进行腰椎间盘置换是脊柱融合术的一个新的替代方法。在美国，椎间盘置换术被批准限于 L3～S1 之间的单个椎间盘病变，且无椎体滑脱或神经功能受损的患者。相关数据显示，其疗效相当于脊柱融合术。这可能是一个较微弱的肯定，因为脊柱融合术治疗腰椎间盘疾病的有效性尚存在争议。相对于脊椎融合术，目前尚无证据支持人工椎间盘置换可通过保持运动性而避免相邻椎间盘进一步退化的优势。目前也没有关于椎间盘置换的长远利弊以及椎间盘置换风险的充足证据，用于支持推荐人工椎间盘置换术。

大多数下腰痛患者，包括有神经性体征和症状的患者，不需要手术治疗。

脊柱疾病患者结局研究

外科手术在治疗下腰痛和神经源性症状和体征方面的具体作用常常是不明确和存在争议的。这促使美国国家关节炎、肌肉骨骼和皮肤病研究所（NIAMS）资助了三项大型平行随机试验[123-126]。脊柱疾病患者结局研究试验（SPORT）旨在评估手术在腰椎间盘突出、腰椎退行性滑脱合并椎管狭窄或腰椎管狭窄中的作用。值得注意的是，在每一项具有里程碑意义的研究中，所有患者都有神经根性腿部疼痛并伴有相关的神经性体征或神经源性跛行。严重或进行性神经功能缺损的患者需要紧急手术减压，因此，被排除在所有 SPORT 研究之外。每项研究均包括随机分配队列和观察队列。观察队列中的患者拒绝随机分配而自行

指定自己的治疗，但同意按照相同的方案进行随访。主要的研究结果是两年期间的疼痛、机体功能和残疾的评估。所有这三项研究都因两组队列患者治疗方案的高交叉率（高达 50%）而受到影响，无论是手术治疗还是非手术治疗。这引起了人们对研究结论有效性的担忧。

第一项研究[123,124]针对接受非手术治疗至少 6 周但症状仍持续的患者，探讨手术治疗（椎间盘切除）与非手术治疗 [物理治疗、教育、非甾体抗炎药（如果能耐受）] 的疗效。总体上两个治疗组均有显著改善；治疗意向分析显示，在随机分配队列中没有显著性差异[123]。在观察队列中，手术患者症状得到更好的改善[124]。然而，非随机分配的对比结果会受到潜在的混淆因素影响。

在第二项研究中，对于有持续症状至少 12 周的腰椎退行性滑脱和椎管狭窄患者，对随机分配的队列进行意向治疗分析。结果显示，手术治疗（减压椎板切除术，伴或不伴融合）与传统的非手术治疗之间没有显著性差异。结合两种队列的非随机"指定治疗组"进行的比较，结果显示手术组有较大改善。但"指定治疗组"分析混杂因素较多，应谨慎理解[127]。

在最后一项研究中[126]，针对无腰椎滑脱的腰椎管狭窄症患者，神经症状持续至少 12 周，无论是意向分析还是"指定治疗组"分析都显示出外科手术具有显著优势（后椎板切除术）。

SPORT 研究数据显示，总体来说，脊柱手术更能改善下腰痛以及腿部疼痛，但手术治疗获益随着时间的推移会逐渐减少[128-130]。

腰椎间盘突出症

如在前面急性下腰痛章节中所述，椎间盘突出患者因神经根受压引起的神经根痛，除非有严重的或进展性的神经功能受损，否则应采用非手术治疗。仅约 10% 的患者在经过 6 周保守治疗后，仍存在明显疼痛，需考虑手术治疗[15]。在这些患者中，继续非手术治疗 6 周以上，不会增加瘫痪或马尾综合征的风险[99]。与非手术治疗相比，采用手术治疗的患者会有中短期（6 ~ 12 周）的获益，但随着时间延长，差异逐渐减少，通常在 1 ~ 2 年后无差异[92,99]。

开放或微创椎间盘切除术（目前的标准手术方式）通常用于治疗有严重或进展性的神经功能受损，或选择性地用于因神经根病变引起持续致残性疼痛的患者（表 50-5）。开放椎间盘切除术通常包含椎板切除，而微创椎间盘切除术是通过一个较小型的切口和手术显微镜，用偏侧椎板切除术清除压迫神经根的椎间盘组织碎片。开放椎间盘切除术和微创椎间盘切除术治疗的预后无显著差异。新型微创技术显示出更早和更好的缓解疼痛的趋势，但所需手术时间较长，并且椎间盘再破裂率较高[78,122,131]。

硬膜外皮质类固醇注射可能对短期缓解神经根性疼痛有一定疗效，但对功能改善无显著疗效，也不能减少需要手术的概率[93]。

没有令人信服的证据表明使用全身糖皮质激素或加巴喷丁类药物（加巴喷丁和普瑞巴林）对神经根病患者的疗效。

抗肿瘤坏死因子治疗腰椎神经根病患者的疗效正在研究中。

由于肿瘤坏死因子是神经根炎症、中枢敏化和神经性疼痛的重要介质，因此其在坐骨神经痛中的潜在疗效具有生物学上的合理性[132]。但是，在针对神经根病患者的小型随机对照试验中，出现了相互矛盾的结果。一项小型随机对照研究显示，联合皮下注射阿达木单抗（adalimumab，ADA）短期治疗急性坐骨神经痛，可减少患者腿部疼痛和手术次数[133]。但是，另一项研究却发现，静脉使用英夫利昔单抗（infliximab）和生理盐水的疗效无差异[134]。在另一项研究中，硬膜外皮质类固醇注射比硬膜外注射依那西普（etanercept）或生理盐水更能有效减轻腿部

表 50-5 外科手术适应证
椎间盘突出
马尾综合征（急诊）
严重的神经功能受损
进展性神经功能受损
＞ 6 周的致残性神经根病（择期）
椎管狭窄
严重的神经功能受损
进展性神经功能受损
持续性致残性假性跛行（择期）
腰椎滑脱
严重的或进展性神经功能受损

疼痛[135]。依那西普组疗效不优于生理盐水组。然而，另一项使用经椎间孔硬膜外注射依那西普的临床试验显示，与安慰剂组相比，依那西普同时减轻了腿部和背部的疼痛[132]。

椎管狭窄

在制定治疗方案前，了解退行性椎管狭窄的自然病程是关键。大多数患者椎管狭窄的症状多年保持稳定，甚至在某些方面可能有所改善，虽然显著性改善并不常见。即使症状有进展，神经功能迅速恶化的可能性仍很小。因此，对于大多数患者，非手术保守治疗是一种合理的选择。

目前还没有较好的数据用于指导腰椎管狭窄的保守治疗。物理疗法是其主要的治疗方法，但无特定的标准化治疗方案的疗效证据可用。大多数治疗方案包括核心肌群强化、伸展运动、有氧训练、减重及患者教育。包含腰部屈曲的锻炼，如骑自行车，更易于被接受。加强腹肌锻炼有助于促进腰椎屈曲和减少腰椎前凸。腰部束身内衣能使腰部保持轻微弯曲以缓解症状。该方法每天只能使用几个小时，以免发生椎旁肌肉萎缩。

NSAID 和曲马朵常用于缓解疼痛症状。

假如神经根和压迫组织交界处有炎症并引起疼痛症状，可给予腰椎硬膜外类固醇注射[56]。为了评估这种潜在的疗效，对腰椎管狭窄并伴有中重度腿部疼痛的患者进行了一项双盲安慰剂随机对照试验[99]。硬膜外注射糖皮质激素加利多卡因组与单用利多卡因组在功能性残疾或疼痛强度评估上无显著性差异。根据这项严密设计的研究结果，不推荐在腰椎管狭窄症患者中常规使用硬膜外皮质类固醇注射。

少数有严重或进展性神经功能受损的腰椎椎管狭窄患者具有手术指征。然而，大多数腰椎椎管狭窄手术是择期手术。择期手术的指征是，对于保守治疗无效的患者，手术可减轻其持续性、致残性神经性跛行症状。患者无固定的神经功能受损时，推迟手术与选择手术作为初始治疗的疗效相当[56,136]。手术目的是对脊髓中央管和神经孔减压，从而解除对神经根的压迫。通过椎板切除、肥大关节突关节部分椎骨关节面切除术及切除肥大的黄韧带和突出的椎间盘来实现。最近的两项随机对照试验清楚地表明，对于大多数腰椎管狭窄患者，无论有无退行性椎体滑脱，手术目的仅限于减压[137,138]。增加内固定融合术治疗椎管狭窄

不再是最佳的选择。它的使用应该限制在那些动力位X 线片证实存在脊柱不稳定的患者[139]。遗憾的是，在缺乏证据表明其疗效更好的情况下，复杂融合技术的常规应用使脊柱融合手术量以惊人的速度增加。这些方法包括内固定、骨接合剂和人骨形成蛋白强化移植骨及联合椎骨前和后融合术（通常在多个椎体水平）。这些治疗方法与围术期死亡率、危重并发症、再住院率和无更佳疗效意义的医疗费用的增加密切相关[140-142]。

总的来说，对于伴或不伴脊柱滑脱的椎管狭窄患者，保守治疗后仍有致残性神经性跛行症状，有证据支持减压性椎板切除术的疗效，在 1 ～ 2 年内能够减轻患者的疼痛，改善功能[56,99,122,126]。超过上述时间窗，疗效逐渐降低，通常需再次手术治疗。鉴于此，患者应谨慎考虑决定是否要行腰椎管狭窄手术[143]。

一个创伤性小的替代减压性椎板切除术的方法是在 1 ～ 2 个椎体水平对应的棘突间隙中植入钛片。这一钛片使相邻棘突分离，从而增加腰椎屈曲活动，潜在地扩充了椎管的容积。这种治疗效果已在不伴脊柱滑脱、仅有一两个腰椎水平的椎管狭窄、弯腰可减轻神经性跛行症状的患者中获得初步证实[122]。目前尚不清楚这种新方法与标准手术方法的疗效差异。

脊椎滑脱

绝大多数脊柱滑脱和慢性下腰痛患者主要采用保守治疗。极少患者需要行减压联合脊椎融合术，除非患者因神经根压迫导致严重或进展性神经功能受损，或患有继发于椎管狭窄的致残性假性跛行。一项针对峡部型脊柱滑脱和致残性的单纯下腰痛或坐骨神经痛患者，随访至少 1 年的随机临床试验发现，融合手术的疗效优于非手术治疗[144]。但随访超过 5 年后，两者间的疗效差异变小[145]。如前所述，在大多数退行性腰椎滑脱和椎管狭窄的患者中，推荐无器械融合的单纯减压手术治疗。

预后

大多数急性下腰痛患者的自然病史是良性的。尽管 2/3 患者在 3 ～ 12 个月时仍诉有轻度不适，但大多数患者在 1 个月内疼痛和功能有显著缓解[4]，并且超过 90% 的患者在 8 周时有改善[5]。仅约 1/3 急性下腰痛患者需治疗，其余的患者可以自行缓解。短时

的复发常见，6 个内复发患者多达 40%。

继发于椎间盘突出的坐骨神经痛自行缓解同样常见[146]。约 1/3 患者在 2 周内症状明显改善，75% 的患者在 3 个月后症状改善[12]。仅约 10% 的患者最终需要手术治疗。

70% 的椎管狭窄患者症状持续稳定，约 15% 的患者有改善，约 15% 的患者有病情恶化[62]。继发于椎管狭窄的致残性神经源性跛行症状可通过减压手术缓解，但手术的获益往往随着时间的推移而降低。

约 7% ~ 10% 进展为慢性疼痛的患者需承担大部分与下腰痛相关的高额费用，这是一个重大的挑战。持续性慢性致残性下腰痛的预测因素包括适应不良的疼痛应对行为、非器质性病变体征、功能障碍、一般健康状况差、合并精神病、对工作不满、有争议的索赔、高度"恐惧回避"（因过于害怕疼痛导致其对有益活动的回避）[35,147]。

结论

在普通人群中，大约 80% 的人可能经历下腰痛。在这些患者中，约 90% 能在 8 周内基本缓解。腰椎退行性改变是下腰痛最常见的病因。对下腰痛的初步评估应注意少部分患者会有严重神经系统受累、骨折或全身疾病（感染、恶性肿瘤或脊柱关节炎），因为这类患者可能需要紧急或特定的干预措施。早期影像学很少被推荐应用，除非有严重的创伤、明显的神经损害或者可疑的全身疾病。影像学异常通常表现为与年龄相关的退行性改变，此时应该仔细辨别，因为这也常出现在无症状患者中。85% 的患者无法获得精确的病理解剖诊断，明确具体的疼痛原因。大部分急性下腰痛患者症状有自限性，只需要精神安慰、患者教育和简单的镇痛药。慢性下腰痛患者的治疗仍然是一项挑战，对大多数人来说，彻底缓解疼痛是一个不太现实的目标。慢性下腰痛患者可受益于核心肌群强化、伸展运动、有氧训练、减重和患者教育等初始治疗项目。我们强烈反对长期使用阿片类药物治疗。如果保守治疗失败，应考虑跨学科康复治疗，并强调认知行为治疗。硬膜外皮质类固醇治疗效果不佳，仅限于因椎间盘突出导致神经根病的患者使用。大量的注射技术、物理治疗方式和非手术介入治疗尚缺乏有效的证据。减压手术可用于严重或进展性神经功能受损患者，但很少需要。

在美国，背部手术率（包括脊柱融合术）在全世界是最高的，且仍在快速增长[122]。尽管外科手术在治疗无严重或进展性神经功能受损患者的作用仍存在争议，但这种增长仍在继续。开展随机试验并使用假手术组作为对照，可能是解决争议的唯一途径。这样的试验是有道理的，因为脊柱融合术并非抢救手术，手术疗效的判定是主观的，且并发症的发生率高，因此真正的临床决策平衡在于临床医生对于干预措施优点的理解[127,142]。

费用高昂但未经证实的介入和替代疗法仍在不断增多、被应用。只要有可能，这些治疗方法都需要进行随机安慰剂对照试验。这是评估干预措施对疼痛等主观结果疗效的唯一真正有效的验证。一旦疗效确定，这些治疗应进一步进行"有效性比较研究"，以对这些干预措施进行相互比较[148]。

为了保护公众免受未经证实或有害的下腰痛管理方法的影响，要求政府和卫生保健负责人解决根深蒂固和适得其反的医保报销模式、既得利益以及维持现状的财务和专业激励措施[149]。改变临床途径的一个主要障碍与当前的医疗保健报销模式有关，该模式补偿数量而非质量，相反，给予补偿的不是患者治疗的效果，而是他们接受的治疗量[150]。

在初级医疗中，进行分层治疗是一种很有前景的下腰痛管理新方法，该方法采用一种有效且简单的筛查方法，包括应用简短的自我完成的问卷，进行预后不良风险的估计，将患者分为三个不同的风险组（低、中、高），针对不同分组采用与之相匹配的三种治疗途径进行治疗。与非分层治疗相比，分层治疗可以获得更好的临床和经济效果[151]。这一治疗策略应在不同情况下深入探讨和确认。

许多国家都有循证临床实践指南，包括了下腰痛患者特定阶段的检查及治疗指征。这些指南旨在为合理和有效的治疗提供一个成本效益路线图。然而，指南的实施仍然是一项挑战，还有待进一步探索。

Full references for this chapter can be found on ExpertConsult.com.

部分参考文献

1. Hartvigsen J, Hancock MJ, Kongsted A, et al.: What low back pain is and why we need to pay attention, *The Lancet* 391:2356–2367, 2018.
2. Hoy D, Brooks P, Blyth F, et al.: The epidemiology of low back pain, *Best Pract Res Clin Rheumatol* 24:769–781, 2010.

4. Dunn KM, Hestback L, Cassidy JD: Low back pain across the life course, *Best Pract Res Clin Rheum* 27:591–600, 2013.

5. daSilva T, Mills K, Brown BT, et al.: Risk of recurrence of low back pain: a systematic review, *J Orthop Sports Phys Ther* 47:305–313, 2017.

6. Martin B, Deyo R, Mirza S, et al.: Expenditures and health status among adults with back and neck problems, *JAMA* 299:656–664, 2008.

7. Davis M, Onega T, Weeks W, et al.: Where the United States spends its spine dollars, *Spine* 37:1693–1701, 2012.

8. Chou R: Pharmacological management of low back pain, *Drugs* 70(4):384–402, 2010.

9. Suri P, Palmer MR, Tsepilov YA, et al.: Genome-wide meta-analysis of 158,000 individuals of European ancestry indentifies three loci associated with chronic back pain, *PLoS Genet* 14(9):e1007601, 2018.

10. Dixit RK: Approach to the patient with low back pain. In Imboden J, Hellmann D, Stone J, editors: *Current diagnosis and treatment in rheumatology*, ed 2, New York, 2007, McGraw-Hill, pp 100–110.

11. Chou R, Shekelle P: Will this patient develop persistent disabling low back pain? *JAMA* 303(13):1295–1302, 2010.

12. Jarvik JG, Deyo RA: Diagnostic evaluation of low back pain with emphasis on imaging, *Ann Intern Med* 137:586–597, 2002.

13. Dixit RK, Schwab JH: Low back and neck pain. In Stone JH, editor: *A clinician's pearls and myths in rheumatology*, New York, 2009, Springer.

14. Dixit RK, Dickson DJ: Low back pain. In Adebajo A, editor: *ABC of rheumatology*, ed 4, Hoboken, NJ, 2010, Wiley-Blackwell.

16. Deyo R, Jarvik J, Chou R: Low back pain in primary care, *BMJ* 349:4266–4271, 2014.

17. Gran JT: An epidemiological survey of the signs and symptoms of ankylosing spondylitis, *Clin Rheumatol* 4:161–169, 1985.

18. Wang R, Crowson CS, Wright K, et al.: Clinical evolution in patients with new onset inflammatory back pain: a population-based cohort study, *Arthritis Rheumatol* 70(7):1049–1055, 2018.

19. Arnbak B, Jurik AG, Jensen TS, et al.: Association between inflammatory back pain characteristics and magnetic resonance imaging findings in the spine and sacroiliac joints, *Arthritis Care Res* 70(2):244–251, 2018.

23. Chou R, Fu R, Carrino JA, et al.: Imaging strategies for low back pain: systematic review and meta-analysis, *Lancet* 373:463–472, 2009.

25. Chou R, Qaseem A, Owens D, et al.: Diagnostic imaging for low back pain: advice for high-value health care from the American College of Physicians, *Ann Intern Med* 154:181–189, 2011.

26. Webster B, Choi Y, Bauer A, et al.: The cascade of medical services and associated longitudinal costs due of nonadherent magnetic resonance imaging for low back pain, *Spine* 39:1433–1440, 2014.

27. Chou R, Qaseem A, Snow V, et al.: Diagnosis and treatment of low back pain: a joint clinical practice guideline from the American College of Physicians and the American Pain Society, *Ann Intern Med* 147(7):478–491, 2007.

29. Winter J, Hooge M, Sande M, et al.: Magnetic resonance imaging of the sacroiliac jonts indicating sacroiliitis according to the assessment of spondyloarthritis international society definition in healthy individuals, runners, and women with postpartum back pain, *Arthritis Rheumatol* 70(7):1042–1048, 2018.

30. Weber U, Jurik AG, Zejden A, et al.: Frequency and anatomic distribution of magnetic resonance imaging features in the sacroiliac joints of young athletes. Exploring 'background noise' toward a data driven definition of sacroiliitis in early spondyloarthritis, *Arthritis Rheumatol* 70(5):736–745, 2018.

34. Manchikanti L, Pampati V, Fellows B, et al.: The diagnostic validity and therapeutic value of lumbar facet joint nerve blocks with or without adjuvant agents, *Current Review of Pain* 4(5):337–344, 2000.

35. Carragee EJ: Persistent low back pain, *N Engl J Med* 352(18):1891–1898, 2005.

36. Carragee E, Don A, Hurwitz E, et al.: 2009 ISSLS Prize Winner: does discography cause accelerated progression of degeneration changes in the lumbar disc. A ten-year matched cohort study, *Spine* 34:2338–2345, 2009.

37. Zhang Y, Zhao C, Jiang L, et al.: Modic changes: a systematic review of the literature, *Eur Spine J* 17:1289, 2008.

38. Jensen T, Karppineu J, Sorensen J, et al.: Vertebral end plate signal changes (Modic change): a systematic literature review of prevalence and association with non-specific low back pain, *Eur Spine J* 17:1407, 2008.

39. Hulton M, Bayer G, Powell J: Modic vertebral body changes: the natural history as assessed by consecutive magnetic resonance imaging, *Spine* 36:2304, 2011.

40. Jensen R, Leboeuf-Yde C: Is the presence of modic changes associated with the outcomes of different treatments? A systematic critical review, *BMC Musculoskelet Disord* 12:183–191, 2011.

43. Ropper AH, Zafonte RD: Sciatica. *N Engl J Med* 372:1240–1248, 2015.

46. Tarulli AW, Raynor EM: Lumbosacral radiculopathy, *Neurol Clin* 25:387, 2007.

48. Panagopoulos J, Hush J, Steffens D, et al.: Do MRI findings change over a period of up to 1 year in patients with low back pain? *Spine* 42(7):504–512, 2017.

49. Deyo RA, Mirza SK: Herniated lumbar intervertebral disk, *N Engl J Med* 374:1763–1772, 2016.

50. Oegema TR: Intervertebral disc herniation: does the new player up the ante? *Arthritis Rheum* 62:1840–1842, 2010.

51. Abraham JL: Assessment and treatment of patients with malignant spinal cord compression, *J Support Oncol* 2:88–91, 2004.

52. Lavy C, James A, Wilson-MacDonald J, et al.: Cauda equine syndrome, *BMJ* 338:b936, 2009.

53. Kalichman L, Kim D, Guermazi A, et al.: Spondylolysis and spondylolisthesis: prevalence and association with low back pain in the adult community-based population, *Spine* 34(2):199–205, 2009.

55. Tomkins-Lane C, Melloh M, Lurie J, et al.: Consensus on the clinical diagnosis of lumbar spinal stenosis: results of an international Delphi study, *Spine* 41:1239–1246, 2016.

56. Katz JN, Harris MB: Lumbar spinal stenosis, *N Engl J Med* 358(8):818–825, 2008.

57. Ishimoto Y, Yoshimura N, Muraki S, et al.: Prevalence of symptomatic lumbar spinal stenosis and its association with physical performance in a population-based cohort in Japan: the Wakayama Spine Study, *Osteoarthritis Cartilage* 20(10):1103–1108, 2012.

58. Battie MC, Ortega-Alonso A, Niemelainen R, et al.: Lumbar spinal stenosis is a highly genetic condition partly mediated by disc degeneration, *Arthritis Rheumatol* 66(12):3505–3510, 2014.

61. Suri P, Rainville J, Kalichman L, et al.: Does this older adult with lower extremity pain have the clinical syndrome of lumbar spinal stenosis? *JAMA* 304:2628–2636, 2010.

65. Kiss C, O'Neill TW, Mituszova M, et al.: The prevalence of diffuse idiopathic skeletal hyperostosis in a population-based study in Hungary, *Scand J Rheumatol* 31:226, 2002.

69. O'Connell NE, Cook CE, Wand BM, et al.: Clinical guidelines for low back pain: a critical review of concensus and inconsistencies across three major guidelines, *Best Pract Res Clin Rheumatol* 30:968–980, 2016.

75. Mylona E, Samarkos M, Kakalou E, et al.: Pyogenic vertebral osteomyelitis: a systemic review of clinical characteristics, *Semin Arthritis Rheum* 39:10–17, 2009.

76. Zimmerli W: Vertebral osteomyelitis, *N Engl J Med* 362(11):1022–1029, 2010.

77. Attarian D: Septic sacroiliitis: the overlooked diagnosis, *J South Orthop Assoc* 10(1):57–60, 2001.

78. Dell'Atti C, Cassar-Pullicino VN, Lalam RK, et al.: The spine in Paget's disease, *Skeletal Radiol* 36:609–626, 2007.

80. Riddle DL, Freburger JK: Evaluation of the presence of sacroiliac joint region dysfunction using a combination of tests: a multicenter intertester reliability study, *Phys Ther* 82:772, 2002.

81. O'Shea FD, Boyle E, Salonen DC, et al.: Inflammatory and degen-

erative sacroiliac joint disease in a primary back pain cohort, *Arthritis Care Res* 62:447–454, 2010.

82. Konin G, Walz D: Lumbosacral transitional vertebrae: classification, imaging findings, and clinical relevance, *Am J Neuroradiol* 31(10):1778–1786, 2010.

83. Curtis P, Gibbons G, Price F: Fibro-fatty nodules and low back pain. The back mouse masquerade, *J Fam Pract* 49:345, 2000.

85. Coste J, Delecoeuillerie G, Cohen deLara A, et al.: Clinical course and prognostic factors in acute low back pain: an inception cohort study in primary care practice, *BMJ* 308:577, 1994.

86. Malmivaara A, Hakkinen U, Aro T, et al.: The treatment of acute low back pain—bed rest, exercises, or ordinary activity? *N Engl J Med* 332(6):351–355, 1995.

87. Williams C, Maher C, Latimer J, et al.: Efficacy of paracetamol for acute low back pain: a double blind, randomized controlled trial, *Lancet* 384:1586–1596, 2014.

88. Qaseem A, Wilt TJ, McLean RM, et al.: Noninvasive treatments for acute, subacute, and chronic low back pain: a clinical practice guideline from the American College of Physicians, *Ann Intern Med* 166(7):514–530, 2017.

89. Chou R, Deyo R, Friedly J, et al.: Systemic pharmacologic therapies for low back pain: a systematic review for an American College of Physicians Clinical Practice Guideline, *Ann Intern Med* 166(7):480–492, 2017.

90. Traeger AC, Lee H, Hubscher M, et al.: Effect of intensive patient education versus placebo patient education on outcomes in patients with acute low back pain, *JAMA Neurol.* Published Online November 5, 2018.

91. Cherkin DC, Deyo RA, Battie M, et al.: A comparison of physical therapy, chiropractic manipulation, and provision of an educational booklet for the treatment of patients with low back pain, *N Engl J Med* 339:1021–1029, 1998.

92. Clarke JA, van Tulder MW, Blomberg SE, et al.: Traction for low back pain with or without sciatica, *Cochrane Database Syst Rev* 23:CD003010, 2007.

93. Carette S, Leclaire R, Marcouxs S, et al.: Epidural corticosteroid injections for sciatica due to herniated nucleus pulposus, *N Engl J Med* 336(23):1634–1640, 1997.

94. Pinto R, Maher C, Ferreira M, et al.: Epidural corticosteroid injections in the management of sciatica. A systematic review and meta-analysis, *Ann Intern Med* 157:865–877, 2012.

95. Friedly J, Comstock B, Turner J, et al.: A randomized trial of epidural glucocorticoid injections for spinal stenosis, *N Engl J Med* 371:11–21, 2014.

96. Chou R, Hashimoto R, Friedly F, et al.: Epidural corticosteroid injections for radiculopathy and spinal stenosis: a systematic review and meta-analysis, *Ann Intern Med* 163(5):373–381, 2015.

97. Friedly J, Deyo R: Imaging and uncertainty in the use of lumbar epidural steroid injections, *Arch Intern Med* 172(2):142–143, 2012.

98. Chou R, Atlas SJ, Stanos SP, et al.: Nonsurgical interventional therapies for low back pain. A review of the evidence for an American Pain Society Clinical Practice Guideline, *Spine* 34(10):1078–1093, 2009.

99. Chou R, Loeser JD, Owens DK, et al.: Interventional therapies, surgery, and interdisciplinary rehabilitation for low back pain. An evidence based clinical practice guideline from the American Pain Society, *Spine* 34(10):1066–1077, 2009.

100. Weinstein JN: Balancing science and informed choice in decisions about vertebroplasty, *N Engl J Med* 361(6):619–621, 2009.

101. Kallmes DF, Comstock BA, Heagerty PJ, et al.: A randomized trial of vertebroplasty for osteoporotic spinal fractures, *N Engl J Med* 361(6):569–579, 2009.

102. Buchbinder R, Osborne RH, Ebeling PR, et al.: A randomized trial of vertebroplasty for painful osteoporotic vertebral fractures, *N Engl J Med* 361(6):557–568, 2009.

103. Staples M, Kallmes D, Comstock B, et al.: Effectiveness of vertebroplasty using individual patient data from two randomized placebo controlled trials: meta-analysis, *BMJ* 343:d3952, 2011.

104. Firanescu CE, deVries J, Lodder P, et al.: Vertebroplasty versus sham procedure for painful acute osteoporotic vertebral compression fractures (VERTOS IV) randomized sham controlled clinical trial, *BMJ* 361:k1551, 2018.

105. McCullough B, Comstock B, Deyo R, et al.: Major medical outcomes with spinal augmentation vs conservative therapy, *JAMA Intern Med* 173(16):1514–1521, 2013.

106. Brummett C, Goesling J, Tsodikov A, et al.: Prevalence of the fibromyalgia phenotype in patients with spine pain presenting to a tertiary care pain clinic and the potential treatment implications, *Arthritis Rheum* 65(12):3285–3292, 2013.

107. Kregel J, Meeus M, Malfliet A, et al.: Structural and functional brain abnormalities in chronic low back pain: a systematic review, *Semin Arthritis Rheum* 45:229–237, 2015.

108. Krebs EE, Gravely A, Nugent S, et al.: Effect of opioid vs non-opioid medications on pain-related function in patients with chronic back pain or hip pain or knee osteoarthritis pain. The SPACE randomized clinical trial, *JAMA* 319(9):872–882, 2018.

109. Martell BA, O'Connor PG, Kerns RD, et al.: Systematic review: opioid treatment for chronic back pain: prevalence, efficacy, and association with addiction, *Ann Intern Med* 146:116–127, 2007.

110. Skljarevski V, Desaiah D, Liu-Seifert H, et al.: Efficacy and safety of duloxetine in chronic low back pain, *Spine* 35(13):E578–E585, 2010.

111. Skljarevski V, Ossanna M, Liu-Seifert H, et al.: A double-blind, randomized trial of duloxetine versus placebo in the management of chronic low back pain, *Eur J Neurol* 16(9):1041–1048, 2009.

112. Mathieson S, Chiro M, Maher CG, et al.: Trial of pregabalin for acute and chronic sciatica, *N Engl J Med* 376(12):1111–1120, 2017.

113. Attal N, Barrot M: Is pregabalin ineffective in acute or chronic sciatica? *N Engl J Med* 376(12):1169–1170, 2017.

114. Kovacs FM, Abraira V, Pena A, et al.: Effect of firmness of mattress on chronic non-specific low back pain: randomized, double-blind, controlled, multicentre trial, *Lancet* 362:1599, 2003.

115. Bergholdt K, Fabricius RN, Bendix T: Better backs by better beds? *Spine* 33:703, 2008.

116. Chou R, Huffman LH: Nonpharmacologic therapies for acute and chronic low back pain: a review of the evidence for an American Pain Society/American College of Physicians Clinical Practice Guideline, *Ann Intern Med* 147(7):492–514, 2007.

117. Franke H, Franke J, Fryer G: Osteopathic manipulative treatment for nonspecific low back pain: a systematic review and meta-analysis, *BMC Musculoskelet Disord* 15:286, 2014.

118. Tilbrook H, Cox H, Hewitt C, et al.: Yoga for chronic low back pain. A randomized trial, *Ann Intern Med* 155:569–578, 2011.

119. Sherman K, Cherkin D, Wellman R, et al.: A randomized trial comparing yoga, stretching, and a self-care book for chronic low back pain, *Arch Intern Med* 171(22):2019–2026, 2011.

120. Juch JNS, Maas ET, Ostelo RWJG, et al.: Effect of radiofrequency denervation on pain intensity among patients with chronic low back pain: the mint randomized clinical trials, *JAMA* 318(1):68–81, 2017.

121. Urrutia G, Kovacs F, Nishishinya MD, et al.: Percutaneous thermocoagulation intradiscal techniques for discogenic low back pain, *Spine* 32:1146, 2007.

122. Chou R, Baisden J, Carragee EJ, et al.: Surgery for low back pain. A review of the evidence for an American pain society clinical practice guideline, *Spine* 34(10):1094–1109, 2009.

123. Weinstein J, Tosteson T, Lurie J, et al.: Surgical vs nonoperative treatment for lumbar disk herniation. The Spine Patient Outcomes Research Trial (SPORT): a randomized trial, *JAMA* 296:2441–2450, 2006.

124. Weinstein J, Lurie J, Tosteson T, et al.: Surgical vs nonoperative treatment for lumbar disk herniation. The Spine Patient Outcomes Research Trial (SPORT): observational cohort, *JAMA* 296:2451–2459, 2006.

125. Weinstein J, Lurie J, Tosteson T, et al.: Surgical versus nonsurgical treatment for lumbar degenerative spondylolisthesis, *N Engl J Med*

356(22):2257–2270, 2007.

126. Weinstein J, Tosteson T, Lurie J, et al.: Surgical versus nonsurgical treatment for lumbar spinal stenosis, *N Engl J Med* 358(8):794–810, 2008.

127. Flum D: Interpreting surgical trials with subjective outcomes, *JAMA* 296(20):2483–2485, 2006.

128. Freedman MK, Hilibrand AS, Blood EA, et al.: The impact of diabetes on the outcome of surgical and nonsurgical treatment of patients in the spine patients outcome research trial, *Spine* 36(4):290–307, 2011.

129. Pearson A, Blood E, Lurie J, et al.: Predominant leg pain is associated with better surgical outcomes in degenerative spondylolisthesis and spinal stenosis: results from the Spine Patient Outcomes Research Trial (SPORT), *Spine* 36(3):219–229, 2011.

130. Lurie JD, Toste4son TD, Abdu WA, et al.: Long-term outcomes of lumbar spinal stenosis: eight-year results of the spine patient outcome research trial (SPORT), *Spine* 40(2):63–76, 2015.

131. Peul WC, van Houwelingen HC, van den Hout WB, et al.: Surgery versus prolonged conservative treatment for sciatica, *N Engl J Med* 356:2245–2256, 2007.

132. Freeman B, Ludbrook G, Hall S, et al.: Randomized, double-blind, placebo-controlled, trial of transforaminal epidural etanercept for the treatment of symptomatic lumbar disc herniation, *Spine* 38(23):1986–1994, 2013.

133. Genevay S, Viatte S, Finckh A, et al.: Adalimumab in severe and acute sciatica, *Arthritis Rheum* 62:2339–2346, 2010.

134. Korhonen T, Karppinen J, Paimela L, et al.: The treatment of disc-herniation-induced sciatica with infliximab: one-year follow-up results of FIRST II, a randomized controlled trial, *Spine* 31(24):2759–2766, 2006.

135. Cohen S, White R, Kurihara C, et al.: Epidural steroids, etanercept, or saline subacute sciatica, *Ann Intern Med* 156:551–559, 2012.

136. Amundsen T, Weber H, Nordal JH, et al.: Lumbar spinal stenosis: conservative or surgical management? A prospective 10 year study, *Spine* 25:1424, 2000.

137. Forsth P, Olafsson G, Carlsson T, et al.: A randomized, controlled trial of fusion surgery for lumbar spinal stenosis, *N Engl J Med* 374(15):1413–1423, 2016.

138. Ghogawala Z, Dziura J, Butler WE, et al.: Laminectomy plus fusion versus laminectomy alone for lumbar spondylolisthesis, *N Engl J Med* 374(15):1424–1434, 2016.

139. Peul WC, Moojen WA: Fusion for lumbar spinal stenosis—safeguard or superfluous surgical implant? *N Engl J Med* 374(15):1478–1479, 2016.

140. Carragee EJ: The increasing morbidity of elective spinal stenosis surgery. Is it necessary? *JAMA* 303(13):1309–1310, 2010.

141. Deyo RA, Mirza SK, Martin BI, et al.: Trends, major medical complications, and charges associated with surgery for lumbar spinal stenosis in older adults, *JAMA* 303(13):1259–1265, 2010.

142. Deyo RA, Nachemson A, Mirza S: Spinal fusion surgery—the case for restraint, *N Engl J Med* 350(7):722–726, 2004.

143. Katz JN: Surgery for lumbar spinal stenosis: informed patient preferences should weigh heavily, *Ann Intern Med* 162:518–519, 2015.

144. Moller H, Hedlund R: Surgery versus conservative management in adult isthmic spondylolisthesis—a prospective randomized study: part 1, *Spine* 25:1711–1715, 2000.

145. Ekman P, Moller H, Hedlund R: The long-term effect of posterolateral fusion in adult isthmic spondylolisthesis: a randomized controlled study, *Spine J* 5(1):36–44, 2005.

146. Vroomen P, deKrom M, Knottnerus JA: Predicting the outcome of sciatica at short-term follow-up, *Br J Gen Pract* 52:119, 2002.

147. Chou R, Shekelle P: Will this patient develop persistent disabling low back pain? *JAMA* 303(13):1295–1302, 2010.

148. Carey T: Comparative effectiveness studies in chronic low back pain, *Arch Intern Med* 171(22):2026–2027, 2011.

149. Buchbinder R, Van Tulder Mauritis, Oberg B, et al.: Low back pain: a call for action, *The Lancet* 391:2384–2389, 2018.

150. Foster NE, Anema JR, Cherkin D, et al.: Prevention and treatment of low back pain: evidence challenges, and promising directions, *Lancet* 391:2368–2383, 2018.

151. Hill J, Whitehurst D, Lewis M, et al.: Comparison of stratified primary care management for low back pain with current best practice (Star T back): a randomized controlled trial, *Lancet* 378:1560–1571, 2013.

第51章

髋和膝痛

原著 JAMES I. HUDDLESTON, III, STUART GOODMAN

项 楠 译 厉小梅 校

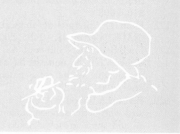

关键点

- 在询问病史和体格检查后，临床医生应该能够将髋关节或膝关节疼痛的鉴别诊断范围缩小在 2 ~ 3 个疾病。影像学检查常用于进一步明确诊断。
- 常规 X 线片应作为初步的影像学检查。
- 触诊或激发试验可被用来检查膝关节的许多重要结构。
- 膝关节积液常与关节内部结构紊乱有关。
- 如果患者出现关节积液、关节压痛、关节过伸和过屈时疼痛，应怀疑半月板撕裂的可能。
- 骨关节炎患者经常主诉关节僵硬和活动时疼痛。
- 当患者关节静息时仍感到持续性疼痛，应考虑为炎性关节炎。
- 如果内旋髋关节伴腹股沟疼痛，除非证实有其他原因，否则多由髋关节疾病引起。
- 髋关节和腰骶部疾病常常同时发生。

引言

　　受肌肉骨骼疼痛影响的人群约占总人口的 1/3 ~ 1/2[1,2]。预计在今后 10 年，当"婴儿潮"成长至中年及中年以上，肌肉骨骼疾病的负担将大幅度增加。髋关节和膝关节置换术的日益增加表明肌肉骨骼疾病患病率的增加。到 2020 年，美国每年将有超过 500 000 例初次全髋关节置换术和 1 300 000 例初次全膝关节置换术[3]。全膝关节和全髋关节置换翻修术的发生率

同样也会上升[4]。髋关节和膝关节是肌肉骨骼疼痛中最常受到影响的两个部位，60 岁或以上的老年人髋关节疼痛的发病率为 8% ~ 30%[5,6]，而 55 岁或以上的老年人膝关节疼痛的发病率为 20% ~ 52%。一般来说，女性肌肉骨骼疼痛发病率往往高于男性[7]。髋和膝关节疼痛的发生率也存在地域和种族差异。例如，随着纬度的降低，髋和膝关节疼痛的发生率明显降低，而中国髋关节疼痛和骨关节炎的发病率明显低于美国[8-15]。

　　在评估髋痛（hip pain）和膝痛（knee pain）这类疾病时，了解这些关节的解剖学知识是鉴别诊断所必需的。由于膝关节周围由薄层软组织包膜包裹，而且膝关节痛很少为牵涉痛，所以膝关节周围疼痛的原因往往可以通过详细询问病史和进行全面的体格检查来明确。髋关节部位深，而且又常为脊柱疾病牵涉痛的好发区，故髋关节痛的诊断更具挑战性。因为某些运动可能导致特定的损伤，所以，对这些关节的基础生物力学的理解，在鉴别诊断中同样很重要。

膝痛

病史

　　详细询问病史是准确诊断膝痛原因最重要的步骤。膝关节的主诉一般分为两大类——疼痛和不稳定性。疼痛可能缘自关节面损伤（如骨关节炎、炎性关节炎、骨软骨缺损、剥脱性骨软骨炎）、半月板撕裂、股四头肌和髌腱撕裂、滑囊炎、神经损伤、骨折、肿瘤或感染。髋或脊柱的牵涉痛较少见。不稳定性通常是偶发的，并源于股四头肌 - 髌骨伸膝结构、

侧副韧带或交叉韧带受损。区分真正的不稳定和通常所说的"打软腿"是很重要的，因为后者常是对剧痛的反应，而不是由特定结构病变所造成的不稳定性。

特定年龄组患者往往趋向于相似的损伤。40 岁以下的患者常发生韧带损伤、急性半月板撕裂和髌股关节的问题。相比之下，如骨关节炎和退行性半月板病变此类的退行性疾病，往往更常发生于老年患者。

疼痛的位置和性质在评价膝痛时尤为重要，因为膝关节很多结构对其功能至关重要，且都位于皮下，容易触诊。膝关节概念上可分为三个独立的区域：内侧、外侧和髌股关节区。每个区应分别检查。应让患者指出疼痛最严重的区域，并明确疼痛的初发时间。骨关节炎和炎性关节炎往往发病隐匿，而半月板和韧带损伤通常与创伤相关。了解创伤事件的细节对诊断有很大帮助。例如，有膝关节扭伤病史者，尤其是持续屈膝的扭伤者，常提示半月板撕裂，而转身造成的非接触性膝损伤，更可能为前交叉韧带（anterior cruciate ligament，ACL）撕裂。退行性关节炎的疼痛常伴有僵硬，且常在白天持续活动后加重，运动、爬楼梯、从椅子上站起或上下汽车等活动都会使之恶化。

膝关节肿胀与否是非常重要的病史信息，因为膝关节积液（例如膝关节内有液体）常伴有关节内部存在结构紊乱。滑膜炎、骨关节炎、炎性关节炎、骨折、感染和肿瘤都可伴有关节腔积液。鉴别膝关节周围软组织肿胀、滑膜增厚引起的肿胀与关节腔积液是非常重要的，下文将对此进行说明。肿胀的发病时间或初发时间对诊断也至关重要。急性交叉韧带、侧副韧带损伤或骨软骨骨折常表现为急性血肿（1 小时内发生），而与关节炎伴发的积液性质上更趋于隐匿。

扣锁现象是一种常见的症状。对于更年轻的患者，扣锁现象可能是半月板撕裂错位引起的。对于有退行性关节炎的老年患者，扣锁往往由关节腔内游离体引起。将扣锁现象与疼痛所致的运动范围缩小（所谓的假性扣锁）予以鉴别很重要，因为这决定了选择何种影像学检查最为合适。

活动中膝痛的持续时间对明确诊断同样重要。尤其是在不平整地面上步行、上下楼梯、屈膝及旋转等活动困难的患者，更应该考虑半月板撕裂和韧带损伤所致的关节不稳。而骨关节炎患者在承重活动时常导致疼痛加剧，休息后可缓解。

临床医生应了解患者的运动耐受能力和日常生活自理能力。这些细节可以帮助临床医生了解损伤严重程度及指导治疗。比较重要的细节包括使用运动辅助装置（如手杖、拐杖、助步器、支具和轮椅）、步行耐力及其他活动能力（如物理治疗）。

临床医生还应该记录患者既往接受过的治疗及其疗效，如物理治疗、镇痛药、非甾体抗炎药、营养支持药物（如氨基葡萄糖和软骨素）、关节腔内注射皮质激素或透明质酸以及手术治疗的效果。这些可以帮助明确诊断并指导治疗。

在采集病史结束后，医生还应收集对鉴别诊断有帮助的其他情况。这些信息可以帮助临床医生将体格检查内容聚焦在特定的方面，以帮助明确诊断。

体格检查

一般检查

对患者作简要的整体评估后，首先观察患者双下肢冠状面力线及双下肢长度。面对检查者时患者应两腿稍分开站立（图 51-1）。使用量角器测量双膝内翻 / 外翻的角度。采用已知高度的垫板测量双下肢长度的差异，增加脚垫的高度，直到双侧髂嵴连线与地面平行，所垫垫板的高度即为双下肢长度的差异（图 51-2）。

然后检查步态。尽管全面讨论步态分析超出了本章的范围，但所有医生在评估膝关节病变时均应进行一些基本的步态检查。减痛步态（例如站立相缩短）和摇摆步态比较常见。任何导致下肢疼痛的疾病均可导致减痛步态。观察步态的站立相，摇摆步态是慢性退行性改变或韧带不稳定造成的进行性内翻或外翻畸形所致。内摆步态是由内侧副韧带或（和）后内侧关节囊松弛所致，而外摆步态是由外侧副韧带或后外侧关节囊松弛所致（图 51-3）。后关节囊松弛或股四头肌无力可造成膝反屈畸形（所谓的翻膝畸形）。

然后患者仰卧于检查床上进行评估。在进行刺激性检查前应先进行视诊和触诊。如果由于膝关节疼痛而不能充分伸直膝关节（如骨折、半月板撕裂错位或大量积液），则可在膝关节下放置枕头。如果患者对侧膝关节无已知病症，可以作为相应对照。检查下肢有无皮肤损害，瘀斑或手术瘢痕。注意股四头肌是否萎缩，用卷尺测量并记录距离髌骨或关节线相等距离的大腿周长。检查有无关节积液，髌上囊饱满或肿胀

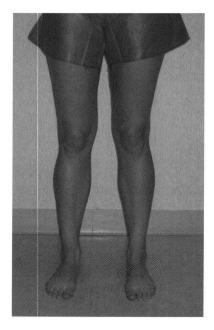

图 51-1　冠状位力线评估

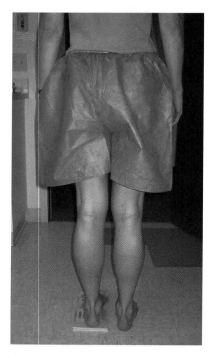

图 51-2　双侧髂嵴与地面平行时脚垫的总高度即双下肢长度差值

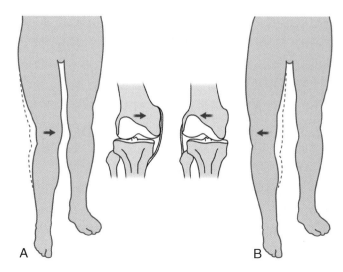

图 51-3　A．内摆步态下，股骨向内侧移动；B．外摆步态下，股骨向外侧移动

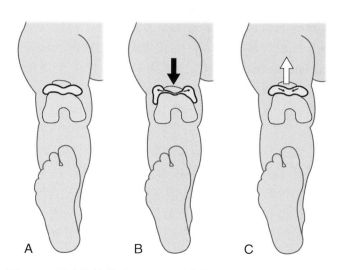

图 51-4　伸直膝关节时，通过"冲击触诊"髌骨来检查有无大量积液

常提示存在积液。浮髌试验可以帮助确定有无关节腔积液（图 51-4）。少量积液需要像挤奶一样把积液推至髌上囊，可用于判断积液量的多少（图 51-5）。使用角度测量仪测量双膝关节主动和被动活动范围。

检查者接下来应对膝关节所有结构进行触诊。触诊需系统性的完成，以确保其完整性。触诊需轻柔，但要足够严格以发现细微的病变。触诊的结构包括股四头肌腱、髌骨（髌上囊和髌下囊）、鹅足滑囊、内侧（图 51-6A）和外侧（图 51-6B）关节线、侧副韧带的起点和止点、胫骨结节和腘窝。膝后饱满提示可能有腘窝囊肿（Baker's cyst）。

韧带

侧副韧带或交叉韧带损伤可导致膝关节不稳定。值得一提的是膝关节的平移和旋转运动，均有主要限制结构和次要限制结构之分。当主要限制结构损伤时，运动将由次要限制结构来控制稳定。如果次要限

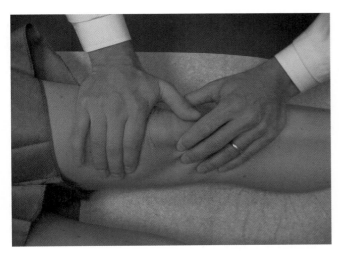

图 51-5　像挤奶一样把少量积液推至髌上囊

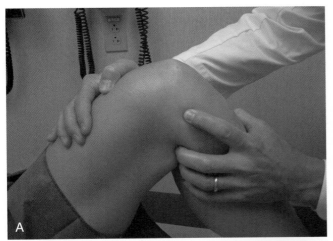

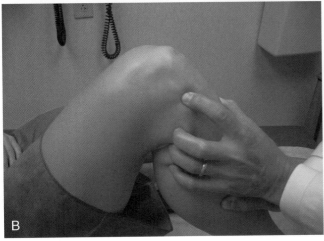

图 51-6　触诊内侧（A）和外侧（B）关节线

制结构受损，而主要限制结构完好时，运动并不会失常。例如 ACL 是限制胫骨平台往前平移的主要结构，内侧半月板则扮演次要限制结构。ACL 断裂会导致

胫骨平台前移明显增加。如果患者既往有内侧半月板切除史，则这种前移程度将更大[16]。

侧副韧带可以通过冠状面施加压力来检查，在检查时膝关节应充分伸展和屈曲 30°，这样可以解除交叉韧带和关节囊对关节限制的影响。仰卧位时，将膝关节内翻以检查外侧副韧带，将膝关节外翻以检查内侧副韧带。

ACL 是膝关节中最容易受伤的结构之一。ACL 功能不全在骨关节炎晚期很常见。常见的损伤机制包括膝外侧受到直接撞击（足球运动的"剪切伤"就是由内侧副韧带、ACL 和内侧半月板三联损伤造成的[17]），在旋转跳跃运动中出现非接触性受伤也一样[18]。患者常主诉在听见关节砰砰响的同时出现膝关节急性肿胀。评估 ACL 功能的试验方法有很多种。ACL 损伤最敏感的检查方法包括前抽屉试验、Lachman 试验[19]和轴移试验[20,21]。做这些检查时，患者均取仰卧位。前抽屉试验：患者屈膝 90°，检查者将手放于患者胫骨近段后面并向前推移胫骨平台，使关节半脱位（图 51-7）。胫骨平台活动度大于对侧即被视为异常。Lachman 试验：屈膝 30°（以便消除次要结构的限制），检查者一只手固定大腿，另一只手给胫骨一个向前的力。与对侧相比，患侧胫骨向前活动增加被视为异常（图 51-8）。轴移试验：膝关节处于伸直状态，轻柔内旋胫骨，用力使膝关节外翻并缓慢屈曲膝关节，如果 ACL 损伤，这样的复合力量将引起胫骨向前脱位。如果在膝关节 20°～40° 屈

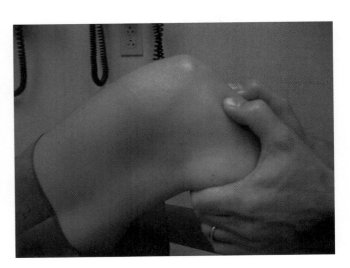

图 51-7　前抽屉试验是患者屈膝 90°，把胫骨平台向前推移。观察胫骨向前移动的距离（mm）。最终以"松弛"或"紧张"来描述

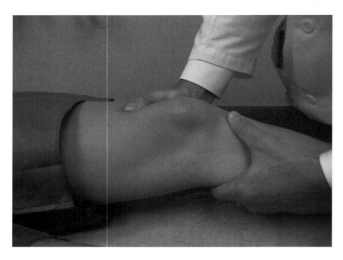

图 51-8　Lachman 试验屈膝 30°，一只手固定大腿，另一只手给胫骨施加一个向前的力

曲时，脱位的胫骨复位并伴随咔嗒声，或者存在滑动感，则视为轴移试验阳性（图 51-9）。

后交叉韧带（posterior cruciate ligament，PCL）是膝关节最强韧的韧带[22,23]，而 PCL 损伤通常都是由严重的膝关节外伤引起的。仪表盘损伤是一种常见 PCL 伤，常发生在汽车事故时，弯曲的膝盖撞击在仪表盘上（图 51-10）。PCL 功能可通过后抽屉试验、后沉试验和股四头肌收缩试验来评估。所有测试都需取仰卧位。后抽屉试验需使膝屈曲 90°。检查者将胫骨平台向后推移，并将拇指放置在前关节线位置，以

便测量异常的移位（图 51-11）。当膝关节在屈曲 90°时，胫骨向后半脱位，则认为后沉试验阳性。内侧胫骨突然在关节线上消失提示 PCL 损伤（图 51-12）[22]。在慢性疾患或者在急性损伤的麻醉诱导后常出现该试验阳性。股四头肌收缩试验需要膝关节屈曲 60°，要求患者在保持足部不离开床面的情况下伸直膝关节，如胫骨复位，则该实验为阳性[24]。

PCL 损伤往往伴有后外侧角损伤。这两者组成一复杂结构，该结构在膝关节动态和静态活动中起着稳定的作用[23]，其包括外侧副韧带、腘腓韧带、腘肌半月板附件、弓状韧带和腘肌腱及肌肉[25]。后外侧角和（或）PCL 损伤可通过胫骨外旋（Dial test）试验来明确（图 51-13）。后外侧角在膝关节屈曲 30°时起限制外旋的作用，而 PCL 在屈曲 90°时起限制外旋的作用。屈曲 90°时，外旋幅度增加，而屈曲 30°时无增加，则表示仅 PCL 损伤。相反，则表示仅后外侧角损伤。如在屈曲 90°和 30°时外旋幅度都增加，则表示 PCL 和后外侧角均损伤。

半月板

外伤性和退行性半月板损伤都属于最常见的膝关节损伤。半月板被认为是膝关节的减震软骨，同时还起到旋转和限制移位的功能。内侧半月板似豆状，较外侧半月板大，但活动度较外侧半月板小；外侧半月板呈 C 形。解剖学上的不同，导致这两个结构损伤

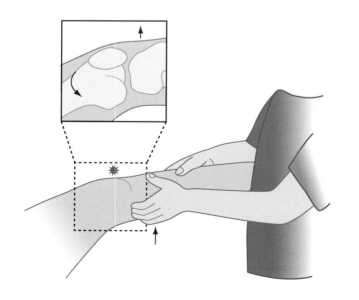

A

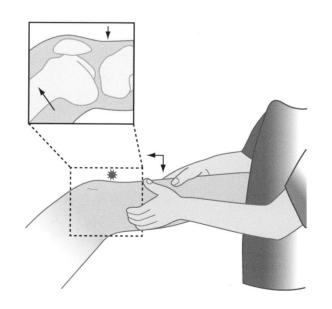

B

图 51-9　如果在膝关节 20°～40° 屈曲时，脱位的胫骨复位并伴随咔嗒声，或者存在滑动感，则视为轴移试验阳性

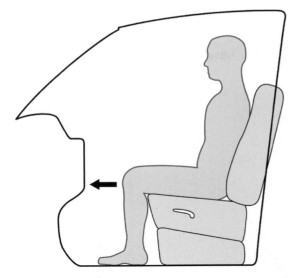

图 51-10　胫骨平台撞击仪表盘可致 PCL 损伤，并使胫骨平台向股骨后方半脱位

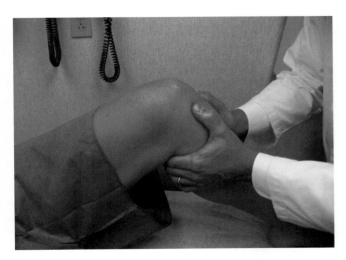

图 51-11　后抽屉试验时膝关节屈曲 90°。检查者将胫骨向后推移，观察胫骨向后移动的距离（mm）。最终以"松弛"或"紧张"来描述

时出现不同的表现。

　　半月板撕裂易发生在膝关节由屈曲到伸展，并发旋转时。内侧半月板比外侧半月板更易撕裂，可能与内侧半月板活动度较小有关[26]。患者常主诉膝关节扣锁感和咔咔响或不适感，这通常是由于活动中撕裂的半月板错位造成。体格检查阳性结果包括过伸过屈膝关节时出现疼痛感、关节线处压痛和关节腔积液。许多刺激试验可以诊断半月板撕裂。虽然 McMurray 压迫试验[27]和 Apley 压迫试验[28]缺乏敏感性和特异性，但仍常被用来检查半月板撕裂与否。McMurray

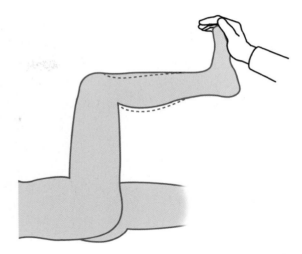

图 51-12　膝关节 90° 屈曲时胫骨向后脱位提示后沉试验阳性

试验：患者取仰卧位，髋关节和膝关节均屈曲 90°，然后在伸展膝关节的同时，推挤并旋转膝关节。如果患者诉有疼痛感则提示半月板存在损伤（图 51-14）。Apley 压迫试验则是让患者俯卧位，膝关节屈曲 90°，如在旋转胫骨时患者诉疼痛感则为阳性。图 51-15 显示关节镜下内侧半月板后角撕裂。

股四头肌腱

　　60 ～ 70 岁的人群最容易发生股四头肌腱损伤。患有系统性红斑狼疮、肾衰竭、内分泌疾病、糖尿病和其他各种全身性炎性和代谢性疾病的患者是股四头肌腱损伤的高发人群。全膝关节置换术后股四头肌腱破裂是一种罕见（0.1%）的并发症，但其后果是灾难性的[29]。通常患者在跌倒或扭伤时，股四头肌偏心性收缩后，出现膝前剧烈疼痛。体格检查可以发现肌腱处明显的凹陷、血肿引起的积液和髌骨活动过度。患者通常无法完全伸直其膝关节（图 51-16）。

髌腱

　　髌下肌腱的问题包括肌腱炎和肌腱断裂。肌腱炎常为过度使用性损伤，往往与跳跃、剧烈活动水平变化以及跌倒时偏心性收缩有关。患者表现为胫骨结节或髌骨下极压痛。髌腱断裂通常发生于年龄小于 40 岁合并慢性肌腱炎的患者。患者通常有膝前痛，并且无法完全伸直膝关节。

髌股关节疼痛

　　骨科医生常遇见患者主诉膝前疼痛，多见于女性

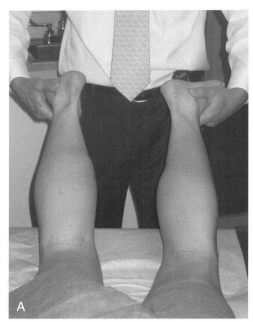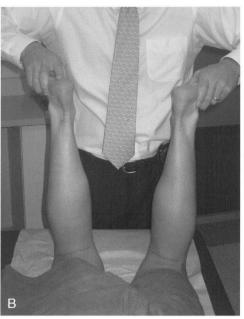

图 51-13 用胫骨外旋试验来检查胫骨外旋度数

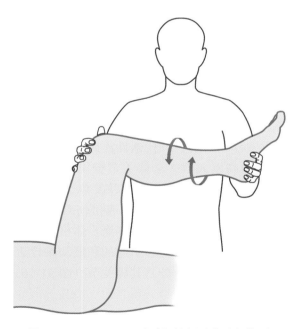

图 51-14 McMurray 试验阳性提示半月板撕裂

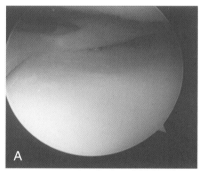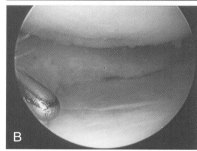

图 51-15 膝关节镜下撕裂的内侧半月板后角。清创前（A）和清创后（B）

患者，在与运动相关的膝损伤中占 25%[30]。许多因素可改变髌骨的生物力学，从而对髌股关节造成损伤，包括过度活动、股骨滑车的深度、髌骨的形状、股四头肌肌力、股四头肌相对于髌腱（Q 角）的拉力线、髌腱长度、股骨髁的形状以及关节软骨。这些因素有任何异常均可造成髌股关节疼痛综合征，只有正确识别是哪种因素起主导作用才能成功治疗。

髌股关节体格检查从膝关节的冠状线开始，任何外翻畸形都可能导致外侧半脱位。应记录髌骨下缘离胫骨结节的距离（高位髌骨或低位髌骨）。髌骨完全伸直时出现侧向滑动称为 J 征（J sign），提示股外侧肌过度牵拉。股内侧斜肌是对抗股外侧肌横向拉力的

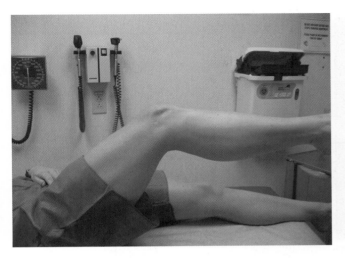

图 51-16 股四头肌腱完全撕裂导致膝关节无法伸直

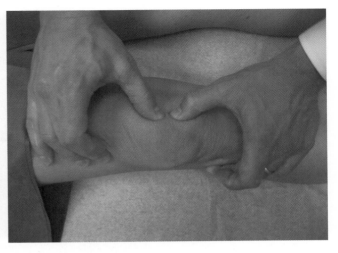

图 51-17 使髌骨半脱位时患者出现疼痛提示激发试验阳性

主要肌群。当膝关节伸直，股四头肌处于放松状态时，检查者应当记录是否存在髌骨倾斜，可听到或触诊到捻发音也应被记录下来。捻发音常见于骨关节炎。Q 角在女性大于 15°、男性大于 8°～10° 属于异常[30]。髌骨的活动度可用一个象限系统来评估，即沿滑车沟向内外侧被动移动髌骨。髌骨移位正常不超过第二象限内侧或外侧。屈肌紧张可能是导致任何活动度异常的原因。恐惧试验是尝试在伸直膝关节时试图使髌骨半脱位，如果患者疼痛并抗拒外移髌骨，则为阳性体征（图 51-17）。

在分析病史及体格检查后，临床医生应已列举出可能的疾病诊断。然后，根据这些诊断行适合的影像学检查。最先进行的影像学检查的目的是使用最合适并且最经济的方式来明确诊断。但先进的影像学检查并不能取代详细的病史和体格检查。

影像学检查

常规 X 线片

常规 X 线片通常是膝关节受伤后可获得的第一手资料，并应系统性阅片。在检查骨结构前应评估软组织损伤程度。所有结果都应当按照可透过射线和不可透射线的程度加以描述，之后才可以对其加以解释。忽略客观描述而直接解释病因，这样容易忽视或漏掉一些异常现象。

对膝关节评估的常规 X 线片包括负重前后立（anteroposterior，AP）位片、侧位片和轴位片。AP位片可以提示膝关节冠状位和胫股关节间隙大小。正常的膝关节冠状位上应该存在 5°～7° 的解剖（胫股）外翻角度。膝关节正常的外侧胫股关节间隙应当比内侧胫股关节间隙宽。骨关节炎的 X 线片可见边缘骨赘增生、关节间隙狭窄、软骨下硬化和囊性变（图 51-18）。而炎性关节炎的 X 线片可见关节周围骨量减少、同心性关节间隙狭窄，少有骨赘（图51-19）。侧位片可以评估是否存在积液、髌腱的长度和股四头肌腱的情况。轴位片是髌股关节轴位片[31]，可以发现髌股关节是否存在炎症以及关节紊乱。

其他 X 线片包括使用膝关节屈曲 45° 时拍摄后前（posteroanterior，PA）位片，拍摄隧道式或髁间切迹位片，使用 36 英寸双下肢 AP 站立位摄片等技术。PA 屈曲位负重位片是向尾侧倾斜 10° 时前后位拍摄。这些检查可以通过关节间隙是否狭窄评价股骨后髁的病变[32]。膝关节隧道式摄片是在膝关节弯曲状态下 X 线从胫骨平台下方呈直角照射。这对检查后侧膝关节间隙狭窄、胫骨棘骨折、游离体和股骨髁内侧软骨病变非常有用。双膝 36 英寸负重位片常用来检查下肢的力线轴和评估是否存在畸形。正常的力线轴是通过髋关节、膝关节和踝关节中心的直线。外科医生可用该片对全膝关节置换术进行术前规划和术后评估，对于股骨远端胫骨近端截骨术，该片也在术前规划中作为参考资料。

CT

在评估膝关节病变中 CT 已基本被 MRI 所取代。CT 目前主要用于检测骨肿瘤、常规 X 线片无法发现

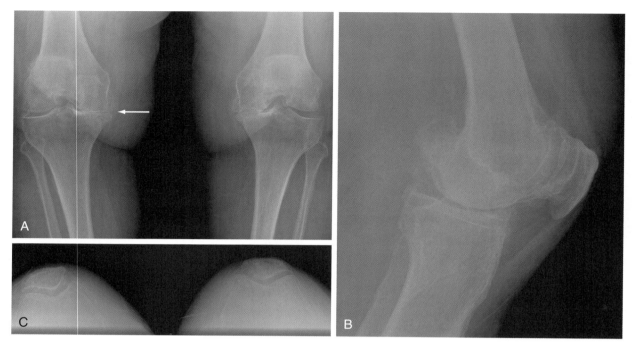

图 51-18   骨关节炎的膝关节前后负重位片（A）、侧位片（B）和轴位片（C）

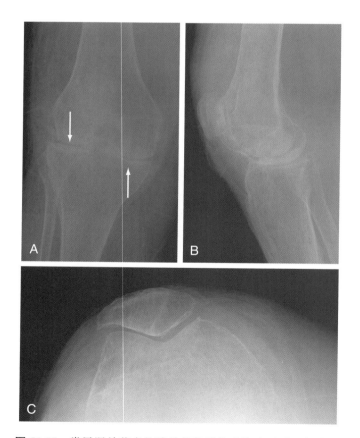

图 51-19   类风湿关节炎的膝关节前后负重位片（A）、侧位片（B）和轴位片（C）

的微小骨折以及更全面评估关节腔内是否存在骨折。在股骨远端或胫骨近端骨折中，CT 可以帮助外科医生制定手术和治疗计划并能评估全膝关节置换术中疼痛患者股骨和胫骨轴线对位情况[33,34]。

超声

超声检查在诊断及治疗膝关节疾病中日渐普遍。部分临床医生在住院部和门诊常规使用超声进行检查。超声因其低成本、实时功能和可移动性而成为广泛应用的成像方式。在超声检查的同时可以进行体格检查也是其优势之一。超声波可以简单可靠地检测关节腔是否存在积液、腘窝囊肿（图 51-20）、股四头肌和髌腱是否断裂。有报道称关节腔积液增加 1 mm 也可以被超声探测到[35]。

核医学成像

核医学成像技术的敏感性较高，但特异性较低，它常用于检测骨重塑增加的区域。它需要结合临床和其他成像方式。采用静脉注射锝磷酸盐化合物作为显像剂。大约 50% 的显像剂由肾排出，其余的沉积在骨代谢增加区域。骨扫描显像通常在显像剂注射后 2 ～ 3 小时进行，因为这样的延迟显像软组织和骨骼才能有最大的对比，同时提供足够的光子计数[36]。

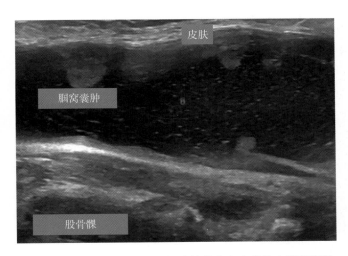

图 51-20 超声显示一位症状性膝骨关节炎患者的大腘窝囊肿，给予抽液和激素注射治疗

三相骨扫描能够检测出更多信息。这三相包括血流相、血池相及骨骼相。血流相检测区域性充血。有报道称这种技术有更高的特异性，可用于检测是否存在骨髓炎、骨坏死、应力性骨折和植入物松动[36]。在全膝关节置换术后 12 ～ 18 个月仍可以看到放射性核素摄取增加。假体周围放射性核素不对称分布提示假体松动或假体周围骨折（图 51-21）[37,38]。用 ^{99m}Tc

硫胶体显像剂标记白细胞可以帮助诊断感染，其敏感性为 80%，特异性为 100%[39]。

MRI

MRI 因其直观的多平面功能和优越的软组织对比性已经取代许多其他影像学方法。然而，MRI 不应该是评估髋关节和膝关节疼痛的初始成像方式，因为成本高且通常是不必要的。虽然传统的 X 线片依然是显示骨结构的金标准，但 MRI 却对关节软骨、交叉韧带、侧副韧带、髌腱、股四头肌腱和半月板显示图像更加清晰（图 51-22）。而且它对检测骨髓水肿（挫伤）、应力性骨折和肿块病变具有很高的敏感性。MRI 应用"两层接触"的原理在精确诊断半月板撕裂时提高了灵敏度和特异性。根据这个规则，如果发现有两个以上的 MR 影像提示异常，则考虑为半月板撕裂；如果只有一个 MR 影像提示异常，则考虑为半月板撕裂可能。利用快速自旋回波成像，对诊断内侧半月板撕裂的敏感性为 95%，特异性为 85%，而对外侧半月板撕裂则分别为 77% 和 89%。这相当于内侧半月板撕裂阳性预测值为 91% ～ 94%，而外侧半月板撕裂为 83% ～ 96%[40]。

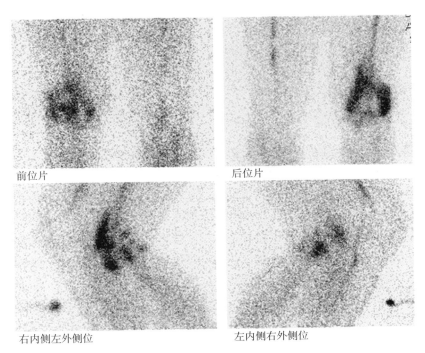

前位片   后位片

右内侧左外侧位   左内侧右外侧位

图 51-21 骨扫描显示全膝关节置换术后感染和假体松动时，股骨远端放射性核素摄取增加

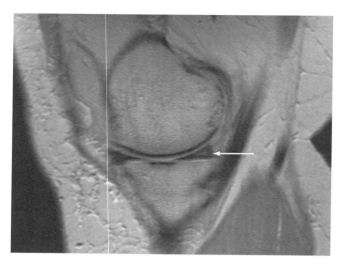

图 51-22　矢状位 MRI 显示线性信号改变一直延伸到半月板表面，提示内侧半月板后角撕裂（箭头所示）

膝痛鉴别诊断的常见疾病

一般疾病

虽然有许多疾病都可能累及膝关节，但只有少数疾病常见。在评估膝痛时，临床医生应熟悉这些疾病：骨关节炎、类风湿关节炎、炎性关节炎和血清阴性脊柱关节炎；半月板、韧带和肌腱撕裂；剥脱性骨软骨炎；骨软骨骨折；骨折；髋部牵涉痛（如青少年股骨头骨骺滑脱症）；血管性跛行；神经性跛行；复杂性区域性疼痛综合征；肉瘤；转移癌和感染。虽然感染不是原生髋关节或膝关节疼痛的常见原因，但它越来越多地被认为是髋关节和膝关节置换术后疼痛的原因[41]。

滑囊炎

髌前滑囊位于韧带和皮下脂肪之间，并从髌骨延伸至胫骨结节。当受到直接暴力打击或反复微创（如下跪）时，滑囊会出现炎症并充满液体。当患者患髌前滑囊炎时，会出现屈曲时膝前疼痛和膝前的波动性肿块。如果膝关节皮温增高、压痛和红斑，可以通过抽出关节积液检查来排除化脓性滑囊炎。鹅足滑囊位于胫骨近端内侧的半腱肌、缝匠肌、股薄肌之间，当它发生炎症时也可导致膝关节疼痛。

肿瘤

膝关节肿瘤往往在创伤后就医时发现。夜间痛、休息痛和有全身症状时需警惕肿瘤的可能。膝关节的良性肿瘤包括内生软骨瘤、色素绒毛结节性滑膜炎、骨软骨瘤病和巨细胞瘤。膝关节的恶性肿瘤包括但不限于转移癌、骨肉瘤、尤因肉瘤、软骨肉瘤和恶性纤维组织细胞瘤。

腘窝囊肿

腘窝囊肿也称贝克囊肿（Baker's cyst），是位于腘窝的一种充满了滑液的肿块。最常见的腘窝囊肿是由腓肠肌内侧头下方的黏液囊膨大而成。通常成人患者往往存在关节内部的病变（骨关节炎）。在儿童，囊肿可孤立存在，膝关节可正常。患者常出现间断性膝后痛[42]。腘窝囊肿可通过超声或 MRI 来诊断。治疗方案包括良性忽略、穿刺吸引术、手术切除，或通过膝关节置换术解决根本的病理改变（关节炎）。

髋痛

病史

临床医生在面对有髋痛主诉患者时，获得明确的病史是进行鉴别诊断的首要步骤。一般来说髋痛的鉴别诊断比膝痛需要考虑的因素更多，因为髋关节是腰骶和盆腔病变牵涉痛常累及的区域。详细全面地询问病史更能指导临床医生有的放矢地检查。

大多数存在髋关节病变的患者都有髋部疼痛，明确疼痛的确切位置很重要，因为髋痛可能会牵涉腹股沟、大腿外侧或臀部不适。腹股沟或大腿内侧疼痛最常由髋关节病变引起，是病变对滑囊和（或）滑膜产生刺激所致[43]。腰骶椎产生的疼痛可放射到臀部、大腿外侧[44]。大腿外侧疼痛可能缘于所谓的转子滑囊炎（通常是外展肌腱炎）。我们还要研究那些可以加剧或减轻疼痛的运动或姿势以及评价疼痛严重程度、频率和放射部位。由髋关节病变牵涉引起的膝痛很常见。发生髋痛需要鉴别的疾病还包括骨盆和大腿近端转移性或原发性肿瘤以及盆腔内脏器的病变，比如前列腺、精囊、疝气、卵巢、胃肠系统和血管系统的病变[45.46]。

全面了解患者的髋关节功能很重要，这有助于评估疾病的严重性并可能影响治疗。髋关节病变患者可能难以修剪脚趾甲、穿鞋袜以及上下楼梯。同时需要记录患者的步行耐受力和步行时是否需要使用辅助工具。Harris 髋评分和西安大略大学和麦克马斯特大学（Western Ontario and McMaster Universities, WOMAC）骨关节炎指数这两个功能等级评分表被广泛用于此类患者的髋关节功能评估[47,48]。

医生应询问患者年幼时所发生的任何髋关节疾病，如发育性疾病、股骨头骨骺滑脱症、Legg-Calvé-Perthes 病、小儿麻痹症和外伤，这些都可能导致成年后的骨关节病[49-51]。同时也应询问患者相应的治疗情况。

骨关节炎和炎性关节炎是导致髋痛的两种常见原因。一般来说，骨关节炎的疼痛在活动后加剧，休息后缓解。轻度髋关节炎不一定出现临床症状，但关节达到一定活动水平后将会出现症状。僵硬感（通常由滑膜炎造成）也是骨关节炎和炎性关节炎的一个共同主诉。如果充分休息后髋关节疼痛继续存在，则需考虑是否有潜在的炎症或感染，之前针对髋痛的任何治疗都应进一步商榷。

应记录患者对所有治疗的反应，包括使用非甾体抗炎药、营养支持药物（如软骨素和氨基葡萄糖）、物理治疗、皮质类固醇注射、局部麻醉剂注射、透明质酸注射、超声以及手术干预措施。最后，还应询问全身病史。医生还应考虑患者是否有酗酒史、神经肌肉疾病史、吸烟史，以及相关病史。

体格检查

髋痛患者的体格检查应从视诊开始。通过其行走姿势、从椅子上站起的困难程度以及行走速度来判断患者活动能力障碍程度。接下来，应对患者的脊椎、下肢力线以及双下肢长度进行总体评价。检查者站在患者背后，检查脊柱冠状面和矢状面是否有异常。要求患者触摸脚趾，驼背表明存在脊柱侧弯。任何脊柱的严重畸形都提示可能存在骨盆倾斜以及由此产生的长短腿。

然后，应检查双下肢在冠状位上是否对称。如果发现存在长短腿，可以使用上文提到的垫板来确定双下肢长度精确的差值。如果长短腿是因为腰骶部疾病导致的骨盆倾斜所致，垫上垫板可能无法使骨盆面呈水平状态。应注意髋部的手术疤痕。应进行所有骨性标志的触诊（髂嵴、髂前上棘、髂后上棘、坐骨结节、尾骨、棘突和大转子）（图51-23）。股骨颈位于髂前上棘下约三横指处。

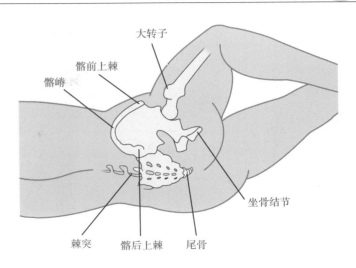

图 51-23　体格检查过程中触诊检查骨盆的骨性标志

应对步态进行基本评估。虽然步态分析是比较复杂的技术，但所有临床医生都应该会分析常见的异常步态。髋痛患者可表现为防痛步态。跛行的严重程度可分为轻度、中度和重度。轻度跛行仅可被经验丰富的检查者发现。中度跛行患者可自己发现。重度跛行显而易见，并对步速产生重大影响。导致跛行的常见原因包括疼痛和外展肌无力（臀中肌和臀小肌）；鉴别这两个病因是体格检查的重要部分。

外展肌功能障碍患者也可能有外展畸形或 Trendelenburg 征、倾斜[52]。患者为了代偿外展肌功能障碍，在病变关节负重时，病侧骨盆下降，改变身体重心，此时出现 Trendelenburg 步（图51-24）。如果患者出现 Trendelenburg 步，临床医生就要开始评估 Trendelenburg 征。检查者应站在患者背后进行检查。当患者单腿站立，健侧骨盆向不负重一侧下降，则为阳性。外展肌无力的原因有很多，其中包括臀中肌挛缩、髋内翻、骨折、发育异常、神经系统病变（如臀上神经损伤、神经根病、脊髓灰质炎、脊髓脊膜膨出和脊髓损伤），以及股骨头骨骺滑脱症。

令患者仰卧于检查台，通过记录髋关节前屈、后伸、内收、外展、伸展内旋、伸展外旋来评估双髋活动度。测量髋关节伸展度时，最好使患者处于俯卧位。正常活动度范围包括100°～135°的屈曲、15°～30°的伸展、0°～30°的内收、0°～40°的外展、0°～40°内旋和0°～60°的外旋。畸形（如股骨头骨骺滑脱症导致内旋受限）和晚期的骨关节炎常会导致活动受限。骨关节炎患者内旋和外展活动度是最先受影响的。滑膜炎患者运动时也可导致疼痛。可以通

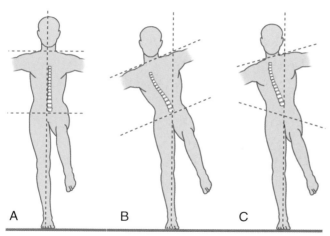

图 51-24 外展肌功能的体格检查。A. 正常单脚站立。B. Trendelenburg 倾斜阳性和 Trendelenburg 征阴性。C. Trendelenburg 倾斜阳性伴骨盆倾斜，并倾斜臀部来调整身体重心

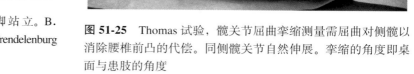

图 51-25 Thomas 试验，髋关节屈曲挛缩测量需屈曲对侧髋以消除腰椎前凸的代偿。同侧髋关节自然伸展。挛缩的角度即桌面与患肢的角度

过触诊明确疼痛部位。

一系列特异性体格检查可以评估肌肉的细微挛缩和运动受限程度。中重度髋关节病变患者都存在髋关节屈曲挛缩，并且可用 Thomas 试验量化屈曲痉挛程度（图 51-25）[53]。这个试验是使患者仰卧，健侧大腿紧贴胸壁，使得脊柱与床面平行，评估患侧髋关节是否可放平。如果患者无法放平髋关节，则患肢与床面的角度为其屈曲畸形的度数。Ober 试验是评估髂胫束是否挛缩。患者健侧卧位，检查者帮助固定骨盆保持伸展位，屈膝 90°，大腿由屈曲慢慢伸直，如果髋关节仍处于屈曲状态则提示髂胫束痉挛。Ely 试验可检查是否存在股直肌紧张。患者取俯卧位，使膝关节被动弯曲，如果股直肌紧张，则同侧髋关节自动屈曲。如股直肌正常，则髋关节仍与床面保持平行。

患者偶尔会主诉髋关节弹响。虽然临床医生不能重现弹响，但可以通过弯曲和内旋髋关节来证明这一点。导致髋弹响的关节外病变包括增厚的髂胫束在大转子上弹响、髂腰肌腱在髂耻隆突处滑动、股二头肌长头在坐骨结节处研磨、髂股韧带在股骨头处研磨。而导致弹响髋综合征的关节内病变包括游离体和大盂唇撕裂。

测量患者双下肢长度差值除了站立位使用踏脚垫板计量，也可以在仰卧位测量（图 51-26）。双下肢的外观长度是从脐至内踝的距离。真正的双下肢长度是髂前上棘至内踝的距离。骨盆倾斜和髋关节外展／内收畸形会导致明显的长短脚。

髋痛的鉴别诊断应包括骶髂关节疾病。虽然诊断骶髂关节疾病有很多刺激试验，但 FABER（屈曲、外展和外旋）试验（亦称 Patrick 试验）可以帮助区分髋关节病变和骶髂关节病变。患者取仰卧位，临床医生将髋关节置于屈曲、外展和外旋位，再将屈曲的膝关节和对侧髂前上棘同时朝向地面往下按压。如患者出现臀部疼痛，则表示存在骶髂关节疾病，如出现腹股沟疼痛，则为髋关节病变。如果提示可能存在骶髂关节病变，则建议联合其他多种刺激试验来鉴别。如有以下三个或三个以上阳性体征，则疼痛可能由骶髂关节病变引起：分离试验、屈髋抽屉试验、挤压试验、推骶试验、Gaenslen 试验和 FABER 试验[54,55]。

现在越来越多的人注意到以前未被重视的髋臼盂唇也是髋关节疼痛的病因。因为髋臼盂唇撕裂的临床表现不一，所以常导致诊断延迟。患者在被确诊前有很多可能性。在包括 66 名关节镜证实的盂唇撕裂患者的系列研究中，92% 的患者主诉腹股沟疼痛，91% 主诉与活动相关的疼痛，71% 主诉夜间疼痛，86% 描述疼痛为中度至重度，95% 撞击征阳性。作者建议，对于年轻好动诉有腹股沟痛伴或不伴创伤史的患者，需考虑髋臼盂唇撕裂可能[56]。撞击试验阳性有助于明确诊断。如果患者在髋关节屈曲、内收、内旋时诉有腹股沟疼痛，则为阳性体征。在六项研究中该检查的阳性预测值范围为 0.91 ～ 1.00[57-62]。

髋、膝关节肌肉骨骼的体格检查完成后，需进行

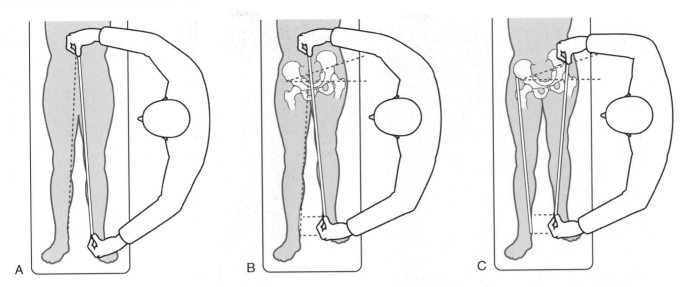

图 51-26 下肢长度的测量。A．双下肢外观长度是从脐至内踝的距离。B．骨盆倾斜造成明显长短脚。C．双下肢真正的长度是从髂前上棘至内踝的距离

全面的神经系统检查。包括对股、腘、足背、胫后动脉等触诊或进行多普勒检查。还应对下肢肌群肌力通过等距对抗运动进行测试，5 分为正常肌力，4 分为能对抗重力和部分外力达到充分活动度，3 分为仅能对抗重力，2 分为不能对抗重力，1 分为仅有肌肉收缩，无关节运动，0 分为无任何收缩。下肢感觉评估包括在皮区分布范围轻触和（或）针刺皮肤进行感觉定位。检查者还需检查髌反射和踝反射是否正常，以及是否存在异常阵挛和 Babinski 征阳性。

影像学检查

常规 X 线片

X 线片仍然是诊断髋关节病变的主要影像方法。所有其他成像方法应被视为 X 线片的补充。标准摄片包括骨盆 AP 位片（图 51-27）、髋关节 AP 位片（图 51-28）、蛙式侧位片和水平线束侧位片。蛙式侧位片可检查股骨近端侧面，对诊断股骨头塌陷（见于骨坏死）很有帮助（图 51-29）。还有许多其他髋关节的特殊 X 线片，其中包括 Judet 45° 斜位片和假侧位片。Judet 片可以清楚看到前柱（闭孔斜位）和后柱（髂骨斜位）。假侧位片在髋臼发育不良病例中可以检查髋臼发育情况。髋关节发育不良很常见，在转诊至骨科医生前不建议常规拍摄这些特殊的 X 线片

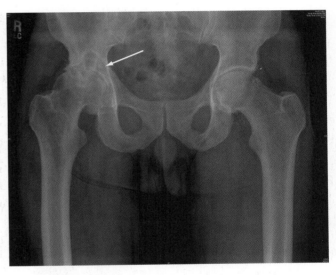

图 51-27 骨关节炎的骨盆 AP 位片显示髋关节间隙狭窄、囊性变和骨赘增生

（图 51-30）。

CT

CT 可用于检查髋臼骨折、髋臼骨不连、股骨头骨折、股骨颈微骨折、肿瘤以及全髋关节翻修术前股骨假体位置的确定。由于 CT 对软组织的对比度有限，所以在检查髋关节周围软组织时，MRI 在很大程度上取代了 CT。

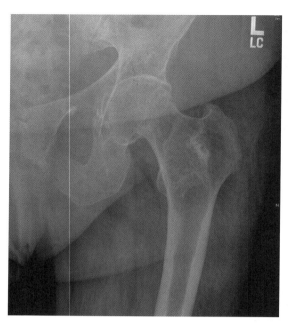

图 51-28　类风湿关节炎髋关节 AP 位片显示向心性关节间隙狭窄、无明显骨赘形成和关节周围骨质疏松

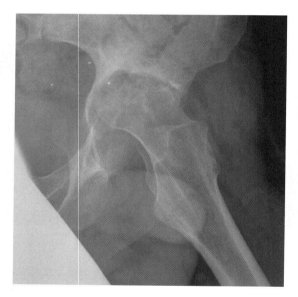

图 51-29　股骨头坏死蛙式侧位片显示股骨头塌陷

核医学成像

骨扫描在髋关节病变中的作用与其在膝痛中的检查作用类似。因为缺乏特异性，骨扫描始终需要结合其他成像方法来评估病情（图 51-31）。

MRI

MRI 可以清楚显示髋关节周围软组织的所有细节。MRI 目前常用于骨坏死、盂唇病变、肿瘤、积

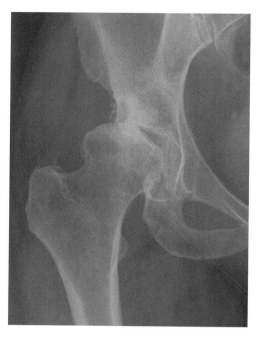

图 51-30　髋关节 AP 位片显示髋关节发育不良继发的骨关节炎，特征是股骨头在髋臼中包容欠佳，髋臼侧缘上倾

液、滑膜炎、游离体、肌腱炎、髋关节一过性骨质疏松症、隐匿性股骨颈骨折、骨髓水肿、臀中肌腱撕脱伤和神经损伤的诊断。髋关节 MRI 对确诊全髋关节置换术后臀中肌腱撕脱伤（图 51-32）和盂唇撕裂很有帮助。一项研究显示，MRI 对盂唇撕裂具有 92% 的敏感性[63]。对软骨使用钆增强磁共振延迟成像，是检测髋关节早期关节炎的一种技术，现在临床常用于诊治髋关节发育不良[64]。尽管 MRI 有强大的诊断价值，但它能提示的骨病种类有限。因此，常规 X 线片依然是筛选髋关节病变的首选方式。

超声

超声检查普遍用于髋关节疾病的诊断和治疗。一些临床医生在门诊常规使用超声进行检查。常见的髋关节疾病包括骨关节炎、化脓性关节炎（图 51-33）、髂腰肌腱炎、金属对金属的人工全髋关节置换术后局部不良组织反应，通常在超声引导下注射和（或）抽液。

髋关节造影

髋关节造影可用于股骨大转子臀中肌腱撕脱伤、髋关节病变与腰骶病变的鉴别。在一项研究中，经髋关节镜下证实，关节内麻醉药注射造影预测关节内病

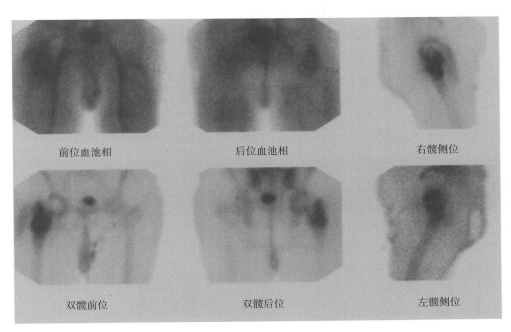

图 51-31 骨扫描显示股骨近端造影剂摄取增加。骨水泥型全髋关节置换术后一年，患者主诉与活动相关的大腿疼痛病史。根据病史、体格检查及常规 X 线片，考虑骨整合失败。术中发现股骨假体严重松动

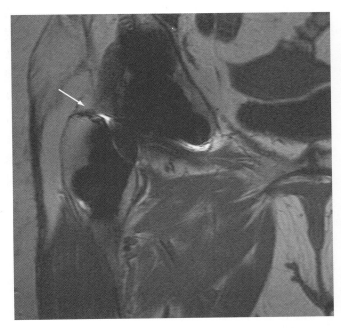

图 51-32 冠状面短 tau 反转恢复 MRI 成像显示臀中肌腱从股骨大转子止点处完全撕裂。注意信号的改变沿着大转子的外侧面，与关节囊内臀中肌腱的位置相符

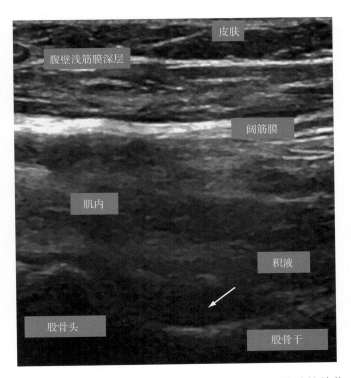

图 51-33 9 岁女性患儿，临床考虑毒性滑膜炎或化脓性关节炎，超声显示髋关节少量积液。对侧无症状的髋关节超声检查显示类似的关节腔积液，不支持化脓性关节炎

变的准确度达到 90%[65]。髋关节麻醉药注射造影对髋关节置换术后并发髋和腰椎骨关节炎患者疼痛缓解，具有 95% 的阳性预测值和 67% 的阴性预测值[66]。

髋痛鉴别诊断的常见疾病

　　髋痛的病因很多，详细讨论髋痛常见原因超出了本章范围。髋痛的鉴别诊断应包括骨关节病（最常由发育不良、Legg-Calvé-Perthes 病或股骨头骨骺滑脱症引起）、炎性关节炎、骨坏死、骨折（髋臼、股骨头、股骨颈、股骨、转子间或转子下）、转子滑囊炎、股骨髋臼撞击综合征、髋臼唇撕裂、近端股骨一过性骨质疏松症、感染、弹响髋综合征、耻骨炎、肿瘤（骨肉瘤、软骨肉瘤、色素绒毛结节性滑膜炎、骨软骨瘤病、恶性纤维组织细胞瘤或转移癌）、腹股沟疝或牵涉痛（腰骶椎、骶髂关节、前列腺、精囊、子宫、卵巢或下消化道）。通过详细采集病史、全面进行肌肉骨骼及神经血管系统体格检查并获取适当的影像学资料，可以有效缩小鉴别诊断的范围。

 Full references for this chapter can be found on ExpertConsult.com.

参考文献

1. Mallen CD, Peat G, Thomas E, et al.: Is chronic musculoskeletal pain in adulthood related to factors at birth? A population-based case-control study of young adults, *Eur J Epidemiol* 21:237–243, 2006.
2. Peat G, McCarney R, Croft P: Knee pain and osteoarthritis in older adults: a review of community burden and current use of primary health care, *Ann Rheum Dis* 60:91–97, 2001.
3. Kurtz SM, Ong KL, Lau E, et al.: Impact of the economic downturn on total joint replacement demand in the United States: updated projections to 2021, *J Bone Joint Surg* 96(8):624–630, 2014.
4. Ong KL, Mowat FS, Chan N, et al.: Economic burden of revision hip and knee arthroplasty in Medicare enrollees, *Clin Orthop Relat Res* 446:22–28, 2006.
5. Aoyagi K, Ross PD, Huang C, et al.: Prevalence of joint pain is higher among women in rural Japan than urban Japanese-American women in Hawaii, *Ann Rheum Dis* 58:315–319, 1999.
6. Jacobsen S, Sonne-Holm S, Soballe K, et al.: Radiographic case definitions and prevalence of osteoarthrosis of the hip: a survey of 4,151 subjects in the Osteoarthritis Substudy of the Copenhagen City Heart Study, *Acta Orthop Scand* 75:713–720, 2004.
7. Helme RD, Gibson SJ: The epidemiology of pain in elderly people, *Clin Geriatr Med* 17:417–431, 2001.
8. Chen J, Devine A, Dick IM, et al.: Prevalence of lower extremity pain and its association with functionality and quality of life in elderly women in Australia, *J Rheumatol* 30:2689–2693, 2003.
9. Felson DT: Epidemiology of hip and knee osteoarthritis, *Epidemiol Rev* 10:1–28, 1988.
10. Felson DT: An update on the pathogenesis and epidemiology of osteoarthritis, *Radiol Clin North Am* 42:1–9, 2004. v.
11. Felson DT, Nevitt MC: Epidemiologic studies for osteoarthritis: new versus conventional study design approaches, *Rheum Dis Clin North Am* 30:783–797, 2004. vii.
12. Gelber AC, Hochberg MC, Mead LA, et al.: Joint injury in young adults and risk for subsequent knee and hip osteoarthritis, *Ann Intern Med* 133:321–328, 2000.
13. Horvath G, Than P, Bellyei A, et al.: Prevalence of musculoskeletal symptoms in adulthood and adolescence (survey conducted in the Southern Transdanubian region in a representative sample of 10.000 people), *Orv Hetil* 147:351–356, 2006.
14. Leveille SG, Zhang Y, McMullen W, et al.: Sex differences in musculoskeletal pain in older adults, *Pain* 116:332–338, 2005.
15. Zeng QY, et al.: Low prevalence of knee and back pain in southeast China; the Shantou COPCORD study, *J Rheumatol* 31:2439–2443, 2004.
16. Butler DL, Noyes FR, Grood ES: Ligamentous restraints to anterior-posterior drawer in the human knee. A biomechanical study, *J Bone Joint Surg Am* 62:259–270, 1980.
17. O'Donoghue DH: Surgical treatment of fresh injuries to the major ligaments of the knee, *J Bone Joint Surg Am* 32A:721–738, 1950.
18. Griffin LY, et al.: Noncontact anterior cruciate ligament injuries: risk factors and prevention strategies, *J Am Acad Orthop Surg* 8:141–150, 2000.
19. Torg JS, Conrad W, Kalen V: Clinical diagnosis of anterior cruciate ligament instability in the athlete, *Am J Sports Med* 4:84–93, 1976.
20. Bach Jr BR, Warren RF, Wickiewicz TL: The pivot shift phenomenon: results and description of a modified clinical test for anterior cruciate ligament insufficiency, *Am J Sports Med* 16:571–576, 1988.
21. Noyes FR, Grood ES, Cummings JF, et al.: An analysis of the pivot shift phenomenon. The knee motions and subluxations induced by different examiners, *Am J Sports Med* 19:148–155, 1991.
22. Harner CD, Hoher J: Evaluation and treatment of posterior cruciate ligament injuries, *Am J Sports Med* 26:471–482, 1998.
23. Harner CD, Xerogeanes JW, Livesay GA, et al.: The human posterior cruciate ligament complex: an interdisciplinary study. Ligament morphology and biomechanical evaluation, *Am J Sports Med* 23:736–745, 1995.
24. Fanelli GC: Posterior cruciate ligament injuries in trauma patients, *Arthroscopy* 9:291–294, 1993.
25. Watanabe Y, Moriya H, Takahashi K, et al.: Functional anatomy of the posterolateral structures of the knee, *Arthroscopy* 9:57–62, 1993.
26. Andrews JR, Norwood Jr LA, Cross MJ: The double bucket handle tear of the medial meniscus, *J Sports Med* 3:232–237, 1975.
27. McMurray T: The semilunar cartilages, *Br J Surg* 29:407, 1941.
28. Apley A: The diagnosis of meniscus injuries: some new clinical methods, *J Bone Joint Surg Br* 29:78, 1929.
29. Dobbs RE, Hanssen AD, Lewallen DG, et al.: Quadriceps tendon rupture after total knee arthroplasty. Prevalence, complications, and outcomes, *J Bone Joint Surg Am* 87:37–45, 2005.
30. Fredericson M, Yoon K: Physical examination and patellofemoral pain syndrome, *Am J Phys Med Rehabil* 85:234–243, 2006.
31. Merchant AC: Classification of patellofemoral disorders, *Arthroscopy* 4:235–240, 1988.
32. Messieh SS, Fowler PJ, Munro T: Anteroposterior radiographs of the osteoarthritic knee, *J Bone Joint Surg Br* 72:639–640, 1990.
33. Barrack RL, Schrader T, Bertot AJ, et al.: Component rotation and anterior knee pain after total knee arthroplasty, *Clin Orthop Relat Res* 392:46–55, 2001.
34. Berger RA, Rubash HE: Rotational instability and malrotation after total knee arthroplasty, *Orthop Clin North Am* 32:639–647, 2001.
35. van Holsbeeck M, Introcaso JH: Musculoskeletal ultrasonography, *Radiol Clin North Am* 30:907–925, 1992.
36. Palmer EL, Scott SA, Strauss HW: Bone imaging. In Palmer EL, Scott JA, Strauss HW, editors: *Practical nuclear medicine*, Philadelphia, 1992, WB Saunders, pp 121–183.
37. Duus BR, Boeckstyns M, Kjaer L, et al.: Radionuclide scanning after total knee replacement: correlation with pain and radiolucent lines. A prospective study, *Invest Radiol* 22:891–894, 1987.
38. Kantor SG, Schneider R, Insall JN, et al.: Radionuclide imaging of asymptomatic versus symptomatic total knee arthroplasties, *Clin Orthop Relat Res* 260:118–123, 1990.
39. Palestro CJ, Swyer AJ, Kim CK, et al.: Infected knee prosthesis: diagnosis with In-111 leukocyte, Tc-99m sulfur colloid, and Tc-99m MDP imaging, *Radiology* 179:645–648, 1991.
40. De Smet AA, Tuite MJ: Use of the "two-slice-touch" rule for the MRI diagnosis of meniscal tears, *AJR Am J Roentgenol* 187:911–914, 2006.
41. Parvizi J, Gerhke T, et al.: International consensus meeting on musculoskeletal infection, *J Orthop Res* 37(5):2019, 2018.

42. Fritschy D, Fasel J, Imbert JC, et al.: The popliteal cyst, *Knee Surg Sports Traumatol Arthrosc* 14:623–628, 2006.

43. Kellgren JH, Samuel EP: The sensitivity and innervation of the articular capsule, *J Bone Joint Surg Br* 32:84, 1950.

44. Offierski CM, MacNab I: Hip-spine syndrome, *Spine* 8:316–321, 1983.

45. Dewolfe VG, Lefevre FA, Humphries AW, et al.: Intermittent claudication of the hip and the syndrome of chronic aorto-iliac thrombosis, *Circulation* 9:1–16, 1954.

46. Leriche R, Morel A: The syndrome of thrombotic obliteration of the aortic bifurcation, *Am Surg* 127:193, 1948.

47. Bellamy N, Buchanan WW, Goldsmith CH, et al.: Validation study of WOMAC: a health status instrument for measuring clinically important patient relevant outcomes to antirheumatic drug therapy in patients with osteoarthritis of the hip or knee, *J Rheumatol* 15:1833–1840, 1988.

48. Harris WH: Traumatic arthritis of the hip after dislocation and acetabular fractures: treatment by mold arthroplasty. An end-result study using a new method of result evaluation, *J Bone Joint Surg Am* 51:737–755, 1969.

49. Harris WH: Etiology of osteoarthritis of the hip, *Clin Orthop Relat Res* 213:20–33, 1986.

50. Millis MB, Murphy SB, Poss R: Osteotomies about the hip for the prevention and treatment of osteoarthrosis, *Instr Course Lect* 45:209–226, 1996.

51. Millis MB, Poss R, Murphy SB: Osteotomies of the hip in the prevention and treatment of osteoarthritis, *Instr Course Lect* 41:145–154, 1992.

52. Trendelenburg F: Trendelenburg's Test: 1895, *Dtsch Med Wschr (RSM translation)* 21:21–24, 1895.

53. Thomas H: *Hip, knee and ankle*, Dobbs, 1976, Liverpool.

54. Laslett M: Pain provocation tests for diagnosis of sacroiliac joint pain, *Aust J Physiother* 52:229, 2006.

55. Laslett M, Aprill CN, McDonald B: Provocation sacroiliac joint tests have validity in the diagnosis of sacroiliac joint pain. *Arch Phys Med Rehabil* 87:874, author reply 874–875, 2006.

56. Burnett RS, Della Rocca GJ, Prather H, et al.: Clinical presentation of patients with tears of the acetabular labrum, *J Bone Joint Surg Am* 88:1448–1457, 2006.

57. Beaule P, Zaragoza E, Motamedi K, et al.: Three-dimensional computed tomography of the hip in the assessment of femoracetabular impingement, *J Orthop Res* 23:1286–1292, 2005.

58. Beck M, Leunig M, Parvizi J, et al.: Anterior femoroacetabular impingement. Part II. Midterm results of surgical treatment, *Clin Orthop* 418:67–73, 2004.

59. Burnett RSJ, Della Rocca GJ, Prather H, et al.: Clinical presentation of patients with tears of the acetabular labrum, *J Bone Joint Surg* 88A:1448–1457, 2006.

60. Ito K, Leunig M, Ganz R: Histopathologic features of the acetabular labrum in femoroacetabular impingement, *Clin Orthop* 429:262–271, 2004.

61. Kassarjian A, Yoon LS, Belzile E, et al.: Triad of MR arthrographic findings in patients with cam-type femoroacetabular impingement, *Radiology* 236:588–592, 2005.

62. Keeney JA, Peelle MW, Jackson J, et al.: Magnetic resonance arthrography versus arthroscopy in the evaluation of articular hip pathology, *Clin Orthop* 429:163–169, 2004.

63. Toomayan GA, Holman WR, Major NM, et al.: Sensitivity of MR arthrography in the evaluation of acetabular labral tears, *AJR Am J Roentgenol* 186:449–453, 2006.

64. Cunningham T, Jessel R, Zurakowski D, et al.: Delayed gadolinium-enhanced magnetic resonance imaging of cartilage to predict early failure of Bernese periacetabular osteotomy for hip dysplasia, *J Bone Joint Surg Am* 88:1540–1548, 2006.

65. Byrd JW, Jones KS: Diagnostic accuracy of clinical assessment, magnetic resonance imaging, magnetic resonance arthrography, and intra-articular injection in hip arthroscopy patients, *Am J Sports Med* 32:1668–1674, 2004.

66. Illgen 2nd RL, Honkamp NJ, Weisman MH, et al.: The diagnostic and predictive value of hip anesthetic arthrograms in selected patients before total hip arthroplasty, *J Arthroplasty* 21:724–730, 2006.

第 52 章

足和踝痛

原著 CHRISTOPHER P. CHIODO, MARK D. PRICE, ADAM P. SANGEORZAN

刘　蕊 译　张缪佳 校

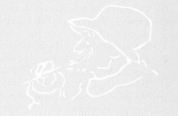

关键点

- 足和踝痛的鉴别诊断非常广泛，按解剖区域定位症状可帮助缩小范围。
- 足与踝的大部分结构紧贴皮下，查体时易触及。
- 除药物治疗外，有效的非手术治疗方法包括：支架、矫正鞋、矫形器以及物理治疗。
- 足部及踝部常见外科手术包括：关节融合术、关节置换术、矫形截骨术、截骨术、肌腱清理术及转位术、滑膜切除术。患者的意愿及软组织的完整性是手术时需考虑的重要因素。
- 药物治疗的进展让许多以前需要踝关节融合术治疗的炎性关节炎患者得以保留关节功能。

引言

　　足和踝痛是引起运动功能及平衡功能障碍的独立危险因素，它还会增加患者的跌倒风险，并引起日常生活能力受限 [1-5]。约有 1/5 的中老年人有足及踝痛的症状。1/3 ～ 1/2 的患者会出现日常生活能力受限，但除了类风湿关节炎患者外很少会致残。足及踝痛多见于女性，这与女性的穿鞋习惯有关。足和踝痛的鉴别诊断非常广泛，包括肌腱、韧带、肌肉、骨、关节、关节周围结构、神经以及血管等病变引起的疼痛及牵涉痛（表 52-1）。足和踝痛最常见的病因是骨关节炎（osteoarthritis，OA）。尽管 OA 是最常见的关节疾病，但发病机制仍不明。足及踝的 OA 由关节软骨损伤及缺失所导致，这可进一步引起足和踝关节的

局部炎症、僵硬、疼痛、肿胀、畸形，并导致行走和站立等关节功能受限。骨赘可引起机械性损伤加重疼痛。足部骨关节炎主要累及大拇趾、中足及踝关节。疾病的早期关节疼痛仅出现在关节活动的起始阶段和结束后，随着病情进展，逐渐出现持续性疼痛，甚至静息痛。

　　踝关节是日常生活、运动、特别是跑步过程中承受巨大压力的复杂关节，同时也是最常见的损伤关节，常有扭伤、骨折及软骨损伤。各种因素可导致踝关节出现退行性变，尽管这种风险低于膝关节、髋关节等负重关节。如果没有明确的病因，踝关节很少出现关节炎症病变。踝关节 OA 最常见的病因是外伤，也可因骨折、韧带损伤导致的关节不稳定所致。引起踝关节 OA 的其他原因还有足部力学异常（如扁平足和足弓过高），偶尔也见于全身性疾病，如血色病。

　　新诊断的类风湿关节炎（rheumatoid arthritis，RA）患者有 15% ～ 20% 主诉有足和踝关节的疼痛 [6]。已诊断的 RA 患者，足和踝关节受累的概率在 90% 以上 [7]。类风湿关节炎患者足与踝关节疼痛的诊断评估首先需要采集详尽的病史和进行细致的体格检查。症状发生的部位、起病的缓急与持续时间有助于诊断疾病并指导下一步治疗。X 线片以及其他先进的影像学检查为评估足和踝关节的病变提供帮助。

　　RA 足和踝关节疾病的治疗目标在于镇痛和保护关节功能，尤其是保持患者的行走功能。首先给予非手术治疗，包括药物治疗、理疗、穿矫正鞋、矫形器和支具。这些方法能大大缓解患者的疼痛。对病情顽固、反复发作的患者，必要时行手术治疗。常见手术包括：关节固定术（arthrodesis）或称关节融合术（joint fusion），关节成形术（arthroplasty）或称关节

表 52-1　足痛和踝痛的鉴别诊断
肌腱、韧带和肌肉
踝关节或足部韧带撕裂或劳损
韧带损伤引起的慢性关节不稳定
韧带撕裂和（或）肥厚所致的关节撞击
跗骨窦综合征
跟腱炎
跟腱断裂
足底筋膜炎
胫骨后肌腱功能障碍（通常为成年后天性平足）
拇长屈肌功能障碍
胫前肌腱撕裂
腓骨短肌腱断裂
骨
踝关节或足部的急性骨折
应力性骨折
Freiberg 骨折（第二跖骨头骨坏死）
距骨和舟状骨坏死
籽骨炎
跖骨负载过重（跖骨痛）
关节
骨关节炎
痛风
类风湿关节炎
其他炎性关节炎
Charcot 神经性关节病
距骨骨软骨损伤
关节撞击（骨、滑膜炎或韧带肥大）
爪状趾和锤状趾畸形
拇僵直
神经压迫
跗管综合征
前跗骨综合征（踝关节浅筋膜下腓深神经受累）
Morton 神经瘤
血管
血管炎
动脉粥样硬化
骨筋膜室综合征
神经性和牵涉性疼痛
神经病变
脊髓炎
疼痛综合征

Courtesy of Dr. George Raj，No Surgical Spine and Joint Clinic，PS，Bellingham，Wash.

置换术（joint replacement），矫形截骨术（corrective osteotomy），截骨术（ostectomy），关节、肌腱滑膜切除术（synovectomy，joint or tendon）。

功能解剖学及生物力学

踝关节或胫距关节构成了足［距骨（talus）］和小腿［胫骨（tibia）和腓骨（fibula）］之间的连接。最基础的运动是矢状面的跖屈和背屈，远端胫、腓骨之间的关节可以围绕轴面、横断面或水平面进行小范围的内旋和外旋运动。

足大致可分为三个解剖区域：前足、中足和后足。前足包括趾骨、跖骨、跖趾（metatarsophalangeal，MTP）关节和趾间关节（interphalangeal，IP）。跗跖（tarsometatarsal，TMT）关节连接前足和中足，它包括三块楔形骨、一块舟状骨以及一块骰状骨。位于踝以下的后足由距骨和跟骨组成，其关节包括跟距关节、距舟关节以及跟骰关节。

前足和中足的运动功能主要是矢状面上的跖屈和背屈，冠状面上的被动前旋和后旋，以及轴面上的内收和外展。足跟的运动功能主要包括冠状面的内翻和外翻，轴面的内旋和外旋以及矢状面的跖屈和背屈。

了解这些解剖分区非常重要，因为影像学检查常显示 RA 多关节病变。熟练掌握局部解剖结构有助于正确诊断及制定诊疗计划。

诊断评估

体格检查

足和踝的全面体检应从患者进入检查室时的步态分析开始。正常人的步态分成两相。其中，站立相是步态周期的负重部分，从足跟触地、至全足着地、直至脚尖离地，大约构成了步态周期的 60%；而摆动相从趾尖离地至足跟落地，占步态周期的 40%。

防痛步态（antalgic gait）表现为患者常缩短患肢的站立相，试图将身体重量快速移动到无疼痛的肢体。除这种防痛步态外，足与踝的疼痛导致患者尽量避免使疼痛部位接触地面。站立相的另一个问题是足底内侧纵弓的动态塌陷，在全足触地及趾尖离地时更加明显。

在摆动相，患者可出现跨阈步态（steppage

gait），特征是髋关节和膝关节的过度屈曲，让下垂足可以离开地面。胫骨前肌腱引导踝关节背屈，其磨损断裂是 RA 患者出现"跨阈步态"的原因。

步态分析后，嘱患者取坐位和站立位，视诊其足和踝。受累关节常见肿胀（如踝关节和跟距关节）。注意检查患者关节畸形，RA 患者足和踝部常见畸形包括拇外翻或拇滑囊肿（图 52-1）、锤状趾及扁平足（其特性为足跟外翻和前足外展）。在受压、畸形或脂肪垫萎缩的部位常形成胼胝。类风湿结节（rheumatoid nodule）可出现在足的任何部位，更常见于反复磨损的部位（如鞋子较紧而反复刺激受压的部位）。同样，反复磨损或受压的部位易发生溃烂。最后，注意观察鞋子的形状，据 Hoppenfeld[8] 观察，"变形的脚会使好鞋子也变形，事实上，很多情况下，鞋子的形状是特定疾病的真实写照"。

足和踝的视诊之后，医生进行关节的运动功能分析。踝关节被动运动时背屈正常值为 10°～20°，跖屈正常值为 40°～50°，正常足跟内翻和外翻大约为 20° 和 10°，第一跖趾关节的跖屈大约为 45°，背伸范围则在 70°～90°。在临床体格检查时数值有时会与标准值有所偏差。

下一步进行足和踝关节的全面触诊。由于足背和踝关节较少有肌肉组织覆盖，骨与肌腱紧贴于皮下，触诊能获得大量有用信息。按足和踝部解剖结构（包括前足、中足、足跟以及内、外踝）触诊对诊断非常有价值。

前足，趾（大拇趾）根部可触及第 1 跖骨头和跖趾关节，从内侧观似"球形"。随后从大到小依次触诊 2～5 趾的跖骨头和跖趾关节。RA 患者触诊常发现有压痛、滑膜炎及滑囊肿胀。向背侧轻轻翻转第 2、3 足趾，常可发现第 2 或第 3 跖趾关节因跖侧关节囊变薄导致矢状面不稳定。

后足，跟骨较容易触诊，其他部分可逐一触诊。RA 患者常需要关注有无应力性骨折。跟骨后方压痛提示跟腱炎（achilles tendinitis）；内侧结节（触及内侧跟骨表面）疼痛提示足底筋膜炎（plantar fasciitis）；后足部跗骨窦（位于腓骨小头的前外侧）触痛提示有距跟关节病变。此外，后内侧压痛提示可能是继发性腱鞘炎（tenosynovitis）、胫后肌腱炎（posterior tibial tendinosis）和跗管综合征（tarsal tunnel syndrome）（常继发于邻近腱鞘炎）。

踝关节，沿踝关节前关节线的压痛则常提示有踝关节病变，包括关节炎、滑膜炎（synovitis）、撞击征和骨软骨缺损（osteochondral defect，OCD）。相反，踝关节深后方疼痛不一定与压痛平行，常提示来自距后三角骨的 OCD 或撞击。

以上关节病变与相关解剖部位的详细描述见表 52-2。

影像学检查

尽管有大量先进的影像学检查方法，如 MRI、CT，X 线片仍然是评估足和踝关节病变的主要检查手段。应尽可能及时检查负重位关节片，非负重位关节片常不能显示关节间隙狭窄和畸形。标准影像学检查应包括负重位的前后位、侧位、斜位足片，以及前后位、踝榫位及侧位踝关节片。RA 患者 X 线片甚至可以发现关节侵蚀和骨量减少。

MRI 可提供可靠的软组织结构影像，并能有效地评估类风湿足和踝关节。在类风湿关节炎早期阶段，MRI 可以看到诸如滑膜炎、腱鞘炎、关节周围水肿及滑囊炎这样的疾病标志[9]。而且，MRI 有助于评估疾病进程和关节受累范围，亦可鉴别肌腱破裂和肌腱炎（肌腱端病）（图 52-2）。

CT[10] 及核素扫描[11] 也常用于足和踝关节疼痛的评估，这两种方法对关节炎和关节融合手术后的随

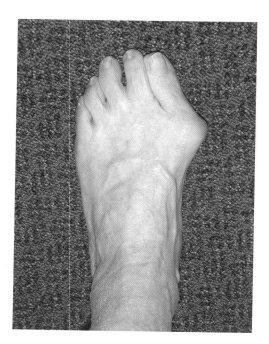

图 52-1　拇外翻的临床照片

表 52-2	按解剖部位鉴别诊断足和踝痛
部位	病理、功能障碍
前足	关节炎、滑膜炎 拇外翻 爪状趾和锤状趾 Morton 神经瘤 跖趾关节炎、滑膜炎、不稳定 第二跖骨头骨坏死（Freiberg 骨坏死）
中足	关节炎、滑膜炎，应力性骨折、骨坏死（舟状骨）
后足	关节炎、滑膜炎 拇外翻 应力性骨折 足底筋膜炎
前踝	关节炎，滑膜炎，撞击，骨软骨损伤
中踝	骨软骨损伤 应力性骨折
后踝	跟腱炎、跟腱变性 跟骨后滑囊炎 踝关节扭伤 应力性骨折
后外侧踝	腓骨肌腱炎，肌腱撕裂和不稳
后中踝	胫后肌腱炎、功能障碍 拇长屈肌、趾长屈肌肌腱炎 跗管综合征

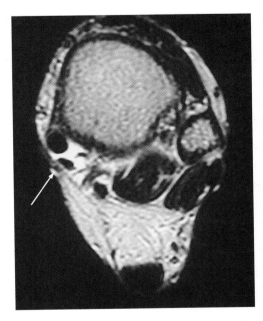

图 52-2　踝部轴位 MRI 显示胫后肌腱退变和滑膜炎（箭头所示）

访评估很有帮助。关节超声检查目前在各医疗中心越来越普及，尤其常用于检查跟腱完整性。关节超声无辐射，在诊室即可进行，然而检查结果在很大程度上依赖于操作者的技术，存在如何减少人工误差的问题，而且一些重要的标记在超声上不能很好地成像，无法成像足和踝的全部结构，因而超声检查很少作为术前检查手段[12]。

对于 RA 足踝痛，麻醉关节造影术（anesthetic arthrogram）可以作为一种极其重要的辅助检查手段。由于足、踝关节结构既复杂又狭窄，且 RA 患者多关节、肌腱受累的特征，有时很难定位疼痛关节，也很难明确是否为关节疼痛。麻醉关节造影术是将一种由类固醇激素、麻醉剂和造影剂组成的混合物，在 X 线的引导下注入关节腔。这样，临床医生就能更加精确判定被注射关节是否为引起疼痛的主要关节。由于足和踝关节的多个关节腔紧密贴近，且可以同时受累，因此，麻醉造影术对足和踝痛更有价值[13]。

踝痛的鉴别诊断

从诊断角度，解剖部位有助于临床医生对踝痛进行分类。这种分类法适用于任何形式的踝痛或足痛，在 RA 中则有助于与其他非炎性关节病鉴别诊断，以及制定药物治疗方案。

前踝痛

无论是否为 RA 患者，前踝痛通常是关节病变所致，首先踝关节前端无骨突保护，紧贴皮下，且前伸肌肌腱不易发生肌腱炎或肌腱退行性改变。

早期 RA 患者滑膜炎能引起踝关节前侧关节线疼痛、肿胀、压痛，临床可导致撞击症状，尤其是患者在踝关节背屈，如上楼或上坡时发生疼痛。体检时，踝关节前侧有触痛或疼痛，和（或）被动极度背屈时感疼痛。踝关节前侧骨赘多见于 OA 和慢性关节不稳患者，可导致更明显的撞击症状。

中踝痛

中踝痛的两个常见原因为应力性骨折（stress fracture）和骨软骨缺损（OCD）。应力性骨折常继发于关节周围和全身骨量减少患者。骨软骨缺损是关节软骨和软骨下骨的灶性缺损，常见于非炎性关节病的患者。应力性骨折及骨软骨缺损是 RA 的早期表现，或者是独立的疾病。

后踝及后足痛

踝关节后侧及后足痛源于跟腱，位于跟骨粗隆之上，并与两个滑囊相连接。跟腱是机体最大的肌腱，缺乏真正的滑膜内衬。因此，独立的跟腱炎罕见。多数情况下，跟腱痛源自肌腱退变，伴或不伴肌腱炎。虽然跟腱骨刺形成原因很多，但其是病变进程的表现之一。骨刺切除时常需同时行跟腱清创、重建、转位术。

跟腱由两个不同的滑囊保护。位于跟腱深部的较大滑囊是"跟骨后"滑囊。该部位炎症常伴有跟腱炎或跟腱退行性变。跟骨后滑囊也可被后上方增大的跟骨结节（称为 Haglund 畸形）刺激出现疼痛。在少数情况下，较表浅的滑囊紧邻皮下，常因穿着不合适的鞋或鞋面过紧而发炎（"pump bump"，也称为 Haglund 综合征）。

踝关节后侧病变（如距骨 OCD）也可导致后踝痛。若疼痛因踝关节跖屈而加重，应考虑由滑膜炎导致的后撞击综合征或三角籽骨综合征。

内踝和外踝痛

正如踝部前侧、中部和后侧疼痛，这里讨论的是解剖学上踝关节内侧和外侧疼痛。

就内踝而言，遍及整个内踝的疼痛提示临床医生应警惕应力性骨折的可能。前侧内踝的疼痛实际上是关节疼痛。后侧内踝的疼痛通常由于内后屈肌腱的炎症或退变（或同时具有）所致，包括胫后肌腱和长屈肌与趾长屈肌腱。胫后肌腱是最大、最强壮的内后屈肌腱，其主要功能是反转后足，并支撑足底内侧纵弓。慢性滑膜炎和该肌腱功能障碍最终导致足弓塌陷和后天扁平足。

外踝的疼痛可能是应力性骨折所致，与后足外翻和扁平足时腓骨负荷增加有关。与内踝相似，前外踝疼痛通常是关节疼痛；后外踝疼痛通常提示腓骨肌腱病变。RA 患者腓骨肌腱可能因腱鞘炎出现纵向撕裂和慢性肌腱不稳定，进一步导致腓骨肌腱后外侧半脱位引起疼痛和磨损性撕裂。这些患者通常会描述肌腱的"爆裂"错位，有时表现为肌腱脱位伴足部外翻受限。

足痛的鉴别诊断

通常情况下，前足疼痛是某些疾病早期（如 RA）最常出现的部位，也可见于痛风（gout）和 OA[14]。RA 患者前足疼痛和畸形的主要原因是炎症和进行性滑膜炎，导致 MTP 关节囊性肿胀和跖板破坏[15]，最终引起侧韧带丧失稳定性、关节软骨和骨的破坏（图 52-3A、B）。临床表现为小跖趾关节背侧半脱位或错位，伴有拇外翻畸形及跖骨疼痛。

较小足趾 MTP 稳定性的缺乏引起前足负荷增加，从而导致畸形继续进展。伴随肌力不平衡，趾尖离地时的背曲压力可导致 MTP 关节进行性半脱位和背侧错位、跖骨前端皮肤角化过度并出现溃疡。此外，肌力失衡还可导致痛性锤状趾和爪状趾畸形，增加跖骨面的压力从而加重跖骨疼痛。第 2～5 趾的 MTP 半脱位发生率为 70%，其中约 30% 的患者皮肤有压疮。

RA 患者可表现为趾关节侵蚀及关节囊完整性的破坏，最终导致拇外翻畸形和滑囊炎（图 52-1）。RA 患者拇外翻的发生率大约为 70%，尤其当缺少相邻的足趾支撑时会促发畸形。

RA 较少累及中足，X 线可表现为骨侵蚀，但少有症状。最常累及第 1 跗跖关节（TMT）。与前足痛不同，疼痛非 RA 滑膜炎引起。相反，疼痛可能是后足及外翻畸形使 TMT 关节受压引起。关节受压可导致第 1 TMT 背屈和其余 TMT 外展及背屈畸形，从而引起中足背正中线疼痛。此外，生物力学的进行性改变导致 OA 中足 TMT 在负重情况下产生畸形和疼痛。

RA 患者常侵犯后足三个关节（距舟、距跟、跟骰关节），但受累率各不相同，而后足病变总体发生率为 21%～29%，距舟关节最易受累，其次是距跟、跟骰关节。后足病变症状更明显，累及病程长的 RA 患者。RA 患者 5 年内后足畸形的发生率大约为 8%，5 年以上发生率上升至 25%[16]。临床上，距跟、跟骰关节炎的患者常主诉后足外侧疼痛，距舟关节炎或滑膜炎的患者主诉足背侧和内侧疼痛。

RA 患者最常看到的后足畸形是后天扁平足畸形，可出现典型的足跟外翻和前足外展，通常由关节畸形及关节不稳引起。亦可见于腱鞘炎及胫后肌腱炎，胫后肌腱具有稳定足弓的作用。RA 的典型症状起始于内后踝疼痛和胫后肌腱肿胀，进展至关节畸形和骨撞击时则会出现外踝疼痛。

非手术治疗

内科治疗是多数足和踝部疾病的基础治疗。就 RA 而言，药物规范化治疗的进步改变了 RA 的病程，可能很多现行的手术治疗建议将被修订[17]。最常用的治疗药物仍然是非甾体抗炎药（nonsteroidal anti-inflammatory drug，NSAID）、糖皮质激素、改善病情抗风湿药（disease modifying antirheumatic drug，DMARD）以及近年来应用的生物治疗（biologic therapy）。这些药物虽然大大减轻了患者的痛苦，但并非不影响风湿病的外科手术治疗。NSAID 会导致骨融合率降低，糖皮质激素或 DMARD 会增加感染率[18,19]。长期使用糖皮质激素的患者存在手术后肾上腺皮质激素不足的风险，围术期需要补充皮质激素[20]。为此，风湿病专家和外科医生的密切沟通与合作对患者能否拥有良好预后至关重要。

穿矫形鞋对足痛和踝痛患者大有益处。在诊所仔细检查患者的鞋，确认其能否适应患者畸形的脚。鞋头深而宽，后跟坚固而柔软的鞋会让患者觉得最舒适。设计精良的步行鞋或慢跑鞋通常可以为中度畸形的脚提供足够的空间。在给患者这些建议时，列出一些适合的品牌清单，对患者很有帮助。

中度以上足畸形往往需要定做嵌入式矫形器，常需去掉鞋垫放置矫形器，步行鞋和慢跑鞋多有足够的空间嵌入矫形器。定制矫形器可以分为硬质、半硬、柔软可塑矫形器三种。硬和半硬质矫形器通常用来矫正尚能弯曲的畸形，但 RA 患者应慎用[21]。可塑矫形器（柔软的材料制成的矫形器，能根据畸形调整形状）使患者受益更多[22]，这种矫形器可在畸形的关节下加入缓冲器进而矫正畸形，随后可去掉缓冲器。患者进行矫形治疗时，最好为矫形师提供处方，包括患者的诊断（如 RA 或 OA 伴跖骨痛）、矫形器的类型和矫形要求（如"定制适用于缓解足趾小跖骨头畸形的矫形器"）[23]。

将麻醉药和氢化可的松的混合液注入炎症部位或滑囊炎局部对治疗足与踝的炎性和非炎性疾病很有效。但这种注射方式应谨慎使用。最重要的是要避免将药物注入肌腱或肌腱周围，承重及行走时产生的应力使这些肌腱承受着巨大的负荷，在肌腱附近或直接将氢化可的松注入肌腱中，将对肌腱的生化结构产生严重不良影响，终将导致肌腱断裂[24]。事实上，将类固醇注射到足底筋膜是慢性足底筋膜破裂的主要危险因素[25]。当存在关节不稳（X 线片显示足内翻、足外翻或体检发现矢状面不稳）时，也要避免将氢化可的松注入较小足趾的 MTP 关节，皮质激素会进一步使关节囊变薄，并导致完全性关节脱位。

手术治疗

若经非手术治疗症状仍持续存在，可以考虑外科手术干预。决定是否采用手术治疗时，应考虑两个重要因素。首先，应仔细评估周围软组织及血管状态，两者均可能受累并影响疾病预后；其次，应考虑患者术后治疗的依从性（例如，在必要时能使用拐杖保持零承重状态），若是稍不配合，就有可能导致不良预后，特别是在关节融合术后。

正如之前提及，常用手术方式包括关节融合术、关节成形术、关节置换术、矫形截骨术、截骨术和滑膜切除术（关节或肌腱）。

关节融合术

关节融合术是治疗类风湿足和踝关节炎的基本外科术式。关节融合术的步骤如下：用锉或小凿子将关节的两个接触面打磨粗糙，然后，将两个要融合的骨挤压固定在一起，通常需要使用一到数个螺丝固定（图 52-3B），在术后的数周至数月里，机体会假想在融合处有一道骨折线存在而对其进行骨愈合，最终两个骨体融合成为一个骨体。融合术能缓解大多数患者疼痛，缺点是关节运动能力丧失。然而，对患者而言，手术仅轻度影响功能，在非专业人员眼中，患者步态似乎无明显改变。

RA 患者常用的关节融合术包括踝关节融合术、孤立性后足融合术、三关节融合术、中足关节固定术及第 1 MTP 关节融合术。三关节融合术涉及距跟、距舟及跟骰关节的融合。这三个关节的共同作用，可实现冠状面平行运动，尤其当行走于凹凸不平的路面时，这种运动发挥了重要作用。

融合术仍然是踝关节 RA 患者治疗的金标准。如果关节畸形程度轻且无骨干丢失，踝关节融合术可以通过关节镜或微创手术进行。这种技术只需切开及剥离较小的软组织，能使骨灌注的损失降到最低。不过，患者同样需要忍受一段时间的零负重（6～12周）。踝关节融合术在 RA 患者中的成功率达 85% 以上。从理论上来说，虽然疾病导致骨量减少会难以固定，但因很少有软骨下骨硬化，故更易融合。

在后足，可以在 3 个关节中（如距跟、距舟及跟骰关节）进行一个或一个以上的关节融合术。如果仅一个关节出现病变，可以单独行这一关节的融合[26]。这样减少了手术频率并缩小了手术范围。然而，随着后足一个关节的融合，其他关节的活动也相应减少[27]。如果有一个以上关节病变，则需要双关节或三关节的关节融合术。

在中足，融合术对活动度的影响几乎可以忽略不计，因为正常中足关节的活动度低于 10°。在 OA 和炎性关节炎中，关节症状局限于内侧（第 1～3）TMT 关节，即使在 X 线片显示有严重改变的情况下，外侧（第 4、5）TMT 关节也很少有症状。

在前足，融合手术仅适用于第 1 MTP 关节。该手术常用于治疗关节炎和严重拇外翻畸形（拇囊肿）。第 1 MTP 关节融合时，将关节放置于轻微的背伸位置，更方便行走。Coughlin[28] 报道，对 47 例 MTP 足部融合术患者，平均随访 6.2 年，96% 达到好至极好的效果，100% 成功融合。

融合术能有效缓解疼痛，保持足部稳定行走的功

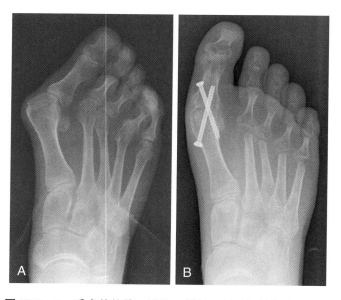

图 52-3　A．手术前的前、后位 X 线片，显示拇外翻畸形及足趾 MTP 关节侵蚀。B．第一跖趾关节融合术，其余跖趾关节跖骨头切除术的前后位 X 线片

能。然而，融合关节导致的运动功能丧失增加了邻近关节的活动度，并改变了邻近关节的生物力学，最终可能导致这些关节发生改变[29]。关节融合术可能导致步态轻微改变[30]。当同侧或对侧肢体多个关节相继发生融合后，功能障碍会越来越严重。然而，在短期和中期随访（1～4 年）中，双侧踝关节或踝关节和后足合并融合的患者大多不需要行进一步的关节融合术[31,32]。

关节置换术

对关节融合术的担心促使一些研究者探索改行足与踝的关节置换手术。值得关注的是，随着全踝关节置换手术不断发展，它已成为可行的替代关节固定术。很多矫形外科医生行踝关节置换术，而有些医生则不这样做或仅在限定条件下进行。美国食品药物管理局目前仅批准了五种踝关节假体，尚未得到类似髋、膝关节置换的长期存活资料。

踝关节置换术的主要优点在于保留了运动功能。它有两个缺点，一是技术的复杂性，二是如果手术失败再次融合的困难性。通常，踝关节置换术对畸形较轻、功能要求较低的中、老年患者较为合适，且更适宜另外两个适应证：①有双侧关节病变；②同侧后足病变，伴先前已行融合术的患者。踝关节置换术的矛盾之处在于，此方法不适用于希望保留功能的年龄患者，而对于不要求保留功能的老年患者，不仅踝关节置换术较适用，而且关节融合也能取得很好的效果。随着现代技术的进步，全踝关节置换技术不断发展，成功率不断提高（图 52-4）[33,34]。在一项大型研究结果显示，与关节融合术相比，关节置换术有更好的功能改善，特别是使用新一代植入物时[35]。

一些外科医生常对第 1 MTP 关节实施关节置换术，然而相关文献报道仍然存在争议。尽管关节置换术有令人鼓舞的早期研究结果，但也有研究显示该手术有较高比例的假体置入失败和硅胶颗粒磨损导致滑膜炎引起的松动事件[36-38]。金属关节转换术更利于关节融合[39]。RA 患者常出现严重畸形，是第 1 MTP 关节置换术的相对禁忌证。

然而，新型假体设计提高了手术的成功率。最近的一项随机对照研究比较了聚乙烯醇水凝胶假体与传统假体用于第 1 MTP 融合术的效果，结果显示，2 年后患者疼痛和功能预后相当[40]。随后的一项研

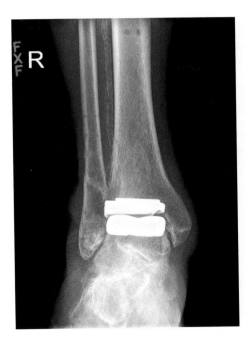

图 52-4 全关节成形术后踝关节的前、后位 X 线片

究显示，5 年假体存活率为 96%，这表明对于希望保留运动功能的患者来说，新型假体可能是更合适的选择 [41]。

矫形截骨术

矫形截骨术主要在以下两种情况下用于类风湿关节炎治疗：一是关节矫形，二是在关节和骨的末端重新分配应力。

截骨术矫正畸形的例子：一是为扁平外翻足行跟骨截骨术，二是为拇外翻行跖骨截骨术。以往 RA 患者伴扁平外翻足或拇外翻时，常行关节融合术。随着该病内科治疗的发展，对一些轻中度病情、软组织良好、能屈曲的畸形患者可以行保留关节手术。

截骨术重新分配应力的例子为：踝关节炎患者行胫骨远端截骨术，跖骨痛患者行跖骨截骨术。以往对需要手术的踝关节炎患者仅行关节融合术，对需要手术的跖骨痛患者行跖骨头切除。而今，内科治疗的发展使得保留关节的截骨术成为可能，尤其是在 RA 中常见的跖骨痛未发生关节脱位及骨侵蚀时。

骨切除术

部分 RA 患者（OA 患者更常见）因踝关节前侧骨刺或骨赘机械撞击出现临床症状，若无关节整体破坏，骨刺切除和关节唇切术（cheilectomy）是较为合理的治疗。虽然没有关节唇切术在类风湿关节炎中应用的专项研究，但对关节侵蚀较轻的患者，该手术的效果令人满意 [42]。

滑膜切除术

对于那些药物治疗及经非手术治疗无效的炎性关节炎患者，滑膜切除术能长期缓解疼痛 [43,44]。临床医生认为对有关节或肌腱受累的患者早期行滑膜切除术能阻止患者关节破坏。关节滑膜切除术适用于内科治疗无效但关节面相对完好的患者。对于肌腱受累的患者，滑膜切除术在一定程度上起到保存关节功能的作用。

结论

足及踝痛普遍存在于关节炎患者中，并可能导致患者关节功能受损。遗憾的是，多种关节炎（包括 RA）形成了足痛、踝痛和生物力学的恶性循环。滑膜炎及骨破坏导致患者出现疼痛和关节畸形。完整的病史及查体是做出解剖学诊断的基础。虽然先进的影像学检查（如 MRI 和 CT）能有效地辅助诊断，但 X 线片仍然是诊断的金标准。非手术治疗（如药物疗法、支具、物理治疗、矫形器及穿矫形鞋）能缓解多数患者的疼痛并保留关节功能。部分症状顽固的患者，则需要通过关节固定术、关节置换术、截骨术、骨切除术、关节滑膜切除术等手术治疗来达到持久缓解的目的。

🌐 Full references for this chapter can be found on ExpertConsult.com.

参考文献

1. Bowling A, Grundy E: Activities of daily living: changes in functional ability in three samples of elderly and very elderly people, *Age Ageing* 26(2):107–114, 1997.
2. Keysor JJ, Dunn JE, Link CL, et al.: Are foot disorders associated with functional limitation and disability among community-dwelling older adults? *J Aging Health* 17(6):734–752, 2005.
3. Menz HB, Morris ME, Lord SR: Foot and ankle characteristics associated with impaired balance and functional ability in older people, *J Gerontol A Biol Sci Med Sci* 60(12):1546–1552, 2005.
4. Menz HB, Morris ME, Lord SR: Foot and ankle risk factors for falls in older people: a prospective study, *J Gerontol A Biol Sci Med Sci*

61(8):866–870, 2006.

5. Peat G, Thomas E, Wilkie R, et al.: Multiple joint pain and lower extremity disability in middle and old age, *Disabil Rehabil* 28(24):1543–1549, 2006.

6. Vanio E: Rheumatoid foot. Clinical study with pathological and roentgenological comments, *Ann Chir Gynaecol Fenniae* 45(S): 1–107, 1956.

7. Flemming A, Crown JM, Corbett M: Early rheumatoid disease. I. Onset, *Ann Rheum Dis* 35:357–360, 1976.

8. Hoppenfeld S: *Physical examination of the spine and extremities*, Norwalk, Conn, 1976, Appleton and Lange.

9. Boutry N, Flipo RM, Cotton A: MR imaging appearance of rheumatoid arthritis in the foot, *Semin Musculoskelet Radiol* 9:199–209, 2005.

10. Seltzer SE, Weismann BN, Braunstein EM, et al.: Computed tomography of the hindfoot with rheumatoid arthritis, *Arthritis Rheum* 28:1234–1242, 1985.

11. Groshar D, Gorenberg M, Ben-Haim S, et al.: Lower extremity scintigraphy: the foot and ankle, *Semin Nucl Med* 28:62–77, 1998.

12. Riente L, Delle Sedie A, Iagnocco A, et al.: Ultrasound imaging for the rheumatologist. V. Ultrasonography of the ankle and foot, *Clin Exp Rheumatol* 24:493–498, 2006.

13. Khoury NK, el Khoury GY, Saltzman CL, et al.: Intrarticular foot and ankle injections to identify source of pain before arthrodesis, *AJR Am J Roentgenol* 167:669–673, 1996.

14. Vidigal E, Jacoby RK, Dixon AS, et al.: The foot in chronic rheumatoid arthritis, *Ann Rheum Dis* 34:292–297, 1975.

15. Jaakkola JI, Mann RA: A review of rheumatoid arthritis affecting the foot and ankle, *Foot Ankle Int* 25:866–874, 2004.

16. Spiegel TM, Spiegel JS: Rheumatoid arthritis in the foot and ankle—diagnosis, pathology and treatment, *Foot Ankle* 2:318–324, 1982.

17. Matteson EL: Current treatment strategies for rheumatoid arthritis, *Mayo Clin Proc* 75:69–74, 2000.

18. Conn DL, Lim SS: New role for an old friend: prednisone is a disease-modifying agent in early rheumatoid arthritis, *Curr Opin Rheumatol* 15:192–196, 2003.

19. Mohan AK, Cote TR, Siegel JN, et al.: Infectious complications of biologic treatment of rheumatoid arthritis, *Curr Opin Rheumatol* 15:179–184, 2003.

20. Coursin DB, Wood KE: Corticosteroid supplementation for adrenal insufficiency, *JAMA* 287:236–240, 2002.

21. Clark H, Rome K, Plant M, et al.: A critical review of foot orthoses in the rheumatoid arthritic foot, *Rheumatology* 45:139–145, 2006.

22. Woodburn J, Barker S, Helliwell PS: A randomised controlled trial of foot orthoses in rheumatoid arthritis, *J Rheumatol* 29:1377–1383, 2002.

23. Magalhaes E, Davitt M, Filho DJ, et al.: The effect of foot orthoses in rheumatoid arthritis, *Rheumatology* 45:449–453, 2006.

24. Hugate R, Pennypacker J, Saunders M, et al.: The effects of intratendinous and retrocalcaneal intrabursal injections of corticosteroid on the biomechanical properties of rabbit Achilles tendons, *J Bone Joint Surg Am* 86:794–801, 2004.

25. Lee HS, Jeong JJ, et al.: Risk factors affecting chronic rupture of the plantar fascia, *Foot Ankle Int* 35:258–263, 2014.

26. Chiodo CP, Martin T, Wilson MG: A technique for isolated arthrodesis for inflammatory arthritis of the talonavicular joint, *Foot Ankle Int* 21:307–310, 2000.

27. Astion DJ, Deland JT, Otis JC, et al.: Motion of the hindfoot after simulated arthrodesis, *J Bone Joint Surg Am* 79:241–246, 1997.

28. Coughlin M: Rheumatoid forefoot reconstruction. A long term follow-up study, *J Bone Joint Surg Am* 82:322–341, 2000.

29. Coester LM, Saltzman CL, Leupold J, et al.: Long-term results following ankle arthrodesis for post-traumatic arthritis, *J Bone Joint Surg Am* 83:219–228, 2001.

30. Thomas R, Daniels TR, Parker K: Gait analysis and functional outcomes following ankle arthrodesis for isolated ankle arthritis, *J Bone Joint Surg Am* 88:526–535, 2006.

31. Henricson A, Carlsson A, et al.: Bilateral arthrodesis of the ankle joint: Self-reported outcomes in 35 patients from the Swedish Ankle Registry, *J Foot Ankle Surg* 55:1195–1198, 2016.

32. Houdek M, Turner N, et al.: Radiographic and functional outcomes following bilateral ankle fusions, *Foot Ank Int* 35(12):1250–1254, 2014.

33. Daniels TR, Mayich DJ, Penner MJ: Intermediate to long-term outcomes of total ankle replacement with the Scandinavian Total Ankle Replacement (STAR), *J Bone Joint Surg Am* 97(11):895–903, 2015.

34. Saltzman CL, Mann RA, Ahrens JE, et al.: Prospective controlled trial of STAR total ankle replacement versus ankle fusion: initial results, *Foot Ankle Int* 30:579–596, 2009.

35. Benich MR, Sangeorzan BJ: Comparison of treatment outcomes of arthrodesis and two generations of ankle replacement implants, *J Bone Joint Surg Am 1* 99(21):1792–1800, 2017.

36. Deheer PA: The case against first metatarsal phalangeal joint implant arthroplasty, *Clin Podiatr Med Surg* 23:709–723, 2006.

37. Bommireddy R, Singh SK, Sharma P, et al.: Long term followup of Silastic joint replacement of the first metatarsophalangeal joint, *Foot* 12:151–155, 2003.

38. Shankar NS: Silastic single-stem implants in the treatment of hallux rigidus, *Foot Ankle Int* 16:487–491, 1995.

39. Gibson JN, Thomson C: Arthrodesis or total replacement arthroplasty for hallux rigidus: a randomized controlled trial, *Foot Ank Int* 26(9):680–690, 2005.

40. Baumhauer JF, Daniels T: Prospective, randomized, multi-centered clinical trial assessing safety and efficacy of a synthetic cartilage implant versus first metatarsophalangeal arthrodesis in advance hallux rigidus, *Foot Ank Int* 37(5):457–469, 2016.

41. Daniels T, Glazebrook M: Midterm outcomes of polyvinyl alcohol hydrogel hemiarthroplasty of the first metatarsophalangeal joint in advanced hallux rigidus, *Foot Ankle Int* 38(3):243–247, 2017.

42. Hattrup SJ, Johnson KA: Subjective results of hallux rigidus treatment with cheilectomy, *Clin Orthop Relat Res* 226:182–191, 1988.

43. Aho H, Halonen P: Synovectomy of the MTP joints in rheumatoid arthritis, *Acta Orthop Scand Suppl* 243(1), 1991.

44. Tokunaga D, Hojo T, Takatori R, et al.: Posterior tibial tendon tenosynovectomy for rheumatoid arthritis: a report of three cases, *Foot Ankle Int* 27:465–468, 2006.

第 53 章

手和腕痛

原著　KENNETH W. DONOHUE, FELICITY G. FISHMAN, CARRIE R. SWIGART

施　青译　王美美校

关键点

- 腕管综合征（carpal tunnel syndrome，CTS）患者典型的临床表现是夜间感觉异常，白天可有间歇性疼痛或感觉异常。
- 腱鞘囊肿（ganglion）是起源于关节囊或腱鞘的充满黏蛋白的囊肿。如有疼痛，可尝试注射皮质类固醇来治疗，复发较常见，必要时可外科手术切除。
- De Quervain 病是位于第 1 背侧间隙（拇短伸肌和拇长展肌）的炎症，常见于女性，与反复抬举活动有关，如照看婴儿。
- 痛性骨关节炎（osteoarthritis，OA），包括拇指腕掌关节（metacarpophalangeal，MCP），可通过夹板外固定和非甾体抗炎药（nonsteroidal anti-inflammatory drug，NSAID）得到有效治疗。
- 由手掌 A1 韧带滑车增厚引起的扳机指（trigger finger），通常可用皮质类固醇注射治疗。

引言

手在日常生活中有多种功能，但这些功能往往在疾病或损伤情况下才会受到重视。根据疾病的性质，患者有不同的适应方式。有手部、腕部，或者同时疼痛及功能障碍的患者分布很广，年龄、职业、业余爱好各不相同。患者可能有很多与当前问题相关或无关的其他疾病，每位患者因手、腕部就诊的原因也不尽相同，需要临床医生找出这些不同病因，辨别混淆因素，然后决定最恰当的诊断和治疗策略。

本章的内容有助于对手、腕痛患者进行评估。对所有可能影响手和腕的疾病的讨论超出了本章的范围，而本章重点介绍普通临床医师和手外科医生最常见的疾病。根据解剖部位可将它们分为腕痛（掌侧、背侧、桡侧和尺侧），拇指根部、手掌和手指疼痛。

患者评估

解剖

手和腕的解剖复杂性表现为其中很多结构之间紧密的相互作用。尽管各种疾病的诊断不同，但可以表现为类似的症状。对手和手腕解剖的准确了解有助于将诊断重点聚焦在神经、肌腱、韧带、骨骼或关节问题上。病史、体格检查和适当的诊断性检测有助于明确诊断。手和腕疼痛的常见部位和它们相对应的主要诊断详见图 53-1。基于患者的病史和表现，一个部位的疼痛可能有多种病因。全面回顾相关区域的解剖结构对鉴别手、腕痛的多种可能病因非常重要。

病史

重要的患者因素包括年龄、性别、优势手、职业、爱好和运动。询问近期是否有引起患者症状的创伤或活动很重要。随后应询问疼痛持续的时间和频率、强度和疼痛性质。退行性关节炎的疼痛常被描述为一种局部的持续存在的疼痛。相反，肌腱炎通常伴有尖锐的弥漫性疼痛，且只在活动时出现。25% 的类风湿关节炎（rheumatoid arthritis，RA）患者的首

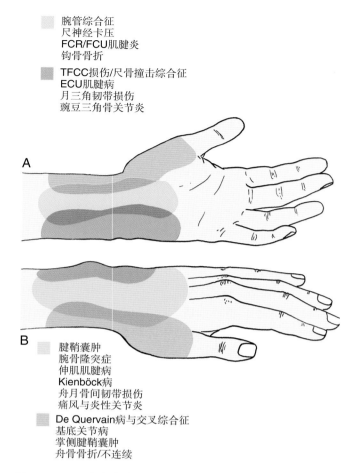

腕管综合征
尺神经卡压
FCR/FCU肌腱炎
钩骨骨折

TFCC损伤/尺骨撞击综合征
ECU肌腱病
月三角韧带损伤
豌豆三角骨关节炎

A

B

腱鞘囊肿
腕骨隆突症
伸肌肌腱病
Kienböck病
舟月骨间韧带损伤
痛风与炎性关节炎

De Quervain病与交叉综合征
基底关节病
掌侧腱鞘囊肿
舟骨骨折/不连续

图 53-1　A．手和腕关节掌侧和尺侧观显示疼痛和压痛区域及其对应的主要鉴别诊断；B．手和腕关节背侧和桡侧观显示疼痛和压痛区域及其对应的主要鉴别诊断。ECU，尺侧腕伸肌；FCR，桡侧腕屈肌；FCU，尺侧腕屈肌；TFCC，三角纤维软骨复合体

发表现为手、腕受累，其特点是双侧手、腕关节受累，可伴关节腔积液和晨僵。周围神经卡压，如腕管综合征，与夜间感觉异常有关，患者可能描述为针刺感。扳机指可出现手指像锁住了一样疼痛，通常晨起加重，白天会有所改善。还要重视引起疼痛的活动。拇指根部的关节炎常因开瓶、转动门把、缝纫或其他个人爱好而加重。

体格检查

受累肢体的详细体格检查，并与未受累肢体进行比较是很有必要的。应注意更近端的肘、肩关节及颈椎的异常。随着鉴别诊断范围的缩小，应调整体格检查以涵盖或排除任何可能的系统病因。与其他肌肉骨

骼检查一样，应观察受累关节的活动范围，并与对侧关节进行比较，应完整记录任何主动活动与被动活动之间的差别。仔细触诊确定压痛程度最大的部位对区分疼痛来源很重要。很多情况下，握力和夹力检查可以作为辅助诊断及观察病情改善的基本检查方法。很多诱发手法有助于鉴别疼痛病因，这部分内容将在下文讨论。

影像学检查

成像技术的进步促进了手、腕关节影像学检查的应用。小关节线圈的使用提高了 MRI 的分辨率，可以更精确地显示手、腕部的细微结构。超声可以动态评估肌腱和神经问题。随着众多辅助检查的出现，选择性地应用这些工具很重要。考虑到医疗费用问题，影像学检查应更多用于明确诊断而不是发现诊断。为更恰当的应用，我们需要了解每一种检查方法的优点和不足。

现有的检查手段中 X 线片是最简单易行的。常规手或腕的平片包括前后位、侧位、斜位，是一种很有用的筛选工具，但特异性较差。对于有疑问的诊断，还需要许多特殊角度。这些将在本章与它们所属的特定诊断一起介绍。

当要进一步了解骨骼解剖的细节时，CT 是目前最好的技术。手、腕部 CT 最常用于诊断远端桡骨和掌骨关节内骨折、舟状骨骨折和不连续、骨囊肿或肿瘤[1,2]。

超声和 MRI 技术的进步提高了我们评估手、腕软组织结构的能力。分辨率更高而体积更小的超声探头，使得显现和区分屈肌肌腱、腱鞘囊肿和韧带等结构成为可能。MRI 技术在不断进步，其在手、腕中也有新的应用。通过改变此检查的参数可获得解剖和生理的信息[3]。这些检查及其他一些检查如关节造影、超声和骨扫描，应在诊断中有针对性地应用。

其他诊断性检查

神经诊断检查

神经诊断检查包括神经传导检查和肌电图，有助于上肢可疑神经病变的诊断。熟知所需检查的类型和特性，将有助于从检查中获得更多的信息。若疑有神

经压迫综合征，如腕或肘管综合征，神经传导检查可能已足够，无需正式的肌电图检查，以免给患者带来额外的费用和不适感。神经传导检查用以评价特定部位跨越一定距离的运动神经和感觉神经的传导速度，并将之与已知的正常值进行比较。以潜伏期延长为表现的神经传导速度减低见于局限性神经压迫，在脱髓鞘疾病（如多发性硬化）中，则可同时见于多个不同的神经。当怀疑有更严重的神经损伤，或者有肌无力或肌萎缩的临床证据时，肌电图能更好地评估损害程度或排除肌源性损害[4]。

注射与穿刺

注射与穿刺既可用于治疗又可用于诊断。选择性应用皮质类固醇联合局麻药能使患者获得更长时间的缓解，甚至可以治愈一些病例[5-11]。一些最常用的注射部位包括扳机指的手指 A1 滑车区域，腕管综合征的腕管，de Quervain 病的腕部第 1 背侧间隙。

关节液或其他液体（如腱鞘囊肿）的穿刺能为诊断提供重要信息，且同时具有治疗作用。如果怀疑有感染，应进行关节腔穿刺获取关节液样本行革兰氏染色、细胞计数及培养。痛风（gout）与假性痛风（pseudogout）的诊断可通过偏振光下晶体分析确诊。很多腱鞘囊肿和韧带囊肿（retinacular cysts）可通过简单穿刺获得暂时缓解或永久性治愈[12,13]。

超声定位可提高关节注射和穿刺的准确性。这种方法有助于扳机指、de Quervain 腱鞘炎和腕管综合征的注射治疗。超声引导的注射 70% 的时间是在腱鞘内的，而不使用超声引导注射情况下仅为 15%[14,15]。超声引导对于关节腔穿刺或注射以及腱鞘囊肿穿刺都有很大帮助[16]。

关节镜

通过关节镜直接观察关节是一种非常有价值的诊断工具。尽管各种成像技术（如 MRI）的敏感性不断提高，但关节镜所提供的动态观察结果是静态成像所不能提供的[17]。自 1988 年研究人员开始发表一系列病例报道以来[18]，关节镜检查已成为评估慢性腕部疼痛的金标准[19-21]。随着外科新技术的不断发展，外科医生通常可以使用关节镜直接进行完整的或部分治疗[22-27]。

手痛和腕痛的常见病因

腕痛：掌侧

腕管综合征

腕管综合征是最常见的上肢神经压迫性疾病。虽然常作为孤立表现出现，但其症状仍可与很多系统性疾病合并存在，如充血性心力衰竭、多发性骨髓瘤和结核[28-31]。最常与妊娠、糖尿病、肥胖、类风湿关节炎和痛风等相关[32-42]。

典型症状包括受累手指夜间感觉异常；拇指、示指和中指感觉异常或感觉减退；手部无力或运动不灵活。患者常诉前臂痛和肘痛，常于活动后加重，但定位不准确，呈酸痛感。偶尔以上肢近端症状（如肩痛）为主要表现[43]。既往报道显示女性与男性发病率之比为 3：1。约半数患者年龄在 40 ～ 60 岁，儿童偶有发病[44,45]。

腕管综合征的诊断通常是临床诊断。Tinel 征（Tinel's sign）表现为轻叩掌侧腕关节，在正中神经分布远端出现放射性感觉异常，提示神经激惹。而 Phalen[46] 所描述的屈腕时以及 Durkan[47] 所描述的压腕试验时出现同样的症状，更有特异性[48]。感觉减退和鱼际萎缩是严重正中神经卡压的晚期体征。对于有可代偿性损伤或症状、体征不典型的患者，可通过行双侧电诊断试验，特别是神经传导速度测试，加以证实。经过腕管的运动神经和感觉神经潜伏期延长，可证实正中神经受到了病理性压迫[49-51]。近期一项研究发现在临床表现典型的患者中，单纯依据临床表现而诊断腕管综合征诊断的准确度相当高，而进行电诊断试验并未进一步增加诊断的准确率[52]。在鉴别腕管综合征与近端神经卡压（如颈神经根受压或胸廓出口综合征）时，加做颈椎旁肌肉肌电图和近端传导检查（H 反射，f 波）有助于二者的鉴别诊断[53]。

腕管综合征的保守治疗包括腕部中立位夹板固定以及口服非甾体抗炎药止痛。在白天日常工作中尽量避免使用夹板，以防止继发的肌无力和疲劳。最好夜间使用，以预防出现刺激腕部的体位。夹板不应使腕伸展超过 10°（图 53-2）。"现成"的夹板在提供给患者之前通常需要操作到正中或伸展 10°。尽管在轻度压迫的病例中，夹板对于缓解症状有一定帮助，但其长期疗效却很有限[54]。使用维生素 B_6（100 ～ 200 mg/d）对部分患者有帮助，但其疗效并未在随机

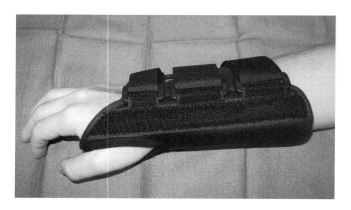

图 53-2　典型的夜间使用夹板治疗腕管综合征的方式

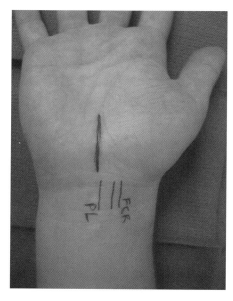

图 53-3　腕管松解术的常规切口。切口标记于掌长肌腱及桡侧腕屈肌腱相应位置的尺侧

试验中得到证实。皮质类固醇注射用于治疗腕管综合征的受欢迎度在之前半个世纪起起落落。尽管具有短期疗效，但其长期疗效却众说纷纭[55-57]，操作不当也可加重病情或造成永久性正中神经损伤[58,59]。由于上述原因，当疾病处于某些临时状态，如妊娠期间，或因为内科疾病或重大生活事件而推迟手术等情况时，可以考虑进行皮质类固醇注射。

　　腕管综合征患者进行外科松解术的指征是经一个疗程的保守治疗无效。如果患者有客观感觉丧失或鱼际萎缩等晚期表现，亦应及早进行手术。现代腕管松解术的切口不超过 3 cm，且与手掌皮纹平行（图 53-3）。

尺神经卡压：肘管综合征（cubital tunnel syndrome）

　　尺神经在肘部内上髁后方通过肘管时发生卡压，可出现手部尺侧边缘的症状，也可能有相应的内侧前臂痛和尺神经易激惹性。临床症状常包括小指和环指感觉异常或麻木。叩诊肘管神经可引出 Tinel 征。肘部长时间屈曲可诱发类似 Tinel 征的表现。与腕管综合征不同，患者常出现早期内部肌肉萎缩的情况，最易见于第 1 背侧骨间肌。

　　电诊断检查有助于诊断以及肘管综合征与尺神经远端在 Guyon 管受压（见下文）的鉴别。如果存在肘部的对线不良或幼年创伤史，应行 X 线摄片以排除髁上或上髁畸形愈合。迟发型尺神经麻痹可在肘部骨折多年后出现[60]。

　　保守治疗包括使患者尽量避免肘部长时间屈曲，尤其在夜间。软或半硬式肘部夹板可防止肘部屈曲超过 50° ～ 70°。非甾体抗炎药对于急性或创伤性病例有效。当患者通过夹板固定和活动调整仍不能获得缓

解或有肌肉去神经支配的临床或电诊断证据时，则有外科手术减压的指征。

尺神经卡压：Guyon 管

　　Guyon 于 1861 年描述了腕部一个解剖管腔的内容物[61]。在此管内有尺神经远端分支和尺动脉通过。尺神经离开此管后立即分为感觉支和运动支。管内或近端的神经受压常同时出现尺神经分布区内感觉和运动症状。患者常诉有小指和环指尺半侧麻木、感觉异常。运动症状表现为握持、夹捏时痉挛性无力。与正中神经病变一样，内部肌萎缩和客观感觉丧失多为晚期表现。

　　与腕管综合征患者常不能确定症状发作时间不同，Guyon 管中尺神经的卡压常为急性起病，可与反复钝性损伤[62-64]、钩骨或掌骨基部骨折有关，有时与远端桡骨骨折也有关[65,66]。占位性病变，如腱鞘囊肿、脂肪瘤或异常肌肉，也可引起压迫[67-71]。由于病因不同，这种神经卡压综合征保守治疗的效果通常不佳。如果有解剖病变如骨折或有肿块，就必须及时处理。如果是由反复钝性损伤引起，且不伴有相关骨折或动脉血栓形成，夹板固定和活动调整可以减轻症状。

桡侧腕屈肌和尺侧腕屈肌肌腱炎

　　与其他腕部肌腱病变一样，特定体位对腕部的压

迫可导致腕屈肌激惹。腕部长时间接受强迫或反复屈曲的活动，患者更容易出现桡侧腕屈肌腱炎（flexor carpi radialis tendinitis）和（或）尺侧腕屈肌腱炎（flexor carpi ulnaris tendinitis）[72]。沿肌腱走行区可出现压痛，特别是邻近其附着点处。腕对抗阻力屈曲造成其向尺侧或桡侧偏斜时可出现同样症状。治疗主要包括夹板固定和休息，避免引起疼痛的活动，口服非甾体抗炎药。桡侧腕屈肌或尺侧腕屈肌腱鞘皮质类固醇注射可能有效。与明显的局部炎症反应有关的锐痛则提示钙化性肌腱炎，且更常见于尺侧腕屈肌腱[73,74]。如果怀疑有钙化性肌腱炎，X 线片有助于确诊，但是钙化灶在症状发作的 7 ～ 10 天内可能并不明显。

钩骨骨折

　　钩骨骨折（hamate fracture）在年轻、好动者掌侧痛中少见且难以诊断。骨折的原因可能为摔倒时手腕过伸，或高尔夫球打法不正确，或用球棒、球拍击球时用力过猛。腕部 X 线片一般是正常的。钩骨上手掌基部疼痛是最常见的症状。通常疼痛仅随着造成骨折的活动出现。由于靠近尺神经，患者也可出现远端尺神经病变的感觉和运动症状。有时，在急性情况下，患者可有血管症状，如低温不耐受或明显缺血等尺动脉栓塞表现。据报道，钩骨骨折如果不治疗还会导致屈肌肌腱断裂[75]。

　　腕过度伸展时拍摄的腕管片可看到骨折（图 53-4A）。另外，钩骨的选择性 CT 扫描是更精准的诊断方法（图 53-4B）[76]。如果在损伤 2 ～ 3 周内做出诊断，应使用石膏固定以促进骨折愈合[77]。如果石膏固定未能愈合或诊断较晚，则有手术治疗指征。大部分学者倾向于钩骨钩切除，随后逐渐恢复活动[78-81]。

腕痛：背侧

腱鞘囊肿

　　腱鞘囊肿占所有手、腕软组织肿物的 50% ～ 70%，其中 60% ～ 70% 发生于腕部背侧。这些富含黏蛋白的囊肿常发生于邻近的关节囊或腱鞘。最常见的起源部位是腕部的舟月韧带。尽管大部分腱鞘囊肿表现为边界清楚且质地非常柔软的肿块，但有些囊肿比较隐匿，仅在腕部明显掌屈时出现。由于它们的特

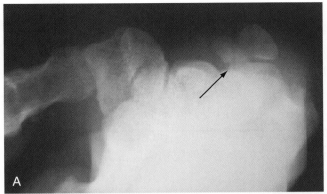

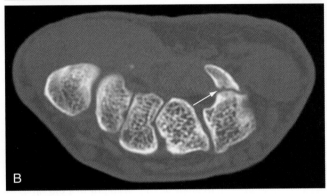

图 53-4　A．腕管 X 线片显示钩骨钩骨折（箭头）。B．冠状面 CT 扫描图像显示 A 中同一钩骨钩骨折

征性外观，腱鞘囊肿通常不会被误诊，但应注意与一些界限不太清晰的疾病（如伸肌腱鞘炎、脂肪瘤和其他手部肿瘤）相鉴别。X 线片通常正常，但有时会显示骨内囊肿或骨关节炎性改变。一些腱鞘囊肿临床上可能并不明显，被称为隐性腱鞘囊肿。超声和 MRI 均有助于这些腱鞘囊肿的诊断[82,83]。

　　并非所有的腱鞘囊肿都有疼痛，一般是越小的腱鞘囊肿疼痛越明显。就诊时，患者可能诉腕部无力，或仅因为囊肿外观而就诊。约 10% 的患者有明显的腕部相关创伤。腱鞘囊肿可能突然出现或经过数月逐渐出现。间歇性完全吸收而数月或数年后再次出现的情况很常见。

　　很多保守措施（如夹板固定和休息）仅对腱鞘囊肿有短暂的作用。它们倾向于休息时缩小，随活动增加而增大。自发性破裂较常见，曾有人推荐使用重物（如较大的书籍），使囊肿破裂作为治疗方法。可进行穿刺抽吸，但由于囊肿内的液体黏稠且呈凝胶状，可能出现多种结局。即使对囊肿进行充分减压，液体通常仍会再聚集。抽吸并用皮质类固醇冲洗或注射能有效减轻各个时期的症状[12,13,84]。

腱鞘囊肿有时会导致活动受限，干扰腕部功能，特别是伸展受限。肿物对骨间后神经终末分支的压迫可能产生疼痛。切除通常有治愈效果，但可能由于术后瘢痕形成导致短期僵硬和终末屈曲的部分丧失。患者有时为了美观而要求切除囊肿。彻底切除后复发率小于 10%[85-87]，但当切除不彻底或未能识别囊肿起源时，复发率可高达 50%。近来，关节镜下切除是一种安全有效的治疗背侧腱鞘囊肿的方法[26,27]。

腕骨隆突

腕骨隆突（carpal boss）是腕背部的一种骨性、非活动性突起，常与背侧腱鞘囊肿相混淆。它是第 2 或第 3 腕掌关节上骨关节炎性的骨刺[88]。腕关节掌屈时凸起最明显。绝大多数是无症状的，但有些人可能会出现疼痛和局限性压痛。女性发病率是男性的两倍，大部分患者为 20～30 岁。拍摄 X 线片时，手、腕最好取 30°～40° 旋后、20°～30° 尺侧偏移位以使骨性突起更明显（腕骨隆突视图）[89]。保守治疗包括休息、制动、非甾体抗炎药，有时可进行皮质类固醇注射。如果使用这些方法疼痛仍持续，可能需要手术切除隆起，但术后可能出现延迟恢复并且症状持续者的比例很高。

伸肌肌腱病

当拇长伸肌肌腱通过 Lister 结节附近时可受到刺激。与其他腕部肌腱病不同，伸肌腱病（extensor tendinopathy）发生肌腱断裂的危险性很大，需要早期诊断，有时甚至需紧急手术以预防这种并发症。局限性疼痛、肿胀和压痛为该病的特征性表现。与其他肌腱病相似，初始的治疗包括减少活动和采用夹板固定。短期口服抗炎药物有助于减少症状。诊断性注射利多卡因有助于与其他引起腕痛的病因相鉴别。由于慢性病例有发生拇长伸肌断裂的倾向，这种情况一般不常规进行皮质类固醇注射。

患者出现拇长伸肌断裂之前，可能并无疼痛或肿胀的情况。众所周知拇长伸肌断裂与桡骨远端骨折（distal radius fracture）有关，而这可能是由于通过 Lister 结节远端时，致密的支持韧带腱鞘血供减少，形成相对缺血区所引起的。肌腱断裂常伴有轻微的移位或非移位性骨折，可能在受伤数周或数月后出现[90-93]。类风湿关节炎和系统性红斑狼疮的患者尤其易于发生拇长伸肌或其他肌腱的断裂。

Kienböck 病

Kienböck 病（Kienböck's disease）是以 Robert Kienböck 博士的名字[94] 命名的，他于 1910 年首次描述并推测此病是由月骨缺血性改变引起。近一个世纪后，此病的病因仍不十分清楚，该病可能由多种因素导致。当年轻的成年患者诉有腕部疼痛和僵硬，月骨背侧区域肿胀、压痛时应怀疑 Kienböck 病。解剖学上尺骨短于桡骨（所谓的尺骨阴性变异）的患者尤其易患该病。需要 X 线检查以明确诊断和病程阶段。

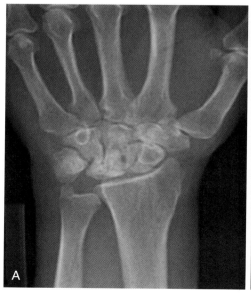
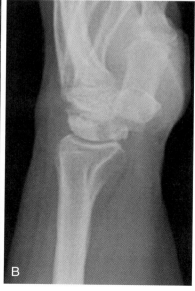

图 53-5　进展期 Kienböck 病，可见腕骨塌陷，腕骨间及桡腕关节炎，月骨碎裂。A．后前位；B．侧位

Kienböck 病根据月骨碎裂和塌陷、相关的骨关节炎和腕骨塌陷程度进行分级，分级系统由 Stahl 建立[95]。在这个系统中，疾病的最早征象是月骨的线性或压缩性骨折。稍晚期显示月骨硬化及其后的月骨塌陷和腕骨变扁。在最后阶段，腕骨显示弥漫性骨关节炎伴月骨完全塌陷和碎裂（图 53-5）。随着 MRI 敏感性增高，有可能在 X 线片出现明显改变之前发现月骨内的血管性改变。这些血管性改变可称为 Kienböck 病的临床前期。

Kienböck 病以手术治疗为主。根据疾病阶段和可能的病因，有多种手术方式。在疾病早期，当月骨塌陷极少且无骨关节炎时，手术的目标是通过重新分配关节接触力，重建血运来解除月骨负荷[96-99]。最常见的手术是桡骨缩短截骨术，来抵消尺侧偏移。在晚期阶段，各种腕骨间关节固定术用以重新调整和维持腕骨的高度和对线[100-102]。显微外科技术近来被应用于重建月骨的血运，早期效果较好[103]。

舟月骨间韧带损伤（scapholunate interosseous ligament injury）

舟骨与月骨之间骨间韧带为很坚固的结构，特别是背侧，常需要非常大的力量才能造成断裂。损伤的典型机制是摔倒时，手部伸开并且腕部外展着地。早期诊断对于预防腕骨塌陷的后遗症非常重要。图 53-6 显示舟月分离（舟月间隙增宽）的主要 X 线特

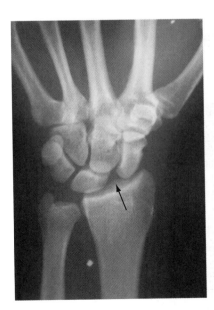

图 53-6　腕关节前后位 X 线片显示舟月骨间间隙增宽（箭头所示）及与舟月骨间韧带断裂有关的舟骨前角变短

征。前后位比后前位能更好地显示舟月间隙[104]。建议早期手术干预以维持腕骨对线和预防腕部塌陷和退行性关节炎。

痛风与炎性关节炎

所有的炎性关节炎（包括晶体性关节炎）都可以表现为背侧腕痛。约 25% 的类风湿关节炎患者首先表现为手、腕症状。详细内容可参考本书第 94 章和第 96 章。

腕痛：尺侧

三角纤维软骨复合体损伤与尺腕撞击综合征

从诊断角度而言，腕部最复杂的区域之一是尺侧与腕骨的关节连接。由 Palmer 和 Werner 命名的三角纤维软骨复合体（triangular fibrocartilage complex，TFCC）包含了关节盘本身及紧密围绕的尺腕韧带[105]。可因多种急性、慢性损伤机制受损。由于剧烈活动，腕部过度旋前和过度旋后是常见的急性损伤原因。而反复的旋前和旋后更多引起 TFCC 的磨损性改变。

桡骨和尺骨必须通过一个 190° 的弧度保持协调活动[106]。活动受限和旋前、旋后时疼痛与支持韧带撕裂及其后产生的远端尺桡关节（distal radioulnar joint，DRUJ）不稳有关。如果出现稳定性的部分显著丧失，则尺骨可出现临床上的脱位或半脱位（subluxation），前臂旋转严重受限。通常中立位及完全旋前、旋后位的腕部侧位片，其特异性不足以证实尺骨半脱位。为了更好地通过活动度评价远端尺桡关节协调性和评估轻微的半脱位，应行双腕中立位、完全旋前及旋后位的 CT 扫描[107-110]。

TFCC 撕裂可能表现为腕部旋转时疼痛性关节咔嚓响声。患者通常会有腕中轴边缘和尺侧腕伸肌腱下的局限性压痛。如果迫使腕部尺侧偏斜或者握紧，可触发患者的症状，则应怀疑 TFCC 中心区退行性撕裂。退行性撕裂通常是尺腕撞击综合征（ulnocarpal impaction syndrome）的一部分，这种疾病与先天性尺骨正向变异继发的尺侧腕骨过度负荷有关。

X 线片是判断尺骨变异，排除由骨折或是关节炎引起尺侧腕痛最有用的方法。因为尺桡骨之间的变异关系依赖于前臂的旋转状态，所以拍摄标准化 X 线片对评估尺骨变异非常重要[111,112]。肩关节外展 90°

且屈肘 90° 的腕关节后前位视图，可显示远端尺桡关节的前臂中立位影像情况，并且有良好的可重复性（图 53-7）。由于用力握紧时尺骨相对桡骨变长，所以最大程度握紧时同样体位的 X 线片能够最好地显示尺骨对腕关节的卡压。

TFCC 撕裂的辅助检查包括三腔关节造影术（compartmental arthrography）和 MRI。进行关节造影时，向腕关节、腕中关节，以及远端尺桡关节中依次注射不透 X 线的造影剂。当造影剂由其中一个间腔漏到另一间腔时该实验结果为阳性。漏出部位能够显示撕裂结构的位置[113]。但是一些研究显示，三角纤维软骨或腕关节其他韧带结构可发生与年龄相关的磨损撕裂[114-116]。MRI 技术的发展已经改善了 TFCC 的可视性及病变的诊断能力。MRI 联合关节造影能够更好地显示 TFCC 及腕关节内部韧带情况。TFCC 的周边脱离和中心退化撕裂也能够显示出来。MRI 仍高度依赖技师和技术，且结果需基于体格检查发现的情况进行分析[117]。

表现为腕关节尺侧疼痛的患者常对简单的夹板固定和休息反应良好。这种保守疗法和非甾体抗炎药在检查进行的同时即可用来有效缓解症状。经过休息和夹板固定，并逐渐恢复关节活动能力，尺侧症状有望得到完全缓解。

尽管影像技术很有优势，但并不能替代直接观察

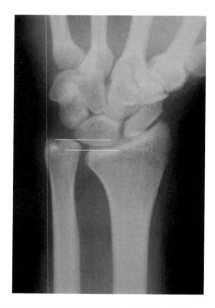

图 53-7　前臂中立位下的腕关节后前位 X 线片显示尺骨变异的测量方法：分别在尺桡骨远端作切线，这两条线间的距离即尺骨变异。正值表示尺骨比桡骨长

尺腕关节或远端尺桡关节。关节镜已经成为一种宝贵的诊断和外科治疗的工具。关节镜能够更好地观察 TFCC 撕裂情况并判断其临床意义。关节镜联合荧光镜检查能够评估远端尺桡关节和（或）腕间关节的不稳定性。一些外科手术操作已经可以全部或部分通过关节镜来完成了[118,119]。

尺侧腕伸肌腱炎（extensor carpi ulnaris tendinitis）与半脱位

腕关节尺侧伸肌腱在用力进行旋前或旋后动作时会出现疼痛不适，比如打网球时发上旋球。在严重的病例中，尺骨头周围肌腱不稳，导致其背侧支持带逐渐松弛。患者诉有前臂用力旋转时疼痛，有时伴尺侧腕伸肌（extensor carpi ulnaris，ECU）肌腱弹响。早期治疗包括腕部制动和防止前臂旋转。口服抗炎药或注射可的松能够更快地控制炎症。适当休息后，如果急性炎症得以控制，但腕关节尺侧伸肌腱仍持续不稳，则可能需要外科手术进行腕关节结构重建或鞘膜松解。

豌豆三角骨关节炎（pisotriquetral arthritis）

通常豌豆三角关节的退行性病变是创伤性的。患者可能会回忆起有腕关节背伸手掌尺侧面直接受力损伤的情况。他们在腕关节出现被动过伸和屈曲时出现疼痛。豌豆三角关节触诊时常有压痛和骨摩擦感。与很多关节一样，保守治疗方法主要有夹板固定、非甾体抗炎药、临时注射皮质类固醇和利多卡因。如果这些方法还不足以控制症状，则有外科切除术豌豆骨的手术指征。

腕痛：桡侧和拇指基底部

de Quervain 病与交叉综合征（intersection syndrome）

腕关节周围的韧带中，最常见的肌腱刺激的部位之一是第 1 背侧伸肌鞘，这里患病被称为 de Quervain 病。受累肌腱是拇短伸肌（extensor pollicis brevis，EPB）和拇长展肌（abductor pollicis longus，APL），在桡骨茎水平，这两条肌腱在由桡骨浅沟及其下韧带构成的骨韧带管中通过。解剖学研究表明，很大一部分患者有第 1 背侧间隙分离，而分离间隙中有拇短伸肌腱和拇长展肌腱。这就可以解释为什么保

守治疗和注射无效[120-122]。

尽管男性和女性的任何年龄都可发病，但 de Quervain 病患者常为 30 ～ 40 岁的女性。本病最常见于产后女性，原因为她们在照顾婴儿过程中手和腕关节需要长时间保持特殊位置。任何需要重复拇指外展且和腕部桡侧和尺侧偏斜相联系的活动均可加重病情。患者诉有抓握时沿这些肌腱的疼痛。临床上，沿受累间隙有压痛，并且可能有桡骨茎突处肿胀。严重病例中，相应肌腱活动可以引出嘎吱声。本病患者可有 Finkelstein 试验阳性，即拇指紧握于拳头内部，使腕部被动向尺侧偏斜时引起疼痛[123,124]。

发生在腕的大致同一部位但较少见的一种疾病是交叉综合征。尽管起初归因于第 1 及第 2 背侧间隙肌腱摩擦，但 Grundberg 和 Reagan[125] 随后证明这种疾病是由第 2 背侧间隙内桡侧腕伸肌肌腱病所致。

de Quervain 病和交叉综合征的初始治疗是夹板固定休息。对于 de Quervain 病，夹板固定应使腕保持轻度伸展位。而对于交叉综合征，单用约伸展 15° 的腕部制动常已足够。再加上 2 ～ 4 周的口服抗炎药物则可能更有帮助。如果单用制动疗法不足以缓解病情，可采用可的松乳膏的超声透入治疗和向间隙内注射可的松的二线疗法。将皮质类固醇注入第 1 背侧间隙对大约 75% 的 de Quervain 病患者有治疗效果[126]。外科治疗适用于对保守治疗无效的患者。对于 de Quervain 病和交叉综合征，手术治疗包括松解受累间隙中狭窄的支持韧带腱鞘。

基底关节病（basal joint arthropathy）

与拇指腕掌关节相关的炎症和疼痛很常见，并且可见于任何年龄。在年轻患者中，由先天性韧带松弛引起的不稳定性与关节半脱位和异常的关节软骨磨损相关，并且会因机械运动而产生疼痛。研究显示在超过 45 岁的女性中，有 25% 存在经 X 线证实的基底关节退行性变[127,128]。患者常诉有拇指基底疼痛，并因捏掐动作而加重。他们常诉难以完成开瓶罐或转动门把手和钥匙等日常活动。拇指腕掌关节可能会有肿胀、半脱位，通常触诊时有压痛。通过检查掌骨基底部是否有大多角骨鞍部向桡侧和尺侧半脱位，可以评估拇指腕掌关节的松弛程度。晚期退行性变有时可出现骨擦音。

疾病分期应根据 X 线检查来确定。另外，加做基底关节后前应力摄片，即患者用一侧拇指的远端指腹压紧对侧拇指指腹，有助于评估关节半脱位（图 53-8）。最常应用的分级系统由 Eaton 和 Glickel 创建[129]，以大多角骨掌骨关节的受累程度和是否有舟状大多角骨关节受累为基础[129]。进展期表现为关节的半脱位加重，关节间隙的狭窄、骨赘形成及软骨下囊肿。

不论疾病分级如何，一线治疗是拇腕掌关节的制动，使指间关节保持自由活动。夹板固定能缓解超过 50% 患者的腕掌关节炎症状[130]。非甾体抗炎药是有效的辅助治疗药物，注射皮质类固醇和局麻药的混合物很有效，但持续时间有限。尽管有人提倡进行鱼际肌力量加强治疗，特别是在早期，但其疗效极小，有时还可能加重病情。

很多患者通过联合使用夹板固定、药物、皮质类固醇注射和调整活动来控制症状。最有效的夹板是用可塑材料定制而成的。它们可以如图 53-9 所示基于手部或基于前臂进行定制，来固定腕关节。如果多种非手术治疗仍不能够控制病情，则考虑手术治疗。对于有进行性退行性变以及因其症状明显影响日常活动的患者，可能需要手术，用假体替换关节或切除大多角骨并重建软组织支撑体。

拇指掌指关节损伤和不稳定

拇指掌指关节主要由桡侧和尺侧副韧带固定，维持桡尺骨和背侧的稳定性[131,132]。拇指掌指关节急剧的桡侧偏斜可引起尺侧副韧带（ulnar collateral ligament，UCL）的损伤。拇指掌指关节突然内收常引起桡侧副韧带（radial collateral ligament，RCL）的损伤。尺侧副韧带的完全断裂和内收肌腱膜近端

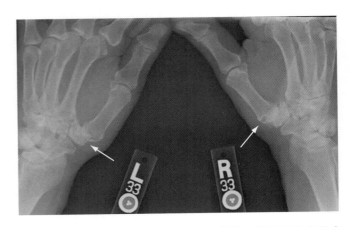

图 53-8　基底关节应力 X 线片显示左拇指 3 期退行性变及右拇指 4 期退行性变

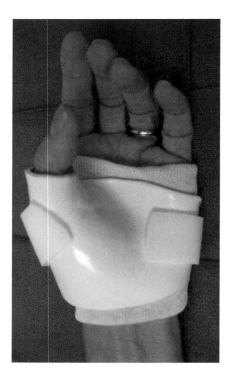

图 53-9　典型的基于手部模型定制的夹板，用于治疗有症状的基底部关节炎。使用夹板时拇指的指间关节和腕关节不受限制，从而提高患者的手部功能

韧带的收缩称为 Stener 病变。这种情况下尺侧副韧带不能恢复到韧带原来的解剖位置。急性尺侧副韧带损伤常称为滑雪者拇指（skier's thumb），而慢性磨损性断裂被称为猎场看守人拇指（gamekeeper's thumb）。桡侧副韧带损伤的发生率低于尺侧副韧带损伤，据估计仅占拇指韧带损伤的 10% ～ 42%[133]。

影像学评估和体格检查仍然是诊断桡侧副韧带或尺侧副韧带损伤的主要手段。掌指关节的应力面摄片可证实关节间隙的不对称。体格检查包括掌指关节的应力测试可明确韧带是部分撕裂还是完全撕裂。急性损伤时进行体格检查，可向掌指关节注射利多卡因来缓解患者的不适和焦虑。目前认为受累拇指掌指关节整体松弛 30° 或与对侧拇指相差 15° 提示有副韧带断裂[134,135]。

大多数急性尺侧副韧带和桡侧副韧带撕裂可用非手术方法治疗。尺侧副韧带部分撕裂并且体检发现有牢固的附着点，可以用拇指模具或热塑夹板固定 2 ～ 6 周，来保持关节稳定，减少关节症状。桡侧副韧带部分或完全撕裂也可以用类似的固定治疗。如果在应力测试中没有发现牢固的附着点，掌指关节整体

不稳定，或者怀疑存在 Stener 病变，最好通过外科手术来治疗[132,135]。

掌侧腱鞘囊肿（volar ganglion）

腱鞘囊肿的另一常见部位是手掌腕部的桡侧。囊肿多起源于舟骨大多角骨关节，但位置表浅，在腕部远端皱褶近桡侧腕屈肌腱上可明显看到。掌侧腱鞘囊肿可以十分接近桡动脉，故应与桡动脉瘤相鉴别。如尝试穿刺，应小心操作以避免血管损伤，并且操作前应进行艾伦试验以明确尺动脉血流情况。与背侧相比，掌侧腱鞘囊肿复发率更高，并发症更多[136]。

舟骨骨折与骨不连（scaphoid fracture and nonunion）

年轻或中年患者有时会出现不愈合的舟骨骨折而无创伤史。当相对年轻的患者有拇指基底部疼痛，鼻烟窝解剖区域内腕部肿胀，腕部活动度减小时，应拍摄 X 线片和尺侧偏移的舟骨位片以排除舟骨病变。如果患者舟骨不连已持续一段时间，常可出现腕骨对线不良的继发性改变和关节退行性变。尽管可以试用夹板或模具制动，通常还是需要手术修复舟骨或进行其他腕部补救措施。

桡骨远端骨折

桡骨远端骨折常因摔倒时手外展所致。桡骨远端骨折的患者通常近期有外伤史，随后出现疼痛、肿胀、瘀斑，常伴有明显的腕部畸形。因正中神经和腕管的解剖部位接近骨折位置，患者除了疼痛外还可能出现感觉异常。腕关节的 X 线片将显示移位程度以及骨折是关节外还是关节内。虽然许多桡骨远端骨折可以通过闭合复位和固定治疗（通常在急诊科或急救机构进行），但最近有报道从 1996—2005 年老年患者桡骨远端骨折的手术治疗量增加了 5 倍[137]。绝大多数桡骨远端骨折仍然使用非手术治疗，但骨科植入物的改进使骨折的手术固定率呈上升趋势。

手掌

扳机指

手指屈曲时疼痛性关节咔嚓响和交锁感是手痛最常见的原因之一。这种现象由手掌 A1 支持韧带滑车增厚所致，称为扳机指。拇指是最常受累的手指，其

次是环指和中指[138]。患者可能仅出现活动时近端指间关节的疼痛，没有明显的关节咔嚓响或交锁感。早期关节咔嚓响表现为手指活动时的弹响，并且常在醒来时更严重。随着疾病进展，手指的活动范围逐渐减小，并出现继发性近端指间关节挛缩。最后阶段可出现锁定扳机指，患指无法主动伸直。

原发性扳机指是最常见的类型，好发于中年患者。女性的拇指扳机指发生率是男性的 4 倍[5]。继发性扳机指与类风湿关节炎、糖尿病和痛风等疾病相关。这种类型的扳机指常呈多发并可与其他狭窄性肌腱病合并存在，如 de Quervain 病或腕管综合征。先天性或发育性扳机指可见于儿童，相对少见。其与成人一样，拇指最常受累，与成人不同之处在于，这些患者常表现为指间关节的屈曲锁定。

扳机指的非手术治疗包括夹板固定和局部类固醇注射。夹板对于防止夜间手指交锁更有效。对于成人，腱鞘的类固醇注射十分有效（图 53-10）[5,6,130]。注射不常用于婴儿或儿童。当非手术治疗不能获得持续缓解时，可以采用 A1 滑车在掌骨头水平纵向分开处进行手术治疗。这虽是一种简单操作，但疗效可靠，且并发症少。

韧带囊肿

韧带腱鞘囊肿可单独出现，也可与扳机指合并出现。这些囊肿位于手指基部 A1 滑车上，表现为分散的、固定的、豌豆大小的结节。它们起源于此区域内的屈肌腱鞘或环状滑车并包含滑液。患者常诉握持物品或直接压迫囊肿时出现疼痛。绝大多数韧带囊肿简单的初始治疗方法为针刺减压术，但要注意避免损伤紧靠屈肌腱及囊肿的感觉神经。约 50% 的病例穿刺后会复发，可能需要手术切除。

手指

槌状指

槌状指（mallet finger）是指手指远端指间（distal interphalangeal，DIP）关节末端不能伸展。根据伸肌结果断裂发生的部位可以分为骨性和软组织性。槌状指常伴随极小创伤出现，如戳到床单上，患者可能已不记得，这有时会导致延迟诊断和治疗。当患者表现为手指远端指间关节下垂，不能主动伸展但被动活动范围正常时，应进行 X 线检查以明确是否有远端指骨的相关骨折。对骨性和软组织性槌状指可应用伸展夹板固定治疗。远端指间关节应保持完全伸展，注意不能使远端指间关节过度伸展以防止背侧皮肤缺血和坏死。夹板应全天使用，持续 6 ~ 8 周。患者不应因沐浴或其他活动而取下夹板，但可为了皮肤护理而小心地更换夹板位置，前提是关节应始终保持完全伸展。近端指间关节屈曲锻炼从开始即应进行，它对于恢复伸肌的张力很有帮助。远端指间关节的轻柔锻炼应在第 8 周开始，在第 8 ~ 10 周将夹板减至夜间使用。患者的伸展滞后通常很小，约有 5°，基本可恢复其大部分的屈曲范围。

手指骨关节炎

指间关节的骨关节炎在年龄较大的患者中极为常见，临床上最常表现为远端指间关节的 Heberden 结节（Heberden's node）。尽管有外观畸形，但疼痛和功能障碍可能极轻微。可出现与退行性关节炎相关的黏液囊肿。黏液囊肿出现于关节背侧，并可因压迫生发基质而引起指甲生长畸形（图 53-11）。指甲生长改变可能在临床检测到囊肿之前出现。不应用针穿刺抽吸该类囊肿，因其邻近远端指间关节，并有继发关节感染的危险。治疗包括远端指间关节制动以控制症状，或手术切除囊肿及其下方的骨赘。

肿瘤

良性骨肿瘤（如单纯骨囊肿和内生软骨瘤）常见

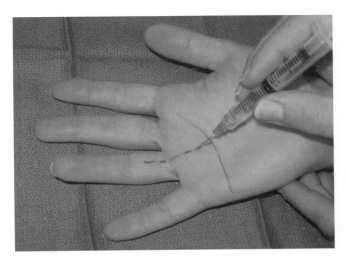

图 53-10 扳机指注射技术。实线表示远端掌纹，虚线表示受累手指的中线。针头倾斜 45° ~ 60° 进针

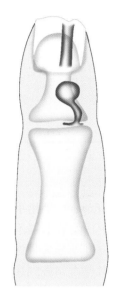

图 53-11　具有临床未发现的黏液囊肿且甲板出现相应沟纹畸形的手指背面观

于指骨。它们通常无症状，常在常规手部影像学检查时被偶然发现。内生软骨瘤最常见于近端指骨的干骺端，由于骨质结构脆弱，很小的创伤即可导致骨折。如果出现病理性骨折，建议进行非手术治疗直到骨折愈合，之后可以对骨肿瘤进行刮除术和骨移植术。有时因为对线不良，需要更早的手术干预。

许多软组织肿瘤可以出现于手和手指。常见的良性肿瘤包括腱鞘的良性巨细胞瘤、脂肪瘤和血管瘤。脂肪瘤和腱鞘巨细胞瘤临床表现为手掌和手指的无痛性、缓慢生长的肿块。诊断明确后需行外科手术切除。血管瘤起源于指尖或指甲下区的周细胞，典型表现为指尖的间歇性锐痛。当手暴露于冷空气中时，由于肥大的血管球系统形成了异常的动静脉分流，导致这些血管性肿瘤疼痛加剧。手术切除通常可以治愈，之前应进行 MRI 检查以排除多灶性病变。

感染

手部的最常见感染是甲沟炎（paronychia）。可累及指甲周围的组织皱襞。金黄色葡萄球菌是常见的致病菌，通过指甲刺、修指甲工具或咬指甲而引入。患者表现为包括一部分指甲皱襞在内的剧痛、红肿。有时，感染可以马蹄样形式侵犯整个指甲周围以及其下方的指甲板。如果在最初的 24 ~ 48 小时内早期发现，给予口服抗生素并用温水浸泡手指，则可以有效治疗。浅表脓肿可不需局部麻醉，用锐利的刀片经较薄的皮肤直接引流。较大或慢性的感染则需要手术引流。

指尖远端指髓感染，即脓性指头炎（felon），是糖尿病患者的特殊并发症。这类感染与其他皮下感染有所不同，因垂直纤维隔的存在可以分隔并稳定指尖骨髓。患者通常在近期有该区域的贯通伤史。由于感染区张力较高，患者常表现为指尖的剧痛。脓肿之上可能有个"尖点"区。这种情况需要手术引流，然后浸泡和口服抗生素。糖尿病患者通常建议静脉使用抗生素。

尽管与甲沟炎外观上相似，疱疹性指头炎由单纯疱疹病毒引起，且由于治疗原则完全不同，必须与其他指尖感染相鉴别[140,141]。指头炎在医务工作者广泛使用手套以前常见于牙医，而现在最常见于儿童。与细菌感染一样，局部区域出现疼痛和红斑，但局部压痛通常不重。确诊主要依据临床表现和病史。早期可见的囊泡可以刺破并进行液体的分析和病毒培养。推荐口服抗病毒药物进行非手术治疗。

对于其他手和指的感染，如化脓性屈肌腱滑膜炎、手掌深部间隙感染、化脓性关节炎、咬伤后伤口感染和骨髓炎，应通过手部的影像学和适当的血液学检查进行初始评估。如果条件允许，在受累区域的确切培养结果出来之前尽量保留抗生素使用。抗生素应静脉给药，手和腕部应制动。这类感染大部分最终还是需要手术引流才能彻底治疗。

🌐 Full references for this chapter can be found on ExpertConsult.com.

部分参考文献

1. Metz VM, Gilula LA: Imaging techniques for distal radius fractures and related injuries, *Orthop Clin North Am* 24:217–228, 1993.
2. Larsen CF, Brondum V, Wienholtz G, et al.: An algorithm for acute wrist trauma: a systematic approach to diagnosis, *J Hand Surg Br* 18:207–212, 1993.
3. Schreibman KL, Freeland A, Gilula LA, et al.: Imaging of the hand and wrist, *Orthop Clin North Am* 28:537–582, 1997.
4. Kaufman MA: Differential diagnosis and pitfalls in electrodiagnostic studies and special tests for diagnosing compressive neuropathies, *Orthop Clin North Am* 27:245–252, 1996.
5. Marks MR, Gunther SF: Efficacy of cortisone injection in treatment of trigger fingers and thumbs, *J Hand Surg Am* 14:722–727, 1989.
6. Newport ML, Lane LB, Stuchin SA: Treatment of trigger finger by steroid injection, *J Hand Surg Am* 15:748–750, 1990.
7. Freiberg A, Mulholland RS, Levine R: Nonoperative treatment of trigger fingers and thumbs, *J Hand Surg Am* 14:553–558, 1989.
8. Gelberman RH, Aronson D, Weisman MH: Carpal tunnel syndrome: results of a prospective trial of steroid injection and splint-

ing, *J Bone Joint Surg* 62:1181–1184, 1980.

9. Avci S, Yilmaz C, Sayli U: Comparison of nonsurgical treatment measures for de Quervain's disease of pregnancy and lactation, *J Hand Surg Am* 27:322–324, 2002.

10. Lane LB, Boretz RS, Stuchin SA: Treatment of de Quervain's disease: role of conservative management, *J Hand Surg Am* 26:258–260, 2001.

11. Taras JS, Raphael JS, Pan WT, et al.: Corticosteroid injections for trigger digits: is intrasheath injection necessary? *J Hand Surg Am* 23:717–722, 1998.

13. Richman JA, Gelberman RH, Engber WD, et al.: Ganglions of the wrist and digits: results of treatment by aspiration and cyst wall puncture, *J Hand Surg Am* 12:1041–1043, 1987.

14. Easterling KJ, Wolfe SW: Wrist arthroscopy: an overview, *Contemp Orthop* 24:21–30, 1992.

19. Adolfsson L: Arthroscopy for the diagnosis of post-traumatic wrist pain, *J Hand Surg Am* 17:46–50, 1992.

20. Koman LA, Poehling GG, Toby EB, et al.: Chronic wrist pain: indications for wrist arthroscopy, *Arthroscopy* 6:116–119, 1990.

22. DeSmet L, Dauwe D, Fortems Y, et al.: The value of wrist arthroscopy: an evaluation of 129 cases, *J Hand Surg Am* 21:210–212, 1996.

23. Kelly EP, Stanley JK: Arthroscopy of the wrist, *J Hand Surg* 15:236–242, 1990.

24. Poehling GP, Chabon SJ, Siegel DB: Diagnostic and operative arthroscopy. In Gelberman RH, editor: *The wrist: master techniques in orthopedic surgery*, New York, 1994, Raven Press, pp 21–45.

25. Bienz T, Raphael JS: Arthroscopic resection of the dorsal ganglia of the wrist, *Hand Clin* 15:429–434, 1999.

26. Luchetti R, Badia A, Alfarano M, et al.: Arthroscopic resection of dorsal wrist ganglia and treatment of recurrences, *J Hand Surg Br* 25:38–40, 2000.

27. Ho PC, Griffiths J, Lo WN, et al.: Current treatment of ganglion of the wrist, *Hand Surg* 6:49–58, 2001.

31. Mayers LB: Carpal tunnel syndrome secondary to tuberculosis, *Arch Neurol* 10:426, 1964.

32. Champion D: Gouty tenosynovitis and the carpal tunnel syndrome, *Med J Aust* 1:1030, 1969.

33. Gould JS, Wissinger HA: Carpal tunnel syndrome in pregnancy, *South Med J* 71:144–145, 1978.

34. Green EJ, Dilworth JH, Levitin PM: Tophaceous gout: an unusual cause of bilateral carpal tunnel syndrome, *JAMA* 237:2747–2748, 1977.

36. Massey EW: Carpal tunnel syndrome in pregnancy, *Obstet Gynecol Surg* 33:145, 1978.

37. Michaelis LS: Stenosis of carpal tunnel, compression of median nerve, and flexor tendon sheaths combines with rheumatoid arthritis elsewhere, *Proc R Soc Med* 43:414, 1950.

39. Phillips RS: Carpal tunnel syndrome as manifestation of systemic disease, *Ann Rheum Dis* 26(59), 1967.

40. Stallings SP, Kasdan ML, Soergel TM, et al.: A case-control study of obesity as a risk factor for carpal tunnel syndrome in a population of 600 patients presenting for independent medical examination, *J Hand Surg Am* 22:211–215, 1997.

41. Karpitskaya Y, Novak CB, Mackinnon SE: Prevalence of smoking, obesity, diabetes mellitus, and thyroid disease in patients with carpal tunnel syndrome, *Ann Plast Surg* 48:269–273, 2002.

42. Mondelli M, Giannini F, Giacchi M: Carpal tunnel syndrome incidence in a general population, *Neurology* 58:289–294, 2002.

45. al-Qattan MM, Thomson HG, Clarke HM: Carpal tunnel syndrome in children and adolescents with no history of trauma, *J Hand Surg Br* 21:108–111, 1996.

46. Phalen GS: Spontaneous compression of the median nerve at the wrist, *JAMA* 145:1128, 1951.

47. Durkan JA: A new diagnostic test for carpal tunnel syndrome, *J Bone Joint Surg* 73:535–538, 1991.

45. González del Pino J, Delgado-Martinez AD, González González I, et al.: Value of the carpal compression test in the diagnosis of carpal tunnel syndrome, *J Hand Surg Am* 22:38–41, 1997.

50. Ludin HP, Lütschg J, Valsangiacomo F: Comparison of orthodromic and antidromic sensory nerve conduction, 1: normals and patients with carpal tunnel syndrome, *EEG EMG* 8:173, 1977.

51. Richier HP, Thoden U: Early electroneurographic diagnosis of carpal tunnel syndrome, *EEG EMG* 8:187, 1977.

52. Szabo RM, Slater Jr RR, Farver TB, et al.: The value of diagnostic testing in carpal tunnel syndrome, *J Hand Surg Am* 24:704–714, 1999.

53. Melvin JL, Schuckmann JA, Lanese RR: Diagnostic specificity of motor and sensory nerve conduction variables in the carpal tunnel syndrome, *Arch Phys Med Rehabil* 54:69, 1973.

54. Gerritsen AAM, deVet HCW, Scholten RJPM, et al.: Splinting vs surgery in the treatment of carpal tunnel syndrome: a randomized controlled trial, *JAMA* 288:1245–1251, 2002.

55. Gonzalez MH, Bylak J: Steroid injection and splinting in the treatment of carpal tunnel syndrome, *Orthopedics* 24:479–481, 2001.

58. Linskey ME, Segal R: Median nerve injury from local steroid injection for carpal tunnel syndrome, *Neurosurgery* 26:512–515, 1990.

60. Ogino T, Minami A, Fukada K: Tardy ulnar nerve palsy caused by cubitus varus deformity, *J Hand Surg Am* 11:352–356, 1986.

62. Blunden R: Neuritis of deep branch of the ulnar nerve, *J Bone Joint Surg* 40:354, 1958.

64. Uriburu IJF, Morchio FJ, Marin JC: Compression syndrome of the deep branch of the ulnar nerve (piso-hamate hiatus syndrome), *J Bone Joint Surg* 58:145–147, 1976.

65. Poppi M, Padovani R, Martinelli P, et al.: Fractures of the distal radius with ulnar nerve palsy, *J Trauma* 18:278–279, 1978.

66. Vance RM, Gelberman RH: Acute ulnar neuropathy with fractures at the wrist, *J Bone Joint Surg* 60:962–965, 1978.

67. Jeffery AK: Compression of the deep palmar branch of the ulnar nerve by an anomalous muscle, *J Bone Joint Surg* 53:718–723, 1971.

68. Kalisman M, Laborde K, Wolff TW: Ulnar nerve compression secondary to ulnar artery false aneurysm at the Guyon's canal, *J Hand Surg Am* 7:137–139, 1982.

70. Richmond DA: Carpal ganglion with ulnar nerve compression, *J Bone Joint Surg* 45:513–515, 1963.

71. Toshima Y, Kimata Y: A case of ganglion causing paralysis of intrinsic muscles innervated by the ulnar nerve, *J Bone Joint Surg* 43:153, 1961.

72. Bishop AT, Gabel G, Carmichael SW: Flexor carpi radialis tendonitis, part I: operative anatomy, *J Bone Joint Surg* 76:1009–1014, 1994.

73. Carroll RE, Sinton W, Garcia A: Acute calcium deposits in the hand, *JAMA* 157:422–426, 1955.

74. Moyer RA, Bush DC, Harrington TM: Acute calcific tendonitis of the hand and wrist: a report of 12 cases and a review of the literature, *J Rheumatol* 16:198–202, 1989.

75. Yang SS, Kalainov DM, Weiland AJ: Fracture of the hook of hamate with rupture of the flexor tendons of the small finger in a rheumatoid patient: a case report, *J Hand Surg Am* 21:916–917, 1996.

76. Kato H, Nakamura R, Horii E, et al.: Diagnostic imaging for fracture of the hook of the hamate, *Hand Surg* 5:19–24, 2000.

77. Whalen JL, Bishop AT, Linscheid RL: Nonoperative treatment of acute hamate hook fractures, *J Hand Surg Am* 17:507–511, 1992.

78. Bishop AT, Bechenbaugh RD: Fracture of the hamate hook, *J Hand Surg Am* 13:863–868, 1988.

79. Carter PR, Eaton RG, Littler JW: Ununited fracture of the hook of the hamate, *J Bone Joint Surg Am* 59:583–588, 1977.

80. Stark HH, Chao EK, Zemel NP, et al.: Fracture of the hook of the hamate, *J Bone Joint Surg* 71:1202–1207, 1989.

82. Cardinal E, Buckwalter KA, Braunstein EM, et al.: Occult dorsal carpal ganglion: comparison of US and MR imaging, *Radiology* 193:259–262, 1994.

83. Vo P, Wright T, Hayden F, et al.: Evaluating dorsal wrist pain: MRI diagnosis of occult dorsal wrist ganglion, *J Hand Surg Am* 20:667–670, 1995.

84. Zubowicz VN, Ishii CH: Management of ganglion cysts of the

hand by simple aspiration, *J Hand Surg Am* 12:618–620, 1987.

85. Angelides AC, Wallace PF: The dorsal ganglion of the wrist: its pathogenesis, gross and microscopic anatomy, and surgical treatment, *J Hand Surg Am* 1:228–235, 1976.
86. Clay NR, Clement DA: The treatment of dorsal wrist ganglia by radical excision, *J Hand Surg Am* 13:187–191, 1988.
87. Janzon L, Niechajev IA: Wrist ganglia: incidence and recurrence rate after operation, *Scand J Plast Reconstr Surg* 15:53–56, 1981.
88. Angelides AC: Ganglions of the hand and wrist. In Green DP, editor: *Operative hand surgery*, New York, 1993, Churchill Livingstone.
89. Cuono CB, Watson HK: The carpal boss: surgical treatment and etiological considerations, *Plast Reconstr Surg* 63:88–93, 1979.
90. Bonatz E, Dramer TD, Masear VR: Rupture of the extensor pollicis longus tendon, *Am J Orthop* 25:118–122, 1996.
91. Stahl S, Wolff TW: Delayed rupture of the extensor pollicis longus tendon after nonunion of a fracture of the dorsal radial tubercle, *J Hand Surg Am* 13:338–341, 1988.
92. Hove LM: Delayed rupture of the thumb extensor tendon: a 5-year study of 18 consecutive cases, *Acta Orthop Scand* 65:199–203, 1994.
93. Dawson WJ: Sports-induced spontaneous rupture of the extensor pollicis longus tendon, *J Hand Surg Am* 17:457–458, 1992.
95. Stahl F: On lunatomalacia (Keinböck's disease): clinical and roentgenological study, especially on its pathogenesis and late results of immobilization treatment, *Acta Chir Scand* 126(Suppl):1–133, 1947.
96. Wada A, Miura H, Kubota H, et al.: Radial closing wedge osteotomy for Kienböck's disease: an over 10 year clinical and radiographic follow-up, *J Hand Surg Br* 27:175–179, 2002.
97. Wintman BI, Imbriglia JE, Buterbaugh GA, et al.: Operative treatment with radial shortening in Kienböck's disease, *Orthopedics* 24:365–371, 2001.
98. Quenzer DE, Dobyns JH, Linscheid RL, et al.: Radial recession osteotomy for Kienböck's disease, *J Hand Surg Am* 22:386–395, 1997.
99. Nakamura R, Imaeda T, Miura T: Radial shortening for Kienböck's disease: factors affecting the operative result, *J Hand Surg Am* 15:40–45, 1990.
100. Oishi SN, Muzaffar AR, Carter PR: Treatment of Kienböck's disease with capitohamate arthrodesis: pain relief with minimal morbidity, *Plast Reconstr Surg* 109:1293–1300, 2002.
101. Watson HK, Monacelli DM, Milford RS, et al.: Treatment of Kienböck's disease with scaphotrapezio-trapezoid arthrodesis, *J Hand Surg Am* 21:9–15, 1996.
102. Chuinard RG, Zeman SC: Kienböck's disease: an analysis and rationale for treatment by capitate-hamate fusion, *Orthop Trans* 4(18), 1980.
104. Thompson TC, Campbell Jr RD, Arnold WD: Primary and secondary dislocation of the scaphoid bone, *J Bone Joint Surg* 46:73–82, 1964.
106. King GJ, McMurtry RY, Rubenstein JD, et al.: Kinematics of the distal radioulnar joint, *J Hand Surg Am* 11:798–804, 1986.

107. Burk Jr DL, Karasick D, Wechsler RJ: Imaging of the distal radioulnar joint, *Hand Clin* 7:263–275, 1991.
109. Mino DE, Palmer AK, Levinsohn EM: The role of radiography and computerized tomography in the diagnosis of subluxation and dislocation of the distal radioulnar joint, *J Hand Surg Am* 8:23–31, 1983.
110. Mino DE, Palmer AK, Levinsohn EM: Radiography and computerized tomography in the diagnosis of incongruity of the distal radioulnar joint: a prospective study, *J Bone Joint Surg* 67:247–252, 1985.
111. Steyers CM, Blair WF: Measuring ulnar variance: a comparison of techniques, *J Hand Surg Am* 14:607–612, 1989.
114. Mikic ZD: Age changes in the triangular fibrocartilage of the wrist joint, *J Anat* 126:367–384, 1978.
116. Palmer AK, Levinsohn EM, Kuzma GR: Arthrography of the wrist, *J Hand Surg Am* 8:18–23, 1983.
117. Potter HG, Asnis-Ernberg L, Weiland AJ, et al.: The utility of high-resolution magnetic resonance imaging in the evaluation of the triangular fibrocartilage complex of the wrist, *J Bone Joint Surg* 79:1675–1684, 1997.
118. Feldon P, Terronon AL, Belsky MR: The wafer procedure: partial distal ulnar resection, *Clin Orthop* 275:124–129, 1992.
119. de Araujo W, Poehling GG, Kuzma GR: New Tuohy needle technique for triangular fibrocartilage complex repair: preliminary studies, *Arthroscopy* 12:699–703, 1996.
120. Lacey 2nd T, Goldstein LA, Tobin CE: Anatomical and clinical study of the variations in the insertions of the abductor pollicis longus tendon, associated with stenosing tendovaginitis, *J Bone Joint Surg Am* 33:347–350, 1951.
121. Leao L: De Quervain's disease: a clinical and anatomical study, *J Bone Joint Surg* 40:1063–1070, 1958.
122. Strandell G: Variations of the anatomy in stenosing tenosynovitis at the radial styloid process, *Acta Chir Scand* 113:234–240, 1957.
123. Finkelstein H: Stenosing tendovaginitis at the radial styloid process, *J Bone Joint Surg* 12:509–540, 1930.
124. Pick RY, De Quervain's disease: a clinical triad, *Clin Orthop* 143:165–166, 1979.
125. Grundberg AB, Reagan DS: Pathologic anatomy of the forearm: intersection syndrome, *J Hand Surg Am* 10:299–302, 1985.
126. Weiss AP, Akelman E, Tabatabai M: Treatment of de Quervain's disease, *J Hand Surg Am* 19:595–598, 1994.
127. Kelsey JL, Pastides H, Kreiger N, et al.: *Arthritic disorders, upper extremity disorders: a survey of their frequency and cost in the United States*, St. Louis, 1980, CV Mosby.
128. Armstrong AL, Hunter JB, Davis TRC: The prevalence of degenerative arthritis of the base of the thumb in post-menopausal women, *J Hand Surg Am* 19:340–341, 1994.
129. Eaton RG, Glickel SZ: Trapeziometacarpal osteoarthritis: staging as a rationale for treatment, *Hand Clin* 3:455–469, 1987.

第 54 章

颞颌关节痛

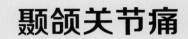

原著 DANIEL M. LASKIN

文 静 译 赵 铖 校

关键点

- 颞颌关节（temporomandibular，TMJ）痛必须与可引起类似症状和体征的咀嚼肌疼痛（肌筋膜痛）相鉴别。
- TMJ 痛也需与耳和腮腺导致的疼痛相鉴别。
- TMJ 痛和咀嚼肌疼痛常伴有张口受限，而耳和腮腺引起的疼痛则不会引起张口受限。
- 大多数累及全身的关节病变都可以累及 TMJ，并可导致疼痛及下颌运动障碍。
- 在 TMJ 内的关节内盘移位可导致疼痛并伴有弹响、爆裂声或突然发作的下颌绞锁。

引言

颞颌关节（temporomandibular joint，TMJ）疼痛是一种常见症状，在北美患者数量超过一千万，给世界各国人民带来沉重的医疗负担。然而，由于其病因多样，正确诊断和治疗仍存在着相当大的困难。耳与腮腺等邻近器官引起的疼痛性质常易与 TMJ 本身的病变相混淆。邻近咀嚼肌的疼痛也是一种常见症状，与 TMJ 痛既在特征、部位上相似，也同样与下颌功能障碍有关。因此，了解 TMJ 区域的各种疼痛特点是建立正确诊断的基础。

原发性 TMJ 疾病常伴有继发性肌筋膜痛，而原发性肌筋膜疼痛也可发展成继发性 TMJ 疾病，目前用颞颌关节紊乱（temporomandibular disorder）这一概念描述这种重叠疾病。为了方便诊断和治疗，这些疾病被分为原发性 TMJ 受累（TMJ 病变）和原发性咀嚼肌受累 [肌筋膜疼痛与功能障碍（myofascial pain and dysfunction，MPD），咀嚼肌痛] 两类。从诊断角度而言，考虑到各种与颞颌关节紊乱有相似体征和症状的疾病非常重要（表 54-1 和表 54-2）。表 54-3 列举了累及 TMJ 的各种疾病。尽管种类很多，但引起疼痛的仅有三类。它们分别是关节炎、关节内盘紊乱和某些肿瘤。

颞颌关节炎

关节炎是最常引起 TMJ 痛的病因。虽然骨关节炎和类风湿关节炎最为常见，但感染性关节炎、代谢性关节炎和累及 TMJ 的脊柱关节炎也有报道。创伤性关节炎也常累及 TMJ。

骨关节炎

骨关节炎是 TMJ 关节炎中最常见的类型，也是导致该部位疼痛最常见的原因。据报道，在普通人群中 16% 出现临床症状[1]，但在 44% 的无症状人群可发现 X 线改变[2]。尽管 TMJ 与由长骨构成的负重关节不同，但在一些有磨牙癖的患者中，磨牙产生的应力足以使 TMJ 发生退行性改变[3]。急性和慢性创伤及关节内盘紊乱也是继发性退行性关节炎的常见原因。

临床表现

原发性骨关节炎常见于老年人，起病隐匿，往往仅有轻度不适，因此容易被忽视。继发性骨关节炎常发生在年轻患者（20 ~ 40 岁），表现为疼痛。与原

表 54-1   类似颞颌关节痛及咀嚼肌肌筋膜痛的非关节疾病的鉴别诊断

疾病	下颌活动受限	肌肉压痛	诊断要点
牙髓炎	无	无	轻到重度的疼痛或跳痛；间歇性或持续性；温度改变时疼痛加重；牙科麻醉后疼痛消失；X 线阳性表现（龋齿）
冠周炎	有	可能	持续的轻到重度的疼痛；吞咽困难；可能伴有发热；局部炎症；牙科麻醉后可缓解
中耳炎	无	无	中重度耳痛；持续性疼痛；伴发热；常常有上呼吸道感染史；无颞颌关节压痛
腮腺炎	无	无	持续酸痛，进食时加重；耳内受压感；无唾液；耳垂升高；导管化脓
鼻窦炎	无	无	持续酸痛或跳痛；随头部位置变化加重；流鼻涕；常有不能被牙科麻醉缓解的上颌磨牙痛
三叉神经痛	无	无	短暂的剧烈刺痛；存在触发区；疼痛沿神经走行；老年人多发；牙科麻醉后常可缓解
非典型（血管）神经痛	无	无	长时间的弥漫性搏动性痛或灼痛；常伴有自主神经系统症状；牙科麻醉后不能缓解
颞动脉炎	无	无	持续的耳前搏动性疼痛；动脉突出和压痛；伴低热；可伴有视觉问题；红细胞沉降率升高
Trotter 综合征	有	无	耳、侧面部、下颌部酸痛；耳聋；鼻塞；颈部淋巴结肿大
Eagle 综合征	无	无	耳、咽喉、髁状突轻到重度的刺痛；吞咽、转头、压迫颈动脉可触发疼痛；通常出现于扁桃体切除术后；茎突 > 2.5 cm

Modified from Laskin DM，Block S：Diagnosis and treatment of myofascial pain dysfunction（MPD）syndrome. *J Prosthet Dent* 56：75-84，1986.

表 54-2   引起下颌运动受限的非关节疾病的鉴别诊断

疾病	下颌活动受限	肌肉压痛	诊断要点
牙源性感染	有	有	发热；肿胀；X 线阳性表现；牙齿叩痛；牙科麻醉后疼痛缓解、运动改善
非牙源性感染	有	有	发热；肿胀；X 线阴性表现；牙科麻醉不能缓解疼痛或改善下颌运动
肌炎	有	有	卒发；下颌运动和疼痛相关；肌肉压痛；通常不伴发热
骨化性肌炎	无	无	可以触及在 X 线片不透光区域中显示的结节；累及非咀嚼肌
肿瘤	可能	可能	可触及肿块；局部淋巴结可能会增大；可能有感觉异常；X 线可能显示骨累及
硬皮病	无	无	皮肤硬化、萎缩；面具脸；感觉异常；炎性关节痛；牙周韧带增宽
癔症	无	无	心理创伤后卒发；体格检查无异常；全身麻醉后下颌容易张开
破伤风	有	无	近期创伤史；颈僵硬；吞咽困难；面部肌肉痉挛；头痛
锥体外系反应	无	无	有服用抗精神病药或吩噻嗪史；高张运动；嘴唇颤动；自发的咀嚼运动
颧弓凹陷	可能	无	创伤史；面部凹陷；X 线阳性表现
冠突骨软骨瘤	无	无	进行性张口受限；下颌偏向健侧；下颌运动可能伴有关节弹响；X 线阳性表现

Modified from Laskin DM，Block S：Diagnosis and treatment of myofascial pain dysfunction（MPD）syndrome. *J Prosthet Dent* 56：75-84，1986.

发性骨关节炎和类风湿关节炎相比，继发性骨关节炎常局限于一侧 TMJ，但在晚期可以累及双侧，很少累及其他关节。它的特征是活动时疼痛加重、关节压痛、张口受限，偶有关节弹响和爆裂声。晚期可出现关节骨擦音。

影像学表现

无论原发或继发性 TMJ 骨关节炎，最早的放射学特征是下颌骨髁突的软骨下硬化。如果疾病进展，可能出现髁突变平和边缘唇状突出。晚期表现为骨皮质侵蚀、骨赘形成或两者同时出现。有时也可见皮质下骨裂而导致骨囊肿形成。虽然关节窝改变普遍没有髁突那么严重，但有时也可以见到皮质侵蚀。晚期可见关节间隙变窄，提示伴有关节内盘的退行性改变。尽管 TMJ 改变通常在 X 线片中可见到，但矢状面和冠状面 CT 扫描是骨结构成像的首选检查。

诊断

退行性关节炎的诊断以病史、临床及 X 线表现为依据。患者常有创伤史或异常的咬合习惯。常为累及单侧，其他关节没有明显改变。疼痛定位明确，TMJ 局部常有压痛。

治疗

与其他关节一样，TMJ 退行性关节炎通常采用保守治疗。包括非甾体抗炎药、热疗、软食及限制下颌活动，对于有磨牙癖的患者，可使用咬合器改善功能紊乱。关节穿刺术对疾病有益[4,5]。物理治疗如热疗、超声和离子透入疗法也有益处。当急性症状消退后，采用静力训练和动力训练可改善关节稳定性。关节腔注射激素治疗目前仍有争议，仅限于其他治疗效果不佳的急性患者。由于关节腔内多次注射激素可能引起不良反应[4,6]，关节内注射不宜超过 3 或 4 次，每次间隔 3 个月。研究显示，关节内注射高分子量透明质酸钠 2 次、每次间隔 2 周，与激素注射具有相同疗效，且没有潜在的副作用[5,7]。

急性症状控制后，应以控制可能加重退行性过程的因素为主。例如，通过替换缺失的牙齿建立良好的咬合关系以减少关节的不良负荷；通过正畸或正颌手术以矫正严重的牙齿畸形；通过夜间坚持使用咬合器控制磨牙癖和磨牙习惯[6,8]。

若患者经过 3～6 月内科治疗症状仍无缓解，则具有手术治疗的指征。手术去除最少量的骨以使关节面光滑，没有必要去除全层骨皮质，例如所谓的髁突刮除术或高位髁突切开术，在某些情况下可导致持续的骨吸收，应尽量避免。

类风湿关节炎

超过 50% 的类风湿关节炎患者出现 TMJ 受累[9]。尽管在疾病早期 TMJ 也可受累，但通常先累及其他关节。男女之比为 1 : 3。幼年型关节炎患者也可累及 TMJ。在儿童患者中，由于下颌骨髁突破坏导致生长滞后及以下颌后移为特征性表现的面部畸形。纤维性或骨性关节强直是所有年龄段都可能出现的后遗症。

临床表现

类风湿关节炎患者的 TMJ 表现为双侧耳前区疼痛、压痛和肿胀及下颌活动受限。症状以周期性加重和缓解交替为特点。关节僵硬和疼痛通常晨起较重，白天减轻。随着疾病进展，下颌活动受限加重，患者可能出现前牙不能咬合。

影像学表现

早期可无任何 X 线改变，但随着病情进展 50%～80% 的患者出现双侧脱矿质、髁突变平和骨侵蚀，使关节面不规则、凸凹不平。也可出现关节窝的侵蚀。由于关节内盘破坏，可以出现关节间隙变窄。随着髁突的不断破坏，下颌支逐渐变短，仅后牙可接触，前牙不能咬合。MRI 越来越多地被用于诊断关节损伤、滑膜炎以及关节附件受累。

诊断

类风湿关节炎的诊断以病史、临床表现、X 线异常以及确切的实验室检查为基础。类风湿关节炎与退行性关节炎的 TMJ 表现鉴别特点见表 54-3。

治疗

类风湿关节炎 TMJ 受累的治疗与发生在其他关节的类风湿关节炎一样[7,10]。急性期使用抗炎药物，待急性症状消退后可进行适当的下颌运动以防止严重的活动能力丧失。对于严重的患者，也可应用改善病情药物（如甲氨蝶呤），以及包括 TNF 抑制剂、阿巴西普、托珠单抗在内的生物制剂，来减轻全身症状。对于那些病情缓解期仍有前牙不能咬合或出现关节强直的患者，可能需要外科手术治疗。

脊柱关节炎

除了类风湿关节炎的成人和幼年型以外，银屑病关节炎、强直性脊柱炎和反应性关节炎也可累及 TMJ[8-13]。

表 54-3　颞颌关节疾病的鉴别诊断

疾病	下颌运动限制	肌肉压痛	诊断要点
发育不全	无	有	先天性；常单侧；下颌骨偏向患侧；健侧长而平坦；重度错颌畸形；常伴耳畸形；X 线片显示髁突缺陷
髁突发育不全	无	无	先天或后天获得性；患侧有短的下颌体和下颌支，面部饱满；下巴不对称；健侧下颌体瘦长、面部扁平；错颌畸形；X 线片显示髁突畸形，下颌角前切迹
髁突畸形生长	无	无	面部不对称，下巴偏向健侧；反咬合错颌畸形；凸颌外貌；下颌骨下缘常凸向患侧；X 线片显示髁突对称性增大
肿瘤	可能	有	下颌骨偏向患侧；X 线片显示增大的不规则的髁突或骨质破坏，与肿瘤类型相关；单侧病变
感染性关节炎	有	无	前驱感染；可能累及全身；X 线片显示早期可正常，后期可见骨质破坏；波动感；可抽吸出脓液；常常为单侧病变
类风湿关节炎	有	有	炎症体征；累及其他关节（手、腕、足、肘、踝）；实验室检查结果阳性；儿童下颌骨发育迟缓；前牙不能咬合；X 线片显示骨质破坏；常常发生于双侧
脊柱关节炎			
银屑病关节炎	有	有	皮肤银屑病；指甲营养不良；累及远端指间关节；X 线片显示髁突侵蚀；类风湿因子阴性
强直性脊柱炎	有	有	常常累及脊柱和骶髂关节；关节外表现包括虹膜炎、前葡萄膜炎、主动脉瓣关闭不全、传导缺陷；髁突侵蚀性变化；可发生 TMJ 关节强直
代谢性关节炎			
痛风	有	有	常突然起病；常累及单关节；通常累及第一跖趾关节、踝、腕；关节红、肿、压痛；血尿酸升高；
假性痛风	有	有	常为单侧；可仅 TMJ 受累；关节频繁肿胀；关节内钙化；可有创伤史
创伤性关节炎	有	有	创伤史；X 线片显除关节间隙增宽外可无异常；局限性压痛；常为单侧
退行性关节炎	有	有	单侧关节压痛；骨擦音；可仅 TMJ 受累；X 线片显可正常或出现髁突变平、边缘唇状突出、骨刺、
关节强直	有	有	常单侧，但也可双侧；可有创伤史；年轻人可能有下颌骨发育迟缓；X 线片显示正常关节结构缺失
关节内盘退行性病变	有	有	活动后疼痛加重；张口时伴有关节弹响或张口限制在 25 mm 内但不伴关节弹响；MRI 阳性表

Modified from Laskin DM, Block S：Diagnosis and treatment of myofascial pain dysfunction（MPD）syndrome. *J Prosthet Dent* 56：75-84，1986.

银屑病关节炎

约 1/3 皮肤银屑病患者会发生银屑病关节炎（详见第 77 章）。它可突然起病，间断发作，自行缓解[9,12]。通常仅有单侧 TMJ 受累。症状与类风湿关节炎相似，包括 TMJ 痛、压痛、下颌活动受限、骨擦音等[9,12]。X 线改变非特异性，不易与其他类型关节炎鉴别，尤其是类风湿关节炎和强直性脊柱炎[13,14]。髁突和关节窝的侵蚀性改变可引起严重的关节间隙狭窄[11,15,16]，严重者甚至发生关节强直，早期偶尔表现为新骨形成[12,17]。

诊断银屑病关节炎通常以银屑病、侵蚀性关节炎的 X 线表现以及类风湿因子阴性的三联征为基础。然而，即使存在皮疹，诊断也不能绝对确定。应与类风湿关节炎、反应性关节炎、强直性脊柱炎和痛风进行鉴别。

银屑病关节炎累及 TMJ 的治疗如第 77 章所述，以控制全身炎症为目的[13,18-21]。鉴于该领域近年的最新进展，尤其随着 IL-17 和 IL-23 靶向药物的出现，这些药物的应用被证实对于 TMJ 的局部治疗具有重要益处。如果发生关节强直，则需进行外科手术。

强直性脊柱炎

约 1/3 强直性脊柱炎患者在发病后数年出现 TMJ 受累。下颌疼痛和活动受限是最常见的症状，严重的病例可出现关节强直 [8,11,14,22]。X 线检查中，约 30% 患者显示髁突和关节窝的侵蚀改变以及关节间隙变窄 [15,23]。在病程较长的病例中，在疾病稳定期可见明显的骨赘反应。关节病变程度似乎与疾病的严重程度相关。药物治疗是强直性脊柱炎累及 TMJ 的主要手段，与银屑病关节炎类似，重要的是确定 TMJ 的受累是否适合全身性药物治疗。尤其是在考虑为规范治疗而进行的关节评估时应牢记这一点，因为该类评估通常不包括 TMJ 区域。此外，被引进的新型药物似乎在作用强度上存在部位的差异，例如 IL-23 抑制剂对于外周关节炎和附着点炎有效，但似乎对中轴关节炎无效。物理治疗用于改善颞颌关节的活动性，必要时可使用咬合器以减少功能紊乱给关节带来的压力。如发生关节强直，则需外科手术 [24]。

反应性关节炎

累及 TMJ 的反应性关节炎多见于男性，表现为反复发作的疼痛、肿胀、张口受限 [25]。X 线显示明显的髁突侵蚀 [26]。治疗和其他血清阴性脊柱关节炎相似，包括非甾体抗炎药、关节腔内激素治疗和缓解病情药物。如有明确的细菌感染，使用适当的抗生素也是必需的。

创伤性关节炎

发生于下颌骨的急性创伤即使未造成骨折，也可造成 TMJ 的损伤。如果儿童发生下颌骨骨折，应提醒父母下颌骨对于儿童是重要的生长发育部位，创伤可能造成关节软骨损伤，导致下颌生长迟缓及面部畸形 [16,27]。

创伤性关节炎的 TMJ 以疼痛、压痛和下颌活动受限为特征。创伤引起的炎症和关节积血可引起受累侧牙齿不能咬合。最初受伤的部位常有明显的挫伤或撕裂伤。X 线检查可能无显著改变或仅表现为关节内水肿或出血引起的关节间隙增宽。在一些病例中，X 线片可显示临床检查未能发现的囊内骨折。

创伤性关节炎的治疗包括使用非甾体抗炎药、热疗、软食、限制下颌活动。当急性症状消退后，应进行适当的锻炼以避免纤维性关节强直。

感染性关节炎

感染性关节炎很少累及 TMJ。虽然关节受累是系统性疾病（如淋病、梅毒、结核和莱姆病）的表现之一 [17,18,28,29]，但最常见的感染途径是由牙齿、腮腺或耳部等邻近器官的感染直接延伸而来 [19,30]。在个别情况下，也可由于外伤后微生物血行播散定植于关节或关节贯通伤直接引起感染 [20,30]。最常见的致病菌是金黄色葡萄球菌、流感嗜血杆菌、链球菌 [31]。

临床表现

感染性关节炎通常引起单侧 TMJ 痛、压痛、红肿。常伴有寒战、发热和出汗，也可出现特殊类型感染引起的全身性表现。关节肿胀导致牙齿不能咬合。在化脓性关节炎中，关节区域内可有波动感。莱姆病的患者可表现出独特的皮肤损伤和血清学阳性证据 [18,29]。

影像学表现

疾病早期没有骨质受累，X 线检查通常无异常发现。但关节内有脓性或炎性渗出物聚集时，MRI 可检测到关节间隙增宽。根据感染的严重程度和迁延程度，后期可出现不同程度的骨质破坏，从下颌骨髁突的关节面损害到广泛的骨髓炎都可发生。晚期可能出现纤维性或骨性关节强直。儿童感染性关节炎可影响髁突的生长，导致面部不对称。

治疗

感染性关节炎的治疗包括应用适当的抗生素、正确补液、控制疼痛及限制下颌活动。在急性症状消退前，一周 1～3 次的关节穿刺并林格液灌洗疗法也被推荐使用 [32]。化脓性感染可能需要抽吸脓液、切开引流或行死骨清除术。若出现广泛性骨丢失则需要骨重建。下颌骨生长受累的儿童，可行肋软骨移植术以矫正面部不对称，并恢复下颌骨的生长。

代谢性关节炎

代谢性关节炎，如痛风和假性痛风（双水焦磷酸钙关节病）（详见第 101、102 章），较少累及 TMJ[21,33]。

痛风

累及 TMJ 的痛风性关节炎最常见于 40 岁以上的男性，之前通常有足或手的一个或多个关节受累。常突然发作，关节红肿、疼痛，且有触痛。几天内可恢复，缓解期可持续数月至数年。

若发作不频繁，可能很长一段时间 X 线没有明显改变。因为病例极少，故尚无确切 X 线变化的报道。曾有关于盘内钙化区域、关节骨破坏、髁突外生骨疣、骨刺和痛风石的报道[21,33-35]。累及 TMJ 的痛风首选内科治疗。但如果症状不能控制，则需行外科清创术或关节成形术。

假性痛风

焦磷酸钙沉积病（假性痛风）累及 TMJ 的临床特点类似于痛风，X 线可见下颌骨髁突退行性和侵蚀性改变。原发性假性痛风常见于年龄较大的患者，可出现关节内钙化（软骨钙质沉着症）及关节内盘的弥漫性钙化[21-25,36-39]。继发性患者也有类似的改变，但常见于有创伤史的年轻患者。细针抽吸检查有助于鉴别假性痛风和痛风。在偏振光显微镜下，痛风晶体为针状，呈负性双折光。而假性痛风晶体为菱形／棒状，呈弱双折光。

与 TMJ 痛风性关节炎一样，TMJ 的假性痛风首选内科治疗，内科治疗无效的患者可进行手术。

关节内紊乱

关节内紊乱（internal derangement）是 TMJ 疼痛的常见原因。主要表现为关节内盘与髁突之间的解剖关系紊乱，从而干扰关节的正常运动。

临床表现

关节内紊乱可分为三个阶段：①无痛的动作失调期，表现为张口时有短暂的绞锁感；②可复性盘前移位：张口时还原复位，以伴有关节弹响或爆裂声为特征（图 54-1）；③不可复性盘前移位：张口时不能复位，以下颌活动受限或绞锁为特征（图 54-2）。盘前移位患者（无论能否复位）的关节疼痛是由于关节盘位置前移，造成神经支配丰富的盘后组织占据了关节

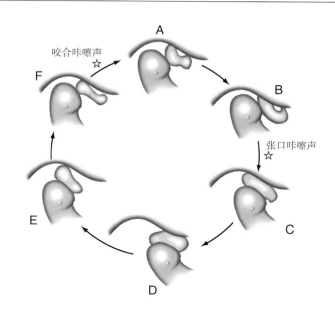

图 54-1　图示关节内盘前移位，张口时复位。当内盘回复到与髁突的正常位置关系时出现关节咔嚓响声或爆裂声。咬合时，内盘再次向前移位，有时会伴有第二次响声（相对的关节咔嚓声）（Modified from McCarty W：Diagnosis and treatment of internal derangements of the articular disc and mandibular condyle. In Solberg WK，Clark GT，editors：*Temporomandibular joint problems：biologic diagnosis and treatment*，Chicago，1980，Quintessence，p 155.）

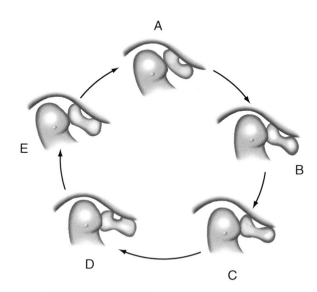

图 54-2　图示关节内盘前移位，张口时不能复位。移位的关节盘像一个屏障完全阻止髁突的移动（Modified from McCarty W：Diagnosis and treatment of internal derangements of the articular disc and mandibular condyle. In Solberg WK，Clark GT，editors：*Temporomandibular joint problems：biologic diagnosis and treatment*. Chicago，1980，Quintessence，p 151.）

窝，受到髁突挤压以及伴发炎症所致。

病因学

创伤、关节负荷异常和退行性关节疾病是关节内盘紊乱的三个主要病因[26,40]。尽管一些医生认为咬合因素在关节内紊乱中有一定作用，但尚无研究证明。急性重创可能是关节内紊乱最常见的原因。急性重创事件包括下颌受冲击、气管内插管、颈牵引、牙齿或口腔手术操作过程中医源性牵拉等。尽管急性颈部损伤是关节内紊乱的病因之一，但对 155 例此类患者的研究显示，仅一例在车祸后立即出现 TMJ 关节弹响[27,41]。对 129 例患者进行的 1 个月的随访中，2 例曾发生关节弹响；对 104 例患者进行的 1 年随访中发生关节弹响的例数没有增加。因此，尽管 TMJ 关节内紊乱可由急性颈部损伤引起，但发生率很低。

TMJ 受创伤后，患者仅发生关节面改变而导致扣锁或捆绑感，还是盘前移位伴张口时复位（关节弹响或摩擦声），或是盘前移位不伴张口时复位，这取决于损伤的严重程度。尽管上述三种不同阶段的创伤性关节炎在关节活动时都可引起疼痛，但在后两阶段由于关节区内的盘后组织被压迫，疼痛更加明显。

习惯性慢性磨牙引起的 TMJ 过度负荷是关节内紊乱的另一个常见原因。虽然 TMJ 的构造适宜离心运动，但它不能承受在慢性磨牙运动中发生的持续性关节等距负荷增加和负荷减轻运动。这种运动会影响关节的润滑，改变关节面，使关节盘和髁突之间产生摩擦，导致关节表面退行性变，关节盘逐渐向前移位[26,28,40,42]。

退行性关节疾病可发生于关节内紊乱之前，也可能出现在关节内紊乱之后。在第一种情况中，关节面特征性的改变使得关节各部分不能顺畅地滑动，逐渐造成张口时应向后旋转的关节盘向前移位。在第二种情况中，移位的关节盘导致关节各成分之间的关系发生变化，引起这些结构的退行性改变。对于那些退行性关节疾病仍然活动的患者，无论是原发性还是继发性，都必须对其关节内紊乱进行治疗才能彻底解决问题。

影像学表现

根据关节内紊乱的病因及持续时间不同，X 线可能显示或不显示退行性关节病变的证据。在那些伴有关节弹响和爆裂声的患者，MRI 可显示张口时盘前移位及闭口时复位的情况。然而，对于伴有绞锁的患者，张口时，关节盘仍留在前移的位置，髁突活动受限。也有一小部分有绞锁的患者，当牙齿咬合时关节盘处于正常位置，而没有向前移位，当患者张口时，关节盘的位置没有变化[29,43]，在这些病例中，关节盘与关节结节的粘连阻止了髁突的移位。这些患者与伴有盘前移位的患者不同，在关节绞锁前不伴有关节弹响，关节盘不发生复位。

治疗

对于伴有 TMJ 疼痛、弹响的患者首选治疗包括非甾体抗炎药、进食软的或易于咀嚼的食物以及使用咬合张开器（bite-opening appliance），以减轻盘后组织的挤压（图 54-3）。

当患者有相关的肌筋膜痛时可加用肌肉松弛药。一旦疼痛缓解，即使关节弹响仍存在也不需进一步治疗。然而，对于有磨牙癖的患者，使用咬合器有助于矫正磨牙习惯并防止疼痛复发。

在一项对 190 例伴有关节弹响史的患者进行长期随访（1 ～ 15 年）研究中，患者采用针对关节弹响或盘移位的非手术保守治疗，只有 1% 的患者症状恶化。研究显示，只要没有其他症状，无痛性关节弹响可长期观察病情变化[30,44]。

对于非手术治疗效果不佳的 TMJ 疼痛和关节弹响的患者，应进行关节镜复位术或开放性手术（关节盘成形术）。对于伴有功能异常习惯的患者，睡眠时

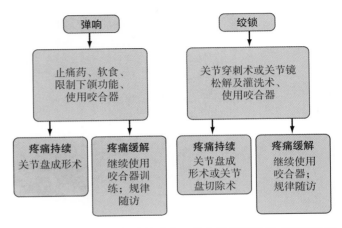

图 54-3 颞颌关节内紊乱的治疗。伴有疼痛的弹响或绞锁首选内科治疗，而有绞锁的患者需要外科手术

应继续使用咬合器。对于有绞锁的患者（盘前移位不能复位），不管是否疼痛，都应尽快治疗，因为如果长时间不治疗，关节盘和髁突的进一步退行性改变将使得患者失去关节盘成形术的手术机会，给治疗增加难度。首选的治疗包括通过关节镜或关节穿刺进行关节灌洗和粘连松解术。关节穿刺包括用皮下针头在关节间隙上定位入口和出口，用乳酸盐林格液冲洗以去除炎性组织裂解产物和细胞因子，通过液压膨胀和手法操作对关节进行粘连松解（图 54-4）[31,45]。

关节穿刺术的效果与关节镜松解术和灌洗的效果相当，且创伤性更小。尽管这些方法都不能使关节盘恢复至正常位置，但能恢复大部分患者盘和关节的活动性，减轻疼痛，改善功能[32,33,46,47]。

这些患者关节内的盘后组织发生纤维化并充当假盘。对于有磨牙癖的患者，术后睡眠中使用咬合器十分重要。

对于那些关节穿刺术或关节镜效果不佳的患者，可以尝试开放性手术将移位的关节盘复位。但是，如果关节盘变形严重且不能复位，或者关节盘有巨大不可修复的穿孔或有盘后组织撕裂，则需要摘除关节盘。虽然自体耳软骨、植皮或颞肌肌瓣已经被用于关节盘置换，但其效果还不能确定[31,45,48]。更多最新的长期研究显示，多数患者能耐受无盘关节[34,49]。目前尚无被认同的异源性关节盘替代物。

肿瘤

尽管累及 TMJ 的原发肿瘤并不常见，但引起此部位疼痛疾病的鉴别诊断仍需考虑到肿瘤[35,36,50-54]。软骨瘤、骨软骨瘤和骨瘤是最常见的良性肿瘤，但纤维骨瘤、黏液瘤、骨纤维发育不良、巨细胞修复性肉芽肿、动脉瘤性骨囊肿、滑膜瘤、滑液软骨瘤病、软骨母细胞瘤、成骨细胞瘤、血管球瘤及滑膜血管瘤也有散发病例报道。TMJ 的恶性肿瘤更少，偶有纤维肉瘤、软骨肉瘤、滑膜纤维肉瘤、骨肉瘤、恶性纤维组织细胞瘤、恶性神经鞘瘤、平滑肌肉瘤和多发性骨髓瘤等报道。TMJ 也可被颊部、腮腺和外耳道以及下颌支邻近区域的肿瘤累及。从乳腺、肺、前列腺、结肠、甲状腺、肝、胃、肾等远处肿瘤转移至髁突的病例也有报道。

TMJ 肿瘤可引起疼痛、下颌活动受限、张口时下颌向患侧偏斜、牙齿咬合困难。根据疾病的性质，X 线可显示骨破坏、对合或吸收。需要活检以明确诊断。

肌筋膜痛与功能紊乱

肌筋膜痛与功能紊乱（myofascial pain and dysfunction，MPD），是一种主要累及咀嚼肌的精神生理疾病，一般不累及 TMJ。女性较男性多见，在各种报道中男女之比 1∶3 ～ 1∶5。尽管此病可发生于儿童，但好发于 20 ～ 40 岁成人。

MPD 易与累及 TMJ 的疼痛性疾病混淆，如退行性关节炎或关节内紊乱，这是由于原发性 MPD 患者可继发这些疾病，原发性关节疾病患者也可继发 MPD。由于目前我们对其病因和发病机制有了更好的理解，因而诊断更容易，治疗更有效[37,38,52,53]。

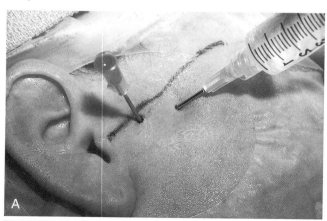
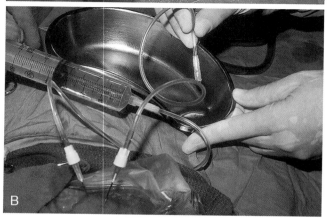

图 54-4　颞颌关节穿刺术。A．皮下注射针头插入到关节间隙上方进行关节灌洗；B．用乳酸盐林格液进行冲洗

病因学

精神压力被认为是 MPD 发生的一个重要因素（心理生理学理论）[39,54,55]。假定在大多数患者中压力引起中枢对肌肉活动的主动诱导增加，经常伴有磨牙及磨牙癖等功能异常的习惯，可导致肌肉疲劳、疼痛和张口受限[40,54]。然而，类似的症状也偶见于肌肉过度伸展、肌肉过度收缩或创伤（图 54-5）。另一个相反的理论（Lund 疼痛适应理论）[56]认为，作为一种保护机制，咀嚼肌的疼痛导致肌肉活动的减少而不是增加，从而引起张口受限。然而，这个理论不能解释疼痛的原因。尽管已开展大量研究，但是肌筋膜痛与功能紊乱的病因仍然是未知的。

临床表现

单侧疼痛是 MPD 最常见的症状。相对于定位清楚的关节疾病，肌肉导致的疼痛更弥散，患者通常不能精确定位受累的部位。这是鉴别肌肉和关节疾病的一条重要诊断标准。

由于受累肌肉不同，患者描述 MPD 相关疼痛的方式各不相同。咬肌是最常受累的肌肉，患者将疼痛描述为下颌痛。其次为颞肌，它引起头的侧面疼痛，被患者描述为头痛。累及翼外肌产生耳痛或眼后深部痛，而累及翼内肌造成吞咽不适、疼痛以及下颌角

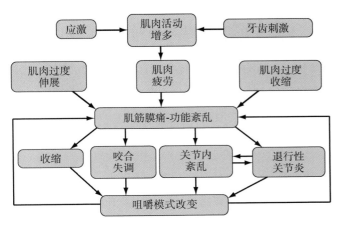

图 54-5 肌筋膜痛与功能紊乱的病因。虽然图示有三条途径，但以心理压力最常见。压力导致疾病的机制被称为心理生理学理论（Modified from Laskin DM：Etiology of the pain-dysfunction syndrome. *J Am Dent Assoc* 79：147-153，1969. Copyright 1969，American Dental Association. Reprinted by permission of ADA Publishing Co.）

下方腺体肿胀。翼内肌受累也可导致耳塞或耳部饱满感。

MPD 相关的疼痛常为持续性，但常在晨起时加重或在一天中逐渐加重。它通常在下颌活动时加重，特别是在进食、过度交谈等活动中。肌筋膜痛倾向于区域性，病程长的患者可主诉面部疼痛延伸至颈部，甚至可达肩背部。

另一常见表现是咀嚼肌压痛。在容易触诊的肌肉（如咬肌、颞肌、翼内肌）有压痛可帮助确定引起疼痛的部位。肌肉压痛通常不由患者诉说，但此体征易在查体中发现。最常见的压痛部位是下颌角附近、咬肌肌腹和后上部分、前颞区、冠突前侧上颞肌嵴。部分压痛部位提示肌腱病变也可能是疼痛和压痛的根源。

下颌活动受限是 MPD 第三个重要的症状。它表现为张口受限，张口时下颌偏患侧。健侧的侧向移动受限。下颌活动受限常与疼痛程度有关。

TMJ 弹响或爆裂音是部分 MPD 患者的另一种表现，它仅发生在有慢性磨牙癖的患者，不是常见的症状。慢性磨牙癖可逐渐导致关节摩擦加重以及继发性盘移位[26,40]。单独的关节弹响不足以诊断 MPD，伴有发生于弹响之前的咀嚼肌的肌筋膜疼痛和压痛是必要条件。这些患者必须与原发性关节内紊乱患者区分开来；后者肌肉挤压引起的肌筋膜疼痛和压痛发生于关节弹响之后。病史和体格检查的差异有助于鉴别诊断。

除了疼痛、肌肉压痛以及张口受限三大主要症状外，MPD 患者常缺乏 TMJ 病理改变的临床和 X 线证据。这些阴性特征对医生确定诊断非常重要，因为它们证实了出现问题的原发部位不是关节结构。

诊断

由于 MPD 的主要症状和体征与退行性关节炎、关节内盘紊乱等以及各种非关节疾病累及 TMJ 的这些症状相似（表 54-1 和表 54-2），因此，此病诊断比较困难，医生为了确定诊断需要详细的病史和全面的临床评估。牙根周围 X 线片和 TMJ 普通 X 线片（全景）有助于排除牙或关节疾病。如果 TMJ 普通 X 线片显示异常，可进行 CT 扫描进一步明确。当考虑 TMJ 关节内紊乱时，MRI 也能确定关节盘位置。根据怀疑的疾病，可通过其他头、颈 X 线片和闪烁扫

描术以确立最终诊断。

　　特定的实验室检查可能对一些病例的诊断有帮助。疑有感染时检查全血细胞计数；疑有骨骼疾病时检查血清钙、磷和碱性磷酸酶；疑有痛风时检查血尿酸；疑有肌肉疾病时检查血清肌酐和肌酸激酶；疑有类风湿关节炎时行红细胞沉降率、类风湿因子和抗核抗体等检查。肌电图可用于评价肌肉功能。心理学评价和心理检测是很好的研究工具，但除了明确有关的异常行为特征以外，缺乏更多的诊断价值。

　　纤维肌痛综合征是一种可与肌筋膜痛混淆的疾病，特别是当 MPD 累及除面部以外某些部位时。尽管小部分 MPD 患者可能最终发展为纤维肌痛综合征，但它们很可能是不同的疾病[41,57]。表 54-4 列出了肌筋膜痛和纤维肌痛综合征的鉴别要点。

治疗

　　MPD 的治疗分为 4 个阶段[42,58]。一旦明确诊断，即应开始第一阶段治疗（图 54-6）。首先应帮助患者正确认识疾病。患者常常难以接受由心理因素引起 MPD 的解释，可先将肌肉疲劳作为疼痛和功能异常的原因来讨论处理，直至症状改善、患者自信恢复后，再考虑应激和心理因素的作用。将症状与特异性咀嚼肌联系在一起，有助于患者理解疼痛类型及定位，如颞肌引起的头痛、咬肌引起的颌痛、翼内肌引起的吞咽不适和耳部闭塞、翼外肌引起的耳痛和眼后痛。

　　除了解释病情之外，应劝导患者进行家庭治疗，包括建议避免咬牙和磨牙、软食、对咀嚼肌予以湿热疗法和按摩、限制下颌活动。疼痛时应给予非甾体抗炎药，对失眠的患者，在晚间睡眠时给予小剂量的阿

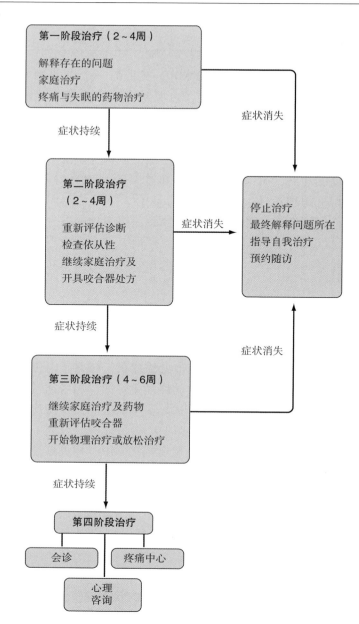

图 54-6　肌筋膜痛与功能障碍的治疗。治疗分为 4 阶段。如果症状在前三个阶段的任何阶段消失，则逐渐开始阶段外治疗，指导患者继续自我管理疾病（Modified from Laskin DM，Block S：Diagnosis and treatment of myofascial pain dysfunction [MPD] syndrome. *J Prosthet Dent* 56：75-84，1986.）

米替林帮助改善睡眠及减轻功能异常。

　　约 50% 的患者通过第一阶段治疗在 2 ~ 4 周内症状缓解。症状持续者，应开始第二阶段治疗，包括继续家庭治疗和药物治疗，但需为患者制作咬合器。咬合器有多种类型，其中 Hawley 型上颌骨咬合器可能最有效，因为它可防止后牙接触，也防止大部分功能异常活动（图 54-7）[43,59]。咬合器通常在晚上使用，必要时白天可佩戴 5 ~ 6 小时。部分患者的后牙可能

表 54-4　肌筋膜痛与纤维肌痛综合征的特点		
	肌筋膜痛	纤维肌痛综合征
年龄分布	20 ~ 40 岁	20 ~ 50 岁
性别分布	女性多见	女性多见
疼痛部位	局限性，常单侧	弥漫性，双侧对称
压痛点	几乎没有	很多
触发点	罕见	常见
疲乏	局部肌肉疲劳	全身乏力
睡眠障碍	常见	常见

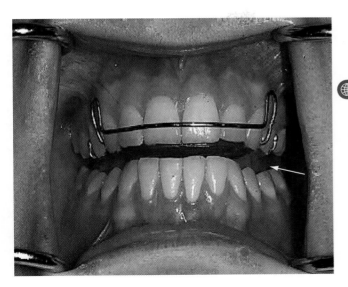

图 54-7　Hawley 型上颌骨咬合器。只有前牙接触咬合器，而后牙有一定的空间（箭头所示）

过度出牙，因此不能持续使用咬合器。

随着第二阶段治疗，另有 20% ～ 25% 的患者在 2 ～ 4 周内症状缓解。症状缓解后，应首先停用药物治疗，然后停用咬合器。如果症状再次出现，可在夜间持续使用咬合器。

咬合器治疗效果不佳的患者进入为期 4 ～ 6 周的第三阶段治疗。在此阶段，可采用物理治疗（热疗、按摩、超声和电子直流电疗法）[60] 或松弛疗法（肌电图生物反馈、条件松弛）[61]，但二者都是附加的疗法。没有证据表明二者有疗效差别，两种方法都可以首先使用，如果一种无效，可试用另一种。第三阶段治疗通常会对另 10% ～ 15% 的患者有帮助。

上述所有方法都无效而诊断无误者，推荐进行心理咨询。这能帮助患者发现生活中潜在的应激因素，并学会应对这些情况。如果诊断有疑问，患者应首先请牙科和神经内科会诊并重新评估。另一种选择是推荐难治性 MPD 患者就诊于 TMJ 中心或疼痛专科，因为这样的患者需要多学科联合途径才能治疗成功。

结论

颞颌部疾病的治疗依赖于了解病因、明确诊断以及在此基础上制订适当的治疗方案。尤为重要的是区分 MPD 患者和 TMJ 疾病患者，前者常见且不需手术，而后者常需要手术治疗。但是，即使是后者，很多常见疾病（如关节炎和关节内紊乱）常对非手术治疗反应良好。因此，在考虑手术治疗之前应首先尝试使用保守治疗。

Full references for this chapter can be found on ExpertConsult.com.

参考文献

1. Merjersjo C: Therapeutic and prognostic considerations in TMJ osteoarthrosis: a literature review and a long-term study in 11 subjects, *J Craniomandib Pract* 5:70, 1987.
2. Madsen B: Normal variations in anatomy, condylar movements and arthrosis frequency of the TMJs, *Acta Radiol* 4:273, 1966.
3. Milam SB, Zardeneta G, Schmitz JP: Oxidative stress and degenerative temporomandibular joint disease, *J Oral Maxillofac Surg* 56:214, 1998.
4. Manfredini D, Bonnini S, Arboretti R, et al.: Temporomandibular joint osteoarthritis: an open label trial of 76 patients treated with arthrocentesis and hyaluronic acid injections, *Int J Oral Maxillofac Surg* 38:827, 2009.
5. Onder ME, Tuz HH, Kocyigit D, et al.: Long-term results of arthrocentesis in degenerative temporomandibular disorders, *Oral Surg Oral Med Oral Pathol Radiol Endod* 107(1), 2008.
6. Haddad IK: Temporomandibular joint osteoarthritis: histopathological study of the effects of intra-articular injection of triamcinolone acetonide, *Saudi Med J* 21:675, 2000.
7. Bjornland T, Gjaerum AA, Moystad A: Osteoarthritis of the temporomandibular joint: an evaluation of the effects and complications of corticosteroid injection compared with injection with sodium hyaluronate, *J Oral Rehabil* 34:583, 2007.
8. Abubaker AO, Laskin DM: Nonsurgical management of arthritis of the temporomandibular joint, *Oral Maxillofac Surg Clin N Am* 7(1), 1995.
9. Bessa-Nogueira RV, Vasconcelos BC, Duarte AP, et al.: Targeted assessment of the temporomandibular joint in patients with rheumatoid arthritis, *J Oral Maxillofac Surg* 66:1804, 2008.
10. Zide MF, Carlton D, Kent JH: Rheumatoid arthritis and related arthropathies: systemic findings, medical therapy, and peripheral joint surgery, *Oral Surg Oral Med Oral Pathol* 61:119, 1986.
11. Davidson C, Wojtulewsky JA, Bacon PA, et al.: Temporomandibular joint disease in ankylosing spondylitis, *Ann Rheum Dis* 34:87, 1975.
12. Wilson A, Braunwald E, Issilbacker KJ: Psoriatic arthropathy of the temporomandibular joint, *Oral Surg Oral Med Oral Pathol* 70:555, 1990.
13. Kononen M: Radiographic changes in the condyle of the temporomandibular joint in psoriatic arthritis, *Acta Radiol* 28:185, 1987.
14. Wenneburg B, Kononen M, Kallenberg A: Radiographic changes in the temporomandibular joint of patients with rheumatoid arthritis, psoriatic arthritis, ankylosing spondylitis, *J Craniomandib Disord* 4(35), 1990.
15. Miles DA, Kaugers GA: Psoriatic involvement of the temporomandibular joint: literature review and report of two cases, *Oral Surg Oral Med Oral Pathol* 71:770, 1991.
16. Lundberg M, Ericsson S: Changes in the temporomandibular joint in psoriasis arthropathica, *Acta Derm Venereol* 47:354, 1967.
17. Koorbusch GF, Zeitler DL, Fotos PG, et al.: Psoriatic arthritis of the temporomandibular joint with ankylosis, *Oral Surg Oral Med Oral Pathol* 71:267, 1991.
18. de Viam K, Laries RJ: Update in treatment options for psoriatic arthritis, *Expert Rev Clin Immunol* 5:779, 2009.
19. Alstergren P, Larsson PT, Kopp S: Successful treatment with multiple intra-articular injections of infliximab in a patient with psoriatic arthritis, *Scand J Rheumatol* 37:155, 2008.
20. Lamazza L, Guerra F, Messina AM, et al.: The use of etanercept

as a non-surgical treatment for temporomandibular joint psoriatic arthritis: a case report, *Aust Dent J* 54:161, 2009.

21. Salvarini C, Cantini F, Olivieri I: Disease-modifying antirheumatic drug therapy for psoriatic arthritis, *Clin Exp Rheumatol* 20(Suppl 28):S71, 2002.

22. Wenneberg B: Inflammatory involvement of the temporomandibular joint: diagnostic and therapeutic aspects and a study of individuals with ankylosing spondylitis, *Swed Dent J Suppl* 20(1), 1983.

23. Wenneberg B, Hollender L, Kopp S: Radiographic changes in the temporomandibular joint in ankylosing spondylitis, *Dentomaxillofac Radiol* 12:25, 1983.

24. Manemi RV, Fasanmade A, Revington PJ: Bilateral ankylosis of the jaw treated with total alloplastic replacement using the TMJ concepts system in a patient with ankylosing spondylitis, *Br J Oral Maxillofac Surg* 47:159, 2009.

25. Kononen M: Signs and symptoms of craniomandibular disorders in men with Reiter's disease, *J Craniomandib Disord* 6:247, 1992.

26. Kononen M, Kovero O, Wenneberg B, et al.: Radiographic signs in the temporomandibular joint in Reiter's disease, *J Orofac Pain* 16:143, 2002.

27. Harris S, Rood JP, Testa HJ: Post-traumatic changes of the temporomandibular joint by bone scintigraphy, *Int J Oral Maxillofac Surg* 17:173, 1988.

28. Hanson TL: Pathological aspects of arthritides and derangements. In Sarnat BG, Laskin DM, editors: *The temporomandibular joint: a biological basis for clinical practice*, ed 4, Philadelphia, 1992, Saunders, pp 165–182.

29. Lesnicar DG, Zerdoner D: Temporomandibular joint involvement caused by *Borrelia burgdorferi*, *J Craniomaxillofac Surg* 35:397, 2007.

30. Leighly SM, Spach DH, Myall RW, et al.: Septic arthritis of the temporomandibular joint: review of the literature and report of two cases in children, *Int J Oral Maxillofac Surg* 22:292, 1993.

31. Cai XY, Yang C, Zhang ZY, et al.: Septic arthritis of the temporomandibular joint: a retrospective review of 40 cases, *J Oral Maxillofac Surg* 68:731, 2010.

32. Cai XY, Yang C, Chen MJ, et al.: Arthroscopic management of septic arthritis of the temporomandibular joint, *Oral Surg Oral Med Oral Pathol Oral Radiol Endod* 109(24), 2010.

33. Gross BD, Williams RB, DiCosimo CT, et al.: Gout and pseudogout of the temporomandibular joint, *Oral Surg Oral Med Oral Pathol* 63:551, 1987.

34. Barthelemy I, Karanas Y, Sannajust JP, et al.: Gout of the temporomandibular joint: pitfalls in diagnosis, *J Craniomaxillofac Surg* 29:307, 2001.

35. Suba Z, Takacs D, Gyulai-Gaal S, et al.: Tophaceous gout of the temporomandibular joint: a report of 2 cases, *J Oral Maxillofac Surg* 67:1526, 2009.

36. Nakagawa Y, Ishibashi K, Kobayoshi K, et al.: Calcium phosphate deposition disease in the temporomandibular joint: report of two cases, *J Oral Maxillofac Surg* 57:1357, 1999.

37. Chuong R, Piper MA: Bilateral pseudogout of the temporomandibular joint: report of a case and review of the literature, *J Oral Maxillofac Surg* 53:691, 1995.

38. Aoyama S, Kino K, Amagosa T, et al.: Differential diagnosis of calcium pyrophosphate dihydrate deposition of the temporomandibular joint, *Br J Oral Maxillofac Surg* 38:550, 2000.

39. Ascani G, Pieramici MD, Fiosa A, et al.: Pseudogout of the temporomandibular joint: a case report, *J Oral Maxillofac Surg* 66:386, 2008.

40. Laskin DM: Etiology and pathogenesis of internal derangements of the temporomandibular joint, *Oral Maxillofac Surg Clin N Am* 6:217, 1994.

41. Heise AP, Laskin DM, Gervin AS: Incidence of temporomandibular joint symptoms following whiplash injury, *J Oral Maxillofac Surg* 50:825, 1992.

42. Nitzan DW: The process of lubrication impairment and its involvement in temporomandibular disk displacement: a theoretical concept, *J Oral Maxillofac Surg* 59:36, 2001.

44. Greene CS, Laskin DM: Long-term status of TMJ clicking in patients with myofascial pain and dysfunction, *J Am Dent Assoc* 117:461, 1988.

45. Laskin DM: Surgical management of internal derangements. In Laskin DM, Greene CS, Hylander WL, editors: *Temporomandibular disorders: an evidence-based approach to diagnosis and treatment*, Chicago, 2006, Quintessence, pp 469–481.

46. Dimitroulis G: A review of 55 cases of chronic closed lock treated with temporomandibular joint arthroscopy, *J Oral Maxillofac Surg* 60:519, 2002.

47. Carvajal W, Laskin DM: Long-term evaluation of arthrocentesis for treatment of internal derangement of the temporomandibular joint, *J Oral Maxillofac Surg* 58:852, 2000.

48. Kramer A, Lee JJ, Bierne OR: Meta-analysis of TMJ discectomy with and without autogenous/alloplastic interpositional materials: comparison analysis of functional outcomes, *J Oral Maxillofac Surg* 62(Suppl 1):49, 2004.

49. Eriksson L, Westesson PL: Discectomy as an effective treatment for painful temporomandibular joint internal derangement: a 5 year clinical and radiographic follow-up, *J Oral Maxillofac Surg* 59:750, 2001.

50. Stern D: Benign and malignant tumors. In Laskin DM, Greene CS, Hylander WL, editors: *Temporomandibular disorders: an evidence-based approach to diagnosis and treatment*, Chicago, 2006, Quintessence, pp 319–333.

51. Clayman L: Surgical management of benign and malignant neoplasms. In Laskin DM, Greene CS, Hylander WL, editors: *Temporomandibular disorders: an evidence-based approach to diagnosis and treatment*, Chicago, 2006, Quintessence, pp 509–532.

52. Laskin DM: Diagnosis and etiology of myofascial pain and dysfunction, *Oral Maxillofac Surg Clin N Am* 7:73, 1995.

53. Clark GT: Treatment of myogenous pain and dysfunction. In Laskin DM, Greene CS, Hylander WL, editors: *Temporomandibular disorders: an evidence-based approach to diagnosis and treatment*, Chicago, 2006, Quintessence, pp 483–500.

54. Laskin DM: Etiology of the pain-dysfunction syndrome, *J Am Dent Assoc* 59:147, 1969.

55. Dworkin SF: Psychological and psychosocial assessment. In Laskin DM, Greene CS, Hylander WL, editors: *Temporomandibular disorders: an evidence-based approach to diagnosis and treatment*, Chicago, 2006, Quintessence, pp 203–217.

56. Lund JP, Donga R, Widmer CG, et al.: The pain-adaptation model: a discussion of the relationship between chronic musculoskeletal pain and motor activity, *Can J Physiol Pharmacol* 69:683, 1991.

57. Cimino R, Michelotti A, Stradi R, et al.: Comparison of the clinical and psychologic features of fibromyalgia and masticatory myofascial pain, *J Orofac Pain* 12(35), 1998.

58. Laskin DM, Block S: Diagnosis and treatment of myofascial pain-dysfunction (MPD) syndrome, *J Prosthet Dent* 56:75, 1986.

59. Clark GT, Minakuchi H: Oral appliances. In Laskin DM, Greene CS, Hylander WL, editors: *Temporomandibular disorders: an evidence-based approach to diagnosis and treatment*, Chicago, 2006, Quintessence, pp 377–390.

60. Feine JS, Thomason M: Physical medicine. In Laskin DM, Greene CS, Hylander WL, editors: *Temporomandibular disorders: an evidence-based approach to diagnosis and treatment*, Chicago, 2006, Quintessence, pp 359–379.

61. Ohrbach R: Biobehavioral therapy. In Laskin DM, Greene CS, Hylander WL, editors: *Temporomandibular disorders: an evidence-based approach to diagnosis and treatment*, Chicago, 2006, Quintessence, pp 391–402.

Websites

www.nicdr.nih.gov—General information, clinical trials, and sponsored research in TMJ and related areas.

www.aaoms.org—General information about TMJ surgery.

www.tmj.org—Advocate group that provides general information for patients.

第 55 章

纤维肌痛

原著 LESLIE J. CROFFORD

赵天仪 译　邹和建 校

关键点

- 纤维肌痛（FM）是一种由中枢放大并伴有持续性骨骼肌疼痛的疾病，已有客观证据表明脊髓和大脑在疼痛过程中发生改变。
- 虽然疼痛是纤维肌痛的典型症状，但疾病过程中出现的疲劳、睡眠不佳、认知障碍、抑郁和焦虑等症状也对健康和生活质量有显著影响。
- 纤维肌痛的诊断依赖于使用有效的诊断标准对患者进行评估。
- 在患有其他风湿性疾病的患者中，纤维肌痛的患病率高于一般人群，且合并有纤维肌痛会影响对本身疾病活动度的评估。
- 鉴别不同纤维肌痛患者中引起肌痛的机制对于制定全面的治疗计划非常重要。

引言

纤维肌痛（fibromyalgia，FM）是一种以慢性、广泛的骨骼肌疼痛为特征的疾病，常伴有疲劳、睡眠不佳、认知障碍、抑郁和焦虑[1]。纤维肌痛患者有明显的感觉障碍，表现为广泛的痛觉超敏（如由通常不会造成痛感的刺激而引起的疼痛）和痛觉超敏（如疼痛刺激造成的过度疼痛反应）。患者通常有局部或内脏疼痛的个人病史和家族病史，如偏头痛或紧张性头痛、颞颌关节紊乱、肠易激综合征、间质性膀胱炎、盆腔疼痛综合征、抑郁症或焦虑症[1,2]。仔细询问病史，通常会发现患者存在疼痛易感表现，而肌痛只是

受影响的部位之一[1]。纤维肌痛和其他同样以放大疼痛为特征的疾病，其遗传易感性与涉及疼痛传递、神经递质和应激反应通路的基因多态性有关[3,4]。在易感人群中，引起痛觉感受器激活的事件会导致疼痛传递和下行抑制通路的长期改变[3]。纤维肌痛的核心生理改变为中枢维持或放大的疼痛，导致其治疗策略不同于传统肌痛的抗炎或镇痛治疗[1]。在纤维肌痛对健康的影响中认知和情感因素也非常重要，这就要求临床医生需要同时治疗加重疼痛症状的心理和行为。在部分患者中，多学科的联合治疗方法会带来显著的获益[5]。

由于纤维肌痛的诊断完全依赖于患者报告，并且所有的纤维肌痛的症状在健康人身上同样也可以存在。因此，对于纤维肌痛作为一种疾病是否合理，存在着极大的争议[6]。基于高级神经影像学研究的结果，可以明确纤维肌痛患者的疼痛与大脑中疼痛传递相关区域的激活有关[7]。在临床上，临床医师应能够识别纤维肌痛的症状，进行鉴别诊断，并了解其与风湿性疾病共存的关系，帮助患者区分中枢性疼痛与机械性或炎症性疼痛，并为患者提供治疗方法。

历史回顾

医学文献对纤维肌痛患者症状的描述可以追溯到几个世纪以前。在早期的描述中，这种疾病常被称为肌肉风湿病，以区别于关节风湿病[8]。1815年，来自爱丁堡的外科医生威廉·鲍尔弗（William Balfour）描述了结节，并提出肌肉结缔组织的炎症是结节和疼痛的原因。同时，他在1824年首次报道了局部压痛，将其称为压痛点。威廉·高尔斯爵

士（Sir William Gowers）在 1904 年创造了纤维性炎（fibrositis）一词，他和其他人一样认为，患有肌肉风湿病的患者是由于纤维结缔组织炎症导致压痛点出现 [9]。

1946 年，菲利普·亨奇（Philip Hench）医生和爱德华·博兰（Edward Boland）医生发表了一篇有趣的历史论文，描述了在美国陆军士兵中对风湿病的治疗，并提出了在现代仍具有重要意义的见解 [10]。在他们的文章中提到，从第一次世界大战以来（1917 年 4 月 1 日—1919 年 12 月 31 日），13% 的士兵患有肌肉风湿病。而在 20 世纪 40 年代，专门为二战士兵建立了风湿病治疗中心。他们公布了前 1000 例病例中风湿病的发病率，并将发病率在 20% 的心因性风湿病与发病率在 13.4% 的纤维炎进行了区分，其中纤维炎包括局部综合征，如滑囊炎和肌腱炎。Hench 和 Boland 观察到大部分被送至专业中心接受治疗的肌肉风湿病患者其实并没有肌炎或纤维炎，而是心因性风湿病，他们认为这是一种以骨骼肌症状为表现的精神神经症。他们认为原发性纤维炎"使患者明显受到外部环境变化的影响，如天气、热、冷、湿度、休息、锻炼 [10]"。另一方面，心因性风湿病"使患者受到内部环境变化的影响，他们的症状可能因情绪或心理、快乐、兴奋、精神分散、担忧或疲劳而变化 [10]"。

对于心因性风湿病的描述包括一种紧张、焦虑、防御和对抗的态度。主要症状为烧灼感、紧绷感、无力感、麻木感、刺痛感或疲倦感，这些症状常常是昼夜不停的。他们还描述了导致残疾的严重疲劳，运动期间和运动后症状的恶化，以及对检查的"不要碰我"反应。心理治疗是这些患者的首选治疗方法。另一方面，肌纤维炎患者需要接受物理康复治疗。在评估结果时，82% 的原发性纤维炎患者重返了工作岗位，而只有 64% 的心因性风湿病患者重返了工作岗位 [10]。在我们目前的理解中，纤维肌痛可能是原发性纤维炎和心因性风湿病的结合，这两种疾病都有中枢疼痛放大的表现，但在心理和行为对疼痛的影响上存在差异。

休·史密斯（Hugh Smythe）医生在 20 世纪 70 年代首次对广泛存在的疼痛和压痛点进行了贴近当代的描述 [11]。因为病理学研究始终未能在压痛区域发现炎症的证据，这就对纤维肌炎的基本假设提出了质疑，所以纤维肌痛这个术语在不久后就被接受了。1981 年，穆罕默德·尤努斯（Muhammad Yunus）医生发表了一篇论文，更为全面地描述了关于纤维肌痛的症状和体征 [12]，并在 1987 年被美国医学协会确认为诊断标准。尤努斯指出，许多纤维炎综合征、纤维肌炎、纤维肌痛、纤维肌炎、间质纤维肌炎、肌筋膜疼痛综合征、肌筋膜炎、肌肉风湿、非关节风湿、张力性风湿患者也应被诊断为单独的心因性风湿。

早在 1975 年，哈维·莫尔多夫斯基（Harvey Moldofsky）医生就报告了对纤维肌痛患者进行的多导睡眠图研究发现异常。报告称，在 δ 波或睡眠时慢波区域出现了 α 波或清醒时快波的侵入，而现在已知这种现象并不具有特异性 [13]。1990 年美国风湿病学会（ACR）发布了以广泛性疼痛和压痛点为依据的分类标准，使得研究人员可以将纤维肌痛和其他疾病进行区分，同时也让世界各地的研究人员可以确定更具有同质性的患者群体进行研究。自分类标准公布以来，研究人员已经确定了一些与纤维肌痛症状相关的潜在机制 [14]。2007 年，美国食品和药物管理局（FDA）批准普瑞巴林，一种获批治疗神经性疼痛的药物，用于治疗纤维肌痛。在此之后，去甲肾上腺素 - 血清素再摄取抑制剂度洛西汀和米那西普兰也被批准了用于治疗纤维肌痛 [15]。

纵观纤维肌痛的历史，关于患者主诉的准确性及其对功能的影响一直存在争议 [6]。另外，对于致残和 FDA 批准的药物成本方面还存在一些异议。然而，识别纤维肌痛并了解其中枢性疼痛放大相关机制的最新进展仍然具有显著获益，它使医生能够对患者进行关于疾病症状的教育，并制定药物和非药物的治疗方法来进行疾病管理。考虑到在患者中存在心因性风湿病，最新研究中认为对于存在过多的想法，感受，和行为而导致其日常生活受到影响和破坏的纤维肌痛患者，应考虑对躯体症状障碍的附加诊断，这是《精神疾病诊断与统计手册》（DSM-5）中取代躯体化障碍、疑病症、疼痛障碍和未分化躯体形态障碍的新术语。这种方式将中枢神经系统改变引起的广泛性疼痛与由情绪和行为变化引起的症状区分开来。在纤维肌痛患者中区分这两个方面的不同可能有助于医生制定治疗计划。

诊断标准

所有经过验证的纤维肌痛的诊断标准中都包括了对慢性肌痛的要求。1990 年 ACR 标准的重点是广泛性肌肉疼痛，诊断要求疼痛出现在身体两侧、腰部上下，包括颈部、背部或胸部。另外，还需要证明广泛性痛觉异常的存在，通过对 18 个明确的区域进行查体，至少应该有 11 个部位受到机械压力后出现疼痛（表 55-1）[14]。对于压痛点的检查一直备受争议，主要原因是在检查时，男性和女性对压痛耐受程度上存在差异。另外 1990 年 ACR 标准缺乏对其他重要症状的评估，如疲劳和睡眠不佳。

2010 年，一个新的初步诊断标准发布，其中删除了对体检的要求，主要依靠患者报告的疼痛区域的数量来定义广泛性疼痛指数（WPI），并纳入了症状严重性评分（SSS）以识别纤维肌痛的其他症状[16]。对于 2010 年标准以及其于 2011 年发表的应用于流行病学研究的修订版本[17]存在一定的争议，主要是认为其标准缺少了广泛性疼痛（1990 标准中的定义），有可能高估了纤维肌痛的发病率，包括疼痛症状较轻而倾向于躯体症状障碍的患者。因此，在 2016 年新发布的诊断标准中，与 1990 年版本相同，再次要求了在不同部位出现疼痛（表 55-2）[18]。

目前已发表的诊断标准中包括的症状及体征略有不同，但基本的临床表现均保持不变[19,20]。人们一直在探索在临床上更为有效的、统一的针对慢性疼痛的诊断标准[21]。在 FM 的诊断标准中将疼痛作为该疾病的特征性症状，并且在一项超过 25 000 名受试者的研究中，研究者确定在 9 个部位中至少出现 6 个部位的疼痛（表 55-2），加上至少 3 个月的中到重度睡眠障碍或疲劳，从而区分出 FM 患者[22,23]。主要标准不包括但支持诊断的特征有以下几种：压痛、认知问题、肌肉僵硬、环境敏感或过度警觉[22]。诊断标准的改变影响了患病率，不同研究人群中的潜在差异，同时对于临床试验研究人群也产生了影响。

流行病学

许多流行病学研究中使用不同方法来诊断纤维肌痛患者，而疾病的发病率决定于诊断方法的选择。第一项主要研究是在堪萨斯州威奇托进行的，采用基于人群的邮件筛选，医生采用 1990 年 ACR 标准进行评估[24]。在该研究中，预估的 FM 的患病率约为总人口的 2%，女性为 3.4%，男性为 0.5%。最近的一项包含了 65 项研究、超过三百万人的 meta 分析中，欧洲地区 FM 的发病率约为 2.64%（95% CI，2.10 ～ 3.18），美国地区发病率在 2.41%（95% CI，1.69 ～ 3.23），总发病率在 1.78%（95% CI，1.65 ～ 2.91）。发表日期、诊断方法和世界卫生组织（WHO）区域均不影响结果的异质性[25]。同时发现纤维肌痛的患病率随着年龄的增长而增加，直至 70 岁左右后增长幅度有所下降[24,26]。纤维肌痛也可以在儿童中诊断——通常是在青少年中，女孩中更常见[27]。在所有研究中，儿童纤维肌痛的患病率约为 1.5%[27]。FM 的实际发病率通常高于流行病学研究中的数据。一项 meta 分析预估 FM 在内科和风湿科中临床的总患病率为 15.2%（95% CI，13.6 ～ 16.9）[25]。

纤维肌痛的发病率并不容易确定。然而，一项使用国际疾病分类第九版（ICD-9）编码保险索赔数据库的研究发现，1997—2002 年，在全美每年62 000 名参与者中，经年龄调整后，其中女性的发

表 55-1 1990 年 ACR 纤维肌痛分类标准 ᵃ

1. 广泛性疼痛的病史

定义：疼痛累及以下部位则定义为广泛存在，身体两侧和腰的上下部。此外，必须存在中轴骨骼（颈椎或前胸或胸椎或腰背）的疼痛。在此定义中，身体两侧疼痛包括肩部和臀部。腰背部疼痛被认为是中轴骨骼下节段疼痛

2. 按压检查中，18 个压痛点中至少 11 个压痛点阳性

定义：按压检查中，下面 18 个压痛点至少 11 个存在压痛
- 枕部：双侧枕下肌附着点
- 低节段颈椎：第 5 ～ 7 颈椎横突间隙前面的双侧
- 斜方肌：双侧上缘中点
- 冈上肌：双侧肩胛棘上方近内侧缘的起始部
- 第二肋骨：双侧与第二肋软骨交界处的外上缘
- 肱骨外上髁：双侧外上髁远端 2 cm 处
- 臀部：双侧外上象限的臀肌前皱襞处
- 股骨大转子：双侧大转子的后方
- 膝部：双侧靠近关节褶皱线的内侧脂肪垫

按压触诊时应用大约 4 kg 的力度进行按压

只有当被检查者诉按压点疼痛时，认为压痛点检查阳性。轻微的疼痛不等于存在压痛。

ᵃ 为了进行分类，患者如果同时满足两项标准则可诊断为纤维肌痛。广泛性疼痛必须存在 3 个月以上。即使存在第二种临床疾病，也不能排除纤维肌痛的诊断

From Wolfe F, Smythe HA, Yunus MB, et al: The American College of Rheumatology 1990 Criteria for the Classification of Fibromyalgia. Report of the Multicenter Criteria Committee. *Arthritis Rheum* 33: 160-172, 1990.

表 55-2	2016 年修订版 2010/2011 年 ACR 纤维肌痛的诊断标准

诊断标准

患者满足以下三种条件可被诊断为纤维肌痛

1. 广泛性疼痛指数（WPI）≥ 7 并且症状严重程度评分（SSS）≥ 5，或 WPI 在 4 ～ 6 之间并且 SSS ≥ 9
2. 目前存在广泛性疼痛，指至少 5 个区域中的 4 个出现疼痛。但下颌、胸部、腹部的疼痛不包含在内
3. 症状持续存在 3 个月以上，FM 的诊断独立于其他诊断，并且其诊断不能排除其他临床疾病

附注

1. 广泛性疼痛指数（WPI）：指患者过去一周中疼痛部位的数量，共 0 ～ 19 分

左上区 （区域 1）	右上区 （区域 2）	中轴区（区域 5） 颈部
左侧颌部 [a]	右侧颌部 [a]	上背部
左侧肩胛带	右侧肩胛带	腰背部
左侧上臂	右侧上臂	胸部 [a]
左侧下臂	右侧下臂	腹部 [a]

左下区（区域 3）	右下区（区域 4）
左侧臀部（包括臀大肌及粗隆部）	右侧臀部（包括臀大肌及粗隆部）
左侧大腿	右侧大腿
左侧小腿	右侧小腿

2. 症状严重性评分（SSS）
   - 疲劳
   - 醒后萎靡不振
   - 认知症状

通过上述三种症状的评分评估过去一周中症状的严重程度：
   - 0 分 = 无
   - 1 分 = 存在轻度问题或间歇性出现
   - 2 分 = 存在中度问题，经常出现并且（或）维持在中等水平上
   - 3 分 = 存在严重问题——普遍、持续、影响生活

SSS 是上述三种症状（疲劳，醒后萎靡不振，认知症状）的严重程度得分（0 ～ 9 分）加上患者近 6 个月内发生的下列症状严重程度得分的总和（0 ～ 3 分）：

（1）头痛（0 ～ 1 分）
（2）下腹部疼痛或绞痛（0 ～ 1 分）
（3）抑郁（0 ～ 1 分）

最终得分在 0 ～ 12 分之间

纤维肌痛的严重程度（FS）量表 [b] 是 WPI 和 SSS 的总和

[a] 不包括在全身疼痛的定义当中

[b] FS 量表同样被称为多症状性痛苦（PSD）量表

Adapted from Wolfe F, Clauw DJ, Fitzcharles MA, et al: 2016 revisions to the 2010/2011 fibromyalgia diagnostic criteria. Semin *Arthritis Rheum* 46：319-329，2016.

病率为 11.28/1000 人年，男性的发病率为 6.88/1000 人年 [28]。在英国的一项基于基础保健的研究中报告 1990—2001 年发病率为 35/10 万人年 [29]。而在最近的更新数据中，2001—2013 年发病率为 33.3/10 万人年（95% CI，32.8 ～ 33.8）。FM 的发病率随年龄增加而增长，至 59 岁后出现下降。女性的发病率大约是男性的 6 倍。另有报道，更为贫困人群的发病率比相对贫困人群的发病率增加了 40% [30]。在一个由大约 1000 名关节炎早期患者组成的队列中，由风湿病学家随访，在诊断后的第一年，纤维肌痛症的发病率为 6.77/100 人年，而在第二年降至 3.58/100 人年 [31]。

临床特征

在临床中，患者经常报告他们出现全身疼痛，经常难以精确定位疼痛，并可能描述疼痛从一个地方转移到另一个地方。患者通常描述疼痛部位较深，起源于肌肉或骨骼。患者可能会使用许多不同的疼痛描述，包括搏动、刺痛和灼烧。疼痛通常几乎全天存在，尽管强度可能会有波动。患者通常诉在轻碰或轻压时出现疼痛。活动通常会加剧疼痛，一些患者诉疼痛会随着天气的变化出现加重。除了疼痛，患者还存在肌肉僵硬、紧张和虚弱感 [32]。

体格检查的主要目的是评估患者是否存在其他引起骨骼肌疼痛的情况。纤维肌痛患者表现出压痛可通过压痛点检查确定。触诊时压痛点部位是肌肉、肌腱和脂肪垫的特定区域，它们比周围部位更容易触诊。作为 1990 年 ACR 标准的一部分，所选的触诊部位代表了对是否患有纤维肌痛的患者进行区分的最佳标志性位置。为了评估触诊的疼痛程度，1990 年 ACR 标准要求检查人员应以大约 4 kg 的力度进行按压检查 [14]。患者通常会在这种力度下出现按压疼痛，实际上按压力度大约为使甲床变白的力度。

除了常规的骨骼肌和结缔组织检查外，评估患者，特别是年轻患者关节的过度运动也十分有效 [33,34]。有迹象表明，纤维肌痛在有这些症状的患者中可能更常见，而体格检查在管理有这些关联症状的患者中可能非常有用。如果能在体检中发现局部疼痛障碍，如滑囊炎、肌腱炎或关节炎，那么对这些潜在的加剧疼痛病因的治疗可能有助于缓解更广泛性疼痛。当然，任何有可能引起肌痛的机械或炎症病因都应该被识别和治疗。

纤维肌痛症的疼痛常伴有其他疼痛放大综合征（表 55-3）。这些症状通常已经存在多年，就像纤维肌痛症一样，它们可能会随着时间的推移而增减。对患者来说，了解诊断中遗传和生理因素之间的联系可能十分重要。此外，在临床中最重要的是确定哪些症状对患者影响最大。症状区块由患者和医生进行德尔菲法评估得到，总体上是一致的（表 55-4）[40]。评估这些临床问题可能有助于优化临床医师的管理策略。例如，如果睡眠是导致症状的主要因素，患者可能会得到睡眠卫生方面的建议，或者在适当的情况下，进行不宁腿综合征或睡眠呼吸暂停的筛查，然后转至睡眠障碍的评估和管理[35]。同样，如果抑郁或焦虑是导致整体症状的主要因素，那么就应该注意如何处理相应问题[36]。认知障碍，尤其是在工作场所的，可能对患者非常重要[37,38]。执行功能异常和注意力不集中的主诉经过仔细研究具有一定有效性。疲劳感可能是最难评估和治疗的症状，因为它可能受到解毒剂、抑郁、睡眠中断、药物不良反应或共病状态的影响。

鉴别诊断与风湿病合并症

纤维肌痛症的诊断策略如图 55-1 所示[39]。在鉴别诊断中应考虑的常见疾病见表 55-5。大多数鉴别诊断应通过详细的病史询问和查体以及特定的实验室检查来明确。应注意可能引起与纤维肌痛症相仿症状的药物，如他汀类药物。体检如发现明显异常应立即进行额外的检测，包括神经系统检查中明显的局灶性异常，如虚弱或麻木、关节炎症、发热、皮疹、皮肤溃疡或脱发[22,39]。通过实验室检查可以排除甲状腺功能减退。血清阴性脊柱关节炎可以有炎症标志物升高和影像学检查的异常。通常这些患者的疼痛随运动而改善，而不是加重。对于老年患者，应通过实验室检

表 55-3	纤维肌痛相关的疼痛放大综合征
颞下颌关节功能紊乱	
紧张和偏头痛	
肠易激综合征和其他功能性胃肠疾病	
间质性膀胱炎 / 膀胱易激	
痛经及其他骨盆疼痛综合征	
外阴痛	

表 55-4　纤维肌痛患者报告结果（PRO）

PRO 概念	患者部分 [a]	临床部分及评估 [b]
疼痛	疼痛或身体不适 关节疼痛 僵硬度 触碰后痛感	疼痛 患者的整体评估 临床医师的整体评估 压痛点强度
治疗的副作用	药物问题（如药物副作用或药物依赖）[c]	不良反应
活动能力	移动、行走或运动困难	身体功能 HRQOL
认知	注意力或注意力集中的问题 思维混乱 记忆力问题	认知障碍 HRQOL
精力	精力不足或疲劳 不得不强迫自己去做事情	疲劳 HRQOL
对日常生活的影响	在日常生活和家庭活动中受到限制 制定计划、完成任务的能力 对外界因素敏感 不可预测的症状	HRQOL
情绪健康	抑郁 强迫自己做事 挫败感 [c] 易怒 [c]	抑郁症 焦虑症 HRQOL
睡眠	对睡眠的影响（如入睡困难、说梦话或过早起床）	睡眠质量 HRQOL

[a] 最重要的纤维肌痛症状的确定是基于德尔菲法，由 100 名纤维肌痛患者在美国的四个不同地点进行。最初从患者的关注项目中提取出 104 个，在使用德尔菲法进行测试之前，根据排名进行合并和缩减

[b] 临床部分的德尔菲法涉及 23 名临床医生，疾病预后筛选由纤维肌痛症研讨会与会者通过风湿病临床试验Ⅶ（OMERACT Ⅶ）的结果评估

[c] 包括基于预先测试的优先级排名

HRQOL，与健康相关的生活质量；PRO，患者报告结果

From Mease PJ, Arnold LM, Crofford LJ, et al: Identifying the clinical domains of fibromyalgia: contributions from clinician and patient Delphi exercises. *Arthritis Rheum* 59：952-960，2008.

查排除风湿性多肌痛。应进行严重抑郁症筛查测试。如果病史和体格检查提示炎性关节炎或全身性自身免疫性疾病，则应进行适当的实验室和血清学检查。重复进行诊断检测并没有太多用处，尤其是如果症状已经出现超过 1～2 年，并且症状没有出现改变。

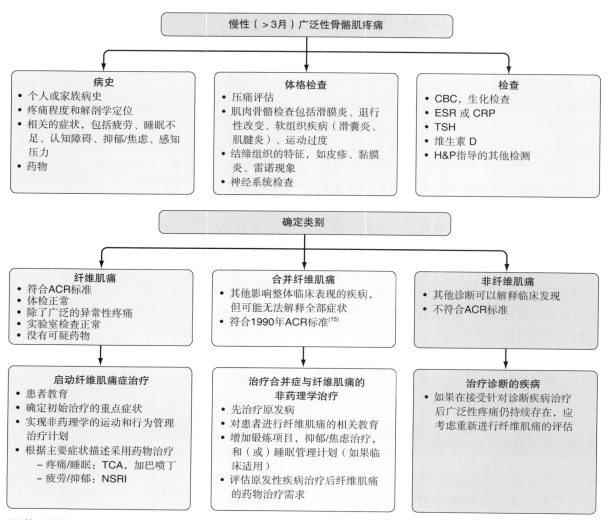

图 55-1 评估和早期治疗慢性广泛性肌痛患者。初次评估后，患者可被分类为纤维肌痛（FM）、合并纤维肌痛或非纤维肌痛。不同分类的初始治疗策略如上图所示。ACR，美国风湿病学会；CBC，全血细胞计数；CRP，C-反应蛋白；ESR，红细胞沉降率；H&P，病史及体格检查；NSRI，选择性去甲肾上腺素再摄取抑制剂；TCA，三环抗抑郁药物；TSH，促甲状腺激素

纤维肌痛症经常合并其他风湿病。在最近一项针对 835 名患者的研究中，67 名系统性红斑狼疮患者的纤维肌痛症的患病率为 13.4%，119 名强直性脊柱炎患者的纤维肌痛症的患病率为 12.6%，25 名干燥综合征患者的纤维肌痛症的患病率为 12.6%，238 名骨关节炎患者的纤维肌痛症的患病率为 10.1%，29 名风湿性多肌痛患者的纤维肌痛症的患病率为 6.9%，197 名类风湿关节炎患者的纤维肌痛症的患病率为 6.6%。大多数风湿病患者的疾病活动指数与纤维肌痛影响问卷（FIQ）评分存在显著相关性[40]。一项系统综述和 meta 分析发现，FM 的合并患病率在类风湿关节炎患者中为 21%，在强直性脊柱炎中为 13%，在银屑病关节炎中为 18%。在所有病例中，伴随 FM

与较高的疾病活动度评分相关，疾病活动度评分 28（DAS28）的比值比（OR）为 1.24，Bath 强直性脊柱炎疾病活动度指数（BASDAI）OR 为 2.22[41]。对这些患者的滑膜炎可能需要采用更客观的标准（如超声）以确定类风湿关节炎的治疗是否需要加强。

其他的合并症在纤维肌痛症患者中很常见，并且患者的临床表现变化不大。纤维肌痛症患者中内脏疼痛综合征、局部疼痛综合征和情绪障碍的患病率明显较高。在一项使用 ICD-9 编码的保险索赔数据库的研究中，在全美 62 000 名参与者中，纤维肌痛患者相较于正常人群有 2～7 倍的可能性患有抑郁症、焦虑症、头痛、肠易激综合征、慢性疲劳综合征、系统性红斑狼疮和类风湿性关节炎[28]。基于英国基础保

表 55-5　弥漫性肌痛的鉴别诊断	
诊断	发现 [a]
炎性疾病	
风湿性多肌痛	ESR 和（或）CRP 升高
血清阴性脊柱关节炎	影像学检查异常
结缔组织疾病	血清学检查结果阳性
系统性血管炎	全身炎症，终末器官损伤
感染性疾病	
丙型肝炎	抗体阳性
人免疫缺陷病毒	抗体阳性
莱姆病	抗体阳性
细小病毒 B19	抗体阳性
EB 病毒	抗体阳性
非炎性疾病	
退行性关节 / 脊柱炎	影像学检查异常
纤维肌痛	广泛性痛觉异常 / 痛觉过敏
肌筋膜疼痛	局部性痛觉异常 / 痛觉过敏
关节过度运动	关节过度运动
代谢性肌病	肌活检异常
内分泌相关疾病	
甲状腺功能减退或亢进	甲状腺功能检查异常
甲状旁腺功能亢进	血清钙升高
Addison 病	血清皮质醇异常
维生素 D 缺乏	低血清维生素 D
神经系统疾病	
多发性硬化	神经学检查和影像学异常
神经性疼痛	合理的病因或影像学异常
精神病	
严重抑郁症	抑郁症筛查阳性
药物	
他汀类药物	接触史
芳香酶抑制剂	接触史

[a] 推荐的常规检查包括 ESR 或 CRP 和促甲状腺激素。其他诊断检测应根据风险状况、病史和体格检查进行选择。不鼓励重复进行诊断检测

CRP，C- 反应蛋白；ESR，红细胞沉降率

健数据的一项研究显示，在最终确诊为纤维肌痛症的患者中，存在抑郁、疲劳、胸痛、头痛和睡眠障碍的患者就诊率最高[42]。瑞典双胞胎登记处（Swedish Twin Registry）的一项大样本量的研究对 44 897 人进行了评估，发现慢性广泛性疼痛与慢性疲劳（OR，23.53；95% CI，19.67 ～ 18.16）、抑郁症状（OR，5.26；95% CI，4.75 ～ 5.82）、肠易激综合征（OR，5.17；95% CI，4.55 ～ 5.88）有显著的共现性[43]。通过对同卵双胞胎的分析，这种关联同样存在于慢性疲劳和易怒综合征中，而与抑郁症症状无关。在风湿病的临床实践中，发现纤维肌痛症患者一生中有很高的偏头痛、肠易激综合征、慢性疲劳综合征、重度抑郁症和恐慌症的发生率[44]。

纤维肌痛症经常在患有间质性膀胱炎、肠易激综合征、偏头痛和其他形式的头痛、颞下颌关节紊乱、多种化学敏感性和慢性疲劳综合征的患者中被诊断。在 2001 年对上述症状进行的系统回顾中，发现病例诊断和症状有许多相似之处，并且存在无法解释的临床症状的患者符合诊断标准的比例是惊人的[45]。与纤维肌痛症相关的精神症状包括重度抑郁障碍、双相情感障碍、焦虑障碍，具体包括恐慌障碍、创伤后应激障碍、社交恐惧症和强迫症，以及药物滥用[46]。在一项持续 10 年的前瞻性大样本量队列研究中，对瑞典南部的 50 万余人进行观察，诊断 FM 后出现精神疾病的发病率为 4.05%（95% CI，3.85% ～ 4.59%），而在出现精神疾病后诊断 FM 的发病率为 5.54%（95% CI，4.99% ～ 6.26%）。这些数据证实了疼痛与精神疾病之间存在双向关系[47]。

如果纤维肌痛症患者有多发的疼痛放大疾病，医生将需要确定他或她是否应该被作为只有一个中心病因的疾病接受治疗，或是否有临床依据需要诊断为多个不同的疾病。许多针对这些情况的药物和非药物治疗是重叠的。如果可以使用单一药物，例如具有抗抑郁作用的药物，就有可能同时治疗合并症和纤维肌痛症，应避免使用多种药物。

疾病活动度的评估

症状严重程度、身体功能和残疾是影响纤维肌痛患者症状态和预后的关键指标。在临床中，疼痛和疲劳的数值评分以及功能状态的测量，包括风湿性疾病的常规使用工具，如健康评估问卷（HAQ），同样可以在纤维肌痛症患者中使用[48,49]。修订后的 FIQ（FIQR）解决了纤维肌痛症影响以及其他症状评估的核心问题（图 55-2）[50]。应用于流行病学研究的修

订版 2010 年 ACR 标准为纤维肌痛严重程度评估提供了另一种测量方法，被称为纤维肌痛症状量表或多症状性痛苦量表，将广泛性疼痛指数（WPI）和修订后的症状严重性评分（SSS）合并为一个连续评分量表 [16,17]。

出于研究的目的，类风湿性关节炎临床试验（OMERACT）纤维肌痛症工作组建议对疼痛、疲劳、睡眠、抑郁、身体功能、生活质量、多维功能和患者对变化、压痛、认知障碍、焦虑和僵硬的整体感觉等方面进行评估 [51]。

发病机制

疼痛放大和心理因素是与慢性肌痛性疾病（包括纤维肌痛症）发病风险相关的两种内在机制 [52]。疼痛放大可能与周围或中枢神经系统中处理编码疼痛信息的传入通路的敏感性增加有关，也可能与中枢神经系统抑制系统损伤有关 [7]。心理因素包括过强的躯体意识或感觉信息的感知和翻译、焦虑、抑郁、压力感和灾难化 [53]。临床表型的出现很可能需要遗传易感性和环境因素产生影响。特定的环境因素可能包括非特定的行为因素，如吸烟和肥胖、压力暴露和损伤性肌肉骨骼疼痛。在诊断为纤维肌痛症的患者中，风险因素的组合可能各不相同。

遗传风险

许多研究已经证明了在纤维肌痛症以及其他常合并发病的综合征中遗传易感性十分重要 [2,4,54]。一项关于疾病家族聚集性的研究报告中，提示先证者的一

修订后的纤维肌痛影响问卷

第一部分说明：对于以下九个问题中的每一个请勾选一个框，最能显示出纤维肌痛在过去7天里使您难以进行以下活动的程度。

刷牙或梳头	没有困难	□□□□□□□□□□□	非常困难
持续行走20分钟	没有困难	□□□□□□□□□□□	非常困难
做一顿饭	没有困难	□□□□□□□□□□□	非常困难
吸尘、擦洗或扫地	没有困难	□□□□□□□□□□□	非常困难
举起并携带一个装满杂货的袋子	没有困难	□□□□□□□□□□□	非常困难
爬一段楼梯	没有困难	□□□□□□□□□□□	非常困难
换床单	没有困难	□□□□□□□□□□□	非常困难
在椅子上坐45分钟	没有困难	□□□□□□□□□□□	非常困难
去买杂货	没有困难	□□□□□□□□□□□	非常困难

第二部分说明：对于以下两个问题中的每一个请勾选一个框，最能描述纤维肌痛在过去7天对您的总体影响。

纤维肌痛使我无法完成一周的目标	从来没有	□□□□□□□□□□□	经常
我完全被纤维肌痛的症状影响了	从来没有	□□□□□□□□□□□	经常

第三部分说明：对于以下十个问题中的每一个请勾选一个框，最能显示您的纤维肌痛症状在过去7天的强度。

请给您的疼痛程度打分	没有疼痛	□□□□□□□□□□□	无法忍受的疼痛
请评估您的精力水平	精力充沛	□□□□□□□□□□□	无精打采
请给您的僵硬程度打分	没有僵硬	□□□□□□□□□□□	严重僵硬
请评估您的睡眠治疗	醒来时得到休息	□□□□□□□□□□□	醒来时非常疲惫
请给您的抑郁程度打分	没有抑郁	□□□□□□□□□□□	非常抑郁
请给您的记忆力打分	记忆力良好	□□□□□□□□□□□	记忆力极差
请给您的焦虑程度打分	没有焦虑	□□□□□□□□□□□	非常焦虑
请给您的压痛程度打分	没有压痛	□□□□□□□□□□□	明显压痛
请给您的平衡问题打分	没有平衡问题	□□□□□□□□□□□	严重平衡障碍
请评估对噪音、强光、气味和寒冷的敏感度	不敏感	□□□□□□□□□□□	非常敏感

评分： 步骤 1. 将这三个部分（功能、总体和症状）的得分进行汇总
步骤 2. 第一部分的分数除以3，第二部分的分数除以1（即不变），第三部分的分数除以2
步骤 3. 将三个部分得分相加，得到经修订的纤维肌痛影响问卷总分

图 55-2　经修订的纤维肌痛影响问卷（FIQR）评估患者的功能状态、疾病的总体影响和症状 [50]。FIQR 总分可作为临床研究评估预后的指标。FIQR 功能评分和症状评分可以单独用于确定疾病的严重程度。纸质版本和网络版本相似，FIQR 与原始版本相似

级亲属更容易患上纤维肌痛症（OR，8.5；95% CI，2.8 ～ 26，P < 0.001）[2]。双胞胎研究中估计遗传因素可能是对慢性广泛性肌痛中情感和感觉因素作用的最好解释[59]。在对这些双胞胎研究中表明基因对慢性广泛性疼痛的一致性有一定影响，同卵双胞胎的一致性为 30%，异卵双胞胎的一致性为 16%[56]。

可能并没有一个特定的基因或一组基因与纤维肌痛症有关。更确切地说，与自身免疫性疾病类似，该疾病疼痛症状的出现是多种易感基因与环境暴露相互作用。因此，大多数与纤维肌痛症相关的基因也被报道与其他临床定义的疼痛综合征相关。例如，有两种主要的神经递质途径被证实与肌痛相关[52]。第一个是肾上腺素能通路，COMT 是编码儿茶酚 -O- 甲基转移酶的基因，负责儿茶酚神经递质的代谢分解，如肾上腺素、去甲肾上腺素和多巴胺，它是最常报道与慢性肌痛相关的基因[3,52]。β2- 肾上腺素能受体基因的遗传变异与纤维肌痛症和慢性广泛性疼痛的发病风险有关[57]。与慢性疼痛综合征相关的第二种通路是血清素通路，特异性基因包括 5- 羟色胺受体 2A（HTR2A）和 5- 羟色胺转运体（SLC6A4）[58-60]。最常报道 SLC6A4 启动子区 44 碱基对的插入 / 缺失多态性与慢性疼痛（包括纤维肌痛症）的发病风险相关[3]。这两种遗传通路也与纤维肌痛症患者中存在的几种内表型或中间可定量表型有关。这些内表型包括自主神经失调、疼痛处理和调节改变、睡眠功能障碍和焦虑，是在肾上腺素能通路作用下产生的[3]。人格和情感特征，如躯体意识、抑郁和焦虑，与血清素通路的遗传变异有关并且与慢性疼痛的发病风险有关[3]。

对诊断为纤维肌痛症的患者进行基因筛选，发现疾病相关的通路还包括生物胺和肾上腺素能通路以及大麻素受体，尽管这些基因在不同患者中存在差异，但均与慢性疼痛相关[4]。一项针对纤维肌痛症家族的全基因组分析研究发现了染色体 17p11.2-q11.2 的变异，其编码基因包括血清素转运蛋白基因（SLC6A4）和瞬时型感受器潜在香草醛通道 2 基因（TRPV2）[54]。目前，还没有明确的与纤维肌痛症发病相关的特定基因突变。

中枢疼痛加剧和潜在的外周机制

一些证据支持中枢疼痛放大（也称为中枢致敏）的概念，指刺激强度与疼痛刺激感受之间关系的变化[61]。在纤维肌痛症患者中，通常无害的刺激会引起疼痛（痛觉异常），并且疼痛刺激可以引起更高等级的疼痛（痛觉过敏）[62],[63]。在中枢致敏过程中，二阶和高阶神经元的转录和翻译过程会导致敏感性增高。

大多数支持中枢敏化的数据是通过使用不同类型的刺激（如压力或热量）进行心理物理测试而得到的。研究者可以使用主观的疼痛报告，也可以使用客观的测量方法，如脑成像。一种被称为"上发条"或"时间总和"的实验方法可以用来测量重复接受感官刺激后疼痛强度感受的变化[64]。在相同的刺激强度下，如果刺激间隔较短，健康人的疼痛会增加。纤维肌痛症患者在间隔时间更长的刺激下也报告了同样的"上发条"现象，这可能是因为纤维肌痛症患者的疼痛传导神经元已经存在预敏[65,66]。纤维肌痛症患者感觉恢复到基线也有延迟，称为后感觉，这与临床疼痛强度相关[66]。在纤维肌痛症、健康对照和类风湿关节炎患者中使用一种新的身心评估法，该方法使用缓慢地重复诱发刺激，应用每次持续 5 秒、间隔 32 秒的低强度刺激[67,68]。这一方法可以评估潜在的中枢敏化，对纤维肌痛症的诊断准确性、敏感性、特异性均很高。

研究还表明，纤维肌痛症患者对有害刺激的下行抑制控制存在缺陷。通常内源性抑制机制在接受伤害性刺激后被激活，包括血清素、去甲肾上腺素能和阿片类药物能抑制通路。患有纤维肌痛症的患者确实表现出这些通路的抑制[69]。很难证实是否传入痛觉通路的激活、下行通路的抑制，或者以上两者都可以解释特定的人群疼痛感知的增强。PET 扫描显示，纤维肌痛症患者的 μ- 阿片受体可用性发生改变，多巴胺活性增加，这两者都可以表明正常疼痛抑制通路的改变[70,71]。很难确定一个人的疼痛感知增强是传入通路的激活还是下行通路的缺失，或者两种因素均参与其发生。

对于外周伤害性输入在纤维肌痛症的病因和持续中的作用存在分歧，虽然在其他风湿性疾病患者中纤维肌痛症发病率的增加为此提供了一个论据，即持续的外周疼痛可能是导致疼痛传递神经元表型改变的一个重要风险因素[72]。同时还有一些其他触发事件，如某些类型的感染、创伤或心理压力[73,74]。几乎所有纤维肌痛症患者的疼痛都局限于肌肉组织。肌肉组织的异常已被证实，包括 ^{31}P 核磁共振波谱（MRS）中检测到的代谢改变[75]。部分研究数据提示纤维肌痛症中肌肉的微循环和线粒体可能出现变化[63,76,77]。有报道称，纤维肌痛症患者的小纤维神经病可能是持续性伤害输入的一种[78-80]。但是这也有可能是一种非特异性的表现，因为在不同的疼痛或非疼痛情况下均有报道[81]。

功能神经影像学对疾病的认识做出了很大的贡献，通过客观结果明确证实了患者报告的有效性。第一个解决这一问题的研究表明，更大区域脑血流接受疼痛通路输入，与患者的疼痛报告有关，而与刺激强度无关[82]。其他神经成像技术的出现为纤维肌痛症和其他慢性疼痛状态提供了信息[83]。使用质子 MRS（¹H-MRS）进行检测，发现纤维肌痛症患者的 N- 乙酰天冬氨酸水平较低，这种代谢物被认为是神经元密度和生存能力的一个标志，提示可能出现神经功能和海马活动的丧失[83]。使用同样的检查，发现主要的兴奋性神经递质谷氨酸 / 谷氨酰胺在后岛叶皮层升高，而信号的减少与疼痛的改善相关[84,85]。纤维肌痛症患者的其他大脑区域（包括杏仁核、后扣带回和腹侧前额叶外侧皮质）都有较高的谷氨酸 / 谷氨酰胺水平表达，这表明这种神经递质可能在疼痛和纤维肌痛症的其他症状中发挥作用[83]。其他的神经成像技术，包括静息状态功能连接，在纤维肌痛症患者中同样也发现了异常，这些技术可以探索大脑中使休息的大脑产生活动的连接网。纤维肌痛症患者在疼痛、认知和情绪处理的重要区域的功能连接发生了改变[86-89]。最新的成像技术已经可以使用 PET 探针来评估胶质细胞的激活，探针可与胶质细胞上调蛋白结合，提示纤维肌痛症患者中小胶质细胞被广泛激活[90]。

已有研究证实在纤维肌痛症患者中外周和脑脊液中神经营养因子、趋化因子和细胞因子水平出现改变[63]。这些物质在纤维肌痛症发病机制的病理生理学方面的作用仍未确定。然而，神经胶质细胞因子和趋化因子的激活可能是伴随着疼痛传递神经元的激活出现的，这一发现已在动物模型中得到证实[91]。

应激反应系统

许多研究表明纤维肌痛症患者的应激反应系统[下丘脑 - 垂体 - 肾上腺（HPA）轴和自主神经系统]

异常。目前还不清楚这些异常改变是纤维肌痛症的因还是果。基因研究表明，这些通路中基因的弹性缺乏可能提供了一种易感性的衡量标准，但其他研究表明暴露于急性或慢性应激是一种触发机制。一项对没有慢性广泛性疼痛症状但因精神痛苦和躯体化症状而处于高发病风险的患者进行的研究中，为 HPA 轴功能障碍可能先于慢性疼痛发展提供了证据[93]，同时 HPA 轴功能障碍与后发生的慢性广泛性疼痛有关[90]。但对于与纤维肌痛症相关的特定 HPA 轴检测缺乏明显的一致性。

然而，许多研究始终显示疾病中存在自主功能指标的变化，特别是心率变异率。这些改变通常被认为是交感神经系统的影响，这是其他疼痛加剧综合征的共同特征[94]。另有一些研究则认为副交感神经功能下降更为明显，这一发现与表现出防御性行为的倾向有关[93]。自分泌功能的许多变化在中枢性疼痛中是相同的。

社会及心理因素

生活压力和社会经济因素

在许多纵向流行病学研究中，慢性疼痛和其他躯体症状可以通过儿童时期受到虐待和创伤、低教育程度、社会孤立、抑郁和焦虑来预测[96]。在一项研究中，为了确定预测新发慢性广泛性疼痛的心理社会因素，研究人员随机抽取了来自不同社会背景的受试者样本，确定了 3000 多名基线时没有疼痛症状的受试者，其中 300 多名受试者在随访时出现了新的广泛性肌痛[97]。最有力的预测因素是发病前的躯体症状、疾病行为和睡眠问题。在另一项以社区为基础的研究中，认为身体和情感创伤是疾病的诱发因素，并且与接受医疗保健相关，而与疼痛严重程度无关[98]。

较低的社会经济地位预示着纤维肌痛症患者可能存在更严重的症状和功能损害，甚至影响了疼痛、抑郁和焦虑的程度[99]。基于疼痛的生物心理社会模型假定，疼痛经历及其对个体的影响是伤害性输入、心理过程（包括信念）、应对策略和情绪以及环境突发事件（包括家庭、社区和文化规则或期望）相互作用的组合[100]。所有这些因素都可能在纤维肌痛症的临床表现和对健康的影响中起到关键作用。

人格、认知和心理因素

患有纤维肌痛症的人可能有一些特定的性格特征，例如高度的神经质。一些研究使用了标准的五因素人格量表（外向性 vs. 内向性、随和性 vs. 反倾向性、尽责性 / 控制性 vs. 冲动性、神经质 vs. 情绪稳定性、对新经验的开放性 / 智力 vs. 封闭性），其中一项研究结果显示纤维肌痛症患者与其他风湿性疼痛或其他慢性病患者并无不同[101]。另一项研究显示，纤维肌痛症患者的亲和性、神经质和开放性得分高于其他风湿病患者的整体得分，但与类风湿性关节炎患者的得分没有区别。高神经质和低责任心与风湿性疾病的严重的慢性疼痛相关[102]。这表明在纤维肌痛症患者中抑郁和焦虑通过使神经质影响健康，同时证明人格可能可以调节应对压力[103]。一项针对不同疼痛状态的人格特征的 meta 分析发现，在使用克洛宁格气质和性格量表的研究中，高度伤害回避和低自我定向可能是慢性疼痛患者最显著的人格特征[104]。高度伤害回避指的是人们倾向于恐惧、悲观、对批评敏感，并需要高度的安抚，这种性格也出现在那些焦虑和抑郁的患者身上。低自我定向通常表现为难以定义和设定有意义的目标、动机低，以及适应性的问题。

另一种分类患者的方法是依据对慢性疼痛的心理和行为反应。根据心理特征预测结果将纤维肌痛症患者分成不同的小组[105]。被归类为功能障碍的人表现出最高的疼痛强度、困扰和痛苦，以及最低的控制和活动水平。自适应性组报告的疼痛和干扰程度最低，活动水平最高。人际交往障碍的患者存在更严重的情感痛苦和更多的对疼痛的消极反应。

在纤维肌痛症患者的心理和生理通路之间可能存在重要的联系。这种可能性的存在当然不令人惊讶，因为心理学和生理学的领域调节使用共同的介质。例如，在最近一项针对纤维肌痛症患者的研究中，研究人员根据疼痛特征以及患者对疼痛和压力的认知、情感和行为反应进行了系统分析[106]。研究显示，血压、心率和皮肤电导这些心理生理反应与特定类型的心理应对和精神病诊断有关。

治疗方法

纤维肌痛症的最新指南是由欧洲风湿病联盟（EULAR）制定的，包括药物和治疗非药物治疗[107]。

专家一致建议及时诊断并向患者提供信息。疾病管理应以改善与健康相关的生活质量为目标，并应首先关注非药物治疗[107]。

患者教育和自我管理

针对纤维肌痛症患者的治疗指南通常强调需要纳入自我管理的原则[19,107,108]。对纤维肌痛症进行诊断可以为患者提供一个知识框架，让他们了解自己的症状，并让患者可以积极参与治疗计划（图 55-3）[19]。提供诊断可以缓解与健康相关的焦虑，而且没有研究表明诊断 FM 后会对健康有害或增加保健支出[109,110]。通过患者教育使其了解纤维肌痛症中慢性疼痛的生理学，以及非药物治疗对疾病管理的重要性。患者教育的一个关键目标是区分周围性疼痛患者和中枢持续弥漫性疼痛的患者。此外，告知患者哪些治疗是针对哪些疼痛症状的，可能有助于患者坚持治疗和对治疗的满意度。例如，非甾体抗炎药（NSAID）或改善病情的药物可用于治疗外周机械性疼痛或炎性疼痛，但不能有效治疗纤维肌痛症的疼痛[108]。

比较网络上不同治疗策略的荟萃分析发现，将药理学治疗与有氧运动和认知行为治疗（CBT）相结合的多成分治疗似乎最有前景[111]。许多对 FM 有用的非药物治疗策略可能无法在本地使用，但可以通过互联网的程序或书面材料进行分享[19]。方案的提供者和患者应该联合确定个人治疗目标的优先级，并制定实现这些目标的计划。建议关注长期目标，同时认识到纤维肌痛症的症状会随着外部和内部环境压力的变化而变。

锻炼和基于身体的治疗

为了评估运动对纤维肌痛症患者的益处，研究者们已经进行了许多系统性评估[112-114]。对近 2500 名参与者的回顾性研究表明，有氧运动与减轻疼痛和改善身体机能有关。阻力训练也能减少疼痛。没有足够的证据表明哪种方式更优[107]。在评估运动干预措施时，最近的一项综合系统综述综合评估了成人纤维肌痛症物理运动干预措施，重点关注四种预后，包括疼痛、多维功能、身体功能和副作用[115]。研究人员发现，不同的运动干预措施对所有结果都有积极的效果，并且没有副作用。但鉴于干预措施的可变性不允

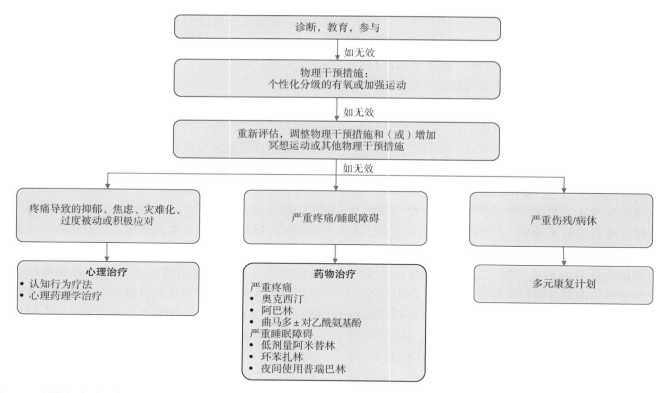

图 55-3　纤维肌痛（FM）的治疗方法（Modified from Macfarlane GJ，Kronisch C，Dean LE et al：EULAR revised recommendations for the management of fibromyalgia. *Ann Rheum Dis* 76：318-328，2017.）

许对运动方式或治疗的频率、强度和持续时间提出建议。不能准确评判陆上或水上运动哪种更优越。与对照组相比，所有主要预后，包括功能、疼痛、僵硬、肌肉力量和体能，在水上运动训练后都有所改善，尽管证据的等级被评为低至中等。然而，在增强肌肉力量方面，陆地训练优于水上训练。

太极、瑜伽、气功和其他多种运动疗法也被报道对纤维肌痛症患者的总体症状和身体功能改善是安全有效的[116]。一项研究将有氧运动与四种经典杨式太极的一种作为干预方法进行效果对比，发现以同样的强度和时间（24周，每周2次）进行太极治疗有更大的益处。太极拳持续时间越长，效果越好[117]。一般来说，任何一种积极的体育锻炼策略都是有帮助的。找到患者最能坚持进行的运动是最重要的因素。

更多被动的治疗策略可能是有效的辅助疗法，但不应取代积极的体育锻炼。虽然研究者建议进行更大样本量的高质量研究，但对水浴疗法的 meta 分析发现水浴疗法可稍减轻与生活质量相关的疼痛并小幅度地改善健康状态[118]。将针灸与假针灸进行了比较，一项包括9项试验的 meta 分析得出结论，没有足够的证据证明针灸的疗效[119]。大多数最近的治疗指南

指出对于针灸治疗有效性的了解很少，仅提供了较弱的使用建议[107]。在一项大型随机对照试验中，研究了经皮神经电刺激（TENS）作为 FM 患者疼痛和疲劳的一种辅助治疗，结果显示经皮神经电刺激可减轻前侧诱发的疼痛和其他 FM 症状，并可显著改善整体疾病症状[120]。非药物治疗包括生物反馈、催眠疗法和按摩均无足够的依据支持其应用于 FM 的治疗。脊柱推拿和顺势疗法在 EULAR 指南中是被强烈反对的[107]。

认知行为疗法

认知行为疗法（CBT）包括基于以下基本前提的干预措施：慢性疼痛由认知和行为因素维持，心理治疗通过特定技术的训练导致这些因素的改变[121]。这些干预措施将包括认知重组和行为训练，如放松和社交技能训练。一项最新的系统综述和 meta 分析显示，CBT 在疼痛缓解方面优于所有类型的对照组50%以上，健康相关生活质量改善方面20%以上，并且可减少消极情绪、残疾和疲劳[122]。正念减压是一种认知疗法，通过正念冥想帮助人们自我管理和重构令人

担忧且有干扰性。这项技术降低了感知压力、睡眠障碍和症状严重程度，尽管在随机对照临床试验中对疼痛或身体功能并没有改善[123]。操作性行为治疗的重点是通过增加活动水平，减少寻求医疗服务的行为，减少与疼痛强化明显相关的行为来改善疼痛[122]。总的来说，CBT 对治疗纤维肌痛症各个症状的获益都很小，但存在长期获益[107]。

药理学疗法

对纤维肌痛症患者有用的主要药物类别是抗抑郁药物，特别是那些复合抑制血清素和去甲肾上腺素再摄取的药物，如度洛西汀和米那普仑，以及其他对神经性疼痛有用的药物，如加巴喷丁和普瑞巴林（表 55-6）[107]。基于证据的指南已经由不同组织制定，包括美国疼痛学会（2004）[124]、欧洲风湿病防治联盟（2007，2017）[107,125]、德国科学医学协会（2008）[126]、加拿大国家纤维肌痛指南咨询小组（2012）[108]等。这些治疗指南强调，需要根据主要症状选择治疗方法，并以低剂量开始，并缓慢增加剂量。

间接比较在三种经美国 FDA 批准应用于纤维肌痛症的药物的效力和副反应，证明普瑞巴林、度洛西汀和米那普仑对所有感兴趣的结果（疼痛、疲劳、睡眠障碍、抑郁情绪、健康相关的生活质量降低）均优于安慰剂，除了普瑞巴林对抑郁情绪、度洛西汀对疲劳和米那普仑对睡眠障碍无明显改善。调整后的间接比较显示，这些药物在 30% 缓解疼痛和由不良事件导致停药方面没有显著差异[127]。

抗抑郁药物已成为纤维肌痛症治疗的主要药物。比较新旧药物的疗效没有发现很大的差异，尽管不良反应发生的情况有所不同[127]。较老的药物（如阿米替林和环苯扎林）可以改善广泛的症状，尽管副作用（如口干、体重增加、便秘和镇静）可能限制患者对药物的耐受性[127]。选择性 5- 羟色胺再摄取抑制剂在镇痛活性方面通常不如混合再摄取抑制剂有效，尽管它们对抑郁和焦虑症状有改善[1]。氟西汀、帕罗西汀、舍曲林和文拉法辛等较老的药物对血清素没有选

表 55-6　EULAR 修订版（2016）纤维肌痛的治疗建议				
建议	证据等级	分级	推荐强度	一致性（%）
总体原则				
最佳的治疗要求及时诊断，全面评估疼痛、功能、社会心理状况疾病相关背景，应将纤维肌痛作为一个复杂具有多样性的疾病，采取循序渐进的方法	IV	D		100
治疗旨在提高与健康相关的生活质量，平衡获益与风险，初始治疗应着重在非药物治疗	IV	D		100
具体建议				
非药物治疗				
有氧和力量训练	Ia	A	强	100
认知行为治疗	Ia	A	弱	100
多元治疗	Ia	A	弱	93
已确定的物理治疗：针灸或水疗	Ia	A	弱	93
冥想运动治疗（气功、瑜伽、太极）和基于注意力的减压治疗	Ia	A	弱	71～73
药物治疗				
阿米替林（小剂量）	Ia	A	弱	100
度洛西汀或米那普仑	Ia	A	弱	100
曲马朵	Ia	A	弱	100
普瑞巴林	Ia	A	弱	94
环苯扎林	Ia	A	弱	75

Modified from Macfarlane GJ, Kronisch C, Dean LE, et al: EULAR revised recommendations for the management of fibromyalgia. *Ann Rheum Dis* 76：318-328，2017.

择性，因此比西酞普兰和艾司西酞普兰等较新的、血清素特异性更强的药物更受青睐。但这些药物会出现恶心、性功能障碍、体重增加和睡眠障碍等副反应。去甲肾上腺素 5- 羟色胺再摄取抑制剂度洛西汀和米那普仑被美国 FDA 批准用于治疗纤维肌痛症。去甲肾上腺素再摄取抑制的加入对镇痛效果的改善具有重要作用 [128]。两篇关于杂环类抗抑郁药米氮平的系统综述对其在 FM 中的效用得出了不同的结论，一篇提到了潜在的危害，而另一篇则强调了成本效益 [129,130]。这些药物的起效时间一般为 2 ～ 4 周，因此，治疗后的剂量调整和疗效评估应在几个月内完成。医生们要确保大剂量的抗抑郁药物或与伴用药物或辅助药的联合使用不会导致血清素综合征。血清素综合征会导致躁动、心动过速和高血压、出汗 / 发抖、腹泻、肌肉僵硬、发烧、癫痫发作，甚至死亡。

一般来说，用于神经性疼痛的药物在纤维肌痛症治疗中比针对周围机械性和炎性疼痛的药物更有用。加巴喷丁和普瑞巴林都被美国 FDA 批准用于治疗带状疱疹后神经痛和糖尿病神经病变引起的疼痛。尽管只有普瑞巴林被美国 FDA 批准用于纤维肌痛症，但是一项关于加巴喷丁的研究发现它也是有效的 [131-133]。加巴喷丁和普瑞巴林与受体在细胞表面的神经元钙通道 α2δ 亚基结合，抑制兴奋性神经递质 [128]。普瑞巴林具有药代动力学和药效学上的优势，这可能使其给药比加巴喷丁稍微简单一些，但这两种药物的作用机制是相同的。这两种药物都可以减轻疼痛、改善睡眠、改善与健康相关的生活质量，然而，它们都有明显的副作用，包括头晕、嗜睡、体重增加和四肢水肿 [134]。其他抗惊厥药物在纤维肌痛症患者中使用获益的证据较少。

美国 FDA 批准了三种药物用于治疗 FM。关于疗效和危害，间接比较表明普瑞巴林、度洛西汀和米那西普兰在所有相关结果（疼痛、疲劳、睡眠障碍、抑郁情绪和健康相关的生活质量降低）方面都优于安慰剂，但普瑞巴林治疗抑郁情绪、度洛西汀治疗疲劳、米那西普兰治疗睡眠障碍；调整后的间接比较表明，这些药物在达到 30% 的疼痛缓解或不良事件导致的退出率方面没有显著差异 [134]。

大麻素多被患有慢性疼痛的人使用。但在对大麻、大麻提取物、纳比隆和卓纳比诺的系统研究表明，其对纤维肌痛症患者和其他慢性疼痛患者疗效有限 [135]。非甾体抗炎药并不是治疗中枢性疼痛的有效

方法，尽管它们可能有助于治疗炎性或机械性外周疼痛以减轻疼痛的总体负担。已经将是否含有对乙酰氨基酚的曲马朵应用于在纤维肌痛症患者中进行临床研究，尽管越来越多的人担心阿片类药物不如以前认为的那么有效，而且它们的风险获益比较其他类型的镇痛药差 [1]。一项 Cochrane 综述没有发现支持使用羟考酮治疗 FM 的证据 [136]。来自专业协会的治疗建议一致反对在纤维肌痛症患者中使用强阿片类药物 [107]。这一建议至少部分是基于机制研究的，机制研究表明脑脊液脑啡肽水平升高，以及有证据证明纤维肌痛症患者大脑中的 μ 阿片受体被占用或被下调 [83]。小剂量纳曲酮已在小范围的试验中得到评估，认为它可能作用于胶质细胞，而不是神经元 [137,138]。一项纳入五项研究的系统综述报道了羟丁酸钠对疼痛、睡眠和疲劳的影响较小 [139]。然而，出于安全考虑，欧洲药品管理局和美国 FDA 拒绝批准该药。欧洲联盟指南强烈建议在 FM 中不要使用该药 [107]。

实践建议

针对纤维肌痛着患者制定一套谈话要点可能对方案制定有帮助。例如，教育患者纤维肌痛症病情存在波动，并要求他们记录自己的发病诱因，这样可以更好地理解环境、行为和 FM 症状之间的联系，对于疾病的治疗是有帮助的。告知患者所经历的疼痛是疼痛处理相关的神经生理学改变而不是组织破坏，这可能会缓解患者的焦虑。告知患者目前研究已经发现大脑中的疼痛通路和其他认知或情感通路之间存在密切联系，可能有助于患者在自己的疾病过程中体验理解这些关系。

让患者参与制定他们的个人治疗计划和治疗目标至关重要。制定一套个性化的功能目标可以帮助医生和患者评估治疗进展。FM 患者可能从包括非药物治疗在内的多元治疗中获益，特别是如果其中包括锻炼或冥想运动。患者应选择最能接受和最实用的非药物治疗方法。除了一般的非药物治疗方法外，通过努力改善睡眠和调节昼夜节律来消除特定症状也可能是有用的 [19]。

在实践中，最重要的是要告知患者，没有药物治疗可以减轻纤维肌痛症的症状。一般情况下，药物只能在 30% ～ 50% 的患者中生效，并仅能使疼痛减轻 30% ～ 50%，这包括使用安慰剂的药物有效率。虽

然纤维肌痛症患者经常使用多种药物治疗，但是经批准的药物组合的信息很少[140]。总的来说，应加强非药物治疗，尽可能少地使用药物。

许多药物和替代疗法应用于纤维肌痛症患者和其他慢性肌痛的患者。广泛使用未经批准的药物治疗反映了目前疾病可用药物的普遍有效性和耐受性较差。对于纤维肌痛症的药物治疗，除了治疗药物的特定疗效外，还可能存在显著的安慰剂效应。虽然评估疗效和危害及时停止使用无效或有不良反应的药物很重要，但在患者中进行单病例随机对照试验（n-of-1 trial）是合理的。

预后

在 2006 年的一项旨在评估卫生服务利用情况的研究中，对 2260 名初诊于基础保健机构并新近诊断为纤维肌痛症的患者进行了研究，研究时间为诊断前 10 年至诊断后 4 年[42]。与对照组相比，纤维肌痛症患者在诊断前至少 10 年的就诊率、处方率和检测率要高得多，而且这些比率会在诊断时增加至此时的两倍。访视率最高的症状是抑郁症、疲劳、胸痛、头痛和睡眠障碍。诊断后，大多数症状的就诊和健康卫生使用次数下降，但在 2 ～ 3 年内，大多数就诊次数上升至或高于诊断时的水平。因此得出结论，纤维肌痛症的诊断可能有助于患者应对一些疾病的症状，但从长远来看诊断对卫生保健资源的使用影响有限。在另一项针对 1555 名 FM 患者进行了长达 11 年随访的纵向研究中，每半年观察一次，发现患者总体症状几乎没有进展。这些数据表明，纤维肌痛症的病程是一个持续高水平主诉症状和痛苦的过程[141]。从整体上看，虽然有些患者的情况有所改善，但数据表明尽管接受了治疗，大多数病例的情况仍几乎没有改善。

最近报道了一项关于青少年纤维肌痛症（JFM）患者的研究。在本研究中，对 JFM 患者和健康对照组患者在诊断后约 6 年进行评估，平均年龄为 21 岁。与健康对照组相比，JFM 患者存在更多的疼痛、身体功能较差、并有更大的焦虑和抑郁。他们结婚的意向更大，接受大学教育的意向更小。超过 80% 的 JFM 患者在成年后仍有症状，超过一半的患者在随访过程中达到了纤维肌痛症的诊断标准。那些符合成人纤维肌痛症诊断标准的患者通常表现出更明显的身体和情感障碍[27]。

总的来说，纤维肌痛症患者一生都有慢性疼痛的困扰。帮助患者进行自我症状管理，减少就医，改善健康是治疗的重要目标。也许风湿病学家在整个病程中最重要的功能就是进行诊断并确定患者是否患有应接受治疗的合并的风湿病。如果纤维肌痛症使另一种合并的风湿病复杂化，那么针对纤维肌痛症的治疗将可能改善整体健康预后。

Full references for this chapter can be found on ExpertConsult.com.

部分参考文献

1. Clauw DJ: Fibromyalgia: a clinical review, *JAMA* 311(15):1547–1555, 2014.
2. Arnold LM, Hudson JI, Hess EV, et al.: Family study of fibromyalgia, *Arthritis Rheum* 50:944–952, 2004.
3. Diatchenko L, Fillingim RB, Smith SB, et al.: The phenotypic and genetic signatures of common musculoskeletal pain conditions, *Nature Rev Rheum* 9(6):340–350, 2013.
4. Smith SB, Maixner DW, Fillingim RB, et al.: Large candidate gene association study reveals genetic risk factors and therapeutic targets for fibromyalgia, *Arthritis Rheum* 64(2):584–593, 2012.
5. Arnold LM, Bradley LA, Clauw DJ, et al.: Multidisciplinary care and stepwise treatment for fibromyalgia, *J Clin Psych* 69(12):e35, 2008.
6. Wolfe F, Walitt B: Culture, science and the changing nature of fibromyalgia, *Nature Rev Rheumatol* 9(12):751–755, 2013.
7. Clauw DJ, Arnold LM, McCarberg BH: The science of fibromyalgia, *Mayo Clinic Proc* 86(9):907–911, 2011.
8. Inanici F, Yunus MB: History of fibromyalgia: past to present, *Curr Pain Headache Rep* 8:369–378, 2004.
14. Wolfe F, Smythe HA, Yunus MB, et al.: The American College of Rheumatology 1990 criteria for the classification of fibromyalgia, *Arthritis Rheum* 33:160–172, 1990.
15. Clauw DJ: Pain management: fibromyalgia drugs are 'as good as it gets' in chronic pain, *Nature Rev Rheumatol* 6(8):439–440, 2010.
16. Wolfe F, Clauw DJ, Fitzcharles MA, et al.: The American College of Rheumatology preliminary diagnostic criteria for fibromyalgia and measurement of symptom severity, *Arthritis Care Res* 62(5):600–610, 2010.
17. Wolfe F, Clauw DJ, Fitzcharles MA, et al.: Fibromyalgia criteria and severity scales for clinical and epidemiological studies: a modification of the ACR Preliminary Diagnostic Criteria for Fibromyalgia, *J Rheumatol* 38(6):1113–1122, 2011.
18. Wolfe F, Clauw DJ, Fitzcharles MD, et al.: Revisions to the 2010/2011 fibromyalgia diagnostic criteria, *Semin Arthritis Rheum* 46(2016):319–329, 2016.
19. Arnold LM, Clauw DJ, Dunegan LJ, et al.: A framework for fibromyalgia management for primary care providers, *Mayo Clinic Proc* 87(5):488–496, 2012.
20. Bennett RM, Friend R, Marcus D, et al.: Criteria for the diagnosis of fibromyalgia: validation of the modified 2010 preliminary American College of Rheumatology criteria and the development of alternative criteria, *Arthritis Care Res* 66:1364–1373, 2014.
22. Arnold LM, Bennett RM, Crofford LJ, et al.: AAPT diagnostic criteria for fibromyalgia, *J Pain* 2018.
23. Dean LE, Arnold LM, Crofford L, et al.: Impact of moving from a widespread to multisite pain definition on other fibromyalgia symptoms, *Arthritis Care Res* 69:1878–1886, 2018.
24. Wolfe F, Ross K, Anderson J, et al.: The prevalence and charac-

teristics of fibromyalgia in the general population, *Arthritis Rheum* 38:19–28, 1995.

25. Heidari F, Afshari M, Moosazadeh M: Prevalence of fibromyalgia in general population and patients, a systematic review and meta-analysis, *Rheumatol Int* 37:1527–1539, 2017.

26. White KP, Speechley M, Harth M, et al.: The London Fibromyalgia Epidemiology Study: the prevalence of fibromyalgia syndrome in London, Ontario, *J Rheumatol* 26(7):1570–1576, 1999.

27. Kashikar-Zuck S, Cunningham N, Sil S, et al.: Long-term outcomes of adolescents with juvenile-onset fibromyalgia in early adulthood, *Pediatrics* 133(3):e592–600, 2014.

28. Weir PT, Harlan GA, Nkoy FL, et al.: The incidence of fibromyalgia and its associated comorbidities: a population-based retrospective cohort study based on International Classification of Diseases, 9th Revision codes, *J Clin Rheumatol* 12(3):124–128, 2006.

29. Gallagher AA, Thomas JM, Hamilton WT, et al.: Incidence of fatigue symptoms and diagnoses presenting in UK primary care from 1990 to 2001, *J R Soc Med* 97:571–575, 2004.

30. Collin SM, Bakken IJ, Nazareth I, et al.: Trends in the incidence of chronic fatigue syndrome and fibromyalgia in the UK, 2001-2013: a Clinical Practice Research Datalink study, *J R Soc Med* 110:231–244, 2017.

31. Lee YC, Lu G, Boire G, et al.: Incidence and predictors of secondary fibromyalgia in an early arthritis cohort, *Ann Rheum Dis* 72:949–954, 2013.

32. Mease PJ, Arnold LM, Crofford LJ, et al.: Identifying the clinical domains of fibromyalgia: contributions from clinician and patient Delphi exercises, *Arthritis Rheum* 59:952–960, 2008.

33. Gedalia A, Press J, Klein M, et al.: Joint hypermobility and fibromyalgia in schoolchildren, *Ann Rheum Dis* 52:494–496, 1993.

34. Di Stefano G, Celletti C, Baron R, et al.: Central sensitization as the mechanism underlying pain in joint hypermobility syndrome/Ehlers-Danlos syndrome, hypermobility type, *Eur J Pain* 20:1319–1325, 2016.

35. Civelek GM, Ciftkaya PO, Karatas M: Evaluation of restless legs syndrome in fibromyalgia syndrome: an analysis of quality of sleep and life, *J Back Musculoskelet Rehabil* 27:537–544, 2014.

36. Arnold LM, Bradley LA, Clauw DJ, et al.: Evaluating and diagnosing fibromyalgia and comorbid psychiatric disorders, *J Clin Psych* 69(10):e28, 2008.

37. Kravitz HM, Katz RS: Fibrofog and fibromyalgia: a narrative review and implications for clinical practice, *Rheumatology Int* 35:1115–1125, 2015.

38. Glass JM: Cognitive dysfunction in fibromyalgia and chronic fatigue syndrome: new trends and future directions, *Curr Rheumatol Rep* 8:425–429, 2006.

39. Arnold LM, Clauw DJ, McCarberg BH: Improving the recognition and diagnosis of fibromyalgia, *Mayo Clinic Proc* 86(5):457–464, 2011.

40. Haliloglu S, Carlioglu A, Akdeniz D, et al.: Fibromyalgia in patients with other rheumatic diseases: prevalence and relationship with disease activity, *Rheumatology Int* 34(9):1275–1280, 2014.

41. Duffield SJ, Miller N, Zhao S, et al.: Concomitant fibromyalgia complicating chronic inflammatory arthritis: a systematic review and meta-analysis, *Rheumatology (Oxford)* 57:1453–1460, 2018.

42. Hughes G, Martinez C, Myon E, et al.: The impact of a diagnosis of fibromyalgia on health care resource use by primary care patients in the UK: an observational study based on clinical practice, *Arthritis Rheum* 54:177–183, 2006.

43. Kato K, Sullivan PF, Evengard B, et al.: Chronic widespread pain and its comorbidities: a population-based study, *Arch Intern Med* 166:1649–1654, 2006.

47. Bondesson D, Larrosa Pardo F, Stigmar K, et al.: Comorbidity between pain and mental illness—Evidence of a bidirectional relationship, *Eur J Pain* 22:1304–1311, 2018.

48. Wolfe F, Michaud K, Pincus T: Development and validation of the health assessment questionnaire II: a revised version of the health assessment questionnaire, *Arthritis Rheum* 50:3296–3305, 2004.

50. Bennett RM, Friend R, Jones KD, et al.: The revised Fibromyalgia Impact Questionnaire (FIQR): validation and psychometric pro-

terties, *Arthritis Res Ther* 11:R120, 2009.

51. Choy EH, Arnold LM, Clauw DJ, et al.: Content and criterion validity of the preliminary core dataset for clinical trials in fibromyalgia syndrome, *J Rheumatol* 36(10):2330–2334, 2009.

52. Diatchenko L, Slade GD, Nackley AG, et al.: Genetic basis for individual variations in pain perception and the development of a chronic pain condition, *Hum Mol Genet* 14:135–143, 2005.

54. Arnold LM, Fan J, Russell IJ, et al.: The fibromyalgia family study: a genome-wide linkage scan study, *Arthritis Rheum* 50:944–952, 2013.

55. Kato K, Sullivan PF, Evengard B, et al.: A population-based twin study of functional somatic syndromes, *Psychol Med* 39:497–505, 2009.

61. Geisser ME, Casey KL, Brucksch CB, et al.: Perception of noxious and innocuous heat stimulation among healthy women and women with fibromyalgia: association with mood, somatic focus, and catastrophizing, *Pain* 102:243–250, 2003.

62. Staud R, Rodriguez ME: Mechanisms of disease: pain in fibromyalgia syndrome, *Nat Clin Pract Rheumatol* 2:90–98, 2006.

63. Staud R: Peripheral pain mechanisms in chronic widespread pain, *Best Practice Res Clin Rheumatol* 25:155–164, 2011.

67. de la Coba R, Bruehl S, Moreno-Padilla M, et al.: Responses to slowly repeated evoked pain stimuli in fibromyalgia patients: Evidence of enhanced pain sensitization, *Pain Med* 18:1778–1786, 2017.

68. de la Coba R, Bruehl S, Galvez-Sanchez CM, et al.: Slowly repeated evoked pain as a marker of central sensitization in fibromyalgia: Diagnostic accuracy and reliability in comparison with temporal summation of pain, *Psychosom Med* 80:573–580, 2018.

69. Julien N, Goffaux P, Arsenault P, et al.: Widespread pain in fibromyalgia is related to a deficit of endogenous pain inhibition, *Pain* 114:295–302, 2005.

70. Harris RE, Clauw DJ, Scott DJ, et al.: Decreased central mu-opioid receptor availability in fibromyalgia, *J Neurosci* 27:10000–10006, 2007.

72. Phillips K, Clauw DJ: Central pain mechanisms in chronic pain states—maybe it is all in their head, *Best Practice Res Clin Rheumatol* 25(2):141–154, 2011.

73. Buskila D, Atzeni F, Sarzi-Puttini P: Etiology of fibromyalgia: the possible role of infection and vaccination, *Autoimmun Rev* 8:41–43, 2008.

74. Buskila D, Neumann L, Vaisberg G, et al.: Increased rates of fibromyalgia following cervical spine injury, *Arthritis Rheum* 40:446–452, 1997.

75. Park JH, Phothimat P, Oates CT, et al.: Use of P-31 magnetic resonance spectroscopy to detect metabolic abnormalities in muscles of patients with fibromyalgia, *Arthritis Rheum* 41:406–413, 1998.

76. Shang Y, Gurley K, Symons B, et al.: Noninvasive optical characterization of muscle blood flow, oxygenation, and metabolism in women with fibromyalgia, *Arthritis Res Ther* 14:F236, 2012.

77. Srikuea R, Symons B, Long DE, et al.: Association of fibromyalgia with altered skeletal muscle characteristics which may contribute to postexertional fatigue in postmenopausal women, *Arthritis Rheum* 65:519–528, 2013.

78. Caro XJ, Winter EF: Evidence of abnormal epidermal nerve fiber density in fibromyalgia: clinical and immunologic implications, *Arthritis Rheum* 66:1945–1954, 2014.

79. Doppler K, Rittner HL, Deckart M, et al.: Reduced dermal nerve fiber diameter in skin biopsies of patients with fibromyalgia, *Pain* 156:2319–2325, 2015.

80. Oaklander AL, Herzog ZD, Downs HM, et al.: Objective evidence that small-fiber polyneuropathy underlies some illnesses currently labeled as fibromyalgia, *Pain* 154:2310–2316, 2013.

82. Gracely RH, Petzke F, Wolf JM, et al.: Functional magnetic resonance imaging evidence of augmented pain processing in fibromyalgia, *Arthritis Rheum* 46:1333–1343, 2002.

83. Napadow V, Harris RE: What has functional connectivity and chemical neuroimaging in fibromyalgia taught us about the mechanisms and management of "centralized" pain? *Arthritis Res Ther* 16:425, 2014.

84. Harris RE, Sundgren PC, Craig AD, et al.: Elevated insular glutamate in fibromyalgia is associated with experimental pain, *Arthritis*

Rheum 60:3146–3152, 2009.

85. Harte SE, Clauw DJ, Napadow V, et al.: Pressure Pain Sensitivity and Insular Combined Glutamate and Glutamine (Glx) Are Associated with Subsequent Clinical Response to Sham But Not Traditional Acupuncture in Patients Who Have Chronic Pain, *Medical Acupuncture* 25(2):154–160, 2013.

86. Napadow V, Kim J, Clauw DJ, et al.: Decreased intrinsic brain connectivity is associated with reduced clinical pain in fibromyalgia, *Arthritis Rheum* 64(7):2398–2403, 2012.

87. Ichesco E, Schmidt-Wilcke T, Bhavsar R, et al.: Altered resting state connectivity of the insular cortex in individuals with fibromyalgia, *J Pain* 15(8):815–826 e1, 2014.

88. Lazaridou A, Kim JC, M C, Loggia ML, et al.: Effects of cognitive-behavioral therapy (CBT) on brain connectivity supporting catastrophizing in fibromyalgia, *Clin J Pain* 33:215–221, 2017.

89. Fallon N, Chiu Y, Nurmikko T, et al.: Functional connectivity with the default mode network is altered in fibromyalgia patients, *PLoS One* 11:e159198, 2016.

90. Albrecht DS, Forsberg A, Sandstrom A, et al.: Brain glial activation in fibromyalgia—A multi-site positron emission tomography investigation, *Brain Behav Immun* 75:72–83, 2019.

93. McBeth J, Silman AJ, Gupta A, et al.: Moderation of psychosocial risk factors through dysfunction of the hypothalamic-pituitary-adrenal stress axis in the onset of chronic widespread musculskeletal pain: findings of a population-based prospective cohort study, *Arthritis Rheum* 56:360–371, 2007.

94. Martinez-Martinez LA, Mora T, Vargas A, et al.: Sympathetic nervous system dysfunction in fibromyalgia, chronic fatigue syndrome, irritable bowel syndrome, and interstitial cystitis: a review of case-control studies, *J Clin Rheumatol* 20:146–150, 2014.

95. Eisenlohr-Moul TA, Crofford LJ, Howard TW, et al.: Parasympathetic reactivity in fibromyalgia and temporomandibular disorder: associations with sleep problems, symptoms severity, and functional impairment, *J Pain* 16:247–257, 2015.

96. Nicholl BI, Macfarlane GJ, Davies KA, et al.: Premorbid psychosocial factors are associated with poor health-related quality of life in subjects with new onset of chronic widespread pain—results from the EPIFUND study, *Pain* 141:119–126, 2009.

97. Gupta A, Silman AJ, Ray D, et al.: The role of psychosocial factors in predicting the onset of chronic widespread pain: results from a prospective population-based study, *Rheumatol (Oxford)* 46:666–671, 2007.

99. Fitzcharles MA, Rampakakis E, Ste-Marie PA, et al.: The association of socioeconomic status and symptom severity in persons with fibromyalgia, *J Rheumatol* 41(7):1398–1404, 2014.

100. Turk DC, Adams LM: Using a biopsychosocial perspective in the treatment of fibromyalgia patients, *Pain Manag* 6:357–369, 2016.

101. Torres X, Bailles E, Valdes M, et al.: Personality does not distinguish people with fibromyalgia but identified subgroups of patients, *Gen Hosp Psych* 35:640–648, 2013.

102. Bucourt E, Martaille V, Mulleman D, et al.: Comparison of the Big Five personality traits in fibromyalgia and other rheumatic diseases, *Joint Bone Spine* 84:203–207, 2017.

103. Seto A, Han X, Price LL, et al.: The role of personality in patient with fibromyalgia, *Clin Rheumatol* 38:149–157, 2019.

104. Naylor A, Boag S, Gustin SM: New evidence for a pain personality? A critical review of the last 120 years of pain and personality, *Scand J Pain* 17:58–67, 2017.

105. Thieme K, Turk DC, Flor H: Responder criteria for operant and cognitive-behavioral treatment of fibromyalgia syndrome, *Arthritis Rheum* 57:830–836, 2007.

106. Thieme K, Turk DC, Gracely RH, et al.: The relationship among psychological and psychophysiological characteristics of fibromyalgia patients, *J Pain* 16:186–196, 2015.

107. Macfarlane GJ, Kronisch C, Dean LE, et al.: EULAR revised recommendations for the management of fibromyalgia, *Ann Rheum Dis* 76:318–328, 2017.

108. Fitzcharles MA, Ste-Marie PA, Goldenberg DL, et al.: 2012 Canadian Guidelines for the diagnosis and management of fibromyalgia syndrome: executive summary, *Pain Res Management* 18(3):119–126, 2013.

109. Annemans L, Wessely S, Spaepen E, et al.: Health economic consequences related to the diagnosis of fibromyalgia syndrome, *Arthritis Rheum* 58:895–902, 2008.

110. White KP, Nielson WR, Harth M, et al.: Does the label "fibromyalgia" alter health status, function, and health service ulitlization? A prospective, within-group comparison in a community cohort of adults with chronic widespread pain, *Arthritis Rheum* 47:260–265, 2002.

111. Nuesch E, Hauser W, Bernardy K, et al.: Comparative efficacy of pharmacological and non-pharmacological interventions in fibromyalgia syndrome: network meta-analysis, *Ann Rheum Dis* 72:955–962, 2013.

113. Busch AJ, Schachter CL, Overend TJ, et al.: Exercise for fibromyalgia: a systematic review, *J Rheumatol* 35:1130–1144, 2008.

115. Bidonde J, Busch AJ, Bath B, et al.: Exercise for adults with fibromyalgia: an umbrella systematic review with synthesis of best evidence, *Curr Rheumatol Rev* 10:45–79, 2014.

116. Mist SD, Firestone KA, Jones KD: Complementary and alternative exercise for fibromyalgia: a meta-analysis, *J Pain Res* 6:247–260, 2013.

117. Wang C, Schmid CH, Fielding RA, et al.: Effect of tai chi versus aerobic exercise for fibromyalgia: comparative effectiveness randomized controlled trial, *BMJ Open* 360:k851, 2018.

118. Naumann J, Sadaghiani C: Therapeutic benefit of balneotherapy and hydrotherapy in the management of fibromyalgia syndrome: a qualitative systematic review and meta-analysis of randomized controlled trials, *Arthritis Res Ther* 16:R141, 2014.

119. Yang B, Yi G, Hong W, et al.: Efficacy of acupuncture on fibromyalgia syndrome: a meta-analysis, *J Tradit Chin Med* 34:381–391, 2014.

120. Noehren B, Dailey DL, Rakel BA, et al.: Effect of transcuteneous electrical nerve stimulation on pain, function, and quality of life in fibromyalgia: a double-blind randomized clinical trial, *Phys Ther* 95:129–140, 2015.

122. Bernardy K, Klose P, Welsch P, et al.: Efficacy, acceptability and safety of cognitive behavioral therapies in fibromyalgia syndrome—A systematic review and meta-analysis of randomized controlled trials, *Eur J Pain* 22:242–260, 2018.

123. Cash E, Salmon P, Weissbecker I, et al.: Mindfulness meditation alleviates fibromyalgia symptoms in women: results of a randomized clinical trial, *Ann Behav Med* 49:310–330, 2015.

124. Goldenberg DL, Burckhardt C, Crofford L: Management of fibromyalgia syndrome, *JAMA* 292(19):2388–2395, 2004.

125. Carville SF, Arendt-Nielsen S, Bliddal H, et al.: EULAR evidence-based recommendations for the management of fibromyalgia syndrome, *Ann Rheum Dis* 67:537–541, 2008.

126. Hauser W, Arnold B, Eich W, et al.: Management of fibromyalgia syndrome—an interdisciplinary evidence-based guideline, *Ger Med Sci* 6:Doc14, 2008.

127. Hauser W, Petzke F, Uceyler N, et al.: Comparative efficacy and acceptability of amitriptyline, duloxetine and milnacipran in fibromyalgia syndrome: a systematic review with meta-analysis, *Rheumatology (Oxford)* 50:532–543, 2011.

128. Schmidt-Wilcke T, Clauw DJ: Fibromyalgia: from pathophysiology to therapy, *Nature Rev Rheumatol* 7(9):518–527, 2011.

129. Ottman AA, Warner CB, Brown JN. The role of mirtazapine in patients with fibromyalgia: a systematic review, *Rheumatol Int* 18;38:2217–2224.

131. Crofford LJ, Rowbotham MD, Mease PJ, et al.: Pregabalin for the treatment of fibromylagia syndrome: results of a randomized, double-blind, placebo-controlled trial, *Arthritis Rheum* 52:1264–1273, 2005.

132. Arnold LM, Goldenberg DL, Stanford SB, et al.: Gabapentin in the treatment of fibromyalgia: a randomized, double-blind, placebo-controlled, multicenter trial, *Arthritis Rheum* 56:1336–1344, 2007.

133. Hauser W, Bernardy K, Uceyler N, et al.: Treatment of fibromyalgia syndrome with gabapentin and pregabalin—a meta-analysis of randomized controlled trials, *Pain* 145:69–81, 2009.

134. Hauser W, Petzke F, Sommer C: Comparative efficacy and harms of duloxetine, milnacipran, and pregabalin in fibromyalgia syn-

drome, *J Pain* 11:505–521, 2010.

135. Hauser W, Petzke F, Fitzcharles MA: Efficacy, tolerability and safety of cannabis-based medicines for chronic pain management—An overview of systematic reviews, *Eur J Pain* 22:455–470, 2018.

136. Gaskell H, Moore RA, Derry S, et al.: Oxycodone for pain in fibromyalgia in adults, *Cochrane Database Syst Rev* 9:CDO12329, 2016.

137. Metyas S, Chen CL, Yeter K, et al.: Low dose naltrexone in the treatment of fibromyalgia, *Curr Rheumatol Rev* 14:177–180, 2018.

138. Younger J, Noor N, McCue R, et al.: Low-dose naltrexone for the treatment of fibromyalgia: findings of a small, randomized, double-blind, placebo-controlled, counterbalanced, crossover trial assessing daily pain levels, *Arthritis Rheum* 65:529–538, 2013.

139. Russell IJ, Holman AJ, Swick TJ, et al.: Sodium oxybate reduces pain, fatigue, and sleep disturbance and improves functionality in fibromyalgia: results from a 14-week, randomized, double-blind, placebo-controlled study, *Pain* 152:1007–1017, 2011.

140. Vincent A, Whipple MO, McAllister SJ, et al.: A cross-sectional assessment of the prevalence of multiple chronic conditions and medication use in a sample of community-dwelling adults with fibromyalgia in Olmsted County, Minnesota, *BMJ Open* 5:e006681, 2015.

141. Walitt B, Fitzcharles MA, Hassett AL, et al.: The longitudinal outcome of fibromyalgia: a study of 1555 patients, *J Rheumatol* 38(10):2238–2246, 2011.

滑液分析、滑膜活检与滑膜病理学

原著　HANI S. EL-GABALAWY, STACY TANNER

苗　苗 译　左晓霞 校

关键点

- 通过白细胞计数、细胞学、偏振光显微镜检查、革兰氏染色及培养等检查对滑液进行分析，可提供重要的诊断信息，特别是在急性单关节炎的诊断中。
- 采用闭式针刺术或关节镜进行滑膜活检，可提供有价值的诊断信息，尤其是对于持续性单关节炎。
- 尽管滑膜炎的组织病理特征常常是非特异性的，但某些滑膜疾病可通过小块滑膜组织活检诊断。
- 利用免疫组织学及其他分子技术分析滑膜组织，对了解滑膜炎产生的机制有重要价值。
- 在实验性治疗的过程中对滑膜组织标本连续分析，可为靶器官治疗效果提供独一无二的信息。

引言

　　病变关节的滑液和滑膜组织分析在特定的临床背景下可以提供重要的诊断信息，并有助于解决一系列关于风湿性疾病发病机制的研究问题。尽管膝关节是最常用于取样的关节，但许多外周关节均容易获得关节滑液和滑膜组织的样本。本章将讨论获取和分析滑液及组织标本的相关技术。

滑液分析

健康人滑液

　　正常情况下，每个关节内都有少量滑液，在关节软骨表面形成薄层界面，以减少关节活动时的表面摩擦力。在膝关节等大关节中，滑液一般少于 5 ml。而且，关节腔内为负压。正常滑液为血浆的超滤液，并加入了衬里层的成纤维样滑膜细胞分泌的蛋白及蛋白多糖。滑液中大多数小分子溶质（如氧、二氧化碳、乳酸盐、尿素、肌酐和糖）可自由通过滑膜的有孔内皮细胞，在滑液中的浓度与血浆中大致相同，已发现糖主动转运的证据。正常滑液中，总蛋白浓度为 1.3 g/dl。单个血浆蛋白的浓度与分子量大小成反比，小分子蛋白（如白蛋白）含量约占血浆水平的 50%，而大分子蛋白（如纤维蛋白原、巨球蛋白及免疫球蛋白）在血浆中的浓度较低。与这种基于大小的选择进入相反，滑液中的蛋白通过滑液淋巴系统清除，不受蛋白体积的限制。透明质酸是一种重要的蛋白聚糖，由滑膜细胞合成并分泌到滑液中。透明质酸为高度聚合物质，分子量超过一百万道尔顿，从而使滑液具有黏性，同时也起到保留滑液中小分子物质的作用。一种叫做润滑素（lubricin）的糖蛋白使滑液产生润滑作用 [1]，其由 *PRG4* 基因编码产生，通过对 *PRG4* 突变基因的研究可以充分了解润滑素的特征 [2]。*PRG4* 基因突变导致常染色体隐性遗传功能缺失性疾病，称为先天性指屈曲 - 关节炎 - 髋内翻 - 心包炎综合征（camptodactylyarthropothy-coxa vara-pericorditis syndrome，CACP），其特点为渐进性非炎性关节病，以滑膜内衬细胞增殖致严重软骨破坏为特征。在基因敲除鼠模型中，润滑素进一步被证明有维护软骨健康的重要作用[3]。

关节腔积液

滑液及其成分通过滑膜淋巴系统清除，关节的运动有助于清除作用。多种情况均可导致过多滑液聚集于任意一个可动关节，包括非炎症、炎症和败血症等。此外，创伤及非创伤因素也可导致关节腔内明显出血。关节腔积液的一个重要机制是滑膜微血管的通透性增加，血浆蛋白渗出增多，特别是大分子蛋白，进而使渗透压增高，导致积液。在滑膜产生的趋化因子的刺激下，白细胞可穿过内皮细胞移行聚集于滑液中。当超过滑膜淋巴系统清除蛋白、细胞及碎屑的能力时，即导致它们积聚于关节腔。

关节腔穿刺术

大多数外周关节都容易行诊断性关节腔穿刺术，而且几乎在任一无菌治疗室都可进行该操作。某些关节（如髋关节）因其位置较深而难以进行关节腔穿刺，需要通过影像学技术（如X线或超声）来引导穿刺针至准确位置。关节腔穿刺所采用的技术和方法详见第57章。因为抽吸滑液的难易程度取决于所用针头的规格，医生应该尝试用规格足够的针头进行关节穿刺，尤其是在较大的关节。大注射器产生的吸力较大，会减少滑液抽吸成功的概率，故应避免使用。多种关节腔内因素可导致滑液抽吸困难，包括液体黏度、存在碎片如"米粒样小体"以及滑液进入到难以到达的区域。在怀疑感染性关节炎而难以抽取滑液的情况下，可以使用少量无菌生理盐水冲洗关节腔，以获得足够的滑液进行细菌培养。

抽取的滑液需要尽快进行检测，避免结果误差。理想情况下，白细胞计数及分类必须用新鲜标本。如果标本不能马上检测，就需要暂时储存，应将标本存放在4℃冰箱中。最好分装并放在乙二胺四乙酸（EDTA）或肝素中以防止凝固。应避免超过48小时后才进行标本检测。图56-1简要列出进行滑液分析的方法。

大体检查

在关节穿刺术过程中，当液体进入注射器时，医生对滑液的性质有一个直观的印象。例如滑液的黏稠度。如上文提到的，因为含有透明质酸，正常滑液是

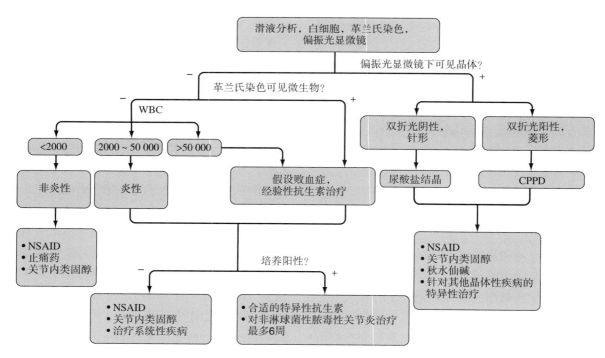

图 56-1　滑液分析及初始治疗方案的简要流程图。CPPD，双水焦磷酸钙；NSAID，非甾体抗炎药；WBC，白细胞；-，阴性；+，阳性

高度黏稠的，滑液可从针头末端拉长，呈丝状。当关节腔内白细胞趋化及激活后，炎症水平增高，透明质酸被分解，导致滑液黏稠度下降，滑液拉伸的"线"变短。如抽吸时可见大碎屑（如米粒样小体），多数由滑膜绒毛缺血脱落形成。这些碎屑可以突然堵塞穿刺针头，使抽液困难，需要再次操作和改变穿刺方向。

滑液的外观性状可提供重要的诊断信息。脓性滑液因有大量白细胞而不完全透明，而非炎性滑液是透明的，甚至可透过滑液看到印刷的文字。活动期类风湿关节炎（rheumatoid arthritis，RA）所抽出的滑液是炎性的，外观浑浊，为半透明状，滑液的透明度与标本中的炎症反应的强度及白细胞浓度有关。褐黄病患者的滑液中可见斑点状的颗粒碎屑。

关节腔穿刺过程中，需判断血性滑液是出血所致，还是穿刺过程中损伤所致。如为后者，血与滑液不相混合，可见黄色液体中有红色条纹，关节积血则为均匀血性液体且不形成凝块。造成关节腔积血的原因有多种：创伤、色素沉着绒毛结节性滑膜炎、肿瘤、血友病及其他凝血障碍疾病、抗凝治疗、Charcot 关节病及部分慢性关节病的急性炎症期，如RA 或银屑病关节炎。

白细胞计数

白细胞计数及滑液细胞学检查可为查出关节积液病因提供重要而有诊断意义的信息（表 56-1）。新鲜的滑液标本需放在肝素管中并快速进行检测，如果滑液过于黏稠，需用生理盐水稀释后再进行细胞计数。正常滑液中有核细胞数少于 180/mm³，多数为滑膜内衬细胞脱落后形成。根据白细胞计数，可大致将滑液分为非炎性（白细胞 < 2000/mm³）、炎性（白细胞 2000 ~ 50 000/mm³）及感染性（白细胞 > 50 000/mm³）。在受到创伤时，外周白细胞可能与大量红细胞一起进入标本，可采用校正计算来对白细胞进行计数[4]。这些定义并不是滑液的生物学特性，但对缩小鉴别诊断的范围有指导意义。

非炎性滑液最常见于关节机械性损伤及骨关节炎，还可见于：内分泌疾病，如肢端肥大症和甲状旁腺功能亢进；遗传性疾病，如褐黄病、血友病（也可引起关节积血）、Ehlers-Danlos 综合征、肝豆状核变性、Gaucher 病；获得性疾病，如 Paget 病、缺血性骨坏死、剥脱性骨软骨炎。有些较少见情况称作间歇性关节积液（intermittent hydrarthrosis），均以反复关节积液为特征。而另一种情况，白细胞计数在 50 000 ~ 300 000/mm³ 范围内，最常见于感染性关节炎，提示临床医生要经验性地进行个体治疗，直至有确切依据可以排除该诊断，这通常要求有可靠的细菌培养结果，而且有可能要重复穿刺。白细胞计数大于 50 000/mm³ 也常见于急性晶体性关节炎，特别是痛风。炎症细胞计数在 3000 ~ 50 000/mm³ 可见于多种关节病，包括多种感染性关节炎。因此，大多数痛风或假性痛风急性发作期、RA 活动期、反应性关节炎、银屑病关节炎及淋病性关节炎和其他表现为感染性关节炎的非感染性关节炎，都有典型的滑液细胞计数特征（表 56-1）。

表 56-1　滑液特征

	外观	黏度	每 mm³ 细胞数	%PMN	结晶	培养
正常	透明	高	< 200	< 10%	阴性	阴性
骨关节炎	透明	高	200 ~ 2000	< 10%	偶尔焦磷酸钙和羟基磷灰石晶体	阴性
类风湿关节炎	半透明	低	2000 ~ 50 000	多变的	阴性	阴性
银屑病关节炎	半透明	低	2000 ~ 50 000	多变的	阴性	阴性
反应性关节炎	半透明	低	2000 ~ 50 000	多变的	阴性	阴性
痛风	半透明至浑浊	低	200 ~ > 50 000	> 90%	针形，双折光阴性，尿酸单钠晶体	阴性
假性痛风	半透明至浑浊	低	200 ~ 50 000	> 90%	菱形，双折光阳性，焦磷酸钙结晶	阴性
细菌性关节炎	浑浊	多变的	2000 ~ > 50 000	> 90%	阴性	阳性
PVNS	血性或棕色	低	—		阴性	阴性
关节积血	血性	低	—	—	阴性	阴性

PMN，多形核中性粒细胞；PVNS，色素沉着绒毛结节性滑膜炎

滑液细胞学

通过滑液湿涂片观察细胞形态。了解滑液中细胞特征是重要的诊断步骤，将一滴滑液滴于干净的载玻片上，盖上盖玻片后放在光学显微镜的低倍镜或高倍镜下进行检查。在创伤或关节积血的情况下，除了白细胞，还可见大量红细胞，湿涂片还可见到纤维蛋白凝块和结晶、软骨、滑膜碎片及脂滴。这些都是非晶体物质，需要仔细辨别其构成。

对滑液干涂片进行染色是观察滑液白细胞特征最好的方法。瑞氏染色是最常使用的方法。白细胞的表型及形态可通过高倍油镜进行观察。感染性滑液通常细胞数大于 50 000/mm³，且多数为多形核白细胞，常大于 90%。在病毒性滑液、系统性红斑狼疮及其他结缔组织病的关节滑液中，单核细胞及淋巴细胞占多数。尽管早期 RA 的滑液中白细胞较少且主要是单核细胞，但在 RA 活动期、反应性关节炎、银屑病关节炎及晶体相关性关节炎急性发作期患者的滑液标本中，多形核白细胞占主要部分。大量类风湿细胞是粒细胞吞噬免疫复合物后形成的，与 RA 病情活动度相关，且提示预后不良[5]。Reiter 细胞是吞噬了凋亡的多形核白细胞的单核巨噬细胞，这可能提示存在可避免多形核白细胞自溶和释放破坏性炎症介质的途径[6]。一般而言，Reiter 细胞对反应性关节炎和脊柱关节炎无特异性。在滑液中偶尔可见嗜酸性粒细胞占多数，可能与寄生虫感染、荨麻疹或嗜酸性粒细胞增多症有关。将滑液细胞离心后检查是进行细胞病理学检查的最佳方法，尽管在大多数临床情况下该技术的性价比还存疑。

偏振光显微镜湿涂片检查

在急性单关节炎及少关节炎中，痛风及假性痛风较难鉴别，使用偏振光显微镜寻找晶体是十分有用的。在这种情况下，如果滑液中不能找到致病晶体，感染性关节炎的可能性就增大了，提示需要静脉用抗生素及很有可能需要入院治疗。晶体诱导过程的快速和准确诊断可以避免昂贵的费用和不必要的治疗。如果可以在行关节腔穿刺术的同时将标本快速进行偏振光显微镜检查，对诊断很有帮助。这需要一台偏振光显微镜和检查者丰富的经验以辨别各种晶体。特别是对于焦磷酸钙晶体的诊断非常重要，但很难鉴别。

检查者必须仔细操作，确保载玻片和盖玻片上没有灰尘、滑石和其他颗粒物质。标本中的晶体可以折射光线，使得晶体在暗背景下发光。常可见载玻片中散在分布的双折射碎屑，不可误认为是晶体。

通常第一级红色补偿器快速插入至上一级过滤器之下，用于阻断绿光。标本中的双折射物质在第一级补偿器产生的红色背景中呈黄色或蓝色。当双折射晶体相对于第一级补偿器的轴进行旋转时，可由黄色变为蓝色，反之亦然。当晶体平行于第一级补偿器时呈黄色，为双折射阴性，而晶体呈蓝色时为双折射阳性。

通过对标本的仔细检查鉴别滑液中的晶体是十分容易的，可使用低倍镜或高倍镜，如前文所述。结合形态学和双折射的特点来鉴别晶体。如图 56-2 所示，尿酸单钠盐（monosodium urate，MSU）结晶是最容易辨认的，因为在痛风急性发作期晶体负载特别高。鉴定 MSU 结晶在各个实验室之间有很好的一致性[7-9]。尿酸结晶为强阴性双折射针状物质，许多位

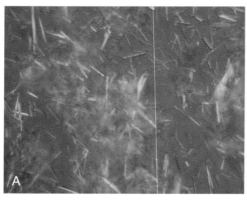
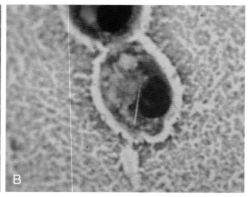

图 56-2　A．痛风性关节炎患者痛风石中的尿酸结晶。晶体为双折光阴性针状。B．瑞特染色可见细胞内痛风结晶（Courtesy H. Ralph Schumacher，Jr.）

于细胞内，被滑液白细胞吞噬。相反，双水焦磷酸钙（calcium pyrophosphate dihydrate，CPPD）晶体可见于假性痛风发作，形态更小，为菱形弱阳性双折射物质（图 56-3）。因为 CPPD 晶体含量在假性痛风发作时较低，且 CPPD 为弱双折射，所以要仔细检查整张载玻片，可能还需要准备第二张湿涂片以排除或确定该诊断。在不同实验室中鉴定 CPPD 的一致性比 MSU 晶体要低 [7-9]。当细胞内晶体不能辨认，而整张载玻片上散布类似晶体的细胞外双折射物质时，诊断难度变大。这通常是由手套中的滑石粉或载玻片上的灰尘造成的。

尽管滑液标本储存一段时间后仍可以辨别出晶体，但湿涂片的准备和检测如同其他滑液检查一样，也要尽快完成。当急性炎症发作缓解后，晶体负荷会明显下降，此时诊断更加困难。另外，在痛风发作间期滑液中可见到尿酸盐结晶。羟磷灰石或碱性磷酸钙可在关节内或关节周围沉积，如在肩周部位，且与骨关节炎有关。这些晶体可导致一种特殊的具有破坏性的综合征，称为 Milwaukee 肩 [10]。滑液中可找到羟磷灰石，但这种晶体通常是非双折射性的，用偏振光显微镜难以找到。可找到羟磷灰石和其他含钙晶体（如磷酸八钙或磷酸三钙）的一种快速有效的方法是用茜素红 S 对滑液进行染色，在普通光学显微镜下即可找到成簇的晶体（图 56-4）。这些晶体通过电镜也可以辨认，但临床医生很少这样做。

滑液中胆固醇晶体为多角凹凸的扁平盘状结构（图 56-5），脂质晶体呈 Maltese 十字外观，可以是双折光阳性或阴性。脂质晶体可为高度双折射性，与

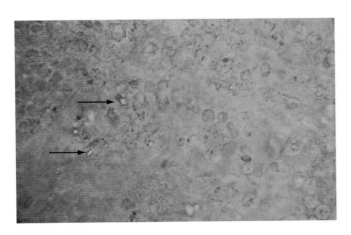

图 56-3　假性痛风患者滑液中的双水焦磷酸钙晶体。晶体为菱形，呈双折射阳性（箭头所示）（Courtesy H. Ralph Schumacher，Jr.）

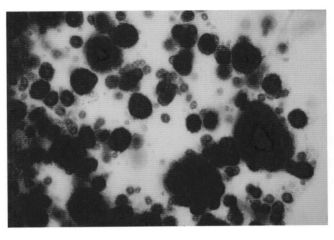

图 56-4　硫酸茜素红染色显示成簇的羟磷灰石，晶体为非双折射性（Courtesy H. Ralph Schumacher，Jr.）

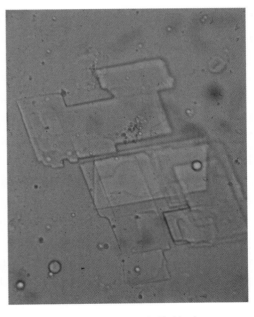

图 56-5　滑液标本中的胆固醇晶体（Courtesy H. Ralph Schumacher，Jr.）

MSU 晶体或 CPPD 晶体类似。在滑液大体外观检查中，可以看到大量脂质。这些滑液中晶体的重要性还不明确，但大多数情况下它们是非致病性的。

滑液微生物革兰氏染色、培养和 PCR 检测

多种微生物可引起感染性关节炎，最常见的致病菌为革兰氏阳性菌，如葡萄球菌和链球菌。因为感染性关节炎可导致关节的快速破坏，并且可以通过血源播散至其他部位，与死亡率显著相关，所以必须快

速做出特异性诊断，同时给予经验性广谱抗生素的治疗，直至该诊断可确定或排除。

用新鲜滑液进行革兰氏染色可发现约 50% 的感染性关节炎[11]，其中对革兰氏染色阳性微生物的敏感性最高。革兰氏染色阳性的特异性近 100%，提示革兰氏染色的阳性预测值非常高，而阴性预测值大大降低。滑液细菌培养是诊断感染性关节炎的金标准，对非淋球菌感染性关节炎有 75% ~ 95% 的敏感性和 90% 的特异性[12,13]。有研究表明，使用血培养瓶盛放标本可增加滑液细菌培养阳性率[14]。细菌培养是用于指导敏感抗生素使用的唯一方法。当使用抗生素后细菌培养的敏感性明显下降，所以在使用抗生素之前进行关节腔穿刺十分重要。即使在滑液中找到尿酸结晶或其他结晶也应进行细菌培养，因为痛风和感染性关节炎可同时存在[15]。淋病性关节炎滑液即使用合适的器皿收集标本，其细菌培养的敏感性仍十分低，估计低于 10%。

使用聚合酶链反应（polymerase chain reaction，PCR）来检测滑液及组织中的微生物具有较高的敏感性和特异性，甚至在细菌培养为阴性的患者中亦如此[16]。大多数细菌可以通过扩增其核糖体 RNA（16S rRNA）中的特定序列来检测。PCR 可用于淋病性关节炎的诊断[17,18]，也是检测结核性关节炎的一种高度敏感和特异的方法，尽管后文将提到滑膜组织检查比滑液分析对诊断更有帮助[19,20]。PCR 也可用于证实感染性关节炎中致病物的成功清除[21,22]。

PCR 检测滑液微生物的敏感性和特异性应与生物学的检测阳性意义相平衡。使用这种方法时，因标本很容易被污染，故对标本的收集有严格要求，以避免结果假阳性。多种慢性关节炎，包括 RA、骨关节炎、反应性关节炎和未分化关节炎，对其滑液及组织进行 PCR 检测发现，许多标本中都有各种微生物存在的证据[23,24]。这些发现的生物学意义以及细菌 DNA 或细胞壁水解物在各类关节炎发病机制中的潜在作用目前仍不明确。

滑液生物化学分析

多种生化检测可辅助滑液的诊断，尽管这些生化检查因缺少特异性而降低了它们的应用价值[13,25]。长期以来，滑液常规检测包括糖、蛋白、乳酸脱氢酶（LDH）等，经检测后将与血清中的数值进行比较。

典型的感染性关节炎的滑液表现为低糖、pH 下降和高乳酸——所有这些都提示存在无氧代谢。RA 患者高度炎症反应的滑液可表现为类似的情况，同时有蛋白及 LDH 的升高。RA 滑液氧分压（pO_2）水平常在缺氧范围，与高乳酸盐水平和二氧化碳分压（pCO_2）增加有关[26,27]。一项前瞻性研究对这些检测在炎性及非炎性疾病中的诊断价值进行了评估，结果显示在不同疾病中差异很大，这也限制了它们的临床应用[25]。

为确定 RA 或其他结缔组织病的诊断，常建议对滑液中类风湿因子、抗核抗体和补体水平等血清学指标进行检测，尤其是 RA，甚至当血清中类风湿因子为阴性时，滑液中类风湿因子可呈阳性[28]，同时因免疫复合物消耗，补体水平会特别低。但这些发现因为敏感性和特异性欠佳，故在临床上应用价值不大。

关节炎研究中滑液的分析

从炎性关节中抽取滑液简单易行，使许多科研工作得以开展，从而掌握相关的生物学资料。在进行科研时，滑液标本中的细胞通过离心机进行分离，滑液细胞和非细胞成分可分开进行分析。在对 RA 和反应性关节炎的研究中，滑液白细胞表型和功能的详细检测十分有用，淋巴细胞亚群的免疫表型可对研究这些疾病的发病机制提供重要线索。在反应性关节炎中，常可识别出致病微生物，如衣原体和耶尔森菌的抗原使滑膜淋巴细胞增殖及淋巴细胞因子对其产生反应的作用已被阐明[29,30]。普遍认为，反应性关节炎患者滑液中的 T 细胞偏向于分泌 2 型 Th 的细胞因子，如 IL-10 和 IL-4，而 RA 患者的滑液 T 细胞偏向于 Th1 细胞，Th2 细胞分化缺陷[31-33]。

滑液中非细胞成分分析包括细胞因子和生长因子[34]、细胞外基质蛋白、自身抗体和治疗药物浓度等，可提供有关可溶性分子谱的重要信息。使用分馏技术和质谱分析对滑液进行广泛的蛋白质组学研究，为了解关节病（如 RA）的发病机制及预后提供了新方法[35]。

滑膜活检术

滑膜组织取样是一种判断导致关节肿胀、疼痛的病理过程的直接方法。在临床中，当包括滑液分析在内的其他研究未能提供具体诊断时，滑膜活检术在评估未确诊的持续性单关节炎时特别有价值。在科研中，对滑膜标本的分析可显著增进对 RA、脊柱关节炎和其他慢性关节疾病致病机制的了解。最近，滑膜活检被尝试用于判断靶组织对治疗药物的反应，特别是靶向性生物治疗。

经皮盲穿滑膜活检

经皮针刺活检术是最常用的方法，最早由 Parker 和 Pearson[36,37] 报道，故活检针以他们的名字命名。经皮滑膜活检最常用于膝关节，但也可用于其他关节，如腕关节、肘关节、踝关节或肩关节。小关节穿刺活检（如掌指关节和近端指间关节）需要将原来的 Parker-Pearson 穿刺针改进后才能进行[38]。Parker-Pearson 滑膜活检术使用 14 号针头，针尾部有一侧孔，开放的侧孔有锐利的切割边缘，可切取由 3 ~ 5 ml 注射器负压吸住的滑膜标本。通过这种方法，可在关节内不同方向上钩取多个 1 ~ 3 mm 大小的滑膜标本，这也有助于将采样误差降至最低。滑膜标本通常是粉红色的，轻轻一扭就能轻松取出。因为这个操作为盲穿，所以可能会误取到脂肪、肌肉或纤维组织，需要将它们与真正的滑膜组织分开。

经皮滑膜穿刺是一种价廉且易行的方法，在大多数门诊护理环境中很容易进行，并且最近超声引导已经提高了成功率。与关节穿刺术相比，其操作过程的总体致病率较低，而引起出血的概率稍高。患者在穿刺后几小时内避免负重，可将出血概率降至最低。该操作的主要缺点是盲穿，与关节镜的可视性相比，使用经皮盲穿刺获取邻近软骨处滑膜的标本量不足[39,40]。后文将提到，这一缺点在许多研究中特别明显。

关节镜引导下的滑膜活检

骨科专家将关节镜检查广泛用于诊治各种关节疾病，特别是各种关节内的机械性损伤，如交叉韧带和半月板损伤。过去的二十年中，关节镜手术已经适用于诊断性滑膜活组织检查，而不需要设施齐全的手术室和全身麻醉。多数情况下采用关节局部阻滞麻醉，个别患者需同时使用镇静药。关节镜检查有很好的耐受性，致病率较低，术后出血和感染风险较经皮活检术稍高。患者术后 24 ~ 48 小时应尽量减少负重。

关节镜检查的主要优点是在可视下进行活检操作，肉眼可见到滑膜组织，有助于对病变较严重的部位进行滑膜取样，还允许对发炎的滑膜和相邻软骨之间的区域进行取样，此区域对了解破坏性关节炎（如 RA）的发病机制特别有意义[39]。和经皮滑膜活检术一样，所获取的标本根据临床和研究所需分别用于具体的实验室检查。

超声引导下滑膜活检

超声成像的进步和超声在风湿病学中的广泛应用促进了超声引导滑膜活检的采用。在常规操作中，对软组织和关节间隙进行局部麻醉后，在横向超声引导下，用 14 ~ 18 号的活针取出滑膜的多个样本（图 56-6）。在较大的关节，如膝盖，同轴针可通过单一皮肤切口重复进入，类似于 Parker-Pearson 方法，这允许在门诊中对小、中或大关节进行采样，其优点是直接观察作为活检目标的滑膜。

超声引导活检成功地获取了可用于组织病理学特征和核糖核酸提取的组织。与能量多普勒信号和活检关节的大小相比，灰阶超声上滑膜的厚度是滑膜组织数量和质量的最重要的独立预测因子[41]。与其他技术（如盲穿活检和关节镜滑膜活检）相比，超声引导活检在获取小关节滑膜组织方面比盲穿活检更有效[42]。

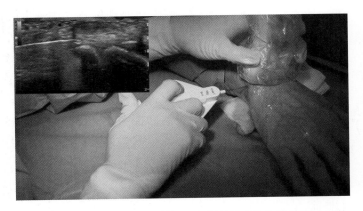

图 56-6　超声引导下滑膜活检。显示针穿过舟月关节并进入滑膜组织（From Kelly S, Humby F, Filer A, et al.: Ultrasound-guided synovial biopsy: a safe, welltolerated and reliable technique for obtaining high-quality synovial tissue from both large and small joints in early arthritis patients. *Ann Rheum Dis* 2015；74 [3]：611-7.）

滑膜组织标本的处理

保证足够数量的滑膜标本，经甲醛固定及石蜡包埋，再用光学显微镜观察，这样可为苏木精 - 伊红（HE）染色病理分析提供高质量的切片，使病变组织清晰显示。虽然甲醛固定的切片有些时候也可用于免疫组织化学，但是甲醛可使许多蛋白抗原结构发生改变，不能对切片进行特异性的免疫组织化学检查。多种分子标志物可用于分析病变的滑膜，包括细胞表面标志物、细胞因子、黏附分子和蛋白酶，要求组织标本用合适的封片剂（如最佳切割温度复合物）快速冷冻，再用冰冻切片机进行切片。切片可采用抗原特异性单克隆抗体或多克隆抗体予以处理，用免疫荧光或免疫过氧化物酶等方法进行显色。通常核复染也被用于组织定位，免疫过氧化物酶法使用苏木精进行染色。如果仅能用甲醛固定石蜡包埋的方法，则可用另一种方法进行抗原修复，来检测对甲醛敏感的抗原。

有几种抗原修复方法，包括酶学修复和热修复[43]。虽然在抗原修复后组织切片常发生变质，但这些方法可以使滑膜标本中抗原成功修复并用于免疫组织化学研究。许多双染免疫组织化学技术也被用于检测同一组织切片中两种同时表达的标志物，这些技术通常需要进行大量预实验才能成功染色[44]。甲醛固定可溶解晶体，出于诊断考虑，应使用乙醇固定液。

分子 DNA 和 RNA 技术的敏感性和特异性对探索滑膜疾病的致病机制带来了前所未有的机遇。虽然这些研究能在非常小量的组织上开展，为避免核酸降解，需要十分细致地进行操作和处理标本，尤其是RNA。RNA 酶无处不在并可在组织中快速降解如此小量的 RNA。正如后文所讨论的，微生物 DNA 及RNA 技术对了解反应性关节炎、RA 及其他病因不明的慢性滑膜炎的病因及机制发挥了重要作用。使用少量标本即可分析人类基因表达的技术发展迅速，这些技术的进展使得仅用少量标本组织即可进行多基因转录的检测和定性，在许多情况下并不需要扩增[45,46]。

滑膜病理学

健康个体的滑膜

正常滑膜的组成已在第 2 章中详细描述。组织学上，正常滑膜衬里层含 1 ～ 3 层细胞，由紧密结合的巨噬样滑膜细胞（A 型）和成纤维样滑膜细胞（B型）组成，与真正的上皮相比，其与滑膜下层间无基底膜相隔。衬里层多个部位有可见的间隙，使得小分子物质较易从细胞外间质扩散到滑液中。两种滑膜衬里层细胞是不同的，可通过超微结构和免疫组织化学特征进行区分。巨噬样滑膜细胞起源于髓系，其具有吞噬细胞的形态特征，表达巨噬细胞表面标记物，如 CD68、CD14 和 FcγRⅢa。成纤维样滑膜细胞来自间充质，间充质是正常滑液中透明质酸和其他蛋白多糖的主要来源。它们表达 CD55 [衰变加速因子（decay-accelerating factor，DAF）]、高水平的血管细胞黏附分子（vascular cell adhesion molecule-1，VCAM-1）和尿苷二磷酸葡萄糖脱氢酶（uridine diphosphoglucose dehydrogenase，UDPGD），该酶与透明质酸合成相关，并且可用细胞化学方法检测到（图 56-7）。成纤维样滑膜细胞也特异性地表达钙黏合素 -11，这是一种特殊的黏附分子，参与这些细胞的同型聚集，并有助于维持滑膜衬里层的完整性[47]。正常滑膜衬里层的大多数细胞是 B 型。滑膜下层是紧邻衬里下层的部位，布满携带有孔内皮细胞的丰富毛细血管网，起到维护邻近软骨区健康和活力的作用。滑膜下层可见较大的小动脉和小静脉。滑膜微血管被疏松结缔组织包围，结缔组织也包含滑膜淋巴管，用于引流这些组织。完全无症状的患者的滑膜中常有少量 T 淋巴细胞浸润，后者偶尔聚集于血管周围，但通常无 B 细胞[48]。

单关节炎评估中的滑膜组织病理学

在特定临床情况下，滑膜组织标本的病理分析有重要的临床价值，虽然滑膜活检标本的病理学描述常常是非诊断性的，且缺乏特异性[49]。滑膜病理检查对诊断不明的单关节炎患者可能有一定的价值。滑膜组织的间质中出现大量中性粒细胞应高度怀疑感染性关节炎，革兰氏染色可提示组织中存在细菌。因为感染性关节炎常起病较急，较少做滑膜活检，通过前文提到的滑液检查即可做出诊断。淋病性关节炎可做滑膜活检以明确诊断（图 56-8）。另一方面，单核细胞浸润更符合慢性炎症过程，其鉴别诊断较宽泛（如上文所述）。肉芽肿组织支持结核性关节炎或结节病的诊断，两者均可导致慢性单关节炎。结核病的滑膜肉芽肿可以是干酪样的，也可以是非干酪样的，对组织进行抗酸杆菌染色、培养和分子探测可以在大约 50% 的病例中得出明确的诊断。使用类似的方法可以诊断一系列的真菌感染，但是可能需要特殊的染色，如 Gomori 染色。在排除了分枝杆菌或真菌感染的情况下，需鉴别结节病性关节炎。

色素沉着绒毛结节性滑膜炎是大关节单关节炎的重要原因，如膝关节或髋关节。由于在近骨组织处有大的囊性损害及滑膜含铁血黄素沉着，故该病 MRI 有特异性改变。组织病理学检查可确诊该病，可见弥漫性血管增殖性病变伴单核巨噬细胞家族的单核细胞、类似破骨细胞的泡沫多核细胞以及含铁血黄素沉

积（图 56-8）[50]。滑膜肉瘤是一种罕见的肿瘤，需要滑膜组织病理检查才能确诊。

多关节炎评估中的滑膜组织病理学

目前临床上有经过良好验证的诊断标准和特异性的血清学实验，而滑膜组织病理学相对缺乏特异性，限制了滑膜组织病理学在单关节炎及多关节炎鉴别诊断中的应用。另一方面，研究发现，RA 及各种脊柱关节炎患者的滑膜组织分析大大增进了对这些疾病细胞和分子机制的了解。在过去 30 余年中，有大量相

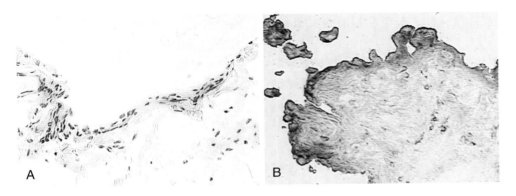

图 56-7　正常滑膜。A. 衬里层含 1～2 层细胞，由巨噬样滑膜细胞（A 型）和成纤维样滑膜细胞（B 型）组成。B. 显示正常滑膜（尿苷二磷酸葡萄糖脱氢酶染色）及由成纤维样滑膜细胞合成的透明质酸

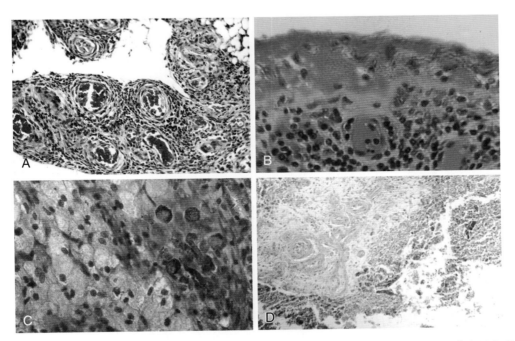

图 56-8　A. 淋病性关节炎滑膜病理表现，可见标记的多形核白细胞浸润及血管充血。B. 硬皮病滑膜病理表现，可见衬里层受损及表面纤维蛋白沉积，衬里下层可见单核细胞炎症反应。C. 色素沉着绒毛结节性滑膜炎中可见含铁血黄素沉积和泡沫细胞。D. 淀粉样变性滑膜表面可见沉积物（刚果红染色）（A-D，Courtesy H. Ralph Schumacher，Jr.）

关文献发表可反映出这一点[39,51]。

　　RA 滑膜组织病理学研究最为广泛，关于 RA 滑膜炎的详细讨论见第 76 章和第 77 章。RA 滑膜炎的两个特点为衬里层增生和衬里下层单核细胞浸润（图 56-9）。衬里层表面常由纤维沉积物覆盖，该沉积物是由炎性滑液中纤溶系统激活后产生。有时滑膜衬里层完全剥脱，取而代之的是致密的帽样纤维蛋白层。在高度炎性的组织中，纤维沉积物可沉积至衬里下层的基质，由于血管通透性显著增加，衬里下层基质可能出现水肿。RA 最早的滑膜改变似乎以微血管异常为特征[52]，在无症状的 RA 患者关节中可见单核细胞浸润[53,54]。这些特点是非特异性的，在许多其他急性炎性关节炎（包括反应性关节炎和银屑病关节炎）的滑膜中都可见。

　　RA 滑膜的单核细胞可弥漫性浸润衬里下层，但更常见的是聚集在血管周围形成类似淋巴滤泡样结构（图 56-9）。虽然滑膜中存在淋巴样聚集物是典型的 RA 表现，但这样的组织病理学特征并不是仅见于 RA 滑膜炎[55-58]。淋巴滤泡通常位于高内皮血管附近，命名为高内皮微静脉（high endothelial venules），这些血管专门招募淋巴细胞（图 56-10）。多核巨细胞偶尔可见于 RA 滑膜中（图 56-11），其中一些组织有肉芽

肿样改变。另外，在关节置换术中取得的滑膜组织通常有广泛的纤维化，且可能与骨关节炎患者中取得的标本无明显差异。

　　有人将银屑病关节炎、强直性脊柱炎和反应性关节炎的滑膜组织病理与 RA 进行了比较[59,60]。所有病例中都有类似的炎性细胞群，但可以观察到许多细微却可能很重要的差别。总体而言，与 RA 相比，寡关节及多关节炎的银屑病关节炎的滑膜组织学和免疫组织化学特点更大程度上与其他的脊柱关节炎相似（详见下文滑膜免疫组化）。对照研究显示，银屑病关节炎滑膜血管病变比 RA 的更加明显，其滑膜微血管更加弯曲[61,62]，肉眼及显微镜下都十分明显。此外，27 例银屑病关节炎患者的滑膜组织中，25 例表现为不同大小的淋巴组织聚集物，27 例样本中有 13 例发现了与 RA 滑膜炎相关的组织聚集物，它们具有异位淋巴新生的所有特征[55]。相关研究表明，强直性脊柱炎患者外周关节滑膜有大量淋巴细胞、浆细胞及淋巴细胞聚集体浸润[63,64]。反应性关节炎及早期 RA 的滑膜病变进行对比研究显示，反应性关节炎滑膜中 B 淋巴细胞、浆细胞和巨噬细胞浸润较少[65,66]。骨关节炎患者的滑膜常有淋巴细胞聚集体形成，与 RA 相比，其形态较小且没有 RA 发育良好[57]。

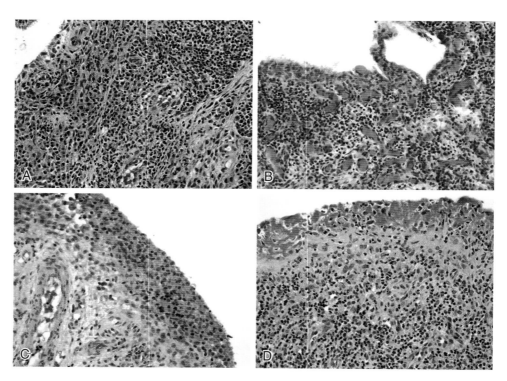

图 56-9　类风湿关节炎滑膜炎组织病理。A. 集合淋巴结；B. 弥漫性淋巴细胞浸润；C. 衬里层增生；D. 衬里层裸区被纤维蛋白帽所取代

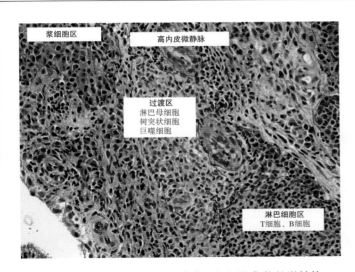

图 56-10 类风湿关节炎滑膜淋巴组织聚集物的微结构

（图中标注：浆细胞区；高内皮微静脉；过渡区 淋巴母细胞 树突状细胞 巨噬细胞；淋巴细胞区 T细胞、B细胞）

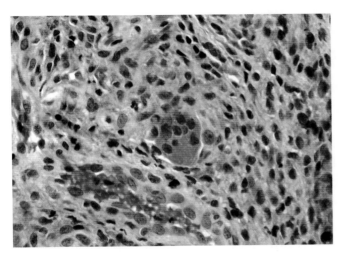

图 56-11 类风湿关节炎患者的多核巨细胞

系统性红斑狼疮患者滑膜可见滑膜增生、炎性浸润、血管增生、水肿及充血、纤维素样坏死、血管内膜纤维增生及表面纤维蛋白沉积，这些改变与 RA 相比较轻微[67]。在早期硬皮病中，滑膜衬里层可见纤维蛋白沉积及间质淋巴细胞和浆细胞[68]，在皮肌炎和多发性肌炎患者的滑膜中也可见同样的改变[69]（图56-8）。一项最新研究比较了早期未经治疗的白塞病及银屑病关节炎的免疫病理学特点，提示虽然两者的炎症程度相似，但白塞病滑膜炎的中性粒细胞和 T 细胞数目比银屑病滑膜炎多[70]。

慢性晶体性关节炎患者滑膜中可见较大双折射物质沉积[71]。滑膜组织经刚果红染色见到淀粉样物质沉积即可诊断淀粉样病变关节炎（图56-8）。褐黄病滑膜中含有褐色的软骨碎屑[72]。多中心网状组织细胞增多症可通过病理学进行诊断，其滑膜中可见大量泡沫细胞和多核细胞。血色素沉着病关节炎中，在衬里层细胞中可见褐色含铁血黄素沉积，并可找到 CPPD 晶体[73]。

滑膜免疫组化

抽样误差及定量分析

免疫组化利用了具有良好分子靶标的特异性单克隆或多克隆抗体，是分析滑膜细胞及分子特性的有效工具。在过去的二十年中随着该领域不断的进步，要求免疫组化切片染色的定量数据具有可重复性。此外，需要通过各种措施将活检研究中的固有偏倚最小化[74]。研究显示如果在 6 个及以上关节的不同部位选取标本进行检查，可将 T 细胞及活化标志物的变异减少至 10% 以下[75]。此外，在邻近及远离血管翳软骨交界处的滑膜炎症特征是相似的，除了巨噬细胞，其数量在邻近区域更高[76,77]。

许多方法可用于获取免疫组化切片的定量数据[78,79]。最简单、易行且廉价的方法是将组织多个部位的染色强度进行半定量评分（如分为 0 ~ 3 级），这样可得出整个组织的平均得分。如果两个观测者对组织切片独立进行评分生成最终得分，这种方法的可靠性及可重复性将增加。计算机辅助影像分析技术包括从组织标本的多个部位获取图像，再用专门的彩色定量分析软件进行分析。这种方法可生成重复性最好的数据，但需要昂贵的设备并具有一定的操作技术。此外，切片背景染色强度不同时，使用这种分析技术比较困难。

滑膜衬里细胞层

与正常的滑膜细胞相比，RA 和其他类型的慢性炎性关节炎的衬里层通常有增生，这是由于表达 CD68 和 CD55 染色标志的 A 型及 B 型细胞增多所致（图56-12）。巨噬样滑膜细胞可能从血液中迁移而来，之后移行穿过滑膜基质，最终停留于衬里层，与成纤维样滑膜细胞紧密结合。成纤维样滑膜细胞的增多与凋亡缺陷关系可能更为密切，而不是与迁移或局部增生有关。一些由两种衬里层细胞共同表达的黏附分子家族，可使两种细胞紧密联系并改变其活化

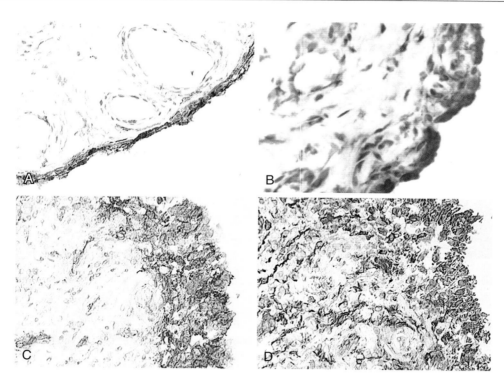

图 56-12　A ～ D，正常滑膜和类风湿关节炎（RA）滑膜的免疫过氧化物酶染色（棕色）：CD55（成纤维样滑膜细胞）和 CD68（巨噬细胞样滑膜细胞），在 RA 滑膜增生的衬里层中，衬里细胞的这两个亚群均增加

状态，包括 β1 和 β2 整合素及其各自的免疫球蛋白超基因家族配体，特别是细胞黏附分子（intercellular adhesion molecule，ICAM）-1 和 VCAM-1[80-82]。成纤维样细胞表达的钙黏合素 11（cadherin-11）可能在维护衬里层增生的相互黏附作用中起关键作用[47]。在衬里层的正常细胞中广泛表达这种黏附分子（图 56-13）。衬里层成纤维样滑膜细胞和其他衬里下层间质细胞之间的相互作用尚不明确。免疫组织学显示，在衬里细胞层主要可见 CD55、VCAM-1 和钙黏合素 11 的表达，而在衬里下层表达的证据则很少。同样，对衬里层巨噬样细胞和衬里下层巨噬细胞之间的关系缺乏完整的认识，两者都广泛表达巨噬细胞标志物（如 CD68 和 CD14）。巨噬样衬里层细胞优先表达 FcγRⅢa 受体，其功能可能是使免疫复合物聚集至滑膜中[83]。

在功能上，慢性炎性关节炎（如 RA 和银屑病关节炎）的衬里细胞层通常具有活化的表观。人白细胞抗原（human leukocyte antigen，HLA）-DR 高表达，尤其是巨噬样细胞，可能提示这些细胞在抗原呈递中的作用[84]。一些研究显示，RA 衬里层细胞是软骨降解蛋白酶的主要来源，特别是基质金属蛋白酶（matrix metalloproteinase，MMP）-1 和 MMP-3（图 56-14）[85,86]。脊柱关节炎（如银屑病关节炎）和反应性关节炎与 RA 相比，衬里层增生通常不明显[60,64,87]。与 RA 相比，很可能存在数量上而非质量上的差异；但对这些疾病的衬里层细胞的功能状态所知甚少。

滑膜淋巴细胞和浆细胞

RA 和脊柱关节炎患者的滑膜组织中，CD3+ T 细胞优势表达，CD4 与 CD8 的比值在淋巴细胞聚集体中为 4∶1 或更高，而在弥漫性浸润部位比值较低。淋巴细胞聚集体中 CD4 细胞也表达 CD27[88]，它能促进 B 细胞的辅助作用。过去曾聚焦于明确 RA 和其他关节病中浸润的 T 细胞主要是 Th1[产生干扰素（IFN）-γ] 还是 Th2（产生 IL-4），而这方面的数据还存在分歧。直到最近，有研究显示与脊柱关节炎的滑膜相比，RA 中 T 细胞更多为 Th1，同时 Th1/Th2 的比值更高[89]。第三种 T 辅助细胞亚型的标志物为 IL-17，且其在慢性炎症性疾病中起到核心作用，使得 T 细胞在滑膜炎中的作用被重新认识[90,91]。RA 滑膜中存在 IL-17、IL-1β 和肿瘤坏死因子（TNF），预示有

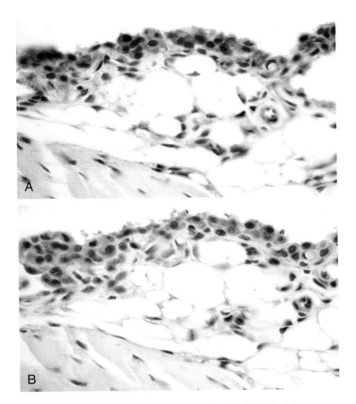

图 56-13 （译者注：本图受版权限制，仅保留英文）Immun-ohistochemical staining for cadherin-11 in the normal synovial lining layer（brown color）（A）. Control staining is shown in（B）.（From Lee DM, Kiener HP, Agarwal SK, et al.: Cadherin-11 in synovial lining formation and pathology in arthritis. Science 315: 1006-1010, 2007.）

进行性的关节破坏[92]。表达 CD25 和 FoxP3 基因的 CD4 T 细胞亚型被称作调节性 T（Treg）细胞，已知其在抗原特异性 T 细胞扩增过程中起调节作用。虽然 Treg 在 RA 和其他炎性关节炎患者关节中易于检测到，但在这些疾病微环境中它们的抑制功能似乎有缺陷[93-96]。RA 滑膜中 CD8[+] T 细胞可能发挥维持异位淋巴样结构的作用，但数量常比 CD4[+] 细胞少得多[97]。

B 细胞通过表达 CD19 和 CD20 而被识别，在有生发中心的淋巴组织聚集体中其数量特别多。在这些聚集体中通常可见 B 细胞与 CD4[+] T 细胞紧密联系（图 56-10）。对严重联合免疫缺陷（severe combined immunodeficiency, SCID）小鼠进行的研究发现，B 细胞在维持滑膜淋巴滤泡的微结构及 T 细胞激活过程中发挥重要作用[98]。记忆性 B 细胞是有效的抗原呈递细胞，产生类风湿因子的 B 细胞适合于捕获免疫复合物中的各种抗原。

淋巴组织聚集体周围常被成片密集的 CD38[+] 浆

细胞浸润。对 RA 和反应性关节炎滑膜中 B 细胞和浆细胞的 V 基因变异和重排的分析表明，来自特征聚集体的浆细胞是克隆相关的，表明它们的终末分化发生在滑膜微环境中[99]。滑膜浆细胞主动合成免疫球蛋白，其中一部分分泌形成自身抗体，如抗环瓜氨酸肽抗体，其可识别局部环瓜氨酸抗原[100-102]。如前所述，在银屑病关节炎、强直性脊柱炎及反应性关节炎滑膜中也可见浆细胞浸润，但一项有关早期关节炎滑膜的系统研究表明，它们的出现最可能提示 RA[60]。一项研究发现，RA 滑膜细胞内检测到瓜氨酸化蛋白，而脊柱关节炎的滑膜中没有检测到[57]。相反，另一项研究发现瓜氨酸化蛋白并不是 RA 滑膜所特有的[103]。

紧邻致密的淋巴组织聚集体的区域，主要由 CD4[+] T 细胞和 B 细胞组成，称作移行细胞带[104,105]（图 56-10）。这些区域的特征是 CD4/CD8 比值低，且似乎免疫反应特别活跃。移行区含有大量巨噬细胞和相互交错的树突状细胞，两者均为高效的抗原呈递细胞。淋巴母细胞，特别是 CD8[+] 细胞，被认为存在于抗原呈递细胞附近区域。

自然杀伤细胞可通过表面标志物、颗粒酶的表达及功能分析进行识别。一些研究显示，在 RA 滑膜组织和滑液中出现自然杀伤细胞亚型的扩增[106-108]。RA 滑膜中有大量肥大细胞，与炎症介质和蛋白酶共同存在于滑膜微环境中[109,110]。

滑膜衬里下层巨噬细胞和树突状细胞

在正常和病理性滑膜的衬里下层都存在着巨噬细胞，特别是 RA 的衬里下层基质中有大量的巨噬细胞。利用标志物（如 CD68 和 CD14）对炎症反应严重的组织进行研究发现，尽管在内膜巨噬细胞中 C3b 和 iC3b 复合物受体的表达是特异的，衬里下层的巨噬细胞群和增生的衬里层中的巨噬细胞样滑膜细胞并无明显差异[111]。针对多种巨噬细胞标志物的研究表明，血管周围新迁移的巨噬细胞高表达 CD163，同时也表达 CD68 和 CD14，而在大型淋巴细胞聚集体和衬里层的巨噬细胞却较少表达 CD163。脊柱关节炎的滑膜比 RA 滑膜存在更多的 CD163[+] 巨噬细胞，近来被称为 M2 巨噬细胞。这些表型差异之间的功能联系并不清楚[112-114]。产生 TNF 和 IL-1β 的 M1 巨噬细胞在 RA 中更为丰富，在银屑病关节炎和其他 M2 巨噬细胞更丰富的脊柱关节病中表达不足[114]。有研究表明，RA 滑膜中，巨噬细胞数量（主要是 M1 巨噬细胞）与侵蚀性影像学破坏证据的滑膜炎的潜在破坏性有很强的关联[115-117]。这种关联反映出这些细胞的高度激活状态，巨噬细胞是滑液中 TNF 和 IL-1β 的主要来源。大量证据提示，滑膜巨噬细胞群作为破骨细胞前体，在滑膜微环境中发育成熟，直接介导邻近骨的侵蚀性破坏[118,119]。

成熟的树突状细胞是最有效且最强大的抗原呈递细胞，大量存在于与 T 淋巴细胞紧密接触的炎性滑膜中[120,121]。树突状细胞有两个主要亚型：髓样树突状细胞（mDC）和浆细胞样树突状细胞（pDC）。它们可通过免疫组织学鉴别，树突状细胞高表达 HLA-DR 和共刺激分子，如 CD80、CD83 和 CD86。mDC 表达 CD11c 和 CD1c，而 pDC 细胞表达 CD304[122]。有研究显示 RA 滑膜较银屑病关节炎有更多的 pDC。有研究利用这些标志物检测了诱导树突状细胞迁移和聚集的趋化因子的表达，表明滑膜中的相当一部分树突状细胞处于未成熟状态，之后将在富含 T 细胞的滑膜微环境中逐渐成熟[120,121]。在大量淋巴细胞聚集体的生发中心，滤泡树突状细胞表达标志物 CD16、FDC 和 VCAM-1。

滑膜微血管、内皮细胞和间充质细胞

RA 滑膜间质成分增多常与炎症细胞的浸润程度一致。微血管似乎明显增加，尤其在衬里下层深部，有人推测间质部分增多可能与血管生成的局部刺激有关（图 56-14）。形态学研究显示紧邻衬里层的血管数较正常减少[123]。由于组织代谢的需求，血管数的减少造成了一个相对缺血缺氧的环境，可从滑液的生化性质反映[121]。免疫组织学研究也表明，在 RA 滑膜炎中缺氧的分子效应，尤其是对细胞缺氧反应有关键调解作用的缺氧诱导因子（hypoxic-inducible factor-1α，HIF-1）-1α 是增多的[125,126]。有研究使用关节镜探针直接测量滑膜组织的 pO_2，证实 RA 滑膜是缺氧的[127-129]。RA 和其他炎性关节炎滑膜血管内皮组织在微环境中被促炎症反应介质激活，表达出与炎症细胞募集相关的黏附分子，如 E- 选择素、ICAM-1 和 VCAM-1[130]。

滑膜 - 软骨 - 骨交界区

在 RA 和其他慢性关节炎中，炎性滑膜与邻近软骨和骨交界区是一个特别让人感兴趣的区域，因为

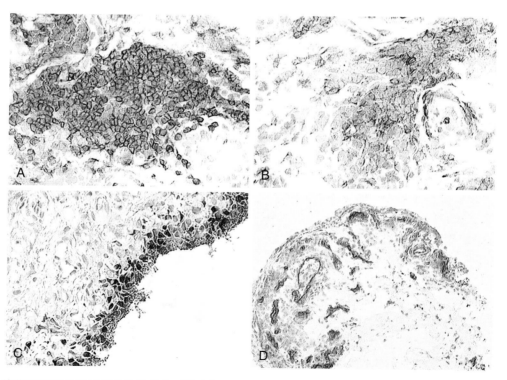

图 56-14　类风湿关节炎滑膜免疫过氧化物酶染色（棕色）。A. T 淋巴细胞；B. B 淋巴细胞；C. 基质金属蛋白酶 -1；D. $\alpha_v\beta_3$ 整合素（生成血管）

许多关节的破坏均发生于此。RA 中，有破坏性的滑膜组织被称作血管翳，可扩散并覆盖大部分软骨的表面，侵入关节边缘的骨裸区（图 56-15）。虽然在疾病早期，关节镜研究曾尝试去总结邻近该部位滑膜标本的特征，但是血管翳病理学特点的描述主要来源于关节置换术。免疫组织化学显示在血管翳软骨交界处有大量滑膜巨噬细胞和成纤维细胞，它们表达高水平的蛋白酶。在血管翳与骨交界处，有相当数量的多核破骨细胞，可通过形态和特异性标志物进行辨认，如降钙素受体、组织蛋白酶 K 及抗酒石酸酸性磷酸酶[131]（图 56-15）。NF-κB 受体活化因子配体（receptor activator of unclear factor-κB ligand，RANKL）是破骨过程中的一种重要细胞因子，在这些部位高度表达[132]。

滑膜活检及病理作为研究临床生物学标志物的工具

为了更好地了解疾病的发病机制，多个风湿病研究中心已开始利用关节镜或细针滑膜活检和定量免疫组织学作为研究工具。近年来，人们开始关注 RA 和其他慢性炎性关节炎的临床早期和临床前阶段，希望能找到实现疾病长期缓解甚至预防疾病的干预措施。以 RA 为例，现在已经确定循环中的自身抗体，如 RF 和抗 CCP，早于临床疾病发生的数年就可检测出[133]。而滑膜如何参与免疫炎症的过程仍不清楚。为了明确这个问题，我们对自身抗体阳性的 RA 高危个体进行了滑膜活检，但缺乏滑膜炎的临床证据[134,135]。尽管在后来发展为 RA 的患者滑膜中存在轻微的 T 细胞浸润，但这些研究未能证明在临床前滑膜样本中存在明显的炎症改变，表明在 RA 的临床关节炎症之前，不太可能有较长时间的亚临床滑膜炎。

在炎性关节炎患者中，滑膜病变的分析可提供有用的生物学标志物，能用于预测 RA 和其他炎性关节炎治疗的预后。这类研究对于预测靶向生物治疗的效果尤其有价值，其中分子靶点和作用机制的生物学基础得到了很好的阐明[136-149]。为了验证这一假设，最近一项基于基因表达谱和免疫组织学的 RA 滑膜表型分类的研究发现，这些滑膜表型可以作为与靶向生物治疗反应有关的生物学标志物[145]。通过对滑膜表达基因谱和滑膜炎的免疫组织学的统计分析，确定了四种不同的表型：淋巴样、髓样、低炎性和纤维化。在一项基于滑膜活检的临床试验的事后分析中，这些表型（特别是淋巴样和髓样表型）用于预测对英夫利昔单抗的治疗反应，反应良好者显著多表达髓样、M1 巨噬细胞为主导的表型[140,141]。

可溶性生物学标志物是从髓样与淋巴样表型（后者由 T 和 B 淋巴细胞相关基因主导）表达的基因组中鉴定出来的。这些生物学标志物分别为骨髓表型的 sICAM-1 和淋巴表型的 CXCL13。在一项随机临床试验中，发现这些生物学标志物的血清水平与临床对 TNF 抑制剂阿达木单抗或 IL-6 受体抑制剂托珠单抗的反应相关[146]。来自于群组的分析结果是令人鼓舞的，但要知道这种方法在预测个体水平上对治疗反应的有效性还为时过早。他们证实了滑膜组织分析是一个临床相关生物学标志物的潜在重要来源。

目前这一有吸引力的想法却受到许多重要因素的阻碍。首先，许多研究中心的关节镜设备、专业技术和研究基础设备有限；其次，这些研究中出现的抽样偏倚问题引起了很大的关注，特别是对同一个人连续活检样本的比较。如前所述，可采用多种方法以尽量

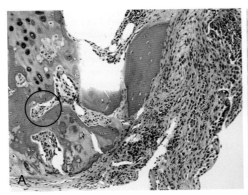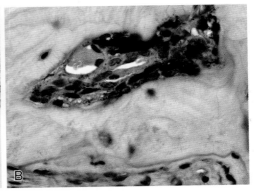

图 56-15　类风湿关节炎患者中血管翳组织与骨组织的交界处。A．病变滑膜侵入邻近骨组织（圆圈内）。B．圆圈区域的抗酒石酸酸性磷酸酶染色可见破骨细胞

减少这种偏倚，包括在关节同一部位进行系统抽样、多个典型组织标本的计算机成像分析、显微镜下多个视野计数及使用定量 PCR 和蛋白质组学技术来评估特定分子的总体水平。

结论

在特定临床情况下，滑液及滑膜组织标本分析提供了有价值的诊断信息。当怀疑是感染性或晶体诱导性关节炎时，如在急性单关节炎中，滑液分析对诊断有决定意义。对诊断不明的慢性单关节炎，滑膜活检可提供明确的证据，如结核、结节病及色素沉着绒毛结节性滑膜炎。RA 和其他炎性关节炎的滑膜组织系统分析，特别是免疫组化方法的使用，提供了丰富的有关滑膜病变的细胞和分子机制信息。目前的研究正在探索如何将滑膜活检应用于预测抗风湿疗效。

 Full references for this chapter can be found on ExpertConsult.com.

部分参考文献

1. Swann DA, Slayter HS, Silver FH: The molecular structure of lubricating glycoprotein-I, the boundary lubricant for articular cartilage, *J Biol Chem* 256:5921–5925, 1981.
2. Marcelino J, Carpten JD, Suwairi WM, et al.: CACP, encoding a secreted proteoglycan, is mutated in camptodactyly-arthropathy-coxa vara-pericarditis syndrome, *Nat Genet* 23:319–322, 1999.
3. Rhee DK, Marcelino J, Baker M, et al.: The secreted glycoprotein lubricin protects cartilage surfaces and inhibits synovial cell overgrowth, *J Clin Invest* 115:622–631, 2005.
4. Ghanem E, Houssock C, Pulido L, et al.: Determining "true" leukocytosis in bloody joint aspiration, *J Arthroplasty* 23(2):182–187, 2008.
5. Davis MJ, Denton J, Freemont AJ, et al.: Comparison of serial synovial fluid cytology in rheumatoid arthritis: delineation of subgroups with prognostic implications, *Ann Rheum Dis* 47:559–562, 1988.
6. Jones ST, Denton J, Holt PJ, et al.: Possible clearance of effete polymorphonuclear leucocytes from synovial fluid by cytophagocytic mononuclear cells: implications for pathogenesis and chronicity in inflammatory arthritis, *Ann Rheum Dis* 52:121–126, 1993.
7. von Essen R, Hölttä AM: Quality control of the laboratory diagnosis of gout by synovial fluid microscopy, *Scand J Rheumatol* 19:232–234, 1990.
8. Schumacher Jr HR, Sieck MS, Rothfuss S, et al.: Reproducibility of synovial fluid analyses: a study among four laboratories, *Arthritis Rheum* 29:770–774, 1986.
9. Hasselbacher P: Variation in synovial fluid analysis by hospital laboratories, *Arthritis Rheum* 30:637–642, 1987.
10. Garancis JC, Cheung HS, Halverson PB, et al.: "Milwaukee shoulder"—association of microspheroids containing hydroxyapatite crystals, active collagenase, and neutral protease with rotator cuff defects. III. Morphologic and biochemical studies of an excised synovium showing chondromatosis, *Arthritis Rheum* 24:484–491, 1981.
11. Faraj AA, Omonbude OD, Godwin P: Gram staining in the diagnosis of acute septic arthritis, *Acta Orthop Belg* 68:388–391, 2002.
12. Shmerling RH: Synovial fluid analysis: a critical reappraisal, *Rheum Dis Clin North Am* 20:503–512, 1994.
14. von Essen R, Holtta A: Improved method of isolating bacteria from joint fluids by the use of blood culture bottles, *Ann Rheum Dis* 45:454–457, 1986.
15. Yu KH, Luo SF, Liou LB, et al.: Concomitant septic and gouty arthritis—an analysis of 30 cases, *Rheumatology (Oxford)* 42:1062–1066, 2003.
16. Jalava J, Skurnik M, Toivanen A, et al.: Bacterial PCR in the diagnosis of joint infection, *Ann Rheum Dis* 60:287–289, 2001.
17. Muralidhar B, Rumore PM, Steinman CR: Use of the polymerase chain reaction to study arthritis due to *Neisseria gonorrhoeae*, *Arthritis Rheum* 37:710–717, 1994.
18. Liebling MR, Arkfeld DG, Michelini GA, et al.: Identification of *Neisseria gonorrhoeae* in synovial fluid using the polymerase chain reaction, *Arthritis Rheum* 37:702–709, 1994.
19. van der Heijden IM, Wilbrink B, Schouls LM, et al.: Detection of mycobacteria in joint samples from patients with arthritis using a genus-specific polymerase chain reaction and sequence analysis, *Rheumatology (Oxford)* 38:547–553, 1999.
20. Titov AG, Vyshnevskaya EB, Mazurenko SI, et al.: Use of polymerase chain reaction to diagnose tuberculous arthritis from joint tissues and synovial fluid, *Arch Pathol Lab Med* 128:205–209, 2004.
21. Canvin JM, Goutcher SC, Hagig M, et al.: Persistence of *Staphylococcus aureus* as detected by polymerase chain reaction in the synovial fluid of a patient with septic arthritis, *Br J Rheumatol* 36:203–206, 1997.
22. van der Heijden IM, Wilbrink B, Vije AE, et al.: Detection of bacterial DNA in serial synovial samples obtained during antibiotic treatment from patients with septic arthritis, *Arthritis Rheum* 42:2198–2203, 1999.
23. Wilkinson NZ, Kingsley GH, Jones HW, et al.: The detection of DNA from a range of bacterial species in the joints of patients with a variety of arthritides using a nested, broad-range polymerase chain reaction, *Rheumatology (Oxford)* 38:260–266, 1999.
24. van der Heijden IM, Wilbrink B, Tchetverikov I, et al.: Presence of bacterial DNA and bacterial peptidoglycans in joints of patients with rheumatoid arthritis and other arthritides, *Arthritis Rheum* 43:593–598, 2000.
25. Shmerling RH, Delbanco TL, Tosteson AN, et al.: Synovial fluid tests: what should be ordered? *JAMA* 264:1009–1014, 1990.
26. Treuhaft PS, McCarty DJ: Synovial fluid pH, lactate, oxygen and carbon dioxide partial pressure in various joint diseases, *Arthritis Rheum* 14:475–484, 1971.
27. Lund-Olesen K: Oxygen tension in synovial fluids, *Arthritis Rheum* 13:769–776, 1970.
28. Lettesjo H, Nordstrom E, Strom H, et al.: Autoantibody patterns in synovial fluids from patients with rheumatoid arthritis or other arthritic lesions, *Scand J Immunol* 48:293–299, 1998.
29. Thiel A, Wu P, Lauster R, et al.: Analysis of the antigen-specific T cell response in reactive arthritis by flow cytometry, *Arthritis Rheum* 43:2834–2842, 2000.
30. Mertz AK, Ugrinovic S, Lauster R, et al.: Characterization of the synovial T cell response to various recombinant *Yersinia* antigens in *Yersinia enterocolitica*-triggered reactive arthritis: heat-shock protein 60 drives a major immune response, *Arthritis Rheum* 41:315–326, 1998.
31. Davis LS, Cush JJ, Schulze-Koops H, et al.: Rheumatoid synovial CD4+ T cells exhibit a reduced capacity to differentiate into IL-4-producing T-helper-2 effector cells, *Arthritis Res* 3:54–64, 2001.
32. Yin Z, Braun J, Neure L, et al.: Crucial role of interleukin-10/interleukin-12 balance in the regulation of the type 2 T helper cytokine response in reactive arthritis, *Arthritis Rheum* 40:1788–1797, 1997.
33. Dolhain RJ, van der Heiden AN, ter Haar NT, et al.: Shift toward T lymphocytes with a T helper 1 cytokine-secretion profile in the joints of patients with rheumatoid arthritis, *Arthritis Rheum* 39:1961–1969, 1996.

34. Raza K, Falciani F, Curnow SJ, et al.: Early rheumatoid arthritis is characterized by a distinct and transient synovial fluid cytokine profile of T cell and stromal cell origin, *Arthritis Res Ther* 7:R784–R795, 2005.

35. Liao H, Wu J, Kuhn E, et al.: Use of mass spectrometry to identify protein biomarkers of disease severity in the synovial fluid and serum of patients with rheumatoid arthritis, *Arthritis Rheum* 50:3792–3803, 2004.

37. Schumacher Jr HR, Kulka JP: Needle biopsy of the synovial membrane—experience with the Parker-Pearson technic, *N Engl J Med* 286:416–419, 1972.

39. Tak PP, Bresnihan B: The pathogenesis and prevention of joint damage in rheumatoid arthritis: advances from synovial biopsy and tissue analysis, *Arthritis Rheum* 43:2619–2633, 2000.

40. Youssef PP, Kraan M, Breedveld F, et al.: Quantitative microscopic analysis of inflammation in rheumatoid arthritis synovial membrane samples selected at arthroscopy compared with samples obtained blindly by needle biopsy, *Arthritis Rheum* 41:663–669, 1998.

41. Kelly S, Humby F, Filer A, et al.: Ultrasound-guided synovial biopsy: a safe, well-tolerated and reliable technique for obtaining high-quality synovial tissue from both large and small joints in early arthritis patients, *Ann Rheum Dis* 74(3):611–617, 2015.

42. Humby F, Romao VC, Manzo A, et al.: A multicenter retrospective analysis evaluating performance of synovial biopsy techniques in patients with inflammatory arthritis: arthroscopic versus ultrasound-guided versus blind needle biopsy, *Arthritis Rheumatol* 70(5):702–710, 2018.

43. Shi SR, Cote RJ, Taylor CR: Antigen retrieval techniques: current perspectives, *J Histochem Cytochem* 49:931–937, 2001.

46. van der Pouw Kraan TC, van Gaalen FA, Kasperkovitz PV, et al.: Rheumatoid arthritis is a heterogeneous disease: evidence for differences in the activation of the STAT-1 pathway between rheumatoid tissues, *Arthritis Rheum* 48:2132–2145, 2003.

47. Lee DM, Kiener HP, Agarwal SK, et al.: Cadherin-11 in synovial lining formation and pathology in arthritis, *Science* 315:1006–1010, 2007.

48. Singh JA, Arayssi T, Duray P, et al.: Immunohistochemistry of normal human knee synovium: a quantitative study, *Ann Rheum Dis* 63:785–790, 2004.

50. Darling JM, Goldring SR, Harada Y, et al.: Multinucleated cells in pigmented villonodular synovitis and giant cell tumor of tendon sheath express features of osteoclasts, *Am J Pathol* 150:1383–1393, 1997.

52. Schumacher HR, Kitridou RC: Synovitis of recent onset: a clinicopathologic study during the first month of disease, *Arthritis Rheum* 15:465–485, 1972.

53. Kraan MC, Versendaal H, Jonker M, et al.: Asymptomatic synovitis precedes clinically manifest arthritis, *Arthritis Rheum* 41:1481–1488, 1998.

54. Soden M, Rooney M, Cullen A, et al.: Immunohistological features in the synovium obtained from clinically uninvolved knee joints of patients with rheumatoid arthritis, *Br J Rheumatol* 28:287–292, 1989.

55. Canete JD, Santiago B, Cantaert T, et al.: Ectopic lymphoid neogenesis in psoriatic arthritis, *Ann Rheum Dis* 66:720–726, 2007.

56. van de Sande MG, Thurlings RM, Boumans MJ, et al.: Presence of lymphocyte aggregates in the synovium of patients with early arthritis in relationship to diagnosis and outcome: is it a constant feature over time? *Ann Rheum Dis* 70:700–703, 2011.

57. Haywood L, McWilliams DF, Pearson CI, et al.: Inflammation and angiogenesis in osteoarthritis, *Arthritis Rheum* 48:2173–2177, 2003.

58. Thurlings RM, Wijbrandts CA, Mebius RE, et al.: Synovial lymphoid neogenesis does not define a specific clinical rheumatoid arthritis phenotype, *Arthritis Rheum* 58:1582–1589, 2008.

59. Baeten D, Kruithof E, De Rycke L, et al.: Diagnostic classification of spondylarthropathy and rheumatoid arthritis by synovial histopathology: a prospective study in 154 consecutive patients, *Arthritis Rheum* 50:2931–2941, 2004.

60. Kruithof E, Baeten D, De Rycke L, et al.: Synovial histopathology of psoriatic arthritis, both oligo- and polyarticular, resembles spondyloarthropathy more than it does rheumatoid arthritis, *Arthritis Res Ther* 7:R569–R580, 2005.

61. Reece RJ, Canete JD, Parsons WJ, et al.: Distinct vascular patterns of early synovitis in psoriatic, reactive, and rheumatoid arthritis, *Arthritis Rheum* 42:1481–1484, 1999.

64. Cunnane G, Bresnihan B, FitzGerald O: Immunohistologic analysis of peripheral joint disease in ankylosing spondylitis, *Arthritis Rheum* 41:180–182, 1998.

65. Kraan MC, Haringman JJ, Post WJ, et al.: Immunohistological analysis of synovial tissue for differential diagnosis in early arthritis, *Rheumatology (Oxford)* 38:1074–1080, 1999.

66. Smeets TJ, Dolhain RJ, Breedveld FC, et al.: Analysis of the cellular infiltrates and expression of cytokines in synovial tissue from patients with rheumatoid arthritis and reactive arthritis, *J Pathol* 186:75–81, 1998.

67. Natour J, Montezzo LC, Moura LA, et al.: A study of synovial membrane of patients with systemic lupus erythematosus (SLE), *Clin Exp Rheumatol* 9:221–225, 1991.

68. Schumacher Jr HR: Joint involvement in progressive systemic sclerosis (scleroderma): a light and electron microscopic study of synovial membrane and fluid, *Am J Clin Pathol* 60:593–600, 1973.

69. Schumacher HR, Schimmer B, Gordon GV, et al.: Articular manifestations of polymyositis and dermatomyositis, *Am J Med* 67:287–292, 1979.

70. Canete JD, Celis R, Noordenbos T, et al.: Distinct synovial immunopathology in Behçet disease and psoriatic arthritis, *Arthritis Res Ther* 11:R17, 2009.

71. Beutler A, Rothfuss S, Clayburne G, et al.: Calcium pyrophosphate dihydrate crystal deposition in synovium: relationship to collagen fibers and chondrometaplasia, *Arthritis Rheum* 36:704–715, 1993.

72. Schumacher HR, Holdsworth DE: Ochronotic arthropathy. I. Clinicopathologic studies, *Semin Arthritis Rheum* 6:207–246, 1977.

73. Schumacher Jr HR: Ultrastructural characteristics of the synovial membrane in idiopathic haemochromatosis, *Ann Rheum Dis* 31:465–473, 1972.

76. Smeets TJ, Kraan MC, Galjaard S, et al.: Analysis of the cell infiltrate and expression of matrix metalloproteinases and granzyme B in paired synovial biopsy specimens from the cartilage-pannus junction in patients with RA, *Ann Rheum Dis* 60:561–565, 2001.

77. Kirkham B, Portek I, Lee CS, et al.: Intraarticular variability of synovial membrane histology, immunohistology, and cytokine mRNA expression in patients with rheumatoid arthritis, *J Rheumatol* 26:777–784, 1999.

78. Cunnane G, Bjork L, Ulfgren AK, et al.: Quantitative analysis of synovial membrane inflammation: a comparison between automated and conventional microscopic measurements, *Ann Rheum Dis* 58:493–499, 1999.

80. El-Gabalawy H, Canvin J, Ma GM, et al.: Synovial distribution of alpha d/CD18, a novel leukointegrin: comparison with other integrins and their ligands, *Arthritis Rheum* 39:1913–1921, 1996.

81. El-Gabalawy H, Gallatin M, Vazeux R, et al.: Expression of ICAM-R (ICAM-3), a novel counter-receptor for LFA-1, in rheumatoid and nonrheumatoid synovium: comparison with other adhesion molecules, *Arthritis Rheum* 37:846–854, 1994.

82. El-Gabalawy H, Wilkins J: Beta 1 (CD29) integrin expression in rheumatoid synovial membranes: an immunohistologic study of distribution patterns, *J Rheumatol* 20:231–237, 1993.

83. Edwards JC, Blades S, Cambridge G: Restricted expression of Fc gammaRIII (CD16) in synovium and dermis: implications for tissue targeting in rheumatoid arthritis (RA), *Clin Exp Immunol* 108:401–406, 1997.

85. Firestein GS, Paine MM, Littman BH: Gene expression (collagenase, tissue inhibitor of metalloproteinases, complement, and HLA-DR) in rheumatoid arthritis and osteoarthritis synovium: quantitative analysis and effect of intraarticular corticosteroids, *Arthritis Rheum* 34:1094–1105, 1991.

86. Cunnane G, FitzGerald O, Hummel KM, et al.: Collagenase, cathepsin B and cathepsin L gene expression in the synovial membrane of patients with early inflammatory arthritis, *Rheumatology (Oxford)* 38:34–42, 1999.

89. Canete JD, Martinez SE, Farres J, et al.: Differential Th1/Th2 cytokine patterns in chronic arthritis: interferon gamma is highly expressed in synovium of rheumatoid arthritis compared with seronegative spondyloarthropathies, *Ann Rheum Dis* 59:263–268, 2000.

91. Chabaud M, Durand JM, Buchs N, et al.: Human interleukin-17: a T cell-derived proinflammatory cytokine produced by the rheumatoid synovium, *Arthritis Rheum* 42:963–970, 1999.

92. Kirkham BW, Lassere MN, Edmonds JP, et al.: Synovial membrane cytokine expression is predictive of joint damage progression in rheumatoid arthritis: a two-year prospective study (the DAMAGE study cohort), *Arthritis Rheum* 54:1122–1131, 2006.

93. Ruprecht CR, Gattorno M, Ferlito F, et al.: Coexpression of CD25 and CD27 identifies FoxP3+ regulatory T cells in inflamed synovia, *J Exp Med* 201:1793–1803, 2005.

94. van Amelsfort JM, Jacobs KM, Bijlsma JW, et al.: CD4(+)CD25(+) regulatory T cells in rheumatoid arthritis: differences in the presence, phenotype, and function between peripheral blood and synovial fluid, *Arthritis Rheum* 50:2775–2785, 2004.

95. de Kleer IM, Wedderburn LR, Taams LS, et al.: CD4+CD25bright regulatory T cells actively regulate inflammation in the joints of patients with the remitting form of juvenile idiopathic arthritis, *J Immunol* 172:6435–6443, 2004.

96. Cao D, Malmstrom V, Baecher-Allan C, et al.: Isolation and functional characterization of regulatory CD25brightCD4+ T cells from the target organ of patients with rheumatoid arthritis, *Eur J Immunol* 33:215–223, 2003.

97. Kang YM, Zhang X, Wagner UG, et al.: CD8 T cells are required for the formation of ectopic germinal centers in rheumatoid synovitis, *J Exp Med* 195:1325–1336, 2002.

98. Takemura S, Klimiuk PA, Braun A, et al.: T cell activation in rheumatoid synovium is B cell dependent, *J Immunol* 167:4710–4718, 2001.

99. Kim HJ, Krenn V, Steinhauser G, et al.: Plasma cell development in synovial germinal centers in patients with rheumatoid and reactive arthritis, *J Immunol* 162:3053–3062, 1999.

100. Masson-Bessiere C, Sebbag M, Girbal-Neuhauser E, et al.: The major synovial targets of the rheumatoid arthritis-specific antifilaggrin autoantibodies are deiminated forms of the alpha- and beta-chains of fibrin, *J Immunol* 166:4177–4184, 2001.

101. Masson-Bessiere C, Sebbag M, Durieux JJ, et al.: In the rheumatoid pannus, anti-filaggrin autoantibodies are produced by local plasma cells and constitute a higher proportion of IgG than in synovial fluid and serum, *Clin Exp Immunol* 119:544–552, 2000.

103. Vossenaar ER, Smeets TJ, Kraan MC, et al.: The presence of citrullinated proteins is not specific for rheumatoid synovial tissue, *Arthritis Rheum* 50:3485–3494, 2004.

106. Dalbeth N, Callan MF: A subset of natural killer cells is greatly expanded within inflamed joints, *Arthritis Rheum* 46:1763–1772, 2002.

107. Tak PP, Kummer JA, Hack CE, et al.: Granzyme-positive cytotoxic cells are specifically increased in early rheumatoid synovial tissue, *Arthritis Rheum* 37:1735–1743, 1994.

108. Goto M, Zvaifler NJ: Characterization of the natural killer-like lymphocytes in rheumatoid synovial fluid, *J Immunol* 134:1483–1486, 1985.

109. Woolley DE, Tetlow LC: Mast cell activation and its relation to proinflammatory cytokine production in the rheumatoid lesion, *Arthritis Res* 2:65–74, 2000.

110. Tetlow LC, Woolley DE: Mast cells, cytokines, and metalloproteinases at the rheumatoid lesion: dual immunolocalisation studies, *Ann Rheum Dis* 54:896–903, 1995.

111. Tanaka M, Nagai T, Tsuneyoshi Y, et al.: Expansion of a unique macrophage subset in rheumatoid arthritis synovial lining layer, *Clin Exp Immunol* 154:38–47, 2008.

113. Fonseca JE, Edwards JC, Blades S, et al.: Macrophage subpopulations in rheumatoid synovium: reduced CD163 expression in CD4+ T lymphocyte-rich microenvironments, *Arthritis Rheum* 46:1210–1216, 2002.

114. Vandooren B, Noordenbos T, Ambarus C, et al.: Absence of a classically activated macrophage cytokine signature in peripheral spondylarthritis, including psoriatic arthritis, *Arthritis Rheum* 60:966–975, 2009.

115. Cunnane G, FitzGerald O, Hummel KM, et al.: Synovial tissue protease gene expression and joint erosions in early rheumatoid arthritis, *Arthritis Rheum* 44:1744–1753, 2001.

116. Mulherin D, FitzGerald O, Bresnihan B: Synovial tissue macrophage populations and articular damage in rheumatoid arthritis, *Arthritis Rheum* 39:115–124, 1996.

117. Yanni G, Whelan A, Feighery C, et al.: Synovial tissue macrophages and joint erosion in rheumatoid arthritis, *Ann Rheum Dis* 53:39–44, 1994.

119. Gravallese EM, Manning C, Tsay A, et al.: Synovial tissue in rheumatoid arthritis is a source of osteoclast differentiation factor, *Arthritis Rheum* 43:250–258, 2000.

120. Page G, Miossec P: Paired synovium and lymph nodes from rheumatoid arthritis patients differ in dendritic cell and chemokine expression, *J Pathol* 204:28–38, 2004.

121. Page G, Lebecque S, Miossec P: Anatomic localization of immature and mature dendritic cells in an ectopic lymphoid organ: correlation with selective chemokine expression in rheumatoid synovium, *J Immunol* 168:5333–5341, 2002.

122. Lebre MC, Jongbloed SL, Tas SW, et al.: Rheumatoid arthritis synovium contains two subsets of CD83-DC-LAMP-dendritic cells with distinct cytokine profiles, *Am J Pathol* 172:940–950, 2008.

123. Stevens CR, Blake DR, Merry P, et al.: A comparative study by morphometry of the microvasculature in normal and rheumatoid synovium, *Arthritis Rheum* 34:1508–1513, 1991.

125. Hitchon C, Wong K, Ma G, et al.: Hypoxia-induced production of stromal cell-derived factor 1 (CXCL12) and vascular endothelial growth factor by synovial fibroblasts, *Arthritis Rheum* 46:2587–2597, 2002.

126. Hollander AP, Corke KP, Freemont AJ, et al.: Expression of hypoxia-inducible factor 1alpha by macrophages in the rheumatoid synovium: implications for targeting of therapeutic genes to the inflamed joint, *Arthritis Rheum* 44:1540–1544, 2001.

127. Ng CT, Biniecka M, Kennedy A, et al.: Synovial tissue hypoxia and inflammation in vivo, *Ann Rheum Dis* 69:1389–1395, 2010.

128. Kennedy A, Ng CT, Biniecka M, et al.: Angiogenesis and blood vessel stability in inflammatory arthritis, *Arthritis Rheum* 62:711–721, 2010.

129. Biniecka M, Kennedy A, Fearon U, et al.: Oxidative damage in synovial tissue is associated with in vivo hypoxic status in the arthritic joint, *Ann Rheum Dis* 69:1172–1178, 2010.

131. Gravallese EM, Harada Y, Wang JT, et al.: Identification of cell types responsible for bone resorption in rheumatoid arthritis and juvenile rheumatoid arthritis, *Am J Pathol* 152:943–951, 1998.

132. Pettit AR, Walsh NC, Manning C, et al.: RANKL protein is expressed at the pannus-bone interface at sites of articular bone erosion in rheumatoid arthritis, *Rheumatology (Oxford)* 45:1068–1076, 2006.

136. Vos K, Thurlings RM, Wijbrandts CA, et al.: Early effects of rituximab on the synovial cell infiltrate in patients with rheumatoid arthritis, *Arthritis Rheum* 56:772–778, 2007.

139. Pontifex EK, Gerlag DM, Gogarty M, et al.: Change in CD3 positive T-cell expression in psoriatic arthritis synovium correlates with change in DAS28 and magnetic resonance imaging synovitis scores following initiation of biologic therapy—a single centre, open-label study, *Arthritis Res Ther* 13:R7, 2011.

140. Lindberg J, Wijbrandts CA, van Baarsen LG, et al.: The gene expression profile in the synovium as a predictor of the clinical response to infliximab treatment in rheumatoid arthritis, *PLoS ONE* 5:e11310, 2010.

141. Klaasen R, Thurlings RM, Wijbrandts CA, et al.: The relationship between synovial lymphocyte aggregates and the clinical response

to infliximab in rheumatoid arthritis: a prospective study, *Arthritis Rheum* 60:3217–3224, 2009.

143. Wijbrandts CA, Remans PH, Klarenbeek PL, et al.: Analysis of apoptosis in peripheral blood and synovial tissue very early after initiation of infliximab treatment in rheumatoid arthritis patients, *Arthritis Rheum* 58:3330–3339, 2008.

144. van Kuijk AW, Gerlag DM, Vos K, et al.: A prospective, randomised, placebo-controlled study to identify biomarkers associated with active treatment in psoriatic arthritis: effects of adalimumab treat-

ment on synovial tissue, *Ann Rheum Dis* 68:1303–1309, 2009.

145. Vergunst CE, Gerlag DM, Dinant H, et al.: Blocking the receptor for C5a in patients with rheumatoid arthritis does not reduce synovial inflammation, *Rheumatology (Oxford)* 46:1773–1778, 2007.

148. Thurlings RM, Vos K, Wijbrandts CA, et al.: Synovial tissue response to rituximab: mechanism of action and identification of biomarkers of response, *Ann Rheum Dis* 67:917–925, 2008.

149. Kavanaugh A, Rosengren S, Lee SJ, et al.: Assessment of rituximab's immunomodulatory synovial effects (ARISE trial). 1. Clinical and synovial biomarker results, *Ann Rheum Dis* 67:402–408, 2008.

第 57 章

关节穿刺术及关节和软组织注射

原著 AHMED S. ZAYAT, ANDREA DI MATTEO, RICHARD J. WAKEFIELD

侯云飞 译　林剑浩 校

关键点

- 关节穿刺术（arthrocentesis）（即关节液抽吸术（joint aspiration））在风湿病领域是一项重要的操作，尤其是当患者的关节出现严重的发热和肿胀时。
- 关节和软组织注射是治疗某些风湿和肌肉骨骼疾病的有效首选或辅助治疗方法。
- 熟悉关节解剖并接受有指导性的训练对保证该操作的安全性至关重要。
- 选择正确的适应证、适宜的技术、良好的穿刺后护理可改善操作的效果。
- 不同医师的技术操作可能有所不同，但都必须了解穿刺关节的解剖特点、采取最佳的实践技术。若盲穿未能获得滑液标本或未能改善症状，条件允许的情况下，可使用超声引导（ultrasound-guidance）。
- 某些关节进行超声引导下的手术（ultrasound-guided procedure）可能是首选方法。

引言

关节穿刺术和关节周围软组织注射是风湿病学家和其他治疗肌肉骨骼疾病的医疗保健临床医生执行的最常见的介入性手术。在执行这项手术时，操作者应接受过充分的培训，患者有合适的适应证，针头送至预定部位，给予正确的治疗，最重要的是，在手术过程中和手术后维护患者的安全。

进行关节或软组织注射通常有以下三个原因：①允许出于诊断和治疗原因抽取液体，②允许在准确的位置进行局部治疗，③进行活检。本章不讨论最后一项。皮质类固醇（corticosteroid）和局部麻醉剂仍然是这项操作中最常用的药物。

进行任何侵入性操作时，操作者需掌握解剖学知识和具备实际操作经验。准确有效地置针可提高患者满意度，最大限度地减少患者疼痛和其他潜在并发症，并最大限度地改善预后。尽管传统的穿刺多是在盲穿下完成（除了一些在透视引导下穿刺的情况），超声引导下的穿刺抽液或注射越来越多地被风湿病医生使用，超声引导具有协助确定穿刺指征的优势（可证实炎症的存在），尤其是体格检查不确定时。并且实时可见穿刺针的位置，使药物的注入部位更加精确并且避免损伤重要血管神经结构。但是，这项操作需要技术熟练的操作者，且所需时间长于盲穿操作。因此，超声引导下的穿刺应该仅限用于盲穿失败的情况以及传统盲穿难以定位的关节（如髋关节）。本章提供了类固醇制剂和剂量的建议。然而，类固醇的类型和剂量存在地区和国家差异。临床医生应参考当地指南以获取更多信息。

关节穿刺与软组织注射的适应证、禁忌证及潜在并发症

关节穿刺术及关节与软组织注射有较广泛的适应证。首先，关节穿刺术最重要的适应证是诊断性关节抽吸。对于临床表现为关节肿胀发热的患者，关节穿刺术是排除感染性关节炎十分重要的手段。关节穿刺抽吸液可用于肉眼观察（脓性或血性）以及实

验室分析（表 57-1）。滑液的实验室分析可证实是否存在痛风晶体（如单尿酸钠晶体）或排除感染。关节穿刺抽液和引流可通过减轻严重肿胀关节的疼痛达到缓解症状的作用。关节注射通常只用于单个或几个关节，但当全身治疗失败或没有指征时，穿刺也可用于多关节炎（polyarthritis）。关节穿刺也可用于骨关节炎（OA），其最常见于膝关节、第一腕掌（carpometacarpal，CMC）关节、近端指间（proximal interphalangeal，PIP）关节、踝关节和中足。在炎性疾病中，关节腔注射糖皮质激素的效果往往比骨关节炎（OA）中更好、持续时间更长，在骨关节炎中的效果可能是短暂或不存在的[1]，其效果在于减轻疼痛和肿胀，改善关节活动度。除作用于关节部位外，糖皮质激素注射也适用于一系列软组织疾病，如扳机指（trigger finger）、腱鞘炎（enthesopathy）、肌腱端病变（如上髁炎）、滑囊炎、粘连性关节囊炎、类风湿结节和周围神经卡压性炎症[如腕管综合征（carpal tunnel syndrome）]。穿刺前，必须核查禁忌证并警告患者潜在并发症的风险（表 57-2）。临床医生需要权衡操作的获益与风险，例如感染和出血。关节腔感染应引起关注，尤其是如果患者免疫功能低下（immunocompromised）、有败血症或注射区域周围有局部感染的证据。除非在非常干净的环境中进行，否则绝不应穿刺存在假体的关节或周围。在这些情况下，我们的做法是咨询骨科医生。同样，在之前存在内植物的骨科手术周围注射也可能带来风险，在进行之前应与同事讨论。手术出血的风险也是一个重要的考虑因素。这取决于注射部位和任何抗凝剂的使用。大多数骨骼肌肉系统注射被认为是低风险的，因为它们通常是表浅的，如果需要，可以进行压迫止血。一个例外是髋部，对此我们提倡影像学引导下的注射。

使用抗凝剂，如华法林是一个问题；然而，只要国际标准化比值（internalized normalized ratio，INR）在相关治疗的正常范围内，出血的风险就很低[2]。在英国，人们普遍认为 2.5 的 INR 代表安全上限，但更高的 INR（例如，高达 3.5）也可能是安全的。直接口服抗凝剂（direct oral anticoagulants，DOAC）似乎也可安全用于关节注射，最近的一项研究建议无需停止使用[3]。患有血友病（hemophilia）或血管性血友病等出血性疾病的患者应在注射前接受适当的因子替代治疗（factor replacement therapy）。关于类固醇注射，风险包括类固醇泄漏到真皮和皮下组织中，这可能导致脂肪萎缩（fat atrophy）和色素脱失（depigmentation）。这可导致局部美观上的问题，并且更可能发生在更强和更持久的类固醇制剂（如曲安奈德），以及当临床医生进行软组织注射（如用于 de Quervain 腱鞘炎）时，在这种情况下，首选作用时间较短的类固醇。当患者服用 HIV 蛋白酶抑制剂药物时，若使用类固醇也应尤其注意。这两种药物都与 CYP34A 通路竞争，因此，类固醇被竞争性抑制，使其不被代谢，从而可能导致库欣综合征（Cushing's syndrome）。

关节注射的药物及准备工作

多年来，人们研究了各种可能用于关节腔注射的制剂，从早期的碘化油（罂粟籽油）和 Jodipin（芝麻油产品）[4,4a]到最近的关节内注射培养的干细胞[5]。然而，晶体糖皮质激素制剂（crystalline corticosteroid preparation）似乎在改善关节炎症和减轻疼痛方面有最好的效果[6]局部麻醉剂与糖皮质激素一起使用，可以即刻缓解症状，并通过观察使用

表 57-1	不同疾病滑液的宏观及微观形态			
诊断	外观	黏度	特殊表现	细胞计数
正常	淡黄	高	无	少细胞／碎片
炎性关节炎	云絮状	低		> 90% 多核细胞
骨关节炎	淡黄	很高		< 50% 多核细胞
痛风	云絮状	较低	单尿酸钠晶体（针样）	> 90% 多核细胞
假性痛风	云絮状	较低	焦磷酸钙晶体（菱形）	> 90% 多核细胞
化脓性关节炎	浑浊或脓性	低	细菌培养阳性	> 90% 多核细胞
关节腔出血	红色	高	血性	血性

表 57-2 关节注射的重要注意事项

关节注射前注意事项

避免在以下情况下进行关节注射（如果您有任何临床怀疑，请勿注射皮质类固醇；必要时与同事讨论适应证）：

- 存在关节假体（需要由骨科医生在无菌环境中完成）
- 同侧肢体的蜂窝织炎或腿部溃疡，注射部位的牛皮癣或湿疹
- 全身感染
- 国际标准化比值（INR）升高且超出正常治疗范围；对于接受直接口服抗凝剂治疗的患者，关节抽吸和注射似乎是安全的 [10]
- 出血性疾病（包括血小板降低症）
- 对注射的药物过敏
- 一些骨科专家不希望患者在关节置换前 3 个月内进行注射

在手术前始终考虑潜在的并发症：

- 注射后炎症发作（不常见，可能在注射后数小时或长达 24 ～ 48 小时后发生）
- 化脓性关节炎（罕见，老年人或免疫功能低下的发病率增加）
- 出血（如果患者服用华法林，避免深关节注射或使用大尺寸针头）
- 肌腱断裂（不要逆阻力注射，不要注射跟腱）
- 注射部位周围的脂肪和皮肤萎缩和脱色（避免用强效皮质类固醇制剂注射浅表结构）
- 血管内注射（注射前总是抽吸）
- 神经血管损伤（注射前一定要了解这些结构的解剖标志）
- 软骨损伤（多次、频繁注射可能发生）
- 局部麻醉过敏反应（检查过敏史）
- 潮红和（或）心悸（注射后 24 小时内全身吸收类固醇）
- 如果患者患有糖尿病，血糖水平可能会暂时升高

注射后护理建议

- 注射后使用敷料覆盖伤口。建议保持伤口清洁
- 休息（日常生活最少量活动）至少 24 小时
- 提供建议：注射后 48 小时内，该区域可能会炎症加重，虽然这并不常见；如果患者感到不适或担心，告诉患者立即向医生报告，但告知患者症状可能会在 24 ～ 48 小时内缓解

麻醉剂的局部症状是否立即缓解，帮助确定注射的准确位置。甲泼尼龙（methylprednisolone）和曲安奈德（triamcinolone）是应用于关节局部治疗最常用的晶体糖皮质激素制剂，在一些研究中显示出类似的效果 [7]。相比之下，曲安奈德的副作用略高，但对某些关节和幼年特发性关节炎（juvenile idiopathic arthritis，JIA）更有效。氢化可的松是一种较弱的皮质类固醇制剂，最常用于软组织或小关节注射。氢化可的松是一种可溶性较弱的糖皮质激素，常用于软组织或浅表注射，以减少皮肤褪色或脂肪萎缩的风险；然而，它的效果往往不及甲泼尼龙和曲安奈德，而且作用时间较短。在这一章中，对注射制剂的种类和剂量提出了一些建议。这种制剂的使用频率较低，而更持久的皮质类固醇则更为普遍。对于每个患者，应该考虑到具体的临床情况以及长效和短效药物的相对风险和益处。

一些临床医生不喜欢将糖皮质激素与局部麻醉药混合使用，因为这可能会导致糖皮质激素的沉淀或在体外产生软骨毒性作用（chondrotoxic effect）[8,9]。然而，既往证据表明，将利多卡因与糖皮质激素混合是一种常见的临床操作，不会增加操作风险。目前已有商品化的预混制剂（premixed preparation）。盐酸利多卡因（lidocaine）（1% 和 2%）和盐酸丁哌卡因（bupivacaine）（0.25% 和 5%）是最常用的局部麻醉药。利多卡因在 30 秒内开始起效，效果持续 1 小时。它对缓解操作疼痛和测试注射的准确位置是有帮助的。然而，如果需要更长的局部麻醉效果（如肩胛上神经阻滞），丁哌卡因在 30 分钟后开始起效，效果可以持续 8 小时。如果患者既往有注射后疼痛发作的病史，这种长效制剂也会很有用。在世界范围内，许多风湿病学家使用透明质酸衍生物（hyaluronic acid derivatives）治疗骨关节炎，认为透明质酸衍生物可以替代关节中的滑液起到润滑剂、减震器和抗炎剂的作用。据报道，透明质酸衍生物可具有长时间缓解骨关节炎疼痛的作用 [10]。

手术过程

为了使穿刺针的定位良好，减少并发症的风险。临床医生需考虑周全，对特定关节使用特定穿刺方法（表 57-3）。临床医生常使用不同的方法和准备工作。以下描述反映了作者自己的经验，但本章节介绍的一

般原则仍适用于安全有效的步骤。超声引导的关节穿刺并不一定要按照传统的方法进行，但原则保持不变。所述技术将分为关节内注射和软组织注射。每个步骤的技术将描述上肢和下肢，从远端开始，再到近端关节。当超声在一项技术中广泛使用时，将相应地描述这种方法。本章的图片只展示了用来握针的手。在实际应用中，另一只手用来固定关节的位置。

上肢注射

近端指间关节注射

如果较为肿胀，这个关节更容易注射。关节内注射的目的是将针尖刺入关节囊内，而不是在关节间隙（即直接在骨骼之间）。这与远端指间（distal interphalangeal，DIP）关节以及本章中描述的所有注射的原理相同。操作所需的耗材包括 25 号针头，2 ml 注射器（也可以使用胰岛素注射器），药品为长效糖皮质激素，例如曲安奈德、己曲安奈德或甲泼尼龙，5 ~ 10 mg（±0.2 ml 2% 利多卡因）。

操作过程如下：

1. 触诊并标记指背侧伸肌腱内侧或外侧的近端指间关节（PIP）间隙。

2. 针头从背外侧或中外侧位置将针斜刺入皮肤，针尖从伸指肌腱下方穿过（图 57-1）。穿刺入路的选择可能取决于操作者的惯用手习惯或关节的物理特性。旨在让针尖恰恰位于关节线的近端。回抽后缓缓注入药物。患者感觉关节囊缓慢膨胀。

表 57-3 关节穿刺成功要素
选择安静且不被打扰的环境
务必使用无菌技术，消毒前做好标记。一旦消毒注射区域，除非安全符合要求，否则不要触摸
注射前先进行回抽，避免大量利多卡因或晶体糖皮质激素注射入血
为了避免肌腱 / 韧带撕裂，切勿抗阻力暴力注射
如果进针困难或注射时有较大阻力，则轻轻抽出并改变针头方向
详细记录病历资料，病历资料需包括口头 / 书面的知情同意书，患者对潜在并发症的理解，确认无菌方法以及所使用的药物

如果关节有很多骨赘（有时会遇到这种情况），那么超声引导注射可能是更好的方法。注射后给予常规穿刺后护理（postinjection care）。

掌指关节（metacarpophalangeal，MCP）注射

操作所需耗材为 25 号针、2 ml 注射器（也可以使用胰岛素注射器）、甲泼尼龙 10 mg（±0.2 ml 2% 利多卡因）。

操作过程如下：

1. 在背侧伸肌腱内侧或外侧触诊并标记掌指关节（MCP）间隙关节。对于第二 MCP，首选桡侧入路。

2. 穿刺时使关节微屈，穿刺针由伸指肌腱下方进入关节囊（同指间关节穿刺）如图 57-2 所示。先回抽然后缓慢注射。注射后给予常规穿刺后护理。

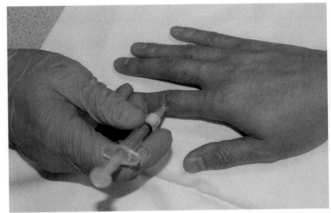

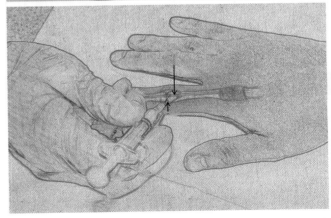

图 57-1 近端指间关节（PIP）注射

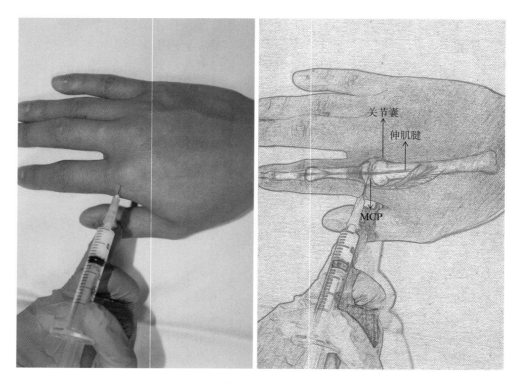

图 57-2　掌指关节（MCP）注射

腕关节注射

　　腕关节穿刺可以有效地排除感染性或晶体性关节病（crystal arthritis）（表 57-4）。由于可能存在大量液体，它通常比 PIP 或 MCP 的抽吸更成功。然而，临床检查并不能轻易区分滑膜肥大（synovial hypertrophy）和积液。有时，超声波可用于确认液体的存在和位置，尤其是当关节液分析对后续处理至关重要时。手腕是炎性关节炎中常见的注射关节，但 OA 不太常见。最佳入针点是第 3 伸肌腱（拇长伸肌）和第 4 伸肌腱（指伸肌）之间的间隙（图 57-3 和图 57-4A）。

　　操作所需的耗材包括 25 号针，2 ml 注射器（也

表 54-4　晶体性关节病需注意问题
如果考虑到感染，将穿刺液用普通通用容器标记紧急送往实验室，联系实验室要求紧急进行镜检 / 培养，并积极追踪结果
实验室检查结果中，结晶检测阴性结果并不能排除晶体性关节病
如果配备有偏光显微镜，可自己检查晶体：尿酸钠晶体呈针形，负性双折光；双水焦磷酸钙晶体短、厚，负性双折光

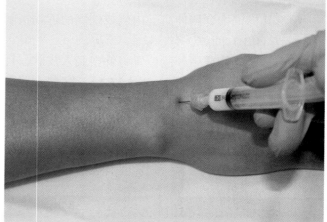

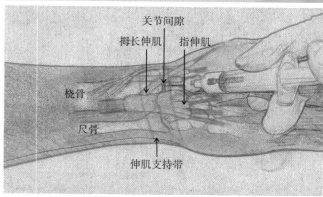

图 57-3　腕关节注射

可以使用胰岛素注射器），以及长效糖皮质激素药物，如曲安奈德、己曲安奈德或甲泼尼龙 10 mg（±0.2 ml 2% 利多卡因）。

操作过程如下：

1. 通过屈伸腕关节感受关节线（joint line），触诊第 2、3 伸肌腱之间的间隙，位于 Lister 结节（桡骨远端的背侧突出）的尺侧和远端，此间隙为进针点。

2. 针垂直于皮肤插入关节线。先回抽然后缓慢注射。注射后给予常规穿刺后护理。使用超声引导下注射时，可使用第 4 和第 5 伸肌腱间的间隙（图 57-4）。

肘关节注射

当进行肘关节注射时，应该注意位于肱骨内上髁和鹰嘴突之间的尺骨沟内的尺神经，因此注射时推荐选择桡侧入路。

操作所需材料包括 23 号针、5 ml 注射器和长效

糖皮质激素，如曲安奈德、己曲安奈德或甲泼尼龙，20 ～ 40 mg（±2 ml 1% 利多卡因）。

操作过程如下：

1. 将患者置于仰卧位，肘部弯曲 90° 放置在胸前。

2. 触诊并标记肱骨外上髁和鹰嘴突间间隙。针头朝向远端，垂直于皮肤在三头肌腱桡侧入针（图 57-5）。先回抽然后缓慢注射。注射后给予常规穿刺后护理。

3. 避免于鹰嘴内侧穿刺注射（注意尺神经）。

肩关节（盂肱）注射

肩关节注射的主要指征包括累及肩关节的 OA、RA（或其他炎性关节病）和冻结肩（frozen shoulder）。注射时推荐从后方注射，因为后方没有神经血管等结构的覆盖（图 57-6）。操作前需准备 21 号针，5 ml 注射器和长效糖皮质激素，如曲安奈德、己曲安奈德或甲泼尼龙，20 ～ 80 mg（±1 ml 1% 利多卡因）。

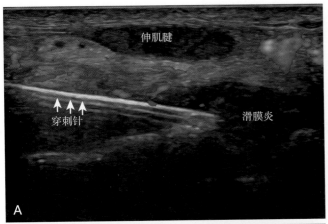

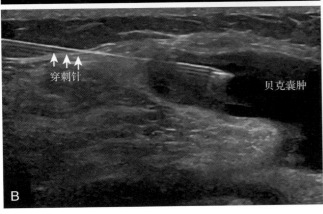

图 57-4　超声图像。A. 腕关节。B. 贝克囊肿注射

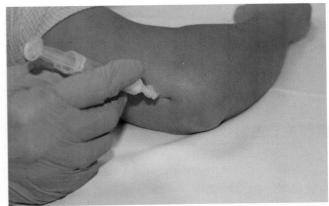

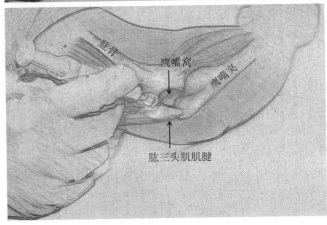

图 57-5　肘关节注射

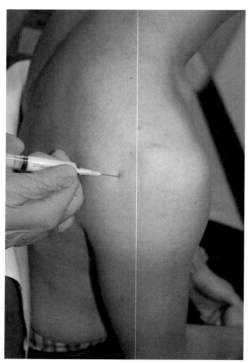 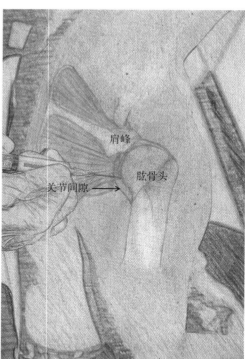

图 57-6　肩关节（盂肱）注射

操作过程如下：

1. 将患者置于坐位，背对操作者。
2. 触诊肩峰内下方 2 ~ 3 cm 的位置。内外旋肩关节以便确认关节间隙。前向进针。先回抽再缓慢注射。注射阻力应很小或没有阻力。注射后给予常规穿刺后护理。

肩锁关节注射

肩锁关节（acromioclavicular joint，ACJ）是关节间隙非常小的滑膜关节。因此，注射时只能注入少量的液体。直接或间接超声引导可以帮助确保注射部位的准确，特别是对于怀疑有骨赘形成和关节间隙消失的患者。

操作前需准备 25 号针，2 ml 注射器（也可以使用胰岛素注射器）和长效糖皮质激素，如曲安奈德、曲安奈德或甲泼尼龙，10 mg（±0.2 ml 2% 利多卡因）。

操作过程如下：

1. 触诊并标记肩锁关节。
2. 将针向下并略向后插入关节间隙的中心（图57-7）。肩锁关节周围有坚韧的韧带，初始进针时可能会有一些阻力。先回抽然后缓慢注射。注射后给予常规穿刺后护理。

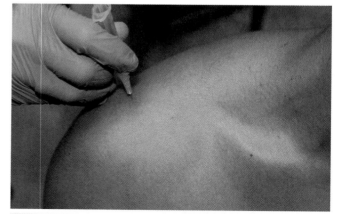

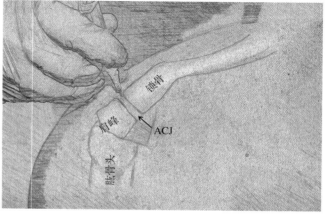

图 57-7　肩锁关节注射

下肢注射

跖趾关节注射

跖趾关节（metatarsophalangeal joint，MTP）关节（通常为第一跖趾关节）的注射和抽液特别适用于痛风的诊断和治疗以及缓解跖趾关节 OA 的症状。操作前需准备 25 号针头，2 ml 注射器（也可以使用胰岛素注射器）和长效糖皮质激素，如曲安奈德、己曲安奈德或甲泼尼龙，5 ~ 10 mg（±0.2 ml 2% 利多卡因）。

操作过程如下：

1. 从足背侧触诊并标记伸趾肌腱内侧或外侧的跖趾关节间隙。对于第一跖趾关节，首选内侧进针。
2. 跖趾关节微跖屈，将针头垂直于皮肤刺入，至伸肌腱下方（图 57-8）。先回抽然后缓慢注射。注射后给予常规穿刺后护理。

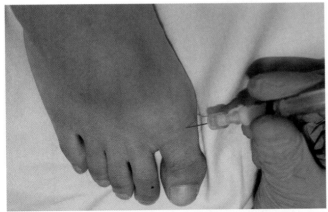

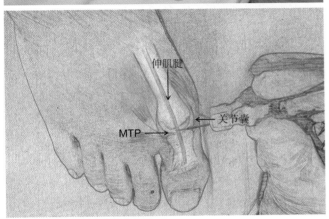

图 57-8 跖趾（MTP）关节注射

中足关节（距骨和舟骨）

由于中足关节间隙很窄并且难以通过触诊定位，所以采取直接或间接超声引导下穿刺，尤其是合并骨关节炎的患者。在间接超声引导穿刺中，可以在纵向和横向超声视野中识别和标记进针的位置。在两条线相交处做交叉标记。取下探针后，将穿刺针刺入标记的中心。

踝关节（胫距关节）

踝关节注射可以采用前方和后方入路穿刺两种方法。前方入路更易操作且疼痛较轻，因此本章将主要描述该入路。踝关节注射时，临床医生需要了解特定的解剖结构，以正确识别穿刺位置，降低并发症的风险，并改善穿刺的预后。足背动脉是一个重要的结构，位于踝关节拇伸肌腱（extensor hallucis tendon，EHL）的外侧。EHL 可通过伸展拇趾来识别。临床医生在注射时应触诊足背动脉以避免误入。腓深神经支配小腿肌肉、行走时负责抬高脚和脚趾，该神经走行于伸趾肌腱内侧，在踝关节近端 1 ~ 1.5 cm 处从肌腱后面穿过，并位于踝关节间隙水平 EHL 的外侧。由于这些解剖结构，我们建议在 EHL 内侧进行注射。

操作前需准备 23 号针，5 ml 注射器和长效糖皮质激素，如曲安奈德、己曲安奈德或甲泼尼龙，20 ~ 40 mg（±2 ml 1% 利多卡因）。

操作过程如下：

1. 将患者置于仰卧位，踝关节背伸。
2. 屈伸踝关节以识别关节间隙（关节间隙可能比通过视诊表面解剖结构所判断的更靠近近端，因此建议触诊）。
3. 将针刺入胫骨前肌腱内侧（胫骨前肌腱在伸趾肌腱内侧）。将针头方向与距骨相切并指向后外方向（图 57-9）。先回抽然后缓慢注射。注射后给予常规穿刺后护理。

距下关节

距下关节是距骨和跟骨之间的关节。距下关节非常狭窄并且覆盖有较厚的关节囊和软骨，因此盲穿注射比较困难，建议在超声引导下进行。但是，如果没有超声检查的条件，并且操作者经验不足，由于损伤

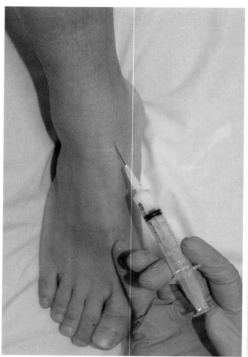
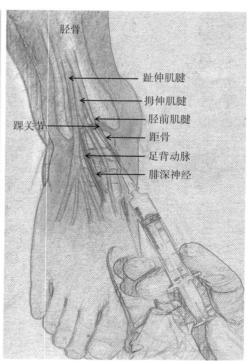

胫骨

趾伸肌腱
拇伸肌腱
胫前肌腱
距骨
足背动脉
腓深神经

踝关节

图 57-9　踝（胫距）关节注射

神经血管的风险较小且容易识别跗骨窦，一般选择侧方入路。虽然严格来说不是距下关节的一部分，但跗骨窦（sinus tarsi）提供了进入关节的通路。距跟韧带（talocalcaneal ligament）位于关节内，穿刺过程中可能对针产生阻力。我们接下来将介绍的方式是更传统的操作方法。

操作前需准备 23 号针，5 ml 注射器和长效糖皮质激素，如曲安奈德、己曲安奈德或甲泼尼龙，20 ～ 40 mg（±2 ml 1% 利多卡因）。

操作过程如下：

1. 将患者置于仰卧位，翻转脚踝。

2. 内外翻踝关节以识别关节间隙。关节间隙位于外踝的前下方。

3. 针头朝向内踝的方向垂直进针约 1 英寸（1 英寸≈ 2.54 cm）（图 57-10）。将针穿过韧带，过程中会有阻力，当感觉到组织落空感时表明针头已达到关节间隙。先回抽然后缓慢注射。如果注射时仍有较高的阻力，表明针头可能仍处于韧带中。此时应进一步推动针头，直到可以轻松注射。注射后给予常规的穿刺后护理。

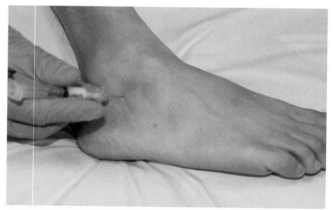

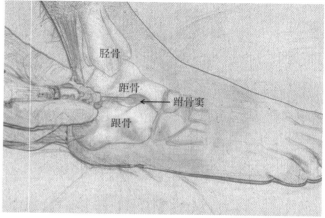

胫骨

距骨

跗骨窦

跟骨

图 57-10　距下关节注射

膝关节

膝关节是最常见的关节注射部位之一，主要用于诊断和治疗，以缓解炎性关节炎、晶体性关节病或继发于骨关节炎的膝关节滑膜炎（knee synovitis）。当进行膝关节注射时，临床医生应将药物注射入髌上囊（suprapatellar pouch，SPP）而不是胫股关节。髌上囊是一个大的囊状结构，延伸到髌骨和股四头肌腱的后方，并且与膝关节腔相通。

操作前需准备 21 号针，5 ml 注射器（肥胖患者需要更长的针头）和长效糖皮质激素，如曲安奈德、己曲安奈德或甲泼尼龙，20 ～ 80 mg（±3 ml 1% 利多卡因）。

操作过程如下：

1. 将患者置于仰卧位，使膝关节处于放松且略微弯曲的状态（膝关节可以用卷起的毛巾或枕头支撑，以维持弯曲、放松的状态）。
2. 触诊髌骨的内外侧缘。确定近端 1/3 与远端 2/3 的交点。将针头刺入髌骨下方略微向上，朝向髌上囊、髌骨上极点近端（图 57-11）。先回抽然后缓慢注射。注射后给予常规穿刺后护理。

对于贝克囊肿（Baker's cyst），最好使用超声引导，以便观察到囊肿，并避免神经血管结构的损伤（图 57-4B；表 57-5）。

软组织注射：上肢

弹响指及腱鞘注射

屈指腱鞘炎（digital flexor tenosynovitis）是与炎性关节病相关的常见症状。弹响指可能是屈肌腱鞘炎的表现，或者更常见的是由于冠状韧带增厚，尤其是在远端指间水平。

传统上，腱鞘炎和弹响指通过屈肌腱鞘注射（flexor tendon sheath injection）治疗。对于后者，在超声引导下围绕远端指间关节冠状韧带进行靶向注射（targeted injection）可能是首选方法。使用超声引导

表 57-5　可疑化脓性关节炎的应对

有时化脓性关节炎、痛风或关节出血的情况下，积脓或滑液会很浓稠而难以抽吸；这种情况下可使用大号针头或在超声引导下进行抽吸
如果高度怀疑感染穿刺未抽出关节液时，可向关节腔注入无菌盐水后再次穿刺抽吸

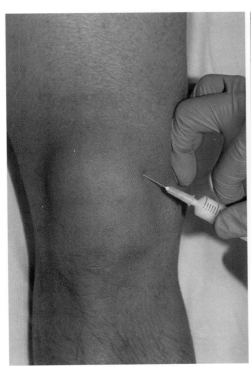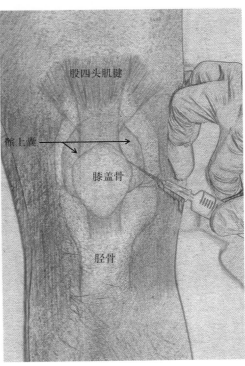

图 57-11　膝关节注射

下注射可确认诊断因而具有优势。操作前需准备 25 号针，2 ml 注射器和长效糖皮质激素，如曲安奈德、己曲安奈德（5 mg）或甲泼尼龙，25 mg（±1 ml 1% 利多卡因）。相比曲安奈德，我们推荐甲泼尼龙，因为其对肌腱的潜在危害较小。

操作过程如下：

1．嘱咐患者手指伸直手掌朝上。

2．将针头向远端倾斜 30° 刺入掌指关节，朝向肌腱进针并逐渐减小针与皮肤之间的角度，至尽可能接近平行皮肤（并不接触皮肤）。

3．边进针边注射。如果针头在腱鞘内，注射阻力将会消失。

对于超声引导穿刺，应在纵向视野上直视肌腱（图 57-12）。将针从探头的近端（或远端）插入，再引导至目标的区域，在该区域可以看到整个针的长度，并可以实时调整注射位置。操作步骤如上所述。

腕管注射

腕管注射对于保守治疗（例如：夹板）无效的轻

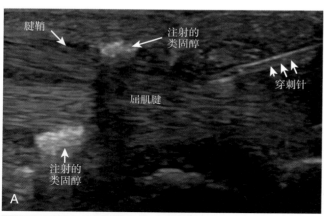

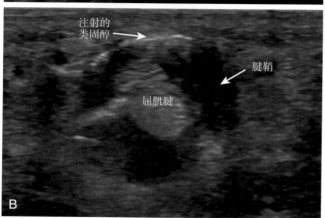

图 57-12　超声引导的腱鞘注射。A．纵轴试图。B．横轴视图

中度感觉障碍的腕管综合征可能是有益的。也可用于患者长时间等待手术或因患者个人意愿而不愿进行松解手术时的治疗。正中神经位于掌长肌腱下方，可作为该穿刺的标志。临床医生可以通过要求患者拇指和小指抵抗来寻找掌长肌腱。在解剖学上，14% 的人群掌长肌腱缺如[11]。

操作前需准备 25 号针头，2 ml 注射器和长效糖皮质激素，如曲安奈德或己曲安奈德（5 ～ 10 mg）或氢化可的松，25 mg（±1 ml 1% 利多卡因）。

操作过程如下：

1．将患者的手掌朝上放置。

2．将针头以约 45° 的角度刺入手掌远端皮肤褶皱处，朝向示指，并位于掌长肌腱下方（从尺侧）（图 57-13）。如果患者有任何感觉异常，可能提示穿入正中神经，可稍微抽出针头并重新定位。

超声引导穿刺可将正中神经放在横向视野上。穿刺针从正中神经尺侧进入。操作时临床医生应始终能够观察到针的整个长度。小心不要穿透神经。在屈肌支持带下方接近正中神经处注射糖皮质激素。

桡骨茎突狭窄性腱鞘（de Quervain 综合征）注射

该操作适用于治疗拇长展肌和拇短伸肌腱鞘炎，并最好在直接超声引导下进行。我们不推荐曲安奈德，因为它有更大的皮肤副作用的风险。操作前需准备 25 号针、2 ml 注射器和长效糖皮质激素，如曲安奈德或己曲安奈德（5 ～ 10 mg）或氢化可的松，25 mg（±1 ml 1% 利多卡因）。

操作过程如下：

1．嘱患者背伸及外展拇指来对肌腱进行定位和标记。对于 de Quervain 综合征，肿胀的腱鞘可以指示进针位置。

2．从拇指根部附近的桡骨茎突远端进针，向近端沿腱鞘走行指向桡骨茎突。

对于超声引导下注射，该过程类似于前述腱鞘注射。

网球肘注射

该注射方法可以与保守治疗（如物理疗法）相结合或用于保守治疗无效的肱骨外侧上髁炎（lateral

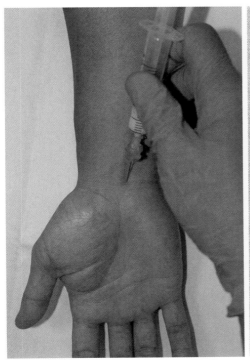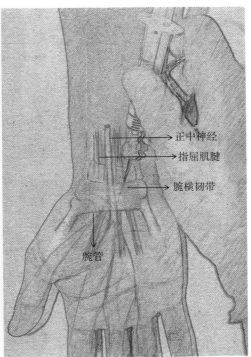

正中神经
指屈肌腱
腕横韧带
腕管

图 57-13 腕管注射

epicondylitis）（一种常见的前臂伸肌的肌腱病变）。

操作所需材料包括 23 号针、5 ml 注射器和长效糖皮质激素，如曲安奈德、己曲安奈德或甲泼尼龙，10 ～ 40 mg（±1 ml 1% 利多卡因）。

操作过程如下：

1. 将患者置于仰卧位，屈肘 90° 并放置于胸前。
2. 选择伸肌腱压痛最明显处进针（图 57-14）。针头达到骨表面后，稍退针，然后注射给药。

肩峰下滑囊

该操作适用于治疗肩峰下滑囊炎（subacromial bursitis）、撞击综合征（impingement syndrome）、肩袖肌腱病（rotator cuff tendinopathy）、粘连性关节囊炎（adhesive capsulitis）和钙化性肌腱炎（calcific tendonitis）。糖皮质激素的抗炎作用以及关节囊、滑囊的水扩张（hydrodistension）都可能起到缓解症状的作用。应用局麻药后症状缓解也有助于诊断。

操作前需准备 21 号针、5 ml 注射器和长效糖皮质激素，如曲安奈德或己曲安奈德或甲泼尼龙，20 ～ 40 mg（±3ml 1% 利多卡因）。

操作过程如下：

1. 嘱患者手臂处于内旋位，在肩关节后外侧用拇指按压感受肩峰下方的凹陷处。
2. 略微朝向肩峰前、下方进针，并指向喙突方向（图 57-15）。注射过程中受到的阻力应很小甚至没有阻力，这是因为肩峰下滑囊有一个较大的潜在空间。

软组织注射：下肢

Morton 神经瘤注射

该病是跖间神经的良性神经瘤。患者常表现为第 3 和第 4 趾（最常见受累区）之间的疼痛，主诉感觉类似鞋中有石头。可通过挤压跖趾关节（metatarsophalangeal，MTP）发出咔咔声（Mulder征）或经超声检查后确认。操作前需准备 25 号针，2 ml 注射器和长效糖皮质激素，如曲安奈德或己曲安奈德或甲泼尼龙，10 ～ 20 mg（±5 ml 2% 利多卡因）。

操作过程如下：

1. 触摸并标记进针位置，即第 3、4 MTP 的跖骨头之间向近端半英寸的位置，由背侧进针（图 57-16）。

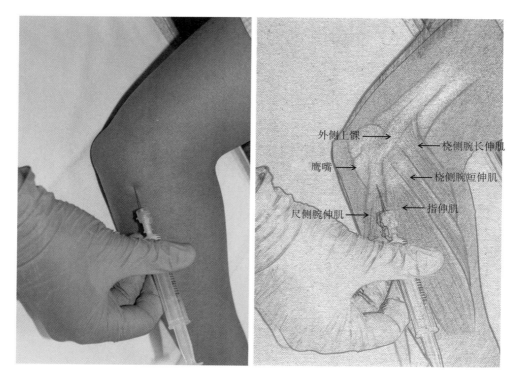

图 57-14　网球肘注射

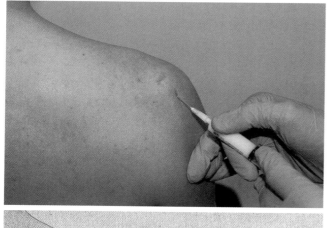

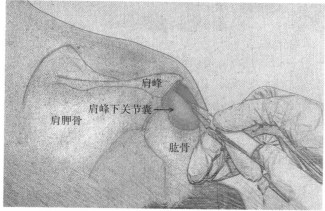

图 57-15　肩峰下滑囊注射

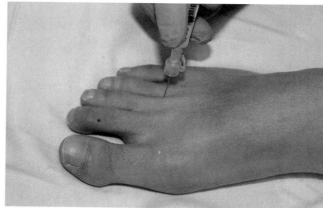

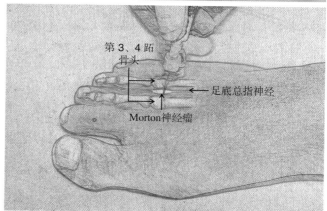

图 57-16　Morton 神经瘤注射

2. 垂直于皮肤表面进针，可以感受到跗骨横韧带（transverse tarsal ligament）的阻力。针头穿过韧带时可有突破感。

足底筋膜注射

足底筋膜炎注射治疗适用于保守治疗（如拉伸运动和矫形鞋垫）失败的情况。注射治疗通常非常疼痛并且可能导致脂肪垫萎缩，进而导致足底减震能力变差。因此，我们不建议经常注射或直接在足底脂肪垫部位注射。足底筋膜断裂也是一种并发症。操作前需准备 23 号针、5 ml 注射器和长效糖皮质激素，如曲安奈德或己曲安奈德或甲泼尼龙，20 ～ 40 mg（±2 ml 1% 利多卡因）。

操作过程如下：
1. 嘱患者患侧卧位，下面腿伸直、上面腿屈髋屈膝。
2. 触及跟骨结节内侧，并标记压痛最明显处。垂直于皮肤于跟骨结节内侧稍远端进针（图 57-17），直到接触骨表面。
3. 回抽后缓慢给药。遵循注射后护理常规。

对于超声引导下注射，需要调整位置，使足底筋膜在跟骨结节远端区域横位成像。从内侧进针，实时显露全针的长度及进针深度。按照前述说明继续

操作。

跟骨后滑囊注射

该操作推荐超声引导下进行。但如果没有超声设备时，仍然可以在没有影像学手段辅助的情况下完成。

操作前需准备 23 号针、5 ml 注射器和甲泼尼龙，20 mg（±1 ml 1% 利多卡因）。

操作过程如下：
1. 在跟骨近端、跟腱前方做穿刺点标记。
2. 从内侧或外侧标记点垂直进针约 1.5 cm（图 57-18）。切忌对抗阻力注射。

对于超声引导下注射，可将跟腱置于横向的视野中，以便于观察跟骨后滑囊的结构。从内侧或外侧进针，保证能够显露全针长度，并且可以实时观测注射位置。按照前述说明继续操作。

胫后肌腱和腓骨肌腱鞘注射

该操作最好在超声引导下完成。然而，如果肌腱肿胀部位非常明显并且极易识别，可以进行盲穿。操作前需准备 25 号针、2 ml 注射器（也可以使用胰岛

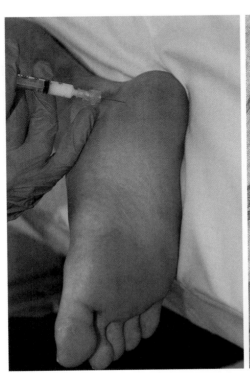
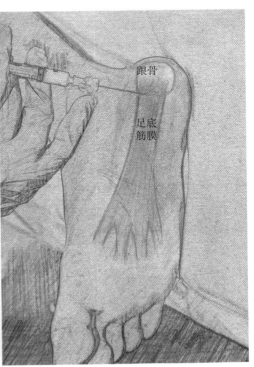

图 57-17 足底筋膜注射

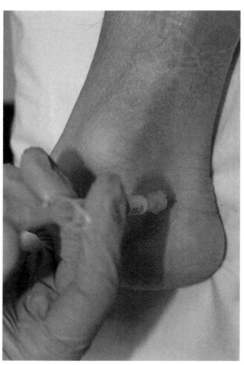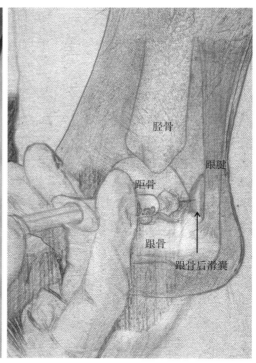

图 57-18　跟骨后滑囊注射

素注射器）和 25 mg/ml 氢化可的松制剂。

操作过程如下：

1. 触诊内踝并识别胫后动脉（posterior tibial artery）搏动。画线标记以避免损伤胫后动脉。

2. 于内踝远端偏后方的位置进针（图 57-19）。胫骨后肌腱是位于内踝后方的第一个结构（腓骨肌腱注射则为外踝）。沿着踇趾与足跟连线即肌腱走向，向近端倾斜 45° 进针。回抽后缓缓注射。根据注射量的不同，肌腱鞘可呈香肠状隆起。注射后给予常规穿刺后护理。

腓骨肌腱

1. 触诊外踝。腓骨腱鞘位于外踝后方且彼此相邻。除非腱鞘明显肿胀，否则不要直接注射肌腱。通常可借助超声引导下穿刺。

2. 将针尖置入到外踝末端水平的后方，并使用与内踝类似的技术进行注射。回抽，然后慢慢推动注射器。腱鞘可形成香肠状肿胀。遵循注射后护理常规。

跗管综合征注射

该注射方式适用于治疗跗管综合征，该综合征是指胫后神经（posterior tibial nerve）在跗管内受压。跗管综合征可表现为足底内侧 1/3 区域有麻木和刺痛感。可通过神经传导研究证实。在我们的实践中，这是一种比较少见的注射。超声引导注射将有助于降低损伤神经血管束的风险。操作前需准备 25 号针、2 ml 注射器（也可以使用胰岛素注射器）和 25 mg/ml 氢化可的松制剂。

操作过程如下：

1. 触诊内踝并识别胫后动脉搏动。画线标记以避免损伤胫后动脉。

2. 于内踝后方和胫后动脉前方进针（图 57-20），针头平行于皮肤。沿踇趾、足跟走向，与远端呈 45° 角进针。回抽后缓慢推注液体。注射后给予常规穿刺后护理。

大转子滑囊

大转子滑囊炎或大转子疼痛综合征是一种常见疾病，当患者处于患侧卧位时，大转子区域疼痛并伴有

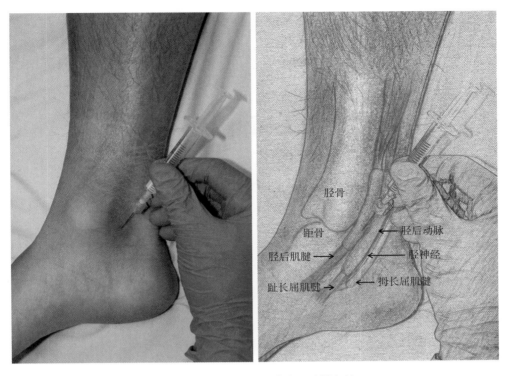

图 57-19 胫后肌腱和腓骨肌腱鞘注射

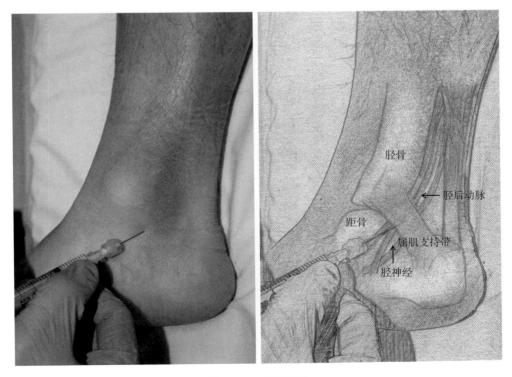

图 57-20 跗管注射

严重压痛。本病可能与髂胫束紧张有关。最近的影像证据表明这种疾病导致的疼痛是多因素的，臀肌腱病的存在比滑囊炎更为常见。大转子可以作为股骨近端的骨性标志。

操作前需准备 23 号（长 2 英寸）针、5 ml 注射器和长效糖皮质激素，如曲安奈德或己曲安奈德或甲泼尼龙，40 mg（±2 ml 1% 利多卡因）。

操作过程如下：

1. 患者取侧卧位，患侧朝上。
2. 触诊并标记大转子区域压痛最明显的部位。
3. 垂直于皮肤进针，直至接触坚硬的骨面，略微回退针头，回抽后注射药物。注射后给予常规穿刺后护理。

结论

关节穿刺术及关节与软组织注射是风湿疾病诊断和治疗的关键技术。只要考虑和注意操作要点，该方法是非常安全有效的。正确地把握适应证，掌握相应解剖学知识，并且熟悉规范的操作技术和药物使用方法能带来十分理想的结束详细的操作记录、充分向患者解释说明潜在并发症、遵循注射后护理常规对于优化操作结果而言非常重要一般来说，注射对炎性病因更有效，而在 OA 中，如果它们有效，则益处可维持 6～12 周。对于软组织问题，注射的作用尚未得到证实，并使患者面临更高的局部并发症风险。因此，我们建议首先进行保守治疗，若患者需要迅速缓解症状，可考虑软组织注射。类固醇可能会在短期内更快地解决症状，而物理疗法可能更有效长期有用。

必须确保所使用的技术是安全的并且操作者接受过适当的培训。在我们的实践中，超声越来越多地用于指导操作，尤其是在使用传统盲法技术可能难以抽吸或注射的关节中。

Full references for this chapter can be found on ExpertConsult.com.

参考文献

1. Ahmed I, Gertner E: Safety of arthrocentesis and joint injection in patients receiving anticoagulation at therapeutic levels, *Am J Med* 125(3):265–269, 2012.
2. Yui JC, Preskill C, Greenlund LS: Arthrocentesis and joint injection in patients receiving direct oral anticoagulants, *Mayo Clin Proc* 92(8):1223–1226, 2017.
3. Stefanich RJ: Intraarticular corticosteroids in treatment of osteoarthritis, *Orthop Rev* 15(2):65–71, 1986.
4. Fletcher E: The treatment of osteoarthritis by intra-articular injection of lipiodol and gomenol, *Postgrad Med J* 19(213):193–197, 1943.
4a. Bokarewa M, Tarkowski A: Local infusion of infliximab for the treatment of acute joint inflammation, *Ann Rheum Dis* 62:783–784, 2003.
5. Peeters CM, Leijs MJ, Reijman M, et al.: Safety of intra-articular cell-therapy with culture-expanded stem cells in humans: a systematic literature review, *Osteoarthr Cartil* 21(10):1465–1473, 2013.
6. Gray RG, Gottlieb NL: Intra-articular corticosteroids. An updated assessment, *Clin Orthop Relat Res* (177):235–263, 1983.
7. Pyne D, Ioannou Y, Mootoo R, et al.: Intra-articular steroids in knee osteoarthritis: a comparative study of triamcinolone hexacetonide and methylprednisolone acetate, *Clin Rheumatol* 23(2):116–120, 2004.
8. Braun HJ, Wilcox-Fogel N, Kim HJ, et al.: The effect of local anesthetic and corticosteroid combinations on chondrocyte viability, *Knee Surg Sports Traumatol Arthrosc* 20(9):1689–1695, 2012.
9. Seshadri V, Coyle CH, Chu CR: Lidocaine potentiates the chondrotoxicity of methylprednisolone, *Arthroscopy* 25(4):337–347, 2009.
10. Bellamy N, Campbell J, Robinson V, et al.: Viscosupplementation for the treatment of osteoarthritis of the knee, *Cochrane Database Syst Rev* (2):CD005321, 2006.
11. Sebastin SJ, Puhaindran ME, Lim AY, et al.: The prevalence of absence of the palmaris longus—a study in a Chinese population and a review of the literature, *J Hand Surg Br* 30(5):525–527, 2005.

第 58 章

抗核抗体

原著 STANFORD L. PENG, JOSEPH E. CRAFT

张蜀澜 译 李永哲 较

关键点

- 抗核抗体（anti-nuclear antibodies，ANA）是系统性红斑狼疮（systemic lupus erythematosus，SLE）、系统性硬化症（systemic sclerosis，SSc）、炎性肌病（inflammatory myositis）和干燥综合征（Sjögren's syndrome，SS）等风湿病的特征，同时也是诊断药物诱发的狼疮（drug-induced lupus erythematosus，DILE）等疾病的必要指标。对疑似此类疾病的患者，临床上宜采用荧光法抗核抗体检测（fluorescent antinuclear antibody test，FANA）进行初步筛查。

- SLE 的主要特异性 ANA 包括：与肾受累和疾病活动程度相关的抗双链 DNA 抗体（anti-double stranded DNA antibody，anti-dsDNA antibody）；与神经精神症状和肾损害相关的抗核糖体 P 蛋白抗体；与皮肤损害及新生儿狼疮相关的抗 -Ro/SS-A 抗体和抗 -La/SS-B 抗体；以及与临床表现无明确相关性的 SLE 特异性抗 Sm 抗体。

- SSc 的主要特异性 ANA 包括：与 CREST（钙质沉着症、雷诺现象、食管运动障碍、硬化和毛细血管扩张）表现相关的抗着丝点抗体（anti-centromere）；与弥漫性皮肤损害及肺纤维化相关以及 SSc 恶变风险增高相关的抗 Scl-70（拓扑异构酶Ⅰ）抗体和抗 RNA 聚合酶Ⅲ抗体；以及见于肌炎 - 系统性硬化症重叠综合征的抗多肌炎（PM）-Scl（外切体）抗体。

- 炎性肌病的主要特异性 ANA 包括：与预后不佳的抗合成酶综合征相关的抗合成酶抗体，例如抗组氨酰 tRNA 合成酶抗体（如 Jo-1）；与皮肤损害相关的抗 Mi-2（核小体重组 - 脱乙酰酶复合物）抗体。

- SS 的主要特异性 ANA 包括抗 -Ro/SS-A 抗体和抗 -La/SS-B 抗体，上述抗体可见于新生儿狼疮患儿的母亲，不论患儿母亲是否有临床症状。

- 虽然多数特异性 ANA 被认为具有疾病或临床表现特异性，但也存在例外，许多自身抗体也可见于正常人，只是阳性率较低，在炎症中阳性率有所升高。

- 理想情况下，单个特异性 ANA 应该只有出现抗体相关临床症状的情况下检测（如狼疮肾炎与抗 DNA 抗体），但由于越来越多的临床实验室可提供 ANA 谱检测，往往导致在不确定临床意义的情况下检测 ANA。因此，ANA 和特异性 ANA 检测不足以作为确诊或排除诊断的依据。

引言

抗核抗体（ANA）是一组针对细胞内抗原成分的异质性自身抗体。经典的抗原成分包括核特异性，如 DNA 或小核糖核酸蛋白（snRNP），后来 ANA 抗原成分扩展到各种其他细胞成分，包括有丝分裂纺锤体装置、细胞质、胞质中的细胞器和细胞膜[1]。ANA 相关疾病（表 58-1）包括以 ANA 阳性率异常增高为特征的综合征，这类疾病通常可以通过荧光法 ANA 检测（FANA）筛检，例如系统性红斑狼疮（SLE）、系统性硬化症（SSc）和混合性结缔组织病（mixed connective tissue disease，MCTD）。多发性肌

表 58-1　抗核抗体（ANA）相关疾病	
疾病	ANA 阳性率（%）
对诊断非常有用的疾病	
系统性红斑狼疮	99 ～ 100
系统性硬化症	97
多发性肌炎 / 皮肌炎	40 ～ 80
干燥综合征	48 ～ 96
对诊断有一定作用的疾病	
药物性狼疮	100
混合型结缔组织病	100
自身免疫性肝炎	100
对预后有用的疾病	
幼年型特发性关节炎	20 ～ 50
抗磷脂综合征	40 ～ 50
雷诺现象	20 ～ 60
对诊断没有价值的疾病	
盘状红斑	5 ～ 25
纤维肌痛	15 ～ 25
类风湿关节炎	30 ～ 50
自身免疫性疾病直系亲属	5 ～ 25
多发性硬化	25
特发性血小板减少性紫癜	10 ～ 30
甲状腺疾病	30 ～ 50
硅胶隆胸患者	15 ～ 25
感染性疾病	变异较大
恶性疾病	变异较大
正常人	
≥ 1 : 40	20 ～ 30
≥ 1 : 80	10 ～ 12
≥ 1 : 160	5
≥ 1 : 320	3

ANA，抗核抗体
Modified from Kavanaugh A，Tomar R，Reveille J，et al.：Guidelines for clinical use of the antinuclear antibody test and tests for specific autoantibodies to nuclear antigens，American College of Pathologists. *Arch Pathol Lab Med* 124：71-81，2000.

炎（polymyositis，PM）、皮肌炎（dermatomyositis，DM）和干燥综合征（SS）中 ANA 的阳性率较其他 ANA 相关疾病低，但由于其与其他 ANA 疾病存在相似的靶抗原并推测其发病机制也类似，因而常与上述疾病归为一类。数 10 年来，ANA 一直是结缔组织病（CTD）诊断及预后的重要工具，已成为对疑似自身免疫性疾病患者的常规筛查手段。但是 ANA 也可见于多种感染性疾病、炎症和肿瘤性疾病及正常人，因此，我们需要对其复杂性和检测方法的局限性有一定的了解，以便在临床上正确应用。

历史背景

关 键 点

● ANA 是风湿病和其他自身免疫性疾病的广为人知的诊断工具，而其重要性也延伸到其靶抗原在维持细胞稳态中的关键作用。

1948 年，研究人员在 SLE 患者的骨髓样本中发现了狼疮（LE）细胞，首次正式描述了与 ANA 相关的现象。LE 细胞是吞噬了被抗 DNA 抗体损伤的细胞的多形核白细胞，常被用于 SLE、药物性狼疮、SS 和类风湿关节炎（RA）的诊断[2]。LE 细胞检测是一项繁琐的技术，因此 1957 年 FANA 检测作为更加敏感的技术被用于 SLE 及相关疾病的诊断[3]。随着 FANA 对自身抗体反应性的进一步细分，Sm、核糖体蛋白（nRNP）、Ro/SS（SS-A）和 La/SS-B 等特异性自身抗原逐步被发现，这些自身抗原在维持细胞稳态方面起着重要作用（表 58-2）。随后许多以 ANA 的生物细胞学研究试剂检测发现了更多的 ANA 自身抗原。

ANA 与疾病发病机制的相关性

关 键 点

● ANA 与相关抗原通过直接的毒性作用或其他促炎作用参与了疾病的发病。

表 58-2　抗核抗体的诊断特异性

特异性	靶抗原（功能）	ANA 核型	其他检测	主要相关疾病
细胞核				
染色体相关抗原				
DNA	dsDNA	核周型，均质型	RIA、ELISA、CIF、Farr	SLE
	ssDNA，dsDNA	核周型，均质型	RIA、ELISA、CIF	SLE
	ssDNA	无法检测	ELISA	SLE、DIL、RA
组蛋白	H1、H2A/B、H3、H4	均质型，核周型	IB、RIA、ELISA	SLE、DIL、RA、PBC、SSc
	H3（核小体结构）	大颗粒型		SLE、UCTD
动粒（着丝点）	CENP-A、-B、-C 和（或）-D（有丝分裂纺锤体）	颗粒型 [a]	IF、ELISA	SSc、SLE、pSS
Ku	DNA 依赖的蛋白激酶的调控单元（Ku70/80）（DNA 断裂修复）	细颗粒型或核仁型 [a]	ID、IPP、IB	SLE、PM/SSc 重叠征
PCNA/Ga/LE-4	增殖性细胞核抗原（DNA 支架）	颗粒型 / 颗粒核仁型 [a]	ELISA、ID、IB、IPP	SLE
DEK	DEK 自身抗原			SLE、JIA、SSc（转录调节）
致密颗粒型 70（DFS70）	晶状体上皮细胞生长因子（LEDGF）和（或）DNA 结合的转录辅助因子 p75	致密颗粒型	IB、IF	（排除系统性自身免疫性疾病）
剪接体成分		颗粒型	ID、ELISA、IB、IPP	
Sm	Sm 核心 B′/B、D、E、F 和 G			SLE
RNP，nRNP	U1 snRNP 70K、A 和 C			SLE、MCTD
	U2 snRNP			SLE、MCTD、重叠征
	U4/U6 snRNP			pSS、SSc
	U5 snRNP			SLE、MCTD
	U7 snRNP			SLE
	U11 snRNP			SSc
	SR（前 mRNA 的剪接）		ELISA、IB、IPP	SLE
其他的核糖核蛋白				
Ro/SS-A	Ro（核糖体 RNA 加工）	颗粒型或阴性	ID、ELISA、IB、IPP	pSS、SCLE、NLE、SLE、PBC、SSc
La/SS-B/Ha	La（核糖体 RNA 加工）	颗粒型	ID、ELISA、IB、IPP	pSS、SCLE、NLE、SLE
RNA 解旋酶 A	RNA 解旋酶 A	？	IP	SLE
TIA-1，TIAR	TIA-1，TIAR	？	IB、IPP	SLE、SSc
Mi-2	NuRD 复合物（转录调控）	均质型	ID、IPP	DM
p80- 螺旋蛋白	螺旋小体	颗粒型		pSS
MA-I	有丝分裂器	颗粒型 [a]		pSS、SSc
核仁				
RNA 多聚酶（RNAP）		点状	IPP、IB	
	RNAP I	核仁型		SSc

续表

表 58-2 抗核抗体的诊断特异性

特异性	靶抗原（功能）	ANA 核型	其他检测	主要相关疾病
	RNAP II	细胞核 / 核仁型 [b]		SSc，SLE，重叠征
	RNAP III（RNA 转录）	细胞核 / 核仁型 [b]		SSc
核糖体 RNP	核糖体 RNP（蛋白质翻译）	核仁型，胞质型	ID，IB，IPP，ELISA	SLE
拓扑异构酶 I（Scl-70）	拓扑异构酶 I（DNA 促旋酶）	弥散颗粒型或核仁型	ID，IB，ELISA	SSc
拓扑异构酶 II	拓扑异构酶 II（DNA 促旋酶）	?	ELISA	SSc
U3 snoRNP（核仁纤维蛋白）	U3 snoRNP（核糖体 RNA 加工）	块状	IB，IPP	SSc
Th snoRNP（RNA 酶 MRP）	RNA 酶 MRP（线粒体 RNA 加工）	弥散少核浆型	IPP	SSc
NOR 90（hUBF）	hUBF（核糖体 RNA 转录）	10 ～ 20 核点型或细胞核型 [a]	IB，IPP	SSc
PM-Scl（PM-1）	外泌体（RNA 加工 / 降解）	均质型或核仁型	ID，IPP，IB	PM，DM，SSc，重叠征
核组蛋白 -2（Wa）	核组蛋白 -2	?	ELISA	SSc，SLE，PM/DM
胞质型				
tRNA 合成酶				
Jo-1	tRNAHis	细颗粒型	ID，IPP，IB，ELISA，AAI	PM，DM
PL-7	tRNAThr	细颗粒型	ID，IPP，IB，ELISA，AAI	PM，DM
PL-12	tRNAAla	细颗粒型	ID，IPP，IB，ELISA，AAI	PM，DM
EJ	tRNAGly	细颗粒型	ID，IPP，IB，ELISA，AAI	PM，DM
OJ	tRNAIle	细颗粒型	ID，IPP，IB，ELISA，AAI	PM，DM
KS	tRNAAsn	细颗粒型	ID，IPP，IB，ELISA，AAI	UCTD，?
Mas	tRNA[Ser]Sec（蛋白质翻译器）	?	IPP	肌炎
胞衬蛋白	α- 和（或）β- 胞衬蛋白（细胞骨架成分）	弥漫性质膜下型	ELISA	pSS
信号调控颗粒	信号调控颗粒（跨膜蛋白处理）	?	IPP，IB	PM
KJ	蛋白翻译器	?	ID，IB	肌炎
钙联蛋白 -3	钙联蛋白 -3（细胞骨架）	?	IB，ELISA	pSS，SLE，IIM
延伸因子 1α（Fer）	延伸因子 1α（蛋白质翻译）	?	IPP	肌炎

[a] 细胞周期依赖的

[b] 核仁也可被染色，与抗 RNA 聚合酶 I 抗体相关

AAI，氨酰化抑制；ANA，抗核抗体；CENP，着丝点蛋白；CIF，绿蝇短膜虫免疫荧光；DIL，药物诱导性狼疮；DM，皮肌炎；ds，双链；ELISA，酶联免疫吸附法；Farr，Farr 氏放射免疫分析法；hUBF，人类上游结合因子；IB，免疫印记法；ID，免疫扩散法；IF，免疫荧光法；IPP，免疫沉淀法；MCTD，混合型结缔组织病；mRNA，信使 RNA；NLE，新生儿红斑狼疮；NOR，核仁组织区；nRNP，细胞核核糖核蛋白；NuRD，核小体重塑 - 去乙酰化酶；PBC，原发性胆汁性胆管炎；PCNA，增殖性核抗原；PM，多发性肌炎；PM-Scl，多发性肌炎硬皮病；pSS，原发性干燥综合征；RA，类风湿关节炎；RIA，免疫放射分析；RNAP，RNA 多聚酶；RNase，RNA 酶；RNP，核糖蛋白；SCLE，亚急性皮肤红斑狼疮；SLE，系统性红斑狼疮；Sm，Smith；snRNP，小核糖核蛋白；SR，丝氨酸 / 精氨酸剪接因子；ss，单链；SSc，系统性硬化症；TIA-1，T 细胞胞质抗原 1；TIAR，TIA-1- 相关蛋白；tRNA，转移 RNA；UCTD，未分化结缔组织病。

Modified from Fritzler MJ: Immunofluorescent antinuclear antibody test. In Rose NR，De Macario EC，Fahey JL, et al., editors: *Manual of clinical laboratory immunology*，Washington，DC，1992，American Society for Microbiology. p 724.

多种 ANA 一直被认为参与了疾病的发病机制。例如，抗 DNA 抗体可能通过免疫复合物沉积，直接与肾小球抗原交叉反应，和（或）向胞内渗透和诱导细胞毒性从而加重狼疮肾炎的炎症[4]。同样，抗核糖核蛋白抗体（如抗 Ro/SS-A、抗 La/SS-B 和抗 Sm）可能通过进入活细胞，或者与皮肤或心脏的暴露抗原结合而参与了皮肤或心脏受累的发病机制[5]。抗 Scl-70（拓扑异构酶Ⅰ）抗体阳性血清可能导致干扰素 -α（IFN-α）升高，高 IFN-α 水平与弥漫性皮肤损害及肺纤维化相关[6]。另外，现已证明肌炎患者的抗 Jo-1 或抗 Ro/SS-A 抗体阳性血清可诱使内皮细胞表达Ⅰ型 IFN 和（或）细胞间黏附分子 -1（ICAM-1）[7,8]。

然而，仅有自身抗体并不足以解释疾病发病机制。抗 Ro/SS-A 抗体阳性血清对Ⅰ型 IFN 活性的诱导似乎仅限于 SLE 或 SS 患者，而不是无症状的个体[9]。这种现象可能反映了其他的生物效应或自身抗原的效应，如新的构象或表位。例如，在肺里发现的组氨酰胺转移 RNA（tRNA）合成酶是与肺纤维化相关的抗 Jo-1 抗体的靶抗原，其构象对蛋白酶敏感[10]；Ro/SS-A 的凋亡表位（凋亡细胞上表达的表位）为 SLE 所特有，提示凋亡在疾病发病中的独特作用[11]。不同自身抗原可能具有其独有的生物学功能：60-kD Ro/SS-A 可能是抗磷脂相关的 β2- 糖蛋白Ⅰ的受体，而这一动态可能导致了抗 Ro 抗体的致病性的差异[12]。此外，多数的自身抗原或许具有天然的促炎作用，如 DNA 和 RNA 可通过 Toll 样受体（TLR）3、7 和 9 或其他细胞内核酸结合受体激发固有免疫反应[13]，或者着丝粒蛋白 CENP-B 可通过 CCR3 诱导平滑肌反应[14]。有意思的是，SLE 患者的显著缓解与 TLR 反应性丧失、自身抗体缺乏和抗 DNA 抗体的消失相关，这一现象从临床角度支持上述观点[15]。因此，结缔组织病的发病机制是自身抗原的直接促炎作用或其他生物学效应，以及自身抗体反应之间的相互作用的结果。

检测方法

> **关键点**
>
> - 间接免疫荧光是筛查 ANA 的金标准。
> - 由于酶联免疫吸附法（ELISA）高通量的特性，因此多数抗体检测都采用 ELISA 法，甚至有的实验室采用 ELISA 法筛查 ANA，但是 ELISA 法的准确性较低。
> - 临床上须根据所采用的检测方法来解释 ANA 的检测结果。

间接免疫荧光法

免疫荧光法是快速、灵敏的 ANA 筛选方法，也是 ANA 筛查的金标准[1]。不同稀释浓度（通常为倍比稀释）的待测血清与底物细胞共同孵育，随后加入荧光素偶联抗人 IgG 与血清中的抗体结合，最后通过荧光显微镜下判读结果。结果通常包括两个参数：核型和滴度。滴度 ≥ 1：40 的任何核型可判断为阳性。核型可以是单一的或复合的，反映了相应的自身抗原在细胞中的定位（表 58-2；图 58-1，图 58-2）。

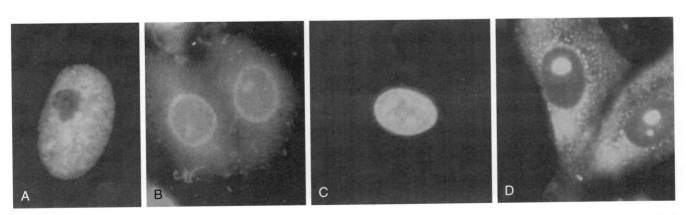

图 58-1　荧光抗核抗体检测：SLE 特异性抗体。A，颗粒型，抗 Sm 抗体。B，核周型，抗 DNA 抗体。C，均质型，抗 DNA 抗体。D，胞质颗粒型和核仁型，抗核糖体抗体（A，From the Clinical Slide Collection on the Rheumatic Diseases，copyright 1991；used by permission of the American College of Rheumatology.）

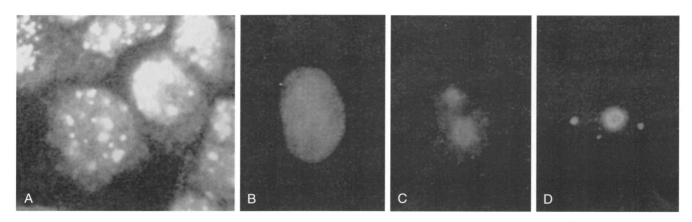

图 58-2   荧光抗核抗体检测：系统性硬化症特异性抗体。A，散点型，抗着丝点抗体。B，颗粒型与核仁型，抗拓扑异构酶 I （Scl-70）抗体。C，核仁均质型和少核浆型，抗 Th （核糖核酸酶线粒体 RNA 加工复合体，7-2）抗体。D，点状核仁型，抗 RNA 聚合酶抗体（A，From the Clinical Slide Collection on the Rheumatic Diseases，copyright 1991；used by permission of the American College of Rheumatology.）

通常报告的滴度是为可检出 ANA 核型的最高稀释度，但是滴度的判断依靠主观判读，不够精确，并且实验室间的标准化尚未完全建立。标准化方面的工作在各个实验室存在不同，包括基于计算机的荧光图像量化，主观光学分级以及使用标准化血清来定义国际单位（IU/ml）。

综上所述，必须根据各个实验室使用的技术来解释 FANA 结果。培养的细胞系（如 HEp-2 细胞）因具有高浓度的细胞核和细胞质抗原以及标准化的操作，仍然是金标准的抗原基质。但也有一些实验室继续使用其他的抗原基质，如啮齿动物肝或肾组织，这些基质具有消除血型抗体，嗜异性抗体或一过性病毒感染干扰的特点，但对一些细胞周期依赖抗原（如 Ro/SS-A）的敏感性较低。其他可能导致 FANA 结果变异的问题包括试剂和仪器的差异，例如荧光素结合的抗人 IgG、特定的参考血清和显微镜[16]。

酶联免疫吸附实验

酶联免疫吸附实验（ELISA）为检测自身抗体提供了高敏且快速的技术。它们通常用于检测特异性 ANA，如抗 DNA 和可提取核抗原（ENA）自身抗体（抗 Sm、抗 Ro/SS-A、抗 La/SS-B 和抗 RNP 抗体），通常被用于 FANA 筛查阳性时的后续检测。利用该技术，将检测血清在预先包被有纯化的靶抗原的孔中孵育，并通过酶结合的抗人免疫球蛋白抗体检测已与靶抗原结合的抗体，然后采用适当的酶底物显

色。由于 ELISA 商品化试剂盒的推广以及可用于多种平台检测，使得实验室可以快速低成本的完成大量样本的检测，因而 ELISA 法得以广泛应用。许多实验室采用固相的免疫分析法取代了 FANA 筛查 ANA，然而这些方法检测的自身抗体种类有限（通常为 8 ~ 10 种），导致与 FANA 相比灵敏度降低[17]。相反，由于 ELISA 技术可能使自身抗原变性，因而会产生假阳性结果，需进一步的检测确认，而确认检测并不一定能用于临床常规。因此，了解检测 ANA 的技术对于其在诊断和（或）预后中的临床应用具有重要价值。

抗 DNA 抗体检测

抗 DNA 抗体（anti-DNA antibody）由于自身抗原表位较多，测定难度大，因此受到特别的关注[4]。风湿病的特异性较低的抗变性单链 DNA（ssDNA）的抗体，常与游离嘌呤和嘧啶碱基序列结合。SLE 特异的抗天然双链 DNA（dsDNA）的抗体，常与磷酸脱氧核糖骨架或较罕见的构象依赖性 Z 型左旋 DNA 结合。有两种方法可以确保在抗 DNA 检测中使用的靶抗原为天然 dsDNA，一种方法是用 S1 核酶消化 DNA，去除突出的 ssDNA 末端；另一种方法是在羟磷灰石柱上对 DNA 进行层析，将 ssDNA 片段从 dsDNA 中分离出来。尽管如此，天然 DNA 可以自发变性，特别是与塑料 ELISA 板结合时，这可能是某些报道称抗 dsDNA 抗体对 SLE 缺乏特异性的原因。

Farr 氏放射免疫分析法（Farr radioimmunoassay）

是抗 DNA 抗体检测的金标准。自身抗体与核素标记的 dsDNA 在溶液中结合，然后通过硫酸铵沉淀抗体 -DNA 复合物，最后定量检测抗体结合的 dsDNA 的放射性的百分比。正常人血清只能与部分的 DNA 结合（通常少于 20%），但是 SLE 患者血清几乎能与 100% 的 DNA 结合。但检测的特异性取决于 dsDNA 的质量，以及是否彻底去除污染的 ssDNA。另外，由于存在放射性污染，Farr 氏法没有被临床实验室常规应用。

与之相反，短膜虫法（Crithidia test）提供了天然可靠的 dsDNA 抗原基质，被广泛应用于临床。短膜虫法采用以血鞭毛虫属绿蝇短膜虫作为间接免疫荧光法的抗原基质，其动基体是一种改良的巨大线粒体，含有高浓度的稳定的环状 dsDNA，并且不含有 RNA 或核蛋白，是检测抗 dsDNA 抗体活性的敏感且特异的免疫荧光基质。

综上，ELISA 法、短膜虫法以及 Farr 氏法可互为补充，有效鉴别抗 ssDNA 抗体和抗 dsDNA 抗体。

其他检测方法

其他检测特异性 ANA 的方法包括免疫扩散法（immunodiffusion）和对流免疫电泳技术（counterimmunoelectrophoresis），上述两种方法的敏感性较差，过去常用于特异性 ANA（特别是 ENA）与疾病表现和转归之间关系的临床研究；免疫沉淀法和免疫印迹法的敏感性和特异性较高，主要用于基础研究；酶抑制实验（如通过抗 Scl-70 抗体抑制拓扑异构酶 I，通过抗 snRNP 抗体抑制 RNA 的剪接）采用高度专业化的技术来研究 ANA 的功能。然而，因为上述方法操作繁琐且对专业技能的要求较高，因此在临床常规实验室中尚未广泛应用，但在研究领域具有重要价值。

荧光法 ANA（FANA）检测结果的解释

关键点

- 虽然 FANA 核型和滴度可能提示靶抗原的特异性以及与某种结缔组织病的相关性，但是这样的相关性仅能提供辅助作用，而不能决定临床决策。

核型

FANA 核型除了通常的均质型、颗粒型和核周型等细胞核核型外，还有胞质型、着丝点型和核仁型，反映了靶抗原在细胞内的定位（表 58-2；图 58-1，图 58-2）。少见的核型可能在某些情况下非常有帮助，例如有系统性硬化症表现的患者中着丝点型提示存在抗着丝点抗体，有肌炎表现的患者中的胞质型提示存在抗 tRNA 合成酶抗体[18]。相反，致密颗粒型（DFS70）的靶抗原是晶状体上皮细胞生长因子（LEDGF）和（或）DNA 结合的转录辅助因子 p75，目前被认为与系统性自身免疫性疾病无关，但是该核型常易与颗粒型混淆，且其特异性自身抗体检测尚未广泛应用[19]。事实上，对于是否将少见核型报告为 ANA 阳性或阴性，仍然缺乏共识[20]。因此，核型存在与否并不能高度准确的预测某种疾病，且部分实验室并不报告非细胞核核型，例如核点型、高尔基体型或抗线粒体抗体等少见核型[21]。此外，FANA 核型在预测自身抗原特异性方面的作用在一些临床实验室中已被广泛使用的自身抗原特异性 ELISA 所取代。因此，任何此类核型的存在都是非器官特异性自身免疫的证据，但这可能需要进一步评估。然而，特异的核型对于某些特定病例可能是有价值的。

滴度

虽然广被认可的 FANA 的阳性临界值仍为 1∶40，但一般认为高滴度的 ANA 与临床的相关性更高[16]，事实上有人建议将 1∶80 作为临床研究纳入狼疮患者的起始滴度[22]。正常人，尤其是女性、老年人或结缔组织病患者的直系亲属中 FANA 阳性率有时可超过 30%（表 58-1）[23,24]。虽然这些人群的滴度通常低于 1∶320 且为均质型和（或）致密颗粒型，其他多数的个体可能滴度更高却数年都没有临床症状，而 SLE 患者偶尔可表现为 FANA 阴性，特别是抗 Ro/SS-A 或抗 ssDNA 抗体阳性的患者和（或）实验室采用小鼠或大鼠组织作为检测基质[25]。因此，高滴度的 FANA 相比低滴度的 FANA 可能并不能作为更充分的临床评价的证据。而且，阳性的 FANA 筛查结果，不论滴度如何，都需要考虑临床相关情况。

抗核抗体相关的疾病

关键点

- SLE 中的主要特异性 ANA 包括与肾受累和疾病活动性相关的抗 dsDNA 抗体；与神经精神症状和肾受累相关的抗核糖体 P 蛋白抗体；与皮肤损害及新生儿狼疮相关的抗 Ro /SS-A 和抗 La/SS-B 抗体；而抗 Sm 抗体是 SLE 特异的自身抗体，但没有明确的临床表现相关性。
- 系统性硬化症的主要特异性 ANA 包括抗动粒（着丝粒）抗体，与 CREST 综合征（钙质沉着症、雷诺氏现象、食管运动障碍、硬化和毛细血管扩张）相关；抗拓扑异构酶 I（Scl-70）抗体和抗 RNA 聚合酶 III 抗体，与弥漫性皮肤损害和肺纤维化有关；抗 PM-Scl（外切体）抗体，与肌炎 - 系统性硬化症重叠相关。
- 炎性肌病的主要特异性 ANA 包括与预后不良的抗合成酶综合征相关的抗组织氨酰 tRNA 合成酶抗体（例如，Jo-1），以及与皮肤损害相关的抗 Mi-2（核小体重组 - 脱乙酰酶复合物）抗体。
- SS 的主要特异性 ANA 包括见于新生儿狼疮患儿母亲以及无症状的新生儿狼疮患儿母亲的抗 Ro/SS-A 抗体和抗 La/SS-B 抗体。

系统性红斑狼疮

ANA 仍然是 SLE 的标志。虽然以往研究报道的 FANA 阳性率只有 90%，但采用现有方法检测超过 99% 的患者 ANA 阳性[26]。表面上看，SLE 可诱导生成针对细胞内不同部位的无数抗原的自身抗体，但大多数 SLE 自身抗原存在于细胞核内，大致分为染色质相关抗原（chromatin-associated antigen）和核糖核蛋白抗原（表 58-2，表 58-3）[27]。

染色质相关抗原

抗 DNA 抗体。 虽然抗 DNA 抗体仍是公认的 SLE 特异性抗体之一，但该自身抗体可针对 DNA 的不同生理结构，如核小体或染色质，且这些自身抗体更常见，并可能参与了发病[28,29]。尽管如此，大多数临床文献报道的仍然是经典的抗 dsDNA 抗体

（参见抗 DNA 抗体检测）。许多疾病可见抗 ssDNA 抗体阳性，但仅 SLE 患者血清可见特征性的高滴度抗 -dsDNA 抗体或抗 Z-DNA 抗体，约 73% 的患者采用 Farr 氏法和短膜虫法检测抗 DNA 抗体阳性，而 SS、RA 或其他疾病患者和正常人中抗体滴度则低得多[30]。SLE 中，相对于其他特异性 ANA，抗 DNA 抗体与肾炎和疾病活动性强相关[4,31]。一些研究中可观察到药物诱导的抗 DNA 抗体，例如在用肿瘤坏死因子（TNF）抑制剂治疗期间，但这些抗 DNA 抗体不一定与结缔组织病的临床表现或 TNF 抑制剂治疗的反应相关[32]。

一些抗 DNA 抗体可能与其他自身抗原交叉反应，这就解释了它与其他终末器官表现之间的关系，如中枢神经系统疾病出现的神经元 N- 甲基 -D- 天冬氨酸（NMDA）受体或核糖体 P 抗原[33,34]。这些结果提示抗 DNA 抗体的免疫相关抗原不一定是 DNA。因此，抗 DNA 抗体存在常常提示肾脏疾病，但并不总是提示狼疮性肾炎。反之亦然，事实上，当患者临床表现与 SLE 不符的情况下，抗 dsDNA 抗体的预测价值不高[35]。

抗组蛋白（核小体）抗体。 抗组蛋白抗体的靶抗原是核小体的蛋白质组分，是组成了无转录活性的染色质亚结构的 DNA- 蛋白质复合物。抗组蛋白抗体在 SLE 中很常见，与抗 dsDNA 有关，对药物性狼疮敏感，是药物性狼疮的特征，在药物性狼疮与抗 ssDNA 相关[29]。但是，也常见于其他风湿病，包括肌炎 - 系统性硬化症，也可见于慢性感染，例如 EB 病毒感染，因此，抗组蛋白抗体的临床相关性并不一致。

其他的染色质相关自身抗原。 SLE 中的其他染色质相关自身抗原包括见于其他风湿性和非风湿病但临床意义仍然不明确的几种特异性 ANA。例如，抗 Ku 抗体的靶抗原是参与 DNA 修复和 V（D）J 重排的 DNA 依赖性蛋白激酶的催化亚基，与许多临床表现有关，但目前存在争议[36]。其他染色质相关自身抗原还包括：增殖性细胞核抗原（PCNA），一种作为支架蛋白成分参与促进 DNA 复制、重组和修复的核磷蛋白；DEK，一种参与转录调节、染色质结构调节、DNA 复制和信使 RNA 处理的核磷蛋白；RNA 聚合酶 II，参与部分 snRNA 基因和所有蛋白质编码基因的转录的，临床相关性不明确。

表 58-3　系统性红斑狼疮相关的抗核抗体 [a]

抗体特异性	阳性率（%）	SLE 特异性？	主要相关疾病
染色质相关抗原			
染色质	**80 ～ 90**	高滴度	
dsDNA	**70 ～ 80**	高滴度	狼疮性肾病、总体疾病活动程度
组蛋白	**50 ～ 70**	无	药物诱导狼疮、抗 DNA 抗体
	H1，H2B ＞ H2A ＞ H3 ＞ H4		
Ku	**20 ～ 40**	无	重叠综合征
RNA 聚合酶 II	9 ～ 14	相对的（SLE 和重叠综合征）	
着丝点	6	无	
PCNA	3 ～ 6	无	
核糖核蛋白			
snRNP			
Sm 核心	**20 ～ 30**	有	
U1 snRNP	**30 ～ 40**	无	
U2 snRNP	15		
U5 snRNP	？		
U7 snRNP	？		
Ro/SS-A	**40**	无	皮肤狼疮、新生儿狼疮和 CHB
La/SS-B	**10 ～ 15**	无	新生儿狼疮
核糖体			
P0、P1、P2 蛋白	**10 ～ 20**	有	狼疮脑病
28S rRNA	？		
S10 蛋白	？		
L5 蛋白	？		
L12 蛋白	？		
SR 蛋白	50 ～ 52		
蛋白酶原体	58		
TNF TR	61		肾炎
RNA 解旋酶 A	6		
RNA	？		
Ki-67	？		

[a] 以上所列为 SLE 中的主要的自身抗体，以及估计的阳性率和疾病相关性。粗体表示多个研究支持的数据。详见正文
CHB，先天性心脏传导阻滞；dsDNA，双链 DNA；LE，红斑狼疮；PCNA，增殖细胞核抗原；pSS，原发性干燥综合征；rRNA，核糖体 RNA；SLE，系统性红斑狼疮；Sm，Smith；snRNP，小核核糖核蛋白；SR，丝氨酸 / 精氨酸剪接因子；TNF TR，肿瘤坏死因子转换调节体，包括 T 细胞胞质内抗原 1（TIA-1）和 T 细胞胞质内抗原 1 相关蛋白（TIAR）

核糖核蛋白

抗小核核糖核蛋白。在 SLE 中，目前研究最为明确的 snRNP 自身抗体包括抗 Sm 抗体和抗 U1 snRNP（RNP）抗体，其靶抗原是剪接体中的 RNA 或蛋白质，剪接体是参与前信使 RNA（mRNA）剪接的 RNP 颗粒的复合物[37]。RNP 颗粒包括 U1、U2、U4/U6、U5、U7、U11 和 U12 snRNPs，各由相应的富含尿嘧啶核苷（U）的 snRNA 和一组多肽组成，包括一个 Sm 多肽（B/B'、D1、D2、D3、E、F 和 G）共同核心和颗粒特异性的多肽[38]。抗 Sm 抗体仅见于 20%～30% 的 SLE 患者但被认为是特异性的标志物，其靶抗原为 Sm 核心蛋白，B/B' 和其中一种 D 多肽以及 Sm 样 LSm4[39]，但抗 Sm 抗体阳性与疾病活动性和预后不相关。相反，抗 U1 snRNP（nRNP 或 U1 RNP）抗体，其靶抗原为 U1 snRNP 特异的 70K、A 或 C 多肽链，见于 30%～40% 的 SLE 患者，但对 SLE 不特异，同样的也与其他几种疾病之间有不同程度的联系[40]。在 SLE 中还可见其他几个其他抗 snRNP 抗体，这些抗体常见于重叠综合征（如 U2、U5 或 U7 snRNP），但其临床意义仍未知[38]。

抗 Ro/SS-A 抗体和 La/SS-B 抗体。RNP 颗粒 Ro/SS-A 和 La/SS-B 是调控 RNA 聚合酶 Ⅲ 转录的大分子复合物的组成部分，常与 pSS、新生儿狼疮综合征以及 ANA 阴性的 SLE 相关（尤其是抗 Ro/SS-A 抗体，见上文 FANA）。但部分研究已经表明，不同风湿病抗 Ro 抗体针对的亚基不同，例如仅抗 Ro52 抗体阳性而抗 Ro60 抗体阴性与 pSS 相关，而抗 Ro60 抗体阳性伴或不伴抗 Ro52 抗体阳性与其他结缔组织疾病相关（包括 SLE）[41]。在 SLE 中，抗 Ro 抗体与多种临床表现相关，特别是皮肤损害（皮肤狼疮、冻疮和光敏）、干燥症状和新生儿狼疮综合征。新生儿狼疮综合征包括先天性心脏房室传导阻滞、抗 La 抗体阳性、类风湿因子阳性、肺损害、补体（尤其是 C4）缺陷、血小板减少、淋巴细胞减少和心脏弹性纤维增生症。相比之下，抗 La 抗体与迟发性 SLE、继发性 SS 和新生儿狼疮综合征相关，对抗 Ro 抗体相关性肾炎有保护作用[42]。

抗核糖体抗体。抗核糖体抗体，即抗核糖体 P 蛋白抗体（抗 P 抗体），是研究最充分的 SLE 相关抗体，其靶抗原是 60S 核糖体大亚基上的 P0、P1 和 P2 蛋白。虽然抗核糖体 P 蛋白抗体只见于少数患者，但

对 SLE 高度特异，尤其是典型的神经精神性狼疮[43]，可能与神经元表面 P 抗原等神经元抗原的交叉反应性有关[44]。据报道抗核糖体 P 蛋白抗体与疾病活动性、肾病、肝和血液系统受累以及脱发相关，并与抗 Sm 抗体，抗 DNA 抗体和抗心磷脂抗体相关[45]。其他少见抗核糖体抗体的靶抗原是核糖体 RNA（rRNA）（如 28S rRNA）或其他核糖体蛋白（如 S10、L5、L12 亚基蛋白），但其临床意义尚不明确[46]。

其他的 SLE 相关抗核抗体。现已发现许多与 SLE 相关的其他特异性 ANA，有的较为常见，如抗 SR 剪接因子、蛋白酶原体、肿瘤坏死因子转化调节体以及 RNA 解旋酶 A 的抗体。尽管初步研究表明这类抗体与疾病具有一定相关性，但多数仍缺乏临床验证，如抗 Ki-67 抗体与干燥症状、抗 RNA 抗体与重叠综合征。此外，其他特异性抗体由于与其他疾病的相关性而较被重视，如核周型抗中性粒细胞胞浆抗体（ANCA）、抗拓扑异构酶 Ⅰ 抗体和抗着丝点抗体。

系统性硬化症（硬皮病）

针对核仁抗原的抗核抗体是系统性硬化症的特征性自身抗体，荧光法检测约 97% 的患者 ANA 阳性，可表现为颗粒型，但由于采用的基质不同，检测阳性率存在差异。相对于 SLE 患者，一般来说系统性硬化症患者血清中的自身抗体常比较单一，但也并不总是如此，其靶抗原有着丝点、拓扑异构酶 Ⅰ 或 RNA 聚合酶和（或）具有特定临床及血清学相关性的自身抗体谱系（表 58-2，表 58-4）[47-49]。

抗着丝点抗体和抗拓扑异构酶 Ⅰ 抗体

抗着丝点抗体和抗拓扑异构酶 Ⅰ 抗体是鉴别诊断系统性硬化症亚型的主要诊断指标。抗着丝点抗体最初被称为抗着丝粒抗体，其靶抗原包括至少四种位于纺锤体，在有丝分裂过程中促进染色体分离的着丝点抗原（CENP）：CENP-B（主要的着丝点自身抗原）、CENP-A、CENP-C 和 CENP-D。由于有报道 ANA 阴性的系统性硬化症，因而需采用有丝分裂活跃的细胞来增加这类抗体的检出。大量研究显示，抗着丝点抗体与雷诺现象（Raynaud's phenomenon，RP）和 CREST 综合征（钙化、RP、食管运动障碍、硬化症和毛细血管扩张症）密切相关，可见于约 98% 的患者。相反，抗拓扑异构酶 Ⅰ（Scl-70）抗体的靶抗原

表 58-4　系统性硬化症的抗核抗体 ᵃ

抗体特异性	阳性率（%）	SSc 特异性	与其他抗体互斥？	主要相关疾病
着丝点（着丝粒）	**22 ～ 36**	相关	是	**CREST**
拓扑异构酶 I	**22 ～ 40**	相关	是	**弥漫性皮肤病，肺纤维化**
拓扑异构酶 II	22			
RNA 聚合酶	**4 ～ 23**			
RNA 聚合酶 I		相关	是	肾衰
RNA 聚合酶 II		无		重叠综合征
RNA 聚合酶 III		相关	是	肾衰，弥漫性疾病
B23 核磷蛋白	11			
U3 snoRNP（核纤蛋白）	6 ～ 8			
Th snoRNP（核糖核酸酶，MRP，7-2 RNA）	**4 ～ 16**			局限性皮肤病
U11/U12 snRNP	3			肺间质纤维化
PM-Scl	**2 ～ 5**	无		**肌炎 - 系统性硬化症重叠综合征**
Sp1	?	无		
NOR 90（hUBF）	?	无		

ᵃ 以上所列为系统性硬化症大部分的特异性自身抗体，以及估计的阳性率和与疾病的联系。粗体表示多个研究支持的数据。抗核抗体特异性在系统性硬化症里被认为存在相互排斥。详见正文

CREST，钙化、雷诺现象、食管运动障碍、硬皮病和毛细管扩张；hUBF，人类上游结合因子；MRP，线粒体 RNA 加工复合物；NOR，核仁生成区；PM-Scl，多发性肌炎硬皮病；RNase，RNA 酶；snoRNP，小核核糖核蛋白；SSc，系统性硬化症

主要为 DNA 解旋拓扑异构酶 I 的催化区域，常用于预测累及近端皮肤的弥漫性皮肤损害和肺纤维化 [50]。然而，大约 40% 的系统性硬化症患者两种抗体均阴性 [51]，只有少数（< 1%）患者血清内同时存在两种抗体 [48]。虽然这两类抗体可用于临床分类及提示预后，但不能作为确诊指标。

抗 RNA 聚合酶抗体

抗 RNA 聚合酶（RNAP）抗体与弥漫性皮肤损害有关，其靶抗原是真核生物 RNA 聚合酶（见 SLE 抗 RNA 聚合酶抗体部分）。抗 RNA 聚合酶 II 抗体可见于其他疾病，如 SLE 或重叠综合征，并可能与抗 Ku 抗体或抗核糖体核蛋白抗体相关。抗 RNA 聚合酶 I 和抗 RNA 聚合酶 III 抗体是系统性硬化症的特异性抗体，它们有助于预测肾危象。抗 RNA 聚合酶 III 抗体尤其有助于预测弥漫性皮肤系统性硬化症，包括较高的皮肤损伤评分、肌腱摩擦音和肾危象，并且与肿瘤风险增高有关，特别是肺癌 [52,53]。

抗多发性肌炎 – 硬皮病抗体

抗多发性肌炎 - 硬皮病（PM-Scl）抗体的靶抗原 PM-Scl-75 和 PM-Scl-100，是调节核糖体 RNA 的外切体的组成部分 [54]。单独抗 PM- Scl-75 抗体经常出现于弥漫性硬皮病患者，而重叠综合征通常出现以上两种自身抗体 [55]。抗 PM- Scl 抗体与无 SLE 特征的肌炎 - 系统性硬化症重叠征有关：50% 的抗 PM-Scl 抗体阳性患者存在重叠征，而 25% 的重叠征患者该抗体阳性 [56,57]。

其他系统性硬化症相关抗核抗体

已知的其他与系统性硬化症预后相关的特异性抗体包括：①抗核仁纤维蛋白抗体，其靶抗原为 U3 小核 RNP 复合物，与弥漫性疾病相关，例如与内脏或骨骼肌受累或肺动脉高压有关；②抗拓扑异构酶 II 抗体，与肺动脉高压和局限性硬皮病相关；③抗 Th 抗体 [Th snoRNP，线粒体 RNA 加工核糖核酸酶（RNase）]，可提示肺动脉高压、局限性皮肤病变、

腊肠指、小肠受累、甲状腺功能低下和关节炎或关节痛的减轻；④抗核磷蛋白 B23 抗体，与肺动脉高压和抗核仁纤维蛋白抗体有关；⑤抗 RNA 聚合酶Ⅱ转录活性因子 Sp1 抗体，可能与雷诺现象和未分化结缔组织病其他症状相关；⑥抗肿瘤坏死因子调节体抗体，可能与肺部受累相关；⑦抗 U11/U12 RNP 抗体，可能与肺间质纤维化相关；⑧抗核仁生成区（NOR）90（人类上游结合因子）抗体。其他已发现的系统性硬化症相关抗核抗体同时也是其他结缔组织病的特征性抗体，如抗组蛋白抗体、抗 Ku 抗体、抗 Ro 抗体、抗 tRNA 抗体，抗 snRNP 抗体和 ANCA，但它们在系统性硬化症中的临床意义尚不清楚。

炎性肌病

炎性肌病是以抗细胞质抗体为特征的一组异质性疾病。尽管只有 40% ～ 80% 的多发性肌炎 / 皮肌炎（PM/DM）患者 ANA 阳性，大约 90% 各类型的炎性肌病患者存在针对细胞内抗原的自身抗体[58]。肌炎中的自身抗体大致可分为两部分：一类是几乎仅见于炎性肌病的肌炎特异性自身抗体（MSA），另一类是与包含肌炎在内的重叠综合征相关的自身抗体（表 58-2，表 58-5）。

肌炎特异性自身抗体

目前研究最清楚的肌炎特异性自身抗体（myositis-specific autoantibodies，MSA）包括靶抗原为不同氨酰 -tRNA 合成酶的抗合成酶抗体[59]。其中一些抗体的靶抗原是 tRNA 的反密码子环，这些抗体可以抑制合成酶活性。尽管这些自身抗体的阳性率各有不同，但其临床意义却很相似。虽然多发性肌炎以抗 Jo-1 抗体最常见，皮肌炎则以其他抗合成酶抗体较常见，但这些自身抗体均与抗合成酶综合征相关，表现为间质性肺疾病、关节炎、雷诺现象、技工手、皮肤角化线、指端硬化、面部毛细血管扩张、皮下钙化和干燥症状，一般预后较差[60]。最近的研究表明，抗 Jo-1 抗体的滴度可能与疾病活动性以及 IFN-γ- 诱导的趋化因子 CXCL9 和 CXCL10 相关[61]。不过，也有报道这些自身抗体还可见于与抗合成酶综合征明显不同的其他疾病。例如，一项研究认为抗苏氨酰 tRNA 合成酶抗体与流产、重症复发性肌炎相关[62]。在少数间质性肺病、炎性关节炎和未分化结缔组织病

表 58-5　炎性肌病中的抗核抗体 ᵃ

抗体特异性	阳性率（%）	疾病特异性	主要相关疾病
抗氨酰 tRNA 合成酶抗体			抗合成酶综合征
组氨酰（Jo-1）	**20 ～ 30**	肌炎	
苏氨酰（PL-7）	1 ～ 5	肌炎	
丙氨酰（PL-12）	1 ～ 5	肌炎	
甘氨酰（EJ）	1 ～ 5	肌炎	
异亮氨酰（OJ）	1 ～ 5	肌炎	
天冬酰氨酰（KS）	?	重叠综合征	
硒代半胱氨酰（Mas）	1 ～ 2	肌炎	
Mi-2	**8（DM 中 15% ～ 20%）**	肌炎 ᵃ	皮肤性疾病
信号识别微粒	4	无	
KJ	< 1	肌炎 ᵃ	
蛋白酶原体	62	无	
组蛋白	17	无	
RNP			MCTD
U1 snRNP	12	无	
U2 snRNP	3		
Ro	10		
La	?		
PM-Scl	8	重叠综合征	重叠综合征
延伸因子 1α（Fer）	1	无	
组蛋白	?		
Ku	?	重叠综合征	
U3 snoRNP	?	重叠综合征	

所列为炎性肌炎中的特异性主要抗核抗体以及估计的阳性率和相关疾病（粗体指数据为多个研究支持）。详见正文
ᵃ 常认为是肌炎特异性抗体（MSA）
DM，皮肌炎；MCTD，混合性结缔组织病；RNP，核糖核蛋白；snRNP，小核糖核蛋白；snoRNP，核仁内小核糖核蛋白；tRNA，转运 RNA

患者中，新发现了一种罕见的抗 KS 抗体，其靶抗原被认为是天冬氨酰 tRNA 合成酶[63]。抗 PL-7 抗体与轻度肌肉疾病相关[64]。

其他 MSA 抗体包括抗 Mi-2 抗体和抗 Mas 抗体等。Mi-2 是核小体重组和去乙酰化酶（NuRD）复合物的组成部分，参与染色质重构和转录调控，与皮肌炎以及皮肤表现（如披肩征、V 形征）和紫外

光照射损伤相关[65]。Mas 是一种携带硒代半胱氨酸的 UGA 抑制物丝氨酸 tRNA（tRNA[Ser]Sec）。抗信号识别颗粒抗体，其靶抗原是参与新生蛋白质在内质网中转运的胞质内核糖核蛋白。据报道抗 MSA 抗体与急性重症难治性疾病有关，但近期研究结果存在争议[66]。几个最新发现的抗体包括：抗 p155［转录中间因子（TIF1）-γ］抗体、抗 p140（MJ，核基质蛋白 NXP-2）抗体和抗 CADM-140，这些新的 MSA 抗体可能有助于区别肿瘤相关性肌炎。

肌炎重叠相关自身抗体

研究最清楚的肌炎重叠相关 ANA 包括抗 snRNP 抗体和抗 PM-Scl 抗体。在炎性肌病中，抗 snRNP 抗体的靶抗原主要是 U1 snRNP，少数可为 Sm 和 U2 snRNP（见 SLE 抗 snRNP 抗体）。抗 U1 snRNP 抗体往往与 MCTD 的特征相关，包括 SLE- 肌炎重叠、肌炎 - 系统性硬化症重叠综合征以及后期进展为肌炎的未分化疾病表现（雷诺现象、腊肠指和关节炎），可能对糖皮质激素治疗有效[67]。而抗 U2 snRNP 抗体与肌炎和指端硬化相关，有时也与 SLE 相关，这种抗体阳性的患者通常没有间质性肺病[38]。抗 PM-Scl 抗体与不具 SLE 特征的肌炎 - 系统性硬化症重叠综合征相关（50% 的抗 PM-Scl 抗体阳性患者有重叠综合征，而 25% 的重叠综合征患者此抗体阳性）。抗 PM-Scl 抗体也与关节炎、皮肌炎皮肤病变、皮下钙化、技工手及湿疹相关[56]。与肌炎重叠综合征相关的其他自身抗体也可见于其他疾病。如抗 Ku 抗体常见于 SLE 和系统性硬化症，抗 U3 小核仁 RNP（原纤维蛋白）抗体与系统性硬化症中的肌炎相关，特别是与弥漫型的系统性硬化症相关。其他特异性抗体在炎性肌病中也有报道，但其临床意义在很大程度上还未明确（表 58-5）。

原发性干燥综合征

在原发性干燥综合征中，荧光法检测 ANA 的阳性率在不同文献中差别较大，主要由于研究人群和疾病诊断标准的不同。其阳性率在很大程度上依赖于是否纳入或排除继发性的、与结缔组织疾病相关的疾病，如果纳入，则增加了似然比以及得到阳性结果的概率[68]。因此，尽管有报道 ANA 阳性率仅为 40%，但也许多研究报道 ANA 阳性率可高达 90% ~ 96%[69]，其中包括从全身性到组织特异性的自身抗体（表 58-2，表 58-6），如抗甲状腺抗体、抗胃壁细胞抗体和抗毒蕈碱受体抗体。上述问题干扰了 pSS 中 ANA 的疾病相关性和疾病特异性的解读。

在 pSS 相关 ANA 的靶抗原中，认识最清楚的是参与 RNA 代谢的两种核内核糖蛋白 Ro（SS-A）和 La（SS-B）（见 SLE 抗 Ro/SS-A 和抗 La/SS-B）[70]，以及胞衬蛋白（非红细胞血影蛋白）。胞衬蛋白是一种由 α 和 β 亚单位组成的细胞骨架异聚体，在结构和功能上都类似于红细胞血影蛋白。抗 Ro 抗体在 pSS 患者的阳性率约为 40% ~ 95%，常与腺体外表现相关，血清学上常伴随抗 La 抗体和类风湿因子阳性。抗 La 抗体和类风湿因子阳性可能与 Ro 蛋白 mRNA 代谢过程中的遗传相关转换产物有关[71]。同样，抗 La 抗体见于大约 87% 的 pSS 患者，也与腺体外症状和抗 Ro 抗体及类风湿因子相关[21]。抗 α- 胞衬蛋白抗体可见于 64% ~ 67% 的 pSS 患者[72]，但在其他结缔组织病（如 SLE 中）相对少见，前期研究显示其与部分腺体外表现和血清学特征相关。相反，抗 β- 胞衬蛋白抗体见于约 70% 的患者，但临床意义尚无报道[73]。在不少（> 3%）pSS 患者中还报道了其他的特异性抗体，包括：抗 MA-I 抗体，MA-I 是位于分裂细胞的有丝分裂装置中的一种 200 kDa 蛋白质（可能与 NuMA 一致）；抗 p80- 螺旋体抗体，p80- 螺旋体是一种与核螺旋小体相关的 80 kDa 蛋白（但是这种抗体可能不是结缔组织病特异性的）；以及可见于其他风湿病的特异性抗体，如抗着丝点抗体和 pANCA，但其临床意义尚不明确（表 58-6）。

混合性结缔组织病和重叠综合征

尽管结缔组织病中重叠综合征这一命名存在争议，但几乎所有研究者都认同在这些疾病中普遍存在 ANA[74]。事实上，自从 1972 年首次正式描述混合性结缔组织病（MCTD）以来，抗 U1 snRNP 抗体一直作为分类和（或）诊断的标准，相应的 ANA 滴度通常超过 1∶1000，甚至到 1∶10 000[75]。然而，一些研究提出这类患者中有很大一部分根据出现的临床表现和血清学检查足以确诊为某种结缔组织病，如 SLE、RA、SSc 或 PM/DM[76]，并且重叠综合征中特异性 ANA 与特定临床疾病的准确相关性常常被疾病分类方面的问题所掩盖。在这种情况下，尽管缺乏

表 58-6　干燥综合征的抗核抗体

抗体特异性	百分率（%）	SS 特异性？	主要相关疾病
Ro/SS-A	**40 ～ 95**	无	新生儿 LE 和 CHB
La/SS-B	**80 ～ 90**	无	新生儿 LE
胞衬蛋白	**64 ～ 100**	可能	
α- 胞衬蛋白	64 ～ 67（儿童中 100%？）		
β- 胞衬蛋白	70		
蛋白酶原体	39	无	
丙酮酸脱氢酶	27	无	
p-ANCA	11 ～ 40	无	
MA-I	8	可能	
线粒体	6.6	无	
pp75（Ro 相关蛋白）	6	无	
着丝点蛋白	4	无	
p80- 螺旋蛋白	4	可能	

本表列举干燥综合征中的主要抗核抗体，以及估计的发生率与关联疾病，粗体表示数据来源于多个研究渠道，详见正文
CHB，先天性心脏传导阻滞；LE，红斑狼疮；p-ANCA，核周型抗中性粒细胞胞浆抗体；pSS，原发性干燥综合征

明确的证据（如抗拓扑异构酶 I 抗体提示最终进展为弥漫性系统性硬化症样皮肤病变或肺纤维化，或抗 -dsDNA 抗体提示狼疮性肾小球肾炎）；将个体自身抗体特异性建立在其原发疾病相关性上似乎是最合理的。

其他情况

虽然在雷诺现象（RP）、幼年型特发性关节炎（JIA）、抗磷脂抗体综合征（APS）等疾病中，ANA 阳性对预后有一定的帮助，但与传统的 ANA 疾病相比，其他疾病中 ANA 阳性对诊断无帮助（表 58-1）。在 RP 中，ANA 阳性可使其进展为 SLE、RA 和 SSc 等系统性风湿病的似然比增加 19% ～ 30%。相反，如果 ANA 阴性，则使似然比降低到大约 7%，常有助于减轻患者心理负担[77]。在 JIA 中，ANA 阳性可能提示进展为葡萄膜炎[78]，在 APS 中，ANA 阳性可能提示可能进展为或合并潜在的 SLE[79]。ANA 还见于其他与风湿病相关的情况（如血管炎或结节病），自身免疫性疾病（如多发性硬化）或炎性疾病（炎症性肠病），以及不断新增的其他疾病（包括皮肤病、传染病、精神性疾病、神经性疾病和心血管病）。

抗核抗体检测的临床应用

抗核抗体包括识别细胞核、核仁和胞质在内的许多自身抗原的自身抗体。ANA 相关疾病包括 SLE、SSc、PM/DM、pSS 和 MCTD，许多自身抗体都与特定的风湿病相关，但随着自身抗体在风湿性和非风湿病中临床检测方法的敏感性不断增加，这些自身抗体的疾病特异性也有一定下降。因此，依据自身抗体的特定临床相关性，抗核抗体检测有助于对患者进行临床评价，但只能作为风湿病诊断的辅助手段。

图 58-3 是在对患者进行风湿病诊断时的抗核抗体检测流程。在大多数临床实验室，FANA 是一种筛选试验，其阳性结果通常可以使实验室和（或）开单医生对特定的自身抗体特异性进行级联检测，如抗 DNA、抗 Ro/SS-A、抗 La/SS-B、抗 RNP 和抗 Sm 抗体[1]。在临床怀疑风湿病的可能性较小时，荧光法检测 ANA 阴性或出现低滴度的 ANA，往往提示体内 ANA 无意义，并且不支持 ANA 相关性疾病的诊断（表 58-1）[80]。然而，如果临床强烈支持结缔组织病存在，应采用特异性方法进一步检测那些通常 FANA 阴性的抗体，如抗 Ro/ SS-A 抗体、抗 Jo-1 抗体和抗磷脂抗体。另外，由于某些特异性 ANA 具有诊断意义，故在临床高度怀疑的患者中如果 FANA

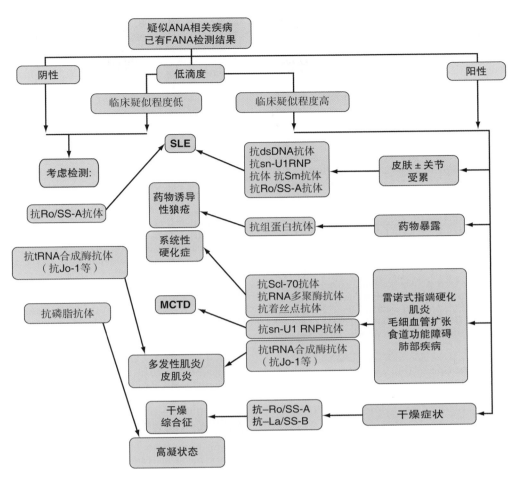

图 58-3 抗核抗体诊断结缔组织病流程（详见正文）。anti-tRNA，抗转运 RNA 抗体；dsDNA，双链 DNA；FANA，荧光抗核抗体；MCTD，混合性结缔组织病；SLE，系统性红斑狼疮；snRNP，小核核糖核蛋白；SS，干燥综合征

阳性通常需要进一步的特异性抗体检测确证，但这只应在临床强烈怀疑的情况下检测，因为在没有其他 CTD 临床症状的情况下，ANA 的阳性预测价值很低，部分原因是 ANA 可能比临床症状早很多年出现[81,82]，部分原因是因为健康人群有相对较高的 ANA 阳性率[23]。因而，如果怀疑 SLE，应进一步检查抗 DNA 抗体、抗 Sm 抗体、抗 U1 snRNP 抗体和抗 Ro 抗体。同样，如果考虑 MCTD、SS、SSc 或 PM，则应分别进一步检测抗 U1 snRNP 抗体、抗 Ro 或 抗 La 抗体、抗拓扑异构酶 I 抗体或抗着丝点抗体或抗核仁抗体、抗 tRNA 合成酶抗体。如果临床高度怀疑而实验室检测这些自身抗体却呈阴性时，应在几天后重复检测，因为抗体滴度会随时间推移而出现与病程无关的波动[83]。单靠这些特异性检测的阳性结果并不能诊断特定的疾病，但可以辅助诊断，临床诊断在很大程度上还需要依靠其他临床资料。实际上，许多自身抗体

与疾病相关性的临床及基础研究通常使用高精度的检测方法，如免疫沉淀法和免疫印迹法，这些方法在临床常规检测中往往不能采用。因此，许多抗体检测结果与临床特定情况的相关性往往需要医生谨慎地做出个体化解释[84]。

Full references for this chapter can be found on ExpertConsult.com.

参考文献

1. Agmon-Levin N, Damoiseaux J, Kallenberg C, et al.: International recommendations for the assessment of autoantibodies to cellular antigens referred to as anti-nuclear antibodies, *Ann Rheum Dis* 73:17–23, 2014.
2. Tan EM: The L.E. cell and its legacy. 1948, *Clin Exp Rheumatol* 16:652–658, 1998.
3. Friou GJ: Clinical application of lupus serum nucleoprotein reaction using fluorescent antibody technique, *J Clin Invest* 36:890, 1957.

4. Hahn BH: Antibodies to DNA, *N Engl J Med* 338:1359–1368, 1998.
5. Deng SX, Hanson E, Sanz I: In vivo cell penetration and intracellular transport of anti-Sm and anti-La autoantibodies, *Int Immunol* 12:415–423, 2000.
6. Kim D, Peck A, Santer D, et al.: Induction of interferon-α by scleroderma sera containing autoantibodies to topoisomerase I: association of higher interferon-alpha activity with lung fibrosis, *Arthritis Rheum* 58:2163–2173, 2008.
7. Barbasso Helmers S, Englund P, Engström M, et al.: Sera from anti-Jo-1-positive patients with polymyositis and interstitial lung disease induce expression of intercellular adhesion molecule 1 in human lung endothelial cells, *Arthritis Rheum* 60:2524–2530, 2009.
8. Eloranta ML, Barbasso Helmers S, Ulfgren AK, et al.: A possible mechanism for endogenous activation of the type I interferon system in myositis patients with anti-Jo-1 or anti-Ro 52/anti-Ro 60 autoantibodies, *Arthritis Rheum* 56:3112–3124, 2007.
9. Niewold TB, Rivera TL, Buyon JP, et al.: Serum type I interferon activity is dependent on maternal diagnosis in anti-SSA/Ro-positive mothers of children with neonatal lupus, *Arthritis Rheum* 58:541–546, 2008.
10. Levine SM, Raben N, Xie D, et al.: Novel conformation of histidyl-transfer RNA synthetase in the lung: the target tissue in Jo-1 autoantibody-associated myositis, *Arthritis Rheum* 56:2729–2739, 2007.
11. Reed JH, Jackson MW, Gordon TP: A B cell apotope of Ro 60 in systemic lupus erythematosus, *Arthritis Rheum* 58:1125–1129, 2008.
12. Reed JH, Giannakopoulos B, Jackson MW, et al.: Ro 60 functions as a receptor for β(2)-glycoprotein I on apoptotic cells, *Arthritis Rheum* 60:860–869, 2009.
13. McCormack WJ, Parker AE, O'Neill LA: Toll-like receptors and NOD-like receptors in rheumatic diseases, *Arthritis Res Ther* 11:243, 2009.
14. Robitaille G, Christin MS, Clement I, et al.: Nuclear autoantigen CENP-B transactivation of the epidermal growth factor receptor via chemokine receptor 3 in vascular smooth muscle cells, *Arthritis Rheum* 60:2805–2816, 2009.
15. Visentini M, Conti V, Cagliuso M, et al.: Regression of systemic lupus erythematosus after development of an acquired toll-like receptor signaling defect and antibody deficiency, *Arthritis Rheum* 60:2767–2771, 2009.
16. Kavanaugh A, Tomar R, Reveille J, et al.: Guidelines for clinical use of the antinuclear antibody test and tests for specific autoantibodies to nuclear antigens. American College of Pathologists, *Arch Pathol Lab Med* 124:71–81, 2000.
17. American College of Rheumatology: Position statement. Methodology of testing for antinuclear antibodies. Available at http://www.rheumatology.org/Portals/0/Files/Methodology%20of%20Testing%20Antinuclear%20Antibodies%20Position%20Statement.pdf, 2009.
18. Mariz HA, Sato EI, Barbosa SH, et al.: Pattern on the antinuclear antibody-HEp-2 test is a critical parameter for discriminating antinuclear antibody-positive healthy individuals and patients with autoimmune rheumatic diseases, *Arthritis Rheum* 63:191–200, 2011.
19. Mahler M, Fritzler MJ: The clinical significance of the dense fine speckled immunofluorescence pattern on HEp-2 cells for the diagnosis of systemic autoimmune diseases, *Clin Dev Immunol* 2012:494356, 2012.
20. Damoiseaux J, von Mühlen CA, Garcia-De La Torre I, et al.: International consensus on ANA patterns (ICAP): the bumpy road towards a consensus on reporting ANA results, *Auto Immun Highlights* 7:1, 2016.
21. Vermeersch P, Bossuyt X: Prevalence and clinical significance of rare antinuclear antibody patterns, *Autoimmun Rev* 12:998–1003, 2013.
22. Willems P, De Langhe E, Westhovens R, et al.: Antinuclear antibody as entry criterion for classification of systemic lupus erythematosus: pitfalls and opportunities, *Ann Rheum Dis* 78:e76, 2019.
23. Tan EM, Feltkamp TE, Smolen JS, et al.: Range of antinuclear antibodies in "healthy" individuals, *Arthritis Rheum* 40:1601–1611, 1997.
24. Satoh M, Chan EK, Ho LA, et al.: Prevalence and sociodemographic correlates of antinuclear antibodies in the United States, *Arthritis Rheum* 64:2319–2327, 2012.
25. Abeles AM, Abeles M: The clinical utility of a positive antinuclear antibody test result, *Am J Med* 126:342–348, 2013.
26. Cross LS, Aslam A, Misbah SA: Antinuclear antibody-negative lupus as a distinct diagnostic entity—does it no longer exist? *QJM* 97:303–308, 2004.
27. To CH, Petri M: Is antibody clustering predictive of clinical subsets and damage in systemic lupus erythematosus? *Arthritis Rheum* 52:4003–4010, 2005.
28. Bizzaro N, Villalta D, Giavarina D, et al.: Are anti-nucleosome antibodies a better diagnostic marker than anti-dsDNA antibodies for systemic lupus erythematosus? a systematic review and a study of metanalysis, *Autoimmun Rev* 12:97–106, 2012.
29. Rekvig OP, van der Vlag J, Seredkina N: Review: antinucleosome antibodies: a critical reflection on their specificities and diagnostic impact, *Arthritis Rheumatol* 66:1061–1069, 2014.
30. Kavanaugh AF, Solomon DH: American College of Rheumatology ad hoc committee on immunologic testing guidelines: guidelines for immunologic laboratory testing in the rheumatic diseases: anti-DNA antibody tests, *Arthritis Rheum* 47:546–555, 2002.
31. Yung S, Chan TM: Mechanisms of kidney injury in lupus nephritis—the role of anti dsDNA antibodies, *Front Immunol* 6:475, 2015.
32. Williams EL, Gadola S, Edwards CJ: Anti-TNF-induced lupus, *Rheumatology* 48:716–720, 2009.
33. Lapteva L, Nowak M, Yarboro CH, et al.: Anti-*N*-methyl-D-aspartate receptor antibodies, cognitive dysfunction, and depression in systemic lupus erythematosus, *Arthritis Rheum* 54:2505–2514, 2006.
34. Harrison MJ, Ravdin LD, Lockshin MD: Relationship between serum NR2a antibodies and cognitive dysfunction in systemic lupus erythematosus, *Arthritis Rheum* 54:2515–2522, 2006.
35. Compagno M, Jacobsen S, Rekvig OP, et al.: Low diagnostic and predictive value of anti-dsDNA antibodies in unselected patients with recent onset of rheumatic symptoms: results from a long-term follow-up Scandinavian multicentre study, *Scand J Rheumatol* 42:311–316, 2013.
36. Belizna C, Henrion D, Beucher A, et al.: Anti-Ku antibodies: clinical, genetic and diagnostic insights, *Autoimmun Rev* 9:691–694, 2010.
37. Migliorini P, Baldini C, Rocchi V, et al.: Anti-Sm and anti-RNP antibodies, *Autoimmunity* 38:47–54, 2005.
38. Peng SL, Craft J: Spliceosomal snRNPs autoantibodies. In Peter JB, Shoenfeld Y, editors: *Autoantibodies*, Amsterdam, 1996, Elsevier, p 774.
39. Benito-Garcia E, Schur PH, Lahita R, et al.: Guidelines for immunologic laboratory testing in the rheumatic diseases: anti-Sm and anti-RNP antibody tests, *Arthritis Rheum* 51:1030–1044, 2004.
40. Sato T, Fujii T, Yokoyama T, et al.: Anti-U1 RNP antibodies in cerebrospinal fluid are associated with central neuropsychiatric manifestations in systemic lupus erythematosus and mixed connective tissue disease, *Arthritis Rheum* 62:3730–3740, 2010.
41. Schulte-Pelkum J, Fritzler M, Mahler M: Latest update on the Ro/SS-A autoantibody system, *Autoimmunity Rev* 8:632–637, 2009.
42. St Clair EW: Anti-La antibodies, *Rheum Dis Clin North Am* 18:359–376, 1992.
43. Hanly JG, Urowitz MB, Siannis F, et al.: Autoantibodies and neuropsychiatric events at the time of systemic lupus erythematosus diagnosis: results from an international inception cohort study, *Arthritis Rheum* 58:843–853, 2008.
44. Segovia-Miranda F, Serrano F, Dyrda A, et al.: Pathogenicity of lupus anti-ribosomal P antibodies: role of cross-reacting neuronal surface P antigen in glutamatergic transmission and plasticity in a mouse model, *Arthritis Rheumatol* 67:1598–1610, 2015.
45. do Nascimento AP, Viana Vdos S, Testagrossa Lde A, et al.: Antibodies to ribosomal P proteins: a potential serologic marker for lupus membranous glomerulonephritis, *Arthritis Rheum* 54:1568–1572, 2006.
46. Elkon KB, Bonfa E, Brot N: Antiribosomal antibodies in systemic lupus erythematosus, *Rheum Dis Clin North Am* 18:377–390, 1992.
47. Nihtyanova SI, Denton CP: Autoantibodies as predictive tools in systemic sclerosis, *Nat Rev Immunol* 6:112–116, 2010.
48. Heijnen IA, Foocharoen C, Bannert B, et al.: Clinical significance

of coexisting antitopoisomerase I and anticentromere antibodies in patients with systemic sclerosis: a EUSTAR group-based study, *Clin Exp Rheumatol* 31:96–102, 2013.

49. Patterson KA, Roberts-Thomson PJ, Lester S, et al.: Interpretation of an extended autoantibody profile in a well-characterized australian systemic sclerosis (scleroderma) cohort using principal components analysis, *Arthritis Rheumatol* 67:3234–3244, 2015.

50. Reveille JD, Solomon DH: American College of Rheumatology ad hoc committee of immunologic testing guidelines: evidence-based guidelines for the use of immunologic tests: anticentromere, Scl-70, and nucleolar antibodies, *Arthritis Rheum* 49:399–412, 2003.

51. Spencer-Green G, Alter D, Welch HG: Test performance in systemic sclerosis: anti-centromere and anti-Scl-70 antibodies, *Am J Med* 103:242–248, 1997.

52. Meyer O, De Chaisemartin L, Nicaise-Roland P, et al.: Anti-RNA polymerase III antibody prevalence and associated clinical manifestations in a large series of French patients with systemic sclerosis: a cross-sectional study, *J Rheumatol* 37:125–130, 2010.

53. Sobanski V, Dauchet L, Lefevre G, et al.: Prevalence of anti-RNA polymerase III antibodies in systemic sclerosis: new data from a French cohort and a systematic review and meta-analysis, *Arthritis Rheum* 66:407–417, 2014.

54. Raijmakers R, Renz M, Wiemann C, et al.: PM-Scl-75 is the main autoantigen in patients with the polymyositis/scleroderma overlap syndrome, *Arthritis Rheum* 50:565–569, 2004.

55. Hanke K, Bruckner CS, Dahnrich C, et al.: Antibodies against PM/Scl-75 and PM/Scl-100 are independent markers for different subsets of systemic sclerosis patients, *Arthritis Res Ther* 11:R22, 2009.

56. Oddis CV, Okano Y, Rudert WA, et al.: Serum autoantibody to the nucleolar antigen PM-Scl. clinical and immunogenetic associations, *Arthritis Rheum* 35:1211–1217, 1992.

57. D'Aoust J, Hudson M, Tatibouet S, et al.: Clinical and serologic correlates of anti-PM/Scl antibodies in systemic sclerosis: a multicenter study of 763 patients, *Arthritis Rheumatol* 66:1608–1615, 2014.

58. Love LA, Leff RL, Fraser DD, et al.: A new approach to the classification of idiopathic inflammatory myopathy: myositis-specific autoantibodies define useful homogeneous patient groups, *Medicine* 70:360–374, 1991.

59. Mahler M, Miller FW, Fritzler MJ: Idiopathic inflammatory myopathies and the anti-synthetase syndrome: a comprehensive review, *Autoimmun Rev* 13:367–371, 2014.

60. Imbert-Masseau A, Hamidou M, Agard C, et al.: Antisynthetase syndrome, *Joint Bone Spine* 70:161–168, 2003.

61. Richards TJ, Eggebeen A, Gibson K, et al.: Characterization and peripheral blood biomarker assessment of anti-Jo-1 antibody-positive interstitial lung disease, *Arthritis Rheum* 60:2183–2192, 2009.

62. Satoh M, Ajmani AK, Hirakata M, et al.: Onset of polymyositis with autoantibodies to threonyl-tRNA synthetase during pregnancy, *J Rheumatol* 21:1564–1566, 1994.

63. Hirakata M, Suwa A, Nagai S, et al.: Anti-KS: identification of autoantibodies to asparaginyl-transfer RNA synthetase associated with interstitial lung disease, *J Immunol* 162:2315–2320, 1999.

64. Yamasaki Y, Yamada H, Nozaki T, et al.: Unusually high frequency of autoantibodies to PL-7 associated with milder muscle disease in Japanese patients with polymyositis/dermatomyositis, *Arthritis Rheum* 54:2004–2009, 2006.

65. Love LA, Weinberg CR, McConnaughey DR, et al.: Ultraviolet radiation intensity predicts the relative distribution of dermatomyositis and anti-Mi-2 autoantibodies in women, *Arthritis Rheum* 60:2499–2504, 2009.

66. Kao AH, Lacomis D, Lucas M, et al.: Anti-signal recognition particle autoantibody in patients with and patients without idiopathic inflammatory myopathy, *Arthritis Rheum* 50:209–215, 2004.

67. Lundberg I, Nennesmo I, Hedfors E: A clinical, serological, and histopathological study of myositis patients with and without anti-RNP antibodies, *Sem Arthritis Rheum* 22:127–138, 1992.

68. Solomon DH, Kavanaugh AJ, Schur PH, et al.: Evidence-based guidelines for the use of immunologic tests: antinuclear antibody testing, *Arthritis Rheum* 47:434–444, 2002.

69. Harley JB, Alexander EL, Bias WB, et al.: Anti-Ro (SS-A) and anti-La (SS-B) in patients with Sjögren's syndrome, *Arthritis Rheum* 29:196–206, 1986.

70. Hernandez-Molina G, Leal-Alegre G, Michel-Peregrina M: The meaning of anti-Ro and anti-La antibodies in primary Sjögren's syndrome, *Autoimmun Rev* 10:123–125, 2011.

71. Nakken B, Jonsson R, Bolstad AI: Polymorphisms of the Ro52 gene associated with anti-Ro 52-kd autoantibodies in patients with primary Sjögren's syndrome, *Arthritis Rheum* 44:638–646, 2001.

72. Haneji N, Nakamura T, Takio K, et al.: Identification of α-fodrin as a candidate autoantigen in primary Sjögren's syndrome, *Science* 276:604–607, 1997.

73. Kuwana M, Okano T, Ogawa Y, et al.: Autoantibodies to the amino-terminal fragment of β-fodrin expressed in glandular epithelial cells in patients with Sjögren's syndrome, *J Immunol* 167:5449–5456, 2001.

74. Smolen JS, Steiner G: Mixed connective tissue disease: to be or not to be? *Arthritis Rheum* 41:768–777, 1998.

75. Greidinger EL, Hoffman RW: Autoantibodies in the pathogenesis of mixed connective tissue disease, *Rheum Dis Clin North Am* 31:437–450, 2005.

76. van den Hoogen FH, Spronk PE, Boerbooms AM, et al.: Long-term follow-up of 46 patients with anti-(U1)snRNP antibodies, *Br J Rheumatol* 33:1117–1120, 1994.

77. Koenig M, Joyal F, Fritzler MJ, et al.: Autoantibodies and microvascular damage are independent predictive factors for the progression of Raynaud's phenomenon to systemic sclerosis: a twenty-year prospective study of 586 patients, with validation of proposed criteria for early systemic sclerosis, *Arthritis Rheum* 58:3902–3912, 2008.

78. Nordal EB, Songstad NT, Berntson L, et al.: Biomarkers of chronic uveitis in juvenile idiopathic arthritis: predictive value of antihistone antibodies and antinuclear antibodies, *J Rheumatol* 36:1737–1743, 2009.

79. Petri M: Diagnosis of antiphospholipid antibodies, *Rheum Dis Clin North Am* 20:443–469, 1994.

80. Thomson KF, Murphy A, Goodfield MJ, et al.: Is it useful to test for antibodies to extractable nuclear antigens in the presence of a negative antinuclear antibody on Hep-2 cells? *J Clin Pathol* 54:413, 2001.

81. Arbuckle MR, McClain MT, Rubertone MV, et al.: Development of autoantibodies before the clinical onset of systemic lupus erythematosus, *N Engl J Med* 349:1526–1533, 2003.

82. Theander E, Jonsson R, Sjöström B, et al.: Prediction of Sjögren's syndrome years before diagnosis and identification of patients with early onset and severe disease course by autoantibody profiling, *Arthritis Rheumatol* 67:2427–2436, 2015.

83. Faria AC, Barcellos KS, Andrade LE: Longitudinal fluctuation of antibodies to extractable nuclear antigens in systemic lupus erythematosus, *J Rheumatol* 32:1267–1272, 2005.

84. Illei GG, Klippel JH: Why is the ANA result positive? *Bull Rheum Dis* 48:1–4, 1999.

第 59 章

类风湿关节炎的相关自身抗体

原著 ERIKA DARRAH, ANTONY ROSEN, FELIPE ANDRADE

刘维超 译　程永静 校

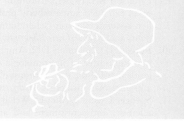

关键点

- 自身抗体在类风湿关节炎 (rheumatoid arthritis, RA) 中具有诊断和预后价值。
- 自身抗体先于临床 RA 出现, 提示其在疾病的发病机制中具有潜在作用, 并且是致病的重要因素。
- 在 RA 中发现越来越多的特异性自身抗体, 包括瓜氨酸化过程中的成分 (酶和底物), 化学修饰的自身抗原 [氨甲酰化和丙二醛 - 乙醛加合物 (malondialdehyde-acetaldehyde, MAA)] 和未修饰的 (天然) 蛋白。
- 抗瓜氨酸蛋白抗体 (anti-citrullinated protein antibody, ACPA) 是类风湿关节炎免疫反应的标志物。
- ACPA 识别 RA 的自身免疫过程, 与遗传因素, 如 *HLA-DRβ1* 等位基因 (称为有 "共同表位" 的等位基因) 和 *PTPN22* 基因的多态性, 以及吸烟和感染等环境因素有关。
- 在 RA 患者中发现了针对瓜氨酸酶的自身抗体, 即肽基精氨酸脱亚胺酶 (peptidylarginine deiminase, PAD)。
- 抗 PAD4 抗体与疾病的严重程度相关, 有可能成为诊断和判断预后的重要生物学标志物。
- 抗 PAD2 和抗 RA33 (异质性核糖核蛋白 A2/B1) 抗体提示 RA 病情轻。
- 类风湿因子 (rheumatoid factor, RF) 是 RA 中发现的第一个自身抗体, 它是一种结合免疫球蛋白 (immunoglobulin, Ig) G 分子 Fc 段的自身抗体。
- 尽管 RF 在 RA 中的特异性不高, 但它是提示疾病严重程度的生物学标志物。

引言

　　自身抗体是诊断自身免疫病及判断预后的重要工具。最新资料显示, 自身免疫病从临床前期转化成临床疾病期, 多以体内出现特异性的免疫反应为特征性标志, 不同时期有针对不同抗原的自身抗体。尽管很多自身免疫病存在典型的特异性自身抗体 (如 SLE 患者体内的抗双链 DNA 抗体, 系统性硬化症患者体内高滴度的抗拓扑异构酶 -1 抗体), 但 RA 患者高度特异性自身抗体的发现却明显滞后。过去 20 年中, 基于抗瓜氨酸化蛋白抗体的发现, 很大程度上推动了 RA 特异性抗体领域的进展。这一发现强调翻译后修饰 (post-translational modifications, PTM) 在 RA 自身抗体形成中的关键作用, 也为发现新型自身抗体和新的致病机制提供了依据。现已认识到, RA 患者有不同的致病机制和临床异质性, 与自身抗体靶向大量、多样化的蛋白质有关 (表 59-1)。在本章中, 我们将回顾 RA 已知的自身抗体, 并重点阐述对 RA 诊断、发病机制的认识和预后有重要意义的自身抗体亚群。这些内容包括抗瓜氨酸相关自身抗体、抗化学修饰蛋白抗体和其他自身免疫和炎症性疾病共有的自身抗体。这些特异性抗体对疾病的诊断、预测以及对 RA 的致病机理有重要意义。

抗瓜氨酸相关自身抗体

　　蛋白质中的瓜氨酸残基是在肽基精氨酸脱亚胺酶 (peptidylarginine deiminase, PAD) 介导下, 通过精氨酸残基的脱亚胺产生, 这一过程被称为瓜氨酸化 (图 59-1)。RA 患者可产生对瓜氨酸化产物 (即瓜氨

表 59-1　类风湿关节炎（RA）的自身抗体

分组	抗体类型	PTM 类型	抗原生成	抗体	自身抗体的阳性率
瓜氨酸相关抗体	ACPAª	瓜氨酸化	酶 ● 精氨酸残基被 PAD 酶转化为瓜氨酸	波形蛋白，纤连蛋白，肌动蛋白，HSP 90，组蛋白，α- 烯醇化酶，eEF1a，CAP1，CapZalpha-1，无孢蛋白，组织蛋白酶 D，组胺受体，蛋白质二硫键异构酶，ER60 前体，乙醛脱氢酶，Ⅰ型和Ⅱ型胶原蛋白，eIF4GI，醛缩酶，次为磷酸甘油酸激酶，钙网蛋白，HSP 60，FUSE-BP1/2，载脂蛋白，髓性细胞核分化抗原，hnRNP-A2/B1（RA33）[39-55]	高达 80%[31,59,60]
	抗 PAD2	无	未知	PAD2	18.5%[145]
	抗 PAD4	无	未知	PAD4	23%～45%[147,148]
	抗 PAD3/PAD4	无	未知	PAD4（与 PAD3 交叉作用）	10%～12%[151-154]
化学修饰抗原的抗体	抗 CarP	氨甲酰化	非酶 ● 氰酸酯与赖氨酸残基反应生成高瓜氨酸	抗胰蛋白酶 α-1 其他未知	45%[223]
	抗 MAA	MAA 加合物	● 膜磷脂过氧化反应生成修饰赖氨酸残基活性醛，生成 MAA 加合物	未知	
非特异 RA 抗体	RF	无	未知	IgG（Fc）	50%～90%[59]
	抗 RA33	无	未知	hnRNP-A2/B1	15%～35%[44,165,267]
	抗 G6PI	无	未知	G6PI	12%～29%[276,277,279]

ACPA，抗瓜氨酸蛋白抗体；ALDH2，线粒体醛脱氢酶；ApoE，载脂蛋白 E；CAP1，腺苷酸环化酶相关蛋白 -1；CapZalpha-1，F- 肌动蛋白加帽蛋白 α-1；CarP，氨基甲酰化蛋白；eEF1a，延伸因子 1-α；eIF4GI，真核翻译起始因子 4GI；ER60，内质网驻留蛋白 60 前体；FUSE-BP，远上游元素结合蛋白；G6PI，葡萄糖 -6- 磷酸异构酶；hnRNP，非均质核糖核蛋白；HSP，热休克蛋白；Ig，免疫球蛋白；MAA，丙二醛 - 乙醛；MNDA，髓样核分化抗原；PAD，肽基精氨酸脱亚胺酶；PDI，蛋白质二硫键脱异构酶；PGK1，磷酸甘油酸激酶 -1；PTM，翻译后修饰

ª 采用抗 CCP 方法检测

酸蛋白）以及 PAD 酶本身（即 PAD2 和 PAD4）的抗体。在 RA 患者发现的自身抗体中，抗瓜氨酸相关抗体的特异性最高，是 RA 独特的临床诊断工具。并且从瓜氨酸化和导致这些蛋白免疫耐受逆转的因素来分析疾病的发病机制提供新思路。

抗瓜氨酸化蛋白抗体

抗瓜氨酸化蛋白抗体的发现

1964 年 Nienhuis 和 Mandema 首次发现这种新型的自身抗体，彻底改变了 RA 中自身抗体的研究（图59-2）。他们发现了人口腔黏膜细胞核周围的透明角

质颗粒染色的自身抗体，并将其命名为抗核周因子（antiperinuclear factor，APF）。APF 在 RA 中的阳性率为 49%～91%[1-5]，特异性为 73%～99%[1,4-7]。由于不同供体的颊黏膜着色方式不同[8-11]，临床上很难将 APF 的检测标准化。因此，抗核周因子并未用于常规临床检测。但由于 APF 在 RA 诊断中具有很高的特异性，提示 APF 可能预示了潜在的重要致病途径。之后另一研究团队发现 RA 的血清以着色方式识别食管鳞状上皮层的抗原，并将其命名为抗角蛋白抗体（antikeratin antibody，AKA）[12]（图 59-2）。后来也有学者应用其他形式的层状鳞状上皮细胞（包括人的皮肤）重复这一实验[13]。尽管 AKA 同样具有很高的特异性，但其敏感性有限[14-17]，且检测不方便，

A. 瓜氨酸化

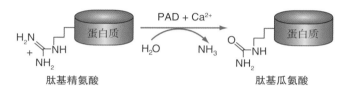

B. 氨甲酰化

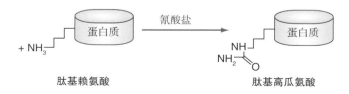

C. MAA加合物

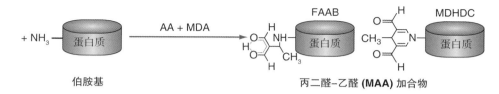

图 59-1　RA 中抗体靶向的翻译后修饰。A．在瓜氨酸化过程中，钙离子依赖性的 PAD 作用于蛋白的精氨酸残基，产生瓜氨酸残基和氨。B．氨甲酰化是由氰酸盐和肽基赖氨酸的伯胺基反应生成肽基高瓜氨酸。C．丙二醛 - 乙醛加合物［FAAB：2- 甲酰 -3-（烷基氨基）丁醛；MDHDC：4- 甲基 -1,4- 二氢吡啶 -3,5- 二甲醛］是由丙二醛（malondialdehyde，MDA）和乙醛（acetaldehyde，AA）与氨基酸残基（优先为肽基赖氨酸）的伯胺基反应生成的

不易标准化。因此，以上两个抗体均未能在 RA 临床诊断领域广泛应用。然而，这些检测方法为探索 RA 的抗原提供了一些思路，也引导了具有高度特异性且方法简便的 RA 诊断分类工具的发现。

一些研究表明中性 / 酸性聚丝蛋白（丝聚合蛋白）是人表皮中 AKA 的靶点[18]，APF 和 AKA 是相同的自身抗体[19]（图 59-2）。聚丝蛋白在表皮细胞分化的最终阶段形成。它被合成为一种高度磷酸化的前体蛋白，称为聚丝蛋白原[20]。聚丝蛋白原沉积在小颗粒中，在细胞分化过程中通过蛋白酶裂解。在裂解的同时，蛋白去磷酸化，很重要的一部分（约 20%）精氨酸残基在 PAD 介导反应下脱亚胺化（即转化成瓜氨酸）[21-23]（见本章类风湿关节炎瓜氨酸化自身抗原的生成一节）。由于 RA 血清能够特异性识别聚丝蛋白的中性亚型（存在于人完全分化的表皮鳞状细胞的瓜氨酸化抗原），为此进一步研究在 AKA/APF 阳性的 RA 血清中是否能特异性识别瓜氨酸肽[24]。因此，在人聚丝蛋白的氨基酸序列中，选择抗原性指数高、精氨酸残基数量最多的区域，合成瓜氨酸取代

精氨酸残基的肽段。研究者应用这些瓜氨酸化的肽段证明了 AKA/APF 抗体是针对瓜氨酸化聚丝蛋白的抗体（图 59-2）。需要强调的是，在 RA 中针对瓜氨酸化蛋白的自身抗体并不能识别游离的瓜氨酸，仅识别肽段或蛋白序列中的瓜氨酸肽基。

含有瓜氨酸残基的蛋白序列是 RA 自身抗体最主要的靶抗原，这些最初的研究成为后序重要发现的基础。由于上皮组织不是 RA 炎症的靶点，且没有证据表明聚丝蛋白可在关节组织中表达，因此其不太可能作为 RA 关节中自身抗体反应的驱动因素。抗瓜氨酸聚丝蛋白抗体在滑膜组织要比滑液和血清中丰富[25]，这些抗体可在类风湿滑膜血管翳局部由浆细胞合成[26]，并且聚集在 RA 滑膜中发挥识别抗原的功能。聚丝蛋白虽与 RA 有相关性，但可能并没有致病性。相反，聚丝蛋白因有特殊的构象且含有大量瓜氨酸残基，使它成为检测抗瓜氨酸抗体的良好替代品。目前在类风湿关节中发现的许多其他瓜氨酸化自身抗原更有可能具有致病性（见本章抗瓜氨酸化蛋白抗体）。

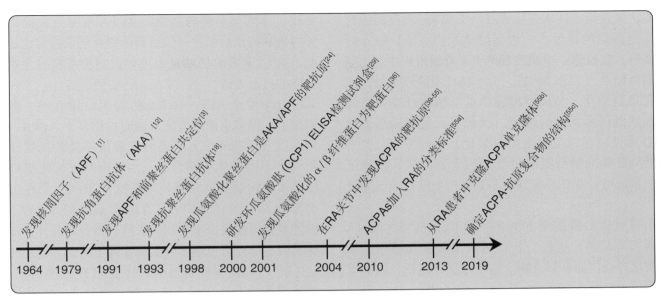

图 59-2　类风湿关节炎抗瓜氨酸化蛋白抗体的发现时间表。CCP1，环瓜氨酸肽；ELISA，酶联免疫吸附试验

抗环瓜氨酸肽（anti-cyclic citrullinated peptide，anti-CCP）抗体检测

用聚丝蛋白的 C 端肽（氨基酸 306 ~ 324）合成了 9 条变构肽，将其中 5 个精氨酸残基单个或成对转化成瓜氨酸，用 ELISA 方法测定肽段与血清之间的反应[24]。有趣的是，尽管肽段基本相同（仅肽段内瓜氨酸残基的位点不同），但它们对血清的反应性出现了显著差异（20% ~ 48%），提示尽管瓜氨酸化在 AKA/APF 的抗原识别方面发挥了关键作用，但单纯修饰本身并不是抗体结合的唯一决定因素。该数据表明，AKA/APF 代表了一组依靠它们周围的氨基酸环境识别瓜氨酸残基的抗体，事实上，当对所有多肽的数据进行汇总后，这组抗体诊断 RA 的敏感性提高至 76%[24]。

由于肽在抗体 - 肽复合物中通常为 β 折叠构象[27]，且已有研究证明半胱氨酸桥环肽和该抗原决定簇 β 折叠结构相似，并和抗体具有更高的亲和力[28]。因此，将终端的丝氨酸残基用半胱氨酸和环肽替代，通过二硫键连接，生成环状瓜氨酸肽。将这种环状瓜氨酸肽（后来命名为 CCP1）与其线性对应物进行比较时，发现在不影响特异性的情况下，环状结构提高了检测的敏感性（68% vs. 49%）[24,29]。成为检测抗环瓜氨酸抗体 ELISA 试剂盒的第一代自身抗原（图 59-2），这意味着抗环瓜氨酸抗体由此诞生[29]。

作为单一抗原，CCP1 对 RA 具有特异性，但敏感性低于使用线性多肽组合的检测（68% vs. 76%）[24]。这促使了 CCP 库的发展，基于此库构建第二代抗 CCP 检测方法（CCP2），该方法于 2003 年被广泛应用于 RA 的临床诊断[30-32]。随后，第三代检测（CCP3）被用于 RA 的实验室诊断。已有报道，CCP3 可以识别 CCP2 不能识别的其他瓜氨酸表位。在直接比较二代和三代抗 CCP 抗体检测的研究中，两种检测方法性能相当[33,34]，一项研究提示，CCP3 的敏感性略有增加（敏感性为 82.9% vs. 78.6%，特异性为 93% ~ 94%）[34]（表 59-1）。

抗瓜氨酸化蛋白抗体（anti-citrullinated protein autoantibody，ACPA）

研究表明，RA 中的自身抗体能够识别含有瓜氨酸残基的肽序列，而聚丝蛋白不太可能是这些抗体的生理靶点，这促使人们通过抗 CCP 实验寻找抗体的主要蛋白靶点。与常规的抗 CCP 实验相比，识别特异性的瓜氨酸抗原抗体有助于患者分型，并为疾病的病因学和发病机制提供新思路。ACPA[35] 的发现及引入到 RA 自身抗体的检测，推断该抗体的检测靶点是 RA 相关自身抗原的瓜氨酸化蛋白或多肽，而非聚丝蛋白或商业化的 CCP。这也是现在用来描述 RA 患者产生的瓜氨酸抗原抗体的术语，因为抗 CCP 抗体只能在 CCP 检验中检测到。

利用类风湿滑膜的蛋白提取物及亲和纯化的抗瓜

氨酸化聚丝蛋白抗体进行研究，发现 RA 滑膜组织含有几个瓜氨酸化蛋白，包括纤维蛋白（原）的 α 链和 β 链，这是第一个被发现的 RA 滑膜组织中 ACPA 的局部靶点[36]（图 59-2）。由于循环中的纤维蛋白原没有瓜氨酸化，类风湿滑膜中瓜氨酸化纤维蛋白的存在强烈提示，在纤维蛋白沉积后，通过局部表达 PAD 活性，在原位发生瓜氨酸化。这一发现（关节是 RA 自身抗原瓜氨酸化发生的重要部位）得到了进一步认可，并已经发现许多其他瓜氨酸化的自身抗原[37]。

利用蛋白质组学和对不同来源的抗原（如 RA 血管翳和滑液）进行分析，可确定其他几种作为瓜氨酸化自身抗原的候选物。这些候选物包括：波形蛋白[38,39]、纤维连接蛋白[40]、肌动蛋白[41]、热休克蛋白（heat shock protein，HSP）90[42]、组蛋白[43]、异质性核糖核蛋白（heterogeneous nuclear ribonucleoprotein，hnRNP）-A2/B1（如 RA33）[44]、α- 烯醇酶、延伸因子 -1α、腺苷酸环化酶相关蛋白 -1[45]、F- 肌动蛋白加帽蛋白 α-1 亚基、无孢蛋白、组织蛋白酶 D、组胺受体、蛋白质二硫键异构酶、内质网驻留蛋白 60（endoplasmic reticulum resident protein 60，ER60）前体、线粒体醛脱氢酶[46]、Ⅰ 型胶原蛋白[47]和 Ⅱ 型胶原蛋白[48]、真核翻译起始因子 4G1[49]、醛缩酶、磷酸甘油酸激酶 -1（phosphoglycerate kinase-1，PGK1）、钙网蛋白、HSP 60、远上游元件结合蛋白（far upstream element binding proteins，FUSE-BP）1 和 2[50]、载脂蛋白 E 和髓样核分化抗原（表 59-1）。尽管这组瓜氨酸化抗原代表 RA 抗体识别的蛋白质，但在类风湿关节中发现的瓜氨酸化蛋白的数量更广泛，包括 100 多个尚未被识别的分子[51-55]。这组蛋白质统称为 RA 瓜氨酸。目前尚不明确，是否 ACPA 是这些分子的唯一抗体形式，或者说是否只有少数瓜氨酸化的自身抗原负责驱动了全部的 ACPA 反应。

在 ACPA 中，具有最好的临床和病原学特征的是纤维蛋白原、波形蛋白、Ⅱ 型胶原蛋白抗体和 α- 烯醇化酶。研究者利用 ELISA 方法，从 RA 自身抗原提取而来的瓜氨酸蛋白（如纤维蛋白原）或瓜氨酸多肽（如波形蛋白、Ⅱ 型胶原蛋白和 α- 烯醇化酶）来检测 ACPA。以波形蛋白为例，来自 RA 滑液分离的突变同种型的瓜氨酸序列［命名为突变瓜氨酸波形蛋白（mutated citrullinated vimentin，MCV）］比其天然序列更常用[56]。尽管与 ELISA 检测抗 CCP 抗体相比，检测单一靶向抗原的 ACPA 将有可能提供额外的诊断或预后信息，但目前的研究仍没有定论。因此，抗 CCP 实验仍然是临床中识别抗瓜氨酸化蛋白抗体的首选方法。

由于单个 ACPA 在 RA 的临床应用有限，因此创建了一种多重检测方法来同时检测多个 ACPA（例如，以 Bio-Plex 珠为基础的自身抗体检测，抗原与光谱上不同的珠子结合）[57]。该检测方法比抗 CCP ELISA 检测敏感度稍高，可在抗 CCP 抗体阴性患者中检测到 10% 的 ACPA（占患者总数的 3.7%）[58]，这种差异可能是由于使用了肽阵列所致。此外，基于珠子的多重分析可用于确定临床前 RA 中 ACPA 的表位扩散（见本章临床前抗瓜氨酸化蛋白抗体检测）[57]。虽然多重检测提供了患者中存在独特 ACPA 特异性的额外信息，但未发现这些特征对 RA 的诊断或预后判断有任何优势。

抗瓜氨酸化蛋白抗体的临床相关性研究

RA 中针对瓜氨酸化抗原自身抗体的临床重要性源于以下研究。

- ACPA 对 RA 的诊断具有较高的敏感性和特异性。在系统综述和 meta 分析中，ACPA 敏感性与 RF 相当，在与其他炎性关节炎鉴别时，特异性明显高于 RF（见本章类风湿因子）[31,59,60]。
- ACPA 的存在是患者发展为 RA 的重要预测因素。在 ACPA 检测阳性的未分化关节炎患者中，90% 以上 ACPA 阳性的未分化关节炎患者 3 年之内发展为 RA，而阴性患者只有 25% 发展成 RA[61]。
- ACPA 与疾病严重程度及破坏性相关。有些研究提示，RF 和 ACPA 都是疾病严重程度的独立预测因子，但另一些研究提示，ACPA 比 RF 预测 RA 放射学进展更好[62-69]，尤其对 RF 阴性患者[69]。
- ACPA 与 RA 相关的间质性肺病（interstitial lung disease，ILD）和心血管疾病（cardiovascular disease，CVD）有关[76,77]。ILD 和 CVD 是关节外表现，此类患者死亡率高。尽管机制尚不清楚，但这些抗体可能是导致肺和心血管损伤的全身性炎症的标志物。另外，值得注意的是，在肺、心肌和动脉粥样硬化斑块中均发现了瓜氨酸化[77-80]，表明这些抗体可能通过靶向作用于含有瓜氨酸化抗原的关节外组织而直接致病。此类患者肺部可能为 RA 关节外的首发部位。因此只有 ILD 而无 RA 的 ACPA 阳性患者需警惕今后出现 RA 的可能[81,82]（见本章与抗瓜氨酸自身抗体相关的环境因素）。早期、准确诊断 RA 并予有效的改善病情抗风湿药（disease-modifying anti-rheumatic drug, DMARD）治疗，可减少 RA 自然病程中的关节破坏。由于 ACPA 是疾病严重程度的标志物，且在疾病早期就能检测到，是区分早期炎性关节炎的有力工具，阳性患者可以从治疗中获益[83-85]。

抗瓜氨酸化蛋白抗体的临床前检测

最近研究显示，无论是组织特异性还是包括 RA 在内的系统性自身免疫疾病，自身抗体均可先于疾病的临床症状出现[86-93]。尽管在疾病发病前确诊具有挑战性，但已有两项研究用以分析自身抗体的类型和疾病的关系：①回顾性分析发病之前储存的血液样本（血库或军队队列）的自身抗体；②前瞻性研究检测高危人群（如患者的一级亲属）的自身抗体[94,95]。

回顾性分析表明，存在自身抗体的患者多在 2 ～ 6 年内进展为 RA[92,93,96,97]。研究提示，20% ～ 60% 的患者在诊断 RA 之前 RF 阳性，30% ～ 60% 的患者 ACPA 阳性[92,93,96,97]。一项研究发现，临床前 ACPA 阳性与 RA 的放射学进展密切相关，而 RF 则没有该相关性[97]。已有多种试验表明 RA 临床前期中自身抗体表位的变化过程[57]。研究证实，若 ACPA 阳性，无症状个体可进展为 RA，且在临床前期阶段 ACPA 的水平会随时间延长而逐渐增高[57]。此外，ACPA 的免疫应答先于许多炎症因子的升高，包括 TNF、IL-6、IL-12p70 和 IFN-γ，这提示 ACPA 可能是 RA 炎症过程的启动因素之一[57]。

研究显示，与健康对照组相比，RA 患者未发病的一级亲属中的 ACPA 阳性率增加[98-100]。此外，在这组高风险人群中，ACPA 的不断升高有可能与将来发生关节炎及进展为 RA 有关[98-100]。

综上所述，针对瓜氨酸化自身抗原的自身免疫病多无症状，且常在临床发病之前出现。这一前驱阶段非常重要，能够帮助我们识别出一些可能发展成 RA 的个体[100]。并且前驱阶段可能是一个很好的治疗机会。之后，从临床前期转为慢性、自我持续性 RA 的机制尚不明确，但识别这组人群非常重要。

类风湿关节炎中瓜氨酸化自身抗原的产生

肽基精氨酸脱亚胺酶

瓜氨酸不是 RNA 转化为蛋白时所用的天然氨基酸的一部分，因此，当合成蛋白时，就会在翻译后产生瓜氨酸残基。这个过程被称为脱亚甲基化或瓜氨酸化，是由钙离子依赖的 PAD 酶介导的。PAD 以蛋白质中的精氨酸残基为靶点，水解精氨酸胍侧链，生成瓜氨酸残基和氨（图 59-1A）。PAD 属于胍基修饰酶家族，又称为脒基转移酶（amidinotransferase, AT）超家族[101,102]。AT 超家族在原核生物和真核生物中均表达，其成员包括精氨酸脱亚胺酶、二甲基精氨酸二甲基胺水解酶和双水解酶[102]。重要的是，哺乳动物 PAD 只能催化肽或蛋白质中的精氨酸残基，这点不同于精氨酸脱亚胺酶和来自牙龈卟啉单胞菌[103]（Porphyromonas gingivalis, P. gingivalis）的 PAD，它们可以催化游离的 L- 精氨酸。

迄今为止，已经鉴定出了 5 种哺乳动物 PAD 的同工酶，其中 PADI 基因位于染色体 1p36.1 的单一集簇上[23,104]。由于历史原因，这些同工酶被命名为 PAD1 ～ 4 和 PAD6。人类 PAD4 最初被命名为 PAD5[105]，后来发现它是小鼠 PAD4 的同源基因亚型，随后更名为 PAD4。PAD1 ～ 3 通常被认为是胞质酶，PAD4 主要在细胞核中表达。然而，最近的研究显示了一种更复杂的情况，在某些细胞类型中表达了 PAD4[106] 或分泌了 PAD2[106,107]。PAD 的结构高度保守，不同亚型之间有 50% ～ 55% 的同源序列[108]，但它们表现出不同的底物偏好和不同组织的优先表达特征[23,109]。PAD1 主要表达于子宫和皮肤。PAD2 在肌肉、皮肤、大脑、脾、分泌腺、单核细胞和中性粒细胞中广泛表达。PAD3 主要表达于皮肤。PAD4 在造血细胞（如中性粒细胞和单核细胞）中表达，PAD6 在生殖细胞、外周血白细胞、肺、小肠、肝、脾和骨骼肌广泛表达[23,109,110]。PAD2 和 PAD4 在 RA 的滑膜组织和滑液中显著表达，是诱导 RA 自身抗原瓜氨酸化的最重要候选酶[37,111,112]。

肽基精氨酸脱亚胺酶的结构、活性和调节

现在已经明确 PAD4[108,113] 和 PAD2[114] 的三维结构，有可能是广泛的家族代表。PAD2 和 PAD4 是由第一个分子的 N 端结构域与第二个分子的 C 端结构域头尾部接触形成的二聚体。在 PAD4 和 PAD2 结构中分别发现 5 个和 6 个钙结合位点，和钙离子结合诱导产生构象变化，以产生活化位点结合槽。在这两种酶中，C 端结构域的两个钙结合位点发挥催化作用，而其他位点调节蛋白质相互作用和酶活性。除了 PAD6 缺乏某些位点外[108]，钙离子结合区在不同 PAD 亚型中高度保守。另外，PAD6 催化半胱氨酸也有所不同。它是唯一没有瓜氨酸化活性的 PAD 成员[115]。

与其他 PTM 不同，瓜氨酸化似乎是一个不可逆的过程，目前还没有发现将瓜氨酸化蛋白转换回其本身含有肽精氨酸形式的酶[116]。瓜氨酸化蛋白在细胞内清除或翻转的机制仍不清楚。在瓜氨酸化过程中，由于中和每个精氨酸残基都会损失一个正电荷而使蛋白质的净电荷减少，从而增加蛋白质的疏水性，导致蛋白质展开，并影响分子内和分子间的相互作用[117]。这些结构变化可导致蛋白质活性的改变，最常见功能丧失[117-122]。由于瓜氨酸化蛋白是 RA 自身抗体的主要靶点，因此控制生理靶点过度瓜氨酸化或非生理性底物瓜氨酸化显得尤为重要。

可以在多个水平上调节 PAD 酶的活性和瓜氨酸化蛋白的生成。钙是其中一个调节成分[123,124]。钙离子与 PAD4 的结合引起构象变化，从而产生酶活性[108]。虽然在体外激活需要毫摩尔浓度的钙[124,125]，但在细胞内纳米摩尔浓度的钙就可观察到 PAD 的活化[107,121,126-128]。这样在生理钙浓度不是最理想时，可选择高效底物和限制异常瓜氨酸化事件来影响 PAD 活化。另一个重要的 PAD 调节因素是氧化环境[123,124]。由于游离硫醇半胱氨酸存在于有催化作用的活性位点，因此细胞质中的还原环境对于维持 PAD 活性是必要的[129]。从活化或死亡细胞遗漏的 PAD 在细胞外的氧化环境中被灭活[130]，从而避免细胞外的异常瓜氨酸化。同样，最近发现烟酰胺腺嘌呤二核苷酸磷酸（nicotinamide adenine dinucleotide phosphate，NADPH）氧化酶产生的活性氧（reactive oxygen species，ROS）可抑制 PAD2 和 PAD4 的催化活性，从而说明 ROS 对于控制 PAD 的活性有重要意义[131]。

由于酶既可以对底物或者对自身进行瓜氨酸化，所以 PAD 的活性也可能受到自身瓜氨酸化负调控的影响。这已经在 PAD1 ～ 4 中进行了描述[132,133]。以 PAD4 为例，活性位点周围的精氨酸直接瓜氨酸化似乎可影响 PAD4 的活性和与底物的结合。这一原理与其他酶类似，通过自身修饰（如自身磷酸化）改变酶的功能。尽管有多种机制可以抑制 PAD 活性，但 RA 关节中积累的瓜氨酸蛋白提示这些调节机制在 RA 患者中并不完全有效（见本章类风湿关节中瓜氨酸化相关自身抗原产生机制）。

类风湿关节炎中的肽基精氨酸脱亚胺酶

有研究证明，PAD2 和 PAD4 是 RA 中产生瓜氨酸化自身抗原的主要 PAD 酶[37,111,112]。在 RA 关节的组织和滑液中发现 PAD 亚型，这些酶都是 ACPA 靶向的瓜氨酸化蛋白[41,134,135]。此外，PAD2 和 PAD4 编码基因（分别为 PADI2 和 PADI4）的多态性与 RA 进展相关，特别是在亚洲人群中[136-139]。最初发现 PADI4 基因有两种常见单倍型[136]，且根据其在 RA 患者与正常对照组中的相对频率分为易感或不易感。虽然易感单倍型的 PAD4 分子在 N 端区域有 3 个氨基酸被替换（即第 55 位甘氨酸 - 丝氨酸，第 82 位缬氨酸 - 丙氨酸，第 112 位甘氨酸 - 丙氨酸），但目前的证据显示这些变化对蛋白功能并无影响[132,140]。已有报道易感 PADI4 基因 mRNA 的稳定性与酶水平的变化不相关。此外，多态性只影响 N 端结构域内的构象，而不影响位于 C 端结构域的活性位点[140]。因此，PAD4 基因型对 RA 疾病易感性的影响源于其免疫原性，而不是酶活性[132]。支持该假设的是，PAD4 除了能使 RA 自身抗原瓜氨酸化外，其本身也是一种自身抗原[141,142]（见本章抗肽基精氨酸脱亚胺酶抗体）。此外，值得注意的是，不管 ACPA 阳性与否，PADI4 易感基因似乎都参与了 RA 的形成和进展[143,144]，提示易感基因变异除了通过瓜氨酸化自身抗原外，还可能通过其他机制启动疾病易感性。

抗肽基精氨酸脱亚胺酶抗体

PAD2 和 PAD4 除了在自身抗原瓜氨酸化中发挥作用，其本身也可使一部分 RA 患者产生致病的自身抗体[141,142,145]。尽管 PAD 可以自身瓜氨酸化[132,133]，但 PAD 的抗体识别与 ACPA 不同，它们是不依赖瓜

氨酸化的状态[146]。正如所观察到的，抗 PAD4 抗体出现在临床疾病前，即先于临床症状就存在于个体中[90]。有趣的是，在一组白人 RA 患者中，尽管在白人人群中未发现 RA 的发生与易感基因有关，但 PAD4 易感单倍型与 PAD4 自身抗体显著相关[141]。抗 PAD4 抗体诊断 RA 的敏感性为 23% ~ 45%，特异性大于 95%[147,148]（表 59-1）。重要的是，抗 PAD4 自身抗体与 ACPA 密切相关，并且在多项研究中显示与关节影像学损伤独立相关，即抗 PAD4 抗体与侵蚀性关节持续进展有关，尽管使用 TNF 抑制剂治疗，但关节破坏仍进展[149,150]。然而，最近的一项研究表明，在一线 DMARD 治疗失败的患者中，这些抗体对治疗升级有很好的预测性[151]。

在 10% ~ 12% 的 RA 患者中发现抗 PAD4 抗体与 PAD3 同工酶发生交叉反应[151-154]（表 59-1）。有抗 PAD3/PAD4 交叉反应抗体的患者，与发生严重进行性关节损伤有关，并且发生 RA 相关 ILD 的风险最高[152,155]，尤其是在有吸烟史或正在吸烟的人群，但吸烟史与抗 PAD4 或抗 PAD3/4 抗体的产生无关[154]。在这种双重打击肺损伤模型中，抗 PAD3/PAD4 抗体与吸烟共同导致严重的肺部疾病（见本章环境因素与抗瓜氨酸相关自身抗体的关系）。这些抗体还具有在结合时增强 PAD4 酶活性的独特功能，在 RA 发病机制中是一种新的作用（见本章抗瓜氨酸相关抗体的起源和发病机制）。

最近发现，18.5% 的 RA 患者中，PAD2 成为自身抗体的靶抗原[145]（见表 59-1）。与抗 PAD4 或抗 PAD3/PAD4 抗体相比，抗 PAD2 抗体出现在病情较轻的 RA 患者中，包括随着时间推移关节肿胀减少、发生 RA 相关 ILD 风险低和关节影像学损害进展慢的患者。这些抗体与 RA 其他血清学，如 ACPA、RF 或抗 PAD3/4 抗体无关。虽然抗 PAD 酶的抗体尚未用于临床，但这项研究表明，当同时检测抗 PAD2 和抗 PAD3/4 抗体时，可预测随着时间推移患者关节的破坏程度增加[145]。

抗瓜氨酸相关抗体的病因和发病机制

尽管 RA 的病因有待研究，但在临床前期出现抗瓜氨酸相关抗体表明疾病开始启动[100]。由此可见，环境因素对瓜氨酸化异常调节可引起瓜氨酸化相关抗原的免疫耐受，从而引起基因易感的宿主产生自身抗

体[100]（图 59-3）。有研究表明，一旦关节中前馈环路建立，持续的免疫反应将促进 PAD 酶和瓜氨酸化自身抗原不断生成和释放[155]（图 59-4）。

与抗瓜氨酸相关自身抗体发展的遗传因素

虽然特异的人类白细胞抗原 -DR（human leukocyte antigen-DR，HLA-DR）等位基因（编码 HLA Ⅱ 类抗原呈递分子）与 RA 的相关性研究已持续了几十年，但遗传学与 RA 自身抗体的相关研究却刚刚拉开序幕[156]。HLA-DRB1 等位基因的一个子集称为共享表位（shared epitope，SE）等位基因，包括 HLA-DRB1*0101、*0102、*0401、*0404、*0405、*0408、*0410、*1001 和 *1402。SE 等位基因由肽结合槽部位 β 链的 70 ~ 74 位点存在的一段相似的氨基酸序列（QRRAA、QKRAA 或 RRRAA）构成[157]。尽管早期研究明确 SE 等位基因是 RA 的危险遗传因素，但随着 ACPA 的发现，提示 SE 与 ACPA 阳性的 RA 关系非常密切[158]（图 59-3）。基因结构研究也支持含 SE 的 HLA 分子优先与瓜氨酸肽结合，而不是精氨酸肽[159,160]。此外，出现 ACPA 的相对风险与基因剂量效应相关，有一个 SE 等位基因的个体产生 ACPA 的比值比（odds ration，OR）为 3.3 ~ 4.7，有两个 SE 等位基因的患者 OR 值为 11.8 ~ 13.3[61,158,161]。总之，ACPA 和 SE 的结合与 RA 的预后密切相关[162]。有趣的是，ACPA 阳性的 RA 中吸烟可调节 SE 等位基因[163]（见本章环境因素与抗瓜氨酸相关自身抗体的关系）。除 SE 模式，最近研究发现，具有独特多肽性的全基因组分别在绑定的 HLA-DRβ1（11、71 和 74 号位点）、HLA-B（9 号位点）和 HLA-DPβ1（9 号位点）凹槽中编码关键氨基酸肽，这说明大多数 HLA 位点与 ACPA 阳性的 RA 患者有关联[164]。

除了 HLA 等位基因，PTPN22 基因（1858C/T）的单核苷酸多态性也与 ACPA 相关（OR 3.80）[165]（图 59-3）。PTPN22 编码蛋白酪氨酸磷酸酶非受体型 22，与很多自身免疫性疾病相关，包括 RA[166]。PTPN22（1858C/T）基因型与 ACPA 联合诊断 RA 的特异性达 100%，诊断 RA 的相对风险为 130.03。1858C/T 多态性与 RF 同型抗原无相关性，独立于 SE 等位基因起作用[165]。SE 和 PTPN22 等遗传因素可能在 RA 的临床前期阶段发挥作用，诱发易感个体产生 ACPA 及出现特征性疾病表型。

环境因素与抗瓜氨酸相关自身抗体的关系

尽管我们发现在确诊的 RA 患者的滑膜组织中存在大量瓜氨酸化现象，但并无研究表明病变滑膜中的异常瓜氨酸先于临床发病，这是解释有关 ACPA 产生早于临床前的必要条件。尽管这样的证据很难获得，但数据表明，关节并不是发生异常瓜氨酸化的唯一部位，在关节外启动针对瓜氨酸化自身抗原的 RA 特异性免疫应答，而关节仅是 ACPA 的一个继发靶点。越来越多的学者支持这个假设：在黏膜部位（如口腔黏膜、肺和胃肠）最早发生异常蛋白质瓜氨酸化和对瓜氨酸化抗原免疫耐受的破坏[167-169]。有研究证明，在 1/3 近期发病的 RA 患者中发现免疫球蛋白 A 型（与黏膜免疫相关的同型），对于有发展为 RA 潜在风险的个体（如未患 RA 的一级亲属），可在痰液中查到 ACPA[171]。假设肺是产生 ACPA 的起始部位，那么只有在常见的环境暴露（如感染、炎症或吸烟）引发炎症事件产生免疫反应后，关节才会成为继发靶点[167-169]（图 59-3）。

在与 RA 和 ACPA 相关的环境因素中，吸烟是被研究最广泛的因素。存在 SE 等位基因患者的吸烟史（见本章与抗瓜氨酸相关自身抗体的遗传因素）与 ACPA 阳性 RA 的病情进展有关[163,172-174]，但越来越多的学者又认识到这种关系是很微妙的。HLA-DRB1*04 等位基因主要与 ACPA 的产生有关[175-177]，而在吸烟者中，HLA-DRB1*0101、*0102 和 *1001 等位基因与 ACPA 产生的相关性最强[168]。这与 ACPA 的特异性及其亚型有关[178,179]。对非 RA 吸烟者进行研究，吸烟可增加 PAD2 表达及肺中瓜氨酸化蛋白[77]。在没有 RA 的 ILD 患者中也可发现 ACPA[81,82]，这进一步说明，吸烟在产生或维持抗瓜氨酸化蛋白自身抗体方面发挥作用。有趣的是，尽管 ACPA 和抗 PAD4 抗体之间有很强的关系，但抗 PAD4 抗体的产生与吸烟史无关[154]，这表明是其他环境因素在这些抗体的产生中发挥作用。

感染（特别是黏膜部位）也是 RA 产生自身抗体的另一个影响因素。牙周炎和 RA 之间存在惊人的相似之处及流行病学联系。两者均存在骨侵蚀，有相似的 SE 等位基因，并都与吸烟有关，而且 RA 患者多合并严重的牙周病[168,180-183]。这些联系引起了学者对口腔病原体作为 RA 自身免疫潜在触发点的研究[190]。通过对牙龈假单胞菌的 PAD（简称 PPAD）进行鉴定，可假设这种牙周病原体的感染可能与 RA 的发病有关[103,184]。尽管一些研究支持这一观点，即 PPAD 可以对 ACPA 靶向的自身抗原进行瓜氨酸化[185]，但这种酶诱导的瓜氨酸化模式（即 C 端瓜氨酸残基）在 ACPA 识别蛋白中没有特征性，因此 ACPA 只能识别蛋白序列内的瓜氨酸残基（即内源性瓜氨酸化）[24]。有学者提出 PPAD 参与 RA 发病的另一种机制是将其自身细菌产物瓜氨酸化后激发了瓜氨酸抗原。虽然最初的研究表明，PPAD 的自身瓜氨酸化可能与此有关[186]，但通过大量从牙龈假单胞菌分离的 PPAD 质谱和晶体结构分析并不支持这一假设[187-189]。但也有可能是其他细菌或 PPAD 瓜氨酸化的宿主蛋白启动抗原[190,190a]。

牙周炎患者的牙周微环境中瓜氨酸化蛋白高度聚集，模拟 RA 关节中由 PAD 产生的内源性瓜氨酸化蛋白模式[191]。这提示牙周炎中的瓜氨酸是由宿主（而非细菌）PAD 酶的异常激活而产生。在与严重牙周炎相关的各种微生物中，放线共生放线杆菌（Aggregatibacter actinomycetemcomitans，Aa）是唯一能在牙周炎和 RA 患者中复制瓜氨酸的病原体[191]。但与牙龈假单胞菌不同的是，放线杆菌并不编码 PAD 酶，其瓜氨酸化归因于自身的 PAD。相反，细菌分泌一种以中性粒细胞为靶点的穿孔毒素（白细胞毒素 -A），诱导大量钙离子内流，渗透溶解和 PAD 酶的过度活化[191]。研究证明，这种失调的 PAD 活化会诱导中性粒细胞中广泛蛋白质的整体瓜氨酸化，这个过程被称为细胞高瓜氨酸化[52,191]。在机制上，这一过程类似于 RA 关节中的宿主免疫效应途径[52,192]（见本章类风湿关节中瓜氨酸化相关自身抗原产生机制）。如果免疫耐受被 Aa 诱导的高瓜氨酸化产物打破，随后便会启动产生 ACPA[116,191,193]。重要的是，由于其他种类的细菌也能产生穿孔毒素[194]，所以包括肺和胃肠在内的黏膜部位会有类似的致病机制[116,192]。

虽然没有证据表明病毒蛋白在体内会被瓜氨酸化，但有研究证实，ACPA 阳性的 RA 患者血清与 EB 病毒 EBNA-1 和人类乳头瘤病毒（human papilloma virus，HPV）-47 E2$_{345\sim362}$ 蛋白合成的瓜氨酸化多肽存在交叉反应[195,196]。确定疾病发展过程中这些抗体的表观动力学，以及直接证明这些修饰蛋白在自然感染过程中产生，对判断交叉反应与 RA 发病机制的相关性有重要意义。

对关节外微环境中的基因 - 环境相互作用的理解

对研究 RA 的发病机制具有重要意义。尽管目前确定的具体机制不能代表统一的 RA 发病机制，但是潜在环境免疫观点的推广和世界范围环境暴露的探寻对理解 RA 发病机制具有极其重要的意义。

抗瓜氨酸相关抗体的起源和发病机制

尽管原来已知瓜氨酸相关抗体在 RA 中的重要性，但近来才认识到它的分子特征和直接致病后果。通过对 RA 患者单个抗体表达细胞的研究，我们对它们的发展和炎症效应有了重要的认识。最初研究表明，在 ACPA 阳性的 RA 中，约有 25% 的滑膜 B 细胞表达的 IgG 对瓜氨酸化抗原具有特异性[197]，但进一步的深入研究发现高估了这个概率，实际上可能只有约 4%[198-201]。总的来说，从 RA 患者体内分离的单个细胞中提取的单克隆 ACPA 富含体细胞突变[55b,201,202]。单克隆 ACPA 的结构分析提示瓜氨酸是与瓜氨酸肽结合的抗体的主要决定因素[55c]。同时，这也支持了 ACPA 是通过持续暴露于异常瓜氨酸化自身抗原而产生的观点。

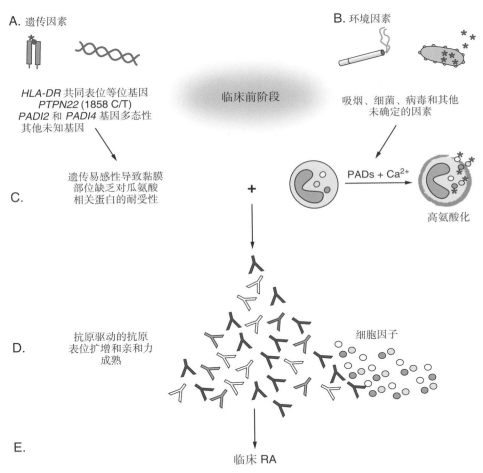

图 59-3　临床前 RA 的遗传因素和环境因素启动了抗瓜氨酸相关抗体。A．*HLA-DRB1* 共同表位等位基因和 *PTPN22*、*PADI2* 和 *PADI4* 的单核苷酸多态性，这些遗传因素已被确定有使个体向 RA 发展的趋势。B．环境因素（如吸烟和感染）可以在黏膜部位（如口腔黏膜、肺和胃肠）通过诱导 PAD 表达细胞招募、死亡或激活，从而诱导瓜氨酸化相关自身抗原的增加[116]。由细菌或宿主穿孔素诱导的膜溶解途径引起中性粒细胞高瓜氨酸化，这与 RA 关节中发现的瓜氨酸化抗原模式类似[52,191]。C．尽管大多数情况下，这个过程可能是正常的生理过程且具有自限性，但一些易感人群可能会产生针对瓜氨酸化过程相关成分（如 PAD4 和瓜氨酸化蛋白）的自身抗体。这个阶段可能无临床症状，因为此时的抗体滴度很低，可能不致病，并且它们仅针对有限数量的瓜氨酸抗原[57,208]。D．这些自身抗体可能持续存在数月到几十年，在这期间可能会出现转折。这个阶段的特点是结合成熟的自身抗体和逐渐增多的多种特异性 ACPA，反映了表位扩散过程[57]。自身免疫反应的放大与临床前期炎症的表现密切相关，包括炎症因子水平升高，如 TNF、IL-6、IL-12p70 和 IFN-γ[57]。此外，ACPA 在 RA 发病前需要获得一个促炎的 Fc 糖基化表型[208]。总之，自身抗体免疫反应的变化和细胞因子水平的升高预示临床 RA 即将发生[57,208]。E．当自身抗体和细胞因子超过代偿阈值时，临床 RA 即被启动

从机制上讲，体外实验表明 ACPA 可以激活补体的经典途径和替代途径[203]，并且 ACPA 免疫复合物通过与 Fcγ 受体和 Toll 样受体 4 结合来驱动巨噬细胞产生 TNF（图 59-4）。此外，最近的研究还证实，ACPA 中不同的糖基化模式会影响这些抗体的致病性[207,208]。免疫小鼠产生的抗瓜氨酸 Ⅱ 型胶原的单克隆抗体可以通过与关节软骨的交叉反应引起关节炎[209]。但是这些发现在 ACPA 致病的 RA 患者中并无可重复性。从 RA 来源的单克隆 ACPA 可在体外诱导小鼠关节疼痛和活化破骨细胞[210,211]，这一观点受到了质疑，因为后来的研究表明，在这个实验中使用的单克隆 ACPA 对瓜氨酸残留物没有特异性[198,199]。因此，ACPA 在体内是否具有致病性仍然是尚未解决的问题。

抗 PAD4 单克隆自身抗体来源于 RA 患者分离的 PAD4 特异性记忆 B 细胞。这些抗体是 PAD4 反应的前体细胞，其产生与 B 细胞免疫耐受的缺陷位点有关[212]。然而在 RA 患者中，PAD4 自身抗体经历了抗原驱动的亲和力成熟，这是体细胞高突变的证据。尽管 ACPA 和抗 PAD4 自身抗体看似起源于不同机制[155a]，其实慢性暴露于免疫原性的自身抗原都是两者的驱动因素。

RA 患者的抗 PAD4 自身抗体能在低钙浓度下增加 PAD4- 瓜氨酸活性，这与具有抗 PAD3/PAD4 抗体的 RA 患者中的多克隆 IgG 一样[152,212]（见本章抗肽精氨酸脱亚胺酶抗体）。在生化研究中，这种增强由 N 端和 C 端结构域之间的钙结合位点的结构表位相互作用介导。这表明抗 PAD4 抗体可能具有在 RA 关节中繁殖瓜氨酸化蛋白的独特能力（图 59-4）（见本章类风湿关节中瓜氨酸化相关自身抗原产生的机制）。但这还需进一步的体内和体外特性研究，以确定抗 PAD4 抗体在 RA 患者中完全致病的可能性。

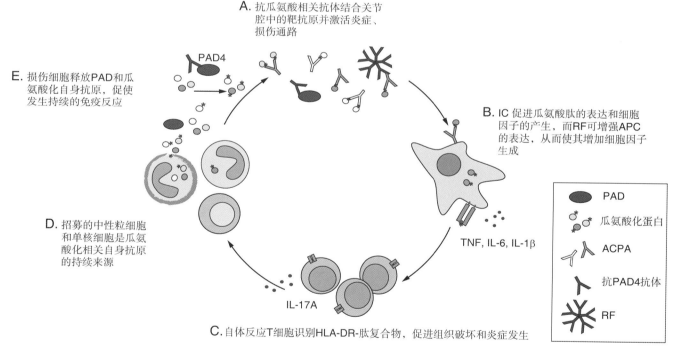

A. 抗瓜氨酸相关抗体结合关节腔中的靶抗原并激活炎症、损伤通路

E. 损伤细胞释放PAD和瓜氨酸化自身抗原，促使发生持续的免疫反应

B. IC 促进瓜氨酸肽的表达和细胞因子的产生，而RF可增强APC的表达，从而使其增加细胞因子生成

D. 招募的中性粒细胞和单核细胞是瓜氨酸化相关自身抗原的持续来源

TNF, IL-6, IL-1β

IL-17A

C. 自体反应T细胞识别HLA-DR-肽复合物，促进组织破坏和炎症发生

PAD
瓜氨酸化蛋白
ACPA
抗PAD4抗体
RF

图 59-4　RA 发病机制的反馈模型：抗瓜氨酸相关抗体的关键作用。免疫反应一旦启动靶向组织破坏和疾病发展的反馈循环通路，临床则出现明显的 RA 病情进展。A．瓜氨酸相关自身抗原与关节中的瓜氨酸化蛋白和 PAD 结合，就能激活炎症通路或诱导损伤。该过程由免疫复合物（immune complex，IC）的形成介导，它可以通过细胞免疫和体液免疫固定补体或诱导抗原表达细胞的损伤[203-280]。B．IC 可被抗原呈递细胞（antigen-presenting cell，APC）识别，包括树突状细胞和巨噬细胞，并驱动瓜氨酸肽呈递和促炎细胞因子（如 TNF、IL-6 和 IL-1β）产生[202,204-206]。RF 可以结合 IC 并进一步放大这些免疫反应[262-264]。C．自体反应性 T 细胞通过细胞毒颗粒途径、分泌细胞因子、招募或激活炎症细胞介导组织破坏[281]。D．富含 PAD 酶的中性粒细胞和单核细胞被招募到关节[38,41]。免疫效应途径可活化 PAD 和生成瓜氨酸化蛋白，从而驱动 PAD 表达细胞激活和死亡[38,52,217]。E．受损细胞释放 PAD 和瓜氨酸化蛋白到 RA 关节中，使其不断产生瓜氨酸化相关自身抗原导致免疫反应持续发生[116]。抗 PAD4 抗体能通过稳定和激活细胞外的 PAD4 来进一步放大免疫反应[152]

类风湿关节中瓜氨酸化相关自身抗原产生的机制

一旦与抗瓜氨酸抗体发生反应，则类风湿关节的炎症出现扩大，但这一过程需要持续生成瓜氨酸化抗原和不断活化 PAD 酶（图 59-4）。从类风湿关节中提取滑液和细胞的分析表明，在细胞内和细胞外持续瓜氨酸化蛋白可激活失调的 PAD[51-55,116]。几种 PAD 表达细胞（如免疫细胞和滑膜细胞）和不同的细胞凋亡机制 [包括自噬、中性粒细胞胞外诱捕网（neutrophil extra-cellular trap，NET）、细胞坏死、由穿孔毒素蛋白诱导的细胞溶解] 通过诱导细胞内 PAD 激活和 PAD 释放到细胞外环境，参与了 RA 瓜氨酸化自身抗原的产生[116]。最近的研究也表明，中性粒细胞是细胞内瓜氨酸化的主要来源，可溶性 PAD 是细胞外瓜氨酸化的主要来源[41,52,116,213]。这些细胞是 RA 滑液中最丰富的细胞类型之一，表达不同的 PAD[214]。有两种机制启动中性粒细胞中 RA 自身抗原的细胞生成：① NET 的形成[213]，是一种抗微生物细胞死亡形式，其中细胞内的颗粒蛋白和染色质外凸形成与病原体结合的胞外纤维[215]；②穿孔素介导的膜溶解性破坏[52,191]。在 RA 患者的关节中 NET 表达增加，并通过细胞内抗原在细胞外的重新分配成为炎症信号的相关来源[213]。这些可能包括瓜氨酸化自身抗原，但越来越多的数据表明，NET 的形成是一个复杂的过程，由不同的途径激活，这些不同的途径可以被广泛地刺激触发，其中只有一部分与有限数量的底物（主要是组蛋白）的瓜氨酸化有关[52,192,216]。因此，尽管 RA 中的 NET 可能与 PAD4 激活有关，但这一过程对生成 RA 瓜氨酸体的作用尚不清楚[155a,192]。虽然在 RA 关节中发现瓜氨酸化和 NET 的形成增加，并且 NET 可能会促进 RA 发病[213]，但这些过程都不一定直接相关[155a]。

如前所述（见本章与抗瓜氨酸自身抗体相关的环境因素），细菌毒素有激活 PAD 和诱导高瓜氨酸化的能力，从而启动关节外部位 ACPA 的产生。宿主的成孔蛋白，如穿孔素和补体的膜攻击复合物（membrane attack complex，MAC），可能负责维持 RA 患者关节中瓜氨酸化自身抗原的产生[52]。在 RA 患者的关节中，这些宿主效应通路很活跃，是 PAD 的高效激活剂以及中性粒细胞高度瓜氨酸化的有效诱导剂[52,191]。

除中性粒细胞外，单核细胞和成纤维细胞样滑膜细胞（fibroblast-like synoviocyte，FLS）也可通过自噬产生瓜氨酸化的自身抗原[217]。然而，这一过程并不会导致高瓜氨酸化，反而出现 α- 烯醇化酶和波形蛋白的瓜氨酸化。有趣的是，我们发现自噬标志物的表达增加与 ACPA 滴度呈正相关，这说明 RA 患者中自噬可能有助于瓜氨酸化抗原的生成[217]。

纤维蛋白原在 RA 关节中高度瓜氨酸化，提示瓜氨酸化能在细胞外发生。在 RA 患者的滑液中检测到可溶性 PAD2 和 PAD4[37,125]，说明这些酶是从激活或死亡的细胞中释放而出，最有可能的细胞就是中性粒细胞[218]。有关这方面内容，最近的一份报告显示，中性粒细胞可基本分泌 PAD2，并在细胞表面表达部分 PAD4，在细胞激活后可上调 PAD4[106]。虽然存在限制异常 PAD 活化的调节机制（见本章肽基精氨酸脱亚胺酶结构、活性和调节），但 PAD 酶在炎症 RA 关节中的累积可以克服这些抑制因素。例如，尽管氧化的细胞外环境不利于 PAD 保持活性，但中性粒细胞在浸润性炎症的 RA 关节中持续释放活性 PAD，不断生成瓜氨酸化蛋白。抗 PAD 酶的自身抗体，通过稳定 PAD4 的活性构象来维持细胞外 PAD 的活性。人抗 PAD4 单克隆抗体和抗 PAD3、PAD4 交叉反应的自身抗体通过降低催化所需的钙量到生理范围来增强 PAD4 的酶活性[152,212]。因此，中性粒细胞激活或死亡过程中释放的 PAD4 会在滑液中遇到能够维持酶活性的抗 PAD4 抗体，这有助于产生 RA 细胞外瓜氨酸化自身抗原。总之，驱动高瓜氨酸化、胞外释放瓜氨酸化抗原和 PAD 的效应通路有可能创建一个前馈循环，从而保持 B 细胞刺激、自身抗体产生、免疫复合物形成和损伤组织自身抗原的持续产生（图 59-4）。

抗化学修饰抗原的自身抗体

抗氨甲酰化蛋白抗体（antibody to carbamylated proteins，anti-CarP）

氨甲酰化或高瓜氨酸化是赖氨酸残基转化为高瓜氨酸的非酶翻译后过程。这一过程是氰酸盐或氨甲酰磷酸酯与赖氨酸残基的伯胺反应的结果[219,220]（图 59-1B）。氰酸盐与尿素在体内处于平衡状态，在尿毒症、炎症和吸烟等条件下氰酸盐水平升高会增加氨甲酰化积累[221]。氨甲酰磷酸由氨和碳酸氢盐在氨甲酰磷酸合成酶的激活下生成[219]。虽然高瓜氨酸比瓜氨酸延长一个亚甲基，但这些氨基酸在结构上是相似的（图 59-1B）。因此推测在 RA 中，氨甲酰化蛋白可能与瓜氨酸化抗原缺乏耐受性有关[222]。最初的研究表明，用氨甲酰化肽免疫的小鼠会发生侵蚀性关节炎[222]，而且在关节腔内注射瓜氨酸肽后，这些小鼠更容易出现侵蚀性关节炎。虽然这些有趣的发现没有从实验上深入研究，但这些发现激发了人们对 RA 患者是否有氨甲酰化蛋白抗体的兴趣[223]。在 ELISA 检测中使用氨甲酰化胎牛血清和氨甲酰化纤维蛋白原作为替代抗原，超过 40% 的 RA 患者体内存在识别含高瓜氨酸蛋白（后称抗氨甲酰化蛋白抗体）的 IgG 和 IgA 抗体[223]（表 59-1）。尽管高瓜氨酸与瓜氨酸结构相似，但大约 35%ACPA 阴性患者中存在 anti-CarP IgG 和 IgA 抗体。不论 ACPA 阳性与否，这些抗体的存在都提示 RA 病情严重，说明这些抗体不仅仅是这两种 PTM 之间的交叉反应[223]。此外，anti-CarP 抗体在 RA 诊断前多年就已出现，可预测 RA 的发展，而不依赖 ACPA[224-226]。虽然在 RA 中产生甲氨酰化抗原的机制尚不清楚，但炎症有可能是促发甲氨酰化的触发因素。同时，中性粒细胞释放的髓过氧化物酶（myeloperoxidase，MPO）促进硫氰酸盐转化为氰酸盐，进一步促进氨甲酰化[221,227]。尽管对 anti-CarP 抗体的关注增加，但它们在 RA 中作用的靶抗原仍不清楚。最近，在 RA 患者的滑液中发现了氨甲酰化的 α-1- 抗胰蛋白酶，与血清组相比，RA 患者血清对 α-1- 抗胰蛋白酶的识别能力更强[228]。为了更好地了解 anti-CarP 抗体在 RA 中的临床意义和致病作用，还需进一步研究氨甲酰化自身抗原及其在靶组织中的作用。

丙二醛－乙醛加合物抗体（antibody to malondialdehyde-acetaldehyde adducts，anti-MAA）

最近报道，丙二醛 - 乙醛加合物（MAA）是 RA 中抗 PTM 抗体的靶点[229]。与氨甲酰化相似，MAA 的生成是非酶作用的，涉及赖氨酸残基伯胺的优先修饰。在炎症、酒精等各种刺激引起的氧化应激过程中，ROS 引发膜磷脂的过氧化反应，产生丙二醛（MDA）和乙醛（AA）[230-233]，它们与蛋白相互作用，

形成稳定的 MDA-AA 蛋白加合物，即 MAA（图 59-1C）。这些加合物与心血管疾病和酒精性肝病中的炎症和细胞损伤有关[230-232]。有趣的是，RA 滑膜组织富含 MAA 修饰蛋白，但其在骨关节炎患者中并不存在。目前检测 anti-MAA 抗体的方法是使用 MAA 修饰的白蛋白作为替代抗原[229]，但尚不清楚是否有针对 RA 患者的这种蛋白。

anti-MAA 抗体与 ACPA、RF 密切相关，88%ACPA 阴性患者中可检测到抗 MAA IgG 亚型抗体[229]，这提示 anti-MAA 抗体可能是诊断 RA 的生物学标志物，这对于 ACPA 阴性的 RA 患者具有重要意义（表 59-1）。但是 anti-MAA 抗体与 RA 的临床相关性有待进一步研究证实。需要强调的是，anti-MAA 抗体不是 RA 的特异性抗体，在骨关节炎、SLE、酒精性肝病、糖尿病和心血管疾病中也发现了该抗体[236-239]。因此，anti-MAA 抗体可能不完全是关节损伤的标志物，也可能由 RA 合并症所产生。今后的研究方向是明确 anti-MAA 抗体的靶抗原及该抗体在 RA 中的作用。

抗翻译后修饰蛋白抗体的意义

有趣的是，RA 患者具有针对不同 PTM 的抗体，而且这并非偶然现象。因为中性粒细胞能产生 RA 自身抗体（分别为 ACPA、anti-CarP 和 anti-MAA）靶向当前一组修饰自身抗原所需的所有成分（如 PAD、MPO 和 ROS），这些不同的抗体系统确实能作为中性粒细胞常见致病事件的标志物。这些细胞是 RA 自身抗原产生的关键[240]，证实这个科学假设对于未来以中性粒细胞为靶点治疗 RA 具有重要意义。

非特异性类风湿关节炎的自身抗体

类风湿因子

类风湿因子（RF）是以 IgG Fc 段为靶点的自身抗体。RF 除了与自身免疫性疾病的发病机制有关外，还在风湿病学中占有特殊地位，因为它们是在自身免疫性风湿病中发现最早的自身抗体。1940 年，Erik Waaler 发现 RA 患者的血清可抑制抗体致敏的绵羊红细胞溶血反应，反而导致这些细胞显著凝集[241]。他还指出这种效应具有耐热性，与血清中球蛋白的含

量有关，这表明它并不依赖于补体激活。有人认为，这一过程是由于一种因子（先称为凝集激活因子，后称为类风湿因子）的存在，该因子在 RA 患者中明显升高[241]。然而，尽管 RA 患者血清凝集反应阳性率很高（35%），但 Waaler 并不认为凝集反应对 RA 有诊断价值，因为一些其他疾病（如癌症和感染）的患者凝集反应也呈阳性（约占 5%）[241]。直至 1948年，Rose 和他的同事在对立克次体水痘进行补体结合试验时再次发现凝集反应，暗示了这一现象对诊断 RA 有潜在意义[242]。后来该实验证明可以检测到识别 IgG Fc 段的 IgM 抗体[243-246]。此后，学者们对凝集试验进行改进（称为 Waaler-Rose 凝集试验），如用 IgG 包被的乳胶珠代替绵羊红细胞[247,248]。之后又建立了放射免疫分析法、ELISA、比浊法等 RF 检测方法，更加方便，灵敏度和特异性方面与凝集试验相似。

约 70% 的 RA 患者 RF 阳性，但与 ACPA 相比，RF 对 RA 诊断的特异性低（分别为 85% 和 95%）[59]（表 59-1）。RF 在健康对照受试者中可能呈阳性（年轻人为 1%，70 岁以上者高达 5%），很多非 RA（包括干燥综合征、冷球蛋白血症等风湿病）以及慢性感染患者也出现 RF 阳性[249-251]。因此，诊断 RA 的预测概率极大地影响了 RF 测试的性能，RF 诊断 RA 的敏感性和特异性在 50% ~ 90% 之间，在不同人群中有差异[252-253]。IgG 和 IgA 型 RF 的存在以及体细胞高频突变的证据提示，一些 RA 患者的 RF 是 T 细胞依赖性的[254,255]。尽管有研究提示，IgG 和 IgA 型 RF 提高了 RF 对 RA 的特异性[256]，但最近的一项荟萃分析提示，不同 RF 亚型的检测在敏感性和特异性方面与标准 RF 检测相比，并无明显差异[59]。

重要的是，RA 患者出现 RF 的时间也不同。在多数患者中，RF 早于临床症状出现[86,257-259]，其他患者则随动力学变化而发病。事实上，较早出现 RF 的患者通常病情更严重，提示这些抗体可能促使病情加重[260]。有一部分患者仅在发病后才出现 RF，提示 RF 在发病机制上或许存在顺序事件，在早期就出现 RF 的亚组中，这些事件非常接近，而发病后才出现 RF 的亚组中，说明这些事件在时间上是分开的。目前，我们还不完全了解 RA 患者体内产生 RF 的机制。RF 存在体细胞高频突变以及 RA 患者滑膜中的浆细胞产生这些抗体的证据表明，RF 免疫反应由抗原在局部驱动[254,255]。目前仍不清楚 IgG 如何成为类

风湿关节自身免疫反应的靶点。与 RA 中的其他自身抗原相比，没有证据表明 RF 靶向的 IgG 需要修饰（如 PTM）才能被抗体识别。然而，对 IgG 耐受性的最初破坏仍有可能是通过异常修饰的分子引发，这类似于其他自身抗原。RF 可能通过形成免疫复合物、放大抗原捕获、信号传导、效应功能等在 RA 发病机制中起重要作用[261]（见图 59-4）。最近的体外研究提示，RF 可增加 ACPA 免疫复合物激活补体和刺激巨噬细胞产生促炎细胞因子的能力[262-264]。因此，尽管 RF 可能不是 RA 的特异性抗体，但也能增强 RA 特异性自身抗体（如 ACPA）的致病性。

抗 RA33 自身抗体

1989 年学者发现抗 RA33 自身抗体，它是一个新型特异性抗体，能识别表观分子量为 33 kDa 的核蛋白[265]。35% 的 RA 患者可检测到这些自身抗体，少数患有其他自身免疫病或退行性风湿病的患者也可被检测到（表 59-1）。之后 RA33 抗原被鉴定为异质性核糖核蛋白复合物的 A2/B1 蛋白（hnRNP-A2/B1）[266]。抗 RA33 抗体并非 RA 的特异性抗体，约 20% 的 SLE 患者和 40% ~ 60% 的混合性结缔组织病（mixed connective tissue disease，MCTD）患者也可出现此抗体[267,268]。但是，在 SLE 和 MCTD 中，抗 RA33 通常和抗 U1- 小核糖核蛋白（snRNP）或抗 Smith（Sm）抗体同时出现。因此，不伴有抗 U1-snRNP 自身抗体的情况下，抗 RA33 抗体在 RA 中的特异性高达 96%[267]。此外，抗 RA33 抗体在 RA、SLE 和 MCTD 中分别识别 hnRNP-A2/B1 不同构象依赖型表位[269]。此外，在无 RF 和 ACPA 的情况下，极早期关节炎（病程小于 3 个月）患者中的抗 RA33 抗体与相对轻的非侵蚀性病变相关，这组患者对 DMARD 反应良好，因此，这有助于识别预后良好的患者[270]。此外，hnRNP-A2 蛋白刺激试验在几乎 60% 的 RA 患者中可诱导出 T 细胞增殖，而正常人群中只有 20%，在 RA 组的增殖反应明显更强[271]。免疫组织化学分析提示 RA 患者滑膜组织中的 hnRNP-A2 明显过度表达，说明 RA 病理位点有抗原沉积。

RA33 抗原在 RA 关节中也是瓜氨酸化形式，并且是 ACPA 的靶抗原[44]。因此，RA 患者可以同时对天然形式和瓜氨酸化形式的 RA33 产生抗体。此外，在 RA 滑液细胞中发现了四种由同一基因编码的转录

变体（命名为 hnRNP-A2、B1、A2b 和 B1b），其中 hnRNPB1b 最容易被识别[44]。在单个队列中，44% 的 RA 患者被检测到瓜氨酸化 hnRNP-B1b 的抗体，而 10.7% 的患者被检测到天然蛋白的抗体。只有 6% 的 RA 患者两种抗体均能检测到[44]。同一抗原存在两种不同形式的自身抗体（即天然形式和瓜氨酸化形式），说明在疾病进展中抗原结构出现免疫原性改变时也可引起免疫应答的不断演变。

抗葡萄糖 -6- 磷酸异构酶抗体

对 RA 患者具有潜在意义的另一个自身抗原是葡萄糖 -6- 磷酸异构酶（glucose-6-phosphate isomerase，G6PI），它是存在于所有细胞质中的一种糖酵解酶。抗 G6PI 抗体首次在 K/BxN 小鼠关节炎模型中发现，该模型形成了识别 G6PI 的致病免疫球蛋白[272-274]。这些抗体在小鼠中可直接致病，因为被动转移抗 G6PI 抗体即可诱导健康受体患关节炎[275]。这种抗体的致病潜力推动了其在人类 RA 发病机制中的研究。尽管初期研究提示这些抗体在 RA 患者血清中具有很高的阳性率[276]，但结果仍有争议[277-279]。总体来说，抗 G6PI 抗体在不同队列的 RA 患者中阳性率为 12% ~ 29%，在疾病活动期的阳性率更高（表 59-1）。抗 G6PI 抗体在银屑病关节炎、未分化关节炎和脊柱关节病患者中的阳性率与 RA 相似（12% ~ 25%），且在小部分（5% ~ 10%）健康人群或克罗恩病、结节病患者中也检测到相似滴度[279]。目前这些抗体与 RA 的潜在相关性仍不明确。

结论

RA 患者的自身抗体谱是多样化的，新的特异性抗原不断被发现。这些自身抗体是疾病诊断和鉴别诊断的重要工具，尤其是针对临床症状繁杂的一类患者。它们也是了解 RA 发病机制的血清学线索。目前认识的自身抗体主要分为三类：与抗瓜氨酸相关的自身抗体、抗化学修饰蛋白的抗体，以及识别与其他疾病共有天然蛋白的抗体。尽管这些抗原对 RA 关节没有特异性，但了解它们的产生及确定与自身抗体形成相关的遗传和环境因素，有助于深入了解 RA 的发病机制。迄今为止，抗瓜氨酸相关抗体是诊断 RA 最具

特异性的抗体，并且已明确它们与疾病发展的遗传和环境因素相关。这些抗体的发现也证实了蛋白瓜氨酸化失调是 RA 的关键致病机制和潜在的治疗靶点。对 RA 自身抗体以及疾病起始和其他受累部位的靶抗原进行类似研究，可能有助于开发治疗和预防该病的新策略。

 Full references for this chapter can be found on ExpertConsult.com.

部分参考文献

1. Nienhuis RL, Mandema E: A new serum factor in patients with rheumatoid arthritis; the antiperinuclear factor, *Ann Rheum Dis* 23:302–305, 1964.
2. Sondag-Tschroots IR, Aaij C, Smit JW, et al.: The antiperinuclear factor. 1. The diagnostic significance of the antiperinuclear factor for rheumatoid arthritis, *Ann Rheum Dis* 38:248–251, 1979.
3. Hoet RM, Boerbooms AM, Arends M, et al.: Antiperinuclear factor, a marker autoantibody for rheumatoid arthritis: colocalisation of the perinuclear factor and profilaggrin, *Ann Rheum Dis* 50:611–618, 1991.
4. Janssens X, Veys EM, Verbruggen G, et al.: The diagnostic significance of the antiperinuclear factor for rheumatoid arthritis, *J Rheumatol* 15:1346–1350, 1988.
5. Cassani F, Ferri S, Bianchi FB, et al.: Antiperinuclear factor in an Italian series of patients with rheumatoid arthritis, *Ric Clin Lab* 13:347–352, 1983.
6. Berthelot JM, Maugars Y, Audrain M, et al.: Specificity of antiperinuclear factor for rheumatoid arthritis in rheumatoid factor-positive sera, *Br J Rheumatol* 34:716–720, 1995.
7. Manera C, Franceschini F, Cretti L, et al.: Clinical heterogeneity of rheumatoid arthritis and the antiperinuclear factor, *J Rheumatol* 21:2021–2025, 1994.
8. Youinou P, Le GP, Dumay A, et al.: The antiperinuclear factor. I. Clinical and serologic associations, *Clin Exp Rheumatol* 8:259–264, 1990.
9. Youinou P, Seigneurin JM, Le GP, et al.: The antiperinuclear factor. II. Variability of the perinuclear antigen, *Clin Exp Rheumatol* 8:265–269, 1990.
10. Youinou P, Le GP: The reliability of the antiperinuclear factor test despite the inconstancy of the targeted antigens, *J Rheumatol* 21:1990–1991, 1994.
11. Aggarwal R, Liao K, Nair R, et al.: Anti-citrullinated peptide antibody assays and their role in the diagnosis of rheumatoid arthritis, *Arthritis Rheum* 61:1472–1483, 2009.
12. Young BJ, Mallya RK, Leslie RD, et al.: Anti-keratin antibodies in rheumatoid arthritis, *Br Med J* 2:97–99, 1979.
13. Scott DL, Delamere JP, Jones LJ, et al.: Significance of laminar antikeratin antibodies to rat oesophagus in rheumatoid arthritis, *Ann Rheum Dis* 40:267–271, 1981.
14. Miossec P, Youinou P, Le GP, et al.: Clinical relevance of antikeratin antibodies in rheumatoid arthritis, *Clin Rheumatol* 1:185–189, 1982.
15. Ordeig J, Guardia J: Diagnostic value of antikeratin antibodies in rheumatoid arthritis, *J Rheumatol* 11:602–604, 1984.
16. Vincent C, Serre G, Lapeyre F, et al.: High diagnostic value in rheumatoid arthritis of antibodies to the stratum corneum of rat oesophagus epithelium, so-called 'antikeratin antibodies', *Ann Rheum Dis* 48:712–722, 1989.

17. Paimela L, Gripenberg M, Kurki P, et al.: Antikeratin antibodies: diagnostic and prognostic markers for early rheumatoid arthritis, *Ann Rheum Dis* 51:743–746, 1992.

18. Simon M, Girbal E, Sebbag M, et al.: The cytokeratin filament-aggregating protein fillagrin is the target of the co-called "antikeratin antibodies," autoantibodies specific for rheumatoid arthritis, *J Clin Invest* 92:1387–1393, 1993.

19. Sebbag M, Simon M, Vincent C, et al.: The antiperinuclear factor and the so-called antikeratin antibodies are the same rheumatoid arthritis-specific autoantibodies, *J Clin Invest* 95:2672–2679, 1995.

20. Markova NG, Marekov LN, Chipev CC, et al.: Profilaggrin is a major epidermal calcium-binding protein, *Mol Cell Biol* 13:613–625, 1993.

21. Senshu T, Akiyama K, Kan S, et al.: Detection of deiminated proteins in rat skin: probing with a monospecific antibody after modification of citrulline residues, *J Invest Dermatol* 105:163–169, 1995.

22. Senshu T, Kan S, Ogawa H, et al.: Preferential deimination of keratin K1 and filaggrin during the terminal differentiation of human epidermis, *Biochem Biophys Res Commun* 225:712–719, 1996.

23. Vossenaar ER, Zendman AJ, van Venrooij WJ, et al.: PAD, a growing family of citrullinating enzymes: genes, features and involvement in disease, *BioEssays* 25:1106–1118, 2003.

24. Schellekens GA, de Jong BA, van den Hoogen FH, et al.: Citrulline is an essential constituent of antigenic determinants recognized by rheumatoid arthritis-specific autoantibodies, *J Clin Invest* 101:273–281, 1998.

25. Baeten D, Peene I, Union A, et al.: Specific presence of intracellular citrullinated proteins in rheumatoid arthritis synovium: relevance to antifilaggrin autoantibodies, *Arthritis Rheum* 44:2255–2262, 2001.

26. Masson-Bessiere C, Sebbag M, Durieux JJ, et al.: In the rheumatoid pannus, anti-filaggrin autoantibodies are produced by local plasma cells and constitute a higher proportion of IgG than in synovial fluid and serum, *Clin Exp Immunol* 119:544–552, 2000.

27. Dyson HJ, Wright PE: Antigenic peptides, *FASEB J* 9:37–42, 1995.

28. Dorow DS, Shi PT, Carbone FR, et al.: Two large immunogenic and antigenic myoglobin peptides and the effects of cyclisation, *Mol Immunol* 22:1255–1264, 1985.

29. Schellekens GA, Visser H, de Jong BA, et al.: The diagnostic properties of rheumatoid arthritis antibodies recognizing a cyclic citrullinated peptide, *Arthritis Rheum* 43:155–163, 2000.

30. Lee DM, Schur PH: Clinical utility of the anti-CCP assay in patients with rheumatic diseases, *Ann Rheum Dis* 62:870–874, 2003.

31. van Venrooij WJ, Zendman AJ: Anti-CCP2 antibodies: an overview and perspective of the diagnostic abilities of this serological marker for early rheumatoid arthritis, *Clin Rev Allergy Immunol* 34:36–39, 2008.

32. van Gaalen FA, Visser H, Huizinga TW: A comparison of the diagnostic accuracy and prognostic value of the first and second anti-cyclic citrullinated peptides (CCP1 and CCP2) autoantibody tests for rheumatoid arthritis, *Ann Rheum Dis* 64:1510–1512, 2005.

33. Lutteri L, Malaise M, Chapelle JP: Comparison of second- and third-generation anti-cyclic citrullinated peptide antibodies assays for detecting rheumatoid arthritis, *Clin Chim Acta* 386:76–81, 2007.

34. dos Anjos LM, Pereira IA, d'Orsi E, et al.: A comparative study of IgG second- and third-generation anti-cyclic citrullinated peptide (CCP) elisas and their combination with IgA third-generation CCP elisa for the diagnosis of rheumatoid arthritis, *Clin Rheumatol* 28:153–158, 2009.

35. Vincent C, Nogueira L, Clavel C, et al.: Autoantibodies to citrullinated proteins: ACPA, *Autoimmunity* 38:17–24, 2005.

36. Masson-Bessiere C, Sebbag M, Girbal-Neuhauser E, et al.: The major synovial targets of the rheumatoid arthritis-specific antifilaggrin autoantibodies are deiminated forms of the alpha- and beta-chains of fibrin, *J Immunol* 166:4177–4184, 2001.

37. Kinloch A, Lundberg K, Wait R, et al.: Synovial fluid is a site of citrullination of autoantigens in inflammatory arthritis, *Arthritis Rheum* 58:2287–2295, 2008.

38. Vossenaar ER, Radstake TR, van der HA, et al.: Expression and activity of citrullinating peptidylarginine deiminase enzymes in monocytes and macrophages, *Ann Rheum Dis* 63:373–381, 2004.

39. Vossenaar ER, Despres N, Lapointe E, et al.: Rheumatoid arthritis specific anti-Sa antibodies target citrullinated vimentin, *Arthritis Res Ther* 6:R142–R150, 2004.

40. van Beers JJ, Willemze A, Stammen-Vogelzangs J, et al.: Anti-citrullinated fibronectin antibodies in rheumatoid arthritis are associated with human leukocyte antigen-DRB1 shared epitope alleles, *Arthritis Res Ther* 14:R35, 2012.

41. Darrah E, Rosen A, Giles JT, et al.: Peptidylarginine deiminase 2, 3 and 4 have distinct specificities against cellular substrates: novel insights into autoantigen selection in rheumatoid arthritis, *Ann Rheum Dis* 71:92–98, 2012.

42. Harlow L, Rosas IO, Gochuico BR, et al.: Identification of citrullinated hsp90 isoforms as novel autoantigens in rheumatoid arthritis-associated interstitial lung disease, *Arthritis Rheum* 65:869–879, 2013.

43. Dwivedi N, Upadhyay J, Neeli I, et al.: Felty's syndrome autoantibodies bind to deiminated histones and neutrophil extracellular chromatin traps, *Arthritis Rheum* 64:982–992, 2012.

44. Konig MF, Giles JT, Nigrovic PA, et al.: Antibodies to native and citrullinated RA33 (hnRNP A2/B1) challenge citrullination as the inciting principle underlying loss of tolerance in rheumatoid arthritis, *Ann Rheum Dis* 75:2022–2028, 2016.

45. Kinloch A, Tatzer V, Wait R, et al.: Identification of citrullinated alpha-enolase as a candidate autoantigen in rheumatoid arthritis, *Arthritis Res Ther* 7:R1421–R1429, 2005.

46. Matsuo K, Xiang Y, Nakamura H, et al.: Identification of novel citrullinated autoantigens of synovium in rheumatoid arthritis using a proteomic approach, *Arthritis Res Ther* 8:R175, 2006.

47. Suzuki A, Yamada R, Ohtake-Yamanaka M, et al.: Anti-citrullinated collagen type I antibody is a target of autoimmunity in rheumatoid arthritis, *Biochem Biophys Res Commun* 333:418–426, 2005.

48. Burkhardt H, Sehnert B, Bockermann R, et al.: Humoral immune response to citrullinated collagen type II determinants in early rheumatoid arthritis, *Eur J Immunol* 35:1643–1652, 2005.

49. Okazaki Y, Suzuki A, Sawada T, et al.: Identification of citrullinated eukaryotic translation initiation factor 4G1 as novel autoantigen in rheumatoid arthritis, *Biochem Biophys Res Commun* 341:94–100, 2006.

50. Goeb V, Thomas-L'Otellier M, Daveau R, et al.: Candidate autoantigens identified by mass spectrometry in early rheumatoid arthritis are chaperones and citrullinated glycolytic enzymes, *Arthritis Res Ther* 11:R38, 2009.

51. van Beers JJ, Schwarte CM, Stammen-Vogelzangs J, et al.: The rheumatoid arthritis synovial fluid citrullinome reveals novel citrullinated epitopes in apolipoprotein E, myeloid nuclear differentiation antigen, and beta-actin, *Arthritis Rheum* 65:69–80, 2013.

52. Romero V, Fert-Bober J, Nigrovic PA, et al.: Immune-mediated pore-forming pathways induce cellular hypercitrullination and generate citrullinated autoantigens in rheumatoid arthritis, *Sci Transl Med* 5, 2013. 209ra150.

53. Tutturen AE, Fleckenstein B, de Souza GA: Assessing the citrullinome in rheumatoid arthritis synovial fluid with and without enrichment of citrullinated peptides, *J Proteome Res* 13:2867–2873, 2014.

54. Wang F, Chen FF, Gao WB, et al.: Identification of citrullinated peptides in the synovial fluid of patients with rheumatoid arthritis using LC-MALDI-TOF/TOF, *Clin Rheumatol* 35:2185–2194, 2016.

55. Tilvawala R, Nguyen SH, Maurais AJ, et al.: The rheumatoid arthritis-associated citrullinome, *Cell Chem Biol*, 2018.

56. Bang H, Egerer K, Gauliard A, et al.: Mutation and citrullination modifies vimentin to a novel autoantigen for rheumatoid arthritis, *Arthritis Rheum* 56:2503–2511, 2007.

57. Sokolove J, Bromberg R, Deane KD, et al.: Autoantibody epitope spreading in the pre-clinical phase predicts progression to rheumatoid arthritis, *PLoS One* 7:e35296, 2012.

58. Wagner CA, Sokolove J, Lahey LJ, et al.: Identification of anti-citrullinated protein antibody reactivities in a subset of anti-CCP-negative rheumatoid arthritis: association with cigarette smoking

and HLA-DRB1 'shared epitope' alleles, *Ann Rheum Dis* 74:579–586, 2015.

59. Nishimura K, Sugiyama D, Kogata Y, et al.: Meta-analysis: diagnostic accuracy of anti-cyclic citrullinated peptide antibody and rheumatoid factor for rheumatoid arthritis, *Ann Intern Med* 146:797–808, 2007.

60. Sun J, Zhang Y, Liu L, et al.: Diagnostic accuracy of combined tests of anti cyclic citrullinated peptide antibody and rheumatoid factor for rheumatoid arthritis: a meta-analysis, *Clin Exp Rheumatol* 32:11–21, 2014.

61. van Gaalen FA, Linn-Rasker SP, van Venrooij WJ, et al.: Autoantibodies to cyclic citrullinated peptides predict progression to rheumatoid arthritis in patients with undifferentiated arthritis: a prospective cohort study, *Arthritis Rheum* 50:709–715, 2004.

62. Jansen LM, van Schaardenburg D, van der Horst-Bruinsma I, et al.: The predictive value of anti-cyclic citrullinated peptide antibodies in early arthritis, *J Rheumatol* 30:1691–1695, 2003.

63. Nell VP, Machold KP, Stamm TA, et al.: Autoantibody profiling as early diagnostic and prognostic tool for rheumatoid arthritis, *Ann Rheum Dis* 64:1731–1736, 2005.

64. Vencovsky J, Machacek S, Sedova L, et al.: Autoantibodies can be prognostic markers of an erosive disease in early rheumatoid arthritis, *Ann Rheum Dis* 62:427–430, 2003.

65. Mewar D, Coote A, Moore DJ, et al.: Independent associations of anti-cyclic citrullinated peptide antibodies and rheumatoid factor with radiographic severity of rheumatoid arthritis, *Arthritis Res Ther* 8:R128, 2006.

66. Syversen SW, Gaarder PI, Goll GL, et al.: High anti-cyclic citrullinated peptide levels and an algorithm of four variables predict radiographic progression in patients with rheumatoid arthritis: results from a 10-year longitudinal study, *Ann Rheum Dis* 67:212–217, 2008.

67. De RL, Peene I, Hoffman IE, et al.: Rheumatoid factor and anti-citrullinated protein antibodies in rheumatoid arthritis: diagnostic value, associations with radiological progression rate, and extra-articular manifestations, *Ann Rheum Dis* 63:1587–1593, 2004.

68. Turesson C, Jacobsson LT, Sturfelt G, et al.: Rheumatoid factor and antibodies to cyclic citrullinated peptides are associated with severe extra-articular manifestations in rheumatoid arthritis, *Ann Rheum Dis* 66:59–64, 2007.

69. Quinn MA, Gough AK, Green MJ, et al.: Anti-CCP antibodies measured at disease onset help identify seronegative rheumatoid arthritis and predict radiological and functional outcome, *Rheumatology (Oxford)* 45:478–480, 2006.

70. Kelly CA, Saravanan V, Nisar M, et al.: Rheumatoid arthritis-related interstitial lung disease: associations, prognostic factors and physiological and radiological characteristics—a large multicentre UK study, *Rheumatology (Oxford)* 53:1676–1682, 2014.

71. Giles JT, Danoff SK, Sokolove J, et al.: Association of fine specificity and repertoire expansion of anticitrullinated peptide antibodies with rheumatoid arthritis associated interstitial lung disease, *Ann Rheum Dis* 73:1487–1494, 2014.

72. Aubart F, Crestani B, Nicaise-Roland P, et al.: High levels of anti-cyclic citrullinated peptide autoantibodies are associated with co-occurrence of pulmonary diseases with rheumatoid arthritis, *J Rheumatol* 38:979–982, 2011.

73. Zhu J, Zhou Y, Chen X, et al.: A metaanalysis of the increased risk of rheumatoid arthritis-related pulmonary disease as a result of serum anticitrullinated protein antibody positivity, *J Rheumatol* 41:1282–1289, 2014.

74. Giles JT, Malayeri AA, Fernandes V, et al.: Left ventricular structure and function in patients with rheumatoid arthritis, as assessed by cardiac magnetic resonance imaging, *Arthritis Rheum* 62:940–951, 2010.

75. Marasovic-Krstulovic D, Martinovic-Kaliterna D, Fabijanic D, et al.: Are the anti-cyclic citrullinated peptide antibodies independent predictors of myocardial involvement in patients with active rheumatoid arthritis? *Rheumatology (Oxford)* 50:1505–1512, 2011.

76. Lopez-Longo FJ, Oliver-Minarro D, De lT I, et al.: Association between anti-cyclic citrullinated peptide antibodies and ischemic heart disease in patients with rheumatoid arthritis, *Arthritis Rheum*

61:419–424, 2009.

77. Makrygiannakis D, Hermansson M, Ulfgren AK, et al.: Smoking increases peptidylarginine deiminase 2 enzyme expression in human lungs and increases citrullination in BAL cells, *Ann Rheum Dis* 67:1488–1492, 2008.

78. Giles JT, Fert-Bober J, Park JK, et al.: Myocardial citrullination in rheumatoid arthritis: a correlative histopathologic study, *Arthritis Res Ther* 14:R39, 2012.

79. Bongartz T, Cantaert T, Atkins SR, et al.: Citrullination in extra-articular manifestations of rheumatoid arthritis, *Rheumatology (Oxford)* 46:70–75, 2007.

80. Sokolove J, Brennan MJ, Sharpe O, et al.: Brief report: citrullination within the atherosclerotic plaque: a potential target for the anti-citrullinated protein antibody response in rheumatoid arthritis, *Arthritis Rheum* 65:1719–1724, 2013.

81. Gizinski AM, Mascolo M, Loucks JL, et al.: Rheumatoid arthritis (RA)-specific autoantibodies in patients with interstitial lung disease and absence of clinically apparent articular RA, *Clin Rheumatol* 28:611–613, 2009.

82. Fischer A, Solomon JJ, Du Bois RM, et al.: Lung disease with anti-CCP antibodies but not rheumatoid arthritis or connective tissue disease, *Respir Med* 106:1040–1047, 2012.

83. Visser K, Verpoort KN, van DH, et al.: Pretreatment serum levels of anti-cyclic citrullinated peptide antibodies are associated with the response to methotrexate in recent-onset arthritis, *Ann Rheum Dis* 67:1194–1195, 2008.

84. Farragher TM, Lunt M, Plant D, et al.: Benefit of early treatment in inflammatory polyarthritis patients with anti-cyclic citrullinated peptide antibodies versus those without antibodies, *Arthritis Care Res (Hoboken)* 62:664–675, 2010.

85. Braun-Moscovici Y, Markovits D, Zinder O, et al.: Anti-cyclic citrullinated protein antibodies as a predictor of response to anti-tumor necrosis factor-alpha therapy in patients with rheumatoid arthritis, *J Rheumatol* 33:497–500, 2006.

86. Nielen MM, van SD, Reesink HW, et al.: Specific autoantibodies precede the symptoms of rheumatoid arthritis: a study of serial measurements in blood donors, *Arthritis Rheum* 50:380–386, 2004.

87. Kurki P, Aho K, Palosuo T, et al.: Immunopathology of rheumatoid arthritis. Antikeratin antibodies precede the clinical disease, *Arthritis Rheum* 35:914–917, 1992.

88. Arbuckle MR, James JA, Kohlhase KF, et al.: Development of anti-dsDNA autoantibodies prior to clinical diagnosis of systemic lupus erythematosus, *Scand J Immunol* 54:211–219, 2001.

89. Arbuckle MR, McClain MT, Rubertone MV, et al.: Development of autoantibodies before the clinical onset of systemic lupus erythematosus, *N Engl J Med* 349:1526–1533, 2003.

90. Kolfenbach JR, Deane KD, Derber LA, et al.: Autoimmunity to peptidyl arginine deiminase type 4 precedes clinical onset of rheumatoid arthritis, *Arthritis Rheum* 62:2633–2639, 2010.

91. Eriksson C, Kokkonen H, Johansson M, et al.: Autoantibodies predate the onset of systemic lupus erythematosus in northern Sweden, *Arthritis Res Ther* 13:R30, 2011.

92. Kokkonen H, Mullazehi M, Berglin E, et al.: Antibodies of IgG, IgA and IgM isotypes against cyclic citrullinated peptide precede the development of rheumatoid arthritis, *Arthritis Res Ther* 13:R13, 2011.

93. Rantapaa-Dahlqvist S, de Jong BA, Berglin E, et al.: Antibodies against cyclic citrullinated peptide and IgA rheumatoid factor predict the development of rheumatoid arthritis, *Arthritis Rheum* 48:2741–2749, 2003.

94. Deighton CM, Walker DJ, Griffiths ID, et al.: The contribution of hla to rheumatoid arthritis, *Clin Genet* 36:178–182, 1989.

95. McDonagh JE, Walker DJ: Incidence of rheumatoid arthritis in a 10-year follow-up study of extended pedigree multicase families, *Br J Rheumatol* 33:826–831, 1994.

96. Berglin E, Johansson T, Sundin U, et al.: Radiological outcome in rheumatoid arthritis is predicted by presence of antibodies against cyclic citrullinated peptide before and at disease onset, and by IgA-RF at disease onset, *Ann Rheum Dis* 65:453–458, 2006.

97. Majka DS, Deane KD, Parrish LA, et al.: Duration of preclinical rheumatoid arthritis-related autoantibody positivity increases in

subjects with older age at time of disease diagnosis, *Ann Rheum Dis* 67:801–807, 2008.

98. Arlestig L, Mullazehi M, Kokkonen H, et al.: Antibodies against cyclic citrullinated peptides of IgG, IgA and IgM isotype and rheumatoid factor of IgM and IgA isotype are increased in unaffected members of multicase rheumatoid arthritis families from northern Sweden, *Ann Rheum Dis* 71:825–829, 2012.

99. Ioan-Facsinay A, Willemze A, Robinson DB, et al.: Marked differences in fine specificity and isotype usage of the anti-citrullinated protein antibody in health and disease, *Arthritis Rheum* 58:3000–3008, 2008.

100. Young KA, Deane KD, Derber LA, et al.: Relatives without rheumatoid arthritis show reactivity to anti-citrullinated protein/peptide antibodies that are associated with arthritis-related traits: studies of the etiology of rheumatoid arthritis, *Arthritis Rheum* 65:1995–2004, 2013.

101. Shirai H, Blundell TL, Mizuguchi K: A novel superfamily of enzymes that catalyze the modification of guanidino groups, *Trends Biochem Sci* 26:465–468, 2001.

102. Thompson PR, Fast W: Histone citrullination by protein arginine deiminase: is arginine methylation a green light or a roadblock? *ACS Chem Biol* 1:433–441, 2006.

103. McGraw WT, Potempa J, Farley D, et al.: Purification, characterization, and sequence analysis of a potential virulence factor from Porphyromonas gingivalis, peptidylarginine deiminase, *Infect Immun* 67:3248–3256, 1999.

104. Chavanas S, Mechin MC, Takahara H, et al.: Comparative analysis of the mouse and human peptidylarginine deiminase gene clusters reveals highly conserved non-coding segments and a new human gene, *PADI6 Gene* 330:19–27, 2004.

105. Nakashima K, Hagiwara T, Yamada M: Nuclear localization of peptidylarginine deiminase V and histone deimination in granulocytes, *J Biol Chem* 277:49562–49568, 2002.

106. Zhou Y, Chen B, Mittereder N, et al.: Spontaneous secretion of the citrullination enzyme PAD2 and cell surface exposure of PAD4 by neutrophils, *Front Immunol* 8:1200, 2017.

107. Cherrington BD, Morency E, Struble AM, et al.: Potential role for peptidylarginine deiminase 2 (PAD2) in citrullination of canine mammary epithelial cell histones, *PLoS One* 5:e11768, 2010.

108. Arita K, Hashimoto H, Shimizu T, et al.: Structural basis for Ca(2+)-induced activation of human PAD4, *Nat Struct Mol Biol* 11:777–783, 2004.

109. Witalison EE, Thompson PR, Hofseth LJ: Protein arginine deiminases and associated citrullination: physiological functions and diseases associated with dysregulation, *Curr Drug Targets* 16:700–710, 2015.

110. Esposito G, Vitale AM, Leijten FP, et al.: Peptidylarginine deiminase (PAD) 6 is essential for oocyte cytoskeletal sheet formation and female fertility, *Mol Cell Endocrinol* 273:25–31, 2007.

111. Foulquier C, Sebbag M, Clavel C, et al.: Peptidyl arginine deiminase type 2 (PAD-2) and PAD-4 but not PAD-1, PAD-3, and PAD-6 are expressed in rheumatoid arthritis synovium in close association with tissue inflammation, *Arthritis Rheum* 56:3541–3553, 2007.

112. Chang X, Yamada R, Suzuki A, et al.: Localization of peptidylarginine deiminase 4 (PADI4) and citrullinated protein in synovial tissue of rheumatoid arthritis, *Rheumatology (Oxford)* 44:40–50, 2005.

113. Arita K, Shimizu T, Hashimoto H, et al.: Structural basis for histone N-terminal recognition by human peptidylarginine deiminase 4, *Proc Natl Acad Sci U S A* 103:5291–5296, 2006.

114. Slade DJ, Fang P, Dreyton CJ, et al.: Protein arginine deiminase 2 binds calcium in an ordered fashion: implications for inhibitor design, *ACS Chem Biol* 10:1043–1053, 2015.

115. Raijmakers R, Zendman AJ, Egberts WV, et al.: Methylation of arginine residues interferes with citrullination by peptidylarginine deiminases in vitro, *J Mol Biol* 367:1118–1129, 2007.

116. Darrah E, Andrade F: Rheumatoid arthritis and citrullination, *Curr Opin Rheumatol* 30:72–78, 2018.

117. Tarcsa E, Marekov LN, Mei G, et al.: Protein unfolding by peptidylarginine deiminase. substrate specificity and structural relationships of the natural substrates trichohyalin and filaggrin, *J Biol Chem* 271:30709–30716, 1996.

118. Inagaki M, Takahara H, Nishi Y, et al.: Ca2+-dependent deimination-induced disassembly of intermediate filaments involves specific modification of the amino-terminal head domain, *J Biol Chem* 264:18119–18127, 1989.

119. Wang Y, Wysocka J, Sayegh J, et al.: Human PAD4 regulates histone arginine methylation levels via demethylimination, *Science* 306:279–283, 2004.

120. Proost P, Loos T, Mortier A, et al.: Citrullination of CXCL8 by peptidylarginine deiminase alters receptor usage, prevents proteolysis, and dampens tissue inflammation, *J Exp Med* 205:2085–2097, 2008.

第 60 章

急性时相反应物

原著 REBECCA HABERMAN, CESAR E. FORS NIEVES, BRUCE N. CRONSTEIN, AMIT SAXENA
齐海宇 译 段 婷 校

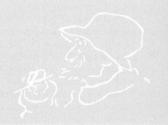

关键点

- 炎症是一组复杂且高度变化的过程，代表了机体对感染或创伤引起的组织损伤的反应。
- 急性期反应（acute phase response）主要与炎症相伴随，由炎症相关的细胞因子介导，并诱导肝重新组织合成急性期蛋白。
- 红细胞沉降率（erythrocyte sedimentation rate，ESR）是最常用的炎症评价指标，它受血液的多种理化特性所影响，然而其中一些并非与炎症相关。
- 典型的急性期蛋白，即 C 反应蛋白（C-reactive protein，CRP）是临床常用的炎症标志物，此外，CRP 还通过识别生物底物、激活补体途径及白细胞黏附在宿主防御反应中发挥作用。
- 炎症过程中活化的炎症细胞分泌的细胞因子、趋化因子、黏附分子和其他产物在炎症反应中发挥作用，但有一些问题限制了对这些因子进行常规定量检测，从而限制了其在临床中的应用。
- CRP 和 ESR 可以反映类风湿关节炎患者的疾病活动程度，并与疾病预后相关，但对疾病鉴别诊断价值不大。
- CRP 和 ESR 与许多炎性风湿病的临床活动度相关，但在某些系统性红斑狼疮活动期患者中不高或轻度升高，此现象难以解释。
- 在正常人群参考范围内，CRP 轻度升高与心肌梗死风险增加相关，但并非特异（特别是在风湿病患者中）。CRP 轻度升高与公认的心血管疾病危险因素相关，CRP 的预测价值因此得以解释。

引言

炎症反应是机体对感染或伤害所致组织损伤的自然防御。炎症反应发生在刺激因素的急性期，如果不能去除刺激因素，则进入慢性愈合期。炎症反应过度或失控就有可能通过自身免疫病、过敏反应和脓毒性休克等过程对机体造成重大损害。

历经数千年，炎症的概念已经发生了演变。公元 1 世纪 Celsus 首次描述了炎症的基本特征：红、肿、热、痛。公元 2 世纪 Galen 的研究提出了炎症的第 5 个特征，即功能丧失[1]。自那时起，从组织中炎症细胞到血液中炎症细胞的研究，以及可溶性介质如细胞因子和补体的发现，人们对炎症的理解不断深入。此外，参与驱动保护作用及不当损伤反应的分子信号通路最近也被阐明（详见第 20、27、28 章）。

随着对炎症反应机制认识的不断深入，炎症的复杂性被普遍认同。急性和慢性炎症的分子和微观过程存在差异，不同类型内源和外源性刺激（如细菌、病毒、寄生虫、晶体、过敏原和缺血）可以诱发不同类型的炎症反应。最近认为，炎症反应时周围环境特别是血管内皮细胞具有相当重要的作用[2]。此外，许多固有的额外功能被注意到，炎症介质间的相互作用可以发生广泛、有效的反应，但这些额外功能使人很难以线性方式理解炎症通路。正是由于这些错综复杂的问题，炎症结果很不确定，其结果要依赖于最终发生的下游的宏观表现，并需要将所有正在进行的过程联系起来。这同样会导致用实验室检测来评估炎症是非常不准确的。

血液学异常可提示炎症，不同的炎症模式提示潜在病因不同，且并不总能被确定。白细胞增多可见于感染、急性晶体沉积性疾病和某些自身免疫病，如成人 Still 病。贫血通常与一些能够引起慢性炎症的疾病有关，如类风湿关节炎（rheumatoid arthritis，RA）。反应性血小板增多通常继发于感染或炎症事件发生后的炎症因子释放，已发现血小板及血小板源性介质能够在分子水平刺激炎症[3]。

内科医师通常会通过实验室检测急性期反应物来判断炎症程度。发生损伤后，局部炎症细胞通过分泌细胞因子，影响肝增加或减少生成各种蛋白。经典的炎症标志物 ESR 和 CRP 发挥着越来越重要的作用。另外，还发现了其他新的炎症标志物，如降钙素原，但其临床价值尚未完全确定。

值得注意的是，在许多传统上认为不存在炎症的过程，特别是心血管疾病中，CRP 水平轻度升高。这也进一步阐明了亚临床炎症参与了许多疾病致病过程。

急性期反应

组织损伤后数分钟内，固有免疫系统活化，炎症因子产生，导致肝、血管系统、骨髓和中枢神经系统等多系统发生急性期反应[4,5]。许多参与反应的成分被认为是固有免疫的一部分，本质上是防御或适应[6]。在小鼠中发现 7% 以上的调节基因表达在炎症过程中发生了重要变化，诱导了肝急性期基因表达，该过程由转录因子信号转导及转录激活因子 3（STAT3）介导[7-9]。

尽管急性期反应触发了许多神经内分泌、造血和代谢作用，肝细胞合成的血浆蛋白被作为潜在炎症的信号（表 60-1，表 60-2）。急性期蛋白是指炎症过程中，血浆浓度与基线相比升高至少 25% 的蛋白，并且在血浆浓度和动力学方面有所变化（图 60-1）[10]。CRP 和血浆淀粉样物质 A（SAA）水平在急性感染时增加 1000 倍以上，2 ~ 3 天内达峰值。其他蛋白的血浆浓度达峰时间更长，补体和铜蓝蛋白增加 50%，结合珠蛋白、纤维蛋白原、α1 蛋白酶抑制剂和 α1 酸性糖蛋白增加数倍。还有些蛋白是负急性期蛋白，其浓度在炎症反应时下降，包括抗凝血酶 III、蛋白 S、前白蛋白、白蛋白、转铁蛋白和载脂蛋白 A-I[4,5]。

在炎症反应一线发挥作用的活化的单核细胞、巨噬细胞、中性粒细胞、自然杀伤细胞（NK）和内皮细胞释放的细胞因子诱导肝产生急性期蛋白。影响肝的主要细胞因子包括白细胞介素 -6（IL-6），曾被称为肝细胞刺激因子。通过酪氨酸活化的蛋白激酶（JAK）和 STAT3 通路以及 C/EBP 家族和 Rel 蛋白[核转录因子 κB（NF-κB）][9,11]介导蛋白表达。在初始阶段，IL-1 和肿瘤坏死因子（TNF）加强 IL-6 的作用，并进一步刺激 IL-6 的生成，但作用有限[12]。局部和全身的可溶性 IL-6 受体扩大了 IL-6 的作用。IL-6 在疾病过程中亦可起保护作用，诱导 IL-1 受体拮抗剂的表达[13]。

急性期蛋白水平表达并不一致，这可能与潜在的病理生理状态有关，由不同细胞因子及其相互作用所调控[4]。急性期蛋白本身的作用将在这一章节中讨论，已经发现急性期蛋白通过活化补体、抑制蛋白酶和抗氧化作用直接参与了宿主反应[14]。然而，这些蛋白的某些体外作用与其在体内的作用可能并不相关。

红细胞沉降率

尽管红细胞沉降率（ESR）升高只能间接反映急性期蛋白浓度升高，但近一个世纪以来它仍是应用最广泛的炎症标志物。ESR 的测量方法是将抗凝血标本置于垂直管中，测量红细胞的下降速率。古希腊将 ESR 的升高作为发现"不好的体液"的方法，现代对 ESR 的理解和应用可以追溯到 1918 年德国学者 Fahraeus[15]。他发现某些血浆蛋白特别是纤维蛋白原能够减少红细胞表面的静电电荷，进而发生聚集，形成缗钱，红细胞下降得更快。

某些因素能够加快 ESR。非对称的蛋白质如纤维蛋白原以及 α、β、γ 球蛋白能够减少红细胞负电荷（电位），而这些负电荷能阻止缗钱形成。而小红细胞症、红细胞增多症以及异常的红细胞（如镰刀形细胞、球形红细胞）阻止聚集，降低 ESR[16]。纤维蛋白原升高的情况下，并不一定存在炎症，但此时 ESR 也升高。这些情况包括怀孕、糖尿病、终末期肾病和心脏病。单一分子的显著升高如多发性骨髓瘤中单克隆免疫球蛋白也可以加快 ESR[17]。肥胖时 ESR 和 CRP 升高，可能是脂肪细胞分泌 IL-6 的结果[18]。糖皮质激素、冷球蛋白、低纤维蛋白原血症和高黏血症已被证明可以降低 ESR[5]。这种生化动力学因素导致红细胞沉降的原因目前一直存在争议，已有不同的模型能够解释细胞表面的蛋白是如何相互作用导致红细胞聚集的[19]。

尽管一些新的和快速检测 ESR 的方法被证明很

表 60-1　人急性期蛋白

炎症时增加的血浆蛋白	
补体系统	血红素
C3	炎性反应物
C4	分泌型磷脂酶 A2
C9	脂多糖结合蛋白
B 因子	IL-1 受体拮抗剂
C1 抑制剂	粒细胞集落刺激因子
C4b 结合蛋白	其他
甘露糖结合凝集素	C 反应蛋白
凝血和纤溶系统	血清淀粉样蛋白 A
纤维蛋白原纤溶酶原	α 酸性糖蛋白
组织纤溶酶原激活剂尿激酶	纤连蛋白
蛋白 S	铁蛋白
玻连蛋白	血管紧张素原
纤溶酶原激活物抑制剂 1	**炎症时降低的血浆蛋白**
抗蛋白酶	白蛋白
α- 蛋白酶抑制剂	转铁蛋白
β- 抗胰凝乳蛋白酶	甲状腺素
（胰腺分泌的）胰蛋白酶抑制剂间	α-HS 糖蛋白
胰蛋白酶抑制剂	甲胎蛋白
转运蛋白	甲状腺素结合球蛋白
血浆铜蓝蛋白	胰岛素样生长因子 I
结合珠蛋白	XII因子

HS，Heremans-Schmid

From Gabay C，Kushner I：Acute-phase proteins and other systemic responses to inflammation. *N Engl J Med* 340：448-454，1999.

有前景，但国际血液学标准化委员会仍然推荐魏氏法检测抗凝血的方法[20-23]。通常接受的上限是男性 15 mm/h 和女性 20 mm/h，但 ESR 可以随年龄和种族改变而增加，因此测试结果的可靠性受到质疑[24]。简单的计算正常 ESR 上限的公式可以用于任何年龄：男性 ESR 上限 = 年龄 /2；女性 ESR 上限 = （年龄 +10）/2。尽管控制了年龄差异，仍有一些其他限制检查的因素（表 60-3）。CRP 测定的优点一定程度削弱了 ESR 的重要性，但充分的文献资料证明 ESR 仍然是简易和廉价的检查手段。ESR 将继续在临床实践中发挥重要作用。

C 反应蛋白

C 反应蛋白（CRP）也是一种急性期蛋白，它的浓度反映了进展中的炎症，在大多数而非所有疾病中优于其他检查[25]。CRP 于 1930 年被发现，当时在感染链球菌的肺炎患者血清中发现有某种蛋白能够结合在细菌细胞壁的"C"多糖上。这种蛋白由 5 个相同的 23 kDa 亚单位以非共价键连接形成 115 kDa 的五聚体，在数亿年的进化过程中表现出高度保守性。与免疫球蛋白和补体成分相反，尚未发现有人缺乏 CRP。最近全基因组关联研究表明至少有 7 个位点参与了 CRP 的基础表达[26-28]，转录因子 C/EBP 和 Rel 能刺激其表达上调[29]。在人体血浆存在微量浓度的

表 60-2 其他急性期表现
神经内分泌改变
发热、嗜睡、厌食
促肾上腺皮质激素释放激素、促肾上腺皮质激素和皮质醇分泌增多
抗利尿激素分泌增加
胰岛素样生长因子 I 产生减少
肾上腺儿茶酚胺分泌增多
血液学改变
慢病性贫血
白细胞增多
血小板增多
代谢改变
肌力减退及负氮平衡
糖异生减弱
骨质疏松症
肝脂肪生成增加
脂肪组织中脂解作用增强
肌肉和脂肪组织中脂蛋白脂肪酶活性降低
恶病质
肝改变
金属硫因、诱导性一氧化氮合成酶、亚铁血红素加氧酶、锰超氧化物歧化酶、金属蛋白酶-1 组织抑制剂增加
丙酮酸羧激酶活性降低
非蛋白血液成分的变化
低锌血症、低铁血症、高铜血症
血浆视黄醇、谷胱甘肽浓度增加

From Gabay C, Kushner I: Acute-phase proteins and other systemic responses to inflammation. *N Engl J Med* 340: 448-454, 1999.

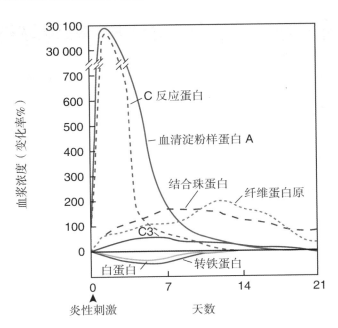

图 60-1 中度炎症刺激后典型的血浆急性期蛋白变化。可见几种反应模式：主要的急性期蛋白上升 100 倍（如 C 反应蛋白、血清淀粉样蛋白 A）；中度急性期蛋白上升 2 ~ 4 倍（如纤维蛋白原、结合珠蛋白）；轻度急性期蛋白上升 50% ~ 100%（如补体 C3）；负急性期蛋白降低（如白蛋白、转铁蛋白）（Modified from Gitlin JD, Colten HR: Molecular biology of the acute-phase plasma proteins. In Pick E, Landy M, editors: *Lymphokines*, vol 14, San Diego, 1987, Academic Press, pp 123-153.）

组织因子以及 IL-6 受体脱落，最终导致补体依赖的组织损伤增加[31]。CRP 还具有其他抗炎功能，包括促进凋亡细胞的非炎症清除和阻止中性粒细胞黏附在内皮上[33,34]。CRP 在炎症过程中可能还发挥着许多病理生理学作用[14,35]。

当急性炎症被激活后，CRP 浓度迅速上升，2 ~ 3 天后达到峰值，峰值的高低反映了组织损伤的程度。如果去除持续炎症的刺激，CRP 浓度将迅速下降，半衰期约为 19 小时[36]。然而，在一些慢性炎症状态下（如活动性类风湿关节炎、肺结核或广泛的恶性病变），CRP 浓度会持续升高。

CRP 浓度可通过免疫测定或激光散射比浊法精确定量，价格适中。大多数健康成人 CRP 浓度小于 0.3 mg/dl，CRP 浓度轻度升高的意义仍然存在争议，将在以后的章节中讨论。通常测定 CRP 的方法不够精确，测定浓度范围在 0.3 ~ 1 mg/dl，因此超敏 CRP（hs-CRP）被用来精确测定 CRP 水平。一般认为，CRP 浓度高于 1 mg/dl 即反映临床有明显的炎性

CRP（大约 1 mg/L，女性和老年人浓度较高）。血浆 CRP 由肝细胞合成，但也有人提出其他部位也可以局部产生 CRP，可能分泌量较小。

CRP 的确切功能尚不明确，功能多样，发挥重要的识别和激活功能，CRP 可与多种配体结合[30]。CRP 能识别暴露在组织损伤部位的胆碱磷酸、磷脂、纤维连接蛋白、染色质和组蛋白，通过细胞凋亡，定向清除这些细胞[31]。CRP 通过激活经典补体途径连接固有免疫和适应性免疫，并通过与 Fcγ 受体结合与免疫细胞相互作用[32,33]。CRP 能诱导炎症细胞因子、

表 60-3 ESR 与 CRP 的比较

	ESR	CRP
优点	临床方面文献较多 可能反映总体健康状况	对炎症刺激反应快 大量临床相关指标可测定 不受性别、年龄影响 反映单一急性期蛋白的值 冻存血清中可测量 结果精确且可重复
缺点	受红细胞形态学影响 受贫血、红细胞增多影响 反映多种血浆蛋白水平（并非都是急性期蛋白） 对炎症刺激反应慢 需要新鲜的血标本 可受药物影响	对 SLE 病情活动性变化反应不敏感

表 60-4 CRP 水平升高的情况

正常或轻度升高（< 1 mg/dl）

剧烈运动

感冒

妊娠

牙龈炎

癫痫

抑郁

胰岛素抵抗和糖尿病

基因多态性

肥胖

中度升高（1 ~ 10 mg/dl）

心肌梗死

恶性肿瘤

胰腺炎

黏膜感染（支气管炎、膀胱炎）

大部分系统性自身免疫病

类风湿关节炎

显著升高（> 10 mg/dl）

急性细菌感染（80% ~ 85%）

重大创伤

系统性血管炎

疾病[10,37]，CRP 浓度在 1 ~ 10 mg/dl 之间为中度升高，高于 10 mg/dl 为明显升高。大多数 CRP 浓度非常高的患者（如大于 15 mg/dl）往往存在细菌感染。研究发现，在 CRP 浓度高于 50 mg/dl 的患者中感染占 88%[38]。表 60-4 列举了与 CRP 浓度升高程度相关

的一些疾病，图 60-2 显示了多种风湿病 CRP 的浓度范围。

我们必须认识到 CRP 测定的局限性。在报告 CRP 浓度时，实验室之间不一致，报告的浓度单位有 mg/L、μg/ml 或 mg/dl。与 ESR 类似，流行病学研究证明，人群中 CRP 呈偏态分布，而非正态分布，这使得某些参数统计方法不适于解释 CRP 数据。美国人群中 CRP 水平因性别及种族的差异而不同。老年人中 CRP 浓度升高，可能提示存在与年龄相关的疾病，这些疾病的发病机制可能涉及轻度炎症，这就使得那些 CRP 水平正常的情况变得复杂了[39]。

降钙素原

降钙素原（PCT）是降钙素的前肽，作为区分急性细菌感染和其他炎症、发热综合征的有效手段，近年来受到越来越多的关注。

PCT 主要在甲状腺 C 细胞内生成，通常被裂解为降钙素、抑钙素、N 末端片段三部分。在正常情况下，PCT 不会释放到血液中。但是，在严重感染时，血浆中的 PCT 水平会显著升高[40,41]。有趣的是，这并不会导致血浆降钙素水平或活性的增加。PCT 产生的确切部位及其在脓毒症中的病理生理作用至今尚不明确[42]。

在健康人体中，PCT 水平无法检测到或非常低（< 0.1 ng/ml）。在全身细菌感染过程中，PCT 水平可升高到 100 ng/mL 以上。目前可用的诊断测试法仅测

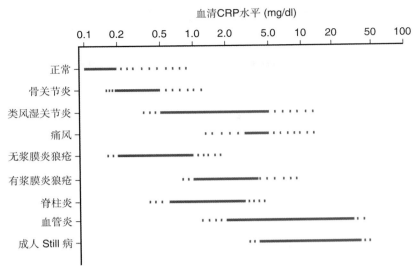

血清CRP水平 (mg/dl)

图 60-2　C 反应蛋白（CRP）水平在风湿性疾病中的范围。在某些风湿病中作者估计的平均 CRP 水平（mg/dl）

定降钙素 /N-ProCT 蛋白的一部分，也就是一个由激素原链上 114 ～ 116 个氨基酸组成的片段。排除脓毒症和全身炎症的 PCT 参考范围为 ≤ 0.2 ng/ml。PCT ≥ 0.5 ng/ml 应被解释为结果异常，并提示脓毒症。在达到峰值水平后，循环中的 PCT 在血清中的半衰期为 22 ～ 35 小时，其浓度以大约为 1 ～ 1.5 天 50% 血浆清除率速度下降。值得注意的是，在患有严重肾功能不全的患者中，这一比率可能会延长，但不会累积 [43]。

研究表明，PCT 比 ESR 和 CRP 在鉴别感染和其他原因炎症方面具有更高的特异度 [44-48]。PCT 已被研究用作在肺炎患者中判断何时启用和停用抗菌药物的有利临床工具 [49,50]，并且 PCT 还显示出在鉴别骨科手术后发热的感染性和非感染性原因方面的前景，而 ESR 和 CRP 水平可能难以解释 [51-53]。正因为这些原因，在自身免疫性疾病应用免疫抑制剂和感染风险较高的这些发热患者中，PCT 仍然是个耐人寻味的临床工具。

作为自身免疫性疾病感染的生物学标志物，PCT 的作用尚未完全确定。与 CRP 相反，PCT 水平在大多数非感染性炎症或非细菌性感染病例中并不升高。自身免疫病中高 PCT 水平可能提示合并细菌或真菌感染，而非自身免疫病炎症本身 [44,48,54]。然而，也有一些例外情况，包括血管炎综合征，如川崎病、Goodpasture 综合征、成人 Still 病 [55,56] 和肉芽肿性多血管炎 [57]，对这些疾病的观察性研究表明，在无细菌感染证据的患者中，PCT 水平升高。对于鉴别感染和系统性红斑狼疮复发 [58-62]，以及鉴别感染和急性痛风发作 [63,64]，鉴于有关数据交织在一起，并没有明确的结论提示 PCT 在这些方面的应用价值。

钙卫蛋白

粪便钙卫蛋白越来越多被用于炎症性肠病（inflammatory bowel disease，IBD）的诊断。钙卫蛋白是一种钙锌结合蛋白（S100A8/S100A9 的异源二聚体），主要见于中性粒细胞，占胞质蛋白的比例高达 60%[65]，在单核细胞和巨噬细胞中分布较少 [66]。随着淋巴细胞在有炎症的肠道黏膜募集，钙卫蛋白被释放进入上皮间隙。钙卫蛋白水平与粒细胞跨肠壁迁移有关，这被铟 -111 标记的中性粒细胞所证实。钙卫蛋白的确切作用尚不清楚，但它可能具有杀灭细菌和真菌的特性。它也可以作为 Toll 样受体 4 的内源性配体，介导促炎效应，例如上调 IL-6 的表达 [68-72]。

钙卫蛋白存在于血液、唾液、尿液、滑液和粪便中。最常见于浓度较高的粪便中，比其他体液中的蛋白质含量高，且在室温下可保持稳定 7 天 [68,73]。而粪便中钙卫蛋白的正常范围通常是 10 ～ 60 μg/mg，确切范围取决于测试方法。正常范围也因年龄而异。那些年龄在两端的人群，尤其是年龄小于 5 岁的儿童，具有更高的水平，但在正常范围 [74,75]。在幼儿中，这种差异可能源于小肠黏膜通透性增加以及肠道菌群的不同。

钙卫蛋白能够很好地鉴别 IBD 和非器质性疾病

（如肠易激综合征），最近的 meta 分析显示其敏感性为 72% ～ 95%，特异性为 74% ～ 96%[76-78]。钙卫蛋白还被用于监测 IBD 疾病活动性。粪便钙卫蛋白水平与临床和内镜下疾病活动性相关[79-81]，有助于预测已知疾病的复发[82]。但钙卫蛋白升高在 IBD 中并不特异。钙卫蛋白升高还可见于其他原因导致的肠道炎症，如服用 NSAID 或阿司匹林[83,84]、结肠癌[85]、胃肠感染[86,87]和憩室炎[88,89]。此外，膳食纤维摄入和体力活动均可影响钙卫蛋白测定水平。

钙卫蛋白升高还可见于其他自身免疫病。与骨关节炎患者相比，RA 患者滑液（由滑膜血管翳产生）和血浆中钙卫蛋白水平均可升高[90,91]。此外，血浆和滑液钙卫蛋白水平在 RF 和 CCP 阳性的 RA 患者中更高[31]，与疾病活动性（如 DAS28）相关[91,92]，也是骨侵蚀进展和治疗反应的独立预测因子[93]。中轴型脊柱关节炎患者中血浆和滑液中钙卫蛋白亦升高，与有效的治疗反应相关[94]。银屑病患者角质细胞产生钙卫蛋白，但水平比银屑病关节炎患者低，提示滑膜在钙卫蛋白生成中的重要性[95]。脊柱关节炎患者粪便钙卫蛋白升高[96]，而这可能是亚临床肠炎的反映，而非关节炎症本身[97,98]。

SLE 患者钙卫蛋白升高提示疾病活动和复发[99,100]。而成人 Still 病[101]、痛风[102]、干燥综合征[103]、硬皮病[103]、白塞病[104]和 ANCA 相关性血管炎[105,106]均可见钙卫蛋白升高。

其他急性期蛋白

其他急性时相蛋白的测定在临床上的价值有限，因为它们对组织损伤的反应往往较慢，且浓度变化的幅度小于 CRP。血清淀粉样 A 蛋白（serum amyloid protein，SAA）是由肝细胞、脂肪细胞、巨噬细胞和成纤维细胞样滑膜细胞产生的一种循环蛋白家族，在许多炎性疾病中与疾病活动有关[107]。然而，对急性期 SAA 的可靠检测并不普及，关于疾病预期水平的数据也很有限。在细胞因子如 IL-1、IL-6、IL-18 和 TNF 刺激下血清铁蛋白中度升高。在成人 Still 病和 SLE 时通常显著升高，与疾病活动度有关[108,109]。铁调素是肝源性抗菌肽，也是铁平衡的调节子，也可经炎症（特别是 IL-6）诱导产生[110]。铁调素水平随铁蛋白升高而升高，在慢性病贫血发展中起重要作用，作为负性调节剂影响铁吸收和巨噬细胞铁释放，使微

生物丢失铁[111]。负责结合和转运铁的转铁蛋白是一种负急性期蛋白。

载脂蛋白 A-I 是高密度脂蛋白（HDL）的主要蛋白成分，也是另外一种负急性期蛋白。在慢性炎性疾病（如 RA 和 SLE）中，载脂蛋白 A-I 水平下降可能导致血栓事件风险增加[112,113]。血浆白蛋白和前白蛋白（甲状腺素运载蛋白）也是负急性期蛋白，但与常规检测相比，其在诊断或预后方面并非更有价值[114]。某些自身免疫病中补体系统活化，血浆补体成分下降，在其他急性期炎症反应中反而升高。

细胞因子

细胞因子虽然不是经典意义上的急性期蛋白，但其在急性期的反应却是循环蛋白中最显著的。组织损伤时，IL-6 变化显著，IL-6 变化的速度和强度均高于 CRP 或 SAA。急、慢性炎症均与 IL-6 升高有关，血浆中 IL-6 水平与 RA、幼年型关节炎、强直性脊柱炎、风湿性多肌痛（polymyalgia rheumatica，PMR）疾病严重度和病程有关[115,116]。在评估巨细胞动脉炎（giant cell arteritis，GCA）疾病活动度方面 IL-6 比 ESR 具有更高的敏感性[117]。在肝细胞受损不能合成急性期蛋白情况下，IL-6 水平有助于监测炎症[4]。熟悉可溶性 IL-6 受体水平可能在这方面也有帮助。用这些细胞因子（如 TNF、IL-1 和 IL-6）的抑制剂进行治疗，能够减轻炎症反应，据此推断，这些细胞因子在炎症中具有重要性。某些疾病 [如 TNF 受体相关的周期综合征（TRAPS）和自身炎症反应综合征] 中，参与控制 IL-1 的炎性小体发生突变，进一步证实了这些细胞因子的重要性（详见 31 章）。

其他细胞因子和循环细胞因子受体水平的增加也与炎症或疾病活动度相关（表 60-5）[117,118]。已报道在不同疾病中有多种不同细胞因子参与，提示细胞因子测定可能对临床有帮助[119,120]。定量检测存在一些困难，包括血浆半衰期较短、阻断因素和天然抑制剂的存在以及其他技术问题[121]。目前，价格昂贵、有限的利用度及缺乏标准化均限制了血浆细胞因子及其受体测定在临床中的应用。

风湿性疾病治疗中的急性期反应物

ESR 和 CRP 测定对诊断任何特定疾病包括 RA、

表 60-5　炎症细胞、内皮细胞及局部靶向组织细胞 / 基质产物

细胞因子和相关分子

细胞因子

IL-1

IL-6

IL-12

IFN-α

TNF

GM-CSF

IL-1 受体拮抗剂

炎症产物和内皮细胞

钙卫蛋白血管性血友病因子

可溶性黏附分子 [如可溶性细胞间黏附因子（soluble vascular cell adhesion molecule，sVCAM）和可溶性 E - 选择素]

透明质酸

胶原蛋白和蛋白多糖降解产物

骨钙蛋白

骨关节炎、SLE、PMR、GCA 或其他炎性关节病无任何价值。但 ESR 和 CRP 对临床的价值体现在以下三方面：①有助于评估炎症的范围或严重程度；②有助于长期监测疾病活动度；③有助于判断预后。

类风湿关节炎

尽管 ESR 和 CRP 水平往往是诊断或分类标准中一部分，但 ESR 和 CRP 不能被用于诊断 RA，因为 45%RA 患者 ESR 和 CRP 水平正常[122]。ESR 和 CRP 更适合用于监测 RA 疾病活动度及对治疗的反应。ESR 一直以来被广泛用于评价疾病活动性和治疗反应，但大量研究表明 CRP 水平与疾病活动度相关性更好[123]。最近有报道指出，与 ESR 相比，CRP 过度评价了对疾病治疗的反应，也有人认为二者差异极小[123-125]。在目前 CRP 检测被普遍应用情况下，需同时考虑由于携带低 CRP 相关基因变异，出现部分患者即使病情活动 CRP 浓度也下降[126]。基质金属蛋白酶 3（MMP-3）、前 MMP-3 和可溶性 E - 选择素也被作为评价 RA 疾病活动度的标志物。这些标志物的血浆浓度与 CRP 的浓度相关，但与标准检测相比并未提供更多的信息[127-129]。

中度疾病活动度的 RA 患者 CRP 浓度平均在 2 ～ 3 mg/dl[130]。但也有许多例外，至少 5% ～ 10% RA 患者 CRP 浓度正常，而一些疾病高度活动的患者 CRP 浓度可高于 10 mg/dl。ESR 长期以来被认为相当稳定[131]。ESR 和 CRP 长期被用作观察疗效的指标，有效的改善病情抗风湿药治疗可以使 CRP 浓度降低约 40%。这些药物在抑制关节破坏的同时，也能显著降低急性期反应物。但是这些正在治疗的患者即使 ESR 和 CRP 下降，关节破坏仍有可能在进展[132]。20 世纪 90 年代以来生物制剂的应用取得了显著疗效，客观的实验室检测结果亦支持这些药物的临床反应。早期有报道发现抗 TNF-α 治疗后大约 1 周内，CRP 和 SAA 的浓度分别降低 75% 和 85%[133]。阿巴西普（即 T 细胞 CD80/CD86：CD28 共刺激调节剂）能够在治疗 90 天和 360 天时显著降低 CRP[134]。JAK 抑制剂托法替布在临床试验中也能有效地降低 RA 患者的 DAS28-ESR 评分，因此它可能是监测疾病活动的有效工具[135]。另一项研究指出，在应用英夫利昔单抗治疗 12 周而无临床应答的大多数患者中，最初 2 周 CRP 浓度并未降低[136]。与传统的改善病情抗风湿药不同，在疾病活动度及 CRP 浓度比较高的情况下，TNF 拮抗剂仍能抑制关节破坏[137]。托珠单抗是人源化的 IL-6 受体单克隆抗体，通过抑制细胞因子作用改善 RA 病情。而正是基于该作用机制，炎症标志物（如 ESR 和 CRP）可下降至负值，此时追踪 ESR 和 CRP 变化并不能反映药物治疗的实际效果，托珠单抗药效学体现在对 IL-6 介导的肝细胞活化的影响，因此，在治疗监测疾病活动性时，需考虑到这点[138,139]。

ESR 和 CRP 还具有判断 RA 预后的价值。急性期反应物升高与 MRI 检出的早期滑膜炎和骨侵蚀、滑膜的炎症细胞浸润、破骨细胞活化和骨密度降低有关[140-142]。CRP 可以预测疾病的放射学进展，ESR、MMP-3 和 MMP-1 也具有同样的临床意义[127,128,143-145]。最后也最重要的是，在长期随访中，急性期反应物与劳动力的丧失有关，急性期反应物能够预测关节病变是否进展到需要对主要关节进行置换[146,147]。在正常人群中，CRP 浓度还与心血管疾病患者的死亡有关[148]。在发生心力衰竭的 RA 患者中，在心力衰竭发作前 6 个月内 ESR 比病程早期升高更明显[149]。

血清或滑液中许多其他组织产物的水平与疾病活动性、病情严重度和放射学损伤等临床特征有一定相关性（表 60-5）。

更新的定量和客观评价手段被引入与这些临床

特征相关的一些传统和新的指标中，并逐渐成为辅助管理和早期诊断 RA 的生物学标志物。多生物学标志物的疾病活动性（multibiomarker disease activity，MBDA）检测由 12 种不同的血清标志物组成。MBDA 应用越来越多，与 DAS28 有关[150]，有助于预测放射学骨破坏[151]和疾病复发[102]。最近已根据体重指数（body mass index，BMI）对 MBDA 进行校正。MBDA 将会在未来 RA 的管理和研究中发挥重要作用，下一步还需要更多的研究来确定其在不同机制干预措施中的临床价值。

系统性红斑狼疮

尽管在自身免疫病中血浆 CRP 浓度通常与疾病活动度相平行，但在 SLE 中却并非如此[152]。在伴有浆膜炎或慢性滑膜炎的 SLE 患者中，CRP 浓度明显升高，而许多处于疾病活动期伴有狼疮性肾炎患者 CRP 轻度升高或者不高[153-155]。与 RA 患者相比，SLE 患者血浆 SAA 水平亦较低，这可以解释 SLE 患者继发淀粉样变比例较低[156]。相比之下，在 SLE 患者中 ESR 与疾病活动度和已发生的组织损伤有关[157]。纤维蛋白原水平随时间逐渐升高，与疾病活动度无关[158]。目前有关其他新标志物（包括 PCT）潜在应用价值的数据缺乏，但许多 CRP 正常的 SLE 患者血浆 IL-6 水平升高[159]。因此当 IL-6 缺乏就无法解释 SLE 患者 CRP 水平不高。

尽管在 CRP 升高的同时 SAA 浓度是降低的，但一些研究仍然指出低水平 CRP 可能与 SLE 发病机制有关：①SLE 与低水平 CRP 相关的基因多态性之间存在一定联系；②低水平 CRP 可能会引起凋亡过程中自身抗原清除不全；③在 SLE 小鼠模型中监测 CRP 进而观察疗效已有报道[153,160-163]。最近的研究认为 I 型干扰素（IFN）在 SLE 患者中显著表达可能会抑制 CRP 表达[164,165]。

SLE 患者 CRP 显著升高很可能是由于合并感染而非狼疮活动。就像在其他疾病中一样，SLE 患者 CRP 浓度高于 6 mg/dl 可以作为判断可能感染的条件[10]。然而，不能以此标准作为感染的证据；如前所述，无感染的活动性 SLE 也可出现 CRP 显著升高。

已发现女性 SLE 患者中颈动脉斑块和内膜中层管壁增厚与 CRP 轻度升高相关。在 RA 患者亦如此[166,167]（详见 39 章）。

风湿性多肌痛和巨细胞动脉炎

ESR 升高（通常高于 100 mm/h）可以支持诊断风湿性多肌痛（polymyalgia rheumatica，PMR）或巨细胞动脉炎（giant cell arteriitis，GCA）。但 ESR 升高已不再被认为是诊断这些疾病的必要条件，因为后续的报道发现高达 10%～20% 的 PMR 患者 ESR 正常，而正常的 ESR 取决于正常上限的数值。这些患者大多很少有全身症状，贫血往往不太常见也不严重[168]。但这些患者颞动脉活检的阳性率与 ESR 升高的患者相当[169,170]。

在 GCA 患者中，只有大约 5% 的患者 ESR 在 40 mm/h 以下。与 ESR 升高的患者相比，这些患者眼部症状和全身症状更少[171]。与之相反，有报道称在眼部受累的患者中 ESR 和 CRP 明显降低，ESR 大多在 70～100 mm/h 范围内。并且 ESR 大于 100 mm/h 的患者发生缺血性眼部病变的概率降低[172-174]。

过去认为，在 PMR 或 GCA 患者中，CRP 及 ESR 对疾病活动度评估具有同等重要的价值。而最近有研究指出 CRP 对 PMR 或 GCA 患者均具有更高的敏感性，应常规包括在诊断体系中[170,175,176]。有意思的是在评估 GCA 疾病活动度方面，IL-6 比 ESR 更敏感[177]。即使应用了糖皮质激素，PMR 患者 CRP 和 IL-6 水平仍然持续升高，提示 PMR 复发的风险较高[172]。IL-6 基因启动子的多态性使 PMR 患者具有细胞因子持续升高的特点[178]。这种联系被作为 IL-6 受体抑制剂的托珠单抗在治疗 GCA 中的有效性所强化[179]。

即使在 ESR 或 CRP 正常的情况下，也不能忽视疾病的临床表现。在缺乏 PMR 或 GCA 症状时，如 ESR 显著升高应怀疑其他疾病，如感染、恶性肿瘤或肾病可能。根据法国的一项前瞻性研究，PMR 或 GCA 患者的 PCT 水平通常是正常的。在这些颞动脉活检正常的患者中，PCT 水平升高将提示其他的诊断[180]。

在各种血管的炎性病变特别是 PMR、GCA 和其他血管炎中，还会出现很多反映内皮系统紊乱的标志物，从严格意义上说，它们并不属于急性期反应物[181]。这些分子包括血管性血友病因子（vWF）、血栓调节素、一些血管活性前列腺素和各种黏附分子，如血管细胞黏附分子 -1（VCAM-1）。

成人 Still 病

在成人 Still 病中，血清铁蛋白显著升高，与其他急性期反应物的升高并不成比例，并且铁蛋白升高并无特异性[182]。在成人 Still 病中，血清铁蛋白仅有很小一部分（通常低于 20%）是糖化铁蛋白，最近制定的成人 Still 病的分类标准中纳入了糖化铁蛋白[183,184]。与其他结缔组织病患者或正常人相比，在活动性成人 Still 病患者中，血浆 IL-18 的浓度明显升高，而且与血清铁蛋白水平和病情严重程度相关[185]。对这些患者血清细胞因子谱的检测结果显示，以辅助性 T 细胞 1（Th1）反应为主，特点是除了 IL-18 外，TNF、IL-6 和 IL-8 均显著升高[55]。应用 IL-1 受体阻滞剂（阿那白滞素）治疗后疾病活动度明显改善，进一步证实 IL-1 的重要作用[186,187]。干扰素 -α 可能是成人 Still 病血清铁蛋白升高的主要原因[182]。在成人 Still 病中，CRP 浓度通常显著升高，还发现这些患者在无急性细菌感染证据的情况下，PCT 水平也不成比例地升高[55,56]。

在巨噬细胞活化综合征中，血清铁蛋白也明显升高，其中 40% 的患者符合成人 Still 病的诊断标准，提示这两种疾病并非两种截然不同的疾病[188-190]。最近，测定 IL-2 可溶性受体，即活化 T 细胞表面上调的异三聚体跨膜蛋白，比铁蛋白具有更好的诊断价值。未来还需要进一步研究探讨 IL-2 可溶性受体的正常范围及诊断效价。

中轴型脊柱关节炎

中轴型脊柱关节炎中，研究最多的是强直性脊柱炎（ankylosing spondylitis，AS）。在 AS 患者中，CRP 或 ESR 并不一定明显升高。在仅有脊柱受累的患者中，ESR 和 CRP 的中位数分别为 13 mm/h 和 1.6 mg/dl，而在外周关节受累或伴有炎性肠病的患者中，ESR 和 CRP 的中位数分别为 21 mm/h 和 2.5 mg/dl[192]。英夫利昔单抗治疗 12 周后，AS 患者 CRP 浓度平均下降 75%。而 CRP 浓度较低的患者几乎无改善，这提示与 CRP 浓度较低者相比，CRP 浓度较高的患者对抗 TNF 的治疗反应更好[193-195]。与标准的 CRP 检测相比，超敏 CRP 与疾病活动度的相关性更好[196]。已有报道指出，活动性 AS 患者血浆中 IL-8、IL-17 和 IL-23 浓度升高，IL-23 受体基因的多态性与疾病有关[197-199]。

骨关节炎

在骨关节炎患者特别是关节损伤进展的患者中，CRP 浓度轻度升高（0.3 ~ 1.0 mg/dl）[200]。而尚无证据支持 CRP 与骨关节炎的相关性不依赖于体重指数（BMI），因为骨关节炎患者通常伴有肥胖[201]。局部炎症在骨关节炎发病机制中发挥重要作用，而骨关节炎患者并不存在全身炎症。并且与非侵蚀性骨关节炎相比，侵蚀性手骨关节炎患者的 CRP 浓度更高[202]。

其他风湿病

随着炎症级联反应启动，急性期标志物在许多风湿病中均升高。ESR 和 CRP 升高可见于系统性血管炎、晶体性关节病、银屑病和反应性关节炎以及感染性关节炎中[203-206]。已建议将监测 SAA 水平升高作为诊断和调整家族性地中海热药物治疗的工具[207]，尽管这一检测手段并不普遍，限制了它的应用。在原发性干燥综合征患者中 CRP 水平通常正常，而这些患者与 CRP 升高的患者临床表现并无差异[208]。少关节起病的幼年型特发性关节炎通常被认为与炎症标志物升高无关，即使这些患者大多数有发展为系统疾病的风险[209]。

急性期反应物的实际应用

过去，风湿科医师使用 ESR 的频率是 CRP 的两倍多[210]，即使 ESR 反映了与炎症无关的血液理化特性的许多复杂的、鲜为人知的变化。如前所述，ESR 的正常参考范围尚不清楚。众所周知，ESR 平均值随着年龄的增长而显著增加，男女之间存在差异。理解 ESR 的困难越来越多，关于 CRP 的临床经验越来越多地提示风湿科医师受益于更多地依赖 CRP 而非 ESR[211]。尚无单一理想的测试可用于评价急性期反应。

ESR 与 CRP 的差异常常由血液中一些可以影响 ESR 但与炎症无关的成分造成。事实上，12% 的住院患者存在 ESR 和 CRP 不一致的情况[212]。此外，在不同条件下，急性期蛋白变化的方式也不同[4]。在许多活动性 SLE 患者中，ESR 可以明显增高，而 CRP 水平正常。毫无疑问，这种类似的差异还存在于很多其他的临床情况中。例如肾功能不全和短暂性脑缺血发作时，ESR 升高，CRP 不高；而心肌梗死时，CRP 升高，ESR 不高[212,213]。

虽然假性 ESR 升高存在一些非炎性理化因素（其中一些已知，大部分未知），CRP 值大于 1 mg/dl 几乎总是反映临床重要的炎症过程。鉴于此，许多作者认为，应该在临床背景下进行联合测试而非单一测试并解释。ESR 与贫血和免疫球蛋白水平有关，可以反映 RA 整体的严重度，而 CRP 更好地反映活动性炎症本身[214]。

CRP 与健康：与非风湿病的相关性

尽管大多数表面健康的人 CRP 浓度不超过 0.3 mg/dl，但也有部分人群 CRP 浓度可超过 1.0 mg/dl。CRP 浓度轻度升高往往归因于轻微的损伤或轻微的炎症（如牙龈炎）。最近的研究表明，CRP 浓度在 0.3 ~ 1.0 mg/dl 范围内就有临床意义。这个发现导致 CRP 测定方面的文献"爆炸式"发表，这些文献涉及心脏、神经、肿瘤、肺病，甚至是儿科疾病[215-219]。这些调查研究基于 CRP 已经公认的涵义，应用超敏 CRP 测定法测定 CRP 水平，当浓度高于 0.3 mg/dl 时，提示动脉粥样硬化的相对风险和未来发生心肌梗死的风险增加[220]。CRP 与心血管事件的风险之间具有强相关性，但与其他公认的危险因素（如高血压、糖尿病和高胆固醇血症）相比[221-223]，这种相关性较低。目前仍未能解释的疑问是：为什么 CRP 能预测心肌梗死？CRP 本身就是一种致病介质吗？

已观察到 CRP 与许多非炎性疾病有关（例如，体力活动水平低、水果和蔬菜摄入量少、其他各种不健康饮食、吸烟、高血压、肥胖、睡眠不足和低酒精摄入量）提示 CRP 升高并不总是反映存在炎症[224]。已知许多 CRP 升高的情况是心血管疾病的危险因素，正是由于 CRP 与这些危险因素的相关性，CRP 能够预测心肌梗死发生。此外，CRP 升高可能不能反映炎症，但却能反映细胞存在结构损伤及代谢障碍[224]。这种相悖的因果关系为实验室检查提供了更有力的解释，因为动脉粥样硬化可能触发 CRP 升高。

多年来认为 CRP 结合在低密度脂蛋白（LDL）上，进而激活补体，启动潜在的炎症反应，这种现象在动脉粥样硬化斑块中已被观察到[163,225-227]。这些

发现提示 CRP 在冠心病中可能发挥直接作用。给小鼠注射 CRP 能够促进动脉粥样硬化发生，原因在于 CRP 商业制备过程中的污染物，而非 CRP 本身[228]。正是由于他汀类药物能够降低 CRP 和 LDL，有些人认为这为 CRP 的因果联系提供了间接证据。最近发表的 JUPITER 试验中，给予 LDL 正常和 CRP 升高的患者口服瑞舒伐他汀 20 mg/d 或安慰剂，之后进行前瞻性随访后发现，他汀治疗组主要心血管事件的发生率明显减少[229]。关于该研究的结果是否完全依赖于 CRP 降低尚不清楚，但也提出了其他一些解释，包括在那些 LDL 正常的患者中，降低 LDL 是否仍然很重要[230]。降低 CRP 是否应该作为心血管疾病治疗的目标仍然存在激烈的争议。

正是因为无 CRP 抑制剂之类的药物来直接评价降低 CRP 的作用，最近的研究集中在那些由于遗传变异而 CRP 基线水平不同的患者。迄今为止，研究结果与基因决定冠心病患者 CRP 水平的结论相冲突[231-235]。

流行病学研究描述了 CRP 水平与许多慢性病的发病率和死亡率甚至正常衰老现象之间的关系，这已经成为了一种作坊式产业。重要的是，我们需要理解这些资料仅仅是人口学研究。虽然这种联系可能具有广泛和耐人寻味的影响，特别是在社会层面，但它们反映了某些可能性。这限制了它们在应用于个别患者时的临床价值。

Full references for this chapter can be found on ExpertConsult.com.

部分参考文献

1. van den Tweel JG, Taylor CR: A brief history of pathology: preface to a forthcoming series that highlights milestones in the evolution of pathology as a discipline, *Virchows Arch* 457(1):3–10, 2010.
2. Biedermann BC: Vascular endothelium: checkpoint for inflammation and immunity, *News Physiol Sci* 16:84–88, 2001.
3. Gawaz M, Langer H, May AE: Platelets in inflammation and atherogenesis, *J Clin Invest* 115(12):3378–3384, 2005.
4. Gabay C, Kushner I: Acute-phase proteins and other systemic responses to inflammation, *N Engl J Med* 340(6):448–454, 1999.
5. Dayer E, Dayer JM, Roux-Lombard P: Primer: the practical use of biological markers of rheumatic and systemic inflammatory diseases, *Nat Clin Pract Rheumatol* 3(9):512–520, 2007.
6. Yoo JY, Desiderio S: Innate and acquired immunity intersect in a global view of the acute-phase response, *Proc Natl Acad Sci U S A* 100(3):1157–1162, 2003.
7. Desiderio S, Yoo JY: A genome-wide analysis of the acute-phase response and its regulation by Stat3beta, *Ann N Y Acad Sci* 987:280–284, 2003.

8. Alonzi T, Maritano D, Gorgoni B, et al.: Essential role of STAT3 in the control of the acute-phase response as revealed by inducible gene inactivation [correction of activation] in the liver, *Mol Cell Biol* 21(5):1621–1632, 2001.

9. Quinton LJ, Jones MR, Robson BE, et al.: Mechanisms of the hepatic acute-phase response during bacterial pneumonia, *Infect Immun* 77(6):2417–2426, 2009.

10. Morley JJ, Kushner I: Serum C-reactive protein levels in disease, *Ann N Y Acad Sci* 389:406–418, 1982.

11. Heinrich PC, Castell JV, Andus T: Interleukin-6 and the acute phase response, *Biochem J* 265(3):621–636, 1990.

12. Xing Z, Gauldie J, Cox G, et al.: IL-6 is an antiinflammatory cytokine required for controlling local or systemic acute inflammatory responses, *J Clin Invest* 101(2):311–320, 1998.

13. Jones SA, Horiuchi S, Topley N, et al.: The soluble interleukin 6 receptor: mechanisms of production and implications in disease, *FASEB J* 15(1):43–58, 2001.

14. Volanakis JE: Human C-reactive protein: expression, structure, and function, *Mol Immunol* 38(2-3):189–197, 2001.

15. Bedell SE, Bush BT: Erythrocyte sedimentation rate. From folklore to facts, *Am J Med* 78(6 Pt 1):1001–1009, 1985.

16. Vajpayee N, Gragam SS, Bem S: Basic examination of blood and bone marrow. In McPherson RA, Pincus MR, editors: *Henry's clinical diagnosis and management by labratory methods*, ed 21, Philidelphia, 2007, Saunders Elsevier, pp 465–466.

17. Sox Jr HC, Liang MH: The erythrocyte sedimentation rate. Guidelines for rational use, *Ann Intern Med* 104(4):515–523, 1986.

18. Bastard JP, Maachi M, Van Nhieu JT, et al.: Adipose tissue IL-6 content correlates with resistance to insulin activation of glucose uptake both in vivo and in vitro, *J Clin Endocrinol Metab* 87(5):2084–2089, 2002.

19. Neu B, Meiselman HJ: Red blood cell aggregation. In Baskurt OK, Meiselman HJ, editors: *Handbook of hemorheology and hemodynamics*, ed 1, Amsterdam, 2007, IOS Press, pp 114–115.

20. Cha CH, Park CJ, Cha YJ, et al.: Erythrocyte sedimentation rate measurements by TEST 1 better reflect inflammation than do those by the Westergren method in patients with malignancy, autoimmune disease, or infection, *Am J Clin Pathol* 131(2):189–194, 2009.

21. ICSH recommendations for measurement of erythrocyte sedimentation rate: International Council for Standardization in Haematology (Expert Panel on Blood Rheology), *J Clin Pathol* 46(3):198–203, 1993.

22. Jou JM, Lewis SM, Briggs C, et al.: ICSH review of the measurement of the erythocyte sedimentation rate, *Int J Lab Hematol* 33(2):125–132, 2011.

23. Kratz A, Plebani M, Peng M, et al.: ICSH recommendations for modified and alternate methods measuring the erythrocyte sedimentation rate, *Int J Lab Hematol* 39(5):448–457, 2017.

24. Osei-Bimpong A, Meek JH, Lewis SM: ESR or CRP? A comparison of their clinical utility, *Hematology* 12(4):353–357, 2007.

25. Pepys MB, Hirschfield GM: C-reactive protein: a critical update, *J Clin Invest* 111(12):1805–1812, 2003.

26. Ridker PM, Pare G, Parker A, et al.: Loci related to metabolic-syndrome pathways including LEPR, HNF1A, IL6R, and GCKR associate with plasma C-reactive protein: the Women's Genome Health Study, *Am J Hum Genet* 82(5):1185–1192, 2008.

27. Reiner AP, Barber MJ, Guan Y, et al.: Polymorphisms of the HNF1A gene encoding hepatocyte nuclear factor-1 alpha are associated with C-reactive protein, *Am J Hum Genet* 82(5):1193–1201, 2008.

28. Kathiresan S, Larson MG, Vasan RS, et al.: Contribution of clinical correlates and 13 C-reactive protein gene polymorphisms to inter-individual variability in serum C-reactive protein level, *Circulation* 113(11):1415–1423, 2006.

29. Cha-Molstad H, Young DP, Kushner I, et al.: The interaction of C-Rel with C/EBPbeta enhances C/EBPbeta binding to the C-reactive protein gene promoter, *Mol Immunol* 44(11):2933–2942, 2007.

30. Black S, Kushner I, Samols D: C-reactive protein, *J Biol Chem* 279(47):48487–48490, 2004.

31. Griselli M, Herbert J, Hutchinson WL, et al.: C-reactive protein and complement are important mediators of tissue damage in acute myocardial infarction, *J Exp Med* 190(12):1733–1740, 1999.

32. Du Clos TW, Mold C: C-reactive protein: an activator of innate immunity and a modulator of adaptive immunity, *Immunol Res* 30(3):261–277, 2004.

33. Gershov D, Kim S, Brot N, et al.: C-reactive protein binds to apoptotic cells, protects the cells from assembly of the terminal complement components, and sustains an antiinflammatory innate immune response: implications for systemic autoimmunity, *J Exp Med* 192(9):1353–1364, 2000.

34. Zouki C, Beauchamp M, Baron C, et al.: Prevention of in vitro neutrophil adhesion to endothelial cells through shedding of L-selectin by C-reactive protein and peptides derived from C-reactive protein, *J Clin Invest* 100(3):522–529, 1997.

35. Mortensen RF: C-reactive protein, inflammation, and innate immunity, *Immunol Res* 24(2):163–176, 2001.

36. Vigushin DM, Pepys MB, Hawkins PN: Metabolic and scintigraphic studies of radioiodinated human C-reactive protein in health and disease, *J Clin Invest* 91(4):1351–1357, 1993.

37. Macy EM, Hayes TE, Tracy RP: Variability in the measurement of C-reactive protein in healthy subjects: implications for reference intervals and epidemiological applications, *Clin Chem* 43(1):52–58, 1997.

38. Vanderschueren S, Deeren D, Knockaert DC, et al.: Extremely elevated C-reactive protein, *Eur J Intern Med* 17(6):430–433, 2006.

39. Woloshin S, Schwartz LM: Distribution of C-reactive protein values in the United States, *N Engl J Med* 352(15):1611–1613, 2005.

40. Jacobs JW, Lund PK, Potts Jr JT, et al.: Procalcitonin is a glycoprotein, *J Biol Chem* 256(6):2803–2807, 1981.

41. Snider Jr RH, Nylen ES, Becker KL: Procalcitonin and its component peptides in systemic inflammation: immunochemical characterization, *J Investig Med* 45(9):552–560, 1997.

42. Assicot M, Gendrel D, Carsin H, et al.: High serum procalcitonin concentrations in patients with sepsis and infection, *Lancet* 341(8844):515–518, 1993.

43. Meisner M: Update on procalcitonin measurements, *Ann Lab Med* 34(4):263–273, 2014.

44. Wu JY, Lee SH, Shen CJ, et al.: Use of serum procalcitonin to detect bacterial infection in patients with autoimmune diseases: a systematic review and meta-analysis, *Arthritis Rheum* 64(9):3034–3042, 2012.

45. Wacker C, Prkno A, Brunkhorst FM, et al.: Procalcitonin as a diagnostic marker for sepsis: a systematic review and meta-analysis, *Lancet Infect Dis* 13(5):426–435, 2013.

46. Schuetz P, Albrich W, Mueller B: Procalcitonin for diagnosis of infection and guide to antibiotic decisions: past, present and future, *BMC Med* 9:107, 2011.

47. Riedel S: Procalcitonin and the role of biomarkers in the diagnosis and management of sepsis, *Diagn Microbiol Infect Dis* 73(3):221–227, 2012.

48. Shi Y, Peng JM, Hu XY, et al.: The utility of initial procalcitonin and procalcitonin clearance for prediction of bacterial infection and outcome in critically ill patients with autoimmune diseases: a prospective observational study, *BMC Anesthesiol* 15:137, 2015.

49. Christ-Crain M, Jaccard-Stolz D, Bingisser R, et al.: Effect of procalcitonin-guided treatment on antibiotic use and outcome in lower respiratory tract infections: cluster-randomised, single-blinded intervention trial, *Lancet* 363(9409):600–607, 2004.

50. Christ-Crain M, Stolz D, Bingisser R, et al.: Procalcitonin guidance of antibiotic therapy in community-acquired pneumonia: a randomized trial, *Am J Respir Crit Care Med* 174(1):84–93, 2006.

51. Hunziker S, Hugle T, Schuchardt K, et al.: The value of serum procalcitonin level for differentiation of infectious from noninfectious causes of fever after orthopaedic surgery, *J Bone Joint Surg Am* 92(1):138–148, 2010.

52. Glehr M, Friesenbichler J, Hofmann G, et al.: Novel biomarkers to detect infection in revision hip and knee arthroplasties, *Clin Orthop Relat Res* 471(8):2621–2628, 2013.

53. Ingber RB, Alhammoud A, Murray DP, et al.: A systematic review

and meta-analysis of procalcitonin as a marker of postoperative orthopedic infections, *Orthopedics* 41(3):e303–e309, 2018.

54. Buhaescu I, Yood RA, Izzedine H: Serum procalcitonin in systemic autoimmune diseases—where are we now? *Semin Arthritis Rheum* 40(2):176–183, 2010.

55. Chen DY, Chen YM, Ho WL, et al.: Diagnostic value of procalcitonin for differentiation between bacterial infection and non-infectious inflammation in febrile patients with active adult-onset Still's disease, *Ann Rheum Dis* 68(6):1074–1075, 2009.

56. Scire CA, Cavagna L, Perotti C, et al.: Diagnostic value of procalcitonin measurement in febrile patients with systemic autoimmune diseases, *Clin Exp Rheumatol* 24(2):123–128, 2006.

57. Moosig F, Csernok E, Reinhold-Keller E, et al.: Elevated procalcitonin levels in active Wegener's granulomatosis, *J Rheumatol* 25(8):1531–1533, 1998.

58. Lanoix JP, Bourgeois AM, Schmidt J, et al.: Serum procalcitonin does not differentiate between infection and disease flare in patients with systemic lupus erythematosus, *Lupus* 20(2):125–130, 2011.

59. Kim HA, Jeon JY, An JM, et al.: C-reactive protein is a more sensitive and specific marker for diagnosing bacterial infections in systemic lupus erythematosus compared to S100A8/A9 and procalcitonin, *J Rheumatol* 39(4):728–734, 2012.

60. Bador KM, Intan S, Hussin S, et al.: Serum procalcitonin has negative predictive value for bacterial infection in active systemic lupus erythematosus, *Lupus* 21(11):1172–1177, 2012.

61. Liu LN, Wang P, Guan SY, et al.: Comparison of plasma/serum levels of procalcitonin between infection and febrile disease flare in patients with systemic lupus erythematosus: a meta-analysis, *Rheumatol Int* 37(12):1991–1998, 2017.

62. Serio I, Arnaud L, Mathian A, et al.: Can procalcitonin be used to distinguish between disease flare and infection in patients with systemic lupus erythematosus: a systematic literature review, *Clin Rheumatol* 33(9):1209–1215, 2014.

63. Choi ST, Song JS: Serum procalcitonin as a useful serologic marker for differential diagnosis between acute gouty attack and bacterial infection, *Yonsei Med J* 57(5):1139–1144, 2016.

64. Zhang J, Liu J, Long L, et al.: [Value of procalcitonin measurement in the diagnosis of bacterial infections in patients with fever and flare of chronic gouty arthritis], *Zhonghua Yi Xue Za Zhi* 95(31):2556–2559, 2015.

65. Hsu K, Champaiboon C, Guenther BD, et al.: Anti-infective protective properties of S100 calgranulins, *Antiinflamm Antiallergy Agents Med Chem* 8(4):290–305, 2009.

66. Dale I, Brandtzaeg P, Fagerhol MK, et al.: Distribution of a new myelomonocytic antigen (L1) in human peripheral blood leukocytes. Immunofluorescence and immunoperoxidase staining features in comparison with lysozyme and lactoferrin, *Am J Clin Pathol* 84(1):24–34, 1985.

67. Roseth AG, Schmidt PN, Fagerhol MK: Correlation between faecal excretion of indium-111-labelled granulocytes and calprotectin, a granulocyte marker protein, in patients with inflammatory bowel disease, *Scand J Gastroenterol* 34(1):50–54, 1999.

68. Acevedo D, Salvador MP, Girbes J, et al.: Fecal calprotectin: a comparison of two commercial enzymoimmunoassays and study of fecal extract stability at room temperature, *J Clin Med Res* 10(5):396–404, 2018.

69. Vogl T, Tenbrock K, Ludwig S, et al.: Mrp8 and Mrp14 are endogenous activators of Toll-like receptor 4, promoting lethal, endotoxin-induced shock, *Nat Med* 13(9):1042–1049, 2007.

70. Nishikawa Y, Kajiura Y, Lew JH, et al.: Calprotectin induces IL-6 and MCP-1 production via toll-like receptor 4 signaling in human gingival fibroblasts, *J Cell Physiol* 232(7):1862–1871, 2017.

71. Ehrchen JM, Sunderkotter C, Foell D, et al.: The endogenous Toll-like receptor 4 agonist S100A8/S100A9 (calprotectin) as innate amplifier of infection, autoimmunity, and cancer, *J Leukoc Biol* 86(3):557–566, 2009.

72. Ma L, Sun P, Zhang JC, et al.: Proinflammatory effects of S100A8/A9 via TLR4 and RAGE signaling pathways in BV-2 microglial cells, *Int J Mol Med* 40(1):31–38, 2017.

73. Naess-Andresen CF, Egelandsdal B, Fagerhol MK: Calcium binding and concomitant changes in the structure and heat stability of calprotectin (L1 protein), *Clin Mol Pathol* 48(5):M278–M284, 1995.

74. D'Angelo F, Felley C, Frossard JL: Calprotectin in daily practice: where do we stand in 2017? *Digestion* 95(4):293–301, 2017.

75. Poullis A, Foster R, Shetty A, et al.: Bowel inflammation as measured by fecal calprotectin: a link between lifestyle factors and colorectal cancer risk, *Cancer Epidemiol Biomarkers Prev* 13(2):279–284, 2004.

76. Gisbert JP, McNicholl AG: Questions and answers on the role of faecal calprotectin as a biological marker in inflammatory bowel disease, *Dig Liver Dis* 41(1):56–66, 2009.

77. van Rheenen PF, Van de Vijver E, Fidler V: Faecal calprotectin for screening of patients with suspected inflammatory bowel disease: diagnostic meta-analysis, *BMJ* 341:c3369, 2010.

78. von Roon AC, Karamountzos L, Purkayastha S, et al.: Diagnostic precision of fecal calprotectin for inflammatory bowel disease and colorectal malignancy, *Am J Gastroenterol* 102(4):803–813, 2007.

79. Sipponen T, Karkkainen P, Savilahti E, et al.: Correlation of faecal calprotectin and lactoferrin with an endoscopic score for Crohn's disease and histological findings, *Aliment Pharmacol Ther* 28(10):1221–1229, 2008.

80. Sipponen T, Savilahti E, Kolho KL, et al.: Crohn's disease activity assessed by fecal calprotectin and lactoferrin: correlation with Crohn's disease activity index and endoscopic findings, *Inflamm Bowel Dis* 14(1):40–46, 2008.

81. D'Haens G, Ferrante M, Vermeire S, et al.: Fecal calprotectin is a surrogate marker for endoscopic lesions in inflammatory bowel disease, *Inflamm Bowel Dis* 18(12):2218–2224, 2012.

82. Tibble JA, Sigthorsson G, Bridger S, et al.: Surrogate markers of intestinal inflammation are predictive of relapse in patients with inflammatory bowel disease, *Gastroenterology* 119(1):15–22, 2000.

83. Meling TR, Aabakken L, Roseth A, et al.: Faecal calprotectin shedding after short-term treatment with non-steroidal anti-inflammatory drugs, *Scand J Gastroenterol* 31(4):339–344, 1996.

84. Tibble JA, Sigthorsson G, Foster R, et al.: High prevalence of NSAID enteropathy as shown by a simple faecal test, *Gut* 45(3):362–366, 1999.

85. Moris D, Spartalis E, Angelou A, et al.: The value of calprotectin S100A8/A9 complex as a biomarker in colorectal cancer: a systematic review, *J BUON* 21(4):859–866, 2016.

86. Chen CC, Huang JL, Chang CJ, et al.: Fecal calprotectin as a correlative marker in clinical severity of infectious diarrhea and usefulness in evaluating bacterial or viral pathogens in children, *J Pediatr Gastroenterol Nutr* 55(5):541–547, 2012.

87. Shastri YM, Bergis D, Povse N, et al.: Prospective multicenter study evaluating fecal calprotectin in adult acute bacterial diarrhea, *Am J Med* 121(12):1099–1106, 2008.

88. Tursi A: Biomarkers in diverticular diseases of the colon, *Dig Dis* 30(1):12–18, 2012.

89. Tursi A, Brandimarte G, Elisei W, et al.: Faecal calprotectin in colonic diverticular disease: a case-control study, *Int J Colorectal Dis* 24(1):49–55, 2009.

90. Berntzen HB, Olmez U, Fagerhol MK, et al.: The leukocyte protein L1 in plasma and synovial fluid from patients with rheumatoid arthritis and osteoarthritis, *Scand J Rheumatol* 20(2):74–82, 1991.

91. Drynda S, Ringel B, Kekow M, et al.: Proteome analysis reveals disease-associated marker proteins to differentiate RA patients from other inflammatory joint diseases with the potential to monitor anti-TNFalpha therapy, *Pathol Res Pract* 200(2):165–171, 2004.

92. Hammer HB, Odegard S, Fagerhol MK, et al.: Calprotectin (a major leucocyte protein) is strongly and independently correlated with joint inflammation and damage in rheumatoid arthritis, *Ann Rheum Dis* 66(8):1093–1097, 2007.

93. Abildtrup M, Kingsley GH, Scott DL: Calprotectin as a biomarker for rheumatoid arthritis: a systematic review, *J Rheumatol* 42(5):760–770, 2015.

94. Kane D, Roth J, Frosch M, et al.: Increased perivascular synovial membrane expression of myeloid-related proteins in psoriatic

arthritis, *Arthritis Rheum* 48(6):1676–1685, 2003.

95. Aochi S, Tsuji K, Sakaguchi M, et al.: Markedly elevated serum levels of calcium-binding S100A8/A9 proteins in psoriatic arthritis are due to activated monocytes/macrophages, *J Am Acad Dermatol* 64(5):879–887, 2011.

96. Duran A, Kobak S, Sen N, et al.: Fecal calprotectin is associated with disease activity in patients with ankylosing spondylitis, *Bosn J Basic Med Sci* 16(1):71–74, 2016.

97. Cypers H, Varkas G, Beeckman S, et al.: Elevated calprotectin levels reveal bowel inflammation in spondyloarthritis, *Ann Rheum Dis* 75(7):1357–1362, 2016.

98. Klingberg E, Strid H, Stahl A, et al.: A longitudinal study of fecal calprotectin and the development of inflammatory bowel disease in ankylosing spondylitis, *Arthritis Res Ther* 19(1):21, 2017.

99. Haga HJ, Brun JG, Berntzen HB, et al.: Calprotectin in patients with systemic lupus erythematosus: relation to clinical and laboratory parameters of disease activity, *Lupus* 2(1):47–50, 1993.

100. Soyfoo MS, Roth J, Vogl T, et al.: Phagocyte-specific S100A8/A9 protein levels during disease exacerbations and infections in systemic lupus erythematosus, *J Rheumatol* 36(10):2190–2194, 2009.

101. Guo Q, Zha X, Li C, et al.: Serum calprotectin—a promising diagnostic marker for adult-onset Still's disease, *Clin Rheumatol* 35(1):73–79, 2016.

102. Kienhorst LB, van Lochem E, Kievit W, et al.: Gout is a chronic inflammatory disease in which high levels of interleukin-8 (CXCL8), myeloid-related protein 8/myeloid-related protein 14 complex, and an altered proteome are associated with diabetes mellitus and cardiovascular disease, *Arthritis Rheumatol* 67(12):3303–3313, 2015.

103. Kuruto R, Nozawa R, Takeishi K, et al.: Myeloid calcium binding proteins: expression in the differentiated HL-60 cells and detection in sera of patients with connective tissue diseases, *J Biochem* 108(4):650–653, 1990.

104. Oktayoglu P, Mete N, Caglayan M, et al.: Elevated serum levels of calprotectin (MRP8/MRP14) in patients with Behcet's disease and its association with disease activity and quality of life, *Scand J Clin Lab Invest* 75(2):106–112, 2015.

105. Pepper RJ, Hamour S, Chavele KM, et al.: Leukocyte and serum S100A8/S100A9 expression reflects disease activity in ANCA-associated vasculitis and glomerulonephritis, *Kidney Int* 83(6):1150–1158, 2013.

106. Pepper RJ, Draibe JB, Caplin B, et al.: Association of serum calprotectin (S100A8/A9) level with disease relapse in proteinase 3-antineutrophil cytoplasmic antibody-associated vasculitis, *Arthritis Rheumatol* 69(1):185–193, 2017.

107. Cunnane G, Grehan S, Geoghegan S, et al.: Serum amyloid A in the assessment of early inflammatory arthritis, *J Rheumatol* 27(1):58–63, 2000.

108. Efthimiou P, Paik PK, Bielory L: Diagnosis and management of adult onset Still's disease, *Ann Rheum Dis* 65(5):564–572, 2006.

109. Nishiya K, Hashimoto K: Elevation of serum ferritin levels as a marker for active systemic lupus erythematosus, *Clin Exp Rheumatol* 15(1):39–44, 1997.

110. Nemeth E, Valore EV, Territo M, et al.: Hepcidin, a putative mediator of anemia of inflammation, is a type II acute-phase protein, *Blood* 101(7):2461–2463, 2003.

111. Andrews NC: Anemia of inflammation: the cytokine-hepcidin link, *J Clin Invest* 113(9):1251–1253, 2004.

112. Lahita RG, Rivkin E, Cavanagh I, et al.: Low levels of total cholesterol, high-density lipoprotein, and apolipoprotein A1 in association with anticardiolipin antibodies in patients with systemic lupus erythematosus, *Arthritis Rheum* 36(11):1566–1574, 1993.

113. Park YB, Lee SK, Lee WK, et al.: Lipid profiles in untreated patients with rheumatoid arthritis, *J Rheumatol* 26(8):1701–1704, 1999.

114. Myron Johnson A, Merlini G, Sheldon J, et al.: Scientific division committee on plasma proteins IFoCC, laboratory M. Clinical indications for plasma protein assays: transthyretin (prealbumin) in inflammation and malnutrition, *Clin Chem Lab Med* 45(3):419–426, 2007.

115. Tutuncu ZN, Bilgie A, Kennedy LG, et al.: Interleukin-6, acute phase reactants and clinical status in ankylosing spondylitis, *Ann Rheum Dis* 53(6):425–426, 1994.

116. Uddhammar A, Sundqvist KG, Ellis B, et al.: Cytokines and adhesion molecules in patients with polymyalgia rheumatica, *Br J Rheumatol* 37(7):766–769, 1998.

117. Luqmani R, Sheeran T, Robinson M, et al.: Systemic cytokine measurements: their role in monitoring the response to therapy in patients with rheumatoid arthritis, *Clin Exp Rheumatol* 12(5):503–508, 1994.

118. Pountain G, Hazleman B, Cawston TE: Circulating levels of IL-1beta, IL-6 and soluble IL-2 receptor in polymyalgia rheumatica and giant cell arteritis and rheumatoid arthritis, *Br J Rheumatol* 37(7):797–798, 1998.

119. Gabay C, Cakir N, Moral F, et al.: Circulating levels of tumor necrosis factor soluble receptors in systemic lupus erythematosus are significantly higher than in other rheumatic diseases and correlate with disease activity, *J Rheumatol* 24(2):303–308, 1997.

120. Gabay C, Gay-Croisier F, Roux-Lombard P, et al.: Elevated serum levels of interleukin-1 receptor antagonist in polymyositis/dermatomyositis. A biologic marker of disease activity with a possible role in the lack of acute-phase protein response, *Arthritis Rheum* 37(12):1744–1751, 1994.

第61章

风湿性疾病的影像学检查

原著 MIKKEL ØSTERGAARD, HO JEN, JACOB L. JAREMKO, ROBERT G.W. LAMBERT

郝传玺 译 洪 楠 校

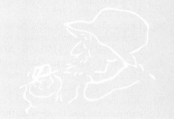

关键点

影像学检查在炎性关节炎中的实际应用

A 外周关节

临床应用：

- 类风湿关节炎（rheumatoid arthritis，RA）、银屑病关节炎（psoriatic arthritis，PsA）或幼年型特发性关节炎（juvenile idiopathic arthritis，JIA）的诊断：X线检查，MRI，超声；
- 对于怀疑但不明确的炎性关节炎以及早期、未分类的成人或儿童炎性关节病的辅助诊断（通过检查有无滑膜炎、肌腱骨附着点炎以及骨侵蚀等）：X线检查，MRI，超声；
- 监测病变活动性：MRI，超声；
- 监测关节结构性破坏：X线检查；MRI；
- 辅助提示早期RA患者的预后分层：X线检查，MRI，（超声[a]）数字化X线测量法（DXR[a]）；
- 帮助确定有无影像学表现的缓解：MRI，超声；
- 帮助指导关节、关节囊及腱鞘的穿刺抽吸及注射：超声。

临床研究中的应用：

- 在RA临床试验中评价关节结构破坏的程度：X线检查，MRI；
- 评价新药物的抗炎治疗的有效性：MRI、超声；
- 临床实验前筛选病情可能进展的患者（精选）：X线检查，MRI。

B 中轴关节

临床应用

- 强直性脊柱炎（ankylosing spondylitis，AS）和

脊柱关节炎在JIA中的诊断：X线检查，MRI；

- 监测病变的活动性：MRI；
- 监测关节的结构性破坏：X线检查，MRI，CT[b]。

临床研究中的应用：

- 评估AS/SpA/JIA试验中的结构变化进展：X线检查，MRI；
- 评价新药物抗炎治疗的有效性：MRI；
- 临床实验前筛选病情可能进展的患者：X线检查、MRI。

[a] 有前景，但仍需证据支持

[b] CT可以实现，但因为电离辐射而不被使用

引言

数十年来，风湿病学的影像学检查主要依靠传统放射学检查。然而新的影像检查方式显著的增加了影像学检查所带来的信息数量和范围，如MRI、超声及新型核医学技术。在风湿病学中，影像学检查可有多种用途：确立或证实诊断，确定病变的程度，监测病情的变化（如活动性、结构破坏），为特定治疗方式选择患者（如手术、注射疗法），发现病变或治疗方法的并发症以及评估临床实验的治疗有效性。这些不同的用途需要不同的影像检查方式。

本章着眼于炎性关节炎，如RA、PsA、AS、其他类型的中轴型脊柱关节炎、痛风、JIA以及OA。对其他单个疾病的影像学表现，可参考风湿性疾病的

相关章节，及对肌肉和骨骼放射学不同检查方式有更详细描述的教科书（包括影像技术方面）[1]。本章简要论述传统放射学的优势及在诊断和随访风湿性疾病中的重要性，同时将新的影像学检查方式作为重点，特别是 MRI 和超声，以突出风湿病学已经进入了在治疗方式和影像成像方面让人振奋和不断发展的新时期。

传统放射学（X 线检查）

关键点

- X 线检查是相对价廉、简单和可靠的检查方式。
- X 线检查可以直接观察骨质损害并通过关节间隙变窄间接观察关节软骨破坏，然而 X 线检查对软组织改变既不敏感也不特异。
- X 线检查表现是多种风湿类疾病分类标准中的重要组成部分，包括 RA、AS、脊柱关节炎、银屑病关节炎和 OA。
- X 线检查阳性及阴性表现具有重要意义，应作为关节炎病变的首选影像学检查方式。
- X 线检查可以用来随访炎性关节炎和退行性病变的骨质结构损害，但不如 MRI 敏感。
- X 线检查的主要缺点是对病变的敏感性低，特别是对软组织改变。对于骨化不完全的儿童早期关节炎尤其不敏感。

第一张伦琴射线图像是手的 X 线图像。自那时起，传统放射学（X 线检查）在肌骨影像学检查中一直起着重要作用[1]。不论技术参数如何，无论是模拟图像还是数字图像，X 线检查具有相对价廉、在世界范围内广泛应用、图像质量稳定的特点。成像稳定意味着，尽管 X 线检查有其局限性，但由于其与技术进步并不相关，所以临床实践的进步可以信任古老但有价值的 X 线检查。在未来，X 线检查将会像现在一样发挥重要的作用。

技术方面

X 线检查是依赖于不同组织的自然对比度对 X 线的不同吸收作用而成像二维重叠影像。X 线检查具有很高的空间分辨率，这是其他检查方式难以超越

的。但是 X 线检查只在少数几种组织中存在较高的对比度，如骨骼（钙化）、软组织、空气。脂肪作为一种单独的密度可以被显示，但是脂肪与软组织之间的分界却难以分辨；软骨、肌肉、肌腱、韧带、滑膜、液体等具有相同的密度而在 X 线检查上无法区分。此特点赋予 X 线检查以固有的优势和局限性[1,2]。

由于此优势，X 线检查可以非常好的显示骨结构，并且因为其是重叠图像，可以对骨骼创伤和骨骼排列进行全面评估。图像数量少，便于快速评估，骨骼 - 软组织的高对比度可以使病变表现出特定的影像学特征，这使得 X 线检查在临床实践中具有十分重要的价值。X 线检查最大的缺陷是软组织对比度不足，这使其在探查软组织病变时不够敏感。炎性关节炎的首要影像学特征可能是永久性骨质损害（骨侵蚀）；在关节退行性病变中，关节软骨广泛丢失导致关节间隙狭窄之前，软骨破坏通常难以显示。

现在大多数成像记录都是数字储存的，这促进了数字成像技术的广泛采用。使用数字图像采集的两个有利影响是断层合成和放射学测量的发展（见下文）。通过断层合成技术生成的平面图像类似于传统的断层摄影术。然而，传统的 X 线断层摄影需要多次曝光和高辐射剂量，与数字 X 线摄影相比，单次 X 线断层合成可以重建一叠薄层数字 X 线断层图像，辐射剂量仅略有增加。断面薄层图像可以检测到更细微的原本可能被复杂解剖结构所掩盖的影像学异常。与 X 线摄影相比，断层合成术对骨侵蚀的检测更准确，对 RA 患者手脚侵蚀的检测灵敏度与 CT 和 MRI 相似[3-5]。

虽然 X 线检查具有电离辐射，但是仍被认为是相对安全的，特别是对于老年患者。一个例外就是脊柱成像，因为要穿透躯体，所以射线剂量更高。对于年轻人群，MRI 提供了一个更安全和信息量更大的选择。在大多数的检查中，病变关节需要两个及以上的投照体位才能全面观察。图像质量可以通过严格遵守标准成像方案加以改善。

类风湿关节炎

RA 是一个典型的炎性关节炎，首先累及滑膜以及外周关节。RA 是一种系统性炎性病变，典型的临床表现常呈对称性分布，影像学特征也遵循此规律。正如所有的放射学表现，病变分布常体现了潜在病

因。在 RA 中，双手的掌指关节和近侧指间关节、双腕关节以及双足跖趾关节最常受累 [1,2]。

在周围小关节中，近关节骨端的骨质疏松是早期 RA 最具特征性改变。随着病变进展，骨质疏松广泛出现，并随肢体废用而加重。骨侵蚀（图 61-1）是 RA 的特征性表现，常首先出现于关节的边缘，此处介于关节软骨覆盖的边缘和关节囊的附着部位，是增殖的滑膜覆盖的区域，也就是裸区。这些边缘性骨侵蚀最初可能比较轻微，表现为骨皮质的破坏，特别是在掌骨头的桡侧面，此处在专用的投照体位上显示最清楚，如手部前后斜位。骨质侵蚀性改变提示病变处于进展期。在大关节，X 线检查显示骨侵蚀之前滑膜增生可能已经非常严重。这在膝关节特别明显，由关节炎和滑囊炎所致的疼痛及肿胀出现很久之后骨侵蚀才显示。除了裸区骨侵蚀之外，另外两种骨侵蚀也出现于 RA 中。压缩性骨侵蚀是由于骨质炎性改变或骨质疏松在骨骼重塑过程中出现的骨间压迫塌陷的表现，髋关节的髋臼前突为其典型表现（图 61-1E）。还有表面骨侵蚀，由相邻腱鞘的炎症所致。典型部位是继发于尺侧腕伸肌腱鞘炎的尺骨茎突外缘。

关节间隙受累是 RA 的特征性改变 [1,2]。在很多患者中，炎性过程导致关节软骨进行性破坏，这反过来引起放射学中所显示的关节间隙狭窄。因为关节内所有软骨同时受累，所以 RA 的关节间隙常呈广泛性狭窄，这区别于骨关节炎的局限性或非对称性的关节间隙变窄。有时，关节软骨破坏会早于滑膜骨侵蚀。

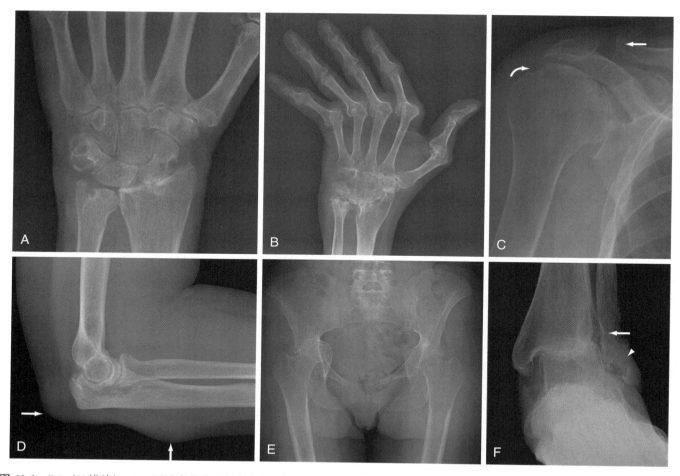

图 61-1 RA（X 线片）。A. 可见多发典型的骨侵蚀（如在三角骨、豌豆骨、舟状骨、桡骨及尺骨茎突）。广泛的软骨缺损亦可见于桡腕关节间隙。B. 掌指关节可见广泛的骨侵蚀，并伴有明显的尺侧偏斜。腕关节可见明显的骨侵蚀及骨性强直。C. 在肩关节后斜位像中可见盂肱关节间隙明显变窄且伴有边缘性侵蚀，肱骨头近大结节处可见囊性变（弯箭头所示）。相对于肩胛盂，肱骨头抬高提示慢性肩袖撕裂。锁骨远端逐渐变细和肩锁关节扩大（箭头所示）也很明显。D. 在肘部和前臂伸面，类风湿结节表现为皮下软组织分叶状肿胀（箭头所示）。E. 双侧髋臼内陷。髋臼内缘突入骨盆。附着软骨严重丢失。F. 踝关节软骨广泛丢失办腓骨骨侵蚀（箭头所示），后足外翻

持续的关节软骨破坏可导致部分性或完全性纤维性关节强直，但进展到骨性关节强直并不常见，后者可在疾病末期发生于腕关节和足中段。软骨下低密度区在 RA 中很常见，通常被称为囊变、淋巴腔或假性囊肿。他们可能是由于血管翳在骨内延伸对骨质造成的破坏或骨内类风湿结节。机械性因素会导致这些病变的进展，较大的囊性病变可见于肘关节、股骨头颈及膝关节，偶尔可能会导致病理骨折。

手足小关节周围软组织对称性肿胀常是 RA 最早出现的临床症状及影像学特征。软组织肿胀可以由关节腔积液、滑膜增殖、关节周围炎症引起，但此影像学表现并无特异性，X 线检查对此类改变的敏感性远低于 MRI 及超声。偏心性软组织肿胀可能由关节邻近的滑囊炎、腱鞘炎或类风湿结节引起。肌腱或腱鞘受累也很常见。由于软组织改变在 X 线片中常难以被显示，所以 X 线检查对此诊断价值不大。

由于关节囊、韧带及肌腱的松弛及破坏，RA 常有关节排列紊乱及关节变形（图 61-1）。这些变形最常见于手、腕、足及颈部。值得注意的是，这些关节紊乱可能是一过性的，在摆位拍片时，紊乱程度可能会减轻。病变晚期会形成严重的关节变形，如残毁性关节炎[1,2]。

脊柱

颈椎受累在 RA 中很常见，这需要特别注意。其常在 RA 因子阳性患者发病后数年出现，且伴有严重的周围小关节病变，并可能引起严重的疼痛、颈椎不稳，最后导致脊髓压迫[6]。既往报道颈椎受累的比例高达 70%，但在近期研究中这一比例明显下降，这与改善病情抗风湿药治疗可减轻颈椎放射学进展相一致[7]。

虽然病变可累及整个颈椎（图 61-2），但是上颈部区域最常受累。上颈椎病变包括齿状突侵蚀和寰枢椎半脱位。寰椎前半脱位是最常见的，是由横韧带松弛或断裂引起的。垂直半脱位（称为颅骨沉降）现在很少见到，但齿突可能突出穿过枕骨孔，造成神经结构受压[1]。寰枢椎以下改变包括关节突和椎间盘的异常，伴有不同程度的骨侵蚀、关节间隙狭窄、小关节突半脱位/脱位、椎间盘间隙狭窄和棘突侵蚀。半脱位可能也会导致神经系统损伤[1]。

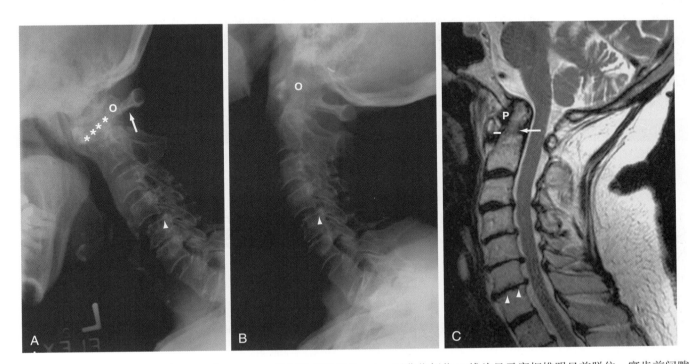

图 61-2　RA 患者颈椎（X 线片和 MRI）。A、B．寰枢椎前半脱位。A．屈曲位侧位 X 线片显示寰枢椎明显前脱位，寰齿前间隙增宽（星号）和寰齿后间隙变窄（箭头所示）。B．过伸位侧位像显示半脱位几乎完全消失。另可见在 C4～C5 半脱位（箭头所示）以及关节突关节侵蚀性变化。O 为齿状突。C．T2WI 显示齿状突周围低信号的血管翳（P）。继发于骨侵蚀，齿状突呈不规则状（箭头所示）。寰齿间隙轻度增宽（实线）。并可见无脊髓压迫的垂直半脱位。在多个水平，蛛网膜前间隙由于椎间盘突出而受压。小的骨侵蚀（箭头所示）可见于在 C6～C7 椎体终板水平

为了更清楚地观察颈椎，应选用恰当的体位拍摄 X 线片，如屈曲及过伸位侧位，所有颈部疼痛的 RA 患者均需接受此检查。屈伸位像对于寰枢椎不稳定程度的评估极为重要。MRI 对 RA 的颈椎受累（图 61-2C）可提供更多信息，包括脊髓压迫。

诊断、病情监测及预后中的应用

诊断。 RA 典型的 X 线表现是 1987 年美国风湿病学会（ACR）中 RA 分类标准中的组成部分[8]。X 线检查在最近的 2010 年 ACR/ 欧洲抗风湿病联盟（EULAR）的分类标准中也有体现，在此标准中患者具有 RA 典型的骨侵蚀及至少有一个肿胀关节即符合 RA 标准，并被归类为 RA[9,10]。X 线检查可以用于 RA 与其他关节疾病的鉴别诊断，如关节退行性病变、PsA 及肿瘤[2]。EULAR 最近发表了关于影像学（包括放射学）在 RA 临床管理中的应用建议（表 61-1）[11]。

病情监测。 在 RA 常规临床管理及临床试验中，X 线评估将手、腕、足的关节间隙变窄、骨侵蚀以作为关节结构受损的指征[12-14]。对放射学中损伤有效的评分方法（Larsen 方法和 Sharp 方法以及他们的修订本）在临床试验中广泛应用[13-15]。Sharp 评分中的 van der Heijde 及 Genant 的修订本对关节改变最为敏感，但也最耗时[16]。在临床实践中，通过计数骨侵蚀关节及间隙狭窄的关节衍生而来的单纯骨侵蚀及

关节间隙狭窄积分（SENS）[17,18]较为省时，但很少被使用。

预后。 早期骨侵蚀与远期放射学及功能结局相关性较弱[19]，早期 X 线骨侵蚀进行性改变与远期运动功能损害相关[20]。在早期未分化性关节炎中，X 线片中所示的骨侵蚀增加了发展为持续性关节炎的风险[21]。然而，在早期 RA 患者中，只有少数患者能在 X 线检查中可见到骨侵蚀，在发病后第 6 个月时仅有 8% ~ 40% 的能见到[22-26]。早期未见到骨侵蚀并不意味着预后良好。因此在此阶段，X 线检查并不能有效地确定未来的"非进展者"（即将来不表现为关节持续破坏的患者）[27]。

强直性脊柱炎

AS 是一种典型的炎性关节炎，首先累及纤维软骨及中轴骨。早期累及软骨类关节及肌腱附着点，并且以累及中轴骨为特征，包括偏好累及骶髂关节和脊柱所有小关节及肌腱韧带附着点。

骶髂关节

骨侵蚀和骶髂关节强直是脊柱关节炎的典型特点[1,28]。在 AS 中，骶髂关节炎常最早出现，并呈特征性的双侧对称受累[29,30]。病变早期放射学表现主要表现在髂骨侧的关节软骨面，软骨下骨侵蚀引起关节

表 61-1　EULAR 关于影像学检查在 RA 临床管理中应用的建议 [a]
当诊断存疑时，除临床标准外，传统 X 线检查、超声或 MRI 可以提高 RA 诊断的确定性 [b]
超声或 MRI 发现炎症存在，可用于预测从未分化炎性关节炎到临床型 RA 的进展
超声和 MRI 对于关节炎的检测都优于临床检查，这些检查方法可以更准确地评估炎症。手足 X 线检查应被作为检测损伤的首选影像学检查。但是当 X 线检查未表现损伤时，应考虑使用超声和（或）MRI 检查，用于检测早期损伤（特别是早期 RA）
MRI 出现骨髓水肿是早期 RA 出现后续影像学进展的强有力的独立预测因子。MRI 或超声检测到关节炎（滑膜炎），以及传统 X 线检查、MRI 或超声检测到关节损伤都可以作为关节损伤进展的预测因子
影像学显示炎症病变相比疾病活动的临床特点可能能够更好地预测治疗反应；影像学检查可用于预测治疗反应
考虑到 MRI 或超声对炎症检测优于临床检查，可能更有助于监测疾病活动性
关节损伤的定期评估，首先考虑使用手足 X 线检查。MRI（或超声）对关节损伤改变更敏感，可用于监测疾病进展
对临床怀疑颈椎受累的患者应进行轴位及屈曲位的侧位片检查，用于监测颈椎功能不稳定情况。X 线检查阳性或存在特异性神经系统症状和体征时，应进行 MRI 检查
即使达到临床缓解，MRI 和超声也可用于检测炎症，预测后续的关节损伤，评估是否持续存在炎症反应

[a] 建议基于的数据是主要集中于手部的影像学研究（特别是腕关节、掌指关节和近端指间关节）。对于特定关节成像的具体指南数据很少[8]

[b] 对于临床可以确定至少一个关节存在滑膜炎的患者，而其他疾病没有更好的解释

EULAR，欧洲抗风湿病联盟；RA，类风湿关节炎

面模糊，常伴有邻近骨质不同程度的骨质疏松以及周围骨质的反应性硬化。骨侵蚀可能会导致影像学上关节间隙局灶增宽（图 61-3A），但随着病变进展，关节面边界消失及骨质硬化，新骨形成并填充于骨侵蚀区及关节间隙内。骶髂关节在疾病晚期可能会随着关节强直及骨骼重塑而完全消失（图 61-1B）。骶髂关节的韧带附着点经常受累，常表现为骨侵蚀及韧带附着部的增生，但这在平片上难以显示[29,30]。

脊柱

由于脊柱多个部位在平片中显示欠佳，使得用传统放射学判断脊柱最先受累部位受到限制。平片文献常提示腰骶部及胸腰段为最先受累，但是 MRI 文献明确指出胸椎中段才是最先受累部位——此部位在平片中极难观察到。颈椎很少首先受累，但可偶发于女性。在骶髂关节没有严重受累时，脊柱病变很少发生。

AS 的脊柱早期影像学表现多由椎间关节边缘的肌腱附着点炎引起[29]。局部硬化（亮角征，"shiny corner"）及骨侵蚀（Romanus 病变）常发生在椎体终板前角的纤维环附着点，这是早期 AS 的特征性表现（图 61-4A）[30]。在椎体边缘的前上或前下部由于骨膜增生填充正常的椎体前凹或骨侵蚀部位，以至前缘变平直或呈方椎。此种表现在椎体前缘呈凹陷状的腰椎中易于识别，这不同于颈胸椎，因为后者椎体正常轮廓多变，可呈方形甚至前凸状表现。

AS 中脊柱病变的特征性表现是骨刺形成，也被称为韧带骨赘（图 61-3C）。它们起初表现为薄细且与骨面垂直的突起，由椎间盘纤维环的外层纤维骨化而成。韧带骨赘从椎体的角部发出，在平片可见于脊柱的前面及侧面。韧带骨赘逐渐发展可以跨越椎间盘形成关节强直，其广泛形成可使得脊柱呈平滑、波浪状外观，即竹节椎。AS 特征性的韧带骨赘必须与其他脊柱或脊柱旁骨化相鉴别。脊柱的退行性病变起始于距离椎间结合处数毫米处，呈三角样外观，以不同长度水平生长。在弥漫性特发性骨肥厚（DISH）中，前纵韧带骨化可形成平滑肥厚的骨块，但骶髂关节很少受累。

AS 晚期，椎体终板常见局灶性或弥漫性骨侵蚀。强直后的脊柱骨折亦可形成假关节。关节突关节的改变较为常见，起初表现为边界不清的骨侵蚀及骨质硬化，但这些改变难以被发现。病变晚期常出现关节囊骨化及骨性关节强直（图 61-4）。强直脊柱很容易骨折（图 61-4C、D），患者剧烈疼痛难以解释时

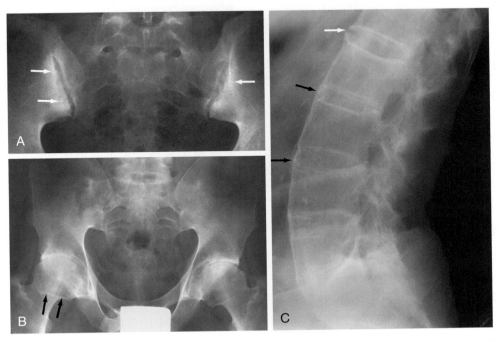

图 61-3 AS（X 线片）。A. 骶髂关节的髂骨侧可见骨质硬化（白箭），髂骨软骨下骨缺失提示骨侵蚀。B. 双侧髋关节间隙变窄。骨赘环可见于股骨头的滑膜附着点（黑箭）。骶髂关节融合（关节强直）C. 脊柱侧位像，韧带骨赘（黑箭和白箭），其中的有些从一个椎体的边缘延伸到下一个椎体（骨桥，关节强直；黑箭）

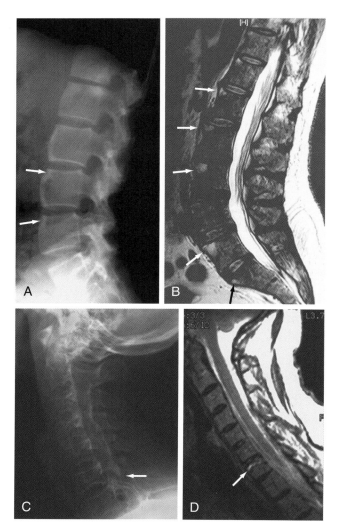

图 61-4　AS（X 线片及 MRI）。A．脊柱侧位像，椎体边缘明显骨侵蚀造成椎体前缘的变平直或轻度前凸（方椎）。新骨形成导致反应性硬化及椎体方形变。关节突关节融合。B．另一个患者的矢状位 T2WI 可见椎体前上方角（白箭和黑箭）存在骨髓水肿，对应于早期骨炎。C、D．AS 骨折。C．平片显示先前融合的 C6 ~ C7 小关节的（白箭）的中断和轻微的前半脱位。D．矢状位 T2WI 确认高信号骨折线（白箭）穿过 C7 的上半部

应考虑到此种可能。棘间韧带及棘上韧带的附着点炎伴骨化形成非常常见，可形成须状骨刺及棘突间关节强直。

诊断、病情监测及预后的临床应用

　　尽管纽约修订版标准实际上是一个分类标准，但由于其以临床特征及骶髂关节炎的平片表现为基础，所以经常被用作 AS 的诊断标准[28]。根据这个标准，除了符合一条临床标准，满足以下情况即可被诊断为AS。双侧骶髂关节炎呈 2 级（轻微骶髂关节炎：关节边缘欠清晰，轻微的骨质硬化，关节间隙变窄，骨侵蚀）或 2 级以上；或单侧骶髂关节炎呈 3 级（中

度骶髂关节炎：关节双侧明确的骨质硬化，关节面侵蚀，关节间隙消失）或 4 级表现（完全的骨性强直）[28]。由于放射学表现需要符合上述结构改变，所以确立诊断前 AS 患者患病间期中位时间大约是 7 ~10 年[32]。依据纽约标准所界定的放射学表现被包含在国际脊柱炎学会分类标准[33]、欧洲脊柱关节炎研究小组标准[34]及纽约标准修订版中[28]。EULAR 最近发表了关于影像学（包括放射学）在 SpA 的诊断及临床管理中的应用建议（表 61-2）。[35]

　　脊柱的影像学表现虽不包含在分类标准中，但在患者病情随访中或许有用 23。中轴型脊柱关节炎患者的骨骼改变进展较慢，并且在早期阶段常不存

表 61-2　EULAR 关于影像学检查在脊柱关节炎诊断和临床管理中的应用建议

中轴型 SpA：诊断

A. 通常，应首选骶髂关节 X 线检查用于诊断中轴型 SpA 中的骶髂关节炎。在某些特定情况下，如年轻患者或病程较短的患者，可首选骶髂关节 MRI。

B. 如果临床特点和传统 X 线检查不能确诊，但又怀疑中轴型 SpA，推荐骶髂关节 MRI 检查。进行 MRI 检查时，应关注活动性炎性病变（尤其是骨髓水肿）和结构性病变（如骨侵蚀、新骨形成、硬化和脂肪浸润）。在中轴型 SpA 的诊断中通常不推荐脊柱 MRI。

C. 除 X 线检查和 MRI 以外的其他影像学检查一般不推荐用于中轴型 SpA 的诊断[a]。

外周型 SpA：诊断

当怀疑外周型 SpA 时，超声或 MRI 可用于检测外周附着点炎，可支持 SpA 的诊断。此外，超声或 MRI 可用于检测外周关节炎、肌腱炎和滑囊炎。

中轴型 SpA：监测疾病活动性

骶髂关节和（或）脊柱 MRI 可用于评估和监测中轴型 SpA 的疾病活动性，提供临床和实验室检查以外的信息。复查 MRI 的时机根据临床需要而决定。通常 STIR 序列足以检测炎性病变，没有必要使用对比剂。

中轴型 SpA：监测结构变化

骶髂关节和（或）脊柱 X 线检查可用于长期监测中轴型 SpA 的结构变化，尤其是新骨形成。复查频率不应高于每两年一次。MRI 可以提供额外的信息。

外周型 SpA：监测疾病活动性

超声和 MRI 可用于监测外周型 SpA 的疾病活动性（尤其是滑膜炎和附着点炎），提供临床和实验室检查以外的信息。复查超声/MRI 的时机根据临床需要而决定。敏感性更高的彩色多普勒超声足以检测炎性病变，没有必要使用超声对比剂。

外周型 SpA：监测结构变化

推荐使用传统 X 线检查监测外周型 SpA 的结构破坏。MRI 和（或）超声检查可能提供更多信息。

中轴型 SpA：预测结局及严重程度

AS 患者（放射学异常的中轴型 SpA），首选腰椎和颈椎的传统 X 线检查检测韧带骨赘，可以预测新的韧带骨赘的发展。MRI（椎角炎或脂肪病变）可用于预测新的放射学骨赘形成。

中轴型 SpA：预测疗效

MRI 可发现广泛的炎性病变（骨髓水肿），尤其是 AS 患者的脊柱，可以预测中轴型 SpA 患者对 TNF 拮抗剂的治疗反应。因此，除临床检查和 CRP 外，MRI 可以协助判断应用 TNF 拮抗剂治疗的决策。

脊柱骨折

当怀疑中轴型 SpA 患者存在脊柱骨折时，推荐使用传统 X 线检查进行初步筛查。如果 X 线检查阴性，应进行 CT 检查。MRI 可作为 CT 的补充检查，并提供软组织损伤的信息。

骨质疏松

对于 X 线检查未发现腰椎韧带骨赘的中轴型 SpA 患者，可使用髋部 DXA 和前后位脊柱 DXA 评估骨质疏松。对于 X 线检查发现腰椎韧带骨赘的患者，应进行髋部 DXA 评估骨质疏松，侧方位投照的脊柱 DXA 和脊柱定量 CT 可作为辅助手段。

[a] 如果 X 线检查阴性，并且未行 MRI 时，CT 可以提供结构损伤的额外信息。闪烁扫描和超声不推荐用于中轴型 SpA 骶髂关节炎的诊断

AS，强直性脊柱炎；CRP，c 反应蛋白；DXA，双能 X 线吸收测定法；EULAR，欧洲抗风湿病联盟；nr-axSpA，非放射学中轴型脊柱关节炎；SIJ，骶髂关节；SOR，推荐强度；SpA，脊柱关节炎；STIR，短 tau 反转恢复；TNF，肿瘤坏死因子

From Mandl P, Navarro-Compan V, Terslev L, et al.: EULAR recommendations for the use of imaging in the diagnosis and management of spondyloarthritis in clinical practice. *Ann Rheum Dis* 74：1327-1339, 2015.

在。一般说来，在最初的 1 ~ 2 年内只有很小的改变。已制定出多种评分方法（均评估侧位像）以量化 AS 患者的脊柱改变：Stoke AS 脊柱评分（Stoke AS Spine Score，SASSS）、Bath AS 放射指数（Bath AS Radiology Index，BASRI）以及 Stoke AS 脊柱评分修订版（modified Stoke AS Spine Score，mSASSS）。对上述三个评分方法的对比研究发现，所有的方法均很可靠，但 Stoke AS 脊柱评分修订版

对病情变化更敏感[36]。脊柱评分主要用于临床研究。

银屑病关节炎

PsA 表现多样而特点鲜明。PsA 患者外周关节受累很常见，半数在症状出现的两年内可见放射学改变[37]。手部及腕关节最常受累，可累及多达 3/4 的 PsA 患者，但是关节受累的方式存在个体差异，即使同一患者在不同时间也不同。影像学上的改变通常是不对称性及辐射性分布，仅累及单一手指，包括远侧指间关节（图 61-5），这在 RA 中很罕见。临床上，这种指炎表现在 PsA 早期很常见。骨质疏松很少出现，骨质增生是 PsA 具有鉴别意义的特征。这可表现为指（趾）骨骨干的骨膜炎，或关节或肌腱附着点的不规则骨刺。新形成的疏松骨质与邻近的关节边缘的骨侵蚀处可能形成极具特征性的须样表现。掌指骨头部严重的边缘性骨侵蚀可能产生笔尖样改变。如果合并有指骨基底部中央深部的骨侵蚀，则可形成笔帽征。病变进一步发展则常形成关节强直。大关节很少受累，这类似于 RA。脊柱受累在 PsA 中较为常见，常发生在病变早期，骶髂关节炎可见于 75% 的患者[38]。PsA 的骨质改变可很广泛，但比 AS 分布更不对称。

诊断、病情监测及预后中的应用

虽然 RA 以骨质破坏性改变为其特点，但在 PsA 中，骨质破坏和骨质增生不仅可共存于同一人，甚至共存于同一关节[39]。特别需要指出的是，骨质增生性改变在平片中具有特征性，且被收入到 PsA 新的分类标准中[40]。近关节骨端的新骨形成在手足平片中表现为近关节缘的骨化（需要排除骨赘），边界不清，这是五条标准中的一条[40]。

平片中所见的关节结构破坏是 PsA 重要的预后评价指标。多种放射学评分方法被制定以评价外周关节（如用以评价 PsA 的 Sharp-van der Heijde 评分方法修订版，这是一个评价骨侵蚀及关节间隙变窄的详细方法），骨质溶解和笔帽征被单独评价[16]。评分体系主要被用于临床试验。在 PsA 中，没有专门针对脊柱和骶髂关节的评分系统，这些区域可以像在 AS 中那样被监测（见上文）。

痛风

多种微晶体可以沉积在关节内及其周围，并诱导炎性反应。在本章将讨论痛风（与尿酸钠沉积有关的关节炎）及双水焦磷酸钙（CPDD）结晶沉积病的特

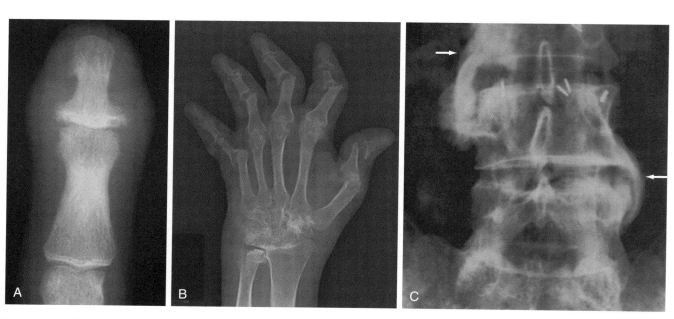

图 61-5　PsA（平片）。A. 远侧指间关节典型的影像学表现，包括软组织肿胀，骨侵蚀与伴随的骨质增生以及无骨质疏松。B. PsA 所致的残毁性关节炎，手部破坏性改变及关节变形，腕关节关节强直。C. PsA。肥厚的非对称性的椎旁骨化（箭头），此为银屑病脊柱炎和反应性关节炎的特征（From Resnick D，Niwayama G：*Diagnosis of Bone and Joint Disorders*. Philadelphia，1988，WB Saunders.）

点。以下疾病请参考相应章节：羟基磷灰石晶体沉积病、血色素沉积病、黄褐病及 Wilson 病。

X 线检查对急性痛风性关节炎的诊断并无帮助，因为此时病变局限在软组织内且无特异性。慢性痛风呈非对称性，常累及足、手、腕关节、肘关节及膝关节。最常受累的部位是第一跖趾关节（图 61-6）。慢性痛风患者的放射学表现与痛风结节及其对骨与软组织的影响有关[41]。

痛风石表现为关节周围的偏心性、结节样软组织肿块，伴有无定形密度增高影或局灶性钙化[41]。骨

内痛风石常引起边界清晰的软骨下囊性透亮影或骨内钙化灶，在骨内膜及骨外膜侧对相邻骨形成骨侵蚀较常见。骨侵蚀可位于关节内、关节旁或者远离关节，常伴有边界清晰的硬化边。骨侵蚀边缘呈悬垂样边缘是痛风的特征性表现。直到病变晚期，关节间隙及骨密度仍能保持。鹰嘴及髌前区的滑囊炎常致软组织肿胀。

诊断、病情监测及预后中的应用

急性原发性痛风性关节炎分类标准（1977 年）[42]

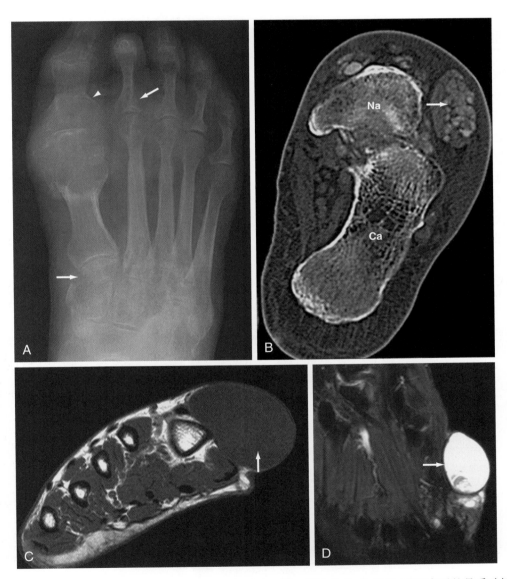

图 61-6　痛风石（X 线检查、CT 和 MRI）。A. 痛风石的足部平片。第一跖趾关节（MTP）可见广泛的骨质破坏及悬垂边缘（箭头），软组织肿胀。较小的侵蚀存在涉及所述第一跗跖关节及第二跖趾关节（白箭）。B. CT 显示高密度痛风石围绕着伸趾肌（白箭），并有更小的矿质沉积围绕其他伸肌腱。C、D. 轴位平扫（C）和冠状位 STIR（D）图像，显示一个大痛风石（白箭）向第一跖骨内侧可见一巨大痛风石。Ca，钙；Na，足舟骨（C and D，Courtesy Professor Fiona McQueen，Auckland，New Zealand.）

包括的平片特征有不对称性肿胀及无骨侵蚀的皮质下囊性变。然而，急性痛风的平片表现由于缺少敏感性及特异性而临床应用价值不大。在疾病的慢性期，不对称性的、侵蚀性的多关节病变及呈结节样软组织肿块伴有无定形增高密度影或局灶性钙化的痛风结节等特征性表现在临床上很有诊断价值。

目前已经制定一种特异性有效的痛风平片评分方法，在纵向研究中可提高病情监测的敏感性[43]。然而，与超声及 MRI 比较，平片检查不是监测痛风表现的敏感方法，因为后者无法评估炎性改变的程度及痛风结节的体积[44]。

双水焦磷酸钙结晶沉积病

双水焦磷酸钙（CPDD）结晶沉积病是指多种临床状况，包括无症状的结晶沉积、假性痛风、焦磷酸盐关节病以及其他少见情况，如假性 RA。软骨钙质沉着症是一个泛称，是指发生于透明软骨或纤维软骨的钙化，而不考虑软骨来源（图 61-7）。

假性痛风急性发作时常累及单关节，典型的放射学表现为非特异性的软组织肿胀和关节积液，类似于痛风及感染。软骨钙质沉着症在平片上难以显示。慢性焦磷酸盐关节病的 X 线表现与退行性骨关节病非常相似，包括关节间隙狭窄、关节面硬化、软骨下囊性变，有或无关节内及关节周围钙质沉着[45]。

髌股关节、桡腕关节、第二及第三掌指关节是焦磷酸盐关节病典型的受累部位，常呈双侧对称性分布。除了常见的受累关节，病变亦可见于非承重关节及骶髂关节[46]。

焦磷酸盐关节病常有广泛快速的软骨下骨质塌陷及碎裂，可伴有关节内游离体形成，类似于神经性骨关节病（假性 Charcot 关节病）。偶尔可见类似于痛风石的肿瘤样焦磷酸钙结晶沉积病的钙质沉积，大部分位于指尖，常被称为假性痛风[47]。

化脓性关节炎

化脓性关节炎常为单关节受累，典型的临床表现为急性起病、全身性表现、局部体征明显以及急性感染的实验室证据。临床上最早表现为对称性软组织肿胀，病理基础为软组织水肿，滑膜增生及关节积液。然而这似乎在 X 线检查中难以区分，关节周围的骨质疏松可能是最早的 X 线特征。起初可见关节间隙增宽，如儿童髋关节化脓性关节炎。边缘性骨侵蚀进展迅速，类似于其他类型的侵蚀性炎性关节炎。随着感染进展，透明软骨及软骨下骨质迅速破坏，并导致关节间隙进行性变窄（图 61-8）。在病变晚期阶段，关节强直可能出现。随着病变的迁延不愈可导致邻近骨髓炎的发病率逐渐增高。对于肉芽肿性感染，平片中特征性的三联征（Phemister 三联征）包括明显的骨质疏松、边缘性骨质破坏以及无或轻度的关节间隙变窄。骨膜增生及新骨形成较为少见。

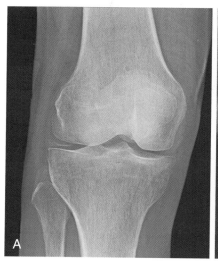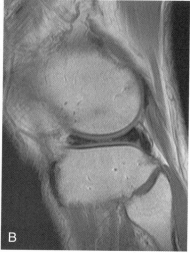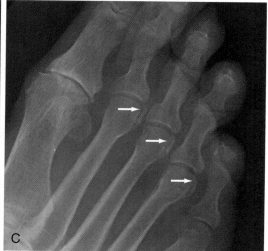

图 61-7 焦磷酸钙晶体沉积病（平片及 MRI）膝关节平片。A. 示外侧半月板内可见线性钙化，而统一患者的矢状位质子密度像。B. 示外侧半月板内可见高信号，对应于软骨钙化。C. 足部平片，第二至第四跖趾关节内可见软骨样环形钙化（白箭）。第四跖骨颈可见无移位骨折

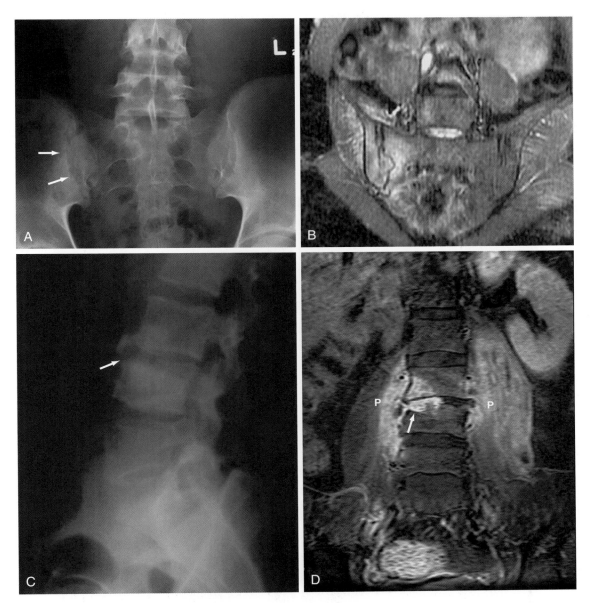

图 61-8　化脓性关节炎（平片与 MRI）。A. 骶髂关节的前后位 X 线片，作为化脓性关节炎（白箭）的一部分，右侧骶髂关节可见骨质破坏。B. 在另一位患者，骶髂关节冠状位 STIR 序列可见右骶髂关节侵蚀性改变及广泛的骨髓水肿。C、D. 结核性脊柱炎。C. 腰椎侧位片显示 L3～L4 水平椎间隙变窄以及 L4 椎体上终板骨质破坏（白箭）。D. 同一患者的腰椎冠状位 STIR 证实了 L4 椎体的局灶性破坏（白箭）。由于感染向椎旁延伸，双侧腰大肌体积增大、信号增高

诊断、病情监测及预后中的应用

平片检查应该常规进行，但对诊断不够敏感。当临床怀疑有化脓性关节炎时，应尽快行关节穿刺抽液检查。

在化脓性关节炎中，平片价值较为有限；立即进行关节穿刺抽液（直接穿刺或通过影像介导）对于早期诊断很有必要；伴随的骨髓炎及其他并发症需要更高端的影像技术进行评估[48]。尽管如此，平片仍需常规检查，因为其可以对其他检查结果的进行辅助解释，并能对骨的形态及基础性疾病进行全面评估。

骨关节炎

OA 首先累及透明软骨，其分布明显受机械因素的影响。OA 在关节内及关节间呈不对称分布。OA 最典型的部位包括髋关节、膝关节（图 61-9）、近侧及远侧指间关节、第一腕掌关节、腕部大多角骨 - 舟

状骨关节（图 61-10）、第一跖趾关节[1]。

透明软骨变薄所致的关节间隙变窄是 OA 的关键特征。与炎性关节炎不同，由于机械压力越大处关节软骨越薄，所以关节间隙狭窄常呈非对称性，如膝关节的一侧间隙。投照体位对软骨受损的精确评估有显著影响，特别是在下肢。对关节软骨的变薄程度的精确观察需要将受损程度最大的关节面并列放置，也就

是摄片时有足够的压力施予关节使得受损的关节面相互接触。比如，在膝关节，仰卧位时成角畸形的程度易被低估，一些严重的软骨损害可能根本无法观察到（图 61-9）。双侧负重位对于关节软骨受损的显示及测量精确度更高，直立前后位在临床诊断中被更多采用。然而，在病变晚期关节软骨全部丢失之前，没有投照体位是完全可靠的。负重屈曲位是观察膝关节软

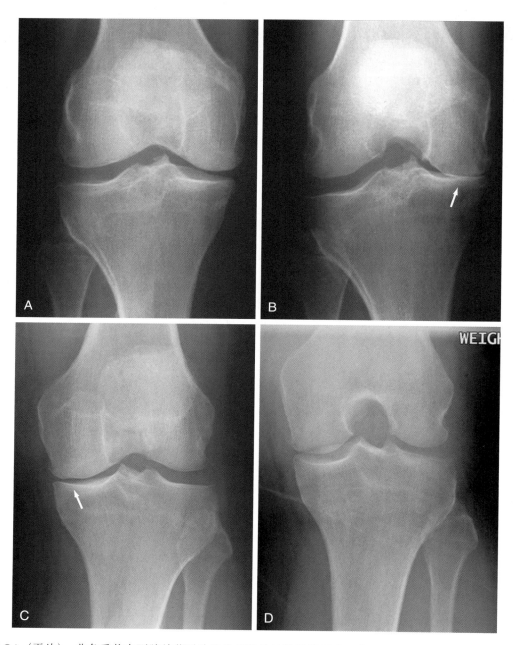

图 61-9 膝关节 OA（平片），非负重状态下膝关节平片往往低估软骨缺损的严重程度。A、B. 59 岁男性，膝关节疼痛，临床怀疑膝关节 OA，仰卧前后位（AP）（A）和直立负重前后位（B）。仰卧位像显示轻度骨质增生和内侧关节间隙稍微变窄；而在负重位像中，内侧关节间隙明显狭窄，提示软骨损伤严重（白箭）。通常来说，负重半屈曲位像对于显示关节间隙狭窄（软骨损失）最敏感，但这无法肯定。C、D. 53 岁男性，与负重半屈曲位像（D）相比，直立前后位像（C）关节间隙狭窄显示更严重（白箭）

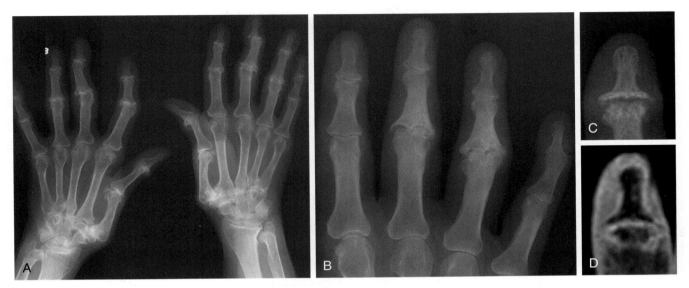

图 61-10 手部 OA（平片及 MRI）。A．X 线片显示近端和远端指间关节、第一腕掌关节及舟状骨 - 大多角骨 - 小多角骨关节的关节间隙不对称狭窄。第一腕掌关节半脱位和掌指关节继发性过伸是骨关节炎的特征性畸形。B．侵蚀性 OA 的鸥翼样畸形：位于第三和第四近端指间关节的软骨损失和骨重建产生鸥翼样外观。C、D．远侧指间关节平片（C）及 MRI 冠状位图像可见骨赘及骨板的中心性，代表严重的 OA（D）（C and D Courtesy Dr. Ida Haugen，Oslo，Norway.）

骨变薄最为敏感的投照体位，尽管理想状态的屈曲角度随个人软骨破坏的分布而异（图 61-9）[49,50]。

　　骨赘是 OA 中最具特点的表现，比关节狭窄更加特异，常为本病最先出现的放射学征象。它们最初为透明软骨的骨化生，在关节边缘最易见到，但偶可见于关节表面的中央部。它们可以变得很大，常为最显著的 X 线表现。因此，骨赘是确定 OA 存在的关键标准[51]。

　　骨关节炎患者的骨质密度常为正常或硬化。除非在病变晚期的关节面以及偶见于炎性 OA 早些阶段的指间关节，骨质侵蚀一般不会出现。在 OA，关节周围的软组织在平片中相对正常。滑膜炎与关节积液虽然确实会出现，但很少成为放射学的主要表现。

　　有些关节畸形可能常见，但倾向发生于特定关节，如拇指及膝关节。这些畸形主要由于骨与软骨的不对称丢失，导致关节排列紊乱及半脱位。

诊断、病情监测及预后应用

　　X 线检查是诊断及随访 OA 的标准方法。平片改变是 ACROA 分类标准中不可缺少的组成部分。患者平片中可见骨赘、膝关节疼痛、年龄大于 50 岁、关节僵硬小于 30 分钟或有弹响，即可被诊断为 OA[51]。然而，新的影像学检查方法（特别是 MRI）可以提供更多的信息，这可被用于临床试验以及加深对本病

的理解。

　　多种评分系统可以用作 OA 严重性的分级评估。其中，最著名的是 Kellgren and Lawrence 五分法（Kellgren and Lawrence five-point scale），这在 OA 的研究中广被应用[52]。基于图集的评分系统可以在个体 OA 的放射学表现中做出更精确的区分[52,53]。然而，不论使用哪种系统，可靠性都不稳定。另外，研究已经采用定量测量关节间隙宽度来替代关节软骨的厚度测量，特别在膝关节、髋关节及手部 OA 的患者，并且存在上文所讨论到的局限型。

幼年型特发性关节炎

　　JIA 是儿童最常见的风湿病[54]。国际风湿病协会联盟（ILAR）[55] 将其定义为七个亚型，是一组具有重叠遗传易感性的异质性慢性关节病[56]。JIA 以前被误认为是幼年型类风湿关节炎（JRA）。多关节受累的 RF 阳性的亚型确实与 RA 有一些相似之处，但其他亚型则不然。JIA 可累及单个关节（少关节）、多个关节（多关节），主要累及脊柱和骶髂关节等中轴骨骼（肌腱炎相关或未分化亚型）以及其他器官，包括皮肤（银屑病关节炎）、浆膜、脾和淋巴组织（全身亚型）[54]。JIA 中特定关节病变的确切影像学特征不如随时间变化的整体关节受累模式及关节外受累模

式重要。特别是由于儿童的许多关节结构尚未骨化，X 线片可能到疾病病程的后期才显示异常[57]。与成人所见的骨侵蚀不同，在儿童中许多 X 线片改变与关节炎症引起的慢性充血有关，比如关节周围骨过度生长导致的胫骨棘或腕骨的变宽或变方（图 61-11）。

诊断、病情监测及预后应用

影像学对 JIA 的早期病变不敏感，出现异常则表明已经发生了结构性损伤[57]。不明原因的积液、过度生长（骨畸形、关节间隙丧失）和（或）一个或多个关节的侵蚀提示 JIA 的可能性。Sharp-van der Heljde 评分系统通过描述多个部位关节间隙狭窄、侵蚀或畸形的特征（最高得分 330 分）来量化腕关节受累程度，已被用于评估腕关节 JIA 的进展[58]。

CT

关键点

- CT 是一种断层成像技术，钙化组织在其上被显示为高密度影。CT 是探查骨质破坏的标准。
- 在风湿病学中，CT 主要被用于探查中轴骨的骨质异常（如骨质破坏、骨质硬化、新骨形成、骨折）。
- CT 在上述这些应用中比 X 线检查更为敏感，多数情况下比 MRI 敏感。
- CT 在中轴骨检查中的应用因为具有相对大剂量的电离辐射而有所受限。
- 在临床实践中，X 线检查显示欠清晰且无法进行 MRI 检查时，CT 检查才被使用。
- CT 检查的主要不足在于对软组织改变的低敏感性及大剂量的电离辐射。

自 CT 问世的 40 多年来，计算机及工程学方面每十年都有持续的发展，引起了这项技术的巨大变化。虽然显示软组织对比度的能力不足，但 CT 具有数据采集快速稳定、分辨率高、多平面成像等优势，这在近些年来极大地拓展了其临床应用。现代 CT 扫描仪是一种非凡的工具，将会在关节成像中起着越来越重要的作用。

技术方面

CT 图像采集不再局限于轴位像，其多平面成像能力可以像 MRI 一样直接进行冠状位或矢状位成像。与 MRI 不同的是，CT 没有绝对的禁忌证，而且扫描速度很快，患者的运动很少成为问题，患者的耐受性也很好。CT 的空间分辨率高于 MRI，并且骨与软组织的对比度很高，这是其他检查方法难以超越的。然而，尽管具有以上优势，CT 检查在关节影像中的应用仍然有所受限。CT 的两个基本的缺点限制了其广泛应用。首先，与平片类似，CT 受限于较差的软组织对比能力。其次是电离辐射的存在（辐射剂量与受检部位的体积及所要求的空间分辨率细节呈正比）。

虽然辐射剂量对于远端肢体并不是个问题，因为该部位接受的辐射量更小且更具抗辐射性，但是对于脊柱、髋关节及肩关节来说，辐射剂量仍是个问题。因此，在多数的临床实践中，由于成像本质与 CT 相同，平片检查即可提供足够的信息进行临床决策，并且 X 线检查更为廉价和易于实施。对于显示和量化表面软组织，超声检查是更好及更廉价的检查方式；MRI 则可以提供良好的软组织对比度及骨髓成像。然而，随着技术的不断发展，低剂量 CT 变得越来越普及，迭代重建技术使辐射暴露减少约 80%[59]。骶髂关节 LDCT 的照射剂量与 X 线检查相似，在许多情况下应该取代 X 线作为一线检查[60]。

LDCT 可以在脊柱中量化骨的形成，这是 X 线摄影无法做到的[61]，而锥形束 CT 作为一种新技术，可以在极低射线剂量的情况下检测四肢的骨侵蚀[62]。

双能 CT（DECT）可以将含钙骨从软组织成分中分离出来，从而可以检测到以前用普通 CT 无法显示的软组织变化。例如，最近有报道称，DECT 在检测骨髓水肿（BME）方面具有良好的可靠性[63,64]。

DECT 还可以用于分析某些特定组织的组成，尤其是可以在骨骼和软组织中检测到的尿酸盐晶体（见下文）。

类风湿关节炎

CT 所带来的骨与软组织之间高对比度使其成为评价骨质破坏的金标准；所以 CT 可以非常理想的被用于评价炎性关节炎的骨侵蚀。现代 CT 的各向同性体素采集及三维可视化使得不同观察者之间骨侵蚀的

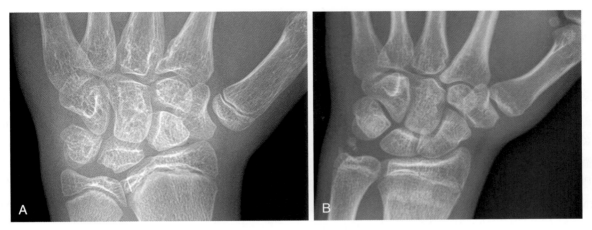

图 61-11　幼年型特发性关节炎（JIA）患者的 X 线照片。A . 14 岁女童长期 JIA。B . 15 岁女童尺骨茎突骨折，无已知关节病，进行左手腕 X 线片比较。在 A 中，注意腕骨的外形变形，特别是月骨和舟骨，远端桡关节面和尺关节面相对变宽 / 扩张，腕骨尺侧半脱位，以致大部分月骨覆盖尺骨以及骨密度不均。腕骨无骨侵蚀或融合。这些征象可能主要是由于慢性充血导致的过度生长

精确观察与量化的一致性较高；而平片则受限于二维投照技术及结构间的重叠。但是，CT 非常受限于对软组织变化的区分，并且即使使用增强扫描及复杂的减影技术，CT 在评估滑膜改变如增厚或充血时仍然劣于 MRI 及超声。此外，对骨侵蚀的观察，CT 和 MRI 通常具有很高的一致性，尽管 CT 可能更敏感[65,66]。

诊断、病情监测及预后中的应用

在日常临床工作中，CT 并不用于对 RA 的常规诊断。然而，由于 CT 是探测骨侵蚀最敏感的检查方法[65,66]，所以 CT 检查也存在诊断价值，并且 CT 对足部检查非常简便且辐射剂量较低。CT 可使用于某些特殊情况，如行颈椎检查时 MRI 不可用或有禁忌。

使用 CT 对病变进行纵向评估可能会有潜在优势[66,67]。与 MRI 或超声相比较，CT 的问题在于不能表现软组织病变的病情改善。没有 CT 数据证明其可判断 RA 的预后。目前 CT 在 RA 中的使用非常有限，但它可以很可靠地检测骨侵蚀[68]，评分系统正在开发中[69]，并且 CT 可以检测和量化骨侵蚀的修复[70]。

AS/ 中轴型脊柱关节炎

CT 可以看到与平片类似的病理过程，如骨侵蚀、骨质疏松 / 骨质硬化、新骨形成 / 关节强直，但同时具有多平面成像的优势，从结构的重叠影像中解放了出来（图 61-12）。

强直性脊柱炎（AS）病变始于肌腱附着点的骨髓部分。然而，CT 对软组织病变的探查能力较弱，在结构性破坏之前常表现正常。CT 对于骨质疏松或骨质硬化显示良好，但是这些表现并不特异。CT 在 AS 中的首要价值是能够清楚地检出及界定骨侵蚀发生在哪个关节及肌腱附着点。新骨形成也以韧带骨赘、韧带钙化、关节周围及关节内强直等形式被显

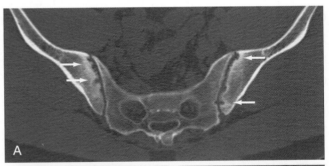

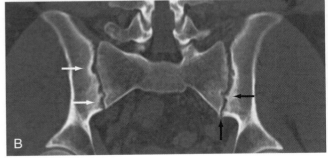

图 61-12　脊柱关节炎中骶髂关节的骨质破坏脊柱关节炎患者骶髂关节的冠状位（A）及轴位（B）CT 图像，可见骨质破坏（白箭）和轻度的骨质硬化及新骨形成（黑箭）

示，但是 CT 在这方面的应用较为局限。CT 能在中轴骨及外周关节方面清晰显示这些病变，但是主要用于平片显示或解释存在困难的区域。

诊断、病情监测及预后中的应用

诊断。AS 的诊断主要是基于平片所示的双侧中度骶髂关节炎或单侧重度骶髂关节炎。当优质的平片显示骶髂关节正常或骶髂关节的异常表现达到诊断标准时，则不需再做 CT 检查。对 AS 的早期探查最好是使用 MRI。若 X 线检查能清晰显示结构改变的话，CT 检查则不会提供更多的诊断价值。但是，CT 对骶髂关节病变的解释比平片更容易，后者在不同的观察者之间的可靠性太差。当平片表现并不清晰时，CT 检查则可解决这种不确定性。因为 CT 能够显示细微的骨质破坏，所以以后 CT 可能会起到与 MRI 类似的作用。需要特别指出的是，AS 的分类标准是依据平片表现以及近来的 MRI 表现，但是没有依据 CT 表现。在脊柱病变中，CT 对诊断病变末期的并发症可能有用，如椎间盘炎或脊柱骨折，此时患者可能因为疼痛或脊柱变形而不能耐受 MRI 检查。

监测疾病活动性及损害。尽管 DECT 可以显示 BME，但它还没有广泛应用，而 CT 不能发现活动性炎症并具有较高的辐射剂量，故 CT 在监测疾病活动性及损害方面价值不大。然而，最近的研究表明，CT 对骨赘形成的定量测量可靠，而且对脊柱改变的敏感性明显高于传统放射学评估[71]。并且这些测量结果可以在较低的辐射水平下重复[61]。因此低剂量 CT 在监测脊柱结构损伤进展方面具有广阔的前途。

预后。CT 表现对于骶髂关节炎的预后价值需要进一步探讨。

银屑病关节炎

CT 很少用于 PsA 的检查，相关文献较少。与传统放射学相比，CT 对手骨上小的骨侵蚀或增生病灶的检测更为敏感[72,73]。CT 对骨侵蚀的检测非常可靠，但对增殖的检测能力稍逊，在一项短期试验中，无论是传统放射学还是 CT 都没有发现骨质的明显变化。在周围肢体中，CT 在 PsA 中的应用类似于 RA；在中轴骨方面，类似于 CT 在 AS 中的应用。在以上两种情况中，CT 受限于不能直接显示骨与软组织的炎性改变。尽管 CT 比平片能更好地显示骨质破坏及骨

质增生，但是在大多数情况下，接受额外的辐射剂量被认为是不恰当的。

诊断、病情监测及预后中的应用

CT 可用于观察骨质破坏及骨质增生，但是 CT 特有的诊断价值及预后能力并没有被系统研究过。在 PsA 中，因为辐射剂量，CT 并不用于疾病监测。

痛风

CT 可以清晰地显示骨质破坏，并且近来 CT 技术的发展可以实现激动人心的晶体成像。

急性及慢性结节性痛风与尿酸结晶沉积于软组织内及痛风石的形成有关。慢性痛风石常部分钙化，所有的 CT 扫描仪均对沉积于软组织内的钙质敏感（图 61-6）。这种状况常与骨内结晶沉积有关，相对于平片，CT 能有更好的显示[74]。因为痛风石的存在，软组织肿胀在 CT 上显示的极为清楚，并且因为 CT 可清晰显示骨的解剖细节，所以骨质破坏亦能清晰显示。双能 CT 是一项新的技术进展，这使得图像可以基于两种矿质成分算法进行重建，将钙质和尿酸钠结晶区别开来（图 61-13）[75]。双源 CT 已经被用来显示在传统放射学中提示有损伤的关节中存在尿酸钠结晶，这支持了尿酸钠结晶与关节组织相互作用并造成关节结构性损伤的概念[76]。

诊断、病情监测及预后中的应用

CT 可用于观察骨质破坏及痛风石，但是 CT 特有的诊断价值并没有系统研究过。直到最近，因为 CT 不能显示滑膜炎、腱鞘炎及骨炎的影像特征，所以在骨质破坏及痛风石形成之前 CT 对急性痛风并没有诊断价值。然而，双能 CT（DECT）扫描是最近的一项技术革新，可以精确探知尿酸钠结晶的存在，具有大约 90% 的敏感性和 80% 的特异性，并且在阅片者之间具有较好的稳定性[77,78]。急性痛风患者的敏感性较低，但 DECT 在这一组中具有很高的特异性，尽管存在 OA 时特异性会减低。双源 CT 的最大诊断效能用于小关节的急性痛风，其鉴别诊断为脓毒性关节炎，前者无关节积液，并且液体显微镜不能显示尿酸钠晶体。DECT 最初仅限于双源 CT 扫描仪，然而，现在已经开发出软件使得 DECT 在单源扫描仪上也具有良好的可靠性[79]，而且 DECT 很可能在不久的

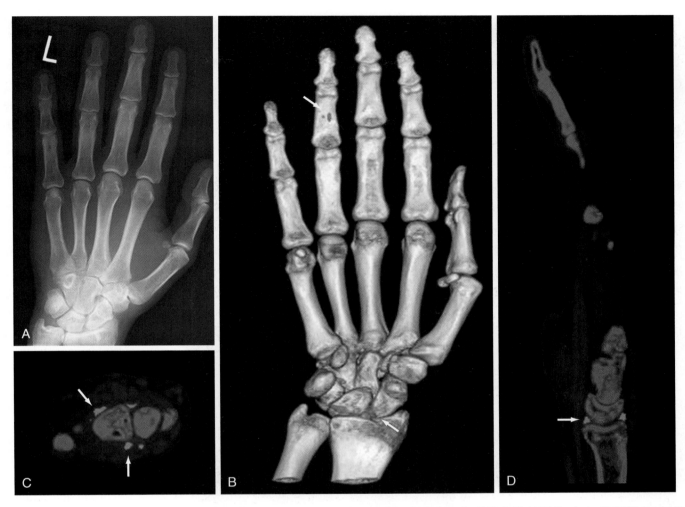

图 61-13 痛风（平片及双能 CT 扫描）。患者 39 岁男性，双手及双腕新发疼痛，左手及左腕的平片（A）及双能 CT 扫描（B ~ D）。平片（A）及实验室检查均正常。双能 CT 扫描显示尿酸钠结晶沉积于左腕及第四指周围。左腕穿刺抽吸未能成功。本患者对痛风治疗反应良好。影像学表现：采用探测尿酸结晶的特殊算法（Siemens，Erlangen）进行 CT 数据后处理，尿酸结晶呈绿色显示，三维重建的前面观（B），二维重建轴位像（C），二维重建矢状位像（D）

将来广泛使用。

CT 对监测痛风石的大小非常可靠[44,80]。最近新制订了一个骨质破坏评分方法[81]，可用于临床试验。

双水焦磷酸钙结晶沉积病

虽然钙化可被显示，但 CT 并不用于管理没有并发症的周围性双水焦磷酸钙结晶沉积病。双水焦磷酸钙结晶沉积病可累及颈椎并引起颈痛。在这样的患者中，CT 可以看到双水焦磷酸钙结晶沉积病沉积于颅颈结合处，常位于寰椎的横韧带（齿状突加冠综合征）[82,83]。在有些患者中，钙质沉积也可见于齿状突周围其他结构以及黄韧带内，如齿状突其他的骨性

异常，如软骨下囊性变或骨侵蚀。CT 也可用于证实少见部位的钙化，如颞下颌关节[84]。在外周关节中，CT 能准确描述双水焦磷酸钙结晶的分布，并可证明常沉积于软骨结构外的软组织中，尤其是韧带和关节囊[85]。

化脓性关节炎

CT 很少被用于化脓性关节炎，大关节的急性化脓性关节炎是外科急症，平片、透视以及超声可用于诊断及影像介导下穿刺抽液，CT 在外周关节中的应用较少。在慢性脓毒性关节炎及感染性椎间盘炎中，CT 可用于并发症的检查，特别是骨髓炎。但是，

此时 MRI 及各种核素检查更受青睐[48]。在难以进行 MRI 检查的复杂病例中，CT 增强扫描对于探查超声难以评估的深部组织脓肿十分有用。脊柱活检也常在 CT 介导下进行。

骨关节炎

尽管 CT 在探查骨质改变（如骨赘）要比平片更精确[86]，但总的来说，CT 并不能在外周关节方面提供更多的信息。CT 软组织对比度较低，无法直接显示透明软骨，并且骨的空间分辨率低于平片。CT 可以用在解剖结构复杂或平片难以显示清楚的特殊情况，如腰椎的关节突关节，但并不常用于外周关节。有时 CT 可用于评价病变的严重程度，比如大关节的

矫形术前对骨的形态进行详细评估。CT 关节造影可能是评价关节软骨变薄、裂隙、卷褶、软骨体积大小[87]（图 61-14）及关节内游离体的最好方式。这涉及微创的操作和辐射剂量的问题，并没有广泛应用。实验证明 CT 关节造影可以用以探测透明软骨中糖胺聚糖的改变程度[88]，这与 MRI 增强扫描对软骨损伤的估测程度符合性较好，但是两者在早期关节损伤中的检出均不如关节镜的发现[89]。CT 关节造影可以用于无法接受 MRI 检查的患者。

诊断、病情监测及预后中的应用

在临床实践中，CT 并不常用于诊断 OA，因为其无法通过无创手段定量软骨组织的改变，所以也不具有监测病情的功能。同时，也没有文献证实 CT 的

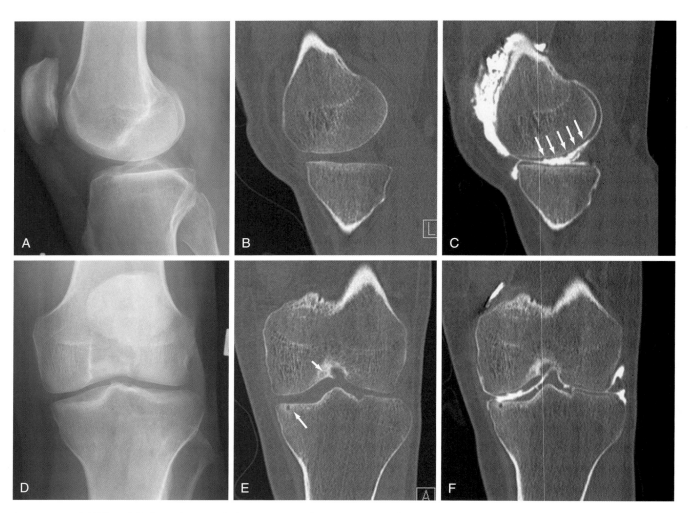

图 61-14　46 岁男性，膝关节不明原因的疼痛及绞锁，平片、CT 以及 CT 膝关节造影 X 线片（A 和 D）示关节间隙正常、髁间嵴轻度骨质增生，余未见异常。CT 矢状位（B）和冠状位（E）重建可见骨质增生（短箭）及软骨下囊性变（长箭），但软骨未见明确改变。CT 关节造影与矢状位重建（C）证实透明软骨局灶性变薄（白箭）和半月板撕裂。冠状面重建（F）显示，胫骨软骨下囊性变与覆盖的透明软骨完全丢失相关

独立预测作用，因为优质的平片常可提供相同甚至更多的信息。

幼年型特发性关节炎

由于 CT 具有较高的电离辐射剂量且不能有效评估软骨，所以除了用于慢性 JIA 引起的复杂结构畸形的手术方案制定外，CT 在 JIA 中几乎没有作用。

MRI

关键点

- MRI 可以观察评估周围炎性、破坏性关节及退行性、炎性风湿类疾病中受累的软组织。

- 迄今为止，MRI 是探查及监测 AS 及其他脊柱关节炎（包括 JIA）的脊柱及骶髂关节炎症的最好方式。

- 在成人及儿童周围炎性关节炎的治疗过程中，MRI 可用于监测炎性软组织的病情改变（如滑膜炎、腱鞘炎、肌腱附着点炎）。

- 通过对早期炎性改变的监测，MRI 可用于 RA、SpA 及 JIA 的早期诊断。

- 骨髓水肿可被 MRI 独特的显示，这为 RA、SpA、OA、未分化性关节炎以及其他风湿病关节炎（如 JIA）提供预后信息。

- MRI 检查的主要缺点是价格昂贵、使用不方便以及对幼儿镇静的潜在需求。

MRI 可行多平面断层成像，具有无可匹敌的软组织对比度，无电离辐射，能够同时评估肌骨病变中所有被累及的结构。在炎性、退行性类风湿疾病中，MRI 在探查成人及儿童的炎症和损伤方面比临床体检及 X 线检查更敏感。MRI 的缺点包括检查费用高昂、比平片稀缺、检查时间长，以及每次检查时检查部位有限（除了新型的全身磁共振检查）。然而，值得注意的是，MRI 的检查费用只占生物治疗、因病离岗或提早退休的间接成本的一小部分。

在下文的技术要点部分之后，MRI 在 RA、SpA、PsA、痛风、OA 及 JIA 的诊断、病情监测、预后及其临床应用等方面的特征将被详细阐述。

技术方面

由于 T1WI 序列具有相对较短的成像时间、良好的解剖细节、增强扫描时对高灌注和高通透性组织的突出显示等优点，所以其在 MRI 成像中备受青睐。脂肪和强化组织在 T1WI 上呈高信号（图 61-15）。脂肪和水／水肿组织在 T2WI 上呈高信号。T2WI 与 T1WI 常同时用于脊柱退行性病变中。但在炎症性病变中，T2WI 脂肪抑制像（图 61-16）则极具价值，此时脂肪信号被抑制。脂肪抑制像便于检出在含脂组织中存在的水肿或积液。脂肪抑制序列要求均匀的强磁场，这是低场 MRI（< 1.0 T）所不具备的。在低场 MRI 中，唯一的脂肪抑制序列是基于弛豫时间差异的短时翻转恢复序列（STIR），可以提供骨髓水肿的信息[90]，但是细节表现不足。

中轴关节的 MRI 检查需要全身 MRI 系统，而外周关节的 MRI 检查则既可使用全身 MRI 系统也可使用专用的四肢 MRI 系统（E-MRI）。四肢 MRI 系统通过显著减少检查费用、更舒适的患者摆位以及消除幽闭恐惧症而增加了其在风湿病学中的广泛应用。

一些四肢 MRI 系统提供的滑膜炎及骨质破坏的信息并不比高场系统下标准序列差[90,91]，但是不同的设备成像效果可能不同。并且对于某些系统，应该考虑到扫描视野小、成像时间长、缺少某些成像序列（特别是低场系统无法进行脂肪抑制成像）等问题[92]。

大部分骶髂关节的 MRI 研究只使用一个成像平面 - 半冠状位（平行于骶骨的平面）。T1WI 脂肪抑制像可以改善对骨侵蚀的评估[93]，专门评估软骨的序列（如三维梯度回波序列）也可能需要[94]。为了增加骶髂关节的韧带附着部分变化显示的敏感性，我们需要骶髂关节的半轴位成像[93]。虽然在 MRI 诊断中推荐此定位，但若作为临床试验的结果评价指标，这并无必要。在某些临床指征中（如可疑椎间盘突出），MRI 应该包括轴位扫描。但 SpA 行 MRI 检查时只需要矢状位即可，此时扫描范围应该足够大，常需包括关节突关节、肋椎关节及肋横突关节[95]。SpA 患者骶髂关节及脊柱的骨髓异常在 STIR 中的显示效果与增强扫描的 T1WI 脂肪抑制像大致相同，所以此时增强扫描不再必要[96,97]。相比之下，在外周关节，增强扫描可以增加检出滑膜炎的敏感性[98]。要评价结构性改变，如骨质破坏、新骨形成、脂肪浸润，T1WI 是必须要做的序列。T1WI 脂肪抑制像可能改

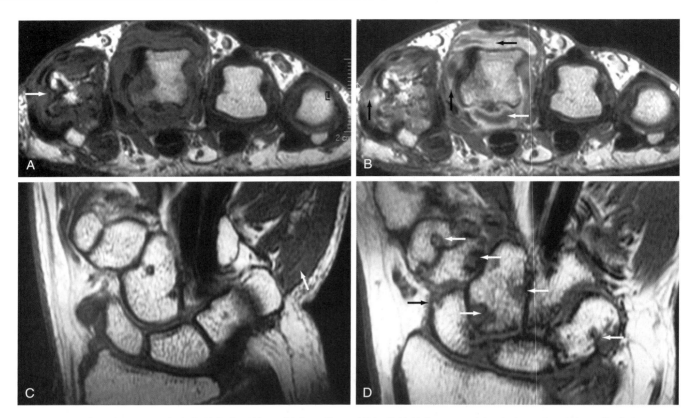

图 61-15 RA（MRI）。RA 患者掌指关节水平第二（左）至第五（右）指的轴位 T1WI 平扫（A）及增强扫描图像（B），可见滑膜炎（B 图黑箭）、关节积液（B 图白箭）及严重骨侵蚀（A 图白箭）。另一患者的冠状位 T1WI 平扫图像（C）未见骨侵蚀。一年之后，类似部位的图像（D）显示严重的骨侵蚀（白箭及黑箭）

善对骨侵蚀的评价[93]。在周围及中轴关节中，为评价软骨而设计的专门序列（如三维梯度回波序列）也可能被使用[94]。

新的 MRI 技术一直在不断发展，现在有一系列的序列可以用来检测骨髓中增加的水分含量，比如发生炎症的骨髓水肿（BME）。这些技术包括 T2 脂肪抑制（T2 FS）、T2 水激发（WE）、STIR、混合序列和基于化学位移的脂肪 - 水分离的 Dixon 技术[99]。所有这些序列各有优缺点，目前看来，没有一个序列能够稳定地改善 MRI 对骨髓水肿检测的诊断特性。大多数医学中心继续使用更传统的 T2 FS 或 STIR 序列，因为几乎所有的 MRI 扫描仪都可以实现这两个序列，这两个序列通常很稳定，并且在不同的制造商和磁场强度下一致度高。

MRI 分子成像在关节炎研究和未来临床实践中具有令人振奋的前景。许多评估肌肉骨骼组织的化学和生物物理结构特别是关节软骨的技术正在开发中。现在许多已发布的文献证明了 T2 或 T2* 弛豫时间[100,101]、钆增强 MRI 软骨延迟成像（dGEMRIC）[102,103]、T1ρ 成像[104,105]、糖胺聚糖的化学交换饱和位移（gagCEST）[106,107]、扩散张量成像（DTI）[108,109]，和磁共振纳成像[110,111]的功能。所有这些 MRI 的开发都是高度技术性的，需要专门的软件和（或）硬件，并且稳定执行非常具有挑战性。已经有几个序列用于临床实践，但没有一个在一组标准的高质量序列之外建立明确的效用。

在所有这些新开发的技术中，DTI 可能最有希望（图 61-17）。这是一种无创技术，其信号的产生依赖于水分子的布朗运动。DTI 序列得出一个依赖于水分子运动速度而非方向的结果——表面弥散系数（ADC），这可形成 ADC 图；而 DTI 产生的另一个结果是各向分数异性（FA），FA 主要依赖于水分子的运动方向和部分依赖于水分子的运动速度，可形成一个 FA 图。这项技术有趣之处在于软骨中 ADC 值主要受糖胺聚糖浓度和分布的影响，而 FA 值则严重依赖于胶原纤维的方向和组织程度。因此，DTI 序列似乎能够提供所有或大部分来自所有其他技术组合的有用信息。

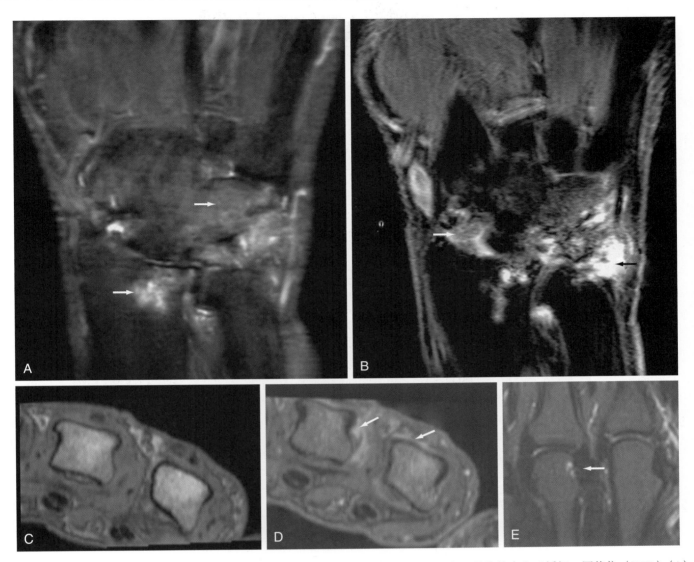

图 61-16　临床缓解期 RA（MRI）及未分化性关节炎。A、B．临床缓解期的 RA 患者。尽管临床上已缓解，冠状位（STIR）（A）和增强后 T1WI 脂肪抑制像（B）显示明显的骨髓水肿（A 图白箭）及滑膜炎（B 图白箭及黑箭）；C ~ E．未分化性关节炎患者。轴位 T1WI 平扫（C）及增强后图像（D）显示第二及第三掌指关节滑膜炎（白箭），然而 STIR 序列（E）内可见骨髓水肿（白箭）。平片未见异常。根据美国风湿病协会 1987 年标准，一年以后此患者进展为 RA（Courtesy Dr. Anne Duer-Jensen, Glostrup, Denmark.）

　　全身 MRI 是另一项正在开发的技术，可实现在一次检查中对整个身体成像，并已被引入诊断 RA（图 61-18）和 SpA/PsA（图 61-19）[112,113]。同时评估外周和中轴关节及假体的潜在方法。该成像方式仍需提高图像质量和需要更多的验证，目前尚不具备临床应用价值。然而，该方法看起来非常有前途，特别是在 PsA，因为该疾病的影像学表现多种多样[113-115]。

　　MRI 非常安全。它不涉及电离辐射，因此没有增加恶性肿瘤的风险。钆造影剂（GBCA）的不良反应并不常见。需要治疗的不良反应发生率小于

1/1000。当使用被批准的剂量时，增强剂急性肾功能不全（以前称为造影剂肾病）几乎不存在。在 2006年，一些证据支持不太稳定的 GBCA 与肾功能下降或透析患者肾源性系统性纤维化（NSF）的发展之间有明显联系[116,117]。NSF 是一种罕见的纤维化疾病，可导致皮肤增厚和硬化，有时涉及肝、肺和心脏等器官[118,119]。自 2009 年以来，只报道了两个病例，并且 NSF 可能通过后面提到的少量使用不太稳定的GBCA 而被消除[120]。

　　少量的钆沉积在骨头、肝，更少量的钆可沉积

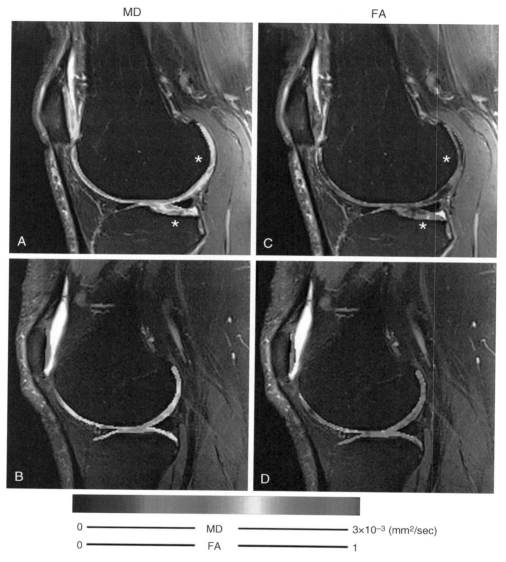

图 61-17　透明软骨的 DTI。3T 磁场使用 RAISED 序列（radial spin echo diffusion tensor imaging）的膝关节矢状位图像。DTI 是一种显示信号强度的核磁技术，通常使用色标表示组织内水分子的特定属性。它有两个主要组成部分，涉及微观水平水分子运动。平均弥散率（mean diffusivity，MD）（A 和 C）是表观弥散系数（apparent diffusion coefficient，ADC）的平均值，代表水分子运动程度（速度）（更亮 = 更快）。各向异性是方向依赖的属性，各向异性分数（fractional anisotropy，FA）（B 和 D）记录组织中受微观结构限制的水分子的运动方向的程度（更亮 = 更多方向依赖和不随意运动）。受试者 1（A 和 B）是 Kellgren Lawrence 分级 Ⅱ 级骨关节炎患者。透明软骨的水（与星号相邻）黏附不紧密，因此相比于受试者 2（健康志愿者），软骨 MD 值更多出现在红色末端。早期 OA 软骨损伤导致蛋白多糖缺失，软骨中的水黏附不紧密，因此运动更快。早期 OA 也可能出现胶原网络结构损伤，相比于受试者 2，受试者 1 的 FA 图显示一些软骨具有较小的各向异性分数并且表现为较深的蓝色（与星号相邻）（C 和 D）。当组织良好的胶原网络开始崩塌，水分子运动更加随意，方向依赖性更小。通过使用这些测量方法，DTI 具有独特的能力，可以分别检测透明软骨胶原网络和蛋白多糖的损伤（Courtesy Dr. José Raya，New York，New York.）

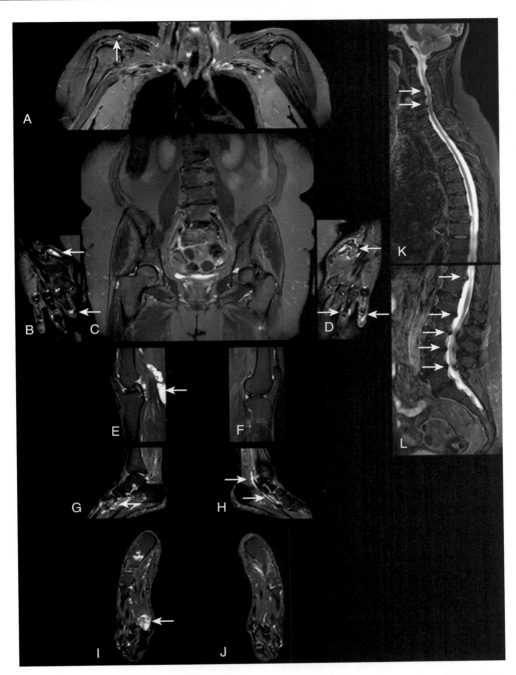

图 61-18 RA、OA 和退行性椎间盘疾病患者的全身 MRI。上肢带骨 STIR 序列（A）、右手（B）、髋关节（C）、左手（D）、右膝（E）和左膝（F）、右踝（G）和左踝（H）及足中部、右足（I）和左足（J）、上段（K）和下段（L）脊髓。MRI 显示右肩锁关节轻度炎性改变（图 A 箭头）；腕骨、第一腕掌关节、几个掌指关节和指间关节的炎性改变（图 B 和 D 箭头）；右膝贝克囊肿（图 E 箭头）；右内侧跗跖关节的炎性改变（图 G 箭头）；左拇长屈肌腱腱鞘炎（图 H 箭头）；右侧第一跖趾关节炎性改变（图 I 箭头）；椎间盘突出（图 K 和 L 箭头），但无脊髓炎。这些图像在 3T 磁场中的获得时间小于 45 分钟

在大脑 [121]。沉积的临床后果（如果有的话）仍不清楚。在水（湖泊、饮用水、废水）中也发现了少量的钆 [122]。

　　2017 年，除了用于肝显像的钆贝葡胺（gadobenate deglumine）和钆塞酸二钠（gadoxetate disodium）（没

有用于肝脏显像的大环剂）和用于关节造影术的钆喷替葡胺（gadopentetae dimeglumine）（少量对比剂）外，欧洲药物管理局 (EMA) 暂停了线性 GBCA(稳定性较差) 的使用。

　　欧洲泌尿生殖放射学会（ESUR）的指导方针建

议，永远不要拒绝任何患者指向性明确的增强 MRI（ESUR，2017 3201/id）。此外，临床上应该使用最低诊断剂量和稳定性最高（NSF 风险最低）的 GBCM 的药物，如钆特葡胺（gadoterate meglumine）、钆特醇（gadoteridol）或钆布坦（gadobutrol）（ESUR，2017 3201/id）。这些药物的药理学和诊断性能与禁忌证相似。因此，在每个患者中使用独立于肾功能的低风险药物似乎是合乎逻辑的。

类风湿关节炎

在 RA 患者中，MRI 大多是用作膝关节、腕关节及指间关节的检查。虽然膝关节对于检查方法的研究来说是一个理想的模型关节，但是在 RA 中，MRI 检查关注的焦点是腕关节、双手及双足。关于其他外周关节的报道很少且并无本质区别。RA 和 PsA 的区别见表 61-3。

MRI 可以评价 RA 中所累及到的所有结构，即滑膜、关节内及关节外积液、关节软骨、骨、韧带、

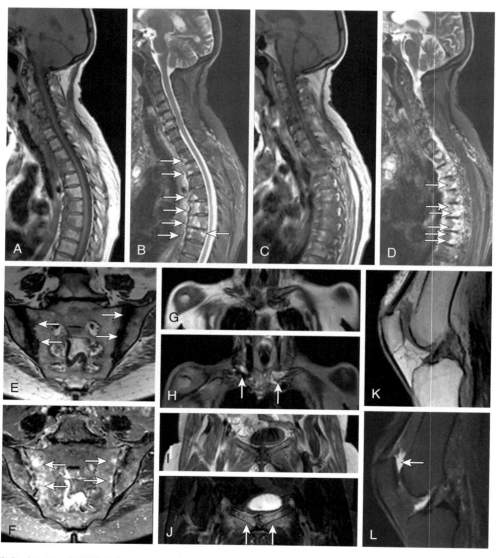

图 61-19　脊柱关节炎（SpA）患者的全身 MRI。治疗前（A ～ L）T1WI（A、C 以及此后每隔一个图像）和 STIR 序列（B、D 以及此后每隔一个图像），TNF 拮抗剂治疗 4 个月后（M ～ Y）。TNF 拮抗剂治疗前，中央（A 和 B）和外侧（C 和 D）颈胸椎 MRI 显示椎体前角炎性病变（图 B 箭头）和椎弓根及肋椎关节炎性病变（图 D 箭头）。骶髂关节（E 和 F）、上肢带骨（G 和 H）、前骨盆带（I 和 J）和右膝（K 和 L）MRI，显示了严重的骶髂关节骨侵蚀（图 E 箭头）、活动性骶髂关节炎（图 F 箭头）、胸锁关节炎（图 H 箭头）、耻骨联合炎性病变（图 J 箭头）和膝关节轻度渗出 / 滑膜炎（图 L 箭头）

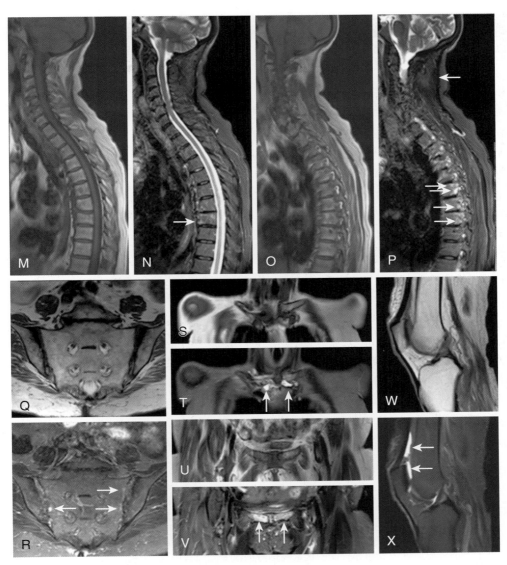

图 61-19（续）　TNF 拮抗剂治疗 4 个月后，相应图像显示脊柱活动性炎症（图 N 几乎没有炎性病变，图 P 较少但仍存在肋椎关节炎）和骶髂关节（图 R 只有少许骨髓水肿）。胸锁关节（图 T 箭头）和耻骨联合（图 V 箭头）炎性病变与治疗前大致相同，膝关节渗出 / 关节滑膜炎略加重（图 Y 箭头）。这些图像在 3T 磁场中的获得时间小于 45 分钟

肌腱、腱鞘（图 61-15）。滑膜炎症在 MRI 中的表现与组织病理学及关节镜下的表现极为相关[124,125]。MRI 中出现骨髓水肿（图 61-15）代表炎症已侵入到骨髓（即骨炎），这被 RA 患者术中所取标本的组织学检查所证实[126,127]。骨质破坏反映了骨质损害已经发生，骨髓水肿是关节炎症与骨质破坏的中间环节。在探查 RA 患者的腕关节与掌指关节的骨侵蚀方面 MRI 与 CT 一致性较高（文献报道 77% ～ 90%），后者是探查骨质破坏的金标准，说明 MRI 中见到骨侵蚀也意味着骨质损害[65,128]。MRI 所评估的手部炎症

会反映手功能的改变，并与患者整体躯体损害（健康评估问卷 [HAQ]），疾病活动和早期 RA 疼痛的评估独立相关[129-131]。

在颈椎，首先的影像检查是 X 线检查，但是 MRI 可以提供骨与软组织异常的详细信息，这可作为平片检查的有益补充（图 61-2C）[132-138]。MRI 可直接看到血管翳组织（如在齿状突周围）。MRI 所见的脊髓受压与其说是最初的临床及影像学表现，不如说是作为病情预后的预测因素，MRI 因此可以作为 RA 脊髓受累的影像检查工具[139]。

表 61-3 类风湿关节炎，银屑病性关节炎及中轴型脊柱炎中的炎性及结构性病变在 MRI 中的表现

A．类风湿关节炎及银屑病关节炎中的周围关节病变 c

炎性病变

滑膜炎：滑膜组织比正常滑膜增厚，增强后可见强化 a。

　a 增强后是否有强化（信号强度是否增高）是通过对比注射钆对比剂前后 T1WI 信号强度的变化*来判断*。

腱鞘炎：信号特点与腱鞘区域的含水量的增加相一致 a，或表现为增强后异常强化 b。

　a T2WI 抑脂像及 STIR 序列上呈高信号，T1WI 上呈低信号。

　b 增强后是否有强化（信号强度是否增高）是通过对比注射钆对比剂前后 T1WI 信号强度的变化来判断。

关节周围炎症：信号特点与关节外（包括骨膜、肌腱附着点，不包括腱鞘 c）含水量的增加相一致 a，或表现为增强后异常强化 b。

　a T2WI 抑脂像及 STIR 序列上呈高信号。

　b 增强后是否有强化（信号强度是否增高）是通过对比注射钆对比剂前后 T1WI 信号强度的变化来判断。

　c 被定义为腱鞘炎。

骨髓水肿：位于松质骨内的病变 a，信号特点与含水量的增加相一致 b，常边界欠清。

　a 可单独发生，亦可围绕骨质破坏或其他骨质异常而存在。

　b T2WI 抑脂像及 STIR 序列上呈高信号，T1WI 上呈低信号。

结构性病变

骨侵蚀：边界锐利，具有典型的信号特点 a，至少见于两个层面，以及至少一个层面可见骨皮质破坏 b。

　a T1WI 上，骨皮质的正常低信号及髓内脂肪正常高信号缺失。

　b 局限性骨质缺失表现不典型。其他病变如骨囊变可能类似侵蚀。

关节间隙变窄：评估垂直于关节表面的层面，关节间隙相比于正常间隙变窄。

骨质增生：关节周围的异常骨质形成，如在肌腱附着点（骨刺）处和跨越关节（关节强直）。

B．中轴型疾病：强直性脊柱炎及其他脊柱关节炎 d

炎性病变

骨髓水肿：STIR 图像上骨髓信号增高 a

结构性病变

骨侵蚀：T1WI 上低信号的骨皮质缺失及相邻骨髓的正常高信号的改变 b

脂肪浸润：T1WI 上骨髓内局灶性信号增高 b

骨刺：T1WI 上椎体终板上伸向相邻椎体的高信号

关节强直：T1WI 上跨越骶髂关节的高信号，或呈连接相邻椎体的高信号

a STIR 图像上骨髓信号参考点：骶髂关节，同一头尾水平的骶骨中心；脊椎，脊椎的中心（如果正常的话），如果不正常，信号在最近的可用正常椎体的中心

b T1 加权像骨髓信号参考点：骶骨，同一头尾水平的骶骨中心；髂骨：同一头尾水平的正常髂骨骨髓；脊椎，脊椎的中心（如果正常的话），如果不正常，信号在最近的可用正常椎体的中心

c 炎性关节炎的磁共振成像结果测量（OMERACT）工作组对类风湿关节炎和外周性银屑病关节炎重要病理的 MRI 定义的建议 [123,172]

d 加拿大 - 丹麦 MRI 工作组和 MORPHO 小组对中轴型脊柱关节炎脊柱和骶髂关节重要病理的 MRI 定义的建议 [148,149,151]

诊断、病情监测及预后中的应用

诊断。最近两个对未分化性关节炎的大样本随访研究证明了 MRI 在诊断 RA 时的独立的预测价值[140,141]。出现骨髓水肿（图 61-16）后接下来发展为 RA 的阳性预测值为 86.1%[140]。一个包括手部关节炎、晨僵、类风湿因子阳性、MRI 检查、腕关节及跖趾关节骨髓水肿的预测模型在判断 RA 发生时的准确率达到82%[141]。

根据最近的 ACR/EULAR 2010 RA 标准[9]，对确定的 RA 的分类是基于一个或多个关节有明确的滑膜炎（临床体检发现一个或多个关节肿胀），没有其他诊断能更好地解释滑膜炎，四个模块的总评分达到或超过 6 分等条件。诊断 RA 所需的六个要点中，其中五个是关节受累模块，在此模块中，滑膜炎的诊断由 MRI 和超声检查来确定。换句话说，在 ACR/EULAR 2010 RA 标准中，MRI 和超声可用来确定关节的受累程度[9,142,143]。

监测病情活动性及结构损伤。监测关节炎症及破坏的方法必须具有可重复性且对关节改变敏感。MRI 可以实现对滑膜炎、骨髓水肿、骨质破坏的定量（体积及滑膜炎的早期强化）、半定量（评分系统）及定性（有或无）的评价。在观察性及随机性的临床试验中，半定量的风湿病学的结果评价（OMERACT）之 RA MRI 评分系统（RAMRIS）最常被使用。涉及双手和双腕的滑膜炎、骨侵蚀及骨髓水肿的半定量评价，以上评价是基于一些核心的 MRI 序列对关节病变的 MRI 表现的一致性界定[144]。

OMERACT 骨质破坏积分与 MRI 和 CT 所测得的骨质破坏的体积密切相关。已有文献报道 OMERACT RAMRIS 系统在阅片者之间具有良好的可信度以及对病情改变具有较高的敏感性，这证明在阅片者经过恰当的训练及校正之后，此系统适于用作监测 RA 患者的关节炎症及结构破坏[145]。目前已制定出 EULAR-OMERACT 的 RAMRI 参考图集，通过对比标准参考图，以标准 RAMRIS MRI 图像评分系统评判 RA 活动性及关节损害[146]。一个 MRI 关节间隙变窄的评分系统最近被制定出来，可以用来评价关节软骨损害以作为 RAMRIS 系统的补充[147-149]。

MRI 比临床检查及 X 线检查能更敏感的监测炎症改变[150]及骨质破坏（图 61-15）[151-153]。一项包含318 例未用 MTX 患者的研究证实，只需要平片所需的半数的患者及半数的随访时间，MRI 即可证实与安慰剂相比生物治疗对骨侵蚀进展的抑制作用[153]。几项随机对照试验表明，MRI 在鉴别不同治疗方法抑制骨和软骨进展性结构损伤的能力方面具有优势[154-157]。

预后。数个研究证实 MRI 对腕关节和（或）掌指关节 X 线进展具有预测作用。特别指出的是，在 RA 的早期阶段，骨髓水肿（图 61-15）被认为是放射学表现持续加重的独立预测因子[158-159]。对两组队列进行 3 年随访及 5 年随访的回归分析证实，MRI 所示的骨髓水肿是放射学长期加重的预测因素[160-162]。最近的临床试验数据证实了这一预测价值，也证实了早期治疗引起的骨髓水肿和滑膜炎的变化可以预测未来影像学进展的速度[163]。少数研究提示，基线 MRI 表现和远期功能致残[140]及 6 年时肌腱断裂之间有一定相关性[165]。

另一个具有临床意义的问题是，MRI 对于预测临床缓解的患者的病程是否有价值（图 61-16）。在 MRI 及超声检查中，临床缓解的患者经常发现有滑膜炎[166,167]。有研究发现，在一年的随访期间，基线水平超声下的滑膜增生，回声强度及 MRI 滑膜炎评分与放射学所见的关节进展性破坏明显相关[144-146]。这项研究支持 MRI 及超声具有预测病程、评估疾病状态（包括确定临床缓解）等的价值[171]。

强直性脊柱炎／中轴型脊柱关节炎

MRI 可直接看到在 AS、PsA 及其他形式的 SpA 中所见到的外周及中轴关节炎以及肌腱附着点炎。AS 作为 SPA 最常见和最典型的形式，以发生在脊柱和骶髂关节的中轴病变为主。据此，本部分主要关注中轴病变，下文 PsA 部分主要关注外周关节的显示。

因为 MRI 具有探查骨与软组织炎性改变的能力，所以 MRI 成为识别 AS 早期脊柱及骶髂关节改变最敏感的方法[31,35,172]。MRI 表现提示，骶髂关节的活动性病变包括近关节处的骨髓水肿，增强后骨髓及关节间隙的强化；慢性病变包括骨质破坏、骨质硬化、关节周围脂肪组织蓄积、骨刺及关节强直（图 61-20）。脊柱的典型病变中，提示活动性病变的包括脊柱炎、椎间盘炎（图 61-21）、关节突关节炎、肋椎关节炎及肋横突关节炎（图 61-22）[31,172,173]。慢性病程的表现常有骨侵蚀、局灶性脂肪浸润、骨刺和（或）关节强直（图 61-22）[174]。肌腱附着点炎也常

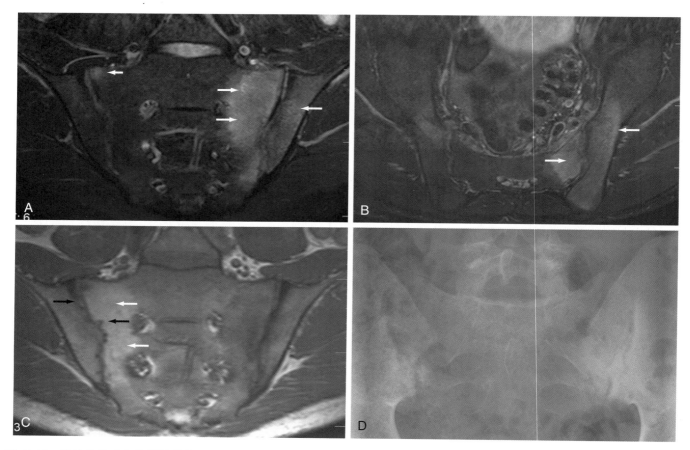

图 61-20 脊柱关节炎中的骶髂关节炎。26 岁男性，炎性背痛 4 年，骶髂关节 MRI（A ~ C）和平片（D）图像。半冠状位（A）及半轴位 STIR（B）序列显示左侧骶髂关节髂骨及骶骨的广泛水肿（即表示严重的活动性的骶髂关节炎）（图 A 和 B 长箭）。炎症亦可见于右侧骶髂关节（图 A 短箭）。半冠状位 T1WI 示脂肪浸润（图 C 白箭）及骨侵蚀（图 C 黑箭）。平片前后位像示双侧骶髂关节髂侧骨质轻度硬化，双侧关节面边界欠清，与骨侵蚀吻合。然而，肠道气体重叠夸大其表现（Courtesy Dr. Susanne Juhl Pedersen，Glostrup，Denmark.）

见，可累及棘间韧带、棘上韧带以及骶髂关节后方的骨间韧带。有些患者在外周关节及肌腱附着点亦可见病情表现，这些病变可被 MRI 显示[31,172]。SpA 中关键要点的界定见表 61-3。表 61-2 列出了 EULAR 最近关于影像学在 SpA 的诊断和管理方面的建议[35]。

诊断、病情监测及预后中的应用

诊断。MRI 的引入导致了对 SpA 患者疾病评估及临床管理的极大改善。根据纽约标准修订版，以往 AS 的诊断主要基于平片中双侧中度骶髂关节炎及单侧重度骶髂关节炎[28]。这常导致 7 ~ 10 年的延迟诊断[32]。现在，根据最近的 ASAS 对中轴性 SpA 的分类标准，MRI 可以作为整体评价工具。如果患者在 MRI 上具有活动性骶髂关节炎表现（图 61-23）且具有一个临床特征（如银屑病、肌腱附着点炎、葡萄膜

炎等，完整列表见参考文献 30），此时即可诊断为具有中轴型 SPA[33]。根据 ASAS 标准的 MRI 部分，在 MRI 上判定骶髂关节炎活动性的标准是 ≥ 2 个部位和（或）≥ 2 个层面的骨髓水肿[175]。

最近的证据表明，将骨质结构破坏纳入到分类标准中将会改善 MRI 的诊断价值[176-179]。相反，骶髂关节脂肪病变和（或）脊柱病变并不能提高 MRI 的诊断价值[180,181]。最近的 ASAS MRI 工作组强调，轻微的 BME 变化不应被过分解读，不应脱离其临床背景来确定它们的重要性，轻微的 BME 应该与是否存在的结构性变化（尤其是骨侵蚀）综合考虑[182]。与此相一致，最近的数据发现，在运动员和产后妇女中可以观察到类似于轻度炎性骶髂炎的 BME[183,184]。

最近，骶髂关节的 MRI 和 X 线摄影与作为轴位 SpA 患者结构改变金标准的 CT 参考进行了比较。

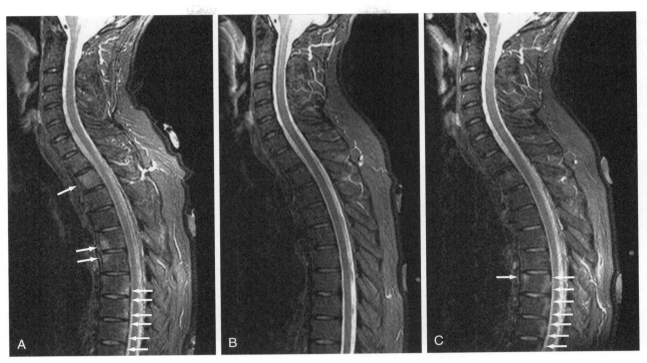

图 61-21　AS 中的脊柱。43 岁男性，AS，HLA-B27 阳性，症状不断加重（包括炎性背痛等），在接受生物治疗前行 MRI 检查。开始时，STIR（A）显示 T2 椎体信号弥漫性增高，T5、T6 前部及 T7 ～ T10 后部角处多发灶性炎症（白箭），其他成像方式证实脊柱存在广泛的活动性炎症。此患者治疗反应很好，治疗六个月后，重复 STIR 序列（B）显示骨髓炎症完全缓解。随后此患者症状复发，行第三次 MRI 检查（C）（抗肿瘤坏死因子治疗结束后的两个月），在 T5 ～ T6 水平未见水肿，T7 前部可疑新发病变，下位胸椎后部炎症复发

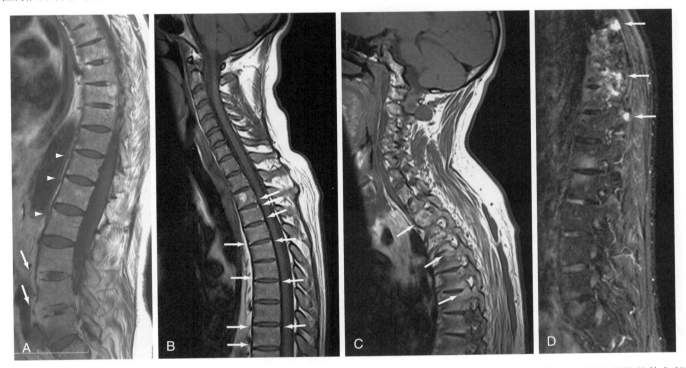

图 61-22　AS 的脊柱改变（MRI）。A ～ C. 三个不同的 AS 患者的矢状位 T1WI 显示了不同的结构损伤。A. 数个腰椎椎体角部可见脂肪浸润（箭头）和 L3 ～ L4 和 L4 ～ L5 前部可见融合（白箭）；B. 颈椎多个椎体角部可见脂肪浸润（白箭）提示脊柱关节炎；C. 广泛增高的骨髓脂肪信号（白箭）跨越肋椎关节，这些表现数个关节突关节及其他后部结构亦可见；D. 矢状位 STIR 图像显示下部胸椎的横突及关节突关节可见明显的炎症（白箭），其他几个关节可见较轻的炎症

MRI 对结构改变的敏感性和特异性分别为 0.85 和 0.92，而 X 线摄影仅为 0.48 和 0.88，这表明即使对于结构改变，MRI 也优于 X 线摄影[185]。

监测病情活动性及结构损伤。MRI 可以提供 SPA 患者当前存在活动性炎症的客观证据（图 61-21）[37,172]。在 MRI 用于 SpA 活动性评价之前，因为

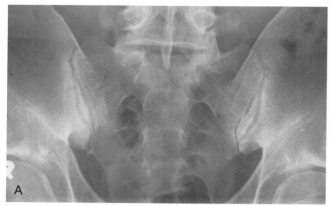
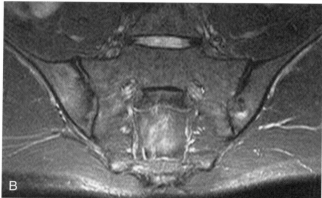
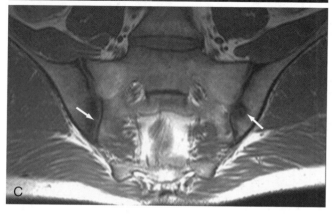

图 61-23　炎性背痛（平片及 MRI）。31 岁男性，患有炎性背痛。A. 平片示右侧骶髂关节的髂骨面可见轻度的骨质硬化，前缘可见轻度骨刺形成；B. 同时期的 MRI 图像，STIR 序列显示明显的脊柱关节炎以及双侧髂骨轻度炎症（B），T1WI 显示多种征象（C），包括骨质硬化（主要在右侧）以及软骨下骨侵蚀，软骨下骨侵蚀在右侧比较小，但在左侧非常明显

不能通过生化指标（主要是 CRP）或体格检查敏感地评估疾病的活动性，所以疾病活动性评价一直局限于患者的主观评分，如 Bath AS 疾病活动性指数（BASDAI）以及 Bath AS 疾病功能指数（BASFI）。

要评估骶髂关节及脊柱病变的活动性，已有数个系统被建议采纳（详见参考文献 186）。现在已出现重复性强及敏感度高的方法[187]。三种最常用的脊柱评分系统，即 AS 磁共振活动性评分（ASspiMRI-a）、柏林改良 ASspiMRI-a 评分和加拿大脊柱关节炎研究协会评分系统（SPARCC）[188-190]，比较敏感并已在临床试验中获得验证，这些方法在 ASAS/OMERACT MRI AS 工作组内被相互验证[187]。所有的方法均具有可行性、可靠性、对病情改变具有敏感性。其中 SPARCC 方法通过 Guyatt 效应大小判断为具有对病情变化最高的敏感性，通过阅片者组内相关系数（ICC）判定为具有最好的稳定性[187]。对在每个脊椎单位的不同解剖位置的不同的炎症和结构异常改变的单独的 MRI 评估，可以实现研究疾病发展的时间和空间进程[173-174]。还可以单独分析疾病的关节、肌腱附着点及椎间关节的不同评分。因为具有不同的药物作用模式，从而可能对疾病的不同方面产生不同影响的药物正在出现，故这种方法（即加拿大 - 丹麦评估系统）可能会变得越来越重要[191,192]。然而，MRI 对结构变化的评估远不如对炎症变化的评估可靠[174,188,193]。评估损伤的方法需要进一步验证，以阐明其临床价值。

预后。三个与脊柱相关的研究均已证明脊柱椎体前角在 MRI 上出现水肿与两年随访期间在平片中出现韧带骨赘之间的相关性。椎体前缘存在炎症反应者在此水平出现韧带骨赘的相对风险是无炎症反应患者的 3 ～ 5 倍[194-196]。这在两个研究中接受抗肿瘤坏死因子（TNF）治疗而炎症减退的患者中更加明显，可能是在活动性炎症中，TNF 限制了新骨的形成，而通过 TNF 抗体减少 TNF 水平，以使组织进行修复进而表现为新骨形成[195,196]。椎体角部的脂肪浸润似乎是这一过程中的关键中介，因为它的出现与之前炎症的消解和未来骨赘的生成有关[197,198]。

一项研究表明，若有早期炎性背痛、MRI 上有严重的骶髂关节骨髓水肿以及 HLA-B27 阳性，则强烈提示以后会进展为 AS。但是，若呈轻度或无骶髂关节炎，不论有无 HLA-B27，均提示以后不会进展为 AS[199]。MRI 对治疗反应的预测价值的证据非常有

限。较高的 MRI 脊柱炎性积分和短病程被认为是对预测抗 TNF 治疗的临床疗效（BASDAI 改善 > 50%）具有显著统计学意义的因子[200,201]。MRI 对病程及治疗反应的预测价值需要更多和更大样本的研究来证实。

银屑病关节炎

PsA 的临床表现多种多样，可累及脊柱、骶髂关节、外周关节和（或）肌腱附着点，相应的 MRI 表现也多种多样。PsA 具有与 RA 和 SpA 相似的临床表现，并且 MRI 表现与上述两者也有类似之处[202]。外周 PsA 滑膜炎及骨质破坏没有疾病特异性的 MRI 表现，MRI 所示的骨质水肿可见任何骨骼。关于哪个关节可以用来评估 PsA 的活动性，尚未达成一致意见。这可能因个体的病情特点不同而异。周围性附着点炎在 PsA 中很常见，可以通过 MRI 显示和评估[203]。全身 MRI 可以对外周关节和中轴关节进行成像，并在一次检查中对整个身体进行成像，这可能是未来的解决方案，但仍需要更多的验证[113-115,204]。

MRI 可以观察到外周及中轴肌骨的解剖结构及银屑病关节炎病变表现。具体表现包括：滑膜炎、腱鞘炎、关节周围炎症、肌腱附着点炎、骨髓水肿、骨质破坏、骨质增生（图 61-24）[205-208]。正如其他类型的 SpA，PsA 也可见肌腱附着点炎、指尖炎及脊柱炎。指尖炎的 MRI 上显示为腱鞘炎及积液，有时邻近指关节或趾关节可合并有弥漫性软组织水肿和（或）滑膜炎（图 61-25）[209-210]。很少有 MRI 研究关注 PsA 的中轴病变，病变表现类似于 AS，但常更不对称[184,191,211-213]。

肌腱附着点处作为 PsA 可能的首发病变部位已引起人们的注意[214]。甲床病变在 PsA 中很常见，甲床病变由 MRI 所示的远端指间关节炎延伸而来[215]。

PsA 在临床上可能不活动。没有关节症状及体征的 PsA 患者，有超过 2/3 的患者（68% ~ 92%）在 MRI 中存在异常表现（包括关节周围水肿、腱鞘积液、关节内积液、滑膜血管翳、骨质破坏、骨囊性变、软骨下改变及关节半脱位），而在正常人中只有 0 ~ 1/12 的比例存在此类异常[216-218]。这些异常的临床意义尚未被证实。

诊断、病情监测及预后中的应用

诊断。诊断如前所述，MRI 可以检测 PsA 涉及的不同病理，某些 MRI 征象可以帮助鉴别诊断。PsA

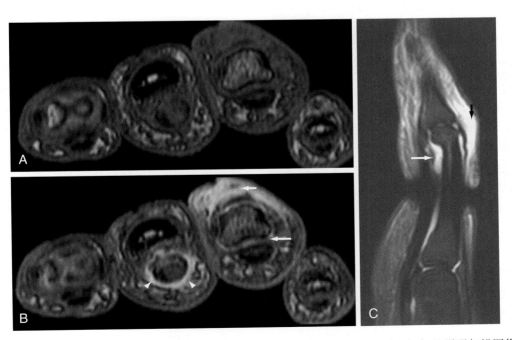

图 61-24　PsA。患者第四指近侧指间关节水平第二（左）至第五（右）指的轴位 T1WI 平扫（A）及增强扫描图像（B）以及第四指矢状位 STIR 示轻度滑膜炎（B 图和 C 图长箭）、第四指远侧指间关节周围可见明显炎症（B 图和 C 图短箭）以及腱鞘炎（B 图箭头）（Courtesy Rene Poggenborg，Glostrup，Denmark.）

的 BME 区域通常与肌腱附着点邻近，而 RA 的 BME 常在滑膜附着点区域，OA 的 BME 区域主要是软骨下区域[207]。PsA 的特点是更普遍的骨干骨髓和（或）附着点炎、软组织炎症、囊外炎症和主要累及腓骨肌腱。相对于 RA 的伸肌腱[219]。PsA 的骨侵蚀通常位于侧副韧带附近，而 OA 的骨侵蚀大多位于中央[220]。一项比较研究发现，骨侵蚀在 RA 中更常见，而骨膜炎在 PsA 中更常见[221]。对在临床上没有关节炎症状的银屑病患者的研究表明，关节和关节内已经存在 MRI 亚临床信息[216,222]。其中一项研究发现，在 MRI 上有亚临床信息的患者，加上关节痛，日后发展成 PsA 的风险较高（55%），而没有这些问题的患者进展成 PsA 的风险较低（15%）[222]。进一步的研究需要开展以阐明 MRI 的诊断作用。

监测。关于病情活动性及损伤监测的资料较为有限。大部分研究只报道了 MRI 对 PsA 的各种病变的定性评估[202]。增强后的定量评估也有报道[223,224]，但对临床应用来说证据尚不足。关于炎症和损伤的评分系统已被制定[205,225,226]。OMERA CT PsA MRI 评分系统是被证实过的最好的评分系统，在炎症指标（滑膜炎、腱鞘炎、关节周围炎）及对病情改变的敏感性上，阅片者之间具有很好的稳定性[205,227,228]。此外，附着点炎可以可视化，评估系统的初步验证最近已经完成[203,229]。全身 MRI 在未来可能是监测外周和中轴关节及附着点炎性信息的检查方式[115,230-232]。在 EULAR 推荐使用影像学对 SpA 在临床实践中诊断和管理的建议中[135]，支持使用 MRI 和（或）超声监测外周 SpA 的疾病活动和结构性变化，因为它们可能会给临床和生化检查和 X 线检查分别带来额外的信息。然而，在常规临床实践中，是否应该以及多长时间复查并没有足够证据或达成共识[35]。

预后。MRI 上的 BME 已被发现与 CT 检测到的后期骨侵蚀有关[73]，但确定 MRI 在 PsA 中预后价值需要进一步的纵向研究。

痛风

MRI 可以直接显示痛风性关节病的炎性（滑膜炎、腱鞘炎、骨髓水肿、软组织炎症）及破坏性（骨侵蚀）病变[44,233-235]。MRI 可以直接显示痛风石，并且显示这些病变的炎性本质的信息，这在 CT 及平片中是无法评估的。在 MRI 中，痛风石表现为 T1WI

低信号及 T2WI 中 - 高信号，增强扫描时呈不同程度的强化，这提示了细胞成分围绕或浸润到晶体结节内（图 61-6）[233,235]。痛风石内的钙化灶可形成 T2WI 上的低信号。如果痛风石位于皮肤表面深部的话，并不是总能被探查到。

诊断、病情监测及预后中的应用

MRI 诊断痛风的有效性几乎没有证据[236]。与超声和其他成像方法相比，目前尚不清楚 MRI 在痛风诊断中的价值。除了目前尚不确定的 MRI 诊断准确性，以及 MRI 显示的滑膜炎、骨侵蚀和（或）痛风石，目前痛风的诊断标准尚未确定。可行性因素可能限制 MRI 作为一种诊断工具的使用，特别是扫描时间长和成本高。MRI 诊断价值不包括在 2015 痛风分类标准中[237]。然而，MRI 可以探查痛风石，并且此石的出现强烈提示痛风的诊断。但因为鉴别诊断包括感染和占位性病变，所以临床上常需要关节穿刺抽液以确认尿酸钠的存在。

MRI 监测痛风可以包括评估关节炎症、骨侵蚀进展和痛风石的程度 / 大小（图 61-6）。据报道，MRI 对痛风石体积的评估在同一阅片者及不同的阅片者间具有良好的重复性，故在临床试验中会大有用途[238]。与 RA、AS 和 PsA 不同，目前还没有针对痛风性关节炎的 MRI 评分系统。RA 的 MRI 评分（RAMRIS）系统用于监测 RA 患者，但已用于量化痛风中的骨侵蚀，在同一阅片者及不同的阅片者间具有良好的一致性[239]，但目前尚没有纵向数据。痛风 MRI 软骨评分（GOMRICS）已经被开发用于量化晚期痛风的软骨损伤。GOMRICS 与 Sharp-van der Heijde 总分（$r = 0.80$）和关节间隙狭窄评分（$r = 0.71$）高度相关，在不同的阅片者之间具有中等 - 良好的可靠性[239]。目前还没有监测软骨损伤的纵向研究报告[236]。

双水焦磷酸钙结晶沉积病

透明软骨内钙化在 MRI 上表现为低信号，特别是在梯度回波图像中。半月板软骨钙质沉着症在 T1WI 及质子密度像上呈稍高信号，这可能会引起半月板的退变及撕裂（图 61-7）[241]。正如其他疾病，MRI 对于探查软骨下囊性变及炎性过程如滑膜炎及关节积液是一种敏感的检查方法。

化脓性关节炎

化脓性关节炎的 MRI 表现并无特异性，类似的表现可见于其他炎性关节炎。因此如果临床怀疑脓毒性关节炎时，关节穿刺抽液需要立即进行，以免引起不可逆的关节损伤。特征性的表现包括滑膜炎、关节积液、软组织水肿（图 61-8）以及随后的骨质侵蚀及软骨破坏。MRI 有助于诊断化脓性关节炎的并发症，如脓肿形成及骨髓炎。需要指出的是，在 MRI 中，大部分单独的征象并不具有特异性，单纯的骨髓水肿并不一定意味着骨髓炎[242]。MRI 增强扫描对于识别骨或软组织的脓肿 / 坏死非常有用，这有助于确立诊断及确定是否需要外科清创。糖尿病足是一种特殊的临床状况，为此需要 MRI 常规检查以区别感染及创伤并识别失活组织。当然，核医学检查在评估此类复杂患者时也起重要作用[48]。

骨关节炎

由于其断层成像的本质及具有显示软骨、骨及各种软组织的能力，MRI 非常适于评价 OA 的炎性改变、软骨内结构及成分的改变以及其他损伤。在 OA 的研究中，最受关注的是膝关节（图 61-25）[243]以及髋关节[244,245]，手部小关节（图 61-10）近来也被纳入研究范围。

在 OA 中，MRI 可以直接评估关节软骨的厚度、表面轮廓以及内部结构，这使对 OA 进展进行分期和监测成为可能[246-248]（图 61-25）。骨赘可见于关节边缘或关节软骨下。软骨下改变包括骨髓水肿、硬化及囊性变。MRI 中所见的骨髓病变（有时被称为骨水肿病变）在 T1WI 上呈不均匀等低信号，在水敏感序列（STIR/T2 FS）上呈高信号（图 61-26），在组织病理学中表现为骨小梁微骨折、骨髓纤维化和（或）坏死以及有限的间质水肿[249-252]。滑膜炎在 OA 患者中很常见，但炎性程度要比 RA 患者低[253]。增强扫描后获得的滑膜炎积分与关节镜及显微镜下滑膜炎积分具有很好的相关性[254]。

诊断、病情监测及预后中的应用

诊断。OA 的分类标准是基于临床表现及平片表现[51]。然而，使用 MRI 可以为 OA 的诊断带来上述的各种优势（即 MRI 可以敏感的显示所有被累及的病理改变）。

监测。各种定量及半定量技术被用于测量 OA 患者在 MRI 上所示的结构异常及改变[246]。应用计算机辅助成像处理来定量测量各种病变（如软骨体积、骨、骨髓损伤、半月板及滑膜）。这些技术具有很高的可重复性[255]。测量软骨成分（如定量糖胺聚糖）亦可被实现[247,248]。基于常规 MRI 采集序列，半定量方法可以用来半定量评估膝关节的多个特征（整个器官的特征）[243,256-259]。这些测量方法比 X 线检查中描述的方法更可靠及更敏感[255]。骨髓损伤和积液 / 滑膜炎作为疾病活动性标志的其他评分系统，正在用于髋关节和膝关节的评估[244]。一套系统评价手部 OA 的系统已经被研发出并证实其有效性[260]。

预后。最近的一篇系统性回顾文献报道[261]，三项研究均证实软骨体积定量改变及软骨缺损或骨髓损伤与后续的全膝置换明显相关[262-264]。

此外，有随访研究证实骨髓损伤的范围与疼痛的程度呈正相关（改善骨髓损伤可减轻疼痛）[265,266]。与之相反，也有报道软骨缺损与症状改变无相关性或呈弱相关，或者滑膜炎的改变与疼痛的改变呈弱相关。最后，半月板损伤、软骨缺损和（或）BML 的存在预示着随后的 MRI 进展[261]，甚至进展到需要做关节成形术[267]。

幼年型特发性关节炎

MRI 越来越多地用于评估临床或超声检查难以检查的关节受累情况，包括骶髂关节[268]髋关节[269]（图 61-27）和 TMJ[270]。MRI 炎性改变包括 BME、关节积液、滑膜炎和囊炎，而结构损伤包括畸形、侵蚀、关节周围脂肪浸润、软骨缺失和融合 / 关节强直[268,271,272]（图 61-28）。小儿 JIA 在 MRI 检查中的挑战包括对年幼儿童的麻醉、小关节的体积平均和图像分辨率、正常变异（如在生长期关节周围的 T2 环形高信号，类似于 BME），并且缺乏对 JIA 的 MRI 特征的诊断和预后意义的对照研究。

用于诊断、监测和预后

与成人脊柱关节炎一样，骶髂炎作为中轴 JLA 的特征越来越多地通过 MRI 进行评估。对骶髂炎最有诊断价值的 MRI 特征是骨侵蚀和放射科专家的整体印象[268]，或增强扫描中的滑膜强化[271]。MRI 对

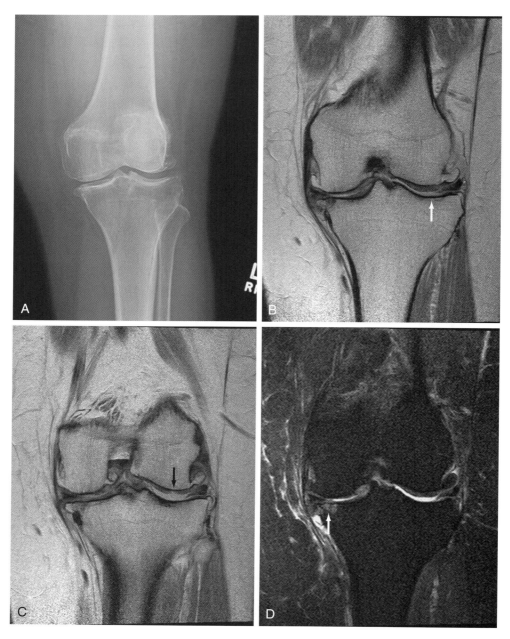

图 61-25 膝关节 OA（平片及 MRI）。A. 左膝关节前后位平片示胫股关节内侧和外侧缘明显的骨质增生以及内侧关节间隙轻度变窄；B、C. 冠状位质子密度加权 MRI 证实胫股关节明显骨质增生的存在，并显示了胫骨和股骨内侧软骨广泛丢失，并且暴露了外侧胫骨平台因软骨完全丢失而形成的裸骨（B 图白箭）。股骨外侧髁局灶性软骨缺损亦明显可见（C 图黑箭）。内侧及外侧半月板部分周围可见积液，内侧半月板可见半脱位并伴有胫骨内外侧平台及股骨内侧髁严重的软骨损失；D. 冠状位 T2WI 脂肪抑制像显示内侧胫骨平台软骨下骨髓水肿（D 图白箭）（Courtesy Professor Ali Guermazi，Boston，Mass.）

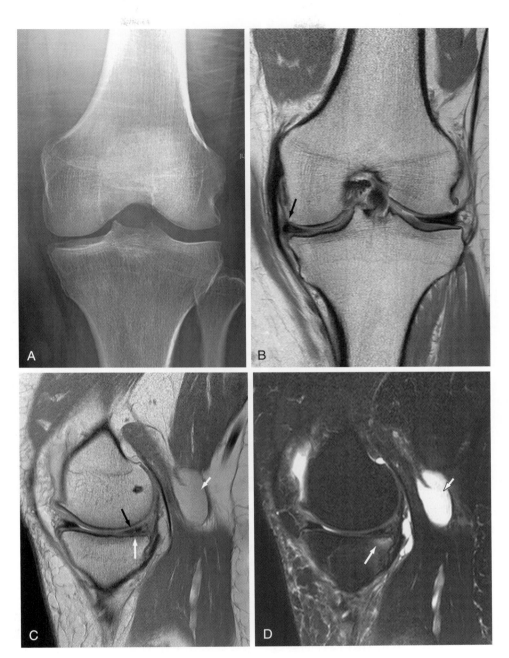

图 61-26 膝关节早期 OA（平片及 MRI）。A．膝关节正位片显示几乎正常，内侧胫骨平台轻度骨质增生是唯一可能的异常；B．冠状位质子密度成像显示内侧半月板轻度半脱位（黑箭）；C．内侧胫骨平台后部关节软骨变薄（长白箭），并可见中等大小的贝克囊肿；D．矢状位 T2WI 证实了贝克囊肿（短箭）的存在并且显示内侧胫骨平台后部软骨缺损处下方的骨髓水肿（长箭）（Courtesy Professor Ali Guermazi，Boston，Mass.）

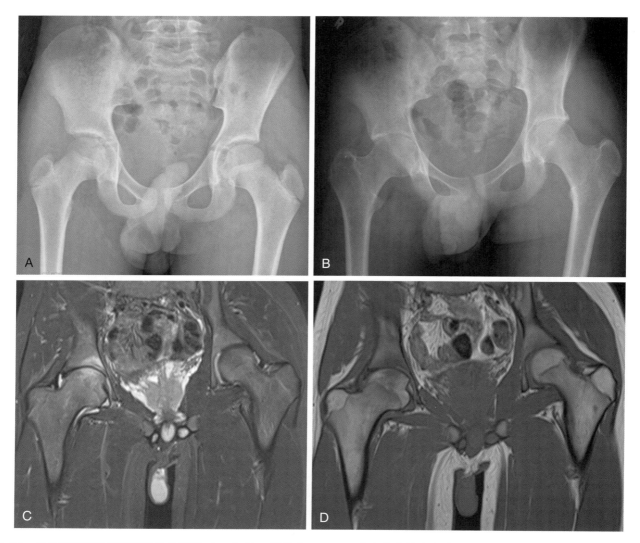

图 61-27　患儿髋关节幼年型特发性关节炎（JIA）的 X 线片和 MRI。一个十几岁男孩的髋关节成像，他的家庭 8 年来拒绝治疗他的多关节 JIA。A．11 岁时的髋关节正位片显示关节间隙存在；B．15 岁时的髋部正位片，显示髋关节间隙丧失，右侧髋臼凹陷，关节周围骨质减少；C、D．冠状位 STIR（C）和 15 岁冠状位 T1WI（D），显示明显的骨髓水肿和右髋关节少量积液，全层软骨缺失，T1 加权序列呈线性软骨下低信号，提示软骨下骨折。随着现代生物疗法的发展，像这样严重的结构损伤越来越少

骶髂炎的诊断比 X 线检查更可靠[268,,273]。将成人骶髂炎的诊断标准修改并应用于小儿 MRI 检查的尝试目前正在积极推进中[274]。用于 TMJ[272] 和其他关节（如膝关节[275]、手腕和全身）MRI 的半定量评分系统也在开发中。其中一些评分系统目前正在进行可靠性测试，在不久的将来可能作为一套客观、可靠的影像学生物学标志物用于评估 JIA 的自然史和治疗反应。MRI 结果可能最终成为 JIA 某些方面或亚型的诊断标准的一部分。

其他成像方式

数字化 X 线测量法（DXR）

关键点

- DXR 自动拍摄手的 X 线片，并提供一个大致的骨矿物质密度（BMD）。
- DXR-BMD 所测得的骨质丢失在 RA 中对于监测和预测骨质破坏可能有效。

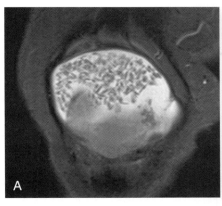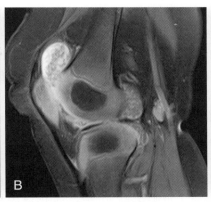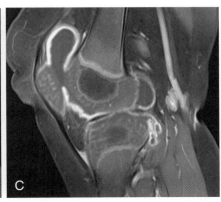

图 61-28 幼年型特发性关节炎（JIA）患儿膝关节 MRI。1 例 18 个月儿童右膝关节的 MRI 显示膝关节肿胀。A、B．冠状面 STIR（A）和矢状面质子密度加权脂肪饱和 MR 图像（B）显示膝关节滑膜增厚，大量积液中有无数米粒样结构，但无骨髓水肿或关节周围水肿；C．髌韧带后矢状面 T1 加权脂肪饱和图像显示膝关节滑膜增厚，增强扫描明显强化；骨未见异常强化。这种很少累及骨或关节周围软组织的滑膜炎是关节周围 JIA 的典型表现。这一案例也突出表明，即使是很小的儿童也可能发生 JIA

RA 早期的骨质丢失分为三种类型：局灶性关节骨质破坏、关节周围骨质疏松以及系统性骨质疏松。关节周围骨质疏松常为 RA 最早的 X 线征象，与病情的活动性有关，并且被认为是出现骨质侵蚀的前奏[276]。然而，只有在骨质丢失大于 30% 时，骨质疏松在平片中才能显示出来[277]。

数字化 X 线测量法（DXR）是通过与标准手部 X 线平片进行比较进行患者手部骨密度测量的一种全自动技术。DXR 技术主要基于对第二、三、四掌骨最窄处的计算机辅助的放射学测量和结构分析。基于皮质厚度（单位 cm），孔隙度指数以及一个预定的骨密度常数及椭圆形感兴趣骨区，DXR 可以计算骨矿质密度（BMD；单位 g/cm^2）的近似值[278]。近期及远期精确度分别为 0.28% 及 0.25%，可重复性大约为 0.05% ~ 0.27%[279,280]。

尽管 DXR 测量的是骨干中段的皮质部分，但其与关节周围的 BMD 密切相关，因此能够反映关节周围骨的丢失[281]。炎性程度高、RF 阳性及抗瓜氨酸合成蛋白抗体阳性的 RA 患者，DXR-BMD 显示有更多的骨质丢失。此外，在早期 RA 患者中，DXR-BMD 测量值的变化与骨质结构的受损程度显著相关[282]。DXR-BMD 骨质丢失超过一年则预示着接下来会有骨质破坏[279]。然而，到目前为止，DXR-BMD 的改变只显示了其预测价值，这限制了其临床应用。DXR-BMD 的改变也被证实与治疗反应有关。在病情改善治疗中，对治疗有反应的患者 DXR-BMD 丢失小于对治疗无反应的患者[279,281,282]。这提示在 RA 的临床

试验中，DXR-BMD 可以作为结果测定及预测关节损害的有用工具。然而，DXR-BMD 的临床有效性及可应用性尚未被确立。

核医学

> **关 键 点**
>
> - 核医学提供的不仅是形态学信息，还包括反映组织代谢状态的生理信息。
> - 核医学技术可以与其他成像方式（如 SPECT/CT）融合，提供功能和解剖的结合信息。
> - PET 在隐源性脉管炎发热及恶性病变的诊断及病情管理方面很有价值。
> - 一般来说，在探讨炎性及退行性风湿病的临床实践中，其他影像学检查比核医学更为适用。

骨闪烁成像（平面显像）

骨闪烁成像可以是平面（即全身及局部显像）或断层显像 [即单光子发射断层扫描（SPECT）]。这类似常规 X 线检查和 CT 之间的关系。

与诊断核医学的所有其他成像方式一样，经典的骨闪烁成像使用一种生理 / 功能的方式来使骨或关节病理的成像。用这种方法，使标准放射性核素（^{99m}Tc）标记于磷酸盐的有机类似物 [亚甲基二磷酸

盐（MDP）或羟甲烯基二磷酸盐（HDP）]。然后这种结合示踪剂 ^{99m}Tc-MDP 或 ^{99m}Tc-HDP，通过静脉注射进体内。然后，这种有机磷酸盐类似物与局部区域灌注成比例的进行全身分布。它吸附在类骨质表面，也就是在矿化（磷酸钙形成）活跃的位置。在注入示踪剂后的不同时期，核医学伽玛相机检测衰变的放射性核素发出的光子，形成诊断图像。信息的性质取决于图像采集的时间。在给药后的最初几分钟，示踪剂的分布是局部灌注和相对血池分布的反映。3 小时后，示踪剂的分布代表了与类骨质的真实结合，反映了局部成骨细胞的骨代谢。没有与骨结合的示踪剂通过肾排泄排出。血浆和细胞外残留的游离示踪剂与血池和软组织分布成正比。24 小时时，进一步清除生理示踪剂分布（包括骨和软组织），可放大示踪剂在病理积累中的存留。^{99m}Tc 的放射性核素衰变（6 小时半衰期）排除了 24 小时以后的其他成像。

因为延迟骨成像（3～24 小时）有效地提供了对成骨活性的间接测量，所以骨闪烁成像提供了一个骨代谢活跃的图像[283,284]。在诊断上，骨闪烁成像使我们有机会检测与骨代谢异常相关的病理状态：特别是在成骨细胞活性增加（或可能减少）的地方。从理论上讲，大多数骨骼和关节病变都与一定程度的成骨细胞异常活动有关，即使这些成骨细胞活动主要是破坏性的或溶解性的。其灵敏度受病理组织体积、骨反应相对强度、光子检测物理条件（限制了空间分辨率）的限制。传统上，骨闪烁成像被用于诊断和呈现各种骨和关节病变（创伤性、炎症性、肿瘤性、代谢

性）（图 61-29），特别是在平片阴性的状况下。在这方面其具有较高的敏感性[285]。尽管许多骨显像的传统应用被 MRI 和 CT 等更高空间分辨率的解剖成像方式所取代，但骨显像仍然是特定临床问题（例如成骨性骨转移随访、胫纤维炎诊断、反射交感神经萎缩症显示）的首选影像学方法。骨闪烁成像是对 CT 和 MRI 等解剖成像方式的补充，因为它提供了一种可能在解剖学上不明显的骨病变的功能学成像。

全身骨显像仍然是观察全身骨病变的最有效方法，如广泛的骨转移病、代谢性骨病或骨髓扩张。传统的三相平面骨扫描在显示局部病理（如 I 型慢性局部疼痛综合征）方面同样有效，其准确性高于 MRI 或 X 线片[286]。

从风湿病学的角度来看，骨闪烁图可以显示活动性关节炎的证据（图 61-29）[287]。全身显像能力很容易记录活动性全身关节炎或其他并发全身病理的具体分布。这些信息可以增加或补充临床关于风湿病的印象。在解剖学上明确的关节病，骨闪烁成像可以区分代谢活性和非活性关节[288]。从骨科的观点来看，骨闪烁显像能够显示骨应激反应、骨膜反应或骨折。这有时对骨科手术治疗很有价值[289]。

在评估关节炎时，闪烁成像可作为临床评估的有用辅助手段，但不应常规使用。骨扫描比传统的 X 线片更敏感，可以检测活跃的骨病变，但 MRI 通常比骨闪烁成像更敏感和特异性，其附加优势是不使用电离辐射[290-292]。然而，骨闪烁成像可以成为 MRI 和其他成像方式的有用的补充。

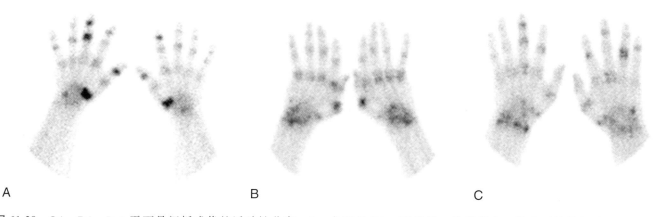

A　　　　　　　　　　B　　　　　　　　　　C

图 61-29　OA、RA、PsA 平面骨闪烁成像的活动性分布。A．主要是 OA。双侧第一腕掌关节、数个近端指间关节（proximal interphalangeal，PIP）和远端指间关节（distal interphalangeal，DIP）显示高度活动性。双侧食指 DIP 和拇指 IP 显示轻 / 中度活动性；B．RA。双手桡腕关节、所有 MCP 和 PIP 显示对称分布的活动性；C．PsA。右侧桡腕关节、双侧 PIP 和不同手指 DIP 可见非对称分布。注意右手第三指的放射性分布

除了使用电离辐射，成本高、空间分辨率有限外，传统的平面骨扫描解剖分辨率也很有限，这取决于身体的部分。由于活动性病变的位置通常和它的存在一样重要，这一限制常常降低了传统平面骨扫描的特异性和总体准确性。

单光子发射计算机断层成像

单光子发射层析成像（SPECT）是利用断层成像原理将多幅平面图像生成截面图像。断层骨显像提高了对病变的敏感性，如关节突关节炎或腰椎峡部裂[293]。然而，在常规 SPECT 图像上显示活动病变的精确解剖位置（即，如果没有同时做 CT）可能会非常困难。这降低了它的特异性。例如，单凭 SPECT 成像很难区分关节突关节炎与活动性峡部裂及其他椎体附件的病变[293]。

SPECT/CT 是现代图像融合的典范。其他例子包括正电子发射断层扫描（PET/CT）和 PET/MRI（见下文）。SPECT/CT 是在获取 CT 图像的同时获取 SPECT 图像，在此期间患者保持相同的体位。这是由一台单机完成的——一台功能强大的 SPECT/CT 伽马照相机。然后将高分辨率、解剖清晰的 CT 图像与 SPECT 的功能图像融合。合并后的融合图像似乎比单独的图像提供了更高的诊断准确性。它是功能断层成像（SPECT）与解剖断层成像（CT）的有效结合。

SPECT/CT 和 PET/CT 一样，彻底改变了核医学成像。核医学影像的传统弱点，即解剖分辨率低，已在很大程度上通过与 CT 融合得到了纠正。除了识别功能活跃的病变，SPECT/CT 现在可以做到和现代 CT 一样精确的解剖定位。当 SPECT/CT 通过增强骨闪烁成像（以及所有其他核医学成像方式）的解剖整体诊断特异性时，这种成像的解剖精度显著提高。这种提高的特异性已被证明可用于多种医学问题，如感染、创伤和肿瘤成像[294,295]。

以前在平面成像上显示欠清的骨反应现在可以用 SPECT/CT 精确定位。因此，一些在平面骨显像上看不太清楚的骨和关节病变现在可以被诊断出来，如几乎所有的骨撞击综合征。

MRI 显示骨髓水肿与中低等级骨反应之间存在近似一致性[296,297]。因此，融合骨 SPECT/CT 图像在某些情况下接近 MRI 的诊断能力。在 SPECT/CT 中，一些传统骨显像无法诊断的软组织病变[严重的肌腱病变（图 61-30）、轻微的肌腱炎、韧带损伤]，现在可以通过 SPECT 上相邻的骨反应和 CT 上的软组织发现来提示。

对于关节病变的评估，SPECT/CT 偶尔可以通过周围关节和轴关节的骨反应分布和 CT 上的特定解剖表现诊断出特异性关节炎（图 61-31 ~ 图 61-33）。在临床应用中，SPECT/CT 当作为 CT 时，应考虑辐射剂量。

在 SPECT/CT 的扩大影响下，骨闪烁成像将继续在骨和关节成像中发挥重要作用。因为它的全部诊断能力在临床实践中没得到最佳应用，故其价值可能会进一步发展。

目前关于 SPECT/CT 成像的文献尚不完善。以前仅在常规解剖成像（CT 和 MRI）中可见的多种肌肉骨骼病变，目前谁能在骨 SPECT/CT 上成像，但报道的文献尚不充分。多种骨反应的征象和模式可以提供软组织病理学的间接诊断，但尚未有文献报道。此外，许多目前从事骨闪烁显像的从业者不一定具有同样程度的肌骨病变的 CT 经验，而肌骨病变的 CT 诊断需要从 SPECT/CT 中获得更多信息。

由于骨 SPECT/CT 成像对某些临床情况的诊断能力接近 MRI，故其临床作用仍在扩大。例如，骨 SPECT/CT 成像在骨科治疗中更有用，骨科医生使用 CT 比使用 MRI 更方便[298]。

除 ^{99m}Tc-MDP 外，还有其他多种示踪剂可用来检测炎症病理。选择包括 ^{67}Ga 柠檬酸盐成像、^{111}In 白细胞（WBC）成像、^{99m}Tc WBC 成像（无论是否同时进行骨髓成像）（图 61-34）和 ^{18}FDG-PET[285,299]。这些可能有助于骨髓炎或软组织感染的影像学检查。

与平面骨闪烁成像类似，SPECT/CT 技术可用于各种核医学示踪剂，具有相同程度的解剖学和诊断特异性。

显像剂的选择取决于具体的临床情况：天然骨与受累骨、中轴骨与外周骨、假体感染、急慢性感染、不明原因发热。对各种临床条件的最佳炎症成像的讨论超出了本文讨论的范围。

正电子发射型计算机断层显像

正电子发射型计算机断层显像（PET）是一种能够通过发射正电子的放射性核素对在体组织进行代谢成像的功能影像技术。由于 ^{18}F-FDG 易于获取、恰当的半衰期时间（110 分钟）以及大多数肿瘤的高摄取性，使其成为 PET 最常用的放射性药物。当被注入

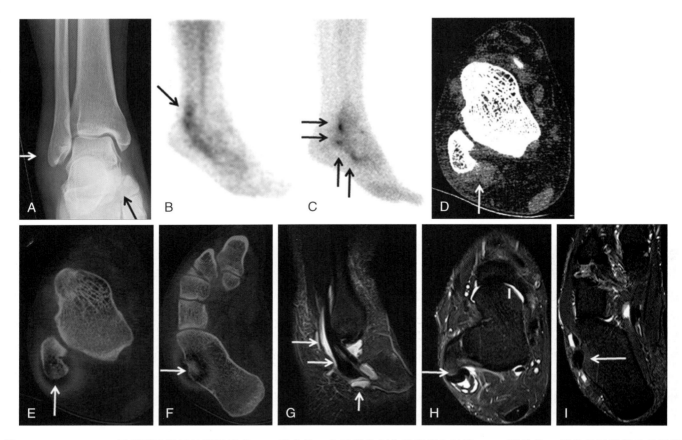

图 61-30　SPECT/CT 显示严重腓骨长肌腱病变。37 岁女性，右后踝非创伤性疼痛和肿胀。A．踝关节 X 线片显示外踝非特异性肿胀。骨扫描以排除应力性骨折；B．血池图像显示侧方充血，呈特殊的管状分布；C．延迟侧位像显示三个不同的骨反应灶，经SPECT/CT 解剖定位；D．SPECT/CT 中 CT 显示腓骨肌腱复合体肿胀；E、F．融合 SPECT/CT 图像显示外踝后表面（E）、腓骨结节后跟骨外侧表面（F）和距骨下表面骨反应（未包括）。以上均提示严重腓骨长肌腱病变；G ～ I．踝关节的随访 MRI 证实严重的腓骨腱鞘炎（G）伴有肌腱病和腓骨长肌腱纵裂撕裂。外踝骨表面（H）、跟骨外侧面（I）、距骨下表面（不包括）可见反应性骨髓水肿被证实

体内，^{18}F-FDG 即可显示出葡萄糖代谢增高区域，因此可以识别骨与软组织中代谢活跃的区域。代谢活跃的区域可为恶性、炎症或感染性。PET 扫描本质上是断层成像，且比 SPECT 显像的空间分辨率稍高。PET/CT 检查在同一台机器上采集 PET 及 CT 数据，并将两套图像进行融合。类似于 SPECT/CT，PET/CT 的 CT 部分将精确的解剖图像叠加于 PET 图像上。

^{18}F-FDG-PET［和（或）PET/CT］主要用于肿瘤学，在多种恶性病变的诊断与临床管理中其作用广受认可。同时，在多种临床问题中（如心脏病学中），神经病学和感染性疾病中，^{18}F-FDG-PET 也很有价值。在不明原因发热的评价中，^{18}F-FDG-PET 现在是可选择的检查之一[300]。与骨显像、CT 和 MRI 相比，^{18}FDG PET 对慢性骨髓炎的诊断具有最高的敏感性和特异性[301]。

类似于其他非特异性炎症示踪剂，^{18}FDG 的摄取可以方便地显示全身疾病的存在和分布[302]。PET 对发生在肉芽肿性、结节性动脉炎、巨细胞性动脉炎以及风湿性多肌痛等患者中的骨髓炎，Takayasu's 动脉炎及大血管炎等病变的诊断和治疗非常有用（图 61-35，图 61-36）[299,303,304]。在 RA 中，FDG 的摄取与 MRI 中的滑膜炎程度明显相关[305]，但是其在炎性关节炎的病情活动性中的作用尚需要进一步探讨。尽管与风湿性关节炎和血管炎的诊断结果有一定的重叠，但 ^{18}F-FDG-PET/CT 对风湿性多肌痛的诊断敏感性不同，且特异性合理[306,307]。

^{18}F-fourride 是一种正电子发射骨示踪剂，可用于 PET/CT 骨显像。与传统的 ^{99m}Tc 骨显像术相比，该方法具有优越的骨骼动力学和成像特性[308]。在评价各种良、恶性骨疾病方面具有较好的敏感性、特

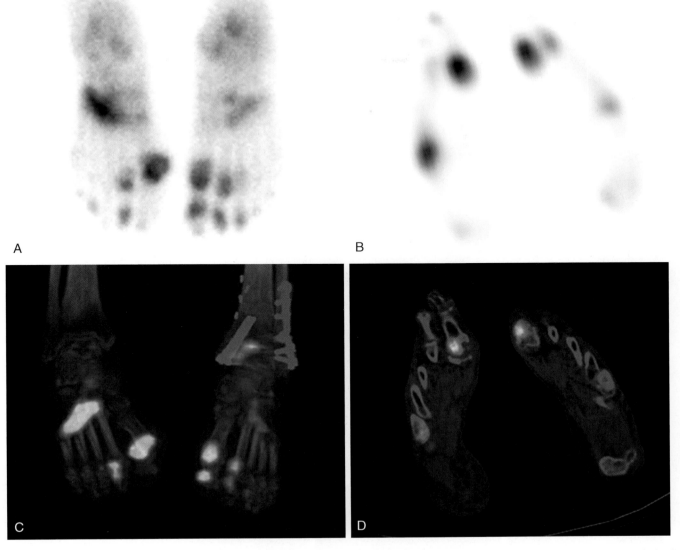

图 61-31 痛风（SPECT）。72 岁女性，以往有外伤史及痛风，本次检查为排查可能存在的并发症。平面（A）及横断位（B）成像可见多灶性放射性核素摄取增高。三维 SPECT/CT 融合图像（C）以及二维 SPECT/CT（D）横断位图像清晰显示放射性活性聚集区，对应于痛风受累最严重的关节

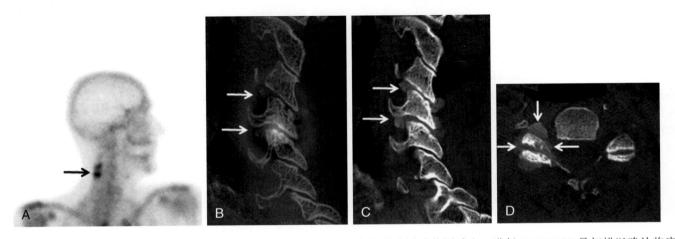

图 61-32 SPECT 显示颈椎小关节痛风。54 岁男性因不明原因颈部疼痛导致活动范围减少。进行 SPECT/CT 骨扫描以确认临床怀疑的颈椎小关节关节病。A. 平面图像证实关节突关节炎活跃。SPECT/CT 检查以确定精确的解剖定位和潜在的类固醇注射治疗部位；B. SPECT/CT 融合图像定位到右侧 C3～C4 和 C4～C5 关节突关节；C、D. 该扫描的高分辨率 CT 显示，它实际上是一个侵蚀性关节炎，关节内和关节周围有大量钙化沉积。后来证实有痛风病史（Courtesy Dr Ryan Hung，University of Alberta Hospitals，Edmonton，Canada.）

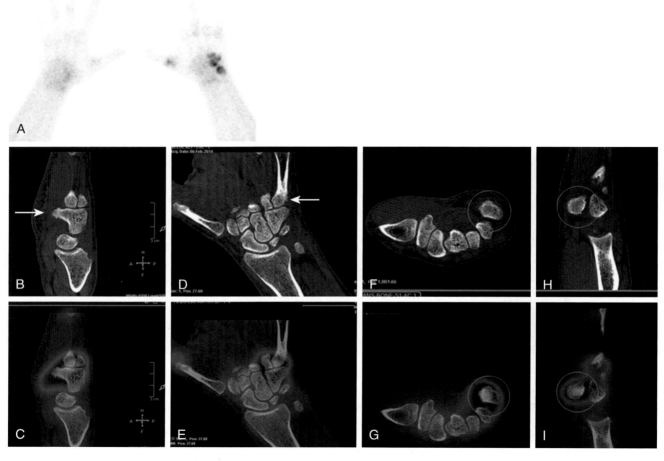

图 61-33 隐匿型血清阴性关节炎（SPECT/CT）。43 岁男性，双手、双足疼痛多年，X 线检查正常。A．手的平面骨闪烁成像显示豌豆骨、数个尺侧腕骨包括第四和第五腕掌关节（carpometacarpal，CMC）的非特异的骨反应模式。足的平面骨闪烁成像（未展示图）显示左侧第五跖骨基底部附着点病变和右踝滑膜炎；B ~ I．SPECT/CT 证实第四、第五 CMC（C，E）和豌豆骨（G，I）存在活动性关节炎，表现为发光的橘色信号。图 B、D、F 和 H 是矢状位（B，H）、冠状位（D）和轴位（F）CT 图像，图 C、E、G 和 I 是相应的 SPECT/CT 图像。SPECT/CT 骨反应包括钩骨钩（图 B 箭头）、第五掌骨基底部（图 D 箭头）和尺侧腕屈肌腱附着处的豌豆骨（图 F 箭头），而 CT 显示细小、毛糙、须样附着点病变。平面图像和 SPECT/CT 图像提示存在血清阴性关节炎，随后通过血清学检查证实

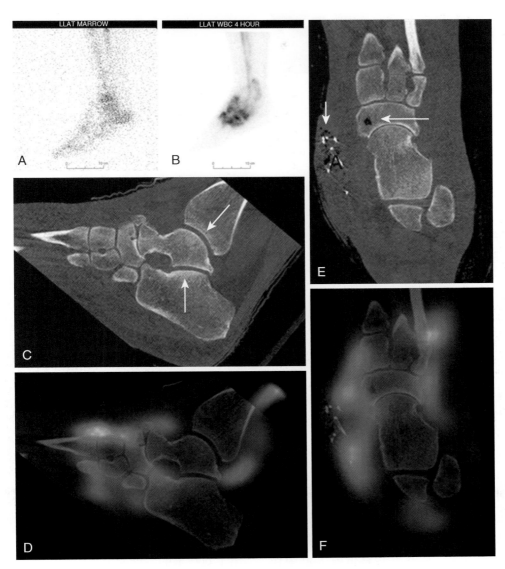

图 61-34 广泛的化脓性关节炎（平面白细胞骨闪烁成像和 SPECT/CT）。41 岁男性，因去除中足背侧 / 内侧皮肤小病变的小手术引起软组织感染。临床上明显存在广泛的蜂窝织炎和术后继发的软组织脓肿。使用 99mTc（A）和 WBC（B）成像的标准平面骨髓图像显示了整个中足明显的、广泛的 WBC 活动性，包括骨和关节受累（而不是浅表软组织）（B）。肉眼所见与骨髓分布不一致（A），提示 WBC 分布代表广泛的化脓性关节炎；C ~ F 是矢状位（C）、轴位（E）和相应的 SPECT/CT（D，F）图像（即 CT 融合 WBC SPECT 图像）。SPECT/CT 证实中足部感染，伴有化脓性关节炎和骨髓炎。WBC 活动性（D，F）在关节（微弱）、关节周围和深部软组织有分布。外科清创部位的 CT（E）显示内侧软组织气体和斑点状高密度（短箭头）。舟骨内气体（图 E 长剪头）提示至少一个邻近部位存在骨髓炎。中足大部分关节可见 WBC 摄取（D，F）。注意踝关节和后距下关节的间隙（图 C 箭头），因为它们在解剖学上不与中足关节连通

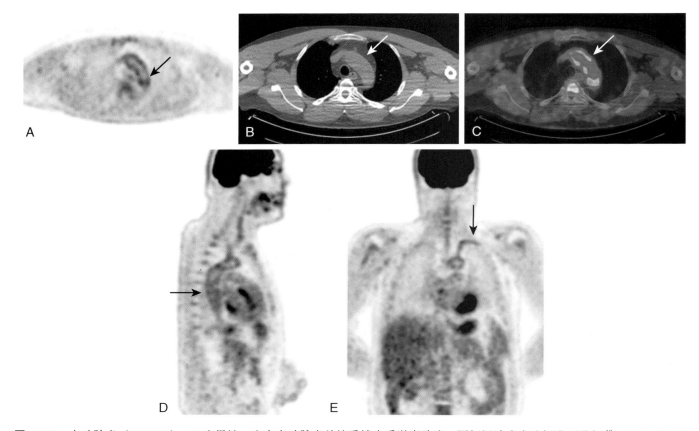

图 61-35　大动脉炎（PET/CT）。46 岁男性，患有大动脉炎并接受糖皮质激素治疗。因怀疑治疗未达标准而进行 ^{18}F-FDG-PET/CT 检查记录血管炎活动性。A ～ E 分别是轴位 PET（A）、CT（B）、PET/CT（C）和矢状位（D）、冠状位（E）PET 图像。主动脉弓（A、B 和 C）和降主动脉（图 D 箭头）存在中等强度炎症。炎症延及包括左锁骨下动脉（图 F 箭头）在内的血管。这些表明存在持续的、活动性的血管炎

异性和准确性[308,309]。这是一种更高效的骨骼扫描 PET/CT。然而，它还没有广泛的临床应用，还没有取代传统的、更广泛使用的基于 ^{99m}Tc 的骨扫描。对于一些常见的临床情况，如在骨转移低发人群中作为检查项目，其技术优势并没有带来额外的临床效益[310]。

结论

　　影像学检查在风湿病患者的管理中是重要的组成部分。本章描述了影像学检查在风湿类疾病中的地位，特别是在炎性关节炎中。对于主要信息请看关键点部分。本章介绍了传统放射学的重要作用，同时介绍了新技术的发展所带来的新机遇。最近十年新知识的扩展显著改变了我们对风湿病患者的处理方式。令人激动的是，随着持续专注的研究以及技术的快速发展，未来十年可能会有更大的发展，以造福患者。

Full references for this chapter can be found on ExpertConsult.com.

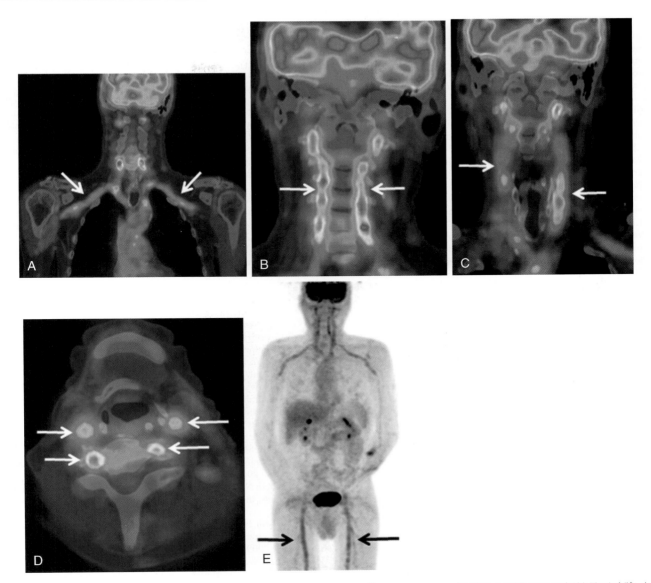

图 61-36　PET/CT 显示的广泛严重大血管炎。67 岁男性，中风。A ~ C. ^{18}F-FDG-PET/CT 冠状融合图像显示双侧锁骨下动脉（A）、椎动脉（B）和颈总动脉（C）明显的高代谢；D. 轴向融合图像显示双侧颈动脉和椎动脉疾病；E. 全身最大密度投影显示除上体大血管外，还累及双侧股浅动脉（Courtesy of Dr Richard Coulden，University of Alberta Hospitals，Edmonton，Canada）

部分参考文献

1. Resnick D: *Diagnosis of bone and joint disorders*, 4th ed., Philadelphia, 2002, WB Saunders.
2. Watt I: Basic differential diagnosis of arthritis, *Eur Radiol* 7:344–351, 1997.
3. Canella C, Philippe P, Pansini V, et al.: Use of tomosynthesis for erosion evaluation in rheumatoid arthritic hands and wrists, *Radiology* 258(1):199–205, 2011.
4. Aoki T, Fujii M, Yamashita Y, et al.: Tomosynthesis of the wrist and hand in patients with rheumatoid arthritis: comparison with radiography and MRI, *AJR Am J Roentgenol* 202(2):386–390, 2014.
5. Simoni P, Gerard L, Kaiser MJ, et al.: Use of tomosynthesis for detection of bone erosions of the foot in patients with established rheumatoid arthritis: comparison with radiography and CT, *AJR Am J Roentgenol* 205(2):364–370, 2015.
6. Halla JT, Hardin JG, Vitek J, et al.: Involvement of the cervical spine in rheumatoid arthritis, *Arthritis Rheum* 32(5):652–659, 1989.
7. Neva MH, Kauppi MJ, Kautiainen H, et al.: Combination drug therapy retards the development of rheumatoid atlantoaxial subluxations, *Arthritis Rheum* 43(11):2397–2401, 2000.
8. Arnett FC, Edworthy SM, Bloch DA, et al.: The American Rheumatism Association 1987 revised criteria for the classification of rheumatoid arthritis, *Arthritis Rheum* 31:315–324, 1988.
9. Aletaha D, Neogi T, Silman AJ, et al.: 2010 rheumatoid arthritis classification criteria: an American College of Rheumatology/European League Against Rheumatism collaborative initiative, *Ann Rheum Dis* 69(9):1580–1588, 2010.
10. van der Heijde D, van der Helm-van Mil AH, Aletaha D, et al.: EULAR definition of erosive disease in light of the 2010 ACR/EULAR rheumatoid arthritis classification criteria, *Ann Rheum Dis* 72(4):479–481, 2013.

11. Colebatch AN, Edwards CJ, Østergaard M, et al.: EULAR recommendations for the use of imaging of the joints in the clinical management of rheumatoid arthritis, *Ann Rheum Dis* 72(6):804–814, 2013.

12. American College of Rheumatology Subcommittee on Rheumatoid Arthritis Guidelines: Guidelines for the management of rheumatoid arthritis: 2002 Update, *Arthritis Rheum* 46(2):328–346, 2002.

13. Sharp JT, Young DY, Bluhm GB, et al.: How many joints in the hands and wrists should be included in a score of radiologic abnormalities used to assess rheumatoid arthritis? *Arthritis Rheum* 28:1326–1335, 1985.

14. Larsen A, Dale K, Eek M: Radiographic evaluation of rheumatoid arthritis and related conditions by standard reference films, *Acta Radiol Diagn* 18:481–491, 1977.

15. van der Heijde DMFM: Plain X-rays in rheumatoid arthritis: overview of scoring methods, their reliability and applicability, *Bailleres Clin Rheumatol* 10:435–453, 1996.

16. van der Heijde D: Quantification of radiological damage in inflammatory arthritis: rheumatoid arthritis, psoriatic arthritis and ankylosing spondylitis, *Best Pract Res Clin Rheumatol* 18(6):847–860, 2004.

17. van der Heijde D, Dankert T, Nieman F, et al.: Reliability and sensitivity to change of a simplification of the Sharp/van der Heijde radiological assessment in rheumatoid arthritis, *Rheumatology (Oxford)* 38(10):941–947, 1999.

18. Dias EM, Lukas C, Landewe R, et al.: Reliability and sensitivity to change of the Simple Erosion Narrowing Score compared with the Sharp-van der Heijde method for scoring radiographs in rheumatoid arthritis, *Ann Rheum Dis* 67(3):375–379, 2008.

19. Kaarela K: Prognostic factors and diagnostic criteria in early rheumatoid arthritis, *Scand J Rheumatol* 14(Suppl. 57):1–54, 1985.

20. Ødegård S, Landewe R, Van Der Heijde D, et al.: Association of early radiographic damage with impaired physical function in rheumatoid arthritis: a ten-year, longitudinal observational study in 238 patients, *Arthritis Rheum* 54(1):68–75, 2006.

21. Visser H, le Cessie S, Vos K, et al.: How to diagnose rheumatoid arthritis early: a prediction model for persistent (erosive) arthritis, *Arthritis Rheum* 46(2):357–365, 2002.

22. Nissilä M, Isomaki H, Kaarela K, et al.: Prognosis of inflammatory joint diseases. A three-year follow-up study, *Scand J Rheumatol* 12(1):33–38, 1983.

23. Möttönen TT: Prediction of erosiveness and rate of development of new erosions in early rheumatoid arthritis, *Ann Rheum Dis* 47(8):648–653, 1988.

24. van der Heijde DMFM, van Leeuwen MA, van Riel PLCM, et al.: Biannual radiographic assessments of hands and feet in a three-year prospective followup of patients with early rheumatoid arthritis, *Arthritis Rheum* 35:26–34, 1992.

25. McQueen FM, Stewart N, Crabbe J, et al.: Magnetic resonance imaging of the wrist in early rheumatoid arthritis reveals a high prevalence of erosion at four months after symptom onset, *Ann Rheum Dis* 57:350–356, 1998.

26. van der Heijde DMFM: Joint erosions and patients with early rheumatoid arthritis, *Br J Rheumatol* 34(suppl. 2):74–78, 1995.

27. Paulus HE, Oh M, Sharp JT, et al.: Correlation of single time-point damage scores with observed progression of radiographic damage during the first 6 years of rheumatoid arthritis, *J Rheumatol* 30(4):705–713, 2003.

28. van der Linden S, Valkenburg HA, Cats A: Evaluation of diagnostic criteria for ankylosing spondylitis. A proposal for modification of the New York criteria, *Arthritis Rheum* 27(4):361–368, 1984.

29. Berens DL: Roentgen features of ankylosing spondylitis, *Clin Orthop Relat Res* 74:20–33, 1971.

30. Resnick D, Niwayama G, Goergen TG: Comparison of radiographic abnormalities of the sacroiliac joint in degenerative disease and ankylosing spondylitis, *AJR Am J Roentgenol* 128(2):189–196, 1977.

31. Hermann KG, Althoff CE, Schneider U, et al.: Spinal changes in patients with spondyloarthritis: comparison of MR imaging and radiographic appearances, *Radiographics* 25(3):559–569, 2005.

32. Feldtkeller E, Khan MA, van der Heijde D, et al.: Age at disease onset and diagnosis delay in HLA-B27 negative vs. positive patients with ankylosing spondylitis, *Rheumatol Int* 23(2):61–66, 2003.

33. Rudwaleit M, van der Heijde D, Landewe R, et al.: The development of Assessment of SpondyloArthritis international Society classification criteria for axial spondyloarthritis (part II): validation and final selection, *Ann Rheum Dis* 68(6):777–783, 2009.

34. Dougados M, van der LS, Juhlin R, et al.: The European Spondylarthropathy Study Group preliminary criteria for the classification of spondylarthropathy, *Arthritis Rheum* 34(10):1218–1227, 1991.

35. Mandl P, Navarro-Compan V, Terslev L, et al.: EULAR recommendations for the use of imaging in the diagnosis and management of spondyloarthritis in clinical practice, *Ann Rheum Dis*, 2015 (Published online).

36. Wanders AJ, Landewe RB, Spoorenberg A, et al.: What is the most appropriate radiologic scoring method for ankylosing spondylitis? A comparison of the available methods based on the Outcome Measures in Rheumatology Clinical Trials filter, *Arthritis Rheum* 50(8):2622–2632, 2004.

37. Kane D, Stafford L, Bresnihan B, et al.: A prospective, clinical and radiological study of early psoriatic arthritis: an early synovitis clinic experience, *Rheumatology (Oxford)* 42(12):1460–1468, 2003.

38. Battistone MJ, Manaster BJ, Reda DJ, et al.: The prevalence of sacroiliitis in psoriatic arthritis: new perspectives from a large, multicenter cohort. A Department of Veterans Affairs Cooperative Study, *Skeletal Radiol* 28(4):196–201, 1999.

39. van der Heijde D, Østergaard M: Assessment of disease activity and damage in inflammatory arthritis. In Bijlsma JWJ, editor: *The EULAR Compendium on Rheumatic Diseases*, London, United Lingdom, 2009, BMJ Publishing Group, pp 182–201.

40. Taylor W, Gladman D, Helliwell P, et al.: Classification criteria for psoriatic arthritis: development of new criteria from a large international study, *Arthritis Rheum* 54(8):2665–2673, 2006.

41. Cornelius R, Schneider HJ: Gouty arthritis in the adult, *Radiol Clin North Am* 26(6):1267–1276, 1988.

42. Wallace SL, Robinson H, Masi AT, et al.: Preliminary criteria for the classification of the acute arthritis of primary gout, *Arthritis Rheum* 20(3):895–900, 1977.

43. Dalbeth N, Clark B, McQueen F, et al.: Validation of a radiographic damage index in chronic gout, *Arthritis Rheum* 57(6):1067–1073, 2007.

44. Dalbeth N, McQueen FM: Use of imaging to evaluate gout and other crystal deposition disorders, *Curr Opin Rheumatol* 21(2):124–131, 2009.

45. Martel W, McCarter DK, Solsky MA, et al.: Further observations on the arthropathy of calcium pyrophosphate crystal deposition disease, *Radiology* 141(1):1–15, 1981.

46. Steinbach LS, Resnick D: Calcium pyrophosphate dihydrate crystal deposition disease revisited, *Radiology* 200(1):1–9, 1996.

47. Ishida T, Dorfman HD, Bullough PG: Tophaceous pseudogout (tumoral calcium pyrophosphate dihydrate crystal deposition disease), *Hum Pathol* 26(6):587–593, 1995.

48. Palestro CJ, Love C, Miller TT: Diagnostic imaging tests and microbial infections, *Cell Microbiol* 9(10):2323–2333, 2007.

49. Piperno M, Hellio Le Graverand MP, Conrozier T, et al.: Quantitative evaluation of joint space width in femorotibial osteoarthritis: comparison of three radiographic views, *Osteoarthritis Cartilage* 6(4):252–259, 1998.

50. Buckland-Wright JC, Macfarlane DG, Williams SA, et al.: Accuracy and precision of joint space width measurements in standard and macroradiographs of osteoarthritic knees, *Ann Rheum Dis* 54(11):872–880, 1995.

51. Altman R, Asch E, Bloch D, et al.: Development of criteria for the classification and reporting of osteoarthritis. Classification of osteoarthritis of the knee, *Arthritis Rheum* 8:1039–1049, 1986.

52. Kellgren JH, Lawrence JS: Radiological assessment of osteo-arthrosis, *Ann Rheum Dis* 16(4):494–502, 1957.

53. Scott Jr WW, Lethbridge-Cejku M, Reichle R, et al.: R eliability of grading scales for individual radiographic features of osteoarthritis of the knee. The Baltimore longitudinal study of aging atlas of knee osteoarthritis, *Invest Radiol* 28(6):497–501, 1993.

54. Gowdie PJ, Tse SM: Juvenile idiopathic arthritis, *Pediatr Clin North Am* 59(2):301–327, 2012.

55. Petty RE, Southwood TR, Manners P, et al.: International League of Associations for Rheumatology classification of juvenile idiopathic arthritis: second revision, Edmonton, 2001, *J Rheumatol* 31(2):390–392, 2004.

56. Cobb JE, Hinks A, Thomson W: The genetics of juvenile idiopathic arthritis: current understanding and future prospects, *Rheumatology (Oxford)* 53(4):592–599, 2014.

57. Damasio MB, de Horatio LT, Boavida P, et al.: Imaging in juvenile idiopathic arthritis (JIA): an update with particular emphasis on MRI, *Acta Radiol* 54(9):1015–1023, 2013.

58. Ravelli A, Ioseliani M, Norambuena X, et al.: Adapted versions of the Sharp/van der Heijde score are reliable and valid for assessment of radiographic progression in juvenile idiopathic arthritis, *Arthritis Rheum* 56(9):3087–3095, 2007.

59. Vardhanabhuti V, Riordan RD, Mitchell GR, et al.: Image comparative assessment using iterative reconstructions: clinical comparison of low-dose abdominal/pelvic computed tomography between adaptive statistical, model-based iterative reconstructions and traditional filtered back projection in 65 patients, *Invest Radiol* 49(4):209–216, 2014.

60. Chahal BS, Kwan ALC, Dhillon SS, et al.: Radiation exposure to the sacroiliac joint from low-dose CT compared with radiography, *AJR Am J Roentgenol* 211(5):1058–1062, 2018.

61. de Koning A, de Bruin F, van den Berg R, et al.: Low-dose CT detects more progression of bone formation in comparison to conventional radiography in patients with ankylosing spondylitis: results from the SIAS cohort, *Ann Rheum Dis* 77(2):293–299, 2018.

62. Aurell Y, Andersson M, Forslind K: Cone-beam computed tomography, a new low-dose three-dimensional imaging technique for assessment of bone erosions in rheumatoid arthritis: reliability assessment and comparison with conventional radiography—a BARFOT study, *Scand J Rheumatol* 47(3):173–164, 2019.

63. Jans L, De K I, Herregods N, et al.: Dual-energy CT: a new imaging modality for bone marrow oedema in rheumatoid arthritis, *Ann Rheum Dis* 77(6):958–960, 2018.

64. Wu H, Zhang G, Shi L, et al.: Axial spondyloarthritis: dual-energy virtual noncalcium CT in the detection of bone marrow edema in the sacroiliac joints, *Radiology* 290:157–164, 2019.

65. Døhn UM, Ejbjerg BJ, Court-Payen, et al.: Are bone erosions detected by magnetic resonance imaging and ultrasonography true erosions? A comparison with computed tomography in rheumatoid arthritis metacarpophalangeal joints, *Arthritis Res Ther* 8(4):R110, 2006.

66. Døhn UM, Ejbjerg B, Boonen A, et al.: No overall progression and occasional repair of erosions despite persistent inflammation in adalimumab-treated rheumatoid arthritis patients: results from a longitudinal comparative MRI, ultrasonography, CT and radiography study, *Ann Rheum Dis* 70(2):252–258, 2011.

67. Døhn UM, Boonen A, Hetland ML, et al.: Erosive progression is minimal, but erosion healing rare, in patients with rheumatoid arthritis treated with adalimumab. A 1 year investigator-initiated follow-up study using high-resolution computed tomography as the primary outcome measure, *Ann Rheum Dis* 68(10):1585–1590, 2009.

68. Barnabe C, Toepfer D, Marotte H, et al.: Definition for rheumatoid arthritis erosions imaged with high resolution peripheral quantitative computed tomography and interreader reliability for detection and measurement, *J Rheumatol* 43(10):1935–1940, 2016.

69. Scharmga A, Peters M, van den Bergh JP, et al.: Development of a scoring method to visually score cortical interruptions on high-resolution peripheral quantitative computed tomography in rheumatoid arthritis and healthy controls, *PLoS One* 13(7):e0200331, 2018.

70. Yue J, Griffith JF, Xiao F, et al.: Repair of bone erosion in rheumatoid arthritis by denosumab: a high-resolution peripheral quantitative computed tomography study, *Arthritis Care Res (Hoboken)* 69(8):1156–1163, 2017.

71. Tan S, Yao J, Flynn JA, et al.: Quantitative syndesmophyte measurement in ankylosing spondylitis using CT: longitudinal validity

and sensitivity to change over 2 years, *Ann Rheum Dis* 74:437–443, 2015.

72. Poggenborg R, Bird P, Boonen A, et al.: Pattern of bone erosion and bone proliferation in psoriatic arthritis hands: a high-resolution computed tomography and radiography follow-up study during adalimumab therapy, *Scand J Rheumatol* 53:746–756, 2014.

73. Poggenborg RP, Wiell C, Boyesen P, et al.: No overall damage progression despite persistent inflammation in adalimumab-treated psoriatic arthritis patients: results from an investigator-initiated 48-week comparative magnetic resonance imaging, computed tomography and radiography trial, *Rheumatology (Oxford)* 53(4):746–756, 2014.

74. Gerster JC, Landry M, Dufresne L, et al.: Imaging of tophaceous gout: computed tomography provides specific images compared with magnetic resonance imaging and ultrasonography, *Ann Rheum Dis* 61(1):52–54, 2002.

75. Nicolaou S, Yong-Hing CJ, Galea-Soler S, et al.: Dual-energy CT as a potential new diagnostic tool in the management of gout in the acute setting, *AJR Am J Roentgenol* 194(4):1072–1078, 2010.

76. Dalbeth N, Aati O, Kalluru R, et al.: Relationship between structural joint damage and urate deposition in gout: a plain radiography and dual-energy CT study, *Ann Rheum Dis* 74:1030–1036, 2015.

77. Bongartz T, Glazebrook KN, Kavros SJ, et al.: Dual-energy CT for the diagnosis of gout: an accuracy and diagnostic yield study, *Ann Rheum Dis* 74:1072–1077, 2015.

78. Choi HK, Burns LC, Shojania K, et al.: Dual energy CT in gout: a prospective validation study, *Ann Rheum Dis* 71(9):1466–1471, 2012.

79. Kiefer T, Diekhoff T, Hermann S, et al.: Single source dual-energy computed tomography in the diagnosis of gout: Diagnostic reliability in comparison to digital radiography and conventional computed tomography of the feet, *Eur J Radiol* 85(10):1829–1834, 2016.

80. Dalbeth N, Clark B, Gregory K, et al.: Computed tomography measurement of tophus volume: comparison with physical measurement, *Arthritis Rheum* 57(3):461–465, 2007.

81. Dalbeth N, Doyle A, Boyer L, et al.: Development of a computed tomography method of scoring bone erosion in patients with gout: validation and clinical implications, *Rheumatology (Oxford)* 50(2):410–416, 2011.

82. Salaffi F, Carotti M, Guglielmi G, et al.: The crowned dens syndrome as a cause of neck pain: clinical and computed tomography study in patients with calcium pyrophosphate dihydrate deposition disease, *Clin Exp Rheumatol* 26(6):1040–1046, 2008.

83. Fenoy AJ, Menezes AH, Donovan KA, et al.: Calcium pyrophosphate dihydrate crystal deposition in the craniovertebral junction, *J Neurosurg Spine* 8(1):22–29, 2008.

84. Mikami T, Takeda Y, Ohira A, et al.: Tumoral calcium pyrophosphate dihydrate crystal deposition disease of the temporomandibular joint: identification on crystallography, *Pathol Int* 58(11):723–729, 2008.

85. Misra D, Guermazi A, Sieren JP, et al.: *CT imaging for evaluation of calcium crystal deposition in the knee: initial experience from the Multicenter Osteoarthritis (MOST) study*, Osteoarthritis Cartilage, 2014.

86. Chan WP, Lang P, Stevens MP, et al.: Osteoarthritis of the knee: comparison of radiography, CT, and MR imaging to assess extent and severity, *Am J Roentgenol* 157:799–806, 1991.

87. Vande Berg BC, Lecouvet FE, Poilvache P, et al.: Assessment of knee cartilage in cadavers with dual-detector spiral CT arthrography and MR imaging, *Radiology* 222(2):430–436, 2002.

88. Yoo HJ, Hong SH, Choi JY, et al.: Contrast-enhanced CT of articular cartilage: experimental study for quantification of glycosaminoglycan content in articular cartilage, *Radiology* 261(3):805–812, 2011.

89. Hirvasniemi J, Kulmala KA, Lammentausta E, et al.: In vivo comparison of delayed gadolinium-enhanced MRI of cartilage and delayed quantitative CT arthrography in imaging of articular cartilage, *Osteoarthritis Cartilage* 21(3):434–442, 2013.

90. Ejbjerg BJ, Narvestad E, Jacobsen S, et al.: Low cost, low field dedicated extremity MRI is highly specific and sensitive for synovitis and bone erosions in rheumatoid arthritis wrist and finger joints: comparison with conventional high field MRI and radiography, *Ann Rheum Dis* 64(9):1280–1287, 2005.

91. Taouli B, Zaim S, Peterfy CG, et al.: Rheumatoid arthritis of the hand and wrist: comparison of three imaging techniques, *AJR Am J Roentgenol* 182(4):937–943, 2004.

92. Duer-Jensen A, Ejbjerg B, Albrecht-Beste E, et al.: Does low-field dedicated extremity MRI (E-MRI) reliably detect bone erosions in rheumatoid arthritis? A comparison of two different E-MRI units and conventional radiography with high-resolution CT scanning, *Ann Rheum Dis* 68(8):1296–1302, 2009.

93. Madsen KB, Jurik AG: Magnetic resonance imaging grading system for active and chronic spondylarthritis changes in the sacroiliac joint, *Arthritis Care Res (Hoboken)* 62(1):11–18, 2010.

94. Puhakka KB, Melsen F, Jurik AG, et al.: MR imaging of the normal sacroiliac joint with correlation to histology, *Skeletal Radiol* 33(1):15–28, 2004.

95. Maksymowych WP, Crowther SM, Dhillon SS, et al.: Systematic assessment of inflammation by magnetic resonance imaging in the posterior elements of the spine in ankylosing spondylitis, *Arthritis Care Res (Hoboken)* 62(1):4–10, 2010.

96. Baraliakos X, Hermann KG, Landewe R, et al.: Assessment of acute spinal inflammation in patients with ankylosing spondylitis by magnetic resonance imaging: a comparison between contrast enhanced T1 and short tau inversion recovery (STIR) sequences, *Ann Rheum Dis* 64(8):1141–1144, 2005.

97. Madsen KB, Egund N, Jurik AG: Grading of inflammatory disease activity in the sacroiliac joints with magnetic resonance imaging: comparison between short-tau inversion recovery and gadolinium contrast-enhanced sequences, *J Rheumatol* 37(2):393–400, 2010.

98. Østergaard M, Conaghan PG, O'Connor P, et al.: Reducing invasiveness, duration, and cost of magnetic resonance imaging in rheumatoid arthritis by omitting intravenous contrast injection—Does it change the assessment of inflammatory and destructive joint changes by the OMERACT RAMRIS? *J Rheumatol* 36(8):1806–1810, 2009.

99. Del Grande F, Santini F, Herzka DA, et al.: Fat-suppression techniques for 3-T MR imaging of the musculoskeletal system, *Radiographics* 34(1):217–233, 2014.

100. Nieminen MT, Rieppo J, Toyras J, et al.: T2 relaxation reveals spatial collagen architecture in articular cartilage: a comparative quantitative MRI and polarized light microscopic study, *Magn Reson Med* 46(3):487–493, 2001.

101. Hesper T, Hosalkar HS, Bittersohl D, et al.: T2* mapping for articular cartilage assessment: principles, current applications, and future prospects, *Skeletal Radiol* 43(10):1429–1445, 2014.

102. Bashir A, Gray ML, Boutin RD, Burstein D: Glycosaminoglycan in articular cartilage: in vivo assessment with delayed Gd(DTPA) (2-)-enhanced MR imaging, *Radiology* 205(2):551–558, 1997.

103. Owman H, Ericsson YB, Englund M, et al.: Association between delayed gadolinium-enhanced MRI of cartilage (dGEMRIC) and joint space narrowing and osteophytes: a cohort study in patients with partial meniscectomy with 11 years of follow-up, *Osteoarthritis Cartilage* 22(10):1537–1541, 2014.

104. Duvvuri U, Charagundla SR, Kudchodkar SB, et al.: Human knee: in vivo T1(rho)-weighted MR imaging at 1.5 T—preliminary experience, *Radiology* 220(3):822–826, 2001.

105. Rautiainen J, Nissi MJ, Salo EN, et al.: Multiparametric MRI assessment of human articular cartilage degeneration: Correlation with quantitative histology and mechanical properties, *Magn Reson Med* 74:249–259, 2015.

106. Singh A, Haris M, Cai K, et al.: Chemical exchange saturation transfer magnetic resonance imaging of human knee cartilage at 3 T and 7 T, *Magn Reson Med* 68(2):588–594, 2012.

107. Rehnitz C, Kupfer J, Streich NA, et al.: Comparison of biochemical cartilage imaging techniques at 3 T MRI, *Osteoarthritis Cartilage* 22(10):1732–1742, 2014.

108. Raya JG, Dettmann E, Notohamiprodjo M, et al.: Feasibility of in vivo diffusion tensor imaging of articular cartilage with coverage of all cartilage regions, *Eur Radiol* 24(7):1700–1706, 2014.

109. Raya JG, Horng A, Dietrich O, et al.: Articular cartilage: in vivo diffusion-tensor imaging, *Radiology* 262(2):550–559, 2012.

110. Shapiro EM, Borthakur A, Gougoutas A, et al.: 23Na MRI accurately measures fixed charge density in articular cartilage, *Magn Reson Med* 47(2):284–291, 2002.

111. Feldman RE, Stobbe R, Watts A, et al.: Sodium imaging of the human knee using soft inversion recovery fluid attenuation, *J Magn Reson* 234:197–206, 2013.

112. Weckbach S: Whole-body MR imaging for patients with rheumatism, *Eur J Radiol* 70(3):431–441, 2009.

113. Weckbach S, Schewe S, Michaely HJ, et al.: Whole-body MR imaging in psoriatic arthritis: additional value for therapeutic decision making, *Eur J Radiol* 77(1):149–155, 2011.

114. Poggenborg RP, Pedersen SJ, Eshed I, et al.: Head-to-toe whole-body MRI in psoriatic arthritis, axial spondyloarthritis and healthy subjects: first steps towards global inflammation and damage scores of peripheral and axial joints, *Rheumatology (Oxford)* 54(6):1039–1049, 2015.

115. Poggenborg RP, Eshed I, Østergaard M, et al.: Enthesitis in patients with psoriatic arthritis, axial spondyloarthritis and healthy subjects assessed by 'head-to-toe' whole-body MRI and clinical examination, *Ann Rheum Dis* 74(5):823–829, 2015.

116. Grobner T: Gadolinium—a specific trigger for the development of nephrogenic fibrosing dermopathy and nephrogenic systemic fibrosis? *Nephrol Dial Transplant* 21(4):1104–1108, 2006.

117. Marckmann P, Skov L, Rossen K, et al.: Nephrogenic systemic fibrosis: suspected causative role of gadodiamide used for contrast-enhanced magnetic resonance imaging, *J Am Soc Nephrol* 17(9):2359–2362, 2006.

118. Thomsen HS, Reimer P: Intravascular contrast media for radiography, CT, MRI and ultrasound. In Adam A, Dixon AK, Gillard JH, Schafer-Prokop CM, editors: *Grainger & Allison's Diagnostic Radiology—a textbook of medical imaging*, Edinburgh, 2015, Churchill Livingstone Elsevier, pp 26–51.

119. Marckmann P, Skov L, Rossen K, et al.: Clinical manifestation of gadodiamide-related nephrogenic systemic fibrosis, *Clin Nephrol* 69(3):161–168, 2008.

120. Thomsen HS: NSF: still relevant, *J Magn Reson Imaging* 40(1):11–12, 2014.

前列腺素类物质和治疗

原著 LESLIE J. CROFFORD

叶玉津 译 朱 静 校

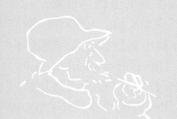

关键点

- 非甾体抗炎药（nonsteroidal anti-inflammatory drugs，NSAIDs）是有效的抗炎、解热、镇痛的化学合成药物。
- 各种 NSAIDs 的疗效差别不大，但某个药物的药理学特性，包括效力、半衰期和对环氧化酶（cyclooxygenase，COX）-1 和 COX-2 的相对抑制强度在药物毒性方面起着重要作用。
- 阿司匹林是一种 NSAIDs 药物，低剂量阿司匹林可预防心血管疾病。阿司匹林与其他 NSAIDs 联合使用会增加胃肠道（gastrointestinal，GI）的毒副作用，而阿司匹林与某些 NSAIDs 联用可能会产生阿司匹林抵抗。
- NSAIDs 可增加消化道（GI）溃疡和出血的风险。个体化识别患者特定的风险因素有利于降低药物治疗的风险。
- NSAIDs 可增加心血管疾病风险。临床医生应意识到其心血管危险因素或尽量避免处方 NSAIDs 或间歇性、低剂量使用或处方半衰期短的药物。
- 建议定期评估患者血压、血红蛋白、电解质、肾功能和肝功能，尤其是老年患者。

引言

NSAIDs 因为具有抗炎、解热、镇痛的作用被广泛地应用于医学实践。虽然 NSAIDs 的化学结构不同，但它们都能通过抑制前列腺素 G/H 合成酶（PGHS）[也被称为环氧化酶（COX）]，从而阻止前列腺素（prostaglandins，PGs）的合成。

对 NSAIDs 临床疗效的评估不仅包括它们各自独特的药理学特性，还包括它们对不同的 COX 亚型，即 COX-1 和 COX-2 的作用。这些亚型具有不同的生物学功能，COX-1 是在生理条件下表达的，参与具有维持稳态功能的前列腺素的生物合成；而 COX-2 在炎症和其他病理情况下表达增加。非甾体抗炎药在炎症部位抑制 COX-2 阻止 PG 的合成，同时抑制了某些特定组织中的 COX-1，最主要作用于血小板和胃十二指肠黏膜，从而导致非甾体抗炎药常见的副作用，如胃肠道（GI）出血、瘀斑和溃疡。

NSAIDs 除了在类风湿关节炎（rheumatoid arthritis，RA）和骨关节炎（osteoarthritis，OA）的患者中使用，还广泛应用于治疗以慢性肌肉骨骼疼痛为特点的其他风湿性疾病和形式多样的急性疼痛。阿司匹林在 NSAIDs 中具有独特的性质，数百万人使用它预防原发性和继发性心血管血栓形成。随着人口老龄化，使用这些药物的常见疾病的患病率可能增加，所以了解 NSAIDs 的潜在不良反应以及与其他药物的相互作用至关重要。

本章将分析阿司匹林和其他非甾体抗炎药的化学

结构、药理特性，以及其对 COX-1 和 COX-2 的相对抑制作用。重视特定 NSAIDs 在患者中的潜在不良反应，将有助于用最安全的方式使用这些药物。我们也将讨论对乙酰氨基酚（既往称为"扑热息痛"），这种有解热镇痛作用而无抗炎活性的药物，其抑制 COX 酶的机制与 NSAIDs 不同。

历史

含有水杨酸的植物自古以来便被用于治疗疼痛、炎症和发热。大约 3500 年前，埃及亚伯斯古医籍推荐使用干桃金娘叶液用于腹部和背部缓解风湿性疼痛。1000 年后，希波克拉底建议用白杨树汁液来治疗眼部疾病，用柳树皮来减轻发热和分娩的痛苦。在古罗马时代，普遍使用的植物疗法包括将柳树皮用于镇痛抗炎。在中国和其他亚洲部分地区也使用含水杨酸的植物。此外，北美土著居民也知道一些植物的药效。含秋水仙碱的秋红花提取物早在公元 6 世纪就用于治疗急性痛风 [1]。

现代第一个对含水杨酸植物的治疗应用是由牧师 Edward Stone 在伦敦皇家学会报道的，他描述了用干柳树皮成功治疗发热 [1]。在首个"临床试验"中，牧师将晒干的一磅树皮磨碎，放入茶、啤酒或水，发给 50 个发热的人服用。他发现 1 杯的剂量（1 杯 =1.8 g）能够治疗发热。1763 年，Stone 写道："报道这一有价值的特效药的唯一动机是希望进行一项在各种情况下公正完整的试验，这能使世人从中受益。"

1860 年化学合成了水杨酸，并广泛应用于外用杀菌、解热和镇痛 [1]。水杨酸的苦味促使化学家 Felix Hoffman 合成了让人更易接受的口味合适的乙酰水杨酸（acetylsalicylic acid，ASA，即阿司匹林）。经过证明其具有抗炎效果，1899 年 Bayer 公司的 Heinrich Dreser 博士以药物阿司匹林的形式将该化合物引入市场，到目前它仍然是世界上使用最广泛的药物 [1]。1929 年，水杨酸被确认是柳树皮的活性成分。

1949 年，保泰松被应用于临床，随后是吲哚美辛、芬那酸类、萘普生和其他药物。尽管它们的化学结构不同，但是这些药和阿司匹林有相同的疗效。此外，所有这些药物具有相同的不良反应包括胃部不适、胃肠道溃疡和出血、高血压、水肿、肾损害。

1971 年，发现这些药物都是通过抑制 PG 的生物合成发挥作用，从而为它们的治疗作用提供了一致的解释和将他们归类为 NSAIDs 的根据 [1]。

1976 年，COX 从合成 PG 细胞的内质网中被分离出来 [2-3]。然而，根据观察到的生物学现象，几个研究小组推测一定有第二个 COX 酶。1990 年，研究者在人单核细胞体外实验和小鼠腹膜巨噬细胞体内实验中发现，细菌脂多糖（lipopolysaccharide，LPS）增加 PG 合成，但只有 LPS 介导的 PG 合成增加能被地塞米松抑制，并且要求从头合成"新"的 COX 蛋白 [4]。这一观察结果是建立"结构性"和"可诱导性"COX 概念的基础。不久之后，在不同系统中的许多研究人员均报告发现可诱导的 COX 形式 [3]。调查人员继续克隆该基因并推测其结构，发现该基因的产物与 COX 同源，而与其他已知蛋白不同源。糖皮质激素可抑制促炎刺激后 COX-2 的表达，这一发现表明 NSAIDs 和糖皮质激素的抗炎作用之间存在联系。

由于研究者认为抑制 COX-2 会阻断参与炎症反应的 PG 生物合成，但对稳态的 PG 合成没有影响，这一预测极大地推动了人们去开发选择性抑制 COX-2 而对 COX-1 没有影响的药物，因为人们相信这些药物可以提供临床疗效而无不良反应 [25]。通过检测现有的 NSAIDs 对两种 COX 亚型和晶体结构作用，发现它们存在蛋白质结构的差异，这为新药开发奠定了基础 [5-6]，差异性抑制 COX-1 和 COX-2 的新药研发任务很快就完成了。

阿司匹林面世 100 年后和发现 COX-2 10 年后，两种选择性 COX-2 抑制剂被研发出来，即塞来昔布（celebrex）和罗非昔布（rofecoxib）。从临床试验看，这些药物在疗效和安全性上均具有良好前景，随后美国食品与药品管理局（Food and Drug Administration，FDA）批准这些选择性抑制 COX-2 的 NSAIDs 用于关节炎和疼痛的治疗。然而，在临床实践中使用时，高选择性抑制 COX-2 的 NSAIDs，尤其是罗非昔布，相比传统的 NSAIDs 更可能与心血管不良事件相关 [7]。这一发现导致罗非昔布和其他几种选择性抑制 COX-2 的 NSAIDs 自动退出市场，围绕不同的 NSAIDs 对某一特定器官系统相关风险的争论一直持续到现在。

作用机制

环氧化酶抑制剂

所有 NSAIDs 都是 COX 活性位点的合成抑制剂，但是不同 NSAIDs 活性位点相互作用和结合方式的微妙机制上的差异是其药理学特征存在差异的原因 [8]。ASA 是唯一的以共价键形式不可逆地修饰 COX-1 和 COX-2 的药物，而其他 NSAIDs 是竞争性抑制剂，与花生四烯酸（arachidonic acid，AA）竞争结合环氧化酶上的活性位点。这种竞争性抑制还可以进一步细分为时间依赖性和非时间依赖性。

晶体研究已显示阿司匹林如何乙酰化 COX-1 上的丝氨酸 530 位点（Ser530）。与其他 NSAIDs 类似的是，阿司匹林通过通道口扩散至 COX-1 的活性位点，并前往由第 120 位精氨酸（arginine120）构成的狭长通道，这是对 Ser530 乙酰化的最佳定向，最终导致对 COX-1 完全不可逆性抑制 [9]。COX-2 的活性位点通道要比 COX-1 宽，这不利于阿司匹林对 Ser530 的定向作用，而且其对 COX-2 的乙酰化效能仅为对 COX-1 的 1/100 ～ 1/10。阿司匹林也可以诱导 COX-2 改变催化活性，使花生四烯酸产生 15 R-HETE（hydroxyeicosatetraenoic acid）和脂氧素类，使 Ω-3-PUFA（polyunsaturated fatty acids，PUFA）产生抗炎脂类 [10]。

作为抑制 COX 的关键因素，NSAIDs 抑制 COX 活性结合位点所需的时间往往与其离开 COX 通道所需时间相关 [11]。像布洛芬这类药物可以快速抑制 COX，并在药物浓度下降的同时从 COX 活性位点上快速解离。布洛芬必须同时抑制两个 COX 单体才能阻断其催化活性 [12]。相反，吲哚美辛与双氯芬酸属于时间依赖性异构体抑制剂，需要数秒到数分钟的时间与 COX 活性位点结合，只需要结合两个单体之一就可以完全阻断其催化活性 [12]。这些 NSAIDs 往往也需要数小时才能够与 COX 的活性位点分离。最初，大多数传统的时间依赖性非甾体抗炎药在建立更强的相互作用之前与 COX 活性位点形成松散的复合物。这种复合物受到药物在 COX 通道内正确定向到精氨酸 120（COX 通道中的收缩部位）所需时间的限制。这种定向可能涉及构象向"开放状态"的变化，以允许药物进入 COX 催化位点的上部。

氟比洛芬和吲哚美辛等 NSAIDs 药物，它们的羧基端和精氨酸 120 的胍基部分之间形成盐桥。芳香环和通道中的疏水性氨基酸之间的疏水性相互作用有助于结合。这些在通道收缩处的相互作用完全阻断了底物进入活性位点 [13]。双氯芬酸与丝氨酸 530 相互作用，而不是精氨酸 120，但也能阻断底物的进入 [14]。

选择性 COX-2 抑制剂

美洛昔康、尼美舒利和依托度酸等 NSAIDs 药物，相比 COX-1 对 COX-2 有优先选择性。发现 COX-2 后，人们致力于提高 COX-2 的选择性，这促进了塞来昔布、罗非昔布、伐地考昔、依托考昔和罗美昔布等药物的研发。典型的 COX-2 抑制剂，塞来昔布和罗非昔布都是二芳基化合物，塞来昔布含有一个磺胺基团，罗非昔布含有一个二甲基砜基团，而不是羧基。这两个药物都是弱效 COX-1 非时间依赖性抑制剂和强效 COX-2 时间依赖性抑制剂，这要求它们能够进入并与催化口袋区域稳定结合。因为这类药物缺乏羧基，不含精氨酸 120（Arg120），但昔布类药物可以通过多个氢键和疏水键与催化位点稳定结合。同时，这类 COX-2 选择性 NSAIDs 药物携带的含磺胺基团的苯环在与 COX-2 催化位点特有的疏水口袋稳定结合中起重要作用，以加强药物和催化位点结合的稳定性。如果这个侧链结构由于突变而去除，则药物对这两个同工酶的选择性也会丧失（图 62-1）[6]。

COX 同工酶的选择性最常见的评价指标是抑制 50% 前列腺素合成所需要的药物浓度 [inhibitory concentration（IC）50]。计算 COX-1 的 IC50 浓度与 COX-2 的 IC50 浓度比值是比较某种 NSAID 对这两种 COX 同工酶选择性的标准方法 [15]。然而前列腺素的测定体系千差万别，导致不同测定体系下得出的结果之间难以直接进行比较。为了克服这些困难，大多数临床医师使用体外全血分析法比较不同 NSAIDs 的选择性。在这一体系中，对 COX-1 的抑制通过凝血后血小板产生的血栓素减少的程度来衡量。对 COX-2 的抑制是根据脂多糖刺激后的肝素抗凝血中 PGE2 生成受抑制的程度来判定。即使使用最大限度抑制 COX-2 的剂量，甚至更大剂量，COX-2 选择性抑制剂对血小板的 COX-1 仍缺乏抑制作用 [5,16]。

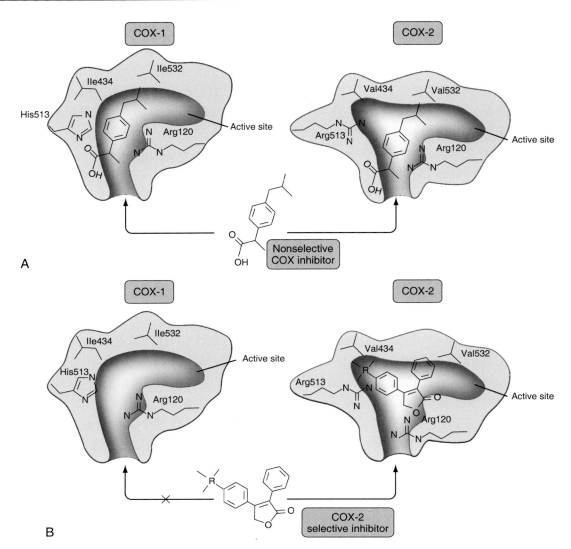

图 62-1 （本图受版权限制，仅保留英文——译者注）Cyclooxygenase（COX）-1 and COX-2 substrate-binding channels. A schematic depiction of the structural differences between the substrate-binding channels of COX-1 and COX-2 that allowed the design of selective inhibitors. The amino acid residues，Val434，Arg513，and Val523，form a side pocket in COX-2 that is absent in COX-1.（A）Nonselective inhibitors have access to the binding channels of both isoforms.（B）The more voluminous residues in COX-1，Ile434，His513，and Ile532，obstruct access of the bulky side chains of the coxibs.（From Grosser T，Fries S，FitzGerald GA：Biological basis for the cardiovascular consequences of COX-2 inhibition：therapeutic challenges and opportunities. *J Clin Invest* 116：4-15，2006.）

非环氧化酶依赖性作用机制

只有在超生理需要的大剂量下，才能观察到部分 NSAIDs 可以在体外细胞通路上发挥非环氧酶依赖性作用。由于所需药物剂量大且进行的只是体外实验，所以在体内这些作用与药物活性的相关性仍不清楚。部分 NSAIDs 抑制与 cAMP 代谢相关的磷酸二酯酶，使细胞内 cAMP 浓度升高，进而抑制了外周血淋巴细胞对有丝分裂原刺激的反应，抑制了单核细胞和中性粒细胞的迁移以及中性粒细胞的聚集[17]。

NSAIDs 可以清除自由基，抑制多形核中性粒细胞产生超氧化物，抑制单核细胞磷脂酶 C 活性，抑制可诱导的一氧化氮合成酶的活性。水杨酸钠和乙酰水杨酸可以抑制 NF-κB 活化，无活性的氟比洛芬对映异构体也可以抑制 NF-κB 活化。有些研究显示，其他信号通路分子，如丝裂原活化蛋白激酶和转录因子活化蛋白（activator protein，AP）-1 也受 NSAIDs 调控。一些 NSAIDs 结合并激活过氧化物酶增殖活化受体（peroxisome proliferator-activated receptor，PPAR）家族成员和其他细胞内受体。PPAR 活化被认为可介导抗炎活性。非选择性酸性 NSAIDs，包括水杨酸、布洛芬和双氯芬酸，可激活磷酸腺苷活化蛋白激酶（adenosine monophosphate-activated protein kinase，AMPK），而非酸性 NSAIDs 没有这个作用[36]。选择性 COX-2 抑制剂拥有独特的结构可促进非 COX 依赖的活性，如细胞周期的调节、细胞凋亡、抑制血管生成[19]。

对乙酰氨基酚和其他镇痛解热药的作用机制

对乙酰氨基酚（扑热息痛）和安乃近可缓解疼痛和退热，但是它们没有抗炎作用。这些药物发挥疗效的具体机制仍不清楚。在 1970 年代，人们认为对乙酰氨基酚可能是通过抑制主要在大脑中而不是外周组织中的 COX 活性发挥作用，因为它们是非酸性物质并且可以穿过血脑屏障[20]。对乙酰氨基酚确实可以抑制 COX-1 和 COX-2，但在不同的细胞和组织中，对 COX-1 和 COX-2 的抑制作用有差异。对乙酰氨基酚并不通过与 COX 的活性位点结合发生作用，而是作为过氧化物酶位点的还原共底物起作用。体内组织和细胞过氧化物酶的特性可以解释抑制剂的特异性，血小板和活化的巨噬细胞对对乙酰氨基酚的作用不敏感，而血管内皮细胞对它抑制 COX 的作用敏感。此外，对乙酰氨基酚的抑制效力取决于 COX 酶的浓度[20]。这种现象可能是其缺乏临床抗炎效果的又一因素，因为炎症与 COX-2 酶表达显著升高有关。随着 COX-1 剪接变构体的发现，研究显示它在大脑中高表达并且对乙酰氨基酚的抑制更敏感，一些研究人员推断，对乙酰氨基酚的镇痛和解热作用可用其抑制 COX-1 剪接变构体解释（有人称它为 COX-3，尽管事实上这个变构体没有来自不同的基因）[21]。然而，最近更多的研究不赞同用这种机制解释乙酰氨基酚的疗效[20,22]。

水杨酸具有镇痛、解热和抗炎作用，但与对乙酰氨基酚相似，对 COX 的抑制作用很弱，这与 ASA 相反。在底物水平很低时 ASA 可以抑制 COX 活性，其作用取决于酶的氧化状态，这提示水杨酸通过氧化还原相关机制抑制 COX[23]。

药理学和剂量

分类

NSAIDs 可依据化学结构、血浆半衰期和对 COX-1/COX-2 选择性抑制的不同来分类（表 62-1 和图 62-2）。表 62-1 对具有代表性的常见 NSAIDs 进行了汇总，包括药物的剂型、剂量、半衰期以及使用注意事项。从化学结构上来看，大多数 NSAIDs 为有机酸，pK 值相对较低，炎症部位 pH 较非炎症部位低，这使得药物在炎症区域聚集达到较高浓度。尽管从血浆、血管壁和肾中被很快清除，NSAIDs 可在滑液中持续存在，这与其持续的治疗作用相关[24]。通常 pK 值越低，半衰期越短，但也有例外，如非酸性化合物萘丁美酮。由于 NSAIDs 倾向于在关节腔滑液中聚集，且此处药物浓度变化范围可能比血浆小，因此根据血浆半衰期对 NSAIDs 进行分类可能有问题。半衰期短的 NSAIDs 可能可以减少根据其血浆半衰期计算出的给药次数。具有较长半衰期的 NSAIDs 需要较长时间才能达到血浆稳态浓度。半衰期达 12 小时或更长时间的药物可以一天 1～2 次给药。根据半衰期的不同，血浆浓度在数天到数周内会持续升高，但此后的给药间期可保持相对稳定。长半衰期使药物浓度有足够长的时间在血浆及关节腔滑液中达到平衡，尽管由于关节腔滑液中的白蛋白较血浆中少，故关节滑液中总的结合药物和游离药物浓度一般较低。不管怎样，长半衰期或者缓释剂型的 NSAIDs 更容易引起不良反应[25]。COX 同工酶的选择性很有可能是决定其相对 GI 风险和心血管风险的重要因素，这应当作为每种 NSAIDs 其他药理特性的补充被考虑进去[15]。

NSAIDs 的代谢

绝大多数 NSAIDs 超过 90% 与血浆蛋白结合。当总血药浓度增加超过血浆白蛋白与药物结合的饱和点时，具有生物活性的游离药物浓度迅速增加，且与总药物浓度的增加不成比例。NSAIDs 的清除通常是经肝代谢，产生无活性的代谢产物，然后通过胆汁和尿液排出体外。大多数 NSAIDs 通过含有微粒体细胞色素 p450 的混合功能氧化酶系统代谢。非甾体抗炎药最常由 CYP3A 和（或）CYP2C9 代谢。然而，有些 NSAIDs 被其他细胞质肝酶代谢。

表 62-1　常用非甾体抗炎药

药名	商品名	可用剂型（mg）	每日最大剂量（mg）	T_{max} (h)	$T_{1/2}$ (h)	剂量调整或特别注意事项
水杨酸类						
乙酰水杨酸	阿司匹林	片剂：81，165，325，500，650 儿童剂型：81 栓剂：120，200，300，600	3000	0.5	4～6	肾衰竭和肝功能不全患者剂量减半
双水杨酯	Disalcid Amigesic Salflex	胶囊：500 片剂：500，750	3000	1.4	1	
二氟尼柳	Dolobid	片剂：250，500	1500	2～3	7～15	肾衰竭患者减少 50% 用药剂量
乙酸类						
双氯芬酸钠	扶他林 扶他林缓释剂 克他服宁	片剂 25，50，75 缓释剂：100	225	1～2	2	转氨酶升高发生率高于其他非甾体抗炎药
双氯芬酸钠 + 米索前列醇	奥斯克	片剂：50 或 75 加米索前列醇 200 μg	200	1～2	2	转氨酶升高发生率高于其他非甾体抗炎药
吲哚美辛	消炎痛 消炎痛缓释剂	胶囊：25，50 缓释剂：75 混悬液：25 mg/ml 栓剂：50	200	1～4	2～13	获批用于治疗动脉导管未闭
舒林酸	奇诺力	片剂 150，200	400	2～4	16	前体药代谢为活性化合物 减少肾、肝病患者和老年患者的用药剂量
酮咯酸	痛力克	肌注 / 静脉：15 或 30 mg/ml 片剂：10	120IV/IM 40 口服	0.3～1	4～6	肾衰竭患者及老年患者减少 50% 用药剂量 用药时间不超过 5 天
托美丁	妥美丁	片剂：200，600 胶囊：400	1800	0.5～1	1～1.5	
依托度酸	罗丁 罗丁缓释片	胶囊：200，300 片剂：400 缓释剂：400，500，600	1200	1～2	6～7	
丙酸类						
布洛芬	美林雅维 Advil Nuprin Rufen	片剂：200（OTC），300，400，600，800	3200	1～2	2	避免在严重肝病患者中使用
萘普生	Naprosyn Aleve Anaprox EC-Naprosyn Naprelan	片剂：125（OTC），250，375，500 缓释剂：375，500 混悬液：125 mg/5 ml	1375	2～4	12～15	减少肾、肝病患者和老年患者的用药剂量
非诺洛芬	Nalfon	胶囊：200，300，600	3200	1～2	2～3	比其他非甾体抗炎药更易出现变异性肾病

续表

表 62-1　常用非甾体抗炎药

药名	商品名	可用剂型（mg）	每日最大剂量（mg）	T_{max}（h）	$T_{1/2}$（h）	剂量调整或特别注意事项
酮洛芬	Orudis 欧露维	片剂：12.5（OTC） 胶囊：25，50，75 缓释剂：100，150，200	300	0.5～2	2～4	减少严重肾、肝病患者和老年患者的用药剂量
氟比洛芬	Ansaid	片剂：50，100	300	1.5～2	3～4	
奥沙普泰	Daypro	片剂：600	1800 或 26 mg/(kg·d)	3～6	49～60	减少肾衰竭患者及体重 < 50 kg 患者的用药剂量
灭酸类						
甲芬那酸	Meclomen	胶囊：50，100	400	0.5	2～3	
昔康类						
吡罗昔康	费啶	胶囊：100，20	20	2～5	3～86	减少肝病患者和老年患者的用药剂量
美洛昔康	莫比可	片剂：5.5，15	15	5～6	20	
非酸性化合物类						
萘丁美酮	瑞力芬	片剂：500，750	2000	3～6	24	食物增加峰浓度 降低肾病患者使用剂量 避免在严重肝病患者群中使用 老年患者限制用量在 1 g/d
环氧化酶 -2 选择抑制剂						
塞来昔布	西乐葆	胶囊：100，200，400	400（80mg 3 in FAP）		11	磺胺类药物过敏者禁用
依托考昔 [a]	安康信	片剂：60，90，120	120	1～1.5	22	严重肝肾疾病患者禁用 中重度疾病患者慎用

[a] Not approved by the U.S. Food and Drug Administration.
COX-2，Cyclooxygenase-2；FAP，familial adenomatous polyposis；IM/IV，intramuscular/intravenous；OTC，over the counter；PO，oral.

水杨酸代谢和阿司匹林抵抗

　　水杨酸是可以被乙酰化（如阿司匹林）或非乙酰化的（如水杨酸钠、胆碱水杨酸盐、三柳胆镁、双水杨酯）[23]。虽然非乙酰化的水杨酸在体外是弱 COX 抑制剂，但在体内能够减轻炎症。口服后，阿司匹林通过胃或小肠黏膜吸收，生物利用度为 40% ～ 50%[26]。在进入体循环之前，血浆和内皮酯酶会将其基本水解为水杨酸。不同剂量范围内的血浆半衰期为 15 ～ 20 分钟。大约 50% 吸收的阿司匹林在第一次肝代谢过程中被结合。血小板的 COX-1 抑制主

要发生在门静脉循环中。对 COX-1 衍生的血栓素 A_2（thromboxane A2，TXA_2）的抑制率超过 95% 被认为是抑制血小板聚集的必要条件。

　　水杨酸剂型的差异影响吸收特性，但不影响生物利用度。阿司匹林缓释片包含抗酸剂，从而升高微环境 pH，而肠溶涂层可减缓吸收。直肠阿司匹林栓剂生物利用度随保留时间延长而提高。水杨酸类药物首先与白蛋白结合，并迅速扩散进大多数体液中。水杨酸类药物主要是由肝代谢并且由肾排泄。在肾中，水杨酸及其代谢物在肾小球被自由滤过，然后被肾小管重吸收和分泌。水杨酸的血清水平通常与剂量不太相

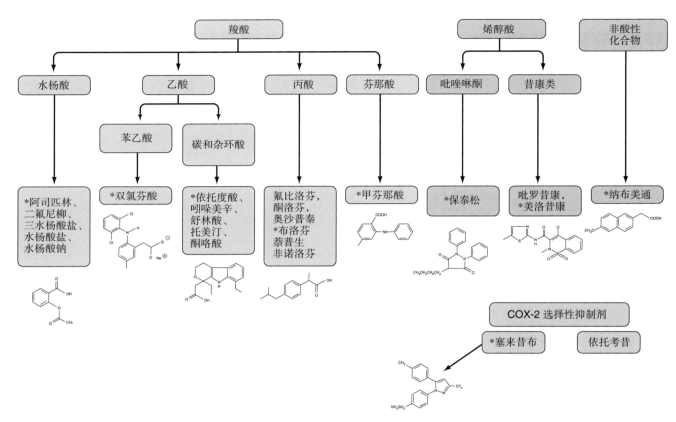

图 62-2 传统非甾体抗炎药（NSAIDs）与环氧化酶 -2（COX-2）选择性 NSAIDs 的分类及代表结构。* 从各个亚类中挑选的代表性 NSAIDs

关，但小剂量增加也可导致血清水平不成比例增加。药物清除率与血清浓度呈函数关系。调节血清水杨酸水平的主要因素是尿 pH 和代谢酶的活性。

阿司匹林抵抗广泛用于描述阿司匹林不能预防血栓事件，不论是因为抗血小板作用的药理学抵抗，还是在特定的临床环境下不能抑制血栓形成倾向[27]。更精确的定义集中在使用各种体外测定方法明确其生物化学特性上。阿司匹林抵抗的分类可以是药代动力学的，即在体内阿司匹林不能抑制血小板聚集和血栓素的形成，但在体外可以通过添加阿司匹林纠正。这种阿司匹林抵抗可能可以通过增加剂量得到解决。药效学抵抗是指体内和体外的阿司匹林均不能抑制血小板聚集和血栓素的形成。假性抵抗指尽管可以适当地抑制血栓素的形成，但阿司匹林在体内和体外都不能抑制血小板聚集。阿司匹林治疗抵抗的机制可能包括由于质子泵抑制剂等药物导致的吸收不良、酯酶介导的代谢、NSAIDs 对 COX-1 结合或 COX-1 多态性的干扰、血小板 COX-1 再生或替代途径来源的 TXA2 以及 TXA2 非依赖性血小板活化[26]。

药理差异

对于同一种 NSAIDs，不同患者可以有不同的应答方式，这种个体差异存在的机制尚不清楚。一些与 NSAIDs 相关的药理学因素可能会导致这种差异，包括剂量响应、血浆半衰期、对映体转换、尿液排泄和药效动力学变异[24]。其他重要的药物因素包括蛋白结合、药物的代谢模式，作为活性对映体（S）的药物百分比。有些 NSAIDs 存在两种对映体；这些药物包括丙酸衍生物（例如布洛芬、酮洛芬和氟比洛芬），以无活性（R）和有活性（S）对映体混合物的形式存在。萘普生由活性（S）对映体构成。在体内，存在不同程度的无活性（R）向有活性（S）形式的转化，这种转换率的差异是患者对这些药物差异反应的基础。细胞色素 P450 代谢酶也存在遗传学差异，使某些个体或种族代谢药物更慢。例如，亚洲人在 CYP2C9 通路上经常是慢代谢。人们发现了一些 CYP2C9 序列的单核苷酸多态性，其中 CYP2C9*2 这种基因改变后的产物与塞来昔布代谢减少和血药浓度增高相关[24]。最后，肝肾疾病和老龄都可以影响某些 NSAIDs 的药代动力学。

给药途径

NSAIDs 被制成多种药物形式，包括静脉注射、缓慢释放或持续释放的口服制剂，还有凝胶、贴剂、栓剂等多种形式的外用制剂。为了降低 NSAIDs 的毒性而同时保证药物运送到特定部位，人们不断努力改变药物配方和给药方式。纳米粒、脂质体、微球都在研究中，以减少药物剂量并且保证其作用于特定靶点。药物封装策略必须考虑载体类型选择及封装方法的选择 这些考虑主要集中在纳米级（一个维度 1 ～ 100 nm）[28]。

局部用药 NSAID 剂型的开发是为了减少全身用量而保留其有效性。例如，双氯芬酸有溶剂、凝胶、贴剂等剂型。全身疗效直接与接触的体表面积成正比，相比于口服，这种用药方式使双氯芬酸的全身水平相对稳定[29]。

药物联合使用和前体药

市面上已经有 NSAIDs 和其他胃保护剂联合制成的 "复合片剂"。这种方法更加能有效保护黏膜，从而降低在临床使用时的不良反应。双氯芬酸联合 PGE 1 合成类似物米索前列醇能降低 NSAIDs 相关的消化道溃疡和黏膜损害，但是该复合制剂使用受到限制，因为米索前列醇会导致痉挛和腹泻。基于人群的研究显示，这种复合制剂在预防因消化性溃疡或胃肠道出血导致的住院方面比双氯芬酸和米索前列醇联合给药更有效。美国 FDA 已经批准萘普生和质子泵抑制剂（PPI）奥美拉唑的复合肠溶剂以及布洛芬与法莫替丁的复合制剂上市。

人们也尝试了其他提高安全性的方法，包括释放一氧化氮或二硫化氢的非甾体抗炎药，它们被设计用来释放血管舒张分子，保护胃肠道和（或）心血管系统免受 NSAIDs 相关的不良影响。这些化合物尚未被 FDA 批准用于治疗关节炎。萘普西诺这种药物在骨关节炎患者中进行了广泛的研究，但未能获得 FDA 的批准，因为它未能证明对萘普生的非劣效性[30]。

治疗效果

抗炎效果

NSAIDs 经常被当做一线药物用于各种炎症性疾病的症状缓解。在炎性关节炎随机双盲临床试验中，NSAIDs 与安慰剂、阿司匹林或相互之间进行比较。检测 NSAIDs 对 RA（和 OA）疗效的临床试验中，研究方案通常设计为中止现在使用的 NSAIDs，症状加重或复发的患者才能入选研究。虽然研究终点有一些差异，但大部分研究都包括对 ACR20 的评估。对没有接受激素或其他抗炎治疗的活动性类风湿关节炎患者使用 1 ～ 2 周的 NSAIDs，很容易就可证明 NSAIDs 疗效优于安慰剂[31]。足量传统 NSAIDs 或 COX-2 选择性抑制剂相互之间比较几乎总是得到相同的疗效。虽然 NSAIDs 可以改善疼痛和僵硬，但它们通常不能降低急性期反应物水平，也不能改善影像学进展。NSAIDs 的抗炎效果在风湿热、幼年型类风湿关节炎、强直性脊柱炎、痛风、骨关节炎和系统性红斑狼疮中也得到证明。虽然没有得到严格证明，它们对反应性关节炎、银屑病关节炎、急性或慢性滑囊炎和肌腱炎也是有效的。

镇痛效果

几乎所有的 NSAIDs 在使用少于抑制炎症所需的剂量后即可缓解疼痛。它们的镇痛作用是由抑制周围和中枢神经系统 PGs 合成所介导的。PGs 本身不能诱发疼痛，但是能增强外周痛觉感受器对缓激肽或组胺等介质的敏感性[32]。炎症或其他创伤释放的 PGs 降低了感觉神经元上对河豚毒抵抗的钠通道的激活阈值。中枢神经系统是 NSAIDs 和对乙酰氨基酚发挥镇痛作用的部位，PGs 在神经元增敏中也起重要作用。COX-2 结构性表达于脊髓背角，并且在炎症期间表达增加[32]。中枢表达的 PGE2 激活脊髓神经元和小胶质细胞引起神经痛[33]。研究发现，COX-1 或 COX-2 缺陷小鼠痛觉减退，证明 COX-1 和 COX-2 都参与了伤害性感觉的传导[34]。

解热效果

NSAIDs 和对乙酰氨基酚在人类和实验动物中证

实可有效解热。发热源于 PGs 的产生，主要是 PGE2，由血管内皮细胞通过 COX-2 和 mPGES-1 产生[35]。这些 PGs 产生神经信号，然后激活下丘脑前部视前区体温调节中枢。PGE_2 合成由内源性致热原（如白介素 -1）或外源性致热原（如 LPS）刺激产生。炎症刺激均不能使 COX-2 或 mPGES-1 基因缺失的小鼠发热[36]。

很少有证据表明哪一种 NSAIDs 作为解热剂有更好的效果。在病毒感染相关的发热中，应避免使用阿司匹林，因为它和肝细胞衰竭（Reye 综合征）有关[37]。

疾病和症状改善作用

尽管 PGs 在多关节组织中起作用并改善症状，但很少有证据表明 NSAIDs 对 OA 或 RA 有任何改善病情的作用。一项对膝骨关节炎患者的系统回顾和荟萃分析包括 72 项随机对照试验，超过 26 000 名参与者，得出结论，NSAIDs 对疼痛和关节功能表现出中度的、具有统计学意义的影响，在 2 周时达到峰值，并在 8 周时开始下降。对症状的影响随着时间的推移而减少，而胃肠道不良事件早在治疗开始后 4 周就显著增加[38]。最近一篇关于 OA 患者中使用 NSAIDs 的综述认为，没有证据显示它可以改变病情[39]。然而有一些证据表明，NSAIDs 可以减慢脊柱关节炎的进展[40-42]。最近的一项综述探讨了 NSAIDs 在中轴型脊柱关节炎（axial spondyloarthritis，axSpA）中的益处和危害，认为有高质量的证据表明，传统的和 COX-2 选择性 NSAIDs 均对 axSpA 有效，在短期内它的危害与安慰剂并无不同。而且，不同 NSAIDs 的疗效接近[41]。NSAIDs 被推荐作为强直性脊柱炎和非放射学改变中轴型脊柱关节炎的一线治疗[43,44]。

其他治疗效果

抗血小板作用

阿司匹林和传统 NSAIDs 可不同程度地抑制血小板 COX-1。除了阿司匹林，其他药物抑制血小板聚集是可逆的并且依赖血小板内药物的浓度。阿司匹林乙酰化血小板 COX-1，使后者不能重新合成。仅 80 mg 的阿司匹林抗血小板聚集效应可以持续达 4 ~ 6 天，直到骨髓能够合成新的血小板[45]。

基于显示其益处的数据增加，FDA 批准阿司匹林用于心血管疾病的二级预防。大规模试验显示每日服用阿司匹林 75 ~ 325 mg 能有效减少非致命性心肌梗死（myocardial infarction，MI）、非致命性卒中和死亡。每 1000 名接受治疗的患者中，主要血管事件可减少 10 ~ 20 起，代价是发生 1 ~ 2 起胃肠道出血[46]。

在主要血管事件的一级预防护理健康研究中，观察到隔天使用 100 mg 阿司匹林没有减少心肌梗死发生率，而胃肠道出血的概率增加。然而，这种治疗使卒中概率明显降低[47]。2018 年新近发表的几项关于一级预防的大规模研究，讨论了心血管事件的一级预防问题。一项对中高危心血管事件人群的研究发现，阿司匹林并不能显著降低首次明确心肌梗死、卒中、心血管死亡、不稳定心绞痛或短暂性缺血发作的发生率[48]。这项研究的事件发生率低于预期，这也许反映了心血管疾病预防的现代方法的有效性。另一项对有糖尿病但无明显心血管疾病的患者的大规模研究发现，在 7.4 年期间减少了心血管事件的发生[49]。70 岁以上的患者服用阿司匹林对预防心血管疾病没有任何益处[50]。然而，一项超过 16.4 万名患者参与、超过 100 万次人年随访的系统回顾和荟萃分析（包括最近研究的整合结果）发现，复合心血管事件的绝对风险显著降低了 38%[51]。所有的预防研究都表明胃肠道出血的风险显著增加。因此，必须考虑利弊两方面的风险。美国预防服务工作组于 2016 年更新了其心血管疾病和结肠直肠癌一级预防的建议[52]。没有足够的证据来评估 50 岁以下或 70 岁以上个体的利弊平衡。但他们建议 50 ~ 59 岁的成年人开始服用阿司匹林，因为 10 年心血管风险在 10% 或以上，而出血风险没有增加。这些人至少有 10 年的预期寿命且愿意每天服用小剂量阿司匹林至少持续 10 年。此外，他们指出，在 60 ~ 69 岁的人群中是否开始使用小剂量阿司匹林应个体化评估其潜在益处是否高于潜在危害。

癌症化学预防

大量的流行病学和动物实验研究表明，高脂饮食增加患癌风险。花生四烯酸（AA）是动物脂肪的主要成分之一，从花生四烯酸衍生的类花生酸是癌症发展的重要促进因素[53]。大规模流行病学研究表明，长期服用 NSAIDs 可以降低 40%～50% 的癌症发生率，包括结肠癌、小肠癌、胃癌、乳腺癌和膀胱癌。由于 NSAIDs 能够抑制 COX 和 PGs 的产生，COX 途径在肿瘤发病机制中发挥重要作用。众所周知，生长因子、肿瘤启动子和致癌基因均可通过诱导 COX-2 而刺激 PGs 生成，人类肿瘤组织与正常非肿瘤组织相比，COX 活性增加。80% 的结直肠癌中存在 COX-2 高表达。在各种 PGs 中，PGE$_2$ 在人类肿瘤组织中含量最丰富。诱导型 mPGES-1 酶在肿瘤中高度表达，在动物模型中它的缺失会抑制肠道肿瘤发生。此外，在肿瘤中普遍缺乏代谢细胞内 PGE$_2$ 的 15- 羟基前列腺素脱氢酶，并且这种酶基因缺失的小鼠加速了肿瘤的发生[53]。许多天然产品，包含白藜芦醇（红葡萄酒）、儿茶素（绿茶）和姜黄素（藏红花）也抑制 COX，这可能是其公认抗癌作用的重要机制[54]。

一项回顾性队列研究显示，阿司匹林和传统 NSAIDs 特异性降低某些患者结肠癌风险，该组患者结肠肿物表达较高水平的 COX-2[55]。在一个阿司匹林（每天 75 mg 以上并且没有剂量依赖）对肿瘤效应的荟萃分析中，阿司匹林组的肿瘤死亡率减少超过 20%[56]。通过对个体患者数据的分析，只有在 5 年的随访后，癌症死亡方面的获益才显示出来，并且这种益处是随着试验治疗时间延长而持续增加。相比其他肿瘤，阿司匹林似乎对腺癌效应更佳。其他研究证明，结直肠癌，特别是近端结肠癌，其发生率和肿瘤死亡率都降低[56]。长期服用小剂量阿司匹林似乎也减少患前列腺癌的风险[57]。

临床试验也证明，传统 NSAIDs 和选择性 COX-2 抑制剂可使家族性腺瘤性息肉病（familial adenomatous polyposis，FAP）患者的息肉消退[58]。随后 FDA 批准塞来昔布用于家族性腺瘤性息肉病的治疗。一项针对结直肠腺瘤一级预防的前瞻性研究，比较了二十碳五烯酸（eicosapentaenoic acid，EPA）单独或与阿司匹林联合使用都不能降低结直肠腺瘤的高危患者风险。然而，通过每个参与者平均腺瘤数量的减少来衡量，这两种药物对结直肠腺瘤负担都有一定的化学预防效果[59]。

不良反应

尽管特定不良反应的发生率随药物种类的不同而各异，NSAIDs 也有许多共同的毒性（表 62-2）。

每种 NSAID 的毒性与其药理学特性，如生物利用度、半衰期及对 COX-1 和 COX-2 的抑制程度相关[15,25,60]。

对胃肠道的影响

胃肠道损伤是目前服用 NSAIDs 的患者最常见的不良反应。NSAIDs 药物通过局部和全身作用损伤胃肠道。除了抑制 COX-1 和 COX-2 外，它们的脂溶性弱酸的理化性质使它们具有清洁剂作用并与磷脂相互作用[61]。NSAIDs 与肠黏液层和细胞表面磷脂层相互作用。黏液作为表面上皮和腔内内容物之间的润滑剂，限制大亲水分子、消化酶和细菌进入表面上皮。黏液还能缓冲胃酸。黏液的产生和分泌是由腔内物质之间的相互作用决定，如胃酸、胃蛋白酶、胃内或胆汁内的幽门螺杆菌和小肠内的细菌。黏液也是磷脂的基质，维持胃肠道的完整性。由于 NSAIDs 降低了胃肠道黏膜的疏水性，损害了黏液的保护功能[61]。NSAIDs 还可通过离子陷阱使线粒体氧化磷酸化解偶联，导致 ATP 生成减少和内皮细胞凋亡。COX-2 选择性药物如塞来昔布，不能使氧化磷酸化解偶联[61]。一般来说，非酸性 NSAIDs，如萘丁美酮、依托度酸和塞来昔布不会引起急性黏膜病变。酸性 NSAIDs 的酯化作用，如 NO-NSAIDs，可以抑制黏膜损伤[62]。

表 62-2	非甾体抗炎药的共同毒性
脏器	**毒性**
胃肠道	消化不良、食管炎、胃十二指肠溃疡、溃疡并发症（出血、穿孔、梗阻）、小肠侵蚀和狭窄、缩窄性结肠炎
肾	钠潴留、体重增加和水肿、高血压、Ⅳ型肾小管酸中毒和高钾血症、急性肾衰竭、肾乳头坏死、急性间质性肾炎、加速性慢性肾病
心血管	心力衰竭、心肌梗死、脑卒中、心血管事件死亡
肝	转氨酶升高、Reye 综合征（仅阿司匹林）
哮喘 / 过敏	阿司匹林加剧呼吸道疾病的恶化[a]（易感患者）、皮疹
血液系统	血细胞减少
神经系统	头晕、意识模糊、嗜睡、癫痫、无菌性脑膜炎
骨骼	延缓愈合

[a] 特异性 COX-2 抑制剂能减少其发生

在黏膜损伤发生后，NSAIDs 通过抑制 COX-1 和 COX-2 的作用，抑制早期表皮修复、晚期细胞增殖和血管形成从而延缓溃疡愈合[63]。其机制可能与微血管血流减少、黏液减少和泌酸增加有关[61]。因此，局部损伤是通过破坏胃肠道上皮细胞屏障启动了最初的黏膜侵蚀，但 PG 消耗是临床显著的胃和十二指肠溃疡发展的必要条件。胃黏膜防御功能的完整性依赖于经 COX 酶产生的 PGE2 和 PGI$_2$。在生理条件下，COX-1 广泛表达于胃黏膜，而 COX-2 在胃黏膜几乎检测不到。然而，在出现损伤或既往存在溃疡时，COX-1 和 COX-2 的表达均迅速增加[64]，这也许可以解释为何并发幽门螺杆菌感染时消化性溃疡发病率增加、NSAIDs 服用者出血风险增加[65]。

似乎同时抑制 COX-1、COX-2 最易产生消化道溃疡[25]，这一临床现象和动物实验的结果一致，即缺乏单一 COX 酶的小鼠或用药物特异性地抑制 COX-1 或 COX-2 的小鼠不发生消化道溃疡。而同时阻断两种酶时，可以观察到严重的胃损伤。然而，当胃黏膜受损后，单一抑制 COX-1 或 COX-2 就可以产生溃疡[63]。传统 NSAIDs 或选择性 COX-2 抑制剂均能延缓溃疡愈合，而非选择性 NSAIDs 的影响更显著[66]。还应当注意的是，胃肠道出血可能与损伤和血小板聚集受抑制同时出现有关，这是在临床上阿司匹林以及其他非选择性 NSAIDs 可导致明显溃疡的另外一个因素[62,63]。发生胃肠道毒性的危险因素见

图 62-3。

主要胃肠道的毒副作用

近期开展的前瞻性研究，将 COX-2 选择性抑制剂塞来昔布与传统 NSAIDs 进行比较，以确定临床上严重的胃肠道毒副作用风险。一项超过 8000 名参与者的大规模前瞻性、随机、开放、盲法终点的研究比较了塞来昔布和其他 NSAIDs 在 OA 患者中上、下消化道的不良事件[67]。排除使用阿司匹林的患者，酌情使用质子泵抑制剂或 H$_2$ 受体阻滞剂。随机分组按基线幽门螺杆菌状态分层，33% 的参与者存在幽门螺杆菌感染。随机分配给塞来昔布的患者中有 1.3% 出现了临床严重副作用，随机分配给其他 NSAIDs 的患者中则为 2.4%。在幽门螺杆菌阳性患者中，这一比率分别上升到 1.8% 和 2.5%。每组参与者中服用质子泵抑制剂或组胺 2 受体拮抗剂约占 22%。临床严重胃肠道事件和贫血的发生率在质子泵抑制剂组较高，可能是由于受适应证的干扰。

一项比较塞来昔布、萘普生和布洛芬的大型、盲法、前瞻性安全性研究（超过 20 000 名参与者），塞来昔布综合安全性与布洛芬或萘普生的前瞻性随机评价（PRECISION）研究，发现在意向性治疗人群（ITT）中，判定的临床严重胃肠道事件的危险比没有显著差异。临床严重胃肠道事件定义为胃十二指肠出血；幽门梗阻；胃十二指肠、小肠或大肠穿孔；有

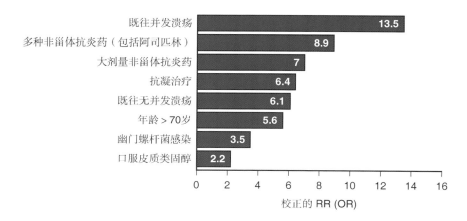

图 62-3 与应用非甾体抗炎药相关的上消化道出血的既定风险因素。OR，优势比；RR，相对风险（Modified from Gutthann SP, García-Rodríguez LA, Raiford DS: Individual nonsteroidal anti-inflammatory drugs and other risk factors for upper gastrointestinal bleeding and perforation. *Epidemiology* 8：18-24，1997；Huang JQ，Sridhar S，Hunt RH: Role of Helicobacter pylori infection and non-steroidal anti-inflammatory drugs in peptic ulcer disease：a meta-analysis. *Lancet* 359：14-22，2002；and Lanas A，García-Rodríguez LA，Arroyo MT, et al.：Risk of upper gastrointestinal ulcer bleeding associated with selective cyclooxygenase-2 inhibitors，traditional non-aspirin non-steroidal anti-inflammatory drugs，aspirin and combinations. *Gut* 55：1731-1738，2006.）

症状的胃或十二指肠溃疡。根据研究对象在治疗期间或治疗后 30 天的数据分析，在改良意向性治疗人群（mITT）中，服用塞来昔布、布洛芬和萘普生分别有 0.34%、0.73% 和 0.66% 发生了临床严重不良事件，塞来昔布的风险比明显降低。在 PRECISION 研究中，所有参与者都服用质子泵抑制剂，总体风险很低。复合终点包括临床严重胃肠道不良事件和缺铁性贫血，对意向性治疗组和改良意向性治疗组的分析显示，塞来昔布组的事件显著减少[68-70]。

在一组有内镜记录的上消化道溃疡的极高危患者中，这些患者正在服用 NSAIDs，并因心血管风险需要服用阿司匹林，一项随机双盲试验表明，随机分配给塞来昔布加埃索美拉唑的患者 18 个月的累计反复出血发生率为 5.6%，随机分配给萘普生加埃索美拉唑的患者为 12.3%，原始风险比为 0.44（95%CI 0.23 ~ 9.2）。最终结果是由被认可的内科医生确诊的呕血或黑便，经内镜检查证实有溃疡或出血糜烂，或内镜检查证实有溃疡或出血糜烂时血红蛋白下降至少 2 g/dl。在这项研究中，另有 22 名参与者，每组 7 人，有下消化道出血[71]。

消化不良

非溃疡性消化不良是应用 NSAIDs 最常见的不良反应（10% ~ 20%），可能是耐受性差的原因[72]。消化不良患者中，年轻人较老年人多见[73]。尽管理论上讲，选择性 COX-2 抑制剂可以减少消化不良的发生，但它们仍和很多胃肠道不良反应相关[72]。有对照研究证实质子泵抑制剂可以减少消化不良的发生[66]，也有研究报道 H_2 受体拮抗剂对减少消化不良有效[74]。从临床的角度来看，消化不良的主观症状、便血和内镜所见相关性较差。另外，只有少数有严重胃肠道症状的患者先前存在消化不良[75]。

胃炎和胃十二指肠溃疡

早期研究通常针对未使用胃保护剂的人群，显示长期服用 NSAIDs 患者中高达 25% 会发生溃疡，2% ~ 4% 的患者表现为出血或穿孔。在美国，每年超过 10 万人因胃肠道事件入院，7 千 ~ 1 万人死亡，尤其是在极高危患者中[76]。溃疡并发症的风险在应用 NSAIDs 的前 3 个月最高，随着长期治疗持续存在。最近对 2000—2008 年间发表的关于 NSAIDs 与上消化道出血或穿孔的观察性研究的荟萃分析显示，

传统 NSAIDs 的相对危险度为 4.5（95%CI，3.82 ~ 5.31），而选择性 COX-2 抑制剂的相对危险度为 1.88（95% CI，0.96 ~ 3.71）[25]。对于传统 NSAIDs，小或中剂量的胃肠道风险较大剂量低。即使考虑到剂量因素，半衰期较长或缓释剂型的药物风险还是较高[25]。全血检测法研究显示同时强效抑制 COX-1 和 COX-2 的药物，如酮咯酸、吡罗昔康、萘普生、酮洛芬、吲哚美辛，其引起胃肠道出血和穿孔的相对危险度大于 5[25]。即使没有其他危险因素，小剂量阿司匹林也会增加出血和死亡的风险。很多患者在医生不知情的情况下服用着小剂量的阿司匹林，因此重点询问患者这一点是很必要的。

影响胃肠道溃疡及其并发症总体风险中与患者相关的因素详见图 62-3[76,77]。既往有溃疡或溃疡并发症是很重要的危险因素，尤其是合并其他危险因素时。幽门螺杆菌感染可能有叠加效应[65]。根除幽门螺杆菌对一级预防 NSAIDs 相关的溃疡是否有效尚不清楚，但对于需长期应用 NSAIDs 的患者是有益的[76]。仅仅根除幽门螺杆菌不足以成为溃疡并发症二级预防的单一策略，这种治疗似乎最有效地减低了小剂量阿司匹林的出血风险，但服用质子泵抑制剂较根除幽门螺杆菌对患者更加有益[76]。

表 62-3 为需用 NSAIDs 且存在胃肠道风险的患者的推荐治疗方案[76]。米索前列醇能有效减少胃

表 62-3　减少胃肠道风险的策略	
胃肠道风险	**可能的策略**
低危	间断应用 NSAIDs 小剂量应用 NSAIDs
中危（1 ~ 2 个危险因素） 年龄 > 65 岁 大剂量 NSAIDs 既往有溃疡病史 现用阿司匹林、类固醇或抗凝药物	间断应用 NSAIDs NSAIDs+ 质子泵抑制剂 NSAIDs+ 米索前列醇 NSAIDs 大剂量 H_2 受体拮抗剂[a]
高危 > 2 个危险因素 既往存在复杂溃疡	替代治疗 选择性 COX-2 NSAIDs + 质子泵抑制剂 选择性 COX-2 NSAIDs + 米索前列醇
近期幽门螺杆菌阳性	对中 - 高危患者考虑根除幽门螺杆菌

[a] 作用不及质子泵抑制剂或米索前列醇

十二指肠溃疡，荟萃分析显示，和安慰剂相比，它能减少74%的胃溃疡、53%的十二指肠溃疡[78]。米索前列醇的作用和质子泵抑制剂兰索拉唑相当[79]，然而腹部绞痛和腹泻的高发生率限制了其足量应用。对于不能耐受足量（200 μg，每日4次）的患者，每日400～600 μg也许是有效的，且和质子泵抑制剂的作用相当。

质子泵抑制剂被广泛应用于NSAIDs相关溃疡的预防及治疗。这种药物出色的耐受性和可非处方获得使其在预防NSAIDs相关溃疡的药物中占主导地位。研究表明，内镜下溃疡的发生率从服用传统NSAIDs或选择性COX-2抑制剂联合安慰剂时的17%降至应用NSAIDs联合埃索美拉唑20 mg或40 mg时的5.2%或4.6%[80]。前文提到，萘普生和埃索美拉唑的复合剂型已获批上市，这种方案可以减少不依从性，但成本有所增加。

大剂量，每日两次服用 H_2 受体拮抗剂能减少NSAIDs诱发的内镜下溃疡的风险，是成本最低的选择。然而，它们的作用不如质子泵抑制剂，并且像质子泵抑制剂一样，评估 H_2 受体拮抗剂在长期使用NSAIDs者的疗效尚无随机化的临床试验研究证实[62]。

食管损伤

阿司匹林和NSAIDs造成食管炎的机制和其造成消化道黏膜损伤的机制相似[81,82]。老年人食管排空减慢，导致黏膜受阿司匹林和NSAIDs刺激时间延长。胃食管反流可能是一个加重因素，并能形成狭窄。出血也使食管炎复杂化。在胃食管反流病存在时需慎用NSAIDs。

小肠损伤

对应用NSAIDs者而言，胶囊内镜和气囊小肠镜的应用增强了探测较小肠道病变的能力。NSAIDs除能引起黏膜损伤和出血外，还能引起小肠向心性膈状狭窄。最近两个对应用NSAIDs超过3个月的患者的研究显示，胶囊内镜证实70%～80%患者存在小肠损伤[83]。另外，NSAID诱导的小肠损伤可能是不明原因胃肠道出血的常见原因。存在肝肠循环的NSAIDs有更高的风险。小肠损伤者可能因为贫血或与狭窄相关的梗阻症状而被诊断[83]。对胃十二指肠溃疡有效的药物如米索前列醇、某些质子泵抑制剂能减少小肠损伤的风险。小肠狭窄需要气囊内镜检查或手术干预[83]。

结肠炎

NSAIDs能引起大肠糜烂、溃疡、出血、穿孔、狭窄以及憩室病的并发症[84]。NSAID诱导的损伤多发于右半结肠（80%），但也可见于横结肠和左半结肠。含NSAIDs的栓剂可引起直肠的糜烂、溃疡和狭窄。NSAIDs相关结肠病变需要和炎症性肠病进行鉴别诊断。存在NSAIDs相关结肠病变的患者年龄较大，糜烂多为横向或环形[85]。还有一个担忧是，传统NSAIDs和选择性COX-2抑制剂可能加重炎症性肠病[86]。NSAIDs也与胶原性结肠炎的发展有关[87]。

对肾的影响

PGs对维持溶质及肾血管稳态起着决定性的作用[88]。PGs由COX-1和COX-2在肾不同部位产生，对肾功能发挥不同的生理作用[89,90]。COX-1在肾血管、肾小球系膜细胞、集合管高表达。COX-2仅表达于血管、髓袢升支粗段的皮质部（特别是和致密斑相关的细胞）以及髓质间质细胞。高肾素条件下（例如：限盐、血管紧张素转换酶抑制剂和肾血管性高血压），致密斑中COX-2表达增加，选择性COX-2抑制剂能显著降低血浆肾素水平以及肾素的活性。血管紧张素Ⅱ以及盐皮质激素可以减少致密斑COX-2的表达。脱水或高渗可以调节髓质间质处COX-2的表达。COX-2对正常的肾发育也是必需的。PRECISION研究显示，塞来昔布、萘普生和布洛芬治疗组严重肾毒性的发生率分别为0.7%、0.9%和1.1%[68]。

电解质的影响

目前已知PGs通过抑制髓袢升支粗段及集合管处钠的主动转运、减弱抗利尿激素的作用以增加肾排泄水的能力从而调节肾钠的重吸收[91]。由COX-2介导产生的能够促进尿钠排泄的PGs的细胞来源尚不清楚，但很有可能主要来源于髓质间质细胞。有报道称高达25%应用NSAIDs的患者发生钠潴留，在对钠有持续亲和力的患者，如轻度心功能不全或肝病患者尤为明显[91]。应用NSAIDs的患者钠排出减少可以导致体重增加和外周水肿，这种效应在临床上足以加重充血性心力衰竭。

PGs 刺激肾素释放，反过来，又增加醛固酮的分泌，随后，远端肾单位分泌钾。因此，使用 NSAIDs 的患者可能会出现低肾素性醛固酮增多症，表现为 IV 型肾小管酸中毒和高钾血症[91]。高血钾的程度一般较轻；然而，肾功能不全或那些因其他原因容易出现高钾血症的患者（如糖尿病患者和那些服用血管紧张素转换酶抑制剂或保钾利尿剂的患者）可能面临更大的风险。

高血压

NSAIDs 可能引起血压的改变，使平均动脉压增加 5 ~ 10 mmHg。另外，应用 NSAIDs 可能增加老年人起始降压治疗的风险，这种风险和 NSAIDs 用量正相关[92]。1990 年开始的对 44 ~ 69 岁无高血压女性进行的一项大型前瞻性队列研究（n = 51 630）显示，在随后的 8 年里，频繁服用阿司匹林、对乙酰氨基酚和 NSAIDs 的女性发生高血压的可能性明显更高[93]。NSAIDs 可以通过减弱包括利尿剂、血管紧张素转换酶抑制剂、β 受体阻滞剂等降压药的作用而影响血压的控制。

急性肾衰竭和肾乳头坏死

NSAIDs 治疗过程中不常发生急性肾衰竭。急性肾功能不全是因 NSAIDs 的血管收缩作用，且是可逆的。大多数情况下，肾衰竭见于实际或有效血容量不足的患者（如心功能不全、肝硬化、肾功能不全）[93]。髓质间质细胞凋亡引起的髓质血流量明显下降可能导致肾乳头坏死，对 COX-2 的抑制可能是其诱发因素[90,94]。

最近一项评估 NSAIDs 在普通人群中急性肾损伤风险的系统综述和荟萃分析估计，当前暴露于 NSAIDs 的综合比值比为 1.73（95% CI 1.44 ~ 2.07），老年人的风险更高。10 项研究中有 8 项显示 NSAIDs 暴露与急性肾损伤之间具有统计学意义的相关性。在已有慢性肾病患者中，综合预计比值比为 1.63（95% CI 1.22 ~ 2.19）[95]。

间质性肾炎

NSAIDs 产生的另一种肾不良反应是伴有大量蛋白尿和急性间质性肾炎的特异性反应。一些过敏现象如发热、皮疹、嗜酸性粒细胞增多也可发生。大多数 NSAIDs 都可观察到该综合征。

慢性肾病

镇痛药特别是对乙酰氨基酚和阿司匹林的使用与肾病相关，可导致慢性肾衰竭。在一项大型病例对照研究中，规律应用阿司匹林或对乙酰氨基酚者发生慢性肾衰竭的风险是未使用者的 2.5 倍，风险随着总累积剂量的增加而显著增加[96]。而同时规律使用阿司匹林和对乙酰氨基酚者也比单一用药者有更加显著的风险。在校正对乙酰氨基酚和阿司匹林的使用后，未发现非阿司匹林类 NSAIDs 和慢性肾功能不全存在相关性。既往存在肾病或全身性疾病是镇痛药导致肾衰竭的重要的先决条件，既往无肾病的患者发生终末期肾病的风险较小[96,97]。

对心血管系统的影响

在选择性 COX-2 抑制剂被应用于临床之前，NSAIDs 相关的心血管不良反应的风险并没有得到广泛重视。罗非昔布是一种半衰期较长的强效特异性 COX-2 抑制剂，因其能明显增加心肌梗死和卒中的风险而退市[7,60]。所有 NSAIDs 相关的心血管风险很有可能与其在给药间期完全抑制 COX-1 和 COX-2 所造成的不平衡有关。COX-1 同工酶可以生成有助于血小板聚集及血栓形成的 TXA_2，只有抑制 95% 或更多的 COX-1，才能抑制这种活动[98]。由内皮细胞 COX-2 合成的抗血栓的 PGI_2 几乎能完全被传统及选择性 COX-2 NSAIDs 抑制。有报道称在 COX-1 没有完全被抑制时，包括选择性 COX-2 NSAIDs 在内的所有的 NSAIDs 其过高的心血管风险和 COX-2 受抑制程度有关[99]。研究表明，在全血测定法下，治疗浓度能够抑制不超过 90% 的 COX-2 的药物其发生心肌梗死的相对危险度为 1.18（95% CI 1.02 ~ 1.38），而更强效的 COX-2 抑制剂其相对风险比为 1.60（95% CI 1.41 ~ 1.81）[99]。

COX 同工酶的相对受抑并不是导致心血管风险的唯一原因。NSAIDs 对包括血压、内皮功能、一氧化氮生成及对肾功能的影响也可能导致心血管风险[60,100,101]。多因素分析证实，既往存在冠状动脉疾病的患者心血管风险显著增加。一些 NSAIDs，尤其是布洛芬和萘普生，可能干扰阿司匹林对 COX-1 的不可逆抑制，从而增加阿司匹林应用者的心血管风险[99]。

许多大规模随机对照研究比较了 NSAIDs 与安慰剂或彼此之间的差异,通过分析确定心肌梗死、脑卒中、心血管死亡、全因死亡以及抗血小板试验参与人员协同(APTC)复合转归的危险因素[60]。一项大规模网络荟萃分析纳入了 31 项试验,涉及 116 429 例患者和超过 115 000 例患者随访年,研究结果显示,就心血管安全性而言,罕有证据表明某种 NSAIDs 是安全的,尽管萘普生可能是危害最小的[102]。然而,这些临床试验分析表明,除萘普生之外的所有传统的和选择性 COX-2 抑制剂比安慰剂增加 30% 的额外风险[60]。对临床试验中最常用的传统和 COX-2 选择性 NSAIDs 的两两比较也表明,萘普生可能具有较低的心血管风险[60]。另一项广泛的荟萃分析对 NSAIDs 的绝对风险进行了评估[103]。与安慰剂相比,选择性 COX-2 抑制剂(塞来昔布、罗非昔布以及其他药物一同分析)或双氯芬酸每 1000 名患者中,每年大约增加 3 例主要血管事件。一项针对 6 个塞来昔布随机对照试验的荟萃分析探讨了药量和给药方案的影响[104]。低剂量和每天一次的治疗方案和较低的 APTC 转归相对风险有关。这一发现证实了其他研究的结论,即避免对 PG 生物合成的持续干扰与较低的心血管风险相关[99]。

因评估 NSAIDs 疗效的临床试验不足以特异地说明其相关的心血管风险,研究者开始转向观察性的数据库。最近一项病例对照研究,来源于一个大型的包括 8852 例非致死性心肌梗死患者的观察性数据库,证实 NSAIDs 使用者的心肌梗死风险增加 35%[99]。在一项全国性的心肌梗死后患者队列研究中,使用 NSAIDs 的患者在治疗开始时死亡或再发心梗的风险大约增加 50%,并在整个观察期间持续存在[105]。一项最大的观察性研究的荟萃分析也清楚地证实了更大剂量的 NSAIDs,除萘普生外,均增加严重心血管事件的风险[106]。关于剂量和缓释制剂的影响的研究显示,药物暴露时间延长直接影响其风险。对大多数 NSAIDs 而言,这些和药理作用因素相关的风险可能比 COX-2 的特异性更重要[60,99]。

最近,进行了大规模安全性研究以确定塞来昔布是否不劣于萘普生和布洛芬(PRECISION)或非特异性 NSAIDs,包括布洛芬、双氯芬酸和"其他"[标准治疗与塞来昔布结局试验(SCOT)相比较][68,107]。在高风险患者中进行 PRECISION,在未存在心血管疾病的患者中进行 SCOT。在这两项研究中,APTC 心血管事件发生率均低于预期。在 PRECISION 中,在塞来昔布、萘普生和布洛芬意向性治疗组中 APTC 发生率分别为 2.3%、2.5% 和 2.7%,在改良意向性治疗组中分别为 1.7%、1.8% 和 1.9%。两项研究的所有治疗组的分析均显示非劣效性。意向性治疗组的 SCOT 发生率为 1.1%,改良意向性治疗组的塞来昔布和非特异性 NSAIDs 组分别为 0.95% 和 0.86%。非劣效性在本试验中也得到了证明。人们对这两项研究都提出了担忧,因为参与比较的药物剂量可能不相等,而塞来昔布的使用剂量为剂量范围的下限。此外,在这两项研究中,有大量的参与者并没有持续保持在他们所分配的小组。

学者们已经提出了一些策略以降低与 NSAIDs 使用相关的心血管风险(表 62-4)[108]。这些建议考虑了患者潜在的风险、阿司匹林的使用、NSAIDs 之间的相互作用。此外,在选择 NSAIDs 时,应考虑其药理特性[60,99,109]。

心功能不全

NSAIDs 与排钠减少、扩容、前负荷增加和高血压有关。因为 NSAIDs 的这些特性,既往存在心功能不全的患者发生失代偿的相对风险比为 3.8(95%CI 1.1 ~ 12.7)。校正年龄、性别、联合用药情况后,相对风险比为 9.9(95%CI 1.7 ~ 57.0)[110]。尽管老年人的风险可能特别高,但对于 NSAIDs 是否会导致新的心衰发作,研究意见不一[110,111]。近期一项对因心力衰竭首次住院治疗且生存的患者研究发现,所有 NSAIDs 使用大剂量时均增加死亡风险,同时也再次证实了较低剂量的所有 NSAIDs 风险均降低[112]。

动脉导管闭合

新生儿期动脉导管的维持开放与闭合受 PGs 调节。COX-1、COX-2 和 EP4 缺失的小鼠因动脉导管

表 62-4　减少心血管风险的策略
合用阿司匹林者,口服 NSAIDs 前至少提前 2 小时口服阿司匹林 *
急性心血管事件或手术后 3 ~ 6 个月内不应用 NSAIDs
谨慎监测和控制血压
应用小剂量、半衰期短的 NSAIDs,避免应用缓释剂型

* 尤其是布洛芬。塞来昔布不影响阿司匹林的作用
NSAIDs,非甾体抗炎药

持续开放而死于出生后的心力衰竭。由于有造成动脉导管持续未闭的风险，孕妇不应在妊娠期最后 3 个月服用 NSAIDs。

对肝的影响

使用 NSAIDs 的患者中高达 15% 会出现一项或多项肝功能指标的轻度升高，在 NSAIDs 的临床试验中，近 1% 的患者出现谷丙转氨酶或谷草转氨酶显著升高（≥正常值上限的 3 倍）。患者往往没有症状，停药或减低剂量后通常能使转氨酶指标恢复正常。虽然比较少见，但几乎所有的 NSAIDs 均有致死性肝不良反应的报道。最有可能与肝不良事件相关的 NSAIDs 是双氯芬酸和舒林酸。

美国 FDA 收到的临床试验报告中，5.4% 的接受阿司匹林治疗的类风湿关节炎患者，曾有多于一项肝功能指标的持续升高。在病毒感染的患儿中，肝细胞功能衰竭和脂肪变性（Reye 综合征）与服用阿司匹林有关[37]。

哮喘与过敏反应

哮喘

多达 10% ~ 20% 的普通哮喘患者，尤其是那些存在血管运动性鼻炎、鼻息肉和哮喘三联症的患者，对阿司匹林高度敏感[113]。在这些患者中，摄入阿司匹林和非选择性 NSAIDs 会导致哮喘的严重加重，并伴有鼻炎的反应。以前这种情况被认为是阿司匹林敏感性哮喘，现在认为这些患者的特点为存在阿司匹林加重的呼吸道疾病（aspirin-exacerbated respiratory disease，AERD），因为他们存在慢性上下呼吸道黏膜炎症、鼻窦炎、鼻息肉和与过敏反应非依赖性的哮喘。据荟萃分析报道，AERD 在普通哮喘人群中的患病率为 7.2%，在严重哮喘人群中为 14.9%，在鼻息肉患者中为 9.7%，在慢性鼻窦炎患者中为 8.7%[114]。现在认为 AERD 保护性 PGs 的产生可能来源于 COX-1，而非 COX-2。临床试验证据表明，在稳定的轻中度哮喘伴有 AERD 患者中，急性暴露于 COX-2 抑制剂是安全的，选择性 NSAIDs 存在较小的风险。因此认为，COX-2 抑制剂可用于不愿暴露于非选择性 NSAIDs 的 AERD 或普通哮喘患者[115]。

事实上，尽管选择性 COX-2 抑制剂似乎对 AERD 是安全的，但这并不意味着不会导致其他过敏反应的发生。

过敏反应

NASIDs 与多种皮肤反应有关。几乎所有的 NSAIDs 都可以导致皮肤血管炎、多形红斑、Stevens-Johnson 综合征或中毒性表皮坏死松解症。NSAIDs 还与荨麻疹 / 血管性水肿、类过敏或过敏性反应有关。需要特别注意的是，塞来昔布和伐地考昔含有磺胺基团，不能给对磺胺过敏的患者服用。

对血液系统的影响

NSAIDs 很少发生再生障碍性贫血、粒细胞缺乏症和血小板减少症，但一旦发生，多为致死性。因为存在血液系统的风险，在美国，保泰松在任何情况下都不再被推荐使用，并已退出市场[116]。

对中枢神经系统的影响

老年患者可能特别容易发生与 NSAIDs 相关的认知功能障碍，以及其他的中枢神经系统副作用，包括头痛、头晕、抑郁、幻觉和癫痫。在使用布洛芬、舒林酸、托美丁或萘普生治疗的系统性红斑狼疮或混合性结缔组织病患者中有发生急性无菌性脑膜炎的报道。

对骨的影响

PGs 对骨形成和骨重塑的复杂影响多年来一直受到重视。现已明确，成骨细胞和破骨细胞的许多功能都需要 COX-2 的参与[117]。在成骨细胞中，COX-2 被快速诱导、高表达和调控。甲状旁腺激素（parathyroid hormone，PTH）是 COX-2 的强效诱导剂。成骨细胞产生 PGs 是骨转换调节的重要机制[117]。PGE2 主要通过上调 NF-κB 配体（RANKL）表达和抑制成骨细胞中骨保护素（osteoprotegerin，OPG）的表达间接发挥作用，促进破骨细胞形成。在器官培养中，PTGS2 基因缺失或选择性 COX-2 抑制剂可以部分阻断由甲状旁腺激素或 1,25- 二羟维生素 D 诱导的破骨细胞生成。最近，一种家族性疾病，原发性肥大性骨关节病，被认为与能够灭活 PGE2 的 15- 羟基前列腺素脱氢酶突变有关 [118]。这些患者 PGE2 水平缓慢升高，因指骨的骨形成和吸收增加出现杵状指。

NSAIDs 可抑制实验性骨折愈合，减少患者异位骨形成 [119]。考虑到 NSAIDs 作为镇痛药的有效性，临床工作中了解骨折愈合异常和 NSAIDs 的关系非常重要。外科医生经常避免使用 NSAIDs，因为它们可能会影响骨愈合。然而，高质量的研究很少，综述性文章对 NSAIDs 的安全性得出了相互矛盾的结论。系统性综述认为，没有强有力的证据表明，骨折融合术或脊柱融合术术后使用 NSAIDs 治疗疼痛会增加骨不愈合率 [120]。

NSAIDs 对骨密度的影响也还不清楚 [119]。在老年男性中，每日使用 COX-2 选择性 NSAIDs 与不使用 NSAIDs 的男性相比，其下髋部和脊柱的骨密度较低，但在未接受激素替代治疗的绝经后女性中，其骨密度较高 [121]。一项比较不同镇痛药对骨密度影响的研究并没有显示新的 NSAIDs 使用者的骨密度加速下降 [122]。

对卵巢和子宫的影响

COX-2 来源的 PGs 已被证实为女性生殖周期多个阶段的调节因子。促黄体生成素达峰值之后可即刻诱导 COX-2，这是首次发现这种同工酶涉及正常生理活动。COX-2 衍生的 PGs 可能是哺乳动物排卵的信号 [123,124]。用 COX-2 缺失小鼠进行的研究显示其可在排卵、受精、着床和蜕膜阶段出现生殖失败 [125]。COX-2 依赖的 PGs 的产生可能导致蛋白水解酶的产生，使卵泡破裂。持续使用 NSAIDs，特别是强效的选择性 COX-2 抑制剂，可在炎性关节炎女性中诱导未破裂卵泡黄素化综合征 [126]。受精后，COX-2 对子宫肌层中的胚胎着床也发挥作用 [125]。PGs 对分娩期间诱发子宫收缩有重要作用。对小鼠的研究表明，子宫收缩的机制涉及胎儿释放 $PGF_{2\alpha}$，这是一种能诱导黄体溶解的复合物。这一机制导致母体孕激素水平降低，诱导子宫肌层产生催产素受体，并导致分娩。

一项对类风湿关节炎患者受孕时间的分析显示，使用 NSAIDs 与较长的受孕时间相关，发生妊娠的风险比为 0.66（95% CI 0.46 ~ 0.94）[127]。

水杨酸中毒和 NSAIDs 过量

应用阿司匹林或水杨酸的患者，尤其是老年人，若新发呼吸急促、意识模糊、共济失调、少尿、血尿素氮 / 肌酐比值升高，需考虑水杨酸中毒的可能。在成人中，代谢性酸中毒可被呼吸中枢受刺激后的过度通气所掩盖，这是水杨酸的一个直接作用。即使没有改变药量，血清水杨酸的水平也会突然升高。这特别常见于存在不管任何原因导致的酸中毒、脱水或服用其他能取代水杨酸蛋白质结合位点的药物的患者。治疗措施包括清除胃肠道残留药物，在维持尿 pH 在碱性范围情况下强制利尿，并补充钾，如果利尿效果不理想则进行血液透析。推荐服用维生素 K，因为大剂量水杨酸可能会干扰维生素 K 依赖的凝血因子合成。

急性 NSAIDs 过量比阿司匹林或水杨酸过量的毒性小得多，布洛芬已经经受了最谨慎的评估并已获准对公众进行非处方销售。剂量超过 40 g 可引起的症状包括中枢神经系统抑制、抽搐、呼吸暂停、眼球震颤、视物模糊、复视、头痛、耳鸣、心动过缓、低血压、腹痛、恶心、呕吐、血尿、肾功能异常、昏迷和心搏骤停。治疗方案包括迅速清除胃内容物、观察以及液体管理。

对乙酰氨基酚的不良反应

对乙酰氨基酚是被广泛用于疼痛治疗的一线用药，主要因为其被认为有效且比 NSAIDs 安全。每日用量低于 2 g 时，几乎无毒性 [128]。对乙酰氨基酚诱导的急性肝衰竭是由于毒性代谢产物 N- 乙酰基对苯醌亚胺直接损伤的结果，其作为一种高反应性亲电子混合物，消耗谷胱甘肽随后在肝细胞内聚集 [129]。对乙酰氨基酚是一种高度可预测的肝毒素，其阈值为成人 10 ~ 15 g、儿童 150 mg/kg（低剂量也与肝损伤有关）。在美国，对乙酰氨基酚过量通常是无意的，因为患者服用多种含治疗剂量对乙酰氨基酚的药物。故意服用过量对乙酰氨基酚导致中毒也是一个重要的问题。在美国和大多数西方国家，对乙酰氨基酚是引起急性肝衰竭的最常见原因 [130]。对乙酰氨基酚过量的处理包括洗胃、药用炭、在注射后 3 小时内催吐。另外，强化支持治疗以及早期使用能补充谷胱甘肽的 N- 乙酰半胱氨酸可以减少急性对乙酰氨基酚中毒相关的死亡率。大量使用对乙酰氨基酚，也会出现其他毒性反应，如消化道溃疡、出血[131,132]。长期规律使用对乙酰氨基酚也与慢性肾衰竭的风险增加有关[96]。

合并用药、疾病和衰老的影响

由于处方和非处方 NSAIDs 的广泛应用，因此大大增加了它们与其他药物和患者自身因素相互作用的机会[133]，特定的药物相互作用列在单个药物的包装说明书上。

药物间相互作用

由于大多数 NSAIDs 与血浆蛋白广泛结合，它们可能取代相同结合位点上的其他药物，或者本身可能被其他药物取代。阿司匹林和其他 NSAIDs 可以通过取代磺脲类、降糖药、口服抗凝药、苯妥英、磺胺类和甲氨蝶呤等药物的蛋白质结合位点并增加药物在血浆中的游离成分，从而提高这些药物的活性或毒性[133]。NSAIDs 与 β 受体阻滞剂、血管紧张素转换酶抑制剂、噻嗪类降压药物联用时，会减弱这些药物的降压作用，影响其降压效果[134]。NSAIDs 与选择性 5- 羟色胺再摄取抑制剂同时服用，胃肠道风险比单独服用任何一种药物都要高，而且增加的风险超过两者叠加[135]。

阿司匹林与其他 NSAIDs 药物间也会发生相互作用，特别是布洛芬，它能阻断阿司匹林与 COX 活性位点结合。当阿司匹林用于预防心血管疾病时，这一相互作用显得尤为重要，因此推荐至少在服用布洛芬两小时前服用阿司匹林[108,136]。

药物与疾病间的相互作用

类风湿关节炎和其他疾病（如肝肾疾病）患者血清白蛋白含量常降低，导致血清中游离的 NSAIDs 浓度增加。对于有肝肾疾病的患者而言，原发病本身会减弱 NSAIDs 的代谢和排泄，从而增加了常规剂量 NSAIDs 对特定患者的毒性。肾功能不全的患者体内蓄积的内源性有机酸可竞争 NSAIDs 的蛋白结合位点，增加药物毒性。

老年患者的药物反应

药物代谢动力学和药物效应学随与年龄相关的生理机能的变化而变化。随着年龄增加，肝质量、酶活性、血流量、肾灌注量、肾小球滤过率及肾小管功能降低，会导致药物清除率下降。老年人更容易出现 NSAIDs 相关的胃肠道和肾不良反应。老年患者心血管疾病风险的增加引起了人们对可能提早出现的心肌梗死或卒中的关注。使用阿司匹林预防心血管疾病增加了 NSAIDs 的毒性，相反，同时使用 NSAIDs 可能增加阿司匹林抵抗。应用胃保护药质子泵抑制剂会影响氯吡格雷等抗血小板药物的作用[136]。与年轻患者相比，老年患者患有更多的疾病，需要服用更多的药物，这就增加了药物间相互作用的机会。老年患者可能更容易不遵医嘱或者错服药物，因此，老年人在服用 NSAIDs 过程中，应经常监测服药依从性和药物毒性。

抗炎镇痛药的选择

针对特定患者选择某种 NSAID 药物时，临床医生必须权衡药物疗效、药物间的相互作用导致的潜在毒副作用、患者自身情况以及药物费用。此外，患者偏好，如用药剂量方案也应考虑在内。在选用抗炎镇痛药时，除了要考虑患者和医生的想法，还需要有更广泛视角，如应顾及医疗保健机构和医疗费承担者的意见。NSAIDs 有非常广泛的适应证，因此选用贵的 NSAIDs 会增加其药费比例。品牌 NSAIDs 导致的药费增加对药物经济学有重要的影响；另一方面，药物不良反应也会增加经济负担，提高药物安全性更具有性价比。

随着对药物毒性认识的不断加深，如何选择抗炎镇痛药变得日益复杂。选用药物时，应预先考虑已存在的胃肠道疾病和心血管风险（表 62-5）。胃肠道的风险已众所周知，对胃肠道溃疡和出血的预防也行之有效。使用 NSAIDs 患者的心血管风险的防治仍存在许多问题。总体来看，对于合并心血管疾病的患者，应谨慎选取 NSAIDs，避免选择半衰期长或者缓释剂型的强效药物，间断给药而不是每日连续用药可降低毒性。

对乙酰氨基酚无抗炎活性，减弱了其在显著炎症性疾病（如 RA、痛风）中的作用。然而，对于轻度

表 62-5　抗炎镇痛药物的选择	
风险分级	**治疗推荐**
低级	
< 65 岁	传统 NSAID
无心血管风险	尽可能遵循最短时间、最低剂
无需大剂量或长期治疗	量的原则
不与阿司匹林、糖皮质激素	
或抗凝剂联合使用	
中级	
≥ 65 岁	传统 NSAID+PPI，米索前列
无复杂胃肠道溃疡病史	醇或大剂量 H2RA
低心血管风险，阿司匹林为	若服用阿司匹林，每日一次塞
一级预防	来昔布 +PPI，米索前列醇
需长期和（或）大剂量治疗	或大剂量 H2RA
	若服用阿司匹林，小剂量
	（75 ～ 81 mg）
	若服用阿司匹林，在服用传统
	NSAID 前 ≥ 2 h 服用
高级	
老年，特别是体弱或伴有高	对乙酰氨基酚 < 2 g/d
血压、肾或者肝疾病	尽可能避免长期服用 NSAIDs：
复杂胃肠溃疡病史或者多种	间断给药
胃肠疾病风险	低剂量，短半衰期
心血管病史，阿司匹林或其	不用缓释剂型
他抗血小板药物为二级预	需要长期服用 NSAIDs：
防心力衰竭病史	每日一次塞来昔布 +PPI/ 米索
	前列醇（GI > CV 风险）
	若服用抗血小板药物，如氯吡
	格雷，禁用 PPI
	监测血压
	监测血肌酐和电解质

CV，心血管；GI，胃肠道；H2RA，组胺 -2 受体拮抗剂；NSAIDs，非甾体抗炎药；PPI，质子泵抑制剂

疼痛如 OA，对乙酰氨基酚是安全有效的替代选择。针对患者的意愿，一项调查研究显示在 1799 名风湿性疾病患者中，包括 RA、OA、纤维肌痛症，仅有 14% 患者愿意优先选用对乙酰氨基酚，而 60% 更倾向于 NSAIDs[137]。另一项头对头的临床研究证实，较对乙酰氨基酚组，双氯芬酸加米索前列醇组在疼痛评分上有明显更大的改善。基线时病情更严重的患者中，这一现象更为明显[138]。

鉴于对乙酰氨基酚安全性高，费用低，被推荐用于轻中度疼痛的初始治疗。然而，近期一项评估对乙酰氨基酚治疗脊柱疼痛和骨关节炎的疗效和安全性的

荟萃分析发现，该药对下背部疼痛无效，对骨关节炎仅有极小的短期疗效[139]。此外，服用对乙酰氨基酚的患者肝功能异常的风险增加 4 倍。如果患者有中重度疼痛或已有炎症迹象，应选用 NSAIDs 以快速有效地缓解症状[140]。

结论

通过抑制 COX 酶阻断 PGs 产生，达到缓解疼痛和减轻炎症的治疗策略已有数百年历史。鉴于 PGs 通路的重要性和对相关分子认识的逐步加深，靶向参与其生物合成、转运、或降解的酶类药物可能提供新的治疗机会。了解和权衡每种可能的 NSAIDs 对每个患者的获益和风险，对于合理使用这些药物至关重要。

 Full references for this chapter can be found on ExpertConsult.com.

参考文献

1. Vane JR, Botting RM: The history of anti-inflammatory drugs and their mechanism of action. In Bazan N, Botting J, Vane J, editors: *New targets in inflammation: inhibitors of COX-2 or adhesion molecules*, London, 1996, Kluwer Academic Publishers and William Harvey Press, pp 1–12.
2. Crofford LJ, Lipsky PE, Brooks P, et al.: Basic biology and clinical application of specific COX-2 inhibitors, *Arthritis Rheum* 43:4–13, 2000.
3. Simmons DL, Botting RM, Hla T: The biology of prostaglandin synthesis and inhibition, *Pharmacol Rev* 56:387–437, 2004.
4. Masferrer JL, Zweifel BS, Seibert K, et al.: Selective regulation of cellular cyclooxygenase by dexamethasone and endotoxin in mice, *J Clin Invest* 86:1375–1379, 1990.
5. FitzGerald GA, Patrono C: The coxibs, selective inhibitors of cyclooxygenase-2, *N Engl J Med* 345:433–442, 2001.
6. Kurumbail RA, Stevens AM, Gierse JK, et al.: Structural basis for selective inhibition of cyclooxygenase-2 by anti-inflammatory agents, *Nature* 384:644–648, 1996.
7. Juni P, Nartey L, Reichenbach S, et al.: Risk of cardiovascular events and rofecoxib: a cumulative metaanalysis, *Lancet* 364:2021–2029, 2004.
8. Llorens O, Perez JJ, Palomar A, et al.: Differential binding mode of diverse cyclooxygenase inhibitors, *J Mol Graph Model* 20:359–371, 2002.
9. Loll PJ, Picot D, Garavito RM: The structural basis of aspirin activity inferred from the crystal structure of inactivated prostaglandin H2 synthase, *Nat Struct Biol* 2:637–643, 1995.
10. Spite M, Serhan CN: Novel lipid mediators promote resolution of acute inflammation: impact of aspirin and statins, *Circ Res* 107:1170–1184, 2010.
11. Marnett LJ: Cyclooxygenase mechanisms, *Curr Opin Chem Biol* 4:545–552, 2000.
12. Sharma NP, Dong L, Yuan C, et al.: Asymmetric acetylation of the cyclooxygenase-2 homodimer by aspirin and its effects on the oxygenation of arachidonic, eicosapentaenoic, and docosahexaenoic acids, *Mol Pharmacol* 77:979–986, 2010.

13. Loll PJ, Picot D, Ekabo O, et al.: Synthesis and use of iodinated non-steroidal antiinflammatory drug analogs as cystallographic probes of the prostaglandin H2 synthase cyclooxygenase active site, *Biochemistry* 35:7330–7340, 1996.

14. Rowlinson SW, Keifer JR, Prusakiewicz JJ, et al.: A novel mechanism of cyclooxygenase-2 inhibition involving interactions with Ser-530 and Tyr-385, *J Biol Chem* 278:45763–45769, 2003.

15. Capone ML, Tacconelli S, Rodriguez LG, et al.: NSAIDs and cardiovascular disease: transducing human pharmacology results into clinical read-outs in the general population, *Pharmacol Rep* 62:530–535, 2010.

16. Capone ML, Tacconelli S, Di Francesco L, et al.: Pharmacodynamic of cyclooxygenase inhibitors in humans, *Prostaglandins Other Lipid Mediat* 82:85–94, 2007.

17. Tegeder I, Pfeilschifter J, Geisslinger G: Cyclooxygenase-independent actions of cyclooxygenase inhibitors, *FASEB J* 15:2057–2072, 2001.

18. King TS, Russe OQ, Moser CV, et al.: AMP-activated protein kinase is activated by non-steroidal anti-inflammatory drugs, *Eur J Pharmacol* 762:299–305, 2015.

19. Grosch S, Maier TJ, Schiffmann S, et al.: Cyclooxygenase-2 (COX-2)-independent anticarcinogenic effects of selective COX-2 inhibitors, *J Natl Cancer Inst* 98:736–741, 2006.

20. Aronoff DM, Oates JA, Boutaud O: New insights into the mechanism of action of acetaminophen: its clinical pharmacologic characteristics reflects its inhibition of the two prostaglandin H2 synthases, *Clin Pharmacol Ther* 79:9–19, 2006.

21. Chandrasekharan NV, Dai H, Roos KLT, et al.: COX-3, a cyclooxygenase-1 variant inhibited by acetaminophen and other analgesic/antipyretic drugs: cloning, structure, and expression, *Proc Natl Acad Sci U S A* 99:13926–13931, 2002.

22. Qin N, Zhang SP, Reitz TL, et al.: Cloning, expression, and functional characterization of human cyclooxygenase-1 splicing variants: evidence for intron 1 retention, *J Pharmacol Exp Ther* 315:1298–1305, 2005.

23. Aronoff DM, Boutaud O, Marnett LJ, et al.: Inhibition of prostaglandin H2 synthases by salicylate is dependent on the oxidative state of the enzymes, *Adv Exp Med Biol* 525:125–128, 2003.

24. Brune K, Patrignani P: New insights into the use of currently available non-steroidal anti-inflammatory drugs, *J Pain Res* 8:105–118, 2015.

25. Massó González EL, Patrignani P, Tacconelli S, et al.: Variability among nonsteroidal antiinflammatory drugs in risk of upper gastrointestinal bleeding, *Arthritis Rheum* 62:1592–1601, 2010.

26. Floyd CN, Ferro A: Mechanisms of aspirin resistance, *Pharmacol Ther* 141:69–78, 2014.

27. Airee A, Draper HM, Finks SW: Aspirin resistance: disparities and clinical implications, *Pharmacotherapy* 28:999–1018, 2008.

28. Badri W, Miladi K, Nazari QA, et al.: Encapsulation of NSAIDs for inflammation management: overview, progress, challenges and prospects, *Int J Pharmaceutics* 515:757–773, 2016.

29. Kienzler J-L, Gold M, Nollevaux F: Systemic bioavailability of topical diclofenac sodium gel 1% versus oral diclofenac sodium in healthy volunteers, *J Clin Pharmacol* 50:50–61, 2010.

30. Atkinson TJ, Fudin J, Jahn HL, et al.: What's new in NSAID pharmacotherapy: oral agents to injectables, *Pain Med* (Suppl 1):S11–17, 2013.

31. Hochberg MC: New directions in symptomatic therapy for patients with osteoarthritis and rheumatoid arthritis, *Semin Arthritis Rheum* 32:4–14, 2002.

32. Ito S, Okuda-Ashitaka E, Minami T: Central and peripheral roles of prostaglandins in pain and their interactions with novel neuropeptides nociceptin and nocistatin, *Neurosci Res* 41:299–332, 2001.

33. Kunori S, Matsumura S, Okuda-Ashtaka E, et al.: A novel role of prostaglandin E2 in neuropathic pain: blockade of microglial migration in the spinal cord, *Glia* 59:208–218, 2011.

34. Ballou LR, Botting RM, Goorha S, et al.: Nociception in cyclooxygenase isozyme-deficient mice, *Proc Natl Acad Sci U S A* 97:10272–10276, 2000.

35. Ek M, Engblom D, Saha S, et al.: Inflammatory response: pathway across the blood-brain barrier, *Nature* 410:430–431, 2001.

36. Engblom D, Saha S, Engström L, et al.: Microsomal prostaglandin E synthase-1 is the central switch during immune-induced pyresis, *Nat Neurosci* 6:1137–1138, 2003.

37. Belay ED, Bresee JS, Holman RC, et al.: Reye's syndrome in the United States from 1981 through 1997, *N Engl J Med* 340:1377–1382, 1999.

38. Osani MC, Vaysbrot EE, Ahou M, et al.: Duration of symptom relief and early trajectory of adverse events for oral NSAIDs in knee osteoarthritis: a systematic review and meta-analysis, *Arthritis Care Res* Mar 25, 2019. Epub ahead of print.

39. Nakata K, Hanai T, Take Y, et al.: Disease-modifying effects of COX-2 selective inhibitors and non-selective NSAIDs in osteoarthritis: a systematic review, *Osteoarthritis Cartilage* 26:1263–1273, 2018.

40. Wanders A, Heijde Dv, Landewe R, et al.: Nonsteroidal anti-inflammatory drugs reduce radiographic progression in patients with ankylosing spondylitis: a randomized clinical trial, *Arthritis Rheum* 52:1756–1765, 2005.

41. Kroon F, Landewe R, Dougados M, et al. Continuous NSAID use reverts the effects of inflammation on radiographic progression in patients with ankylosing spondylitis, *Ann Rheum Dis* 71:1623–1629, 2012.

42. Sieper J, Listing J, Poddubnyy D, et al.: Effect of continuous versus on-demand treatment of ankylosing spondylitis with diclofenac over 2 years on radiographic progression of the spine: results from a randomized multicenter trial (ENRADAS), *Ann Rheum Dis* 75:1438–1443, 2016.

43. Braun J, van den Berg R, Baraliakos X, et al: 2010 update of the ASA/EULAR recommendations for the management of ankylosing spondylitis. *Ann Rheum Dis* 70:869-904, 2011.

44. Ward MM, Deodhar A, Akl EA, et al.: American College of Rheumatology/Spondylitis Association of America/Spondyloarthritis Research and Treatment Network 2015 recommendations for the treatment of ankylosing spondylitis and nonradiographic axial spondyloarthritis, *Arthritis Rheumatol* 68:282–298, 2016.

45. Patrono C: Aspirin as an antiplatelet drug, *N Engl J Med* 330:1287–1294, 1994.

46. US Preventative Health Task Force: Aspirin for the prevention of cardiovascular disease: U.S. Preventive Services Task Force recommendation statement, *Ann Intern Med* 150:1–37, 2009.

47. Ridker PM, Cook NR, Lee IM, et al.: A randomized trial of low-dose aspirin in the primary prevention of cardiovascular disease in women, *N Engl J Med* 354:1293–1304, 2005.

48. Gaziano JM, Brotons C, Coppolecchia R, et al.: Use of aspirin to reduce risk of initial vascular events in patients at moderate risk of cardiovascular disease (ARRIVE) a randomize, double-blind, placebo-controlled trial, *Lancet* 392:1036–1046, 2018.

49. ASCEND Study Collaborative Group, Bowman L, Mafham M, et al.: Effects of aspirin for primary prevention in persons with diabetes mellitus, *N Engl J Med* 379:1529–1539, 2018.

50. McNeil JJ, Wolfe R, Woods RL, et al.: Effect of aspirin on cardiovascular events and bleeding in the healthy elderly, *N Engl J Med* 379:1509–1518, 2018.

51. Zheng SL, Roddick AJ: Association of aspirin use for primary prevention with cardiovascular events and bleeding events. A systematic review and meta-analysis, *JAMA* 321(3):277–287, 2019.

52. Bibbins-Domingo K on behalf of the U.S. Preventive Services Task Force: Aspirin use for the primary prevention of cardiovascular disease and colorectal cancer: U.S. Preventive Services Task Force recommendation statement, *Ann Intern Med* 164:836–845, 2016.

53. Wang D, Dubois RN: Eicosanoids and cancer, *Nat Rev Cancer* 10:181–193, 2010.

54. Gupta SC, Kim JH, Prasad S, et al.: Regulation of survival, proliferation, invasion, angiogenesis, and metastases of tumor cells by modulation of inflammatory pathways by nutraceuticals, *Cancer*

Metastasis Rev 29:405–434, 2010.

55. Chan AT, Ogino S, Fuchs CS: Aspirin and the risk of colorectal cancer in relation to the expression of COX-2, *N Engl J Med* 356:2131–2142, 2007.

56. Rothwell PM, Fowkes FG, Belkes JF, et al.: Effect of daily aspirin on long-term risk of death due to cancer: analysis of individual patient data from randomised trials, *Lancet* 377:31–41, 2010.

57. Salinas CA, Kwon EM, FitzGerald LM, et al.: Use of aspirin and other nonsteroidal antiinflammatory medications in relation to prostate cancer risk, *Am J Epidemiol* 172:578–590, 2010.

58. Phillips RK, Wallace MH, Lynch PM, et al.: A randomised, double blind, placebo controlled study of celecoxib, a selective cyclooxygenase 2 inhibitor, on duodenal polyposis in familial adenomatous polyposis, *Gut* 50:857–860, 2002.

59. Hull MA, Sprange K, Hepburn T, et al.: Eicosapentaenoic acid and aspirin, alone and in combination, for the prevention of colorectal adenomas (seafood Polyp Prevention trial): a multicenter, randomized, double-blind, placebo-controlled, 2 x 2 factorial trial, *Lancet* 392:2583–2594, 2018.

60. Trelle S, Reichenback S, Wandel S, et al.: Cardiovascular safety of non-steroidal anti-inflammatory drugs: network meta-analysis, *BMJ* 342:c7086, 2011.

61. Bjarnason I, Scarpignato C, Holmgren E, et al.: Mechanisms of damage to the gastrointestinal tract from nonsteroidal anti-inflammatory drugs, *Gastroenterology* 154:500–514, 2018.

62. Scarpignato C, Hunt RH: Nonsteroidal antiinflammatory drug-related injury to the gastrointestinal tract: clinical picture, pathogenesis, and prevention, *Gastroenterol Clin North Am* 39:433–464, 2010.

63. Musamba C, Pritchard DM, Pirmohamed M: Review article: cellular and molecular mechanisms of NSAID-induced peptic ulcers, *Aliment Pharmacol Ther* 30:517–531, 2009.

64. To KF, Chan FKL, Cheng AS, et al.: Up-regulation of cyclooxygenase-1 and -2 in human gastric ulcer, *Aliment Pharmacol Ther* 15:25–34, 2001.

65. Huang JX, Sridhar S, Hunt RH: Role of Helicobacter pylori infection and nonsteroidal anti-inflammatory drugs in peptic-ulcer disease: a meta-analysis, *Lancet* 359:14–22, 2002.

66. Dikman A, Sanyal S, Von Althann C, et al.: A randomized, controlled study of the effects of naproxen, aspirin, celecoxib or clopidogrel on gastroduodenal mucosal healing, *Aliment Pharmacol Ther* 29:781–791, 2009.

67. Cryer B, Li C, Simon LS, et al.: GI-REASONS: a novel 6-month, prospective, randomized, open-label, blinded endpoint (PROBE) trial, *Am J Gastroenterol* 108:392–400, 2013.

68. Nissen SE, Yeomans ND, Solomon DH, et al.: Cardiovascular safety of celecoxib, naproxen or ibuprofen for arthritis, *N Engl J Med* 375:2519–2529, 2016.

69. Yeomans ND, Graham DY, Husni ME, et al.: Randomised clinical trial: gastrointestinal events in arthritis patients treated with celecoxib, ibuprofen or naproxen in the PRECISION trial, *Aliment Pharmacol Ther* 47:1453–1463, 2018.

70. Solomon DH, Husni ME, Libby PA, et al.: The risk of major NSAID toxicity with celecoxib, ibuprofen, or naproxen: a secondary analysis of the PRECISION trial, *Am J Med* 130:1415–1422, 2017.

71. Chan FKL, Ching JYL, Tse YK, et al.: Gastrointestinal safety of celecoxib versus naproxen in patients with cardiothrombotic diseases and arthritis after upper gastrointestinal bleeding (CONCERN): an industry-independent, double-blind, double-dummy, randomized trial, *Lancet* 389:2375–2382, 2017.

72. Straus WL, Ofman JJ, MacLean C, et al.: Do NSAIDs cause dyspepsia? A meta-analysis evaluating alternative dyspepsia definitions, *Am J Gastroenterol* 97:1951–1958, 2002.

73. Hawkey CJ, Talley NJ, Scheiman JM, et al.: Maintenance treatment with esomeprazole following initial relief of non-steroidal anti-inflammatory drug-associated upper gastrointestinal symptoms: the NASA2 and SPACE2 studies, *Arthritis Res Ther* 7:R17, 2007.

74. Velduyzen van Zanten SJ, Chiba N, Armstrong D, et al.: A randomized trial comparing omeprazole, ranitidine, cisapride, or placebo in Helicobacter pylori negative, primary care patients with dyspepsia: the CADET-HN study, *Am J Gastroenterol* 100:1477–1488, 2005.

75. Singh G, Ramey DR, Morfeld D, et al.: Gastrointestinal tract complications of nonsteroidal anti-inflammatory drug treatment in rheumatoid arthritis: a prospective observational cohort study, *Arch Intern Med* 156:1530–1536, 1996.

76. Lanza PL, Chan FKL, Quigley EMM: Guidelines for prevention of NSAID-related ulcer complications, *Am J Gastroenterol* 104:728–738, 2009.

77. Lanas A: A review of the gastrointestinal safety data—a gastroenterologist's perspective, *Rheumatology (Oxford)* 49(Suppl 2):ii3–ii10, 2010.

78. Rostom A, Dube C, Wells G, et al.: Prevention of NSAID-induced gastroduodenal ulcers, *Cochrane Database Syst Rev* (4):CD002296, 2002.

79. Graham DY, Agrawal NM, Campbell DR, et al.: Ulcer prevention in long-term users of nonsteroidal anti-inflammatory drugs, *Arch Intern Med* 162:169–175, 2002.

80. Scheiman JM, Yeomans ND, Talley NJ, et al.: Prevention of ulcers by esomeprazole in at-risk patients using non-selective NSAIDs and COX-2 inhibitors, *Am J Gastroenterol* 101:701–710, 2006.

81. Lanas A: Nonsteroidal antiinflammatory drugs and cyclooxygenase inhibition in the gastrointestinal tract: a trip from peptic ulcer to colon cancer, *Am J Med Sci* 338:96–106, 2009.

82. Zografos GN, Geordiadou D, Thomas D, et al.: Drug-induced esophagitis, *Dis Esophagus* 22:633–637, 2009.

83. Higuchi K, Umegaki E, Watanabe T, et al.: Present status and strategy of NSAIDs-induced small bowel injury, *J Gastroenterol* 44:879–888, 2009.

84. Hawkey CJ: NSAIDs, coxibs, and the intestine, *J Cardiovasc Pharmacol* 47:S72–S75, 2006.

85. Stolte M, Hartmann FO: Misinterpretation of NSAID-induced colopathy as Crohn's disease, *Z Gastroenterol* 48:472–475, 2010.

86. Feagins LA, Cryer BL: Do non-steroidal anti-inflammatory drugs cause exacerbations of inflammatory bowel disease? *Dig Dis Sci* 55:226–232, 2010.

87. Milman M, Kraag G: NSAID-induced collagenous colitis, *J Rheumatol* 37:11, 2010.

88. Brater DC: Anti-inflammatory agents and renal function, *Semin Arthritis Rheum* 32:33–42, 2002.

89. FitzGerald GA: The choreography of cyclooxygenases in the kidney, *J Clin Invest* 110:33–34, 2002.

90. Harris RC, Breyer MD: Update on cyclooxygenase-2 inhibitors, *Clin J Am Soc Nephrol* 1:236–245, 2006.

91. Brater DC, Harris C, Redfern JS, et al.: Renal effects of COX-2 selective inhibitors, *Am J Nephrol* 21:1–15, 2001.

92. Gurwitz JH, Avorn J, Bonh RL, et al.: Initiation of antihypertensive treatment during nonsteroidal anti-inflammatory drug therapy, *JAMA* 272:781–786, 1994.

93. Dedier J, Stampfer MJ, Hankinson SE, et al.: Nonnarcotic analgesic use and the risk of hypertension in US women, *Hypertension* 40:604–608, 2002.

94. Akhund L, Quinet RJ, Ishaq S: Celecoxib-related renal papillary necrosis, *Arch Intern Med* 163:114–115, 2003.

95. Zhang X, Donnan PT, Bell S, et al.: Non-steroidal anti-inflammatory drug induced acute kidney injury in the community dwelling general population and people with chronic kidney disease: systematic review and meta-analysis, *BMC Nephrology* 18:256, 2017.

96. Fored CM, Ejerblad E, Lindblad P, et al.: Acetaminophen, aspirin, and chronic renal failure: a nationwide case-control study in Sweden, *N Engl J Med* 345:1801–1808, 2001.

97. Rexrode KM, Buring JE, Glynn RJ, et al.: Analgesic use and renal function in men, *JAMA* 286:315–321, 2001.

98. Reilly IA, FitzGerald GA: Inhibition of thromboxane formation in vivo and ex vivo: implications for therapy with platelet inhibitory drugs, *Blood* 69:180–186, 1987.

99. Garcia Rodriguez LA, Tacconelli S, Patrignani P: Role of dose potency in the prediction of risk of myocardial infarction associated with nonsteroidal anti-inflammatory drugs in the general population, *J Am Coll Cardiol* 52:1628–1636, 2008.

100. FitzGerald GA: Coxibs and cardiovascular disease, *N Engl J Med* 351:1709–1711, 2004.
101. Harirforoosh S, Aghazadeh-Habashi A, Jamali F: Extent of renal effect of cyclo-oxygenase-2-selective inhibitors is pharmacokinetic dependent, *Clin Exp Pharmacol Physiol* 33:917–924, 2006.
102. Trelle S, Reichenbach S, Wandel S, et al.: Cardiovascular safety of non-steroidal anti-inflammatory drugs: network meta-analysis, *BMJ* 342:c7086, 2011.
103. Bhala N, Emberson J, Merhi A, et al.: Vascular and upper gastrointestinal effects of non-steroidal anti-inflammatory drugs: meta-analyses of individual participant data from randomised trials, *Lancet* 382:769–779, 2013.
104. Solomon SD, Wittes J, Finn PV, et al.: Cardiovascular risk of celecoxib in 6 randomized placebo-controlled trials: the cross trial safety analysis, *Circulation* 117:2104–2113, 2008.
105. Schjerning Olsen AM, Fosbol EL, Lindhardsen J, et al.: Duration of treatment with nonsteroidal anti-inflammatory drugs and impact on risk of death and recurrent myocardial infarction in patients with prior myocardial infarction: a nationwide cohort study, *Circulation* 123:2226–2235, 2011.
106. McGettigan P, Henry D: Cardiovascular risk with non-steroidal anti-inflammatory drugs: systematic review of population-based controlled observational studies, *PLoS Med* 8:e1001098, 2011.
107. MacDonald RM, Hawkey CJ, Ford I, et al.: Randomized trial of switching from prescribed non-selective non-steroidal anti-inflammatory drugs to prescribed celecoxib: the Standard care vs. Celecoxib Outcome Trial (SCOT), *Eur Heart J* 38:1843–1850, 2017.
108. Friedewald VE, Bennett JS, Christo JP, et al.: AJC Editor's consensus: selective and nonselective nonsteroidal anti-inflammatory drugs and cardiovascular risk, *Am J Cardiol* 106:873–884, 2010.
109. Grosser T, Ricciotti E, FitzGerald GA: The cardiovascular pharmacology of nonsteroidal anti-inflammatory drugs, *Trends Pharmacol Sci* 38:733–748, 2017.
110. Feenstra J, Heerdink ER, Grobbee DE, et al.: Association of non-steroidal anti-inflammatory drugs with first occurrence of heart failure and with relapsing heart failure: the Rotterdam Study, *Arch Intern Med* 162:265–270, 2002.
111. Page J, Henry D: Consumption of NSAIDs and the development of congestive heart failure in elderly patients: an underrecognized public health problem, *Arch Intern Med* 160:777–784, 2000.
112. Gislason GH, Rasmussen JN, Abildstrom SZ, et al.: Increased mortality and cardiovascular morbidity associated with use of nonsteroidal anti-inflammatory drugs in chronic heart failure, *Arch Intern Med* 169:141–149, 2009.
113. White AA, Stevenson DD: Aspirin-exacerbated respiratory disease, *N Eng J Med* 379:1060–1070, 2018.
114. Rajan JP, Wineinger NE, Stevenson DD, et al.: Prevalence of aspirin-exacerbated respiratory disease among asthmatic patients: a meta-analysis of the literature, *J Allergy Clin Immunol* 135:676–681, 2015.
115. Morales DR, Lipworth BJ, Guthrie B, et al.: Safety risks for patients with aspirin-exacerbated respiratory disease after acute exposure to selective nonsteroidal anti-inflammatory drugs and COX-2 inhibitors: meta-analysis of controlled clinical trials, *J Allergy Clin Immunol* 134:40–50, 2014.
116. Santana-Sahagun E, Weisman MH: Non-steroidal antiinflammatory drugs. In Harris ED, editor: *Kelley's textbook of rheumatology*, Philadelphia, 2000, Elsevier.
117. Blackwell KA, Raiz LG, Pilbeam CC: Prostaglandins in bone: bad cop, good cop? *Trends Endocrinol Metab* 21:294–301, 2010.
118. Uppal S, Diggle CP, Carr IM, et al.: Mutations in 15-hydroxy-prostaglandin dehydrogenase cause primary hypertrophic osteoarthropathy, *Nat Genet* 40:789–793, 2008.
119. Einhorn TA: Do inhibitors of cyclooxygenase-2 impair bone healing? *J Bone Miner Res* 17:977–978, 2002.
123. Sirois J, Dore M: The late induction of prostaglandin G/H synthase in equine preovulatory follicles supports its role as a determinant of the ovulatory process, *Endocrinology* 138:4427–4434, 1997.

第 63 章

糖皮质激素

原著 MARLIES C. VAN DER GOES, JOHANNES W.G. JACOBS

陈世贤 译　李 娟 校

关键点

- 糖皮质激素通过糖皮质激素受体与基因组 DNA 之间的相互作用发挥功能，高剂量的糖皮质激素可能通过非基因通路起作用。
- 不同糖皮质激素的效能与生物半衰期各异。
- 可的松与泼尼松无生物学活性，经肝分别转化为有活性的氢化可的松与泼尼松龙。
- 糖皮质激素仍然是许多风湿病治疗的基础用药。糖皮质激素相关的副作用风险取决于原有疾病、共患病、剂量、治疗持续时间和患者个体因素。
- 病灶内和关节内注射糖皮质激素可能非常有效，并且引起局部细菌感染的风险很小。
- 妊娠期间应用低剂量至中剂量的糖皮质激素可能是安全的。
- 目前正在研究新的手段，例如选择性糖皮质激素受体激动剂和含有糖皮质激素的脂质体。

引言

尽管越来越多的生物制剂被用于风湿病的治疗，糖皮质激素仍然是风湿病患者治疗的主要药物。1935 年，内源性肾上腺皮质类固醇——可的松被首次分离。1944 年，人工合成可的松面市并应用于临床。1948 年，美国内科医生 Philip S. Hench 将可的松（当时称为复合物 E）用于治疗一位病程大于 4 年的 29 岁活动性类风湿关节炎（rheumatoid arthritis，RA）女性患者。这位几乎卧床不起的患者在治疗 3 天

后就能够行走。1949 年，Hench 报道了该患者的显著疗效 [1]，并因此与两名同事共同获得 1950 年的诺贝尔生理学奖或医学奖。此后，通过对内源性类固醇进行化学修饰合成了多种糖皮质激素，其中某些已被证明抗炎及免疫抑制作用显著，且起效迅速。

当超生理剂量糖皮质激素治疗的患者出现广泛潜在严重不良反应时，人们对糖皮质激素的热情和使用开始减少。然而，它仍然是包括系统性红斑狼疮（systemic lupus erythematosus，SLE）、血管炎、风湿性多肌痛和肌炎在内的许多风湿病治疗的基础用药。此外，糖皮质激素在 RA 患者治疗策略中的应用亦已被广泛接受 [2]。据估计，美国成年人中所有医学适应证者的糖皮质激素使用率为 1.2%，该比例反映了长期使用糖皮质激素的情况 [3]。

尽管在过去几十年中，人们对糖皮质激素的认识不断深入，但其在风湿免疫病中的作用机制还有待进一步研究。人们希望这些机制的揭示最终带来不良反应更少的新型疗法以及个体化医疗 [4]。

糖皮质激素的特征

结构

胆固醇是所有类固醇激素的前体分子，也是维生素 D、细胞膜及细胞器的组成成分（图 63-1）。类固醇激素和胆固醇的共同特征为具有一个甾醇骨架，由 3 个六碳的己烷环与 1 个五碳的戊烷环组成。上述甾醇核中的碳原子以特定顺序排列，"类固醇"即指此基本甾醇核（图 63-2）。除非使用更高剂量，否则内源性氢化可的松与外源性的合成糖皮质激素的作用机

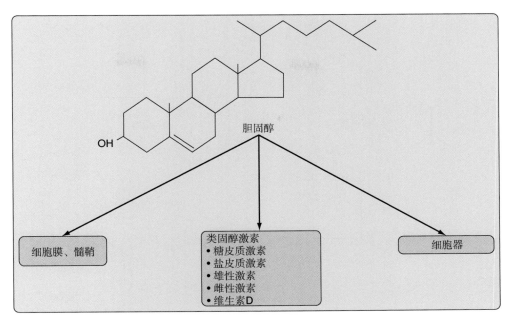

图 63-1　胆固醇是类固醇激素、维生素 D、细胞膜和细胞器成分的结构基础

制没有本质区别，均为经基因起作用（即主要通过糖皮质激素受体介导）[5]。但是两者的作用强度有量的区别。糖皮质激素的效能与其他生物学特性取决于类固醇的结构。20 世纪 50 年代，通过对内源性类固醇进行化学修饰研发出效力更强的合成糖皮质激素，揭示了大量对特定生物学活性至关重要的结构特征。例如，17- 羟基、21- 碳原子的类固醇构型（图 63-2）是糖皮质激素与受体结合进而发挥活性所必需。在可的松的 1、2 位之间引入一个双键所形成的泼尼松龙，其糖皮质激素活性为氢化可的松的 4 倍（表 63-1）。在泼尼松龙中加入一个 6 位甲基团形成了甲泼尼龙，其生物学活性为氢化可的松的 5 倍。所有这些糖皮质激素均具有盐皮质激素作用，但人工合成的糖皮质激素曲安西龙及地塞米松的盐皮质激素活性可忽略不计。

分类

根据主要功能可将类固醇激素分为性激素（雄性激素与雌性激素）、盐皮质激素与糖皮质激素（图 63-1）。性激素主要在性腺合成，也有部分在肾上腺皮质合成，而盐皮质激素与糖皮质激素仅在肾上腺合成。"皮质类固醇"及"肾上腺皮质激素"这两个术语均起源于肾上腺皮质。一些糖皮质激素也具有盐皮质激素的作用，反之亦然。主要的天然盐皮质激

素为醛固酮，天然糖皮质激素为可的松（氢化可的松）。尽管肾上腺皮质激素分为盐皮质激素与糖皮质激素不是绝对的（见后述），但提到其中具体的一种化合物时，应用"糖皮质激素"名词较"皮质类固醇"更精确[6]。

激活

含 11 位酮基的糖皮质激素如可的松与泼尼松是激素前体，需在肝还原为 11- 羟基结构——分别转化为氢化可的松与泼尼松龙后才具有生物学活性。对于严重肝病患者应开具泼尼松龙而非泼尼松。通过细胞内 1 型 11β- 羟基类固醇脱氢酶（11β-hydroxysteroid dehydrogenase，11β-HSD）的还原酶作用，无活性的糖皮质激素被转换为有生物活性的糖皮质激素。同样的酶通过脱氢作用促进逆向反应，导致活性糖皮质激素的灭活。相反，2 型 11β-HSD 仅具有脱氢酶活性，因此只能将活性糖皮质激素转化为非活性形式。在不同的组织，细胞内 1 型和 2 型 11β-HSD 的局部平衡可调节糖皮质激素的细胞内浓度及组织对糖皮质激素的敏感性[7]。滑膜组织通过两种 11β-HSD 酶代谢糖皮质激素，最终使糖皮质激素活化。关节中该内源性糖皮质激素的产生随关节炎症程度加重而增加，进而导致关节局部炎症和骨骼损伤[8]。

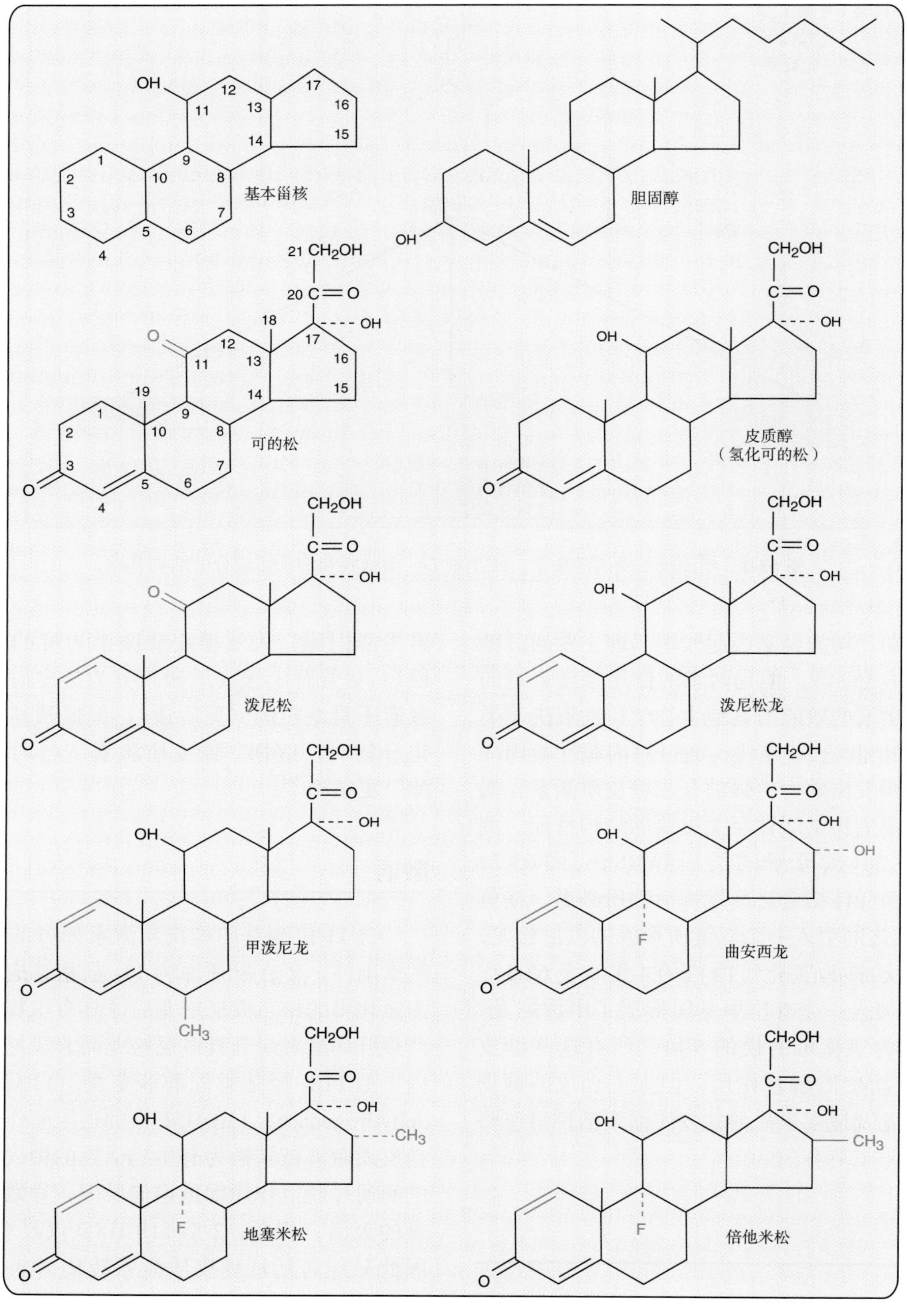

图 63-2   基本类固醇构型和胆固醇及天然、部分合成糖皮质激素的结构。红色表示与内源性活性糖皮质激素氢化可的松相比结构上的差异

表 63-1　风湿病治疗中的糖皮质激素药效学

	糖皮质激素等效剂量（mg）	相对糖皮质激素活性	相对盐皮质激素活性 a	蛋白结合	血浆半衰期（h）	生物半衰期（h）
短效						
可的松	25	0.8	0.8	–	0.5	8～12
氢化可的松	20	1	1	++++	1.5～2	8～12
中效						
甲泼尼龙	4	5	0.5	–	> 3.5	18～36
泼尼松龙	5	4	0.6	++	2.1～3.5	18～36
泼尼松	5	4	0.6	+++	3.4～3.8	18～36
曲安西龙	4	5	0	++	2～> 5	18～36
长效						
地塞米松	0.75	20～30	0	++	3～4.5	36～54
倍他米松	0.6	20～30	0	++	3～5	36～54

a 临床；水钠潴留，排钾

–：无；++：高；+++：很高；++++：非常高

基因和非基因作用模式

任何治疗剂量的糖皮质激素均通过经典的基因机制发挥药理作用。亲脂性糖皮质激素通过细胞膜，附着至胞内的糖皮质激素受体。然后这些糖皮质激素复合物在细胞核内与基因组 DNA 的糖皮质激素反应元件结合，或与核转录因子相互作用。糖皮质激素通过基因机制起作用至少需 30 min 才可表现出临床效应[9]。只有大剂量给药（如冲击疗法）时，糖皮质激素才能通过其他非基因机制于几分钟内发挥药理作用。大剂量甲泼尼龙冲击治疗反应可能包括两个阶段，早期、快速的非基因机制效应及延迟出现、更稳定的经典基因机制效应[10]。临床上，基因机制与非基因机制效应是不可分离的。

基因机制

绝大多数糖皮质激素主要通过与靶细胞胞浆中的激素受体结合进而通过基因组机制发挥效应。糖皮质激素具有亲脂性，分子量小，因此较易穿过细胞膜。11β-HSDs（见前文）与特定组织细胞内糖皮质激素受体邻近，其在胞内的平衡可能决定了特殊组织对糖皮质激素的敏感性[7]。糖皮质激素受体的 α 和 β 亚型，仅 α 亚型普遍存在于所有靶组织中并与糖皮质激素结合。α 亚型为 94 kD 的蛋白，可结合多种热休克蛋白（分子伴侣）。α 亚型和糖皮质激素结合导致相关分子伴侣脱落。激活的糖皮质激素 - 受体复合物可快速转移至核内，作为二聚体结合特定 DNA 位点（糖皮质激素反应元件），调节（活化或抑制）大量不同靶基因转录。上述过程称为反式激活。作为单体，激活的糖皮质激素受体 - 糖皮质激素复合体也可与转录因子 [例如激活蛋白（activator protein，AP)-1、干扰素调节因子（interferon regulatory factor，IRF)-3 和核因子 -κB（nuclear factor-κB，NF-κB）] 相互作用，抑制这些转录因子与 DNA 中共有位点的结合[11]。此过程主要导致促炎蛋白质的合成下调，称为反式抑制（图 63-3）。

转录因子的性质与可利用度是决定不同组织对糖皮质激素敏感性的关键，因其对细胞因子诱导的各种促炎基因表达起决定性调节作用。糖皮质激素抑制转录因子与 DNA 结合，从而抑制这些基因表达，并削弱它们在炎症反应中的放大作用。

一种假说认为，糖皮质激素的不良反应可能主要是由于反式激活，而抗炎作用则可能主要由于反式抑制。更好地揭示上述分子机制可能促进新型糖皮质激素的研发，例如选择性糖皮质激素受体激动剂，可更好地平衡糖皮质激素的反式激活与反式抑制，从而更好地平衡其临床疗效以及代谢内分泌相关

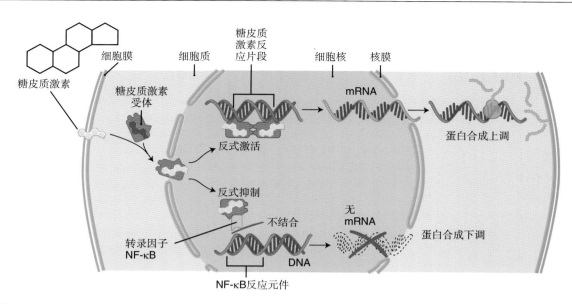

图 63-3　糖皮质激素的基因组作用。糖皮质激素与胞浆中的糖皮质激素受体（GCR）结合后，该复合物迁移入细胞核。转录激活（反式激活）通过 GCR- 糖皮质激素二聚体结合 DNA 的糖皮质激素反应片段，上调调节蛋白的合成，该过程被认为是代谢效应和部分抗炎及免疫抑制效应的机制。GCR- 糖皮质激素复合单体与促炎转录因子如激活蛋白 -1、干扰素调节因子 -3 及核因子 -κB（NF-κB）相互作用，抑制其与 DNA 共同位点（NF-κB 为 NF-κB 反应元件）的结合，从而使促炎转录因子的转录被抑制。该过程称为反式抑制，主要下调炎性或免疫抑制性蛋白的合成（Modified from Huisman AM，Jacobs JW，Buttgereit F，et al.: New developments in glucocorticoid therapy: selective glucocorticoid receptor agonists, nitrosteroids and liposomal glucocorticoids. *Ned Tijdschr Geneeskd* 150：476-480，2006.)

的不良反应[11]。然而，尽管许多免疫抑制作用基于反式抑制，但某些作用也基于反式激活，例如糖皮质激素诱导的 NF-κB 抑制剂[12]和脂皮质素 -1 的基因转录及蛋白质合成。另外糖皮质激素的某些免疫抑制作用并不基于反式抑制或反式激活。转录后，mRNA 去稳定化导致蛋白质合成减少也可能是糖皮质激素的重要抗炎机制。该机制被认为介导了糖皮质激素对 IL-1、IL-6、粒 - 巨噬细胞集落刺激因子（granulocyte-macrophage colony-stimulating factor，GM-CSF）及诱导型环氧化酶（cyclooxygenase，COX）-2 合成的抑制[13]。另外，并非所有不良反应均与反式激活有关，感染风险增加与免疫抑制有关，免疫抑制主要基于反式抑制，反式抑制也是下丘脑 - 垂体 - 肾上腺（hypothalamic-pituitary-adrenal，HPA）轴抑制的机制。此外，糖皮质激素受体 - 糖皮质激素复合物二聚体形成缺陷所致的反式激活缺陷小鼠模型的研究结果显示，这些小鼠发生典型的如骨质疏松等不良反应，并且糖皮质激素未能充分发挥抗炎作用[14]。这些数据挑战了选择性糖皮质激素受体激动剂的概念[15]。此外，在一项哮喘试验中，选择性糖皮质激素受体激

动剂的作用令人失望[16]。

非基因机制

与基因效应相比，高剂量糖皮质激素的非基因效应发生得更快，可在数分钟内起效。这种机制涉及膜结合糖皮质激素受体。地塞米松作用于 T 淋巴细胞上的该受体，迅速破坏 T 淋巴细胞受体信号传导和免疫应答[17]。不涉及糖皮质激素受体的非基因效应机制通过与生物膜的物理化学相互作用来实现细胞功能的改变。例如，由此产生的免疫细胞胞膜上钙和钠循环的抑制有助于快速的免疫抑制和减轻炎症[5]。

糖皮质激素对下丘脑 - 垂体 - 肾上腺轴的作用

下丘脑 - 垂体 - 肾上腺轴与炎症

促炎细胞因子（如 IL-1、IL-6）、类花生酸 [如前列腺素（prostaglandin，PG）E_2] 及内毒素，均可在下

丘脑水平激活促肾上腺皮质激素释放激素（corticotropin-releasing hormone，CRH），并于垂体水平激活促肾上腺皮质激素（adrenocorticotropic hormone，ACTH）。CRH 亦能激活 ACTH，从而刺激肾上腺分泌糖皮质激素，而肾上腺也受到前述炎症介质的刺激（图 63-4）。健康人群在遭受严重感染或重大身体应激时，皮质醇的生成为正常条件下的 6 倍[18]。在患有慢性炎症性疾病（如活动性 RA）的患者中，这种由细胞因子水平升高引起的皮质醇增加可能过低[19]，这意味着皮质醇水平尽管在绝对意义上是正常或升高的，但不足以控制炎症反应，此即相对性肾上腺功能不全[19-22]。内源性和外源性糖皮质激素通过抑制 ACTH 和 CRH 的分泌直接对 HPA 轴施加负反馈调控，也通过抑制刺激 ACTH 和 CRH 分泌的促炎细胞因子从炎症组织的释放而间接地在炎症性疾病中发挥负反馈调控作用（图 63-4）。RA 患者 HPA 轴对促炎因子的敏感性可能降低[23]。

ACTH 为短暂、阵发性分泌，导致血浆中 ACTH 与皮质醇的浓度快速上升，随后皮质醇水平缓慢下降，此即皮质醇每日分泌的正常节律。入睡 3～5 h 后，ACTH 的阵发性分泌幅度增加但频率不增加，觉醒前数小时及醒后 1 h 达高峰，上午分泌开始下降，夜间最低。因此，清晨醒来时皮质醇水平最高，下午后段和傍晚水平低，入睡后数小时最低（图 63-4）。糖皮质激素无法在肾上腺内大量贮存，因此需不断合成及释放以维持基础分泌或增加应激时糖皮质激素水平。人类皮质醇基础生理分泌总量为 5.7～10 mg/（m²·d）[24,25]。虽然在生理应激期间，替代剂量应该更高（稍后讨论），但原发性肾上腺皮质功能不全患者每日口服 15～25 mg 可的松[24]或 4～6 mg 泼尼松即可满足需要。这种每日皮质醇低分泌量可以解释有时在肾上腺功能不全患者中观察到的 Cushing 症状和其他不良反应，这些患者使用以前被认为是替代剂量 [基于对皮质醇生理分泌的估计为 12～15 mg/（m²·d）]，而实际上是超生理剂量的糖皮质激素。

三发性肾上腺功能不全

由于对 CRH 和 ACTH 的负反馈回路（图 63-4），外源性糖皮质激素对 HPA 轴产生慢性抑制，导致垂体 ACTH 释放失败，从而引起部分肾上腺功能性萎缩及分泌皮质醇功能丧失。虽然这种肾上腺功能不全

是使用糖皮质激素的结果（即继发于糖皮质激素），ACTH 释放亦被糖皮质激素直接抑制，但这种肾上腺功能不全通常称为三发性肾上腺功能不全，即指 CRH 释放的抑制[26]。肾上腺内皮质区（束状 - 网状带）是皮质醇和肾上腺雄激素的合成部位，其结构和功能依赖于 ACTH。外皮质区（球状带）参与盐皮质激素（醛固酮）的生物合成，不依赖 ACTH，其功能保持完整。患者垂体不能释放 CRH 和 ACTH，肾上腺对 ACTH 无反应。血清皮质醇和 ACTH 水平及肾上腺对 ACTH 的反应低下，但是其他垂体轴功能正常，这与大多数原发性垂体性疾病相反。三发性肾上腺功能不全表现通常不如原发性肾上腺功能不全显著，因其主要受肾素 - 血管紧张素系统调节的醛固酮水平正常，因此不需使用盐皮质激素治疗。

糖皮质激素治疗导致 HPA 轴抑制的持续时间取决于使用的糖皮质激素的剂量和血清半衰期，但也因患者的不同而有所不同，可能是因为糖皮质激素敏感性和代谢率的个体差异。在患者水平上可靠地预测 HPA 轴的慢性抑制和肾上腺功能不全是不可能的。当糖皮质激素与其他同样抑制 HPA 轴的类固醇药物（如醋酸甲地孕酮和甲羟孕酮）同时使用时，这种风险可能会增加[27]。

糖皮质激素抗炎效应的持续时间接近于抑制 HPA 轴的时间。已有报道单次口服氢化可的松（或可的松）250 mg、泼尼松（或泼尼松龙）50 mg 或甲泼尼龙 40 mg 后，轴抑制持续 1.25～1.5 天。曲安西龙 40 mg 和地塞米松 5 mg 的抑制作用可分别持续 2.25 天和 2.75 天[28]。肌内注射曲安奈德 40～80 mg 可抑制 HAP 轴 2～4 周，而甲泼尼龙 40～80 mg 的抑制时间为 4～8 天[28]。

在每天服用至少 25 mg 泼尼松或其等效剂量 5～30 天后，75 名受试者中有 34 名（45%）出现肾上腺反应抑制（以低剂量促肾上腺皮质激素试验评价）[29]。在这些患者中，基础血浆皮质醇浓度低于 100 nmol/L 高度提示肾上腺抑制，而基础皮质醇水平大于 220 nmol/L 则预示大多数（但不是全部）患者肾上腺反应正常。

长期小剂量或中等剂量治疗的患者，如长期早上顿服小于 10 mg 泼尼松龙或等效剂量激素的患者，其出现临床（症状性）肾上腺功能不全的风险不应忽视。对肾上腺功能不全进行回顾分析的研究人员指出，如果单日服用 7.5 mg 或更大剂量的泼尼松龙或

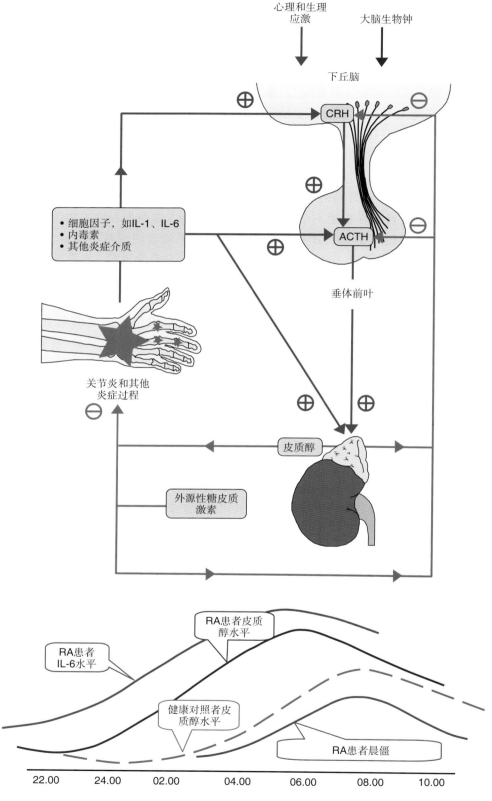

图 63-4　上半部分：下丘脑 - 垂体 - 肾上腺轴的刺激（绿色，加号）和抑制（红色，减号）。下半部分：X 轴为小时；与健康对照者相比，类风湿关节炎（RA）患者的血浆皮质醇水平显示出更早且更高的昼夜节律性升高，这可能是由促炎细胞因子 IL-6 的升高引起的；健康对照者中不存在这种 IL-6 升高。IL-6 刺激下丘脑，从而刺激皮质醇的释放，但也可能导致（类风湿）关节炎的晨僵和其他炎症症状。ACTH，促肾上腺皮质激素；CRH，促肾上腺皮质激素释放激素

等效物至少 3 周，应预期出现肾上腺功能减退，在这种情况下急性停止糖皮质激素治疗可能会导致问题[18]。在 21 例长期接受糖皮质激素治疗（平均每日剂量为 6.7 mg 泼尼松当量）的 RA 患者中，在 30 秒内静脉单次推注 100 μg 人 CRH 后，52% 的患者血清皮质醇正常升高（≥ 5 μg/dl），33% 的患者皮质醇反应低于正常水平，14% 的患者完全无反应[30]。接受糖皮质激素治疗少于 3 周或采用泼尼松龙隔日疗法的患者，并非不出现 HPA 轴受抑制的风险，其取决于激素的剂量，但风险相对较低[31,32]。

因此，肾上腺抑制难以预测，其可能经常发生于日常实践中[33,34]。须谨慎地认为，每一个正在接受慢性糖皮质激素治疗的患者都有发生三发性肾上腺皮质功能不全的风险。然而，糖皮质激素治疗在缓慢减量后通常可以停药（若不再有任何指征）。一般而言，

肾上腺功能可在激素缓慢的减量中逐渐恢复。

糖皮质激素对免疫系统的作用

糖皮质激素可抑制多种炎症细胞（包括巨噬细胞及 T 淋巴细胞）活化、增殖、分化和存活，促进细胞凋亡，尤其是未成熟与活化的 T 细胞（图 63-5）。上述过程主要由细胞因子生成及分泌的改变所介导。相比之下，B 淋巴细胞和中性粒细胞对糖皮质激素的敏感性较低，糖皮质激素治疗可能促进其存活。糖皮质激素对中性粒细胞的主要作用是抑制其与内皮细胞的黏附。糖皮质激素不仅抑制黏附分子表达，还抑制补体途径蛋白和前列腺素的分泌。超生理浓度的糖皮质激素可抑制成纤维细胞增殖及 IL-1 与肿瘤坏死因子诱导的金属蛋白酶合成。通过上述效应糖皮质激素

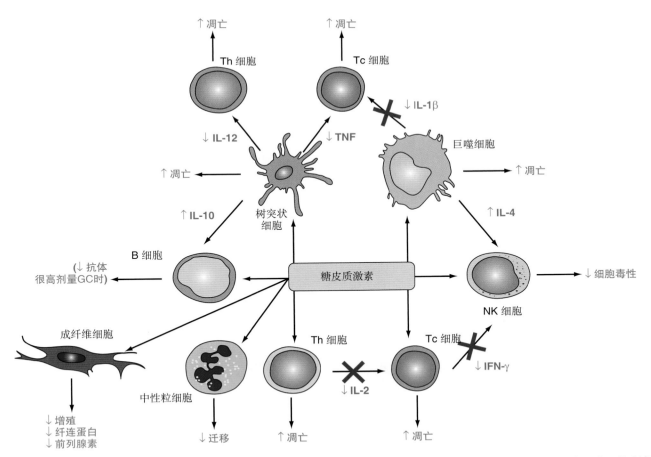

图 63-5　糖皮质激素（GC）对炎症细胞和细胞因子相互作用的影响（红色）。糖皮质激素直接或间接作用于免疫细胞，抑制促炎细胞因子如 IL-1β 和肿瘤坏死因子（TNF）的产生，刺激巨噬细胞和树突状细胞产生抗炎细胞因子，如 IL-10。糖皮质激素促进巨噬细胞、树突状细胞和 T 细胞的凋亡。以上效应共同抑制免疫反应。IFN-γ，γ 干扰素；NK 细胞，自然杀伤细胞；Tc，细胞毒性 T 淋巴细胞；Th，辅助 T 淋巴细胞（Modified from Sternberg EM：Neural regulation of innate immunity：a coordinated nonspecific host response to pathogens. *Nat Rev Immunol* 6：318-328，2006.）

可延缓早期 RA 患者炎性关节的骨及软骨破坏[35,36]。

白细胞和成纤维细胞

应用糖皮质激素使血液循环中的中性粒细胞增加，从而增加了外周血白细胞总数，但血液中其他白细胞亚群如嗜酸性粒细胞、嗜碱性粒细胞、单核-巨噬细胞（骨髓细胞生成及释放减少）和 T 细胞（重分布效应）数量减少。表 63-2 总结了糖皮质激素对白细胞亚群的影响。淋巴细胞的重新分布在给予单次高剂量泼尼松后 4 ~ 6 h 达到最大值，并在 24 h 内恢复正常，其临床意义不大，几乎不影响 B 细胞功能及免疫球蛋白的产生。糖皮质激素对单核细胞和巨噬细胞的影响，包括降低主要组织相容性复合体（major histocompatibility complex，MHC）Ⅱ型分子和 Fc 受体表达，可能增加对感染的易感性[37]。糖皮质激素对成纤维细胞的影响包括减少细胞的增殖及纤连蛋白和前列腺素的合成。

细胞因子

糖皮质激素治疗慢性炎症性疾病的主要作用机制之一是其影响细胞因子的生成和作用。糖皮质激素对多种细胞因子的转录和作用有很强的抑制作用。糖皮质激素可抑制大多数 1 型辅助性 T 细胞（T helper，Th）促炎细胞因子，包括 IL-1β、IL-2、IL-3、IL-6、TNF、IFN-γ、IL-17（与 Th17 细胞相关）及粒-巨噬细胞集落刺激因子（图 63-5）。在 RA 患者中，这些细胞因子被认为与滑膜炎、软骨退化和骨侵蚀有关。相反，糖皮质激素可刺激或者不影响 Th2 细胞

因子（如 IL-4、IL-10 和 IL-13）的生成（图 63-5）[38]。上述细胞因子和与 B 细胞过度活动相关的侵蚀性类风湿关节炎的关节外表现（如免疫复合物形成及血管炎）有关。激活的 Th2 细胞可以通过释放抗炎细胞因子 IL-4 和 IL-10，抑制 Th1 细胞活性，并下调单核细胞和巨噬细胞功能，从而抑制类风湿滑膜炎和关节破坏[39]。

促炎酶

炎症级联反应的一个重要部分为花生四烯酸代谢，生成强效致炎因子前列腺素和白三烯。糖皮质激素通过诱导脂皮质素（磷脂酶 A2 抑制物）抑制花生四烯酸代谢产物产生。糖皮质激素可抑制单核-巨噬细胞、成纤维细胞及内皮细胞细胞因子诱导的 COX-2 与磷脂酶 A2 的产生。此外，糖皮质激素在体内外对金属蛋白酶的产生都有很强的抑制作用，尤其是胶原酶和基质分解酶，它们是 IL-1 和 TNF 诱导的软骨降解的主要效应因子[40]。

黏附分子和渗透因子

药理学剂量的糖皮质激素可显著抑制血浆渗出及白细胞向炎症部位迁移。慢性炎症性疾病中，黏附分子通过控制炎症细胞向炎症部位迁移而发挥重要作用。糖皮质激素抑制促炎细胞因子生成，进而抑制黏附分子的表达，也可直接抑制黏附分子如细胞间黏附分子（intercellular adhesion molecule，ICAM）-1 和选择素 E 表达[41]。此外，糖皮质激素也可抑制将免疫细胞吸引到炎症部位的趋化细胞因子，如 IL-8 及巨噬细胞趋化蛋白。促炎细胞因子增加炎症部位的一氧化氮的生成，加速局部血流、渗出并可能增强炎症反应。糖皮质激素可有效抑制细胞因子诱导型一氧化氮合酶[42]。

药理学与临床考虑

药代动力学

糖皮质激素的生物学活性除与类固醇构型有关外，还取决于其是游离形式（如醇类）还是化学结合形式（如酯或盐）。游离形式的糖皮质激素几乎不溶

表 63-2 糖皮质激素对免疫细胞的抗炎作用	
细胞类型	效应
中性粒细胞	外周血中增多，转运减少，功能相对不变
巨噬细胞和单核细胞	外周血中减少，转运减少，吞噬和杀菌作用降低，抗原呈递抑制，细胞因子与类花生酸释放减少
淋巴细胞	外周血中减少，转运减少，细胞因子产生减少，增殖减少，活化受损，对免疫球蛋白合成影响不大
嗜酸性粒细胞	外周血中减少，细胞凋亡增加
嗜碱性粒细胞	外周血中减少，炎症介质释放减少

于水，因此可制成片剂，但不能用于肠外制剂。所以合成的糖皮质激素为有机酯类或盐类。酯类如（双）醋酸盐与（十六）丙酮化合物均为脂溶性，水溶性有限，适用于口服、肌内注射、病灶注射及关节腔注射。盐类（如磷酸钠及琥珀酸钠）的水溶性通常更好，因此也适用于静脉注射。地塞米松磷酸钠盐可静脉注射，但地塞米松醋酸钠盐不可，肌内注射时前者较后者的吸收速度更快。如需快速起效，应静脉注射地塞米松磷酸钠盐，因为它比肌内注射更快起效。地塞米松醋酸钠肌内注射起效最慢。局部应用时，水溶性越低意味着局部疗效越持久，通常对治疗更有利。

非水溶制剂不影响胃肠道吸收。大部分口服糖皮质激素，不论游离型或酯、盐型，均很容易被吸收，可能在 30 min 内。泼尼松与泼尼松龙的生物利用度很高。市场上提供的口服和直肠给药的泼尼松与泼尼松龙的生物学效应几乎相同。

不同糖皮质激素与各种血浆蛋白的亲和力各异（表 63-1）。血浆中 90% ~ 95% 的氢化可的松与血浆蛋白结合，并以皮质激素转运蛋白（又称皮质类固醇结合球蛋白）为主，其次是白蛋白。与蛋白结合的氢化可的松无生物活性，其余 5% ~ 10% 游离状态的氢化可的松具有生物活性。与甲泼尼龙、地塞米松及曲安西龙相比，泼尼松龙与皮质激素转运蛋白的亲和力更高，并与氢化可的松竞争该结合蛋白。其他人工合成的与皮质激素转运蛋白亲和力很低或几乎无亲和力的糖皮质激素，2/3 与白蛋白（弱）结合，大约 1/3 以游离形式存在于血循环中。

由于非结合状态的糖皮质激素才具有药理学活性，故血浆蛋白如白蛋白水平低（肝疾病或慢性活动性炎症性疾病）的患者更易起效，也更易产生不良反应。这类患者应酌情调整剂量。肝病患者，由于肝对糖皮质激素的清除减少，也应调整剂量（稍后讨论）。

糖皮质激素的生物半衰期比其血浆半衰期长 2 ~ 36 倍（表 63-1）。对于大多数疾病，血浆半衰期约 3 h 的泼尼松龙仅需每天给药一次。糖皮质激素的最大效应滞后于其血清峰值浓度。皮质激素转运蛋白与这些化合物的结合能力强于白蛋白。与主要结合于白蛋白或不与血浆蛋白结合的糖皮质激素相比，主要与皮质激素转运蛋白结合的糖皮质激素的血浆清除通常较慢。与皮质激素转运蛋白结合不是糖皮质激素生物半衰期的主要决定因素，但它是决定体内不同部位分布和与胞内糖皮质激素受体结合的主要决定因素。

与氢化可的松相比，人工合成糖皮质激素与皮质激素转运蛋白的亲和力较低，但与胞内糖皮质激素受体的亲和力较高。泼尼松龙和曲安西龙与糖皮质激素受体的亲和力比可的松高 2 倍，而地塞米松则比其高 7 倍。由于泼尼松和可的松与糖皮质激素受体的亲和力极低，二者在化学还原前几乎不具有糖皮质激素的生物活性。

糖皮质激素生物半衰期的另一重要决定因素是代谢率。合成糖皮质激素同样经受与氢化可的松相同的还原、氧化、羟基化及结合反应过程。具有药理活性的糖皮质激素主要经肝代谢为无活性的代谢产物，然后经肾排泄，仅少量未代谢的药物通过尿液排出。泼尼松龙的清除率与年龄负相关，这说明相同剂量对老年人作用更强[43]。非裔美国人的清除率低于高加索人[44]。泼尼松龙的血浆半衰期为 2.5 ~ 5 h，但老年人、肾病及肝硬化患者半衰期延长。泼尼松龙可经血液透析清除，但血透患者总的来说，一般无需调整剂量。而肝硬化患者的非结合类固醇清除率为正常人的 2/3，因此计算用药剂量时应将此考虑在内。

糖皮质激素抵抗

少数患者对糖皮质激素反应不佳，甚至对大剂量糖皮质激素无反应。此外，不同患者对糖皮质激素不良反应的敏感性亦存在很大差异。风湿病患者对糖皮质激素的敏感性差异涉及几个不同的因素[45,47]，理解了其相关机制才可能进行相应调整。

遗传性糖皮质激素抵抗（罕见）及糖皮质激素敏感性增高与糖皮质激素受体基因特定多态性有关。糖皮质激素受体以 α 与 β 两种亚型存在，但仅 α 亚型可与糖皮质激素结合。β 亚型表达于多种组织，是糖皮质激素的内源性抑制因子。糖皮质激素抵抗与 β 亚型过度表达有关，但这可能不是主要机制，因为除中性粒细胞外，大部分细胞 β 亚型的表达远低于 α 亚型的表达[45]。蛋白质脂皮质素 -1（或膜联蛋白 -1）可抑制类花生酸合成。糖皮质激素可刺激脂皮质素 -1，RA 患者体内已发现脂皮质素 -1 的自身抗体，患者体内抗体的滴度与糖皮质激素维持剂量相关，提示这些自身抗体可能导致糖皮质激素抵抗[48]。

虽然糖皮质激素通过抑制细胞因子生成发挥大部分免疫抑制作用，但高浓度的细胞因子，尤其是 IL-2 可通过剂量依赖方式对抗糖皮质激素的免疫抑制作用[49]。这种平衡通常有利于糖皮质激素，但局部高浓度的细胞因子可导致局部糖皮质激素抵抗，而这种抵抗不能被外源性糖皮质激素所克服。巨噬细胞移动抑制因子也在 RA 的糖皮质激素抵抗中发挥重要作用。这种促炎细胞因子参与 TNF 的合成和 T 细胞活化，提示其在 RA 的发病机制中起作用。高浓度糖皮质激素可抑制巨噬细胞移动抑制因子，而低浓度糖皮质激素则诱导巨噬细胞移动抑制因子，从而促进炎症反应[50]。糖皮质激素抵抗的其他机制包括某些细胞因子引起丝裂原活化蛋白激酶（mitogen-activated protein kinase，MAPK）通路激活，转录因子 AP-1 过度活化，组蛋白去乙酰化酶 -2 表达降低以及糖蛋白介导的药物外流增加[45]。药物也可影响糖皮质激素的敏感性和抵抗性（见下文"药物相互作用"）。

药物相互作用

细胞色素 P-450（cytochrome P-450，CYP）是多种药物进行生物转化的同工酶家族成员。这些酶的诱导或抑制作用是药物相互作用的基础。某些药物（如巴比妥类、苯妥英钠及利福平）通过诱导 CYP 同工酶（如 CYP3A4），尤其是通过增加肝羟基酶活性以增加人工合成及天然糖皮质激素的代谢（分解），从而降低糖皮质激素的浓度（图 63-6）。确实有报道显示利福平可诱导炎性疾病机体对泼尼松的无应答[51,52]，利福平引起糖皮质激素替代治疗患者出现肾上腺危象也见于报道[53]。对于同时使用上述药物的患者，应

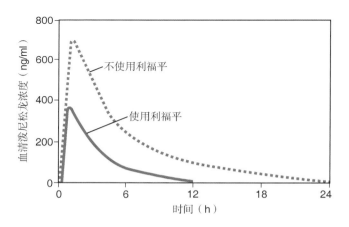

图 63-6　一位患者每天口服 0.9 mg/kg 泼尼松龙后，在联用及不联用利福平治疗时，不同时间的血清泼尼松龙浓度。实曲线显示连续使用泼尼松龙和利福平期间的浓度。虚曲线显示利福平洗脱 4 周后的浓度。联用利福平治疗的曲线下面积减少，表明在利福平治疗期间，泼尼松龙的生物利用度降低

考虑加大糖皮质激素剂量。

反之，同时使用糖皮质激素与代谢药物的 CYP3A4 的抑制剂（如酮康唑、伊曲康唑、地尔硫卓、米贝拉地尔和葡萄柚汁）可降低糖皮质激素的清除率，进而导致糖皮质激素浓度升高并延长其生物半衰期，增加不良反应的风险[27]。另一方面，抗真菌药物，尤其是酮康唑，可干扰内源性糖皮质激素合成，因而常应用酮康唑 400 ～ 1200 mg/d 来治疗皮质醇增多症[27]。用于全身麻醉诱导和镇静的短效静脉麻醉剂依托咪酯同样可以降低皮质醇水平，因此在危重患者中有临床相关性[27]。然而，总的来说，即使是强效 CYP3A4 抑制剂，其对泼尼松和泼尼松龙的代谢也可能不那么重要；此外，葡萄柚汁摄入的影响可能具有有限的临床意义[54]。

同时使用泼尼松龙与环孢素可导致泼尼松龙血浆浓度增加，而同时使用甲泼尼龙与环孢素可使后者血浆浓度增加；可能的机制是以上药物对肝微粒体酶具有竞争性抑制作用。抗生素（如红霉素）可以增加糖皮质激素的血浆浓度。口服避孕药中的合成雌激素通过增加糖皮质激素转运蛋白水平从而增加总糖皮质激素水平（结合与非结合状态的总量）。因此，解读口服避孕药妇女的皮质醇检测结果时应十分谨慎，特别是即使总皮质醇水平在正常范围内，也有可能存在肾上腺功能不全[18]。除糖皮质激素外，其他类固醇药物（如醋酸甲地孕酮和甲羟孕酮）可抑制 HPA 轴[27]，当其与糖皮质激素联合使用时，这种抑制风险可能会增加。据报道，柳氮磺吡啶可增加免疫细胞对糖皮质激素的敏感性[55]，这可能有临床益处。米非司酮是一种抗黄体酮药物和糖皮质激素受体拮抗剂，氯丙嗪抑制糖皮质激素受体介导的基因转录[56]；这些药物通过以上机制减弱糖皮质激素的作用。

糖皮质激素治疗

糖皮质激素以各种不同剂量广泛用于治疗多种风湿病。例如"低"或"高"这种半定量的剂量描述是不明晰的。已根据病理生理学及药代动力学数据提出标准化，以尽量减少这些常用术语的解释问题（表 63-3）[6]。

适应证

糖皮质激素治疗每种疾病的适应证在与该疾病相

表63-3　糖皮质激素剂量分类	
低剂量	≤ 7.5 mg/d 泼尼松或等效剂量
中等剂量	> 7.5 mg/d，但是≤ 30 mg/d 泼尼松或等效剂量
高剂量	> 30 mg/d，但是≤ 100 mg/d 泼尼松或等效剂量
极高剂量	> 100 mg/d 泼尼松或等效剂量
冲击量	≥ 250 mg/d 泼尼松或等效剂量应用 1 天或连用多天

关的具体章节中进行了讨论。糖皮质激素是治疗肌炎、风湿性多肌痛、巨细胞动脉炎和系统性血管炎的锚定药物。

在系统性硬化症患者中，由于硬皮病肾危象的风险，糖皮质激素——特别是大剂量的糖皮质激素是禁忌的，但当系统性硬化症合并肌炎或间质性肺病时其可能有效。

对于其他疾病，糖皮质激素可作为辅助治疗或根本不使用。例如对于 RA 患者，糖皮质激素几乎完全作为辅助治疗与其他改善病情抗风湿药（disease-modifying anti-rheumatic drugs，DMARDs）联用（见后文）。虽然糖皮质激素对炎症性手骨关节炎（osteoarthritis，OA）止痛有效[56a]，但在日常实践中，除了出现滑膜炎症状时可予关节腔内注射外，并不对 OA 患者使用糖皮质激素[57]。对于全身性软组织疾病如纤维肌痛综合征，糖皮质激素无适应证；而对于局部性软组织疾病，糖皮质激素只可用于病灶内注射[58]。

类风湿关节炎的糖皮质激素治疗

糖皮质激素是用于治疗 RA 的常用药物之一。全世界接受糖皮质激素治疗的 RA 患者约为 15% 至 90%[59]。北美风湿病学研究人员联盟（CORRONA）注册登记的美国 RA 患者（$n = 25\ 000$），显示有约 30% 的 RA 患者使用糖皮质激素[1]。在美国一项较早的研究中，12 749 名 RA 患者中，35.5% 目前正在使用糖皮质激素，终生暴露率为 65.5%[2]。激素治疗的目的是缓解症状和体征并抑制关节损伤的进展。一项对 7 项研究（包括 253 名患者）的回顾研究发现，糖皮质激素给药约 6 个月时，可有效治疗 RA[60]。治疗 6 个月后，糖皮质激素的有益作用似乎减弱，但如果逐渐减量并停止治疗，患者经常——尤其是在头几个月——经历症状加重，这表明糖皮质激素治疗终究是有效的，部分原因可以归因于糖皮质激素治疗对肾上腺持续抑制作用导致的肾上腺功能不全。

糖皮质激素治疗对影像学关节损伤和功能恶化进展的抑制作用已在一项严格的目标靶向治疗设计临床研究中得到证实[3,61]。然而，目前尚不清楚糖皮质激素能否抑制已建立的 RA 或治疗时间超过两年的关节侵蚀和功能恶化的进展。糖皮质激素可能是通过抑制促炎因子 IL-1 和 TNF 来缓解关节症状[62]，而 IL-1 和 TNF 等促炎因子可刺激成骨细胞和 T 细胞产生核因子 -κB 活化受体配体（receptor activator of nuclear factor-κB ligand，RANKL）。这种配体与破骨前体细胞及成熟的成骨细胞表面的 RANK 结合，激活破骨细胞，从而导致骨吸收、关节周围骨质疏松及 RA 骨侵蚀的形成。此外，糖皮质激素可以抑制成纤维细胞增殖以及 IL-1 和 TNF 诱导的金属蛋白酶合成，延缓早期 RA 患者关节炎症导致的骨和软骨损伤[35,36,40]。

糖皮质激素冲击疗法

糖皮质激素冲击疗法主要应用于风湿病包括炎性风湿病及血管炎的诱导缓解或复发的治疗，以及风湿病严重合并症，如巨细胞动脉炎患者视力丧失。然而在一项 144 例经活检证实为巨细胞动脉炎患者的研究中（91 例患者开始即有视力损害，另外 53 例患者无视力损害），研究结果并未证实在预防视力恶化方面静脉注射糖皮质激素冲击治疗（通常每 8 h 给予地塞米松磷酸钠 150 mg 共 1 ~ 3 d）优于每天口服大剂量泼尼松（80 ~ 120 mg）[63]。在活动性 RA 患者中，通常在转换（新的）DMARD 开始治疗阶段用冲击疗法诱导缓解。冲击疗法疗效常可持续约 6 周，但疗效持续时间的个体差异较大[64]。许多研究证实大剂量冲击（甲泼尼龙 1000 mg）治疗一天或几天是有效的。冲击疗法对各种健康状态的活动性 RA 患者的短期疗效与传统 DMARD（如甲氨蝶呤治疗早期 RA）长期疗效相似[65]。

冲击治疗在不同风湿病中产生的不良反应各异。例如 SLE 较 RA 更易出现骨坏死和精神症状[65]，但 SLE 本身也可出现骨坏死和精神症状。冲击疗法的禁忌证包括妊娠、哺乳、感染、现有消化性溃疡、青光眼、未充分控制的高血压和糖尿病。对控制良好的高血压、糖尿病或有青光眼家族史的患者，在治疗前及治疗时分别监测血压、血糖及眼压的情况下，仍可考虑高剂量及冲击剂量冲击治疗[66]。

糖皮质激素撤药方案

鉴于糖皮质激素潜在的不良反应，在疾病控制后应逐渐减量。须谨慎减量以避免疾病复发，并防止慢性 HPA 轴抑制所致的皮质醇缺乏。缓慢减量利于肾上腺功能的恢复。目前，尚无临床对照研究结果供参考以制订糖皮质激素最优撤药方案。根据不同疾病、临床反应、疾病活动度、药物剂量、疗程、疗效以及个体对糖皮质激素敏感性进行减量。仅有总体上的方案供参考。在泼尼松的减量方面，剂量超过 40 mg/d 时，应每 1 ~ 2 周减量 5 ~ 10 mg；剂量为 20 ~ 40 mg/d 时，每 1 ~ 2 周减 5 mg；剂量小于 20 mg/d 时，每 2 ~ 3 周减 1 ~ 2.5 mg/d。另一种撤药方案为：每 1 ~ 2 周减 5 ~ 10 mg 至 30 mg/d；当剂量小于 20 mg/d 时，则每 2 ~ 4 周减 2.5 ~ 5 mg 至 10 mg；然后每个月减 1 mg 或每 7 周减 2.5 mg（5 mg 泼尼松龙的半片）。对于每 7 周或更长时间的减量，可为患者提供一个计划表，填写剂量和逐渐减量的时间，如表 63-4 所示。

应激方案与围术期处理

对于长期服用小剂量糖皮质激素的患者，其肾上腺活性被抑制，因此若出现感染性发热或其他情况需要就医时，建议将每日糖皮质激素剂量加倍或增至泼尼松龙 15 mg 或其等效剂量。对于接受大手术的患者，根据糖皮质激素剂量及疗程预测肾上腺功能的抑制程度并不可靠（详见"对下丘脑 - 垂体 - 肾上腺轴的抑制"部分），许多医生推荐对肾上腺抑制风险低的患者使用糖皮质激素的"应激剂量"。术前静脉注射氢化可的松 100 mg，然后每 6 h 静脉注射氢化可的松 100 mg，持续 3 d，这仅是传言，临床中并非一定如此[67,68]。另一种小剂量方案可减少术后细菌感染的风险，即手术当日持续静脉注射氢化可的松 100 mg，此后每 8 h 予氢化可的松 25 ~ 50 mg，持续 2 ~ 3 d。还有一种方案，手术当日给予糖皮质激素的维持剂量口服或胃肠道外给药，然后每 8 h 给予氢化可的松 25 ~ 50 mg，持续 2 ~ 3 d。

小手术的患者口服双倍剂量或增至泼尼松龙 15 mg 或其等效剂量共 1 ~ 3 天。但关于不同围术期糖皮质激素应激方案目前尚无随机对照研究。与原发性肾上腺功能不全不同，糖皮质激素诱导的继发性肾上腺功能不全不影响盐皮质激素的分泌，因此无需补充盐皮质激素。

妊娠与哺乳期

在妊娠期间，保护胎儿免受外源性糖皮质激素影响有两种机制。第一，与转运蛋白结合的糖皮质激素不能通过胎盘；第二，胎盘中的 11β-HSD 酶可催化活性的皮质醇、皮质酮和泼尼松龙转化为无活性的 11- 脱氢激素原（可的松，11- 去氢皮质酮和泼尼松），保护胎儿免受来源于母体血液中糖皮质激素的

表 63-4 分发给患者的糖皮质激素撤药方案[a]

	星期一	星期二	星期三	星期四	星期五	星期六	星期日
阶段 1	高	高	高	高	低	高	高
阶段 2	高	低	高	高	高	低	高
阶段 3	高	低	高	低	高	低	高
阶段 4	低	高	低	高	低	高	低
阶段 5	低	高	低	低	低	高	低
阶段 6	低	低	低	高	低	低	低
阶段 7	低	低	低	低	低	低	低
每个阶段持续_____周[b]				低 = _____mg/d[b]		高 = _____ mg/d[b]	

[a] 在每一个连续治疗周期（可持续 1 周、2 周或更长时间），采用低剂量治疗的天数均较前一周多一天。完成阶段 7 后，即可进入下一个减量期，在之前 7 个阶段的低剂量变为现在的高剂量，以此类推。症状恶化的患者不可减量，同时必须与专科医师联系

[b] 由医生填写

影响。因此，母体与胎儿的血液中泼尼松龙浓度比约为 10 : 1。相反，地塞米松对转运蛋白几乎没有亲和力，并且很难被胎盘中的 11β-HSD 代谢，因此母体与胎儿的血液中地塞米松浓度比约为 1 : 1。

如果孕妇必须接受糖皮质激素治疗，可以选择使用泼尼松、泼尼松龙、甲泼尼龙；如果未出生的胎儿必须接受治疗，如与母亲干燥综合征相关的先天性心脏传导阻滞，可以考虑选择含氟糖皮质激素，如倍他米松或地塞米松。产前使用糖皮质激素的副作用风险包括宫内发育迟缓和出生体重减少、神经认知、唇腭裂，其可能受使用剂量、治疗持续时间和妊娠阶段的影响。有一些研究报道这些不良反应发生的相互矛盾的结果 [69-71]，但这些研究中糖皮质激素的剂量和治疗适应证均不相同。此外，疾病本身对胎儿的影响及并发症与糖皮质激素治疗的不良反应难以区分开来。建议在妊娠前 3 个月避免使用高剂量糖皮质激素（1 ～ 2 mg/kg 泼尼松龙等效剂量）[72,73]，中低剂量泼尼松可能是安全的 [73]。

已经证实用于预防或治疗慢性肺病的产后早期地塞米松治疗对学龄期的神经运动和认知功能有负面影响 [74]。泼尼松龙和泼尼松在母乳中仅有少量分泌，服用这些药物的母亲进行母乳喂养是安全的。在服药前或服药 4 小时后母乳喂养对婴儿的影响较小，因为母乳和血清中泼尼松龙的时间浓度曲线相似 [73]。

病灶内及关节腔内糖皮质激素注射

糖皮质激素注射治疗广泛用于关节炎、腱鞘炎、滑囊炎、附着点炎及压迫性神经病变如腕管综合征 [58]。一般注射后数天内起效，疗效持久，但若基础疾病处于活动期，则疗效短暂。关节腔内或软组织中同时注射糖皮质激素及局部麻醉剂可迅速缓解疼痛。

可溶性糖皮质激素（如磷酸盐类）局部给药起效更快，因而出现皮下组织萎缩及皮肤色素脱失的风险小。难溶性糖皮质激素的作用时间长，并可减少软组织纤维基质，因此皮肤较薄部位应小心使用，特别是老年人和外周血管疾病的患者。深部组织使用难溶性糖皮质激素更安全。短效可溶性糖皮质激素可与长效不溶性糖皮质激素联用，可快速起效并使疗效持久。

糖皮质激素关节腔内注射的效果取决于多种因素，包括基础疾病的种类（如 RA、OA）、治疗关节（大小、承重或非承重关节）、关节炎活动性、关节

内滑液量 [47]、注药前是否进行了关节腔穿刺（滑液抽吸）、选用的糖皮质激素种类与剂量、注射关节是否制动以及注射的技巧。OA 患者关节腔注射效果较 RA 差 [75]。关节腔注射糖皮质激素前进行关节穿刺可减少关节炎复发的风险。可用于注射的糖皮质激素制剂中，曲安西龙可溶性最小，作用时间最长。

理论上讲，注射关节制动可使糖皮质激素制剂渗漏至体循环的量最小（关节活动通过增加关节压力导致炎症滑膜充血），最大限度降低软骨损伤风险，促进受累炎症组织恢复。关节腔注射后关节活动并无严格限制，注射后前几天尽量减少注射关节的活动，膝关节注射后 24 小时内卧床休息或对注射关节进行夹板制动。虽然文献资料中并未提出明确建议，但卧床休息以及避免注射关节过度使用十分重要，即使毫无疼痛亦应制动。

对于负重关节（如膝关节），建议关节腔穿刺每 3 周内不超过 1 次，且每年不超过 3 次，使糖皮质激素所致关节破坏程度减至最小。这个建议看似合理，但尚无明确的临床证据支持。肩关节及其他关节进行糖皮质激素注射的准确度可影响治疗效果 [76]，保守估计一半以上的肩关节注射定位不准确 [76,77]。据报道，糖皮质激素局部注射的关节感染率很低，在 13 900 ～ 77 300 次注射中仅有 1 例感染 [78,79]。使用一次性穿刺针及注射器减少了感染风险。荷兰一项对 100 万市区人口进行的为期 3 年的前瞻性研究中，共观察到 186 位患者 214 个关节（包括 58 个含假体或人造关节）发生细菌感染，仅有 3 个关节感染是关节腔内注射导致的 [80]。

其他关节腔内注射的不良反应包括糖皮质激素的全身性不良反应，如月经紊乱、注射当天或第二天皮肤潮红及糖尿病患者血糖升高 [58]。局部并发症包括皮下脂肪组织萎缩（特别是不恰当的局部注射后）、局部皮肤色素脱失、肌腱滑动、断裂以及局部神经损害 [58]。

改善糖皮质激素治疗率

隔日疗法

对于长期口服糖皮质激素治疗的患者，隔日疗法可减少不良反应，包括对 HPA 轴的抑制作用。隔日晨起顿服的治疗方案剂量相当于或稍高于每日治疗剂

量的两倍。其理论基础是使机体（包括HPA轴）隔日接受外源性糖皮质激素，可在另一天恢复。隔日疗法仅适用于单次给药后对HPA轴的抑制小于36小时的糖皮质激素。此外，需要患者HPA轴反应良好，没有受到之前糖皮质激素治疗导致的慢性抑制。因长期中等剂量或大剂量应用糖皮质激素对HPA轴的抑制超过36小时，隔日治疗方案无效。

隔日疗法对一些炎性风湿病无效。如今，除了青少年特发性关节炎患者外，很少使用隔日方案，在这些患者中，隔日使用糖皮质激素比每天使用糖皮质激素对身体生长的抑制作用更小[81]。

糖皮质激素减量药物

对于一些炎性风湿病包括SLE、血管炎、肌炎，在疾病早期常联合使用糖皮质激素和其他免疫调节药物，如羟氯喹、甲氨蝶呤和环磷酰胺（用于系统性血管炎）。在上述疾病中，生物制剂的使用日益广泛[82]。对于已知联合治疗优于单用糖皮质激素的疾病（如系统性血管炎）或者可能出现大剂量糖皮质激素抵抗的疾病（如炎性肌病），应采用联合治疗。

疾病晚期阶段加用免疫调节剂以减少糖皮质激素用量、减轻其不良反应，这种免疫调节剂常被称为"糖皮质激素减量药物"。虽然任何能增加或者协同抑制疾病及减少糖皮质激素剂量的药物都可称为糖皮质激素减量药物，但常用的还是硫唑嘌呤和甲氨蝶呤。

对风湿性多肌痛和巨细胞动脉炎患者，已有硫唑嘌呤、抗疟药、环孢素、氨苯砜、英夫利昔单抗、阿达木单抗、来氟米特以及甲氨蝶呤（最常见）作为糖皮质激素的减量药物应用；在甲氨蝶呤的6项随机临床试验中，有一半研究支持此情况下甲氨蝶呤的使用[83-88]。一项Meta分析显示：甲氨蝶呤作为巨细胞动脉炎糖皮质激素减量药物对疾病复发方面的保护作用有限（相对危险度0.85；95%置信区间，0.66～1.11），且其他糖皮质激素减量药物对结局无改善[89]。在巨细胞动脉炎中，在持续的无糖皮质激素缓解方面，添加托珠单抗（IL-6受体阻断剂）优于糖皮质激素单药治疗，且累积糖皮质激素用量显著降低[90]。由于托珠单抗比传统糖皮质激素减量药物更有效，未来几年使用该生物制剂治疗巨细胞动脉炎预计将被纳入更新的治疗指南，托珠单抗的使用也预计将在未来几年增加到临床实践中一个重要的缺点是托珠单抗显著抑制实验室炎症标志物，如C反应蛋白。这意味着这些标记物不再是疾病活动性的可靠判断指标。

改良的泼尼松缓释剂

炎性风湿病的炎症过程及症状体征具有昼夜节律性。患者的晨僵和其他症状与皮质醇分泌的昼夜节律有关（图63-4）。中、低度活动的RA患者血浆质醇水平的峰值与谷值均提前出现，而高度活动的RA患者体内皮质醇的生理昼夜节律明显减弱，甚至消失。

糖皮质激素的给药时间可能对疗效和不良反应产生重要影响。针对上述观点的既往文献报道结果模棱两可[91,92]。最近，开展了一种新的泼尼松缓释剂试验，其在服药后约4小时后开始释放泼尼松[93]。与清晨服用相同剂量常规片剂泼尼松的患者相比，傍晚服用该药可使药物的释放与促炎因子生理浓度增加保持一致，患者晨起的症状更轻。这项为期3个月的双盲试验纳入的主要研究对象包括晨僵时间≥45 min、VAS评分≥30 mm（0～100 mm）、3个或以上关节疼痛、1个或以上关节肿胀、红细胞沉降率（ESR）≥28 mm/h或C反应蛋白（CRP）≥正常上限值的1.5倍，且服用糖皮质激素至少3个月（稳定使用2～10 mg泼尼松龙等效剂量至少1个月）的RA患者。研究采用双盲的方式将患者随机分至继续服用原来的泼尼松组或更换为改良的泼尼松缓释剂组。实验结束时，两组晨僵时间方面泼尼松缓释剂组较泼尼松组缩短约30分钟，但两者在疾病活动度及安全性方面无差异，且两组在HPA轴功能方面无差异[30,94]。

在一项开放性观察性临床研究中，950名正在接受糖皮质激素治疗的门诊RA患者改用泼尼松缓释剂4个月后，患者疾病活动度得到了改善[95]。该制剂的长期收益与风险以及在其他风湿性疾病中的应用还有待进一步研究[96]。

其他进展：选择性糖皮质激素受体激动剂和脂质体

地夫可特[97]是1969年生产的一种泼尼松龙噁唑啉衍生物，开始认为这种药物与泼尼松龙等效，且副作用更少，但其与泼尼松龙的当量比需明确[98]，这个药物的研发并非是突破性进展。对糖皮质激素作用机制（见前述转录抑制和转录激活分别产生功效和导致不良反应）的认识推动了选择性糖皮质激素受奋剂的研发[99]，然而这一假说受到了挑战[15]，选择性糖皮质激素受体兴奋剂的效果令人失望[16]。一项使用 Fosdagrocorat 的 Ⅱ 期研究证明了其对类风湿关节炎的疗效，副作用可控[100]。在这种药物进入市场之前，还需要更多的研究，特别是关于长期安全性。

鉴于一氧化氮本身也具有抗炎作用，释放一氧化氮的糖皮质激素制剂（所谓的硝基甾体化合物），能够诱导更强的抗炎效应[101]。这些药物尚未在患者中进行临床试验。

为了克服副作用和糖皮质激素耐药性，新的药物载体已被开发，包括聚乙二醇化脂质体、聚合物胶束、聚合物 - 药物偶联物、无机支架和杂化纳米颗粒[102]。含有糖皮质激素并靶向于炎症部位内皮细胞上表达的整合素的脂质体已经被研究，这些脂质体在炎症部位特异性地传递糖皮质激素[103]。它们的选择性生物分布可能实现更少的服用频率和更低的剂量，这可能提高治疗比率[104]。尚需临床研究来确定脂质体糖皮质激素在临床风湿病实践中是否有效。

总之，新型糖皮质激素的研发在过去看来似乎很有潜力，但尚未达到预期，仍需在随机临床试验中进一步验证。

另一种改善糖皮质激素临床应用的策略是制定相关指南[65,105,106]。

不良反应及监测

有研究基于关节炎、风湿病与老年医疗信息系统（ARAMIS）数据库中超过 7300 人年的 3000 名患者的症状、实验室异常和相关医疗数据，计算出 DMARDs 毒性指数评分[107]。虽然此评分尚未经过验证并且受到混淆因素影响，但它显示了糖皮质激素相对毒性的直观印象。其与 RA 患者使用的其他免疫抑制剂（如甲氨蝶呤、硫唑嘌呤）相当。一篇综述显示，RA 临床试验中低剂量糖皮质激素治疗的不良反应的发生率、严重程度和影响较为可控，许多众所周知的糖皮质激素不良反应可能主要与其高剂量治疗相关[108]。

由于许多问题尚未解释清楚，如糖皮质激素与高剂量甲氨蝶呤或 TNF 阻滞剂的效果相比如何、糖皮质激素使用时间和剂量，因此糖皮质激素治疗在 RA 中的最终作用仍不确定。目前，如何使用（低剂量）糖皮质激素，如何监测糖皮质激素治疗等已经在指南中被提出[105,106]。

由于不同糖皮质激素作用机制及作用位点各不相同，因此可出现多种不良反应（图 63-7 和图 63-8）。虽然绝大多数不良反应不可避免，但大部分为剂量与时间依赖性，尽量减少糖皮质激素用量可降低不良反应发生的风险[105]。目前已有糖皮质激素副作用与剂量相关的报道[109]。一般认为低剂量糖皮质激素更安全[108]，与安慰剂相比中长期使用糖皮质激素对 RA 患者的毒性有限[110]，但不同个体不良反应的易感性各异。临床实践发现，一些患者服用小剂量糖皮质激素即出现不良反应，而一些患者即使应用大剂量糖皮质激素也未出现不良反应。患者对激素不良反应的易感性与其治疗作用并不平行。骨质疏松、糖尿病和心血管疾病是患者及风湿科专家最为关注的副作用[111]。然而，关于糖皮质激素相关不良反应的发生频率和严重性很少有系统研究。糖皮质激素相关副作用的非随机对照研究问题之一在于适应证的偏倚，疾病严重的患者与不太严重的患者相比，服用糖皮质激素的频率更高，疾病本身及糖皮质激素均能引起不良的症状和体征[112]。此外，糖皮质激素能降低疾病的活动性，随即影响疾病相关症状和体征出现的频率和严重程度（图 63-8）。对不同剂量糖皮质激素的患者进行纵向数据分析，同时重复标准化评估疾病活动度及其他影响是揭示糖皮质激素、疾病活动、疾病相关症状体征与激素诱导不良事件之间复杂的相互关系的最佳方法。在未来几年，预计将有更多关于老年 RA 患者服用糖皮质激素治疗的疗效和风险数据[113,114]。

感染

所有炎性风湿病患者感染的风险都在增加，因此应该强烈考虑接种流感疫苗和 23 价多糖肺炎球菌疫苗[115]。

大剂量糖皮质激素可降低体外中性粒细胞的吞噬与杀菌力，而其体内的杀菌活性及吞噬力正常。单核细胞更易受糖皮质激素的影响，中等至大剂量糖皮质激素可降低其体内和体外的杀细菌与杀真菌能力，从而增加感染风险。然而流行病学研究发现，当泼尼松剂量 ≤ 10 mg/d 时感染风险不会增加或仅轻微增加，而剂量在 20 ～ 40 mg/d 之间可使感染风险增加（RR 1.3 ～ 3.6）[116]，且存在剂量和治疗时间依赖性[117]。

一项包含 71 项研究的 Meta 分析共纳入不同疾

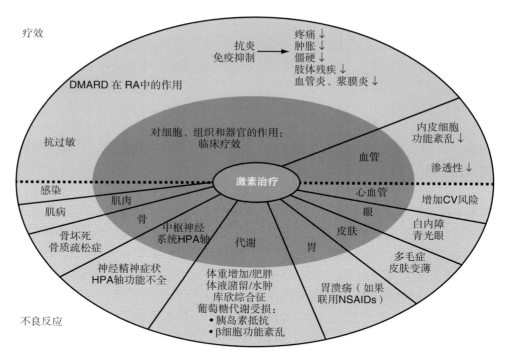

图 63-7 糖皮质激素治疗作用范围：图上层绿色的部分为有利的作用，下层红色的部分为不良反应。CV，心血管；DMARD，改善病情抗风湿药；HPA，下丘脑 - 垂体 - 肾上腺轴；NSAIDs，非甾体抗炎药；RA，类风湿关节炎 (Modified from Buttgereit F, Burmester GR, Lipworth BJ: Optimised glucocorticoids therapy: the sharpening of an old spear. *Lancet* 365: 801-803, 2005.)

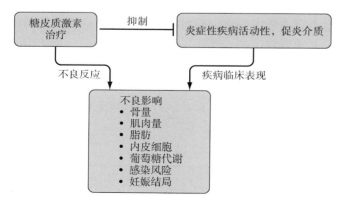

图 63-8 糖皮质激素治疗、炎症性疾病和不良反应之间的相互作用，可能受激素不良反应和疾病本身影响。已证明炎症性疾病对骨量、脂质、内皮、葡萄糖代谢和胰岛素耐受及妊娠结局产生负面影响，并且增加感染风险。这些负面影响也归因于糖皮质激素（特别是中高剂量）。糖皮质激素抑制炎症性疾病，从而也抑制这些与疾病相关的负面影响

病、应用不同剂量糖皮质激素患者 2000 余例，发现感染增加的相对危险度为 2.0。疾病种类不同，感染风险各异。其中 5 项研究涉及风湿病，但风险并未增加（相对危险度为 1.0）[116]。一项为期两年的针对

早期 RA 患者的双盲安慰剂对照试验比较了使用泼尼松 10 mg/d 或安慰剂的感染风险亦得出相同结论[118]。另一项研究发现，调整协变量后，随着泼尼松剂量的增加，患者因肺炎住院的风险增加[117]。一项应用加权累及剂量模型的研究发现，即使长期使用低剂量糖皮质激素治疗，65 岁以上 RA 患者严重感染的风险也会升高，且风险随着剂量增加而增大[119]。一项针对 66 岁以上 RA 患者的回顾性分析发现感染风险具有明显的剂量依赖性，但由于疾病活动的替代指标在分析中被用作协变量，结果可能存在偏倚[120]。然而，该研究表明，与年轻 RA 患者人群相比，老年 RA 患者使用糖皮质激素感染风险更高。

因此，接受糖皮质激素治疗的患者，特别是老年患者、存在合并症的患者、与免疫抑制剂联合用药的患者及使用大剂量激素患者，临床医师必须预知常见及罕见的病原体感染，意识到糖皮质激素治疗可使感染的临床特征不明显，以免延误诊断。例如，在应用大剂量糖皮质激素治疗或对肺部疾病患者给予糖皮质激素治疗时，应考虑预防性治疗耶氏肺孢子虫，因为甲氧苄啶 / 磺胺甲恶唑治疗可有效降低其发生率[121]。

心血管不良反应

盐皮质激素作用

某些糖皮质激素具有盐皮质激素作用（表 63-1），包括减少钠和氯的排泄，增加钾、钙和磷的排泄，可导致水肿、体重增加、血压升高及心力衰竭（由于钠和氯排泄减少）、心律失常（由于钾排泄增多）、抽搐及心电图改变（由于低钙血症）。糖皮质激素对肾及肾功能没有直接影响。

相对于大剂量，小剂量糖皮质激素很少导致高血压[122]。目前无正式的研究证实糖皮质激素对既往有高血压的患者存在影响。两个关于心肌炎和特发性心肌病的随机对照研究表明，治疗 1 年后糖皮质激素治疗组与安慰剂对照组无明显差异，2 ～ 4 年的生存率亦无差异[123,124]。

动脉粥样硬化及血脂异常

炎症性关节疾病患者的动脉粥样硬化加速和心血管风险升高已被报道[125,126]。疾病持续时间和糖皮质激素的使用与心血管死亡率的增加有关[127]。糖皮质激素可能通过其对血脂[128]、糖耐量、胰岛素产生和抵抗、血压和肥胖的潜在有害影响而增加心血管风险[125]。

然而，小剂量糖皮质激素似乎不会导致上述不良反应发生。而且，研究认为动脉粥样硬化本身是动脉管壁的炎症性疾病[129]，使用糖皮质激素可能是有益的[130]。糖皮质激素在体外可抑制巨噬细胞在损伤的动脉管壁聚集，从而减轻局部炎症反应[131]。小剂量糖皮质激素可能改善血脂异常相关的炎症疾病[125,132-134]。低剂量糖皮质激素对炎症性疾病患者的血脂和其他心血管危险因素的影响可能不同于中、高剂量糖皮质激素或糖皮质激素治疗对非炎症性疾病患者的影响[128]。这种差异及疾病活动、糖皮质激素作用和不良反应（图 63-8）之间的相互作用使得很难评价单纯由糖皮质激素引起的心血管风险和脂代谢的不良反应[135]。研究发现糖皮质激素受体基因普通单倍型与心力衰竭相关，且这部分由低活动性炎症介导，这使问题变得更为复杂[136]。

一项纳入 779 名患者共 7203 人年的（其中 237 名患者死亡）RA 前瞻性研究，使用调整潜在混杂因素后的 COX 比例风险回归模型评估糖皮质激素使用对心血管事件死亡的风险比[137]。与不使用糖皮质激素相比，每日 7 mg 泼尼松龙（或等效剂量）与风险比上升不相关；8 ～ 15 mg 风险比为 2.3（95% 置信区间 1.4 ～ 3.8）；15 mg 及以上风险比为 3.2（95% 置信区间 1.1 ～ 9.0）。与不使用糖皮质激素相比，累积剂量达 39 g 与风险比上升不相关；40 g 以上风险比为 2.1（95% 置信区间 1.3 ～ 3.3）。与不使用糖皮质激素相比，每年累积剂量达 5.08 g 与风险比上升不相关；5.08 g 以上风险比为 2.4（95% 置信区间 1.5 ～ 3.8）。

因此，除了传统的心血管危险因素，包括糖尿病等合并症、炎症性疾病活动的持续时间和水平，以及 COX-2 选择性 NSAIDs 等联合治疗外，中高剂量的糖皮质激素和较长的治疗时间似乎是最重要的心血管危险因素。

致死

在德国生物制剂注册研究中，调整年龄、性别、合并症及吸烟变量后，使用 COX 回归模型研究随时间变化的变量（如疾病活动功能障碍、糖皮质激素治疗、生物制剂或合成 DMARDs 应用）对死亡率的影响[138]，死亡风险随疾病活动度增加而上升，因此疾病活动是死亡的危险因素。此外每日使用剂量大于 5 mg 泼尼松（或等效剂量）后风险比随激素剂量增加而上升，每日使用 5 ～ 10 mg 泼尼松调整后风险比为 1.5（95% 置信区间 1.1 ～ 2.0），每日使用 10 ～ 15 mg 泼尼松调整后风险比为 2.0（95% 置信区间 1.3 ～ 3.1）。虽然不能完全排除混淆因素，但有研究得出了类似的结果[139]。死亡率增加的主要原因可能是感染及心血管并发症。

骨骼不良反应

骨质疏松

众所周知，骨质疏松为糖皮质激素治疗的不良反应之一。然而，糖皮质激素治疗炎症性疾病，尤其是炎症性关节疾病，疾病本身所致身体残疾和活动能力下降也是骨质疏松症的危险因素。因此糖皮质激素对骨骼的副作用与原发病本身无关，但糖皮质激素作为炎症性疾病的治疗，可能通过抑制炎症性疾病及疾病对骨骼的副作用而对骨骼产生正面效应（图63-9）。例如，抑制 IL-1、TNF 等促炎细胞因子[62]，刺激成骨细胞和 T 细胞产生 RANK 配体，导致破骨细胞活化，间接对骨量有正向调节作用。

是否应该对患者进行治疗取决于对骨折风险、药物有效性、安全性和治疗成本的综合考虑。为了评估单个患者骨折的风险，目前已经开发了几种评分方法，如糖皮质激素诱导骨质疏松症评分（fracture risk in glucocorticoid-induced osteoporosis score，FIGS）中的骨折风险，其中包括糖皮质激素的剂量以及骨折风险评估（FRAX；https：//www.shef.ac.uk/FRAX/）[144]，对于糖皮质激素每天用量大于 7.5 mg 泼尼松或其等效剂量的，也建议进行风险调整[145]。

在很大程度上，骨质疏松的预防由钙剂、维生素 D 补充和符合适应证的双膦酸盐（条件允许的话）组成[146]，国际上已形成糖皮质激素诱导骨质疏松的防治指南并在不断更新[147,148]。在特定情况下可考虑使用特利帕肽和地诺单抗[147]。糖皮质激素引起骨质疏松的预防和治疗管理将在另一章讨论。

骨坏死

长期的高剂量糖皮质激素可能导致骨坏死，特别是在年轻人[149]和 SLE 患者中[150]。这似乎与血管因素相关。局部缺血可能是由显微脂肪栓子引起的，也可能是由于脂肪堆积引起的骨内压力增加而冲击窦状血管床。早期症状为弥漫性疼痛，并随着活动而加

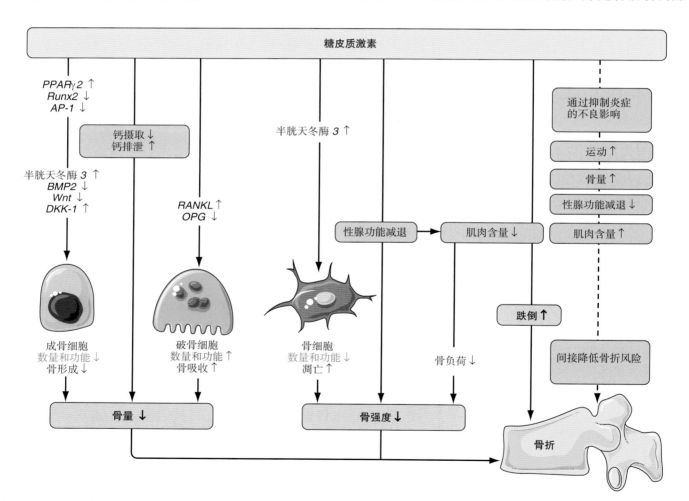

图 63-9 糖皮质激素对骨折风险的影响：作为该药物副作用的负面影响和作为治疗效果的间接正面效应，抑制炎症性疾病的负面影响[140-143]。AP-1，激活蛋白 -1 转录因子复合物，包括 Fos 蛋白质；↑，增加，刺激或上调；↓，减少，抑制或下调；BMP2，属于转化生长因子 -β 超家族的 BMP 骨形态发生蛋白 -2，启动骨形成；Caspase 3，凋亡和细胞存活的关键酶；DKK-1，dickkopf-1，WNT 抑制剂；OPG，骨保护素，RANKL 的抗破骨细胞诱饵受体；PPARγ2，核受体过氧化物酶体增殖物激活受体 -γ2 信号传导；RANKL，核因子 -κB（RANK）受体激活剂的配体，分化和激活破骨细胞；Runx2，Runx2 基因产物，刺激间充质细胞分化为成骨细胞；Wnt，Wnt 调节骨稳态的信号通路

重。最常见的是髋关节或膝关节受累，踝关节和肩关节受累较少。对于早期评估，MRI 是最敏感的检查。早期治疗包括固定和减轻负重。如有需要，手术减压、关节置换或两者同时进行。无法预防，早期监测十分重要。

肌病

在开始使用糖皮质激素治疗或增加剂量后数周至数月内出现近端肌肉无力，尤其是下肢肌肉无力，可能提示类固醇性肌病。临床常见疑似的类固醇性肌病，但确诊者少见，几乎均发生于接受大剂量糖皮质激素（> 30 mg/d 泼尼松龙或其等效剂量）治疗的患者。诊断主要依据临床和肌肉活检可发现 Ⅱ 型肌纤维非炎症性萎缩，血液中肌酶水平可不升高。如果条件允许，治疗上需停用激素类药物，停药后患者症状可迅速缓解。有报道存在一种罕见的速发性急性肌病综合征，出现于应用大剂量糖皮质激素或冲击治疗的最初几天，肌肉活检发现肌纤维萎缩及坏死。

胃肠道不良反应

消化性溃疡

口服糖皮质激素对于上消化道安全性目前尚无明确结论。事实上，有研究证实，糖皮质激素抑制 COX-2 而不抑制 COX-1 合成，因此不增加消化性溃疡风险。其他研究发现，应用糖皮质激素出现严重上消化道并发症的相对危险度约为 2[151,152]，而糖皮质激素与非选择性 NSAIDs 或阿司匹林联合使用时，其相对危险度约为 4[152,153]。因此，在联合应用 NSAIDs 和糖皮质激素的情况下，如果心血管疾病的风险不高（炎症性疾病本身就是心血管疾病的中等风险因素[129]），可考虑联用一种质子泵抑制剂或应用不抑制 COX-1 的 NSAIDs[108]。糖皮质激素若不与 NSAIDs 联合应用，无上消化道并发症的其他危险因素，则无需应用胃黏膜保护剂，除非患者存在其他消化性溃疡危险因素。

其他胃肠道不良反应

通常认为糖皮质激素可诱发胰腺炎，但尚无有力证据证实，且 SLE 或血管炎本身亦可导致胰腺炎[154]。

应用糖皮质激素治疗的患者，特别是存在其他危险因素如高龄、糖尿病及联合应用其他免疫抑制剂，无症状或有症状的上消化道白念珠菌感染率会增加。糖皮质激素可能掩盖腹部并发症如肠穿孔和腹膜炎的症状及体征，从而延误诊断，增加发病率和死亡率。

眼部不良反应

白内障

糖皮质激素能刺激后囊下白内障形成[155]，且可能增加皮质型白内障风险（比值比为 2.6）[156]。一定程度上，白内障发生风险和严重程度随糖皮质激素治疗剂量和持续时间的增加而增加。长期使用 15 mg/d 或更大剂量的泼尼松 1 年时间，患者常发生白内障，而剂量小于 10 mg/d 者白内障的发生率有所降低。但是，服用超过 5 mg/d 泼尼松龙或其他等效量激素也会引起白内障[109]。常双侧发病，但进展缓慢，可能引起视物障碍，如非晚期阶段，一般不会引起严重视力损伤。

青光眼

由于眼内压增加，糖皮质激素可导致或加重青光眼，有开角型青光眼家族史的患者和高度近视的患者易出现这种不良反应，接受大剂量糖皮质激素时，必须检查眼内压。若出现眼压升高，停用糖皮质激素后需再使用一段时间降眼压药物[157]。眼内局部应用糖皮质激素对眼压的影响比全身用药更大[158]。

皮肤不良反应

RA 患者在使用糖皮质激素时报告的皮肤不良反应包括类库欣综合征、易挫伤、皮肤萎缩、伤口不愈合[159]。医生在这些患者身上发现瘀斑和库欣样体质更为常见。条痕、痤疮、口周皮炎、色素沉着、面部发红、轻度多毛和头皮稀疏与 RA 的糖皮质激素使用无关，但如果糖皮质激素的使用剂量较高或持续时间较长，则可能是其中原因[109]。临床医师多认为上述变化的临床意义不大，但却给患者带来很多烦恼[111]。很多医师一眼即可发现长期应用糖皮质激素所致的皮肤改变。

内分泌不良反应

糖耐量异常和糖尿病

糖皮质激素可增加肝葡萄糖生成，并通过抑制外周组织对葡萄糖的摄取与利用诱发胰岛素抵抗。其可能机制为糖皮质激素直接作用于胰腺 β 细胞，增加胰岛素分泌。中低剂量糖皮质激素仅需数周即可出现血糖升高。一项基于人群的病例对照研究发现，既往无糖尿病的患者使用不超过 10 mg/d 的泼尼松龙或其等效剂量时，需开始降糖治疗的 OR 值为 1.8。上述风险随糖皮质激素剂量的增加而增加。10 ~ 20 mg/d 泼尼松或其等效剂量的 OR 值为 3.0，20 ~ 30 mg/d 泼尼松或其等效剂量的 OR 值则为 5.8，30 mg/d 或更大剂量泼尼松或其等效剂量的 OR 值达 10.3[160]。

有其他糖尿病危险因素的患者上述风险更大，如糖尿病家族史、高龄、肥胖及既往有妊娠糖尿病。类固醇性糖尿病的特点是餐后血糖高及空腹血糖轻度增高。对于伴糖耐量异常或糖尿病的患者，其血糖更难控制。通常情况下，停止使用糖皮质激素后类固醇性糖尿病可逆，除非原来就存在糖耐量异常。

体重增加和脂肪再分布

体重增加是长期使用糖皮质激素治疗的副作用，这是患者和风湿病学家共同关注的问题[111,161]。体重增加是由于食欲增加和脂肪以及葡萄糖代谢的改变，导致全身和躯干脂肪增加。然而小剂量糖皮质激素对脂肪再分布和体重的影响很小[118,162]，并且少部分可能是由于治疗有效导致了体重增加，因为据报道活动性疾病会引起体重减轻，后者可能由于细胞因子的影响以及食欲缺乏导致。在一项为期两年的早期类风湿关节炎临床试验（CAMERA-Ⅱ试验）中[61]，泼尼松组的体重增加似乎可归因于疾病活动（导致体重减轻）的减少，而不仅仅是泼尼松的不良反应[49]。应用 TNF 抑制剂药物的类风湿关节炎患者的体重增加也可归因于相同的机制，即有效抑制疾病的活动[163]。

慢性内源性或外源性糖皮质激素过量最显著的效应为脂肪再分布。长期应用大剂量糖皮质激素患者的突出体征为脂肪向心性聚集及其在四肢分布的减少。可能的机制包括内脏脂肪细胞内可的松向氢化可的松转化增加、高胰岛素血症以及脂肪细胞源性激素与细胞因子（如瘦素和 TNF-α）表达和活性改变[164]。蛋白丢失也导致肌肉萎缩及体态改变。

对下丘脑－垂体－肾上腺轴的抑制

服用外源性糖皮质激素对 HPA 轴的慢性抑制作用机制已在"糖皮质激素对 HPA 的抑制作用"一节进行了描述。突然停用糖皮质激素治疗可能导致急性肾上腺功能不全，甚至循环衰竭与死亡[27,165]。现有报道 1 例患者使用糖皮质激素治疗 10 年后由于突然停药而导致肾上腺功能不全[166]。疱疹病毒所致角膜溃疡及糖皮质激素诱导的急性精神病可立即停用糖皮质激素，而无需逐渐减量，因前者可迅速导致角膜穿孔。对这些患者须谨慎应用促肾上腺激素试验评估肾上腺的反应性。然而，并非所有对皮质醇反应不佳的患者均有肾上腺功能不全的症状和体征。

慢性肾上腺功能低下的临床症状和体征缺乏特异性，包括乏力、嗜睡、直立性低血压、恶心、食欲下降、呕吐、腹泻、关节痛和肌痛。上述症状与糖皮质激素撤药和风湿性疾病（如风湿性多肌痛）的部分症状相同。若怀疑肾上腺皮质功能不全，可测定血清皮质醇水平并进行促肾上腺皮质激素刺激试验。由于经肾素－血管紧张素－醛固酮系统调控的盐皮质激素分泌未受影响，因此低钾血症等严重的电解质紊乱不常见。

行为相关不良反应

糖皮质激素所致精神症状很多。虽然类固醇性精神病最受关注，但另一些未受重视的精神症状也令患者痛苦，且需药物干预[111]。糖皮质激素撤药期间也可出现类似表现。

类固醇性精神病

典型的精神病很少见，通常与应用大剂量糖皮质激素或激素冲击有关，但精神症状亦可为疾病本身所致。特别是 SLE 患者，难以区分 SLE 患者的精神症状是糖皮质激素的不良反应还是疾病本身的并发症，或是兼而有之。

约 10% 的类固醇性精神病症状单一，但大部分患者会出现情感障碍。约 40% 表现为抑郁，约 30% 突出表现为易激惹及躁狂[167]。精神症状常发生于治疗初期（60% 在用药 2 周内，90% 在用药 6 周内），并可于激素减量或停药后缓解。尽管大部分资料多为个案报道，但是发展为类固醇性精神病的患者常常先出现一些前驱的分离症状。有时候虽然药物未减量，但症状亦可缓解。

轻度情绪障碍

糖皮质激素可导致多种轻度情绪障碍，包括抑郁、情绪高涨（欣快感）、失眠、易激惹、情绪不稳定、焦虑、记忆力减退及认知障碍等。虽然上述症状并不严重，但仍应重视——其不仅影响情绪，也干扰基础疾病的评估与治疗。许多医生发现，使用糖皮质激素治疗的患者中有相当一部分可出现轻度情绪障碍，其中约 50% 发生在治疗第 1 周。尚不清楚使用常规剂量激素的患者轻度情绪障碍的确切发生率，大部分研究均针对大剂量糖皮质激素所致的情绪障碍[168]。应用糖皮质激素治疗前告知患者可能出现轻度情绪障碍至关重要[111]。

监测

很少有关于糖皮质激素相关不良反应的系统研究。糖皮质激素毒性指数已被开发用于评估糖皮质激素相关发病率的影响，并显示出极好的可信度和有效性[169]。在进行新的试验并广泛研究和报告毒性之前，基于专家和患者意见的建议是最好的。总之，在临床实践中，使用小剂量糖皮质激素治疗的患者除了骨质疏松（遵循国家指南）以及基线评价空腹血糖、青光眼风险及足踝部的水肿外，无需进行激素治疗期间严重不良反应的监测[106]。然而，对于中、大剂量监测应该更为全面，不仅要监测糖皮质激素的不良反应，还要监测合并用药和并发症的不良反应。目前还没有相关的监测指南，但已对风湿性疾病中大剂量糖皮质激素治疗的管理提出了建议[66]。良好的临床实践监测包括血压、眼压和尿糖的测量。糖皮质激素相关的临床试验应进行更为全面的监测，纳入更多样本以研究不良反应谱发生率及不良反应的严重性[106]。若能谨慎使用，糖皮质激素仍然是 21 世纪最重要的临床药物之一。

展望

尽管生物制剂常应用于风湿病学，但它们目前及在不久的将来也不会取代糖皮质激素作为炎症性自身免疫病以及血管炎的锚定药物。与其广泛使用相比，不同剂量糖皮质激素和治疗不同疾病时不良反应谱发生率、严重程度的相关数据很少需要收集更多数据[106]。分子机制和基因的进一步研究对新药研发和个性化药物治疗十分重要[4]，但这些发展似乎还有很长的路要走。除了泼尼松缓释剂外，过去对于新的糖皮质激素研发尚未达到预期，未来仍需在随机临床试验中进行进一步研究。

Full references for this chapter can be found on ExpertConsult.com.

参考文献

1. Hench PS, Kendall EC, Slocumb CH, et al.: The effect of a hormone of the adrenal cortex (17-hydroxy-11-dehydrocorticosterone: compound E) and of pituitary adrenocorticotropic hormone on rheumatoid arthritis: preliminary report, *Proc Staff Meet Mayo Clin* 24:181–197, 1949.
2. Smolen JS, Landewe R, Breedveld FC, et al.: EULAR recommendations for the management of rheumatoid arthritis with synthetic and biological disease-modifying antirheumatic drugs, *Ann Rheum Dis* 69:964–975, 2010.
3. Overman RA, Yeh JY, Deal CL: Prevalence of oral glucocorticoid usage in the United States: a general population perspective, *Arthritis Care Res (Hoboken)* 65:294–298, 2013.
4. Burska AN, Roget K, Blits M, et al.: Gene expression analysis in RA: towards personalized medicine, *Pharmacogenomics J* 14:93–106, 2014.
5. Buttgereit F, Wehling M, Burmester GR: A new hypothesis of modular glucocorticoid actions: steroid treatment of rheumatic diseases revisited, *Arthritis Rheum* 41:761–767, 1998.
6. Buttgereit F, da Silva JA, Boers M, et al.: Standardised nomenclature for glucocorticoid dosages and glucocorticoid treatment regimens: current questions and tentative answers in rheumatology, *Ann Rheum Dis* 61:718–722, 2002.
7. Buttgereit F, Zhou H, Seibel MJ: Arthritis and endogenous glucocorticoids: the emerging role of the 11beta-HSD enzymes, *Ann Rheum Dis* 67:1201–1203, 2008.
8. Hardy R, Rabbitt EH, Filer A, et al.: Local and systemic glucocorticoid metabolism in inflammatory arthritis, *Ann Rheum Dis* 67:1204–1210, 2008.
9. Barnes PJ: Anti-inflammatory actions of glucocorticoids: molecular mechanisms, *Clin Sci (Lond)* 94:557–572, 1998.
10. Lipworth BJ: Therapeutic implications of non-genomic glucocorticoid activity, *Lancet* 356:87–89, 2000.
11. Rhen T, Cidlowski JA: Antiinflammatory action of glucocorticoids—new mechanisms for old drugs, *N Engl J Med* 353:1711–1723, 2005.
12. Almawi WY, Melemedjian OK: Negative regulation of nuclear factor-kappaB activation and function by glucocorticoids, *J Mol Endocrinol* 28:69–78, 2002.
13. Ristimaki A, Narko K, Hla T: Down-regulation of cytokine-induced cyclo-oxygenase-2 transcript isoforms by dexamethasone: evidence for post-transcriptional regulation, *Biochem J* 318(Pt 1):325–331, 1996.
14. Vandevyver S, Dejager L, Tuckermann J, et al.: New insights into the anti-inflammatory mechanisms of glucocorticoids: an emerging role for glucocorticoid-receptor-mediated transactivation, *Endocrinology* 154:993–1007, 2013.
15. Kleiman A, Tuckermann JP: Glucocorticoid receptor action in beneficial and side effects of steroid therapy: lessons from conditional knockout mice, *Mol Cell Endocrinol* 275:98–108, 2007.
16. Bareille P, Hardes K, Donald AC: Efficacy and safety of once-daily GW870086 a novel selective glucocorticoid in mild-moderate asthmatics: a randomised, two-way crossover, controlled clinical trial, *J Asthma* 50:1077–1082, 2013.

17. Harr MW, Rong Y, Bootman MD, et al.: Glucocorticoid-mediated inhibition of Lck modulates the pattern of T cell receptor-induced calcium signals by down-regulating inositol 1,4,5-trisphosphate receptors, *J Biol Chem* 284:31860–31871, 2009.

18. Cooper MS, Stewart PM: Corticosteroid insufficiency in acutely ill patients, *N Engl J Med* 348:727–734, 2003.

19. Neeck G: Fifty years of experience with cortisone therapy in the study and treatment of rheumatoid arthritis, *Ann N Y Acad Sci* 966:28–38, 2002.

20. Gudbjornsson B, Skogseid B, Oberg K, et al.: Intact adrenocorticotropic hormone secretion but impaired cortisol response in patients with active rheumatoid arthritis. Effect of glucocorticoids, *J Rheumatol* 23:596–602, 1996.

21. Chikanza IC, Petrou P, Kingsley G, et al.: Defective hypothalamic response to immune and inflammatory stimuli in patients with rheumatoid arthritis, *Arthritis Rheum* 35:1281–1288, 1992.

22. Radikova Z, Rovensky J, Vlcek M, et al.: Adrenocortical response to low-dose ACTH test in female patients with rheumatoid arthritis, *Ann N Y Acad Sci* 1148:562–566, 2008.

23. Bijlsma JW, Cutolo M, Masi AT, et al.: The neuroendocrine immune basis of rheumatic diseases, *Immunol Today* 20:298–301, 1999.

24. Arlt W: The approach to the adult with newly diagnosed adrenal insufficiency, *J Clin Endocrinol Metab* 94:1059–1067, 2009.

25. Debono M, Ross RJ, Newell-Price J: Inadequacies of glucocorticoid replacement and improvements by physiological circadian therapy, *Eur J Endocrinol* 160:719–729, 2009.

26. Charmandari E, Nicolaides NC, Chrousos GP: Adrenal insufficiency, *Lancet* 383:2152–2167, 2014.

27. Bornstein SR: Predisposing factors for adrenal insufficiency, *N Engl J Med* 360:2328–2339, 2009.

28. American Society of Health-System Pharmacists: *AHFS drug information*, Bethesda, MD, 2001, American Society of Health-System Pharmacists.

29. Henzen C, Suter A, Lerch E, et al.: Suppression and recovery of adrenal response after short-term, high-dose glucocorticoid treatment, *Lancet* 355:542–545, 2000.

30. Alten R, Doring G, Cutolo M, et al.: Hypothalamus-pituitary-adrenal axis function in patients with rheumatoid arthritis treated with nighttime-release prednisone, *J Rheumatol* 37:2025–2031, 2010.

31. Ackerman GL, Nolsn CM: Adrenocortical responsiveness after alternate-day corticosteroid therapy, *N Engl J Med* 278:405–409, 1968.

32. Schlaghecke R, Kornely E, Santen RT, et al.: The effect of long-term glucocorticoid therapy on pituitary-adrenal responses to exogenous corticotropin-releasing hormone, *N Engl J Med* 326:226–230, 1992.

33. Dinsen S, Baslund B, Klose M, et al.: Why glucocorticoid withdrawal may sometimes be as dangerous as the treatment itself, *Eur J Intern Med* 24:714–720, 2013.

35. Boumpas DT, Chrousos GP, Wilder RL, et al.: Glucocorticoid therapy for immune-mediated diseases: basic and clinical correlates, *Ann Intern Med* 119:1198–1208, 1993.

36. Kirwan JR, Bijlsma JW, Boers M, et al.: Effects of glucocorticoids on radiological progression in rheumatoid arthritis, *Cochrane Database Syst Rev* (1):CD006356, 2007.

37. Leonard JP, Silverstein RL: Corticosteroids and the haematopoietic system. In Lin AN, Paget SA, editors: *Principles of Corticosteroid Therapy*, New York, 2002, Arnold, pp 144–149.

38. Verhoef CM, van Roon JA, Vianen ME, et al.: The immune suppressive effect of dexamethasone in rheumatoid arthritis is accompanied by upregulation of interleukin 10 and by differential changes in interferon gamma and interleukin 4 production, *Ann Rheum Dis* 58:49–54, 1999.

39. Morand EF, Jefferiss CM, Dixey J, et al.: Impaired glucocorticoid induction of mononuclear leukocyte lipocortin-1 in rheumatoid arthritis, *Arthritis Rheum* 37:207–211, 1994.

40. DiBattista JA, Martel-Pelletier J, Wosu LO, et al.: Glucocorticoid receptor mediated inhibition of interleukin-1 stimulated neutral metalloprotease synthesis in normal human chondrocytes, *J Clin Endocrinol Metab* 72:316–326, 1991.

41. Cronstein BN, Kimmel SC, Levin RI, et al.: A mechanism for the antiinflammatory effects of corticosteroids: the glucocorticoid receptor regulates leukocyte adhesion to endothelial cells and expression of endothelial-leukocyte adhesion molecule 1 and intercellular adhesion molecule 991, *Proc Natl Acad Sci U S A* 89:9991–9995, 1992.

42. Di Rosa M, Radomski M, Carnuccio R, et al.: Glucocorticoids inhibit the induction of nitric oxide synthase in macrophages, *Biochem Biophys Res Commun* 172:1246–1252, 1990.

43. Tornatore KM, Logue G, Venuto RC, et al.: Pharmacokinetics of methylprednisolone in elderly and young healthy males, *J Am Geriatr Soc* 42:1118–1122, 1994.

44. Tornatore KM, Biocevich DM, Reed K, et al.: Methylprednisolone pharmacokinetics, cortisol response, and adverse effects in black and white renal transplant recipients, *Transplantation* 59:729–736, 1995.

45. Barnes PJ, Adcock IM: Glucocorticoid resistance in inflammatory diseases, *Lancet* 373:1905–1917, 2009.

46. Ramamoorthy S, Cidlowski JA: Exploring the molecular mechanisms of glucocorticoid receptor action from sensitivity to resistance, *Endocr Dev* 24:41–56, 2013.

47. Quax RA, Manenschijn L, Koper JW, et al.: Glucocorticoid sensitivity in health and disease, *Nat Rev Endocrinol* 9:670–686, 2013.

48. Podgorski MR, Goulding NJ, Hall ND, et al.: Autoantibodies to lipocortin-1 are associated with impaired glucocorticoid responsiveness in rheumatoid arthritis, *J Rheumatol* 19:1668–1671, 1992.

49. Jurgens MS, Jacobs JW, Geenen R, et al.: Increase of body mass index in a tight controlled methotrexate-based strategy with prednisone in early rheumatoid arthritis: side effect of the prednisone or better control of disease activity? *Arthritis Care Res (Hoboken)* 65:88–93, 2013.

50. van der Goes MC, Jacobs JW, Jurgens MS, et al.: Are changes in bone mineral density different between groups of early rheumatoid arthritis patients treated according to a tight control strategy with or without prednisone if osteoporosis prophylaxis is applied? *Osteoporos Int* 24:1429–1436, 2013.

51. Carrie F, Roblot P, Bouquet S, et al.: Rifampin-induced nonresponsiveness of giant cell arteritis to prednisone treatment, *Arch Intern Med* 154:1521–1524, 1994.

52. McAllister WA, Thompson PJ, Al Habet SM, et al.: Rifampicin reduces effectiveness and bioavailability of prednisolone, *Br Med J (Clin Res Ed)* 286:923–925, 1983.

53. Kyriazopoulou V, Parparousi O, Vagenakis AG: Rifampicin-induced adrenal crisis in addisonian patients receiving corticosteroid replacement therapy, *J Clin Endocrinol Metab* 59:1204–1206, 1984.

54. Varis T, Kivisto KT, Neuvonen PJ: Grapefruit juice can increase the plasma concentrations of oral methylprednisolone, *Eur J Clin Pharmacol* 56:489–493, 2000.

55. Oerlemans R, Vink J, Dijkmans BA, et al.: Sulfasalazine sensitises human monocytic/macrophage cells for glucocorticoids by upregulation of glucocorticoid receptor alpha and glucocorticoid induced apoptosis, *Ann Rheum Dis* 66:1289–1295, 2007.

56. Basta-Kaim A, Budziszewska B, Jaworska-Feil L, et al.: Chlorpromazine inhibits the glucocorticoid receptor-mediated gene transcription in a calcium-dependent manner, *Neuropharmacology* 43:1035–1043, 2002.

56a. Kroon FP, Kortekaas MC, Boonen A, et al.: Results of a 6-week treatment with 10 mg prednisolone in patients with hand osteoarthritis (HOPE): a double-blind, randomised, placebo-controlled trial, *Lancet* 2019.

57. Gaffney K, Ledingham J, Perry JD: Intra-articular triamcinolone hexacetonide in knee osteoarthritis: factors influencing the clinical response, *Ann Rheum Dis* 54:379–381, 1995.

58. Jacobs JW, Michels-van Amelsfort JM: How to perform local soft-tissue glucocorticoid injections? *Best Pract Res Clin Rheumatol* 27:171–194, 2013.

59. Sokka T, Toloza S, Cutolo M, et al.: Women, men, and rheuma-

toid arthritis: analyses of disease activity, disease characteristics, and treatments in the QUEST-RA study, *Arthritis Res Ther* 11:R7, 2009.

60. Criswell LA, Saag KG, Sems KM, et al.: Moderate-term, low-dose corticosteroids for rheumatoid arthritis, *Cochrane Database Syst Rev* 2:CD001158, 2000.

61. Bakker MF, Jacobs JW, Welsing PM, et al.: Low-dose prednisone inclusion in a methotrexate-based, tight control strategy for early rheumatoid arthritis: a randomized trial, *Ann Intern Med* 156:329–339, 2012.

62. Moreland LW, Curtis JR: Systemic nonarticular manifestations of rheumatoid arthritis: focus on inflammatory mechanisms, *Semin Arthritis Rheum* 39:132–143, 2009.

63. Hayreh SS, Zimmerman B: Visual deterioration in giant cell arteritis patients while on high doses of corticosteroid therapy, *Ophthalmology* 110:1204–1215, 2003.

64. Weusten BL, Jacobs JW, Bijlsma JW: Corticosteroid pulse therapy in active rheumatoid arthritis, *Semin Arthritis Rheum* 23:183–192, 1993.

65. Jacobs JW, Geenen R, Evers AW, et al.: Short term effects of corticosteroid pulse treatment on disease activity and the wellbeing of patients with active rheumatoid arthritis, *Ann Rheum Dis* 60:61–64, 2001.

66. Duru N, van der Goes MC, Jacobs JW, et al.: EULAR evidence-based and consensus-based recommendations on the management of medium to high-dose glucocorticoid therapy in rheumatic diseases, *Ann Rheum Dis* 72:1905–1913, 2013.

67. Salem M, Tainsh Jr RE, Bromberg J, et al.: Perioperative glucocorticoid coverage. A reassessment 42 years after emergence of a problem, *Ann Surg* 219:416–425, 1994.

68. Marik PE, Varon J: Requirement of perioperative stress doses of corticosteroids: a systematic review of the literature, *Arch Surg* 143:1222–1226, 2008.

69. Peltoniemi OM, Kari MA, Lano A, et al.: Two-year follow-up of a randomised trial with repeated antenatal betamethasone, *Arch Dis Child Fetal Neonatal Ed* 94:F402–F406, 2009.

70. Wapner RJ, Sorokin Y, Mele L, et al.: Long-term outcomes after repeat doses of antenatal corticosteroids, *N Engl J Med* 357:1190–1198, 2007.

71. Khalife N, Glover V, Taanila A, et al.: Prenatal glucocorticoid treatment and later mental health in children and adolescents, *PLoS One* 8:e81394, 2013.

72. Park-Wyllie L, Mazzotta P, Pastuszak A, et al.: Birth defects after maternal exposure to corticosteroids: prospective cohort study and meta-analysis of epidemiological studies, *Teratology* 62:385–392, 2000.

73. Temprano KK, Bandlamudi R, Moore TL: Antirheumatic drugs in pregnancy and lactation, *Semin Arthritis Rheum* 35:112–121, 2005.

74. Yeh TF, Lin YJ, Lin HC, et al.: Outcomes at school age after postnatal dexamethasone therapy for lung disease of prematurity, *N Engl J Med* 350:1304–1313, 2004.

75. Hepper CT, Halvorson JJ, Duncan ST, et al.: The efficacy and duration of intra-articular corticosteroid injection for knee osteoarthritis: a systematic review of level I studies, *J Am Acad Orthop Surg* 17:638–646, 2009.

76. Eustace JA, Brophy DP, Gibney RP, et al.: Comparison of the accuracy of steroid placement with clinical outcome in patients with shoulder symptoms, *Ann Rheum Dis* 56:59–63, 1997.

77. Jones A, Regan M, Ledingham J, et al.: Importance of placement of intra-articular steroid injections, *BMJ* 307:1329–1330, 1993.

78. Gray RG, Gottlieb NL: Intra-articular corticosteroids. An updated assessment, *Clin Orthop* 177:235–263, 1983.

79. Seror P, Pluvinage P, d'Andre FL, et al.: Frequency of sepsis after local corticosteroid injection (an inquiry on 1160000 injections in rheumatological private practice in France), *Rheumatology (Oxford)* 38:1272–1274, 1999.

80. Kaandorp CJ, Krijnen P, Moens HJ, et al.: The outcome of bacterial arthritis: a prospective community-based study, *Arthritis Rheum* 40:884–892, 1997.

81. Avioli LV: Glucocorticoid effects on statural growth, *Br J Rheumatol* 32(Suppl. 2):27–30, 1993.

82. Furst DE, Keystone EC, Fleischmann R, et al.: Updated consensus statement on biological agents for the treatment of rheumatic diseases, 992009, *Ann Rheum Dis* 69(Suppl. 1):i2–i29, 2010.

83. Ferraccioli G, Salaffi F, De Vita S, et al.: Methotrexate in polymyalgia rheumatica: preliminary results of an open, randomized study, *J Rheumatol* 23:624–628, 1996.

84. van der Veen MJ, Dinant HJ, Booma-Frankfort C, et al.: Can methotrexate be used as a steroid sparing agent in the treatment of polymyalgia rheumatica and giant cell arteritis? *Ann Rheum Dis* 55:218–223, 1996.

85. Jover JA, Hernandez-Garcia C, Morado IC, et al.: Combined treatment of giant-cell arteritis with methotrexate and prednisone. A randomized, double-blind, placebo-controlled trial, *Ann Intern Med* 134:106–114, 2001.

86. Spiera RF, Mitnick HJ, Kupersmith M, et al.: A prospective, double-blind, randomized, placebo controlled trial of methotrexate in the treatment of giant cell arteritis (GCA), *Clin Exp Rheumatol* 19:495–501, 2001.

87. Hoffman GS, Cid MC, Hellmann DB, et al.: A multicenter, randomized, double-blind, placebo-controlled trial of adjuvant methotrexate treatment for giant cell arteritis, *Arthritis Rheum* 46:1309–1318, 2002.

88. Caporali R, Cimmino MA, Ferraccioli G, et al.: Prednisone plus methotrexate for polymyalgia rheumatica: a randomized, double-blind, placebo-controlled trial, *Ann Intern Med* 141:493–500, 2004.

89. Yates M, Loke YK, Watts RA, et al.: Prednisolone combined with adjunctive immunosuppression is not superior to prednisolone alone in terms of efficacy and safety in giant cell arteritis: meta-analysis, *Clin Rheumatol* 33:227–236, 2014.

91. Arvidson NG, Gudbjornsson B, Larsson A, et al.: The timing of glucocorticoid administration in rheumatoid arthritis, *Ann Rheum Dis* 56:27–31, 1997.

92. Kowanko IC, Pownall R, Knapp MS, et al.: Time of day of prednisolone administration in rheumatoid arthritis, *Ann Rheum Dis* 41:447–452, 1982.

93. Derendorf H, Ruebsamen K, Clarke L, et al.: Pharmacokinetics of modified-release prednisone tablets in healthy subjects and patients with rheumatoid arthritis, *J Clin Pharmacol* 53:326–333, 2013.

94. Buttgereit F, Doering G, Schaeffler A, et al.: Efficacy of modified-release versus standard prednisone to reduce duration of morning stiffness of the joints in rheumatoid arthritis (CAPRA-1): a double-blind, randomised controlled trial, *Lancet* 371:205–214, 2008.

118. Van Everdingen AA, Jacobs JW, Siewertsz Van Reesema DR, et al.: Low-dose prednisone therapy for patients with early active rheumatoid arthritis: clinical efficacy, disease-modifying properties, and side effects: a randomized, double-blind, placebo-controlled clinical trial, *Ann Intern Med* 136:1–12, 2002.

162. Wassenberg S, Rau R, Steinfeld P, et al.: Very low-dose prednisolone in early rheumatoid arthritis retards radiographic progression over two years: a multicenter, double-blind, placebo-controlled trial, *Arthritis Rheum* 52:3371–3380, 2005.

第 64 章

传统 DMARDs：甲氨蝶呤、来氟米特、柳氮磺吡啶、羟氯喹及联合治疗

原著 AMY C. CANNELLA, JAMES R. O'DELL

王健雄 译 徐胜前 校

关键点

- 甲氨蝶呤是类风湿关节炎（rheumatoid arthritis, RA）治疗使用时间最久、最常用的改善病情抗风湿药（disease-modifying antirheumatic drug, DMARD）之一，同时也是 RA 单药或联合治疗的基石。
- 来氟米特、柳氮磺吡啶和羟氯喹均为 RA 的有效治疗药物，一般用于联合治疗。
- 尽管传统 DMARD 的作用机制尚未完全明了，但可以确定其中大多数具有抗炎和免疫调节作用。
- 选择 DMARD 时，应当个体化，并注意患者的年龄、生育计划、合并用药和合并症。
- DMARD 的毒性反应可能有显著的发生率，甚至会导致个别患者死亡；适合的药物剂量和毒副作用监测很重要。
- 无论对早期还是晚期 RA 患者中，联合治疗疗效均优于 DMARD 单药治疗。
- 未来的研究应阐明对于个体患者应当如何选择恰当的 DMARD 治疗时机及联合治疗方案。

甲氨蝶呤

关键点

- 甲氨蝶呤（methotrexate, MTX）的一个重要作用机制是除了抑制二氢叶酸还原酶外，还可以增加腺苷的释放，而腺苷是炎症的有效抑制剂。

- MTX 可以在多种细胞上发生多聚谷氨酸化，从而发挥长期的治疗作用。
- 在 MTX 使用剂量大于每周 15 mg 分次给药（在 12 小时内）或皮下给药，可能提高 MTX 的疗效。
- 同时服用叶酸可以减少 MTX 的一些不良反应，而并不降低疗效。
- 肾功能下降需调整 MTX 的剂量。
- MTX 导致的肺炎虽然很少见，却是一种严重和潜在的致命性并发症。

引言

甲氨蝶呤（methotrexate, MTX）在风湿病特别是类风湿关节炎（rheumatoid arthritis, RA）的现代治疗中占有举足轻重的地位。20 世纪 50 年代，MTX 因其抗细胞增殖作用而进入肿瘤治疗领域。到了 20 世纪 60 年代，首次报道其用于银屑病和 RA 的治疗[1,2]。随着对其疗效、剂量、毒性的不断了解，MTX 已成为治疗 RA 的改善病情抗风湿药（disease-modifying antirheumatic drug, DMARD），也常用于许多其他风湿病的治疗。

化学结构

MTX 结构上属叶酸类似物，在蝶啶和对氨基苯酸基团上存在取代基（图 64-1）。叶酸（即叶酸）的结构由三部分组成：①多环蝶啶基；②连接对氨基苯酸；后者又与③一个末端谷氨酸残基相连。

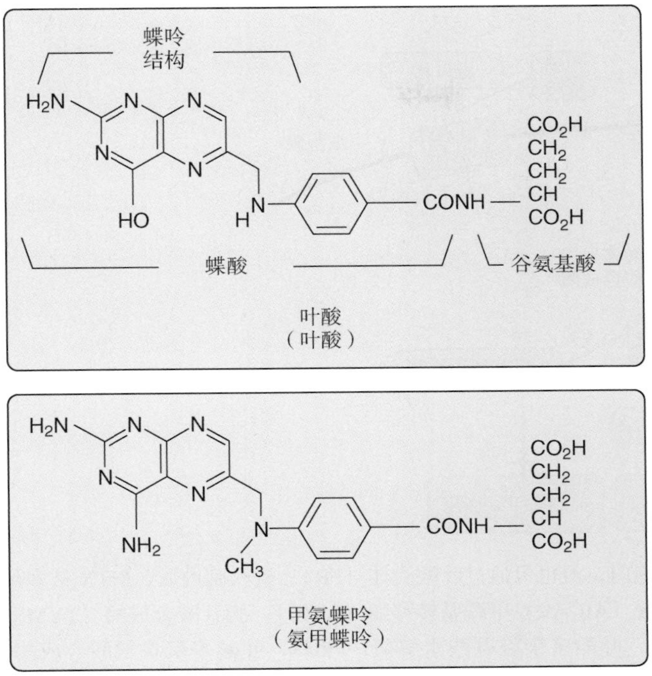

图 64-1 叶酸和甲氨蝶呤的化学结构

药物效应

MTX 是叶酸类似物，通过还原型叶酸载体进入细胞，甲酰四氢叶酸能够与 MTX 竞争该载体。而叶酸是通过另一种所谓叶酸受体的跨膜受体进入胞内[3]。该叶酸受体在代谢旺盛的细胞中可发生上调，如滑膜巨噬细胞，并可作为 MTX 内流的第二条路径[4,5]。MTX 的外排主要通过三磷腺苷结合盒（adenosine triphosphate-binding cassette，ABC）转运体家族成员实现，特别是 ABCC1-4 和 ABCG2[6]。基因多态性能够影响 MTX 入胞（的受体）和出胞的转运蛋白，进而导致患者对该药发生不同的反应和毒副作用[6]。目前已发现多药耐药蛋白能够促进 MTX、叶酸以及甲酰四氢叶酸排出胞外，从而引发 MTX 耐药[7]。

进入细胞内后，天然叶酸盐和 MTX 都会经过多聚谷氨酸化的过程，该过程由叶酸 - 多聚谷氨酰合成酶（folyl-polyglutamyl synthetase，FPGS）参与。MTX 的多聚谷氨酸化（polyglutamation of MTX，MTX-PG）对于防止其被排出胞外十分重要，因为 MTX 在单谷氨酸状态下很容易发生外排。多聚谷氨酸 MTX 对胞内酶有多种重要的抑制作用，由此衍生出多个解释其抗炎和抗增殖（免疫抑制）作用的假说：①抑制

氨基咪唑甲酰胺核苷酸（aminoimidazole carboxamide ribonucleotide，AICAR）甲酰基转移酶（ATIC），导致胞内和胞外腺苷浓度升高；②抑制胸苷酸合成酶（TYMS），从而降低嘧啶合成；③抑制二氢叶酸还原酶（DHFR），从而抑制对细胞功能至关重要的转甲基反应（图 64-2）。

多聚谷氨酸 MTX 对 ATIC 的抑制导致 AICAR 累积，最终引起腺苷水平上升。关于其机制目前主要有 3 种假说，并可能联合发挥作用：① AICAR 对单磷酸腺苷（adenosine monophosphate，AMP）脱氨酶的抑制，导致由 AMP 产生的腺苷增加；② AICAR 抑制腺苷脱氨酶（adenosine deaminase，ADA），从而抑制腺苷降解为肌苷；③ AICAR 刺激 5' 核苷酸外切酶，将细胞外 AMP 转化为腺苷（图 64-3）[8-10]。

腺苷是一种嘌呤核苷，被称为对抗性代谢物，因为它能在应激损伤刺激后起到组织保护作用[11]。腺苷是一种强大的炎症抑制因子[11]，且能诱发血管扩张[12,13]。腺苷的抗炎作用包括调节内皮细胞的炎性功能（包括细胞迁移）[12,13]，下调中性粒细胞和树突状细胞[11,14]，以及调节单核 - 巨噬细胞的细胞因子[11]。单核 - 巨噬细胞上的腺苷受体可抑制强促炎物白介素 IL-12[15]。腺苷亦能抑制促炎因子 TNF、IL-6、IL-8、巨噬细胞炎症蛋白 -1α、白三烯 B4 以及一氧化氮，并同时促进抗炎介质 IL-10 以及 IL-1 受体拮抗物的产生[16-21]。另外，腺苷受体介导的一系列过程还能抑制胶原酶的合成[22]。总之，腺苷可能促进一个自限性的健康免疫反应，加速中性粒细胞介导的炎症反应向由树突状细胞介导的更有效、更特异的免疫反应转换。最终，腺苷通过下调巨噬细胞活性，促进 1 型 T 辅助细胞（Th1）向 2 型 T 辅助细胞（Th2）的转换反应[11]，使炎症反应消退。

体外和动物实验均显示 MTX 的抗炎作用由腺苷介导[23]。但由于腺苷的血浆半衰期只有短短 2 秒，而 MTX 要转化为能调节腺苷的代谢活性物所需潜伏期较长，因此很难观察到血浆腺苷浓度变化与 MTX 的直接关系[24]。利用前臂血流间接测量腺苷释放的实验表明，在接受 MTX 治疗的 RA 患者中，MTX 能抑制腺苷脱氨并增强腺苷诱发的血管舒张[25]。在接受 MTX 治疗的 RA 患者体内的腺苷代谢动力学变化与已知的腺苷抗炎作用同时存在，进一步支持了该假说：MTX 可增加细胞外腺苷浓度，并可能由此调节某些抗炎效应。

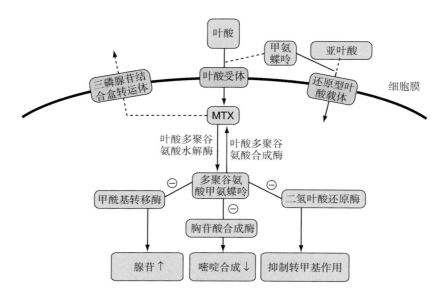

图 64-2 甲氨蝶呤（MTX）主要通过还原型叶酸载体（RFC）进入胞内，但也可通过叶酸受体（FR）。进入胞内后，MTX 被多聚谷氨酸化，并能干扰多个胞内酶，包括 5- 甲基咪唑 -4- 甲酰胺核苷酸（AICAR）甲酰基转移酶（ATIC），胸苷酸合成酶（TYMS）和二氢叶酸还原酶（DHFR）。ABC，三腺苷结合盒转运体；FPGH，叶酸多聚谷氨酸水解酶；FPGS，叶酸多聚谷氨酸合成酶；MTX-PG，多聚谷氨酸甲氨蝶呤

　　除了上述血管舒张作用，腺苷的心血管效应还包括：对心肌的负性变力、变时作用、抑制血管平滑肌细胞增生、对交感神经递质释放的突触前抑制，以及抑制血小板聚集[26]。RA 患者比普通人群的心血管疾病发生率更高[27]，这种效应的发生可能就与腺苷的调节相关，而且 MTX 与其他 DMARD 相比，的确能更明显地降低心血管事件死亡率[28]。

　　MTX 的抗炎和抗增殖作用亦可能通过其对转甲基反应的抑制。MTX 以及多聚谷氨酸 MTX 能够抑制二氢叶酸还原酶，导致四氢叶酸耗竭。四氢叶酸参与同型半胱氨酸转化为甲硫氨酸的多个化学反应，在其中作为一种近端甲基供体。甲硫氨酸又转化为 S- 腺苷甲硫氨酸（S-adenosylmethionine，SAM），后者能为 RNA、DNA、氨基酸、蛋白、磷脂类甲基化和多胺精胀、精胺的合成提供甲基。SAM 去甲基后转化为 S- 腺苷同型半胱氨酸（S-adenosylhomocysteine，SAH），而 SAH 又再次分解为腺苷和同型半胱氨酸。因此，上述甲基化产物直接依赖于 SAM，间接依赖于二氢叶酸转化为四氢叶酸，它们是细胞生存和实现功能所必需的，但不同细胞的情形略有不同（图 64-3）[19]。

　　多胺的地位有必要在此进一步讨论。研究者发现 RA 患者的尿[29]、外周血单核细胞[30]、滑液和滑膜组织[31]中均有精胺和精胀的累积。多胺经单核细胞代谢，会产生毒性产物，包括氨和过氧化氢，后者可能损伤淋巴细胞的功能[32,33]。此外，已证实体外条件下 B 细胞中多胺累积与类风湿因子（RF）增加有关，且这些细胞在 MTX 环境中培养时，会丧失分泌抗体和 RF 的功能[19]。但以上现象是在体外高浓度 MTX 条件下观察到的，可能与 RA 患者体内 MTX 的作用并不一致。

　　此外，MTX 还可抑制单磷酸脱氧尿苷通过胸苷酸合成酶甲基化后，转化为单磷酸脱氧胸苷，进一步干扰抗炎细胞的 DNA 合成与增殖。此效应在低浓度 MTX 体外培养人外周血单核细胞实验中可观察到[34]。细胞周期受到干扰可能会导致单核细胞通过 CD95APO-1/Fas）配体依赖[35]或非依赖途径[36]发生凋亡。

　　因此，MTX 的药理作用可通过对转甲基反应的抑制而实现，阻断 DNA、RNA、氨基酸和磷脂合成可能通过细胞凋亡介导，进而产生抗炎抗增殖效应；而多胺产生下降可能会下调毒性产物和 RF 的产生，从而使 MTX 表现出抗炎作用。

　　在理论上，上述 MTX 的抗炎和抗增殖作用应当可用于抑制多种风湿病特征性的免疫反应。MTX 在 RA 治疗中已占有不可或缺的位置，并且在其他多种风湿病中显示出疗效。目前体内体外均已获得 MTX 具有免疫调节作用的直接证据。

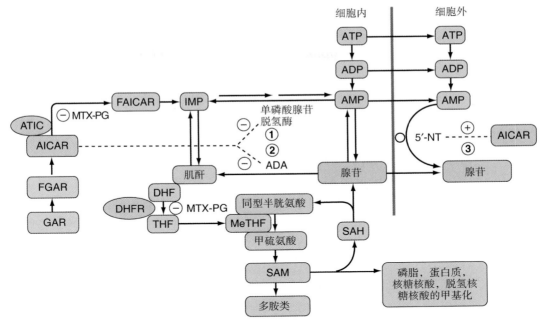

图 64-3　多聚谷氨酸甲氨蝶呤（MTX-PG）对细胞内外腺苷产生的影响及其与胞内转甲基反应相互作用的简单图示。蓝色标记为文中提到的重要步骤。ADA，腺苷脱氨酶；ADP，二磷酸腺苷；AICAR，5- 氨基咪唑 -4- 甲酰胺核苷酸；AMP，单磷酸腺苷；ATIC，氨基咪唑甲酰胺核苷酸甲酰基转移酶；ATP，三磷腺苷；DHF，二氢叶酸；DHFR，二氢叶酸还原酶；FAICAR，10- 甲酰基 -AICAR；FGAR，α-N- 甲酰甘氨酰胺核苷酸；GAR，β- 甘氨酰胺核苷酸；IMP，肌苷 - 磷酸；MeTHF，甲基四氢叶酸；5′NT，5′核苷酸酶；SAH，S- 腺苷同型半胱氨酸；SAM，S- 腺苷甲硫氨酸；THF，四氢叶酸

　　治疗过程中发现，MTX 对单核细胞、淋巴细胞分泌的细胞因子及其抑制物具有调节作用。MTX 能够抑制促炎因子 IL-1 分泌，并能诱导 IL-1 受体拮抗物产生，有效抑制靶细胞对 IL-1 的反应[37,38]。而在对单核母细胞性白血病来源的肿瘤细胞进行体外培养时，发现 MTX 能够诱导可溶性 TNF-α 受体（sTNFR p75）合成上调，从而降低 TNF-α 的致炎效应[39]。在人类单核细胞体外培养中 MTX 亦表现出对促炎因子 IL-6 的产生和分泌的抑制作用[40,41]。MTX 对淋巴细胞因子基因表达的影响常用反转录聚合酶链式反应来检测[42,43]。MTX 能上调 RA 患者外周血单核细胞中具有抗炎性质的 Th2 细胞因子（IL-4 和 IL-10）的基因表达，而下调具有促炎作用的 Th1 细胞因子（IL-2 及干扰素 -γ）的基因表达[43]。

　　前列腺素和白三烯是 RA 关节破坏过程中的重要介质。MTX 可调节具有促炎作用的环氧合酶和脂氧合酶及其产物，即前列腺素和白三烯。接受 MTX 治疗的 RA 患者全血的血栓素 B_2 及前列腺素 E_2 活性要低于正常对照组[44]。MTX 还能降低中性粒细胞白三烯 B_4 的合成，从而使每周接受 MTX 治疗的 RA 患者的血清总白三烯 B_4 水平下降[45]。除了对环氧合酶和脂氧合酶可能存在的调节作用外，MTX 还对中性粒细胞趋化有抑制作用，这可能将进一步降低上述酶类在炎症部位的水平[46]。

　　目前认为炎症部位的组织破坏与炎症细胞释放的蛋白水解酶的产生和活性增加有关，特别是在 RA 患者中，MTX 能够下调胶原酶、基质金属蛋白酶 -1（matrix metalloproteinase-1，MMP-1）以及基质降解酶的基因表达，并能上调 MMP1 组织抑制物（tissueinhibitor of metalloproteinase-1，TIMP-1）的表达[47]。MTX 可直接作用于某些酶的 mRNA，如胶原酶。另一方面，MTX 还可通过对上游细胞因子（IL-1 和 IL-6）的调节，对 MMP-1 和 TIMP-1 的基因表达产生间接影响[48]。

药理学

吸收和生物利用度

　　在低剂量时，MTX 可通过口服或非消化道（经皮下或肌肉）方式给药，其吸收迅速，1 ～ 2 小时（口服给药）或 0.1 ～ 1 小时（非消化道给药）达到峰值。

消化道和非消化道给药在低剂量（< 15 mg/w）下的吸收率基本一致，但当剂量高于 15 mg/w 时，口服给药的吸收率将降至 30%[49]。口服吸收不会因为同时进食其他食物（奶制品除外）而下降[50]；而肠道疾病会降低 MTX 吸收，如炎症性肠病或吸收不良综合征。

口服给药通过肠道吸收，并经门静脉进入肝，而非消化道给药的 MTX 则经肝动脉进入肝。在相同的给药间隔下，非消化道给药的 MTX 比口服 MTX 的血药浓度更高。此外，在 15 mg/w 的剂量下，单次剂量的口服 MTX 的生物利用度是稳定的，而非消化道给药的 MTX 血药浓度随给药剂量的增加呈线性增长[51]，血药浓度增高却并不导致毒性增加[51,52]。尽管尚未有 RA 患者长期接受 MTX 治疗的前瞻性研究，但非肠道途径在回顾性研究中仍然显示出降低 MTX 潜在肝毒性的特性：研究者发现同一患者在接受口服给药时血清转氨酶水平较非肠道给药时高[53]。给予 RA 患者等效的 MTX 剂量，非消化道给药途径的临床疗效优于口服给药途径[54]。

口服 MTX 的吸收在超过一定剂量时是稳定的。41 名 RA 患者在接受 $10mg/m^2$ 的口服 MTX 治疗时，其平均生物利用度为 70%（范围 40% ～ 100%）[55]。平均吸收时间为 1.2 小时。关节滑液 MTX 浓度在给药后 4 小时达到血清水平[55]。一个大剂量 MTX（平均剂量 30mg/w）口服给药的研究显示，8 小时间隔给药的平均生物利用度高于一次性给药（0.9 和 0.76）[56]。MTX 皮下给药的药代动力学与肌内给药基本一致；均在给药后 2 小时内达到血清浓度高峰[57]。片剂和口服非肠道吸收溶液的生物利用度也基本一致[58]。

分布和半衰期

50% ～ 60% 的 MTX 与血浆蛋白结合，半衰期约 6 小时[55]。与白蛋白亲和力更强的药物可置换出 MTX，而导致游离 MTX 浓度升高，如阿司匹林、非甾体抗炎药（nonsteroidal anti-inflammatory drug，NSAID）及磺胺药等。但这一点在低剂量 MTX 时临床意义有限，因为此时游离 MTX 浓度升高幅度并不大。

MTX 可在第三间隙液中聚集，并可在末次给药后长时间内向循环中再分布[59]。因此，对有胸腔积液或腹水的患者，使用 MTX 时应格外注意。膀胱癌接受回肠膀胱术的患者由于肠道对尿液中 MTX 吸收增加，故 MTX 血浆浓度可出现显著升高[60]。

MTX 的生物活性形式为在细胞内多聚谷氨酸化的 MTX（MTX-PG），MTX 形成 5- 多聚谷氨酸。近期已有着眼于 MTX 此药理学方面的研究。一旦 MTX 到达稳定剂量，达到 MTX-PG 最高稳态浓度的 90% 的中位数时间为 27.5 周（范围：6.6 ～ 62 周）[61]。

清除

除了多聚谷氨酸化的 MTX，大部分 MTX 会在给药后 12 小时内排泄到尿液中。MTX 经过肝时会被醛氧化酶代谢为 7- 羟甲氨蝶呤，该代谢物在 RA 中的价值尚不明了。MTX 及其代谢物通过肾小球滤过及近端小管分泌进入原尿，但在远端小管中亦发生重吸收。估计的 MTX-PG 的消除半衰期中位数为 3.1 周（范围：0.94 ～ 4.1 周），在 15 周后就检测不到 MTX-PG 了[61]。MTX-PG$_3$ 是其最常见的亚型（占 MTX-PG 总数的 30%），其消除半衰期中位数为 4.1 周。

适应证

类风湿关节炎。MTX 在 RA 中的作用已经相当明确。1984—1985 年发表的 4 项设计良好、盲法、安慰剂对照的临床试验[62-65] 对 RA 治疗具有深远影响。这些试验在设计和治疗时间上各不相同：2 项试验采用口服 MTX，2 项采用肌内注射给药；2 项采用交叉试验，而另 2 项采取平行试验；各试验的治疗时间从 6 ～ 28 周不等。尽管这些试验在设计和疗程上有着种种不同，但结论是一致的：均证明 MTX 在 RA 短期治疗中优于安慰剂。一项荟萃分析[66] 显示，接受 MTX 治疗的患者中，关节肿胀和压痛的改善率比对照组高 37%，关节痛的改善率比对照组高 39%，而晨僵改善率高于对照组 46%。上述试验中 MTX 耐受性良好，撤药率从 0 ～ 32% 不等，其中大部分缘于轻度毒性反应（如口腔炎、恶心）。综上所述，这些试验明确了 MTX 至少是 RA 短期治疗的有效药物。

研究者还进行了大量临床试验，旨在对比 MTX 和其他 DMARD。一项荟萃分析显示，MTX 优于安慰剂、金诺芬，很可能优于羟氯喹（hydroxychloroquine，HCQ），与青霉胺、柳氮磺吡啶和肌内注射金制剂相当[67]。值得注意的是，目前尚无试验能证明其他任何合成的 DMARD 优于 MTX。

越来越多的证据证明，多数 DMARD 短期有效，但并不能持久，只有少数患者在 3 年之后还能继续应用这些药[68,69]。而 MTX 的应用看起来最持久。另一项研究发现 60% 的患者在 5 年之后仍在接受 MTX 治疗，而这一数字在青霉胺、金制剂、HCQ 和硫唑嘌呤只有不到 25%[68]。在所有 DMARD 中，MTX 的效能 - 毒性比可能是最好的[67]。尽管有大量关于 MTX 疗效良好的报道，MTX 单药治疗很少能诱导 RA 缓解；但在 DMARD 联合治疗中，MTX 却是不可或缺的重要一环，这一点将在下文讨论[70,71]。

RA 相关疾病。MTX 已成功治疗了 RA 患者中出现的 Felty 综合征[72]和大颗粒淋巴细胞综合征[73]。以上综合征中，中性粒细胞计数均在 MTX 首次给药后 4 ~ 8 周后出现上升。MTX 在成人 Still 病[74]和 RA 并发的皮肤血管炎[75]中的应用亦取得了良好效果。

幼年型特发性关节炎。MTX 是幼年型特发性关节炎的有效治疗药物。一项明确的随机安慰剂对照临床试验显示，10.0 mg/m² 的 MTX 优于 5.0 mg/m² 的剂量或安慰剂[76]。在接受大剂量（10.0 mg/m²）MTX 的儿童患者中 63% 病情改善，而小剂量组（5.0 mg/m²）和安慰剂组病情改善者分别为 32% 和 36%。

银屑病关节炎（PsA）。大量前瞻性和回顾性研究证明 MTX 对银屑病关节炎有效[77]。目前最大的随机双盲试验旨在比较每周口服 MTX 和安慰剂的临床效果，其中仅有医师对关节炎活动度的全面评估和皮肤受累面积这两项指标达到了统计学差异。但由于该项试验规模有限，对于不同关节受累数目和肿痛情况的比较尚不够有说服力[78]。尽管缺乏随机对照试验的资料，但 MTX 仍是治疗银屑病关节炎的一个常用药物。

系统性红斑狼疮（SLE）。MTX 能有效控制系统性红斑狼疮（systemic lupus erythematosus，SLE）的皮肤和关节症状，特别是在抗疟药无效或糖皮质激素用量过大的病例中[79]。使用 MTX 的同时应注意补充叶酸，以防止 MTX 可能导致的同型半胱氨酸升高的副作用，这也是 SLE 并发心血管疾病的危险因素之一。MTX 对更严重 SLE 患者的疗效尚不确定，如肾、血液系统或中枢神经系统受累的病例[80]。肾病患者应慎用 MTX。

血管炎。MTX 联合糖皮质激素对早期和非致命性肉芽肿多血管炎有一定疗效，特别是对上呼吸道和轻度肾受累病例[81-84]。除了能够诱导缓解，MTX 还能维持肉芽肿性多血管炎缓解，但也有证据提示医生需警惕病情的复发[85]。尽管缺乏设计完善的研究，但 MTX 还是对糖皮质激素抵抗的 Takayasu 动脉炎[86]和复发性多软骨炎[87]有效。

MTX 对风湿性多肌痛和巨细胞动脉炎的疗效尚有争议。多项开放性试验显示出不同结果。MTX 联合糖皮质激素治疗风湿性多肌痛和巨细胞动脉炎几项随机安慰剂对照的临床试验得出的结论互相矛盾[88-91]。故而，MTX 至今未进入风湿性多肌痛和巨细胞动脉炎的常规治疗，但也有学者认为应当使用 MTX，以帮助对糖皮质激素耐受不良的患者尽快减少激素用量。

炎性肌病。有人曾对已发表的关于 MTX 和炎性肌病中多发性肌炎（polymyositis，PM）和皮肌炎（dermatomyositis，DM）的报道进行综述，总体结论是乐观的[92]。MTX 已被常规用于炎性肌病，但 Cochrane 数据库的综述显示尚缺乏设计良好的临床试验来证明其确切疗效[93]。

其他风湿病。MTX 在系统性硬化症中亦有应用。一项观察 MTX 对早期系统性硬化疗效的随机对照临床试验显示，皮肤评分和肺弥散量有好转趋势，而医师全面评估情况有明显好转[94]。另一项针对非早期系统性硬化症的随机对照试验发现，皮肤评分和总肌酐清除率有明显改善[95]。此外，前瞻性研究显示 MTX 对糖皮质激素抵抗的多系统结节病亦有疗效[96,97]；更新的研究还发现，如果能够在结节病早期使用，MTX 能有效减少糖皮质激素用量[98]。MTX 还是炎症性眼病有效的基础用药，亦能降低糖皮质激素用量[99,100]。最后，MTX 联合糖皮质激素还能有效治疗多中心网状组织细胞增多症[101]。

剂量和给药方式

MTX 有 2.5 mg、5 mg、10 mg 和 15 mg 剂量的片剂，另有 25 mg/ml 的溶液剂型，用于皮下或肌内注射。最近，美国食品与药品管理局（FDA）批准了在不同剂量下、可单次和多次使用的预充式自动注射笔的使用。

当患者肾功能正常时，起始剂量通常为每周 15 mg，一次性给药，可也以在每周 5 ~ 15 mg 的剂量范围内变动，为了提高疗效可以考虑以非肠道给药形式起始治疗。高于此频率给药时，肝毒性风险会显著上升[102]，如果口服 MTX 剂量超过 15 mg，为了提高吸收和生物利用度，需要考虑间隔服用，分两次相隔 6 ～ 12 小时服用。MTX 可以逐渐加量，通常 4 ～ 8 周增加到 25 mg/w，直到达到预期的临床反应。MTX 可口服给药，也可注射给药，而后者费用更低。由于口服 MTX 的生物利用度的不稳定，且在高剂量时出现下降趋势，因此对处于活动期的 RA 患者尽管口服剂量已经大约 20 mg/w，一般多推荐非消化道给药。实际上，近期的资料显示，注射 MTX 的临床疗效优于口服 MTX，以注射 MTX 作为起始治疗[103]或对于那些口服 MTX 未能达到最佳疗效的患者可能是一个更好的选择[54]。

MTX 不直接损伤肾，但因其主要通过肾清除，故 GFR < 30 ml/min 的患者禁用[104]。GFR30 ～ 59 ml/min 的患者可谨慎使用 MTX，应低剂量起始并密切监测，逐渐增加使用剂量。

由于 MTX 通过干扰叶酸依赖的通路发挥作用，在使用 MTX 的个体中会出现相对的叶酸缺乏的状态，同时补充叶酸（1 ～ 3 mg/d）或亚叶酸可降低 MTX 副作用的发生率，包括胃肠道毒性反应（恶心、呕吐、腹痛）和口腔炎，叶酸或亚叶酸的补充对防止转氨酶的升高具有保护作用，从而减少由于毒性相关的 MTX 撤药的发生，但却不降低 MTX 的疗效[105]。叶酸还能减少 MTX 导致的高同型半胱氨酸血症，可能对降低 RA 患者本已增加的心血管疾病风险有重要作用。还没有足够的证据能建议哪一种形式的叶酸较其他的种类具有更好的临床优势，由于叶酸为广泛使用的药物且价格低廉，因此成为应用最多的优选种类[105]。

当过量服用 MTX 导致转氨酶升高超过正常值上限 3 倍和血细胞减少时，应每 12 小时给予 5 ～ 10 mg 亚叶酸（甲酰四氢叶酸）静脉注射治疗，直至痊愈。

测量 MTX-PG 的水平是在商业上可行的（MTXGlu$_n$），这将是一个有价值的预测与 MTX 治疗反应和 MTX 治疗相关的不良事件的标记物，但在寻找一个和 RA 疾病活动性的剂量反应关系趋势相关的 MTXGlu$_n$ 水平时，取得了好坏参半的结果。最近的一项研究显示 MTXGlu$_n$ 与 RA 患者降低的疾病活动性并无相关性[106]，而且，MTXGlu$_n$ 水平和不良事件之间没有确定关系。疾病活动性受红细胞（red bloodcell，RBC）叶酸水平的影响，但确定这是否可以作为一个 MTX 疗效的标志物，仍需要进一步研究

证实。

老年患者

在用药方面，65 岁以上的老年患者是特殊人群。多个药代动力学参数在老年人中都有所变化，包括由于终末器官血流和体重下降引起的药物分布改变以及药物肝代谢和排泄下降。此外，老年患者存在更多各种合并症、多药合用情况，依从性往往更差，更容易弄错剂量，同时经济原因也常限制其及时就医[107]。在实际操作中，高龄患者的初始剂量应在推荐剂量基础上酌情减量，并根据肾功能的肌酐清除率（creatinine clearance，CrCl）随时调整[108]。老年人血清肌酐水平由于受肌肉组织减少的影响，对实际肾功能的反映可能存在偏差。目前的 MTX 推荐剂量如下：起始剂量应在 5 ～ 7.5mg/w 左右，且不宜超过 20mg/w。根据 CrCl 调整用药如下：CrCl 在 61 ～ 80ml/min 时，剂量减少 25%；51 ～ 60ml/min 时，剂量减少 30%；30 ～ 50ml/min 时，剂量减少 50% ～ 80%；CrCl 在 30ml/min 以下时，避免使用 MTX[109]（表 64-1）。

儿科患者

MTX 也常常用于儿童（表 64-1），可以以 0.3 ～ 1 mg/kg 的起始剂量口服或者皮下注射。一般以 0.3 mg/kg 的剂量开始逐步增加为 25 mg/w。注射给药由于其更好的生物利用度和耐受性，建议在剂量大于 15 mg/w 时优先考虑。药物毒性监测的指南和成人类似。

毒副作用

虽然在起始用药时即应关注，但若坚持每周一次给药并正确进行用药监测，MTX 是一种耐受性良好的药物。某些 MTX 的毒副作用（如口腔炎、恶心、骨髓抑制）为剂量依赖性，可能与叶酸缺乏有关，叶酸替代治疗可纠正。另一些不良反应（如肺炎）似乎与特殊体质有关或为过敏反应，一般都应停药处理。还有部分毒副作用，如肝纤维化和肝硬化，认为与多因素相关，包括共存的危险因素、药物总剂量和给药频率。

表 64-1　特别注意事项

	生育力	妊娠	哺乳	老年人	儿童
甲氨蝶呤	女：无影响 男：可逆的不育 怀孕前至少停 3 周	禁用 FDA 分类 X 堕胎药 导致畸形	禁用 存在于母乳	低于起始剂量（5 ~ 7.5 mg/w）；剂量取决于 CrCl	剂量取决于体重
来氟米特	无影响 在怀孕前检测药物水平 可能导致流产	禁用 FDA 分类 X 堕胎致死 导致畸形	禁用 不明确是否存在于母乳	不需调整剂量	剂量取决于体重
柳氮磺吡啶	女：无影响 男：可逆的不育	基本安全 FDA 分类 B，C	基本安全 存在于母乳	不需调整剂量	剂量取决于体重
羟氯喹	无影响	基本安全 FDA 分类 C	基本安全 存在于母乳	不需调整剂量	剂量取决于体重

CrCl，肌酐清除率；FDA，美国食品与药品管理局

胃肠道反应及肝不良反应

胃肠道症状（包括消化不良、恶心和食欲减退）相当常见，20% ~ 70% 的患者在用药第一年都可出现上述反应[110]。叶酸替代治疗或改用非胃肠道给药可能会减轻这些症状。当 MTX 每周一次给药、密切监测不良反应且患者无酒精滥用史时，严重肝毒性反应还是相当少见的。用药超过 5 年的患者中大约每 1000 人中有 1 人发生该反应[111]。然而，最近一篇关于 RA 和 PsA 患者的大型北美数据的综述中提到，服用 MTX 或 MTX 联合来氟米特的患者中分别有 22% 和 31% 的患者谷草转氨（AST）、谷丙转氨酶（ALT）的升高大于正常值上限的 1 倍（1×ULN），1% ~ 2% 的单药治疗和 5% 联合治疗的患者 AST 与 ALT 升高超过 2×ULN。肝功能测定（LFTs）升高更容易出现在 PsA 患者中[112]。目前认为饮酒、α_1-抗胰蛋白酶缺乏、病态肥胖、糖尿病、同时使用肝毒性药物和慢性乙型或丙型肝炎是 MTX 发生毒性反应可能的危险因素[113]。

血液系统不良反应

骨髓毒性反应在多数病例为剂量依赖性，叶酸治疗是有效的。全血细胞减少、白细胞减少、贫血和血小板减少均有可能发生，但都少见。使用 MTX 的 RA 患者中大约有 1% ~ 2% 发生有临床意义的全血细胞减少[114]。危及生命的严重骨髓抑制可以用亚叶酸治疗，必要时可加用粒细胞集落刺激因子（GSF）。由于 MTX 依赖肾清除，故肾功能不全可能会使原先稳定的患者骨髓毒性反应加重。而其他危险因素还包括低蛋白血症、剂量错误和同时使用丙磺舒或甲氧苄啶 - 磺胺甲噁唑（TMP/SMZ）。

肺不良反应

与 MTX 相关的肺部临床综合征共有 5 种：急性间质性肺炎（超敏性肺炎）、间质纤维化、非心源性肺水肿（一般见于大剂量治疗恶性肿瘤，RA 患者少见）、胸膜炎和胸腔积液、肺部结节[115]。从治疗起始到肺部毒副作用出现的时间差异非常大，为 1 ~ 480 周，而 MTX 的累积剂量为 7.5 ~ 3600 mg[115]。MTX 诱导的肺部不良反应很少见，也难以估算，但估计应用 MTX 后发病率为 3.9 例 /100 患者年，患病率为 2.1% ~ 5.5%[116,117]。一项最近的有关 RA 患者的肺部病变和 MTX 的荟萃分析显示：和其他的 DMARDs 和生物制剂相比，使用 MTX 的患者中所有呼吸道事件发生的风险（RR，1.1；95%CI，1.02 ~ 1.19）和呼吸道感染的风险（RR，1.11；95%CI，1.02 ~ 1.21）均呈现出中度升高，但由于肺部疾病导致死亡的风险（RR，1.53；95%CI，0.46 ~ 5.01）和非感染性呼吸道事件的发生风险（RR，1.02；95%CI，0.65 ~ 1.60）并未增加[118]。

肺不良反应通常表现为气短、呼吸急促、干咳和发热。胸部影像大多数的典型表现为双侧间质渗出

（影像学表现变化多端）。诊断时必须排除感染，包括机会感染病原体。如果包括痰培养在内的常规感染检查及其他检查为阴性时，推荐选择支气管镜肺泡灌洗和经支气管肺活检。一旦怀疑 MTX 导致的肺部毒性反应，应当停药，病情严重时开始支持性治疗同时使用糖皮质激素。部分出现肺部不良反应的患者之后能重新开始 MTX 治疗[119]。但有医师报道再治疗的患者中有 50% 的死亡率[59]。

MTX 所致肺部毒性反应的危险因素包括年龄、蓝领职业、吸烟（对于女性）、糖尿病、胸膜肺部风湿性疾病和 MTX 所致皮疹[120]。

皮肤黏膜不良反应

根据报道，MTX 的皮肤黏膜毒性反应约在 1/3 的患者中发生，呈剂量依赖性，对叶酸治疗有效。患者一般主诉轻度口腔溃疡，但口腔、食管、肠道和阴道的严重溃疡也有发生，特别是在大剂量时。

恶性肿瘤

MTX 诱导的恶性肿瘤是一个值得关注的问题，已有若干学者对此进行了研究，但结论并不一致。最近，已有关于接受 MTX 治疗的 RA 患者发生淋巴瘤的报道，但由于 RA 患者的淋巴瘤发生率本就上升[121]，因此，上述结果解释就有困难。但这些病例还是强化了 MTX 可能导致淋巴瘤的原因：因为其中一定数量的患者为 B 细胞淋巴瘤，而这种病理类型通常与免疫抑制有关（与 EB 病毒有关）；另外停用 MTX 后肿瘤可能消退也是一个佐证[122,123]。但接下来的 2 组大规模 RA 患者临床研究中又显示 MTX 治疗和淋巴瘤发生之间缺乏因果联系，其中一项为前瞻性研究[121]，另一项为回顾性研究[124]。就目前来说，MTX 对大多数 RA 患者潜在的益处还是要远远超过这些统计学上很小的风险[125]。

其他不良反应

甲氨蝶呤样"流感"。 患者可能主诉每周服用 MTX 后不久会出现流感样症状。恶心、低热、肌肉酸痛和寒战是此种所谓的甲氨蝶呤流感最常见的症状。上述症状一般可通过叶酸治疗、减量、改用非胃肠道途径给药或改变服药时间（嘱患者睡前服药）来解决。

结节。 接受 MTX 治疗的 RA 患者可出现新发类风湿结节或原有结节数量或大小增加，据报道结节患病率为 8%[126]。结节可发生于类风湿因子阴性的患者以及滑膜炎控制良好的患者。结节产生的原因可能是由于腺苷水平升高的结果，促进了结节形成[127]。但也有相反报道，发现结节在 MTX 治疗期间减少。

血管炎。 尽管 MTX 能够治疗 RA 相关皮肤血管炎，但也能导致白细胞破碎性血管炎[128]。

生育力、妊娠及哺乳

MTX 似乎并不会对女性生育能力产生不利影响，但却可导致可逆性男性不育[129]。无论男女，在试图生育时，至少应提前 3 个月停用 MTX，因为该药在体内分布广泛且肝半衰期长。同时，妊娠之前即开始补充叶酸也极为必要。1979 年，MTX 被美国 FDA 列为妊娠 X 级药物，妊娠禁用。最新 FDA 指南仍然推荐妊娠期间禁止使用 MTX。育龄期妇女在考虑使用 MTX 治疗时，应进行会诊，预先考虑到致畸风险，且应在初次使用 MTX 前即坚持服用适当的避孕药物。MTX 有胎儿发育异常的毒性作用，包括氨基蝶呤综合征（多发性颅面部、四肢和中枢神经系统异常）[130]、流产和早产。大剂量 MTX（1mg/kg）是一种有效的流产药物。MTX 在哺乳期也禁止使用，因为小剂量即会分泌至乳汁中（表 64-1）。

毒副作用监测

美国风湿病学会（American College of Rheumatology，ACR）发表了一系列关于 DMARD 使用的指南，为 MTX 治疗的起始和监测推荐了很好的措施[104,131]。毒性反应监测要求监测骨髓毒性、肝毒性和肺毒性。用药前基础情况的评价包括血小板在内的全血细胞计数、高危患者的乙肝和丙肝病毒血清学检查、转氨酶和肌酐。虽然指南不再建议需要胸部 X 线检查，但这也是合理的。在使用 MTX 前的肝活检一般不推荐。但在少数有实验室指标异常或其他危险因素却需要使用 MTX 的患者，应当事先进行肝活检。此外，当患者持续出现肝酶水平异常并需要长期使用 MTX 时，推荐肝活检。

毒性监测应当每 2 ~ 12 周进行一次并根据用药时间的长短调整，用药初期应监测更加频繁。系统评价和体格检查应包括监测骨髓抑制表现（发热、感染、瘀斑和出血）、肺部症状体征（气短、咳嗽、啰音）、胃肠道不良反应（恶心、呕吐、腹泻）以及是否有淋巴结病变。同时还应当随访包括血小板在内的全血细胞计数、转氨酶和肌酐等实验室指标（表64-2）。

使用 MTX 之前评估患者的疫苗接种状态也十分重要。RA 患者死于肺炎的概率增加[132]，而 MTX 还可能降低机体对肺炎球菌抗原的免疫反应[133]。因此，所有预备接受 MTX 治疗的患者都应提前接种肺炎球菌疫苗。任何正在使用 MTX 的患者都应避免接种肝炎病毒疫苗，因为此情况下疫苗感染的危险性会增加。

药物相互作用与禁忌证

药物相互作用

具有肝毒性的药物，如柳氮磺吡啶、来氟米特、硫唑嘌呤与 MTX 联合使用的时候肝毒性可能增强。有机酸类，如磺胺类、水杨酸盐、NSAIDs、青霉素 G、哌拉西林和丙磺舒，能竞争性抑制肾小管分泌，导致 MTX 清除延迟[134]。MTX 在远端小管还同时发生重吸收，并可被羟氯喹（HCQ）增强[135]，而叶酸则可阻止该作用[134]。肾毒性药物和 MTX 联用需谨慎，它们可能导致 MTX 肾清除率下降，而增加 MTX 的毒性风险。

上述药物中有几个需要特别注意。应避免 TMP-SMZ 与 MTX 联用，即使必须使用也需在密切关注下使用，因为该药和 MTX 合用时可能出现骨髓抑制。该毒性的机制包括：TMP 额外的抗叶酸作用、SMZ 抑制小管分泌 MTX 以及 MTX 血浆结合率改变，而降低 MTX 清除。作为辅助治疗，NSAIDs 是 RA 患者常用药物，由于可与 MTX 竞争血浆蛋白，同时竞争性抑制 MTX 肾小管分泌，NSAID 可能导致血浆 MTX 水平升高。尽管低剂量 MTX 和各类 NSAID 之间没有显著的药代动力学和临床上的相互作用[136]，但即使 MTX 每周剂量保持稳定，一旦 NSAID 剂量发生调整，都应警惕 MTX 毒副作用的增强。用于预防心血管事件的小剂量阿司匹林几乎无碍。由于抑制小管分泌，丙磺舒应避免与 MTX 联用。

表 64-2　安全性监测					
	基线水平	用药时间 <3 个月*	用药时间在 3～6 个月之间*	用药时间 >6 个月*	禁忌证
甲氨蝶呤	全血细胞计数、肝功能、肌酐、HBV、HCV；疫苗接种：流感病毒、肺炎球菌、HBV	每 2～4 周	每 8～12 周	每 12 周	活动性感染，有症状的肺部疾病，白细胞 <3×10⁹/L，血小板 <500×10⁹/L，肌酐清除率 <30 ml/min，有骨髓发育不良史或近期有淋巴增生障碍，转氨酶升高超过正常值上限 2 倍，急慢性 HBV/HCV、妊娠、哺乳
来氟米特	全血细胞计数、肝功能、肌酐、HBV、HCV；疫苗接种：流感病毒、肺炎球菌、HBV	每 2～4 周	每 8～12 周	每 12 周	活动性感染，白细胞 <3×10⁹/L，血小板 <500×10⁹/L，有骨髓发育不良史或近期有淋巴增生障碍，转氨酶升高超过正常值上限 2 倍，急慢性 HBV/HCV、妊娠、哺乳
柳氮磺吡啶	全血细胞计数、肝功能、肌酐；疫苗接种：流感病毒、肺炎球菌	每 2～4 周	每 8～12 周	每 12 周	磺胺类药物过敏，血小板 <500×10⁹/L，转氨酶升高超过正常值上限 2 倍，急性 HBV/HCV，部分慢性 HBV/HCV
羟氯喹	全血细胞计数、肝功能、肌酐；在一年内完成眼科检查	无	无	无	曾因使用 4- 氨基喹诺酮类衍生物导致视力改变，部分未经治疗的 HBV/HCV

*用药时间 <3 个月、3～6 个月、>6 个月只需监测全血细胞计数、肝功能和肌酐

HBV，乙型肝炎病毒；HCV，丙型肝炎病毒

From Saag K，Geng G，Patkar N：American College of Rheumatology 2008 recommendations for the use of nonbiologic and biologic disease-modifying anti-rheumatic drugs in rheumatoid arthritis. *Arthritis Rheum* 59：762-784，2008.

禁忌证

MTX 不应用于下列患者：严重肾、肺或肝功能损害；已存在骨髓抑制；酒精性肝病；妊娠及母乳喂养；正在发生的或活动性感染也是禁忌证。多数情况下，嗜酒的患者不宜接受 MTX 治疗。轻到中度肾功能不全为 MTX 的相对禁忌证，使用该药时须更严密监测不良反应（表 64-3）。

来氟米特

关键点

- 来氟米特（leflunomide）可逆性抑制二氢乳清酸脱氢酶（dihydroorotate dehydrogenase，DHODH）。
- 考虑到其消化道毒性，临床实践中常常不会使用负荷剂量。
- 因为肠肝循环，来氟米特的半衰期很长。

- 妊娠是来氟米特的绝对禁忌证，如果需要，在受孕前应该有洗脱的过程，并进行血药浓度的测定。
- 必须警惕肝毒性。

来氟米特（leflunomide）是异恶唑类衍生物，是一种合成的 DMARD，已被证明能有效治疗 RA。它在一项特异性抗炎药物研发计划中脱颖而出，并具有强大的免疫调节作用。

化学结构

来氟米特是一种低分子量异恶唑类化合物，该化学结构与以往的免疫抑制剂均不同。来氟米特属于前体药物，能迅速而完全地转化为活性代谢物：A77 1726，即特立氟胺（图 64-4）。

表 64-3　甲氨蝶呤、来氟米特、柳氮磺吡啶、抗疟药：作用机制、效应和毒性的总结

	作用机制	效应	毒性
甲氨蝶呤	抑制 ATIC →腺苷↑ 抑制 TYMS →嘧啶合成↓ 抑制 DHFR →甲基转移反应↓	RA LGL/Felty 综合征 JIA PsA SLE 血管炎	恶心 肝毒性 骨髓抑制 肺炎 MTX- 流感
来氟米特	抑制 DHODH →嘧啶合成↓ 抑制酪氨酸激酶→细胞信号转导↓	RA SLE PsA	肝毒性 腹泻 体重减轻
柳氮磺吡啶	抑制花生四烯酸级联瀑布 抑制 ATIC →腺苷↑ 多种细胞效应 通过 MALT 的系统反应	RA JIA AS PsA 反应性关节炎	恶心 头痛 白细胞减少症 皮疹
抗疟药 羟氯喹 氯喹	细胞内的囊泡 pH ↑干扰 Ag 处理和细胞介导的细胞毒作用 通过阻断 TLR 与核酸结合，下调促炎细胞因子的产生	RA SLE 盘状红斑 APS 干燥综合征	恶心 皮疹 神经肌肉疾病 视网膜病变

APS，抗磷脂综合征；ATIC，5- 氨基咪唑 -4- 甲酰胺核苷酸（AICAR）甲酰基转移酶；DHFR，二氢叶酸还原酶；DHODH，二氢乳清酸脱氢酶；JIA，幼年型特发性关节炎；LGL，大颗粒淋巴细胞；MALT，黏膜相关淋巴组织；MTX，甲氨蝶呤；PsA，银屑病关节炎；RA，类风湿关节炎；SLE，系统性红斑狼疮；TLR，Toll 样受体；TYMS，胸苷酸合成酶

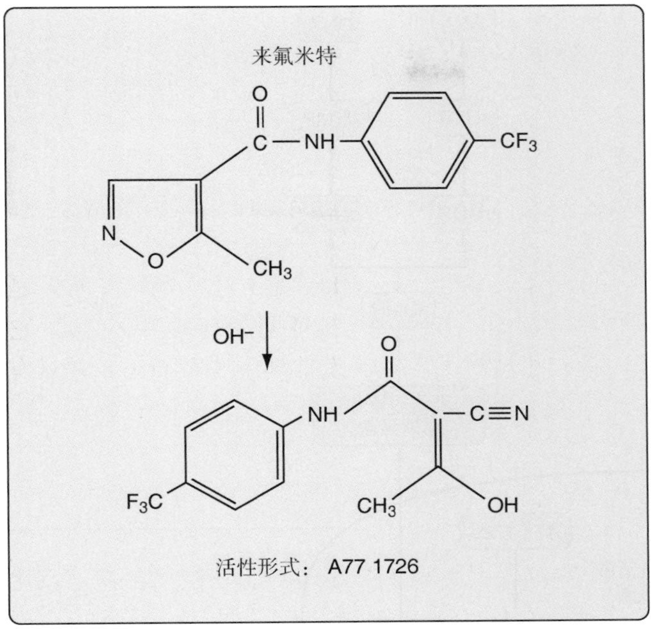

图 64-4　来氟米特可被迅速而完全地代谢为其活性形式——A77 1726

药理作用

与 MTX 类似，来氟米特治疗风湿性疾病的确切原理尚未完全明了[137]。来氟米特免疫调节效应是减少活化的 T 淋巴细胞。它在体外环境下可根据不同浓度表现出两种效应：①其活性形式（A77 1726）在患者体内达到一定浓度时，主要作用可能是对二氢乳清酸脱氢酶（dihydroorotate dehydrogenase，DHODH）有可逆抑制作用，借此抑制嘧啶合成；②在高浓度情况下，A77 1726 还能抑制酪氨酸激酶，干扰细胞信号转导[138]。

T 细胞激活使细胞由静息期（G_0）转入 G_1 期，此期核糖合成核苷酸；进而再进入 S 期，此时 DNA 复制并为有丝分裂做准备。T 细胞活化需要大量增加嘧啶和嘌呤的从头合成。在细胞周期通路上有感受器（如原癌基因 p53）及检查点（细胞周期蛋白 C 和 D），可检测核苷酸池的水平并防止受损细胞复制[138]。

核糖核酸单磷酸尿苷（rUMP）是嘧啶核苷酸类合成的前体，对 RNA 和 DNA 合成意义重大。rUMP 从头合成路径见图 64-5。该通路上的一个关键步骤是二氢乳清酸在胞浆的生成，并扩散至 DHODH 酶定位的线粒体中。DHODH 将二氢乳清酸转化为乳清酸，后者再次扩散回胞质，并转化为 rUMP，最终合成 RNA 和 DNA。

关于来氟米特作用机制的第一个假说认为，A771726 抑制 DHODH，降低乳清酸水平，从而降低 rUMP 和下游的核苷酸合成，导致 T 细胞周期阻滞。这一机制得到了实验证据的支持。体外丝裂原激发 T 细胞活化时，不同水平的 A77 1726 可以抑制 DHODH，阻断活化，且该效应可通过补充尿嘧啶逆转，提示 A771726 通过终止嘧啶合成实现效应[139,140]。而且以 A771726 在体内所能达到的浓度，该通路上能抑制的酶也仅为 DHODH[141]。

另一些学者认为，抑制 DHODH 能够将淋巴细胞的细胞周期阻滞于 G_1 期，而这一点亦有证据支持[142]。如果核苷酸（包括 rUMP）水平下降至某个关键点之下时，胞浆内的 p53 激活并进入核内，阻止细胞周期蛋白 D 和 E 的转录，启动细胞周期阻滞。体外培养人类 T 细胞时，A77 1726 可耗竭 rUMP，导致核内 p53 累积、细胞周期阻滞[143]。相比之下，缺乏 p53 的细胞系使用 A77 1726 时，不引发 G_1 期阻滞[144]。

静息淋巴细胞同样需要大量核苷酸，大部分通过补救合成途径获得，但几乎不受来氟米特影响[145]。而活化的自身免疫性淋巴细胞，依赖于受来氟米特影响的从头合成途径。经过这种慢作用药物的治疗，自身免疫性淋巴细胞将会被逐渐清除[138]。

在更高浓度下，A77 1726 抑制酪氨酸激酶的磷酸化，而后者对细胞生长和分化有关键作用[146,147]。现在认为这种抑制作用能够部分甚至全部解释来氟米特的抗增殖效应，但尚不清楚体内浓度是否足够产生这种效应。

目前已注意到来氟米特尚有数个其他抗炎性质。来氟米特能阻断 NF-κB 的活化[148]，该因子可调节炎症反应（包括炎性关节炎）中多个重要基因的表达[149]。人类的体内和体外试验均证明，来氟米特和 MTX 可抑制中性粒细胞趋化，这就可能降低关节局部炎症细胞的募集[46]。来氟米特也能降低 MMP-1 与 TIMP-1 的比值[46]。最后，来氟米特还能改变细胞因子合成，增强具有免疫抑制作用的细胞因子 - 转化生长因子 β1，而抑制具有免疫增强作用的 IL-2[150]。

药理学

吸收和生物利用度

胃肠道和肝能迅速而彻底地将摄入体内的来氟米

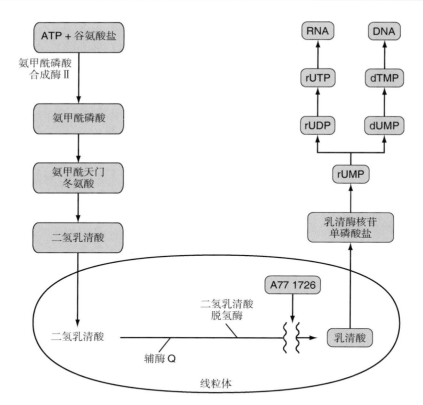

图 64-5　来氟米特的活性形式 A77 1726 可阻断二氢乳清酸在线粒体中向乳清酸的转化。ATP，三磷腺苷；dTMP，2- 脱氧胸苷酸；dUMP，2- 脱氧尿苷酸，rUDP，二磷酸尿苷；rUMP，单磷酸尿苷；rUTP，三磷酸尿苷

特转化为活性形式特立氟胺（A77 1726）。进食不影响药物吸收。特立氟胺与血浆蛋白的结合率很高（＞99%），绝大部分为白蛋白。单次口服剂量在 5 ～ 25 mg 范围内时，其血浆浓度与剂量呈线性相关；连续 7 周每日给药后达到稳态[151]。

分布和半衰期

特立氟胺半衰期约为 2 周（平均 15.5 天）[151]，表观分布容积较低。尽管 90% 的特立氟胺可在 28 天内排出，但因其经历漫长的肝肠循环，因此在很长一段时间中都能被检测出来[151]。

清除

健康个体中通过肾清除的来氟米特与通过肠道清除的部分大致相等。但由于体内给药后数周甚至数年后仍可测到特立氟胺，故在考来烯胺辅助下迅速有效地清除特立氟胺就变得十分重要。口服考来烯胺 11 天（每日 3 次，每次 8 g）能将特立氟胺的表观半衰期减少至 1 ～ 2 天[152]。此外，50 g/6 h 的活性炭能在 24 小时内使血浆浓度降低 50%[152]。

适应证

类风湿关节炎。 首次证实来氟米特在 RA 中的安全性和有效性的研究，是一项为期 6 个月的安慰剂对照、剂量探索试验[151]。另两项先导性研究，分别在欧洲和美国进行，将来氟米特和柳氮磺吡啶（SSZ）与 MTX 三者比较。欧洲试验分三组：来氟米特组，负荷剂量后维持 20 mg/d；SSZ 组，逐步加量到 2g/d；以及安慰剂组[153]。试验表明，在关节肿胀数和压痛数、医师及患者的综合评价指标上，来氟米特和 SSZ 均优于安慰剂，重要的是，来氟米特和 SSZ 在延缓疾病的放射学进展上也显著优于安慰剂组。美国试验也设了三组：来氟米特组，负荷剂量后维持 20 mg/d；MTX 组，7.5 ～ 15 mg/w 以及安慰剂组[154]。该试验同样证明两种药物均优于安慰剂，但两种药物之间未见差异。与安慰剂相比，来氟米特和 MTX 均能延缓疾病的放射学进展。另有一个临床试验比较了来氟米特和 MTX（剂量分别为：负荷剂量后维持 20mg/d 和 10 ～ 15 mg/w）为期 1 年的疗效，另有 1 年的延长期试验[155]。该试验则发现为期 2 年的观察后，MTX 组的临床效果和延缓放射学进展方面在统计学上要优于来氟米特组。

其他风湿病。已有报道证明来氟米特对 SLE 有效。在一项随机对照临床试验中，来氟米特改善 SLE 疾病活动性指标优于安慰剂，并具良好的安全性和耐受性[156]。随后开展的针对传统疗法反应欠佳的狼疮肾炎患者的小型前瞻性开放试验中，来氟米特仍显示了有效性和良好的耐受性[157]。

与安慰剂相比较，来氟米特显示了其在治疗 PsA 及银屑病中的有效性[158]。在一项开放试验中，来氟米特对 AS 患者的外周关节炎的有效性，而对中轴性关节炎无效[159]。

关于肉芽肿性多血管炎，一项开放试验[160]和一项随机对照试验[161]表明来氟米特在环磷酰胺诱导缓解后可维持疾病缓解。随后的试验还发现，来氟米特在预防复发上效果优于 MTX。

对于 MTX 疗效欠佳或不能耐受 MTX 的幼年型特发性关节炎（juvenile idiopathic arthritis，JIA）患者，来氟米特也被证明安全有效[162]。

剂量和给药方式

来氟米特的口服片剂有 10 mg、20 mg 和 100 mg 三种剂量。来氟米特经口服后能迅速被代谢为特立氟胺，而后者的半衰期相当长；因此，推荐的标准给药方式为起始 100 mg/d 负荷剂量，连续 3 天，然后改为标准维持剂量 20 mg/d。然而，尽管推荐标准如此，多数医师并不会给患者使用负荷剂量，因为他们认为这样给药会增加胃肠道毒性反应[163]。另外，当毒副作用发生或疾病控制良好时，来氟米特减量到 10 mg/d 也是常见做法。另有一些医师认为来氟米特半衰期较长，故应降低给药频率（每周 3 ~ 5 次）。

老年患者

目前尚无专门针对来氟米特在高龄患者中的药代动力学研究。老年患者的推荐剂量与普通人群相同。目前对肾功能不全患者使用该药尚无临床经验，因此，该类患者用药时应严密监测，见表 64-1。

儿童患者

虽然来氟米特在美国没有被批准用于治疗 JIA，但来氟米特仍被超适应证地用于治疗 JIA，一般剂量为 10 ~ 20 mg/d，该剂量通常依据患者的体重。一项最近出版的体重依赖的剂量的案例如下：体重低于

20 kg 的患者剂量为隔天 10 mg，体重 20 ~ 40 kg 的患者剂量为 10 mg/d，体重超过 40 kg 的患者剂量为 20 mg/d[164]。见表 64-1。

毒副作用

大部分对照临床试验采用的来氟米特剂量为 20 mg/d，其中因不良事件导致停药的病例数见表 64-4。来氟米特相关的停药率（19%）高于 MTX（14%）和安慰剂（8%）相关的停药率，而与 SSZ 相似（19%）。

胃肠道及肝不良反应

限制来氟米特使用最常见的不良反应为腹泻，药物减量可缓解该症状，另外不用负荷剂量可能也会减少其发生。来氟米特引起的腹痛、消化不良和恶心似乎仅比安慰剂组略高。

应用来氟米特可发生肝毒性。一项来自美国的大样本 RA 及 PsA 患者队列研究数据显示：17% 患者的 ALT/AST 水平上升超过正常上限值 1 倍；1% ~ 2% 患者的 ALT/AST 水平上升超过正常上限值 2 倍。联合应用来氟米特和 MTX 后 31% 患者的 ALT/AST 水平上升超过正常上限值 1 倍；5% 患者的 ALT/AST 水平上升超过正常上限值 2 倍。此外，这种转氨酶升高的改变更常发生于 PsA 患者[112]。欧洲医疗产品评价署共报告了 296 例使用来氟米特期间出现肝功能异常的病例，以及 15 例发生肝衰竭和死亡的病例[165,166]。美国 FDA 审查 2002 年 8 月至 2009 年 5 月的不良事件报道，发现了 49 例应用来氟米特后导致肝损害，其中 14 例导致死亡[167]。多数发生肝不良反应的患者存在危险因素，包括同时使用其他肝毒性药物和患有基础性肝病。

表 64-4　来氟米特临床试验中因不良事件而停药的情况

	患者例数	停药
来氟米特	816	154（19%）
甲氨蝶呤	680	94（14%）
柳氮磺吡啶	133	25（19%）
安慰剂	210	16（8%）

心血管不良反应

根据报道，使用来氟米特患者的高血压发病率高于安慰剂组[153,154]。此外，来氟米特相关的血脂升高也见于相关研究[168]。由于 RA 患者的心血管事件发生率本身就高于普通人群，因此这些不良反应都应严格评估。

其他不良反应

皮肤。皮疹曾有报道，多数发生于第 2 ～ 5 个月，需要停药处理。诸如 Stevens-Johnson 综合征或中毒性表皮坏死松解等严重皮肤反应，则需用考来烯胺洗脱来氟米特。另还有临床试验认为患者应用来氟米特后脱发率升高。

肺部。最近的报道显示来氟米特会导致间质性肺病（ILD），通常发生在开始治疗的前 3 个月，之前就存在 ILD 的患者是这种潜在的致命性并发症发生的高风险人群[169,170]。

血液。全血细胞减少很少见于上市后的检测报告，且主要发生于有已知危险因素的患者。来氟米特不会增加淋巴细胞增殖性疾病的风险。

神经系统。来氟米特可出现中枢神经系统毒副作用，如头晕、头痛和感觉异常[171]。约 1.4% 的患者伴有感觉性轴索型神经病[171,172]。除了停用来氟米特外，使用考来烯胺洗脱来氟米特或许能缓解症状。

体重下降。有报道发现来氟米特可引起体重显著下降[173]。

生育力、妊娠及哺乳

尽管有新证据显示使用来氟米特对胎儿的影响很小[173a]，但在 1979 年 FDA 妊娠分级中其仍属于 X 级。动物实验中小剂量来氟米特即显示出显著的致畸和致胚胎死亡作用。因此，强烈建议有生育可能的女性应当在用药前就该问题进行咨询，育龄期妇女只有在应用了可靠的避孕措施后才可开始服用来氟米特。用药前应考虑进行妊娠测试。来氟米特的乳汁分泌情况尚不清楚；同时，哺乳期女性不应服用来氟米特。

值得注意的是，特立氟胺可能在体内存留数年，主要因为它参与肠肝循环。所以，如果服用来氟米特的女性患者计划生育，应当测定其特立氟胺水平。一般认为，超过 0.02 mg/L 时，应主动将其从体内清除，口服考来烯胺 11 天（每日 3 次，每次 8g）可达到清除效果[174]。妊娠之前患者的特立氟胺水平必须两次检测均在 0.02 mg/L 以下，且两次检测的时间间隔应大于 14 天；确认浓度之后，该患者还应再等 3 个月经周期，以确保妊娠安全[175]。有时患者可能需要服用不止一个疗程的考来烯胺后才能达到该目标。尽管还缺乏相关数据，但计划生育的男性患者也应当经历和女性相同的洗脱程序，并再等待 3 个月，再次确认药物血浆浓度低于 0.02 mg/L（表 64-1）。有研究正在评估这一风险。由于尚缺乏足够证据，仍需谨慎对待。

毒副作用监测

同 MTX 一样，ACR 发布了一系列有关来氟米特治疗起始和监测指南[104]。服用来氟米特的患者，应进行基础全血细胞计数和肝酶检测，包括 AST、ALT 和白蛋白。血清肌酐也很重要，因为来氟米特部分经肾排出。检测的频率取决于用药的持续时间（表 64-2）。如果患者还同时使用其他免疫抑制剂，比如 MTX，需采取更密集的随访。如果患者出现严重不良反应，应进行药物洗脱以加速其清除。需警惕的是，使用来氟米特时应避免接种活疫苗。

药物相互作用和禁忌证

药物相互作用

考来烯胺干扰来氟米特的肠肝循环，因而能降低其血清浓度。同时使用其他肝毒性药物（包括 MTX）会增加肝不良反应的发生风险，因此这些药物联用时应密切注意，谨慎检测。利福平可能会增加特立氟胺的血清浓度。来氟米特可能会增强华法林的药效。

禁忌证

来氟米特在肝功能受损、严重肾功能不全、骨髓发育不良、严重免疫缺陷、严重低蛋白血症或已知对该药过敏的患者中禁用。肝参与肠肝循环和胆汁分泌，因此肝病为来氟米特的禁忌证。患者肾功能不全时，循环特立氟胺水平基本不上升，但游离特立氟胺比例会上升，应严密监测。来氟米特在严重感染患者中也禁止使用，当患者出现新发或原有肺部症状加重或皮疹时，应停药。妊娠与哺乳期是来氟米特的绝对禁忌证（表 64-1）。

柳氮磺吡啶

> **关键点**
>
> - 柳氮磺吡啶（sulfasalazine，SZZ）具有抗生素和抗炎药物的作用，但确切的作用机制尚不清楚。
> - 柳氮磺吡啶常用于治疗 RA 的联合用药。
> - 胃肠道不耐受是其常见的副作用。
> - 白细胞降低虽然少见，但是在治疗过程中的早期监测非常重要。

1938 年，SSZ 是合成的第一个针对 RA 的药物，它由斯德哥尔摩的 Svartz 在瑞典 Pharmacia 制药公司的合作下完成。当时盛行的观点认为，RA 由感染引起，而 SSZ 正是按抗炎和抗感染的特性设计的。

化学结构

柳氮磺胺吡啶（salazosulfapyridine，SASP），如今称为柳氮磺吡啶（sulfasalazine，SSZ），是具有抗炎作用的 5- 氨基水杨酸（5-aminosalicylic acid，5-ASA 或 mesalamine）和具有抗菌作用的磺胺嘧啶的共轭化合物，两者通过偶氮键相连（图 64-6）。两个缩写 SASP 和 SSZ 可互用。

药理作用

尽管该药已面世 80 多年，但 SSZ 在风湿病中的作用原理仍未完全明了。SSZ 最初设计完成时，研究者认为是其抗菌效应在 RA 治疗中起关键作用：当时认为 RA 是一种肠病性关节病。他们认为 SSZ 可以通过改变肠道菌群，进而下调导致关节炎症的免疫反应。尽管该理论从来未被反驳，但现今的研究者因为某些原因已对它失去兴趣：因为直到现在也没发现能证明 RA 发病中存在感染因素的确凿证据；其他磺胺类药物并不能改善 RA 的临床症状；目前也缺乏肠道

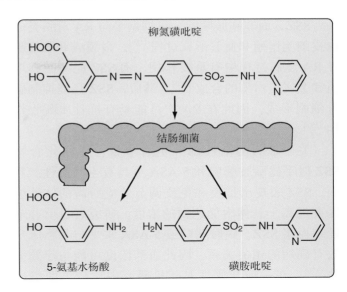

图 64-6　柳氮磺吡啶及其主要代谢产物

菌群和 SSZ 临床反应之间联系的证据[176]。因此，目前认为 SSZ 通过抗炎和免疫调节效应起作用。

SSZ 在体外显示出多重抗炎性质。首先，SSZ 能轻度抑制促炎作用的花生四烯酸级联反应，由此轻度抑制前列腺素 E_2 合成酶活性[177]和脂氧合酶产物[178]。其次，SSZ 可下调中性粒细胞趋化、迁移、蛋白水解酶的合成和脱颗粒[179,180]，同时能降低胞内信号转导所需的第二信使流，从而抑制中性粒细胞活化[181]。再次，由于腺苷可下调中性粒细胞向炎症灶的迁移，而 SSZ 可抑制包括 ATIC 和 DHFR 在内的叶酸依赖酶，因此可增加腺苷向细胞外基质释放[182]。一项研究[183]确认 SSZ 与 MTX 类似，都通过增加腺苷释放来调节炎症。而这一效应似乎仅由 SSZ 产生，因为 5-ASA 和磺胺嘧啶是没有这种作用的。SSZ 对 ATIC 的抑制作用更强于 MTX。

SSZ 同时还显示出多种免疫调节作用。SSZ 在体外可抑制 T 细胞增殖和自然杀伤细胞及 B 细胞活化，从而导致免疫球蛋白和类风湿因子的合成降低[176]。所有上述系统中，磺胺嘧啶和 5-ASA 的活性均低于 SSZ。SSZ 也能调节细胞因子系统，抑制多种细胞因子：T 细胞因子 IL-2[184]和 γ 干扰素[185]、单核 / 巨噬细胞因子 IL-1、TNF-α 和 IL-6[186,187]。NF-κB 是一个极为重要的转录因子，它可介导执行免疫反应的关键细胞因子、黏附分子和趋化分子转录的活化。体外实验中，SSZ（而不是磺胺嘧啶或 5-ASA）可抑制 NF-κB 进入核内[188]。

SSZ，而非磺胺嘧啶，可抑制参与 RA 滑膜炎的内皮细胞增殖和血管形成过程[189]。滑膜成纤维细胞在 RA 发病过程中有重要作用，而 SSZ 能抑制其增值和金属蛋白酶的合成[190]。最后，SSZ 还能抑制破骨细胞形成，因此在 RA 中可能具有抗骨质吸收作用[191]。

关于 SSZ 的活性部分仍有争议。原始化合物 SSZ 似乎比磺胺嘧啶和 5-ASA 更具有生物活性。然而，SSZ 表现出抗炎和免疫调节效应所需的体外浓度要远高于其体内能达到的浓度。研究者目前并未发现血浆 SSZ、磺胺嘧啶或 5-ASA 水平与其临床疗效有确切的相关关系，因此血药浓度可能与疗效无关[176]。在一项开放性非随机研究中比较了两组患者，分别服用相当于 2g SSZ 摩尔当量的磺胺嘧啶或 5-ASA。其中磺胺嘧啶组患者动态红细胞沉降率和某些临床指标（包括握力和关节周长）获得明显改善[192]。综上所述，SSZ 和磺胺嘧啶在 RA 中可能都具有治疗作用。

一个潜在的作用部位可解释 SSZ 尽管在血清浓度低，但却有系统性作用，那就是小肠的黏膜相关淋巴组织（mucosa-associated lymphoid tissue，MALT）[176]。肠腔内的 SSZ 治疗浓度至少是血清中的 2 倍，且黏膜附近的药物浓度可能还更高。肠道的免疫系统延伸很广泛，并通过活化淋巴细胞的迁移和再循环与身体其他部分发生活跃交流[176]。已有证据显示 MALT 和关节之间存在联系[193]。SSZ 可能通过 MALT 起效的证据如下：SSZ 治疗会使循环中产生 IgA 的细胞及血清 IgA 水平下降，并与疾病改善情况相关[194]；SSZ 能减少患者肠道黏膜淋巴细胞[195]；以及 SSZ 在实验鼠和健康志愿者均能调节口服抗原引起的免疫反应[196]。

药理学特征

吸收和生物利用度

只有不到 30% 的 SSZ 会被肠道吸收，大部分药物都会参与肠肝循环，并原封不动地被分泌到胆汁中，因此其生物利用度只有 10%[176]。SSZ 在 2 g/d 的口服剂量下达到的稳态血清浓度为 5 μg/ml。大部分 SSZ 到达结肠，此处的肠道菌群将其偶氮键还原，形成两个活性基团：磺胺嘧啶和 5-ASA[197]。多数磺胺嘧啶经结肠吸收（＞ 90%），口服后 4～6 小时出现于血浆（2 g/d 的口服剂量下，稳定期血清浓度为 30 μg/ml）。大部分 5-ASA（80%～90%）则仍停留于肠道[176]。磺胺嘧啶和 SSZ 可能是治疗风湿病的活性结构，而 5-ASA 则是治疗溃疡性结肠炎的有效基团[198]。

标准 SSZ 与其肠溶片的生物利用度差别不大[199]，与食物同时服用会降低 SSZ 和磺胺嘧啶的血药浓度[200]。

分布和半衰期

超过 99% 的 SSZ 与磺胺嘧啶广泛分布于人体，其血浆蛋白结合率为 50%～70%[176,200]，其血清浓度和滑液浓度相似[201]。SSZ 的半衰期为 6～17 小时，其上限为老年患者的半衰期。磺胺嘧啶的半衰期为 8～21 小时，其上限为慢乙酰化个体的半衰期[202]。

清除

磺胺嘧啶在肝发生广泛代谢，其 N 端被加乙酰基。其环发生羟化，并被糖脂化[203]；由于乙酰化个体的基因变异，这一过程在不同个体间存在巨大差异[202]。慢乙酰化个体的清除率更低，磺胺嘧啶的血清浓度则更高。磺胺嘧啶由尿液排出，而 5-ASA 则主要通过粪便排出。另有小部分 5-ASA 被吸收，并以 N-乙酰氨基水杨酸的形式从尿液排出[204]。

适应证

RA。多个从 20 世纪 80 年代早期开始的已发表临床试验均证明 SSZ（2～3g/d）相对于安慰剂能明显改善 RA 的临床症状和实验室指标[205]。1999 年发表了 SSZ 治疗 RA 的随机对照试验的荟萃分析[206]，该分析将 SSZ 与安慰剂和其他 DMARD 单药治疗进行比较，包括 HCQ、D-青霉胺、硫代苹果酸金钠或金硫葡糖，在 SSZ 与安慰剂的比较试验中，SSZ 对患者各项临床指标的改善要优于安慰剂。安慰剂组中治疗无效导致的撤药率显著高于 SSZ 组；但 SSZ 组中副作用引起的撤药率却高于安慰剂组（P ＜ 0.0001）。该荟萃分析未发现哪种 DMARD 单药疗效更好。后续研究也表明 SSZ 与 MTX[207,208]、来氟米特[153] 的临床疗效相等，但后来一个为期 2 年的扩展试验发现来氟米特的效果比 SSZ 更好[209]。

脊柱关节炎

银屑病关节炎。最近出版的关于 PsA 治疗的一个系统综述，总结了 6 项比较 SSZ 与安慰剂的随机对照试验[210]。结果发现 SSZ 治疗外周关节炎有效，而对中轴关节影响不明显[211]。关于 SSZ 是否能影响其放射学进展，数据尚不多。

强直性脊柱炎。一项荟萃分析总结了 11 项试验，共 895 名 AS 患者使用 SSZ 或安慰剂治疗[212]。总体来看，SSZ 对降低血沉和缓解脊柱僵硬有一定效果。因此，作者认为 SSZ 对伴有早期、动态红细胞沉降率快和有外周关节炎病变的患者有一定好处。有研究者证实了这一结论[211]，他们发现 SSZ 对 AS 患者的外周关节炎有显著疗效，但对中轴关节炎作用不明显。

反应性关节炎。许多反应性关节炎（reactive arthritis，ReA）患者可自行缓解，而另一部分则转为慢性的外周或中轴关节炎。一项随机对照试验入选了 134 名对 NSAIDs 无反应的男性老兵 ReA 患者（绝大多数为外周关节炎），发现 SSZ 比安慰剂有效[213]。

炎症性肠病性关节炎。SSZ 可有效治疗溃疡性结肠炎和远端克罗恩病。虽然 SSZ 在临床实践中也用于发生外周关节炎者，但尚无对上述疾病中的外周或中轴关节炎表现的随机对照试验。

幼年型炎性关节炎。SSZ 可有效治疗多关节型或寡关节型的 JIA。2001 年的一篇综述[214] 报道了接受 SSZ 治疗的共 550 例 JIA 病例（其中 1/2 为多关节炎型，1/3 为寡关节炎型），结果发现 SSZ 在所有亚型中均至少显示出一定疗效，其中反应最佳的为迟发型寡关节炎型，而疗效最差的为系统型。除了全身型患儿发生的血清病发生率显著增加外，SSZ 在儿童患者的毒副作用和耐受情况基本与成人类似。

剂量

SSZ 的常规片剂和肠溶片均为 500 mg，或为 50 mg/ml 的悬液。为了尽可能减少不良反应，多数临床医生会从 500 mg/d 开始用药，以每周 500 mg/d 逐渐加量至标准剂量 1500 ～ 3000 mg/d。降低剂量可能会减轻不良反应，由于 SSZ 能够抑制叶酸依赖的通路中的酶，因此同时服用叶酸是有好处的。

老年患者

老年患者中 SSZ 的推荐剂量与一般成人人群相同[109]。药代动力学研究显示老年人群 SSZ 清除半衰期虽有延长，但其主要取决于乙酰化表型；但有肾功能不全时，可减少剂量[107]。见表 64-1。

儿童患者

在儿童患者中，SSZ 的剂量最初为每天 10 ～ 12.5 mg/kg，每周增加 50 mg/(kg·d)，分两次服用，直到维持剂量 2 g/d。对于小剂量没有效果的患者可逐步加量至 3 g/d。见表 64-1。

毒副作用

一般来说，SSZ 的多数副作用发生于用药头几个月，并随着继续用药而消失[215]。最常见的早期不良反应包括胃肠道反应、头痛、头晕和皮疹，这些反应随着继续用药而减轻[200]。

胃肠道及肝不良反应

恶心和上腹不适为 SSZ 最常见的不良反应。其中恶心常与 CNS 反应伴随发生，包括头晕和头痛。一项由 1382 名 RA 患者参加的大规模队列研究中，8% 的患者出现胃肠道和中枢神经不良反应，此时继续使用 SSZ，其后有 18% 的患者因此停药[216]。恶心的副作用在磺胺嘧啶水平较高的患者或慢乙酰化个体中更易发生[217]。腹泻也可发生，一般见于用药前几个月。肠溶片可部分改善胃肠道症状。转氨酶升高亦可见，但多为一过性。此症状可能会伴随发热、皮疹、肝大以及嗜酸性粒细胞增多症[215]。

血液学不良反应

血液学异常较少见，只有不到 3% 的患者发生，且一般在用药前 3 个月内发生[200]。白细胞减少最为常见，一般停药后可缓解，但某些病例可发展为致命的粒细胞缺乏，因此还应进行后续监测[218]。应用 SSZ 时还发现巨红细胞症和溶血，因此葡萄糖 -6- 磷酸脱氢酶缺乏患者应避免使用 SSZ。鉴于 SSZ 对叶酸代谢的影响，叶酸辅助治疗也是合理的。血小板减少很少见。

皮肤不良反应

皮疹发生于不到 5% 的患者，通常在用药前 3 个月发生[216]。尽管部分患者发生荨麻疹，皮疹通常表现为斑丘疹，伴瘙痒，常泛发。对 SSZ 的脱敏效应亦见诸报道[219]。多形红斑、中毒性表皮坏死松解和 Stevens-Johnson 综合征偶见于非对照研究报道，而在主要临床试验中尚未见到。光敏感也曾有人报道过。使用 SSZ 发生皮疹的患者应注意避免再用其他含磺胺成分的药物，如噻嗪类利尿剂、塞来昔布和抗生素。

肺不良反应

SSZ 的肺部不良反应少见，一般表现为可逆性渗出，伴外周嗜酸性粒细胞升高、咳嗽、呼吸困难、发热和体重下降[220]。病理显示为间质渗出的嗜酸性粒细胞性肺炎，伴或不伴纤维化。多数患者停药后可缓解，部分需要糖皮质激素治疗。

其他不良反应

易激惹、焦虑、头痛以及睡眠困难等少见不良反应也可能发生[215,216]。极少数病例出现药物性狼疮[221]、低丙种球蛋白血症[221] 以及无菌性脑膜炎[222]。医师还应告知患者可能会出现尿液变黄、出汗及流泪。

生育力、妊娠以及哺乳

目前尚无女性患者服用 SSZ 导致生殖力下降的报道；但男性可出现精子减少，运动减弱和形态异常[223]，停药后 2 ~ 3 个月后可恢复正常。SSZ 在 1979 年 FDA 分级中为 B 级，妊娠分级为 C 级。SSZ 与磺胺嘧啶可通过胎盘，胎儿的药物浓度与母体浓度相同；但 SSZ 似乎并不会使胎儿发育异常或导致自发性流产，它可能是育龄期有生育计划的女性风湿病患者的首选 DMARD 之一[129]。磺胺嘧啶可分泌至乳汁，曾有小儿出血性腹泻的报道，因此美国儿科协会认为 SSZ 应慎用于哺乳期妇女[129]（表 64-1）。

毒副作用监测

SSZ 的多数不良反应发生于用药早期。ACR 指南推荐用药前应进行基础的包括血小板在内的全血细胞检查、肝酶（包括 AST、ALT 和白蛋白）、肌酐，并要考虑患者是否存在葡萄糖 -6- 磷酸脱氢酶缺乏[104]。监测的频率取决于治疗持续时间（表 64-2）。在起始治疗时，需警惕白细胞减少。例如每次剂量增加后 1 周监测血常规，并动态监测 3 ~ 6 个月。如果合适应接种肺炎球菌，建议每年接种流感疫苗（表 64-2）。

药物相互作用和禁忌证

药物相互作用

SSZ 很少与其他药物发生相互作用。SSZ 可能会干扰地高辛的吸收并降低其生物利用度。偶见 SSZ 增强口服降糖药和华法林的作用。广谱抗生素可能改变肠道菌群，使偶氮键断裂减少，由此降低磺胺嘧啶和 5-ASA 的生物利用度。

禁忌证

对 SSZ 任何成分过敏或对磺胺嘧啶或水杨酸过敏患者禁用 SSZ。卟啉症、胃肠道或泌尿生殖道梗阻患者应谨慎使用 SSZ。SSZ 不应该用于血小板减少症、严重的肝病和活动性病毒性肝炎患者（表 64-2）。

抗疟药

> **关键点**
>
> - 羟氯喹（hydroxychoroquine，HCQ）是一种耐受性良好的 DMARD，常用于治疗 SLE 以及 RA 的联合治疗。
> - HCQ 比氯喹更常用。
> - HCQ 半衰期很长，归因于其与皮肤黑色素细胞的亲和力。
> - 为了将 HCQ 的视网膜毒性减到最小，其长期治疗中剂量不应超过 5 mg/kg。
> - 虽然不需要进行常规检查，但眼科筛查是监控其毒副作用的主要部分。
> - 因为 HCQ 会导致低血糖症，故糖尿病患者服用 HCQ 时要密切监测血糖。
> - HCQ 在妊娠期使用是安全的；推荐大部分狼疮患者在妊娠期间继续使用 HCQ，可改善妊娠结局。

氨基喹诺酮（包括奎宁）最早衍生自秘鲁金鸡纳树的树皮，最初用来治疗疟疾。第二次世界大战期间，服用奎宁和奎纳克林的士兵们风湿症状得到了改善，这引发了人们对该类药物用于治疗风湿病的兴趣。为降低其毒性，之后又开发出4-氨基喹啉、氯喹（chloroquine，CQ）和羟氯喹（hydroxychloroquine，HCQ）。CQ 和 HCQ 为最常用的抗疟药，另外，奎纳克林也颇为常用。

化学结构

HCQ 和 CQ 的化学结构十分相似，区别仅在于CQ 第三位氨基氮原子所连侧链中一个乙基被羟乙基取代。奎纳克林尽管并非 4- 氨基喹啉衍生物，但也包含 CQ 的结构（图 64-7）。

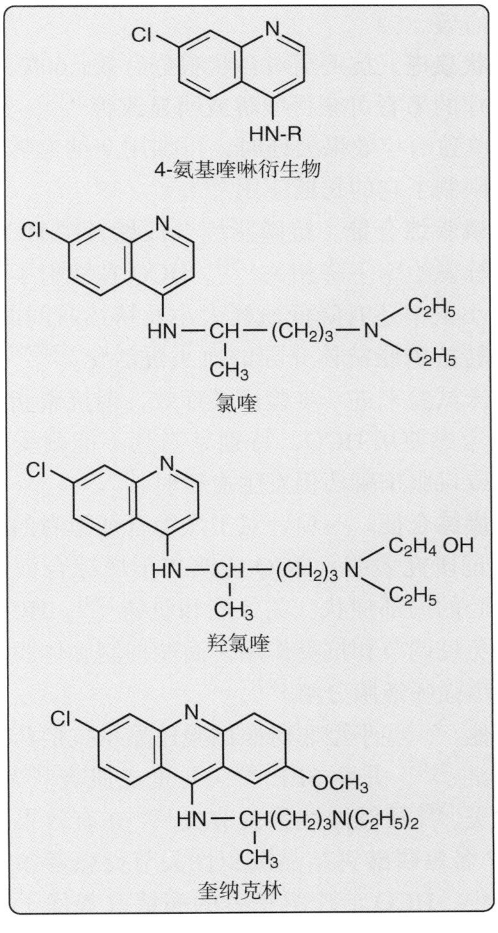

图 64-7　用于治疗风湿病的抗疟药的化学结构以及 4- 氨基喹啉基本结构。R 表示侧链

药理作用

抗疟药具有免疫调节和抗炎作用，尽管它们在风湿病中的具体作用机制尚不清楚。由于 HCQ 与 CQ 为弱碱性，它们能通过胞膜到达胞浆小囊泡中并累积，使囊泡中的 pH 由大约 4.0 升至 6.0，从而干扰依赖酸性环境的亚细胞代谢，即干扰溶酶体活性。这种pH 上升的免疫调节作用有多个假说，包括稳定溶酶体膜、弱化抗原表达和呈递，以及抑制细胞介导的细胞毒作用[224,225]。单核 - 巨噬细胞的蛋白质消化和抗原呈递对 pH 有精确要求，此两者会随 pH 上升而变化[226]。受体组装也受到影响，包括主要组织相容性复合体（MHC）Ⅱ类分子。胞内内质网中的 pH 升高可稳定 MHC 分子恒定链，并防止 MHC 因低亲和力的自身抗原而移位。该作用与膜受体再循环降低共同导致了抗原呈递下调[224,226,227]。抗疟药还能降低循环免疫复合物水平[228]。

抗疟药对巨噬细胞产生促炎细胞因子亦有抑制作用，其对核酸识别 Toll 样受体（TLRs）的拮抗作用，是最重要的新发现之一[229]。内体 TLRs 存在于细胞内，在疾病演化过程中进行遗传编码以识别特定病原的分子模式。核酸识别 TLRs（TLR3、TLR7、TLR8和 TLR9）位于细胞内功能区隔，可以减少暴露于自身核酸。它们只有在正常免疫系统传递外来核物质时才会被激活，介导Ⅰ型干扰素和其他促炎细胞因子的细胞核转录。

针对核酸的抗体是自身免疫病的标志，表明凋亡细胞核碎片的无效清除。HCQ 和 CQ 可直接阻断核酸的 TLR 结合表位，从而阻止巨噬细胞在自身抗原的作用下产生下游促炎细胞因子。阻止核酸与 TLRs的结合也会通过浆细胞样树突状细胞下调干扰素 -α的产生，并减少中性粒细胞胞外诱捕网（neutrophil extra- cellular traps，NETs）的相互作用。

体外证据表明，在 RA 治疗中 CQ 可抑制单核细胞及 T 细胞 IL-1 和干扰素 -γ 的产生[230]。CQ 亦可抑制巨噬细胞 TNF-α mRNA 转录以及内毒素诱导的TNF-α、IL-1 和 IL-6 分泌[231]。而 HCQ 对 TNF-α 是否存在抑制作用，目前报道并不一致，但可以肯定HCQ 可抑制单核细胞分泌的 IL-1、IL-6 以及干扰素 -γ[232,233]。

凋亡或细胞死亡在免疫调节中有重要作用，而凋亡缺陷可能导致自身反应淋巴细胞克隆长期存在以及持续的自身免疫反应。已证明 CQ 与 HCQ 可上调细胞凋亡，通过清除自身反应淋巴细胞，下调自身免疫反应[225]。此外，抗疟药还可抑制淋巴细胞的增殖反应以及自然杀伤细胞的活性[234,235]。

抗疟药的抗炎作用涉及花生四烯酸级联反应，它们可下调磷脂酶 A_2 及 C，从而干扰具有促炎作用的前列腺素和磷脂过氧化物产生[236-238]。目前认为磷脂过氧化在凋亡中亦有作用，特别是受到紫外线 A 和 B 的辐射时[239]。抗疟药还有抗氧化作用，可能会保护组织免受自由基损伤[240]。

抗疟药在风湿病中尚有其他若干有益作用，今后需要进一步探讨。首先，它们具有光保护作用，这可能与局部诱导的抗炎效应有关[225]。其次，HCQ 及 CQ 抑制血小板黏附聚集，因此具有抗血栓作用[241,242]。最后，HCQ 与 CQ 具有很好的脂代谢调节作用，它们能降低总胆固醇、甘油三酯、极低密度脂蛋白（VLDLs）和低密度脂蛋白（LDLs），特别是对于同时接受糖皮质激素治疗的患者[225,243]。最后，HCQ 和 CQ 还可抑制胰岛素在高尔基体中的降解，从而降低血糖[225,244]。

药理学特征

吸收与生物利用度

HCQ 和 CQ 口服给药，并可被迅速而完全地吸收，两者均在 8 小时内达到血浆峰浓度[245]。即使服用相同剂量，患者的血药浓度仍可有相当大的差异，但血药浓度高并不意味着疗效更强[225]。

分布与半衰期

抗疟药在不同组织可达到不同浓度。脂肪、骨骼、肌腱和脑部的浓度相对较低，与血浆浓度相仿；而肾、骨髓、脾、肺、肾上腺和肝中浓度则相对较高；浓度最高的部分为含黑色素的组织，如皮肤及视网膜[246]。皮肤可充当抗疟药的长期储存库，以至于抗疟药在停药后还表现出其药效或副作用[225]。HCQ 和 CQ 的半衰期为 40～50 d，其血浆浓度会逐渐上升，并于 3～4 个月后达到稳态[247]。

清除

体内吸收的药物大部分以原型随尿液排出，亦有部分被代谢为去乙基衍生物。其余药物则随粪便排出[248]。

适应证

类风湿关节炎。抗疟药在 RA 中的作用在于它们能控制疾病的体征和症状[249-251]，但并不能延缓骨质破坏[252]。一项关于抗疟药的荟萃分析显示，HCQ 的毒性更小，但药效也弱于 CQ[253]。它们改善症状的效果等于或略弱于其他 DMARD，同时它们起效也最慢[254]。抗疟药特别适合早期、轻度 RA 患者及用于联合治疗。

系统性红斑狼疮。抗疟药不适于单独治疗严重的 SLE，但它常用来控制全身症状、关节炎、发热、乏力和皮疹。支持抗疟药疗效最有效的证据来自患者被成功治疗并停药的研究。一项双盲安慰剂对照的 47 例缓解期 SLE 患者停药试验中，安慰剂组的疾病复发风险比 HCQ 组高出 2.5 倍[255]。抗疟药特别适合治疗 SLE，因为它们有光保护性，且对 SLE 的皮肤病变特别有效。

盘状狼疮。抗疟药对盘状狼疮有效，60%～90% 接受治疗的患者可获得缓解或明显改善[235]。当 HCQ 或 CQ 单独治疗效果欠佳时，可加用奎纳克林，但皮肤黄染限制了它的长期应用[256]。

抗磷脂综合征。抗磷脂综合征患者中 HCQ 的使用与血栓发生率下降相关[257]。HCQ 在注射了抗磷脂抗体的小鼠中还有降低血栓大小及持续时间的作用，并能逆转抗磷脂抗体介导的血小板活化[258,259]。尽管尚需临床试验来进一步验证其疗效，但抗磷脂综合征患者应考虑使用 HCQ，特别是当其不能耐受大剂量抗凝药或口服抗凝药仍发生血栓时[260]。

干燥综合征。一项针对干燥综合征患者的前瞻性开放标记研究表明：HCQ 能改善干燥综合征患者眼部和口腔的局部症状、关节痛和肌痛[261]。HCQ 除了上述的免疫调节和抗炎作用，尚能抑制腺体胆碱酯酶活性并增强唾液腺分泌[262]。

其他。一些小型非对照试验还显示抗疟药对复发性风湿症[263]、儿童 SLE[264]、儿童皮肌炎[265]、嗜酸性筋膜炎[266] 及侵蚀性骨关节炎[267] 亦有效果。另一项由 17 名焦磷酸钙结晶沉积性关节炎患者参与的对照试验中，HCQ 治疗组患者的病情改善优于安慰剂组[268]。

剂量

HCQ 为 200 mg 片剂，CQ 有 250 mg 与 500 mg 两种片剂，而奎纳克林可由药厂合成获得。为避免眼毒性，应根据体重调整 HCQ 的剂量。最新指南已经更新了以往根据理想体重计算的 6.5 mg/kg 的推荐剂量 [269,270,272]，目前美国眼科学会的指南建议，根据实际体重计算，HCQ 和 CQ 的每日最大剂量分别为 ≤ 5.0 mg/kg 和 ≤ 2.3 mg/kg[272]。实际用药时，HCQ 很少超过 400 mg/d，而 CQ 则很少超过 250 mg/d。HCQ 和 CQ 均通过肾和肝清除，因此，肾或肝疾病的存在会导致血药浓度的升高，为降低视网膜毒性的风险，对于肾小球滤过率低于 60 ml/min 的患者（3 期或更严重的慢性肾疾病），应该调整剂量 [270]。

老年患者

目前尚无专门针对抗疟药在高龄患者中的药代动力学研究。老年人的推荐剂量同一般人群 [109]。但老年患者在用药前应排除眼部基础疾病。见表 64-1。

儿童患者

HCQ 的使用剂量为 3 ～ 5 mg/(kg·d)，最大剂量为 400 mg/d。幼儿为达此剂量，可隔天服用 200 mg 片剂。另外，HCQ 可配成 25mg/ml 溶液使用。眼部筛查的建议与成人相同，一些风湿病专家更倾向于每年筛查一次。见表 64-1。

毒副作用

眼部不良反应

早期眼部症状有调节障碍、暗适应障碍或视物模糊，均为可逆性。尽管在正常剂量及合理监测下很少发生，视网膜不良反应仍为最严重的副作用。近期一项回顾性病例对照研究发现视网膜毒性的发生率为 7.5%，主要的危险因素为：相对于体重的剂量过高（OR，5.67；95% CI，4.14 ～ 7.7，> 5.0 mg/kg 实际体重）；疗程（OR，3.22；95% CI，2.20 ～ 4.70，> 10 年）；肾疾病（OR，2.08；95%CI，1.44 ～ 3.01，3 期或更严重的慢性肾疾病）和他莫昔芬的联合使用（OR，4.59；95%CI，2.05 ～ 10.27）[270]。CQ 的视网膜副作用风险要高于 HCQ[273]，在用药的 10 年内，视网膜

毒性的发生率维持在低水平（< 2%），但是在用药 20 年后会上升到接近 20%[270]。

HCQ 或 CQ 的视网膜病变被描述为双侧牛眼样黄斑病变，其黄斑中心位置的视网膜色素上皮细胞脱色素，仅余中央凹一块小岛。旁中心视野测试可在发现视网膜色素上皮病变之前检测出视网膜毒性。待到晚期，视觉丧失已不可逆，并会在停药之后继续发展，原因如上述，与药物在视网膜中半衰期长有关。因此，早期发现极为重要。CQ 与 HCQ 还可引起角膜沉积物，产生光晕，但为良性和可逆性。

皮肤不良反应

皮疹为常见不良反应，一般停药后可缓解。HCQ 还可能导致光敏感、脱发和头发脱色 [253]。

神经肌肉不良反应

常见的神经肌肉不良反应包括头痛、失眠、噩梦和易激惹，一般为轻度，药物减量后症状可逆。耳鸣和耳聋亦可发生。神经肌肉不良反应尚有隐匿起病的近端肌无力的报道，患者肌酸磷酸激酶正常，可合并外周神经病变和心肌毒性反应。肌活检显示曲线小体和肌纤维萎缩伴空泡样变 [274]。

心血管不良反应

偶见传导阻滞和心肌病变的报道 [275]。

胃肠道不良反应

食欲减退、恶心、呕吐、腹泻和腹部痉挛已有报道 [253]。

代谢不良反应

HCQ 可降低血糖和血红蛋白 A_{1c} 水平，因此糖尿病患者开始用药时应密切监测血糖并可能需要调整其糖尿病药物 [276]。

生育力、妊娠及哺乳

尚无对生殖能力产生不良影响的报道。HCQ 和 CQ 在 FDA 的妊娠级别属 C 级 [129]。由于 HCQ 半衰期长，停药后立即妊娠并不能避免胎儿对药物的暴露。HCQ 可穿过胎盘，但在妊娠期继续使用 HCQ 的患者中尚未见不良影响或致畸作用 [129]。CQ 同样可以穿过胎盘，且与组织的结合较 HCQ 更紧密，而亦有

报道发现妊娠期使用 CQ 致胎儿发育异常的病例[277]。奎纳克林由于其致突变性禁用于妊娠期。因此目前推荐的方案为：HCQ 可在妊娠期继续使用，特别是对 SLE 患者，因为停药可能会导致病情活动，将对母婴更加不利[175]。HCQ 以低浓度进入乳汁，但美国儿科学会认为服用该药时可以哺乳[129]。见表 64-1。

毒副作用监测

美国风湿病学会推荐对全血细胞计数、肝转氨酶、肌酐进行基线筛查。但并未推荐进行后续常规监测的实验室指标[104]。2002 年，美国眼科学会发表了一个关于 CQ 及 HCQ 所致视网膜病变的推荐监测方案[269]。并于 2011 年和 2016 年，发表了修订后的指南[272,278]。最新数据显示，在用药 5 ~ 7 年后，视网膜毒性的风险增加至 1%，建议通过基线检查以排除潜在的眼部病变，包括黄斑病变，因为它会导致后续的毒性监测更难以解释。每年的眼科筛查应在用药后 5 年开始或更早，这取决于其他危险因素[278]。这些眼科检查应包括散瞳验光和男性患者的色盲筛查。此外，检测应包括对患者进行自动阈值视野的主观评估 / 功能评估，是否适合参加比赛以及频域光学相干断层成像（spectral-domain optical coherence tomography，SD-OCT）的客观评估。亚洲患者可出现黄斑外的眼毒副作用，故需要更广的视野检查范围。其他还可采用的筛查包括客观检测：多焦视网膜电图、自适应光学视网膜成像和主观检测：微视野检查。虽然有以上相关建议，但多数风湿科医师倾向于每年或至少每 2 年随访一次。

建议每年进行流感疫苗的接种（表 64-2）。

药物相互作用及禁忌证

药物相互作用

使用降糖药的糖尿病患者应用 HCQ 时应注意。HCQ 可增加地高辛浓度。CQ 可增加环孢素水平而降低 MTX 水平。CQ 可干扰细胞色素 P450 酶，因此同时使用其他经过该途径代谢的药物应注意。与他莫昔芬的联合使用会产生视网膜毒性风险的协同作用[270]。

禁忌证

对 4- 氨基喹啉过敏患者禁用；既往曾因该类药物导致视网膜或视野病变的患者禁用；由病毒性肝炎所致的重型肝疾病患者禁用（表 64-2）。

RA 的药物联合治疗

> **关键点**
>
> - MTX 单药治疗 RA 诱导缓解率低。
> - DMARD 联合治疗的效果优于单药，且不增加药物毒性。
> - MTX 是联合治疗的基础用药。
> - 传统 DMARD 的联合治疗与 MTX 联合生物制剂治疗同样有效。
> - 目前研究的主要方向是在联合治疗时，选择最佳的时机与方案。

20 世纪 90 年代，DMARDs 联合治疗 RA 还很少；而如今这一策略几乎为所有风湿科医师所接受[279]。目前，联合治疗的时机和方案组成是临床医师面临的最重要课题。

早期 RA 的起始治疗仍最多考虑 MTX 单药治疗。4 项头对头的大型临床试验的直接比较证明 DMARDs 联合使用优于单药治疗[70,280-282]。多个关于传统 DMARDs 和生物制剂的试验表明，不管此前是否采用过 MTX 治疗，基线期加用 MTX 治疗活动 RA 的效果优于安慰剂，几乎所有成功的联合方案试验均包含 MTX，它是联合治疗的基石。

改善病情抗风湿药联合治疗的历史

早期 DMARDs 联合治疗研究始于 20 世纪 70 年代末。环磷酰胺、硫唑嘌呤和 HCQ 的联用在小群体患者中取得了显著效果；但其中发生恶性肿瘤的病例也超过了可接受范围[283]，因此早期人们对联合治疗的热情有限。到了 80 年代，剂量不当、运用 DMARDs 的非主要作用以及试验设计不当，让联合治疗继续处于效果不佳的状态。直到 1994 年，才有了第一个试验通过头对头比较 DMARDs 联合治疗与单药治疗，令人信服地证明了联合治疗效果优于单药，且不增加药物毒性[284]；后来多个证明联合治疗成功的试验陆续发表。

早期类风湿关节炎

20 世纪 90 年代后期，3 项关键临床试验显示 DMARDs 联合治疗在早期 RA 治疗中取得了成功。荷兰学者们报告了一个递减方案：COBRA（Combinatie-therapie Bij Reumatoide Artritis）试验[280]。在此试验中，早期 RA 患者被随机分为两组：泼尼松龙、MTX 及 SSZ 联合治疗组与 SSZ 单药治疗组。泼尼松龙起始剂量为 60 mg/d 并迅速减量，到 28 周停药；MTX 连续给药 40 周；两组 SSZ 剂量相同。第 28 周时，联合治疗组明显优于 SSZ 单药组。随着泼尼松龙和 MTX 的减量，两组患者的临床反应趋于相似；但联合治疗组的某些指标仍保持明显优势[285]。重要的一点是：联合治疗的毒性并不超过单药。COBRA 至少 5 年的延伸期试验数据还证明了联合治疗对放射学指标的益处[285]。

第二个关于早期 RA 的重要试验为 Fin-RA 试验（Finland Rheumatoid Arthritis）[282]。这是一个开放性试验，患者被随机分为两组，分别接受联合治疗（MTX、SSZ、HCQ 与小剂量泼尼松龙）和 SSZ 单药治疗（泼尼松龙亦为可选药物）。试验的主要终点为 2 年时的缓解率，其中联合治疗组患者的缓解率显著高于单药治疗组。之后该试验的 5 年随访发现，联合治疗组患者颈部影像学中 $C_1 \sim C_2$ 半脱位发生率更低[286]。

第三个试验在土耳其完成。早期 RA 患者被随机分为 3 组：DMARDs 单药组（MTX、SSZ 或 HCQ）、二联治疗组（MTX 与 SSZ 或 MTX 与 HCQ）以及三联治疗组（MTX、SSZ 及 HCQ），并以 2 年时达到缓解为主要研究终点[281]。所有记录的终点中，两药联合组在统计学上优于单药治疗，而三药联合治疗统计学上又优于两药治疗。

TEAR（Treatment of Early Aggressive RA）试验（见第 71 章）是关于早期 RA 联合治疗的随机头对头比较试验，DAS28（Disease Activity Score-28）-ESR 评分 ≥ 3.2 的 RA 患者被随机分为 MTX、SSZ 及 HCQ 联合（三联）或者 MTX、依那西普联合治疗组（该组前 6 个月采用 MTX 单药治疗，6 个月时联合依那西普）。结果显示，6 个月时，起始为联合

治疗的效果明显优于单药治疗，联合治疗组 DAS28-ESR 下降了 4.2，单药组下降了 3.6（$P < 0.001$），但起始为联合治疗的组间 DAS28-ESR 水平没有差别。从 48 周到 102 周，不管是一开始就联合治疗还是逐步采取联合治疗，联合治疗组间的 DAS28-ESR 水平没有差别；102 周时，接受 MTX 联合依那西普起始治疗组改良的 Sharp/van der Heijde 评分较基线的改变与接受三联治疗组间的差别有统计学意义（0.64 vs. 1.69，$P = 0.047$）[287]。

总的来说，许多试验都已证实，在早期 RA 治疗中，无论初始还是逐步使用联合治疗方案，联合治疗的效果都优于 MTX 单药治疗。然而，如何预测何种人群适合单药治疗，那些人群适合联合治疗还缺少相关的研究。

接受甲氨蝶呤治疗病情仍活动者

DMARD 联合治疗研究最初针对接受了 MTX 治疗但病情仍活动的患者，或对 MTX 治疗反应仍不理想者，该领域的环孢素 -MTX 试验首先发现 MTX 联合另一种 DMARD 治疗优于继续单独使用 MTX（图 64-8）[288]。MTX、SSZ 和 HCQ 联合，即所谓的三联疗法，在 3 组患者中（共 4 个试验）不仅显示出良好的耐受性[70,281,282,289]，而且疗效优于 MTX 单药治疗[70,281,287] 和 SSZ 单药治疗[282]。另外该方案还在早期患者的开放试验中证明其疗效优于 MTX 与 SSZ 或 MTX 与 HCQ 的两药联合方案[281]。

1996 年一项为期 2 年的随机双盲平行试验，纳入 102 例确诊 RA 患者，比较了三联疗法（MTX、SSZ 和 HCQ）、二联疗法（HCQ 和 SSZ）及 MTX 单药疗法[70]。三联疗法组达到改良 Paulus 50% 应答患者人数显著高于二联疗法组[290]。三联疗法耐受性良好，其撤药例数少于另两个治疗组。该方案亦有持久性，62% 的患者在 5 年之后仍在服用三联药物，并持续保持 50% 的药效反应[291]。

随后，2002 年完成的一项为期 2 年的针对中度进展期患者的双盲试验，亦将三联疗法组与二联疗法组（MTX+SSZ 和 MTX+HCQ）进行了直接比较[289]。根据既往 MTX 用药情况对患者进行分层，所有既往使用 MTX 的病例必须满足剂量达到 17.5mg/w 时仍不能控制疾病活动。所有联合治疗方案均表现出良好的耐受性，只有 8% 的患者因不良反应而撤药，且一

般为少见不良反应。试验结果显示三联疗法优于任何一个二联疗法方案。

一项安慰剂对照双盲试验（图 64-8）比较了 MTX 反应不良的患者基线期在 MTX 基础上加用来氟米特或安慰剂的效果[292]。每个病例加用来氟米特或安慰剂，MTX- 来氟米特联合治疗组依据 ACR-20 标准的临床反应在统计学上优于 MTX- 安慰剂组。联合治疗组耐受性基本良好，但副作用（包括腹泻、恶心和头晕）发生率在该组上升。ALT 升高（＞ 1.2 倍正常值）在联合治疗组的发生率亦高于 MTX 单药组，因此前者的撤药率达 2.3%。

活动性类风湿关节炎治疗对比试验（RACAT）是一项 48 周、双盲、非劣效性试验，共纳入了 353 例经过 MTX 治疗后仍处于活动期的非早期 RA 患者（见第 71 章），患者被随机分配到接受三联治疗组（MTX、SSZ、HCQ）和 MTX 联合依那西普组[293]，24 周治疗无反应的患者将以单盲法的形式转换到另一治疗组，主要研究终点为 DAS28 的改善，前 24 周两组患者均有明显的改善，每组中只有 27% 的患者需要治疗的转换，两组患者中在进行治疗转换后 DAS28 都有显著的改善（P ＜ 0.001），但两组间的比较没有差别（P=0.08），三联疗法组 DAS28 的改变（从基线到 48 周）为 –2.1，而 MTX 联合依那西

普组为 –2.3，三联疗法非劣效于 MTX 联合依那西普（P = 0.002），成本 - 效益分析显示在增加依那西普前先使用三联疗法的方案具有更好的成本效率，而不影响疗效和毒副作用。

糖皮质激素在改善病情抗风湿药联合应用中的作用

传统意义上，糖皮质激素并未归入 DMARDs。但它其实满足了所有 DMARDs 标准，包括可延缓放射学进展[295]。关心 RA 患者的医师很少会对它们的效果有争议，事实上，有超过半数的 RA 患者采用糖皮质激素作为基线治疗，包括上文所提到的临床试验中的联合治疗组。

泼尼松龙在早期 RA 联合治疗研究（COBRA）中毫无疑问是其成功的重要组成部分[280]，而且在 Fin-RA 试验联合治疗组的成功中可能也有功劳[282]。有研究[295,296] 报道泼尼松龙与安慰剂相比能延缓 RA 的影像学进展，成为糖皮质激素与其他 DMARD 联用时其疗效的证据。糖皮质激素在联合治疗中的作用还值得进一步正式探索。COBRA 试验和 Kirwan 的数据就提出了另一个有趣的问题：高剂量短疗程的糖皮质激素是否能够，或应当作为一种诱导治疗使用[297]。

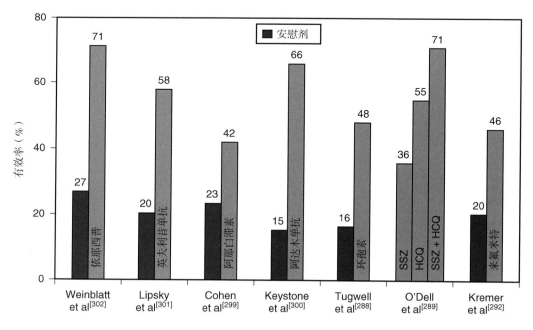

所有患者均采用基础MTX治疗

图 64-8 研究 MTX 反应不良的活动 RA 患者治疗方案的 7 项不同的试验数据总结。HCQ，羟氯喹；MTX，甲氨蝶呤；SSZ，柳氮磺吡啶

生物制剂在改善病情抗风湿药联合应用中的作用

研究者已探讨了拮抗 TNF-α（依那西普、英夫利昔单抗、阿达木单抗、赛妥珠单抗和戈利木单抗）和拮抗 IL-1（阿那白滞素）的生物制剂与 MTX 在早期和确诊 RA 患者中的治疗作用（图 64-8）[298-306]。这些试验中，联合治疗组在临床和放射学终点上的改善均有优势[303,304]。其他的生物制剂及小分子化合物，如利妥昔单抗（一种抗 CD20 单克隆抗体）、阿巴昔普（一种 T 细胞共刺激因子 CTLA-4 抑制剂）、托珠单抗（一种 IL-6 受体拮抗剂）和托法替布（一种口服 Janus 激酶抑制剂）已有与 MTX 的联合使用的研究，结果发现在临床和放射学上均获显著改善[307-310]。还有许多生物制剂正在进行研究和批准用于治疗 RA。几乎所有的研究均认为，与单独使用生物制剂相比，联用甲氨蝶呤会带来更好的治疗结局。

联合治疗的患者选择

RA 患者预后不良的预测因素已基本达成共识，包括高滴度的类风湿因子和 CCP、ESR 和 CRP 的升高、受累关节数、骨侵蚀和存在某些基因标志。除非这些因素能预测患者对特定治疗的不同反应，否则它们对选择治疗方案的价值有限。确定患者最佳治疗方案的疾病特征尚需全面阐明。基因的不同可能会影响治疗的结果，但这一假说尚未得到确证，且能预测治疗反应的其他因素尚未阐明，目前治疗方案的选择很大程度上是经验性的。

对 RA 采用包括 MTX 在内的联合治疗应当成为一个"金标准"，未来的治疗方案都应与其比较。但直到现在，仍然没有头对头的比较传统 DMARDs 的联合治疗与 MTX 联合生物制剂治疗疗效的试验。TEAR 和 RACAT 研究已经显示起始使用传统 DMARDs 的联合治疗（MTX，SSZ，HCQ）与包括生物制剂在内的联合治疗（MTX 联合依那西普）一样有效，尤其重要的是在那些 MTX 无应答的患者中，最近 ACR[131] 和欧洲抗风湿病联盟（EULAR）[311] 发布的指南中关于 RA 患者 DMARDs 和生物制剂使用推荐也支持这个观点。

虽然每天可以获得很多信息，但何时联合为宜以及对每个患者和不同的临床情况采用何种组合方案为宜等问题仍亟待解决。今后的研究尚需阐明糖皮质激素以及生物制剂能否作为组成药之一，甚至是替代 MTX 在联合治疗中的作用。

Full references for this chapter can be found on ExpertConsult.com.

部分参考文献

3. Kremer J: Toward a better understanding of methotrexate, *Arthritis Rheum* 50:1370–1382, 2004.
6. Ranganathan P, McLeod H: Methotrexate pharmacogenetics: the first step toward individualized therapy in rheumatoid arthritis, *Arthritis Rheum* 54:1366–1377, 2006.
10. Morabito L, Montesinos M, Schreibman D, et al.: Methotrexate and sulfasalazine promote adenosine release by a mechanism that requires ecto-5'-nucleotidase-mediated conversion of adenine nucleotides, *J Clin Invest* 101:295–300, 1998.
11. Hasko G, Cronstein B: Adenosine: an endogenous regulator of innate immunity, *Trends Immunol* 25:33–39, 2004.
14. Cronstein B: Adenosine, an endogenous anti-inflammatory agent, *J Appl Physiol* 76:5–13, 1994.
19. Cronstein B: The mechanism of action of methotrexate, *Rheum Dis Clin North Am* 23:739–755, 1997.
23. Cronstein B: Low-dose methotrexate: a mainstay in the treatment of rheumatoid arthritis, *Pharmacol Rev* 57:163–172, 2005.
24. Cronstein B: Going with the flow: methotrexate, adenosine, and blood flow, *Ann Rheum Dis* 65:421–422, 2006.
28. Choi H, Hernan M, Seeger J: Methotrexate and mortality in patients with rheumatoid arthritis: a prospective study, *Lancet* 359:1173–1177, 2002.
34. Hornung N, Stengaard-Pedersen K, Ehrnrooth E, et al.: The effects of low-dose methotrexate on thymidylate synthase activity in human peripheral blood mononuclear cells, *Clin Exp Rheumatol* 18:691–698, 2000.
37. Seitz M, Loetscher B, Dewald B: Methotrexate action in rheumatoid arthritis: stimulation of cytokine inhibitor and inhibition of chemokine production by peripheral blood mononuclear cells, *Br J Rheumatol* 34:602–609, 1995.
39. Seitz M, Zwicker M, Loetscher B: Effects of methotrexate on differentiation of monocytes and production of cytokine inhibitors by monocytes, *Arthritis Rheum* 42:2023–2028, 1998.
42. Cronstein B, Lounet-Lescoulie P, Lambert N: Antiinflammatory and immunoregulatory action of methotrexate in the treatment of rheumatoid arthritis, *Arthritis Rheum* 41:48–57, 1998.
47. Cutolo M, Sulli A, Pizzorni C, et al.: Anti-inflammatory mechanisms of methotrexate in rheumatoid arthritis, *Ann Rheum Dis* 60:729–735, 2001.
49. Hamilton R, Kremer J: Why intramuscular methotrexate works better than oral drug in patients with rheumatoid arthritis, *Br J Rheumatol* 36:86–90, 1997.
50. Hamilton R, Kremer J: The effect of food on methotrexate absorption, *J Rheumatol* 22:2072–2077, 1995.
51. Schiff MH, Jaffe JS, Freundlich B: Head-to-head, randomized, crossover study of oral versus subcutaneous methotrexate in patients with rheumatoid arthritis: drug-exposure limitations of oral methotrexate at doses of >15 mg may be overcome with subcutaneous administration, *Ann Rheum Dis* 73:1549–1551, 2014.
52. Pichlmeier U, Heuer KU: Subcutaneous administration of methotrexate with a prefilled autoinjector pen results in a higher relative bioavailability compared with oral administration of methotrexate, *Clin Exp Rheumatol* 32:563–571, 2014.

53. Wegrzyn J, Adeleine P, Miossec P: Better efficacy of methotrexate administered by intramuscular injections versus oral route in patients with rheumatoid arthritis, *Ann Rheum Dis* 63:1232–1234, 2004.

56. Hoekstra M, Haagsma C, Neef C, et al.: Splitting high-dose oral methotrexate improves the bioavailability: a pharmacokinetic study in patients with rheumatoid arthritis, *J Rheumatol* 33:481–485, 2006.

59. Kremer J, Alarcon G, Weinblatt M, et al.: Clinical, laboratory, radiographic and histopathologic features of methotrexate-associated lung injury in patients with rheumatoid arthritis: a multi-center study with literature review, *Arthritis Rheum* 40:1829–1837, 1997.

62. Andersen P, West S, O'Dell J, et al.: Weekly pulse methotrexate in rheumatoid arthritis: clinical and immunologic effects in a randomized, double-blind study, *Ann Intern Med* 103:489–496, 1985.

65. Williams HJ, Willkens RF, Samuelson Jr CO, et al.: Comparison of low-dose oral pulse methotrexate and placebo in the treatment of rheumatoid arthritis: a controlled clinical trial, *Arthritis Rheum* 28:721–730, 1985.

68. Pincus T, Marcum S, Callahan L: Long-term drug therapy for rheumatoid arthritis in seven rheumatology private practices: second line drugs and prednisone, *J Rheumatol* 19:1885–1894, 1992.

69. Wolfe F: The epidemiology of drug treatment failure in rheumatoid arthritis, *Baillieres Clin Rheumatol* 9:619–632, 1995.

70. O'Dell J, Haire C, Erikson N, et al.: Treatment of rheumatoid arthritis with methotrexate alone, sulfasalazine and hydroxychloroquine, or a combination of all three medications, *N Engl J Med* 334:1287–1291, 1996.

71. Weinblatt M: Methotrexate (MTX) in rheumatoid arthritis (RA): a 5 year multiprospective trial, *Arthritis Rheum* 36:S3, 1993.

75. Upchurch K, Heller K, Bress N: Low-dose methotrexate therapy for cutaneous vasculitis of rheumatoid arthritis, *J Am Acad Dermatol* 17:355–359, 1987.

78. Willkens R, Williams H, Ward J, et al.: Randomized, double-blind, placebo controlled trial of low-dose pulse methotrexate in psoriatic arthritis, *Arthritis Rheum* 27:376–381, 1984.

81. De Groot K, Muhler M, Reinhold-Keller E, et al.: Induction of remission in Wegener's granulomatosis with low dose methotrexate, *J Rheumatol* 25:492–495, 1998.

96. Lower E, Baughman R: Prolonged use of methotrexate for sarcoidosis, *Arch Intern Med* 155:846–851, 1995.

101. Gourmelen O, Le Loët X, Fortier-Beaulieu M, et al.: Methotrexate treatment of multicentric reticulohistiocytosis, *J Rheumatol* 18:627–628, 1991.

102. Kremer J, Alarcon G, Lightfoot R, et al.: Methotrexate for rheumatoid arthritis: suggested guidelines for monitoring liver toxicity, *Arthritis Rheum* 37:316–328, 1994.

104. Saag K, Geng G, Patkar N: American College of Rheumatology 2008 recommendations for the use of nonbiologic and biologic disease-modifying antirheumatic drugs in rheumatoid arthritis, *Arthritis Rheum* 59:762–784, 2008.

106. Stamp L, O'Donnell J, Chapman P, et al.: Methotrexate polyglutamate concentrations are not associated with disease control in rheumatoid arthritis patients receiving long-term methotrexate therapy, *Arthritis Rheum* 62:359–368, 2010.

109. Selma T, Beizer J, Higbee M: *Geriatric dosage handbook*, ed 11, Hudson, Ohio, 2006, Lexicomp.

114. Gutierrez-Urena S, Molina J, Garcia C, et al.: Pancytopenia secondary to methotrexate therapy in rheumatoid arthritis, *Arthritis Rheum* 39:272–276, 1996.

119. Cook N, Carroll G: Successful reintroduction of methotrexate after pneumonitis in two patients with rheumatoid arthritis, *Ann Rheum Dis* 51:272–274, 1992.

120. Alarcón G, Kremer J, Macaluso M, et al.: Risk factors for methotrexate-induced lung injury in patients with rheumatoid arthritis: a multicenter, case-control study, *Ann Intern Med* 127:356–364, 1997.

126. Kerstens P, Boerbooms A, Jeurissen M, et al.: Accelerated nodulosis during low dose methotrexate therapy for rheumatoid arthritis: an analysis of ten cases, *J Rheumatol* 19:867–871, 1992.

127. Merrill J, Shen C, Schreibman D, et al.: Adenosine A1 receptor promotion of multinucleated giant cell formation by human monocytes: a mechanism for methotrexate-induced nodulosis in rheumatoid arthritis, *Arthritis Rheum* 40:1308–1315, 1997.

132. Erhardt C, Mumford PA, Venables PJ, et al.: Factors predicting a poor life prognosis in rheumatoid arthritis: an eight year prospective study, *Ann Rheum Dis* 48:7–13, 1989.

134. Chu E, Allegra C: *Cancer chemotherapy and biotherapy*, Philadelphia, 1996, Lippincott-Raven.

135. Carmichael S, Beal J, Day R, et al.: Combination therapy with methotrexate and hydroxychloroquine for rheumatoid arthritis increases exposure to methotrexate, *J Rheumatol* 29:2077–2083, 2002.

138. Fox R: Mechanism of action of leflunomide in rheumatoid arthritis, *J Rheumatol* 25(Suppl 53):20–26, 1998.

148. Manna S, Mukhopadhyay A, Aggarwal B: Leflunomide suppresses TNF-induced cellular responses: effect on NF-kappaB, activator protein-1, c-Jun N-terminal protein kinase, and apoptosis, *J Immunol* 165:5962–5969, 2000.

149. Miagkov A, Kovalenko D, Brown C, et al.: NF-kappaB activation provides the potential link between inflammation and hyperplasia in the arthritic joint, *Proc Natl Acad Sci U S A* 95:13859–13864, 1998.

150. Cao W, Kao P, Aoki Y, et al.: A novel mechanism of action of the immunoregulatory drug, leflunomide: augmentation of the immunosuppressive cytokine TGF-beta 1, and suppression of the immunostimulatory cytokine, IL-2, *Transplant Proc* 28:3079–3080, 1996.

151. Mladenovic V, Domljan Z, Rozman B, et al.: Safety and effectiveness of leflunomide in the treatment of patients with active rheumatoid arthritis: results of a randomized, placebo-controlled, phase II study, *Arthritis Rheum* 38:1595–1603, 1995.

152. Rozman B: Clinical experience with leflunomide in rheumatoid arthritis, *J Rheumatol* 25(Suppl 53):27–32, 1998.

160. Metzler C, Fink C, Lamprecht P, et al.: Maintenance of remission with leflunomide in Wegener's granulomatosis, *Rheumatology* 43:315–320, 2004.

164. Silverman E, Mouy R, Spiegel L, et al.: Leflunomide or methotrexate for juvenile rheumatoid arthritis, *N Engl J Med* 352:1655–1666, 2005.

166. Leflunomide: serious hepatic, skin and respiratory reactions. Bulletin AADR 20(2):2001.

167. U.S. Food and Drug Administration: *Leflunomide*, 2010.

170. Roubille C, Haraoui B: Interstitial lung diseases induced or exacerbated by DMARDS and biologic agents in rheumatoid arthritis: a stystematic literature review, *Semin Arthritis Rheum* 23:613–626, 2014.

177. Yamazaki T, Miyai E, Shibata H, et al.: Pharmacological studies of salazosulfapyridine (SASP) evaluation of anti-rheumatic action, *Pharmacometrics* 41:563–574, 1991.

178. Tornhamre S, Edenius C, Smedegard G, et al.: Effects of sulfasalazine and sulfasalazine analogue on the formation of lipoxygenase and cyclo-oxygenase products, *Eur J Pharmacol* 169:225–234, 1989.

186. Gronberg A, Isaksson P, Smedegard G: Inhibitory effect of sulfasalazine on production of IL-1beta, IL-6 and TNF-alpha, *Arthritis Rheum* 37:S383, 1994.

190. Minghetti P, Blackburn W: Effects of sulfasalazine and its metabolites on steady state messenger RNA concentrations for inflammatory cytokines, matrix metalloproteinases and tissue inhibitors of metalloproteinase in rheumatoid synovial fibroblasts, *J Rheumatol* 27:653–660, 2000.

193. Sheldon P: Rheumatoid arthritis and gut-related lymphocytes: the iteropathy concept, *Ann Rheum Dis* 47:697–700, 1988.

195. Kanerud L, Scheynius A, Hafstrom I: Evidence of a local intestinal immunomodulatory effect of sulfasalazine in rheumatoid arthritis, *Arthritis Rheum* 37:1138–1145, 1994.

200. Plosker G, Croom K, Sulfasalazine: a review of its use in the management of rheumatoid arthritis, *Drugs* 65:1825–1849, 2005.

201. Farr A, Brodrick A, Bacon P: Plasma synovial fluid concentration of sulphasalazine and two of its metabolites in rheumatoid arthritis, *Rheumatol Int* 5:247–251, 1985.

202. Taggart A, McDermott B, Roberts S: The effect of age and acetylator phenotype on the pharmacokinetics of sulfasalazine in patients with rheumatoid arthritis, *Clin Pharmacokinet* 23:311–320, 1992.

203. Schroder H, Campbell D: Absorption, metabolism and excretion of salicylazo-sulfapyridine in man, *Clin Pharmacol Ther* 13:539, 1972.

206. Weinblatt M, Reda D, Henderson W, et al.: Sulfasalazine treatment for rheumatoid arthritis: a meta-analysis of 15 randomized trials, *J Rheumatol* 26:2123–2130, 1999.

208. Haagsma C, Van Riel P, De Jong A, et al.: Combination of sulphasalazine and methotrexate versus the single components in early rheumatoid arthritis: a randomized, controlled, double-blind, 52 week clinical trial, *Br J Rheumatol* 36:1082–1088, 1997.

213. Clegg D, Reda D, Weisman M, et al.: Comparison of sulfasalazine and placebo in the treatment of reactive arthritis (Reiter's syndrome), *Arthritis Rheum* 39:2021–2027, 1996.

216. Donvan S, Hawley S, MacCarthy J, et al.: Tolerability of enteric-coated sulphasalazine in rheumatoid arthritis: results of a co-operating clinics study, *Br J Rheumatol* 29:201–204, 1990.

218. Canvin J, El-Gaalawy H, Chalmers I: Fatal agranulocytosis with sulfasalazine therapy in rheumatoid arthritis, *J Rheumatol* 20:909, 1993.

219. Farr M, Scott D, Bacon P: Sulphasalazine desensitization in rheumatoid arthritis, *BMJ* 284:118, 1982.

220. Parry S, Barbatzas C, Peel E, et al.: Sulphasalazine and lung toxicity, *Eur Respir J* 19:756–764, 2002.

222. Alloway J, Mitchell S: Sufasalazine neurotoxicity: a report of aseptic meningitis and a review of the literature, *J Rheumatol* 20:409, 1993.

225. Wozniacka A, Carter A, McCauliffe D: Antimalarials in cutaneous lupus erythematosus: mechanisms of therapeutic benefit, *Lupus* 11:71–81, 2002.

236. Bondeson J, Sundler R: Antimalarial drugs inhibit phospholipase A2 activation and induction of interleukin 1β and tumor necrosis factor in macrophages: implications for their mode of action in rheumatoid arthritis, *Gen Pharmacol* 30:357–366, 1998.

237. Chen X, Gresham A, Morrison A, et al.: Oxidative stress mediates synthesis of cytosolic phospholipase A2 after UVB injury, *J Biol Chem* 111:693–695, 1996.

238. Ruzicka T, Printz M: Arachidonic acid metabolism in guinea pig skin: effects of chloroquine, *Agents Actions* 12:527–529, 1982.

239. Ramakrishnan N, Kalinich J, McClain D: Ebselen inhibition of apoptosis by reduction of peroxides, *Biochem Pharmacol* 51:1443–1451, 1996.

246. Mackenzie A: Pharmacologic actions of the 4-aminoquinoline compounds, *Am J Med* 75:11–18, 1983.

250. Felson D, Anderson J, Meenan R: The comparative efficacy and toxicity of second-line drugs in rheumatoid arthritis, *Arthritis Rheum* 33:1449–1461, 1999.

252. Edmonds J, Scott K, Furst D: Antirheumatic drugs: a proposed new classification, *Arthritis Rheum* 36:336–339, 1993.

255. Canadian Hydroxychloroquine Study Group: A randomized study of the effects of withdrawing hydroxychloroquine sulfate in systemic lupus erythematosus, *N Engl J Med* 324:150–154, 1991.

258. Edwards M, Pierangeli S, Liu X, et al.: Hydroxychloroquine reverses thrombogenic properties of antiphospholipid antibodies in mice, *Circulation* 96:4380–4384, 1997.

259. Espinola R, Pierangeli S, Harris E: Hydroxychloroquine reverses platelet activation induced by human IgG antiphospholipid antibodies, *Thromb Haemost* 87:518–522, 2002.

265. Olson N, Lindsley C: Adjunctive use of hydroxychloroquine in childhood dermatomyositis, *J Rheumatol* 16:1545–1547, 1989.

266. Lakhanpal S, Ginsburg W, Michet C, et al.: Eosinophilic fasciitis: clinical spectrum and therapeutic response in 52 cases, *Semin Arthritis Rheum* 17:221–231, 1988.

268. Rothschild B: Prospective six-month double-blind trial of plaquenil treatment of calcium pyrophosphate deposition disease (CPPD), *Arthritis Rheum* 37(Suppl 9):S414, 1994.

269. Marmor M, Carr R, Easterbrook M, et al.: Information statement: recommendations on screening for chloroquine and hydroxychloroquine retinopathy, *Ophthalmology* 109:1377–1382, 2002.

270. Melles RB, Marmor MF: The risk of toxic retinopathy inpatients on long-term hydroxychloroquine therapy, *JAMA Ophthalmol* 10:E1–E8, 2014.

271. Deleted in review.

273. Wallace D: Antimalarials—the "real" advance in lupus, *Lupus* 10:385–387, 2001.

274. Stein M, Bell M, Ang L: Hydroxychloroquine neuromyotoxicity, *J Rheumatol* 27:2927–2931, 2000.

275. Cervera A, Espinosa G, Cervera R, et al.: Cardiac toxicity secondary to long term treatment with chloroquine, *Ann Rheum Dis* 60:301–304, 2001.

276. Rekedal L, Massarotti E, Garg R, et al.: Changes in glycosylated hemoglobin after initiation of hydroxychloroquine or methotrexate in diabetic patients with rheumatologic diseases, *Arthritis Rheum* 62:3569–3573, 2010.

278. Marmor MF, Kellner U, Lai TY, et al.: Revised recommendations on screening for chloroquine and hydroxychloroquine retinopathy, *Ophthalmology* 11:415–422, 2011.

279. Mikuls T, O'Dell J: The changing face of rheumatoid arthritis, *Arthritis Rheum* 43:464–465, 2000.

280. Boers M, Verhoeven A, Marusse H, et al.: Randomized comparison of combined step-down prednisolone, methotrexate and suphasalazine with sulphasalazine alone in early rheumatoid arthritis, *Lancet* 350:309–318, 1997.

281. Calguneri M, Pay S, Caliskener Z, et al.: Combination therapy versus mono-therapy for the treatment of patients with rheumatoid arthritis, *Clin Exp Rheumatol* 17:699–704, 1999.

282. Mottonen T, Hannonsen P, Leiralalo-Repoo M, et al.: Comparison of combination therapy with single-drug therapy in early rheumatoid arthritis: a randomized trial, *Lancet* 353:1568–1573, 1999.

283. Csuka M, Carrero G, McCarty D: Treatment of intractable rheumatoid arthritis with combined cyclophosphamide, azathioprine and hydroxychloroquine: a follow-up study, *JAMA* 255:2315, 1986.

285. Landewe R, Boers M, Verhoeven A, et al.: COBRA combination therapy in patients with early rheumatoid arthritis: long-term structural benefits of a brief intervention, *Arthritis Rheum* 46:347–356, 2002.

286. Neva M, Dauppi M, Kautiainen H, et al.: Combination drug therapy retards the development of rheumatoid atlantoaxial subluxations, *Arthritis Rheum* 11:2397–2401, 2000.

288. Tugwell P, Pincus T, Yokum D, et al.: Combination therapy with cyclosporine and methotrexate in severe rheumatoid arthritis, *N Engl J Med* 333:137–142, 1995.

293. O'Dell J, Mikuls TR, Taylor TH, et al.: Therapies for active rheumatoid arthritis after methotrexate failure, *N Engl J Med* 369:307–318, 2013.

第 65 章

免疫抑制剂

原著 JACOB M. VAN LAAR

王　佳 译　陈进伟 校

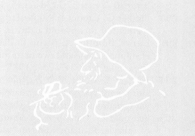

关键点

- 免疫抑制剂是炎性风湿病，尤其是系统性自身免疫性疾病有效的诱导缓解和维持治疗药物。
- 最常用的免疫抑制剂包括细胞抑制剂（如环磷酰胺和硫唑嘌呤），吗替麦考酚酯（mycophenolatemofetil, MMF）和钙调神经磷酸酶抑制剂（如环孢素和他克莫司），每种药物都有独特的作用方式和毒副作用。霉酚酸酯因其相对良好的风险 - 收益曲线，已成为治疗系统性红斑狼疮、系统性血管炎、系统性硬化症、肌炎相关的间质性肺疾病的锚定药物。
- 长期使用免疫抑制剂会增加细菌、病毒和真菌感染的风险，同时也会降低对疫苗接种的反应。
- 妊娠期和哺乳期应避免使用细胞抑制剂，所有生育期的男女患者均应考虑转诊至生育门诊。其他免疫抑制剂应仅在潜在获益大于潜在风险时用于妊娠期妇女。

引言

　　免疫抑制剂包括不同类型的药物，它们会抑制免疫系统——尤其是 T/B 淋巴细胞的功能和（或）数量（表 65-1），但是不能永久地纠正免疫性疾病中免疫调节的根本失衡。也就是说，它们虽然能有效地诱导缓解和控制特定的风湿病表现，是治疗风湿病尤其是系统性自身免疫性疾病的基石药物，但是不能治愈疾病。环磷酰胺、硫唑嘌呤和环孢素等免疫抑制剂都

经受住了时间的考验，它们在移植医学、肾病学、胃肠病学、眼科学、皮肤病学和风湿病学中持续使用证明了这一点。因此，它们的疗效和毒副作用也已经非常明确。新型药物，如霉酚酸酯和他克莫司因其良好的风险 - 收益特性、可承受的价格和易用性脱颖而出。除了药物特异的毒副作用外，免疫抑制治疗最主要的风险是感染。由于缺少有效的感染标志物，在监测使用免疫抑制剂（尤其是长时间使用）的患者时，可靠的临床判断和临床经验是必不可少的。接种活疫苗是使用免疫抑制剂的禁忌，尽管免疫抑制剂也会减低其他疫苗接种的有效性，但对于正在接受免疫抑制剂治疗的患者，推荐每年接种流感疫苗。根据（国际）国内指南，高危患者也应考虑接种肺炎球菌疫苗和带状疱疹疫苗。

　　本章概述了免疫抑制剂在风湿病中的临床药理学及治疗作用。这些药物包括影响骨髓祖细胞的细胞抑制剂（环磷酰胺和硫唑嘌呤）及通过抑制特定的细胞内信号通路和（或）靶向淋巴细胞增殖的药物，如 MMF、环孢素和他克莫司。它们对免疫系统的影响与传统的改善病情抗风湿药，如甲氨蝶呤、糖皮质激素、生物制剂的作用重叠。对最常用的免疫抑制剂环磷酰胺、硫唑嘌呤和 MMF，以及不太常用的钙调神经磷酸酶抑制剂环孢素和他克莫司，会被详细讨论，糖皮质激素、传统的改善病情抗风湿药（如甲氨蝶呤、来氟米特、柳氮磺吡啶和羟氯喹）、生物制剂、新型细胞内靶向药物将会在其他章节中讨论。其他免疫抑制剂（如沙利度胺、苯丁酸氮芥、西罗莫司和依维莫司）在常规风湿病临床实践中的作用尚未充分明确，暂不讨论。

表 65-1　免疫抑制剂的作用机制

药物	分类	作用机制
环磷酰胺	烷化细胞毒性药物	活性代谢物烷化脱氧核糖核酸
硫唑嘌呤	嘌呤类似物细胞毒性药物	抑制嘌呤合成
环孢素、他克莫司（FK506）	钙调磷酸酶抑制剂	抑制钙依赖的 T 细胞活化和 IL-2 的生成
霉酚酸酯	嘌呤合成抑制剂	霉酚酸抑制肌苷单磷酸脱氢酶

环磷酰胺

环磷酰胺于 1958 年作为一种抗肿瘤药物用于临床，现今，它仍然是最有效的免疫抑制剂之一。在重症系统性红斑狼疮（systemic lupus erythematosus，SLE）和坏死性血管炎的诱导缓解治疗中，环磷酰胺与糖皮质激素联合使用尤其有效。

结构

环磷酰胺是一种氮氧磷杂环被取代的氮芥，是没有活性的前体药物，需要酶的活化（图 65-1）。环磷酰胺属于烷化剂类，能将烷基自由基置换成 DNA，从而导致细胞死亡。环磷酰胺是绝大多数需要烷化剂治疗的风湿病的首选药物。

作用机制

环磷酰胺的 DNA 烷化作用主要通过磷酰胺氮芥和少量其他活性代谢产物介导。这些带正电荷的中间活性代谢产物烷化亲核基团，导致 DNA 和 DNA 蛋白产生交联、DNA 断裂，从而减少 DNA 合成以及细胞凋亡[1]。烷化剂的细胞毒性与 DNA 发生交联的数目有关，但是细胞毒性和免疫抑制作用之间的关系尚不清楚。环磷酰胺的作用并非仅限于增殖细胞或特定类型的细胞，然而不同细胞对其敏感性不同。例如，造血祖细胞即使对大剂量的环磷酰胺也相对耐药。环磷酰胺的免疫抑制作用包括减少 T 淋巴细胞和 B 淋巴细胞数目，抑制淋巴细胞增殖，减少抗体产生，以及抑制新抗原诱发的迟发型超敏反应并相对保留已建立的迟发型超敏反应[2]。

药理学

吸收和分布

口服和静脉注射环磷酰胺能达到相似的血药浓度[3]。口服环磷酰胺 1 小时后其血药浓度将达到峰值。环磷酰胺的蛋白结合率低（20%），药物分布广泛[1]。

代谢和清除

环磷酰胺主要经过肝迅速转化成有活性和无活性的代谢物。其在多种细胞色素 P-450 酶（CYP）的作

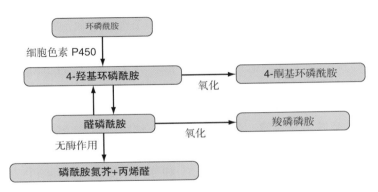

图 65-1 环磷酰胺的代谢。环磷酰胺在细胞色素 P450 酶的作用下转变为 4- 羟基环磷酰胺。4- 羟基环磷酰胺与其互变异构体醛磷酰胺保持动态平衡。随后的非酶化过程生成了磷酰胺氮芥和丙烯醛。在乙醛脱氢酶等酶的作用下，4- 羟基环磷酰胺和醛磷酰胺氧化生成无活性的代谢产物。粗体字为有细胞毒性的代谢产物

用下生成有活性的 4- 羟基环磷酰胺。狼疮肾炎患者体内酶的变异影响对环磷酰胺的反应[4]。4- 羟基环磷酰胺在生理 pH 下无细胞毒作用，易扩散到细胞内，自发分解成有活性的磷酰胺氮芥。环磷酰胺的半衰期为 5～9 小时，大部分患者在给予单次剂量 12 mg/kg 的环磷酰胺 24 小时后，在血浆中检测不到烷化活性[1]。环磷酰胺的血药浓度不能作为临床上疗效或毒副作用的预测指标。30%～60% 的环磷酰胺主要以无活性的代谢产物通过尿液排泄，一些环磷酰胺和活性代谢物（如磷酰胺氮芥和丙烯醛）也可在尿液中检测到[1]。

特殊情况下的药代动力学

肝病。尽管相对于正常对照组，有肝病的患者环磷酰胺的半衰期由 8 小时增加到了 12 小时，然而毒副作用并未增加，提示有细胞毒性的代谢产物没有增加，在肝病患者中并不需要调整环磷酰胺的剂量[1]。

肾损害。一些研究显示，肾功能受损的患者，环磷酰胺的清除几乎无变化，且毒副作用并未增加[1]。两组自身免疫性疾病患者的肌酐清除率分别为 25～50 ml/min 和 10～25 ml/min，环磷酰胺的毒副作用分别增加约 40% 和 70%[5]。因此在临床中，对于肾功能中重度受损的患者，环磷酰胺初始剂量约减少30%，随后的剂量根据临床反应和白细胞计数的情况来调整。环磷酰胺可以通过透析清除，在临床可以透析后再给予环磷酰胺，或者使用环磷酰胺一天后进行透析治疗[5]。

临床适应证

对于系统性坏死性血管炎或者 Goodpasture 综合征的患者，有器官受累的 SLE 患者，以及一些自身免疫性疾病相关的间质性肺疾病和炎性眼病的患者来说，环磷酰胺仍是最常用的诱导缓解剂。在 SLE中，对于有严重器官受累如狼疮肾炎的患者，最常用的治疗策略是静脉注射环磷酰胺诱导缓解，然后用硫唑嘌呤或 MMF 维持治疗以最大限度减少环磷酰胺的细胞毒性，尽管 MMF 诱导缓解（将在后续文本中讨论）和 B 细胞耗竭生物制剂利妥昔单抗被认为是可以替代环磷酰胺的安全有效的治疗方案，但并不常用[6]。最初美国国立卫生研究院（National Institutes

of Health，NIH）的指南建议每个月静脉注射一次环磷酰胺，剂量为 1 g/m²，持续 6 个月，然后每 3 个月一次，至少持续 24 个月以上[7]。然而欧洲狼疮治疗指南建议每 2 周静脉注射环磷酰胺 500 mg，共 6 次，再改用硫唑嘌呤维持治疗（表 65-2）。与硫唑嘌呤维持治疗的方案相比，每个月静脉注射 500 mg/m² 环磷酰胺，持续 6 个月，随后 3 个月和 6 个月后再各注射一次较高剂量的环磷酰胺，经过 10 年以上的随访，发展到终末期肾病或肌酐浓度倍增的概率类似[8]。

环磷酰胺静脉注射或口服使用对 SLE 的其他严重并发症包括中枢神经系统受累和血小板减少，以及系统性硬化症和其他自身免疫性疾病所致的间质性肺疾病均有效[9-11]。然而，最近对四项试验共 495 例结缔组织疾病相关间质性肺疾病患者进行的 Cochrane 分析发现环磷酰胺对肺功能和临床症状的改善有限[12]。多项试验研究了静脉注射和口服环磷酰胺作为诱导缓解期治疗肉芽肿性多血管炎（granulomatosuswithpolyangiitis，GPA）是否具有相同效果。尽管早期试验结果显示口服环磷酰胺具有优越性，但后来的临床试验数据指出环磷酰胺静脉注射和口服疗效相当，而且静脉注射对血液系统的毒副作用更小[13-16]。与狼疮肾炎类似，有报道显示更短疗程的环磷酰胺诱导治疗在 GPA 和显微镜下多血管炎同样有效[17]。环磷酰胺具有陡峭的剂量 - 反应曲线，加大剂量可获得理想的疗效。大剂量的环磷酰胺单独使用或者联合干细胞解救治疗、淋巴清除性抗体或全身放射治疗，已用于治疗严重的幼年特发性关节炎（juvenile idiopathic arthritis，JIA）、RA、系统性硬化症和 SLE[18]。随着有效的生物制剂的引入和 RA及 JIA 新的治疗范例的出现，临床上对这些疾病进行免疫治疗的需求逐渐减少。尽管大量研究显示免疫治疗和干细胞解救治疗对于重症 SLE 有着不错的前景，但一项随机试验显示，静脉注射标准剂量的环磷酰胺，并不比联合干细胞解救治疗或淋巴清除性抗体的大剂量环磷酰胺治疗的效果差[19]。在系统性硬化症中，三个随机对照试验表明，环磷酰胺静脉冲击治疗与干细胞解救治疗的免疫治疗相比，在一系列结局指标上，包括改良 Rodnan 皮肤评分、功能、生活质量和存活率等方面，具有优越的疗效，尽管代价是第一年感染和心肺事件的毒副作用更大[20-22]。后者部分原因可能是大剂量环磷酰胺的心脏毒副作用，其代谢产物可导致出血性坏死性心包炎和毒性内皮损伤[23]。

剂量和途径

标准给药方案见表 65-2。环磷酰胺静脉冲击治疗的剂量为 0.5 ～ 1 g/m²，口服剂量是 2 mg/kg。口服环磷酰胺具有很好的生物利用度。

毒副作用

血液系统

常见可逆性骨髓抑制，表现为白细胞减少和中性粒细胞减少，呈剂量依赖性。若冲击剂量低于 50 mg/kg，血小板计数一般不受影响，但长期口服环磷酰胺常会引起轻度的血小板减少。单次静脉使用环磷酰胺后，白细胞计数降到最低值和恢复到初始水平分别需要 8 ～ 14 天和 21 天[24]。环磷酰胺使用剂量为 1g/m²（大约 25 mg/kg）和 1.5 g/m² 时，白细胞计数最低值分别为 3×10⁹/L 和 1.5×10⁹/L。长期使用环磷酰胺会增加骨髓抑制作用的敏感性，因而随着用药时间的延长，应减少药物剂量。

表 65-2 狼疮肾炎治疗指南

美国国立卫生研究院指南

环磷酰胺：每个月环磷酰胺静脉注射 500 ～ 750 mg/m²，持续 6 个月，每 3 个月维持剂量，直到缓解后 1 年停药，或者考虑用霉酚酸酯或者硫唑嘌呤维持治疗。根据白细胞计数最小值和肾小球滤过率调整剂量。

所有患者接受 4 周的泼尼松治疗，剂量为 0.5 ～ 1 mg/(kg·d)，每周减少一次隔日剂量，如果可能的话，一次减少隔日剂量 5 mg 从而达到 0.25 mg/kg 的泼尼松剂量。

欧洲狼疮治疗指南

小剂量环磷酰胺：每两周静脉注射 500 mg，共 6 次。

大剂量环磷酰胺：每月静脉注射环磷酰胺，剂量为 500 mg/m²，随后每两个季度一次更大剂量环磷酰胺冲击（根据白细胞计数最小值在原有剂量基础上增加 250 mg，最大剂量为 1500 mg）。

所有患者都接受：

糖皮质激素：每天静脉注射甲泼尼龙 750 mg，共 3 天；随后每天口服等效的泼尼松 0.5 mg/kg，持续 4 周。4 周之后，每两周减少 2.5 mg。小剂量泼尼松疗法（5 ～ 7.5 mg/d）至少要维持治疗到 30 个月。之后的剂量由医师酌情而定。

硫唑嘌呤：在最后一次静脉注射环磷酰胺 2 周后，给予口服硫唑嘌呤，2 mg/kg，至少维持治疗到 30 个月，之后的免疫抑制剂的使用由治疗医生酌情而定。

感染

感染是常见的并发症，包括多种普通感染和机会致病菌感染。在 100 例应用环磷酰胺治疗的 SLE 患者中，有 45 例发生感染，7 例死于感染[25]。在这项研究中，口服和静脉使用环磷酰胺治疗的患者感染概率相同，且感染发生率与环磷酰胺治疗后白细胞低于 3×10⁹/L 相关（白细胞低于 3×10⁹/L 的患者有 55% 的感染率，而白细胞大于 3×10⁹/L 的患者感染率为 36%）。尽管如此，感染发生时平均白细胞计数通常正常[25]。大剂量糖皮质激素的使用也增加了感染风险。口服泼尼松小于 40 mg/d 的患者中有一半发生感染，小于 25 mg/d 的患者中有 1/4 发生感染。而接受 NIH 所制定的环磷酰胺治疗方案的 SLE 患者感染发生率较低（25% ～ 30%）[26]。口服环磷酰胺通常比静脉冲击疗法的感染风险更大。环磷酰胺治疗 GPA 的研究显示，每日口服环磷酰胺和静脉冲击法重症感染发生率分别为 70% 和 41%[13]。此报道的感染率高于 NIH 长期方案报告的感染率（158 例中有 140 例患者发感染，其中 48% 的感染患者需要住院治疗）[27]。已报道的环磷酰胺相关的感染发生率不一，可能与患者的功能状态、基础疾病严重程度、环磷酰胺免疫抑制程度和联合糖皮质激素治疗的方案不同有关。卡氏肺孢子虫肺炎被认为是一种严重的但可预防的机会性感染，可发生于环磷酰胺和甲氨蝶呤治疗系统性血管炎时，会让治疗变得棘手。其风险在诱导缓解治疗阶段最高，口服环磷酰胺的风险高于静脉使用[28]。令人意外的是，在两个安慰剂对照的随机临床试验中，无论是口服环磷酰胺疗法，还是泼尼松联合静脉环磷酰胺，再使用硫唑嘌呤的序贯疗法，积极治疗系统性硬化症肺部病变一年，均未表现出更明显的毒副作用，这提示药物毒副作用有疾病特异性差异[10,11]。

泌尿系统

环磷酰胺的膀胱毒副作用，出血性膀胱炎和膀胱癌，与给药途径、疗程以及环磷酰胺的累积剂量有关。膀胱毒副作用是长期口服环磷酰胺导致的一个特殊问题，很大程度上是由其代谢产物丙烯醛引起的。众所周知，静脉注射环磷酰胺冲击治疗的同时联合应用美司钠（一种巯基化合物）能最大限度减少环磷酰胺对膀胱的毒副作用，因为这种巯基化合物能与尿中丙烯醛结合而将其失活[29]。然而，美司钠能有效预防膀胱炎的直接证据来自于美司钠和异环磷酰胺治疗癌症患者和动物模型的数据。风湿病学的数据表明美司钠有保护作用，但不足以得出确切结论，因此各国的治疗指南之间存在差异[30]。美司钠半衰期短，所以对需要每日口服环磷酰胺的患者来说，预防膀胱毒副作用的效果不理想，但如果每日口服 3 次美司钠，则能将膀胱毒副作用减少至 12%[31]。

非肾小球源性血尿是环磷酰胺所致的膀胱炎最常见的表现，可出现微量血尿、镜下血尿甚至严重的肉眼血尿[32]。145 例接受口服环磷酰胺治疗的患者中，有 50% 的患者在一定时间出现了非肾小球源性血尿，并与治疗疗程和累积剂量有关[32]。环磷酰胺使膀胱癌风险增加了 31 倍（95% CI，13 ～ 65 倍），145 例中有 7 例（约 5%）在使用环磷酰胺治疗后 7 个月至 15 年不等的时间内发生了膀胱癌。且所有患者患癌前都均有非肾小球源性血尿。7 例膀胱癌患者中有 6 例环磷酰胺累积剂量超过 100 g，疗程超过 2.7 年。吸烟会增加发生出血性膀胱炎和膀胱癌的风险。

恶性肿瘤

环磷酰胺可使恶性肿瘤（膀胱癌除外）的患病风险增加 2 ～ 4 倍。在一项大型研究中，对 119 例口服环磷酰胺治疗的 RA 患者进行了 20 年的随访[32]。环磷酰胺治疗组中有 37 例患者发生了 50 种恶性肿瘤，而 119 例对照组的 RA 患者中有 25 例发生了 26 种恶性肿瘤。膀胱、皮肤、骨髓和口咽部的恶性肿瘤在环磷酰胺治疗组中更常见。随着环磷酰胺累积剂量的增加，发生恶性肿瘤的风险增加，累积剂量超过 80 g 的患者中 53% 发生了恶性肿瘤。使用环磷酰胺静脉冲击治疗的患者发生恶性肿瘤的报道很少。尽管目前的数据无法量化环磷酰胺静脉冲击治疗方案的远期风险，但其风险可能远远低于口服环磷酰胺方案。

生殖系统

环磷酰胺用于治疗自身免疫性疾病时可导致显著的性腺毒副作用。环磷酰胺治疗后，发生持续性闭经的风险为 11% ～ 59%[33]。卵巢功能衰竭的风险更多地取决于患者的年龄和环磷酰胺的累积剂量，而不是给药途径[33]。4 例年龄小于 25 岁且接受了 6 次环磷酰胺静脉冲击治疗的患者无一例发生卵巢早衰，其发病率很低。而 4 例年龄大于 31 岁的患者在接受了

15 ～ 24 次静脉注射后，均发生了卵巢早衰。男性患者使用烷化剂治疗会导致无精子症。如果临床条件允许，在环磷酰胺治疗之前，应考虑转诊到生育诊所进行精子（女性为卵子）储蓄。在儿童时期接受过化疗的患者的后代中，遗传病的发病率并无增加[34]。

肺

环磷酰胺引起肺脏毒副作用的发生率小于 1%。使用环磷酰胺 1 ～ 6 个月后会出现早期肺炎，停药或糖皮质激素治疗后可以得到缓解。在口服环磷酰胺 1 ～ 13 年后，可能会出现更隐匿、不可逆、迟发性肺炎和纤维化，肺部影像学表现为弥漫网状或网状结节性渗出[35]。

其他毒副作用

每日口服和每月静脉冲击环磷酰胺均可出现不同程度的可逆性脱发。心脏毒副作用是肿瘤和移植手术中剂量限制的不良反应。水中毒是由抗利尿激素分泌不当所致，在标准剂量下罕见[36]。尽管同时使用环磷酰胺和膀胱保护剂美司钠的患者容易发生对美司钠的超敏反应，包括荨麻疹和过敏反应，但并不常见[37,38]。

毒副作用最小化策略

毒副作用最小化策略包括调整环磷酰胺的剂量以避免发生严重的白细胞减少（每日口服方案白细胞计数 $< 3 \times 10^9/L$，静脉方案白细胞计数 $< 2 \times 10^9/L$）和粒细胞减少[39]。口服固定剂量的患者，开始治疗时每 1 ～ 2 周监测一次血象，之后每个月监测一次。为降低同时使用大剂量糖皮质激素患者的感染风险，在获得临床效果之后，应减少糖皮质激素的用量，在维持治疗阶段糖皮质激素可隔日服用。口服环磷酰胺最好在早晨顿服并大量饮水，排空膀胱，以减少丙烯醛在尿液中的浓度和膀胱中的停留时间。大剂量使用环磷酰胺和糖皮质激素时，尤其是在诱导缓解治疗阶段，常需预防卡氏肺孢子虫肺炎。使用美司钠预防膀胱毒副作用之前已有介绍。每月应进行尿检，并由泌尿科医师评估非肾小球源性血尿。所有接受环磷酰胺治疗，尤其是发生了出血性膀胱炎的患者，患膀胱癌的风险会增加，所以需要通过尿检和尿液细胞学检查进行终身监测，若发现异常，需进一步做膀胱镜检查[40]。最后，也可选择比环磷酰胺毒副作用小

的药物如甲氨蝶呤、MMF 和利妥昔单抗，作为 GPA 及狼疮肾炎患者的诱导缓解阶段及维持治疗阶段的有效替代方案 [41-44]。

妊娠及哺乳期

环磷酰胺是美国食品与药品管理局（Food and Drug Administration，FDA）妊娠分级 D 级药物。环磷酰胺致畸，特别是在最初 3 个月，应避免在怀孕和哺乳期间使用 [45,46]。如果患者在服用（接受）此类药物过程中怀孕，应告知患者其对胎儿的潜在危害。同时应建议育龄妇女在治疗期间避免怀孕。

药物相互作用

西咪替丁会抑制某些肝酶的活性。在兔模型实验中发现，西咪替丁与环磷酰胺合用可导致环磷酰胺代谢产物增多 [47]。雷尼替丁和其他 H₂ 受体拮抗剂对肝药物代谢的影响很小，不增加环磷酰胺的毒副作用 [48]。别嘌醇会增加环磷酰胺的半衰期和白细胞减少的发生频率 [49]。环磷酰胺有降低血浆假性胆碱酯酶活性和增强琥珀胆碱的作用 [50]。

硫唑嘌呤

结构

硫唑嘌呤（azathioprine）是一种前体药物，通过去除一个咪唑基团转化为 6- 巯基嘌呤（6-mercaptopurine，6-MP）[51]。6-MP 是嘌呤类似物，可作为细胞周期特异性抗代谢物化疗药物，干扰合成核苷酸，从而抑制淋巴细胞的增殖。硫唑嘌呤的治疗指数优于 6-MP，已取代 6-MP 用于治疗风湿病。

作用机制

硫唑嘌呤的活性代谢产物在自身免疫疾病中的确切作用机制尚不清楚。硫嘌呤代谢物，如硫鸟嘌呤核苷酸，通过抑制酰胺转移酶和嘌呤核糖核苷酸的相互转化而减少嘌呤核苷酸的从头合成，并被整合到 DNA 和 RNA 中 [51]。硫鸟嘌呤核苷酸整合到细胞核酸被认为是介导硫唑嘌呤细胞毒作用的主要机制，

而抑制嘌呤合成可能在减少细胞增殖方面更重要。白细胞减少是不需要的免疫抑制。硫唑嘌呤和巯基嘌呤能减少循环淋巴细胞计数，抑制淋巴细胞增殖，减少抗体生成，抑制单核细胞产生，抑制自然杀伤细胞活性，抑制细胞免疫和体液免疫。

药理学

吸收和分布

口服硫唑嘌呤吸收良好，并迅速转换为 6-MP，6-MP 进一步代谢为几种化合物包括巯基尿酸（图 65-2），经尿液排出。硫唑嘌呤的半衰期小于 15 分钟，但其活性衍生物 6-MP 的半衰期达 1 ～ 3 小时 [52]。通过测量口服药物后巯基嘌呤的浓度来计算硫唑嘌呤的生物利用度，其变化范围大。在健康志愿者中，生物利用度为 27% ～ 83%，平均为 47% [52]。巯基嘌呤在体内分布广泛，其分布容积为 4 ～ 8 L/kg [51]。

代谢和清除

硫唑嘌呤的代谢是复杂的 [51,53]，简化为图 65-2。黄嘌呤氧化酶和巯基嘌呤甲基转移酶（thiopurine methyltransferase，TPMT）两种酶将巯基嘌呤转化为相对无活性的化合物，而次黄嘌呤 - 鸟嘌呤 - 磷酸核糖转移酶等其他酶，则导致有细胞毒性的巯基嘌呤核苷酸的形成。TPMT 活性降低或者黄嘌呤氧化酶活性被某些药物如别嘌醇抑制时，服用硫唑嘌呤或巯基嘌呤，其解毒作用减弱而细胞毒代谢产物生成增加。服用硫唑嘌呤 1 ～ 3 小时后巯基嘌呤达到最大药物浓度，且巯基嘌呤的半衰期为 1 ～ 2 小时 [52]。但是细胞内活化的 6- 巯代鸟嘌呤核苷酸的半衰期为 1 ～ 2 周，且每日服用硫唑嘌呤的患者，其药物浓度在 24 小时内不会发生改变 [54]。使用治疗风湿病的常规剂量时，约 1% 巯基嘌呤以原形从尿中排泄 [54]，对于肾功能受损（肌酐清除率 < 25 ml/min）的患者药物毒副作用增加，需适当减量。硫唑嘌呤代谢和 TPMT 活性的差异在决定个体对硫唑嘌呤的敏感程度方面比肾功能更重要 [55]。硫唑嘌呤只能轻微通过常规的血液透析膜（约 10%）。

剂量

通常硫唑嘌呤的起始治疗剂量为 1 mg/(kg·d)，

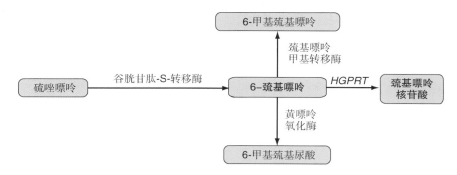

图 65-2　硫唑嘌呤通过谷胱甘肽 -S- 转移酶催化和非酶机制转化为巯基嘌呤（mercaptopurine，6-MP）。黄嘌呤氧化酶和巯基嘌呤甲基转移酶催化 6-MP 成为无活性代谢产物 6- 甲基巯基尿酸和 6- 甲基巯基嘌呤。次黄嘌呤 - 鸟嘌呤 - 磷酸核糖转移酶（hypoxanthine-guanine-phosphoribosyl-transferase，HGPRT）催化 6-MP 为有活性和细胞毒性的巯基嘌呤核苷酸

如果能够耐受，2～4 周后将剂量增至 2～2.5 mg/(kg·d)，缓慢加量耐受性更好。硫唑嘌呤发挥免疫抑制作用相对较慢，需要几周的时间，可能与活性代谢产物硫鸟嘌呤在细胞内缓慢累积有关。

临床适应证

在目前的临床实践中，硫唑嘌呤主要用于结缔组织疾病而非炎性关节病的治疗。硫唑嘌呤治疗 RA 的疗效不如甲氨蝶呤，且相对于其他 DMARDs 和生物制剂起效较慢。尽管如此，对于难治的或者有脏器受累且需进行激素减量的 RA 患者，硫唑嘌呤仍不失为一种治疗选择。硫唑嘌呤也常用于一些狼疮肾炎的治疗，虽然它比单用糖皮质激素效果显著，但不如环磷酰胺静脉冲击来诱导缓解有效[56]。不过其用于小剂量环磷酰胺诱导缓解后的维持治疗是有效的[57]。对于 SLE 的其他临床表现包括皮肤病变，硫唑嘌呤被广泛使用以减少激素的用量[58]。

硫唑嘌呤联合糖皮质激素可用于治疗其他一系列自身免疫性疾病，比如炎性肌病、炎性眼病（包括白塞病）[59]、银屑病关节炎[60]，反应性关节炎和各种形式的血管炎。在系统性血管炎中，硫唑嘌呤用于诱导缓解治疗时不如环磷酰胺有效[17]，但是在用于缓解后的维持治疗和糖皮质激素减量时更安全[41]。尽管如此，一项小型研究显示，每月大剂量（1200～1800 mg）输注硫唑嘌呤作为初始治疗对 GPA 和狼疮肾炎是有效的[61]。硫唑嘌呤广泛用于系统性硬化症和重叠综合征，尤其是那些合并间质性肺疾病和关节受累的患者[11,62]。

毒副作用

血液系统

可逆的骨髓抑制与剂量有关，但个体差异大。小剂量［1～2 mg/(kg·d)］硫唑嘌呤很少导致白细胞减少或血小板减少。纯红细胞再生障碍也很罕见。严重的骨髓抑制少见，是由 TPMT 活性低或无活性所致。TPMT 活性下降导致解毒巯基嘌呤的能力下降，从而使有细胞毒性的硫鸟嘌呤代谢产物生成增多，临床毒副作用增强[63]。TPMT 活性具有基因多态性，呈三峰分布。约 90% 的受试者表现为高活性，10% 表现为中度活性，而 0.3%（低功能多态性的纯合子）表现为低活性[64,65]。非裔美国人的 TPMT 活性的中位数比白人低约 17%[65]。TPMT 活性低或无活性的 300 名受试者中有 1 名发生严重的硫唑嘌呤所致的骨髓抑制，起病延迟但发作突然，最常见的是在硫唑嘌呤治疗开始后 4～10 周[66]。然而，在接受硫唑嘌呤治疗后出现白细胞减少的患者中，半数以上具有正常的 TPMT 基因型和表型。

胃肠道

34% 的患者可出现肝功能异常，但严重肝损害少见。严重肝毒副作用、严重胆汁淤积、肝静脉阻塞性疾病、肝结节性再生性增生和胰腺炎均少见。

恶性肿瘤

有关硫唑嘌呤在治疗风湿病时导致恶性肿瘤的数据是相互矛盾的。有些研究发现肿瘤发生风险增加，尤其是淋巴增生性恶性肿瘤，而其他研究则无此发

现[67]。一项对 358 例 SLE 患者长达 24 年的回顾性研究发现，接受与未接受硫唑嘌呤治疗的患者发生恶性肿瘤的概率无明显差异，且硫唑嘌呤治疗组无淋巴瘤的发生[63]。

过敏反应

急性超敏反应综合征少见，通常发生在治疗开始后的 2 周内，表现为休克、发热、皮疹、胰腺炎、肾衰竭和肝炎等一系列临床症状[68]。

其他毒副作用

与烷化剂相比，接受硫唑嘌呤治疗的患者出现感染不常见，但仍可出现一系列细菌和非细菌病原微生物感染，包括带状疱疹病毒和巨细胞病毒感染。单独服用硫唑嘌呤或与小剂量糖皮质激素同时服用时感染率大约为 2.5/100 患者年。可出现斑丘疹或风疹样皮疹。嗜酸性粒细胞增多和药物热少见。

毒副作用最小化策略

检测 TPMT 活性是识别高危人群最常用的方法。目前已经发现超过 23 个 *TPMT* 基因的变异位点与 TPMT 活性降低有关，其中与 *TPMT* 中等活性或低活性最相关的是 *TPMT*2*，*TPMT*3A* 和 *TPMT*3C* 等位基因。*TPMT* 基因型和表型的一致性略低于 100%。*TPMT* 活性（表型）可以直接在红细胞膜上测定，也可以（如有输血患者）通过聚合酶链反应测定基因多态性。不同专科在 TPMT 活性测定方面有不同的指南，但是普遍认为应在硫唑嘌呤治疗前检测 TPMT 状态。目前从成本效益比和临床应用的角度出发，检测 TPMT 活性是否优于传统的监测白细胞计数仍存在争议[69-72]。对未检测 TPMT 活性的患者，硫唑嘌呤应该从小剂量开始，并密切监测白细胞计数。有些研究者建议在治疗开始的 15 周内，每周监测血细胞计数[65]。当治疗剂量固定时，可每个月监测血细胞计数，并每 3～4 个月监测肝功能。

药物相互作用

风湿病学中最重要且可致命的药物相互作用之一是别嘌醇通过抑制黄嘌呤氧化酶介导的巯基嘌呤失活，而使硫唑嘌呤的细胞毒作用急剧增加[73]。移植术后使用硫唑嘌呤的患者出现高尿酸血症和痛风是一个很常见的问题，已有多种策略应对该问题。对于同时使用别嘌醇的患者，建议硫唑嘌呤的剂量至少减少 2/3。然而，即使减量 75%，患者仍可能出现骨髓抑制，因此需要严密监测[73]。除此之外，促尿酸排泄药物如苯溴马隆安全有效[73]，MMF 作为一种可选择的免疫抑制剂也可替代硫唑嘌呤[74]。硫唑嘌呤与其他几种药物合用也可增加骨髓抑制的风险，包括柳氮磺吡啶、更昔洛韦、血管紧张素转换酶（angiotensin converting enzyme，ACE）抑制剂、卡马西平、复方新诺明、氯氮平。

妊娠及哺乳期

硫唑嘌呤是 FDA 妊娠分级 D 级药物。硫唑嘌呤可通过胎盘，但药物和代谢产物在胎儿循环中浓度较低，提示存在胎盘代谢[46,75]。有关风湿病的数据有限，尽管硫唑嘌呤可用于妊娠期，但如果可能，最好避免在妊娠期和哺乳期使用[76]。在一项 189 例不同自身免疫性疾病的孕妇使用硫唑嘌呤治疗的前瞻性观察研究中，胎儿畸形的发生率为 3.5%，与一般人群的发生率相似[77]。然而硫唑嘌呤的使用与早产有关。如果硫唑嘌呤能控制孕妇的自身疾病并为足月妊娠及胎儿存活提供最佳机会时可考虑使用。

霉酚酸酯

结构

吗替麦考酚酯（mycophenolate mogetil，MMF）是一种前体药物，是无活性的 2-吗啉乙酯麦考酚酸，通过水解形成有活性的霉酚酸（mycophenolic acid，MPA），是一种有免疫抑制作用的抗生素[78]。

作用机制

鸟嘌呤核苷酸的合成有两条途径：从头合成途径和补救合成途径。MPA 可以可逆性抑制黄嘌呤核苷酸脱氢酶，该酶是鸟嘌呤从头合成的关键酶[78,79]。淋巴细胞与其他细胞不同，主要依赖于嘌呤的从头合成途径，这正是 MPA 相对选择性地作用于淋巴细胞，可逆性抑制 T 细胞和 B 细胞增殖而没有骨髓抑制作用的原因[80]。MPA 可导致鸟苷酸合成减少，从而减少 DNA 的合成，进而减少淋巴细胞增殖和抗体产生[79-82]。MPA 也可抑制成纤维细胞、内皮细胞及动脉平滑肌细胞的增殖，并阻止胶原蛋白、细胞外基质蛋白、平滑肌肌动蛋白的沉积和收缩[83]。

药理

MMF 吸收迅速且完全，经脱酯化形成有活性的 MPA，MPA 的血浆蛋白结合率很高（98%），大多数（>99%）MPA 在血浆中，细胞内很少；其大部分经葡萄糖醛酸化成为无活性的稳定的葡糖苷酚酸，经尿液排泄（图 65-3）[84]。有少数小代谢产物被发现可能具有活性。MPA 的峰浓度出现在给药后的 1～2 小时，有第二峰浓度，认为可能与肠肝循环有关。MPA 的半衰期为 16 小时[84]。MPA 的浓度在接受相同剂量的个体中可有 5～10 倍的差异[85]。这种差异小部分可能与尿苷酸转移酶的遗传变异有关[86]。肝肾疾病对活性药物 MPA 的影响相对较小，通常无需调整剂量[84]，但在严重肾功能损害（肌酐清除率< 20～30 ml/min）的患者，游离 MPA 浓度近似成倍增加[87]，这时就需调整剂量。一项针对 16 例狼疮肾炎患者的回顾性研究显示，MPA 曲线下面积（area under the curve，AUC）（从进食摄入后 12 小时）的目标值为 60～90（mg·h）/L，浓度控制的剂量调整与最佳 MPA 暴露以及 12 个月时肾的良好预后相关，尽管有 1/3 的患者出现不良反应，并导致两名患者转用硫唑嘌呤[88]。另一项观察性研究还指出，34 例狼疮肾

炎的患者，当调整给药剂量至 AUC 30～60（mg·h）/L 时能够潜在获益[89]。该研究中 MPA 暴露与不良事件无关，以 AUC ≥ 30（mg·h）/L 的患者在 1 年时肾治疗反应更好。一项纳入 51 例狼疮肾炎患者的研究中，相比整个治疗过程中药物浓度水平，4 小时 AUC 更能反映 MMF 治疗的有效性[90]。MPA 的主要代谢产物葡萄糖醛酸在肾功能受损的患者中积累，可能导致胃肠道不良反应增加。由于 MPA 能紧密与蛋白结合，血液透析无法清除[91]。

剂量

MMF 每日有效剂量范围为 0.5～1.5 g，每天两次。在 71 例狼疮肾炎患者中，起始剂量是 1 g/d，目标剂量是 3 g/d，平均最大剂量为 2680 mg/d，63% 的患者能耐受 3 g/d[42]。

临床适应证

MMF 越来越多地被用作替代细胞抑制剂来治疗某些风湿病更安全的药物，特别是对于 SLE[92]、系统性硬化症[93]、血管炎[94] 和炎症性肌病[95,96]。在一项为期 24 周狼疮肾炎患者的研究中，MMF 比每月冲击环磷酰胺更有效，MMF 组的失败率（在 24 周未完全缓解或部分缓解，加上因任何理由停止治疗的患者）为 34/71（47.9%），而环磷酰胺组的失败率为 48/69（69.6%，P = 0.01）[42]。一个包括 4 项实验共 618 例患者的系统评价表明，MMF 在肾缓解方面并不优于环磷酰胺，并且除了脱发和闭经发生率较低以外，其他不良事件（感染、白细胞减少、胃肠道症状、带状疱疹、终末期肾病和死亡）的发生率没有显著差异[97]。尽管 MMF 作为环磷酰胺的安全替代品，用于狼疮肾炎的诱导缓解治疗，但 MMF 最常用于狼疮肾炎的维持治疗。但系统评价尚未得出 MMF 与硫唑嘌呤有效性及安全性一致性的结果，一项对 30 例狼疮肾炎患者进行重复肾活检的研究显示，在短期静脉使用环磷酰胺之后，用硫唑嘌呤和 MMF 作为维持治疗的效果没有差异。但一项 240 例活动期狼疮肾炎患者的大规模随机临床试验表明，MMF 的肠溶制剂比硫唑嘌呤的疗效更好[98-101]，本试验中，MMF 肠溶制剂组获得临床缓解的患者比例更高（32.5% vs. 19.2%），得到临床缓解的时间更短，复发率更低，

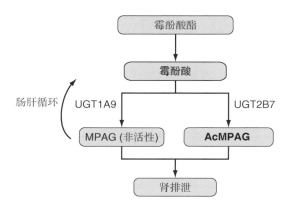

图 65-3　霉酚酸酯转化为霉酚酸（mycophenolic acid，MPA），随后经肝中不同亚型的尿苷二磷酸葡萄糖醛酸转移酶（UDP glucuronidyl transferases，UGT）代谢为葡糖苷酸（glucuronide，Glu）结合物，即 MPAG 和 AcMPAG。MPA 肠肝循环途径通过葡萄糖醛酸结合物显示。绝大多数 MPAG 从尿液中排泄

而不良反应无明显差异，除了硫唑嘌呤组白细胞减少更常见。一个包含 53 项随机试验共 4222 例使用环磷酰胺、钙调磷酸酶抑制剂和 MMF 治疗增殖性狼疮肾炎的网状荟萃分析，并未提供最佳诱导治疗药物的确凿证据，但证实 MMF 是最有效的维持治疗药物[102]。MMF 对于低疾病活动度且没有器官损害风险的 ANCA 相关性血管炎患者，是一种可替代的诱导缓解药物[103]。然而，MMF 在维持缓解方面稍逊于硫唑嘌呤，但比环磷酰胺更安全[104,105]。在 7 例接受 MMF 治疗的肌炎患者中，6 例在临床表现及生化指标方面得到改善[96]，这一发现在另一项 6 例难治性肌炎的研究中得到了证实[106]。此外，在 3 个关于皮肌炎（n=4）和其他结缔组织疾病，包括 RA（n=10）和系统性硬化症（n=13）相关的间质性肺疾病的研究中，MMF 能有效改善肺部疾病的症状和体征[107-109]。在一项 142 例系统性硬化症相关肺疾病患者的前瞻性随机临床试验中，服用 2 年 MMF 的安全性和耐受性优于口服 1 年环磷酰胺，但并没有更有效[110]。一项基于系统性硬化症肺疾病 I 期和 II 期临床试验数据的事后分析结果表明，与安慰剂相比，MMF 能改善呼吸困难、肺功能和皮肤增厚[111,112]。一项大型国际观察性研究也发现 MMF 对于早期弥漫性系统性硬化症患者的皮肤增厚具有一定的疗效[113]。MMF 对于皮肤增厚的临床疗效与皮肤中炎性基因特征消除相关[114]。

毒副作用

MMF 的耐受性一般良好，常见的副作用为消化道症状，如腹泻、恶心、腹痛和呕吐。偶可出现感染、白细胞减少、淋巴细胞减少和肝酶升高。在 54 例接受 MMF 治疗 3 年以上的 SLE 患者中，16% 的患者因不良反应而停药，73% 的患者继续治疗了 12 个月[115]。在狼疮肾炎患者中，MMF 治疗的患者相对于环磷酰胺治疗的患者腹泻更常见，但严重感染较少发生[42]。麦考酚酯肠溶制剂和 MMF 不良反应发生率相当[116]。糖皮质激素联合 MMF 治疗的 10 例特发性皮肌炎患者中有 3 例发生机会性感染，包括 1 例致命性的[96]。

妊娠及哺乳期

MMF 是一种 FDA 妊娠分级的 C 级药物。妊娠期使用 MMF 与流产及先天畸形相关，因此准备怀孕的妇女应避免使用。19 例 SLE 患者把 MMF 换成硫唑嘌呤并没有导致疾病活动度增加，另一项研究显示 54 例缓解期狼疮肾炎患者用硫唑嘌呤替代 MMF 后肾炎很少复发，且妊娠结局良好[117,118]。MMF 会进入母乳中，对有生育潜力的妇女和哺乳期母亲应该特别谨慎。

药物的相互作用

由于 MPA 是葡糖醛酸化的，并不被 CYP 氧化代谢，因此很少出现有临床意义的药物相互作用。抗酸药可降低其生物利用度约 15%，考来烯胺可降低其生物利用度约 40%[119]，利福平治疗可降低 2 ～ 3 倍的 MPA 浓度[120]。不推荐与硫唑嘌呤联合使用。

环孢素和他克莫司

结构

环孢素是来源于真菌的亲脂性内切肽，他克莫司是来源于放线菌的大环内酯类药物。两者都是钙调神经磷酸酶抑制剂，在各种风湿病中发挥免疫抑制作用。

作用机制

钙调磷酸酶抑制剂通过与亲环蛋白（一种细胞溶质结合蛋白，也称亲免疫素）结合形成复合物，抑制 IL-2 和其他细胞因子的产生，从而减少淋巴细胞增殖。该复合物可与钙调磷酸酶（一种丝氨酸 - 苏氨酸磷酸酶）结合并抑制其活性，从而阻止活化 T 细胞的胞浆核因子移位至细胞核。而这种移位是细胞因子如 IL-2 的基因转录和 T 细胞活化所必需的（图 65-4）[121]。

药理学

吸收和分布

环孢素和他克莫司的肠道吸收很差，且吸收程度不一，生物利用度约为 30%，清除半衰期为 3 ～ 20 小时。环孢素和他克莫司是亲脂性的，广泛分布在身体组织中，尤其是肌肉组织 [122]。

代谢和清除

环孢素和他克莫司的分布主要取决于两个因素。第一，P- 糖蛋白（P-glycoprotein，Pgp），一种药物外排泵，能将如环孢素和他克莫司的底物泵出细胞。P-gp 也是一种多药耐药基因的产物，在小肠上皮细胞和肝表达。第二，环孢素和他克莫司主要被 CYP3A 酶系统代谢，这些酶不仅在肝活化，而且在小肠上皮细胞中也有活化。P-gp 通过限制药物摄取，CYP3A4 通过协助药物在小肠和肝代谢，二者限制了环孢素和他克莫司生物利用度，并决定了它们的分布 [123]。抑制 CYP3A4 或 P-gp 的药物可增加他克莫司的浓度（表 65-4）[124]。环孢素和他克莫司的清除在肾衰患者中无改变 [125]；但是由于其肾毒性作用，环孢素和他克莫司在肾功能不全的患者中避免使用。肝病则会减少环孢素和他克莫司代谢产物的排泄。

剂量

由于其治疗窗窄，有效使用环孢素和他克莫司需要选择合适的患者进行治疗并仔细监测（表 65-3）。环孢素的起始剂量为 2.5 mg/(kg·d)，通常分次口服。对于肥胖患者，剂量以近似理想体重计算。环孢素临床起效慢，用药 4 ～ 8 周才开始起效，12 周或更长时间才达到最佳疗效。为了提高疗效，微乳剂可以每 4 ～ 8 周增加 0.5 mg/(kg·d)，直到 4 mg/(kg·d) 的最大剂量。如果治疗 4 ～ 6 个月仍无效，应停用环

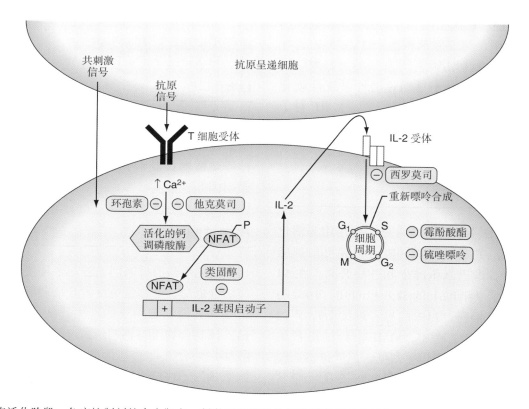

图 65-4　T 细胞活化阶段。免疫抑制剂的多个靶点。刺激 T 细胞受体导致钙调磷酸酶活化，这一过程能够被环孢素 A 和他克莫司阻断。活化的 T 细胞钙调磷酸酶的去磷酸化核因子（NFAT），能够使活化的钙调磷酸酶进入细胞核并与 IL-2 受体启动子区域结合。糖皮质激素通过多种机制抑制淋巴细胞和抗原呈递细胞的细胞因子转录。共刺激信号对优化 T 细胞 IL-2 基因转录、防止 T 细胞无能和抑制 T 细胞凋亡至关重要。IL-2 受体能够诱导细胞进入细胞周期并增殖。这一步骤可被 IL-2 受体抗体或西罗莫司阻断，从而通过封闭 IL-2 受体抑制第二信使信号。进入细胞周期后，硫唑嘌呤和 MMF 通过抑制嘌呤合成从而干扰 DNA 复制（From Denton MD，Magee CC，Sayegh MH：Immunosuppressive strategies in transplantation. *Lancet* 353：1083-1091，1999.）

表 65-3	环孢素在风湿病中的临床应用
选择合适的患者	
禁忌证	
近期或曾经患有恶性肿瘤除外基底细胞癌，肾损害，无法控制的高血压，肝功能异常	
注意事项	
高龄、肥胖、可控制的高血压、癌前期病变、与环孢素相互作用的药物、妊娠	
在使用环孢素之前取得 ≥ 2 次肌酐浓度，并计算均值以获得肌酐的基线值	
小剂量开始—环孢素 2.5 mg/(kg·d) 分次服用	
小剂量维持—最大剂量 4 mg/(kg·d)（微乳剂）	
起始 3 个月，每 2 周监测血压和肌酐水平，如果平稳，则此后每个月监测	
如果血清肌酐增加 > 患者基线值的 30%，减少环孢素剂量 1 mg/(kg·d)；1 ~ 2 周后复查血肌酐，如果肌酐仍高于基线值的 30% 以上，则暂停环孢素	
当肌酐水平恢复到高于基线水平 15% 以内时，环孢素可从小剂量开始继续使用	

孢素。患者病情控制稳定时，环孢素的剂量可以每 4 ~ 8 周减少 0.5 mg/(kg·d)，并根据个体差异确定患者的最小有效剂量。他克莫司通常以 2 mg/d 开始，然后再每周监测血浆浓度的情况下增加到 4 mg/d，直至达到 4 ~ 6 nm/ml 的目标血浆浓度。

临床适应证

环孢素与甲氨蝶呤或羟氯喹联用可作为难治性 RA 的有效药物，尽管这种联用已被甲氨蝶呤和生物制剂或酪氨酸激酶（Janus kinase，JAK）/ 信号转导和转录激活因子（signal transducer and activator of transcription，SATA）抑制剂联用所取代[126]。环孢素能使甲氨蝶呤平均血浆峰值浓度和 AUC 增加约 20%[127]，这可能有助于增强联合用药的效果。环孢素对银屑病的皮肤和关节症状也有效，尽管目前生物制剂和其他新型药物的使用更为普遍[128]。而环孢素治疗其他风湿病的数据较少。一项 SLE 的小样本非对照研究显示[129]，环孢素能够改善病情的活动度，减少激素剂量，改善蛋白尿、血小板减少和白细胞减少。一项有关重症 SLE 患者的随机试验证实使用环孢素可以减少糖皮质激素剂量，但是并没有发现环孢

素比硫唑嘌呤更有效、更安全[130]。环孢素还被报道对许多其他自身免疫状态的小系列病例也有效，包括坏疽性脓皮病、白塞病、ANCA 相关性血管炎的维持治疗和幼年 RA 中的巨噬细胞活化综合征[131]。

他克莫司用于治疗 SLE 和肌炎相关的间质性肺疾病。1% 的他克莫司在治疗 SLE、亚急性皮肤型红斑狼疮以及盘状红斑狼疮的耐药性皮肤病变[132]中取得了一定效果。一项大规模开放随机对照试验显示，经肾活检证实的 150 例活动性狼疮肾炎患者在给予泼尼松 [0.6 mg/(kg·d)] 治疗的基础上，他克莫司 [0.6 mg/(kg·d)] 诱导缓解 6 周的疗效不亚于 MMF（2 ~ 3 g/d）诱导缓解 6 周，之后予硫唑嘌呤维持治疗，感染发生率分别为 5.4% 和 9.2%[133]。为避免标准药物剂量的毒副作用，在一项纳入 368 例中国狼疮肾炎患者的大规模随机对照试验中，他克莫司（4 mg/d）与低剂量 MMF（1 g/d）联合治疗狼疮肾炎（Ⅲ、Ⅳ、Ⅴ 型），这种联合治疗在 6 个月达到完全肾应答方面优于静脉冲击环磷酰胺（46% vs. 26%；$P < 0.001$），虽然是以感染并发症为代价的[134]。一项针对多发性肌炎或皮肌炎相关间质性肺疾病患者的观察性研究显示，与单独接受常规治疗的患者相比，联合他克莫司治疗的患者生存率显著提高[135]。

毒副作用

环孢素在风湿病学方面的使用记录比他克莫司长。因此，下面各段讨论的毒副作用数据大多数来源于针对环孢素的临床研究，而环孢素和他克莫司具有类似的毒副作用特征[121]。有关他克莫司的长期安全性数据缺乏，尤其是肾毒副作用。在迄今为止为数不多的 SLE 研究中，他克莫司被报道与化妆品、高血压和血脂异常不良反应的发生率较低有关，但尚未进行头对头的研究。

高血压

约 20% 接受环孢素治疗的自身免疫性疾病患者会发生高血压。通常血压升高的程度较轻微，但其临床意义很大，因其能够增加脑卒中、心肌梗死、心力衰竭以及其他与血压升高相关的严重心血管事件发生的风险[136]。应该通过环孢素减量或加用降压药控制高血压[137]。

肾毒副作用

实际上，几乎所有服用环孢素的患者都可检测到肾功能轻度损伤，停用环孢素后通常可以恢复正常。一项为期 6 ~ 12 个月的临床试验中，患者血清肌酐浓度升高了约 20%，但很少有患者因此停药[138]。环孢素治疗 RA 患者出现肾功能损伤的长期研究数据有限。在一项为期 12 个月的研究中，50% 的患者血清肌酐浓度升高大于 30%，其中半数患者在环孢素减量后好转，另一半没有好转而停药[137]。大多数研究发现，血清肌酐的轻度升高主要发生在治疗开始后的前 2 ~ 3 个月，而 12 个月后肌酐维持相对稳定的水平[137,138]。但也有数据表明，许多治疗超过一年的患者，前期血清肌酐保持稳定一年后开始升高，且超过基值的 30% 以上，即使环孢素减量也难以好转，这样的患者必须停止治疗[139]。环孢素导致肾毒性作用的危险因素是大剂量环孢素 [> 5 mg/（kg·d）] 和血清肌酐浓度升高超过基线值的 50%，这些是可以预防的。按照临床指南（表 65-3）来治疗的患者，其环孢素相关肾毒性作用的发生率较低。

胃肠道反应

胃肠道不适是一种比较常见的症状，但通常较轻微和短暂。然而，有少数患者会因此而停止环孢素治疗。

恶性肿瘤

接受环孢素治疗的器官移植受者患皮肤癌和淋巴瘤的风险增加。208 例平均使用环孢素治疗超过 1.6 年的 RA 患者，其恶性肿瘤的发生率和死亡率与 RA 对照组相似[140]。但是最近的一项使用免疫调节药物治疗 RA、银屑病及银屑病关节炎患者的荟萃分析显示，使用环孢素治疗可使其患非黑色素皮肤癌的危险性增加[141]。也有报道一些因各种适应证接受环孢素治疗的患者发生了 EB 病毒诱导的 B 细胞淋巴瘤，但停止环孢素治疗后淋巴瘤可缓解。

其他毒副作用

其他的不良反应虽然常见，但通常没有那么重要，包括多毛症、牙龈增生、震颤、感觉异常、乳房压痛、高钾血症、低镁血症以及血尿酸增高[137]。对于同时使用环孢素及甲氨蝶呤的患者，环孢素能使

碱性磷酸酶轻度增高，但不增加转氨酶异常发生的频率[142]。

毒副作用最小化策略

因为环孢素可引起肝酶、血钾、尿酸及血脂升高，血镁下降，故为了谨慎起见，在初始治疗前后均应监测这些指标。在开始治疗前，确保至少有两次以上近期正常血压和血清肌酐。

环孢素的浓度不能作为预测风湿病疗效或毒副作用的有用指标，而且也不需要常规监测。如果担心个别患者的依从性和异常药物代谢，在服药后 12 小时左右测定环孢素的峰 - 谷浓度可能有帮助。

妊娠及哺乳期

环孢素和他克莫司是 FDA 妊娠分级 C 级药物。环孢素和他克莫司在妊娠期不推荐使用，除非其潜在收益大于对胎儿的潜在风险。母乳喂养也应避免。

药物相互作用

环孢素和他克莫司由于 P-gp 和 CYP3A4 酶活性对其分布的影响，有许多临床上重要的药物相互作用（表 65-4）[143]。许多药物如红霉素、唑类抗真菌药和一些钙通道拮抗剂都能抑制 CYP3A4（抑制环孢素代谢），也抑制 P-gp。由这些双重机制介导的药物相互作用可使环孢素和他克莫司浓度增加。与红霉素和克拉霉素相比，阿奇霉素似乎不太影响环孢素的浓度。环孢素可使某些他汀类降脂药的血浆浓度和临床毒副作用显著增加，但对氟伐他汀和普伐他汀的影响较小，因为它们并不主要由 CYP3A4 代谢[144]。然而，同时服用环孢素和普伐他汀的患者，普伐他汀的药物浓度指标即 AUC 增加了 5 倍[145]。钙通道拮抗剂中，地尔硫卓、尼卡地平和维拉帕米能增加环孢素的浓度；硝苯地平和氨氯地平对其影响存在差异；伊拉地平和尼群地平对环孢素浓度无影响[146]。非甾体抗炎药（nonsteroidal anti-inflammatory drugs，NSAIDs）是否增加环孢素的肾毒性副作用尚存在争议。许多临床研究表明，同时服用环孢素和 NSAIDs 是安全的[147]，但也有服用 NSAIDs 使环孢素肾毒性作用增加的报道。如果血清肌酐升高，除了环孢素减量，也可尝试停用 NSAIDs。葡萄柚汁会增加环孢素和他克

表 65-4 临床上环孢素与其他药物之间重要的相互作用*
使环孢素血药浓度增加的药物
红霉素、克拉霉素
唑类抗真菌药：酮康唑、氟康唑、伊曲康唑
钙通道拮抗剂：地尔硫䓬、维拉帕米、氨氯地平†
葡萄汁
其他：胺碘酮、达那唑、别嘌醇、秋水仙碱
使环孢素血药浓度降低的药物
肝酶诱导剂：利福平，苯妥英、苯巴比妥、萘夫西林、圣约翰麦芽汁
使环孢素毒副作用增加的药物
与氨基糖苷类、喹诺酮类抗生素，两性霉素 B，非甾体抗炎药（？），抗血管紧张素转化酶抑制剂一起使用（？），可增加肾毒性作用
环孢素能使其他药物毒副作用增加的药物
能增加洛伐他汀及其他他汀类药物引起肌炎、横纹肌溶解的风险
能增加秋水仙碱引起神经肌病和毒副作用的风险
能增加地高辛的血药浓度
能增加保钾利尿剂和补钾药物引起高血钾症的风险

* 环孢素大部分的药物相互作用同样适用于他克莫司

† 也有一些有争议的报道显示氨氯地平能或不能增加环孢素的血药浓度

莫司的血药浓度，所以应当告知患者注意避免。

结论

　　免疫抑制剂是许多风湿病的关键治疗药物。它们包括历史悠久的烷化剂如环磷酰胺，嘌呤类似物细胞毒药物如硫唑嘌呤，非细胞毒性免疫抑制剂如 MMF，以及不太常用的钙调神经磷酸酶抑制剂环孢素和他克莫司，其中 MMF 在风湿病学实践中越来越多地作为治疗系统性自身免疫性疾病的关键锚定药物。与以生物制剂和小分子药物为代表的精准靶向治疗药物相比，我们对免疫抑制剂体内作用机制的认识仍然有限。相比之下，它们潜在的临床疗效和安全性都已普遍得到公认，严重的毒副作用可以通过谨慎监测白细胞计数，肝肾功能和电解质等实验室检查来预防。尽管如此，仍需保持警惕，因为（机会性）感染的风险会增加[148,149]。一个普遍原则是应尽量避免前面讨论过的不同免疫抑制剂的联合使用。个体间对免疫抑制剂治疗的反应可以存在显著差异，所以决定是否继续使用已经选择的免疫抑制剂必须定期随访，权衡利弊。临床决策是一个优化的过程，正在进行的和未来的临床试验将决定传统免疫抑制剂是否会被如 JAK/STAT 抑制剂或生物制剂等新药所取代，而这些药物已在关节炎的治疗中获得了一席之地。

 Full references for this chapter can be found on ExpertConsult.com.

参考文献

1. de Jonge ME, Huitema AD, Rodenhuis S, et al.: Clinical pharmacokinetics of cyclophosphamide, *Clin Pharmacokinet* 44:1135–1164, 2005.
2. Fauci AS, Wolff SM, Johnson JS: Effect of cyclophosphamide upon the immune response in Wegener's granulomatosis, *N Engl J Med* 285:1493–1496, 1971.
3. Struck RF, Alberts DS, Horne K, et al.: Plasma pharmacokinetics of cyclophosphamide and its cytotoxic metabolites after intravenous versus oral administration in a randomized, crossover trial, *Cancer Res* 47:2723–2726, 1987.
4. Takada K, Arefayene M, Desta Z, et al.: Cytochrome P450 pharmacogenetics as a predictor of toxicity and clinical response to pulse cyclophosphamide in lupus nephritis, *Arthritis Rheum* 50:2202–2210, 2004.
5. Haubitz M, Bohnenstengel F, Brunkhorst R, et al.: Cyclophosphamide pharmacokinetics and dose requirements in patients with renal insufficiency, *Kidney Int* 61:1495–1501, 2002.
6. Moroni G, Raffiotta F, Trezzi B, et al.: Rituximab vs mycophenolate and vs cyclophosphamide pulses for induction therapy of active lupus nephritis: a clinical observational study, *Rheumatology (Oxford)* 53:1570–1577, 2014.
7. Illei GG, Austin HA, Crane M, et al.: Combination therapy with pulse cyclophosphamide plus pulse methylprednisolone improves long-term renal outcome without adding toxicity in patients with lupus nephritis, *Ann Intern Med* 135:248–257, 2001.
8. Houssiau FA, Vasconcelos C, D'Cruz D, et al.: The 10-year follow-up data of the Euro-Lupus Nephritis trial comparing low-dose and high-dose intravenous cyclophosphamide, *Ann Rheum Dis* 69:61–64, 2010.
9. Trevisani VF, Castro AA, Neves Neto JF, et al.: Cyclophosphamide versus methylprednisolone for treating neuropsychiatric involvement in systemic lupus erythematosus, *Cochrane Database Syst Rev* 2:CD002265, 2006.
10. Tashkin DP, Elashoff R, Clements PJ, et al.: Cyclophosphamide versus placebo in scleroderma lung disease, *N Engl J Med* 354:2655–2666, 2006.
11. Hoyles RK, Ellis RW, Wellsbury J, et al.: A multicenter, prospective, randomized, double-blind, placebo-controlled trial of corticosteroids and intravenous cyclophosphamide followed by oral azathioprine for the treatment of pulmonary fibrosis in scleroderma, *Arthritis Rheum* 54:3962–3970, 2006.
12. Barnes H, Holland AE, Westall GP, et al.: Cyclophosphamide for connective tissue disease-associated interstitial lung disease, *Cochrane Database Syst Rev* 1:CD010908, 2018.
13. Guillevin L, Cordier JF, Lhote F, et al.: A prospective, multicenter, randomized trial comparing steroids and pulse cyclophosphamide versus steroids and oral cyclophosphamide in the treatment of generalized Wegener's granulomatosis, *Arthritis Rheum* 40:2187–2198, 1997.
14. Haubitz M, Schellong S, Gobel U, et al.: Intravenous pulse administration of cyclophosphamide versus daily oral treatment in patients with antineutrophil cytoplasmic antibody-associated vasculitis and renal involvement: a prospective, randomized study, *Arthritis Rheum* 41:1835–1844, 1998.

15. de Groot K, Harper L, Jayne DR, et al.: Pulse versus daily oral cyclophosphamide for induction of remission in antineutrophil cytoplasmic antibody-associated vasculitis: a randomized trial, *Ann Intern Med* 150:670–680, 2009.

16. Harper L, Morgan MD, Walsh M, et al.: Pulse versus daily oral cyclophosphamide for induction of remission in ANCA-associated vasculitis: long-term follow-up, *Ann Rheum Dis* 71:95560, 2012.

17. Jayne D, Rasmussen N, Andrassy K, et al.: A randomized trial of maintenance therapy for vasculitis associated with antineutrophil cytoplasmic autoantibodies, *N Engl J Med* 349:36–44, 2003.

18. Farge D, Labopin M, Tyndall A, et al.: Autologous hematopoietic stem cell transplantation for autoimmune diseases: an observational study on 12 years' experience from the European Group for Blood and Marrow Transplantation Working Party on Autoimmune Diseases, *Haematologica* 95:284–292, 2010.

19. Petri M, Brodsky RA, Jones RJ, et al.: High-dose cyclophosphamide versus monthly intravenous cyclophosphamide for systemic lupus erythematosus: a prospective randomised trial, *Arthritis Rheum* 62:1487–1493, 2010.

20. Burt RK, Shah SJ, Dill K, et al.: Autologous non-myeloablative haemopoietic stem-cell transplantation compared with pulse cyclophosphamide once per month for systemic sclerosis (ASSIST): an open-label, randomised phase 2 trial, *Lancet* 378:498–506, 2011.

21. van Laar JM, Farge D, Sont JK, et al.: Autologous hematopoietic stem cell transplantation vs intravenous pulse cyclophosphamide in diffuse cutaneous systemic sclerosis: a randomized clinical trial, *JAMA* 311:2490–2498, 2014.

22. Sullivan KM, Goldmuntz EA, Keyes-Elstein L, et al.: Myeloablative autologous stem-cell transplantation for severe scleroderma, *N Engl J Med* 378:35–47, 2018.

23. Kurauchi K, Nishikawa T, Mijahara E, et al.: Role of metabolites of cyclophosphamide in cardiotoxicity, *BMC Res Notes* 10:406, 2017.

24. Fraiser LH, Kanekal S, Kehrer JP: Cyclophosphamide toxicity: characterising and avoiding the problem, *Drugs* 42:781–795, 1991.

25. Pryor BD, Bologna SG, Kahl LE: Risk factors for serious infection during treatment with cyclophosphamide and high-dose corticosteroids for systemic lupus erythematosus [erratum appears in *Arthritis Rheum* 40(9):1711, 1997], *Arthritis Rheum* 39:1475–1482, 1996.

26. Gourley MF, Austin HA, Scott D, et al.: Methylprednisolone and cyclophosphamide, alone or in combination, in patients with lupus nephritis: a randomized, controlled trial, *Ann Intern Med* 125:549–557, 1996.

27. Hoffman GS, Kerr GS, Leavitt RY, et al.: Wegener granulomatosis: an analysis of 158 patients, *Ann Intern Med* 116:488–498, 1992.

28. Godeau B, Mainardi JL, Roudot-Thoraval F, et al.: Factors associated with Pneumocystis carinii pneumonia in Wegener's granulomatosis, *Ann Rheum Dis* 54:991–994, 1995.

29. Goren MP: Oral mesna: a review, *Semin Oncol* 19(6 Suppl 12):65–71, 1992.

30. Monach PA, Arnold LM, Merkel PA: Incidence and prevention of bladder toxicity from cyclophosphamide in the treatment of rheumatic diseases. a data driven review, *Arthritis Rheum* 62:9–21, 2010.

31. Reinhold-Keller E, Beuge N, Latza U, et al.: An interdisciplinary approach to the care of patients with Wegener's granulomatosis: longterm outcome in 155 patients [erratum appears in *Arthritis Rheum* 43(10):2379, 2000], *Arthritis Rheum* 43:1021–1032, 2000.

32. Radis CD, Kahl LE, Baker GL, et al.: Effects of cyclophosphamide on the development of malignancy and on long-term survival of patients with rheumatoid arthritis: a 20-year followup study, *Arthritis Rheum* 38:1120–1127, 1995.

33. Mok CC, Lau CS, Wong RW: Risk factors for ovarian failure in patients with systemic lupus erythematosus receiving cyclophosphamide therapy, *Arthritis Rheum* 41:831–837, 1998.

34. Byrne J, Rasmussen SA, Steinhorn SC, et al.: Genetic disease in offspring of long-term survivors of childhood and adolescent cancer, *Am J Hum Genet* 62:45–52, 1998.

35. Malik SW, Myers JL, DeRemee RA, et al.: Lung toxicity associated with cyclophosphamide use: two distinct patterns, *Am J Respir Crit Care Med* 154(6 Pt 1):1851–1856, 1996.

36. Bressler RB, Huston DP: Water intoxication following moderate dose intravenous cyclophosphamide, *Arch Intern Med* 145:548–549, 1985.

37. Knysak DJ, McLean JA, Solomon WR, et al.: Immediate hypersensitivity reaction to cyclophosphamide, *Arthritis Rheum* 37:1101–1104, 1994.

38. Reinhold-Keller E, Mohr J, Christophers E, et al.: Mesna side effects which imitate vasculitis, *Clin Invest* 70:698–704, 1992.

39. Langford CA, Klippel JH, Balow JE, et al.: Use of cytotoxic agents and cyclosporine in the treatment of autoimmune disease, part 2: inflammatory bowel disease, systemic vasculitis, and therapeutic toxicity, *Ann Intern Med* 129:49–58, 1998.

40. Talar-Williams C, Hijazi YM, Walther MM, et al.: Cyclophosphamide induced cystitis and bladder cancer in patients with Wegener granulomatosis, *Ann Intern Med* 124:477–484, 1996.

41. Mukhtyar C, Guillevin L, Cid MC, et al.: EULAR recommendations for the management of primary small and medium vessel vasculitis, *Ann Rheum Dis* 68:310–317, 2009.

42. Ginzler EM, Dooley MA, Aranow C, et al.: Mycophenolate mofetil or intravenous cyclophosphamide for lupus nephritis, *N Engl J Med* 353:2219–2228, 2005.

43. Yates M, Watts RA, Bajema IM, et al.: EULAR/ERA-EDTA recommendations for the management of ANCA-associated vasculitis, *Ann Rheum Dis* 75:1583–1594, 2016.

44. Gordon C, Amissah-Arthur MB, Gayed M, et al.: The British Society for Rheumatology guideline for the management of systemic lupus erythematosus in adults: executive summary, *Rheumatology (Oxford)* 57:14–18, 2018.

45. Clowse ME, Magder L, Petri M: Cyclophosphamide for lupus during pregnancy, *Lupus* 14:593–597, 2005.

46. Ostensen M: Disease specific problems related to drug therapy in pregnancy, *Lupus* 13:746–750, 2004.

47. Anthony LB, Long QC, Struck RF, et al.: The effect of cimetidine on cyclophosphamide metabolism in rabbits, *Cancer Chemother Pharmacol* 27:125–130, 1990.

48. Alberts DS, Mason-Liddil N, Plezia PM, et al.: Lack of ranitidine effects on cyclophosphamide bone marrow toxicity or metabolism: a placebo-controlled clinical trial, *J Natl Cancer Inst* 83:1739–1742, 1991.

49. Allopurinol and cytotoxic drugs: interaction in relation to bone marrow depression. Boston collaborative drug surveillance program, *JAMA* 227:1036–1040, 1974.

50. Koseoglu V, Chiang J, Chan KW: Acquired pseudocholinesterase deficiency after high-dose cyclophosphamide, *Bone Marrow Transplant* 24:1367–1368, 1999.

51. van Scoik KG, Johnson CA, Porter WR: The pharmacology and metabolism of the thiopurine drugs 6-mercaptopurine and azathioprine, *Drug Metab Rev* 16:157–174, 1985.

52. van Os EC, Zins BJ, Sandborn WJ, et al.: Azathioprine pharmacokinetics after intravenous, oral, delayed release oral and rectal foam administration, *Gut* 39:63–68, 1996.

53. Stolk JN, Boerbooms AM, de Abreu RA, et al.: Reduced thiopurine methyltransferase activity and development of side effects of azathioprine treatment in patients with rheumatoid arthritis, *Arthritis Rheum* 41:1858–1866, 1998.

54. Bergan S, Rugstad HE, Bentdal O, et al.: Kinetics of mercaptopurine and thioguanine nucleotides in renal transplant recipients during azathioprine treatment, *Therap Drug Monit* 16:13–20, 1994.

55. Chocair PR, Duley JA, Simmonds HA, et al.: The importance of thiopurine methyltransferase activity for the use of azathioprine in transplant recipients, *Transplantation* 53:1051–1056, 1992.

56. Grootscholten C, Ligtenberg G, Hagen EC, et al.: Azathioprine/methylprednisolone versus cyclophosphamide in proliferative lupus nephritis: a randomized controlled trial, *Kidney Int* 70:732–742, 2006.

57. Contreras G, Pardo V, Leclercq B, et al.: Sequential therapies for

proliferative lupus nephritis, *N Engl J Med* 350:971–980, 2004.

58. Rahman P, Humphrey-Murto S, Gladman DD, et al.: Cytotoxic therapy in systemic lupus erythematosus: experience from a single center, *Medicine* 76:432–437, 1997.

59. Hamuryudan V, Ozyazgan Y, Hizli N, et al.: Azathioprine in Behçet's syndrome: effects on long-term prognosis, *Arthritis Rheum* 40:769–774, 1997.

60. Jones G, Crotty M, Brooks P: Psoriatic arthritis: a quantitative overview of therapeutic options. the psoriatic arthritis meta-analysis study group, *Br J Rheumatol* 36:95–99, 1997.

61. Benenson E, Fries JW, Heilig B, et al.: High-dose azathioprine pulse therapy as a new treatment option in patients with active Wegener's granulomatosis and lupus nephritis refractory or intolerant to cyclophosphamide, *Clin Rheumatol* 24:251–257, 2005.

62. Bérezné A, Ranque B, Valeyre D, et al.: Therapeutic strategy combining intravenous cyclophosphamide followed by oral azathioprine to treat worsening interstitial lung disease associated with systemic sclerosis: a retrospective multicenter open-label study, *J Rheumatol* 35:1064–1072, 2008.

63. Nero P, Rahman A, Isenberg DA: Does long term treatment with azathioprine predispose to malignancy and death in patients with systemic lupus erythematosus? *Ann Rheum Dis* 63:325–326, 2004.

64. Szumlanski CL, Honchel R, Scott MC, et al.: Human liver thiopurine methyltransferase pharmacogenetics: biochemical properties, liver erythrocyte correlation and presence of isozymes, *Pharmacogenetics* 2:148–159, 1992.

65. McLeod HL, Lin JS, Scott EP, et al.: Thiopurine methyltransferase activity in American white subjects and black subjects, *Clin Pharmacol Ther* 55:15–20, 1994.

66. Leipold G, Schutz E, Haas JP, et al.: Azathioprine-induced severe pancytopenia due to a homozygous two-point mutation of the thiopurine methyltransferase gene in a patient with juvenile HLA-B27-associated spondylarthritis, *Arthritis Rheum* 40:1896–1898, 1997.

67. Silman AJ, Petrie J, Hazleman B, et al.: Lymphoproliferative cancer and other malignancy in patients with rheumatoid arthritis treated with azathioprine: a 20 year follow up study, *Ann Rheum Dis* 47:988–992, 1988.

68. Fields CL, Robinson JW, Roy TM, et al.: Hypersensitivity reaction to azathioprine, *South Med J* 91:471–474, 1998.

69. Schedel J, Gödde A, Schütz E, et al.: Impact of thiopurine methyltransferase activity and 6-thioguanine nucleotide concentrations in patients with chronic inflammatory diseases, *Ann N Y Acad Sci* 1069:477–491, 2006.

70. Stassen PM, Derks RPH, Kallenberg CGM, et al.: Thiopurine-methyltransferase (TPMT) genotype and TPMT activity in patients with anti-neutrophil cytoplasmic antibody-associated vasculitis: relation to azathioprine maintenance treatment and adverse effects, *Ann Rheum Dis* 68:758–759, 2009.

71. Tani C, Mosca M, Colucci R, et al.: Genetic polymorphisms of thiopurine S-methyltransferase in a cohort of patients with systemic autoimmune diseases, *Clin Exp Rheumatol* 27:321–324, 2009.

72. Payne K, Newman W, Fargher E, et al.: TPMT testing: any better than routine monitoring? *Rheumatology* 46:727–729, 2007.

73. Cummins D, Sekar M, Halil O, et al.: Myelosuppression associated with azathioprine-allopurinol interaction after heart and lung transplantation, *Transplantation* 61:1661–1662, 1996.

74. Navascues RA, Gomez E, Rodriguez M, et al.: Safety of the allopurinol-mycophenolate mofetil combination in the treatment of hyperuricemia of kidney transplant recipients, *Nephron* 91:173–174, 2002.

75. de Boer NK, Jarbandhan SV, de Graaf P, et al.: Azathioprine use during pregnancy: unexpected intrauterine exposure to metabolites, *Am J Gastroenterol* 101:1390–1392, 2006.

76. Temprano KK, Bandlamudi R, Moore TL: Antirheumatic drugs in pregnancy and lactation, *Semin Arthritis Rheum* 35:112–121, 2005.

77. Goldstein LH, Dolinsky G, Greenberg R, et al.: Pregnancy outcome of women exposed to azathioprine during pregnancy, *Birth Defects Res A Clin Mol Teratol* 79:696–701, 2007.

78. Lipsky JJ: Mycophenolate mofetil, *Lancet* 348:1357–1359, 1996.

79. Ransom JT: Mechanism of action of mycophenolate mofetil, *Ther Drug Monit* 17:681–684, 1995.

80. Suthanthiran M, Strom TB: Immunoregulatory drugs: mechanistic basis for use in organ transplantation, *Pediatr Nephrol* 11:651–657, 1997.

81. Tang Q, Yang Y, Zhao M, et al.: Mycophenolic acid upregulates miR-142-3P/5P and miR-146a in lupus CD4+T cells, *Lupus* 24:935–942, 2015.

82. Smith KG, Isbel NM, Catton MG, et al.: Suppression of the humoral immune response by mycophenolate mofetil, *Nephrol Dial Transplant* 13:160–164, 1998.

83. Roos N, Poulalhon N, Farge D, et al.: In vitro evidence for a direct antifibrotic role of the immunosuppressive drug mycophenolate mofetil, *J Pharmacol Exp Ther* 321:583–589, 2007.

84. Bullingham RE, Nicholls AJ, Kamm BR: Clinical pharmacokinetics of mycophenolate mofetil, *Clin Pharmacokinet* 34:429–455, 1998.

85. van Hest RM, Mathot RA, Vulto AG, et al.: Within-patient variability of mycophenolic acid exposure: therapeutic drug monitoring from a clinical point of view, *Ther Drug Monit* 28:31–34, 2006.

86. Kuypers DR, Naesens M, Vermeire S, et al.: The impact of uridine diphosphate-glucuronosyltransferase 1A9 (UGT1A9) gene promoter region single-nucleotide polymorphisms T-275A and C-2152T on early mycophenolic acid dose-interval exposure in de novo renal allograft recipients, *Clin Pharmacol Ther* 78:351–361, 2005.

87. Meier-Kriesche HU, Shaw LM, Korecka M, et al.: Pharmacokinetics of mycophenolic acid in renal insufficiency, *Ther Drug Monit* 22:27–30, 2000.

88. Daleboudt GM, Reinders ME, den Hartigh J, et al.: Concentration-controlled treatment of lupus nephritis with mycophenolate mofetil, *Lupus* 22:171–179, 2013.

89. Alexander S, Fleming DH, Mathew BS, et al.: Pharmacokinetics of concentration-controlled mycophenolate mofetil in proliferative lupus nephritis: an observational cohort study, *Ther Drug Monit* 36:423–432, 2014.

90. Pourafshar N, Karimi A, Wen X, et al.: The utility of trough mycophenolate acid levels for the management of lupus nephritis, *Nephrol Dial Transpl* March 13, 2018 (Epub ahead of print).

91. Johnson HJ, Swan SK, Heim-Duthoy KL, et al.: The pharmacokinetics of a single oral dose of mycophenolate mofetil in patients with varying degrees of renal function, *Clin Pharmacol Ther* 63:512–518, 1998.

92. Chan TM, Li FK, Tang CS, et al.: Efficacy of mycophenolate mofetil in patients with diffuse proliferative lupus nephritis. Hong Kong-Guangzhou Nephrology Study Group, *N Engl J Med* 343:1156–1162, 2000.

93. Derk CT, Grace E, Shenin M, et al.: A prospective open-label study of mycophenolate mofetil for the treatment of diffuse systemic sclerosis, *Rheumatology (Oxford)* 48:1595–1599, 2009.

94. Langford CA, Talar-Williams C, Sneller MC: Mycophenolate mofetil for remission maintenance in the treatment of Wegener's granulomatosis, *Arthritis Rheum* 51:278–283, 2004.

95. Majithia V, Harisdangkul V: Mycophenolate mofetil (CellCept): an alternative therapy for autoimmune inflammatory myopathy, *Rheumatology (Oxford)* 44:386–389, 2005.

96. Rowin J, Amato AA, Deisher N, et al.: Mycophenolate mofetil in dermatomyositis: is it safe? *Neurology* 66:1245–1247, 2006.

97. Touma Z, Gladman DD, Urowitz MB, et al.: Mycophenolate mofetil for induction treatment of lupus nephritis: a systematic review and meta-analysis, *J Rheumatol* 38:39–78, 2011.

98. Henderson L, Masson P, Craig JC, et al.: Treatment for lupus nephritis, *Cochrane Database Syst Rev* 12:CD0022922, 2012.

99. Maneiro JR, Lopez-Canoa N, Salgado E, et al.: Maintenance therapy of lupus nephritis with mycophenolate or azathioprine: a systematic review and meta-analysis, *Rheumatology* 53:834–838,

2014.

100. Stoenoiu MS, Aydin S, Tektonidou M, et al.: Repeat kidney biopsies fail to detect differences between azathioprine and mycophenolate mofetil maintenance therapy for lupus nephritis: data from the MAINTAIN Nephritis Trial, *Nephrol Dial Transpl* 27:1924–1930, 2012.

101. Ordi-Ros J, Sáez-Comet L, Pérez-Conessa M, et al.: Enteric-coated mycophenolate sodium versus azathioprine in patients with active systemic lupus erythematosus: a randomised clinical trial, *Ann Rheum Dis* 76:1575–1582, 2017.

102. Palmer SC, Tunnicliffe DJ, Singh-Grewal D, et al.: Induction and maintenance immunosuppression treatment of proliferative lupus nephritis: a network meta-analysis of randomized trials, *Am J Kidney Dis* 70:324–336, 2017.

103. Ntatsaki E, Carruthers D, Chakravarty K, et al.: BSR and BHPR guideline for the management of adults with ANCA-associated vasculitis, *Rheumatology* 53:2306–2309, 2014.

104. Hiemstra TF, Walsh M, Mahr A, et al.: Mycophenolate mofetil vs azathioprine for remission maintenance in antineutrophil cytoplasmic antibody-associated vasculitis: a randomized controlled trial, *JAMA* 304:2381–2388, 2010.

105. Draibe J, Poveda R, Fulladosa X, et al.: Use of mycophenolate in ANCA-associated renal vasculitis: 13 years of experience at a university hospital, *Nephrol Dial Transpl* (Suppl1)i132–i137, 2015. C-2152T on early mycophenolic acid dose-interval exposure in de novo renal allograft recipients, *Clin Pharmacol Ther* 78:351–361, 2005.

87. Meier-Kriesche HU, Shaw LM, Korecka M, et al.: Pharmacokinetics of mycophenolic acid in renal insufficiency, *Ther Drug Monit* 22:27–30, 2000.

88. Daleboudt GM, Reinders ME, den Hartigh J, et al.: Concentration-controlled treatment of lupus nephritis with mycophenolate mofetil, *Lupus* 22:171–179, 2013.

89. Alexander S, Fleming DH, Mathew BS, et al.: Pharmacokinetics of concentration-controlled mycophenolate mofetil in proliferative lupus nephritis: an observational cohort study, *Ther Drug Monit* 36:423–432, 2014.

90. Pourafshar N, Karimi A, Wen X, et al.: The utility of trough mycophenolate acid levels for the management of lupus nephritis, *Nephrol Dial Transpl* March 13, 2018 (Epub ahead of print).

91. Johnson HJ, Swan SK, Heim-Duthoy KL, et al.: The pharmacokinetics of a single oral dose of mycophenolate mofetil in patients with varying degrees of renal function, *Clin Pharmacol Ther* 63:512–518, 1998.

92. Chan TM, Li FK, Tang CS, et al.: Efficacy of mycophenolate mofetil in patients with diffuse proliferative lupus nephritis. Hong Kong-Guangzhou Nephrology Study Group, *N Engl J Med* 343:1156–1162, 2000.

93. Derk CT, Grace E, Shenin M, et al.: A prospective open-label study of mycophenolate mofetil for the treatment of diffuse systemic sclerosis, *Rheumatology (Oxford)* 48:1595–1599, 2009.

94. Langford CA, Talar-Williams C, Sneller MC: Mycophenolate mofetil for remission maintenance in the treatment of Wegener's granulomatosis, *Arthritis Rheum* 51:278–283, 2004.

95. Majithia V, Harisdangkul V: Mycophenolate mofetil (CellCept): an alternative therapy for autoimmune inflammatory myopathy, *Rheumatology (Oxford)* 44:386–389, 2005.

96. Rowin J, Amato AA, Deisher N, et al.: Mycophenolate mofetil in dermatomyositis: is it safe? *Neurology* 66:1245–1247, 2006.

97. Touma Z, Gladman DD, Urowitz MB, et al.: Mycophenolate mofetil for induction treatment of lupus nephritis: a systematic review and meta-analysis, *J Rheumatol* 38:39–78, 2011.

98. Henderson L, Masson P, Craig JC, et al.: Treatment for lupus nephritis, *Cochrane Database Syst Rev* 12:CD0022922, 2012.

99. Maneiro JR, Lopez-Canoa N, Salgado E, et al.: Maintenance therapy of lupus nephritis with mycophenolate or azathioprine: a systematic review and meta-analysis, *Rheumatology* 53:834–838, 2014.

100. Stoenoiu MS, Aydin S, Tektonidou M, et al.: Repeat kidney biopsies fail to detect differences between azathioprine and mycophenolate mofetil maintenance therapy for lupus nephritis: data from the MAINTAIN Nephritis Trial, *Nephrol Dial Transpl* 27:1924–1930, 2012.

101. Ordi-Ros J, Sáez-Comet L, Pérez-Conessa M, et al.: Enteric-coated mycophenolate sodium versus azathioprine in patients with active systemic lupus erythematosus: a randomised clinical trial, *Ann Rheum Dis* 76:1575–1582, 2017.

102. Palmer SC, Tunnicliffe DJ, Singh-Grewal D, et al.: Induction and maintenance immunosuppression treatment of proliferative lupus nephritis: a network meta-analysis of randomized trials, *Am J Kidney Dis* 70:324–336, 2017.

103. Ntatsaki E, Carruthers D, Chakravarty K, et al.: BSR and BHPR guideline for the management of adults with ANCA-associated vasculitis, *Rheumatology* 53:2306–2309, 2014.

104. Hiemstra TF, Walsh M, Mahr A, et al.: Mycophenolate mofetil vs azathioprine for remission maintenance in antineutrophil cytoplasmic antibody-associated vasculitis: a randomized controlled trial, *JAMA* 304:2381–2388, 2010.

105. Draibe J, Poveda R, Fulladosa X, et al.: Use of mycophenolate in ANCA-associated renal vasculitis: 13 years of experience at a university hospital, *Nephrol Dial Transpl* (Suppl1)i132–i137, 2015.

106. Pisoni CN, Cuadrado MJ, Khamashta MA, et al.: Mycophenolate mofetil treatment in resistant myositis, *Rheumatology (Oxford)* 46:516–518, 2007.

107. Morganroth PA, Kreider ME, Werth VP: Mycophenolate mofetil for interstitial lung disease in dermatomyositis, *Arthritis Care Res* 62:1496–1501, 2010.

108. Saketkoo LA, Espinoza LR: Rheumatoid arthritis interstitial lung disease: mycophenolate mofetil as an antifibrotic and disease-modifying antirheumatic drug, *Arch Intern Med* 168:1718–1719, 2008.

109. Gerbino AJ, Goss CH, Molitor JA: Effect of mycophenolate mofetil on pulmonary function in scleroderma-associated interstitial lung disease, *Chest* 133:455–460, 2008.

110. Tashkin DP, Roth MD, Clements PJ, et al.: Mycophenolate mofetil versus oral cyclophosphamide in scleroderma-related interstitial lung disease (SLE II): a randomized controlled, double-blind, parallel group trial, *Lancet Respir Med* 4:708–719, 2016.

111. Volkmann ER, Tashkin DP, Li N, et al.: Mycophenolate mofetil versus placebo for systemic sclerosis-related interstitial lung disease: an analysis of scleroderma lung studies I and II, *Arthritis Rheumatol* 69:1451–1460, 2017.

112. Namas R, Tashkin DP, Furst DE, et al.: Efficacy of mycophenolate mofetil and oral cyclophosphamide on skin thickness: post-hoc analyses from two randomized placebo-controlled trials, *Arthritis Care Res* 70:439–444, 2018.

113. Herrick AL, Pan X, Peytrignet S, et al.: Treatment outcome in early diffuse cutaneous systemic sclerosis: the European Scleroderma Observational Study (ESOS), *Ann Rheum Dis* 76:1207–1218, 2017.

114. Hinchcliff M, Toledo DM, Taroni JN, et al.: Mycophenolate mofetil treatment of systemic sclerosis reduces myeloid cell numbers and attenuates the inflammatory gene signature in skin, *J Invest Dermatol* 138:1301–1310, 2018.

115. Riskalla MM, Somers EC, Fatica RA, et al.: Tolerability of mycophenolate mofetil in patients with systemic lupus erythematosus, *J Rheumatol* 30:1508–1512, 2003.

116. Behrend M, Braun F: Enteric-coated mycophenolate sodium: tolerability profile compared with mycophenolate mofetil, *Drugs* 65:1037–1050, 2005.

117. Maimouni H, Gladmann DD, Ibanez D, et al.: Switching treatment between mycophenolate mofetil and azathioprine in lupus patients: indications and outcomes, *Arthritis Care Res (Hoboken)* 66:1905–1909, 2014.

118. Fischer-Betz R, Specker C, Brinks R, et al.: Low risk of renal flares and negative outcomes in women with lupus nephritis conceiving after switching from mycophenolate mofetil to azathioprine, *Rheumatology* 52:1070–1076, 2013.

119. Bullingham R, Shah J, Goldblum R, et al.: Effects of food and antacid on the pharmacokinetics of single doses of mycophenolate mofetil in rheumatoid arthritis patients, *Br J Clin Pharmacol* 41:513–516, 1996.

120. Kuypers DR, Verleden G, Naesens M, et al.: Drug interaction between mycophenolate mofetil and rifampin: possible induction of uridine diphosphate-glucuronosyltransferase, *Clin Pharmacol Ther* 78:81–88, 2005.

第 66 章

抗细胞因子治疗

原著 KATHARINE MCCARTHY, ARTHUR KAVANAUGH, CHRISTOPHER T. RITCHLIN

崔少欣 译 靳洪涛 校

关键点

- 抑制一个关键的细胞因子可以有效地治疗免疫介导的炎症性疾病。
- 类风湿关节炎（RA）、银屑病关节炎（PsA）和中轴型脊柱关节炎（AxSpA）使用肿瘤坏死因子（TNF）抑制剂治疗，可以显著降低影像学进展，减轻症状，改善生活质量，有助于维持关节功能。大多数患者至少有部分反应。RA 患者使用 TNF 抑制剂联合甲氨蝶呤可更大获益。
- 维持 TNF 抑制剂临床疗效通常需要持续治疗。然而，对于低疾病活动度的患者，早期应用，有可能得到长期缓解。
- TNF 抑制剂治疗克罗恩病、溃疡性结肠炎、幼年型特发性关节炎、化脓性汗腺炎和葡萄膜炎有效；然而在血管炎（肉芽肿性多血管炎和颞动脉炎）中无效。
- IL-6 抑制剂对 RA 有效，对激素难治性或激素减量复发的巨细胞动脉炎也有效。
- 尽管 IL-1 抑制剂对 RA 疗效有限，但对某些自身炎症性疾病（如周期性发热综合征）和晶体性关节炎非常有效。
- IL-12/23 抑制剂对银屑病关节炎、银屑病和克罗恩病有效，并被批准用于治疗这些疾病，在系统性红斑狼疮（SLE）治疗中也有强有力的数据。
- IL-17 抑制剂对银屑病关节炎、银屑病和强直性脊柱炎有效。联合用药，如 TNF 和 IL-17 抑制剂联合应用的额外受益和风险，还需进一步研究。

引言

对引发并维持炎症及组织损伤的关键细胞因子的深入研究，促进了以炎性细胞因子为靶点的生物治疗的发展。细胞因子是一种小型的分泌蛋白，可以促进细胞间的信息传递和广泛的相互作用[1]。大量研究证实，特异性的促炎因子包括 TNF、白介素（IL）-1、IL-6、IL-17 和 IL-23，上调并特征性地存在于某些炎性疾病的血液和（或）组织中[2,3]。抗细胞因子治疗，或阻断细胞因子作用的药物，由于其能够减轻炎症和疼痛，极大地减缓组织损伤和疾病进展，很大程度上改变了免疫性炎症性疾病的治疗模式。在整个疾病谱中，抗细胞因子治疗极大地改善了患者的生活质量和机体的功能状态。生物治疗药物是大小、形状和组成成分各不相同的复杂分子，因此会影响调控分子的结合并抑制整个炎症过程。了解抗细胞因子治疗的药理学对于预测药物治疗的疗效和潜在副作用至关重要。

随着包括 TNF 和 IL-1、IL-6、IL-17 和 IL-23 在内的参与调控炎症的关键细胞因子的发现，药物研发工作旨在优化选择性、效力和总体疗效，同时最大限度地减少药物结合的不良反应和副作用。最初的体外研究优化了药物分子的药效学结合，随后在动物和人体内研究了药代动力学，包括药物吸收、代谢和药物的整体安全性。理想的生物分子确定后，它的生产和制造将是一个复杂而费力的过程，经常会出现产品内在变化。与传统的化学合成小分子药物，包括传统的改善病情抗风湿药（DMARDs），如甲氨蝶呤、来氟米特和羟氯喹相比，生物产品的设计和制造采用重组 DNA 技术，包括在需要细胞培养的载体中复制、分离和纯化。与原参比产物相比，生产过程或细胞系上的微小差异也会导致所产生的蛋白质分子发生变化[4,5]。总之，抗细胞因子治疗的结构和功能是一个涉及多种成分的复杂关系。

肿瘤坏死因子

肿瘤坏死因子与炎症

肿瘤坏死因子（TNF）是一种多功能细胞因子，对多种细胞类型具有多向作用。它是维持宿主防御的关键，在多种慢性炎症性疾病的发病机制中起着重要作用[6]。其作用广泛，一部分是由于它能与两种不同的受体结合，跨膜型 TNF 和可溶性 TNF 都参与炎症过程；跨膜型 TNF 对细胞间信号和局部炎症至关重要，而可溶性 TNF 可以在远离 TNF 的产生部位起作用[7]。55 kDa 蛋白（p55/TNFRI）和 75 kDa 蛋白（p75/TNFRII）两种不同的受体，由不同的信号通路介导[8,9]。这两种受体在亲和力、信号特性和主要功能上有所不同[10,11]。

TNF 是类风湿关节炎（RA）、银屑病关节炎、银屑病和炎症性肠病发病机制中的关键细胞因子。许多不同的炎症细胞分泌肿瘤坏死因子；然而，在上述炎症条件下，肿瘤坏死因子主要由活化的巨噬细胞产生。人类 TNF 被合成并在质膜上表达为 26 kDa 的跨膜蛋白，可以被一种特异性金属蛋白酶（TNF 转换酶）裂解。蛋白裂解后，TNF 转化为 17 kDa 的可溶性蛋白，这种蛋白通过寡聚形成活性的同型三聚体。TNF 的作用是通过两种结构不同的受体介导：TNF-RI（55 kDa，CD120a），促进 IL-1、IL-6 和 GM-CSF 等其他细胞因子的释放；以及 TNF-RII（75 kDa，CD120b），激活稳态和修复功能[12]。这两种受体在结合亲和力、信号特征和主要功能方面存在差异[12,13]。TNF 与其受体结合后启动了多条信号通路。信号级联反应包括激活转录因子 [比如核因子 κB（NF-κB）]、蛋白激酶 [一种介导细胞对炎症刺激物应答的细胞内酶，如 c-JunN- 末端激酶（JNK）和 p38 丝裂原活化蛋白（MAP）激酶] 和蛋白酶（一种能够裂解肽键的酶，如胱天蛋白酶）的激活。

TNF 可能通过许多机制促成炎性关节炎发病，包括诱导其他促炎细胞因子（如 IL-1、IL-6）和趋化因子（如 IL-8）；通过增加内皮层的通透性和黏附分子的表达及功能来促进白细胞迁移；使多种细胞活化；诱导急性期反应物和其他蛋白的合成，包括由滑膜细胞或软骨细胞产生的组织降解酶（基质金属蛋白酶）。TNF 介导多种炎症反应的重要作用为以其为靶点治疗系统性炎症性疾病提供了理论依据。最初，动物研究证明，含单克隆抗体或可溶性 TNF-R 结构的 TNF 抑制剂可改善炎症的症状并使关节免遭破坏[7,14]。后来，人类通过试验证实了这些化合物的确切疗效[15]。

肿瘤坏死因子抑制剂的作用机制

TNF 抑制剂可能通过多种作用机制在 RA 和其他疾病中发挥临床疗效（表 66-1）。但是任一作用机制与特定临床疗效方面的确切关系尚有待进一步证实。然而，下调局部和全身性促炎细胞因子，减少淋巴细胞活化及其向关节部位的转移可能是最主要的作用机制。例如抗 TNF 单克隆抗体治疗后，血清 IL-6 和 IL-1 水平显著降低[16]。TNF 的减少以及随之而来的 IL-1 下降可能减少基质金属蛋白酶（MMP）的合成以及其他降解酶类的产生。一系列研究表明，在抗 TNF 治疗后，MMP-3 酶原和 MMP-1 酶原明显减少[17-19]。

表 66-1　TNF 抑制剂的可能作用机制
减少其他炎症介质的产生
细胞因子（如 IL-1、IL-6、GM-CSF）
趋化因子（如 IL-8）
降解酶类（如 MMPs）
急性期反应物（如 C 反应蛋白）
改变血管功能，白细胞的趋化和活化
降低黏附分子的表达和功能
抑制血管新生
调节免疫活性细胞的功能
T 细胞
使 CD3-T 细胞受体信号的活化阈值正常化
改变 Th1/Th2 表型，细胞因子分泌增加调节型 T 细胞的数量和功能
诱导细胞凋亡（?）
单核细胞和巨噬细胞
调节 HLA-DR 表达
增加细胞凋亡（?）

GM-CSF，粒细胞 - 巨噬细胞集落刺激因子；HLA-DR，人类白细胞抗原 DR；MMPs，基质金属蛋白酶；Th，T 辅助细胞

抗 TNF 治疗与 RA 患者淋巴细胞迁移至关节内减少有关，通过使用放射性标记物的粒细胞试验证实，抗 TNF 单克隆抗体能显著减少细胞向受累关节的迁移[20]。此外，治疗后的关节滑膜活组织检查显示细胞浸润减少，仅有少量 T 细胞和巨噬细胞[21]。这些作用均继发于滑膜组织内皮黏附分子表达减少。

抗 TNF 单克隆抗体治疗可导致可溶性细胞间黏附分子 -1（ICAM-1）和 E- 选择素（CD62E）减少，这种减少呈剂量依赖性[20]。抗 TNF 治疗所引起的可溶性 E- 选择素、可溶性 ICAM-1 以及循环中淋巴细胞的改变与临床疗效密切相关。血管内皮生长因子（vascular endothelial growth factor，VEGF）是一种潜在的内皮细胞特异性血管生成因子，由滑膜产生，是血管翳中新血管形成的重要调控因素。通过抗 TNF 治疗，RA 患者血清中的 VEGF 水平明显下降，观察发现这一现象与这些患者临床症状的改善密不可分[22]。由于 RA 关节滑膜最突出的特征是新生血管形成，所以很多研究都是围绕炎症与血管生成之间的相互联系展开的。对内皮组织的多种生物学标志物（如血管性血友病因子、CD31）和新生血管组织（αvβ3）的计算机处理图像分析显示，抗 TNF 治疗后血管分布减少。TNF 抑制剂还可能有许多其他作用机制（表 66-1），但其调控环节以及时间和空间的相互作用还不十分清楚。

TNF 抑制剂

所有以 TNF 抑制剂为导向的生物制剂都是能与膜 TNF 和可溶性 TNF 结合的重组蛋白；然而，结构对结合特异性和形成药物配体复合物的能力有很大影响（图 66-1）。特异性的不同影响膜 TNF、可溶性 TNF 和淋巴毒素的结合程度，而价态决定了药物配体结合位点的数量以及交联和形成巨型复合物的能力。此外，Fc 段的差异还会影响免疫原性和药物与配体的结合[23]。一般来说，由于重组蛋白较大，不能在肝或肾代谢，因此肝或肾损伤一般不会显著改变药物的清除率或浓度。考虑到分布的体积，大多数靶向 TNF 的分子主要分布在血管腔内；然而，每种药物在炎症部位的吸收不同，这取决于局部因素，如血管和内皮通透性。

这五种药物都是大分子 TNF 抑制剂，它们在药理学和药效学上的差异见表 66-2[10]。单克隆抗体英夫利昔单抗、阿达木单抗、戈利木单抗和赛妥珠单抗对 TNF 具有特异性，而依那西普可以与 TNF 和淋巴毒素 -α（LT-α，以前曾被认为是淋巴毒素）两者结合。除了赛妥珠单抗外，这些药物都能影响 Fc 介导

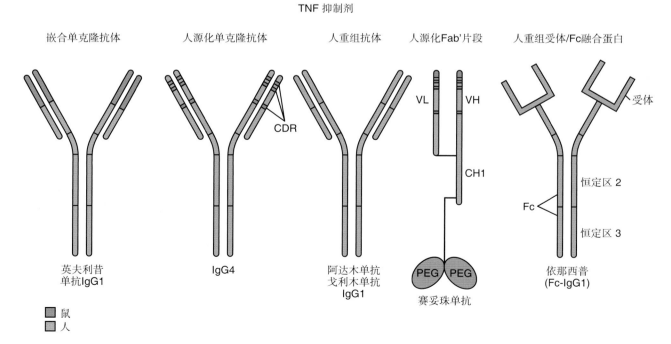

TNF 抑制剂

嵌合单克隆抗体　　人源化单克隆抗体　　人重组抗体　　人源化Fab'片段　　人重组受体/Fc融合蛋白

英夫利昔单抗IgG1　　IgG4　　阿达木单抗 戈利木单抗 IgG1　　赛妥珠单抗　　依那西普（Fc-IgG1）

■ 鼠
■ 人

图 66-1　英夫利昔单抗、依那西普、阿达木单抗、戈利木单抗和赛妥珠单抗的结构。CDR，互补决定区；CH1，补体结合；Fc，结晶片段；PEG，聚乙二醇；TNF，肿瘤坏死因子；VH，重链可变区；VL，轻链可变区

表 66-2 TNF 抑制剂的药代动力学特征

	英夫利昔单抗	阿达木单抗	戈利木单抗	赛妥珠单抗	依那西普
结构	嵌合单抗	人 IgG$_1$ 单抗	人 IgG1k 单抗	聚乙二醇化 Fab 单抗片段	TNFR2Fc 融合蛋白
配体	sTNF tmTNF	sTNF tmTNF	sTNF tmTNF	sTNF tmTNF	sTNF、tmTNF、TNFβ
吸收					
• 生物利用度	N/A	64%	53% 皮下注射	80%	58%
• T$_{max}$	2.5 小时	5.5±2.3 天	2～6 天	2～7 天	2.9±1.4 天
分布					
• Vd	4.5～6 L	4.7～6 L	58～126 ml/kg	4.7～8 L	6～11 L
代谢半衰期	7.7～9.5 天	14±4 天	14 天	14 天	4.3±1.3 天
清除	蛋白酶降解				
给药途径	静脉注射	皮下注射	静脉注射或皮下注射	皮下注射	皮下注射
剂量	第 0、2、6 周及以后每隔 8 周 3～5 mg/kg（最大量可调整为每 4 周）	每 2 周 40 mg（最大量可调整为每周）	第 0、4 周 2 mg/kg 静脉注射，以后每 8 周或者 50 mg 皮下注射，每个月 1 次	400 mg 每个月 1 次，或者 200 mg 每 2 周 1 次	50 mg 每周 1 次或者 25 mg 每周 2 次
免疫复合物形成	+++	+++	+++	−	+
甲氨蝶呤的作用	抗英夫利昔单抗抗体的发生率较低	药物清除率下降高达 44%	浓度增加 21%～52% 抗戈利木单抗抗体从 7% 降至 2%	抗赛妥珠单抗抗体的发生率较低	无改变

T$_{max}$，达到最大浓度的时间；Vd，分布体积

的功能，比如补体依赖的细胞溶解和抗体依赖的细胞介导的细胞毒性作用，都可与可溶性跨膜 TNF 结合，但在亲和力方面有所不同。其他方面的差别，比如对细胞因子分泌的影响，已有一些体外研究报道[11]。这五种药物在细胞凋亡方面也有差异。抗 TNF 单克隆抗体英夫利昔单抗和可溶性受体结构的依那西普两者均能够诱导 RA 患者滑膜巨噬细胞凋亡[24,25]。然而，使用研究剂量的依那西普治疗克罗恩病是无效的，且不能诱导其细胞凋亡；相反，抗 TNF 单克隆抗体英夫利昔单抗和阿达木单抗对克罗恩病均有效，并且能够诱导高度活化的淋巴细胞凋亡[26]。然而，赛妥珠单抗对克罗恩病有效，但不能诱导细胞凋亡。各种 TNF 抑制剂疗效和毒副作用的差异有待进一步研究。

英夫利昔单抗

英夫利昔单抗是美国食品与药品管理局（FDA）批准的第一个针对 TNF 的单克隆抗体。英夫利昔单抗由与人 IgG1k 的恒定区域相连的鼠类单克隆抗体衍生的可变轻链和重链组成，其结构 70% 来自于人。英夫利昔单抗中和可溶性和跨膜形式的肿瘤坏死因子；但是，它不结合或中和肿瘤坏死因子 -β。英夫利昔单抗和甲氨蝶呤联合治疗导致英夫利昔单抗清除率降低[27]。

依那西普

依那西普是 FDA 批准的第一种皮下注射给药的肿瘤坏死因子抑制剂，由 p75 肿瘤坏死因子受体的二聚体组成。依那西普在肿瘤坏死因子抑制剂中是独一无二的，因为它能抑制肿瘤坏死因子和淋巴毒素与细胞表面肿瘤坏死因子受体的结合。

阿达木单抗

阿达木单抗是一种皮下注射的重组人 IgG1 单克隆抗体。它特异性地与肿瘤坏死因子结合，并阻断与 p55/TNFRⅠ和 p75/TNFRⅡ 细胞表面受体的相互作用，但与依那西普不同的是，它不结合或灭活淋巴毒

素。甲氨蝶呤降低了总清除率，没有甲氨蝶呤时其稳态浓度（CSS）为 5 μg/ml，而同时接受甲氨蝶呤治疗时 CSS 为 8 ~ 9 μg/ml。此外，抗阿达木单抗抗体的存在会导致更大的药物清除率[28,29]。

戈利木单抗

戈利木单抗既可皮下注射，也可静脉输注，是另一种可与可溶性和跨膜 TNF 结合的人类单克隆抗体，但它不结合或中和淋巴毒素。同时联用甲氨蝶呤可使戈利木单抗平均稳态浓度随疾病状况不同而增加 21% ~ 52%，同时也可将抗戈利木单抗抗体从 7% 降至 2%[30]。

赛妥珠单抗

赛妥珠单抗是一种与 40 kDa 聚乙二醇（PEG2MAL40K）偶联的重组人源化抗体 Fab′ 片段。Fab′ 片段由 214 个氨基酸的轻链和 229 个氨基酸的重链组成，具有选择性中和跨膜和可溶性肿瘤坏死因子的特异性，但不能中和肿瘤坏死因子 β。

赛妥珠单抗不具备完全抗体中才有的 Fc 区域，因此，它不固定补体，不诱导抗体依赖的细胞介导的细胞毒作用，也不会引起中性粒细胞脱颗粒。抗赛妥珠单抗抗体的存在与其清除增加 3.6 倍有关。甲氨蝶呤对赛妥珠单抗药代动力学的影响尚未得到广泛研究，然而，两者联合治疗可降低自身抗体的发生率，因此更有可能维持治疗性血浆水平[31]。

肿瘤坏死因子抑制剂的疗效

类风湿关节炎

英夫利昔单抗、依那西普、阿达木单抗、戈利木单抗（皮下注射和静脉注射）和赛妥珠单抗在全球许多国家都被批准用于 RA 的治疗。初步研究证实了不同剂量的 TNF 抑制剂的有效性和耐受性，并确定了最佳剂量[32-39]。与 MTX 联合治疗，即使是相对较低的剂量 7.5 mg/w，也能增强这些药物的临床效果；对于英夫利昔单抗和阿达木单抗，联用 MTX 可降低免疫原性[40]。几乎所有后续的使用肿瘤坏死因子抑制剂治疗类风湿关节炎的研究都采用了这种联合治疗方法。

这五种药物的疗效都经过了重要的 III 期临床试验确定（表 66-3）。根据美国风湿病学会（ACR）标准评估这些药物的疗效都优于单用甲氨蝶呤[41]。此外，TNF 抑制剂还能显著改善患者的活动功能和生活质量[25,42,43]。更为显著的是，患者接受 TNF 抑制剂治疗后，其影像学改变评分提示关节损害的进展大大减慢[39,43,44]。

银屑病关节炎

TNF 抑制剂在 RA 中的显著疗效推动了这些药物在 PsA 中的研究。多个随机临床试验显示，五种 TNF 抑制剂在降低疾病活动度、提高生活质量、改善功能、减缓疾病进展和影像学方面的显著疗效和 RA 相似（表 66-3）。此外，特殊的临床表现如皮肤和指甲银屑病、附着点炎和指（趾）炎也有显著疗效[45]。肿瘤坏死因子能否抑制中轴的症状和体征尚未得到证实，但是对强直性脊柱炎是有效的（见后文），因此普遍认为它们可以减轻 PsA 的脊柱和骶髂关节炎。与 RA 相比，依那西普和甲氨蝶呤联用的疗效并不优于单用依那西普。在 SEAM 试验中，研究了 MTX 与依那西普单一疗法和联合治疗 PsA 的有效性和安全性[46]。依那西普的疗效明显优于单用甲氨蝶呤，但甲氨蝶呤在关节、皮肤和体感方面疗效显著，然而，MTX 和依那西普联合应用的疗效并不优于单用依那西普。尚无甲氨蝶呤和其他肿瘤坏死因子抑制剂联合应用的对照研究，预测结果是类似的。

强直性脊柱炎

五种肿瘤坏死因子抑制剂在 AS 的 III 期试验中得到广泛研究（表 66-3），它们均能缓解 AS 症状，疗效相似。研究还表明，TNF 抑制剂可改善 AS 患者与健康相关的生活质量、患者报告结局、贫血、CRP 水平和睡眠质量[47]。TNF 抑制剂可以控制脊柱炎症，这可以通过不同的 MRI 序列来测定。III 期数据与接受 TNF 抑制剂治疗的原始队列中的受试者的初步比较表明，TNF 抑制剂并不能抑制通过韧带骨赘的形成来评估的影像学进展。随后对倾向评分相匹配的纵向队列患者分析，确实显示早期和持续使用 TNF 抑制剂治疗 AS 可抑制放射学进展[48]。

根据 2009 年修订的 AS 分类标准中提出的放射学阴性中轴型脊柱关节炎一词[49,50]，已证实五种 TNF 抑制剂均对不符合 AS 放射学标准但符合 AxSpA 标准的患者有效。最近一项试验证实赛妥珠单抗对放射学

表 66-3　抗细胞因子治疗免疫介导的炎性疾病疗效观察

生物制剂	靶向	RA/PsA：%ACR20（%PBO）/wks AxSpA：%ASAS 或 BASDAI（%PBO）/wks	参考文献
依那西普	TNF RA	n=234：59（11）/24	Moreland et al[25]
	TNF PsA	n=205：59（15）/24	Mease et al[139]
	rAxSpA	n=277：57（22）/24 ASAS20	Davis et al[140]
英夫利昔单抗（静脉注射）	TNF RA	n=428：52（17）/54	Lipsky et al[141]
	TNF PsA	n=104：65（10）/16	Antoni et al[142]
	rAxSpA	n=70：50（9）/12 BASDAI50	Braun et al[143]
阿达木单抗	TNF RA	n=271：57（14）/24	Weinblatt et al[44]
	TNF PsA	n=313：58（14）/12	Mease et al[144]
	rAxSpA	n=208：58（21）/12 ASAS20	van der Heijde et al[145]
戈利木单抗	TNF RA	n=444：56（33）/24	Keystone et al[57]
	TNF PsA	n=403：51（9）/14	Kavanaugh et al[107]
	rAxSpA	n=356：60（22）/14 ASAS20	Inman et al[146]
赛妥珠单抗	TNF RA	n=982：61（14）/24	Keystone et al[147]
	TNF PsA	n=409：58（24）/24	Mease et al[148]
	rAxSpA	n=325：64（38）：12 ASAS20	Landewe et al[149]
阿那白滞素	IL-1R RA	n=506：38（22）/24	Cohen et al[150]
托珠单抗（静脉注射）	IL-6R RA	n=359：61（41）/16	Maini et al[151]
沙立鲁单抗	IL-6R RA	n=1369：66（33）/24	Genovese et al[152]
乌司奴单抗	IL-12/23 PsA	n=615：50（23）/24	McInnes et al[153]
司库奇尤单抗	IL-17 PsA	n=394：54（7）/24	McInnes et al[154]
	IL-17rAxSpA	n=371：60（29）/16 ASAS20	Baeten et al[155]
依奇珠单抗	IL-17PsA	n=417：62（30）/24	Mease et al[156]
	IL-17 rAxSpA	n=341：48（18）/16 ASAS40	van der Heijde et al[157]

ACR20，美国风湿病学会反应标准；ASAS，国际强直性脊柱炎评估工作组；BASDAI，Bath 强直性脊柱炎疾病活动指数；PSA，银屑病关节炎；RA，类风湿关节炎；rAxSpA，放射学阳性中轴型脊柱关节炎

阴性 AxSpA 有效，是 FDA 批准的第一种用于该适应证的 TNF 抑制剂[51]。

其他免疫介导的炎症性疾病的治疗

　　TNF 抑制剂在克罗恩病、幼年型特发性关节炎和银屑病中的疗效和安全性已经明确[52,53]。

　　基于 TNF 抑制剂对一系列免疫炎症性疾病的良好作用，这些药物已被用于多种其他疾病，包括幼年型特发性关节炎、葡萄膜炎、结节病、干燥综合征、白塞病、炎性肌病和各种类型的血管炎。值得注意的是，尽管有许多有关这些疾病的病案报告或少量非对照的临床研究，但是尚缺乏来自对照试验的结论性资料。最有效的临床疗效观察可能来自对葡萄膜炎和化脓性汗腺炎的治疗，尤其是应用抗 TNF 单克隆抗体类患者[54]。当然有时在非对照试验中有前景的结果在对照试验中不能得到证实。例如，普遍认为依那西普可能是治疗肉芽肿性多血管炎（GPA，以前称为韦格纳肉芽肿）的有效药物。然而，在一项安慰剂对照试验中，对肉芽肿性多血管炎患者进行诱导缓解和维持治疗，除了标准治疗之外，还给予依那西普治疗。依那西普没有取得显著的临床改善，最重要的是，应用依那西普的受试者患实体恶性肿瘤的风险比单独应

用环磷酰胺的患者更高。

尽管有证据表明肿瘤坏死因子抑制剂能够导致某些自身抗体产生，甚至出现狼疮样症状，但肿瘤坏死因子抑制剂的安全性和有效性已经在一小部分系统性红斑狼疮（SLE）患者中得到了认可[55]。英夫利昔单抗治疗后，有关节受累的患者关节炎症状得到了缓解，尿蛋白也显著减少。在这项小型研究中，TNF抑制剂治疗后并没有出现 SLE 活动性增高的不良事件，然而，正如所料，抗双链 DNA 抗体和抗心磷脂抗体水平确实增多了。

毒副作用

依那西普、英夫利昔单抗、阿达木单抗、戈利木单抗和赛妥珠单抗的临床试验都显示出患者对药物的良好耐受性[25,38,39,43,44,56-63]。而且对最初参加临床试验的患者的长期随访为药物的安全性提供了更多的证据。由于 TNF 不仅在自身免疫性疾病的发病机制中起关键作用，同时也是正常免疫平衡所不可或缺的，所以药物使用时仍需考虑一些安全因素，例如引起感染和肿瘤的潜在危险，这与药物的合理临床使用密切相关[64]。

药物安全监测可发现其他一些与药物相关的不良反应。TNF 抑制剂相关不良事件分为药物相关性和目标相关性两类[65]（表 66-4）。不同种类的 TNF 抑制剂，其注射部位反应、输液反应以及免疫原性和结局亦不同。而潜在感染和肿瘤发病的增加，诱导自身免疫性疾病，引起脱髓鞘疾病、骨髓抑制，甚至引起充血性心力衰竭等，被认为是目标相关性不良事件。所有临床有效的 TNF 抑制剂都可能引起这些不良事

表 66-4 不良反应和监测

	不良反应		监测
	靶向相关	药物相关	
肿瘤坏死因子	感染（包括严重感染） 机会性感染（如结核病） 恶性肿瘤［皮肤癌、淋巴瘤（？）］ 脱髓鞘疾病 血液学异常 充血性心力衰竭 自身抗体（抗核抗体、抗双链 DNA） 肝毒性 皮肤反应 狼疮样综合征	给药反应 免疫源性	治疗前及治疗后每年筛查结核 治疗前筛查病毒性肝炎 感染
白细胞介素 -1	感染 中性粒细胞减少	给药反应 超敏反应	感染 中性粒细胞计数
白细胞介素 -6	肝酶升高 血脂异常 中性粒细胞减少 血小板减少 恶性肿瘤 脱髓鞘疾病 胃肠道穿孔	给药反应 超敏反应	治疗前及治疗后每年筛查结核 治疗前筛查病毒性肝炎 感染 肝功能 血脂 中性粒细胞和血小板计数
白细胞介素 -12/23	感染	给药反应 超敏反应	治疗前及治疗后每年筛查结核 治疗前筛查病毒性肝炎 感染
白细胞介素 -17	感染 胃肠道穿孔	给药反应 超敏反应	治疗前及治疗后每年筛查结核 治疗前筛查病毒性肝炎 感染

件，但由于药物之间剂量和其他因素的差异，故其引起各种不良反应的风险性各不相同。

输液和注射部位反应

英夫利昔单抗会引起输液反应，主要表现为头痛（20%）、恶心（15%）。这些表现一般不严重，通常是短暂性的，而且可通过减慢输液速度或使用抗组胺药和对乙酰氨基酚而改善[43]。皮下注射部位出现皮肤反应是依那西普、阿达木单抗、戈利木单抗和赛妥珠单抗最常见的不良反应，但这些不良反应很少导致治疗中断[25,57]。皮肤注射部位反应主要表现为局部皮肤红斑和荨麻疹。尽管局部皮肤病变有时会从注射部位扩散开来，但仅局限于皮肤，不会引起速发型超敏反应等其他全身表现。症状常在治疗开始时马上出现，随时间推移逐渐减少，即使以后再用药，皮疹也不会再增多。

抗原性

与其他治疗药物（尤其是其中包括外源序列的大分子蛋白质）相同，抗 TNF 药物也会诱导相应抗体产生。目前这些抗体的临床关联性尚不明确，但它们能够减小治疗药物的半衰期，从而降低疗效。依那西普治疗的患者大约有 3% 产生药物相关抗体。在一项早期研究中，应用剂量为 1 mg/kg、3 mg/kg 和 10 mg/kg 英夫利昔单抗治疗的患者中，分别有 53%、21% 和 7% 产生英夫利昔单抗的抗体[40,65a]。英夫利昔单抗联合 MTX 或单用 MTX 治疗 RA 的试验表明，与 MTX 联合用药可以降低免疫原性，这可能与 MTX 联合用药时英夫利昔单抗的半衰期延长有关。英夫利昔单抗治疗克罗恩病的一项多中心研究表明：抗英夫利昔单抗抗体的诱导产生在一些患者中可能与超敏反应有关。应用阿达木单抗、戈利木单抗和赛妥珠单抗治疗的患者有 4%～12% 产生相应抗体，当这些药物与 MTX 联合治疗时，产生抗体的比率降至 1%[57,61,66-68]。尽管 TNF 抑制剂相应抗体的出现可以提高该药物的清除率，但对 TNF 抑制剂抗体进行常规检测尚不普遍，目前也不建议进行。

感染

由于 TNF 是炎症反应中的重要介质，TNF 抑制剂增加感染的潜在风险是其临床应用的主要争议焦点[69]。尽管动物实验证实 TNF 抑制剂并未增加大多数病原菌所致感染的危险，但 TNF 抑制剂确实能干扰机体细胞产生炎症反应的能力。在实验模型中，TNF 抑制剂可损害机体对分枝杆菌、卡氏肺孢子虫、真菌、李斯特菌以及军团菌感染的抵抗力。在 RA 患者中已观察到这些条件致病菌所致的感染。与正常人群相比，RA 患者用药后发生感染的概率增加，并且病情进展更快，究其原因尚不明确。感染易患性有多少与疾病本身有关，又有多少由免疫调节药物的效应引起（如糖皮质激素、DMARDs），是很难界定的。有高度感染风险的 RA 患者（即病情严重，处于活动期的患者）常被纳入 TNF 抑制剂试验中，他们也可能是最常使用此类药物的群体。

在 TNF 抑制剂治疗 RA 的试验中，有许多接受 TNF 抑制剂治疗的患者都发生了感染。一般情况下，最常见的是那些在所有人身上都常发生的感染，例如上呼吸道感染、下呼吸道感染和尿路感染。大多数研究发现，接受 TNF 抑制剂治疗的患者有发生感染的倾向，但这种倾向在大多数 RA 治疗有效性研究中很常见。个别研究发现，严重感染即需要住院或需要注射抗生素治疗的感染，在接受 TNF 抑制剂治疗的 RA 患者中的发生率与对照组患者相似，与用抗 TNF 药物治疗前 RA 患者中的发生率也是相似的[70]。在某些患者亚组，比如早期 RA 患者，感染的总体发生率低于病程较长的 RA 患者，而且接受 TNF 抑制剂治疗的患者感染和严重感染的发生率与对照组相当。

值得注意的是，一些临床试验的特征有可能影响我们对临床安全性的判断。一般来说，入选临床试验的患者比一般的 RA 患者更健康，并且更少发生不良反应，如感染。所以，上市后的数据为临床试验中的安全性资料提供了重要补充。然而，临床试验是由人为操纵来评估药物的有效性，所以可能没有足够多的患者来确定其真实性，更何况不常见的不良反应间差别甚微。对 9 项 TNF 抑制剂临床试验结果进行荟萃分析[71]，结果发现接受 TNF 抑制剂的患者严重感染的风险高于对照组（3.6% vs. 1.7%）。然而，值得注意的是，严重感染采用的是非标准定义，并且没有控制接触时间，而后者总是在接受 TNF 抑制剂治疗的患者增高。同一研究还发现，使用高剂量 TNF 抑制剂的患者并没有出现严重感染发生率增高的倾向。在唯一一项以安全性作为主要治疗终点的临床试验中，与低剂量 TNF 抑制剂相比，高剂量 TNF 抑制剂与严重感染发生率增高是相关的。低剂量组与安慰剂组的严重感染发生率没有区别。

在药物上市后监察数据（又称药物预警）中，接受 TNF 抑制剂治疗的患者确实出现了严重感染病例[64]。潜在的混杂因素（如并存病和联合用药）对严重感染发生率的影响仍然没有完全确定。这个问题同样见于 RA 患者的登记研究[72,73]。德国的一项登记注册研究中，感染和严重感染率显示使用 TNF 抑制剂的患者感染风险是使用非生物 DMARDs 治疗患者的 1.5 倍[74]。由于激素剂量的减少和身体功能的增强，队列中感染的相对风险随着时间的推移而下降。一项英国的注册研究对 7644 名接受 TNF 抑制剂治疗的 RA 患者与单独接受 DMARDs 治疗的 1354 名 RA 患者进行了比较[70]。在这项分析中，接受 TNF 抑制剂治疗的患者严重感染率比较高（1.28；95%CI，0.94 ~ 1.76），但并未达到统计学意义。按年龄、性别、RA 严重性、皮质激素的应用和并存病进行进一步调整后，各组之间无差异（相对危险度，1.03；95%CI，0.68 ~ 1.57）。

总的来说，尽管 TNF 抑制剂可使感染和严重感染风险提高，但其他因素比如 RA 严重性、应用其他药物（如糖皮质激素）和并存病的存在也与此有关。临床医师必须严密观察患者感染的症状和体征。值得注意的是，TNF 抑制剂的治疗可能掩盖感染的早期症状和体征。

机会感染，特别是播散性结核分枝杆菌感染，是使用 TNF 抑制剂后的主要感染类型[75]。值得注意的是，多数接受 TNF 抑制剂治疗的患者出现肺外结核或播散性结核（TB），提示 TNF 在控制结核感染方面有特殊作用。与 TNF 抑制剂相关的 TB 感染率在 TB 流行地区的人群中较高。应用 TNF 抑制剂治疗后头几年发生的结核，多数发生于开始治疗后的最初几个月，很可能与潜伏的 TB 复燃有关。在 TNF 抑制剂临床试验中极少出现 TB 病例，提示药物警戒在鉴定新疗法安全性方面有重要作用。在依那西普的临床试验中，没有出现一例 TB 感染，但在 2002 年 12 月，在世界范围内评估的 150 000 例患者中，有 38 例出现依那西普相关性 TB，在应用英夫利昔单抗的最初给药的大约 500 000 例患者中，有 441 例出现 TB 感染，其中临床试验中仅报道 6 例。97% 的结核感染病例出现于英夫利昔单抗开始治疗后 7 个月内，中位发病时间为 12 周。阿达木单抗治疗的 TB 发病率在早期临床试验中比较高，可能与缺乏筛查、研究的设计以及早期试验中所用剂量较大有关。当阿达木单抗减至常用剂量并且在治疗前筛查潜在的 TB 感染后，TB 发病率降至 1%（2400 名患者中仅出现 21 例）[78]。戈利木单抗和赛妥珠单抗所引起的结核发生率更低。在戈利木单抗的临床试验中，结核的发生率是 0.23%。多数病例来自 TB 高发国家[57,59]。在赛妥珠单抗研究中，2367 例患者中有 36 例出现 TB 感染，这些病例同样来自 TB 高发国家。提示在使用 TNF 抑制剂前应对患者进行筛查并治疗潜在 TB 感染[76]。由于治疗的患者可能会出现新的 TB 感染，又由于结核筛查试验假阴性可能遗漏潜在的 TB 患者，因此使用 TNF 抑制剂治疗过程中，对结核感染应始终保持警惕。

西班牙的一项注册研究评价了在接受抗 TNF 药物的患者中进行潜在 TB 筛查的作用；在应用推荐的指南后，接受抗 TNF 药物治疗的 RA 患者出现活动性 TB 的发生率下降了 83%。目前美国指南推荐应用抗 TNF 治疗前进行纯化蛋白衍生物（purified proteinderivative，PPD）皮肤试验和体外结核试验，以及胸片检查。如果 PPD 试验阳性但无活动性感染证据，则推荐用异烟肼治疗潜在 TB 感染，根据治疗方案的不同，疗程为 3 ~ 9 个月[77]。

尽管推荐中涉及 TNF 抑制剂治疗和预防性治疗潜在 TB 的时间尚不统一，但两药同时开始应用是可行的[37]。在抗 TB 治疗期间，推荐监测谷丙转氨酶（ALT），尤其是那些长期饮酒和服用肝毒性药物的患者，并根据当地的指南调整治疗方案。

恶性肿瘤

抗 TNF 药物在理论上会影响宿主对恶性肿瘤的防御力。迄今为止，在临床试验中和经长期随访的 RA 患者，恶性肿瘤发生率并没有比预期明显增多。大多数恶性肿瘤在 RA 患者中的整体发生率与正常人群相似。然而，某些肿瘤，例如淋巴瘤和肺癌，在 RA 患者中的风险增高。尽管真正的原因并不明确，疾病严重性、活动性和病程长短以及免疫抑制剂（如 MTX）的使用似乎在增加 RA 患者淋巴瘤风险方面起了一定作用[78]。抗 TNF 制剂与淋巴瘤的相关性上市后分析尚无一致结论。在一项基于人口因素的研究中，接受抗 TNF 治疗的患者淋巴瘤的标准化发病率略高于 RA 对照组，然而这一分析没有对患者之间的基线差别进行校正[78]。抗 TNF 治疗对淋巴瘤的影响仍然没有定论，需要更多的纵向队列研究，并对混杂因素进行适当调整[79]。

最近在一项对年龄、性别和病程做出校正的试验中，接受抗 TNF 药物治疗的 RA 患者与接受其他治疗的 RA 患者相比，淋巴瘤的风险并没有升高。临床试验分析表明，抗 TNF 单克隆抗体可增加恶性肿瘤风险，包括淋巴瘤和皮肤癌，这并不能用 TNF 抑制剂使用时间较长来解释。总的来说，使用 TNF 抑制剂治疗似乎并没有显著增加恶性肿瘤的风险。但是，需要个体而论，尤其是有恶性肿瘤病史的 RA 患者。由于恶性肿瘤患者被排除在外，因此没有这方面的临床试验数据。多中心数据表明，使用 TNF 抑制剂，癌症复发的风险可能不会增加，这仍然是一个开放且非常重要的问题[80]。

TNF 抑制剂在儿童中的使用频率更高，FDA 的不良事件报告系统发现，患有自身免疫性疾病的儿童，特别是那些接受 TNF 抑制剂治疗的儿童，患恶性肿瘤的风险可能会增加。共发生 48 例恶性肿瘤，其中 31 例出现于使用英夫利昔单抗后，15 例出现于使用依那西普后，2 例出现于使用阿达木单抗后。恶性肿瘤的半数为淋巴瘤，大部分病例也与同时使用其他免疫抑制剂有关[81]。由于这些不确定因素，对曾经患过恶性肿瘤或由于其他原因有恶性肿瘤高风险的患者，当考虑应用抗 TNF 抑制剂时需提高警惕。对大量患者进行的长期随访将为临床医师提供这些药物安全性方面的更客观的认识。

自身免疫性疾病

接受 TNF 抑制剂治疗的患者中，10% ~ 15% 体内产生了抗双链 DNA 抗体[64]。但很少（0.2% ~ 0.4%）有患者发生药物性狼疮样症状。抗体产生的机制和意义尚不明确，这种不良反应与 TNF 抑制剂密切相关，在其他生物制剂中并不明显。值得注意的是，TNF 抑制剂相关性狼疮患者通常不会进展成有生命危险的狼疮（如狼疮肾炎、中枢神经系统狼疮），也很少自发性产生 SLE 患者所具有的特征性自身抗体（如抗 Sm/RNP、抗 Ro/La、抗 Scl70 抗体）。有报道少数患者可产生抗心磷脂抗体，但通常无症状。在使用 TNF 抑制剂治疗时发生狼疮样症状的这些患者在停止 TNF 抑制剂治疗后，症状能得到改善。尽管 TNF 抑制剂极低的自身免疫性疾病的发生率不妨碍大多数临床工作者使用 TNF 抑制剂治疗 RA，

但也有些医师对有 SLE 病史的患者使用该药持谨慎态度。

脱髓鞘综合征

在用抗 TNF 治疗 RA、银屑病关节炎和克罗恩病的过程中，有几例患者出现多发性硬化（multiple sclerosis，MS）和外周脱髓鞘疾病。此外，两项用 TNF 抑制剂治疗 MS 患者的研究发现，治疗组 MS 相关症状进一步加重并恶化[64]。尽管有证据支持 RA 患者 MS 发病率有所增加，但抗 TNF 抑制剂治疗与 MS 之间是否有关仍未明确。TNF 抑制剂治疗引起脱髓鞘疾病的风险很小，但对有脱髓鞘疾病病史的患者或在抗 TNF 治疗期间出现脱髓鞘疾病症状和体征的患者，许多临床工作者不会再使用抗 TNF 抑制剂。

心血管风险与血脂水平

免疫性炎症和自身免疫性疾病导致心血管发病率和死亡率增加。主要不良心血管事件（MACE）的相关机制可能是心血管疾病传统风险因素的增加和不可控的全身炎症加速了动脉粥样硬化的进展。RA 患者应用 TNF 抑制剂治疗与改善心血管疾病风险、改善脂质水平和控制全身炎症有关[82]。需要进行长期研究，以明确 TNF 抑制剂对各种慢性炎症疾病患者的总体和心血管生存率的有益影响。

充血性心力衰竭

一些数据表明：TNF 在充血性心力衰竭（CHF）的发病机制中可能发挥一定作用，抑制 TNF 在缺血性心肌病动物模型中很有效。然而，在对稳定但严重（Ⅲ或Ⅳ级）CHF 患者以 TNF 抑制剂治疗的试验中，未观察到临床获益，并且一些治疗中出现了较高的 CHF 病死率和 CHF 恶化导致的住院治疗。因此，CHF 患者最好避免使用 TNF 抑制剂治疗。RA 患者接受抗 TNF 治疗后并没有出现 CHF 发病率增高[83]。事实上，TNF 抑制剂可能有助于改善心脏病相关死亡率和 RA 患者的总体死亡率。

反向性银屑病

据报道，在接受肿瘤坏死因子抑制剂治疗的患者中，有 2% ~ 5% 的患者出现银屑病样炎性皮损[84]。皮损可能类似于寻常型银屑病，但掌跖部位银屑病的患病率也很高。最近的研究表明，与典型银屑病相

比，其皮肤的病理特征是Ⅰ型干扰素的过度产生和浸润性T细胞相对缺乏。解释这一发现的可能机制是TNF抑制剂阻止浆细胞样树突状细胞的成熟，并延长和增强Ⅰ型干扰素的产生[85]。

白细胞介素-1

白细胞介素-1与炎症

1L-1家族成员包括IL-1α、IL-1β和天然存在的IL-1受体拮抗剂（IL-1Ra）[86]。特殊细胞蛋白酶将IL-1α和IL-1β转化为17-KDa成熟形式。前IL-1α前体有细胞内活性。但前IL-1β在被IL-1β-转换酶裂解之前，是没有活性的。前IL-1β裂解后被分泌，且具有完整的功能。IL-1Ra是有着与IL-1α和IL-1β同源氨基酸序列的天然拮抗蛋白。这种蛋白以多种形式存在，其中一种为分泌型，同时也是IL-1α和IL-1β的竞争性抑制剂，这种抑制剂与同一受体结合，但并不进行信号传导。IL-1多聚肽与两种形式的细胞表面受体相结合：1型（IL-1RⅠ）和2型（IL-1RⅡ）。IL-1RⅠ可出现于大多数细胞表面，而IL-1RⅡ主要出现于中性粒细胞、单核细胞、B细胞以及骨髓祖细胞表面。当IL-1与IL-1RⅠ结合后，通过第二受体IL-1R辅助蛋白来调节信号传导。三个IL-1家族成员与IL-1RⅠ的结合都具有相似的亲和力，IL-1与IL-1RⅡ的结合不引起信号传导。IL-1RⅡ的作用类似于诱骗受体和竞争性抑制剂。可溶性IL-1RⅡ通过和IL-1RⅠ竞争与IL-1的结合来抑制IL-1的活性。IL-18是炎症细胞因子IL-1家族的另一个成员，它是目前公认的固有免疫和适应性免疫应答的重要调节剂。IL-18在慢性炎症部位、自身免疫性疾病、各种癌症和多种感染性疾病中都有表达。IL-18可能在RA中起一定作用，阻断IL-18活性的治疗方法正处于临床试验中。

IL-1和TNF-α一样也是炎症反应的重要介质之一。关节炎的动物模型实验已证实，针对IL-1的阻断治疗具有潜在的治疗作用。IL-1β基因敲除小鼠实验显示，Ⅱ型胶原蛋白免疫诱导的炎症反应水平显著减轻。转基因小鼠也证实了IL-1Ra的生理性作用：缺失这一基因的小鼠可自发形成关节炎。

白细胞介素-1抑制剂

阿那白滞素

阿那白滞素是与IL-1受体拮抗剂（IL-1R）同源的非糖基化重组体，与天然人IL-1R不同之处是在IL-1R的氨基末端增加了一个蛋氨酸残基。阿那白滞素通过竞争性阻断IL-1与IL-1RⅠ受体的结合，达到抑制其生物活性的目的[87]（图66-2）。RA和PsA患者关节滑膜和关节液内自然产生的IL-1R水平有所上升，但与局部过量产生的IL-1相比，前者尚显不足。

阿那白滞素的生物利用度很高（95%），给药后3～7小时达最高血药浓度，半衰期为4～6小时。推测阿那白滞素清除率随肌酐清除率和体重的增加而增加。肾功能恶化可导致清除率降低，建议对严重肾疾病患者进行剂量调整[88]。对中重度活动性RA患者，推荐的阿那白滞素治疗剂量为皮下注射100 mg/d。阿那白滞素可以单独使用，也可与MTX联合使用。由于阿那白滞素会增加潜在感染的概率，所以不推荐与TNF抑制剂联合应用。

利洛纳塞

利洛纳塞以前称为IL-1Trap，是一种包括人IL-1受体胞外域和人IgG1 Fc片段的融合蛋白。它结合了IL-1信号传导所必需的两个受体元件即IL-1RⅠ和IL-1R辅助蛋白的胞外域，将其合并成一个单分子（图66-3）。利洛纳塞对IL-1（分解常数≈1PM）有高度亲和力，并且对IL-1β和IL-1α有特异性。利洛纳塞作为可溶性诱饵受体与IL-1β结合，并阻止其与细胞表面受体相互作用，进而阻断IL-1β信号传导。利洛纳塞还能与IL-1a和IL-1受体拮抗剂（IL-1ra）结合，亲和力降低[89,90]。皮下给药负荷剂量为320 mg，以后每周给药160 mg。

康纳单抗

康纳单抗是一种IgG1κ亚型的人单克隆抗体。抗体结合人IL-1β并通过阻断与IL-1受体的相互作用来中和其活性，但不结合IL-1α或IL-1受体拮抗剂（IL-1Ra）。皮下给药的生物利用度约为66%，并在7天内达到最大浓度。清除率主要取决于体重，半衰期为23～25天，无性别或年龄差异[91,92]。它与IL-1家族的其他成员（包括IL-1α）没有交叉反应。

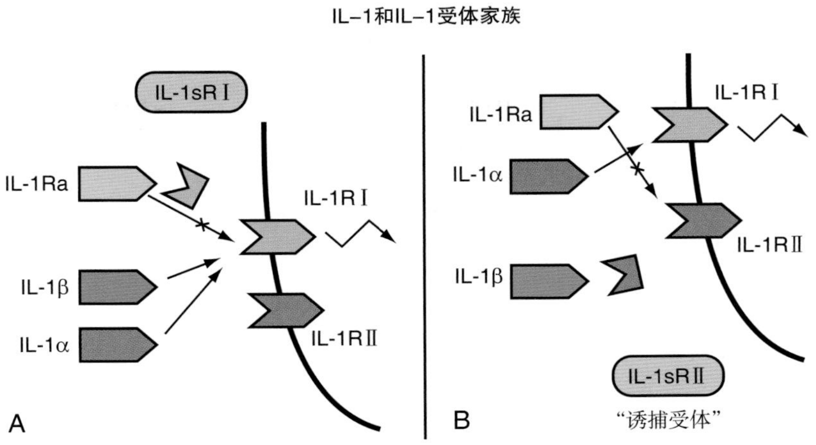

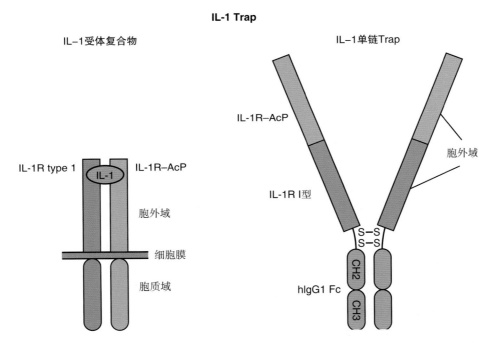

IL-1和IL-1受体家族

A　IL-1sRⅠ　IL-1Ra　IL-1β　IL-1α　IL-1RⅠ　IL-1RⅡ

B　IL-1Ra　IL-1α　IL-1β　IL-1RⅠ　IL-1RⅡ　IL-1sRⅡ　"诱捕受体"

图 66-2　（A 和 B），阿那白滞素的结构和作用机制：阿那白滞素是非糖基化的 IL-1 受体（IL-1R）重组体，它竞争性地抑制 IL-1 与 IL-1RⅠ 受体相结合，从而阻滞 IL-1 的生物活性。IL-1sRⅠ 和 IL-1sRⅡ 均为可溶性受体

IL-1 Trap

IL-1受体复合物　　　　　　　　　　IL-1单链Trap

IL-1R-AcP　胞外域　IL-1R Ⅰ型　S-S　S-S　CH2　hIgG1 Fc　CH3

IL-1R type 1　IL-1　IL-1R-AcP　胞外域　细胞膜　胞质域

图 66-3　利洛纳塞的结构：利洛纳塞是一种融合蛋白，由 IL-1 受体的胞外域和人 IgG1 的 Fc 片段组成

体重超过 40 kg 的受试者每 8 周皮下注射 150 mg，而体重在 15 ～ 40 kg 之间患者的推荐剂量为 2 mg/kg。

药效

类风湿关节炎

　　阿那白滞素被批准用于治疗 RA，重要试验结果如表 66-5 所示。治疗 24 周后，使用两种不同方法对手部影像学进行分析，与安慰剂组相比，药物组关节损坏进展的比率显著降低[93]，同时功能状态和生活质量也有改善[94]。阿那白滞素是 IL-1 的竞争性抑制剂，必须大量持续给药才能保持疗效，而且必须每天给药。与应用 TNF 抑制剂相比，阿那白滞素治疗 RA 患者临床疗效一般，这可能与药物本身有关，而与靶向无关。以下两条证据似乎反驳了这一假设：阿那白滞素对其他炎症性疾病是有效的，其他 IL-1 抑制剂在 RA 中有类似疗效。由于作用时间相对较短，治疗中度至重度活动期 RA 患者的推荐剂量为 100 mg/d，皮下注射。与 TNF 抑制剂相比，阿那白滞素疗效较

表 66-5　IL 抑制剂的药代动力学特征

		结构	生物利用度 / T_{max}	分布（Vd）	代谢 半衰期	给药途径	剂量
IL-1	阿那白滞素	IL-1R 受体拮抗剂	95% 3 ~ 7 小时	6 ~ 10 L	4 ~ 6 小时	皮下注射	每天 100 mg
	利洛纳塞	IgG1 与 IL-1R1 和 IL-1RAcP 的融合蛋白	50% 48 ~ 72 小时	未明确	8 ~ 9 天	皮下注射	每周 160 mg
	康钠单抗	IgG1k 抗体与 IL-1β 结合	66% 8 天	6.0 ~ 6.4 L	26 天	皮下注射	每 4 ~ 8 周 150 ~ 300 mg
IL-6	托珠单抗	IgG1kχ 与 sIL-6R 与 mIL-6R 结合	80% ~ 95% 3 ~ 4.5 天	6.4 ~ 7.4 L	5 ~ 13 天	静脉注射 / 皮下注射	每 4 周 4 ~ 8 mg/kg 静脉注射或者每 1 ~ 2 周 160 mg 皮下注射
	沙立鲁单抗	IgG 与 sIL-6R 和 mIL-6R 结合	80% 2 ~ 4 天	7.3 L	8 ~ 10 天	皮下注射	每两周 200 mg
IL-12/23	乌司奴单抗	IgG1k 抗体与 IL-12 和 IL-23 结合	57% 7 ~ 14 天	2 ~ 7 L	15 ~ 45 天	皮下注射	每 12 周 45 ~ 90 mg
IL-17	依奇珠单抗	人 IgG4 抗体与 IL-17A 结合	60% ~ 81% 4 天	7.1 L	13 天	皮下注射	每 4 周 80 mg
	司库奇尤单抗	人 IgG4 抗体与 IL-17A 结合	55% ~ 77% 6 天	7.1 ~ 8.6 L	22 ~ 31 天	皮下注射	每 4 周 150 mg 或 300 mg

T_{max}，达到最大浓度的时间；Vd，分布体积

低，且需每日使用，限制了该药的广泛应用。

早期研究显示，利洛纳塞在 RA 受试者中皮下给药具有临床和生物学活性。然而，在一项双盲安慰剂对照临床试验中，中重度 RA 患者随机每周注射安慰剂或不同剂量的利洛纳塞治疗 12 周，疗效并不显著[95]。

新发类风湿关节炎患者以及使用 TNF 抑制剂效果不明显的患者，使用康钠单抗可以使疾病活动度降低。能否长期获益和影像学得到改变，需要进一步研究。

自身炎症性疾病

系统性自身炎症性疾病是一种罕见的具有系统表现的综合征，例如发热、中性粒细胞增多、关节痛、和严重疲劳，这些症状是周期性的而不是进行性的。众所周知，家族性地中海热可能是最严重的自身炎症性疾病。家族性寒冷性自身炎症综合征（FCAS）患者同时患有以下疾病：新生儿发病的多系统炎症性疾病（NOMID，又名慢性婴儿神经皮肤关节综合征（CINCA）、Muckle-Wells 综合征（MWS）和家族性寒冷性荨麻疹。这些疾病具有一些共同的临床特征，即与编码冷吡啉蛋白的 NALP3/CIASl/PYPAFl 基因的各种突变有关。冷吡啉是炎症体的关键组分，因此，自体炎症综合征可能与 IL-1 的异常调节有关。这一点可以在阿那白滞素对这些综合征的显著治疗反应中得到证实。另外，用阿那白滞素治疗成人 Still 病，疗效显著，且起效快。多种血液学、生化以及其他标记物的改善表明 IL-1 在成人 Still 病中起了关键的作用。同样，在阻断 IL-1β 时，冷吡啉相关性周期性综合征（CAPS）和其他自身性炎症性疾病患者的症状会迅速且持续缓解，疾病的生化、血液学和功能标记物也会降低。

在治疗自身炎症性疾病中，利洛纳塞和康纳单抗的疗效一样，这些疾病的致病因子是 IL-1β、不是 IL-1α。

利洛纳塞和康纳单抗被批准治疗 CAPS 疾病 FCAS 和 MWS[96-99]。康纳单抗还被批准用于治疗高免疫球蛋白 D 综合征 / 甲羟戊酸激酶缺乏症、家族性地中海热和斯蒂尔病（罕见病）。阿那白滞素是首个也是唯——个被用于治疗儿童和成人 NOMID（最严

重的 CAPS）的药物。IL-1 抑制剂对全身性幼年型特发性关节炎的治疗也有效[100]。

痛风

反复发作的部分痛风性关节炎患者对秋水仙碱和非甾体抗炎药耐药，需要类固醇药物控制。应用阿那白滞素、利洛纳塞和康纳单抗治疗可以使炎症和疼痛快速、持续和显著减轻，比类固醇效果明显。IL-1 阻滞剂控制痛风发作的临床试验正在进行中[101]。

其他疾病

IL-1 阻滞剂在卒中、惰性骨髓瘤、1 型和 2 型糖尿病、骨关节炎以及 GVHD 中的作用正在研究中。在治疗心血管疾病方面，IL-1 的作用也很重要。炎症假说是基于炎症生物学标志物与心血管事件相关风险增加相关的证据，然而，有限的数据表明，独立于降低胆固醇而减少血管炎症可以降低心血管事件的发生率。之前的 Ⅱ 期试验已经证明，抑制 IL-1 会导致 CRP 和 IL-6 生物学标志物降低；CANTOS 试验评估了抑制 IL-1β 是否会降低血管事件的临床结局[102]。研究证实，康纳单抗可显著降低 CRP，并不像预期的那样影响胆固醇水平。康纳单抗 150 mg 可使心肌梗死、卒中或心血管死亡率降低 15%。总的来说，康纳单抗支持有关生物学标志物的炎症假说，但临床结果受到感染风险等不良事件的限制。

毒副作用

阿那白滞素具有良好的耐受性。最常报道的不良反应是注射部位反应。在一项随机临床试验中，注射部位反应在安慰剂组有 25% 出现，而 30 mg/d、75 mg/d 和 150 mg/d 阿那白滞素治疗组出现注射部位反应的发生率分别为 50%、73% 和 81%[103]。注射部位反应通常是轻微和短暂的。治疗组感染不常见，发生率与安慰剂组相近。安慰剂组有 12% 的患者需要抗生素治疗感染，而治疗组需要抗生素治疗感染的患者为 15% ~ 17%。感染主要由细菌引起，如蜂窝组织炎和肺炎。肺部感染发生率在有哮喘基础疾病的患者中较高。在一项安慰剂对照试验中，治疗组有约 8% 的患者出现中性粒细胞数减少，而安慰剂组仅

2%。报道的阿那白滞素引起的其他不良反应包括头痛、恶心、腹泻、鼻窦炎、流感样症状和腹痛。应用阿那白滞素后，恶性肿瘤的发病率与群体研究的估计值相差无几。长期随访研究证实用阿那白滞素治疗数年，患者耐受性良好。

在动物研究中，TNF 抑制剂和 IL-1 抑制剂联合治疗关节炎有协同作用。然而，在针对 RA 患者的试验中，这种联合用药没有增加任何疗效，反而导致了更大的药物毒副作用，尤其是增加了感染和严重感染的发生率[104]。因此，目前不推荐 TNF 抑制剂与 IL-1 抑制剂联合应用。

IL-6

IL-6 与炎症

IL-6 及 IL-6 细胞因子家族成员在炎症和免疫反应中发挥着重要作用[105]。IL-6 是一种小型的多肽，由 4 条 α 螺旋组成并由分子内两对二硫键稳定在一起。IL-6 由多种细胞分泌，包括单核细胞、T 淋巴细胞、B 淋巴细胞和成纤维细胞。在炎性关节炎（包括 AS 和银屑病关节炎）的血清和滑膜组织中可检测到高水平的 IL-6。IL-6 通过结合其受体成分发挥活性，IL-6R 以可溶性和膜结合形式存在，其受体成分包括 IL-6R [辅助蛋白、糖蛋白 130（gp130）]。IL-6R 表达于多种细胞，包括淋巴细胞和肝细胞。然而，IL-6R 的可溶性形式可以高效的与 130 kD 的信号转导成分 gp130 结合，并可通过多种细胞表达（图 66-4）。IL-6 对免疫系统在炎症反应过程中起着重要的作用，激活 T 辅助细胞（Th）17 的生成。这些靶细胞分泌 IL-17 和 IL-22，并诱发自身免疫损伤。IL-6 对 B 细胞的活化和分化有重要作用。IL-6 对破骨细胞的分化和活化也有影响，包括配体依赖性 NF-κB 受体激活蛋白（RANK）[24]。炎症部位中性粒细胞的聚集和血管内皮生长因子、TNF 和 IL-1β 的共同刺激促进血管翳形成[106]。IL-6 水平与 CRP 水平和疾病严重程度是成正比的。IL-6 的基因敲除小鼠不易发生胶原诱导性关节炎（CIA）且血清 TNF 水平降低。所有这些功能使得阻断 IL-6 可能成为治疗 RA 及其他自身免疫性疾病的一种有前景的生物靶向治疗方法。

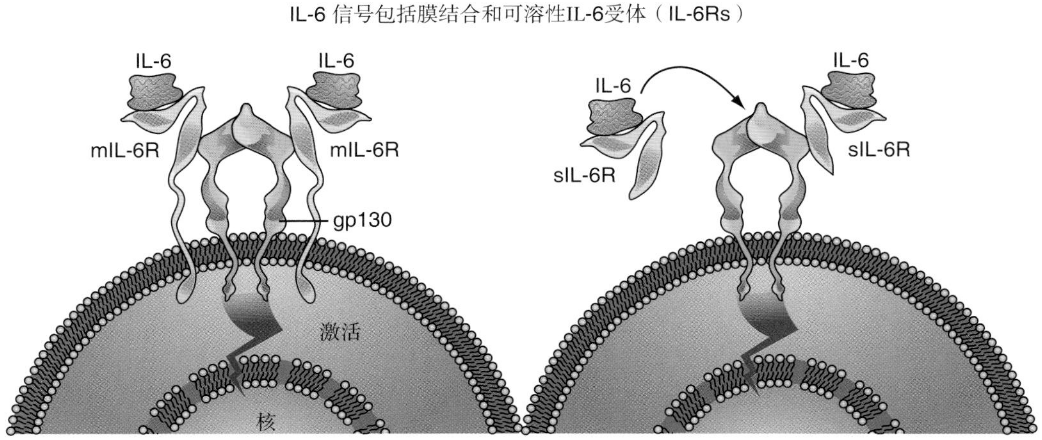

IL-6 信号包括膜结合和可溶性IL-6受体（IL-6Rs）

图 66-4　IL-6 的作用机制：IL-6 首先与膜结合形式的 IL-6 受体（mIL-6R）结合，然后 IL-6R/mIL-6R 复合物与信号转导膜蛋白 gp130 相结合

IL-6 制剂

目前，FDA 批准了两种靶向 IL-6 的生物制剂，包括托珠单抗和沙利鲁单抗。每个分子都可与可溶性和膜结合的 IL-6 受体（sIL-6R 和 mIL-6R）结合，从而抑制 IL-6 介导的信号传导。对于信号转导而言，IL-6 与 IL-6R 的结合还必须结合一个普遍存在的跨膜蛋白糖蛋白（gp）130，导致 gp130 同源二聚化，并通过 JAK/STAT 途径进行信号转导[107]。Gp130 在多种细胞中表达，它可以通过转导信号与某些细胞表达的膜结合 IL-6R 或促炎症可溶性 IL-6R 结合[108]。因此，与中和 IL-6 相比，针对 IL-6R 的治疗对炎症反应更具特异性。

托珠单抗可以静脉或皮下给药，3 ~ 4 天达到最大浓度，而沙利鲁单抗只能通过皮下给药，也是 3 ~ 4 天达最大浓度。这两种药物与其他抗细胞因子疗法相比是独特的，因为它们表现出双相药代动力学。在低浓度时以非线性浓度依赖性消除为主，一旦饱和，在高浓度时其清除主要取决于线性药代动力学。因此，消除半衰期也是浓度依赖性的，静脉注射托珠单抗的消除半衰期为 11 ~ 13 天，皮下注射托珠单抗的消除半衰期为 5 ~ 13 天，皮下注射沙利鲁单抗的消除半衰期为 8 ~ 10 天。年龄、性别和种族不影响这两种药物的药代动力学[109-111]。

托珠单抗

结构和作用机制。托珠单抗，即以前的骨髓瘤受体抗体（MRA），是一种人源化的 IgG1 单克隆抗体，能与可溶性和膜结合性的 80 kD 大小的 IL-6R 呈高亲和性结合。它是一种重组人源化抗人白介素 6（IL-6）受体的单克隆抗体，是免疫球蛋白 IgG1κ（r1，κ）的亚类，具有典型的 H_2L_2 多肽结构，每条轻链和重链分别由 214 个和 448 个氨基酸组成。4 条多肽链通过二硫键实现分子内和分子间的联系，分子量约为 148 kD。采用这种单克隆抗体可以有效地抑制 IL-6 介导的 IL-6R 的作用。此外，由于可溶性 IL-6R 能够有效地与多种细胞中具有信号转导作用的 130 kD 的 gp130 相互作用，应用托珠单抗可抑制 IL-6 引起的一系列反应。

药代动力学。托珠单抗具有非线性的药代动力学特征[106]。血药浓度和剂量的增加成一定比例，而浓度 - 时间曲线下的面积增加却不成比例。随着剂量的增加，清除率和表观消除率不断下降，终末半衰期和平均滞留时间也延长了。甲氨蝶呤、饮酒、年龄和种族不影响托珠单抗的药代动力学。托珠单抗以剂量依赖性的方式结合可溶性 IL-6R，其饱和浓度在 0.1 µg/ml 左右。托珠单抗还可竞争性的抑制 IL-6 结合到可溶性 IL-6R，达到完全抑制的浓度约为较高的 4 µg/ml。静脉给药后，托珠单抗经循环后双相消除。RA 患者的中心分布容积是 3.5 L，外周分布容积是 2.9 L，从而使得总容积分布稳定在 6.4 L。

给药剂量。托珠单抗的使用因地域不同而不同，在美国，2009 年年底初步批准托珠单抗的使用，托珠单抗可以单独使用或者与甲氨蝶呤和其他 DMARDs 一同使用，用于治疗对一种或多种 TNF 抑制剂无效的成人 RA 患者。推荐的起始剂量为 4 mg/kg，根据临床反应，适量增加至 8 mg/kg。其他国家建议治疗的起始剂量为 8 mg/kg，出于耐受性的考虑，有降低到 4 mg/kg 的可能。每次的静脉注射给药持续 60 min，每 4 周给药一次。建议每次的注射剂量不超过 800 mg。

疗效。 应用托珠单抗治疗不仅可以改善临床和功能状态，而且对通过 Sharp 总评分评估影像学关节破坏的进展也有益处。

在一系列的多国Ⅲ期托珠单抗临床试验中，有 4000 多名患者参加。主要的Ⅲ期临床试验数据见表 66-3。

两种剂量的托珠单抗与安慰剂相比在平均关节侵蚀、关节间隙变窄和改良的 Sharp 评分方面均能较基线水平显著抑制放射学进展[112]。在一项为期 52 周的晚期 RA 患者的研究中，临床症状、功能和结构方面均可达到缓解。

沙利鲁单抗

结构和作用机制。 沙利鲁单抗是一种人类单克隆抗体，通过可溶性和膜结合的 IL-6 受体（sIL-6R 和 mIL-6R）抑制 IL-6 介导的信号传递。

药代动力学。 给予 150 mg 或 200 mg 的沙利鲁单抗，2～4 天后达到最大浓度，14～16 周后达到稳态。消除既有线性途径也有非线性途径，低浓度时以非线性饱和消除为主，高浓度时以线性蛋白水解途径为主，导致其半衰期呈浓度依赖性，根据剂量的不同，半衰期从 8～10 天不等。

药物剂量。 研究中每 2 周皮下注射沙利鲁单抗 150 mg 和 200 mg。由于 200 mg 的疗效更好，建议采用较高剂量单独使用或与传统的 DMARD 联合使用，然而，如果实验室指标出现异常，则使用较低的 150 mg 剂量。

疗效。 在Ⅲ期随机试验中，每 2 周皮下注射两种不同剂量（150 mg 和 200 mg）的沙利鲁单抗均有效，因此被批准用于中重度 RA 的治疗（表 66-3）。

抗 IL-6 抗体

西鲁库单抗。 RA 患者每 2～4 周皮下注射人抗 IL-6 单克隆抗体 50 mg 或 100 mg，其症状和体征也能改善[113]。尽管 RA 患者使用西鲁库单抗疗效显著，但不良事件的发生率较高，包括肝酶升高（13%～14%，安慰剂组为 3%）和中性粒细胞减少（2.7%～

5.3%，安慰剂组为 0.4%），因此美国 FDA 咨询委员会不建议 FDA 批准该药物。

毒副作用

许多安全性问题与阻断主要的调节性细胞因子有关，比如 IL-6。这些可以被归纳为一般的免疫调节作用（如感染）、IL-6 相关反应（如肝酶异常、血脂异常）和药物特异性反应（如输液反应）（表 66-4）。

与所有 RA 免疫调节治疗一样，感染是值得关注的问题。在托珠单抗的临床试验中，感染的发生率与其他批准的生物制剂相似。托珠单抗单药治疗组的整体感染率与甲氨蝶呤单药治疗组接近，但与 DMARD 联用时会略有增高。最常见的感染（5%～8%）是上呼吸道感染和鼻咽炎。各研究组出现严重的不良事件的发生率（5%）是相似的，与安慰剂组相比，严重感染多发生于大剂量组，蜂窝组织炎、肺炎、憩室炎、肠胃炎和带状疱疹是最常见的感染，出现机会性感染的概率很小[101-103]。

应用托珠单抗的患者普遍存在 ALT 和谷草转氨酶（AST）水平的暂时升高，且在输注之后很快出现，表明肝细胞中 IL-6 的抗凋亡特性被阻断。应用托珠单抗和 DMARD 联合治疗的患者中，5%～6.5% 的 ALT 比正常水平高出 3 倍，甚至更多。如果单独应用 DMARD 或者托珠单抗，达到这一比率分别为 1.5% 和 2.1%[114-117]。相比之下，同时接受 DMARD 治疗的患者中，沙利鲁单抗导致肝功能升高的比例为 1%～4%。迄今为止，转氨酶升高并不意味着出现肝功能降低或严重不良事件[106,116,117]。

与对照组相比，托珠单抗组和沙利鲁单抗组出现了血脂改变。托珠单抗组的血脂水平都升高了，包括总胆固醇及其组分，低密度脂蛋白（LDL）和高密度脂蛋白（HDL）。在第 6 周初次评定时这些参数都有所提高，并且一直贯穿于整个临床试验阶段。沙利鲁单抗在治疗开始 4 周后出现血脂升高，之后未再继续升高。尽管这些参数都升高了，但是心血管事件并未增加。托珠单抗 8 mg/kg 联合 DMARD 组和沙利鲁单抗联合 DMARD 组平均升高分别为 21.7 mg/dl 和 12～16 mg/dl（低密度脂蛋白），4.3 mg/dl 和 3 mg/dl（高密度脂蛋白），30.1 mg/dl 和 20～27 mg/dl（甘油三酯），30.9 mg/dl 和 0 mg/dl（总胆固醇）[103,104]。

应用 IL-6 抑制剂的患者大多数可出现中性粒细胞减少（托珠单抗高达 29%），而没有应用托珠单抗的患者仅 4% 出现中性粒细胞减少。中性粒细胞计数的减少一般是轻度 [1 级，即（1.5 ~ 2）×10⁹/L，依据常见毒性标准] 到中度 [2 级，即（1 ~ 1.5）×10⁹/L]，停药之后情况有所好转。到目前为止，低中性粒细胞计数和感染相关的不良反应之间还没有明确的相关性[115,117,118]。

应用托珠单抗或者沙利鲁单抗治疗可造成血小板减少，应用托珠单抗单药或托珠单抗与 MTX 联合治疗可致 8% ~ 9% 的患者出现血小板数量降至正常水平以下，而接受沙利鲁单抗治疗的患者约有 1% 出现血小板计数下降，但没有发生严重的出血事件。只有个别伴有中度至重度血小板减少症的患者出现鼻出血和咯血的个案报道。

在临床试验中胃肠道穿孔鲜有报道，多是憩室炎的并发症，胃肠道穿孔的总发生率为每 100 名患者每年 0.26 人次。大多数胃肠道穿孔的患者都同时服用了 NSAIDs、糖皮质激素或甲氨蝶呤。有新发腹部症状的患者应高度重视，以便及时发现胃肠道穿孔。

因为托珠单抗是一种人源化抗体，因而发生与输注相关的不良事件应在预料之中。患者在接受 4 mg/kg 和 8 mg/kg 的托珠单抗与 MTX 联用时，与输注相关的不良反应比例大约是 8% 和 7%。最常见的不良反应是输液过程中发生高血压及输液后 24 h 之内出现头痛和皮肤反应。这些不良反应都不会导致治疗终止。托珠单抗的抗体只在小部分患者中检出，且极少与导致停药的显著过敏反应相关。抗体的产生和输注反应多数出现在接受低剂量托珠单抗治疗的患者。

治疗组和标准治疗组的肿瘤发生率相近。临床试验中出现脱髓鞘疾病罕见，只有长期的试验才能确定这种疗法存在的实际风险。然而，任何有关恶性肿瘤和脱髓鞘疾病的危险因素都要格外注意。

对 6 篇随机对照试验的系统文献检索结果显示，与使用其他生物制剂相比，托珠单抗联合 MTX 治疗 RA 时，不良反应事件较轻但发生率更高。8 mg/kg 联合用药组的感染的风险明显高于对照组 [比值比（OR），1.30；95% CI，1.07 ~ 1.58]，无恶性肿瘤、结核活动和肝炎发病率的升高[119]。

药物的相互作用

对 IL-6 的抑制可能影响细胞色素 P450 的底物。体内试验表明，托珠单抗注射 1 周后奥美拉唑和辛伐他汀水平分别下降了 28% 和 57%。应用 IL-6 抑制剂之初或停药时，要对如华法林等作用范围比较窄的药物进行监测，此外某些有确切蓄积作用的药物如环孢霉素也应进行严密监测。

由于尚无相关研究，IL-6 抑制剂应避免与其他生物 DMARDs 如 TNF 抑制剂、IL-1 阻断剂、抗 CD20 单克隆抗体和共刺激阻断剂联合使用。

IL-12/23

IL-12 和 IL-23 在炎症中的作用

IL-12 和 IL-23 是树突状细胞和巨噬细胞回应固有的危险信号而分泌的[120]。这两个分子在宿主防御和伤口愈合中非常重要。IL-12 诱导幼稚 T 淋巴细胞分化为分泌干扰素 γ 的 Th1 细胞，IL-23 在 IL-6、转化生长因子 β 和 IL-1 的存在下，促进幼稚 T 淋巴细胞分化为 Th17 细胞，释放 IL-17、IL-22 和 TNF。IL-23/IL-17 通路在 PsA 的银屑病、肌腱炎、趾炎和关节炎的发生发展中起着关键作用。阻断 IL-12/23 或 IL-23 并不能有效改善中轴型脊柱关节炎的脊柱炎症[121]。Th17 细胞通过释放 TNF 和 IL-17 来间接调节 IL-23 对炎症和骨重建的促炎作用。

抗 IL-12/23 抗体

乌司奴单抗

结构和作用机制。乌司奴单抗是一种人 IgG1k 单克隆抗体，结合 IL-12 和 IL-23 上的 p40。由 1326 个氨基酸结合形成药物大分子，其分子量为 148 ~ 149 kDa。因药物剂量和研究人群的不同，达到最大血清浓度的时间为 7 ~ 13.5 天，而消除半衰期为 15 ~ 45 天。体重较高的患者血清浓度较低，因此，建议银屑病和 PsA 患者以 100 kg 为阈值调整剂量。药代动力学不受患者年龄和联合甲氨蝶呤治疗的影响[122,123]。

剂量。第 0、4 周给予初始负荷剂量乌司奴单抗后，可每 12 周皮下注射 45 mg 或 90 mg，以尽快达到稳定状态。体重较重（> 100 kg）的患者，给予 90 mg 剂量以获得更好疗效。相比之下，对于克罗恩病，推荐采用按体重计算的静脉负荷剂量，然后每 8 周皮下注射一次，以达到更高的血药浓度，获得更好的临床疗效。

疗效。 乌司奴单抗被批准用于治疗银屑病和 PsA。重要的 III 期试验数据在表 66-3 中列出。该药物也被批准用于治疗克罗恩病[124]。其在 SLE 的研究数据有望在近期发表[125]。

毒副作用

IL-12/23 抑制剂一般耐受性尚佳。与上述药物一样，可能出现注射部位反应；但乌司奴单抗的发生率小于 1% ~ 2%。同之前其他抗细胞因子治疗一样，应评估感染的风险[126]。

药物相互作用

慢性炎症和细胞因子水平升高可能改变 CYP450 酶的生成和活性，乌司奴单抗可能导致 CYP450 酶活性和底物浓度正常化。开始或停用乌司奴单抗时，应密切监测治疗指数较窄的 CYP450 底物（如华法林或环孢素）的药物浓度和治疗效果。

抗 IL-23

针对 P19 的抗体已被批准用于治疗银屑病，目前正在 PsA 患者中进行研究[127]。银屑病的治疗效果显著，大多数患者的症状完全或几乎完全消失。II 期试验也证实了对 PsA 的有效性[128]。与乌司奴单抗类似，阻断 IL-23 对强直性脊柱炎无效[129]。这些药物耐受性很好，在 III 期试验中几乎没有严重不良反应发生。

IL-17

IL-17 与炎症

IL-17 细胞因子家族由 6 个结构上相关的分子

IL17A-F 组成，能够与许多不同的典型 IL-17 受体结合。IL-17A 和 F 与免疫介导的炎症和黏膜稳态密切相关，它们与一个共同的受体结合[130]。IL-17 促进许多趋化因子和细胞因子的上调，包括 IL-6、G-CSF、抗菌肽和 β 防御素，它们通过影响 IL-8 促进中性粒细胞迁移。这些细胞因子还通过保护黏膜表面和诱导伤口愈合来维持宿主的防御。在 RA 的血液和组织中 IL-17 水平升高，但与 PsA 和 AS 不同，阻断 IL-17 对 RA 无效（描述见后）。

IL-17 的作用机制

IL-17 细胞因子通过诱发关节成纤维样滑膜细胞和皮肤角质形成细胞的增殖来促进炎症反应。还能诱导中性粒细胞在这些组织中迁移。通过涉及 RANKL 的多种机制来协调病理性骨吸收，并且在一些组织间隔中，它们可能诱导骨形成。

抗 IL-17 抗体

司库奇尤单抗

结构和作用机制。 司库奇尤单抗是一种人 IgG1 单克隆抗体，可选择性地与 IL-17A 细胞因子结合以抑制与 IL-17 受体的结合[131]。药代动力学与剂量成正比，司库奇尤单抗在给药后 6 天达到最大浓度。每 4 周给药一次，大约 24 周后达到稳定状态，半衰期为 22 ~ 31 天。尽管司库奇尤单抗清除率随患者体重的增加而增加，但无需调整剂量。

剂量。 司库奇尤单抗通常以 150 mg 或 300 mg 的负荷剂量开始，在第 0、1、2、3、4 周每周皮下注射一次，随后每 4 周维持给药一次。治疗银屑病关节炎起始剂量是 150 mg，而治疗银屑病剂量则是 300 mg。银屑病关节炎患者使用 150 mg 效果欠佳时，剂量可以增加到 300 mg。

疗效。 IL-17 抑制剂对中重度银屑病患者疗效显著。RA 患者使用 IL-17 抑制剂，结果无效。相反，司库奇尤单抗和依奇珠单抗对外周关节炎、中轴炎症、附着点炎和指炎均有效（表 66-3）。这两种药物都被批准用于治疗银屑病、银屑病关节炎和中轴型脊柱关节炎[127]。

依奇珠单抗

结构和作用机制。依奇珠单抗是一种人源化 IgG4 单克隆抗体，对 IL-17A 具有相同的结合和中和活性[132]。作为另一个更大的分子，它包括两个各 219 个氨基酸的轻链和两个各 445 个氨基酸的重链，总分子量为 146 ~ 158 kDa。依奇珠单抗也表现出与剂量成比例的药代动力学，达到最大浓度的时间为 4 天。生物利用度是 60% ~ 81%，与司库奇尤单抗（55% ~ 77%）相似。尽管依奇珠单抗在任何部位的给药都是可以接受的，但与腹部或手臂相比，大腿皮下给药的生物利用度显著增高。10 周后更快达到稳态，但半衰期也较短，为 13 天。清除率在体重较大的人群中增加，而年龄对药代动力学无显著影响。

剂量。给药方案因适应证而异，开始治疗的负荷剂量为 160 mg（两次注射，每次 80 mg）。对于银屑病关节炎，维持剂量为每 4 周皮下注射 80 mg。银屑病的治疗剂量通常从 160 mg 开始，随后在前 3 个月每 2 周 80 mg（直到第 12 周），然后延长至每 4 周 80 mg。

疗效。依奇珠单抗被批准用于治疗银屑病和银屑病关节炎，在中轴型脊柱关节炎的Ⅲ期数据显示依奇珠单抗与 TNF 抑制剂和司库奇尤单抗疗效相当。与阻断 IL-17 和 IL-23 的其他药物类似，依奇珠单抗对银屑病非常有效，对银屑病关节炎也有效。

毒副作用

IL-17 抑制剂的耐受性很好，与 IL-12/23 抑制剂一样存在潜在的不良反应。在临床试验中有念珠菌病的报道，虽然有食管受累的病例，但范围有限。突出的问题是导致炎症性肠病的恶化，以及新发炎症性肠病。正在进行的研究表明，炎症性肠病的发病率很低，更多的信息将会在进一步的研究和上市后的监测中获得。

抑制双重细胞因子

为提高临床疗效，双效抗细胞因子疗法受到关注，但受到结合特异性和总清除率限制。ABT-257 同时抑制 TNF 和 IL-17A，以改善 RA 患者的治疗效果，与其前体 ABT-122 相似，其清除率高，半衰期短。这两个分子都含有双变构域免疫球蛋白（DVD-Ig），将两种不同的结合元件结合到一个抗体分子中，但 ABT-257 在 Fc 段引入了一个突变 QL，以增加其与 Fc 受体（FcR）的结合亲和力，促进抗体循环，降低总清除率。不幸的是，这两种分子诱导持久反应的能力都受到高清除率的限制，在 97% 的单剂量研究受试者和 83% 的多剂量研究受试者中，ABT-257 能显著诱导抗体的产生[133]。抗体的产生导致半衰期更短，血清总浓度更低，一些受试者因反复暴露后没有药物积累。这些双典型抗体在两个对照试验中进行了研究，一个在 RA 中，另一个在 PsA 中[134]。这两项试验的疗效均与阿达木单抗疗效相当，但在使用双变构域抗体治疗的患者中不良反应发生率并不高。预计未来还将进行双变构域抗体或抗细胞因子抗体组合的低剂量或顺序给药的研究。

通路

Janus 激酶 / 信号转导和转录激活因子（JAK-STAT）信号通路在细胞因子阻断中起着重要作用。一系列参与自身免疫和免疫介导炎症的细胞因子都通过这些细胞质信号通路转导下游信号[135]。细胞因子与受体结合后，相关的 JAKs 被激活，进而使 STATs 被磷酸化，这些 STATs 转运到细胞核，促进介导炎症和结缔组织重构的广泛的分子转录。目前已经确定了四种 JAKs，即 JAK1、JAK2、JAK3 和 TYK2，以及许多与特定 JAKs 相关的细胞因子受体（图 66-5）。阻断 JAK-STAT 通路的药物已被批准用于治疗 RA、PsA 和炎症性肠病，目前正在广泛地进行炎症性疾病的临床试验。这些通路和相关的抑制剂将在第 68 章详细讨论。

针对调节 B 细胞的细胞因子的治疗

在利妥昔单抗（一种与 CD20 结合的单克隆抗体）去除 B 细胞治疗成功后，人们开始研究替代靶点。BLyS 和 APRIL 是 TNF 家族两种细胞因子，参与调节 B 细胞的成熟、增殖、功能和存活。TACI、BCMA 和 BAFF 是 BLyS 和 APRIL 的特异性受体。贝利木单抗、阿塞西普和他贝芦单抗是在 RA 中研究过的 BAFF/BLyS 抑制剂（APRIL，以阿塞西普为例），但由于疗效低和潜在毒性，这些药物在 RA 中已停用。目前正在进行 BlyS 抑制剂与利妥昔单抗联

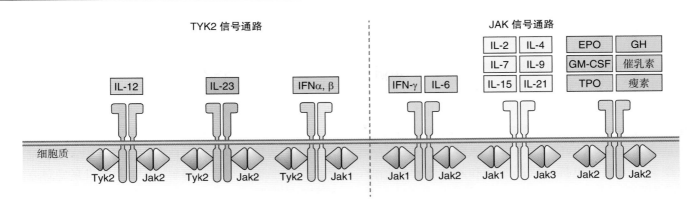

图 66-5　通过 JAK-STAT 通路的细胞因子信号传导。特异性细胞因子通过 JAK1、-2、-3 和 TYK2 分子的二聚体传递信号。因此，一组同型或异型二聚体的抑制剂与另一组抑制剂相比，治疗效果和不良反应不同。EPO，促红细胞生成素；GH，生长激素；GM-CSF，粒 - 巨噬细胞集落刺激因子；JAK-STAT，Janus 激酶 / 信号转导和转录激活因子；TPO，血小板生成素；Tyk，酪氨酸激酶 2（Used with permission of The Rheumatology Education Group [TREG]．）

合治疗的Ⅲ期试验[120]。贝利木单抗对 SLE 有一定疗效，已在美国被批准使用（见第 67 章）[136]。

细胞因子阻断治疗的监测

在开始抗细胞因子治疗前，应评估患者是否存在活动性或非活动性（潜伏性）结核感染。应对所有患者进行适当的筛查试验（如结核菌素皮肤试验或结核病体外试验、胸片），并在活动性肺结核患者抗细胞因子治疗之前开始抗结核治疗。一些监管机构建议定期（例如每年）检测结核病暴露情况。使用免疫抑制治疗可能会增加慢性携带者乙肝病毒（HBV）再激活的风险，因此，建议在开始抗细胞因子治疗前对患者进行 HBV 评估。最后，应密切监测患者是否有感染的症状和体征，如果患者出现严重感染，应停止抗细胞因子治疗。

由于罕见发生的骨髓抑制和 TNF 抑制剂感染的风险，在治疗期间临床医生应间断性地评估患者全血细胞计数（CBC）。在使用所有 TNF 抑制剂治疗期间，必须严密监测患者是否有感染、脱髓鞘疾病和恶性肿瘤的症状或体征。

使用阿那白滞素开始治疗前应评估中性粒细胞计数，治疗期间每月评估一次，持续 3 个月，然后每 4 个月进行一次，最长可达 1 年。

对于所有开始使用 IL-6 抑制剂的患者，在开始前应进行肝功能检查评估，并在治疗期间每 4 ~ 8 周重复一次。如果 ALT 和 AST 水平高于正常上限的1.5 倍，或者有任何肝病的证据，不建议使用托珠单抗。当 ALT 或 AST 水平达到正常上限的 1 ~ 3 倍时，托珠单抗、沙立芦单抗和联用的 DMARD 的剂量应该调整。若持续上升，应该调整 IL-6 抑制剂的剂量。如果 ALT 或 AST 水平高于正常上限的 3 ~ 5 倍，则应中断 IL-6 治疗，直至其降至正常上限的 3 倍以下。对于 ALT 或 AST 升高超过正常上限 5 倍的患者，应停止使用。

应用 IL-6 抑制剂治疗的患者应该监测血脂水平，将血脂水平维持在"血液胆固醇管理指南"或当地指南的目标范围内[137]。在适当的情况下使用降脂药物。

应用 IL-6 抑制剂时，如果中性粒细胞计数处于基础值附近很低的状态，应当格外谨慎。在第一次使用之后，所有患者都应对中性粒细胞绝对计数（ANC）进行 4 ~ 8 周的监测。当中性粒细胞绝对计数低于 2×10^9/L 时不应使用托珠单抗。如果中性粒细胞绝对计数下降到 $(0.5 \sim 1)\times10^9$/L 之间，应停止用药，直到中性粒细胞绝对记数升高到 1×10^9/L 以上。

如果患者的血小板计数低于 100×10^9/L 时，不建议应用托珠单抗治疗。当血小板计数低于 50×10^9/L 时，应暂停应用 IL-6 抑制剂。在接受托珠单抗治疗期间，每 3 ~ 8 周监测一次血小板的变化。

最后，使用 IL-12/23 和 IL-17 抑制剂需要监测感染的症状和体征，以及注射部位不良反应和过敏反应，其他方面不需要监测。

妊娠和哺乳

动物研究中尚未发现与 TNF 抑制相关的母体毒性、胚胎毒性和致畸性。在人体中进行的对照研究较少，但从注册数据库和回顾性研究中获得的信息越来越多（表 66-6）。随着接受 TNF 抑制剂治疗的患者数量增加，其中的妊娠病例也在增多[75]。基于对少数接受英夫利昔单抗、依那西普和阿达木单抗治疗的孕妇观察数据显示，活产、流产和治疗终止的相对比率与全国年龄匹配的健康女性的比率相当。众所周知，随着妊娠的进展，单克隆抗体在胎盘中的转移量会增加，其中在妊娠晚期转移最多。赛妥珠单抗是一个例外，其聚乙二醇化部分可显著减少胎盘转移。总之，TNF 抑制剂被美国 FDA 归类为妊娠 B 类，只有在确切需要治疗的情况下，才建议在妊娠期间使用 TNF 抑制剂。如果在妊娠期间使用 TNF 抑制剂，则有可能转移到胎儿，这时应考虑进行监测。

除 TNF 抑制剂外，其他抗细胞因子治疗仅在动物中进行了生殖研究，没有发现任何对胎儿有害的证据。在孕妇中也没有进行良好的对照研究；因此，只有当潜在的益处大于风险的情况下，才能在妊娠期间使用抗细胞因子治疗。

关于母乳喂养的研究数据有限，例如母乳中所分泌的药物数量。免疫球蛋白存在于母乳中，但在哺乳婴儿的胃肠道中很容易降解，因此，婴儿的总体暴露情况尚不清楚。

接种疫苗

开始使用抗细胞因子治疗之前，最好将所有推荐的疫苗接种都提上日程。由于接受免疫抑制治疗的患者对活疫苗的反应及活疫苗继发感染的数据不足，因此不建议同时给予活疫苗和抗细胞因子治疗。在抗细胞因子治疗之前和治疗期间，允许使用灭活、重组或

表 66-6	妊娠期和哺乳期的抗细胞因子治疗			
	妊娠期分级	胎盘转运	哺乳期	新生儿结局
阿达木单抗	B	妊娠晚期转运量最大	母乳含量为母体的 0.1%～1%，母乳喂养婴儿吸收最低	无严重出生缺陷证据，但在出生后至少 3 个月的婴儿血清中可检测到
赛妥珠单抗	B	最少	数据有限；在婴儿胃肠道中分解，全身吸收量较低	无严重出生缺陷证据
依那西普	B	胎儿体内浓度是母体浓度的 1/30	乳汁中含量较少，母乳喂养婴儿吸收较少	无严重出生缺陷证据，出生后 12 周尚未检测到
戈利木单抗	B	妊娠晚期转运量最大	数据有限；动物研究乳汁中含量较少，推测母乳喂养婴儿吸收较少	无严重出生缺陷证据，婴儿血清中可能检测到，但持续时间未知
英夫利昔单抗	B	妊娠晚期转运量最大	数据有限；在婴儿胃肠道中分解，全身吸收量较低	无严重出生缺陷证据，出生后 6 个月婴儿血清中可检测到
托珠单抗	C	妊娠晚期转运量最大	无乳汁中含量和婴儿身体吸收的研究	动物研究中无致畸性证据；人体数据有限
沙立鲁单抗	未明确	妊娠晚期转运量最大	母乳中含有母体分泌的免疫球蛋白，但沙立芦单抗浓度未知	抑制 IL-6 可能干扰宫颈成熟、扩张和子宫肌层运动，导致分娩延迟
依奇珠单抗	未明确	妊娠晚期转运量最大	数据有限；动物研究乳汁中含量较少，推测母乳喂养婴儿吸收较少	动物研究中无致畸性证据；人体数据有限
司库奇尤单抗	B	妊娠晚期转运量最大	数据有限；在婴儿胃肠道中分解，全身吸收量较低	无严重出生缺陷证据
乌司奴单抗	B	妊娠晚期转运量最大	数据有限；动物研究乳汁中含量较少，推测母乳喂养婴儿吸收较少	无严重出生缺陷证据

结合疫苗，包括较新的重组带状疱疹疫苗。

结论

针对 TNF、IL-1β、IL-6、IL-12、IL-23 和 IL-17 等多种关键促炎细胞因子的强效特异性抑制剂的研发，改变了免疫炎症性疾病患者的治疗前景及预后。靶向生物制剂使外周和中轴关节炎患者的症状和体征明显改善，功能和生活质量得以提高，影像学进展得到抑制，避免了许多患者的残疾。靶向细胞因子治疗方法的成功，使人们对难治性疾病的治疗目标"提高了标准"，还重新激发了进一步精准化治疗的研究。当前治疗的经验还促进了对其他细胞因子抑制剂（如 IL-6、IL-15 和 IL-18）以及与自身免疫和炎症疾病相关的免疫系统其他成分的疗效的研究。

关于这些药物最佳使用方法仍存在许多问题。长期安全性数据将使临床工作者能更全面地评估患者个体的药物风险 - 获益比。考虑到长期安全性的不确定性和临床反应的个体差异，通过研究发现能获得最大受益且毒性最小的患者人群非常关键。例如，有研究正在评估患者基因多态性、蛋白质组学差异，预计可优化疗效，并最大限度降低毒性。从成本角度来讲这很重要。尽管这些药物的花费相对昂贵，但仍有数据支持药物的成本效益，包括增加就业和减少住院治疗等[138]。

这些生物制剂治疗的成功带来了另外一些临床问题，例如极早期应用高效治疗方案，如 TNF 抑制剂与 MTX 联合用药，真能改变疾病进程吗？不同风湿病的最佳治疗模式是什么？如何应用精准医学为个体患者提供最佳生物疗法？高达 50% 的患者在Ⅲ期试验中没有达到治疗效果，联合生物制剂治疗是否有效？如何制定联合方案？当然，生物药剂学的进展，使药代动力学、免疫原性、不良反应、管理和药物费用等多方面都符合要求的新药物的产生成为可能。这些发展也使得临床工作者最终能最大限度地运用这些新的治疗方法，让以前认为难以治疗的患者获得良好的临床疗效。

🌐 Full references for this chapter can be found on ExpertConsult.com.

部分参考文献

1. Zhang JM, An J: Cytokines, inflammation, and pain, *Int Anesthesiol Clin* 45(2):27–37, 2007.
2. Feldmann M, Brennan FM, Maini RN: Role of cytokines in rheumatoid arthritis, *Annu Rev Immunol* 14:397–440, 1996.
3. Koch AE, Kunkel SL, Strieter RM: Cytokines in rheumatoid arthritis, *J Investig Med* 43(1):28–38, 1995.
5. Lybecker K: *The Biologics Revolution in the Production of Drugs*, Fraser Institute, 2016.
6. Monaco C, Nanchahal J, Taylor P, et al.: Anti-TNF therapy: past, present and future, *Int Immunol* 27(1):55–62, 2015.
8. McCann FE, Perocheau DP, Ruspi G, et al.: Selective tumor necrosis factor receptor I blockade is antiinflammatory and reveals immunoregulatory role of tumor necrosis factor receptor II in collagen-induced arthritis, *Arthritis Rheumatol* 66(10):2728–2738, 2014.
10. Kavanaugh A, Cohen S, Cush JJ: The evolving use of tumor necrosis factor inhibitors in rheumatoid arthritis, *J Rheumatol* 31(10):1881–1884, 2004.
11. Zou JX, Braun J, Sieper J: Immunological basis for the use of TNFalpha-blocking agents in ankylosing spondylitis and immunological changes during treatment, *Clin Exp Rheumatol* 20(6 Suppl 28):S34–S37, 2002.
12. Bazzoni F, Beutler B: The tumor necrosis factor ligand and receptor families, *New Eng J Med* 334(26):1717–1725, 1996.
14. Feldmann M, Elliott MJ, Woody JN, et al.: Anti-tumor necrosis factor-alpha therapy of rheumatoid arthritis, *Adv Immunol* 64:283–350, 1997.
16. Taylor PC: Pharmacology of TNF blockade in rheumatoid arthritis and other chronic inflammatory diseases, *Curr Opin Pharmacol* 10(3):308–315, 2010.
18. Charles P, Elliott MJ, Davis D, et al.: Regulation of cytokines, cytokine inhibitors, and acute-phase proteins following anti-TNF-alpha therapy in rheumatoid arthritis, *J Immunol* 163(3):1521–1528, 1999.
22. Paleolog EM, Miotla JM: Angiogenesis in arthritis: role in disease pathogenesis and as a potential therapeutic target, *Angiogenesis* 2(4):295–307, 1998.
23. Mewar D, Wilson AG: Treatment of rheumatoid arthritis with tumour necrosis factor inhibitors, *Br J Pharmacol* 162(4):785–791, 2011.
25. Moreland LW, Schiff MH, Baumgartner SW, et al.: Etanercept therapy in rheumatoid arthritis. A randomized, controlled trial, *Ann Intern Med* 130(6):478–486, 1999.
27. Klotz U, Teml A, Schwab M: Clinical pharmacokinetics and use of infliximab, *Clin Pharmacokinet* 46(8):645–660, 2007.
29. Weisman MH, Moreland LW, Furst DE, et al.: Efficacy, pharmacokinetic, and safety assessment of adalimumab, a fully human anti-tumor necrosis factor-alpha monoclonal antibody, in adults with rheumatoid arthritis receiving concomitant methotrexate: a pilot study, *Clinical Therapeutics* 25(6):1700–1721, 2003.
32. Brennan FM, Browne KA, Green PA, et al.: Reduction of serum matrix metalloproteinase 1 and matrix metalloproteinase 3 in rheumatoid arthritis patients following anti-tumour necrosis factor-alpha (cA2) therapy, *Br J Rheumatol* 36(6):643–650, 1997.
34. Genovese MC, Bathon JM, Martin RW, et al.: Etanercept versus methotrexate in patients with early rheumatoid arthritis: two-year radiographic and clinical outcomes, *Arthritis Rheum* 46(6):1443–1450, 2002.
35. Kavanaugh A, St Clair EW, McCune WJ, et al.: Chimeric anti-tumor necrosis factor-alpha monoclonal antibody treatment of patients with rheumatoid arthritis receiving methotrexate therapy, *J Rheumatol* 27(4):841–850, 2000.
37. Klareskog L, van der Heijde D, de Jager JP, et al.: Therapeutic effect of the combination of etanercept and methotrexate compared with each treatment alone in patients with rheumatoid arthritis:

double-blind randomised controlled trial, *Lancet* 363(9410):675–681, 2004.

39. Weinblatt ME, Kremer JM, Bankhurst AD, et al.: A trial of etanercept, a recombinant tumor necrosis factor receptor:Fc fusion protein, in patients with rheumatoid arthritis receiving methotrexate, *N Engl J Med* 340(4):253–259, 1999.

41. Kay J, Upchurch KS: ACR/EULAR 2010 rheumatoid arthritis classification criteria, *Rheumatology (Oxford)* 51(Suppl 6):vi5–9, 2012.

42. Korth-Bradley JM, Rubin AS, Hanna RK, et al.: The pharmacokinetics of etanercept in healthy volunteers, *Ann Pharmacotherapy* 34(2):161–164, 2000.

44. Weinblatt ME, Keystone EC, Furst DE, et al.: Adalimumab, a fully human anti-tumor necrosis factor alpha monoclonal antibody, for the treatment of rheumatoid arthritis in patients taking concomitant methotrexate: the ARMADA trial, *Arthritis Rheum* 48(1):35–45, 2003.

45. Ritchlin CT, Colbert RA, Gladman DD: Psoriatic arthritis, *N Engl J Med* 376(10):957–970, 2017.

46. Mease PJ, Gladman DD, Collier DH, et al.: Etanercept and methotrexate as monotherapy or in combination for psoriatic arthritis: primary results from a randomized, controlled phase III trial, *Arthritis Rheumatol* 71:1112–1124, 2019.

47. Rudwaleit M, Landewe R, Sieper J: Ankylosing spondylitis and axial spondyloarthritis, *N Engl J Med* 375(13):1302–1303, 2016.

48. Sari I, Haroon N: Radiographic progression in ankylosing spondylitis: from prognostication to disease modification, *Curr Rheumatol Rep* 20(12):82, 2018.

49. Rudwaleit M, Landewe R, van der Heijde D, et al.: The development of Assessment of SpondyloArthritis International Society classification criteria for axial spondyloarthritis (part I): classification of paper patients by expert opinion including uncertainty appraisal, *Ann Rheum Dis* 68(6):770–776, 2009.

50. Rudwaleit M, van der Heijde D, Landewe R, et al.: The development of Assessment of SpondyloArthritis International Society classification criteria for axial spondyloarthritis (part II): validation and final selection, *Ann Rheum Dis* 68(6):777–783, 2009.

51. Deodhar A, Gensler LS, Kay J, et al.: A fifty-two-week, randomized, placebo-controlled trial of certolizumab pegol in nonradiographic axial spondyloarthritis, *Arthritis Rheumatol*, 2019.

52. TNF inhibitors for Crohn's disease: when, which, and for how long, *Med Lett Drugs Ther* 55(1432):102–103, 2013.

53. Gimenez-Roca C, Iglesias E, Torrente-Segarra V, et al.: Efficacy and safety of TNF-alpha antagonists in children with juvenile idiopathic arthritis who started treatment under 4 years of age, *Rheumatol Int* 35(2):323–326, 2015.

55. Aringer M, Smolen JS: TNF inhibition in SLE: where do we stand? *Lupus* 18(1):5–8, 2009.

56. Breedveld FC, Weisman MH, Kavanaugh AF, et al.: The PREMIER study: a multicenter, double-blind clinical trial of combination therapy with adalimumab plus methotrexate versus methotrexate alone or adalimumab alone in patients with early, aggressive rheumatoid arthritis who had not had previous methotrexate treatment, *Arthritis Rheum* 54(1):26–37, 2006.

57. Keystone EC, Genovese MC, Klareskog L, et al.: Golimumab, a human antibody to tumour necrosis factor {alpha} given by monthly subcutaneous injections, in active rheumatoid arthritis despite methotrexate therapy: the GO-FORWARD Study, *Ann Rheum Dis* 68(6):789–796, 2009.

58. Keystone EC, Kavanaugh AF, Sharp JT, et al.: Radiographic, clinical, and functional outcomes of treatment with adalimumab (a human anti-tumor necrosis factor monoclonal antibody) in patients with active rheumatoid arthritis receiving concomitant methotrexate therapy: a randomized, placebo-controlled, 52-week trial, *Arthritis Rheum* 50(5):1400–1411, 2004.

59. Smolen J, Landewe RB, Mease P, et al.: Efficacy and safety of certolizumab pegol plus methotrexate in active rheumatoid arthritis: the RAPID 2 study. A randomised controlled trial, *Ann Rheum Dis* 68(6):797–804, 2009.

60. Smolen JS, Han C, Bala M, et al.: Evidence of radiographic benefit of treatment with infliximab plus methotrexate in rheumatoid arthritis patients who had no clinical improvement: a detailed subanalysis of data from the anti-tumor necrosis factor trial in rheumatoid arthritis with concomitant therapy study, *Arthritis Rheum* 52(4):1020–1030, 2005.

61. Smolen JS, Kay J, Doyle MK, et al.: Golimumab in patients with active rheumatoid arthritis after treatment with tumour necrosis factor alpha inhibitors (GO-AFTER study): a multicentre, randomised, double-blind, placebo-controlled, phase III trial, *Lancet* 374(9685):210–221, 2009.

62. St Clair EW, van der Heijde DM, Smolen JS, et al.: Combination of infliximab and methotrexate therapy for early rheumatoid arthritis: a randomized, controlled trial, *Arthritis Rheum* 50(11):3432–3443, 2004.

63. Weinblatt ME, Keystone EC, Furst DE, et al.: Long term efficacy and safety of adalimumab plus methotrexate in patients with rheumatoid arthritis: ARMADA 4 year extended study, *Ann Rheum Dis* 65(6):753–759, 2006.

65. Lee SJ, Kavanaugh A: Adverse reactions to biologic agents: focus on autoimmune disease therapies, *J Allergy Clin Immunol* 116(4):900–905, 2005.

66. Emery P, Fleischmann RM, Moreland LW, et al.: Golimumab, a human anti-tumor necrosis factor alpha monoclonal antibody, injected subcutaneously every four weeks in methotrexate-naive patients with active rheumatoid arthritis: twenty-four-week results of a phase III, multicenter, randomized, double-blind, placebo-controlled study of golimumab before methotrexate as first-line therapy for early-onset rheumatoid arthritis, *Arthritis Rheum* 60(8):2272–2283, 2009.

67. Kavanaugh A, McInnes I, Mease P, et al.: Golimumab, a new human tumor necrosis factor alpha antibody, administered every four weeks as a subcutaneous injection in psoriatic arthritis: twenty-four-week efficacy and safety results of a randomized, placebo-controlled study, *Arthritis Rheum* 60(4):976–986, 2009.

69. Rutherford AI, Subesinghe S, Hyrich KL, et al.: Serious infection across biologic-treated patients with rheumatoid arthritis: results from the British Society for Rheumatology Biologics Register for Rheumatoid Arthritis, *Ann Rheum Dis* 77(6):905–910, 2018.

70. Bongartz T, Sutton AJ, Sweeting MJ, et al.: Anti-TNF antibody therapy in rheumatoid arthritis and the risk of serious infections and malignancies: systematic review and meta-analysis of rare harmful effects in randomized controlled trials, *JAMA* 295(19):2275–2285, 2006.

71. Yamanaka H, Tanaka Y, Inoue E, et al.: Efficacy and tolerability of tocilizumab in rheumatoid arthritis patients seen in daily clinical practice in Japan: results from a retrospective study (REACTION study), *Mod Rheumatol* 21(2):122–133, 2011.

72. Dixon WG, Watson K, Lunt M, et al.: Rates of serious infection, including site-specific and bacterial intracellular infection, in rheumatoid arthritis patients receiving anti-tumor necrosis factor therapy: results from the British Society for Rheumatology Biologics Register, *Arthritis Rheum* 54(8):2368–2376, 2006.

73. Genovese MC, Rubbert-Roth A, Smolen JS, et al.: Longterm safety and efficacy of tocilizumab in patients with rheumatoid arthritis: a cumulative analysis of up to 4.6 years of exposure, *J Rheumatol* 40(6):768–780, 2013.

75. Rutherford AI, Patarata E, Subesinghe S, et al.: Opportunistic infections in rheumatoid arthritis patients exposed to biologic therapy: results from the British Society for Rheumatology Biologics Register for Rheumatoid Arthritis, *Rheumatology (Oxford)* 57(6):997–1001, 2018.

77. Borisov AS, Bamrah Morris S, Njie GJ, et al.: Update of recommendations for use of once-weekly isoniazid-rifapentine regimen to treat latent mycobacterium tuberculosis infection, *MMWR Morb Mortal Wkly Rep* 67(25):723–726, 2018.

79. Kavanaugh A: Rheumatoid arthritis: do TNF inhibitors influence lymphoma development? *Nat Rev Rheumatol* 13(12):697–698, 2017.

80. Collison J: Anti-TNF therapy not linked to cancer recurrence, *Nat Rev Rheumatol* 14(10):560, 2018.

81. Raaschou P, Simard JF, Neovius M, et al.: Anti-Rheumatic Therapy in Sweden Study G. Does cancer that occurs during or after anti-tumor necrosis factor therapy have a worse prognosis? A national assessment of overall and site-specific cancer survival in rheumatoid arthritis patients treated with biologic agents, *Arthritis Rheum* 63(7):1812–1822, 2011.

84. Conrad C, Di Domizio J, Mylonas A, et al.: TNF blockade induces a dysregulated type I interferon response without autoimmunity in paradoxical psoriasis, *Nat Commun* 9(1):25, 2018.

85. Nestle FO, Conrad C, Tun-Kyi A, et al.: Plasmacytoid predendritic cells initiate psoriasis through interferon-alpha production, *J Exp Med* 202(1):135–143, 2005.

86. Gunther S, Deredge D, Bowers AL, et al.: IL-1 family cytokines use distinct molecular mechanisms to signal through their shared co-receptor, *Immunity* 47(3):510–523 e4, 2017.

87. Urien S, Bardin C, Bader-Meunier B, et al.: Anakinra pharmacokinetics in children and adolescents with systemic-onset juvenile idiopathic arthritis and autoinflammatory syndromes, *BMC Pharmacol Toxicol* 14:40, 2013.

89. Autmizguine J, Cohen-Wolkowiez M, Ilowite N, et al.: Rilonacept pharmacokinetics in children with systemic juvenile idiopathic arthritis, *J Clin Pharmacol* 55(1):39–44, 2015.

91. Sun H, Van LM, Floch D, et al.: Pharmacokinetics and pharmacodynamics of canakinumab in patients with systemic juvenile idiopathic arthritis, *J Clin Pharmacol* 56(12):1516–1527, 2016.

94. Jiang Y, Genant HK, Watt I, et al.: A multicenter, double-blind, dose-ranging, randomized, placebo-controlled study of recombinant human interleukin-1 receptor antagonist in patients with rheumatoid arthritis: radiologic progression and correlation of Genant and Larsen scores, *Arthritis Rheum* 43(5):1001–1009, 2000.

95. McDermott MF: Rilonacept in the treatment of chronic inflammatory disorders, *Drugs Today (Barc)* 45(6):423–430, 2009.

96. Church LD, McDermott MF: Canakinumab: a human anti-IL-1beta monoclonal antibody for the treatment of cryopyrin-associated periodic syndromes, *Expert Rev Clin Immunol* 6(6):831–841, 2010.

97. Church LD, Savic S, McDermott MF: Long term management of patients with cryopyrin-associated periodic syndromes (CAPS): focus on rilonacept (IL-1 Trap), *Biologics* 2(4):733–742, 2008.

98. Hoffman HM: Rilonacept for the treatment of cryopyrin-associated periodic syndromes (CAPS), *Expert Opin Biol Ther* 9(4):519–531, 2009.

99. Hoffman HM, Throne ML, Amar NJ, et al.: Efficacy and safety of rilonacept (interleukin-1 Trap) in patients with cryopyrin-associated periodic syndromes: results from two sequential placebo-controlled studies, *Arthritis Rheum* 58(8):2443–2452, 2008.

100. Ilowite NT, Prather K, Lokhnygina Y, et al.: Randomized, double-blind, placebo-controlled trial of the efficacy and safety of rilonacept in the treatment of systemic juvenile idiopathic arthritis, *Arthritis Rheumatol* 66(9):2570–2579, 2014.

101. Janssen CA, Oude Voshaar MAH, Vonkeman HE, et al.: Anakinra for the treatment of acute gout flares: a randomized, double-blind, placebo-controlled, active-comparator, non-inferiority trial, *Rheumatology (Oxford)* 2019.

102. Ridker PM: Mortality differences associated with treatment Responses in CANTOS and FOURIER: insights and implications, *Circulation* 137(17):1763–1766, 2018.

103. Dinarello CA: Interleukin-1 in the pathogenesis and treatment of inflammatory diseases, *Blood* 117(14):3720–3732, 2011.

104. Genovese MC, Cohen S, Moreland L, et al.: Combination therapy with etanercept and anakinra in the treatment of patients with rheumatoid arthritis who have been treated unsuccessfully with methotrexate, *Arthritis Rheum* 50(5):1412–1419, 2004.

105. Unver N, McAllister F: IL-6 family cytokines: key inflammatory mediators as biomarkers and potential therapeutic targets, *Cytokine Growth Factor Rev* 41:10–17, 2018.

107. Hennigan S, Kavanaugh A: Interleukin-6 inhibitors in the treatment of rheumatoid arthritis, *Ther Clin Risk Manag* 4(4):767–775, 2008.

108. Rose-John S: IL-6 trans-signaling via the soluble IL-6 receptor: importance for the pro-inflammatory activities of IL-6, *Int J Biol Sci* 8(9):1237–1247, 2012.

111. Abdallah H, Hsu JC, Lu P, et al.: Pharmacokinetic and pharmacodynamic analysis of subcutaneous tocilizumab in patients with rheumatoid arthritis from 2 randomized, controlled trials: SUMMACTA and BREVACTA, *J Clini Pharmacol* 57(4):459–468, 2017.

112. Emery P, Keystone E, Tony HP, et al.: IL-6 receptor inhibition with tocilizumab improves treatment outcomes in patients with rheumatoid arthritis refractory to anti-tumour necrosis factor biologicals: results from a 24-week multicentre randomised placebo-controlled trial, *Ann Rheum Dis* 67(11):1516–1523, 2008.

113. Smolen JS, Weinblatt ME, Sheng S, et al.: Sirukumab, a human anti-interleukin-6 monoclonal antibody: a randomised, 2-part (proof-of-concept and dose-finding), phase II study in patients with active rheumatoid arthritis despite methotrexate therapy, *Ann Rheum Dis* 73(9):1616–1625, 2014.

114. Genovese MC, McKay JD, Nasonov EL, et al.: Interleukin-6 receptor inhibition with tocilizumab reduces disease activity in rheumatoid arthritis with inadequate response to disease-modifying antirheumatic drugs: the tocilizumab in combination with traditional disease-modifying antirheumatic drug therapy study, *Arthritis Rheum* 58(10):2968–2980, 2008.

115. Nishimoto N, Hashimoto J, Miyasaka N, et al.: Study of active controlled monotherapy used for rheumatoid arthritis, an IL-6 inhibitor (SAMURAI): evidence of clinical and radiographic benefit from an x ray reader-blinded randomised controlled trial of tocilizumab, *Ann Rheum Dis* 66(9):1162–1167, 2007.

116. Nishimoto N, Miyasaka N, Yamamoto K, et al.: Long-term safety and efficacy of tocilizumab, an anti-IL-6 receptor monoclonal antibody, in monotherapy, in patients with rheumatoid arthritis (the STREAM study): evidence of safety and efficacy in a 5-year extension study, *Ann Rheum Dis* 68(10):1580–1584, 2009.

117. Smolen JS, Beaulieu A, Rubbert-Roth A, et al.: Effect of interleukin-6 receptor inhibition with tocilizumab in patients with rheumatoid arthritis (OPTION study): a double-blind, placebo-controlled, randomised trial, *Lancet* 371(9617):987–997, 2008.

118. Nakahara H, Song J, Sugimoto M, et al.: Anti-interleukin-6 receptor antibody therapy reduces vascular endothelial growth factor production in rheumatoid arthritis, *Arthritis Rheum* 48(6):1521–1529, 2003.

119. Campbell L, Chen C, Bhagat SS, et al.: Risk of adverse events including serious infections in rheumatoid arthritis patients treated with tocilizumab: a systematic literature review and meta-analysis of randomized controlled trials, *Rheumatology (Oxford)* 50(3):552–562, 2011.

120. Teng MW, Bowman EP, McElwee JJ, et al.: IL-12 and IL-23 cytokines: from discovery to targeted therapies for immune-mediated inflammatory diseases, *Nat Med* 21(7):719–729, 2015.

121. Mease P: Ustekinumab fails to show efficacy in a phase III axial spondyloarthritis program: the importance of negative results, *Arthritis Rheumatol* 71(2):179–181, 2019.

123. Zhu YW, Mendelsohn A, Pendley C, et al.: Population pharmacokinetics of ustekinumab in patients with active psoriatic arthritis, *Int J Clin Pharmacol Ther* 48(12):830–846, 2010.

124. Sandborn WJ, Gasink C, Gao LL, et al.: Ustekinumab induction and maintenance therapy in refractory Crohn's disease, *N Engl J Med* 367(16):1519–1528, 2012.

125. Costedoat-Chalumeau N, Houssiau FA: Ustekinumab: a promising new drug for SLE? *Lancet* 392(10155):1284–1286, 2018.

126. Lopez-Ferrer A, Laiz A, Puig L: The safety of ustekinumab for the treatment of psoriatic arthritis, *Expert Opin Drug Saf* 16(6):733–742, 2017.

127. Frieder J, Kivelevitch D, Haugh I, et al.: Anti-IL-23 and anti-IL-17 biologic agents for the treatment of immune-mediated inflammatory conditions, *Clin Pharmacol Ther* 103(1):88–101, 2018.

128. Deodhar A, Gottlieb AB, Boehncke WH, et al.: Efficacy and safety of guselkumab in patients with active psoriatic arthritis: a randomised, double-blind, placebo-controlled, phase 2 study, *Lancet* 391(10136):2213–2224, 2018.

129. Baeten D, Ostergaard M, Wei JC, et al.: Risankizumab, an IL-23 inhibitor, for ankylosing spondylitis: results of a randomised, double-blind, placebo-controlled, proof-of-concept, dose-finding phase 2 study, *Ann Rheum Dis* 77(9):1295–1302, 2018.

130. McGeachy MJ, Cua DJ, Gaffen SL: The IL-17 family of cytokines in health and disease, *Immunity* 50(4):892–906, 2019.

133. Othman AA, Khatri A, Loebbert R, et al.: Pharmacokinetics, safety, and tolerability of the dual inhibitor of tumor necrosis factor-alpha and interleukin 17A, ABBV-257, in healthy volunteers and patients with rheumatoid arthritis, *Clin Pharmacol Drug Develop* 2018.

134. Genovese MC, Weinblatt ME, Mease PJ, et al.: Dual inhibition of tumour necrosis factor and interleukin-17A with ABT-122: open-label long-term extension studies in rheumatoid arthritis or psoriatic arthritis, *Rheumatology (Oxford)* 57(11):1972–1981, 2018.

135. O'Shea JJ, Schwartz DM, Villarino AV, et al.: The JAK-STAT pathway: impact on human disease and therapeutic intervention, *Annu Rev Med* 66:311–328, 2015.

136. Jordan N, D'Cruz DP: Belimumab for the treatment of systemic lupus erythematosus, *Expert Rev Clin Immunol* 11(2):195–204, 2015.

137. Grundy SM, Stone NJ, Bailey AL, et al.: AHA/ACC/AACVPR/AAPA/ABC/ACPM/ADA/AGS/APhA/ASPC/NLA/PCNA guideline on the management of blood cholesterol, *Circulation* CIR0000000000000625, 2018.

138. Bukstein DA, Luskin AT: Pharmacoeconomics of biologic therapy, *Immunol Allergy Clin North Am* 37(2):413–430, 2017.

139. Mease PJ, Kivitz AJ, Burch FX, et al.: Etanercept treatment of psoriatic arthritis: safety, efficacy, and effect on disease progression, *Arthritis Rheum* 50(7):2264–2272, 2004.

140. Davis Jr JC, Van Der Heijde D, Braun J, et al.: Recombinant human tumor necrosis factor receptor (etanercept) for treating ankylosing spondylitis: a randomized, controlled trial, *Arthritis Rheum* 48(11):3230–3236, 2003.

141. Lipsky PE, van der Heijde DM, St Clair EW, et al.: Infliximab and methotrexate in the treatment of rheumatoid arthritis. Anti-tumor necrosis factor trial in rheumatoid arthritis with concomitant therapy study group, *N Engl J Med* 343(22):1594–1602, 2000.

142. Antoni C, Krueger GG, de Vlam K, et al.: Infliximab improves signs and symptoms of psoriatic arthritis: results of the IMPACT 2 trial, *Ann Rheum Dis* 64(8):1150–1157, 2005.

143. Brandt J, Sieper J, Braun J: Infliximab in the treatment of active and severe ankylosing spondylitis, *Clin Exp Rheumatol* 20(6 Suppl 28):S106–S110, 2002.

144. Mease PJ, Gladman DD, Ritchlin CT, et al.: Adalimumab for the treatment of patients with moderately to severely active psoriatic arthritis: results of a double-blind, randomized, placebo-controlled trial, *Arthritis Rheum* 52(10):3279–3289, 2005.

145. van der Heijde D, Kivitz A, Schiff MH, et al.: Efficacy and safety of adalimumab in patients with ankylosing spondylitis: results of a multicenter, randomized, double-blind, placebo-controlled trial, *Arthritis Rheum* 54(7):2136–2146, 2006.

146. Inman RD, Davis Jr JC, Heijde D, et al.: Efficacy and safety of golimumab in patients with ankylosing spondylitis: results of a randomized, double-blind, placebo-controlled, phase III trial, *Arthritis Rheum* 58(11):3402–3412, 2008.

147. Keystone E, Heijde D, Mason Jr D, et al.: Certolizumab pegol plus methotrexate is significantly more effective than placebo plus methotrexate in active rheumatoid arthritis: findings of a fifty-two-week, phase III, multicenter, randomized, double-blind, placebo-controlled, parallel-group study, *Arthritis Rheum* 58(11):3319–3329, 2008.

148. Mease PJ, Fleischmann R, Deodhar AA, et al.: Effect of certolizumab pegol on signs and symptoms in patients with psoriatic arthritis: 24-week results of a Phase 3 double-blind randomised placebo-controlled study (RAPID-PsA), *Ann Rheum Dis* 73(1):48–55, 2014.

149. Landewe R, Braun J, Deodhar A, et al.: Efficacy of certolizumab pegol on signs and symptoms of axial spondyloarthritis including ankylosing spondylitis: 24-week results of a double-blind randomised placebo-controlled Phase 3 study, *Ann Rheum Dis* 73(1):39–47, 2014.

150. Cohen SB, Moreland LW, Cush JJ, et al.: A multicentre, double blind, randomised, placebo controlled trial of anakinra (Kineret), a recombinant interleukin 1 receptor antagonist, in patients with rheumatoid arthritis treated with background methotrexate, *Ann Rheum Dis* 63(9):1062–1068, 2004.

151. Maini RN, Taylor PC, Szechinski J, et al.: Double-blind randomized controlled clinical trial of the interleukin-6 receptor antagonist, tocilizumab, in European patients with rheumatoid arthritis who had an incomplete response to methotrexate, *Arthritis Rheum* 54(9):2817–2829, 2006.

152. Genovese MC, Fleischmann R, Kivitz AJ, et al.: Sarilumab plus methotrexate in patients with active rheumatoid arthritis and inadequate response to methotrexate: results of a phase III study, *Arthritis Rheumatol* 67(6):1424–1437, 2015.

153. McInnes IB, Kavanaugh A, Gottlieb AB, et al.: Efficacy and safety of ustekinumab in patients with active psoriatic arthritis: 1 year results of the phase 3, multicentre, double-blind, placebo-controlled PSUMMIT 1 trial, *Lancet* 382(9894):780–789, 2013.

154. McInnes IB, Mease PJ, Kirkham B, et al.: Secukinumab, a human anti-interleukin-17A monoclonal antibody, in patients with psoriatic arthritis (FUTURE 2): a randomised, double-blind, placebo-controlled, phase 3 trial, *Lancet* 386(9999):1137–1146, 2015.

155. Baeten D, Sieper J, Braun J, et al.: Secukinumab, an interleukin-17A inhibitor, in ankylosing spondylitis, *N Engl J Med* 373(26):2534–2548, 2015.

156. Mease PJ, van der Heijde D, Ritchlin CT, et al.: Ixekizumab, an interleukin-17A specific monoclonal antibody, for the treatment of biologic-naive patients with active psoriatic arthritis: results from the 24-week randomised, double-blind, placebo-controlled and active (adalimumab)-controlled period of the phase III trial SPIRIT-P1, *Ann Rheum Dis* 76(1):79–87, 2017.

157. van der Heijde D, Cheng-Chung Wei J, Dougados M, et al.: Ixekizumab, an interleukin-17A antagonist in the treatment of ankylosing spondylitis or radiographic axial spondyloarthritis in patients previously untreated with biological disease-modifying anti-rheumatic drugs (COAST-V): 16 week results of a phase 3 randomised, double-blind, active-controlled and placebo-controlled trial, *Lancet* 392(10163):2441–2451, 2018.

第 67 章

细胞靶向生物制剂及新靶点：利妥昔单抗、阿巴西普及其他生物制剂

原著 PETER C. TAYLOR

赵 华 译 刘 毅 校

关键点

- 利妥昔单抗是一种对所有类风湿关节炎（RA）均有效的生物制剂，但血清学阳性的患者获益最多。在确诊的活动性 RA 患者中进行的临床试验已证实，与现有的肿瘤坏死因子（TNF）抑制剂相比，每次 1 g、连续给药 2 次作为一个周期、联合每周 1 次的甲氨蝶呤口服会产生持续的临床效应。每次 500 mg、连续给药两次作为一个治疗周期仍然有效，但可能会造成少数患者出现更激烈的临床反应且延缓放射学进展的可能性更低。

- 现有的数据显示利妥昔单抗最佳使用间隔时间为 6～12 个月。重复用药可获得与首次用药相似或者更优的 ACR 反应，作用持续时间也相当。

- RA 的临床试验证明利妥昔单抗安全性较好，但仍有可能发生输液反应，多为轻到中度。输注之前先静脉应用甲泼尼龙有助于减轻输液反应发生的频率和严重程度。

- 阿巴西普可在 RA 患者中产生为期 16 周的临床效应。

- 阿巴西普对 RA 患者是一种有效、安全的生物制剂。长达 2 年的治疗可能获得持续递增的临床效应。

- 在应用阿巴西普治疗 RA 时，应及早进行获益和风险评估。利妥昔单抗和阿巴西普均可延缓 RA 的影像学进展。

- 缺乏可靠的生物学标志物来指导不同生物制剂的合理选择导致了目前治疗的不确定性。

引言

随着对类风湿关节炎（rheumatoid arthritis，RA）所致社会和经济负担的认识逐渐增加，人们对于首先控制滑膜炎症能够达到最佳临床转归已取得共识。特别强有力的证据表明早期进行病情改善联合治疗可增加疾病缓解率及临床和影像学获益[1-3]。随着对相关致病分子的认识，具有潜在治疗意义的物质也不断增多。其中以肿瘤坏死因子（TNF）为靶点的生物制剂取得了显著成效，特别是与口服甲氨蝶呤（MTX）联合时能够抑制炎症、抑制关节结构破坏，而此前的观点认为 RA 的关节结构破坏是不可避免的[4,5]。尽管 TNF 抑制剂取得了空前的临床和商业成功，但其昂贵的费用限制了其应用。此外，相当一部分 RA 患者临床反应并不理想。

阻断促炎症因子的全新治疗方法是通过靶向作用与 RA 病情延续相关（或者潜在驱动因素）的细胞（见第 74、75 章）。免疫反应推动了 RA 的疾病进程，并且由 RA 病程缓慢进展的特点推测可能存在适应性免疫系统的免疫记忆、诱导和维持。特别是 T 细胞和 B 细胞形成的高度特异性受体能够在激活后数目激增并长期存在。如果在导致疾病的异常免疫反应中确实如此，那么 T 细胞和 B 细胞就是合理的免疫干预靶点。本章主要讲述生物制剂特殊的细胞靶点，即 B 细胞亚群相关的细胞表面分子（最主要的是 CD20）和抗原呈递细胞表达的用来识别 T 细胞同源配体的共刺激分子。重点是两种已被接受作为 RA 治疗药物的生物制剂：利妥昔单抗和阿巴西普。利妥昔单抗（Rituximab, Rituxan, Genentech, South San Francisco, CA, and Biogen

Idec，Cambridge，MA；MabThera，F.HoffmanLaRoche AG，Basel，Switzerland）是一种选择性去除表达 CD20 抗原的 B 细胞亚群的抗体，其他相同靶点的生物制剂还有已进入临床试验的人源化单抗 - 奥瑞珠单抗（ocrelizumab）和全人源单抗 - 奥法木单抗（ofatumumab）。阿巴西普（Abatacept，Orencia，BristolMyers Squibb，New York，NY）是一种融合蛋白，能够选择性调节 T 细胞活化所需的共刺激信号。利妥昔单抗已在美国和欧洲获批使用，可联合 MTX 用于治疗中到重度活动且一种或多种 TNF 抑制剂治疗无效的成人 RA 患者，改善其症状及体征。阿巴西普是第一种已在美国和欧洲批准上市的选择性共刺激分子调节剂，用于治疗其他非生物或生物 DMARDs 治疗效果不佳的 RA 患者。

B 细胞靶向

关键点

● B 细胞是 RA 发病机制中的主要因素，但对其在诱导和维持致病性免疫激活机制中的具体作用仍知之甚少。

B 细胞在 RA 发病机制中的作用尚不完全清楚。但目前已知 B 细胞的多种功能可能与之相关，包括抗原呈递作用、分泌促炎因子、产生类风湿因子（RF）、形成免疫复合物、T 细胞共刺激作用等。免疫复合物是产生 TNF 和其他促炎因子的重要触发因素。B 细胞还与 RA 滑膜组织中异位淋巴器官的生发过程有关。

B 细胞来源于骨髓干细胞，并在这里获得具有独特可变区的抗体受体。在从骨髓经血液迁移至淋巴组织的滤泡生发中心及记忆区的过程中，B 细胞经过一系列成熟和活化步骤，最终成为成熟的浆细胞回到骨髓[6]。这一过程的顺利完成有赖于细胞表面的配体如血管细胞黏附分子（VCAM-1）和可溶性细胞因子如 B 淋巴细胞刺激因子（BLyS）传导的上游信号的严格调控[7,8]。

在 20 世纪 90 年代后期，一项研究[9,10]提出以下假说：RA 自身免疫反应的本质可能是由自身永存性 B 细胞（self-perpetuating B cell）所驱动，而初始

的炎症反应可能源于免疫复合物介导的低亲和力 IgG 受体 FcRγⅢa 的聚合。这一假说的诱人之处是可以解释 RA 复杂临床表现的组织特异性，特别是血清学阳性的患者，因为 FcRγⅢa 在滑膜和其他 RA 易累及的关节外组织中呈高水平表达。RF 分泌细胞能够捕捉抗原被胞吞内化之前与之结合的抗体，并呈递多肽片段给 T 细胞，协助 T 细胞活化 B 细胞。Edwards 和 Cambridge[11]还假设此类产生 RF 的 B 细胞可能通过 B 细胞受体结合至 IgG 型 RF 与补体片段 C3d 形成的小免疫复合物，由此提供了共刺激信号并放大致其具有自我永存特性。相反，其他的 B 细胞表面受体与 B 细胞受体结合可能产生负性生存信号。极少数情况下，由于躲避正常的调节机制而产生自我永存的自身免疫性 B 细胞，因此假设 B 细胞消耗治疗策略就能够移除这些自身免疫性 B 细胞克隆并阻断抗体产生。由于 CD20 并不进入细胞内部而且广泛高表达于 B 细胞谱，包括前 B 细胞、未成熟 B 细胞、活化 B 细胞和记忆 B 细胞，而在干细胞、树突状细胞及浆细胞中不表达（图 67-1），因此 CD20 是一个用单克隆抗体去除 B 细胞的理想靶点。关于 B 细胞是 RA 治疗靶点的假说也已经在其他 B 细胞抑制剂相关的临床试验中得到验证，相关内容会在后文讨论。

CD20 抗原定位于 B 细胞的细胞膜，有 44 个氨基酸暴露在细胞外，功能不明，可能参与了细胞信号及钙动员[12]。有趣的是 CD20 敲除小鼠并无明确表型（clear-cut phenotype）或明显的 B 细胞缺陷[13]。在一类独特且常见的 RA 亚型患者的滑膜组织中存在大量 CD20 阳性 B 细胞。

利妥昔单抗与类风湿关节炎

关键点

● 利妥昔单抗是一种嵌合型单克隆抗体，能够耗竭表达 CD20 的 B 细胞从而减少其数量。

利妥昔单抗是针对 CD20 抗原细胞外结构域的人鼠嵌合型单克隆抗体，能够启动补体介导的 B 细胞溶解，其 Fc 段被杀伤性 T 细胞相应受体识别后，产生抗体依赖性细胞介导的细胞毒作用。利妥昔单抗还可以启动凋亡[14]、影响 B 细胞对抗原或其他刺激的

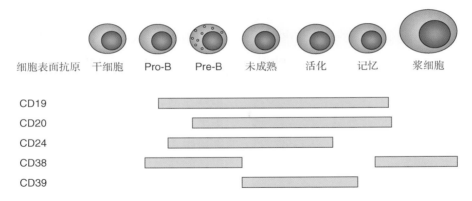

图 67-1　CD20 抗原在 B 系细胞的表达

反应能力[15]。利妥昔单抗最初的临床应用是单药治疗复发或难治性低恶性或滤泡性 CD20⁺B 细胞非霍奇金淋巴瘤，疗效肯定。因此利妥昔单抗在 RA 的临床试验之前有血液系统肿瘤的广泛应用经验，近期美国和欧洲已经批准其应用于 TNF 抑制剂无效的活动性 RA 患者。

经过利妥昔单抗治疗，外周血中 B 细胞快速减少，在多数患者中通过检测 CD19 表达量计数外周血 B 细胞的传统方法，其检测结果甚至为零。研究利妥昔单抗对 RA 患者的滑膜组织的作用，绝大多数但并非全部患者滑液中的 B 细胞和浆细胞较前减少[16,17]。这些发现提示滑膜组织可能存在某种目前未知的重燃机制为炎症提供生存空间，或某些 B 细胞具有天然的抗消耗能力。

分析消耗前、消耗中和重组后的外周血记忆 B 细胞似乎能够预测临床预后。较早复发的患者在 B 细胞恢复过程中，高表达 IgD⁺ 和 IgD- CD27⁺ 的记忆性 B 细胞的数目和比例会大幅增加[18]。除了这些细胞标记，血清成分也被用来分析。

有报道 RF 和抗环状瓜氨酸抗体血清水平下降与 B 细胞消耗有关[19]，但还需要进一步研究以确定血清学改变和临床疗效之间的关系。

临床研究

> **关键点**
> - 利妥昔单抗是一种对所有 RA 患者均有效的生物制剂。
> - 利妥昔单抗对血清阳性的患者可能获益最大。

> - 在确诊的活动性 RA 患者中进行的临床试验已证实，每次 1 g、连续两次的单周期给药、联合每周一次的甲氨蝶呤口服会产生持续的临床效应。每次 500 mg、连续两次的单周期给药仍然有效，但可能会造成少数患者出现更激烈的临床反应且延缓放射学进展的可能性更低。

早期临床研究发现，应用不同剂量的利妥昔单抗对活动性 RA 患者进行 B 细胞清除治疗，其安全性较好，是 RA 的潜在治疗方法[20-22]，但确切的获益需要随机、双盲、对照研究。在一项 IIa 期研究中，用利妥昔单抗治疗 161 位对每周一次最少 10 mg 足量 MTX 治疗、至少 16 周无效的活动性 RA 患者以观察其疗效[23]。患者被分成四组：第 1 天、第 15 天静脉输注利妥昔单抗，每次 1g，单用 MTX 作为对照；第 3 天、第 17 天静脉输注利妥昔单抗联合环磷酰胺 750 mg，或利妥昔单抗联合 MTX。所有患者均在治疗前应用 100 mg 甲泼尼龙，并在第 2、4、5、6、7 天给予泼尼松每天 60 mg，第 8 ～ 14 天给予泼尼松每天 30 mg。最主要的试验终点是 24 周时达到 ACR50 的患者比例，并在 48 周时进行探索性分析。24 周时达到 ACR50 的患者数在利妥昔单抗联合 MTX 组（43%；P=0.005）和利妥昔单抗联合环磷酰胺组（41%；P=0.005）远高于 MTX 单用组（13%）（表 67-1）。利妥昔单抗单药治疗的患者有 33% 达到 ACR50，但与 MTX 单用组比较无显著性差异（P=0.059）。与 MTX 单用组相比，疾病活动度评分及与基线对比的变化在所有的利妥昔单抗治疗组都非

表 67-1　DANCER 及 REFLEX 研究中 24 周获得缓解患者的百分比

研究	给药方案	ACR20	ACR50	ACR70
Ⅱa 期 [19]	1 g 利妥昔单抗 × 2 联合甲氨蝶呤	73	43	23
	甲氨蝶呤	38	13	5
Ⅱb 期 DANCER[20]	1 g 利妥昔单抗 × 2 联合甲氨蝶呤	54	34	20
	甲氨蝶呤	28	13	5
Ⅲ 期 REFLEX[21]	1 g 利妥昔单抗 × 2 联合甲氨蝶呤	51	27	12
	甲氨蝶呤	18	5	1

ACR，美国风湿病学会；DANCER，剂量范围评估：利妥昔单抗在 RA 治疗中的国际临床评估；REFLRX，利妥昔单抗在 RA 治疗中长期疗效的随机评价

常显著。

48 周的探索性分析提示利妥昔单抗联合 MTX 组达到 ACR50 和 ACR70 的比例分别是 35% 和 15%，显著高于单用 MTX 组的 5% 和 0%。在利妥昔单抗联合环磷酰胺治疗组，27% 的患者达到 ACR50。

利妥昔单抗治疗与外周血 B 细胞几乎完全消耗有关，并在观察的 24 周内持续存在。出现血清 RF 的显著、快速减少，但尽管外周血 B 细胞消耗，免疫球蛋白水平并未出现明显下降[23]。在 24 周和 48 周时利妥昔单抗组和对照组的感染发生率总体相当。24 周时利妥昔单抗组有 4 例发生严重感染，对照组是 1 例。至 48 周时利妥昔单抗组又增加 2 例严重感染，其中 1 例死亡。各种输液反应的发生率在利妥昔单抗组是 36%，对照组是 30%，多为轻到中度，包括低血压、高血压、皮肤潮红、瘙痒和皮疹。严重的输液反应较少见，可能与利妥昔单抗引起的靶细胞溶解导致的细胞因子释放综合征有关。

综上所述，Ⅱa 期临床研究表明严重的血清学阳性活动期 RA 患者应用利妥昔单抗治疗一个疗程，特别是与 MTX 联合时，会产生持续的临床效应，且耐受性和随访 48 周的安全性均较好。

继 Ⅱa 研究之后，Ⅱb 期研究被用来观察不同剂量利妥昔单抗联合或不联合糖皮质激素治疗包括生物制剂在内的其他 DMARDs 药物治疗无效的 RA 患者的有效性和安全性。该研究即被称为 DANCER（剂量范围评估：利妥昔单抗治疗 RA 的国际临床评价）

研究，试验的结果在 2006 年发表[24]。本研究共纳入 465 例活动性 RA 患者，这些患者对除 MTX 以外一种到五种 DMARDs 或生物制剂治疗无效，并在入组前单用 MTX 治疗 12 周以上，剂量不小于每周 10 mg，稳定治疗 4 周。在进行随机前需停用其他所有 DMARDs 至少 4 周，英夫利昔单抗、阿达木单抗和来氟米特至少停用 8 周。患者被随机分为 3 组：静脉应用安慰剂组、静脉应用利妥昔单抗 500 mg 组和静脉应用利妥昔单抗 1 g 组，分别于第 1 天和第 15 天给药。同时可选择联合 3 种剂量糖皮质激素：糖皮质激素 + 安慰剂、每次应用利妥昔单抗之前静脉给予甲泼尼龙 100 mg、每次应用利妥昔单抗之前除口服糖皮质激素外再静脉给予甲泼尼龙 100 mg。

24 周时的研究结果证实利妥昔单抗联合 MTX 治疗活动性 RA 一疗程后疗效显著，且此疗效与糖皮质激素无关，但第一次利妥昔单抗给药前静脉应用甲强龙能够减少输液反应的发生率和严重程度（图 67-2）。利妥昔单抗两个剂量组均有效。低剂量组 55% 患者达到 ACR20，高剂量组为 54%，这均高于安慰剂组的 28%。同样，24 周时利妥昔单抗组达到 ACR50、ACR70（表 67-1）和 EULAR 反应良好标准的患者比例也显著高于安慰剂组（图 67-3）。用更为严格的 ACR70 标准，在安慰剂组、低剂量组、高剂量组 3 组之间的反应比例分别为 5%、13% 和 20%，具有显著差异（$P < 0.05$），其中高剂量组（1 g，隔 2 周 1 次）最为显著。24 周时报告的不良反应多与输液相关，常发生在首次用药时。

一项名为 REFLEX（利妥昔单抗治疗 RA 长期疗效的随机评价）的研究被用于评估利妥昔单抗联合 MTX 治疗活动性 RA 患者的疗效和安全性。这些患者均为一种以上 TNF 抑制剂治疗反应不佳（其中 90% 无效，10% 副作用较大），此外所有患者均为影像学证明至少一个关节有明确的 RA 相关骨侵蚀（图 67-4）。该研究共纳入 520 位患者，平均病程为 12 年，服用 MTX 每周 10 ~ 25 mg。其他 DMARDs 和 TNF 抑制剂停用并经过洗脱期后，这些患者被随机分入 2 组：第 1 天和第 15 天分别静脉输注利妥昔单抗 1 g 或安慰剂组，所有患者每次给药前静脉应用甲泼尼龙 100 mg，并在 2 ~ 7 天口服泼尼松龙 60 mg/d，8 ~ 14 天为 30 mg/d[25]。

利妥昔单抗组 82% 的患者完成 6 个月治疗，安慰剂组仅为 54%。退出的主要原因是安慰剂组

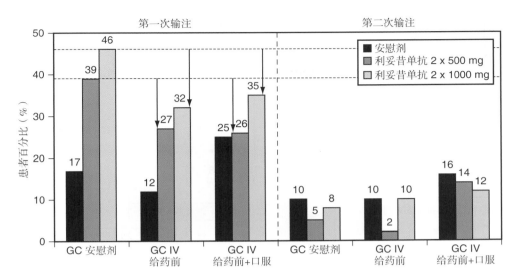

图 67-2　DANCER 研究的输液反应。图表显示 DNACER 研究输液反应发生率，该研究是一项针对病情缓解药物（DMARD）包括生物制剂治疗无效的 RA 患者应用两种剂量利妥昔单抗（联合或不联合糖皮质激素治疗）。患者随机分入静脉注射安慰剂组、静脉注射利妥昔单抗 500 mg 组和 1 g 组（第 1、15 天注射）。分别联合 3 种不同剂量的糖皮质激素：安慰剂、每次利妥昔单抗注射前静脉注射 100 mg 甲泼尼龙和利妥昔单抗注射前静脉注射 100 mg 甲泼尼龙并口服糖皮质激素。利妥昔单抗前注射甲泼尼龙使输液反应的发生比例与严重程度约减少 1/3（Data from Emery P，Fleischmann R，Filipowicz-Sosnowska A；DANCER study group，et al.：The efficacy and safety of rituximab in patients with active rheumatoid arthritis despite methotrexate treatment: results of a phase IIB randomized，doubleblind，placebo-controlled，dose-ranging study. *Arthritis Rheum* 54：1390-1400，2006.）

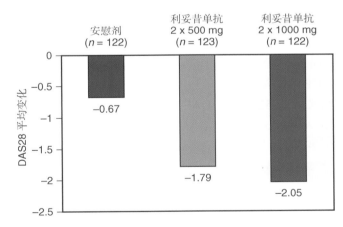

图 67-3　DANCER 研究中 6 个月时 DAS-28 改变。Ⅱb 期 DANCER 研究显示利妥昔单抗 500 mg 或 1 g 治疗两次的患者疾病活动性（DAS-28 评估）较基线改善显著优于安慰剂组（Data from Emery P，Fleischmann R，Filipowicz-Sosnowska A；DANCER study group，et al.：The efficacy and safety of rituximab in patients with active rheumatoid arthritis despite methotrexate treatment：results of a phase IIB randomized，double-blind，placebo-controlled，dose-ranging study. *Arthritis Rheum* 54：1390-1400，2006.）

（40%）、利妥昔单抗组（12%）的患者疗效不佳。6 个月时，利妥昔单抗组达到 ACR20、ACR50 和 ACR70 的比例分别为 51%、27% 和 12%，显著高于对照组的 18%、5% 和 1%（表 67-1）。疾病活动性评分（DAS28）的意向治疗分析显示安慰剂组较基线下降 0.34，小于有统计学意义的 0.6，而利妥昔单抗组为 1.83[25]。

ACR 反应指数对 RA 疗效的评估是基于 7 个核心部分中的 5 个达到 20%、50% 或 70% 改善，但对患者来说 ACR20 改善的实际获益并不显著。REFLEX 研究中利妥昔单抗组 ACR 核心评价所有部分均显著改善。在各种相互不重叠的 ACR 反应标准中利用健康相关问卷（HAQ）评估 RA 患者躯体机能，利妥昔单抗均表现出显著的临床获益。在药物治疗组，作为 ACR 反应核心组成的临床数据和主观参数共同影响 ACR20，而对照组主要是主观参数起作用[25]。

REFLEX 研究发现：单疗程治疗之后，24 周时利妥昔单抗联合 MTX 的临床效应最显著。此后患者可选择退出研究并根据临床需要继续进行利妥昔单抗治疗。利妥昔单抗联合 MTX 组有 37%（114/308）的患者选择留在研究中至 48 周，提示单疗程初始治疗

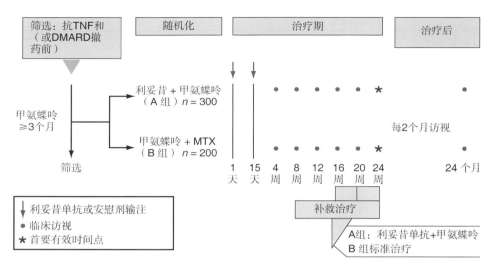

图 67-4 REFLEX 研究设计。图例显示 Ⅲ 期 REFLEX 研究探讨利妥昔单抗联合甲氨蝶呤治疗一种或几种抗 TNF 制剂或改善病情药物（DMARD）治疗无效的活动期类风湿关节炎患者的疗效与安全性

可获得持续临床疗效。24 ～ 48 周中退出的大部分患者是为了接受利妥昔单抗的进一步治疗，相反安慰剂联合 MTX 组有 89%（185/209）的患者在 48 周之前退出[26]。

另一个最近公布的名为 SERENE（甲氨蝶呤反应不足时利妥昔单抗疗效的评价）的 Ⅲ 期研究证实了利妥昔单抗对同时应用 MTX 的 RA 患者有效，这些患者在基线期无论是否应用 MTX 治疗均显示病情活动，并且之前没有应用过生物制剂[27]。患者被随机分至安慰剂组或两个剂量的利妥昔单抗组，分别是 500 mg 治疗 2 次和 1000 mg 治疗 2 次。24 周后进入开放延长期，应用利妥昔单抗效果不佳的患者经过 DAS28 评估后进入第二阶段利妥昔单抗治疗，同时所有安慰剂组的患者均接受低剂量利妥昔单抗治疗。在 24 周时，2 个不同剂量利妥昔单抗联合 MTX 治疗组达到 ACR20 反应的患者比例显著高于安慰剂联合 MTX 治疗组（分别是 54.5%、50.6% 和 23.3%，$P < 0.0001$）。在 48 周时，各组中有约 90% 患者接受第二阶段治疗，其中大多数（82% ～ 88%）在 30 周时进行。

利妥昔单抗治疗的患者中，48 周时的疗效与 24 周时相当。此外多个重要的临床终点显著改善，包括 48 周时较大剂量利妥昔单抗（1000 mg × 2）联合 MTX 组达到低疾病活动度患者比例是 24 周时的两倍左右。SERENE 研究中利妥昔单抗的安全性与此前的同类研究相比较无明显差别，首次用药时的输液反应（大多并不严重）是最常见的不良反应。免疫球

蛋白特别是 IgM 的水平较前减低，但平均水平仍在正常范围内。感染性并发症与免疫球蛋白水平的减低并不相关，事实上与单用 MTX 治疗 24 周的安慰剂对照组患者比较，接受利妥昔单抗联合 MTX 治疗的患者感染发生率相同或更低。这种严重感染的低发生率贯穿 48 周，且在不同剂量利妥昔单抗治疗组间无明显差别。

最近公布的 IMAGE 研究纳入 748 位未使用生物制剂或 MTX 的患者，其中基线期 DAS28 评分较高或 CRP 水平较高的高风险患者接受利妥昔单抗联合 MTX 治疗 52 周后，DAS28 改善更显著[28]。

病情改善

> **关键点**
>
> ● 利妥昔单抗 1 g、输注 2 次可减缓 RA 患者的影像学进展。

TNF 抑制剂在延缓 RA 患者关节结构破坏方面的巨大成功为所有新的生物制剂树立了一个必须达到的新标准。REFLEX 研究首次报道利妥昔单抗对 TNF 抑制剂反应不佳的 RA 患者关节结构破坏的延缓作用可持续超过 1 年[29]，并随后证实与安慰剂联合 MTX 组相比较，利妥昔单抗治疗组的关节破坏显著改善，其初始效应能够持续超过 2 年[30]。56 周时[29]，安慰剂联合 MTX 组 GENANT 改良夏普评分

的平均变化值为 2.31，利妥昔单抗联合 MTX 组为 1.0（$P=0.0043$）。两组间的关节间隙狭窄和骨侵蚀也显著不同。104 周时，与安慰剂联合 MTX 组比较，利妥昔单抗联合 MTX 组总的 GENANT 改良夏普评分变化值（2.81 vs. 1.14，$P < 0.0001$）、骨侵蚀评分（1.80 vs. 0.71，$P < 0.0001$）、关节间隙狭窄评分（1.00 vs. 0.42，$P < 0.0009$）显著降低[30]。重要的是在利妥昔单抗组，1 年时无关节破坏进展的患者中有 87% 在 2 年时亦是如此。因此，这些数据证实利妥昔单抗联合 MTX 能够持续延缓曾对 TNF 抑制剂反应不佳的 RA 患者关节结构破坏的进展。

　　一个用来测定利妥昔单抗联合 MTX 治疗在延缓关节破坏方面的有效性和安全性的Ⅲ期研究新近公布了其放射学结果[28]。在这个被称为 IMAGE（未使用甲氨蝶呤患者利妥昔单抗疗效的国际调查）的随机、对照、双盲的研究中，研究的 748 例未使用 MTX 的患者被分为 3 组：利妥昔单抗 500 mg×2 +MTX、利妥昔单抗 1000 mg×2 +MTX 及 MTX 单用，为期 24 周。主要的终点是 52 周时用总的修正夏普评分（mTSS）进行放射学进展测定。利妥昔单抗 1000 mg×2 +MTX 组的 mTSS 变化显著低于单用 MTX 组（分别是 0.359 和 1.079，$P < 0.001$）。此外，接受利妥昔单抗联合甲氨蝶呤治疗的患者 1 年内关节损伤无进展的比例显著高于单用 MTX 组（64% vs. 53%，$P = 0.0309$）。第 52 周时 65% 的患者症状改善 50%（ACR50），47% 的患者改善 70%（ACR70），而单独服用甲氨蝶呤的患者病情改善分别为 42%（ACR50）和 25%（ACR70），差异具有显著性（$P < 0.0001$）。

　　最近的证据表明，利妥昔单抗可以延缓关节损伤而不受其对疾病活动的影响[31]。来自 IMAGE 试验中两组随机 90% 患者的数据样本在治疗 1 年时根据肿胀关节数或 CRP 水平被分为低、中或高疾病活动度 3 组。在各组间进行 Kruskal-Wallis 和 Wilcoxon 测试，比较 Genant mTSS 的放射学损伤进展。在用甲氨蝶呤治疗的受试者中，低、中和高疾病活动度的 1 年放射学进展分别为 0.40±0.88，1.04±1.73 和 1.31±3.02，而在接受利妥昔单抗联合甲氨蝶呤的受试者中，放射学进展分别为 0.38±1.07，0.39±1.28（与甲氨蝶呤相比 $P = 0.003$）和 −0.05±0.44（与甲氨蝶呤相比 $P = 0.05$）。这些数据表明，与 TNF 抑制剂和白细胞介素 -6 受体（IL-6R）抑制剂不同，抗 CD20 抗体具有显著的抗骨质破坏作用并且与疾病活动度不相关。

安全性

> **关 键 点**
>
> ● RA 的临床试验证明利妥昔单抗安全性较好，但仍可能会发生不同程度的输液反应，多为轻到中度。输注之前先静脉应用甲强龙有助于减轻输液反应发生的频率和严重程度。
> ● RA 患者应用利妥昔单抗的一个罕见并发症是进展性多灶性脑白质病变。对于增加的相关风险，应适时告知患者。

　　应用 CD20 单抗治疗后外周血 B 细胞快速、大量的消耗增加了对其潜在不良反应的关注。数月后外周血成分能够恢复，但主要是不成熟或幼稚的 B 细胞亚群。需要指出的是外周血 B 细胞只占总 B 细胞数的 2% 以下[32]。通常认为所有 B 细胞靶向性治疗会对体液免疫调节产生潜在危害。与其他新近出现的 RA 相关生物制剂不同，利妥昔单抗自 1997 年以来已被用于治疗 350 000 例以上的非霍奇金淋巴瘤患者[33]，其总的安全性结论认为严重不良反应并不多见，并通常与已知危险因素（如心肺疾病或血液中大量肿瘤细胞存在）相关。值得注意的是，淋巴瘤患者中外周血 B 细胞的长期消耗并未引起蓄积毒性或机会感染增加[34-36]，但并不能由此认为不同疾病类型在不同病理过程中的不良反应也相同。

　　在 RA 的开放性[37]、Ⅱ期[23,24] 及Ⅲ期[21] 研究中，尽管接受利妥昔单抗治疗患者的总血清球蛋白水平下降，但仍在正常范围内。值得注意的是已存在的抗破伤风毒素抗体的滴度并未受单一疗程利妥昔单抗的影响[38]。一个多年的开放性研究提供了无对照的证据，表明接受利妥昔单抗治疗多个周期后总血清球蛋白会低于正常[11]，但尚不清楚这是否会引起感染风险的增加。Ⅱ期研究中绝大多数不良反应均为轻到中度，且与输液相关，如头痛、恶心和寒战。近来一项分析随机临床试验数据的荟萃研究指出三个相关研究中共 938 例非生物 DMARDs 或 TNF 抑制剂无效的 RA 患者应用利妥昔单抗治疗一个周期后不良反应报告率增加[23-25]，但该研究认为利妥昔单抗治疗的 RA 患者发生各系统不良反应的概率并未高于安慰剂组（RR，

1.062；95%CI，0.912 ~ 1.236；*P* = 0.438）[39]。

DANCER 研究显示利妥昔单抗相关不良反应大多与首次静脉给药相关，500 mg 治疗组（未用激素）有 39% 患者发生，1000 mg 治疗组有 46% 患者发生，而安慰剂组仅为 17%[24]。第二次静脉给药时，不良反应的发生率分别下降至 5%、8% 和 10%。两种严重输液反应（过敏反应和全身性水肿）均发生在第一天。提前应用甲泼尼龙可减少约 1/3 的发生率和减轻严重程度（图 67-2）。感染发生率（多为上呼吸道感染）在安慰剂组和利妥昔单抗组分别为 28% 和 35%。其中有 6 例严重感染，2 例在安慰剂组，4 例在 1000 mg 利妥昔单抗组，500 mg 利妥昔单抗组则没有发生。尚无机会性致病菌感染和结核发生的相关报道。

尽管临床试验的总体安全性记录良好，随着 B 细胞清除性生物制剂的广泛临床应用，更罕见的严重合并症逐渐出现。有报道称依法珠单抗（efalizumab）、那他珠单抗（natalizumab）和利妥昔单抗与罕见的进展性致命性多灶性脑白质病变（PML）有关，这是一种罕见的 JC 病毒（John Cunningham virus）再活化引起的脑部疾病[40]。有报道称 PML 可见于接受利妥昔单抗治疗的血液病和系统性红斑狼疮（SLE）[41] 及 RA 患者中[40]。一项仅限于 SLE 和其他风湿性疾病（包括 25 例 RA）住院患者的分析显示，RA 患者中 PML 的累计发病率估计为 1/100 000，其中多数合并危险因素，包括 HIV、恶性肿瘤及骨髓或其他器官移植后[42]。接受利妥昔单抗治疗 RA 患者中 PML 的累计报告率为 2.2/100 000，比其他 RA 患者高 2 倍以上 [95%CI, 0.3 ~ 8.0][40]。尽管绝对危险度很小，但相对危险度却强调有必要为正在考虑应用 B 细胞消耗性生物制剂的患者提供可能获益与潜在合并症（常见及罕见）相关的全面、均衡的信息。

对那些没有达到预期临床疗效并可能在循环 B 细胞再生之前选择其他生物性 DMARDs 作为替代治疗的患者来说，有必要额外考虑随着利妥昔单抗应用而出现的严重而持久的外周血 B 细胞消耗的潜在风险。现有的数据很少涉及这种情况，但 2578 例 RA 患者中有 185 例提供了初步的信息，相关试验的安全性随访记录了这些最初接受利妥昔单抗治疗的患者换用其他生物制剂治疗的情况[43]。185 例中的 89% 在新机制生物制剂治疗开始时仍维持外周血 B 细胞清除状态。在利妥昔单抗治疗后、其他生物制剂治

疗前的罕见严重感染事件为 6.99 例 /100 患者年，开始第二种生物制剂（多为 TNF 抑制剂）治疗后为 5.49 例 /100 患者年。未发现致命性感染或机会致病菌感染，所合并感染的特性和病程符合 RA 患者接受生物制剂治疗的预期。在进入 IMAGE 的未使用 MTX 的患者中，安全性数据与较早的利妥昔临床研究一致，这增加了利妥昔单抗治疗的安全性认识。罕见严重不良反应和严重感染在两个利妥昔单抗治疗组发生率和单用 MTX 组相同。

RA 患者特别是接受免疫抑制剂治疗的患者感染风险增加，因此，接种疫苗是 RA 临床管理的一个重要方面。关于 B 细胞清除治疗是否会通过抑制新接种疫苗的抗体反应或减少疫苗接种后抗体产生而影响免疫反应，这仍在研究中。相关发现最近刚刚公布 [44-46]，这些结果指出利妥昔单抗治疗患者中可能会有部分疫苗反应减弱，多在利妥昔单抗治疗开始的 4 ~ 8 周较为明显[44]。尽管预先接种疫苗和利妥昔单抗应用后疫苗接种时机的选择可能会影响接种的效力，但外周血 B 细胞重建与免疫反应之间并没有直接的联系。因此接种疫苗最好在利妥昔单抗治疗前，并且避免 B 细胞清除后立即接种，而是应间隔数月。当然这并不适用于季节性疫苗的接种（如流感疫苗），而且必须明确疫苗引起的免疫反应与感染风险没有必然联系。总的来说，利妥昔单抗的给药时机必须根据临床需要，季节性疫苗的接种没有必要推迟。

最近的一项包括了 6 项研究、纳入 2728 例患者的荟萃分析指出利妥昔单抗治疗组中非黑色素性皮肤癌的发生率（0.8%）较其他类型癌症更为多见（0）。此外利妥昔单抗治疗组中恶性肿瘤总的发生率（2.1%）高于对照组（0.6%）[47]。

目前利妥昔单抗治疗 RA 的安全性和有效性的相关讨论都是基于随机、安慰剂对照、为期 6 ~ 12 个月的研究数据。开放性延长试验分析了多疗程利妥昔单抗治疗的安全性和有效性[48]。基于利妥昔单抗治疗 5013 名患者 1 年的安全性分析，2578 例接受至少 1 个疗程利妥昔单抗治疗的 RA 患者中，输液反应是最常见的不良反应，见于初始治疗周期中首次用药的 1/4 患者，其中只有 1% 较为严重。不良反应和严重不良反应的发生在用药过程中比较稳定，最新的报道是 17.85 例 /100 患者年（95% CI，16.72 ~ 19.06）。经过 5 个治疗周期，感染和严重感染发生率保持稳定，是 4 ~ 6 /100 患者年。分析期间尚无结核、播

散性真菌感染或其他机会性病菌感染的病例报道。

病毒再激活是免疫抑制患者的潜在关注点。带状疱疹感染的发生率为 0.98/100 患者年，与其他 RA 患者相同。更严重和更少见的机会性病菌感染中，PML 只见于 1 例接受肿瘤放化疗的患者。该事件发生于利妥昔单抗末次治疗 18 个月、放化疗 9 个月后，与利妥昔单抗的因果关系（如果存在）并不清楚。与对照的 RA 患者和美国总人口比较，恶性肿瘤的风险并未增加。一项长期分析报道表明心肌梗死是严重不良反应之一，发生率为 0.56 例 /100 患者年，但这与 RA 患者的流行病学研究结果一致。有报道显示，在接受生物制剂治疗的 RA 患者中，利妥昔单抗的乙肝病毒再激活风险最大（调整后危险比大于 16）。[49]

疗效持续时间

关键点

● 重复应用产生的临床效应相同，甚至高于首次应用，作用持续时间相当。

在利妥昔单抗治疗有效的 RA 患者中，病情复发的时间并不相同。有的患者病情复发与外周血中 B 细胞重现密切相关，而另一些则可能出现在多年之后 [50]。病情复发与自身抗体的水平关系更为密切，但有必要寻找更好的生物学标志以帮助确定更加优化的个体化治疗策略。利妥昔单抗治疗会引起所有 B 细胞亚群数目减少。在残留的 B 细胞系中，80% 以上为记忆 B 细胞或浆细胞前体细胞 [51]。应用利妥昔单抗治疗后平均 8 个月会出现 B 细胞再生，且有赖于类似脐带血中不成熟表型的幼稚 B 细胞的形成。外周血 B 细胞清除多伴有血中 BLyS 浓度的显著增加，B 细胞再生后会下降 [52]。BLyS 是一种天然蛋白，为 B 细胞分化为成熟浆细胞所必需。RA 患者体内 BLyS 浓度增高可能有助于自身抗体产生。在利妥昔单抗疗效持续的 RA 患者中，BLyS 浓度下降更为缓慢，超出外周血 B 细胞清除的时间，因此 BLyS 可能有助于致病性自身反应性 B 细胞的存活或再生。这个假说指出了除 B 细胞去除治疗之外 BLyS 抑制剂潜在的治疗价值。

临床实际应用和随机试验提供了越来越多关于多周期利妥昔单抗治疗的安全性和有效性的相关信息。

近来报道的名为 MIRROR（甲氨蝶呤反应不佳的利妥昔单抗随机研究）的一项随机双盲的国际研究是用来评价应用 3 种剂量利妥昔单抗联合 MTX 治疗 375 例 MTX 反应不佳的活动性 RA 患者的安全性和有效性 [53]。患者随机分为 3 组：A 组是第 1 天和第 15 天分别给予利妥昔单抗 500 mg，24 周时重复一次；B 组是第 1 天和第 15 天第一阶段分别给予利妥昔单抗 500 mg，第二阶段分别给予利妥昔单抗 1000 mg，24 周时治疗重复一次；C 组是第 1 天和第 15 天分别给予利妥昔单抗 1000 mg，24 周时重复一次。主要终点是 48 周时达到 ACR20 的患者比例，次要终点包括 ACR50、ACR70 和 EULAR 反应良好标准。研究结果证明 1000 mg × 2 常规剂量组的疗效优于 500 mg × 2 低剂量组（分别是 88% 和 72%，$P < 0.05$）。其他研究终点尽管在 48 周时数据良好，但三组之间并无显著统计学差异。

当前作用

关键点

● 利妥昔单抗通常被认为是 RA 治疗有效的生物制剂选择之一，特别是对 TNF 抑制剂反应不足的血清阳性 RA 患者。

对 RA 发病机制认识的最新进展强调 B 细胞在自我延续性慢性炎症进程中起关键作用。利妥昔单抗是一种值得期待的 RA 治疗方法。目前临床上利妥昔单抗治疗 RA 多局限于 TNF 抑制剂疗效不佳的患者。SWITCH-RA 是一项全球观察性研究，比较利妥昔单抗与替代性 TNF 抑制剂对 RA 患者的疗效，这些患者之前接受过至少一种 TNF 抑制剂治疗且反应不佳 [54]。在这一大型队列中，604 名患者接受利妥昔单抗、507 名患者接受替代性 TNF 抑制剂作为第二种生物制剂治疗，停用第一种抗 TNF 的原因是无效和不耐受。接受利妥昔单抗治疗 6 个月时 DAS28-3- 红细胞沉降率（ESR）的最小二乘平均值（SE）变化显著大于接受替代性 TNF 抑制剂治疗的患者（−1.5 vs. −1.1，$P = 0.007$）；由于无效而停止使用替代性 TNF 抑制剂的患者之间仍然具有显著差异（−1.7 vs. −1.3，$P = 0.017$）；因为不耐受而停用的患者之间则无此种差异（−0.7 vs. −0.7，$P = 0.894$）。血清学阳性患者使用利妥昔单抗的 DAS28-3-ESR 比使用替代性 TNF 抑制剂显著改善（−1.6 vs. −1.2，P = 0.011），特别是那些由于无效而转换的患者（−1.9 vs. −1.5，P = 0.021）。利妥昔单抗和替代性 TNF 抑制剂两组之间的不良事件总发生率相似。这些真实世界的数据表明，特别是在血清学阳性患者和使用 TNF 抑制剂后因无效而转换的患者中，与转换为第二种 TNF 抑制剂相比，转为利妥昔单抗临床疗效更佳。

IMAGE、MIRROR、SERENE、REFLEX 和 DANCER 等多个临床试验[24,27,28,52,55]的研究数据指出血清学阳性 RA 患者 [RF 和（或）抗环状瓜氨酸抗体（CCP）] 比血清学阴性患者对 B 细胞清除治疗的反应更好，特别是在改善症状、体征和延缓影像学变化等方面。在试验和临床经验中，仍有一定比例的 RA 血清学阴性患者表现出良好的临床反应，尽管这一比例低于血清学阳性患者[56]。对 MIRROR 和 SERENE 两项研究数据的汇总分析显示，48 周时达到 ACR20、ACR50 和 ACR70 的血清学阳性和阴性患者的比值分别是 2.23（95%CI，1.38 ~ 3.58）、2.72（95%CI，1.58 ~ 4.70）和 3.29（95%CI，1.40 ~ 7.82）[57]。这些发现提出假设，认为血清学阴性患者疗效较差的原因可能与其他机制有关，如抗原呈递、共刺激、细胞因子作用等，而利妥昔单抗疗效较好可能是由于其对致病性抗体的抑制作用。

利妥昔单抗疗效最优、性价比最高的剂量是多少仍存在争议。SERENE Ⅲ期研究显示利妥昔单抗在 500 mg × 2 和 1000 mg × 2 两个剂量具有同等疗效[27]，但 MIRROR Ⅲ期试验[53]的一些数据显示较高剂量效果更好。IMAGE 研究显示在未使用 MTX 的患者（此类患者未获准应用利妥昔单抗治疗）中两个剂量临床疗效相当，但影像学结果在高剂量组更好[28]。因此，总结目前关于利妥昔单抗剂量的随机对照试验数据，显示 1000 mg × 2 的剂量能够使大部分患者临床获益。利妥昔单抗 500 mg × 2 的剂量在全部患者中得到大致相同的结果，而且具有费用更低、严重不良反应发生率更低的优势，但取得较好临床疗效和抑制关节结构破坏的可能性较低。DANCER 研究的结果显示利妥昔单抗每周期给药 1000 mg × 2 并联合每周一次 MTX（通常是 15 mg/w）能够取得最佳疗效。此外利妥昔单抗用药前静脉应用 100 mg 甲泼尼龙能够减少输液反应的发生率和减轻严重程度。

利妥昔单抗还可用于抗 TNF 治疗有相对禁忌的患者，如结缔组织病的重叠综合征。目前对于长期应用外周血 B 细胞清除治疗有效的患者再次应用利妥昔单抗的时机与必要性尚无确切结论。现有研究显示，外周血 B 细胞清除治疗后需要约 8 个月才能恢复其原有细胞数量，但重复治疗有必要更早进行。一项开放性研究用于评估对于既往参加 Ⅱ 或 Ⅲ 期研究的活动性 RA 患者重复应用利妥昔单抗治疗的疗效并确定重复给药的最佳频率[58]。155 例既往曾接受 TNF 抑制剂治疗的 RA 患者接受利妥昔单抗第一疗程治疗后达到 ACR20、ACR50 和 ACR70 的比例是 65%、33% 和 12%，第二疗程治疗后则分别是 72%、42% 和 21%。在接受第三疗程治疗的 82 例患者中，第一、二疗程之间与第二、三疗程之间的间隔时间相同，均为 30 ~ 31 周[58]。有必要进一步研究以明确维持治疗的最佳方案，既能保证疗效又能减少毒性[59]。发现能够帮助制定最佳疗效决策的生物学标志是一个非常值得期待的目标，但目前并未常规应用。临床疗效的维持可能与外周血 B 细胞清除的完全性相关，无论是 500 mg × 2 的低剂量方案还是 1000 mg × 2 的大剂量方案均是如此。通过敏感性较高的方法能够测量出数量很少的外周血 B 细胞。一项新近的研究报道显示初始周期应用利妥昔单抗效果不佳的 RA 患者在基线期和用药后循环中前浆细胞数量较多，而在总 B 细胞再生之前重复应用一个周期的利妥昔单抗能够加强 B 细胞清除效应，提高临床疗效[60]。

尽管目前认为利妥昔单抗治疗 RA 的安全性数据较为可靠，但仍需要谨慎对待直到得到更多患者应用后获得长期安全性和重复治疗的数据。此外，利妥昔单抗安全性数据的重要来源之一是在治疗非霍奇金淋巴瘤时具有同样低的感染率，肿瘤科应用时一些相关的不良反应与肿瘤负荷有关。尽管密切监测免疫状态和机会致病菌感染发生率是必要的，总体来说，这对 RA 患者是个好消息。

未来方向和 B 细胞靶向治疗的其他途径

关键点

● 以 B 细胞为靶向的其他生物治疗方法正在研究中。

目前利妥昔单抗多用于对 TNF-a 抑制剂疗效不佳、随时间疗效下降或有不良反应的中到重度 RA 患者的治疗[61]。最近的研究指出利妥昔单抗对初治或未使用 MTX 治疗的 RA 特别是血清学阳性患者同样有效[27,28]。因此面对健康经济学数据的挑战，与 TNF 抑制剂比较，利妥昔单抗具有成为一线生物制剂的潜在可能。虽然有利的证据越来越多，但重复应用利妥昔单抗治疗的安全性仍存在质疑。尽管美国食品与药品管理局（FDA）已经接到 SLE 和 RA 患者应用利妥昔单抗治疗后出现致命性 PML 的相关报告，但毕竟数量很少。决定 B 细胞清除治疗未来地位的核心问题是在 RA 早期阶段确定最有效的治疗策略以诱导缓解，甚至达到无生物学效应的缓解。实现这一目标取决于利妥昔单抗治疗是否能安全、有效，或是有无可靠的生物学标志物能够帮助确定个体化的生物治疗策略。

其他以 CD20 为靶点的抗体包括奥瑞珠单抗（Ocrelizumab，利妥昔单抗的一种人源化版本）、奥法木单抗（HuMax/ofatumumab CD20，一种全人源化抗 CD20 单抗），其临床试验和安全性数据也已有相关报道。在 RA 的 I / II 试验中，奥瑞珠单抗 200 mg 或更高剂量联合 MTX 隔 2 周应用是安全有效的[62]。在 3 个包含了不同 RA 患者群体的 III 期研究中已经全面报道了奥瑞珠单抗 2 种不同治疗剂量的相关研究。但 2010 年春季，在对 RA 项目的有效性和安全性数据进行详细分析后发现奥瑞珠单抗总体风险 - 获益评估并未充分考虑到现有治疗的其他方面，故奥瑞珠单抗在 RA 治疗中的后续研究被叫停。做出这个决定是基于一项包括严重感染（其中一些是致命性的）和机会致病菌感染的相关安全信号。

奥法木单抗是特异性抗人 CD20 抗原的人 IgG1κ 可溶性单克隆抗体，与利妥昔单抗和奥瑞珠单抗识别位点不同，可识别人 CD20 分子的特异性膜近端表位[63]。这种表位的膜相似性能够解释奥法木单抗在临床前研究的体内和体外实验中高效的 B 细胞杀伤作用。一项奥法木单抗的 I / II 期研究针对 DMARDs 无效的活动性 RA 患者，间隔 2 周静脉给予两次 300 mg、700 mg 或 1000 mg 奥法木单抗，与安慰剂比较，各种剂量均表现出显著的临床疗效和良好的耐受性（用药前预处理后可改善），而 700 mg 为最佳剂量[63]。尽管 RA 研究的结果喜人，但静脉应用奥法木单抗治疗自身免疫性疾病的进一步研究已经

停止，并把重点转向皮下给药的项目。目前正在研究奥法木单抗应用于多发性硬化的治疗，尽管并未出现像利妥昔单抗那样的机会性致病菌所致意外感染，但针对 RA 研究的进一步发展还有待观察。

多种其他 B 细胞靶向性治疗方法都还在临床测试阶段，还不太可能在较近的未来明显动摇利妥昔单抗的地位。B 细胞靶向性治疗的备选策略包括抗 BlyS 抗体的应用。贝利木单抗（belimumab）是一种新近研制的人源化抗 BlyS 单抗，正在进行 RA 和其他风湿性疾病的临床试验。抑制 BlyS 的另一种途径仍处于临床开发的早期阶段，是利用一种可溶性受体如跨膜激活剂、钙调节剂和亲环系配体与免疫球蛋白相互作用阻断 BlyS 受体的信号传导。一项贝利木单抗治疗 283 例活动性 RA 患者的 II 期双盲、安慰剂对照研究，其初步研究结果已经发表[64]。患者随机接受不同剂量贝利木单抗（1 mg/kg、4 mg/kg 或 10mg/kg）或安慰剂，分别在 0、14 和 28 天及此后每 28 天静脉给药，共 24 周。24 周时的 ACR20 反应在贝利木单抗组是 29%，安慰剂组是 16%，未发现剂量依赖效应。该药耐受性良好。相比利妥昔单抗，这些 B 细胞功能抑制的效果初步发现并不理想，但这可能是贝利木单抗剂量过低在药代动力学上的直观表现。贝利木单抗的收益 - 风险比已受到 FDA 的严格审查，不太可能在 RA 的临床治疗方面取得进展。

利妥昔单抗治疗其他风湿性疾病

> **关键点**
>
> ● 利妥昔单抗对 RA 和 ANCA 相关血管炎有效。SLE 的临床试验并未见临床获益。

利妥昔单抗还被用于治疗其他多种风湿病[111]。理论方面的考虑和初步的数据表明应用利妥昔单抗进行 B 细胞清除可能对免疫性血小板减少、ANCA 相关血管炎和 SLE 的治疗有效。应用利妥昔单抗治疗 ANCA 相关血管炎的原理是清除 CD20 B 细胞前体可引起致病性抗原的短暂消除和病情缓解，据此推测 ANCA 是由短期存活的 B 细胞系产生，而不是长期存活的浆细胞。此外，ANCA 相关血管炎中激活的循环 B 淋巴细胞数目与疾病活动度和组织受累相关，

随后关于利妥昔单抗可能诱导严重 ANCA 相关血管炎病情缓解的假设在一项名为 RAVE（利妥昔单抗治疗 ANCA 相关血管炎）的 II / III 期多中心随机双盲安慰剂对照试验中得到了验证。近期报道的研究发现对比利妥昔单抗（375 mg/m²，每周静脉给药一次，共 4 周）和环磷酰胺（每天口服 2 mg/kg）[65]。利妥昔单抗组有 63 例患者（64%）达到主要终点，而对照组是 52 例患者（53%），结果符合标准的非劣效性比较（P < 0.001）。利妥昔单抗为基础的治疗方案比环磷酰胺方案疗效更好，可诱导复发病例的缓解。利妥昔单抗组 51 例中有 34 例患者（67%）达到主要终点，对照组是 50 例中有 21 例（42%）（P=0.01）。利妥昔单抗治疗肾病变或牙龈出血的患者与环磷酰胺一样有效。各组之间的不良反应发生率无显著性差异。尽管有这些令人鼓舞的数据，但由于同时给予高剂量糖皮质激素也可以显著降低 ANCA 滴度和缓解病情，因此利妥昔单抗在 ANCA 相关性血管炎中的真正作用难以确定。

鉴于大量的证据表明 SLE 存在 B 细胞异常，B 细胞靶向的多种干预机制成为近期的治疗焦点。其中利妥昔单抗被研究的最为广泛。利妥昔单抗治疗 ANCA 相关血管炎和 SLE 研究最好的证据来自于临床经验、回顾性病例研究和小型前瞻性非对照研究，主要是针对疗效不佳或频繁复发的病例[66,67]。新近的两项中型 III 期随机安慰剂对照试验分别是针对利妥昔单抗治疗中等活动度非肾性 SLE（EXPLORER）和 III / IV 型狼疮肾炎（LUNAR），均未能证明在联合标准治疗（常规免疫抑制剂）治疗时这种 B 细胞清除剂优于安慰剂。两项研究均有一个相对较短的随访期。LUNAR（用以评估利妥昔单抗治疗 ISN/RPS III / IV 型狼疮肾炎的安全性和有效性研究）的初步数据已经发表[68]。这项多中心随机双盲安慰剂对照试验纳入 144 例狼疮肾炎患者（67% 为 IV 型），比较了利妥昔单抗和安慰剂的有效性和安全性。III / IV 型患者中尿蛋白 - 肌酐比大于 1 的患者被随机分组，在第 1、15、168 和 182 天接受 1000 mg 利妥昔单抗或安慰剂，可联合吗替麦考酚酯和糖皮质激素。52 周时观察完全或部分肾反应或临床疗效，未发现显著差别，尽管利妥昔单抗可明显减少抗双链 DNA 抗体滴度、增加 C3 水平。两组患者中严重不良反应（如感染）的发生率相同。

EXPLORER 试验（用以评估利妥昔单抗治疗严重 SLE 患者的安全性和有效性的研究）将中到重度活动、无论是否接受免疫抑制剂或糖皮质激素治疗的 SLE 患者随机分组，接受静脉应用安慰剂（n=88）或利妥昔单抗（n=127）[69]。合并活动性肾小球肾炎的患者被排除。每周 4 次共 52 周治疗后应用 BILAG 评分评估治疗反应。安慰剂组 66% 患者有反应，利妥昔单抗组是 75.1%。中到重度复发的时间在两组之间无差别，但利妥昔单抗组在初次复发前间隔更长时间。中到重度复发的年化率相同，但 a 级复发的平均年化率在利妥昔单抗组显著低于安慰剂组（0.86 vs. 1.41）。不良反应和严重感染的数量在 78 周时两组相当，而安慰剂组的严重感染更多。

LUNAR 和 EXPLORER 研究并未证明利妥昔单抗治疗 SLE 患者时优于安慰剂，原因尚不清楚，可能是由于设计缺陷。糖皮质激素和免疫抑制剂的过度使用可能掩盖了利妥昔单抗的疗效。此外在利妥昔单抗治疗 SLE 患者时最佳剂量和给药方案以及根据受累器官和系统进行调节均缺乏共识。EXPLORER 纳入了疾病活动度很高并应用中到大量糖皮质激素治疗的患者，这可能使得短期评估疗效非常困难[70]。狼疮临床研究通常存在的另一个潜在缺陷是随访期太短以至于不同的治疗之间结果不一致，就像 LUNAR 和 EXPLORER 研究那样。利妥昔单抗治疗 SLE 总体临床疗效的研究未得到预期结果，也体现出所采用临床工具的不足，而 LUNAR 的狼疮肾炎研究则与此不尽相同，因为该研究结果较为准确。在 LUNAR 和 EXPLORER 研究中，结果似乎对非裔和西班牙裔美国患者更有利[71]。

利妥昔单抗也被用于治疗原发性干燥综合征、肉芽肿性多血管炎、丙肝相关冷球蛋白血症、其他 ANCA 相关血管炎、结节性多动脉炎、皮肌炎和多发性肌炎[72]、抗磷脂综合征和硬皮病[73]。

共刺激分子靶向性治疗

关键点

● 活化的 T 细胞参与 RA 的发病机制，共刺激在诱导适应性免疫应答过程中至关重要。

共刺激是诱导适应性免疫反应的重要步骤。虽然 T 细胞在 RA 病情持续中的作用存在争论且知之甚少，但公认 T 细胞活化是发病机制中的关键事件。成功活化 T 细胞需要多种信号。一种信号来自抗原与抗原呈递细胞表面主要组织相容性复合物（MHC）分子结合后呈递给特异的 T 细胞受体（TCR）的过程中。如果缺少进一步的信号刺激，T 细胞将不会反应并最终通过凋亡被清除。通过抗原呈递细胞上的 B7 家族成员（CD80 或 CD86）与 T 细胞上的 CD28 之间的相互作用提供了重要的共刺激信号（图 67-5）。抗原呈递细胞与 T 细胞之间另一种关键的相互作用是通过细胞间黏附分子 -1（ICAM-1）与白细胞功能相关抗原 -1（LFA-1）、CD40 与 CD40 配体、LFA-3 与 CD2 等等受体 - 配体的结合来完成。T 细胞活化后会表达 CTLA-4，以干扰 B7-CD28 相互作用，使 T 细胞回复静止状态。

阿巴西普与类风湿关节炎

> **关键点**
>
> ● 阿巴西普是全人源化融合蛋白，包含 CTLA-4 的胞外蛋白和 IgG 1Fc 段。

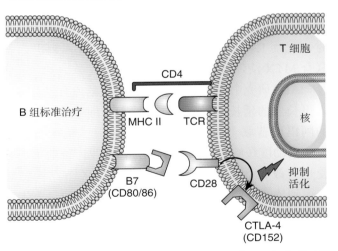

图 67-5 抗原呈递细胞与 T 细胞间的相互反应。T 细胞成功激活需要多种信号。一种信号是抗原呈递细胞表面主要组织相容性复合物（MHC）分子与抗原结合，将其呈递给特异的 T 细胞受体。如果缺少进一步的信号刺激，T 细胞将无反应，直至通过细胞凋亡机制被清除。一种重要的共刺激信号是由抗原呈递细胞表面的 B7 家族（CD80 或 CD86）与 T 细胞表面的 CD28 相互反应产生。激活后，T 细胞表达 CTLA-4，干扰 B7-CD28 相互作用，帮助 T 细胞回归静止

阿巴西普（Abatacept）是一种新的全人源化融合蛋白，由 CTLA-4 细胞外部分与人的 IgG1 的 Fc 段组成。2005 年 12 月，阿巴西普（商品名 Orencia）成为首个被 FDA 批准用于其他药物无效 RA 患者的共刺激阻断剂。阿巴西普与抗原呈递细胞表面 CD80 和 CD86 结合，阻止这些分子与其配体—T 细胞表面的 CD28 结合，抑制 T 细胞的有效活化。在体外试验中，阿巴西普抑制 T 细胞增殖及 TNF-α、IFN-γ 和 IL-2 等的产生。在胶原诱导的大鼠关节炎模型中，CTLA-4 Ig 获得良好疗效，推动了多项临床试验以评估其对 RA 患者的疗效 [74,75]。

临床研究

> **关键点**
>
> ● 阿巴西普对所有 RA 患者均有效。对于在前 6 个月内治疗达标的大多数患者，随后的疗效可长达 2 年。

目前已有多项随机双盲安慰剂对照研究使用多种临床方案来评估阿巴西普治疗成人活动性 RA。这些研究主要针对传统 DMARDs（如 MTX）或 TNF 抑制剂无效的活动性 RA 患者，新近的研究还包括了未使用 MTX 治疗的早期患者。此外一项用于评估共刺激阻断剂对早期未分化关节炎和确诊 RA 患者疗效的探索性 II 期研究也公布了研究数据。

一项最初为 3 个月的 IIa 期随机双盲安慰剂对照先导性研究发现 B7 阻断剂对至少一种传统 DMARDs 治疗后病情仍处活动的 RA 患者的症状与体征的改善有效 [76]。这项研究进行了两种生物共刺激调节剂与安慰剂的疗效比较，一种是 CTLA-4 Ig，与 CD86 的结合力为 CD80 的 1/4；另一种是贝拉西普（belatacept），是 CTLA-4 Ig 的第二代产品，有 2 个氨基酸残基突变后增加了与 CD86 的结合力。85 天时达到 ACR20 的患者比例为剂量依赖性，提示两种共刺激分子均具有临床疗效。

这一结论被另一项多中心的 IIb 期临床研究进一步证实，该研究应用阿巴西普联合 MTX 治疗 339 例单用 MTX 无效的活动期性 RA [77]。患者被随机分至安慰剂组、阿巴西普 2 mg/kg 组和阿巴西普 10 mg/kg 组，分别在 0、2、4 周及此后每月给药一次，共 6 个月。

阿巴西普 10 mg/kg 组、2 mg/kg 组、安慰剂组达到 ACR20 的患者比例分别是 60%、41.9% 和 35.3%。达到更为严格的 ACR50 水平的患者比例分别是 36.5%、22.9% 和 11.8%（表 67-2）。组间比较不同 ACR 反应标准的改善情况，阿巴西普 10 mg/kg 组普遍优于 2 mg/kg 组。所有接受阿巴西普治疗的患者在 6 个月内未发生死亡、恶性肿瘤或机会致病菌感染。Ⅱb 期研究的患者继续进入后续 6 个月的双盲治疗，期间疗效仍持续。阿巴西普 10 mg/kg 组患者获得 ACR70、50 和 20 的比例分别为 21%、42% 和 63%，安慰剂组分别为 8%、20% 和 36%。此外，高剂量组患者的机体功能和健康相关生活质量得到明显改善，持续时间超过一年[78]。在Ⅱb 期的研究中，从治疗 90 天开始，阿巴西普 10 mg/kg 联合 MTX 治疗组在疾病缓解率上显著优于 MTX 联合安慰剂组，并且其作用随时间逐渐增强。治疗 1 年后，阿巴西普联合 MTX 治疗组有 34.8% 的患者达到 DAS28 缓解（< 2.6），而 MTX 联合安慰剂组仅有 10.1%（$P < 0.001$）[78]。完成双盲期 12 个月治疗的患者可以进入长期延伸观察阶段，所有患者均接受 MTX 联合 10 mg/kg 的阿巴西普治疗。第 3 年时阿巴西普治疗患者的关节肿胀数和压痛数改善 70% 以上，关节疼痛和生理功能改善约 50%[79]。双盲期接受安慰剂治疗的患者在延伸观察期转移至阿巴西普治疗后，快速取得了与全程应用阿巴西普治疗患者同等疗效。

两项阿巴西普治疗不同 RA 的大型Ⅲ期研究最近公布其发现。MTX 治疗无效患者进入 AIM（Abatacept Responders to Methotrexate）研究。这项研究进一步评价阿巴西普联合 MTX 治疗 RA 的安全性、临床疗效及对影像学进展的影响[80]。另一项Ⅲ期 ATTAIN（Abatacept Trial in Treatment of Anti-TNF Inadequate Responser）研究[81] 是评估阿巴西普对 TNF 抑制剂治疗无效 RA 患者的安全性和有效性。

AIM 研究共纳入 652 例 MTX 治疗无效的 RA 患者，随机分为安慰剂组（219 例）和阿巴西普 10mg/kg 治疗组（433 例），分别在第 1、15、29 天及此后每 4 周给药一次，共一年。所有患者均维持基础 MTX 治疗[80]。所有患者基线期均具有较高疾病活动度，平均 DAS28 评分为 6.4。阿巴西普治疗组患者在第 6 个月和 12 个月时各项 ACR 反应标准的改善均优于安慰剂组（表 67-2）。与Ⅱb 期试验结论相同，阿巴西普联合 MTX 在 6 个月和 12 个月时诱导 DAS28 缓解（< 2.6）的患者比例分别是 14.8% 和 23.8%，而 MTX 联合安慰剂组在相同时间点分别只有 2.8% 和 1.9%（$P < 0.001$）。阿巴西普联合 MTX 组有 63.7% 患者的生理功能得到改善，显著高于安慰剂组的 39.3%（$P < 0.001$）。此外阿巴西普联合 MTX 组平均关节的结构破坏进展更慢，1 年后总 Sharp 评分为 1.2，安慰剂组为 2.3[80]。有趣的是用传统疗效评估方法（如 EULAR 反应良好标准）时，阿巴西普治疗后 4 ~ 6 个月临床疗效不再提高，而运用更严格的评估方法 [如 DAS 评分下降（< 3.2）所需时间] 评价时，观察 12 个月并未发现疗效停滞，提示阿巴西普联合 MTX 治疗可能持续发挥作用[82]。

AIM 研究中完成 12 个月双盲研究的所有患者可进入更长期的延长阶段研究，接受每 4 周一次 10 mg/kg 的阿巴西普联合 MTX 治疗（图 67-6）。临床有效的疾病活动度缓解可持续 2 年，患者自我评价的主观感受也有改善[83]。此外，X 线平片上的关节结构破坏亦得到持续抑制。阿巴西普治疗 2 年后疗效显著优于 1 年，因为第二年的影像学进展极轻微[84]。

第三个试验中给 MTX 治疗无效的患者提供了一个机会能够在一个研究中评价两种生物制剂。ATTEST 研究（abatacept or infliximab vs. placebo, a trial for tolerability，efficacy and safety in treating RA）尽管不足以比较优越性，但能够提供阿巴西普和英夫利昔单抗在同一人群中疗效和安全性的相关信息[85]。MTX 无效的患者按照 3∶3∶2 的比例随机分为三组：阿巴西普组（获准剂量）、英夫利昔组

表 67-2	AIM 与 ATTAIN 研究中 24 周时患者缓解的百分比			
研究	用药方案	ACR20	ACR50	ACR70
AIM 研究 Ⅱb 期	阿巴西普 10 mg/kg 联合甲氨蝶呤	60	37	17
	甲氨蝶呤	35	12	2
AIM 研究 Ⅲ期	阿巴西普 10 mg/kg 联合甲氨蝶呤	68	40	20
	甲氨蝶呤	40	17	7
ATTAIN 研究Ⅲ期	阿巴西普 10 mg/kg 联合甲氨蝶呤	50	20	10
	甲氨蝶呤	20	4	1

ACR，美国风湿病学会；AIM，阿巴西普治疗甲氨蝶呤反应不足患者的临床观察；ATTAIN，阿巴西普治疗 TNF 抑制剂反应不足患者的临床观察

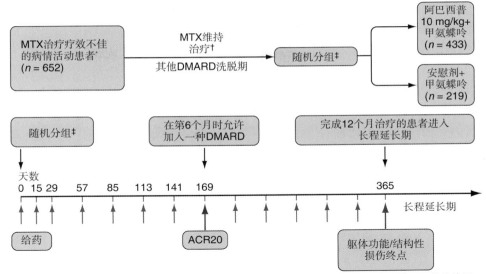

图 67-6 Ⅲ期 AIM 研究设计。ACR：美国风湿病学会；DMARD：改善病情抗风湿药；MTX：甲氨蝶呤

（3 mg/kg）、安慰剂组，3 组均需联合 MTX。6 个月后安慰剂组患者换至阿巴西普组，其余两组不变，仍双盲至 1 年。主要研究终点是 6 个月后 DAS28 的下降（ESR），阿巴西普组和对照组的平均下降分别是 2.53 和 1.48，$P < 0.001$。达到低疾病活动度和 DAS28 缓解的患者比例在阿巴西普组更高。6 个月后阿巴西普组和英夫利昔组的 ACR20、ACR50 和 ACR70 改善显著优于安慰剂组，且达到 ACR20 的速度更快，但在 3 个月时并不明显。1 年后，阿巴西普组和英夫利昔组的 DAS28（ESR）下降分别是 –2.88 和 –2.25，阿巴西普组的 ACR 反应持续了 6 个月而英夫利昔组没有。

ATTAIN Ⅲ期研究共纳入 391 例活动性 RA 患者同时接受传统 DMARDs 药物或阿那白滞素治疗，这些均为至少 3 个月依那西普或英夫利昔单抗或两者联合足量治疗无效的患者[81]。如果之前尚未停用抗 TNF 治疗，在纳入试验后应立即停止。经过一定洗脱期后患者按 2∶1 的比例随机分入阿巴西普治疗组（10 mg/kg）和安慰剂组（图 67-7）。6 个月时阿巴西普治疗组患者各级 ACR 缓解均优于安慰剂组（ACR20 分别为 50.4% 和 19.5%，$P < 0.001$；ACR50 20.3% 和 3.8%，$P < 0.001$；ACR70 分别为 10.2% 和 1.5%，$P = 0.003$）（图 67-3）。此外，阿巴

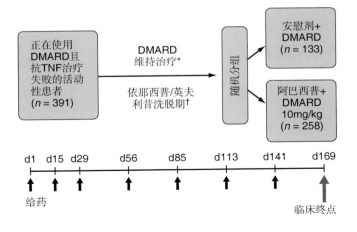

* DMARD/阿那白滞素稳定剂量28天
† 依那西普洗脱30天；英夫利昔洗脱60天
‡ 按2∶1比例随机分组

图 67-7 Ⅲ期 ATTAIN 研究设计。DMARD，改善病情抗风湿药；TNF，肿瘤坏死因子（From Genovese MC, Becker JC, Schiff M, et al.: Abatacept for rheumatoid arthritis refractory to tumor necrosis factor alpha inhibition. *N Engl J Med* 353：1114-1123，2005.）

西普治疗组 10% 的患者达到 DAS28 缓解，安慰剂联合传统 DMARDs 组仅为 1%。ACR20 反应与患者是否以前接受依那西普、英夫利昔单抗或两者联合无效无关。阿巴西普治疗组生理功能改善显著优于安慰剂

组（47% 和 23%）。阿巴西普治疗组感染发生率略高于安慰剂组，但特殊感染发病率并无明显增高。两组间感染的严重程度相当，两组间严重感染或因感染终止治疗的发生率均无显著差异。

ATTAIN 研究中所有完成 6 个月双盲阶段的患者全部进入 1 年延长期，接受每个月一次阿巴西普联合至少一种 DMARDs 治疗[86]。双盲期有 258 例患者被随机分入阿巴西普治疗组，有 223 例完成 6 个月治疗，其中 218 例进入延长期，168 例完成 18 个月治疗。双盲期结束后观察到的 ACR20 缓解在随后 1 年仍能够维持，并在 18 个月时分别有 35% 和 18% 的患者达到更为严格的 ACR50 和 ACR70。此外，达到 DAS28 缓解的患者比例也在延长期末翻倍达到 22.5%。所有最初接受阿巴西普联合 DMARDs 治疗并最终进入延长期的患者中，双盲期末 DAS28 平均较基线下降 -1.99，18 个月末增至 -2.81。在双盲期安慰剂联合 DMARDs 治疗的患者平均 DAS28 下降为 -0.93，延长期接受阿巴西普治疗后 DAS28 较基线下降 -2.72[87]。以上数据再次显示阿巴西普疗效可维持，但相对显效缓慢，疗效随时间而逐渐增加。

第二个针对 TNF 抑制剂无效的试验是一项为期 6 个月的 Ⅲb/Ⅳ 期开放实验。ARRIVE 试验（Abatacept Researched in RA patients with an inadequate anti-TNF response to Validate Effectiveness）将首次评价 TNF 抑制剂无效患者未经洗脱直接进入阿巴西普治疗的安全性，这是一种常见的临床用药方法[88]。该研究纳入的是疾病活动度高的患者并可能由于疗效、安全性或耐受性等原因对 3 种以上 TNF 抑制剂反应不佳。患者即使 PPD 试验阳性也可入组。阿巴西普为每月给药（仅限美国），且并未限制患者 DMARDs 的应用。同样无论是否经过洗脱期均可发现有意义的临床改善如疾病活动度、躯体功能、健康相关生活质量，且分析发现 1 种 TNF 抑制剂无效比 2 种以上无效的患者达到 DAS28 缓解的比例更高。

由于 T 细胞激活被公认为 RA 免疫级联反应的初始事件，因此推测共刺激阻断剂可能在抗原驱动进程的早期阶段有效。为期 2 年的 AGREE 研究（abatacept study to gauge remission and joint damage progression in methotrexate-naïve patients with early erosive RA）包括 12 个月的双盲研究和 12 个月的开放研究，针对的是未经 MTX 治疗的早期 RA 患者[89]。入选条件包括病程短、有预后不良因素（如高 CRP 水平、有骨侵蚀的放射学证据、RF 或 ACPA 阳性）。患者按照 1∶1 的比例随机进入阿巴西普联合 MTX 组（n=256）或单用 MTX 组（n=253），共 12 个月[89]。1 年后所有患者均接受开放性阿巴西普联合 MTX 治疗。两个阶段的主要研究终点均为 1 年时 DAS28 缓解和影像学关节破坏进展。

1 年时阿巴西普联合 MTX 组达到 DSA28（CRP）缓解、ACR50、ACR70 的患者更多，且从第 2 个月就出现明显差别。1 年后阿巴西普联合 MTX 组 27.3% 的患者 ACR50 维持 56 个月，单用 MTX 组则只有 11.9%，两组之间差异具有显著性（P < 0.001）[89]。继续接受阿巴西普联合甲氨蝶呤治疗的患者在第二年可获得病情活动度和 ACR 反应持续改善，其中 55.2% 的患者在治疗第 2 年达到临床缓解[90]。甲氨蝶呤疗效不佳而随机进入阿巴西普联合 MTX 组的患者，从基线期到第 1 年结束时其 Genat-mTSS 和骨侵蚀评分的变化明显降低[89]。此外第 2 年与第 1 年相比，最初进入阿巴西普组的患者病情进展会得到进一步抑制[91]。最初单用 MTX 的患者在接受阿巴西普治疗后，其关节破坏进展第 2 年较第 1 年显著减少[90]，但仍比最初就开始使用阿巴西普的患者更明显[90]。

ADJUST 研究（Abatacept Study to Determine the Effectiveness in Preventing the Development of RA in Patients with Undifferentiated Inflammatory Arthritis）是一项为期 2 年的探索性 Ⅱ 期研究，目的在于研究早期应用阿巴西普来延缓抗 ACPA 阳性的已确诊 RA 患者及具有 2 个以上滑膜炎表现的早期未分化关节炎患者病情进展的可能性[92]。按照随机（1∶1）双

表 67-3　TNF 抑制剂阿达木单抗与其他生物制剂阿巴西普比较（AMPLE 研究）

治疗方案	患者总数	甲氨蝶呤反应不足患者数	甲氨蝶呤反应不足患者比例
阿巴西普 + 甲氨蝶呤	318	206	64.8
阿达木单抗 + 甲氨蝶呤	328	208	63.4

组间差分估计（95% CI）Estimate of difference (95% CI) 为 1.8（-5.6，9.2）；根据各组患者组成来确定治疗意图；MTX，甲氨蝶呤 [Modified from Weinblatt ME，et al：Head-to-head comparison of subcutaneous abatacept versus adalimumab for rheumatoid arthritis：findings of a phase IIIb, multinational, prospective, randomized study. *Arthritis Rheum* 65 (1)：28-38，2013.]

盲原则，应用阿巴西普 10 mg/kg（n=28）或安慰剂（n=28）治疗 6 个月。1 年后对根据 1987 年 ACR 分类标准诊断为 RA 的患者或效果不佳而退出的患者进行评估。6 个月停用阿巴西普时，阿巴西普组和安慰剂组分别有 22 例和 17 例不符合 RA 诊断的患者继续本研究。2 年后 2 组分别有 7 例和 4 例继续本研究。1 年后安慰剂组进展为 RA 的患者数目多于阿巴西普组（66.7% 和 46.2%），无统计学差异。影像学评估显示 6 个月后关节结构破坏得到抑制，并在治疗停止后持续 6 个月，MRI 评估骨炎、骨侵蚀和滑膜炎也能够得到相同趋势[92]。阿巴西普治疗也能够降低 ACPA 水平并在停药后还能够持续。虽然入组患者都会有短暂的症状持续，且在入组时并不符合 1987 年 ACR 的 RA 分类标准，但超过一半患者有证据表明存在 1 处以上骨侵蚀，可能已经是早期 RA 的阶段。解释本研究结果时必须考虑这一点。

作为目前肠胃外给药途径中最常见的方法之一，皮下给药途径的普及推动了阿巴西普皮下给药有效性和安全性的相关研究。现在已有皮下给药剂型的阿巴西普，125mg 一支，每周注射一次。针对治疗 RA 患者的皮下给药剂型进行了几项临床试验，包括 ACQUIRE（比较静脉和皮下制剂疗效的 II 期剂量研究）[93]、ALLOW（比较阿巴西普皮下注射联合甲氨蝶呤与甲氨蝶呤单用的免疫原性相关戒断重启研究）[94]、ACCOMPANY（阿巴西普皮下注射联合甲氨蝶呤与单用阿巴西普的免疫原性研究）[95]、ATTUNE（静脉至皮下用药的转换研究）[96]、AMPLE（阿巴西普皮下注射联合甲氨蝶呤与阿达木单抗联合甲氨蝶呤的头对头研究）[97]，所有这些研究都证明了与经典静脉内给药相当的疗效和安全性。特别是证明了和根据体重进行药物剂量调整的静脉注射给药相比，固定剂量给药的血药浓度相当，在 90% 的患者中均能达到治疗所需的血药浓度。

AMPLE 试验（阿巴西普与阿达木单抗治疗 MTX 无效 RA 患者的对照研究）特别值得进一步阐述。AMPLE 被设计为非劣效性 III 期研究，是 RA 患者中首次头对头研究，用于比较甲氨蝶呤反应不佳且首次应用生物制剂的 RA 患者对生物 DMARDs 药物反应。研究招募甲氨蝶呤反应不佳的活动性 RA 患者首次使用生物制剂治疗。这些患者中有 318 人被随机分配为每周皮下一次 125 mg 阿巴西普联合每周一次甲氨蝶呤以及安慰剂注射，另外 328 名患者被随机分配

为每两周皮下注射一次阿达木单抗联合每周一次甲氨蝶呤以及安慰剂注射。由于无法获得未标记的阿达木单抗（Humira）注射器，因此该研究采用严格的方案单盲，每个入组单位应配备盲法评估员。

AMPLE 试验表明皮下注射阿巴西普与阿达木单抗的疗效相当，主要结果评价指标为 1 年时的 ACR20 显示皮下注射阿巴西普与阿达木单抗具有相同疗效（67.8% vs. 63.4%）。此外，包括 ACR 20/50/70 和 DAS28（CRP）反应在内的所有疗效评估中都观察到相当的治疗反应和药物动力学以及放射学进展的抑制。安全性结果也与此相似，例如皮下注射阿巴西普组中由于不良事件和严重不良事件引起的治疗中断较少。接受皮下注射阿巴西普治疗的患者注射部位反应也很少发生。这些发现证实在目前可用的生物制剂中，阿巴西普的耐受性和安全性良好。有意思的是在 AMPLE 试验中，基线期抗 CCP2 阳性与阿巴西普和阿达木单抗的反应更好相关。基线抗 CCP2 抗体浓度最高的患者与浓度较低的患者相比，使用阿巴西普的临床反应更好，但是这一相关性在应用阿达木单抗时并不明显[98]。

安全性问题

> **关键点**
>
> - 阿巴西普治疗 RA 具有可接受的安全性。
> - 阿巴西普的给药方式为 30 分钟的静脉滴注，通常无并发症发生。皮下给药效力相同且已经在美国获批。

阿巴西普临床试验中的安全性评价表明阿巴西普的不良事件和严重不良事件发生率与安慰剂相当。长期阿巴西普治疗的安全性可靠，不良事件和严重不良事件的总体发生率能够保持 7 年稳定[99]。

一项包含 4150 例接受阿巴西普治疗患者的安全性分析已经着手汇总从 2007 年 12 月至今的阿巴西普临床实验数据。这项研究共计有 10 365 名患者/年，平均用药时间是 2.5 年[99]。严重感染发生率普遍较低，但阿巴西普治疗超过 1 年可能略高于安慰剂组（严重感染分别是：3.47 例 /100 患者年和 2.41 例 /100 患者年）。严重感染的年发生率并未随时间增加。肺炎、支气管炎、蜂窝织炎、尿道感染是最常见

的感染入院病因。本研究中机会性致病菌感染罕见，各种罕见感染的发生率分别是：结核分枝杆菌感染，0.06 例 /100 患者年；曲霉菌病，0.02 例 /100 患者年；芽生菌病，0.01 例 /100 患者年；念珠菌病，0.01 例 /100 患者年[99]。

双盲治疗阶段恶性肿瘤的发生（除外非黑色素瘤皮肤癌）在阿巴西普组是 0.59 例 /100 患者年，安慰剂组是 0.63 例 /100 患者年。这种低发生率不会随治疗增加。肺癌和淋巴瘤的发生率在双盲治疗期分别是 0.24 例 /100 患者年和 0.06 例 / 患者年，总计是 0.16 例 / 患者年和 0.07 例 / 患者年。为了更好地解释恶性肿瘤风险数据，将阿巴西普研究中的发生率与 5 个针对未应用生物制剂而选择非生物 DMARDs 治疗的 RA 患者的观察队列研究数据相比较。这些研究中的标准化发生率是 0.4 ~ 1.06，阿巴西普治疗患者的肺癌风险标准化后为 0.65 ~ 0.284，并未增加。阿巴西普治疗患者的淋巴瘤风险标准化后为 0.60 ~ 1.23，与未应用生物制剂 RA 患者相当[99]。在双盲治疗期间的试验汇总数据中，自身免疫事件发生率在阿巴西普治疗组是 1.4%，安慰剂组是 0.8%。通常为轻到中度，最常见的是银屑病，其发生率在双盲治疗期和总的治疗期间分别是 0.53 例 /100 患者年和 0.56 例 /100 患者年。

临床实践中，通常选用联合传统 DMARDs 作为基础治疗，因为公认这样可以增加疗效且并未出现未知不良反应。ASSURE（Abatacept Study of Safety in Use with Other RA Therapies）研究就是为了进一步论证是否阿巴西普也可与其他 DMARDs 联合[100]。这项随机双盲多中心研究观察阿巴西普或安慰剂联合至少一种传统非生物 DMARDs 或生物制剂，使用至少 3 个月后的安全性。1456 例患者按 2∶1 比例随机分为阿巴西普治疗组（剂量根据体重确定，约为 10 mg/kg）和安慰剂组。

这项研究有一些有趣的发现。严重不良反应发生率总体比较接近，阿巴西普治疗组为 13%，安慰剂组为 12%。阿巴西普治疗组有 5% 因不良反应终止治疗，安慰剂组为 4%。与前期研究相符的是阿巴西普治疗组严重感染发生率为 2.9%，高于安慰剂组 1.9%。阿巴西普治疗组 5 人死亡，安慰剂组 4 人。除 1 例外，各组死亡均与研究药物无关。所有死亡患者均未使用其他生物制剂，但分析患者是否使用生物制剂的结果显示，阿巴西普联合另一种生物制剂者

严重感染的发生率比阿巴西普联合非生物制剂者几乎高 2 倍，分别为 22.3% 和 12.5%。

这项研究的一项重要观察结果显示，阿巴西普联合其他生物制剂治疗严重感染发生率明显增高至 5.8%，而安慰剂联合其他生物制剂治疗组为 1.6%。其他生物制剂治疗患者接受阿巴西普治疗的疗效较非生物 DMARDs 治疗的患者差。研究中未发生淋巴瘤、脱髓鞘病变及结核。

ASSURE 研究结论与另一项规模相对较小的随机安慰剂对照双盲试验相似。该 Ⅱb 期研究使用 2 mg/kg 的阿巴西普静脉输注治疗 1 年，所纳入的患者病情活跃，66 个关节中至少 8 个肿胀，68 个关节中至少 10 个有压痛，且经过至少 3 个月每周 2 次、每次 25 mg 的依那西普皮下注射治疗无效[101]。生物制剂联合临床获益有限，严重不良反应和感染发生率反而增加。阿巴西普联合依那西普治疗组 16.5% 发生严重不良反应，3.5% 发生严重感染，而安慰剂组上述事件发生率分别仅为 2.8% 和 0。基于这些观察结果，不推荐阿巴西普与其他生物制剂联合。

新的数据关注英夫利昔单抗和阿巴西普在疗效、安全性和药代动力学方面的差别[102]。在一项为期 1 年的双盲研究中，对 MTX 和前期抗 TNF 治疗反应不佳的 RA 患者（基线期平均 DSA28 为 6.8）随机分为三组：阿巴西普组（$n=156$），每 4 周给药一次，剂量为 10 mg/kg；英夫利昔单抗组，每 8 周给药一次，剂量为 3 mg/kg（$n=165$）；安慰剂组，每 4 周给药一次（$n=110$）。6 个月后安慰剂组患者转入阿巴西普组但不纳入第 1 年数据分析。6 个月结束后，三组的严重不良反应发生率分别是阿巴西普组 5.1%，英夫利昔单抗组 11.5%，安慰剂组 11.8%，而急性输液反应相关不良反应发生率分别是 5.1%，18.2%，10%。1 年后英夫利昔单抗组严重不良事件的感染发生率高于阿巴西普组（8.5% vs. 1.9%）。其中有 2 例肺结核均出现在英夫利昔单抗组。结合此前提到的临床反应数据，提示阿巴西普治疗达峰时间比 TNF 抑制剂相对缓慢，6 个月后疗效仍在增加。研究还指出 1 年后获益更多的可能性，这对早期良好的安全性数据是否能够长期维持非常重要。

值得注意的是，阿巴西普治疗 RA 时严重感染的发生率低于其他生物制剂。综上所述，多达 8 个阿巴西普试验超过 10 000 患者 / 年的长期安全性数据证实阿巴西普总体安全性良好，这与所有 RA 患者的短期

试验研究发现一致，同时一项新近的循证医学综述结论也指出长期治疗尚未有临床重要安全事件发生[103]。

现状

> **关键点**
>
> ● 阿巴西普通常被认为是 TNF 抑制剂疗效不佳的 RA 患者理想的备选生物制剂，但最近有证据表明越早应用阿巴西普则获益更多。

阿巴西普可作为单一治疗或与除 TNF 抑制剂外的 DMARDs 联合治疗。不推荐阿巴西普与 IL-1 或 TNF 抑制剂联合。令人鼓舞的试验结论显示，阿巴西普与利妥昔单抗一样，可作为治疗 TNF 抑制剂无效的 RA 患者的新方法。阿巴西普与其他静脉应用治疗 RA 的生物制剂相比具有特别的优势，具有良好的耐受性且给药迅速，输液相关反应罕见。新近开发的皮下注射剂型可根据患者的偏好和具体情况选择给药部位。阿巴西普的临床和影像学疗效对未使用过 MTX 的患者优于 MTX 或其他 DMARDs 无效的患者。此外应用 MTX 无效的患者临床反应优于 TNF 抑制剂无效的患者。AMPLE 的 III 期试验结果表明，阿巴西普联合甲氨蝶呤与阿达木单抗联合甲氨蝶呤的临床疗效和放射学进展相当，表明越早使用阿巴西普效果越好。实际上皮下制剂出现后，由于具有良好的耐受性和较高的效益 - 风险比，阿巴西普越来越受到青睐，已经成为生物制剂治疗的一线选择。将 TNF 抑制剂治疗无效的 RA 患者转为应用阿巴西普或利妥昔单抗治疗是否在改善病情方面有优势尚不明确。其他影响这些新一代生物制剂在未来进一步应用和选择的因素包括更长时间随访的安全性资料、费用 - 效益分析比以及静脉输液是否方便等。

对类风湿关节炎发病机制的启示

> **关键点**
>
> ● 阿巴西普治疗 RA 的临床疗效证实了其发病机制中共刺激的重要性。
> ● 抑制共刺激后能够调节多种促炎症因子的产生。

阿巴西普治疗部分 RA 患者的疗效提示共刺激机制在疾病发生中的作用，而阿巴西普可能通过数种不同机制介导其对 RA 的免疫抑制作用。在 RA 的关节中阻止 CD28 与 CD80/CD86 结合这一机制似乎并不重要，因为炎性滑膜中占优势的记忆 T 细胞并不依赖这一途径[104]。滑膜中起作用的更重要机制可能是诱导抗原呈递细胞免疫耐受。CTLA-4Ig 与抗原呈递细胞上的 CD80/CD86 结合会产生一个"反向信号"，诱导色氨酸分解代谢，抑制抗原呈递。幼稚 T 细胞主要位于淋巴组织中，CD28 与 CD80/CD86 在淋巴结的相互反应被阻止，减少了 T 细胞被抗原激活以及自身反应性 T 细胞的产生。有趣的是，RA 患者 CD28-nullT 细胞比例更高[105]。TNF-α 的过量产生导致 CD28 表达水平在幼稚 T 细胞和记忆 CD4+、CD28+T 细胞中进一步下降[106]。这些 T 细胞表面 CD28 表达降低的结果使阿巴西普更易于阻止其与 CD80/CD86 的反应。

RA 患者中阿巴西普治疗后的临床和放射学获益说明共刺激途径在 T 细胞活化和随后炎症级联扩增中的重要性，包括促进组织破坏的途径[107]。共刺激阻断对滑膜组织中一系列炎症基因表达的调节已经通过定量 PCR 研究和对接受阿巴西普治疗的活动性 RA 患者滑膜活检的评估中得到证实，这些患者之前对 TNF 抑制剂反应不佳[108]。此外，在阿巴西普治疗后的滑膜活检标本中观察到细胞含量减少并不显著，表明抑制共刺激可降低滑膜的炎症状态而不破坏细胞稳态。

阿巴西普治疗其他风湿病

> **关键点**
>
> ● 阿巴西普在临床上已经用于 RA、多关节型幼年型特发性关节炎和银屑病关节炎的治疗。

除了被批准用于治疗活动性 RA 外，阿巴西普还被批准用于其他两种适应证。首先，阿巴西普联合甲氨蝶呤可用于治疗对其他 DMARDs（包括至少一种 TNF 抑制剂）反应不足的 6 岁及以上儿童的中重度活动性多关节型幼年型特发性关节炎。其次，阿巴西普单独或联合甲氨蝶呤可用于治疗对 DMARDs 治疗反应不足的成人活动性银屑病关节炎（PsA），并且不需要对银屑病皮肤病变进行额外的系统治疗。

一项为期 12 个月的多中心临床试验结果并未显示出阿巴西普对无生命危险的 SLE 患者具有疗效。一项研究将轻、中、重度病情复发一起评价，分析发现阿巴西普不能阻止糖皮质激素减量后的 SLE 患者新的病情复发。严重不良反应在阿巴西普组更高（19.8% vs. 6.8%）。尽管主要和次要研究终点均未达到，在某些研究测量方面还是有所改善[109]。关于 1 型糖尿病和炎症性肠病的研究正在进行。

一项为期 26 周开放性、剂量逐渐增加的 I 期研究是关于阿巴西普治疗寻常型银屑病[110]。43 例患者中有 20 例接受 4 次静脉输注阿巴西普，获得至少 50% 临床病情活动性的缓解。临床缓解与表皮增生数量下降相关，表皮增生减少与皮肤浸润性 T 细胞数量减少有关。然而并未发现皮损处 T 细胞凋亡的显著增加，可能是 T 细胞增殖、T 细胞再恢复及抗原特异性 T 细胞凋亡受抑制，导致皮损处 T 细胞数量减少。研究中观察到对 T 细胞依赖性新抗原的抗体反应改变，但针对这些抗原并未观察到免疫耐受。这项研究还显示 CD28-CD152 旁路途径在银屑病发病中的重要作用。

在一项随机、双盲、安慰剂对照的 III 期研究中（ASTRAEA，活动性银屑病性关节炎随机试验），将皮下注射阿巴西普治疗活动性 PsA 患者的安全性和有效性与安慰剂进行了评估。在研究的双盲期内，424 名患者按照 1∶1 的比例被随机分配为两组，分别接受每周皮下注射 125 mg 阿巴西普（$n=213$）或皮下注射安慰剂（$n=211$），为期 24 周。根据是否使用甲氨蝶呤、TNF 抑制剂以及受累体表面积≥ 3% 的斑块型银屑病等对患者进行分层。如患者第 16 周时在肿胀和压痛关节数的改善 < 20% 即可尽早转为开放标签的阿巴西普组。随后所有患者在开放标签阶段每周皮下注射阿巴西普 125 mg，持续 28 周。主要终点是在第 24 周达到 ACR20 反应的患者比例。次要终点包括第 24 周健康评估功能问卷指数（HAQ-DI）（定义为比基线得分降低≥ 0.35 分）、未使用 / 使用过 TNF 抑制剂的患者达到 ACR20 的比例以及在总 PsA 改良 Sharp/van der Heijde 评分中无进展患者的比例（定义为与基线相比的变化≤ 0）。在第 24 周共有 76 名（35.7%）接受阿巴西普治疗的患者和 89

名（42.2%）接受安慰剂治疗的患者提前退出了研究（无应答者），并在第 16 周转为开放标签阿巴西普治疗；此外，12 名（5.6%）接受阿巴西普治疗的患者和 24 名（11.4%）接受安慰剂治疗的患者停止了治疗。阿巴西普显著改善了在第 24 周达到 ACR20 应答的患者比例（39.4%），而安慰剂组为 22.3%（$P < 0.001$）。次要终点包括阿巴西普组 31% 和安慰剂组 23.7% 的 HAQ-DI 应答，阿巴西普组 42.7% 和安慰剂组 32.7% 的放射学无进展。此外，在未接受抗肿瘤坏死因子治疗阿巴西普组（$n=84$）中，44% 的患者达到 ACR20，而未接受抗肿瘤坏死因子治疗的安慰剂组（$n=81$）中为 22.2%（$n=18$）（$P=0.003$）。在有过抗肿瘤坏死因子治疗史的患者中，阿巴西普组（$n=129$）中 36.4%（$n=47$）达到 ACR20，而安慰剂组（$n=130$）中为 22.3%（$n=29$）（$P=0.012$）。ACR20 反应持续到第 44 周。

在基线检查时患有指端炎或附着点炎并在第 24 周完全消退的患者比例，在阿巴西普组中分别为 44.3% 和 32.9%，在接受安慰剂组中分别为 34.0% 和 21.2%。到第 52 周，阿巴西普组完全消退的指端炎和附着点炎比例分别增加到 68.9% 和 48.6%，安慰剂组分别增加到 60.0% 和 43.9%。

基线期皮损≥ 3% 体表面积的患者第 24 周的银屑病面积和严重指数（PASI）评分 50/75 在接受阿巴西普治疗的患者中分别达到 26.7% 和 16.4%，在安慰剂组中分别达到 19.6% 和 10.1%。在未使用 TNF 抑制剂的亚群中，第 24 周阿巴西普治疗组患者 PASI 50/75 分别为 32.7% 和 18.2%，安慰剂组分别为 19.6% 和 9.8%。在使用过 TNF 抑制剂的亚群中，第 24 周阿巴西普治疗组患者 PASI 50/75 分别为 23.1% 和 16.5%，安慰剂组分别为 19.6% 和 10.3%。阿巴西普的安全性与安慰剂相似。

在一项小型的开放性研究中，对于早期和活动性原发性干燥综合征患者，阿巴西普治疗有效且安全性和耐受性良好。治疗可改善疾病活动度、实验室检查、疲劳和健康相关质量[112]。在另一项小型开放性研究中，31 例 RA 和继发性干燥综合征患者完成了 6 个月的阿巴西普治疗。11 例干燥症综合征患者具有组织学特征的小唾液腺活检组织中，在唾液体积和干燥综合征泪液体积测试方面有显著改善[113]。

以 T 细胞为靶点

临床研究

> **关键点**
>
> ● 多种独立于共刺激通路的 T 细胞靶向性治疗方法并未在临床试验中显示出明确的疗效。

早期研究 RA 潜在生物治疗的过程中，T 细胞是研究开发的首个目标。不同原理的几项炎性关节炎动物模型初步研究数据提示了 CD4$^+$T 细胞对由 MHC Ⅱ类分子呈递的不同类型关节源性抗原应答的致病作用[104]。这些研究结果产生了一些旨在探索针对 CD4 或其他 T 细胞相关分子的去除或非去除性抗体治疗作用的试验。最初探索 T 细胞靶向治疗 RA 的随机安慰剂对照临床研究令人失望。一些抗 T 细胞制剂并无疗效，一些虽有临床疗效，但因不良反应而被迫终止，尤其是长期深入的 T 细胞去除的不良反应难以耐受[114]。然而灵长类抗 CD4 单克隆抗体凯利昔单抗（keliximab）显示出剂量依赖性的临床反应（每周给药 1 次，连续 4 周），该反应与凯利昔单抗包被 CD4 细胞相关，与 T 细胞去除无关。两项连续的随机双盲研究纳入对象具有可比性，结果显示凯利昔单抗治疗与 CD4$^+$T 细胞计数低于 250/mm^3 相关，一项研究中有 12% 的患者出现，另一项研究中有 47%[115]。

其他 T 细胞相关分子靶向治疗的生物制剂包括 Campath-1H（CD52 的单克隆抗体）、抗 CD5 单抗与蓖麻毒素联合制剂、包含与白喉毒素耦连的 IL-2 复体结合域的一种融合蛋白（DAB$_{486}$IL-2 融合毒素）。CD52 是所有淋巴细胞均表达的多肽。Campath-1H 在两项小规模研究中用于治疗难治性 RA，仅用 1 ~ 100 mg 剂量单次静脉注射后出现显著 CD4$^+$ T 细胞去除，超过半数患者出现临床症状改善。生物学效应与临床反应间无相关性[116,117]。但这项治疗有显著急性毒性反应，是细胞因子释放综合征的表现，包括头痛、恶心和低血压。尽管外周血 CD4$^+$T 细胞仍处于被抑制状态，关节炎病情随时间推移可能再次活动。

CD5 是 70%T 细胞表面表达的跨膜糖蛋白。CD5-1C 是一种与蓖麻毒素连接的单克隆抗体。蓖麻毒素是一种植物毒素，可抑制蛋白合成。一项双盲安慰剂对照试验研究了 CD5-1C 治疗 RA[118]。在剂量相关试验中只出现轻微的一过性 T 细胞去除，无临床疗效。

DAB486IL-2 融合毒素被设计用于选择性去除表达 IL-2 受体的活性 T 细胞。一项开放性安慰剂对照研究静脉输注 DAB486IL-2 融合毒素治疗 RA[119,120]。尽管有小部分（18%）患者有临床疗效，但有显著不良反应发生，包括恶心、发热和转氨酶升高，而且几乎所有患者均产生了抗白喉毒素抗体。

其他已验证过的以 T 细胞为靶点的治疗方法包括直接影响 HLA-Ⅱ、抗原肽和 T 细胞受体三分子复合物，干预手段为 DR4-DR1 肽疫苗、T 细胞受体 Vβ 肽疫苗、胶原或软骨糖蛋白 39[121]。尽管这些方法经临床前动物模型验证了其合理性，但均已被废弃。因为应用于人体治疗疗效不确切或缺乏疗效。

未来方向

> **关键点**
>
> ● T 细胞靶向性治疗的新方法包括 T 细胞接种正在试验中。

免疫失调的后果在大多数慢性炎症性疾病中是一种很常见的现象，这能够最好地说明免疫调节对维持健康状态的重要性。不断有证据表明，某些 CD4$^+$T 细胞亚群对负向调节适应性免疫系统非常重要。这些 T 细胞亚群中最具特征性的是所谓天然产生 CD4$^+$、CD25$^+$ 调节型 T 细胞和诱导产生 IL-10 的 Tr1 细胞，最新有关的 CD4$^+$CD25$^+$ 调节型 T 细胞的基础研究发现，CD4$^+$CD25$^+$T 细胞的产生与功能发挥均需要性连锁叉头 - 翼样螺旋形转录因子 Foxp3。虽然进一步了解调节型 T 细胞的病理生理功能还需要对不同调节型 T 细胞群的特异标志物进行识别，但目前已有证据显示 T 细胞受体调节剂（如 CD3 抗体）或共刺激信号（CD28 抑制剂）均具有强化体内调节型 T 细胞功能的作用[122]。

慢性炎性疾病反映的是由抗原主导的过程，治疗目标是调节 T 细胞的功能，在不产生长期免疫抑制治疗的情况下，产生抗原特异性无反应。部分研究报道了 RA 的调节型 T 细胞功能相对缺陷[29]，提示

CD3 抗体和 TNF 抗体联合应用会增强 RA 患者调节型 T 细胞功能并增加其数量[123-126]，因此联合抗 CD3 和抗 TNF 可能会更彻底恢复 RA 患者的免疫调节。实际上慢性炎症和过量产生的 TNF 扰乱 T 细胞抗原受体依赖性信号[127]，提示活动的炎症可能减弱非去除性抗 CD3 抗体诱导的免疫耐受信号。这样事先的 TNF 阻断治疗可恢复 T 细胞受体对某些药物（如抗 CD3）反应产生的免疫耐受信号。虽然抗 CD3 的临床应用仅限于药物诱导的细胞因子释放综合征[128]，但其疗效可被抗 TNF 抑制剂调节，这已在急性移植物排斥反应中证实[129]。这样的联合治疗方法尚未应用于 RA 治疗。

一个潜在获益的免疫调节反应已经在一项小的开放试验研究中得到证明，该研究为 16 例 RA 患者接种扩增的、活化的、辐照过的自体滑液 T 细胞[130]。接种后发生 CD4+ 和 CD8+T 细胞扩增，其中多数表达 T 细胞受体 Vβ2 链。一些是抗独特型，对 T 细胞疫苗产生特异性反应，并产生 IL-10（CD4+ 细胞）或 granzyme B（CD8+ 细胞）。但更广泛的调节反应通常针对活化的 T 细胞，特别是来源于 IL-2 受体的 α 肽链。这种广泛的反应对产生如 RA 这样的综合征非常重要，其精确的抗原和致病性 T 细胞克隆并不容易识别，这也可解释为何早期应用 TCR 激活肽进行 T 细胞接种的尝试并不成功的原因[121]。这种 T 细胞接种方法的疗效需要进一步实验的验证，其安全性和反应的持久性也需要进一步研究，这种方法在成为临床常规治疗方法之前应得到正确的评估。

抗 T 细胞疗法（包括抗 CD4，环孢素和 CTLA-4Ig）在小鼠中可与 TNF 阻断剂协同作用。T 细胞上的各种受体激动剂可以与甲氨蝶呤联合或单用，作为抗 -TNF 的潜在辅助药物。程序性细胞死亡蛋白 1（PD-1）是 T 细胞中最有效的抑制性受体之一，可诱导慢性病毒感染中"耗竭"表型。PD-1 超级激动剂抑制免疫应答并上调调节性 T 细胞，应用于癌症患者，针对 PD-1 的抗体在晚期癌症的研究显示令人鼓舞的疗效[131]。

受体激动剂未来是否可用于 RA 的治疗仍有待观察。

小结

关键点

- 利妥昔单抗和阿巴西普均在 RA 的药物治疗领域取得了一席之地，而利妥昔单抗在治疗 ANCA 相关血管炎中的作用也已经得到认可。

尽管目前非生物 DMARDs 药物的最佳应用研究取得了进展，以 TNF 为靶向的生物制剂治疗也已取得巨大成功，但仍有部分 RA 患者对这些治疗无效或不能耐受。本章讨论了新的特异性细胞靶向性生物制剂在临床上的应用。特别是单克隆抗体利妥昔单抗去除 B 细胞治疗只需用药 2 次（一个疗程）即可持续改善临床症状和体征，并且即使在持续深入 B 细胞清除状态下，药物相关毒性反应也很少。同样 T 细胞共刺激分子抑制剂阿巴西普 16 周治疗亦可获得显著临床疗效，某些病例在 1 年甚至更长时间内可获得持续改善，安全性也很好。这与既往观察到的 Campath-1HT 细胞清除治疗策略风险 - 效益差形成鲜明对比。RA 患者对这些不同策略治疗的反应也证实了疾病本身的复杂多样和异质性，为我们提供了进一步应用治疗方法验证发病机制的动力。

尽管接受利妥昔单抗和阿巴西普治疗的 RA 患者中有很大一部分受益，无论他们是否使用过 DMARDs [生物 DMARDs 或（和）非生物性 DMARDs]，到目前为止，关于这些治疗方法对疾病症状和体征或对延缓结构损伤的效果差知之甚少。此外，尽管有一些生物学标志物可能有助于选择特定的治疗方法以获得更优的治疗效果，如血清阳性 RA 患者选择利妥昔单抗，但目前还没有可靠的生物学标志物能够指向最佳的个体化治疗方案。利妥昔单抗和阿巴西普可作为 RA 治疗生物制剂中的重要补充，都可用于治疗 RA 以外其他风湿病。可以预见，对这些生物制剂应用更深入的临床研究与实践将有利于制订更优化的治疗策略。

Full references for this chapter can be found on ExpertConsult.com.

部分参考文献

1. Korpela M, Laasonen L, Hannonen P, et al.: Retardation of joint damage in patients with early rheumatoid arthritis by initial aggressive treatment with disease-modifying antirheumatic drugs: five-year experience from the FIN-RACo study, *Arthritis Rheum* 50(7):2072–2081, 2004.

2. Grigor C, Capell H, Stirling A, et al.: Effect of a treatment strategy of tight control for rheumatoid arthritis (the TICORA study): a single-blind randomised controlled trial, *Lancet* 364(9430):263–269, 2004.

3. Goekoop-Ruiterman YP, de Vries-Bouwstra JK, Allaart CF, et al.: Clinical and radiographic outcomes of four different treatment strategies in patients with early rheumatoid arthritis (the BeSt study): a randomized, controlled trial, *Arthritis Rheum* 52(11):3381–3390, 2005.

4. Klareskog L, van der Heijde D, de Jager JP, et al.: Therapeutic effect of the combination of etanercept and methotrexate compared with each treatment alone in patients with rheumatoid arthritis: double-blind randomised controlled trial, *Lancet* 363(9410):675–681, 2004.

5. Lipsky PE, van der Heijde DM, St Clair EW, et al.: Anti-tumor necrosis factor trial in rheumatoid arthritis with concomitant therapy study group: infliximab and methotrexate in the treatment of rheumatoid arthritis, *N Engl J Med* 343(22):1594–1602, 2000.

8. Mackay F, Sierro F, Grey S, et al.: The BAFF/APRIL system: an important player in systemic rheumatic diseases, *Curr Dir Autoimmun* 8:243–265, 2005.

9. Bhatia A, Blades S, Cambridge G, et al.: Differential distribution of FcγRIIIa in normal human tissues and co-localisation with DAF and fibrillin-1: implications for immunological microenvironments, *Immunology* 94(1):56–63, 1998.

10. Abrahams VM, Cambridge G, Lydyard PM, et al.: Induction of tumour necrosis factor α by human monocytes: a key role for FcγRIIIa in rheumatoid arthritis, *Arthritis Rheum* 43(3):608–616, 2000.

11. Edwards JCW, Cambridge G: B cell targeting in rheumatoid arthritis and other diseases, *Nat Rev Immunol* 6(5):394–405, 2006.

12. Riley JK, Sliwkoski MX: CD20: a gene in search of a function, *Semin Oncol* 27(6 Suppl 12):17–24, 2000.

13. O'Keefe TL, Williams GT, Davies SL, et al.: Mice carrying a CD20 gene disruption, *Immunogenetics* 48(2):125–132, 1998.

14. Szodoray P, Alex P, Dandapani V, et al.: Apoptotic effect of rituximab on peripheral B cells in RA, *Scand J Immunol* 60(1–2):209–218, 2004.

15. Tsokos GC: B cells, be gone: B-cell depletion in the treatment of rheumatoid arthritis, *N Engl J Med* 350(25):2546–2548, 2004.

16. Kavanaugh A, Rosengren S, Lee SJ, et al.: Assessment of rituximab's immunomodulatory synovial effects (ARISE trial). 1: clinical and synovial biomarker results, *Ann Rheum Dis* 67(3):402–408, 2008.

17. Teng YK, Levarht EW, Toes RE, et al.: Residual inflammation after rituximab treatment is associated with sustained synovial plasma cell infiltration and enhanced B cell repopulation, *Ann Rheum Dis* 68(6):1011–1016, 2009.

18. Roll P, Dorner T, Tony HP: Anti-CD20 therapy in patients with rheumatoid arthritis: predictors of response and B cell subset regeneration after repeated treatment, *Arthritis Rheum* 58(6):1566–1575, 2008.

19. Thurlings RM, Vos K, Wijbrandts CA, et al.: Synovial tissue response to rituximab: mechanism of action and identification of biomarkers of response, *Ann Rheum Dis* 67(7):917–925, 2008.

20. Edwards JC, Cambridge G: Sustained improvement in rheumatoid arthritis following a protocol designed to deplete B lymphocytes, *Rheumatology (Oxford)* 40(2):205–211, 2001.

21. De Vita S, Zaja F, Sacco S, et al.: Efficacy of selective B cell blockade in the treatment of rheumatoid arthritis: evidence for a pathogenetic role of B cells, *Arthritis Rheum* 46(8):2029–2033, 2002.

22. Leandro MJ, Edwards JC, Cambridge G: Clinical outcome in 22 patients with rheumatoid arthritis treated with B lymphocyte depletion, *Ann Rheum Dis* 61(10):883–888, 2002.

23. Edwards JC, Szczepanski L, Szechinski J, et al.: Efficacy of B-cell-targeted therapy with rituximab in patients with rheumatoid arthritis, *N Engl J Med* 350(25):2572–2581, 2004.

24. Emery P, Fleischmann R, Filipowicz-Sosnowska A, et al.: The efficacy and safety of rituximab in patients with active rheumatoid arthritis despite methotrexate treatment: results of a phase IIB randomized, double-blind, placebo-controlled, dose-ranging study, *Arthritis Rheum* 54(5):1390–1400, 2006.

25. Cohen SB, Emery P, Greenwald MW, et al.: Rituximab for rheumatoid arthritis refractory to anti-tumor necrosis factor therapy: results of a multicenter, randomized, double-blind, placebo-controlled, phase III trial evaluating primary efficacy and safety at twenty-four weeks, *Arthritis Rheum* 54(9):2793–2806, 2006.

26. Cohen S, Emery P, Greenwald M, et al.: Prolonged efficacy of rituximab in rheumatoid arthritis patients with inadequate response to one or more TNF inhibitors: 1-year follow-up of a subset of patients receiving a single course in a controlled trial (REFLEX study), *Ann Rheum Dis* 65(Suppl 2):183, 2006.

27. Emery P, Deodhar A, Rigby WF, et al.: Efficacy and safety of different doses and retreatment of rituximab: a randomised, placebo-controlled trial in patients who are biological naive with active rheumatoid arthritis and an inadequate response to methotrexate (study evaluating rituximab's efficacy in methotrexate inadequate responders [SERENE], *Ann Rheum Dis* 69(9):1629–1635, 2010.

28. Tak PP, Rigby WF, Rubbert-Roth A, et al.: Inhibition of joint damage and improved clinical outcomes with rituximab plus methotrexate in early active rheumatoid arthritis: the IMAGE trial, *Ann Rheum Dis* 70(1):39–46, 2011.

29. Keystone E, Emery P, Peterfy CG, et al.: Rituximab inhibits structural joint damage in patients with rheumatoid arthritis with an inadequate response to tumour necrosis factor inhibitor therapies, *Ann Rheum Dis* 68(2):216–221, 2009.

30. Cohen SB, Keystone E, Genovese MC, et al.: Continued inhibition of structural damage over 2 years in patients with rheumatoid arthritis treated with rituximab in combination with methotrexate, *Ann Rheum Dis* 69(6):1158–1161, 2010.

31. Aletaha D, Alasti F, Smolen JS: Rituximab dissociates the tight link between disease activity and joint damage in rheumatoid arthritis patients, *Ann Rheum Dis* 72(1):7–12, 2013.

36. Coiffier B, Lepage E, Briere J, et al.: CHOP chemotherapy plus rituximab compared with CHOP alone in elderly patients with diffuse large B cell lymphoma, *N Engl J Med* 346(4):235–242, 2002.

37. Higashida J, Wun T, Schmidt S, et al.: Safety and efficacy of rituximab in patients with rheumatoid arthritis refractory to disease modifying anti-rheumatic drugs and anti-TNFA treatment, *J Rheumatol* 32(11):2109–2115, 2005.

38. Emery P, Fleischman RM, Filipowicz-Sosnowska A, et al.: Rituximab in rheumatoid arthritis: a double-blind, placebo-controlled, dose ranging study, *Arthritis Rheum* 52(Suppl):S709, 2005.

39. Lee YH, Bae SC, Song GG: The efficacy and safety of rituximab for the treatment of active rheumatoid arthritis: a systematic review and meta-analysis of randomized controlled trials, *Rheumatol Int* 31(11):1493–1499, 2011.

41. Calabrese LH, Molloy ES, Huang D, et al.: Progressive multifocal leukoencephalopathy in rheumatic diseases: evolving clinical and pathologic patterns of disease, *Arthritis Rheum* 56(7):2116–2128, 2007.

42. Molloy ES, Calabrese LH: Progressive multifocal leukoencephalopathy: a national estimate of frequency in systemic lupus erythematosus and other rheumatic diseases, *Arthritis Rheum* 60(12):3761–3765, 2009.

43. Genovese MC, Breedveld FC, Emery P, et al.: Safety of biological therapies following rituximab treatment in rheumatoid arthritis patients, *Ann Rheum Dis* 68(12):1894–1897, 2009.

44. van Assen S, Holvast A, Benne CA, et al.: Humoral responses after influenza vaccination are severely reduced in patients with rheumatoid arthritis treated with rituximab, *Arthritis Rheum* 62(1):75–81, 2010.

45. Bingham 3rd CO, Looney RJ, Deodhar A, et al.: Immunization responses in rheumatoid arthritis patients treated with rituximab: results from a controlled clinical trial, *Arthritis Rheum* 62(1):64–74, 2010.

47. Volkmann ER, Agrawal H, Maranian P, et al.: Rituximab for rheumatoid arthritis: a meta-analysis and systematic review, *Clin Med*

Insights Ther 2:749–760, 2010.

48. van Vollenhoven RF, Emery P, Bingham 3rd CO, et al.: Longterm safety of patients receiving rituximab in rheumatoid arthritis clinical trials, *J Rheumatol* 37(3):558–567, 2010.

49. Chen MH, Chen MH, Liu CY, et al.: Hepatitis B virus reactivation in rheumatoid arthritis patients undergoing biologics treatment, *J Infect Dis* 215(4):566–573, 2017.

50. Cambridge G, Leandro MJ, Edwards JC, et al.: Serologic changes following B lymphocyte depletion therapy for rheumatoid arthritis, *Arthritis Rheum* 48(8):2146–2154, 2003.

51. Leandro MJ, Cambridge G, Ehrenstein MR, et al.: Reconstitution of peripheral blood B cells following rituximab treatment in patients with rheumatoid arthritis, *Arthritis Rheum* 54(2):613–620, 2006.

52. Cambridge G, Stohl W, Leandro MJ, et al.: Circulating levels of B lymphocyte stimulator in patients with rheumatoid arthritis following rituximab treatment: relationships with B cell depletion, circulating antibodies, and clinical relapse, *Arthritis Rheum* 54(3):723–732, 2006.

53. Rubbert-Roth A, Tak PP, Zerbini C, et al.: Efficacy and safety of various repeat treatment dosing regimens of rituximab in patients with active rheumatoid arthritis: results of a Phase III randomized study (MIRROR), *Rheumatology (Oxford)* 49(9):1683–1693, 2010.

54. Emery P, Gottenberg JE, Rubbert-Roth A, et al.: Rituximab versus an alternative TNF inhibitor in patients with rheumatoid arthritis who failed to respond to a single previous TNF inhibitor: SWITCH-RA, a global, observational, comparative effectiveness study, *Ann Rheum Dis* 74:979–984, 2015.

56. Isaacs JD, Cohen SB, Emery P, et al.: Effect of baseline rheumatoid factor and anticitrullinated peptide antibody serotype on rituximab clinical response: a meta-analysis, *Ann Rheum Dis* 72(3):329–336, 2013.

57. Isaacs JD, Olech E, Tak PP, et al: Autoantibody-positive rheumatoid arthritis (RA) patients (pts) have enhanced clinical response to rituximab (RTX) when compared with seronegative patients [abstract FRI0256]. Presented at the Annual European Congress of Rheumatology, 10-13, 2009, Copenhagen, Denmark.

58. van Vollenhoven RF, Cohen S, Pavelka K, et al.: Response to rituximab in patients with rheumatoid arthritis is maintained by repeat therapy: results of an open-label trial, *Ann Rheum Dis* 65(Suppl 2):510, 2006.

59. Smolen JS, Keystone EC, Emery P, et al.: Consensus statement on the use of rituximab in patients with rheumatoid arthritis, *Ann Rheum Dis* 66(2):143–150, 2007.

60. Vital EM, Dass S, Rawstron AC, et al.: Management of nonresponse to rituximab in rheumatoid arthritis: predictors and outcome of re-treatment, *Arthritis Rheum* 62(5):1273–1279, 2010.

61. Scheinberg M, Hamerschlak N, Kutner JM, et al.: Rituximab in refractory autoimmune diseases: Brazilian experience with 29 patients (2002-2004), *Clin Exp Rheumatol* 24(1):65–69, 2006.

62. Genovese MC, Kaine JL, Lowenstein MB, et al.: Ocrelizumab, a humanized anti-CD20 monoclonal antibody, in the treatment of patients with rheumatoid arthritis: a phase I/II randomized, blinded, placebo-controlled, dose-ranging study, *Arthritis Rheum* 58(9):2652–2661, 2008.

63. Taylor PC, Quattrocchi E, Mallett S, et al.: Ofatumumab, a fully human anti-CD20 mAb, in biologic-naïve, MTX-IR rheumatoid arthritis: a randomized, double-blind, placebo-controlled trial, *Ann Rheum Dis* 70(12):2119–2125, 2011.

64. McKay J, Chwalinska-Sadowska H, Boling E, et al.: Efficacy and safety of belimumab (BMAB), a fully human monoclonal antibody to B lymphocyte stimulator (BLyS) for the treatment of rheumatoid arthritis, *Arthritis Rheum* 52(Suppl):S710, 2005.

65. Stone JH, Merkel PA, Spiera R, et al.: Rituximab versus cyclophosphamide for ANCA-associated vasculitis, *N Engl J Med* 363(3):221–232, 2010.

66. Walsh M, Jayne D: Rituximab in the treatment of anti-neutrophil cytoplasm antibody associated vasculitis and systemic lupus erythematosus: past, present and future, *Kidney Int* 72(6):676–682, 2007.

67. Ng KP, Cambridge G, Leandro MJ, et al.: B cell depletion therapy in systemic lupus erythematosus: long-term follow-up and predictors of response, *Ann Rheum Dis* 66(9):1259–1262, 2007.

68. Furie RA, Looney JR, Rovin B, et al.: Efficacy and safety of rituximab in patients with proliferative lupus nephritis: results from the randomized, double-blind phase III LUNAR study, *Ann Rheum Dis* 69(Suppl 3):549, 2010.

69. Merrill JT, Neuwelt CM, Wallace DJ, et al.: Efficacy and safety of rituximab in moderately-to-severely active systemic lupus erythematosus: the randomized, double-blind, phase II/III systemic lupus erythematosus evaluation of rituximab trial, *Arthritis Rheum* 62(1):222–233, 2010.

70. Bosch X: Inflammation: rituximab in ANCA vasculitis and lupus: bittersweet results, *Nat Rev Nephrol* 6(3):137–139, 2010.

71. Calero I, Sanz I: Targeting B cells for the treatment of SLE: the beginning of the end or the end of the beginning? *Discov Med* 10(54):416–424, 2010.

72. Furst DE, Breedveld FC, Kalden JR, et al.: Updated consensus statement on biological agents for the treatment of rheumatic diseases, 2006, *Ann Rheum Dis* 65(Suppl 3):iii2–iii15, 2006.

74. Knoerzer DB, Karr RW, Schwartz BD, et al.: Collagen-induced arthritis in the BB rat: prevention of disease by treatment with CTLA-4-Ig, *J Clin Invest* 96(2):987–993, 1995.

75. Webb LM, Walmsley MJ, Feldmann M: Prevention and amelioration of collagen-induced arthritis by blockade of the CD28 costimulatory pathway: requirement for both B7-1 and B7-2, *Eur J Immunol* 26(10):2320–2328, 1996.

76. Moreland LW, Alten R, Van den Bosch F, et al.: Co-stimulatory blockade in patients with rheumatoid arthritis: a pilot, dose-finding, double-blind, placebo-controlled clinical trial evaluating CTLA-4Ig and LEA29Y eighty-five days after the first infusion, *Arthritis Rheum* 46(6):1470–1479, 2002.

77. Kremer JM, Westhovens R, Leon M, et al.: Treatment of rheumatoid arthritis by selective inhibition of T-cell activation with fusion protein CTLA4Ig, *N Engl J Med* 349(20):1907–1915, 2003.

78. Kremer JM, Dougados M, Emery P, et al.: Treatment of rheumatoid arthritis with the selective costimulation modulator abatacept: twelve-month results of a phase IIb, double-blind, randomized, placebo-controlled trial, *Arthritis Rheum* 52(8):2263–2271, 2005.

79. Westhovens R, Emery P, Aranda R, et al.: Abatacept provides sustained clinical benefit through 3 years in rheumatoid arthritis patients with inadequate responses to methotrexate, *Ann Rheum Dis* 65(Suppl 2):512, 2006.

80. Kremer JM, Genant HK, Moreland LW, et al.: Effects of abatacept in patients with methotrexate-resistant active rheumatoid arthritis: a randomized trial, *Ann Intern Med* 144(12):865–876, 2006.

81. Dougados M, LeBars MA, Schmidely N: Low disease activity in rheumatoid arthritis treated with abatacept in the AIM (abatacept in inadequate response to methotrexate) trial, *Ann Rheum Dis* 65(Suppl 2):188, 2006.

82. Genovese MC, Becker JC, Schiff M, et al.: Abatacept for rheumatoid arthritis refractory to tumor necrosis factor alpha inhibition, *N Engl J Med* 353(11):1114–1123, 2005.

83. Kremer JM, Emery P, Becker JC, et al.: Abatacept provides significant and sustained benefits in clinical and patient-reported outcomes through 2 years in rheumatoid arthritis and an inadequate response to methotrexate: the long-term extension (LTE) of the AIM trial, *Ann Rheum Dis* 65(Suppl 2):327, 2006.

84. Genant HK, Peterfy C, Westhovens R, et al.: Abatacept inhibits progression of structural damage in rheumatoid arthritis: results from the long-term extension of the AIM trial, *Ann Rheum Dis* 67(8):1084–1089, 2008.

85. Schiff M, Keiserman M, Codding C, et al.: Efficacy and safety of abatacept or infliximab versus placebo in ATTEST: a phase III, multicenter, randomized, double-blind, placebo-controlled study in patients with rheumatoid arthritis and an inadequate response to methotrexate, *Ann Rheum Dis* 67(8):1096–1103, 2008.

86. Genovese MC, Schiff M, Luggen M, et al.: Efficacy and safety of the co-stimulation modulator abatacept following two years of treatment

in patients with rheumatoid arthritis and an inadequate response to anti-TNF therapy, *Ann Rheum Dis* 67(4):547–554, 2008.

87. Siblia J, Schiff M, Genovese MC, et al.: Sustained improvement in disease activity score 28 (DAS28) and patient reported outcomes (PRO) with abatacept in rheumatoid arthritis patients with an inadequate response to anti-TNF therapy: the long-term extension of the ATTAIN trial, *Ann Rheum Dis* 65(Suppl 2):501, 2006.

88. Schiff M, Pritchard C, Huffstutter JE, et al.: The 6-month safety and efficacy of abatacept in patients with rheumatoid arthritis who underwent a washout after anti-tumour necrosis factor therapy or were directly switched to abatacept: the ARRIVE trial, *Ann Rheum Dis* 68(11):1708–1714, 2009.

89. Westhovens R, Robles M, Ximenes AC, et al.: Clinical efficacy and safety of abatacept in methotrexate-naïve patients with early rheumatoid arthritis and poor prognostic factors, *Ann Rheum Dis* 68(12):1870–1877, 2009.

90. Westhovens R, Robles M, Nayiager S, et al.: Disease remission is achieved within two years in over half of methotrexate naive patients with early erosive rheumatoid arthritis (RA) treated with abatacept plus MTX: results from the agree trial (abstract 638), *Arthritis Rheum* 60:S239, 2009.

91. Bathon J, Genant H, Nayiager S, et al.: Reduced radiographic progression in patients with early rheumatoid arthritis (RA) treated with abatacept + methotrexate compared to methotrexate alone: 24 month outcomes [abstract 639], *Arthritis Rheum* 60:S239–S240, 2009.

92. Emery P, Durez P, Dougados M, et al.: The impact of T-cell co-stimulation modulation in patients with undifferentiated inflammatory arthritis or very early rheumatoid arthritis: a clinical and imaging study of abatacept, *Ann Rheum Dis* 69(3):510–516, 2010.

93. Genovese MC, Covarrubias A, Leon G, et al.: Subcutaneous abatacept versus intravenous abatacept: a phase IIIb non-inferiority study in patients with an inadequate response to methotrexate, *Arthritis Rheum* 63(10):2854–2864, 2011.

94. US Food and Drug Administration Arthritis Advisory Committee: *Briefing document for abatacept (BMS-188667) biologic license application 12118*, Silver Spring, MD, 2005, US Food and Drug Administration.

95. Nash P, Nayiager S, Genovese MC, et al.: Immunogenicity, safety, and efficacy of abatacept administered subcutaneously with or without background methotrexate in patients with rheumatoid arthritis: results from a phase III, international, multicenter, parallel-arm, open-label study, *Arthritis Care Res (Hoboken)* 65(5):718–728, 2013.

96. Keystone EC, Kremer JM, Russell A, et al.: Abatacept in subjects who switch from intravenous to subcutaneous therapy: results from the phase IIIb attune study, *Ann Rheum Dis* 71(6):857–861, 2012.

97. Weinblatt ME, Schiff M, Valente R, et al.: Head-to-head comparison of subcutaneous abatacept versus adalimumab for rheumatoid arthritis: findings of a phase IIIb, multinational, prospective, randomized study, *Arthritis Rheum* 65(1):28–38, 2013.

98. Sokolove J, Schiff M, Fleischmann R, et al.: Impact of baseline anti-cyclic citrullinated peptide-2 antibody concentration on efficacy outcomes following treatment with subcutaneous abatacept or adalimumab: 2-year results from the AMPLE trial, *Ann Rheum Dis* 75(4):709–714, 2016.

99. Schiff M: Abatacept treatment for rheumatoid arthritis, *Rheumatology (Oxford)* 50(3):437–449, 2010.

100. Weinblatt M, Combe B, Covucci A, et al.: Safety of the selective co-stimulation modulator abatacept in rheumatoid arthritis patients receiving background biologic and nonbiologic disease-modifying antirheumatic drugs: a one-year randomized, placebo-controlled study, *Arthritis Rheum* 54(9):2807–2816, 2006.

101. Weinblatt ME, Schiff MH, Goldman A, et al.: Selective co-stimulation modulation using abatacept in patients with active rheumatoid arthritis while receiving etanercept: a randomized clinical trial, *Ann Rheum Dis* 66(2):228–234, 2007.

102. Schiff M, Keiserman M, Codding C, et al.: Efficacy and safety of abatacept or infliximab versus placebo in attest: a phase III, multicenter, randomized, double-blind, placebo-controlled study in

patients with rheumatoid arthritis and an inadequate response to methotrexate, *Ann Rheum Dis* 67(8):1096–1103, 2008.

103. Maxwell L, Singh A: Abatacept for rheumatoid arthritis, *Cochrane Database Syst Rev* 4:CD007277, 2009.

104. Weyand CM, Goronzy JJ: T-cell-targeted therapies in rheumatoid arthritis, *Nat Clin Pract Rheumatol* 2(4):201–210, 2006.

105. Warrington KJ, Takemura S, Goronzy JJ, et al.: CD4$^+$, CD28$^-$ T cells in rheumatoid arthritis patients combine features of the innate and adaptive immune systems, *Arthritis Rheum* 44(1):13–20, 2001.

106. Bryl E, Vallejo AN, Matteson EL, et al.: Modulation of CD28 expression with anti-tumor necrosis factor alpha therapy in rheumatoid arthritis, *Arthritis Rheum* 52(10):2996–3003, 2005.

107. Choy EH: Selective modulation of T-cell co-stimulation: a novel mode of action for the treatment of rheumatoid arthritis, *Clin Exp Rheumatol* 27(3):510–518, 2009.

108. Buch MH, Boyle DL, Rosengren S, et al.: Mode of action of abatacept in rheumatoid arthritis patients having failed tumour necrosis factor blockade: a histological, gene expression and dynamic magnetic resonance imaging pilot study, *Ann Rheum Dis* 68(7):1220–1227, 2009.

109. Merrill JT, Burgos-Vargas R, Westhovens R, et al.: The efficacy and safety of abatacept in patients with non-life-threatening manifestations of systemic lupus erythematosus: results of a twelve-month, multicenter, exploratory, phase IIb, randomized, double-blind, placebo-controlled trial, *Arthritis Rheum* 62(10):3077–3087, 2010.

110. Abrams JR, Lebwohl MG, Guzzo CA, et al.: CTLA4Ig-mediated blockade of T-cell costimulation in patients with psoriasis vulgaris, *J Clin Invest* 103(9):1243–1252, 1999.

111. Mease P, Gottlieb AB, van der Heijde D, et al.: Efficacy and safety of abatacept, a T-cell modulator, in a randomised, double-blind, placebo-controlled, phase III study in psoriatic arthritis, *Ann Rheum Dis* 76(9):1550–1558, 2017.

112. Meiners PM, Vissink A, Kroese FG, et al.: Abatacept treatment reduces disease activity in early primary Sjögren's syndrome (open-label proof of concept ASAP study), *Ann Rheum Dis* 73(7):1393–1396, 2014.

113. Tsuboi H1, Matsumoto I, Hagiwara S, et al.: Efficacy and safety of abatacept for patients with Sjögren's syndrome associated with rheumatoid arthritis: rheumatoid arthritis with Orencia trial toward Sjögren's syndrome endocrinopathy (ROSE) trial—an open-label, one-year, prospective study—interim analysis of 32 patients for 24 weeks, *Mod Rheumatol* 25:187–193, 2015.

114. Taylor PC: Antibody therapy for rheumatoid arthritis, *Curr Opin Pharmacol* 3(3):323–328, 2003.

115. Mason U, Aldrich J, Breedveld F, et al.: CD4 coating, but not CD4 depletion, is a predictor of efficacy with primatized monoclonal anti-CD4 treatment of active rheumatoid arthritis, *J Rheumatol* 29(2):220–229, 2002.

116. Weinblatt ME, Maddison PJ, Bulpitt KJ, et al.: CAMPATH-1H, a humanized monoclonal antibody, in refractory rheumatoid arthritis: an intravenous dose-escalation study, *Arthritis Rheum* 38(11):1589–1594, 1995.

117. Schnitzer TJ, Yocum DE, Michalska M, et al.: Subcutaneous administration of CAMPATH-1H: clinical and biological outcomes, *J Rheumatol* 24(6):1031–1036, 1997.

118. Olsen NJ, Brooks RH, Cush JJ, et al.: A double-blind, placebo-controlled study of anti-CD5 immunoconjugate in patients with rheumatoid arthritis. The Xoma RA Investigator Group, *Arthritis Rheum* 39(7):1102–1108, 1996.

119. Sewell KL, Parker KC, Woodworth TG, et al.: DAB486IL-2 fusion toxin in refractory rheumatoid arthritis, *Arthritis Rheum* 36(9):1223–1233, 1993.

120. Moreland LW, Sewell KL, Trentham DE, et al.: Interleukin-2 diphtheria fusion protein (DAB486IL-2) in refractory rheumatoid arthritis: a double-blind, placebo-controlled trial with open-label extension, *Arthritis Rheum* 38(9):1177–1186, 1995.

121. Keystone EC: Abandoned therapies and unpublished trials in rheumatoid arthritis, *Curr Opin Rheumatol* 15(3):253–258, 2003.

122. Thompson C, Powrie F: Regulatory T cells, *Curr Opin Pharmacol* 4(4):408–414, 2004.

123. Ehrenstein MR, Evans JG, Singh A, et al.: Compromised function of regulatory T cells in rheumatoid arthritis and reversal by anti-TNF alpha therapy, *J Exp Med* 200(3):277–285, 2004.

124. Valencia X, Stephens G, Goldbach-Mansky R, et al.: TNF down-modulates the function of human CD4+CD25hi T-regulatory cells, *Blood* 108(1):253–261, 2006.

125. Herold KC, Burton JB, Francois F, et al.: Activation of human T cells by FcR nonbinding anti-CD3 mAb, hOKT3gamma1(Ala-Ala), *J Clin Invest* 111(3):409–418, 2003.

126. Bisikirska B, Colgan J, Luban J, et al.: TCR stimulation with modified anti-CD3 mAb expands CD8⁺ T cell population and induces CD8⁺CD25⁺ Tregs, *J Clin Invest* 115(10):2904–2913, 2005.

128. Chatenoud L: CD3-specific antibodies as promising tools to aim at immune tolerance in the clinic, *Int Rev Immunol* 25(3–4):215–233, 2006.

130. Chen G, Li N, Zang YC, et al.: Vaccination with selected synovial T cells in rheumatoid arthritis, *Arthritis Rheum* 56(2):453–463, 2007.

131. Yao S, Zhu Y, Chen L: Advances in targeting cell surface signalling molecules for immune modulation, *Nat Rev Drug Discov* 12(2):130–146, 2013.

第 68 章

风湿性疾病和靶向药物

原著 VIRGINIA REDDY, STANLEY COHEN

李懿莎 译　左晓霞 校

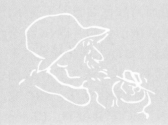

关键点

- 在过去的 30 年间，一些免疫细胞上细胞受体与配体结合后信号转导至细胞核的关键通路已被阐明。
- 蛋白激酶使细胞内蛋白磷酸化，是信号转导的主要参与者。
- 口服小分子下游蛋白激酶抑制剂，包括 p38 MAP 激酶和 MEK 抑制剂，在类风湿关节炎（RA）临床试验中的治疗效果非常有限。
- 脾酪氨酸激酶（SYK）抑制剂益处不大，但有明显的不良反应，因此未被批准用于风湿病的治疗。
- 多种蛋白酪氨酸激酶抑制剂已被批准用于治疗血液病和肿瘤。
- Janus 激酶（JAK）抑制剂已经成功应用于 RA 和银屑病关节炎的治疗，其对狼疮和脊柱关节炎的疗效正在进行评估。
- JAK 抑制剂的疗效和安全性与生物合成的改善病情抗风湿药相似。JAK 抑制剂可能使带状疱疹和机会性感染的风险增加。
- Bruton 酪氨酸激酶（BTK）抑制剂已被批准用于治疗肿瘤，目前正在进行对 RA 和狼疮的疗效评估。
- 口服的小分子磷酸二酯酶抑制剂已获批用于银屑病关节炎的治疗，对皮肤和关节病变有一定疗效。

引言

在过去的 20 年中，类风湿关节炎（rheumatoid arthritis，RA）的治疗进展使得该病患者的生活质量显著提高。针对参与 RA 发病机制分子的生物靶向治疗得以发展，基于对病情缓解和疾病病程的定义，该治疗使得多达 60% ～ 70% 的患者得到了症状和体征上的显著改善，并且 10% ～ 50% 的患者获得了病情缓解 [1,2]。

然而，生物疗法存在局限性。超过半数患者仍有病情活动，并且需要皮下或者静脉注射给药治疗。这些疗法费用昂贵，并可诱导免疫原性。在过去的 30 年中，已明确了配体与受体结合后从细胞表面到细胞核的细胞内信号转导通路。对这些途径的深入理解，为开发针对这些途径的小分子疗法提供了机会。临床前模型已证实，中断信号级联反应可以减少促炎细胞因子的产生，其在炎性关节炎动物模型中的改善情况与生物疗法所见改善相似 [3-5]。在过去的 10 年中，对 RA 患者进行了多个临床试验，以评估针对特定激酶的小分子治疗效果。由于疗效有限或者毒性显著，绝大多数试验以失败告终。2012 年，托法替布（tofacitinib），一种 Janus 激酶（janus kinase，JAK）抑制剂，在美国和日本被批准用于 RA 治疗，其他 JAK 抑制剂也已被批准或正在研发中。本章将重点介绍各种分子，它们或已被认为是潜在的 RA 治疗药物，或目前正在进行积极研发。

信号转导通路

过去 30 年来的研究已经确定，可逆性蛋白磷酸化是细胞信号转导的基本机制[6,7]。蛋白激酶是催化嘌呤核苷酸三磷酸［即三磷腺苷（ATP）和三磷鸟苷（GTP）］的 γ 磷酸盐转移到蛋白质底物羟基的酶。共鉴定出 518 种激酶，其中大多数选择性磷酸化丝氨酸或苏氨酸肽。已鉴定出 90 种磷酸化酪氨酸的激酶［蛋白酪氨酸激酶（PTK）］，它们在信号转导过程中起着主要作用。这些 PTKs 以受体酪氨酸激酶的形式存在，如表皮生长因子和血小板衍生生长因子，但大多数激酶存在于细胞内，在配体结合后与细胞膜受体的胞内部分相互作用以促进信号转导。蛋白磷酸化最终将膜事件与钙调节、细胞骨架重排、基因转录以及淋巴细胞活动的其他典型特征相互联系起来[8]。

许多触发免疫细胞活化的主要受体类别都与蛋白磷酸化有关，并在物理上与蛋白激酶相关（图 65-1）。配体 - 受体相互作用后存在多种信号通路，由于这些通路过多，使得通过炎性关节炎靶向治疗获益变得困难。抑制一种信号成分可以通过另一种替代途径增加信号进行补偿，从而导致不完全抑制。

T 细胞受体（TCR）、B 细胞受体（BCR）、自然杀伤因子（NK）和 Fc 受体信号转导的初始事件，是酪氨酸残基上受体亚单位的磷酸化过程[9,10]。细胞因子受体，特别是 I / II 型细胞因子受体，通过激活激酶直接发出信号，这使得受体亚单位发生磷酸化从而启动 T 细胞和 NK 细胞中的信号转导。I 型和 II 型细胞因子结合激活 JAK，进而磷酸化细胞因子受体，使得 STAT（信号转导和转录激活蛋白）DNA 结合蛋白附着到受体上并被磷酸化。STAT 活化导致二聚体化，进而转移至细胞核后调控基因表达。在 B 细胞中，抗原结合可导致三种主要 PTKs 活化：SRC 家族激酶，LYN 和 SYK，以及 TEC 家族激酶、Bruton 酪氨酸激酶（BTK）。SYK 磷酸化衔接蛋白 B 细胞连接蛋白（BLNK），并与 BTK 一起激活磷脂酶 Cγ（PLCγ）[11]。PLCγ 的激活导致细胞内 Ca^{2+} 的释放和蛋白激酶 C（PKC）的激活，从而激活丝裂原活化蛋白激酶（MAPK）。MAPK 级联激活转录因子核因子 -κB（NF-κB）和活化 T 细胞核因子（NFAT），进而完成基因调控。

这些通路中的上游和下游蛋白激酶都已成为肿瘤学和炎症性疾病的靶点（表 65-1）。由于可能缺乏抑制特定激酶的特异性，因此最初对激酶抑制剂的安全性存在担忧[12,13]。随着最初在肿瘤学中成功研发出了多种低选择性的激酶抑制剂，这种特异性缺乏的问题在临床上已变得不那么重要。伊马替尼（imatinib）是第一个被批准用于治疗慢性髓系白血病的酪氨酸激

信号转导通路

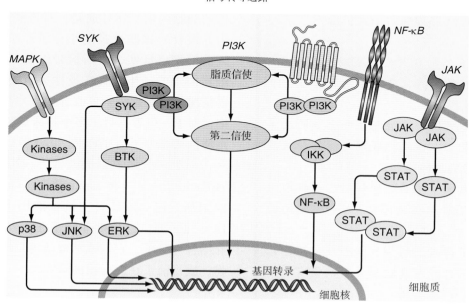

图 68-1　概述：信号转导通路。BTK，Bruton 酪氨酸激酶；ERK，细胞外信号调节激酶；IKK，IκB 激酶；JAK，Janus 激酶；JNK，c-JUN N 末端激酶；MAPK，激活丝裂原活化蛋白激酶；NF-κB，核因子 -κB；STAT，信号转导和转录激活蛋白；SYK，脾酪氨酸激酶

表 68-1　靶向风湿病的蛋白酪氨酸激酶
p38 激活丝裂原活化蛋白激酶
激活丝裂原活化蛋白激酶激酶
脾酪氨酸激酶
Janus 激酶
Bruton 酪氨酸激酶
磷脂酰肌醇 3 激酶

酶抑制剂，具有很好的疗效和可接受的毒性。随后，针对血液系统恶性肿瘤研发了多种选择性较低的酪氨酸激酶抑制剂[14,15]。尽管这些抑制剂会影响靶外激酶，但安全性是可以接受的。多种激酶抑制剂已被批准用于治疗肿瘤，包括肾细胞癌和非小细胞肺癌。在肿瘤学中可接受的安全性激发了激酶抑制剂在炎症性疾病（如 RA、银屑病、炎症性肠病和系统性红斑狼疮）中的研发。

P38 MAPK 抑制剂

MAPK 在 20 世纪 90 年代被确认参与了多种应激源刺激细胞后促炎细胞因子的产生[16,17]。3 个主要的 MAPK 家族分别是：细胞外信号调节激酶（ERK）、c-JUN N 末端激酶（JNK），以及 p38（图 65-2）。MAPKs 是将信号传递至细胞核，从而导致基因转录的胞内酶[18,19]。复杂的平行和交叉信号级联将三个主要的 MAPK 家族连接在一起。MAPK 活化是由上游 MAPK 的激酶（MKKs）所介导的，而 MKKs 则是由 MKK 激酶（MKKK 或 MAP3K）活化的。

p38 MAPK 是促炎细胞因子产生的关键调节因子。各种细胞应激，如炎性细胞因子、病原体和生长因子，激活了调节关键基因表达的激酶，导致 TNF、IL-1 和 IL-6、环氧合酶（COX-2）和基质金属蛋白酶（MMPs）的转录激活。p38 的激活和磷酸化受两种上游激酶（MKK3 和 MKK6）调节，而它们又可被多个 MAP3Ks 磷酸化。p38 有 α、β、γ 和 δ 四种亚型，p38α 被认为是细胞因子表达最重要的调节因子。磷酸化活化的 p38 MAPK 也存在于 RA 滑膜的滑膜衬里和血管内皮中[20]。p38 MAPK 是首个进行靶向研究的激酶，抑制这条通路可以减少脂多糖（LPS）诱导单核细胞产生 TNF 和 IL-1[21]。几项临床前研究已经证明阻断 p38-MAPK 可以抑制炎性细胞因子的产生，临床前动物模型也显示抑制 p38 MAPK 可以减轻手肿胀和关节损伤[22,23]。

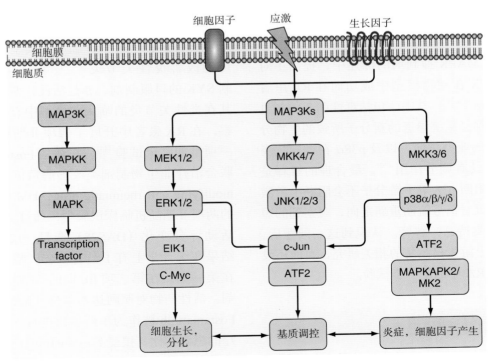

图 68-2　激活丝裂原活化蛋白激酶简化通路图。ATF，活化转录因子；ERK，细胞外信号调节激酶；JNK，c-JUN N 末端激酶；MKK，MAPK 激酶

数项临床研究正在观察 p38 抑制剂的疗效。p38α 亚型是临床试验中的主要治疗靶点。一项为期 24 周的随机双盲、安慰剂对照临床试验对 302 例活动期 RA 患者进行了一种 p38αMAPK 抑制剂 SCIO-469 单药治疗。然而，试验进行到第 12 周，接受 SCIO-469 治疗的患者美国风湿病学会（ACR）20 或 ACR50 反应与安慰剂相比没有差异[24]。

Pamapimod 是另一种 p38 MAPK 的选择性抑制剂。在一项为期 12 周的随机对照试验中，对 204 例活动性 RA 患者进行了该药物的研究。与甲氨蝶呤（methotrexate，MTX）单药治疗相比，没有发现明显改善[25]。在一项联合剂量范围的研究中，对活动性 RA 患者即使应用 Pamapimod 联合 MTX 治疗，与安慰剂相比仍未能显示出疗效[26]。以上对 SCIO-469 和 Pamapimod 的研究以及对 RA 中其他 p38 MAPK 抑制剂的研究显示，C 反应蛋白（CRP）水平在治疗早期降低，但这种下降是暂时的。

在 SCIO-469 和 Pamapimod 的研究中，常见的不良反应（adverse events，AEs）包括对中枢神经系统的不良影响，如头晕和头痛。一种很少或不进入中枢神经系统的分子有望能够减少这些副作用。VX-702，一种高度选择性的 p38α MAPK 抑制剂[27]，能最小限度地进入中枢神经系统；两项为期 12 周的安慰剂对照随机试验研究了这些效应。然而，在随机对照试验中并没有显示出明显的疗效，而且 AE 谱与其他 p38 MAPK 抑制剂相似。

在两篇关于 MAPK 抑制剂的综述中，提出了对于抑制 p38 MAPK 在动物模型中成功而在 RA 患者研究中失败的分析[28,29]。其中，包括毒性引起的剂量限制、阻止中枢神经系统渗透的新分子所致的生物分布改变、不正确的亚型靶向，以及 p38α 在诱导抗炎细胞因子中可能具有调节作用[30]。最合理的解释是信号网络庞杂，阻断 p38 等下游分子不会阻断上游激酶，而上游激酶可对信号流动重新定向，观察到的短暂急性时相反应支持这一解释。认识到这一问题后，激发了针对更多上游蛋白激酶的相关研究，目前还没有 p38 抑制剂在 RA 中的进一步试验。

Mek 抑制剂

MEK 是一种参与生长因子信号转导和细胞因子产生的 MAPKK。MEK 抑制剂在 RA 的临床前模型中被证实有效[31]。基于临床前观察结果，对 ARRY-438162，即口服 MEK1/MEK2 抑制剂进行了双盲、随机临床试验，观察 201 例 MTX 疗效不佳的活动期 RA 患者的疗效。在治疗组和安慰剂组之间没有显示出差异。最常见的活动性不良反应是与剂量相关的皮疹和腹泻，严重的不良反应很少见。在 RA 中目前还没有其他靶向 MEK 药物的临床研究。

脾酪氨酸激酶抑制剂

SYK 抑制剂被认为是治疗 RA 的一种潜在方法。SYK 是一种非受体蛋白酪氨酸激酶，是携带 Fcγ 激活受体的细胞（包括 B 细胞、肥大细胞、巨噬细胞、中性粒细胞、嗜酸性粒细胞、嗜碱性粒细胞和滑膜细胞）中免疫信号转导的调节剂[32,33]。SYK 结合到这些受体的细胞质区域，其中包含免疫受体酪氨酸活化基序（ITAM）。受体结合导致 ITAM 磷酸化激活 SYK（图 65-3）。该基序位于 FcγR、FcεR、Igα（B 细胞）、CD3ξ（T 细胞）和整合素的细胞质部分[34]。SYK 活化激活下游 MAPKs、PI3K 和 PLCγ，从而增加 IL-6 和 MMP 的产生。

这些观察结果引起了人们对 SYK 作为治疗 RA 的潜在靶点的兴趣[35]。研究发现 SYK 在滑膜细胞中处于活化状态，SYK 的激活对 RA 患者成纤维细胞样滑膜细胞中 TNF 诱导的细胞因子和金属蛋白酶的产生具有重要作用[36]。临床前模型表明，抑制 SYK 可能改善炎性关节炎[37-39]。Fostamatinib 是一种抑制 SYK 的口服制剂，亦是活性代谢物 R406 的前药，其在炎性关节炎的临床前模型中有效。基于这一观察，在 RA 患者中开展了四项 II 期临床试验[40-43] 和一项 III 期临床试验[44]。在评估 Fostamatinib 与 MTX 联合治疗非生物制剂类改善病情抗风湿药（disease-modifying anti-rheumatic drug，DMARD）无反应者的两项 II 期随机临床试验中，通过 ACR 反应和疾病活动评分变化（DAS28）衡量，12～24 周的临床结果在统计学上有了显著改善。临床反应最早出现在第一周。在第三项 IIb 期的 24 周试验中，与安慰剂、活性药物对照阿达木单抗（Adalimumab）相比，Fostamatinib 被作为单药治疗进行评估。与安慰剂治疗的患者相比，接受 Fostamatinib 治疗的患者显示出疗效的改善；然而，接受 Fostamatinib 治疗的患者的改善程度低于使用阿达木单抗的患者[42]。

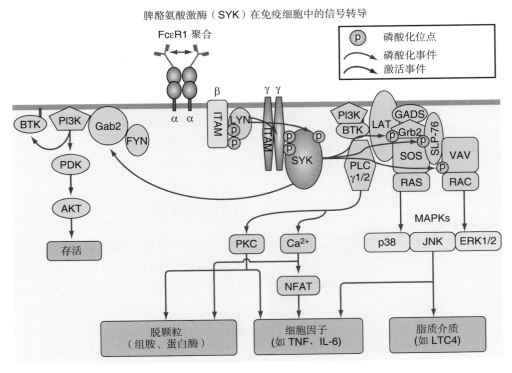

图 68-3　脾酪氨酸激酶（SYK）在免疫细胞中的信号转导。JNK，c-JUN N 末端激酶；LTC4，白三烯 C4；MAPK，激活丝裂原活化蛋白激酶；NFAT，活化 T 细胞核因子；PDK，磷酸肌醇依赖性激酶；PKC，蛋白激酶 C

对 219 例生物制剂治疗失败的患者进行了为期 3 个月的 Fostamatinib 随机对照试验[43]。该研究未能达到其主要终点，即第 3 个月的 ACR20 反应。然而，在一组接受了手部和腕部 MRI 检查的患者中，与安慰剂相比，Fostamatinib 组的 MRI 滑膜炎评分有所改善。

对 918 例 MTX 疗效不佳的活动性 RA 患者进行了为期 52 周的 Ⅲ 期多国随机对照试验[44]。共同主要终点是第 24 周与基线期相比的 ACR20 反应变化和改良总夏普范德海德评分（mTSS）的变化。与安慰剂治疗患者相比，Fostamatinib 治疗组患者的 ACR20 反应率具有统计学优势，但仍低于 Ⅱ 期研究结果。此外，Fostamatinib 与安慰剂组相比，在共同主要终点 mTSS 的变化上无统计学差异。

在所有 Ⅱ / Ⅲ 期试验中，观察到不良事件呈剂量依赖性增加，包括腹泻、中性粒细胞减少、头晕、高血压和肝功能异常。不良事件在 Fostamatinib 治疗组中更常见，包括高血压、腹泻、中性粒细胞减少和肝功能异常。接受 Fostamatinib 治疗的患者中有 2.9% ～ 4.9% 发生严重不良事件，而接受安慰剂治疗的患者中为 1.6%。Fostamatinib 治疗队列中发现少量恶性肿瘤，而在安慰剂治疗患者中未见[45]。鉴于 Fostamatinib 未能达到 Ⅲ 期临床试验主要终点以及 AE 特征，其用于 RA 治疗的研究被终止。

第二种 SYK 抑制剂已在 RA 患者中进行了评估。MK-8457 是一种新型的 SYK 和 Zeta 链相关蛋白激酶 70（ZAP70）抑制剂，其被认为是一种特异性更强的 SYK 抑制剂，靶外效应更小。采用适应性设计进行了两项小型 Ⅱ 期剂量范围试验[46-48]，发现 MK8457 对 MTX 不完全应答者有效，类似于 Fostamatinib，但对既往 TNF 抑制剂（TNF inhibitors）没有应答的患者无效。毒性在两项研究中都是显著的，主要是严重感染事件（SIEs），包括机会性感染。由于所观察到的显著毒性以及在对 TNF 抑制剂不完全应答者中未见获益，该药研发已终止。

Janus 激酶抑制剂

JAK 是结合跨膜细胞因子受体胞质区并通过 1 型和 2 型细胞因子受体介导信号转导的 PTKs[49]。在受体 - 配体相互作用后各种 JAKs 被激活，导致受体酪氨酸磷酸化以及随后的 STATs 激活，起到转录因子的作用（图 68-4）。JAK/STAT 信号介导细胞对多种

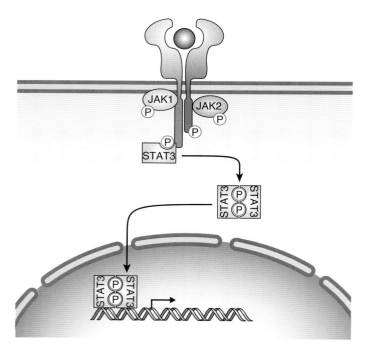

图 68-4 Janus 激酶（JAK）/ 信号转导和转录激活蛋白（STAT）信号通路

细胞因子和生长因子的反应。这些反应包括增殖、分化、迁移、凋亡和细胞存活，并取决于信号和细胞环境。激活的 STATs 进入细胞核与靶基因中的特定增强子序列结合，并影响其转录[50]。

JAK 由四种亚型组成：JAK1、JAK2、JAK3 和 TYK2。JAKs 不同亚型成对组合发挥信号转导作用（图 68-5）。JAK3 主要在造血细胞中表达，对免疫细胞中 IL-2、IL-4、IL-7、IL-9、IL-15 和 IL-21 质膜受体共同 γ 链向细胞核的信号转导至关重要。JAK3 仅与 JAK1 组合传导信号。上述这些细胞因子是淋巴细胞活化、发挥功能和增殖所必需的。JAK3 基因敲除小鼠的 T、B 淋巴细胞及 NK 细胞存在缺陷，未见其他缺陷报道。人类缺乏 JAK3 会发生严重的联合免疫缺陷（severe combined immunodeficiency，SCID），即同时存在 NK 细胞和 T 淋巴细胞缺陷[51]。

JAK1 和 JAK2 最初并不被认为是潜在的治疗靶点，因为敲除这些激酶会导致种系死亡[10]。然而，目前 JAK1/JAK2 抑制剂巴瑞替尼（Baricitinib）已被批准治疗 RA，另一种 JAK1/2 抑制剂 Ruxolitinib 已被批准用于治疗骨髓纤维化和真性红细胞增多症[52,53]。激素样细胞因子如红细胞生成素、血小板生成素、生长激素、粒细胞 - 巨噬细胞集落刺激因子（GM-CSF）、IL-3 和 IL-5 均通过 JAK2 进行信号转导。IL-6、IL-10、IL-11、IL-19、IL-20、IL-22 和 IFN-α、IFN-β 和 IFN-γ 则通过 JAK1 传导信号。

TYK2 促进 IL-12、IL-23 和 1 型 IFNs 的信号传递[54]。TYK2 与 JAK1 或 JAK2 配对，以促进信号传递。TYK2 口服抑制剂正在研发中，通过抑制 IL12/23 活性治疗银屑病，以及通过抑制 IFN-α 和其他炎性细胞因子治疗系统性红斑狼疮（systemic lupus erythematosus，SLE）[56,57]。

JAK 选择性

在细胞体外试验中，托法替布已被证实可逆地抑制 JAK1、JAK2、JAK3，并且在较小程度上抑制 TYK2，与 JAK2/2 相比其对 JAK1/3 和 JAK1/2 的信号转导更具有功能选择性。托法替布对 JAK1/3 的抑制作用，将抑制细胞因子的信号转导，这些细胞因子结合受体并使用共同的 γ 链受体，如 IL-2、IL-4、IL-7、IL-9、IL-15 和 IL-21[56,57]。研究发现，托法替布治疗后，NK 细胞减少[57,58]。我们认为，托法替布通过作用于 JAK1 而抑制 IL-6，从而发挥该分子治疗的疗效，并同时导致其不良反应（如中性粒细胞减少症和高脂血症），这些作用在 IL-6 受体的单克隆抗体中也被发现。同时，T 辅助细胞 17 产生的 IL-17 也受到抑制[59]。托法替布以及其他的 JAK 抑制剂均不能阻断 IL-1 或 TNF 信号。

其他 JAK 抑制剂（如 Upadacitinib/Filgotinib）已在临床前模型中被证明具有更高的特异性[60,61]。Peficitinib 被证实可以优先抑制 JAK1/3[62]。评估 JAK 抑制剂特异性的试验结果因所用方法不同而不同，无论是生物化学还是细胞学的方法差异，都使得它们的结果难以直接比较。此外，在试验中使用的 ATP 底物量不同或细胞因子的刺激程度不同，试验结果也可能有差异[63]。例如，在临床使用的剂量下，托法替布对除 TYK2 以外的所有 JAK 激酶显示出显著的纳摩尔抑制效力，但在细胞学实验中，它对 JAK1 和 JAK1/3 相对于 JAK2 显示出更显著的功能特异性。管理机构目前认为托法替布和巴瑞替尼属于泛 JAK 抑制剂。JAK 抑制剂的药物选择性，取决于最大药物浓度（C_{max}）或平均药物浓度是否对 JAK 的抑制作用产生大的影响。例如，在 C_{max} 时，JAK 抑制剂的抑制作用可能不存在选择性，而在更低的药物浓度时，比如平均药物浓度时，则可呈现选择性作用。最近的

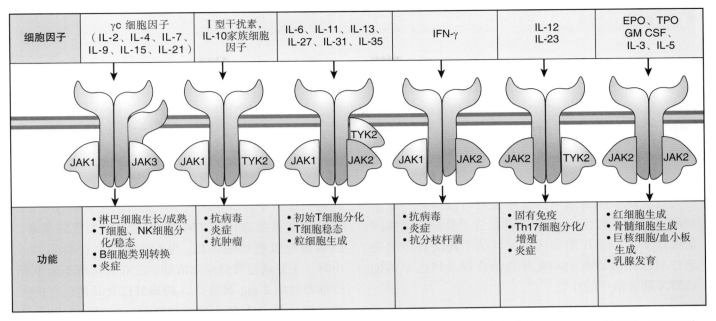

细胞因子	γc 细胞因子 （IL-2、IL-4、IL-7、 IL-9、IL-15、IL-21）	Ⅰ型干扰素， IL-10家族细胞 因子	IL-6、IL-11、IL-13、 IL-27、IL-31、IL-35	IFN-γ	IL-12 IL-23	EPO、TPO GM CSF、 IL-3、IL-5
	JAK1　JAK3	JAK1　TYK2	JAK1　JAK2	JAK1　JAK2	JAK2　TYK2	JAK2　JAK2
功能	• 淋巴细胞生长/成熟 • T细胞、NK细胞分化/稳态 • B细胞类别转换 • 炎症	• 抗病毒 • 炎症 • 抗肿瘤	• 初始T细胞分化 • T细胞稳态 • 粒细胞生成	• 抗病毒 • 炎症 • 抗分枝杆菌	• 固有免疫 • Th17细胞分化/增殖 • 炎症	• 红细胞生成 • 骨髓细胞生成 • 巨核细胞/血小板生成 • 乳腺发育

图 68-5　Janus 激酶（JAK）/信号转导和转录激活蛋白（STAT）信号通路。EPO，红细胞生成素；GM-CSF，粒细胞 - 巨噬细胞集落刺激因子；IFN，干扰素；TPO，血小板生成素；TYK，酪氨酸激酶

一份初步出版物表明，当考虑有效剂量时，RA 中一些 JAK 抑制剂的细胞因子抑制的临床特征惊人相似，这表明基于 JAK 药理学，分化这些疗法的可能性有限[64]。

特定的 JAK 抑制作用与其临床疗效的相关性目前仍不明确。

JAK 抑制剂治疗类风湿关节炎

多种 JAK 抑制剂已经在传统合成 DMARDs（csDMARDs）或生物制剂治疗失败的 RA 患者中进行评估（表 68-2）。托法替布因前期的多个Ⅲ期临床研究，2012 年在美国被批准，2017 年在欧洲被批准，用于与非生物 DMARDs 联合或单药治疗 MTX 疗效不佳的活动性 RA，剂量为 5 mg 每日 2 次[65-70]（表

表 68-2	应用于风湿病治疗的 Janus 激酶（JAK）抑制剂： 临床前 JAK 亚型选择性
托法替布	JAK1/3 抑制剂
巴瑞替尼	JAK1/2 抑制剂
Upadacitinib	JAK1 抑制剂
Peficitinib	JAK1/3 抑制剂
Filgotinib	JAK1 抑制剂

68-3）。药物在欧洲被延迟批准，是基于安全性的考虑，在 10 mg 每日 2 次的剂量下表现出增加感染和恶性肿瘤的风险，并在随后的延长试验和Ⅳ期临床试验中被证实。10 mg 每日 2 次治疗 RA 在瑞士和俄罗斯已被批准。

巴瑞替尼于 2017 年在欧洲和其他一些国家被批准用于治疗 csDMARDs 反应不完全的患者，剂量为 4 mg 每日 1 次；2018 年在美国被批准用于治疗 TNF 抑制剂效果不佳的活动期患者，剂量为 2 mg 每日 1 次[71-74]。美国食品和药品管理局（FDA）考虑了 4 mg 剂量的风险 - 效益比，基于研究中该剂量组表现出更高的 AE 风险趋势。

Upadacitinib 15 mg 或 30 mg 每日 1 次，Filgotinib 100 mg 或 200 mg 每日 1 次，以及 Peficitinib 100 mg 或 150 mg 每日 1 次治疗 RA 均在进行Ⅲ期临床药物试验的评估[75-84]。Peficitinib 主要在美国以外的地区进行研发，以亚洲地区为主。以上药物可能在未来的数年时间内上市。所有的 JAK 抑制剂都有着相似的研发过程，在经典的 Ⅰ / Ⅱ期临床试验中进行剂量探索，以决定Ⅲ期临床试验中的药物剂量。Ⅲ期临床试验，在 MTX 和 csDMARD 反应不完全的患者、TNF 抑制剂反应不完全的患者，以及早期 RA 患者中，对比 MTX，评估药物的疗效和安全性。对于关节结构破坏的保护作用，与生物制剂（阿达木单抗）治疗进

表 68-3　托法替布：Ⅲ 期研究设计——DMARD 应答不完全者				
	试验时长 ≥ 1 年			试验时长 6 个月	
研究	研究 1044 "scan" *n*=797	研究 1046 "sync" *n*=792	研究 1064 "standard" *n*=717	研究 1032 "step" *n*=399	研究 1045 "solo" *n*=610
人群	MTX IR	DMARD IR	MTX IR	TNF IR	DMARD IR
背景治疗	MTX	DMARDs	MTXs	MTX	无
特征	放射学	背景 DMARDs	活性对照（阿达木单抗）	TNF 抑制剂治疗失败	单药治疗

行对比。JAK 抑制剂单药治疗也同时被评估。托法替布、巴瑞替尼和 Filgotinib 都报告了长期安全性的研究结果。一项 Ⅳ 期临床研究评估了托法替布单药治疗对比托法替布 +MTX 联合治疗以及阿达木单抗 +MTX 联合治疗的疗效 [85-88]。

JAK 抑制剂的药理学

托法替布最初被批准的剂量是 5 mg 每日 2 次，但于 2016 年批准的 11 mg XR 剂型成为目前临床最常用的剂型。这种剂型被 FDA 批准是基于药代学研究，而非临床试验 [89]。日本管理局未批准该剂型的使用，是因为在一项小型的研究中，11 mg XR 剂型与 5 mg 每日两次相比，未能通过改善疾病活动度的非劣效性评估 [90]。而在真实世界中的使用经验并未提示两者在临床治疗效果上的显著差异 [91]。托法替布 XR 的药代动力学特征是快速吸收（血浆浓度在 4 小时内达到峰值）、快速消除（半衰期约为 6 小时），全身暴露呈剂量依赖性 [92]。每日 2 次给药，药物在 24 ~ 48 小时内达到稳定浓度，且积累量较小。托法替布通过肝（70%）和肾（30%）清除。代谢主要通过 CYP3A4 进行，而较少通过 CYP2C19 进行。临床前研究中药代动力学评估的结果提示，在所批准的托法替布药物剂量下，除了 CYP3A4 活性抑制剂酮康唑，和 CYP3A4 活性诱导剂利福平以外，无需对其他药物进行剂量调整。托法替布的药效在给药后持续 4 ~ 6 周，其中包括 NK 细胞数量的减少 [58]。如所有的 JAK 抑制剂一样，在动物实验中，托法替布是一种致畸药物，绝经前妇女给药时应采取避孕措施，并在最后一次给药后 4 ~ 6 周内避免受孕。

巴瑞替尼在美国以外的地区被批准使用的剂量为 2 mg 和 4 mg 每日 1 次，单药或与 MTX 或其他 csDMARDs 联合使用，用于治疗 csDMARDs 或 TNF 抑制剂疗效不佳的活动性 RA 患者。在美国仅 2 mg 每日一次被批准用于 TNF 抑制剂治疗失败的患者。巴瑞替尼吸收迅速，T_{max} 为 1 小时，半衰期为 12.5 小时，主要通过肾分泌而清除，故在肾功能不全患者中推荐使用 2 mg 剂量 [93]。丙磺舒以及其他强有机阴离子转运蛋白 3（OAT3）抑制剂，可以减少巴瑞替尼清除。巴瑞替尼较少通过 CYP3A4 代谢，与影响 CYP450 酶活性的药物联用时不需调整剂量。在 Ⅲ 期临床试验中观察到，巴瑞替尼用药 24 周以上也可以引起 NK 细胞减少达 40% ~ 50% [94]。

Upadacitinib 速释剂型 3 ~ 18 mg 每日 2 次和 24 mg 每日 1 次已在 Ⅰ / Ⅱ 期临床药物试验中进行评估 [95,96]。Upadacitinib 缓释剂型 15 mg 和 30 mg 每日 1 次在药代动力学试验中证实其与 12 mg 和 24 mg 每日 2 次给药具有相似的生物利用度，而后在 Ⅲ 期临床药物试验中进行评估 [97]。药物吸收迅速，Tmax 为 2 ~ 3 小时，半衰期为 10 ~ 12.5 小时。药物清除主要由肝通过 CYP3A 酶进行代谢，少量通过 CYP2D6 酶代谢，提示其与酮康唑或利福平联用时可能需要调整药物剂量。Upadactinib 被观察到可以引起 NK 细胞减少 [59]。

Filgotinib 100 mg 和 200 mg 每日 1 次已在 Ⅲ 期临床药物试验进行评估。Filgotinib 是一个前体药物，可被迅速代谢为活性产物。Filgotinib 药物吸收迅速，T_{max} 为 2 ~ 3 小时，半衰期为 4.9 ~ 5.7 小时，而活性产物半衰期为 18 ~ 23 小时 [60]。药物同时通过肝羧酸酯酶清除和肾清除，CYP450 酶活性的影响较为有限。Filgotinib 单药治疗在 24 周的 Ⅱ 期剂量探索试验中对 NK 细胞没有影响 [98]。

Peficitinib 25 mg、50 mg、100 mg 和 150 mg 每日 1 次已在 Ⅱ 期临床药物试验中进行评估，基于药物安全性分析结果，对 100 mg 和 150 mg 每日 1 次进行了 Ⅲ 期临床药物试验评估 [79,80]。

JAK 抑制剂的临床研发和疗效

已被批准的 JAK 抑制剂在多个临床研究中被证实相对于安慰剂有显著的治疗效果。Ⅱ 期试验评估托法替布 1 ～ 30 mg 每日 2 次，单药或与 MTX 联合治疗 [99,100]，5 mg 每日 2 次或者更高剂量，可使临床结果持续改善，但在更高剂量时毒性变大。根据 Ⅱ 期临床试验的疗效和安全性结果，将托法替布 5 mg 每日 2 次和 10 mg 每日 2 次的剂量，推进至 Ⅲ 期试验。巴瑞替尼 1 mg、2 mg、4 mg，和 8 mg 每日 1 次在 Ⅱ 期临床试验中的评估显示，2 mg、4 mg 和 8 mg 每日 1 次的疗效相似，而 8 mg 组的安全问题有增多的趋势 [101,102]，故而将 2 mg 和 4 mg 剂量推进至 Ⅲ 期临床试验。Upadacitinib 速释剂型 12 mg 和 18 mg 每日 2 次在前期评估中与 15 mg 和 30 mg 每日 1 次显示了相似的药代动力学特性。6 mg、12 mg 和 18 mg 每日 2 次在 Ⅰ/Ⅱ 期临床试验中进行了评估，每日 1 次的剂型在 Ⅲ 期试验中进行了评估 [96]。Filgotinib 30 mg、75 mg、150 mg、200 mg 和 300 mg 每日 1 次或 100 mg 每日 2 次在 Ⅰ/Ⅱ 期临床试验中进行了评估 [103,104]。基于 Ⅰ/Ⅱ 期试验疗效和安全性结果，对 100 mg 和 200 mg 每日 1 次的剂量进行了 Ⅲ 期试验的评估。Peficitinib 50 mg、100 mg 和 150 mg 每日 1 次已在 RA 患者中进行了 Ⅱ 期试验的评估。基于 Ⅱ 期剂量探索试验的结果，对 100 mg 和 150 mg 每天的剂量进行了 Ⅲ 期试验的评估 [78,79]。

目前获批的和处于研发过程中的 JAK 抑制剂都有着类似的 Ⅲ 期临床试验程序。所有的试验都是全球项目，大多数入组患者来自美国以外地区。研发项目的规模大，入组患者数达 2500 ～ 4000 人 [64-79,81,82]。临床试验评估 MTX 或 csDMARDs 疗效不佳、TNF 抑制剂疗效不佳的活动性 RA 以及未使用过 MTX 的患者，并均对 csDMARDs 治疗效果不佳或不能耐受药物毒性的患者进行了单药治疗评估。以 MTX 为背景治疗，对试验药物治疗 12 个月延缓 RA 患者放射学进展的作用与活性对照（阿达木单抗）进行了对比。延长试验也包括在所有的研发项目中，用于评估持续应答反应，并监测远期安全性（表 68-3）。

托法替布（5 mg 和 10 mg 每日 2 次），巴瑞替尼（4 mg 每日 1 次），Upadacitinib（15 mg 和 30 mg 每日 1 次），以及 Peficitinib（100 mg 和 150 mg）与 MTX 或 csDMARDs 联用，与安慰剂对比，显示出对临床症状、体征及 ACR 反应率、CDAI、SDAI、疾病活动评分 DAS28 的显著改善（图 68-6、图 68-7 和表 68-4）。以 MTX 为背景治疗，在 TNF 抑制剂/生物制剂治疗无应答的 RA 患者中，托法替布（5 mg 和 10 mg 每日 2 次），巴瑞替尼（2 mg 和 4 mg），upadacitinib（15 mg 和 30 mg），以及 Filgotinib（100 mg 和 200 mg）治疗 6 个月，相对于安慰剂显示出显著的改善作用 [67,73,74,82]。在未使用过 MTX 的 RA 患者中，托法替布 5 mg 和 10 mg 每日 2 次单药治疗，ACR70 反应率在统计学上更优于 MTX。巴瑞替尼 4 mg 单药和巴瑞替尼 4 mg 联合 MTX，在未使用过 DMARD 的患者中，相比 MTX 对改善 ACR 和 DAS28 所定义的疾病活动度有着显著的优势 [69,71]。

在两项为期 52 周的 Ⅲ 期临床试验中，初步的研究数据显示了 Peficitinib 100 mg/150 mg 每日 1 次在 MTX 或 csDMARDs 疗效不佳的活动性 RA 患者中，对 12 周时 ACR20/50/70 和 DAS28 的改善有显著优势 [81,82]。其中一项研究，以开放标签的依那西普（etanercept）为活性对照，相比 Peficitinib 在 ACR 反应率、DAS28 改善和 DAS28 低疾病活动度状态（low disease activity state，LDAS）和疾病缓解方面具有数值上的优势，但未进行统计学的比较。

JAK 抑制剂对比阿达木单抗

在研发计划中，托法替布与阿达木单抗在 MTX 应答不完全的患者中显示了类似的临床获益，但该研究中，两个治疗组的数据不能进行直接的统计学比较 [66]。在一项 Ⅳ 期临床研究中，托法替布 5 mg 每日 2 次联合 MTX 治疗 6 个月，对于 ACR50 的改善不劣于阿达木单抗联合 MTX 治疗 [86]。1146 例受试者入组了该项研究；在 6 个月时，托法替布单药治疗组的 ACR50 反应率为 38%，托法替布联合 MTX 组为 46%，阿达木单抗联合 MTX 组为 44%。尽管在该研究中托法替布单药治疗也得到了不错的临床反应，但仍没有通过与阿达木单抗联合 MTX 治疗的非劣效性比较。

巴瑞替尼和 Upadacitinib 均与阿达木单抗在 MTX 应答不完全的患者中进行了比较 [71,77]。巴瑞替尼治疗 12 周的 ACR20/50/70 反应率以及治疗 24 周的 ACR20 和 ACR70 反应率，均在统计学上显著优于阿达木单抗。Upadacitinib 在 Ⅲ 期临床试验中治 MTX 应答不完全的患者，与阿达木单抗进行比较。Upadacitinib

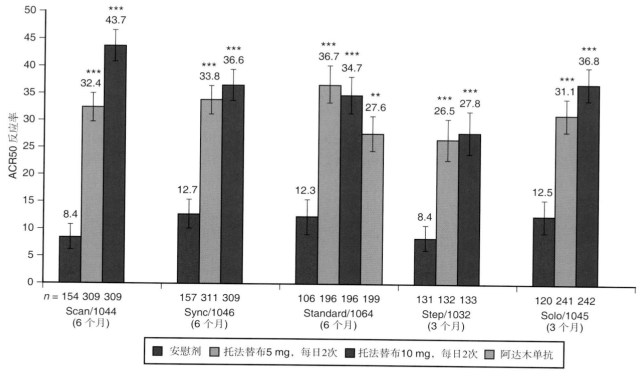

图 68-6　在 Ⅲ 期临床研究中，托法替布治疗改善病情抗风湿药（DMARD）和生物制剂应答不佳患者的 ACR50 反应率

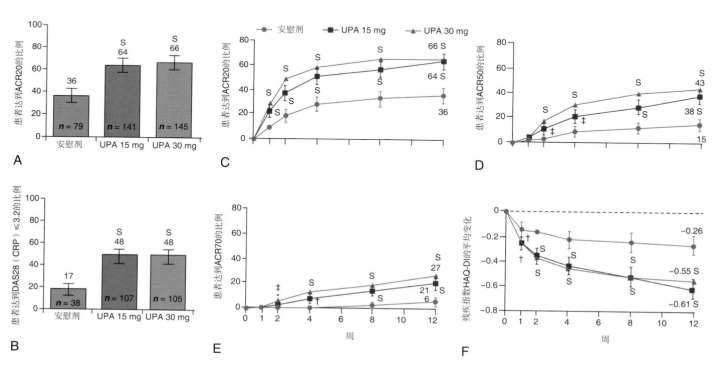

图 68-7　在 Ⅲ 期临床研究中，Upadacitinib 治疗传统合成的改善病情抗风湿药（csDMARDs）应答不佳患者的 ACR 反应率和健康评估问卷和残疾指数（HAQ-DI）改善程度

表 68-4　Janus 激酶（JAK）抑制剂：在生物制剂类改善病情抗风湿药（DMARD）治疗失败患者中的临床疗效（安慰剂校正）

	ACR20（%）	ACR50（%）	ACR70（%）	DAS28 ≤ 3.2（%）	HAQ-DI 应答
托法替布 5 mg	17.3	18	12	9.3	0.25
托法替布 10 mg	23.7	20	9	15.8	0.28
巴瑞替尼 2 mg	22	12	11	15	0.20
巴瑞替尼 4 mg	28	20	9	22	0.25
Upadacitinib 15 mg	37	22	8	28	0.25
Upadacitinib 30 mg	28	25	12	29	0.28
Filgotinib 100 mg	26.4	17.1	7.6	21.8	0.25
Filgotinib 200 mg	35	28	15	25.3	0.32

治疗 12 周的 ACR50、DAS28-CRP 和 LDAS，在统计学上显著优于阿达木单抗，治疗 26 周时，相比于阿达木单抗组，更多患者获得 LDAS 或缓解。

放射学结局

所有 JAK 抑制剂的临床试验均评估了放射学结局。在托法替布 10 mg 每日 2 次治疗的 MTX 应答不完全的患者中，可以观察到用 mTSS 评分来衡量的结构改善，但在 5 mg 每日 2 次治疗组未达到统计学的显著性[68]。在未使用过 MTX 治疗的人群中，托法替布治疗组 mTSS 从基线至 6 个月的平均变化显著低于 MTX 治疗组（5 mg 托法替布组变化值为 0.2，MTX 组为 0.8）[69]。基于这项研究，FDA 赞同了托法替布具有延缓放射学进展的治疗效果。在一项 52 周的临床研究中，与活性对照阿达木单抗一样，巴瑞替尼 4 mg 联合 MTX 治疗与安慰剂相比减少了放射学进展（mTSS-安慰剂 1.80；巴瑞替尼 0.71；阿达木单抗 0.60）[72]。在未使用过 csDMARDs 的患者中，巴瑞替尼 4 mg 联合 MTX 治疗 52 周与 MTX 相比延缓了放射学进展，而巴瑞替尼单药治疗的优势无统计学显著性（MTX 1.02；巴瑞替尼 0.80；巴瑞替尼 /MTX 0.40）。在一项 26 周的 III 期临床试验中，初步的研究数据显示 Upadacitinib 15 mg 联合 MTX 治疗可显著抑制放射学进展[77]。一项 Peficitinib 100 mg/150 mg 联合 MTX 治疗的 28 周研究也得到了类似结果[82]。

患者报告结局

在所有 JAK 抑制剂的研发中均评估了患者报告结局（图 68-8），包括健康评估问卷（HAQ）、SF-36，以及患者疼痛和疲劳的评估。在所有的早期疾病阶段患者、MTX 或 csDMARDs 应答不完全患者，以及 TNF 或生物制剂应答不完全患者中，相比于安慰剂，试验药物均显示出显著的改善作用，超出最小临床重要差异达 0.22。在 52 周的试验中，巴瑞替尼联合 MTX 以及 Upadacitinib 联合 MTX 对于多个时间点的 HAQ 的改善作用，与阿达木单抗联合 MTX 相比，显示出显著性优势[71,77]。各种 JAK 抑制剂对 SF-36 中体力和精神测评结果均有改善。对患者疼痛和疲劳也观察到了类似的改善作用。

疗效总结：JAK 抑制剂

在多个研发项目中，JAK 抑制剂在个体治疗方面展现出相似的疗效。在 MTX 应答不完全的患者中，它们与阿达木单抗有着相似或更优的疗效。在未使用过 MTX 的早期 RA 患者中，托法替布、巴瑞替尼和 Upadacitinib 在临床表现和结构保护方面效果更优于 MTX。托法替布于 2012 年获批，临床上用于 MTX 或生物制剂疗效不佳的活动性 RA，其疗效与临床研究的结果相似。很少数情况下被应用于早期 RA，主要由于医保的限制和对药物毒性的担忧。当越来越多的 JAK 抑制剂进入临床应用，其用于疾病更早期的治疗变得可能。然而，如果患者使用一种 JAK 抑制剂治疗失败，是否会对另一种 JAK 抑制剂产生治疗反应，目前尚不清楚；相应的研究尚未开展。另外，不同于在生物 DMARDs 中开展的对照研究，目前还没有试验对 JAK 抑制剂进行直接的相互比较。

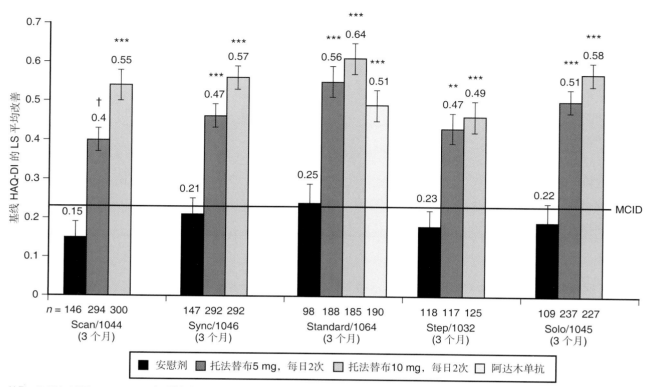

图 68-8　在 Ⅲ 期临床研究中，托法替布对改善病情抗风湿病药（DMARDs）和生物制剂应答不佳者的健康评估问卷和残疾指数（HAQ-DI）的改善程度

JAK 抑制剂安全性

JAK 抑制剂相关的不良事件在临床试验、临床试验的远期扩展研究及观察性研究中已有报告 [84-86]。

相比安慰剂组，在临床上最常见 JAK 抑制剂相关的不良事件包括上呼吸道感染、头痛、鼻咽炎和腹泻。

与 JAK 抑制剂相关的 AEs 包括 SIEs、机会性感染、带状疱疹、胃肠穿孔及可能增高血栓栓塞性疾病风险（表 68-5）。总的来说，除了带状疱疹的发病率在 JAK 抑制剂中发生率较高，JAK 抑制剂相关 AEs 的类型和频率与其他生物制剂 DMARDs 相似。

托法替布

托法替布是目前拥有最大的长期安全性数据库的 JAK 抑制剂。该药已在 7061 例 RA 患者中报告了 22 875 患者年的安全数据，用药剂量为托法替布 5 mg 或 10mg 每日 2 次 [84,105]，中位治疗时间为 3.1 年。严

表 68-5　JAK 抑制剂：安全性事件
● 严重感染
● 病毒 / 机会性感染：带状疱疹
● 结核
● 血脂和心血管风险
● 肝功能受损
● 胃肠道穿孔
● 血栓栓塞性疾病风险增加?

重不良事件（SAEs）发生率在 5 mg 及 10 mg 剂量组中分别为 9.6/100 和 8.6/100 患者年，发生率与目前正在开展的对照试验阿达木单抗报告的 9.76/100 患者年相似，其中最常见的严重感染事件是肺炎。与生物制剂相似，托法替布相关严重感染事件的发生率为 2.5/100 患者年。在 6 年的长期随访中，严重感染事件的发生率基本保持稳定。最常见的严重感染包括肺炎、尿路感染、带状疱疹和蜂窝织炎。在 FDA

批准对托法替布进行长期随访研究时，该药 5 mg 及 10 mg 剂量报告的 SIEs 发生率分别为 2.3/100 和 4.06/100 患者年，由于两组间置信区间不重叠，因此统计结果具有显著性差异（图 68-9）[106]。基于此，FDA 及欧洲药品管理局（EMA）未批准 10 mg 使用剂量。然而，在随后的长期随访研究中，上述剂量之间的差异未再被发现。在美国，10 mg 每日 2 次的剂量现已被批准用于治疗溃疡性结肠炎[107]。

虽然临床试验和长期安全性扩展试验显示托法替布不会增加总体人口中血栓栓塞风险，但是一个正在进行的招募对象为有心血管疾病风险的患者的 IV 期临床试验结果表明，该药物存在与剂量相关的静脉血栓栓塞风险[108]。基于研究数据，在试验中停用了 10 mg 每日 2 次托法替布剂量组，并对 5 mg 剂量组继续进行评估。在 2019 年，美国 FDA 和 EMA 都发布了避免在高血栓风险患者中使用托法替布的警告。该发现以及在巴瑞替尼中也报道的静脉血栓栓塞风险提示这可能是药物的种类效应所造成，其中具体作用机制尚不明确。

非严重型或严重型带状疱疹感染率在托法替布使用患者中为 3.6/100 患者年，比 csDMARDs 或其他生物制剂类 DMARDs 显著增多。90.2% 的患者带状疱疹累及单个皮区，7.3% 的患者被认定为严重带状疱疹感染[109]。带状疱疹的发生率不随时间增加。Cox 风险回归模型分析表明，10 mg 剂量、糖皮质激素的使用、年龄和亚洲人种均为增加带状疱疹发生率的危险因素。在目前所有已被获批或正在研发的 JAK 抑制剂中均有报道带状疱疹感染风险的增加。因此，如果条件允许，RA 患者应在启动 JAK 抑制剂之前接种带状疱疹疫苗。

目前在 36 例使用托法替布的患者中报告了结核（TB）感染（0.2/100 患者年），肺内和肺外结核均有报道，且在 5 mg 和 10 mg 剂量组的发生风险没有差异。大部分的病例来自结核流行地区。在随机临床试验中发现，托法替布的结核发生率与 TNF 抑制剂 [0.02（全球）～ 2.56（韩国）] 和非生物制剂类 DMARDs [0.01（全球）～ 0.28（韩国）] 一致。因此，在开始使用 JAK 抑制剂之前需筛查潜伏结核。

61 例发生了结核以外的机会性感染 [0.3 事件 / 100 患者年（95%CI，0.20 ～ 0.4）]，其中包括多皮区带状疱疹、食管念珠菌病（部分患者是在因其他原因行内镜检查时偶然发现）、巨细胞病毒感染 / 病毒血症、隐球菌感染（肺炎、脑膜炎）、耶氏肺孢子虫肺炎、肺部非结核分枝杆菌感染和 BK 病毒性脑炎。

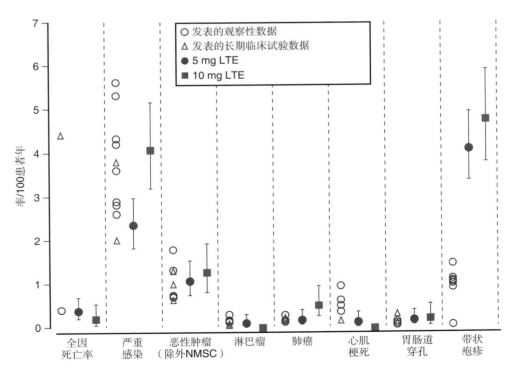

图 68-9　托法替布 5 mg、10 mg 剂量组及已发表的长期扩展研究 / 观察注册研究中报道的生物制剂类改善病情抗风湿药（bDMARDs）不良事件（FDA Arthritis Advisory committee meeting 2012）

机会性感染在亚裔和拉丁裔美国人、老年患者、10 mg 组中更为常见。

在 Ⅱ 期、Ⅲ 期临床试验和 LTE 研究中，托法替布组的总死亡率、恶性肿瘤发生风险和淋巴瘤发生率与已发表的 TNF 抑制剂和其他生物制剂类 DMARDs 治疗 RA 的临床试验一致。报道的淋巴瘤主要为非霍奇金 B 细胞淋巴瘤。

临床试验过程中托法替布组出现了 22 例胃肠道穿孔，而安慰剂组未见。这些事件均发生在基础接受糖皮质激素和非甾体抗炎药（nonsteroidal anti-inflammatory drugs，NSAIDs）治疗的患者中。托法替布获批时，胃肠道穿孔报道的发生率为 0.11/100 患者年，与 TNF 抑制剂和 IL-6 抑制剂的报告相似。憩室炎患者应避免使用托法替布，这与目前使用 IL-6 抑制剂治疗的标准类似。

巴瑞替尼

巴瑞替尼的初步安全性评估中提供了对 3492 例 RA 患者进行的 7860 患者年的随访数据信息，中位暴露时间为 2.6 年[86]，SIEs 发生率为 3/100 患者年。与托法替布的研究结果相似，带状疱疹的发生率为 3.3/100 患者年。AEs 发生率在随访的 3 年时间内保持稳定。最常见的 SIEs 包括肺炎、尿路感染、带状疱疹、蜂窝织炎和脓毒症。与托法替布中所观察到的相似，94% 的带状疱疹感染为非严重型，在亚洲的发病率更高。

此外，结核、胃肠道穿孔、主要不良心脏事件、恶性肿瘤的发生率分别为 0.14/100 患者年、0.04/100 患者年、0.5/100 患者年、0.8/100 患者年；其中恶性肿瘤中 6 例发展为淋巴瘤。在绝对值上，不良事件的发生率在 4 mg 剂量较 2 mg 剂量组更高，但两组置信区间有部分重叠。

在安慰剂对照临床试验中，静脉血栓栓塞和肺栓塞（PE）的发生率在巴瑞替尼组与对照组具有一定差异：4 mg 巴瑞替尼组发生率为 1.7%（5 次发生），2 mg 巴瑞替尼组 0%（0 次发生）和安慰剂组 0%（0 次发生）[110]；动脉血栓事件在两组之间无差异。在药物后续研发过程中，基于对药物相关的索赔数据库的研究，巴瑞替尼相关的静脉血栓栓塞总体发生率为 0.5/100 患者年。因此，FDA 要求将血栓形成的黑框警告包含在巴瑞替尼的药物包装说明书中。正常情况下随着炎症减轻，血小板计数会一定程度下降，巴瑞替尼是目前唯一不引起血小板计数下降的 JAK 抑制剂，甚至有 2% 的患者报道血小板计数升高超过 600×10^9/L[111]。深静脉血栓（DVT）/PE 风险与血小板计数升高无相关性，既往 DVT/PE 病史与巴瑞替尼相关 DVT/PE 风险增加有关。结合托法替布剂量相关的 DVT/PE 发生率同时具有剂量相关性，推测其发生可能与药物的种类效应有关。对于静脉血栓栓塞风险较高的患者应尽可能避免使用巴瑞替尼。

尚无针对 Upadacitinib、Filgotinib 或 Peficitinib 的综合安全性分析。部分单个临床试验的数据表明它们的安全性与托法替布、巴瑞替尼及 bDMARDs 药物相似，除了带状疱疹的发生率增加。

JAK 抑制剂的安全性总结

所有 JAK 抑制剂的安全性是相似的。由于 Upadacitinib、Filgotinib 和 Peficitinib 的综合安全性分析尚未见报道，因此是否其中某一个 JAK 抑制剂比其他抑制剂更安全尚不清楚。静脉血栓栓塞的风险是否仅限于巴瑞替尼或是与 JAK 抑制相关？ Filgotinib 不引起 NK 细胞减少是否会导致带状疱疹或机会性感染的减少？希望随着更多临床试验结果的发布和 JAK 抑制剂临床经验的增加，上述重要问题可得到解答。

JAK 抑制剂的实验室评估

依据 JAK 抑制剂在体内的作用机制，预计该药物的使用会造成部分实验室检查指标的异常（表 68-6）。JAK1 通过促进 IL-6 信号通路传递介导中性粒细胞稳态，IL-6 抑制剂的使用被发现与中性粒细胞数目减少相关，这也是其在 RA 中发挥作用的部分机制。因此靶向抑制 JAK1 阻滞 IL-6 信号转导可能同样会造成中性粒细胞计数下降。研究证实，所有 JAK 抑制剂均造成中性粒细胞数量一定程度的下降，少数伴罕见的 3 ～ 4 级中性粒细胞减少症。中性粒细胞计数的下降通常与不良事件发生无相关性，且与感染风险增加无关。与之类似，JAK3 在淋巴细胞存活与成熟中起着不可或缺的作用，所有 JAK 抑制剂均可造成淋巴细胞计数降低，部分造成罕见的 4 级淋巴细胞减少症。因此，药品监管机构推荐定期在 JAK 抑制剂使用患者中监测血常规（前 3 个月每月 1 次，随后每 3 个月 1 次）。在托法替布和巴瑞替尼的包装

表 68-6 JAK 抑制剂：实验室指标变化

- 肝功能异常：联合用药时更容易出现

- 血脂：HDL 和 LDL 升高，比值通常不变

- 血红蛋白：如果 JAK2 活性受损会降低，罕有临床意义

- 中性粒细胞：减少，但很少低于 1×10^9/L

- 淋巴细胞：减少，但很少低于 0.5×10^9/L，由于 SIEs 风险增高，有指征时考虑减慢或停药

- 轻度肌酸激酶增高

- 血肌酐：可以见到轻度增高

说明书中均有一个黑框警告，提示注意淋巴细胞减少症的发生，且基于托法替布临床试验中造成的感染风险增加，对于淋巴细胞计数持续低于 0.5×10^9/L 的患者建议停止使用该药物。

JAK2 促进促红细胞生成素信号通路的转导，因此在临床前研究中研究者对 JAK2 抑制剂是否会造成严重贫血的安全性问题十分关注，然而在临床上很少见到使用 JAK 抑制剂的患者出现贫血表现。巴瑞替尼对 JAK2 在酶促及生物化学性质的抑制均显著强于其他 JAK 抑制剂，但在包括巴瑞替尼在内的所有 JAK 抑制剂都很少发生贫血的副作用。

IL-6 对肝细胞稳态有重要作用，对 JAK1 的抑制可下调 IL-6 信号通路。在临床试验中，与安慰剂相比，所有 JAK 抑制剂均造成转氨酶升高，且当与 MTX 联合使用时肝功能异常发生率更高。但值得注意的是，所有 JAK 抑制剂相关肝损伤的病例均不符合 Hy 定律，通过减少剂量或停药可改善肝功能异常。建议使用 JAK 抑制剂的患者前 3 个月每月监测肝功能，随后每 3 个月检测一次肝功能。

所有 DMARDs 药物均可造成血脂升高，其中 IL-6 抑制剂最为显著。所有使用 JAK 抑制剂的患者中约 30% 出现总胆固醇、高密度脂蛋白（HDL）和低密度脂蛋白（LDL）的升高，其增长范围大致为 15% ~ 20%。通常在 12 周时可观察到上述变化，随后血脂水平保持稳定，且 HDL/LDL 比值平均值一般保持不变。目前，尚未报道心血管相关 AEs 发生率增加，与此同时，FDA 授权的一项 IV 期研究正在进行，比较托法替布和 TNF 抑制剂的心血管事件风险，以进一步确认在早期研究阶段观察到的该药物对心血

管系统的安全性[112]。阿托伐他汀可用于治疗托法替布引起的胆固醇升高[113]。综上，建议在开始药物治疗后的 8 ~ 12 周监测血脂水平。

在临床中也观察到所有的 JAK 抑制剂均可造成轻微且非统计学显著的血清肌酐和肌酸激酶水平升高，且与药物安全风险无相关性。与安慰剂相比，肌酐增加范围在 0.02 ~ 0.04 mg/dl 之间。引起上述变化的病因尚不明确[114]。

JAK 抑制剂在真实世界中的应用

大多数的 RA 患者由于用药以及并发症的原因被排除在 JAK 抑制剂的临床试验之外，因此临床试验中的纳入患者可能无法代表典型的 RA 患者人群。与被纳入临床试验的患者相比，真实世界中的 RA 患者具有更差的预后因素，包括高龄、长病程和 1 次以上的 DMARD 暴露。这些差异可能会导致临床试验结果高估治疗的有效性或者低估其不良事件发生率[115]。因此，为了了解真实世界中药物对 RA 患者的疗效以及不良事件发生风险，分析真实世界中的观察性研究至关重要。

目前已有多个真实世界背景下关于托法替布与 RA 的研究，其中大多数发表的研究来自美国（托法替布在美国于 2012 年获得 FDA 批准）。研究的数据来源包括索赔数据库、临床数据库、注册试验和国家药物警戒计划项目。巴瑞替尼的真实世界数据目前还十分有限。

在真实世界，初次使用托法替布的患者往往比初次使用 bDMARD 的患者拥有更长的病程，且通常有多个 bDMARDs 药物暴露史。通过 Corrona RA 注册项目，美国进行了一项为期 5 年的前瞻性观察研究，对初次使用托法替布、bDMARD 和 csDMARD（既往或当前没有使用托法替布）的患者特征进行比较[116]。在这项研究中，初次使用托法替布患者的病程平均为 13.7 年，而 bDMARD 与 csDMARD 初次使用者各为 10.5 年和 4.6 年。在 bDMARDs 药物暴露史方面，托法替布初次使用者（平均为 2.7 种）也多于 bDMARD（1.5）和 csDMARD（0）的初次使用者。

与临床试验中发现的托法替布作为单一治疗便能获益的数据一致，在真实世界中，托法替布相较于 bDMARDs 更多地被作为单药进行使用。在真实世界中，就患者对治疗的依从性（例如规律复诊开

处方）以及持久性来看，托法替布作为单药治疗似乎有效。一项基于美国两个医疗保健索赔数据库的研究对 455 例临床使用托法替布的情况进行分析，发现超过 50% 的患者接受托法替布作为单药治疗，超过 75% 的患者有过生物制剂用药史。其中，单药治疗患者在治疗依从性、持久性及全因或 RA 相关的花费与联合治疗组相比无显著差异[117]。另一项研究对既往有一种 bDMARD 药物使用史的 RA 患者进行真实世界中托法替布与阿达木单抗、依那西普和阿巴西普（abatacept）的比较，研究数据来源于美国商业数据库和医疗保险补充索赔数据库[118]。研究结果发现，使用托法替布的患者年龄较阿达木单抗组大；托法替布组患者（77.6%）在用药前 12 个月内有过 bDMARDs 用药史比例高于其他 bDMARD 组（47.6% ~ 59.6%）；托法替布组患者接受单药治疗比例更高（53.1% vs. 41.4% ~ 48.3%）；对药物使用的依从性和持续性在两组之间相似。

真实世界中托法替布的安全性与临床试验中报告的类似，尚未发生未预测到的安全性事件。一项研究分析了全球 2012—2015 年 3 年间的托法替布售后情况。托法替布的总使用量估计每年超过 34 000 患者，其中共报告了 25 417 次 AEs、102 例死亡病例及 4352 次 SAEs。被报告的不良事件（每 100 患者年）包括 2.57 例感染、0.91 例胃肠道事件、0.60 例呼吸系统事件、0.45 例肿瘤、0.43 例心脏事件及 0.12 例肝胆事件[119,120]。在 Corrona RA 注册项目的 5 年观察性研究中，在矫正年龄和性别情况下，严重感染、心血管事件和恶性肿瘤的发生率在托法替布的初次使用者与 bDMARD 和 csDMARD 药物组相似，但非严重型带状疱疹发生率在托法替布组略高[121]。

JAK 抑制剂在其他风湿病中的应用

银屑病关节炎

依托于两项 III 期临床研究的数据，托法替布于 2017 年在美国获批用于治疗银屑病关节炎（psoriatic arthritis，PsA）。其中一项是 OPAL Broaden 试验，该研究旨在评估托法替布、阿达木单抗和安慰剂在 csDMARDs 治疗失败的 PsA 患者中的疗效；另一项是 OPAL Beyond 试验，该研究比较托法替布与安慰剂在既往 TNF 抑制剂治疗失败患者中的疗效[122,123]。

OPAL Broaden 试验是为期 12 个月的安慰剂对照双盲试验，共招募 422 例对至少一种 csDMARD 反应不足及未经 TNF 抑制剂治疗的患者，旨在比较每日 2 次 5 mg 或 10 mg 托法替布、每两周 1 次 40 mg 阿达木单抗，或安慰剂组（在第 3 个月时切换至托法替布 5 mg 或 10 mg）对于 RA 患者治疗情况。研究发现，治疗第 3 个月，ACR20 反应率在 5 mg 托法替布组中为 50%（与安慰剂组相比 $P = 0.015$），10 mg 组为 61%（与安慰剂组相比 $P < 0.001$），阿达木单抗组为 52%，而安慰剂组仅为 33%。与安慰剂相比，积极治疗组患者在身体功能上也获得显著改善。在第 2 周时，托法替布 5 mg 组 ACR20 为 22%，10 mg 组为 32%，而安慰剂组为 6%。在第 12 周时，26% 的使用托法替布患者（包括 5 mg 和 10 mg 剂量组）达到最低疾病活动度，阿达木单抗患者组为 25%，而安慰剂组仅为 7%。

74% 的纳入患者银屑病皮损范围超过 3% 的体表面积，通过 PASI75 评估皮损改善情况。在治疗第 12 周时，5 mg 和 10 mg 托法替布组 PASI75 均显著优于安慰剂，与阿达木单抗相似，且 PASI75 的改善一直持续至第 12 个月。66% 的患者患有附着点炎，在 10 mg 剂量组但非 5 mg 剂量组有显著改善（通过在第 12 周时评估 Leeds 附着点炎指数）。指（趾）炎在托法替布组也得到改善，且附着点炎和指（趾）炎的改善情况均维持了 1 年。

在研究的 12 个月中，SAEs 发生率在托法替布 5 mg 和 10 mg 组与阿达木单抗组相似，且与托法替布治疗 RA 研究一致，包括 4 例持续使用托法替布的患者发生带状疱疹，而在安慰剂组或阿达木单抗组无报告。最常见的不良事件是鼻咽炎、泌尿道感染和头痛。

OPAL Beyond 试验是一项为期 6 个月的随机双盲 III 期试验，共纳入了 395 例对至少一种 TNF 抑制剂反应不足的患者。纳入的患者既往平均对 1.5 种 TNF 抑制剂无反应，8% 既往接受过其他生物制剂治疗。患者被随机分配至托法替布治疗组（5 mg 或 10 mg 每日 2 次）或安慰剂组（在第 3 个月时改为托法替布 5 mg 或 10 mg 每日 2 次）。在第 12 周时，ACR20 反应率在安慰剂组为 24%，而 5 mg 托法替布组为 50%（$P < 0.001$），10 mg 组为 47%（$P < 0.001$）。5 mg 和 10 mg 剂量组在 HAQ- 残疾指数（HAQ-DI）自基线期的平均变化相较于安慰剂组分别为 –0.14 vs.

–0.39（*P* < 0.001）和 –0.14 vs. –0.35（*P* < 0.001）。在 OPAL Broaden 试验中，托法替布 5 mg 或 10 mg 组 ACR20 反应率在第二周便优于安慰剂组。而在 OPAL Beyond 试验中，两种托法替布剂量组在 12 周时 ACR50 反应率优于安慰剂组，但 ACR70 反应率未见显著改善。10 mg 剂量组的 PASI75 显著改善，但 5 mg 剂量组无统计学差异。5 mg 和 10 mg 剂量组中附着点炎和指（趾）炎的改善在数值上优于安慰剂组，但未进行统计学差异分层分析。

在 6 个月的研究过程中，SAEs 发生率与其他托法替布试验相似，5 mg 托法替布持续治疗组为 4%，10 mg 托法替布持续治疗组为 6%，托法替布治疗组共报告 3 例带状疱疹患者。从数值上看，10 mg 剂量组的不良事件上报及停药率（8%）高于 5 mg 剂量组（3%）和安慰剂组（3%）。

第三项 OPAL Balance Ⅲ期试验预计于 2019 年 7 月完成 [124]。该研究是一项长期开放标签扩展试验，旨在评估前期参与托法替布治疗 PsA 随机研究的受试者中药物的安全性、耐受性和疗效。

巴瑞替尼已在中度至重度斑块状银屑病中进行了临床研究。271 例患者被随机分配至为期 24 周，每天 2 mg、4 mg、8 mg 和 10mg 巴瑞替尼治疗剂量组 [125]。截至第 12 周，仅在 8 mg 和 10mg 剂量组观察到 PASI75 统计学改变。尚无研究评估巴瑞替尼在 PsA 患者中的疗效。Peficitinib 在银屑病中治疗的 Ⅱ 期试验正在开展，尚未在 PsA 中进行。

Upadacitinib 正在进行治疗 PsA 的 Ⅲ 期临床试验，该试验旨在评估 Upadacitinib 在生物制剂治疗失败及未接受过生物制剂治疗患者中的疗效 [127]。此外，有研究初步报道了 Filgotinib 在 PsA 中的研究结果。该研究共纳入 131 例，接受 200 mg Filgotinib 或安慰剂治疗 16 周，其中 85% 的患者未使用过 TNF 抑制剂 [128]。Filgotinib 组的 ACR20 反应率为 80%，而安慰剂组为 30%（*P* < 0.001），且 Filgotinib 组 ACR50 和 ACR70 反应率也优于安慰剂组。

系统性红斑狼疮

临床前研究

临床前研究数据表明，使用托法替布治疗可能使 SLE 患者获益。一项研究评估了托法替布在 NZB/

NZWF1 实验性狼疮小鼠模型中对狼疮性肾炎的疗效。使用托法替布治疗后，狼疮小鼠的蛋白尿显著减少，肾功能好转，肾脏组织学损伤改善，包括肾小球中补体 C3、IgG 沉积减少 [129]。

在另一项临床前研究中，相较于对照小鼠，接受了托法替布治疗的 NZB/NZWF1 小鼠抗双链（dsDNA）抗体水平降低、蛋白尿减少、肾炎改善 [130]。此外，还有一项研究发现，在 MLR/lpr 自发狼疮小鼠中，使用托法替布治疗能改善包括肾炎、皮肤炎症和自身抗体在内的各项疾病活动度指标。同时，研究人员也观察到，托法替布能调节包括内皮细胞依赖性血管舒张和分化在内的 SLE 早期血管损伤相关分子 [131]。

目前，评估托法替布在 SLE 患者中疗效的研究正在进行中，尚未正式发表。

巴瑞替尼

一项为期 24 周的巴瑞替尼 Ⅱ 期双盲、安慰剂对照研究证实了 SLE 患者在接受传统治疗的同时使用巴瑞替尼的疗效 [132]。受试者分别接受安慰剂、巴瑞替尼 2 mg 或巴瑞替尼 4 mg 每日 1 次，并同时给予 SLE 临床试验中所需的基础治疗。评估的主要终点是在第 24 周使用 SLE 疾病活动度指数（SLE disease activity index，SLEDAI-2K）评估关节炎减轻或皮疹消退情况。在 314 例受试者中，安慰剂、巴瑞替尼 2 mg、巴瑞替尼 4 mg 组 24 周完成率分别为 79%、82% 和 83%。

在第 24 周时，巴瑞替尼 4 mg 治疗组 SLEDAI-2K 评分的关节炎或皮疹缓解率（67% vs. 53%；*P* < 0.05）、SLE 反应指数 -4 改善率（64% vs. 48%；*P* < 0.05）均高于安慰剂组。此外，巴瑞替尼 4 mg 治疗组在减少狼疮复发、狼疮 LDAS 评分、关节压痛计数上均优于安慰剂组。

10 例（10%）接受巴瑞替尼 4 mg 治疗的患者、11 例（10%）巴瑞替尼 2 mg 和 5 例（5%）安慰剂组的受试者报告了 SAEs。其中，没有受试者死亡，巴瑞替尼 4 mg、2 mg 和安慰剂组中分别有 6 例（6%）、2 例（2%）、1 例（1%）发生严重感染。

这些结果说明，巴瑞替尼 4 mg，而非 2 mg，能显著改善 SLE 患者的症状和体征。目前 4 mg 的剂量也正在被用于巴瑞替尼 Ⅲ 期临床试验中 [133]。

强直性脊柱炎

早期临床研究显示，托法替布治疗强直性脊柱炎（ankylosing spondylitis，AS）极具前景。一项托法替布 II 期随机、双盲、安慰剂对照、剂量范围研究纳入了 207 例未使用过生物制剂的 AS 患者[135]。患者随机接受安慰剂或托法替布 2 mg、5 mg 或 10 mg 每日两次。在这项研究中，托法替布 5 mg 每日 2 次组达到 ASAS20 标准的比例显著高于安慰剂组（80.8% 对41.2%；$P < 0.001$）。使用 2 mg、10 mg 托法替布每日 2 次治疗也在 ASAS20 标准中优于安慰剂，但是这一发现没有达到统计学意义。次要终点评估也显示，托法替布 5 mg 和 10 mg 每日 2 次组优于安慰剂组。

这项研究的随访、研究后分析也评估了 MRI 上炎症的改善程度[136]。在有影像学资料的患者中，研究者依照加拿大脊柱关节炎研究联盟（SPARCC）MRI 评分中的最小重要变化值（minimally important changes，MIC）对骶髂关节和脊柱进行了评估。在骶髂关节和脊柱中，相比于安慰剂组，使用托法替布 2 mg、5 mg、10 mg 每日 2 次的患者达到 MIC 的比例显著增加。此外，接受托法替布治疗的患者，在骶髂关节和脊柱达到 MIC 的同时，也达到了 ASAS20 标准，且比例高于安慰剂组。这些也进一步说明，MIC 影像学评分与 ASAS20 临床评分具有相关性。

托法替布治疗强直性脊柱炎的 III 期研究正在进行中[137]。

Gilead 公司最近发布的一份报道中称，在强直性脊柱炎中，Filgotinib 每日 200 mg 疗效优于安慰剂[138]。目前，Filgotinib 的主要目标是使用强直性脊柱炎疾病活动评分（ASDAS）评估第 12 周药物对强直性脊柱炎体征和症状的影响。服用 Filgotinib 的患者与基线相比平均变化为 –1.5，而安慰剂组仅为 –0.6。79% 使用 Filgotinib 的患者能达到 ASAS20 标准，而安慰剂组仅为 40%。

BTK 抑制剂

口服 BTK 抑制剂（依鲁替尼）已获批用于治疗之前接受过至少一种治疗的套细胞淋巴瘤、Waldenstrom 巨球蛋白血症和慢性淋巴细胞白血病的患者[139]。BTK 抑制剂最早是作为治疗 RA 的潜在药物研发。BTK 在 BCR 信号转导中具有重要作用，同时，也参与髓系细胞内的 Toll 样受体和 FcR 信号通路（图 68-10）[140]。BTK 是一种 TEC 家族中存在于细胞质的 PTK。在人类中，BTK 突变可导致 B 细胞发育缺陷，进而引起外周血循环 B 细胞缺乏，引起 Bruton 无丙种球蛋白血症（也称为 X-linked 无丙种球蛋白血症）[141]。

当配体结合 BCR 或 FcR 后，BTK 被上游 SRC 家族激酶 LYN、FYN 和 SYK 激活。激活的 BTK 导致 PLCγ 磷酸化和下游 PKC 激活，后者将导致钙离子流动，以及包括 NF-κB 和 NFAT 在内的转录因子激活，调节下游基因的表达，进而影响增殖、存活、趋化因子和细胞因子的表达。B 细胞在 RA 和 SLE

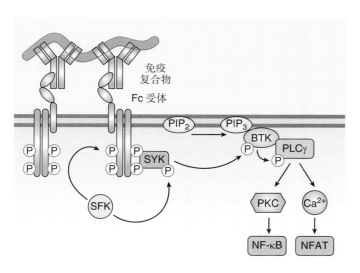
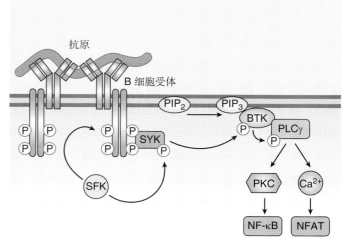

图 68-10　配体与 B 细胞受体和 Fcγ 受体结合后，Bruton 酪氨酸激酶（BTK）信号通路转导。PIP2，磷脂酰肌醇二磷酸；PIP3，磷脂酰肌醇三磷酸；SYK，脾酪氨酸激酶；PLCγ，磷脂酶 Cγ；PKC，蛋白激酶 C；NFAT，活化 T 细胞核因子

的发病机制中具有多种作用，包括参与抗原呈递、导致炎性细胞因子、类风湿因子（RF）和抗环瓜氨酸蛋白抗体（ACPA）的产生。利妥昔单抗能耗竭 B 细胞，疗效已在 RA 中证实；作为 BTK 的小分子抑制剂，贝利尤单抗能抑制 B 细胞的活化，已经在 SLE 中广泛使用[142,143]。

此外，关节炎动物模型表明，通过阻断由 FCγRⅢ 受体介导的信号转导，BTK 抑制可减少髓系细胞产生炎性细胞因子（包括 TNF、IL-1 和 IL-6）[144,145]。与正常对照者相比，在 RA 患者的外周血 B 细胞中，BTK 表达升高[10]。近期的一项体外研究表明，BTK 抑制剂能抑制单核细胞向促炎的 M1 巨噬细胞分化，并促进单核细胞向抗炎的 M2 型巨噬细胞分化[146]。BTK 抑制剂正在处于研发阶段。目前正在开发的两种 BTK 抑制剂（Evobrutinib、Fenebrutinib）已进入 RA 的 Ⅱ 期临床试验和 SLE 的 Ⅱ 期试验[147-149]。这些 BTK 抑制剂与 BTK 以共价键或非共价方式结合，并对 BTK 具有高度特异性，对其他激酶的影响有限。临床前研究中，这些正在研发的 BTK 抑制剂展现出了显著的靶向作用[150-152]。

PI3K 抑制剂

PI3Ks 是一组脂质激酶，在调节细胞周期、细胞凋亡、DNA 修复、衰老、血管生成、细胞代谢和运动中具有核心作用[153,154]。它们是中间信号转导分子，目前，研究最多的是 PI3K/AKT/ 哺乳动物雷帕霉素靶标（mTOR）信号通路。PI3Ks 通过产生第二信使——磷脂酰肌醇，将信号从细胞表面传递到细胞质，并导致 BTK、AKT、PKC、KF-κB、JNK/ 应激激活蛋白激酶（SAPK）等多种效应激酶通路激活，最终影响细胞的存活和生长。

PI3K 信号转导由 p110α、β、γ 和 δ 亚基所共同介导。p110γ 和 p110δ 具有催化活性的亚基，在白细胞中表达丰富，通过产生第二信使磷脂酰肌醇二磷酸（PIP2）和磷脂酰肌醇三磷酸（PIP3），促进细胞活化、细胞生长、增殖、分化和存活。PI3K-δ 和 PI3K-γ 在免疫细胞的分化、维持和激活中具有重要功能，因此，在肿瘤学、炎症和自身免疫中具有重要作用[155]。两种 PI3K-δ 的抑制剂，Idelalisib 和 Copanlisib，已获批治疗慢性淋巴细胞白血病和复发性滤泡性淋巴瘤；另一种 PI3K-γ 和 PI3K-δ 的口服抑制剂杜韦利西布（Duvelisib）已被批准用于治疗难治性慢性淋巴细胞白血病和小淋巴细胞淋巴瘤[156]。

利用 PI3K-δ 和（或）PI3K-γ 敲除或使用 PI3K 抑制剂的动物模型，发现了 PI3K 在数种炎症性和自身免疫性疾病中的潜在作用[157-159]。PI3K-δ 抑制剂对小鼠模型的治疗提示该酶对边缘区 B 细胞和腹膜 B1 细胞产生自身抗体至关重要。这些抑制剂能减轻抗原特异性的抗体反应[160]。

PI3K-δ 酶抑制剂已在 RA 中进行了评估，然而迄今为止，尚未公布任何数据。

1- 磷酸鞘氨醇调节剂

1- 磷酸鞘氨醇（sphingosine-1-phosphate，S1P）是一种丰富的、具有生物活性的溶血磷脂。在免疫系统中，局部 S1P 浓度或梯度的变化可以改变淋巴细胞的迁移模式，改变炎症细胞反应，并影响内皮细胞的屏障功能。S1P 与其受体相互作用，导致淋巴细胞从初级和次级淋巴组织的释放受到抑制，从而导致外周血中的淋巴细胞耗竭。S1P 的降解主要通过 S1P 裂解酶（S1PL）且过程不可逆。芬戈莫德（Fingolimod）是一种 S1P 受体调节剂，在 2013 年已被批准用于复发缓解型多发性硬化症的治疗。

临床前研究表明，降低 S1PL 活性对能显著减轻 RA 动物模型的炎症反应[161,162]。LX3305 是一种 S1PL 小分子抑制剂，被认为是 DMARD 药物。LX3305 安慰剂对照、剂量范围 Ⅱ 期 RCT 纳入了在接受 MTX 治疗、但仍有疾病活动的 RA 患者[163]。在该研究中，208 例每日接受 LX3305 70 mg、110 mg、150 mg 或安慰剂治疗，12 周后评估主要终点 ACR20 反应评分。在接受 150 mg 剂量的患者中，60% 达到了 ACR20，而安慰剂组为 49%，差异无统计学意义。尽管各种子分析结果表明，患者使用 LX3305 存在潜在的获益，且研究并未发现重大的安全问题，但基于这些研究结果，LX3305 在 RA 的开发被终止。

磷酸二酯酶抑制剂

4 型磷酸二酯酶（PDE）能抑制 TNF 和其他促炎细胞因子的产生[164,165]。环磷酸腺苷（cAMP）是参与免疫反应调节的主要第二信使。在免疫细胞和角质形成细胞中，PDE4 是最重要的 cAMP 降解酶，主要表达在巨噬细胞、淋巴细胞和中性粒细胞。细胞内 cAMP 升高能通过蛋白激酶 A 途径抑制 TNF 的产生。迄今为止，已有 3 种 PDE4 抑制剂被批准用于治疗炎症性疾病：2010 年欧盟和 2011 年美国批准罗氟司特（Roflumilast）用于治疗严重 COPD 和哮喘症状；2016 年美国批准外用药物 Crisaborole 治疗特应性皮炎；2014 年 3 月和 2014 年 9 月 FDA 分别批准阿普斯特（Apremilast）用于治疗 PsA 和的斑块状银屑病。

阿普斯特抑制诱导型一氧化氮合酶和促炎细胞因子 IFN-γ、TNF、IL-12 和 IL-23 的产生[166]。阿普斯特的半衰期为 6 ～ 9 小时，因此需每日给药 2 次。三项共纳入 1493 例活动性 PsA 患者的多中心、随机、双盲、安慰剂对照试验，评估了阿普斯特 20 mg 和 30 mg 每日 2 次的剂量[167,168]。患者被随机分配至阿普斯特 20 mg 或 30 mg 每日 2 次治疗组。3 项研究分别招募了具有不同亚型 PsA 的患者，包括对称性多关节炎（62.0%）、不对称性寡关节炎（27.0%）、远端指间关节（DIP）关节炎（6.0%）、致残性关节炎（3.0%）和脊柱炎（2.1%）。其中，患者均同步接受至少一种 DMARD（65.0%）、MTX（55.0%）、柳氮磺吡啶（9.0%）、来氟米特（7.0%）、小剂量口服糖皮质激素（14.0%）和 NSAIDs 的合并治疗（71.0%）。这些患者中，76.0% 报告了既往使用非生物制剂类 DMARD 治疗，22.0% 既往使用生物制剂类 DMARD 治疗，其中包括 9.0% 对既往生物制剂类 DMARD 治疗无反应的患者。

在所有 3 项研究中，每日 2 次 30 mg 阿普斯特治疗的患者在 ACR20 反应评分显著优于安慰剂，差异具有统计学意义。阿普斯特治疗的 ACR50 和 ACR70 评分在数值上更优，但差异未到达到统计学意义（图 68-11）。阿普斯特的 PASI75 反应率为 21%，安慰剂组为 5%。总而言之，阿普斯特对皮肤和关节炎的疗效不如 TNF 抑制剂显著。

阿普斯特在 PsA 和银屑病患者中的长期安全性和有效性数据已经公布[169,170]。副作用以腹泻、头痛和恶心最为常见。导致停药的最常见不良反应分别为恶心（1.8%）、腹泻（1.8%）和头痛。初始使用阿普斯特治疗的 5 天内，从 10 mg 每日 1 次起至 30 mg 每日 2 次进行剂量滴定，以降低胃肠道不良反应的发生率。对于服用阿普斯特 30 mg 每日 2 次的患者，在试验中因任何不良反应停止治疗的 PsA 患者比例为 4.6%，而安慰剂治疗的患者为 1.2%。

阿普斯特药物的使用说明书中的警告还包括可能的体重减轻和抑郁发生。在 PsA 的临床试验中，10% 的阿普斯特治疗患者和 3.3% 的安慰剂患者体重减轻了 2.5 ～ 5 kg。阿普斯特治疗后出现抑郁表现的患者频率仅略高于安慰剂治疗的患者。

阿普斯特在 RA 中的疗效不尽如人意，项目最终被终止[171]。

在一项为期 12 周的 Ⅱ 期安慰剂对照临床试验中，评估了阿普斯特 30 mg 每日两次治疗白塞病的疗效[172]。有两个或以上的口腔溃疡患者随机接受阿普斯特或安慰剂治疗。在第 12 周时，阿普斯特组每

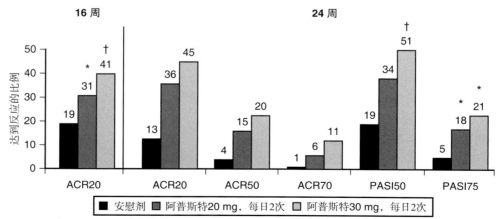

*P <0.02; †P <0.0001
Data from Kavanaugh A, et al.: *Ann Rheum Dis* 73(6):1020-1026, 2014.

图 68-11　阿普斯特在银屑病关节炎 Ⅲ 期临床试验中的结果

位患者口腔溃疡的平均标准偏差数显著低于安慰剂组（0.5±1.0 vs. 2.1±2.6）（$P < 0.001$）。从基线到第12周，患者口腔溃疡疼痛程度减轻优于安慰剂组。阿普斯特治疗组的恶心、呕吐和腹泻发生率比安慰剂组更高，这与阿普斯特在其他适应证上报告的情况相似。

一项阿普斯特Ⅲ期随机临床试验的初步报告已于近期公布，该试验评估了每日2次30 mg的阿普斯特持续使用12周与安慰剂相比的疗效。所有患者都接受了额外52周的阿普斯特治疗[173]。207例患者入组，评估的主要终点是口腔溃疡数量的曲线下面积（AUC）。与安慰剂组相比，阿普斯特组在第12周时的AUC具有统计学意义（AUC 129.5 vs. 222.1，$P < 0.001$）。超过5%服用阿普斯特的患者最常见的治疗紧急不良事件（TEAE）为腹泻（41%）、恶心（19.2%）和头痛（14.4%），而安慰剂组相应发生率分别为19.4%、10.7%和9.7%。阿普斯特目前尚未被批准用于白塞病的治疗。

小结

随着在参与T、B淋巴细胞活化和炎症细胞因子产生过程中，信号转导的细胞内通路研究的逐渐深入，众多能在炎症性疾病中发挥抑制炎症的小分子抑制剂被不断发现。这些小分子抑制剂和生物制剂类DMARDs疗效相似，临床安全性高，并在临床试验的长期扩展数据、观察注册试验和临床使用中得到证实。目前，已经至少有4～5种JAK抑制剂可用于治疗RA。待临床试验完成后，这些药物将可能作为生物制剂治疗PsA、SLE和强直性脊柱炎的替代药物。基于临床前研究，BTK抑制剂可能对RA和SLE有效，而这些研究正在进行中。将来，更多研究比较这些小分子化合物的疗效有助于我们提高对它们的认识，并探索最佳的治疗方法。

 Full references for this chapter can be found on ExpertConsult.com.

参考文献

1. Breedveld FC, Weisman MH, Kavanaugh AF, et al.: The PREMIER study: a multicenter, randomized, double-blind clinical trial of combination therapy with adalimumab plus methotrexate versus methotrexate alone or adalimumab alone in patients with early, aggressive rheumatoid arthritis who had not had previous methotrexate treatment, *Arthritis Rheum* 54:26–37, 2003.
2. Goekoop-Ruiterman YP, de Vries-Bouwstra JK, Allaart CF, et al.: Comparison of treatment strategies in early rheumatoid arthritis: a randomized trial, *Ann Intern Med* 146:406–415, 2007.
3. Badjer A, Griswold D, Kapadia R, et al.: A selective inhibitor of mitogen-activated protein kinase, in rat adjuvant arthritis, *Arthritis Rheum* 43:75–83, 2000.
4. Nishikawa M, Myoui A, Tomita T, et al.: Prevention of the onset and progression of collagen-induced arthritis in rats by the potent p38 mitogen-activated protein kinase inhibitor, *Arthritis Rheum* 48:2670–2681, 2003.
5. Chang B, Huang M, Francesco M, et al.: The Bruton tyrosine kinase inhibitor PCI-32765 ameliorates autoimmune arthritis by inhibition of multiple effector cells, *Arthritis Res Ther* 13:R115–R129, 2011.
6. O'Shea JJ, Holland SM, Staudt LM: JAKs and STATs in immunity, immunodeficiency and cancer, *N Engl J Med* 368:161–170, 2013.
7. O'Shea J, Laurence A, McInnes I: Back to the future: oral targeted therapy for RA and other autoimmune diseases, *Nat Rev Rheumatol* 9:173–182, 2013.
8. Ghoreschi K, Laurence A, O'Shea JJ: Janus kinases in immune cell signaling, *Immunol Rev* 228(1):273–287, 2009.
9. Leonard W, O'Shea J: JAKs and STATs: biological implications, *Ann Rev Immunol* 16:293–322, 1998.
10. O'Shea J, Plenge R: JAK and STAT signaling molecules in immunoregulation and immune-mediated disease, *Immunity* 36:542–550, 2012.
11. Yablonski D, Weiss A: Mechanisms of signaling by the hematopoietic-specific adaptor proteins, SLP-76 and LAT and their B cell counterpart, BLNK/SLP-65, *Adv Immunol* 79:93–128, 2001.
12. Karaman MW, et al.: A quantitative analysis of kinase inhibitor selectivity, *Nat Biotechnol* 26:127–132, 2008.
13. Ghoreschi K, Laurence A, O'Shea J: Selectivity and therapeutic inhibition of kinases: to be or not to be? *Nat Immunol* 10:356–360, 2009.
14. Druker BJ, Guilhot F, O'Brien SG: Five-year follow-up of patients receiving imatinib for chronic myeloid leukemia, *N Engl J Med* 355(23):2408–2417, 2006.
15. Kantarjian H, Shah N, Hochhaus A, et al.: Dasatinib versus imatinib in newly diagnosed chronic-phase chronic myeloid leukemia, *N Engl J Med* 362:2260–2270, 2010.
16. Lee J, Laydon J, McDonnell P, et al.: A protein kinase involved in the regulation of inflammatory cytokine biosynthesis, *Nature* 372:739–746, 1994.
17. Schett G, Tohidast-Akrad M, Smolen J, et al.: Activation, differential location and regulation of the stress-activated protein kinases, extracellular signal-regulated kinase, c-JUN N terminal kinase, and P38 mitogen activated protein kinase, in synovial tissue and cells in rheumatoid arthritis, *Arthritis Rheum* 43:2501–2512, 2000.
18. Sweeny S, Firestein G: Primer: signal transduction in rheumatic disease-a clinician's guide, *Nat Clin Pract Rheumatol* 3:651–660, 2007.
19. Remy G, Risco A, Inesta-Vaquera F, et al.: Differential activation of p38 MAPK isoforms by MKK3 and MKK6, *Cell Signal* 22(4):660–667, 2010.
20. Schett G, Zwerina J, Friestein G, et al.: The p38 mitogen-activated protein kinase (MAPK) pathway in rheumatoid arthritis, *Ann Rheum Dis* 67:909–916, 2008.
21. Pawson T: Protein modules and signaling networks, *Nature* 373:573–580, 1995.
22. Dominguez C, Powers D, Tarnayo N: p38 MAP kinase inhibitors: many are made, but few are chosen, *Curr Opinion Drug Discov*

Devel 8:421–430, 2005.

23. Kumar S, Boehm J, Lee J, et al.: p38 MAP kinases: key signaling molecules as therapeutic targets for inflammatory disease, *Nat Rev Drug Discov* 2:717–726, 2003.

24. Genovese M, Cohen S, Wofsy D, et al.: A 24 week, randomized, double blind, placebo controlled trial, parallel study of the efficacy of oral SCIO-569, a p38 mitogen activated protein kinase inhibitor, in patients with active rheumatoid arthritis, *J Rheumatol* 38(50):846–854, 2011.

25. Cohen SB, Cheng TT, Chindalore V, et al.: Evaluation of the efficacy and safety of pamapimod, a p38 MAP kinase inhibitor, in a double-blind, methotrexate-controlled study of patients with active rheumatoid arthritis, *Arthritis Rheum* 60:1232–1241, 2009.

26. Alten RE, Zerbini C, Jeka S, et al.: Efficacy and safety of pamapimod in patients with active rheumatoid arthritis receiving stable methotrexate therapy, *Ann Rheum Dis* 69(2):364–367, 2010.

27. Damjanov N, Kauffman R, Spencer-Green G, et al.: Efficacy, pharmacodynamics, and safety of VX-702, a novel p38 MAPK inhibitor, in rheumatoid arthritis: results of two randomized double blind placebo-controlled studies, *Arthritis Rheum* 60(5):1232–1241, 2009.

28. Genovese M: Inhibition of p38: has the fat lady sung? *Arthr Rheum* 60:317–320, 2009.

29. Hammaker D, Firestein G: "Go upstream, young man"—lessons learned from the p38 saga, *Ann Rheum Dis* 69:i77–i82, 2009.

30. Guo X, Gerl RE, Schrader JW: Defining the involvement of p38alpha MAPK in the production of anti- and proinflammatory cytokines using an SB 203580-resistant form of the kinase, *J Biol Chem* 278:22237–22242, 2003.

31. Kay J, Morales R, Bellatin L, et al.: *Treatment of rheumatoid arthritis with a MEK kinase inhibitor: results of a 12-week randomized, placebo-controlled phase 2 study in patients with active RA on a background of methotrexate*, EULAR meeting, Abstract OP0013. 2010.

32. Sada K, Takano T, Yanagi S, et al.: Structure and function of Syk protein-tyrosine kinase, *J Biochem* 130:177–186, 2001.

33. Furumoto Y, Nunomura S, Terada T, et al.: The Fc-epsilon RIbeta immunoreceptor tyrosine-based activation motif exerts inhibitory control on MAPK and IkappaB kinase phosphorylation and mast cell cytokine production, *J Biol Chem* 279:49177–49187, 2004.

34. Mocsai A, Ruland J, Tybulewicz V: The SYK tyrosine kinase: a crucial player in diverse biological functions, *Nat Rev Immunol* 10(6):387–402, 2010.

35. Bajpai M, Chopra P, Dastidar SG, et al.: Spleen tyrosine kinase: a novel target for therapeutic intervention of rheumatoid arthritis, *Expert Opin Investig Drugs* 17:641–659, 2008.

36. Pine PR, Chang B, Schoettler N, et al.: Inflammation and bone erosion are suppressed in models of rheumatoid arthritis following treatment with a novel Syk inhibitor, *Clin Immunol* 124:244–257, 2007.

37. Cha HS, Boyle DL, Inoue T, et al.: A novel spleen tyrosine kinase inhibitor bloc ks c-Jun N-terminal kinase-mediated gene expression in synoviocytes, *J Pharmacol Exp Ther* 317:571–578, 2006.

38. Braselmann S, Taylor V, Zhao H, et al.: R406, an orally available spleen tyrosine kinase inhibitor blocks fc receptor signaling and reduces immune complex-mediated inflammation, *J Pharmacol Exp Ther* 319:998–1008, 2006.

39. Singh R, Masuda ES: Spleen tyrosine kinase (Syk) biology, inhibitors and therapeutic applications, *Annu Rep Med Chem* 42:379–391, 2007.

40. Weinblatt ME, Kavanaugh A, Burgos-Vargas R, et al.: Treatment of rheumatoid arthritis with a Syk inhibitor, *Arthritis and Rheum* 58:3309–3318, 2008.

41. Weinblatt ME, Kavanaugh A, Genovese MC, et al.: An oral spleen tyrosine kinase (Syk) inhibitor for rheumatoid arthritis, *N Engl J Med* 363:1303–1312, 2010.

42. Taylor P, Genovese M, Greenwood M, et al.: OSKIRA-4: a phase IIb randomised, placebo-controlled study of the efficacy and safety of fostamatinib monotherapy, *Ann Rheum Dis* 74(12):2123–2129, 2015.

43. Genovese MC, Kavanaugh A, Weinblatt ME, et al.: An oral Syk kinase in the treatment of rheumatoid arthritis—a three-month randomized, placebo controlled, phase II study in patients with active rheumatoid arthritis that did not respond to biologic agents, *Arthritis Rheum* 63:337–345, 2011.

44. Weinblatt M, Genovese M, Ho M, et al.: Effects of fostamatinib, an oral spleen tyrosine kinase inhibitor, in rheumatoid arthritis patients with an inadequate response to methotrexate: results from a phase III, multicenter, randomized, double-blind, placebo-controlled, parallel-group study, *Arthritis Rheum* 66(12):3255–3264, 2014.

45. Kavanaugh A, Weinblatt M, Genovese M, et al.: Longer-term safety of fostamatinib (R788) in patients with rheumatoid arthritis—analysis of clinical trial data from up to 2 years of exposure. Abstract 2594. ACR/ARHP Annual Meeting, November 4–9, 2011, Chicago.

46. Merck Sharp & Dohme Corp: Safety and efficacy of MK-8457 and methotrexate (MTX) in participants with active rheumatoid arthritis despite MTX therapy (MK-8457-008). In ClinicalTrials.gov. Available at https://clinicaltrials.gov/ct2/results?term=nct01569152.

47. Merck Sharp & Dohme Corp: A randomized, double-blind, placebo-controlled, parallel-group, multicenter trial to evaluate the safety, tolerability, and efficacy of MK-8457 in participants with rheumatoid arthritis (MK-8457-010). In ClinicalTrials.gov. Available at https://clinicaltrials.gov/ct2/results?term=NCT01651936.

48. Van Vollenhoven R, Cohen S, Mease P: Efficacy and safety of MK-8457, a novel SYK inhibitor for the treatment of rheumatoid arthritis in two randomized, controlled, phase 2 studies. Abstract 1528. ACR/ARHP Annual Meeting, November 14–19, 2014, Boston.

49. Ghoreschi K, Laurence A, O'Shea JJ: Janus kinases in immune cell signaling, *Immunol Rev* 228:273–287, 2009.

50. Darnell JE, Kerr I, Stark G: JAK-STAT pathways and transcriptional activation in response to IFNs and other extracellular signaling proteins, *Science* 264:1415–1421, 1994.

51. Pesu M, Candotti F, Husa M, et al.: Jak3, severe combined immunodeficiency, and a new class of immunosuppressive drugs, *Immunol Rev* 203:127–142, 2005.

52. Levine RL, Wadleigh M, Cools J, et al.: Activating mutation in the tyrosine kinase Jak2 in polycythemia vera, essential thrombocythemia, and myeloid metaplasia with myelofibrosis, *Cancer Cell* 7:387–397, 2005.

53. Harrison C, Kiladjian J, Al-Ali H, et al.: JAK Inhibition with ruxolitinib versus best available therapy for myelofibrosis, *N Engl J Med* 366(9):787–798, 2012.

54. Tokumasa N, Suto A, Kagami S, et al.: Expression of Tyk2 in dendritic cells is required for IL-12, Il-23 and IFN-gamma production and the induction of Th1 cell differentiation, *Blood* 110:553–560, 2007.

55. Kahn C, Cohen S, Bradley J, et al.: Tofacitinib for rheumatoid arthritis, Tofacitinib Arthritis Advisory Committee Meeting, May 9, 2012, Silver Spring, MD.

56. Changelian P, Moshinsky D, Kuhn C, et al.: The specificity of Jak3 kinase inhibitors, *Blood* 15:2155–2157, 2008.

57. Conklyn M, Andresen C, Changelian P, et al.: The Jak 3 inhibitor, CP-690,550 selectively reduces NK and CD8+ cell numbers in cynomolgus monkey blood following chronic oral dosing, *J Leukoc Biol* 6:1248–1254, 2004.

58. Genovese M, Kawabata T, Soma K, et al.: Reversibility of pharmacodynamics effects after short- and long-term treatment with tofacitinib in patients with rheumatoid arthritis, *ACR Meeting*, 2013, abstract 438.

59. Ghoreschi K, Jesson M, Li X: Modulation of innate and adaptive immune responses by tofacitinib (CP-690,550), *J Immunol* 186:4234–4243, 2011.

60. Parmentier J, Voss J, Graff C et al.: In vitro and in vivo characterization of the JAK1 selectivity of upadacitinib (ABT-494), *BMC Rheumatology* 20182:23.

61. Namour F, Diderichsen P, Cox E, et al.: Pharmacokinetics and pharmacokinetic/pharmacodynamic modeling of filgotinib (GLPG0634), a selective JAK1 inhibitor, in support of phase IIB dose selection, *Clin Pharmacokinet* 54(8):859–874, 2015.

62. Cao Y, Sawamoto T, Valluri U, et al.: Pharmacokinetics, pharmacodynamics, and safety of ASP015K, (Peficitinib), a new janus kinase inhibitor, in healthy subjects, *Clin Pharma in Drug Development* 5(6):435–449, 2016.

63. Clark JD, Flanagan ME, Telliez JB: Discovery and development of Janus kinase (JAK) inhibitors for inflammatory diseases, *J Med Chem* 57(12):5023–5038, 2014.

64. Dowty M, Lin T, Wang L, et al.: Lack of differentiation of janus kinase inhibitors in rheumatoid arthritis based on janus kinase pharmacology and clinically meaningful concentrations. Abstract OP0147. EULAR Annual Meeting, June 11–14, 2014, Paris.

65. Fleischmann R, Kremer J, Cush J, et al.: Placebo-controlled trial of tofacitinib monotherapy in rheumatoid arthritis, *N Engl J Med* 367:495–507, 2012.

66. Kremer J, Li ZG, Hall S, et al.: Tofacitinib in combination with nonbiologic disease-modifying antirheumatic drugs in patients with active rheumatoid arthritis: a randomized trial, *Ann Intern Med* 159:253–261, 2013.

67. van Vollenhoven RF, Fleischmann R, Cohen, et al.: Tofacitinib or adalimumab versus placebo in rheumatoid arthritis, *N Engl J Med* 367:508–51928, 2012.

68. Burmester GR, Blanco R, Charles-Schoeman C, et al.: Tofacitinib (CP-690,550) in combination with methotrexate in patients with active rheumatoid arthritis with an inadequate response to tumour necrosis factor inhibitors: a randomised phase 3 trial, *Lancet* 381(9865):451–460, 2013.

69. van der Heijde D, Tanaka Y, Fleischmann R, et al.: Tofacitinib (CP-690,550) in patients with rheumatoid arthritis receiving methotrexate:twelve-month data from a twenty-four-month phase III randomized radiographic study, *Arthritis Rheum* 65:559–570, 2013.

70. Lee EB, Fleischmann R, Hall, et al.: Tofacitinib versus methotrexate in rheumatoid arthritis, *N Engl J Med* 370:2377–2386, 2014.

71. Genovese M, Kremer J, Zamani O, et al.: Baricitinib in patients with refractory rheumatoid arthritis, *NEJM*, 2017.

72. Fleischmann R, Schiff M, van der Heide, et al.: Baricitinib, methotrexate, or combination in patients with rheumatoid arthritis and no or limited prior disease-modifying antirheumatic drug treatment, *Arthritis Rheumatol* 69(3):506–517, 2017.

73. Dougados M, van der Heide D, Chen YC, et al.: Baricitinib in patients with inadequate response or intolerance to conventional synthetic DMARDs: results from the RA-BUILD study, *Ann Rheum Dis* 76:88–95, 2017.

74. Smolen J, Kremer J, Gaich C, et al.: Patient-reported outcomes from a randomised phase III study of baricitinib in patients with rheumatoid arthritis and an inadequate response to biological agents (RA-BEACON), *Ann Rheum Dis* 0:1–7, 2016.

75. Genovese M, Fleischmann R, Combe B, et al.: Safety and efficacy of upadacitinib in patients with active rheumatoid arthritis refractory to biologic disease-modifying anti-rheumatic drugs (SELECT-BEYOND): a double-blind, randomised controlled phase 3 trial, *Lancet* 391:2513–2524, 2018.

76. Burmester G, Kremer J, van den Bosch, et al.: Safety and efficacy of upadacitinib in patients with rheumatoid arthritis and inadequate response to conventional synthetic disease-modifying anti-rheumatic drugs (SELECT-NEXT): a randomised, double-blind,placebo-controlled phase 3 trial, *Lancet* 391:2503–2512, 2018.

77. Smolen J, Cohen S, Emery P, et al.: *Upadacitinib as Monotherapy: a phase 3 randomized controlled Double-Blind study in patients with active rheumatoid arthritis and Inadequate Response to methotrexate*, 2018. ACR meeting abstract 889.

78. Fleischmann R, Pangan A, Mysler E, et al.: *A phase 3, randomized double-blind study Comparing upadacitinib to placebo and to adalimumab. Patients with active rheumatoid arthritis with Inadequate Response to methotrexate*, 2018. ACR meeting abstract 890.

79. Clintrials.gov-upadacitinib

80. Genovese M, Greenwald M, Codding C, et al.: Peficitinib, a JAK inhibitor, in combination with limited conventional synthetic disease-modifying antirheumatic drugs in the treatment of moderate-to-severe rheumatoid arthritis, *Arth and Rheum* 69:932–942, 2017.

81. Kivitz A, Gutierrez-Urena R, et al.: Peficitinib, a JAK inhibitor, in the treatment of moderate-to-severe rheumatoid arthritis in patients with an inadequate response to methotrexate, *Arth and Rheum* 2017(69):709–719, 2017.

82. Tanaka Y, Takeuchi T, Tanaka S, et al.: *Efficacy and Safety of the novel Oral janus kinase inhibitor, Peficitinib in a phase 3, Double-Blind, placebo Controlled, Randomized study of patients with RA who had an Inadequate Response to DMARDs*, 2018. ACR meeting, abstract 887.

83. Takeuchi T, Tanaka Y, Tanaka S, et al.: *Efficacy and Safety of the novel Oral janus kinase inhibitor, Peficitinib in a phase 3, Double-Blind, placebo Controlled, Randomized study of patients with RA who had an Inadequate Response to methotrexate*, 2018. ACR meeting, abstract 888.

84. Genovese M, Kalunian K, Walker D, et al.: *Safety and Efficacy of Filgotinib in a phase 3 Trial of patients with active rheumatoid Arthritis and Inadequate Response or Intolerance to Biologic Dmard*, 2018. ACR meeting, abstract L06.

85. Cohen S, Tanaka Y, Mariette X, et al.: *Long-term Safety of Tofacitinib up to 9.5 Years: a Comprehensive Integrated Analysis of the rheumatoid arthritis Clinical Development Program*, 2018. ACR meeting, abstract 963.

86. Kavanaugh A, Genovese M, Winthrop, et al.: *Rheumatoid arthritis Treatment with Filgotinib: week 132 Safety Data from a phase 2b Open-Label extension study*, ACR meeting, 2018. Abstract 2551.

87. Genovese M, Smolen J, Takeuchi T, et al.: *Safety Profile of Baricitinib for the Treatment of rheumatoid arthritis up to 6 Years: an Updated Integrated Safety Analysis*, ACR meeting, 2018. Abstract 962.

88. Fleischmann R, Mysler E, Hall S, et al.: Efficacy and safety of tofacitinib monotherapy, tofacitinib with methotrexate, and adalimumab with methotrexate in patients with rheumatoid arthritis (ORAL Strategy): a phase 3b/4, double-blind, head-to-head, randomised controlled trial, *Lancet* 390:457–468, 2017.

89. Lamba M, Wang R, Fletcher T et al. Evaluation of a single- dose and steady state pharmacokinetics, pharmacodynamics, bioavailibity and tolerability of the modified release formulation of tofacitinib versus the immediate release formulation of tofacitinib in healthy volunteers. EULAR meeting. Abstract THU0188.

90. Tanaka Y, Sugiyama N, Toyuizumi S: Modified- versus immediate-release tofacitinib in Japanese rheumatoid arthritis patients: a randomized, phase III, non-inferiority study, *Rheumatology* 1–10, 2017.

91. Cohen S, Litman H, Chen C, et al.: *Clinical Effectiveness of Tofacitinib 11 mg once Daily versus Tofacitinib 5 mg twice daily in the Corrona US RA Registry*, ACR Meeting 2018, abstract 580.

92. Dowty M, Jesson M, Ghosh S, et al.: Preclinical to clinical translation of tofacitinib, a Janus kinase inhibitor, in rheumatoid arthritis, *J Pharmacol Exp Ther* 348(1):165–173, 2014.

93. Shi JG, Chen X, Lee F, et al.: The pharmacokinetics, pharmacodynamics, and safety of baricitinib, an oral Jak1/2 inhibitor in healthy volunteers, *J Clin Pharmacol* 54(12):1354–1361, 2014.

94. Tanaka Y, Mcinnes I, Taylor P, et al.: Characterization and changes of lymphocyte subsets in baricitinib–treated patients with rheumatoid arthritis, *Arth and Rheum* 70(12):1923–1932, 2018.

95. Kremer JM, Emery P, Camp HS, et al.: A Phase 2b study of ABT-494, a selective JAK1 inhibitor, in patients with rheumatoid arthritis and an inadequate response to anti-TNF therapy, *Arthritis Rheumatol*, 2016. July 7 [Epub ahead of print].

96. Genovese MC, Smolen JS, Weinblatt ME, et al.: A randomized Phase 2b study of ABT-494, a selective JAK1 inhibitor in patients with rheumatoid arthritis and an inadequate response to methotrexate, *Arthritis Rheumatol*, 2016. July 7 [Epub ahead of print].

97. Mohamed M, Zeng J, Marroum P, et al.: Pharmacokinetics of upadacitinib with the clinical regimens of the extended-release formulation utilized in rheumatoid arthritis phase 3 trials, *Clin Pharmacol Drug Dev* 8:208–216, 2019.

98. Galien R, Brys R, Van der Aa A, et al.: *Absence of Effects of Filgotinib on Erythrocytes, CD8+ and NK cells in rheumatoid arthritis patients Brings Further Evidence for the JAK1 Selectivity of Filgotinib*, ACR meeting 2015, abstract 2781.

99. Kremer J, Cohen S, Wilkinson B, et al.: A phase llb dose ranging study of the oral JAK inhibitor tofacitinib (CP-669,550) versus placebo in combination with methotrexate in patients with active rheumatoid arthritis and inadequate response to methotrexate alone, *Arthritis Rheum* 64(4):970–981, 2012.

100. Kremer J, Bloom B, Breedveld F, et al.: The safety and efficacy of a JAK inhibitor in patients with active rheumatoid arthritis; results of a double-blind placebo controlled phase lla trial of three dosage levels of

CP-669,550 versus placebo, *Arthritis Rheum* 60:1895–1905, 2009.

101. Keystone EC, Taylor PC, Drescher E, et al.: Safety and efficacy of baricitinib at 24 weeks in patients with rheumatoid arthritis who have had an inadequate response to methotrexate, *Ann Rheum Dis* 74:333–340, 2015.

102. Tanaka Y, Emoto K, Cai Z, et al.: Efficacy and safety of baricitinib in Japanese patients with active rheumatoid arthritis receiving background methotrexate therapy: a 12-week, double-blind, randomized placebo-controlled study, *J Rheumatol* 43:504–511, 2016.

103. Westhovens R, Taylor P, Alten R, et al.: Filgotinib (GLPG0634/GS-6034), an oral JAK1 selective inhibitor, is effective in combination with methotrexate (MTX) in patients with active rheumatoid arthritis and insufficient response to MTX: results from a randomised, dose-finding study (Darwin 1), *Ann Rheum Dis* 76:998–1008, 2017.

104. Kavanaugh A, Kremer J, Ponce L, et al.: Filgotinib (GLPG0634/GS-6034), an oral selective JAK1 inhibitor, is effective as monotherapy in patients with active rheumatoid arthritis: results from a randomised, dose-finding study (Darwin 2), *Ann Rheum Dis* 76:1009–1019, 2017.

105. Cohen S, Radoninski S, Gomez-Reino J, et al.: Analysis of infections and all-cause mortality in phase ll, lll and long-term extension studies of tofacitinib in patients with rheumatoid arthritis, *Arthritis Rheum* 66(11):2924–2937, 2014.

106. FDA Tofacitinib Advisory Board meeting, 2012.

107. Sandborn W, Su C, Sands B, et al.: Tofacitinib as induction and maintenance therapy for ulcerative colitis, *NEJM* 376:1723–1736, 2017.

108. Mease P, Kremer J, Cohen S, et al.: *Incidence of Thromboembolic Events in Tofacitinib rheumatoid arthritis*, Psoriasis, 2017, Psoriatic Arthritis and Ulcerative Colitis Development program. ACR meeting, abstract 16L.

109. Winthrop K, Yamanaka H, Valdez, et al.: *Herpes zoster and tofacitinib therapy in patients with rheumatoid arthritis*, vol. 66. 2014, pp 2675–2684.

110. Weinblatt M, Taylor P, Burmester G, et al.: *Cardiovascular Safety-Update from up to 6 Years of Treatment with Baricitinib in rheumatoid arthritis Clinical Trials*, 2018. ACR meeting, abstract 2815.

111. FDA Baricitinib Arthritis Advisory Board, 2018.

112. ClinicalTrialsgovidentifier NCT01932372

113. Mcinnes I, Kim H, Lee S, et al.: Open-label tofacitinib and double blind atorvastatinin rheumatoid arthritis patients: a randomized study, *Ann Rheum Dis* 73:124–131, 2014.

114. Isaacs J, Zuckerman A, Krishnaswami S, et al.: Changes in serum creatinine in patients with active rheumatoid arthritis treated with tofacitinib:results from clinical trials, *Arth Res Ther*, 2014.

115. Kilcher G, Hummel N, et al.: Rheumatoid arthritis patients treated in trial and real world settings: comparison of randomized trials with registries, *Rheumatology (Oxford)* 57:354–369, 2018.

116. Kremer J, Cappelli L, et al.: Real-world data from a post-approval safety surveillance study of tofacitinib vs biologic DMARDs and conventional synthetic DMARDs: five-year results from a US-based rheumatoid arthritis registry, *Arthritis Rheumatol* 70(Suppl 10), 2018.

117. Harnett J, Curtis JR, et al.: Initial experience with tofacitinib in clinical practice: treatment patterns and costs of tofacitinib administered as monotherapy or in combination with conventional synthetic DMARDs in 2 US health care claims databases, *Clin Ther* 38(6):1451–1463, 2016.

118. Harnett J, Gerber R, et al.: Evaluation of real-world experience with tofacitinib Compared with adalimumab, Etanercept, and Abatacept in RA patients with 1 previous biologic DMARD: data from a U.S. administrative claims database, *J Manag Care Spec Pharm* 22(12):1457–1471, 2016.

119. Cohen S, Curtis J, et al.: Worldwide, 3-year, post-marketing surveillance experience with tofacitinib in rheumatoid, *Arthritis Rheumatol Ther* 5(1):283–291, 2018.

120. Caporali R, Zavaglia D: Real-world experience with tofacitinib for treatment of rheumatoid arthritis, *Clin Exp Rheumatol*, 2018 Aug 29. [Epub ahead of print]).

第 69 章

降尿酸治疗

原著 TED R. MIKULS

王云杰 译 李 萍 校

- 降尿酸治疗（urate-lowering therapy，ULT）是治疗痛风高尿酸血症的核心。
- 痛风患者 ULT 的目标是减少痛风急性发作频率，预防关节进行性破坏和痛风石沉积；为实现这一目标，血尿酸（uric acid，UA）水平应持续低于 5 ~ 6 mg/dl。
- 理想的 ULT 要求仔细排查患者的共患病，持续进行患者教育，选择达标治疗方法，以及在治疗初始有效地抗炎预防。

引言

痛风的最佳基础治疗是进行降尿酸治疗（ULT）。可用的 ULT 包括：①黄嘌呤氧化酶（XO）抑制剂（别嘌呤醇、非布司他）；②促进尿酸排泄药（丙磺舒、雷西纳德、苯溴马隆和磺吡酮）；③尿酸氧化酶（聚乙二醇重组尿酸氧化酶）（表 69-1）。本章主要阐述 ULT 的风湿病适应证——痛风的高尿酸血症治疗。

高尿酸血症的非药物治疗

痛风治疗指南强调，减轻体重、限制饮食选择以及减少酒精摄入有关的教育和改变生活方式建议非常重要 [1-2]。尽管证据显示越来越多的饮食因素与高尿酸血症及痛风相关，但目前仍缺乏饮食干预对痛风患者健康影响的调查研究。此外，证据显示这些独立的干预仅能起到一定的效果，并且不易被患者所接受，依从性差 [3]。除了饮食调整所包括的减少嘌呤饮食（特别是肉类和海鲜）、果糖、啤酒、白酒的摄入之外，减轻体重是超重痛风患者非药物治疗的一项重要目标。适度减肥对整体健康很重要，但是减肥带来的血尿酸下降程度非常微弱 [4]，大多数痛风患者单纯依靠减肥治疗痛风效果欠佳。一项针对病态肥胖痛风患者的小样本研究显示，减重手术术后患者平均体重下降 34 kg，同时血尿酸平均水平下降约 25%，这表明大量的体重减轻可能对血尿酸下降更有意义 [5]。

患者的选择，开始治疗的时机及无症状性高尿酸血症

对于痛风反复且频繁发作、有痛风石和（或）影像学持续进展的痛风患者，应该积极治疗其高尿酸血症 [1-2]。长期以来，医学界一直认为过早开始 ULT 可能导致急性痛风症状加重、病程延长，因此仅应在急性痛风炎症消失后开始 ULT，但这一观点受到了挑战。一项包括 57 例男性痛风患者的随机对照研究显示，在抗炎制剂药物治疗基础上，别嘌呤醇治疗组与安慰剂组比较，患者疼痛及急性痛风的发作频率无差异 [6]。更为重要的是，在 ULT 过程中痛风复发会使 ULT 复杂化，但这并不是停止 ULT 的适应证。对一项无痛风石患者的假设队列研究进行的成本效益分析结果显示，对 1 年内有 2 次及以上痛风急性发作的患者，应用别嘌呤醇是经济有效的 [7]。传统的 ULT 只适用于明确诊断的患者，但最近一项研究表明，在疾病早期启动 ULT 可能会产生实质性益处。在对 314 名仅有 1 ~ 2 次急性发作的痛风患者进行的为期 2 年

表 69-1　痛风治疗中目前可用的降尿酸疗法的剂量和安全性信息

	剂量	给药途径及用法	半衰期	主要的代谢和清除途径	不良反应	禁忌(C)/药物相互作用(DI)
黄嘌呤氧化酶抑制剂						
别嘌呤醇	50～900 mg	口服/每日1次	1～2小时(活性代谢产物羟基嘌呤醇的半衰期为15～30小时)	肝黄嘌呤氧化酶和醛氧化酶(生成羟基嘌呤醇)肾(需根据肾功能调整剂量)	常见:痛风急性发作,皮疹,恶心,腹泻,LFT异常 罕见:别嘌呤醇超敏反应综合征(AHS)(在HLA-B5801阳性患者多见),血细胞减少	C:与硫唑嘌呤,6-MP,茶碱合用;超敏反应 D:I硫唑嘌呤,6-MP,茶碱,氨苄西林/阿莫西林,促尿酸排泄药物,噻嗪类药物,环孢素,华法林,ACE抑制剂(可能),苯妥英钠,环磷酰胺,阿糖腺苷
非布司他	40～120 mg	口服/每日1次	6～8小时	肝(通过细胞色素P450与葡萄糖醛酸结合和氧化)肝,肾	常见:痛风急性发作,皮疹,恶心,关节痛,LFT异常 罕见:心血管事件(相关性不清楚),血细胞减少	C:与硫唑嘌呤,6-MP,茶碱合用;超敏反应;严重肝损伤 DI:硫唑嘌呤,6-MP,茶碱
排尿酸药物					[a] 促尿酸排泄药的不良反应相同,故归纳如下文。	禁忌证,药物相互作用相同,故归纳如下文。
丙磺舒	500～2000 mg	口服/每日1次	3～8小时(500 mg)6～12小时(大剂量)	肝(羟基化),肾	常见:痛风急性发作,肾结石,恶心,潮红,食欲缺乏,肾功能不全(特别是单药治疗的患者) 罕见:血细胞减少,过敏反应,肾病综合征(有苯溴马隆肝毒性的罕见报道)	C:超敏反应,肾结石,尿酸排泄过多,其他癌症防石的合并治疗,众所周知的活动性消化性溃疡,活动性恶病质,萘普生/吡嗪隆过敏过敏的患者) 丙磺舒 DI(丙磺舒/磺吡酮比苯溴马隆作用更强烈):别嘌呤醇,NSAIDs,水杨酸盐,青霉素,头孢菌素,氟喹诺酮类,亚胺培南,呋喃妥因,磺胺类,肝素,氨苯砜,阿昔洛韦,更昔洛韦,齐多夫定,二氮精,美卡拉明,吡嗪酰胺,抗肿瘤药,氯苯丁酯,二羟丙茶碱,利尿剂,苯二氮䓬类,氨甲喋呤,核黄素,硫噻嗪,西地那非[b],氨氯地平[b],他汀类药物[b],秋水仙碱[b]
雷西纳德(与别嘌呤醇或非布司他一起给药)	200 mg	口服/每日1次	1～3小时	肝(CYP2C9),肾(30%～40%原型排泄)		
磺吡酮	200～800 mg	口服/每日1次	3～12小时	肝(CYP2C9)肝,肾		
苯溴马隆	50～200 mg	口服/每日1次	3小时(苯溴马隆的活性代谢物6-羟基苯溴马隆的半衰期≈30小时)	肝(CYP2C9)肝,肾		
尿酸氧化酶						
聚乙二醇重组尿酸氧化酶	8 mg[a]	每2周静脉注射	高度可变(几天到几周)	尚不明确	常见:痛风急性发作,变态反应,过敏反应(等林治,呼吸困难,胸部不适,瘙痒),输液反应(等林治?) 罕见:充血性心力衰竭加重(相关性不清楚)	C:对药物产生变态反应或药物疗效丧失(血 UA > 6.0 mg/dl 提示抗聚乙二醇重组尿酸氧化酶的抗体出现)(可能) DI:其他含有聚乙二醇的药物

[a] 在输液当天,预先给予非索非那定 60 mg,对乙酰氨基酚 1000 mg 和氢化可的松 200 mg,IV

[b] 雷西纳德说明报告

ACE,血管紧张素转换酶;CHF,充血性心力衰竭;Elim,清除;HLA,人类白细胞抗原;IV,静脉滴注;NSAIDs,非甾体抗炎药;UA,尿酸的双盲安慰剂对照研究显示，非布司他的应用和滴定疗法可显著降低减少发作频率，并减少 MRI 检测到的滑膜炎[8]。

除了在痛风的早期更早开始 ULT 外，关于 ULT 在无症状性高尿酸血症患者中的潜在作用已有大量研究（见第 100 章），特别是推测其在心血管病（CVD）和慢性肾病（CKD）中具有保护作用。两项关于非布司他在无症状性高尿酸血症中应用的研究结论相反。第一项研究涉及 3 期 CKD 患者，在 2 年的随访期间，非布司他在保护肾功能方面没有优于安慰剂[9]。而另一项针对 1000 多名无症状性高尿酸血症的老年人（> 65 岁）进行的随机开放研究表明 ULT 对患者有益。非布司他治疗（对比未治疗或别嘌呤醇 100 mg/d）与任何原因、脑血管疾病、非致命性冠状动脉疾病、心力衰竭、其他动脉硬化疾病、心房颤动或肾功能损害导致的死亡复合终点降低 25% 相关 HR，0.75；95%CI，0.59 ~ 0.95）[10]。在这项研究中，ULT 的益处似乎与较低的肾损害相关。仍需进行更多的研究来确定 ULT 在这些人群中的作用，特别是考虑到数据表明不同的药物在心血管或肾疾病风险方面产生了不同的影响[11-12]。

降尿酸治疗的疗程

已应用 ULT 且获得成功的无症状痛风患者，停止该治疗常会导致血尿酸突然升高，约有 1/3 的患者在两年内出现急性痛风反复发作[13]。同样，将病情稳定的痛风患者的持续 ULT 改为"间断的"治疗方案，会导致急性发作频率明显升高[14]，并且对存在痛风石的痛风患者停止 ULT 会导致大多数患者痛风复发，且会导致将近一半的痛风石患者急性痛风复发[15]。这些报道提示对于痛风患者，ULT 应"终生"进行。

血尿酸的治疗目标

痛风治疗指南提出的治疗目标为降低血尿酸并使其维持在 6.0 mg/dl 以下（< 360 μmol/L），这一治疗目标可以改善痛风的长期预后[1-2]，而痛风石患者，为控制痛风，需要更低的血尿酸治疗目标（< 5.0 mg/dl 或 < 300 μmol/L）[1]。ULT 使血尿酸水平每降低 1 mg/dl，可减少约 60% 的痛风长期复发风险[16]，另有证据显示，使血尿酸水平达到并保持在 6.0 mg/dl 以下对清除全身尿酸的储备非常重要[17]。要强调的是，这些治疗目标通常要低于临床检测中的血尿酸的正常下限。

降尿酸治疗的预防性抗炎治疗

无论应用何种降尿酸药物，痛风复发都是 ULT 最常见的，由此可见预防性抗炎治疗是痛风治疗获得成功的关键[1-2]。ULT 过程中出现痛风急性发作，可能是由于降低血尿酸水平后导致关节内的尿酸钠晶体发生转移或者晶体从关节周围沉积至关节内。事实上，更快速更有效的 ULT 可能会导致治疗相关的痛风发作频率更高，并且即使在没有预防措施的情况下，也可以通过逐步增加剂量以达到目标 sUA 来获得部分缓解[18-19]。秋水仙碱和低剂量非甾体抗炎药（NSAIDs），如萘普生 250 mg，每日 2 次，均能够有效减少 ULT 初始时的痛风发作频率[20-22]。尽管在预防痛风发作时经常使用糖皮质激素（如泼尼松，≤ 10 mg/d），支持这类药物使用的数据仍有限。研究结果[21] 显示给予低剂量秋水仙碱口服（0.6 mg 每日 2 次）预防性抗炎治疗可以预防痛风急性发作，且这一治疗可能需要在 ULT 开始后持续至少 6 个月。包括阿那白滞素、卡纳单抗和列洛西普在内的白介素 -1 抑制剂已被证实能够有效预防开始 ULT 时的痛风发作[23,24,24a]。

降尿酸治疗的依从性

大量报道均证实仅有 50% 或更少的痛风患者坚持药物治疗，提示治疗依从性差是降低 ULT 有效性的主要原因[25-26]。对 7 种不同的慢性疾病的治疗调查显示，痛风患者的治疗依从性最差[25]。从而再次强调了在疾病管理中患者教育的重要性。

黄嘌呤氧化酶抑制剂

别嘌呤醇

关键点

- 别嘌呤醇优于大多数常用的促尿酸排泄药物的特点包括：每日 1 次给药，对"排泄减少"和"生成过多"均有效，对肾功能不全患者有潜在治疗有效性。
- 别嘌呤醇高敏综合征（AHS）是一种相对罕见的，与用药相关的潜在严重不良事件。
- 为达到血尿酸的治疗目标值，别嘌呤醇经常需要给予每天超过 300 mg 的剂量；以证据和共识为基础制定的痛风治疗指南推荐以低剂量别嘌呤醇（≤ 100 mg/d）起始治疗，之后逐渐增加剂量至达到实现血尿酸治疗目标值。

近 50 年来，别嘌呤醇是 ULT 处方中使用最多的药物[27]，该药除了在痛风治疗中的重要作用外，还具有以下优势，使其成为一线 ULT 药物。包括：①相对低廉的价格；②多数患者只需每日 1 次口服治疗；③对"排泄减少"和"生成过多"的高尿酸血症患者均有效；④安全；⑤对肾功能不全患者有潜在的治疗效果，别嘌呤醇治疗能够显著降低这些患者的血尿酸水平[20,22,29]、减少痛风复发频率[20,22,29-35]和降低痛风石的大小[20]。

在风湿病中的地位和适应证

别嘌呤醇获批准的适应证包括：①治疗痛风高尿酸血症；②治疗恶性肿瘤（多数为白血病或淋巴瘤）患者应用抗肿瘤治疗所引起的高尿酸血症；③治疗合并尿尿酸水平升高的肾结石。尽管别嘌呤醇未被批准用于治疗无症状性高尿酸血症，但证据显示别嘌呤醇可以给无症状性高尿酸血症患者带来其他的健康获益。高尿酸血症与心血管疾病的发病率和死亡率具有独立相关性[36-39]，因此认为 ULT 具有心血管保护作用[40]。至少两项前瞻性研究结果显示接受别嘌呤醇治疗患者的全部死亡危险因素均降低[40-41]，但从这些研究尚不能明确这种现象是否是由于心血管危险因素降低所致。在一项小儿原发性高血压的安慰剂

对照研究中，应用别嘌呤醇能够显著且缓和地降低血压[42]。别嘌呤醇介导的黄嘌呤氧化酶抑制作用也显示能够改善内皮功能，改善局部和系统的血流速度[43]，并且与高危患者的肾功能改善相关[44-45]。这说明别嘌呤醇的益处不仅限于 XO 抑制。这一推测得到了最近一项大规模随机对照研究的支持，该研究表明在 32 个月的中位随访期内，痛风患者接受别嘌呤醇治疗的全因或心血管死亡风险比接受非布司他治疗的患者低 20% ~ 30%[11]。

化学结构和作用机制

别嘌呤醇是一种在简单生物体中发挥抗代谢作用的药物，它可以抑制嘌呤分解代谢的关键酶——黄嘌呤氧化酶，但是它并不能抑制人体内嘌呤的生物合成（图 69-1）。

药理学

降尿酸药物的药理学特点在表 66-2 中进行了总结。约 90% 的别嘌呤醇通过胃肠道吸收并代谢成为它的活性代谢产物——羟基嘌呤醇。别嘌呤醇和羟基嘌呤醇的血药浓度的达峰时间分别为 1 ~ 2 小时和 4 ~ 5 小时。别嘌呤醇的血浆半衰期相对很短（1 ~ 2 小时），而羟基嘌呤醇的血浆半衰期则较长（≥ 15 小时），故该药允许每日 1 次给药。别嘌呤醇的清除主要通过肾小球滤过，但肾小管可一定程度的重吸收羟基嘌呤醇。由于肾是主要的药物清除器官，当肾损伤时别嘌呤醇，尤其是羟基嘌呤醇的半衰期会延长。

剂量和用法

别嘌呤醇现有每片 100 mg 和 300 mg 两种每日顿服的规格，一些患者的推荐剂量为 600 mg/d 或更高（表 69-1）。由于别嘌呤醇也用于治疗或预防肿瘤溶解综合征，故别嘌呤醇可行静脉注射。美国批准别嘌呤醇每日使用剂量可高至 800 mg，欧洲批准剂量为每日 900 mg，但即使需要更大剂量以控制患者的症状和体征，别嘌呤醇的临床使用剂量很少超过每日 300 mg[46]。众所周知，仅有少部分患者接受别嘌呤醇 300 mg/d 治疗达到了血尿酸低于 6.0 mg/dl 的靶目标。有研究发现应用别嘌呤醇 300 mg/d 的患者中，仅 1/4 可达到血尿酸水平低于 5.0 mg/dl 的治疗目标，若将别嘌呤醇剂量增加到 600 mg/d，则达到该目标的患者比例上升至 78%[47]。别嘌呤醇的"标准"剂量限

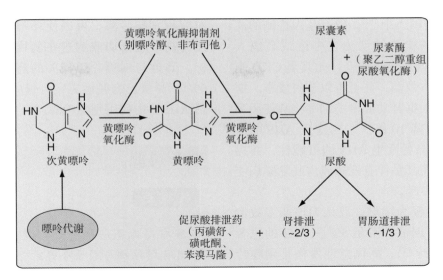

图 69-1 尿酸（UA）的内源性合成和清除。尿酸是嘌呤在人体中降解的最终产物。黄嘌呤氧化酶是次黄嘌呤向黄嘌呤转化、黄嘌呤向尿酸转化过程中的限速酶，并且是痛风治疗中包括别嘌呤醇、非布司他在内的选择性降尿酸治疗方案的主要靶点。虽然人类不表达尿酸氧化酶的功能形式，但其他哺乳动物能够催化尿酸转换成溶解度更高的尿囊素。包括聚乙二醇重组尿酸氧化酶在内的重组尿酸氧化酶已经开始用于难治性痛风患者。人体内尿酸主要经肾清除，促尿酸排泄治疗可增加肾的尿酸盐清除

制源于将别嘌呤醇剂量固定为 300 mg/d 与不同剂量的非布司他对比的随机临床研究。在这些研究中，大约 40% 接受别嘌呤醇治疗的痛风患者最终达到血尿酸水平低于 6.0 mg/dl[20,22]。痛风治疗指南推荐别嘌呤醇治疗应从低剂量开始（例如 100 mg/d），以后每 2～5 周增加 100 mg 直至血尿酸达到目标水平[1-2]。两项研究显示，别嘌呤醇剂量每增加 100 mg 可以使血尿酸水平降低 1.0 mg/dl[48-49]。采用"低剂量起始，慢速递增"方案和其他"最佳实践方案"[1-2] 可使 92% 的痛风患者达到血尿酸的目标治疗值[50]。采用护士主导的干预措施，包括患者教育和类似的目标治疗方法，95% 的痛风患者在接受两年治疗后达到目标 UA 浓度，而接受常规护理的患者只有 30%[51]。重要的是，与接受常规护理的痛风患者相比，接受干预的患者在 2 年后痛风发作频率更低，痛风石数量也更少。在接受别嘌呤醇（研究中最常用的 ULT）的干预患者中，2 年后达到的平均剂量为 460 mg/d。

目前普遍认为肾功能不全延长羟基嘌呤醇的血浆半衰期，因此应该根据肾功能情况调整别嘌呤醇起始剂量[2,52-53]。通常认为当肾小球滤过率（GFR）低于 20 ml/min 时，别嘌呤醇初始剂量应为 100 mg/d 或更低，而对肾功能损伤更严重的患者应给予更少的初始剂量[54]。现有的指南是否应该禁止超过肾功能阈值的超量用药，目前尚存在争议。现有的指南[54] 主要

建立在一系列回顾性病例分析的基础上，这些病例显示患有别嘌呤醇高敏综合征（AHS）的患者更易于发生肾功能不全。事实上，许多慢性肾病（CKD）患者即使应用"适当"剂量的别嘌呤醇也发生了别嘌呤醇高敏综合征[55-56]。一项关于 120 例接受别嘌呤醇治疗的痛风患者的回顾性分析结果显示，其中超过 57% 的患者需要接受高于 Hande 所推荐的"肾阈值"剂量[54] 的别嘌呤醇治疗，而报道称大多数患者都能够耐受这一治疗方案[57]。

毒副作用

AHS 是一种罕见的但具有潜在致命性的治疗相关并发症，约 90% 发生在别嘌呤醇最初应用的 60 天内[58]。主要临床表现为红斑、脱屑、皮疹（与 Stevens- Johnson 相似）、发热、嗜酸性粒细胞增多、包括肝炎和肾衰竭在内的终末期器官损伤[54]。在超过 65 000 人年的别嘌呤醇起始应用随访期间，45 名患者因严重皮肤不良反应住院，发病率为每 1000 人年 0.69 次[59]。除了与别嘌呤醇的起始剂量有关之外[60]，AHS 可能在 HLA-B*5801 阳性个体中较为常见。一项中国台湾人群的小样本病例对照研究显示，所有 AHS 患者均为 HLA-B*5801 阳性，而仅 15% 该基因阳性的治疗患者未发生 AHS[61]。在美国，这种风险等位基因存在于 0.7% 的白种人和西班牙裔人、7.4% 的亚洲

人以及 3.8% 的非裔美国人中 [62]。随着基因检测的商业化，HLA-B*5801 的检测被认为在中度或高危人群 [63-64]（例如非裔美国人或亚洲人，尤其是 CKD 患者）中实施时具有成本效益，甚至可以节省成本。据统计，起始低剂量、根据肾功能调整别嘌呤醇使用剂量可以使 AHS 风险下降 10 倍 [60]。考虑到 AHS 的潜在严重性，应该告知患者发生 AHS 的可能性，并提醒患者当发生皮疹，尤其是伴有发热或皮肤黏膜病变时，应停止使用别嘌呤醇。

由于 AHS 的发生极为罕见，故认为该药多数情况下耐受性良好 [47]。据估计不足 5% ~ 10% 的患者不能耐受别嘌呤醇治疗 [65]。痛风急性发作是别嘌呤醇和其他降尿酸治疗最常见的不良反应之一，这一问题在药物治疗初始阶段最为显著，并且可以通过预防性抗炎治疗减轻症状。单独的皮肤斑丘疹可以在未发生 AHS 的情况下出现，据估计这一情况使 1% ~ 3% 的别嘌呤醇治疗过程复杂化。其他别嘌呤醇治疗的常见不良反应总结见表 69-1。尽管极少出现严重的肝损伤，6% ~ 7% 接受别嘌呤醇治疗的患者可出现肝功能异常 [29]。实验室监测药物毒性指标的重要性以及检测的频率尚无明确规定。

生育、妊娠和哺乳

尽管尚无关于人类妊娠期应用别嘌呤醇的相关研究 [66]，但妊娠期应避免使用（动物生殖研究显示药物对胎儿有副作用，无充分的人类相关研究）。别嘌呤醇和羟基嘌呤醇均可以通过乳汁分泌，由于对该药是否影响婴儿的生长发育知之甚少，故哺乳期妇女不建议应用该药。

药物相互作用与禁忌证

别嘌呤醇的药物相互作用已经被详细描述。硫唑嘌呤和 6- 巯基嘌呤（6-MP）主要是通过黄嘌呤氧化酶代谢的，同时服用别嘌呤醇可以导致这些药物的血药浓度显著升高，进而引起骨髓抑制 [67-69]。茶碱也通过黄嘌呤氧化酶代谢，同时应用别嘌呤醇可以使茶碱水平升高而增加药物的毒副作用。同时应用别嘌呤醇和氨苄西林 / 阿莫西林可以增加药物相关皮疹的发生率 [70]。噻嗪类利尿剂可以减少别嘌呤醇和羟基嘌呤醇的肾排泄，因此可能会引起包括 AHS 在内的药物相关毒性 [71]。促尿酸排泄药使肾排泄羟基嘌呤醇增多，一定程度上抵消了别嘌呤醇的降尿酸作用 [72]。同

时应用别嘌呤醇，可以使环孢素和华法林的药物浓度升高，应密切监测这些药物的血药浓度和凝血指标。其他与别嘌呤醇相关的药物相互作用总结见表 69-1。尽管已有脱敏方案，仍应避免在过敏患者（包括 AHS）中使用别嘌呤醇。

非布司他

关键点

- 非布司他是一种有效的黄嘌呤氧化酶抑制剂，其化学结构与别嘌呤醇完全不同。
- 非布司他对于别嘌呤醇不耐受或无效的患者而言是另一种可供选择的治疗药物。

在风湿病中的地位和适应证

非布司他被批准用于治疗痛风患者的高尿酸血症，与所有其他降尿酸治疗药物相似，非布司他未被推荐用于治疗无症状性高尿酸血症。由于非布司他具备独特的化学结构，它是另一种重要的可供选择的黄嘌呤氧化酶抑制剂，尤其对于不能耐受别嘌呤醇治疗的痛风患者更为适用 [65]。由于非布司他具有降尿酸作用，因此它被认为除可以治疗痛风外，还可以让患者得到其他潜在的获益。目前至少已有一项研究证实非布司他可改善痛风石患者的血管功能 [73]，同时其他的研究表明该药可能存在肾保护作用 [10]。另一方面，对于这些结果必须谨慎看待，特别是试验数据表明，在痛风患者中非布司他的全因死亡率和心血管死亡率比别嘌呤醇高 20% ~ 30%[11]。

化学结构和作用机制

与别嘌呤醇相比，非布司他是一种非嘌呤类似物，通过有效地选择性抑制黄嘌呤氧化酶来降低血清和尿液中的尿酸浓度（图 69-1）。别嘌呤醇可以抑制嘌呤和嘧啶合成的其他酶，与之相反，治疗浓度的非布司他仅能显著地抑制黄嘌呤氧化酶的活性 [74]。

药理学

口服非布司他后，大约 50% 可以在胃肠道迅速吸收，并几乎全部与血浆蛋白结合，几个小时后达到

血浆峰浓度[75]（表 69-1）。非布司他代谢呈线性药代动力学，而非时间依赖性。该药主要在肝通过与尿苷二磷酸葡萄糖醛基转移酶（UGT）结合，并经色素 P450 酶氧化代谢[75]。非布司他降尿酸治疗的高峰多数发生在开始治疗后的第 5 ～ 7 天。药物经肝和肾清除。尽管活性代谢产物经氧化产生，但它们在血浆中的浓度都很低。

剂量和用法

非布司他有 40 mg（美国）、80 mg（美国和欧洲）、120 mg（欧洲）的口服片剂规格，常用剂量为 40 ～ 120 mg/d（表 69-1）。非布司他应该从低剂量起始（40 ～ 80 mg/d），如果治疗 2 周后血尿酸水平仍高于 6.0 mg/dl，则应将非布司他使用剂量增加至每日 80 ～ 120 mg/d。在一项 II 期临床研究中，给予非布司他 40 mg/d，80 mg/d，120 mg/d，分别有 56%、76%、94% 的患者达到了血尿酸低于 6.0 mg/dl 的治疗目标，而安慰剂组达到此疗效的患者比例为 0%[18]。研究发现非布司他 40 mg/d 组平均血尿酸降低程度为 37%，而 120 mg/d 组平均降低程度则达 59%。因此，增加每日给药剂量可以使平均血尿酸降低程度更显著。随后两项分别持续 28 周（n=1067）[22] 和 52 周（n=762）[20] 的临床试验将非布司他（80 ～ 240 mg/d）与固定剂量的别嘌呤醇（300 mg/d）进行比较，两项试验均连续观察 3 个月，均以血尿酸水平低于 6.0 mg/dl 作为主要研究终点。在接受非布司他 80 mg/d、120 mg/d、240 mg/d 治疗的痛风患者中，分别有 48% ～ 53%、62% ～ 65% 和 69% 的患者达到了主要研究终点，而接受固定剂量别嘌呤醇治疗的患者有 21% ～ 22% 的患者达到此终点。一项研究[20] 的次要终点显示，随访中非布司他治疗患者的痛风复发率下降，有 70% ～ 80% 的患者痛风石面积减小，然而这些改变与别嘌呤醇治疗组相比无显著性差异。截止到目前，很多非布司他的研究[20,22,29] 都是以固定剂量的别嘌呤醇作为活性对照药。这些试验表明，每天服用 300 mg 别嘌呤醇与每天服用 40 mg 非布司他所达到的尿酸降低水平相当。正如前文所述，现有的痛风治疗指南推荐以低剂量别嘌呤醇起始治疗（如 100 mg/d），随后逐渐按需增加剂量以达到血尿酸治疗的靶目标[1-2,52]。由于在这些研究中没有使用优化别嘌呤醇剂量的治疗策略，因而与优化的别嘌呤醇治疗剂量相比，这些研究可能高估了非布司他的有效性。

非布司他主要在肝代谢，所以可能不需要根据肾功能情况调整剂量[76]。一些研究对象包括肾功能损害患者的小样本短期药代动力学的研究支持这一结论[77-78]。有关肾功能不全患者使用非布司他的情况，仅从非布司他用于中度肾功能损害（血肌酐 1.6 ～ 2.0 mg/dl）患者的长期研究中获得了有限的数据，但重要的是尚无更严重肾功能不全（血肌酐 > 2.0 mg/dl）患者使用非布司他的研究。尽管现有的数据很有限，但仍提示伴有轻度或中度肾功能不全 [血肌酐清除率（CrCl）为 30 ～ 90 ml/min] 的患者与肾功能正常患者接受等剂量非布司他治疗时，可获得相同的治疗有效性和毒性反应发生率[11,20,29]。

毒副作用

与包括别嘌呤醇在内的其他降尿酸治疗药物相似，非布司他治疗最常见的并发症也是痛风复发，因而在该药应用中强调预防性抗炎治疗的重要性[18]。其他观察到的非布司他不良反应总结在表 69-1 中，其不良反应发生率与别嘌呤醇相近[29,75]。非布司他和别嘌呤醇的早期对照研究发现，与随机分至别嘌呤醇治疗组的患者相比，接受非布司他治疗的患者心血管事件发生率略高（分别为 0.74 例 /100 患者年，95%CI, 0.36 ～ 1.37；0.6 例 /100 患者年, 95%CI, 0.16 ～ 0.53）[75]。在为期 6 个月的大样本 CONFIRMS 研究中，研究者发现非布司他（40 mg/d 和 80 mg/d）与别嘌呤醇（200 ～ 300 mg/d）治疗组间，心血管事件发生率无差异[29]。尽管在其主要终点（心血管死亡、非致死性心肌梗死、非致死性卒中或需要血运重建的不稳定心绞痛）方面没有显示出差异，但大规模随机 CARES 研究表明，对于痛风患者的全因死亡率和心血管死亡率等预先设定的次要终点，非布司他治疗的风险比别嘌呤醇高 20% ～ 30%[11]。由于没有安慰剂组和接近 50% 的退出率[79]，CARES 试验有较大的局限性，也并未表明非布司他降低生存率，而是表明与别嘌呤醇相比，这种药物风险更高。

由于非布司他具有独特的结构，并且是选择性的黄嘌呤氧化酶抑制剂，因此非布司他可能成为别嘌呤醇高敏感的痛风患者的另一种明智选择。由于曾有报道称服用非布司他患者出现过超敏反应，因此非布司他是否能成为别嘌呤醇高敏患者的有效治疗药物尚不清楚。一项包括 13 例曾有别嘌呤醇相关严重副作用的痛风患者的小样本回顾性研究结果显示，12 例安全地应用了非布司他治疗（其中 10 例已达到血尿酸靶目标）[80]，1 例发生了皮肤的过敏性血管炎。

生育、妊娠和哺乳

非布司他对生殖系统的影响尚不明确。尽管动物实验未提示该药有显著的致畸风险，尚无针对非布司他对妊娠期妇女影响的研究[75]。由于缺少适当的人类研究，妊娠期应避免使用。非布司他是否能通过人类乳汁分泌及其对婴儿发育的影响尚不清楚，故哺乳期妇女服用该药需谨慎。

药物相互作用与禁忌证

尽管尚未开展正规的非布司他相关的药物相互作用研究，但是非布司他与经黄嘌呤氧化酶代谢的药物（硫唑嘌呤、6- 巯基嘌呤、茶碱）合用需谨慎（表 66-1）。因非布司他经肝代谢，故中重度肝损伤患者禁用。

促尿酸排泄药

> **关 键 点**
>
> - 丙磺舒、雷西纳德、磺吡酮、苯溴马隆是国际上治疗痛风最常用的促尿酸排泄药。
> - 尽管促尿酸排泄药物需要每日 2 ～ 3 次给药，但由于尿酸排泄减少是导致高尿酸血症最常见的病理性缺陷，因此促尿酸排泄药对尿酸排泄减少的患者能够有效降低其血尿酸水平。
> - 雷西纳德是一种有效的促尿酸排泄药，每日仅需 1 次给药，其单药治疗有较高的肾毒性风险，故需与黄嘌呤氧化酶抑制剂联合用药。
> - 丙磺舒和磺吡酮在肾功能不全时作用受限。

促尿酸排泄药是治疗痛风的一线降尿酸治疗药物[81]。肾参与尿酸代谢的复杂过程按先后顺序由以下四部分组成[82]：①几乎全部经肾小球滤过；②近端肾小管重吸收；③远端小管排泄尿酸；④远端小管二次重吸收。现有的促尿酸排泄药能够减少尿酸的二次重吸收，因而能够增加尿酸的清除，并降低血尿酸浓度。促尿酸排泄药治疗的是痛风中最常见的病理缺陷——血尿酸排泄减少。除增加肾尿酸排泄外，促

尿酸排泄药还可能抑制包括青霉素在内的其他经肾小管排泄的化合物的肾小管分泌。尽管很多药物都有促进尿酸排泄的特点，国际上最常用的促尿酸排泄药是丙磺舒、雷西纳德、磺吡酮和苯溴马隆。丙磺舒是痛风治疗中最广泛应用的促尿酸排泄药。雷西纳德最近被批准与别嘌呤醇或非布司他联合应用治疗痛风。考虑到治疗的相关毒性，磺吡酮和苯溴马隆应用相对较少，在美国这两种药物均已不再使用。

尽管本章关注的是主要的促尿酸排泄药，但一些被批准用于治疗其他疾病但也具有促进尿酸排泄特性的药物也在本章列出。非主流的促尿酸排泄药及其适应证总结见表 69-2[83-88]。水杨酸对肾尿酸清除起到双重作用，低剂量（如 < 1.0 g/d）的水杨酸能够抑制尿酸的活性分泌物排泄，而高剂量（> 4 ～ 5 g/d）水杨酸则具有"促尿酸排泄药样"的抑制尿酸重吸收的作用。与水杨酸相似，氯沙坦的降尿酸特点也已被仔细研究——这一效应是血管紧张素受体阻滞剂（ARB）所特有的抑制 URAT1 活性作用[84]。这些非主流降尿酸药物的降低尿酸作用很温和。降压治疗剂量（50 mg/d）的氯沙坦可使血尿酸水平平均下降约 9%[84]。应该了解的重要一点是氯沙坦与氢氯噻嗪合用治疗高血压病时，氯沙坦的降尿酸作用消失[89]。

在风湿病中的地位和适应证

丙磺舒、雷西纳德、磺吡酮和苯溴马隆用于治疗痛风性高尿酸血症，适用于尿酸排泄减少（24 小时尿尿酸 < 700 mg）的痛风患者。由于丙磺舒能够增加青霉素血药浓度，并延长青霉素及其衍生物终末半衰期，因此丙磺舒同样被批准作为青霉素的治疗佐剂。尽管促尿酸排泄药对多数痛风患者治疗有效，但该类药物不如别嘌呤醇常用，在痛风治疗指南中这类

表 69-2　具有降尿酸作用但未经批准用于痛风治疗的药物

药物名称	适应证
氯沙坦	高血压、充血性心力衰竭
非诺贝特	高脂血症、高甘油三酯血症
阿托伐他汀	高脂血症
罗苏伐他汀	高脂血症
愈创甘油醚	上呼吸道阻塞
来氟米特	类风湿关节炎
水杨酸盐（高剂量）	止痛、发热、抗炎

药物被列为二线降尿酸药物[1]。英国一项基于人群的研究结果显示，促尿酸排泄药在降尿酸治疗处方中的使用率不足 5%[27]。

化学结构和作用机制

促尿酸排泄药主要通过抑制肾小管尿酸转运体发挥作用：尿酸转运体 1（URAT1）、葡萄糖转运体 9（GLUT9）和有机阴离子转运体 1、3 和 4（图 69-2）。因此促尿酸排泄药能够减少尿酸的重吸收，促进肾排泄，降低血尿酸浓度[90-94]。

药理学

促尿酸排泄药口服给药后经胃肠道吸收，在血清中与蛋白质紧密结合。丙磺舒[95]和磺吡酮[96]的半衰期相对短，为 3 ～ 12 小时（表 69-1）。尽管苯溴马隆也有大约 3 小时的相对较短的半衰期，但它的活性代谢产物 6- 羟基苯溴马隆的半衰期较长，从而允许该药为每日 1 次给药[97]。雷西纳德消除半衰期仅为 1.5 ～ 2.7 小时，单独给药会促尿酸排泄达 12 小时[98]。促尿酸排泄药的清除主要是经肝代谢，之后经不同的途径如尿液、胆汁和或粪便排泄。丙磺舒的代谢受其 N 端 - 去丙基侧链羟化作用和羧基端葡萄糖醛酸耦合作用的限制[99-101]。磺吡酮、苯溴马隆和雷西纳德均主要由 CYP2C9 介导的细胞色素 P450（CYP）代谢[102-103]。华法林也主要由 CYP2C9 介导代谢，这也是其与这些药物之间存在药物相互作用的原因。雷西纳德还诱导 CYP3A 并可能降低由该细胞色素代谢的药物（例如西地那非、氨氯地平或他汀类药物）的循环浓度，此外还能减少痛风患者其他药物（如抗坏血酸或吲哚美辛）的用量[104-105]。

剂量和用法

丙磺舒通常的剂量是 500 ～ 2000 mg/d 分次给药。丙磺舒（500 mg）与秋水仙碱（0.5 mg）配制成了复方片剂（对二丙磺酰胺苯甲酸）。在一项入组患者均肾功能良好的 12 周随机研究中，丙磺舒 1500 mg/d 使血尿酸浓度降低了 32%[106]，其他一些较早的研究也阐明了该治疗的其他益处，包括软化痛风石、改善功能、减轻疼痛症状[34,107]。磺吡酮起始剂量为 200 ～ 400 mg/d 分次给药，如果需要可以增加到 800 mg/d 以达到血尿酸的靶目标。尽管目前尚不明确肾功能水平恶化到何种程度会导致丙磺舒和磺吡酮完全失效，但是当患者出现中重度肾功能不全时，这些药物的疗效会丧失[108]。一项包含 57 例痛风患者的回顾性研究

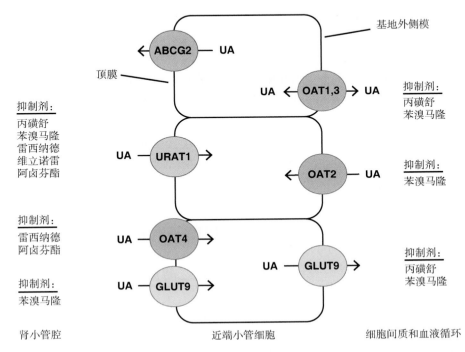

图 69-2　肾处理尿酸和促尿酸排泄药物的作用位点。丙磺舒、苯溴马隆、磺吡酮、雷西纳德作用在在近端肾小管。ABCG2，ATP 结合转运蛋 G 超家族成员 2 抗体；GLUT、葡萄糖转运体；OAT、有机阴离子转运体；UA、尿酸；URAT、尿酸转运体（Modified from Bardin T，Richette P: Novel uricosurics. *Rheumatology* [Oxford] 57 [suppl 1]：i42-i46，2018，with permission.）

结果显示，丙磺舒可使患者血尿酸水平较基线期产生中等程度的下降，同时结果提示并非患者的肾功能本身能够预测患者的治疗反应[109]，这一结果提示丙磺舒可以作为轻中度 CKD 痛风患者的治疗选择。丙磺舒也可用作黄嘌呤氧化酶抑制剂的佐剂。在别嘌呤醇单药治疗失败（200～300 mg/d）的患者中，86% 的患者在添加丙磺舒（1000 mg/d）后达到低于 5 mg/dl 的血尿酸目标。

雷西纳德通常剂量是每日 1 次（200 mg），与别嘌呤醇或非布司他联合应用。当雷西纳德单独应用或增加剂量时，肾毒性风险也会随之增加。一项 II 期研究显示在固定剂量别嘌呤醇（200～600 mg/d）的基础上每天添加 200 mg 的雷西纳德后，患者 4 周后的血尿酸浓度下降了 16%[111]。在随后的 3 期研究中，达到低于 6.0 mg/dl 的血尿酸浓度目标的患者比例几乎是原来的两倍，单独服用别嘌呤醇比例为 25%（300 mg/d，中度肾功能损害患者 200 mg/d），雷西纳德与和别嘌呤醇联合治疗达到目标的患者比例为 50%～60%。

苯溴马隆每日给药 1 次，且对于伴有中度肾功能不全的患者，其治疗也可能是有效的。苯溴马隆常规治疗剂量（50～200 mg/d）即可使血尿酸降低 25%～50%[114-117]，并能减少痛风急性发作的频率和溶解痛风石[118-120]。在一项随机对照研究中，苯溴马隆即使在患者 CrCl 低至 20～40 ml/min 的情况下仍能保持其降尿酸作用[117]。那些对别嘌呤醇 300 mg/d 不耐受或治疗无效的患者，换用苯溴马隆（200 mg）可以使 92% 的患者血尿酸水平低于 5.0 mg/dl，而换用丙磺舒（2000 mg/d）仅能使 65% 的患者达到此疗效[121]。

毒副作用

与其他降尿酸药物相同，痛风复发是促尿酸排泄药物的常见并发症。因为尿尿酸作为形成肾结石一个潜在的病因，促尿酸排泄治疗增加了肾结石的形成风险。一项对 780 余名长年应用苯溴马隆的患者进行的纵向研究显示，约 10%（21/216）的患者出现了肾结石[122]。在 21 例肾结石中，7 例为草酸钙结石、14 例为尿酸结石或尿酸盐与钙的混合结石。为了降低治疗相关的肾结石的发生风险，除了限制尿酸排泄障碍患者的促尿酸排泄药物使用剂量外，还可以通过优化液体摄入量和碱化尿液使尿 pH 持续大于 6.0 来解决[123]。

当雷西纳德单独应用或每日剂量大于 200 mg 时，肾毒性风险增加。其他所观察到的促尿酸排泄药物的副作用见表 69-1。与促尿酸排泄药物相关的罕见的副作用包括过敏反应、贫血（包括再生障碍性贫血和溶血性贫血）、其他血细胞减少、发热、肾病综合征和背部疼痛。2003 年，苯溴马隆的最初生产商因该药可引起严重肝损害的罕见报道而停止生产该药，最近对该药的系统性风险 - 效益分析提出了对该决定的质疑[123a]。由于磺吡酮具有 NSAIDs 样特性，故它可引起血性恶病质（罕见），还有包括消化性溃疡病在内的胃肠功能紊乱[124]。

生育、妊娠和哺乳

有关促尿酸排泄药物对生育、胎儿发育以及哺乳期应用的数据很有限。因此，除非治疗的潜在益处超过风险，否则，这些药物应慎用于上述患者。

药物相互作用和禁忌

由于肾小管分泌在许多药物的肾清除中起核心作用，使用促尿酸排泄药物，特别是丙磺舒时的药物间相互作用已被广泛认知。丙磺舒和磺吡酮抑制肾小管药物分泌的作用比苯溴马隆更加明显，这主要是由于后者能够增加 URAT1 "特异性"。所观察到的促尿酸排泄药物间已知的相互作用总结见表 66-1。

因为存在潜在的交叉反应，应避免在保泰松或其他吡唑化合物过敏的患者中应用磺吡酮。肌酐清除率低于 45 ml/min 的患者禁用雷西纳德。除特殊情况外，这些药物应避免在尿酸性肾结石，或尿酸排泄过多以及接受包括化疗或放疗等肿瘤治疗的患者中应用。在已知血性恶病质、活动性消化性溃疡病、明确的肝或肾疾病患者也应慎用此类药物。

尿酸氧化酶

聚乙二醇重组尿酸氧化酶

关键点

● 聚乙二醇重组尿酸氧化酶有利于将尿酸转换成更易溶解的尿囊素。

● 静脉注射聚乙二醇重组尿酸氧化酶能够快速而显著地降低血尿酸水平，这对于快速去除体内总的尿酸水平至关重要。

● 抗原性以及与药物直接相关的免疫反应是限制其反复使用的主要因素（血尿酸浓度升高至 6.0 mg/dl 时提示了这一问题）。

聚乙二醇重组尿酸氧化酶是一种修饰后的哺乳动物尿酸氧化酶，属于胃肠外给药的生物制剂。与其他哺乳动物不同，人类已经丧失合成尿酸氧化酶的能力，尿酸氧化酶的主要作用是将尿酸转换成尿囊素，而后者的溶解度为尿酸的 5 ～ 10 倍以上。由于尿酸氧化酶存在药物相关的抗原性和重复给药后过高的过敏反应发生率，因此现有的尿酸氧化酶（例如拉布立酶———一种重组黄曲霉尿酸氧化酶[125]）已被限制应用于肿瘤溶解综合征的治疗。相较于上一代尿酸氧化酶，聚乙二醇重组尿酸氧化酶的过敏反应更少，并已成功地对许多患者进行了反复静脉注射。

在风湿病中的地位和适应证

聚乙二醇重组尿酸氧化酶被批准用于治疗难治性痛风患者的高尿酸血症。在美国作为孤儿药物获批的聚乙二醇重组尿酸氧化酶仅被批准用于治疗一小部分难治性痛风患者。难治性痛风是以严重致残性痛风为特征，常伴有典型的痛风石沉积和明显的合并症而使常规降尿酸药物成为禁忌或治疗无效[126]。聚乙二醇重组尿酸氧化酶可使血尿酸快速而显著的下降。在临床试验中，初始剂量的聚乙二醇重组尿酸氧化酶可以使血尿酸在 24 小时内低至 0.5 ～ 1 mg/dl[127]。使用聚乙二醇重组尿酸氧化酶可以迅速减小痛风石、耗竭体内尿酸盐储备，因而有人推测聚乙二醇重组尿酸氧化酶或其他配方制剂可能会成为严重痛风石和体内尿酸盐过度蓄积患者的诱导治疗（图 69-3）。

化学结构和作用机制

聚乙二醇重组尿酸氧化酶是一种与聚乙二醇（PEG）结合的重组哺乳动物尿酸氧化酶，聚乙二醇重组尿酸氧化酶能够促进尿酸转化为尿囊素，红细胞能够捕获从尿素转化为尿囊素过程中所生成的过氧化氢（H_2O_2）[129]。

药理学

聚乙二醇重组尿酸氧化酶的药代动力学符合一室线性模型。静脉注射聚乙二醇重组尿酸氧化酶的最大血药浓度和降尿酸作用呈剂量依赖性[130]。聚乙二醇重组尿酸氧化酶药代动力学不受年龄、性别、体重或基础肾功能影响。药物清除的高度差异性至少一定程度上与循环中是否存在抗聚乙二醇重组尿酸氧化酶抗体以及该抗体的水平相关（详见下文"剂量和用法"）。

剂量和用法

聚乙二醇重组尿酸氧化酶被批准的用药方式为静脉滴注每次 8 mg，每次滴注时间为 2 小时，每 2 周 1 次（表 69-1）。聚乙二醇重组尿酸氧化酶获得监管部门批准是基于两个为期 6 个月的模拟随机安慰剂对照伴后期开放性随诊的临床观察结果（n=212 个）[127]。在这些临床试验中受试者治疗前血尿酸浓度均超过 8 mg/dl 并伴有痛风症状，这些患者均在入组前接受了别嘌呤醇治疗，对别嘌呤醇不耐受或经最大医学适用剂量的别嘌呤醇治疗仍无效。这些患者还接受了预防输液反应（表 69-1）和预防痛风发作（秋水仙碱、NSAIDs 或糖皮质激素）的治疗。两项随机研究的主要研究终点是在 3 ～ 6 个月的随访期间，有至少 80% 的时间患者血尿酸水平低于 6 mg/dl。这两项随机研究中，在接受每 2 周 1 次 8 mg 聚乙二醇重组尿酸氧化酶静脉滴注的患者中，分别有 47% 和 38% 的患者达到了主要研究终点[127]。经过汇总分析，到研究最后一次访视时止，基线期存在痛风石并接受了每 2 周 8 mg 聚乙二醇重组尿酸氧化酶治疗的患者中，40% 患者的痛风石完全溶解（对照组为 7%）。

虽然无应答患者和治疗有效患者在初次输注聚乙二醇重组尿酸氧化酶后血尿酸水平均显著下降，但无应答患者一般在用药的最初三个月血尿酸不再明显下降。治疗效果的丧失定义为治疗期间血尿酸水平增加并超过 6.0 mg/dl，这一现象可能与抗聚乙二醇重组尿酸氧化酶抗体（主要是免疫球蛋白 IgM 和 IgG 亚型结合药物的 PEG 部分）的形成密切相关。与抗聚乙二醇重组尿酸氧化酶抗体形成相关的有提示作用的临床表现包括过敏和药效中和作用的风险增加，当抗体滴度超过 1 : 2430 时这些临床表现最明显。建议在治疗过程中密切监测血尿酸水平而不是监测药物

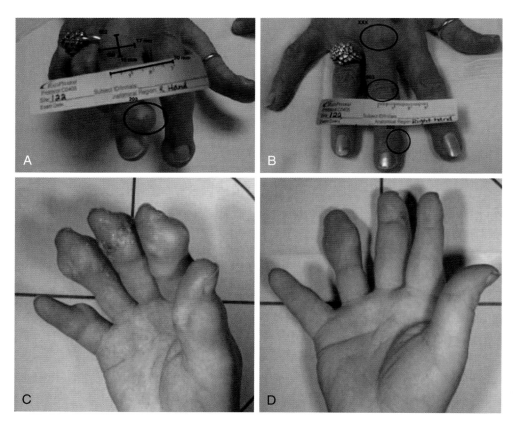

图 69-3　A. 患者 1 基线期痛风石累及右手第三指远端指间关节（DIP）中部。B. 同一患者经过 13 周聚乙二醇重组尿酸氧化酶治疗后痛风石溶解。C. 患者 2 基线期痛风石。D. 同一患者经过 25 周聚乙二醇重组尿酸氧化酶治疗后（From Baraf HS，et al.：Tophus burden reduction with pegloticase：results from phase 3 randomized trials and open-label extension in patients with chronic gout refractory to conventional therapy. *Arthritis Res Ther* 15：R137，2013，with permission.）

的抗体滴度，如果血尿酸水平增加并超过 6.0 mg/dl，则应停用该药[131]。

毒副作用

　　聚乙二醇重组尿酸氧化酶最常见的严重不良事件是过敏反应，发生率约为 7%（表 69-1）。尽管有"临床意义"的抗聚乙二醇重组尿酸氧化酶抗体滴度较少见，但该抗体可在接受治疗的绝大多数患者中（～90%）被检测到。在临床研究中，尽管给予了包括抗组胺剂和糖皮质激素在内的预防治疗，但过敏性反应通常还是会在给药的 2 小时内出现。治疗失败的患者更易出现治疗相关的过敏反应。因此，密切监测血尿酸水平以及对于血尿酸水平大于 6.0 mg/dl 的患者停用聚乙二醇重组尿酸氧化酶是降低风险的重要因素。研究结果表明使用这一策略几乎可以防止所有的过敏反应。因同时使用其他降尿酸药物可能掩盖抗体形成所引起的血尿酸升高，故应避免使用聚乙二醇重

组尿酸氧化酶的同时联合应用其他降尿酸药物。目前正在评估免疫抑制疗法（如硫唑嘌呤、甲氨蝶呤、霉酚酸酯）在降低药物抗原性方面的潜力，从而提高聚乙二醇酶的治疗持久性。这一概念最近得到了一项关于甲氨蝶呤的小型初步开放研究的支持[132]。约 25% 的患者会发生聚乙二醇重组尿酸氧化酶引起的过敏反应及输液反应重叠，临床表现包括荨麻疹、呼吸困难、胸部不适 / 疼痛、红斑、瘙痒。输液反应可发生在治疗过程中的任何时间，但该药的迟发过敏反应却鲜有报道。

　　与其他降尿酸药物相同，聚乙二醇重组尿酸氧化酶治疗后痛风发作很常见。已发现的与聚乙二醇重组尿酸氧化酶有关的其他的不良事件详见表 66-1。在临床研究和开放性随访研究中，虽然与治疗药物的因果关系尚未建立，但聚乙二醇重组尿酸氧化酶治疗组充血性心力衰竭加重的情况较安慰剂组更常见[131]。

生育、妊娠和哺乳

聚乙二醇重组尿酸氧化酶对生育或妊娠人群的影响尚无研究报道，聚乙二醇重组尿酸氧化酶是否会经乳汁分泌也属未知。在缺乏适当的人体试验的情况下，不建议哺乳期妇女使用聚乙二醇重组尿酸氧化酶。

药物相互作用和禁忌证

由于抗聚乙二醇重组尿酸氧化酶抗体结合在药物的 PEG 部分，聚乙二醇重组尿酸氧化酶应慎用于接受其他含 PEG 药物治疗的患者。抗聚乙二醇重组尿酸氧化酶抗体的形成是否会阻止或影响含有 PEG 药物的未来治疗作用尚不得而知。聚乙二醇重组尿酸氧化酶禁用于葡萄糖 -6- 磷酸脱氢酶（G6PD）缺乏症的患者，原因是其可导致溶血和高铁血红蛋白血症的发生风险增加；对于存在风险的患者应在治疗开始前筛查是否存在 G6PD 缺乏症[131]。

研发中的降尿酸药

一些降尿酸治疗的新药正在研究中，慢性痛风的治疗策略在未来将可能会不断壮大。

一种过氧化物酶体增殖物 γ 调节剂 - 阿卤芬酯（MBX-102）作为具备促尿酸排泄和抗炎的双重功效的药物受到了广泛的关注。除了抑制肾尿酸转运子（URAT1、OAT4），体外试验已证实这种药物能够有效抑制尿酸钠诱导的 IL-1 产生。在一项为期 12 周的 5 组随机对照研究中，研究人员比较了阿卤芬酯（600 mg 或 800 mg/d）、别嘌呤醇 300 mg/d（有或无秋水仙碱预防治疗，0.6 mg/d）和安慰剂的有效性和安全性[133]。不同剂量的阿卤芬酯分别使 sUA 减少了 12.5% 和 16.5%，与安慰剂或不含秋水仙碱的别嘌呤醇相比，应用 800 mg/d 阿卤芬酯的患者急性痛风发生频率显著降低。在 16 名接受阿卤芬酯 800 mg/d 和非布司他 80 mg/d 联合治疗的高尿酸血症痛风患者中，所有患者的血尿酸浓度目标均低于 6.0 mg/dl，93% 的患者血尿酸浓度低于 5 mg/dl[134]。

维立诺雷（RDEA3170）是一种高选择性 URAT1 抑制剂。在涉及 375 名患者的 2 期剂量范围研究中，维立诺雷作为单一疗法以 2.5 ～ 15 mg 的每日剂量给药导致血尿酸浓度呈剂量依赖性降低（17.5% ～ 55.8%），但与安慰剂或别嘌呤醇相比，其具有更大的

肾毒性[135]。在 Ⅱ 期平行研究中，对维立诺雷与 XO 抑制剂别嘌呤醇和非布司他联合应用进行了试验[136-137]。除了证明具有剂量依赖性降尿酸效果外，维立诺雷耐受性良好，联合用药时不增加血清肌酐浓度。值得注意的是，它与别嘌呤醇共同给药会使羟基嘌呤醇浓度降低，表明这两种疗法的潜在协同作用可能被这种效应降低[137]。

处于开发早期阶段的另外两种化合物 SEL-212 和 ALLN-346。SEL-212 将聚乙二醇化酶（一种尿酸氧化酶，也称为聚乙二醇琥珀酸酶）与含有西罗莫司的合成疫苗颗粒相结合，在临床前研究中证明可以减弱聚乙二醇化酶的免疫原性。SEL-212 可静脉给药每月 1 次，目前处于 Ⅱ 期临床试验[138]。ALLN-346 是一种 pH 稳定的口服重组尿酸氧化酶，可将肠道尿酸盐降解为尿囊素，从而降低总尿酸盐负荷。在一项概念验证研究中，对高尿酸血症动物模型，口服 ALLN-346 可显著降低血浆和尿液尿酸浓度。

Full references for this chapter can be found on ExpertConsult.com.

部分参考文献

1. Khanna D, Fitzgerald JD, Khanna PP, et al.: 2012 American College of Rheumatology guidelines for management of gout. Part 1: systematic nonpharmacologic and pharmacologic therapeutic approaches to hyperuricemia, *Arthritis Care Res (Hoboken)* 64(10):1431–1446, 2012.

2. Zhang W, Doherty M, Bardin T, et al.: EULAR evidence based recommendations for gout. Part II: Management. Report of a task force of the EULAR Standing Committee For International Clinical Studies Including Therapeutics (ESCISIT), *Ann Rheum Dis* 65:1312–1324, 2006.

3. Gonzalez AA, Puig JG, Mateos FA, et al.: Should dietary restrictions always be prescribed in the treatment of gout?, *Adv Exp Med Biol* 253A:243–246, 1989.

4. Zhu Y, Zhang Y, Choi HK: The serum urate-lowering impact of weight loss among men with a high cardiovascular risk profile: the Multiple Risk Factor Intervention Trial, *Rheumatology (Oxford)* 49:2391–2399, 2010.

5. Dalbeth N, Chen P, White M, et al.: Impact of bariatric surgery on serum urate targets in people with morbid obesity and diabetes: a prospective longitudinal study, *Ann Rheum Dis* 73(5):797–802, 2014.

6. Taylor TH, Mecchella JN, Larson RJ, et al.: Initiation of allopurinol at first medical contact for acute attacks of gout: a randomized clinical trial, *Am J Med* 125(11):1126–1134.e1127, 2012.

7. Ferraz M, O'Brien B: A cost effectiveness analysis of urate lowering drugs in nontophaceous recurrent gouty arthritis, *J Rheumatol* 22:908–914, 1995.

13. Loebl W, Scott J: Withdrawal of allopurinol in patients with gout, *Ann Rheum Dis* 33:304–307, 1974.

14. Bull P, Scott J: Intermittent control of hyperuricemia in the treatment of gout, *J Rheumatol* 16:1246–1248, 1989.

15. van Lieshout-Zuidema M, Breedveld F: Withdrawal of long-

term antihyperuricemic therapy in tophaceous gout, *J Rheumatol* 20:1383–1385, 1993.

16. Shoji A, Yamanaka H, Kamatani N: A retrospective study of the relationship between serum urate level and recurrent attacks of gouty arthritis: evidence for reduction of recurrent gouty arthritis with antihyperuricemic therapy, *Arthritis Rheum* 51:321–325, 2004.

17. Li-Yu J, Clayburne G, Sieck M, et al.: Treatment of chronic gout. Can we determine when urate stores are depleted enough to prevent attacks of gout? *J Rheumatol* 28:577–580, 2001.

18. Becker MA, Schumacher Jr HR, Wortmann RL, et al.: Febuxostat, a novel nonpurine selective inhibitor of xanthine oxidase: a twenty-eight-day, multicenter, phase II, randomized, double-blind, placebo-controlled, dose-response clinical trial examining safety and efficacy in patients with gout, *Arthritis Rheum* 52(3):916–923, 2005.

20. Becker MA, Schumacher Jr HR, Wortmann RL, et al.: Febuxostat compared with allopurinol in patients with hyperuricemia and gout, *N Engl J Med* 353(23):2450–2461, 2005.

21. Borstad GC, Bryant LR, Abel MP, et al.: Colchicine for prophylaxis of acute flares when initiating allopurinol for chronic gouty arthritis, *J Rheumatol* 31(12):2429–2432, 2004.

22. Schumacher Jr HR, Becker MA, Wortmann RL, et al.: Effects of febuxostat versus allopurinol and placebo in reducing serum urate in subjects with hyperuricemia and gout: a 28-week, phase III, randomized, double-blind, parallel-group trial, *Arthritis Rheum* 59(11):1540–1548, 2008.

23. Schlesinger N, Mysler E, Lin HY, et al.: Canakinumab reduces the risk of acute gouty arthritis flares during initiation of allopurinol treatment: results of a double-blind, randomised study, *Ann Rheum Dis* 70(7):1264–1271, 2011.

24. Schumacher Jr HR, Evans RR, Saag KG, et al.: Rilonacept (interleukin-1 trap) for prevention of gout flares during initiation of uric acid-lowering therapy: results from a phase III randomized, double-blind, placebo-controlled, confirmatory efficacy study, *Arthritis Care Res (Hoboken)* 64(10):1462–1470, 2012.

25. Briesacher BA, Andrade SE, Fouayzi H, et al.: Comparison of drug adherence rates among patients with seven different medical conditions, *Pharmacotherapy* 28(4):437–443, 2008.

26. Harrold LR, Andrade SE, Briesacher BA, et al.: Adherence with urate-lowering therapies for the treatment of gout, *Arthritis Res Ther* 11(2):R46, 2009.

27. Mikuls T, Farrar J, Bilker W, et al.: Gout epidemiology: results from the U.K. General Practice Research Database, 1990-1999, *Ann Rheum Dis* 64:267–272, 2005.

28. Deleted in review.

29. Becker MA, Schumacher HR, Espinoza LR, et al.: The urate-lowering efficacy and safety of febuxostat in the treatment of the hyperuricemia of gout: the CONFIRMS trial, *Arthritis Res Ther* 12(2):R63, 2010.

30. Delbarre F, Amor B, Auscher C, de Gery A: Treatment of gout with allopurinol. A study of 106 cases, *Ann Rheum Dis* 25:627–633, 1966.

31. Kuzell W, Seebach LM, Glover RP, Jackman AE: Treatment of gout with allopurinol and sulphinpyrazone in combination and with allopurinol alone, *Ann Rheum Dis* 25:634–642, 1966.

32. Rundles R, Metz EN, Silberman HR: Allopurinol in the treatment of gout, *Ann Intern Med* 64:229–258, 1966.

33. Sarawate CA, Patel PA, Schumacher HR, et al.: Serum urate levels and gout flares: analysis from managed care data, *J Clin Rheumatol* 12(2):61–65, 2006.

34. Scott: Comparison of allopurinol and probenecid, *Ann Rheum Dis* 25:623–626, 1966.

35. Wilson J, Simmonds HA, North JD: Allopurinol in the treatment of uraemic patients with gout, *Ann Rheum Dis* 26:136–142, 1967.

36. Culleton BF, Larson MG, Kannel WB, et al.: Serum uric acid and risk for cardiovascular disease and death: the Framingham Heart Study, *Ann Intern Med* 131(1):7–13, 1999.

37. Darmawan J, Rasker JJ, Nuralim H: The effect of control and self-medication of chronic gout in a developing country. Outcome after 10 years, *J Rheumatol* 30(11):2437–2443, 2003.

38. Krishnan E: Hyperuricemia and incident heart failure, *Circ Heart Fail* 2(6):556–562, 2009.

39. Lehto S, Niskanen L, Ronnemaa T, et al.: Serum uric acid is a strong predictor of stroke in patients with non-insulin-dependent diabetes mellitus, *Stroke* 29(3):635–639, 1998.

40. Luk AJ, Levin GP, Moore EE, et al.: Allopurinol and mortality in hyperuricaemic patients, *Rheumatology (Oxford)* 48(7):804–806, 2009.

41. Dubreuil M, Zhu Y, Zhang Y, et al.: Allopurinol initiation and all-cause mortality in the general population, *Ann Rheum Dis*, 2014.

42. Feig DI, Soletsky B, Johnson RJ: Effect of allopurinol on blood pressure of adolescents with newly diagnosed essential hypertension: a randomized trial, *JAMA* 300(8):924–932, 2008.

43. Doehner W, Schoene N, Rauchhaus M, et al.: Effects of xanthine oxidase inhibition with allopurinol on endothelial function and peripheral blood flow in hyperuricemic patients with chronic heart failure: results from 2 placebo-controlled studies, *Circulation* 105(22):2619–2624, 2002.

44. Perez-Ruiz F, Calabozo M, Herrero-Beites AM, et al.: Improvement of renal function in patients with chronic gout after proper control of hyperuricemia and gouty bouts, *Nephron* 86(3):287–291, 2000.

45. Siu YP, Leung KT, Tong MK, et al.: Use of allopurinol in slowing the progression of renal disease through its ability to lower serum uric acid level, *Am J Kidney Dis* 47(1):51–59, 2006.

46. Sarawate CA, Brewer KK, Yang W, et al.: Gout medication treatment patterns and adherence to standards of care from a managed care perspective, *Mayo Clin Proc* 81(7):925–934, 2006.

47. Reinders MK, Haagsma C, Jansen TL, et al.: A randomised controlled trial on the efficacy and tolerability with dose escalation of allopurinol 300-600 mg/day versus benzbromarone 100-200 mg/day in patients with gout, *Ann Rheum Dis* 68(6):892–897, 2009.

48. Rundles RW, Metz EN, Silberman HR: Allopurinol in the treatment of gout, *Ann Intern Med* 64(2):229–258, 1966.

49. Yu TF: The effect of allopurinol in primary and secondary gout, *Arthritis Rheum* 8(5):905–906, 1965.

50. Rees F, Jenkins W, Doherty M: Patients with gout adhere to curative treatment if informed appropriately: proof-of-concept observational study, *Ann Rheum Dis* 72(6):826–830, 2013.

52. Jordan KM, Cameron JS, Snaith M, et al.: British Society for Rheumatology and British Health Professionals in Rheumatology guideline for the management of gout, *Rheumatology (Oxford)* 46(8):1372–1374, 2007.

53. Mikuls T, MacLean C, Olivieri J, et al.: Quality of care indicators for gout management, *Arthritis Rheum* 50:937–943, 2004.

54. Hande K, Noone RM, Stone WJ: Severe allopurinol toxicity. Description of guidelines for prevention in patients with renal insufficiency, *Am J Med* 76:47–56, 1984.

55. Dalbeth N, Stamp L: Allopurinol dosing in renal impairment: walking the tightrope between adequate urate lowering and adverse events, *Semin Dial* 20(5):391–395, 2007.

56. Lee HY, Ariyasinghe JT, Thirumoorthy T: Allopurinol hypersensitivity syndrome: a preventable severe cutaneous adverse reaction? *Singapore Med J* 49(5):384–387, 2008.

57. Stamp LK, O'Donnell JL, Zhang M, et al.: Using allopurinol above the dose based on creatinine clearance is effective and safe in patients with chronic gout, including those with renal impairment, *Arthritis Rheum* 63(2):412–421, 2011.

58. Ramasamy SN, Korb-Wells CS, Kannangara DR, et al.: Allopurinol hypersensitivity: a systematic review of all published cases, 1950-2012, *Drug Saf* 36(10):953–980, 2013.

59. Kim SC, Newcomb C, Margolis D, et al.: Severe cutaneous reactions requiring hospitalization in allopurinol initiators: a population-based cohort study, *Arthritis Care Res (Hoboken)* 65:578–584, 2013.

60. Stamp LK, Taylor WJ, Jones PB, et al.: Starting dose is a risk factor for allopurinol hypersensitivity syndrome: a proposed safe starting

dose of allopurinol, *Arthritis Rheum* 64(8):2529–2536, 2012.

61. Hung SI, Chung WH, Liou LB, et al.: HLA-B*5801 allele as a genetic marker for severe cutaneous adverse reactions caused by allopurinol, *Proc Natl Acad Sci U S A* 102(11):4134–4139, 2005.

63. Saokaew S, Tassaneeyakul W, Maenthaisong R, et al.: Cost-effectiveness analysis of HLA-B*5801 testing in preventing allopurinol-induced SJS/TEN in Thai population, *PLoS One* 9(4):e94294, 2014.

65. Schlesinger N: Management of acute and chronic gouty arthritis: present state-of-the-art, *Drugs* 64(21):2399–2416, 2004.

66. Allopurinol [package insert], Corona, Calif, 2006, Watson Laboratories.

67. Brooks RJ, Dorr RT, Durie BG: Interaction of allopurinol with 6-mercaptopurine and azathioprine, *Biomed Pharmacother* 36(4):217–222, 1982.

68. Cummins D, Sekar M, Halil O, et al.: Myelosuppression associated with azathioprine-allopurinol interaction after heart and lung transplantation, *Transplantation* 61(11):1661–1662, 1996.

69. Kennedy DT, Hayney MS, Lake KD: Azathioprine and allopurinol: the price of an avoidable drug interaction, *Ann Pharmacother* 30(9):951–954, 1996.

70. Jick H, Porter JB: Potentiation of ampicillin skin reactions by allopurinol or hyperuricemia, *J Clin Pharmacol* 21(10):456–458, 1981.

71. Emmerson BT: The management of gout, *N Engl J Med* 334(7):445–451, 1996.

72. Stocker SL, Williams KM, McLachlan AJ, et al.: Pharmacokinetic and pharmacodynamic interaction between allopurinol and probenecid in healthy subjects, *Clin Pharmacokinet* 47(2):111–118, 2008.

73. Tausche AK, Christoph M, Forkmann M, et al.: As compared to allopurinol, urate-lowering therapy with febuxostat has superior effects on oxidative stress and pulse wave velocity in patients with severe chronic tophaceous gout, *Rheumatol Int* 34(1):101–109, 2014.

74. Takano Y, Hase-Aoki K, Horiuchi H, et al.: Selectivity of febuxostat, a novel non-purine inhibitor of xanthine oxidase/xanthine dehydrogenase, *Life Sci* 76(16):1835–1847, 2005.

75. Uloric [package insert]: Deerfield, Ill, Takeda Pharmaceuticals America, 2009.

76. Yu KH: Febuxostat: a novel non-purine selective inhibitor of xanthine oxidase for the treatment of hyperuricemia in gout, *Recent Pat Inflamm Allergy Drug Discov* 1(1):69–75, 2007.

77. Hoshide S, Takahashi Y, Ishikawa T, et al.: PK/PD and safety of a single dose of TMX-67 (febuxostat) in subjects with mild and moderate renal impairment, *Nucleosides Nucleotides Nucleic Acids* 23(8–9):1117–1118, 2004.

78. Mayer MD, Khosravan R, Vernillet L, et al.: Pharmacokinetics and pharmacodynamics of febuxostat, a new non-purine selective inhibitor of xanthine oxidase in subjects with renal impairment, *Am J Ther* 12(1):22–34, 2005.

80. Chohan S, Becker MA: Safety and efficacy of febuxostat (FEB) treatment in subjects with gout and severe allopurinol (ALLO) adverse reactions (abstract), *Arthritis Rheum* 62(Suppl):S67, 2010.

81. Ogrzylo MA, Harrison J: Evaluation of uricosuric agents in chronic gout, *Ann Rheum Dis* 16(4):425–437, 1957.

82. Levinson DJ, Sorensen LB: Renal handling of uric acid in normal and gouty subject: evidence for a 4-component system, *Ann Rheum Dis* 39(2):173–179, 1980.

83. Athyros VG, Mikhailidis DP, Liberopoulos EN, et al.: Effect of statin treatment on renal function and serum uric acid levels and their relation to vascular events in patients with coronary heart disease and metabolic syndrome: a subgroup analysis of the GREek Atorvastatin and Coronary heart disease Evaluation (GREACE) Study, *Nephrol Dial Transplant* 22(1):118–127, 2007.

84. Hamada T, Ichida K, Hosoyamada M, et al.: Uricosuric action of losartan via the inhibition of urate transporter 1 (URAT 1) in hypertensive patients, *Am J Hypertens* 21(10):1157–1162, 2008.

85. Ogata N, Fujimori S, Oka Y, et al.: Effects of three strong statins (atorvastatin, pitavastatin, and rosuvastatin) on serum uric acid levels in dyslipidemic patients, *Nucleosides Nucleotides Nucleic Acids* 29(4–6):321–324, 2010.

86. Perez-Ruiz F, Nolla JM: Influence of leflunomide on renal handling of urate and phosphate in patients with rheumatoid arthritis, *J Clin Rheumatol* 9(4):215–218, 2003.

87. Ramsdell CM, Postlethwaite AE, Kelley WN: Uricosuric effect of glyceryl guaiacolate, *J Rheumatol* 1(1):114–116, 1974.

88. Uetake D, Ohno I, Ichida K, et al.: Effect of fenofibrate on uric acid metabolism and urate transporter 1, *Intern Med* 49(2):89–94, 2010.

89. Hamada T, Mizuta E, Kondo T, et al.: Effects of a low-dose anti-hypertensive diuretic in combination with losartan, telmisartan, or candesartan on serum urate levels in hypertensive patients, *Arzneimittelforschung* 60(2):71–75, 2010.

90. Anzai N, Ichida K, Jutabha P, et al.: Plasma urate level is directly regulated by a voltage-driven urate efflux transporter URATv1 (SLC2A9) in humans, *J Biol Chem* 283(40):26834–26838, 2008.

91. Brandstatter A, Kiechl S, Kollerits B, et al.: Sex-specific association of the putative fructose transporter SLC2A9 variants with uric acid levels is modified by BMI, *Diabetes Care* 31(8):1662–1667, 2008.

92. Caulfield MJ, Munroe PB, O'Neill D, et al.: SLC2A9 is a high-capacity urate transporter in humans, *PLoS Med* 5(10):e197, 2008.

93. Enomoto A, Kimura H, Chairoungdua A, et al.: Molecular identification of a renal urate anion exchanger that regulates blood urate levels, *Nature* 417(6887):447–452, 2002.

94. Vitart V, Rudan I, Hayward C, et al.: SLC2A9 is a newly identified urate transporter influencing serum urate concentration, urate excretion and gout, *Nat Genet* 40(4):437–442, 2008.

95. Selen A, Amidon GL, Welling PG: Pharmacokinetics of probenecid following oral doses to human volunteers, *J Pharm Sci* 71(11):1238–1242, 1982.

96. Rosenkranz B, Fischer C, Jakobsen P, et al.: Plasma levels of sulfinpyrazone and of two of its metabolites after a single dose and during the steady state, *Eur J Clin Pharmacol* 24(2):231–235, 1983.

97. Jain AK, Ryan JR, McMahon FG, et al.: Effect of single oral doses of benzbromarone on serum and urinary uric acid, *Arthritis Rheum* 17(2):149–157, 1974.

99. Cunningham RF, Perel JM, Israili ZH, et al.: Probenecid metabolism in vitro with rat, mouse, and human liver preparations. Studies of factors affecting the site of oxidation, *Drug Metab Dispos* 5(2):205–210, 1977.

100. Dayton PG, Perel JM, Cunningham RF, et al.: Studies of the fate of metabolites and analogs of probenecid. The significance of metabolic sites, especially lack of ring hydroxylation, *Drug Metab Dispos* 1(6):742–751, 1973.

101. Israili ZH, Percel JM, Cunningham RF, et al.: Metabolites of probenecid. Chemical, physical, and pharmacological studies, *J Med Chem* 15(7):709–713, 1972.

102. He M, Rettie AE, Neal J, et al.: Metabolism of sulfinpyrazone sulfide and sulfinpyrazone by human liver microsomes and cDNA-expressed cytochrome P450s, *Drug Metab Dispos* 29(5):701–711, 2001.

103. Uchida S, Shimada K, Misaka S,I, et al.: Benzbromarone pharmacokinetics and pharmacodynamics in different cytochrome P450 2C9 genotypes, *Drug Metab Pharmacokinet*, 2010.

106. Liang L, Xu N, Zhang H, et al.: A randomized controlled study of benzbromarone and probenecid in the treatment of gout, *West China Med J* 9:405–408, 1994.

107. Gutman A, Yu TF: Protracted uricosuric therapy in tophaceous gout, *Lancet* 2:1258–1260, 1957.

108. Bartels EC, Matossian GS: Gout: six-year follow-up on probenecid (benemid) therapy, *Arthritis Rheum* 2(3):193–202, 1959.

109. Pui K, Gow PJ, Dalbeth N: Efficacy and tolerability of probenecid as urate-lowering therapy in gout; clinical experience in high-prevalence population, *J Rheumatol* 40(6):872–876, 2013.

110. Reinders MK, van Roon EN, Houtman PM, et al.: Biochemical effectiveness of allopurinol and allopurinol-probenecid in pre-

viously benzbromarone-treated gout patients, *Clin Rheumatol* 26(9):1459–1465, 2007.

114. de Gery A, Auscher C, Saporta L, et al.: Treatment of gout and hyperuricaemia by benzbromarone, ethyl 2 (dibromo-3,5 hydroxy-4 benzoyl)-3 benzofuran, *Adv Exp Med Biol* 41:683–689, 1974.

115. Ferber H, Bader U, Matzkies F: The action of benzbromarone in relation to age, sex and accompanying diseases, *Adv Exp Med Biol* 122A:287–294, 1980.

116. Perez-Ruiz F, Alonso-Ruiz A, Calabozo M, et al.: Efficacy of allopurinol and benzbromarone for the control of hyperuricaemia. A pathogenic approach to the treatment of primary chronic gout, *Ann Rheum Dis* 57(9):545–549, 1998.

117. Perez-Ruiz F, Calabozo M, Fernandez-Lopez MJ, et al.: Treatment of chronic gout in patients with renal function impairment: an open, randomized, actively controlled study, *J Clin Rheumatol* 5(2):49–55, 1999.

118. Bluestone R, Klinenberg J, Lee IK: Benzbromarone as a long-term uricosuric agent, *Adv Exp Med Biol* 122A283–286, 1980.

119. Kumar S, Ng J, Gow P: Benzbromarone therapy in management of refractory gout, *N Z Med J* 118(1217):U1528, 2005.

120. Perez-Ruiz F, Calabozo M, Pijoan JI, et al.: Effect of urate-lowering therapy on the velocity of size reduction of tophi in chronic gout, *Arthritis Rheum* 47(4):356–360, 2002.

121. Reinders MK, van Roon EN, Jansen TL, et al.: Efficacy and tolerability of urate-lowering drugs in gout: a randomised controlled trial of benzbromarone versus probenecid after failure of allopurinol, *Ann Rheum Dis* 68(1):51–56, 2009.

122. Perez-Ruiz F, Hernandez-Baldizon S, Herrero-Beites AM, et al.: Risk factors associated with renal lithiasis during uricosuric treatment of hyperuricemia in patients with gout, *Arthritis Care Res (Hoboken)* 62(9):1299–1305, 2010.

123. Masbernard A, Giudicelli CP: Ten years' experience with benzbromarone in the management of gout and hyperuricaemia, *S Afr Med J* 59(20):701–706, 1981.

124. Sulfinpyrazone [package insert]: Summit, N.J., 1996, Ciba-Geigy.

125. Cammalleri L, Malaguarnera M: Rasburicase represents a new tool for hyperuricemia in tumor lysis syndrome and in gout, *Int J Med Sci* 4(2):83–93, 2007.

126. Becker MA, Schumacher HR, Benjamin KL, et al.: Quality of life and disability in patients with treatment-failure gout, *J Rheumatol* 36(5):1041–1048, 2009.

127. Sundy JS, Baraf HS, Yood RA, et al.: Efficacy and tolerability of pegloticase for the treatment of chronic gout in patients refractory to conventional treatment: two randomized controlled trials, *JAMA* 306(7):711–720, 2011.

128. Baraf HS, Becker MA, Gutierrez-Urena SR, et al.: Tophus burden reduction with pegloticase: results from phase 3 randomized trials and open-label extension in patients with chronic gout refractory to conventional therapy, *Arthritis Res Ther* 15(5):R137, 2013.

129. Hershfield MS, Roberts 2nd LJ, Ganson NJ, et al.: Treating gout with pegloticase, a PEGylated urate oxidase, provides insight into the importance of uric acid as an antioxidant in vivo, *Proc Natl Acad Sci U S A* 107(32):14351–14356, 2010.

130. Sundy JS, Ganson NJ, Kelly SJ, et al.: Pharmacokinetics and pharmacodynamics of intravenous PEGylated recombinant mammalian urate oxidase in patients with refractory gout, *Arthritis Rheum* 56(3):1021–1028, 2007.

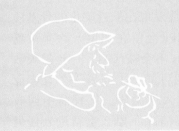

第70章

双膦酸盐

原著 ARTHUR C. SANTORA II, KENNETH G. SAAG

龙 丽 译 孙凌云 校

关键点

- 双膦酸盐（bisphosphonates，BPs）具有相似的化学结构，可在口服吸收或静脉输注后迅速分布到骨表面羟基磷灰石上或经肾排泄。
- 骨表面的BPs"靶向"作用于破骨细胞，破骨细胞在吸收BPs之前，先溶解并浓缩吸收腔隙中的BPs。
- 抑制破骨细胞介导的骨吸收可用于有效治疗骨质疏松症、预防骨质流失、治疗Paget骨病，以及骨癌转移和恶性肿瘤的高钙血症。
- 含氮BPs抑制骨吸收的剂量比抑制矿化的剂量低100倍至数千倍。
- 停止BPs治疗后，骨吸收分两个阶段增加：第一阶段是由于骨表面BPs的流失（半衰期约为1个月），第二阶段是由于先前治疗期间蓄积在骨内的BPs流失（半衰期约为5年）。停止治疗6个月后骨吸收幅度减少是先前BPs治疗剂量和持续时间的作用。
- BPs具有常见的不严重的症状性不良反应和罕见的严重不良反应，这些不良反应似乎与骨骼保留时间延长和骨吸收的长期抑制有关。

引言

BPs最早是在150多年前作为不溶性钙盐形成抑制剂合成的。它们主要是在工业上作为防垢剂应用[1]。它们最初用于牙膏，用以防止钙化牙垢积聚[2]。BPs

在非临床和临床研究中的应用包括异位钙化、含钙肾结石形成的抑制剂，以及靶向放射性核素到骨矿化部位。^{99m}锝 - 亚甲基BPs复合物（^{99m}Tc-MDP）定位于骨表面的羟基磷灰石，自20世纪70年代以来一直是标准的"骨扫描"显像剂。用BPs治疗和预防异位骨化的努力取得的成功非常有限。在人体研究中尚未确定BPs对血管钙化或肾结石疾病的有益作用。BPs的非临床研究确定了一个"副作用"——抑制破骨细胞介导的骨吸收[3,4]——已被用于治疗骨质疏松症和Paget病和预防骨丢失。虽然依替膦酸钠同时抑制骨吸收和矿化，但在过去40年中发现了较新的BPs，其选择性抑制骨吸收的剂量远低于抑制骨矿化的剂量。本章简要回顾了目前用于治疗和预防骨质疏松症和Paget病的BPs的临床药理学、支持其用于治疗这些疾病的临床试验数据及其潜在的不良反应。

临床药理学

BPs被用于治疗以骨吸收率异常增高为特征的代谢性骨病，其中最常见的是骨质疏松症和Paget病。BPs在治疗骨转移癌中也有作用，包括恶性肿瘤引起的高钙血症，这可能是由于骨转移导致骨溶解所致。虽然临床相关的治疗目标可能因疾病而异，但由于破骨细胞介导的骨吸收受抑所带来的潜在临床药理学效应是相似的。

BPs 的化学性质

BPs是焦磷酸盐的类似物，其中焦磷酸盐 P-O-P 结构的中心氧是BPs P-C-P结构的中心碳（图70-1）。

BPs 对骨骼中的羟基磷灰石保持相对较高的亲和力，不会被人类或其他脊椎动物的磷酸酶水解。表 70-1 列出了已上市 BPs 产品的通用名称和结构，包括在美国使用的更常见的品牌名称[5]。

药代动力学

吸收

口服给药后 BPs 的生物利用度通常较低，餐前至少 2 小时空腹给药时低于 1%[6]。当 BPs 随餐服用时，食物和饮料（水除外）可降低约 90% 的生物利用度，如果在进餐前 30 ～ 60 分钟服用，可降低约 50%。一个例外是肠溶利塞膦酸钠（Atelvia）35 mg，其与食物一起服用时的生物利用度与常规利塞膦酸钠 35 mg 空腹、饭前 4 小时服用相似。大于 100 mg 的 BPs 剂量通常具有更高的生物利用度。伊班膦酸钠 100 mg 和 150 mg 的相对生物利用度分别比 50 mg 片剂高 30% 和 91%[7]。依替膦酸钠 400 mg 或 800 mg 治疗 Paget 病的相对生物利用度相似，约为 3%[8]。

分布与代谢

吸收或静脉内（intravenous，IV）给药后，BPs 迅速分布到细胞外间隙，并在 1 ～ 2 小时的 $T_{1/2}$ 内从血浆中清除[9]。在非临床研究中，50% ～ 60% 的给药剂量存在于骨骼中，40% ～ 50% 通过尿液排出[10]。目前尚无已知的 BPs 代谢或细胞内软组织积聚数据。BPs 在骨中的动力学可以用三室模型来描述：在骨细胞外液（extra-cellular fluid，ECF）、骨表面和骨基质内。BPs 通过传入动脉进入骨骼，而从骨骼进入全身 ECF 则通过传出静脉；已知无 BPs 从骨表面或基质直接扩散到全身 ECF 或从全身 ECF 扩散。由于 BPs 对骨表面羟基磷灰石的高亲和力和极高的骨表面积，流入骨中的绝大多数（> 99%）BPs 最初保留在骨表面上。非临床研究表明 [³H] 阿仑膦酸钠几乎只

图 70-1　焦磷酸盐和 BPs 的结构。美国临床上使用的 BPs 的 R_2 部分是 H 或 OH，R_1 部分是 H、CH_3 或脂肪族或芳香族胺

存在于骨表面，并在静脉给药 4 小时后集中在活性破骨细胞下[11]。然而 7 周后，很少有 [³H] 阿仑膦酸钠残留在骨表面，而大多数发现在最近矿化的骨基质中。被困在矿化骨中的 BPs 会留在那里，除非被新的破骨细胞吸收释放。BPs 不会被代谢，一旦被吸收并释放到骨 ECF 中，它们可能：①与另一个骨表面结合或②离开骨并重新进入体循环。从骨骼中回收的 BPs 要么通过尿液最终清除，要么重新进入任何部位的骨骼。

尿液中的 BPs 可通过肾小球过滤和肾小管分泌，后者通过阿仑膦酸钠和依替膦酸钠共有的转运系统完成[9]。虽然绝大多数口服 BPs 通过胃肠道而不被吸收，有不到 1% 的阿仑膦酸钠通过胃肠道排泄[10,12]。

大多数 BPs 的消除动力学已经在动物身上进行了研究，没有观察到显著差异。阿仑膦酸钠在大鼠中的终末消除半衰期（$T_{1/2}$）为 200 天，在狗中为 3 年[10]。在 28 天的随访研究中评估了人体中利塞膦酸钠的消除。仅有阿仑膦酸钠报道了在人体中的终末消除 $T_{1/2}$。通过测量长达 2 年的 24 小时排泄量来跟踪每天静脉给药 4 天后阿仑膦酸钠的排泄[13]。终末消除 $T_{1/2}$ 根据给药后 8 ～ 18 个月月末每月测量的阿仑膦酸钠的每日尿排泄量估计，平均为 10.5 ～ 10.9 年。根据给药后 1 ～ 6 个月测量的尿阿仑膦酸钠排泄，估计中间消除 $T_{1/2}$ 为 36 天。在一项关于利塞膦酸钠排泄的短期（28 天）研究中，报告的"终末指数半衰期"为 561 小时（23.4 天）[14]。中间消除 $T_{1/2}$——利塞膦酸钠约为 3 周，阿仑膦酸钠约为 5 周——可能代表其在骨表面的半衰期。阿仑膦酸钠在骨中的半衰期比从体内终末消除的半衰期短，因为从骨中回收的大约 50% 的药物返回到骨中并结合到不同的骨表面。长期治疗期间 BPs 的积累可以基于平均日剂量、治疗持续时间、口服生物利用度、吸收的 BPs 进入骨骼的部分吸收、大约 6 个月后在骨骼中的保留和终末消除 $T_{1/2}$ 进行建模。以口服生物利用度为 0.64% 的阿仑膦酸钠为例，33% 的总吸收剂量保留在体内（给药后 6 个月），平均每日口服剂量为 10 mg 后，骨骼中的蓄积量约为每天 21 μg（与每周一次 70 mg 相同）。每日 10 mg 或每周 70 mg 阿仑膦酸钠总的骨骼累积量估计 5 年后约 40 mg，10 年后约 75 mg。这个模型还可用于估计先前的 BPs 治疗是否可能足以在多年使用后的"药物假期"（治疗中断）期间减少骨吸收并防止骨丢失（见本章后段）。据估计，如果在每周服用 70 mg 阿

表 70-1　BPs 在美国骨质疏松症及 Paget 病中的应用

通用名称（阴离子）[a]	可用方案[b]	给药时间表[b]	适应证[c]	BPs 结构[d]
显像剂				
甲膦酸钠	^{99m}Tc 偶联物静脉注射	–	显示成骨发生改变的区域	
药物				
阿仑膦酸钠	5 mg、10 mg 口服 35 mg、70 mg 口服 70 mg 泡腾剂	每日 1 次 每周 1 次 每周 1 次	骨质疏松症	
利塞膦酸钠	5 mg 口服 35 mg 口服 150 mg 口服 30 mg 口服 35 mg 口服与食物同服	每日 1 次 每周 1 次 每月 1 次 每日 1 次，共 2 个月 每日 1 次	骨质疏松症 骨质疏松症 骨质疏松症 Paget 病 骨质疏松症	
伊班膦酸钠	150 mg 口服 3 mg 静脉内	每周 1 次 每 3 个月 1 次	骨质疏松症	
唑来膦酸钠	5 mg 静脉内 5 mg 静脉内	每年 1 次或每 2 年 1 次	骨质疏松症 Paget 病	
帕米膦酸钠	30 mg 静脉内	每日 1 次，共 3 天	Paget 病	
依替膦酸钠	5 ~ 10 mg/kg 口服 10 ~ 20 mg/kg 口服 200 mg、400 mg 片剂	每日 1 次，不超过 6 个月 每日 1 次，不超过 3 个月	Paget 病	

[a] 阴离子活性部分的通用名称。完整的通用名称通常包括盐（通常为单钠或二钠）或使用游离酸的名称（例如，唑来膦酸）

[b] 提供了可用的制剂和给药方案，以便在 BPs 之间进行比较。在考虑使用之前，请参阅每种产品最近批准的"完整处方信息"

[c] 适应证一般列为骨质疏松症和 Paget 病。有关批准的适应证和使用信息以及重要的使用限制，请参阅每种产品最近批准的"完整处方信息"

[d] Structures of free acid forms as presented in O'Neil MJ, Heckelman PE, Dobbelaar PH, Roman KJ, Kenny CM, Karaffa LS, and Royal Society of Chemistry (Great Britain): *The Merck index: an encyclopedia of chemicals, drugs, and biologicals*, ed 15, vol 1. Cambridge, 2013, Royal Society of Chemistry.

仑膦酸钠 10 年后停止治疗，阿仑膦酸钠进入循环的骨骼释放量与每天口服 2.5 mg 产生的量大致相同[15]。

分子作用机制

BPs 的分子作用机制是在它们被批准用于治疗 Paget 病或骨质疏松症几年后建立的。BPs 可以根据作用机制分为两类。包括依替膦酸钠在内的不含氮的 BPs 可以掺入作为三磷腺苷（adenosine triphosphate，ATP）不可水解类似物的腺嘌呤核苷酸中。它们还可以抑制 tRNA 的氨酰化，使得细胞死亡[16-18]。含氮的 BPs 未结合到 ATP 类似物中。含氮 BPs 可特异性抑制法尼基二磷酸合酶[19,20]，这是甲羟戊酸途径中的一种关键酶，引导胆固醇合成。抑制法尼基二磷酸合酶会减少类异戊二烯脂质香叶基二磷酸（geranylgeranyl diphosphate，GGPP）和法尼基二磷酸（farnesyl diphosphate，FPP）生成，导致维持正常细胞骨架功能和破骨细胞存活所需的调节蛋白的香叶基化不足[21,22]。低剂量含氮 BPs 对破骨细胞功能产生可逆抑制，而高剂量导致细胞凋亡。不含氮的 BPs 不抑制法尼基二磷酸合酶。

细胞和组织水平的作用机制

破骨细胞对 BPs 的作用特别敏感，因为它们暴露于比其他细胞高得多的 BPs 浓度。原因如下：①BPs 由于对羟基磷灰石的高度亲和力而被靶向骨表面；②破骨细胞在酸化吸收腔隙时溶解骨表面的 BPs，并将它们捕获在腔隙内，局部浓度可能达到 1 mM[23]；③BPs 是亲水的带电阴离子，通过扩散、主动或被动运输穿过质膜进入细胞。然而，BPs 与吸收腔隙内的其他内容物一起通过内吞作用进入破骨细胞。骨表面上的 BPs 对成骨细胞、静止的衬里细胞或前成骨细胞没有直接影响，主要是因为这些细胞不溶解骨表面的阿仑膦酸钠，不形成再吸收腔隙并浓缩从骨表面释放的 BPs，并且内吞作用比成熟破骨细胞低得多。当包被有 BPs 的骨表面上的前破骨细胞成为活性破骨细胞时，它们会积累抑制其一般代谢活动的 BPs。在非临床研究中，[³H] 阿仑膦酸钠给药 12 ～ 15 小时后在破骨细胞发现。随着破骨细胞积累 BPs，它们与吸收腔隙相邻的红褐色边界消失，酸化受到抑制[24]，并且吸收减慢[25]。溶液中阿仑膦酸钠在浓度达到 0.5 mM 之前，对分离的破骨细胞几乎没有影响[25]。

体外分离的破骨细胞对骨吸收的抑制是可逆的。尽管足够高剂量的 N-BPs 可能会导致破骨细胞凋亡，但低剂量和中等剂量不会[26]。

BPs 的非临床和临床研究包括在短期和长期治疗后对骨骼进行详细的组织学检查。作为骨吸收选择性抑制剂的含氮 BPs 均未与具有临床意义的骨矿化和（或）骨软化抑制相关。用唑来膦酸钠治疗 Paget 病可能会导致病变骨快速矿化，从而导致低钙血症、低磷血症、继发性甲状旁腺功能亢进和矿化延迟[27]。相反，非选择性双膦酸盐依替膦酸钠在标准剂量下可能直接抑制骨矿化用于治疗 Paget 病。

接受阿仑膦酸钠和其他含氮 BPs 治疗的骨质疏松患者的骨组织形态学显示，骨形成率大大降低，在 1 ～ 2 年后达到稳定的平台，并在长期治疗期间保持在相同的低水平[28]。成人的初级骨模型很少，并且骨吸收率无法用骨组织形态测量法准确测量。据推测，BPs 治疗期间骨重建的减少与吸收和形成的类似减少有关。虽然在这些研究中，与安慰剂组未接受治疗的骨质疏松症女性相比，骨重塑的减少幅度更大，但绝经后骨质疏松症女性的骨重塑可能是绝经前年轻女性的 3 倍[29]。此外，在长期使用阿仑膦酸钠治疗期间可观察到小梁微结构的改善[30]。

对骨强度的作用机制

骨质疏松症患者和骨质流失患者（例如，由于更年期、男性性腺功能减退或长期服用糖皮质激素）的治疗目标是降低骨折风险，一些 BPs 治疗 3 ～ 6 年可降低椎体和非椎体（包括髋）的骨折风险。有几种假设机制可以解释这些有利影响。BPs 通常可有效预防与女性更年期、男性性腺功能减退和使用糖皮质激素相关的骨质流失，并在此过程中防止因骨量减少而导致的骨强度下降。需要 10 年的治疗才能防止预期的围绝经期骨量减少 10%，并使髋部或脊柱骨折风险降低 50%［基于骨矿物质密度（bone mineral density，BMD）与流行病学研究中的骨折风险之比］[32]。由于脊柱和髋部骨折的风险会在 6 ～ 18 个月内降低[33]，此时 BMD 的变化相对较小，因此它们对骨强度的短期影响可能是通过减少重塑对骨微结构的影响而达成。在临床试验中，这与骨重塑的生化指标水平降低有关，例如 N- 端肽（骨吸收的标志物）和 1 型前胶原前肽（propeptide of type 1 pro-collagen，P1NP）。

疗效与适应证

骨质疏松症

绝大多数 BPs 用于预防和治疗骨质疏松症，主要用于绝经后女性，以及男性性腺机能减退及使用糖皮质激素的患者。第 107 章讨论了使用这些药物和其他抗骨质疏松药物的适应证。目前在这些疾病状态下使用的所有 BPs（表 70-1）均已证明有效并被批准用于骨质疏松症的治疗和（或）预防，因为它们能够促进脊柱和髋部 BMD 的增加，减少骨重建椎骨骨折的风险（图 70-2）[34-37]。

阿仑膦酸钠[34, 38]、利塞膦酸钠[39] 和唑来膦酸钠[37] 可显著降低绝经后骨质疏松症患者的非椎骨骨折和髋部骨折风险。例如，在大型骨折干预试验（FIT）中，阿仑膦酸钠将脊椎、髋部和腕部骨折的风险降低了约 50%[33]。利塞膦酸钠使髋部骨折的风险降低了约 30%。这一效应在 80 岁或以上的女性中

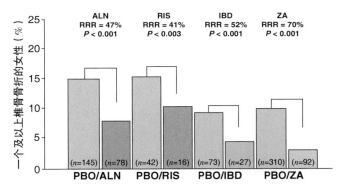

图 70-2　BPs 随机对照临床试验中绝经后女性椎骨骨折风险降低。ALN，阿仑膦酸钠；IBD，伊班膦酸钠；PBO，安慰剂；RIS，利塞膦酸钠；ZA，唑来膦酸钠（Data obtained from the following sources：Black DM, Cummings SR, Karpf DB, et al.：Randomised trial of effect of alendronate on risk of fracture in women with existing vertebral fractures. Fracture Intervention Trial Research Group. *Lancet* 348：1535-1541，1996；Harris ST, Watts NB, Genant HK, et al.：Effects of risedronate treatment on vertebral and nonvertebral fractures in women with postmenopausal osteoporosis：a randomized controlled trial. Vertebral Efficacy With Risedronate Therapy（VERT）Study Group. *JAMA* 282：1344-1352，1999；Chesnut CH，3rd，Skag A，Christiansen C，et al.：Effects of oral ibandronate administered daily or intermittently on fracture risk in postmenopausal osteoporosis. *J Bone Miner Res* 19：1241-1249，2004；and Black DM, Delmas PD, Eastell R, et al.：Once-yearly zoledronic acid for treatment of postmenopausal osteoporosis. *NEJM* 356：1809-1822，2007.）

不那么明显[39]。唑来膦酸钠是在近期髋部骨折患者中研究的唯一 BPs，在这些患者中，它能够成功地将随后的临床骨折发生率降低 35%，并且与安慰剂相比接受唑来膦酸钠治疗的患者总死亡率降低了近 30%[40]。虽然阿仑膦酸钠和利塞膦酸钠的关键骨折研究使用每日给药，但由于 BMD 效应接近等效、更容易给药和提高依从性，每周给药（阿仑膦酸钠和利塞膦酸钠）或每月给药（利塞膦酸钠）已变得更加普遍。由于每年 1 次唑来膦酸钠的便利性，这已成为许多患者的首选治疗，他们更喜欢较少给药并避免口服药物的副作用。

对于男性以及预防和治疗糖皮质激素诱发的骨质疏松症[41-44]，骨效应主要限于 BMD 稳定或改善以及抑制骨重塑的生化标志物，因为至少这些疾病的初步研究时间不够长或规模不够大到足以显示骨折效应。此外，没有头对头的比较数据表明在将一种 BPs 与另一种进行比较时，骨折风险的降低存在差异。有限数据表明，就 BMD 而言，阿仑膦酸钠可能比标准剂量的利塞膦酸钠更有效[45,46]。除了用于初步预防和治疗骨质疏松症之外，BPs 的另一个关键适应证是联合使用骨合成药物，如特立帕肽、阿巴洛肽或罗莫索单抗。在合成代谢后使用 BPs 有助于巩固 BMD 增益并帮助填充部分钙化的重塑空间[47,48]。在狄诺塞麦后给予 BPs 也很重要，因为它与停药时的 BPs 相比，对抑制骨吸收的作用要短暂得多。口服（可能在下一剂狄诺塞麦到期时立即）与静脉注射 BPs（可能在典型的狄诺塞麦输注期后稍有延迟）的时间正在进一步研究中[49-51]。

Paget 骨病

BPs，尤其是静脉注射唑来膦酸，极大地改变了 Paget 病的治疗格局。单次静脉输注通常被认为可戏剧性地逆转非典型骨重塑，并且对于某些患者，即使不是无限期，也可能不需要多年后再治疗（另见第 107 章）[52]。

不良反应和耐受性

BPs 的不良反应通常不严重，严重的不良反应通常不常见（表 70-2）。对于大多数有明确 BPs 临床适应证的患者，风险 - 收益比非常有利。

表 70-2　BPs 安全注意事项
下颌坏死（ONJ）
非典型骨折
急性相反应
上消化道不良反应 / 食管癌
心房颤动
骨折不愈合
肾毒性
葡萄膜炎
妊娠 / 儿科注意事项

胃肠道反应

口服 BPs 可引起恶心、消化不良、食管炎，很少引起食管或胃溃疡[53]，机制与黏膜的化学刺激（药丸性食管炎）引起的直接毒性作用有关。通过用一整杯水吸收药物并在服药后保持直立至少 30 分钟可以部分缓解这个问题。不到 20% 的患者因胃肠道不耐受而停止口服 BPs[53]。一项荟萃分析表明食管癌的风险增加，但这种担忧被其他使用相同或更新数据集的荟萃分析所抵消，这些数据不支持这种关联[54,55]。

急性期反应

使用静脉注射 BPs 可能会发生"急性期反应"（acute phase reaction，APR）[37]。APR 可包括肌痛、关节痛、腹痛 / 骨痛、不适和偶尔的发热[56]。轻度且通常是短暂的（通常持续时间短于 4 天）反应的发生率可能高达 30%，而在不到 10% 的人中出现更严重的流感样表现。使用对乙酰氨基酚后症状会减轻，并且在再次静脉注射 BPs 或之前接受过口服 BPs 的人群中症状减轻或消失。APR 与循环中的 γ-δT 细胞有关，在年轻个体中可能更常见[57-59]。口服 BPs 也偶见关节痛和骨痛的报道。

颌骨坏死

颌骨坏死（osteonecrosis of the jaw，ONJ）被定义为颌面部暴露的骨骼区域，在 8 周内未愈合，不包括放射治疗引起的放射性骨坏死[60]。诊断药物相关的 ONJ 需要有 BPs、RANKL 抑制剂或血管生成抑制剂治疗史[61]。ONJ 的发病率、临床表现和管理在接受 BPs（或狄诺塞麦）治疗的骨质疏松患者和接受更高剂量的骨癌转移患者中大不相同。首次接受静脉注

射帕米膦酸钠和唑来膦酸治疗的癌症患者中可能发生 ONJ[62]。在接受大剂量唑来膦酸或狄诺塞麦治疗的癌症患者中，ONJ 的发生率为每年 1% ～ 2%[60,63,64]。对恶性肿瘤患者而言，长期治疗累积发生率接近 10%[65]。相比之下，以标准骨质疏松症剂量口服或静脉注射 BPs 治疗的患者发生 ONJ 罕见，发病率大约为 1/10 000[61,66,67]。

ONJ 可能在没有 BPs 治疗的情况下发生，并且在未治疗的骨质疏松症患者中 ONJ 的背景发生率是未知的。抗吸收相关 ONJ 的病理生理学机制尚未确定，但有许多假说[61]。大多数 ONJ 病例是在侵入性牙科手术，如拔牙、种植牙或骨手术后发生。牙周病或其他牙科疾病是危险因素。当怀疑 ONJ 时，应将患者转诊给熟悉 ONJ 鉴别诊断（例如，感染性骨炎或骨髓炎）和治疗的口腔外科医生。虽然骨质疏松症患者的抗吸收相关 ONJ 较轻微，并且可以通过保守措施（例如，抗菌剂冲洗）解决[60,63,68]，当存在感染时可能需要长期抗生素治疗。建议中断 BPs 治疗直至口腔完全愈合。应根据个体患者的获益和风险考虑重新开始抗吸收药物治疗[61,69-71]。关于在侵入性牙科手术之前停用 BPs 的作用存在争议。虽然没有研究表明在侵入性牙科手术前中断 BPs 类药物会降低 ONJ 的风险，就大多数情况下对骨质疏松症风险的不利影响而言，这些药物对吸收的持续抑制使得在牙科手术之前短暂中断治疗意义不大。

非典型股骨骨折

非典型股骨骨折（atypical femoral fracture，AFF）是发生在股骨转子下区域的骨折，创伤很小。它进一步被定义为涉及两个皮质的横向骨折，并且通常导致内侧骨刺[72]。骨痛的前驱综合征通常与影响该区域骨干皮质的骨膜反应或早期应力性骨折有关。暴露于 BPs 的 AFF 很少见，但来自大型观察性研究的数据表明，AFF 似乎与使用 BPs 显著相关[73,74]。发生率估计为 1/1000 ～ 6/1000[75]，与长期 BPs 暴露最为相关[76]。对 BPs 使用者的髋部或大腿疼痛的关键性评估应包括常规放射成像，必要时，需行核医学显像和（或）MRI 以排除这种可能性[77]。髓内钉置入对于完全性骨折是必要的，可能推荐用于某些与"可怕的黑线征"有关的应力性骨折。如果发生这种不良反应，则必须停用 BPs。一些个案报道在发生这种情况时支持使用骨合成药物来解决这一问题，并替代骨质疏松症管理。

非典型股骨骨折和 ONJ 的发生机制可能类似 [78,79]。

其他 BPs 的不良反应

心房颤动

在一项针对近期髋部骨折的老年人使用唑来膦酸钠的大型研究中，报告了严重心房颤动的发生率增加 [80-82]。以安慰剂为对照的阿仑膦酸钠临床试验并未发现接受阿仑膦酸钠治疗的患者发生房颤或房扑的风险增加 [83]。美国食品与药品管理局无法将心房颤动归因于 BPs 的类效应 [84]。

葡萄膜炎

关于葡萄膜炎的报告非常罕见，发生机制似乎与急性期反应相似 [85,86]。

骨折不愈合

据报道，长骨骨折愈合与更旺盛的愈伤组织有关 [87]。在动物骨折愈合研究中，骨折前后用阿仑膦酸钠治疗不影响愈伤组织的形成或愈合的强度 [88]。骨折后治疗期间愈伤组织的终末重塑减慢。在几乎所有 BPs 预防或治疗骨质疏松症的长期安慰剂对照试验中，延迟骨折愈合和骨折不愈合的风险都被作为安全终点进行了研究，但尚未发现风险增加。一项针对肱骨骨折后使用 BPs 的病例对照研究报告了骨折不愈合的风险增加 [89]，但类似的结果并未在其他研究中得到一致证实 [90]。有人建议长骨骨折后 2 周内不要给予强效 BPs 静脉注射，以最大化它们的益处并避免 BPs 定位于愈合的骨折愈伤组织 [91]。

肾毒性

肾小球滤过率（glomerular filtration rates，GFR）受损的人必须避免使用强效静脉 BPs。静脉注射唑来膦酸钠需要肌酐清除率大于 35 ml/min 且无急性肾损伤。当静脉注射 BPs 过快时，肾功能正常的患者可能会出现急性肾毒性。唑来膦酸钠单次剂量不应超过 5 mg，输注时间不少于 15 分钟。由于存在低钙血症的风险以及对肾性骨营养不良的影响不确定，晚期慢性肾病患者（CKD-3 和透析患者）也相对禁用口服药物。非晚期慢性肾病患者服用批准剂量的口服BPs 时，不认为会导致肾损伤。报告支持利塞膦酸钠具有肾安全性和足够的疗效 [92]，特别是在 GFR 受损（CKD-2 和 CKD-3）的人群中。在患有晚期慢性肾病的人群中，可能存在其他形式的代谢性骨病，BPs或其他抗骨质疏松药物可能是相对或绝对禁忌的。

儿童和妊娠期使用注意事项

妊娠期间不应使用 BPs。非临床生殖毒理学研究表明，在整个妊娠期间使用高剂量的 BPs 会导致与孕产妇死亡和随后的胎儿死亡相关的孕产妇低钙血症和难产。母体低钙血症可能与胎儿骨骼骨化延迟有关。除唑来膦酸钠可能引起中枢神经系统、内脏和外部畸形外，其他 BPs 均未被认为具有致畸作用。有报告称，有计划在妊娠期间用于成骨不全和恶性肿瘤引起的高钙血症的患者。胎儿异常的报道不常见，而且还常归因于同时使用其他药物。一些文献综述表明，在一般性短暂接触这些药物后，没有明确的证据表明胎儿或母体会受到伤害 [93-96]。由于停止治疗后存在骨骼保留和骨骼逐渐释放，在有生育潜力的绝经期前妇女中使用这些药物存在顾虑。已有的个案报道并未显示在曾使用 BPs 并随后怀孕的妇女中发生的胎儿异常与 BPs 存在明确的关联，其中许多妇女也曾使用糖皮质激素。在妊娠前或在妊娠早期无意中服用 BPs 的女性总体上可能存在稍差的胎儿结局，部分原因是存在需要使用糖皮质激素治疗的潜在疾病。然而，对于糖皮质激素诱发的骨质疏松症的年轻女性，建议非常谨慎地使用 BPs。对于糖皮质激素诱发的骨质疏松症、成骨不全症或其他与高骨吸收率相关的钙或矿物质代谢障碍的儿童，尚无批准的适应证。正在研究的 BPs 可能对年轻妇女和儿童有帮助，尤其是那些接受糖皮质激素治疗的妇女和儿童，以及曾经历过脆性骨折的妇女和儿童。

治疗持续时间和"药物假期"

与长时间使用 BPs 似乎相关的罕见不良事件，例如 ONJ 和 AFF，以及即使在停止使用 BPs 后也存在的获益，例如骨重建受抑、BMD 相对稳定（特别是在脊柱），以及适度的长期骨折获益 [97]，促使人们考虑停止 BPs 治疗，这通常被称为药物假期。美国骨与矿物质研究学会（American Society of Bone and Mineral Research，ASBMR）[98]（图 70-3）的一个工作组建议，在静脉注射 BPs3 年 [99] 和口服治疗 5 年

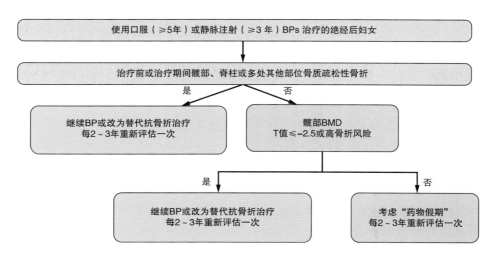

图70-3 美国骨与矿物质研究学会研究了长期使用双膦酸盐治疗绝经后妇女的方案。蓝色阴影表示建议继续目前的治疗，红色阴影为建议停用双膦酸盐或切换到替代性骨质疏松治疗。BMD，骨密度；BP，双膦酸盐；IV，静脉滴注（Modified from Adler RA，El-Hajj Fuleihan G，Bauer DC, et al.：Managing osteoporosis in patients on long-term bisphosphonate treatment：report of a Task Force of the American Society for Bone and Mineral Research. *J Bone Miner Res* 31：16-35，2016.）

后，应考虑在在未来 1～3 年内对具有较低骨折风险的患者中断治疗[98]。对于某些残余骨折风险很大的患者[100]，停用所有抗骨折药物是没有根据的。相反，可以考虑改用其他具有替代作用机制或不保留在骨骼中的抗骨质疏松药物。

 Full references for this chapter can be found on ExpertConsult.com.

参考文献

1. Fleisch H: *Bisphosphonates in bone disease: from the laboratory to the patient*, 4th ed, San Diego, 2000, Academic Press.
2. Francis MD, Briner WW: The effect of phosphonates on dental enamel in vitro and calculus formation in vivo, *Calcif Tissue Res* 11:1–9, 1973.
3. Fleisch H, Russell RG, Francis MD: Diphosphonates inhibit hydroxyapatite dissolution in vitro and bone resorption in tissue culture and in vivo, *Science* 165:1262–1264, 1969.
4. Fleisch H, Russell RG, Simpson B, et al.: Prevention by a diphosphonate of immobilization "osteoporosis" in rats, *Nature* 223:211–212, 1969.
5. O'Neil MJ, Heckelman PE, Dobbelaar PH, et al.: *The Merck index: an encyclopedia of chemicals, drugs, and biologicals*, 15th ed, Cambridge, UK, 2013, Royal Society of Chemistry.
6. Merck & Co. I: *FOSAMAX® (alendronte sodium) tablets and oral solution Prescribing Information. Merck & Co. I*, Merck & Co., Inc, 2016. http://www.merck.com/product/usa/pi_circulars/f/fosamax/fosamax_pi.pdf.
7. Reginster JY, Wilson KM, Dumont E, et al.: Monthly oral ibandronate is well tolerated and efficacious in postmenopausal women: results from the monthly oral pilot study, *J Clin Endocrinol Metab* 90:5018–5024, 2005.
8. Recker RR, Saville PD: Intestinal absorption of disodium ethane-1-hydroxy-1,1-diphosphonate (disodium etidronate) using a deconvolution technique, *Toxicol Appl Pharmacol* 24:580–589, 1973.
9. Lin JH: Bisphosphonates: a review of their pharmacokinetic properties, *Bone* 18:75–85, 1996.
10. Lin JH, Duggan DE, Chen IW, et al.: Physiological disposition of alendronate, a potent anti-osteolytic bisphosphonate, in laboratory animals, *Drug Metab Dispos* 19:926–932, 1991.
11. Masarachia P, Weinreb M, Balena R, et al.: Comparison of the distribution of 3H-alendronate and 3H-etidronate in rat and mouse bones, *Bone* 19:281–290, 1996.
12. Porras AG, Holland SD, Gertz BJ: Pharmacokinetics of alendronate, *Clin Pharmacokinet* 36:315–328, 1999.
13. Khan SA, Kanis JA, Vasikaran S, et al.: Elimination and biochemical responses to intravenous alendronate in postmenopausal osteoporosis, *J Bone Miner Res* 12:1700–1707, 1997.
14. Chilcott W: ACTONEL® *(risedronate sodium) tablets Prescribing Information*, Warner Chilcott (US), LLC, 2015. https://wwwallergancom/assets/pdf/actonel_pi.
15. Rodan G, Reszka A, Golub E, et al.: Bone safety of long-term bisphosphonate treatment, *Curr Med Res Opin* 20:1291–1300, 2004.
16. Frith JC, Monkkonen J, Blackburn GM, et al.: Clodronate and liposome-encapsulated clodronate are metabolized to a toxic ATP analog, adenosine 5′-(beta, gamma-dichloromethylene) triphosphate, by mammalian cells in vitro, *J Bone Miner Res* 12:1358–1367, 1997.
17. Rogers MJ, Ji X, Russell RG, et al.: Incorporation of bisphosphonates into adenine nucleotides by amoebae of the cellular slime mould Dictyostelium discoideum, *Biochem J* 303(Pt 1):303–311, 1994.
18. Rogers MJ, Russell RG, Blackburn GM, et al.: Metabolism of halogenated bisphosphonates by the cellular slime mould Dictyostelium discoideum, *Biochem Biophys Res Commun* 189:414–423, 1992.
19. Bergstrom JD, Bostedor RG, Masarachia PJ, et al.: Alendronate is a specific, nanomolar inhibitor of farnesyl diphosphate synthase, *Arch Biochem Biophys* 373:231–241, 2000.
20. Dunford JE, Thompson K, Coxon FP, et al.: Structure-activity relationships for inhibition of farnesyl diphosphate synthase in vitro and inhibition of bone resorption in vivo by nitrogen-containing bisphosphonates, *J Pharmacol Exp Ther* 296:235–242, 2001.
21. Fisher JE, Rogers MJ, Halasy JM, et al.: Alendronate mechanism of action: geranylgeraniol, an intermediate in the mevalonate pathway, prevents inhibition of osteoclast formation, bone resorption, and kinase activation in vitro, *Proc Natl Acad Sci U S A* 96:133–

138, 1999.

22. Luckman SP, Hughes DE, Coxon FP, et al.: Nitrogen-containing bisphosphonates inhibit the mevalonate pathway and prevent post-translational prenylation of GTP-binding proteins, including Ras, *J Bone Miner Res* 13:581–589, 1998.

23. Russell RG: Bisphosphonates: the first 40 years, *Bone* 49:2–19, 2011.

24. Zimolo Z, Wesolowski G, Rodan GA: Acid extrusion is induced by osteoclast attachment to bone. Inhibition by alendronate and calcitonin, *J Clin Invest* 96:2277–2283, 1995.

25. Sato M, Grasser W, Endo N, et al.: Bisphosphonate action. Alendronate localization in rat bone and effects on osteoclast ultrastructure, *J Clin Invest* 88:2095–2105, 1991.

26. Fisher JE, Rosenberg E, Santora AC, et al.: In vitro and in vivo responses to high and low doses of nitrogen-containing bisphosphonates suggest engagement of different mechanisms for inhibition of osteoclastic bone resorption, *Calcif Tissue Int* 92:531–538, 2013.

27. Polyzos SA, Anastasilakis AD, Makras P, et al.: Paget's disease of bone and calcium homeostasis: focus on bisphosphonate treatment, *Exp Clin Endocrinol Diabetes* 119:519–524, 2011.

28. Chavassieux PM, Arlot ME, Reda C, et al.: Histomorphometric assessment of the long-term effects of alendronate on bone quality and remodeling in patients with osteoporosis, *J Clin Invest* 100:1475–1480, 1997.

29. Bone HG, Greenspan SL, McKeever C, et al.: Alendronate and estrogen effects in postmenopausal women with low bone mineral density. Alendronate/Estrogen Study Group, *J Clin Endocrinol Metab* 85:720–726, 2000.

30. Recker R, Masarachia P, Santora A, et al.: Trabecular bone microarchitecture after alendronate treatment of osteoporotic women, *Curr Med Res Opin* 21:185–194, 2005.

31. Greendale GA, Sowers M, Han W, et al.: Bone mineral density loss in relation to the final menstrual period in a multiethnic cohort: results from the Study of Women's Health Across the Nation (SWAN), *J Bone Miner Res* 27:111–118, 2012.

32. Stone KL, Seeley DG, Lui LY, et al.: BMD at multiple sites and risk of fracture of multiple types: long-term results from the Study of Osteoporotic Fractures, *J Bone Miner Res* 18:1947–1954, 2003.

33. Black DM, Thompson DE, Bauer DC, et al.: Fracture risk reduction with alendronate in women with osteoporosis: the Fracture Intervention Trial. FIT Research Group, *J Clin Endocrinol Metab* 85:4118–4124, 2000.

34. Black DM, Cummings SR, Karpf DB, et al.: Randomised trial of effect of alendronate on risk of fracture in women with existing vertebral fractures. Fracture Intervention Trial Research Group, *Lancet* 348:1535–1541, 1996.

35. Harris ST, Watts NB, Genant HK, et al.: Effects of risedronate treatment on vertebral and nonvertebral fractures in women with postmenopausal osteoporosis: a randomized controlled trial. Vertebral Efficacy With Risedronate Therapy (VERT) Study Group, *JAMA* 282:1344–1352, 1999.

36. Chesnut 3rd CH, Skag A, Christiansen C, et al.: Effects of oral ibandronate administered daily or intermittently on fracture risk in postmenopausal osteoporosis, *J Bone Miner Res* 19:1241–1249, 2004.

37. Black DM, Delmas PD, Eastell R, et al.: Once-yearly zoledronic acid for treatment of postmenopausal osteoporosis, *New England Journal of Medicine* 356:1809–1822, 2007.

38. Karpf DB, Shapiro DR, Seeman E, et al.: Prevention of nonvertebral fractures by alendronate. A meta-analysis. Alendronate Osteoporosis Treatment Study Groups, *JAMA* 277:1159–1164, 1997.

39. McClung MR, Geusens P, Miller PD, et al.: Effect of risedronate on the risk of hip fracture in elderly women. Hip Intervention Program Study Group, *N Engl J Med* 344:333–340, 2001.

40. Lyles KW, Colon-Emeric CS, Magaziner JS, et al.: Zoledronic acid and clinical fractures and mortality after hip fracture, *N Engl J Med* 357:1799–1809, 2007.

41. Saag KG, Emkey R, Schnitzer TJ, et al.: Alendronate for the prevention and treatment of glucocorticoid-induced osteoporosis.

Glucocorticoid-Induced Osteoporosis Intervention Study Group, *N Engl J Med* 339:292–299, 1998.

42. Cohen S, Levy RM, Keller M, et al.: Risedronate therapy prevents corticosteroid-induced bone loss: a twelve-month, multicenter, randomized, double-blind, placebo-controlled, parallel-group study, *Arthritis Rheum* 42:2309–2318, 1999.

43. Reid DM, Hughes RA, Laan RF, et al.: Efficacy and safety of daily risedronate in the treatment of corticosteroid-induced osteoporosis in men and women: a randomized trial. European Corticosteroid-Induced Osteoporosis Treatment Study, *J Bone Miner Res* 15:1006–1013, 2000.

44. Reid DM, Devogelaer JP, Saag K, et al.: Zoledronic acid and risedronate in the prevention and treatment of glucocorticoid-induced osteoporosis (HORIZON): a multicentre, double-blind, double-dummy, randomised controlled trial, *Lancet* 373:1253–1263, 2009.

45. Rosen CJ, Hochberg MC, Bonnick SL, et al.: Treatment with once-weekly alendronate 70 mg compared with once-weekly risedronate 35 mg in women with postmenopausal osteoporosis: a randomized double-blind study, *J Bone Miner Res* 20:141–151, 2005.

46. Bonnick S, Saag KG, Kiel DP, et al.: Comparison of weekly treatment of postmenopausal osteoporosis with alendronate versus risedronate over two years, *J Clin Endocrinol Metab* 91:2631–2637, 2006.

47. Black DM, Bilezikian JP, Ensrud KE, et al.: One year of alendronate after one year of parathyroid hormone (1-84) for osteoporosis, *N Engl J Med* 353:555–565, 2005.

48. Saag KG, Petersen J, Brandi ML, et al.: Romosozumab or alendronate for fracture prevention in women with osteoporosis, *N Engl J Med* 377:1417–1427, 2017.

49. Reid IR, Horne AM, Mihov B, et al.: Bone loss after denosumab: only partial protection with zoledronate, *Calcif Tissue Int* 101:371–374, 2017.

50. Horne AM, Mihov B, Reid IR: Bone loss after romosozumab/denosumab: effects of bisphosphonates, *Calcif Tissue Int* 103:55–61, 2018.

51. Chapurlat R: Effects and management of denosumab discontinuation, *Joint Bone Spine* 85:515–517, 2018.

52. Reid IR, Miller P, Lyles K, et al.: Comparison of a single infusion of zoledronic acid with risedronate for Paget's disease, *N Engl J Med* 353:898–908, 2005.

53. Modi A, Sen S, Adachi JD, et al.: The impact of GI events on persistence and adherence to osteoporosis treatment: 3-, 6-, and 12-month findings in the MUSIC-OS study, *Osteoporos Int* 29:329–337, 2018.

54. Andrici J, Tio M, Eslick GD: Meta-analysis: oral bisphosphonates and the risk of oesophageal cancer, *Aliment Pharmacol Ther* 36:708–716, 2012.

55. Wright E, Schofield PT, Molokhia M: Bisphosphonates and evidence for association with esophageal and gastric cancer: a systematic review and meta-analysis, *BMJ Open* 5:e007133, 2015.

56. Bertoldo F, Pancheri S, Zenari S, et al.: Serum 25-hydroxyvitamin D levels modulate the acute-phase response associated with the first nitrogen-containing bisphosphonate infusion, *J Bone Miner Res* 25:447–454, 2010.

57. Popp AW, Senn R, Curkovic I, et al.: Factors associated with acute-phase response of bisphosphonate-naïve or pretreated women with osteoporosis receiving an intravenous first dose of zoledronate or ibandronate, *Osteoporosis International* 28:1995–2002, 2017.

58. Rossini M, Adami S, Viapiana O, et al.: Circulating gammadelta T cells and the risk of acute-phase response after zoledronic acid administration, *J Bone Miner Res* 27:227–230, 2012.

59. Reid IR, Gamble GD, Mesenbrink P, et al.: Characterization of and risk factors for the acute-phase response after zoledronic acid, *J Clin Endocrinol Metab* 95:4380–4387, 2010.

60. Khan AA, Morrison A, Hanley DA, et al.: Diagnosis and management of osteonecrosis of the jaw: a systematic review and international consensus, *J Bone Miner Res* 30:3–23, 2015.

61. Ruggiero SL, Dodson TB, Fantasia J, et al.: American Association of Oral and Maxillofacial Surgeons position paper on medication-

related osteonecrosis of the jaw—2014 update, *J Oral Maxillofac Surg* 72:1938–1956, 2014.

62. Marx RE: Pamidronate (Aredia) and zoledronate (Zometa) induced avascular necrosis of the jaws: a growing epidemic, *J Oral Maxillofac Surg* 61:1115–1117, 2003.

63. Ruggiero SL, Dodson TB, Assael LA, et al.: American Association of Oral and Maxillofacial Surgeons position paper on bisphosphonate-related osteonecrosis of the jaws—2009 update, *J Oral Maxillofac Surg* 67:2–12, 2009.

64. Scagliotti GV, Hirsh V, Siena S, et al.: Overall survival improvement in patients with lung cancer and bone metastases treated with denosumab versus zoledronic acid: subgroup analysis from a randomized phase 3 study, *J Thorac Oncol* 7:1823–1829, 2012.

65. Hoff AO, Toth BB, Altundag K, et al.: Frequency and risk factors associated with osteonecrosis of the jaw in cancer patients treated with intravenous bisphosphonates, *J Bone Miner Res* 23:826–836, 2008.

66. Khan A, Morrison A, Cheung A, et al.: Osteonecrosis of the jaw (ONJ): diagnosis and management in 2015, *Osteoporos Int* 27:853–859, 2016.

67. Khan AA, Morrison A, Kendler DL, et al.: Case-based review of osteonecrosis of the jaw (ONJ) and application of the international recommendations for management from the international task force on ONJ, *J Clin Densitom* 20:8–24, 2017.

68. Ruggiero SL: Diagnosis and staging of medication-related osteonecrosis of the jaw, *Oral Maxillofac Surg Clin North Am* 27:479–487, 2015.

69. Marx RE, Sawatari Y, Fortin M, et al.: Bisphosphonate-induced exposed bone (osteonecrosis/osteopetrosis) of the jaws: risk factors, recognition, prevention, and treatment, *J Oral Maxillofac Surg* 63:1567–1575, 2005.

70. Hellstein JW, Adler RA, Edwards B, et al.: Managing the care of patients receiving antiresorptive therapy for prevention and treatment of osteoporosis: executive summary of recommendations from the American Dental Association Council on Scientific Affairs, *J Am Dent Assoc* 142:1243–1251, 2011.

71. Vandone AM, Donadio M, Mozzati M, et al.: Impact of dental care in the prevention of bisphosphonate-associated osteonecrosis of the jaw: a single-center clinical experience, *Ann Oncol* 23:193–200, 2012.

72. Shane E, Burr D, Abrahamsen B, et al.: Atypical subtrochanteric and diaphyseal femoral fractures: second report of a task force of the American Society for Bone and Mineral Research, *J Bone Miner Res* 29:1–23, 2014.

73. Gedmintas L, Solomon DH, Kim SC: Bisphosphonates and risk of subtrochanteric, femoral shaft, and atypical femur fracture: a systematic review and meta-analysis, *J Bone Miner Res* 28:1729–1737, 2013.

74. Schilcher J, Koeppen V, Ranstam J, et al.: Atypical femoral fractures are a separate entity, characterized by highly specific radiographic features. A comparison of 59 cases and 218 controls, *Bone* 52:389–392, 2013.

75. LeBlanc ES, Rosales AG, Black DM, et al.: Evaluating atypical features of femur fractures: how change in radiological criteria influenced incidence and demography of atypical femur fractures in a community setting, *J Bone Miner Res* 32:2304–2314, 2017.

76. Dell RM, Adams AL, Greene DF, et al.: Incidence of atypical nontraumatic diaphyseal fractures of the femur, *J Bone Miner Res* 27:2544–2550, 2012.

77. Dell R, Greene D: A proposal for an atypical femur fracture treatment and prevention clinical practice guideline, *Osteoporos Int* 29:1277–1283, 2018.

78. Mashiba T, Turner CH, Hirano T, et al.: Effects of suppressed bone turnover by bisphosphonates on microdamage accumulation and biomechanical properties in clinically relevant skeletal sites in beagles, *Bone* 28:524–531, 2001.

79. Tang SY, Allen MR, Phipps R, et al.: Changes in non-enzymatic glycation and its association with altered mechanical properties following 1-year treatment with risedronate or alendronate, *Osteoporos Int* 20:887–894, 2009.

80. Cummings SR, Schwartz AV, Black DM: Alendronate and atrial fibrillation, *New England Journal of Medicine* 356:1895–1896, 2007.

81. Heckbert SR, Li G, Cummings SR, et al.: Use of alendronate and risk of incident atrial fibrillation in women, *Arch Intern Med* 168:826–831, 2008.

82. Sorensen HT, Christensen S, Mehnert F, et al.: Use of bisphosphonates among women and risk of atrial fibrillation and flutter: population based case-control study, *BMJ* 336:813–816, 2008.

83. Barrett-Connor E, Swern AS, Hustad CM, et al.: Alendronate and atrial fibrillation: a meta-analysis of randomized placebo-controlled clinical trials, *Osteoporos Int* 23:233–245, 2012.

84. Kim SY, Kim MJ, Cadarette SM, et al.: Bisphosphonates and risk of atrial fibrillation: a meta-analysis, *Arthritis Res Ther* 12, R30-R2010.

85. Patel DV, Horne A, House M, et al.: The incidence of acute anterior uveitis after intravenous zoledronate, *Ophthalmology* 120:773–776, 2013.

86. Pazianas M, Clark EM, Eiken PA, et al.: Inflammatory eye reactions in patients treated with bisphosphonates and other osteoporosis medications: cohort analysis using a national prescription database, *J Bone Miner Res* 28:455–463, 2013.

87. Cao Y, Mori S, Mashiba T, et al.: Raloxifene, estrogen, and alendronate affect the processes of fracture repair differently in ovariectomized rats, *Journal of Bone and Mineral Research* 17:2237–2246, 2002.

88. Peter CP, Cook WO, Nunamaker DM, Provost MT, Seedor JG, Rodan GA: Effect of alendronate on fracture healing and bone remodeling in dogs, *J Orthop Res* 14:74–79, 1996.

89. Solomon DH, Hochberg MC, Mogun H, Schneeweiss S: The relation between bisphosphonate use and non-union of fractures of the humerus in older adults, *Osteoporos Int* 20:895–901, 2009.

90. Li YT, Cai HF, Zhang ZL: Timing of the initiation of bisphosphonates after surgery for fracture healing: a systematic review and meta-analysis of randomized controlled trials, *Osteoporos Int* 26:431–441, 2015.

91. Eriksen EF, Lyles KW, Colon-Emeric CS, et al.: Antifracture efficacy and reduction of mortality in relation to timing of the first dose of zoledronic acid after hip fracture, *J Bone Miner Res* 24:1308–1313, 2009.

92. Miller PD, Roux C, Boonen S, et al.: Safety and efficacy of risedronate in patients with age-related reduced renal function as estimated by the Cockcroft and Gault method: a pooled analysis of nine clinical trials, *J Bone Miner Res* 20:2105–2115, 2005.

93. Sokal A, Elefant E, Leturcq T, et al.: Pregnancy and newborn outcomes after exposure to bisphosphonates: a case-control study, *Osteoporos Int* 30:221–229, 2019.

94. Green SB, Pappas AL: Effects of maternal bisphosphonate use on fetal and neonatal outcomes, *Am J Health Syst Pharm* 71:2029–2036, 2014.

95. Levy S, Fayez I, Taguchi N, et al.: Pregnancy outcome following in utero exposure to bisphosphonates, *Bone* 44:428–430, 2009.

96. Ornoy A, Wajnberg R, Diav-Citrin O: The outcome of pregnancy following pre-pregnancy or early pregnancy alendronate treatment, *Reprod Toxicol* 22:578–579, 2006.

97. Black DM, Schwartz AV, Ensrud KE, et al.: Effects of continuing or stopping alendronate after 5 years of treatment: the Fracture Intervention Trial Long-term Extension (FLEX): a randomized trial, *JAMA* 296:2927–2938, 2006.

98. Adler RA, El-Hajj Fuleihan G, Bauer DC, et al.: Managing osteoporosis in patients on long-term bisphosphonate treatment: Report of a Task Force of the American Society for Bone and Mineral Research, *Journal of Bone and Mineral Research* 31:16–35, 2016.

99. Black DM, Reid IR, Cauley JA, et al.: The effect of 6 versus 9 years of zoledronic acid treatment in osteoporosis: a randomized second extension to the HORIZON-Pivotal Fracture Trial (PFT), *J Bone Miner Res* 30:934–944, 2015.

100. Schwartz AV, Bauer DC, Cummings SR, et al.: Efficacy of continued alendronate for fractures in women with and without prevalent vertebral fracture: the FLEX trial, *J Bone Miner Res* 25:976–982, 2010.

第71章

风湿性疾病的止痛药物

原著 GREGORY R. POLSTON, MARK S. WALLACE

卢 昕 译 孙凌云 校

关键点

- 主要镇痛药物,如对乙酰氨基酚、非甾体抗炎药及阿片类药物具有内在的镇痛特性,对多数疼痛如损伤性疼痛和炎症性疼痛有效。
- 辅助性镇痛药物,如抗抑郁药、抗惊厥药和肌肉松弛剂缺乏内在的镇痛特性,但是对神经性疼痛和功能性疼痛有效,并可增强其他镇痛药物的疗效。
- 阿片类药物不应作为慢性疼痛的一线治疗药物。
- 许多药物可通过 CYP2DG 和 CYP3A4 系统相互作用增加或减少阿片类药物的代谢。
- 美沙酮药物过量的报道增加可能与合并使用抑制 CYP3A4 系统的药物有关。
- 虽然三环类抗抑郁药物对多种疼痛综合征有效,但由于它的副作用,并且起效慢,患者的用药依从性差。
- 新型 5- 羟色胺和去甲肾上腺素再摄取抑制剂(如度洛西汀)较传统的三环类抗抑郁药耐受性更好,起效更快。
- 各种抗惊厥药物的研究结果相互矛盾,仅加巴喷丁和普瑞巴林始终被证实有效。
- 肌肉松弛剂仅限于短期使用,长期使用无获益。

引言

疼痛是患者寻求医疗救助的最常见原因,尽管数十年来一直努力为临床医生提供有关镇痛药物的信息,但在治疗过程中,急性和慢性疼痛仍然持续存在 [1,2]。对以疼痛为风湿病首要表现的患者,治疗不足的主要后果是发展为慢性疼痛。慢性疼痛已被证明对患者日常生活的很多方面都有有害的影响。这些影响包括躯体功能恶化、发展成心理疾患和精神疾病,以及社交功能障碍 [3,4]。此外,因疼痛对个体的伤害,增加了医疗的成本,患者致残、丧失工作能力,这些均给社会带来了负担。

疼痛感知的生理学(疼痛体验)

"疼痛体验"不仅仅涉及疼痛的感知。疼痛激活大脑很多区域,并与之相互作用,从而在不同个体间产生不一样的疼痛体验。"疼痛体验"包括三个组成部分:生物性、心理性和社会性。如本章所描述的,中枢神经系统的不同部位的激活影响疼痛的不同组成,这三种疼痛体验的组成包括:①感觉/辨别(生物性);②情感/情绪(心理性);③评价/认知(社会性) [5]。

对疼痛的感觉/辨别成分提供关于疼痛的强度、位置和程度等信息。这些通路包括外周受体激活、轴突去极化和经上行通路达大脑皮质进行加工处理。

将冲动从伤害感受器传递到感觉皮质的上行通路同时也向脑干结构和大脑深部结构发出纤维。脑干和大脑深部这些结构的激活将刺激个体产生情感和共鸣,形成疼痛的情感/情绪反应。

最后,疼痛上行通路传递投射到前脑区域,对疼痛的认知和评价进行处理。这就是为什么不同文化背景、性别和既往的经历使患者对疼痛产生不同的反应。

初级传入的主要神经递质是兴奋性递质谷氨酸。伤害感受器的激活导致脊髓背角突触前神经末梢释放谷氨酸，进而作用于突触后离子型谷氨酸受体氨基 -3- 羟甲基异噁唑 -4- 丙酸，导致脊髓背角神经元快速去极化，一旦达到阈值，即引起动作电位放电[6,7]。

疼痛的分类

可根据发病机制将疼痛分为四类：伤害性疼痛、炎症性疼痛、功能性疼痛和神经性疼痛。伤害性疼痛是一种伤害性刺激产生的激活高阈值传入的短暂性疼痛，伤害性疼痛对机体具有保护作用。炎症性疼痛是因组织损伤和炎症（如术后、创伤、关节炎）导致的一种自发性的疼痛超敏反应。功能性疼痛是指对疼痛的敏感性增高，中枢对正常传入的处理异常而导致的疼痛（如病理性肠易激综合征、纤维肌痛）。神经性疼痛是自发性疼痛和对疼痛的敏感性增高，与神经系统的损伤或病变相关（如周围神经病变、带状疱疹后神经痛）。伤害性疼痛和炎症性疼痛在风湿病中常见。功能性疼痛和神经性疼痛不常见于风湿病，但是应考虑到对其他性质的疼痛处理不当可能引起神经系统功能紊乱，引发功能性和神经性疼痛[8]。

慢性疼痛的药物治疗

镇痛药物的疗效取决于疼痛发生的机制。通常的镇痛药物主要针对的是伤害性和炎症性疼痛，而一些辅助的镇痛药物对神经性和功能性疼痛更有效。每一种疼痛的分类涉及不同的发病机制，而每一种分类中又有多种机制参与其中[9,10]。

疼痛是通过外周和中枢机制共同介导的，而在特定的患者中，经常有一种以上的机制参与发病。因此，可使用两种或两种以上具有不同机制的药物来阻断疼痛的信号和缓解疼痛。

用于治疗慢性疼痛的药物分为主要镇痛药物和辅助性镇痛药物。主要镇痛药物具有内在镇痛特性，而辅助性镇痛药物对神经性疼痛有效，在用于非神经性疼痛时，常可增强主要镇痛药物的止痛效果。表 71-1 总结了这些镇痛药物。非甾体抗炎药（nonsteroidal anti-inflammatory drugs，NSAIDs）/ 环氧合酶（cyclooxygenase，COX）-2 抑制剂将在其他章节讨论（第 62 章）。

表 71-1　慢性疼痛的镇痛药物

主要镇痛药物	辅助镇痛药物
对乙酰氨基酚	三环类抗抑郁药
非甾体抗炎药 / 环氧化酶 -2 抑制剂	5- 羟色胺 - 去甲肾上腺素再摄取抑制剂
阿片类药物	抗惊厥药
	肌松剂
	外用药

阿片类药物

许多研究已经证明阿片类药物在各种慢性疼痛中的疗效，包括神经性和非神经性疼痛。然而，尚无研究证实其长期的疗效。长期应用阿片类药物治疗慢性疼痛仍存在争议。在过去的一个世纪里，关于使用阿片类药物治疗疼痛的观点如钟摆般来回摆动。由于害怕药物成瘾和转移，阿片类药物在 20 世纪中期被限制使用。20 世纪后期，钟摆转向了另一侧，阿片类药物治疗慢性疼痛被广泛使用，这导致了阿片类药物滥用，美国成为世界上阿片类药物的主要消费国，与处方阿片类药物相关的死亡人数急剧上升，并出现 "阿片类药物流行病"。进入 21 世纪，钟摆开始向中间摆动，人们认识到阿片类药物在治疗慢性疼痛中的重要性，同时也需要权衡治疗的获益和风险。因此，制定了通用预防措施指南，指导处方阿片类药物的医生[11]（表 71-2）。2009 年，美国疼痛学会和美国疼痛医学会联合发布了指南，成人阿片类药物在疼痛管理中具有重要作用，这类药物使用不足可能会导致对疼痛的治疗不理想[12]。然而，这些指南也承认，处方阿片类药物滥用已成为一种流行病，其使用量在美国急剧增加，而且还在继续上升。2014 年发布的一份医疗保健研究和质量机构报告表明，长期使用阿片类药物治疗慢性疼痛的风险证据超过了有效性证据[13]。由于阿片类药物危机日益严重，以及长期使用阿片类药物治疗慢性疼痛的风险 / 益处受到质疑，疾病控制和预防中心发布了一套指南，指导初级保健医师如何正确处方阿片类药物治疗慢性非癌性疼痛[14]。

评估慢性非癌性疼痛患者会存在诸多问题，因为疼痛的感知不仅取决于生理因素，还取决于患者的心理因素和社会背景。因此，制定包含阿片类药物的

表 71-2　长期使用阿片类药物治疗疼痛的普遍预防措施
诊断并适当鉴别
心理评估，包括成瘾性疾病的风险
知情同意书
治疗协议
干预前和干预后疼痛程度和功能评估
加或不加辅助药物的阿片类药物治疗的适当试验
重新评估疼痛评分和功能水平
定期"4 As"评估（镇痛、日常生活、不良反应、不恰当的用药行为）
定期审查疼痛的诊断和合并症，包括成瘾性疾病
如果每日使用超过相当于吗啡 50 mg 剂量的药物或有其他药物过量的危险因素，应考虑使用纳洛酮
文档记录

表 71-3　长期阿片类药物治疗的预后不良的危险因素
高危组
摄入 > 90 mg 吗啡当量 / 天或美沙酮
高滥用风险（目前存在滥用，年轻患者，精神病史，先前的异常行为，初步筛查评分）
不明原因的疼痛
合并症（肾、肝、呼吸、睡眠呼吸暂停）
使用其他镇静剂、兴奋剂、抗焦虑药或睡眠药
使用多种药物，以对抗副作用
年轻患者
功能改善不明显
开始服药后剂量迅速增加
患有未有效控制的心理健康问题
家庭其他成员有转移药物或生活条件不稳定的高风险
中危组
摄入 50 ~ 90 mg 吗啡当量 / 天
既往诊断过药物滥用，但处于缓解期超过 6 个月
初始风险调查问卷评估为中危组
处方者为患者提供阿片类药物感到"不安"
低危组
摄入量 < 50 mg 吗啡当量 / 天
符合药物治疗和尝试非阿片类药物治疗
疼痛原因明确
初始风险调查问卷评估为低危组
功能改善明显

疼痛治疗方案具有挑战性。从历史上看，阿片类药物的使用仅限于短期治疗或临终关怀。然而，在 20 世纪 80 年代后期，这种做法发生了变化。慢性疼痛被认为是一种疾病，专家开始推荐更宽松的处方。不幸的是，随着处方阿片类药物增加，阿片类药物过量和滥用也随之增加。这种药物过量和滥用的增加已经变得如此猖獗，以至于我们现在正处于一种阿片类药物流行病之中，这种流行病不仅对患者而且对整个社会构成威胁。为了解决这一问题，专家已经提出了一些策略，以确定更有可能从阿片类药物治疗中受益的患者，从而改善患者的选择和疗效。包括优先考虑非阿片类药物治疗的具体指导方针，以及阿片类镇痛药每日剂量上限的指导方针 [14-18]。

　　其他建议包括在治疗开始时采集患者完整的社会背景，应包括饮酒、吸毒、滥用药物的家族史以及患者家中其他人是否有滥用药物的风险。使用经过验证的患者问卷来预测慢性阿片类药物治疗的成功率，如阿片类药物风险评估工具 [19]，包括诊断、难治性、风险、疗效（DIRE）[20]；同时建议对疼痛患者进行筛查和阿片类药物评估 [21]。在进行全面体检的同时，可以将患者分为低、中、高风险组（表 71-3），以提供怎样和最好地监测每个患者的指导建议。其他的努力包括让每位患者签署阿片类药物用药协议、同意进行随机药物试验，并提供明确的功能改善证据以继续该疗法。已经制定国家处方药物监测计划，以协助记录合规性规范用于情况并识别"医生

购药"。对所有阿片类药物使用的州实施风险评估和用药策略（REMS）（fda.gov/drugs/information-drug-class/opioid-analgesic-risk-evaluation-and-mitigation-strategy-rems）。REMS 计划要求对药物提供者、患者和护理人员进行有关使用这些药物的具体教育，并记录益处及对滥用者或成瘾者的审查。目前，许多阿片类镇痛药物的配方已经更改，具有防止滥用和防篡改的特性。不幸的是，阿片类药物的这些变化都不能阻止最常见的滥用途径—大量服用药片。

　　除上述建议外，医生应首先使用短效弱阿片类药物，如氢可酮或曲马朵。如果患者每天需要 3 种或 4 种以上短效弱阿片类药物，但疼痛仍持续，可考虑换用长效阿片类药物。普遍认为，控释或长效阿片类药物不仅减少了每日所需给药次数，为患者带来便利，同时因更佳的药代动力学特征，减少血清峰浓度和谷浓度，从而使药物镇痛作用保持稳定的疗效，并可能减少因过高的药物血清峰浓度造成的药物相关副作用。长效阿片类药物不应用于间歇性或突发性疼痛。

没有临床证据表明长效阿片类药物可以降低药物滥用或成瘾的风险，并且人们担心由于单次剂量增加导致阿片类药物的每日总剂量增加。当患者转换为长效阿片类药物治疗后，仍可在严密监测下继续使用短效药物治疗突发性疼痛。但应将短效剂量和长效剂量加在一起，以确定吗啡当量的每日总剂量。当超过相当于吗啡 50 ～ 90 mg/d 的剂量时，则需考虑由疼痛专家进行评估。大于 100 mg/d 剂量的获益尚未被证实，最近的证据表明，总剂量超过 100 mg/d 时发病率和死亡率显著增加 [22]。

阿片受体的分类

研究人员的早期工作提出了三种阿片受体的假设：μ、κ 和 δ [23,24]，另一组随后的研究鉴定了阿片受体 σ [25]。除了 δ 受体以外，所有阿片受体都参与阿片类药物诱导的镇痛。阿片受体通过 G 蛋白介导，导致一系列抑制神经元激活的级联反应 [26]。G 蛋白偶联受体的持续活化通常可导致镇痛效果逐渐丧失，称之为耐受。

阿片受体分布和阿片类药物的镇痛机制

阿片类药物的主要作用部位是大脑和脊髓，但在某些情况下，也有外周机制的参与。不同的 μ- 阿片受体（MOR）激动剂对个体患者的反应有显著的差异。如果使用一种药物时出现问题，应尝试另一种药物。患者对吗啡样激动剂反应的个体差异的机制尚不十分清楚，可能与 MOR 的多态性有关。

大脑中许多部位都存在 MORs。位于中脑导水管周围灰质 [27]（periaqueductal gray，PAG）受体的激活可能是阿片类药物起作用的最重要原因。MOR 激动剂阻断了负责调节从 PAG 到髓质投射活动的紧张性活性 PAG 系统释放抑制性递质 γ- 氨基丁酸（γ-aminobutyric acid，GABA）[28]，使髓质的 PAG 外流增加，导致髓质 - 脊髓投射激活，并在脊髓背角水平释放去甲肾上腺素或 5- 羟色胺。这种释放可以减弱背角的兴奋性和镇痛作用。PAG 激活还可以增加中缝背核和蓝斑的兴奋性，5- 羟色胺和去甲肾上腺素从中缝背核和蓝斑投射放边缘前脑，因此 MOR 激动剂时有时会产生欣快效应 [29]。

在脊髓，MOR 激动剂大多被限制在脊髓背角胶质区，这是小、高阈值的感觉传入的区域。这些阿片受体大多数位于突触前和突触后的小肽初级传入 C 纤维上。MOR 的突触前激活阻断了电压敏感性 Ca²⁺ 离子通道的开放，因而阻止递质的释放。MOR 的突触后激活增加了钾电导，导致超极化和突触前释放谷氨酸从而降低兴奋性 [30]。脊髓阿片类药物在突触前减少 C 纤维兴奋性神经递质的释放和降低突触背角神经元的兴奋性，这些功能被认为是影响脊髓痛觉传导的主要因素。大量文献表明人类各种经脊柱（鞘内或硬膜外）递送的阿片类药物可以发挥强烈的镇痛作用 [30]。

如前所述，阿片类药物全身给药可通过位于脑和脊髓的中枢机制减少伤害性疼痛，但对外周则没有作用。然而，某些炎症状态下可导致过度疼痛反应（痛觉过敏），应用阿片类药物可能减少这种痛觉过敏。这种作用被认为是由小的初级传入神经末梢上的阿片受体介导的，这些初级传入神经末梢在炎症条件下被激活。目前尚不清楚是作用于传入神经的终端，还是作用于炎症细胞释放的能引起神经终端致敏的物质 [31]。

耐受性

随着时间推移，阿片类药物的作用逐渐减弱，需要增加剂量才能产生相同的生理作用。对阿片类药物不同作用的耐受率不同。例如，对镇静和恶心的耐受性早于对镇痛耐受性。镇痛耐受性与呼吸耐受性的差异可以解释患者在每日阿片类药物剂量不变的情况下仍会无意中过量服用。有些作用如便秘则从不产生耐受性。

对阿片类药物耐受性产生的机制存在争议。明显的阿片耐受可能是病情进展的一个指征，导致疼痛强度增加，这是在考虑可能存在耐受性之前首先应排除的情况。许多细胞机制可能参与耐受性的产生。首先，长期阿片类药物的暴露可导致受体内化、去磷酸化和脱敏。其次，暴露于高剂量阿片类药物可导致细胞内环磷酸腺苷（cyclic adenosine monophosphate，cAMP）增加，延髓通路激活以及谷氨酸受体磷酸化，从而产生兴奋状态（阿片类药物诱导的痛觉过敏）[32,33]。各种阿片类药物之间存在不完全交叉耐受，当对一种阿片类药物产生耐受时，转换为另一种阿片类药物可导致作用增强。

躯体依赖性

躯体依赖性不是成瘾（两者之间不可互相替代），多种不同类型药物的药理作用均有躯体依赖的特征。躯体依赖性定义为突然停药、大幅减少药物剂量或给予拮抗剂后发生的戒断综合征（戒断反应）。一般认为，使用阿片类药物几天后即会出现躯体依赖性。

阿片类药物戒断反应包括躯体运动神经和自主神经功能异常（如兴奋、痛觉过敏、高热、高血压、腹泻、瞳孔散大和释放几乎所有的垂体和肾上腺髓质激素）以及情感症状（烦躁不安、焦虑和抑郁）[34]。可以通过逐渐撤药来减少阿片类药物的戒断反应。这一现象是非常有害的，它可能导致患者为避免戒断现象的产生而不撤药。最初，由于欣快感，药物滥用者反复使用阿片类药物，然而，随着时间的推移，欣快反应会减弱，成瘾者会被迫继续使用药物以避免戒断反应。

成瘾性

成瘾性疾病的识别对于安全有效的治疗这部分患者的疼痛具有重要意义。药物成瘾在一般人群中的发生率约为 10%，其患病率在疼痛患者中的发生率可能更高。主动药瘾是阿片类药物使用的禁忌证，既往病史是相对禁忌证，但在适当监测下可考虑使用阿片类药物。对于成瘾的性质和表型，卫生保健提供者、监管人员和一般人群普遍存在一种持续的误解，这可能导致对疼痛的治疗不足，并造成对使用阿片类药物来控制疼痛的患者的污名化。

对于长期使用阿片类药物来控制疼痛的患者进行成瘾性评估往往很困难的。阿片类药物成瘾和滥用风险可通过经验证的问卷进行评估（表 71-4）[19]。但如果存在滥用或滥用的不确定性，则应考虑转诊给成瘾专家。虽然成瘾的概念包括躯体依赖性和耐受性，但躯体依赖性或耐受性本身并不等同于成瘾。对于长期服用阿片类药物的慢性疼痛患者，躯体依赖性和耐受性的产生是可以预期的，但与成瘾相关的不良适应行为改变是不可预期的[35,36]。

成瘾是一种行为模式，其特征是强迫使用药物，尽管存在潜在危险，仍不顾一切地购买和使用药物[34,37]。对于持续疼痛的患者，疼痛管理不足（如"必要时"给药方案、使用效力不足的药物、使间隔

时间过长的药物）可能会导致心理依赖的行为症状，并可能被误认为是成瘾，称为假性成瘾。假性成瘾是指问题行为在充分缓解疼痛后可随之消失，真正的成瘾则需要通过增加药物剂量来缓解这些行为。然而，假性成瘾与真正的成瘾较难区分，需要进行仔细的评估和管理来辨别[38]（表 71-4）。

阿片类药物

吗啡

吗啡是衡量所有其他阿片类药物疗效的金标准。吗啡可以通过口服、直肠、皮下、静脉注射、肌内注射和椎管内途径给药。吗啡的口服生物利用度约为 25%（10% ~ 40%），血浆峰浓度在摄取后 0.5 ~ 1 h，半衰期为 3 ~ 4 h。为延长口服吗啡的给药间隔，已开发出数种缓释和控释剂型（表 71-5）。吗啡平均血浆蛋白结合率为 35% 左右，肝肾功能障碍者血浆蛋

表 71-4　阿片类药物风险工具

	男	女
家族史（父母和兄弟姐妹）		
酗酒	3	1
非法药物使用	3	2
处方药滥用	4	4
个人史		
酗酒	3	3
非法药物使用	4	4
处方药滥用	5	5
心理健康		
注意缺陷障碍，强迫症，双相情感障碍，精神分裂症	2	2
抑郁症	1	1
其他		
年龄 16 ~ 45 岁	1	1
青春期前的性虐待史	1	3

评分相加为 0 ~ 3：低风险，出现行为问题的概率为 6%
4 ~ 7：中风险，出现行为问题的概率为 28%
≥ 8：高风险，出现行为委托的概率 > 90%

Adapted from Webster LR, Webster RM: Predicting aberrant behaviors in opioid-treated patients：preliminary validation of the Opioid Risk Tool. *Pain Med* 6：432-442，2005.

白结合率下降。由于吗啡的亲水性，重复给药时中枢神经系统渗透性差，组织蓄积少。吗啡主要在肝代谢为两种主要代谢物：吗啡 -3- 葡糖苷酸（morphine-3-glucuronide，M3G）和吗啡 -6- 葡糖苷酸（morphine-6-glucuronide，M6G）。M3G 是主要代谢产物，具有强的中枢神经系统兴奋性。由于其极性导致其中枢神经系统穿透力差，但在肾衰竭时，M3G 血浆浓度可高到足以将这种代谢产物送入中枢神经系统并导致兴奋。M6G 具有很强的抗抑郁作用，但由于其极性高，中枢神经系统渗透性差。然而，与 M3G 一样，M6G 也会在肾损害时在体内蓄积，产生明显的阿片类药物作用。仅有约 10% 未经代谢的吗啡经肾排泄，而 90% 的吗啡葡糖苷酸（70% ~ 80%）和去甲吗啡（5% ~ 10%）的偶联物的形式经肾排泄[39]。

美沙酮

美沙酮是一种长效 MOR 激动剂，其效力类似于吗啡，但有两个重要区别[28]：它具有较长的半衰期和较高的生物利用度。给药途径有口服和静脉注射，目前口服给药是最常见的。静脉注释途径用于术后镇痛的单次负荷剂量给药。由于其肝清除率低，因此首过效应低，口服生物利用度约为 80%。美沙酮具有比吗啡更高的脂溶性，在中枢神经系统的渗透性高，起效更快；但它的高脂溶性也使其在初次给药时在体内的分布体积更广，作用时间短。肝清除率降低可引起药物在体内蓄积，作用持续时间延长，并可能因重

表 71-5 阿片类药物的相互作用

曲马朵、羟考酮、氢可酮和可待因经 CYP2D6 转化为活性代谢产物

抑制该酶的药物会减弱阿片类药物的作用，包括：氟西汀、帕罗西订、奎尼丁、度洛西汀、特比萘芬、胺碘酮、舍曲林和其他药物

美沙酮和芬太尼通过 CYP3A4 转换

抑制该酶的药物会增加阿片类药物的作用，包括：多种抗反转录病毒药物、克拉霉素、伊曲康唑、酮康唑、奈法唑酮、泰利霉素、阿瑞吡坦、地尔硫草、红霉素、氟康唑、葡萄柚汁、维拉帕米、西米替和其他药物

吗啡、氢吗啡酮和羟吗啡酮经 CYP450 异构酶代谢，不受影响

From Daniell H：Inhibition of opioid analgesia by selective serotonin reuptake inhibitors，*J Clin Oncol* 20：2409，2002；U.S. Food and Drug Administration.

复给药导致过量。

由于美沙酮半衰期长（平均 15 ~ 30 h，已报道范围 8 ~ 59 h 不等），且药物蓄积时间超过几天，因此需谨慎使用美沙酮，调整剂量间隔时间较长（5 ~ 7 d）。有报道使用美沙酮治疗慢性疼痛导致死亡事件的发生，2006 年 11 月，美国食品与药品管理局（Food and Drug Administration，FDA）发布了一份关于美沙酮的公众健康咨询公告，其中附有黑框警告。确切原因不清楚，但其中许多死亡可能是由于患者从其他阿片类药物更换为美沙酮所致。美沙酮与 QRS 延长有关，QRS 延长可导致心源性猝死。如果不熟悉美沙酮的使用，建议咨询疼痛专家，尤其在处方高于低剂量范围（20 ~ 30 mg/d）时[40,41]。

美沙酮的 L- 异构体具有阿片样活性，而 D- 异构体则不具有该活性或活性较弱。有证据表明，D-美沙酮的镇痛作用源于它拮抗 N- 甲基 -D- 天冬氨酸（N-methyl-d-aspartate，NMDA）受体的活性，故其在治疗神经性疼痛中有较强的作用[42]。

美沙酮主要由 CYP3A4 代谢，其次是 CYP2D6 代谢，较小程度上由 CYP1A2 和其他正在研究的酶代谢。CYP3A4 是人体内含量最丰富的代谢酶，其在肝中的含量和活性在不同个体间差异达 30 倍。此外，抑制该酶的药物（多种抗反转录病毒药物、克拉霉素、伊曲康唑、酮康唑、奈法唑酮、泰利霉素、阿瑞吡坦、地尔硫卓、红霉素、氟康唑、葡萄柚汁、维拉帕米、西咪替丁等）均会增加美沙酮的作用，可能导致药物过量。这种酶也存在于胃肠道，因此美沙酮的代谢实际上在药物进入循环系统前就开始了。这种酶在肠道中的含量个体差异高达 11 倍，这可能是导致美沙酮在体内代谢差异的部分原因[43]。

由于美沙酮的半衰期很长，它已被广泛用于治疗阿片类药物依赖症和戒断症。使用美沙酮治疗药物成瘾需要单独的诊疗和专门的医师执照。然而，美沙酮治疗疼痛仅需常规的医疗药品管理局（Drug Enforcement Administration，DEA）[44]执照即可。

芬太尼

芬太尼是一种高脂溶性的强效阿片类药物。高脂溶性使其起效迅速，作用持续时间短，高血浆蛋白结合率（80%）和高分布体积。高分布体积引起血浆和脂肪、肌肉之间药物浓度梯度高，因而作用持续时间短。然而，随着重复给药后脂肪和肌肉储存芬太尼趋

于饱和，药物作用时间随之增加。虽然该药的镇痛半衰期为 1 ~ 2 h，但其终末半衰期为 3 ~ 4 h[45]。

芬太尼给药途径包括经皮、黏膜、静脉和椎管内给药。皮下给药也用于晚期癌症患者。强效和脂溶性特点使芬太尼适于经皮肤和黏膜给药。市场上有两种芬太尼透皮贴剂：蓄水池型和骨架型。蓄水池型的贴剂芬太尼可被提取出来，而骨架型的则不能。每片贴剂释放芬太尼 72 h，然而部分患者会在 48 h 内耗尽药效，需要更频繁的更换贴剂。这种差异可能源于皮肤排汗、脂肪储存、皮肤温度和肌肉体积等。使用贴剂后，皮肤起类似仓库的作用，全身药物水平在此后 12 ~ 24 h 升高，然后保持稳定至 72 h。27 ~ 36 h 达峰浓度（25 mg 的达峰时间为 27 h；100 μg 的达峰时间为 36 h）。使用数次后达稳态。去除贴剂，17 h 后血浆药物浓度下降 50%[46]。

目前有 3 种经黏膜给药的芬太尼产品。芬太尼口腔黏膜贴片是在食品淀粉、糖粉（含 2 g，每支巧克力棒中含糖粉 30 g）、食用胶、柠檬酸和人造浆果香料等辅料中加入芬太尼。将口腔黏膜贴片放置在牙龈和脸颊之间，15 min 以上溶解，生物利用度约 50%。起效快，约 35 min 达峰值效应。芬太尼含片使用 Oravescent 传输系统，当药片与唾液接触时产生释放二氧化碳的反应，伴随反应的瞬时 pH 变化可优化芬太尼通过口腔黏膜的溶解（在较低 pH 下）。起效快，达峰值时间为 25 min。生物可蚀黏合剂（Bio-Erodable Muco Adhesive，BEMA）芬太尼给药系统由水溶性聚合物薄膜组成。该系统由生物有粘结在非活性层上的生物黏附层组成。将活性成分，枸橼酸芬太尼入生物黏附层，黏附到在湿润的口腔黏膜上。芬太尼透黏膜释放量与黏附表面积成正比。据悉，活性层将生物黏附层与唾液隔离，可以优化芬太尼通过口腔黏膜的输送，从而提高生物利用度（71%）。与其他黏膜系统相比，起效快，达峰值效应时间稍长（60 min），但是持续时间也较长。咀嚼或吞咽任何透黏膜给药的芬太尼产品都会导致生物利用度和峰效应降低，因为芬太尼经胃肠道吸收不佳[47]。当前的 REMS 建议将超快速阿片类药物用于癌症相关疼痛或姑息治疗（fda.gov/drugs/information-drug-class/transmucosal-immediate-release-fentanyl-tirf-medicines）。

芬太尼主要通过 CYP3A4 代谢为无活性代谢物去甲芬太尼；因此，抑制这种酶的药物会增加芬太尼

的药效（参见前文"美沙酮"部分）。鉴于其严重的呼吸抑制副作用，仅在阿片类药物耐受的患者（相当于口服吗啡 > 60 mg/d 的剂量）才应使用芬太尼。

羟考酮和羟吗啡酮

羟考酮通过口服或直肠途径给药。口服生物利用度为 60%，血浆蛋白结合率为 45%。起效和作用持续时间与吗啡相似。羟考酮主要经 CYP3A4 代谢为去甲羟考酮，后者具有羟考酮约 25% 的效力，但也具有神经兴奋作用。次要代谢物包括羟吗啡酮和去甲氧吗啡酮，前者比羟考酮更有效，半衰期更长，后者无镇痛作用[48]。

羟考酮的剂型包括速释片或溶剂和控释片。控释片包括 40% 的速释成分，和随后持续 12 h 的逐渐释放成分。速释成分可快速起效，随后的逐渐释放起到维持效应。这可能是一个缺点，因为当立即释放产生的血药峰浓度下降时，患者可能会误认为是药物作用持续时间短。

羟吗啡酮是羟考酮的代谢物，可以通过口服和直肠途径给药。生物利用度与血浆蛋白结合率都很低（10%），但终末半衰期长（10 ~ 12 h）。大部分羟吗啡酮被代谢为无活性代谢物羟吗啡酮 -3- 葡糖苷酸。羟吗啡酮有速释和缓释两种剂型[49]。

氢吗啡酮

氢吗啡酮可通过口服、静脉注射、肌内注射和皮下注射途径给药。口服生物利用度低（25% ~ 50%），血浆蛋白结合率低于 20%。药代动力学与吗啡非常类似。氢吗啡酮具有广泛的首过效应，95% 代谢为无活性的氢吗啡酮 -3- 葡糖苷酸。氢吗啡酮的 24 小时释放制剂已获 FDA 批准。这种剂型在药片中采用渗透活塞驱动系统，以药丸形式在 24 h 内缓慢释放氢吗啡酮[50]。

哌替啶

哌替啶可通过口服、直肠、静脉注射、肌内注射、皮下注射和椎管内途径给药。由于该药及其代谢产物的相关副作用和风险（见下文），哌替啶的使用已逐渐减少。该药的口服生物利用度约为 50%，血浆蛋白结合率约为 60%，血药峰浓度在 1 ~ 2 h 达到。起效和持续时间类似于吗啡。短时间重复大剂量给药可产生兴奋综合征，包括幻觉、震颤、肌肉

抽搐、瞳孔散大、反射亢进和抽搐。这些兴奋性症状是由其代谢产物去甲哌替啶在体内的蓄积引起的，去甲哌替啶的半衰期为 15 ～ 20 h，而哌替啶半衰期为 3 h。因去甲哌替啶经肾和肝清除，肾功能或肝功能受损可能增加药物的毒性。鉴于以上特性，并考虑到其代谢产物的毒性，不建议使用哌替啶治疗慢性疼痛。其使用时间不应超过 48 h，剂量不应大于 600 mg/d[51,52]。

正在接受单胺氧化酶（monoamine oxidase，MAO）[53]抑制剂治疗的患者使用哌替啶后可出现严重不良反应。可观察两种类型药物间的相互作用。最显著的症状是兴奋反应（"5- 羟色胺综合征"），这种反应可能是由于哌替啶阻断神经元对 5- 羟色胺的再摄取，从而导致 5- 羟色胺过度激活导致的。在服用 MAO 抑制剂的患者中也可以观察到另一种相互作用，即由于抑制肝 CYPs 同工酶而增强阿片类药物的效应，因此在应用该药时需要减少阿片类药物的剂量。

氢可酮

氢可酮是一种弱 MOR 激动剂。它仅有口服给药途径，并且仅主要用于含有对乙酰氨基酚的化合物中。2014 年，由于美国滥用率高、大量过量和非处方的对乙酰氨基酚毒性，它被重新归类为 Ⅱ 类阿片类药物。FDA 批准了一种不含对乙酰氨基酚的长效氢可酮。其批准存在争议，在临床实践中的正确用法尚不清楚。氢可酮的口服生物利用度为 25%，快速释放形式血浆蛋白结合率低。它被代谢为氢吗啡酮，但其镇痛活性不依赖于其代谢产物。由于氢吗啡酮的快速代谢患者可能体验到更快的起效时间。起效和持续时间与吗啡类似。

可待因

可待因与 MOR 的亲和力极低，其镇痛作用源于它转化为吗啡。口服生物利用度约为 60%，血浆蛋白结合率低。起效和持续时间与吗啡相似，通过口服途径给药。

可待因向吗啡的转化受 CYP2D6 酶影响。因 CYP2D6 基因多态性，部分人群无法将可待因转化为吗啡，可待因对约 10% 的白人无镇痛作用。其他基因多态性可引起可待因代谢增强，从而增加可待因的作用[54]。不同种族间代谢效率差异明显。例如，中国人将可待因转化为吗啡的量较白人少，且对吗啡的

作用也不如白人敏感[55]。

曲马朵

曲马朵是一种具有双重作用机制的合成可待因类似物。通过弱兴奋和抑制去甲肾上腺素和 5- 羟色胺的再摄取发挥镇痛作用。

曲马朵单次口服给药生物利用度为 68%，血浆蛋白结合率约 20%。对阿片受体的亲和力仅与吗啡相当。但是，曲马朵的主要代谢产物 O- 去甲基的镇痛效力是普通药物的 2 ～ 4 倍，可能产生部分镇痛作用。曲马朵作为外消旋混合物给药形式，比单独异构体更有效。（+）- 异构体与受体结合并抑制 5- 羟色胺的在摄取，（–）- 异构体抑制去甲肾上腺素摄取，并刺激 α_2- 肾上腺素能受体[56]。化合物经肝代谢和肾排泄，清除半衰期为 6 h，其活性代谢产物半衰期为 7.5 h。口服给药后 1 h 开始出现镇痛效果，2 ～ 3 h 达峰值。镇痛的持续时间大约 6 h。最大推荐剂量为 400 mg/d。曲马朵也有一种延长至 24 h 的缓释剂型。

有曲马朵躯体依赖和滥用的相关报道。尽管曲马朵滥用的机制尚不清楚，但在有成瘾史的患者中应避免使用。由于其抑制 5- 羟色胺摄取作用，曲马朵应避免在服用 MAO 抑制剂和曲坦类药物的患者中使用。据报道，癫痫发作与选择性 5- 羟色胺受体抑制剂（selective serotonin receptor inhibitors，SSRIs）、5- 羟色胺 - 去甲肾上腺素再摄取抑制剂（serotonin-norepinephrine reuptake inhibitors，SNRIs）、三环类抗抑郁药（tricyclic antidepressants，TCAs）和抗精神病药的联合使用有关[56]。

他喷他多

他喷他多是一种具有双重作用机制的强阿片类药物，类似于曲马朵。它是一种强 MOR 激动剂和 5- 羟色胺和去甲肾上腺素再摄取抑制剂。由于首过代谢，其生物利用度（32%）和血浆蛋白结合率（20%）均较低。他喷他多的代谢产物无活性，半衰期约为 4 h。

与曲马朵相似，因存在 5- 羟色胺综合征的风险，他喷他多在服用 MAO 抑制剂、曲坦类药物、SSRIs、SNRIs、TCA 类药物和抗精神病药物的患者中禁用。与曲马朵不同的是，他喷他多似乎没有癫痫发作的风险。目前他喷他多有口服速释剂型，其延长释放剂型尚在研制中（图 71-1）。

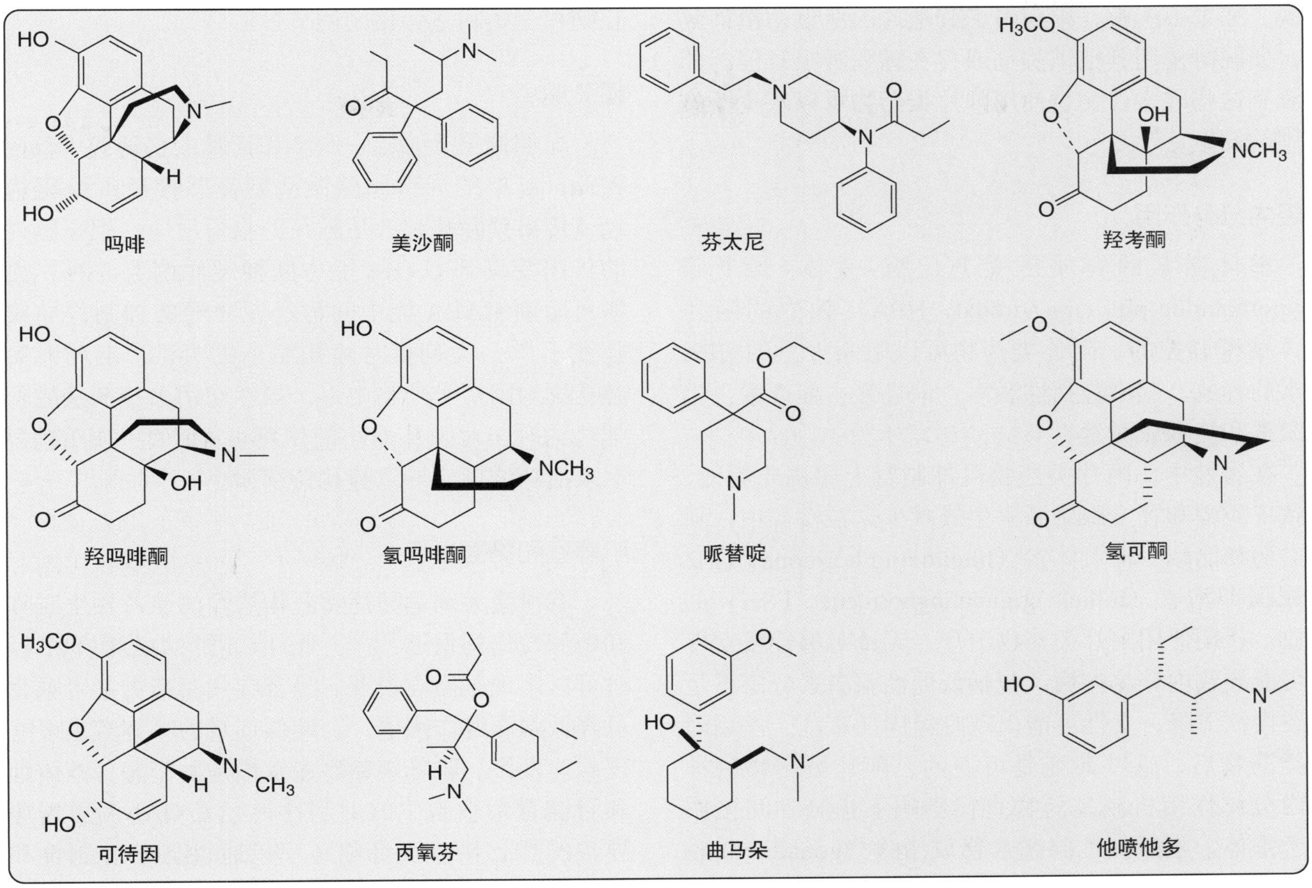

吗啡　　美沙酮　　芬太尼　　羟考酮

羟吗啡酮　　氢吗啡酮　　哌替啶　　氢可酮

可待因　　丙氧芬　　曲马朵　　他喷他多

图 71-1　阿片类药物的化学结构式

毒性

呼吸系统

虽然对呼吸的影响很容易被发现，但在没有其他导致呼吸并发症或同时使用镇静剂的情况下，标准剂量的止痛剂很少发生临床意义上的呼吸抑制。此外，由于阿片类药物的耐受性，阿片类药物的呼吸抑制作用随药物的持续使用而显著下降。然而，应当强调的是，呼吸抑制是阿片类药物治疗的主要并发症[57]。人群阿片类药物中毒死亡的原因几乎全部是由于呼吸抑制所致[58]。例如，2006 年 11 月，FDA向医疗保健专业人群通报了美沙酮治疗患者导致的死亡和危及生命的不良事件，如呼吸抑制和心律失常：死亡、服用过量和严重心律失常（cdc.gov/mmwr/pdf/wk/mm61e0703a1.pdf）。尽管美沙酮在所有的阿片类药物处方中仅占 1/10，但大约 1/3 的阿片类药物相关死亡与美沙酮有关，超过氢可酮和羟考酮。

治疗剂量的阿片类药物抑制呼吸的所有阶段（呼吸频率、每分通气量、潮气量）。大剂量时可导致不规则和濒死呼吸[48]。即使在治疗剂量，许多因素也会增加阿片类药物引起的呼吸抑制风险，这些因素包括[28]①同时使用镇静剂，如酒精、苯二氮䓬类药物和镇静药；②阻塞性和中枢性睡眠呼吸暂停；③极端年龄（新生儿和老年人）；④肺部疾病和肾疾病等共病以及去除疼痛刺激[28]。疼痛作为一种呼吸兴奋剂，去除疼痛（如重度癌性疼痛的神经阻断）会降低通气驱动力，导致呼吸抑制。剂量倾倒是指从控制释放的阿片类药物中无意间快速释放了阿片类药物，这可能发生在摄入酒精后，被认为是过量服用的原因之一。

镇静

阿片类药物会产生嗜睡和认知障碍，从而增加呼吸抑制。这些效应通常在阿片类药物治疗开始后或在剂量增加后出现，但通常随阿片类药物持续使用而消失。如果不缓解，则应考虑其他原因所致的镇静效应，如同时使用其他镇静剂或存在睡眠呼吸暂停。如果没有这些因素，交替使用阿片类药物可以减少镇静作用的发生[59]。

神经内分泌作用

垂体激素的释放是受下丘脑 - 垂体 - 肾上腺（hypothalamic-pituitary-adrenal，HPA）轴中的阿片受体精密调控的。阿片类药物可以阻断大量的 HPA 激素的释放，其中包括性激素、催乳素、催产素、生长激素和抗利尿激素。

在男性中，阿片类药物可抑制肾上腺皮质功能，导致皮质醇和肾上腺雄激素生成减少。在女性中，阿片类药物能减少促黄体素（luteinizing hormone，LH）和尿促卵泡素（follicle stimulatinghormene，FSH）的释放。长期使用阿片类药物治疗，无论对男性或女性都可能导致内分泌疾病，包括低促性腺激素分泌不足导致性欲下降，女性可能出现月经周期紊乱。停用阿片类药物后，这些改变是可逆的。阿片类药物的神经内分泌作用机制是药物直接影响下丘脑和间接作用于垂体，阻断促性腺激素释放激素（gonadotvopin releasing hormone，GnRH）和促肾上腺皮质激素释放激素（corticotropin releasing hormone，CRH）的释放。但促甲状腺激素的分泌相对不受影响。

阿片类药物抑制弓状核结节漏斗的神经元释放多巴胺。多巴胺抑制垂体前叶催乳素细胞释放催乳素，因此阿片类药物引起的多巴胺减少会导致血浆催乳素的增加。催乳素抵消多巴胺的作用，而多巴胺与性兴奋有关，因此高水平的催乳素可导致阳痿和性欲低下。长期使用阿片类药物可通过抑制生长抑素的释放，调节生长激素释放激素的分泌，从而增加生长激素[60]。

抗利尿激素（antidiuretic hormone，ADH）和催产素在下丘脑室旁核和视上核大细胞神经元胞体中合成的，然后从垂体后叶释放。K 阿片受体激动剂抑制催产素和抗利尿激素的释放（并引起显著的利尿作用）。MOR 激动剂抑制抗利尿激素的作用很小，或有一定的抗利尿作用，并能减少催产素的分泌[51]。一些阿片类药物（如吗啡）刺激组胺释放，导致低血压和继发 ADH 释放。阿片类药物对血管加压素和催产素释放的影响反映在以下两个方面，一是直接影响终末分泌，二是间接影响多巴胺和去甲肾上腺素在下

丘脑视上核和室旁核的调节投射[61,62]。

瞳孔缩小

光照瞳孔后激活一个反射弧，它通过 Edinger-Westphal 核的局部回路激活副交感神经，经睫状神经节传出到瞳孔，产生瞳孔的收缩反应。副交感神经的传出受局部 GABA 能中间神经元调节，阿片类药物可阻断 GABA 能中间神经元介导的抑制，导致瞳孔缩小[63]。大剂量时瞳孔缩小更明显，出现针尖样瞳孔提示阿片类药物中毒。虽然使用治疗剂量的阿片类药物时，对瞳孔缩小的作用可能产生一定的耐受，但高血药浓度会导致瞳孔持续缩小。

肌阵挛和癫痫发作

有接受大剂量阿片类药物治疗的患者发生肌阵挛和癫痫发作的报道[64,65]。此外，阿片类药物剂量极高时可以出现癫痫样表现。哌替啶代谢产物去甲哌替啶可降低癫痫发作阈值，因此低剂量的哌替啶也可能出现癫痫发作。肌阵挛和癫痫发作是由于海马锥体细胞和脊髓背角细胞中的抑制性神经元 GABA 受到抑制导致的[66]。阿片类药物还可以通过与 G 抑制性和刺激性偶联受体的相互作用而具有直接的刺激作用[67]。除了哌替啶外，大剂量吗啡 -3- 葡糖苷酸（来源于吗啡）也可诱发肌阵挛和癫痫发作[68,69]。

恶心和呕吐

胃肠道由位于脑干的呕吐中枢调控。呕吐中枢是由化学感受器触发区（chemoreceptor trigger zone，CRTZ）、前庭系统和胃肠道激活。阿片类药物激活 CRTZ，致敏前庭系统，缩短胃排空时间，所有这些将导致呕吐中枢的激活[70]。降低 CRTZ 活性的药物（抗多巴胺药、5- 羟色胺 3 受体拮抗剂）和降低前庭致敏药（抗胆碱药、抗组胺药）可减少阿片类药物引起的恶心反应。增强胃肠动力的药物也能有效改善恶心和呕吐（如甲氧氯普胺）[71]。

便秘

据估计，使用阿片类药物治疗的患者中有 40% ～ 95% 出现便秘，即使是急性给药也可出现肠道功能改变[72]。阿片受体密集分布于肌间神经丛和黏膜下神经丛的肠神经元以及多种分泌细胞上[73,74]。肠道内容物转运时间延长，同时肠道分泌物减少，导致吸水

率增加，增加肠道内容物的黏性和便秘。此外，肛门括约肌张力增加，直肠扩张引起的反射性松弛减少。所有这些作用共同导致吗啡诱导的便秘[75]。阿片类药物诱导的便秘不会发生耐受性。

胆道痉挛

阿片类药物可抑制 Oddi 括约肌松弛，从而导致胆总管压力增加而产生胆绞痛症状。因此，使用阿片类药物来治疗胆绞痛可能导致疼痛加剧。

尿潴留

MOR 激动剂可抑制排尿反射，增加外括约肌的肌张力，诱发膀胱松弛，从而导致尿潴留。这种效应是由大脑和脊髓中的 MOR 和 δ- 阿片受体激活介导的。这将导致膀胱容量扩大，有时需要导尿[76]。

瘙痒

所有的 MOR 激动剂均可引起皮肤瘙痒，其机制是由于对脊髓背角的瘙痒特异性神经元的去抑制作用[77]。全身给药或脊髓给药均可发生这种情况，但后者更常见[78]，瘙痒多集中于躯干和面部。

免疫抑制

阿片类药物对免疫功能的影响存在争议。阿片类药物通过直接作用于免疫系统细胞，以及间接激活交感神经传出及调节下丘脑 - 垂体 - 肾上腺轴从而抑制免疫功能[79,80]。有研究表明吗啡对中性粒细胞的免疫抑制作用可能是通过一氧化氮依赖性抑制核因子 κB（nudear favtor kB，NF-κB）活化实现的[81]。另有研究认为丝裂原活化蛋白激酶（mitogen-avtivated protein，MAP）的诱导和活化也可能发挥作用[82]。疼痛本身具有免疫抑制作用，因此减轻疼痛将抵消并可能超过阿片类药物的直接免疫抑制作用。此外，阿片类药物的短期给药比长期给药更具有免疫抑制作用，提示机体对这种作用可产生耐受性。

出汗

阿片类药物对体温调节有广泛的影响，高剂量导致体温过高，低剂量导致体温过低[83]。据报道，服用美沙酮的患者中多达 45% 出现过度出汗，其机制可能与释放组胺相关[84-86]。

抗抑郁药

抗抑郁药长期以来一直用于治疗慢性疼痛。在过去，由于患者常合并存在焦虑和抑郁，抗抑郁药被更多用于改善患者情绪，而不是治疗疼痛。独立的研究表明无论在非抑郁患者还是无情绪改善的抑郁患者中，抗抑郁药都可改善疼痛，提示这些药物具有独立的镇痛作用[87,88]。此外，与用于抑郁症患者改善抑郁相比，抗抑郁药改善疼痛的作用出现更早，且剂量更低，也证明了这种镇痛功效[89]。近期的一篇对 18 项随机、安慰剂对照的研究进行的荟萃分析，强有力的表明抗抑郁药对于疼痛缓解、疲乏和睡眠障碍有效，且能改善与健康相关的生活质量[90]。美国 FDA 已经批准选择性 5- 羟色胺和去甲肾上腺素再摄取抑制剂（SNRI）度洛西汀用于治疗纤维肌痛、糖尿病周围神经病变和慢性肌肉骨骼疼痛，米那普兰治疗纤维肌痛。然而，并非所有的抗抑郁药都是有效的止痛药。例如，选择性 5- 羟色胺再摄取抑制剂（SSRI）的镇痛作用就很小，在慢性疼痛治疗中作用有限[91]。曲唑酮主要用于睡眠辅助，因为慢性疼痛人群的睡眠困难发生率高[92]。

所有抗抑郁药的主要镇痛作用部位被认为是在脊髓或更高水平抑制去甲肾上腺素和 5- 羟色胺的再摄取。这种抑制作用增加了这两种单胺类物质的胞外浓度，从而激活下行抑制疼痛通路，并最终减少疼痛[93,94]。这类药物也具有 TCAs 的外周镇痛作用，因为局部应用在疼痛的动物模型中产生镇痛作用[93,95]。目前的研究表明，局部应用抗抑郁药可一直作用于 NMDA 受体并阻断钠和钙通道，单独使用或联合使用可以解释其外周镇痛特性[93,95-97]。因为 TCAs 能有效阻断钠通道，而钠通道的增殖在神经病理性疼痛发生中起关键作用，这可能是这些药物的主要作用部位之一[98,99]。最后，TCAs 已被证明具有增强内源性阿片样物质的特性[100]（图 71-2）。

三环类抗抑郁药

三环类抗抑郁药被认为是治疗慢性神经性疼痛和纤维肌痛的一线药物[101,102]。两项系统综述纳入 10 种抗抑郁药的 17 项随机对照试验，结果显示对于神经性疼痛，需要治疗的人数（numbers needed to treat，NNTs）约为 2.5 例[103,104]（表 71-6）。所有同

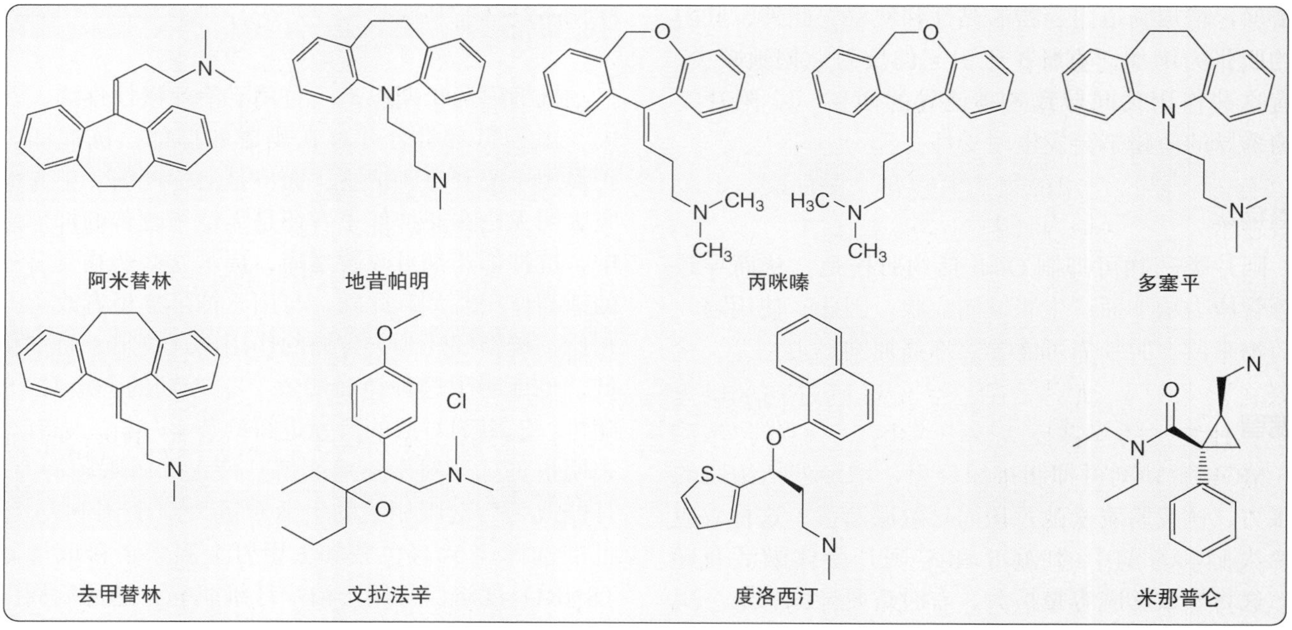

阿米替林　　地昔帕明　　丙咪嗪　　多塞平

去甲替林　　文拉法辛　　度洛西汀　　米那普仑

图 71-2 抗抑郁药的化学结构式

表 71-6 抗抑郁药的镇痛效果

抗抑郁药	动物[a]			人[b]	
	研究数	阳性结果		研究数	合并 NNT[c]
TCAs	126	急性疼痛测试 慢性疼痛模型	81% 95%	23	3.1
SSRIs[d]	39	急性疼痛测试 慢性疼痛模型	44% 33%	3	6.8
SNRIs[e]	10	急性疼痛测试 慢性疼痛模型	100% 100%	3	5.5
其他药物[f]	7	急性疼痛测试 慢性疼痛模型	100% 100%	1	1.6（安非他酮，仅有一项研究）

[a] 数据来源于 Eschalier A，Ardid D，Dubray C：Tricyclic and other antidepressants as analgesics. In Sawynok J，Cowan A，editors：Novel aspects of pain management：opioids and beyond，New York，1999，Wiley-Liss，pp 303-310. 和 Sawynok J，Cowan A：Novel aspects of pain management：opioids and beyond，New York，1999，Wiley-Liss，pp 303-310. Complete up to 2005. 仅有大约 10% 的动物使用慢性疼痛模型进行治疗

[b] 数据来源于 Finnerup N，Otto M，McQuary H，et al.：Algorithm for neuropathic pain treatment：an evidence based proposal，Pain 118：289-305，2005.

[c] 改善 1 例患者健康所需治疗的病例数（疼痛强度减少至少 50%）

[d] 例如：氟西汀、氟伏沙明、舍曲林、帕罗西汀和西酞普兰

[e] 例如：文拉法辛、米那普仑和度洛西汀

[f] 例如：米氮平与安非他酮

NNT，需要治疗的人数；SNRIs，5- 羟色胺 - 去甲肾上腺素再摄取抑制剂；SSRIs，选择性 5- 羟色胺再摄取抑制剂；TCAs，三环类抗抑郁药
From Mico J，Ardid D，Berrocoso E，et al：Antidepressants and pain，*Trends Pharmacol Sci* 27：348-354，2006.

一类的 TCAs 都显示出基本相同的疗效。

三环类抗抑郁药物通常分为叔胺类（阿米替林、丙咪嗪和多塞平）和仲胺类（去甲替林和地昔帕明）。去甲替林和地昔帕明分别由阿米替林和丙咪嗪在肝去

甲基化而来。叔胺类阻断 5- 羟色胺再摄取的作用超过阻断去甲肾上腺素再摄取，而仲胺类更加选择性地抑制去甲肾上腺素的再摄取。

建议三环类抗抑郁药从尽可能低的剂量开始使

用，并缓慢增加剂量。对于阿米替林、去甲替林或地昔帕明，经典的起始剂量是 5 ~ 10 mg 睡前给药。大约每 7 天可增加与起始剂量相同的剂量（表 71-7）。有研究表明阿米替林 25 ~ 50 mg 可产生疼痛效果，但也有一些研究使用的镇痛剂量高达 200mg。药物起效在给药 3 ~ 4 周内（表 71-7）。

不良反应

不幸的是，所有的 TCAs 不良反应都很常见，从而限制了其应用，尤其是在老年人和肝功能异常的患者中。仲胺类的不良反应较少。由于它们的抗组胺作用而导致镇静的不良反应较常见，但如果患者有睡眠障碍，这也是有益的作用。抗胆碱能的不良反应也很普遍，包括口干、便秘、尿潴留和视物模糊。抗胆碱能和抗组胺的不良反应是呈剂量依赖性的，并且随

使用时间的延长而减少，缓慢递增剂量可以提高依从性。体重增加和性功能障碍也常有报道。心脏的不良反应包括体位性低血压和心律失常。40 岁以上的患者应询问心脏病史和考虑基线做心电图（ECG）。该类药物使惊厥阈值降低，使儿童、青少年和 24 岁以下年轻人自杀的想法和行为的风险增加。此外，如果这些药物被有意或无意地过量摄取是危险的，甚至在相对低的剂量下可能致命。停止使用这些药物时，建议每周减量 25%，以减少不良反应。

5- 羟色胺 - 去甲肾上腺素再摄取抑制剂（SNRIs）

SNRIs，如文拉法辛、度洛西汀和米那普仑也都具有镇痛作用。它们在糖尿病周围神经病变、神经性

表 71-7　三环类抗抑郁药：药效学					
药物	阿米替林	地昔帕明 a	多塞平	丙咪嗪	去甲替林
半衰期	9 ~ 27 h	7 ~ 60 h	6 ~ 8 h	6 ~ 18 h	28 ~ 31 h
代谢	肝	肝	肝	肝	肝
排泄	尿液	尿液	尿液	尿液	尿液
蛋白结合	≥ 90%	90% ~ 92%	80% ~ 85%	60% ~ 95%	93% ~ 95%
治疗剂量 / 天	10 ~ 150 mg	10 ~ 150 mg	10 ~ 150 mg PO	10 ~ 200 mg	10 ~ 150 mg
给药时间	qhs 或 2 次 / 日	qhs 或 2 次 / 日	qhs 或 2 ~ 3 次 / 日	qhs 或 2 次 / 日	qhs 或 2 ~ 3 次 / 日
剂量调整	≥ 7 天 / 剂量变化	≥ 3 天 / 剂量变化	≥ 7 天 / 剂量变化	≥ 7 天 / 剂量变化	≥ 3 天 / 剂量变化
代谢 / 转运影响					
CYP1A2 底物	小	小	小	小	小
CYP2C9 底物	小				
CYP2C19 底物	小		小	大	小
CYP2D6 底物	大	大	大	大	大
CYP3A4 底物	小		小	小	小
CYP2B6 底物	小			小	
抑制 CYP1A2	弱	弱		弱	
抑制 CYP1A6		中度			
抑制 CYP1B6		中度			
抑制 CYP2C9	弱				
抑制 CYP2C19	弱			弱	
抑制 CYP2D6	弱	中度		中度	弱
抑制 CYP2E1	副	弱		弱	弱
抑制 CYP3A4		中度			

a Data from Wolters Kluwer Health. www.uptodate.com. Accessed June 15，2012.

疼痛、纤维肌痛以及慢性肌肉骨骼疼痛中都显示有较好疗效。文拉法辛是这类药物中的第一个药物，它在低剂量时是 5- 羟色胺再摄取抑制剂，在高剂量时则抑制去甲肾上腺素再摄取。这意味着它的作用在较低剂量时更像 SSRI，高剂量时则是 SNRI，同时伴随发生的不良反应也更多。已有证据显示文拉法辛对多发性神经炎有一定疗效[105]，包括糖尿病神经病变疼痛[106]和纤维肌痛[107]，但这些适应证都未经批准。剂量范围为每天 75 ～ 225mg。米那普仑已被美国批准用于治疗纤维肌痛，但在欧洲还未被批准。最近纳入了 5 项关于米那普仑的研究（4129 例患者）的一个荟萃分析显示，该药物在治疗纤维肌痛方面优于安慰剂，睡眠障碍除外[108]，剂量范围为 25 ～ 200 mg/d。另一个纳入 4 项关于度洛西汀的研究（1411 例患者）显示，除疲劳症状外度洛西汀治疗纤维肌痛疗效优于安慰剂[108]。度洛西汀治疗纤维肌痛时每日 1 次给药，一次 60 mg 或 120 mg，6 个月的长期效果已被证明。起始剂量为晨起服 20 ～ 30 mg。度洛西汀已被美国批准用于治疗糖尿病周围神经病变、纤维肌痛、全身性肌肉骨骼疼痛。已有研究表明该类疾病患者每天服用度洛西汀 60 ～ 120 mg 的疗效优于安慰剂，一般起效在给药一周内[109-111]。最后，度洛西汀

还可用于治疗慢性肌肉骨骼疼痛，包括骨关节炎引起的不适和慢性腰背疼痛[112-115]。

不良反应

这三种 SNRIs 药物的不良反应包括恶心、口干和便秘，性功能不良反应比 SSRIs 少。度洛西汀不应在肝功能不全患者中使用。米那普仑不推荐用于治疗终末期肾病患者，但其独特之处在于它不被细胞色素 P450 同工酶代谢。5- 羟色胺综合征由医源性过度刺激中枢和外周 5- 羟色胺受体引起，表现为神经肌肉过度活动、自主神经亢进和精神状态改变。当大剂量使用这些药物或与其他刺激 5- 羟色胺的药物联用时，这些反应可能会突然发生并快速进展。这些药物也会影响血小板聚集，特别是同时使用阿司匹林或非甾体抗炎药时。剂量相关的血压升高已有报道，在使用该类药物时应予关注。在美国，SNRIs 有诊断儿童、青少年和 25 岁以下年轻人自杀想法和行为的风险增高的黑框警告。停用这些药物时，有报道会产生戒断症状，可能严重且持续，需要缓慢撤药。建议每周递减 25% 的剂量以减少戒断症状的发生（表 71-8 至表 71-10）。

表 71-8　5- 羟色胺 - 去甲肾上腺素再摄取抑制剂：药效学

药物	文拉法辛[a]	度洛西汀	米那普兰
半衰期	5 ～ 7 h	8 ～ 17 h	6 ～ 87 h
代谢	肝	肝	肝
排泄	尿液	尿液 70%，20%	尿液
蛋白结合	35%	≥ 90%	13%
治疗剂量 / 天	37.5 ～ 225 mg	20 ～ 60 mg	12.5 ～ 200 mg PO
给药时间	2 ～ 3 次 / 日	1 次 / 日	2 次 / 日
剂量调整	≥ 4 ～ 7 天 / 剂量变化	≥ 7 天 / 剂量变化	≥ 1 ～ 2 天 / 剂量变化
CYP1A2 底物		大	
CYP2C19 底物	小		
CYP2C9 底物	小		
CYP2D6 底物	大	大	
CYP3A4 底物	大		
抑制 CYP2B6	弱		
抑制 CYP2D6	弱	中度	
抑制 CYP3A4	弱		

[a] Data from Wolters Kluwer Health. www.uptodate.com. Accessed June 15，2012.

表 71-9	三环类抗抑郁潜在的药物相互作用
单胺氧化酶抑制剂	
抑制细胞色素 P450 同工酶的药物	
延长 QT 间期的药物	
中枢神经系统活性药物	
抗多巴胺药物	
酒精	
锂	
贯叶连翘	
色氨酸	

抗惊厥药

　　神经性疼痛（neuropathic pain，NeP）是由神经系统损伤或功能障碍引起一种慢性疼痛，有许多机制参与。疼痛通路的过度刺激或者疼痛抑制通路的损害打破了疼痛和非疼痛信号的平衡，以至于在没有疼痛刺激的情况下产生了疼痛。一些细胞和分子机制通过在不同时间段对外周和中枢神经系统的激活引起 NeP[85]。其中大部分机制可以被抗癫痫药物所调节。首先，神经损伤引起背根神经节有髓鞘纤维的自发放电。自发活动的机制被认为是继发于神经瘤、背根神经节细胞和脱髓鞘区域钠通道密集度的升高[116]。其次，脊髓抑制性中间神经元调节疼痛信号从外周到中枢的传输，从而"门控"上行感觉信息[117]。GABA 和甘氨酸以及它们的受体在背角神经元表面含量丰富[118,119]，但其水平受初级传入神经调节，在神经受损后发生显著变化[119]。

　　最后，谷氨酸能神经传递的增加也可能通过激活 NMDA 受体和非 NMDA 氨基 -3- 羟基 -5- 甲基异噁唑丙酸（amino-3-hydroxy-5-methylisoxazole pvopionic aud，AMPA）/ 海藻氨酸钠型谷氨酸受体而导致过度兴奋和 NeP[120]。因此，调节钠通道、增加 GABA，减少谷氨酸释放或阻断谷氨酸作用的药物可能会减少神经性疼痛的发生。

　　抗惊厥药物减少疼痛的四种主要作用机制包括[28]：①钙通道的调节；②钠通道阻断；③ NMDA 拮抗和④ GABAA 受体激动作用。作用机制最终的结果包括通过稳定细胞膜减少自发性疼痛和减少神经超敏反应，减少递质释放，减少脊髓背角突触后细胞活化。表 71-11 总结了各种抗惊厥药物的作用机制。

表 71-10	5- 羟色胺 - 去甲肾上腺素再摄取抑制剂潜在的药物相互作用
米那普仑	
单胺氧化酶抑制剂	
5- 羟色胺	
曲坦类	
中枢神经系统活性药物	
地高辛	
酒精	
干扰止血的药物	
抗多巴胺药物	
贯叶连翘	
色氨酸	
度洛西汀	
单胺氧化酶抑制剂	
抑制细胞色素 P450 同工酶的药物	
中枢神经系统活性药物	
曲坦类	
5- 羟色胺药物	
酒精	
干扰止血的药物	
抗多巴胺药物	
贯叶连翘	
色氨酸	
文拉法辛	
单胺氧化酶抑制剂	
抑制细胞色素 P450 同工酶的药物	
中枢神经系统活性药物	
曲坦类	
5- 羟色胺药物	
干扰止血的药物	
抗多巴胺药物	
酒精	
蛋白酶抑制剂	
贯叶连翘	
色氨酸	

　　除普瑞巴林和加巴喷丁外，对各种抗惊厥药物治疗疼痛的疗效的研究结果一直不一致。普瑞巴林被美国 FDA 批准用于治疗带状疱疹后神经痛（postherpetic neuralgia，PHN）、疼痛性糖尿病外周神经病（diabetic peripheral neuropathy，DPN）、纤维肌痛综合征和与脊髓损伤有关的疼痛；加巴喷丁被 FDA 批准用于治疗 PHN。卡马西平被 FDA 批准用于治疗三叉神经痛；丙戊酸和托吡酯被 FDA 批准用

表 71-11　抗惊厥药物的作用机制

	钠离子通道阻断	NMDA 受体的拮抗作用	GABA 受体激动作用
卡马西平	X	X	X
氯硝西泮			X
加巴喷丁		X	
拉莫三嗪	X	X	
左乙拉西坦		X	
奥卡西平	X	X	
苯妥英钠	X		
普瑞巴林		X	
托吡酯	X	X（通过 AMPA/ 海藻氨酸拮抗作用）	X
丙戊酸			X

AMPA，氨基 -3- 羟基 -5- 甲基异恶唑丙酸；GABA，γ- 氨基丁酸；NMDA，N- 甲基 -D- 天冬氨酸

于治疗偏头痛。本章讨论的重点是普瑞巴林和加巴喷丁，这两种药物在治疗慢性神经性疼痛方面证据最多（表 71-12）。

作用机制

普瑞巴林和加巴喷丁是合成的 GABA 类似物。

二者结构都是在 GABA 结构上增加了一个苯环或者多糖支链。但是，普瑞巴林和加巴喷丁的三维结构与 GABA 明显不同。与天然 GABA 结构相比，二者的氨基（NH_2）和羟基（CO_2H）彼此更接近。这种三维结构的不同可能是它们药理活性不同的原因[121,122]。

尽管普瑞巴林和加巴喷丁的确切作用机制尚不清楚，但动物模型的研究结果表明，普瑞巴林可以调节神经元的过度兴奋，从而产生镇痛和抗惊厥的作用。神经递质释放减少是因为普瑞巴林选择性地结合大脑和脊髓神经元上钙通道的 N 和 P/Q 亚型的 α2-δ 亚基，从而调节钙流入突触前细胞[123]。因此，通过作用于 AMPA/ 钾盐镁矾、NMDA 受体和神经激肽受体，突触后活化减少。与阿片类药物抑制 G 蛋白通路钙离子内流不同，普瑞巴林和加巴喷丁没有药物耐受性。二者均对 L 型钙通道没有影响（如维拉帕米），因此对血压没有影响。动物模型中的新证据显示，加巴喷丁的作用部位在蓝斑[124]。最近的一项临床研究证实了这一发现，该研究表面，经脊柱输送的加巴喷丁对慢性疼痛无影响[27]。

加巴喷丁和普瑞巴林的药理学

加巴喷丁

加巴喷丁具有非线性生物利用度，随着剂量增加，吸收减少，这是主动和饱和的转运机制的结果[125]。加

表 71-12　加巴喷丁和普瑞巴林药理机制比较

	加巴喷丁	普瑞巴林
美国 FDA 批准的疼痛适应证	带状疱疹后神经痛	带状疱疹后神经痛 糖尿病神经病变 纤维肌痛
作用机制	通过结合 α2-δ 亚基调节钙离子通道的开放	通过结合 P2 亚基调节钙离子通道的开放
药动学特征	非线性：血药浓度没有剂量比例	线性：血药浓度与剂量成比例
口服生物利用度	60% 900 mg 47% 1200 mg 34% 2400 mg 33% 3600 mg	所有剂量 90%
有效剂量	1800 mg/d 剂量超过 1800 mg/d 无额外获益	150 mg/d 剂量范围 150 ～ 600 mg/d
时间表	未分级	分级 V 级

巴喷丁 900 mg 剂量下具有 60% 生物利用度，而 3600 mg 的剂量下生物利用度仅为 33%。因其饱和转运机制，可通过小剂量频繁给药来提高生物利用度。药物的血浆蛋白结合率不超过 3%，并且由于其高脂溶性，较易渗透到中枢神经系统。加巴喷丁在体内不被代谢，通过尿液以原形式排出。因此，肾功能受损者会显著延长药物半衰期。研究表明剂量达到 1800 mg 和 2400 mg 时有治疗效应，但剂量超过每天 1800 mg 后，治疗效果不再增加，因此当前 FDA 批准的疼痛治疗最大剂量是每天 1800 mg。由于其非线性药代动力学，加巴喷丁滴定达到有效血药浓度的时间延长，平均起效时间为给药后 10 ~ 14 天。

普瑞巴林

普瑞巴林的吸收不依赖于主动转运，因此具有线性药代动力学曲线，生物利用度可达约 90%。与加巴喷丁不同，普瑞巴林的吸收是非剂量依赖性的。它血浆蛋白结合率可忽略不计，易于渗透到中枢神经系统。普瑞巴林也不被代谢，原形经尿液排出，因此，肾功能不全患者药物半衰期明显延长，需要调整给药剂量[121]。普瑞巴林有效剂量为每天 150 ~ 300 mg。由于线性药代动力学和高生物利用度，2 ~ 3 天内就可达到有效血药浓度，起效快于加巴喷丁。

加巴喷丁和普瑞巴林的毒性

加巴喷丁和普瑞巴林均没有明显的药物相互作用，血浆蛋白结合率低。因为加巴喷丁和普瑞巴林有相似的作用机制，所以不良反应也很相似。在对照试验中，最常见的药物不良反应是头晕、嗜睡、口干、外周水肿、视物模糊、体重增加和思维异常，发生率为安慰剂组的两倍或更高。头晕和嗜睡经常出现在起始治疗后不久，大部分患者在后续治疗中上述症状可缓解。头晕和嗜睡的副作用与用药剂量相关，缓慢加量可以减少其发生。而睡前给药可以改善睡眠状况，因此这种不良反应也可以是一个优点。安慰剂对照研究显示加巴喷丁和普瑞巴林可以改善患者的睡眠质量[28,126]。口干是剂量依赖性的，但程度很轻，很少有患者因该不良反应退出临床试验。在临床试验中，1/3 的受试者出现外周水肿，似乎与药物剂量无关，也与心血管、肾和肝功能的异常无关，在同时使用降糖药物噻唑烷二酮时更常见[127]。视物模糊也与剂量有关，但在治疗过程中常可缓解，药物与任何眼部异常无关。有报道称服药后可出现体重较基线增加 8%，但与心脏、肾或肝功能的异常无关。在癫痫和纤维肌痛综合征的临床实验中发现有轻度的食欲增加现象，与基线体重指数（body mass indes，BMI）、性别或年龄无关。体重增加有平台期，通常是轻度的。思维异常是典型的抗惊厥药物的不良反应，与这类药物的钙通道调节机制有关，一般较轻微，但是在个别患者中可能较重，导致停药。

抗惊厥药物，包括加巴喷丁和普瑞巴林，出现自杀意念的风险约为安慰剂组的两倍。这种风险增加与年龄无关，在治疗 1 ~ 24 周的过程中发生。应当提醒患者注意这种副作用，一旦出现这种药物不良反应及时就医。

普瑞巴林的研究显示有轻度 PR 间期延长的副作用，但不会增加二度或三度房室传导阻滞的风险。普瑞巴林可能导致轻度的血小板减低，但不会增加出血相关不良事件的发生率。普瑞巴林还可能引起轻度的肌酸激酶升高，但大多数患者无临床症状。

在普瑞巴林的临床对照试验中，与安慰剂组相比，普瑞巴林组报告有欣快感的患者较多。一项在娱乐场所吸毒者中进行的关于镇静催眠药物喜好性的随访研究中，普瑞巴林使用者报告"药效好""快感"和"喜欢"的程度与服用 30 mg 的地西泮相当。此外，临床研究显示该药有失眠、恶心、头痛和腹泻的戒断症状。因此，FDA 将该药物划分第 V 类药物，纳入限制级别的药物。

有新的研究显示，在同时使用普瑞巴林和阿片类药物[128]或加巴喷丁时，阿片类药物过量的风险增加[129]。与任何抗惊厥治疗一样，普瑞巴林和加巴喷丁应当缓慢撤药，时间至少大于 1 周，以避免戒断症状的发生（图 71-3）。

肌肉松弛药

患者经常将肌肉疼痛描述为"痉挛"。临床医生清楚地知道失去运动能力对患者的危害。应用"肌肉松弛药"治疗具有上述主诉的患者有很大的价值。然而遗憾的是，骨骼肌松弛药在慢性疼痛治疗中并不起主要作用，因为其对肌肉的真正作用有限，并且有明显的不良反应，及与其他药物的相互作用，以及有成瘾的可能性。

骨骼肌松弛药的种类繁多（图 71-4）。每种药物

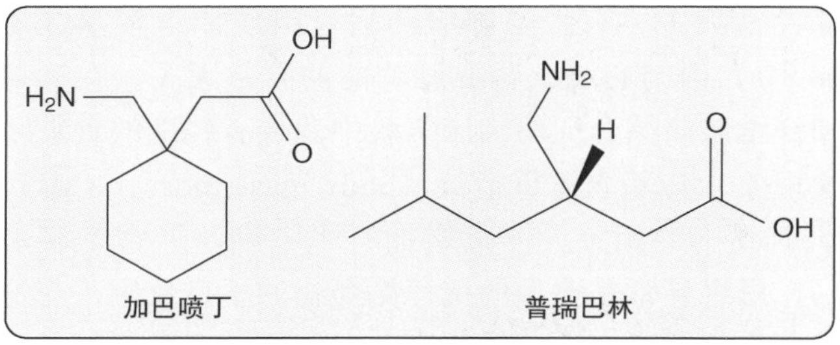

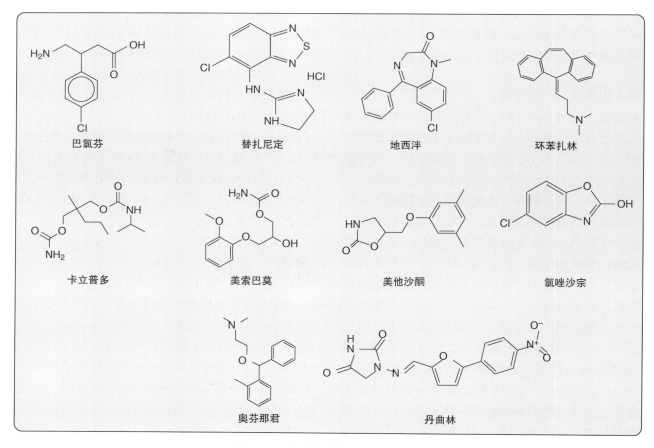

图 71-3 普瑞巴林和加巴喷丁的化学结构式

都有其独特的作用机制和不良反应，每种药物都必须分别阐述。另外，由于对它们如何起效或为何有效缺乏共识，使得对这些药物的作用机制的理解更加困难。上运动神经元疾病导致的疼痛和痉挛和外周肌肉骨骼疾病导致的痉挛和疼痛是使用这些药物的两个获批的临床适应证。这些药物可被归类为解痉或抗痉挛药。这些药物不应作为治疗疼痛的一线药物，通常应与其他止痛药一起使用。此外，大多数解痉药物使用的时间限制为 2～3 周。尽管如此，许多骨骼肌松弛药仍被长期用于治疗慢性疼痛[130]。

了解肌肉的反射弧对理解这些药物是如何起作用的很重要。最简单的反射是单突触反射。一个肌梭通过Ⅰa传入神经元发送传出信号，这个信号进入脊髓后角和一个α运动神经元的突触，然后该神经元通过腹根离开脊髓，并支配同一肌肉的梭外肌纤维，导致肌肉收缩。Ⅰa传入神经元也可通过抑制拮抗肌α运动神经元的中间神经元进行多突触传递，引起肌肉松弛。位于腹角的γ运动神经元调节肌梭伸展的敏感性。它们与α运动神经元一起运动，并接收来自皮肤感受器和很多脊髓上通路的信号，包括皮质和网状脊髓束。多突触脊髓反射与脊髓上的连接比单突触反射丰富得多。这些连接同时有兴奋性和抑制性，提供更好的控制和反馈来设置运动功能并使之更精细。抑制脊髓反射的主要通路是背侧网状脊髓束，主要的兴奋通路是延髓脑桥背侧[131]。

痉挛发生在上运动神经元的疾病，如多发性硬化、脊髓损伤、脑外伤、脑卒中或脑瘫。这些疾病会导致由脑至脊髓的下行抑制作用丧失，从而引起肌张力过高和抗拉伸力增加。这种现象为经典的"折

图 71-4 肌肉松弛药的化学结构式

刀现象"，其对上肢屈肌和下肢伸肌的影响要多于其他肌群。批准用于抗痉挛的药物包括巴氯芬（利奥瑞沙）、丹曲林（丹特里安）、替扎尼定（扎那普利）和地西泮（安定）。

抗痉挛药用于治疗无张力过高、反射亢进或其他上运动神经元疾病的肌肉疼痛和痉挛。疼痛在这些情况下比痉挛状态更常见，如纤维肌痛、紧张性头痛、肌筋膜疼痛综合征和非特异性背痛综合征等。药物包括环苯扎林（福莱西利）、卡立普多（索马）、美他沙酮（斯凯拉辛）、氯唑沙宗（强效帕拉芬）、氨甲酚（罗巴斯）和奥芬那丁（诺福乐）。替扎尼丁和苯二氮卓类药物被批准用于痉挛和肌肉骨骼疾病。每种药物如何改善这些症状并不完全清楚，但非特异性镇静作用可能比对肌肉或脊髓反射的影响更为重要。

解痉药

巴氯芬

巴氯芬阻断突触前和突触后 $GABA_B$ 受体[132,133]，干扰脊髓水平的多突触和单突触反射[134]。口服剂量通常从 5 mg 开始，每日 3 次，每天最大剂量为 80 mg。也可以鞘内注射以减少不良反应。已报道的不良反应有镇静、乏力、低血压、恶心、抑郁和便秘。肾功能异常时应减量和调整剂量。戒断症状包括幻觉、癫痫和瘙痒。

丹曲林

丹曲林通过减少骨骼肌细胞肌浆网的钙释放，直接作用于肌肉[135]。它有一个关于肝毒性的黑窗框告[136]。每天服用 800 mg 或以上剂量比每天服用 400 mg 的患者的副作用发生风险要大得多。建议服药后 45 天如无明显改善应停药。

替扎尼丁

替扎尼丁为中枢性 α_2 受体激动剂[137,138]，它能减少脊髓中间神经元突触前末梢释放兴奋性氨基酸[139]，从而降低强直性牵张反射和多突触反射[140]。剂量从每晚 2～4 mg 开始，加量至每次 2～4 mg，每天 3～4 次。每日最大剂量为 36 mg。不良反应包括低血压、镇静和口干。其主要清除途径是肾排泄，肾功能损害可显著降低药物清除率。它通过 CYP1A2 代

谢，禁忌与环丙沙星或氟伏沙明合用[141]。肝功能异常（比正常值上限高 3 倍）的发生率为 5%，因此建议监测肝功能[141]。快速撤药可引起高血压、心动过速和肌张力增高。应告诫患者服药期间禁饮酒，口服避孕药会降低清除率，即使剂量低至每天 4 mg。

地西泮

地西泮通过中枢阻断 $GABA_A$ 受体发挥作用[135,142]，$GABA_A$ 是一种中枢神经系统抑制性神经递质。地西泮是第一种用于治疗痉挛的药物。在临床试验中它经常被用作新药的对照药。其对痉挛和肌肉疼痛的疗效被认为与苯二氮䓬类药物类似[143]。临床试验显示苯二氮䓬类的疗效是基于四氢䓬类药物，该药目前在美国尚不可用[144]。因为它的镇静作用，与其他药物的相互作用，且有被明显滥用的可能，一般不作为痉挛或肌肉疼痛的一线药物。

解痉药物

环苯扎林

环苯扎林的结构与三环类抗抑郁药相似，通过其抗胆碱能作用引起镇静。它主要作用于脑干，通过影响 γ 和 α 运动神经元减少躯体运动神经元的活动。每日 3 次每次 5 mg 与每日 3 次每次 10 mg 的疗效相仿，但不良反应更少[145]。每日最大剂量为 30 mg。环苯扎林不应在心肌梗死急性恢复期使用，也不应用于心律失常、心脏传导阻滞、充血性心力衰竭或甲状腺功能亢进患者。环苯扎林与曲马朵合用会增加癫痫发作的风险[146]。同时服用选择性 5-羟色胺再摄取抑制剂的患者 5-羟色胺综合征的风险可能会增加[147]。

卡立普多

在动物研究中表明，卡立普多通过改变脊髓中间神经元和大脑下行网状结构的活性，引起肌肉松弛。它在肝代谢为甲普罗胺，是一种可能被滥用Ⅳ类药物[148]。甲普罗胺与 $GABA_A$ 受体结合，从而产生进一步的镇静作用。剂量从 250 mg 开始，每天最多 4 次，每天最大剂量为 1400 mg。有急性间歇性卟啉病史的患者禁用。CYP1C19 抑制剂如奥美拉唑或氟伏沙明可能会增加卡立普多血药浓度，并降低甲普罗胺的水平。CYP1C19 诱导剂如利福平或贯叶连翘则可

能增加甲普罗胺的水平。

美索巴莫

美索巴莫是愈创甘油醚的氨基甲酸酯衍生物，是一种中枢神经系统抑制剂，对横纹肌、运动终板或神经纤维无直接作用。它有 500 mg 和 750 mg 的片剂，每天最多可给药 4 次，每天最大剂量为 8 g。它应慎用于接受抗胆碱酯酶药物治疗的重症肌无力患者。

美他沙酮

美他沙酮对肌肉没有直接作用，其作用主要是通过抑制全身中枢神经系统产生。它比该类的其他药物镇静作用要小得多，并且药物的相互作用较少。在药物诱发的溶血性贫血、严重的肾或肝功能受损时禁用。最常用的剂量为每次 800 mg，每天 3 ~ 4 次。

氯唑沙宗

氯唑沙宗是一种中枢作用剂，主要作用于脊髓和大脑的皮质下区域，抑制多突触反射弧。剂量是每次 250 ~ 750 mg，每天 3 ~ 4 次。有报道此药有肝细胞毒性。

奥芬那丁

奥芬那丁是苯海拉明的衍生物。它不直接松弛肌肉，并且比苯海拉明具有更强的抗胆碱能作用。其推荐剂量为每天两次，每次 100 mg。青光眼、幽门 / 十二指肠梗阻、消化性溃疡、前列腺增生或膀胱颈梗阻、贲门痉挛（巨食管）和重症肌无力患者禁忌使用。

疗效

使用这些药物的临床研究非常有限，且缺乏对照，持续时间短。一项荟萃分析显示替扎尼丁和巴氯芬在治疗痉挛方面的疗效大致相当，与地西泮相似[149]。该研究还指出，这些肌肉松弛药对于肌肉骨骼的疗效的数据有限，但与安慰剂相比，环苯扎林、替扎尼丁、卡立普多以及奥芬那丁显示出一定的积极作用。研究数据表明氯唑沙宗、美索巴莫、巴氯芬和丹曲林的疗效的数据有限。而对于美他沙酮的疗效则不确定。

局部用药

局部用药已变得越来越流行，并且由于系统吸收减少、疼痛部位活动减少，以及患者的偏好，该类药物使用量已有所增加。目前，支持这些药物的文献有限。此外，尽管局部用药，仍有系统性副作用的报道。如前所述，局部 TCA 可在疼痛动物模型中产生镇痛作用[93,95]。利多卡因可在市场上以乳膏、凝胶和贴片的形式买到。该类药物可考虑用于治疗神经性疼痛[150]。辣椒碱可消耗 P 物质，较低浓度可用在非处方药和 8% 贴片制剂中。FDA 已经批准使用 8% 的贴片剂治疗带状疱疹后神经痛。较低浓度（0.25% ~ 0.75%）用于肌肉和神经性疼痛，同样临床证据有限。在对 61 项肌肉骨骼疾病研究的系统回顾中，显示局部使用非甾体抗炎药有效，而副作用不多[151]。

新型治疗药物

类阿片

奥利替丁是一种 μ-GPS（G 蛋白特异性）调节剂，安全性和耐受性更好。Mu 受体通过疼痛和 β- 阻遏蛋白通路上的 GPS 途径引起疼痛加剧、呼吸抑制和胃肠道功能障碍。传统阿片类激动剂激活 GPS 和 β-阻遏蛋白通路。而奥利替丁是一种 μ-G 蛋白特异性（GPS）调节剂，由于它不激活 β- 阻遏蛋白通路，因此可改善疼痛并减少副作用。目前在急性疼痛中的 Ⅲ 期临床试验已经完成[152]。

NKTR-181 是一种完整的具有 PEG 聚合物的 μ 阿片受体激动剂，可调节穿透血脑屏障的速率。PEG 紧密相连，因此很难进行修改以提高血脑屏障渗透的速率。研究表明，与羟考酮相比，NKTR-181 使缩瞳（一种血脑屏障穿透的测量方法）延迟 2.8 小时。一项在下腰痛的 Ⅲ 期临床试验已完成[153]。

神经生长因子抑制剂

神经生长因子（nerve growth factor，NGF）是位于感觉神经元上的酪氨酸激酶（tyrosine kinase，TrKA）受体的配体。炎症可引起 NGF 水平的升高，并激活 TrkA 受体进而导致炎性介质增加和疼痛敏感性增强。NGF 的过表达也导致交感纤维的增殖，后者在炎性和神经性疼痛的发生中起重要作用。由于 NGF 是感觉神经元的存活和发育所必需，NGF 抑制剂可导致周围神经功能障碍和神经病变。坦珠单抗是一种针对 NGF 的重组人单克隆抗体，目前正在做 Ⅱ 期临床试验，开发用于治疗骨关节炎、腰痛和骨转移癌相关的疼痛[154]。2010 年，由于药物与骨坏死相关的报道，美国 FDA 暂停了所有这类药物的临床试验。2012年，FDA 的一个咨询小组一致投票同意基线临床试验，但不能同时使用 NSAIDs，因为使用 NSAIDs 的患者关节损伤更大。研究表明坦珠单抗治疗膝和髋关节骨关节炎的研究是有希望的[155-159]，坦珠单抗联合 NSAIDs 优于坦珠单抗单药治疗；然而，联合治疗有更多的不良事件[160,161]。法新单抗是一种有希望的新型 NGF 抑制剂。一项关于膝关节骨关节炎疼痛的探索性研究表明，与安慰剂相比，其对疼痛的改善明显，并且安全性好[162]。

大麻素受体激动剂

Ⅰ 型大麻素受体（cannabinoid receptors type1，CB1）位于外周和中枢神经系统多个部位，而 Ⅱ 型受体（CB2 受体）位于炎症细胞（单核细胞、B/T 细胞、肥大细胞）上。CB2 激活可减少炎症介质的释放、血浆外渗和感觉末梢致敏。外周 CB1 受体激活导致促炎性末端肽释放减少和感觉末梢敏感性降低。中枢 CB1 受体激活导致背角兴奋性降低，并激活大脑中的下行抑制通路。最终结果是疼痛和痛觉过敏都降低。吸入大麻已被广泛用于各种疼痛综合征的研究，结果好坏参半。最近关于神经性疼痛的临床对照试验结果让人鼓舞，随机试验的系统评价显示，与安慰剂相比，该药具有显著镇痛效果[163,164]。所有这些研究仅使用四氢大麻二醇（THC）进行，没有研究评估大麻二酚（CBD）。研究表面 THC 具有低剂量减轻疼痛和高剂量增加疼痛的双相效应，强调需要教育使用 THC 治疗疼痛的患者。越来越多的证据表明，CBD 可以减轻 THC 的精神作用，联合使用也越来越多[165]。Sativex 是一种含四氢大麻酚和大麻二酚混合物的舌下喷雾剂。在 Ⅲ 期癌症疼痛试验汇总未能达到主要疗效终点。大麻对肌肉骨骼疼痛的研究是有限的。然而，它减少了类风湿关节炎的疼痛和各种其他

原因的慢性疼痛[166,167]。随着美国法律的变化，这些药物的使用呈指数级增长，但不确定它们是否适合治疗[168,169]。就像所有可能被滥用或误用的药物一样，大麻素处方需要适当的患者选择和监督。

AMPA/ 海藻氨酸受体拮抗剂

谷氨酸是一种兴奋性氨基酸神经递质，参与疼痛的感知。中枢神经系统有两种类型的谷氨酸受体：离子型和代谢型。离子型受体在功能上进一步分为 NMDA 和非 NMDA 受体（AMPA 和海藻酸钠受体）[170]。AMPA 和海藻酸钠受体在脊髓背角内广泛存在，它们被激活后介导快速兴奋性神经传递，引起中央致敏。替康帕尼是一种静脉注射的 AMPA 和红藻氨酸受体拮抗剂，已被证明可有效减轻人体实验性疼痛[171]。NGX426 是一种口服的替康帕尼前体药物，也可有效减轻人体实验性疼痛[172]。

血管紧张素 Ⅱ 2 受体拮抗剂

血管紧张素 Ⅱ 2 受体（AT2）在小纤维和背根神经节上表达。血管紧张素转换酶抑制剂对疼痛没有任何作用，因此研究的注意力集中在更特异的 2 型受体上。在一项 Ⅱ 期临床试验中，183 名带状疱疹后神经痛的患者使用 EMA-401（一种 AT2 受体拮抗剂）后，主要研究指标疼痛强度显著降低。次要研究指标疼痛缓解起效的应答率达 30% 和 50%，McGill 疼痛问卷和患者总体印象变化也是阳性结果，药物的安全性和耐受性良好[173]。

米罗加巴林

米罗加巴林是一种 N 型钙通道调节剂，特异性的结合 α-2-δ Ⅱ 亚单位。与普瑞巴林等非特异性调节剂相比，其副作用更少。疼痛性糖尿病周围神经病变的 Ⅱ 期临床实验显示，米罗加巴林在缓解疼痛和睡眠方面的疗效由于安慰剂，且治疗后不良事件的发生率较低[174]。

Full references for this chapter can be found on ExpertConsult.com.

部分参考文献

1. Coda B, Bonica J: General considerations of acute pain. In Loeser JD, editor: *The management of pain*, ed 3, Philadelphia, 2001, Lippincott Williams & Wilkins, pp 222–240.
2. Mantyselka P, Kumpusalo E, Ahonen R, et al.: Pain as a reason to visit the doctor: a study in Finnish primary health care, *Pain* 89(2–3):175–180, 2001.
3. Galer BS, Dworkin RH: *A clinical guide to neuropathic pain*, Minneapolis, 2000, McGraw-Hill Companies, Inc.
4. Eisendrath S: Psychiatric aspects of chronic pain, *Neurology* 45(12 Suppl l):S26–S34, 1995.
5. Willis WD: Physiology of pain perception. In Takala J, Oomura Y, Ito M, Otsuka M, editors: *Biowarning system in the brain*, Tokyo, 1998, University of Tokyo Press.
6. Parsons CG: NMDA receptors as targets for drug action in neuropathic pain, *Eur J Pharmacol* 429(1–3):71–78, 2001.
7. Stephenson F: Subunit characterization of NMDA receptors, *Curr Drug Targets* 2(3):233–239, 2001.
8. Woolf CJ: American College of Physicians, American Physiological Society Pain: moving from symptom control toward mechanism-specific pharmacologic management, *Ann Intern Med* 140(6):441–451, 2004.
9. Attal N, Bouhassira D: Mechanisms of pain in peripheral neuropathy, *Acta Neurol Scand* 173(Suppl l):12–24, 1999.
10. Woolf CJ, Mannion RJ: Neuropathic pain: aetiology, symptoms, mechanisms, and management, *Lancet* 353(9168):1959–1964, 1999.
11. Gourlay DL, Heit HA, Almahrezi A: Universal precautions in pain medicine: a rational approach to the treatment of chronic pain, *Pain Med* 6(2):107–112, 2005.
12. Chou R, Fanciullo GJ, Fine PG, et al.: Clinical guidelines for the use of chronic opioid therapy in chronic noncancer pain, *J Pain* 10(2):113–130, 2009.
13. Chou RD, Devine B, Hansen R, et al.: Effectiveness and risk of long term opioid treatment in chronic pain, *AHRQ Evidence Reports/Technology Assessment* 14(E005-EF), 2017.
14. Dowell D, Haegerich TM, Chou R: CDC guideline for prescribing opioids for chronic pain—United States, 2016, *J Am Med Assoc* 315(15):1624–1645, 2016.
15. Hegmann KT, Weiss MS, Bowden K, et al.: ACOEM practice guidelines: opioids for treatment of acute, subacute, chronic, and postoperative pain, *J Occup Environ Med* 56(12):e143–e159, 2014.
16. Chou R, Gordon DB, de Leon-Casasola OA, et al.: Management of postoperative pain: a clinical practice guideline from the American Pain Society, the American Society of Regional Anesthesia and Pain Medicine, and the American Society of Anesthesiologists' Committee on Regional Anesthesia, Executive Committee, and Administrative Council, *J Pain* 17(2):131–157, 2016.
17. Manchikanti L, Kaye AM, Knezevic NN, et al.: Responsible, safe, and effective prescription of opioids for chronic non-cancer pain: American Society of Interventional Pain Physicians (ASIPP) guidelines, *Pain Phy* 20(2S):S3–S92, 2017.
18. Rosenberg JM, Bilka BM, Wilson SM, et al.: Opioid therapy for chronic pain: overview of the 2017 US Department of Veterans Affairs and US Department of Defense clinical practice guideline, *Pain Med* 19(5):928–941, 2017.
19. Webster LR, Webster RM: Predicting aberrant behaviors in opioid-treated patients: preliminary validation of the Opioid Risk Tool, *Pain Med* 6(6):432–442, 2005.
20. Belgrade MJ, Schamber CD, Lindgren BR: The DIRE score: predicting outcomes of opioid prescribing for chronic pain, *J Pain* 7(9):671–681, 2006.
21. Butler SF, Fernandez K, Benoit C, et al.: Validation of the revised Screener and opioid assessment for patients with pain (SOAPP-R), *J Pain* 9(4):360–372, 2008.
22. Dunn KM, Saunders KW, Rutter CM, et al.: Opioid prescriptions for chronic pain and overdose: a cohort study, *Ann Intern Med* 152(2):85–92, 2010.
23. Martin WR, Eades CG, Thompson JA, et al.: The effects of morphine- and nalorphine-like drugs in the nondependent and morphine-dependent chronic spinal dog, *J Pharmacol Exp Ther* 197(3):517–532, 1976.
24. Martin WR: History and development of mixed opioid agonists, partial agonists and antagonists, *Br J Clin Pharmacol* 7(Suppl 3):273S–279S, 1979.
25. Lord JA, Waterfield AA, Hughes J, et al.: Endogenous opioid peptides: multiple agonists and receptors, *Nature* 267(5611):495–499, 1977.
26. Connor M, Christie MD: Opioid receptor signalling mechanisms, *Clin and Exp Pharmacol Physiol* 26(7):493–499, 1999.
27. Rauck R, Coffey RJ, Schultz DM, et al.: Intrathecal gabapentin to treat chronic intractable noncancer pain, *Anesthesiology* 119(3):675–686, 2013.
28. Crofford LJ, Rowbotham MC, Mease PJ, et al.: Pregabalin for the treatment of fibromyalgia syndrome: results of a randomized, double-blind, placebo-controlled trial, *Arthritis Rheum* 52(4):1264–1273, 2005.
29. Karavelis A, Foroglou G, Selviaridis P, et al.: Intraventricular administration of morphine for control of intractable cancer pain in 90 patients, *Neurosurgery* 39(1):57–61, 1996; discussion 61-62.
30. Yaksh T: Pharmacology and mechanisms of opioid analgesic activity, *Acta Anesthesiol Scand* 41(1):94–111, 1997.
31. Stein C, Lang LJ: Peripheral mechanisms of opioid analgesia, *Curr Opin Pharmacol* 9(1):3–8, 2009.
32. Trujillo KA, Akil H: Inhibition of morphine tolerance and dependence by the NMDA receptor antagonist MK-801, *Science* 251(4989):85–87, 1991.
33. Christie MJ: Cellular neuroadaptations to chronic opioids: tolerance, withdrawal, and addiction, *Br J Pharmacol* 154(2):384–396, 2008.
34. Kreek MJ, Koob GF: Drug dependence: stress and dysregulation of brain reward pathways, *Drug Alcohol Depend* 51(1–2):23–47, 1998.
35. Savage SR: Assessment for addiction in pain-treatment settings, *Clin J Pain* 18(Suppl 4):S28–S38, 2002.
36. Sees K, Clark H: Opioid use in the treatment of chronic pain: assessment of addiction, *J Pain Sympt Manage* 8(5):257–264, 1993.
37. Wise RA: The role of reward pathways in the development of drug dependence, *Pharmacol Therap* 35(1–2):227–263, 1987.
38. Weissman DE, Haddox JD: Opioid pseudoaddiction—an iatrogenic syndrome, *Pain* 36(3):363–366, 1989.
39. Schobelock M, Shepard K, Mosdell K: Multiple-dose pharmacokinetic evaluation of two formulations of sustained-release morphine sulfate tablets, *Curr Ther Res* 56:1009–1021, 1995.
40. Hall W, Lynskey M, Degenhardt L: Trends in opiate-related deaths in the United Kingdom and Australia, 1985-1995, *Drug Alcohol Depend* 57(3):247–254, 2000.
41. Milroy CM, Forrest AR: Methadone deaths: a toxicological analysis, *J Clin Pathol* 53(4):277–281, 2000.
42. Kristensen K, Blemmer T, Angelo HR, et al.: Stereoselective pharmacokinetics of methadone in chronic pain patients, *Ther Drug Monit* 18(3):221–227, 1996.
43. Daniell HW: Inhibition of opioid analgesia by selective serotonin reuptake inhibitors, *J Clin Oncol* 20(9):2409, 2002; author reply 2409-2410.
44. Gottenberg JE, Ravaud P, Puechal X, et al.: Effects of hydroxychloroquine on symptomatic improvement in primary Sjogren syndrome: the JOQUER randomized clinical trial, *J Am Med Assoc* 312(3):249–258, 2014.
45. Mather LE: Clinical pharmacokinetics of fentanyl and its newer derivatives, *Clin Pharmacokinet* 8(5):422–446, 1983.
46. Varvel JR, Shafer SL, Hwang SS, et al.: Absorption characteristics of transdermally administered fentanyl, *Anesthesiology* 70(6):928–934, 1989.
47. Streisand JB, Varvel JR, Stanski DR, et al.: Absorption and bioavailability of oral transmucosal fentanyl citrate, *Anesthesiology* 75(2):223–229, 1991.
48. Poyhia R, Seppala T, Olkkola KT, et al.: The pharmacokinetics

and metabolism of oxycodone after intramuscular and oral administration to healthy subjects, *Br J Clin Pharmacol* 33(6):617–621, 1992.

49. *Opana® (oxymorphone hydrochloride) tablets package insert*, Chadds Ford, PA, 2006, Endo Pharmaceutical, Inc.

50. *Exalgo® (hydromorphone HCL extended-release) package insert*, Conshocken, PA, 2010, Neuromed Pharmaceuticals, Inc.

51. Edwards DJ, Svensson CK, Visco JP, et al.: Clinical pharmacokinetics of pethidine: 1982, *Clin Pharmacokinet* 7(5):421–433, 1982.

52. Stone PA, Macintyre PE, Jarvis DA: Norpethidine toxicity and patient controlled analgesia, *Br J Anaesth* 71(5):738–740, 1993.

53. Lim G, Sung B, Ji RR, et al.: Upregulation of spinal cannabinoid-1-receptors following nerve injury enhances the effects of Win 55,212-2 on neuropathic pain behaviors in rats, *Pain* 105(1–2):275–283, 2003.

54. Eichelbaum M, Evert B: Influence of pharmacogenetics on drug disposition and response, *Clin Exp Pharmacol Physiol* 23(10–11):983–985, 1996.

55. Caraco Y, Sheller J, Wood AJ: Impact of ethnic origin and quinidine coadministration on codeine's disposition and pharmacodynamic effects, *J Pharmacol Exp Ther* 290(1):413–422, 1999.

56. Lewis KS, Han NH: Tramadol: a new centrally acting analgesic, *Am J Health Syst Pharm* 54(6):643–652, 1997.

57. White JM, Irvine RJ: Mechanisms of fatal opioid overdose, *Addiction* 94(7):961–972, 1999.

58. Pattinson KT: Opioids and the control of respiration, *Br J Anaesth* 100(6):747–758, 2008.

59. Cherny NI: Opioid analgesics: comparative features and prescribing guidelines, *Drugs* 51(5):713–737, 1996.

60. Bluet-Pajot MT, Tolle V, Zizzari P, et al.: Growth hormone secretagogues and hypothalamic networks, *Endocrine* 14(1):1–8, 2001.

61. Lightman SL: The neuroendocrine paraventricular hypothalamus: receptors, signal transduction, mRNA and neurosecretion, *J Exp Biol* 139:31–49, 1988.

62. Gimpl G, Fahrenholz F: The oxytocin receptor system: structure, function, and regulation, *Physiol Res* 8(2):629–683, 2001.

63. Lalley PM: Opioidergic and dopaminergic modulation of respiration, *Respir Physiol Neurobiol* 164(1–2):160–167, 2008.

64. Lyss AP, Portenoy RK: Strategies for limiting the side effects of cancer pain therapy, *Semin Oncol* 24(5 Suppl 16):S16–28–34, 1997.

65. Vella-Brincat J, Macleod A: Adverse effects of opioids on the central nervous systems of palliative care patients, *J Pain Care Pharmacother* 21(1):15–25, 2007.

66. McGinty JF: What we know and still need to learn about opioids in the hippocampus, *NIDA Res Monograph* 82:1–11, 1988.

67. King T, Ossipov MH, Vanderah TW, et al.: Is paradoxical pain induced by sustained opioid exposure an underlying mechanism of opioid antinociceptive tolerance? *Neurosignals* 14(4):194–205, 2005.

68. Smith MT: Neuroexcitatory effects of morphine and hydromorphone: evidence implicating the 3-glucuronide metabolites, *Clinical and experimental pharmacology & physiology* 27(7):524–528, 2000.

69. Seifert CF, Kennedy S: Meperidine is alive and well in the new millennium: evaluation of meperidine usage patterns and frequency of adverse drug reactions, *Pharmacotherapy* 24(6):776–783, 2004.

70. Greenwood-Van Meerveld B: Emerging drugs for postoperative ileus, *Expert Opin Emerg Drugs* 12(4):619–626, 2007.

71. Cameron D, Gan T: Management of postoperative nausea and vomiting in ambulatory surgery, *Anesthesiol Clin North Amer* 21(2):347–365, 2003.

72. Benyamin R, Trescot A, Datta S, et al.: Opioid complications and side effects, *Pain Physician* 1(2 Suppl l):105–120, 2008.

73. Kromer W: Endogenous and exogenous opioids in the control of gastrointestinal motility and secretion, *Pharmacol Rev* 40(2):121–162, 1988.

74. De Luca A, Coupar IM: Insights into opioid action in the intestinal tract, *Pharmacol Therap* 69(2):103–115, 1996.

75. Wood J, Galligan J: Function of opioids in the enteric nervous system, *Neuro Gastroenterol Motil* 16(2 Suppl l):17–28, 2004.

76. Dray A, Nunan L: Supraspinal and spinal mechanisms in morphine-induced inhibition of reflex urinary bladder contractions in the rat, *Neuroscience* 22(1):281–287, 1987.

77. Schmelz M: Itch—mediators and mechanisms, *J Dermatol Sci* 28(2):91–96, 2002.

78. Ballantyne JC, Loach AB, Carr DB: Itching after epidural and spinal opiates, *Pain* 33(2):149–160, 1988.

79. Sharp B, Yaksh T: Pain killers of the immune system, *Nat Med* 3(8):831–832, 1997.

80. Mellon RD, Bayer BM: Evidence for central opioid receptors in the immunomodulatory effects of morphine: review of potential mechanism(s) of action, *J Neuroimmunol* 83(1–2):19–28, 1998.

81. Welters ID, Menzebach A, Goumon Y, et al.: Morphine inhibits NF-kappaB nuclear binding in human neutrophils and monocytes by a nitric oxide-dependent mechanism, *Anesthesiology* 92(6):1677–1684, 2000.

82. Chuang LF, Killam Jr KF, Chuang RY: Induction and activation of mitogen-activated protein kinases of human lymphocytes as one of the signaling pathways of the immunomodulatory effects of morphine sulfate, *J Biol Chem* 272(43):26815–26817, 1997.

83. Adler MW, Geller EB, Rosow CE, et al.: The opioid system and temperature regulation, *Annu Rev Pharmacol Toxicol* 28:429–449, 1988.

84. Ikeda T, Kurz A, Sessler DI, et al.: The effect of opioids on thermoregulatory responses in humans and the special antishivering action of meperidine, *Ann N Y Acad Sci* 813:792–798, 1997.

85. Al-Adwani A, Basu N: Methadone and excessive sweating, *Addiction* 99(2):259, 2004.

86. Catterall RA: Problems of sweating and transdermal fentanyl, *Palliat Med* 11(2):169–170, 1997.

87. Fishbain DA, Cutler R, Rosomoff HL, et al.: Evidence-based data from animal and human experimental studies on pain relief with antidepressants: a structured review, *Pain Med* 1(4):310–316, 2000.

88. Saarto T, Wiffen P: Antidepressants for neuropathic pain, *Cochrane Data Base Rev* CD005454, 2005.

89. Hirschfeld RM, Mallinckrodt C, Lee TC, et al.: Time course of depression-symptom improvement during treatment with duloxetine, *Depress Anxiety* 21(4):170–177, 2005.

90. Hauser W, Bernardy K, Uceyler N, et al.: Treatment of fibromyalgia syndrome with antidepressants: a meta-analysis, *J Am Med Assoc* 301(2):198–209, 2009.

91. Sindrup SH, Jensen TS: Efficacy of pharmacological treatments of neuropathic pain: an update and effect related to mechanism of drug action, *Pain* 83(3):389–400, 1999.

92. Fagiolini A, Comandini A, Catena Dell'Osso M, et al.: Rediscovering trazodone for the treatment of major depressive disorder, *CNS Drugs* 26(12):1033–1049, 2012.

93. Mico JA, Ardid D, Berrocoso E, et al.: Antidepressants and pain, *Trends Pharmacol Sci* 27(7):348–354, 2006.

94. Aida S, Baba H, Yamakura T, et al.: The effectiveness of preemptive analgesia varies according to the type of surgery: a randomized, double-blind study, *Anesth Analg* 89(3):711–716, 1999.

95. Sawynok J, Esser MJ, Reid AR: Peripheral antinociceptive actions of desipramine and fluoxetine in an inflammatory and neuropathic pain test in the rat, *Pain* 82(2):149–158, 1999.

96. Esser MJ, Sawynok J: Caffeine blockade of the thermal antihyperalgesic effect of acute amitriptyline in a rat model of neuropathic pain, *Eur J Pharmacol* 399(2–3):131–139, 2000.

97. Eschalier A, Ardid D, Dubray C: Tricyclic and other antidepressants as analgesics. In Sawynok J, Cowan A, editors: *Novel aspects of pain management: opioids and beyond*, New York, 1999, Wiley-Liss, pp 303–310.

98. Amir R, Argoff CE, Bennett GJ, et al.: The role of sodium channels in chronic inflammatory and neuropathic pain, *J Pain* 7(5 Suppl 3):S1–S29, 2006.

99. Gerner P, Kao G, Srinivasa V, et al.: Topical amitriptyline in healthy volunteers, *Reg Anesth Pain Med* 28(4):289–293, 2003.

100. Godfrey RG: A guide to the understanding and use of tricyclic antidepressants in the overall management of fibromyalgia and other chronic pain syndromes, *Arch Intern Med* 156(10):1047–1052, 1996.

101. Moulin D, Clark AJ, Gilron I, et al.: Pharmacological management of chronic neuropathic pain—Consensus statement and guidelines from the Canadian Pain Society, *Pain Res Manag* 12(1):13–21, 2007.

102. Finnerup NB, Otto M, McQuay HJ, et al.: Algorithm for neuropathic pain treatment: an evidence based proposal, *Pain* 118(3):289–305, 2005.

103. McQuay HJ, Tramer M, Nye BA, et al.: A systematic review of antidepressants in neuropathic pain, *Pain* 68(2–3):217–227, 1996.

104. Sindrup SH, Jensen TS: Pharmacologic treatment of pain in polyneuropathy, *Neurology* 55(7):915–920, 2000.

105. Sindrup SH, Bach FW, Madsen C, et al.: Venlafaxine versus imipramine in painful polyneuropathy: a randomized, controlled trial, *Neurology* 60(8):1284–1289, 2003.

106. Rowbotham MC, Goli V, Kunz NR, et al.: Venlafaxine extended release in the treatment of painful diabetic neuropathy: a double-blind, placebo-controlled study, *Pain* 110(3):697–706, 2004.

107. Sayar K, Aksu G, Ak I, et al.: Venlafaxine treatment of fibromyalgia, *Ann Pharmacother* 37(11):1561–1565, 2003.

108. Hauser W, Petzke F, Uceyler N, et al.: Comparative efficacy and acceptability of amitriptyline, duloxetine and milnacipran in fibromyalgia syndrome: a systematic review with meta-analysis, *Rheumatology* 50(3):532–543, 2011.

109. Goldstein DJ, Lu Y, Detke MJ, et al.: Duloxetine vs. placebo in patients with painful diabetic neuropathy, *Pain* 116(1–2):109–118, 2005.

110. Raskin J, Pritchett YL, Wang F, et al.: A double-blind, randomized multicenter trial comparing duloxetine with placebo in the management of diabetic peripheral neuropathic pain, *Pain Med* 6(5):346–356, 2005.

111. Wernicke JF, Pritchett YL, D'Souza DN, et al.: A randomized controlled trial of duloxetine in diabetic peripheral neuropathic pain, *Neurology* 67(8):1411–1420, 2006.

112. Skljarevski V, Zhang S, Chappell AS, et al.: Maintenance of effect of duloxetine in patients with chronic low back pain: a 41-week uncontrolled, dose-blinded study, *Pain Med* 11(5):648–657, 2010.

113. Skljarevski V, Zhang S, Desaiah D, et al.: Duloxetine versus placebo in patients with chronic low back pain: a 12-week, fixed-dose, randomized, double-blind trial, *J Pain* 11(12):1282–1290, 2010.

114. Chappell AS, Desaiah D, Liu-Seifert H, et al.: A double-blind, randomized, placebo-controlled study of the efficacy and safety of duloxetine for the treatment of chronic pain due to osteoarthritis of the knee, *Pain Prac* 11(1):33–41, 2011.

115. Wise TN: Duloxetine in the treatment of osteoarthritis knee pain, *Curr Psychiatr Rep* 12(1):2–3, 2010.

116. Devor M, Govrin-Lippmann R, Angelides K: Na+ channel immunolocalization in peripheral mammalian axons and changes following nerve injury and neuroma formation, *J Neurosci* 13(5):1976–1992, 1993.

117. Melzack R, Wall PD: Pain mechanisms: a new theory, *Science* 150(3699):971–979, 1965.

118. Castro-Lopes JM, Tavares I, Coimbra A: GABA decreases in the spinal cord dorsal horn after peripheral neurectomy, *Brain Res* 620(2):287–291, 1993.

119. Polgar E, Hughes DI, Riddell JS, et al.: Selective loss of spinal GABAergic or glycinergic neurons is not necessary for development of thermal hyperalgesia in the chronic constriction injury model of neuropathic pain, *Pain* 104(1–2):229–239, 2003.

120. Fukuoka T, Tokunaga A, Kondo E, et al.: Change in mRNAs for neuropeptides and the GABA(A) receptor in dorsal root ganglion neurons in a rat experimental neuropathic pain model, *Pain* 78(1):13–26, 1998.

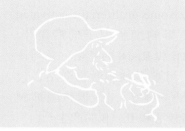

第72章

营养与风湿性疾病

原著 LISA K. STAMP, LESLIE G. CLELAND

高乐女 译 方勇飞 校

关键点

- 营养因子及其代谢物可以影响炎症的程度。
- 营养因子参与各种风湿病的发病，包括痛风和类风湿关节炎（rheumatoid arthritis，RA）。
- 膳食补充 ω-3 脂肪酸可以减轻 RA 患者的炎症体征与症状，同时还可减少对改善病情抗风湿药需求的增多及非甾体抗炎药（nonsteroidal anti-inflammatory drugs，NSAIDs）的用量。
- 补充鱼油与系统性红斑狼疮的疾病控制改善相关。
- 营养和生活方式的建议是患者在就医时期望得到的关于健康管理以及慢性病挑战的建议之一。

引言

营养在大多数慢性疾病的管理中发挥重要作用。作为标准临床护理的一部分，医生应为糖尿病、心脏病和肥胖患者提供饮食建议。尽管饮食和营养在痛风的病因及治疗中的作用已得到公认，但营养对其他风湿性疾病如类风湿关节炎（RA）的影响并未得到广泛认可，因此，饮食建议往往被忽视。许多关节炎患者认为食物对他们的症状严重程度有影响，大约50%的患者会尝试通过饮食控制来改善他们的症状[1]。

众所周知，炎性疾病过程可以影响营养状况。营养因素对炎症反应的影响也已得到公认。而且，工业化导致了饮食和生活方式的明显改变，并对肥胖的发生率、食物的选择和不同饮食成分的消费产生了巨大

影响。有鉴于此，营养在风湿病的病因和治疗中的作用变得越来越重要。因此，临床医生有能力主动地解决饮食问题，和在该问题出现时及时处理，这一点非常重要。

营养和炎症

关键点

- ω-3 脂肪酸具有免疫调节作用。
- 维生素 D 具有多种免疫抑制作用。
- 可通过饮食获得抗氧化剂。
- 脂肪组织具有代谢活性，对炎症反应有影响。
- 益生菌具有抗炎特性。

ω-3 脂肪酸

脂肪酸的生化特性

根据所含双键的数量可将脂肪酸分为三类。无双键的饱和脂肪酸、含一个双键的单不饱和脂肪酸以及含有两个或更多双键的多不饱和脂肪酸（polyunsaturated fatty acids，PUFAs）。C18 脂肪酸是饮食中重要的脂肪酸，可为上述所有分类提供脂肪酸。PUFAs 根据甲基（ω）末端附近的双键位置进一步分为 n-6 或 n-3。脊椎动物缺乏可在 n-3 和 n-6 位置插入双键所需的酶，因此，这些脂肪酸必须从饮食中获取。故而，它们被称为*必需脂肪酸*。

通常，西方饮食中的 n-6 脂肪含量远高于 n-3 脂

肪含量，这是因为加工食品、可见的脂肪及大豆、红花、向日葵和玉米来源的油中含有丰富的 n-6 脂肪亚油酸（n-6 fat linoleic acid，LA；18：2n-6）。LA 的 n-3 同系物，α- 亚麻酸（α-linolenic acid，ALA；18：3n-3），是亚麻籽油中主要的多不饱和脂肪酸，较少用作膳食成分。LA 和 ALA 可用于能量代谢或分别转化为 C20 脂肪酸花生四烯酸（arachidonic acid，AA）和二十碳五烯酸（eicosapentaenoic acid，EPA）。AA 和 EPA 随后被摄入到细胞膜和组织中。EPA 可进一步代谢为 n-3 脂肪酸二十二碳六烯酸（docosahexaenoic acid，DHA）。

连接脂肪酸和炎症的关键过程是将 AA 和 EPA 代谢为作为炎症介质的类花生酸。AA 通过环氧化酶（cyclooxygenase，COX）代谢为 n-6 类花生酸 [前列腺素（prostaglandin，PG）E$_2$、血栓素（thromboxane，TX）A$_2$]，或通过 5- 脂氧合酶（5-lipoxygenase，5-LOX）代谢为 n-6 类白三烯（leukotrienes，LTs）。通过相同的途径，EPA 分别代谢为 n-3 PGs 和 LTs。与从 AA 中产生的 n-6 类花生酸相比，EPA 是一种较弱的 COX 底物，因此不易产生 n-3 PG（图 72.1）。EPA 和 DHA 竞争性地抑制大多数 n-6 类花生酸的产生；但前列环素（prostacyclin，PGI$_2$）是一个显著的例外。增加膳食中对 n-3 脂肪酸（如 EPA）的摄取会增加 EPA 在细胞膜和组织中的比例，部分是通过结合 AA 实现。最终结果是 n-3/n-6 类花生酸产物平衡的改变（图 72-1）。EPA 和 DHA 也可以通过脂质加氧酶途径代谢为炎症的新特异促分解脂质介质（SPM）（见下文）。

类花生酸的促炎作用

通常，n-6 类花生酸（PGE$_2$ 和 TXA$_2$）具有促炎作用，而 n-3 类花生酸的作用较弱（TXA$_3$），或含量较低（PGE$_3$）。TXA$_2$ 促进单核细胞产生 IL-1β 和 TNF[2]，而 PGE$_2$ 则可导致血管舒张、血管通透性增加和痛觉过敏（图 72-1）。PGE$_3$ 可导致水肿，尽管其产生很少。LTB$_5$ 作为中性粒细胞趋化因子，其效力是 LTB$_4$ 的 10 ～ 30 倍。

n-3 脂肪酸对促炎细胞因子产生的影响

膳食中补充 n-3 脂肪酸可能会减少 IL-1β 和 TNF 的产生。虽然部分细胞因子的抑制是通过对类花生酸的作用介导的，但似乎也存在非类花生酸的细胞因子

抑制。脂肪酸可能直接影响细胞内信号机制，包括核因子 -κB（nuclear factor-κB，NF-κB）和过氧化物酶体增殖物激活受体（peroxisome proliferator-activated receptor，PPAR）-γ，从而影响细胞因子的产生[3]。NLRP3 炎性小体参与 IL-1β 和 IL-18 的产生，并与许多自身炎症性疾病有关，可被多种刺激物激活，包括致病生物体和尿酸单钠晶体[4]。n-3 脂肪酸抑制 NLRP3 依赖的胱天蛋白酶激活和 IL-1β 的产生[5]。

n-3 脂肪酸对主要组织相容性表达的影响

抗原呈递细胞（antigen-presenting cells，APCs）上表达的主要组织相容性（major histocompatibility，MHC）分子的数量是 T 细胞对抗原反应的重要决定因素。类风湿关节炎患者 T 细胞和滑膜衬里细胞 II 类 MHC 表达水平较高[6]。体外研究表明，EPA 和（或）DHA 降低了单核细胞的人类白细胞抗原（human leukocyte anfigen，HLA）-DR 和 HLA-DP 分子表达，并降低了单核细胞向自体淋巴细胞呈递抗原的能力[7]。因此，n-3 脂肪酸可能通过抑制 APC 功能从而抑制致病性 T 细胞活化而具有抗炎作用。一项小鼠研究还表明，鱼油对免疫突触上 B 细胞和 T 细胞组织的 MHC 分子也有影响[8]。

n-3 脂肪酸对黏附分子表达的影响

内皮细胞和白细胞上表达的黏附分子介导细胞从循环进入组织。在动物模型中，细胞间黏附分子 -1（intercellular adhesion molecule-1，ICAM-1）及其同源受体白细胞功能相关抗原（leukocyte function-associated antigen，LFA）-1 在白细胞向炎症滑膜的迁移中起重要作用[9]。据报道，ICAM-1 阻断也可减少 RA 的疾病活动[10]。体外 n-3 脂肪酸降低人单核胞 ICAM-1 和 LFA-1 的表达[7]。此外，膳食中添加 n-3 脂肪酸可降低可溶性 ICAM-1 和血管细胞黏附分子 -1（vascular cell adhesion molecule-1，VCAM-1）的血浆浓度[11]。

n-3 脂肪酸对降解酶的影响

蛋白酶在软骨降解和骨侵蚀中起着关键作用。体外添加 n-3 脂肪酸可抑制 IL-1α 刺激牛软骨细胞中具有血小板反应蛋白 -1 域（ADAMTS）-4、ADAMTS-5 和基质金属蛋白酶（MMP）-3 的蛋白酶 a 去整合素和金属蛋白酶（ADAM 家族）[12]。这种对

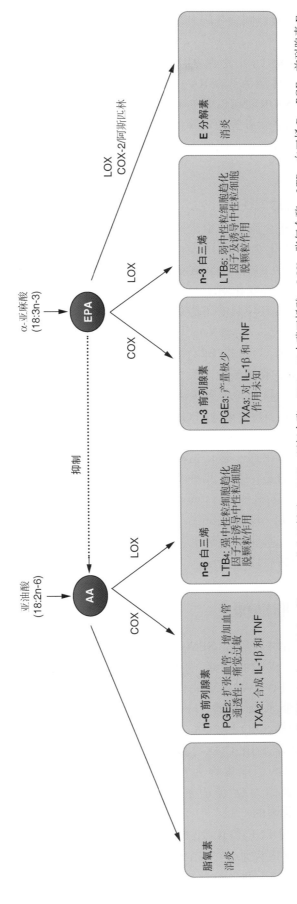

图 72-1　亚油酸和 α- 亚麻酸代谢为 n-6 和 n-3 及白三烯。AA，花生四烯酸；COX，环氧合酶；EPA，二十碳五烯酸；LOX，脂氧合酶；LTB，白三烯 B；PGE，前列腺素 E；TNF，肿瘤坏死因子；TXA，血栓素 A

软骨细胞蛋白酶的抑制是 n-3 脂肪酸抑制软骨降解和骨侵蚀的一种机制。

NF-κB（RANK）/ 配体（RANKL）/ 骨保护素（osteoprotegerin，OPG）通路的受体激活剂在 RA 的骨病理生理学中也很重要。RANK/RANKL 增加和 OPG 降低有助于骨侵蚀。3 个月的膳食补充鱼油降低了 RANK/OPG 比率，这可能有助于防止骨吸收所致的骨侵蚀[13]。

n-3 和 n-6 脂肪酸平衡在炎症中的重要性

AA 和 EPA 的平衡可以通过膳食脂肪酸摄入来改变。对于人类，将膳食 ALA 转化为组织 EPA 的效率很低，而鱼 / 鱼油是增加组织中 EPA 和 DHA 的更有效方法。组织中 AA/EPA 比率的变化对类月桂酸的产生以及由此产生的促炎 / 抗炎环境具有下游效应。人类膳食中补充鱼油会引起 PGE_2[14]、TXA_2[14]、和 LTB_4[15] 的生成量减少，而 TXA_3[16] 和 LTB_5[17] 生成量增加。这些数据为饮食补充 n-3 脂肪酸控制炎性疾病的机制研究提供了理论基础。膳食鱼油补充剂可增加血管生成的前列环素（PGI_2）[18]。虽然 PGI_2 在炎症中的作用尚不明确，但它作为一种有效的血管扩张剂，可抑制血小板聚集并解聚血小板。这些作用有利于维持血管通畅。重要的是，患有几种主要风湿性疾病 [如 RA、系统性红斑狼疮（systemic lupus erythematosus，SLE）和痛风] 的患者发生严重心血管事件和死亡的风险增加，而非甾体抗炎药（NSAID）相关的 COX-2 抑制可能参与其中。

特殊的促分解介质和 n-3 脂肪酸

炎症的消退是一个主动而非被动的过程。SPMs，包括由 n-3 脂肪酸 EPA 和 DHA 合成的脂质素、溶解素、保护素和巨噬素，在这一过程中起着重要作用（表 72-1）。SPMs 是通过多种脂质加氧酶（lipid oxygenases，LO）的作用形成的，包括 5-LO 和 COX-2，一些 SPMs 的增多是通过阿司匹林乙酰化 COX-2 而产生的（图 72-1）。从 EPA 中提取的消退素称为 *E- 消退素*，从 DHA 中提取的消退素称为 *D- 消退素*。膳食中补充 n-3 脂肪酸可增加消退素的产量[19]。消退素具有多种抗炎作用，包括抑制 TNF 和 IL-1β 的产生以及抑制人类多形核白细胞跨内皮迁移[20]。消退素可减轻佐剂性关节炎的疼痛和关节僵硬，但不

能减轻关节 / 足肿胀[21]。在 RA 患者的滑液中检测到 SPMs，表明这些介质可能具有局部抗炎作用[22]。

维生素 D 与炎症过程

维生素 D 除了影响骨骼和钙代谢外，还有多种免疫抑制作用。维生素 D 的生物活性形式 [1,25- 二羟维生素（OH）$_2D_3$] 与维生素 D 受体相互作用，而后者在成骨细胞、T 细胞、树突状细胞（dendritic cells，DCs）、巨噬细胞和 B 细胞等多种细胞上表达。这些细胞具有将更多的 25- 羟维生素 D_3 转化为 1,25- 二羟维生素 D_3 并进一步降解 1,25- 二羟维生素 D_3 的能力。因此，在炎症部位，维生素 D 有重要的自分泌及旁分泌作用的分子机制。

树突状细胞在免疫系统的激活和对自身抗原的反应中具有核心作用。1,25- 二羟维生素 D_3 抑制单核细胞前体向成熟 DC 细胞的分化，下调 DC 细胞上 MHC Ⅱ 类分子的表达，抑制 IL-12 的生成并促进 DC 细胞凋亡，从而抑制 DC 细胞依赖的 T 细胞活化[23,24]。此外，1,25- 二羟维生素 D_3 可促进 DC 表达耐受功能，从而诱导调节性 T（T regulatory，Treg）细胞，进而抑制自身免疫的进展。

维生素 D 抑制单核细胞 / 巨噬细胞促炎症反应细胞因子产生，包括 TNF、IL-6 和 IL-1α[26,27]。维生素 D 可直接作用于 T 细胞，特别是抑制辅助性 T 细胞（T helper，Th）1 的增殖和细胞因子的产生，并促进 Th2 分化[28]。1,25- 二羟维生素 D_3 还通过其对 DC 的作用而降低 Th17 细胞分化，并直接作用于 Th17 细胞，从而抑制 IL-17A、IL-21、IL-22 和 IFN-γ 的产生，并增强 FOXP3、细胞毒性 T 淋巴细胞相关抗原（CTLA）-4 和 IL-10 的表达[25,29]。重要的是，更丰富、活性较弱的维生素 D 形式 25- 羟维生素 D_3 可由 DC 转化为具有充分活性的 1,25- 二羟维生素 D_3，从而改变 T 细胞对抗炎表型的反应，其特征是提高 CTLA-4 和减少 IL-17、IFN-γ 和 IL-21 的产生[30]。因此，DC 可利用的游离 25- 羟维生素 D_3 水平可能在决定 T 细胞炎症反应和调节反应之间的平衡中起着关键作用[30]。

1,25- 二羟维生素 D_3 抑制活化 B 细胞的增殖，诱导活化的 B 细胞凋亡，抑制浆细胞分化和免疫球蛋白分泌[31]。因此，维生素 D 缺乏可能在 B 细胞介导的自身免疫性疾病的病因中起作用，而补充维生素

表 72-1　脂肪因子的作用

前体	AA	EPA	DHA			
家族	脂蛋白	E- 消退素	D- 消退素		保护素	巨噬素
	LXA4	RvE1	RvD1	RvD2	PD1	MaR1
作用	↓疼痛信号	↑巨噬细胞吞噬作用	↑IL-10，↓LTB4	↑PMN 与内皮	↓NFκB 和 COX-2 表达	↓疼痛
	↓PMN 黏附	↑中性粒细胞凋亡	↓黏附受体	细胞的黏附	↓TNF 和 IFN-γ	
	↓血管形成和	↓器官纤维化抑制	↓促炎细胞因子 TNF		↓T 细胞迁移	
	细胞增殖	NF-κB	↓中性粒细胞趋化性			

AA，花生四烯酸；COX，环氧合酶；EPA，二十碳五烯酸；DHA，二十二碳六烯酸；IFN，干扰素；LT，白三烯；LXA4，脂蛋白 A4；MaR1，巨噬素 1；NF-κB，核转录因子 -κB；PD1，保护素 D1；PMN，多形核中性粒细胞；RvD1，消退素 D1；RvE1，消退素 E1；TNF，肿瘤坏死因子；↑，增加；↓，减少

D 可能对 B 细胞介导的自身免疫性疾病（如 SLE 和 RA）有益。维生素 D 对免疫系统的一系列相关数据表明，维生素 D 状态在风湿性疾病的病因学和治疗方面可能具广泛的重要作用。

活性氧 / 抗氧化剂

活性氧（reactive oxygen species，ROS）如超氧化物和过氧化氢的生成是正常免疫反应的一部分。ROS 通过转录因子如 NF-κB 发挥作用，增加促炎性类花生酸和细胞因子如 PGE2、TNF 和 IL-1β 的生成。因此，未控制的 ROS 可导致炎症及组织损伤。抗氧化酶如超氧化物歧化酶和谷胱甘肽过氧化酶可消除超氧化物，从而保护机体免受氧化损伤。可通过饮食获得维生素 C（抗坏血酸）、维生素 E（α- 生育酚）和 β- 胡萝卜素，以作为活性氧清除剂。

肥胖

随着能量摄入的过量和能量消耗的减少，体重增加肥胖产生。肥胖 [体重指数（body mass index，BMI）> 30 kg/m²] 是一个全球性的严重健康问题。

脂肪组织最初被认为只是一种脂肪储存。然而，现在已认识到，脂肪组织和脂肪细胞具有代谢活性，有助于全身炎症反应（图 72-2）。脂肪细胞释放促炎细胞因子 TNF、IL-1β 和 IL-6。IL-6 进入体循环并增加肝产生 C 反应蛋白（C-reactive protein，CRP）和血清淀粉样蛋白 A。

脂肪细胞产生脂肪因子：瘦素、抵抗素和内脂素（促炎）和脂联素（抗炎）（图 72-2）。虽然瘦素的主要功能是控制食欲，但它也有许多促炎症作用。瘦素增加黏附分子如 ICAM-1 和单核细胞趋化蛋白（monocyte chemoattractant protein，MCP）-1 的表达，从而有利于单核 - 巨噬细胞被募集到脂肪组织中。瘦素还增加单核 - 巨噬细胞产生的 IL-1β、TNF 和 IL-6。瘦素增加 Th1 细胞的增殖，并抑制 Th2 细胞和 Treg 细胞的增殖。相反，脂联素具有抗炎作用，包括抑制 TNF 诱导的黏附分子表达和抑制 NF-κB，后者是激活炎症反应的关键细胞内因子。脂联素还减少 TNF 和 IL-6 的产生，同时促进抗炎细胞因子 IL-10 和 IL-1RA 的产生。脂联素也增加了 Treg 的数量。TNF 抑制脂联素的产生，从而有助于维持肥胖患者体内稳态的促炎性改变。抵抗素由单核细胞和脂肪细胞产生。抵抗素增加单核 - 巨噬细胞和脂肪细胞 TNF、IL-6 和 IL-1β 的产生，并增加黏附分子 ICAM-1、VCAM-1 和 MCP-1 的表达 [32]。由淋巴细胞和脂肪细胞产生的内脂素，具有类似的促炎作用，包括诱导 IL-8、IL-6、IL-1β 和 TNF 的表达；增加内皮细胞 ICAM-1、VCAM-1 和 MMP 的表达；以及增强 B 细胞分化 [32]。因此，肥胖的最终结果是与循环 CRP 升高相关的炎症状态。

肠道和口腔微生物群与炎症

微生物群是指特定环境中的微生物集合。人类和其他复杂物种的微生物群中拥有大量共生生物。可以通过对感兴趣的人体体表或体内的样本进行遗传分析来探测微生物群。肠道微生物群受多种因素影响，包括饮食、口服益生菌、肠道转运时间、肥胖、各种疾病状态、抗生素治疗、成熟和衰老 [33]。微生物群反

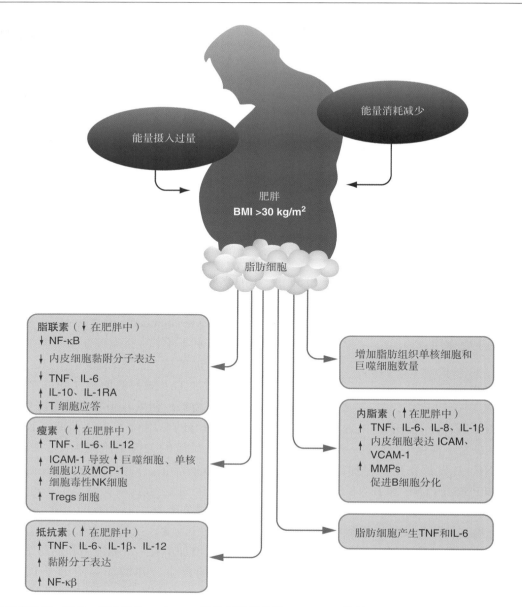

图 72-2 肥胖的炎症机制。BMI，体重指数；ICAM，细胞间黏附分子；MCP-1，单核细胞趋化蛋白 -1；MMPs，基质金属蛋白酶；NF-κB，核转录因子 -κB；NK，自然杀伤；Th，T 辅助；TNF，肿瘤坏死因子；VCAM-1，血管细胞黏附分子 -1

过来会影响营养、黏膜屏障、免疫功能和疾病表现。肠道微生物群是微量营养素和其他代谢活性化合物的来源，有助于消化，包括在某些复杂多糖的消化中起关键作用。生态失调是指黏膜表面或皮肤上微生物的非健康性失衡。由于微生物群中特定生物体的多样性，在探索性研究中发现的表明不同疾病状态下特定生物体相对丰度变化的发现需要通过进一步研究证实。

近期（6 周至 6 个月内）血清学阳性且未使用改善病情抗风湿药（DMARDs）、生物制剂、类固醇或近期使用抗生素的 RA 患者，其大便中普氏菌的含量增加，支持某些肠道微生物的存在或肠道菌群失调可能导致 RA 发病的观点 [34]。动物体外和体内研究均表明普氏菌能激活肠道中的自身反应性 T 细胞 [35]。抗生素米诺环素（可改善早期 RA）[36] 和 DMARDs 药物柳氮磺胺吡啶（具有抗菌磺胺吡啶部分）有望影响肠道微生物群。据报道，甲氨蝶呤和依那西普使患者的肠道微生物群发生改变 [37]，肠道微生物群的变化可能导致甲氨蝶呤的胃肠道毒性 [38]。口腔内的菌群失调和与牙周病相关的牙龈细菌对肽的瓜氨酸化可能解释了 RA 与牙周病之间的关联 [39]。通过粪便微生物移植（FMT）进行肠道再定植治疗顽固性艰难梭菌感染的成功率很高，这引发了这种方法运用在其他情况（如炎性肠病）的探索[33]。FMT 在炎性风湿性疾病中的可能价值需要进一步研究。

结论

饮食成分对炎症过程和骨质破坏途径有多种影响（表 72-2）。因此，饮食的改变可能会对风湿性疾病的风险和管理产生影响，本章稍后将对此进行讨论。

营养与风湿病的发病

关键点

- 评估饮食摄入是困难的，确定调节疾病的单一饮食因素非常困难。
- ω-3 脂肪酸可以抵御 RA。
- 维生素 D 和 RA 之间的关系尚不清楚。
- 肥胖可能影响 RA 患者的疾病活动度和预后。

疾病

类风湿关节炎

许多流行病学研究已经证实了营养在 RA 发病中的作用。流行病学研究中的饮食摄入评估是困难的，要确定单一饮食变量的影响并将其与其他营养和生活方式因素区分开来几乎是不可能的。然而，女性的长期健康饮食模式与 55 岁以下人群患 RA 的风险降低有关，尤其是对于血清学阳性的 RA[40]。尽管如此，许多营养因素可能会对 RA 的发展产生影响。

ω-3 脂肪酸摄入

长链 n-3 脂肪，EPA 和 DHA，在鱼和鱼油中最为丰富。鱼的摄入对 RA 有保护作用。一项基于人群的病例对照研究报道，每周食用油性鱼类 1 ~ 7 次的受试者与很少或从未食用鱼类者相比，患 RA 的风险略有降低（OR，0.8；95% CI，0.6 ~ 1）[41]。随后的一项长期队列研究发现，持续食用鱼类与 RA 风险降低相关［相对风险（RR），0.48；95% CI，0.33 ~ 0.71］[42]。有趣的是，最近的一项巢式病例对照研究

表 72-2　饮食成分对炎症和骨质破坏通路的影响
n-3 脂肪酸
减少具有促炎作用的 n-6 衍生类花生酸（PGE2、TXA$_2$、LTB4）的产生
增加通常不易促炎的 n-3 衍生类花生酸（PGE3、TXA$_3$、LTB5）的产生
减少 IL-1β 和 TNF 的产生
增加特异的促分解脂质介质（消退素、保护素、巨噬素、脂蛋白）的产生
抗原呈递细胞中主要组织相容性复合物 Ⅱ 表达降低
黏附分子表达降低：ICAM、VCAM、LFA
基质金属蛋白酶表达降低
改变 RANK/OPG 比例
维生素 D
抑制单核细胞向 DC 分化，促进 DC 凋亡
诱导耐受性 Treg 细胞增强抑制活性
抑制单核 - 巨噬细胞 IL-1β 和 TNF 的产生
抑制 Th1 细胞增殖和细胞因子产生
增强 Th2 细胞因子的产生
减少 Th17 细胞分化和 IL-17A 产生
抑制活化的 B 细胞增殖与分化及免疫球蛋白的分泌

DC，树突状细胞；ICAM，细胞间黏附分子；LFA，白细胞功能相关抗原；LTB，白三烯 B；PGE，前列腺素 E；RANK/OPG，核因子 -κB 受体活化剂 / 骨保护素；Th，T 辅助；TNF，肿瘤坏死因子；TXA，血栓素 A；VCAM，血管细胞黏附分子

报告了 RA 风险与红细胞 n-6 亚油酸水平之间的显著负相关，而与其他 n-6 或 n-3 脂肪酸水平无关[43]。

红肉和蛋白质摄入

大量食用红肉者炎性多关节炎的风险增加（OR=1.9；95% CI，0.9 ~ 4.0）[44]。尽管一项研究报告食用肉类和内脏与 RA 风险增加相关[45]，但其他研究并未证实这一点[46,47]。食用红肉与炎性关节炎之间的是否存在病因的关联尚不明确，尽管红肉中大量 AA 的存在可能为这种关联提供了一些解释。

茶和咖啡的摄入

茶和咖啡已被确定为 RA 的潜在风险因素。在芬兰国家健康研究中，在调整了年龄、吸烟和性别等潜在混杂因素后，每天饮用 4 杯或 4 杯以上的咖啡与类风湿因子（RF）阳性 RA 的风险增加相关，但与 RF 阴性 RA 的风险无关（RR，2.2；95%CI，1.13 ~ 4.27）[48]。相比之下，爱荷华州妇女健康研究和妇女健康倡议观

察性研究均未发现每日咖啡因摄入量与 RA 风险之间存在关联[49,50]。

饮用 4 杯或 4 杯以上不含咖啡因饮料的女性与对照组相比，每天喝咖啡会较非咖啡饮用者增加患 RA 的风险（RR，2.58；95%CI，1.63 ～ 4.06）。此外，每天喝 3 杯或更多茶的女性患 RA 的风险降低（RR，0.39；95%CI，0.16 ～ 0.97）[49]。最近的研究没有显示茶 / 咖啡和 RA 之间的联系[46,51]。最近一项按血清阳性率分层的荟萃分析报告，咖啡摄入量与血清学阳性 RA 之间存在正相关（RR，1.34；95%CI，1.16 ～ 1.52），但与血清学阴性 RA 无关（RR，1.09；95%CI，0.88 ～ 1.35）。未发现茶摄入与 RA 相关[52]。

虽然关于咖啡 / 茶与 RA 之间相关性的流行病学证据尚不明确，但人们对这些饮料中存在的代谢活性物质仍感兴趣。例如，茶叶中的儿茶素抑制激活的巨噬细胞诱生型一氧化氮合酶（iNOS）的产生[53]。iNOS 生成高活性自由基产物，同时将底物精氨酸部分二咪唑化为瓜氨酸。瓜氨酸肽 / 蛋白是公认的免疫原，是 RA 自身免疫的焦点。绿茶提取物增加 RA 滑膜成纤维细胞中趋化因子受体的表达并减少趋化因子的产生[54]。没食子酸是茶中发现的一种天然多酚酸，可诱导 RA 成纤维细胞样滑膜细胞（FLS）凋亡，并降低 RA FLS 中 IL-1 和 IL-6 基因的表达[55]。

酒精摄入

酒精摄入能降低 RA 风险。一项 515 名 RA 患者的病例对照研究发现，饮酒与抗瓜氨酸蛋白抗体（ACPA）阳性 RA 风险降低相关[56]。两项独立的病例对照研究 [瑞典类风湿关节炎流行病学调查（EIRA）和丹麦类风湿关节炎病例对照研究（CACORA）] 也证明了饮酒量与 RA 风险之间存在剂量依赖性的负相关[57]。具有共享表位的患者较无共享表位者患 RA 的风险降低更为显著，而具有共享表位的吸烟者患 RA 的风险降低最为显著[57]。1980 年到 2008 年间 NHS 研究 Ⅰ 和 Ⅱ 的 190 万人次数据显示长期适度饮酒可适度降低 RA 风险。每天饮酒 5 ～ 9.9g 的校正危险比（HR）为 0.78（95%CI，0.61 ～ 1.00），与血清学阳性者的相关性更强（HR，0.69；95%CI，0.50 ～ 0.95）[58]。

对于酒精降低 RA 风险的可能机制，可能是通过下调促炎细胞因子并上调抗炎细胞因子 IL-10 的产生[59,60]。此外，在小鼠关节炎模型中，乙醇几乎完全阻断了胶原诱导性关节炎的发生，而在那些确实发生关节炎的小鼠中，该疾病的严重程度亦较低。乙醇的这些抗炎作用与白细胞迁移减少、NF-κB 下调和促炎细胞因子 IL-6 和 TNF 的产生减少有关，但与抗炎细胞因子 IL-10 无关[61]。

含糖饮料

食用含糖饮料与痛风和包括糖尿病在内的其他炎症性疾病有关。在 NHS 研究 Ⅰ 和 Ⅱ 中，每天饮用一种或多种含糖饮料的女性较每月饮用少于一份或不饮用的女性血清学阳性 RA 的风险增加（HR，1.63；95%CI，1.15 ～ 2.30）。调整体重指数后，这种影响仍然显著。未观察到含糖饮料摄入与血清学阴性 RA 之间存在相关性[62]。蔗糖摄入与牙周感染的发生有关，而后者与 RA 的发展相关。含有高果糖玉米糖浆和蔗糖的苏打饮料在心血管疾病（CVD）风险患者中与较高的 CRP、IL-6 和 TNF 受体 -2 浓度相关[63]。然而，含糖饮料与 RA 之间的确切机制仍有待明确。

维生素 D

如前所述，维生素 D 具有抗炎作用。尽管维生素 D 与降低自身免疫性疾病、糖尿病[64]和多发性硬化的风险有关，但其与 RA 风险的关系尚不明确[65]。爱荷华州妇女健康研究报告称，55 ～ 69 岁女性的维生素 D 摄入量增加与 RA 风险降低相关（RR，0.67；95%CI，0.44 ～ 1.00；P=0.05）[66]。然而，在一项纳入 186389 名妇女为期 22 年随访的大型研究中，并未发现维生素 D 的饮食摄入与患 RA 的风险之间存在关联[67]。除了补充剂外，维生素 D 的主要来源是皮肤中的全程合成，因此估算的膳食摄入量可能无法预测血清维生素 D 浓度。在一项对 79 名 RA 患者的研究中，发病前的血清维生素 D 浓度和后期 RA 发病之间并无关联[68]。然而，值得注意的是，本研究中患者和对照组的几何平均值仅为参考值低限水平 60 nmol/L 的一半，该参考值水平后来被设定为抑制维生素 D 缺乏引起的继发性甲状旁腺功能亢进的水平。荟萃分析显示，维生素 D 摄入量较高的人群患 RA 的风险较低（最高和最低摄入量组的 RR 比为 0.76；95%CI，0.58 ～ 0.94）[69]。仍需要进行足够样本量和持续时间的随机对照试验，以确定所观察到的维生素 D 和 RA 发病之间关联，并确定为了预防 RA 所需服用的维生素 D 的最有效剂量、持续服用时间和血清维生素浓度。

肥胖和类风湿关节炎

肥胖与 RA 风险之间相关性的研究出现了矛盾的结果，肥胖可增加 RA 风险[70-72]，亦有报道两者之间没有关联[73,74]。最近一项丹麦队列研究报告，总脂肪每增加 5%，患 RA 的总风险就会增加 10%（HR，1.10；95%CI，1.02 ～ 1.18），腰围每增加 5 cm，则增加 5%（HR，1.05；95%CI，1.01 ～ 1.10），在女性中肥胖者比正常体重指数者 RA 的患病风险增高近50%（HR，1.46；95%CI，1.12 ～ 1.90），但在男性中并未观察到上述情况[75]。

肥胖与促炎症状态之间的相关性为 RA 疾病活动度与严重程度之间提供了合理的联系。BMI 越高，影像学损害越轻[76-79]。与健康对照组相比，RA 患者的脂肪因子、瘦素、脂联素和内脂素的血浆浓度增高[80]。内脂素和瘦素分别与影像学关节损害的增加和减少相关[79]，尽管最近的数据表明脂肪因子并不介导观察到的 BMI 和影像学关节损害间的相关性[77]。尽管 BMI 较高的患者的影像学损害可能较轻，但疾病严重程度的其他指标和共患病也会受到不利影响。例如，较高的体重指数（≥ 30 kg/m²）与较高的疾病活动、健康评估问卷（HAQ）评分、疼痛评分和关节置换需求相关[81]。BMI 越高，达成病情缓解或低疾病活动性的可能亦越低[81,82]。患有 RA 的肥胖患者患重要共病（包括高血压、糖尿病和缺血性心脏病）的风险也会增加[81,83]。肥胖与疾病严重程度和影像学损害之间明显分离的原因尚不清楚，但一个可能的解释是 RA 患者身体成分的改变，这可能导致 BMI 测量不准确。

机体可分为脂肪组织和无脂肪组织（由体细胞和结缔组织组成）。RA 通常会导致身体成分的改变，据报道，RA 患者的无脂质量降低 13% ～ 14%[84]。这种无脂质量的减少通常与体重不变的脂肪质量增加有关，这种状态称为类风湿性恶病质性肥胖。大约 1/5 的 RA 患者可能患有类风湿性恶病质，其定义为无脂质量指数低于参考人群的第 25 个百分位数值，脂肪质量指数高于参考人群的第 50 个百分位数值[85]。BMI 是衡量肥胖的常用指标，它不区分脂肪质量和无脂肪质量，因此身高和体重相似，但身体成分不同的个体会有相似的 BMI。RA 患者的体脂和 BMI 高于健康对照组。然而，对于给定的体脂质量，RA

患者的 BMI 低于健康对照组[86]。基于此，作者建议 RA 患者的 BMI 分类应向下调整。

痛风

关键点

- 饮食和痛风之间的相关性数个世纪以来已被认知。
- 大量摄入肉类、海鲜和酒精会增加患痛风的风险。
- 膳食果糖增加血清尿酸。
- 大量摄入低脂乳制品与降低痛风风险有关。
- BMI 增高可诱发痛风。

数个世纪以来，痛风被认为与过量饮食及饮酒相关。痛风发生时血清尿酸（serum urate，SU）浓度达到超饱和浓度（在 37℃ 和生理 pH 下为 6.8 mg/dl），导致形成尿酸单钠晶体，沉积在关节和软组织中。尿酸盐是嘌呤分解的最终产物，而嘌呤是细胞更新的产物或是在饮食中被摄入。嘌呤腺苷和鸟嘌呤存在于核酸和细胞内能量转运体三磷腺苷和三磷酸鸟苷中。因此，来自代谢活跃的动物组织的食物可能会增加膳食嘌呤负荷。

饮食因素与痛风

几项大型临床研究已确定肉类和海鲜的高摄入量（但不是总蛋白质摄入量）与 SU 浓度[87]和痛风相关[88]。相比之下，低脂乳制品的高摄入量和长期饮用咖啡可降低痛风的风险[88,89]。阻止高血压的饮食方案（Dietary Approaches to Stop Hypertension，DASH）基于大量摄入水果、蔬菜、坚果、豆类、低脂乳制品和全谷类，以及少量摄入钠、甜味饮料、红肉和加工肉类，与降低患痛风[90]的风险相关，还可降低无痛风的高尿酸血症患者的血清尿酸[91]。DASH 饮食是否对痛风患者有类似的降尿酸作用仍有待确定。果糖存在玉米糖浆、含糖软饮料和果汁中，也与高尿酸血症和痛风有关[92,93]。果糖通过增加嘌呤降解增加 SU[94]。此外，尿酸盐和果糖在肾内有一个共同的转运体（SLC2A9）[95]。最近的数据显示，果糖和肾尿酸盐转运 SLC2A9[96]之间存在基因 - 环境相互作用，SLC2A9 的变异影响血清尿酸盐对果糖负荷的反应[97]。此外，别嘌呤醇抑制果糖负荷引起血清尿酸升高[98]。在大鼠中，别嘌呤醇降低果糖诱导的 TXNIP 炎性小体表达，该炎性小体介导大鼠饮食中果糖相关的肝脂肪生成[99]。因此，别嘌呤醇似乎抵消了果糖对尿酸代谢的不利影响。除适量饮用葡萄酒外，饮酒会增加患痛风的风险，而啤酒具有比白酒更高的风险[100]。

饮食中每天补充 1000 ～ 1499 mg 维生素 C 可降低痛风风险（与不补充维生素 C 的痛风患者的相对危险度为 0.66；95%CI，0.49 ～ 0.88）[101]。维生素 C（抗坏血酸）是一种重要的维生素，只能通过饮食摄入获得。因为抗坏血酸是水溶性的，它不能储存在体内，因此必须通过饮食定期补充以维持抗坏血酸库。抗坏血酸的饮食来源包括新鲜水果和蔬菜，尤其是柑橘类水果和绿叶蔬菜，如花椰菜。

必须认识到，与血清尿酸盐转运相关基因的影响相比，饮食对血清尿酸盐的影响最小[102]。

禁食与痛风

肥胖患者长时间（2 周至 8 个月）禁食导致 SU 显著增加，在某些情况下导致痛风[103]。在既往诊断过痛风的患者中，禁食 1 天导致 SU 增加 0.5 ～ 2.1mg/dl，平均增加 1.1mg/dl，再进食与 24 小时后 SU 恢复到基线水平相关[104]。在一项针对痛风患者的小型研究中，在斋月禁食 1 个月期间，痛风发作或血清尿酸盐没有增加[105]。禁食期间 SU 的增加包括尿酸盐生成增加、肾小球滤过率降低导致的排泄减少、尿酸的肾小管转运改变以及与酮竞争肾小管排泄[106]。

肥胖与痛风

肥胖与痛风风险增加相关[107]。在一项比较肥胖男性（平均 BMI，34±4 kg/m²）与健康对照组（BMI，21±1 kg/m²）的研究中，如不考虑体脂分布（主要是内脏脂肪或皮下脂肪），肥胖患者的 SU 浓度可升高到与对照组相似水平（～ 8.0±1.6 mg/dl，5.2±0.81 mg/dl）。相比之下，80% 的高尿酸血症和皮下脂肪堆积的患者较 10% 的高尿酸血症和内脏脂肪堆积的患者 24 小时尿尿酸排泄量更低。这些数据表明，高尿酸血症的发病机制可能因体脂分布而异[108]。在另一项使用 CT 确定腹部脂肪成分横断

面面积的研究中，内脏脂肪与 SU 密切相关，而 SU 与 BMI 或皮下脂肪横截面积之间没有关系[109]。然而，最近的一项孟德尔随机研究报告，遗传上较高的 BMI 而非腹部肥胖与痛风风险增加相关[110]。

骨关节炎

关键点

- 肥胖与膝骨关节炎（osteoarthritis，OA）有关。
- 肥胖的直接生物力学效应导致骨关节炎。
- 瘦素的增加提供了肥胖和骨关节炎之间的又一个相关性。

肥胖与膝关节骨关节炎的发病和进展之间存在关联。当 BMI 增加时，膝关节 OA 的风险几乎呈指数级增加[111]。尽管荟萃分析报告肥胖个体患手 OA 的风险比正常体重个体增加两倍，但肥胖与髋或手 OA 之间相关性的证据尚不明确[112]。身体成分似乎也很重要，在一项纵向队列研究中，1653 名基线检查时没有放射学阳性膝骨关节炎的个体，肥胖、肥胖并肌肉减少者患膝骨关节炎的风险显著增加，但仅肌肉减少者患膝骨关节炎的风险并无增加[113]。

除了肥胖对关节的直接生物力学影响外，脂肪因子（包括瘦素、脂联素、抵抗素、内脂素和嵌合体）似乎也起着重要作用。

与轻度损伤的 OA 软骨相比，晚期 OA 软骨中瘦素的表达增加，晚期 OA 软骨中瘦素 mRNA 的表达与 BMI 相关。此外，瘦素减少软骨细胞增殖，增加 IL-1β、MMP-9 和 MMP-13 的表达[114]。

高膳食总脂肪和饱和脂肪酸摄入量与关节间隙变窄导致的影像学进展增加相关，而高膳食多不饱和脂肪酸摄入量与膝关节 OA 患者两年内关节间隙变窄减少相关[115]。据报道，膳食抗氧化剂（维生素 E、维生素 C 和 β- 胡萝卜素）可减少膝关节 OA 的进展，但对 OA 的发病没有影响[116,117]。血清维生素 D 浓度与骨关节炎之间的相关性尚不明确。有研究报道，维生素 D 与膝关节 OA 关节间隙狭窄或软骨丢失的风险无关[118]，但另一项研究报道，膝关节软骨体积与血清维生素 D 呈正相关[119]。荟萃分析得出结论，有中度证据表明低水平维生素 D 与膝关节 OA 的影像

学进展之间存在关联，亦有强有力的证据表明维生素 D 与软骨丢失之间存在负相关[120]。

营养在风湿性疾病治疗中的作用

营养在痛风治疗中的作用已被广泛接受，尽管尚缺乏高质量的证据。然而，营养在其他风湿性疾病如 RA 中的作用并未被普遍认知。尽管医生对膳食治疗相对缺乏兴趣或重视，但许多患者认为饮食可能有助于他们的关节炎，并寻求信息或尝试饮食疗法。因此，一种令人信服、公认的营养咨询建议是治疗管理的一个重要方面，以帮助患者避免昂贵、耗时、在某些情况下有害的毫无价值的干预，并可以避免患者误入歧途（图 72-3）。此外，关于饮食选择的积极建议可能会在患者经常感到失控的时候给予他们鼓励。公认、权威的饮食建议也可以保护患者不受亲戚、朋友和非权威互联网网站关于饮食措施的不可靠建议的影响。

类风湿关节炎

> **关键点**
>
> - ω-3 脂肪酸增加靶向 DMARD 治疗的缓解率，并减少 NSAID 需求。
> - 没有证据表明抗氧化剂对 RA 的治疗有益。
> - 禁食、素食／纯素和食物排除疗法很难坚持，也很难预测哪些患者会有反应。
> - ω-3 脂肪酸对 RA 患者的血管受益很重要，因为 RA 增加了心血管疾病的风险。
> - 某些饮食因素可能与甲氨蝶呤相互作用。

膳食 n-3 脂肪酸在类风湿关节炎治疗中的作用

鱼油富含抗炎长链 n-3 脂肪酸 EPA 和 DHA。获得抗炎效果通常需要的 EPA 和 DHA 的临界剂量为 2.7 g/d EPA 加 DHA，相当于每天 9 个或更多标准 1 g 鱼油胶囊或 10 ml 瓶装鱼油。尽管公众对所需剂量的认知各不相同，但该剂量通常比患者自行开处方的剂量更高。当膳食中的 n-6 脂肪酸摄入通过用含 n-6 脂肪较少的不饱和产品（以橄榄油、菜籽油／菜籽油或亚麻籽油为基础）替代富含 n-6 的可见脂肪（如以玉

米油、豆油、葵花籽油为基础）减少时，鱼和鱼油中 EPA 和 DHA 的组织水平会增加[121]。

磷虾油已被推广为 EPA 和 DHA 的替代来源，尽管缺乏证据证明磷虾油在 RA 中的功效。虽然磷虾油的 EPA 和 DHA 含量低于标准鱼油（按重量计算）（磷虾油约为 25%，鱼油约为 30%）[122]，EPA 和 DHA 存在于磷虾油中的磷脂和游离脂肪酸以及鱼油中的甘油三酯中[123,124]。从磷虾油中摄取 EPA 和 DHA 的效果稍好，因此同等重量剂量的磷虾油和鱼油补充剂就可达到血液中类似水平的 ω-3 脂肪酸[122-124]。磷虾油含有虾青素，虾青素使磷虾呈现红色，并具有抗氧化特性。正如本章其他部分所讨论的，没有证据表明抗氧化剂具有重要的抗关节炎或抗炎作用。目前还没有研究虾青素对 RA 的影响。因为磷虾油远比鱼油昂贵，而且与鱼油相比，还没有对其抗炎作用进行系统研究，因此，磷虾油不是鱼油的合适替代品。

一般来说，当抗炎剂量的鱼油与适当强化的 DMARD 联合治疗时，近期发病或已确诊的 RA 患者有望得到更好的疾病控制。在一项近期发病的 RA 患者（病程＜ 12 个月）的纵向队列研究中，响应驱动的强化联合 DMARD 治疗与补充鱼油或安慰剂联合使用 3 年后，接受鱼油疗法的患者较不食用鱼油者自我报告，他们在日常生活中的功能改善更佳、压痛关节计数较低、红细胞沉降率（ESR）较低、缓解率较高（72% vs. 31%）并且 NSAID 使用量亦更少[125]。这项研究证明了长期使用鱼油的可行性，服用鱼油的患者的更好结局与随机对照试验数据一致。该试验数据显示，与安慰剂治疗相比，使用鱼油的患者症状减轻[126]。最近的一项研究比较了通过高剂量鱼油和低剂量鱼油提供 ω-3 脂肪酸，EPA+DHA，5.5 g/d 或 0.4 g/d，用于未使用 DMARD 药物的早期 RA 患者。鱼油与预先确定的强化组合 DMARD 方案结合使用。在 12 个月的治疗期间，接受大剂量鱼油治疗的患者更有可能获得 ACR 缓解（HR，2.17；95%CI，1.07 ~ 4.42；P=0.03），甲氨蝶呤、柳氮磺吡啶和羟基氯喹的三联疗法（HR，0.28；95%CI，0.12 ~ 0.63；P=0.002）失败的可能性更小[127]。在该研究中，血浆磷脂 EPA 浓度与缓解时间相关，即使在调整吸烟、抗 CCP 抗体和 HLA-DR 等位基因状态（HR，1.12；95%CI，1.02 ~ 1.23）后，EPA 增加一个单位，在研究期间缓解概率增加 12%。血浆磷脂 EPA 水平也与 DMARD 失败时间呈负相关[128]。据报道，血浆磷脂酰

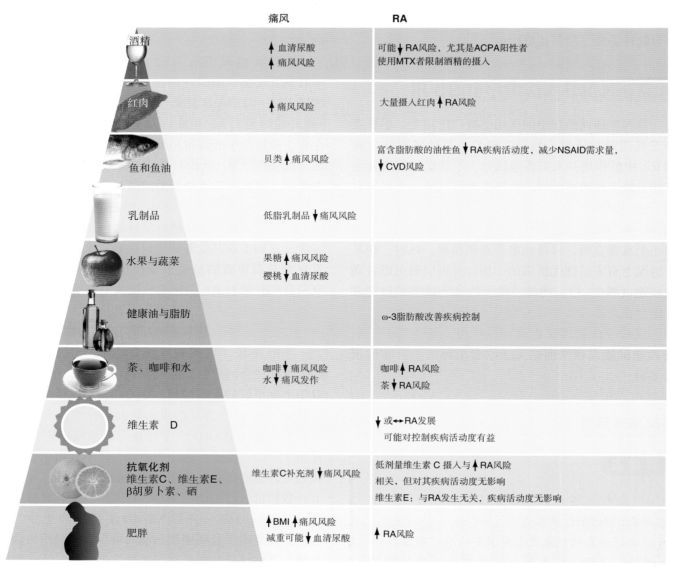

	痛风	RA
酒精	↑血清尿酸 ↑痛风风险	可能↓RA风险，尤其是ACPA阳性者 使用MTX者限制酒精的摄入
红肉	↑痛风风险	大量摄入红肉↑RA风险
鱼和鱼油	贝类↑痛风风险	富含脂肪酸的油性鱼↓RA疾病活动度，减少NSAID需求量， ↓CVD风险
乳制品	低脂乳制品↓痛风风险	
水果与蔬菜	果糖↑痛风风险 樱桃↓血清尿酸	
健康油与脂肪		ω-3脂肪酸改善疾病控制
茶、咖啡和水	咖啡↓痛风风险 水↓痛风发作	咖啡↑RA风险 茶↓RA风险
维生素 D		↓或↔RA发展 可能对控制疾病活动度有益
抗氧化剂 维生素C、维生素E、 β胡萝卜素、硒	维生素C补充剂↓痛风风险	低剂量维生素C摄入与↓RA风险 相关，但对其疾病活动度无影响 维生素E：与RA发生无关，疾病活动度无影响
肥胖	↑BMI↑痛风风险 减重可能↓血清尿酸	↑RA风险

图72-3 风湿性疾病的营养总结。ACPA，抗瓜氨酸化蛋白抗体；BMI，体重指数；CVD，心血管疾病；MTX，甲氨蝶呤；NSAID，非甾体抗炎药；RA，类风湿关节炎；Vit，维生素

胆碱 EPA 浓度和 EPA/AA 比率与开始抗 TNF 治疗 3 个月后 DAS28 的变化呈负相关[129]。鱼的饮食摄入也与 RA 患者较低的疾病活动度相关，每周 2 次或以上食用鱼的患者的 DAS-28 较从未或少于 1 次/月食用鱼的患者低[130]。

抗炎剂量的鱼油可减少 RA 患者对 NSAID 的需求[131,132]。NSAIDs 改变 PGE_2/TXA_2 的平衡，有利于 TXA_2，从而增加单核细胞产生 IL-1β 和 TNF[133]。相反，鱼油可减少这些细胞因子的产生[14]。鱼油也没有 NSAIDs 相关的许多不良反应（表 72-3）。鱼油的直接作用及其对非甾体抗炎药使用的影响可能会减少与这些细胞因子释放相关的长期组织损伤，尽管这一点尚待明确。

对于患者和医生来说，重要的是要认识到，与大多数标准的 DMARD 一样，在抗炎剂量鱼油起效前，有长达 15 周的潜伏期。一项小型试点研究表明静脉注射 n-3 脂肪可缩短该潜伏期[134]。虽然静脉治疗的不便和费用是这种治疗的一个障碍，但短期静脉注射治疗的益处可以通过改用口服 n-3 补充剂来延长[135]。

鱼油的副作用。 抗炎剂量的鱼油最常见的副作用是鱼腥味、胃肠不适和恶心。这些副作用显然既不威胁器官也不威胁生命，但它们可能是剂量限制性的。患者的偏好各不相同，但通常，果汁淋上瓶装鱼油是服用抗炎剂量鱼油最有效的方法（一次快速吞咽，而

表 72-3	非甾体抗炎药与鱼油抗炎剂量的比较	
	NSAIDs	鱼油
COX 抑制	COX-1/COX-2 选择性因试剂而异	非选择性
节省 NSAID	否	是（↓前列腺素 E_2）
血压	增加 MI 风险	可减少（研究报道低剂量对心血管事件无效或无益）
TNF 和 IL-1β	增加	降低
上消化道出血	增加	降低
起效时间	快	延迟起效（≤ 3 个月）

COX，环氧化酶；MI，心肌梗死；NSAID，非甾体抗炎药；TNF，肿瘤坏死因子

标准鱼油胶囊为 10 ～ 15 粒）。

鱼油最好与食物一起服用，而非空腹服用。通常，在晚餐或一天中的其他主餐前食用鱼油最容易耐受。鱼油一词定义了从鱼体制备的油，以区别于从鱼肝制备的鱼肝油，鱼肝油富含脂溶性维生素 A 和 D。标准鱼油因其所含 EPA 加 DHA（30%w/w）比鱼肝油多（EPA 加 DHA ～ 20%），故而成为首选。维生素 D 可以根据需要单独服用，最好避免补充维生素 A，因为已经有报道维生素 A 对骨密度和骨折风险的负面影响[136]。

虽然鱼油的抗炎剂量与严重毒性无关，但亦可能引发担忧。一个考虑因素是与食用治疗性鱼油相关的可能出血倾向。这一概念起源于对格陵兰土著爱斯摩人饮食的研究，与丹麦人相比，格陵兰爱斯摩人心肌梗死罕见，出血时间延长[137]。然而，与西方饮食相比，土著爱斯摩人饮食中 EPA 和 DHA 的含量较高（超过临界抗炎剂量的两倍），拮抗性 n-6 脂肪酸的含量较低，因此需要将这些问题放在这一背景下综合考虑。虽然出血事件并不是 RA 患者长期鱼油疗法的特征表现[125]，并且血小板 EPA 亦较爱斯摩人低四倍，但外科医生仍可能会要求这些患者在择期手术前停止鱼油治疗。此外，药剂师可能会建议患者在服用华法林时停止使用鱼油，即使接受心脏手术的患者同时服用鱼油和华法林、阿司匹林或阿司匹林加氯吡格雷治疗时的出血倾向并没有增加[138,139]。最近的临床试验也表明，长期用高剂量鱼油不会增加出血事件或其他严重不良反应[127,140]。没有证据表明鱼油和口服直接因子 Xa 抑制剂的组合有问题，尽管也缺乏证据证明这种组合是安全的。

另一个问题是可能存在环境污染物甲基汞、多氯联苯（PCBs）和二噁英，它们在大型肉食性鱼类中累积。在制备鱼油治疗剂时需将这些毒素除去。美国食品和药物管理局（FDA）已将从海洋来源 3 g/d 的长链 n-3 脂肪酸的摄入量定为"一般认为是安全的"。

补充 ω-3 在心血管疾病风险增加的风湿性疾病中的作用。许多风湿性疾病，包括类风湿关节炎、系统性红斑狼疮、痛风和银屑病性关节炎，都与心血管疾病死亡率增加相关。n-3 脂肪酸具有通过多种机制改善心血管风险的潜力，包括稳定心肌，减少心律失常，降低血压，稳定动脉粥样硬化斑块，降低甘油三酯和增加高密度脂蛋白（HDL），减少血小板血栓素释放，增加血管前列环素释放和抗炎作用（图 72-4）。然而，最近一项包括 79 项随机对照试验（112 059 名参与者）的 Cochrane 综述得出结论，增加 ω-3 脂肪酸对全因死亡率（RR，0.98；95%CI，0.90 ～ 1.03）、心血管死亡率（RR，0.95；95%CI，0.87 ～ 1.03）和心血管事件（RR，0.99；95%CI，0.94 ～ 1.04）几乎没有影响[141]。

迄今为止，还没有关于补充 n-3 脂肪酸对类风湿关节炎或其他风湿性疾病患者心血管受益的具体研究。然而，接受鱼油治疗的早期 RA 患者甘油三酯降低，"良性"高密度脂蛋白胆固醇增加，非甾体抗炎药使用减少，疾病抑制作用增强，血小板 TXA_2 合成减少，所有这些都有望降低心血管风险[125]。

服用抗炎剂量鱼油[125]的 EPA+DHA 患者的血液水平高于降低心脏性猝死风险的阈值[142]。

抗氧化剂在类风湿关节炎治疗中的作用

尽管 ROS 与 RA 之间存在关联，但荟萃分析显示没有令人信服的证据表明补充抗氧化剂可以改善 RA 患者的疾病控制[143]。

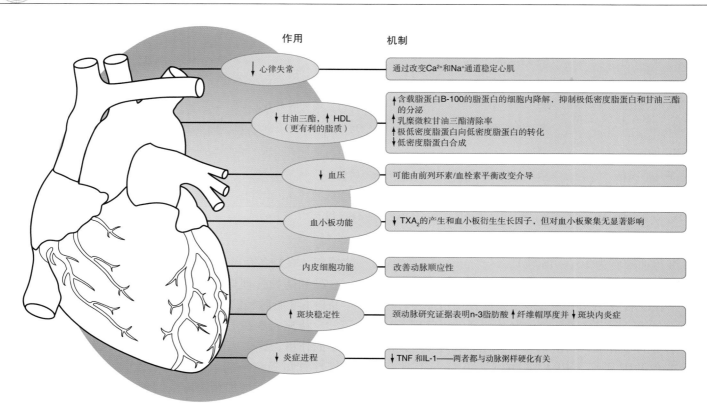

作用　　　　　　　　机制

↓ 心律失常　　　　　通过改变 Ca^{2+} 和 Na^+ 通道稳定心肌

↓ 甘油三酯，↑ HDL　↑ 含载脂蛋白 B-100 的脂蛋白的细胞内降解，抑制极低密度脂蛋白和甘油三酯（更有利的脂质）　的分泌
　　　　　　　　　　↑ 乳糜微粒甘油三酯清除率
　　　　　　　　　　↓ 极低密度脂蛋白向低密度脂蛋白的转化
　　　　　　　　　　↓ 低密度脂蛋白合成

↓ 血压　　　　　　　可能由前列环素/血栓素平衡改变介导

血小板功能　　　　　↓ TXA_2 的产生和血小板衍生生长因子，但对血小板聚集无显著影响

内皮细胞功能　　　　改善动脉顺应性

↑ 斑块稳定性　　　　颈动脉研究证据表明 n-3 脂肪酸 ↑ 纤维帽厚度并 ↓ 斑块内炎症

↓ 炎症进程　　　　　↓ TNF 和 IL-1——两者都与动脉粥样硬化有关

图 72-4　ω-3 脂肪酸在心血管系统的作用。HDL，高密度脂蛋白；LDL，低密度脂蛋白；TNF，肿瘤坏死因子；TXA_2，血栓素 A_2；VLDL，极低密度脂蛋白

膳食 ω-3 脂肪酸作为预防 RA 的潜在药物

　　一项巢式病例对照研究纳入了未患 RA 但有 RA 易感性决定簇 HLA-DR 共享表位或 RA 家族史或两者兼有者。在具有共同表位的受试者中，抗瓜氨酸化蛋白抗体（ACPAs）或类风湿因子的存在与红细胞 EPA 和 DHA 或自我报告摄入膳食 n-3 脂肪酸补充剂呈负相关。服用鱼油补充剂者红细胞 EPA 和 DHA 较高[144,145]。ACPAs 或类风湿因子的存在提供了 RA 临床前阶段的证据，该阶段可能在 RA 临床表现之前持续数年[146,147]。炎性关节炎的后续发展与 DPA 呈负相关，EPA 和 DHA 亦呈相似的趋势[148]。鉴于上述发现和鱼油的普遍安全（GRAS）状态，鱼油补充剂可被视为 RA 风险人群的潜在预防措施。因此，虽然需要进行随机对照试验，以更确定鱼油补充剂可作为 RA 的预防措施，但仍可为担心患 RA 风险的患者及其亲属推荐使用鱼油补充剂作为一种具有潜在益处的安全措施。

　　维生素 E。维生素 E 的血清浓度在 RA 患者与健康对照组中相似[149]。为 CIA 大鼠喂食 200 mg/kg 维生素 E 4 周，其瘦素、TNF 和 IL-6 浓度较对照组显著降低[150]。一项 12 周的安慰剂对照研究显示为 RA 患者补充维生素 E 后其疼痛评分降低，但对关节压痛评分、晨僵持续时间、关节肿胀计数或实验室指标并无影响[151]。

　　维生素 C。尽管动物模型显示补充维生素 C 有益，但人类研究并未显示 RA 患者有任何临床受益[152]。

　　硒。虽然硒本身不是抗氧化剂，但它位于谷胱甘肽过氧化物酶的活性部位，后者是一种重要的抗氧化酶。与健康对照组相比，RA 患者的血浆硒浓度降低[153]，并且据报道血清硒浓度与活动性关节之间呈负相关[154]。然而，即使血清和红细胞硒浓度增加，补充硒的研究并未显示 RA 患者的临床获益[155,156]。然而，饮食补充并不会增加多形核细胞的硒浓度，这可能解释了缺乏临床疗效的原因[157]。

维生素 D 与类风湿关节炎的治疗

　　动物模型表明，1,25 二羟维生素 D 可预防实验性关节炎并具有治疗作用[158]。研究血清维生素 D 浓度与 RA 疾病活动之间的关系一直存在矛盾：观察到两者呈负相关[159,160]或无相关[161]。然而，在血清维生素 D 水平较低的患者中，患者整体视觉模拟评分的增加可能会混淆疾病活动度（disease activity scale，DAS）28 的结果[162]。有趣的是，使用来自瑞典 EIRA 研究的数据，在 DMARD 治疗 3 个月后，较高的维生素 D 饮食摄入与良好的 EULAR 反应相关（OR，1.8；95%CI，1.14 ~ 2.83）[162a]。

在人类中，维生素 D 受体在软骨侵蚀部位以及 RA 患者（非健康对照受试者）的软骨细胞和滑膜细胞中表达，提示维生素 D 可能对炎症关节局部有作用[163]。补充维生素 D 通常用于 RA 患者治疗或预防骨质疏松症。然而，一项为期 12 个月的维生素 D（骨化醇）100 000 IU/d 的试验表明，RA 疾病活动度有所改善，对镇痛药和非甾体抗炎药的需求亦有所减少[164]。在另一项针对 19 名 RA 患者的小型研究中，观察到与安慰剂相比，口服 2 μg/d 的 α- 骨化三醇对疾病活动度的改善有益[165]。在这两项研究中均未报告显著的副作用或血清钙的增加。维生素 D 诱导 TNF 产生，提示它可能改变 RA 患者对 TNF 抑制剂治疗的反应。最近的一项研究表明，1,25 二羟维生素 D$_3$，而不是 TNF 阻断剂，在早期 RA 患者 Th17 细胞和 RA 滑膜成纤维细胞的共培养物中抑制 IL-17A 和 IL-22 的产生。此外，1,25 二羟维生素 D$_3$ 和 TNF 阻滞剂的联合使用引起 IL-6、IL-8、MMP-1 和 MMP-3 的显著减少[166]。这些数据表明，接受 TNF 抑制剂治疗的患者可能需要补充维生素 D。

重要的是要认识到鱼肝油是一种膳食中的 n-3 脂肪酸的丰富来源，且亦富含维生素 D。鱼肝油已被用于 RA 的治疗，其剂量足以提供长链 n-3 脂肪酸的抗炎剂量[167]。尽管血清维生素 D 浓度显著升高，但该研究并未评估维生素 D 和共同摄入的 n-3 脂肪酸的各自作用。鳕鱼肝油中相对较高的维生素 A 含量不利于其被用于提供抗炎剂量的 n-3 脂肪酸。

类风湿关节炎患者的饮食限制 – 禁食、素食和排除饮食

许多研究检查了在 RA 治疗中从饮食中舍去不同营养素的情况。在极端情况下，完全禁食和部分禁食在几天内降低了一些患者的疾病活动的临床和实验室指标，但在重新进食后病情恶化[168]。因此，禁食是一种不切实际的管理策略，因为禁食时间不应超过 7 天，其积极影响是短暂的，而 RA 却是一种慢性疾病。这一改善的一些潜在机制已被假定，包括心理或安慰剂效应、体重减轻和由于热量摄入减少而导致的免疫抑制、脂肪酸和 IL-6 浓度的改变以及肠道菌群的改变。

元素饮食的目的是提供作为简单成分的主要食物组（例如，蛋白质作为游离氨基酸，脂肪作为中链甘油三酯，碳水化合物作为微糖）。只在极少数患者观察到了很小的总体受益，但并未在炎症标志物、肿胀和压痛关节计数等客观参数方面观察到受益[169,170]。

素食和纯素饮食对 RA 的影响也有研究。对这些饮食的反应各不相同，患者的依从性差，脱失率高，原因是缺乏疗效和不良反应（主要是恶心和呕吐）[171,172]。对四项临床试验进行了荟萃分析，其中包括禁食，然后是持续至少 3 个月的素食饮食，表明可对 RA 产生具有临床意义的长期益处[173]。然而，所需的饮食是严格的，且目前还没有办法预测哪些患者会对此治疗有反应。

排除饮食包括避免可能引起过敏的食物。如果食品的排除导致疾病活动性降低，随后的摄入导致疾病活动性增加，则认为食品具有"过敏性"。尽管这种饮食可能会改善部分患者，但其反应性和依从性的变化可能是一个显著的限制[174,175]。对 RA 患者饮食研究的系统回顾强调了其反应的不确定性、现有研究中存在的高偏差风险以及不显著的不良反应风险[176]。尽管如此，从实践的角度来看，如果患者认为其关节炎是由对特定食物或食物组的过敏引起的，那么在 n=1 的连续停药和激发研究中评估饮食回避的影响可能是值得的。在一个或多个周期的停用和重新引入可疑食品后，应记录疾病活动的临床和实验室迹象。研究结果可作为决定个人是否应该长期避免食用该食品的依据。

饮食、肥胖和改善病情抗风湿药之间的相互作用

众所周知，某些饮食成分可能与 DMARDs 相互作用。甲氨蝶呤仍然是治疗 RA 的主要药物，也常用于许多其他风湿性疾病。在接受甲氨蝶呤治疗的患者中，酒精可能增加肝毒性的风险，应限制酒精摄入量，并对"安全"摄入量的量化慎重考虑[177,178]。甲氨蝶呤具有多种潜在作用，其中许多可追溯到其作为二氢叶酸还原酶抑制剂的作用。建议常规补充叶酸以减少与甲氨蝶呤相关的潜在不良反应[179]。然而，在接受甲氨蝶呤治疗的 RA 患者中，较高的红细胞叶酸

浓度与较高的疾病活动度相关[180]。在一些国家，政府要求在面粉、面食、大米和面包中添加叶酸。毫不奇怪，这种饮食强化可能导致某些患者的甲氨蝶呤剂量增加[181]。然而研究表明，补充高剂量和低剂量的叶酸对 RA 患者的疾病活动度并无显著影响[182,183]。甲氨蝶呤治疗增加腺苷的细胞外积累，腺苷对中性粒细胞和巨噬细胞具有多重抗炎作用，包括抑制 IL-1β 和 TNF 合成。咖啡因是一种甲基黄嘌呤，是腺苷受体拮抗剂。因此，咖啡因可能会干扰甲氨蝶呤的作用。在佐剂性关节炎大鼠中，咖啡因可逆转甲氨蝶呤的抗炎作用[184]。在 RA 患者中，低度的咖啡因摄入对甲氨蝶呤的疗效没有影响[185]。在每周服用 7.5 mg 甲氨蝶呤且不服叶酸的患者中，与摄入咖啡因剂量低于 120 mg/d 的患者相比，大于 180 mg/d 的患者治疗反应降低[186]。

肥胖也可能对治疗反应产生影响。英国生物制品注册中心的数据显示，BMI ≥ 30 kg/m² 的患者患 bDMARD 无效的难治性疾病的风险增加（多变量 HR，1.2；95%CI，1.0 ~ 1.4）[187]。相比之下，最近的一项荟萃分析显示肥胖对阿巴昔普或托珠单抗的反应没有影响[188]。

痛风

> **关键点**
> - 痛风的饮食干预应解决痛风与代谢综合征和心血管疾病增加之间的关系。
> - 脱水是急性痛风的诱因。
> - 减肥可以降低血清尿酸。

SU 持续降低至 6 mg/dl 以下，或如果存在痛风石，则要求低于 5 mg/dl，对于有效治疗痛风至关重要。这通常是通过使用降尿酸治疗来实现的。饮食干预本身并不足以达到目标血清尿酸浓度。此外，在一项小型研究中，即使痛风患者接受了全面的饮食教育，从而提高了知识水平，但对血清尿酸盐并无影响[189]。在考虑对痛风进行饮食干预时，必须认识到痛风与代谢综合征以及心血管疾病和死亡率的风险增加相关。值得注意的是，目前尚无支持痛风饮食和生活方式干预的随机对照试验。

通常提倡的治疗痛风的饮食需要限制摄入含有大量嘌呤或被认为会导致痛风急性发作的食物和饮料。受限制的食物包括肉类、海鲜、啤酒/葡萄酒和豆类。这些饮食通常富含饱和脂肪和碳水化合物，可能会增加患代谢综合征的风险。最近的一项研究表明，与遗传学的影响相比，饮食对血清尿酸水平的影响较小[102]。鉴于痛风给患者带来的不适，医疗保健人员必须教育痛风患者饮食在痛风病因中的作用（或缺乏作用）。建议患者在血清尿酸水平达到目标值之前避免食用会引发痛风发作的食物。

脱水是急性痛风发作的潜在诱因，而增加饮水量与降低痛风发作的风险相关[190]。

许多膳食补充剂被建议用于治疗痛风，尽管最近的 Cochrane 回顾认为尚缺乏高质量的证据[191]。在一项针对健康志愿者的小型短期研究中，摄入樱桃者的血清尿酸盐降低（尿酸盐前为 3.6 ± 0.2 mg/dl 与尿酸盐后相比，为 3.1 ± 0.25 mg/dl；P < 0.05），尿尿酸排泄量增加[192]。2012 年的一项研究表明，樱桃可以预防痛风发作。在一项对 633 名受试者的研究中，与不摄入樱桃相比，在 2 天内摄入樱桃可降低 35% 的痛风发作风险（OR，0.65；95%CI，0.5 ~ 0.85）。樱桃提取物也有类似的相关性。此外，当樱桃摄入与别嘌呤醇治疗相结合时，痛风的风险较单一治疗降低 75%（OR，0.25；95%CI，0.15 ~ 0.42）[193]。在另一项小型回顾性研究中，24 名经晶体证实的痛风患者食用大于等于一汤匙酸樱桃汁 4 个月，痛风发作次数从每年 6.85 ± 1.34 次显著减少到每年 2.0 ± 0.6 次（P=0.0086）[194]。樱桃减少痛风发作的确切作用机制尚不明确，可能是多因素的。樱桃产品含有高水平的花青素，具有多种抗炎和抗氧化作用，包括抑制环氧合酶和清除一氧化氮自由基[195-197]。樱桃汁还可体外抑制人单核细胞产生 IL-1β 约 60%[194]。

补充维生素 C 可降低 SU 浓度[198,199]。184 名无痛风患者被随机分配接受安慰剂或维生素 C 500 mg/d，经过为期 2 个月的研究，维生素 C 组的 SU 显著降低，平均降低 –0.5 mg/dl（95%CI，–0.5 ~ 0.02 mg/dl），与安慰剂组相比（P < 0.0001）[200]。在基线 SU 大于 7 mg/dl 的 21 名患者亚组中，血清尿酸盐平均降低 1.3 mg/dl。然而，在一项针对痛风患者的小型研究中，维生素 C 每天 500 mg，持续 8 周，单独或与别嘌呤醇联合使用均无显著的临床降尿酸效果[201]。对于痛风患者，大剂量的维生素 C 是否具有更有效的

降尿酸作用仍有待明确。在一项对 120 名反复发作的痛风患者研究中，乳糖粉对照品、脱脂奶粉（SMP）对照品和富含糖肽的脱脂奶粉（GMP）和乳脂提取物（G600），在 3 个月的研究期间，与基线相比，所有组的痛风发作频率均降低。SMP/GMP/G600 组的痛风发作明显减少[202]。

肥胖在痛风患者中很常见，在接受降尿酸治疗的患者中，腹围增加与未能达到目标血清尿酸值相关[203]。建议患有痛风的超重人群减重。最近的一项包含 10 项痛风患者体重减轻研究的荟萃分析报告平均体重减轻 3 ～ 4 kg，对血清尿酸的影响范围为 –168 ～ +30 μmol/L，0% ～ 60% 的参与者达到低于 360 μmol/L 的血清尿酸盐目标[204]。

鉴于 n-3 脂肪酸对炎症的作用，它们可能有助于急性痛风的治疗，或可能与降尿酸治疗一起作为急性痛风的预防手段。一项横断面研究报告，在过去 12 个月内，n-3 脂肪酸水平与两次以上自我报告的痛风发作呈负相关（OR，0.68；95%CI，0.46 ～ 1.02），调整年龄、BMI、SU、痛风石的存在和使用降尿酸治疗后变得显著（OR，0.62；95%CI，0.38 ～ 0.98）[205]。补充 n-3 脂肪酸对血清尿酸盐和痛风发作的影响还需要进一步的临床研究。痛风通常与高甘油三酯血症有关，在高甘油三酯血症上，抗炎剂量的鱼油有望起到改善作用[125,206]。

骨关节炎

> **关键点**
>
> - 在 OA 的管理中，减重很重要。
> - 从机制来看，n-3 脂肪酸可能是有益的，并且可以作为非甾体抗炎药长期镇痛的替代或辅助手段。

体重减轻通常被认为是负重关节 OA 管理的一个重要方面。膝关节 OA 患者体重减轻研究的荟萃分析报告称，适度的减重（≥ 5%）能显著改善自我残疾评分。虽然膝关节疼痛亦有所减轻，但并未达到统计学差异[207]。强化减重具有抗炎作用（已被 IL-6 的降低证明），且对患膝关节 OA 的肥胖患者具有益的生物力学效应[208]。此外，运动与饮食诱导的体重减轻相结合更有助于保持体重减轻，并且与饮食或单独运动相比，症状改善更好[208]。减重与临床结果（包括疼痛、功能、与健康相关的生活质量和 6 分钟步行距离）之间的剂量 - 反应关系也有报道[209]。

关节软骨的退化和丢失以及滑膜炎症都是 OA 的特征。基质金属蛋白酶在软骨降解中起着重要作用，n-3 脂肪酸可减少 IL-1α 诱导培养的牛软骨细胞中基质金属蛋白酶 -3 和基质金属蛋白酶 -13 的表达[12]。与前面讨论的 n-6 脂肪酸相比，n-3 脂肪酸的抗炎作用可减少滑膜炎症。

富含 n-3 脂肪酸的高脂饮食减轻肥胖对小鼠损伤性 OA 的影响，并加速伤口修复。相比之下，发现富含 n-6 脂肪酸的高脂饮食会增加 OA 的严重程度[210]。富含 n-3 脂肪酸的饮食喂养 OA 易感豚鼠，其 OA 的改善程度与在 OA 抵抗的豚鼠品系中观察到的相似[211]。据报道，患有膝关节 OA 或有膝关节 OA 风险的患者中血浆总 n-3 脂肪酸与 DHA 和髌骨软骨损失之间呈相反关系，但与胫骨软骨损失或滑膜炎无关[212]。综上所述，这些研究表明，补充 n-3 脂肪酸可能有助于减少 / 预防 OA 的结构进展。

迄今为止，关于补充 n-3 脂肪酸在 OA 中的疗效的人体数据有限。一项为期 2 年的高、低剂量鱼油治疗 OA 的研究显示，两组患者的疼痛和残疾评分均有显著改善，在 12 个月时有类似的改善，低剂量组在 24 个月时有更大的改善[213]。对五项补充 n-3 脂肪酸治疗 OA 的临床试验进行系统回顾和荟萃分析，其中不包括本试验[213]，报告对疼痛并无显著影响[214]。

基于流行病学研究以及维生素 D 在骨健康中的作用，已经开展了关于补充维生素 D 在 OA 中作用的临床研究。在有症状的膝关节 OA 患者中，安慰剂和口服维生素 D 治疗 2 年（剂量足以使 25- 羟基维生素 D 血浆升高至 36 ng/ml 以上）在膝关节疼痛或 MRI 评估的软骨体积损失方面无差异[215]。同样，在另一项 RCT 研究中，413 名膝关节 OA 及基线低维生素 D（12.5 ～ 60 nmol/l）患者口服维生素 D_3 后其 MRI 评估胫骨软骨体积丢失或膝关节疼痛评分并无显著改变[216]。事后分析根据 3 个月和 24 个月的 25- 羟基维生素 D 水平对参与者进行分组，认为波动且持续充足（两个时间点均大于 50 nmol/L）与持续不足（≤ 两个时间点均为 50 nmol/L）的患者相比，前者胫骨软骨体积损失和身体功能损失较少[217]。目前没有足够的证据支持在 OA 中常规使用维生素 D[218]，尽管确保维生素 D 水平高于 50 nmol/L 可能是合适的。

结论

　　风湿病是典型的慢性病，与其他慢性病一样，营养问题是优化长期健康的内在因素。尽管患者作为独立个体可能做出自己的营养选择，但风湿病学家仍需充分了解并经常考虑营养补充剂的合理性和证据。对患者和医生而言，对于炎性关节炎，建议在饮食中补充足够剂量的鱼油。对于风湿性疾病的长期镇痛，可建议使用鱼油代替非甾体抗炎药。如果服用鱼油代替非甾体抗炎药，可以避免非甾体抗炎药相关的严重上消化道并发症风险和严重血栓性心血管事件风险，因为鱼油与上述风险无关。此外，鱼油通过其非甾体抗炎药减量作用的独立机制和附加机制降低心血管危险因素。

 Full references for this chapter can be found on ExpertConsult.com.

部分参考文献

1. Salminen E, Heikkila S, Poussa T, et al.: Female patients tend to alter their diet following the diagnosis of rheumatoid arthritis and breast cancer, *Prev Med* 34:529–535, 2002.

2. Caughey GE, Pouliot M, Cleland LG, et al.: Regulation of tumor necrosis factor-α and IL-1β synthesis by thromboxane A₂ in nonadherent human monocytes, *J Immunol* 158:351–358, 1997.

4. Martinon F, Petrilli V, Mayor A, et al.: Gout-associated uric acid crystals activate the NALP3 inflammasome, *Nature* 440:237–241, 2006.

19. Mas E, Croft K, Zahra P, et al.: Resolvins D1, D2, and other mediators of self-limited resolution of inflammation in human blood following n-3 fatty acid supplementation, *Clin Chem* 58:1476–1484, 2012.

20. Buckley C, Gilroy D, Serhan C: Proresolving lipid mediators and mechanisms in the resolution of acute inflammation, *Immunity* 40(3):315–327, 2014.

27. Neve A, Corrado A, Cantatore F: Immunodmodulatory effects of vitamin D in peripheral blood monocyte-derived macrophages from patients with rheumatoid arthritis, *Clin Exp Med* 14(3):275–283, 2014.

28. van Etten E, Mathieu C: Immunoregulation by 1,25-dihydroxyvitamin D3: basic concepts, *J Steroid Biochem Mol Biol* 97:93–101, 2005.

30. Jeffery L, Wood A, Qureshi O, et al.: Availability of 25-hydroxyvitamin D3 to APCs controls the balance between regulatory and inflammatory T cell responses, *J Immunol* 189:5155–5164, 2012.

32. Stofkova A: Resistin and visfatin: regulators of insulin sensitivity, inflammation and immunity, *Endocr Regul* 44:25–36, 2010.

33. Thomas S, Izard J, Walsh E, et al.: The host microbiome regulates and maintains human health: a primer and perspective for non-microbiologists, *Cancer Res* 77(8):1783–1812, 2017.

35. Maeda Y, Kurakawa T, Umemoto E, et al.: Dysbiosis contributes to arthritis development via activation of autoreactive T cells in the intestine, *Arthritis Rheum* 68(11):2646–2661, 2016.

37. Picchianti-Diamanti A, Panebianco C, Salemi S, et al.: Analysis of gut microbiota in rheumatoid arthritis patients: disease-related dysbiosis and modifications induced by etanercept, *Int J Mol Sci* 19(10):2938, 2018.

39. Kaur S, White S, Bartold PM: Periodontal disease and rheumatoid arthritis; a systematic review, *J Dent Res* 92(5):399–408, 2013.

40. Hu Y, Sparks J, Malspeis S, et al.: Long-term dietary quality and risk of developing rheumatoid arthritis in women, *Ann Rheum Dis* 76(8):1357–1364, 2017.

43. de Pablo P, Romaguera D, Fisk H, et al.: High erythrocyte levels of the n-6 polyunsaturated fatty acid linoleic acid are associated with lower risk of subsequent rheumatoid arthritis in a southern European nested case-control study, *Ann Rheum Dis* 77(7):981–987, 2018.

52. Lee Y, Bae S-C, Song G: Coffee or tea consumption and the risk of rheumatoid arthritis: a meta-analysis, *Clin Rheumatol* 33(11):1575–1583, 2014.

58. Lu B, Solomon D, Costenbader K, et al.: Alcohol consumption and risk of incident rheumatoid arthritis in women: a prospective study, *Arthritis Rheum* 66(8):1998–2005, 2014.

62. Hu Y, Costenbader K, Gao X, et al.: Sugar-sweetened soda consumption and risk of developing rheumatoid arthritis in women, *Am J Clin Nutr* 100(3):959–967, 2014.

63. de Koning L, Malik V, Kellogg M, et al.: Sweetened beverage consumption, incident coronary heart disease, and biomarkers of risk in men, *Circulation* 125:1735–1741, 2012.

67. Costenbader K, Feskanich D, Holmes M, et al.: Vitamin D intake and risks of systemic lupus erythematosus and rheumatoid arthritis in women, *Ann Rheum Dis* 67:530–535, 2008.

72. Lu B, Hiraki L, Sparks J, et al.: Being overweight or obese and risk of developing rheumatoid arthritis among women: a prospective cohort study, *Ann Rheum Dis* 73(11):1914–1922, 2014.

75. Linauskas A, Overvad K, Symmons D, et al.: Body fat percentage, waist circumference and obesity as risk factors for rheumatoid arthritis—A Danish cohort study, *Arthritis Care Res*, 2018. [Epub ahead of print].

76. Baker J, Ostergaard M, George M, et al.: Greater body mass index independtly predicts less radiographic progression on x-ray and MRI over 1-2 years, *Ann Rheum Dis* 73(11):1923–1928, 2014.

77. Baker J, George M, Baker D, et al.: Associations between body mass, radiographic joint damage, adipokines and risk factors for bone loss in rheumatoid arthritis, *Rheumatology* 50:2100–2107, 2011.

78. Van der Helm-van Mil A, van der Kooij S, Allaart C, et al.: A high body mass index has a protective effect on the amount of joint destruction in small joints in early rheumatoid arthritis, *Ann Rheum Dis* 67:769–774, 2008.

79. Westhoff G, Rau R, Zink A: Radiographic joint damage in early rheumatoid arthritis is highly dependent on body mass index, *Arthritis Rheum* 56:3575–3582, 2007.

80. Rho Y, Solus J, Sokka T, et al.: Adipocytokines are associated with radiographic joint damage in rheumatoid arthritis, *Arthritis Rheum* 60:1906–1914, 2009.

81. Ajeganova S, Andersson M, Hafström I, et al.: Association of obesity with worse disease severity in rheumatoid arthritis as well as with comorbidities: a long-term followup from disease onset, *Arthritis Care Res (Hoboken)* 65:78–87, 2013.

82. Sandberg M, Bengtsson C, Kallberg H, et al.: Overweight decreases the chance of achieving good response and low disease activity in early rheumatoid arthritis, *Ann Rheum Dis* 73(11):2029–2033, 2014.

83. Wolfe F, Michaud K: Effect of body mass index on mortality and clinical status in rheumatoid arthritis, *Arthritis Car Res* 64:1471–1479, 2012.

84. Roubenoff R, Roubenoff R, Cannon J, et al.: Rheumatoid cachexia: cytokine-driven hypermetabolism accompanying reduced body cell mass in chronic inflammation, *J Clin Invest* 93:2379–2386, 1994.

85. Elkan A-C, Håkansson N, Frostegård J, et al.: Rheumatoid cachexia is associated with dyslipidemia and low levels of atheroprotective natural antibodies against phosphorylcholine but not with dietary fat in patients with rheumatoid arthritis: a cross-sectional study, *Arthritis Care Res (Hoboken)* 11:R37, 2009.

90. Rai SK, Fung TT, Lu N, et al.: The Dietary Approaches to Stop Hypertension (DASH) diet, Western diet, and risk of gout in men: prospective cohort study, *BMJ (Clinical research ed)* 357:j1794, 2017. [published Online First: 2017/05/11].

91. Juraschek SP, Gelber AC, Choi HK, et al.: Effects of the Dietary Approaches to Stop Hypertension (DASH) Diet and Sodium Intake on Serum Uric Acid, *Arthritis Rheum (Hoboken, NJ)* 68(12):3002–3009, 2016.

92. Choi H, Curhan G: Soft drinks, fructose consumption, and the risk of gout in men: prospective cohort study, *Br Med J* 336:309–312, 2008.

93. Choi J, Ford E, Gao X, et al.: Sugar-sweetened soft drinks, diet soft drinks and serum uric acid level: the Third National Health and Nutrition Examination Survey, *Arthritis Care Res* 59:109–116, 2008.

95. Vitart V, Rudan I, Hayward C, et al.: SLC2A9 is a newly identified urate transporter influencing serum urate concentration, urate excretion and gout, *Nat Genet* 40:437–442, 2008.

96. Batt C, Phipps-Green A, Black M, et al.: Sugar-sweetened beverage consumption: a risk factor for prevalent gout with SLC2A9 genotypespecific effects on serum urate and risk of gout, *Ann Rheum Dis* 73(12):2101–2106, 2014.

97. Dalbeth N, House M, Gamble G, et al.: Population-specific influence of SLC2A9 genotype on the acute hyperuricaemic response to a fructose load, *Ann Rheum Dis* 72:1868–1873, 2013.

100. Choi H, Atkinson K, Karlson E, et al.: Alcohol intake and risk of incident gout in men: a prospective study, *Lancet* 363:1277–1281, 2004.

101. Choi H, Gao X, Curhan G: Vitamin C intake and the risk of gout in men. A prospective study, *Arch Intern Med* 169:502–507, 2009.

102. Major T, Topless R, Dalbeth N, et al.: Evaluation of the diet wide contribution to serum urate levels: meta-analysis of population based cohorts, *BMJ (Clinical research ed)* 363:k3951, 2018.

110. Larsson S, Burgess S, Michaëlsson K: Genetic association between adiposity and gout: a Mendelian randomization study, *Rheumatology*, 2018.

112. Yusuf E, Nelissen R, Ioan-Facsinay A, et al.: Association between weight or body mass index and hand osteoarthritis: a systematic review, *Ann Rheum Dis* 69(4):761–765, 2010.

113. Misra D, Fielding R, Felson D, et al.: Risk of knee OA with obesity, sarcopenic obesity and sarcopenia, Hoboken, NJ, 2018, *Arthritis & rheumatology*.

115. Lu B, Driban JB, Xu C, et al.: Dietary fat intake and radiographic progression of knee osteoarthritis: data from the osteoarthritis initiative, *Arthritis Care Res* 69(3):368–375, 2017. [published Online First: 2016/06/09].

117. McAlindon T, Jacques P, Zhang Y, et al.: Do antioxidant micronutrients protect against the development and progression of knee osteoarthritis? *Arthritis Rheum* 39:648–656, 1996.

122. Nichols P, Kitessa S, Abeywardena M: Commentary on a trial comparing krill oil versus in standard fish oil, *Lipids Health Dis* 13(2), 2014.

123. Ulven S, Kirkhus B, Lamglait A, et al.: Metabolic effects of krill oil are essentially similar to those of fish oil, but at lower dose of EPA and DHA, in healthy volunteers, *Lipids* 46:37–46, 2011.

124. Schuchardt J, Schneider I, Meyer H, et al.: Incorporation of EPA and DHA into plasma phospholipids in response to different omega-3 fatty acid formulations—a comparative bioavailability study of fish oil vs. krill oil, *Lipids Health Dis* 10:145, 2011.

125. Cleland L, Caughey G, James M, et al.: Reduction of cardiovascular risk factors with longterm fish oil treatment in early rheumatoid arthritis, *J Rheumatol* 33:1973–1979, 2006.

127. Proudman S, James M, Spargo L, et al.: Fish oil in recent onset rheumatoid arthritis: a randomised, double-blind controlled trial within algorithm-based drug use, *Ann Rheum Dis* 74(1):89–95, 2015.

128. Proudman SM, Cleland LG, Metcalf RG, et al.: Plasma n-3 fatty acids and clinical outcomes in recent-onset rheumatoid arthritis, *Br J Nutr* 114(6):885–890, 2015.

129. Jeffery L, Fisk H, Calder P, et al.: Plasma levels of eicosapentaenoic acid are associated with anti-TNF responsiveness in rheumatoid arthritis and inhibit the etanercept-driven rise in Th17 cell differentiation in vitro, *J Rheumatol* 44(6):748–756, 2017.

130. Tedeschi SK, Bathon JM, et al.: Relationship between fish consumption and disease activity in rheumatoid arthritis, *Arthritis Care Res.* 70(3):327–332, 2018.

134. Leeb B, Sautner J, Andel I, et al.: Intravenous application of omega-3 fatty acids in patients with active rheumatoid arthritis. The ORA-1 trial. An open pilot study, *Lipids* 41:29–34, 2006.

136. Ribaya-Mercado J, Blumberg J, Vitamin A: Is it a risk factor for osteoporosis and bone fracture? *Nutr Rev* 65:425–438, 2007.

139. Watson P, Joy P, Nkonde C, et al.: Comparison of bleeding complications with omega-3 fatty acids + aspirin + clopidogrel—versus—aspirin + clopidogrel in patients with cardiovascular disease, *Am J Cardiol* 104:1052–1054, 2009.

141. Abdelhamid A, Brown T, Brainard J, et al.: Omega-3 fatty acids for the primary and secondary prevention of cardiovascular disease, *Cochrane Database Syst Rev* 7:CD003177, 2018.

143. Canter P, Wider B, Ernst E: The antioxidant vitamins A, C, E and selenium in the treatment of arthritis: a systematic review of randomized clinical trials, *Rheumatology* 46:1223–1233, 2007.

144. Gan RW, Demoruelle MK, Deane KD, et al.: Omega-3 fatty acids are associated with a lower prevalence of autoantibodies in shared epitope positive subjects at risk for rheumatoid arthritis, *Ann Rheum Dis* 76:147–152, 2017.

146. Deane KD, Norris JM, Holers VM: Preclinical rheumatoid arthritis: identification, evaluation, and future directions for investigation, *Rheum Dis Clin N Am* 36:213–41, 2010.

147. Deane KD, El-Gabalawy H: Pathogenesis and prevention of rheumatic disease: focus on preclinical RA and SLE, *Nat Rev Rheumatol* 10:212-28, 2014.

148. Gan GW, Bemis EA, Demoruelle KM, et al.: The association between omega-3 fatty acid biomarkers and inflammatory arthritis in an anti-citrullinated protein antibody positive population, *Rheumatology* 56:2229–2236, 2017.

151. Edmonds S, Winyard P, Guo R, et al.: Putative analgesic activity of repeated oral doses of vitamin E in the treatment of rheumatoid arthritis. Results of a prospective placebo controlled double blind trial, *Ann Rheum Dis* 56:649–655, 1997.

160. Zakeri Z, Sandoughi M, Mashhadi M, et al.: Serum vitamin D level and disease activity in patients with recent onset rheumatoid arthritis, *Int J Rheum Dis Oct* 18, 2013. [Epub ahead of print].

161. Craig S, Yu J, Curtis J, et al.: Vitamin D status and its associations with disease activity and severity in African Americans with recent-onset rheumatoid arthritis, *J Rheumatol* 37:275–281, 2010.

166. van Hamburg J, Asmawidjaja P, Davelaar N, et al.: TNF blockade requires 1,25(OH)$_2$D$_3$ to control human Th17-mediated synovial inflammation, *Ann Rheum Dis* 70:606–612, 2012.

168. Hafstrom I, Ringertz B, Gyllenhammar H, et al.: Effects of fasting on disease activity, neutrophil function, fatty acid composition, and leukotriene biosynthesis in patients with rheumatoid arthritis, *Arthritis Rheum* 31:585–592, 1988.

171. Kjeldsen-Kragh J, Borchgrevink C, Mowinkel P, et al.: Controlled trial of fasting and one-year vegetarian diet in rheumatoid arthritis, *Lancet* 338:899–902, 1991.

173. Muller H, de Toledo W, Resch K-L: Fasting followed by vegetarian diet in patients with rheumatoid arthritis: a systematic review, *Scand J Rheumatol* 30:1–10, 2001.

177. Humphreys J, Warner A, Costello R, et al.: Quantifying the hepatotoxic risk of alcohol consumption in patients with rheumatoid arthritis taking methotrexate, *Ann Rheum Dis* 76(9):1509–1514, 2017.

178. Kremer J, Weinblatt M: Quantifying the hepatotoxic risk of alcohol consumption in patients with rheumatoid arthritis taking methotrexate, *Ann Rheum Dis* 77(1):e4, 2018.

187. Kearsley-Fleet L, Davies R, De Cock D, et al.: Biologic refractory disease in rheumatoid arthritis: results from the British Society for Rheumatology Biologics Register for Rheumatoid Arthritis, *Ann Rheum Dis*, 2018.

189. Holland R, McGill NW: Comprehensive dietary education in treated gout patients does not further improve serum urate, *Intern*

Med J 45(2):189–194, 2015. [published Online First: 2014/12/17].

192. Jacob R, Spinozzi G, Simon V, et al.: Consumption of cherries lowers plasma urate in healthy women, *J Nutr* 133:1826–1829, 2003.

193. Zhang Y, Neogi T, Chen C, et al.: Cherry consumption and decreased risk of recurrent gout attacks, *Arthritis Rheum* 64:4004–4011, 2012.

201. Stamp L, O'Donnell J, Frampton C, et al.: Clinically insignificant effect of supplemental vitamin C on serum urate in patients with gout; a pilot randomised controlled trial, *Arthritis Rheum* 65:1636–1642, 2013.

204. Nielsen SM, Bartels EM, Henriksen M, et al.: Weight loss for overweight and obese individuals with gout: a systematic review of longitudinal studies, *Ann Rheum Dis* 76(11):1870–1882, 2017. [published Online First: 2017/09/04].

205. Abhishek A, Valdes A, Doherty M: Low omega-3 fatty acid levels associate with frequent gout attacks: a case controlled study, *Ann Rheum Dis* 75(4):784–785, 2016.

208. Messier SP, Mihalko SL, Legault C, et al.: Effects of intensive diet and exercise on knee joint loads, inflammation, and clinical outcomes among overweight and obese adults with knee osteoarthritis: the IDEA randomized clinical trial, *Jama* 310(12):1263–1273, 2013. [published Online First: 2013/09/26].

213. Hill C, March L, Aitken D, et al.: Fish oil in knee osteoarthritis: a randomized clinical trial of low dose versus high dose, *Ann Rheum Dis* 75:23–29, 2016.

216. Jin X, Jones G, Cicuttini F, et al.: Effect of vitamin D supplementation on tibial cartilage volume and knee pain among patients with symptomatic knee osteoarthritis: a randomized clinical trial, *JAMA* 315(10):1005–1013, 2016.

217. Zheng S, Jin X, Cicuttini F, et al.: Maintaining vitamin D sufficiency is associated with improved structural and symptomatic outcomes in knee osteoarthritis, *Am J Med* 130(10):1211–1218, 2017.

第 73 章

早期未分化关节炎的评估和治疗

原著 KARIM RAZA

刘 铮译 张 文校

关键点

- 关节炎指通过临床检查发现滑膜肿胀；关于炎症性关节病中"早期"的定义一直在更新。

- 未分化关节炎（UA）是一种排除性诊断，由于其他关节炎的定义标准 [如类风湿关节炎（RA）] 不断修订，UA 相关的表型特征也随之变化。

- 精准的疾病预后预测（如持续性关节炎或 RA 的病程发展）对于早期 UA 患者十分重要，现有多种预测模型可用于临床管理和决策。

- 目前治疗 UA 的抗风湿药相关研究表明，使用甲氨蝶呤治疗可有效延缓 UA 发展至 RA 的进程。

- 越来越多的患者通过影像学而非临床查体发现患有滑膜炎。目前尚缺乏可用于指导此类患者疾病管理的临床试验数据。

背景

既往炎性关节病的定义指通过体格检查发现外周关节滑膜明显肿胀。然而，越来越多的医生注意到体格检查对诊断滑膜炎缺乏敏感性[1,2]。体格检查在患者临床症状表现为如跖趾（MTP）关节等某些特殊部位的关节炎时，对临床医生是一种挑战。多项研究表明超声和 MRI 等影像学检查有助于炎性关节病的患者发现滑膜炎证据，而体格检查可能并未发现明显的关节肿胀。对于至少有一个关节存在临床滑膜炎的

患者而言，使用超声[1,2]和 MRI[3] 检查通常可以发现尚无临床肿胀关节中的滑膜炎症。影像学检查也能够发现有炎症症状但没有明显的临床关节肿胀的患者中滑膜炎样病变[4-6]。

迄今为止，大多数关于早期未分化关节炎预后和治疗方法的研究对象均为临床上有明显滑膜肿胀的患者，这类关节炎称为临床未分化关节炎（UA）。然而，越来越多的研究将仅通过影像学检查发现的明显肌肉骨骼病变和滑膜炎的患者（此处称为影像学 UA）列为研究对象，并讨论此类患者的处理方法。

可分类关节炎和未分化关节炎的定义更新

根据定义，未分化关节炎不符合任何一种明确的炎性关节病的分类标准。因此，随着其他疾病分类标准的修订，未分化关节炎的患者纳入标准一直在变化，这在类风湿关节炎（RA）分类标准的修订中最为明显。制定 1987 年美国风湿病学会（ACR）RA[7] 分类标准的主要目的是为了定义一组临床表现相似的患者以便于纳入研究。该标准并非旨在诊断新发关节炎症的 RA 患者，因此该标准不适用于此类患者。实际上，早期 RA 患者极少能满足 1987 年分类标准中 7 条中的 2 条，即出现类风湿结节以及手关节和腕关节的放射学改变。

2010 年 ACR/ 欧洲抗风湿病联盟（EULAR）分类标准[8] 的敏感性更高，使更多的早期关节炎患者归类于 RA，致使 UA 患者明显减少。2010 年标准的高敏感性得益于关节数目评估的高权重，尤其是当只有一个关节肿胀时，可通过关节压痛和高水平的自身抗体计分。与符合 1987 年标准的患者相比，符合

2010 年标准的患者症状自发缓解比例更高[9]。

此外，两种分类标准在诊断根据 1987 年标准归类为 UA 的自身抗体阴性、并在随访过程中根据标准发展至 RA 的患者（称为 1987-UA）均有局限性。荷兰和法国的队列研究中分别有 49% 和 75% 的此类患者在发病初期并不符合 2010 年标准（称为 2010-UA）[10]

由于 UA 是一种排除性诊断，因此医生要积极排除其他可能引起炎性关节病的常见病因（表 73-1）。临床医生需注意关节受累的模式（例如，痛风常见为第一跖趾关节受累，假性痛风常见为腕关节受累，结节病常见为对称性踝关节受累）和关节病情进展的速度（如化脓性关节炎的快速进展），这些均可为诊断提供重要线索。此外，一些诊断还需要额外的临床信息（如基孔肯雅热关节炎患者的旅行史和银屑病关节炎患者的皮肤病变），仔细的临床评估（其中包括血尿和蛋白尿的评估）和详细的体格检查也很重要。

"早期"关节炎的定义

关于炎性关节病中"早期"的持续时间尚未达成共识。持续时间的长短与 RA 管理中的两个重要原则有关。首先是软骨和关节周围骨的损伤随时间逐渐进展，且现有的治疗不易逆转。其次是在早期 RA 的

表 73-1　新发周围炎性关节炎患者的鉴别诊断
结晶性关节炎（如痛风、假性痛风）
炎性骨关节炎
类风湿关节炎
银屑病关节炎
其他脊柱关节病
系统性红斑狼疮
其他结缔组织病 / 血管炎
感染后关节炎（如反应性关节炎、病毒后关节炎）
结节病
恶性肿瘤相关关节炎
RS3PE
化脓性关节炎
其他

RS3PE，血清阴性滑膜炎伴凹陷性水肿综合征

"治疗机会窗"期间开始干预可有效逆转滑膜炎。该窗口期可能是临床出现明显滑膜肿胀的"早期"阶段，代表了 RA 自然病程中病理学的不同阶段；在此期间，关节炎治疗更容易，患者病情缓解的概率更高。

这个"治疗机会窗"持续的时间尚未确定。由于医学伦理的要求，很难设计一项安慰剂对照研究来解决此问题，这对临床医生而言是一项特殊的挑战。既往研究多使用观察性队列，比较"晚期"治疗与"早期"治疗患者的预后；尽管我们知道如何去控制一些混杂因素（例如，自身抗体的状态），但仍可能还有其他相关变量可影响患者的治疗速度并影响预后。患者通常在确诊 RA 后需要接受改善病情抗风湿药（DMARD）治疗，尽管我们可以比较早期"强化治疗"和早期"传统治疗"的疗效，但我们无法将 RA 患者随机分配至早期治疗组和延迟治疗组。因此，考虑到以上影响因素，文献中专家共识提出：RA 患者治疗的机会窗口是出现炎性关节症状后大约 12 周内[11]。

众所周知，早期干预可以改善 RA 的预后，近期大家开始关注关节肿胀症状发作之前的 RA 发展阶段。影响患者病情发展的关键"风险"因素包括：① 具有遗传和（或）环境风险因素；② 症状出现后（甚至可能在此之前）可检测到的全身性自身免疫异常 [如，血液中可检测到类风湿因子（RF）和（或）抗环瓜氨酸肽抗体（ACPA）]；③ 肌肉、骨骼症状提示潜在炎症，但没有明显的临床滑膜肿胀 [也称为临床疑似关节痛（CSA）][12]。最近提出了 CSA 这一概念（表 73-2）[13]，并且研究表明至少部分患者可查到滑膜炎的影像学证据。然而，与其他临床上明显

表 73-2　EULAR 定义的具有进展至类风湿关节炎风险的关节痛特征
病史
最近发作关节症状（持续时间 < 1 年）
症状关节为 MCP
晨僵持续时间至少为 60 分钟
早晨关节症状最重
具有直系亲属的 RA 家族史
体格检查
握拳困难
MCP 按压痛

EULAR，欧洲抗风湿病联盟；MCP，掌指关节；RA，类风湿关节炎

关节肿胀的患者一样，在没有明显关节肿胀的情况下，必须仔细考虑炎性肌肉骨骼症状的鉴别诊断。表 73-1 列出了需要鉴别诊断的疾病种类，但也包括风湿性多肌痛、甲状腺功能减退和纤维肌痛等在内的疾病。虽然关于此类亚临床滑膜炎患者临床管理决策的数据有限，但临床医生仍在不断讨论修正该疾病的管理策略。

早期未分化关节炎的病情评估

风湿科医生早期介入

尽管基层医生可管理一些新发的炎性关节病（如痛风），大多数此类疾病仍需要专科医生进行病情评估：

- 基础诊断的评估
- 预测 UA 患者发展至 RA 或其他明确关节炎的风险
- 使用专家共识进行治疗[14]

理想情况下，早期（未分化）炎性关节病的患者应在出现症状后尽快就诊，EULAR 的建议表明：出现新发炎性关节病的患者应在症状出现后 6 周内就诊[14]。这对风湿病专科医生而言是一项具有挑战性的工作，因为目前仅有少数 RA 患者可在这个时间段内就诊[15]。

临床医生需采取多种方法帮助早期（未分化）炎性关节病的患者尽早就医[16]。患者就医延迟的一个关键原因是寻求首诊的延误[17]。许多患者尚不了解炎性肌肉骨骼症状及早期治疗的重要性[18]。开展疾病科普是解决这些问题的关键。就医延迟的另一个重要原因是社区医生对（未分化）炎性关节病发病初期的误诊及转诊延迟。在英国，RA 和 UA 患者在转诊至风湿病专科医生前，平均就诊于普通临床医生 4 次[19]。

早期炎性关节病的患者其临床特征可能并不典型，即使在最终发展为 RA 的患者中也是如此，这是社区医生面临的困难之一。最近的一项研究已经明确了社区医生临床中最常见的炎性肌肉骨骼症状，尽管这些患者最初的就诊目的并非肌肉骨骼问题。对社区医生的专科培训和转诊流程应用可解决此问题。最后，风湿病专科医生在转诊时延误评估病情会导致患者整体治疗的延误。新型就诊模式，例如经验丰富的

风湿病专科医生可在"早期关节炎诊所"中在与患者简短交流后快速判断病情。此类新型就诊模式的具体目标是快速明确是否存在炎性关节病，可以明显减少患者的病情延误[20]。

临床未分化关节炎的预后

最近 EULAR 关于早期关节炎管理的指南中强调，临床检查是诊断关节炎的首选方法，超声检查可准确发现病变。并且，指南强调了预测临床 UA 患者预后的重要性[14]。

病情是否会持续进展，以及病情持续进展的患者是否进展为包括 RA 在内的明确关节炎是患者和临床医生关注的重点。莱顿大学的研究发现了可以高度预测早期关节炎患者 2 年后进展为持续性关节炎的因素（表 73-3）[21]。其中最高权重的变量是症状持续性存在（即症状持续时间 ≥ 6 个月）。许多其他研究也强调了就诊时症状的持续时间是早期关节炎患者未来病情持续存在的重要预测因素[22,23]。

随着早发现、早治疗理念的推广，初诊时已有长期症状的患者比例下降，这使得持续性的预测变得更具挑战性。其他影响预后的关键因素还包括与 RA 相关的临床和实验室特征。毋庸置疑大多数有持续关节症状的患者会发展至 RA；在 2 年内持续具有关节症状的患者中，66% 的患者进展至 RA、15% 归类至 UA、9% 进展至银屑病关节炎、3% 的患者诊断为结缔组织病及 3% 的患者诊断为脊柱关节病[21]。除了预测关节炎的持续性，预测是否发展至 RA 也很重要。表 73-3[24] 列出了预测新发的 1987-UA 患者进展至 RA 的评分项目。图 73-1 显示了基于预测模型评分系统每个患者进展至 RA 的风险。该预测模型已经在印度[25] 和加拿大等国家的患者中得到了验证[26]。

目前，大多数持续性关节炎或 RA 的预测模型的研究对象均为二级保健风湿病诊所就诊的早期（通常未分化）关节炎患者，这些患者通常来自欧洲学术型医院，且这些医院中均设有早期关节炎的专科门诊。因此，这些预测模型是否适用于其他临床环境是一个重要问题。首先，该模型尚未在社区医院的患者中验证，因此不能作为指导从社区医院转诊至专科医生的"转诊工具"。其次，尽管 1987-UA[24] 患者进展至 RA 的预测模型已在许多国家的患者中验证，但尚未在所有患者验证。不同地理区域 RA 的临床表型往往

表 73-3　早期关节炎患者预后的预测因素			
早期关节炎症状持续存在的预测因素 [a]		**UA 患者进展为 RA 的预测因素** [b]	
变量	分值	变量	分值
症状持续时间 ≥ 6 周但 < 6 个月	2	年龄	年龄 × 0.02
症状持续时间 ≥ 6 个月	3	女性	1
晨僵 ≥ 1 小时	1	受累关节分布	
受累关节 ≥ 3 组	1	小关节手关节、脚关节	0.5
双侧 MTP 关节压痛	1	对称性关节炎	0.5
IgM RF ≥ 5 IU	2	上肢关节	1
抗 CCP 抗体 ≥ 92 IU	3	上肢和下肢关节	1.5
X 线可见手部或者脚部骨侵蚀	2	EMS VAS 26 ~ 90 mm	1
		EMS VAS > 90 mm	2
		压痛关节个数 4 ~ 10 个	0.5
		压痛关节个数 > 10 个	1
		肿胀关节个数 4 ~ 10 个	0.5
		肿胀关节个数 > 10 个	1
		CRP 5 ~ 50 mg/L	0.5
		CRP > 50 mg/L	1.5
		RF 阳性	1
		ACPA 阳性	2

[a] 早期关节炎患者症状持续存在的预测因素
[b] 根据 1987 年 ACR 标准分类的未分化关节炎患者发展至 RA 的预测因素
本预测模型的预测能力见图 73-1
CCP, 环瓜氨酸多肽；CRP，C 反应蛋白；EMS VAS，晨僵视觉模拟量表；IgM，免疫球蛋白 M；IU，国际单位；MTP，跖趾关节；RA，类风湿关节炎；RF，类风湿因子；UA，未分化关节炎

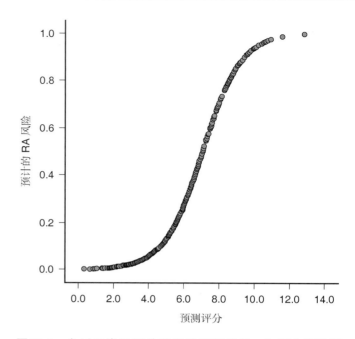

图 73-1　发展至类风湿关节炎的预测模型。如何应用该评分系统预测未分化关节炎发展为类风湿关节炎（RA）见表 73-3。该模型可用于患者的分层管理以预防 RA（From van der Helm-van Mil AHM，le Cessie S，van Dongen H，et al.：A prediction rule for disease outcome in patients with recent-onset undifferentiated arthritis. *Arthritis Rheum* 56：433-440，2007.）

RA 患者的常见表现，超声发现的趾屈肌腱鞘炎是早期关节炎患者持续性和进展至 RA 的预测因素 [28]。

RF 和 ACPA 是 RA 的重要实验室特征，是分类标准和预测模型中的重要指标。但是，仍有许多患者（尤其是在疾病早期）并不能检测出这两种抗体。近期研究发现了一系列翻译后修饰结合的其他自身抗体，例如氨基甲酰化蛋白（抗 Carp）抗体 [29,30]。在 1987- UA 患者中，抗 CarP 抗体的存在与进展为 RA 明显相关，即使校正 ACPA 和 RF 后相关性仍存在 [31]。根据 ACPA 和 RF 进行分类后，发现抗 CarP 抗体仅与 ACPA 和 RF 阴性的患者进展为 RA 相关。相比之下，在 2010-UA 患者中，当针对 ACPA 和 RF 进行校正后，抗 CarP 抗体则与进展为 RA 无关。

几项研究评估了早期关节炎患者的滑膜特征是否可以区分进展和不进展为 RA 的 UA 患者。初步数据表明，最终进展为 RA 的早期关节炎患者的滑膜趋化因子表达与其他早期关节炎患者不同，在早期 RA 患者的中 CXCL4 和 CXCL7 高表达 [32]。此外，与其他形式的早期关节炎患者相比，早期 RA 患者的包括成纤维细胞活化蛋白（FAP）在内的滑膜成纤维细胞特

存在差异的数据提示在应用预测模型之前在相应的患者人群中进行验证至关重要，尤其是当预测因子主要是临床特征时。

持续性关节炎和 RA 的预测模型均突出了临床综合检查的评估及 RF 和 ACPA 是否阳性。更准确地定义关节和关节周围的炎症及 RA 相关的自身抗体可进一步优化预测模型。在关节评估的背景下，掌指关节、腕关节和跖趾关节的灰度和能量多普勒评估可提高 Leiden 预测模型的准确性 [1]。此外，腱鞘炎是早期

征也有所不同 [33,34]。尽管随着超声引导下的微创活检方法逐渐应用，获取滑膜组织逐渐便利 [35]，但是基于滑膜组织的生物学标志物用于预测 UA 患者进展至 RA 仍尚未得到广泛验证，并且未纳入预测模型中。

影像学未分化关节炎的预后

CSA 及其他类型关节痛的患者并没有明显的关节肿胀。但是，这些患者仍有发展至关节炎的风险。并且，这些患者中的部分患者可找到影像学滑膜炎证据，因此称为影像学 UA。关于进展至关节炎和（或）RA 但无关节肿胀的预测模型已经逐渐建立，其中最明确的是 RF 和 ACPA 均为阳性的患者 [36]。

在有肌肉骨骼症状的 ACPA 阳性的患者中，超声检查中功率多普勒信号可较好的预测炎性关节病的进展和进展速度 [37]。这些研究以自身抗体阳性、具有进展至 RA 风险的患者为研究对象。其他研究以 CSA 患者队列为研究对象，评估自身抗体和影像学结果在预测进展至 RA 的作用 [38]。RF 和 ACPA，尤其二者均为阳性时可增加进展至关节炎的风险，但抗 CarP 抗体阳性并不能增加关节炎风险。有炎症性肌肉骨骼症状的患者出现小关节能量多普勒信号也与未来进展至关节炎有关 [39]。目前还没有研究以影像学滑膜炎患者为研究对象。影像学滑膜炎可有效预测有 RA 风险因素的患者关节炎的发生和 RA 的发展，但仅有影像学滑膜炎、无明显临床肿胀的患者，其预后尚不清楚。该问题需重点关注，因为既往研究数据表明，一部分完全健康的人群也可能有滑膜炎的影像学证据。

早期未分化关节炎患者的病情管理

若患者的症状无法达到临床诊断可将其归类为早期 UA，这类患者的管理决策与患者症状的轻重程度、对关节功能的影响及关节炎的预后结果（如疾病缓解、持续性 UA 和持续性 RA）有关。患者和医生的共同决策至关重要，这包括医生对患者的充分教育和病情告知。由于患者对"未分化"关节炎的概念较为陌生，并且未来疾病进展具有不确定性，这对临床医生的工作而言是一种挑战。

传统的改善病情抗风湿药

目前建议有持续性关节炎风险的未分化关节炎患者应尽早开始使用 DMARD，最好在症状出现后 3 个月内开始，即使有些患者不符合炎性风湿病的分类标准 [14]。甲氨蝶呤作为治疗的基础用药，除非有禁忌证，应作为有持续性关节炎风险患者的一线治疗用药。该建议主要基于早期 RA 疗效的数据。

大多数关于 UA 用药管理的建议，特别是针对有发展为 RA 风险的 UA 患者，是从早期 RA 的临床试验结论中推断出来的。尽管如此，已经有一些专门针对 UA 患者的临床试验。一项早期的临床试验在患有 1987-UA 且关节炎症状持续时间不超过两年的患者中比较了甲氨蝶呤（起始剂量为 15 mg/w）与安慰剂的疗效 [40]。如果疾病活动性评分（DAS）大于 2.4 分则治疗应当加强，并在 12 个月后逐渐减停药。在整个研究组中，与服用安慰剂的患者相比，尽管未达到统计学差异，服用甲氨蝶呤的患者进展为 RA 的比例较小（40% vs. 53%）。但是，在甲氨蝶呤组中，患者进展为 1987-RA 的时间晚于安慰剂组，并且在 18 个月内出现放射学骨侵蚀的患者更少。数据表明甲氨蝶呤在 ACPA 阳性的患者获益最大（图 73-2）[40]。

日本的一项研究表明，与安慰剂相比，甲氨蝶呤降低了 ACPA 阳性的 1987-UA 患者发展至 RA 的概率，且症状持续时间均小于一年 [41]。在 IMPROVED 研究中还评估了 2010-UA 患者使用甲氨蝶呤的疗效 [42]。该研究包括 1987-RA、2010-RA 和 2010-UA 三组患者，评估了甲氨蝶呤（7.5 ~ 25 mg/w）和泼尼松龙（60 mg/d，在 7 周内逐渐减量至 7.5 mg/d，然后持续用药 4 个月）的疗效。在 4 个月时，三组中 DAS 缓解率相似（58% 的 1987-RA 患者、61% 的 201-RA 患者和 65% 的 2010-UA 患者）；在所有患者中，ACPA 阳性是缓解的独立预测因素。在为期 5 年的随访中，除甲氨蝶呤外，未达到缓解的患者随机接受阿达木单抗或联合 DMARD 治疗（柳氮磺吡啶 2000 mg/d 和羟氯喹 400 mg/d）[43]。总体而言，随访至 5 年时，47% 的 UA 患者和 49% 的 RA 患者可达到缓解，其中更多的 UA 患者可在 5 年时达到停药缓解（31% vs. 19%；$P < 0.001$）。这表明 UA 患者尽早接受 DMARDs 治疗以及在疾病持续活动的患者中尽快使用强化治疗方案可有效地改善预后。

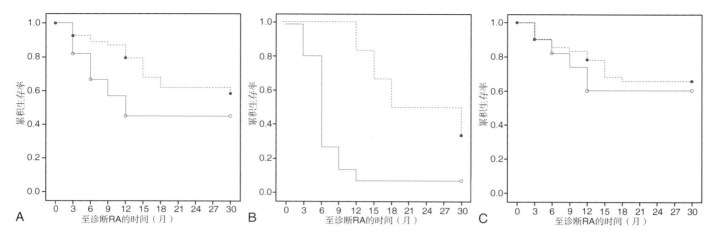

图 73-2　甲氨蝶呤治疗后进展为类风湿关节炎（RA）的 Kaplan-Meir 生存分析。该研究评估了未分化关节炎患者接受甲氨蝶呤和安慰剂治疗进展为 RA 的风险。甲氨蝶呤治疗组用虚线表示，安慰剂组用实线表示。风险比（HRs）和 95%CI 表示了甲氨蝶呤组和安慰剂组发展为 RA 的风险。A．所有患者（n=110）；HR，1.7（95% CI，0.99～3.01），P=0.04。B．抗环瓜氨酸肽抗体（ACPA）阳性的患者（n=27）；HR，4.9（95% CI，1.88～12.79），P＜0.001。C．ACPA 阴性的患者（n=83）；HR，1.3（95%CI，0.61～2.63），P=0.51（From van Dongen H，van Aken J，Lard LR，et al．：Efficacy of methotrexate treatment in patients with probable rheumatoid arthritis：a double-blind，randomized，placebo-controlled trial. *Arthritis Rheum* 56：1424-1432，2007.）

生物制剂治疗

已经有研究评估了生物制剂对 1987-UA 患者的疗效。一项研究评估了阿巴西普单药治疗对出现症状少于 18 个月的 ACPA 阳性 1987-UA 患者的疗效[44]。两组在 24 周时进展为 RA 的比率无统计学差异（46% 的阿巴西普治疗患者和 67% 的安慰剂治疗患者在一年内发展为 RA）。一项研究以在持续关节症状小于 12 个月且"预后不良"（定义为肌内注射糖皮质激素后滑膜炎复发）的 1987-UA 患者为研究对象，评估了英夫利昔单抗（3 mg/kg）单药治疗与安慰剂在第 0、2、6、14 周的疗效[45]。两组中随访至第 26 周达到缓解的患者比例和第 52 周发展为 RA 的患者比例没有差异。另一项研究发现英夫利昔单抗也无法阻止 ACPA 阳性的 UA 患者进展为 RA[46]。因此，目前的证据表明在 UA 患者发病初期使用生物制剂并不能改善预后。

糖皮质激素治疗

其他研究［例如，极早期关节炎中应用糖皮质激素（STIVEA）[47] 和尽早阻止关节炎（SAVE）试验][48] 评估了肌注糖皮质激素对极早期炎性多关节炎患者的疗效。由于这两项研究未特别要求症状的持续时间并且未排除满足 RA 分类标准的患者，因此其纳入对象并非单纯的 UA 患者。在 SAVE 研究中，48 名患者的症状持续时间小于 16 周，而在 STIVEA 研究[47] 中，患者的症状持续时间为 4～10 周。STIVEA 研究表明，每周肌肉注射 3 次 80 mg 甲泼尼龙可推迟 DMARDs 的使用。而 SAVE 研究组中发现单次肌内注射 120 mg 甲泼尼龙并不能推迟 DMARDs 的使用。尽管如此，关节内注射、肌注和口服糖皮质激素均可作为 UA 的桥接疗法。

非药物疗法

对于早期 UA 患者而言，也可考虑非药物疗法。运动疗法和职业疗法均对患者有所帮助。对于 UA 患者，特别是有发展至 RA 风险的患者，医生应建议其戒烟、定期牙科护理、控制体重和管理合并症，监测包括动脉粥样硬化疾病的危险因素等[14]。对于 DMARD 治疗的患者而言，评估疫苗的接种状态及疫苗的接种时间非常重要[14]。

单纯影像学滑膜炎患者的管理

如何管理炎性肌肉骨骼症状和影像学 UA 的患者对临床医生而言具有挑战性。目前尚无影像学 UA 患者的药物干预临床试验。但是，利妥昔单抗阻止 RA 发展（PRAIRI）的研究评估了在关节痛、免疫球蛋白 M（IgM）-RF 和 ACPA 双阳性并且 C- 反应蛋白（CRP）高于 0.6 mg/L 或通过超声或 MRI 中确定的亚临床滑膜炎的患者中，单次 100 mg 甲泼尼龙输注，后使用 1000 mg 利妥昔单抗和安慰剂治疗的疗效[49]。在招募的 109 名患者中，进入研究前仅有 48 名患者进行了关节影像学检查，其中只有少数（2/48）有滑膜炎的影像学证据。虽然该研究表明，单次输注利妥昔单抗可适度延迟高风险患者发展至 RA 的时间（但并未减少最终发展为 RA 的人数），但该研究仅纳入了极少数影像学 UA 患者，不足以证明利妥昔单抗对影像学 UA 患者的疗效。

从症状和自身抗体出现，到具有影像学证据，到出现明显临床滑膜炎，是 RA 从早期至发病的病理过程。关于影像学 UA 患者的管理，临床医生应从有关节症状且伴有自身抗体阳性，但没有滑膜炎的影像学证据、有较高风险发展至 RA 的研究中总结经验。

目前正在进行的试验重点关注了具有关节或关节周围病理学影像学证据的患者，我们对这些临床试验的结果翘首以待。这些研究主要包括 ARIAA（阿巴西普逆转 ACPA 阳性患者通过 MRI 发现的亚临床关节炎症；https：//clinicaltrials. gov/ct2/ show/ NCT02778906），该研究要求患者在基线时必须有 MRI 发现滑膜炎、腱鞘炎或骨炎的证据。另一项研究为 TREAT EARLIER（从关节痛早期开始治疗以逆转或阻止进展至 RA 及恶化；https：//www. trialregister.nl /trial/4599），其研究对象为具有明确 MRI 证据的亚临床炎症 CSA 患者，干预措施为单次肌内注射甲泼尼龙后随机分至口服甲氨蝶呤组和安慰剂组。

由于缺乏影像学 UA 患者的临床研究数据，临床医生在管理此类患者时需和患者解释目前缺乏实验数据的现状、仔细讨论治疗方案和症状管理，医患共同制定决策方案。如果治疗后患者的症状和（或）滑膜炎的影像学证据消退，应考虑停用 DMARDs 药物并密切随访监测病情是否复发。在缺乏临床试验数据的情况下，在从未出现过明显的临床滑膜炎但有影像学证据的 UA 患者中长期使用 DMARD 药物应非常谨慎。

参考文献

1. Filer A, de Pablo P, Allen G, et al.: Utility of ultrasound joint counts in the prediction of rheumatoid arthritis in patients with very early synovitis, *Ann Rheum Dis* 70:500–507, 2011.
2. Wakefield RJ, Green MJ, Marzo-Ortega H, et al.: Should oligoarthritis be reclassified? Ultrasound reveals a high prevalence of subclinical disease, *Ann Rheum Dis* 63:382–385, 2004.
3. Krabben A, Stomp W, van Nies JA, et al.: MRI-detected subclinical joint inflammation is associated with radiographic progression, *Ann Rheum Dis* 73:2034–2037, 2014.
4. Krabben A, Stomp W, van der Heijde DM, et al.: MRI of hand and foot joints of patients with anticitrullinated peptide antibody positive arthralgia without clinical arthritis, *Ann Rheum Dis* 72:1540–1544, 2013.
5. Gent YY, Ter Wee MM, Ahmadi N, et al.: Three-year clinical outcome following baseline magnetic resonance imaging in anti-citrullinated protein antibody-positive arthralgia patients: an exploratory study, *Arthritis Rheumatol* 66:2909–2910, 2014.
6. van de Stadt LA, Bos WH, Meursinge Reynders M, et al.: The value of ultrasonography in predicting arthritis in auto-antibody positive arthralgia patients: a prospective cohort study, *Arthritis Res Ther* 12:R98, 2010.
7. Arnett FC, Edworthy SM, Bloch DA, et al.: The American Rheumatism Association 1987 revised criteria for the classification of rheumatoid arthritis, *Arthritis Rheum* 31:315–324, 1988.
8. Aletaha D, Neogi T, Silman AJ, et al.: 2010 rheumatoid arthritis classification criteria: an American College of Rheumatology/ European League Against Rheumatism collaborative initiative, *Ann Rheum Dis* 69:1580–1588, 2010.
9. Cader MZ, Filer A, Hazlehurst J, et al.: Performance of the 2010 ACR/EULAR criteria for rheumatoid arthritis: comparison with 1987 ACR criteria in a very early synovitis cohort, *Ann Rheum Dis* 70:949–955, 2011.
10. Boeters DM, Gaujoux-Viala C, Constantin A, et al.: The 2010 ACR/EULAR criteria are not sufficiently accurate in the early identification of autoantibody-negative rheumatoid arthritis: Results from the Leiden-EAC and ESPOIR cohorts, *Semin Arthritis Rheum* 47:170–174, 2017.
11. van der Linden MP, le Cessie S, Raza K, et al.: Long-term impact of delay in assessment of patients with early arthritis, *Arthritis Rheum* 62:3537–3546, 2010.
12. Gerlag DM, Raza K, van Baarsen LG, et al.: EULAR recommendations for terminology and research in individuals at risk of rheumatoid arthritis: report from the Study Group for Risk Factors for Rheumatoid Arthritis, *Ann Rheum Dis* 71:638–641, 2012.
13. van Steenbergen HW, Aletaha D, Beaart-van de Voorde LJ, et al.: EULAR definition of arthralgia suspicious for progression to rheumatoid arthritis, *Ann Rheum Dis* 76:491–496, 2017.
14. Combe B, Landewe R, Daien CI, et al.: 2016 update of the EULAR recommendations for the management of early arthritis, *Ann Rheum Dis* 76:948–959, 2017.
15. Raza K, Stack R, Kumar K, et al.: Delays in assessment of patients with rheumatoid arthritis: variations across Europe, *Ann Rheum Dis* 70:1822–1825, 2011.
16. Villeneuve E, Nam JL, Bell MJ, et al.: A systematic literature review of strategies promoting early referral and reducing delays in the diagnosis and management of inflammatory arthritis, *Ann Rheum Dis* 72:13–22, 2013.
17. Kumar K, Daley E, Carruthers DM, et al.: Delay in presentation to primary care physicians is the main reason why patients with rheumatoid arthritis are seen late by rheumatologists, *Rheumatology (Oxford)* 46:1438–1440, 2007.
18. Sheppard J, Kumar K, Buckley CD, et al.: 'I just thought it was normal aches and pains': a qualitative study of decision-making processes in patients with early rheumatoid arthritis, *Rheumatology (Oxford)* 47:1577–1582, 2008.
19. Stack RJN P, Jinks C, Shaw K, et al.: Delays between the onset of symptoms and first rheumatology consultation in patients with rheumatoid arthritis in the UK: an observational stduy, *BMJ Open*,

2019; In press.

20. van Nies JA, Brouwer E, van Gaalen FA, et al.: Improved early identification of arthritis: evaluating the efficacy of Early Arthritis Recognition Clinics, *Ann Rheum Dis* 72:1295–1301, 2013.

21. Visser H, le Cessie S, Vos K, et al.: How to diagnose rheumatoid arthritis early: a prediction model for persistent (erosive) arthritis, *Arthritis Rheum* 46:357–365, 2002.

22. Green M, Marzo-Ortega H, McGonagle D, et al.: Persistence of mild, early inflammatory arthritis: the importance of disease duration, rheumatoid factor, and the shared epitope, *Arthritis Rheum* 42:2184–2188, 1999.

23. Tunn EJ, Bacon PA: Differentiating persistent from self-limiting symmetrical synovitis in an early arthritis clinic—reply, *Brit J Rheumatol* 32:764, 1993.

24. van der Helm-van Mil AH, le Cessie S, van Dongen H, et al.: A prediction rule for disease outcome in patients with recent-onset undifferentiated arthritis: how to guide individual treatment decisions, *Arthritis Rheum* 56:433–440, 2007.

25. Ghosh K, Chatterjee A, Ghosh S, et al.: Validation of Leiden Score in predicting progression of rheumatoid arthritis in undifferentiated arthritis in Indian population, *Ann Med Health Sci Res* 6:205–210, 2016.

26. Kuriya B, Cheng CK, Chen HM, et al.: Validation of a prediction rule for development of rheumatoid arthritis in patients with early undifferentiated arthritis, *Ann Rheum Dis* 68:1482–1485, 2009.

27. Malemba JJ, Mbuyi-Muamba JM, Mukaya J, et al.: The phenotype and genotype of rheumatoid arthritis in the Democratic Republic of Congo, *Arthritis Res Ther* 15:R89, 2013.

28. Sahbudin I, Pickup L, Nightingale P, et al.: The role of ultrasound-defined tenosynovitis and synovitis in the prediction of rheumatoid arthritis development, *Rheumatology (Oxford)*, 2018.

29. Shi J, Knevel R, Suwannalai P, et al.: Autoantibodies recognizing carbamylated proteins are present in sera of patients with rheumatoid arthritis and predict joint damage, *Proc Natl Acad Sci U S A* 108:17372–17377, 2011.

30. Shi J, van Steenbergen HW, van Nies JA, et al.: The specificity of anti-carbamylated protein antibodies for rheumatoid arthritis in a setting of early arthritis, *Arthritis Res Ther* 17:339, 2015.

31. Boeters DM, Trouw LA, van der Helm-van Mil AHM, et al.: Does information on novel identified autoantibodies contribute to predicting the progression from undifferentiated arthritis to rheumatoid arthritis: a study on anti-CarP antibodies as an example, *Arthritis Res Ther* 20:94, 2018.

32. Yeo L, Adlard N, Biehl M, et al.: Expression of chemokines CXCL4 and CXCL7 by synovial macrophages defines an early stage of rheumatoid arthritis, *Ann Rheum Dis* 75:763–771, 2016.

33. Filer A, Ward LSC, Kemble S, et al.: Identification of a transitional fibroblast function in very early rheumatoid arthritis, *Ann Rheum Dis* 76:2105–2112, 2017.

34. Choi IY, Karpus ON, Turner JD, et al.: Stromal cell markers are differentially expressed in the synovial tissue of patients with early arthritis, *PLoS One* 12:e0182751, 2017.

35. Kelly S, Humby F, Filer A, et al.: Ultrasound-guided synovial biopsy: a safe, well-tolerated and reliable technique for obtaining high-quality synovial tissue from both large and small joints in early arthritis patients, *Ann Rheum Dis* 74:611–617, 2015.

36. van de Stadt LA, Witte BI, Bos WH, et al.: A prediction rule for the development of arthritis in seropositive arthralgia patients, *Ann Rheum Dis* 72:1920–1926, 2013.

37. Nam JL, Hensor EM, Hunt L, et al.: Ultrasound findings predict progression to inflammatory arthritis in anti-CCP antibody-positive patients without clinical synovitis, *Ann Rheum Dis* 75:2060–2067, 2016.

38. Ten Brinck RM, van Steenbergen HW, van Delft MAM, et al.: The risk of individual autoantibodies, autoantibody combinations and levels for arthritis development in clinically suspect arthralgia, *Rheumatology (Oxford)* 56:2145–2153, 2017.

39. van der Ven M, van der Veer-Meerkerk M, Ten Cate DF, et al.: Absence of ultrasound inflammation in patients presenting with arthralgia rules out the development of arthritis, *Arthritis Res Ther* 19:202, 2017.

40. van Dongen H, van Aken J, Lard LR, et al.: Efficacy of methotrexate treatment in patients with probable rheumatoid arthritis: a double-blind, randomized, placebo-controlled trial, *Arthritis Rheum* 56:1424–1432, 2007.

41. Kudo-Tanaka E, Shimizu T, Nii T, et al.: Early therapeutic intervention with methotrexate prevents the development of rheumatoid arthritis in patients with recent-onset undifferentiated arthritis: a prospective cohort study, *Mod Rheumatol* 25:831–836, 2015.

42. Wevers-de Boer K, Visser K, Heimans L, et al.: Remission induction therapy with methotrexate and prednisone in patients with early rheumatoid and undifferentiated arthritis (the IMPROVED study), *Ann Rheum Dis* 71:1472–1477, 2012.

43. Akdemir G, Heimans L, Bergstra SA, et al.: Clinical and radiological outcomes of 5-year drug-free remission-steered treatment in patients with early arthritis: IMPROVED study, *Ann Rheum Dis* 77:111–118, 2018.

44. Emery P, Durez P, Dougados M, et al.: Impact of T-cell costimulation modulation in patients with undifferentiated inflammatory arthritis or very early rheumatoid arthritis: a clinical and imaging study of abatacept (the ADJUST trial), *Ann Rheum Dis* 69:510–516, 2010.

45. Saleem B, Mackie S, Quinn M, et al.: Does the use of tumour necrosis factor antagonist therapy in poor prognosis, undifferentiated arthritis prevent progression to rheumatoid arthritis? *Ann Rheum Dis* 67:1178–1180, 2008.

46. Durez PdB LM, Depresseux G, Toukap AN, et al.: Infliximab versus placebo in adult patients with ACPA positive undifferentiated arthritis, *Arthritis Rheum* 63, 2011. Abstract 435.

47. Verstappen SM, McCoy MJ, Roberts C, et al.: Beneficial effects of a 3-week course of intramuscular glucocorticoid injections in patients with very early inflammatory polyarthritis: results of the STIVEA trial, *Ann Rheum Dis* 69:503–509, 2010.

48. Machold KP, Landewe R, Smolen JS, et al.: The Stop Arthritis Very Early (SAVE) trial, an international multicentre, randomised, double-blind, placebo-controlled trial on glucocorticoids in very early arthritis, *Ann Rheum Dis* 69:495–502, 2010.

49. Gerlag DM, Safy M, Maijer KI, et al.: Effects of B-cell directed therapy on the preclinical stage of rheumatoid arthritis: the PRAIRI study, *Ann Rheum Dis* 78:179–185, 2019.

章节致谢

第 22 章：文稿编号 29920-IMM，来自斯克里普斯研究所。这项工作得到了 NIAMS、NIAID 和 NIEHS 的 NIH 基金资助。

第 37 章：感谢 Chin Lee 博士的建设性评论。本章作者是罗氏集团 - 基因泰克公司的员工。

第 61 章：感谢 Mette Axelsen 博士、Anne Duer 博士、Susanne Juhl Pedersen 博士、Rene Poggenborg 博士（均来自哥本哈根），Richard Coulden 博士、Ryan Hung 博士（均来自埃德蒙顿），Ali Guermazi 博士（波士顿），José Raya 博士（纽约），Ida Haugen 博士（奥斯陆）和 Fiona McQueen 博士（奥克兰），以及放射学医师 Jakob Møller（哥本哈根）提供图片，并感谢 Henrik S. Thomsen（哥本哈根）对部分文本进行至关重要的审阅。